ストライヤー 生化学

第 8 版

Jeremy M. Berg・John L. Tymoczko
Gregory J. Gatto, Jr.・Lubert Stryer 著

入村達郎・岡山博人・清水孝雄・仲野 徹 監訳

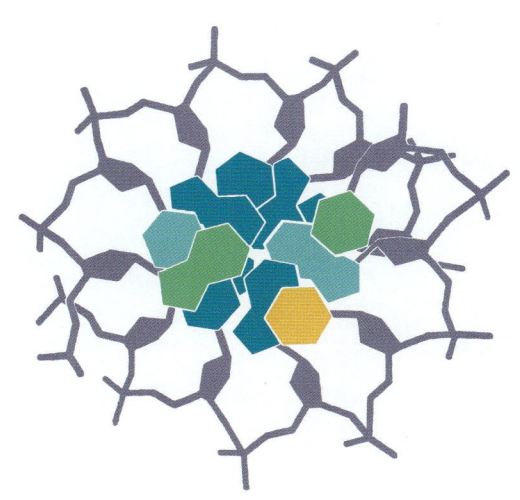

東京化学同人

Biochemistry

EIGHTH EDITION

Jeremy M. Berg

John L. Tymoczko

Gregory J. Gatto, Jr.

Lubert Stryer

教師と学生諸君へ

著 者 紹 介

JEREMY M. BERG 博士は，スタンフォード大学の Keith Hodgson および Lubert Stryer のもとで化学学士号および修士号を取得し，ハーバード大学の Richard Holm のもとで博士号を取得した．その後，ジョンズホプキンス大学医学部生物物理学講座の Carl Pabo のもとで博士研究員の職に就いた．1986 年から 1990 年まで同大学化学科の助教授を務め，その後同大学医学部生物物理・生物物理化学講座に移って 2003 年まで主任教授を務めた．2003 年から 2011 年まで米国国立衛生研究所（NIH）の国立総合医科学研究所の所長を務めた．2011 年にはピッツバーク大学に移り，現在はコンピューター・システム生物学部の教授，ピッツバーグ財団寄付講座教授，個別化医療研究所の所長の職にある．また，2011 年から 2013 年まで米国生化学・分子生物学会の会長を務めた．Berg 博士は，全米科学アカデミー医学研究所会員，米科学振興協会特別会員に選ばれている．また，米国化学会化学賞（1994 年），Eli Lilly 生物化学基礎研究賞（1995 年），メリーランド若手科学者優秀賞（1995 年），Harrison Howe 賞（1997 年）を受賞し，さらに，生物物理学会，米国生化学・分子生物学会，米国化学会，米国細胞生物学会から公益事業賞を受けている．また，W. Barry Wood 教育賞（医学生による選考で）を始め，大学院生教育賞，基礎医学教育教授賞を受賞している．生物無機化学についての著書（"Principles of Bioinorganic Chemistry"; Stephen J. Lippard との共著）もある．

JOHN L. TYMOCZKO 博士は，カールトン大学の生物学 Towsley 財団寄付講座の教授であり，1976 年以来この大学で教鞭をとっている．現在，生化学，がん遺伝子，がんの分子生物学の講義と生化学研究室の指導や生化学実習を担当するとともに，入門コースで生体システムのエネルギー動態学を一部担当している．1970 年にシカゴ大学を卒業後，同大学 Ben May がん研究所の Shutsung Liao のもとで生化学分野で博士号を取得した．その後，同大学生物学講座の Hewson Swift のもとで博士研究員職を務めた．おもにステロイドホルモン受容体，リボ核タンパク質粒子，プロセシングを行うタンパク質分解酵素の研究を行っている．

GREGORY J. GATTO, JR. 博士は，プリンストン大学の Martin F. Semmelhack のもとで化学学士号を取得し，Everett S. Wallis 有機化学賞を受賞した．ジョンズホプキンス大学の Jeremy M. Berg のもとでペルオキシソーム局在化シグナル認識の構造生物学研究を行い，2003 年に医学博士号（M.D. および Ph.D.）を取得し，Michael A. Shanoff 最優秀若手医師賞を受賞した．その後 2006 年まで，ハーバード大学医学部の Christopher T. Walsh のもとで，博士研究員としてマクロライド系免疫抑制剤の生合成の研究を行った．現在は，GlaxoSmithKline 社の Heart Failure Discovery Performance Unit（心不全研究開発部門）で上級研究員を務めている．

LUBERT STRYER 博士は，スタンフォード大学医学部の細胞生物学 Winzer 寄付講座の名誉教授および同大学神経生物学名誉教授として，1976 年から在職している．Stryer 教授はハーバード大学医学部で医学博士号を取得し，光と生命の関わりあいの研究により，これまで Eli Lilly 生物化学基礎研究賞や知的所有権所有者協会の特別発明賞など多数の賞を受賞している．米国科学アカデミー会員，米国哲学学会会員に選出されている．また 2006 年には，科学栄誉賞を授与されている．1975 年に "Biochemistry" 第 1 版を著し，生化学教育を一変させた．

序

本書 "Biochemistry" は長年にわたり，教員，学生諸君にとって，分子構造や代謝，実験技術の概念や詳細を，明快に興味をそそるように説明する非常に有益な書となってきた．学生がはじめて生化学を学ぶのに本書が役立つのは，以下の多くの特色のおかげである．

- **わかりやすい書き方と簡明な図** 生化学を，はじめて学ぶ学生にとってできるだけ親しみやすい言葉で表現する．本文の明快な表現と概念のまとめ方に合わせ，図では，余計な細部に気をとられずに重要なポイントがつかめるよう，概念を一つずつ取上げている．
- **生理学との関連性** われわれが一貫して目指してきたのは，学生が生化学をさまざまな面から自分自身の生命と結びつけて考える手助けをすることである．体の中で，異なった環境条件のもとで生化学経路や過程がどのように働いているのかを学生が理解できるよう，それらを生理学的な流れの中に位置づけて論じている．またどの章にも設けてある "臨床応用" の欄（ ⚕ のアイコンを付けた）では，今学んでいる概念が人の健康にどのように影響するかを説明する（下図参照）．この第8版には，生化学や健康分野での最近の発見に基づく，新たな臨床応用の議論が多数加わっている（全リストは p. viii を参照）．
- **進化の観点** 本文で取上げた経路や分子構造はいずれも進化によって形づくられてきたもので，本文では進化の議論を織り込んで話を進める．"分子進化" の欄（ 🜊 のアイコンを付けた）では，説明中の分子や過程の背景をつかめるよう，生命の進化の節目となるできごとに目を向ける（全リストは p. vii を参照）．
- **問題解決の練習** 各章には，学生が問題解決能力を磨き，本文で説明する概念の応用を試みるための実践の場を多数設けている．章末問題は，問題解決のさまざまな能力を高められるよう三つのカテゴリーを設定した．"機構の問題" では，学生に化学反応機構を考えたり，詳しく説明したりすることを求める．"データ解釈の問題" では，実際の研究論文からのデータを示し，そこから結論を導かせる．"章のまとめの問題" では，複数の章で学んだ内容を駆使して解答を出すよう求める．
- **さまざまな分子構造** 分子構造の図はごくわずかを除いてすべて，Jeremy Berg と Gregory Gatto が，そこで語られているテーマに沿って最も重要な構造上のポイントに目が向くように選んで作成したものである．第1章と第2章の補遺の "分子モデル入門" を通して学生諸君を分子の実際的な表現にふれさせ，本書に数多く登場する分子構造を読み取り，理解するための準備を整えた．図説明では，分子モデルの重要な性質が明確に把握できるよう配慮し，多くに PDB ID も記載したので，読者はプロテインデータバンクのウェブサイト（www.pdb.org）で，その構造図のもととなったファイルを簡単に参照できる．

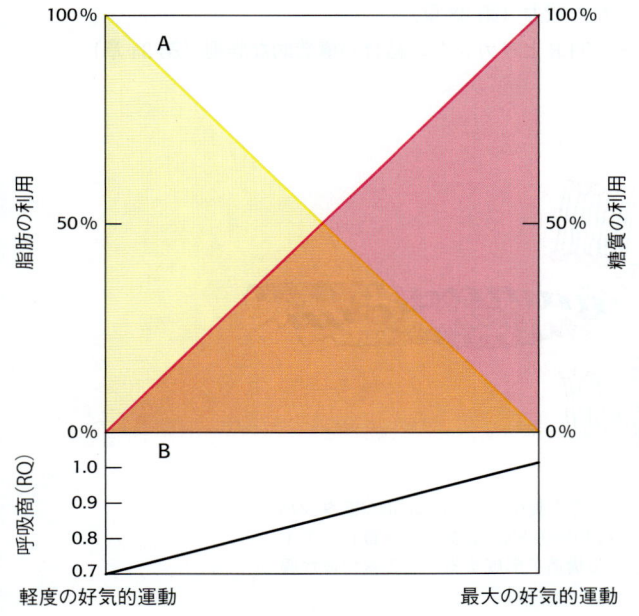

図 27・12 好気的運動の強度の関数として表した，燃料利用の理想像．（A）運動強度が高くなると，グルコースの利用が増え，脂肪の利用が減少する．（B）呼吸商（RQ）が燃料利用の変化を示す．

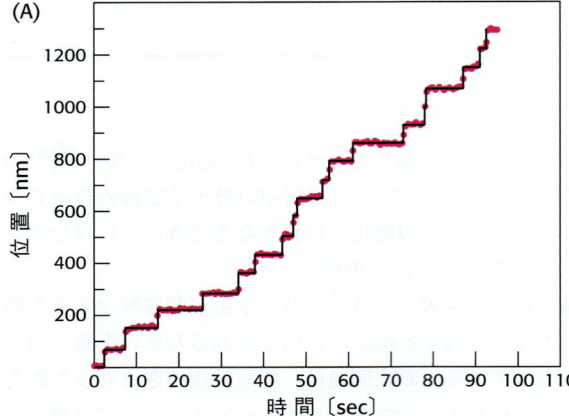

(A)

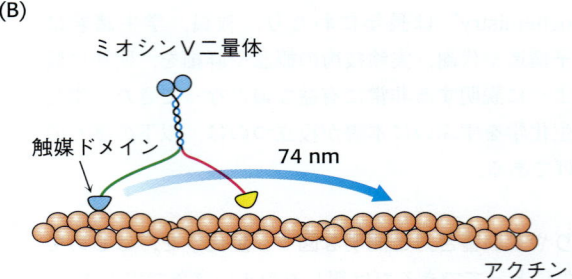

図 9・48　1分子の動き．　（A）二量体のミオシンV 1分子がアクチンフィラメントで覆われた表面を動くときの位置を記録した．（B）二量体分子がどのようにして平均 74±5 nm ごとのステップで移動するかを模式的に示した図〔出典: A. Yildiz et al., *Science*, **300**(5628), 2061〜2065(2003)〕.

　この第 8 版では，これまでの版の優れた点を踏まえて，さらにわかりやすく簡潔に生化学を語ろうと努めるとともに，興味深い新しい進歩も取入れた．本書全般にわたり，基本概念の説明を更新し，裏付けとなる新しい研究の例を増やした．第 8 版で新たに加えたのは以下のような点である．

- ヒトの生化学に影響する環境要因（第 1 章）
- ゲノム編集（第 5 章）
- 進化系統樹の想定外の分岐を説明できる遺伝子水平伝播（第 6 章）
- 細菌の細胞壁合成に重要な酵素を不可逆的に不活性化するペニシリン（第 8 章）
- ミオシンの 1 分子の動きを見ることができる科学者たち（第 9 章；上図参照）
- 栄養センサーとしての糖鎖付加（第 11 章）
- SNARE 複合体の構造（第 12 章；下図参照）
- ABC 輸送体の機構（第 13 章）
- ギャップ結合の構造（第 13 章）
- β アドレナリン受容体の活性化に関わる構造変化の基礎（第 14 章）

- 病的状態をもたらす過度のフルクトース消費（第 16 章）
- がん細胞による好気的解糖系（第 16 章）
- ミトコンドリアの ATP 合成酵素の調節（第 18 章）
- 葉緑体の ATP 合成酵素の調節（第 19 章）
- RuBisCo(リブロースビスリン酸カルボキシラーゼ/オキシゲナーゼ) の RuBisCo 活性化酵素による活性化(第 20 章)
- 急激な細胞増殖におけるペントースリン酸回路の働き（第 20 章）
- 筋繊維のタイプ別の生化学的特性（第 21 章）
- がん細胞の正常とは異なる脂肪酸合成（第 22 章）
- フェニルケトン尿症による精神遅滞の生化学的基礎（第 23 章）
- 抗がん剤の標的としてのリボヌクレオチドレダクターゼ（第 25 章）
- 過剰なコリン摂取と心疾患との関連性（第 26 章）
- 腫瘍の増殖を促進するセラミド代謝の働き（第 26 章）
- LDL 受容体の制御されたリサイクリング（第 26 章）
- 細菌 *Deinococcus radiodurans* の示す DNA 修復系の並外れた威力（第 28 章）
- TLR とリガンドの結合の構造的な詳細（第 34 章）

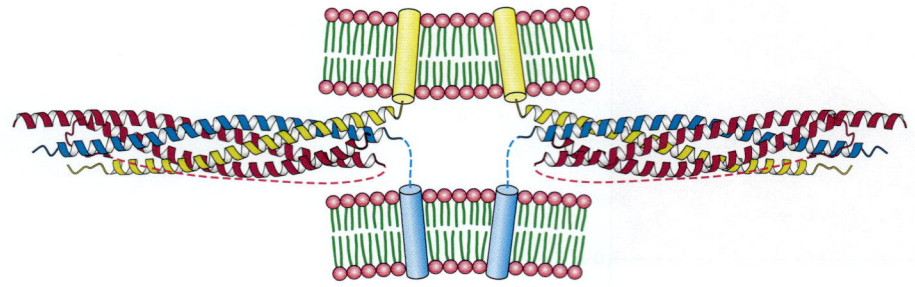

図 12・39　SNARE 複合体が膜融合を開始する．　一方の膜から出ている SNARE タンパク質であるシナプトブレビン（■）が，もう一方の膜からの SNARE タンパク質シンタキシン-1（■）および SNAP25（■）と固い四重らせん構造を形成する．この複合体が膜同士を引き寄せることによって融合が開始される〔1SFC.pdb より〕.

“分子進化” の段落

上のアイコン は，タンパク質に共通する性質や他の分子の進化的洞察を強調する多くの議論の始まりを示す．

"臨 床 応 用" の 段 落

上のアイコン ⚕ は本文中の臨床応用の段落の始まりを示す. その他にも, アイコンなしで, 臨床関係の短い記述が随所に現れる.

補 助 教 材

教 員 用

本書の日本語版採用教員に限り，講義用パワーポイント，補充問題などを含む教師用資料を東京化学同人より入手できる．

東京化学同人 営業部にご連絡ください．

E メール info@tkd-pbl.com

電話 03-3946-5311

学 生 用［英語版電子教材；日本語版はない］

"Student Companion［ISBN 978-1-4641-8803-9］"は，学生用学習の手引きで，本書の各章についての以下の項目を収録した．

- 章の学習目標と要約
- 自己診断問題: 多項選択式問題，短答式問題，組合わせ問題，発展問題と解答
- 各章の問題の詳細解答

謝　　　辞

愛される教科書の執筆は，難しい挑戦であると同時に名誉でもある．われわれの目指しているのは，学生諸君に，われわれが熱意を注ぐこの生化学という分野の面白さを伝え，理解を深めてもらうことである．学生諸君がわれわれの力の源泉であり，この本のどの言葉も，どの図も，頭脳明晰で積極性のある学生は曖昧で意味不明確な点にはすぐに気づくものだということを知らなければ，とうてい書けなかったであろう．それから，この困難な仕事をしている間，支え，助言し，指導し，とにかく我慢して付き合ってくれた同僚たちにお礼を言いたい．また，われわれの質問に辛抱強く答え，最近の発展について教えてくれた世界中の研究者仲間に心から感謝する．

また，この新しい版に目を通して検討，批評してくれた方々に深謝する．彼らの思慮深い論評，示唆，激励は，前版まで続いてきた本書の卓越した内容を今回も保つうえで計り知れないほどの助けとなった．お名前を以下に記す．

Paul Adams
University of Arkansas, Fayetteville

Kevin Ahern
Oregon State University

Zulfiqar Ahmad
A.T. Still University of Health Sciences

Young-Hoon An
Wayne State University

Richard Amasino
University of Wisconsin

Kenneth Balazovich
University of Michigan

Donald Beitz
Iowa State University

Matthew Berezuk
Azusa Pacific University

Melanie Berkmen
Suffolk University

Steven Berry
University of Minnesota, Duluth

Loren Bertocci
Marian University

Mrinal Bhattacharjee
Long Island University

Elizabeth Blinstrup-Good
University of Illinois

Brian Bothner
Montana State University

Mark Braiman
Syracuse University

David Brown
Florida Gulf Coast University

Donald Burden
Middle Tennessee State University

Nicholas Burgis
Eastern Washington University

W. Malcom Byrnes
Howard University College of Medicine

Graham Carpenter
Vanderbilt University School of Medicine

John Cogan
The Ohio State University

Jeffrey Cohlberg
California State University, Long Beach

David Daleke
Indiana University

John DeBanzie
Northeastern State University

Cassidy Dobson
St. Cloud State University

Donald Doyle
Georgia Institute of Technology

Ludeman Eng
Virginia Tech

Caryn Evilia
Idaho State University

Kirsten Fertuck
Northeastern University

Brent Feske
Armstrong Atlantic University

Patricia Flatt
Western Oregon University

Wilson Francisco
Arizona State University

Gerald Frenkel
Rutgers University

Ronald Gary
University of Nevada, Las Vegas

Eric R. Gauthier
Laurentian University

Glenda Gillaspy
Virginia Tech

James Gober
UCLA

Christina Goode
California State University, Fullerton

Nina Goodey
Montclair State University

Eugene Grgory
Virginia Tech

Robert Grier
Atlanta Metropolitan State College

Neena Grover
Colorado College

Paul Hager
East Carolina University

Ann Hagerman
Miami University

Mary Hatcher-Skeers
Scripps College

Diane Hawley
University of Oregon

Blake Hill
Medical College of Wisconsin

Pui Ho
Colorado State University

Charles Hoogstraten
Michigan State University

Frans Huijing
University of Miami

Kathryn Huisinga
Malone University

Cristi Junnes
Rocky Mountain College

Lori Isom
University of Central Arkansas

Nitin Jain
University of Tennessee

Blythe Janowiak
Saint Louis University

Gerwald Jogl
Brown University

Kelly Johanson
Xavier University of Louisiana

Jerry Johnson
University of Houston-Downtown

Todd Johnson
Weber State University

David Josephy
University of Guelph

Michael Kalafatis
Cleveland State University

Marina Kazakevich
University of Massachusetts-Dartmouth

Jong Kim
Alabama A&M University

Sung-Kun Kim
Baylor University

Roger Koeppe
University of Arkansas, Fayetteville

Dmitry Kolpashchikov
University of Central Florida

Min-Hao Kuo
Michigan State University

Isabel Larraza
North Park University

Mark Larson
Augustana College

Charles Lawrence
Montana State University

Pan Li
State University of New York, Albany

Darlene Loprete
Rhodes College

Greg Marks
Carroll University

Michael Massiah
George Washington University

Keri McFarlane
Northern Kentucky University

Michael Mendenhall
University of Kentucky

Stephen Mills
University of San Diego

Smita Mohanty
Auburn University

Debra Moriarity
University of Alabama, Huntsville

Stephen Munroe
Marquette University

Jeffrey Newman
Lycoming College

William Newton
Virginia Tech

Alfred Nichols
Jacksonville State University

Brian Nichols
University of Illinois, Chicago

Allen Nicholson
Temple University

Brad Nolen
University of Oregon

Pamela Osenkowski
Loyola University, Chicago

Xiaping Pan
East Carolina University

Stefan Paula
Northern Kentucky University

David Pendergrass
University of Kansas-Edwards

Wendy Pogozelski
State University of New York, Geneseo

Gary Powell
Clemson University

Geraldine Prody
Western Washington University

Joseph Provost
University of San Diego

Greg Raner
University of North Carolina, Greensboro

Tanea Reed
Eastern Kentucky University

Christopher Reid
Bryant University

Denis Revie
California Lutheran University

Douglas Root
University of North Texas

Johannes Rudolph
University of Colorado

Brian Sato
University of California, Irvine

Glen Sauer
Fairfield University

Joel Schildbach
Johns Hopkins University

Stylianos Scordilis
Smith College

Ashikh Seethy
Maulana Azad Medical College, New Delhi

Lisa Shamansky
California State University, San Bernardino

Bethel Sharma
Sewanee: University of the South

Nicholas Silvaggi
University of Wisconsin-Milwaukee

Kerry Smith
Clemson University

Narashima Sreerama
Colorado State University

Wesley Stites
University of Arkansas

Jon Stoltzfus
Michigan State University

Gerald Stubbs
Vanderbilt University

Takita Sumter
Winthrop University

Anna Tan-Wilson
State University of New York, Binghamton

Steven Theg
University of California, Davis

Marc Tischler
University of Arizona

Ken Traxler
Bemidji State University

Brian Trewyn
Colorado School of Mines

Vishwa Trivedi
Bethune Cookman University

Panayiotis Vacratsis
University of Windsor

Peter van der Geer
San Diego State University

Jeffrey Voigt
Albany College of Pharmacy and Health Sciences

Grover Waldrop
Louisiana State University

Xuemin Wang
University of Missouri

Yuqi Wang
Saint Louis University

Rodney Weilbaecher
Southern Illinois University

Kevin Williams
Western Kentucky University

Laura Zapanta
University of Pittsburgh

Brent Znosko
Saint Louis University

われわれは W.H. Freeman/Macmillan Higher Education 社の人たちと，これまで長年にわたって一緒に仕事をしてきた．どの仕事も楽しく，やりがいのある経験であり，この第8版の執筆，製作によって，彼らが素晴らしい製作チームであるという確信はさらに深まった．ともに働けることを，われわれは大変光栄に思っている．同社の仲間たちは，負担も大きいが刺激的で楽しいプロジェクトを企画する才能があり，しかも楽しさはそのまま保ちつつ負担を軽減する術を心得ていて，細かいことを言わず，巧みにやる気を引き出してくれる．今回の素晴らしい体験は，この生化学プロジェクトにはじめて参加したメンバーも含めた多くの方たちのおかげである．編集企画責任者の Lauren Schultz とはじめてともに働けたことは喜びである．彼女は熱意にあふれ，われわれを暖かく支えてくれた．チームのもう1人の新メンバーは起稿編集者の Irene Pech である．これまで何人もの素晴らしい起稿編集者と仕事をしてきたが，彼女も先人たち同様，思慮深く，洞察力があり，文章や図の不明瞭なところを見つけるのが実に巧みだった．前の起稿編集者の Lisa Samols は相談役として，第7版までの情報，記録を管理し，出版に関する幅広い知識を教えてくれた．製作編集責任者の Deni Showers は，Sherrill Redd とともに，原稿整理から装丁まで，仕事が順調に進むように，いつもながら感心するほどてきぱきと取りはからってくれた．Irene Vartanoff と Mercy Heston は，編集者として文章の整合性，明瞭性を高めてくれた．デザインマネージャーの Vicki Tomaselli のデザインとレイアウトのおかげで，本書は，過去の版との一貫性を重視しながらも個性的で魅力あるものになった．写真担当の編集者 Christine Buese と写真調査担当の Jacalyn Wong が探してくれたさまざまな写真のおかげで，本書は魅力が増したうえに楽しく読み通せるものとなった．図版担当の Janice Donnola は，新しい図を手際よく作成してくれた．製作調整役の Paul Rohloff は，厄介なスケジュール設定，組版，製作が円滑に進むよう，しっかりと計らってくれた．Amanda Dunning と Donna Brodman は，メディア教材の管理にみごとな仕事ぶりを見せてくれた．また Amanda は，補助教材を巧みにまとめてくれた．編集補佐の Shannon Moloney と Nandini Ahuja には特に感謝したい．マーケティング部長の Sandy Lindelof は，本書 "Biochemistry" の最新第8版を精力的に学界に紹介してくれた．Craig Bleyer と営業スタッフの働きに深く感謝する．本書を学界に薦める彼らの熱意と力量がなければ，われわれ全員の努力は報われなかっただろう．また，われわれを励まし，信頼してくれた出版者の Kate Ahr Parker に心からお礼を言いたい．

この仕事に挑戦している間，われわれを励まし，さまざまな質問に忍耐強く答えてくれた職場の同僚たち，全国の研究者仲間に感謝の思いを伝えたい．そして最後になったが，われわれの家族，特に妻 Wendie Berg, Alison Unger, Megan Williams, 子供たち，特に Timothy, Mark Gatto にありがとうと言いたい．家族の支え，癒し，理解がなければ，この困難な仕事を始めることすらできず，ましてや無事に完成させることなど，決してできなかっただろう．

監 訳 者 序

　本書は生化学・分子生物学の代表的教科書として知られている“ストライヤー生化学”の第8版であり，この分野の進歩に沿って大きく内容が追加された．また，特に臨床医学との関連が一層強調され，150項目を超える臨床応用例が全編に散りばめられている．本書は医学，薬学，理学，工学，農学，栄養学などの分野で，生物学を学ぼうとする学生，大学院生が最初に読むべき本であり，また，一定の研究経歴をもった人材（臨床医，創薬研究者，栄養学研究者，環境学研究者など）が基礎的な生化学・分子生物学を復習，再確認しようとするときに最適の書である．図がきれいでわかり易いのも本書の特徴である．本書を読み，生命活動に魅力を感じ，しっかりとした化学の見識に基づく次代の生化学・分子生物学者が増えることがわれわれの望みである．

　生物学，特にヒトの生物学は今世紀になり急速に飛躍した．ヒトゲノム配列の解読から始まり，高性能シークエンサー（あえて，次世代シークエンサーとはよばないが）により個々人の遺伝子やエピゲノム解析が容易になった．また，質量分析計の発達と普及により，タンパク質や代謝物の定量，プロファイリングも進み，結晶解析やイメージング技術の普及，光操作も含む遺伝子改変や遺伝子編集技術の発展などにより生物学は大きな変革期にある．大規模データの解析やAI技術の進化などにより，新たな生物学が生まれつつある．

　一方，化学に裏打ちされていない生物学にはリスクが伴う．また，安価なキットでの実験に慣れると原理を理解せずに進み，トラブルシューティング（問題解決）ができないだけでなく，ときに間違った結果を出す可能性もある．代表的な生化学教科書を“通して読む”必要があることは言うまでもない．

　本書は他の生化学教科書と同じく，代謝や酵素反応は特に重点をおいて書かれている．それは単に外からとった食物がどのように代謝され，ときに生体構成成分として，また，エネルギー源として働き，不要なものは分解され放出される，という静的な地図の理解だけではなく，先天性あるいは生活習慣による代謝異常，さらにがん細胞での代謝変化などに注目している．同時に，免疫反応，感覚系，細胞運動なども重視され，薬の開発の科学が独自の章立てになっている点にも特徴がある．

　本書の翻訳は翻訳者一覧に掲げた斯界を代表する研究者，教育者の方々にお願いし，またわれわれ4名が全体を読み，統一を図った．文章は平易な口語訳に努め，原書の誤りや不十分な点は訂正するか，脚注でコメントをした．快く翻訳をお引受け下さったこれらの方々に深く感謝する次第である．また，注意深く本書の製作に当たって下さった東京化学同人編集部の皆さんに心より感謝する．

　2018年8月

入 村 達 郎　　岡 山 博 人
清 水 孝 雄　　仲 野　　徹

翻 訳 者

監 訳

入 村 達 郎　順天堂大学大学院医学研究科 特任教授，東京大学名誉教授，薬学博士
岡 山 博 人　東京大学名誉教授，医学博士
清 水 孝 雄　国立国際医療研究センター 脂質シグナリングプロジェクト長，東京大学名誉教授，医学博士
仲 野 　 徹　大阪大学大学院生命機能研究科 教授，医学博士

翻 訳

新 井 洋 由　(独)医薬品医療機器総合機構 理事・審査センター長，東京大学名誉教授，薬学博士（8章）
五 十 嵐 道 弘　新潟大学大学院医歯学総合研究科 教授，医学博士（33, 35章）
和 泉 孝 志　帝京平成大学ヒューマンケア学部 教授，群馬大学名誉教授，医学博士（12章）
伊 東 　 広　奈良先端科学技術大学院大学先端科学技術研究科 教授，薬学博士（3章）
入 村 達 郎　順天堂大学大学院医学研究科 特任教授，東京大学名誉教授，薬学博士（36章）
大 西 浩 史　群馬大学大学院保健学研究科 教授，博士(農学)（13章）
堅 田 利 明　武蔵野大学薬学部 教授，東京大学名誉教授，薬学博士（14, 16章）
金 澤 　 浩　大阪大学名誉教授，薬学博士（18章）
櫛 山 　 櫻　東京大学大学院医学系研究科，修士(理学)（2章）
栗 原 裕 基　東京大学大学院医学系研究科 教授，医学博士（2章）
越 野 一 朗　東京女子医科大学医学部 講師，博士(獣医学)（22, 26章）
斎 藤 成 也　国立遺伝学研究所集団遺伝研究室 教授，Ph. D.，理学博士（6章）
高 桑 雄 一　前東京女子医科大学医学部 教授，医学博士（22, 26章）
辻 　 　 勉　城西大学薬学部 客員教授，星薬科大学名誉教授，薬学博士（11, 15章）
富 木 　 毅　NEC ソリューションイノベータ㈱ イノベーション推進本部 プロフェッショナル，博士(理学)（6章）
西 野 武 士　日本医科大学名誉教授，医学博士（7, 9, 10章）
西 原 祥 子　創価大学理工学部 教授，理学博士（23, 24章）
伏 信 進 矢　東京大学大学院農学生命科学研究科 教授，博士(農学)（7, 9 ,10章）
的 崎 　 尚　神戸大学大学院医学研究科 教授，医学博士（13章）
宮 下 悦 子　翻訳家，東京大学農学部卒（1, 4, 5, 17, 19～21, 25, 27～32, 34章）

(五十音順)

要約目次

目　　次

Ⅱ.　エネルギーの変換と貯蔵

Ⅳ.　環境変化への対応

I 生命の分子設計

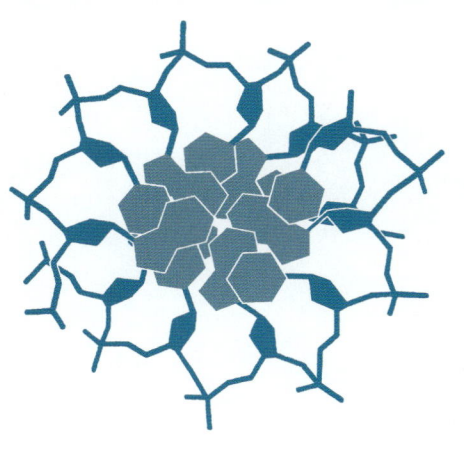

生化学: 進化を続ける科学

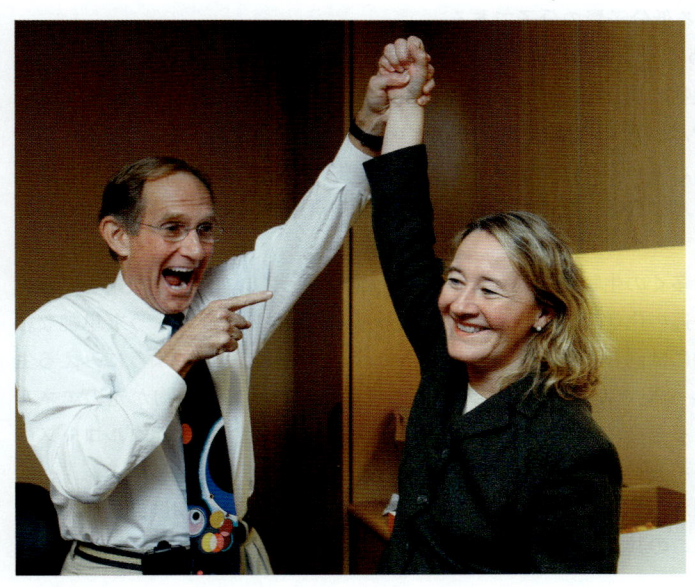

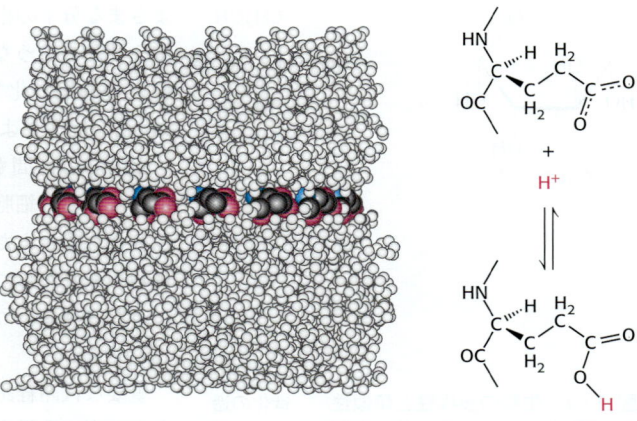

進行中の化学反応(中央). ヒトの活動にはエネルギーが必要である. いろいろな形態のエネルギーを別の形に変換するには, 中央の図に示す複合体のように何千個, 何万個もの原子でできた大きな生化学装置が必要だが, このような手の込んだ装置の機能の本体は, 右に示すカルボキシ基へのプロトン付加や脱プロトンのような単純な化学反応である. 左写真は, それぞれ細胞内外へ水を輸送するしくみ, 染色体が忠実に複製されるしくみを生化学技術を駆使して解明し, ノーベル賞を受賞した Peter Agre, M.D. と Carol Greider, Ph.D. 〔写真提供: Johns Hopkins Medicine, Keith Weller〕.

生化学は, 生命現象の化学を研究する学問である. 1828 年に尿素のような生体分子が生体分子以外の物質から合成できることが発見されて以来, 生命の化学的な研究が熱心に行われるようになった. こういった盛んな研究を通して, 今では, 生命の営みが生化学レベルでどのように行われているのかというきわめて重要な謎の多くに答えが得られている. それでも, まだ解明すべきことは数多く残されている. よくあることだが, 何か発見されると, それで解決される疑問と同じくらいの数の疑問が新たに浮かび上がってくる. そのうえ今日では, 膨大な生化学的知識を応用できる機会はこれまでにないほど広がり, 医学, 歯学, 農学, 法医学, 人類学, 環境科学, 代替エネルギーなどさまざまな分野にわたっている. これから生化学を知る旅に出発するが, まず最初に, 20 世紀の最も衝撃的な発見の一つ, すなわちあらゆる生物が生化学レベルではほぼ同一であることから見ていこう.

1・1 生物の多様性の根底には, 生化学的な同一性がある

生物の世界は非常に多様である. 動物界には, 顕微鏡でなければ見えないほどの昆虫からゾウやクジラまで, 数多くの生物種が存在する. 植物界には, 藻類のように小型で比較的単純なものからジャイアントセコイアのように巨大で複雑なものまで, さまざまな種が含まれる. 顕微鏡下の世界へと目を向けると, 多様性はさらに広がる. 原虫や酵母, 細菌といった多彩な生物が, 水中, 土壌中などに暮らし, ときにはもっと大きな生物の体表や体内にまで棲み着いている. 温泉や氷河のような生存には適さないと思える環境の中で

も，何とか生きられる生物もいれば，盛んに増えるものさえいる．

顕微鏡によって，このような多様性の根底にある重要な統一的性質が明らかになった．大きい生物は**細胞** (cell) でできているが，この細胞は，顕微鏡でようやく見える大きさの単細胞生物に，かなり似ているのである．動物，植物，微生物とも細胞で構成されていることから，これらの多様な生物には外見でわかる以上の共通点があると考えられた．生化学が発達するにつれて，この見方は強く裏付けられ，発展してきた．生化学レベルでみると，あらゆる生物は共通した性質を数多くもつのである（図1・1）．

前述したように，生化学は生命現象を化学的に研究する学問である．生命現象では，さまざまな分子の相互作用が起こるが，これらの分子は大きく二つに分けられる．タンパク質や核酸のような**生体高分子** (biological macromolecule) とよばれる大きい分子と，生命現象の過程で化学的に変形されていく，グルコースやグリセロールのような**代謝産物** (metabolite) とよばれる低分子量の分子である．

どちらの仲間も，わずかな違いはあるものの，あらゆる生物に共通している．たとえば，すべての細胞性生物の遺伝情報は**デオキシリボ核酸** (deoxyribonucleic acid, DNA) に保存される．また**タンパク質** (protein) はほとんどの生物過程に関わる重要な高分子で20種類の成分からつくられているが，この成分もあらゆる生物で同一である．しかも，似たような役割をもつタンパク質は，違う生物のものでも立体構造がよく似ている場合が多い（図1・1）．

重要な代謝経路も，多くの生物に共通している．たとえば，グルコースと酸素を二酸化炭素と水に変換する一連の化学反応は，大腸菌（*Escherichia coli, E.coli*）のような単純な細菌でも人間でも本質的には同じである．また，まったくかけ離れたもののようにみえる生物過程にも，生化学レベルでみると共通点があることは多い．特に，植物が光のエネルギーを捉えてそれをもっと役に立つ形に変える生化学反応の過程は，動物がグルコースの分解で発生するエネルギーを捉える過程と，驚くほどよく似ている．

このような観察結果から明確にわかるように，地球上のあらゆる生き物には共通の祖先があり，現在の生物はこの共通の祖先から進化して今の形になったのである．このような

CH₂OH（グルコース）

グリセロール

図1・1 生物の多様性と類似性. 進化の過程で互いに分岐して何十億年も経つまったく異なった3種類の生物，すなわち好熱性アーキア，シロイヌナズナ，ヒトでも，遺伝子調節の鍵となる分子(TATA ボックス結合タンパク質)の形はよく似ている．右下はノーベル化学賞，平和賞を受賞した L.C. Pauling 博士〔写真提供：（左）© Eye of Science/Science Photo Library/amanaimages；（中）© Holt Studios/Photo Researchers/amanaimages；（右）J.R. Eyerman/ゲッティイメージズ〕.

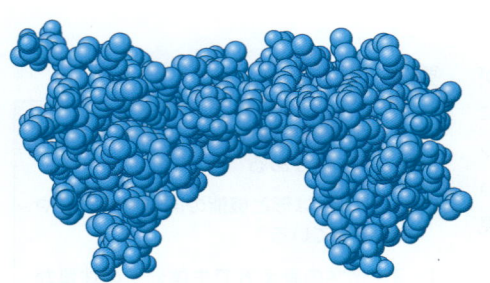

Sulfolobus acidicaldarius（好熱性アーキア）の TATA ボックス結合タンパク質

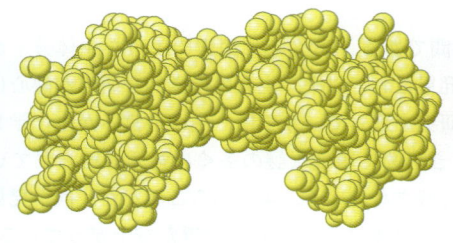

Arabidopsis thaliana（シロイヌナズナ）の TATA ボックス結合タンパク質

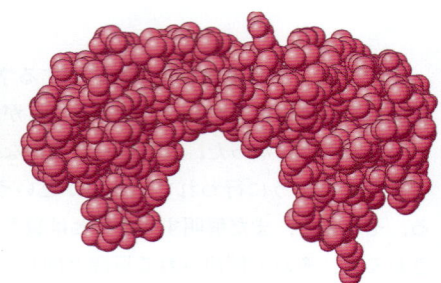

Homo sapiens（ヒト）の TATA ボックス結合タンパク質

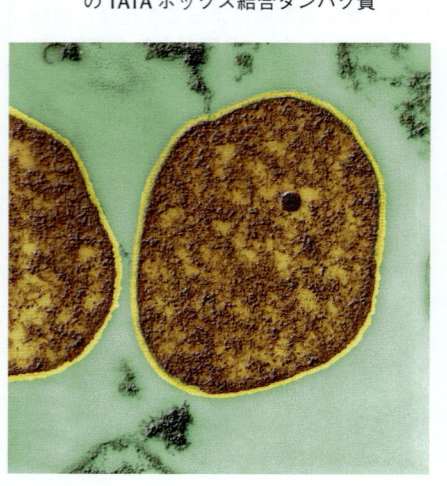

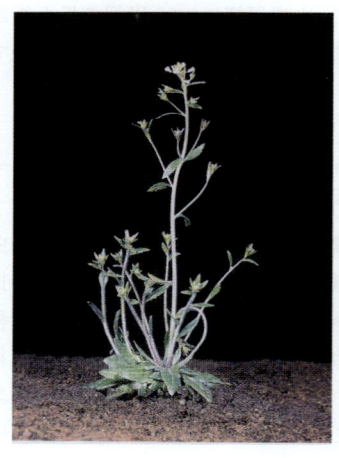

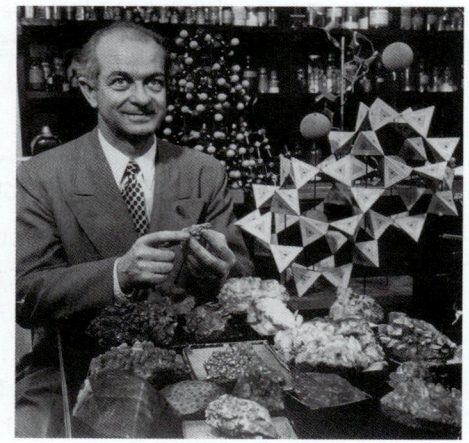

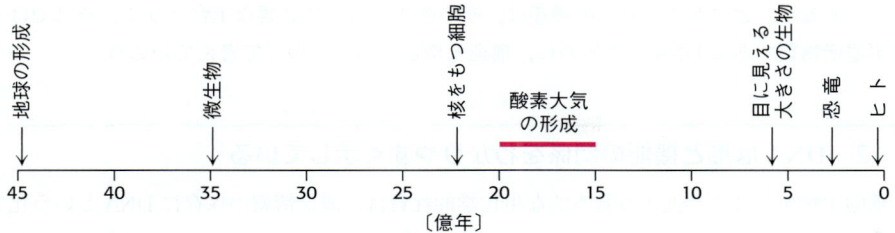

図 1・2 生化学的進化の推定年表.
おもなできごとを示す．地球の生命の
始まりは約 35 億年前だが，ヒトが出現
したのはごく最近である．

進化の過程は，地質学や生化学の多くの知見によって裏付けられている（図1・2）．現在
の世界の多様な生物は，生化学的特徴に基づいて，**超界**または**ドメイン** (domain) とよば
れる三つのグループに大きく分けられる．一つは**ユーカリア** (Eucarya) すなわち真核生
物であり，二つめは**バクテリア** (Bacteria) すなわち細菌（より厳密には真正細菌），三つ
めは**アーキア** (Archaea) すなわち古細菌である*．ユーカリア超界には，ヒトなどの多細
胞生物すべてのほかに，酵母などの顕微鏡レベルの単細胞生物も含まれる．**真核生物**
(eukaryote) の決定的特徴は，それぞれの細胞に核という明確な構造が存在することであ
る．これに対して，細菌やアーキアのように核をもたない単細胞生物は**原核生物** (prokar-
yote) とよばれる．1977 年に Carl Woese が，細菌に似たある種の原核生物が，それまで
知られていた細菌とは生化学的にまったく異なることを発見し，これをきっかけに原核生
物の分類が見直されて二つのドメインに分けられた．この細菌に似た生物がアーキアで，
進化の早い時期に細菌から分かれたものと現在では考えられている．共通の祖先から現在
の生物へと至る進化の道筋は，生化学で得られた情報に基づいて推定できる．その一例を
図1・3 に示す．

* 訳注: アーキアは古細菌と訳されていたが，
図1・3 にあるように，進化的にはむしろ真核細
胞に似た特徴があると考えられている．この説
を鑑み，本書では“古”細菌ではなくアーキア
と訳した．

本書の多くの部分で，あらゆる生物に共通する生物学的過程の化学反応とそれに関わる
生体高分子と代謝物について見ていくが，それができるのも，生命が生化学レベルでは一
つだからである．同時に，さまざまな生物が必要とするものは，それぞれが進化し生息し
てきたニッチ（生態的地位）に応じて異なる．特定の生化学経路についてさまざまな生物
を詳しく比較，対照すれば，生物の直面する問題が，生化学レベルでどのように解決され
ているかを知ることができる．多くの場合このような問題は，まったく新しい生体高分子
を進化させてではなく，既存の生体高分子を新しい役割に適応させることによって解決さ
れている．

生化学が中身の濃いものになったのは，生体高分子の立体構造を詳細に調べられるよう
になったおかげである．単純ですっきりした立体構造もあるし，信じられないほど複雑な

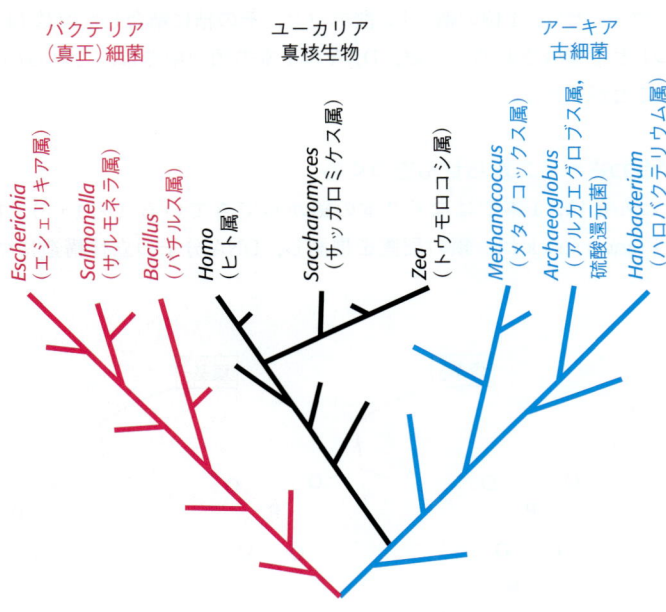

図 1・3 生命の系統樹．　系統樹の
根元に当たる約 35 億年前の共通の祖
先から，枝先に当たる現在の生物に至
る進化の経路を推定したもの

ものもあるが，とにかくこれらの構造は，その機能の解明に必要な土台となる．それでは
まず遺伝物質である DNA を手始めに，構造と機能の関係について考えていこう．

1・2　DNA は形と機能の関係をわかりやすく示している

　細胞生物すべてに共通する基本的な生化学的性質は，遺伝情報の保存に DNA という化
学物質を利用していることである．DNA がこの重要な役割を担っていることは，1940 年
代に細菌の研究によって初めて判明し，それに続いて，1953 年には説得力ある DNA の推
定立体構造が提唱された．これを発端に，生化学やその他多くの分野でさまざまな進歩が
起こり，現在に至っている．

　DNA の構造は，あらゆる生体高分子に共通する"構造と機能には深い関係がある"とい
う根本原理をわかりやすく示す例である．この DNA という化学物質には驚くべき性質
が備わり，そのおかげで，非常に高性能で丈夫な情報保存媒体となる．まず DNA の共有
結合レベルの構造から説明を始め，つぎに立体構造へと話を進めよう．

DNA は 4 種類の構造単位で構成されている

　DNA は 4 種類の単量体がつながってできた直鎖状重合体（ポリマー）である．決まった
骨格をもち，そこから塩基とよばれる異なった置換基が突き出している（図1・4）．骨格
は糖-リン酸単位の繰返しである．この糖はデオキシリボース (deoxyribose) で，DNA と
いう名前はそこから来ている．糖の向きはどれも同じであるが，糖に結合する 2 個のリン
酸はつながり方が異なっているため，DNA 鎖には方向があることになり，両方の末端が
区別できる．どのデオキシリボースにも 4 種類の塩基のどれか一つが結合している．4 種
類とは，アデニン (A)，シトシン (C)，グアニン (G)，チミン (T) である．

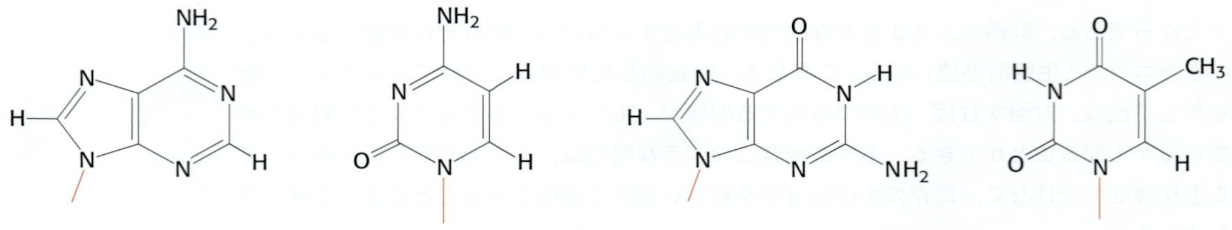

アデニン(A)　　　　シトシン(C)　　　　グアニン(G)　　　　チミン(T)

これらの塩基は，図1・4 の黒で表した結合によって DNA 骨格の糖単位に結合している．
4 種類の塩基はどれも平らな分子だが，それ以外の点はかなり異なっている．このように
DNA 単量体（モノマー）とは，1 個の糖-リン酸単位と，その糖に結合した塩基（4 種類の
うちのどれか一つ）とで構成される．なお，DNA の 1 本の鎖の中では，これらの塩基は
自由な順序で並ぶことができる．

2 本の DNA 鎖が合わさって二重らせんをつくる

　DNA 分子のほとんどは，1 本ではなく 2 本の鎖からできている（図1・5）．1953 年
James Watson と Francis Crick は，鎖の配置を推測し，DNA 分子の立体構造について，

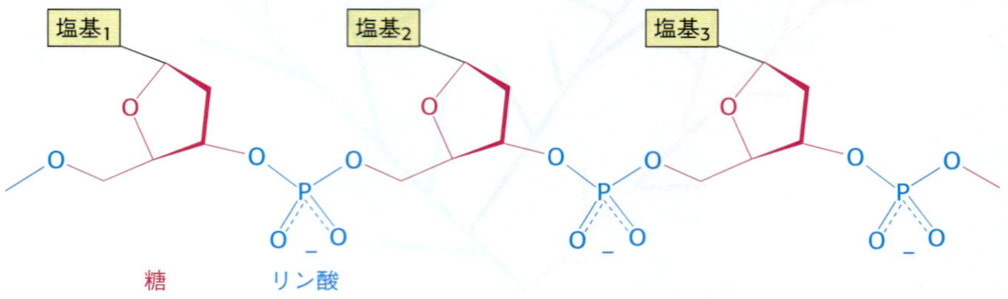

図 1・4　DNA の共有結合構造．　重合
体の構成単位は，糖（デオキシリボース），
リン酸，塩基各 1 個ずつからなる．塩基は
1 種類ではなく，糖-リン酸骨格から突き
出している．

塩基₁　　　塩基₂　　　塩基₃

糖　　　リン酸

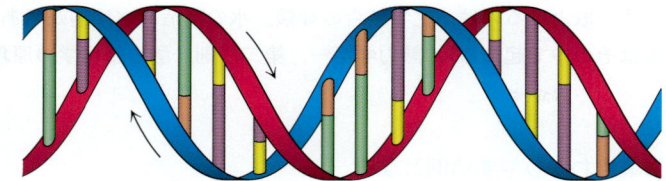

図 1・5　二重らせん．　Watson と Crick が提唱した DNA の二重らせん構造．二本鎖の糖-リン酸骨格をそれぞれ ■ と ■ で，塩基は ■，■，■，■ で表す．2 本の鎖は逆平行，すなわち矢印で示すように，二重らせんの軸方向に関して互いに逆向きになっている．

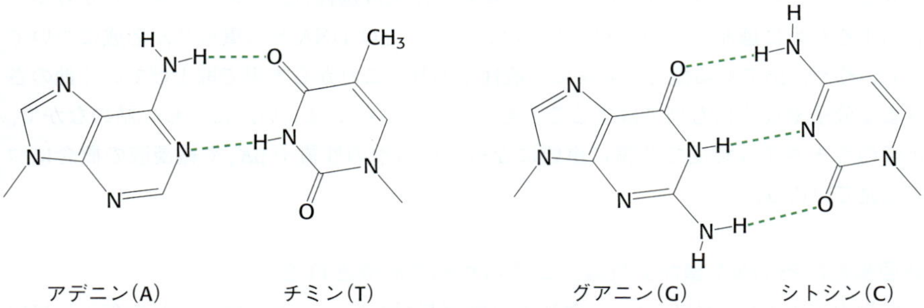

アデニン(A)　　チミン(T)　　　　　グアニン(G)　　シトシン(C)

図 1・6　ワトソン・クリック型塩基対．　アデニンはチミンと（A・T），グアニンはシトシンと（G・C），対をつくる．-----は水素結合を示す．

糖-リン酸骨格が外側，塩基が内側になるようにして 2 本の鎖が絡み合っている**二重らせん**（double helix）構造を提唱した．この構造のポイントは，塩基が水素結合（§1・3）によって結ばれて特異的な塩基対（bp）をつくっていることである．図 1・6 に示すように，アデニンはチミンと（A・T），グアニンはシトシンと（G・C），対をつくる．塩基自体の構造を決めている炭素-炭素結合や炭素-窒素結合のような**共有結合**（covalent bond）に比べると水素結合ははるかに弱いが，生化学ではこのような弱い結合がきわめて重要である．適度に弱いから生化学反応過程で可逆的に壊すことができる一方，多数の結合が同時にできたときには十分に強くて，二重らせんのような特殊な構造の安定化に力を発揮している．

DNA の構造によって遺伝と情報の保存が説明できる

　Watson と Crick が提唱したこの構造は，DNA が遺伝物質という役割を果たすうえで決定的に重要な二つの性質を兼ね備えている．第一に，この構造はどのような塩基配列（DNA 鎖に沿った塩基の並び順）でももつことができる．塩基はそれぞれ構造が異なるが，塩基対は基本的にはまったく同じ形をしており（図 1・6），そのためどのような順序でも，二重らせん構造の中心部にうまく収まる．並び方の制約がまったくないため，DNA 鎖に沿った塩基の配列は，情報を保存する効率のよい方法になりうる．実際に，この DNA 鎖の塩基配列が，遺伝情報保存の仕組みとなっている．すなわち，この DNA 塩基配列が細胞内のさまざまな活動のほとんどを担うリボ核酸（RNA）の塩基配列やタンパク質分子のアミノ酸配列を決定する．

　第二に，塩基対をつくっているため，1 本の鎖の塩基配列によってもう一方の鎖の塩基配列が完全に決まる．Watson と Crick は遠慮がちに書いている．"われわれが考えたこの特異的な対の形成から遺伝物質の複製機構が直ちに推測できることをもちろん見逃しているわけではない．"つまり，DNA 二重らせんを 2 本の一本鎖に分離すると，それぞれの鎖が鋳型として働き，相手となる鎖が特異的塩基対の形成を介して新たに合成できることになる（図 1・7）．DNA の立体構造は，分子の形と機能との密接な関係を見事に示しているのである．

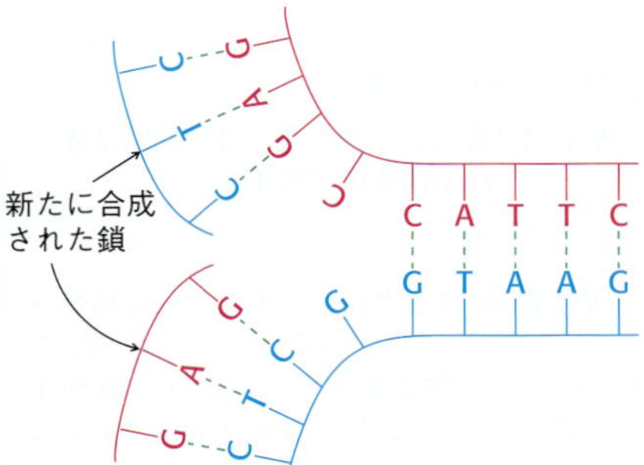

新たに合成された鎖

C A T T C
G T A A G

図 1・7　DNA の複製．　DNA 分子の 2 本の鎖が離れると，それぞれの鎖が鋳型になって相手となる鎖をつくることができる．

1・3　化学の考え方で生体分子の性質が説明できる

　DNA 塩基の水素結合形成能についての化学的な考察が重要な生物過程の深い理解に結びついた例を説明したが，これから本書の話を進めていく準備として，まず最初に化学の概念をいくつか選んで説明し，それが生物系にどのように当てはまるかを示し，そこから

生化学の勉強を始めよう. 取上げるのは, 化学結合の種類, 水の構造（水は溶媒であり, ほとんどの生化学反応はその中で起こる）, 熱力学第一, 第二法則, 酸塩基化学の原理などである.

DNA 二重らせんの形成はわかりやすい例となる

上記の概念を使って, 典型的な生化学反応, すなわち 2 本の DNA 鎖からの二重らせんの形成について考えてみよう. ただし, 二重らせん形成過程は, このテーマをわかりやすく説明するために選んだ一つの例に過ぎない. ここでは DNA と二重らせん形成について話していくが, 出てくる概念は非常に一般性があり, これから本書で取上げていく他のさまざまな分子や反応にも当てはまることを, 覚えておいてほしい. これらの話のなかで, 生化学のさまざまな場面で非常に重要になってくる水の性質や pK_a や緩衝液の概念についても見ていこう.

構成要素となる DNA 鎖があれば, 二重らせんが形成される

天然物由来の DNA がワトソン・クリック型塩基対をもつ二重らせんの形で存在していることが発見され, このような二重らせんは生体外でも自然に形成されるだろうと考えられたが, 証明されたわけではなかった. 2 本の短い DNA 鎖を化学的に合成したとしてみよう. この 2 本は互いに相補的な塩基配列をもち, 原理的にはワトソン・クリック型塩基対をつくって二重らせんを形成できるような DNA 鎖で, たとえば CGATTAAT と ATTAATCG とする. これらの分子の溶液中での構造は, さまざまな技術を使って調べることができる. それぞれ単独の状態では, ほとんどすべてが一本鎖の形で存在する. しかし二つの分子を混ぜると, ワトソン・クリック型塩基対を介した二重らせんが実際に形成される（図 1・8）. この反応はほぼ完全に進む.

2 本の DNA 鎖を互いに結びつけるのはどのような力だろうか. この結合反応を解析するためには, いくつかの要因を考えなければならない. 生化学における相互作用や結合の種類, エネルギー的にみた反応の進行しやすさなどである. また溶液の状態の影響, 特に酸塩基反応の重要性についても考慮する必要がある.

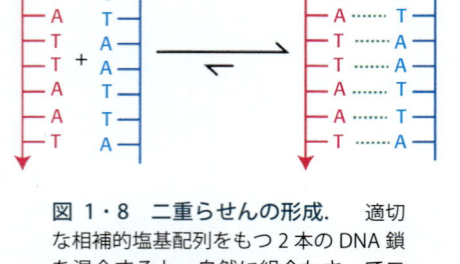

図 1・8　二重らせんの形成.　適切な相補的塩基配列をもつ 2 本の DNA 鎖を混合すると, 自然に組合わさって二重らせんを形成する.

生体分子の構造と安定性には, 共有結合と非共有結合が重要である

原子と原子は, 化学結合を介して相互作用する. これらの結合としては, 分子の構造を決定している共有結合のほかにもさまざまな非共有結合があり, 生化学では非常に重要な役割を担う.

共有結合　最も強力な結合は共有結合で, p. 6 に示した個々の塩基内で原子同士を結びつけている種類の結合である. 共有結合は, 隣り合った原子が 1 対の電子を共有することによって形成される. 典型的な炭素−炭素 (C−C) 共有結合は, 長さが 1.54 Å で, 結合エネルギーは 355 kJ mol^{-1} (85 kcal mol^{-1}) である. 共有結合は非常に強いため, 壊すにはかなりのエネルギーが消費される. 2 個の原子間で 2 対以上の電子が共有され, 多重共有結合が形成されることもある. たとえば図 1・6 の三つの塩基には, 炭素−酸素二重結合 (C=O) が存在する. これらの結合は C−C 単結合よりもさらに強く, 結合エネルギーは 730 kJ mol^{-1} (175 kcal mol^{-1}) で, 長さはやや短い.

いくつかの分子については, 共有結合を 2 通り以上の書き方で表すことができる. たとえば, アデニンは**共鳴構造** (resonance structure) とよばれる 2 種類の等価な構造で書き表せる.

距離とエネルギー単位

原子間の距離と結合の長さは, 通常はオングストローム (Å) 単位で表す.

$$1 Å = 10^{-10} m = 10^{-8} cm = 0.1 nm$$

通常使われるエネルギーの単位は数種類ある. 1 ジュール [J] とは 1 ニュートン [N] の力に抵抗して物体を 1 メートル [m] 動かすのに必要なエネルギーの大きさで, 1 キロジュール [kJ] は 1000 J である. 1 カロリー [cal] は水 1 グラム [g] の温度を摂氏 1 度 [℃] 上昇させるのに必要なエネルギーの大きさで, 1 キロカロリー [kcal] は 1000 cal である. 1 J は 0.239 cal に等しい.

アデニンのこの二つの構造は，同じ骨組みの中で可能な，単結合と二重結合の2通りの並び方を表したものである．共鳴構造は，⟷ で結んで示す．アデニンの本当の構造は，この二つの共鳴構造が混ざったものである．共鳴構造の明白な証拠は，結合の長さである．たとえばC-4とC-5炭素を結ぶ結合長は実測で1.40 Åで，これはC–C単結合（1.54 Å）とC＝C二重結合（1.34 Å）の中間である．ほぼ同じエネルギーをもつ数種類の共鳴構造で書き表せる分子は，共鳴構造をもたない分子よりも安定性が高い．

非共有結合　非共有結合 (noncovalent bond) は共有結合よりも弱いが，二重らせんの形成などの生化学過程の鍵を握っている．基本的な非共有結合は，イオン相互作用，水素結合，ファンデルワールス相互作用，疎水性相互作用の4種類である．これらは，空間配置，強度，特異性が異なっており，しかも水の存在によってそれぞれ異なった影響を受ける．それぞれの性質について考えてみよう．

1. イオン相互作用　一つの分子上にある電荷を帯びた基は，別の分子がもつ逆の電荷を帯びた基を引きつける．**イオン相互作用** (ionic interaction) または**静電的相互作用** (electrostatic interaction) のエネルギーは**クーロンポテンシャルエネルギー** (Coulomb potential energy) で表される．

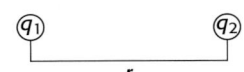

$$E = \frac{kq_1q_2}{Dr}$$

ここでEはエネルギー，q_1とq_2は2個の原子の電荷（電気素量単位で），rは2個の原子間の距離（Å単位で），Dは比誘電率（介在する溶媒に応じて決まり，クーロン力を低下させる），kは比例定数（エネルギーを$\mathrm{kJ\,mol^{-1}}$単位で表すときは$k=1389$，$\mathrm{kcal\,mol^{-1}}$単位で表すときは$k=332$）である．

慣例により，引力が働く場合にEは負の値をもつとする．反対符号の1電気素量をもつ2個のイオンが水中（比誘電率80）で3 Å離れているとき，その間に働くイオン相互作用のエネルギーは $-5.8\,\mathrm{kJ\,mol^{-1}}$（$-1.4\,\mathrm{kcal\,mol^{-1}}$）である．溶媒の比誘電率は非常に重要であり，この同じイオンが無極性のヘキサン（比誘電率2）中で3 Å離れている場合には，相互作用のエネルギーは $-232\,\mathrm{kJ\,mol^{-1}}$（$-55\,\mathrm{kcal\,mol^{-1}}$）となる．

2. 水素結合　**水素結合** (hydrogen bond) は基本的には，近くにある原子の部分電荷同士が互いに引き合うイオン相互作用である．DNA二重らせんの特異的塩基対形成は，水素結合の働きによる．水素結合中の水素原子は，窒素や酸素といった電気的に陰性な2個の原子の間で共有されている．**水素結合供与体** (hydrogen-bond donor) とは，水素原子がより強く結合している原子と水素原子自体を含む基であり，**水素結合受容体** (hydrogen-bond acceptor) とは同じ水素原子がより弱く結合している原子のことである（図1・9）．電気陰性度の高い原子が水素原子と共有結合すると，電子を引きつけるので水素原子の電子密度が低くなり，水素原子は部分正電荷（δ^+）を帯びることになる．するとこの水素原子は，部分負電荷（δ^-）をもつ原子と静電的相互作用できるようになる．

水素結合は共有結合に比べてはるかに弱く，そのエネルギーは$4\sim20\,\mathrm{kJ\,mol^{-1}}$（$1\sim5\,\mathrm{kcal\,mol^{-1}}$）である．また水素結合は共有結合よりも少し長く，結合の長さは（水素原子から測って）$1.5\sim2.6$ Åなので，水素結合中の2個の非水素原子は$2.4\sim3.5$ Å離れていることになる．

最も強い水素結合は真っすぐになる傾向があり，水素結合供与体，水素原子，水素結合受容体がほぼ一直線上に並ぶ．この性質が，水素結合する分子の位置関係を決めるのに重要な働きをすることがある．この後で述べるが，水素結合が生み出す相互作用は水のさまざまな性質の源であり，そのおかげで水は非常に特殊な溶媒になりえている．

3. ファンデルワールス相互作用　**ファンデルワールス相互作用** (van der Waals interaction) の原動力は，原子周辺の電荷分布の経時変化である．どの一瞬をとっても，電荷の分布が完全に対称になることはない．ある原子周辺の電荷分布の一時的な非対称性が，周りの原子の電荷分布にイオン相互作用を介して働きかけ，自身と逆の非対称性を生

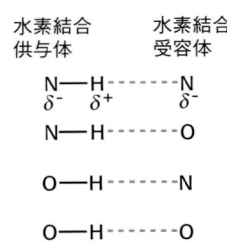

図 1・9 水素結合. 水素結合は---で表し，部分電荷（δ^+とδ^-）の位置を示した．

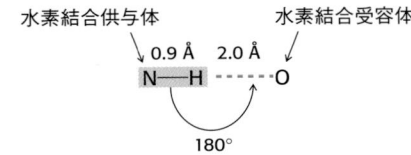

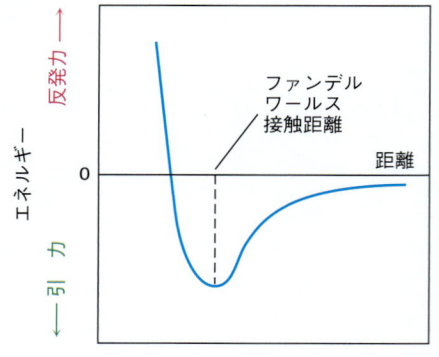

**図 1・10 2個の原子が互いに近づく際の
ファンデルワールス相互作用のエネルギー.**
ファンデルワールス接触距離のところでエネ
ルギー的に最も安定になる. 2個の原子間の距
離が接触距離より小さくなると, 電子−電子反
発によってエネルギーは急上昇する.

電気双極子

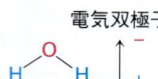

じさせる. すると, その原子と周りの原子とが互いに引きつけ合うようになる. この原子
間引力は, ファンデルワールスの**接触距離** (contact distance) に達するまでは二つの原子
が互いに近づくほど強まる（図1・10）が, それ以上近くなると外殻の電子雲が重なり合
うために非常に強い反発力が働く.

ファンデルワールス相互作用に伴うエネルギーは非常に小さく, 典型的な例で, 1対の
原子につき $2 \sim 4$ kJ mol^{-1}（$0.5 \sim 1$ kcal mol^{-1}）である. しかし2個の大きな分子の表面が
近づいたときには多数の原子がファンデルワールス力の働く範囲に入ることになり, 多数
の原子対の相互作用の和を計算すると, かなり大きくなる場合が出てくる.

四つめの非共有結合である疎水性相互作用は, 水の性質を説明した後で見ていこう——
疎水性相互作用を理解するには, 水の性質の理解が欠かせない.

水 の 性 質   生化学反応の大半は水中で起こるので, 水の性質は巨大分子の形成や
化学反応の進行に非常に大きな意味をもつ. 特に重要なのは, 水の二つの性質である.

1. 水は極性分子である   水分子は直線形ではなく折れ線形のため, 電荷の分布は非
対称である. 酸素原子核が2個の水素原子核から電子を引きつけるので, 水素原子の周り
には正の電荷が生じることになる. したがって, 水分子は電気的に極性をもつ構造とな
る.

2. 水は強い凝集力をもつ   水分子は水素結合を介して互いに強く相互作用する. こ
の相互作用は, 氷の構造によく現れている（図1・11）. 氷の構造は水素結合の網目によ
り保たれているが, 液体の水でも同じような相互作用が分子を結びつけていて, 水のもつ
多くの性質のもとになっている. ただし液体の場合には, 氷にみられる水素結合の約1/4
は壊れている. 水が極性をもつことが, 80 という高い比誘電率の原因である. 水溶液中
にある分子は水素結合の形成やイオン相互作用を介して水分子と相互作用する. この相互
作用のおかげで水は溶媒として非常に用途が広く, 多くの物質, 特にこのような相互作用
に参加できる極性物質や帯電物質は容易に水に溶ける.

疎 水 性 効 果   基本的な相互作用の最後の一つは**疎水性効果** (hydrophobic effect) と
よばれ, 水の性質が原因で生じる. ある種の分子〔**無極性分子** (nonpolar molecule) とよ
ばれる〕は, 水素結合やイオン結合をつくることができない. 無極性分子と水分子は, 水
分子同士ほどうまく相互作用できない. そのため, このような無極性分子と接する水分子
は無極性分子の周りに"かご"構造をつくり, 溶液中に遊離している水分子よりも秩序の
ある状態をとる. しかし, このような無極性分子が2個出会うと, 水分子の一部は遊離し
て, 周囲にある大量の水分子と自由に相互作用できるようになる（図1・12）. かご構造
から水分子が遊離した方が安定な理由は後で説明するが, とにかく無極性分子は, 水中で

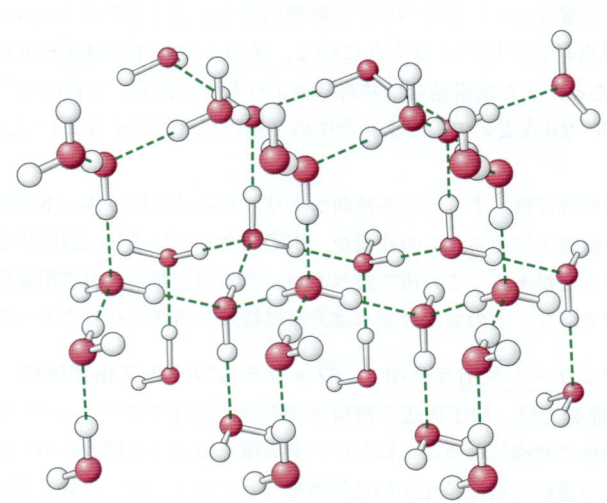

図 1・11 氷の構造. 水分
子間に水素結合（---で示す）
が形成され, 秩序のある開いた
構造がつくられている.

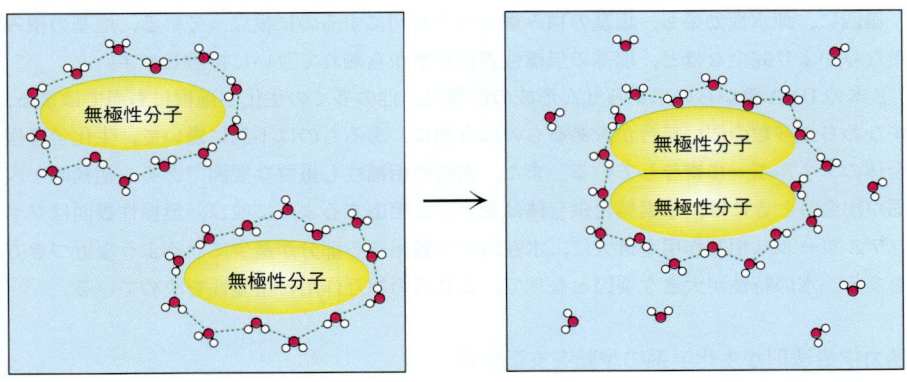

図1・12　疎水性効果．　水中の無極性基が凝集すると，はじめ無極性分子の表面と相互作用していた水分子が遊離してバルクの水の中へと入っていく．溶液の中へ水分子が遊離するため，無極性基が凝集しやすくなるのである．

は他のもっと極性の低い溶媒や自己凝集性の低い溶媒中に比べ，互いに凝集する傾向が強くなる．このような傾向のことを疎水性効果とよび，それによる相互作用を**疎水性相互作用**（hydrophobic interaction）とよぶ．

二重らせんは化学の法則の現れである

　さて今度は，これら4種類の非共有結合がどのように働いて，2本のDNA鎖を組合わせて二重らせん形成を推進するのかを見ていこう．まず第一に，DNA鎖の各リン酸基は負の電荷をもっている．負に帯電したこれらの基は，離れていても互いに反発し合う．したがって，2本のDNA鎖が近づくと，イオン相互作用による反発力が生じる．DNA二重らせんではこれらのリン酸基は遠く10 Å以上離れているが，それでもこのような相互作用が働いている（図1・13）．つまり，イオン相互作用は二重らせんの形成には不利に働く．この反発力は，水の高い比誘電率によって，また溶液中にNa⁺やMg²⁺といったイオン種が存在することによって軽減される．これら正の電荷をもつイオンがリン酸基と相互作用し，その負電荷を一部中和するからである．

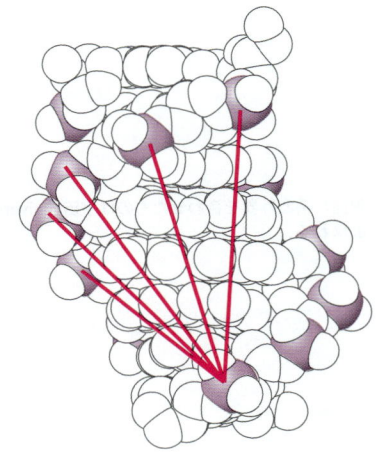

図1・13　DNA中のイオン相互作用．　二重らせんの各構成単位には，負の電荷をもつリン酸基（リン原子を●で示す）が1個ずつ含まれる．1個のリン酸基は他の数個のリン酸基と不利な相互作用をする（━で表す）．この反発相互作用は，二重らせんの形成には不利に働く．

　第二に，二重らせん中で形成される特異的塩基対を決めるのには，前述したように水素結合が重要な働きをする．ただし一本鎖のDNAでは，水素結合供与体と受容体は溶液中に露出しているため，水分子と水素結合を形成できる．

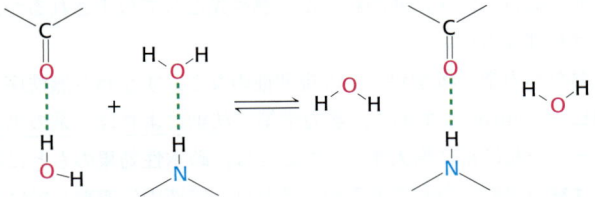

　2本の一本鎖DNAが近づくと，この水分子との水素結合が壊れ，塩基間に新しい水素結合が形成される．壊れる水素結合は形成される水素結合と同数なので，これらの水素結合は二重らせん形成過程全体を推進するにはそれほど役立たないが，結合の特異性には大きく貢献している．ワトソン・クリック型塩基対を形成できない2個の塩基が近づいたとしよう．塩基が接触したときには，水との水素結合が壊れなければならない．しかしこれらの塩基はうまく組合わさる構造ではないため，水との水素結合すべてが同時に壊れて塩基間の水素結合に置き換わる訳にはいかない．そのため，相補的でない塩基配列間での二重らせん形成は起こりにくい．

　第三に，二重らせん内では塩基対は平行になっていて，一つの対の上につぎの対が載るように積み重なっている．隣接する塩基対の平面間の標準的な距離は3.4 Å，最も近くにある原子間の距離は約3.6 Åである．この距離は，ちょうどファンデルワールスの接触距離に相当する（図1・14）．塩基は一本鎖DNA分子中でも積み重なるが，塩基の積み重なりとそれに伴うファンデルワールス相互作用が最も有利に働くのは，二重らせん構造のときである．

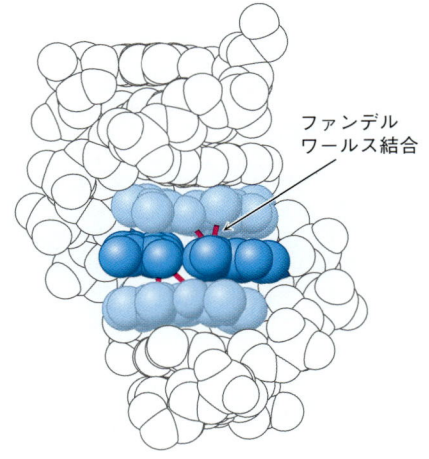

ファンデルワールス結合

図1・14　塩基の積み重なり．　DNA二重らせん中では，隣接する塩基対がつぎつぎにほぼ真上に積み重なるため，各塩基対の多くの原子がちょうどファンデルワールスの接触距離だけ離れた位置にくる．中央の塩基対を●で，隣接する二つの塩基対を●で表す．いくつかのファンデルワールス結合を━で示す．

第四に，疎水性効果も，塩基の積み重なりを有利にするのに役立っている．塩基の積み重なりがより完全なほど，塩基の無極性表面が水から離れて互いに接触しやすい．

2本のDNA鎖からの二重らせん形成の原理は，他の多くの生化学過程にも当てはまる．すなわち，多数の弱い結合が，あるものは有利に，あるものは不利に働いて，生化学過程全体のエネルギーに寄与している．また，表面の相補性も重要な要因である．相補的な表面が出会うときには，水素結合供与体は受容体に相応するように並び，無極性表面はファンデルワールス相互作用が最大に，水性環境に露出する部分が最少になるような近づき方をする．水の特性が大きな要因となって，これらの相互作用の重要性を決めている．

熱力学の法則が生化学系の挙動を支配する

熱力学の法則について知ると，二重らせんの形成をまた違った角度から見ることができる．熱力学の法則は，あらゆる物理現象（あらゆる生物現象）に当てはまる一般原理である．ある特定の現象が起こるか起こらないかは条件によるが，これらの法則はこの条件を決定するので非常に重要である．まず最初は熱力学の法則を一般的な視点で説明し，つぎに，導き出した原理を二重らせんの形成に当てはめてみよう．

熱力学の法則では，系とその外界とを区別する．**系**（system）とは，ある限定された空間領域内にある物質のことをいう．系以外の領域にある物質は**外界**（surroundings）とよばれる*．熱力学第一法則によれば，系と外界のエネルギーの和は一定である．つまり，宇宙のエネルギー量は一定であり，エネルギーはつくられたり破壊されたりすることはない．しかし，エネルギーはさまざまな形を取りうる．たとえば，熱はエネルギーの一形態であり，分子のランダムな運動に伴う**運動エネルギー**（kinetic energy）の現れである．このほかに，エネルギーは**ポテンシャルエネルギー**（potential energy）の形でも存在する．これは，ある過程が起こったときに放出されるであろうエネルギーである．たとえば，塔のてっぺんにあるボールを考えよう．このボールはかなりのポテンシャルエネルギーをもつ．なぜなら，このボールを放すと，落ちる動きに伴って運動エネルギーが生じるであろうからである．化学系でのポテンシャルエネルギーは，原子と他の原子との反応しやすさに関連している．たとえば，ガソリンと酸素の混合物は大きなポテンシャルエネルギーをもつ．なぜなら，これらの分子は反応して二酸化炭素と水を生じ，熱の形でエネルギーを放出する可能性があるからである．第一法則によれば，化学結合の形成で放出されたエネルギーは必ず，他の結合の破壊に使われるか，熱や光として放出されるか，別の何らかの形で保存されなければならない．

もう一つの重要な熱力学的概念が，系の規則性のなさ，すなわち無秩序さの程度を示す尺度の**エントロピー**（entropy）である．熱力学第二法則によれば，系のエントロピーと外界のエントロピーの総和は常に増大する．たとえば，疎水性効果のもとになる無極性表面からの水の排除は熱力学的に有利であるが，それは，溶液中に遊離している水分子は無極性表面に結合していたときよりも無秩序だからである．一見するとこの第二法則は，特に生物系の場合には，よく経験する多くの例と矛盾しているように感じられる．気体の二酸化炭素と他の栄養素から葉のような明確に決まった構造がつくられるなど，多くの生物過程は明らかに系の秩序のレベルを高め，したがってエントロピーを減少させる．このように秩序ある構造が形成されるときには局所的にエントロピーが減少する場合もあるが，それは宇宙の他の部分でエントロピーがそれ以上に増大する場合に限られる．エントロピーの局所的な減少には熱の放出が伴うことが多く，それが外界のエントロピーを増大させる．

この過程を定量的に見てみよう．まず最初に系を考える．系のエントロピー（S）は，化学反応の過程で$\Delta S_系$だけ変化する．このとき，系から外界に熱が伝わるとすると，系の熱含量〔**エンタルピー**（enthalpy, H）とよばれることが多い〕は$\Delta H_系$だけ減少する．第二法則が成り立つためには，外界のエントロピー変化についても考えなくてはならない．熱が系から外界へと放出されると，外界のエントロピーは増大する．外界のエントロピー変化の正確な値は温度に左右される．低温の外界に熱を与えたときの方が，高温の外界，すなわち無秩序さの程度が高い外界に熱を与えたときよりも，エントロピー変化が大き

*　訳注: 系と外界を合わせたものは**宇宙**（universe）とよばれる．

い．もっと具体的にいうと，外界のエントロピー変化は，系から伝達された熱量に比例
し，外界の温度（T）に反比例する．生物系では通常，T（絶対温度，ケルビン〔K〕単位）
は一定とみなされている．したがって，外界のエントロピー変化は以下の式で導かれる．

$$\Delta S_{外界} = -\frac{\Delta H_{系}}{T} \tag{1}$$

エントロピー変化の総和はつぎの式で表される．

$$\Delta S_{総和} = \Delta S_{系} + \Delta S_{外界} \tag{2}$$

式(1)を式(2)に代入すると次式が得られる．

$$\Delta S_{総和} = \Delta S_{系} - \frac{\Delta H_{系}}{T} \tag{3}$$

両辺に $-T$ を掛けると次式のようになる．

$$-T\Delta S_{総和} = \Delta H_{系} - T\Delta S_{系} \tag{4}$$

$-T\Delta S$ というのはエネルギーの単位をもつ関数（状態関数）で，1878 年にこの関数を考
え出した Josiah Willard Gibbs の名にちなんで**ギブズ（の自由）エネルギー**〔Gibbs (free)
energy〕とよばれる〔**自由エネルギー**（free energy）ともよばれる〕*.

*　訳注: IUPAC ではギブズエネルギーを推奨し
ている．

$$\Delta G = \Delta H_{系} - T\Delta S_{系} \tag{5}$$

ギブズエネルギー変化 ΔG は，生化学反応のエネルギー論を説明するために，本書の中で
繰返し使うことになるだろう．ギブズエネルギーとは本質的に，系のエントロピー（その
ままの形で）と外界のエントロピー（系から放出される熱の形で）を両方把握して収支を
記録するための道具である．

　熱力学第二法則によれば，ある過程が進むためには，宇宙のエントロピーは増大しなけ
ればならない．式(3)から，エントロピーの総和が増大するのは次式の場合だけであるこ
とがわかる．

$$\Delta S_{系} > \frac{\Delta H_{系}}{T} \tag{6}$$

これを変形すると，$T\Delta S_{系} > \Delta H_{系}$ となり，エントロピーが増大するのは次式の場合だけで
ある．

$$\Delta G = \Delta H_{系} - T\Delta S_{系} < 0 \tag{7}$$

つまり，ある反応が自発的に起こるためには，ギブズエネルギー変化が負の値でなければ
ならない．ギブズエネルギー変化が負になるのは，宇宙のエントロピーの総和が増大する
ときだけである．前述したように，ギブズエネルギーは系のエントロピーと外界のエント
ロピーの両方を考慮に入れて一つの数値で表したものである．

二重らせんの形成では熱が放出される

　さて，熱力学の原理が二重らせんの形成にどのように当てはまるかを考えてみよう（図
1・15）．一本鎖を 1 種類ずつ含む二つの溶液を混合したとしよう．二重らせんが形成され
る前は，それぞれの一本鎖は溶液中で自由に形や向きを変えられるが，二重らせんとなっ
て対合した 2 本の鎖は一緒に動かなくてはならない．また遊離の一本鎖は，結合して二重
らせんとなったときよりも多様な立体構造をとることができる．つまり，2 本の一本鎖か
ら二重らせんが形成されると，系の秩序のレベルが上がる，すなわち系のエントロピーが
減少するようにみえる．

　この見方に基づくと，熱を放出して外界のエントロピーを上げない限り，第二法則に反
することなく二重らせんが形成されることはありえない．実験では，2 種類の一本鎖を含
む溶液を水槽中で混合することによって放出される熱を測定できる．この場合，水槽が外
界に相当する．つぎに水槽の温度を一定に保つには，この水槽がどれだけの熱を吸収また

図 1・15 二重らせんの形成とエントロピー. 相補的な塩基配列をもつ DNA 鎖を含む溶液を混合すると，DNA 鎖が反応して二重らせんが形成される. この過程で系からはエントロピーが失われるので，熱力学第二法則に反しないようにするには，外界に熱が放出されなければならない.

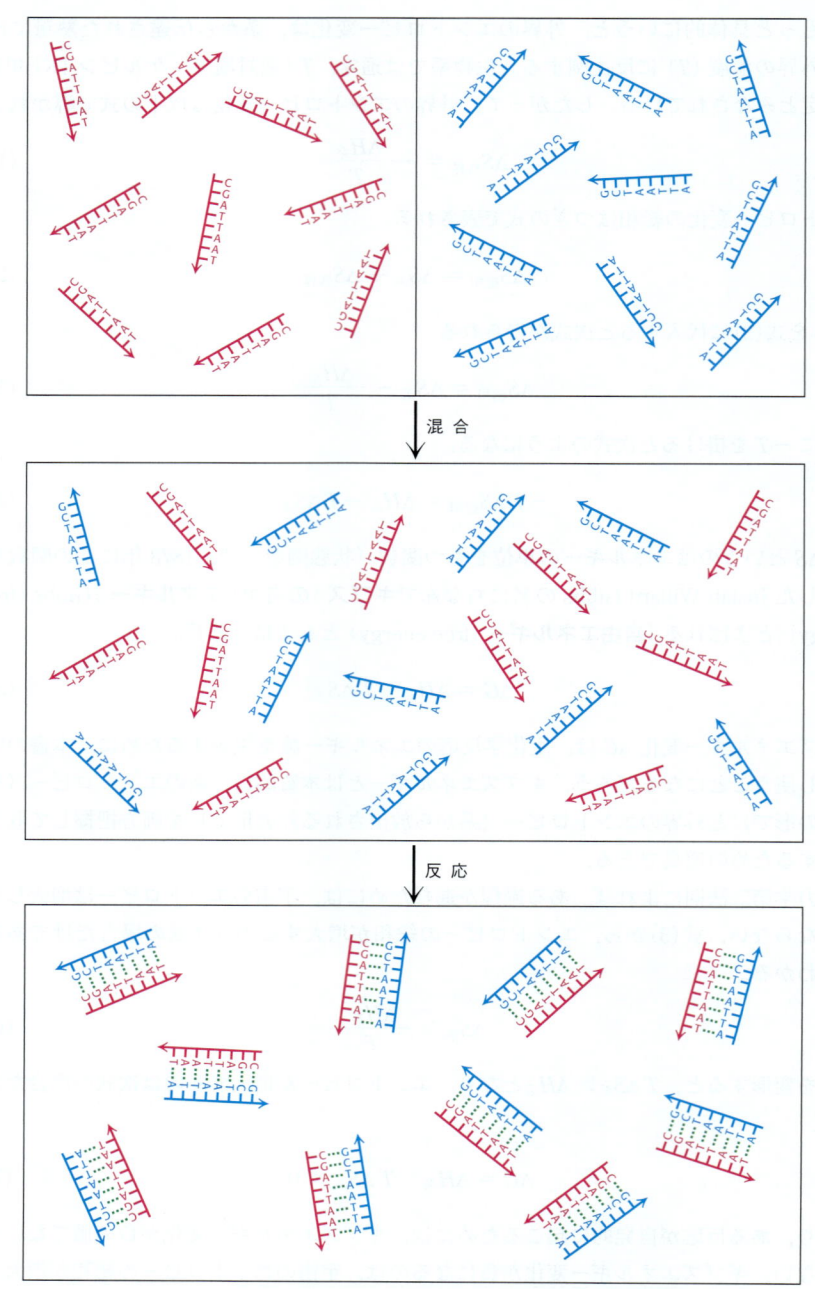

は放出しなければならないかを決定する. この実験によって，約 250 kJ mol^{-1} (60 kcal mol^{-1}) という，相当量の熱が放出されることがわかった. この実験の結果は，この過程のエンタルピー変化が非常に大きく -250 kJ mol^{-1} にもなることを示しており，第二法則に反しないためには外界にかなりの熱が放出される必要があるという予測を裏付けている. 宇宙のエントロピーが増大するように外界に十分な熱を放出すれば，ある系の内部の秩序を高められることは，定量的に説明できる. この一般原理は，本書の中で繰返し登場することになる.

生化学の多くの過程は，酸塩基反応が中心となる

ここまでの二重らせん形成についての考察では，形成過程で生じたり壊れたりする非共有結合だけを取上げてきた. しかし，多くの生化学反応では，共有結合の形成と切断が起こる. 特に生化学的に目立って重要な反応が**酸塩基反応** (acid-base reaction) である.

　酸塩基反応では，分子に水素イオンが付加したり，分子から水素イオンが取除かれたりする．本書ではこれから，糖質を分解して種々の用途に使うエネルギーを取出す代謝過程を始め，水素原子の付加や除去が重要な働きをする過程に何度も出会うことになる．そのため，この反応の基本原理を十分に理解しておく必要がある．

　水素イオンは H^+ と書かれることが多いが，プロトン（水素の原子核）のことである．実際には，水素イオンは溶液中で水分子と結合して存在し，**ヒドロキソニウムイオン**（hydroxonium ion, H_3O^+）を形成している．簡単にするためにこの後もずっと H^+ と書くが，この書き方は実際に存在する分子種を簡略化した表し方だということは心に留めておいてほしい．

　溶液中の水素イオン濃度は，pH の形で表される．溶液の **pH** は次式のように定義される．

$$pH = -\log[H^+]$$

ここで，$[H^+]$ はモル濃度単位で表す．つまり，pH 7.0 の溶液とは $-\log[H^+]=7.0$，すなわち $\log[H^+]=-7.0$ の場合であり，したがって $[H^+]=10^{\log[H^+]}=10^{-7.0}=1.0\times10^{-7}$ M となる．

　また pH は，溶液中の水酸化物イオン濃度 $[OH^-]$ も間接的に表している．どのように表しているのかを知るためには，水分子が H^+ と OH^- イオンに解離して，平衡状態にあることを理解する必要がある．

$$H_2O \rightleftharpoons H^+ + OH^-$$

水の解離の平衡定数 (K) は，次式で定義され，

$$K = \frac{[H^+][OH^-]}{[H_2O]}$$

$K=1.8\times10^{-16}$ である．正式には，平衡定数には単位がないことに注意せよ．しかしこの平衡定数の値は，濃度に特定の単位が使われていることを前提にした値である．この場合も含めてほとんどの場合に，濃度の単位はモル濃度 (M) と考える．

　純水の場合，水の濃度 $[H_2O]=55.5$ M で，これはほとんどの条件下で一定である．したがって，つぎのような新しい定数 K_W を定義できる．

$$K_W = K[H_2O] = [H^+][OH^-]$$
$$K[H_2O] = 1.8 \times 10^{-16} \times 55.5$$
$$= 1.0 \times 10^{-14}$$

$K_W=[H^+][OH^-]=1.0\times10^{-14}$ なので，次式のような計算ができる．

$$[OH^-] = \frac{10^{-14}}{[H^+]} \quad および \quad [H^+] = \frac{10^{-14}}{[OH^-]}$$

　このような関係が理解できれば，pH がわかった水溶液中の水酸化物イオン濃度は簡単に計算できる．たとえば pH=7.0 のときには $[H^+]=10^{-7}$ M なので，$[OH^-]=10^{-14}/10^{-7}=10^{-7}$ M であることがわかる．酸性溶液では，水素イオン濃度は 10^{-7} よりも高いので，pH は 7 よりも小さくなる．たとえば 0.1 M HCl では，$[H^+]=10^{-1}$ M なので，pH=1.0 であり，$[OH^-]=10^{-14}/10^{-1}=10^{-13}$ M である．

酸塩基反応は二重らせんを破壊することがある

　これまで説明してきた 2 本の DNA 鎖からの二重らせん形成反応は，pH 7.0 のときには簡単に起こる．さて，二重らせん DNA を含む溶液があり，それを濃い塩基溶液（OH^- 濃度が高い）で処理したとする．塩基を加えながら，pH と二重らせんを形成している DNA の割合を測定する（図1・16）．塩基を最初に加えたときには，pH は上がるが，二

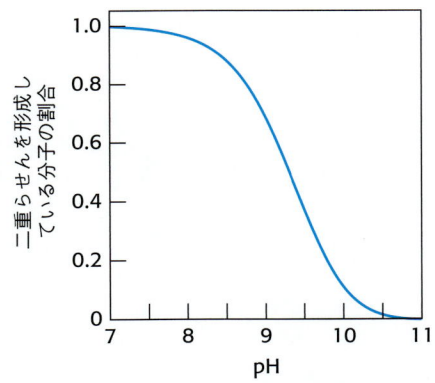

図 1・16　塩基を加えた際の DNA の解離.　pH 7 の二重らせん DNA 溶液に塩基を加えると，二重らせんが一本鎖へと解離する．この反応は，pH 9 を少し超えたところで，半数が完了する．

重らせん DNA の濃度には目立った変化はない. しかし, pH が 9 に近づくと, DNA 二重らせんがもとの 1 本鎖へと解離し始める. pH が 9 から 10 へと上がり続けると, 事実上すべてが解離し終わる. なぜ, 2 本の鎖が離れてしまうのだろうか. 水酸化物イオンは, DNA 塩基対の塩基と反応して特定のプロトンを取除く力をもつ. 最も反応しやすいのは, グアニン塩基の N-1 窒素原子に結合したプロトンである.

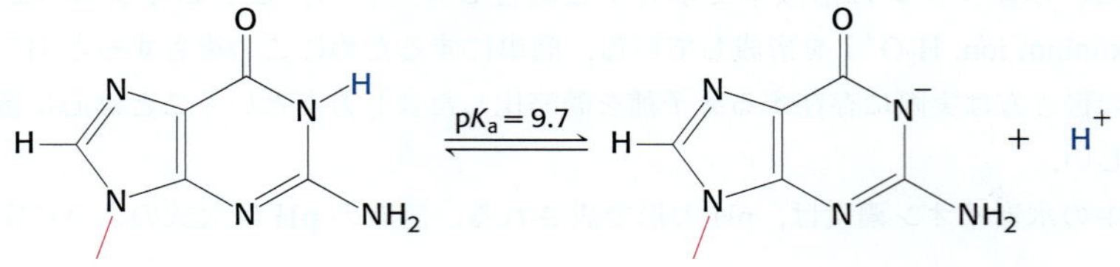

グアニン(G)

物質 HA からのプロトンの解離の平衡定数は, 次式のように定義される.

$$K_a = \frac{[H^+][A^-]}{[HA]}$$

あるプロトンが塩基との反応によってどの程度除去されやすいかは, **pK_a** 値によって表される.

$$pK_a = -\log K_a$$

pH が pK_a に等しいときには,

$$pH = pK_a$$

なので,

$$-\log[H^+] = -\log \frac{[H^+][A^-]}{[HA]}$$

であり,

$$[H^+] = \frac{[H^+][A^-]}{[HA]}$$

となる. 両辺を $[H^+]$ で割ると

$$1 = \frac{[A^-]}{[HA]}$$

すなわち,

$$[A^-] = [HA]$$

である. つまり, pH と pK_a が等しいとき, その分子や基のうちプロトンが離れたものの濃度とプロトンが離れていないものの濃度が等しくなる. すなわち, プロトンの解離が半分完了したことになる.

　グアニンの N-1 に結合したプロトンの通常の pK_a は 9.7 である. pH がこの値に近づくと N-1 のプロトンが半数解離する (図 1・16). このプロトンは重要な水素結合をつくっているので, これが失われると DNA 二重らせんはかなり不安定になる. また DNA 二重らせんは pH が低くても不安定になる. pH が 5 以下になると, 塩基対形成に関わっている水素結合受容体の一部にプロトンが付加される. これらの塩基は, プロトン化されると水素結合を形成できなくなるので, 二重らせんは解離する. このように DNA 塩基の特定の位置にプロトンを除去したり付加したりする酸塩基反応は, 二重らせんを破壊することがある.

生体内や実験室では, 緩衝液で pH を調節する

　ここまで述べたような DNA の観察結果からわかるように, pH が著しく変化すると分子の構造が破壊される可能性がある. また, 他の多くの生体高分子についても同じことが

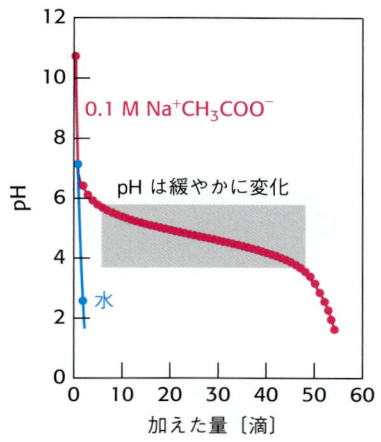

いえる．pH が変化すると，重要な基にプロトンが付いたり離れたりして，構造が破壊され，有害な反応が始まる可能性がある．そこで，生体系では pH の変化を緩和する機構が進化した．このような pH 変化に抵抗する溶液は**緩衝液**（buffer）とよばれる．具体的にいうと，緩衝作用のない水溶液に酸を加えていくと，pH は加えた酸の量に比例して低下するが，緩衝作用のある溶液に酸を加えた場合には，pH の下がり方が緩やかになる．緩衝液は同様に，塩基を加えた場合の pH 上昇や希釈による pH の変化も緩和する．

　強酸である HCl の 1 M 溶液を純水に 1 滴ずつ加えた場合と，100 mM の酢酸ナトリウム（Na$^+$ CH$_3$COO$^-$）を含む緩衝液に加えた場合を比較してみよう（図 1・17）．溶液に，それと反応する試薬を既知の量ずつ徐々に加えていき，変化の様子を観察する方法を**滴定**（titration）という．純水の滴定の場合，酸を最初に数滴加えただけで，pH は 7 から 2 近くまで降下する．しかし酢酸ナトリウム溶液の滴定の場合，pH は最初の値すなわち 10 付近から初めは急に下がるものの，その後 pH が 3.5 に近くなるまでは変化は緩やかになり，その後再び急降下に戻る．滴定過程の中間期に pH の下がり方が緩やかになるのはなぜだろうか．それはこの溶液に加えた水素イオンが，まず最初に酢酸イオンと反応して酢酸になるから，というのが答えである．この反応によって加えた水素イオンの一部が消費されるので，pH が急には下がらないのである．水素イオンと酢酸イオンの反応は，事実上すべての酢酸イオンが酢酸に変わるまで続く．そしてそれを過ぎると，加えたプロトンが溶液中に遊離のまま残るようになり，pH は再び急激に下がるようになる．

　緩衝液の作用は，定量的に説明ができる．酸の脱プロトンの平衡定数は次式のようである．

$$K_a = \frac{[H^+][A^-]}{[HA]}$$

両辺の対数をとると

$$\log K_a = \log[H^+] + \log \frac{[A^-]}{[HA]}$$

pK_a と pH の定義を思い出し，整理すると

$$pH = pK_a + \log \frac{[A^-]}{[HA]}$$

この式は**ヘンダーソン・ハッセルバルヒの式**（Henderson-Hasselbalch equation）とよばれる．

　上式を酢酸ナトリウムの滴定に当てはめてみよう．酢酸の pK_a は 4.75 である．ヘンダーソン・ハッセルバルヒの式を少し変形して用いると，酢酸イオンと酢酸の濃度比を pH の関数として計算することができる．

$$\frac{[酢酸イオン]}{[酢酸]} = \frac{[A^-]}{[HA]} = 10^{pH-pK_a}$$

pH 9 ではこの比は $10^{9-4.75} = 10^{4.25} = 17\,800$ になり，ごく少量の酢酸が形成されるだけである．pH 4.75 では（pH が pK_a に等しいとき），比は $10^{4.75-4.75} = 10^0 = 1$ になる．pH 3 では比は $10^{3-4.75} = 10^{-1.25} = 0.02$ となり，ほぼすべての酢酸イオンが酢酸に変換される．滴定の全過程を通して，酢酸イオンが酢酸に変換される様子をみてみよう（図 1・18）．グラフが示すように，pH が比較的変化しない範囲は，酢酸イオンがプロトン化されて酢酸が形成される範囲にぴったりと対応している．

　この議論からわかるように，緩衝液はその成分である酸の pK_a 値付近で最も効果が高い．生理的 pH の典型的な値は約 7.4 である．生物系で重要な緩衝液の一つはリン酸（H$_3$PO$_4$）を基本にしたものである．リン酸の脱プロトンは 3 段階で起こり，リン酸イオンが形成される．

$$H_3PO_4 \underset{pK_a=2.12}{\xrightarrow{\quad H^+ \quad}} H_2PO_4^- \underset{pK_a=7.21}{\xrightarrow{\quad H^+ \quad}} HPO_4^{2-} \underset{pK_a=12.67}{\xrightarrow{\quad H^+ \quad}} PO_4^{3-}$$

図 1・17　緩衝作用．　強酸である 1 M HCl を純水に加えると，pH は 2 付近まで急激に低下する．これに対して，0.1 M 酢酸ナトリウム（Na$^+$ CH$_3$COO$^-$）溶液に同じ HCl を加えたときには，pH の下がり方は 3.5 以下になるまでは緩やかである．

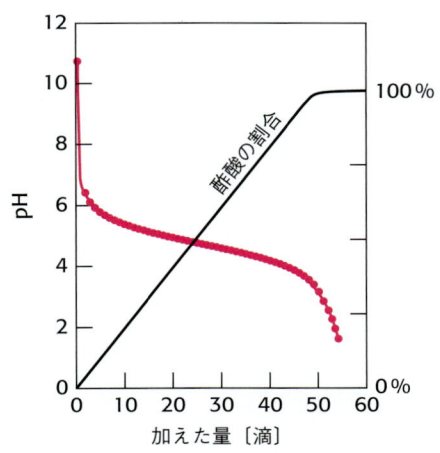

図 1・18　緩衝液のプロトン化．　酢酸ナトリウムに酸を加えたときには，加えた水素イオンは酢酸イオンを酢酸に変えるのに使われる．すべての酢酸イオンが酢酸に変化するまでは，プロトンの濃度がそれほど増加しないため，pH はそれほど変わらない値のままとなる．

pH が約 7.4 のとき無機リン酸は，主として $H_2PO_4^-$ と HPO_4^{2-} のほぼ等量の混合物の形で存在する．したがってリン酸溶液は，pH 7.4 付近で非常に有効な緩衝液として働く．血液中の無機リン酸濃度は通常約 1 mM であり，生体反応で酸や塩基が生じるような場合に効果的な緩衝液となる．この緩衝液が実際にどのように役立つかを，ヘンダーソン・ハッセルバルヒの式を利用して定量的に考えてみよう．1 mM のリン酸緩衝液の pH を 7.4 から 7.3 に変化させるには，どの程度の濃度の酸を加える必要があるだろう．緩衝液でない場合，[H^+] の変化は $10^{-7.3} - 10^{-7.4}$ M $= (5.0 \times 10^{-8} - 4.0 \times 10^{-8})$ M $= 1.0 \times 10^{-8}$ M となる．では緩衝液の場合，成分には何が起こるのだろうか．pH 7.4 のとき，

$$\frac{[HPO_4^{2-}]}{[H_2PO_4^-]} = 10^{7.4-7.21} = 10^{0.19} = 1.55$$

リン酸イオン全体の濃度，$[HPO_4^{2-}] + [H_2PO_4^-]$ は 1 mM なので，

$$[HPO_4^{2-}] = \frac{1.55}{2.55} \times 1 \text{ mM} = 0.608 \text{ mM}$$

$$[H_2PO_4^-] = \frac{1}{2.55} \times 1 \text{ mM} = 0.392 \text{ mM}$$

pH 7.3 のときは，

$$\frac{[HPO_4^{2-}]}{[H_2PO_4^-]} = 10^{7.3-7.21} = 10^{0.09} = 1.23$$

であり，リン酸イオンの濃度は

$$[HPO_4^{2-}] = \frac{1.23}{2.23} = 0.552 \text{ mM}$$

$$[H_2PO_4^-] = \frac{1}{2.23} = 0.448 \text{ mM}$$

となる．したがって，$(0.608 - 0.552) = 0.056$ mM の HPO_4^{2-} が $H_2PO_4^-$ へと変換されるのに，0.056 mM $= 5.6 \times 10^{-5}$ M の [H^+] が消費される．つまり，緩衝作用のおかげで，純水の場合に比べて $(5.6 \times 10^{-5})/(1.0 \times 10^{-8}) = 5600$ 倍もの酸を加えても，pH は 7.4 から 7.3 へしか低下しない．

1·4 ゲノム革命によって生化学，医学など，さまざまな分野が大きく様変わりしている

Watson と Crick による DNA の構造の発見から，遺伝情報は DNA の長く連なった塩基の配列の形で蓄えられているとの仮説が生まれた．この注目すべき洞察は，生物についてのまったく新しい思考方法をもたらすものだった．しかし，彼らの発見はおおいなる可能性に満ちてはいたが，その当時は，まだ確かめられておらず，解明すべきことが数多く残っていた．塩基配列の情報は，どのような方法で読み取られ，どのように翻訳され利用されるのだろうか．天然に存在する DNA 分子の塩基配列はどのようなものであり，どうすれば，それを実験によって決定できるのだろうか．生化学や関連科学の進歩により，現在ではこれらの問題に事実上すべて決着がついている．実際に，ここ 10 年ほどの間に何百種類もの生物のゲノム塩基配列が完全に解読されている．その中には単純な微生物を始め，複雑さもさまざまな植物，動物，そしてヒトまでもが含まれる．これらのゲノム塩基配列を第 6 章で紹介する手法を駆使して比較することにより，さまざまな洞察が得られ，生化学は変貌を遂げた．生化学は今では，実験科学，臨床科学という顔のほかに，情報科学という横顔をもつことになった．

ゲノムの解読は生化学やそれ以外の分野をも様変わりさせた

ヒトゲノムには約 30 億（3×10^9）個もの塩基対が含まれているので，その塩基配列の決定は気の遠くなりそうな作業であった．たとえば，

ACATTTGCTTCTGACACAACTGTGTTCACTAGCAACCTC
AAACAGACACCATGGTGCATCTGACTCCTGA**G**GAGAAGT
CTGCCGTTACTGCCCTGTGGGGCAAGGTGAACGTGGA…

という塩基配列は，血液中の酸素運搬体であるヘモグロビンをコードする遺伝子の一部分である．ヒトの染色体は 24 種類あるが，この遺伝子はその中の第 9 染色体の末端に存在する．われわれヒトがもつゲノムの全塩基配列を残らず記そうとすると，本章だけで 500 000 ページを超えてしまうだろう．ヒトのゲノム塩基配列の解読は，まさに歴史に残る画期的なできごとである．このゲノム塩基配列には大量の情報が含まれている．その一部は取出して解釈もされているが，大半はまだ解明が始まったばかりである．たとえば，ヒトの病気の中には，ゲノム塩基配列の特定の変異体との関連がわかったものがある．詳しいことは第 7 章で説明するが，鎌状赤血球貧血はたった 1 個の A（前述の塩基配列中の太字で表した塩基）が T に変わったために起こる．DNA 塩基配列の特定の変化に関わりがある病気の例は，この後，数多く出てくる．

　ヒトゲノムの初めての解読は，大きな挑戦だった．多数の遺伝学者，分子生物学者，生化学者，コンピューター科学者からなるチームと，何十億ドルもの巨額な資金を要した．多数の DNA 断片の塩基配列を並べて整理するための枠組みが，当時は存在しなかったからである．一人のゲノム塩基配列がわかれば，他の配列の参照用として使える．今ではこういった参照配列が手に入るおかげで，他の人の部分ゲノム，完全ゲノムの解読ははるかに迅速に行える．第 5 章で説明するように，こういった参照ゲノムや既知の変異体，変異体の可能性のある配列をもつ何百万もの標的一本鎖 DNA 分子を載せた DNA アレイは，強力な研究ツールとなる．このようなアレイに特定の個人から得た DNA 断片の混合物を接触させれば，これら一本鎖の標的分子のうち相補鎖と結合したものが検出できる．この方法で，個人のゲノムの数多くの部位を同時に調べることができる．

　DNA の複製過程などの生化学的理解が深まったおかげで，塩基配列解読法も急激に改良が進み，DNA 塩基配列解読が非常に速くなり，コストも大幅に下がった（図 1・19）．強力な塩基配列解読技術の実現によって，医学，歯学，微生物学，薬理学，生態学など，多くの分野が様変わりしたが，ゲノムデータをはじめとするこれら膨大なデータの解釈の精密さと正確さをもっと高めるために，まだなすべきことは多い．

　ヒトはそれぞれ独自の DNA 塩基配列をもっている．われわれは，ゲノムレベルで互いにどの程度違っているのだろう．ゲノムにみられる違いを調べてみると，2 人のヒトの間には平均して 200 箇所に 1 箇所，塩基の違いがあることがわかる．すなわち，ゲノムの違いは約 0.5 ％である．血縁でない個人間に存在するこの違いは，集団同士の差異に比べるとかなり大きい．つまり一つの人種集団に属する 2 人の間の平均的違いは，二つの異なる人種集団同士の平均的違いよりも大きい．

　この遺伝的な違いの多くはその意義が不明である．前述したように，ゲノム中の 1 個の

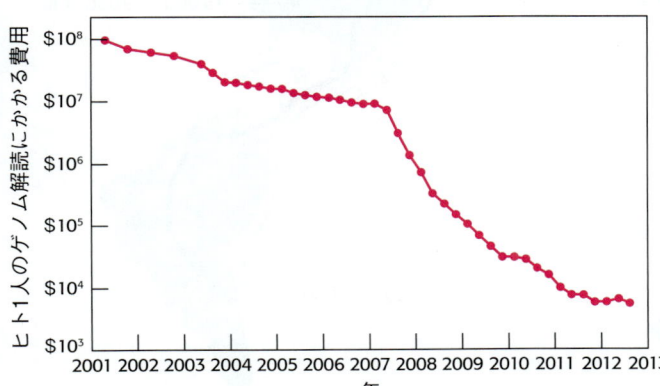

図 1・19　**DNA 塩基配列決定にかかるコストの低下.**　ヒトゲノム計画の間に，DNA 解読のコストは徐々に低下した．さらに新たな手法の開発によりコストは大幅に下がり，今では，ヒト 1 人の全ゲノムの解読コストは 1000 ドル（図の 10^3 に相当）に近づいてきている〔出典：National Human Genome Research Institute. www.genome.gov/sequencingcosts〕.

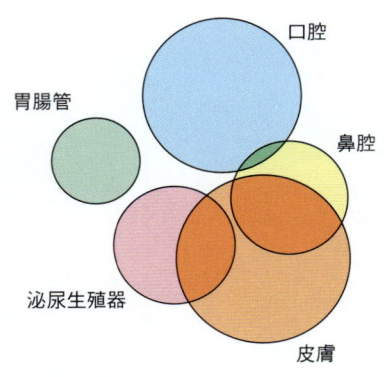

口腔

胃腸管

鼻腔

泌尿生殖器

皮膚

図 1・20 ヒトのミクロビオーム. ヒトの体は微生物で覆われている. DNA 塩基配列の解読によってこの微生物群を調べて, これまで知られていなかった多くの種が見つかった. このベン図は, DNA 塩基配列の比較で決定した, 類似する微生物集団を示す. 体の異なる部分に存在する集団は, 大きく異なっている〔出典: www.nature.com/nature/journal/v486/n7402/fig_tab/nature11234_F1.html を改変〕.

図 1・21 DNA 塩基配列の比較で判明した人類の移動. 現生人類はアフリカで誕生し, 最初にアジア, つぎにヨーロッパ, オーストラリア, 南北アメリカへと移動した〔出典: S. Oppenheimer, "Out-of-Africa, the peopling of continents and islands: tracing uniparental gene trees across the map," *Philos. Trans. R. Soc. Lond. B. Biol. Sci.*, **367**, 770〜784 (1590) を改変〕.

塩基の変異が鎌状赤血球貧血のような病気をひき起こすことがある. 原因が 1 個の遺伝子と考えられる病気で, 関連する遺伝的変異が同定されているものは, 現在では何百種類にもなる. 他の病気や形質については, 多数の遺伝子の変異が重要な要因となり, しかも多くの場合は複雑な関わり方をしている. 心臓病をはじめ, ヒトに非常に広くみられる病気の多くは, 多数の遺伝子の変異が関係している. しかもほとんどの場合, 1 個ないし複数個の変異が存在しても必ずしも発病するとは限らないが, その病気になりやすい素因 (predisposition) となる.

　健康や病気に関係するのは, われわれのもつ遺伝子だけではない. 皮膚, 口, 消化管, 泌尿器, 生殖器, 気道をはじめ, 体のさまざまな領域には, 膨大な数の微生物が存在する. 生体試料から単離した DNA の塩基配列を, そこにどのような微生物が含まれるかの予備知識がまったくなくても解読できる強力な手法のおかげで, これらの複雑な微生物群の性質が明らかになってきている. 含まれる微生物の多くはこれまで知られていなかったものだが, それはこれらが増殖できるのが複雑な微生物群の中にいるときだけで, 従来の微生物学手法では単離できないからである. 驚いたことに, ヒトは自分の体内では, 数の上でまったくの少数派らしい. ヒトの体内には自身の細胞の約 10 倍もの微生物細胞が棲み, それらの細胞にはわれわれ自身のゲノムよりも数多くの遺伝子が含まれる. このようなミクロビオーム (microbiome) は, 体の場所によっても, 人によっても, また同じ人でも時によって違う. ミクロビオームは, 健康にも, 肥満, 虫歯のような病気にも, いろいろな役割を果たしているらしい (図 1・20).

　ゲノム塩基配列はヒトの健康や病気の解明に大きな意味をもつが, ほかにも, ヒトの生物学的側面, 文化的側面についての奥深い洞察をそこから得ることができる. たとえば, さまざまな人や集団の塩基配列の比較から, ヒトの歴史について多くを学ぶことができる. このような分析に基づけば, ヒトという種の起源がアフリカにあることが説得力をもつし, ヒト集団の重要な意味をもつ移動の事実やそれが起こった時期なども明らかにできる (図 1・21). さらに, ヒトゲノムと他の生物のゲノムとの比較によって, 生化学レベルでみられる驚異的なまでの同一性が確かめられ, 比較的単純な単細胞生物からヒトのような複雑な多細胞生物まで, 進化がたどった道筋の要所が明らかになりつつある. たとえば, ヒトの脳や神経系の機能の鍵をにぎる重要な遺伝子の多くは, 進化あるいは機能の点からみてよく似た遺伝子が細菌ゲノム中に見つかる. モデル生物では可能でもヒトで行うのは難しい, あるいは倫理的に問題がある研究は多いので, これらが見つかったことには

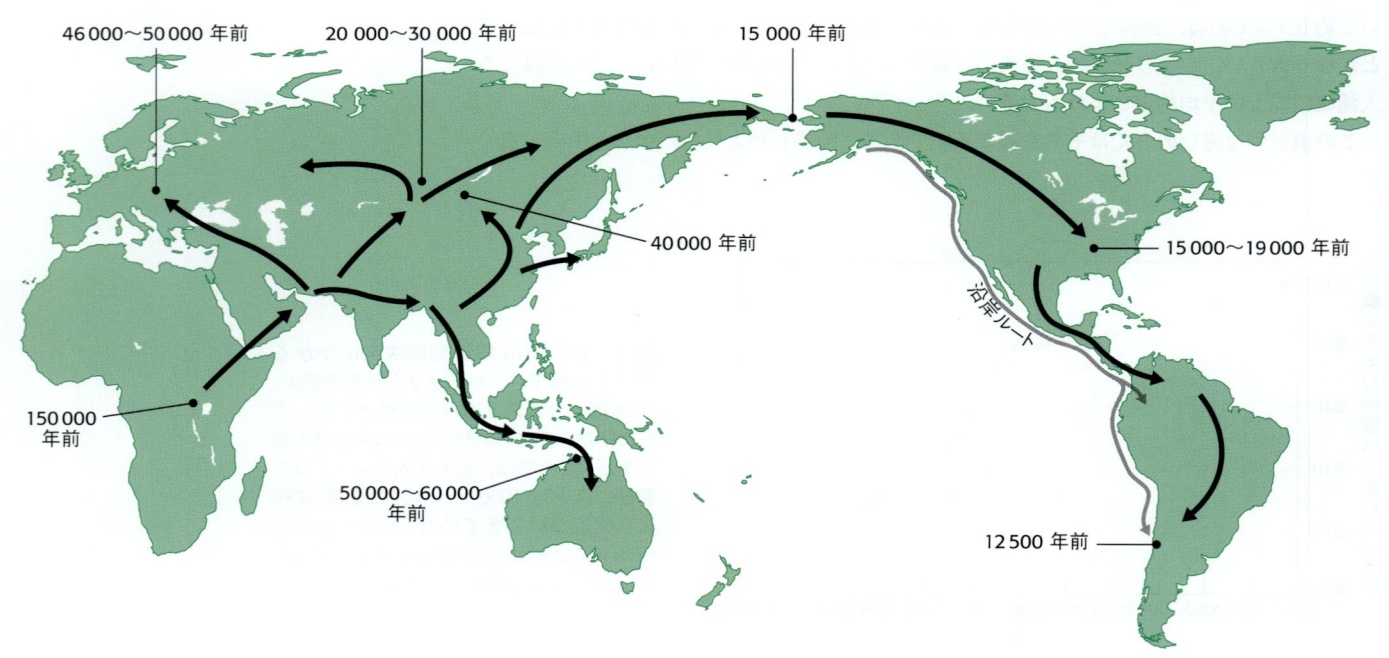

46 000〜50 000 年前

20 000〜30 000 年前

15 000 年前

40 000 年前

15 000〜19 000 年前

沿岸ルート

150 000 年前

50 000〜60 000 年前

12 500 年前

大いに実用的意義がある．**比較ゲノミクス**（comparative genomics）は強力な科学へと発展し，進化と生化学とを結びつけている．

環境要因がヒトの生化学に影響する

　ある人（とそのミクロビオーム）の遺伝子構成は，その人が病気にかかりやすいかを始め，さまざまな性質を左右する重要な因子であるが，環境要因もまた重要である．環境要因にはどのようなものがあるだろう．最もわかりやすいのはおそらく，われわれが食べたり触れたり浴びたりなどして接する化学物質だろう．"人は食べたもので決まる"という格言はかなり当たっている．そして，かなりの量を摂取した物質にも，ほんのわずかしか摂取していないものにも当てはまる．生化学を学んでいくと，**ビタミン類**（vitamins），**微量元素**（trace element）やその誘導体が，多くの過程できわめて重要な役割を果たしていることに気付くだろう．多くの場合こういった化学物質の役割は，最初は，特定のビタミンなり微量元素なりを十分な量摂取していない人にみられる**欠乏症**（deficiency disorder）の研究を通して明らかになった．最も重要な必須食物要素がすでに以前から知られていたことは事実だが，今もこれらの新しい役割が見つかり続けている．

　健康的な食事には，おもな食品群をバランスよく取ることが求められる．食品は，ビタミンや微量元素のほかに，熱量も供給する．この熱量は分解できる基質という形で供給され，分解により，生化学過程を進めるためのエネルギーが放出される．タンパク質，脂肪，炭水化物は，生体分子の合成に使われる構成単位を供給する（図1・22）．そして最後に，よいものでも取り過ぎということがある．ヒトは，食物，特に肉類のようなカロリーの高い贅沢な食物などはめったにない環境で進化した．農業や近代経済の発展とともに，今では世界のいくつもの地域で，こういった栄養価の高い食物が豊富に手に入るようになった．心臓病や糖尿病など，いわゆる先進国に蔓延している病気の中には，現代の食事に含まれる大量の脂肪や炭水化物が原因と考えられるものもある．現在では，こういった食事の生化学的影響や食事と遺伝的要因の相互作用について，理解が深まりつつある．

　化学物質は，環境要因として重要ではあるが，その一つのグループに過ぎない．われわれの行動も，生化学的に重要な意味がある．われわれは身体活動によって取込んだカロリーを消費し，食物摂取とエネルギー消費とのバランスを取っている．運動から恐怖や愛といった情緒反応まで，さまざまな活動は，特異的な生化学経路を活性化して遺伝子の発現レベルやホルモンの放出レベルを変化させるなど，さまざまな影響をもたらす可能性がある．そのうえ，生化学と行動との相互作用は双方向性である．生化学が行動に影響されるのとまったく同じように，行動も，遺伝子構成などといった生化学的なものによって，完全に決まるとはいわないまでも確かに影響される．行動面のさまざまな特性に関連のある遺伝的要因が，確定的ではないものの，いくつも見つかっている．

　ビタミン欠乏症や遺伝病によって生化学と生物学の基本原理が明らかになったのと同じように，行動にみられる違いや，この違いと遺伝的要因，生化学的要因との関係についての研究は，脳の内部機構を洞察する手掛かりになる可能性がある．たとえば，薬物依存の研究から，行動に大きな影響を与える神経回路と生化学経路が判明した．生理と行動の相互作用の解明は現代科学の大きな課題の一つであり，これに取組むための最も重要な概念や手法の一部は，生化学がもたらしたものである．

ゲノム塩基配列にはタンパク質と発現のパターンが暗号化されている

　DNAの構造から，DNA鎖の塩基配列に情報が蓄えられる仕組みは明らかになった．では，どのような情報が蓄えられていて，どのようにして形に表されるのだろうか．DNAの最も基本的な役割は，タンパク質のアミノ酸の並び方を指定することである．タンパク質もDNAと同じように直鎖状重合体である．しかしタンパク質とDNAには大きな違いが二つある．第一に，タンパク質の構成単位は**アミノ酸**（amino acid）とよばれて20種類あり，DNAのように4種類だけではない．構成単位が多彩なため化学的に複雑であり，そのおかげで幅広い機能を果たすことができる．第二に，タンパク質は自然に折りたたま

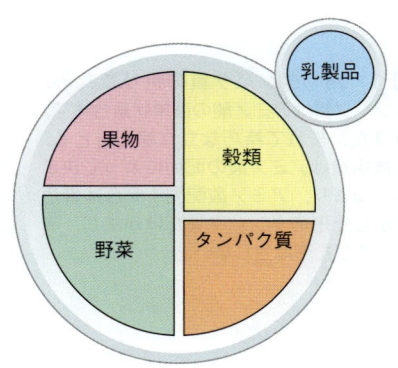

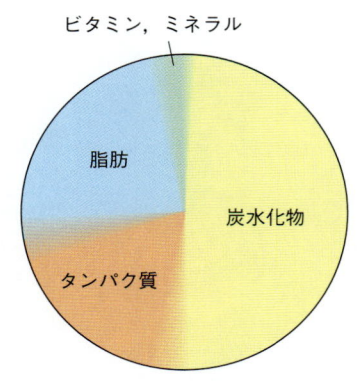

図1・22　栄養素．　　健康に必要なのは，食品群（果物，野菜，タンパク質，穀類，乳製品）を適切に組合わせて（上図），生化学物質（炭水化物，タンパク質，脂肪，ビタミン，ミネラル）を適切な配合で供給することである（下図）〔出典: www.choosemyplate.gov を改変〕．

図 1・23　タンパク質の折りたたみ.
タンパク質はアミノ酸の直鎖状重合体で,
折りたたまれて精巧な立体構造をとる.
立体構造はアミノ酸の配列によって決ま
る. つまり, アミノ酸配列 1 からは青色
で示した形のタンパク質だけが生じ, 赤
色で示した形は生じない.

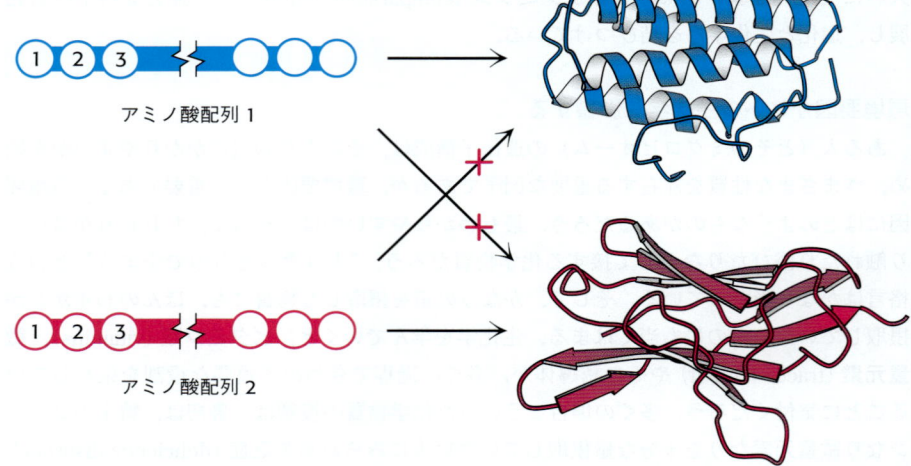

アミノ酸配列 1

アミノ酸配列 2

れて精巧な立体構造をとり, その構造はアミノ酸配列だけで決まる (図1・23). 2種類の
適当な DNA 鎖を含んだ溶液を混ぜると, どのようにして二重らせん分子溶液ができるか
については, すでに詳しく説明した. 同じようにタンパク質では折りたたみ過程が自動的
に起こり, 固有の立体構造をとるようになる. 折りたたまれていない状態のタンパク質群
がきちんと折りたたまれた均一の分子群になる過程でエントロピーが失われるが, 水素結
合の形成やファンデルワールス相互作用, 疎水性相互作用がうまく合わさって, これを打
ち消す. タンパク質とその折りたたみについては, 第2章でさらに見ていこう.

　遺伝情報の基本単位は**遺伝子** (gene) だが, 遺伝やゲノムの複雑さがわかるにつれ, 正
確な定義はいよいよ難しくなっている. 最も定義の簡単な遺伝子は, タンパク質のアミノ
酸配列をコードするものである. タンパク質をコードするこのような遺伝子の場合, ひと
まとまりの DNA 塩基が特定のタンパク質分子のアミノ酸配列を暗号化して指定する.
DNA 鎖に並んだ塩基3個の組は**コドン** (codon) とよばれ, これがタンパク質中の1個の
アミノ酸を決定する. DNA の塩基配列とタンパク質のアミノ酸配列とを結びつける規則
を**遺伝暗号** (genetic code, **遺伝コード**) とよぶ. ヒトゲノムの塩基配列を解読してみて最
も驚かされたことの一つは, タンパク質をコードする遺伝子が少なかったことである. ヒ
トゲノム解読計画が始まる前は, ヒトゲノムにはタンパク質をコードする遺伝子が約
100 000 個含まれるだろうというのが, 大多数の見方だった. しかし現在の分析によれば,
実際は 20 000 から 25 000 個の間とされる. 本書では, 21 000 個という推定値を採用する.
ただ, 別の機構があるおかげで, 多くの遺伝子は1個で2種類以上のタンパク質をコード
できる. たとえば, 一部の遺伝子では遺伝情報の翻訳の仕方が2通り以上あって, アミノ
酸配列の一部が異なる複数のタンパク質がつくられる. ほかに, 合成された後で化学基の
付加によって修飾されるタンパク質もある. このような間接的な機構のおかげで, ゲノム
には, 単にタンパク質コード遺伝子の数だけから想像するよりもはるかに複雑な情報が暗
号化されている.

　現在の知識に基づけば, タンパク質をコードする領域はヒトゲノムのわずか3% 程度
に過ぎない. では DNA の残りの部分はどのような働きをするのだろうか. 一部は, 特定
の細胞, 特定の生理条件のもとで特定の遺伝子の発現 (すなわち特定のタンパク質の生
産) を調節するための情報を含んでいる. あらゆるヒト細胞は本質的にはまったく同じ
DNA ゲノムをもっているが, 生産するタンパク質は細胞の型に応じてかなり違う. たと
えば, ヘモグロビンの遺伝子は事実上すべての細胞に存在するのに, ヘモグロビンは赤血
球前駆細胞でしか発現されない. ホルモンのシグナルに応じて特定の遺伝子群が発現され
るが, 同じ細胞でもホルモンがないときにはこれらの遺伝子は発現されない. しかし, こ
ういった違いを調節する制御領域も, ヒトゲノムの残りの領域の一部でしかない. 本当を

いうと，DNA の残るかなりの部分については，機能がすべては解明できていないのである．中には，進化のどこかの段階で DNA に挿入されてそのままそこに残った DNA 領域もあり，"がらくた"とよばれたりする．しかし場合によっては，このような DNA が実際に重要な機能を果たす可能性もある．また，何の機能ももたないが，別段害にもならないためにそのまま残ってきたものもあるだろう．

補　　遺: 分子構造の表し方 I ── 低分子

生化学の本を書くときに直面するのが，三次元の分子を二次元しかない印刷物の上にどのように表現するかという問題である．生体分子の立体（三次元）構造と機能との関わりについては，本書の到るところで繰返し取上げる．そのためには，やむをえず二次元で描きはするが，分子の立体構造を強調するような表現法を多用することになろう．

透 視 式

本書では，ほとんどの化学式は，化学結合の形成と反応性に決定的な意味をもつ原子の幾何学的配置を，できるだけ正確に示すように表現する．たとえば，メタンの炭素原子は四面体構造で H−C−H の角度が 109.5° になるが，ホルムアルデヒドの炭素原子では結合角は 120° になる．

四面体炭素原子の**立体化学**（stereochemistry）を正確に表すには，紙面から向こうへ，あるいは手前へという結合の方向を示すために，くさび形の線を使う．炭素原子から離れた側が太くなった実線（➤）は，結合が紙面から手前に，読者の方に出ていることを表す．炭素に近い側が太くなった破線（ˑˑˑ）は，結合が紙面から向こうに，読者

から離れるように出ていることを表す．残る 2 本の結合は直線（─）で描く．

フィッシャー投影式

化合物の実際の構造をよく表しているとはいうものの，透視式は簡単には描きにくい場合が多い．四面体炭素中心をもつ構造をもう少し模式的に描く別法が**フィッシャー投影式**（Fischer projection）である．

フィッシャー投影式では，置換原子と炭素原子との結合を水平方向と垂直方向の直線で表し，中央の交点に炭素原子があると考える．そして慣例的に，水平方向の線は紙面から読者の方へ突き出した結合，垂直方向の線は紙面から向こうへと読者から遠ざかる結合とみなすことになっている．

低分子化合物の分子モデル

低分子化合物の分子の構造をもっと詳しく表したいときには，空間

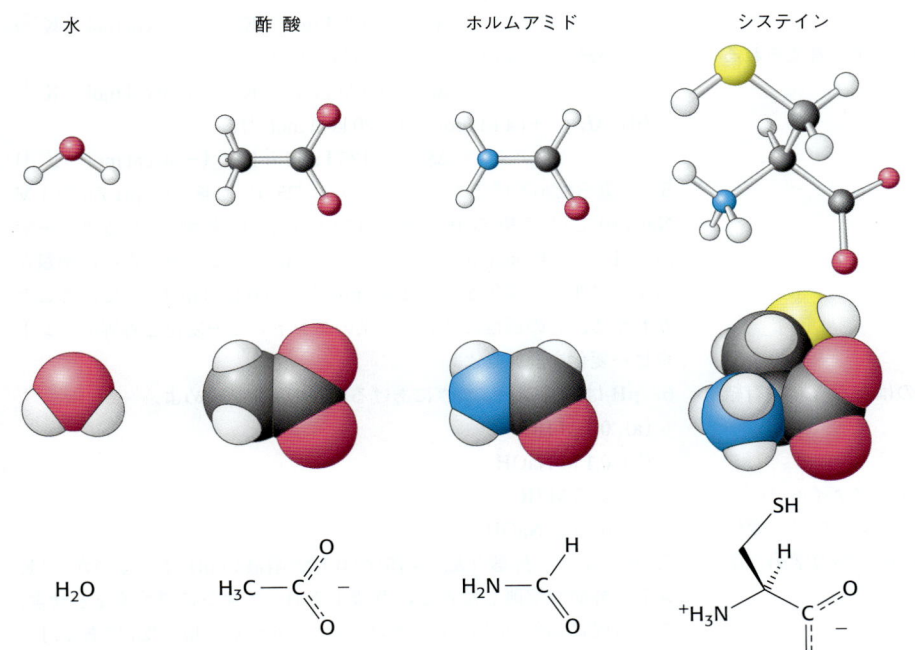

図 1・24　**分子の表し方.**　いくつかの分子の構造式（下段）と空間充填モデル（中段），球棒モデル（上段）を示す．■ 炭素，■ 酸素，□ 水素，■ 硫黄，■ 窒素

充填モデルと球棒モデルの2種類がよく使われる. 二つのモデルは, 構造を原子レベルで表している.

1. 空間充填モデル（space-filling model）　これが最も実物に近い. 空間充填モデルの原子の大きさや位置は, 結合特性とファンデルワールス半径（ファンデルワールスの接触距離）によって決まる. ファンデルワールス半径とは, 共有結合で結ばれていない2個の原子が, 互いにどこまで近づけるかを表す値である. モデルの原子の色は, 慣用的に決まっている.

炭素…黒色,　水素…白色,　窒素…青色

酸素…赤色,　硫黄…黄色,　リン…紫色

簡単な分子の空間充填モデルをいくつか図1・24に示す.

2. 球 棒 モ デ ル（ball-and-stick model）　このモデルは, 実際のファンデルワールス半径よりも小さい半径の球で原子を表すので, 空間充填モデルほど実物に似てはいないが, 結合を棒ではっきりと表すので, 結合の配置がわかりやすい. また, 図では棒の一端を細くして遠近を表すので, 結合した2個の原子のうち, どちらが読者に近いかがわかるようになっている. 空間充填モデルよりも球棒モデルの方が, 複雑な構造をわかりやすく見ることができる. 簡単な分子の球棒モデルも, 図1・24に示す.

高分子化合物を表す分子モデルは, 第2章の補遺で紹介する.

重 要 語 句

生体高分子（biological macromolecule）(p. 4)

代謝産物（metabolite）(p. 4)

デオキシリボ核酸
　　　　（deoxyribonucleic acid, DNA）(p. 4)

タンパク質（protein）(p. 4)

ユーカリア（Eukarya）(p. 5)

バクテリア（Bacteria）(p. 5)

アーキア（Archaea）(p. 5)

真核生物（eukaryote）(p. 5)

原核生物（prokaryote）(p. 5)

二重らせん（double helix）(p. 7)

共有結合（covalent bond）(p. 7)

共鳴構造（resonance structure）(p. 8)

イオン相互作用（ionic interaction）(p. 9)

静電的相互作用
　　　　（electrostatic interaction）(p. 9)

水素結合（hydrogen bond）(p. 9)

ファンデルワールス相互作用
　　　　（van der Waals interaction）(p. 9)

疎水性効果（hydrophobic effect）(p. 10)

疎水性相互作用
　　　　（hydrophobic interaction）(p. 11)

エントロピー（entropy）(p. 12)

エンタルピー（enthalpy）(p. 12)

ギブズエネルギー（Gibbs energy）(p. 13)

自由エネルギー（free energy）(p. 13)

pH (p. 15)

pK_a (p. 16)

緩衝液（buffer）(p. 17)

素　因（predisposition）(p. 20)

ミクロビオーム（microbiome）(p. 20)

アミノ酸（amino acid）(p. 21)

遺伝暗号（genetic code, 遺伝コード）(p. 22)

問　　題

1. 供与体と受容体　p. 6の4種類の塩基それぞれについて, 水素結合供与体と受容体を指摘せよ.

2. 共鳴構造　アミノ酸の一つチロシンの構造を示す. 考えられるもう一つの共鳴構造式を描け.

3. 何でもあり　つぎの固体を結びつけているのはどんな非共有結合か.

　(a) Na^+とCl^-イオンを含む食卓塩（NaCl）.

　(b) 共有結合で結ばれた炭素原子の層でできたグラファイト（C）.

4. 法律違反はダメ　エンタルピー変化（ΔH）, エントロピー変化（ΔS）が, つぎのような値である反応のうち, 298 Kで熱力学第二法則に反せずに起こるのはどれか.

　(a) $\Delta H = -84$ kJ mol^{-1} $(-20$ kcal mol$^{-1})$,

　　　　　　$\Delta S = +125$ J mol^{-1} K^{-1} $(+30$ cal mol^{-1} K$^{-1})$

　(b) $\Delta H = -84$ kJ mol^{-1} $(-20$ kcal mol$^{-1})$,

　　　　　　$\Delta S = -125$ J mol^{-1} K^{-1} $(-30$ cal mol^{-1} K$^{-1})$

　(c) $\Delta H = +84$ kJ mol^{-1} $(+20$ kcal mol$^{-1})$,

　　　　　　$\Delta S = +125$ J mol^{-1} K^{-1} $(+30$ cal mol^{-1} K$^{-1})$

　(d) $\Delta H = +84$ kJ mol^{-1} $(+20$ kcal mol$^{-1})$,

　　　　　　$\Delta S = -125$ J mol^{-1} K^{-1} $(-30$ cal mol^{-1} K$^{-1})$

5. 二重らせん形成のエントロピー　25 °C（298 K）, pH 7.0の1 M NaCl中での二重らせん形成についてΔGを測定すると, -54 kJ mol^{-1} $(-13$ kcal mol$^{-1})$という値が得られる. 放出された熱量からエンタルピー変化が -251 kJ mol^{-1} $(-60$ kcal mol$^{-1})$であることがわかる. この過程について, 系のエントロピー変化と外界のエントロピー変化を計算せよ.

6. pH はいくつ　つぎにあげる溶液のpHを求めよ.

　(a) 0.1 M HCl

　(b) 0.1 M NaOH

　(c) 0.05 M HCl

　(d) 0.05 M NaOH

7. 弱　酸　酢酸（pK_a=4.75）の0.1 M溶液のpHはいくつか. 〔ヒント: 酢酸が解離したときに遊離するH^+イオンの濃度をxとせよ. 二次方程式$ax^2+bx+c=0$の解は, $x=(-b\pm\sqrt{b^2-4ac})/2a$である.〕

8. 置換基効果　クロロ酢酸（ClCH$_2$COOH, pK_a=2.86）の0.1 M溶

液の pH を求めよ.

9. 水中の水　密度を 1g/mL, 分子量を 18g/mol として, 水中での水の濃度を計算せよ.

10. 基本的事実　エチルアミンの 0.1 M 溶液の pH を求めよ. ただし, エチルアンモニウムイオン ($CH_3CH_2NH_3^+$) の pK_a は 10.70 とする.

11. 比　較　0.01 M 酢酸溶液と 0.01 M エチルアミン溶液を水に加え pH を 7.4 に調整した溶液がある. 酢酸に対する酢酸イオンの比はいくつか. エチルアンモニウムイオンに対するエチルアミンの比はどうか.

12. 濃　縮　水に, pH が 4.0 になるまで酢酸を加える. この酢酸溶液の濃度はいくつになるか.

13. 希　釈　pH 5.0 の塩酸 100 mL を希釈して 1 L にしたとき, この溶液の pH はいくつになるか.

14. 緩衝液の希釈　酢酸と酢酸ナトリウムから調製した pH 5.0 の 0.1 mM 緩衝液 100 mL を 1 L に希釈すると, この緩衝液の pH はいくつになるか.

15. pK_a はいくつ　酸 HA は, pH 6.0 の場合に HA 濃度と A^- 濃度がそれぞれ 0.075 と 0.025 である. HA の pK_a 値を求めよ.

16. pH 指示薬　プロトン化されたときと脱プロトンされたときとで色が異なる酸性色素は, pH 指示薬として使える. たとえば, pK_a が 7.2 の色素の 0.001 M 溶液があるとする. 色を見ると, プロトン化された色素の濃度が 0.0002 M であることがわかった. 残りの色素は脱プロトン型だとすると, 溶液の pH はいくつか.

17. 比率はいくつ　pK_a 8.0 の酸溶液があって, pH が 6.0 である. プロトン化型と脱プロトン型の比率を求めよ.

18. リン酸緩衝液　pH が, (a) 7.0, (b) 7.5, (c) 8.0 のとき, $H_2PO_4^-$ と HPO_4^{2-} の濃度比を求めよ.

19. リン酸の中和　リン酸 (H_3PO_4) からは, pK_a の異なる 3 段階の解離で 3 個のプロトンが放出される. pH 1.0 のリン酸溶液から始めて水酸化ナトリウム溶液で滴定したときの溶液の pH をグラフで示せ.

20. 緩衝能　酢酸ナトリウムの溶液が 2 種類あり, 一つは濃度 0.1 M, もう一つは濃度 0.01 M である. この二つにつぎの濃度の HCl 溶液を加えたときの pH 値を計算せよ: 0.0025 M, 0.005 M, 0.01 M, 0.05 M.

21. 緩衝液の調製　酢酸と酢酸ナトリウムから, 酢酸と酢酸イオンを合わせた濃度が 250 mM の pH 5.0 の緩衝液をつくるとする. どのような濃度の酢酸と酢酸ナトリウムを使うか. 緩衝液を 2 L つくるとすると, 必要な酢酸と酢酸ナトリウムは何 mol ずつか. 必要な量は, それぞれ何 g か (分子量: 酢酸 60.05 g mol^{-1}, 酢酸ナトリウム

82.03 g mol^{-1}).

22. 別の方法　問題 21 に示した緩衝液を調製しようとしたが, ちょうど研究室に酢酸ナトリウムの在庫がなく, 代わりに水酸化ナトリウムがあった. この緩衝液をつくるのに必要な酢酸と水酸化ナトリウムは何 mol か, また何 g か.

23. もう一つ別の方法　問題 21 の緩衝液をつくるのに, 友人の研究室では酢酸を切らしていたので, 水に 41.02 g の酢酸ナトリウムを溶かし, 1 M HCL 180.0 mL を注意深く加え, さらに水を足して全量を 2 L にした. 溶液中の酢酸イオンと酢酸を合わせた濃度はどのくらいか. この溶液の pH は 5.0 になるだろうか. この溶液は, 問題 21 に示した緩衝液と同じだろうか. そうでないとしたら, どこが違っているのだろうか.

24. 代用血液　本章で述べたように, 血液の全リン酸イオン濃度は約 1 mM, pH は 7.4 である. NaH_2PO_4 (分子量: 119.98 g mol^{-1}) と Na_2HPO_4 (分子量: 141.96 g mol^{-1}) を使って pH 7.4 のリン酸緩衝液を 100 L つくるには, それぞれ何 g が必要か.

25. 潜在的問題　pH 7.0 の緩衝液をつくりたいと考え, 0.060 g の酢酸と 14.59 g の酢酸ナトリウムを混合し, 水を加えて全量を 1 L にした. pH はいくつになるか. これは意図した通りの有用な pH 7.0 の緩衝液だろうか.

26. 充　電！　DNA の 2 個のリン酸基 (それぞれ -1 の電荷をもつ) は 12 Å 離れているとする. 比誘電率が 80 のとき, この二つのリン酸基間に働く静電的相互作用のエネルギーを求めよ. 比誘電率が 2 のときには, どうなるか.

27. 個人差よ, 万歳　2 人のヒトの間では塩基の違いは平均何個だろうか.

28. エピゲノミクス　ヒトの体にはさまざまな型の細胞が含まれるが, どの細胞にも, 21 000 個の遺伝子をもつ同じゲノムが含まれている. 細胞の型が異なるのは, おもに遺伝子発現の違いによる. すべての型の細胞で発現される遺伝子が 1000 個あり, 残り 20 000 個の遺伝子を 1000 個ずつの組に分かれ, 細胞の型に応じて各組の 1000 個はすべて発現されるか, 発現されないかのどちらかになるとする. 各細胞でこれらの遺伝子が 10 組ずつ発現されるとすると, 何通りの細胞型が生じるだろうか. ただし, n 個から m 個を選ぶ組合わせの数は, $n!/m!(n-m)!$ である 〔ここで $n! = 1 \times 2 \times \cdots \times (n-1) \times n$〕.

29. 集団にみられる素因　ある集団に属するヒトの 10% が, 一生の間に, ある特定の病気にかかるとする. ゲノム研究により, この集団の 5% のヒトのゲノムには, これをもつと一生の間にその病気にかかる確率が 50% になるような配列があることがわかった. この配列をもたない残る 95% のヒトが, 一生の間にこの病気にかかるリスクは平均するとどのくらいか.

2 タンパク質の組成と構造

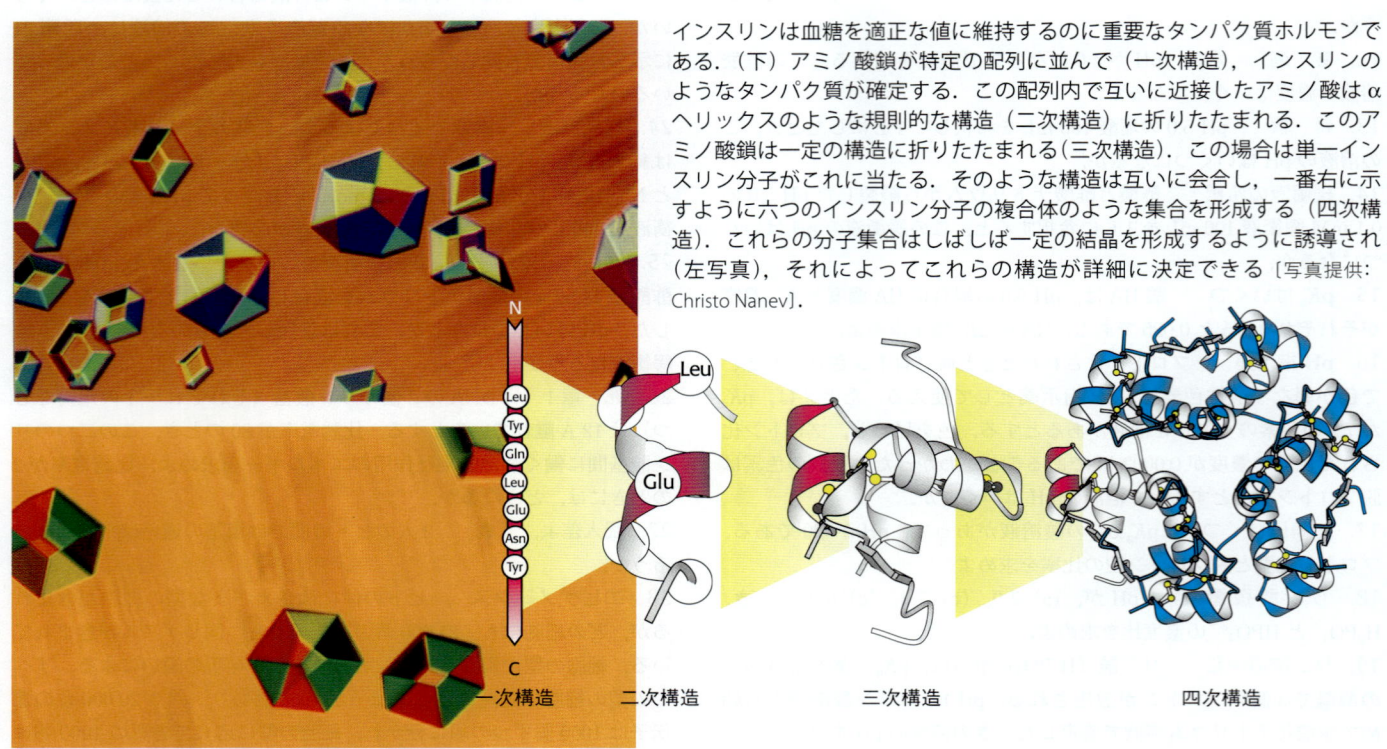

インスリンは血糖を適正な値に維持するのに重要なタンパク質ホルモンである．（下）アミノ酸鎖が特定の配列に並んで（一次構造），インスリンのようなタンパク質が確定する．この配列内で互いに近接したアミノ酸はαヘリックスのような規則的な構造（二次構造）に折りたたまれる．このアミノ酸鎖は一定の構造に折りたたまれる（三次構造）．この場合は単一インスリン分子がこれに当たる．そのような構造は互いに会合し，一番右に示すように六つのインスリン分子の複合体のような集合を形成する（四次構造）．これらの分子集合はしばしば一定の結晶を形成するように誘導され（左写真），それによってこれらの構造が詳細に決定できる〔写真提供：Christo Nanev〕．

一次構造　　二次構造　　三次構造　　四次構造

　タンパク質は生体において最も多彩な機能をもつ高分子であり，事実上すべての生物学的プロセスに重要な役割を果たしている．その働きは，触媒，酸素など他の分子の輸送や貯蔵，物理的支持や免疫防御，運動の発生，神経インパルスの伝達，細胞の増殖や分化の制御と，実にさまざまである．実際本書の多くの部分で，タンパク質が何をしているか，いかにしてこれらの機能を発揮するかを理解することに重点が置かれている．

　タンパク質が多彩な機能を発揮することができるのは，つぎのようないくつかの重要な特性による．

　1．タンパク質はアミノ酸という単量体（モノマー）を単位とし，それらが末端間で連結してつくられる直鎖状重合体（ポリマー）である．連結したアミノ酸の配列を一次構造という．特筆すべきことに，タンパク質は自発的に折りたたまれて立体構造をつくり，しかもその構造はタンパク質重合体のアミノ酸配列によって決定されている．近接したアミノ酸間の水素結合によって形成される立体構造を二次構造という．一方，三次構造は，配列上遠くに位置するアミノ酸間の相互作用によって形成される．タンパク質の機能はまさにこの三次構造に依存している（図2・1）．このように，タンパク質は，配列という一次元の世界から，多様な活性をもつ分子がつくる三次元の世界への変換が具体化されたものといえる．タンパク質の多くは四次構造をとる．そこではいくつかの異なるポリペプチド鎖によって機能的タンパク質が構成されている．

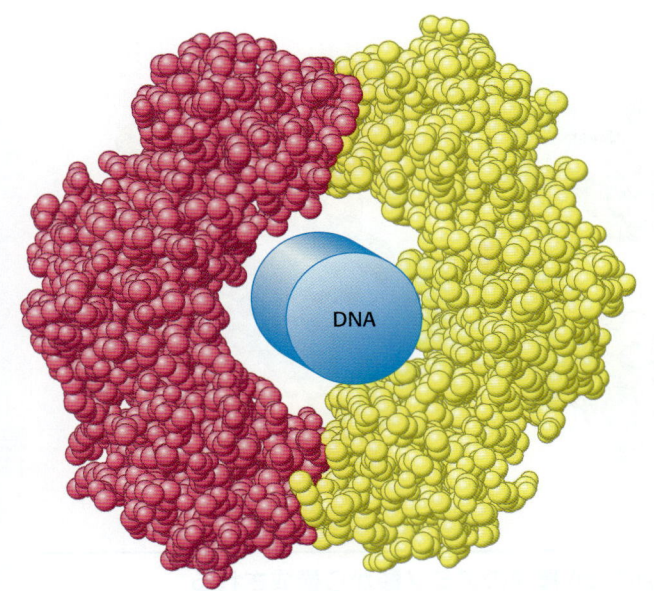

図 2・1　構造は機能を規定する．　DNA 複製装置のタンパク質部分は，円柱状に描かれた DNA 二重らせんの一部を取囲んでいる．この二つの独立したサブユニット（赤と黄で描かれている）からなるタンパク質構造がクランプ（鉗子）のように作用して，複製装置が DNA から解離することなく，DNA の大部分が複製される〔2POL.pdb より〕．

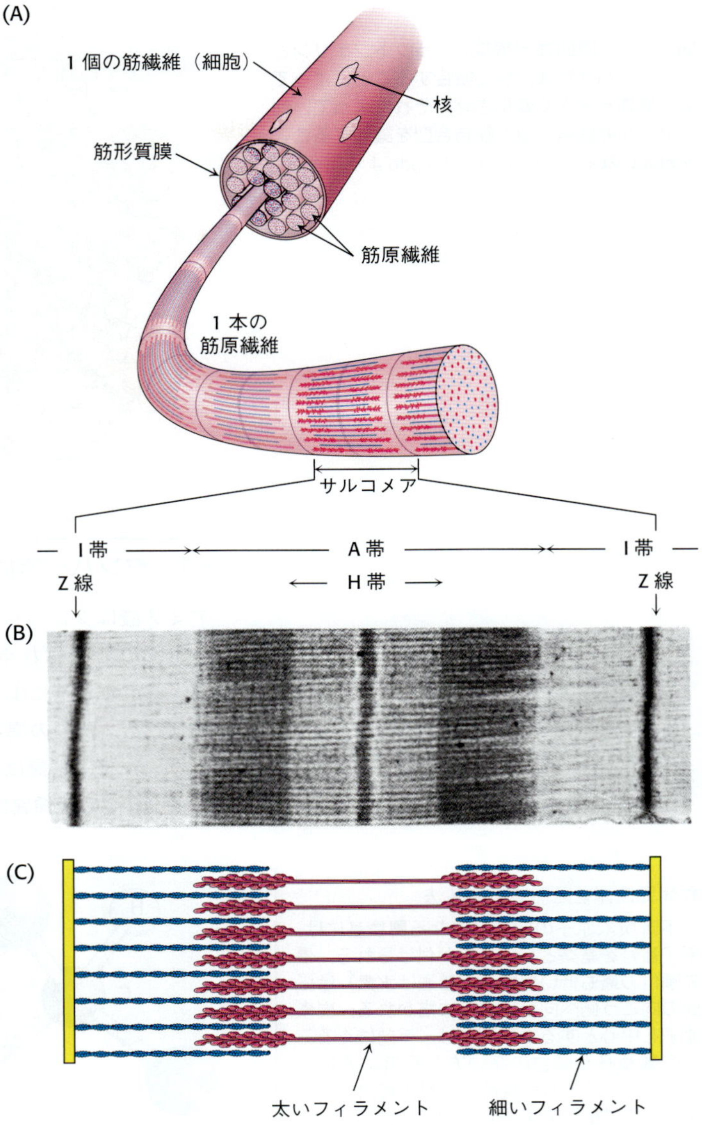

(A)

1 個の筋繊維（細胞）

核

筋形質膜

筋原繊維

1 本の筋原繊維

サルコメア

―　I 帯　→←　　　A 帯　　　→←　I 帯　―
Z 線　　　　　　←　H 帯　→　　　　　Z 線

(B)

(C)

太いフィラメント　　　細いフィラメント

図 2・2　タンパク質複合体．　(A) 1 個の筋細胞は複数の筋原繊維で構成されており，それぞれの筋原繊維はサルコメア（筋節）とよばれるタンパク質複合体の数えきれないほどの繰返しからなっている．(B) 電子顕微鏡により明らかに示されたサルコメアの横縞模様．(C) (B) の模様は，複数の個別のタンパク質からなるフィラメントの交互嵌合（かんごう）により形成されている〔(B) Dr. Hugh Huxley のご厚意による〕．

　2. <u>タンパク質はさまざまな種類の官能基をもつ</u>．これらの官能基には，アルコール基，SH 基，チオエステル基，カルボキシ基，カルボキサミド基，種々の塩基性基が含まれる．これらの官能基のほとんどは化学的反応性をもつ．これらの官能基がさまざまな配列に組合わさることによって，多彩なタンパク質の機能が発揮される．たとえば，これらの官能基に付随する化学的反応性は，**酵素**（enzyme），すなわち生体における特異的な化学反応を触媒するタンパク質の機能に必須である（第 8〜10 章）．

　3. <u>タンパク質は互いにあるいは他の生体高分子と相互作用することで複合体を形成する</u>．これら複合体の成分タンパク質は協同的に作用しあい，それぞれ単独ではもたない機能を生み出すことができる．これらの分子複合体の例として，DNA の正確な複製，細胞内シグナル伝達，その他多くの生命に不可欠な機能を遂行する高分子機械があげられる（図 2・2）．

　4. <u>タンパク質にはきわめて堅く頑丈なものもあれば，かなりの屈曲性を示すものもある</u>．堅い分子単位は細胞骨格（細胞内の骨組み構造）あるいは結合組織の構成要素として機能する．屈曲性を示すタンパク質は，ヒンジ（蝶つがい），ばね，てこなどのような働きをすることができる．加えて，タンパク質内部のコンホメーション変化により，大きなタンパク質複合体の秩序立った形成も，細胞内および細胞間の情報伝達も可能になる（図 2・3）．

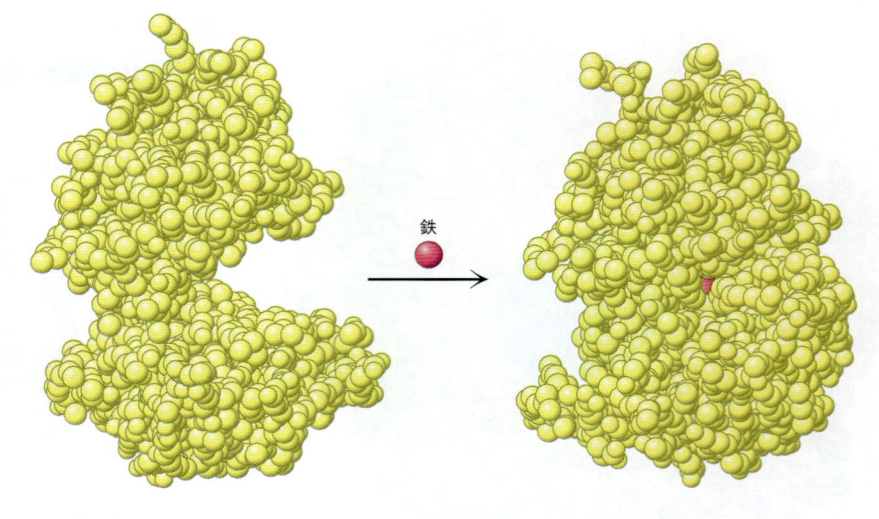

図2・3 屈曲性と機能. ラクトフェリンというタンパク質は，鉄と結合することによって高次構造を大きく変化させ，それによって，他の分子が非鉄結合型と鉄結合型を識別することが可能になる〔1LFH.pdb, 1LFG.pdb より〕.

2・1 タンパク質は全部で20種類のアミノ酸から構成される

アミノ酸はタンパク質の基本構成単位である. **α-アミノ酸**（α-amino acid）は **α炭素**（α-carbon）とよばれる中心の炭素原子とそれに結合するアミノ基，カルボキシ基，水素原子，特定のR基によって構成されている. **R基**（R group）はしばしば**側鎖**（side chain）とよばれる. 四つの異なる原子あるいは原子団がα炭素原子に結合して四面体構造をとるため，α-アミノ酸は光学活性を示す**キラル**（chiral）分子となり，L異性体，D異性体とよばれる二つの鏡像異性体のうち，どちらか一方の状態で存在する（図2・4）.

立体異性体を区別する命名法

不斉炭素原子の四つの異なる置換基には，原子番号を基準として順位が付けられる. 優先順位の最も低い置換基（普通は水素）は紙面の向こう側へ向かうように描かれる. 炭素原子を中心とする立体配置は，手前にくる三つの置換基を順位の高い方から低い方にたどったときにそれが反時計回りの場合は，ラテン語で"左"を意味する *sinister* から*S*とよばれる. それが時計回りの場合は，ラテン語で"右"を意味する *rectus* から*R*とよばれる.

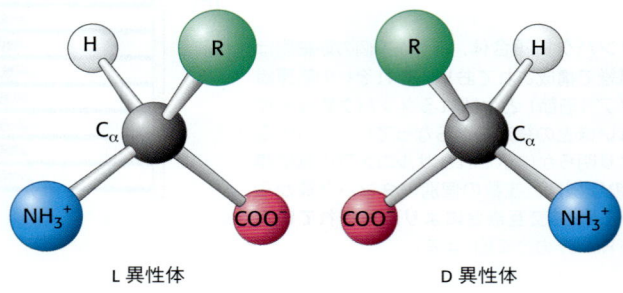

図2・4 アミノ酸のL異性体とD異性体. Rは側鎖を示す. L異性体とD異性体は互いに鏡像である.

L異性体   D異性体

L-アミノ酸（L-amino acid）のみがタンパク質の構成成分である. ほとんどすべてのアミノ酸ではL異性体が（*R*ではなく）*S*絶対配置となる（図2・5）. L-アミノ酸がなぜこの絶対配置をとるのかを理解するために多くの努力が払われてきたが，進化の過程で，D-アミノ酸よりもL-アミノ酸が好まれたことは偶然の選択であると結論することも可能である. しかし，L-アミノ酸は，結晶を形成しやすいL-アミノ酸とD-アミノ酸のラセミ混合物よりもわずかに水に溶けやすいことが明らかになっている. このわずかな可溶性の違いが長い年月の間に増幅し，水溶液においてL異性体が優位になったのかもしれない.

中性pHの溶液中のアミノ酸は，おもに**双性イオン**（zwitterion）〔**双極子イオン**（dipolar ion）〕として存在する. この双極子状態では，アミノ基はプロトン化され（$-NH_3^+$），カルボキシ基は脱プロトンしている（$-COO^-$）. このアミノ酸のイオン化状態はpHによって変化する（図2・6）. 酸性の溶液中では（たとえばpH 1），アミノ基はプロトン化され（$-NH_3^+$）カルボキシ基は解離していない（$-COOH$）. pHが上昇するにつれ，pK_a が2に近いカルボキシ基が最初にプロトンを放す. この双極子状態はpHが9に近づくまで持続し，そこでプロトン化したアミノ基はプロトンを失う.

大きさ，形，電荷，水素結合能，疎水性，化学反応性が異なる20種類の側鎖がタンパク質の中には通常見いだされる. 実際，細菌やアーキアから真核生物まですべての種のす

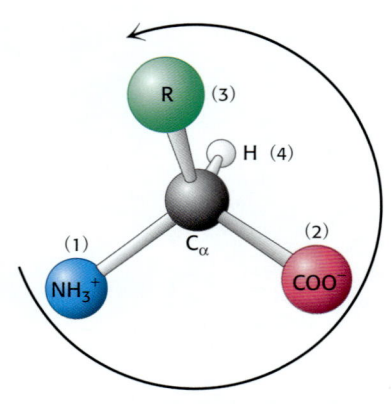

図2・5 L-アミノ酸のみがタンパク質中に見いだされる. ほとんどすべてのL-アミノ酸が*S*絶対配置をとる. 置換基の優先順位の高い方から低い方へたどったときの反時計回りの矢印は，キラル中心が*S*配置であることを示す.

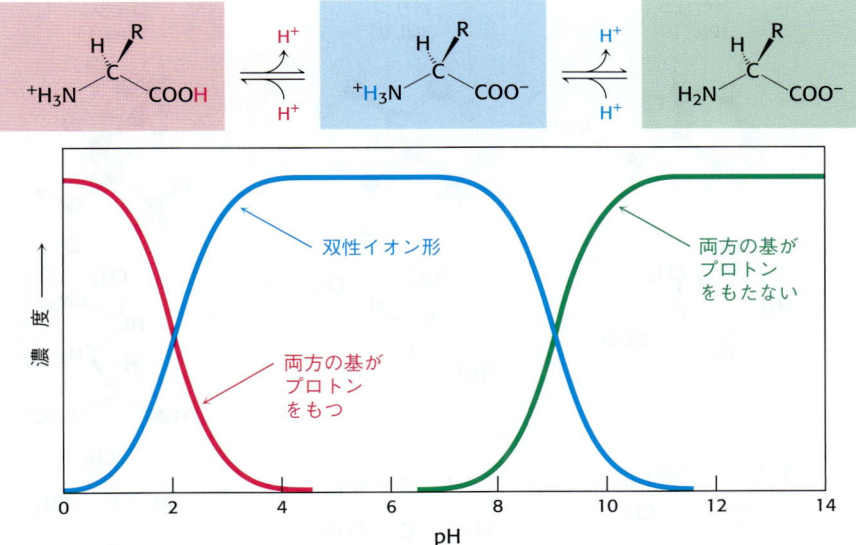

図 2・6 pHの関数としてのイオン化状態の変化. アミノ酸のイオン化状態はpHの変化によって変わる. 双性イオン形は生理的pHの近くで優位となる.

べてのタンパク質は，ごく少数の例を除いて同じ20種類のアミノ酸の組から構成されている．このタンパク質を構成する基本的な"アルファベット"の起源は数十億年前にまでさかのぼる．タンパク質がもつ機能がきわめて広いのは，これら20の構成要素の多様性の結果である．タンパク質がきわめて多様な生物学的過程を遂行するのを可能にしたその複雑な立体構造が，いかにしてこのアルファベットからつくりだされるのかを解明することは，生化学における興味深い領域であり，§2・6でもう一度このことにふれる．

アミノ酸の分類法はいろいろ考えられるが，ここでは側鎖（R基）の一般的な化学的性質に基づいて，以下の四つの群に分類する．

1. 無極性側鎖をもつ疎水性アミノ酸
2. 中性だが電荷の分布が不均一な側鎖をもつ極性アミノ酸
3. 生理的pHで正に荷電した側鎖をもつ正電荷アミノ酸
4. 生理的pHで負に荷電した側鎖をもつ負電荷アミノ酸

疎水性アミノ酸　最も単純なものは**グリシン**（glycine）であり，側鎖としてただ一つの水素原子をもつ．2個の水素原子がα炭素に結合しているためグリシンは**アキラル**（achiral）な分子で，その点でユニークなアミノ酸である．**アラニン**（alanine）は2番目に単純なアミノ酸であり，側鎖としてメチル基（$-CH_3$）をもつ（図2・7，p.30）．

より大きな炭化水素側鎖は**バリン**（valine），**ロイシン**（leucine），**イソロイシン**（isoleucine）に見いだされる．**メチオニン**（methionine）は**チオエーテル**（thioether）基（$-S-$）を含む大きな脂肪族側鎖をもつ．イソロイシンの側鎖にはもう一つのキラル中心があるが，図2・7に示された異性体だけがタンパク質に見いだされる．これらのより大きな脂肪族側鎖は疎水性である．すなわち，それらは水分子に接触するよりも互いにクラスターを形成する傾向がある．水溶性タンパク質の立体構造は，疎水基が会合しやすいこの傾向によって安定化される．これを**疎水性効果**（hydrophobic effect）とよぶ（p.10）．これらの炭化水素側鎖は大きさや形が違うため，互いに詰め合ってほとんど間隙のない稠密な構造をとることができる．**プロリン**（proline）も脂肪族側鎖をもつが，その側鎖が窒素原子とα炭素原子の両方に結合し，ピロリジン環を生じている点で，他の19種のアミノ酸と異なっている．プロリンは，その環状構造のために他のアミノ酸に比べて立体配座が強く制限されるため，タンパク質の立体構造に著しい影響を与える．

比較的単純な**芳香族側鎖**（aromatic side chain）をもつアミノ酸も二つある．**フェニルアラニン**（phenylalanine）はその名称が示すように，アラニンの一つの水素原子の代わりにフェニル環を含むものである．**トリプトファン**（tryptophan）はメチレン基（$-CH_2-$）に結合した**インドール環**（indole）をもつ．このインドール環は二つの縮合環とNH基から

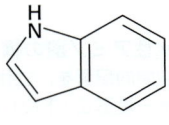

インドール

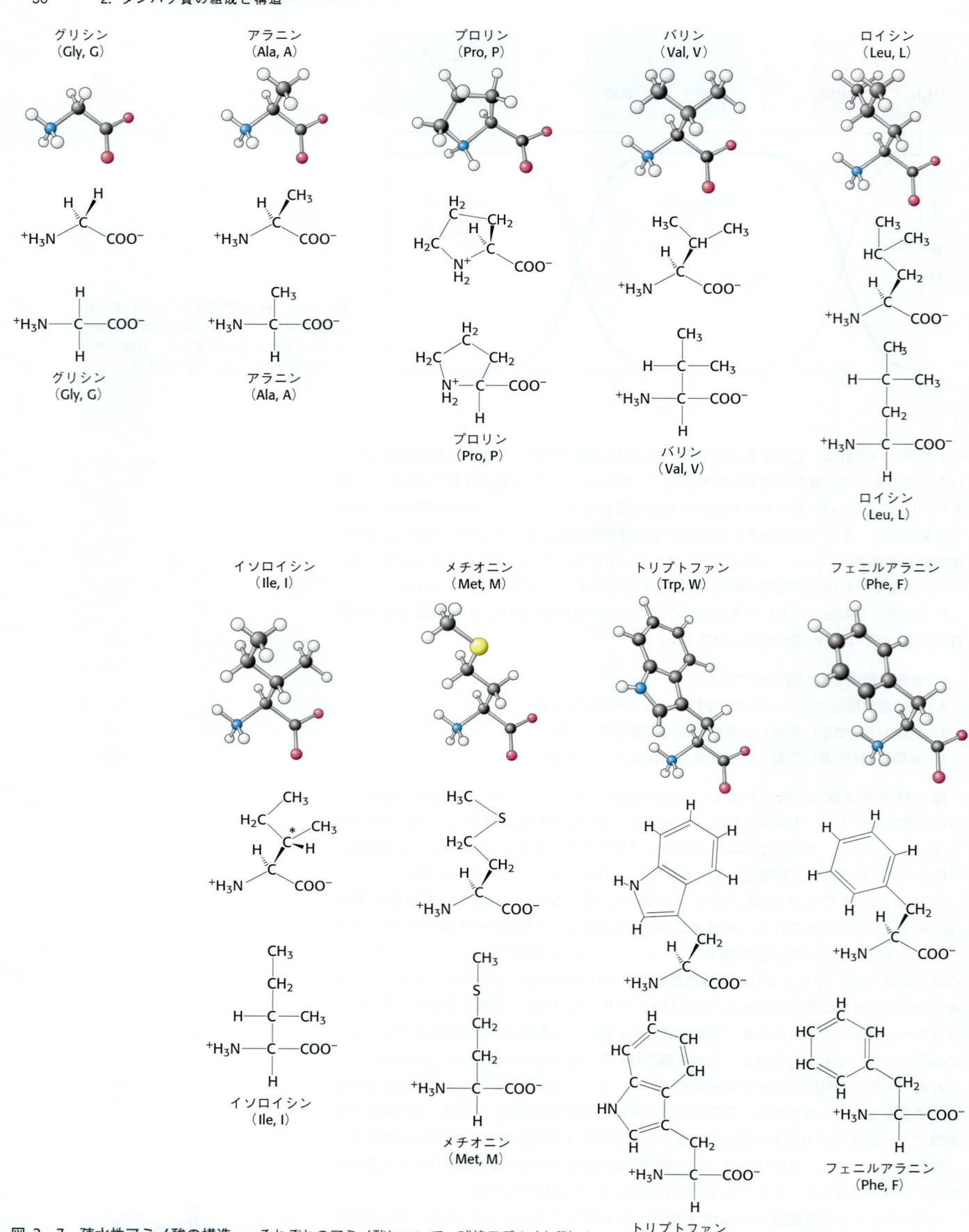

図 2・7 疎水性アミノ酸の構造. それぞれのアミノ酸について,球棒モデル(上段)は原子と結合の空間的配置を,立体構造式(中段)は原子周囲の結合の立体配置を,それぞれ示す. フィッシャー投影式(下段)では表現の単純化のために,すべての結合が直交するように表されている(第1章の補遺参照). イソロイシンのもう一つのキラル中心を * で示す.

セリン
（Ser, S）

トレオニン
（Thr, T）

チロシン
（Tyr, Y）

アスパラギン
（Asn, N）

グルタミン
（Gln, Q）

セリン
（Ser, S）

トレオニン
（Thr, T）

チロシン
（Tyr, Y）

アスパラギン
（Asn, N）

グルタミン
（Gln, Q）

システイン
（Cys, C）

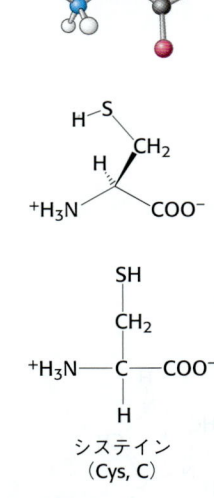

システイン
（Cys, C）

なる．フェニルアラニンは疎水性が高いのに対し，トリプトファンは NH 基をもつために，疎水性が比較的低い．

極性アミノ酸　六つのアミノ酸は極性をもつが電荷をもたない．このうち，三つのアミノ酸，**セリン**（serine），**トレオニン**（threonine），**チロシン**（tyrosine）は，疎水性側鎖に**ヒドロキシ基**（hydroxy group，$-OH$）が付加されている（図 2・8）．セリンはアラニンにヒドロキシ基が付加されたものとみなすことができるのに対し，トレオニンはバリンに似ており，バリンの一つのメチル基がヒドロキシ基に置換したものである．また，チロシンはフェニルアラニンにおいて芳香環の一つの水素原子がヒドロキシ基に置換したものである．このヒドロキシ基の存在により，これらのアミノ酸はそれぞれが対応する疎水性アミノ酸よりもはるかに**親水性**（hydrophilic）が強く，<u>高い反応性</u>を示す．トレオニンはイソロイシンのように不斉中心をもう一つもっているが，ここでもただ一つの異性体のみがタンパク質中に存在する．

さらにこのアミノ酸の組には，**アスパラギン**（asparagine）と**グルタミン**（glutamine）という末端**カルボキサミド**（carboxamide）をもつアミノ酸が含まれている．グルタミンの側鎖はアスパラギンの側鎖よりもメチレン基一つ分だけ長くなっている．

システイン（cysteine）は構造上セリンと似ているが，ヒドロキシ基（$-OH$）の代わりに**スルフヒドリル**（sulfhydryl）基*（$-SH$）を含んでいる．この SH 基は反応性がはるかに高い．SH 基の対はジスルフィド結合を形成することがあり，これはすぐ後に述べるように，ある種のタンパク質を安定化するのに特に重要である．

図 2・8　極性アミノ酸の構造.　トレオニンのもう一つのキラル中心を＊で示す.

* 訳注: スルフヒドリル基は，メルカプト（mercapto）基，チオール（thiol）基，スルファニル（sulfanyl）基ともよばれる．IUPAC ではメルカプトは廃止され，スルファニルが推奨されている．

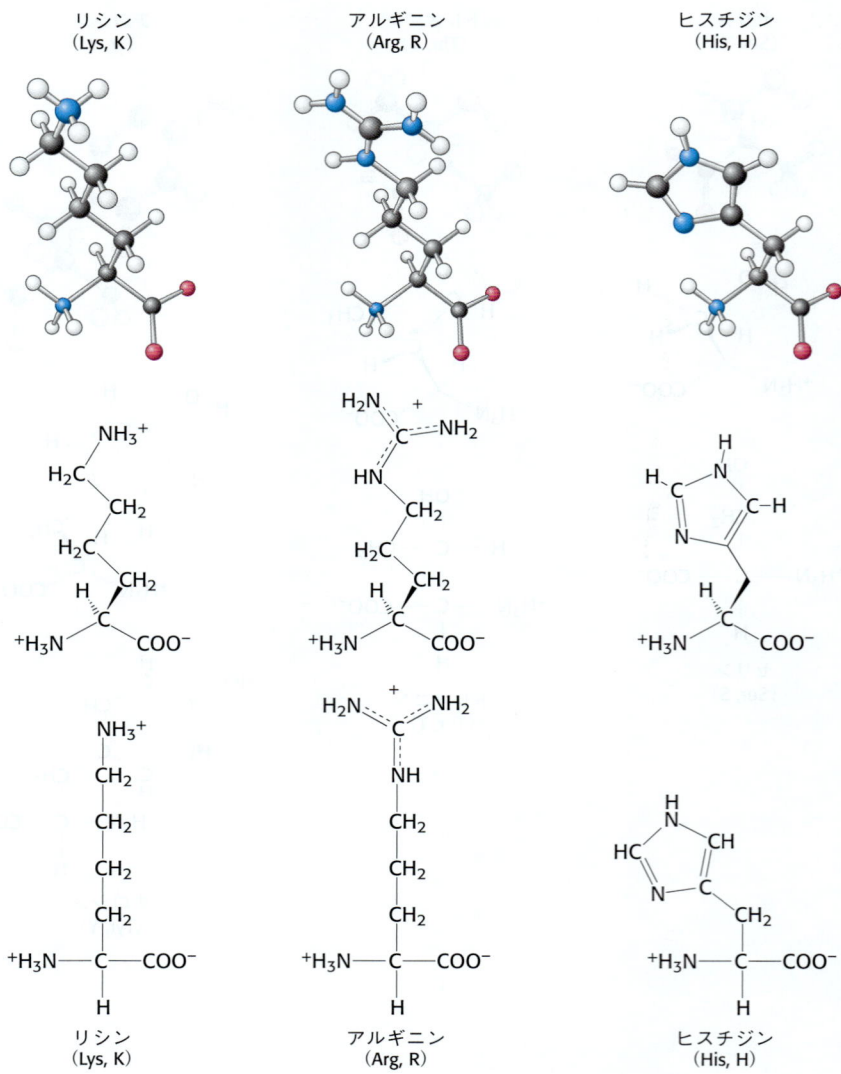

図 2・9　正電荷をもつアミノ酸: リシン,
アルギニン, ヒスチジン.

正電荷をもつアミノ酸　　さてここで, 強い電荷により高親水性を示すアミノ酸に目を
転じてみよう. **リシン** (lysine) と**アルギニン** (arginine) は中性 pH で正電荷をもつ官能基
を末端とする比較的長い側鎖をもつ. リシンは第一級アミノ基を, アルギニンはグアニジ
ニウム基を末端にもつ. **ヒスチジン** (histidine) はやはり正電荷をもつことのできる芳香
環であるイミダゾール基を含む (図 2・9).

グアニジニウム　　　イミダゾール

pK_a 値が 6 に近いため, イミダゾール基は中性 pH 近くでは局所環境に応じて電荷をも
たないか正電荷をもつようになる (図 2・10). ヒスチジンはしばしば酵素の活性部位に
見いだされ, そこではイミダゾール環は酵素反応の過程でプロトンと結合したり解離した
りする.

負電荷をもつアミノ酸　　この種のアミノ酸には, **酸性側鎖** (acidic side chain) をもつ
二つのアミノ酸, すなわち**アスパラギン酸** (aspartic acid) と**グルタミン酸** (glutamic acid)
が含まれる (図 2・11). これらのアミノ酸はアスパラギンとグルタミン (図 2・8) の電
荷を帯びた誘導体であり, カルボキシアミドの代わりにカルボン酸基をもつ. これらアミ

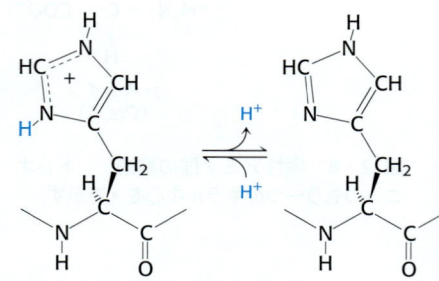

図 2・10　ヒスチジンのイオン化.　ヒス
チジンは生理的 pH 付近でプロトンと結合す
ることも解離することもできる.

ノ酸の側鎖は生理的 pH では普通，酸性基のプロトンを失って負に荷電している．そのことを強調して，しばしば**アスパラギン酸塩**（aspartate）あるいは**グルタミン酸塩**（glutamate）とよばれるが，あるタンパク質においてはこれらの側鎖はプロトンを受容し，その結果，重要な機能を発揮することが多い．

20 アミノ酸のうちの七つの側鎖は容易にイオン化する．これら七つのアミノ酸はプロトンを供与あるいは受容することができ，イオン結合を形成するとともに化学反応を促進する．表 2・1 に，タンパク質中におけるチロシン，システイン，アルギニン，リシン，ヒスチジン，アスパラギン酸，グルタミン酸それぞれの側鎖のイオン化の平衡状態と典型的 pK_a 値を示す．タンパク質の二つの他の官能基，すなわち末端 α−アミノ基と末端 α−カルボキシ基もイオン化される．その典型的 pK_a 値も表 2・1 に示した．

アミノ酸はしばしば 3 文字の略号や 1 文字の記号によって表記される（表 2・2）．三文

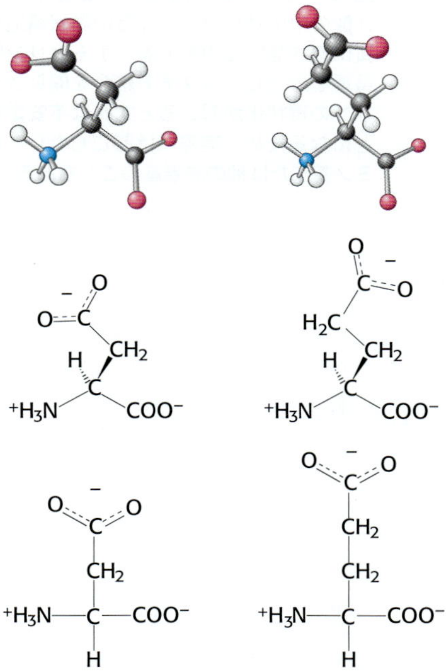

図 2・11　負電荷をもつアミノ酸.

表 2・1　タンパク質中のイオン化されうる基の典型的な pK_a

原 子 団	酸	⇌	塩 基	典型的な pK_a[†]
末端 α−カルボキシ基				3.1
アスパラギン酸 グルタミン酸				4.1
ヒスチジン				6.0
末端 α−アミノ基				8.0
システイン				8.3
チロシン				10.9
リシン				10.8
アルギニン				12.5

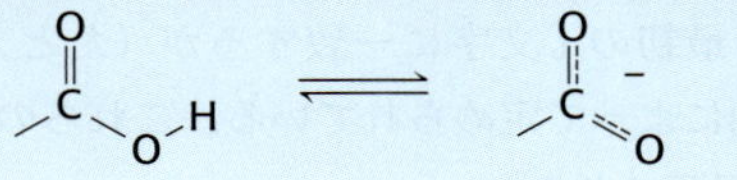

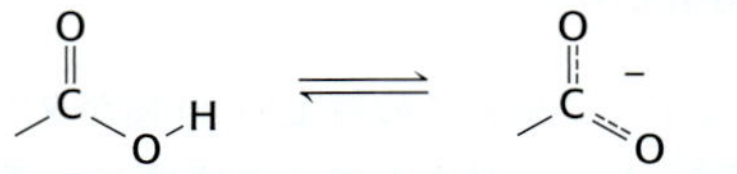

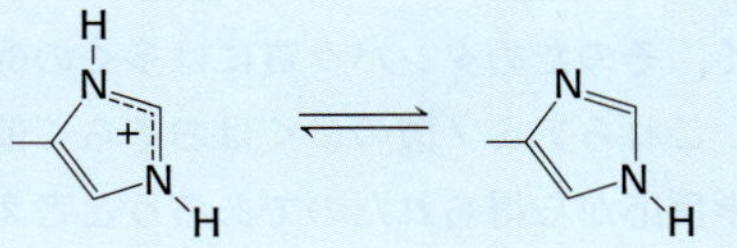

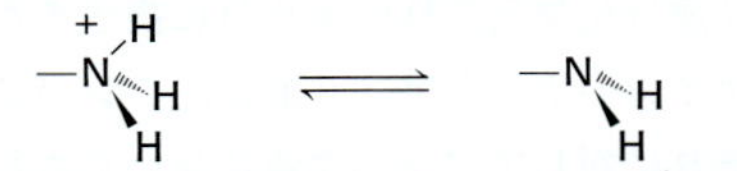

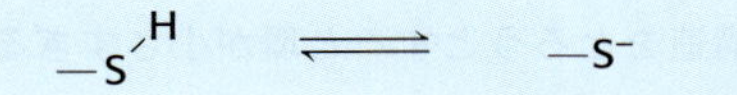

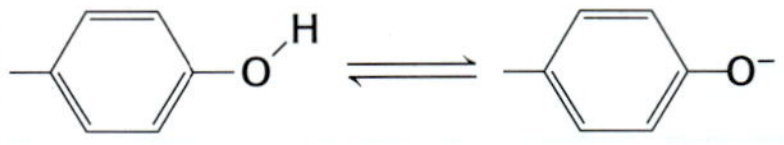

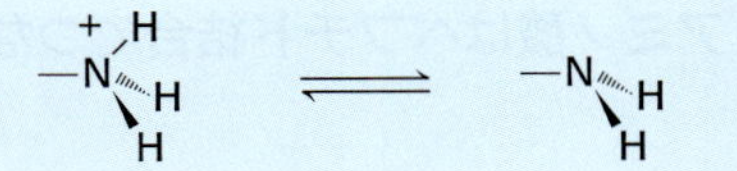

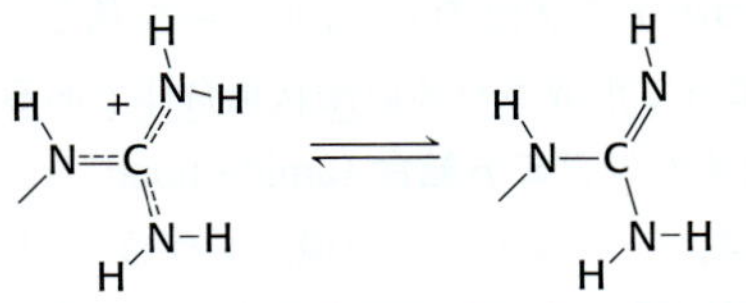

†　pK_a 値は温度，イオン強度，イオン化されうる基の微小環境に依存する．

表 2・2　アミノ酸の略号

アミノ酸	三文字表記	一文字表記	アミノ酸	三文字表記	一文字表記	アミノ酸	三文字表記	一文字表記
アラニン	Ala	A	ヒスチジン	His	H	トレオニン	Thr	T
アルギニン	Arg	R	イソロイシン	Ile	I	トリプトファン	Trp	W
アスパラギン	Asn	N	ロイシン	Leu	L	チロシン	Tyr	Y
アスパラギン酸	Asp	D	リシン	Lys	K	バリン	Val	V
システイン	Cys	C	メチオニン	Met	M	アスパラギンまたは アスパラギン酸	Asx	B
グルタミン	Gln	Q	フェニルアラニン	Phe	F			
グルタミン酸	Glu	E	プロリン	Pro	P	グルタミンまたは グルタミン酸	Glx	Z
グリシン	Gly	G	セリン	Ser	S			

図 2・12　**アミノ酸における望ましくない反応性**.　アミノ酸の中には, 望ましくない環状構造をとるためにタンパク質に適さないものもある. ホモセリンは環状化して安定な五員環を形成し, ペプチド結合を開裂させる可能性がある. セリンの環状化が起こるとすれば不安定な四員環を形成することになるため, 実際には起こらない. X は近傍アミノ酸のアミノ基または他の脱離基のこともある.

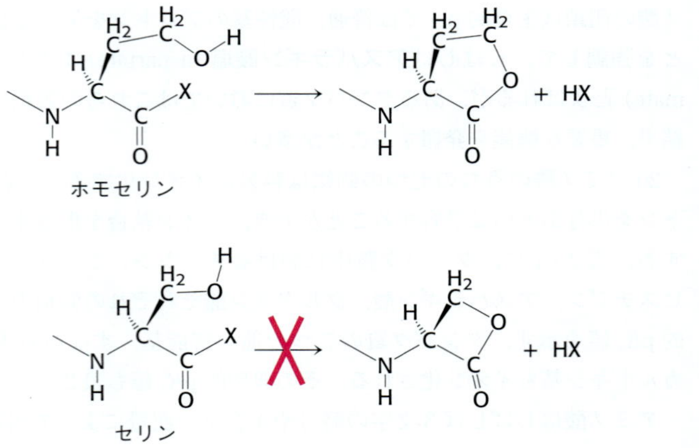

ホモセリン

セリン

字表記は, アスパラギン (Asn), グルタミン (Gln), イソロイシン (Ile), トリプトファン (Trp) を除いて, 各名称の最初のアルファベット 3 文字である. 一文字表記は多くのアミノ酸で各名称の最初の 1 文字に一致するが (たとえば G はグリシン, L はロイシン), 他の記号は慣例によって定められている. これらの表記は, 生化学者にとっては欠かすことのできない用語である.

　どのようにしてアミノ酸のこの特定の 20 種がタンパク質の構成要素になったのだろうか. まず第一に, 全体としての多様性があげられる. 20 種のアミノ酸の構造や化学的特性は幅広く, そのためタンパク質には多くの機能的役割を可能にする多能性が与えられる. つぎに, これらアミノ酸の多くはおそらく前生物的反応, すなわち生命の起源以前に発生した化学反応から得られたのであろうと考えられる. 最後に, 存在し得たかもしれない他のアミノ酸は化学反応性があまりに高すぎたのかもしれない. たとえば, ホモセリンやホモシステインのようなアミノ酸は, タンパク質には使われにくい五員環構造をとる傾向がある. それに対してタンパク質に見いだされるアミノ酸, すなわちセリンやシステインは, 環状構造をとろうとすると環が小さすぎるため, 容易には環状にならない (図 2・12).

2・2　一次構造: アミノ酸はペプチド結合でつながってポリペプチド鎖を形成する

　タンパク質は, 一つのアミノ酸の α-カルボキシ基ともう一つのアミノ酸の α-アミノ基を連結することによって形成される**直鎖状重合体**である. このタイプの結合は**ペプチド結合** (peptide bond) 〔または**アミド結合** (amide bond)〕とよばれる. 二つのアミノ酸からのジペプチドの形成は, 一つの水分子の損失を伴う (図 2・13). この反応の平衡は, 合成よりも加水分解の側に傾いている. そのため, ペプチド結合の生合成にはギブズエネルギーの供給が必要である. しかし, ペプチド結合は加水分解の速度がきわめて遅いため速度論的に安定であり, 触媒のない水溶液中ではペプチド結合は 1000 年近い寿命をもつ.

　ペプチド結合で連結された一連のアミノ酸は**ポリペプチド鎖** (polypeptide chain) を形成し, ポリペプチド中のアミノ酸単位を**残基** (residue) とよぶ. その両端は, 一方が α-

図 2・13　**ペプチド結合の形成.**　二つのアミノ酸の結合は, 水分子を 1 個失うことによって完成する.

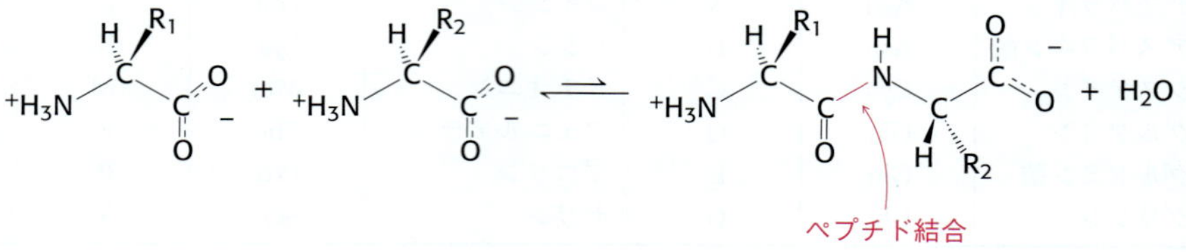

ペプチド結合

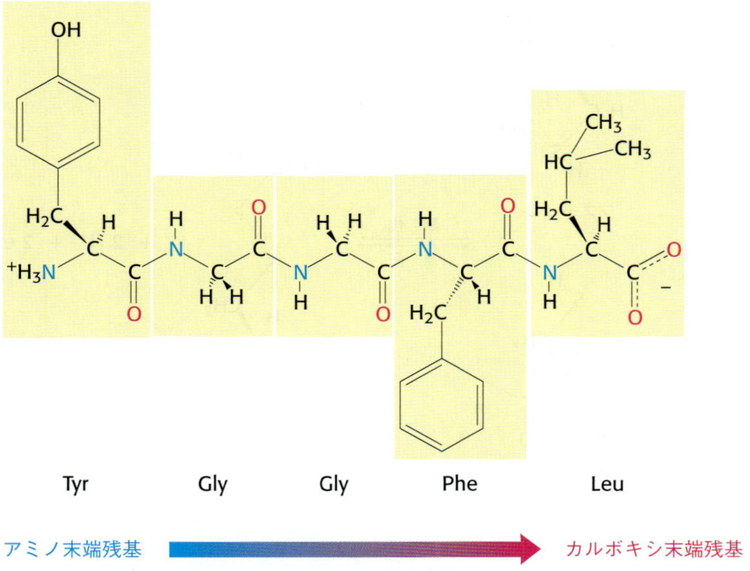

このペンタペプチド Tyr-Gly-Gly-Phe-Leu（YGGFL）の図は，アミノ末端からカルボキシ末端までの配列を示す. このペンタペプチド（ロイシンエンケファリン）は痛覚の調節をするオピオイドペプチドである. 逆並びのペンタペプチド Leu-Phe-Gly-Gly-Tyr（LFGGY）は異なる分子で，そのような作用をもたない.

アミノ基でもう一方が α-カルボキシ基と異なるため，ポリペプチド鎖は方向性をもつ. ポリペプチド鎖の開始点はアミノ末端とみなされている. つまり，慣例により，ポリペプチド鎖のアミノ酸配列はアミノ末端残基から書かれる. したがって，ポリペプチド Tyr-Gly-Gly-Phe-Leu（YGGFL）ならば，チロシンがアミノ末端（N 末端）残基，ロイシンがカルボキシ末端（C 末端）残基となる（図2・14）. Leu-Phe-Gly-Gly-Tyr（LFGGY）は異なる化学的特性をもった異なるポリペプチドである.

　ポリペプチド鎖は**主鎖**（main chain）あるいは**骨格**（backbone）とよばれる規則的な繰返し部分と，それぞれに特有な**側鎖**（side chain）によって構成される可変部分とから成り立っている（図2・15）. ポリペプチド骨格は水素結合能に富む. 各残基は水素結合のよい受容体となるカルボニル基（C=O）と，プロリンを例外として水素結合のよい供与体となる NH 基を含む. §2・3で述べるように，これらの原子団は互いにあるいは側鎖の官能基と相互作用することによって，特定の構造を安定化している.

　自然界に存在するほとんどのポリペプチド鎖は 50〜2000 のアミノ酸残基によって構成され，一般に**タンパク質**（protein）とよばれている. 最大の単一のポリペプチドは**タイチン**（titin）という筋肉タンパク質であり，27 000 以上のアミノ酸残基によって構成されている. 少数のアミノ酸からなるポリペプチド鎖は**オリゴペプチド**（oligopeptide），あるいは単に**ペプチド**（peptide）とよばれる. アミノ酸残基の平均分子量は約 110 であり，そのためほとんどのタンパク質の分子量は 5500〜220 000 である. タンパク質の質量はドルトンを単位としても表すことができる. 1 **ドルトン**（dalton），Da は 1 原子質量単位に等しい. 分子量 50 000 のタンパク質は，50 000 ドルトンあるいは 50 kDa（キロドルトン）の質量をもつ.

　タンパク質の中には，直鎖状のポリペプチドが架橋しているものもある. 最も一般的な架橋は**ジスルフィド結合**（disulfide bond）で，1 対のシステイン残基の酸化によって形成される（図2・16）. その結果生じた結合システインの単位は**シスチン**（cystine）とよばれる. 細胞外タンパク質はしばしばいくつかのジスルフィド結合をもつが，細胞内タンパク質は普通それをもたない. まれに，他の側鎖による非ジスルフィド架橋が，ある種のタン

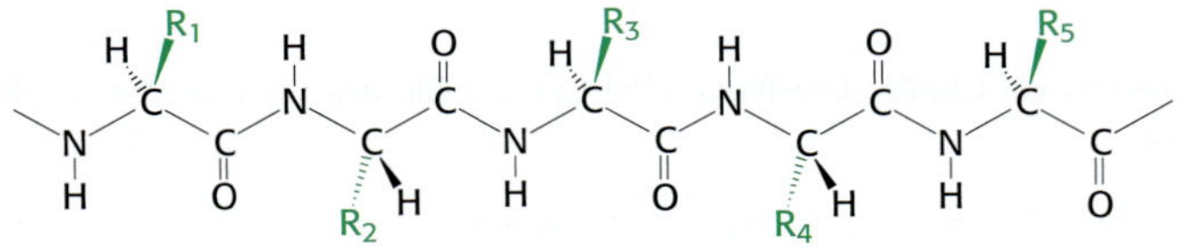

ドルトン
　水素原子 1 個にほぼ相当する質量を 1 とする質量単位. 物質の原子論を発展させた John Dalton（1766〜1844）にちなんで命名された.

キロドルトン（kDa）
　1000 ドルトンに等しい質量単位.

図 2・15　ポリペプチド鎖の構成要素.　ポリペプチド鎖は一定の構造をもつ骨格（黒色の部分）とさまざまな種類の側鎖（R_1〜R_5）からなる.

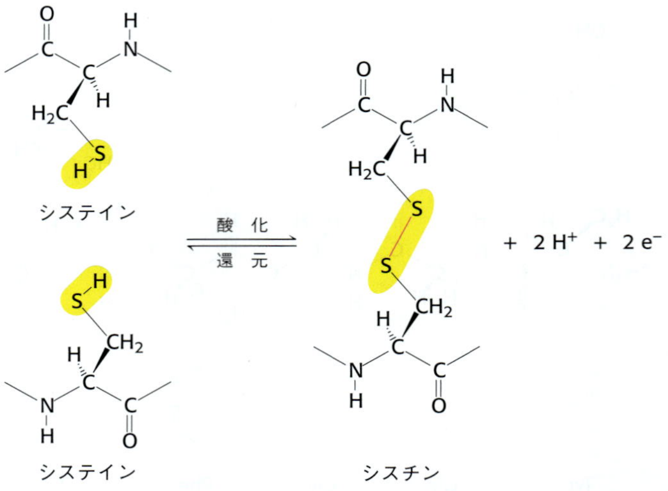

図 2・16　架橋. 二つのシステイン残基からの
ジスルフィド結合の形成は酸化反応である.

システイン

システイン

酸化／還元

$+ 2 H^+ + 2 e^-$

システイン

システイン

シスチン

パク質に見いだされる. たとえば, 結合組織におけるコラーゲン繊維はこの方法で強化されているし, フィブリン血餅 (§10・4) もそうである.

タンパク質は遺伝子によって特定された固有のアミノ酸配列をもつ

　1953 年, Frederick Sanger はタンパク質ホルモンであるインスリンのアミノ酸配列を決定した (図2・17). この研究は, <u>タンパク質が正確に定められたアミノ酸配列をもち, その配列がペプチド結合によって連結された L-アミノ酸のみからなる</u>ことを初めて示したという点で, 生化学における画期的なできごとであった. この業績は他の科学者を刺激し, さまざまなタンパク質の配列決定の研究が行われた. 実際, 現在では 200 万以上のタンパク質の全アミノ酸配列が知られている. <u>特筆すべきは, それぞれのタンパク質が固有の, 正確に定められたアミノ酸配列をもっているという事実である</u>. タンパク質のアミノ酸配列はしばしばそのタンパク質の**一次構造** (primary structure) とよばれる.

　1950 年代後半から 1960 年代前半にかけての一連の先鋭的研究によって, タンパク質のアミノ酸配列が遺伝子のヌクレオチド配列によって決定されていることが明らかにされた. 遺伝をつかさどる分子である DNA のヌクレオチド配列は RNA の相補的ヌクレオチド配列を特定し, さらに RNA はタンパク質のアミノ酸配列を特定する. とりわけ, 20 種のアミノ酸のそれぞれは, 一つまたは複数の 3 ヌクレオチドによる特異的配列によってコード (指定) されている (§4・6).

　アミノ酸配列を知ることはいくつかの理由で重要である. まず第一に, タンパク質のアミノ酸配列の情報は, その作用機構 (たとえば酵素の触媒機構など) を明らかにするのに事実上不可欠である. 事実, 新しい特性をもったタンパク質は, 既知の配列を変えることによってつくりだすことができる. 第二に, アミノ酸配列はタンパク質の立体構造を決定する. アミノ酸配列は, DNA の遺伝情報とタンパク質の生物学的機能を遂行する立体構造をつなぐ橋渡しである. アミノ酸配列とタンパク質の立体構造との関連についての解析によって, ポリペプチド鎖の折りたたみを決定する規則が明らかになりつつある. 第三

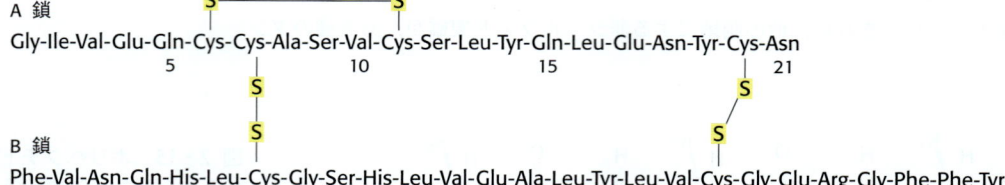

図 2・17　ウシインスリンのアミノ酸配列.

に, アミノ酸配列の変異は異常機能や疾患を生み出す可能性がある. 鎌状赤血球貧血 (第7章) や嚢胞性繊維症などの重篤な, ときには致命的な疾患は, あるタンパク質内のたった一つのアミノ酸の変化で起こりうる. 第四に, タンパク質の配列は, 進化の歴史について多くのことを明らかにする (第6章を参照). タンパク質は, それらが共通の祖先をもつ場合のみ, 相互のアミノ酸配列に類似点が見いだされる. したがって, 進化の過程で分子に起こったできごとをアミノ酸配列からたどることができる. 分子古生物学は現在脚光を浴びている研究分野である.

ポリペプチド鎖は屈曲性をもつが高次構造は制限される

　タンパク質の主鎖の幾何学的性質を調べることにより, いくつかの重要な性質が明らかになる. まず, ペプチド結合は基本的に同一平面性をもつ (図2・18). したがって, ペプチド結合で連結された1対のアミノ酸において, 六つの原子, すなわち第一のアミノ酸のα炭素原子とCO基および第二のアミノ酸のNH基とα炭素原子は同一平面上に配置する. ペプチド中の化学結合の性質によって, 結合の平面性が説明される. ペプチド結合はかなりの程度**二重結合性** (double-bond character) をもっており, それによってこの結合の周りの回転が妨げられ, ペプチド骨格の立体配座が制限される.

ペプチド結合の共鳴構造

　部分的な二重結合性はCO基とNH基の間の結合長にも表れている. 図2・19に示されるように, ペプチド結合におけるC–N間の距離は典型的には1.32 Åで, C–N単結合 (1.49 Å) とC=N二重結合 (1.27 Å) の中間の値である. 最後に, ペプチド結合は電荷をもたず, このためペプチド結合で連結されたアミノ酸重合体は稠密な球状構造をつくりやすい.

　同一平面性をもつペプチド結合に対して二つの立体配置が可能である. トランス形配置においては, 二つのα炭素原子はペプチド結合の反対側に位置する. シス形配置においては, これらの原子団はペプチド結合の同側に位置する. タンパク質におけるほとんどすべてのペプチド結合はトランス形である. シス形よりもトランス形が有利なのは, それぞれのα炭素に結合している原子団同士の立体障害がシス形の形成を阻害するが, トランス形高次構造においてはこの障害が起こらないという事実によって説明される (図2・20). 最もよく知られているシス形ペプチド結合は, X–Pro結合である. プロリンの窒素原子は二つの四面体炭素原子に結合しているためにトランス体とシス体の立体化学的差異が小さく, このためX–Pro結合のトランス形配置はあまり有利とならない (図2・21).

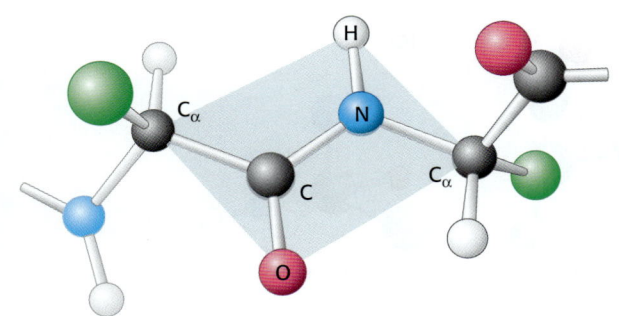

図 2・18　ペプチド結合は同一平面性をもつ.　結合した1対のアミノ酸において, 六つの原子 (C$_\alpha$, C, O, N, H, C$_\alpha$) は同一平面上にある. 側鎖は ● で表される.

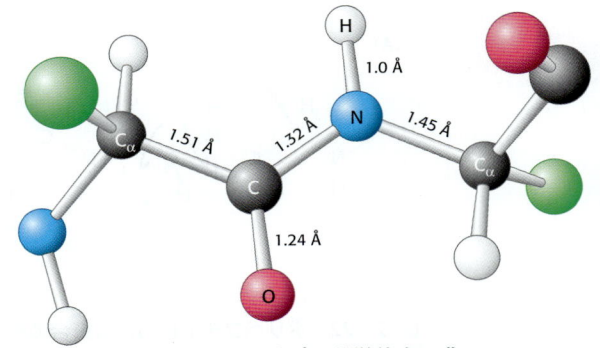

図 2・19　ペプチド単位内の典型的な結合長.　ペプチド単位はトランス形配置で示してある.

図2・20 トランス形とシス形のペプチド結合. シス形では立体障害（ (で示す）が起こるため，トランス形をとることがほとんどである.

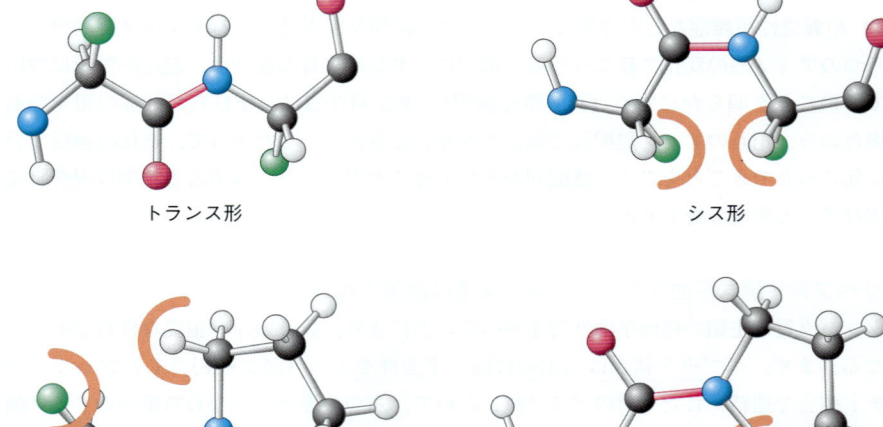

トランス形   シス形

図2・21 トランス形とシス形のX–Pro結合. どちらの形でも立体障害（ (で示す）が起こるためエネルギーは両方とも同程度である.

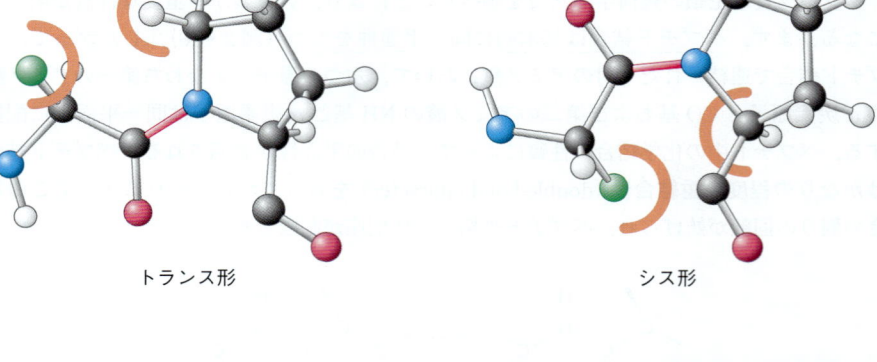

トランス形   シス形

ねじれ角（二面角）

　ある化学結合を中心軸とする回転角度. 普通 −180° から +180° の間の値をとる. ねじれ角は二面角とよばれることもある.

　ペプチド結合とは対照的に，アミノ基とα炭素間およびα炭素とカルボニル基間の結合は純粋に単結合である. 二つの隣接する変形しないペプチド単位はこれらの結合を軸として回転し，さまざまな方向をとることができる. 各アミノ酸の二つの結合の周りの自由な回転により，タンパク質は多くの異なった方式で折りたたみ（フォールディング）が可能になる. これらの結合を軸とする回転は，**ねじれ角**（torsion angle，**二面角**）によって決定できる（図2・22）. 窒素とα炭素原子間の結合の周りの回転角は **φ 角**（φ angle）とよばれる. α炭素とカルボニル炭素原子間の結合の周りの回転角は **ψ 角**（ψ angle）とよばれる. それぞれの結合において，窒素原子からα炭素原子を見て，あるいはα炭素原子からカルボニル基を見て時計回りの回転を正の値とする. φ と ψ の角度はポリペプチド骨格を決定する.

　φ と ψ の組合わせはすべてが可能だろうか. Gopalasamudram Ramachandran は原子同士の立体障害のために多くの組合わせが起こりえないことを認めた. 可能な値は**ラマチャンドランプロット**（Ramachandran plot）とよばれる二次元プロットによって表される（図2・23）. 可能な (ϕ, ψ) の組合わせのうち 3/4 は単に局所的な立体障害のために排除される. 立体排除，すなわち二つの原子が同時に同じ位置を占めることができないという事実は強力な有機体形成の原理となりうる.

　タンパク質のような生体高分子が特定の構造に折りたたまれることが可能なのは，熱力

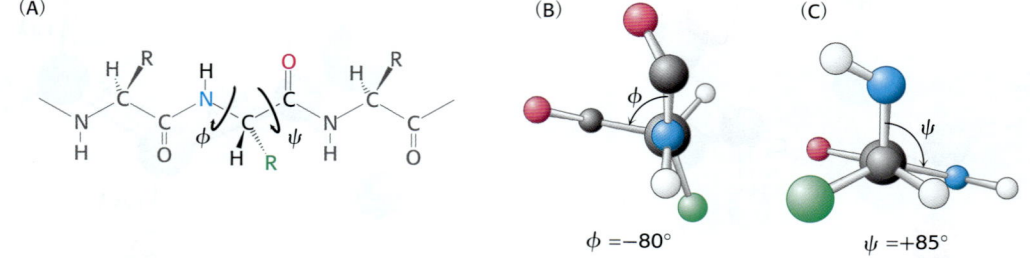

(A)   (B)   (C)

$\phi = -80°$ $\psi = +85°$

図2・22 ポリペプチドにおける結合の周りの回転. ポリペプチドにおける各アミノ酸の構造は，二つの単結合の周りの回転によって調整されうる.（A）φ は窒素とα炭素原子間の結合の周りの回転角，ψ はα炭素とカルボニル炭素原子間の結合の周りの回転角である.（B）窒素とα炭素原子間の結合を見下ろし，図のように φ を定める.（C）α炭素とカルボニル炭素原子間の結合を見下ろし，図のように ψ を定める.

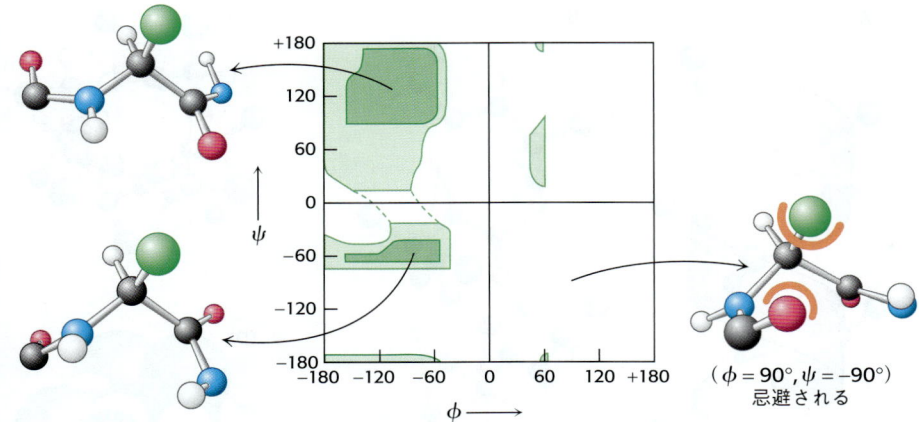

（φ = 90°, ψ = −90°）
忌避される

学的に注目すべきことである. 解きほぐされた重合体はランダムコイルとして存在する. すなわち個々の解きほぐされた重合体は異なる高次構造をもち, 多くの可能な高次構造の混合物を生じる. さまざまな型に解きほぐされた高次構造はエントロピー的には折りたたみ型になりにくく, 折りたたみ型をとるためにはそれに有利に働くような反応を必要とする. したがって, 多数の高次構造をとりうる高度に屈曲性をもった重合体は, 特定の構造に折りたたまれることはない. ペプチド単位には屈曲性がなく許容された φ, ψ 角が制限されているために, 解きほぐされた型に近づくことができる構造は限られており, その結果タンパク質の折りたたみが起こることが十分可能になる.

2・3　二次構造: ポリペプチド鎖は α ヘリックス, β シート構造, ターン, ループなどの規則的構造に折りたたまれる

　ポリペプチド鎖は規則的な繰返し構造に折りたたまれることが可能だろうか. 1951 年, Linus Pauling と Robert Corey は α ヘリックスと β 構造（β プリーツシート）という二つの周期的構造を提案した. それに続いて, β ターンや Ω ループなどの他の構造が同定された. これらのよく見られるターンあるいはループ構造は, 周期的ではないが "特徴的な形をもち", α ヘリックスや β 構造とともに最終的なタンパク質構造の形成に貢献している. α ヘリックスや β ストランド, ターンは, 直鎖上配列における近接する二つのアミノ酸のもつペプチド骨格内の N−H 基と C=O 基の間の水素結合が規則的なパターンをつくることにより構成されている. このようにして折りたたまれた部分を**二次構造**（secondary structure）とよぶ.

α ヘリックスは分子内水素結合によって安定化したコイル状構造である

　可能性のある構造を推定するのに, Pauling と Corey はペプチドのどの高次構造が立体的に許容され, 主鎖の NH および CO 基の水素結合能を最大限に活用しているかを考察した. 最初に彼らが提案した構造である **α ヘリックス**（α-helix）は円柱状構造である（図2・24）. 緊密なコイル状の骨格は円柱内部に相当し, 側鎖はそこから外側に延びてらせん状に並んでいる. α ヘリックスは主鎖の NH 基と CO 基間の分子内水素結合によって安定化している. 詳細には, 各アミノ酸の CO 基は N 末端側 4 残基後に位置しているアミノ酸の NH 基と水素結合を形成する（図2・25）. したがって, α ヘリックスの両端付近のアミノ酸を除いて, 主鎖の CO 基と NH 基はすべて水素結合を形成している. それぞれの残基はつぎの残基と, らせん軸に沿って 1.5 Å の距離, 100° の回転角の位置関係, いわゆる並進の関係にあり, ヘリックス 1 回転当たり 3.6 アミノ酸残基が存在することになる. このように, α ヘリックスにおいて配列上 3 から 4 個離れたアミノ酸は, 空間的には互いにきわめて近い位置にある. これに対して, 配列上 2 個離れたアミノ酸はヘリックスの反

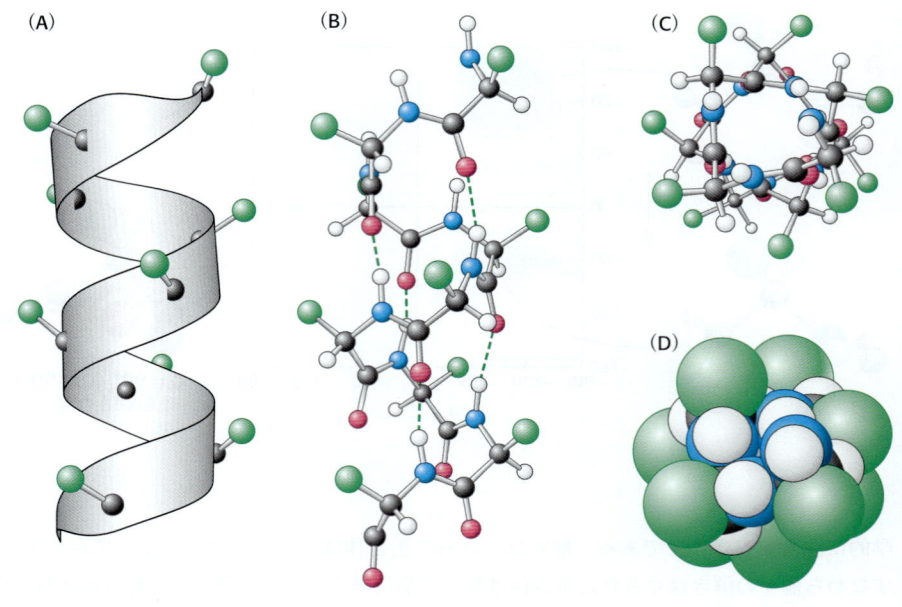

図 2・24 αヘリックスの構造. （A）α炭素と側鎖（●）の表示を併せたリボンモデル.（B）球棒モデルの側面像. NH 基と CO 基の間の水素結合（━━━）を示す.（C）軸方向から見ると, コイル状の骨格がヘリックスの内部を形成し, 側鎖（●）が外側へ突き出しているのがわかる.（D）C 図の空間充填モデル. ヘリックス内部の密に詰まった芯構造がわかる.

図 2・25 αヘリックスの水素結合の模式図. αヘリックスにおいて, i 番目の残基の CO 基は $i+4$ 番目の残基の NH 基と水素結合を形成する.

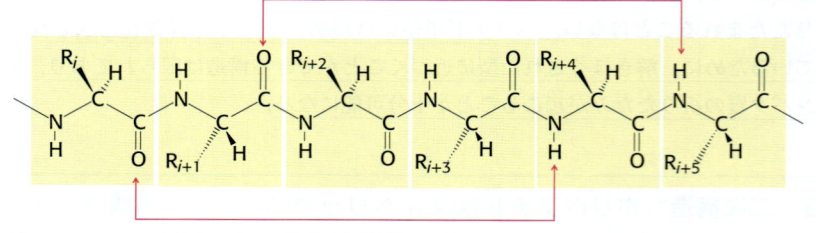

らせん方向

中心軸に対するらせん構造の回転方向のこと. らせん軸を見下ろして時計回りに鎖が回転している場合, 右巻きのらせん方向という. 回転が反時計回りの場合, らせん方向は左巻きである.

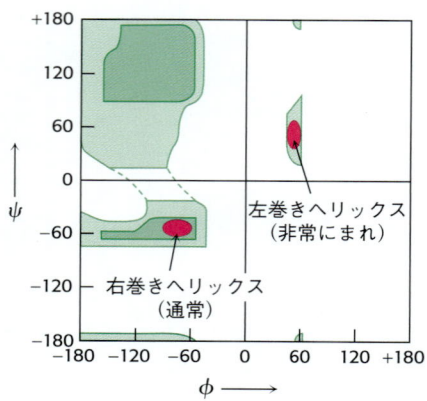

図 2・26 ヘリックスのラマチャンドランプロット. ラマチャンドランプロットでは, 右巻きヘリックスと左巻きヘリックスの両方とも, 許容される高次構造の領域に入る. しかしながら, タンパク質中のαヘリックスはほとんどすべて右巻きである.

対側に位置することになり, 相接する可能性は少ない. αヘリックスのピッチ（らせん 1 回転の軸方向の長さ）は 5.4 Å で, らせん軸に沿ったアミノ酸残基間の距離（1.5 Å）と 1 回転当たりの残基数（3.6）の積に等しい. らせん方向は右巻き（時計回り）にも左巻き（反時計回り）にもなりうる. ラマチャンドランプロットによれば, 右巻き, 左巻き両方のヘリックスがともに許容される高次構造である（図 2・26）. しかしながら, 右巻きヘリックスの方が側鎖と主鎖の間の立体障害が少ないため, エネルギー的に有利である. 実際, タンパク質に見いだされる基本的にすべてのαヘリックスは右巻きである. タンパク質の模式図では, αヘリックスはねじれたリボンまたは円柱で表される（図 2・27）.

すべてのアミノ酸がαヘリックス構造をとりやすいというわけではない. バリン, トレオニン, イソロイシンに見られるようなβ炭素原子からの分枝は, 立体障害によってαヘリックスを不安定化する傾向がある. セリン, アスパラギン酸, アスパラギンもまた, αヘリックスを破壊する傾向がある. これは, 側鎖の主鎖に近い部分に水素結合の供与原子あるいは受容原子をもち, これが主鎖の NH 基あるいは CO 基と競合するためである. プロリンもまたαヘリックスの形成を妨げるが, これはプロリンが NH 基をもたないこと, 分子内の環状構造のために ϕ 値がαヘリックスに適合する値をとりにくいことによる.

タンパク質のαヘリックスの含有量は, 0 からほぼ 100 % に至るまでさまざまである. たとえば, 鉄の貯蔵を助けるタンパク質であるフェリチンのアミノ酸残基の約 75 % はαヘリックスを構成する（図 2・28）. 実際に, すべての水溶性タンパク質の約 25 % は, ポリペプチド鎖のループやターンによって連結されたαヘリックスで構成されている. 一つのαヘリックスは普通 45 Å 以下の長さである. 生体膜を貫通する多くのタンパク質もαヘリックスを含んでいる.

(A)   (B)

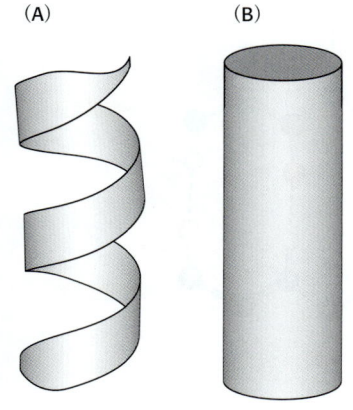

図 2・27 αヘリックスの模式図.
(A) リボン表示, (B) 円柱表示

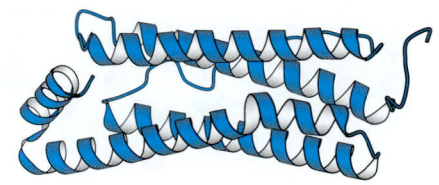

図 2・28 大部分が αヘリックスからなるタンパク質. 鉄貯蔵タンパク質であるフェリチンは, αヘリックスの束でできている〔1AEW.pdb より〕.

β シートはポリペプチド鎖 (ストランド) 間の水素結合によって安定化する

Pauling と Corey はもう一つの周期的構造モチーフを提唱し, **β (シート) 構造**〔β-(sheet) structure, **β プリーツシート** (β-pleated sheet) ともいう〕と名づけた (β としたのは, αヘリックスを1番目として2番目に彼らが明らかにした構造だったからである). β シートは円柱状の αヘリックスとはかなり異なる. β シートを構成する1本のポリペプチド鎖は **β ストランド** (β-strand) とよばれ, αヘリックスのように密にコイルを形成するのではなく, ほとんど一杯に引き伸ばされた状態になっている. ある範囲の引き伸ばされた構造は, 立体的に許容されている (図2・29).

隣り合うアミノ酸間の距離は β ストランドにおいては約3.5Åで, αヘリックスにおける1.5Åとは対照的である. 隣り合うアミノ酸の側鎖は反対方向を向いている (図2・30). β シートは隣接するように位置する二つ以上の β ストランドが水素結合によって連結されて形成する. β シート内で並んでいる鎖は, 反対方向を向いている場合 (逆平行 β シート) と同一方向を向いている場合 (平行 β シート) とがある. 逆平行配列においては, 各アミノ酸の NH 基と CO 基は, 隣の鎖の相対する CO 基と NH 基とおのおの水素結合する (図2・31). 平行配列においては, 水素結合のしくみはやや複雑である. 各アミノ酸において, NH 基は隣の鎖の一つのアミノ酸の CO 基と水素結合するが, CO 基が水素結合する NH 基は, 2残基先のアミノ酸である (図2・32). 多くの, 典型的には4,5

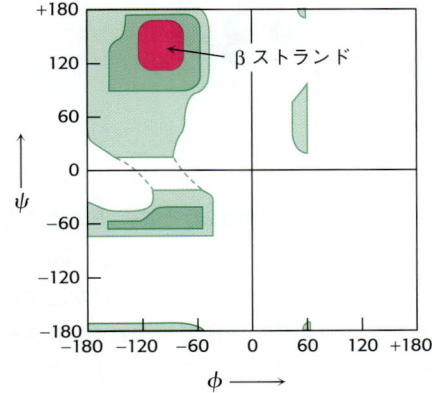

図 2・29 β ストランドのラマチャンドランプロット. ■ の領域は立体的に許容された高次構造のうち, 拡張した β ストランド様構造を示す.

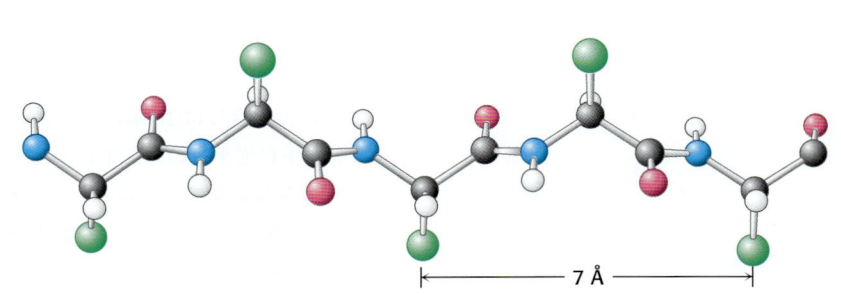

図 2・30 β ストランドの構造. 側鎖 (●) はストランド平面に対して上下交互に位置する.

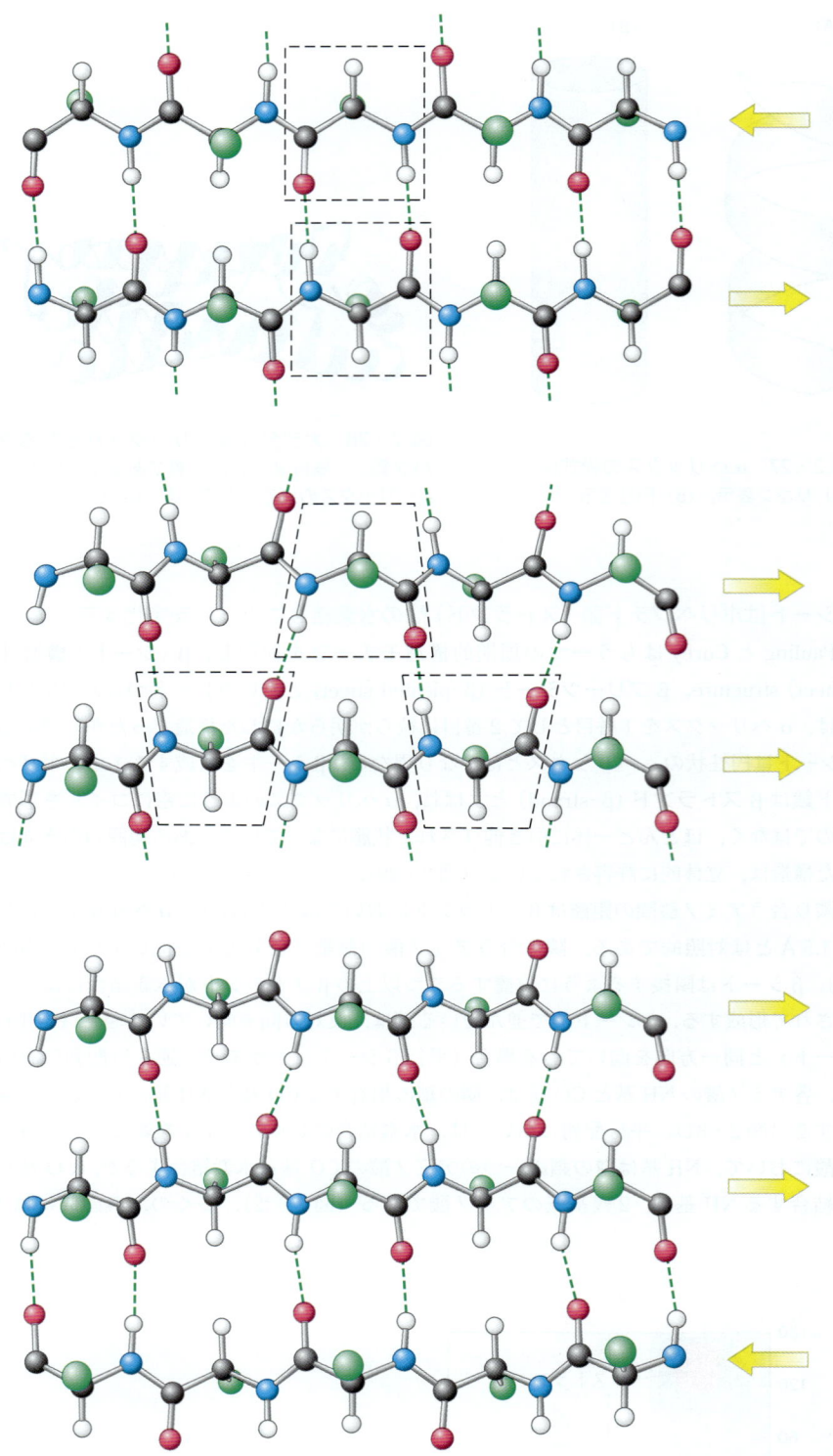

図 2・31 逆平行 β シート. 隣り合う β ストランドは反対方向を向く．NH 基と CO 基の間の水素結合によって，それぞれのアミノ酸は隣のストランドの一つのアミノ酸とつながり，構造が安定化する．

図 2・32 平行 β シート. 隣り合う β ストランドは同一方向を向く（2 本の ⟹ で表す）．水素結合によって，一つの鎖のそれぞれのアミノ酸は隣のストランドの二つの別のアミノ酸とつながっている．

図 2・33 混合 β シートの構造. 各鎖の方向性は ⟹ ⟸ で示す．

本だが，ときには 10 本以上のストランドが集まって β シートを形成しうる．そのような β シートは逆平行のみ，平行のみ，両者の混合のいずれの場合もありうる（図 2・33）．

　模式図においては，β ストランドは普通，形成される β シートの型 —— 平行か逆平行か —— を示すために，カルボキシ末端方向を指すような幅広い矢印で描かれる．β シートは α ヘリックスよりも構造上多様で，比較的平らであるがほとんどのものはややねじれた形をとる（図 2・34）．β シートは多くのタンパク質において重要な構造上の要素である．たとえば，脂質代謝に重要な脂肪酸結合タンパク質は，ほとんど β シートのみで構築されている（図 2・35）．

(A)

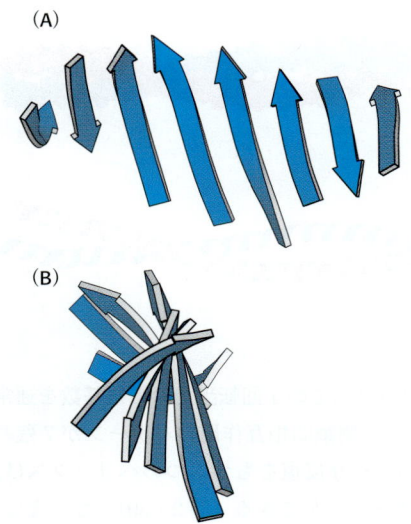

(B)

図 2・34　ねじれた β シート（β ツイスト）.
（A）模式的なモデル.（B）ねじれをよりはっきり描出するために 90° 回転した模式的なモデル

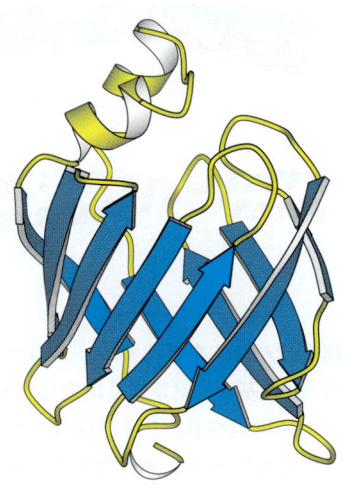

図 2・35　β シートを主体とするタンパク質.　脂肪酸結合タンパク質の構造〔1FTP.pdb より〕

ポリペプチド鎖は逆向きターンとループをつくることによって方向を変えることができる

　ほとんどのタンパク質は密な球形をとるが，そのためにはポリペプチド鎖の方向を反転させる必要がある. このような反転の多くは，図2・36 に示すように，**β ターン**（β-turn）〔**逆ターン**（reverse turn），**ヘアピンベンド**（hairpin bend）としても知られている〕とよばれるよく見られる構造要素によって達成される. 多くの β ターンでは，ポリペプチドの i 番目の残基の CO 基は $i+3$ 番目の残基の NH 基と水素結合をつくる. この相互作用はポリペプチド鎖の方向の突然の変化を安定化させる働きをもつ. もっと精巧な構造によって鎖の反転が起こる場合もあり，この構造は**ループ**（loop）あるいはその全体の形を模して **Ω ループ**（Ω-loop）とよばれる. α ヘリックスや β シートとは異なり，ループは規則的な周期構造をとらない. それにもかかわらずループ構造はしばしば固定され，特徴的な形をとる（図2・37）. ターンとループは決まってタンパク質の表面に位置し，そのためタンパク質と他の分子との相互作用にしばしば関与している.

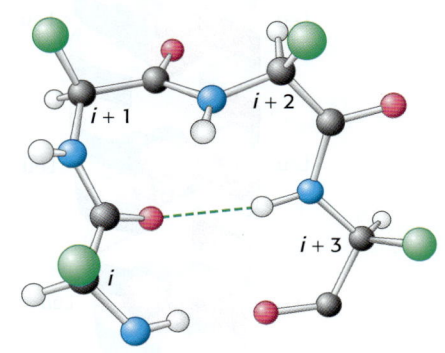

図 2・36　逆向きターンの構造.　ポリペプチド鎖の i 番目の残基の CO 基は $i+3$ 番目の残基の NH 基と水素結合をつくりターンを安定化する.

繊維状タンパク質は細胞や組織の構造的な支持体を供する

　α ケラチンとコラーゲンの二つのタンパク質には，特殊なタイプのヘリックス構造が存在する. これらのタンパク質は，組織の構造に寄与するうえで重要な長い繊維を形成する.

　ウールや毛髪の必須な構成成分である α ケラチンは，二つの右回りの α ヘリックスからなり，相互に絡み合いながら，**コイルドコイル**（coiled-coil）とよばれる左回りの一種の超らせん構造を形成している. α ケラチンは，**コイルドコイルタンパク質**（coiled-coil protein）とよばれるタンパク質スーパーファミリーの一員である（図2・38）. これらのタンパク質においては，二つ以上の α ヘリックスが絡み合ってより安定な構造を形成し，その長さは 1000 Å（100 nm または 0.1 µm）以上に達することもある. このファミリーに属するタンパク質はヒトでは約 60 種類ほどあり，細胞骨格（細胞内の骨組み構造）に寄与するタンパク質である中間径フィラメント，筋肉タンパク質であるミオシンやトロポミオシンなどが含まれる（§35・2）. これらのファミリータンパク質を特徴づけるのは，**7 残基反復**（heptad repeat）とよばれる，7 個のアミノ酸の不完全な反復配列を含み全体として 300 個のアミノ酸からなる中心領域である.

　α ケラチンに含まれる二つの α ヘリックスは，ファンデルワールス力やイオン相互作用のような弱い相互作用によって互いに橋かけ結合している. これら相互作用は，左回りの

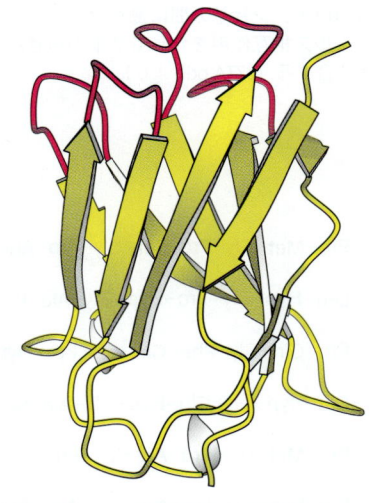

図 2・37　タンパク質表面のループ.　抗体分子の一部は，他の分子との相互作用を媒介する表面ループ（■）をもつ〔7FAB.pdb より〕.

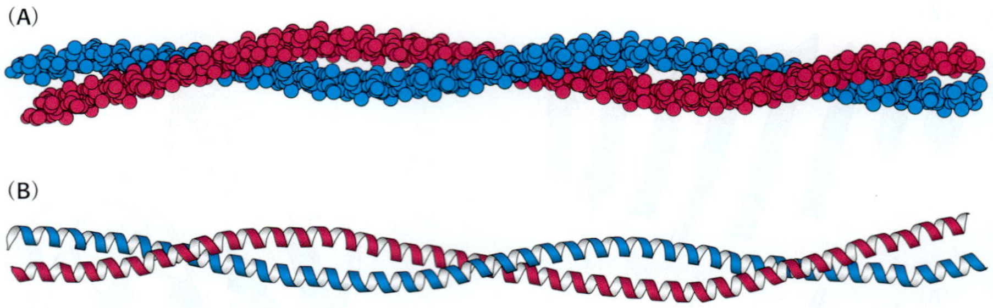

図 2・38　αヘリックスのコイルドコイル.　（A）空間充填モデル.（B）リボンモデル. 二つのαヘリックスは互いにより合わされて超らせんを形成する. このような構造は毛, 羽, 爪, 角にあるケラチンなど, 多くのタンパク質にみられる〔1C1G.pdb より〕.

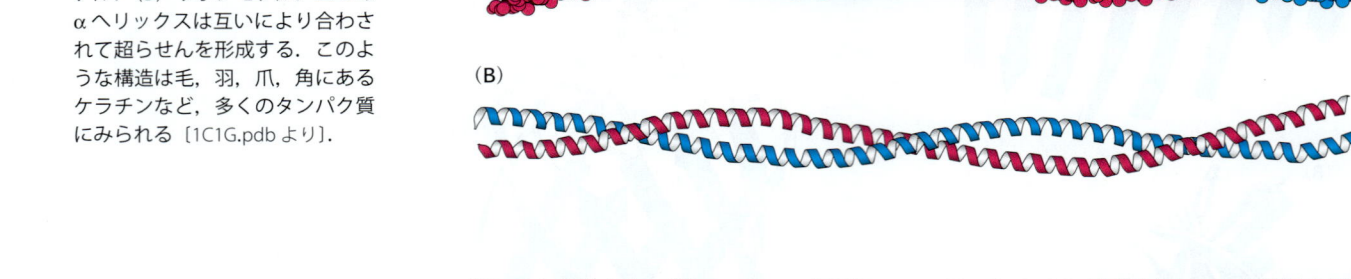

(A)

(B)

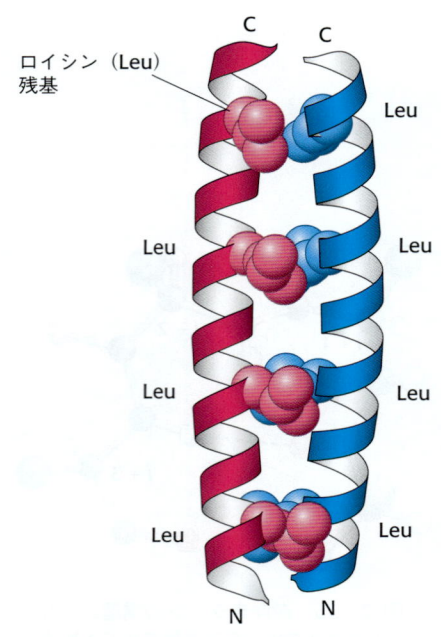

ロイシン（Leu）残基

図 2・39　コイルドコイルタンパク質における 7 残基反復. 各らせん 7 残基ごとにロイシンがある. 主としてそれらのロイシン残基の間に働くファンデルワールス相互作用を介して 2 本のらせんが会合する〔2ZTA.pdb より〕.

13
–Gly–Pro–Met–Gly–Pro–Ser–Gly–Pro–Arg–
22
–Gly–Leu–Hyp–Gly–Pro–Hyp–Gly–Ala–Hyp–
31
–Gly–Pro–Gln–Gly–Phe–Gln–Gly–Pro–Hyp–
40
–Gly–Glu–Hyp–Gly–Glu–Hyp–Gly–Ala–Ser–
49
–Gly–Pro–Met–Gly–Pro–Arg–Gly–Pro–Hyp–
58
–Gly–Pro–Hyp–Gly–Lys–Asn–Gly–Asp–Asp–

図 2・40　コラーゲン鎖の一部のアミノ酸配列.　3 残基ごとにグリシンがある. プロリンとヒドロキシプロリン（Hyp）も多数ある.

超らせん構造をとる際に, 二つの右回りのαヘリックスでの 1 回転当たりの残基数を通常の 3.6 残基から 3.5 残基に変化させる. したがって, 側鎖間相互作用のパターンが 7 残基ごとに繰返され, 7 残基反復が形成される. このような反復をもつ二つのヘリックスは, その反復配列が相補的な場合に互いに相互作用することができる（図 2・39）. たとえば, 反復されている残基は, ファンデルワールス力の働きやすい疎水性残基であったり, イオン相互作用の働きやすい異なる電荷を帯びた極性残基であったりする. それに加えて, 二つのヘリックスは, 近接するシステイン残基によって形成されたジスルフィド結合によっても結合しうる. αケラチンの一例であるウールの物理的特性は, ヘリックス間の結合によってうまく説明をすることができる. ウールは伸縮自在であり, 長さを 2 倍近くまで伸ばすことが可能だが, それはαヘリックスが近接するヘリックス間の弱い相互作用を断ち切りながら伸長することができることによる. しかし, 共有結合しているジスルフィド結合は壊されることはなく, 張力からいったん解放されると繊維はもとの状態に戻る. さらに, ジスルフィド結合による架橋の数は繊維の特性を決定する. 髪の毛やウールは架橋が少なく, 柔軟である. 一方, 角や爪, ひづめは多くの架橋をもち, より堅固である.

哺乳類に最も多くみられるタンパク質であるコラーゲンには, 別のタイプのらせんが存在する. コラーゲンは皮膚, 骨, 腱, 軟骨, 歯の主要な繊維成分である. この細胞外タンパク質は, 長さが約 3000 Å で半径がたった 15 Å の棒状分子である. それは 3 本のらせん状のポリペプチド鎖からなり, それぞれが 1000 残基近い長さをもつ. グリシンがアミノ酸配列の 3 残基ごとに現れ, グリシン–プロリン–ヒドロキシプロリンという配列がしばしば繰返される（図 2・40）. ヒドロキシプロリンはプロリンの誘導体であり, ピロリジン環の水素原子の一つがヒドロキシ基に置換されている.

コラーゲンのヘリックスはαヘリックスとは異なる性質をもつ. 鎖内には水素結合はない. その代わり, プロリン残基とヒドロキシプロリン残基のピロリジン環の間で起こる立体反発によって, らせんが安定化する（図 2・41）. ポリペプチド鎖が 1 回転当たり約 3 残基のらせんとなっている場合, ピロリジン環同士は互いに反発しあう. 三重鎖は相互に絡み合い, その間の水素結合によって安定化する超らせんケーブル（superhelical cable）を形成する. この水素結合は, グリシン残基に由来するペプチド骨格内の NH 基と他の鎖に含まれる CO 基との間で形成される. ヒドロキシプロリン残基のヒドロキシ基もまた水素結合に関与している.

三重鎖の超らせんケーブルの内側は非常に稠密であり, それぞれの鎖で 3 残基ごとにグリシンが必要とされるのはこのためである（図 2・42A）. すなわち, グリシンのみが内部の配置に収まることができる. グリシンの両側のアミノ酸残基はケーブルの外側に位置するが, そこにはプロリン残基とヒドロキシプロリン残基の容積の大きい環状構造に対して十分な空間的余裕がある（図 2・42B）.

三重らせん内のグリシンの位置取りが重要であるということは, 骨粗鬆症を呈する一つの疾患である骨形成不全症で説明できる. この病気は軽度のものから重篤なものまであるが, 内部のグリシン残基が他のアミノ酸に置き換わっている. この置換によってコラーゲンのフォールディングが遅れたり不適当なものになり, 異常コラーゲンが

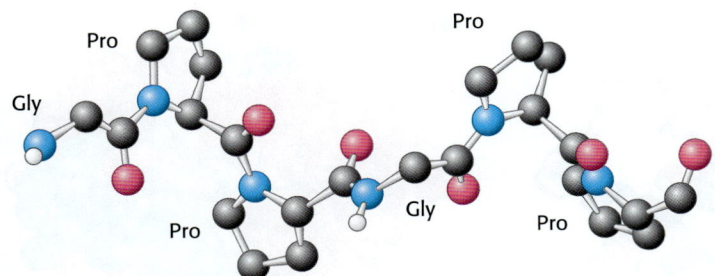

図 2・41　コラーゲン三重らせんを構成する一本鎖の立体配座.

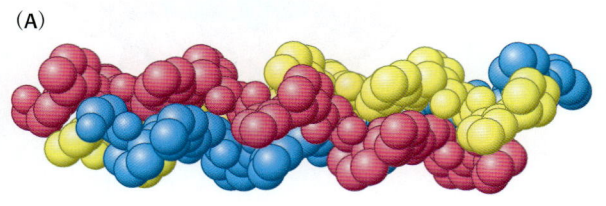

(A)

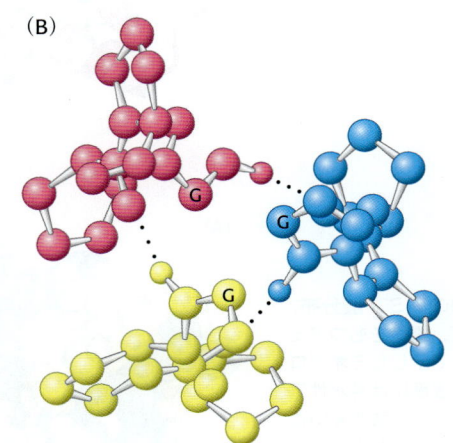

(B)

図 2・42　コラーゲンタンパク質の構造.　(A) コラーゲンの空間充填モデル. 鎖ごとに異なる色で示す. (B) コラーゲンの断面モデル. 各鎖は他の二つの鎖と水素結合している. グリシン残基のα炭素原子に G を付けて示した. らせんの中心部分に空間がないため, 3 残基ごとにグリシンがなければならない. ピロリジン環は外側にあることに注意

蓄積する. 最も重篤な症状は高度の骨脆弱性である. 眼の中の異常コラーゲンのせいで白眼が青色を呈する青色強膜をひき起こすこともある.

2・4　三次構造: 水溶性タンパク質は無極性の芯をもつ密な構造に折りたたまれる

さて, アミノ酸がどのように集まって完成されたタンパク質を形成するのかを調べてみよう. X 線結晶解析と核磁気共鳴 (NMR) 解析の研究 (§3・5) により, 数千ものタンパク質の詳細な立体構造が明らかにされてきた. ここではまず, 原子の詳細が最初にわかったタンパク質である**ミオグロビン** (myoglobin) を調べてみよう.

筋肉における酸素運搬体であるミオグロビンは, 153 アミノ酸からなる単一ポリペプチド鎖である (第 7 章). ミオグロビンの酸素結合能には**ヘム** (heme), すなわちプロトポルフィリンIXと中心の鉄原子で構成される非ポリペプチド性の**補欠分子族** (prosthetic group) の存在が必要である. ミオグロビンはきわめて密な分子である. その全体の大きさは 45×35×25 Å で, 全体が伸びきったと仮定した大きさの 1/10 以下である (図 2・43). 主鎖の約 70 % は八つのαヘリックスに折りたたまれており, 残りの鎖の多くはヘリックス間のターンとループを形成している.

ミオグロビンの主鎖の折りたたみは, 他のほとんどのタンパク質と同じように, 複雑で対称性を欠いている. タンパク質のポリペプチド鎖全体を一まとまりとして**三次構造** (tertiary structure) とよんでいる. 側鎖の分布から統一的な原理が明らかになる. 注目すべきは, 内部はほとんどすべてロイシン, バリン, メチオニン, フェニルアラニンなどの無極性残基からなるということである (図 2・44). アスパラギン酸, グルタミン酸, リシン, アルギニンなどの電荷をもった残基はミオグロビンの内側には存在しない. 内側にある唯一の極性残基は二つのヒスチジン残基で, それらは鉄と酸素の結合に重要な役割を果たしている. 一方, ミオグロビン分子の外側は極性残基と無極性残基両方から構成されている. 空間充填モデルによれば, 内部にはほとんど空間は存在しないことがわかる.

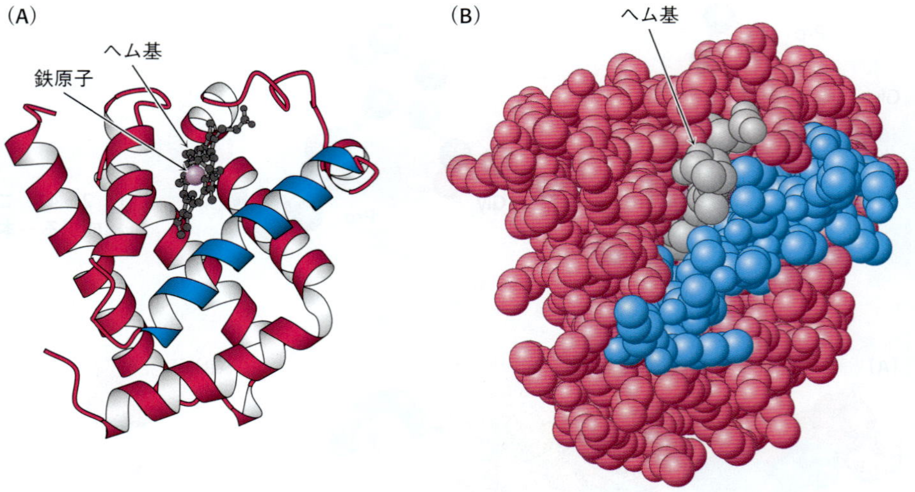

図 2・43　ミオグロビンの立体構造.（A）リボンモデルから, ミオグロビンがおもにαヘリックスから構成されていることがわかる.（B）同一方向から見た空間充填モデル. 折りたたまれたタンパク質が密に詰まっている様子を示す. ヘム基は稠密なタンパク質の裂隙に埋もれて, 辺縁部のみが露出していることに注意. 一つのらせんのみ青色で示し, 二つのモデルによる表示を比較しやすくしてある〔1A6N.pdb より〕.

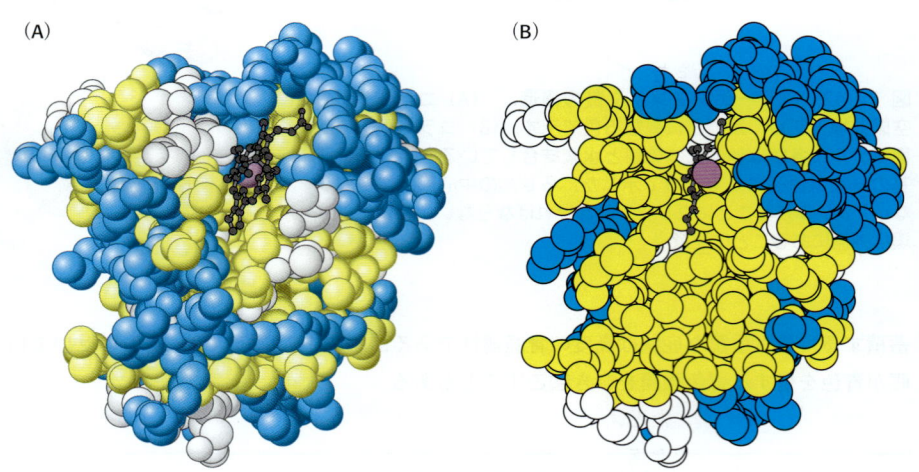

図 2・44　ミオグロビン内のアミノ酸分布.（A）疎水性アミノ酸を ● で, 電荷をもつアミノ酸を ● で, その他を ○ で示したミオグロビンの空間充填モデル. 分子表面には疎水性アミノ酸もあるが, 電荷をもつアミノ酸が多いことに注意.（B）断面を見ると, ほとんどの疎水性アミノ酸は構造の内部に見いだされ, 一方, 電荷をもつアミノ酸はタンパク質表面に見られることに注意〔1MBD.pdb より〕

　極性残基と無極性残基の対照的な分布により, タンパク質構造の鍵となる側面が明らかにされた. 水溶液中では, タンパク質の折りたたみは, 疎水性残基が水から排除される強い傾向によって促進される. 疎水基は水の環境中では広がっているよりもクラスターを形成している方が, 熱力学的に安定な系であることを思い出してほしい（p. 10）. そのためポリペプチド鎖は, 疎水性側鎖が内部に埋込まれ, 極性の電荷をもった鎖が表面に位置するように折りたたまれる. 多くのαヘリックスやβストランドは両親媒性である. すなわち, αヘリックスやβストランドはタンパク質の内部に向かう疎水性面と, 水溶液に向かうより極性な面とを兼ね備えている. 疎水性側鎖をもつ主鎖の運命もまた重要である. 対を形成していないペプチドの NH 基および CO 基は, 無極性環境よりも水に取巻かれる方がはるかに有利である. 疎水性環境中にこの主鎖部分が埋込まれる秘訣は, すべての NH 基と CO 基を水素結合で対にするところにある. この対形成はαヘリックスやβシートによって巧みに完成される. 緊密に詰められた炭化水素側鎖の間のファンデルワールス相互作用もまたタンパク質の安定化に寄与している. ここで, なぜ20のアミノ酸の組が, 大きさや形が微妙に異なるいくつかのものからなるのかがわかったであろう. そのおかげで, タンパク質の内部を間隙なく埋め, 緊密な接近を必要とするファンデルワールス相互作用を最大にするものを, その組から選ぶことができるのである.

　生体膜を貫通するタンパク質のいくつかは, 疎水性アミノ酸と親水性アミノ酸の分布が逆転しており, "規則を証明する例外" となっている. たとえば, 多くの細菌の外膜に見いだされるタンパク質であるポーリンについて考えてみよう（図2・45）. 膜は, おもに疎水性のアルカン鎖によってできている（§12・4）. かくしてポーリンはおもに疎水性残

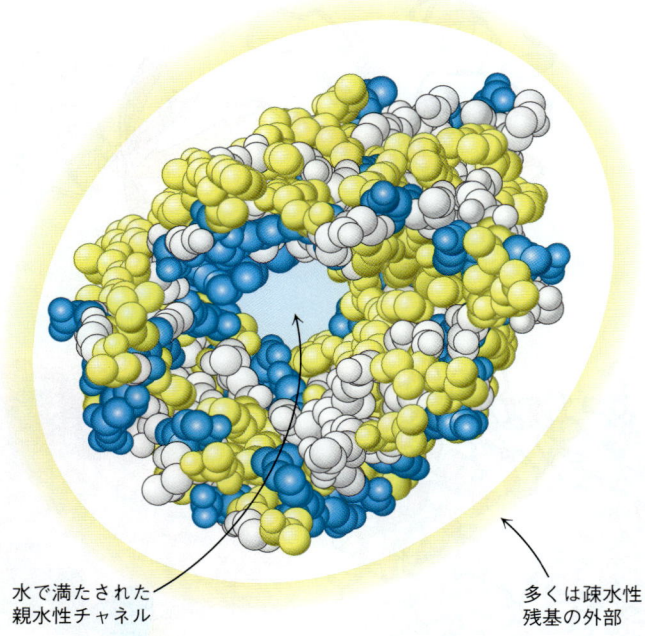

図 2・45 ポーリンの "裏返し" 型アミノ酸分布.
ポーリンの外側（膜の疎水性原子団と接触している）
は多くは疎水性残基で覆われているが，中心部には，
電荷をもつ極性アミノ酸が並んだ，水で満たされた
チャネルが存在する［1PRN.pdb より］.

水で満たされた
親水性チャネル

多くは疎水性
残基の外部

基によって外側が覆われ，それによって隣接するアルカン鎖と相互作用している．これに
対してポーリンの中心は，多電荷の極性アミノ酸からなり，それらがポーリンの中心を通
る水で満たされたチャネルを取巻いている．このように，ポーリンは疎水性の環境の中で
機能するため，水溶液中で機能するタンパク質から見ると "裏返し" になっている．

　二次構造の組合わせのうちある種のものは，多くのタンパク質中に存在し，しばしば類
似の機能を示す．これらの組合わせは**モチーフ**（motif）または**超二次構造**（supersecondary
structure）とよばれる．たとえば，ターンによって隔てられた二つの αヘリックスは，**ヘ
リックス・ターン・ヘリックス**（helix-turn-helix）モチーフとよばれ，多くの DNA 結合タンパ
ク質に見いだされる（図 2・46）.

　ポリペプチド鎖の中には，二つ以上の密な領域に折りたたまれ，その断片があたかも糸
でつながった真珠のように自由に曲がる状態で連結されたものもある．これらの密な球状
単位は**ドメイン**（domain）とよばれ，その大きさは約 30〜400 アミノ酸残基とさまざまで
ある．たとえば，免疫系の特定の細胞に存在する細胞膜タンパク質である CD4 の細胞外
部分は，それぞれ約 100 アミノ酸の互いに似た四つのドメインから構成されている（図
2・47）．しばしばタンパク質は，全体の三次構造が互いに異なっていても，共通のドメイ
ンをもつことがある．

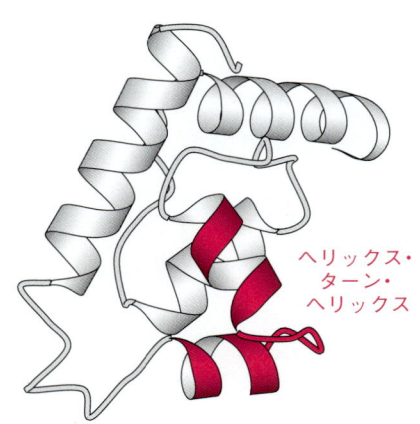

ヘリックス・
ターン・
ヘリックス

図 2・46 超二次構造の要素の一つ，
ヘリックス・ターン・ヘリックスモチー
フ. ヘリックス・ターン・ヘリックスモ
チーフは多くの DNA 結合タンパク質に
見られる［1LMB.pdb より］.

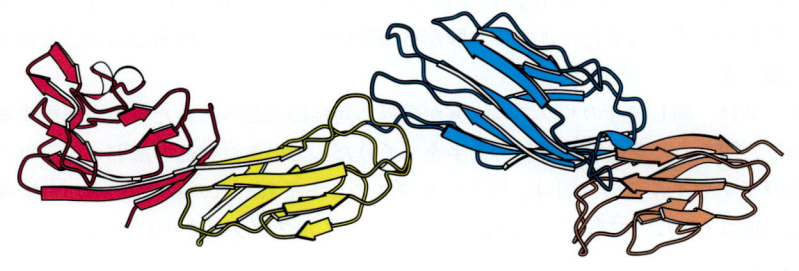

図 2・47 タンパク質ドメイン.
細胞表面タンパク質の CD4 は四つの
相同なドメインから構成されてい
る［1WIO.pdb より］.

2・5 四次構造: ポリペプチド鎖は会合して
多サブユニット構造を形成することができる

　タンパク質の構築を論じる場合，構造の四つの階層がよく引用される．ここまでそのう

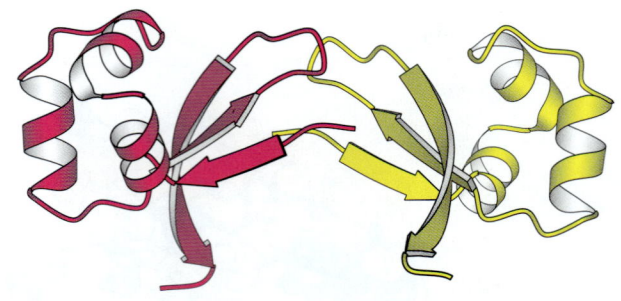

図 2・48　四次構造.　バクテリオファージ λ の Cro タンパク質は, 同一サブユニットの二量体である〔5CRO.pdb より〕.

図 2・49　ヒトヘモグロビンの $\alpha_2\beta_2$ 四量体.
二つの同一の α サブユニット（■）の構造は, 二つの同一の β サブユニット（■）の構造と似ているが, 同じではない. この分子は 4 個のヘム原子団（鉄原子は ●, 残りは • で表示）を含む.（A）リボン図を見るとサブユニットの相同性が際立ち, これらが主として α ヘリックスからできていることがわかる.（B）空間充塡モデルではヘム原子団がどのようにこのタンパク質の裂隙に入り込んでいるかがわかる〔1A3N.pdb より〕.

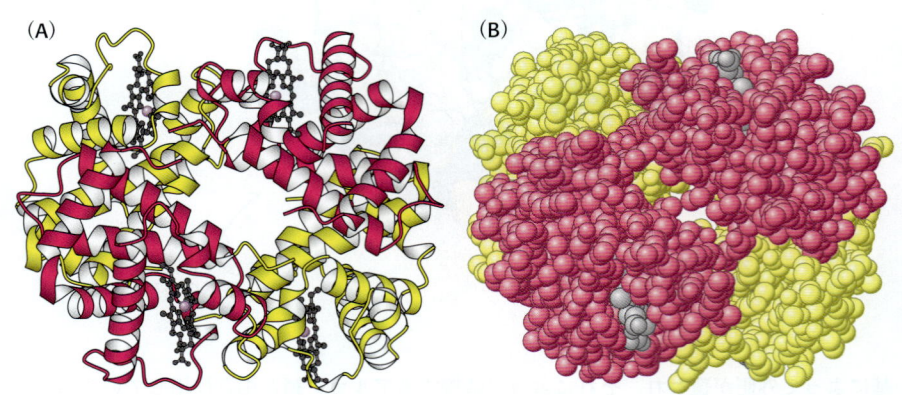

(A)　　　(B)

ちの三つを考察してきた. 一次構造はアミノ酸配列である. 二次構造は配列上近いアミノ酸残基がつくる空間的配置である. これらの配置のいくつかは規則的な性質をもち, 周期構造をつくり出す. α ヘリックスと β ストランドは二次構造の要素である. 三次構造は, 配列上遠く離れたアミノ酸残基も含めた空間的配置とジスルフィド結合のパターンを意味する. ここで, 二つ以上のポリペプチド鎖を含むタンパク質に目を向けてみよう. 構造を組立てる第四の階層を考えることができる. そのようなタンパク質におけるそれぞれのポリペプチド鎖は**サブユニット**（subunit）とよばれる. **四次構造**（quaternary structure）はサブユニットの空間的配置とそれらの相互作用の性質を指す. 四次構造の最も単純なものは, 二つの同一のサブユニットからなる**二量体**（dimer）である. この分子形態は, λ とよばれる細菌ウイルスの DNA 結合タンパク質 Cro に見いだされる（図 2・48）. もっと複雑な四次構造も普通にみられる. 二つ以上の種類のサブユニットがしばしば複数個存在することもある. たとえば, 血液中の酸素運搬タンパク質であるヒトヘモグロビンは, 図 2・49 に描かれているように, 一つのタイプ（α と名付けられている）のサブユニット 2 個と別のタイプ（β と名付けられている）のサブユニット 2 個から構成されている. このように, ヘモグロビン分子は $\alpha_2\beta_2$ 四量体として存在する. ヘモグロビン分子内のサブユニット配置のわずかな変化によって, 肺から各組織まで効率よく酸素を運ぶことが可能になる（第 7 章）.

　ウイルスは, 同じ種類のサブユニットが繰返し対称的に並べられた外殻を形成することによって, 限られた量の遺伝情報の大半をつくりだしている. 普通の風邪の原因ウイルスであるライノウイルスの外殻は, 四つのサブユニットそれぞれの 60 コピーから構成されている（図 2・50）. サブユニットは会合して, ウイルスゲノムを中に入れたほぼ球状の外殻を形成する.

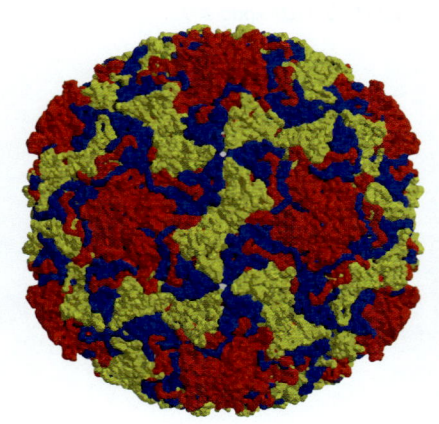

図 2・50　複雑な四次構造.　一般的な風邪の原因, ヒトライノウイルスの外殻は, 四つのサブユニットそれぞれの 60 コピーから構成されている. 異なる色で表面から見える三つのサブユニットそれぞれを示す.

2・6　タンパク質の立体構造はそのアミノ酸配列によって決定される

　タンパク質の精巧な立体構造はどのようにして獲得されるのだろうか. Christian Anfinsen が 1950 年代に行った, 酵素リボヌクレアーゼに関する古典的な業績によって,

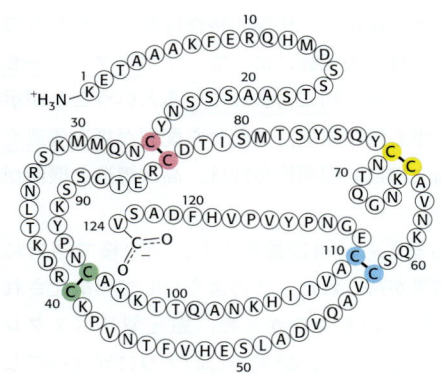

図 2・51　ウシリボヌクレアーゼのアミノ酸配列．四つのジスルフィド結合は色を付けて示した〔出典：C.H.W. Hirs, S. Moore, W.H. Stein, *J. Biol. Chem.*, **235**, 633～647(1960)〕．

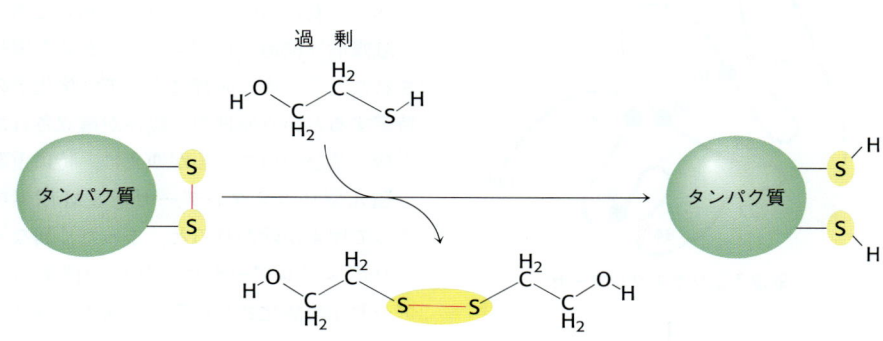

図 2・52　ジスルフィド結合の還元における 2-メルカプトエタノールの役割．ジスルフィドが還元されるとともに，2-メルカプトエタノールが酸化されて二量体を形成することに注意せよ．

タンパク質のアミノ酸配列とその高次構造の関係が明らかになった．リボヌクレアーゼは四つのジスルフィド結合で架橋された 124 アミノ酸残基から構成される単一ポリペプチド鎖である（図2・51）．Anfinsen の案は，酵素の立体構造を破壊して，その後その構造を回復させるのにどのような条件が必要かを決定することであった．

　尿素（urea）や**塩酸グアニジン**（guanidinium chloride）などの物質は，タンパク質の非共有結合を効率よく破壊する．その作用機構はよくわかっていないが，コンピューターシミュレーションからは，それら物質が水に置き換わってタンパク質を溶媒和する分子となり，そのため，タンパク質構造を安定化しているファンデルワールス相互作用を破壊できるということがわかる．ジスルフィド結合は **2-メルカプトエタノール**（2-mercaptoethanol）のような試薬で還元することにより可逆的に開裂される（図2・52）．大過剰の 2-メルカプトエタノール存在下では，ジスルフィド（シスチン）はスルフヒドリル（システイン）に十分変換される．

　架橋をもたないポリペプチド鎖のほとんどは，8 M 尿素または 6 M 塩酸グアニジン存在下で**ランダムコイル構造**（random-coil conformation）をとる．リボヌクレアーゼが 2-メルカプトエタノールと 8 M 尿素中で処理されると，その産物は十分還元され，酵素活性を失ったランダムコイル型のポリペプチド鎖になった．タンパク質が正常な活性を失ったランダムコイル状態のペプチドに変換されたとき，その状態を**変性**（denaturation）されたという（図2・53）．

　そこで Anfinsen は，透析によって尿素と 2-メルカプトエタノールを除くと，変性したリボヌクレアーゼがゆっくりと酵素活性を取戻すという重要な所見を見いだした（§3・1）．彼はこの思いがけない知見の重要性に気付いた．変性した酵素の SH 基は空気中で酸化され，この酵素は触媒活性をもった形に自発的に再び折りたたまれたのである．詳細な研究により，SH 基が適正な条件下で酸化されると，元来の酵素活性がほとんどすべて回

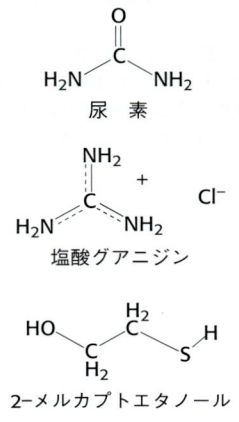

尿　素

塩酸グアニジン

2-メルカプトエタノール

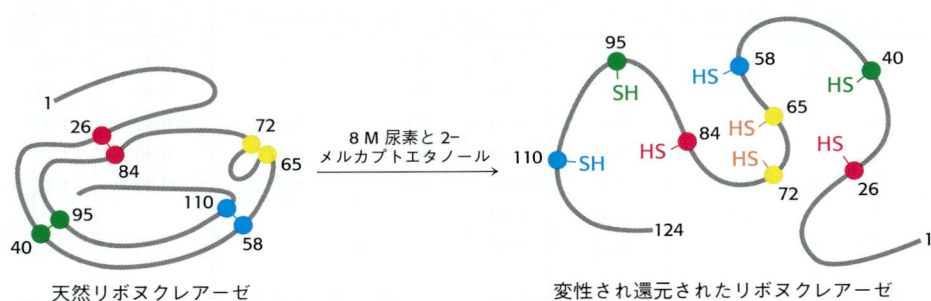

天然リボヌクレアーゼ　　　8 M 尿素と 2-メルカプトエタノール　→　変性され還元されたリボヌクレアーゼ

図 2・53　リボヌクレアーゼの還元と変性．

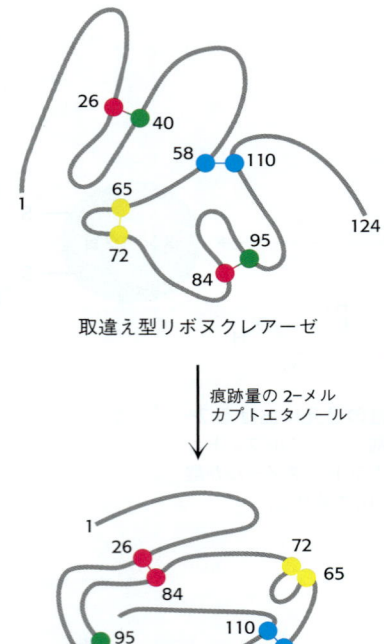

取違え型リボヌクレアーゼ

↓ 痕跡量の 2-メル
カプトエタノール

天然リボヌクレアーゼ

図 2・54　正しいジスルフィド対の再形成.
痕跡量の 2-メルカプトエタノール存在下で,
取違え型リボヌクレアーゼから天然リボヌクレ
アーゼを再形成することができる.

復することが示された. 再び折りたたまれた酵素の物理的, 化学的特性は測定されたもの
すべて, 変性前の酵素と事実上同じであった. これらの実験によって, リボヌクレアーゼ
の触媒活性構造を特定するのに必要な情報はアミノ酸配列に含まれているということが示
された. その後の研究によって, 生化学のこの中心的な原理, すなわち配列が高次構造を
特定するという原理の一般性が確立された. 高次構造の配列依存性は, 高次構造と機能が
密接に結びついているがゆえに, 特に重要である.

　還元型リボヌクレアーゼが 8 M 尿素中にあるうちに再び酸化され, その後で透析に
よって尿素が除かれると, まったく異なった結果が得られた. このようにして再酸化され
たリボヌクレアーゼは変性前の酵素活性の 1% しかもたなかった. 還元型リボヌクレ
アーゼが再酸化される際に, 尿素が存在するかしないかで, 結果がこのように異なってし
まうのはなぜであろうか. その理由は, 尿素存在下では間違ったジスルフィド結合が形成
されたためである. 8 個のシステイン分子が対をなして 4 個のジスルフィドを形成する組
合わせは 105 通りあるが, ただ一つの組合わせだけが酵素活性をもつ. 残り 104 個の間
違った組合わせは, 見た目の印象から "取違え型" リボヌクレアーゼと名付けられた.
Anfinsen は, 痕跡量の 2-メルカプトエタノールをタンパク質の水溶液に加えることに
よって, 取違え型リボヌクレアーゼが十分活性のある元来のリボヌクレアーゼへと自発的
に変換されることを見いだした (図 2・54). 加えられた 2-メルカプトエタノールがジス
ルフィド対形成の再構成を触媒し, 約 10 時間後にもとの構造に戻ったのである. この過
程は, "取違え型" の高次構造から酵素本来の安定な高次構造への変換に伴うギブズエネ
ルギーの減少によって進行した. このように, リボヌクレアーゼが本来もつジスルフィド
結合の組合わせは, 熱力学的に有利な構造を安定化するのに寄与している.

　同様の再折りたたみの実験は, 多くの他のタンパク質においても行われた. 多くの場
合, 天然の構造は最適な条件下で再現された. しかしながら, タンパク質によっては再び
効率よく折りたたまれないものもある. これらの場合は普通, 解きほぐれたタンパク質分
子が互いにこんがらがって凝集塊を形成してしまっている. 細胞内では, **シャペロン**
(chaperone) とよばれる分子が, そうした起こってはいけない相互作用を阻止している.
さらに, すぐ後でふれるように, パートナーの分子と相互作用することによって初めて特
定の構造をとるタンパク質もあることが, 今日明らかになっている.

アミノ酸は α ヘリックス, β シート, ターンの形成に対して異なる傾向をもつ

　タンパク質のアミノ酸配列は, どのようにしてその立体構造を特定するのだろうか. 解
きほぐれたポリペプチド鎖は, どのようにして天然タンパク質の形を獲得するのだろう
か. これらの生化学における基本的な疑問に対しては, もっと単純な疑問, "あるタンパ
ク質の特定の配列が α ヘリックスや β ストランドやターンを形成するかどうかは何が決
めているか" をまず問うことによってアプローチすることができる. その考察の一つの手
掛かりが, これらの二次構造における特定のアミノ酸の出現頻度 (表 2・3) を調べるこ

表 2・3　二次構造におけるアミノ酸残基の相対頻度[†]

アミノ酸	α ヘリックス	β シート	ターン	アミノ酸	α ヘリックス	β シート	ターン	アミノ酸	α ヘリックス	β シート	ターン
Glu	1.59	0.52	1.01	Val	0.90	1.87	0.41	Gly	0.43	0.58	1.77
Ala	1.41	0.72	0.82	Ile	1.09	1.67	0.47	Asn	0.76	0.48	1.34
Leu	1.34	1.22	0.57	Tyr	0.74	1.45	0.76	Pro	0.34	0.31	1.32
Met	1.30	1.14	0.52	Cys	0.66	1.40	0.54	Ser	0.57	0.96	1.22
Gln	1.27	0.98	0.84	Trp	1.02	1.35	0.65	Asp	0.99	0.39	1.24
Lys	1.23	0.69	1.07	Phe	1.16	1.33	0.59				
Arg	1.21	0.84	0.90	Thr	0.76	1.17	0.96				
His	1.05	0.80	0.81								

[†]　注: アミノ酸は α ヘリックス (1 列目), β シート (2 列目), ターン (3 列目) の取りやすさによって分けられる.
　出典: T.E. Creighton, "Proteins: Structures and Molecular Properties, 2nd Ed.," p. 256, W.H. Freeman and Company (1992).

とである．アラニン，グルタミン酸，ロイシンなどのアミノ酸残基はαヘリックスに多い傾向があるのに対し，バリンやイソロイシンはβストランドに多い傾向がある．グリシン，アスパラギン，プロリンはターンにより共通してみられる．

　タンパク質と合成ペプチドの研究成果により，これらの傾向の理由がいくつか明らかになった．バリン，トレオニン，イソロイシンにみられるようなβ炭素原子での分枝は，立体障害によってαヘリックスを不安定化する傾向がある．これらの残基はβストランドによく適合する．そこでは側鎖は主鎖を含む平面から外に突出している．セリン，アスパラギンは，側鎖が主鎖のすぐ近くに水素結合の供与原子あるいは受容原子をもち，これが主鎖の NH および CO 基と競合するため，αヘリックスを破壊する傾向がある．プロリンは NH 基を欠き，その環構造によって φ 値が−60° 近くに制限されているため，αヘリックスとβストランドの両方とも破壊する傾向がある．グリシンはすべての構造によく適合するが，その高次構造の柔軟性は逆ターンに適しているとされる．

　アミノ酸残基がどのような高次構造をとりやすいかを示す情報を用いて，タンパク質の二次構造を予測することができるだろうか．とりうる二次構造の正確な予測は少数の残基がつながったものでさえ，難しいことがわかっている．より正確な予測を阻んでいるのは何だろうか．アミノ酸残基による高次構造の好みがまったく一つの構造だけに偏っているわけではないことに注意したい（表2・3）．たとえば，最強のヘリックス形成体の一つであるグルタミン酸にしても，βストランドよりもαヘリックスを好む度合いはせいぜい3倍である．他のほとんどの残基の好みの比率はもっと小さい．実際，ペンタペプチドやヘキサペプチド配列の中には，あるタンパク質中では一つの構造をとるが他のタンパク質中ではまったく別の構造をとるものも見いだされている（図2・55）．そのためアミノ酸配列の中には二次構造を特定できないものもある．ある部分の二次構造の決定には，三次相互作用 —— 配列上遠く離れた残基間の相互作用 —— が大きく影響しているのかもしれない．全体的状況が高次構造の結果を決定するうえで重要であることも多い．タンパク質の高次構造は，特定の環境で働くように進化してきている．それにもかかわらず二次構造の予測がかなり向上しているが，これは同じ構造をとる一群の関連する配列を用いてなされた．

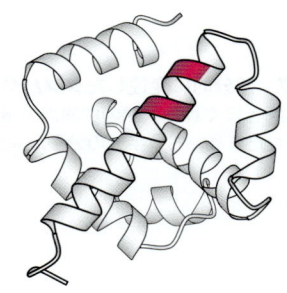

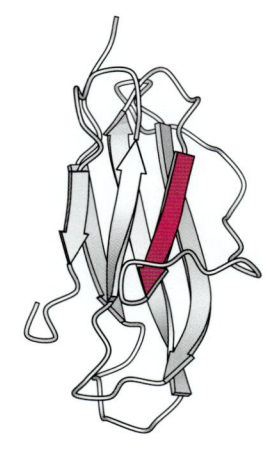

図 2・55　一つのペプチド配列の2通りの高次構造．　多くの配列は，異なるタンパク質においては，別々の高次構造をとりうる．VDLLKN の配列（■ で示す）は，一方のタンパク質ではαヘリックス（上）を，もう一方ではβストランド（下）をとる〔（上）3WRP.pdb より，（下）2HLA.pdb より〕．

タンパク質の折りたたみは高度に協同的な過程である

　タンパク質は，三次構造を安定化する弱い結合を破壊するどんな処理でも —— たとえば，加熱や尿素，塩酸グアニジンのような化学変性剤によって —— 変性しうる．多くのタンパク質において，変性剤の濃度の増加に伴ってどのくらい解きほぐされたかを比較することにより，折りたたまれた天然型から解きほぐれた変性型への移行が比較的はっきりしていることが明らかになった．このことは，これら二つの高次構造状態のみが，ある程度有意なものとして存在することを示唆している（図2・56）．同様のはっきりした移行は，解きほぐれたタンパク質から変性剤を取除いた後，再び折りたたみを起こしたときにも観察される．

　図2・56 にみられるはっきりした移行は，タンパク質の折りたたみと解きほぐしが主として協同的移行（cooperative transition）の結果起こる“全か無か”の過程であることを示している．たとえばタンパク質が，その構造のある部分が熱力学的に不安定であるような状態におかれたと仮定する．折りたたみ構造のこの部分が破壊されているため，その部分とタンパク質の残りの部分との間の相互作用も失われるであろう．この相互作用が失われると，今度はそれが残りの部分を不安定化する．このように，タンパク質のどこかの部分の破壊をもたらす状態は，そのタンパク質を完全にほぐすとみられる．タンパク質の構造上の特性は，協同的移行に対する明解な理論的解釈を与える．

　協同的折りたたみの結果は，折りたたみ型と変性型の間の移行点に相当する状態にあるタンパク質溶液の内容物を考えることによって図示することができる．このような状態において，タンパク質はいわば“半分折りたたまれて”いる．しかし，その溶液は半分折りたたまれた分子を含んでいるのではなく，完全に折りたたまれた分子と完全に変性された

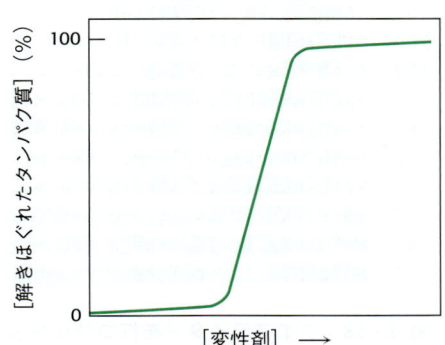

図 2・56　折りたたみ状態から解きほぐれた状態への移行．　変性剤の濃度を増加させるにしたがって，ほとんどのタンパク質は折りたたみ状態から解きほぐれた状態へとはっきりと移行する．

図 2・57 **部分的に変性したタンパク質溶液の成分**. 折りたたみ状態と解きほぐれた状態の中間点の溶液中では, 半分の分子が完全に折りたたまれ, もう半分の分子が完全に解きほぐされている.

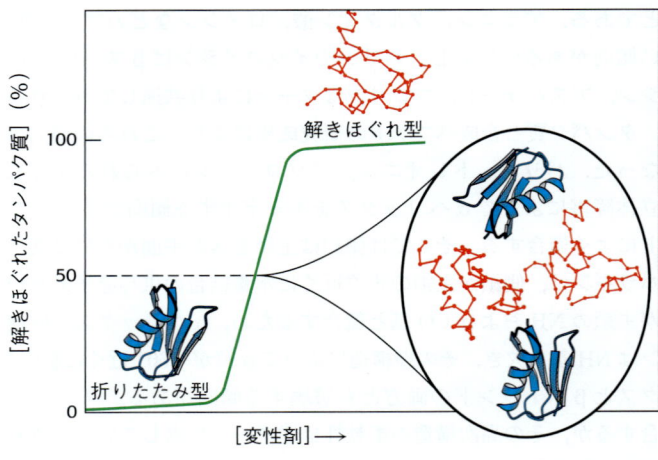

```
 200  ?T(\G{+s x[A.N5~,#ATxSGpn`e□@
 400  oDr'Jh7s DFR:W4l'u+^v6zpJseOi
 600  e2ih'8zs n527x818d_ih=Hldseb.
 800  S#dh>}/s ]tZqC%1P%DK<|!^aseZ.
1000  V0th>nLs ut/isjl_kwojjwMasef.
1200  juth+nvs it is[lukh?SCw=ase5.
1400  Iithdn4s it isOl/ks/IxwLase~.
1600  M?thinrs it is lXk?T"_woasel.
1800  MSthinWs it is lwkN7□Kw(asel.
2000  Mhthin`s it is likv,aww_asel.
2200  MMthinns it is lik+5avwlasel.
2400  MethinXs it is likydaqw)asel.
2600  Methin4s it is lik2dasweasel.
2800  MethinHs it is like□aTweasel.
2883  Methinks it is like a weasel.
```

```
 200  )z~hg)W4{{cu!kO{d6jS!NlEyUx}p
 400  "W hi\kR.<&CfA%4-Y1G!iT$6({|6
 600  .L=hinkm4(uMGP^1AWoE6klwW=yiS
 800   AthinkaPa_vYH liR\Hb,Uo4\-"(
1000  0Fthinks P)@fZO li8v] /+Eln26B
1200  6ithinksMVt -V likm+g1#K~}BFk
1400  vxthinksaEt □w like.S1Geutks.
1600  :Othinks<it MC likesN2[eaVe4.
1800  uxthinksqit 0r likeQh)weaoeW.
2000  Y/thinks it id like7a1wea)e&.
2200  Methinks it iW like a[weaWel.
2400  Methinks it is like a;weasel.
2431  Methinks it is like a weasel.
```

図 2・58 **タイプライターを打つサルからの類推**. タイプライターをでたらめに叩くサルは, 正しい打鍵部分が保持されれば, シェークスピアの "ハムレット" の一節を打ち出すことさえできる. ここに掲げた二つのコンピューターシミュレーションでは, 打鍵の累積回数を各行の左に示してある.

分子が半々に混合した状態と考えられる (図2・57). タンパク質はただ二つの状態でのみ存在するかのような様相を呈しているが, 原子レベルでは, このように単純な二相性の存在様式はありえない. 単純な反応でさえ反応中間体を経るものであり, ましてやタンパク質のような複雑な分子が1段階で解きほぐれた変性状態から折りたたまれた天然状態へと単純に移行するはずがない. 不安定で過渡的な中間体の構造が天然状態と変性状態の間に存在するはずである (p. 54). これら中間体構造の性質の解明は, 生化学研究における重要な課題である.

タンパク質はランダムサーチによってではなく, 中間体が順々に安定化することによって折りたたまれる

タンパク質はどのようにして, 解きほぐされた構造から天然型にみられる特有の高次構造に移行するのだろうか. 直観的な一つの可能性としては, すべての可能な高次構造が片っ端から試されて, エネルギー的に最も有利なものが見いだされるという方法が考えられる. そのようなランダムサーチにはどのくらいの時間がかかるだろうか. 100残基の小さなタンパク質を考えてみよう. Cyrus Levinthal が計算したところによれば, 各残基が三つの異なる高次構造をとりうるとすると, 構造の総数は 3^{100}, すなわち 5×10^{47} 個である. もし一つの構造から他の構造に変換されるのに 10^{-13} 秒かかるとすると, 全サーチ時間は $5 \times 10^{47} \times 10^{-13}$ 秒, すなわち 5×10^{34} 秒あるいは 1.6×10^{27} 年かかることになる. 実際には, 小さなタンパク質は1秒足らずで折りたたまれるから, すべての可能な高次構造を片っ端から試すことによって正しく折りたたまれるとしたら, 小さなタンパク質でさえ明らかに時間がかかりすぎることになる. この計算上と実際の折りたたみ時間の途方もない違いは, **レヴィンタールのパラドックス** (Levinthal's paradox) とよばれる. このパラドックスは明らかに, タンパク質はすべてのとりうる構造を試すことによって折りたたまれるのではないことを示している. タンパク質はむしろ, 完全な変性型と天然型との間のいくつかの中間体からなり, 少なくとも部分的には一定の折りたたみ経路をたどるに違いない.

このジレンマから抜け出す道は, **累積選択** (cumulative selection) の力を認識することである. Richard Dawkins は, 著書 "The Blind Watchmaker (盲目の時計職人 —— 自然淘汰は偶然か?)" において, サルがタイプライターをでたらめに叩いて, ハムレットがポローニアスに吐いた台詞 "Methinks it is like a weasel (どうやらいたちのように見ゆるわい)" を打ち出すまでどのくらいかかるかを問うた (図2・58). 10^{40} という天文学的な桁の打鍵回数が必要であった. しかしながら, それぞれの正しい文字をそのままにして間違った文字だけを打ち直させると想定すると, 平均してわずか数千回の打鍵しか必要でなかった. これらの場合の重要な違いは, 前者は完全なランダムサーチを用いたのに対し, 後者は部分的に正確な中間体が保持されたことである.

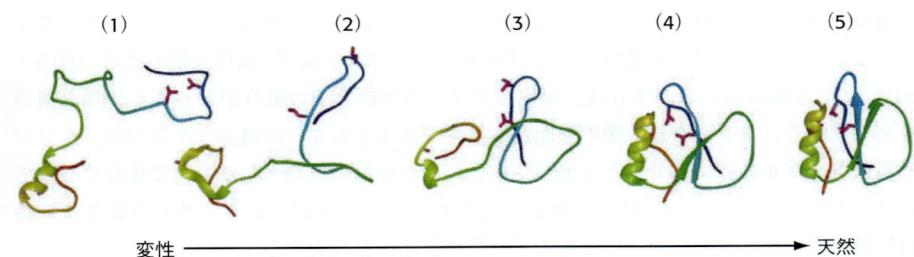

(1)　　　　　(2)　　　　　(3)　　　　　(4)　　　　　(5)

変性 ──────────────────────→ 天然

図 2・59　想定されるキモトリプシン阻害タンパク質の折りたたみ経路.　　まず,タンパク質内で領域ごとに取りやすい構造をもつ場合,それに従った構造を取り始める(1).これらの構造が会合して,天然型に近いがまだ流動的な構造をもつ中心部分を形成する(4).この構造はさらに十分に凝縮し,天然のより堅い構造を形成する(5)〔出典: A.R. Fersht, V. Daggett, *Cell*, **108**, 573〜582(2002)〕.

　　タンパク質の折りたたみの本質は,部分的に正確な中間体が保持される傾向にある.しかし,タンパク質折りたたみの問題は,われらがサルのシェークスピアに出された問題よりもはるかに難しい.第一に,正確さの基準は全知の観測者による残基ごとの高次構造の精査ではなく,一過性産物の全ギブズエネルギーである.第二に,タンパク質はぎりぎりのところで安定であるにすぎない.典型的な 100 残基からなるタンパク質の折りたたみ状態と変性状態の間のギブズエネルギー差は 42 kJ mol^{-1} (10 kcal mol^{-1}) であり,したがってそれぞれの残基は折りたたみ状態を維持するのに,平均して 0.42 kJ mol^{-1} (0.1 kcal mol^{-1}) ずつしか寄与していない.この量は,室温で 2.5 kJ mol^{-1} (0.6 kcal mol^{-1}) である熱エネルギー量よりも少ない.安定化エネルギーがこれだけわずかであるということは,正確な中間体,特に折りたたみ過程の最初の段階で生じたものは失われうることを意味している.これは,サルがある程度自由に正確な打鍵をもとに戻してしまうのと似ている.それでもなお,協同的折りたたみに至る相互作用は,構造ができあがる間中間体を安定化することができる.このように,部分的領域が特定の構造を好む場合,単独では必ずしも安定ではなくともその構造をとろうとする傾向を示し,その形成過程で互いに作用しあいながらより高い安定性が実現される.この概念的枠組みはしばしば**核形成-核凝縮モデル** (nucleation-condensation model) とよばれる.

　　核形成-核凝縮モデルに基づいたタンパク質の折りたたみのシミュレーションを図2・59 に示す.このモデルは特定の経路が選択されていることを示唆する.図2・59 は不連続な経路を提示しているが,それぞれの中間体は類似構造の集合の代表例として示されている.したがって,解きほぐされた状態から天然の状態に移行する過程において,タンパ

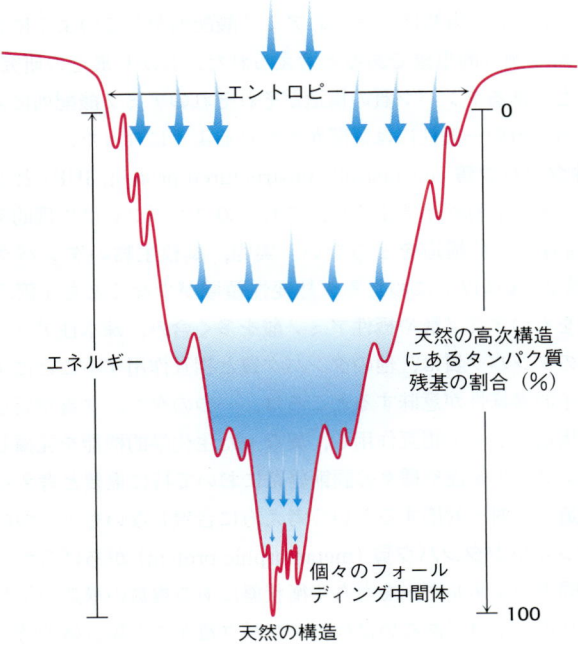

ヘリックス生成および衝突の開始

エントロピー

0

エネルギー

天然の高次構造にあるタンパク質残基の割合（%）

個々のフォールディング中間体

天然の構造

100

図 2・60　フォールディングファネル.　　フォールディングファネル（折りたたみ漏斗）は,タンパク質の折りたたみの熱力学を示している.漏斗の最上部はあらゆる可能な変性状態の立体配座,つまり最大配座エントロピーを表している.漏斗の側面のくぼみは,その深さに依存して天然型の構造をとるのを促進したり妨害したりするやや安定な中間体を表している.ヘリックスのような二次構造は,一つずつつくられたり壊れたりしながら,折りたたみが始まる〔出典: D.L. Nelson, M.M. Cox, "Lehninger Principles of Biochemistry, 5th Ed.," p.143, W.H. Freeman and Company(2008)〕.

ク質は正確に同じ経路をたどるのではなく，その経路はもっと概略的なものである．タンパク質の折りたたみの全過程のエネルギー面はファネル（漏斗）状に表現しうる（図2・60）．ファネルの広い縁の部分は，変性したタンパク質分子の集合がとりうる多様な構造を表している．タンパク質分子の集団がもつギブスエネルギーが減少するにつれ，タンパク質はファネルの細い部分へと下降していき，より少数の構造へしか変化できなくなっていく．ファネルの底には，特定の構造をとる折りたたみ状態がある．多くの異なる軌跡は，最終的にはすべてこの同じエネルギー最小状態へと収束する．

配列からの立体構造の予測はいまだおおいなる挑戦である

配列からの立体構造の予測はきわめて困難なことがわかった．部分配列は二次構造のたった 60〜70 % しか決定できないと思われる．全部の二次構造と三次構造を確定するには，長い範囲の相互作用が必要である．

アミノ酸配列から立体構造を予測するために，二つの根本的に異なったアプローチが研究されている．第一は，**非経験的予測**（*ab initio* prediction, *ab initio* はラテン語で“最初から”の意味）で，他の既知のタンパク質構造にみられる類似の配列に関する予備知識なしに，アミノ酸配列の折りたたみを予測しようとするものである．コンピューターを用いた計算によって，与えられたアミノ酸配列をもつ構造のギブズエネルギーを最小にしようとする，折りたたみ過程をシミュレートするなどの試みを行う．この方法は，膨大な数の可能な高次構造，タンパク質のぎりぎりの安定性，水溶液中での弱い相互作用のごくわずかのエネルギー変化によって，その使用が制限されてしまう．第二のアプローチは，多くのタンパク質の立体構造に関する増大し続けている情報を利用する．この**情報に基づく方法**（knowledge-based method）では，構造未知のアミノ酸配列が既知のタンパク質構造またはその断片のどれかに適合するかを調べる．もし有意に適合したものが検出されれば，その既知の構造を最初のモデルとして使うことができる．情報に基づく方法は，配列は知られているが構造が知られていないタンパク質の三次元高次構造に対して多くの洞察の源となっている．

固有の構造をもたず，多様な高次構造をとりうるタンパク質もある

これまでのタンパク質の折りたたみに関する議論は，あるタンパク質のアミノ酸配列は特定の立体構造へと折りたたまれるという考え方に基づいている．この考え方は，多くのタンパク質によく当てはまる．しかし，タンパク質によっては，二つの異なる構造をとり，そのうち一方だけがタンパク質凝集体を形成して病的状態となるものもあることが知られるようになってきた（p. 55）．当初は，一つのアミノ酸配列からこのように 2 通りの構造がつくられるのはまれな例外的事象であると考えられた．しかし最近の研究により，正常の細胞条件下でさえも，あるタンパク質の構造がそれぞれのアミノ酸配列によって一義的に決定されるという考え方の一般性には疑問がもたれるようになった．

最初の例は，**天然変性タンパク質**（intrinsically unstructured protein, IUP）とよばれる一群のタンパク質である．その名称が示すように，これらのタンパク質は生理的条件下で全体あるいは部分的に固有の立体構造をとらない．実際，真核生物のタンパク質の約 50 % において，アミノ酸 30 残基以上にわたる天然変性領域が少なくとも 1 箇所存在する．天然変性領域は電荷をもつアミノ酸や極性アミノ酸を多く含み，疎水性アミノ酸をほとんどもたない．これらのタンパク質は，他のタンパク質と相互作用することによって特定の構造をとる．この分子的多様性が意味するところは，一つのタンパク質が異なるパートナーごとに違った立体構造をとって相互作用し，異なった生化学的機能を発揮しうるということである．IUP はシグナル伝達や種々の調節経路において特に重要と考えられる．

アミノ酸配列と立体構造が一対一対応するという考え方に合致しないもう一つのタンパク質群として，**メタモルフィックタンパク質**（metamorphic protein）があげられる．これらのタンパク質は，ほぼ同等のエネルギーをもち平衡状態にある複数の構造の集合体として存在していると考えられる．小分子あるいは他のタンパク質がこの集合体の特定部分と

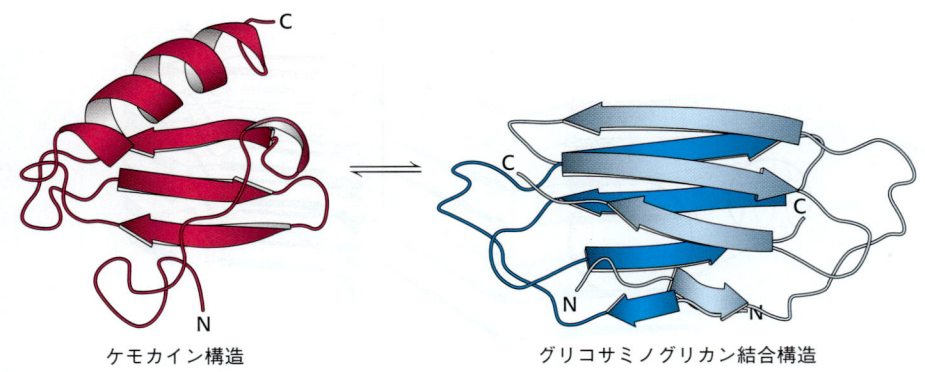

ケモカイン構造　　　　　　　　　　グリコサミノグリカン結合構造

図 2・61　リンホタクチンは平衡状態にある 2 種類の立体構造をとる.　〔出典: R.L. Tuinstra, F.C. Peterson, S. Kutlesa, E.S. Elgin, M.A. Kron, B.F. Volkman. *Proc. Natl. Acad. Sci. U.S.A.*, **105**, 5057〜5062, Fig. 2A(2008)〕

結合することによってある生化学的機能をもった複合体を形成しうるが，その機能は同じメタモルフィックタンパク質が別のパートナーと結合して生じた複合体の機能とは異なっている．メタモルフィックタンパク質の特に明確な例は，リンホタクチンとよばれるサイトカインである．ケモカインは免疫系における小さなシグナル分子で，免疫系細胞の膜表面の受容体タンパク質に結合して免疫学的応答を惹起する．リンホタクチンは平衡状態にある二つのまったく異なった構造体として存在する（図 2・61）．一方はケモカインに特徴的な構造で，三本鎖の β シートとカルボキシ末端側の 1 本のヘリックスからなる．この構造体は受容体に結合し，活性化する．もう一方の構造体は，全長 β シートをとった同一の 2 分子が二量体を形成したものである．この構造をとることにより，リンホタクチンは複合糖質であるグリコサミノグリカンに結合する（第 11 章）．それぞれの構造体の生化学的活性はまったく異なっており，ケモカイン構造体はグリコサミノグリカンに結合できず，β シート構造体は受容体を活性化できない．しかし，注目すべきことに，ケモカインが生化学的活性を十分発揮するには両方の活性が必要なのだ.

　IUP とメタモルフィックタンパク質によって，タンパク質をコードするゲノムの可能性が事実上拡大していることに留意すべきである．場合によっては，一つの遺伝子にコードされている一つのタンパク質が，複数の構造と機能をもつということである．こうした例はまた，常に変化し続ける生化学研究の醍醐味をも示している．確立された概念さえも，ときに修正を迫られるのである.

タンパク質の間違った折りたたみと凝集はある種の神経疾患に関連する

　タンパク質の折りたたみと解きほぐしを理解することには，学術的興味以上の意義がある．アルツハイマー病，パーキンソン病，ハンチントン病，伝達性海綿状脳症（プリオン病）など多くの疾患には，タンパク質の折りたたみの異常が関係している．これらの疾患ではすべて，アミロイド繊維あるいはアミロイド斑とよばれるタンパク質凝集体の沈着が起こる．そのため，これらの疾患はアミロイドーシスと総称される．アミロイドーシスの一般的特徴は，正常では可溶性のタンパク質が β シートに富んだ不溶性の繊維に変換することである．正しく折りたたまれたタンパク質は，不正に折りたたまれたタンパク質に比べて，ほんのわずかしか安定ではない．しかし，不正に折りたたまれたタンパク質は，正しく折りたたまれたタンパク質をも巻込んで凝集体を形成する．以下，例として伝達性海綿状脳症に焦点を当てる.

　現代の医学における最も驚くべき発見の一つは，ある種の感染性神経疾患がウイルスと同じくらいの大きさでタンパク質のみからなる感染粒子によって伝達されることが明らかになったことである．これらの疾患には，ウシ海綿状脳症（一般に狂牛病とよばれる）と他の種における類縁疾患，たとえばヒトにおけるクロイツフェルト・ヤコブ病（Creutzfeldt–Jakob disease, CJD）やヒツジにおけるスクレイピー，シカの慢性消耗病などが含まれる．これらの疾患の感染粒子は，**プリオン**（prion）と名付けられている．プリオンは，すべてではないが大部分が PrP とよばれる細胞内タンパク質によって構成されている．このタンパク質は通常脳に存在し，機能はいまだ活発な研究対象である．感染性プリオンは

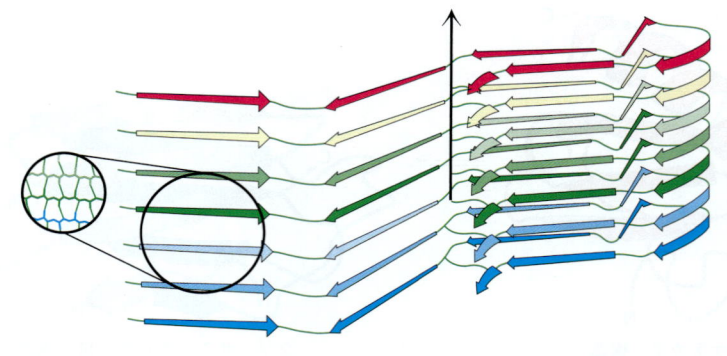

図 2・62　ヒトプリオンタンパク質アミロイドのモデル.　スピンラベル電子常磁性共鳴（EPR）分光法によって推定されたヒトプリオンアミロイド繊維の詳細なモデルによると，タンパク質の凝集は大きな平行型 β シートの形成によって起こる. 上向きの黒矢印は, 繊維の長軸方向を示す〔出典: N.J. Cobb, F.D. Sönnichsen, H. Mchaourab, W.K. Surewicz. *Proc. Natl. Acad. Sci. U.S.A.*, **104**, 18946〜18951, Fig. 4E(2007)〕.

PrP^{SC} と名付けられた PrP タンパク質の凝集体である.

　凝集体でのタンパク質構造は, 脳の正常状態におけるタンパク質構造とどのように異なっているのだろうか. 正常な細胞タンパク質である PrP は大部分を占める α ヘリックスと比較的少ない β ストランドで構成されている. 感染した脳に存在するスクレイピー型（PrP^{SC}）のタンパク質構造は, 不溶性でかつ構造が一様でないためにいまだ決定されていない. しかしながら, さまざまな証拠から, α ヘリックスやターン構造からなるタンパク質のいくつかの部分が β ストランド構造に置き換わっていることが示唆されている（図 2・62）. 大部分が平面的形状を示す単量体の β ストランドが, 側鎖間で密に織りあわさることによって互いに重なり合っている. 側面から見ると, 単量体間で広範な水素結合網を形成している. このような繊維状タンパク質凝集体は通例**アミロイド**（amyloid）構造体とよばれる.

　プリオン病の感染物質が脳にすでに存在する物質の凝集体であることがわかってきてから, 疾患伝播のモデルが浮かび上がってきた（図 2・63）. PrP^{SC} の異常構造体によってつくられたタンパク質凝集体が核形成の場となって, そこに他の PrP 分子が付着していく. したがって, プリオン病は核となる凝集体の伝播によって, 一つの個体から別の個体へと感染が可能になる. そして, おそらく 1980 年代後半の英国における狂牛病禍においても同様のことが起こっていたと考えられる. 感染したウシの体の一部を材料に含んだ動物用飼料を食べたウシがつぎつぎと罹患したのである.

　アミロイド繊維はアルツハイマー病やパーキンソン病のような, 一部の非感染性神経変性病の患者の脳においてもみられる. たとえば, アルツハイマー病の患者の脳には, **アミロイド斑**（amyloid plaque）とよばれるタンパク質凝集体 —— 主として Aβ という単一のポリペプチドからなる —— が認められる. このポリペプチドは細胞内タンパク質の一種である**アミロイド前駆体タンパク質**（amyloid precursor protein, APP）から, 特異的プロテアーゼの活性により形成される. ポリペプチド Aβ は不溶性の凝集体を形成しやすい. タンパク質の不溶性による困難さにもかかわらず, 水溶液中の物質よりも固体に適用することが可能な NMR（核磁気共鳴）により, Aβ の詳細な構造モデルが得られている. 予想通り, このタンパク質構造には β ストランドが多く含まれ, それらが集まって引き伸ばされた平行 β 構造を形成している（図 2・62）.

図 2・63　プリオン病の感染に関するタンパク質単独モデル.　異常構造をとるタンパク質がつくる凝集核は, そこに正常構造をとっていたタンパク質をつぎつぎと取込みながら増殖する.

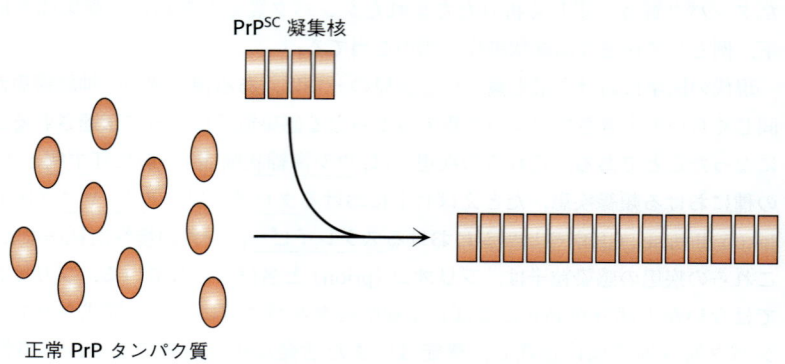

PrP^{SC} 凝集核

正常 PrP タンパク質

どのようにしてこのような凝集体が自らを抱く細胞を死へと誘うのだろうか．この問題はいまだ議論の的であり，結論には至っていない．ある仮説によると，大きな凝集体自体に毒性はないが，代わりに小さな凝集体が真犯人であり，おそらくそれによって細胞膜が損傷を受けているのかもしれない．

タンパク質の修飾と切断は新しい能力を賦与する

タンパク質は多くの機能を果たすことができるが，それは20のアミノ酸の多機能性のみに依存している．さらに，多くのタンパク質はアミノ酸以外の原子団が共有結合で付くことによって修飾を受け，その機能を増やしている（図2・64）．たとえば，アセチル基は多くのタンパク質のアミノ末端に付加されるが，この修飾によってタンパク質は分解を受けにくくなる．前述した通り（p. 44），ヒドロキシ基が多くのプロリン残基に付加されると，新しく合成されたコラーゲンの繊維は安定化する．この修飾の生物学的意義は壊血病において明らかである．すなわち，ビタミンCの欠乏はコラーゲンの不十分なヒドロキシ化をひき起こし，その結果生じた異常なコラーゲン繊維は正常な組織強度を維持することができなくなる（§27・6）．特殊なアミノ酸として，もう一つ**4-カルボキシグルタミン酸**（4-carboxyglutamate）がある．ビタミンK欠乏症では，血液凝固タンパク質のプロトロンビンにおけるグルタミン酸のカルボキシ化が不十分となり，出血が起こる（§10・4）．多くのタンパク質，特に細胞表面に存在するタンパク質や分泌タンパク質には，特定のアスパラギン残基，セリン残基，トレオニン残基に糖鎖単位が結合する（第11章参照）．糖が付加されることによってタンパク質はより親水性を増し，他のタンパク質との相互作用が可能になる．これと対照的に -アミノ基やシステインのスルフヒドリル基に脂肪酸が付加されると，より疎水性の高いタンパク質がつくり出される．

アドレナリン（エピネフリン）などの多くのホルモンは，ヒドロキシ基をもつアミノ酸のセリンとトレオニンのリン酸化を刺激することによって，酵素活性を変化させる．**ホスホセリン**（phosphoserine）と**ホスホトレオニン**（phosphothreonine）はタンパク質中で最も普通にみられる修飾アミノ酸である．インスリンのような増殖因子は，チロシン残基のヒドロキシ基のリン酸化をひき起こして**ホスホチロシン**（phosphotyrosine）を形成することによって作用を発現する．これら三つの修飾アミノ酸のリン酸基は容易に取除くことができる．したがって，これらは細胞内の諸過程を調節する可逆的スイッチとして機能しうる．シグナル伝達におけるリン酸化の役割については，第14章で広範囲にわたって議論しよう．

前述の修飾は，特定原子団のアミノ酸への付加によるものである．一方，側鎖，ときにはペプチド主鎖の化学的再構成によって生成される特殊な原子団がある．たとえば，オワンクラゲ（*Aequorea victoria*）は緑色蛍光タンパク質（GFP）*を産生し，GFPは青色光によって励起され，緑色蛍光を発する．蛍光の原因となるのは，タンパク質の中心にあるSer-Tyr-Gly配列の自発的な構造変化と酸化によって形成される原子団である（図2・65A）．GFPの発見以来，可視光スペクトルに広くまたがるように光を吸収したり発光するように，多くの変異タンパク質がつくられてきている（図2・65B）．このタンパク質は細胞内マーカーとして，研究者にとって大変有用である（図2・65C）．

最後に，多くのタンパク質は合成された後に切断されたり除かれたりする．たとえば，消化酵素は不活性型の前駆体として合成され，膵臓で安全に貯蔵される．腸管に分泌された後，これらの前駆体はペプチド結合の切断によって活性型になる（§10・4）．血液凝固においては，ペプチド結合の切断は可溶性のフィブリノーゲンを不溶性のフィブリンに変換する．副腎皮質刺激ホルモンのような多くのポリペプチドホルモンは，単一の大きな前駆体タンパク質の分割によって産生される．同様に，ウイルスタンパク質の多くは，大きなポリタンパク質前駆体の切断によって産生される．これから，タンパク質の形成や機能の要として働く修飾や切断の例がよりたくさん出てくるだろう．実際，これらの最後の一筆によって，タンパク質の作用と調節は一層多様で精密かつエレガントに仕上がるのである．

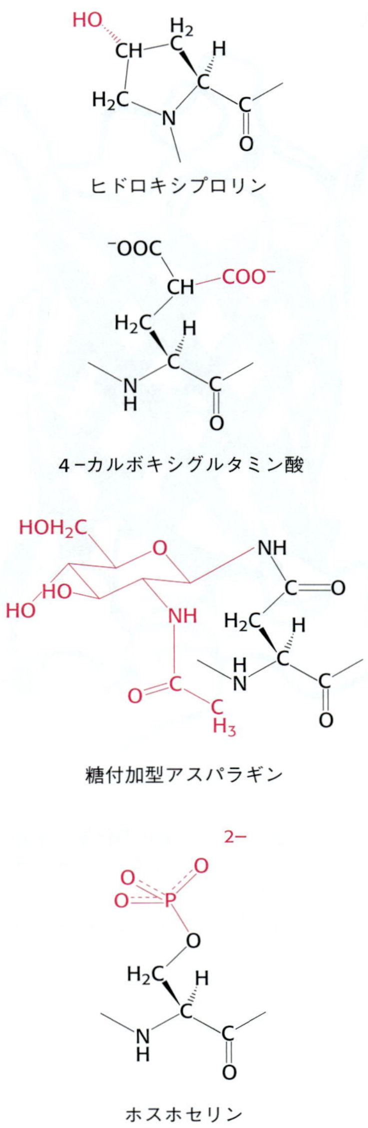

ヒドロキシプロリン

4-カルボキシグルタミン酸

糖付加型アスパラギン

ホスホセリン

図 2・64 仕上げの一筆． 共有結合によるアミノ酸側鎖の修飾のうち，よくみられる重要なものをいくつか示す．

* 訳注: 緑色蛍光タンパク質（green fluorescent protein，グリーン蛍光タンパク質ともいう）は1961年，下村脩博士らにより発見．下村博士は，その生物化学的応用を発展させた Martin Chalfie 博士，Roger Y. Tsien 博士とともに2008年ノーベル化学賞を受賞した．

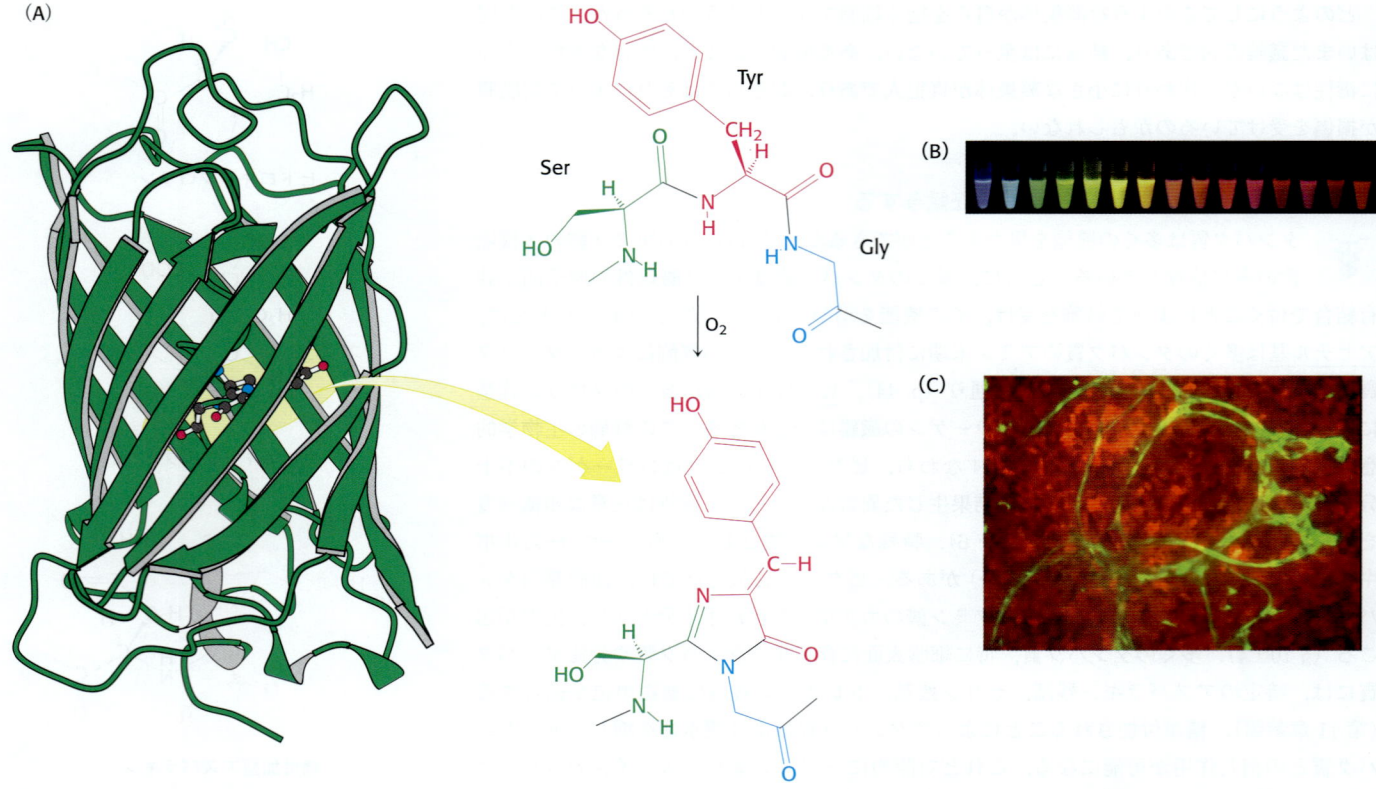

図 2・65　GFP の化学的構造変化．（A）緑色蛍光タンパク質（GFP）の構造．Ser–Tyr–Gly 配列の構造変化と酸化によって，蛍光の原因となる原子団が形成される．（B）GFP 変異体は可視光スペクトルに広くまたがるように蛍光を発する．（C）これらの GFP 変異体の一種である赤色蛍光タンパク質（RFP）を発現するようにつくられたメラノーマ細胞株を，血管に GFP を発現するマウスに注入した．本蛍光顕微鏡写真において，腫瘍（赤）の中に新しい血管（緑）の形成が容易に確認できる〔（A）1GFL.pdb より，（B）出典：R.Y. Tsien, *Integr. Biol.*, **2**, 77～93, Fig. 12(2010), (C) 出典：M. Yang, et al, *Proc. Natl. Acad. Sci. U.S.A.*, **100**, 14259～14262, Fig. 2B(2003)〕．

ま と め

　タンパク質の構造は四つの階層に分けて記述される．一次構造はアミノ酸配列である．二次構造はポリペプチド鎖の部分領域がつくる高次構造である．三次構造はポリペプチド鎖全体の折りたたみを表す．最後に四次構造は，多サブユニット複合体を形成する複数のポリペプチド鎖の特異的な会合を指す．

2・1　タンパク質は全部で 20 種類のアミノ酸から構成される

　タンパク質はアミノ酸の直鎖状重合体である．各アミノ酸は，炭素原子を四面体の中心として，そこに結合するアミノ基，カルボキシ基，それぞれ特有の側鎖，水素によって構成されている．グリシンを例外として，これらの四面体中心はキラルであり，天然タンパク質中に存在するのは L 異性体のみである．ほぼすべての天然タンパク質は 20 のアミノ酸の同じ組から構成されている．これら 20 種類の構成成分は，その側鎖が，大きさ，形，官能基の有無など大きく異なる．それらはつぎのように分類される．1）疎水性側鎖：脂肪族アミノ酸 —— グリシン，アラニン，バリン，ロイシン，イソロイシン，メチオニン，プロリン；芳香族側鎖 —— フェニルアラニン，トリプトファン，2）極性側鎖：ヒドロキシ基を含む側鎖 —— セリン，トレオニン，チロシン；SH 基を含む側鎖 —— システイン；カルボキサミドを含む側鎖 —— アスパラギン，グルタミン，3）塩基性側鎖 —— リシン，アルギニン，ヒスチジン，4）酸性側鎖 —— アスパラギン酸，グルタミン酸．これらの分類は定まったものではなく，多くの他の理に適った分類も可能である．

2・2　一次構造: アミノ酸はペプチド結合でつながってポリペプチド鎖を形成する

ポリペプチド鎖におけるアミノ酸は，一つのアミノ酸のカルボキシ基とつぎのアミノ酸のアミノ基との間に形成されるアミド結合によってつながっている．ペプチド結合とよばれるこの結合は，いくつかの重要な特性をもつ．第一に，ペプチド結合は加水分解を受けにくいため，タンパク質は速度論的にきわめて安定である．第二に，C−N 結合がかなりの程度二重結合性をもっているため，ペプチド結合をつくる原子団は同一平面上に置かれる．第三に，それぞれのペプチド結合は，水素結合供与体（NH 基）と水素結合受容体（CO 基）の両方をもっている．ペプチド骨格を形成するこれらの原子団の間の水素結合は，タンパク質構造の際立った特徴である．最後に，ペプチド結合は電荷をもたないため，タンパク質は，その骨格のかなりの部分が内部に埋込まれた稠密な球状構造をとることができる．タンパク質は直鎖状重合体であるため，アミノ酸配列として表すことができる．そのような配列は，アミノ末端からカルボキシ末端の方向に書き表される．

2・3　二次構造: ポリペプチド鎖は α ヘリックス，β シート構造，ターン，ループなどの規則的構造に折りたたまれる

二次構造の二つの中心的要素は，α ヘリックスと β ストランドである．α ヘリックスにおいては，ポリペプチド鎖はねじれて密に詰まった円柱状になる．ヘリックス内部では，各アミノ酸の CO 基はポリペプチド鎖に沿って残基四つ分離れたアミノ酸の NH 基と水素結合を形成する．β ストランドにおいては，ポリペプチド鎖はほとんど一杯に引き伸ばされた状態になっている．NH−CO 間の水素結合でつながった二つ以上の β ストランドは，集まって β シートを形成する．β シート内のストランドは逆平行型か，平行型か，混合型のいずれかである．

2・4　三次構造: 水溶性タンパク質は無極性の芯をもつ密な構造に折りたたまれる

個々のポリペプチドがとる密な非対称構造は三次構造とよばれる．水溶性タンパク質の三次構造にはつぎのような共通の特徴がある: 1) 疎水性側鎖をもつアミノ酸で構成されている内部，2) 水溶液の環境と作用し合う親水性アミノ酸で大部分が構成されている表面，の二つである．水溶性タンパク質が三次構造を形成する推進力は，内部のアミノ酸残基間の疎水性相互作用である．膜のような疎水性環境に置かれているタンパク質の中には，疎水性アミノ酸と親水性アミノ酸の分布が逆転しているものもある．これらのタンパク質では，疎水性アミノ酸が表面に存在して疎水性環境と相互作用するのに対し，親水性アミノ酸はその環境から遮へいされてタンパク質内部に位置している．

2・5　四次構造: ポリペプチド鎖は会合して多サブユニット構造を形成することができる

二つ以上のポリペプチド鎖から構成されるタンパク質は四次構造を示し，個々のポリペプチド鎖をサブユニットとよぶ．四次構造には，二つの同一のサブユニットからなる単純なものから，数十の異なるサブユニットからなる複雑なものまでさまざまなものがある．ほとんどの場合，サブユニットは非共有結合によって会合している．

2・6　タンパク質の立体構造はそのアミノ酸配列によって決定される

アミノ酸配列はその立体構造と，それゆえにタンパク質のすべての他の特性をも完全に決定する．タンパク質には，いったん高次構造が完全に解きほぐされても，そのタンパク質の折りたたみ構造が安定な条件下に置かれると，再び効率よく折りたたまれるものもある．タンパク質のアミノ酸配列は，DNA 分子の塩基配列によって決定される．この一次元配列の情報は，タンパク質の自発的な折りたたみの能力によって三次元の世界へと拡張される．タンパク質の折りたたみは高度に協同的な過程であり，解きほぐし状態と折りたたみ状態の間の構造的中間体が蓄積することはない．

タンパク質の中には，天然変性タンパク質やメタモルフィックタンパク質のように，一配列一構造の考え方に厳密に当てはまらないものもある．こうした構造的多様性をもつタンパク質によって，タンパク質をコードするゲノムの可能性は大きな広がりを示す．

タンパク質の多機能性は，共有結合による修飾によってさらに高められる．そのような

修飾によって，20のアミノ酸には存在しない官能基を導入できる．ある種の修飾は，タンパク質活性の調節に重要である．タンパク質は，その構造的安定性や多様性，化学反応性などによって，生命現象の鍵となる過程のほとんどを可能たらしめている．

補　遺: 分子構造の表し方 II ── タンパク質

第3章でもみられるように，科学者たちはタンパク質構造を決定するための強力な技術を開発してきた．多くの場合，この技術によってタンパク質の構造内に存在する幾千もの原子の位置を決定することができる．そのような実験から得られる最終結果には，構造中の各原子の x, y, z 座標が含まれている．これらの座標情報は，Protein Data Bank（http://www.pdb.org）において手軽にダウンロードできるように編集されている．これらの構造は数千ないし数万の原子から構成される．数千の原子から構成されるタンパク質の複雑さのため，これらの構造の描出は困難である．いくつかの異なる種類の表示法がタンパク質を描出するのに用いられているが，それぞれに短所と長所がある．本書において多く用いられているのは，空間充塡モデル，球棒モデル，骨格モデル，リボンモデルである．特に重要であったり何らかの意義をもつ構造上の特徴については，必要に応じて図の説明文に記載している．

空間充塡モデル

空間充塡モデルは最も写実的な表示法である．各原子は，分子のファンデルワールス半径に対応する大きさをもつ球体として示されている（§1・3）．結合の様子ははっきりとは示されないが，原子がファンデルワールス半径の合計よりも近接している場合には図示されている球体が互いに交わる形で表現されている．骨格を構成する原子も側鎖にある原子もすべてを示す．リゾチームの空間充塡モデルを図2・66に示す．

空間充塡モデルにおいてよく表現されているのは，タンパク質の構造では常に多数の原子がファンデルワールス力で相互に接しているため，間隙がほとんどないという点である．このモデルは状況変化に伴うタンパク質の立体構造の変化を示すのに特に有効である．空間充塡モデルの不便な点は，タンパク質の二次および三次構造がわかりにくい点である．そのため，このモデルはタンパク質同士を区別することに効果的であるとは言い難い ── 多くの空間充塡モデルはどれもよく似通っている．

球棒モデル

球棒モデルは空間充塡モデルほど写実的ではない．実際に即した原子の描出法では原子が占める空間はファンデルワールス半径によって決定されるが，球棒モデルではもっと小さく描かれる．しかしながら，結合は棒状にはっきりと表現されるため，結合の配置は容易に見ることができる（図2・67）．球棒モデルは空間充塡モデルよりも複雑な構造をより明らかにすることができる．その一方で，この図式化では複雑すぎて，α ヘリックスや予想結合部位のような構造的特徴を識別するのは困難である．

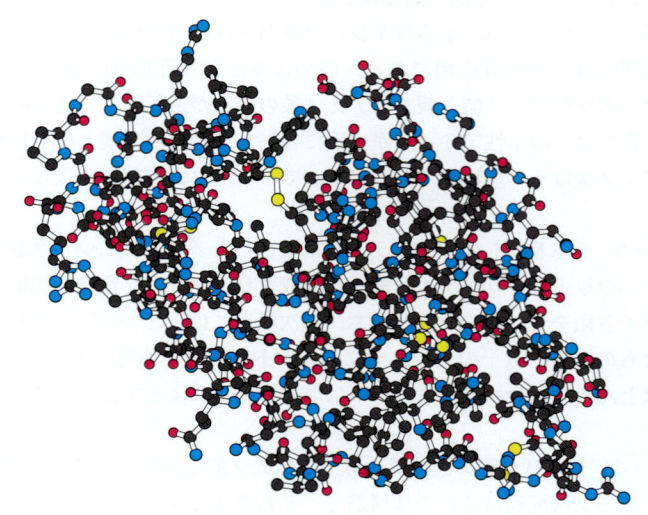

図 2・67　リゾチームの球棒モデル.
このモデルでも水素原子は省かれる.

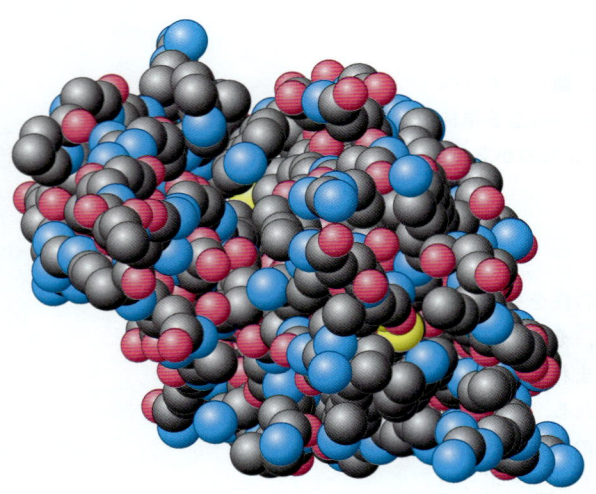

図 2・66　リゾチームの空間充塡モデル.　ほとんど充塡されていない空間がないほど密に原子が充塡されていることに注意．水素原子を除いてすべての原子が示されている．X 線結晶構造解析法では水素原子の位置をうまく決定できないこと，そして，水素原子を削除することで構造の描出がより明瞭になることの2点から，水素原子は省かれる場合が多い.

空間充塡モデルと球棒モデルは原子レベルでのタンパク質構造を描出しているので，多数の原子が複雑な構造中に存在する場合は，何らかの意義をもつ構造上の特徴を識別するのが難しくなる．それゆえに，より模式的な表現方法 ── たとえば，骨格モデルやリボンモデル ── が巨大分子構造の図式化として発達してきた．これらの表示法においては，ほとんどもしくはすべての原子ははっきりと示されない.

骨格モデル

　骨格モデルは分子のポリペプチド鎖の骨格をなす原子もしくは各アミノ酸のα炭素原子のみを示す．原子は，結合を表す線によって連結される．α炭素原子のみが描かれている場合は，線はアミノ酸配列上で隣り合うアミノ酸のα炭素原子同士を結んでいる（図2・68）．本書において，骨格モデルは常にα炭素原子同士を結ぶ線のみを示し，他の炭素原子は描いていない．

　骨格モデルは，空間充塡モデルや球棒モデルよりもはっきりとポリペプチド鎖のつながりを表している．しかしながら，二次構造の構成要素はまだ識別しにくい．

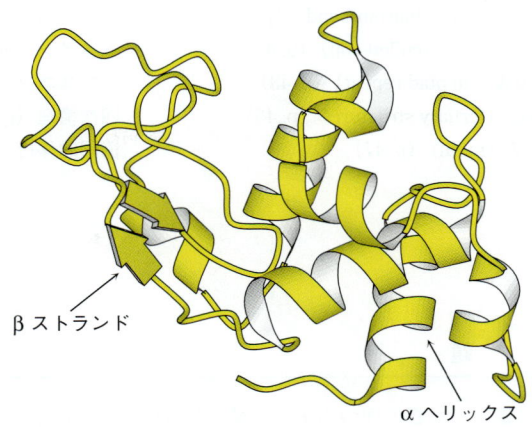

図 2・69　リゾチームのリボンモデル．　αヘリックスはコイル状リボンとして，βストランドは矢印として描かれる．より不規則な構造は細いチューブで描かれる．

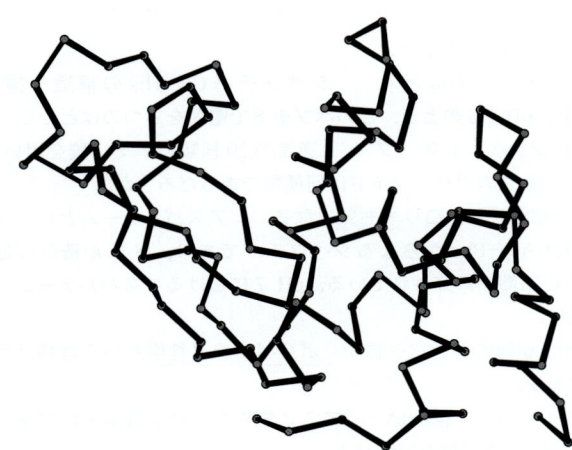

図 2・68　リゾチームの骨格モデル．

リボンモデル

　リボンモデルは非常に模式的であると同時に，最も一般的に用いられている．これにより，タンパク質構造の中でも特に重要ないくつかの部分，たとえば，αヘリックス（コイル状リボンや円柱で描かれている）やβストランド（幅広い矢印），ループ（単純な線）などの構造が強調され，タンパク質の折りたたみパターンが明瞭に視覚化される（図2・69）．リボンモデルによって，ポリペプチド鎖のつながりをたどることができ，二次構造の構成要素がはっきりとわかる．このため，分子の系統進化において近縁関係にあるタンパク質のリボンモデルは互いに似通って見えるが（図6・15），近縁でないタンパク質同士ははっきりと異なっている．

　本書では，αヘリックスの表示には通常コイル状リボンが用いられている．しかし，膜タンパク質の場合は構造が非常に複雑なことが多いため，コイル状リボンよりも円柱表示が用いられる．この簡略化によって，膜貫通αヘリックスをもつ膜タンパク質が認識しやすくなる（図12・17）．

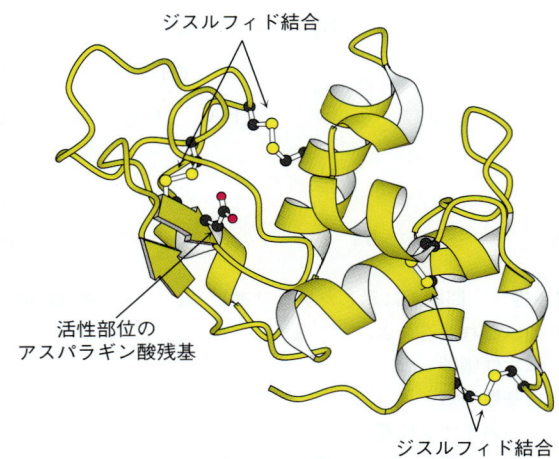

図 2・70　強調表示を伴ったリゾチームのリボンモデル．四つのジスルフィド結合と機能的に重要なアスパラギン酸残基が球棒モデルで示されている．

　リボンモデルの間隙の多い外観が実際とは異なることは心に留めておかねばならない．前述のように，タンパク質構造は稠密であり，ほとんど間隙はない．リボンモデルは間隙が多いため，タンパク質構造のある部分を際立たせようとする際に，その枠組みとして特に有効である．活性部位，基質，結合，その他の構造上の一断片を示すのに，リボンモデルの中に球棒表示や空間充塡表示を組込むことができる（図2・70）．

重 要 語 句

問　題

1. 同定　つぎの四つのアミノ酸（A～D）について，それらの名前，三文字表記，一文字表記を答えよ.

A　　　　B　　　　C　　　　D

2. 特性　問題1に示したアミノ酸について，つぎの特徴に関連するものはどれか答えよ.

(a) 疎水性側鎖

(b) 塩基性側鎖

(c) 三つのイオン性基

(d) タンパク質の pK_a が約10になるもの

(e) フェニルアラニンの修飾型

3. 対応させよ　各アミノ酸(a)～(f)と側鎖のタイプ(1)～(6)とを対応させよ.

(a) Leu　　　　　　　(1) ヒドロキシ基がある

(b) Glu　　　　　　　(2) 酸性

(c) Lys　　　　　　　(3) 塩基性

(d) Ser　　　　　　　(4) 硫黄を含む

(e) Cys　　　　　　　(5) 無極性芳香族

(f) Trp　　　　　　　(6) 無極性脂肪族

4. 溶解度　以下のアミノ酸の組のそれぞれに関して，水に溶解しやすいのはどちらのアミノ酸か.

(a) Ala, Leu；(b) Tyr, Phe；(c) Ser, Ala；(d) Trp, His

5. 結合はすばらしい　以下のアミノ酸のうち側鎖が水素結合できるのはどれか：Ala, Gly, Ser, Phe, Glu, Tyr, Ile, Thr

6. 構成要素を示せ　下式のタンパク質断片について答えよ.

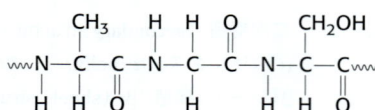

(a) 三つのアミノ酸があるが，何か.

(b) 三つのうち，N末端のアミノ酸はどれか.

(c) ペプチド結合を示せ.

(d) α炭素原子を示せ.

7. 電荷をもつのはどれ　ジペプチド Gly-His の構造を描け.pH 5.5とpH 7.5のとき，このペプチドで電荷をもつのはどこか.

8. アルファベットスープ＊　通常の20種類のアミノ酸を用いて，50アミノ酸長のポリペプチドは何種類できるだろうか.

9. 甘党だけど，カロリーも気になる　アスパルテームという人工甘味料は Asp-Phe からなるジペプチドであり，メチル基の付加によってC末端が修飾されている.pH 7におけるアスパルテームの構造を描け.

10. 脊椎動物のタンパク質　ポリペプチド骨格という言葉は何を意味するか.

11. サイドカーではない　アミノ酸やタンパク質構造に関連させて，側鎖という言葉を定義せよ.

12. 多数から一つを　アミノ酸組成とアミノ酸配列の違いを述べよ.

13. 形と長さ　(a) トロポミオシンは70 kDaの筋タンパク質で，2本の α ヘリックスからなるコイルドコイル構造をとる.分子の長さを推定せよ.(b) あるタンパク質の40アミノ酸残基からなる一部分が折りたたまれて，4残基の β ターンで結ばれた二本鎖逆平行 β シートをとったとする.このモチーフの最長径を推定せよ.

14. 対照的な異性体　ジオキサンなどの有機溶媒中のポリ–L–ロイシンは α ヘリックスであるが，ポリ–L–イソロイシンはそうではない.原子の数も種類も同じこの二つのアミノ酸は，どうしてヘリックスの形成傾向が違うのか.

15. ルールの例外　二つのアミノ酸のラマチャンドランプロットが，図2・23に示されたものとかなり異なっている.どの二つか，理由は何か.

16. 活性の回復　あるタンパク質内部のアラニン残基を変異によってバリンに変えると活性が失われる.しかしながらイソロイシン残基をグリシンに変える第二の変異が別の位置で起こると，活性が回復する.この第二の変異はどうして活性の回復につながったのか.

17. 問題を明らかに　タンパク質にあるループの多くは親水性のアミノ酸で構成されている.この場合に考えられる理由は何だろうか.

18. つなぎ替えテスト　タンパク質ジスルフィドイソメラーゼ（PDI）とよばれる酵素はジスルフィド–スルフヒドリル交換反応を触媒する.不活性な取違え型リボヌクレアーゼは，PDIによって速やかに酵素活性をもつリボヌクレアーゼに変換される.これに対して，インスリンはPDIによって急速に不活性化される.この重要な観察結果から，インスリンのアミノ酸配列とその立体構造との関係についてどんなことがわかるか.

＊　訳注：アルファベットの形をした小さなパスタが入ったスープ

19. 標的タンパク質の引き伸ばし　プロテアーゼは標的タンパク質のペプチド結合の加水分解を触媒する酵素である．プロテアーゼはどのようにして，切断されやすいペプチド結合の周りの主鎖が完全に引き伸ばされた状態になるようにして，標的タンパク質と結合するのだろうか．

20. 置換不可能　グリシンはタンパク質の進化の過程で非常によく保存されているアミノ酸残基であるが，それはなぜか．

21. 対を形成しうる相手　pH 7 で，アルギニン側鎖と水素結合か静電結合を形成することができるタンパク質中の基を同定せよ．

22. パーマ　毛髪の形は，主要タンパク質であるケラチンのジスルフィド結合のパターンによって，ある程度決まる．どうやってパーマでカールがつくれるのか．

23. 位置がすべて 1　多くのタンパク質が親水性の外側と疎水性の内側をもつ．疎水性の細胞膜内に埋込まれているタンパク質にもこの構造が適用できるだろうか．理由も説明せよ．

24. 位置がすべて 2　生体膜を通過するタンパク質は α ヘリックスを含むものが多い．膜の内部がきわめて疎水性が高いとして（§ 12・2），どのような型のアミノ酸がそのようなヘリックスを構成するかを予測せよ．膜内部の疎水性環境に存在するのに α ヘリックスが特に適しているのはなぜだろうか．

25. 近隣からの圧力　表 2・1 はタンパク質のイオン性基に対する典型的 pK_a 値を示している．しかしながら，折りたたまれたタンパク質中の個々の基に対して，500 種類以上の pK_a 値が報告されている．なぜこのような違いが生じるのかを説明せよ．

26. 脂ぎった断片　ヘモグロビンの α サブユニットと β サブユニットはミオグロビンとの明らかな構造上の類似性がみられる．しかし，ある残基に関しては，ヘモグロビンのサブユニットでは親水性であるのに対して，ミオグロビンは疎水性である．この場合に考えられる理由は何だろうか．

27. たぶん大きさが重要　骨形成不全症は軽症から重症まで広範囲な症状を示す．アミノ酸とコラーゲン構造に関する知識に基づいて，症状の多様性が生じる生化学的根拠を示せ．

28. 安定性の問題　タンパク質はきわめて安定である．水溶液におけるペプチド結合の寿命は 1000 年近い．しかしながら，タンパク質の加水分解のギブズエネルギーは負でかつきわめて絶対値が大き

い．加水分解が多量のエネルギーを放出するという事実に照らして，ペプチド結合が安定である理由を，どのように説明できるか．

29. 少数の化学種　アラニンのようなアミノ酸を考えると，pH 7 の水溶液中ではほとんどが双性イオン形をとる．アミノ基とカルボン酸の pK_a 値がそれぞれ 8 と 3 であると仮定して，pH 7 において中性アミノ酸（カルボン酸がプロトン化され，アミノ基が電荷をもたない状態）の双性イオン形に対する濃度比を推定せよ（§ 1・3 参照）．

30. 絶対配置表示法の問題　他のすべての L–アミノ酸が S 絶対配置をとるのに対し，L–システインだけが R 絶対配置をとる．なぜ L–システインが R 配置であるのかを説明せよ．

31. 隠されたメッセージ　以下のアミノ酸配列を一文字表記に書き直せ：Glu-Leu-Val-Ile-Ser-Ile-Ser-Leu-Ile-Val-Ile-Asn-Gly-Ile-Asn-Leu-Ala-Ser-Val-Glu-Gly-Ala-Ser.

32. どちらが先か　Pro-X ペプチド結合は，その逆の X-Pro 結合のようなシス形立体配置をとることができるだろうか．その理由も述べよ．

33. マッチング　下に示したアミノ酸誘導体（A）〜（E）のそれぞれに対し，適合する ϕ, ψ 値の組合わせ（a）〜（e）を選べ．

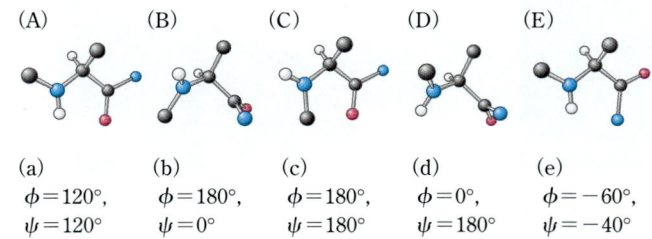

| (A) | (B) | (C) | (D) | (E) |

(a)	(b)	(c)	(d)	(e)
$\phi = 120°,$ $\psi = 120°$	$\phi = 180°,$ $\psi = 0°$	$\phi = 180°,$ $\psi = 180°$	$\phi = 0°,$ $\psi = 180°$	$\phi = -60°,$ $\psi = -40°$

34. 取違え型リボヌクレアーゼ　Christian Anfinsen が再折りたたみの実験を行った際，還元型リボヌクレアーゼを 8 M 尿素存在下で再酸化させた場合と，その後尿素を透析で除去した場合とで，まったく異なる実験結果が得られた．このようにして再酸化させたリボヌクレアーゼは天然型タンパク質の酵素活性の 1% しか示さなかった．還元型リボヌクレアーゼの再酸化において，尿素の存在下と非存在下で結果がまったく異なるのはなぜか．

3 タンパク質と プロテオームの探究

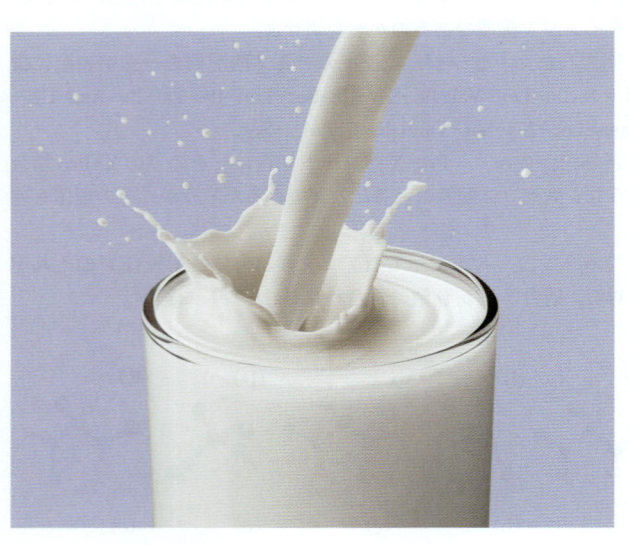

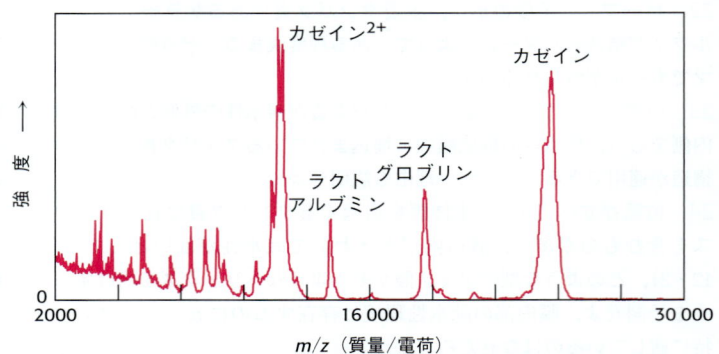

乳汁はすべての哺乳動物の栄養源であり，その成分にはたくさんの
タンパク質が含まれる．乳汁に含まれるタンパク質成分を，タンパ
ク質の *m/z*（質量／電荷）をもとにして分子を分離する MALDI−TOF
質量分析法で解析した結果を示す〔写真提供: Okea/istockphoto.com;
（右）Dr. Brian Chait のご厚意による〕．

タンパク質はほとんどすべての生命活動の過程，たとえば化学反応の触媒，情報の伝達，身体や組織，細胞などの形づくりなどにおいて重要な役割を果たしている．このような目を見張るほど幅広い働きは，何千ものタンパク質が存在し，それらが別々に異なった立体構造をとり，一つ以上の多様な分子と相互作用することによる．生化学研究の大きな目的の一つは，どのようにアミノ酸の配列がタンパク質の高次構造を決め，そしてタンパク質として機能しているかを明らかにすることである．また，どうやって個々のタンパク質が特異的な基質や他の分子と結合するか，触媒反応を促進するか，エネルギーや情報を伝達するかなどの解明も重要な目的である．

興味の対象となるタンパク質を研究するには，細胞内の他の構成分子と分離した後に行う方が多くの場合より好ましい．そうすれば汚染物質の混入による影響を排除してそのタンパク質の構造と機能を調べることができるようになる．それゆえ興味をもったタンパク質を精製することは，研究の最初に行わなければならないステップである．タンパク質は溶解性，大きさ，電荷，また結合能などの違いに基づき互いに分離することが可能である．タンパク質が精製できれば，そのアミノ酸配列を決定することができる．今日では，多くのタンパク質のアミノ酸配列（ゲノムの DNA 配列から予測されることが多い）を，膨大な配列データベースから得ることができる．精製タンパク質の配列が誰もが検索可能なデータベースに登録されていたならば，研究者の仕事は格段に容易になる．データベースの中に配列を見いだすためには，研究者はタンパク質の短い断片のアミノ酸配列を決定するだけでよいのである．あるいは，データベース上で予測されているタンパク質の分子量と一致することによりタンパク質が推定されることもあり，質量分析法は，タンパク質の質量（分子量）とアミノ酸配列を決めるための強力な手段である．

タンパク質を精製し，その同定がなされた後，生理的に関係する状況においてどのような機能を果たしているかを決定することがつぎなる挑戦として残る．抗体はタンパク質の細胞や組織での局在を調べたり，あるいはタンパク質の量を測定したりするための有用な

プローブとなる．特異的なタンパク質を認識できるモノクローナル抗体は大量に得ることが可能であり，これらの抗体を用いれば，細胞中に存在したり分離した状態の目的タンパク質を検出し，定量することができる．ペプチドやタンパク質は化学的に合成可能であり，研究のために用いられる．薬として使うために高純度なタンパク質として合成されることもある．最終的には，X線結晶構造解析法や核磁気共鳴（NMR）分光法が，タンパク質の立体構造や機能上の重要な部位を明らかにするために欠かせない手法である．

　このような物理的および化学的手法によるタンパク質の解析により，生命現象の分子基盤の理解が深まる．また，これらの手法により，生物学上の最も興味ある問題を分子の言葉で捉えることが可能となるのである．

プロテオームはゲノムの機能を表現するものである

　第5章で議論するように，多くの生物の完全な DNA 塩基配列，すなわち**ゲノム**（genome）が，現在有効利用できる．たとえば，線虫の一つである *Caenorhabditis elegans* はおおよそ 19 000 のタンパク質を指令する遺伝子と 9700 万塩基のゲノムをもっており，ショウジョウバエ *Drosophila melanogaster* は約 14 000 の遺伝子と 1 億 8000 万塩基のゲノムを含む．完全に配列が解析されたヒトゲノムは 30 億塩基と 23 000 遺伝子からなる．しかしながら，これらのゲノムはある特殊な条件下の細胞の中で発現できる遺伝子の単なる目録に過ぎない．実際にこれらの遺伝子がコードするタンパク質の部分集合のみが，ある特定の生物学的状況においては存在する．ある生物の**プロテオーム**（proteome）── ゲノム（genome）によって発現されるタンパク質（protein）に由来する ── とは，その生物の環境内におけるタンパク質の種類，機能，相互作用を含むより複雑なレベルの情報内容を意味する．

　プロテオームは細胞の固定された性質を示すものではない．情報の機能的な発現を示すので，細胞の種類や発生の段階，ホルモンの存在のような環境条件によりさまざまに変化するタンパク質群である．ほとんどの遺伝子産物はいろいろな方法で化学的な修飾を受けるタンパク質であるため，プロテオームはゲノムよりはるかに大きい．さらにこれらタンパク質は単独では存在していない．多くの場合，他のタンパク質と相互作用し複合体をつくり特異的な機能を果たす．ゲノムが"物理的に組込まれており容易に変更できないもの"なのに対して，プロテオームはきわめて動的である．プロテオームを理解するうえでタンパク質を研究し，性質を明らかにし，分類することが要求される．すべてではないが，この過程が細胞中の他の生体分子と特定のタンパク質を分離する作業から始まることも多い．

3・1　タンパク質の精製はその機能を理解するうえで大事な最初の段階である

　生化学には，"不純なタンパク質をもとにして純粋な思考を無駄に使うな"という格言がある．精製した純粋なタンパク質が得られれば，アミノ酸配列を決定したり生化学的な機能を調べることができる．そのアミノ酸配列から，多様な生物種におけるタンパク質間の進化上の関係を明らかにすることが可能となる（第6章）．純度の高いタンパク質からできた結晶を利用することで，タンパク質の三次構造 ── タンパク質の機能を決定する姿 ── を与える X 線データを得ることができる．

アッセイ: 探し求めるタンパク質をどのようにして認識するか

　タンパク質の精製では，生化学者が興味を抱いたタンパク質のみ，つまり1種類の分子からなる試料を得る必要がある．このタンパク質試料は出発物質の 1% しか含まれていないかもしれず，さらにその出発物質は1種類の培養細胞からなることもあれば植物や動物由来の特別な器官からなることもある．生化学者はどのようにして，複雑なタンパク質混合物中から目的とするタンパク質を分離できるのであろうか．

　一つのタンパク質は，出発物質の不純物を含む混合物を大きさや電荷のような物理的性質に基づく一連の方法で分離することで精製できる．この精製が成功しているかどうか確認するためには，生化学者は**アッセイ**（assay）とよばれる試験 —— そのタンパク質であることが同定できる独自の性質を調べる —— を行う必要がある．アッセイの結果がポジティブ（陽性）というのは，目的とするタンパク質がそこに存在していることを示している．アッセイ法の開発は困難な仕事にちがいないが，より特異性の高いアッセイが確立できればより効率的な精製に結びつく．たとえば触媒として働く酵素タンパク質の場合（第8章），アッセイは一般的に**酵素活性**（enzyme activity），すなわち特定な化学反応を促進する酵素の能力を測定する．酵素活性はしばしば間接的に測定される．乳酸デヒドロゲナーゼという酵素を考えてみよう．乳酸デヒドロゲナーゼは以下の反応を触媒する．

$$\text{乳酸} + \text{NAD}^+ \underset{}{\overset{\text{乳酸デヒドロゲナーゼ}}{\rightleftharpoons}} \text{ピルビン酸} + \text{NADH} + \text{H}^+$$

　還元型ニコチンアミドアデニンジヌクレオチド（NADH，図15・13）は340 nmの光を吸収するのに対して，酸化型ニコチンアミドアデニンジヌクレオチド（NAD$^+$）はその波長の光を吸収しない．したがって，たとえば酵素を加えて1分間というある与えられた時間で，340 nmの吸光度がどれくらい変化したかをみることにより，反応の進行を追跡することが可能である．乳酸デヒドロゲナーゼの精製過程における酵素活性のアッセイは，このように1分間における340 nmの光の吸収の増加を調べるという間接的な方法である．

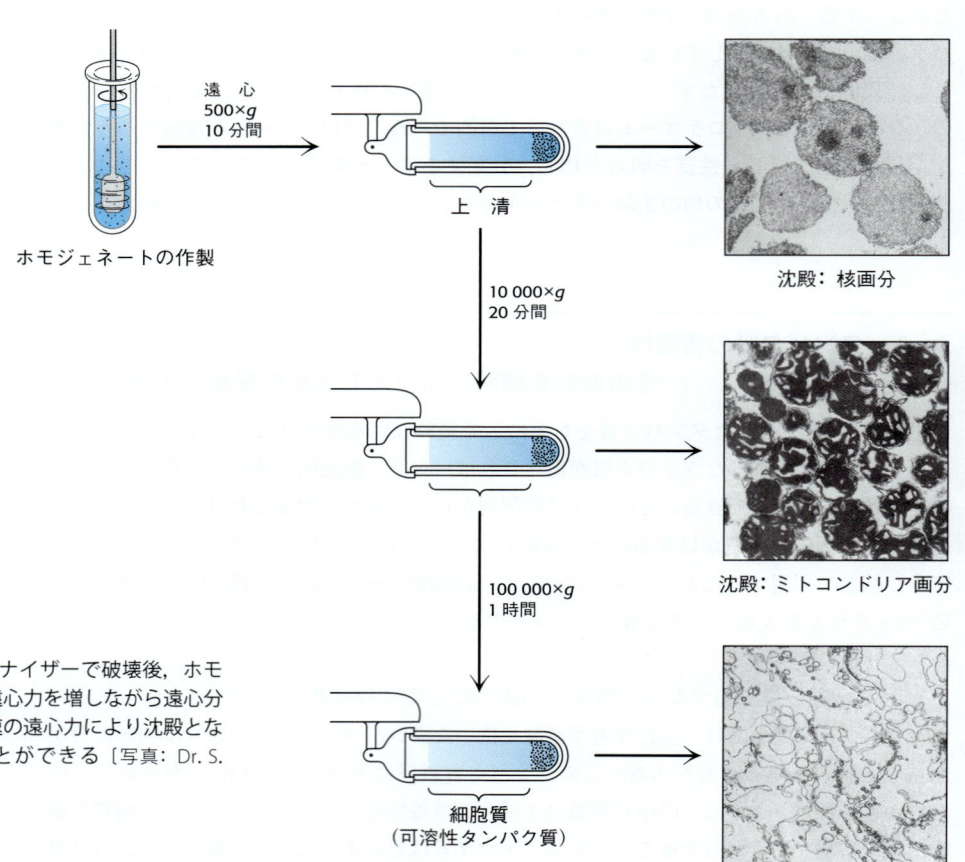

図 3・1　分画遠心分離.　細胞をホモジェナイザーで破壊後，ホモジェネートとよばれるその混合物を段階的に遠心力を増しながら遠心分離する．より重いものは軽いものより先に低速の遠心力により沈殿となる．分離した画分はつぎの精製へ用いることができる〔写真: Dr. S. Fleischer, Dr. B. Fleischer のご厚意による〕．

ホモジェネートの作製

遠　心
500×g
10 分間

上　清

10 000×g
20 分間

沈殿: 核画分

100 000×g
1 時間

沈殿: ミトコンドリア画分

細胞質
（可溶性タンパク質）

沈殿: ミクロソーム画分

精製が適切に行われているかを確かめるために，アッセイに用いた混合液中のタンパク質の量というさらに別の情報が必要となる．タンパク質濃度を測定するために迅速で精度の高い方法がいくつか存在する．酵素活性とタンパク質濃度という二つの実験により得られる数値から**比活性**（specific activity）を計算することができる．比活性は混合物中での酵素活性をタンパク質の量で割った値として得られる．理想的には，精製が進めば進むほど比活性は高まり，タンパク質混合物内の目的とするタンパク質の割合もいっそう増大することになる．本質的には精製とは比活性を最大値にもっていくことといえる．純粋な酵素においては，比活性は一定の値を示すことになる．

タンパク質は精製するために細胞から遊離させなければならない

アッセイの方法を見いだし，そしてタンパク質の出発材料を選択したならば，細胞を分画し，目的とするタンパク質がどの画分に多く含まれているかを見きわめなければならない．最初の段階は，細胞の膜を壊し**ホモジ(ェ)ネート***（homogenate）を作成することであり，つぎにその混合物を遠心にかけて遠心管の底に固まる重いものの沈殿とその上清に分画することである（図3・1）．上清はさらに大きな力による遠心によって沈殿と上清に分画される．このような**分画遠心分離**（differential centrifugation）とよばれる手法により，まだたくさんの異なるタンパク質を含んではいるが密度の異なるいくつもの画分を得ることができる．これらの画分が目的とするタンパク質を含んでいるか調べるために別々にアッセイが行われる．通常，ある画分の活性が上昇していたなら，それをつぎなる分別精製手段の出発材料として用いる．

*　訳注: 粗抽出液ともよぶ.

タンパク質は溶解度，大きさ，電荷，結合親和性により精製できる

数千のタンパク質が，溶解度，大きさ，電荷，特異的な結合親和性といった特徴に基づき，活性をもつ形として精製された．通常，タンパク質の混合物に異なる特性に基づくいくつもの分離法が適用される．精製の各段階で調製した試料をアッセイに供し，その比活性を決める．さまざまな精製方法が利用されている．

塩　析　ほとんどのタンパク質は高い塩濃度において溶解性が減少するが，その効果は**塩析**（salting out）とよばれる．タンパク質が沈殿となる塩濃度はそれぞれのタンパク質により異なる．したがって塩析がタンパク質を分離するのに利用できる．たとえば，0.8 Mの硫酸アンモニウムは血液凝固系のタンパク質であるフィブリノーゲンを不溶化するが，血清アルブミンを不溶化するためには2.4 Mの濃度が必要である．塩析は，他の精製段階から得られた活性のある画分を含む，タンパク質の希薄溶液を濃縮するためにも利用される．もし必要であれば塩を除去するために透析が行われる．

透　析　タンパク質は，孔をもつセルロース膜のような半透膜を介する**透析**（dialysis）により塩のような小さい分子と分離することができる（図3・2）．タンパク質の混合物を透析チューブの内側に入れ，取除きたい小さい分子を含まない緩衝液中にチューブを沈める．孔の直径より十分大きな分子は透析チューブの内側に保持され，透析膜の孔を通ることが可能なより小さい分子やイオンは濃度勾配に従って拡散し，透析チューブの外側の溶液に出てくる．この方法は細胞の画分から塩やその他の小分子を除去するのに役立つが，タンパク質同士を効率よく区別することは難しい．

ゲル沪過（クロマトグラフィー）　分子の大きさに基づき，より細かく分離することがゲル沪過（クロマトグラフィー）〔gel-filtration (chromatography)〕により可能である（図3・3）．ゲル沪過のように分子ふるい効果を利用するクロマトグラフィーを総称してサイズ排除クロマトグラフィーとよぶ．デキストランやアガロース（どちらも糖質）あるいはポリアクリルアミドといった不溶性ではあるが高度に水和した重合体からなる多孔質粒子が詰まったカラムの上部に，分離したい試料を添加する．直径100 μm（0.1 mm）程度の

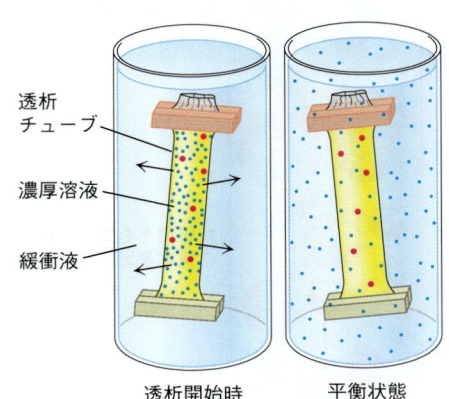

透析
チューブ

濃厚溶液

緩衝液

透析開始時　　　平衡状態

図 3・2　透析.　タンパク質分子（●）は透析チューブ内に保持され，小さい分子（・）は濃度勾配に従って周りの溶媒中に拡散する.

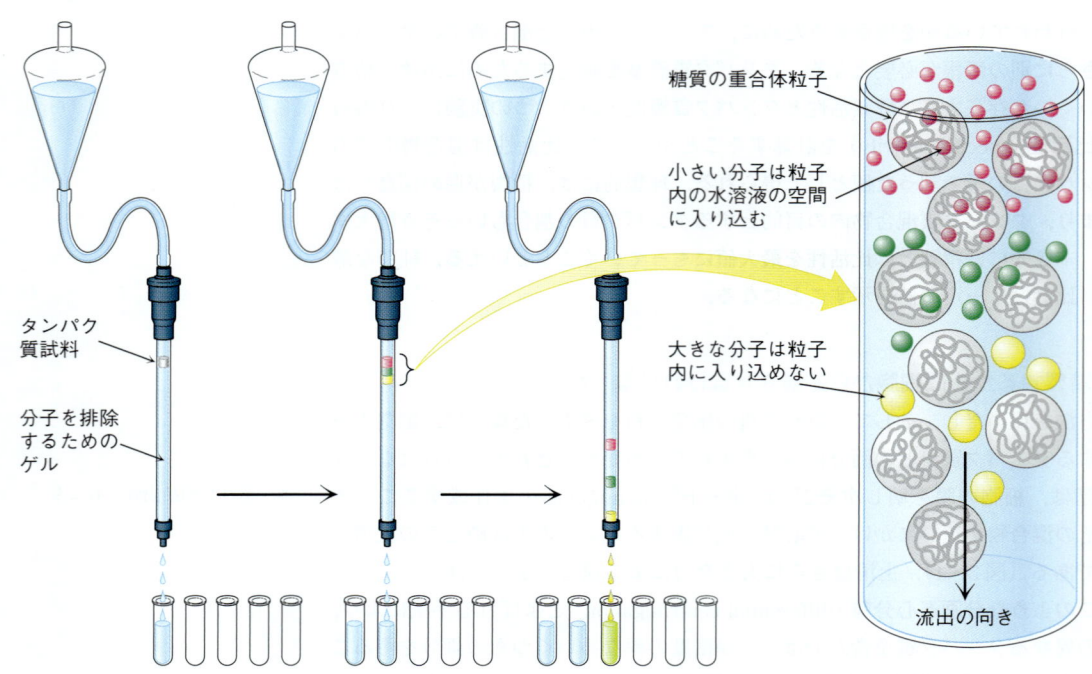

糖質の重合体粒子

小さい分子は粒子
内の水溶液の空間
に入り込む

大きな分子は粒子
内に入り込めない

流出の向き

図 3・3　ゲル沪過クロマトグラフィー.　多孔質粒子の詰まったカラムに少量のタンパク質混合物を添加する. 大きなタンパク質分子は粒子の中に入り込めないので, 小さい分子より先に流出する.

セファデックス, セファロース, バイオゲルといった市販の粒子がよく用いられる. 小さい分子はこれらの粒子の中に入り込めるが, 大きな分子は中に入れない. その結果, 小さな分子は粒子の中と粒子間の水溶液中に分布するのに対して, 大きな分子は粒子間の水溶液中にのみ存在する. <u>大きな分子は粒子内に入り込めないため, カラムを通過するのが早く, 先に流出される.</u> 粒子の中にたまに入ったり出たりする中くらいの大きさの分子はカラムからの流出で中間的な画分に出てくる. 一方, 小さな分子はより長い経路をたどり, 最後に流出してくる.

イオン交換クロマトグラフィー　　高純度のタンパク質を得るには, 1段階のクロマトグラフィーでは通常十分ではない. この未精製の混合物中には目的物質とともに他のタンパク質も共溶離しうるからである. さらなる精製は, 異なる分子の特性に基づいた方法で連続的に分離することで行う. たとえば, 大きさに基づく前述のクロマトグラフィーに続けて**イオン交換クロマトグラフィー** (ion-exchange chromatography) によりタンパク質の実効電荷に基づいた分離が可能である. あるタンパク質が pH 7 において正の実効電荷をもっていれば通常は負の電荷をもつカルボキシ基を含む粒子からなるカラムに吸着し, 負に荷電したタンパク質は吸着しないであろう (図3・4). カラムに結合したタンパク質は, つぎには溶離緩衝液中の塩化ナトリウムやその他の塩の濃度を上げることにより結合が外れ, 溶離されてくる. ナトリウムイオンが, カラムに結合しているタンパク質上の正電荷をもつ官能基と競合するためである. 正の実効電荷の密度が低いタンパク質が先に溶離され, より高い電荷密度をもつタンパク質がその後に溶離される傾向がある. この手法は**陽イオン交換** (cation exchange) ともよばれ, 正に荷電した基が陰イオン性の粒子に結合することを示している. 正に荷電したタンパク質 (陽イオン性タンパク質) は負電荷をもつカルボキシメチルセルロース (CM セルロース) カラムを用いたクロマトグラフィーにより分離できる. 逆に負に荷電したタンパク質 (陰イオン性タンパク質) は**陰イオン交換** (anion exchange) により, 正電荷をもつジエチルアミノエチルセルロース (DEAE セルロース) カラムで分離できる.

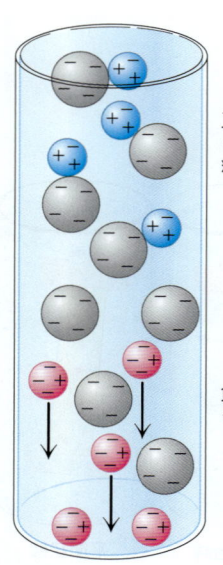

正電荷をもつタンパク質は負電荷をもつ粒子に結合する

負電荷をもつタンパク質は流出する

図 3・4　イオン交換クロマトグラフィー.　この手法はタンパク質をおもに実効電荷によって分離する.

カルボキシメチル（CM）基
（イオン化形）

ジエチルアミノエチル（DEAE）基
（プロトン化形）

アフィニティークロマトグラフィー　　アフィニティークロマトグラフィー（affinity chromatography）は，目的とするタンパク質を高い選択性をもって精製する，もう一つの強力な方法である．この方法は，多くのタンパク質が特異的な化学官能基に高い親和性を示すことを利用したものである．たとえば，植物由来のタンパク質であるコンカナバリンAは糖結合性タンパク質の一つであり，グルコースに親和性をもつレクチン（§11・4）の一種である．粗抽出物を，グルコース残基を共有結合させた粒子を含むカラムへ通すと，他の大部分のタンパク質は結合しないのに対してコンカナバリンAはその粒子に結合する（図3・5）．カラムに結合したコンカナバリンAはグルコース濃度を高めた溶液を加えることによりカラムから溶離できる．溶液中のグルコースが，コンカナバリンAの結合部位でカラムに結合したグルコース残基と置き換わるからである．アフィニティークロマトグラフィーは特異的なDNAの塩基配列と結合し遺伝子の発現を調節する転写因子を精製するうえでも強力な手法である．タンパク質の混合物を，特異的なDNA塩基配列をマトリックスに結合したカラムに通すと，その塩基配列に高い親和性を示すタンパク質のみがカラムに結合し保持される．この場合，結合した転写因子は高い塩濃度の溶液を用いて洗浄することにより溶離してくる．

一般的にアフィニティークロマトグラフィーによりXという物質を認識するタンパク質を，以下の手順で効率よく精製することができる：1）Xあるいはそれによく似た誘導体をカラムに共有結合させ，2）タンパク質の混合物をこのカラムに添加した後，結合しなかったタンパク質を除くために緩衝液で洗浄し，3）高濃度のX溶液の添加や，あるいは結合の親和性を減少させるような条件にすることにより目的とするタンパク質を溶離する．アフィニティークロマトグラフィーはタンパク質と“釣り餌”として用いる分子との相互作用の特異性が高い場合に最も効果的である．

アフィニティークロマトグラフィーにより，クローン化した遺伝子から発現させたタンパク質（§5・2）を分離することができる．発現させたときに，容易に捕捉できるアフィニティータグとして働く余分なアミノ酸の配列をクローン化した遺伝子に加える．たとえば，タンパク質のNまたはC末端に数個のヒスチジン残基（ヒスチジンタグ，Hisタグ）をもつタンパク質を発現させるようにヒスチジンのコドンを反復して加えてもよい．つぎにタグが付いたタンパク質を，ニッケル（II）などの金属イオンが共有結合で固定化された粒子からなるカラムに通す．固定化した金属イオンとHisタグとが強固に結合することにより目的タンパク質はカラムに結合するが，他のタンパク質は結合せず流出する．つぎに，金属イオンと結合して目的タンパク質と置き換わるイミダゾールなどの化学物質を添加して，カラムからタンパク質を溶離させる．

高速液体クロマトグラフィー　　高速液体クロマトグラフィー（high-performance liquid chromatography, HPLC）とよばれる手段は，これまでに紹介したカラム手法のさらに進んだバージョンである．カラムに詰める充塡剤がより細かい素材になればなるほど，結果的に相互作用する部位が多くなり，そして分離能力が向上する．より細かい素材のカラムがつくられると，適当な流速を得るためにカラムに圧力をかける必要がある．その結果として高い分離能と迅速な分離が得られる．典型的なHPLCでは，ある特定の波長で溶出液の吸光度を調べるための検出器をカラムのすぐ後につなげる．図3・6に示したHPLCの溶出曲線では，220 nm（ペプチド結合の特徴的な吸収波長）に検出器をセットしてタンパク質を検出している．10分間という短い時間において，個々のタンパク質を示

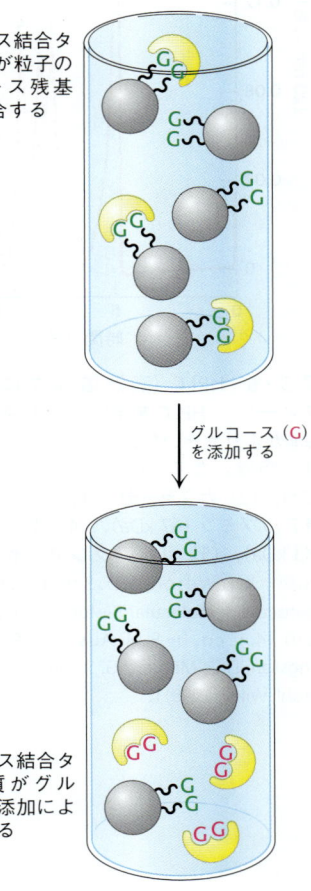

グルコース結合タンパク質が粒子のグルコース残基（G）と結合する

グルコース（G）を添加する

グルコース結合タンパク質がグルコースの添加により遊離する

図3・5　アフィニティークロマトグラフィー．　グルコース残基（G）が共有結合した固体支持体を用いたコンカナバリンA（ ）のアフィニティークロマトグラフィー

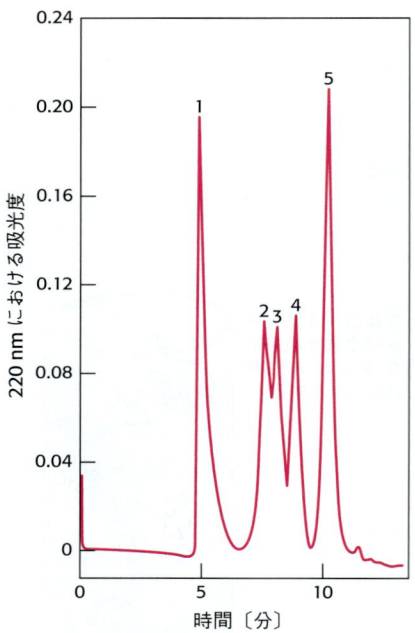

図 3・6　HPLC（高速液体クロマトグラフィー）．　HPLC を用いたゲル沪過では，分解能がより大きいため，個々のタンパク質の分離が明確となる：(1) チログロブリン (669 kDa)，(2) カタラーゼ (232 kDa)，(3) ウシ血清アルブミン (67 kDa)，(4) オボアルブミン (43 kDa)，(5) リボヌクレアーゼ (13.4 kDa) 〔出典：K.J. Wilson, T.D. Schlabach, "Current Protocols in Molecular Biology," Vol.2, Suppl.41, p.10.14.1, ed. by F.M. Ausubel, R. Brent, R.E. Kingston, D.D. Moore, J.G. Seidman, J.A. Smith, K. Struhl, Wiley(1998)〕．

す多数の鋭いピークを容易に同定することができる．

タンパク質はゲル電気泳動により分離し検出することができる

　精製の過程が効果的かどうかをどのように調べたらよいのであろうか．一つは各精製段階において比活性が上がっていることを確かめる方法である．もう一つは，各段階の各試料のタンパク質の種類が減少していることを確認する方法で，これは電気泳動により可能である．

　ゲル電気泳動　実効電荷をもった分子は電場の中を移動する．この現象を**電気泳動** (electrophoresis) とよび，タンパク質や他の高分子 —— たとえば DNA や RNA —— を分離するための強力な手段となる．電場内でのタンパク質（あるいは他の分子）の移動速度 (v) は電場の強さ (E)，タンパク質の実効電荷 (z)，摩擦係数 (f) に依存する．

$$v = \frac{Ez}{f} \tag{1}$$

　電荷をもった分子を反対電荷の電極に移動させるための電気力 Ez は，移動する分子と溶液の間における摩擦から生じる粘性抵抗 fv と反対に働く．摩擦係数 f は移動する分子の質量と形，そして溶液の粘性率 (η) によって決まる．半径 r の球形の分子では次式が成り立つ．

$$f = 6\pi\eta r \tag{2}$$

電気泳動分離法が，ほとんどの場合多孔性のゲルの中（あるいは紙など固相の支持体の上）で行われる〔**ゲル電気泳動** (gel electrophoresis)〕のは，ゲルが分離を高める分子ふるいの役割を果たすからである（図3・7）．ゲル内の網目より小さな分子は容易にゲルの中を移動するのに対して，網目より大きな分子はほとんど移動することができない．その中間的な大きさの分子はゲルの中をさまざまな速度で移動する．電場は，タンパク質が陰極から陽極に典型的にはゲルの上部から下部に泳動するようにかける．電気泳動はポリアクリルアミドゲルの垂直に立てた薄いスラブ（平板）中で行われる．ポリアクリルアミドゲルは化学的に不活性で，少量の架橋剤（メチレンビスアクリルアミド）とアクリルアミドとの重合によって，三次元の網目構造を容易に形成できるため，電気泳動を行う際の優れた支持体となる（図3・8）．電気泳動は，電場をかけることで分子のすべてがその大きさにかかわらず同じマトリックスの中を移動させられるという点でゲル沪過とは異なる．

　変性条件下のポリアクリルアミドゲル電気泳動では，主として分子の質量に基づいてタンパク質を分離することができる．最初に，天然のタンパク質のほとんどすべての非共有

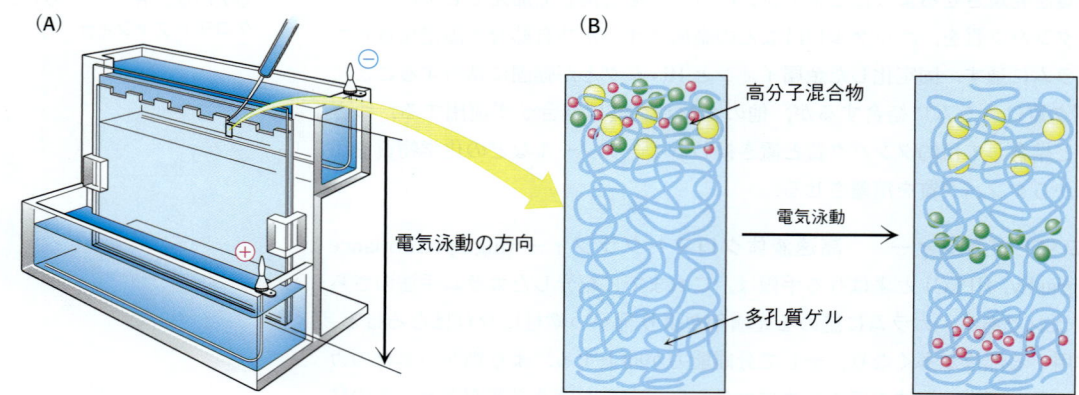

図 3・7　ポリアクリルアミドゲル電気泳動．　(A) ゲル電気泳動装置．通常，いくつかの試料を 1 枚の平板のポリアクリルアミドゲルを用いて電気泳動する．マイクロリットル用のピペットを用いてスラブ（平板ゲル）上部の溝（ウェル）にタンパク質溶液を添加する．ゲル泳動槽にカバーをかけてから，電圧を加える．負に荷電した SDS（ドデシル硫酸ナトリウム）とタンパク質の複合体は陽極（アノード）側，ゲルの下部に向かって移動する．(B) 多孔質ポリアクリルアミドゲルのふるい効果によりタンパク質は大きさに従って分離され，小さい分子ほど速く移動する．

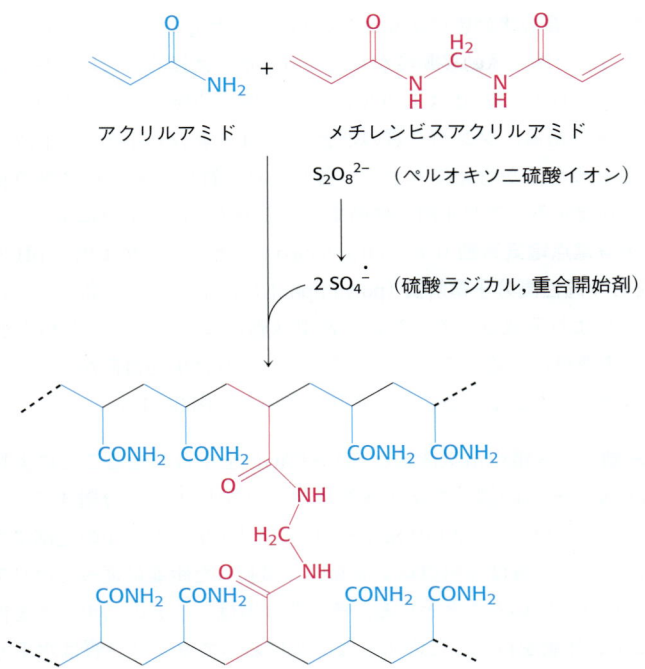

アクリルアミド ＋ メチレンビスアクリルアミド

$S_2O_8^{2-}$　（ペルオキソ二硫酸イオン）

$2\ SO_4^{\cdot-}$　（硫酸ラジカル, 重合開始剤）

図 3・8　ポリアクリルアミドゲルの調製.　活性化された単量体（青）と架橋剤（赤）の重合により三次元網目構造ができる.

相互作用を破壊する陰イオン界面活性剤のドデシル硫酸ナトリウム（SDS）溶液にタンパク質の混合物を溶解する. さらに, 2-メルカプトエタノール（2-チオエタノール）あるいはジチオトレイトールを加え, ジスルフィド結合を還元する. SDS の陰イオンは, 二つのアミノ酸残基ごとに一つの SDS 陰イオンの割合で, タンパク質の主鎖に結合する. SDS と結合することにより得られる負電荷は, 本来のタンパク質がもつ負電荷よりはるかに大きい. すなわち SDS タンパク質複合体の総電荷に対するタンパク質の貢献度ははるかに小さい. 結果として, 変性タンパク質と SDS の複合体は, およそタンパク質の質量に比例する大きな負の実効電荷をもつ. この SDS とタンパク質の複合体を電気泳動すると, 泳動が終了したところでゲル中のタンパク質は硝酸銀やクーマシーブリリアントブルーといった色素により染色され, いくつかのバンドとなって現れる（図3・9）. 放射性標識されたものがタンパク質に取込まれたら, ゲルの上に X 線フィルムのシートを重ね置く**オートラジオグラフィー**（autoradiography）とよばれる手法により検出される.

　小さいタンパク質分子はゲル内を迅速に移動するが, 大きなタンパク質分子は混合物を添加したゲルの上部の近くにとどまる. この条件においては大部分のタンパク質の移動度は, その質量の対数に対してほぼ直線的な関係を示す（図3・10）. 糖鎖が付加したタンパク質や膜タンパク質の中にはこの経験的な関係に従わない場合もあるが, SDS-ポリアクリルアミドゲル電気泳動（SDS-PAGE）は迅速で高感度で, 分離能力も高い方法である. わずか 0.1 µg（～2 pmol）のタンパク質でもクーマシーブリリアントブルーによる染色で明瞭なバンドを与え, さらに微量のタンパク質（～0.02 µg）でさえも銀染色により検出可能である. 質量がおよそ 2 % 異なるタンパク質（たとえば約 10 アミノ酸残基の長さが異なることによる 50 kDa と 51 kDa）でも SDS-PAGE で通常区別することができる.

　電気泳動を用いて各ステップの画分を解析することにより精製の過程が効率よくいっているかを検証することができる. 最初の画分には何十, 何百というたくさんのタンパク質が含まれていることがわかる. 精製が進むにつれバンドの数が減り, 逆にある特定のバンドが目立ってくる. このバンドが目的とするタンパク質である（図3・14 参照）.

等電点電気泳動　タンパク質はまた, 酸性および塩基性アミノ酸残基の相対的な含量に基づき電気泳動によって分離することができる. タンパク質の**等電点**（isoelectric

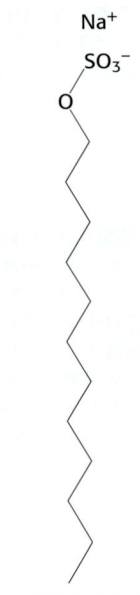

Na⁺
SO₃⁻

ドデシル硫酸ナトリウム（SDS）

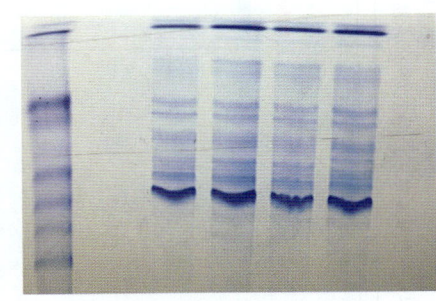

図 3・9　電気泳動後のタンパク質の染色.
SDS-ポリアクリルアミドゲル電気泳動で分離した細胞由来のタンパク質の混合物はクーマシーブリリアントブルーで染色されて検出可能である. 左端のレーンには既知の分子量のタンパク質がマーカーとして泳動されており, 試料中のバンドの分子量を推定するのに用いられる〔写真提供: © Dr. Robert Farrell〕.

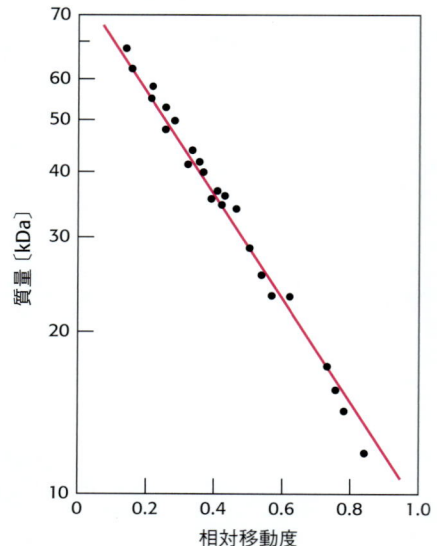

図 3・10　電気泳動による質量決定.
SDS-PAGE において，多くのタンパク質の移動度は，その質量の対数に対して逆に直線的に減少する関係を示す〔出典: K. Weber, M. Osborn, "The Proteins, Vol.1, 3rd Ed.," p.179, Academic Press (1975)〕.

point, pI) とはタンパク質の実効電荷が 0 となる pH のことである．この pH では式 1 の実効電荷 z が 0 となるため電気泳動移動度が 0 となる．たとえば非常に塩基性の電子伝達タンパク質であるシトクロム c の pI は 10.6 であり，血液中の酸性タンパク質である血清アルブミンの pI は 4.8 である．タンパク質の混合物を SDS 非存在下のゲル内の pH 勾配中で電気泳動するとどうなるか考えてみよう．各タンパク質は，タンパク質の pI に pH が等しくなる場所へ到達するまでゲル内を移動する．このように等電点によってタンパク質を分離する方法を**等電点電気泳動** (isoelectric focusing) とよぶ．ゲル内の pH 勾配は，まず多くの pI 値をもつ**両性高分子電解質** (polyampholyte; 小さい多価高分子) の混合物を電気泳動することにより形成される．等電点電気泳動により，等電点がわずか 0.01 違うだけのタンパク質を簡単に分離することができるが，これは実効電荷が 1 しか違わないタンパク質でも見分けることができることを意味している (図 3・11).

　二次元電気泳動　等電点電気泳動と SDS-PAGE を組合わせることにより高分解能の分離法が得られる．一つの試料をまず等電点電気泳動によって分離する．分離した 1 レーンのゲルをつぎに平板 (スラブ) の SDS-ポリアクリルアミドゲルの上部に水平に設置する．そのとき，タンパク質は等電点電気泳動中に移動した距離に従ってポリアクリルアミドゲルの上部で広がっていることとなる．そして今度は二次元のスポットを得るために垂直方向 (縦) に電気泳動を行う．このようなゲルにおいてタンパク質は水平方向では等電点をもとにして，垂直方法では質量をもとにして分離される．大腸菌 *Escherichia coli* の 1000 種類以上の異なるタンパク質が，**二次元電気泳動** (two-dimensional electrophoresis) を用いた 1 回の実験により分離できるのはまさに驚くべきことである (図 3・12).

図 3・11　等電点電気泳動の原理.　pH 勾配は試料を添加する前にゲル内で形成する． (A) 異なる色で示された個々のタンパク質は，自身の等電点 pI より pH が低いゲルにおいては正に荷電し，pI より pH が高いゲルにおいては負に荷電する．ゲルに電圧を掛けるとタンパク質は個々の pI へと移動し，その場所に到達すると実効電荷はなくなり，とどまる． (B) タンパク質がバンドとなったところで，ゲルから切り出し，つぎの実験に用いる.

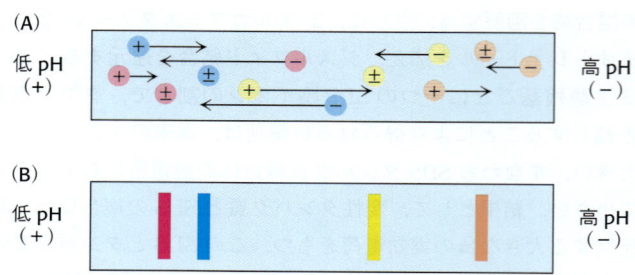

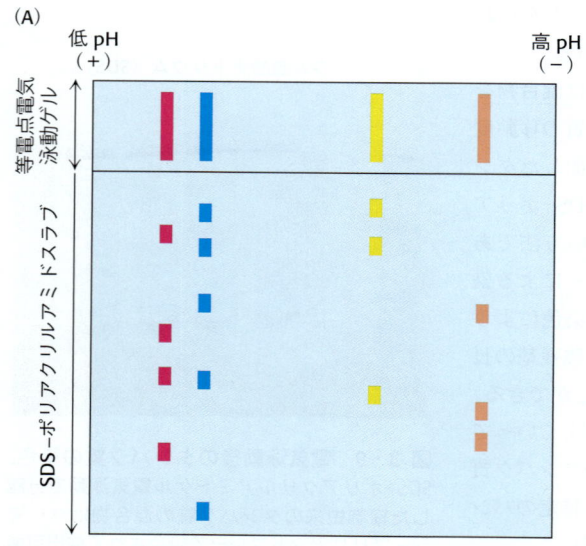

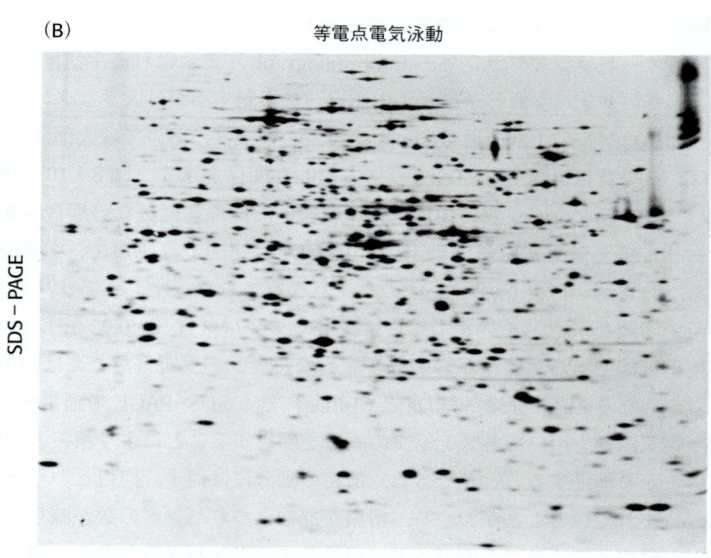

図 3・12　二次元ゲル電気泳動.　(A) タンパク質試料を最初に図 3・11 に示したように等電点電気泳動を行い一次元目の分離を行う．つぎにその等電点電気泳動ゲルを SDS-ポリアクリルアミドゲルにくっつけてもとの分離に対して垂直方向に二次元目の電気泳動を行う．同じ pI 値をもつタンパク質が，今度は質量に従って分離される． (B) *E. coli* のタンパク質の二次元ゲル電気泳動による分離．1000 種類以上の異なるタンパク質が分離されている〔写真 (B): Dr. Patrick H. O'Farrell のご厚意による〕.

(A)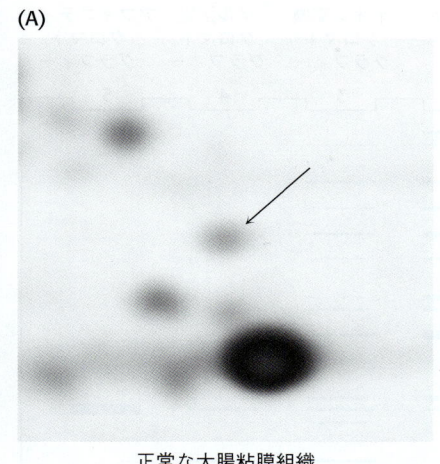

正常な大腸粘膜組織

(B)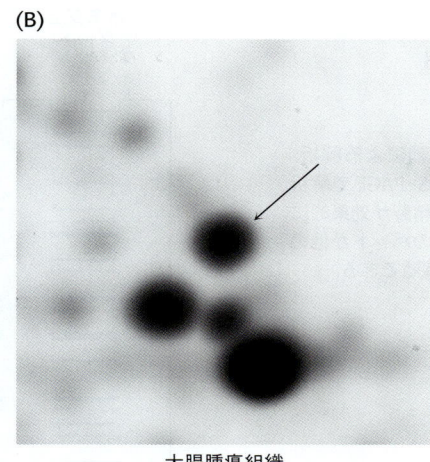

大腸腫瘍組織

図 3・13 二次元ゲル電気泳動により検出されたタンパク質濃度の変化. 同じ患者由来の正常な大腸粘膜組織(A)と大腸腫瘍組織(B)の試料を二次元ゲル電気泳動で解析した. 表示されたゲルの領域において, いくつかのスポットの強度の変化がはっきり表れており, その中でもグリセルアルデヒドリン酸デヒドロゲナーゼという酵素に相当するタンパク質(／で示した)が増大している〔写真: Lin Quinsong のご厚意による〕.

　異なる生理的条件に置かれた細胞由来のタンパク質を二次元電気泳動で分離することができる. その際にゲル上のそれぞれのスポットの強度を比べることができれば, 特異的なタンパク質の濃度が生理的状態に応答して変化したことがわかる (図3・13). このような応答を示すタンパク質をどのように同定するのであろうか. たくさんのタンパク質が一つの二次元ゲルに表示されているが, 同定されているわけではない. 今では二次元ゲル電気泳動と質量分析法を組合わせたタンパク質の同定が可能となった. その強力な手法に関しては後で (§3・3) 少し述べる.

タンパク質精製の流れは定量的に評価可能である

　タンパク質の精製の流れがうまく進んでいるかどうかを, 精製の各段階において, タンパク質混合物の比活性の決定と SDS-PAGE による解析を行うことにより, モニターすることができる. 表3・1および図3・14にあげた仮想タンパク質の精製の結果を考えてみよう. それぞれの段階においてつぎのいくつかのパラメーターを測定している.

　総タンパク質量 (total protein): それぞれの画分の一部を用いてタンパク質濃度を決定し, それとその画分の全容量を掛け合わせて, その画分に存在するタンパク質の量を求める.

　総活性 (total activity): アッセイに用いたその画分の容量中の酵素活性を測定し, 画分の全体量に補正し, その画分の酵素活性を求める.

　比活性 (specific activity): このパラメーターは総活性を総タンパク質量で割ることにより求める.

　収率 (yield): このパラメーターは各精製段階後に精製前の粗抽出液中の総活性の何パーセントが残っているかを示す. 最初の抽出液中の酵素活性量を100％ とする.

　精製度 (purification level): このパラメーターは純度の上昇の尺度で, 各精製段階後に得られた比活性を最初の抽出物の比活性で割ることにより求める.

表3・1にみられるように最初の精製段階である塩析では, わずか3倍の精製度の上昇

表 3・1 仮想タンパク質の精製の実験手順の定量化

精製段階	総タンパク質量〔mg〕	総活性〔U〕	比活性〔U mg^{-1}〕	収率（％）	精製度
ホモジェナイズ	15 000	150 000	10	100	1
塩析	4600	138 000	30	92	3
イオン交換クロマトグラフィー	1278	115 500	90	77	9
ゲル沪過クロマトグラフィー	68.8	75 000	1100	50	110
アフィニティークロマトグラフィー	1.75	52 500	30 000	35	3000

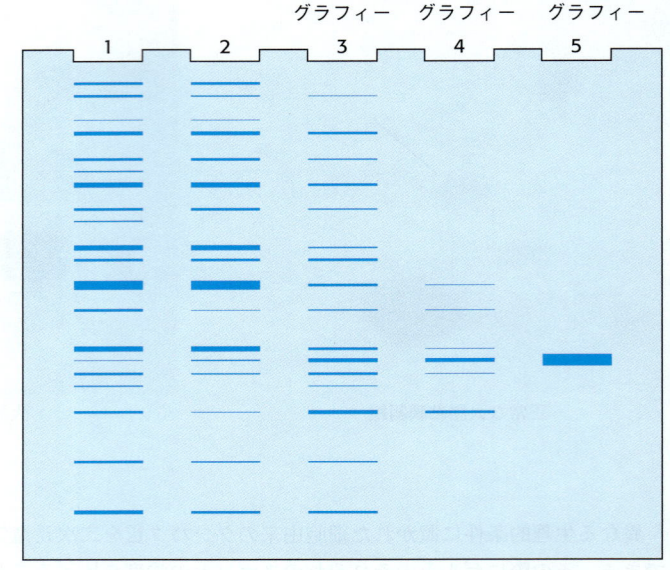

図 3・14 タンパク質精製における電気泳動による解析.
表3・1におけるタンパク質精製の過程を SDS-PAGE で解析
した. 各レーンに 50 µg の試料を添加した. 精製が効果的に
行われていることが, 目的とするタンパク質のバンドが他の
バンドと比較して段々目立ってくることから確認できる.

にしか至っていないが, 最初の抽出液中の目的とするタンパク質がほとんどすべて回収さ
れていることが収率 92 % という値からわかる. 塩析で残っていた塩の高い濃度を下げる
ため透析を行った後, イオン交換カラムを通す. そこでの精製度は最初の抽出液と比べる
と 9 倍上昇しているが, 収率は 77 % と減少している. ゲル沪過クロマトグラフィーによ
り精製度は 110 倍であるが, 収率は 50 % となっている. 最後の段階では目的とする酵素
と特異的に結合するリガンドを用いたアフィニティークロマトグラフィーを行っている.
この段階はこれら精製手法中で最も威力を発揮するものであり, 収率は 35 % と低下して
いるが 3000 倍の精製度を示す. 図3・14 の SDS-PAGE が示すように, 各精製段階後の
一定量のタンパク質を各レーンに添加してみると, 精製が進むに従ってバンド数は減少
し, 逆に目的とするタンパク質の量は存在する総タンパク質量中の割合として増加するこ
とがわかる.

よい精製の流れとは, 精製度と収率の両方を考慮に入れたものである. 高い精製度に低
い収率であると, 実験に使用できるタンパク質はほんの少量しか残らない. 一方, 低い精
製度で高い収率ではその画分に多くの不純物 (目的とするタンパク質以外のタンパク質)
が残っており, この画分を用いた実験の解釈を複雑にする.

超遠心法は生体分子の分離と質量の決定に役立つ

遠心法が細胞の構成成分からなる粗混合物を分離するために力を示す一般的に行われる
手法であることをすでに述べた. 生体分子の分離と解析においてもこの手法は有効な手段
となる. 遠心法を用いると質量と密度というパラメーターを決定すること, 分子の形を知
ること, そして分子間の相互作用を調べることも可能である. 遠心法のデータからこれら
の性質を求めるためには, 遠心力が働いている中で粒子がどのようなふるまいをするかを
数理的に記述する必要がある.

粒子は遠心力に従って溶液中を移動する. 移動速度を定量する簡便な方法は粒子の沈降
係数 s を以下の式から計算することである.

$$s = m\frac{(1 - \bar{v}\rho)}{f}$$

m は粒子の質量, $\bar{v}$ は部分比容 (粒子密度の逆数), ρ は溶媒の密度, f は摩擦係数 (粒子
の形の尺度) である. $(1 - \bar{v}\rho)$ の項は溶液によって発生する浮力である.

沈降係数 (sedimentation coefficient) は通常 10^{-13} s に相当する**スベドベリ単位** (Svedberg
unit, S) で表される. この値が小さくなれば, 遠心力場の中で分子の移動はより遅くなる.

表 3・2　タンパク質試料の沈降係数と分子量[†]

タンパク質	沈降係数（スベドベリ単位）	分子量
脾臓トリプシン阻害物質	1	6520
シトクロム c	1.83	12 310
リボヌクレアーゼ A	1.78	13 690
ミオグロビン	1.97	17 800
トリプシン	2.5	23 200
カルボニックアンヒドラーゼ	3.23	28 800
コンカナバリン A	3.8	51 260
リンゴ酸デヒドロゲナーゼ	5.76	74 900
乳酸デヒドロゲナーゼ	7.54	146 200

[†]　出典: T. Creighton, "Proteins, 2nd Ed.," Table 7.1, W.H. Freeman and Company (1993)

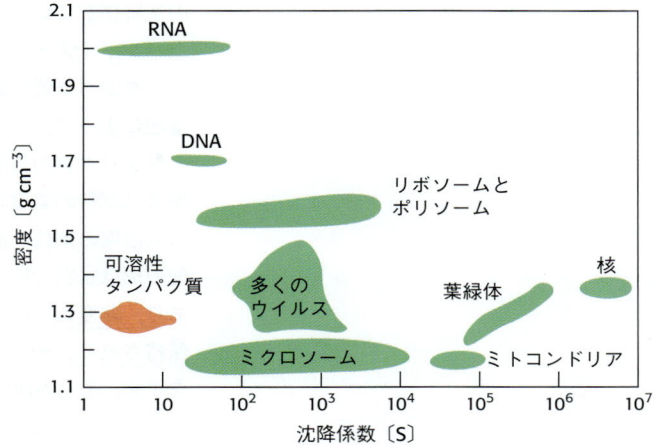

図 3・15　細胞成分の密度と沈降係数.　〔出典: L.J. Kleinsmith, V.M. Kish, "Principles of Cell and Molecular Biology, 2nd Ed.," p.138, Harper Collins (1995)〕

生体分子および細胞成分の沈降係数を表3・2と図3・15にあげた.
　いくつかの重要な結論が先の式から得られる.

1.　粒子の沈降速度はある程度その質量に依存する. 質量の大きい粒子は，同じ形で同じ密度のより質量の小さい分子より速く沈降する.

2.　形も沈降速度に影響を与える，それは粘性抵抗に影響するからである. 小さくまとまった粒子の摩擦係数 f は同じ質量の大きな粒子の摩擦係数より小さくなる. そこで横長の粒子は同じ質量の球状の粒子よりゆっくりと沈降する.

3.　高密度の粒子の方が低密度の粒子より速く移動する. なぜなら浮力 $(1-\bar{v}\rho)$ に対する反発は高密度粒子の方が小さいからである.

4.　沈降速度は溶液の密度 (ρ) にも依存する. 粒子は $\bar{v}\rho<1$ のときに沈み，$\bar{v}\rho>1$ のときには浮かび，そして $\bar{v}\rho=1$ のときは移動しない.

　最も一般的な**密度勾配遠心分離法**（density-gradient centrifugation）は，**ゾーン遠心分離法**（zonal centrifugation）や**バンド沈降法**（band sedimentation）ともよばれ，異なる沈降係数をもつタンパク質を分離する方法として使われる. 最初の段階は遠心管に密度勾配をつくることである. 低密度溶液（たとえば5％ショ糖溶液）と高密度溶液（たとえば20％ショ糖溶液）という二つの溶液を異なる割合で混ぜ合わせることにより管の底が20％，上部が5％になるような直線的に変化するショ糖密度勾配をつくる（図3・16）. 勾配の役割は対流を防ぐことである. 分離したいタンパク質混合物を含む少量の溶液をその密度勾配の上に載せる. ローターが回転している間に，タンパク質は密度勾配中を移動し自身

図 3・16　ゾーン遠心分離.　実験手順はつぎの通り. （A）密度勾配をつくり，（B）密度勾配上に試料を添加し，（C）スイングバケット型ローターに遠心管を装着して遠心を行い，（D）試料を回収する〔出典: D. Freifelder, "Physical Biochemistry, 2nd Ed.," p. 397, W.H. Freeman and Company (1982)〕.

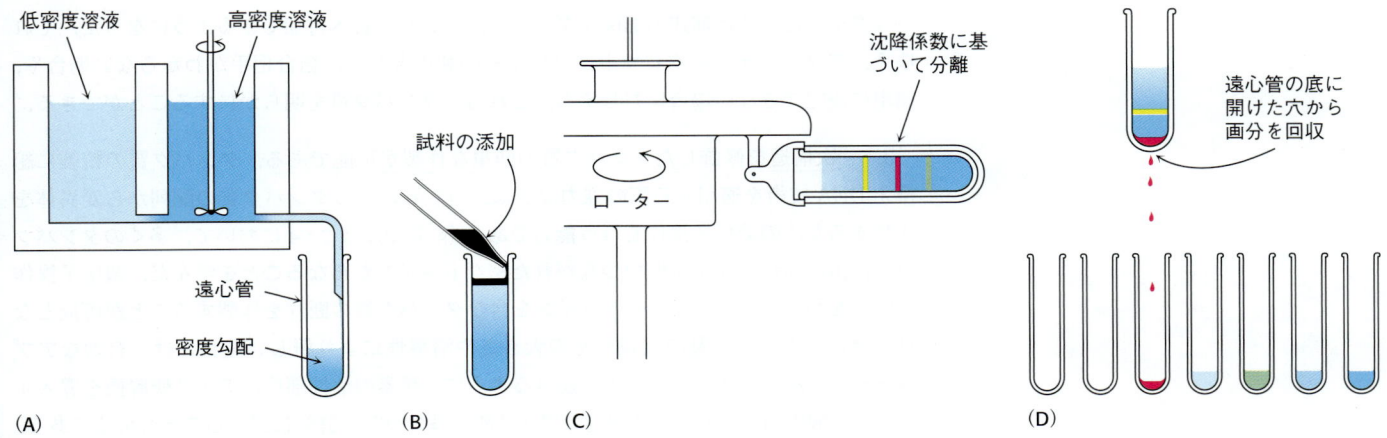

の沈降係数に従って分離する．遠心の時間と速度は経験的に決める．タンパク質の分離したバンド（ゾーン）は管の底に穴を開け，滴下することにより回収する．回収した滴下物で，タンパク質含量や酵素活性あるいはその他の機能的な性質が調べられる．この沈降速度法によって，沈降係数が 2 倍以上異なるタンパク質を容易に分離できる．

タンパク質の質量は**沈降平衡**（sedimentation equilibrium）により直接決定できる．その場合は試料の濃度勾配ができるよう低速で遠心する．しかしながら，この沈降は高濃度から低濃度の部位へ試料が拡散することにより釣り合っている．平衡になったとき，最終勾配の形は試料の質量にのみ依存する．質量を決定するための沈降平衡法はきわめて正確であり，非変性条件下で適用可能である．したがって多量体タンパク質の本来の四次構造が保持される．一方，SDS–PAGE は変性条件下で解離したポリペプチド鎖の質量の概算値を示す．もし SDS–ポリアクリルアミド法で解離した多量体タンパク質の構成要素の質量がわかり，本来の条件での多量体の質量が沈降平衡法で判明した場合には，タンパク質複合体中にそれぞれのポリペプチド鎖がいくつずつ存在しているかを決定できるということに注意してほしい．

組換え DNA 技術の利用によりタンパク質の精製はより容易に行うことができる

第 5 章では，生化学と分子生物学のすべての領域での組換え DNA 技術の広範な効果について考慮するが，タンパク質の過剰産生に組換え手法を適用することにより，タンパク質の構造と機能に対するわれわれの理解は劇的に進歩した．この手法が現れる前には，タンパク質は天然の資源からのみ単離されており，分析研究に十分な量のタンパク質を得るには，しばしば大量の組織が必要であった．たとえば 1946 年にウシのデオキシリボヌクレアーゼを 1 g 得るには，ほぼ 4.5 kg のウシの膵臓が必要であった．結果として，精製品を用いた生化学の研究は豊富に存在するタンパク質に限られることが多かった．

組換え技術を道具として備えることで，生化学者は今では多くの重要な利益を享受できるようになった．

1. タンパク質を大量に発現することができる．ホモジェネートがタンパク質精製の流れの出発点となる．組換え体のシステムとしては，大腸菌（*Escherichia coli*）や酵母（*Pichia pastoris*）のような遺伝子操作が容易である宿主となる生物を用いて，目的となるタンパク質を発現させる．これらの生物種の遺伝子操作は簡便で，倍加時間も短いので，それを利用して扱い，生化学者は可能な培養量から大量のタンパク質をつくり出すことができた．その結果として，目的とする分子がしばしば非常に豊富にあるホモジェネートを用いて精製を始めることができる．さらに自然界の存在量や起源となる生物種にかかわらずタンパク質を容易に得ることができるようになった．

2. アフィニティータグをタンパク質に付加することができる．先に述べたように，アフィニティークロマトグラフィーはタンパク質精製の手順において選択性の高いステップになりうる．組換え DNA 技術によって，多くの可能なアフィニティータグのうちどのようなタグ（たとえば前述の His タグ）でも，タンパク質へ付加できるようになった．それゆえ，アフィニティークロマトグラフィーの利点として，結合相手がわからない場合や，簡単に決定できない場合に対しても，これらのタンパク質を明らかにすることができる．

3. 一次構造を修飾したタンパク質の簡単な作製が可能である．タンパク質の精製に組換え DNA 技術を適用する際の強力な点は，自然界にあるタンパク質の配列から変異体を作製するための遺伝子操作を行う能力である（§5・2）．§2・4 において，多くのタンパク質が自由に曲がる連結領域でつながれた密なドメインからなることを学んだ．遺伝子操作の戦略を利用すると，一つのドメインを含むタンパク質の断片を作製することが可能となり，全長のタンパク質の発現がその大きさや溶解性により難しい場合には，有効なアプローチとなる．加えて，§9・1 で述べるように，酵素の活性部位にアミノ酸置換を導入することで触媒回路における特異的なアミノ酸残基の役割を詳細に調べることも可能である．

3・2　免疫学はタンパク質を研究するための重要な手段となる

　タンパク質の精製により，生化学者は厳密に制御された条件下でタンパク質の機能と構造を調べることができる．しかしながら，タンパク質を分離するということは，タンパク質の活性が最も生理的に適切である細胞内の本来の環境から取出すことである．免疫学分野（第34章）の発展により，細胞内のタンパク質の機能を調べるための重要な試薬として抗体の利用が可能となった．標的タンパク質に対する抗体のきわめて高い特異性が，特異的なタンパク質にタグ（名札）を付けて，そのタンパク質を分離したり，定量したり，さらに可視化する方法を提供している．

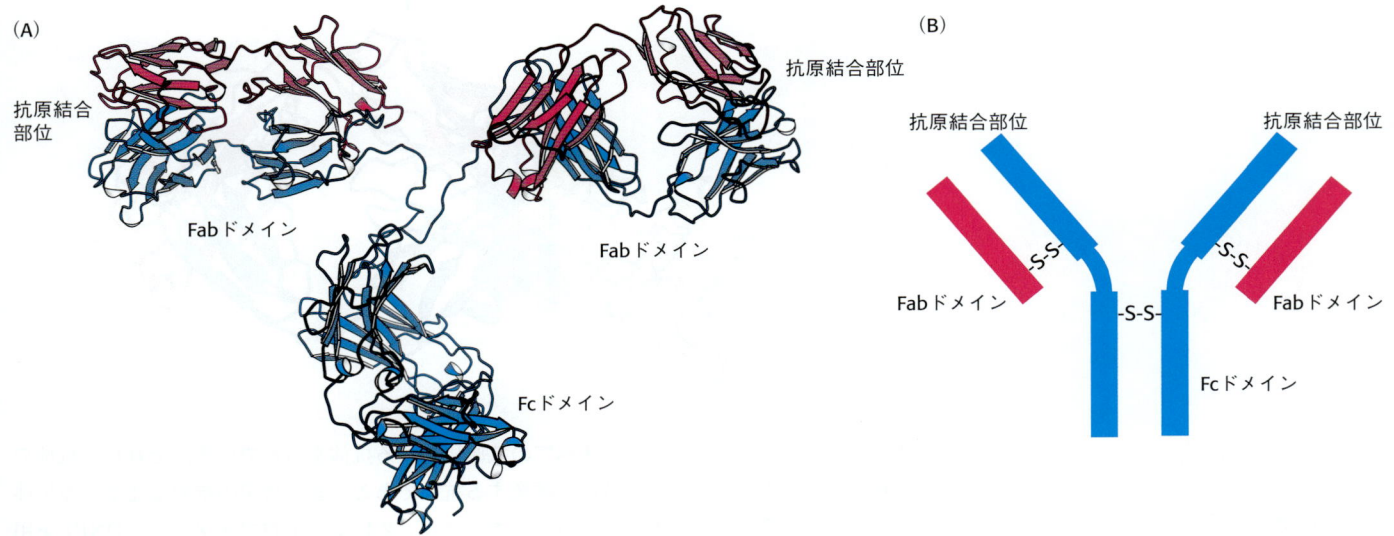

図 3・17　抗体の構造．　（A）免疫グロブリン G（IgG）は，2本のH鎖（■）と2本のL鎖（■）がジスルフィド結合で連結した4本の鎖からなる．H鎖とL鎖からFabドメインがつくられ，その端は抗原結合部位である．2本のH鎖からFcドメインがつくられる．Fabドメインは柔軟性のある連結部によりFcドメインと連結していることに<u>注意</u>〔1IGT.pdbより〕．（B）IgG分子のより模式的な表現

特異的なタンパク質を認識する抗体を作製することが可能である

　免疫学的手法は，ある特定のタンパク質に対する抗体作製から始まる．**抗体**（antibody）〔**免疫グロブリン**（immunoglobulin, Ig）ともよばれる〕はそれ自身がタンパク質であり（図3・17），**抗原**（antigen）とよばれる外来性異物の存在に応答して脊椎動物がつくる．抗体は，その産生を促した抗原に対して特異的な高い親和性をもっている．抗体の抗原への結合は感染から動物を守るための免疫応答の一つのステップである（第34章）．外来性タンパク質，多糖，そして核酸は抗原になりうる．合成ペプチドのような小さな外来性の分子も，その小さな分子を高分子の担体と結合させることにより，抗体を誘導することができる．抗体は，**抗原決定基**（antigenic determinant）あるいは**エピトープ**（epitope）とよばれる標的分子上のアミノ酸の特異的な官能基やクラスターを認識する．抗体−抗原の相互作用の特異性は二つの分子の表面の間の相補的な形状の結果による（図3・18）．動物が用意している抗体産生細胞は膨大であり，それぞれは抗原を認識するために特有な表面構造をもつ抗体を産生する．抗原により動物が免疫されると，この集合体の中から選別されたわずかな細胞によって抗原が認識され，これらの細胞の増殖が亢進される．この過程により適切な特異性をもったより多くの抗体がつくられる．

　免疫学的手法は特異的な抗原に対する抗体が作製できるかどうかに依存している．ある特定のタンパク質を認識する抗体を得るために，生化学者は3週間の間隔をおいて2回ウサギにそのタンパク質を注射する．注射されたタンパク質は抗原として働き抗原を認識する抗体を産生する細胞の増殖を促す．免疫されてから数週間後のウサギから採血を行い，遠心により赤血球と上清，すなわち血清を分離する．その血清を**抗血清**（antiserum）とよ

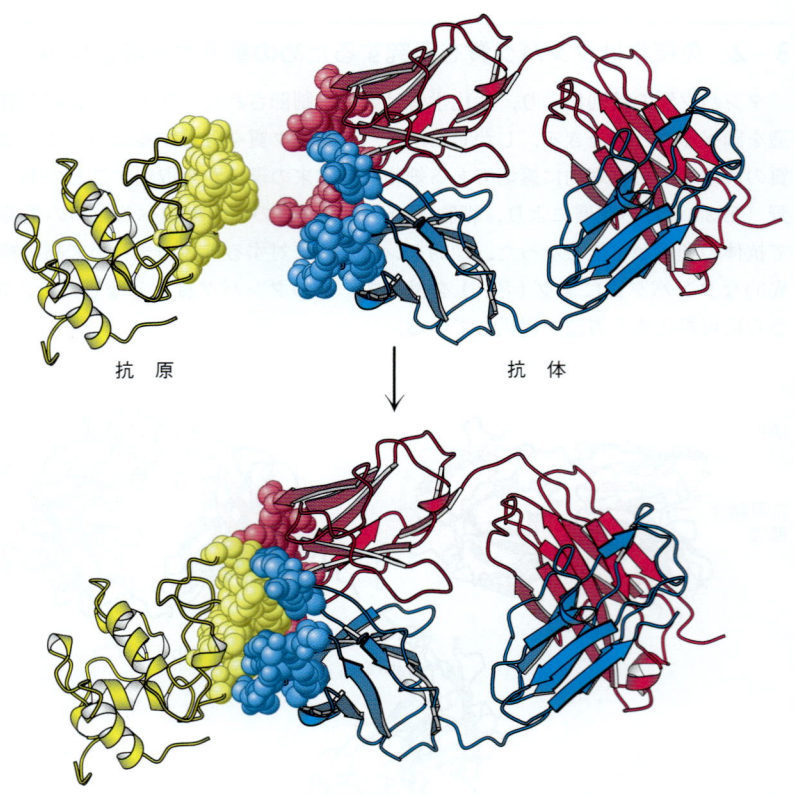

図 3・18 抗原抗体相互作用. タンパク質性の抗原，この場合はリゾチームが，抗体の Fab ドメインの端と結合する．抗体と抗原の結合面は互いに相補的な形であり，結合により表面の多くが覆い隠されることに注意〔1YQV.pdb より〕

抗 原   抗 体

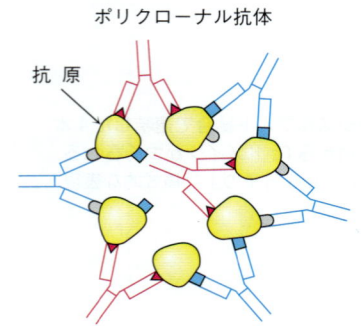

ポリクローナル抗体

抗 原

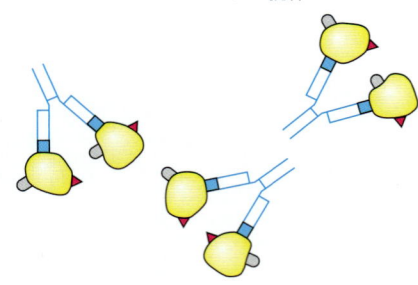

モノクローナル抗体

図 3・19 ポリクローナル抗体とモノクローナル抗体. ほとんどの抗原はいくつもの抗原決定部位（エピトープ）をもつ．ポリクローナル抗体は抗体の不均一な混合物であり，それぞれの抗体が抗原の何種類もあるエピトープの一つ一つに対する特異性をもっている．モノクローナル抗体は 1 個の抗体産生細胞からつくられる完全に均一な抗体で，1 個の特異的なエピトープを認識する〔出典: R.A. Goldsby, T.J. Kindt, B.A. Osborne, "Kuby Immunology, 4th Ed.," p.154, W.H. Freeman and Company (2000)〕.

び，ウサギが過去にさらされたすべての抗原に対する抗体を含んでいる．それらの抗体のうちほんのわずかが注射した抗原を認識する抗体である．また特定の抗原を認識する抗体が，単一の分子からなるわけではない．たとえば，2,4-ジニトロフェノール（DNP）を用いて DNP に対する抗体の作製を行ったとしよう．抗 DNP 抗体の分析から，解離定数が 0.1 nM から 1 μM の範囲にわたる幅広い結合親和性を示すことが判明した．そのことと一致するように，抗 DNP 抗体を等電点電気泳動で解析するとたくさんの数のバンドが観察された．以上の結果は，多くの異なる抗体がいく種類かの細胞により産生されており，抗体一つ一つは同じ抗原分子の異なる表面の形状を認識していることを示している．これらは**ポリクローナル抗体**（polyclonal antibody）とよばれ，多数の抗体産生細胞の集合に由来するという事実を指している（図 3・19）．ポリクローナル抗体の不均一性は，それぞれのタンパク質分子上の複数の異なる抗原部位に一つ以上の抗体が結合することから，微量タンパク質の検出など，ある種の実験において有効となる．

望み通りの特異性をもつモノクローナル抗体が容易に作製可能である

望み通りの特異性をもつ**モノクローナル抗体**（monoclonal antibody）を事実上いかなるものでも作製できる方法が発見されたことは，免疫学的手法の威力を強調する重要なブレークスルーとなった．ちょうど不純物の混ざったタンパク質を用いた実験がデータの解釈を難しくするのと同様なことが，抗体の不純な混合物を用いた場合にも同様に起こる．理想は単一の抗体のみを産生する細胞のクローンを単離することであろう．問題は生体から単離した抗体産生細胞が短い生存期間しかもたないことである．

モノクローナル抗体を産生する不死化した細胞株がまさに存在する．この細胞株は，がんの一種である**多発性骨髄腫**（multiple myeloma）── 抗体産生細胞の悪性腫瘍 ── 由来である．この腫瘍においては，単一の形質転換した抗体産生能をもつ細胞が無制限に分裂し，<u>1 種類</u>からなる非常にたくさんの<u>細胞</u>が得られる．それらの細胞は同じ細胞を起源としてまったく同じ性質を示すことから**クローン**（clone）となる．骨髄腫由来の同一の細胞は代々ひき続いて膨大な量の<u>単一の免疫グロブリン</u>を分泌する．これらの抗体は抗体の構造を解析するのには役立つが，特異性については何もわからず，以下で述べる免疫学的手

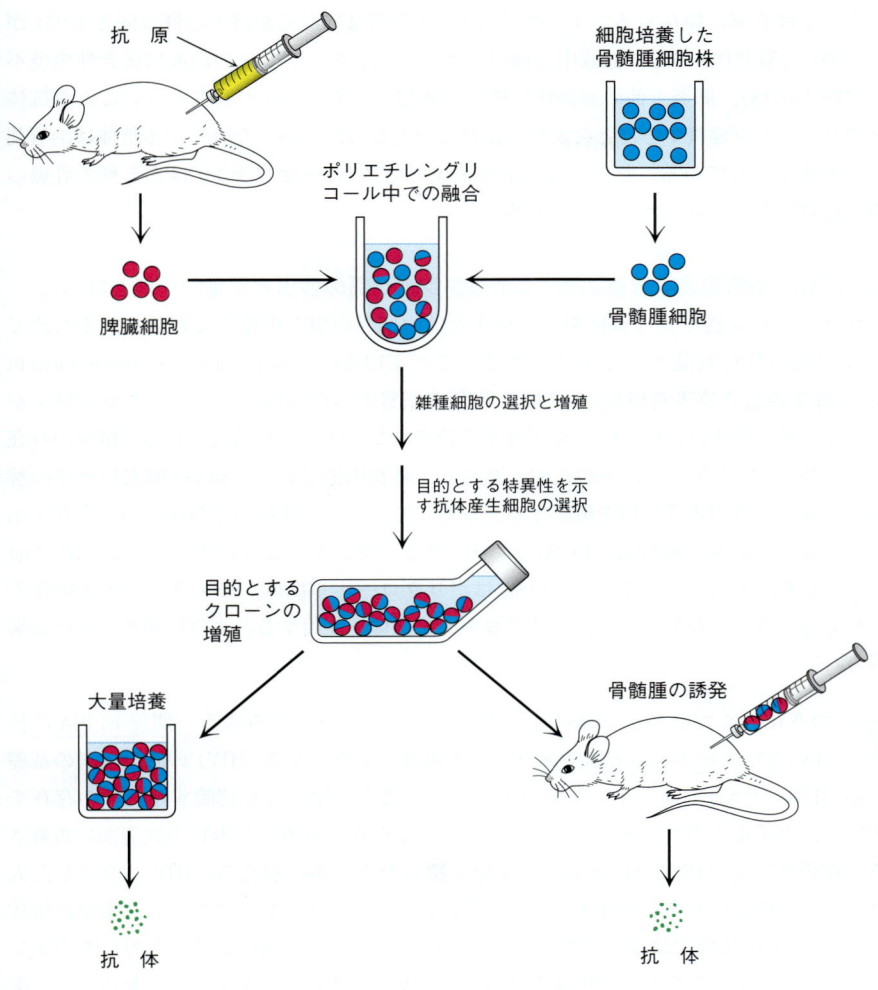

抗原

細胞培養した
骨髄腫細胞株

ポリエチレングリ
コール中での融合

脾臓細胞

骨髄腫細胞

雑種細胞の選択と増殖

目的とする特異性を示
す抗体産生細胞の選択

目的とする
クローンの
増殖

大量培養

骨髄腫の誘発

抗体

抗体

図 3・20　モノクローナル抗体の調製.
ハイブリドーマ細胞は抗体産生細胞と骨髄腫
細胞の融合によってつくられる. 雑種細胞は
選択培地中で培養することで増殖が可能にな
る. さらに目的とする特異性をもった抗体産
生細胞を決定するためには, それらを選別す
る〔出典: C. Milstein, "Monoclonal antibodies,"
Copyright © 1980 by Scientific American, Inc. All
rights reserved〕.

法に関してほとんど役立たない.

　César Milstein と Georges Köhler は, 不死化した骨髄腫細胞と短命の抗体産生細胞を融
合することによりほぼ望み通りの特異性をもった均一な抗体を大量に得ることができるの
を発見した. まず抗原をマウスに注射してから数週間後に, 脾臓を取出す (図3・20).
この脾臓由来の形質細胞の混合物を試験管内で骨髄腫細胞と融合させる. 二つの細胞が融
合してできたハイブリドーマとよばれる細胞は, それぞれが脾臓由来の親細胞が産生する
均一抗体を無限に産生するようになる. つぎに, 目的とする特異性をもつ抗体を産生する
のがどのハイブリドーマ細胞かを決定するために, 抗原抗体相互作用を調べるための特異
的なアッセイによってスクリーニング (選別) する. 望み通りの抗体を産生することが示
された細胞の集団を, さらに小分けし再度アッセイを行う. この過程を繰返し, 混ざりの
ない細胞株すなわち, 単一の抗体を産生するクローンを分離する. これらの陽性細胞は培
養液中で増殖可能であり, マウスに注射し骨髄腫を誘導することも可能である. あるい
は, その細胞を凍らせて長期間保存することもできる.

　モノクローナル抗体を産生するハイブリドーマ法は, 生物学や医学において新しい展望
をもたらした. テイラーメード (目的に合った) の特異性を示す均一な抗体を容易に大量
調製することが可能となった. それらは抗体の構造と特異性の関係を洞察する源となっ
た. さらにモノクローナル抗体は精度の高い分析用試薬や調製用試薬ともなった. 発生を
導くタンパク質もモノクローナル抗体をタグ (名札) として用いて同定された (図3・
21). 固相支持体に結合させたモノクローナル抗体は, わずかな量しかないタンパク質を
精製するためのアフィニティーカラムとして使用可能である. この方法によりインター
フェロン (抗ウイルス性タンパク質) を粗抽出混合物から 5000 倍に精製することが可能と
なった. 臨床の場でも, 多くのアッセイにモノクローナル抗体が使用されている. たとえ

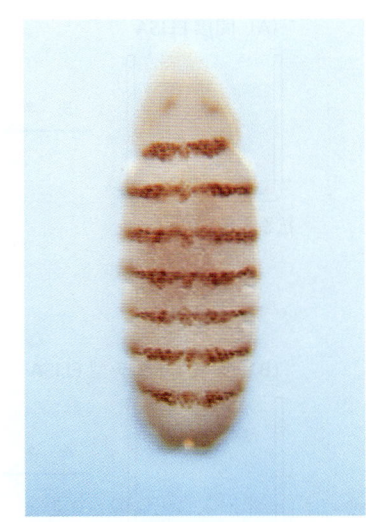

図 3・21　ショウジョウバエ (*Drosophila*)
の胚発生における蛍光写真.　エングレイル
ド遺伝子 (*engrailed*) は体節形成に必須である.
この遺伝子産物である DNA 結合タンパク質に
対するモノクローナル抗体を作製し, さらに蛍
光標識した. これでショウジョウバエ胚を染色
した〔写真: Dr. Nipam Patel, Dr. Corey Goodman
のご厚意による〕.

ば，正常では心臓に局在するアイソザイム（一次構造は異なるが酵素活性は同じもの）が心筋梗塞（心臓発作）の際に血液中で検出できる．輸血も，ドナーの血液に後天性免疫不全症候群（AIDS），肝炎，他の感染性疾患をひき起こすウイルスが存在しないことを抗体でスクリーニング検査することにより，より安全となった．モノクローナル抗体は治療薬としても使用されている．たとえば，トラスツズマブ（ハーセプチン）はある種の乳癌の治療に役立つモノクローナル抗体である．

ELISA（酵素結合免疫吸着検定法）によりタンパク質の検出と定量が可能となった

　抗体はタンパク質や生体試料中に存在する他の抗原の量を定量するために，きわめて特異性の高い分析試薬として使用できる．この**ELISA**（enzyme-linked immunosorbent assay，**酵素結合免疫吸着検定法**）では，無色の基質を有色生成物へと変換させる酵素が使われる．その酵素は，標的抗原を認識する特異的な抗体と共有結合される．抗原が存在すると，抗体−酵素複合体がその抗原と結合し，基質の添加により抗体−酵素複合体の酵素部分が有色生成物生成反応を触媒する．かくして，有色生成物の存在が抗原の存在を示すこととなる．迅速で簡便な ELISA により，特定のタンパク質ではナノグラム（10^{-9} g）より少ない量も検出可能である．ELISA はポリクローナル抗体，モノクローナル抗体のいずれでも行うことができるが，モノクローナル抗体を使用するとより信頼性の高い結果が得られる．

　つぎにいくつかある ELISA のうち二つに関して考えてみよう．間接 ELISA は抗体の存在を検出する方法であり，ヒト免疫不全ウイルス（HIV）の感染検査の基礎となる．HIV の検査ではウイルスのコアタンパク質を抗原として認識する抗体の存在を検出する．ウイルスのコアタンパク質をウェル（試料を入れるへこみ）の底辺部に吸着させる．検査するヒト由来の抗体をこの抗原で覆ったウェルに加える．HIV に感染した人だけが，その抗原に対する抗体をもっている．最後に，ヒトの抗体に対する酵素結合抗体（たとえばヒトの抗体を認識するヤギの抗体に何らかの酵素を結合させたもの）をウェル内で反応させ，結合しなかった抗体を洗って取除く．つぎに基質を加える．発色を示す酵素反応がみられたら，酵素結合抗体がヒトの抗体と結合していたこととなり，結果的にウ

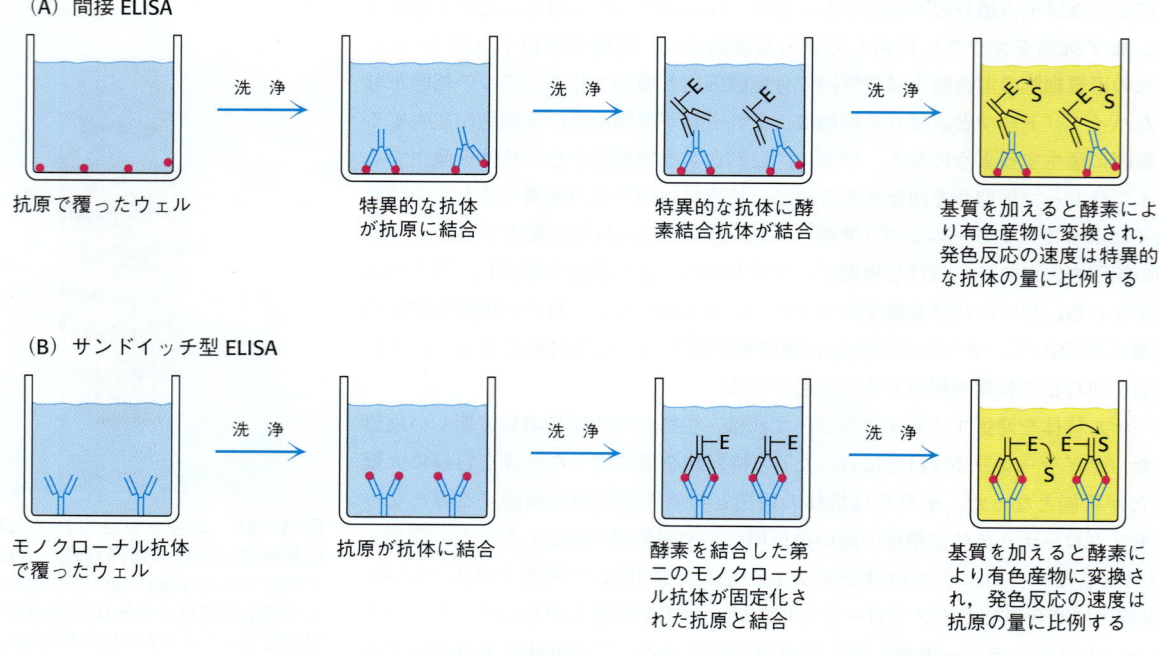

（A）間接 ELISA

洗浄 → 洗浄 → 洗浄 →

抗原で覆ったウェル　特異的な抗体が抗原に結合　特異的な抗体に酵素結合抗体が結合　基質を加えると酵素により有色産物に変換され，発色反応の速度は特異的な抗体の量に比例する

（B）サンドイッチ型 ELISA

洗浄 → 洗浄 → 洗浄 →

モノクローナル抗体で覆ったウェル　抗原が抗体に結合　酵素を結合した第二のモノクローナル抗体が固定化された抗原と結合　基質を加えると酵素により有色産物に変換され，発色反応の速度は抗原の量に比例する

図 3・22　間接 ELISA とサンドイッチ型 ELISA.　（A）間接 ELISA では，発色量は抗体の量を表している．（B）サンドイッチ型 ELISA では，発色量は抗原の量を示す〔出典：R.A. Goldsby, T.J. Kindt, B.A. Osborne, "Kuby Immunology, 4th Ed.," p.162, W.H. Freeman and Company（2000）〕.

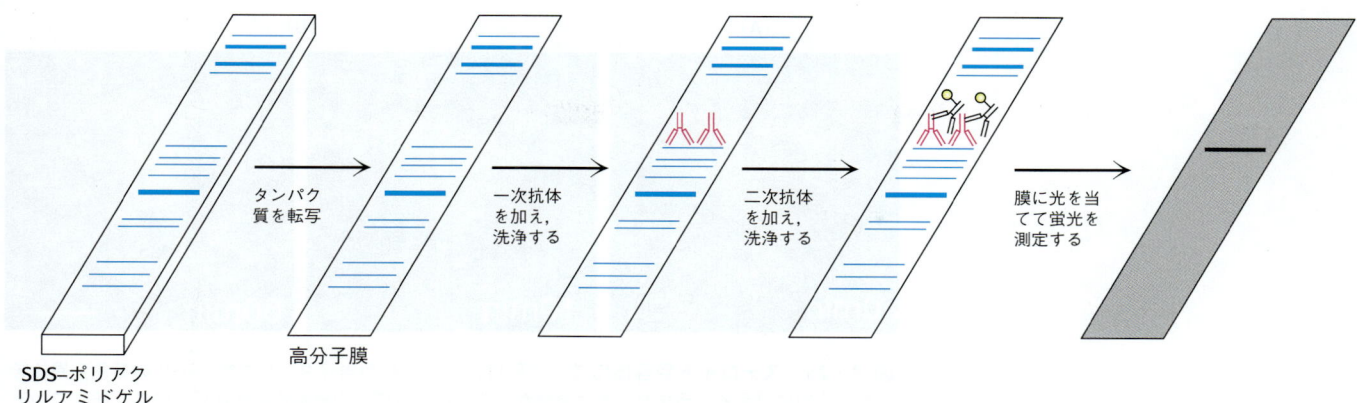

SDS-ポリアク
リルアミドゲル

タンパク
質を転写

高分子膜

一次抗体
を加え,
洗浄する

二次抗体
を加え,
洗浄する

膜に光を当
てて蛍光を
測定する

図 3・23　ウェスタンブロット法.　SDS-ポリアクリルアミドゲル上のタンパク質を高分子膜へ転写する.　膜を目的とするタンパク質に特異的な一次抗体で処理した後,　結合しなかった抗体を洗い流す.　つぎに一次抗体を認識する二次抗体で膜を処理し,　再び洗浄する.　二次抗体は（ここでは🔍で示した蛍光物質により）標識されているため,　目的とするタンパク質を含むバンドを検出することができる.

イルス抗原に対する抗体を患者がもっていることとなる（図3・22A）.　このアッセイは定量的であり,　発色反応の速度はもともと存在していた抗体の量に比例する.

　サンドイッチ型ELISAは抗体よりもむしろ抗原の検出に用いられる.　特定の抗原に対する抗体をウェルの底に付着させ,　つぎに,　抗原を含む溶液,　たとえば臨床診断テスト用の血液や尿をウェルに加え,　抗体と結合させる.　最後に,　同じ抗原の違う部位（エピトープ）を認識する別の抗体を加える.　この第二の抗体に酵素が結合しており,　間接ELISAで述べた方法で検出する.　この場合,　発色反応の速度は存在する抗原量に正比例する.　結果として少量の抗原の測定も可能となる（図3・22B）.

ウェスタンブロット法はゲル電気泳動で分離したタンパク質の検出を可能とする

　細胞内や体液中のわずかな量の目的タンパク質は,　**ウェスタンブロット法**（western blotting）というイムノアッセイ（免疫定量法）により検出できる（図3・23）.　試料はSDS-ポリアクリルアミドゲルを用いて電気泳動する.　高分子膜をゲルに押し付けてゲル内の泳動で分離したタンパク質を高分子膜に転写する.　こうすることでタンパク質がより反応を受けやすくなる.　目的とするタンパク質に特異的な抗体（これを第一抗体とか一次抗体とよぶ）を高分子膜に加え,　抗原と反応させる.　つぎに一次抗体に特異性を示す第二抗体または二次抗体（たとえばマウスの抗体を認識するヤギの抗体）で膜をすすぐことにより,　膜上の抗原抗体複合体が検出可能になる.　一般的に化学発光や発色を生じる酵素を融合させたり,　蛍光標識された二次抗体を用いることで,　目的とするタンパク質の検出や定量が可能となる.　複雑な混合物から一つのタンパク質を見いだす,　すなわち干し草の山から針を見いだすことが,　ウェスタンブロット法により可能となった.　ウェスタンブロット法はC型肝炎ウイルスの感染を調べる検査の基礎となり,　その場合ウイルスのコアタンパク質を検出するのに用いられている.　この方法はタンパク質精製のモニタリングや遺伝子のクローニングの際にも大変役立っている.

蛍光マーカーにより細胞内タンパク質を目で見ることが可能になる

　生化学の研究は試験管やアクリルアミドゲルの中で行われることが多い.　しかしながら,　ほとんどのタンパク質は細胞という環境内で働いている.　蛍光マーカーは生物学的な環境中にあるタンパク質を解析する有効な手段となる.　蛍光標識抗体で細胞を染色し,　**蛍光顕微鏡**（fluorescence microscopy）を用いて,　目的とするタンパク質の細胞内での局在を調べることができる.　たとえば,　重合してフィラメント状になるタンパク質であるアクチンに対する特異的な抗体で細胞を染色してみると平行な束が並んでいることがはっきりとわかる（図3・24）.　アクチンフィラメントは,　細胞の形や動きを制御する細胞内の足場となる細胞骨格の構成成分である.　タンパク質の局在を追跡することにより,　蛍光マー

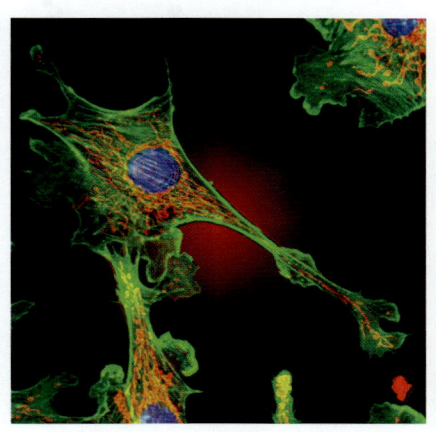

図 3・24　アクチンフィラメント.　アクチンに特異的な抗体で緑色に染色されたアクチンフィラメントを示す細胞の蛍光顕微鏡写真［写真提供: © David Becker/Science Photo Library/amanaimages］.

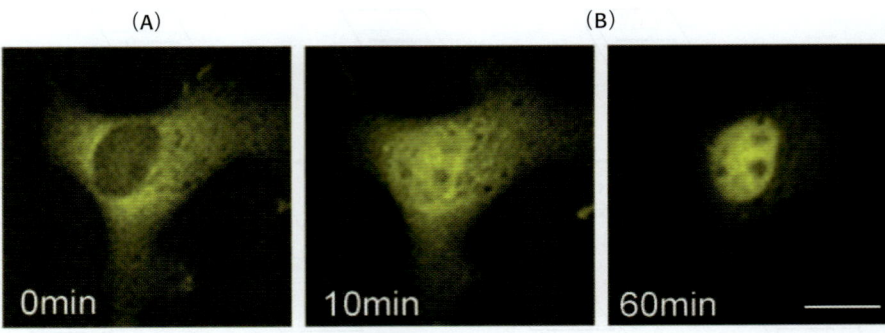

図 3・25　ステロイド受容体の核への局在.　（A）緑色蛍光タンパク質（GFP）の黄色変異体を付加して目に見えるようになった受容体が，おもに培養細胞の細胞質に局在している.（B）コルチコステロン（ミネラルコルチコイド受容体に結合するグルココルチコイドステロイド）の添加により，その受容体は核の中に移行する〔出典: M. Nishi, M. Tanaka, K.-i. Matsuda, M. Sunaguchi, M. Kawata. *J. Neurosci.*, **24**, 4918〜4927, Fig.7A（2004）〕.

＊　訳注: コルチゾールはグルココルチコイドに属するが，低濃度でミネラルコルチコイド受容体に結合する.

カーはタンパク質の機能を探る手掛かりを与えてくれる. たとえば，ミネラルコルチコイド受容体タンパク質はコルチゾールなどのステロイドホルモンに結合する＊（§26・4）. その受容体を *Aequorea victoria*（発光オワンクラゲ）（第2章）から単離された天然に存在する蛍光タンパク質である**緑色蛍光タンパク質**（green fluorescent protein, GFP, **グリーン蛍光タンパク質**）の黄色変異体と融合させる. ホルモンが存在しない場合，その融合された受容体は細胞質に局在していることが，蛍光顕微鏡から明らかとなった（図3・25A）. ステロイドホルモンを加えると，その受容体は核に移行してDNAと結合するようになる（図3・25B）. この結果から，ミネラルコルチコイド受容体タンパク質は遺伝子発現を調節する転写因子であることが示された.

　蛍光顕微鏡の最も高い分解能は可視光の波長である約0.2 μm（200 nm, 2000 Å）である. より微細な空間的な分解能は，電子密度の高いマーカーを付けた抗体を使用した電子顕微鏡によって得ることが可能である. たとえば，金クラスターやフェリチン（鉄に富む電子密度が高いコアをもつ）を結合した抗体は電子顕微鏡下で感度よく観察可能となる. **免疫電子顕微鏡法**（immunoelectron microscopy）では，10 nm（100 Å）あるいはそれよりも微細な分解能で抗原の位置を決定できる（図3・26）.

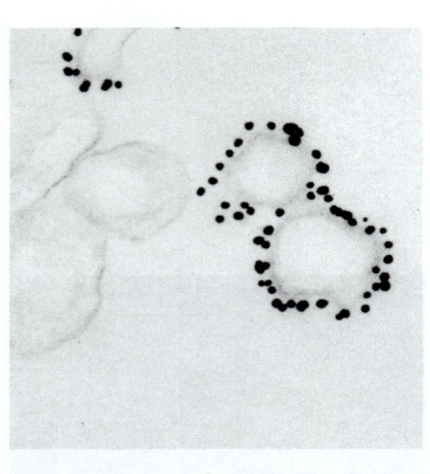

図 3・26　免疫電子顕微鏡法.　この電子顕微鏡写真の不透明な粒子〔直径 15 nm（150 Å）〕は抗体分子に結合した金クラスターである. チャネルタンパク質（§13・4）に対する金標識された抗体により，このタンパク質を含む神経細胞の終末における膜小胞が同定された〔写真: Dr. Peter Sargent のご厚意による〕.

3・3　質量分析法はペプチドやタンパク質の同定のための強力な手段である

　多くの場合，ある特定の生物学的過程の研究は本来の環境で行う方が有益である. たとえば，細胞の核に局在する経路に興味をもったとしたら，単離した核抽出物の研究を行うかもしれない. このような実験では，試料中に存在するタンパク質の同定がしばしば重要となる. 前章で記述したELISA法のような抗体を基礎とした手法はこの目標に向かって進む場合にとても役立つ. しかしながら，この手法は抗体がすでに入手できるタンパク質の検出に制限される. 質量分析法は，特定の分子，すなわち分析対象物の実体に関する予備知識がなくても，それらの原子組成を高い精度と高い感度をもって測定できる. 元来，質量分析法は，化学成分およびガスや揮発性液体の分子質量の研究を行うものであった. しかしながら，過去20年における技術的な進歩のおかげで，質量分析法の有効性はタンパク質の研究にまで劇的に広がり，特定の細胞の型の内容物といった非常に複雑な混合物内にきわめて低い濃度で見いだされるタンパク質でさえも研究対象となった.

　質量分析法は高い精度と感度で分析対象物の質量を決定できる. その情報は目的とする分子の化学的状態や実体を明らかにするために利用できる. 質量分析計での測定は，分析対象分子を気体状の電荷をもった形（気相イオン）に変換して行われている. 静電ポテンシャルを応用して，各イオンの質量＊とその電荷の比（質量電荷比，m/z）が測定可能である. 現在，質量分析計に使用されている手法は多種多様であるが，そのどれもが三つの主要な構成要素からなる. それはイオン源，質量分析部，そして検出部である. イオン源と

＊　訳注: 質量の単位はドルトン（Da）である.

質量分析部の改良は生物学的試料の解析に重大な貢献をしているので，これらについてさらに詳しく考えてみよう．

　質量分析法における最初の大事な段階は，イオン源によって達成される．それは分析対象物質の気相イオンへの転換（イオン化）である．最近まで，タンパク質は高分子量でかつ揮発しにくいために効率よくイオン化することが難しかった．しかしながら，**マトリックス支援レーザー脱離イオン化**（matrix-assisted laser desorption/ionization, MALDI）法や**エレクトロスプレーイオン化**（electrospray ionization, ESI）法といった技術の開発により，この重要な障害が取除かれるようになった[*]．MALDI では，特定の波長の光を吸収することができる揮発性の芳香族化合物（マトリックス）の存在下，分析種が乾燥状態へ気化される．レーザー光をこの吸収波長の一つに調整してマトリックスを励起し揮発させ，分析種のいくつかを気相へ転換する．ひき続いた気相での衝突により分子間の電荷移動が起こり，分析種がイオン化する．ESI においては，分析種を含む溶液は高電圧がかけられた細管を通る．分析種の液滴は帯電した状態で細管からきわめて低圧下のイオン化室に噴霧され，溶媒が蒸発されて最終的にイオン化された分析種が得られる．

　新しく生成した分析種イオンはつぎに質量分析部へと入る．ここで質量電荷比に基づいて分析種は区別される．質量分析部の種類は多いが，ここでの議論のために，最も単純な方法の一つである**飛行時間型質量分析計**（time-of-flight mass spectrometer, TOF–MS）を考えてみよう．この方法では一定の電圧をかけた細長い管を通してイオンが加速される．実効電荷が同じ二つのイオンの場合，小さいイオンの方が大きいイオンよりも管の通過に要する時間は短い．各イオンの質量はイオンが管を通過するのに要する時間を測定することで決定できる．

　イオン源と質量分析部の連続的な働きにより，タンパク質由来のような潜在的に高分子のイオン化ペプチドの質量の高感度の測定が可能である．MALDI のイオン源と TOF の質量分析部をつなげた MALDI–TOF 質量分析計（図 3・27）を例として考えてみよう．MALDI のイオン源で生成した気相イオンは直接 TOF 質量分析部に受け渡され，そこで質量電荷比が記録される．図 3・28 に，インスリンとβラクトグロブリンをそれぞれ 5 pmol 含む混合物の MALDI–TOF 質量スペクトルを示す．MALDI–TOF MS により決定された質量は 5733.9 と 18 364 である．計算値 5733.5 と 18 388 と比較すると，MALDI–TOF

[*]　訳注: 2002 年のノーベル化学賞は，マトリックスの工夫により高エネルギー下で起こるタンパク質の分解を防ぐソフトレーザー脱着法（MALDI 法の原型）を開発した田中耕一，ESI 法を発明した J.B. Fenn が，K. Wüthrich とともに受賞した．

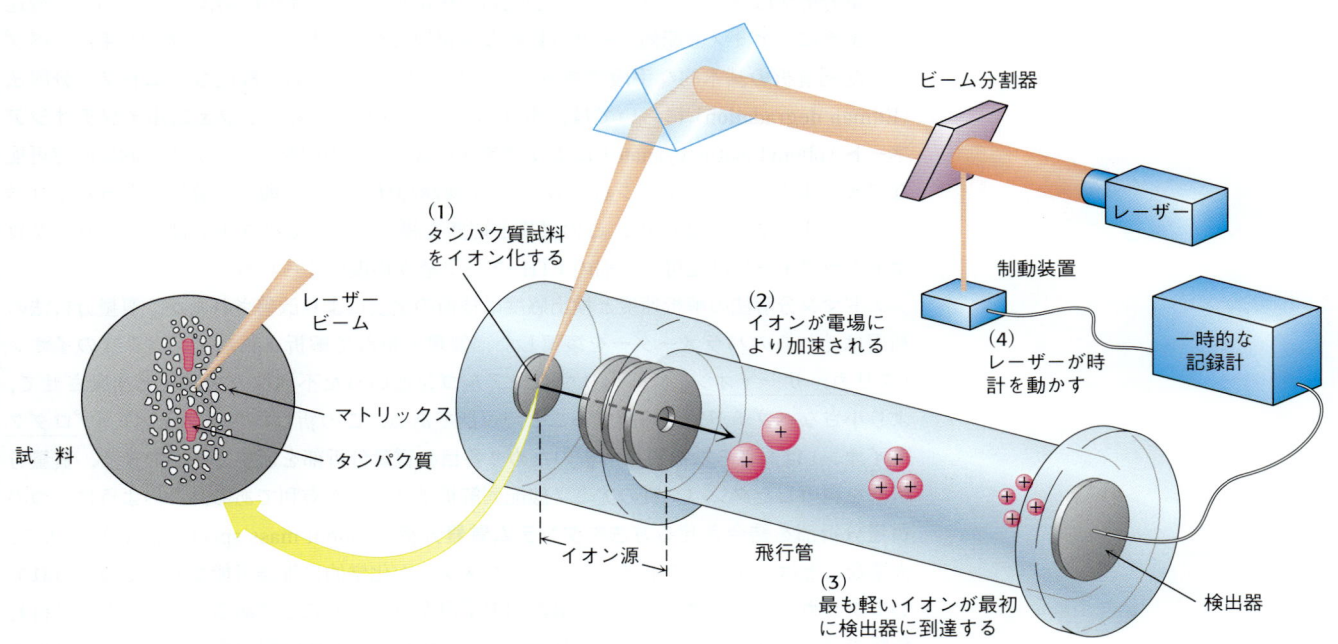

図 3・27　MALDI–TOF 質量分析法．　(1) 適当なマトリックスに埋められたタンパク質試料にレーザービームを当てイオン化する．(2) つくられたイオンを電場により検出器の方向へ飛行管の中で加速させる．(3) 最も軽いイオンが最初に到達する．(4) イオン化を起こすためのレーザーパルスはまたイオンの飛行時間（TOF）を測定する時計を動かす〔出典: J.T. Watson, "Introduction to Mass Spectrometry, 3rd Ed.," p.279, Lippincott–Raven (1997)〕．

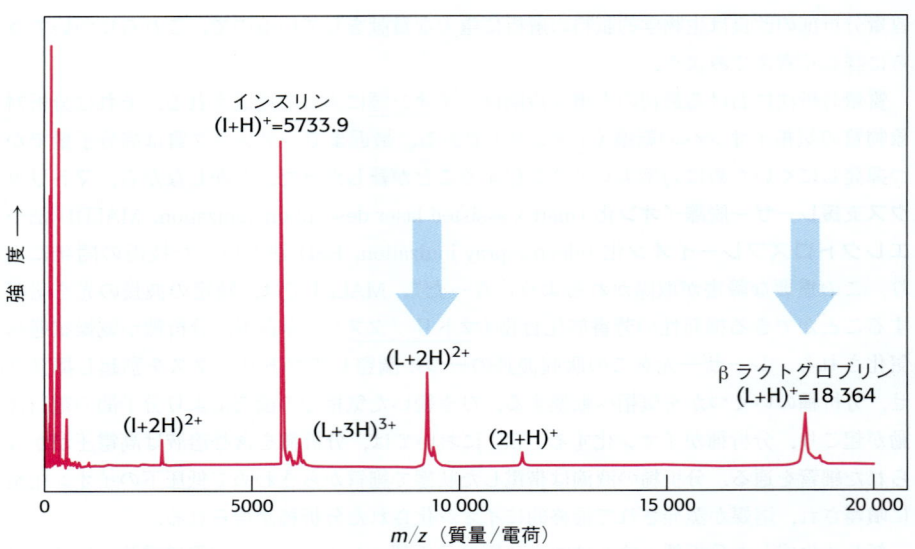

がタンパク質の質量決定の非常に精度の高い手法であることがわかる.

イオン化の過程で，一つの分析種から，同じ質量をもつが実効電荷が異なるイオンの
ファミリーがつくられる. 質量分析計はイオンの質量電荷比をもとにイオンを検出するの
で，それらのイオンは質量スペクトルにおいて異なるピークとして現れる. たとえば，図
3・28 の β ラクトグロブリンの質量スペクトルでは，m/z＝18 364（＋1 の電荷を帯びた
イオンに相当）と m/z＝9183（＋2 の電荷を帯びたイオンに相当）に近いピークを見るこ
とができる（↓で表示）. 同じイオンで複数のピークは厄介なように思えるが，スペクト
ルの解析の点では 1 回の実験で分析対象イオンの質量を複数回測定することになり，計算
結果の全体としての精度が高まる.

質量分析法によってペプチドの配列を決めることができる

質量分析法はタンパク質のアミノ酸配列を決定するいくつかの手法の一つである. 後述
するように，アミノ酸配列データは貴重な情報源となる. 長いこと，化学的な手法がペプ
チド配列解析の基本的な手段であった. それらの手法で最も一般的な，**エドマン分解法**
（Edman degradation）においては，ポリペプチドのアミノ末端が**フェニルイソチオシア
ネート**（phenyl isothiocyanate）により標識される. つぎの切断により分光学的に同定可能
なフェニルチオヒダントイン（PTH）-アミノ酸誘導体とアミノ酸一つ分短くなったポリペ
プチドが生じる（図 3・29）. この標識と切断を繰返すことでペプチドは短くなり，クロ
マトグラフィーで同定可能な別の PTH-アミノ酸が再度つくられる.

エドマン分解法の解析速度と検出感度は技術の進展により改善されたが，質量分析法の
利用はそれらのパラメーターを凌駕した. 質量分析計で解析されたタンパク質のイオン
（プリカーサーイオン）は，ヘリウムやアルゴンといった不活性ガス原子と衝突させて，
より小さなペプチド鎖に切断することが可能である. この新しいフラグメント（プロダク
トイオン）は，さらなる質量解析のため 2 番目の質量分析部を通すことができる. 質量分
析法を利用したタンパク質のアミノ酸配列解析はこの点が有利である. このように二つの
質量分析部を結合させる方法を**タンデム質量分析**（tandem mass spectrometry）とよぶ.
大事なことは，プロダクトイオンのフラグメントが化学的に推測可能な方法でつくられて
いてプリカーサーイオンのアミノ酸配列の手掛かりとなることである. ペプチドの分析対
象物では，個別のペプチド結合の切断により，切断の前と後の配列を含む二つのより小さ
いペプチドイオンが生じる. それゆえ，各イオンはもとのペプチドの片方の端から一つあ
るいはそれ以上のアミノ酸が除かれたフラグメントを表しており，検出されるのはそのイ
オンのファミリーである（図 3・30A）. 単純化のために，図 3・30A においてカルボキシ

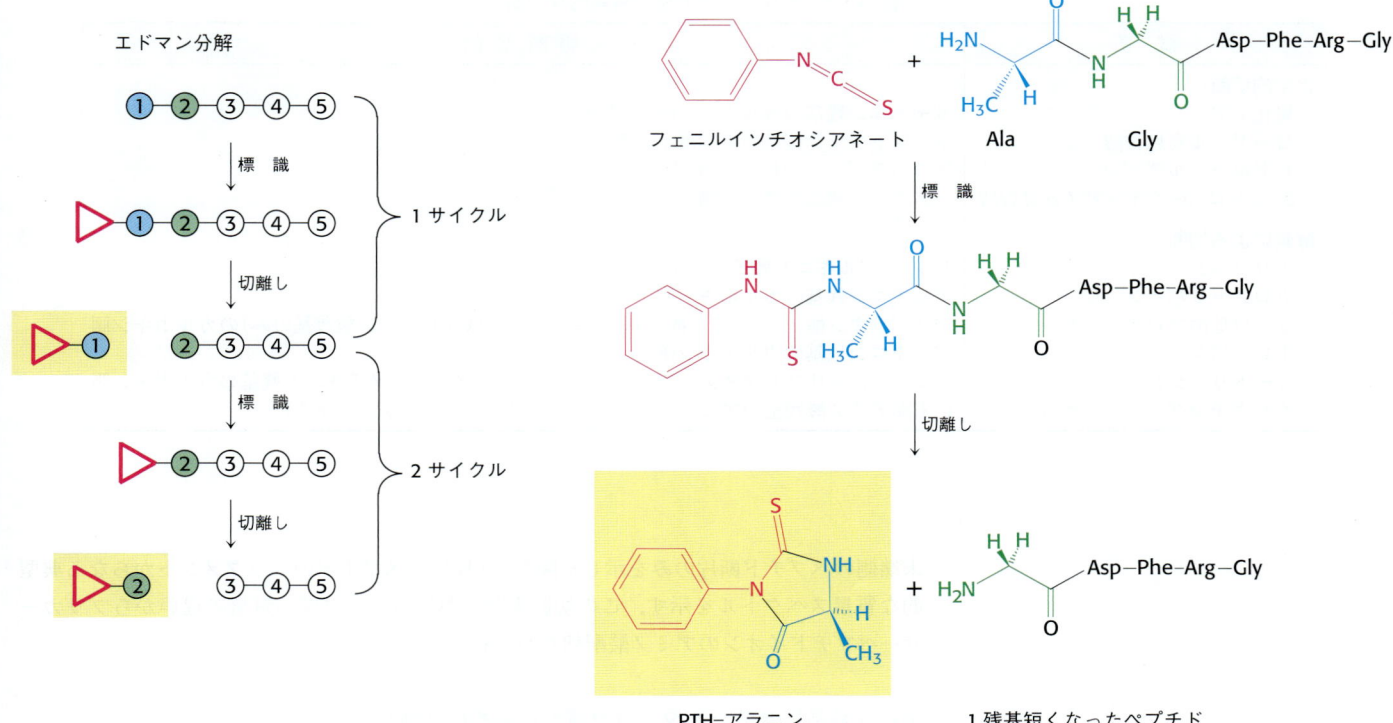

図 3・29 エドマン分解. 標識したアミノ末端残基（1サイクル目では PTH–アラニン）を，ペプチドのほかの部分を加水分解することなく切離すことができる．したがって，短くなったペプチド（Gly–Asp–Phe–Arg–Gly）のアミノ末端残基も，2サイクル目のエドマン分解で決定できる．エドマン分解をさらに3回繰返せば，もとのペプチドの完全なアミノ酸配列が明らかになる．

(A)

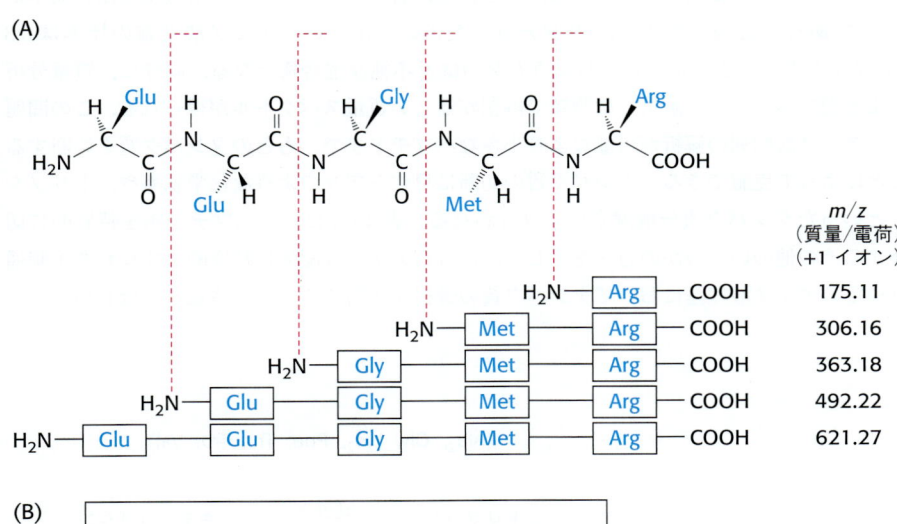

(B)

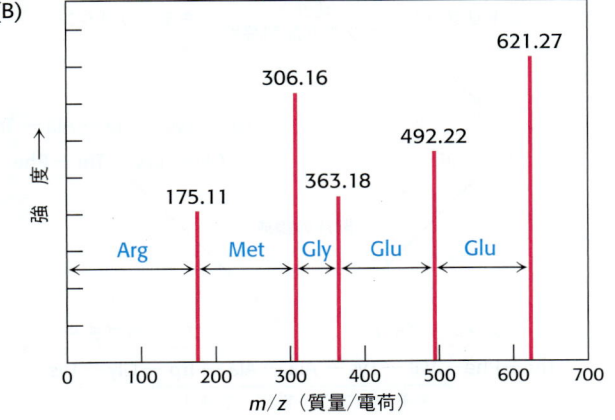

図 3・30 タンデム質量分析法によるペプチド配列の解析. （A）質量分析計の中で，ペプチドは不活性ガスイオンと衝突してフラグメントになり，片方の端から個々のアミノ酸が除かれた形のプロダクトイオンファミリーを生じる．図示したように，開裂したペプチド結合のカルボキシ側フラグメントがイオン化される．（B）プロダクトイオンは2番目の質量分析部で検出される．ピーク間の質量の違いからプリカーサーイオンにおけるアミノ酸配列がわかる〔出典: H. Steen, M. Mann, *Nat. Rev. Mol. Cell Biol.*, **5**, 699〜711 (2004)〕.

表 3・3　ポリペプチド鎖の特異的な切断

試　薬	切 断 部 位
化学的切断	
臭化シアン	メチオニン残基のカルボキシ側
ヨードシル安息香酸	トリプトファン残基のカルボキシ側
ヒドロキシルアミン	アスパラギン–グリシンの結合
2-ニトロ-5-チオシアノ安息香酸	システイン残基のアミノ側
酵素による切断	
トリプシン	リシン, アルギニン残基のカルボキシ側
クロストリパイン	アルギニン残基のカルボキシ側
ブドウ球菌プロテアーゼ	アスパラギン酸, グルタミン酸残基(条件によってはグルタミン酸残基のみ)のカルボキシ側
トロンビン	アルギニン残基のカルボキシ側
キモトリプシン	チロシン, トリプトファン, フェニルアラニン, ロイシン, メチオニン残基のカルボキシ側
カルボキシペプチダーゼ A	C 末端アミノ酸残基のアミノ側 (アルギニン, リシン, プロリンを除く)

末端側のペプチド断片のみを示した図 3・30B に, ペプチドのフラグメントからなる典型的な質量スペクトルを示す. この切断実験におけるピーク間の質量の違いからプリカーサーペプチドイオンのアミノ酸配列がわかる.

解析を容易にするためタンパク質を特異的に切断して
小さいペプチドにすることもできる

　原理的には, エドマン分解と質量分析法を用いて一つのタンパク質のすべての配列を解析することも可能である. しかし実際は, エドマン分解では 50 アミノ酸残基が限界である. なぜならば, それぞれの段階で, 反応混合液中のすべてのペプチドがアミノ酸誘導体を放出するわけではないからである. たとえば, 各サイクルのアミノ酸残基切断の効率が 98 % であったと仮定すると, 60 回分解した後の "正しい" アミノ酸遊離の比率は 0.3 (0.98^{60}) となり, まったくどうしようもないほど不純な混合物となる. 同様に, 質量分析による長いペプチドの解析では複雑で解釈が難しい質量スペクトルが得られる. この問題は, アミノ酸配列の解析が可能なより小さなペプチドまで, もとのタンパク質を切断することによって克服できる. タンパク質の切断は臭化シアンのような化学試薬や, トリプシンといったタンパク質分解酵素により行われる. 表 3・3 にポリペプチド鎖を特異的に切断するその他のいくつかの方法を示した. これらの手法は配列に特異的, すなわち予測通り特定のアミノ酸残基においてタンパク質の骨格を切断することに注意してほしい.

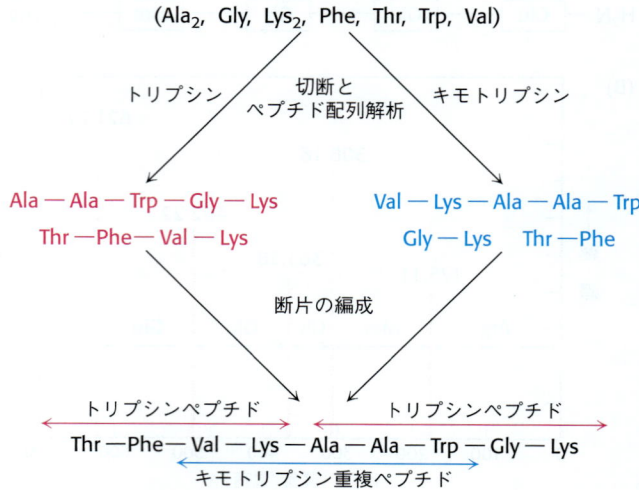

図 3・31　オーバーラップペプチド.　キモトリプシン処理で得られた 1 個のペプチドが, トリプシン処理による 2 個のペプチドと部分的に重複するため, ペプチドの順序が決まる.

化学的あるいは酵素的方法で特異的に切断されたペプチドはいくつかのタイプのクロマトグラフィーにより分離される．つぎに，それぞれ精製されたペプチドの配列を上述した方法で決定する．この時点でタンパク質の断片化したペプチドのアミノ酸配列は判明するが，これらの断片の順序はまだ不明である．もとのタンパク質の一次構造を得るために，どのようにしたら断片化ペプチドを並べることができるであろうか．さらに必要な情報は**オーバーラップペプチド**（overlap peptide，**部分重複ペプチド**）から得られる（図3・31）．第二の酵素を使って，別の連結部位でポリペプチド鎖を切断する．たとえば，キモトリプシンは，芳香族性やいくつかのかさ高い無極性残基のカルボキシ末端を好んで切断する（第9章）．これらのキモトリプシンペプチド（キモトリプシンにより切断されて生じたペプチド）と二つ以上のトリプシンペプチド（トリプシンにより切断されて生じたペプチド）がオーバーラップ（部分重複）するので，それを利用してペプチドの順序を確立することができる．このようにしてポリペプチド鎖の全アミノ酸配列が明らかとなる．

　最初のタンパク質試料が複数のポリペプチド鎖からなっていた場合には，さらなる操作が必要となる．還元条件下でSDS−ゲル電気泳動を行えば，鎖の数や，あるいは異なるアミノ末端のアミノ酸の数が決定されるに違いない．一つのタンパク質が二つ以上のポリペプチド鎖からなることが明らかになれば，尿素や塩酸グアニジンといった変性剤を用いて非共有結合により集まったポリペプチド鎖を解離させる必要がある．解離したポリペプチド鎖はそれぞれのアミノ酸配列決定を始める前に互いを分離しなければならない．ジスルフィド結合により連結したポリペプチド鎖は，2-メルカプトエタノールやジチオトレイトールといったチオール剤で還元して分離する．システイン残基が再結合しないようにヨード酢酸でアルキル化し，安定な*S*-カルボキシメチル誘導体をつくる（図3・32）．そしてこれまでに記述したようにして配列の決定を行う．

ゲノム解析とプロテオーム解析は互いに相補する

　化学的または質量分析計を用いた方法における技術の進歩があったにもかかわらず，1000残基を超える大きなタンパク質の解析には並々ならぬ労力が必要とされる．このようなタンパク質の配列決定には，組換えDNA技術に基づく相補的な実験手法がより有効なことが多い．第5章に後述するように，DNAの長い断片をクローニングし，塩基配列を決定することができ，その塩基配列から遺伝子がコードするタンパク質のアミノ酸配列を明らかにすることが可能である（図3・33）．組換えDNA技術は驚くべき速度でたくさんのアミノ酸配列情報を蓄積しつつある．

　しかし，DNAの塩基配列をもとにしてアミノ酸の配列を決定したとしても，そこにはまだ単離したタンパク質を用いた研究の必要性が残っている．DNAの配列を解読することにより得られるアミノ酸配列は，翻訳装置によりつくられた直接の産物，すなわち新生タンパク質の配列である．しかしながら多くのタンパク質は合成された後に翻訳後修飾を受ける．いくつかのものは末端を削られたり，より大きな最初のポリペプチド鎖から切断されてできるものもある．いくつかのタンパク質のシステイン残基が酸化されてジスルフィド結合を形成することにより，1本のポリペプチド鎖の中のそれぞれの部位，あるいは別々のポリペプチド鎖のそれぞれの部位が連結する．また，いくつかのタンパク質では特定のアミノ酸側鎖が変わる場合もある．DNAの配列から得られたアミノ酸配列は情報として豊富であるが，このような翻訳後修飾を明らかにするわけではない．翻訳後修飾は

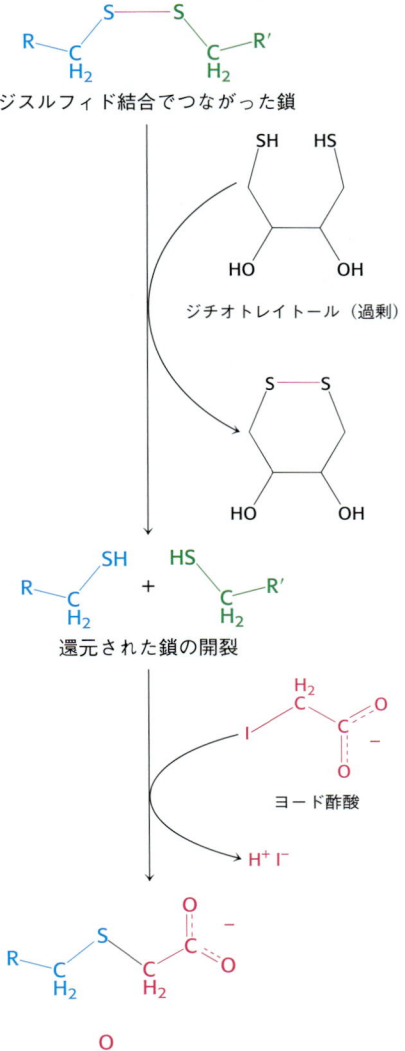

ジスルフィド結合でつながった鎖

ジチオトレイトール（過剰）

還元された鎖の開裂

ヨード酢酸

カルボキシメチル化鎖への開裂

図 3・32　ジスルフィド結合の還元．　ジスルフィド結合でつながったポリペプチドは，ジチオトレイトールで還元，分離してから再会合を防ぐためにアルキル化する．

DNA 塩基配列	GGG	TTC	TTG	GGA	GCA	GCA	GGA	AGC	ACT	ATG	GGC	GCA
アミノ酸配列	Gly	Phe	Leu	Gly	Ala	Ala	Gly	Ser	Thr	Met	Gly	Ala

図 3・33　DNA の塩基配列からアミノ酸の配列が得られる．　後天性免疫不全症候群（AIDS）の原因となる HIV-1（ヒト免疫不全ウイルス 1 型）の全塩基配列は，ウイルス単離後 1 年以内に決定された．ウイルスの RNA ゲノムで特定される DNA 塩基配列の一部を，対応するアミノ酸配列（遺伝暗号から推定したもの）とともに示す．

ほとんどのタンパク質の生物活性に重要であり，その修飾の性質を明らかにするために，タンパク質の最終産物の化学的な解析が必要である．このように，ゲノム解析とプロテオーム解析は，タンパク質の機能の構造的基盤を明らかにするうえで相補的に働く手法である．

タンパク質のアミノ酸配列は貴重な情報を提供する

タンパク質のアミノ酸配列は解析方法にかかわらず，そのタンパク質の機能，構造，歴史に関する豊富な情報を生化学者へ提供する．

1. 目的とするタンパク質の配列を，有意な相同性が存在するかどうかを確認するために，すでに知られている他のすべての配列と比較できる．新しく配列が決定されたタンパク質とすでに配列がわかっている数百万のタンパク質との関係を検索するにはパーソナルコンピューター上でわずか数秒しかかからない（第6章）．もし，新しく単離したタンパク質がすでに確立したタンパク質のファミリーに分類できるとしたら，そのタンパク質の構造や機能に関する情報を推理することができる．たとえば，キモトリプシンとトリプシンはセリンプロテアーゼファミリーに属し，活性部位のセリン残基に基づく共通した反応触媒機構をもつタンパク質分解酵素の一員である（第9章）．仮に新しく単離したタンパク質の配列がトリプシンやキモトリプシンと相同性を示したとすると，そのタンパク質はセリンプロテアーゼであることが示唆される．

2. 異なる生物種における同じタンパク質の配列を比較することにより進化の過程に関する豊富な情報が得られる．生物種間の系統関係は，それぞれのタンパク質の配列の違いから推定可能である．もしランダムな突然変異はある一定の速度で起こるとすると，二つの生物種の関係するタンパク質の配列を注意深く比べることにより，二つの進化系統の分岐の時期を推測することができる．たとえば霊長類の血清アルブミンの比較から，ヒトとアフリカザルは，以前考えられていた3000万年前ではなく500万年前に分かれたことが明らかとなった．配列の解析によって，化石に残された記録やヒトの進化経路について新たな知見が得られた．

3. アミノ酸配列から，タンパク質内部の繰返し配列の存在を検索できる．このような内部の繰返しは，個々のタンパク質の歴史に関する情報を明らかにする．多くのタンパク質は見かけ上，最初の遺伝子の重複と，その後の多様化により生み出されたといえる．たとえば真核生物に普遍的に存在するカルシウムセンサー，カルモジュリンは，遺伝子重複により生じた四つの類似したカルシウム結合モジュールをもっている（図3・34）．

4. 多くのタンパク質にはアミノ酸配列上にタンパク質の行き先を指示するシグナルやタンパク質の加工（プロセシング）を調節するシグナルが含まれている．細胞外に輸送されたり，膜に局在することが予定されているタンパク質は，たとえばアミノ末端近傍に疎水性の約20アミノ酸残基からなるシグナル配列をもっており，適切な膜へタンパク質が導かれる．別のタンパク質は核局在化シグナルとして働くアミノ酸配列を含み，その結果タンパク質が核へ運ばれる．

5. 配列のデータは目的とするタンパク質に特異的に反応する抗体を調製する際の基礎となる．タンパク質のアミノ酸配列が一つ以上あればマウスやウサギに免疫して抗体を作製することができる．特異的な抗体は，溶液や血液中での目的とするタンパク質の定量や，細胞中での分布の確認，遺伝子クローニングの際に，きわめて役に立つ（§3・2）．

6. アミノ酸配列は，相当するタンパク質をコードする遺伝子に特異的なDNAプローブを作製するうえで有用である．タンパク質の一次構造の情報は逆遺伝学の利用を可能とする．アミノ酸配列の一部に相当するDNA配列を遺伝暗号に基づき作製可能である．このDNA配列をプローブとして用いると，そのタンパク質をコードする遺伝子を単離できるので，タンパク質のすべての配列を決定することが可能になる．遺伝子が得られれば，

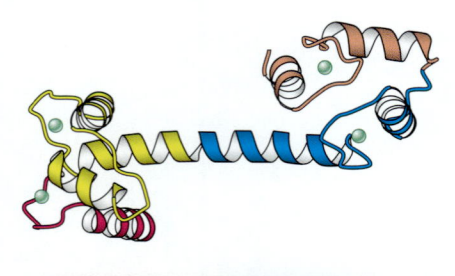

N ▬ ▬ ▬ ▬ C

図 3・34　タンパク質の一本鎖における繰返しモチーフ．　カルシウムセンサーであるカルモジュリンは，1本のポリペプチド鎖中に四つのよく似た単位（■, ■, ■, ■）を含む．各単位がカルシウムイオン（●）と結合していることに注意〔1CLL.pdbより〕

タンパク質の生理的な調節に関する貴重な情報も得られるであろう．タンパク質の配列解析は分子遺伝学の必要不可欠な部分であり，DNA クローニングはタンパク質の構造と機能を解析するうえで中心的なものである．これらについては，第5章でもう一度詳しく述べる．

個々のタンパク質は質量分析法で同定できる

　質量分析法とクロマトグラフィー技術およびペプチド切断法を組合わせることで複雑な生物学的混合物における高感度なタンパク質の同定が可能である．表3・3に示すような化学的あるいは酵素的な手法でタンパク質を切断した場合，特異的かつ予測可能なペプチドフラグメントのファミリーがつくられる．第2章で学んだように，タンパク質はそれぞれ特有の正確に規定されたアミノ酸配列をもつ．そのため，このような開裂反応から生じた個々のペプチドの同定と，そして重要なことにはそれらに相当する質量は，タンパク質を特定する明確な特性である．タンパク質の開裂，それに続くクロマトグラフィーによる分離と質量分析法によって，たとえきわめて低濃度しか存在しなくても，これらの特性の迅速な同定と定量が可能となる．このタンパク質の同定法は**ペプチドマスフィンガープリント法**（peptide mass fingerprinting）とよばれる．

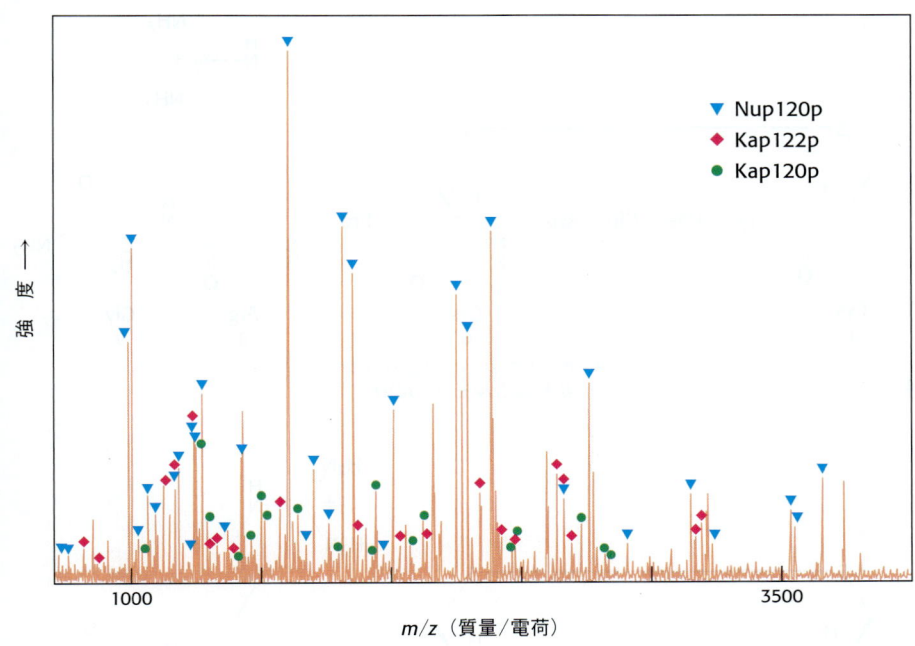

図 3・35　**質量分析計を用いたプロテオーム解析.**　この質量スペクトルは酵母の核膜孔試料由来のゲル内のバンドをトリプシン分解したものを解析して得られた．多くのピークは酵母のゲノム中における3種類のタンパク質（Nup120p, Kap122p, Kap120p）から推測されるペプチドのフラグメントの質量と一致することがわかった．そのバンドは見かけの分子質量 100 kDa に相当していた〔出典: M.P. Rout, J.D. Aitchison, A. Suprapto, K. Hjertaas, Y. Zhao, B.T. Chait, *J. Cell Biol.*, **148**, 635〜651(2000)〕.

　質量分析法の迅速性と感度の高さゆえに，この手法はプロテオーム研究（プロテオミクス）においてきわめて重要なものとなった．核の内外への大きな分子の輸送を助ける酵母の核膜孔複合体の解析を考えてみよう．この巨大な高分子複合体は念入りな手法により酵母から精製された．精製された複合体は HPLC とゲル電気泳動によって分画された．個々のバンドをゲルから切り出した後，トリプシンによって切断し，MALDI-TOF 質量分析計によって解析した．図3・35 に示すように，得られたフラグメントを酵母ゲノムDNA 配列から推測されるアミノ酸配列と比較した．このようにして全部で174種類のタンパク質が同定された．これらのタンパク質のうちの多くは，長年の研究にもかかわらず核膜孔と相互作用するものとして同定されていなかった．さらに，質量分析計を用いた方法は，用いた試料に存在する核膜孔の主要なすべての構成成分を検出するのに十分な感度である．かくして高分子複合体を形成する構成成分の完全な一覧を直接的な方法で得ることができた．このようなプロテオーム解析は質量分析法と生化学的な分画法が整備されるにつれて，ますます威力を発揮しつつある．

3・4　ペプチドは自動化固相法により合成可能である

　生化学的解析を手助けするために配列が決まったペプチドを合成することが可能である．これらのペプチドはいくつかの目的に対して貴重な道具となる．

　1. **合成ペプチドは特異的な抗体産生を促す抗原となりうる**．特異的な遺伝子により発現したタンパク質を単離したいと考えてみよ．その遺伝子の塩基配列の一部分を翻訳した配列と一致するペプチドを合成することができ，さらにこれらのペプチドを標的とした抗体を作製することができる．得られた抗体を用いて細胞から無傷のタンパク質を単離したり，細胞内の局在を調べたりすることが可能である．

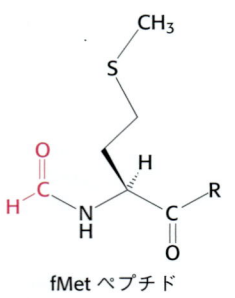

fMet ペプチド

　2. **合成ペプチドは多くのホルモンやその他のシグナル分子の受容体を単離するのに利用できる**．たとえば，細菌タンパク質の分解によって生じるホルミルメチオニル（fMet）ペプチドによって白血球は細菌に誘引されていく．合成したホルミルメチオニルペプチドは，この種類のペプチドの細胞表面受容体を同定するのに役立った．さらに，合成ペプチドをアガロース粒子に結合して，ペプチドを特異的に認識する受容体タンパク質の精製のためのアフィニティークロマトグラフィーカラムを作製することが可能である．

図 3・36　バソプレッシンと合成バソプレッシン誘導体.　（A）水の再吸収を促進するペプチドホルモンのバソプレッシンの構造式．（B）バソプレッシンのより安定な合成誘導体である 1−デスアミノ−8−D−アルギニンバソプレッシンの構造式

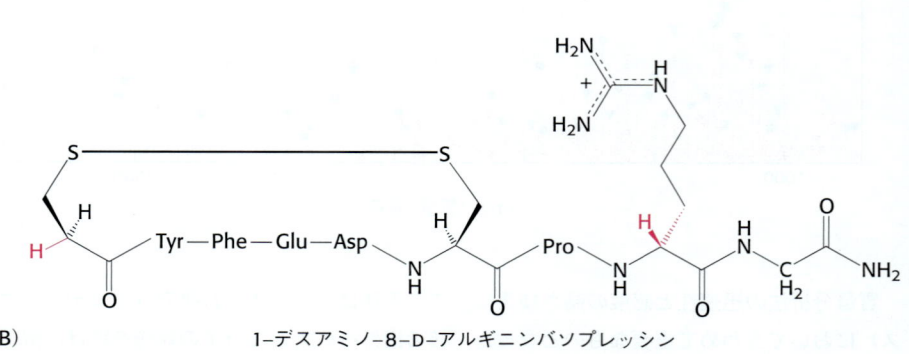

　3. **合成ペプチドを薬剤として利用することができる**．**バソプレッシン**（vasopressin）〔**抗利尿ホルモン**（antidiuretic hormone, ADH）ともいう〕は，腎臓の遠位尿細管で水の再吸収を促進して尿を濃縮するペプチドホルモンである．尿崩症の患者ではバソプレッシンが欠乏しているため，大量の薄い尿（1日5L以上）を排出し，たえずのどの渇きを覚える．この障害は欠乏したホルモンの合成誘導体である 1−デスアミノ−8−D−アルギニンバソプレッシンの投与で治療可能である（図3・36）．この合成ペプチドは生体内ではバソプレッシンよりずっと分解が遅く，それに加えて血圧を上げることもない．

　4. 最後に，**合成ペプチドの研究はタンパク質の立体構造を支配する法則を明らかにするのに役立つ**．特定の配列が α ヘリックスや β ストランドやヘアピンターンとして折り

たたまれるのか，あるいはランダムコイルとなるかなどを問うことができる．このような研究のためにつくられたペプチドは，天然に存在する20種類のアミノ酸だけではなく，合成アミノ酸も用いることができるので，より多彩な構造をもつ人工タンパク質をつくることができる．

このようなペプチドはどうやったら作製できるであろうか．一つのアミノ酸のアミノ基が別のアミノ酸のカルボキシ基と結合する．しかしながら1種類の生成物がつくられるのは，反応できるアミノ基とカルボキシ基がそれぞれ1個ずつあるときのみである．それゆえ，いくつかの基を保護したり，不必要な反応を防ぐために他の基を活性化することが必要となる．最初にカルボキシ末端のアミノ酸のカルボキシ基を不溶性の樹脂に結合させることで，さらなるペプチド結合生成反応から効率よくそのカルボキシ基を保護する（図3・37）．このアミノ酸のα-アミノ基は*tert*-ブトキシカルボニル（*t*-Boc）基のような保護

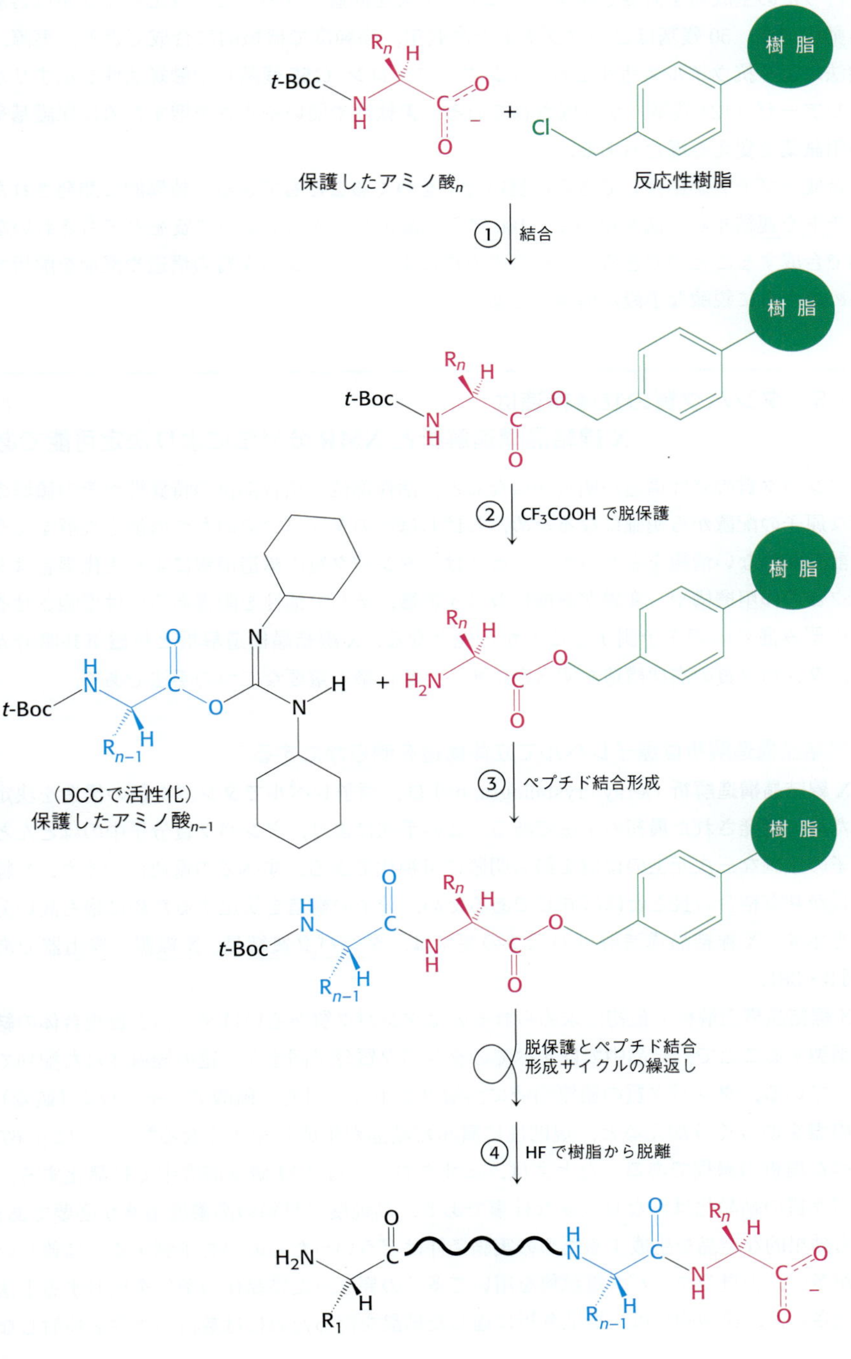

図 3・37　固相ペプチド合成．　固相ペプチド合成の反応手順: ① C末端アミノ酸の固相樹脂への結合，② アミノ末端の脱保護，③ つぎのアミノ酸のDCCで活性化されたカルボキシ基と，遊離のアミノ末端との結合．② と ③ の段階をアミノ酸の添加ごとに繰返す．最後に④ で完成したペプチドを樹脂から切り出す．

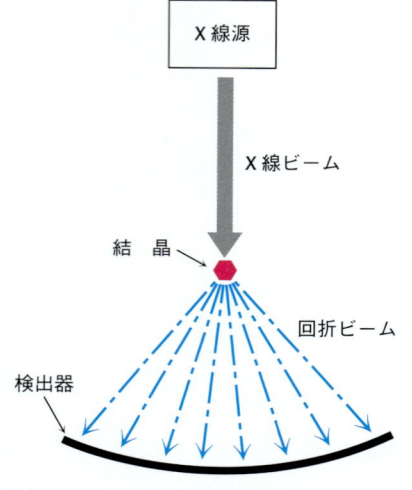

t-ブトキシカルボニルアミノ酸
(*t*-Boc アミノ酸)

ジシクロヘキシルカルボジイミド
(DCC)

基で保護しておき，*t*-Boc 保護基はつぎにトリフルオロ酢酸により除去する．

つぎのアミノ酸（*t*-Boc 保護された状態のもの）と**ジシクロヘキシルカルボジイミド**（dicyclohexylcarbodiimide, DCC）を同時に加える．この段階で，加えたアミノ酸のカルボキシ基と樹脂に結合したアミノ酸のアミノ基だけが遊離していてペプチド結合をつくることができる．DCC は加えたアミノ酸のカルボキシ基と反応して，ペプチド結合をつくるようにその残基を活性化する．ペプチド結合を形成した後に，過剰の試薬とジシクロヘキシル尿素を洗浄除去すれば，目的とするジペプチドが樹脂に結合した状態で残る．残りのアミノ酸も同じ反応手順で結合させていく．合成の最後で，フッ化水素酸（HF）を添加して，ペプチド結合は切断せずにカルボン酸エステル結合を切断し，樹脂からペプチドを切離す．リシンの側鎖のような反応性の側鎖を保護していた保護基もこのときに取除かれる．

R. Bruce Merrifield によって最初に開発されたこの**固相法**（solid-phase method）の大きな利点は，各段階で目的とする生成物が樹脂と結合しているために迅速に沪過と洗浄ができることである．そのため中間体を精製する必要がない．すべての反応を 1 個の容器の中で行うため生成物を何度も移すことによる損失を回避できる．この反応サイクルは容易に自動化でき，50 残基ほどのペプチドを高収率，高純度で機械的に合成できる．実際，固相法により抗ウイルス活性をもつインターフェロン（155 残基）や触媒活性を示すリボヌクレアーゼ（124 残基）が合成されている．柔軟性や使いやすさを増すために保護基や切断用試薬を変える場合もある．

合成ペプチドを結合してさらに長い分子をつくることもできる．特異的に開発されたペプチドを連結する方法を用いて，100 アミノ酸より大きなタンパク質をとてもきれいな状態で合成することができる．これらの方法によって，タンパク質の構造や機能を解析するためのさらに鋭敏な手段が構築できる．

3・5　タンパク質の立体構造は X 線結晶構造解析と NMR 分光法により決定可能である

タンパク質の立体構造が明らかになると，活性部位や結合部位の特異性がその領域の正確な原子の配置から明確になるため，しばしばそのタンパク質のもつ機能を理解するうえで計り知れない情報をもたらす．たとえば，タンパク質の構造情報により生化学者はタンパク質の作用機構や，変異が機能に及ぼす影響，そして活性を阻害あるいは増強させる薬剤の望み通りの姿を予測することが可能となる．X 線結晶構造解析と核磁気共鳴分光法は，タンパク質の高次構造を明らかにするために最も重要な二つの手法である．

X 線結晶構造解析は原子レベルで立体構造を明らかにする

X 線結晶構造解析（X-ray crystallography）は，原子レベルでタンパク質の構造を決定するために開発された最初の手法である．この手法により，タンパク質分子中のほとんどの原子の正確な三次元上の位置を最も明確に可視化できる．すべての電磁波のうち，X 線の波長が共有結合の長さとほぼ同じであるため，分子の構造を決定するために最も高い分解能を示す．X 線結晶構造解析の三つの要素は，タンパク質結晶，X 線源，検出器である（図 3・38）．

X 線結晶構造解析で最初に求められるのはタンパク質あるいはタンパク質複合体の結晶を調製することで，結晶中ではすべてのタンパク質分子同士が一定の繰返された配列で配向している．タンパク質の濃厚溶液に溶解度を下げる目的で硫酸アンモニウム（硫安）や他の塩をゆっくり加えると，規則性に富んだ結晶が生成しやすくなる*．これは p. 67 で述べた塩析の過程である．たとえば，ミオグロビンは 3 M 硫安溶液中で結晶化する．タンパク質の結晶化はかなり大変な仕事である．高純度の試料の高濃度溶液が必要であり，最も効果的な結晶を生成するための実験条件はどういったものかを予測するのは難しいことが多い．少量のタンパク質試料を用いて多くの異なった結晶化の条件を検討する手法が開発された．典型的には，構造解析に適した結晶を得るためには数百の条件を検討しなけ

X 線源

X 線ビーム

結　晶

回折ビーム

検出器

図 3・38　X 線結晶構造解析の実験． X 線源によって X 線ビームがつくられ，結晶に当てられ回折を生じる．その結果生じる回折パターンが検出器に集められる．

＊　訳注：硫安を用いた塩析でタンパク質を沈殿させ，分画する方法を硫安沈殿という．

ればならない．それにもかかわらず，より大きな，そして複雑なタンパク質の結晶化が行われてきた．たとえば，RNAコアを取巻く240個のサブユニットからなる8500 kDaの集合体であるポリオウイルスが結晶化され，X線解析法でその構造が解明された．大事なことは，しばしばタンパク質は生物学的活性を保持した構造として結晶化されることで，酵素の結晶を基質で覆うとその結晶は触媒活性を示すかもしれない．

　タンパク質の適度にきれいな結晶が得られたならば，つぎにX線源が必要となる．波長1.54 ÅのX線ビームは銅の標的に対して加速電子を当てることにより発生できる．この方法でX線を発生するのに適した装置は多くの実験室で利用されている．あるいは，電子を光速に近い速さに円形の軌道で加速したとき生じる**シンクロトロン放射光**（synchrotron radiation）によってX線を発生できる．シンクロトロンでつくられるX線ビームは，銅に電子をぶつけることで得られるX線よりもはるかに強力であり，より高いその強度のため，短い照射時間でより小さい結晶からでも質の高いデータの取得が可能となった．世界のいくつかの施設がシンクロトロン放射光を作成している．たとえば，シカゴ郊外のArgonne National Laboratory（アルゴンヌ国立研究所）にある先端放射光施設や，日本のつくば市にあるフォトンファクトリーである．

　X線の細いビームをタンパク質の結晶に照射すると，ビームのほとんどは結晶を通過して直進するが，一部分はさまざまな方向へと**散乱**（scattering）する．散乱X線，すなわち**回折**（diffraction）したX線は，X線フィルム，イメージングプレート，半導体検出器などによって検出される．散乱パターンはタンパク質の構造に関する膨大な情報を与えてくれる．その手法の基礎となる物理的な原理はつぎの通りである．

1. 電子がX線を散乱する．原子によって散乱された波の振幅は原子がもつ電子の数に比例する．すなわち，炭素原子は水素原子より6倍の強度でX線を散乱する．
2. 散乱した波は再結合する．回折されたそれぞれの光は，結晶中の各原子によって散乱された波からなる．散乱したそれぞれの波はX線フィルムや検出器で位相が一致すれば（足並みがそろえば）互いに増強し合い，位相が合わなければ互いに打ち消しあう．
3. 散乱した波の再結合の仕方は，原子の配列のみに依存する．

　タンパク質の結晶はX線ビームとフィルムに対して的確な方向となるような位置に置かれる．いろいろな方向から結晶にビームが照射されるように結晶は回転させられる．この回転の動きにより**反射**（reflection）とよばれる規則的な斑点の配列からなるX線写真が得られる．図3・39のX線写真は72 000の反射からなる三次元配列の二次元断面図である．反射の強度と位置がX線結晶解析の基礎的な実験データとなる．それぞれの反射は各斑点の観測強度の平方根に比例する振幅をもった波によりつくられる．各波は**位相**（phase）をもっている．位相とは，他の波に対してその波の山と谷の相対的なタイミングである．それぞれの反射に相当する位相を決定するために追加実験や計算が行われる．

　つぎの段階は得られた反射からタンパク質の像を再構築することである．光学顕微鏡や

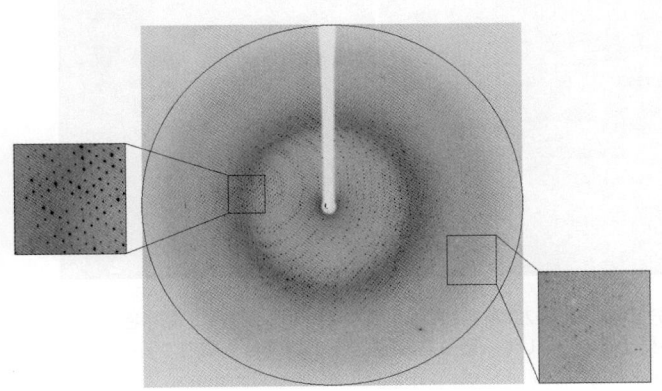

図 3・39　X線回折パターン．　タンパク質結晶がX線を回折し，検出器表面に斑点や反射の模様が生じる．画像中央の白い輪郭は回折されなかった強いX線から検出器を守るためのビームストッパーによる〔出典: S. Lansky, O. Alalouf, V. Solomon, A. Alhassid, L. Govada, N.E. Chayan, H. Belrhali, Y. Shoham, G. Shoham. *Acta Cryst*, **F69**, 430〜434, Fig. 2(2013)〕．

電子顕微鏡では，回折されたビームは一つの像を直接つくるためにレンズにより焦点が合わされる．しかしながら，X線の焦点を合わせる適当なレンズは存在しない．代わりに，**フーリエ変換**（Fourier transform）とよばれる数学の関係式を，すべての観測した反射の測定振幅と計算された位相に適用することで一つの像が得られる．得られた像は**電子密度図**（electron-density map）とよばれ，電子が最も密集して存在する場所を示す三次元画像であり，結晶化された分子中の原子の位置を決定するのに用いられる（図3・40）．電子密度図の解釈において大事なことは分解能であり，それはフーリエ変換に用いられた散乱強度の数により決まる．像の精度は分解能に依存しており，図3・41に光学像での類似例で，そのことを説明する．6Åの分解能ではポリペプチド鎖をたどることはできるが，他の

(A)   (B)

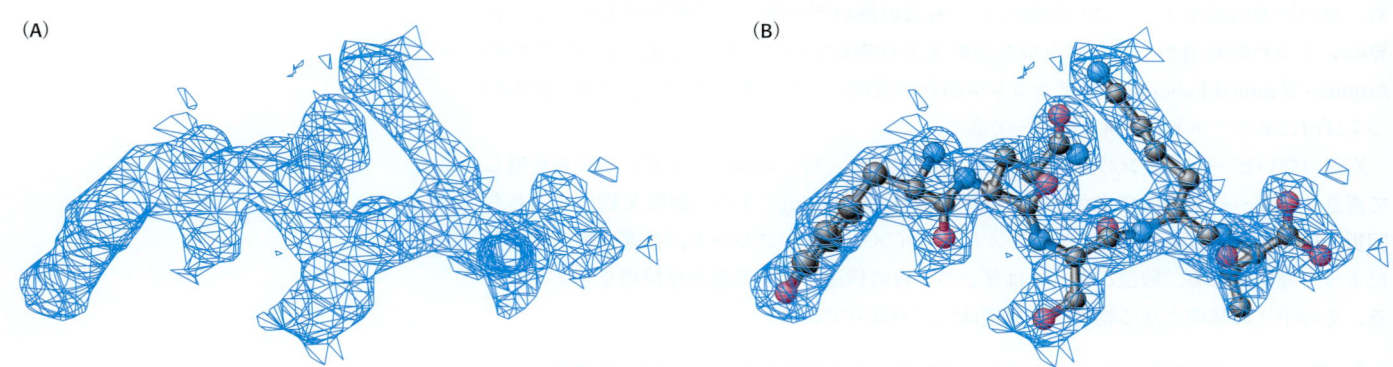

図 3・40 電子密度図の解釈. （A）電子密度図の一区切りは，その"カゴ"の中の領域が最も高い電子密度の領域を表すように三次元の等高線図で描かれる．（B）タンパク質のモデルは，電子密度内に最も多くの原子を配置できるように，電子密度図中に構築する〔1FCH.pdb より〕.

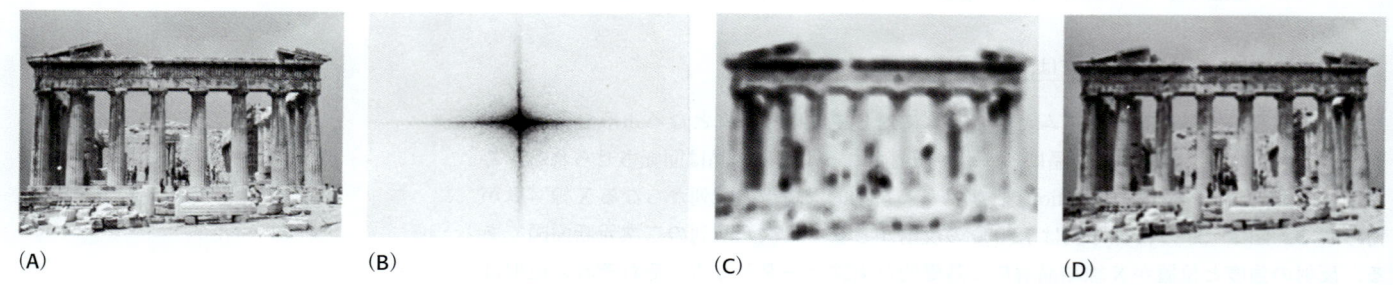

(A)   (B)   (C)   (D)

図 3・41 分解能は画像の質に影響する. 再構成した画像の質に対する分解能の影響をX線回折に類似した光学写真の例で示した．（A）パルテノン神殿の写真，（B）パルテノン神殿の光学的回折パターン，（C, D）Bのパターンから再構成した画像．CよりDの方が多くのデータを利用したため，Dの画像の方が画質が高い〔写真：（A）Dr. Thomas Steitz,（B）Dr. David DeRosier のご厚意による〕.

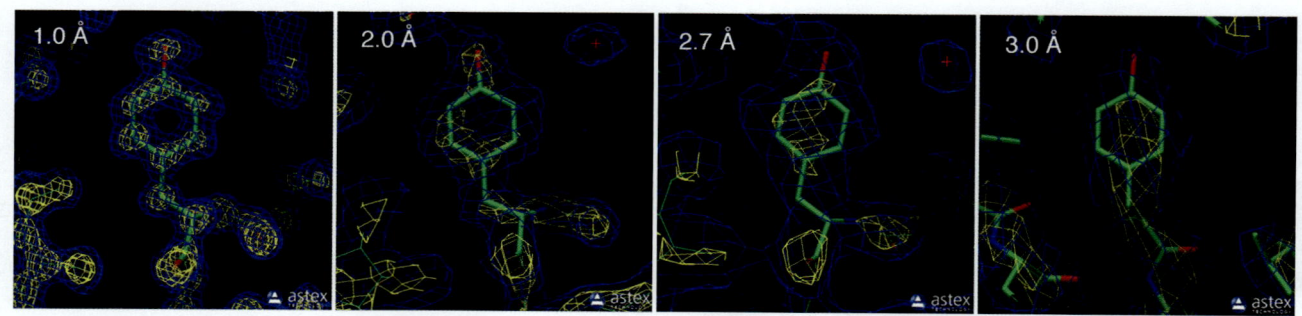

図 3・42 分解能は電子密度図の質に影響する. 四つの異なる分解能（1.0 Å, 2.0 Å, 2.7 Å, 3.0 Å）でのチロシン残基の電子密度図を示す．低分解能（2.7 Å, 3.0 Å）では側鎖を形成する原子群のみ見えるのに対して，最も高分解能（1.0 Å）では側鎖内の個々の原子を識別できる〔出典：www.rcsb.org/pdb/101/static101.do?p=education_discussion/Looking-at-Structures/resolution.html〕.

ほとんどの詳細な構造はわからない．その理由は，ポリペプチド鎖はその中央では5Å～10Åの距離に折りたたまれているからである．2.8Å～4.0Å離れた原子団や，1.0Å～1.5Å離れた個々の原子を描写するためには，さらに高分解能の電子密度図が必要となる（図3・42）．X線解析の究極の分解能は結晶の完成の度合いによって決まる．タンパク質の場合，限界の分解能はおおよそ2Åほどである．しかしながら，まれに1.0Åの分解能が得られることもある．

核磁気共鳴分光法は溶液中のタンパク質の構造を明らかにすることができる

X線結晶構造解析はタンパク質の構造を決定するうえで最も威力を発揮する手段である．しかしながら結晶化が容易ではないタンパク質もある．さらに，結晶化されたタンパク質内の構造は結晶という窮屈な環境ではない天然に存在するタンパク質の構造と非常によく似ているが，溶液中の構造からはさらなる洞察が得られる可能性がある．**核磁気共鳴分光法**（nuclear magnetic resonance spectroscopy）〔**NMR分光法**（NMR spectroscopy）〕は，非常に高濃度（～1mMあるいは15kDaのタンパク質だとすると15 mg mL^{-1}）の溶液中で，高分子の溶液中の原子構造を明らかにできるという優れた特徴を示す．この手法はある特定の原子核が固有の磁性をもっていることに依存している．ある限られた種類の同位体が**スピン**（spin）とよぶこのような特性を示すが，生化学で非常に重要なこれらの同位体を表3・4にあげた．最も簡単な例は水素原子核（^{1}H），すなわちプロトンである．プロトンの自転（スピン）により磁気モーメントが生じる．この磁気モーメントは外部磁場が与えられたとき，二つの配向すなわち二つのスピン状態（αとβとよぶ）のどちらかを示す（図3・43）．二つの状態のエネルギー差は，加えられた磁場の強さに比例する．α準位は外部磁場と平行であるためにわずかに低いエネルギーをもつ．それゆえ，核の分布を考えれば，α準位の占める割合がほんの少し多くなる（通常の実験において1.00001程度の率）．α準位で自転しているプロトンは，α準位とβ準位の間のエネルギー差に相当する周波数を与える電磁波（ラジオ波，RF，パルス）が照射されると，励起状態（β準位）へとエネルギー準位を上げることができる．この環境でスピンはαからβに変化した，言い換えると，**共鳴**（resonance）が得られたという．

このような特性を利用して水素原子核の周りの化学的環境を調べることができる．磁性核の周りの電子の流れにより，外部磁場に対抗する局所的な小さな磁場が生じる．このような遮へいの大きさは周りの電子密度に依存する．したがって，異なった環境の原子核はわずかに違った磁場強度やラジオ周波数においてその状態を変化させる，すなわち共鳴することになる．1分子の共鳴スペクトルは，磁場を一定に保ち，電磁波の周波数を変化させて得ることが可能である．摂動を受けて（かく乱されて）わずかにゆらいでいる試料の原子核は，測定可能な程度の周波数の電磁波を吸収する．周波数の違いは**化学シフト**

表3・4　NMRシグナルをもたらす生物学的に重要な原子核

核種	天然存在比（元素全体に対する重量比）（%）
^{1}H	99.984
^{2}H	0.016
^{13}C	1.108
^{14}N	99.635
^{15}N	0.365
^{17}O	0.037
^{23}Na	100.0
^{25}Mg	10.05
^{31}P	100.0
^{35}Cl	75.4
^{39}K	93.1

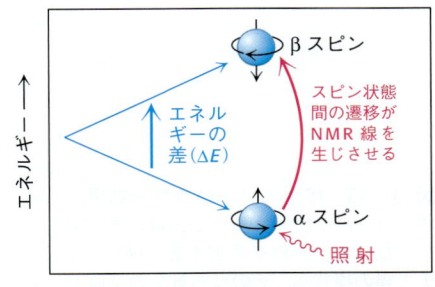

図3・43　NMR分光法の基礎． スピンが$\frac{1}{2}$の核（^{31}Pや^{1}Hなど）の二つの配向のエネルギーは，外部から加える磁場の強度により決まる．適当な振動数の電磁波を吸収すると，低エネルギー準位から高エネルギー準位への遷移が起こる．

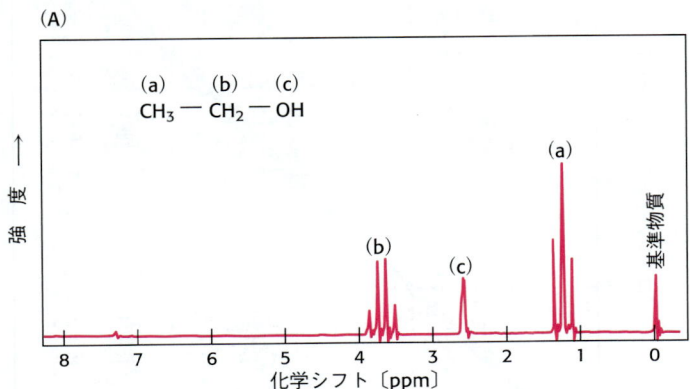

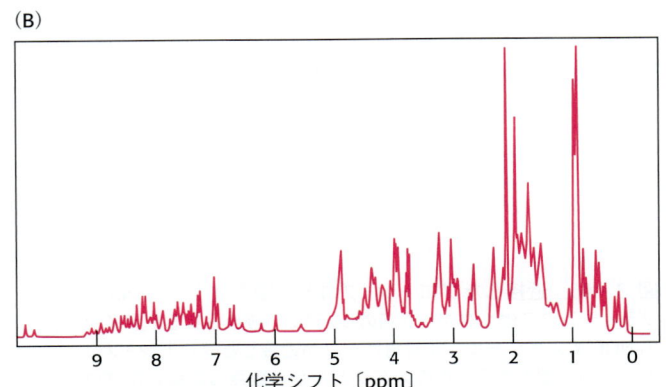

図3・44　一次元NMRスペクトル． （A）エタノール（CH$_3$CH$_2$OH）の^{1}H NMRスペクトルでは水素の化学シフトがはっきりと分離する．（B）RNAのスプライシングで働くタンパク質中の55アミノ酸からなる断片の^{1}H NMRスペクトルはより複雑な度合いを示す．多数のピークが存在し，その多くが重なっている〔（A）出典: C. Branden, J. Tooze, "Introduction to Protein Structure," p.280, Garland（1991）；（B）Dr. Barbara Amann, Dr. Wesley McDermott のご厚意による〕．

（chemical shift）とよばれる割合の値で表される．これは，試料に加えた標準物質（テトラメチルシランの水溶性誘導体など）に対する相対的なシフトで，δ〔ppm〕として表される．たとえば，メチルプロトン（－CH_3）は典型的に1 ppm の化学シフトを示し，芳香環のプロトンは7 ppm を示す．タンパク質分子中のほとんどのプロトンの化学シフトは0〜9 ppm である（図3・44）．この**一次元 NMR**（one-dimensional NMR）の手法を用いて多くのタンパク質中の大部分のプロトンを解析することが可能である．その情報から，特定の官能基の異なる条件における変化を推測することができる．たとえば，タンパク質がpH変化に対応して，無秩序な構造からαヘリックスへ立体構造を変化させるなどである．

　種々のプロトンのスピンがどのように周りのプロトンに影響を与えるかを調べることにより，さらに情報を入手することも可能である．試料へラジオ波パルスを照射して一過性の磁化を起こすことにより，一つの原子核のスピンを変化させ，周りの原子核のスピンへの効果を調べることができる．特別な表現として**核オーバーハウザー効果分光法**（nuclear Overhauser effect spectroscopy，**NOESY**）により得られる二次元スペクトルがある．NOESY は，一次構造では互いに近接していないプロトン同士であっても，空間的に近接しているプロトン対がわかるスペクトルである．この方法は，原子核の相互作用が核間距離の6乗分の1に比例するという**核オーバーハウザー効果**（nuclear Overhauser effect，NOE）に基づく．原子核間の距離がおよそ5 Å より小さい場合に（図3・45A），励

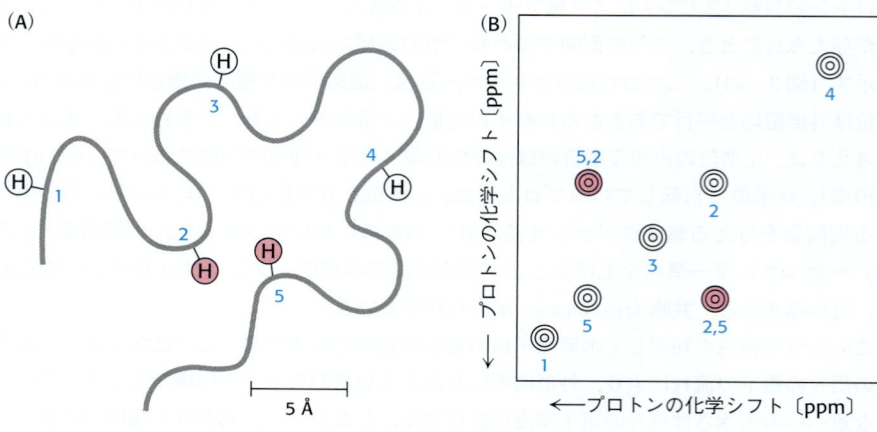

図 3・45　核オーバーハウザー効果.　核オーバーハウザー効果（NOE）は，きわめて近接したプロトン対を同定する．（A）ポリペプチド鎖の模式図．そのうち五つのプロトンに着目している．プロトン2と5は近接しており（約4 Å の距離），それ以外はかなり離れている．（B）きわめて簡潔に表した NOESY スペクトル．対角線上に(A)で示した五つのプロトンに相当する五つのピークが現れている．対角線の上側にあるピークと，対角線の下側の対称の位置にあるピークから，プロトン2はプロトン5の近くにあることがわかる．

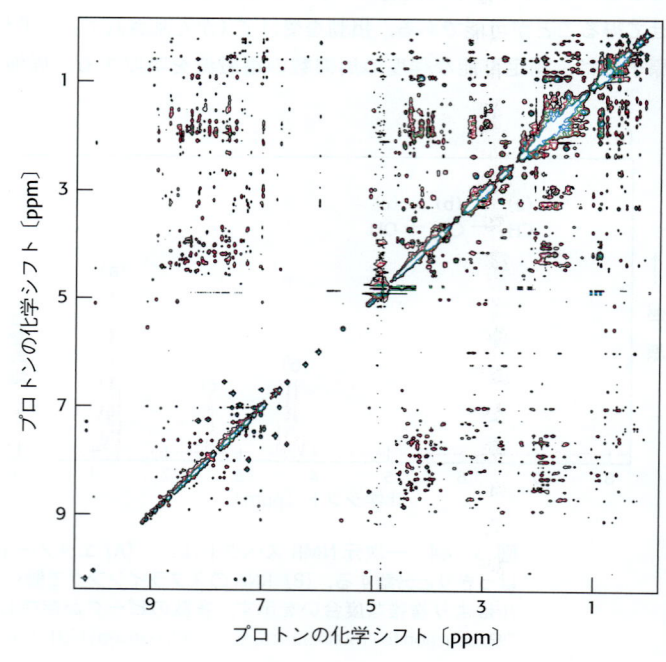

図 3・46　近接したプロトン-プロトン間の検出.　RNA スプライシングで働くタンパク質の55アミノ酸からなるドメインの NOESY スペクトル．非対角ピークが近接したプロトン-プロトンの組に相当する．このスペクトルから数百の近接したプロトン-プロトンの距離がわかり，このドメインの立体構造を決定するのに利用できる〔Dr. Barbara Amann, Dr. Wesley McDermott のご厚意による〕．

(A)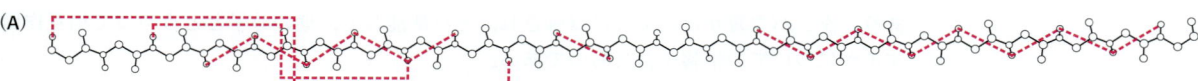

(B)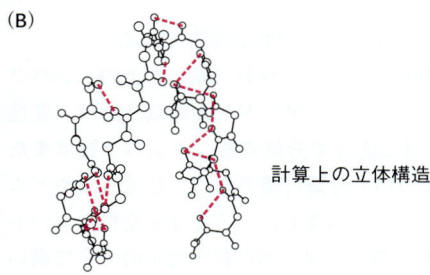

計算上の立体構造

図 3・47　NMR の制約をもとにして計算された構造.　（A）NOESY スペクトルの結果からプロトン（--- で結ばれた）が空間的に互いに近接していることがわかる.（B）これらプロトン対が互いに近くにあるという制約下で計算した立体構造

起原子核から励起されていない別の原子核に磁化が伝播される. 言い換えれば, その効果はタンパク質の立体構造において互いの原子の場所を相対的に検出する一つの手段を与えている. NOESY スペクトルで対角線上に存在する対角ピーク（図 3・45B において ◎ で示す）は一次元 NMR 実験におけるピークと一致する. 対角線より外れたピーク（図 3・45B において ◎ で示す）は, 非対角ピークあるいはクロス（交差）ピークとよばれ, 大事な新しい情報を与えてくれる. 非対角ピークは 5 Å 未満の距離にあるプロトン対を示している. 55 アミノ酸からなるタンパク質の二次元 NOESY スペクトルを図 3・46 に示した. 対角線上から外れたピークの多くは, プロトン-プロトンの距離が短いことを表している. タンパク質の立体構造を, このような近接の関係を利用して再構築することが可能である. NOESY スペクトルに基づき 5 Å 未満に近接していると考えられるプロトンは, 立体構造上互いに近いので構造を計算することができる（図 3・47）. もし距離の制約がたくさんあった場合, 立体構造はほぼ一つに決定できる.

　実際に, つぎの三つの理由から, NMR 分光法で, 類似した構造の一つの集合を作製できる（図 3・48）. 第一に, 構造を完全に特定するには, 実験的に得られる制約は十分とはいえない. 第二に, NOESY スペクトルの解析から得られる距離は概算値である. 最後に, 実験結果は, 単一の分子に関するものではなく, その時々においてわずかに異なった構造をもつ溶液中の多くの分子に関するものである. このように NMR 構造解析により作成される構造の一つの集合は, 溶液中でのタンパク質の高次構造の幅を示している. 現在, NMR 分光法による構造決定は 50 kDa 未満のタンパク質に一般的には限られているが, その分解能は確実に上がりつつある. 組換え DNA 技術を用いて ^{13}C, ^{15}N, ^{2}H を特定の場所に標識したり均一に標識したタンパク質を作製することが可能となり, NMR の威力は非常に高まった（第 5 章）.

　2013 年の終わりまでに 97 000 以上のタンパク質の構造が X 線結晶構造解析や NMR により明らかにされており, 現在も毎日いくつもの新しい構造が決定されつつある. 座標データはプロテインデータバンク（Protein Data Bank, www.pdb.org）に集められ, 構造を可視化したり解析するためにアクセス可能である. タンパク質の詳細な分子構造がわかることにより, どのようにタンパク質が他の分子を認識して結合するか, どうやって酵素として働くか, どのように折りたたまれているか, どのように進化してきたかについて洞察が可能となった. このようなきわめて実り大きな成果は目覚ましい速度で続いており, 生化学および他の生物科学, 自然科学のすべての分野に大きな影響をもたらしている.

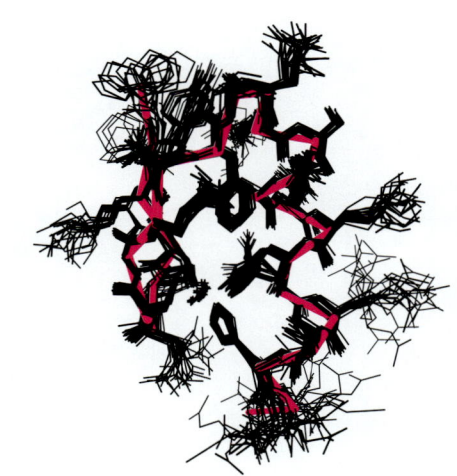

図 3・48　構造のゆらぎ.　ジンクフィンガー型 DNA 結合タンパク質の 28 アミノ酸からなるドメインの 25 通りの構造. ■ はタンパク質の骨格の平均的な形を示している. 各構造は NMR 実験によって得られた数百の構造と一致している. 個々の構造の違いは, 実験データ中の不完全性の組合わせと溶液中のタンパク質の動的な性質による〔Dr. Barbara Amann のご厚意による〕.

ま と め

　遺伝子の塩基配列決定の目覚ましい進展は, 生化学のもう一つの到達点であるプロテオームの解明へと進んでいる. プロテオームは発現しているタンパク質の完全なる集合で

あり，タンパク質がどのように修飾され，どう機能して，他の分子とどうやって相互作用するかについての情報を含むものである．

3・1　タンパク質の精製はその機能を理解するうえで大事な最初の段階である

タンパク質は溶解度，大きさ，電荷，結合の親和性といった性質に基づき他のタンパク質や分子と分離することが可能である．SDS-ポリアクリルアミドゲル電気泳動は，変性条件下でタンパク質のポリペプチド鎖をほぼ質量に従って分離する．タンパク質はまたpH 勾配中の等電点電気泳動により実効電荷に基づいて分離可能である．超遠心法やゲル沪過クロマトグラフィーはタンパク質を大きさによって分離し，一方イオン交換クロマトグラフィーはおもに実効電荷に基づいて分離する．多くのタンパク質が特定の分子に高い親和性をもつことを利用したのがアフィニティークロマトグラフィーであり，基質や阻害剤，その他の特異的に認識される分子を共有結合させた粒子からなるカラムにタンパク質を結合させる．タンパク質の質量は沈降平衡法により決定可能である．

3・2　免疫学はタンパク質を研究するための重要な手段となる

タンパク質は高い特異性をもった抗体により検出，定量できる．モノクローナル抗体は均一なため特に有用である．ELISA（酵素結合免疫吸着検定法）と SDS-ポリアクリルアミドゲルを用いたウェスタンブロット法は広く行われている．免疫蛍光顕微鏡法や免疫電子顕微鏡法により細胞の中のタンパク質の局在もわかる．

3・3　質量分析法はペプチドやタンパク質の同定のための強力な手段である

マトリックス支援レーザー脱離イオン化（MALDI）法およびエレクトロスプレーイオン化（ESI）法により気相中にイオン化したタンパク質やペプチドをつくり出せる．このようなタンパク質イオンの質量は非常に精度高く正確に決めることができる．これらの技法による質量の決定はタンパク質の同定に役立つ．なぜならタンパク質やペプチドの質量はそのアミノ酸の組成によって，ひいてはアミノ酸配列によって正確に決まるからである．エドマン分解法による化学的手法に加えてタンデム質量分析法は，迅速かつ非常に正確なペプチド配列の解析を可能とする．得られる配列は，タンパク質間の関係，進化上の関連，変異による疾患などに関する豊富な情報を含む．配列情報は構造と機能に対する貴重な手掛かりを与えてくれる．質量分析法は大きな高分子集合体の組成やタンパク質の集まりを解析することを可能としたプロテオミクスの中心的技術である．

3・4　ペプチドは自動化固相法により合成可能である

不溶性支持体に伸張させるペプチド鎖のカルボキシ末端を結合した自動化固相法により，ポリペプチド鎖の合成が可能である．付加するアミノ酸のカルボキシ基をジシクロヘキシルカルボジイミドで活性化して，支持体に結合した伸長する予定のポリペプチド鎖のアミノ基と結合させる．合成ペプチドは薬剤として利用できたり，特異的な抗体産生を促す抗原となりうる．また合成ペプチドはアミノ酸配列と立体構造との関係を洞察する源ともなる．

3・5　タンパク質の立体構造は X 線結晶構造解析と NMR 分光法により決定可能である

X 線結晶構造解析と核磁気共鳴（NMR）分光法により，どのように，タンパク質が折りたたまれるか，他の分子を認識するか，化学反応を触媒するかについての理解がおおいに深まった．X 線結晶構造解析は電子が X 線を散乱することで可能になる．得られた X 線回折パターンを解析することでタンパク質中の原子の配置を明らかにできる．現在，何万ものタンパク質の立体構造が原子のレベルまで解き明かされている．NMR 分光法は溶液中でのタンパク質の構造と動態を明らかにする．核の化学シフトは周りの局所的な環境に依存する．さらに近くに存在する核のスピンが互いに相互作用して決定的な構造の情報を与える．この情報を用いて，タンパク質の完全な立体構造を決定できる．

重　要　語　句

問　　題

1. 有用な試薬　　つぎにあげる試薬はタンパク質化学でよく用いられるものである.

　　臭化シアン（CNBr）；　　　　　尿　素
　　メルカプトエタノール；　　　　キモトリプシン
　　トリプシン；　　　　　　　　　過ギ酸
　　6 M HCl；　　　　　　　　　　フェニルイソチオシアネート

これらのうち，つぎの用途に最も適当なものはどれか.

　（a）小さいペプチドのアミノ酸配列の決定.

　（b）ジスルフィド結合をもたないタンパク質の可逆的変性. ジスルフィド結合があるときにはさらにどの試薬が必要か.

　（c）芳香族アミノ酸残基のカルボキシ側でのペプチド結合の加水分解.

　（d）メチオニンのカルボキシ側でのペプチド結合の加水分解.

　（e）リシン，アルギニン残基のカルボキシ側でのペプチド結合の加水分解.

2. 定常状態が変わる　　同じ生物の二つの異なる細胞は同一のゲノムをもっているのに非常に異なるプロテオームを示すのはどうしてか. 説明せよ.

3. 新しい切断部位の作製　　エチレンイミンはタンパク質中のシステイン側鎖と反応して *S*–アミノエチル誘導体を形成する. この修飾システイン残基のカルボキシ側のペプチド結合は，トリプシンによる加水分解を受けやすい. これはなぜか.

4. 分光法　　溶液の吸光度 A は

$$A = \log_{10} \frac{I_0}{I}$$

で定義される. ここで I_0 は入射光の強度，I は透過光の強度である. 吸光度はモル吸光係数 ε〔単位 $M^{-1}\,cm^{-1}$〕，濃度 c〔単位 M〕，光路長 l〔単位 cm〕の関数で，

$$A = \varepsilon l c$$

で表される. ミオグロビンの 580 nm での吸光係数は $15\,000\ M^{-1}\,cm^{-1}$ である. $1\ mg\ mL^{-1}$ の溶液の光路長 1 cm での吸光度はどのくらいか. この溶液では入射光の何 % が透過するか.

5. 袋の中にある　　1 M の $(NH_4)_2SO_4$ でタンパク質を沈殿させ，つぎに $(NH_4)_2SO_4$ 濃度を下げたいとしよう. 1 mL の試料をとって，1000 mL の緩衝液中で透析をした. 透析後に試料中の $(NH_4)_2SO_4$ の濃度はどうなっているか. さらに $(NH_4)_2SO_4$ の濃度を下げるにはどうしたらよいか.

6. 多すぎるか，あるいは足りないか　　なぜタンパク質は高い塩濃度で沈殿するのか. 多くのタンパク質は高塩濃度で沈殿を生じるのに，水に溶けるために塩が必要なタンパク質もある. なぜ，いくつかのタンパク質で溶解するために塩が必要なのかを説明せよ.

7. 沈降の遅いもの　　70 kDa の筋タンパク質であるトロポミオシンは，ヘモグロビン（65 kDa）よりゆっくり沈降する. この二つのタンパク質の沈降係数はそれぞれ 2.6 S と 4.31 S である. 沈降が遅いのは，トロポミオシンの構造にどのような性質があるためか.

8. 沈降する球体　　球状タンパク質の質量は，その沈降係数 *s* にどのような影響を及ぼすか. 80 kDa のタンパク質は，40 kDa のタンパク質よりどれくらい速く沈降するか.

9. シャンプーによく使われているのは　　界面活性剤であるドデシ

ル硫酸ナトリウム (SDS) はタンパク質を変性する. SDS はタンパク質の構造をどのように壊すのだろうか.

10. 大きさの推定 SDS-ポリアクリルアミドゲル電気泳動で, 標準として用いる 30 kDa と 92 kDa のタンパク質の電気泳動移動度の相対値はそれぞれ 0.80 と 0.41 である. このとき, 同じゲル上で 0.62 の移動度を示すタンパク質の見かけの質量を求めよ.

11. 予期せぬ移動 いくつかのタンパク質は SDS-ポリアクリルアミドゲルにおいて異常な電気泳動移動度を示す. たとえば, SDS-PAGE で決定した分子量は, アミノ酸配列から決定した分子量と大きく異なることがときどきある. この矛盾を説明せよ.

12. 細胞の選別 蛍光標示式細胞分取器 (FACS) は特定の分子の含有量に従って細胞を分画する有力な方法である. たとえば, ある細胞表面タンパク質に特異的な蛍光標識抗体を, その分子を含む細胞の検出に利用することができる. 細菌の分解産物を検出できる受容体をもつ細胞を単離したいが, このような受容体に対する抗体はまだ得られていないとする. このとき, この細胞を単離するためにはどのような蛍光標識分子を用意すればよいか.

13. カラムの選択 (a) 8 アミノ酸からなるオクタペプチド AVGWRVKS をトリプシンで切断した. 切断物を分離するためにイオン交換クロマトグラフィーとゲル沪過クロマトグラフィーのどちらが適しているか, 説明せよ.

(b) 同じペプチドをキモトリプシンで切断した場合, 適当な分離方法は何か, その理由を説明せよ.

14. 強力な道具 (パワーツール) モノクローナル抗体は化学的な方法により不溶性の支持体に結合することができる. このように抗体が結合した樹脂は, タンパク質の精製にどのように利用できるか. 説明せよ.

15. アッセイの開発 天然の出発材料からの酵素の単離を考え, その精製の間に活性を測定する方法が必要となった. しかしながら, その基質も酵素が触媒する反応の生成物も分光法による検出はできないものであった. 反応生成物をマウスに投与すると高い抗原性を示すことが発見された. この酵素に適したアッセイ法を開発する戦略を提案せよ.

16. 酵素が増加したのか 酵素の精製途中のある段階で, もとの粗抽出画分に存在するよりも多い, 総活性の増加がみられた. 総活性はどうして増大したのか, 説明せよ.

17. 分離して決める 完全なプロテオーム中に存在すると思われるタンパク質を同定する際には質量分析法によるタンパク質の質量決定だけでは決定できないことが多い. しかし, トリプシンによる切断で生成される全断片の質量は, ほとんどいつもこれだけで決定できる. この理由を説明せよ.

18. 限界を知っておくこと 本章に記載のタンデム質量分析法によるペプチドの配列決定において, ある二つのアミノ酸は区別がつかない. どのアミノ酸か, そしてなぜか説明せよ.

19. タンパク質精製の問題 下に示す表を完成させよ.

20. 混和物の一部 実験がうまくいっていない同僚が, 下の表に示す性質をもつ四つのタンパク質の混合物をもってきた.

	等電点 (pI)	分子の質量 [kDa]
タンパク質 A	4.1	80
タンパク質 B	9.0	81
タンパク質 C	8.8	37
タンパク質 D	3.9	172

(a) 他のタンパク質からタンパク質 B を単離するための方法を提案せよ.

(b) もしタンパク質 B の N 末端にヒス (His) タグが付いていたら, どのような方法に変えればよいか.

21. 柔軟性への挑戦 柔軟なリンカーの領域により分離されているドメインからなるタンパク質の構造は X 線結晶構造解析による解明がきわめて難しいことがある. なぜ, そのようなことが起こるのか. また, この障害を乗り越えるための可能な実験的な取組みを提案せよ.

章のまとめの問題

22. 四次構造 タンパク質が純品になるまで精製された. ゲル沪過クロマトグラフィーによる分子の質量の測定では 60 kDa と決定された. 6 M 尿素存在下のクロマトグラフィーでは 30 kDa の分子種を示した. 6 M 尿素と 10 mM 2-メルカプトエタノール存在下のクロマトグラフィーを繰返したところ 15 kDa の分子種だけが得られた. この分子の構造を記述せよ.

23. ヘリックス-コイル間の移行 (a) NMR の測定から, ポリ-L-リシンは pH 7 ではランダムコイルで, pH が 10 以上になると α ヘリックスになることがわかった. この pH 依存性の高次構造変化を説明せよ.

(b) ポリ-L-グルタミン酸のヘリックス-コイル間の移行の pH 依存性について予測せよ.

24. ペプチドの分子量の決定 大腸菌からタンパク質を単離し, トリプシンによる切断と質量分析法により同定しようとした. いくつかのペプチド断片の質量を決定することでタンパク質の実体を推測することができる. しかしながら, ペプチドフラグメントの一つで矛盾が生じ, MLNSFK という配列で $(M+H)^+$ の分子量が 739.38 と予想していたのに, 実験では $(M+H)^+$ の分子量として再現よく 767.38 が得られた. この矛盾の原因は何か. そしてこのペプチドが由来するタンパク質の領域について, この矛盾から何かわかるか.

25. チップ上のペプチド 固体の支持体のごく小さい領域上に多数の異なったペプチドを合成することができる. 蛍光標識したタンパク質をプローブとして用いて, このタンパク質がどのペプチドを認識するのか, この高密度に並んだペプチド列から探し出すことができる. 親指の爪ほどの大きさの領域にぎっしり並んだ 1024 種の異なっ

問 題 19 の 表

精製手順	総タンパク質 [mg]	総活性 [U]	比活性 [U mg^{-1}]	精製度	収率 [%]
粗抽出画分	20 000	4 000 000		1	100
(NH$_4$)$_2$SO$_4$ 沈殿	5000	3 000 000			
DEAE セルロースクロマトグラフィー	1500	1 000 000			
ゲル沪過クロマトグラフィー	500	750 000			
アフィニティークロマトグラフィー	45	675 000			

たペプチドへの，抗体の結合の様子を下図に示した．このようなペプチド列はどうしたら合成できるだろうか〔ヒント：合成の各回で末端アミノ基を脱保護する際に，酸の代わりに光を使う〕．

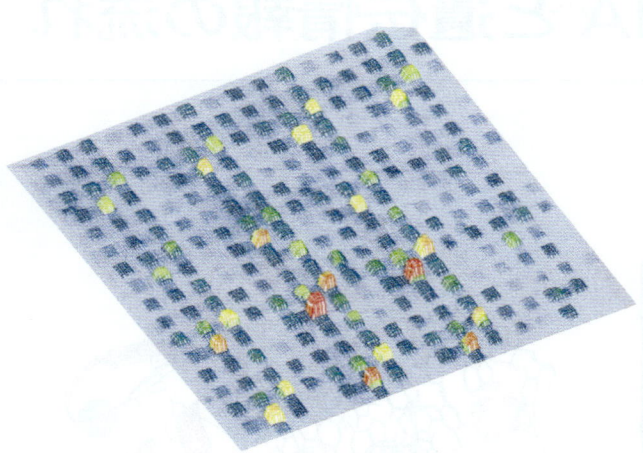

問題 25 の図　1.6 cm² の領域中の 1024 種のペプチド配列の蛍光走査.　各合成部位は 1 辺 400 μm の四角形である．蛍光標識モノクローナル抗体をチップに加え，この抗体によって認識されるペプチドを同定する．各四角形の高さと色は蛍光の強度を表す〔出典：S.P.A. Fodor et al., *Science*, **251**, 767(1991)〕.

26. 交換速度　タンパク質のペプチド結合にあるアミドの水素原子は溶媒中のプロトンと交換可能である．一般的にタンパク質やタンパク質複合体の内部に埋もれたアミドの水素原子は溶媒が近づきやすい表面の水素原子よりも交換はずっとゆっくりである．この交換速度を決定することでタンパク質の折りたたみ反応の探索，タンパク質の三次構造の検証，そしてタンパク質-タンパク質境界面の領域の同定が可能となる．交換反応の測定はジュウテリウム（重水素，^{2}H）という水素の安定同位体によって標識された溶媒中のタンパク質の挙動を研究することで追跡できる．本章に記載されている二つの手法のうち，どちらがタンパク質の水素-ジュウテリウムの交換速度の研究に容易に適用できるであろうか．

データ解釈の問題

27. タンパク質の配列決定 1　六つのアミノ酸からなるヘキサペプチドの配列を下記のデータから決定せよ〔注意：配列が未知のときは，コンマ（,）はそれぞれのアミノ酸を区別するのに用いている（表 3・3 参照）〕.

アミノ酸の組成：(2R, A, S, V, Y)
ヘキサペプチドのアミノ末端の解析：A
トリプシンによる切断物：(R, A, V) と (R, S, Y)
カルボキシペプチダーゼによる切断物：切断されない
キモトリプシンによる切断物：(A, R, V, Y) と (R, S)

28. タンパク質の配列決定 2　つぎのデータをもとに 14 アミノ酸からなるペプチドの配列を決定せよ．

アミノ酸の組成：(4S, 2L, F, G, I, K, M, T, W, Y)
アミノ末端の解析：S
カルボキシペプチダーゼによる切断物：L
トリプシンによる切断物：(3S, 2L, F, I, M, T, W) と (G, K, S, Y)
キモトリプシンによる切断物：(F, I, S) (G, K, L) (L, S) (M, T) (S, W) (S, Y)
ペプチド (F, I, S) のアミノ末端の解析：S
臭化シアン処理：(2S, F, G, I, K, L, M*, T, Y) と (2S, L, W)〔M*はホモセリンとして検出されたメチオニン〕

29. 二次元電気泳動の応用　過ギ酸はシスチンのジスルフィド結合を切断し，SH 基をシステイン酸残基に変換する．システイン酸はもはやジスルフィド結合をつくることはできない．つぎの実験を考えよ．三つのシステイン残基をもつタンパク質に，ジスルフィド結合が一つあるらしい．このタンパク質をトリプシンで切断後，切断された混合物を一片の紙の一方向に沿って電気泳動を行う．過ギ酸により紙を処理した後，垂直方向にさらに電気泳動を行い，タンパク質を検出する試薬で染色を行った．もしこのタンパク質にジスルフィド結合がなかったら紙上の染色スポットはどうなるか．もしジスルフィド結合を一つもっていたらどうか．ジスルフィド結合形成に関与するシステイン残基を同定する実験を提案せよ．

シスチン

過ギ酸

システイン酸

4　DNA, RNA と遺伝情報の流れ

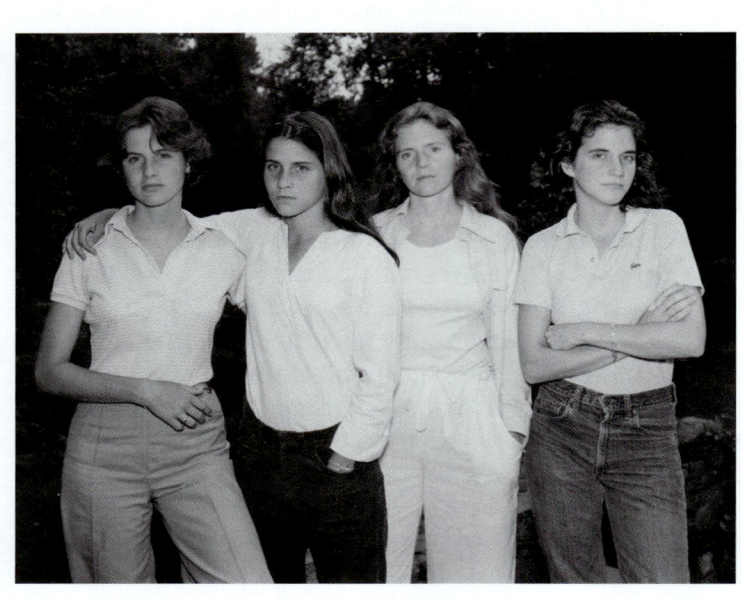

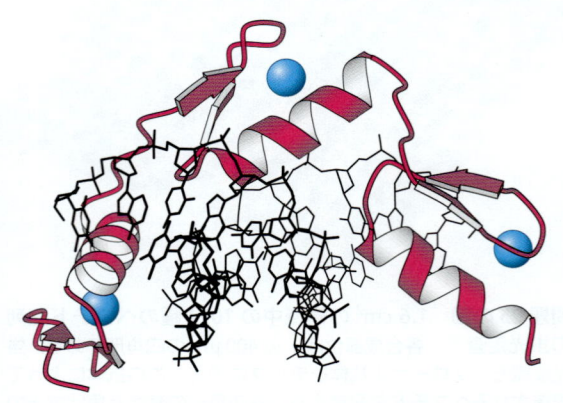

写真の4人姉妹が証明するように、家族はよく似ているが、それは共通した遺伝子をもつからである。遺伝子が何らかの働きをするには発現される必要があり、その発現はタンパク質により制御される。右上に示すのは、そのような発現制御タンパク質の一つジンク（Zn）フィンガータンパク質で（Zn^{2+}を青色で、タンパク質を赤色で示す）、DNA（黒色で示す）の調節領域と結合していることがわかる〔写真（左）: © Nicholas Nixon, Fraenkel Gallery, San Francisco のご厚意による；（右）1AAY.pdb より〕.

　DNAとRNAは、核酸とよばれる長い直鎖状の重合体であり、遺伝情報をある世代から次世代へと伝達できる形で保存している。どちらも巨大分子で、糖1個、リン酸1個、塩基1個からなるヌクレオチドが多数つながってできている。リン酸によって糖が連結されることにより、構造を支える骨格がつくられ、遺伝情報は、核酸の鎖に並んだ塩基の配列として保存されている。DNA分子は、互いに相補的な核酸の鎖2本が絡み合った**二重らせん**（double helix）構造をとっており、DNAが複製されるときには、片方の鎖がもう一方の鎖をつくるための鋳型となる。そして、あらゆる細胞と多くのウイルスの遺伝子はDNAでできている。

　細胞でつくられるタンパク質は遺伝子によって決められているが、DNAはタンパク質合成の直接の鋳型ではない。DNAの遺伝情報は、タンパク質合成の際に、情報を運ぶ中間体の役割をもつメッセンジャーRNA（mRNA）に転写される。この転写過程に続く翻訳過程では、mRNAの塩基配列が鋳型となってタンパク質が合成される。どの細胞でも、この情報処理の過程は非常に複雑なのだが、1958年、Francis Crick は、遺伝子発現における情報の流れは以下のようになっているのではないかと最初に提案した。

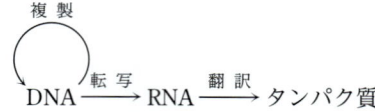

　Crick はこの図式を**セントラルドグマ**（central dogma, 中心教義）とよんだ。セントラルドグマは基本的には正しいが、後で説明するように、ここに描かれているほど単純なものではない。

図 4・1　核酸の重合体構造.

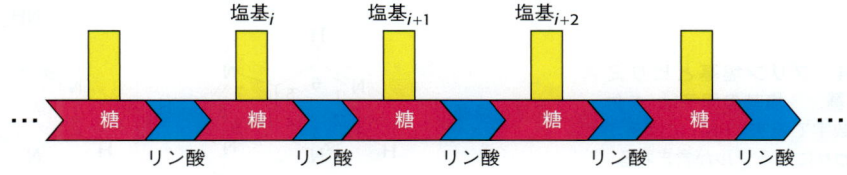

塩基$_i$　　塩基$_{i+1}$　　塩基$_{i+2}$

この情報の流れ，すなわち，DNA（あるいはそれを写し取った mRNA 転写物）の塩基配列によるタンパク質のアミノ酸配列の決定には，遺伝暗号が重要な役割を担っている．この暗号はあらゆる生物においてほとんど同一で，**コドン**（codon）とよばれる三つの塩基の配列が，1 個のアミノ酸を規定する．また，真核生物における多くの遺伝子の発現では，もう一つ別のステップがある．ほとんどの真核生物遺伝子は**イントロン**（intron）と**エキソン**（exon）とよばれる核酸配列がモザイク状につながっていて，まず，両方が転写される．しかし，タンパク質へと翻訳される前に，その新しくつくられた RNA 分子からイントロンが切り出され，エキソンだけがつながった成熟 RNA 分子が生産される．このイントロンとエキソンの存在は，タンパク質の進化に重大な意味をもつと考えられている．

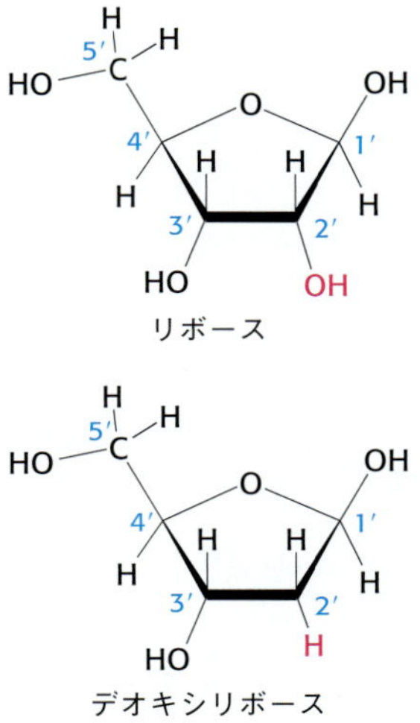

リボース

デオキシリボース

図 4・2　リボースとデオキシリボース．塩基の原子（図 4・4 参照）と区別するために，糖の原子は ′ の付いた数字で表す．

4・1　核酸は，糖−リン酸骨格に結合した 4 種類の塩基でできている

　DNA と RNA は，どちらもよく似た構造単位のつながった**直鎖状重合体**（linear polymer）の巨大分子であり（図 4・1），その共有結合に基づいた構造は遺伝情報の保存に非常に適したものである．構造の単位である単量体は**ヌクレオチド**（nucleotide）とよばれ，三つの成分，すなわち，糖とリン酸が 1 個ずつと，4 種類ある塩基のいずれか 1 個からできている．この塩基の並び方は個々の核酸分子に固有であり，文字を並べて人の名前を書き表すことができるのと同じように一列に並んで遺伝情報を構成している．

RNA と DNA は，糖と一つの塩基が異なっている

　デオキシリボ核酸（deoxyribonucleic acid）（DNA）に含まれる糖は**デオキシリボース**（deoxyribose）である．接頭語であるデオキシは，図 4・2 に示すように，**リボース**（ribose）の 2′ 炭素原子に結合している酸素原子が，デオキシリボースでは失われていることを表している．糖の炭素原子は，塩基の原子と区別するため，2′ のように ′ の付いた数字で表すことになっている．核酸では，ヌクレオチドに含まれる糖の 3′−ヒドロキシ（3′−OH）基がリン酸基とエステル結合をつくり，このリン酸基が隣の糖の 5′−ヒドロキシ基に結合している．このようにリン酸ジエステル結合でつながれた糖鎖を，核酸の**骨格**（backbone）という（図 4・3）．核酸の骨格は繰返し連続しているだけだが，塩基には 4 種

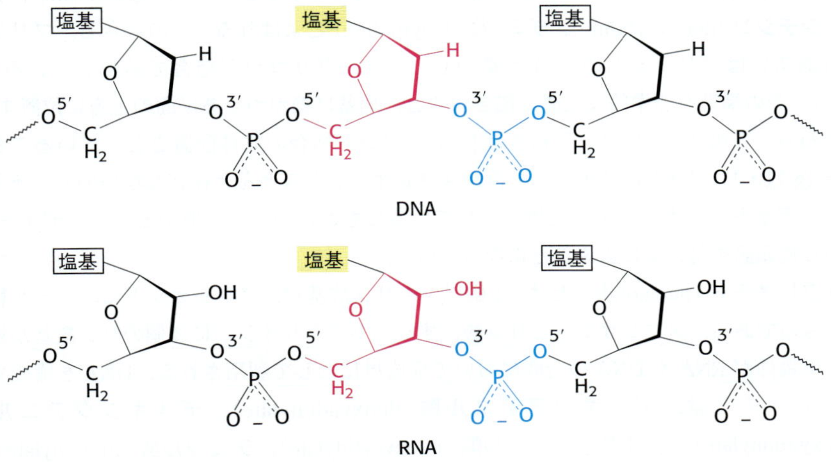

DNA

RNA

図 4・3　DNA と RNA の骨格．　DNA と RNA の骨格は，3′ と 5′ を結ぶリン酸ジエステル結合でできている．糖単位の一つを赤色で，リン酸基の一つを青色で示す．

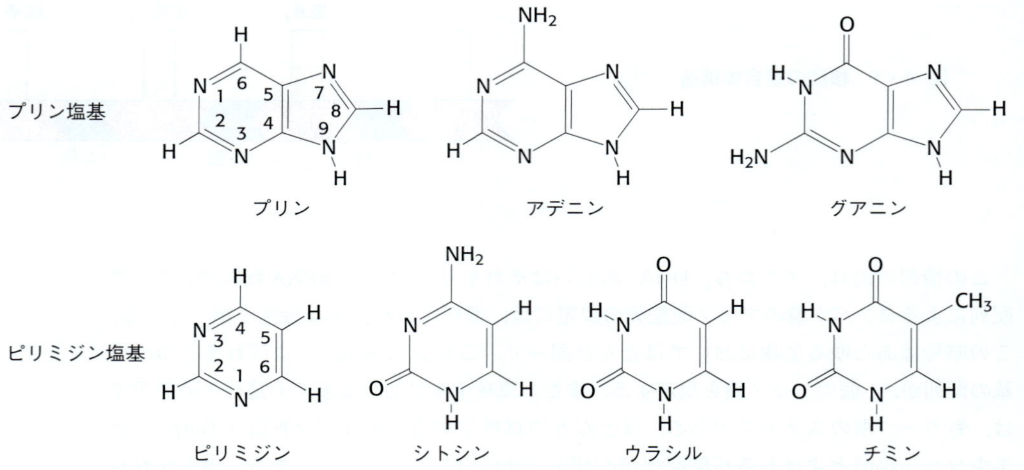

図 4・4　プリン塩基とピリミジン塩基.　塩基の原子は ′ を付けない数字で表す. RNA にはチミンの代わりにウラシルが含まれる.

プリン塩基

プリン　　　　　　　　アデニン　　　　　　　グアニン

ピリミジン塩基

ピリミジン　　　　　　シトシン　　　　　　　ウラシル　　　　　　　チミン

類あり，図 4・4 に示すように，DNA では，2 種類が**プリン** (purine) 誘導体のアデニン (A) とグアニン (G)，残る 2 種類が**ピリミジン** (pyrimidine) 誘導体のシトシン (C) とチミン (T) である.

　リボ核酸 (ribonucleic acid, RNA) も DNA と同じように，ヌクレオチドが 3′→5′ リン酸ジエステル結合でつながった，分岐のない長い重合体である (図 4・3). ただし RNA の共有結合構造は DNA と二つの点で異なっている. 第一に，RNA 中の糖成分は，デオキシリボースではなく，2′ の位置にヒドロキシ基が存在するリボースである. 第二に，RNA では 4 種類の塩基の一つがチミン (T) ではなくてウラシル (U) である.

　一つの重要な点は，リン酸ジエステル結合が負電荷をもっていることだ. この負電荷によって，水酸化物イオンのような，リン酸骨格を加水分解する作用をもつ求核性の化学種が近づけなくなる. この作用による加水分解抵抗性は，核酸に保存された情報の維持においてきわめて重要である. また DNA には 2′-ヒドロキシ基がないため，さらに加水分解を受けにくい. おそらく，このことが，あらゆる細胞と多くのウイルスにおいて，RNA ではなく DNA が遺伝物質として使われている理由の一つであろう.

核酸を構成する単量体はヌクレオチドである

　核酸の構成単位やその前駆体は，遺伝情報以外にも，エネルギーの通貨やシグナル分子などとして細胞内で多くの役割を担っているので，ヌクレオチドやその前駆体のよび方に慣れておくことは大事である. 糖 1 分子に塩基 1 分子が結合してできた単位を**ヌクレオシド** (nucleoside) という. RNA 中の 4 種類のヌクレオシドは，**アデノシン** (adenosine)，**グアノシン** (guanosine)，**シチジン** (cytidine)，**ウリジン** (uridine)，そして，DNA 中のヌクレオシドは**デオキシアデノシン** (deoxyadenosine)，**デオキシグアノシン** (deoxyguanosine)，**デオキシシチジン** (deoxycytidine)，**チミジン** (thymidine) とよばれる. どの場合も，プリンの N-9 あるいはピリミジンの N-1 が糖の C-1′ に *N*-グリコシド結合で結合している (図 4・5). その構造を標準的な配置で描き表すと，塩基は糖がつくる平面の上方に位置する. すなわち，この *N*-グリコシド結合は β-グリコシド結合の立体配置をとっていることになる (§ 11・1). RNA にはチミンを含むヌクレオシドがほとんど存在しないので，チミジンは，デオキシリボースを構成単位にしているにもかかわらず，慣例として "デオキシ" という接頭語を付けずによぶことになっている.

　ヌクレオチド (nucleotide) とは，1 個以上のリン酸基が，ヌクレオシドにエステル結合したものである. ヌクレオシド三リン酸，すなわちヌクレオシドに 3 個のリン酸基が結合した単量体が RNA や DNA の合成において構成単位として利用される. DNA を構成するヌクレオチドは，**デオキシアデニル酸** (deoxyadenylate)，**デオキシグアニル酸** (deoxyguanylate)，**デオキシシチジル酸** (deoxycytidylate)，**チミジル酸** (thymidylate) と

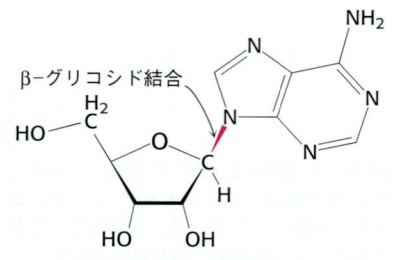

図 4・5　ヌクレオシド中の β-グリコシド結合.

β-グリコシド結合

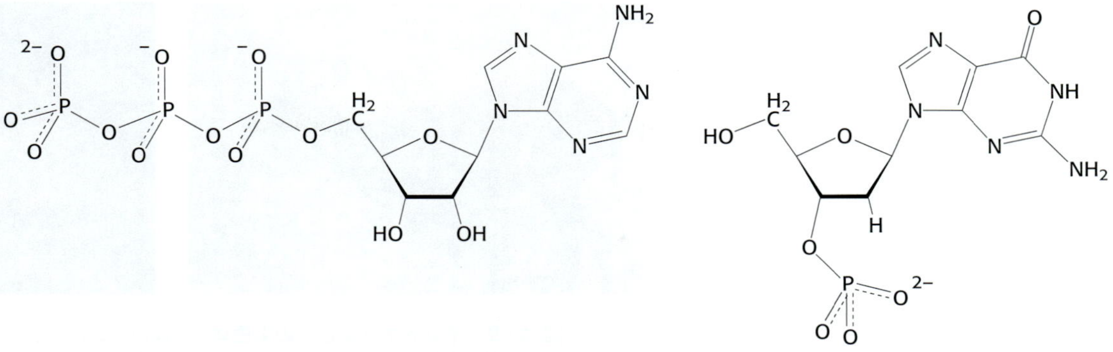

図 4・6 ヌクレオチド: アデノシン 5′-三リン酸 (5′-ATP) とデオキシグアノシン 3′-一リン酸 (3′-dGMP).

5′-ATP

3′-dGMP

いう4種類のヌクレオシド一リン酸である．同様に，RNAを構成する最も一般的なヌクレオチドは，ヌクレオシド一リン酸であるアデニル酸，グアニル酸，シチジル酸，ウリジル酸である．

このよび方では，リン酸基の数も，それがリボースのどの炭素に結合しているかもわからないので，より正確な命名法が広く使われている．リン酸基がエステル結合することが最も多い部位である，ヌクレオシドの糖のC-5′にリン酸基が結合した化合物を，**ヌクレオシド 5′-リン酸** (nucleoside 5′-phosphate) または **5′-ヌクレオチド** (5′-nucleotide) とよぶ．この命名の仕方なら，リン酸基の数も位置も明示できることになる．たとえば**アデノシン 5′-三リン酸** (adenosine 5′-triphosphate, ATP) を見てみよう（図4・6）．このヌクレオチドはRNAの構成単位となるだけでなく，最もよく使われるエネルギーの通貨でもあるため，非常に重要な分子である．三リン酸部分を切断することによって放出されるエネルギーが，細胞内のさまざまな現象を進める原動力になる（第15章）．また，デオキシグアノシン 3′-一リン酸 (3′-dGMP) というヌクレオチドもあり（図4・6），このヌクレオチドとATPとの違いは，アデニンの代わりにグアニンが含まれること，リボースの代わりにデオキシリボースが含まれること（接頭語の "d" はそれを示している），リン酸基が3個ではなく1個しか含まれないことである．そして，5′-ヒドロキシ基ではなくて3′-ヒドロキシ基がリン酸エステルになっている．

DNA分子は非常に長く，方向性をもつ

科学の世界では，p. 19で示したように，長い核酸の塩基配列（ヌクレオチド何千個もの長さになる場合もある）を書く必要があることが多く，面倒な化学構造を書く代わりに，簡略化した表記法が使われている．その簡略化した方法でpApCpG あるいは ACG と書くと，デオキシアデニル酸一リン酸，デオキシシチジル酸一リン酸，デオキシグアニル酸一リン酸という構成単位が，リン酸ジエステル結合でつながったDNAのトリヌクレオチドであることを指す．この "p" は，リン酸基を表しているのである（図4・7）．5′末端の5′-OH 基にはリン酸が結合していることが多い．また，ポリペプチド（§2・2）と同様に，DNA鎖にも方向性があることに注意する必要がある．DNA鎖の両端には他のヌクレオチドと結合していないヒドロキシ基があり，一端は遊離の5′-OH（あるいはリン酸と結合した5′-OH）であり，もう一端は遊離の3′-OH である．慣例として，塩基配列は5′→3′方向に書き表すことになっている．つまり，ACG と書いたときには，遊離の5′-OH 基はデオキシアデニル酸側に，遊離の3′-OH 基はデオキシグアニル酸側にあるということになる．このような方向性があるため，ACG と GCA は異なった化合物なのである．

自然界に存在するDNA分子の際立った特徴は，その長さである．最も単純な生物の遺伝情報でさえ，多数のヌクレオチドからなるDNA分子が必要である．たとえば，ある種の生物にがんを生じさせるポリオーマウイルスのDNAは対になった2本の鎖でできており，それぞれの長さは5100ヌクレオチドもある．また，大腸菌，*E. coli* のゲノムは，460万ヌクレオチドの鎖2本からなる1個のDNA分子である（図4・8）．

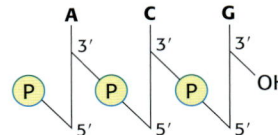

図 4・7 DNA鎖の構造. DNA鎖には，リン酸基が結合していることが多い5′末端と，遊離のヒドロキシ基をもつことが多い3′末端がある．

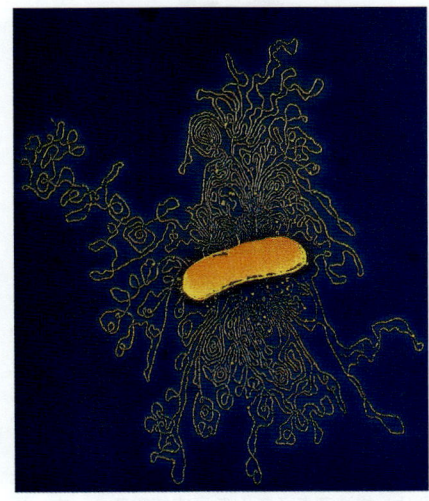

図 4・8 *E. coli* ゲノムの一部の電子顕微鏡写真． 〔写真提供: © Dr. Gopal Murti/Science Photo Library/amanaimages〕

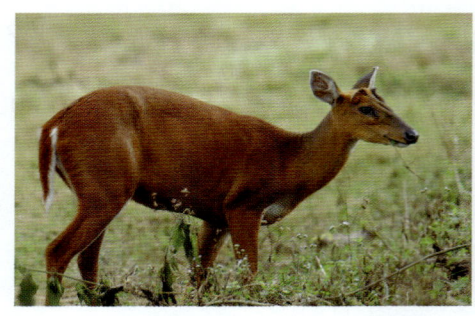 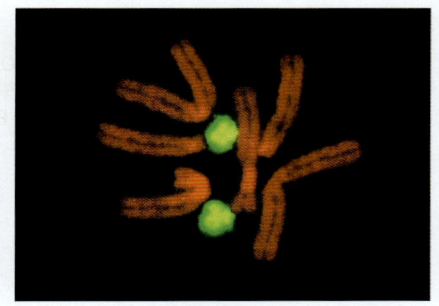

図 4・9　インドキョンとその染色体.　雌のインドキョン（左）の細胞には, 非常に大型の染色体（オレンジ色に染色）が 3 対含まれている（右）. ここに示した細胞は, 比較のためにヒトの染色体（緑色に染色）を 1 対含んだハイブリッド細胞である〔写真提供:（左）© Hugh Lansdown/Shutterstock.com;（右）J. -Y. Lee, M. Koi, E.J. Stanbridge, M.Oshimura, A.T. Kumamoto, A.P. Feinberg, *Nat. Genet*., **7**, 30 (1994)〕.

　高等な生物になると, DNA 分子はさらに大きい. ヒトゲノムは, DNA の 2 本の鎖のうちの片側それぞれが約 30 億ヌクレオチドで, さまざまな大きさの 24 種類の染色体（22 本の常染色体, 2 本の性染色体 X と Y）に分かれて存在している. これまでに見つかった最大の DNA 分子の一つは, 東南アジアに住むシカの一種インドキョンのもので, ゲノムのサイズはヒトと同じ程度だが, 染色体の数はわずか 3 本しかない（図 4・9）ため, 最も大きい染色体の 2 本の DNA 鎖はそれぞれ 10 億ヌクレオチドを超えている. これほどの DNA 分子を引き伸ばしたとすると, 長さは 30 cm を超える. 植物の中には, さらに大きい DNA 分子をもつものもある.

4・2　相補的な配列をもつ 1 対の核酸の鎖が二重らせん構造を形成する

　第 1 章で述べたように, 核酸は共有結合構造をとっており, 遺伝情報は核酸の鎖に沿って並んだ塩基の配列の形で保持されている. 分離した 2 本の核酸鎖上の塩基が特異的な塩基対を形成することにより, 1 本のらせん構造が形成される. このように DNA が二重らせん構造をとるので, 1 個の核酸から 2 個のコピーをつくること, すなわち遺伝物質の**複製**（replication）が容易に行えるのである.

二重らせんは水素結合とファンデルワールス相互作用により安定化されている

　核酸のもつ, 特異的な塩基対を形成する能力は, DNA の三次元構造の解明を目指して研究が繰広げられる中で発見された. Maurice Wilkins と Rosalind Franklin は, DNA 繊維の X 線回折写真を撮影した（図 4・10）. その回折パターンの特徴は, DNA が 2 本の鎖による規則的ならせん構造をとっていることを示していた. この写真やその他のデータから James Watson と Francis Crick は, この回折パターンを説明できて, しかも核酸のもつ機能的な性質について注目すべき示唆に富んだ DNA 構造モデル（図 4・11）を提唱した.

　この回折パターンから到達したワトソン・クリック DNA モデルの重要な性質は, つぎのようなものである.

1. らせん状の 2 本のポリヌクレオチド鎖が, 共通の軸の周りを右巻きに（p. 40）巻いている. また, 2 本の鎖は逆平行, すなわち逆向きになっている.
2. 糖-リン酸骨格はらせんの外側に, プリン, ピリミジン塩基は内側にある.
3. 塩基はらせん軸に対してほぼ垂直である. また, 隣り合った塩基同士の距離は約 3.4 Å で, らせん構造はおよそ 34 Å 間隔で繰返し, らせんの 1 巻きは約 10.4 塩基である. したがって, 塩基 1 個あたり約 36 度回転していることになる（らせん 1 回転 360 度/1 回転につき 10.4 塩基）.
4. らせんの直径は約 20 Å である.

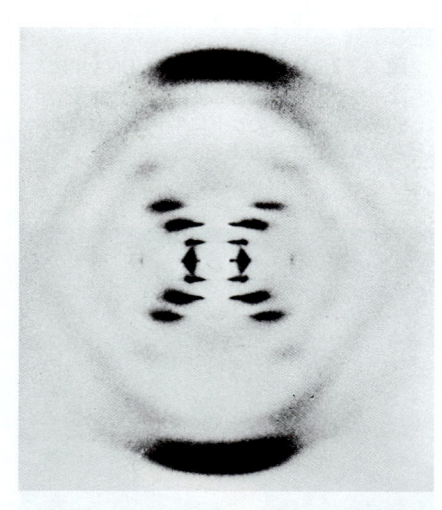

図 4・10　水和した DNA 繊維の X 線回折写真.　生体分子の結晶に X 線を照射すると X 線が回折され, 結晶の後ろに置いたスクリーン上に反射とよばれる一連の点をつくるのが観察される. この反射のパターンから, 分子の構造が決定できる（§3・5）. DNA の結晶の場合には, 中央部で斑点が X 状に交差しているが, これはらせん構造であることを表す特徴で, 一方, 極にある濃い弧は, 3.4 Å 間隔のヌクレオチド塩基対の積み重なりから生じたものである〔写真提供: © Science Photo Library/amanaimages〕.

プリンとピリミジンは大きさも形も異なるのに，いったいどうして，このような規則的な構造とさまざまな塩基配列とが両立するのであろうか．WatsonとCrickはこの問題を解決しようと試み，グアニンがシトシンと，アデニンがチミンと対をつくれば，事実上同じ形の塩基対ができる（図4・12）ことを発見した．これらの塩基対は，特異的な水素結合によって結びついている．この結合は弱い（4～21 kJ mol^{-1} または1～5 kcal mol^{-1}）けれども，DNA分子では結合の数が非常に多いために，らせんが安定化される．この塩基対形成の法則は，1950年にErwin Chargaffが気づいた，"調べたすべての生物種において，アデニン対グアニンの比はさまざまな値をとるのに，アデニン対チミン，グアニン対シトシンの比はほぼ等しい"というDNAに関する観察結果（表4・1）をうまく説明することができた．

らせんの内側では，基本的に，塩基は前の塩基の上に積み重なるように配置されている（図4・11B）．このような塩基のスタッキング（積み重なり）が二重らせんの安定性を2通りの方法で高めている．第一に，疎水性効果（p. 10）が二重らせんの形成を促進している．疎水性の塩基が，周囲の水と離れてらせんの内部にまとまり，より極性の高い表面が水に接するようになっている．このような配置は，疎水性アミノ酸が内側に，親水性アミノ酸が外側にくるように起こるタンパク質の折りたたみ（§2・4）を連想させる．第二に，重なり合った（スタッキングした）塩基対同士は互いにファンデルワールス力（p. 9）で引き付けあう．この安定化はそのものずばり**スタッキング効果**（stacking effect）とよばれ，二重らせんをさらに安定化する（図4・13）．それぞれのファンデルワールス相互作用のエネルギーは非常に小さくて，普通は2～4 kJ mol^{-1}（0.5～1.0 kcal mol^{-1}）にすぎない．しかし二重らせんでは，多数の原子がファンデルワールス相互作用を及ぼしあっているので，このような原子対を合計した相互作用の総和はかなりの大きさになる．DNAの塩基のスタッキングが起こりやすいのは，骨格の糖が比較的しっかりした五員環構造をもつことも一因である．

DNAはさまざまな構造をとることができる

ワトソン・クリックモデル〔**B形DNAらせん**（B-DNA helix）とよばれる〕は，構成塩基に関して平均化された，水分を非常に多く含んだDNA繊維のX線回折パターンに基づいたものである．生理的条件下では，ほとんどのDNAはB形であるが，より水分含量の少ないDNA繊維のX線回折の研究から，**A形DNA**（A-DNA）という，別の形のDNAが

表4・1 さまざまな生物で実際に調べられた塩基組成

生物種	A：T	G：C	A：G
ヒト	1.00	1.00	1.56
サケ	1.02	1.02	1.43
コムギ	1.00	0.97	1.22
酵母	1.03	1.02	1.67
Escherichia coli（大腸菌）	1.09	0.99	1.05
Serratia marcescens（霊菌）	0.95	0.86	0.70

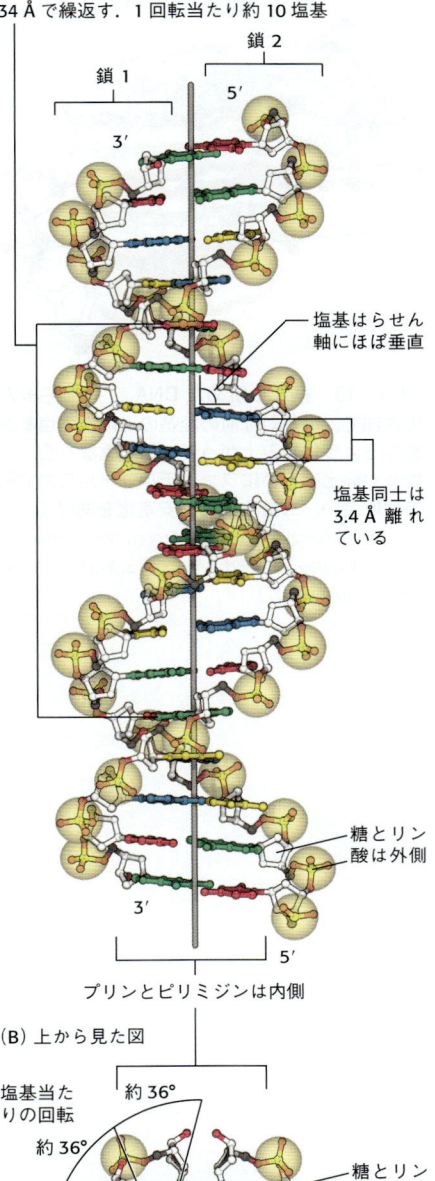

(A) 横から見た図

34 Åで繰返す．1回転当たり約10塩基

鎖1　鎖2

塩基はらせん軸にほぼ垂直

塩基同士は3.4 Å離れている

糖とリン酸は外側

プリンとピリミジンは内側

(B) 上から見た図

塩基当たりの回転　約36°

約36°　約36°　約36°　約36°

糖とリン酸は外側

直径約20 Å

図4・11 二重らせんDNAのワトソン・クリックモデル． (A) 横から見た図．隣り合った塩基同士の距離は約3.4 Åで，らせん軸（垂直）に沿って34 Åの間隔で繰返す構造．34 Åは各鎖の約10ヌクレオチドに相当する．(B)らせん軸方向から見下ろした形の図．1塩基当たり36°回転しながら，塩基が前の塩基の上に積み重なっている様子がわかる〔出典: J.L. Tymoczko, J. Berg, L. Stryer, "Biochemistry: A Short Course, 2nd Ed.," Fig.33.11, W.H. Freeman and Company（2013）〕．

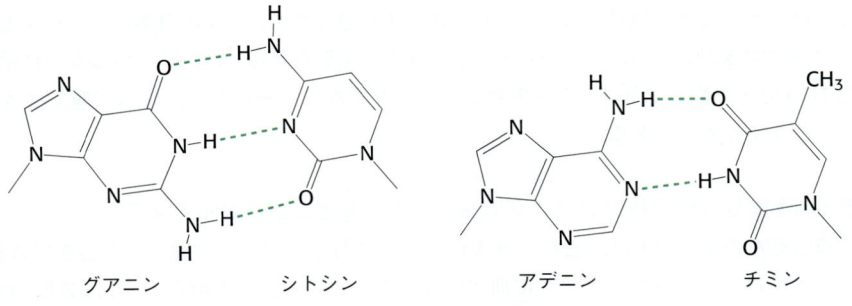

グアニン　　シトシン　　　アデニン　　チミン

図4・12 WatsonとCrickが提唱した塩基対の構造．

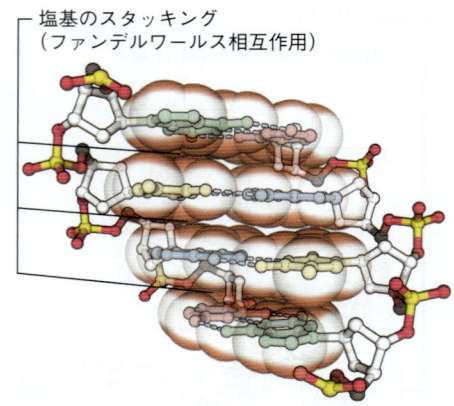

図 4・13　横から眺めた DNA．　二重らせんの内部で，塩基対は前の塩基の上に次の塩基が重なるように積み上がっている．重なり合った塩基対同士は互いにファンデルワールス力で引き付け合い，二重らせんの安定化を助ける〔出典: J.L. Tymoczko, J. Berg, L. Stryer, "Biochemistry : A Short Course, 2nd Ed.," Fig.33.13, W.H. Freeman and Company（2013）〕．

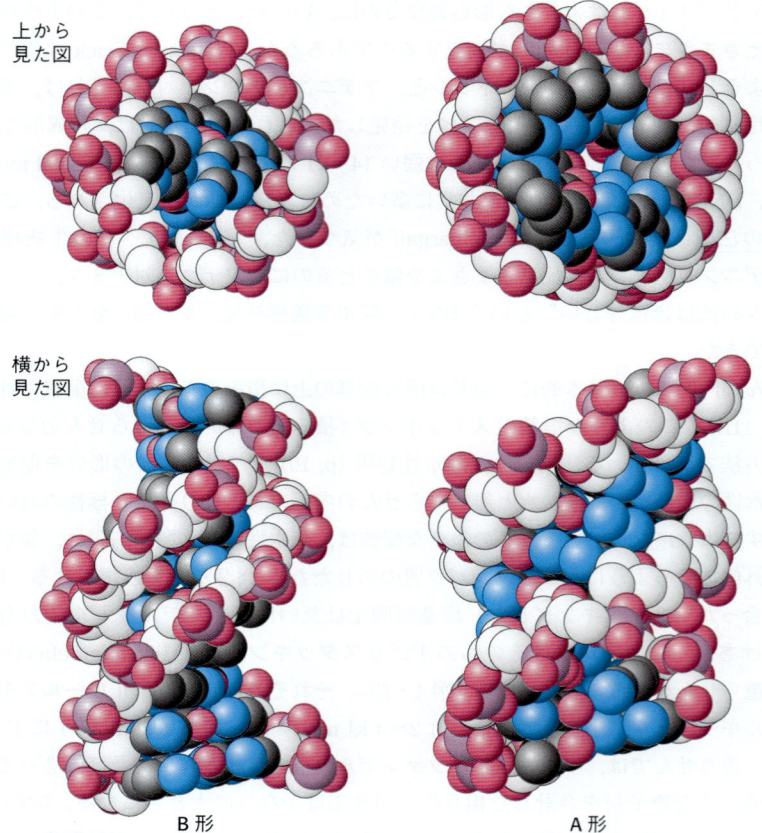

上から見た図

横から見た図

B 形　　　　A 形

図 4・14　B 形 DNA と A 形 DNA．　10 塩基対からなる B 形 DNA，A 形 DNA の右巻きらせん構造を示す空間充填モデル．B 形らせんの方が A 形らせんよりも細長いことに注意．骨格の炭素原子を白色で示す〔1BNA.pdb, 1DNZ.pdb より〕．

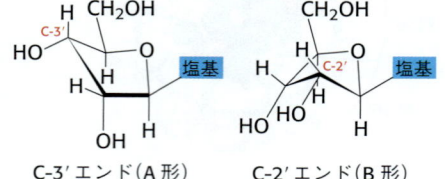

C-3′ エンド（A 形）　　　C-2′ エンド（B 形）

図 4・15　糖のゆがみ．　A 形 DNA の C-3′ 炭素原子は，糖の残る 4 個（水素原子以外）の原子がつくる近似的な平面から上にずれている〔C-3′ エンド（内側の意味）という〕．B 形 DNA では，デオキシリボースは C-2′ が平面から外れた C-2′ エンドの構造をとっている．

見つかった．A 形 DNA も B 形 DNA と同じように右巻きの二重らせんで，逆平行の 2 本の鎖がワトソン・クリック型塩基対で結合してできているが，A 形らせんは B 形らせんよりも太く短く，塩基対はらせん軸に対して垂直ではなく少し傾いている（図 4・14）．

A 形構造をとるのが脱水した DNA だけならそれほど重要ではないだろう．しかし実際，RNA の二本鎖領域や，少なくとも一部の RNA-DNA ハイブリッドは，A 形 DNA に非常によく似た二重らせん構造をとる．生化学的にみて，これら 2 種類の DNA の違いはどこからくるのかというと，B 形 DNA と A 形 DNA の構造上の違いの多くは，リボース環のゆがみから生じるのである（図 4・15）．A 形 DNA では，C-3′ はフラノース環の残り 4 個の原子がつくる平面から外れている（このコンホメーションを C-3′ エンドという）のに対して，B 形 DNA では C-2′ が平面から外れている（C-2′ エンドという）．A 形 DNA では C-3′ エンドのゆがみのために，塩基対がらせん軸に垂直な面から 11° 傾くことになる．RNA の場合，リボースの 2′ 位の酸素原子が隣のリン酸基の 3 個の原子や，つぎの塩基の原子 1 個と近くなり過ぎる．この 2′ 位のヒドロキシ基による立体障害のため，RNA らせんは，さらに A 形構造になりやすい．A 形のらせんなら，2′ 位の酸素は他の原子と離れて外側に突き出した形になるからである．また，A 形らせんでは，リン酸基などに結合する H_2O 分子の数が B 形 DNA の場合よりも少なくなる．そのため，脱水状態では A 形をとりやすくなるのである．

Z 形 DNA はリン酸骨格がジグザグに曲がった左巻き二重らせんである

二重らせんの第三の形は，右巻きの A 形らせんや B 形らせんとは違って左巻きである．また，骨格のリン酸基がジグザグに曲がっていることから，この形の DNA は **Z 形 DNA**（Z-DNA）と名付けられている（図 4・16）．

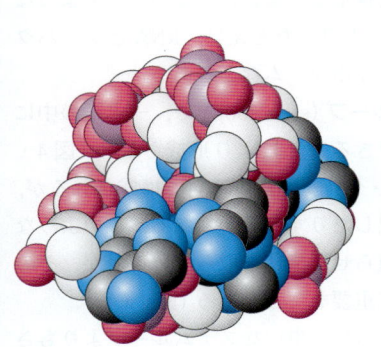

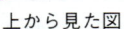

上から見た図

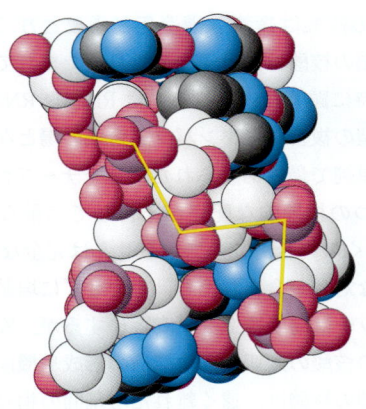

横から見た図

図 4・16　Z 形 DNA.　dCGCGCG のような DNA オリゴマーは，ある条件においては，B 形や A 形に代わる別の高次構造をとる．この構造は，リン酸基が骨格に沿ってジグザグに曲がっているため，Z 形 DNA とよばれる〔131D.pdb より〕.

Z 形 DNA の生体での役割はまだ研究途上であるが，Z 形 DNA 結合タンパク質が単離されていて，その中には天然痘の病原体である痘瘡ウイルスなどのポックスウイルスの病原性に必要なタンパク質もある．Z 形 DNA の存在からわかるように，DNA は立体構造の自由度が高く，変化に富む分子で，種々の数値はモデルなどでいわれるほど固定されたものではない．A 形，B 形，Z 形 DNA の比較を表 4・2 に示してある．

DNA 分子の中には環状で超らせん構造をとっているものもある

ヒトの染色体の DNA 分子は直鎖状である．しかし，細菌やアーキアの DNA 分子は環状構造をとっていることが，電子顕微鏡による観察などで明らかにされている（図 4・17A）．**環状**（circular）という言葉は DNA 鎖が切れ目なく連続しているという意味であって，幾何学的な形を意味するものではない．細胞内の DNA 分子は，必然的にぎゅっと小さくまとめられているが，*E. coli* の染色体の長さは，完全に引き伸ばされると，菌体の最も長い径の約 1000 倍にもなる．

閉じた DNA 分子には，環状 DNA 特有の性質がある．二重らせんのらせん軸自体がねじれて，**超らせん**（superhelix）が形成されるのである（図 4・17B）．一方，超らせん構造をまったくもたない環状 DNA 分子は，**弛緩型分子**（relaxed molecule）とよばれる．超らせんの形成は，二つの理由で生物学的に重要である．まず第一に，超らせん DNA 分子は弛緩型 DNA 分子よりもずっと密に小さくなり，第二に，超らせん構造は二重らせんのほどけやすさを左右するので，DNA と他の分子との相互作用に影響を及ぼすからである．このような DNA のトポロジー（空間配置の意味）的な性質については，第 28 章で詳しく考察する．

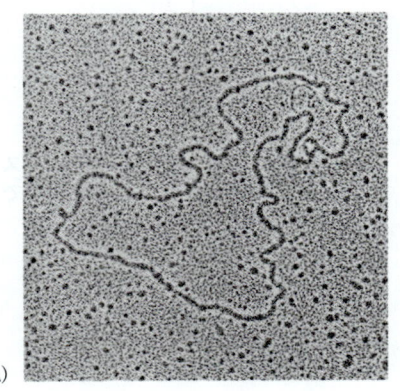

(A)

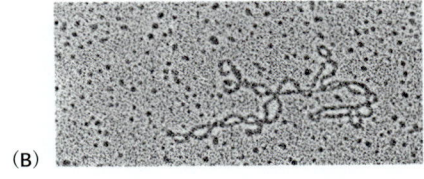

(B)

図 4・17　ミトコンドリアの環状 DNA の電子顕微鏡写真.　（A）弛緩状態，（B）超らせん状態〔写真: Dr. David Clayton のご厚意による〕

表 4・2　A 形，B 形，Z 形 DNA の比較

	A 形 DNA	B 形 DNA	Z 形 DNA
形	太　い	中程度	細　い
塩基対当たりの上昇	2.3 Å	3.4 Å	3.8 Å
らせんの直径	約 26 Å	約 20 Å	約 18 Å
らせんの巻き方	右巻き	右巻き	左巻き
グリコシド結合†	*anti*	*anti*	交互（*anti* と *syn*）
らせん 1 巻きが含む塩基対数	11	10.4	12
らせん 1 巻きのピッチ	25.3 Å	35.4 Å	45.6 Å
塩基対の傾斜（らせん軸に垂直な面からの）	19°	1°	9°

†　*syn* と *anti* は，塩基とデオキシリボース間の N-グリコシド結合の向きを表す．*anti* 配置では，塩基はデオキシリボースと反対側に，*syn* 配置では，塩基はデオキシリボースの上側にくる．ピリミジンは *anti* 配置しかとれないが，プリンは *anti*，*syn* どちらの配置もとりうる．

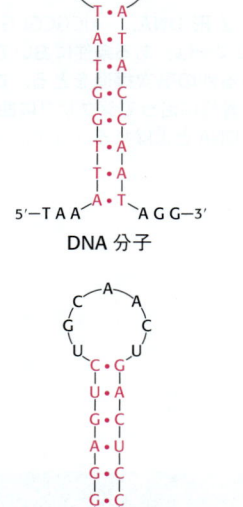

図 4・18　ステムループ構造. ステムループ構造は，一本鎖 DNA 分子でも RNA 分子でも形成されうる.

一本鎖の核酸は複雑な構造をとることができる

　一本鎖の核酸は，分子内で折りたたまれて定まった構造をとることが多い．このような構造が特に顕著にみられるのは RNA や RNA 複合体であり，たとえば，RNA とタンパク質の大型の複合体でタンパク質合成の場となっているリボソームなどがある.

　最も単純で最もありふれた構造モチーフが**ステムループ**（stem loop）で，一本鎖の中にある二つの相補的な配列が結合して二重らせんができることにより形成される（図4・18）．多くの場合，この二重らせんは完全なワトソン・クリック型塩基対で構成されるが，不適切な対合が含まれたり，対合せずに塩基がはみ出したりする場合もある．このようなミスマッチは局所構造を不安定にするが，安定な二重らせん構造を取らないことが，その一本鎖の核酸の適切な高次構造の形成や機能にとって重要なこともある（図4・19）.

　一本鎖の核酸は，遠く離れた塩基間の相互作用によって，単純なステムループよりもさらに複雑な構造をとることもある．このような構造を安定化するには，通常は3個以上の塩基が関わる場合が多い．そういう例では，ワトソン・クリック型塩基対の形成には関与しない水素結合の供与体と受容体が水素結合に参加して，標準的ではない塩基対が形成される．このような複雑度の高い構造では，マグネシウムイオン（Mg^{2+}）などの金属イオンが安定化に役立っていることが多い．RNA はこのような複雑な構造をとれるおかげで，二本鎖の DNA 分子ではできない数多くの機能を果たすことができる．実際，一部の RNA 分子は，その複雑さにおいてタンパク質と肩を並べるほどで，以前にはタンパク質が独占していると思われていたさまざまな機能を担っている.

4・3　二重らせんは遺伝情報の正確な伝達を容易にする

　DNA の二重らせんモデルと特異的な塩基対の存在から，遺伝物質が複製される仕組みが直ちに推測できる．一方の鎖の塩基がグアニンならば，それと対をなす鎖の塩基は必ずシトシンといったように，二重らせんでは，一方の鎖の塩基配列がもう一方の塩基配列を正確に決定する．だから，二重らせんが引き離されて2本の鎖に分けられると，一本鎖の鋳型が2個できることになる．そして，これらを基に新たな二重らせんがつくられると，どちらももとの二重らせんとまったく同じ塩基配列をもつようになるはずである．した

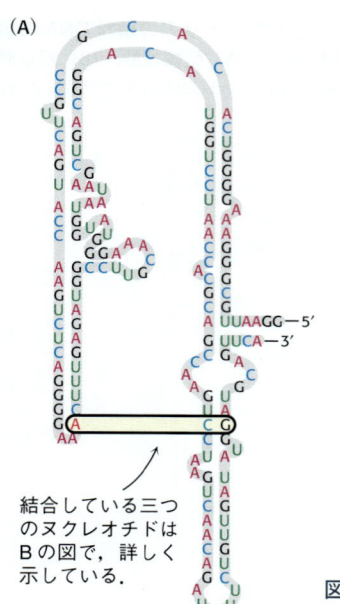

結合している三つのヌクレオチドは B の図で，詳しく示している.

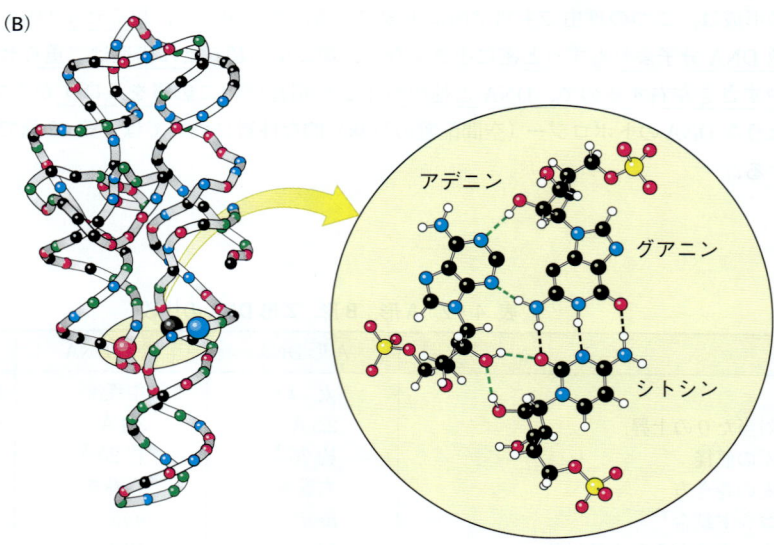

図 4・19　RNA 分子の複雑な構造.　一本鎖 RNA 分子は，分子内で折りたたまれて複雑な構造を形成できる．（A）ワトソン・クリック型塩基対やその他の標準的ではない塩基対をつくってステムループ構造をとるヌクレオチド配列．（B）（A）の立体構造と，遠く離れた3個の塩基間に形成された重要な相互作用．左側の立体構造の図では，シチジンヌクレオチドは ●，アデノシンヌクレオチドは ●，グアノシンヌクレオチドは ●，ウリジンヌクレオチドは ● で示す．拡大図ではワトソン・クリック型塩基対間の水素結合を --- で，それ以外の水素結合は --- で表した.

がって，DNA が複製されるときには，それぞれの娘 DNA 分子の二本鎖の一方は新しく合成された鎖，もう一方は親 DNA 分子からそのまま受け継がれた鎖となる．親 DNA 分子は，このような**半保存的複製**（semiconservative replication）により受け継がれていく．

DNA の密度の違いによって，半保存的複製という仮説の正しさが証明された

　この仮説を検証する重要な実験が，1958 年に Matthew Meselson と Franklin Stahl によって行われた．まず，窒素源として $^{15}NH_4Cl$ だけを含んだ培地中で大腸菌を何世代にもわたって培養し，親 DNA の分子を窒素の重原子同位体である ^{15}N で標識し，元の DNA よりも比重を大きくした．そして，^{15}N が十分に取込まれた後，大腸菌を窒素の通常の同位体 ^{14}N を含んだ培地へと急速に移し替えた．問題は，"複製が繰返された時，DNA 分子中の ^{14}N と ^{15}N の分布はどうなるか" であった．

　^{14}N と ^{15}N の分布は，**密度勾配沈降平衡法**（density gradient equilibrium sedimentation）によって明らかにされた．少量の DNA を，DNA の密度（$1.7\ \mathrm{g\ cm^{-3}}$）に近い密度をもつ濃い塩化セシウム溶液に溶かし，ほぼ平衡状態に達するまで遠心する．すると，沈降と拡散という相反する動きによって，遠心管内に塩化セシウムの濃度勾配が形成され，$1.66\sim1.76\ \mathrm{g\ cm^{-3}}$ の範囲の安定した密度勾配が得られる．この密度勾配中に存在する DNA 分子は，溶液の密度と等しくなる位置まで遠心力によって移動するので，紫外線吸収によって，1 本の細いバンドとして検出される．^{14}N DNA 分子と ^{15}N DNA 分子は密度が約 1% 違うので，両者の混合物をサンプルに用いた場合には，はっきり分離した 2 本のバンドが観察されることになる（図 4・20）．

　細菌を ^{15}N 培地から ^{14}N 培地へと移した後，経時的に DNA を抽出し，密度勾配法で分析したところ，1 世代後には DNA のバンドは 1 本だけであり，このバンドの密度は，正確に ^{14}N DNA と ^{15}N DNA の中間であった（図 4・21）．

(A)

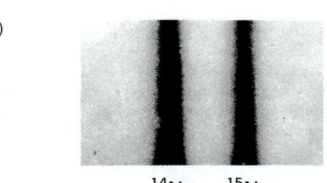

^{14}N　　^{15}N

(B)

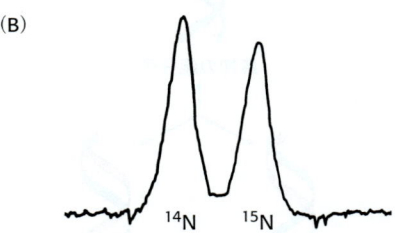

^{14}N　　^{15}N

図 4・20　密度勾配遠心分離法による ^{14}N DNA と ^{15}N DNA の分離．　（A）遠心管の紫外線吸収写真で，DNA のバンドが 2 本分かれて検出される．（B）この吸収写真のデンシトメーター（濃度計）による測定図〔出典: M. Meselson, F.W. Stahl, *Proc. Natl. Acad. Sci. U.S.A.*, **44**, 671～682(1958)〕.

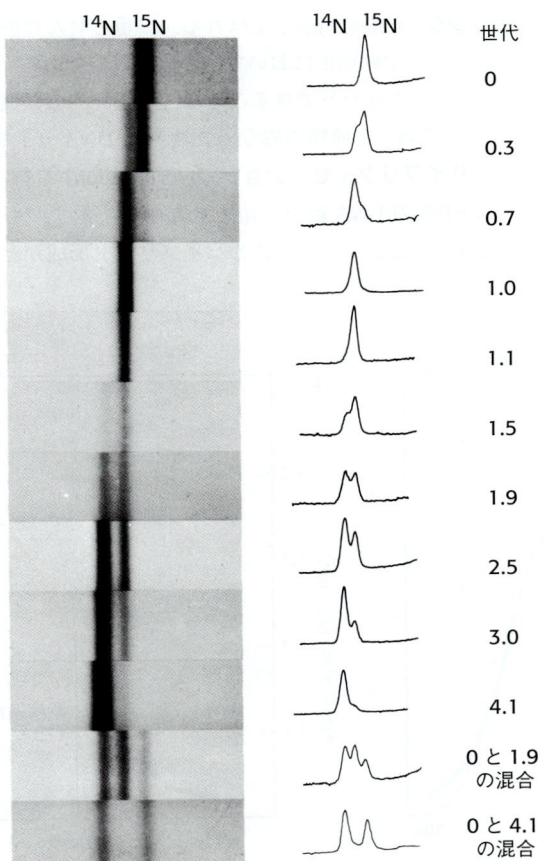

	世代
^{14}N　^{15}N	0
	0.3
	0.7
	1.0
	1.1
	1.5
	1.9
	2.5
	3.0
	4.1
	0 と 1.9 の混合
	0 と 4.1 の混合

図 4・21　密度勾配遠心分離法による *E. coli* DNA の半保存的複製の検出．　DNA のバンドの位置は，^{14}N と ^{15}N の含有量によって決まる．1.0 世代後には全 DNA 分子が ^{14}N と ^{15}N を等量含む混成 DNA になっていた〔出典: M. Meselson, F.W. Stahl, *Proc. Natl. Acad. Sci. U.S.A.*, **44**, 671～682(1958)〕.

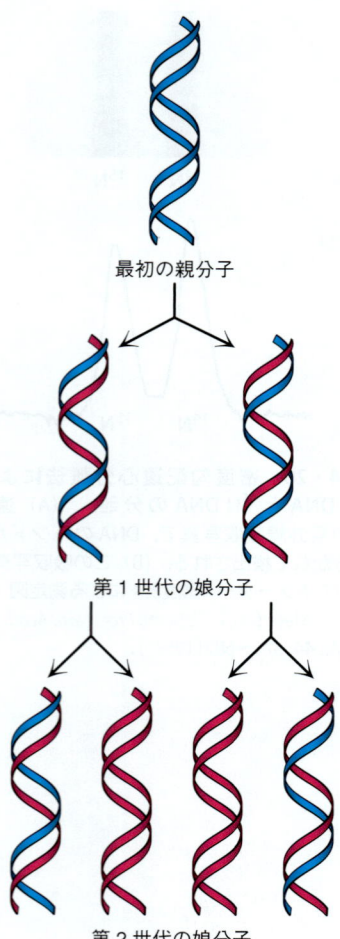

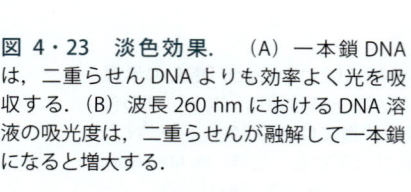

図 4・22　半保存的複製の模式図.
親 DNA は ━━ で，新しく合成された
DNA は ━━ で示す〔出典: M. Meselson,
F.W. Stahl, *Proc. Natl. Acad. Sci. U.S.A.*,
44, 671～682(1958)〕.

まず，¹⁵N DNA のバンドが消失していることから，複製後に親 DNA が元通りの形では残っていないことがわかる．また，¹⁴N DNA のバンドが存在しないことから，娘 DNA はどれも親 DNA 由来の原子をもつことがわかる．さらに，この混成 DNA バンドの密度が ¹⁴N DNA と ¹⁵N DNA のちょうど中間に当たることから，親 DNA 由来の原子の比率は 1/2 と考えられる．

そして，2 世代後には，量の等しい 2 本の DNA バンドが得られた．一方は ¹⁴N DNA 鎖と ¹⁵N DNA 鎖からなるハイブリッド DNA で，もう一方は ¹⁴N DNA であった．この巧妙なメセルソン・スタールの実験から，複製は半保存的であり，新しくできた二重らせんにはもとの鎖と新しく合成された鎖が 1 本ずつ含まれるという結論が得られた．彼らの結論は，ワトソン・クリックの DNA 複製モデルと完全に一致したのである（図 4・22）.

二重らせんの融解は可逆的である

DNA 複製や転写の際，局所的にせよ，二重らせんの 2 本の鎖はほどけて分かれなくてはならない．DNA らせんの 2 本の鎖は，塩基対間の水素結合が破壊されれば，簡単に分離する．実験的には，DNA 溶液を加熱したり，酸やアルカリを加えて塩基をイオン化させたりすれば，二重らせんを壊すことができる．二重らせんの解離は，ある温度に達したときに突然に起こるので**融解**（melting）とよばれており，DNA の**融解温度**（melting temperature, T_m）は，らせん構造が半分失われる温度と定義されている．しかし細胞内では，二重らせんは加熱によって融解するわけではなく，**DNA ヘリカーゼ**（DNA helicase）というタンパク質が，（ATP の）化学エネルギーを使ってこのらせんを解きほぐす（第 28 章）.

核酸中の積み重なった塩基は，積み重なっていない塩基に比べると紫外線の吸収量が少ない．これを**淡色効果**（hypochromism）というが，この現象を利用して，波長 260 nm にピークがくる吸光度を測定することにより，核酸の融解を簡単に調べることができる（図 4・23）.

分離した核酸の相補鎖は，温度を T_m 以下に下げると自然に再会合して二重らせんを形成する．この再生過程は**アニーリング**（annealing）とよばれる．二重らせんは融解や再会合が容易にでき，このことが核酸の生物学的機能においてきわめて重要である．

実験的に DNA を融解させたり再会合させたりできることは，塩基配列の類似性を調べるうえで大いに力を発揮する．たとえば，2 種類の異なった生物の DNA 分子を混合し，融解させてから再会合，すなわち**ハイブリダイゼーション**（hybridization）を行った場合，両者の配列が似ていれば，各生物由来の DNA 鎖を二重らせん中に 1 本ずつもつハイブリッドの DNA 二重らせんが形成されることがある．このハイブリッド形成がどの程度生

図 4・23　淡色効果. （A）一本鎖 DNA
は，二重らせん DNA よりも効率よく光を吸
収する．（B）波長 260 nm における DNA 溶
液の吸光度は，二重らせんが融解して一本鎖
になると増大する.

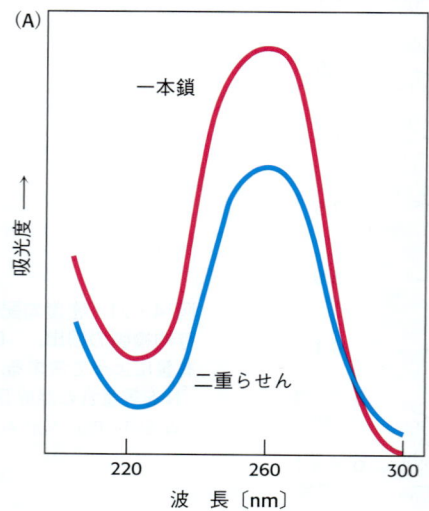

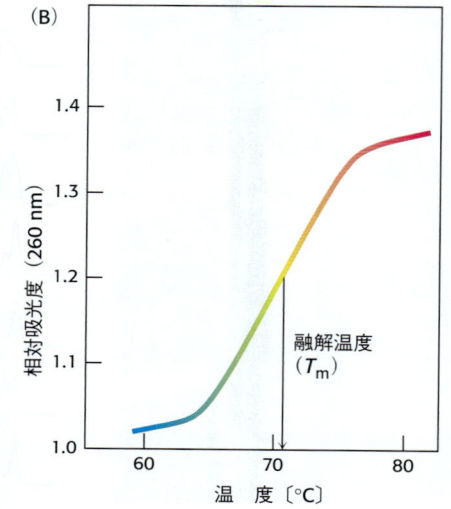

じるかによって，ゲノム，ひいては生物間の類似性を知ることができる．また，RNA と
DNA で同じようなハイブリッド形成実験を行うことにより，ある RNA に対応する遺伝子
が細胞 DNA 上のどこにあるかを知ることができる．この重要な技術は，第 5 章でもう一
度取上げる．

4・4　DNA は，ポリメラーゼが鋳型をなぞって複製する

　さてここで，DNA 複製の分子機構に話を移そう．細胞に備わる DNA 複製系は，全部
で 20 種類以上のタンパク質で構成され，協調して複雑な作業を行う．1958 年に Arthur
Kornberg らは，DNA 骨格の構成単位をつないで結合させる働きをもつ **DNA ポリメラー
ゼ**（DNA polymerase）とよばれる酵素群の最初の一つを *E. coli* から単離した．*E. coli* には
DNA の複製と修復（第 28 章）を行ういくつかの DNA ポリメラーゼがあり，それぞれに
ローマ数字が割り振られている．

DNA ポリメラーゼはリン酸ジエステル結合の形成を触媒する

　DNA ポリメラーゼは，DNA 鎖にデオキシリボヌクレオチド単位を 1 個ずつ順々に付加
する反応を触媒する（図 4・24）．この酵素が触媒する反応を最も単純な形で書き表すと，

$$(DNA)_n + dNTP \rightleftharpoons (DNA)_{n+1} + PP_i$$

となる．ただし，dNTP は任意のデオキシリボヌクレオチド，PP_i は二リン酸（ピロリン
酸）イオンを表す．
　また，DNA 合成はつぎのような特徴をもつ．

1. 反応には，4 種類の活性型前駆体すべて，すなわちデオキシリボヌクレオシド 5′-三
   リン酸（dATP，dGTP，dCTP，TTP）と，Mg^{2+}イオンが必要である．
2. 新しい DNA 鎖は，既存の DNA 鎖を **鋳型**（template）にして，その上で直接組立て
   られる．DNA ポリメラーゼは，基質として取込まれたヌクレオシド三リン酸の塩基
   が鋳型鎖の塩基と相補的な場合のみ，効率よくリン酸ジエステル結合形成を触媒でき
   る．つまり DNA ポリメラーゼは，合成された産物の塩基配列が鋳型鎖の塩基配列と
   相補的になるような，鋳型依存性酵素である．
3. DNA ポリメラーゼは，合成の開始にプライマーを必要とする．鋳型鎖には，遊離の
   3′-OH 基をもつ **プライマー**（primer）鎖が結合していなくてはならない．DNA ポリメ
   ラーゼが触媒する鎖伸長反応は，デオキシリボヌクレオシド三リン酸の最も内側のリ
   ン原子が，伸長鎖の 3′-OH 末端による求核攻撃を受けることによって生じる（図 4・
   25）．まず，リン酸ジエステル結合が形成されると同時に二リン酸が遊離する．つづ
   いて，**ピロホスファターゼ**（pyrophosphatase）〔**無機ジホスファターゼ**（inorganic
   diphosphatase）〕によって二リン酸が加水分解されて 2 個の正リン酸（オルトリン
   酸）イオン（P_i）が生じ，重合が進む方向へと反応が促進される．このように，DNA
   鎖の伸長反応は，5′→3′ 方向へと進行する．
4. 多くの DNA ポリメラーゼは，ミスマッチしたヌクレオチドを取除いて誤りを修正で
   きる．DNA ポリメラーゼにはヌクレアーゼ活性もあり，その働きによって正しく対合

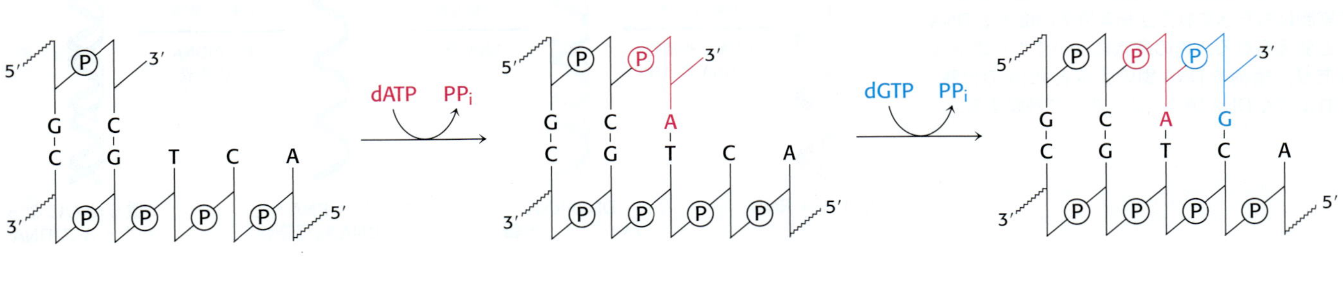

**図 4・24　DNA ポリメラーゼ
が触媒する重合反応.**

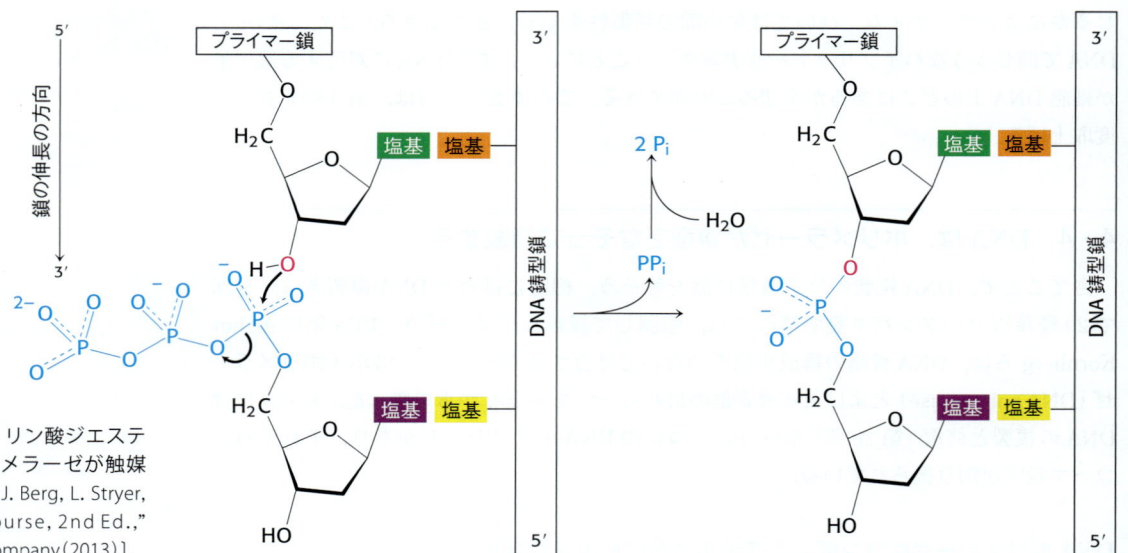

図 4・25　鎖伸長反応．リン酸ジエステル結合の形成を，DNA ポリメラーゼが触媒する〔出典: J.L. Tymoczko, J. Berg, L. Stryer, "Biochemistry: A Short Course, 2nd Ed.," Fig.34.2, W.H. Freeman and Company (2013)〕．

していない塩基を取除くことができる．このヌクレアーゼ活性のおかげで，DNA の複製はきわめて精度が高く，誤りが起こる確率は 1 塩基対当たり 10^{-8} 以下である．

一部のウイルスの遺伝子は RNA でできている

　細胞をもつすべての生物の遺伝子は DNA である．ウイルスには，遺伝物質が DNA であるものだけでなく，RNA であるものも存在する．ウイルスとは，タンパク質の殻に包まれた遺伝因子で，細胞から細胞へと感染できるが，細胞から独立して増殖はできない．よく研究されている RNA ウイルスの一つに，タバコの葉に感染するタバコモザイクウイルスがあり，一本鎖の RNA（6390 ヌクレオチド）とその周りを取巻く 2130 個の同一のサブユニットからなるタンパク質外被をもつ．このウイルス RNA は，<u>RNA を鋳型とする RNA 依存性 RNA ポリメラーゼ</u>によってコピーされる．感染細胞は，ウイルスが誘発するプログラム細胞死によって死んでしまう，つまりウイルスが細胞を自殺させるのである．その細胞死によってタバコの葉がまだらに変色することが，モザイクウイルスという名前の由来になっている．

　RNA ウイルスの中でもう一つの重要なグループが**レトロウイルス**（retrovirus）である．"レトロ"は"逆へ"の意味で，このウイルスは，遺伝情報が DNA から RNA という向きではなくて RNA から DNA へと流れることから，こうよばれている．この仲間には，後天性免疫不全症候群（AIDS，エイズ）の原因となるヒト免疫不全ウイルス 1 型（HIV-1）や，動物宿主に腫瘍をつくる多くの RNA ウイルスなどがある．レトロウイルス粒子には，一本鎖 RNA 分子が 2 コピー含まれており，細胞に侵入すると，ウイルスのもつ**逆転**

図 4・26　レトロウイルスにみられる RNA から DNA への情報の流れ．レトロウイルスの RNA ゲノムは，ウイルス粒子の感染によって細胞にもち込まれた逆転写酵素の働きで DNA へと変えられる．この酵素にはいくつかの活性があり，相補的 DNA 鎖の合成と RNA の分解，それに続く DNA 鎖の合成をすべて触媒する．

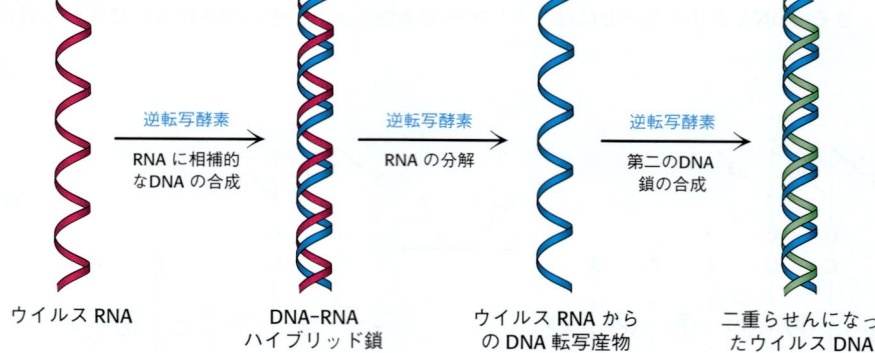

ウイルス RNA　　　DNA-RNA ハイブリッド鎖　　　ウイルス RNA からの DNA 転写産物　　　二重らせんになったウイルス DNA

写酵素（reverse transcriptase）の働きによってこの RNA を鋳型に DNA がつくられる（図 4・26）．また，この酵素はポリメラーゼと RNA 分解酵素（RNase）両方の働きをする．産生された DNA 二重らせんはウイルスゲノムの DNA 版であり，宿主の染色体 DNA へと組込まれ，宿主細胞の正常な DNA とともに複製される．そして，後のある時点で，組込まれていたウイルスゲノムが発現し，ウイルス RNA とウイルスタンパク質が合成され，これらが組み上げられて新しいウイルス粒子が形成されるのである．

4・5　遺伝子発現は，DNA の情報を，機能を担う分子へと転換することである

　DNA に保存された情報は，RNA やタンパク質として発現し，初めて役に立つ．この複雑で豊富なテーマについては，この後いくつかの章で取上げるが，ここではまず遺伝子発現の基本を説明しよう．DNA は，損傷（変異）が最小限になるように慎重に保存，利用される保管文書のようなものと考えることができ，その発現は 2 段階で行われる．まず，タンパク質合成の指令が書かれた RNA のコピーがつくられる．これがメッセンジャー RNA で，もとの情報を複写したコピーに似て，何枚もコピーが取られ，使われ，捨てられる．つぎにメッセンジャー RNA に含まれる情報が翻訳され，機能を担うタンパク質がつくられる．この翻訳をうまく行うため，他の種類の RNA 分子が存在する．

遺伝子発現には数種類の RNA が重要な役割を果たしている

　かつて科学者たちは，RNA のことを，遺伝子発現において消極的な役割しか担わない，単なる情報運搬役にすぎないものと考えていた．しかし最近の研究によって，RNA は触媒作用から調節作用まで，さまざまな役割を果たすことも明らかになっている．以下のように，細胞には数種類の RNA が存在する（表 4・3）．

1. **メッセンジャー RNA**（messenger RNA, mRNA）は，タンパク質を合成するための**翻訳**（translation）の鋳型となる分子である．*E. coli* では，発現する遺伝子それぞれ，あるいは複数の遺伝子に対して一つの mRNA 分子がつくられるが，真核生物では遺伝子それぞれに対して一つずつ異なる mRNA がつくられる．したがって mRNA は不均一な分子群である．原核生物では，mRNA 分子の平均鎖長は約 1.2 キロ塩基（kb）である．一方，真核生物では，mRNA の構造は意味をもっており，ステムループ構造などを形成することにより，翻訳の効率や mRNA の寿命が調節される．

2. **転移 RNA**（transfer RNA, tRNA）は，活性化されたアミノ酸をリボソームへと運び，mRNA 鋳型が指示する順序に従ってペプチド結合を形成する．20 種のアミノ酸それぞれに対して，少なくとも 1 種類の tRNA が存在する．また，転移 RNA はおよそ 75 個のヌクレオチドからなる（質量は約 25 kDa）．

3. **リボソーム RNA**（ribosomal RNA, rRNA）はリボソームの主成分である（第 30 章）．原核生物には，沈降係数（p.74）に応じて 23S RNA，16S RNA，5S RNA とよばれる 3 種類の rRNA がある．また，各リボソームには，これらの rRNA がそれぞれ 1 分子ずつ存在する．かつては，リボソーム RNA はリボソームにおいて構造成分としての役割を果たすだけと考えられていたが，今ではタンパク質合成の実際の触媒であることがわかっている．

キロベース・キロ塩基（kb）

　DNA や RNA の長さの単位で，1000 塩基の一本鎖核酸分子に等しい．1000 塩基対の二本鎖核酸分子の場合は kbp（キロベース対，キロ塩基対）の単位を用いる．

　1 kbp の二本鎖 DNA は，伸ばすと長さ約 0.34 μm（contour 長とよぶ），質量約 660 kDa である．

表 4・3　*E. coli* の RNA 分子

種　類	相対量（%）	沈降係数 [S]	質量 [kDa]	ヌクレオチド数
リボソーム RNA（rRNA）	80	23	1.2×10^3	3700
		16	0.55×10^3	1700
		5	3.6×10^1	120
転移 RNA（tRNA）	15	4	2.5×10^1	75
メッセンジャー RNA（mRNA）	5		不均一	

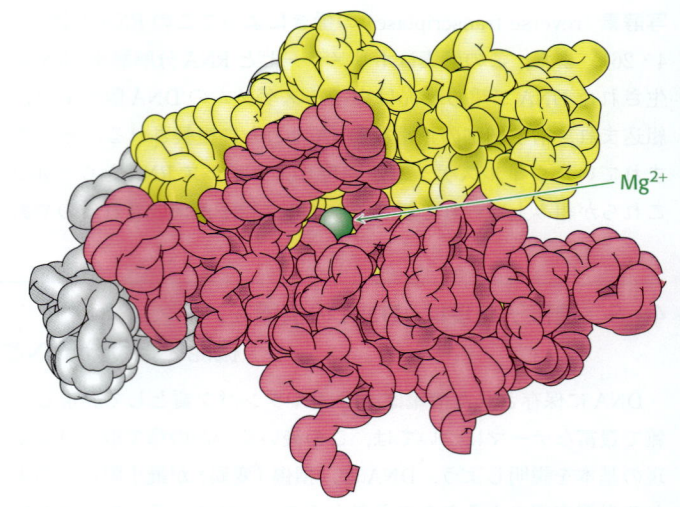

図 4・27 RNA ポリメラーゼ． RNA ポリメラーゼは大きな酵素で多数のサブユニットからなる．サブユニット β（■）と β'（■）は，転写する DNA をつかむ "はさみ" を形成する．構造の中心には活性部位があり，Mg^{2+} イオン（●）が含まれることに注意．図の曲がりくねった管はポリペプチド鎖の骨格を表す〔1L9Z.pdb より〕．

リボソーム RNA は 3 種類の RNA の中で最も多量に存在し，つぎに多いのが転移 RNA で，メッセンジャーRNA は全 RNA の 5 ％ に過ぎない．真核細胞にはこのほかにも，遺伝子発現の調節，RNA のプロセシング，タンパク質の合成など，さまざまな役割を担う小さい RNA 分子が存在する．これらの小さい RNA 分子は後の章で取上げることにして，本章では rRNA，mRNA，tRNA についてみていこう．

すべての細胞 RNA は，RNA ポリメラーゼによって合成される

DNA 鋳型からの RNA の合成は**転写**（transcription）とよばれ，**RNA ポリメラーゼ**（RNA polymerase）が触媒する（図 4・27）．RNA ポリメラーゼは，RNA 鎖の合成開始と伸長を触媒し，この酵素触媒反応は次式のように表せる：

$$(RNA)_{n 残基} + リボヌクレオシド三リン酸 \rightleftharpoons (RNA)_{n+1 残基} + PP_i$$

RNA ポリメラーゼは，つぎのような成分を必要とする．

1. 鋳　型　　一般的には二本鎖 DNA である．一本鎖 DNA も鋳型になりうるが，RNA は一本鎖，二本鎖とも，また，RNA–DNA ハイブリッドも鋳型にはならない．

2. 活性型前駆体　　4 種類のリボヌクレオシド三リン酸（ATP，GTP，UTP，CTP）がすべて必要である．

3. 2 価の金属イオン　　Mg^{2+} と Mn^{2+} のどちらも効果的である．

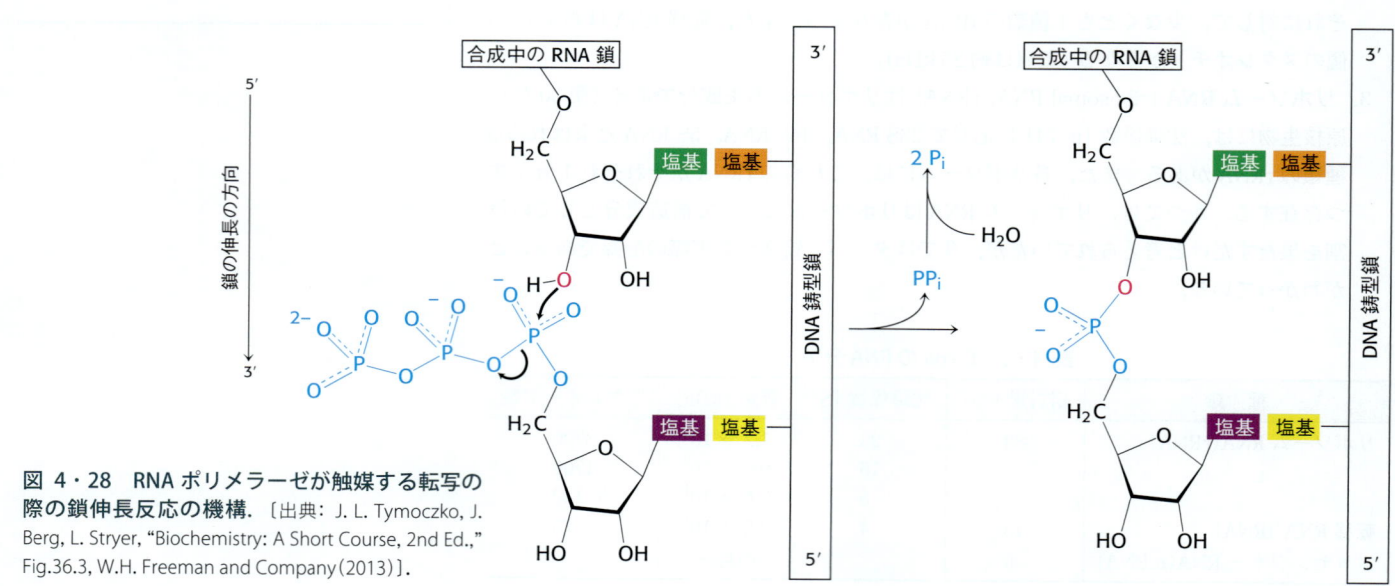

図 4・28 RNA ポリメラーゼが触媒する転写の際の鎖伸長反応の機構．〔出典：J. L. Tymoczko, J. Berg, L. Stryer, "Biochemistry: A Short Course, 2nd Ed.," Fig.36.3, W.H. Freeman and Company（2013）〕．

RNA合成は，いくつかの点でDNA合成に似ている（図4・28）．第一に，合成の方向が5′→3′である．第二に伸長の機構も似ており，伸長中の鎖の末端にある3′-OH基が，取込まれるヌクレオシド三リン酸の最も内側のリン酸基を求核攻撃する．第三に，二リン酸の加水分解が原動力になって反応が進行する．しかしDNAポリメラーゼとは違って，RNAポリメラーゼはプライマーを必要としない．またRNAポリメラーゼには，DNAポリメラーゼほど誤りを効率よく修正する能力がない．

　E. coli では，3種類の細胞RNA —— mRNA，tRNA，rRNA —— はすべて，同じRNAポリメラーゼにより，鋳型DNAの指示に従って合成される．一方，哺乳類細胞では，数種類のRNAポリメラーゼが分業体制をとっており，これらのRNAポリメラーゼについては，第29章で再び取上げる．

RNAポリメラーゼは鋳型DNAの指示に従う

　RNAポリメラーゼは前述のDNAポリメラーゼ同様，鋳型DNAから指示を受ける．その最初の証拠は，新たに合成されたRNAの塩基組成は鋳型DNA鎖の塩基組成と相補的であるという，φX174ファージの一本鎖DNAを鋳型として合成されたRNAの解析による発見であった（表4・4）．また，転写が忠実であることを示す最も強力な証拠は，塩基配列の決定によってもたらされた．その一例として，DNA塩基配列決定技術（§5・1）を利用して，トリプトファン合成に必要な酵素の遺伝子の一部の塩基配列と，この遺伝子からつくられたmRNAの塩基配列が決定された実験をあげることができる．その結果は，mRNAの配列が，鋳型DNAの配列と完全に相補的であることを示していた（図4・29）．

表4・4　ウイルスDNAを鋳型として合成されたRNAの塩基組成（%）

鋳型DNA（φX174のプラス鎖すなわちコード鎖）		RNA産物	
A	25	U	25
T	33	A	32
G	24	C	23
C	18	G	20

5′—GCGGCGACGCGCAGUUAAUCCCACAGCCGCCAGUUCCGCUGGCGGCAU—3′　mRNA
3′—CGCCGCTGCGCGTCAATTAGGGTGTCGGCGGTCAAGGCGACCGCCGTA—5′　DNAの鋳型鎖
5′—GCGGCGACGCGCAGTTAATCCCACAGCCGCCAGTTCCGCTGGCGGCAT—3′　DNAのコード鎖

図4・29　mRNAとDNAの相補性．　mRNA（赤色）の塩基配列は，鋳型となるDNA鎖（青色）の塩基配列と相補的である．ここに示したのは，トリプトファンオペロンの一部である．トリプトファンオペロンは，トリプトファン合成を触媒する五つの酵素の遺伝子を含むDNA領域である．DNAのもう一方の鎖（黒色）はコード鎖とよばれる．それはこの配列が，ウラシル（U）の代わりにチミン（T）が使われることを除けば，RNA転写産物とまったく同じだからである．

転写はプロモーター部位の近傍で始まり，ターミネーター部位で終わる

　RNAポリメラーゼは，DNAの長い配列の中から個々の遺伝子を見つけだして転写しなければならない．では，転写される単位の開始点にはどのような目印が付いているのだろうか．DNA鋳型には，RNAポリメラーゼと特異的に結合する**プロモーター部位**（promoter site）とよばれる領域があり，転写が開始される位置を決定している．細菌では，転写される最初のヌクレオチドの5′側（上流）にある2箇所の配列がプロモーター部位として機能する（図4・30A）．その一つは**プリブナウボックス**（Pribnow box）とよばれ，TATAATというコンセンサス配列をもち，中心が −10（転写される最初のヌクレオチドを +1 と表し，

コンセンサス配列

　プロモーター部位の塩基配列はまったく同一というわけではないが，実は共通した特徴があり，それを典型的な共通（コンセンサス）配列の形で書き表すことができる．コンセンサス配列TATAATのそれぞれの塩基は，原核生物のプロモーターの多くがその位置にもつ塩基を表している．コンセンサス配列との違いは，ほとんどあらゆるプロモーターで，わずか2塩基以下である．

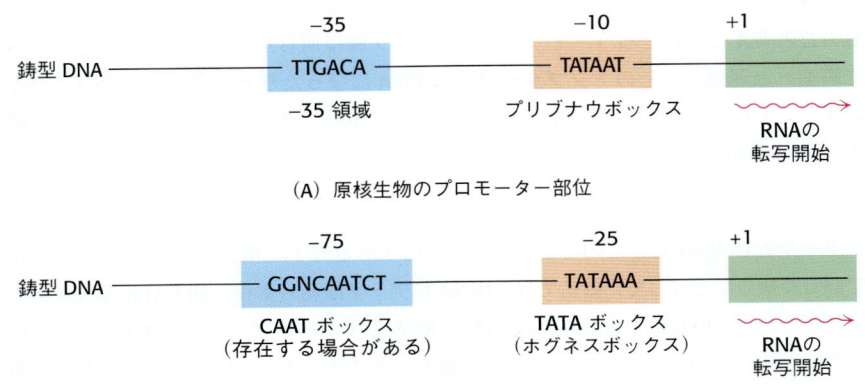

(A) 原核生物のプロモーター部位

(B) 真核生物のプロモーター部位

図4・30　(A) 原核生物と (B) 真核生物の転写のためのプロモーター．コンセンサス配列を示す．転写される最初のヌクレオチドを +1 とし，その5′側にある隣のヌクレオチドを −1 とする．ここに示したのはDNAのコード鎖の配列である．

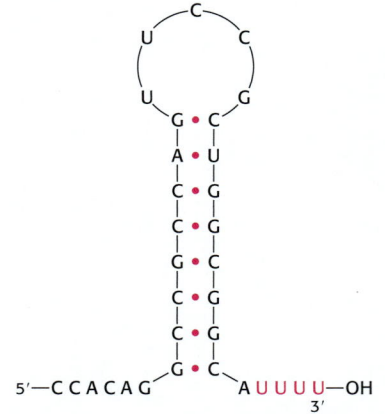

図 4・31　*E. coli* の mRNA 転写産物の 3′ 末端部の塩基配列.　安定なヘアピン構造の後ろにウリジン (U) 残基が連続する.

それから 5′ 側に 10 ヌクレオチドの位置）付近にある. もう一つは **−35 領域** (−35 region) で，コンセンサス配列は TTGACA である. また，転写される最初のヌクレオチドは通常プリンである.

タンパク質をコードする真核生物の遺伝子には，−25 を中心として，コンセンサス配列が TATAAA である **TATA ボックス** (TATA box) あるいは**ホグネスボックス** (Hogness box) とよばれるプロモーター部位がある（図 4・30B）. 真核生物の多くのプロモーターにはもう一つ，GGNCAATCT というコンセンサス配列をもつ **CAAT ボックス** (CAAT box) があり，中心は −75 付近にある. 真核生物の遺伝子の転写は，**エンハンサー配列** (enhancer sequence) によっても促進されるが，この配列は転写開始部位からはるかに離れていても（数キロ塩基でも）作用し，しかも 5′ 側，3′ 側どちらにも存在しうる.

E. coli では，RNA ポリメラーゼの反応は鋳型 DNA に沿って一方の鎖を転写しながら進み，ターミネーター配列を合成すると停止する. この配列がコードするのは転写終結を表すシグナルで，新たに合成された RNA 分子に生じる，塩基が対合してできたヘアピン構造である（図 4・31）. このヘアピン構造は，G と C の多い自己相補的な配列の塩基が対合して形成され，その後に U が続くと，新たに合成された RNA は RNA ポリメラーゼから自然に解離する. このほかに，RNA 合成が *rho* タンパク質の働きで終結することもある. 真核生物の転写終結については，わかっていないことも多い. 転写の開始と終結については，第 29 章でもう少し詳しく説明するが，ここでの重要なポイントは，転写開始と終結のシグナルはそれぞれ別々に鋳型 DNA によって指示されているという点である.

真核生物では，メッセンジャー RNA は転写後に修飾を受ける（図 4・32）. 5′ 末端には，通常とは異なった 5′–5′ 三リン酸結合により mRNA にグアノシンヌクレオチド 1 個が結合した "キャップ" 構造が付加され，3′ 末端にはアデニル酸が並んだポリ (A) 尾部が付けられる. これらの修飾については，第 29 章でさらに詳しく述べる.

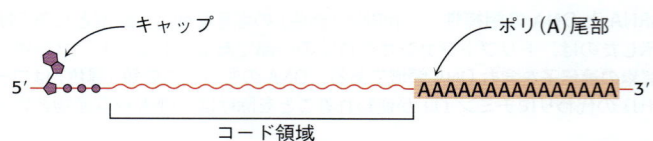

図 4・32　mRNA の修飾.　真核生物の mRNA は，転写後に修飾を受ける. 5′ 末端にはヌクレオチド "キャップ" 構造が，3′ 末端にはポリ (A) 尾部が付加される.

転移 RNA はタンパク質合成のアダプター分子である

ここまでに，mRNA がタンパク質合成の鋳型になることを説明した. では mRNA はどのようにして，タンパク質をつくるアミノ酸を正しい順序で並べることができるのだろうか. 1958 年に Francis Crick はつぎのように書いている:

　RNA 鋳型は主として，水素結合が生じうる部位の配列を提供する. だから，特異的に RNA 鋳型のところへやってくるのは，それが何であれ，水素結合の形成によるものだと考えていいだろう. そうすると，アミノ酸は何らかのアダプター分子によって鋳型へと運ばれ，そのアダプター分子は RNA にぴったりと合うようになっているはずだ，という仮説が自然に導き出される. 最も単純に考えると，各アミノ酸に 1 個ずつ，20 種類のアダプターが必要になる.

この非常に斬新な仮説は，すぐに事実だと確かめられた. このタンパク質合成に必要なアダプターが転移 RNA だったのである. この注目すべき分子の構造と働きについては第 30 章で詳しく扱うことにして，ここでは，tRNA にアミノ酸結合部位と鋳型認識部位があることだけがわかっていれば十分である. 1 個の tRNA 分子が，特定のアミノ酸 1 個を活性化された形でリボソームへと運ぶ. このアミノ酸のカルボキシ基は，tRNA 鎖の 3′ 末端にあるアデニル酸のリボースの 3′–あるいは 2′–ヒドロキシ基とエステル結合をしている. tRNA の

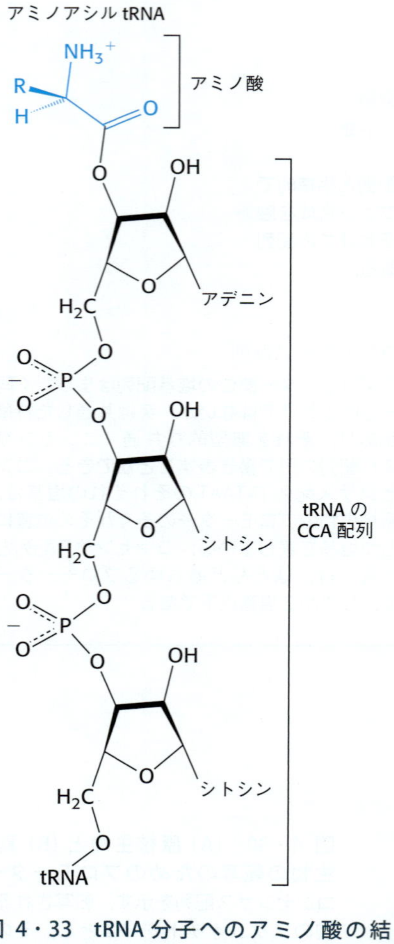

図 4・33　tRNA 分子へのアミノ酸の結合.　アミノ酸（青色で示す）は，tRNA 末端のアデニル酸の 3′–ヒドロキシ基にエステル結合する〔出典: J.L. Tymoczko, J. Berg, L. Stryer, "Biochemistry: A Short Course, 2nd Ed.," Fig.39.3, W.H. Freeman and Company (2013)〕.

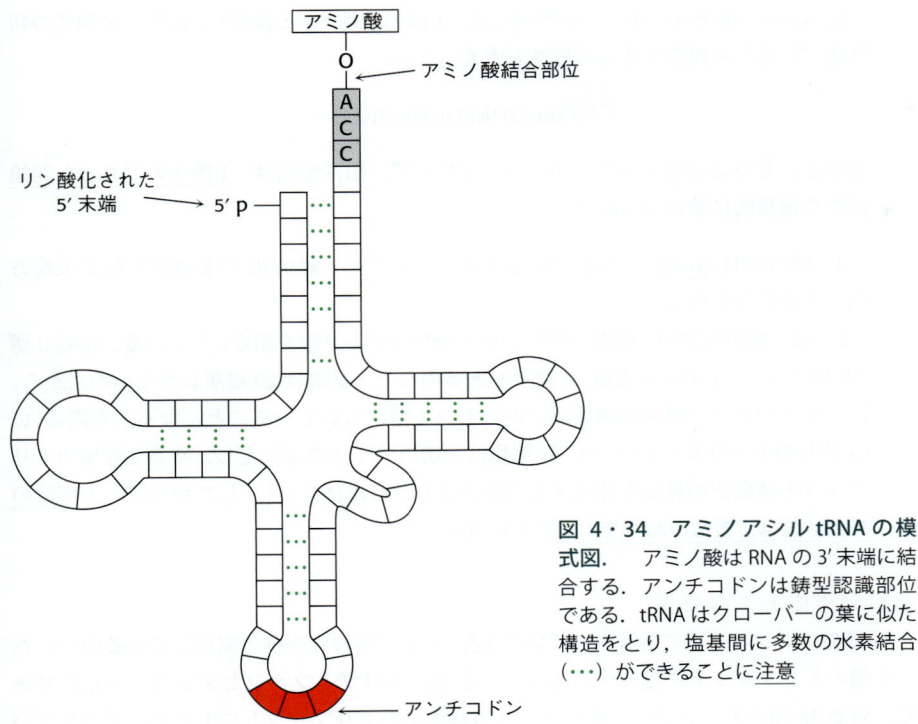

図 4・34　アミノアシル tRNA の模式図.　アミノ酸は RNA の 3′ 末端に結合する. アンチコドンは鋳型認識部位である. tRNA はクローバーの葉に似た構造をとり，塩基間に多数の水素結合（…）ができることに注意

この末端のアデニル酸の前には必ず2個のシチジル酸があり，CCA という配列になっている（図4・33）. アミノ酸と tRNA 分子を結合して**アミノアシル tRNA**（aminoacyl–tRNA）をつくるエステル化反応は，**アミノアシル tRNA 合成酵素**（aminoacyl–tRNA synthetase, アミノアシル tRNA シンテターゼ）とよばれる特異的な酵素が触媒し，ATP 分解のエネルギーによって進行する. 20 種のアミノ酸それぞれにつき，特異的な合成酵素が少なくとも1種類存在する. また，tRNA の鋳型認識部位は塩基3個が並んだ配列で，**アンチコドン**（anticodon）といい（図4・34），それに相補的な**コドン**（codon）とよばれる mRNA 上の3塩基配列を認識する.

4・6　アミノ酸は，ある特定の点から始まる連続した3個の塩基の組によりコードされる

遺伝暗号（genetic code）は，DNA（あるいはその RNA 転写産物）の塩基配列と，タンパク質のアミノ酸配列との関係を示す. Marshall Nirenberg, Har Gobind Khorana, Francis Crick, Sydney Brenner らの実験によって，1961 年までには遺伝暗号のつぎのような性質が明らかになっていた.

　　1. 3個のヌクレオチドが1個のアミノ酸を指定する. タンパク質を構成する基本的なアミノ酸は 20 種だが，塩基は4種類しかない. 単純な計算から考えると，少なくとも 20 種のアミノ酸をコードするには，最低でも3個の塩基が必要である. 遺伝学的実験によって，実際に1個のアミノ酸は3個の塩基（コドン）によって指定されることが明らかになった.

　　2. 暗号は重なり合っていない. ABCDEF という塩基配列を考えてみよう. 重複して読む暗号なら，ABC が最初のアミノ酸を指定し，BCD がつぎのアミノ酸を，CDE がさらにつぎのアミノ酸をという具合になる. 重複して読まない暗号だとすると，ABC が最初のアミノ酸を指定し，DEF が2番目のアミノ酸を…というようになる. これについても遺伝学的実験によって，暗号は重なり合っていないことが判明した.

3. 暗号に句読点はない．原理的には，1個の塩基（Q と表す）が塩基を3個ずつ句切る"句点"の役割をする可能性も考えられる．

…QABCQDEFQGHIQJKLQ…

しかし，そうではなかった．句読点は存在せず，塩基配列は，1箇所の定まった開始点から連続的に読み取られる．

4. 暗号には方向性がある．暗号はメッセンジャーRNA の 5′ 末端側から 3′ 末端方向へと読み取られる．

5. 遺伝暗号は縮重（複数のコドンが1種類のアミノ酸を指定）している．塩基3個（トリプレット）の並び方は 64 通りもあるのにアミノ酸は 20 種類しかないのだから，ほとんどのアミノ酸は 2 種類以上のコドンで指定されていることになる．実際には，64 通りのトリプレットのうち 61 種類は特定のアミノ酸を指定し，残る 3 種類のトリプレットは翻訳の終結を指示する（終止コドンとよばれる）．したがって，大部分のアミノ酸は，複数の暗号をもつことになる．

遺伝暗号のおもな性質

64 種のコドンはすべて解読されている（表 4・5）．暗号は高度に縮重しているので，ただ 1 種のトリプレットで指定されるアミノ酸は，トリプトファンとメチオニンだけである．残る 18 種のアミノ酸は，それぞれ 2 種類以上のトリプレットによって指定されている．実際には，ロイシン，アルギニン，セリンはそれぞれ 6 種類ものコドンでコードされる．

同じアミノ酸を指定する複数のコドンは，**同義コドン**（synonym）とよばれる．たとえば，CAU と CAC は，ヒスチジンに対する同義コドンである．ただし，同義コドンは遺伝暗号表の上にでたらめに散らばっているわけではない．表 4・5 では，2 個以上の同義コドンによって指定されるアミノ酸であっても，（5 個以上の同義コドンで指定される場合を除き）一つの枠内に収まっている．一つの枠内にあるアミノ酸は，たとえば GUU，GUC，GUA，GUG のように，最初の二つの塩基が同じで 3 番目の塩基だけが違うコドン

表 4・5　遺　伝　暗　号[†]

1 文字目 (5′ 側)	2 文字目				3 文字目 (3′ 側)
	U	C	A	G	
U	Phe	Ser	Tyr	Cys	U
	Phe	Ser	Tyr	Cys	C
	Leu	Ser	終止	終止	A
	Leu	Ser	終止	Trp	G
C	Leu	Pro	His	Arg	U
	Leu	Pro	His	Arg	C
	Leu	Pro	Gln	Arg	A
	Leu	Pro	Gln	Arg	G
A	Ile	Thr	Asn	Ser	U
	Ile	Thr	Asn	Ser	C
	Ile	Thr	Lys	Arg	A
	Met	Thr	Lys	Arg	G
G	Val	Ala	Asp	Gly	U
	Val	Ala	Asp	Gly	C
	Val	Ala	Glu	Gly	A
	Val	Ala	Glu	Gly	G

† 本表はそれぞれのトリプレットで指定されるアミノ酸を示す．たとえば，mRNA の 5′-AUG-3′ というコドンはメチオニンを指定し，CAU はヒスチジンを指定する．UAA, UAG, UGA は終止コドンである．AUG はペプチド鎖内部のメチオニン残基をコードするほかに，翻訳開始を示すシグナルとなる．

によって指定されている．つまり，<u>ほとんどの同義コドンはトリプレットの3番目の塩基だけが異なっているのである</u>．暗号を調べてみると，XYC と XYU は，必ず同じアミノ酸を指定しており，同様に，XYG と XYA もほとんどが同じアミノ酸を指定している．このようなコドンの同義性につながる構造的な要因は，tRNA 分子のアンチコドンの性質を考えるとわかる（§30・3）．

　遺伝暗号がこのように大幅に縮重していることには，どのような生物学的意味があるのだろうか．暗号の縮重がなければ，20 種類のコドンがアミノ酸を指定し，44 種類が終止シグナルとなるはずである．そうなると，変異によってタンパク質鎖が終結してしまう確率がはるかに高くなる．ポリペプチド鎖の産生が終結してしまうような変異では，通常，不活性なタンパク質ができてしまうが，1 個のアミノ酸が別のアミノ酸に置き換わるだけなら，多くの場合それほど害はない．しかも遺伝暗号は，どれか 1 個のヌクレオチド塩基が変化しても，同義コドンになるか，化学的に似た性質のアミノ酸のコドンになるようにできている．このように，<u>縮重は変異の悪影響を最小限に抑える働きをしている</u>．

メッセンジャー RNA はタンパク質合成の開始シグナルと終止シグナルをもつ

　メッセンジャー RNA は**リボソーム**（ribosome）でタンパク質へと翻訳される．リボソームはタンパク質とリボソーム RNA が集まってできた巨大分子複合体だが，この翻訳装置はどのようなしくみで mRNA を翻訳するのだろうか．細菌のタンパク質合成の開始シグナルは複雑である．ポリペプチド鎖はホルミルメチオニン（fMet）という修飾アミノ酸で始まる．開始 tRNA という特異的 tRNA が fMet を運び，この fMet–tRNA は，AUG コドンを認識するのである．一方，AUG はペプチド鎖の途中に存在するメチオニンのコドンでもある．したがって，原核生物のポリペプチド鎖の最初のアミノ酸を指定するシグナルは，後に続くすべてのアミノ酸を指定するシグナルよりも複雑なものでなければならない．実際に，<u>AUG は開始シグナルの一部分に過ぎない</u>（図4・35）．細菌では，開始を示す AUG コドンの場合，その数ヌクレオチド上流に，リボソーム RNA 分子中の配列と相補的でそれと塩基対形成する**シャイン・ダルガーノ配列**（Shine–Dalgarno sequence）とよばれるプリンに富んだ配列が存在する（§30・3）．真核生物では通常，mRNA 分子の5′末端に最も近い AUG がタンパク質合成の開始コドンとなる．この開始コドンとなる AUG を読み取るのは，メチオニンと結合した開始 tRNA である．開始 AUG の位置さえ決まれば，**読み枠**（reading frame）が決まる．すなわち，開始 AUG コドンが読み始めの位置となり，重なり合わない 3 個ずつの塩基の組が決定される．

　すでに述べたように，<u>UAA, UAG, UGA は，ポリペプチド鎖終結を指示する</u>．これらのコドンは tRNA 分子によっては読み取られず，**終結因子**（release factor）とよばれる特殊なタンパク質によって読み取られる（§30・3）．その終結因子がリボソームに結合すると，新たに合成されたタンパク質がリボソームから離れるのである．

fMet

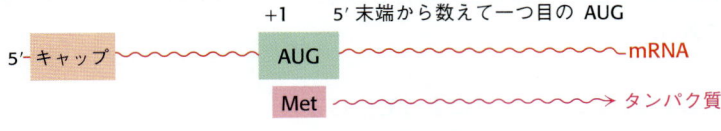

-10　　　　　+1

5′ ─[プリンの多い領域]〜〜[AUG]〜〜〜〜〜〜〜 mRNA

リボソーム RNA と
塩基対を形成する

[fMet]〜〜〜→ タンパク質

(A) 原核生物の開始シグナル

+1　　5′末端から数えて一つ目の AUG

5′ ─[キャップ]〜〜[AUG]〜〜〜〜〜〜〜 mRNA

[Met]〜〜〜→ タンパク質

(B) 真核生物の開始シグナル

図 4・35　タンパク質合成の開始.
(A) 原核生物と，(B) 真核生物における
タンパク質合成の開始に必要なシグナル

**表 4・6 ヒトのミトコンドリア
に見られる特殊なコドン**

| コドン | 標準的な暗号 | ミトコンドリア
での暗号 |
|---|---|---|
| UGA | 終 止 | Trp |
| UGG | Trp | Trp |
| AUA | Ile | Met |
| AUG | Met | Met |
| AGA | Arg | 終 止 |
| AGG | Arg | 終 止 |

遺伝暗号は生物界でほぼ共通である

　ほとんどの生物が同じ遺伝暗号を使っている．インスリンのようなヒトのタンパク質を細菌である大腸菌に合成させて，糖尿病の治療に利用できるのは，この遺伝暗号の同一性のおかげである．しかしゲノム解読研究によって，すべてのゲノムがまったく同じ暗号によって翻訳されるわけではないことが明らかになった．たとえば繊毛虫は，UAA と UAG を終止コドンではなくアミノ酸のコドンとして読むという点で他の生物とは違っていて，終止コドンは UGA だけである．遺伝暗号の違いが初めて見つかったのは，ヒトを含めた何種類かの生物のミトコンドリアである（表4・6）．ミトコンドリアが細胞のほかの部分と異なった暗号をもてるのは，ミトコンドリア DNA に独自の tRNA が一揃いコードされており，アダプター分子として通常とは異なるコドンを認識するからである．このように，遺伝暗号はほぼ普遍的だが，完全に同一というわけではない．

　細菌からヒトまで，何十億年にもわたる進化の過程で，遺伝暗号がほぼそのまま変わらずに保たれたのはなぜだろう．mRNA の読み取りを変化させる変異は，その生物が合成するほとんどのタンパク質のアミノ酸配列を変化させてしまう．このような変化の多くは考えるまでもなく有害であるから，そのように重大な影響を及ぼす変異を排除する方向に選択圧が強く働くのだろう．

4・7 ほとんどの真核生物遺伝子はイントロンとエキソンのモザイクである

　細菌では，ポリペプチド鎖は DNA 上に連続して並んだトリプレットコドンによってコードされている．長年の間，高等生物の遺伝子も同じように並んでいると思われていた．しかし 1977 年に，この見方は突然に覆された．複数の研究者が，真核生物の遺伝子は不連続であることを発見したのである．真核生物の遺伝子がモザイクになっていることは，mRNA とそれに対応する遺伝子を含む DNA とでつくったハイブリッドの，電子顕微鏡による研究で明らかにされた（図4・36）．たとえばヘモグロビン β 鎖の遺伝子では，

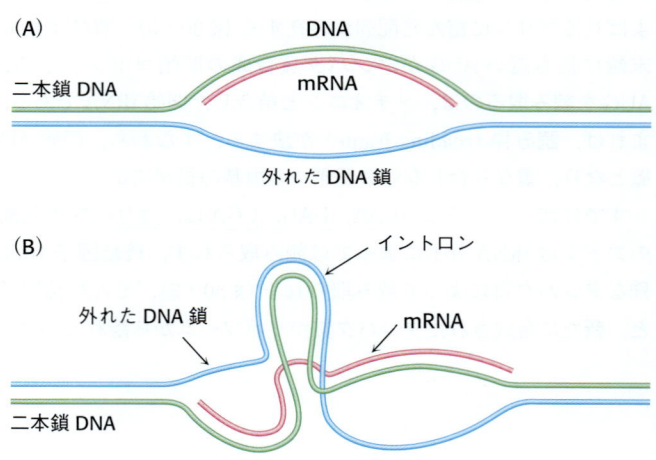

図 4・36 電子顕微鏡によるイントロンの検出. mRNA 分子（＝）を，対応する遺伝子を含むゲノム DNA とハイブリッド形成させる．(A) 遺伝子が連続的な場合には，一本鎖 DNA（＝）のループが 1 個観察される．(B) 遺伝子にイントロンが 1 個含まれる場合には，一本鎖 DNA（＝）のループが 2 個と二本鎖 DNA（＝）のループが 1 個観察される．イントロンが 2 個以上存在する場合には，さらに多くのループが見える．

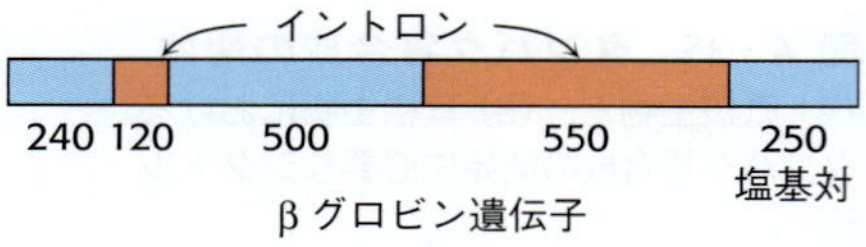

アミノ酸をコードする配列が，アミノ酸をコードしない 550 塩基対の長い配列と 120 塩基対の短い配列とによって分断されている．つまり β グロビン遺伝子のコード配列は，三つに分かれているのである（図4・37）．アミノ酸をコードしない領域はイントロン (intron)〔介在配列 (intervening sequence) から〕，アミノ酸をコードする領域はエキソン (exon)〔発現配列 (expressed sequence) から〕とよばれる．ヒトの遺伝子には平均して 8 個のイントロンが存在し，100 以上の場合もある．イントロンの大きさは 50～10 000 ヌクレオチドである．

成熟 RNA は RNA プロセシングによって生じる

　イントロンは，遺伝子発現のどの段階で取除かれるのだろうか．核から単離された合成

イントロン

240 120   500   550   250
　　　　　　　　　　　　　　　　　塩基対

β グロビン遺伝子

図 4・37 β グロビン遺伝子の構造.

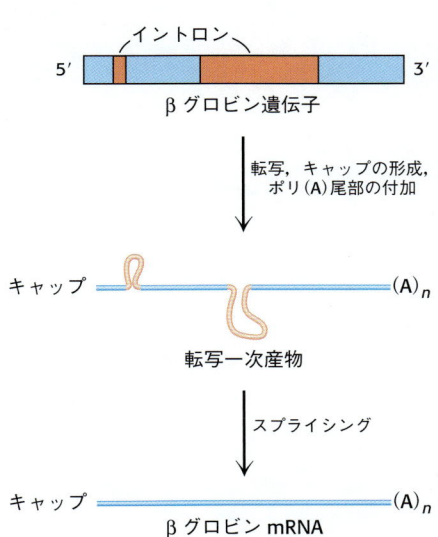

図 4・38　β グロビン遺伝子の転写とプロセシング．　遺伝子が転写されてできた転写一次産物に，キャップとポリ(A)尾部が付加され修飾される．RNA 転写一次産物のイントロンが取除かれて，mRNA ができる．

直後の RNA 分子（mRNA 前駆体すなわち転写一次産物）は，後にその RNA 分子からつくられる mRNA 分子よりもはるかに大きい．β グロビン RNA の場合では，前者は約 1600 ヌクレオチドだが，後者は約 900 ヌクレオチドである．実際，β グロビン遺伝子の転写一次産物は，mRNA には含まれない領域を 2 箇所含んでいる．転写一次産物に存在するこの二つの領域は切り取られ，同時に，コード配列がスプライシング複合体によって正確につなぎ合わされて，成熟 mRNA が産生される（図 4・38）．このような分断された不連続な遺伝子の発現に共通する特徴は，エキソンが mRNA と DNA とで同じ順序に並んでいることである．したがって，分断された遺伝子でも，連続した遺伝子と同様に，コドンの並び方はポリペプチド産物のアミノ酸と同じ順序である．

　スプライシング（splicing）は，タンパク質と低分子 RNA（snRNA）が集合してできたスプライソソーム（spliceosome）によって行われる複雑な作業であり，その触媒機能は RNA が担っている（§ 29・3）．スプライソソームが，新たに合成されたばかりの RNA 中にある，スプライス部位を示すシグナルを認識する．イントロンはほとんど必ず GU で始まり，ピリミジンの多い領域の後に続く AG で終わる（図 4・39）．このコンセンサス配列は，スプライシングのためのシグナルの一部である．

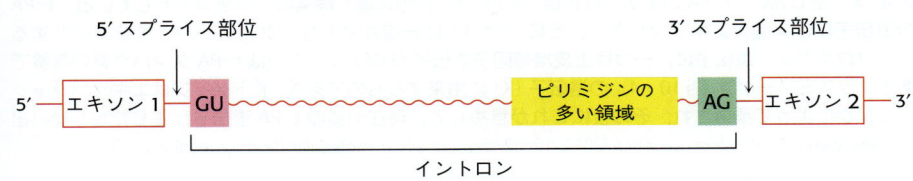

図 4・39　mRNA 前駆体のスプライシングのためのコンセンサス配列．

多くのエキソンはタンパク質のドメインをコードする

　鳥類や哺乳類などの高等真核生物の遺伝子は，ほとんどが分断されている．一方，酵母などの下等真核生物では，連続した遺伝子の割合がずっと高く，原核生物では，分断された遺伝子はきわめてまれである．イントロンは，高等生物が進化する過程で遺伝子に挿入されたのだろうか．それとも，進化の過程で遺伝子からイントロンが取除かれていって，原核生物や単純な真核生物の無駄のないゲノムができたのであろうか．進化の過程でよく保存されたタンパク質の遺伝子の DNA 配列を比較すると，イントロンは祖先となる遺伝子に存在したが，原核生物のような生物が急速な増殖に適するよう進化する間に失われたことがわかる．中には，イントロンの位置が少なくとも 10 億年前から変わっていない遺伝子もある．また，哺乳類細胞の抽出物によって酵母 RNA がスプライシングされることからわかるように，共通なスプライシング機構が生じたのは，菌類，植物，脊椎動物が分岐するより以前のことである．

　分断された遺伝子の利点は何であろうか．多くのエキソンは，タンパク質中の独立した構造，機能単位をコードしている．なかなか魅力的なのは，それぞれ独立した構造要素，結合部位，触媒部位などをコードしたエキソンの再編成によって，新しいタンパク質が進化してきたとする仮説である．このエキソンシャッフリング（exon shuffling）とよばれる再編成過程は，機能単位をそのまま維持しながら，それらの新たな相互作用を可能にするので，時間をかけずに効率よく新しい遺伝子を生み出すことのできる方法である（図 4・40）．図 4・41 に，一部がエキソンシャッフリングによって生じた遺伝子の構成の例を示す．イントロンの内部で DNA が切断されてつなぎ替えられても，コードするタンパク質に悪影響を及ぼさないですむが，異なったエキソンの内部で配列がつなぎ替えられると，たいていの場合はその機能が失われてしまう．

　分断された遺伝子がもたらすもう一つの利点は，転写一次産物のスプライシングの仕方を変えることよって，一連の関連したタンパク質をつくりだせることである．たとえば，抗体産生細胞の前駆細胞は抗体をつくるが，その抗体は細胞膜にアンカリングされている

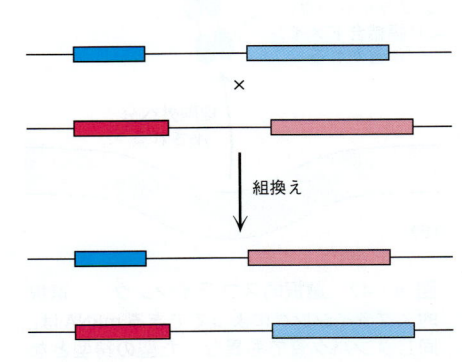

図 4・40　エキソンシャッフリング．　DNA の組換えによってエキソンは簡単にシャッフリング（かき混ぜ）によりつなぎ替えることができ，遺伝的な多様性が広がる．

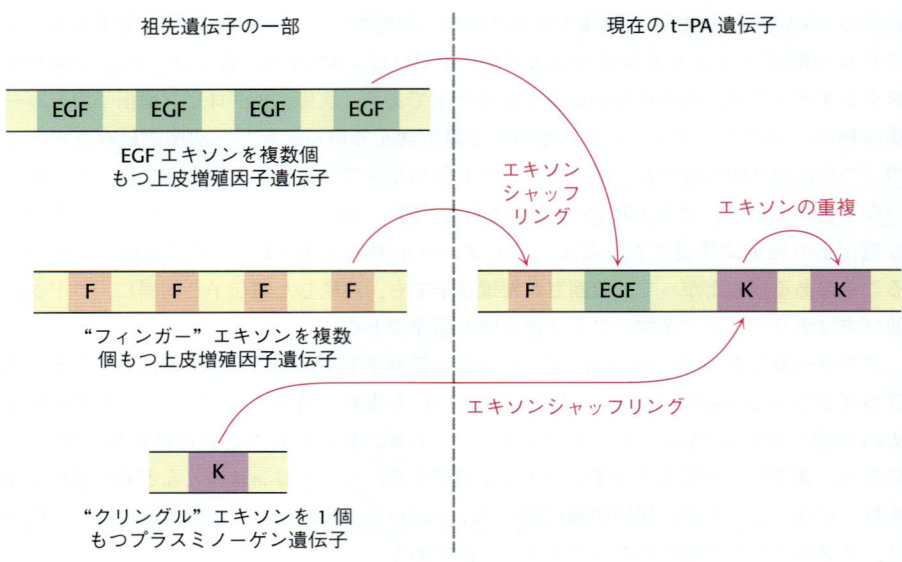

図 4・41　組織プラスミノーゲンアクチベーター (t‐PA) 遺伝子は，エキソンシャッフリングによって生じた．　t‐PA の遺伝子は止血（§10・4）の際に働く酵素の一つをコードしている．t‐PA の遺伝子には 4 個のエキソンがあり，その一つ (F) は細胞外マトリックスタンパク質をコードするフィブロネクチン遺伝子に，一つは上皮増殖因子遺伝子 (EGF) に，二つは t‐PA タンパク質の基質であるプラスミノーゲン（§10・4）の遺伝子 (K) に由来するものである．K ドメインはエキソンシャッフリングによって獲得され，その後にこれが重複して，現在の姿の t‐PA 遺伝子が生じたらしい〔出典: www.ehu.es/ehusfera/genetica/2012/10/02/demostracion-molecular-de-microevolucion/〕．

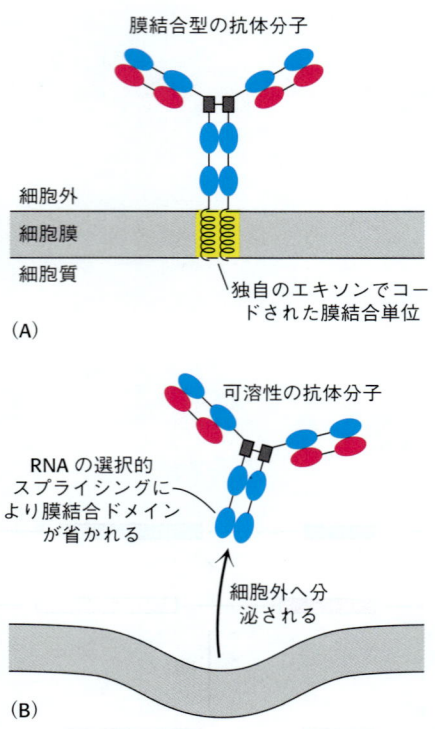

図 4・42　選択的スプライシング．　選択的スプライシングによってできる mRNA は，同じタンパク質でも異なった型の鋳型となる．(A) リンパ球の表面の膜結合型の抗体と，(B) 細胞から分泌される可溶性の抗体．膜結合型の抗体は，らせん部分（黄色で示す）で細胞膜にアンカリングされているが，この部分だけをコードするエキソンがある．

（図 4・42）．この膜結合型の抗体が特異的な外来抗原を認識すると，細胞は分化して増殖するが，こうして活性化された抗体産生細胞では，転写一次産物が異なった部位でスプライシングを受けるようになる．その結果，細胞表面にとどまらずに分泌される可溶性の抗体分子が産生される．このような**選択的スプライシング**（alternative splicing）は，1 個の基本モチーフをさまざまに変化させて複数のタンパク質をつくりだす簡単な方法であり，各タンパク質に別々の遺伝子を用意する必要がなくてすむ．選択的スプライシングのおかげで，真核生物におけるプロテオームの多様性はゲノム以上に高くなっている．

ま と め

4・1　核酸は，糖−リン酸骨格に結合した 4 種類の塩基でできている

DNA と RNA は，種類の限られた単量体がつながった直鎖状重合体である．DNA の場合，単量体であるヌクレオチドは，糖がデオキシリボースで，塩基がアデニン (A)，チミン (T)，グアニン (G)，シトシン (C) である．RNA の場合，糖はリボースで，塩基ではチミンの代わりにウラシル (U) が使われている．DNA は，あらゆる原核生物，真核生物の遺伝情報を担う分子である．ウイルスでは，遺伝物質は DNA の場合も RNA の場合もある．

4・2　相補的な配列をもつ 1 対の核酸の鎖が二重らせん構造を形成する

細胞中の DNA はすべて，2 本の非常に長いポリヌクレオチド鎖でできていて，これが共通の軸の周りにらせんを巻いている．それぞれの鎖の糖−リン酸骨格はこの二重らせんの外側，プリン，ピリミジンといった塩基は内側にあり，積み重なり（スタッキング）の力で安定に保たれている．2 本の鎖を結びつけているのは，対をなす塩基の間に形成される水素結合である．アデニンは必ずチミンと，グアニンは必ずシトシンと対をつくる．そのため，二重らせんの一方の鎖は，もう一方の鎖と相補的になっている．2 本の鎖には方向があり，互いに逆向きになっている．遺伝情報は，この鎖に並んだ塩基の正確な配列に

よってコードされている.

　DNAは構造的に見て，さまざまならせん形 —— A形DNA，B形DNA（古典的なワトソン・クリックモデル），Z形DNA —— をとることができる動的な分子である．A形，B形，Z形DNAでは，ワトソン・クリック型塩基対の形成と，同じ鎖に結合した塩基同士の積み重なりの相互作用によって，2本の逆平行の鎖が1本により合わさっている．A形DNAとB形DNAは右巻きらせんである．B形DNAでは塩基対はらせん軸にほぼ垂直である．Z形DNAは左巻きらせんである．細胞中のDNAの大半はB形である.

　二本鎖DNAは自分自身に巻き付いて超らせん構造をとる．超らせん形成には二つの重要な意味がある．一つはDNAが小さくまとまることである．もう一つは超らせんができるとDNAの巻きが部分的にほどかれるために，他の生体分子が近づいて相互作用しやすくなることである.

　一本鎖の核酸，特にRNAは複雑な立体構造をとることができる．このような構造には，鎖がヘアピン状に折り返されてできる長い二本鎖領域が含まれることもある.

4・3　二重らせんは遺伝情報の正確な伝達を容易にする

　一方の鎖の塩基配列から，もう一方の鎖の塩基配列が決定されるという遺伝物質の正確な複製は，二重らせんの構造特性によって容易に説明できる．複製の際には，らせんの2本の鎖が分離し，そのそれぞれに対して新しい相補鎖が合成される．その結果，もとの分子由来の鎖1本と新しく合成された鎖1本からなる新しい二重らせんが二つできる．新しくできた二重らせんのどちらにも，親分子の鎖が1本ずつ残るので，このような複製の仕方を半保存的複製とよぶ.

　複製が起こるためには，二重らせんの2本の鎖が分離しなくてはならない．試験管内では，二重らせんDNA溶液を加熱すると鎖が分離し，この過程を融解とよぶ．分離した鎖は，冷やされると再度アニーリングして，二重らせんを形成する．細胞内では，特別なタンパク質の働きで複製の際に鎖が一時的に分離する.

4・4　DNAは，ポリメラーゼが鋳型をなぞって複製する

　DNAが複製されるときは，二重らせんの二本鎖がほどけて分離し，それにつれて新しい鎖が合成される．2本の親鎖がそれぞれ，プライマーの助けを借りて新しい相補鎖をつくるための鋳型になる．DNAの複製は，数種類のDNAポリメラーゼをはじめとする多数のタンパク質が関与する複雑な過程である．DNA合成の活性型前駆体は，4種類のデオキシリボヌクレオシド5′-三リン酸である．プライマー鎖の3′-ヒドロキシ末端が，新しく入ってくるデオキシリボヌクレオシド三リン酸の最も内側のリン原子を求核攻撃することによって，新しい鎖が5′→3′方向へと合成されていく．このとき，最も重要なのは，新しく入ってくるヌクレオチドの塩基が鋳型鎖の塩基と相補的な場合にだけ，DNAポリメラーゼがリン酸ジエステル結合形成を触媒するという点である．言い換えると，DNAポリメラーゼは鋳型を必要とする酵素なのである．タバコモザイクウイルスなど，ある種のウイルスの遺伝子は，一本鎖RNAでできている．このようなウイルスRNAの複製は，RNA依存性RNAポリメラーゼが行う．HIV-1に代表されるレトロウイルスは一本鎖RNAゲノムをもち，これが逆転写酵素とよばれるRNA依存性DNAポリメラーゼの働きで逆転写され，二本鎖DNAとなる.

4・5　遺伝子発現は，DNAの情報を，機能を担う分子へと転換することである

　正常な細胞では，遺伝情報はDNAからRNAを経てタンパク質へと伝わる．DNA鋳型からのRNAの合成を転写とよび，RNA鋳型からのタンパク質の合成を翻訳とよぶ．細胞には数種類のRNAが含まれる．その中にメッセンジャーRNA（mRNA），転移RNA（tRNA），リボソームRNA（rRNA）があり，大きさはヌクレオチド75個のものから5000個を超えるものまでさまざまである．細胞のRNAはすべて，DNA鋳型に従ってRNAポリメラーゼによって合成される．その活性型中間体はリボヌクレオシド三リン酸で，合成の方向はDNAと同じく5′→3′である．RNAポリメラーゼはプライマーを必要としないという点が，DNAポリメラーゼと異なっている.

4・6　アミノ酸は，ある特定の点から始まる連続した3個の塩基の組によりコードされる

　遺伝暗号は，DNA（または RNA 転写産物）の塩基配列とタンパク質のアミノ酸配列との関係を表している．アミノ酸は，ある特定の点を始点にして並んだ3個ずつの塩基のまとまり（コドンとよぶ）によって指定される．64 種類あるコドンのうち 61 種類は特定のアミノ酸を指定し，残る3種類のコドン（UAA，UAG，UGA）は鎖の合成の終止コドンである．したがって，ほとんどのアミノ酸には，コドンが複数存在する．このことを遺伝暗号の縮重という．遺伝暗号は，あらゆる生物でほぼ同じである．遺伝子に転写開始と転写終止のシグナルがあるのと同じように，天然の mRNA には翻訳開始シグナルと翻訳終止シグナルが存在する．

4・7　ほとんどの真核生物遺伝子はイントロンとエキソンのモザイクである

　高等生物の遺伝子のほとんどは不連続である．これらの遺伝子では，コード配列（エキソン）が非コード配列（イントロン）によって分断されている．イントロンは，転写一次産物が mRNA や他の機能をもった成熟 RNA 分子へと変換されるときに取除かれる．このような分断された遺伝子も連続した遺伝子と同様に，ポリペプチド産物と同じ並び方をした対応関係にある．多くのエキソンの重要な特徴は，それがタンパク質の機能的ドメインをコードしていることである．進化の過程では，おそらくエキソンシャッフリング（エキソンのかき混ぜ）によって新しいタンパク質が生じたのだろう．原始の遺伝子にはイントロンが存在していたようだが，細菌や酵母のような増殖の速い生物では，進化の過程で失われた．

重 要 語 句

二重らせん（double helix）（p. 102）
デオキシリボ核酸
　　（deoxyribonucleic acid, DNA）（p. 103）
デオキシリボース（deoxyribose）（p. 103）
リボース（ribose）（p. 103）
プリン（purine）（p. 104）
ピリミジン（pyrimidine）（p. 104）
リボ核酸（ribonucleic acid, RNA）（p. 104）
ヌクレオシド（nucleoside）（p. 104）
ヌクレオチド（nucleotide）（p. 104）
B 形 DNA（B-DNA）（p. 107）
A 形 DNA（A-DNA）（p. 107）
Z 形 DNA（Z-DNA）（p. 108）
半保存的複製
　　（semiconservative replication）（p. 111）

DNA ポリメラーゼ
　　（DNA polymerase）（p. 113）
鋳　型（template）（p. 113）
プライマー（primer）（p. 113）
逆転写酵素（reverse transcriptase）（p. 114）
メッセンジャー RNA
　　（messenger RNA, mRNA）（p. 115）
翻　訳（translation）（p. 115）
転移 RNA（transfer RNA, tRNA）（p. 115）
リボソーム RNA
　　（ribosomal RNA, rRNA）（p. 115）
転　写（transcription）（p. 116）
RNA ポリメラーゼ
　　（RNA polymerase）（p. 116）
プロモーター部位（promoter site）（p. 117）

アンチコドン（anticodon）（p. 119）
コドン（codon）（p. 119）
遺伝暗号（genetic code）（p. 119）
リボソーム（ribosome）（p. 121）
シャイン・ダルガーノ配列
　　（Shine-Dalgarno sequence）（p. 121）
イントロン（intron）（p. 122）
エキソン（exon）（p. 122）
スプライシング（splicing）（p. 123）
スプライソソーム（spliceosome）（p. 123）
エキソンシャッフリング
　　（exon shuffling）（p. 123）
選択的スプライシング
　　（alternative splicing）（p. 124）

問 　 題

1. s の代わりに t とするか　ヌクレオシドとヌクレオチドの違いを述べよ．

2. 素敵なペア　ワトソン・クリック型塩基対とは何か．

3. シャルガフの法則！　生化学者 Erwin Chargaff は，DNA 中で [A]＝[T]，[G]＝[C] であることにはじめて気付いた．今ではシャルガフの法則とよばれているこの関係を利用して，チミンが 20 % 含まれる DNA について全塩基の比率を求めよ．

4. 必ずではない　一本鎖 RNA の 20 % が U のとき，残りの塩基の比率について何がわかるか．

5. 相　補　つぎの配列に相補的な配列を（標準的な 5′→3′ 表示法で）書け．

　　(a) GATCAA，(b) TCGAAC，(c) ACGCGT，(d) TACCAT

6. 組成の制約　ある二重らせん DNA 分子の一方の鎖の塩基組成（モル分率）は，[A]＝0.30，[G]＝0.24 である．

　　(a) 同じ鎖の [T] と [C] についていえることは何か．

　　(b) 相補鎖の [A]，[G]，[T]，[C] については何がいえるか．

7. 大きさの問題　DNA 二重らせんで許容される塩基対が GC と AT だけなのはなぜか．

8. **強いがそれほど強くない**　　溶液中の DNA が熱で変性（融解）する理由を述べよ.

9. **独自性**　　ヒトゲノムには 30 億個ものヌクレオチドが含まれ, 並んで膨大な数の塩基配列をつくっている. 確率的に考えて, ヒトゲノムに 1 回しか現れない, 最も短い DNA 配列の長さはどのくらいだろうか. ただしゲノムの一方の鎖だけを考え, 4 種類の塩基の出現確率は等しいとする.

10. **行ったり来たり**　　DNA 二重らせんの 2 本の鎖が逆向きであるとはどのような意味か.

11. **皆が一人のために**　　らせんを結びつけている力（水素結合, スタッキング作用）は弱いのに, 二重らせんが壊れにくいのはなぜか.

12. **過剰な電荷**　　二重らせんになった DNA には, 陽イオン（普通は Mg^{2+}）が結合する必要がある. その理由を説明せよ.

13. **A から Z まで揃ってはいないが**　　DNA 二重らせんの 3 種類の形を説明せよ.

14. **欠失した DNA**　　λ ファージのある欠失変異体の DNA は, 長さが 17 μm ではなくて 15 μm である. この変異体ではどのくらいの数の塩基対が欠失しているか.

15. **軸率**　　長さ 20 μm の DNA 分子の軸率（長さ：直径）はいくつか.

16. **案内役と出発点**　　DNA 合成に関して, 鋳型とプライマーの定義を述べよ.

17. **未知のパターン**　　もし DNA の複製が保存的（すなわち, 親の二重らせんがそのまま残る）であるとしたら, メセルソン・スタールの実験はどのような結果になったであろう. 保存的複製の場合の 1.0 世代後, 2.0 世代後の DNA 分子の分布を推測せよ.

18. **どちら向き？**　　DNA 合成が $5' \to 3'$ 方向に進む理由を, ヌクレオチドの構造に基づいて説明せよ.

19. **DNA に印をつける**　　(a) 分裂, 増殖中の細菌細胞で DNA を放射性標識したいが, RNA は標識したくないとする. どのような放射性分子を培地に加えればよいか.

(b) DNA の骨格のリン原子を均一に ^{32}P で標識したいとする. DNA ポリメラーゼとプライマーの付いた鋳型 DNA を含む溶液に, どのような前駆体を加えたらよいか. 前駆体中の放射性原子の位置を特定せよ.

20. **鋳型の発見**　　DNA ポリメラーゼと dATP, dGTP, dCTP, TTP の Mg^{2+} 塩とを含んだ溶液に, つぎのような DNA 分子を加えると, どの場合に DNA 合成が起こると考えられるか.

(a) 1000 ヌクレオチドからなる一本鎖の閉環状 DNA.

(b) 1000 ヌクレオチド対からなる二本鎖の閉環状 DNA.

(c) 遊離の $3'$-OH 末端をもつ 500 ヌクレオチドの直鎖状 DNA と塩基対を形成している, 1000 ヌクレオチドからなる一本鎖閉環状 DNA.

(d) 両端に遊離の $3'$-OH 基をもつ 1000 ヌクレオチド対からなる二本鎖の直鎖状 DNA.

21. **逆行**　　レトロウイルスとは何か. レトロウイルスとそれが感染した細胞とでは, 遺伝情報の流れはどのように違うか.

22. **正しい反応開始**　　逆転写酵素の活性を測定したいとする. その際にポリアデニル酸を鋳型にするとしたら, プライマーには何を使うか. 鎖伸長反応を追跡するには, どのような放射性ヌクレオチドを使うか.

23. **分解活性も必要**　　逆転写酵素には, ポリメラーゼ活性だけでなくリボヌクレアーゼ活性もある. このリボヌクレアーゼ活性の役割は何か.

24. **ウイルスの捕獲**　　カブの葉に感染するウイルスを精製して, フェノール処理によってウイルスタンパク質を除去した. そのようにして残った物質を, 葉の表面をこすった後に付着させると, 子ウイルス粒子が形成されることから, 感染性をもつ物質は核酸であると推論できる. この感染性をもつ核酸が DNA か RNA かを決定する, 簡単で高感度な方法を考えよ.

25. **変異導入の結末**　　DNA のシトシン塩基の脱アミノ反応が自然に起こる確率は低いが, 測定できないほどではない. アミノ基を失うと, シトシンはウラシルに変わる. この変化の後, 複製が 1 回行われると, 生じた 2 本の娘 DNA 鎖ではそれぞれ, この位置をどんな塩基対が占めることになるか. また, 2 回の複製後にはどうなるか.

26. **情報の内容**　　(a) 8 塩基長の DNA の数は何通りあるだろうか（ヒント：ジヌクレオチドは 16 種類, トリヌクレオチドは 64 種類である）. 核酸の情報容量はつぎのように算出できる. 一つの位置に 4 種類の塩基のどれか一つがくるので, 情報量は 2 ビットになる（$2^2=4$）. よって長さ 5100 ヌクレオチドの DNA 鎖は, $2 \times 5100 = 10\,200$ ビットすなわち 1275 バイト（1 バイト＝8 ビット）に相当する.

(b) 8 塩基長の DNA 配列に蓄えられる情報は何ビットか. *E. coli* のゲノム全体ではどのくらいか. ヒトのゲノムではどうか.

(c) これらの値を, パソコンのコンパクトディスク（CD；容量は約 700 メガバイト）の情報容量と比較せよ.

27. **重要なポリメラーゼ**　　*E. coli* の DNA ポリメラーゼと RNA ポリメラーゼについて, つぎの各点について比較せよ.

(a) 活性型前駆体　　(b) 鎖伸長の方向
(c) 鋳型の保存　　(d) プライマーの必要性

28. **異なった鎖**　　DNA のコード鎖と鋳型鎖の違いを説明せよ.

29. **家族の類似点**　　mRNA, rRNA, tRNA の違いを説明せよ.

30. **頼りになる指針**　　遺伝暗号の重要な性質は何か.

31. **コード配列**　　(a) つぎのような配列をもつ鋳型 DNA 鎖から合成される mRNA 分子の配列を書け.

5′-ATCGTACCGTTA-3′

(b) つぎのような配列の mRNA 分子でコードされるアミノ酸配列はどのようになるか. 読み枠は 5′ 末端から始まるとする.

5′-UUGCCUAGUGAUUGGAUG-3′

(c) 無細胞タンパク質合成系にポリ（UUAC）を加えたときに合成されるポリペプチド鎖の配列はどのようになるか.

32. **強靭な鎖**　　RNA はアルカリで簡単に加水分解されるが, DNA は分解されない. なぜか.

33. **百聞は一見にしかず**　　RNA に対する求核反応を一連の図で示し, DNA に比べて攻撃を受けやすい理由を説明せよ.

34. **流れる情報**　　遺伝子発現とはどのような意味か.

35. **全員が同意**　　コンセンサス配列とは何か.

36. **強力な阻害剤**　　コルジセピン（$3'$-デオキシアデノシン）はアデノシン類似体で, コルジセピン 5′-三リン酸に変換されると RNA 合成を阻害する. コルジセピン 5′-三リン酸はどのようにして RNA 合成を阻害するのか.

37. **サイレント RNA**　　ポリ（G）は翻訳の鋳型として働かないため, 遺伝暗号 GGG は UUU, CCC, AAA と同じ方法では解読できない. ポリ（G）は三重らせん構造をとる. これが鋳型にならないのはなぜか.

38. **それほど悪くないこともある**　　遺伝暗号の縮重とはどのような意味か.

39. **実はいいときもある**　　遺伝暗号の縮重には, どのような生物学的利点があるか.

40. 関係者を結べ　右に示した要素は，左のどの過程に関わるか.

(a) 複製
(b) 転写
(c) 翻訳

1. RNA ポリメラーゼ
2. DNA ポリメラーゼ
3. リボソーム
4. dNTP
5. tRNA
6. NTP
7. mRNA
8. プライマー
9. rRNA
10. プロモーター

41. 活発な競争　左の要素にふさわしい説明を右から選べ.

(a) fMet
(b) シャイン・ダルガーノ
(c) イントロン
(d) エキソン
(e) mRNA 前駆体
(f) mRNA
(g) スプライソソーム

1. 連続したメッセージ
2. プロセシングの際に除去される
3. 多くのアミノ酸の一番手
4. エキソンを連結する
5. 連結されて最終メッセージになる
6. 開始位置を決める
7. 不連続なメッセージ

42. 1個から2個　遺伝暗号の解読には，決まった配列をもつ合成 RNA 分子が役立った. それにはまず，鋳型となる DNA 分子の合成が必要である. Har Gobind Khorana は，それぞれ9ヌクレオチド残基からなる2本の相補的なデオキシリボヌクレオチド，d(TAC)₃ と d(GTA)₃ を，有機化学的に合成した. これらのオリゴヌクレオチドを混ぜると，部分的に重なり合った二重鎖が形成されるので，これを鋳型として DNA ポリメラーゼによって，反復配列をもつ長い二重らせん DNA 鎖を合成した. そしてつぎの段階では，この2本の DNA 鎖の一方だけに相補的な配列をもつ，長いポリリボヌクレオチド鎖を得た. いったいどうやって，ポリ(UAC)だけを得たか. また，どうやってポリ(GUA)だけを得たか.

43. 三重に解釈される配列　T4 ファージ DNA のある領域の RNA 転写産物は，5′-AAAUGAGGA-3′ という配列を含んでいる. この配列は3種類の異なったポリペプチドをコードする. どんなポリペプチドか.

44. 新しい翻訳　UGU アンチコドンをもつ転移 RNA に，酵素を用いて ¹⁴C 標識したシステインを結合させ，その後このシステインを化学修飾してアラニンに変換した（ラネーニッケルを使って，システインの硫黄原子を取除く）. この変換アミノアシル tRNA を，この tRNA 以外は正常な成分をもつタンパク質合成系に加えた. 加えた mRNA にはつぎのような配列が含まれる.

5′-UUUUGCCAUGUUUGUGCU-3′

これに対応する，放射性標識されたペプチドの配列はどのようなものか.

45. 巧妙な入れ替え　エキソンシャッフリングを説明し，その進化上の利点を述べよ.

46. ひとつからたくさん　選択的スプライシングによってゲノムの情報容量が増える理由を説明せよ.

47. 生命の統一性　*E. coli* がヒトの mRNA を正確に翻訳できるという事実が重要なのはなぜか.

章のまとめの問題

48. 実験のやり直し　タンパク質化学者が友人の分子遺伝学者に，アスパラギン酸がリシンに置き換わった新しい変異ヘモグロビンを発見したと語った. 分子遺伝学者は驚き，タンパク質化学者に実験のや

り直しを勧めた.

（a）この分子遺伝学者が，話に出たアミノ酸の置換に疑問をもったのはなぜか.

（b）アミノ酸のどのような置換なら，この分子遺伝学者にとって信じやすいものであったであろうか.

49. 永劫を隔てた今　同じ機能をもつ酵母とヒトのあるタンパク質で，アミノ酸配列が 60 % 一致することがわかった. しかしこれに対応する DNA 配列は 45 % しか一致しない. この違いを説明せよ.

データ解釈の問題

50. 3は2より大きい　つぎのグラフは，DNA 中の GC 塩基対の比率と融解温度の関係を示す. この結果はどのように説明できるか.

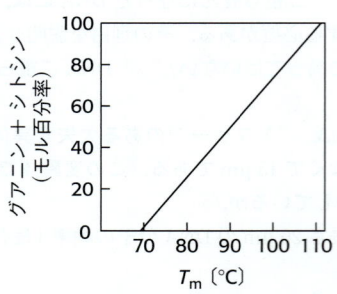

［出典: R. J. Britten, D. E. Kohne, *Science*, **161**, 529〜540 (1968)］

51. 過去の産物　つぎのグラフはコット（Cot; $C_0 \cdot t$ から）曲線を示す. y 軸は二重らせんになっている DNA の割合を表す. x 軸は，DNA の濃度と二本鎖分子が形成されるのにかかる時間の積である. ポリ(A)，ポリ(U) の混合物と他の3種類の DNA とでは，完全にアニーリングするのに必要な $C_0 \cdot t$ 値が異なるが，その理由を説明せよ. MS2 と T4 は細菌ウイルス（バクテリオファージ）で，ゲノムの大きさはそれぞれ 3569 bp と 168 903 bp である. *E. coli* ゲノムは 4.6×10^6 bp である.

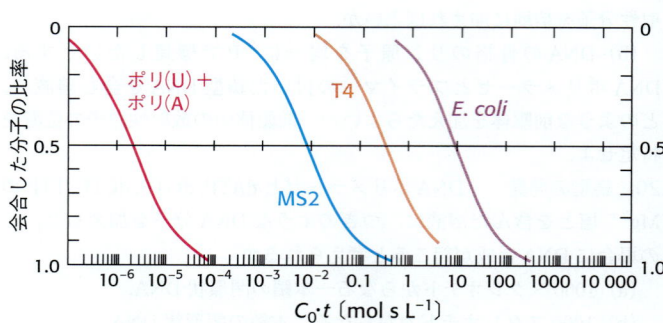

［出典: J. Marmur, P. Doty, *J. Mol. Biol.*, **5**, 120 (1962)］

52. 塩の味　下のグラフは細菌 DNA の融解温度と塩濃度の関係を示す. 塩濃度が DNA の融解温度に与える影響とその理由を説明せよ.

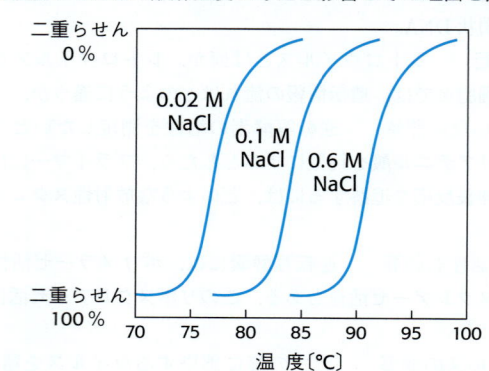

遺伝子とゲノムの探究

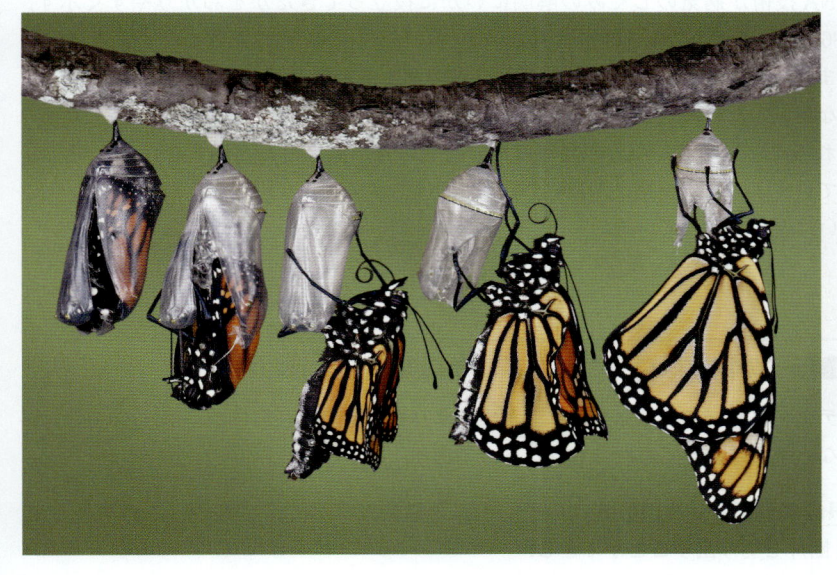

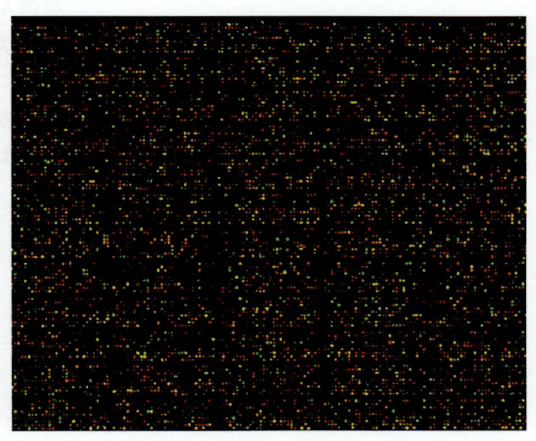

青虫から蝶への発生の過程では，遺伝子の発現パターンの劇的な変化が起こっている．DNA アレイを使えば，何千個もの遺伝子について発現レベルを調べることができる．右のように，DNA マイクロアレイではヒト遺伝子 12 000 個以上の発現レベルが明らかにできる．各スポットの明るさと色は，その遺伝子の発現レベルの変化を示している〔写真提供：（左）Cathy Keifer/istock.com，（右）Agilent Technologies〕．

　1970 年代に登場して以来，組換え DNA 技術は生化学に大変革をもたらした．現在では，生物のもつ遺伝形質を思い通りに変えることが可能になっている．数十年にわたる DNA，RNA，ウイルスについての基礎研究が，組換え DNA 技術として実を結んだのである．この技術が実現したのは，第一に，DNA を切断，結合，複製する酵素と RNA を逆転写する酵素が見つかったためである．制限酵素は，非常に長い DNA 分子を切断して操作が可能な特異的断片をつくり，DNA リガーゼがこの断片をつなぎ合わせる．さまざまな種類の制限酵素が得られるようになったため，これらを巧みに組合わせて使うことによって，DNA 配列を互換性のある部品として扱い，ある DNA 分子から別の分子へとこの部品を意のままに動かせるようになった．つまり，組換え DNA 技術は核酸を基質とする酵素の利用を基盤とした技術なのだ．

　組換え DNA 技術の第二の基盤は，塩基対の形成という特性である．相補的な核酸配列は，この特性ゆえに互いに相手を認識して結合できる．相補的 DNA（cDNA）や RNA プローブとのハイブリダイゼーションは，特異的なヌクレオチド配列を検出する感度の高い手法である．組換え DNA 技術では，塩基対の形成は，特定の配列の検出や増幅だけでなく，DNA の新しい組合わせをつくるためにも利用される．

　第三は，DNA の塩基配列を解読する強力な手法が開発されたことである．この手法を駆使して，最初は小型のウイルスゲノム，つぎに細菌のもう少し大きいゲノム，そしてついには，30 億塩基対のヒトゲノムを含む真核生物のゲノムの完全な塩基配列が解読された．今まさに，これらのゲノム塩基配列に含まれる膨大な情報の活用が始められたところである．

　最後に，組換え DNA 技術になくてはならないのが，外来の DNA を宿主となる生物に

導入する技術である．たとえば，DNA断片をプラスミドに挿入すれば，その断片は宿主細菌の中で短期間に複製される．また，ウイルスは自身のゲノムDNA（あるいはRNA）を効率よく宿主へと送り込み，それを宿主に複製させてウイルスタンパク質を生産させたり，宿主ゲノムに取込ませたりするなどして，宿主に影響を与えることができる．

これらの新しい手法がもたらす恩恵は，バイオテクノロジー，農業，医学など広くさまざまな分野に及んでいる．中でも，ヒトの病気の解明は飛躍的な進展をみせている．本章では，その例として，筋萎縮性側索硬化症（ALS）という特殊な病気を繰返し取上げて，組換えDNA技術が病気のしくみの解明にいかに役立ってきたかをわかりやすく示す．ALSは1869年にフランスの神経学者Jean-Martin Charcotが初めて記載した，随意筋がしだいに弱まり，萎縮する致命的な神経変性疾患である．著名な野球選手Lou Gehrigがこの破滅的な病気のために選手生命を絶たれ，若くして亡くなったために，ルーゲーリック病とよばれることもある．ALSの発症機構の研究は長い間ほとんど進まなかったが，これからみていくように，組換えDNA技術のおかげでさまざまな研究手法が使えるようになり，大いに進歩を遂げている．

5・1 遺伝子の探究はいくつかの基本手段を頼りに行われる

バイオテクノロジーの急激な進歩は，というよりも，その存在自体が，ほんのいくつかの基盤となる技術によってもたらされたものである．

1. 制限酵素解析　　制限酵素は分子レベルの精密なメスで，研究者はこれを使ってDNA断片を切り出すことができる．
2. ブロット法　　サザンブロット法とノーザンブロット法は，それぞれDNAとRNAの分離と同定に使われる．抗体を使ってタンパク質を同定するウェスタンブロット法については，第3章で説明した通りである．
3. DNA塩基配列決定　　DNA分子のヌクレオチド配列を正確に決定することができる．塩基配列の決定によって，遺伝子の構造や遺伝子発現の制御，タンパク質の構造についての情報が大量に得られる．
4. 核酸の固相合成　　任意の核酸配列を新しく合成して，他の核酸の同定や増幅に使うことができる．
5. ポリメラーゼ連鎖反応（PCR）　　ポリメラーゼ連鎖反応ではDNA配列を何億倍にも増幅し，1分子のDNAを，解析や操作が行える程度の量にまで増幅することが可能である．この強力な手法は病原体の検出や遺伝病の同定，さらに，犯罪現場に残された毛髪の持ち主の特定や絶滅した生物の化石から遺伝子を復活させることにも利用されている．

最後になったが，もう一つ重要な道具がコンピューターである．これがなければ，ここまで説明してきた手法によって生み出される大量の情報を貯蔵し，アクセスし，分析することなど不可能だったであろう．これについては第6章で説明する．

制限酵素はDNAを特定の断片に切断する

制限酵素（restriction enzyme）は制限エンドヌクレアーゼ（restriction endonuclease）ともよばれ，二重らせんDNAの特定の塩基配列を認識して，これを含む二本鎖を両方とも特定の位置で切断する．このきわめて精巧なメスは自然から生化学者への素晴らしい贈り物である．染色体構造を解析したり，非常に長いDNA分子の塩基配列を決定したり，遺伝子を単離したり，クローン化の可能な新しいDNA分子を作製したりするには，この酵素が不可欠である．

制限酵素はさまざまな原核生物に幅広く存在し，外来DNA分子を切断することにより，宿主生物において原始的な免疫系として機能する，という生物学的な役割を担ってい

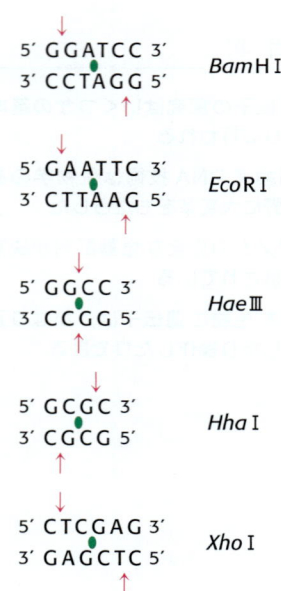

5′ GGATCC 3′ 3′ CCTAGG 5′	*Bam*HI
5′ GAATTC 3′ 3′ CTTAAG 5′	*Eco*RI
5′ GGCC 3′ 3′ CCGG 5′	*Hae*III
5′ GCGC 3′ 3′ CGCG 5′	*Hha*I
5′ CTCGAG 3′ 3′ GAGCTC 5′	*Xho*I

図 5・1　制限酵素の特異性の例． 制限酵素が認識する塩基配列は，2回対称軸をもつ．この部分の二本鎖は，●で表した軸の周りを180度回転させるともとと同じになる．切断部位は↓で示す．配列の右には，これを認識する制限酵素の略称を示した．2本の鎖の切断部位がずれている場合と，そろっている場合がある．

る．多くの制限酵素は4～8塩基対の特異的な配列を認識し，その部分で二本鎖それぞれのリン酸ジエステル結合を加水分解する．この切断部位の際立った特徴は，ほとんどの場合，2回回転対称，つまり，認識される配列が**パリンドローム**（palindrome，回文配列）すなわち逆向き反復配列であり，切断される位置は対称的になっていることである．たとえば *Streptomyces achromogenes* 由来の制限酵素が認識する配列は，

パリンドローム（回文配列）

　右から読んでも左から読んでも同じに読める言葉や文，詩句のこと．

Radar（レーダー）
Senile felines（年老いたネコ）
Do geese see God?
　（ガチョウは神を見ますか）
Roma tibi subito motibus ibit amor
　（ローマよ，愛は突然動いてそなたのもとへ行くであろう）

　ギリシャ語の "*palindromos*（走って戻る）" に由来する．

$$
\begin{array}{c}
\text{切断部位} \\
\downarrow \\
5'\ \text{C—C—G—C—G—G}\ 3' \\
3'\ \text{G—G—C—G—C—C}\ 5' \\
\uparrow \\
\text{切断部位} \qquad \text{対称軸}
\end{array}
$$

のようになっている．

　酵素はそれぞれの鎖において，対称軸の3′側のC-G間のリン酸ジエステル結合を切断する．第9章で説明するように，切断部位の対称性は，制限酵素自身の構造の対称性に対応している．

　これまでに数百種の制限酵素が精製され，その性質が明らかにされている．制限酵素の命名は，それを産生する生物を表す3文字の略称（たとえば，*Eco* は *Escherichia coli*，*Hin* は *Haemophilus influenzae*，*Hae* は *Haemophilus aegyptius* を表す）の後に，（必要があれば）系統の名称，そして同じ系統で見つかった複数の酵素を区別するためのローマ数字の番号を付けることによる．いくつかの制限酵素の特異的認識配列を図5・1に示す．

　制限酵素は，DNA分子を切断して，もとの分子よりも解析しやすく扱いやすい特異的な断片にするために使われる．たとえば，腫瘍を形成するSV40ウイルスの5.1 kbの環状二本鎖DNAは，*Eco*RⅠでは1箇所，*Hpa*Ⅰでは4箇所，*Hind*Ⅲでは11箇所が切断される．ある制限酵素で切断したDNA断片は制限断片（制限酵素断片ともいう）とよばれ，さらに別の制限酵素を使ってもっと小さい断片にすることができる．こうしてできる断片のパターンは，後で簡単に述べるように，DNA分子の**フィンガープリント**（fingerprint，指紋）として役立っている．実際に，数億塩基対にも上る複雑な染色体のマップも，一連の制限酵素を使うことによって作成することができる．

制限断片は，ゲル電気泳動で分離して目で見ることができる

　第3章では，ゲル電気泳動を利用したタンパク質分子の分離を説明した（§3・1）．DNAのリン酸ジエステル骨格は多くの負電荷をもつので，この技術は核酸断片の分離にも適している．DNAの電気泳動はさまざまに応用でき，中でも制限断片の大きさに影響する変異（挿入や欠失など）の検出や，特定のDNA断片の単離，精製，定量に有用である．

　ほとんどのゲルでは，短いDNA断片ほど移動度が高い．1000塩基対程度までのDNA断片を大きさによって分離するにはポリアクリルアミドゲルが，それより大きい断片（約20 kbまで）の分離にはより多孔性のアガロースゲルが使われる．これらのゲルの重要な性質は，分解能の高さである．ある種のゲルを使うと，数百ヌクレオチドの断片におけるわずか1ヌクレオチドだけの長さの違いを検出することができる．ゲル上の放射性DNAのバンドやスポットは，オートラジオグラフィーによって見ることができる．また，二重らせんDNAに結合すると紫外線照射下で濃いオレンジ色の蛍光を発する臭化エチジウムでゲルを染色する方法もあり（図5・2），わずか10 ngのDNAのバンドでも，容易に検出できる．

　DNA試料中に特定の塩基配列が存在するかどうかを知る必要に迫られることがよくある．たとえば，ある病気になるリスクの高いことがわかっている患者から得たゲノムDNAに，特定の変異があるかどうか確かめたいとする．この特定の塩基配列を含む制限断片は，標識した相補的DNA鎖とハイブリダイゼーションさせることによって同定できる（図5・3）．制限断片の混合物をアガロースゲル電気泳動で分離し，変性させて一本鎖DNAとし，ニトロセルロース膜へと移し取る．ゲル上でのDNA断片の位置は移し

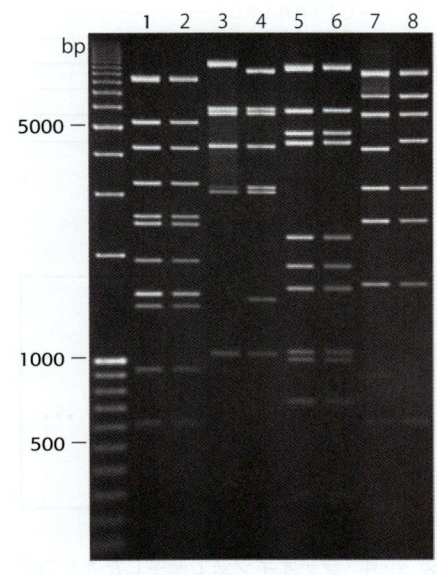

図5・2　制限断片のゲル電気泳動パターン． このゲルは，2種類のウイルス（奇数のレーンと偶数のレーン）由来のDNAをそれぞれ4種類の制限酵素で切断して得られた断片を示している．これらの断片は，ゲルの臭化エチジウムによる染色で蛍光を発している〔データ: M.J. Carr et al., *Emerging Infectious Diseases*, www.cdc.gov/eid, **17**(8), August 2011 より〕．

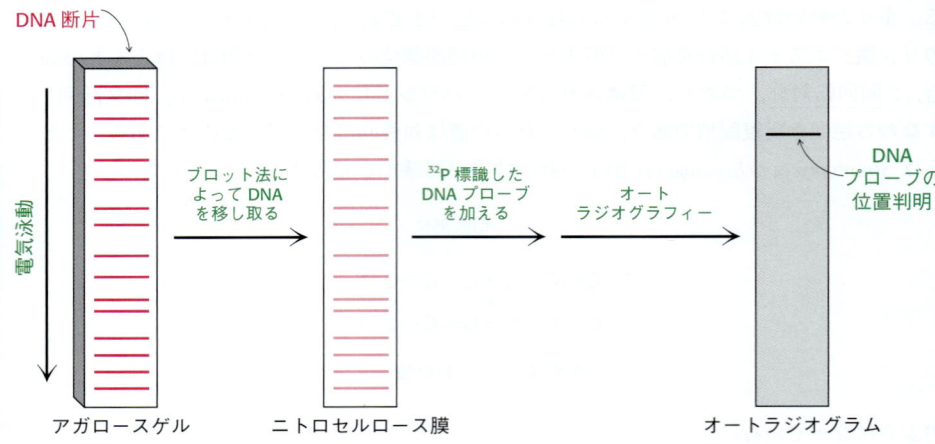

図 5・3　サザンブロット法．　特定の配列を含む DNA 断片を同定するには，DNA 断片混合物を電気泳動によって分離し，それをニトロセルロース膜に移し取り，目的の配列に相補的な ³²P 標識プローブとハイブリダイゼーションさせればよい．目的の配列を含む DNA 断片だけが，オートラジオグラフィーで検出される．

取っても変わらない．このニトロセルロース膜を，^{32}P か蛍光で標識した **DNA プローブ**（DNA probe；既知の塩基配列をもつ短い一本鎖 DNA）と反応させると，プローブは相補的な配列をもつ制限断片とハイブリッド二本鎖を形成する．そして，オートラジオグラフィーか蛍光画像法で検出すると，この二本鎖の位置を知ることができる．この方法を使うと，100 万個もの制限断片があっても，その中から特定の断片を容易に同定できる．この強力な手法は，考案者の Edwin Southern にちなんで，**サザンブロット法**（Southern blotting）とよばれる．

　同様なやり方で，特定の配列をもつ RNA 分子も簡単に同定できる．RNA 分子をゲル電気泳動で分離してニトロセルロース膜へと移し取り，DNA プローブで特定の配列を見つけだすことができる．この RNA 分析法は，サザンという言葉にひっかけて**ノーザンブロット法**（northern blotting）と名付けられている．さらにもう一つ同じような言葉遊びで付けられた名前が**ウェスタンブロット法**（western blotting）で，これは特異的抗体で染色することによって特定のタンパク質を検出する方法のことである（§3・2）．

DNA の塩基配列は，複製をうまく中断させる方法で決定できる

　DNA 分子の**塩基配列決定**（sequencing）を行う強力な手法の開発によって，DNA の構造の解析や，それが遺伝子発現にどう関わるかの解析が非常に容易になった．初めて考案された DNA の塩基配列決定法の一つで，最も広く利用されているのは複製をうまく調節しながら中断させる方法で，考案した Frederick Sanger にちなんで**サンガーのジデオキシ法**（Sanger dideoxy method）ともよばれる．この方法の鍵は，ある長さの DNA 断片が 3′ 末端に同じ塩基による同じ蛍光標識をもつように，DNA 断片群を合成するところにある（図 5・4）．これを応用した最新の方法では，DNA ポリメラーゼを利用して，ある一本鎖 DNA 分子の特定の領域（配列を決定したい部分）に対して相補的な配列をつくらせる．そのためのプライマーとしては，すでに他の研究によって塩基配列がわかっている，この領域のある部分に相補的な断片を化学的に合成して使用する．反応液には，4 種類のデオキシリボヌクレオシド三リン酸のほかに，各ヌクレオチドの 2′,3′-ジデオキシ類似体のうち 1 種類を少量加える．そして，この類似体の塩基には，たとえば，A には緑色の蛍光色素，T には赤色の蛍光色素というように，塩基の種類に応じて異なった蛍光標識を付けておく．

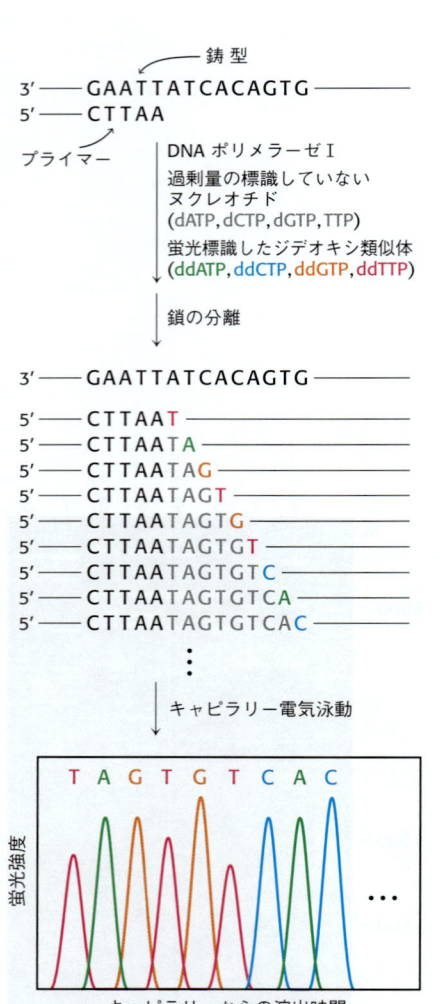

図 5・4　ジデオキシ法で産生したオリゴヌクレオチド断片の蛍光法による検出．　異なった波長の蛍光を発する標識を付けた 4 種類のジデオキシヌクレオチドを使って，鎖伸長反応を 1 回行う．各断片の色は，鎖の最後の塩基の種類を示している．キャピラリー電気泳動によって断片を大きさによって分離し，四つの波長それぞれの蛍光を見ると，もとの鋳型 DNA の相補鎖の塩基配列がわかる．

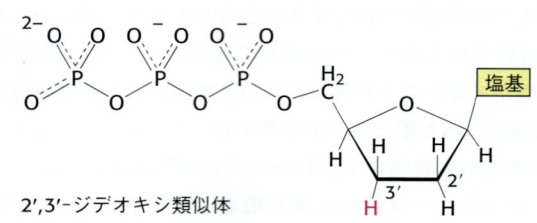

2′,3′-ジデオキシ類似体

ジデオキシ類似体が取込まれると，つぎのリン酸ジエステル結合の形成に必要な 3′-ヒドロキシ末端がないために，新しい鎖の伸長がそこで止まってしまう．ただ，ジデオキシ類似体の濃度はかなり低くしてあるため，鎖の伸長停止は低い頻度でしか生じない．つまりポリメラーゼ反応は，多くの場合は正しいヌクレオチドを取込んで継続されるが，ある頻度でジデオキシ類似体を取込むことによって停止する．であるから，この反応では，ジデオキシ類似体によって終結したさまざまな長さの断片がつくられる．大事なのは，たとえば dATP のジデオキシ類似体が加えられている場合には，塩基対の相補性により，その類似体は配列を解読したい DNA 鎖の T に対応して取込まれて反応が終結することである．結果として，合成されたさまざまな長さの DNA 断片の 3′ 末端は T に対応している，ということになる．

生じた断片の混合物は，高い電圧を掛けて，ゲルの入った非常に細い管に通す**キャピラリー電気泳動**（capillary electrophoresis）とよばれる方法を用いて，短時間で効率よく分離できる．順々にキャピラリーから出てくる分離した DNA の断片の蛍光を検出すると，色の順序がそのまま塩基配列を表すことになる．1000 塩基程度の配列ならこの方法で決定できる．実際，サンガー法を使った自動 DNA 塩基配列決定装置（DNA シークエンサー）では，1 日当たり 100 万塩基以上を読み取ることができる．

DNA プローブや遺伝子は，自動化固相法によって合成できる

DNA 鎖はポリペプチド鎖と同様に（§3・4），支持固体に結合させた伸長鎖に，活性化した単量体を順に付加していくことによって合成できる．その活性型単量体とは，保護基で保護した**デオキシリボヌクレオシド 3′-ホスホロアミダイト**（deoxyribonucleoside 3′-phosphoramidite）である．

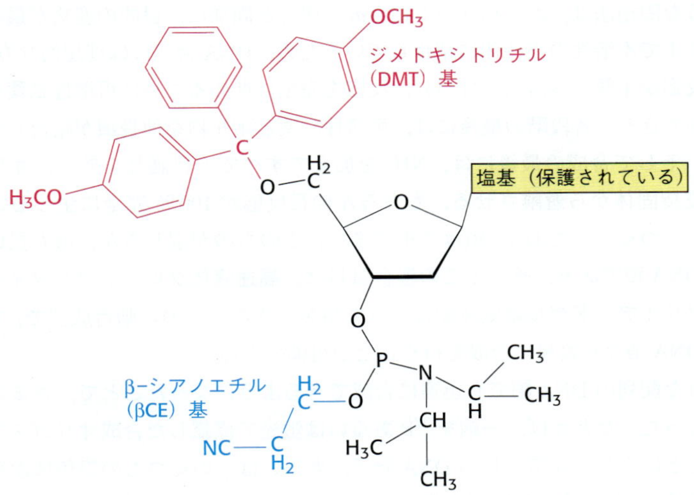

DMT 基と βCE 基で保護されたデオキシリボヌクレオシド 3′-ホスホロアミダイト

まず段階 ① では，この新しく付加される単量体の 3′-リン原子が伸長鎖の 5′-酸素原子に結合して**亜リン酸トリエステル**（phosphite triester）が形成される（図 5・5）．活性型単量体の 5′-OH 基は，ジメトキシトリチル（DMT）基で保護されているため反応性がない．また 3′-ホスホリル基の酸素原子は，β-シアノエチル（βCE）基が結合しているため，やはり反応性がない．同様に，プリン，ピリミジン塩基のアミノ基も保護されている．

ホスホロアミダイトは水と反応するので，カップリング（縮合反応）は無水条件下で行う．段階 ② では，亜リン酸トリエステル（P は 3 価）をヨウ素で酸化して，**リン酸トリエステル**（phosphotriester，P は 5 価）にする．段階 ③ ではジクロロ酢酸を加えて，伸長鎖の 5′-OH の保護基である DMT 基を除去するが，DMT 以外の保護基はそのまま残る．ここまでで DNA 鎖は 1 塩基分伸びたことになり，しかも，つぎの付加サイクルを続けて

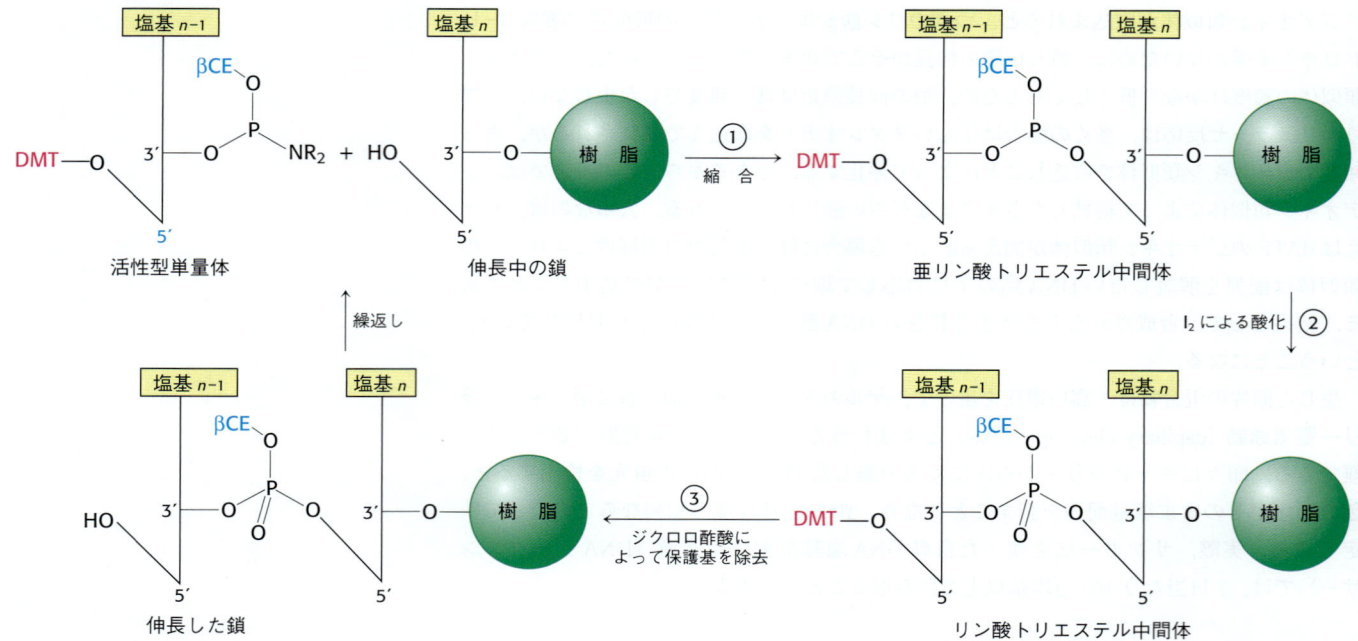

図 5・5 亜リン酸トリエステル法による DNA 鎖の固相合成法. 伸長中の DNA 鎖に付加する活性型単量体はデオキシリボヌクレオシド 3′-ホスホロアミダイトである.その 5′-酸素原子はジメトキシトリチル (DMT) 保護基で,3′-ホスホリル基の酸素原子は β-シアノエチル (βCE) 保護基で保護し,塩基にも保護基を結合させておく.

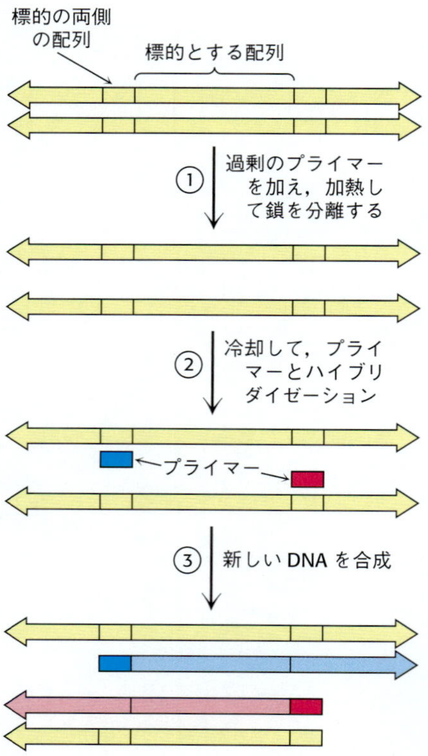

行える状態に戻っている.1 回のサイクルには 10 分ほどしかかからず,通常は DNA 鎖の 99 % 以上が伸長する.

このような固相法は,ポリペプチド鎖合成の場合と同様に,目的の産物が最終段階で切り離されるまで不溶性の支持体に結合しているため,DNA 合成には理想的な方法である.また,全反応が 1 個の容器内で行われ,反応を完全に進めるために可溶性試薬を過剰に加えることができる.各段階の最後には,可溶性試薬と副産物を伸長鎖が結合した樹脂から洗い流す.そして合成の最後には,NH₃ を加えてすべての保護基を外し,オリゴヌクレオチドを支持固体から遊離させる.もちろん伸長反応が 100 % 完全に生じることはないので,新しくつくられた DNA 鎖はさまざまな長さのものが混じるが,最も長いものが目的とする DNA 鎖である.そしてこの混合試料は,高速液体クロマトグラフィー (HPLC) かポリアクリルアミドゲル電気泳動によって精製できる.この自動合成法で,100 塩基程度までの DNA 鎖なら容易に合成を行うことが可能である.

どのような配列の DNA 鎖でも迅速に合成できるようになったことで,さまざまな実験が可能になった.たとえば,一端を ³²P あるいは蛍光で標識した合成オリゴヌクレオチドを用いることにより,非常に長い DNA 分子,あるいは,いくつもの染色体からなるゲノムの中に存在する相補的な配列を探し出すことができる.標識オリゴヌクレオチドをDNA プローブとして利用する方法は強力で用途が広く,たとえば染色体中の既知の配列と相補的な DNA プローブは,周辺の DNA を DNA ポリメラーゼによって複製し始めるときに**プライマー** (primer) として利用できるので,隣接した未知の DNA 領域を探索する出発点として利用できる.また,固相法の面白い応用の一つが,新規遺伝子のオーダーメード合成で,現在では,合成した遺伝子を発現させることによって,まったく新しい性質をもったタンパク質を大量に産生することもできる.さらに,ここで説明した合成方法を少し修正すれば,RNA オリゴヌクレオチドの固相合成法になる.そして,RNA オリゴヌクレオチドは,生きた細胞内で特異的 mRNA 分子の分解をひき起こす,RNA 干渉 (§5・4) とよばれる強力な方法に利用できる.

図 5・6 ポリメラーゼ連鎖反応 (PCR) の最初のサイクル. 1 回の反応サイクルは,DNA 二本鎖の分離,プライマーとのハイブリダイゼーション,DNA 合成によるプライマーの伸長という 3 段階からなっている.

ポリメラーゼ連鎖反応を用いると DNA 配列を選択的に著しく増幅することができる

1984 年に Kary Mullis は,特定の DNA 配列を増幅できる**ポリメラーゼ連鎖反応** (polymerase chain reaction, **PCR**）とよばれる独創的な方法を考案した．二重らせん DNA の一部分に目的とする配列が含まれているとしよう．目的の配列の両側にある部分の配列（フランキング配列）がわかれば，PCR を使うことで簡単に，目的の配列を数百万コピーに増やすことができる．PCR を行うには，目的の配列を含む溶液に，つぎのような成分を加える：1) 標的の両側の配列とハイブリッドを形成する 1 対のプライマー，2) 4 種類のデオキシリボヌクレオシド三リン酸（dNTP），3) 熱に安定な DNA ポリメラーゼ．PCR の反応サイクルは 3 段階である（図 5・6）．

① 二本鎖の分離　　溶液を 15 秒間 95 ℃に加熱し，もとの DNA 分子の二本鎖を分離する．

② プライマーとのハイブリダイゼーション　　各プライマーと DNA 分子とをハイブリダイズさせるために，溶液を急速に 54 ℃まで冷却する．これにより，一方のプライマーは標的の一方の DNA 鎖上で，もう一方のプライマーは相補鎖の DNA 鎖上で，それぞれ 3′ 側の配列とハイブリッドを形成する．このとき，プライマーを大過剰に加えてあるので，もとの DNA 二重らせんが再形成されることはない．プライマーの長さは通常，20〜30 ヌクレオチドである．

③ DNA 合成　　つぎに溶液を，熱安定性 DNA ポリメラーゼの反応最適温度である 72 ℃に加熱する．このようなポリメラーゼの一つ，好熱菌（*Taq*）DNA ポリメラーゼは，温泉に生息する好熱菌 *Thermus aquaticus* から見つかったポリメラーゼである．DNA 合成は 5′ から 3′ 方向へと進むので，どちらのプライマーも，ポリメラーゼにより標的配列の方向へと伸長していく．DNA 合成は両方の鎖で起こり，標的配列を通り過ぎて進んでいく．

この三つの段階 —— 二本鎖の分離，プライマーとのハイブリダイゼーション，DNA 合成 —— が PCR による増幅の 1 サイクルであり，反応液の温度を変えるだけで繰返して行うことができる．ポリメラーゼの熱安定性のおかげで，PCR は密閉した容器の中で，初回の反応以降まったく試薬を加えないで行えるのである．2 回目のサイクルが終了したときには標的配列を含む二本鎖 DNA が 4 本に増えている（図 5・7）．このとき，8 本の一本鎖 DNA 鎖のうち，2 本の短い鎖は，両端にプライマー配列を含んだ標的配列だけをもつことになる．その後も反応サイクルを繰返すと，この短い標的配列が指数関数的に増加する．理論上は，n サイクル後には標的配列は 2^n 倍に増幅される．つまり 20 サイクルで 100 万倍，30 サイクルで 10 億倍に増幅されることになるが，そこまで 1 時間もかからない．

この素晴らしい DNA 増幅法には，いくつか注目すべき特色がある．第一に，標的の塩基配列は未知でも構わない．必要なのはその両側部分の塩基配列で，それさえわかれば，相補的なプライマーが合成できる．第二に，標的がプライマーよりはるかに大きくてもよい．10 kb を超える大きな標的でも，PCR によって増幅されている．第三に，標的を増幅するためのプライマーが両側の配列と完全に相補的でなくてもよい．だから，配列のわかった遺伝子からつくったプライマーを用いて，少しずつ違いのある類似遺伝子を探すことが可能であり，PCR を使って遺伝子ファミリーがつぎつぎと見つかった．第四に，PCR は比較的高温でハイブリダイゼーションを行うことにより厳密性を高くできるので，非常に特異性が高い．厳密性（stringency）とは，プライマーと標的とのマッチングに必要とされる条件であり，温度と塩濃度によって調節できる．より高温で行うと厳密性が高くなり，増幅されるのはハイブリッドを形成したプライマーに挟まれた部分の DNA だけになる．高等生物の全 DNA の 100 万分の 1 以下でしかない遺伝子でも，PCR を用いて増幅することができる．第五に，PCR はきわめて感度が高く，わずか 1 分子の DNA でも増幅して検出できる．

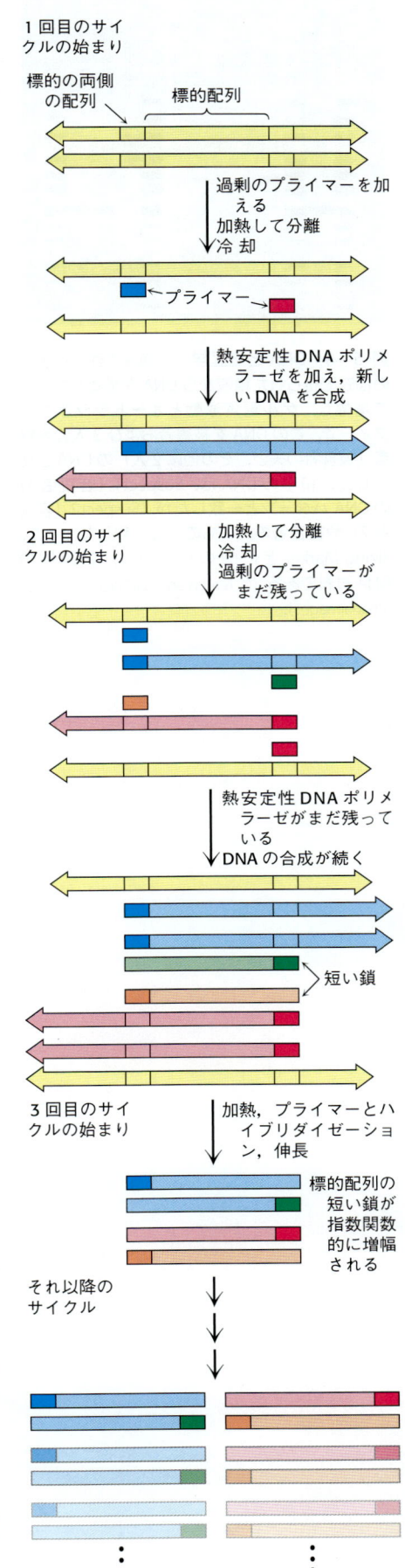

図 5・7　ポリメラーゼ連鎖反応の反応サイクルの繰返し.　2 回目のサイクルの終了時に生じる 2 本の短い鎖が標的配列である（それ以降長い鎖は示していない）．それ以降の反応サイクルでは，この標的配列は指数関数的に，もとの配列は一次関数的に増幅される．

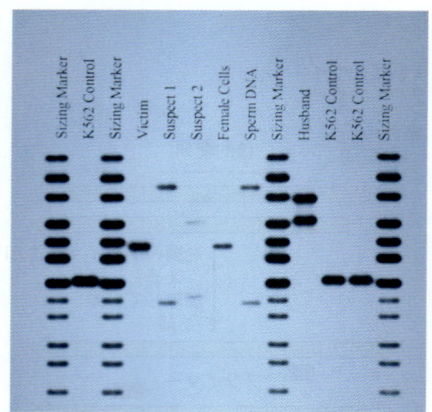

図5・8　DNAと法医学.　強姦事件の被害者の検査で得られた精液からDNAを単離してPCRで増幅し，ゲル電気泳動とオートラジオグラフィーで，このDNAを被害者および3人の容疑者（被害者の夫と，その他に2人）のDNAと比較した．精子のDNAは，Suspect1（容疑者1）のDNAパターンと一致したが，Suspect2（容疑者2）や被害者の夫のものとは一致しなかった．Sizing MarkerとK562のレーンは，対照用のDNA試料である［© Martin Shields/Science Source/amanaimages］.

PCR は医学診断，法医学，分子進化などの分野で力を発揮する

　医学分野では，診断に非常に役立つ情報をPCRによって得ることができる．たとえば特異的プライマーを利用することにより，細菌やウイルスを簡単に検出できる．ヒト免疫不全ウイルス（HIV）の例でいうと，ウイルスに対する免疫応答がまだ現れておらず，ウイルスに対する抗体検査では偽陰性（検出漏れ）になってしまうような感染者でも，PCRならウイルス由来の微量のDNAの存在を検出できる．組織標本からの結核菌（*Mycobacterium tuberculosis*）の検出には時間も手間もかかるが，PCRなら，ヒトの細胞10万個当たりわずか1個の結核菌でも容易に検出できる．さらに，PCRは，ある種のがんの早期発見にも有望である．この方法を使えば，*ras*遺伝子など，増殖を制御する遺伝子の変異を見つけだすことができる（第14章）．また，DNAの特定の領域だけを選択的に増幅できるので，がんの化学療法の経過観察に使えば，非常に役立つ情報を得ることができる．PCRによる検査なら，がん細胞が消失した時点ですぐにそのことがわかり，治療を中止できる．さらに，がんの再発や治療の再開の必要性もすぐに判断できる．PCRは染色体の再構成が原因で生じる白血病の診断において特に理想的である．

　PCRは法医学の分野にも大きな影響を与えた．多くの遺伝子座は，ある集団の中でも個体によって非常に多様性が高いので，DNAのパターンによってある人を他の人とはっきり識別することができる．ある特定の遺伝子座における多様性が，個体のHLA（ヒト白血球抗原，§34・4）の型を決めている．臓器移植では，ドナー（臓器提供者）とレシピエント（臓器受容者）のHLAの型が十分に適合していないと，移植臓器の拒絶が起こる．移民や親子関係で係争になった場合の生物学的鑑定にも，PCRによって複数の遺伝子を増幅するという手法が使われている．また，多くの暴行事件や強姦事件では，血痕や精液のPCRによる分析が有罪，無罪の判断に使われる（図5・8）．犯罪現場で見つかった1本の抜け毛の毛根に含まれるDNAでも，PCRを用いれば十分に鑑定を行えるのである．

　DNAはきわめて安定な分子で，空気や光，水に触れない状態では特に安定である．そのような状況なら，大きなDNA断片が数千年，あるいはもっと長くそのまま残ることもある．PCRは，このような太古のDNA分子を増幅して，検出，分析するためにも最適な手法である（§6・5）．また，PCRは，単離，培養されたことのない微生物のDNAを増幅するのにも利用できる．第6章で述べるように，PCRで得られた配列から，生物間の進化上の関係についての重要な知見が得られることもある．

組換えDNA技術の手法は，病気の原因となる変異の同定に利用されてきた

　これまで説明してきた技術が，本章の最初に紹介したALSの研究にどのように活用されてきたかを考えてみよう．ALS患者の5%には，同じ病気と診断された家族がいる．ある病気が遺伝することは，その病気の原因に遺伝的要因が強く関わることを示している．病気の原因となる遺伝的変化を突き止めるために研究者は，罹患家系の中から病気の発症と関連性のある**多型**（polymorphism；遺伝的変異の型）を見つけ出そうとする．その多型自体が病気をひき起こす場合もあれば，その多型が病気の原因となる遺伝的変化と密接に連鎖している場合もある．制限酵素の認識部位に多型があるために，その制限酵素による分解で生じるDNA断片の大きさに違いが生じるのが**制限断片長多型**（restriction fragment length polymorphism, RFLP）である．ALS罹患家系の人のDNAを制限酵素を用いて分解してサザンブロット法で調べることにより，ALSと診断された人だけに選択的に認められるRFLPが同定された．この結果から，一部のALS家系では，原因となる変異は第21染色体の特定領域にあるという強力な証拠が得られたのである．

　病気の原因遺伝子の一つの位置がこうして推定された時点で，この研究グループはALSに関連するRFLPの位置を既知の第21染色体の塩基配列と比較し，染色体のこの位置に*SOD1*遺伝子が含まれることに気付いた．これは，細胞を酸化による損傷から守る重要な酵素の一つCu/ZnスーパーオキシドジスムターゼであるSOD1をコードする遺伝子である（§18・3）．ALS罹患家系の人たちのDNAから*SOD1*遺伝子領域をPCRで増幅し，サンガーのジデオキシ法で塩基配列を決定することによって，13の家系から病気の

原因となる 11 種類の変異を同定できた．この研究は，スーパーオキシドジスムターゼや
その変異体が一部の型の ALS の発症機構に果たす役割に関心が集まる重要なきっかけと
なった．

5・2　組換え DNA 技術は生物学のあらゆる分野に大変革をもたらした

　組換え DNA 技術の発展により，生物学は，分析中心の科学からつくりだす科学へと変
貌した．組換え DNA 技術を応用することによって，まったく関係のない遺伝子を新しく
組合わせたものを研究室でつくりだすことができる．そして，この新しくつくられた組換
え体は，適切な宿主細胞に導入されると，その細胞の DNA 合成機構によって複製され，
クローン化されて何倍にも増幅される．挿入された遺伝子を，この新しい環境の下で転
写，翻訳させることも多い．何よりも驚異的なのは，宿主の遺伝的性質を意図した通りに
永久に変えることが可能であるという点である．

制限酵素と DNA リガーゼが，組換え DNA 分子作製の重要な道具である

　まず初めに，新しい DNA 分子を研究室で構築する方法についてみていこう．組換え
DNA を扱うのに欠かせない重要な道具の一つがベクター（vector）である．ベクターは適
切な宿主中で自律的な複製ができる DNA 分子で，目的の DNA 断片を共有結合で簡単に
挿入できるよう設計されている．プラスミド（plasmid；天然に存在する環状 DNA で，寄
生染色体として細菌中にみられる）やバクテリオファージ λ（λ ファージ）というウイルス
は，*E. coli* でのクローニングに適したベクターである．ベクターに新しく DNA 断片を組
込むには，まず，ベクターの特異的認識部位を 1 箇所，制限酵素によって切断する．たと
えば，9.9 kb の環状の二重らせん DNA 分子であるプラスミド pSC101 は，制限酵素
*Eco*R I によって 1 箇所だけが切断される．この酵素により，互い違いにずれた位置で二
本鎖 DNA に切れ目が入るため，相補的な一本鎖部分をもつ末端が生じる．そして，この
末端は，互いに特異的な親和性をもつことから，付着末端（cohesive end）あるいは粘着
末端（sticky end）とよばれる．これと同じ付着末端をもつ DNA 断片なら，どのようなも
のでもこのプラスミドに挿入できる．一方，挿入される断片は，プラスミド DNA の開環
に用いたのと同じ制限酵素を使って，より大きな DNA から得ることができる（図 5・9）．

　得られた DNA 断片の末端の一本鎖部分と，切り開いたプラスミドの末端とは相補的に
なっているので，この DNA 断片とプラスミドをアニーリングさせ，DNA 鎖の切断部に
リン酸ジエステル結合をつくる酵素である DNA リガーゼ（DNA ligase）を用いて両者を
つなぎ合わせることができる．DNA リガーゼの反応には，遊離の 3′-ヒドロキシ基と 5′-
リン酸基が必要であり，また，リガーゼによって結合させる DNA 鎖は，二重らせんでな
ければならない．第 28 章で述べるが，この結合反応には ATP や NAD$^+$ などのエネル
ギー源が必要である．

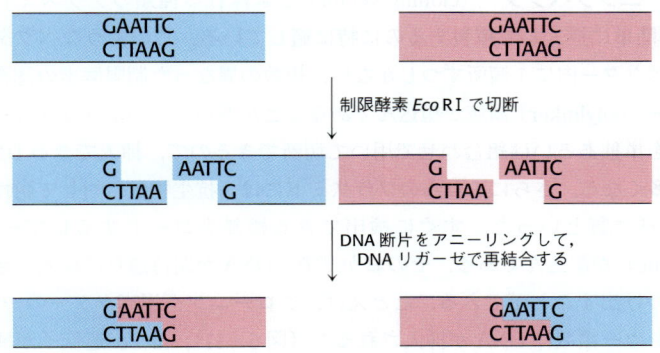

図 5・9　付着末端を利用した DNA 分子の結合法．　*Eco*R I などのような同じ制限酵素で
切断した 2 個の DNA 分子をリガーゼでつないで，組換え分子をつくることができる．

図 5・10　付着末端の形成.
化学合成リンカーをつないでか
ら制限酵素で切断すれば，付着
末端をつくることができる.

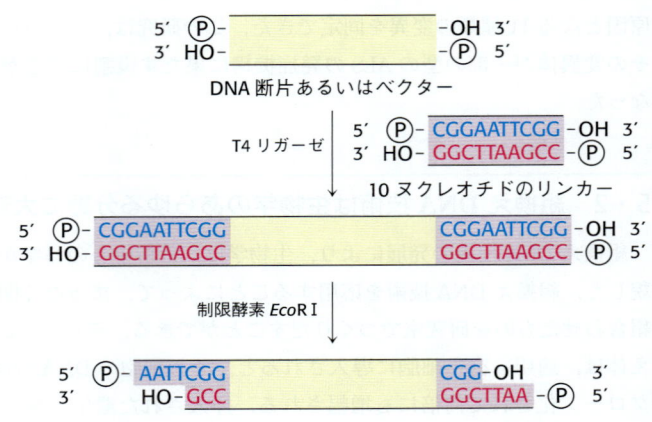

目的の DNA の両側に適切な制限酵素認識部位がないときにはどうすればいいのだろ
う．断片をどのようにして切り取り，ベクターにつなげればいいのだろう．このような場
合でも，制限酵素で切断することのできる短い化学合成 DNA リンカーを使うことによっ
て，付着末端で DNA 分子を結合させる方法を利用できる．まず，リンカーを DNA 断片
の末端に共有結合させる．たとえば，10 ヌクレオチドのリンカーと DNA 分子の 5′ 末端
をポリヌクレオチドキナーゼでリン酸化し，T4 ファージの DNA リガーゼを用いて結合
させる（図 5・10）．このリガーゼは，DNA 二重らせん分子の**平滑末端**（blunt end）（一本
鎖部分のない，完全に対合して端がそろった二本鎖の末端）同士を共有結合でつなぎ合わ
せる働きをする．末端につなぎ足したリンカー部分を適当な制限酵素で切断すると，付着
末端が生じる．このようにすれば，事実上どのような DNA 分子にも，特定の制限酵素に
対応する付着末端をつくることができる．これは，新しい DNA 分子をつくりだすために，
酵素法と化学合成法とをうまく組合わせた成果である．

プラスミドと λ ファージは，細菌での DNA のクローニングに適したベクターである

プラスミドやバクテリオファージの多くには，細菌への組換え DNA 分子の導入率が上
がるように，またこれらベクターが導入された細菌が簡単に選択できるように，巧みに手
が加えられている．前に述べたように，プラスミドはある種の細菌に天然に存在する環状
二本鎖 DNA 分子で，大きさは 2 kb〜数百 kb である．プラスミドは，抗生物質の不活性
化，毒素の生産，天然産物の分解などに関わる遺伝子をもっている．また，この寄生染色
体は，宿主の染色体とは独立して複製され，状況しだいではあるが，宿主ゲノムと違って
生存に必ずしも必要ではない．まったくプラスミドをもたない細菌もあるし，1 個の細胞
中に 20 コピーも天然のプラスミドをもつ細菌もある．

多くのプラスミドは，特定の実験作業に使いやすいように最適化されている．そのよう
なプラスミドには，たとえば，1 個の細菌中に含まれる数が 1000 コピー近くなるものも
ある．**クローニングベクター**（cloning vector）とよばれる種類のプラスミドは，一連の
DNA 断片を簡単に挿入して複製するのに特に適している．このようなベクターには，ど
れもがこのベクター内に 1 箇所ずつしかない，複数の異なった制限酵素の認識部位をもつ
ポリリンカー（polylinker）領域が組込んであることが多い．このポリリンカーはいろいろ
な制限酵素を単独あるいは組合わせて用いて切断できるので，挿入できる DNA 断片の種
類が非常に多くなる．さらにこれらのプラスミドには，抗生物質に対して耐性になる酵素
や蛍光タンパク質といった，すぐに検出できる標識をコードする**レポーター遺伝子**
（reporter gene）が組込んである．そのおかげで，DNA が期待通りに挿入できたベクター
を素早く見つけ出すことができる．たとえば，クローニング用ベクターの一つ pUC18 で
は，ポリリンカー領域に DNA が挿入されると（図 5・11），*lacZα* 遺伝子が挿入による不
活性化によって壊される．この遺伝子は，自然界では乳糖（ラクトース）を分解する酵素
である **β-ガラクトシダーゼ**（β-galactosidase）の主要部分をコードする（§ 11・2）．β-

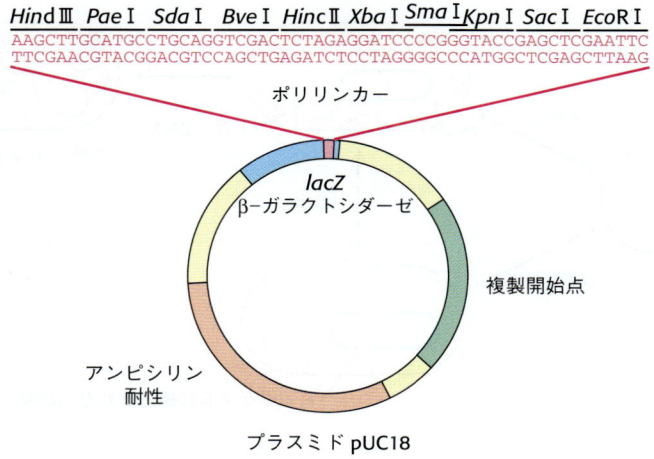

*Hind*Ⅲ *Pae*Ⅰ *Sda*Ⅰ *Bve*Ⅰ *Hinc*Ⅱ *Xba*Ⅰ *Sma*Ⅰ *Kpn*Ⅰ *Sac*Ⅰ *Eco*RⅠ

AAGCTTGCATGCCTGCAGGTCGACTCTAGAGGATCTCCCCGGGTACCGAGCTCGAATTC
TTCGAACGTACGGACGTCCAGCTGAGATCTCCTAGGGGCCCATGGCTCGAGCTTAAG

ポリリンカー

lacZ
β-ガラクトシダーゼ

複製開始点

アンピシリン
耐性

プラスミド pUC18

図 5・11 プラスミド pUC18 内のポリリンカー. プラスミド pUC18 では，β-ガラクトシダーゼ遺伝子（*lacZ* 遺伝子とよばれることが多い）の主要部にポリリンカー領域がある．この領域に含まれる多数の制限酵素認識部位の 1 箇所に DNA 断片が挿入されると，β-ガラクトシダーゼの活性が無くなる．

ガラクトシダーゼは，合成基質 X-gal も分解することができ，その際には青色の色素を遊離させる．しかし，ポリリンカー領域に DNA が挿入されたベクターをもつ細菌では，β-ガラクトシダーゼの活性が無くなっているので，X-gal から青色の色素をつくることができない．そのために，白い色を目印に，目的のコロニーを簡単に見つけ出せるのである（図 5・12）．

　プラスミドのもう一つの種類は，大量のタンパク質の生産に適するよう最適化された**発現ベクター**（expression vector）である．発現ベクターには，抗生物質耐性遺伝子のほかにプロモーターもあり，タンパク質をコードする DNA を大量に転写できるよう設計されている．多くの発現ベクターには，ポリリンカー領域の他に，融合タグを目的のタンパク質に簡単に付けられるようにする配列が DNA 挿入部位を挟んで付けられているため（§3・1），過剰に発現されたタンパク質の精製を非常に容易に行うことができる．

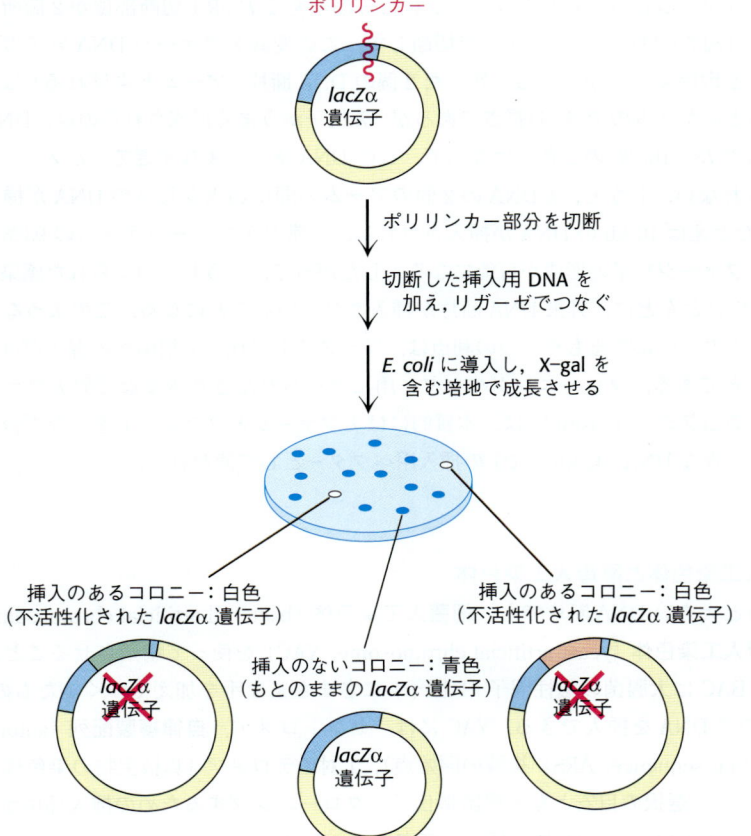

ポリリンカー

lacZα
遺伝子

↓ ポリリンカー部分を切断

↓ 切断した挿入用 DNA を
　加え，リガーゼでつなぐ

↓ *E. coli* に導入し，X-gal を
　含む培地で成長させる

挿入のあるコロニー：白色
（不活性化された *lacZα* 遺伝子）

挿入のあるコロニー：白色
（不活性化された *lacZα* 遺伝子）

挿入のないコロニー：青色
（もとのままの *lacZα* 遺伝子）

lacZα
遺伝子

lacZα
遺伝子

lacZα
遺伝子

図 5・12 挿入による不活性化. pUC18 のポリリンカー領域に DNA 断片がうまく挿入されると，β-ガラクトシダーゼ遺伝子が破壊される．このプラスミドをもつ細菌のコロニーは X-gal を青い色素へと変換できなくなるため，培地上では白く見える．

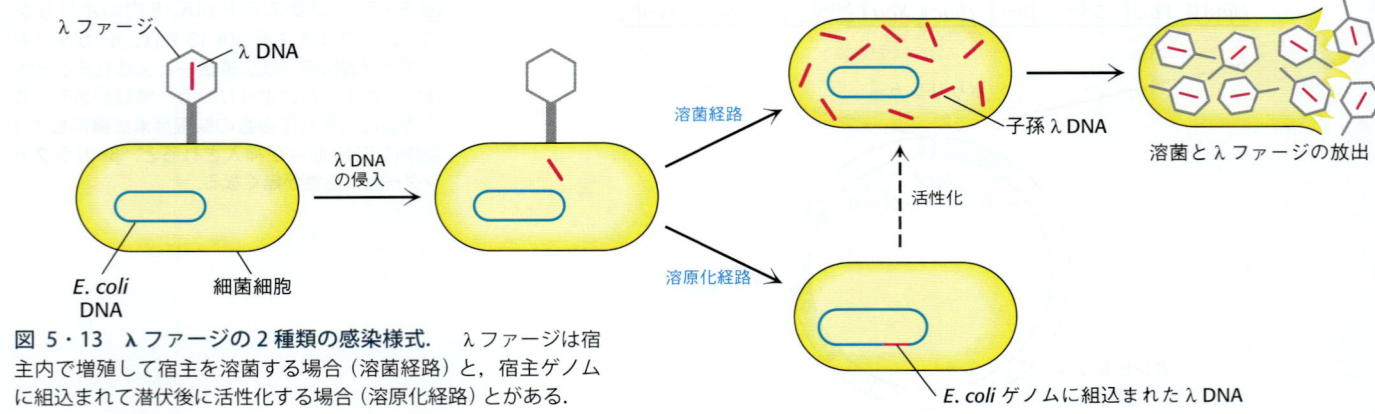

図 5・13 λ ファージの 2 種類の感染様式. λ ファージは宿主内で増殖して宿主を溶菌する場合 (溶菌経路) と, 宿主ゲノムに組込まれて潜伏後に活性化する場合 (溶原化経路) とがある.

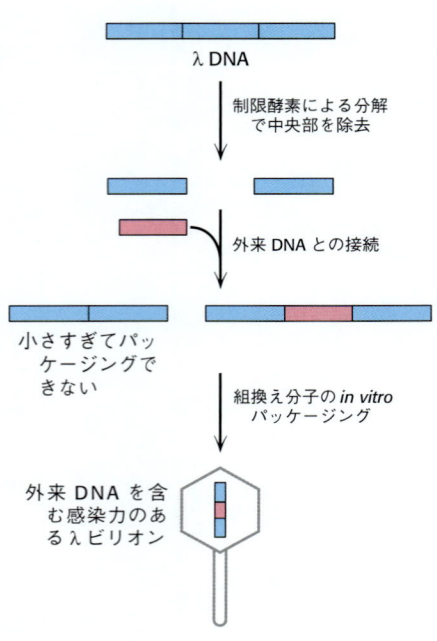

図 5・14 クローニングベクターにする変異 λ ファージ. パッケージング (ウイルス粒子に DNA 分子が包み込まれる) 過程で, 挿入断片 (■) を含む DNA 分子だけが選択される. 挿入断片を含まずにつながってできた DNA 分子は, 小さすぎて効率よくウイルス粒子ができない.

もう一つの広く使われるベクターが **λ ファージ** (λ phage) で, 宿主細菌を破壊するか, それともその一部になるかの 2 通りの生活様式をとる (図 5・13). **溶菌経路** (lytic pathway) では, ウイルスとしての機能が完全に発現され, ウイルス DNA の複製とタンパク質の合成が急速に生じる. その結果, ウイルス粒子 〔**ビリオン** (virion)〕が形成され, 宿主細胞の溶菌 (破壊) をひき起こし, 100 個程度のウイルス粒子が一度に放出される. もう一方の**溶原化経路** (lysogenic pathway) では, ファージ DNA が宿主ゲノムに組込まれ, 不活性なまま何世代にもわたって宿主細胞の DNA と一緒に複製される. しかし, ある種の環境変化が引き金となってこの休止状態のウイルスの DNA が発現すると, ウイルスが産生され, 宿主の溶菌が起こる. 48 kb ある λ ファージの DNA には, このような感染に不要な大きな領域があり, これを外来 DNA で置き換えることができるため, λ ファージは理想的なベクターとして利用できる.

クローニングに適した変異 λ ファージが構築されている. 特に有用な λgt−λβ とよばれる変異ファージには, 正常なファージには 5 箇所ある *Eco*R I 切断部位が 2 箇所しか存在しない (図 5・14) ので, *Eco*R I で切断して, この変異 λ ファージ DNA 分子の中央部分の断片を取除くことができる. 残った 2 個の DNA 断片 (アームとよばれる) は, 合わせるともとのゲノムの 72 % の長さであるが, λ 粒子がうまく形成されるのは, DNA が正常ゲノムの 78〜105 % のときだけなので, この DNA 量では少なすぎて, λ ファージ粒子は形成されない. しかし, λ DNA の 2 個のアームの間に適当な長さの DNA が挿入されると, (たとえば 10 kb の DNA が挿入されれば, 正常な λ ファージゲノムの 93% の長さになる) ファージ粒子の形成が可能になる. したがって, こうしてつくられた感染性のある λ 粒子のほとんどに, 外来 DNA 断片が挿入されていることになる. このような変異ウイルスをベクターにするもう一つの利点は, プラスミドに比べて細菌への導入がはるかに容易なことである. クローニングベクター用につくられたさまざまな変異 λ ファージの一つである**コスミド** (cosmid) は, 本質的には λ ファージとプラスミドをつなぎ合わせたもので, 大きな DNA (45 kb まで) の挿入用ベクターとして使われる.

細菌人工染色体と酵母人工染色体

もっと大きい DNA 断片でも, **細菌人工染色体** (bacterial artificial chromosome, BAC) や**酵母人工染色体** (yeast artificial chromosome, YAC) を使って増殖させることが可能である. BAC は大腸菌の稔性因子 (F 因子) にさまざまな手を加えてつくったもので, 300 kb までの DNA を挿入できる. YAC には, セントロメア, **自律複製配列** (autonomously replicating sequence, ARS; 複製の開始点), 1 対のテロメア (真核生物の染色体の正常な末端構造), 選択の目安となる標識遺伝子, クローニングするための挿入部位があり (図 5・15), 1000 kb までの断片を挿入してクローニングできる.

ゲノム DNA を切断して特定の遺伝子をクローニングすることができる

　巧みなクローニング法と選択法のおかげで，$3×10^6$ kb 以上もあるゲノムから，短い DNA 断片を単離できるようになった．それには，DNA 断片を多数集めて<u>ライブラリー</u>をつくり，その中から目的の遺伝子を含むものを見つけだせばよい．ゲノム中にたった 1 個しかない遺伝子をクローニングするために，用意しなくてはならない重要なものが二つある．それは，目的の遺伝子を探すための特異的なオリゴヌクレオチドプローブと，簡単にスクリーニングできる DNA ライブラリーである．

　どのようにすれば特異的プローブが得られるのだろうか．一つの方法として，遺伝子がコードするタンパク質のアミノ酸配列の一部がわかっていれば，そこからプローブをつくることができる．アミノ酸配列を知るための情報源となるのが，精製したタンパク質のペプチド配列決定（第 3 章）と，似た生物種がもつ類似タンパク質の塩基配列の知識（第 6 章）の二つである．ただし，ある一つのペプチド配列に対して，それをコードする可能性のあるオリゴヌクレオチドは複数存在するという問題がある（図 5・16）．そのためプローブをつくるには，対応するコドンが 1 個しかないアミノ酸であるトリプトファンやメチオニンを含んだペプチド配列が好んで使われる．というのは，他のアミノ酸残基には，コドンが 2〜6 個存在するからである（表 4・5）．目的のペプチド配列をコードする可能性のある DNA 配列（あるいはその相補配列）すべてを固相法によって合成し，^{32}P を使ってリン酸化することにより，5′ 末端を放射性 ^{32}P で標識する．

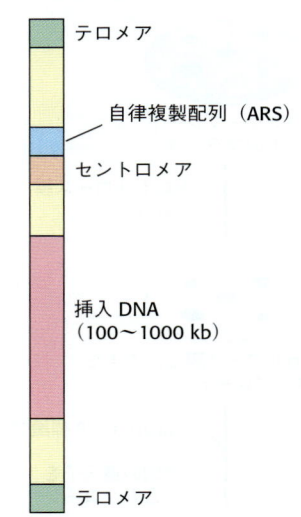

図 5・15　酵母人工染色体（YAC）の模式図.　このベクターには，酵母細胞中で複製され，安定に存在するために必要な配列が含まれている.

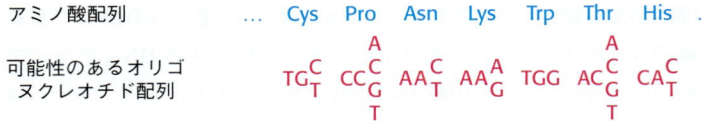

図 5・16　タンパク質の配列からつくったプローブ.　特定のアミノ酸配列をコードする可能性のあるオリゴヌクレオチドをすべて合成することで，プローブをつくることができる．遺伝暗号には縮重があるため，このアミノ酸 7 個の配列に完全に一致するプローブが必ず含まれるようにするには，256 通りのオリゴヌクレオチドを合成しなければならない.

　DNA ライブラリーをつくるには，まず，全ゲノム DNA を何コピーも含む試料から，機械的な切断や制限酵素による部分消化により，大きな断片をつくる（図 5・17）．これによって，重複した多数の DNA 断片のランダムな集合が得られる．つぎに，これらの DNA 断片の混合物をゲル電気泳動で分画し，長さが約 15 kb の断片をすべて単離する．この断片の末端に合成リンカーを結合させて付着末端をつくり，同じ付着末端をもつように処理した λ ファージ DNA などのベクターに挿入する．この組換えファージを E. coli に感染させると，ファージが複製して，宿主細菌の溶菌をひき起こす．得られた培養液中にはヒト DNA 断片を組込んだウイルス粒子が含まれていて，その数が十分に多いとヒトゲノムのほぼ全体が網羅されることになる．このような組換えファージ集団全体を**ゲノムライブラリー**（genomic library）という．ファージは無限に増殖するので，このライブラリーは長期にわたって繰返し利用できる．

　つぎは，このゲノムライブラリーをスクリーニングして，目的の遺伝子をもつごく少数のファージを見つけだす作業である．計算によると，ヒトゲノムの場合に，99 % の確率で成功するには，約 500 000 個のクローンをスクリーニングする必要がある．そのためには，迅速で効率のよいスクリーニング方法が不可欠であるが，DNA ハイブリダイゼーションによりそれが可能である．

　まず，細菌を一面に生やしたプレート（平板）上に，組換えファージを希釈した懸濁液をまく（図 5・18）．それぞれのファージ粒子がプレート上の細菌に付着して感染すると，そこには同一のファージだけでできた**プラーク**（溶菌斑, plaque）が形成される．このマスタープレートにニトロセルロース膜を載せて，写し（レプリカ）をつくると，ファージが感染した細菌と溶菌して放出されたファージの DNA とがニトロセルロース膜に付着し，プラークに相当する位置に対応したスポットができる．この膜を NaOH で処理して，

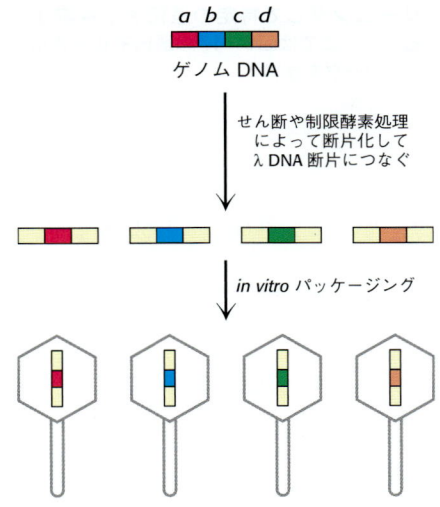

図 5・17　ゲノムライブラリーの作成.　複雑なゲノム全体を切断したものからゲノムライブラリーをつくることができる．ゲノム DNA を切断して，重複した DNA 断片群をつくり，これを λ ファージベクター（▭）に挿入する．ビリオン内にパッケージングし，E. coli に感染させて組換えウイルス粒子を形成させて増幅すれば，ゲノムライブラリーが得られる.

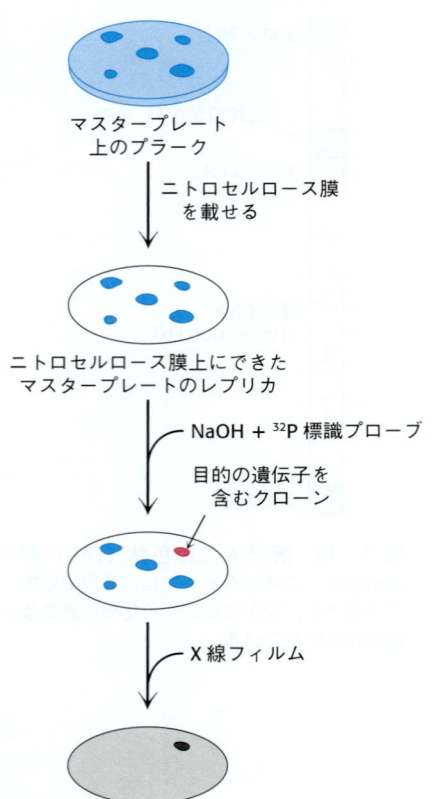

マスタープレート
上のプラーク

↓ ニトロセルロース膜
を載せる

ニトロセルロース膜上にできた
マスタープレートのレプリカ

↓ NaOH + ³²P標識プローブ

目的の遺伝子を
含むクローン

↓ X線フィルム

プローブで標識されたニトロセル
ロース膜のオートラジオグラム

**図 5・18　ゲノムライブラリーをスク
リーニングして特定の遺伝子を探索す
る.**　ここでは図5・17の遺伝子 *a* を含ん
だプラークを検出

膜に付着した壊れていない細菌を溶かすと同時に DNA を変性させて，³²P 標識したプローブとハイブリッドを形成できるようにする．レプリカ上の 1 個のスポットに特定の DNA 配列が存在することは，放射性標識した相補的 DNA または RNA 分子をプローブとして用いることにより検出できるので，オートラジオグラフィーを行うことにより，組換え DNA を含むスポットの位置が明らかになる．そして，もとのマスタープレートから，このスポットに相当するプラークのファージを採取し，増殖させる．このようにすれば，研究者 1 人で 1 日に 100 万個ものクローンのスクリーニングが簡単に行える．プローブさえあれば，この方法により，事実上どんな**遺伝子**でも単離することができる．

mRNA から調製した相補的 DNA を宿主細胞で発現させることができる

ある遺伝子のタンパク質コード領域が興味の対象である場合，真核生物の DNA ライブラリーの調製には，原核生物にはない特有の問題がある．前に述べたように，哺乳類遺伝子の大部分はイントロンとエキソンのモザイクになっているが，細菌には，転写一次産物からイントロンを切り取る機構が備わっていないので，このような分断された遺伝子を細菌で発現させることができないのである．しかし，mRNA ではイントロンがすでに切り取られているので，この問題は，mRNA に相補的な組換え DNA をつくって細菌に取込ませることによって解決できる．

相補的 DNA（complementary DNA, cDNA）作製の鍵となるのは，**逆転写酵素**（reverse transcriptase）である．§4・4 で説明したように，この酵素はレトロウイルスのゲノム RNA 複製の際，DNA-RNA ハイブリッドをつくるために使われる酵素である．逆転写酵素は，遊離の 3′-OH 基をもち RNA 分子と塩基対を形成する DNA プライマーがあれば，その RNA 分子を鋳型にして相補的な DNA 鎖を合成する．プライマーには，単にチミジンを連結したもの〔オリゴ（T）〕が利用できる．このオリゴ（T）は，図5・19 に示すように，真核生物の mRNA 分子の大半が 3′ 末端にもつポリ（A）配列（§4・5）と塩基対を形成する．そして，4 種類のデオキシリボヌクレオシド三リン酸が存在すれば，逆転写酵素は cDNA 鎖の残りの部分を合成するのである（①）．この RNA-DNA ハイブリッド鎖の RNA の方は，pH を上げることによって加水分解される（②）．DNA の方は，RNA とは違ってアルカリ加水分解には安定なのでそのまま残る．得られた一本鎖 DNA は，別のプライマー部位を利用して，二本鎖 DNA に変えることができる．たとえば，得られた DNA 鎖の 3′ 末端に**ターミナルトランスフェラーゼ**（terminal transferase）を使って dG 残基を数個付加する（③）と，オリゴ（dC）は dG 残基と結合可能なので，第二の DNA 鎖合成のプライマーとして利用できる（④）．この二重らせん DNA に合成リンカーを付加すれば，適当なベクターにリガーゼ反応でつなぐことができる．ある細胞に含まれる全 mRNA を対象にして，相補的 DNA をつくってベクターに挿入し，細菌に導入することも可能であり，こうして作成されたものが **cDNA ライブラリー**（cDNA library）である．

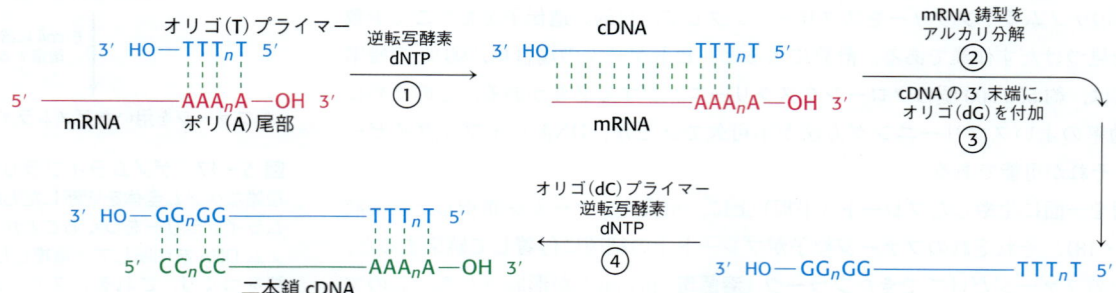

図 5・19　cDNA 二本鎖の形成.　相補的 DNA（cDNA）二本鎖は，逆転写酵素を使って mRNA から作製する．① 最初は mRNA 鋳型をもとに cDNA 鎖を合成し，② もとの RNA 鎖を分解し，③ この新しくつくられた cDNA 鎖にターミナルトランスフェラーゼを使って G 塩基をいくつか付加し，④ この cDNA 鎖を鋳型に使って，これに相補的な DNA 鎖を合成する．

相補的 DNA 分子を発現ベクターに挿入すれば，目的のタンパク質を生産させることができる．cDNA のクローンを導入された細菌が，cDNA に由来する外来タンパク質の合成を行うかどうかを手掛かりにスクリーニングする方法を**発現クローニング**（expression cloning）とよぶ．目的のタンパク質を特異的に認識する標識抗体を使うことにより，このタンパク質を生産する細菌コロニーを同定できる（図 5・20）．前述したのと同様に，レプリカプレート上の細菌を溶かすことによって放出されたタンパク質をニトロセルロース膜に写し取る．そして，目的のタンパク質に特異的な標識抗体を加えると，オートラジオグラフィーによって，マスタープレート上の目的コロニーの位置を簡単に明らかにできる．目的のタンパク質が発現され，それに対する抗体が入手できる場合には，この免疫化学的スクリーニング法を利用できる．

相補的 DNA には遺伝子ライブラリー作製以外にも多くの用途がある．原核細胞に真核生物タンパク質を過剰に産生させて精製するには，cDNA をプラスミドベクターに挿入する必要がある．たとえばインスリン前駆体であるプロインスリンは，その mRNA に相補的な DNA を組込んだプラスミドをもつ細菌によって合成されている（図 5・21）．実際，何百万人という糖尿病患者が現在利用しているインスリンのほとんどは細菌によって生産されたものである．

DNA に意図した変化を起こさせ，
新しい機能をもったタンパク質をつくることができる

変異が構造や機能にどのような影響を及ぼすかを解析することにより，遺伝子やタンパク質について多くのことがわかってきた．古典的な遺伝学の方法論では，生物のゲノム全体にランダムに変異を起こし，興味深い表現型を示す個体を選びだし，その変異体の解析によりどの遺伝子が変化したのかを明らかにし，DNA 塩基配列決定によって正確な変異を同定していた．しかし，組換え DNA 技術のおかげで，特異的な変異を簡単に *in vitro*（試験管内）でつくりだすことができるようになった．**欠失**（deletion），**挿入**（insertion），**置換**（substitution）という 3 種類の変化を起こさせることによって，望み通りの性質をもった新しい遺伝子をつくることができるのである．これらの変異を導入するにはさまざまな方法が使えるが，つぎにいくつかの例をあげる．

部位特異的変異導入　アミノ酸 1 個が置換された変異タンパク質は，**部位特異的変異導入**（site-directed mutagenesis，図 5・22）によって簡単につくることができる．あるセリン残基をシステインに置換したいとき，1）このタンパク質の遺伝子か cDNA が挿入されたプラスミドがあり，2）変異させたい部位の周辺の塩基配列がわかっていれば，セリンからシステインへの変異を起こすことができる．問題のセリンが TCT でコードされている場合，中央の C を G に変異させれば，システインをコードするコドン TGT になる．このような変異は，1 個の塩基だけが変化するので**点突然変異**（point mutation）とよばれ

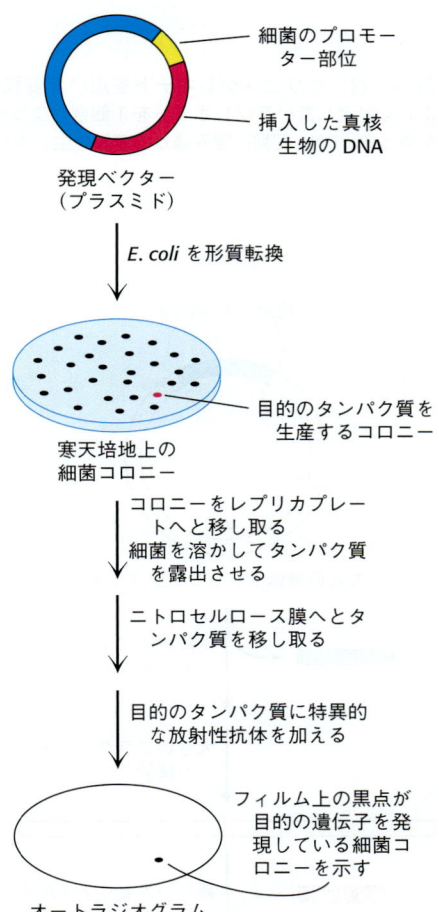

図 5・20　cDNA クローンの発現スクリーニング．　cDNA クローンを発現スクリーニングするには，特異的な抗体を用いて染色して，発現された産物を同定する．

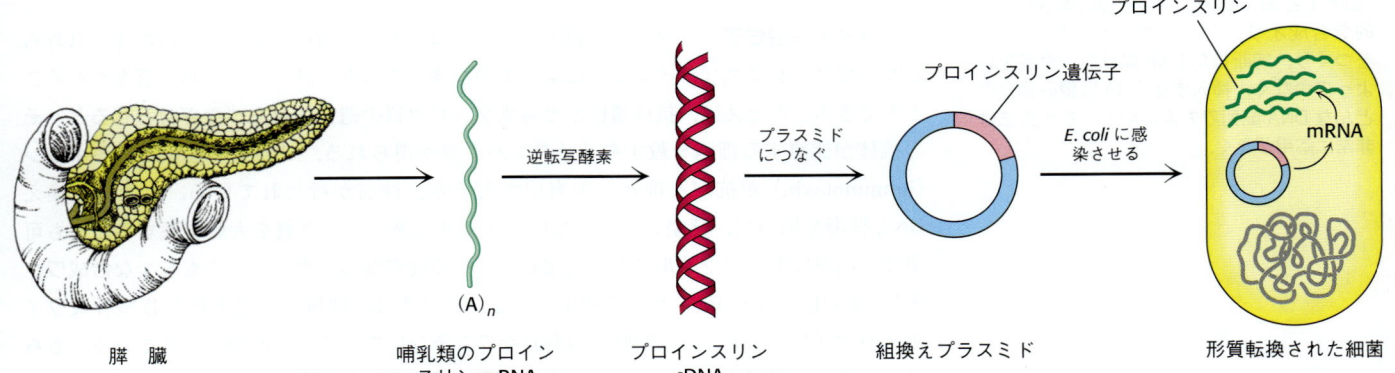

図 5・21　細菌によるプロインスリンの合成．　インスリンの前駆体であるプロインスリンは，形質転換した（遺伝子を変化させた）*E. coli* クローンによって合成できる．このクローンは，哺乳類のプロインスリン遺伝子をもつ．

図 5・22　オリゴヌクレオチドを用いた変異導入. 正しく対合しないヌクレオチドを1個含むプライマーを使って，DNA配列に望み通りの変異を生じさせる.

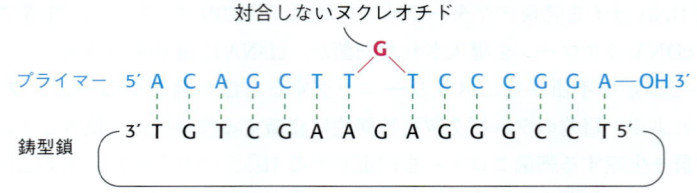

対合しないヌクレオチド

プライマー　5′ A C A G C T T G T C C C G G A—OH 3′
鋳型鎖　　　3′ T G T C G A A G A G G G C C T 5′

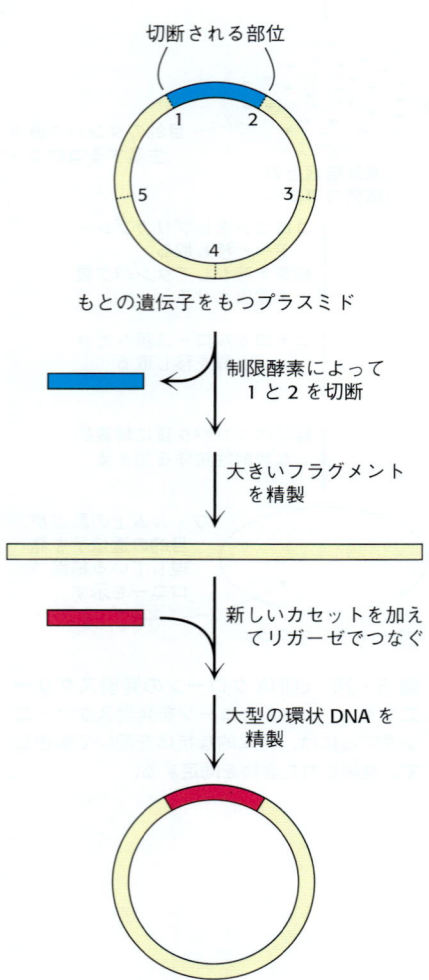

切断される部位

もとの遺伝子をもつプラスミド

制限酵素によって
1と2を切断

大きいフラグメント
を精製

新しいカセットを加え
てリガーゼでつなぐ

大型の環状DNAを
精製

新しい遺伝子をもったプラスミド

図 5・23　カセット式変異導入.　2種類の異なった制限酵素によりDNAを切断する（図の1と2）.この二つの部位に両端が相補的な合成オリゴヌクレオチド（カセット）をつくり，切断したDNAにリガーゼ反応によってつなぐ.挿入するDNAは望み通りのどんなDNA配列でもよいので，この方法は非常に応用がきく.

る.プラスミドにこの変異を導入するには，この遺伝子のこの領域に相補的だが，TCTの代わりにTGTを含む点だけが異なるオリゴヌクレオチドプライマーを用意する.プラスミドの二本鎖を分離し，このプライマーを相補鎖とアニーリングさせる.アニーリングを適当な温度で行えば，15塩基のうち1塩基が正しく対合していなくても大丈夫である.アニーリング後，DNAポリメラーゼによってプライマーを伸長し，DNAリガーゼを加えて二本鎖DNAを閉環する.つぎにこの二重らせんが複製されると，2種類のプラスミドが生じ，半数はもとと同じTCT配列を，残る半数は変異のあるTGT配列をもつことになる.このTGTという新しい配列をもつプラスミドが発現されると，望み通り1箇所のセリンだけがシステインに置き換わったタンパク質が産生される.部位特異的変異導入により，遺伝子の調節領域の配列を正確に変化させたり，望み通りの性質をもったタンパク質をつくったりする例が，今後も増えていくだろう.

カセット式変異導入　カセット式変異導入（cassette mutagenesis）では，目的の遺伝子に挿入，欠失，複数の点突然変異など，さまざまな変異を導入できる.もとの遺伝子をもつプラスミドDNAを2種類の制限酵素で切断して，小さい断片を除去する（図5・23）.目的の遺伝子を変化させた配列をもち，しかも切断したプラスミドの両端と相補的な付着末端をもつ合成二本鎖オリゴヌクレオチド〔**カセット**（cassette）〕を用意する.このカセットをリガーゼ反応でプラスミドにつなげば，望み通りの変異が導入された遺伝子産物を得ることができる.

PCRによる変異導入　§5・1では，特定のDNA領域を挟む配列をプライマーに使えば，PCRによって目的の領域が増幅できることを学んだ.実は，うまく設計したPCRプライマーがあれば，この増幅配列に特定の挿入，欠失，置換を導入することが可能で，そのための方法がいくつも開発されている.ここではその中の一つ，**インバースPCR**（inverse PCR）を使って，プラスミドDNAに欠失を導入する方法を説明しよう（図5・24）.この方法では，欠失させたい配列の両側の配列に対応するプライマーを設計する.ただし，このプライマーは向きが通常のPCRとは逆で，欠失させたい領域を除いてプラスミド全体が増幅されるようになっている.プライマーそれぞれが5′-リン酸基をもっていれば，増幅した産物をDNAリガーゼでつないで環状化することにより，目的とする欠失変異をもつプラスミドを得ることができる.

デザイナー遺伝子　タンパク質ドメインをコードする遺伝子領域を，自然界ではみられない組合わせでスプライシングによってつなぎ，まったく新しいタンパク質をつくることもできる.たとえば，抗体遺伝子と毒素タンパク質の遺伝子とをつなぎ合わせると，その抗体が認識する細胞を殺すキメラタンパク質が得られる.このような**イムノトキシン**（immunotoxin）が抗がん剤として有用かどうか，検討が行われている.また，組換えDNA技術を用いて，感染力をもたないウイルス外被タンパク質を大量生産することも可能で，病原性をもつウイルスを不活化してつくる従来型のワクチンよりも安全な**合成ワクチン**（synthetic vaccine）として利用できる.たとえば，酵母で生産されたB型肝炎ウイルスのサブユニットが，B型肝炎の有効なワクチンになることがわかってきている.さらに，前述した固相法を使えば，まったく新しい遺伝子を新規合成すること（*de novo* 合成）もできる.こういった**デザイナー遺伝子**（designer gene）なら，自然界に類似するもののないタンパク質もコードできる.

組換え DNA 技術によって，病気の原因となる変異が機能に どう影響するのかを調べることができる

　組換え DNA 技術を応用して行う変異タンパク質の生産は，ALS の研究にも大きく役立ってきた．前述したように，遺伝学研究によって，Cu/Zn スーパーオキシドジスムターゼをコードする遺伝子において，ALS の発症に関与する変異がいくつも見つかっている．§18・3 で説明するが，SOD1 はスーパーオキシドラジカルアニオンの過酸化水素への変換反応を触媒し，この過酸化水素はカタラーゼによって分子状酸素と水に変換される．ALS の原因となる変異が SOD1 の構造と機能にどう影響するかを調べるため，ヒト cDNA ライブラリーから *SOD1* 遺伝子が PCR によって増幅され，単離された．遺伝子を含む増幅断片を適当な制限酵素で切断して，同様に切断したプラスミドベクターに挿入し，オリゴヌクレオチドを用いた変異導入によって，これらのプラスミドに ALS 患者に認められる変異が導入された．この変異 *SOD1* 遺伝子を発現させたタンパク質産物の触媒活性を調べたところ，驚いたことに，これらの組換えタンパク質では，変異による酵素活性の大きな変化はなかった．このような観察結果から，これらの変異は，酵素活性の低下によってではなく，SOD1 そのものを有害なものに変えることによって ALS の発症に関与するという見方が広まることになった．有害な SOD1 の正体はまだ完全には解明されていないが，変異 SOD1 は神経細胞の細胞質中で有害な凝集体をつくりやすいという仮説が提出されている．

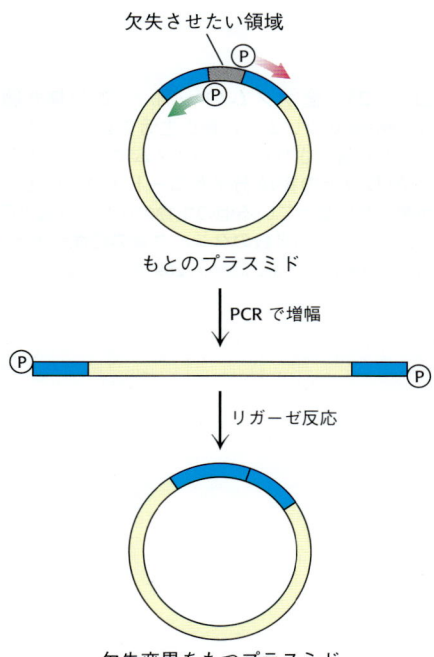

図 5・24　インバース PCR による欠失変異導入.　除去したい配列を両側から挟む，その配列から離れるように向かうプライマーを使えば，プラスミドに欠失をひき起こせる．PCR で増幅すると，プラスミド全体から欠失させたい配列だけを除いた直鎖状の産物ができる．プライマーに 5′-リン酸基がついていれば，DNA リガーゼを使ってこの直鎖状産物を再びつないで環状にして，望み通りの変異をもつプラスミドをつくることができる．

5・3　ゲノムの完全な塩基配列が決定され，解析されている

　ここまで述べてきた手法は，DNA 断片の単離や性質の研究にきわめて有効である．しかし，ウイルスからヒトまでさまざまな生物のゲノムははるかに長い DNA でできており，多数の機能を盛り込むために必要な非常に特殊な構造をもっている．では，ゲノムの塩基配列を完全に解読し，分析することはできるだろうか．小さいゲノムの塩基配列の解読は，DNA の塩基配列決定法が開発されてそれほどたたずに実現した．1977 年に Sanger らは，φX174 ファージがもつ 5386 塩基の DNA の塩基配列を完全に解読した．タンパク質のアミノ酸配列の解明という Sanger 自身の先駆的な業績から，わずか四半世紀後のことである．この偉業から数年後には，16 569 塩基対の二本鎖環状 DNA 分子であるヒトのミトコンドリア DNA の塩基配列が決定された．この分子には，2 種のリボソーム RNA，22 種の転移 RNA，13 種のタンパク質がコードされている．その後，ほかにも数多くのウイルスゲノムの塩基配列が解読された．しかし，独立生活する生物のゲノムの解読は困難な課題だった．それは，最も単純なものでも 100 万塩基対を超えているためで，塩基配列の解読計画には，迅速に行える塩基配列決定法と，多数の 300 から 500 塩基対という短い DNA 鎖の塩基配列をまとめて完全な塩基配列を組立てる効率よい方法が必要であった．

細菌から多細胞の真核生物まで，さまざまな生物のゲノムの塩基配列が解読されている

　蛍光標識を用いたジデオキシ法（チェインターミネーション法）による自動 DNA シークエンサー（DNA 塩基配列決定装置）が開発され，大量の DNA の迅速な塩基配列決定が現実のものとなった．1995 年には *Haemophilus influenzae*（インフルエンザ菌）のゲノム塩基配列が "ショットガン法" を使って決定された．まず，ゲノム DNA をランダムに切断して，この断片の配列を決定する．そして，コンピュータープログラムによって，断片同士の重なり合う領域をうまくつき合わせて，完全な塩基配列を組立てたのである．このゲノムは 1 830 137 塩基対からなり，約 1740 個のタンパク質がコードされている（図 5・25）．同様な方法で，すでに 10 000 種を超える細菌，アーキアの塩基配列が解読されている．その中には，大腸菌 *E. coli*，ネズミチフス菌 *Salmonella typhimurium*，超好熱性硫酸還元アーキア *Archaeoglobus fulgidus* などの重要なモデル生物や，腺ペストの原因となるペスト菌 *Yersinia pestis*，炭疽菌 *Bacillus anthracis* といった病原菌も含まれる．

図 5・25　全ゲノムの一例.　この模式図は *Haemophilus influenzae* のゲノムで，自由生活する生物としては初めて完全なゲノムが解読された. このゲノムには 1700 種以上のタンパク質と 70 種以上の RNA 分子がコードされている. これまでに性質が明らかになっている他の生物のタンパク質と配列を比較することによって，約半数のタンパク質の機能が推定された〔出典: R. D. Fleischmann et al., *Science*, **269**, 496〜512 (1995)〕.

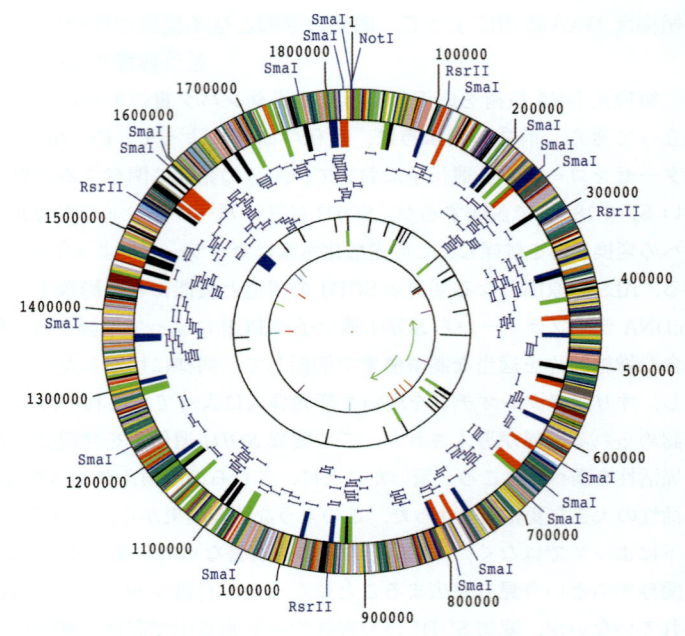

真核生物ゲノムで最初に完全に解読されたのは出芽酵母 *Saccharomyces cerevisiae* のゲノムで，1996 年のことである. 出芽酵母のゲノムは約 1200 万塩基対が 16 本の染色体に分かれていて，6000 個以上のタンパク質がコードされている. 続いて 1998 年には，多細胞生物のゲノムとして初めて線虫（*Caenorhabditis elegans*）のゲノムが完全に解読された. このゲノムは 9700 万塩基対で，含まれる遺伝子は 19 000 個を超える. 現在では線虫以外にもショウジョウバエ *Drosophila melanogaster*，シロイヌナズナ *Arabidopsis thaliana*，マウス，ラット，イヌなど，生物学，生物医学研究に広く利用される多くの生物のゲノムが解読されている. ただし，ゲノムの完全配列が解読されたといっても，一部の領域，たとえばヘテロクロマチンを構成する反復配列などは，通常の技術では非常に処理しにくいために，情報が欠落していることがある点には注意が必要である.

ヒトゲノムの塩基配列の解読が終了した

多くのゲノム科学研究にとって，究極の目標はヒトゲノムの塩基配列決定と解析であった. ヒトゲノムは 24 種類の染色体に分かれた約 30 億塩基対の DNA からなり，その塩基配列決定は気の遠くなるほど手強い課題であった. しかし，研究所，大学，民間企業の国際的な協力体制によって，2001 年に初めて，草案のようなドラフト配列が発表され，2004 年後半には最終的な高精度な配列が発表された（図 5・26）.

ヒトゲノムは，生化学，進化などヒトのさまざまな面についての情報の宝庫であり，その解析は今後何年も続けられるだろう. タンパク質をコードする遺伝子のリスト作成は，最初に行われた作業の一つである. ゲノム解読計画の開始時点では，このような遺伝子は約 10 万個と見積もられていたが，ゲノムの完全な（といっても高精度の配列ではない）配列が得られると，遺伝子数の推定は 30 000〜35 000 個へと引き下げられた. 最終的な高精度配列では，推定遺伝子数はさらに少なくなり 20 000〜25 000 個とされた. 本書では 21 000 個という値を使うことにする. 推定値がこのように下がったのは，**偽遺伝子**（pseudogene）がかなり多いことがわかったのも理由の一つである. 偽遺伝子は，以前は正常に機能していたが，変異が蓄積してタンパク質がつくれなくなってしまった遺伝子である. たとえば，嗅覚受容体（匂いの感知に関わる重要な分子）をコードするゲノム領域では，その半分以上が偽遺伝子である（§33・1）. 一方，これに対応する他の霊長類や齧歯類ゲノムの領域は，機能をもった嗅覚受容体をコードしている. それにしても，この驚くほど少ない遺伝子数は，ヒトのプロテオーム（ヒトがもつタンパク質全体）の複雑さとは相容れないようにみえる. しかし，実は多くの遺伝子が，mRNA の選択的スプライシ

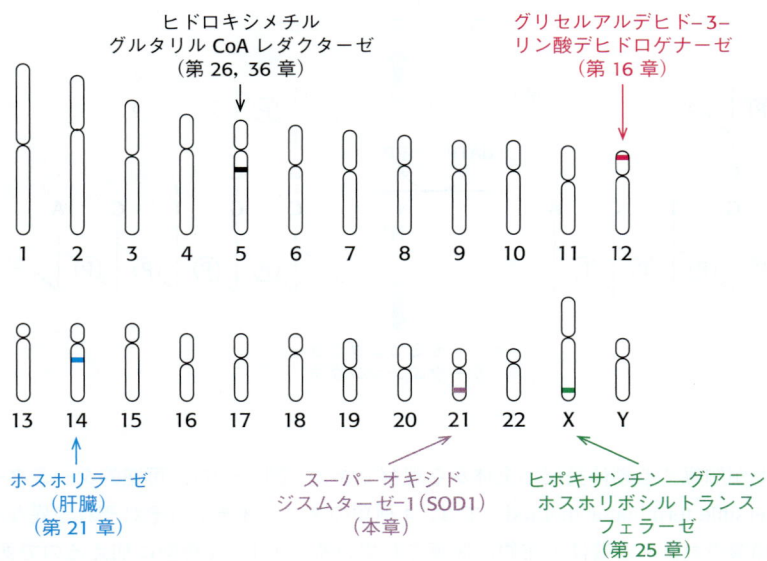

ヒドロキシメチル
グルタリル CoA レダクターゼ
（第 26, 36 章）

グリセルアルデヒド−3−
リン酸デヒドロゲナーゼ
（第 16 章）

1　2　3　4　5　6　7　8　9　10　11　12

13　14　15　16　17　18　19　20　21　22　X　Y

ホスホリラーゼ
（肝臓）
（第 21 章）

スーパーオキシド
ジスムターゼ-1（SOD1）
（本章）

ヒポキサンチン−グアニン
ホスホリボシルトランス
フェラーゼ
（第 25 章）

図 5・26　ヒトゲノム. ヒトゲノムは 46 本の染色体（常染色体 22 対と性染色体である X 染色体，Y 染色体）に分かれている. 生化学的に重要な経路に関わる，いくつかの遺伝子の位置を示す.

ングやタンパク質の翻訳後の修飾といったしくみを利用して，2 種類以上のタンパク質をコードしているのである. そして，一つの遺伝子がコードする異なったタンパク質には，機能的に重要な違いの認められることがよくあるのだ.

　ヒトゲノムにはタンパク質をコードしない DNA が大量に含まれる. 現代生化学，遺伝学の重要課題の一つは，この DNA の非翻訳領域の役割を明らかにすることである. このような DNA の多くは，**可動性遺伝因子**（mobile genetic element）が原因で存在する. 可動性遺伝因子はレトロウイルス（§4・4）に似ていて，時の経過とともにゲノム中のあらゆる部分に自分自身を組込んできたのである. その多くには変異が蓄積していて，すでに機能しなくなっている. たとえば，長さ約 300 塩基の ***Alu* 配列**（*Alu* sequence）は **SINE**（short interspersed elements，短い散在性反復配列）の一例であるが，ヒトゲノムには 100 万個以上も存在する. また，ヒトゲノムには，長いと 10 kbp にもなる **LINE**（long interspersed elements，長い散在性反復配列）も 100 万個近く存在する. これらの因子が果たす役割が，中立的な遺伝的寄生体にすぎないのか，あるいはゲノム進化の立役者なのかについては，現在研究が進められている.

次世代シークエンシング（塩基配列決定法）により，ゲノムの完全配列の迅速な解読が可能になる

　1970 年代半ばにサンガーのジデオキシ法が考案されて以来，DNA 塩基配列決定技術は大きく進歩し，読み取れる塩基配列はしだいに長くなり，精度は上がり，時間もかからなくなった. **次世代シークエンシング**（next-generation sequencing, NGS）の開発により，この読み取り能力は想像もつかなかったほどのレベルにまで達している. 微量溶液の処理技術や高分解能光学の飛躍的進歩，コンピューターの性能といった技術の大きな進歩を組合わせることにより，全ゲノムの塩基配列解読が迅速に低コストで行えるようになったのである（第 1 章）.

　次世代シークエンシングとは総称であり，それぞれの技術が利用する DNA 塩基配列決定の方法は異なっている. ただし，どの方法も非常に多数を並行して処理し，100 万〜10 億個の DNA 断片の塩基配列を 1 回の実験で得ることができる. NGS では，どうしてこれほど多数の配列を並行して読み取れるのだろう. それぞれの DNA 断片は，固体の支持体（1 個のビーズやスライドグラスのごく一部）上で PCR によって増幅され，高分解能イメージングで識別できるように，同一の塩基配列からなる DNA 断片の集団をつくる. つぎにこれらの断片を DNA ポリメラーゼの鋳型に使い，ヌクレオチド三リン酸の付加をシグナルに変換して，非常に高い感度で検出する. この個々の塩基の取込みを検出する方法は NGS の種類によってさまざまに異なっているのであるが，そのほとんどは，DNA ポリ

図 5・27　次世代シークエンシングで使われる検出手法.　次世代シークエンシングでは，塩基の取込みを調べるために，DNA ポリメラーゼ反応のさまざまな産物の検出を目印にする．可逆的ターミネーター法では，サンガー法によく似たやり方でヌクレオチドの取込みを調べる．一方，ピロシークエンシング法とイオンセミコンダクターシークエンシング法はそれぞれ，二リン酸とプロトンの遊離を測定する．

ピロシークエンシング法

可逆的ターミネーター法

dATP　PP$_i$

H$^+$

イオンセミコンダクターシークエンシング法

メラーゼが触媒する鎖伸長反応全体から理解できる（図5・27）．**可逆的ターミネーター法**（reversible terminator method）では，4種類のヌクレオチド（それぞれが異なる蛍光色素で標識され，3′末端は可逆的に保護されている）を DNA 鋳型に加えるのであるが，末端が保護されているため，リン酸ジエステル結合は1個だけしか形成されない．そのために，伸長鎖にこのヌクレオチドが取込まれると蛍光標識で検出することができる．つぎに保護基を除去し，この過程を繰返していく．

ピロシークエンシング法（pyrosequencing）では，塩基を決まった順序で1種類ずつDNA 鋳型に加える．そうすると，鋳型に対応する塩基の場合にだけ伸長鎖へと取込まれることになり，その際に二リン酸が遊離する．この二リン酸の生成を，酵素 ATP スルフリラーゼとルシフェラーゼの連続反応による発光させることにより検出する．

$$PP_i ＋アデニリル硫酸 \xrightarrow{\text{ATP スルフリラーゼ}} ATP ＋硫\ 酸$$

$$ATP ＋ルシフェリン \xrightarrow{\text{ルシフェラーゼ}} オキシルシフェリン＋光$$

イオンセミコンダクターシークエンシング法（ion semiconductor sequencing）はピロシークエンシング法に似ているが，ヌクレオチドの取込みに伴うプロトンの遊離によってもたらされる反応混合物の pH のごくわずかな変化を高感度で測定する点が異なっている．

　塩基配列決定の方法にかかわらず，この技術は非常に多数の鋳型 DNA 断片から発せられるシグナルを同時に定量するものである．しかし，多くの方法では1個の断片当たり読取れるのは，せいぜい 50 塩基程度でしかない．したがって，大量の塩基配列データを保存するためにも，完全配列の組立てに必要なアライメント（配列の並び方決定の作業）を行うためにも，コンピューターの高い性能が必要になる．ゲノミクス，トランスクリプトミクス，進化生物学など，さまざまな問題に，NGS を用いて答えが得られる例が増えている．また，個人のゲノム塩基配列からは集団内での遺伝的な差異についての情報を得ることができる．このデータを目安に治療法が決定できる個別化医療の時代が始まるかもしれない．

比較ゲノミクスが強力な研究手法となっている

　他の生物のゲノムと比較することにより，ヒトゲノムを深く知るための情報が得られる．われわれの最も近い仲間であるチンパンジーのゲノムや，生物学研究に広く利用されているマウスやラットなど，哺乳類のゲノムの解読がすでに終わっている．これらの比較によって，驚いたことに，ヒト遺伝子の 99 ％ は，対応する遺伝子がマウスやラットのゲノムに存在することが明らかになった．ただしこれらの遺伝子は，ヒトと齧歯類が共通の祖先から分かれて以来の 7500 万年と推定される進化の過程で，染色体での配置がかなり変わっている（図5・28）．

　他にも，特に比較ゲノミクスに利用するために，いくつもの生物のゲノムが解読されている．たとえば2種類のフグ，**トラフグ**（*Takifugu rubripes*）と**ミドリフグ**（*Tetraodon*

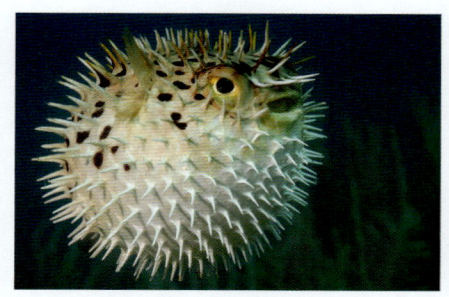

フグ〔写真提供: © Beth Swanson/Shutterstock.com〕

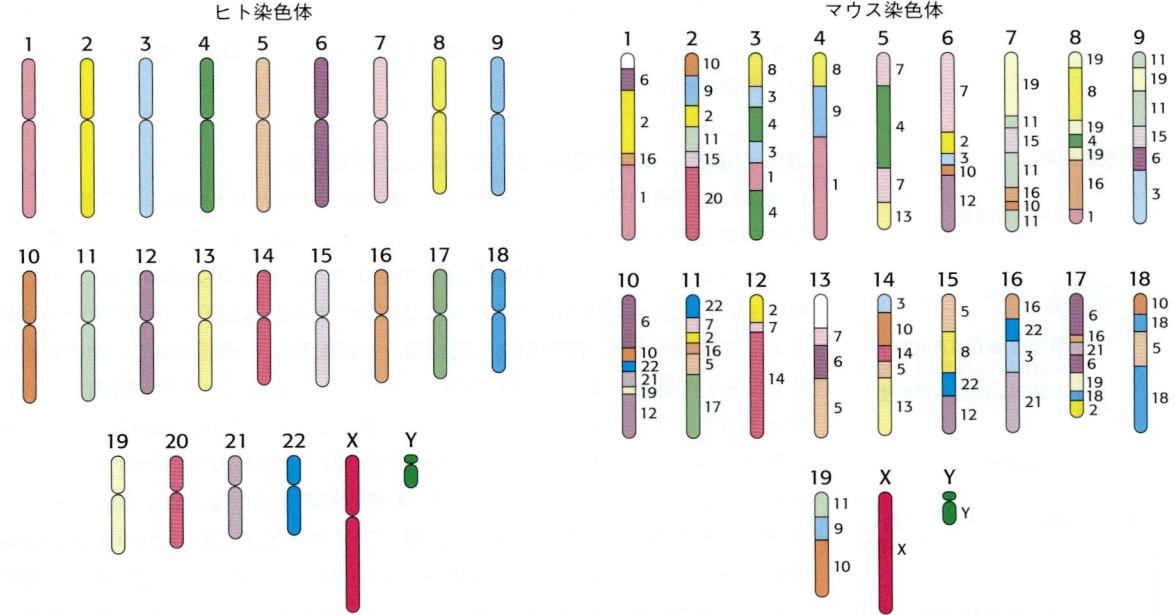

図 5・28　ゲノムの比較. ヒトゲノムとマウスゲノムで染色体断片の大規模な入れ替わりがあったことを示す模式的な比較図. マウス染色体の右側の小さい数字は，その領域に最もよく似ているヒト染色体の番号を示す.

nigroviridis) のゲノムが決定されているが，これが選ばれたのは，ゲノムが小型で，ヒトゲノムに大量に存在するような遺伝子間配列がほとんどないからである. フグゲノムは 400 Mbp 足らずでヒトゲノムの約 8 分の 1 だが，フグゲノムとヒトゲノムに含まれる遺伝子の数は実質的にほぼ同じである. フグゲノムとヒトゲノムの比較により，それまで気づかれていなかったヒト遺伝子が 1000 個以上見つかった. さらに，約 2500 万年前に共通の祖先をもつ 2 種類のフグゲノム同士を比較することにより，それ以降の比較的最近の進化について，多くの洞察が得られている. 比較ゲノミクスは，ヒトゲノムの解釈のためにも，属や種が生じる際に起こった大きなできごとの解明のためにも，強力な手法である.

5・4　真核生物の遺伝子は，かなり正確に定量したり操作したりできる

　目的の遺伝子が同定され，クローニングされ，塩基配列が決定された後には，その遺伝子やタンパク質産物が細胞や生物の全体像の中でどのように機能しているかの理解が求められることが多い. 現在では，ある特定の遺伝子の発現がどのように調節されているか，遺伝子の変異がタンパク質産物の機能にどのように影響するか，特定の遺伝子への変異導入によって細胞やモデル生物の全体的な挙動がどう変化するかなどを解明できる. 大きな遺伝子ファミリーの細胞内，組織内での転写レベルは簡単に定量でき，さまざまな環境条件のもとでの比較もできる. 真核生物の遺伝子を細菌に導入することが可能で，この細菌を製造工場として目的のタンパク質をつくることができる. また，高等生物の細胞に DNA を導入することもできる. 動物への遺伝子導入は，遺伝子の働きを調べる重要な手段であり，遺伝子治療の基盤にもなる. 植物への遺伝子導入によって，害虫に耐性になっ

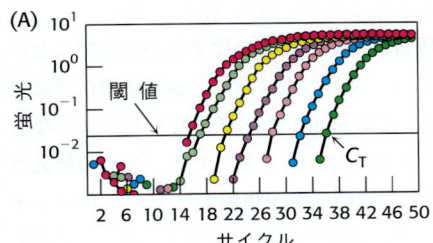

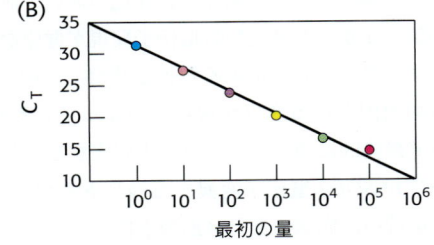

図 5・29　定量リアルタイム PCR. （A）qPCR では，PCR による増幅中の蛍光強度を観察し，蛍光シグナルが決まった閾値を超える時点の増幅サイクル回数 C_T を決定する. 色の違いは，開始時の DNA 量の違いを示す.（B）C_T 値はもとの cDNA 鋳型のコピー数に反比例する〔出典: N. J. Walker, *Science*, **296**, 557〜559(2002)〕.

たり，過酷な条件のもとでも生育できるようになったり，必須栄養素の含有量が増加したりする．このように，真核生物の遺伝子操作は，医学や農業生産などに恩恵をもたらすものと期待されている．

遺伝子発現レベルは包括的に調べることができる

ほとんどの遺伝子は，どんな細胞にも同じ数，すなわち一倍体細胞の場合には1コピー，二倍体細胞の場合には2コピー存在する．しかしmRNAの量をみれば，遺伝子がどのくらい発現されているかには非常にばらつきがあり，まったく発現されない場合もあれば，細胞1個当たりmRNA数百コピーになる場合もある．遺伝子の発現パターンは細胞の種類によって違いがあり，筋細胞なら筋細胞，神経細胞なら神経細胞で，他の細胞とは違った特有なものである．そのうえ同じ細胞であっても，おかれた生理学的環境の変化に応じて遺伝子パターンはさまざまに変化する．注意してほしいのは，mRNAレベルとタンパク質の発現レベルには相関があることが多いものの，必ず成り立つわけではないという点である．したがって，mRNAレベルだけで結果を解釈するには注意が必要である．

個々の転写産物mRNAの量は，**定量リアルタイムPCR**（quantitative real-time PCR, qPCR）あるいは**リアルタイムPCR**（real-time PCR）によって決定できる．最初に，対象となる細胞や組織からRNAを単離し，このRNA試料から，逆転写酵素を使ってcDNAを調製する．qPCRの一つの方法では，二本鎖DNAに結合すると強い蛍光を発する色素サイバーグリーン（SYBR Green I）の存在下で，適切なプライマーを使って目的の転写産物をPCRにより増幅する．最初のPCRサイクルでは蛍光シグナルが検出できるほどの量の二本鎖DNAは存在しないが，PCRサイクルを繰返していくと，蛍光強度は検出可能な最低レベル（閾値）を超え，さらに，目的の転写産物に相当する二本鎖DNAの数が増えるにつれて上昇していく（図5・29）．重要なのは，蛍光が決まった閾値を超えて検出可能になるPCRサイクルの回数（C_T）ともとの鋳型のコピー数に間接的な相関関係があることである．既知の標準試料を使ってもとの鋳型コピー数とC_Tとの関係性を明らかにしておくと，後は，適切なプライマーさえ手に入れば，どのような転写産物でもqPCR実験を行ってもとの試料中に含まれるコピー数を決定できる．

qPCRはどのような実験の場合でも少量の転写産物数を定量できる強力な技術だが，現在では，ゲノムの完全配列の知識を利用すれば，全**トランスクリプトーム**（transcriptome），すなわち特定の細胞や組織における全遺伝子の発現パターンや発現レベルを解析することも可能である．その目的で使われる最も強力な手法に，ハイブリダイゼーションを利用した方法がある．スライドグラスのような固体支持体上にゲノムのコード領域に相当する配列をもつ一本鎖のオリゴヌクレオチドを載せて固着させ，**DNAマイクロアレイ**（DNA microarray）〔**DNAチップ**（DNA chip）ともよぶ〕を作成する．重要なのは，各配列のマイクロアレイ上での位置がわかっていることである．調べたい細胞（たとえば腫瘍細胞）と対照用の試料からmRNAを単離し（図5・30），このmRNAから蛍光標識したヌクレオチドの存在下でcDNAをつくるのであるが（§5・2），このとき二つの試料に異なった標識（通常は緑色と赤色）を使っておく．そして，二つの試料を混合し，一本鎖に分離してから，マイクロアレイ上の配列とハイブリダイゼーションさせる．マイクロアレイ上の各点の緑と赤の蛍光強度は，その遺伝子がどの程度転写されているかを表すことになる．マイクロアレイは，何千個もの転写産物の量を1回の実験で評価できるようにつくられているので，数個のマイクロアレイを使えば，多数の遺伝子について，いくつもの異なった種類の細胞や異なった条件での発現の違いを測定することができる（図5・31）．

病気にかかった哺乳類の遺伝子発現が健康な場合に比べてどう変化するかの研究において，マイクロアレイによる解析は非常に有用である．前述したように，*SOD1*遺伝子にはALSの原因となる変異が複数見つかっているが，変異SOD1タンパク質がどのようなしくみで最終的に運動ニューロンの喪失をひき起こすのかは，まだ謎である．多くの研究グループが*SOD1*遺伝子変異をもつヒトやマウスから神経細胞を単離してマイクロアレイ解析を行い，病気の進行経過の手掛かりを探したり，治療につながる道筋を示したりして

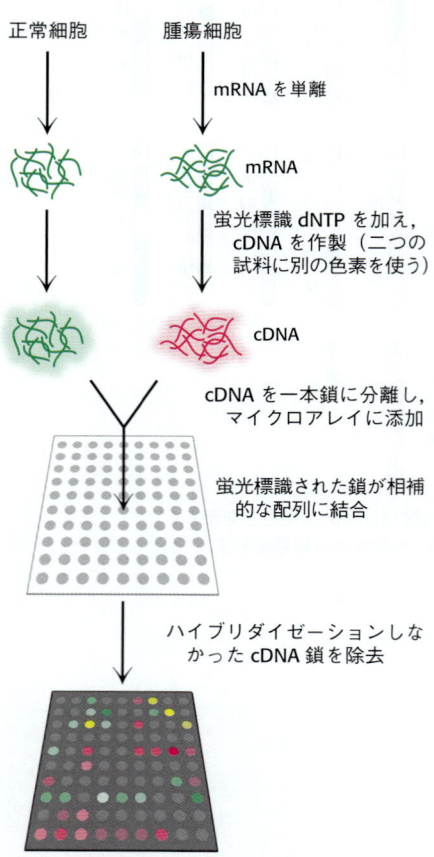

正常細胞　　腫瘍細胞

mRNA を単離

mRNA

蛍光標識 dNTP を加え，cDNA を作製（二つの試料に別の色素を使う）

cDNA

cDNA を一本鎖に分離し，マイクロアレイに添加

蛍光標識された鎖が相補的な配列に結合

ハイブリダイゼーションしなかった cDNA 鎖を除去

赤色の点：正常細胞に比べ，腫瘍では発現亢進
緑色の点：正常細胞に比べ，腫瘍では発現低下
黄色の点：どちらの試料でも発現が多い
黒色の点：どちらの試料でも発現が少ない

図 5・30　DNA マイクロアレイを用いて腫瘍の遺伝子発現の変化を調べる．　腫瘍細胞と対照試料の二つから mRNA を単離する．これらの転写産物から，蛍光標識ヌクレオチドを加えて（腫瘍試料には赤色の標識，対照試料には緑色の標識）cDNA をつくる．cDNA 鎖を分離し，マイクロアレイとハイブリダイゼーションさせてから，結合しなかった DNA を洗い流す．赤色の点は，腫瘍での発現が対照試料に比べて亢進している遺伝子を示す．緑色の点は，腫瘍の方が発現が低下している遺伝子を示す．黒色の点は腫瘍と対照での発現が同じように低く，黄色の点は同じように高いことを示す〔出典：D.L. Nelson, M.M. Cox, "Lehninger Principles of Biochemistry, 6th Ed.," W.H. Freeman and Company (2013)〕.

いる．このような研究によって，有害な変異型 SOD1 に対する細胞の応答に，免疫活性化や酸化ストレスの処理，タンパク質分解など，さまざまな生化学経路が関わっていることが示されている．

真核細胞に導入された新しい遺伝子を効率よく発現させることができる

　細菌は DNA 分子の増幅には理想的な宿主であり，原核生物から真核生物まで，さまざまなタンパク質を生産する工場にもなる．しかし細菌には，ポリペプチド鎖の特異的な切断や糖鎖の付加のような翻訳後修飾に必要な酵素が存在しない．そのため真核生物遺伝子の多くは，真核生物の細胞を宿主にしなければ正しく発現されない．また，組換え DNA 分子を高等生物細胞に導入することによって，高等生物の遺伝子がどのように構成され，発現されているのかを解析することができる．胚の発生分化過程で，遺伝子発現のスイッチはどのようにオンオフされるのだろう．1個の受精卵から，どのようにして，空間的にも時間的にもうまく統制のとれた，高度に分化した細胞からなる個体が生じるのだろう．今では，このような生物学の中心課題にも，哺乳類細胞に外来遺伝子を発現させるというやり方で，効果的に取組むことができる．

　組換え DNA 分子を動物細胞に導入するにはいくつかの方法がある．一つは，リン酸カルシウムで沈殿させた外来 DNA 分子を動物細胞に取込ませるという方法で，取込まれた DNA のごく一部が染色体 DNA に安定的に組込まれる．DNA 取込みの効率は低いが，簡単に行えるので有用な方法である．また，DNA を細胞に**マイクロインジェクション**（微量注入，microinjection）する方法もある．先端が非常に細いガラス製マイクロピペットに外来 DNA 溶液を入れ，これを核に注入する（図 5・32）．熟練した研究者なら，1時間に数百個の細胞に注入できる．注入されたマウス受精卵の約 2% は新しい遺伝子を保持したまま生存する．第三の方法は，ウイルスを使って動物細胞に新しい遺伝子を導入するもので，最も効率のよいベクターは**レトロウイルス**（retrovirus）である．レトロウイルスのゲノムは RNA で，DNA 中間体を経て複製される．レトロウイルスの生活環には，ウイルスゲノムから逆転写酵素の働きによってつくられる二重らせん DNA が宿主の染色体 DNA にランダムに組込まれるという，驚くべき特徴がある．ウイルスゲノムをこのように DNA に変換したものは**プロウイルス DNA**（proviral DNA）とよばれ，宿主細胞によって効率よく発現され，細胞の正常な DNA とともに複製される．通常，レトロウイルスは宿主細胞を殺すものではなく，**モロニーマウス白血病ウイルス**（Moloney murine leukemia virus）由来のベクターには 6 kb までの DNA の挿入が可能で，これを感染させることにより，外来遺伝子を効率よく哺乳類細胞に導入できる．このレトロウイルスベクターで宿主細胞のゲノムへ導入された遺伝子の一部は，効率よく発現される．

　このほかにも，2種類のウイルスベクターが広く使われている．**ワクシニアウイルス**（vaccinia virus）は大きな DNA ウイルスで，哺乳類細胞のタンパク質合成を停止させ，細胞質で複製する．**バキュロウイルス**（baculovirus）は培養が簡単な昆虫細胞に感染する．また，このウイルスを感染させた昆虫の幼虫は，効率のよいタンパク質合成工場になる．

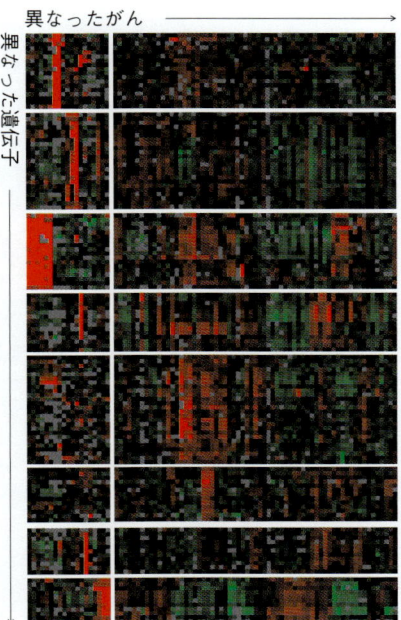

図 5・31　マイクロアレイを用いた遺伝子の発現解析． DNA マイクロアレイ（DNA チップ）を使えば，何千個もの遺伝子の発現レベルを同時に解析できる．ここでは 84 の乳癌試料について 1733 個の遺伝子を解析している．乳癌は，遺伝子発現パターンに基づいていくつかの種類に大別できることがわかる．この色分け地図では，横の行は異なった遺伝子を，縦の列は異なった乳癌試料（すなわち別々のマイクロアレイ実験）を表す．赤色は遺伝子の誘導を，緑色は遺伝子の抑制を示す〔出典: C.M. Perou et al., *Nature*, **406**, 747～752（2000）〕．

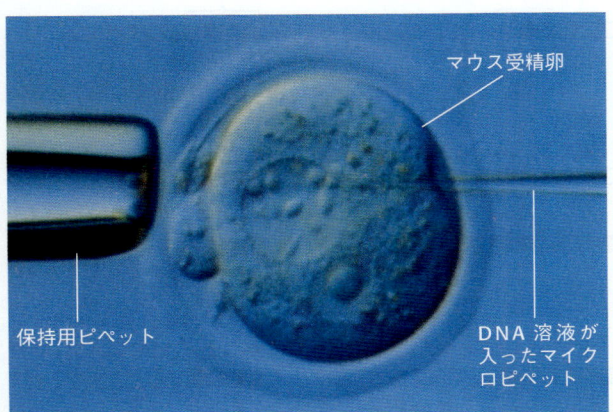

図 5・32　DNA のマイクロインジェクション（微量注入）． クローン化したプラスミド DNA をマウス受精卵の雄性前核へとマイクロインジェクションする．

このような大きなゲノムをもつウイルスをもとにしたベクターは，挿入 DNA が効率よく発現されるように工夫されている．

トランスジェニック動物は生殖細胞系列に導入された遺伝子を保持し発現する

図 5・32 に示すように，マイクロインジェクションにより外来遺伝子をもつプラスミドをマウス受精卵の雄性前核に注入し，代理母マウスの子宮に戻すと，生じる胚の一部はこの外来遺伝子をもって成長していく．これらのマウスの DNA をサザンブロット法か PCR で解析すれば，どのマウスが導入遺伝子をもつかを判明できる．このようなトランスジェニックマウス（transgenic mouse, 遺伝子導入マウス）は，ある遺伝子が生物の発生や成長，行動にどのような役割を担うかを調べる強力な道具である．トランスジェニック動物は特定の病気のモデルとしても有用であり，新しく開発した治療法の効果や安全性の検証にも利用される．

もう一度 ALS の例を見てみよう．遺伝子解析によって見つかったのと同じ変異をもつヒトスーパーオキシドジスムターゼを発現するトランスジェニックマウス系統が，研究者たちの手でいくつもつくられている．これらの系統の多くは，ALS 患者に似た臨床像を示し，随意筋がしだいに弱くなり，最終的には麻痺と運動ニューロンの喪失が起こって，急激に死に至る．これらのマウス系統は，1994 年に初めて報告されて以来ずっと，ALS の発症機構や治療の可能性を探るための価値ある情報源となっている．

遺伝子破壊とゲノム編集によって，遺伝子の機能の手掛かりがつかめ，新しい治療法への道が開ける

遺伝子の機能を探るには，遺伝子を不活性化して，その結果生じる異常を調べる方法もある．酵母やマウスなどの生物では，遺伝子破壊（gene disruption）〔遺伝子ノックアウト（gene knockout），遺伝子ターゲッティング（gene targeting）ともよばれる〕を行うための強力な手法が開発されている．これらの手法は，塩基配列のよく似た 2 個の DNA 分子の間で一部の領域が交換される相同組換え（homologous recombination）とよばれる現象を利用している（§28・5）．外来 DNA のある領域の両側に，ゲノム DNA における特定の領域と相同性の高い配列がある場合，2 箇所で組換えが生じて，外来 DNA がゲノムに組込まれることがある（図 5・33）．このように，両側を挟む塩基配列（フランキング配列）がわかれば特定の遺伝子に狙いを付けて破壊することができるのである．

たとえば，筋細胞の分化を制御する遺伝子調節タンパク質（転写因子ともよばれる）をコードする遺伝子の破壊に，遺伝子ノックアウト法が使われた．調節タンパク質，ミオゲニン（myogenin）の遺伝子を 2 コピーとも破壊したときには，機能をもった骨格筋ができ

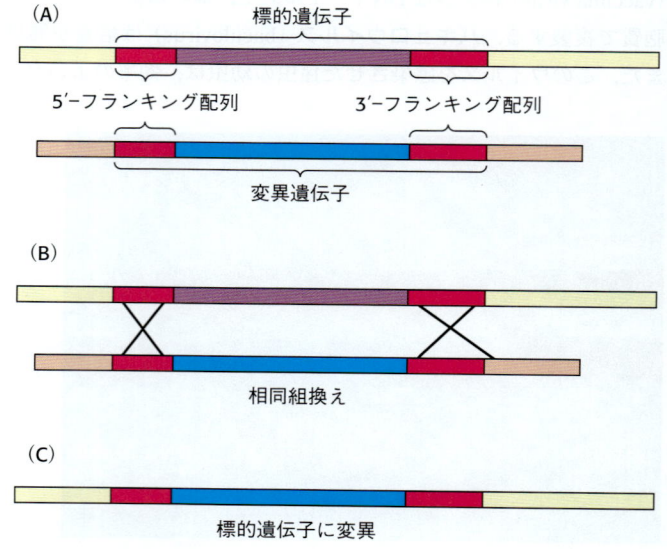

図 5・33 相同組換えによる遺伝子破壊． (A) 破壊したい遺伝子の変異型を作製するが，正常遺伝子（■）と相同な領域を一部残しておく．この変異型外来遺伝子を胚性幹細胞に導入すると，(B) 相同な領域で組換えが起こり，(C) 正常な（標的）遺伝子が外来遺伝子で置換，すなわち "ノックアウト" される．この細胞を胚に挿入すれば，この遺伝子をもたないマウス（ノックアウトマウス）が生じる．

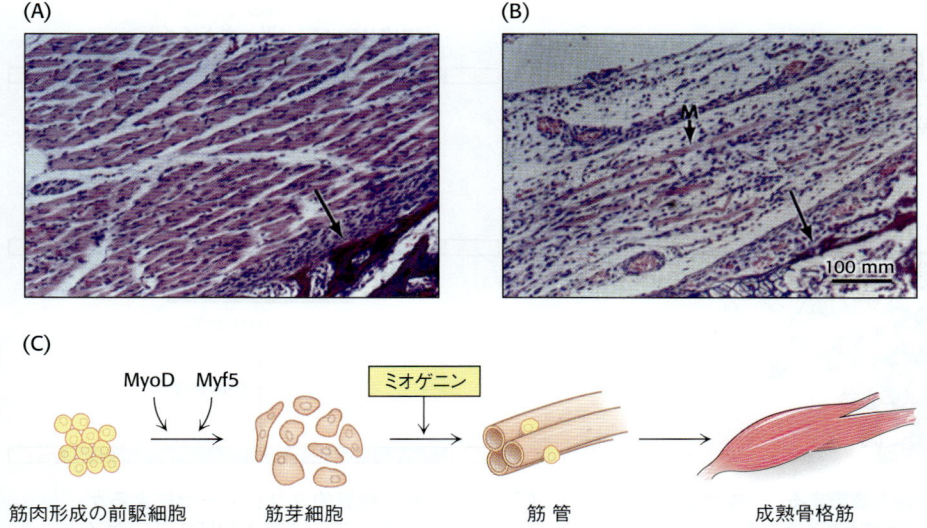

(A)

(B)

100 mm

(C)

MyoD　Myf5 → ［ミオゲニン］ →

筋肉形成の前駆細胞　　　　筋芽細胞　　　　　　　筋　管　　　　　　成熟骨格筋

図 5・34　遺伝子破壊の結果の例. 正常マウス (A) と，ミオゲニンノックアウトマウス (B) の筋肉の一部を光学顕微鏡で観察したもの. 長い矢印はどちらも骨盤骨の切断面を示し，解剖学的に同じ領域の標本であることがわかる. ミオゲニン遺伝子を 2 コピーとも破壊したマウスは，筋肉が正常に発達していない. ノックアウトマウスの形成不十分な筋繊維を，M と書かれた矢印で示す. (C) 前駆細胞からの成熟骨格筋の発達の過程は高度に制御されていて，何種類もの中間体細胞が存在し，多数の転写因子が関わっている. (A) と (B) の遺伝子破壊研究によって，この経路の重要な構成因子としてミオゲニンが見つかった〔出典: (A) と (B) P. Hasty et al., *Nature*, **364**, 501〜506 (1993). (C) S. Hettmer, A.J. Wagers, *Nat. Med.*, **16**, 171〜173 (2010), Fig.1 をもとに作成〕.

ないため誕生時に死亡してしまう. 顕微鏡で観察すると，正常なら筋肉が形成されるはずの組織に，完全には分化できなかった前駆体細胞が存在していることがわかった（図5・34A, B）. 正常なミオゲニン遺伝子1個と破壊された遺伝子を1個もつヘテロ接合のマウスは正常に見えることから，ミオゲニン遺伝子は発現レベルが低くても筋肉の正常な発生には差し支えないことがわかる. このノックアウトマウスの作製と解析により，骨格筋組織が正常に発生するためには機能をもったミオゲニンが不可欠であるという強力な証拠が得られた（図5・34C）. 既知のヒトの遺伝病の動物モデルを作製するために，ほかにも数多くの遺伝子の機能が同様の研究で調べられている.

　相同組換えを利用したゲノム DNA の操作は強力な手法だが，制約もある. また，遺伝子全体をノックアウトするよりも，場合によっては点突然変異を導入する方が難しく，時間もかかる. さらに，この手法を使えるのは，通常は酵母やマウス，ショウジョウバエといった特殊なモデル生物に限られている. だがここ10年の間に，ゲノム DNA にきわめて特異的に操作を加える，すなわち**ゲノム編集**（genome editing）を行える新しい方法が出現した. その方法が利用するのは，ゲノム DNA の正確に決まった塩基配列のところに二本鎖切断をつくるように改変された部位特異的ヌクレアーゼである. 一つのやり方では，制限酵素 *Fok* I の非特異的ヌクレアーゼドメインを，特定の DNA 配列に結合するよう設計した DNA 結合ドメインと融合させる. **ジンクフィンガーヌクレアーゼ**（zinc-finger nuclease, ZFN）の場合，DNA 結合ドメインにはジンクフィンガードメインという小さい亜鉛結合モチーフが並んで含まれ（§32・2），それぞれが塩基対3個の配列を認識する. 各フィンガーに含まれる残基をわずか4個変えるだけで，選択的に結合する DNA 配列を変えることができる. **TALEN**（transcription activator-like effector nuclease, 転写活性化因子様エフェクターヌクレアーゼ）の場合，DNA 結合ドメインは TALE 反復配列で構成され，それぞれの TALE 反復配単位は34個のアミノ酸と2本の α ヘリックスを含むが，そのうち2個の残基（12位と13位）だけが関わって，DNA 二重らせん中の1個の塩基を特異的に認識する（図5・35）. そのため，多数並んだ各 TALE 反復単位の2個の残基を変異させれば，認識できる標的 DNA 配列の数は膨大なものになる.

　このような人工ヌクレアーゼは，どのようにしてゲノム DNA の塩基配列を変えるのだろうか. ZFN や TALEN が DNA に結合すると，ヌクレアーゼドメインが一方の DNA 鎖のリン酸骨格を切断する. そして，もう一方の DNA 鎖を認識するよう設計された第二のヌクレアーゼがもう1箇所に切れ目を入れると，完全な二本鎖切断が生じ，この切断部は宿主細胞の DNA 修復装置が修復する（§28・5）. このとき，目的とする塩基配列変化を含んだ DNA 断片をヌクレアーゼとともに加えると，修復装置が前述の相同組換えとよく似たしくみでこのドナー鋳型を利用し，ゲノム配列に目的の変化をその通りに導入するの

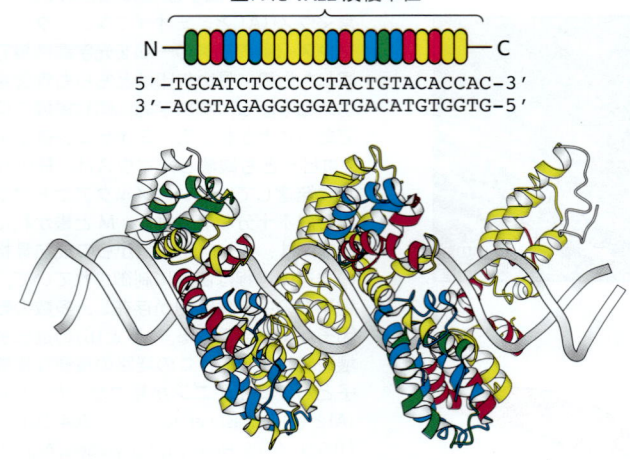

並んだ TALE 反復単位

5′-TGCATCTCCCCCTACTGTACACCAC-3′
3′-ACGTAGAGGGGGATGACATGTGGTG-5′

図 5・35　TALE 反復配列が，DNA 中の個々の塩基を認識する.　各 TALE 反復単位にはアミノ酸が 34 個含まれ，その中の 2 個が結合相手となるヌクレオチドを特定する. 図では，これらの残基の種類を反復単位の色で表している. 長いオリゴヌクレオチド配列を特異的に認識するよう，TALE タンパク質を設計してつくることができる. この例では，22 塩基対からなる配列に，1 個の TALE タンパク質，細菌エフェクター PthXo1 が結合している〔3UGM.pdb より〕.

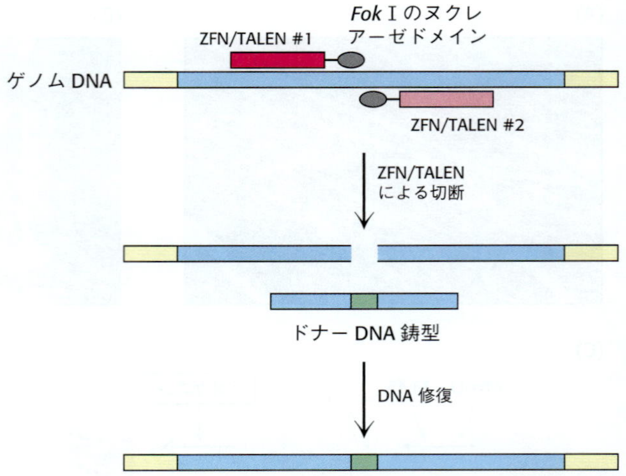

図 5・36　部位特異的ヌクレアーゼによるゲノム編集.　1 対の ZFN（または TALEN）が，ゲノムの標的遺伝子（■）のそれぞれ異なる鎖を切断する. この二本鎖切断を，細胞の DNA 修復装置が相同なドナー DNA 鋳型を利用して修復すると，標的遺伝子に望み通りの変化（■）が導入される.

ゲノム DNA

Fok I のヌクレアーゼドメイン

ZFN/TALEN #1
ZFN/TALEN #2

ZFN/TALEN による切断

ドナー DNA 鋳型

DNA 修復

＊ 訳注: 最近では CRISPR/Cas9 という方法が圧倒的によく使われている.

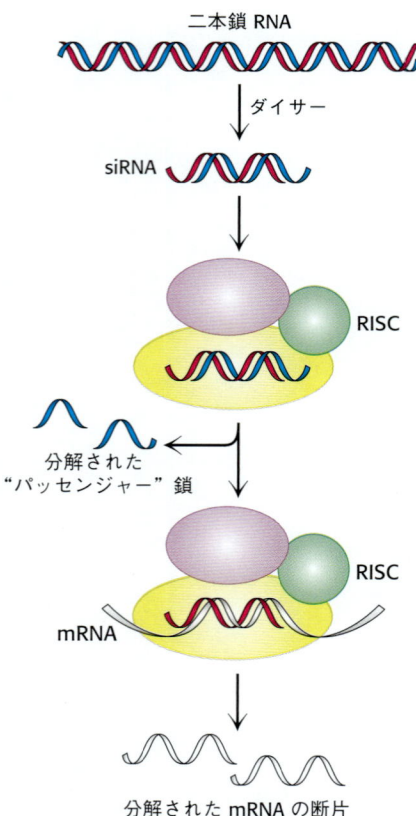

二本鎖 RNA

ダイサー

siRNA

RISC

分解された "パッセンジャー" 鎖

RISC

mRNA

分解された mRNA の断片

図 5・37　RNA 干渉のしくみ.　二本鎖 RNA 分子がダイサーという酵素によって 21 bp の断片に切断され，siRNA ができる. この siRNA が RNA 誘導型サイレンシング複合体（RISC）へと取込まれ，一本鎖 RNA となって，相補的な配列を含む mRNA を分解する.

である（図 5・36）.

　部位特異的ヌクレアーゼを利用したゲノム編集の方法＊はこれまでに，実験室で利用されるモデル生物（ラット，ゼブラフィッシュ，ショウジョウバエ）を始め，多様な家畜（ブタ，ウシ），植物など，さまざまな生物種に応用されている. また，ヒトの病気の治療手段としても，現在研究が行われている. たとえば，ヒト CCR5〔ヒト免疫不全ウイルス（HIV）が細胞への侵入に利用する補助受容体〕の遺伝子を不活性化する ZFN は，HIV 感染患者の治療法として，現在臨床試験が行われている.

RNA 干渉は，遺伝子発現を抑制するもう一つの方法である

　遺伝子を発現させないための非常に有効な手法が偶然に発見されたのは，細胞への RNA 導入を必要とする研究の過程でのことだった. 二本鎖 RNA 分子を細胞へと導入すると，その分子に含まれる配列をもつ遺伝子の転写が抑制されることがわかったのである. このように，特定の RNA 分子の導入によって，特定の遺伝子の発現を妨害することができる.

　RNA 干渉（RNA interference, RNAi）のしくみはほぼ解明されている（図 5・37）. 二本鎖 RNA 分子が適当な細胞に導入されると，**ダイサー**（Dicer）とよばれる酵素によって切断されて，長さ約 21 塩基の断片が生じる. 各断片は**短鎖干渉 RNA**（small interfering RNA, siRNA）とよばれ，二本鎖になっている 19 bp の部分と，5′末端の対合していない 2 塩基からなる. この siRNA は，いくつかのタンパク質が集まってできた **RISC**（RNA-induced silencing complex, RNA 誘導型サイレンシング複合体）とよばれる複合体に取込まれる. RISC はこの RNA 二本鎖をほどき，一方の鎖〔**パッセンジャー鎖**（passenger strand）とよばれる〕を分解するが，**ガイド鎖**（guide strand）とよばれるもう一方は分解されずに一本鎖 RNA として RISC 内に残る. こうして完成した RISC は，ガイド鎖の配列に厳密に相補的な配列をもつ mRNA 分子を切断する. その結果，その mRNA 分子の量が劇的に減少する. この RNA 干渉技術では，遺伝子発現が低下するが，遺伝子のノックアウトのように完全に無くなりはしないので**遺伝子ノックダウン**（gene knockdown）とよばれる.

　RNA 干渉に必要なしくみは多くの細胞に備わっているが，線虫を始めとする一部の生物では RNA 干渉が特に有効である. 実際，線虫では，適切な二本鎖 RNA 分子を産生するように操作した大腸菌を食べさせるだけで，RNA 干渉を起こすことができる. 哺乳類細胞ではそこまで効率よくはないものの，RNA 干渉は，遺伝子の発現を特異的に抑制す

る強力な実験手法になりつつある．また，RNA干渉を利用した治療法も，臨床試験が行われているところである．

腫瘍誘導プラスミドを用いて，植物細胞に新しい遺伝子を導入することができる

どこにでもみられる土壌細菌，*Agrobacterium tumefaciens* は，植物細胞に感染して外来遺伝子を導入する（図5・38）．感染部位には**クラウンゴール**（crown gall）とよばれる腫瘍組織の塊が生じ，そのクラウンゴールはオパインとよばれる数種のアミノ酸誘導体を合成し，これを感染細菌が代謝する．要するに，植物細胞の代謝経路が脇道へとそれて，侵入者のきわめて特殊な食欲を満たすのに使われるのである．腫瘍への変化とオパイン合成の指令は，*A. tumefaciens* がもつ **Ti プラスミド**（Ti plasmid）〔**腫瘍誘導プラスミド**（tumor-inducing plasmid）〕が発する．Ti プラスミドのごく一部（20 kb）が，感染した植物細胞のゲノムへと組込まれるのだが，この部分は **T-DNA**（transferred DNA から）とよばれている（図5・39）．

Ti プラスミド誘導体は，植物細胞に外来遺伝子を導入するベクターに使うことができる．まず外来 DNA 断片を，制限酵素とリガーゼを用いて小さいプラスミドの T-DNA 領域に挿入する．この合成プラスミドを，天然の Ti プラスミドをもつ *A. tumefaciens* のコロニーに加えると，組換えが生じ，外来遺伝子を含む Ti プラスミドが生じる．この Ti プラスミドは，植物細胞のゲノムの研究や，植物の農産物としての価値向上や収穫増といった品種改良に非常に有望である．しかし Ti プラスミドはあらゆる植物の形質転換に適しているわけではなく，双子葉植物（ブドウなどの広葉植物）や数種の単子葉植物には有効だが，経済的に重要な単子葉の穀類には適さない．

強い電場を掛ける**エレクトロポレーション**（**電気穿孔法**，electroporation）とよばれる技術を用いると，双子葉植物と同様に単子葉の穀類にも外来 DNA を導入できる（図5・40）．最初に，植物細胞を取囲むセルロース壁を，セルラーゼを加えて取除く．この処理でできるのが，細胞膜が露出した植物細胞，すなわち**プロトプラスト**（protoplast）である．つぎにプロトプラストとプラスミド DNA を入れた懸濁液に電気パルスを与える．強い電場により，大きい分子に対して膜が一時的に透過性になるため，プラスミド DNA 分子が細胞内に入る．その後細胞壁を再形成させると，生存可能な植物細胞が再生する．トウモロコシの細胞やニンジンの細胞では，この方法により，除草剤耐性遺伝子をもったプラスミド DNA によって安定的に形質転換され，しかもプラスミド DNA が効率よく発現される．また，エレクトロポレーションは，動物細胞や細菌細胞に外来 DNA を導入するのにも有効である．

植物細胞を形質転換するのに最も効率がよいのは，"**遺伝子銃**（gene gun）" すなわち**パーティクルガン法**（particle gun method）である．これは，直径 1 μm のタングステン球を DNA で被覆し，この微細な弾丸を 400 m s^{-1} 以上の速度で標的細胞に衝突させる方法である．荒っぽい方法にみえるが，植物細胞，特にダイズやトウモロコシ，コムギ，イネなどといった重要な作物の形質転換には，この方法が最も効率的であることがわかってきた．この遺伝子銃技術によって，やせた土地でも生育できる作物や気候変動に強い作物，病虫害耐性をもつ作物，栄養価が補強された作物など，有益な性質をもった**遺伝子組換え作物**（genetically modified organism, GMO）の開発が可能になった．発展途上国ではこのような作物がきわめて有用な可能性があるが，安全性の面でリスクへの対処が不十分だと懸念する声があり，GMO の利用は激しい論争の的になっている．

市場に初めて登場した遺伝子組換え作物は，熟成が遅く輸送に適したトマトであった．トマトのしっかりした堅さのもとはペクチンという多糖であり，通常は**ポリガラクツロナーゼ**（polygalacturonase）という酵素で分解されるが，ペクチンが分解されるとトマトは柔らかくなって輸送しにくくなる．ポリガラクツロナーゼの遺伝子を阻害する DNA を導入したトマトは，酵素の生成が少なくなり，日もちがよくなったが，このトマトは味が悪く，商品としては成功しなかった．一方，Ti プラスミドを使った作物の改良が特にうまくいった例がゴールデンライスである．ゴールデンライスとは，ヒトのビタミン A 合

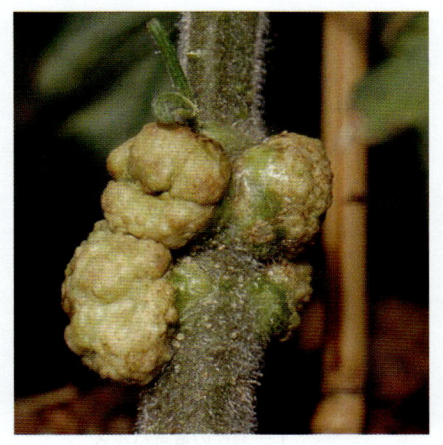

図 5・38　植物の腫瘍．　植物の腫瘍であるクラウンゴールは，腫瘍誘導プラスミド（Ti プラスミド）をもつ細菌（*Agrobacterium tumefaciens*）によって生じる〔出典: M. Escobar et al., *Proc. Natl. Acad. Sci. U. S. A.*, **98**, 13437〜13442(2001). Copyright © 2001 National Academy of Sciences, U.S.A.〕.

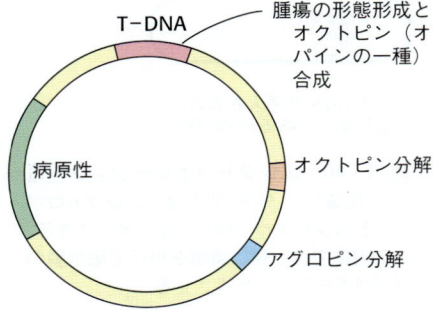

図 5・39　Ti プラスミド．　Ti プラスミドをもつ *Agrobacterium* は，ある種の植物細胞に外来遺伝子を導入する〔出典: M. Chilton, "A vector for introducing new genes into plants," Copyright © 1983 by Scientific American, Inc. All rights reserved〕.

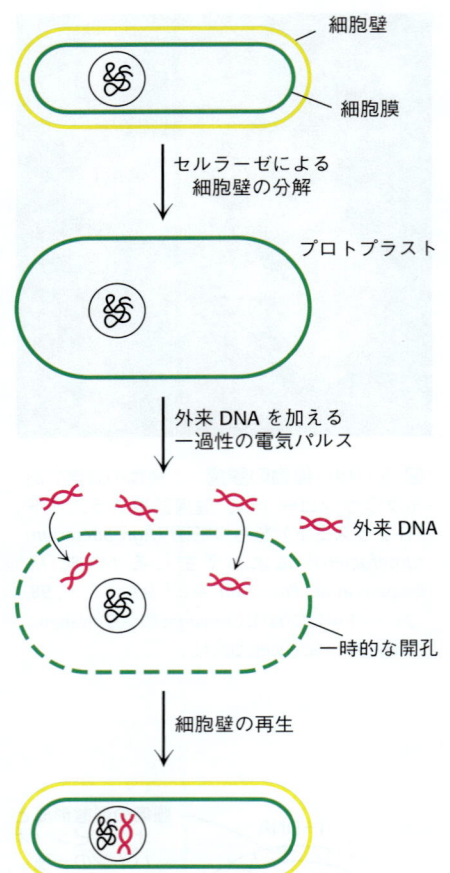

細胞壁

細胞膜

↓ セルラーゼによる
　細胞壁の分解

プロトプラスト

↓ 外来 DNA を加える
　一過性の電気パルス

外来 DNA

一時的な開孔

↓ 細胞壁の再生

外来 DNA が挿入された，
生存能力のある植物細胞

図 5・40　エレクトロポレーション（電気穿孔法）.　外来 DNA は，エレクトロポレーションによって植物細胞に導入できる.この方法では，強い電場を掛けて細胞膜の透過性を一時的に亢進させる.

成に必要な前駆体である β−カロテンを合成するための遺伝子を導入した遺伝子組換えイネである.コメが主食でビタミン A 欠乏症の多い国や地域では，このコメの摂取が子どもや妊産婦にとって有益だろう.

遺伝子治療は，有望な医療である

遺伝子治療（gene therapy）は，ヒトの体内で特異的な遺伝子を発現させて，有益な結果を得ようとする方法である.発現させるのは，体内に初めから存在する遺伝子である場合も，特別に導入する遺伝子である場合もある.また遺伝子治療には，塩基配列に変異のある有害な遺伝子を正常化しようとするものもある.遺伝子治療の実用化までには研究すべきことがまだ山ほど残っているが，これまでにかなりの進展がみられている.たとえば，正常に機能する**アデノシンデアミナーゼ**（adenosine deaminase）遺伝子が欠損していると，普通の環境にさらされただけで感染を起こす**重症複合免疫不全**（severe combined immunodeficiency, SCID）を発症する.レトロウイルスを用いた遺伝子治療ベクターを使って，アデノシンデアミナーゼ遺伝子を導入する治療が行われ，正常に機能する酵素が産生され，臨床症状が改善した.治療の効果をより長く持続させること，望ましくない副作用をなくすことなど，難しい課題がいくつも残されているが，今後の研究によって，遺伝子治療は臨床医学の重要な手法へと発展するものと期待されている.

ま　と　め

5・1　遺伝子の探究はいくつかの基本手段を頼りに行われる

生物学における組換え DNA 革命は，核酸に作用する種々の酵素の発見に端を発している.中でも，二重らせん DNA の特定の塩基配列を認識して DNA 鎖を 2 本とも切断して特異的な DNA 断片をつくるエンドヌクレアーゼである制限酵素は特に重要である.得られた制限断片はゲル電気泳動で分離・検出でき，その泳動パターンは，DNA 分子の指紋ともいえる.特定の配列をもつ DNA 断片は，標識した一本鎖 DNA プローブとハイブリダイゼーションさせることで同定できる（サザンブロット法）.

迅速な塩基配列決定法が開発され，DNA 分子の解析は大きく進展した.DNA の塩基配列は，複製をうまく調節しながら中断する方法で決定できる.生じた断片をゲル電気泳動で分離し，5′ 末端の ^{32}P 標識をオートラジオグラフィーで見るか，蛍光標識によって検出する.

ハイブリダイゼーション反応用の DNA プローブも新しい遺伝子も，自動化固相法で合成できる.100 ヌクレオチド程度の長さの DNA 鎖なら簡単に合成できる.ポリメラーゼ連鎖反応によれば，DNA の特定の部分を *in vitro*（試験管内）で酵素を用いて大幅に増幅することができる.熱安定性 DNA ポリメラーゼ，デオキシリボヌクレオシド三リン酸と 1 対のプライマーを加えるが，どの領域が増幅されるかは，このプライマーによって決まる.PCR の感度は非常に高いため，病原体や腫瘍マーカーの検出，遺伝子型の分析，何千年も前の化石に含まれる DNA の解読などに最適の方法である.

5・2　組換え DNA 技術は生物学のあらゆる分野に大変革をもたらした

実験室で新しい遺伝子を構築し，宿主に導入して発現させることができる.新しい DNA 分子は，制限酵素の作用で生じた相補的な付着末端をもつ DNA 断片を結合することによって作製し，DNA 鎖の切れ目は DNA リガーゼによってつなぐ.DNA を導入するベクターには，プラスミド，λファージ，細菌人工染色体，酵母人工染色体などがある.DNA または RNA をプローブにして，ゲノムライブラリーから特定の遺伝子をクローニングすることができる.適当なベクターを使って外来 DNA を原核細胞や真核細胞に導入し，発現させることができる.*in vitro*（試験管内）で特異的に変異を起こすことによって，まったく新しいタンパク質をつくりだすことができる.アミノ酸 1 個が置換した変異タンパク質をつくるには，新しいアミノ酸をコードするオリゴヌクレオチドをプライマー

としてDNAの複製を行えばよい. プラスミドにはDNAカセットを簡単に挿入すること
ができるので, 望み通りの変異をもったプラスミドへと改造することが可能である. タン
パク質化学, 核酸化学の技術は, 互いに威力を高めあう. 今では, 遺伝子からタンパク質
へ, あるいはその逆へと, 研究を自由自在に展開することができる.

5・3　ゲノムの完全な塩基配列が決定され, 解析されている

　多くの重要なゲノムの塩基配列が, 完全に解読されている. モデル生物や重要な病原体
を含め, 10 000種を超える細菌, アーキアのゲノムが解読されている. ヒトゲノムも, ほ
ぼ全域にわたって高精度な配列の解読が完了した. ヒトゲノムに存在するタンパク質コー
ド遺伝子は, これまでの予想よりもかなり少なく, わずか20 000～25 000個らしい. 比較
ゲノミクスは, 個々のゲノムの解析や進化の研究の強力な手法となっている. ゲノム規模
での遺伝子発現パターンはDNAマイクロアレイを利用して調べることができる.

5・4　真核生物の遺伝子は, かなり正確に定量したり操作したりできる

　遺伝子発現の変化は, 定量リアルタイムPCRやマイクロアレイを用いたハイブリダイ
ゼーションなどの方法で簡単に調べられる. ヒトALSの原因になるとされる変異をもつ
トランスジェニックマウスが作製され, そこから病気の発症機構や治療法についての重要
な手掛かりが得られている. 特定の遺伝子を破壊することによって, その機能を調べるこ
とができる. 特定遺伝子の発現を抑制する一つの方法がRNA干渉で, 真核細胞に特異的
な二本鎖RNA分子を導入することによって誘導する. 植物細胞には, Tiプラスミドをも
つ土壌細菌 *Agrobacterium tumefaciens* を利用して, 外来DNAを導入できる. また植物細
胞にDNAを導入するには, 強い電場を掛けて一時的に巨大分子に対する透過性を高める
方法や, DNAで被覆した微粒子を衝突させる方法も利用できる. 遺伝子治療の臨床応用
は非常に有望だが, 多くの課題もある.

重 要 語 句

制限酵素（restriction enzyme）（p. 130）

制限エンドヌクレアーゼ
　　　　（restriction endonuclease）（p. 130）

パリンドローム（palindrome, 回文配列）
　　　　　　　　　　　　　　　　（p. 131）

DNAプローブ（DNA probe）（p. 132）

サザンブロット法
　　　　　　（Southern blotting）（p. 132）

ノーザンブロット法
　　　　　　（northern blotting）（p. 132）

サンガーのジデオキシ法
　　　　　　（Sanger dideoxy method）（p. 132）

ポリメラーゼ連鎖反応
　　　（polymerase chain reaction, PCR）（p. 134）

多　型（polymorphism）（p. 136）

ベクター（vector）（p. 137）

プラスミド（plasmid）（p. 137）

付着末端（cohesive end）（p. 137）

粘着末端（sticky end）（p. 137）

DNAリガーゼ（DNA ligase）（p. 137）

クローニングベクター（cloning vector）
　　　　　　　　　　　　　　　　（p. 138）

レポーター遺伝子（reporter gene）（p. 138）

発現ベクター（expression vector）（p. 139）

λファージ（λ phage）（p. 140）

細菌人工染色体（bacterial artificial
　　　　　　chromosome, BAC）（p. 140）

酵母人工染色体（yeast artificial
　　　　　　chromosome, YAC）（p. 140）

ゲノムライブラリー
　　　　　　（genomic library）（p. 141）

相補的DNA
　　　　（complementary DNA, cDNA）（p. 142）

逆転写酵素（reverse transcriptase）（p. 142）

cDNAライブラリー（cDNA library）（p. 142）

部位特異的変異導入（site-directed
　　　　　　mutagenesis）（p. 143）

カセット式変異導入
　　　　　　（cassette mutagenesis）（p. 144）

偽遺伝子（pseudogene）（p. 146）

可動性遺伝因子
　　　　　　（mobile genetic element）（p. 147）

SINE（short interspersed elements,
　　　　　　短い散在性反復配列）（p. 147）

LINE（long interspersed elements,
　　　　　　長い散在性反復配列）（p. 147）

次世代シークエンシング（next-generation
　　　　　　sequencing, NGS）（p. 147）

定量リアルタイムPCR（quantitative
　　　　　　real-time PCR, qPCR）（p. 150）

トランスクリプトーム（transcriptome）（p. 150）

DNAマイクロアレイ
　　　　　　（DNA microarray）（p. 150）

DNAチップ（DNA chip）（p. 150）

トランスジェニックマウス（transgenic
　　　　　　mouse, 遺伝子導入マウス）（p. 152）

遺伝子破壊（gene disruption）（p. 152）

遺伝子ノックアウト（gene knockout）（p. 152）

遺伝子ターゲッティング（gene targeting）
　　　　　　　　　　　　　　　　（p. 152）

ゲノム編集（genome editing）（p. 153）

ジンクフィンガーヌクレアーゼ（zinc-finger
　　　　　　nuclease, ZFN）（p. 153）

TALEN（transcription activator-like effector
　　nuclease, 転写活性化因子様エフェクター
　　　　　　ヌクレアーゼ）（p. 153）

RNA干渉（RNA interference, RNAi）（p. 154）

RISC（RNA-induced silencing complex, RNA
　　　　　誘導型サイレンシング複合体）（p. 154）

Tiプラスミド（Ti plasmid）（p. 155）

腫瘍誘導プラスミド
　　　　　　（tumor-inducing plasmid）（p. 155）

遺伝子銃（gene gun）（p. 155）

パーティクルガン法
　　　　　　（particle gun method）（p. 155）

問　題

1.　**熱くない**　*Taq* ポリメラーゼが PCR に特に適している理由を述べよ.

2.　**正しい鋳型**　オボアルブミンは卵白の主要タンパク質である. ニワトリのオボアルブミン遺伝子には, 7 個のイントロンで分断された 8 個のエキソンがある. *E. coli* でこのタンパク質を生産させるには, オボアルブミンの cDNA とゲノム DNA のどちらを使うとよいか. その理由はなぜか.

3.　**取扱い注意**　ゲル電気泳動で分離した DNA 分子の染色に広く利用される臭化エチジウムは, 下のような化学構造をもつ. 臭化エチジウムはどのようにして DNA に結合するかを構造から考えよ.

臭化エチジウム

4.　**切断の頻度**　制限酵素 *Alu* I は 5′–AGCT–3′ という配列を, *Not* I は 5′–GCGGCCGC–3′ という配列を切断する. これらの酵素で二本鎖 DNA を消化するとき, 切断部位間の平均距離は, それぞれどのくらいか. ただし, DNA には A, G, C, T が同じ割合で含まれるものとする.

5.　**正しい切断**　ヒト DNA を制限酵素 *Eco*R I で完全分解して, ヒトゲノムライブラリーを作製したとする. この方法で生じる断片の長さは, 平均 4 kb である. この方法は大きい遺伝子のクローニングに適した方法かどうか. また, それはなぜか.

6.　**切断による検出**　鎌状赤血球貧血はヒトのヘモグロビン β 鎖遺伝子の変異によって起こる. 変異体では GAG が GTG に変化しているため, CCTGAGG という配列を認識する制限酵素 *Mst* II の切断部位が 1 箇所消失している. この知見に基づいたのが, 鎌状赤血球遺伝子の診断検査である. 正常遺伝子と変異遺伝子とを識別する迅速な手段を考えよ. 診断検査の結果が陽性の場合, その変異体が GAG の代わりに GTG をもつと証明されるか.

7.　**付着末端だろうか**　制限酵素 *Kpn* I と *Acc* 65 I は, まったく同じ 6 bp の配列を認識して切断する. しかし, *Kpn* I による切断でできた付着末端と *Acc* 65 I による付着末端とは, リガーゼによって直接つなぐことはできない. 理由を説明せよ.

Kpn I　　　　*Acc* 65 I

8.　**1 個のカセットからたくさんのメロディ**　紙パルプを消化する酵素を単離し, その cDNA を得たとしよう. 目標は, 高温でも有効な変異酵素をつくることである. cDNA 中に, 2 種類の制限酵素のユニークサイト（全体の中に 1 箇所しかない認識部位）を, コード領域 30 bp を挟むように作製した. この領域に多数の異なった変異を導入する迅速な方法を考えよ.

9.　**恩恵となるか災いとなるか**　PCR は強力だが, それが問題の原因になる可能性もある. PCR を使って恐竜の DNA を単離したと主張する人が現れた. 本物の恐竜 DNA かどうかを確かめるために, どんな質問をしたらよいか.

10.　**豊富にあるか乏しいか**　G·C 塩基対の多い DNA 配列は, 普通は融解温度が高い. また, このような領域をもつ DNA が分離してできた一本鎖 DNA は, しっかりした二次構造をつくる. PCR で増幅するときに, 鋳型 DNA に G·C 塩基対の多い領域があるとどのような影響があるか.

11.　**正確さの問題**　PCR による増幅における厳密性は, プライマーを標的 DNA とハイブリダイゼーションさせる際の温度を変えることで調節できる. ハイブリダイゼーションの温度を変えることで, 増幅にはどのような影響が出るだろうか. 酵母の遺伝子 *A* が得られていて, ヒトにもそれに対応する遺伝子があるかどうかを知りたいとする. このとき, ハイブリダイゼーションの厳密性を調節することが, どのように役立つだろうか.

12.　**未知の世界**　PCR は 2 個の既知配列に挟まれた DNA の増幅に使われるのが普通である. さて, 既知配列が 1 箇所だけで, その両側の DNA を調べたいとする. 通常の PCR の手順を少し変えて, ゲノムのまったく新しい領域を増幅する方法を考案せよ.

13.　**不思議なバンド**　PCR 産物のゲルパターンに 4 本の強いバンドが現れている. この 4 本の DNA の長さの比は約 1：2：3：4 である. 最も長いバンドをゲルから切り取り, 同じプライマーを用いて PCR を繰返したところ, ゲルにはまた同じような 4 本のバンドが現れた. このことから, この DNA がコードするタンパク質の構造についてどのようなことがわかるか.

14.　**染色体歩行**　ゲノムから DNA 断片を単離した後, つぎにその隣に位置する DNA 断片を単離する方法を考案せよ. BAC ベクターに DNA 断片を組込んでつくった完全なゲノムライブラリーが手に入るが, ゲノムの塩基配列はわからないものとする.

15.　**プローブの設計**　つぎのアミノ酸配列のどれをもとにすれば, 最も使いやすいオリゴヌクレオチドプローブがつくれるか.

Ala–Met–Ser–Leu–Pro–Trp
Gly–Trp–Asp–Met–His–Lys
Cys–Val–Trp–Asn–Lys–Ile
Arg–Ser–Met–Leu–Gln–Asn

16.　**人類の最良の友**　イヌのゲノムの解析が, 体の大きさなど, 身体的特徴に関わる遺伝子を調べるのに特に有効なのはどうしてか.

17.　**マウスとヒト**　ある遺伝子がヒトの第 20 染色体上にあることを突き止め, それが, マウスゲノムではどこにあるかを知りたいとしよう. この遺伝子に対応するマウス遺伝子は, どの染色体にある可能性が高いか.

章のまとめの問題

18.　**プライマーの設計 I**　PCR 実験が成功するかどうかは, 正しいプライマーを設計できるかどうかで決まることが多い. 特に, 各プライマーの T_m がほぼ等しいことが大切である. その理由は何か.

19.　**プライマーの設計 II**　鋳型プラスミドの一部の DNA を PCR によって増幅したいと思い, つぎのようなプライマーを用意した: 5′–GGATCGATGCTCGCGA–3′, 5′–AGGATCGGGTCGCGAG–3′. 実験を繰返したが, アガロースゲルで電気泳動しても, 予想した長さの PCR 産物はみられず, 長さ約 25 から 30 bp の明らかなスメアがみられた. この結果を説明せよ.

章のまとめとデータ解釈の問題

20. サザン，ノーザン，ウェスタンブロット　ある種の薬を血中からうまく除去できないヒトが見つかった．この異常に関係するのは X という遺伝子で，コードされているのは Y というタンパク質である．いろいろな分子生物学的手法を用いて，6 人のヒト（A~F）に検査を行った．A は対照となる健常者である．B は本人には症状がみられないが，子供の一部に問題の薬剤代謝異常がみられる．C~F はこの薬剤代謝異常がみられるヒトである．全員から組織試料を採取して，制限酵素 *Hind* III で分解した DNA をサザンブロット法によって分析し，mRNA はノーザンブロット法によって分析した．どちらの場合も，標識した X cDNA をプローブとして用いた．さらに酵素を結合させたモノクローナル抗体を使ってウェスタンブロットを行い，タンパク質 Y が存在するかどうかを調べた．以上の結果を下に示す．B にはなぜ症状が現れないのだろうか．他の 4 人にはどのような異常があるかを考えよ．

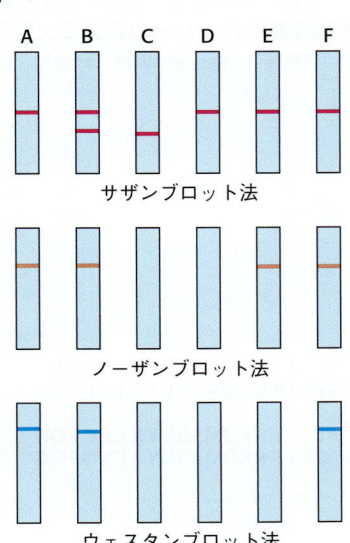

データ解釈の問題

21. DNA 診断　ヒトヘモグロビンの α 鎖の変異種の塩基配列を決定するためのクロマトグラムを示す．それぞれアミノ酸がどのように変化しているかを述べよ．ただし，最初のトリプレットがバリンをコードするものとする．

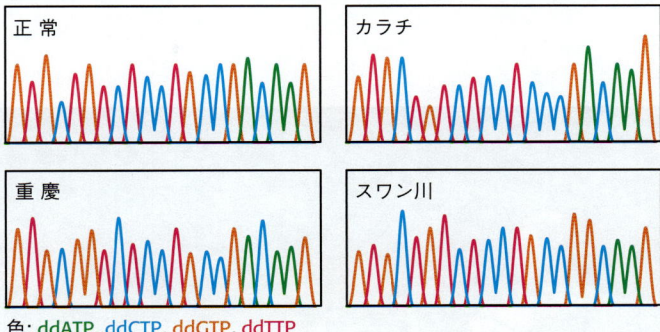

色: ddATP, ddCTP, ddGTP, ddTTP

22. 二つのピーク　ヒトのある遺伝子とその変異について調べるため，ゲノム DNA 試料を集め，この遺伝子を含む領域を PCR で増幅した．試料の一つの塩基配列を解読して，下に示すクロマトグラムを得た．49 の位置（矢印で示す）に二つのピークが見える理由を説明せよ．

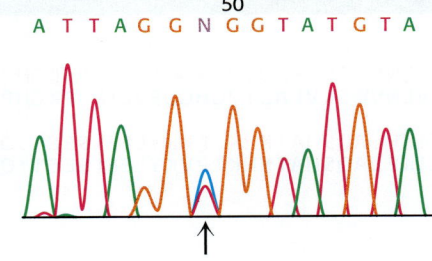

6

進化の探究と
バイオインフォマティクス

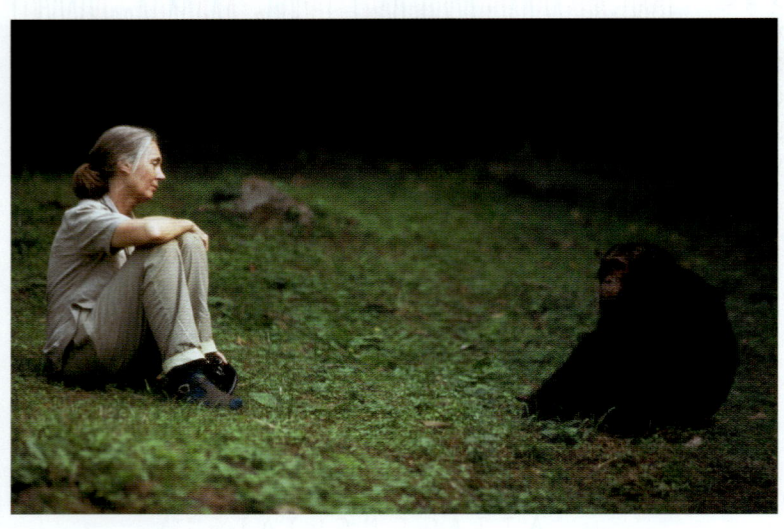

進化的な関連性はタンパク質のアミノ酸配列を見ればはっきりとわかる．英国の動物行動学者 Jane Goodall とチンパンジーが互いに興味を示している写真を見ると，ヒトとチンパンジーは近縁であるかのようだ．ミオグロビンのアミノ酸配列を見れば，両者が近縁であることは明確になる．ヒトのミオグロビン（赤色）をチンパンジーのもの（青色）と比較すると，153 アミノ酸残基中たった一つのアミノ酸残基しか違わない〔写真提供：Kennan Ward/Corbis〕．

GLSDGEWQLVLNVWGKVEADIPGHGQEVLIRLFKGHPETLEKFDKFKHLKSEDEMKASEDLKKHGATVLTALGGIL–
GLSDGEWQLVLNVWGKVEADIPGHGQEVLIRLFKGHPETLEKFDKFKHLKSEDEMKASEDLKKHGATVLTALGGIL–

KKKGHHEAEIKPLAQSHATKHKIPVKYLEFISECIIQVLHSKHPGDFGADAQGAMNKALELFRKDMASNYKELGFQG
KKKGHHEAEIKPLAQSHATKHKIPVKYLEFISECIIQVLQSKHPGDFGADAQGAMNKALELFRKDMASNYKELGFQG

　人間の家族が互いに似通っているように，同一の系統で進化してきた分子（遺伝子族）の間でも類似した特徴をもつ場合が多い．このような分子間で類似した特徴を最も簡単に見つけるには，分子の機能と密接に関わりをもつ立体構造を比較することである．たとえば，タンパク質の折りたたみについての考察（§2・6）で紹介した，ウシのリボヌクレアーゼを例に考えてみよう．構造比較により，ウシとヒトのリボヌクレアーゼの立体構造がきわめて類似していることがわかる（図6・1）．これらのタンパク質は生物学的な機能がほぼ共通であるため，立体構造が似ていても意外なことではないが，構造比較によって示される類似性の中にはときどき驚くべきものがある．たとえば，血管新生促進作用をもつタンパク質であるアンギオゲニンも，リボヌクレアーゼと立体構造が類似している（図6・2）．そのため，アンギオゲニンとリボヌクレアーゼは同一の遺伝子族に属しており，共通の祖先から進化したタンパク質であると考えられる．

　すべてのタンパク質の中で，立体構造が決定されているのは相対的にほんのわずかなものだけである．一方，全ゲノム配列決定にも使われる DNA のクローン化と配列決定の技術が大きな力となり，きわめて多くのタンパク質において，それらをコードする塩基配列とアミノ酸配列が決定されている（第5章）．タンパク質の立体構造を比較するだけでなく，アミノ酸配列の比較でもタンパク質間の進化的な関連性を見いだすことができる．たとえば，ウシのリボヌクレアーゼとアンギオゲニンのアミノ酸配列を比較すると，対応する位置のアミノ酸の 35% が同一である．これは，進化的関連性があると保証するために十分な値といえるのであろうか．また，もしそうでないならば，どのぐらいの数値であれば，進化的関連性を保証できるのであろうか．本章では，アミノ酸配列を比較してこのよ

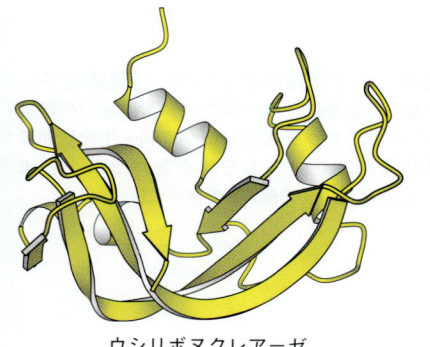
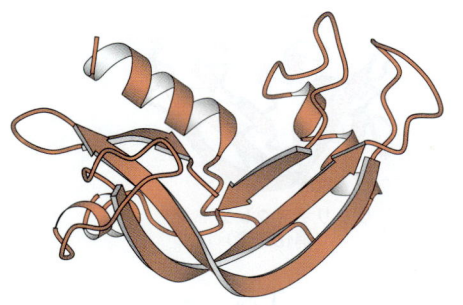

ウシリボヌクレアーゼ　　　　　　　　ヒトリボヌクレアーゼ

図 6・1　ウシとヒトのリボヌクレアーゼの構造．　2分子間の構造が類似している場合，それらは機能も類似していることが多い〔8RAT.pdb, 2RNF.pdb より〕．

うな進化的関連性を推定する方法を検討していく．

　配列比較法は現代生化学において強力な道具となっている．配列データベースの検索によって，新たにアミノ酸配列が解明された分子と類似した配列をもつ分子を見つけることができる．この類似した配列をもつ分子の情報から，新たに配列が解明された分子の機能やメカニズムに関する多くのことを推定できる場合がよくある．さらに，これらの分子の立体構造が得られる場合は，配列比較によって推定された分子の機能やメカニズムを確かめられるだけでなく，配列比較のみでは簡単にわからないことまで明らかにすることができる．

　現存するタンパク質のアミノ酸配列に残されている足跡を考察することで，生化学者は過去の進化の道筋で起こったできごとを知ることができる．配列を比較することで，進化の過程やその過程で起きた顕著なできごとの年代を明らかにできる場合が多い．こうした情報を使うことによって，多くの場合，アーキアや細菌からヒトを含めた真核生物までの，ある特定のタンパク質や核酸の進化をたどる系統樹を作成することができる．分子進化は実験的に研究することも可能である．化石から採取した DNA を PCR 法で増幅し，その配列を読むことで，過去を直接見ることができる場合もある．さらに，核酸の複製を用いた実験により，分子進化を実験室で観察することもできる．このような研究の成果から，進化に関するより多くの知見が明らかになってきた．

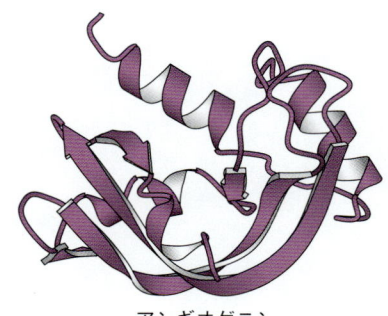

アンギオゲニン

図 6・2　アンギオゲニンの構造．　血管新生促進機能をもつタンパク質として同定されたアンギオゲニンは，立体構造がリボヌクレアーゼと非常に類似している〔2ANG.pdb より〕．

6・1　ホモログ（相同遺伝子）は共通祖先に由来する

　生化学的な進化を探究するということは，主として，タンパク質やその他の分子，そして生化学的な反応経路が，時間とともにどのように変わっていったかを解明しようとすることである．二つの要素の間の関係で最も基本的なものは相同(性)(homology, ホモロジー)であり，二つの分子が共通祖先に由来している場合，これらは相同であるという．相同な分子，すなわちホモログ(homolog, 相同遺伝子)は，二つに分類される(図6・3)．同じ種の中に存在するホモログはパラログ(paralog)であり，それらの多くは詳細な生化学的機能が異なっている．異なる種の間で存在するホモログがオルソログ(ortholog)であり，それらの機能は非常に類似しているか同一である*．分子間の相同性を理解すれば，それらの機能に関する情報だけでなく進化的な歴史を明らかにできる．もし新たに配列決定されたタンパク質が既に特性がわかっているタンパク質と相同ならば，そのタンパク質の生化学的な機能は強く示唆される．

　ヒトがもつ二つのタンパク質がパラログであるか，酵母のタンパク質がヒトのタンパク質とオルソログであるかといったことは，どのようにしたらわかるだろうか．§6・2で述べるように，相同性は，多くの場合塩基配列やアミノ酸配列の統計的に有意な類似性によって見つけられ，立体構造の比較によってほぼ常に証明される．

*　訳注: 種分化に順じて分かれていった遺伝子のセットがオルソログ（順化相同遺伝子）である．原書のオルソログとパラログの定義は間違いである．また，異なる種であっても，オルソログ以外のホモログの対はすべてパラログ（傍系相同遺伝子）であり，こちらは遺伝子重複によって分化する．

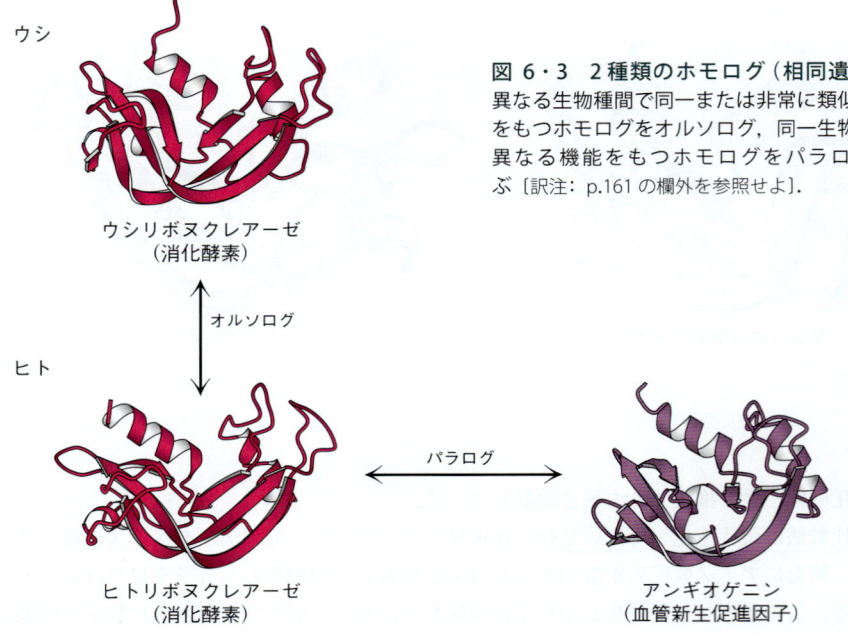

ウシ

ウシリボヌクレアーゼ
(消化酵素)

↕ オルソログ

ヒト

ヒトリボヌクレアーゼ
(消化酵素)

←パラログ→

アンギオゲニン
(血管新生促進因子)

図 6・3　2種類のホモログ (相同遺伝子).
異なる生物種間で同一または非常に類似の機能
をもつホモログをオルソログ, 同一生物種間で
異なる機能をもつホモログをパラログとよ
ぶ〔訳注: p.161 の欄外を参照せよ〕.

6・2　整列 (アラインメント) の統計解析によって相同性を見つけられる

　2分子間で有意に配列が類似しているということは, 進化的な起源が同一であり, それ
は立体構造や機能, メカニズムも同一であるという可能性を示唆する. 核酸もタンパク質
も配列を比較することで相同性を見つけることができるが, 偶然, 二つの配列が一致して
いる可能性も否定できない. 核酸は4種類の塩基から構成され, タンパク質は20種類の
アミノ酸から構成されており, 核酸の方がタンパク質よりも構成要素が少ない. そのた
め, 二つの核酸 (DNA または RNA) の塩基配列が偶然一致している可能性は, 二つのタ
ンパク質のアミノ酸配列が偶然一致する可能性よりも, ずっと高い. そのため, 一般的に
タンパク質間の相同性を見つける際は, 塩基配列よりもアミノ酸配列で比較する方が有効
である.

　グロビン (globin) に分類される二つのタンパク質 (ヘモグロビンとミオグロビン) を
使って, 配列を比較する方法を説明していこう. ヘモグロビンは血中の酸素を運搬するタ
ンパク質であり, ミオグロビンは筋肉で酸素と結合するタンパク質である (第7章). こ
れらのタンパク質はともにヘム基をもつ. ヘム基は, 鉄を含む有機分子であり, 酸素と結
合する. ヒトのヘモグロビン分子は, ヘムをもつ四つのポリペプチド鎖, 二つの同一の α
鎖, 二つの同一の β 鎖から構成されているが, ここではそのうちの α 鎖のみを考えてみ
よう. ヒトヘモグロビンの α 鎖とヒトミオグロビンのアミノ酸配列間 (図6・4) の類似
性をみるために, **配列の整列** (sequence alignment, **配列アラインメント**) とよばれる手法
が使われる. これは, 二つの配列の間で一致している部分が有意に重なり合うように, あ
る規則に従って整列させる方法である.

図 6・4　ヒトヘモグロビン (α 鎖) とヒト
ミオグロビンのアミノ酸配列.　ヘモグロビ
ン α 鎖は 141 アミノ酸からなり, ミオグロビン
は 153 アミノ酸からなる (アミノ酸の 1 文字表
記を用いた. 表 2・2 参照).

ヒトヘモグロビン (α 鎖)

VLSPADKTNVKAAWGKVGAHAGEYGAEALERMFLSFPTTKTYFPHFDLSHG
SAQVKGHGKKVADALTNAVAHVDDMPNALSALSDLHAHKLRVDPVNFKLLS
HCLLVTLAAHLPAEFTPAVHASLDKFLASVSTVLTSKYR

ヒトミオグロビン

GLSDGEWQLVLNWWGKVEADIPGHGQEVLIRLFKGHPETLEKFDKFKHLKS
EDEMKASEDLKKHGATVLTALGGILKKKGHHEAEIKPLAQSHATKHKIPVK
YLEFISECIIQVLQSKHPGDFGADAQGAMNKALELFRKDMASNYKELGFQG

(A)

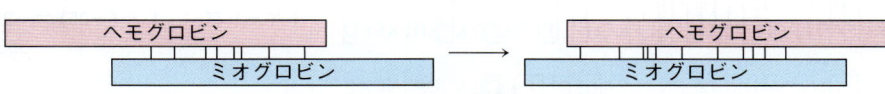

(B)

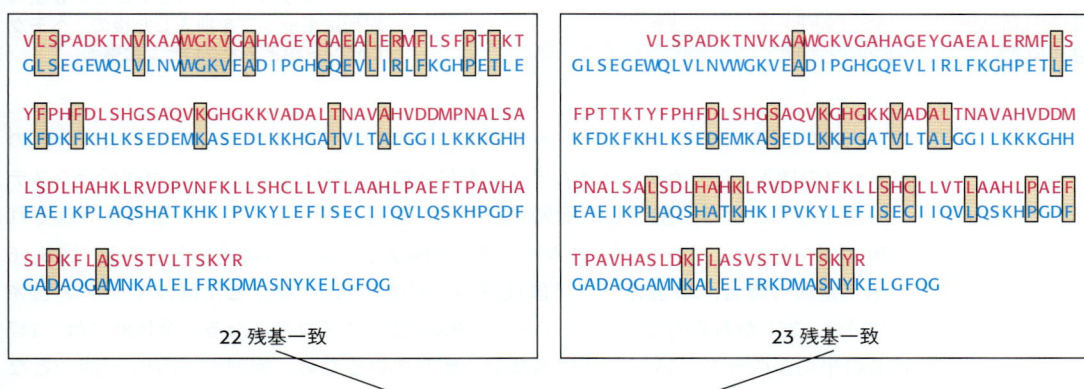

22 残基一致

23 残基一致

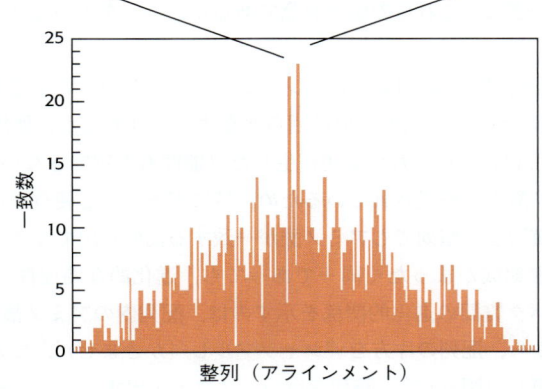

図 6・5　ヘモグロビン α 鎖とミオグロビンのアミノ酸配列の比較． （A）二つのタンパク質のアミノ酸配列を互いに 1 アミノ酸ずつずらして比較し，タンパク質間で同列のアミノ酸が一致する数をカウントする．（B）アミノ酸残基の一致数が最大となった二つの整列をグラフの上方に示す．グラフには，各整列でのアミノ酸残基の一致数を示す．

　二つの配列をどのように整列させるべきだろうか．共通祖先をもつ二つのタンパク質は，進化の過程でさまざまなアミノ酸配列に変化していく．タンパク質の末端や機能ドメイン内で，アミノ酸の挿入や欠失が生じてきたかもしれない．また，個々のアミノ酸が，さまざまなアミノ酸に置換されてきたかもしれない．このようなアミノ酸配列のさまざまな可能性を考慮して配列を整列させる方法を理解するために，最もシンプルなアプローチを考えてみよう．それは，片方の配列だけを 1 アミノ酸残基ずつずらして，そのたびに同一なアミノ酸残基の数，すなわち**配列同一性**（sequence identity）を数えていく方法である（図 6・5）．ヘモグロビン α 鎖とミオグロビンにとって最適な整列は，配列の中央部全体に同一のアミノ酸残基が並んだ領域が分布している，アミノ酸残基の一致数が 23 の整列である．

　しかしながら，すべての整列とそのアミノ酸残基の一致数を注意深く検討してみると，この方法では，ミオグロビンとヘモグロビン α 鎖の関係性に関する重要な情報が失われていることがわかる．アミノ酸残基の一致数が 22 という，一致数が 23 の整列と同様によいスコアのものもある．この整列は，前述した最適な整列から片方の配列を 6 残基ずらしたもので，アミノ酸残基が一致しているところは配列末端に集中している．これらの整列の片方の配列に**ギャップ**（gap）を挿入することで，両方の整列でみられたアミノ酸残基の一致を一度に表すことができる（図 6・6）．このようなギャップの挿入は，進化の過程で片方のタンパク質の遺伝子で生じた塩基の挿入や欠失を相殺するものとして，整列を行う際に用いられる．

　ギャップを使うことにより，それぞれのアミノ酸配列で，異なる位置と長さのギャップが挿入される膨大な可能性を考えなければならず，整列の複雑性が増加する．また，過剰にギャップを挿入することで，人為的に高いアミノ酸一致数を得ることもできる．そこ

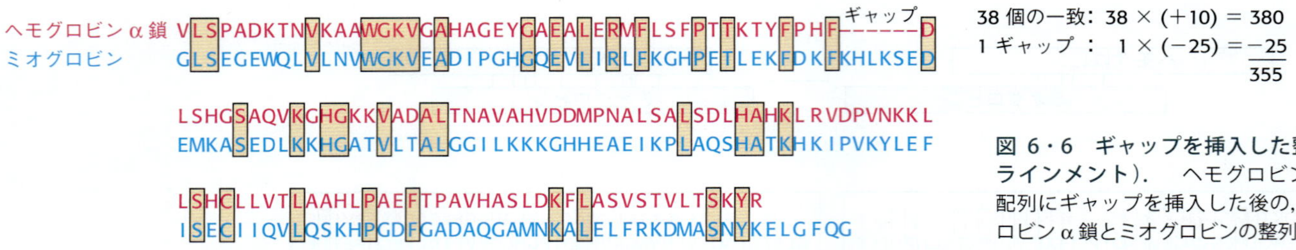

ヘモグロビン α 鎖 VLSPADKTNVKAAWGKVGAHAGEYGAEALERMFLSFPTTKTYFPHF------D
ミオグロビン　　GLSEGEWQLVLNWGKVEADIPGHGQEVLIRLFKGHPETLEKFDKFKHLKSED

ギャップ

38 個の一致: 38 ×（＋10）＝ 380
1 ギャップ ： 　1 ×（−25）＝ −25
　　　　　　　　　　　　　　355

LSHGSAQVKGHGKKVADALTNAVAHVDDMPNALSALSDLHAHKLRVDPVNKKL
EMKASEDLKKHGATVLTALGGILKKKGHHEAEIKPLAQSHATKHKIPVKYLEF

LSHCLLVTLAAHLPAEFTPAVHASLDKFLASVSTVLTSKYR
ISECIIQVLQSKHPGDFGADAQGAMNKALELFRKDMASNYKELGFQG

図 6・6　ギャップを挿入した整列（アラインメント）．　ヘモグロビン α 鎖の配列にギャップを挿入した後の，ヘモグロビン α 鎖とミオグロビンの整列

で，自動的に整列を行う際のギャップ挿入法が開発された．この方法は，法外な数のギャップの挿入を防ぐためにペナルティーを与えてスコア付けを行う．スコア付けシステムの例をみてみよう．整列した配列間でアミノ酸残基が一致している箇所をそれぞれ ＋10 ポイントとし，ギャップの挿入は長さに関係なく一つ −25 ポイントとする．図 6・6 に示す整列の場合，38 個のアミノ酸残基の一致（38×10＝380）と 1 個のギャップ〔1×（−25）＝−25〕があるので，〔380＋（−25）＝355〕というスコアになる．全体的には，147 残基の平均長のうち，38 アミノ酸残基が一致しているため，配列の 25.9 ％ が同一となる．そのつぎに，これらの値が有意であるかどうかを決めなければならない．

整列の統計学的有意性はシャッフリング（かきまぜ）により推定できる

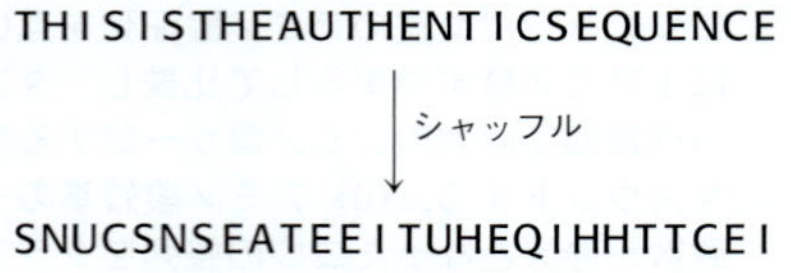

図 6・5 に示した配列の類似は明らかなようではあるが，偶然に，このようなアミノ酸配列の一致数の分布をもつ集団が生じた可能性も否定できない．どのタンパク質も 20 種類のアミノ酸から構成されているため，特にギャップを使う場合は，進化的に関連のないタンパク質同士の整列でもアミノ酸が一致する箇所が出てくる．たとえ二つのタンパク質でアミノ酸組成がまったく同一であっても，進化的な関連性がないかもしれない．それは，タンパク質間の進化的関係を示すのは，配列内のアミノ酸残基の順序だからである．このことから，配列の片方を“シャッフルし（かきまぜ）”，つまりランダムなアミノ酸配列を再構築し（図 6・7），整列を行い，スコアを出すことによって，整列の有意性を評価することができる．この過程を繰返し行うことで，シャッフルされた配列による整列の数をスコアごとに示した分布が得られる（図 6・8）．その結果，もとの整列のスコアが，シャッフルされた配列による整列のスコアと大きく異なっていない場合は，偶然アミノ酸配列が一致して生じた整列であることを否定できない．

この手順をミオグロビンとヘモグロビン α 鎖の配列で行ってみると，シャッフルしていない配列によるもとの整列が，シャッフルした配列を用いた整列と比較して突出したスコアであることがわかる（図 6・8 参照）．もとの整列のスコアは，シャッフルされた配列による整列のスコアの平均値よりずっと大きく，偶然のみでこのような突出した値が生じる確率は約 $1/10^{20}$ である．よって，これら二つの配列が真に類似していると十分に結論

THISISTHEAUTHENTICSEQUENCE

シャッフル

SNUCSNSEATEEITUHEQIHHTTCEI

図 6・7　シャッフルされた配列の生成.

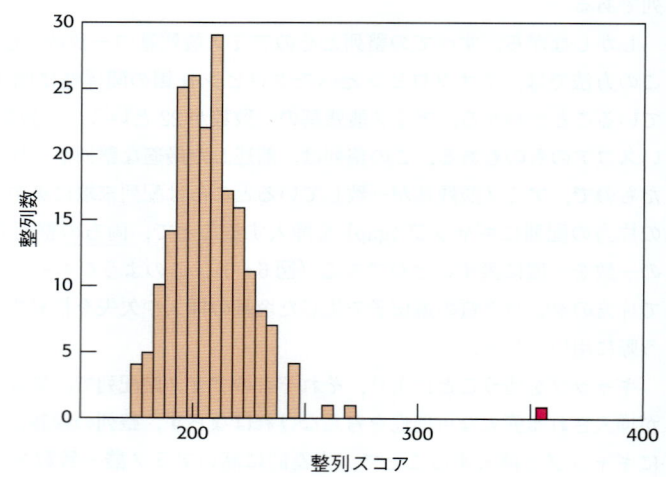

図 6・8　整列スコアの統計学的な比較．　多くのシャッフルした配列を用いて，整列とそのスコアの計算を繰返し行い，スコアごとに生じた整列の数をプロットしたところ，その分布は，偶然によって生じたものとなる．ヘモグロビン α 鎖とミオグロビンのシャッフルしていない配列を使った整列のスコア（■）は，シャッフルした配列を使った整列のスコアよりも非常に高く，二つの配列の間の類似性が有意であることを強く示唆する結果である．

づけることができ，最もシンプルな解釈としては，これらの配列は相同であること，すなわち，二つの分子が共通祖先から分岐して生じたということである．

遠縁の進化的関連性は置換行列（置換マトリックス）を用いて検出できる

　上述したスコア付けシステムでは，2 配列間でアミノ酸残基が一致している位置に点数を与え，不一致の位置には何も与えなかった．しかしながら，前述したように，進化的に関連のある二つのタンパク質では，進化とともにそれらが分岐していく間にアミノ酸置換が生じている．アミノ酸の一致だけでスコア付けするシステムでは，こうしたアミノ酸置換を考慮することができない．より感度よく進化的関連性を検出するために，二つのタンパク質の間のアミノ酸を比較し，類似性（similarity）を評価する手法がつくられた．

　アミノ酸置換は，かならずしも等価ではない．たとえば，アミノ酸が変化した際に，その構造が保存されているか，されていないかといった分類が可能である．**保存的な置換**（conservative substitution）は，あるアミノ酸から，それと同様の大きさや化学的な性質をもつアミノ酸へと置き換わるもので，タンパク質の構造へ与える影響は小さく，タンパク質の機能が損なわれることは少ない．一方，**非保存的な置換**（nonconservative substitution）は，あるアミノ酸から，それとは構造的に異なるアミノ酸へと置き換わるものであ

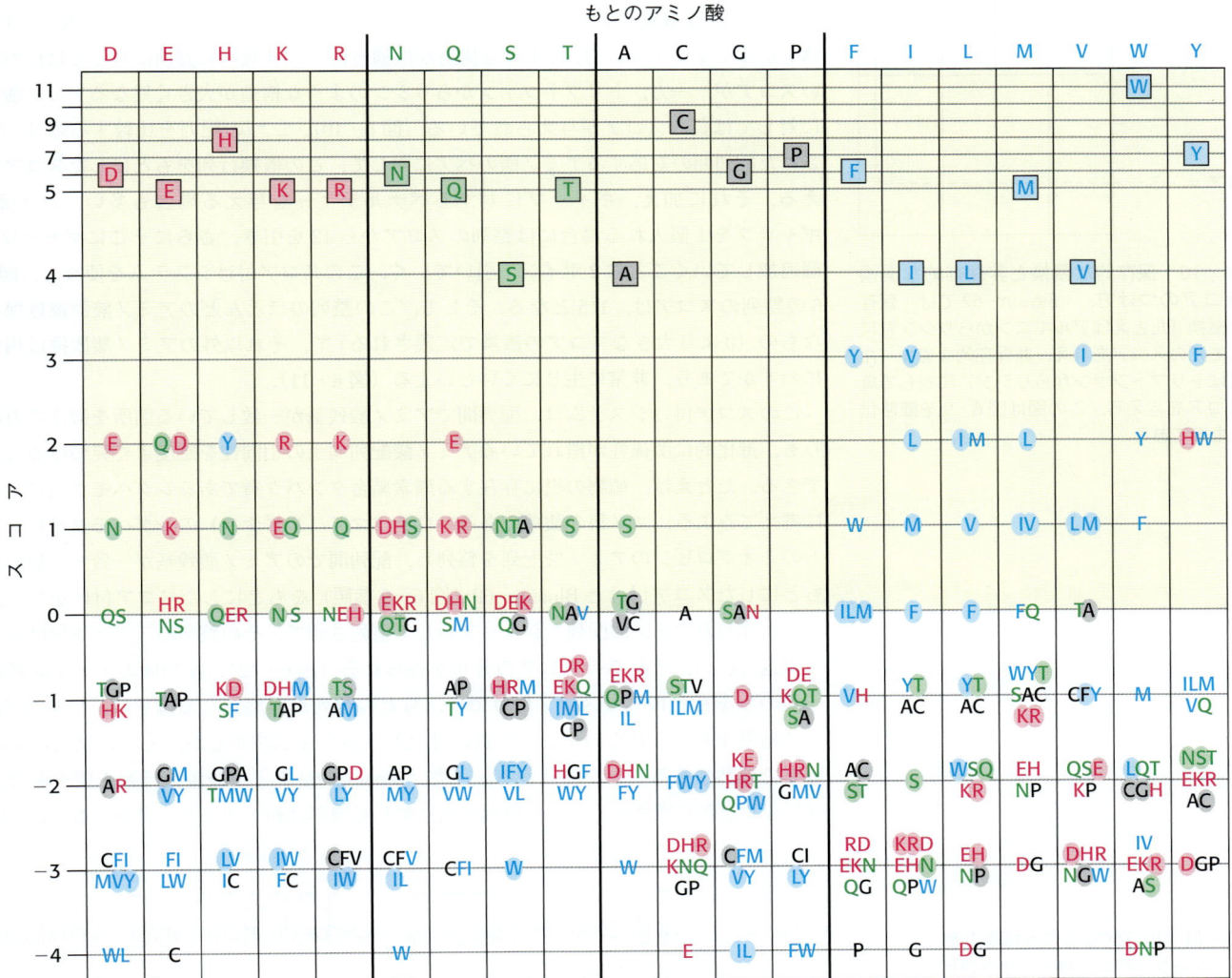

図 6・9　Blosum-62 置換行列の図解．　進化的に関連のあるタンパク質の整列をもとにしてアミノ酸の置換を調べ，この置換行列が得られた．アミノ酸は四つのグループに分類される（荷電アミノ酸，赤；極性アミノ酸，緑；体積の大きな疎水性アミノ酸，青；その他，黒）．1 塩基置換によって生じるアミノ酸置換を網かけ，配列間でのアミノ酸の一致を □ で囲んで示す．たとえば H から Y へのアミノ酸置換のスコアを見つける場合，図の一番上に H がある列で Y を見つけ，その左のスコアに記載されている数字を確認する．この場合，スコアは 2 である．

アルギニンから
リシンへの置換
（保存的な置換）

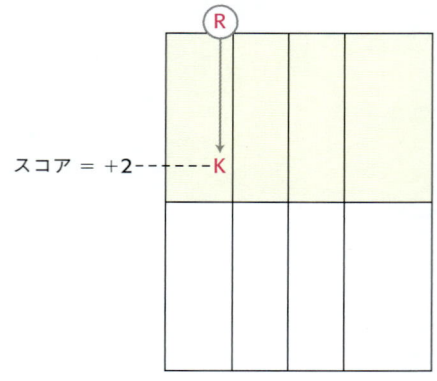

トリプトファンから
リシンへの置換
（非保存的な置換）

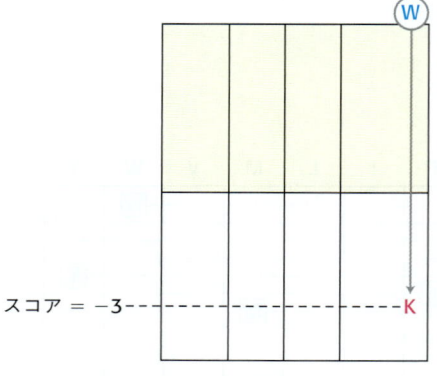

図 6・10　保存的な置換と非保存的な置換のスコアのつけ方. Blosum-62 では，保存的な置換（たとえばアルギニンからリシン）に対して正のスコアを与え，非保存的な置換（たとえばトリプトファンからリシン）に対して負のスコアを与える．この図は図 6・9 を簡略化したものである.

る．アミノ酸を変化させるために必要な最少の塩基置換数で，アミノ酸置換を分類することもできる．あるアミノ酸置換は 1 塩基置換で生じるが，2 塩基置換や 3 塩基置換が必要な場合もある．保存的な置換や 1 塩基置換は，他の置換よりも与える影響が小さいため，生じやすいだろう.

　配列を比較する際，配列間のアミノ酸置換がどのタイプだと判断すればよいのだろうか．まずは，進化的関連性のあるタンパク質の間で実際に生じているアミノ酸置換を調べて，この問題にアプローチしてみよう．適切に整列された配列を調べることで，置換行列を導き出すことができる．**置換行列** (substitution matrix, **置換マトリックス**) は，あるアミノ酸からそれ以外の 19 種のアミノ酸のいずれかへの置換に対するスコア付けを行うシステムである．置換行列では，比較的高い頻度で起こるアミノ酸置換に対して正の大きなスコアを，まれにしか起こらないアミノ酸置換に対して負の大きなスコアを与える．よく使われる置換行列として，Blosum-62 (Blocks of amino acid substitution matrix) があり，図 6・9 に示す．この図の縦の 1 列 1 列が，それぞれ，20 種類のアミノ酸のうちのどれか一つに対応し，そのアミノ酸から置換されたアミノ酸が列の中に一文字表記で示されており，その位置は縦軸のアミノ酸置換のスコアと対応する．それぞれの列の一番上に示されている四角で囲まれたアミノ酸のスコアは，2 配列間のアミノ酸残基が同一である際のスコアとなるが，その値はアミノ酸ごとに異なっている．これは，システイン (C) やトリプトファン (W) といったアミノ酸が，偶然一致して整列する確率が，他のアミノ酸よりも低いという事実に基づいている．さらに，アルギニン (R) からリシン (K)，バリン (V) からイソロイシン (I) のような構造が似通ったアミノ酸への置換に対しては比較的高いスコアが，一方，トリプトファンからリシンのような構造が大きく異なるアミノ酸置換に対しては負のスコアが与えられている（図 6・10）．二つの配列を比較する際は，整列された配列間の対応するアミノ酸のペアに対して，この置換行列をもとにしたスコアを与える．それに加え，ギャップに対するペナルティーを与える場合も多い．たとえば，ギャップを 1 個入れる場合には整列のスコアから 12 を引き，さらにそこにギャップを 1 個追加していくごとに 2 ポイント引いていく．このスコア付けシステムを使うと，図 6・6 の整列のスコアは，115 となる．そして，この整列のほとんどのアミノ酸置換は保存的なもの（0 より大きなスコアの置換で定義される）で，それ以外のアミノ酸置換は相対的にわずかであり，非常に生じにくいといえる（図 6・11）.

　このスコア付けシステムは，配列間でアミノ酸残基が一致している箇所を数える方法よりも，進化的に関係性が離れているアミノ酸配列同士の相同性を感度よく見つけることができる．たとえば，植物の根に存在する酸素結合タンパク質であるレグヘモグロビンを例に考えてみよう．マメ科の薬草であるハウチワマメ（ルピナス）のレグヘモグロビンとヒトのミオグロビンのアミノ酸配列を整列し，配列間でのアミノ酸残基が一致する数のみをもとにしたスコア付けと Blosum-62（図 6・9 参照）をもとにしたスコア付けを行う．そして，片方のアミノ酸配列をシャッフルして整列させて，その整列のスコアを付けることを繰返し行い，それらのスコアの分布が得られる（図 6・12）．配列間のアミノ酸残基の一致のみをもとにしたスコア付けでは，もとの整列が偶然生じる確率は，1/20 である．この結果から，これらのタンパク質の進化的関連性を示唆するが，もとの整列が 5％ の確率で偶然生じることがありうる．一方，Blosum-62 アミノ酸置換行列を使う場合は保存的な置換が考慮され，もとの整列が偶然生じる確率は約 1/300 と計算される．このよう

図 6・11　保存的な置換が顕著な整列. ヘモグロビン α 鎖とミオグロビンの整列．アミノ酸の保存的な置換を ▢ で示し，アミノ酸が一致している箇所を ▢ で示す.

ヘモグロビン α 鎖　VLSPADKTNVKAAWGKVGAHAGEYGAEALERMFLSFPTTKTYFPHF-----
ミオグロビン　　　GLSEGEWQLVLNWGKVEADIPGHGQEVLIRLFKGHPETLEKFDKFKHLKS

　　　　　　　-DLSHGSAQVKGHGKKVADALTNAVAHVDDMPNALSALSDLHAHKLRVDPV
　　　　　　　EDEMKASEDLKKHGATVLTALGGILKKKGHHEAEIKPLAQSHATKHKIPVK

NFKLLSHCLLVTLAAHLPAEFTPAVHASLDKFLASVSTVLTSKYR
YLEFISECIIQVLQSKHPGDFGADAQGAMNKALELFRKDMASNYKELGFQG

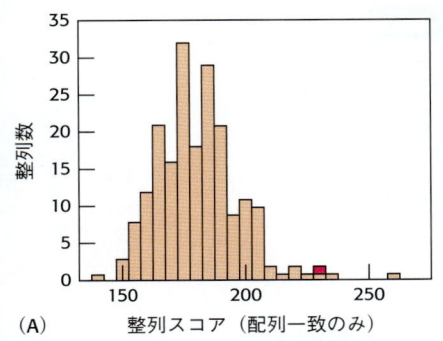

(A)　整列スコア（配列一致のみ）

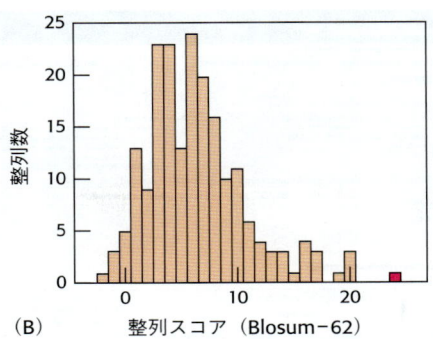

(B)　整列スコア（Blosum-62）

図6・12　配列間のアミノ酸残基の一致のみをもとにスコア付けした場合と，Blosum-62をもとにスコア付けした場合の整列の比較．　ハウチワマメ（ルピナス）のレグヘモグロビンとヒトのミオグロビンの整列を行った．この整列の有意性は，これら2配列の片方のアミノ酸配列をシャッフルして整列し，配列間のアミノ酸残基の一致数をもとに(A)，またはBlosum-62をもとにスコアを計算する(B)，という操作を繰返し行うことでわかる．シャッフルしていないもとのアミノ酸配列で整列した際のスコアを ■ で示す．配列間のアミノ酸残基の一致だけでなく，Blosum-62のスコアによるアミノ酸残基の類似性を加味することで，もとのアミノ酸配列による整列のスコアは，シャッフルしたアミノ酸配列による整列のスコアから大きく離れる．

に，アミノ酸置換行列を用いると，タンパク質間の進化的関連性をより強固に結論づけることができる（図6・13）．

　配列解析を用いた実験から，よりシンプルな経験則が導き出されてきた．100アミノ酸残基より長い配列では，整列した2配列のアミノ酸残基が25%より高い割合で偶然一致することはほぼありえず，このような2配列はほぼ確実に相同といえる．一方，配列間のアミノ酸残基が15%より低い割合で一致する場合，アミノ酸配列の整列結果だけで，これらの配列が統計的に有意に類似しているとは言い難い．配列間のアミノ酸残基が15～25%一致している場合は，統計的に有意に2配列が一致しているかどうかを決めるためには，より詳細な解析が必要である．ここで，アミノ酸配列の類似が統計的に有意でなくても，それが相同である可能性を否定するわけではないということを強調しておかなければならない．共通祖先に由来する多くのタンパク質のアミノ酸配列は，非常に大きく分岐しており，もはや配列だけではそれらの進化的関連性を見いだすことはできない．この後みていくように，このような配列だけではわからない相同タンパク質は，多くの場合，立体構造を調べることで，それらの相同性を見つけることができる．

ミオグロビン　　　GLSEGEWQLVLNVWGKVEADIPGHGQEVLIRLFKGHPETLEKFDKFKHLKSEDEM
レグヘモグロビン　GALTESQAALVKSSWWWFNANIPKHTHRFFILVLEIAPAAK---DLFSFLKGTSEV

KASE-DLKKHGATVLTALGGI---LKKKGH--HEAEIKPLAQSHATKHKIPVKYLE
PQNNPELQAHAGKVFKLVYEAAIQLEVTGVVVTDATLKNLGSVHVSKG-VADAHFP

FISECIIQVLQSKHPGDFGADAQGAMNKALELFRKDMASNYK-ELGFQG
VVKEAILKTIKEV----VGAKWSEELNSAWTIATDELAIVIKKEMDDAA

図6・13　ヒトのミオグロビンとハウチワマメ（ルピナス）のレグヘモグロビンのアミノ酸配列の整列．　Blosum-62置換行列を用い，ヒトのミオグロビンとハウチワマメのレグヘモグロビンの整列を行った．アミノ酸残基の一致（□）および保存的なアミノ酸置換（■）を示す．2配列間で23%のアミノ酸残基が一致している．

相同配列を同定するためにデータベースを検索する

　新たに配列が決定されたタンパク質のアミノ酸配列を，既知のすべてのタンパク質のアミノ酸配列と比較することは，進化的に関係のあるタンパク質を見つけ，さらにそこからそのタンパク質の構造と機能を洞察する際に，おおいに有用である．実際，新たに解明されたアミノ酸配列に対して，広範な配列比較がまず行われる．先に述べた配列整列法は，個々の配列を既知配列データベースの全データと比較する際に用いられる．

　相同配列のデータベース検索は，NCBI（National Center for Biotechnology Information，米国国立生物工学情報センター）のインターネットサイト（www.ncbi.nlm.nih.gov）で最もよく行われ，**BLAST検索**〔BLAST（Basic Local Alignment Search Tool）search〕という検索手法が使われる*．アミノ酸配列をウェブブラウザー上に入力または貼付けし，たいていの場合，重複を除いた全既知配列データベースに対して検索を実行する．2013年末の時点で，このデータベースには3500万超の配列データが登録されている．BLAST検索の結果，入力したアミノ酸配列と既知配列との整列結果のリストが得られ，それぞれの整列が偶然生じる推定確率が記載されている（図6・14）．

* 訳注: 日本DNAデータバンクのウェブサイト（www.ddbj.nig.ac.jp）でも同様の検索を行うことができる．

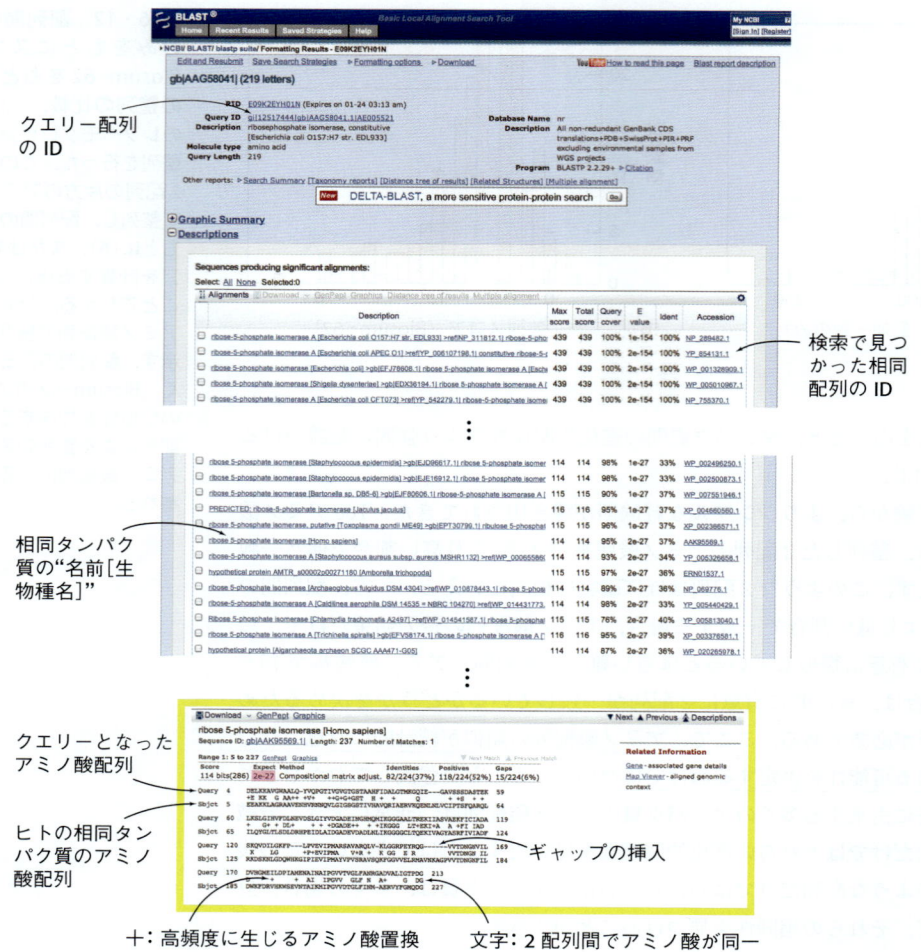

図 6・14　BLAST 検索の結果.　*E. coli*（大腸菌）のリボース–5–リン酸イソメラーゼ（ホスホペントースイソメラーゼともよ
ぶ，§20・1）のアミノ酸配列をクエリー配列（データベースへの検索元となる配列）として，重複を除いたアミノ酸配列デー
タベースに対して BLAST 検索を行った結果の一部．何千ものヒトのアミノ酸配列間にオルソロガス配列が見つかり，そのうちの
一つの配列との整列を示す（■ の囲み表示部分）．この程度の類似性を示す配列が偶然データベース中に存在する期待値（E
value）は 2×10^{-27} である（■ の強調表示部分）．期待値が 1 よりも非常に小さいため，この整列は高い有意性をもつ．

　　1995 年に，自由生活生物の完全長ゲノム配列として世界で初めて，インフルエンザ菌
（*Haemophilus influenzae*）のゲノム配列が報告された．このゲノム配列のうち，タンパク
質と推定される配列を使って，既知の配列に対して BLAST 検索が行われた．その結果，
オープンリーディングフレーム（open reading frame）とよばれるタンパク質をコードして
いる可能性のある領域が 1743 個同定され，このうち 1007 個（58 %）が，他の生物ですで
に機能がわかっているタンパク質と相同だった．さらに 347 個のオープンリーディングフ
レームは，機能は未知だがすでにデータベースに登録されている配列（仮想タンパク質）
に対応づけることができた．そして残りの 389 個は，その時点のデータベース上のどの配
列とも相同性が見いだされなかった．このように，配列比較を行うだけで，インフルエン
ザ菌の半分超のタンパク質の機能を推定することができた．

6・3　立体構造を調べると進化的関連性への理解が深まる

　　タンパク質のアミノ酸配列同士を比較することで，それらの機能や進化的関連性に関す
る多くのことを知ることができる．けれども，生体分子は通常直鎖状よりもむしろ複雑な
立体構造をとって機能する．突然変異はアミノ酸配列に変化を与えるが，それはタンパク
質の機能に影響を及ぼす．そして，そのタンパク質の機能は立体構造と直接的に関係して

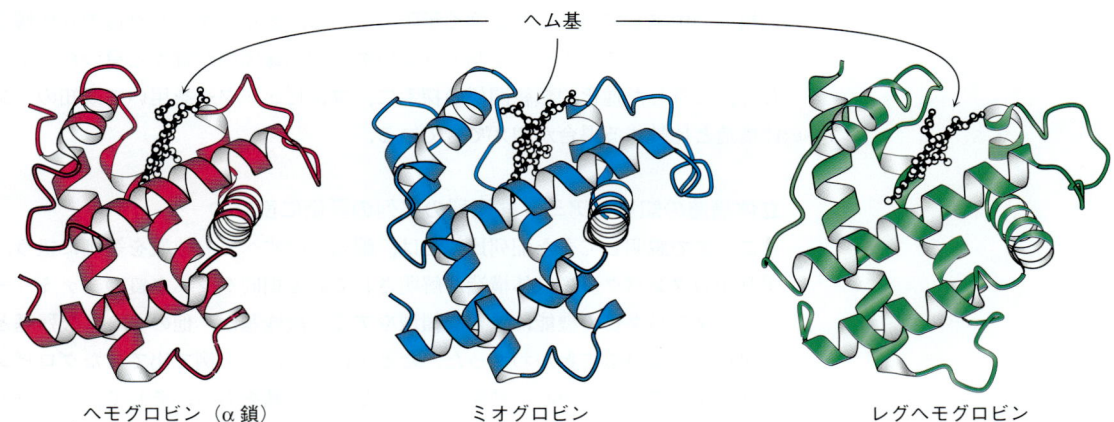

ヘム基

ヘモグロビン（α鎖）　　ミオグロビン　　レグヘモグロビン

図 6・15　立体構造の保存.　ヒトのヘモ
グロビン（α鎖），ヒトのミオグロビン，ハウ
チワマメのレグヘモグロビンの立体構造は保
存されている．それぞれのタンパク質のヘム
基は酸素と結合する鉄原子をもつ〔1HBB.pdb,
1MBD.pdb, 1GDJ.pdb より〕.

いる．したがって，タンパク質同士の進化的関連性を深く理解するためには，配列情報と
絡めて立体構造を見なければならない．立体構造の決定法については，§3・5 を参照され
たい.

立体構造はアミノ酸配列よりも保存される

　タンパク質の立体構造は，アミノ酸配列よりもタンパク質の機能とより密接に関係して
いる．そのため，タンパク質のアミノ酸配列よりもタンパク質の立体構造のほうが，より
進化的に保存される．この進化的な保存性はグロビンの立体構造をみると明らかである
（図 6・15）．ヒトのミオグロビンとハウチワマメのレグヘモグロビンとの類似性は，配列レ
ベルではほんのわずかに検出できる程度で，ヒトのヘモグロビン（α鎖）とハウチワマメの
レグヘモグロビンでは統計的に有意ではない（15％ の一致）．それにもかかわらず，これ
らのタンパク質はきわめて類似した構造をとっている．ヘム基を結合して酸素の可逆的な
結合を促進させる機能をもつ立体構造が，長い進化過程を越えて保存されてきたのである.

　ヘモグロビン，ミオグロビン，レグヘモグロビンが類似した生化学的な機能をもつこと
を知っていれば，立体構造が類似していることは予想できるだろう．しかし，さまざまな
事例をみていくと，タンパク質の機能から考えて進化的に関連性がなさそうなタンパク質
同士でも非常に高い立体構造の類似性があることがわかる．その例として，細胞骨格の主
要成分であるアクチン（§35・2）と，細胞内でタンパク質の折りたたみを手助けする熱
ショックタンパク質 70（HSP70）があげられる．これらのタンパク質は，アミノ酸配列間
でわずか 16％ しかアミノ酸配列が一致しないが，構造的には顕著に類似している（図
6・16）．この立体構造の類似性から，アクチンと HSP70 はパラログであると推定される.
すなわち，現在の生物における生物学的な役割は異なるものの，これらのタンパク質が共

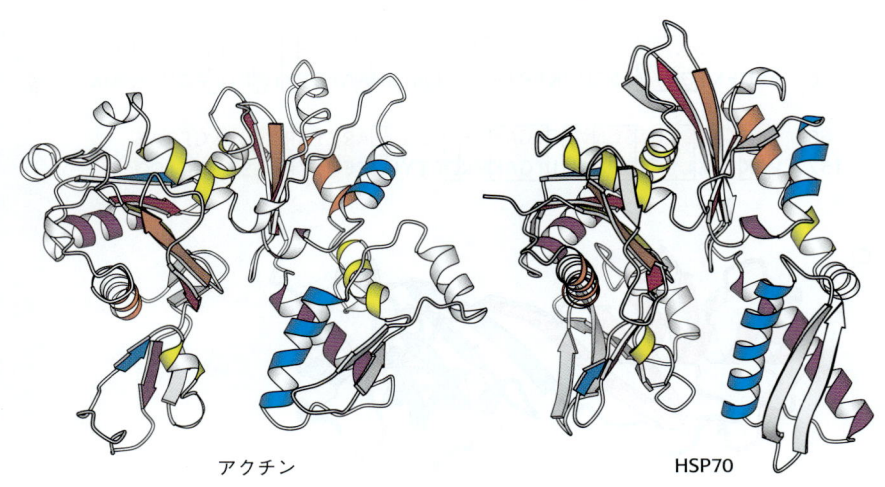

アクチン　　HSP70

図 6・16　アクチンの立体構造と熱ショック
タンパク質 70（HSP70）の部分構造.　　同一
色の二次構造部分を比較してみると，生化学的
な活性が異なるにもかかわらず，構造が類似し
ていることがわかる〔1ATN.pdb, 1ATR.pdb より〕.

通祖先に由来していることを強く示唆している．多くのタンパク質の立体構造が決定されてくるにつれ，このような予測できない進化的類縁関係が続々と見つかってきている．そして，こうした進化的類縁関係の探索に，コンピューターを用いて既知のタンパク質の立体構造と比較する場合が増えてきている．

立体構造の知見がアミノ酸配列の整列の評価に役立つ

　ここまで説明してきた配列比較法は，配列中のすべての位置を等価に扱う．しかし，いずれかのタンパク質の立体構造が解明されている相同タンパク質のファミリーを調べたところ，タンパク質の機能に重要な領域やアミノ酸残基が，他のアミノ酸残基と比較して高く保存されていることがわかった．たとえば，先ほどの例で出てきたグロビンの各タイプでは，すべて分子の中心に鉄原子と結合したヘム基をもつ．そして，この鉄原子と相互作用をするヒスチジン残基（ヒトのミオグロビンの場合は，64番目のアミノ酸残基）は，すべてのタイプのグロビンで保存されている．同一ファミリーのタンパク質の間で共通して重要なアミノ酸残基や高度に保存された領域を同定できると，全体的な配列類似度が統計的に有意でなくても，同じファミリーに属するタンパク質を見つけられることがある．このように，他の方法では検出不可能なタンパク質ファミリーのメンバーを見つける際，**配列鋳型**（sequence template）── 構造的にも機能的にも重要で，同じファミリーのタンパク質間で共通に保存されたアミノ酸配列 ── を用いることが有効なようである．既知のタンパク質の立体構造データを活用したさまざまな配列分類法も開発されてきた．また，既知の立体構造データなしに，相同なタンパク質のファミリーで共通に保存されたアミノ酸残基を同定できる方法もあり，それらの多くは，整列された配列のそれぞれの位置ごとに異なる置換行列を用いる．こうした方法は，非常に遠縁の進化的関連性を同定できる場合が多い．

自身の配列と整列することで繰返しモチーフの検出ができる

　全タンパク質の10％超では，同一タンパク質内で類似した複数のドメインをもつ．このドメインが他のタンパク質の既知配列と類似している場合は，配列検索によって，同一タンパク質内で繰返し存在している類似配列を検出できる場合が多いが，他のタンパク質に類似している配列がない場合もある．このような場合，自分自身の配列との整列を行う

(A)　　1　MTDQGLEGSN PVDLSKHPSG IVPTLQNIVS TVNLDCKLDL KAIALQARNA
　　　 51　EYNPKRFAAV IMRIREPKTT ALIFASGKMV CTGAKSEDFS KMAARKYARI
　　　101　VQKLGFPAKF KDFKIQNIVG SCDVKFPIRL EGLAYSHAAF SSYEPELFPG
　　　151　LIYRMKVPKI VLLIFVSGKI VITGAKMRDE TYKAFENIYP VLSEFRKIQQ

(B)　　1　MTDQGLEGSNPVDLSKHPS

　　　20　GIVPTLQNIVSTVNLDCKLDLKAIALQ–ARNAEYNPKRFAAVIMRIR
　　　110　FKDFKIQNIVGSCDVKFPIRLEGLAYSHAAFSSYEPELFPGLIYRMK

　　　66　EPKTTALIFASGKMVCTGAKSEDFSKMAARKYARIVQKLGFPAK
　　　157　VPKIVLLIFVSGKIVITGAKMRDETYKAFENIYPVLSEFRKIQQ

(C)

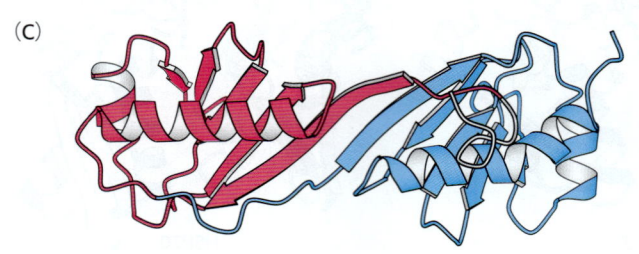

図6・17　同一タンパク質内の繰返し配列同士の整列．（A）TATAボックス結合タンパク質のアミノ酸配列．（B）TATAボックス結合タンパク質の二つの繰返し配列同士の整列．アミノ末端側の繰返し配列を緑色，カルボキシ末端の繰返し配列を青色で示す．アミノ酸残基の一致（□）および置換しやすいアミノ酸のペア（□）を示す．（C）TATAボックス結合タンパク質の立体構造．アミノ末端ドメインを■，カルボキシ末端ドメインを■で示す〔1VOK.pdb より〕．

ことで，同一タンパク質内の類似配列を検出できる．それらの類似度の統計学的有意性は，繰返し存在する類似領域をあたかも別々のタンパク質に由来するかのように整列させることで検定することができる．遺伝子転写を制御する際の重要なタンパク質であるTATAボックス結合タンパク質（図6・17A，§29・2参照）で，自身のアミノ酸配列との整列を行ったところ，全領域の30％に当たる90超のアミノ酸残基が同一となり，有意に高い類似性を示した（図6・17B）．このような整列が偶然生じる確率は1/10^{13}である．TATAボックス結合タンパク質の立体構造が解明され，二つのほぼ同一なドメインが存在することが明らかになった（図6・17C）．このことから，一つのドメインをコードしている遺伝子の重複によって，二つのほぼ同一なドメインをもつTATAボックス結合タンパク質をコードする遺伝子へと進化したことが示唆される．

収斂進化が生化学的な課題に対する共通解を示す

　ここまでは，共通祖先に由来する —— すなわち，**分岐進化**（divergent evolution）を経た —— タンパク質を見てきた．一方，立体構造上の重要な部位が類似しているが，共通祖先に由来していないタンパク質も見つかっている．二つの進化的に関係ないタンパク質がどのように構造が類似するようになったのだろうか．それは，独立に進化してきた二つのタンパク質が，類似の生化学的な活性をもつために同様の構造に収斂したと考えられる．おそらくその立体構造は，生物が直面した生化学的な課題に対して，特に効果的な解決法であったのだろう．このように，別々の進化経路が共通のゴールに至る過程を**収斂進化**（convergent evolution，**収束進化**ともよぶ）とよぶ．

　収斂進化の一例がセリンプロテアーゼでみられる．第9章でより詳細に見ていくが，この酵素は加水分解によってペプチド結合を切断する．図6・18は，2種類のセリンプロテアーゼ（キモトリプシンとズブチリシン）の活性部位 —— すなわち，加水分解反応が起こる部位 —— の構造である．これらの活性部位の立体構造は非常に類似しており，セリン残基，ヒスチジン残基，アスパラギン酸残基の空間的配置がほぼ同一である．のちほど見ていくが，キモトリプシンとズブチリシンの酵素活性にとって，これらのアミノ酸の空間的配置が非常に重要であり，この配置によってペプチドの加水分解反応に対する共通の反応機構が生み出されたのである．一見したところ，キモトリプシンとズブチリシンの類似性はこれらのタンパク質が相同であることを示唆する．しかしながら，これらのタンパク質の全体構造が大きく異なることから，進化的関連性はないだろう（図6・19）．キモトリプシンは全体的にβシートで構成されているが，ズブチリシンは広範囲にαヘリックス構造をもつ．さらに，アミノ酸配列でみると，酵素活性に重要なセリン，ヒスチジン，アスパラギン酸の各アミノ酸残基が，二配列間で同様の位置でなかったり同じ順番に並んでいなかったりする．共通祖先から進化した二つのタンパク質が，類似した活性部位構造を保持しているのに，立体構造が劇的に変化するということは，まずありえないことである．

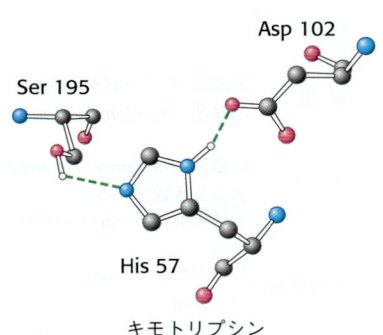
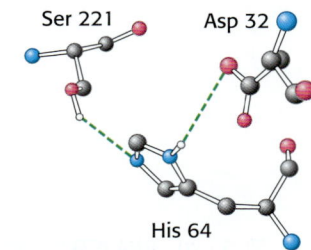

図 6・18　プロテアーゼ活性部位の収斂進化． 二つのセリンプロテアーゼ（キモトリプシンとズブチリシン）の活性部位において，反応に重要な三つのアミノ酸残基の相対的な位置は，ほぼ同一である．

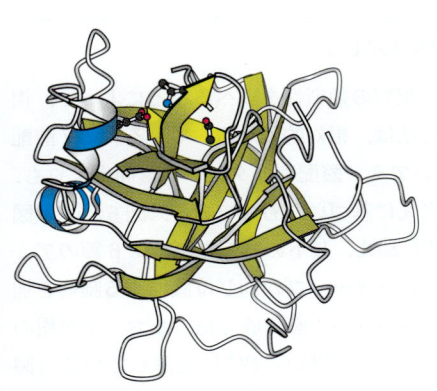
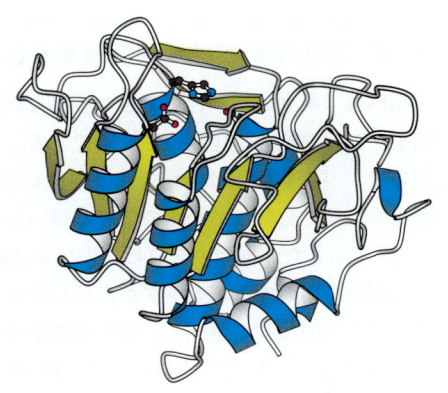

キモトリプシン　　　　ズブチリシン

図 6・19　哺乳類のキモトリプシンと細菌のズブチリシンの立体構造． 各構造の上側に活性部位を示す．活性部位の類似性とは対照的に，全体構造は大きく異なる．βストランドを ■ で，αヘリックスを ■ で示す〔1GCT.pdb，1SUP.pdb より〕．

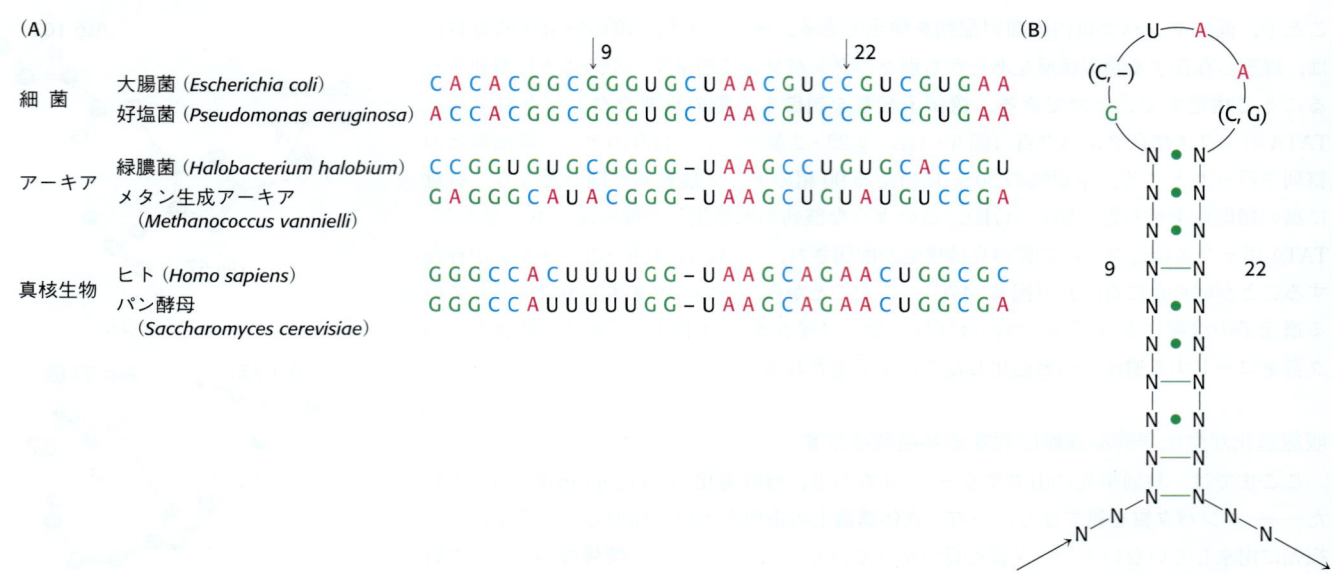

図 6・20　RNA 配列の比較.　　(A) さまざまな生物種のリボソーム RNA のある領域における配列の比較. (B) 予想される二次構造. (A) で示した配列で, ワトソン・クリック型塩基対が完全に保存されている位置を — で示し, ほぼ保存されている位置を ● で示す.

RNA 配列を比較して, その二次構造を理解する

　　相同な RNA 配列同士の比較は, すでに述べた方法と同様のやり方で行われる. このような配列比較によって, 配列間の進化的関連性を考えるうえでの重要な示唆を得られるばかりでなく, RNA 分子それ自身の立体構造を検討するうえでの手掛かりも得ることができる. 第 4 章で述べたように, 一本鎖の核酸分子は折りたたまれて, ワトソン・クリック型塩基対を形成したり他の相互作用が生じたりすることで, 精巧な構造を形成する. 類似した塩基対構造をもつ RNA 配列ファミリーでは, 塩基配列が異なっていても, 塩基対形成能力が保存されている. たとえば, 全生物のリボソームに存在する大型の RNA 分子のある特定の領域を考えてみよう (図 6・20). 図に示した領域では, 大腸菌 (E.coli) の 9 番目の位置にグアニン (G), 22 番目の位置にシトシン (C) が存在するが, ヒトでは 9 番目の位置にウラシル (U), 22 番目の位置にアデニン (A) が存在する. 図 6・20 に示した六つの配列を見ると, 9 番目と 22 番目の位置およびその周辺では, 塩基は異なっていても, ワトソン・クリック型塩基対を形成する能力が保持されていることがわかる. このことから, これらの塩基対がペアで変異することによって, 塩基対形成能力が持続し, 二重らせん構造を形成し続けているようである. 複数の相同な RNA 分子の配列が既知である場合, こうした配列解析を行うことで, 完全な二次構造やその他の相互作用を示せることが多い. ここで示したリボソーム RNA については, その立体構造を決定することで (§30・3), 予測した二次構造が正しいことを確認した.

6・4　進化系統樹は配列情報をもとにつくられる

　　相同性は配列の類似性で示される場合が多く, 配列の類似性を調べることによって, 相同なタンパク質の進化経路を推定できる. この方法は, 相対的に類似しているアミノ酸配列のタンパク質同士は, 相対的に類似していないアミノ酸配列のタンパク質同士よりも, 進化の過程で分岐してからの時間が短いという考えに基づいたものである. 図 6・11 と図 6・13 で示した 3 種類のグロビンのアミノ酸配列に加え, ヒトのヘモグロビン β 鎖のアミノ酸配列も用いて, ギャップが存在している場合にはギャップが同じ位置にくる制約を加えてアミノ酸配列を整列し, **進化系統樹** (evolutionary tree) を作成した. なお, 系統樹のタンパク質同士を結ぶ枝の長さは, 配列間のアミノ酸の違いの数* に比例している (図 6・21).

* 訳注: 正しくはアミノ酸置換数である.

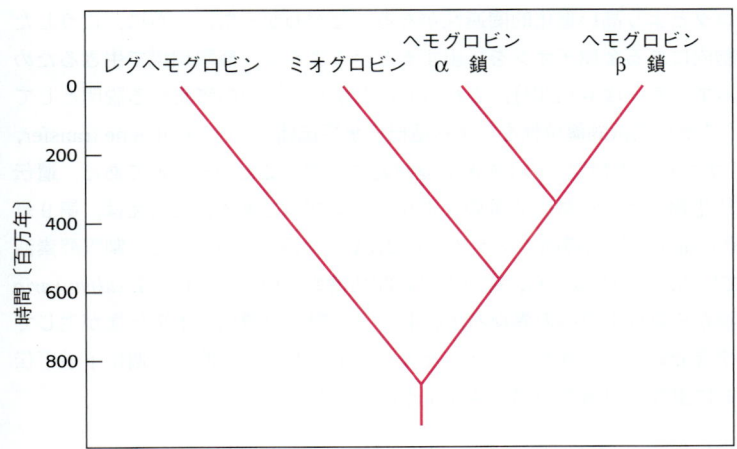

図6・21　グロビンの進化系統樹.　配列比較によって系統関係を推定する.化石研究の結果から全体のタイムスケールがわかり,分岐が生じた時期を示すことができる.

　これだけでは,たとえばミオグロビンとヘモグロビンの分岐が,ヘモグロビンのα鎖とβ鎖の分岐よりも2倍古かったというような相対的な分岐時間しかわからない.では,遺伝子重複やその他の進化的なイベントが起こったおおよその年代は,どのようにして推定するのだろうか.推定した進化系統樹の分岐点と化石記録から決定した分岐時間を比較することで,系統樹に時間の目盛をつけることができる.たとえば,ヘモグロビンにα鎖とβ鎖の二つの鎖を生じさせた遺伝子重複は,3億5000万年前に起こったと考えられる.約4億年前に硬骨魚類から分岐したヤツメウナギのような無顎類が,単一の鎖をもつヘモグロビンをもっており,この推定結果を支持する(図6・22).全生物に存在しているリボソームRNAのように,進化の過程で比較的新しく生じた分子と非常に古くに生じた分子が存在するものに対しても,この方法を適用することができる.実際に,この方法でリボソームRNA配列を解析したところ,進化の非常に初期のころにアーキアは真正細菌から分岐して別のグループの生物に分かれたことが明らかになった.

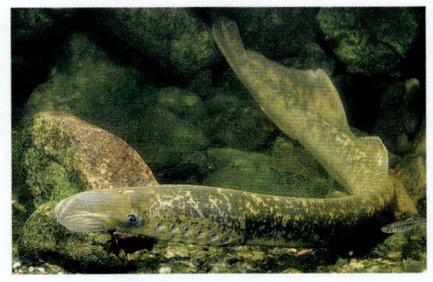

図6・22　ヤツメウナギ.　無顎類のヤツメウナギは,ポリペプチド鎖が単一のタイプのヘモグロビン分子をもつ.無顎類の祖先は約4億年前に硬骨魚類から分岐した〔写真提供: Brent P. Kent〕.

進化系統樹の想定外の分岐は,遺伝子水平伝播によって説明できる

　あるタンパク質の進化系統樹で,そのタンパク質の近縁が,かけ離れた生物種のオルソログで占められている場合,想定外の知見が得られることがある.単細胞の紅藻類である *Galdieria sulphuraria* を例に考えてみよう. *G. sulphuraria* は,高温(最高56℃まで),酸性(pHが0から4),高濃度の有毒金属が存在,というような極限環境で生育できる驚くべき真核生物である. *G. sulphuraria* は,イデユコゴメ目に属しており,進化系統樹の真核生物の分類群の中に位置している(図6・23A).ゲノム配列の完全解読により, *G. sulphuraria* のタンパク質をコードするORFの約5%が,真核生物ではなく,真正細菌や

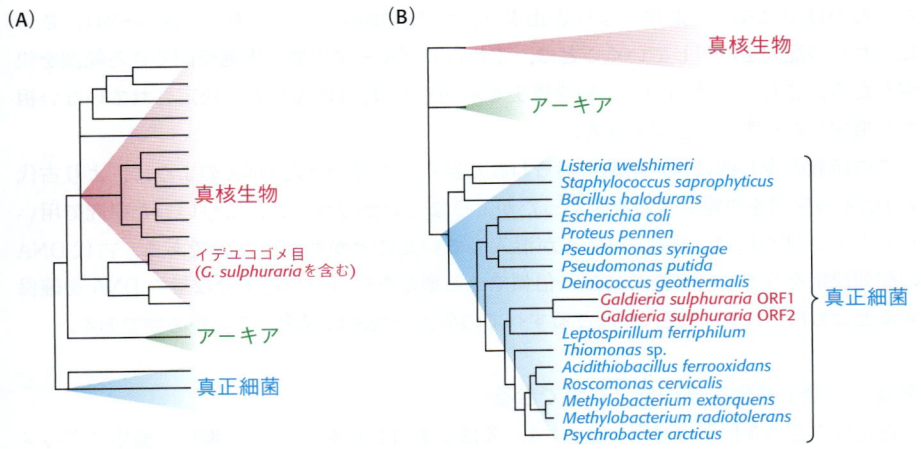

図6・23　遺伝子水平伝播の痕跡.　(A) 単細胞の紅藻類である *Galdieria sulphuraria* は,イデユコゴメ目に属しており,進化系統樹の真核生物の分類群の中の枝に位置している.(B) 完全に解読された *G. sulphuraria* のゲノムには,ヒ酸イオンの膜輸送に関係しているタンパク質をコードする二つのORFがある.この二つのORFとさまざまな生物種に由来するオルソログで配列の整列を行ったところ,これらの膜輸送タンパク質は,真正細菌のタンパク質と最も進化的関連性が高いことがわかった.これは,進化の過程で,遺伝子水平伝播が生じたことを示唆している〔(A) 提供: Dr. Gerald Schönknecht,(B) 出典: G. Schönknecht et al., *Science*, **339**, 1207~1210, Fig. 3(2013)〕.

アーキアのオルソログとより高い進化的関連性があることがわかった．さらに，こうしたタンパク質は，細胞内にある金属イオンを排出するというような，極限環境で生きるために優位な機能をもっている（図6・23B）．これらのことから，一つの考えうる説明としては，遺伝子を受け取る側に選択的優位性を与える**遺伝子水平伝播**（horizontal gene transfer, **遺伝子水平伝達**），すなわち生物間でのDNA交換が起こっているということである．遺伝子水平伝播は，原核生物では，特徴的で重要な進化メカニズムである．たとえば，第9章で述べるように，真正細菌の生物種間でプラスミドDNAの交換を行うことで，制限酵素活性の獲得を促進している．しかしながら，完全ゲノム配列情報の増加により，*G. sulphuraria* のような，原核生物から真核生物への異なる生物ドメイン間での遺伝子水平伝播が生じていることが最近の研究でわかってきた．こうした異なる生物ドメイン間での遺伝子水平伝播によって，進化的に重要な現象を説明できるようになるだろう．

6・5　最新技術で進化の可能性を実験的に探る

　二つの生化学の技術によって，進化の過程は，単に推定するものではなく，より直接的に調べられるものになった．従来は生きている生物のゲノムしか調べることができなかったが，ポリメラーゼ連鎖反応（PCR）法（§5・1）を使うことで，古代DNA配列を直接調べることができる場合が出てきた．また，**コンビナトリアルケミストリー**（combinatorial chemistry）を用いることで，分子進化の研究ができるだろう．コンビナトリアルケミストリーとは，非常にたくさんの分子を一度に生成して，そこからある生化学的な性質をもつ分子を選抜する方法で，このような素晴らしい方法により，進化の非常に初期の段階に存在していたと考えられる分子をわれわれは垣間見ることができる．

古代DNAは増幅して配列決定できる場合がある

　DNAは，非常に化学的に安定であることから，遺伝情報の格納場所として適している．そのため，適切な条件下では，DNAは何万年もの間，残存する．PCR法と高度なDNA配列決定法の開発より，古代DNAは増幅し配列決定できるようになった．この方法は3万8千年前のものと推定されるネアンデルタール人の骨から単離されたミトコンドリアDNAに適用された．ネアンデルタール人と現生人類（*Homo sapiens*）のミトコンドリアDNA完全長配列を比較すると201から234の塩基置換があった．同じ領域を現生人類とチンパンジーで比較すると約1500の塩基置換があることから，それよりは少ない塩基置換数であることがわかった．

　驚くべきことに，約5万年前の骨から単離されたDNAを使って，ネアンデルタール人とその近縁であるデニソワ人の完全ゲノム配列が得られた．これらの配列を比較すると，現生人類とネアンデルタール人の共通祖先は約57万年前に存在し，ネアンデルタール人とデニソワ人の共通祖先は約38万年前に存在していることを示唆した．これらのデータから進化系統樹を書いたところ，ネアンデルタール人はチンパンジーと現生人類の中間だったわけではなく，進化的な行き止まり，つまり絶滅したのである（図6・24）．さらにこれらの配列を解析していくことで，これらのグループの間で異種交配できる範囲を決定したり，これらの集団の地理的な歴史を解明したり，DNA配列が決定されていない祖先を追加したりすることができる．

　この研究の少し前には，琥珀に捕らわれた昆虫から見つけたDNAのように，より古代のDNAの配列を決定した研究もあったが，うまくいかなかった．こういった研究で用いられたサンプルには，現代のDNAが混入していたことがわかったのである．古代DNAの配列決定をうまく行うためには，信頼できる増幅を行うために十分な量のDNAを確保するとともに，DNAの混入が起こるすべての原因を厳密に取除くことが必要である．

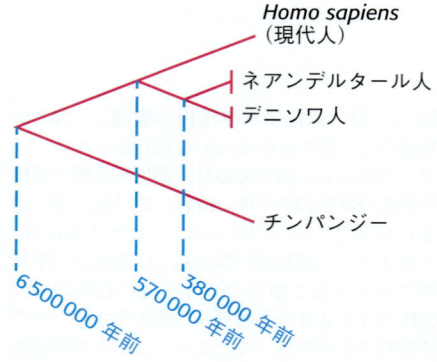

図6・24　進化系統樹上のネアンデルタール人の位置．DNA配列の比較から，ネアンデルタール人やデニソワ人は現代人（*Homo sapiens*）へ直接的に至る系統ではなく，比較的早い時期に分岐し，絶滅したことがわかった．

実験的に分子進化を調べることができる

　進化はつぎの3段階の過程を経る: 1）多様な集団が発生する；2）環境に適応できるメ

ンバーがある基準で選択される；3) その結果より環境に適応したメンバーが集団内で繁殖していく*1．ある条件下で，核酸分子に対して，実験的にこれらの3段階の過程を適用することができる．その結果から，あらゆる生物において重要な生化学的機能である触媒活性と結合特異性が，どのような進化過程によって生じたか，垣間見ることができる．

コンビナトリアルケミストリーは，ある決まった種類の分子の大集団を迅速に生成させることができるため，この手法を用いて核酸分子の多様な集団を実験的に合成することが可能である．できる限りあらゆるパターンの塩基配列を網羅した核酸分子をつくるために，コンビナトリアルケミストリーによって塩基配列をランダムに生成する．こうして最初の核酸分子の集団が生成されたのち，求める結合特性や反応特性をもった特定の分子のみを分離する選択を行う．最終的に，選択過程で残った核酸分子に対して，それぞれの配列末端の特定配列に反応するプライマーでPCRを行い，核酸分子を複製する．なお，この複製過程ではエラーが生じるため，各"世代"で集団内に変異が付加されることとなる．この手法の応用を考えてみよう．タンパク質が生じる前の進化の初期の段階では，RNA分子は生体内の触媒として主要な役割を果たしていたようである．このRNAがもつ潜在的な触媒作用を述べる際，アデノシン三リン酸（ATP）やその近縁のヌクレオチドに結合するRNA分子をつくり出して説明されることが多い．アデニン，シトシン，グアニン，ウラシルが等モル入った混合物から，169ヌクレオチド長のうち120箇所でヌクレオチドの種類がランダムに異なるRNA分子を合成した．この合成したRNA分子のプールには，約10^{14}個のRNA分子が含まれていた．このRNA分子数は，ランダムな120塩基配列で生じる可能性のあるRNA分子からすると，非常にわずかなものである*2．このプールのRNA分子をカラムに通し，カラムに固定化されたATPと結合するRNA分子が選択された（図6・25）．

*1 訳注：本節の原著の記述は中立進化を無視しており，実際の生物進化とは異なる．実際の生物進化を正しく表現するならば，以下の記述となる．段階1) は"多様な突然変異が発生する"とすべきだろう．2) と3) は同時に生じるものであり，しかも中立進化も含めるべきなので，"突然変異遺伝子が淘汰上中立に，あるいは適応的に有利となって増殖する"とすべきだろう．

*2 訳注：この実験で合成されたRNA分子は，塩基配列の120箇所でヌクレオチドがランダムに異なるものであった．120箇所に4種類のヌクレオチドがランダムに入る場合，約10^{72}種類のRNA分子が合成される可能性がある．しかし，この実験の最初の合成プールに存在していたRNA分子は10^{14}個である．これは，約10^{72}種類のRNA分子が合成される可能性があることから考えると，非常に少数といえる．

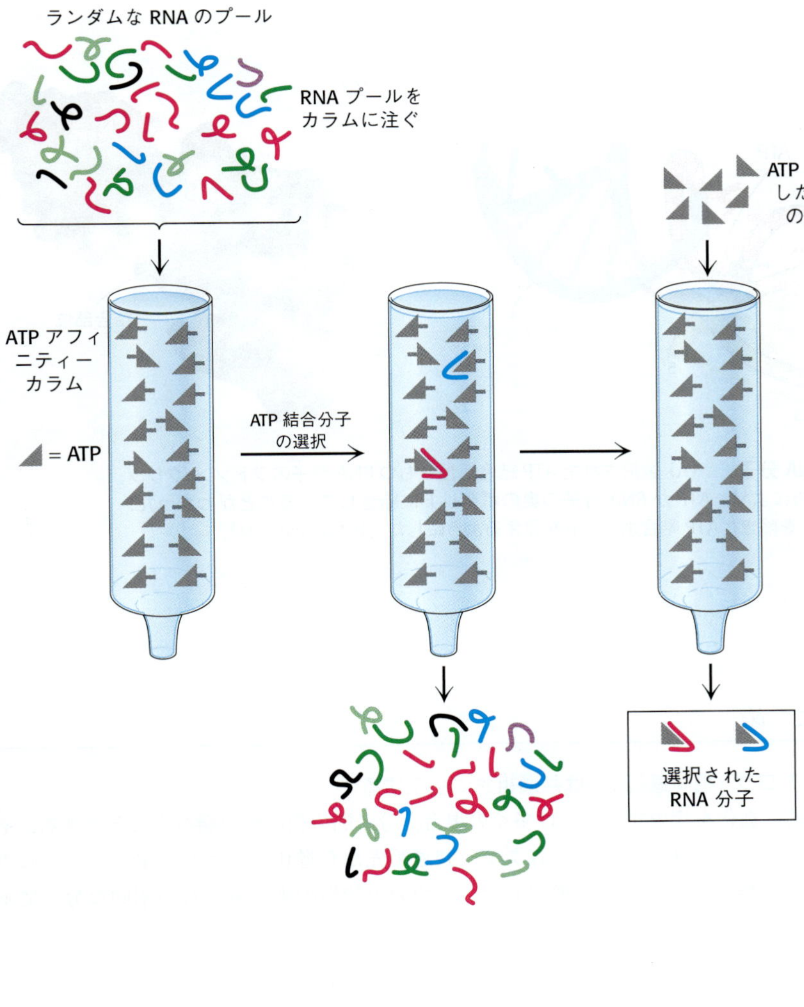

図 6・25 実験室での進化．ランダムな配列のRNA分子をコンビナトリアルケミストリーで合成し，それらをATPアフィニティーカラム（§3・1）に通すことで，カラム中のATPと結合するRNA分子が選択される．選択されたRNA分子は，過剰なATPで洗浄することでカラムから溶離され，その後複製される．この選択と複製の過程が複数回繰返され，最終的にATP結合能が顕著に高いRNA分子が単離され，性質が決定される．

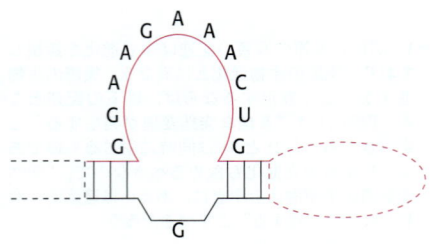

図6・26　保存された二次構造.　ここに示す二次構造は，ATP との結合で選択された RNA 分子が共通にもつ構造である.

ATP アフィニティーカラムに強固に結合した RNA 分子を DNA に逆転写し，PCR 法で増幅させ，再び RNA へ転写させることで，RNA を複製した．この複製過程では誤りが起こりやすく，その結果，複製された RNA 分子に変異が生じる場合が多い．こうして複製された RNA 分子の中から，さらにまた ATP 結合活性があるものだけを選択していく．このような複製と選択の過程を8世代にわたって行ったのち，残った RNA 分子の配列を決定した．その結果，17 種類の異なる配列が得られ，そのうちの 16 種類は図6・26 に示す二次構造を形成することが予想された．これらの各分子は，ATP と強固に結合し，解離定数は 50 μM より小さい値であった．

これらの RNA 分子の一つで，ATP 結合領域の折りたたみ構造が核磁気共鳴法（§3・5）によって決定された．構造決定された部分構造は，40 個のヌクレオチドで構成されており，予想していた通り，11 個のヌクレオチドで形成されたループによって，二つのワトソン・クリック型塩基対らせん領域が分かれているものであった（図6・27A）．このループは，複雑な方法で折りたたまれ（図6・27B），アデニン環がはまる奥行きのあるポケットを形成している（図6・27C）．このように実験的に，分子の構造が，特異的な相互作用を生じさせる構造へと進化していったのである．

前述した ATP に結合する RNA のように，リガンドに特異的に結合する合成オリゴヌクレオチドのことを**アプタマー**（aptamer）とよぶ．アプタマーは，分子進化を理解する手助けになるだけでなく，バイオテクノロジーや医薬品といった領域で幅広く役立つものとして期待される．コカインのような低分子からトロンビンのような大きなタンパク質までさまざまなリガンドを検出するセンサーとして働くことから，診断への応用を目的に開発されてきた．また，白血病から糖尿病まで，さまざまな病気の治療の治験も行われている．血管内皮増殖因子（vascular endothelial growth factor, VEGF）を阻害するアプタマーのマクジェン®（一般名 ペガプタニブナトリウム）は，加齢黄斑変性症治療剤としての認可が下りている．

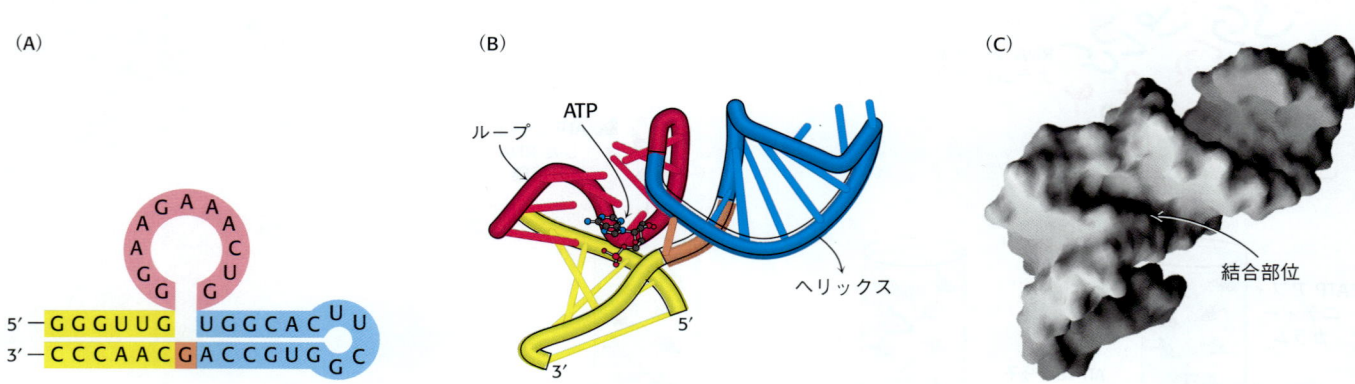

図6・27　進化によって生じた ATP 結合 RNA 分子.　（A）選択された ATP 結合活性をもつ RNA 分子のワトソン・クリック型塩基対パターン．（B）NMR による構造解析により，ATP が RNA 分子の奥のポケットに結合していることがわかった．（C）RNA 分子の表面を示す．RNA 分子から ATP を除き，ATP 結合ポケットを見えるようにした〔1RAW.pdb より〕.

まとめ

6・1　ホモログ（相同遺伝子）は共通祖先に由来する

　生化学的に進化を探求することは多くの場合，分子間の相同性を調べることである．それは，相同な分子，すなわちホモログが，共通祖先から進化したからである．パラログは，進化の過程で異なる機能を獲得した，一つの生物種の中でみられる相同な分子であ

る．オルソログは，異なる生物種の中でみられる，類似または同一の機能をもつ相同な分子である[*1].

*1　訳注: p. 161 (§6・1) の訳注を参照.

6・2　整列 (アラインメント) の統計解析によって相同性を見つけられる

　タンパク質のアミノ酸配列や核酸の塩基配列は，生化学における基本的な言語の一つである．配列の整列 (アラインメント) 法は，進化を探索する際の最も強力な道具である．配列の類似性が最大になるように整列され，その有意性は統計学的な検定によって判断される．2 配列の整列が統計学的に有意であれば，それらは共通祖先から分岐進化したことが強く示唆される．置換行列 (置換マトリックス) を使うことでさらに遠く離れた進化的な関連性を検出できる．また，配列データベースの探索を行うことで，同じ生物や他の生物に存在している近縁配列を見つけることができる．

6・3　立体構造を調べると進化的関連性への理解が深まる

　タンパク質間の進化的類縁関係は，保存された立体構造に，よりはっきりと現れる．保存された配列の解析とともに立体構造の解析を行うことで，他の方法では検出できない進化的関連性を見つけることができる．配列比較法は，類似ドメインが結合して生じる，同一タンパク質内の不完全な繰返し配列を検出する際にも使われる．

6・4　進化系統樹は配列情報をもとにつくられる

　進化の過程で 2 配列が分岐してから経過した時間が，2 配列間の違いに対応していると仮定して，進化系統樹はつくられる[*2]．配列比較に基づいた進化系統樹の作成により，ヘモグロビンの α 鎖と β 鎖の分岐やミオグロビンとヘモグロビンの分岐の際に生じた遺伝子重複のおよその時間が明らかになった．配列に基づく進化系統樹は，化石記録に基づいた系統樹と比較することができる．遺伝子水平伝播は進化系統樹の枝の予期せぬ位置で生じる．

*2　訳注: p. 172 (§6・4) の訳注を参照.

6・5　最新技術で進化の可能性を実験的に探る

　進化の探求は実験室内でも行える．条件がよければ，よく保存された DNA 試料を PCR法で増幅することにより，絶滅した生物から採取した DNA の塩基配列が決定できる．こうして決定された塩基配列を加えて進化系統樹を作成することで，既に作成した進化系統樹の信頼性を確認することができる．また，試験管内で分子進化を生じさせる実験を行うことで，リガンド結合能をもつ RNA 分子の例でみたように，分子がどのように生じたか検討できる．

重 要 語 句

ホモログ (homolog, 相同遺伝子) (p. 161)

パラログ (paralog) (p. 161)

オルソログ (ortholog) (p. 161)

配列の整列 (sequence alignment, 配列アラインメント) (p. 162)

保存的な置換 (conservative substitution) (p. 165)

非保存的な置換 (nonconservative substitution) (p. 165)

置換行列 (substitution matrix, 置換マトリックス) (p. 166)

BLAST 検索 〔BLAST (Basic Local Alignment Search Tool) search〕 (p. 167)

配列鋳型 (sequence template) (p. 170)

分岐進化 (divergent evolution) (p. 171)

収斂進化 (convergent evolution, 収束進化) (p. 171)

進化系統樹 (evolutionary tree) (p. 172)

遺伝子水平伝播 (horizontal gene transfer, 遺伝子水平伝達) (p. 174)

コンビナトリアルケミストリー (combinatorial chemistry) (p. 174)

アプタマー (aptamer) (p. 176)

問   題

1. スコアはいくつか　アミノ酸配列間でアミノ酸残基が一致している数をもとにしたスコア付けシステム（§6・2）を使って，以下の整列のスコアを計算せよ．そのスコアは統計学的に有意と考えられるか．

(1) WYLGKITRMDAEVLLKKPTVRDGHFLVTQCESSPGEF-
(2) WYFGKITRRESERLLLNPENPRGTFLVRESETTKGAY-

SISVRFGDSVQ-----HFKVLRDQNGKYYLWAVK-FN-
CLSVSDFDNAKGLNVKHYKIRKLDSGGFYITSRTQFS-

SLNELVAYHRTASVSRTHTILLSDMNV
SSLQQLVAYYSKHADGLCHRLTNV

2. 配列と構造　それぞれ150アミノ酸からなる二つのタンパク質のアミノ酸配列を整列して比較すると，たった8％しかアミノ酸残基が一致していなかった．しかし，これらの立体構造は非常に類似している．これら二つのタンパク質は進化的に関係があるといえるだろうか，説明せよ．

3. カウントの仕方によってスコアが変わる　以下の二つの配列の整列を考えよう：

(1) A-SNLFDIRLIG　　　(2) ASNLFDIRLI-G
　　GSNDFYEVKIMD　　　　　GSNDFYEVKIMD

アミノ酸配列間でアミノ酸残基が一致している数をもとにしたスコア付けシステム（§6・2）を使う場合，どちらの整列がより高いスコアだろうか．Blosum-62置換行列（図6・9）を使う場合は，どちらの整列がより高いスコアだろうか．

4. 新しい塩基対の発見　図6・20のリボソームRNAで，ワトソン・クリック型塩基対を形成しない部分では，どの塩基がGと対になる傾向があるだろうか．また，その塩基対の構造を提案せよ．

5. 数の多さに圧倒される　40塩基長で考えられるRNAの全種類がそれぞれ最低1分子ずつ含まれるように合成すると，RNAは何gになるか．RNAの塩基は4種類あり，ヌクレオチドの平均分子量は$330 \, \mathrm{g \, mol^{-1}}$である．

6. 形は機能に従う　生体分子の立体構造は，配列よりも進化的に保存される．なぜだろうか．

7. シャッフリング　アミノ酸配列間でアミノ酸残基が一致している数をもとにしたスコア付けシステム（§6・2）を用いて，下に示す二つの短い配列を整列した際の整列スコアを計算せよ．

(1) ASNFLDKAGK
(2) ATDYLEKAGK

配列2で，10個のアミノ酸残基の順番をランダムに並べ替えてシャッフルしたものを生成せよ．ギャップを入れずに，このシャッフルした配列と配列1を整列し，整列スコアを計算せよ．

8. スコアの解釈　200アミノ酸残基の二つのタンパク質のアミノ酸配列が整列され，2配列間を比較して同一のアミノ酸残基が存在する割合を計算した．その計算結果が下に示すそれぞれの値の場合，二つのタンパク質が共通祖先から分岐した可能性は，どのように解釈すべきか．

(a) 80％，(b) 50％，(c) 20％，(d) 10％

9. 特徴的なアミノ酸　図6・9のBlosum-62置換行列を見て，アミノ酸置換で正のスコアを取らない三つのアミノ酸はどれか．そして，正のスコアを取らないのは，どのような性質をこれらのアミノ酸がもつからか．

10. 三つのタンパク質のセット　三つのタンパク質（A, B, C）の配列を互いに比較し，配列間でのアミノ酸残基の一致度が下記の通りであった結果を得た．

	A	B	C
A	100％	65％	15％
B	65％	100％	55％
C	15％	55％	100％

アミノ酸配列が一致している部分が，整列された配列に一様に分布していると仮定したとき，タンパク質Aとタンパク質Cは類似した立体構造をとるだろうか．説明せよ．

11. RNAの整列　五つの生物種のRNA断片配列が決定され，整列された．これらの断片が取りうる二次構造を提案せよ．

(1) UUGGAGAUUCGGUAGAAUCUCCC
(2) GCCGGGAAUCGACAGAUUCCCCG
(3) CCCAAGUCCCGGCAGGGACUUAC
(4) CUCACCUGCCGAUAGGCAGGUCA
(5) AAUACCACCCGGUAGGGUGGUUC

12. 多ければ多い方がいい　RNA配列の整列を用いて二次構造を決める際，幅広い生物種の配列を用いた整列を用いた方がよい．それはなぜか．

13. 誤りは人の常　野生型のDNAポリメラーゼと比較して，DNA鎖を伸長させる際に適切なヌクレオチドを誤りなく付加する度合いが著しく落ちた耐熱性DNAポリメラーゼの変異型を見つけた．§6・5の分子進化の実験で，この変異型のDNAポリメラーゼはどのように活用することができるだろうか．

14. 何世代にもわたって　§6・5で行ったような分子進化の実験を実施する際，何世代にもわたって選択と複製の過程を繰返すことがなぜ重要なのか．

15. 離れた場所のBLAST検索を使って　NCBI（National Center for Biotechnology Information，米国国立生物工学情報センター）のウェブサイト（www.ncbi.nlm.nih.gov）を使って，*E. coli* K-12株のトリオースリン酸イソメラーゼの配列を見つけよ．そして，その配列をクエリー配列（問い合わせ配列）として，protein-protein BLAST*を実行せよ．出力結果から，*Homo sapiens*（ヒト）のトリオースリン酸イソメラーゼとの整列を見つけよ．その整列の中で，2配列間でアミノ酸が一致しているところは何箇所あるか．

---

*　訳注：protein-protein BLAST（blastp）は，アミノ酸配列をクエリー配列としてアミノ酸配列データベースを検索するBLAST.

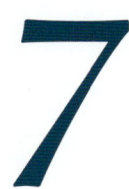

ヘモグロビン: 働いている
タンパク質を描写する

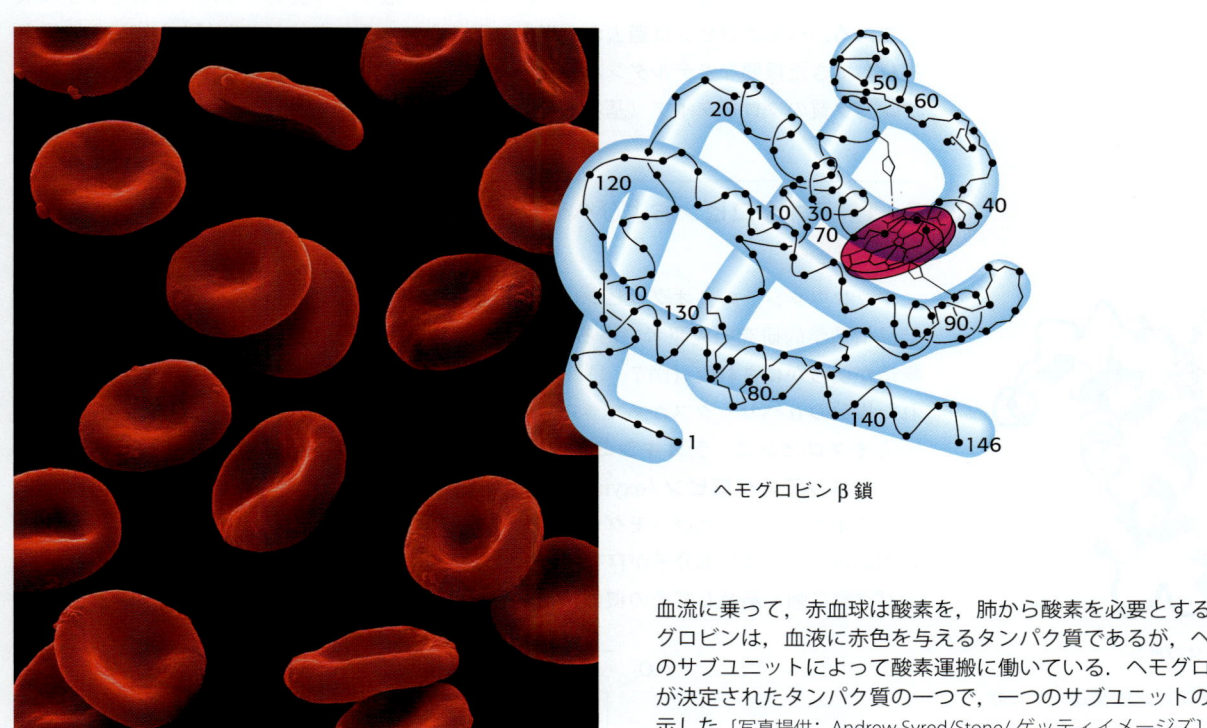

ヘモグロビンβ鎖

血流に乗って，赤血球は酸素を，肺から酸素を必要とする組織に運ぶ．ヘモグロビンは，血液に赤色を与えるタンパク質であるが，ヘムを結合した四つのサブユニットによって酸素運搬に働いている．ヘモグロビンは初めて構造が決定されたタンパク質の一つで，一つのサブユニットの折りたたみの図を示した［写真提供: Andrew Syred/Stone/ ゲッティイメージズ］.

　嫌気性生物から好気性生物への転換は，豊富なエネルギー庫を開いたという意味から進化的には大きな一歩といえる．酸素存在下では，グルコースから取出せるエネルギー量は非存在下に比べれば15倍も多い．単細胞やその他小さな生命体では，代謝が盛んに行われている細胞に，空気または周囲の水から酸素を直接取込むことができる．脊椎動物は，その細胞に適切な酸素量を供給するため，二つの基本的な機構を採用し進化してきた．第一は，身体中の細胞に酸素を活発に配給するために循環機構を採用したことである．第二は，酸素運搬および貯蔵タンパク質であるヘモグロビンやミオグロビンを採用したことである．ヘモグロビンは赤血球に存在して肺から組織に効率よく酸素を運搬し，一方では二酸化炭素とプロトンを肺へ戻すのにも働く，実にすばらしいタンパク質である．ミオグロビンは筋肉に存在し必要なときに利用可能な酸素貯蔵庫である．

　ミオグロビンとヘモグロビンを比較することで，タンパク質の構造と機能についての重要な側面が明らかになる．この進化的に関連した二つのタンパク質は，酸素結合に関してはほとんど同一の構造をとっている（第6章）．しかしながら，ヘモグロビンは90％もの効率で酸素運搬機能を発揮しうるという点で特筆すべき酸素運搬体なのである．もしミオグロビンが同様の状況下にあったとすれば運搬能はたった7％しかない．この劇的な差は何に由来するのか．それは，ミオグロビンは単一のポリペプチドからなるが，ヘモグロビンは四つのポリペプチドからなるということによる．ヘモグロビンの四つのペプチド鎖には酸素結合において協同性がある．それは，四つのポリペプチドの中の一つのペプチド鎖に酸素が付くことが，残りのペプチド鎖の酸素結合能を増加させるということを意味している．さらに，ヘモグロビンの酸素結合の仕方は，プロトンと二酸化炭素の結合に

よって調節され，酸素運搬能が増加するようになっているのである．さまざまな組合わせの分子が結合した場合にそれぞれ異なる四次構造をヘモグロビンがとるということが，協同性をもつことと調節物質に対する反応性をもつこととの両方を可能にしているのである．

ヘモグロビンとミオグロビンは生化学の研究史上重要な役割を担ってきた．ともにX線結晶解析で立体構造が決定された最初のタンパク質である．さらに，タンパク質の一次配列上の変異が病気を起こす可能性があることは鎌状赤血球貧血症で初めて提唱され証明されたが，これは1本のヘモグロビン鎖上のアミノ酸が一つ変異するだけで起こる血液疾患である．ヘモグロビンは過去から現在に至るまで，それ自体がさまざまな知識や知見を提供してきた重要なモデルタンパク質であるが，加えて本書で今後登場するその他多くのタンパク質のプロトタイプ（基本形）でもある．

7・1　ミオグロビンおよびヘモグロビンは
ヘムに存在する鉄原子に酸素を結合する

マッコウクジラのミオグロビンは立体構造が決定された最初のタンパク質である．X線結晶構造学的研究の先駆者であるJohn Kendrewによって1950年代にこのタンパク質の構造が明らかにされた（図7・1）．ミオグロビンは大部分が，それぞれターン構造で結ばれた複数のαヘリックスからできている球状タンパク質である．

ミオグロビンは，**デオキシミオグロビン**（deoxymyoglobin）とよばれる酸素非結合型か，**オキシミオグロビン**（oxymyoglobin）とよばれる酸素結合型かのどちらかで存在する．ミオグロビンおよびヘモグロビンが酸素を結合できるのは，タンパク質に結合した**ヘム**（heme）とよばれる分子が存在するためである．第8章で詳しく議論するが，ヘムはタンパク質に強く結合してその機能に不可欠な補欠分子族の一種である．

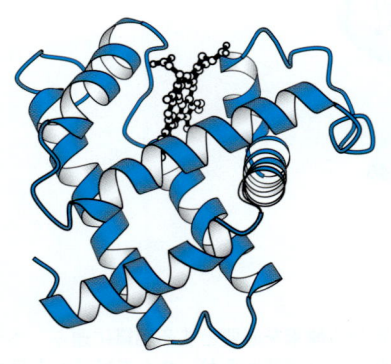

ミオグロビン

図 7・1　ミオグロビンの構造.　ミオグロビンは複数のαヘリックスがターン構造で結ばれた1本のポリペプチド鎖からなり，1個の酸素結合部位をもつことに<u>注意</u>〔1MBD.pdbより〕

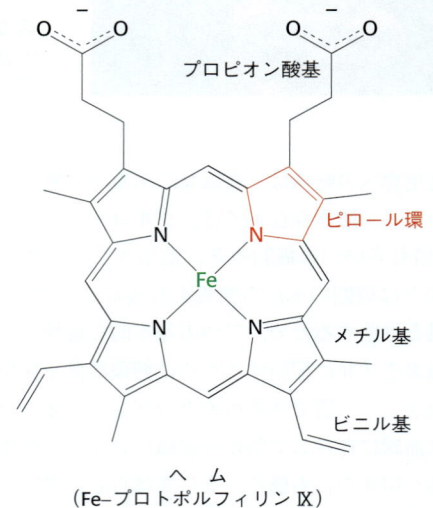

ヘ　ム
（Fe–プロトポルフィリン IX）

血液や筋肉が鮮やかな赤色なのはこのヘム類のためである．ヘムは**プロトポルフィリン**（protoporphyrin）とよばれる有機化合物とその中心に存在する鉄原子からなる．プロトポルフィリンは，4個のピロール環がメチン橋で結ばれたテトラピロール環からできており，その側鎖に4個のメチル基と2個のビニル基および2個のプロピオン酸が結合している．

鉄原子はプロトポルフィリンの中心に位置し，4個のピロールの窒素原子に結合している．ヘムが結合された鉄は2価鉄（Fe^{2+}）または3価鉄（Fe^{3+}）の酸化状態をとりうるが，Fe^{2+}のみが酸素と結合しうる．鉄イオンには，さらにヘム平面の上下に一つずつ2個の結合が生じうる．これらの結合部位を第五，第六配位部位とよぶ．ミオグロビンでは第五配位部位はタンパク質のヒスチジン残基のイミダゾール環が占める．このヒスチジンを**近**

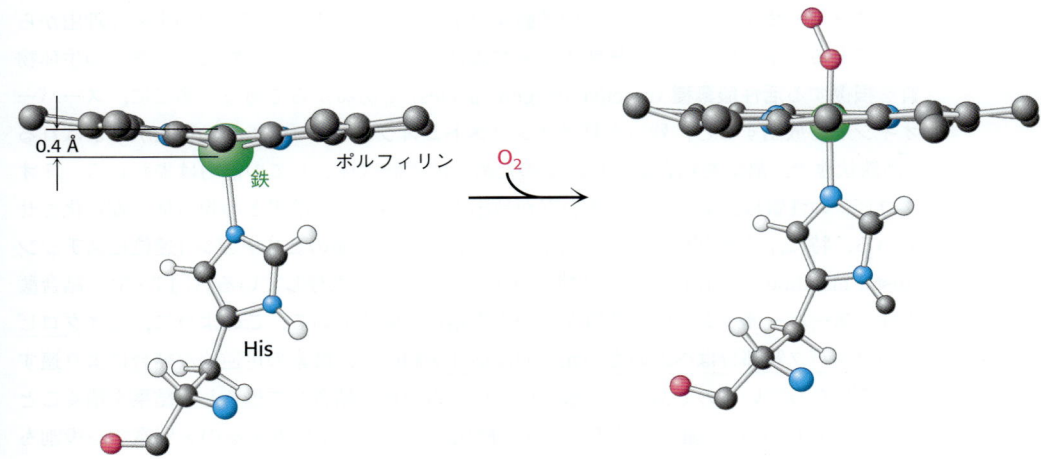

デオキシヘモグロビン型　　　　　　　　　　オキシヘモグロビン型

図 7・2　酸素が結合すると鉄イオンの位置が変わる. 鉄イオンはデオキシヘモグロビン型ヘム（左）ではポルフィリン平面からわずかに出ているが，酸素結合に伴いヘム平面内に入る（右）.

位ヒスチジン（proximal histidine）とよぶ.

　酸素は第六配位部位に結合する. デオキシミオグロビンでは，この部位には何も結合していないで，鉄イオンはポルフィリン環の中の明確に大きさの決まった穴に入るにはやや大きすぎるため，ポルフィリン平面から約 0.4 Å 外側に出ている（図7・2左）. 第六配位部位に酸素分子が結合すると，鉄イオン内の電子状態は大きく変化し，ポルフィリンの平面内に入ることができるほど小さくなる（図7・2右）. 驚いたことに，酸素結合により起こるヘモグロビンの構造変化は Linus Pauling により 1936 年に磁気測定に基づいて予想されていたのである. それはミオグロビン，ヘモグロビンの立体構造が解明される 25 年近く前であった.

酸素が結合したときのヘムの電子構造の変化が機能的画像法の基礎である

　鉄イオンがポルフィリンの平面に入ったときに生ずる電子構造の変化はヘモグロビンの磁気的性質の変化をひき起こすので，脳機能を調べる最も強力な手段の一つである**機能的磁気共鳴画像法**（functional magnetic resonance imaging, fMRI）の原理となっている. 核磁気共鳴法は，主として水分子のもつプロトン由来でヘモグロビンの磁気的性質によって変化するシグナルを検出する. 適切な技法を用いて，デオキシヘモグロビンとオキシヘモグロビンの相対的な量の差，ひいては脳の種々の部分の相対的な活性を示すイメージ画像をつくることができる. 脳のある特定の場所が活発であれば，血管が拡張してより多くの血液がその部位に流れる. そのため，より活発な場所はオキシヘモグロビンが多くなる.

　これらの非侵襲的方法によって，感覚情報を処理する脳の領域を同定できる. たとえば，におい物質を含む空気，含まない空気，それぞれの空気を吸わせて対象の領域を明らかにしたのである. におい物質があるときは，fMRI 法で，脳のいくつかの領域のヘモグロビンの酸素化の度合いの増加（それゆえ脳の活発さ）を検出できる（図7・3）. それらの領域は一次嗅皮質内にあるが，におい情報を二次的に処理する領域もおそらく含まれていると思われる. さらに解析すれば，ある特定領域の活性の時間的変化が明らかになる. 機能的磁気共鳴画像法はすべての感覚で得られる感覚情報の処理に従事する領域のマッピングと経路の解明など，驚くほどの可能性を示している. ヘモグロビンの生化学では一見すると偶然の所産が，脳の活動の観察を可能にしたのである.

ミオグロビンの構造は活性酸素種の放出を防いでいる

　酸素がヘムの鉄に結合すると Fe^{2+} から酸素へ電子の部分的移動が起こる. さまざまな面から，この構造は図7・4に示すような，3価鉄イオン（Fe^{3+}）と**スーパーオキシドアニオン**（superoxide anion, O_2^-）との複合体で表現するのが最もよい. 酸素が解離する際に

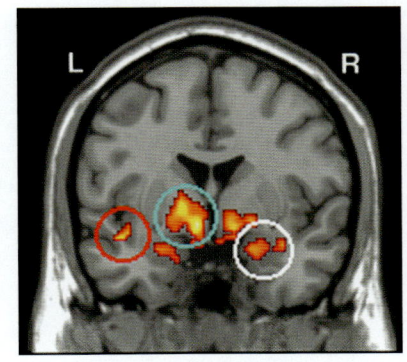

図 7・3　脳の機能的磁気共鳴画像法. fMRI はにおい物質に対する脳の応答を明らかにする. 明るい点はにおい物質によって活性化された脳の領域を示す〔出典: R. A. Österbauer et al., 'Color of Scents: Chromatic Stimuli Modulate Odor Responses in the Human Brain,' *J. Neurophysiol*., **93**, 3434～3441（2005）〕.

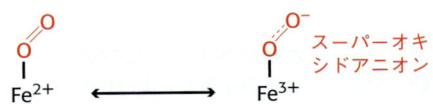

スーパーオキシドアニオン

図 7・4　鉄と酸素の結合. ミオグロビンの鉄と酸素の相互作用は，Fe^{2+} と二原子酸素分子，および Fe^{3+} とスーパーオキシドアニオンとの共鳴構造の重ね合わせで表現できる.

は, スーパーオキシドではなく二原子酸素分子として離れることが二つの重要な理由から大切である. 第一に, スーパーオキシドおよびそれからつくられる物質は, 多くの生体物質を損傷する**活性酸素種**(reactive oxygen species)であるからである. 第二に, スーパーオキシドを放出すると, 残った鉄イオンは**メトミオグロビン**(metmyoglobin)とよばれる3価鉄状態で, 酸素を結合しない. そのため, 酸素貯蔵体としての能力は失われる. ミオグロビンの性質は, スーパーオキシドが放出されないように酸素との複合体を安定化させている. 特に, ミオグロビンの結合ポケットにはもう1個のヒスチジン〔**遠位ヒスチジン**(distal histidine)〕が存在し, 結合酸素分子に水素結合を供与している(図7・5). 結合酸素種のスーパーオキシド的な性質がこの水素結合を強めている. このように, ミオグロビンのタンパク質部分はヘムのもつ元来の反応性を制御し, 酸素の可逆的な結合により適するようになっているのである. 一酸化炭素はヘムの鉄に結合して恐ろしい結果を招くことになる(p. 187)が, 遠位ヒスチジンは一酸化炭素がヘムに接近するのを邪魔する役割もあると考えられる.

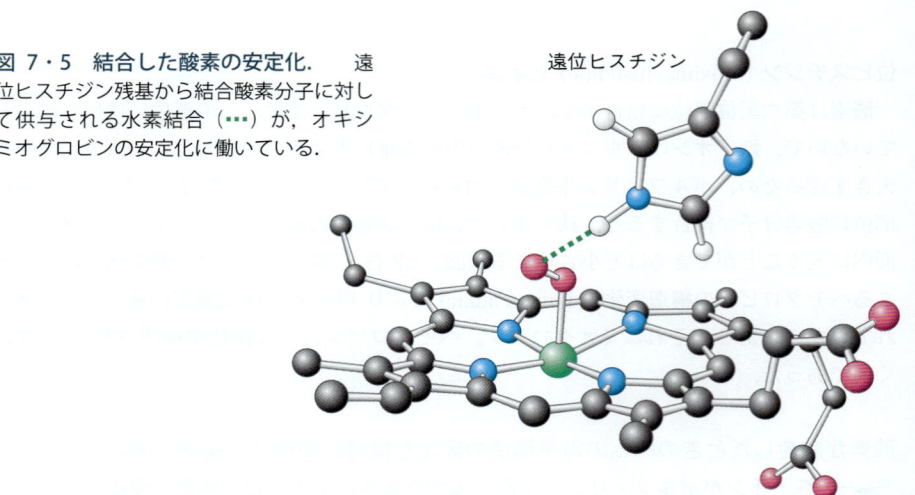

図7・5　結合した酸素の安定化.　遠位ヒスチジン残基から結合酸素分子に対して供与される水素結合(•••)が, オキシミオグロビンの安定化に働いている.

ヒトヘモグロビンは4個のミオグロビンに類似したサブユニットの集合体である

ウマ心筋由来のヘモグロビンの立体構造は, ミオグロビンの構造決定のすぐ後に Max Perutz によって明らかにされた. それ以後, ヒトを含めたさまざまな生物種のヘモグロビンの構造が決定された. ヘモグロビンは4個のポリペプチド鎖, すなわち同一アミノ酸配列からなる2本の同一**α鎖**(α chain)と2本の同一**β鎖**(β chain)から構成されている(図7・6). それぞれのサブユニットはミオグロビンでみられたαヘリックスの配置と同様の一連のαヘリックスからできている(構造を比較するには図6・15を参照). この共

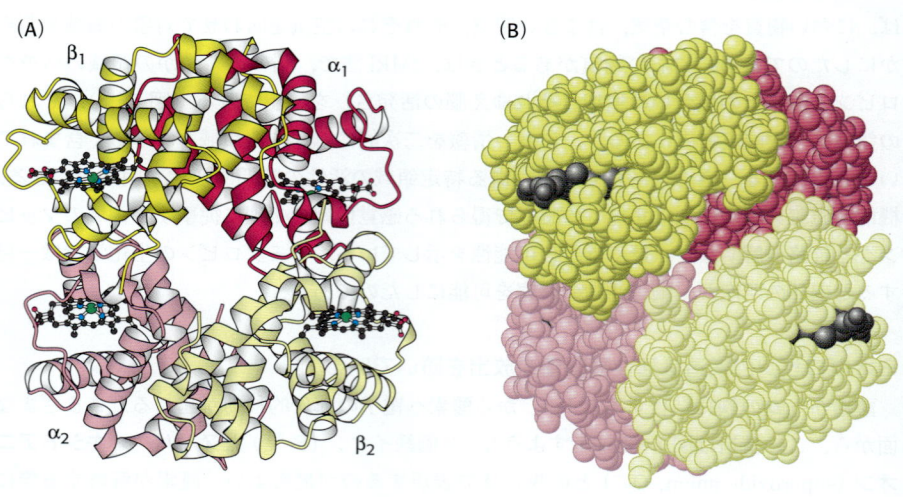

図7・6　デオキシヘモグロビンの四次構造.　2本のα鎖と2本のβ鎖からなるヘモグロビンは, 1対のαβ二量体として働く.(A)リボンモデル,(B)空間充填モデル〔1A3N.pdb より〕

通にみられる立体構造を**グロビンフォールド**（globin fold）とよぶ．この立体構造の類似性と一致して，ヒトヘモグロビンの α, β 鎖はマッコウクジラのミオグロビンのそれらと配列の整列（配列アラインメント）を行うと，それぞれ 25%，24% の同一性が見られる．その中でたとえば近位ヒスチジンや遠位ヒスチジンのような鍵となる残基はよく保存されている．このように，α, β 鎖は互いに親類関係にあり，ミオグロビンとは分岐進化（§6・2）の関係にある．

ヘモグロビン四量体は，**ヘモグロビン A**（hemoglobin A，HbA）の場合なら，同一の **αβ 二量体**（αβ dimer）が 1 対集まって（$\alpha_1\beta_1$ と $\alpha_2\beta_2$）四量体をつくったものというのが最もよい表現である．デオキシヘモグロビンの αβ 二量体は，広範な境界面を介してつながっており，その接触面は各鎖のカルボキシ末端まで及んでいる．ヘム間の距離は四量体上では遠く離れており，鉄原子間の距離は 24〜40 Å の範囲である．

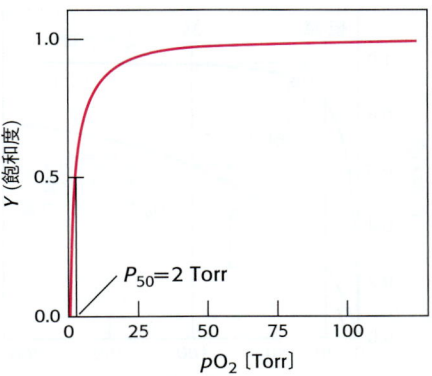

図 7・7　ミオグロビンの酸素結合.
酸素分圧が 2 Torr のときミオグロビン分子の半分が酸素と結合している．

7・2　ヘモグロビンの酸素結合は協同的である

酸素を結合する性質を，酸素濃度に対して酸素**飽和度**（fractional saturation，Y）をプロットした**酸素結合曲線**（oxygen-binding curve）で観察して，これらのタンパク質の酸素結合の性質をそれぞれ調べることができる．全部の酸素結合可能部位のうち酸素が結合している部位の数の割合を Y で表す．Y は 0（酸素結合部位なし）から 1（全部位に酸素が結合）の範囲である．酸素濃度は酸素**分圧**（partial pressure）pO_2 で表すのが最も便利である．ミオグロビンの場合，観測される結合曲線は単純な化学平衡式を示唆する（図 7・7）．ミオグロビン分子の酸素飽和度は pO_2 の上昇につれて急激に増加し，その後は横ばいでほぼ変わらないことに注意してほしい．半分が飽和される酸素分圧（50% 飽和度の pO_2 を P_{50} とする）は，比較的低い 2 Torr（mmHg）であり，ミオグロビンの酸素に対する親和性は高い．

それに対して，赤血球のヘモグロビンの酸素結合曲線はある特徴的な形となる（図 7・8）．それはミオグロビンでみられたような単純な結合曲線ではなく，"S" 字形に似ており，その形から **S 字形曲線**（sigmoid curve）とよばれる．加えて，ヘモグロビンの酸素結合能（$P_{50}=26$ Torr）は，ミオグロビンのそれに比べてかなり弱い．図の結合曲線は赤血球内のヘモグロビン由来である*ことに注意されたい．

S 字形曲線はタンパク質がある特殊な結合性をとることを意味する．ヘモグロビンでは，曲線の形は，ヘモグロビン四量体のある一つの結合部位に酸素が結合すると他の残った非結合部位の酸素結合能が増加することを表す．反対に，一つのヘムが酸素を離せば残りのヘムの酸素も離れやすくなる．この種の結合の性質を，個々のヘモグロビン分子のそれぞれの結合部位は互いに無関係に結合しているのではないことから，**協同性**（cooperativity）とよぶ．協同性の機構についてはすぐ後に述べる．

ヘモグロビンの酸素結合が協同的であるということは生理的にどのような意義があるのだろうか．酸素は，酸素分圧の比較的高い肺（およそ 100 Torr）から，酸素分圧がずっと低く代謝が活発に行われている組織（典型的には 20 Torr）に，血液中を運搬されねばならない．S 字形で示される協同性が，どうやって酸素運搬を効率的にするのかについて考えてみよう（図 7・9）．肺ではヘモグロビンはほとんど飽和されており，酸素飽和度は 98% に達する．ヘモグロビンが末梢組織に行き O_2 を解離すると，飽和度は 32% に落ちる．その差 98−32=66% が酸素運搬に働く．協同的な酸素解離の方が，末梢組織での酸素放出をより完全に行わせるには有利である．酸素運搬をミオグロビンで行ったとしたら，肺では 98% が飽和するが，末梢組織でも 91% が飽和したまま残り，したがって酸素運搬に働くのはほんの 98−91=7% しかないことになる．ミオグロビンは酸素運搬には結合が強すぎるのである．もし最適な酸素親和性をもつ非協同的酸素運搬体（図 7・9 の **—**）が進化したなら，その状況は協同性なしでも改善されたかもしれない．しかしそのようなタンパク質でも，最大の酸素運搬率は pO_2 が 100 Torr から 20 Torr の場所に移動したとして 63−25=38% である．このように，ヘモグロビンの酸素結合と解離が協同的で

トル
圧力の単位．0℃，重力の標準加速度下で 1 mm の高さの水銀柱がその底面に及ぼす圧力（1 mmHg）に等しい．この単位は，水銀気圧計の発明者，Evangelista Torricelli（1608〜1647）にちなんで名づけられた．

* 訳注: 赤血球内では，酸素との親和性を著しく弱める分子である 2,3−ビスホスホグリセリン酸とヘモグロビンが相互作用している．これについては p.186 で詳しく述べる．

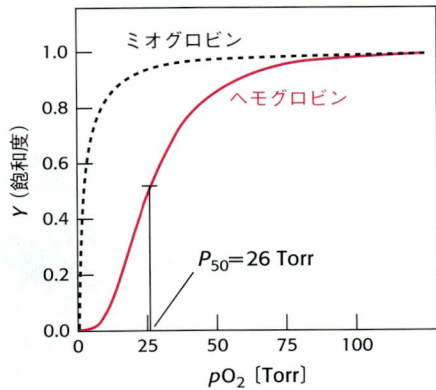

図 7・8　ヘモグロビンの酸素結合.　赤血球中のヘモグロビンを用いたこの曲線は S 字形をとる．この形は，各ヘモグロビン分子が，それぞれ異なるけれども互いに相互作用しあう酸素結合部位をもつことを意味する．ヘモグロビンの半分が飽和される酸素分圧は 26 Torr である．比較としてミオグロビンの結合曲線を … で示した．

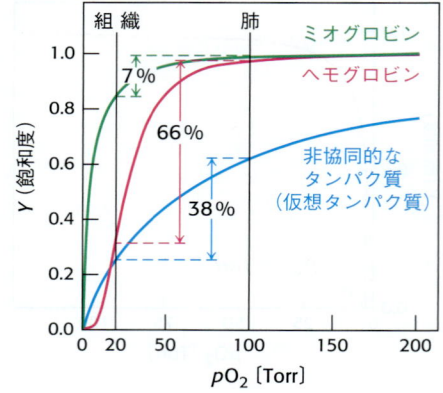

図 7・9 協同性はヘモグロビンによる酸素運搬能を高める. ヘモグロビンはO₂結合部位間の協同性のため，ミオグロビンなど非協同的なタンパク質に比べて（たとえそれらの酸素親和性が最適でも），より多くのO₂を組織に運搬する.

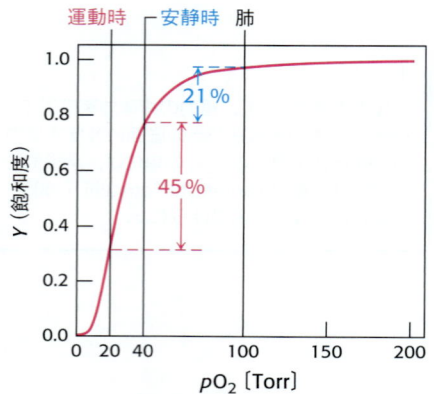

図 7・10 運動に対する応答. 安静時の組織の 40 Torr から運動時の組織の 20 Torr へ酸素濃度が下がるところは，観測した酸素結合曲線の最も急な部分に相当する. 図に示す通りヘモグロビンは，運動時の組織に酸素を供給するのに非常に効率的である.

あるということは，ミオグロビンの 10 倍近く，また仮想した最良の非協同的タンパク質の 1.7 倍も，酸素運搬能を高めているのである.

安静時と運動時の組織の酸素濃度をより詳しく調べてみると，酸素運搬体としてのヘモグロビンの効率のよさがはっきりわかる（図 7・10）. 安静時では筋肉内の酸素濃度はおよそ 40 Torr であるが，運動時ではその濃度は 20 Torr に低下する. 肺での酸素濃度 100 Torr から安静時の筋肉での酸素濃度 40 Torr に減少した場合，ヘモグロビンの酸素飽和度は 98 % から 77 % に低下し，したがって酸素濃度 60 Torr の低下で 98−77＝21 % の酸素放出になる. もし酸素濃度 40 Torr から 20 Torr に減少した場合，酸素飽和度は 77 % から 32 % へと低下し，酸素濃度 20 Torr の変化で 45 % の酸素が放出される. このように，安静時から運動時への酸素濃度の変化は，酸素結合曲線の傾きが最も急な部分に当たるため，酸素を最も必要とする組織に効率的に供給できることになる. §7・3 では，生理的応答性を高めるヘモグロビンのその他の性質について調べる.

酸素結合によりヘモグロビンの四次構造は顕著に変わる

ヘモグロビンの酸素結合が協同的であるためには，ヘモグロビンの四量体の一つに酸素が結合すると残りの結合部位の酸素結合の性質が影響されることが必要である. 遠く離れているため鉄が直接相互作用することはありえない. したがって，結合に際して結合部位に影響を与える何らかの間接的な機構がなければならない. この機構はヘモグロビンの四次構造に深く関わっている.

酸素が結合するとヘモグロビンの四次構造はかなり変わり，α₁β₁ と α₂β₂ の二量体は互いに対しておよそ 15° 回転する（図 7・11）. 局所的な立体構造変化は起こるものの，二量体そのものは大きくは変化しない. したがって，この構造変化によって最も影響を受けるのは α₁β₁ と α₂β₂ の間の境界面である. 特に，デオキシ型の状態に比べてオキシ型の方が，α₁β₁ 二量体と α₂β₂ 二量体が互いに対してより自由に動くことができる.

ヘモグロビンのデオキシ型，すなわち**デオキシヘモグロビン**（deoxyhemoglobin，還元ヘモグロビン）で見られる四次構造の状態は，サブユニット同士の相互作用によってかなり束縛されているため，**T 状態**（T state）（緊張，tense より）とよばれることが多い. 完全なオキシ型，すなわち**オキシヘモグロビン**（oxyhemoglobin，酸素化ヘモグロビン）の四次構造は **R 状態**（R state）（弛緩，relaxed より）とよぶ. ヘモグロビンの R 型が相互作用による束縛が弱いということに照らしてみると，"緊張"と"弛緩"というよび方は格別に適切に思われる. 重要なこととして，R 状態では T 状態に比して酸素結合部位はより制限

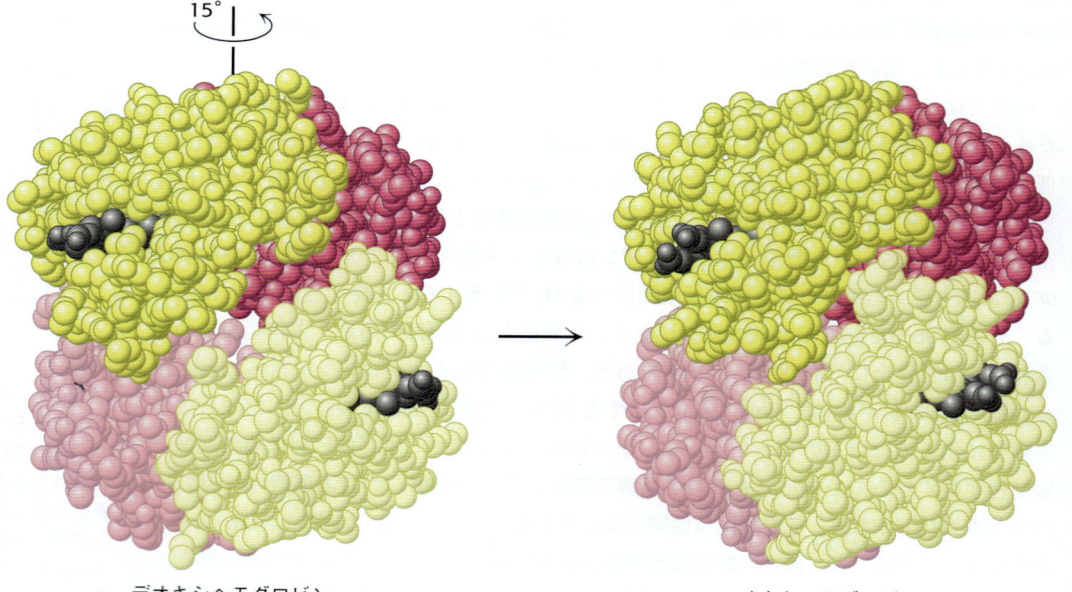

図 7・11 ヘモグロビンへの酸素結合による四次構造の変化. 酸素結合により，一つの αβ 二量体がもう一方に対して 15° 回転することに注意
[1A3N.pdb, 1LFQ.pdb より]

デオキシヘモグロビン   オキシヘモグロビン

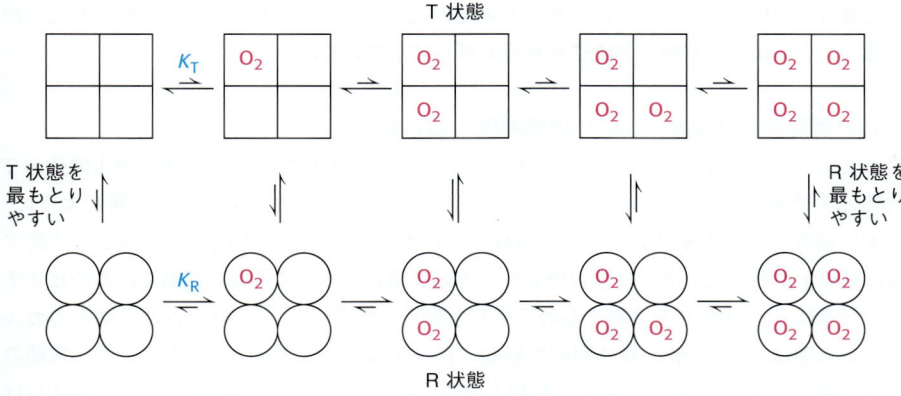

図 7・12 協奏モデル. すべての分子はT状態かR状態のどちらかにある. どのレベルの酸素結合状態でも, T状態とR状態の間は平衡状態にある. 平衡は, 酸素非結合状態で最も有利なT状態から, 酸素が全部結合した場合に有利なR状態へシフトする. R状態の酸素親和性はT状態よりずっと大きい.

が少なく, 酸素に対する高い親和性をもって結合できることである. <u>ヘモグロビンの四量体がT状態からR状態へ変わることが引き金になり, 一つの部位に酸素が結合することにより他の部位の酸素への親和性が高まるのである</u>.

ヘモグロビンの協同性を説明するいくつかのモデル

ヘモグロビンのような複数のサブユニットの集合に対してリガンドが協同的に結合することを説明するため, 二つのモデルが考案されている. **協奏モデル** (concerted model) [それを提唱した Jacques Monod, Jeffries Wyman, Jean-Pierre Changeux の名をとり **MWCモデル** (MWC model) ともよばれている] では, 全体の集合構造としてT状態とR状態という二つの状態のみが存在する. リガンドの結合は, これら二つの状態間の平衡をシフトするだけである (図7・12). したがって, 各酸素分子がヘモグロビン四量体に結合するたびに, 四量体がR状態をとる確率が増加する. デオキシヘモグロビン四量体はほとんどがT状態をとる. しかしながら, 分子の1個の部位に酸素が結合すれば平衡はR状態の方にシフトする. もし一つの分子がR状態の四次構造をとれば, その部位の酸素への親和性は大きくなる. そこで酸素分子が加われば, その酸素は分子の残り三つの非結合部位に結合しやすくなる. そのようなわけで, すべての分子がT状態にあるときは, 酸素結合曲線は低酸素濃度では緩やかで, R状態の分子の割合が増えるに従い急上昇し, R状態分子のすべての部位がO$_2$で満たされると再び平らになる (図7・13). このような事象が酸素運搬の効率にきわめて重要なS字形曲線をつくりだす.

協奏モデルではそれぞれの四量体は, 二つの状態すなわちT状態とR状態しかとらない. もう一つのモデルは**逐次モデル** (sequential model) であり, 集合体の一つの部位にリガンドが結合すれば, 全体をT状態からR状態に変換することなく, 近くの部位の結合親和性が逐次高まるという考えである (図7・14).

ヘモグロビンの酸素結合の協同性は協奏モデルや逐次モデルで完全に説明できるだろうか. どちらのモデルもそのままではヘモグロビンのふるまいを十分に説明することはできない. 代わりにその二つを合わせたモデルが必要になる. ヘモグロビンのふるまいとしては, 四量体の三つの部位が酸素と結合した状態では四次構造は常にR状態であり, その点で協奏している. その場合の残りの結合していない部位の酸素に対する親和性は, 完全にデオキシ状態のヘモグロビンに酸素の最初の1個がつくときの20倍以上大きい. しかしながら, ヘモグロビンの四つの結合部位のうち1個だけに酸素が結合した状態では基本的に四次構造はT状態であり, その性状としては完全に協奏とはいえない. それでもその分子の酸素の結合は, 完全なデオキシ型での結合に比べれば3倍も強いのであり, その事実は逐次モデルとだけ合致する. 以上の結果は, 協奏モデルも逐次モデルも, 理想的な

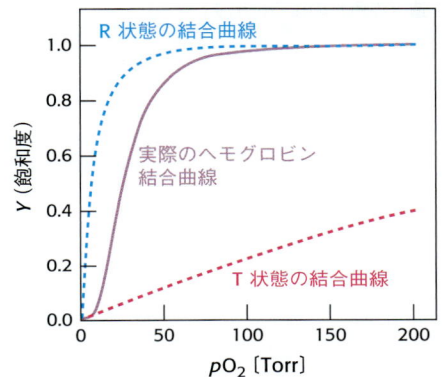

図 7・13 TからRへの変換. ヘモグロビンで観察される結合曲線は, すべての分子がT状態である場合, あるいはすべての分子がR状態である場合にみられるであろう二つの酸素結合曲線を合成したものとみなせる. S字形曲線は, 酸素結合に伴って分子がT状態からR状態へ変わったために観察される.

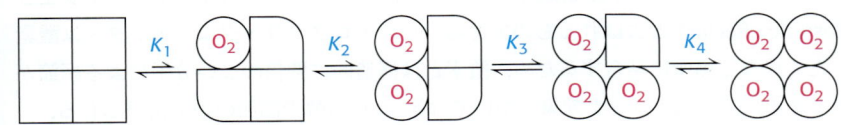

図 7・14 逐次モデル. リガンドの結合は, それが結合したサブユニットの高次構造を変える. この高次構造の変化は, 近接するサブユニットの変化を誘導し, リガンドに対する親和性を大きくする.

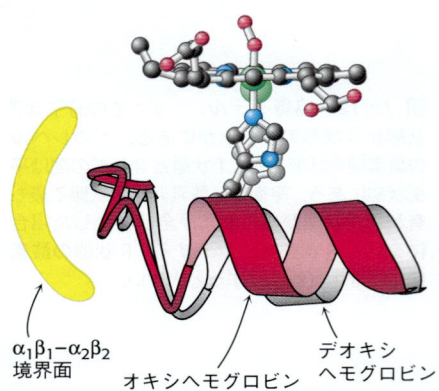

α₁β₁−α₂β₂
境界面   オキシヘモグロビン   デオキシ
ヘモグロビン

図 7・15 ヘモグロビンにおける高次構造変化. 酸素結合における，鉄イオンの動きが，鉄に結合したヒスチジン残基をポルフィリン環の方向に動かす．そのためヒスチジンをもった α ヘリックスが動き，αβ 二量体間の境界面を変化させ，その他の構造変化をひき起こす．比較のため，デオキシヘモグロビン構造（灰色）をオキシヘモグロビン構造（赤色）の後ろに示す．

限定された状態を示しており，どちらも実際の系では近づけるかもしれないがまれにしか到達しえないような状態であることを浮きぼりにしている．

ヘムの構造変化は α₁β₁ と α₂β₂ の境界面に伝わる

ここで，一つの部位に酸素が結合すると，どうしてヘモグロビン全体の四次構造のT状態とR状態の間の平衡がシフトするのかを考えてみる．ミオグロビンと同じように，酸素が結合するとヘモグロビン中の各鉄原子はポルフィリン平面内に平面外から移動する．鉄原子が動くと，それに伴い第五配位部位に結合するヒスチジンも動く．このヒスチジン残基は α ヘリックスに属するのでそれも動く（図 7・15）．この α ヘリックスのカルボキシ末端は二つの αβ 二量体間の境界面に存在する．α ヘリックスのカルボキシ末端の位置の変化はTからRへの変化に有利となる．結果として，1個のサブユニットにおける鉄イオンの構造変化が他のサブユニットに直接伝わることになる．二量体の境界面の構造の変化がサブユニット間の連絡手段となっており，それが協同的な酸素の結合を可能にしている．

赤血球に存在する 2,3−ビスホスホグリセリン酸は
ヘモグロビンの酸素親和性の調節に重要である

ヘモグロビンが効率よく機能するためには，酸素が十分に結合してR状態になるまでは，T状態が安定のままでいることが必要である．しかしながら，実際には，T状態のヘモグロビンは非常に不安定であり，生理的条件下ではほとんど酸素を放出できないR状態に平衡は大きく傾いている．そのためT状態をうまく安定化させるもう一つの機構が必要となる．この機構はヘモグロビンの酸素結合曲線を，赤血球内のものと完全精製したものとで比較することにより発見された（図 7・16）．純粋なヘモグロビンは赤血球内のものより酸素結合力がずっと強い．この劇的な違いは，赤血球内には **2,3−ビスホスホグリセリン酸**（2,3−bisphosphoglycerate，2,3−BPG，2,3−ジホスホグリセリン酸または 2,3−DPG ともいう）が存在するためである．

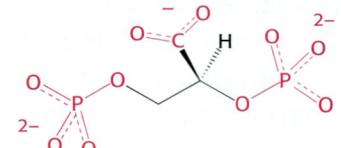

2,3−ビスホスホグリセリン酸
（2,3−BPG）

この強い陰イオン性物質は，赤血球内にはおよそヘモグロビンと同じ程度の濃度（約 2 mM）で存在する．2,3−BPG が存在しなければ，ヘモグロビンは組織で酸素のほんの 8% しか降ろさない，非常に非効率な酸素運搬体となるだろう．

2,3−BPG はどうやってそれだけ効果的にヘモグロビンの酸素親和性を下げるのだろうか．2,3−BPG 存在下でデオキシヘモグロビンの結晶構造を調べてみると，1分子の 2,3−BPG がT状態にのみ存在する四量体の中心のポケット中に結合していることが判明した（図 7・17）．TからRへの変換の際にはこのポケットは小さくなり 2,3−BPG は離れる．したがって，TからRへの構造変化が起こるためには，ヘモグロビンと 2,3−BPG の間の結合が切れなければならないことになる．逆にいえば，2,3−BPG 存在下においてTからRへの変換をひき起こすためには，ヘモグロビン四量体内の酸素結合部位がより多く酸素と結合していなければならないことになり，そのためヘモグロビンは高濃度の酸素になるまで酸素親和性の小さいT状態にとどまることになる．この調節機構で驚きなのは，2,3−BPG はヘモグロビンの本来の運搬分子である酸素とはどうみても似ていないのに，2,3−BPG がヘモグロビンの基本機能に作用するからである．2,3−BPG は**アロステリック**（"異なる"を意味するギリシャ語 *allos* と "構造・場所"を意味する *stereos* から）**エフェクター**（allosteric effector）とよばれるものである．このアロステリックエフェクターは酸素とはまったく異なる場所に結合するため，酸素とは構造的に関係のない分子による調節が可能なのである．アロステリック効果については第 10 章の酵素調節の項で再びふれる．

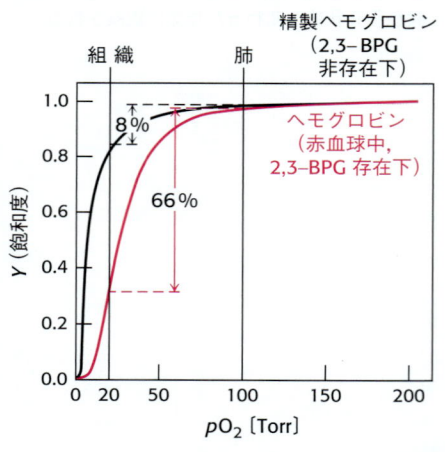

精製ヘモグロビン
（2,3−BPG
非存在下）

組織   肺

8%

66%

ヘモグロビン
（赤血球中，
2,3−BPG 存在下）

Y（飽和度）

pO₂〔Torr〕

図 7・16 赤血球内のヘモグロビンと比較した純粋なヘモグロビンの酸素結合. 純粋なヘモグロビンは，赤血球内のものより，ずっと強く酸素と結合する．この違いは，赤血球内には 2,3−ビスホスホグリセリン酸（2,3−BPG）が存在するためである．

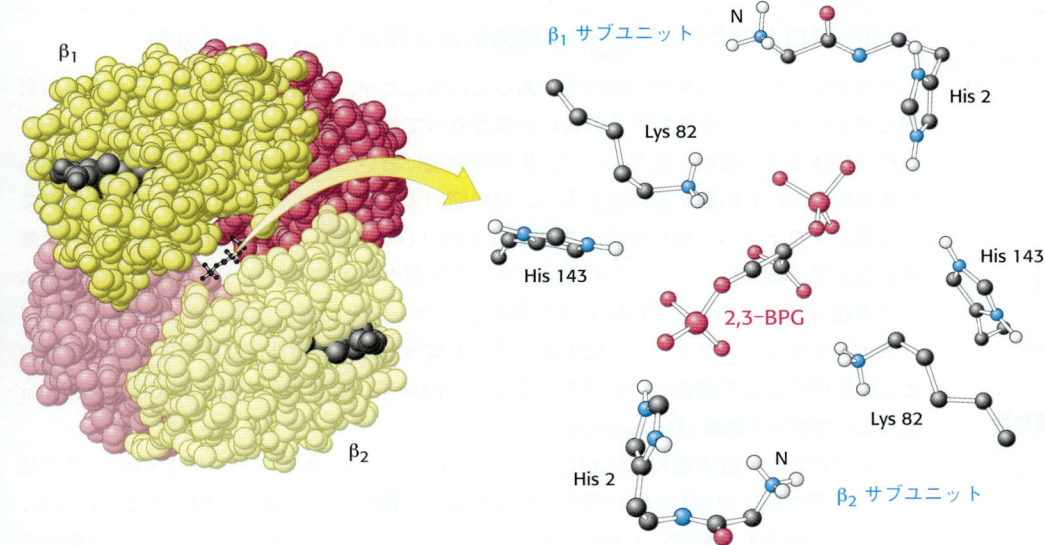

図 7・17　ヒトデオキシヘモグロビンへの 2,3-BPG の結合様式.　2,3-ビスホスホグリセリン酸は，デオキシヘモグロビンの中央にある穴に結合する（左）. そこでは，各 β 鎖にある三つの正電荷を帯びた残基と相互作用する（右）〔1B86.pdb より〕.

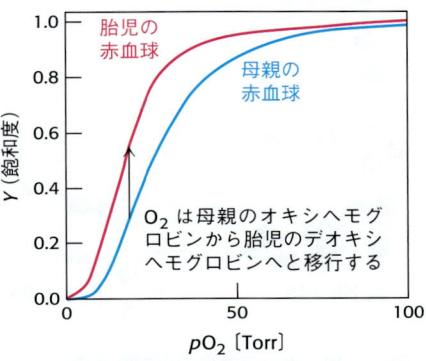

図 7・18　胎児赤血球の酸素親和性.　胎児赤血球は成人の赤血球よりも高い酸素親和性をもつ. それは，胎児ヘモグロビンは成人ヘモグロビンのようには 2,3-BPG を結合できないからである.

ヘモグロビンに 2,3-BPG が結合することはそれ以外にも生理的に重要な効果をもたらしている. ヒト胎児で発現しているグロビン遺伝子は成人のそれとは異なる. すなわち，**胎児ヘモグロビン**（fetal hemoglobin）の四量体は 2 本の α 鎖と 2 本の γ 鎖からなる. 遺伝子重複の結果生じた γ 鎖は，β 鎖とはアミノ酸配列で 72 % の同一性がある. 一つの着目すべき違いは，2,3-BPG の結合部位に当たる β 鎖の His 143 がセリン残基に置換されていることである. この置換により 2,3-BPG の結合部位から His 由来の 2 個の正電荷（それぞれのペプチド鎖当たり 1 個）が失われ，胎児ヘモグロビンの 2,3-BPG に対する結合親和性は下がる. 結果として，胎児ヘモグロビンの酸素との親和性は，母親（成人型）のヘモグロビンのそれより高くなる（図 7・18）. 酸素親和性のこの違いによって，母親から胎児への効率的な酸素運搬が可能になる. 遺伝子重複とその特異的発現ということが，生物の抱える難問 —— この場合は母親から胎児への酸素供給という問題 —— への巧みな解答となっている例を，ここでもみることができたわけである.

一酸化炭素はヘモグロビンによる酸素運搬を妨げる

一酸化炭素（carbon monoxide, CO）は無色無臭の気体であり，ヘモグロビンに酸素と同一部位で結合し，**カルボキシヘモグロビン**（carboxyhemoglobin）とよばれる複合体を形成する. カルボキシヘモグロビンの形成は二つの機序で正常な酸素運搬に破壊的な結果をもたらす. 第一に，一酸化炭素は酸素より 200 倍ほど強くヘモグロビンに結合する. 血中の分圧が低くても一酸化炭素は酸素に置き換わってヘモグロビンに結合し酸素運搬を妨げる. 第二に，ヘモグロビンの一つの部位に一酸化炭素が結合すると，残りの結合部位の酸素結合曲線を左方に移動させ，四量体を R 状態にさせる. この結果は酸素への親和性が強まり末梢組織での酸素解離を妨げる.

一酸化炭素にさらされる —— たとえばガス器具や動いている自動車などから —— ことで一酸化炭素中毒を起こす危険性があり，患者は嘔気，嘔吐，嗜眠，脱力感，見当識障害などを呈する. 一酸化炭素中毒の治療の一つは 100 % 酸素を，しばしば常圧より高い圧力で投与することである〔この治療法は**高圧酸素療法**（hyperbaric oxygen therapy）とよばれる〕. この治療法で血中の酸素分圧が十分に高くなれば，ヘモグロビンから一酸化炭素を置換する速度がかなりの程度まで高くなる. しかしながら，高濃度の一酸化炭素にさらされると，急速に死に至る. 米国では約 2500 人の人々が一酸化炭素中毒で毎年亡くなっており，そのうち約 500 人は不慮の事故，ほぼ 2000 人が自死である.

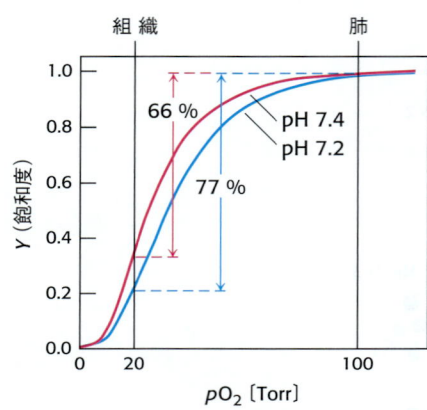

図 7・19　ヘモグロビンの酸素親和性に及ぼす pH の影響.　pH が 7.4（—）から 7.2（—）へ下がると，O_2 はオキシヘモグロビンから離れる.

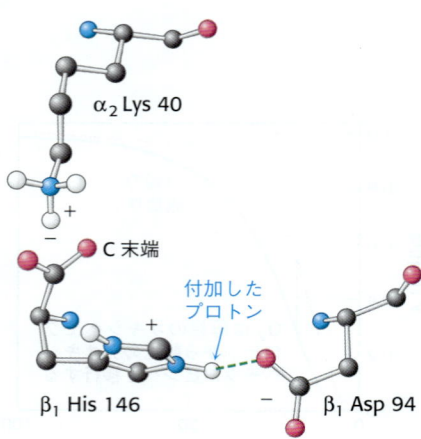

図 7・20　ボーア効果の化学的基礎.　デオキシヘモグロビンでは，3 個のアミノ酸残基が二つの塩結合をつくり，T 状態の四次構造を安定化する.　一つの塩結合の形成は，β His 146 に付加したプロトンが存在することに依存する.　デオキシヘモグロビンにおいて β Asp 94 の負電荷が近接することが，このヒスチジンのプロトン化を可能にする.　β His 146 と β Asp 94 間の塩結合が水素結合（---）によって安定化していることに<u>注意</u>

7・3　プロトンと二酸化炭素が酸素解離を促進する: ボーア効果

　ヘモグロビンの酸素解離が協同的であるということが，酸素分圧が低く，それを最も必要とする組織に酸素を供給するのにいかに役立っているかを，ここまで見てきた.　ヘモグロビンにはさらに高度な能力があり，生理的環境において酸素が必要になったことを知らせる別の合図にも応答する機能をもつ.　収縮筋のような急激に代謝が行われている組織では大量のプロトンと二酸化炭素が生成されており（第 16 章），最も必要性が高い場所で酸素を放出できるよう，ヘモグロビンはこれらの物質が高濃度になったときに応答できるように進化したのである.　2,3-BPG と同様に，プロトンと二酸化炭素はヘモグロビンのアロステリックエフェクターで，酸素結合部位とまったく異なる部位に結合する.　プロトンと二酸化炭素による酸素結合の調節のことを，1904 年にこの現象を述べた Christian Bohr にちなんで**ボーア効果**（Bohr effect）とよんでいる.

　ヘモグロビンの酸素親和性は pH が 7.4 より小さくなると減少する（図 7・19）.　その結果，ヘモグロビンが pH の低い場所に移るに従い，酸素放出の傾向が増えることになる.　たとえば，pH 7.4 で酸素分圧 100 Torr の肺から，pH 7.2 で酸素分圧 20 Torr の活動筋への運搬では，総運搬能の 77 % の酸素量を放出することになる.　もし，pH がまったく変わらなければ，66 % の酸素しか放出しないことになる.　構造的および化学的研究により，このようなボーア効果の化学的基礎についてよくわかるようになった.　ヘモグロビン四量体の中の数個の官能基が pH の変化を感知するのに重要である.　これらの pK_a はすべて pH 7 付近である.　β 鎖の C 末端にある His 146 について考えてみよう.　デオキシヘモグロビンでは β 鎖の His 146 のカルボキシ末端はもう一つの αβ 二量体の α サブユニットにあるリシン残基とイオン結合〔**塩結合**（salt bridge）ともよばれる〕をつくっている.　この相互作用は，β His 146 の側鎖と同じペプチド鎖にある負電荷をもつ β Asp 94 とを塩結合をつくりうる位置に固定化し，これによってヒスチジン残基のイミダゾール基のプロトン化を可能にしている（図 7・20）.

　β His 146 に加えて，α 鎖の N 末端の α-アミノ基と α His 122 の側鎖も T 状態で塩結合にあずかっている.　<u>これらの塩結合の形成は，T 状態を安定化させて酸素解離の方向に大きく導いているのである.</u>　たとえば pH が高ければ，β His 146 の側鎖はプロトン化されず塩結合は形成されない.　しかしながら pH が下がれば，β His 146 の側鎖はプロトン化されて β Asp 94 と塩結合をつくり，T 状態が安定になる.

　二酸化炭素は中性の物質であり，赤血球の膜を通過して中に入る.　この膜透過は，Rh 血液型関連タンパク質のような膜輸送体によっても速められる.　二酸化炭素は二つの機構により酸素放出を促進する.　一つは高濃度の二酸化炭素が赤血球内の pH を下げることである（図 7・21）.　二酸化炭素は水と反応して炭酸 H_2CO_3 になる.　この反応は**カルボニックアンヒドラーゼ**（carbonic anhydrase，炭酸脱水酵素，炭酸デヒドラターゼ）により促進される.　この酵素は赤血球内に豊富にあり第 9 章で詳しく述べる.　H_2CO_3 は $pK_a = 3.5$ の

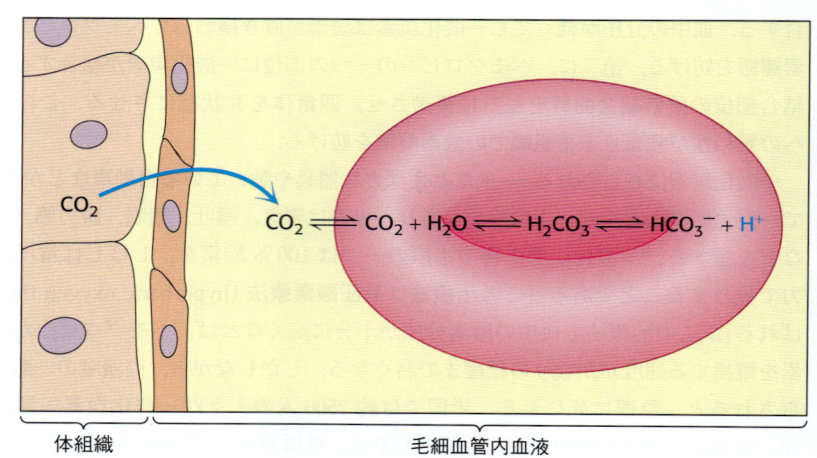

図 7・21　二酸化炭素と pH.　組織の二酸化炭素は赤血球内へ拡散する.　赤血球内では二酸化炭素は水と反応し，炭酸になる.　その反応は，酵素カルボニックアンヒドラーゼによって触媒される.　炭酸は，解離して HCO_3^- と H^+ になり，赤血球内の pH を下げる.

中程度の強さの酸である．したがって，ひとたび生成すると，炭酸は解離して炭酸水素イオン HCO_3^- と H^+ となり pH は低下し，それが前述の機構で T 状態を安定化する．

　二つめの機構は，二酸化炭素とヘモグロビンとの直接の化学的相互作用による酸素放出の促進である．二酸化炭素が酸素親和性へ及ぼす効果は，pH 一定の条件で，二酸化炭素存在下と非存在下の酸素結合曲線を比較すればわかる（図 7・22）．二酸化炭素存在下，酸素分圧 40 Torr，pH 7.2 では総運搬能の 90 % 近くの酸素を放出する．二酸化炭素はアミノ末端のアミノ基と反応して**カルバミン酸**（カルバメート，carbamate）**基**をつくり，デオキシヘモグロビンを安定化させる．反応前の遊離アミノ基は中性または正電荷をもつのに対して，カルバミン酸基は負電荷をもつ．

カルバミン酸基

　アミノ末端は αβ 二量体の境界面内に位置し，これらの負に荷電したカルバミン酸基は塩結合相互作用に関与し，塩結合は T 状態を安定化させて酸素の解離が有利になる．

　カルバミン酸の形成は組織から肺への二酸化炭素の運搬機構の一つともなっているが，その量は全二酸化炭素運搬量の約 14 % にしか過ぎない．赤血球から放出される二酸化炭素のほとんどは，赤血球内で水と反応して HCO_3^- の形になり肺に運ばれる（図 7・23）．

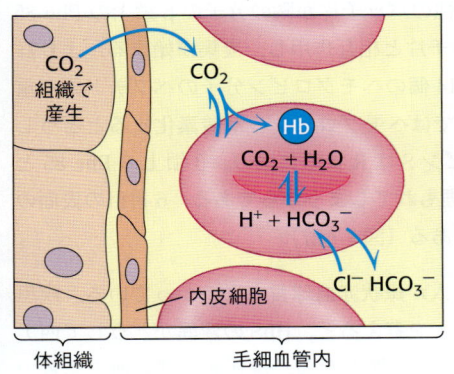
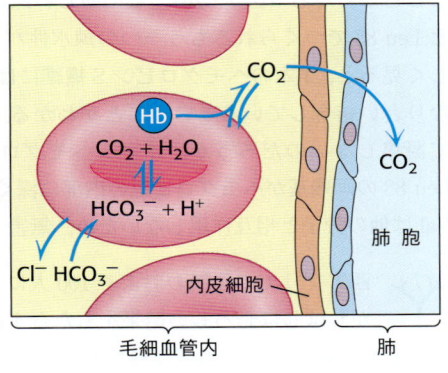

形成された HCO_3^- の多くは，特異的な膜輸送タンパク質により膜の反対側の Cl^- と交換されて細胞外へ出る．その結果，血漿中の HCO_3^- の濃度は増加する．このような手段により，大量の二酸化炭素が組織から肺へと HCO_3^- の形で運搬されるのである．肺ではこの逆反応が起こり，HCO_3^- は二酸化炭素となり赤血球外に出される．このように，二酸化炭素は代謝が活発な組織でつくられて赤血球内の pH を下げ，そのためヘモグロビンからの酸素解離が起こり，血漿中で運搬可能な形に変えられて肺で放出される．

7・4　ヘモグロビンのサブユニットをコードしている遺伝子上の変異による疾患

　近年において，特にヒトゲノム配列決定後は，疾患の一要因として遺伝子によるタンパク質のアミノ酸配列の変異を考えるのは慣例となっている．疾患が分子上の欠陥から起こりうるという概念*は，1949 年（ワトソン・クリックの DNA 二重らせん構造提唱の 4 年前）に Linus Pauling により血液疾患である**鎌状赤血球貧血**（sickle cell anemia）を説明するため提出された．この疾患の名称は，この病気にかかっている患者にみられる赤血球の形が低酸素状態で異常な鎌状になっていることからきている（図 7・24）．Pauling は鎌状赤血球貧血が 1 本のヘモグロビン鎖のアミノ酸配列のある特別な変異で起こると提唱した．今日，この大胆な仮説は正しいことがわかっている．実際，世界人口の約 7 % がアミノ酸配列の変異が原因のヘモグロビン異常の保因者である．本章の最後に当たって，これ

図 7・22　二酸化炭素の効果．　二酸化炭素の存在はヘモグロビンの酸素に対する親和性を減少させ，それは pH 低下が原因となる効果以上ですらある．結果として，肺から組織へのより効率的な酸素運搬が可能になる．

図 7・23　組織から肺への二酸化炭素の輸送．　ほとんどの二酸化炭素は，赤血球内で HCO_3^- の形になり，血漿に放出されて肺に運ばれる．ごく一部の量の二酸化炭素は，カルバミン酸基の形でヘモグロビンによって運ばれる．

＊　訳注：そのような疾患は，**分子病**（molecular disease）と命名された．

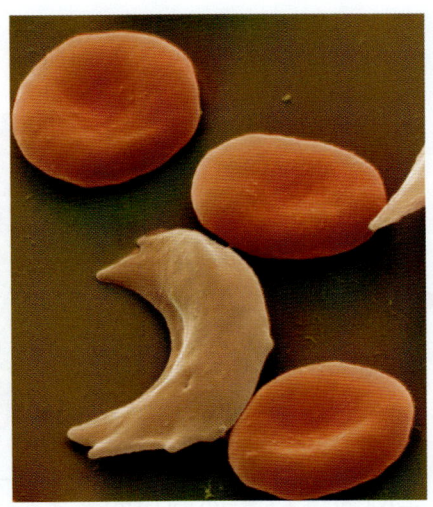

図 7・24　鎌状赤血球．　正常赤血球の近くにある鎌状赤血球を示す顕微鏡写真〔写真提供：© Eye of Science/Science Photo Library/amanaimages〕

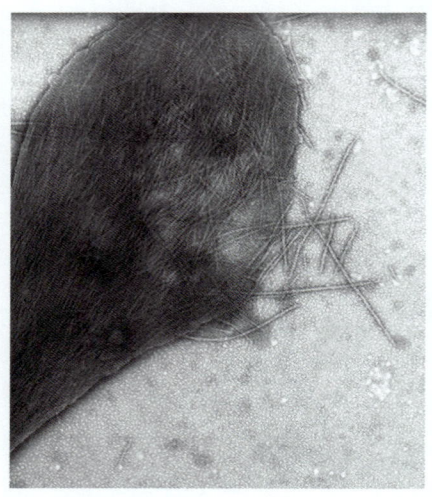

図 7・25 鎌状赤血球ヘモグロビンの繊維. 鎌状赤血球ヘモグロビンの繊維が鎌状赤血球を破壊して現れた様子の電子顕微鏡写真〔写真: Robert Josephs, Thomas E. Wellems, University of Chicago のご厚意による〕

らの中で最も重要な二つの疾患, 鎌状赤血球貧血とサラセミア (地中海貧血) に焦点を当てよう.

鎌状赤血球貧血は変異のあるデオキシヘモグロビン分子の凝集が原因である

鎌状赤血球をもつヒトは多くの危険な症状を経験する. この赤血球の中を調べるとヘモグロビン分子が大きな繊維状の凝集体になっていることがわかる (図7・25). この繊維状物質は赤血球にわたって広がり, 赤血球を変形させて毛細管をふさぎ, 血流を妨げる. さらに, 鎌状赤血球貧血の患者の赤血球は, 健常者の赤血球に比べて血管壁に付着しやすいため, 毛細血管閉塞の危険性が高くなる. 結果として四肢に疼痛性の腫脹を来し, 心筋梗塞や細菌感染のリスクも高くなる (血液循環が不十分なため). また, 鎌状赤血球の寿命は, 正常赤血球が循環できる寿命より短いので, 貧血になる.

鎌状赤血球貧血につながる分子欠陥とはどういうことだろうか. 1956 年に Vernon Ingram は, その当時最新のクロマトグラフィーの技術を用いて, ヘモグロビンのβ鎖のたった一つのアミノ酸置換, すなわち, 6 番目のグルタミン酸がバリン残基に置き換わっていることが病気の原因であるということを明らかにした. この変異型は**ヘモグロビン S** (hemoglobin S, HbS) とよばれ, 鎌状赤血球貧血患者のヘモグロビンβ鎖の対立遺伝子は 2 本とも変異している. HbS への置換は, オキシヘモグロビンの性質はそれほど変わらないが, デオキシヘモグロビンの溶解度を著しく下げる.

ヘモグロビン S の構造を見ると, 置換したバリン残基は T 状態の分子の表面に位置することがわかる (図7・26). この新しい疎水性のパッチ片が隣の分子のβ鎖上の Phe 85 と Leu 88 でつくられるもう一つの疎水性パッチ片と相互作用し, 凝集が始まる. より詳しく見ると, 1 本のヘモグロビン S 繊維には 14 個のヘモグロビン分子のペプチド鎖が重なり合い結合しているということがわかる. ではヘモグロビン S が酸素化するとどうして凝集しないのだろうか. オキシヘモグロビン S は R 状態にあり, β鎖上の Phe 85 と Leu 88 の両残基がヘモグロビンの内部に深く埋もれてしまうからである. 6 番目の表面の Val は他の分子と相互作用しないため, 無害である (図7・27).

西アフリカの住民のおよそ 100 人に 1 人が鎌状赤血球貧血にかかっている. 疾患がしばしば恐ろしい結果をもたらすことを考えると, HbS の変異がどうして西アフリカやその他のある地域に蔓延しているのかが問題となる. 鎌状赤血球貧血の患者では, β鎖の遺伝子が 2 本とも変異していることを思い出してほしい. 1 本のβ鎖が野生型遺伝子の産物で, もう 1 本のみが HbS 型遺伝子の産物の場合は, 比較的影響がない. そ

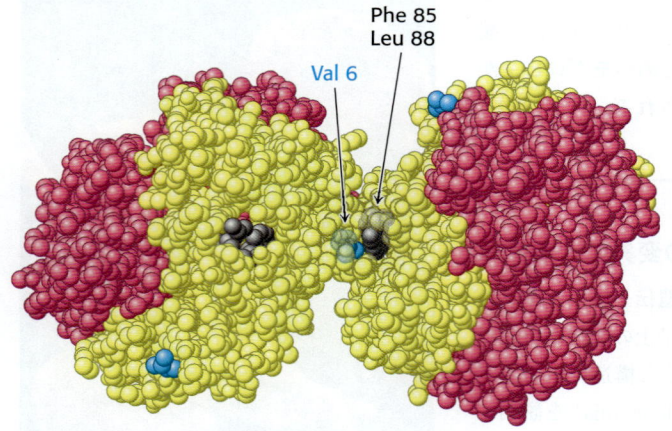

図 7・26 デオキシ型ヘモグロビン S. 一方のヘモグロビン分子のβ鎖にある 6 番目の Val (青色) と, もう一つのデオキシ型ヘモグロビン分子のβ鎖にある Phe 85 および Leu 88 (灰色) によってつくられた疎水性のパッチ片との相互作用がヘモグロビンの凝集を導く. ヘモグロビン S 繊維では, もう一方のβ鎖の Val 6 残基は露出して, 同様の相互作用にさらに関与している〔2HBS.pdb より〕.

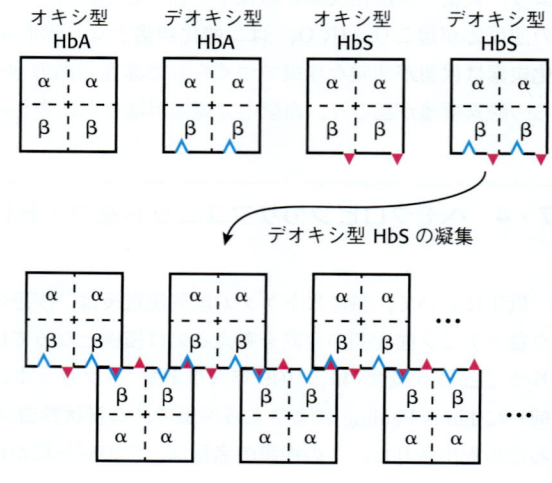

図 7・27 HbS の凝集体の形成. ヘモグロビン S の Val 6 の変異を▼で, デオキシヘモグロビンの Phe 85 と Leu 88 でつくられる疎水性パッチ片を▲で表す. HbS がデオキシ型のときは, 形状が相補的になり, 凝集する.

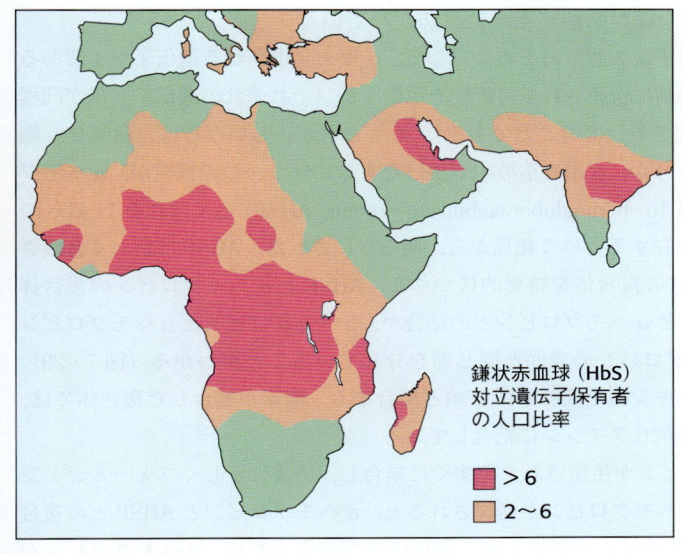
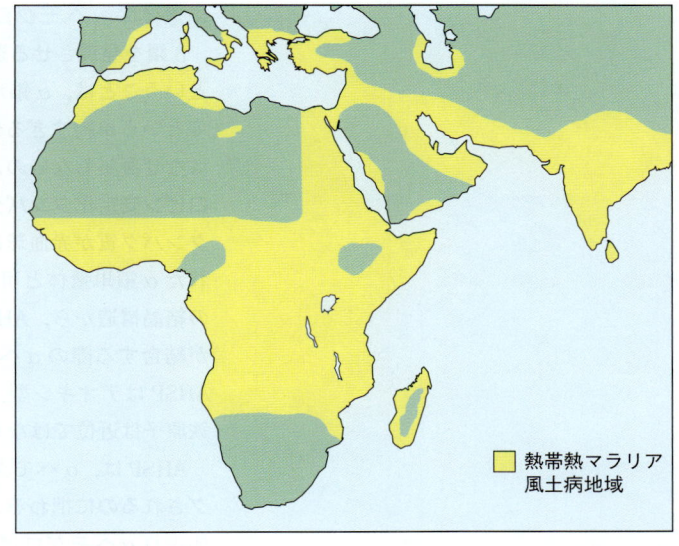

鎌状赤血球（HbS）
対立遺伝子保有者
の人口比率

■ ＞6
■ 2〜6

□ 熱帯熱マラリア
　風土病地域

図 7・28　鎌状赤血球の保有者とマラリア.　HbS の対立遺伝子をもつ頻度の高い地域とマラリアの蔓延度の高い地域との間には，有意の相関がある.

のような人々は子孫に HbS を伝えてしまうため，**鎌状赤血球傾向**（sickle cell trait）の保因者といえる. 鎌状赤血球傾向は良性の症状であると考えられているが，まれに起こる合併症として，激しい運動を行うアスリートの練習に関連する死亡率が高まることなどがわかっている. しかしながら，鎌状赤血球傾向の保因者は**マラリア**（malaria）に対する耐性をもつのである. マラリアは *Plasmodium falciparum*（熱帯熱マラリア原虫）という寄生虫により起こる病気で，その寄生虫は生活環の一時期を赤血球内で過ごす. マラリアの健康に及ぼす致命的な影響と，歴史的にマラリアが風土病になっている地域では生存にとって有望であることとが，鎌状赤血球傾向の保因者を優位にさせ，HbS の対立遺伝子が優勢になる原因となっている*（図 7・28）.

*　訳注: 鎌状赤血球や，鎌状赤血球傾向の保因者の赤血球は壊れやすく，マラリア原虫が増殖できないからである.

サラセミアはヘモグロビンのペプチド鎖産生のバランスが崩れたために起こる疾患である

鎌状赤血球貧血は 1 本のヘモグロビン鎖のたった一つのアミノ酸残基の置換が原因であった. **サラセミア**（thalassemia, 地中海貧血）はもう一つの蔓延性のヘモグロビンの遺伝子異常症であり，1 本のヘモグロビン鎖の欠失または著しい産生低下によりひき起こされる. その結果は，機能性のヘモグロビン量の著しい低下と赤血球の産生低下であり，そのため貧血, 疲労, 皮膚の蒼白, 脾臓および肝臓の機能不全を来す. サラセミアは一群の関連疾患である. α サラセミアでは，α 鎖が十分量できない. そのためヘモグロビン四量体は β 鎖のみからなる. この四量体を**ヘモグロビン H**（hemoglobin H, HbH）とよび，高い親和性で酸素を結合するが，協同性はない. そのため，組織での酸素放出は著しく少ない. β サラセミアでは，β 鎖が十分量できない. β 鎖がないと，α 鎖は未成熟な赤血球内で不溶性の凝集体をつくり，赤血球を失うため貧血症となる. 最も重症な β サラセミアは**重症型サラセミア**（thalassemia major）または**クーリー貧血**（Cooley anemia）とよばれる.

α および β サラセミアは，多数の異なる遺伝子の変異が関係し，多様な臨床症状を示す. α サラセミアの最も重症な型では通常，出生前または直後に死亡する. しかしこのような型は比較的まれである. ヒトゲノムのヘモグロビン遺伝子のレパートリーを見ると一つの説明ができる. 普通ヒトには二つではなく四つの α 鎖の対立遺伝子があり，それが第 16 染色体の一端に 1 対の遺伝子が互いに近くに二つ並んで存在する. したがって，α 鎖の完全喪失には四つの対立遺伝子とも壊れることが必要である. ヒトでは普通 β 鎖の対立遺伝子は第 11 染色体にそれぞれ一つずつ，あわせて 2 本しかないため，β サラセミアはより頻度が高い.

単量体の α ヘモグロビン鎖が蓄積することは防がれている

　　β 鎖を発現させる遺伝子が 2 個であるのに対して，α 鎖を発現させる遺伝子が 4 個あるということは，α 鎖が過剰に生産される可能性を示唆する（それぞれの遺伝子発現が同程度という単純すぎる仮定を置いてのことである）．もしこれが正しいならば，過剰な α 鎖はなぜ凝集しないのだろうか．α 鎖を溶液中で溶けたままに保つ一つの機構が，**α ヘモグロビン安定化タンパク質**（α–hemoglobin stabilizing protein, AHSP）とよばれる 11 kDa のタンパク質が赤血球に存在するという発見から，明らかにされた．AHSP は新しく合成された α 鎖単量体と可溶性の複合体を特異的につくる．AHSP と α ヘモグロビンの複合体の結晶構造から，AHSP と α ヘモグロビンとの結合が，β ヘモグロビンと α ヘモグロビンが結合する際の α ヘモグロビンの表面と同じ面を介していることがわかる（図 7・29）．AHSP はデオキシ型，オキシ型を問わずに α 鎖と結合する．酸素が結合した複合体では，鉄原子は近位ではなく遠位ヒスチジンに結合している．

　　AHSP は，α ヘモグロビンが生産された際すぐに結合し，確実に正しくフォールディングされるのに携わる．β ヘモグロビンが発現されると，α ヘモグロビンと AHSP との複合体より α ヘモグロビンと β ヘモグロビンの二量体の方が安定なため，β ヘモグロビンが AHSP と入れ替わる．このように AHSP は単量体 α ヘモグロビンのミスフォールディング，蓄積，凝集を防いでいる．AHSP をコードする遺伝子の変異によって β サラセミアの重症度が変わるかどうかの研究は進行中である．

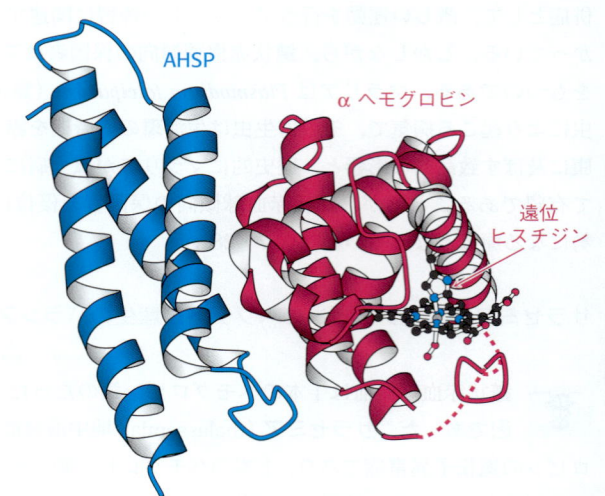

図 7・29　単量体 α ヘモグロビンの安定化. AHSP と α ヘモグロビンの複合体構造を示す．この複合体では，鉄原子は酸素および遠位ヒスチジンに結合している．AHSP は，β ヘモグロビンが α ヘモグロビンに結合する際の表面と同一表面に結合することに注意〔1Y01.pdb より〕

ヒトゲノムにはさらに別のグロビン遺伝子がある

　　一倍体のヒトゲノムは，ミオグロビン遺伝子，α ヘモグロビン遺伝子 2 本，β ヘモグロビン遺伝子 1 本のほかに，さらなるグロビン遺伝子をもつ．すでに，胎児ヘモグロビンは β 鎖に代わって γ 鎖をもつことにはふれた．それ以外に，ヘモグロビンのサブユニットをコードするいくつかの遺伝子が存在し，δ 鎖，ε 鎖，ζ 鎖などが発生過程で発現している．

　　ヒトゲノムの配列決定から，さらに新たに二つのグロビンが明らかになった．この二つのタンパク質は単量体であり，ヘモグロビンよりはミオグロビンにより近い．一つ目は**ニューログロビン**（neuroglobin）であり，脳にもっぱら発現され，特に網膜に高濃度で発現している．ニューログロビンは，低酸素症（酸素欠乏状態）の状態で神経組織を保護する作用をもつのかもしれない．二つ目は**サイトグロビン**（cytoglobin）であり，身体中により広範に発現している．構造学的および分光学的研究により，ニューログロビンおよびサイトグロビンともに，デオキシ型では鉄原子に近位および遠位ヒスチジンが配位し，酸素は遠位ヒスチジンに置き換わって結合する．これらのグロビン類の機能についてはこれからの研究でより完全に明らかにされるはずである．

ま と め

7・1 ミオグロビンおよびヘモグロビンはヘムに存在する鉄原子に酸素を結合する

ミオグロビンはヘムを補欠分子としてもち，その大部分が α ヘリックスからなるタンパク質である．ヘムは4個のピロール環が結ばれた有機化合物のプロトポルフィリンからなり，その中心にある鉄イオンは Fe^{2+} 状態にある．鉄にはミオグロビンのヒスチジン残基の側鎖が配位し，それを近位ヒスチジンとよぶ．O_2 分子の一つの酸素原子が鉄原子の空いている配位部位に結合する．酸素がヘムの鉄に結合すると，鉄から酸素へ部分的な電子移動が起こるため，鉄イオンはポルフィリンの平面内に入る．ヘモグロビンは4個のポリペプチド鎖 —— 2本の α 鎖と2本の β 鎖 —— からなる．それぞれの鎖はミオグロビンとアミノ酸配列において類似し，また非常に類似した立体構造に折りたたまれている．ヘモグロビン四量体は，$\alpha\beta$ 二量体が対になったものというのが最もよい表現である．

7・2 ヘモグロビンの酸素結合は協同的である

ミオグロビンの酸素結合曲線は結合が単純な平衡過程であることを示している．ミオグロビンの半分が酸素で飽和される酸素濃度は約2 Torr である．ヘモグロビンの酸素結合曲線はS字形であり，酸素結合が協同的であることを示す．ヘモグロビン四量体の一つの部位に酸素が結合すると，他の部位の酸素に対する親和性に影響する．ヘモグロビンの酸素結合および解離が協同的であるということは，酸素運搬の効率を顕著に増加させている．肺（酸素分圧100 Torr）から組織（酸素分圧20 Torr）までの酸素運搬能は，運搬体がミオグロビンだったとした場合の7% に比べて，66% である．

酸素が結合するとヘモグロビンの四次構造は変わる．デオキシヘモグロビンの四次構造をT状態とよぶ．オキシヘモグロビンの四次構造をR状態とよぶ．TからR状態への変換に際して，$\alpha\beta$ 二量体は互いにおよそ15° 回転する．協同的な結合については，協奏モデルと逐次モデルで説明可能である．協奏モデルではヘモグロビンはT状態かR状態かのどちらかをとり，この二つの状態間の平衡は酸素が結合している部位の数によって決まる．逐次モデルでは中間状態の構造を取りうる．酸素結合に応答して起こる鉄部位の構造変化は $\alpha\beta$ 二量体の境界面に伝わり，TとR状態の平衡に影響する．

赤血球内には2,3-ビスホスホグリセリン酸がヘモグロビンとほぼ同じ濃度で存在する．2,3-BPG がT状態にのみ強く結合し，R状態には結合せず，T状態を安定化させ，ヘモグロビンの酸素に対する親和性を下げている．胎児ヘモグロビンの2,3-BPG への結合力が弱いため，酸素との結合は成人型ヘモグロビンより強い．酸素親和性におけるこの違いが，母親から胎児への赤血球を介しての酸素移動を可能にしている．

7・3 プロトンと二酸化炭素が酸素解離を促進する: ボーア効果

ヘモグロビンの酸素を結合する性質はpH と二酸化炭素の存在により顕著に影響される．これをボーア効果という．プロトン濃度の増加 —— すなわちpH の低下 —— によりヘモグロビンの酸素親和性は低下する．それはアミノ末端とヒスチジン残基のプロトン化のせいである．プロトン化された残基はT状態を安定化する．二酸化炭素濃度の増加は二つの機構によりヘモグロビンの酸素親和性を低下させる．一つ目は二酸化炭素が炭酸になり，赤血球内のpH を下げることによりヘモグロビンの酸素親和性を低下させることである．二つ目の機構は二酸化炭素がヘモグロビンのアミノ末端に付いてカルバミン酸基をつくることである．これらの負電荷をもつ基はイオン相互作用によってデオキシヘモグロビンを安定化する．プロトンと二酸化炭素は，代謝が活発な組織でつくられるので，ボーア効果は最も必要とする場所に酸素を供給するのを助けている．

7・4 ヘモグロビンのサブユニットをコードしている遺伝子上の変異による疾患

鎌状赤血球貧血はヘモグロビンの β 鎖の一つのグルタミン酸残基がバリン残基に置き換わる変異によって起こる．その結果，デオキシ（T状態）型ヘモグロビンの表面に疎水性のパッチ片が形成され，それが繊維状の重合体を形成する．これらの繊維は赤血球を変形

させ鎌状赤血球をつくる. 鎌状赤血球貧血は, タンパク質のアミノ酸配列の変異と関係するということがわかった最初の病気である. サラセミアはα鎖またはβ鎖の産生低下が原因で起こる疾患である. たった1種類のヘモグロビン鎖からなるヘモグロビン四量体がつくられ, そのようなヘモグロビン分子は酸素放出能と溶解度が著しく低い性質をもち, 赤血球の発生過程で血球を壊すことになる. 赤血球の前駆体ではβ鎖に比べてα鎖がやや過剰につくられる. 過剰のα鎖の凝集を防ぐため, 新しく合成されたα鎖単量体に特異的に結合して可溶性の複合体をつくるαヘモグロビン安定化タンパク質が存在する.

補 遺: 結合モデルは定量的に数式で表すことができる —— ヒルプロットと協奏モデル

ヒルプロット

ヘモグロビンでみられるような協同性のある結合過程を定量的に扱う便利な方法は1913年にArchibald Hillによって開発された. タンパク質XにリガンドSが結合する平衡反応を仮定する.

$$X + nS \rightleftharpoons X(S)_n \tag{1}$$

ここでnは変数で, 整数と分数の両方をとりうる. パラメーターnはリガンド結合の際の協同性の程度を示す尺度だが, 式(1)は反応の実際の過程は何も示していないので, それほど深い意味をもたない. XがヘモグロビンでSをO_2とすれば, nの最大値は4である. もしヘモグロビンによる酸素結合の程度が完全な協同性をもつとすればn=4の値になり, まったく協同性をもたないとすればn=1となる.

式(1)の平衡関係を検討すると飽和度Yで表した次式を得る.

$$Y = \frac{[S]^n}{[S]^n + [S_{50}]^n}$$

ここで$[S_{50}]$は, Xの半分がSと結合した状態のSの濃度である. ヘモグロビンでは上式は次のように書ける.

$$Y = \frac{pO_2{}^n}{pO_2{}^n + P_{50}{}^n}$$

ここでP_{50}はヘモグロビンが半分飽和されたときの酸素分圧である. この式を変形して

$$\frac{Y}{1-Y} = \frac{pO_2{}^n}{P_{50}{}^n}$$

両辺で対数を取れば

$$\log\left(\frac{Y}{1-Y}\right) = \log\left(\frac{pO_2{}^n}{P_{50}{}^n}\right) = n\log(pO_2) - n\log(P_{50})$$

上式は, $\log(pO_2)$に対して$\log[Y/(1-Y)]$をプロット〔ヒルプロット (Hill plot)〕すればグラフは直線になり, その勾配はnとなることを示す.

ミオグロビンおよびヘモグロビンについてのヒルプロットを図7・30に示す. ミオグロビンのヒルプロットは勾配1の直線となる. ヘモグロビンについては, ヒルプロットを与えた平衡式が完全に正しくはないので, 完全な直線とはならない. しかし, 中心部分はほとんど直線に近く, その勾配は2.8である. 勾配nをしばしばヒル係数 (Hill coefficient) とよび, 酸素結合の協同性の程度を示す指標となる. ヒルプロットを用いると, 結合の際の協同性の程度を単純に定量的に表すことができるので便利である. ヒルの式とそれから求めたヒル係数を用いて得た酸素結合曲線は, ヘモグロビンで実際に得たものとよく似ている (図7・31).

協奏モデル

協奏モデルは定量的に数式で表すことができる. 必要なのは4個のパラメーターのみである: 1) タンパク質の分子当たりの結合部位の数 (ただしそれぞれは等しいとする), 2) 結合するリガンドがない場合のT および R状態の濃度比, 3) R状態での結合部位のリガンドに対する親和性, 4) タンパク質のT状態サブユニットに比べてR状態サブユニットではどれほど強くリガンドに結合しているかの指標, で

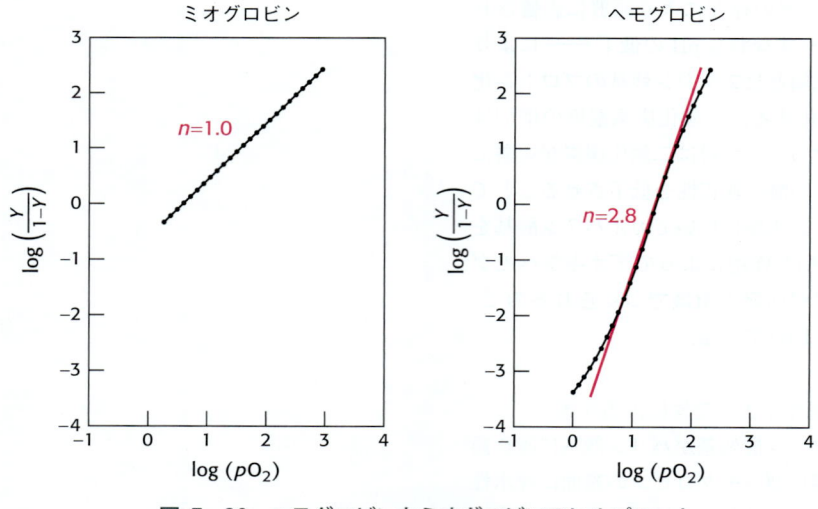

図 7・30 ヘモグロビンとミオグロビンのヒルプロット.

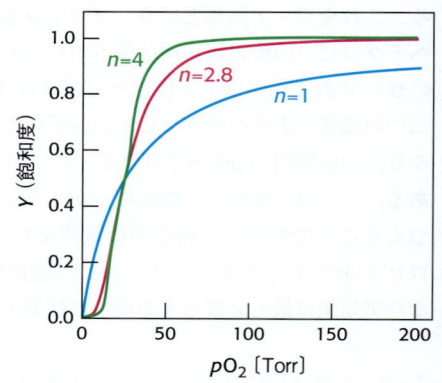

図 7・31 異なったヒル係数に対する酸素結合曲線. n=2.8の曲線はヘモグロビンについての曲線とよく似ている.

ある．結合部位の数 n は，通常別の情報から知ることができる．ヘモグロビンの場合は $n=4$ である．結合するリガンドがない場合の T および R 状態の濃度比 L はアロステリック定数とよばれる．

$$L = \frac{[T_0]}{[R_0]}$$

下付きの数字は結合したリガンド数を表し，この場合は 0 である．R 状態のサブユニットのリガンドに対する親和性は，一つの結合部位当たりのリガンドの解離定数 K_R で定義する．同様に，T 状態でのリガンドに対する親和性は，一つの結合部位当たりの解離定数 K_T と定義する．以上から，二つの解離定数の比を

$$c = \frac{K_R}{K_T}$$

と定義する．これが，タンパク質のサブユニットが T 状態に比して R 状態でどれだけリガンドを強く結合するかの指標になる．K_R と K_T は解離定数であり，結合が強く親和性が高いほど小さいので，$c<1$ であることに留意されたい．

リガンド 1 個が結合した場合の T および R 状態タンパク質の濃度比はどうなるだろうか．R 状態の解離定数は一つの結合部位当たり K_R で，タンパク質に n 個の結合部位があれば，最初のリガンドが結合する部位は n 通りある．この確率的要素を考慮に入れると，一つの部位しかもたないタンパク質に比べてリガンドの結合は有利になる．そこで，$[R_1]=n[R_0][S]/K_R$，同様に $[T_1]=n[T_0][S]/K_T$ とおき，したがって，

$$\frac{[T_1]}{[R_1]} = \frac{n[T_0][S]/K_T}{n[R_0][S]/K_R} = \frac{[T_0]}{[R_0](K_T/K_R)} = cL$$

同様に考えてリガンドが i 個結合した状態での濃度比は $[T_i]/[R_i]=c^iL$ と表せる．別のいい方をすれば，R 状態に対する T 状態の濃度比は，リガンドが結合するたびに c 倍ずつ下がることになる．

ここで S の濃度について便利な尺度 α を定義する．

$$\alpha = \frac{[S]}{K_R}$$

この定義は，解離定数に対する S の濃度の比であり，結合の度合いを表すことから大変有用である．この定義を用いて

$$[R_1] = \frac{n[R_0][S]}{K_R} = n[R_0]\alpha$$

同様に下式を得る．

$$[T_1] = \frac{n[T_0][S]}{K_T} = ncL[R_0]\alpha$$

二つのリガンドが結合した際の R 状態分子の濃度はどうなるだろう．ここで再び確率的要素，すなわち一つの部位がすでに結合している場合に二つ目のリガンドが結合しうるのは何通りかを得なくてはならない．その場合の数は $n-1$ である．しかし，どのリガンドが "最初" か，どのリガンドが "2 番目" か，というのは問題ではないので，2 で割る必要がある．したがって

$$[R_2] = \frac{[(n-1)/2][R_1][S]}{K_R} = \left(\frac{n-1}{2}\right)[R_1]\alpha$$

$$= \left(\frac{n-1}{2}\right)(n[R_0]\alpha)\alpha = n\left(\frac{n-1}{2}\right)[R_0]\alpha^2$$

同様の式が，i 個のリガンドが結合した場合の T 状態についても求められる．

これで飽和度 Y の計算式が求まる．Y はリガンドが結合した部位の濃度の合計を結合可能なすべての部位の濃度で割ったものである．したがって

$$Y = \frac{([R_1]+[T_1]) + 2([R_2]+[T_2]) + \cdots + n([R_n]+[T_n])}{n([R_0]+[T_0]+[R_1]+[T_1]+\cdots+[R_n]+[T_n])}$$

式を置き換えて

分子 $= n[R_0]\alpha + nc[T_0]\alpha + 2\{n(n-1)/2\}[R_0]\alpha^2 + 2\{n(n-1)/2\}c^2[T_0]\alpha^2 + \cdots + n[R_0]\alpha^n + nc^n[T_0]\alpha^n$

分母 $= n([R_0]+[T_0]+n[R_0]\alpha + nc[T_0]\alpha + \cdots + [R_0]\alpha^n + c^n[T_0]\alpha^n)$

$[T_0]=L[R_0]$ を代入してその項を合わせると次式を得る．

$$Y = \frac{\alpha(1+\alpha)^{n-1} + Lc\alpha(1+c\alpha)^{n-1}}{(1+\alpha)^n + L(1+c\alpha)^n}$$

ここでこの式を用いてヘモグロビンについて得た実験データに，パラメーター L, c, K_R を替えてフィッティングさせる（n は 4 とする）．その結果，$L=9000$，$c=0.014$，$K_R=2.5$ Torr できわめてよくフィットする（図 7・32）．

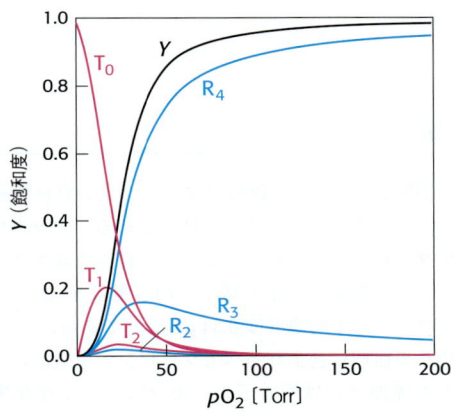

図 7・32　協奏モデルで酸素が結合した場合の模式図．　酸素飽和度（Y）は pO_2 の関数で，$L=9000$，$c=0.014$，$K_R=2.5$ Torr とした．T 状態の分子の飽和度は結合する酸素の数を $0, 1, 2$（T_0, T_1, T_2）とし，R 状態の分子の飽和度は結合する酸素分子の数を $2, 3, 4$（R_2, R_3, R_4）として示した．他の形の分子の飽和度は非常に小さいので示していない．

飽和度に加えて $T_0, T_1, T_2, R_2, R_3, R_4$ の状態の化学種の濃度を示した．その他の状態の化学種の濃度は非常に小さい．ヒルの式を用いた解析と協奏モデルを用いた解析の大きな違いは濃度の項を加えたことで，ヒルの式からは飽和度しか得られないが，協奏モデルの場合は飽和度とともに全化学種の濃度が得られることである．ここでの場合は，各結合段階における R 状態タンパク質に対する T 状態タンパク質の期待される濃度比が計算できる．$0, 1, 2, 3, 4$ 分子の酸素が結合した場合のそれぞれの濃度比は $9000, 126, 1.76, 0.025, 0.00035$ となる．この比は，T 状態から R 状態に転じるヘモグロビンの分子数の定量的な尺度になる．

逐次モデルでも定量的な数式化は可能である．しかしながら，計算にはより多くのパラメーターを必要とし，パラメーターの設定をさまざまに行うことで同様に実験結果に合致する計算結果が得られることがしばしばである．

重要語句

ヘ ム (heme) (p. 180)
プロトポルフィリン
　　　　　　(protoporphyrin) (p. 180)
近位ヒスチジン (proximal histidine) (p. 180)
機能的磁気共鳴画像法 (functional magnetic
　　resonance imaging, fMRI) (p. 181)
スーパーオキシドアニオン
　　　　　　(superoxide anion) (p. 181)
メトミオグロビン (metmyoglobin) (p. 182)
遠位ヒスチジン (distal histidine) (p. 182)
α 鎖 (α chain) (p. 182)
β 鎖 (β chain) (p. 182)
グロビンフォールド (globin fold) (p. 183)
αβ 二量体 (αβ dimer) (p. 183)
飽和度 (fractional saturation) (p. 183)
酸素結合曲線
　　　　(oxygen-binding curve) (p. 183)
分 圧 (partial pressure) (p. 183)

S字形曲線 (sigmoid curve) (p. 183)
協同性 (cooperativity) (p. 183)
T 状態 (T state) (p. 184)
R 状態 (R state) (p. 184)
協奏モデル (concerted model) (p. 185)
MWC モデル (MWC model) (p. 185)
逐次モデル (sequential model) (p. 185)
2,3-ビスホスホグリセリン酸 (2,3-
　　bisphosphoglycerate, 2,3-BPG) (p. 186)
胎児ヘモグロビン
　　　　　　(fetal hemoglobin) (p. 187)
一酸化炭素 (carbon monoxide) (p. 187)
カルボキシヘモグロビン
　　　　　　(carboxyhemoglobin) (p. 187)
ボーア効果 (Bohr effect) (p. 188)
カルボニックアンヒドラーゼ (炭酸脱水
　　酵素) (carbonic anhydrase) (p. 188)
カルバミン酸 (carbamate) (p. 189)

鎌状赤血球貧血 (sickle cell anemia) (p. 189)
ヘモグロビン S (hemoglobin S, HbS)
　　　　　　　　　　　　(p. 190)
鎌状赤血球傾向 (sickle cell trait) (p. 191)
マラリア (malaria) (p. 191)
サラセミア (thalassemia) (p. 191)
ヘモグロビン H (hemoglobin H, HbH)
　　　　　　　　　　　　(p. 191)
重症型サラセミア
　　　　　　(thalassemia major) (p. 191)
クーリー貧血 (Cooley anemia) (p. 191)
α ヘモグロビン安定化タンパク質
　　(α-hemoglobin stabilizing protein, AHSP)
　　　　　　　　　　　　(p. 192)
ニューログロビン (neuroglobin) (p. 192)
サイトグロビン (cytoglobin) (p. 192)
ヒルプロット (Hill plot) (p. 194)
ヒル係数 (Hill coefficient) (p. 194)

問 題

1. 生物圏でのふるい分け 最初にタンパク質の立体構造が決められたのは, マッコウクジラのミオグロビンである. マッコウクジラの筋肉に, このタンパク質が豊富にあることの理由を考えよ.

2. ヘモグロビンの含量 赤血球の平均容量は 87 μm³ である. 赤血球のヘモグロビンの平均濃度は 0.34 g mL⁻¹ である.

(a) 平均的な赤血球に含まれるヘモグロビンの重量はいくらか.

(b) 平均的な赤血球には何分子のヘモグロビンが存在するだろうか. ヒトヘモグロビン四量体の分子の質量は 65 kDa と仮定する.

(c) 赤血球のヘモグロビンの濃度を観察量よりもっと増やせるだろうか〔ヒント: 赤血球に 1 辺 65 Å のヘモグロビンの結晶が並んだと仮定せよ〕.

3. 鉄の含量 体重 70 kg の成人のヘモグロビンには鉄が何個含まれるだろうか. 血液の量は体重 1 kg 当たり 70 mL とし, 血液のヘモグロビン含量は 0.16 g mL⁻¹ と仮定せよ.

4. 酸素化ミオグロビン あるヒト骨格筋のミオグロビン含量は約 8 g kg⁻¹ である. マッコウクジラの筋肉のミオグロビンは約 80 g kg⁻¹ である.

(a) ヒトおよびマッコウクジラの筋肉のミオグロビンへの酸素結合量はいくらか. ミオグロビンは O₂ で飽和されており, マッコウクジラもヒトもミオグロビンの分子の質量は同じであると仮定する.

(b) 組織の水に溶けている溶存酸素量 (静脈血と平衡にある) は 37 ℃ で約 3.5×10⁻⁵ M である. マッコウクジラの筋肉で, 水に直接溶けている酸素に対するミオグロビン結合酸素の量比はいくつか.

5. プロトン親和性の調整 酸の pKₐ は部分的には周囲環境で左右される. グルタミン酸側鎖が以下の環境にあった場合の pKₐ 変化への影響を推測せよ.

(a) 近辺にリシン側鎖がある場合.

(b) タンパク質のカルボキシ末端を近づけた場合.

(c) グルタミン酸側鎖がタンパク質の外部から無極性の内側に移った場合.

6. 優雅さを保つ 野生型の HbA は HbS の繊維化とそれに続く脱酸素に伴う赤血球の鎌状化を妨げる. なぜ HbA はこの効果をもつのか.

7. 荷物を運ぶ あなたが高山を登っており, 酸素分圧が 75 Torr に減少したとする. 組織および肺の pH は 7.4 とし, また組織の酸素濃度は 20 Torr と仮定して, 使用しうる酸素運搬能の割合 (%) を計算せよ.

8. ボーア効果は我のために, 汝のためでなく ミオグロビンはボーア効果を示すだろうか. その理由とともに述べよ.

9. 高所適応 高所 (酸素分圧 75 Torr とする) で 1 日以上を過ごすと, 赤血球中の 2,3-ビスホスホグリセリン酸 (2,3-BPG) 濃度は増加する. 2,3-BPG の増加はヘモグロビンの酸素結合曲線にどのような影響を及ぼすか. 高所でうまく活動するためにこの適応が有益なのはなぜか.

10. 血液ドーピング 長距離走の選手は自己血輸血とよばれる血液ドーピングによる違反行為を行うことがある. これは競技の十分前にあらかじめ選手の血液を採取しておき, 競技の直前に自身に輸血を行うことである.

(a) 自己血輸血はなぜ選手の能力を向上させるのか.

(b) 時間の経過に伴い保管した赤血球から 2,3-BPG が失われる. そのような血液で自己血輸血を行うとどのような結果になるだろうか.

11. ロブスターを食べよう ロブスターのような甲殻類はヘモグロビンとは非常に異なる酸素運搬体をもつ. その酸素結合部位はヘムを含まず, 代わりに二つの銅(I)イオンに基づき, 酸素結合に際して次式の構造変化をする. これらの構造変化は, 協同的酸素結合を促進するのにどのように使われるだろうか.

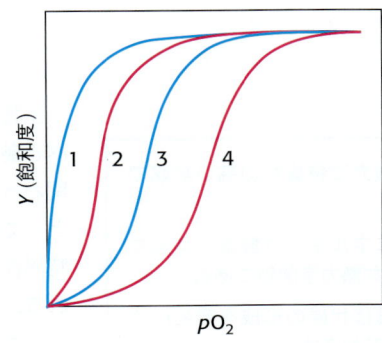

んな影響を及ぼすか．これが鎌状赤血球の場合どうなりそうか．

データ解釈の問題

16. 原始的酸素結合　　ヤツメウナギは，その祖先がおよそ 4 億年前に魚類と哺乳類の祖先から分岐した原始的生物である．ヤツメウナギの血液は哺乳類のヘモグロビンに類似したヘモグロビンを含むが，ヤツメウナギのヘモグロビンは酸素結合状態で単量体である．ヤツメウナギのヘモグロビンの酸素結合のデータは次表の通りである．

pO_2	Y	pO_2	Y	pO_2	Y
0.1	0.0060	2.0	0.112	50.0	0.889
0.2	0.0124	3.0	0.170	60.0	0.905
0.3	0.0190	4.0	0.227	70.0	0.917
0.4	0.0245	5.0	0.283	80.0	0.927
0.5	0.0307	7.5	0.420	90.0	0.935
0.6	0.0380	10.0	0.500	100	0.941
0.7	0.0430	15.0	0.640	150	0.960
0.8	0.0481	20.0	0.721	200	0.970
0.9	0.0530	30.0	0.812		
1.0	0.0591	40.0	0.865		

（a）このデータをプロットして酸素結合曲線を描け．このヘモグロビンの半分が結合しているときの酸素分圧を求めよ．この曲線の形から酸素結合は協同的といえるだろうか．

（b）このデータを用いてヒルプロットを作成せよ．ヒルプロットから協同性の根拠は見いだせるだろうか．ヒル係数の値を求めよ．

（c）ヤツメウナギのヘモグロビンについてさらに研究するとデオキシ状態では基本的に二量体からなるオリゴマーを形成することが知られた．ヤツメウナギのヘモグロビンによる酸素結合において協同性が観察されるとすればそれを説明するモデルを考えよ．

17. 左右へのずれ　　つぎの図はヘモグロビンの酸素解離曲線である．曲線 3 は pH 7 で生理的な CO_2，2,3-BPG 濃度条件での曲線とする．つぎのような条件にした場合の曲線はどれに相当するだろうか．

（a）CO_2 が低下した場合

（b）2,3-BPG が増加した場合

（c）pH が増加した場合

（d）四次構造が失われた場合

左側

12. 切断する　　部位特異的変異導入を用いて，α と β の両サブユニットの近位ヒスチジンをグリシンに置換したヘモグロビンを作製した．ヒスチジン残基のイミダゾール環は，溶液に遊離のイミダゾールを加えて代理役をさせた．この修飾したヘモグロビンでは酸素結合に協同性を示すだろうか．その理由も述べよ．

イミダゾール

13. 置き換えの成否　　あるトリの血液には 2,3-ビスホスホグリセリン酸が含まれず，代わりに類似の働きをする以下の (a)〜(d) の物質の一つが含まれている．どの物質がその役割に最もふさわしいだろうか．簡単に説明せよ．

（a）コリン

（b）スペルミン

（c）イノシトールペンタキスリン酸

（d）インドール

14. 理論曲線

（a）ヒルの式を用い，$n = 1.8$，$P_{50} = 10$ Torr として，仮想的な 2 サブユニットからなるヘモグロビンの酸素結合曲線を描け．

（b）協奏モデルを用い，$n = 2$，$L = 1000$，$c = 0.01$，$K_R = 1$ Torr として，(a) の仮想ヘモグロビンの酸素結合曲線を描け．

15. 寄生虫の影響　　*P. falciparum* は赤血球に住む寄生虫で，その代謝は酸を産生する傾向がある．酸の存在は赤血球の酸素運搬能にど

章のまとめの問題

18. 位置がすべて　　2,3-ビスホスホグリセリン酸はヘモグロビン四量体内の中央の穴にはまり，T 状態を安定化する．もし変異をさせて BPG 結合部位がヘモグロビンの表面にあったらどうなるか．

19. 治療のオプション　　ヒドロキシ尿素は成人の赤血球の中での胎児型ヘモグロビンの発現量を増加させることが知られている．ただしその機構について詳しくはわかっていない．ヒドロキシ尿素が鎌状赤血球貧血の患者の治療において有効になりうる理由について説明せよ．

8 酵素: 基本概念と反応速度論

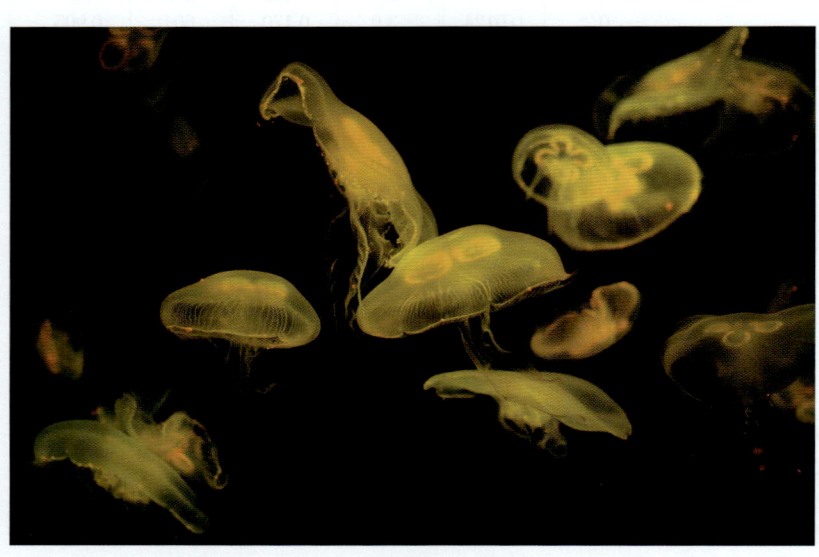

上に示すような発光クラゲの輝きは酵素の働きによる．エクオリン（aequorin）という酵素は，カルシウムイオンの存在下に基質を酸化し，CO_2 と光を発する反応を触媒する［写真提供: chain45154/ ゲッティイメージズ］.

　生物系で触媒として働く酵素は，物質の化学的変換のパターンを決定するという注目すべき働きをしている分子装置である．酵素はまた，エネルギーのさまざまな形の変換にも関わっている．ヒトゲノムの遺伝子の約 1/4 は酵素をコードしており，このことは生物にとっての酵素の重要性を示している．酵素の性質の中で最も注目すべきものは，触媒能と特異性である．触媒反応は，酵素上の活性部位（active site）とよばれる特別の部位で行われる．

　今までに知られている酵素のほぼすべてがタンパク質である．しかしながら，触媒活性の RNA が発見されたことから，触媒になるのは絶対的，独占的にタンパク質であるわけではなく，むしろ RNA こそが初期の生物学的触媒であったという確かな証拠となっている．巨大分子の集まりとしてのタンパク質はさまざまな分子を特異的に結合できるので，多様な化学反応を触媒するのに大変効率的である．化学結合を新たにつくったり切ったりするための準備段階として，酵素はあらゆる分子間力を総動員して基質を最適の位置に結合する．酵素は遷移状態とよばれる反応経路中で最もエネルギーの高い状態を安定化することで反応を触媒する．酵素はある特定の遷移状態を選択的に安定化することで，いくつかの可能な化学反応のうちの一つを実際に選んでいる．

表 8・1　酵素の使用による反応活性化の程度[†1]

酵　素	酵素のない場合の半減期	非触媒下での速度 k_{un} $[s^{-1}]$	触媒下での速度 k_{cat} $[s^{-1}]$	反応活性化の程度 (k_{cat}/k_{un})
OMP デカルボキシラーゼ[†2]	78 000 000　年	2.8×10^{-16}	39	1.4×10^{17}
ミクロコッカスエンドヌクレアーゼ	130 000　年	1.7×10^{-13}	95	5.6×10^{14}
AMP ヌクレオシダーゼ[†2]	69 000　年	1.0×10^{-11}	60	6.0×10^{12}
カルボキシペプチダーゼ A	7.3 年	3.0×10^{-9}	578	1.9×10^{11}
ケトステロイドイソメラーゼ	7　週	1.7×10^{-7}	66 000	3.9×10^{11}
トリオースリン酸イソメラーゼ	1.9 日	4.3×10^{-6}	4300	1.0×10^{9}
コリスミ酸ムターゼ	7.4 時間	2.6×10^{-5}	50	1.9×10^{6}
カルボニックアンヒドラーゼ	5　秒	1.3×10^{-1}	1×10^{6}	7.7×10^{6}

†1　出典: A. Radzicka, R. Wolfenden, *Science*, **267**, 90〜93(1995).
†2　OMP: オロチジンーリン酸 (オロチジル酸); AMP: アデノシンーリン酸.

8・1　酵素は強力で特異性の高い触媒である

　酵素(enzyme) は反応を少なくとも百万倍程度加速している (表8・1). 実際, 酵素がなかったら生体内で起こる反応の大半は観測できないほど非常に遅い. 二酸化炭素への水和といった単純な反応ですら, カルボニックアンヒドラーゼ (炭酸脱水酵素, 炭酸デヒドラターゼ) によって触媒されている. CO_2 の組織から血液へ, さらに肺胞中の空気への運搬は, この酵素がなくては完了しない (p. 187). 事実, カルボニックアンヒドラーゼは既知の最速の酵素の一つであり, 各酵素分子は1秒間に 10^6 分子の CO_2 を水和できる. この触媒反応は, 触媒のない場合の 10^7 倍の速度で進行する. カルボニックアンヒドラーゼの触媒反応機構は第9章でふれる.

　酵素は, それが触媒する反応においても, **基質**(substrate) とよばれる反応物の選択においても, 高い特異性を示す. 一つの酵素は通常1種類の化学反応か, それときわめて近い反応のみを触媒する. 一例として, **タンパク質分解酵素**(proteolytic enzyme)〔**プロテアーゼ**(protease)〕を見てみよう. この酵素の生化学的機能は, **タンパク質分解**(**プロテオリシス**, proteolysis), すなわちペプチド結合の加水分解を触媒することである.

　これとは異なるがよく似た反応にエステル結合の加水分解があり, プロテアーゼの大部分はこの加水分解も触媒する. そのような反応はタンパク質分解よりモニターしやすく, これらの酵素を研究する上で有用である.

　プロテアーゼは, 基質特異性の程度がそれぞれで大きく異なっている. パパイヤに含まれるパパインはきわめて特異性が低く, 切断するペプチド結合の隣の側鎖についてはまったく選り好みしない. パパインが肉を柔らかくする調味料として用いられる理由はこの特

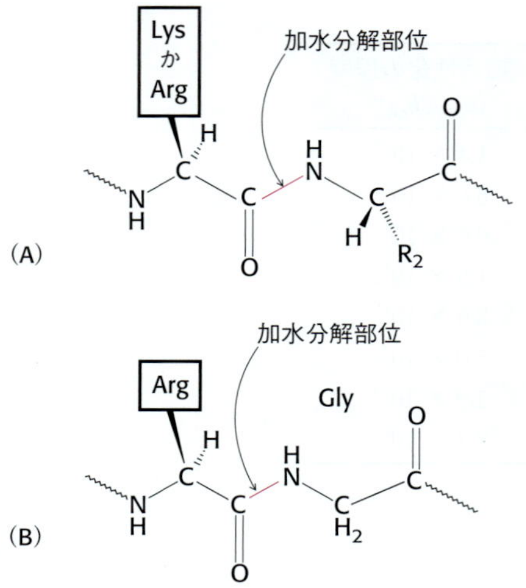

図 8・1　酵素の特異性.　（A) トリプシンはアルギニン残基とリシン残基のC末端側でペプチド結合を切断する. それに対して、(B) トロンビンはある特定の配列中にある Arg–Gly 結合を特異的に切断する.

異性の低さによる. 消化酵素であるトリプシンは一方で特異性が高く, リシンまたはアルギニン残基のカルボキシ基側のペプチド結合の切断だけを特異的に触媒する (図 8・1A). 血液凝固に関わるトロンビン (§ 10・4) はトリプシンよりもっと高い特異性をもち, 特定のペプチド配列中の Arg–Gly 結合の加水分解しか触媒しない (図 8・1B).

　鋳型に従って反応を行う DNA ポリメラーゼ I (§ 28・3) も, きわめて特異性 (精度) の高い触媒である. この酵素は, 合成中の DNA 鎖に, 鋳型として使われるもう一方の DNA 鎖のヌクレオチド配列によって決められる配列順にヌクレオチドを付加する. DNA ポリメラーゼ I は, 鋳型の指示する配列にきわめて正確に従う. この酵素が, 新しい DNA 鎖中に誤ったヌクレオチドを付加する頻度は 1000 回に 1 回よりも少ない. <u>酵素の基質特異性は基質と酵素の正確な相互作用によるものである. この正確さは酵素タンパク質の複雑な立体構造により生み出される.</u>

多くの酵素が活性のために補因子を必要とする

　補因子と酵素の組合わせにより正確な役割は異なるものの, 多くの酵素の触媒活性は**補因子** (cofactor) とよばれる小分子を必要としている. 一般に, これらの補因子は標準的な 20 種のアミノ酸では行えないような反応を起こすことができる. 補因子を必要とする酵素で, 補因子が存在していない状態を**アポ酵素** (apoenzyme), 補因子が存在し触媒活性をもつ状態を**ホロ酵素** (holoenzyme) とよぶ.

アポ酵素 ＋ 補因子 ＝ ホロ酵素

補因子は, 1) 金属と, 2) **補酵素** (coenzyme) とよばれる低分子有機化合物の 2 種類に分類される (表 8・2). 補酵素の多くはビタミンであり, 酵素に強く結合したり, 弱く結合したりすることができる. 強固に結合している場合, 補酵素は**補欠分子族** (prosthetic group) とよばれる. 一方, 緩く結合している補酵素はちょうど基質や生成物が酵素とくっついたり離れたりするように, 酵素と相互作用する. しかし, さまざまな酵素が同じ補酵素を利用するということや, おもにビタミン由来であるという点で, 補酵素は通常の基質と性質が異なる (§ 15・4). たいていの場合, 同じ補酵素を利用する酵素は反応機構的に似ている. 酵素活性において金属が機能的にいかに重要であるかについては, 第 9 章でふれることにする. また, 本書を通して, 補酵素とそのパートナーとなる酵素が生化学的な関係の中でどのように働いているかを見ることになるだろう.

酵素はエネルギーの形を変換する

　すべての生物系において重要な活動とは, エネルギーを一つの形から別の形に変換することである. たとえば光合成では, 光エネルギーが化学結合のエネルギーに変換される. ミトコンドリアで起こる細胞呼吸では, 食物から得た小さな分子のもつギブズエネルギー

表 8・2　酵素の補因子

補　因　子	酵　素	補因子	酵　素
補酵素		**金　属**	
チアミン二リン酸	ピルビン酸デヒドロゲナーゼ	Zn^{2+}	カルボニックアンヒドラーゼ
フラビンアデニンジヌクレオチド	モノアミンオキシダーゼ	Zn^{2+}	カルボキシペプチダーゼ
ニコチンアミドアデニンジヌクレオチド	乳酸デヒドロゲナーゼ	Mg^{2+}	*Eco*RV (制限酵素)
ピリドキサールリン酸	グリコーゲンホスホリラーゼ	Mg^{2+}	ヘキソキナーゼ
補酵素 A (CoA)	アセチル CoA カルボキシラーゼ	Ni^{2+}	ウレアーゼ
ビオチン	ピルビン酸カルボキシラーゼ	Mo	ニトロゲナーゼ
5′-アデノシルコバラミン	メチルマロニル CoA ムターゼ	Se	グルタチオンペルオキシダーゼ
テトラヒドロ葉酸	チミジル酸シンターゼ	Mn	スーパーオキシドジスムターゼ
		K^+	アセチル CoA チオラーゼ

がまずイオンの濃度勾配というギブズエネルギーに変換され，それからアデノシン三リン酸（ATP）のギブズエネルギーという別の形に変換される．生体における酵素の中心的な役割を考えれば，酵素がエネルギー変換において重大な役割を果たしていることは驚くべきことではない．光合成や細胞呼吸で酵素が重要な役目を果たしていることはこれからの章でみていく．つぎに別の酵素によってATPの化学結合エネルギーはさまざまな形で利用できる．たとえば筋肉の収縮では，ATPのエネルギーはミオシンにより力学的なエネルギーに変わる（§9・4および第35章）．細胞や細胞小器官の膜に存在するポンプは，基質を化学的に変換するのではなく，基質を移動させる酵素と考えられるが，ATPのエネルギーを利用して膜を越えて分子やイオンを移動させる（第13章）．それら分子やイオンの不均一な配置により生じた化学的および電気的勾配はそれら自体がエネルギーの形態であり，神経インパルスの伝達のようにさまざまな目的に使われる．

　これらのエネルギー変換にも酵素が関与しており，その分子機構は解明されつつある．次章では，結合，化学的変換，解離といった各段階の反応を連結して，一方向にのみ進行し，エネルギーを別の形に変換するサイクルの働きをみていく．

8・2　ギブズエネルギーは酵素を理解するうえで有用な熱力学関数である

　酵素は化学反応の速度を上げる．しかし，その反応が起こりうるかどうかや，酵素が反応をどのくらい促進するのか，という反応の性質は反応物と生成物のエネルギーの差に依存する．第1章でふれた**ギブズ（の自由）エネルギー**〔Gibbs (free) energy, G〕は，使えるエネルギーなのか，もしくは仕事をする能力があるエネルギーなのかを判断する基準となる熱力学的性質である．酵素の働きを完全に理解するには，酵素反応におけるつぎの二つの熱力学的性質を考える必要がある：1) 反応物と生成物との間のギブズエネルギーの差（ΔG），2) 反応物の生成物への変換を開始するのに必要なエネルギー．前者はその酵素反応が自発的に進みうるものかどうかを決定し，後者はその反応の速度を決定する．酵素は後者のみに影響を与える．まずは酵素反応に当てはまる熱力学の法則について復習しよう．

ギブズエネルギー変化は反応の自発性についての情報を与えてくれるが，反応速度については与えない

　第1章で述べたように，反応のギブズエネルギー変化（ΔG）は，その反応が自発的に起こるかどうかを判定するのに重要である．

1. ΔG が負の値のときのみ，その反応は自発的に起こりうる．そのような反応は**エキサゴニック**（exergonic, **発エルゴン**）であるという．

2. ΔG が 0 のときはその系は平衡状態にあり，正味の変化は起こらない．

3. ΔG が正の値のときは反応は自発的に起こりえない．そのような反応を起こすには外界からのエネルギーの供給が必要である．そのような反応は**エンダーゴニック**（endergonic, **吸エルゴン**）であるという．

4. 反応の ΔG は生成物（最終状態）のギブズエネルギーと反応物（初期状態）のギブズエネルギーの差だけによって決まる．反応の ΔG は変換を行う分子機構にはまったく依存しない．たとえば，グルコース（ブドウ糖）を酸化して CO_2 と H_2O にする反応の ΔG は，反応が試験管内で燃焼によって起こる場合でも，細胞内の酵素によって触媒される何段階にも分かれた一連の反応による場合でも，変わりがない．

5. ΔG は反応速度に関しては何も情報を与えない．負の ΔG は反応が自発的に起こることは示すが，そのことは測定できる速度で進行するかどうかは意味していない．後述するように（§8・3），反応速度は活性化ギブズエネルギー（$\Delta G^{\ddagger}$）に依存しており，これは主として ΔG に無関係である．

標準反応ギブズエネルギー変化は平衡定数と関係する

どのような酵素触媒反応に対しても，その反応が自発的であるか，外からのエネルギーの供給を必要とするのかを知るには，ΔG を決定できなければならない．この重要な熱力学パラメーターを決定するには，反応物と生成物の濃度だけでなく性質を考慮する必要がある．

つぎの反応について考えてみよう．

$$A + B \rightleftharpoons C + D$$

この反応の ΔG は以下のように与えられる．

$$\Delta G = \Delta G° + RT \ln \frac{[C][D]}{[A][B]} \tag{1}$$

ここで $\Delta G°$ は，標準反応ギブズエネルギー変化，R は気体定数，T は絶対温度で，$[A]$，$[B]$，$[C]$，$[D]$ は反応物のモル濃度（より正確にいうなら活量）である．$\Delta G°$ は，この反応の標準状態におけるギブズエネルギー変化であって，標準状態とは反応物 A, B, C, D の濃度がそれぞれ 1.0 M（気体ならば通常は標準状態として 1 気圧が選ばれる）であるときを指す．つまり，反応の ΔG は反応に関わる物質の性質〔式(1)の $\Delta G°$ の項として表される〕と，濃度〔式(1)の対数項中で表される〕に依存して決まる．

生化学反応についてのギブズエネルギー計算を簡単にするために，標準状態の pH は 7 と決められている．その結果，もし H^+ が反応物ならば式(1)と式(3)（下に示す）において（pH を 7 とすると）活量は 1 となる．水の活量もこうした式中では 1 とされている．本書では，pH 7 における標準ギブズエネルギー変化を $\Delta G°'$ と表示する．**キロジュール**（kilojoule, **kJ** と略す）と**キロカロリー**（kilocalorie, **kcal** と略す）はエネルギーの単位として用いられており，1 kJ は 0.239 kcal に相当する．

$\Delta G°'$ を決定する簡単な方法は，反応が平衡状態に達したときの反応物と生成物の濃度を測定することである．平衡状態では反応物と生成物に見かけ上変化は起こらない．要するに，反応は静止しており $\Delta G=0$ となる．平衡状態では式(1)はつぎのようになる．

$$0 = \Delta G°' + RT \ln \frac{[C][D]}{[A][B]} \tag{2}$$

ゆえに，

$$\Delta G°' = -RT \ln \frac{[C][D]}{[A][B]} \tag{3}$$

標準状態での平衡定数，K'_{eq} は次式のように定義される．

$$K'_{eq} = \frac{[C][D]}{[A][B]} \tag{4}$$

式(4)を式(3)に代入すると

$$\Delta G°' = -RT \ln K'_{eq} \tag{5}$$

この式は書き直すと，

$$K'_{eq} = e^{-\Delta G°'/RT} \tag{6}$$

$R = 8.315 \times 10^{-3} \, \text{kJ mol}^{-1} \, \text{deg}^{-1}$，$T = 298 \, \text{K}$（25 ℃ に対応）とすると，

$$K'_{eq} = e^{-\Delta G°'/2.47} \tag{7}$$

ここでは $\Delta G°'$ は kJ mol^{-1} で表されている〔式(7)の R の選択のため〕．このように反応の標準ギブズエネルギー変化と平衡定数の関係は簡単な式で表すことができる．たとえば平衡定数が 10 のとき，25 ℃ での標準ギブズエネルギー変化は -5.69 kJ mol^{-1}（-1.36 kcal mol^{-1}）となる（表 8・3）．平衡定数が 10 倍になっても $\Delta G°'$ は 5.69 kJ mol^{-1}（1.36 kcal mol^{-1}）しか変わらないことに注意されたい．

一例として，ジヒドロキシアセトンリン酸（DHAP）をグリセルアルデヒド 3−リン酸

エネルギーの単位

1 キロジュール〔kJ〕は 1000 J である．

1 ジュール〔J〕は，1 ニュートン〔N〕の力を作用して物体を 1 メートル〔m〕動かすのに必要なエネルギー量である．

1 キロカロリー〔kcal〕は，1000 cal である．

1 カロリー〔cal〕は，1 グラム〔g〕の水の温度を 14.5 ℃ から 15.5 ℃ に上げるのに必要な熱量に等しい．

$$1 \, \text{kJ} = 0.239 \, \text{kcal}$$

表 8・3 $\Delta G°'$ と K'_{eq} の関係（25 ℃）

K'_{eq}	$\Delta G°'$	
	kJ mol^{-1}	kcal mol^{-1}
10^{-5}	28.53	6.82
10^{-4}	22.84	5.46
10^{-3}	17.11	4.09
10^{-2}	11.42	2.73
10^{-1}	5.69	1.36
1	0.00	0.00
10	−5.69	−1.36
10^2	−11.42	−2.73
10^3	−17.11	−4.09
10^4	−22.84	−5.46
10^5	−28.53	−6.82

(GAP) にする異性化反応の $\Delta G^{\circ\prime}$ と ΔG を計算してみよう．この反応は解糖系で起こるが（第 16 章），平衡時の GAP の DHAP に対する比は 25 ℃ (298 K)，pH 7 のときに 0.0475 である．つまり $K'_{eq}=0.0475$ である．この反応の標準ギブズエネルギー変化は式(5)から計算できる．

$$
\begin{aligned}
\Delta G^{\circ\prime} &= -RT \ln K'_{eq} \\
&= -8.315 \times 10^{-3} \times 298 \times \ln(0.0475) \\
&= +7.53 \text{ kJ mol}^{-1} \ (+1.80 \text{ kcal mol}^{-1})
\end{aligned}
$$

この条件においては反応はエンダーゴニック（吸エルゴン性）であり，DHAP は自発的に GAP に変換することはない．

つぎに，DHAP と GAP の初期濃度をそれぞれ，2×10^{-4} M，3×10^{-6} M としてこの反応の ΔG を計算してみよう．これらの値を式(1)に代入すると，

$$
\begin{aligned}
\Delta G &= 7.53 \text{ kJ mol}^{-1} + RT \ln \frac{3 \times 10^{-6} \text{ M}}{2 \times 10^{-4} \text{ M}} \\
&= 7.53 \text{ kJ mol}^{-1} - 10.42 \text{ kJ mol}^{-1} \\
&= -2.89 \text{ kJ mol}^{-1} \ (-0.69 \text{ kcal mol}^{-1})
\end{aligned}
$$

ΔG がこのように負なので，DHAP と GAP が上に述べたような濃度であれば，この異性化はエキサゴニック（発エルゴン性）であり，自発的に起こることがわかる．この反応の ΔG は負だが，$\Delta G^{\circ\prime}$ は正であることに注意せよ．反応の ΔG の値が $\Delta G^{\circ\prime}$ より大きいか小さいか，あるいは等しいかは，反応物と生成物の濃度に依存する．これは重要なので強調しておく．反応が自発的に起こるかどうかの判定基準は ΔG であって，$\Delta G^{\circ\prime}$ ではない．つまり，$\Delta G^{\circ\prime}$ によると自発的に起こらない反応であっても，反応物と生成物の濃度を調節することで，自発的に起こすことができるのである．この原理は，代謝経路（第 15 章）を構成するいくつかの連続して起こる反応の基本をなすものである．

酵素は反応速度だけを変え反応の平衡点は変えられない

酵素は優れた触媒であるために，酵素が本来もっていない能力まで，それがもたらしたと考えがちである．酵素は熱力学法則を変えることはできないので，結果として化学反応の平衡点を変えることはできない．基質 S が生成物 P に変換されるような酵素によって触媒される反応について考えてみよう．図8・2は酵素がある場合とない場合の生成物ができる速度を示している．この例では酵素があろうがなかろうがつくられる生成物の量は変わらないが，酵素がある場合には数秒でできる量が酵素がない場合には数時間（もしくは数世紀，表8・1参照）かからないとできないことに注目してほしい．

なぜ生成物ができる速度が時間とともに横ばいになってしまうのか．反応が平衡に達するためである．基質 S はなお生成物 P に変換されているが，P もまたある速度で S に変換されているので，結果，P の量は変わらないように見えるのである．

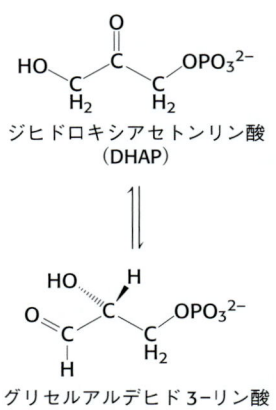

ジヒドロキシアセトンリン酸
（DHAP）

グリセルアルデヒド 3-リン酸
（GAP）

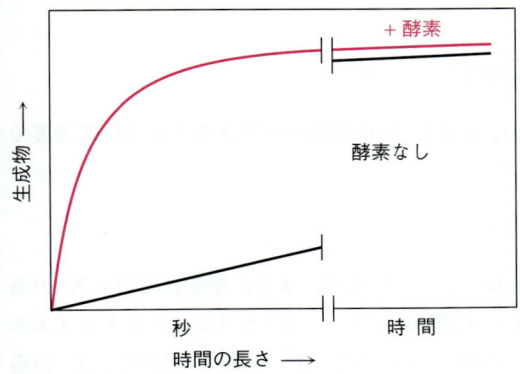

図 8・2　**酵素は反応速度を加速させる．**　達する平衡点は同じであるが，酵素があるとより早く平衡状態に達する．

もっと定量的に平衡を示してみよう. 酵素がない場合の S が P に変換される正反応の速度定数 (k_F) を $10^{-4}\,\mathrm{s}^{-1}$, P が S に変換される逆反応の速度定数 (k_R) を $10^{-6}\,\mathrm{s}^{-1}$ とする. 平衡定数 K はこれらの速度定数の比で与えられる.

$$S \underset{10^{-6}\,\mathrm{s}^{-1}}{\overset{10^{-4}\,\mathrm{s}^{-1}}{\rightleftharpoons}} P$$

$$K = \frac{[\mathrm{P}]}{[\mathrm{S}]} = \frac{k_F}{k_R} = \frac{10^{-4}}{10^{-6}} = 100$$

酵素の有無にかかわらず, 平衡時の P の濃度は S の 100 倍である. しかし, 酵素がないと平衡に達するのにかなりの時間がかかるのに対し, 適切な酵素があれば直ちに平衡に達すると考えられる (表 8・1 参照). <u>酵素は平衡に達する速度を加速するが, 平衡点をずらすことはない. 平衡点は反応物と生成物のギブズエネルギーの差を反映しているにすぎない.</u>

8・3 酵素は遷移状態の形成を容易にすることで反応を加速する

反応の平衡点は反応物と生成物のギブズエネルギーの差によって決まってしまうが, 酵素は平衡に達する速度を何と加速できることだろう. このような速度の加速は, 熱力学の観点からはどのように説明できるだろうか. この説明のためには, 反応の終点ではなく, 終点の間にある化学反応経路を考える必要がある.

基質 S を生成物 P に変える化学反応は, **遷移状態** (transition state) $X^\ddagger$ を経て進行する. $X^\ddagger$ は S と P のどちらよりも高いギブズエネルギーをもっている.

$$S \longrightarrow X^\ddagger \longrightarrow P$$

$\ddagger$ は遷移状態の熱力学的性質を示す記号である. 遷移状態とはもはや基質ではないが, まだ生成物でもないような一過的な分子構造のことである. 遷移状態は最も高いギブズエネルギーをもつので, 反応経路中で最も不安定で最もとりにくい状態である. 遷移状態と基質のギブズエネルギーの差を**活性化ギブズエネルギー** (Gibbs energy of activation) あるいは単に**活性化エネルギー** (activation energy) といい, $\Delta G^\ddagger$ で表す (図 8・3).

$$\Delta G^\ddagger = G_{X^\ddagger} - G_S$$

ここで, 活性化エネルギーすなわち $\Delta G^\ddagger$ は反応の最終的な ΔG の計算には加えないことに注意しなければならない. なぜなら, 遷移状態に達するために必要とするエネルギーは遷移状態から反応生成物を生じる際にもとに戻るからである. 活性化エネルギーの障壁は, 酵素がどのようにして, 反応の ΔG を変えることなく反応速度を増すのかを, 直接示している —— 酵素は活性化エネルギーを低下させる機能をもっている. つまり<u>遷移状態への移行を促進しているのである.</u>

酵素がどのようにしてこの機能を得ているのか理解するために, 遷移状態 ($X^\ddagger$) と基質 (S) が平衡状態にあるとする.

$$S \overset{K^\ddagger}{\rightleftharpoons} X^\ddagger \overset{v}{\longrightarrow} P$$

$K^\ddagger$ は $X^\ddagger$ の生成における平衡定数であり, v は $X^\ddagger$ から生成物ができるときの反応速度である. 反応速度 v は $X^\ddagger$ の濃度に比例する.

$$v \propto [X^\ddagger]$$

なぜなら $X^\ddagger$ だけが反応生成物に変換されうるからである. また, 平衡における $X^\ddagger$ の濃度は $X^\ddagger$ と S のギブズエネルギーの差 $\Delta G^\ddagger$ に関係している. $X^\ddagger$ と S におけるギブズエネルギーの差が大きいほど $X^\ddagger$ の量は少なくなる. 反応速度は $X^\ddagger$ の濃度に比例し, $X^\ddagger$ の濃

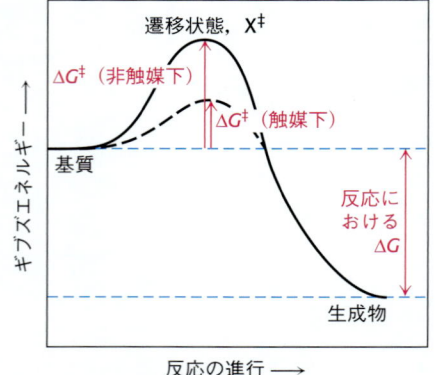

図 8・3 酵素は活性化エネルギーを低下させる. 酵素は活性化ギブズエネルギー $\Delta G^\ddagger$ を低下させることで反応を加速する.

度は $\Delta G^{\ddagger}$ に依存しているので，全体の反応速度 V は $\Delta G^{\ddagger}$ に依存する．明らかに

$$V = v[\mathrm{X}^{\ddagger}] = \frac{kT}{h}[\mathrm{S}]\mathrm{e}^{-\Delta G^{\ddagger}/RT}$$

この式において k はボルツマン定数，h はプランク定数である．25℃ における kT/h の値は $6.6 \times 10^{12}\ \mathrm{s}^{-1}$ である．活性化ギブズエネルギーが $28.53\ \mathrm{kJ\ mol}^{-1}$（$6.82\ \mathrm{kcal\ mol}^{-1}$）であると仮定しよう．式7の ΔG にこの値を代入すると（表8・3参照），$[\mathrm{X}^{\ddagger}]/[\mathrm{S}]$ の比が 10^{-5} のときにこのギブズエネルギーの差になる．簡単にするために，$[\mathrm{S}]=1\ \mathrm{M}$ とすると，反応速度 V は $6.2 \times 10^{7}\ \mathrm{s}^{-1}$ になる．もし，$\Delta G^{\ddagger}$ が $5.69\ \mathrm{kJ\ mol}^{-1}$（$1.36\ \mathrm{kcal\ mol}^{-1}$）減少すると，$[\mathrm{X}^{\ddagger}]/[\mathrm{S}]$ の比は 10^{-4} になり，反応速度は $6.2 \times 10^{8}\ \mathrm{s}^{-1}$ になる．$\Delta G^{\ddagger}$ が $5.69\ \mathrm{kJ\ mol}^{-1}$ 低下すると，反応速度 V は 10 倍大きくなる．比較的小さな $\Delta G^{\ddagger}$ の低下でも（この反応では 20％），V の増加はより大きいものとなる．

かくして酵素作用の重要な点がわかった —— 酵素は活性化エネルギー $\Delta G^{\ddagger}$ を低下させることで反応を加速するのである．基質と酵素が組合わさると，酵素のない場合よりも遷移状態エネルギーが低い新しい反応経路が生じる（図8・3参照）．活性化エネルギーが低いということは，遷移状態に到達するのに必要なエネルギーをより多くの分子が得ているということである．活性化の障壁を低くすることは，高跳びのバーの高さを下げることと似ている．すなわち，より多くの選手がバーを超えることができるようになるのである．触媒作用の本質は遷移状態の形成を促進することである．

酵素-基質複合体の形成は酵素触媒反応の第 1 段階である

酵素のもつ触媒能力の多くは，遷移状態の形成を促進するために，基質に結合し，その構造を変えることから生じている．すなわち，触媒の最初のステップは，**酵素-基質複合体**（enzyme-substrate complex，ES 複合体）を形成することである．基質は**活性部位**（active site）という酵素上の特定の部位に結合する．ほとんどの酵素は，結合する基質に対して高い選択性をもっている．実際，酵素の触媒作用の特異性の一部は，この基質結合特異性によるものである．

酵素-基質複合体が存在する証拠は何であろうか．

1．酵素濃度が一定であるとき，基質濃度を増していくと反応速度は最大速度に達するまで増大する（図8・4）という観察が最初の手掛かりである．これに対して，触媒反応でない反応ではこのような飽和現象は見られない．酵素反応において最大速度が存在するという事実は，独立した ES 複合体が形成されるということを示している．基質濃度が十分高いときは，すべての触媒部位がふさがっている，すなわち飽和しているために反応速度がそれ以上増大できない．間接的ではあるが，酵素を基質で飽和できるということは ES 複合体の存在を示す最も一般的な証拠である．

> "私が思うには，酵素は自らが触媒する反応で生じる活性化された複合体と，相補的な構造をもつ分子であろう．つまり酵素の形態が，こうした触媒過程で反応物質と最終産物の間に位置する中間体分子の形態と，相補的な形であると思われる．酵素分子は活性化された複合体と結合しやすいために，そのエネルギーレベルが低下し，その結果として反応の活性化エネルギーが低下し，反応速度が増大することになるのであろう．"
>
> Linus Pauling,
> *Nature*, **161**, 707 (1948).

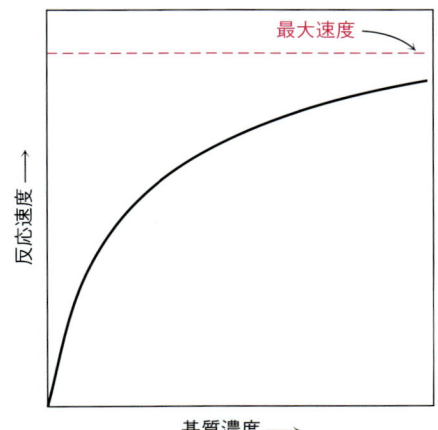

図 8・4 酵素触媒反応における反応速度と基質濃度の関係．酵素触媒反応には最大速度が存在し，それに近づく．

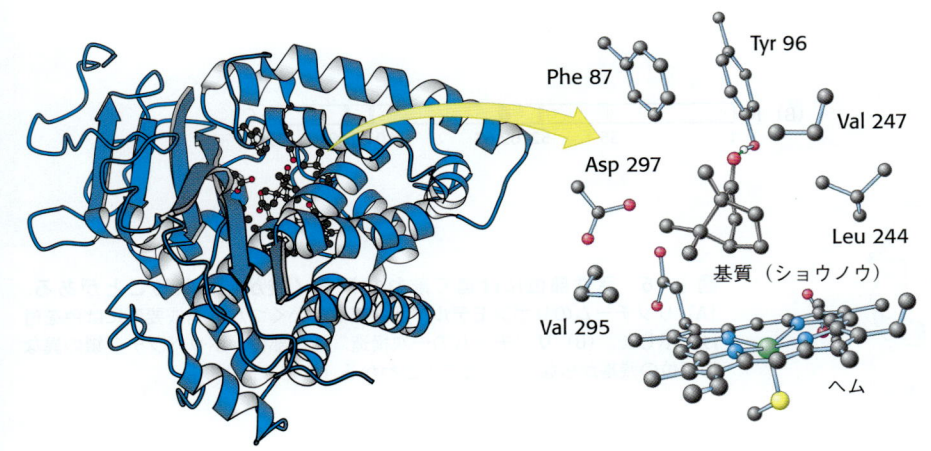

図 8・5 酵素-基質複合体の構造．（左）シトクロム P450 がその基質であるショウノウに結合する様子．（右）活性部位では基質は酵素の残基に囲まれていることに注意．補因子ヘムが存在していることにも注意〔2CPP.pdb より〕

2. 多くの酵素や基質の分光学的性質は，ES 複合体の形成によって変化する．特に酵素が有色の補欠分子族を含んでいる場合にはっきりとした変化が見られる（問題 39）．

3. **X 線結晶構造解析**（X-ray crystallography）によって，基質や基質類似体が多くの酵素の活性部位に結合する様子が高分解能で観察されていた（図 8・5）．これらの複合体のいくつかについては第 9 章で詳しく論じる．

酵素の活性部位には共通の性質がある

酵素の活性部位は基質の結合する場所であり（補因子を含む場合はこれも結合する），結合を生成したり切断したりするのに直接関わっている残基が含まれている．こうした残基は**触媒基**（catalytic group）とよばれる．本質的には，活性部位における酵素と基質の相互作用が遷移状態の形成を促進するのである．活性部位とは，最も直接的に反応の $\Delta G^{\ddagger}$ を低くし，その結果，酵素反応の加速をもたらす酵素上の領域である．第 2 章で述べたように，タンパク質は固定的ではなく柔軟な構造をもち，さまざまな構造で存在する．すなわち，活性部位での酵素と基質の相互作用や遷移状態の形成は動的過程である．酵素の構造や特異性，触媒様式は多様であるが，活性部位については以下のようないくつかの普遍的な性質がある．

1. 活性部位は三次元的に割れ目構造をとっており，アミノ酸の一次配列では離れた位置を占める基によって構成されている．実際，アミノ酸配列ではかなり離れた位置にある残基間で，相互作用をするのに立体的な無理があるような隣り合ったアミノ酸の場合よりも相互作用が強いことがある．リゾチームは細菌の細胞壁を壊す酵素であるが，この酵素の活性部位の重要な部分には，全 129 アミノ酸の一次配列のうち 35, 52, 62, 63, 101, 108 番目の残基が関与している（図 8・6）．

2. 活性部位は，酵素の全体積中では小さな部分を占めているにすぎない．酵素中のアミノ酸残基の大半は基質と接触することはないにもかかわらず，酵素全体の協同運動によって触媒残基が正しく活性部位に配置される．触媒活性をもったまま酵素のサイズを小さくする実験的試みによると，最小サイズとしておよそ 100 個のアミノ酸残基が必要である．実際，ほとんどの酵素は 100 個以上のアミノ酸残基からできており，大きさは 10 kDa 以上，直径は 25 Å 以上であり，活性部位にあるアミノ酸だけでなく，タンパク質中のすべてのアミノ酸が最終的には機能的酵素を形成するために必要であることを示している．

3. 活性部位は独特な微小環境である．今までに構造が知られている酵素ではすべて，活性部位がくぼんでおり，そこに基質が結合する．水はそれ自体が反応に関わらない限り，ここには入れないのが普通である．割れ目の大部分は無極性であり，触媒作用だけでなく基質の結合も促進している．割れ目中に極性基が含まれることもあるが，このような極性残基のいくつかは基質の結合や触媒作用に不可欠な特別な性質を発揮している．分子

(A)

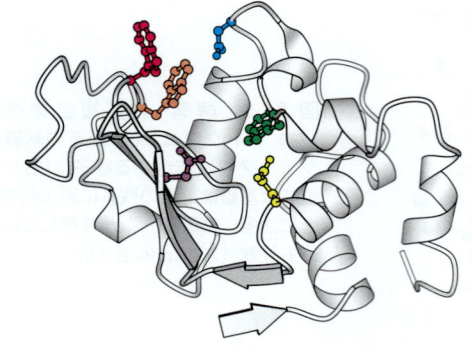

(B)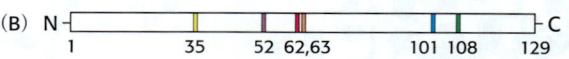

図 8・6 **活性部位には遠く離れたアミノ酸が含まれることがある．**（A）リゾチームのリボンモデル．活性部位のいくつかの構成要素には色を付けて示した．（B）リゾチームの一次構造．活性部位がポリペプチド鎖の異なる部位の残基からなっていることがわかる〔6LYZ.pdb より〕．

内で極性残基がこのような位置を占めることは，極性基はタンパク質の表面に存在し，水に接しているという一般原則の生物学的に重要な例外である．

4. 基質は複数の弱い引力によって酵素に結合している．ES 複合体中の非共有結合性の相互作用は共有結合よりもかなり弱い．共有結合が $-210\sim-460$ kJ mol^{-1}（$-50\sim-110$ kcal mol^{-1}）程度のエネルギーをもつのに対し，ES 複合体は通常 $10^{-2}\sim10^{-8}$ M 程度の平衡定数をもっており，これは相互作用のギブズエネルギーにすると $-13\sim-50$ kJ mol^{-1}（$-3\sim-12$ kcal mol^{-1}）ほどになる．§1・3 で述べたように，生体分子の間に生じる可逆的な接触は静電的相互作用，水素結合，ファンデルワールス力からなっている．ファンデルワールス力が結合の際に重要になるのは，酵素中の多数の原子の近傍に基質中の多数の原子が疎水性相互作用を介して同時に近づいたときだけである．したがって酵素と基質は相補的な形をもっているはずである．酵素と基質との間の水素結合の方向性は，RNA 分解酵素であるリボヌクレアーゼで見られるように（図 8・7），特異性を高めていることが多い．

5. 結合の特異性は，活性部位中の原子の配列が厳密に決まっていることによって生じる．酵素と基質の相互作用は，非常に接近しているときに生じる弱い結合力によっているので，基質は酵素の活性部位にぴったりはまる形でなければならない．Emil Fischer は鍵と鍵穴のたとえ（図 8・8）を 1890 年に提唱し，以後数十年間は，これが酵素–基質相互作用のモデルであった．現在では，酵素は柔軟であり，活性部位の形は基質が結合することによって著しく変化しうること，すなわち**誘導適合**（induced fit）とよばれる動的識別の過程が明らかになっている（図 8・9）．さらに，基質は，いわゆる**配座選択**（conformation selection）において，酵素のある特定の構造にのみ結合する．すなわち，触媒機構は動的であり，基質と酵素の両方の多様な中間体による構造的変化を含んでいる．

酵素と基質間の結合エネルギーは触媒作用に重要である

酵素は活性化エネルギーを下げるが，活性化エネルギーを下げるためのエネルギーはどこから来るのであろうか．ギブズエネルギーは相補的な酵素とそれの基質間に多くの弱い相互作用がつくられることで放出される．結合の際に放出されるこのようなギブズエネルギーは**結合エネルギー**（binding energy）とよばれる．正しい基質だけが，ほとんどのもしくはすべての相互作用を酵素との間で形成することができ，それゆえに結合エネルギーは最大となる．このことは多くの酵素がもつ厳密な基質特異性の理由となっている．さらに，基質が遷移状態に変換されているときにだけ，そのような相互作用は完全に相補的になる．ゆえに，酵素が遷移状態の形成を促進しているときに放出される結合エネルギーは

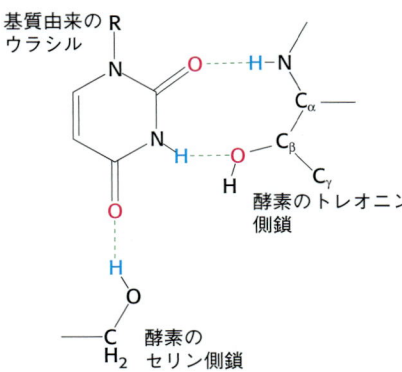

図 8・7　**酵素と基質の間に形成される水素結合.** リボヌクレアーゼは基質に存在するウリジンとの間に水素結合を形成する〔出典: F.M. Richards, H.W. Wyckoff, N. Allewell, "The Neurosciences: Second Study Program," ed. by F.O. Schmidt, Rockefeller University Press, p.970(1970)〕.

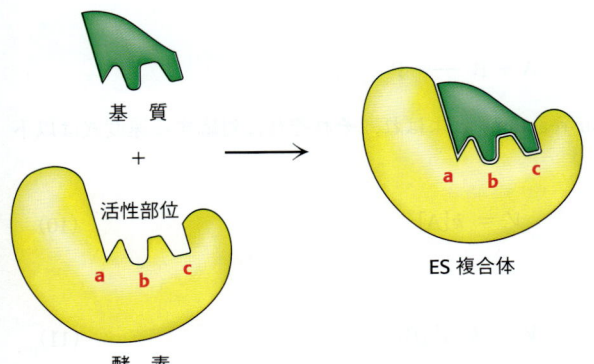

図 8・8　**酵素–基質の結合を表す鍵と鍵穴のモデル.** このモデルでは，基質の結合していないときでも酵素の活性部位は基質の形に相補的である．

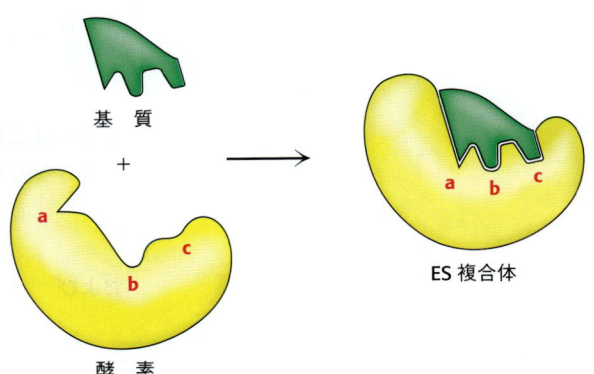

図 8・9　**酵素–基質の結合を表す誘導適合モデル.** このモデルでは，基質が結合すると酵素の形が変化する．活性部位は基質が結合した後に基質と相補的な形に変化する．

最大になる. 酵素とその基質が相互作用することにより放出されるエネルギーは活性化エネルギーの低下によるものとも考えられる. 酵素と基質および反応中間体との相互作用は一過性のものであり, それは酵素と最も不安定な反応中間体である遷移状態の間でのみ最大結合エネルギーが生じるように, 官能基が活性部位に適切に配置されるような分子の運動を伴うものである. しかし, 遷移状態はとても不安定なため長くはもたない. 遷移状態は崩壊し, 基質か生成物になるが, どちらになるかは基質とその生成物のエネルギーの差 —— つまり, 反応の ΔG によってのみ決定される.

8・4　ミカエリス・メンテンの式によって多くの酵素の反応速度論的性質が説明できる

化学反応の速度についての学問は**反応速度論** (kinetics) とよばれる. そして, 酵素により触媒される反応の速度に関する学問は**酵素反応速度論** (enzyme kinetics) とよばれる. 酵素の働きを反応速度論で表すことは, どのように酵素が機能しているかを理解する助けとなる. 反応速度論のいくつかの基本的な原理を手短に考えてみることから始めよう.

反応速度論は反応速度の学問である

化学反応の "速度" といったときにそれは何を意味するのか. 簡単な反応について考えてみよう.

$$A \longrightarrow P$$

速度 V は特定の単位時間に消滅する A の量である. それは P の出現の速度に等しく, 特定の単位時間に現れる P の量に等しい.

$$V = -\frac{\Delta A}{\Delta T} = \frac{\Delta P}{\Delta T} \tag{8}$$

もし A が黄色で P が無色なら, 時間ごとの黄色の強さの低下を測定することで A の濃度の減少を追うことができる. 今は A の濃度の変化だけを考えよう. 反応速度は**速度定数** (rate constant) とよばれる比例定数 k によって, A の濃度と直接に関連づけられる.

$$V = k[A] \tag{9}$$

反応物の濃度に直接比例するような反応は**一次反応** (first-order reaction) とよばれる. 一次反応の定数は s^{-1} の単位になる.

多くの重要な生化学反応は二つの反応物が関わる. たとえば,

$$2A \longrightarrow P$$

または

$$A + B \longrightarrow P$$

これらは**二分子反応** (bimolecular reaction) とよばれ, それぞれに対応する速度式は以下のような形で表される.

$$V = k[A]^2 \tag{10}$$

および

$$V = k[A][B] \tag{11}$$

これらの反応は二次反応で, 二次速度定数とよばれる上式の速度定数は $M^{-1} s^{-1}$ の単位をもつ.

ときには, 二次反応は一次反応のように見えることがある. たとえば, 式(11)の反応

で，もしBは過剰にあってAが低濃度であるなら反応速度はAに関しての一次式になり，Bの濃度によらなくなるだろう．これらの反応は**擬一次反応**（pseudo-first-order reaction）とよばれ，生化学を勉強する間に何度も出会うことだろう．

面白いことに，いくつかの条件下では反応は零次になりうる．このような場合，速度は反応物の濃度によらない．酵素触媒反応はいくつかの環境では零次反応に近似できる（p. 211）．

定常状態を仮定することは酵素反応速度論の説明を容易にする

反応速度を調べる最も単純な方法は，時間に対する反応生成物の増加を追うことである．第一に，反応生成物の量は各基質濃度に対して時間の関数として求められる（図8・10A）．予想通り，それぞれの場合において反応生成物の量は時間に依存して増加しているが，最終的にはSあるいはPの正味の濃度は変化しなくなる．酵素は依然としてSをPに変換しており，またその逆反応も起こっているが，平衡状態に達しているのである．逆反応を無視することができれば，酵素反応速度論はもっと簡単に考えることができる．触媒速度V_0，あるいは触媒反応の初速度は，反応が始まったとき，つまり，$t \approx 0$のときに，1秒当たりにつくられる生成物の量（何モルか）で定義できる（図8・10A）．これらの実験は基質濃度ごとに3~5回繰返し，得られた値の正確性を確実にし，変動性を評価する．つぎに，V_0を基質濃度 [S] に対してプロットし，酵素量は一定と仮定して，各点をエラーバーとともに示す（図8・10B）．最後に，各点を結ぶことで，図8・10Cのような結果となる．触媒速度は基質濃度が高くなるにつれて直線的に増加し，それから横ばいになり始め，さらに高い基質濃度で最大値に近づく．便宜上，本書を通して，エラーバーを付けず理想的なデータを示すこととするが，実際にはすべての実験は複数回繰返して行われたものであることを記憶に留めておくことは重要である．

1913年に Leonor Michaelis と Maud Menten は，このような反応速度論的性質を説明するための単純なモデルを提案した．このモデルを扱ううえで重要なのは，触媒反応の中間体として特別な ES 複合体の存在を必要とする点である．このモデルは次式のように示される．

$$\mathrm{E + S} \underset{k_{-1}}{\overset{k_1}{\rightleftharpoons}} \mathrm{ES} \underset{k_{-2}}{\overset{k_2}{\rightleftharpoons}} \mathrm{E + P}$$

酵素 E は基質 S と結合して ES 複合体を形成する．このときの速度定数はk_1である．ES複合体の進みうる道は二つあって，速度定数k_{-1}でEとSに解離するか，あるいは速度定数k_2で反応生成物Pとなる．ES複合体はまた速度定数k_{-2}でEとPからも逆反応によって再び生成しうる．しかし，前述のように，生成物の生成が無視でき，逆反応の起こらない（$k_{-2}[\mathrm{E}][\mathrm{P}] \approx 0$）0に近い時間での触媒速度（つまり$V_0$）を考えることで，これらの反応を簡単にすることができる．

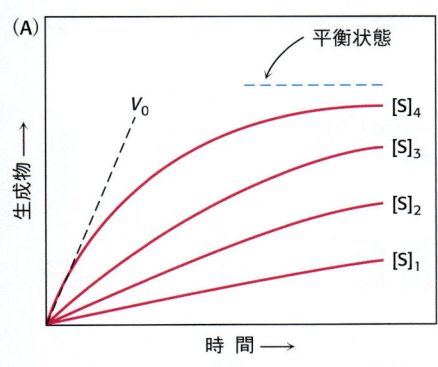
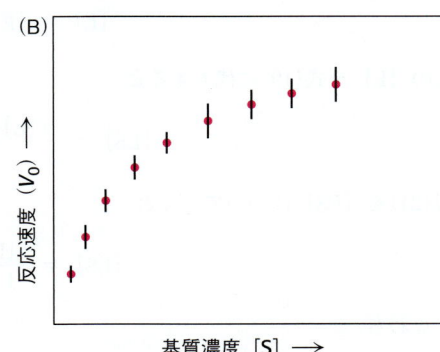
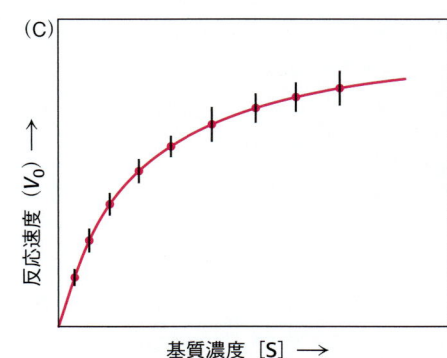

図 8・10 初速度と基質濃度の関係の決定． （A）異なる基質濃度の下で生成される反応生成物の量を時間に対してプロットした図．各基質濃度について初速度（V_0）は，逆反応が問題とならない，反応の初期段階の曲線の勾配として得られる．（B）（A）で決定された初速度の値を基質濃度に対してエラーバーとともにプロットした．（C）各点を結ぶことで，初速度と基質濃度の関係が明らかに示される．

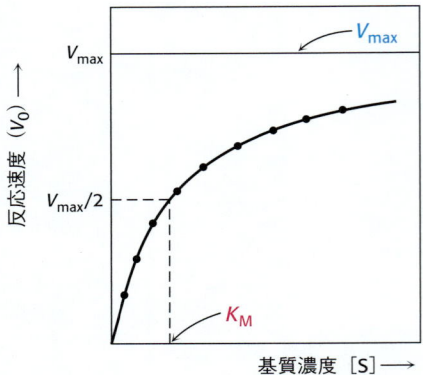

図 8・11 ミカエリス・メンテン反応速度論. ミカエリス・メンテン反応速度式に従う酵素の，反応速度 (V_0) を基質濃度 [S] に対してプロットした図. 最大速度 (V_{max}) は漸近線として求められる. ミカエリス定数 (K_M) は，反応速度が $V_{max}/2$ となるときの基質濃度である.

$$E + S \underset{k_{-1}}{\overset{k_1}{\rightleftharpoons}} ES \overset{k_2}{\longrightarrow} E + P \tag{12}$$

ゆえに，図 8・11 のグラフで，P が蓄積するよりも前の早い時間での反応生成物の生成速度を測定することで各基質濃度における V_0 が求められる（図 8・10A 参照）.

　ここで求めたいのは，触媒反応速度と基質および酵素の濃度の関係，それに各段階の反応速度の関係を表す式である. まず，触媒反応の速度は ES 複合体の濃度と k_2 の積に等しくなるというところから始めよう.

$$V_0 = k_2[ES] \tag{13}$$

ここで [ES] を既知の量で表す必要がある. ES の生成速度および分解速度は次式で与えられる.

$$ES の生成速度 = k_1[E][S] \tag{14}$$
$$ES の分解速度 = (k_{-1} + k_2)[ES] \tag{15}$$

問題を単純にするために，**定常状態** (steady state) の仮定を採用しよう. 定常状態では，出発物質と生成物の濃度が変化していっても中間体の濃度（この場合は [ES]）は一定である. このような状態に到達するのは，ES 複合体の生成と分解の速度が等しいときであるから，式(14)と式(15)の右辺が等しいとおいて

$$k_1[E][S] = (k_{-1} + k_2)[ES] \tag{16}$$

式(16)を書き換えると，

$$\frac{[E][S]}{[ES]} = \frac{k_{-1} + k_2}{k_1} \tag{17}$$

式(17)は新たな定数 K_M を定義すると簡単にすることができる. K_M は**ミカエリス定数** (Michaelis constant) とよばれる.

$$K_M = \frac{k_{-1} + k_2}{k_1} \tag{18}$$

K_M は濃度の単位で表されることに注意せよ. 後で説明するように K_M は酵素−基質相互作用の重要な尺度であり，酵素や基質の濃度に依存しない.

　式(18)を式(17)に代入し [ES] について表すと，

$$[ES] = \frac{[E][S]}{K_M} \tag{19}$$

となる. ここで式(19)の分子について検討すると，通常，基質は酵素よりもずっと高濃度で存在しているため，結合していない基質の濃度 [S] は基質の全濃度にきわめて近くなる. 結合していない酵素の濃度 [E] は，酵素の全濃度 $[E]_T$ から ES 複合体の濃度を引いたものに等しい.

$$[E] = [E]_T - [ES] \tag{20}$$

この [E] を式(19)に代入すると

$$[ES] = \frac{([E]_T - [ES])[S]}{K_M} \tag{21}$$

式(21)を [ES] について解くと

$$[ES] = \frac{[E]_T[S]/K_M}{1 + [S]/K_M} \tag{22}$$

すなわち

$$[ES] = [E]_T \frac{[S]}{[S] + K_M} \tag{23}$$

この [ES] を式(13)に代入すると次式が得られる.

$$V_0 = k_2[\text{E}]_\text{T} \frac{[\text{S}]}{[\text{S}] + K_\text{M}} \tag{24}$$

最大速度（maximal rate, V_max）が得られるのは，酵素の触媒部位が基質で飽和されたとき，すなわち $[\text{ES}] = [\text{E}]_\text{T}$ であるときである．

$$V_\text{max} = k_2[\text{E}]_\text{T} \tag{25}$$

式(25)を式(24)に代入すると**ミカエリス・メンテンの式**（Michaelis–Menten equation）が得られる．

$$V_0 = V_\text{max} \frac{[\text{S}]}{[\text{S}] + K_\text{M}} \tag{26}$$

この式は図8・11の反応速度に関するデータをうまく説明できる．基質濃度がきわめて低いとき，$[\text{S}]$ は K_M よりもずっと小さいので，$V_0 = (V_\text{max}/K_\text{M})[\text{S}]$ となる．つまり，反応速度は基質濃度に正比例する．基質濃度が高いとき，$[\text{S}]$ は K_M よりもずっと大きいので，$V_0 = V_\text{max}$ となる．つまり反応速度は最大となる．反応は零次で，基質濃度とは関係ない．

K_M の重要性は式(26)において $[\text{S}] = K_\text{M}$ としたとき明らかである．$[\text{S}] = K_\text{M}$ であるとき $V_0 = V_\text{max}/2$ である．すなわち，K_M は反応速度が最大速度の半分になるときの基質濃度に等しいのである．これから述べるように，K_M は酵素触媒反応の重要な特徴であり，生物学的機能においても重要である．

K_M の変動は生理学的な結果をもたらす

K_M の生理学的な重要性は，エタノールに対する感受性が高いヒトの例を用いて説明できる．そのようなヒトはほんの少量アルコールを飲んだだけで，顔が赤くなり，心拍数が上昇する（頻脈）．肝臓において，アルコールデヒドロゲナーゼはエタノールをアセトアルデヒドに変換する．

$$CH_3CH_2OH + NAD^+ \xrightleftharpoons[]{\substack{\text{アルコール} \\ \text{デヒドロゲナーゼ}}} CH_3CHO + NADH + H^+$$
　　　エタノール　　　　　　　　　　　　　　　　　アセトアルデヒド

高濃度で存在するとさまざまな症状をもたらすアセトアルデヒドは，普通はアルデヒドデヒドロゲナーゼによって酢酸へと代謝される．

$$CH_3CHO + NAD^+ + H_2O \xrightleftharpoons[]{\substack{\text{アルデヒド} \\ \text{デヒドロゲナーゼ}}} CH_3COO^- + NADH + 2H^+$$
　　　　　　　　　　　　　　　　　　　　　　　酢酸イオン

大部分のヒトは低い K_M 値をもつミトコンドリア型と高い K_M 値をもつ細胞質型という2種類のアルデヒドデヒドロゲナーゼをもっている．アルコールに弱いヒトでは，たった一つのアミノ酸置換のためにミトコンドリア型酵素の活性が弱く，アセトアルデヒドは細胞質型酵素によってのみ代謝される．細胞質型酵素は高い K_M 値をもっているため，非常に高濃度のアセトアルデヒド存在下でのみ触媒速度が速くなる．結果として，酢酸に変換されるアセトアルデヒドが少なく，過剰なアセトアルデヒドが血中に流入して生理学的な作用を示すのである．

K_M と V_max の値はいくつかの方法により求められる

K_M は $V_\text{max}/2$ を与える基質濃度に等しい．しかし，真の V_max は近似されるのみで，決して測定することはできない．ではどのようにすれば K_M および V_max を実験的に決定できるのだろうか．また，これらのパラメーターから酵素触媒反応に関してどのようなことがわかるのだろうか．ミカエリス定数 K_M，最大速度 V_max は，酵素が式(26)で表される簡単な式に従って働くとするならば，さまざまな基質濃度の下で測定した触媒反応速度から容易に求めることができる．通常，K_M と V_max 値はコンピューターのカーブフィッティング

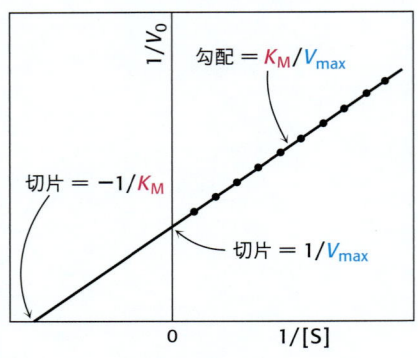

図 8·12 二重逆数プロット (ラインウィーバー・バークプロット). 酵素反応速度式の二重逆数プロットは, $1/[S]$ に対して $1/V_0$ をプロットすることで得られる. 勾配は K_M/V_{max}, 縦軸の切片は $1/V_{max}$, 横軸の切片は $-1/K_M$ である.

プログラムを用いて求められる. しかし, 高い濃度と低い濃度でのデータの点が異なる偏りを示すため誤差の影響を受けやすいという理由からほとんど用いられないが, より以前の方法も K_M と V_{max} の意味をより深く理解する起点となる.

コンピューターの普及以前は, K_M と V_{max} の値を決定するには, ミカエリス・メンテンの式に代数的操作を行わなければならなかった. すなわち, ミカエリス・メンテンの式を直線を与えるように変形し, V_{max} と K_M の値を得る. 式(26)の両辺の逆数をとると以下のようになる.

$$\frac{1}{V_0} = \frac{K_M}{V_{max}} \cdot \frac{1}{[S]} + \frac{1}{V_{max}} \qquad (27)$$

$1/[S]$ に対して $1/V_0$ をプロットする方法は, **ラインウィーバー・バークプロット** (Lineweaver–Burk plot) または**二重逆数プロット** (double-reciprocal plot) とよばれ, 直線が得られて, その y 切片は $1/V_{max}$, 勾配は K_M/V_{max} となる (図 8·12). また, x 切片は, $-1/K_M$ となる.

K_M と V_{max} の値は重要な酵素の性質である

酵素によって K_M 値は大きく異なっている(表 8·4). ほとんどの酵素で, K_M は 10^{-1} M~ 10^{-7} M の間にある. 酵素の K_M 値は, 基質の種類によって, また pH, 温度, イオン強度, といった環境条件によっても変動する. ミカエリス定数 K_M は, すでに述べたようにその酵素の活性部位の半数が基質を結合しているときの基質濃度に相当する. したがって, K_M は有効な触媒反応が起こるのに必要な基質濃度の尺度を与える. 実際, 多くの酵素において K_M が生体内の基質濃度の近似値を与えることが実験結果から示唆されており, それは, 今度は多くの酵素が, 手近に利用可能な基質濃度とほぼ等しい K_M をもつように進化したことを示唆している. 手近に利用可能な基質とほぼ等しい K_M 値をもつことが有益な理由は何であろうか. 基質の通常の濃度が K_M に近い場合, その酵素は著しい活性を示すうえ, その活性は環境条件の変化, すなわち基質濃度の変化に鋭敏であろう. K_M より低い値においては, 酵素は基質濃度の変化に非常に敏感であるが, 活性は低い. K_M よりかなり高い値においては, 酵素は非常に高い触媒能力をもつが, 基質濃度の変化に感受性がない. すなわち, 通常の基質濃度が K_M と近いことで, 酵素は著しい活性 ($V_{max}/2$) を有しながら, 基質濃度の変化に感受性を示す.

ある条件下では, K_M は酵素−基質間の相互作用の強さを反映する. 式(18)で, K_M は $(k_{-1}+k_2)/k_1$ と定義されている. k_{-1} が k_2 よりずっと大きい場合を考えてみよう. これは, ES 複合体の E と S への解離の方が, 反応生成物が生ずる速度よりずっと速い場合である. こうした条件 ($k_{-1} \gg k_2$) では,

$$K_M \approx \frac{k_{-1}}{k_1} \qquad (28)$$

表 8·4 各酵素の K_M 値

酵素	基質	K_M [μM]
キモトリプシン	アセチル−L−トリプトファンアミド	5000
リゾチーム	ヘキサ−N−アセチルグルコサミン	6
β−ガラクトシダーゼ	ラクトース	4000
トレオニンデヒドラターゼ	トレオニン	5000
カルボニックアンヒドラーゼ	CO_2	8000
β−ラクタマーゼ	ベンジルペニシリン	50
ピルビン酸カルボキシラーゼ	ピルビン酸	400
	HCO_3^-	1000
	ATP	60
アルギニル tRNA 合成酵素	アルギニン	3
	tRNA	0.4
	ATP	300

式(28)は ES 複合体の解離定数を表している.

$$K_{ES} = \frac{[E][S]}{[ES]} = \frac{k_{-1}}{k_1} \tag{29}$$

言い換えると, k_2 が k_{-1} よりずっと小さいとき, K_M は ES 複合体の解離定数と等しい. このような条件下では, K_M は ES 複合体の結合の強さを表す尺度であって, K_M が大きければ結合が弱く, K_M が小さければ結合が強い. ただし, K_M が ES 複合体の安定性を示すのは, k_{-1} が k_2 よりずっと大きい場合に限ることに注意せよ.

酵素の**代謝回転数** (turnover number) は最大速度 V_{max} から導ける. 代謝回転数は酵素が基質で十分に飽和しているとき, 単位時間内に 1 分子の酵素によって反応生成物に変換される基質分子の数で, 速度定数 k_2 に当たり, k_{cat} ともよばれる. 活性部位の濃度 $[E]_T$ がわかれば, 最大速度 V_{max} で酵素の代謝回転数を示すことができる. つまり,

$$V_{max} = k_{cat}[E]_T \tag{30}$$

であるから

$$k_{cat} = \frac{V_{max}}{[E]_T} \tag{31}$$

たとえば, 10^{-6} M のカルボニックアンヒドラーゼによる触媒反応では, 酵素が基質で十分に飽和されていると 1 秒当たり 0.6 M の H_2CO_3 が生成する. このとき, k_{cat} は 6×10^5 s^{-1} である. この値は, 既知の代謝回転数の中では最大のものの一つである. 触媒反応が 1 回起こるのにかかる時間は平均して $1/k_{cat}$ に等しく, カルボニックアンヒドラーゼの場合はこの値が 1.7 μs である. ほとんどの酵素で, 生理的な基質についての代謝回転数は 1 秒当たり $1 \sim 10^4$ の範囲にある (表 8・5).

K_M と V_{max} により, 活性部位が埋められている割合である f_{ES} が求められる. この f_{ES} と K_M, V_{max} との関係は次式で与えられる.

$$f_{ES} = \frac{V}{V_{max}} = \frac{[S]}{[S] + K_M} \tag{32}$$

k_{cat}/K_M は触媒作用の効率の尺度である

基質濃度が K_M よりずっと高いとき, 触媒反応の速度は, 前述したように代謝回転数 k_{cat} の関数である V_{max} に等しくなる. しかし, 酵素が基質で飽和されるようなことは通常あまり起こらない. 生理的条件下では, $[S]/K_M$ の比は 0.01～1.0 の間にあるのが普通である. $[S] \ll K_M$ という場合には, 活性部位の大半は空いたままなのだから, 酵素反応の速度は V_{max} よりずっと小さくなる. このようなより典型的な細胞状態で, 酵素の反応速度論的性質をうまく表す数値はあるだろうか. 実は, 式(13)と式(19)から得られる以下の式がそれに当たる.

$$V_0 = \frac{k_{cat}}{K_M}[E][S] \tag{33}$$

ここで $[S] \ll K_M$ だと, 遊離の酵素の濃度 $[E]$ は, 酵素の全濃度 $[E]_T$ にほぼ等しくなるので,

$$V_0 = \frac{k_{cat}}{K_M}[S][E]_T \tag{34}$$

つまり, $[S] \ll K_M$ ならば酵素反応の速度は k_{cat}/K_M, $[S]$, $[E]_T$ の値に依存して決まる. この条件下において k_{cat}/K_M は S と E の相互作用の速度定数である. 特定の基質存在下での触媒反応の速度 (k_{cat}) と酵素-基質相互作用の性質 (K_M) の両方を考慮すると, 速度定数 k_{cat}/K_M は触媒効率の尺度として用いることができ, **特異性定数** (specificity constant) とよばれる. たとえば, k_{cat}/K_M 値を利用して酵素の異なった基質への選択性を比較することができる. 表 8・6 にキモトリプシンのいくつかの異なる基質に対する k_{cat}/K_M 値を

表 8・5　酵素の代謝回転数

酵素	代謝回転数 (1 秒当たり)
カルボニックアンヒドラーゼ	600 000
3-オキソステロイドイソメラーゼ	280 000
アセチルコリンエステラーゼ	25 000
β-ラクタマーゼ	2000
乳酸デヒドロゲナーゼ	1000
キモトリプシン	100
DNA ポリメラーゼ I	15
トリプトファンシンターゼ	2
リゾチーム	0.5

表 8・6　キモトリプシンの基質選択性[†]

エステル中のアミノ酸	アミノ酸側鎖	k_{cat}/K_M $[s^{-1}M^{-1}]$
グリシン	$-H$	1.3×10^{-1}
バリン	$-CH\begin{smallmatrix}CH_3\\CH_3\end{smallmatrix}$	2.0
ノルバリン	$-CH_2CH_2CH_3$	3.6×10^2
ノルロイシン	$-CH_2CH_2CH_2CH_3$	3.0×10^3
フェニルアラニン	$-CH_2$⬡	1.0×10^5

[†]　出典: A. Fersht, "Structure and Mechanism in Protein Science: A Guide to Enzyme Catalysis and Protein Folding," Table 7.3, W. H. Freeman and Company (1999).

示した. キモトリプシンはよりかさ高い疎水性の側鎖の隣で選択的に加水分解をすることがわかる.

つぎに酵素の効率について考えてみよう. この疑問を考えるには k_{cat}/K_M という値には物理的な限界があるかどうかを決定すればよい. K_M を書き換えてみればわかるように, この $\boldsymbol{k_{cat}/K_M}$ 比 (k_{cat}/K_M ratio) は k_1, k_{-1}, k_{cat} に依存して決まることに注意せよ.

$$\frac{k_{cat}}{K_M} = \frac{k_{cat}\,k_1}{k_{-1}+k_{cat}} = \frac{k_{cat}}{k_{-1}+k_{cat}}\,k_1 < k_1 \tag{35}$$

ここで反応産物の生成速度 (k_{cat}) は ES 複合体の解離速度 (k_{-1}) よりもずっと速いとしよう. そうすると, k_{cat}/K_M の値は k_1 に近づいていく. つまり, k_{cat}/K_M の極限値は ES 複合体の生成速度である k_1 によって決まることになる. この速度が, 拡散律速反応による酵素と基質との衝突回数よりも速くなることはありえない. 拡散が k_1 の値を律速することになるのだから, この値は $10^8 \sim 10^9\ \mathrm{s}^{-1}\,\mathrm{M}^{-1}$ の範囲より大きくなることはない. つまり, k_{cat}/K_M の上限は, $10^8 \sim 10^9\ \mathrm{s}^{-1}\,\mathrm{M}^{-1}$ の範囲にあることになる.

スーパーオキシドジスムターゼ, アセチルコリンエステラーゼ, トリオースリン酸イソメラーゼなどの酵素の k_{cat}/K_M 比は $10^8 \sim 10^9\ \mathrm{s}^{-1}\,\mathrm{M}^{-1}$ の範囲にある. これらの酵素は上限値の k_{cat}/K_M をもっているので触媒反応が速度論的に完璧といえることがわかる. これらの酵素触媒反応の速度は, 溶液中で酵素が基質と衝突する回数だけが律速となっている (表8・7). 反応速度をもっと上げるためには, 基質が酵素周辺の微小環境に拡散するのに要する時間を短くするしかない. 忘れてはならないのは, 活性部位が酵素全体の構造の小さな一部分でしかないということである. しかし, 触媒として完璧な酵素では酵素と基質の衝突ごとに反応につながることになる. これらの場合では, 基質を活性部位に誘導するように働く静電引力が酵素にあるのかもしれない. これらの力はしばしばギリシャ神話にちなんで**キルケー効果** (Circe effect) とよばれている.

基質が溶液中に拡散してしまうことは, 多酵素複合体という限られた空間内に基質と生成物を封じ込めることによって, 部分的に解決されている. 実際, 一連の反応に関わる酵素群は複合体の中に組込まれ, ある酵素反応の生成物がつぎの酵素に非常に迅速に渡されるようになっている. その結果, 生成物はある酵素からつぎの酵素へと流れ作業のように送られていく.

キルケー効果

酵素学者 William P. Jencks によって唱えられたもので, 基質をその構造が変換される部位へ誘導するために静電力などの引力を利用すること.

ギリシャ神話においては, キルケーがオデュッセウスの船団の乗組員を誘惑して彼女の家に連れ込み, 彼らを豚に変えてしまう.

表 8・7　拡散律速による基質との衝突速度に k_{cat}/K_M が近い酵素[†]

酵　素	k_{cat}/K_M $[\mathrm{s}^{-1}\,\mathrm{M}^{-1}]$
アセチルコリンエステラーゼ	1.6×10^8
カルボニックアンヒドラーゼ	8.3×10^7
カタラーゼ	4×10^7
エノイル CoA ヒドラダーゼ (クロトナーゼ)	2.8×10^8
フマル酸ヒドラターゼ	1.6×10^8
トリオースリン酸 イソメラーゼ	2.4×10^8
β-ラクタマーゼ	1×10^8
スーパーオキシド ジスムターゼ	7×10^9

[†]　出典: A. Fersht, "Structure and Mechanism in Protein Science: A Guide to Enzyme Catalysis and Protein Folding," Table 4.5, W. H. Freeman and Company (1999).

ほとんどの生化学的反応には複数の基質が含まれる

生物システムにおけるほとんどの反応は通常二つの基質と二つの生成物をもち, つぎの二基質反応によって表される.

$$A + B \rightleftharpoons P + Q$$

これらの反応のうちの大多数は, リン酸基やアンモニウム基などの官能基の, ある基質から別の基質への転移を伴っている. 酸化還元反応では基質間で電子が伝達されている. 複数の基質が関与する反応は大きく二つに分けることができる. **逐次機構** (sequential mechanism) と, **ピンポン機構** (ping-pong mechanism) または**複置換** (double displacement) 機構である.

逐次機構　　逐次機構では, 生成物が放出される前にすべての基質が酵素に結合しなくてはならない. 結果として, 二基質反応では, 酵素と二つの基質の間で三重 (三者) 複合体が形成される. 逐次機構はさらに二つのタイプに分けられる. 基質が決められた順序で酵素に結合する秩序立った機構と, ランダム機構である.

NAD^+ や NADH を基質としてもつ酵素の多くは定序逐次機構をもつ. グルコース代謝において重要な酵素である乳酸デヒドロゲナーゼ (§16・1) について考えてみよう. この酵素は NADH が NAD^+ に酸化される過程でピルビン酸を乳酸に還元する.

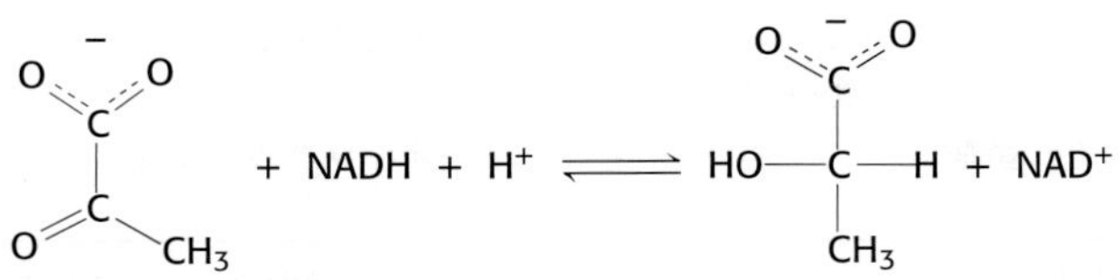

ピルビン酸 + NADH + H⁺ ⇌ 乳酸 + NAD⁺

定序逐次機構では，必ず最初に補酵素が結合し，最初に乳酸が放出される．この順序はW. Wallace Cleland によるクリーランドの表示法でつぎのように表される．

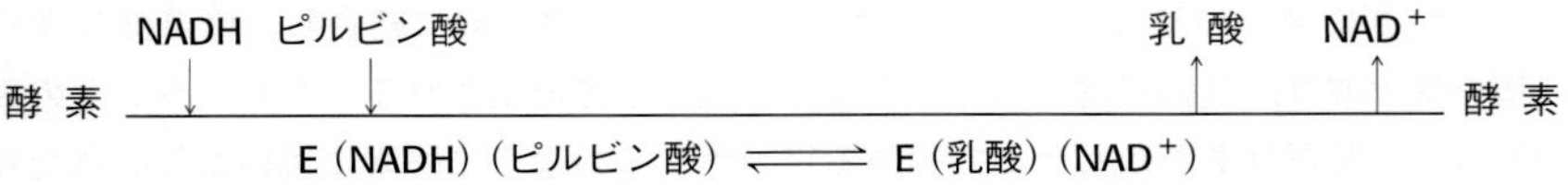

酵素は反応の間，常に三重複合体の状態で存在する．すなわち，最初は酵素と二つの基質，触媒反応の後は酵素と二つの生成物からなる．
　ランダム機構では，基質の付加や生成物の放出の順序はランダムである．クレアチンキナーゼによって，クレアチンと ATP からホスホクレアチンと ADP を生成する反応はランダム機構により説明される（§15・2）.

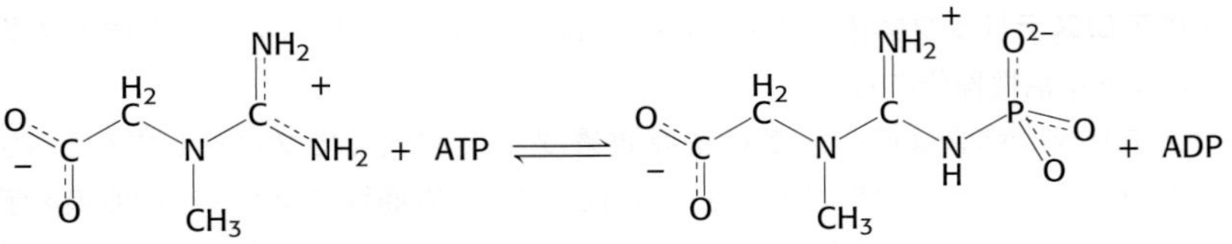

クレアチン + ATP ⇌ ホスホクレアチン + ADP

クレアチンもしくは ATP のどちらかが最初に結合し，ホスホクレアチンもしくは ADP のどちらかが最初に放出される．ホスホクレアチンは筋肉において重要なエネルギー源である．ランダム機構もまたクリーランドの表示法によって以下のように表される．

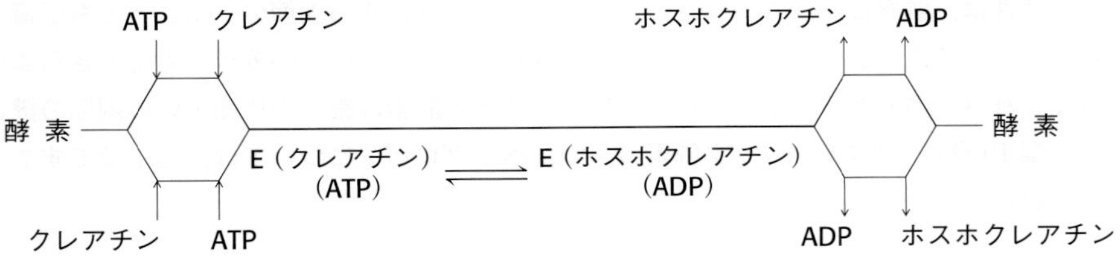

できごとの順序はランダムだが，反応はやはり，初めに基質とつぎに反応生成物との三重複合体を通じて起こっている．

ピンポン（複置換）機構　ピンポン機構（複置換機構）では一つ以上の生成物が，すべての基質が酵素に結合する前に放出される．ピンポン機構を定義する特徴は酵素が一時的に修飾されることによる置換された酵素の反応中間体が存在することである．アミノ酸と 2-オキソ酸とのアミノ基の転移反応はピンポン機構の古典的な例である．アスパラギン酸アミノトランスフェラーゼはアスパラギン酸から 2-オキソグルタル酸へのアミノ基の転移反応を触媒する．

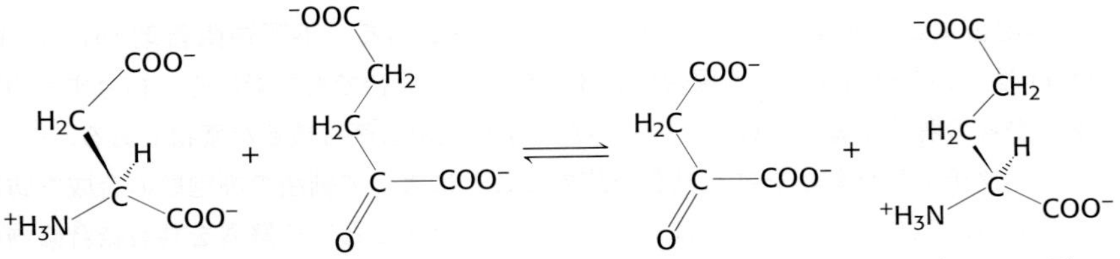

アスパラギン酸 + 2-オキソグルタル酸 ⇌ オキサロ酢酸 + グルタミン酸

一連の反応は以下のクリーランドの表示法のように表される.

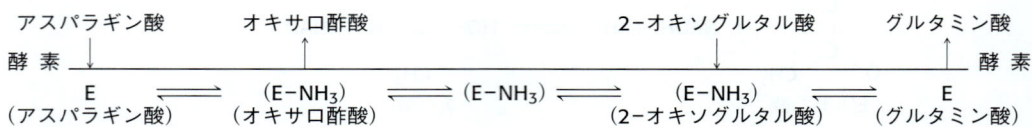

アスパラギン酸が酵素に結合した後，酵素はアスパラギン酸からアミノ基を取り，自身が置換された酵素反応中間体を形成する．そして第一の生成物，オキサロ酢酸が生成し放出される．つぎに第二の基質である2-オキソグルタル酸が酵素に結合し，修飾酵素からアミノ基を受け取り，最終産物であるグルタミン酸として放出される．クリーランドの表示法でみると，基質はあたかも台上で跳ねるピンポン玉のように酵素に付いたり離れたりしているようにみえる.

アロステリック酵素はミカエリス・メンテンの式には従わない

ミカエリス・メンテンモデルは酵素化学の発展を大きく助けた．このモデルは簡潔で応用範囲が広い点が優れている．しかしミカエリス・メンテンモデルではその反応速度論的性質を説明できない酵素もまた多い．ミカエリス・メンテン速度式に従わない重要な酵素の一例は**アロステリック酵素**（allosteric enzyme）である．アロステリック酵素は多くのサブユニットや活性部位をもつ.

アロステリック酵素は反応速度 V_0 を基質濃度 [S] に対してプロットすると（図8・13），ミカエリス・メンテン式（図8・11）で説明できる双曲線でなくS字形曲線を示すことが多い．アロステリック酵素では，一つの活性部位への基質の結合が同じ酵素分子の他の活性部位の性質に影響する．サブユニット間のこうした相互作用の一つの結果として，基質の結合は**協同的結合**（cooperative binding）になる．すなわち，基質の一つの活性部位への酸素の結合が，残りの活性部位への基質結合を促進する．このような協同性の結果 V_0 の [S] に対するプロットはS字形曲線になると考えられる．さらに，アロステリック酵素の活性は，触媒部位以外の特定の部位に可逆的に結合する調節分子によっても影響を受ける．それゆえ，アロステリック酵素の触媒特性は細胞の即時の要求に対応できるように調節されうるのである．このようにアロステリック酵素は細胞の代謝経路の調節の鍵となる（第10章）．アロステリック酵素の一つ，ヘモグロビンについては，第7章ですでに述べている.

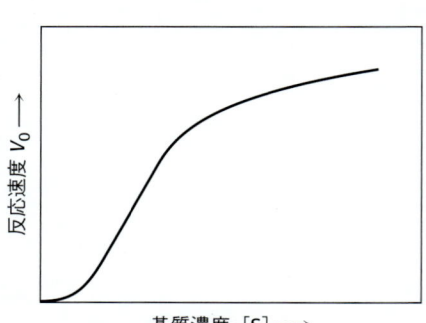

図 8・13　アロステリック酵素の反応速度論.　アロステリック酵素の反応速度は基質濃度に対してS字形に変化する.

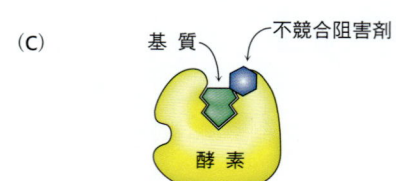

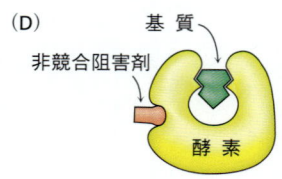

図 8・14　可逆阻害剤の違い.　(A) 酵素-基質複合体；(B) 競合阻害剤が活性部位に結合し，基質の結合を阻害している；(C) 不競合阻害剤は酵素-基質複合体にのみ結合する；(D) 非競合阻害剤は基質の結合を阻害しない.

8・5　酵素は特定の分子によって阻害される

多くの酵素の活性は特定の小さな分子やイオンの結合によって阻害される．この酵素活性の阻害の仕方は，生物システムの調節機構において主要な役割を担っている．アロステリック酵素の制御がこの種の調節機構の典型的な例となる．また，薬剤や毒物には酵素を阻害することで作用するものが多い（第36章）．このタイプの酵素阻害は通常，アロステリック酵素と同様に，進化の力の結果ではなく，むしろ科学者による阻害剤のデザインや偶然の発見による．特定の化学物質による阻害の研究は酵素の作用機構を考察する際のよい材料となる．触媒作用に欠かせない残基が，特異的に働く阻害物質を用いて同定された例も多い．遷移状態の類似化合物が特に強い阻害剤となる.

酵素の阻害には可逆的と不可逆的なものの両方がある．**不可逆阻害剤**（irreversible inhibitor）は，共有結合をつくる場合でも非共有結合の場合でも酵素に強く結合するので，標的酵素からの解離が著しく遅い．いくつかの不可逆阻害剤は重要な薬物である．ペニシリンは，ペプチド転移酵素を共有結合修飾することによって細菌の細胞壁の合成を妨げ，細菌を殺す（p. 221）．アスピリンはシクロオキシゲナーゼという酵素を共有結合修飾し，炎症時のシグナル分子の合成を抑える.

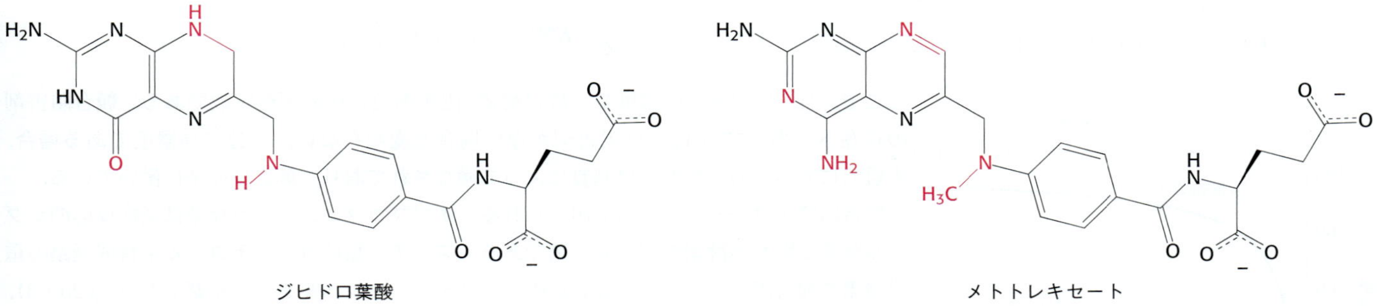

ジヒドロ葉酸

メトトレキセート

図 8・15　酵素阻害剤.　基質であるジヒドロ葉酸とその構造類似体であるメトトレキセート. 構造的に異なる部位を赤で示す.

　不可逆阻害とは対照的に**可逆阻害**（reversible inhibition）には酵素−阻害剤複合体がすぐ解離するという特徴がある. **競合阻害**（competitive inhibition）とよばれる可逆阻害では, 酵素は基質と結合するか（ES 複合体を形成）, あるいは阻害剤と結合するが（EI ができる）, この両方と同時に結合することはない（ESI; 酵素−基質−阻害剤複合体はできない）. 競合阻害剤は基質に似ており, 酵素の活性部位に結合する（図 8・14）. そのため基質が同じ活性部位に結合するのが妨げられる. 競合阻害剤は, 基質と結合している酵素分子の割合を減少させることで触媒反応の速度を低下させる. 阻害剤の濃度がいくらであっても, 基質の濃度を上げれば競合阻害は解消される. このような条件下では活性部位の阻害剤を過剰な基質が"追い出す"のである. メトトレキセートは, プリンおよびピリミジン塩基の生合成に働く酵素, ジヒドロ葉酸レダクターゼの特に強力な阻害剤で, ジヒドロ葉酸レダクターゼの基質であるジヒドロ葉酸の構造類似体である（図 8・15）. メトトレキセートがこれほど強力な強合阻害剤になりうるのは, ジヒドロ葉酸レダクターゼに対してジヒドロ葉酸の 1000 倍ほど強く結合し, 核酸塩基の合成を阻害するからで, メトトレキセートはがんの治療に用いられる（§25・3）.

　不競合阻害（uncompetitive inhibition）は, 阻害剤が酵素−基質複合体にのみ結合するという点において, 本質的に基質依存的な阻害である. 不競合阻害剤の結合部位は酵素と基質が相互作用することでできる（図 8・14C 参照）. 不競合阻害は過剰の基質を加えても克服されない.

　非競合阻害（noncompetitive inhibition）では, 阻害剤と基質は一つの酵素分子の異なる結合部位に同時に結合できる（図 8・14D 参照）. 不競合阻害とは違い非競合阻害剤は, 遊離酵素もしくは酵素−基質複合体と結合できる. 非競合阻害剤は基質と結合している酵素分子の割合を低下させるのではなく, 機能的な酵素の濃度を低下させることによって反応を阻害する. 非競合阻害とは, 代謝回転数の低下を来す阻害である. 不競合阻害と同じく, 非競合阻害は基質濃度を増大しても解消されない. 非競合阻害のうち, 一つの阻害剤が, 酵素への基質の結合を妨げ, かつ酵素の代謝回転数を低下させるような, より複雑な形をとる阻害は, **混合阻害**（mixed inhibition）とよばれる.

異なるタイプの可逆阻害剤は反応速度論的に区別できる

　可逆阻害剤による阻害が, 競合的か不競合的か非競合的かはどうやって決めることができるであろうか. ミカエリス・メンテン速度式に従う酵素についてだけもう一度考察してみよう. 基質と阻害剤の濃度を変えて触媒反応速度を測定してみると, 3 種類の可逆阻害を区別することができる. 競合阻害では阻害剤が基質と活性部位を争う. 阻害剤の解離定数は以下の式で与えられる.

$$K_i = \frac{[E][I]}{[EI]}$$

K_i の値が小さいほど阻害は強力となる. 競合阻害の証明は基質濃度を十分高くすると阻害が解消する点である（図 8・16）. 競合阻害剤の効果で見かけの K_M 値は増大する. つまり, 阻害剤がない場合と同じ反応速度を得るにはより多くの基質が必要となる. この新たな K_M 値は K_M^{app} とよばれ以下の式に等しい.

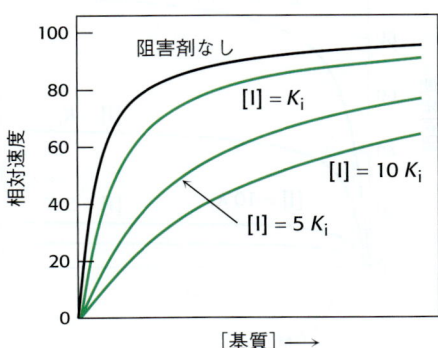

図 8・16　競合阻害剤の反応速度論. 競合阻害剤の濃度が上昇するに従って一定の反応速度を得るために必要な基質濃度も高くなる. 反応経路から, 十分に高濃度の基質によって競合阻害が完全に解消される方法が示唆される.

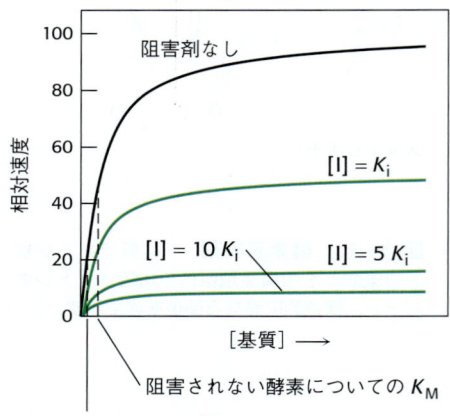

$$K_M^{app} = K_M\left(1 + \frac{[I]}{K_i}\right)$$

ここで，$[I]$ は阻害剤の濃度で，K_i は酵素–阻害剤複合体の解離定数である．競合阻害剤の存在下であっても V_{max} は阻害剤がない場合と変わらない．十分に高濃度である場合，実質的にすべての活性部位は基質によって満たされており，酵素は完全に働いている．

競合阻害剤は一般に薬として用いられる．イブプロフェンのような薬は炎症反応のシグナル経路に関わる酵素の競合阻害剤である．スタチン類はコレステロール生合成経路の重要酵素を競合阻害することで高い血中コレステロールレベルを下げる薬である（§26・3）．

不競合阻害では，阻害剤は ES 複合体のみに結合する．この酵素–基質–阻害剤複合体 ESI は生成物をつくり続けることができない．いくつかの非生産的な ESI 複合体が常に存在することになるので，阻害剤存在下では非存在下のときよりも V_{max} は低くなる（図 8・17）．不競合阻害剤が見かけの K_M 値を低くすることは，阻害剤が ES 複合体に結合して ESI 複合体を形成することで ES を奪ってしまうために起こる．E と ES の間の平衡を保つためにより多くの S が E に結合し，見かけの k_1 値が上昇し，見かけの K_M 値は低下する〔式(18)参照〕．ゆえに，最大濃度の半分の濃度の ES をつくるためにはより低い濃度の S が必要となる．ラウンドアップとして知られる除草剤のグリホサートは芳香環をもつアミノ酸の生合成経路に関わる酵素の不競合阻害剤である．

非競合阻害（図8・18）では，基質は酵素か酵素–阻害剤複合体にも結合できる．しかし，酵素–阻害剤–基質複合体からは生成物はできない．純粋な非競合阻害では，E に結合する阻害剤の K_i は ES 複合体に結合するものと同様である．V_{max} は新しい V_{max}^{app} とよばれる値まで減少するが，K_M 値は変化しない．純粋な非競合阻害剤存在下で最大速度 V_{max}^{app} は次式で与えられる．

$$V_{max}^{app} = \frac{V_{max}}{1 + [I]/K_i} \tag{36}$$

ではなぜ K_M が変化しないのに V_{max} が下がるのだろうか．それは，阻害剤が機能できる酵素の濃度を単に下げるからである．残った酵素はより濃度の低い酵素溶液のようにふるまう．よって，V_{max} は下がるが K_M 値は変わらない．非競合阻害は基質濃度を増大しても解消されない．抗生物質のデオキシサイクリンは低濃度でタンパク質分解酵素（コラゲナーゼ）の非競合阻害剤として働く．これは歯周病の治療に用いられる．鉛の有害作用のいくつかは，多くの酵素の一種の非競合阻害剤として作用できることによるのであろう．鉛はそのような酵素の重要な SH 基と反応する．

二重逆数プロットは競合，不競合，非競合阻害を区別するのに特に有用である．競合阻害では傾きは増加するが，$1/[S]$ に対し $1/V_0$ をプロットしたときの y 切片は阻害剤の有無にかかわらず同じ値になる（図8・19）．競合阻害では V_{max} は変わらないので切片は変わらない．$1/[S]$ に対する $1/V_0$ の傾きの増加は競合阻害剤の結合の強さを示している．競合阻害剤存在下では式(27)は次式に変換される．

$$\frac{1}{V_0} = \frac{1}{V_{max}} + \frac{K_M}{V_{max}}\left(1 + \frac{[I]}{K_i}\right)\left(\frac{1}{[S]}\right) \tag{37}$$

言い換えれば，競合阻害存在下では，$(1+[I]/K_i)$ という割合でプロットの傾きは大きくなる．K_M 値が 10^{-4} M の酵素について考えてみよう．阻害剤がない場合，$[S]=10^{-4}$ M のとき $V_0=V_{max}/2$ である．酵素への結合に対する K_i が 10^{-3} M である競合阻害剤の濃度が 2×10^{-3} M のときに，見かけの K_M（K_M^{app}）は 3×10^{-4} M となり，$K_M(1+[I]/K_i)$ に等しくなる．これらの値を式(37)に代入すると $[S]=10^{-4}$ M のときに $V_0=V_{max}/4$ となる．このように競合阻害剤の存在によって，この基質濃度では反応速度は半分に低下する．

不競合阻害（図8・20）では，阻害剤は酵素–基質複合体にのみ結合する．不競合阻害の二重逆数プロットによる記述は次式のようになる．

$$\frac{1}{V_0} = \frac{K_M}{V_{max}}\frac{1}{[S]} + \frac{1}{V_{max}}\left(1 + \frac{[I]}{K_i}\right) \tag{38}$$

図 8・17 不競合阻害剤の反応速度論. 反応経路から，阻害剤は酵素–基質複合体にのみ結合することがわかる．その結果，たとえ基質濃度を増大しても V_{max} は得られない．見かけの K_M 値は小さくなり，より多くの阻害剤が加えられるほどさらに小さくなる．

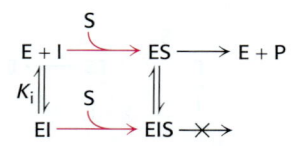

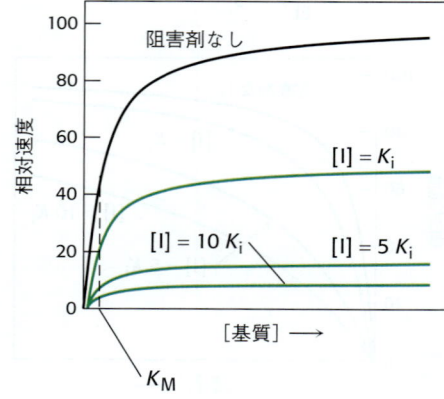

図 8・18 非競合阻害剤の反応速度論. 反応経路から，阻害剤が遊離酵素にも酵素–基質複合体にも結合することがわかる．その結果，不競合阻害のように V_{max} は得られない．K_M 値は不変で，基質濃度が低いと不競合阻害の場合よりも反応速度の増加は遅くなる．

直線の傾き K_M/V_{max} は阻害を受けていない酵素と同じだが，y 切片は $1+[I]/K_i$ だけ増加する．その結果，二重逆数プロットは平行になる．

純粋な非競合阻害では，阻害剤は酵素もしくは酵素-基質複合体のどちらかに同じ解離定数で結合することができる（図 8・21）．V_{max} の値は V_{max}^{app} という新しい値に減少し，縦軸の切片が増大する［式(36)参照］．このときの傾きは K_M/V_{max}^{app} に等しく，やはり同じ割合で大きくなる．V_{max} と異なり，K_M は純粋な非競合阻害では影響を受けない．

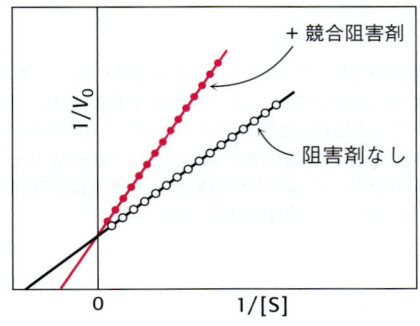

図 8・19 競合阻害の二重逆数プロット. 競合阻害剤が存在するとき（━━━）と存在しないとき（━○○○━）の酵素反応速度式の二重逆数プロット．阻害剤は V_{max} には影響しないが，K_M を増大させることがわかる.

不可逆阻害剤を使って活性部位の場所を特定することができる

第 9 章では酵素の機能の仕方を化学的に詳細に考察するが，酵素の化学的機構を明らかにするための第一歩は酵素活性に必要な官能基を決定することである．これらの官能基が何であるかはどのようにして特定されるのだろうか．一つの方法は，基質もしくは基質類似体と結合している酵素の X 線結晶構造解析である．それに代わりうるまたは多くはそれの補足的な手段として，酵素に共有結合した不可逆阻害剤を使うと，酵素の活性部位の官能基が明らかになる．なぜなら不可逆阻害剤は官能基を修飾し，そしてその官能基を特定することができるからである．不可逆阻害剤は三つに分類することができる —— 官能基特異的試薬，反応性基質類似体（またはアフィニティーラベルともよばれる），そして自殺基質である．

官能基特異的試薬（group-specific reagent）はアミノ酸の特定の側鎖に対して反応する．この一つの例として，ジイソプロピルフルオロリン酸（DFP）［ジイソプロピルホスホフルオリデート（DIPF）］がある．ジイソプロピルフルオロリン酸はタンパク質分解酵素であるキモトリプシンの 28 あるセリン残基のうちの特定の一つのセリンだけに結合し，酵素を阻害する．このことはこのセリン残基が特に反応性に富んでいることを示唆する．第 9 章で述べるが，このセリン残基は実際に活性部位に存在する．神経伝達に重要な酵素であるアセチルコリンエステラーゼの反応性セリン残基もまたジイソプロピルフルオロリン酸により明らかにされた（図 8・22）．それゆえアセチルコリンエステラーゼに結合し不活性化するジイソプロピルフルオロリン酸やその類似化合物は強力な神経ガスである．官能基特異的試薬のほとんどはジイソプロピルフルオロリン酸のような鋭敏な特異性は示さない．結果として活性部位を修飾するより特異的な手段が必要になる．

アフィニティーラベル（affinity label）または**反応性基質類似体**（reactive substrate analog）は酵素の基質に構造的に類似した分子で，活性部位の残基に共有結合する．したがってこれらは官能基特異的試薬に比べて酵素の活性部位により特異的である．N-トシル-L-フェニルアラニルクロロメチルケトン（TPCK）はキモトリプシンの基質の類似体で

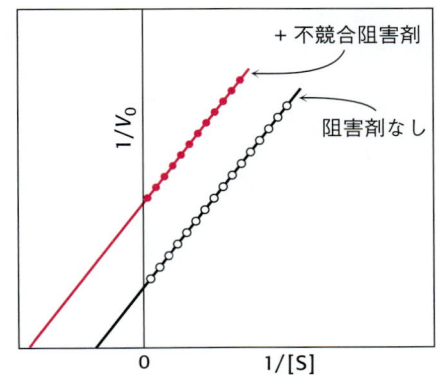

図 8・20 不競合阻害の二重逆数プロット. 不競合阻害剤は二重逆数プロットの傾きに影響を与えない．V_{max} と K_M は同じ割合で減少する.

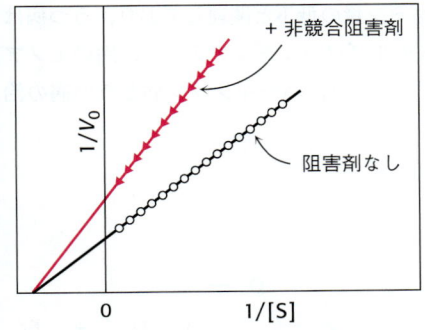

図 8・21 非競合阻害の二重逆数プロット. 純粋な非競合阻害剤が存在するとき（━━━）と存在しないとき（━○○○━）の酵素反応速度式の二重逆数プロット．K_M は変化しないが，V_{max} は減少していることがわかる.

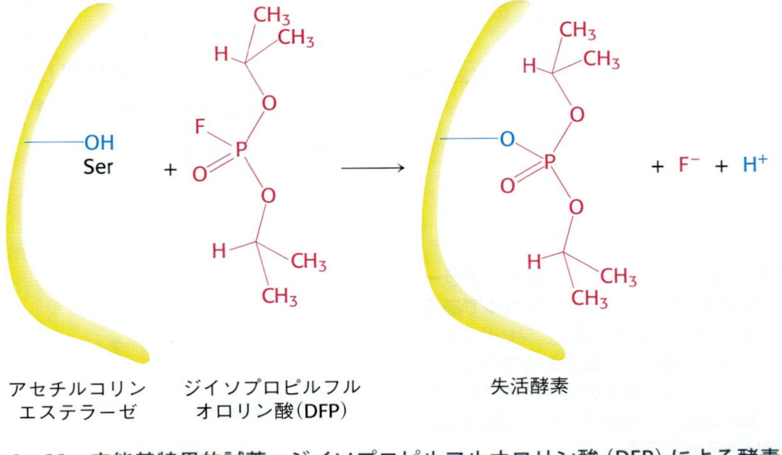

アセチルコリン   ジイソプロピルフル   失活酵素
エステラーゼ   オロリン酸（DFP）

図 8・22 官能基特異的試薬，ジイソプロピルフルオロリン酸（DFP）による酵素阻害. DFP は活性に決定的なセリン残基に共有結合することによって酵素を阻害する.

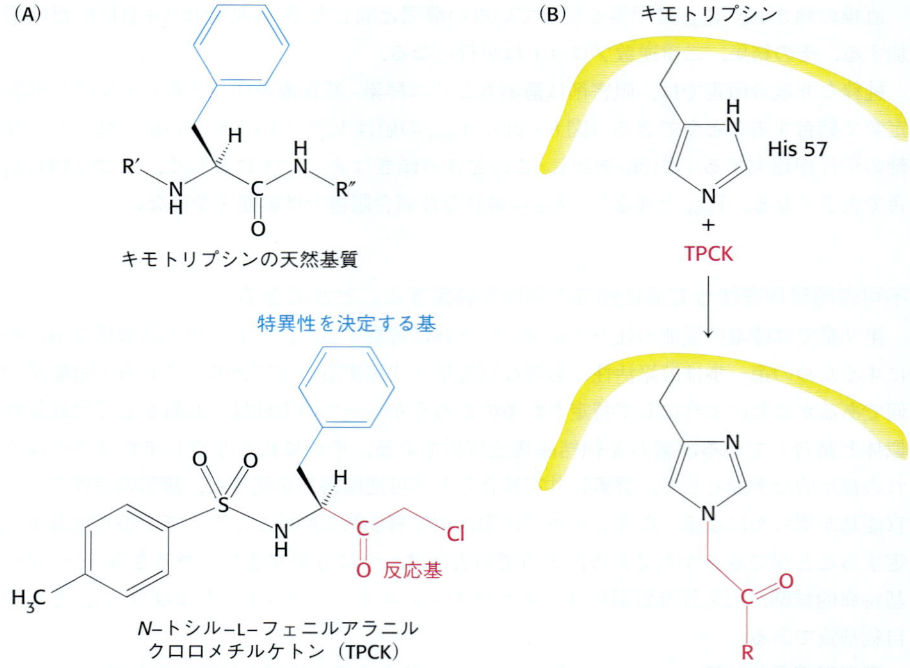

図 8・23 アフィニティーラベル. (A) N-トシル-L-フェニルアラニルクロロメチルケトン (TPCK) は酵素キモトリプシンの通常の基質の反応性類似体である. (B) TPCK はキモトリプシンの活性部位に結合し, 活性に不可欠なヒスチジン残基を修飾する.

(A)

キモトリプシンの天然基質

特異性を決定する基

N-トシル-L-フェニルアラニル
クロロメチルケトン (TPCK)

(B)   キモトリプシン

ある (図 8・23). TPCK は活性部位に結合し, そのヒスチジン残基と不可逆的に反応し酵素を阻害する. 3-ブロモアセトールリン酸はトリオースリン酸イソメラーゼ (TPI) のアフィニティーラベルである. これは本来の基質であるジヒドロキシアセトンリン酸の類似体で, 活性部位に共有結合することで不可逆的にこの酵素を阻害する (図 8・24).

自殺基質 (suicide substrate, suicide inhibitor) は**反応機構に基づいた阻害剤** (mechanism-based inhibitor) で, 酵素の活性部位を修飾するための最も特異性の高い手段を与える修飾した基質である. 阻害剤は基質として酵素に結合する. そしてはじめは通常の触媒機構と同様の反応が起こる. それから触媒反応の途中で生成した化学的に活性な反応中間体が酵素に共有結合して不活性化する. 酵素自身が不可逆阻害の過程に関わっているという事実が, この共有結合により修飾された官能基が触媒に必須のものであることを強く示唆する. 一つの例として, モノアミンオキシダーゼ (MAO) インヒビター (MAOI) である N,N-ジメチルプロパルギルアミンがある. モノアミンオキシダーゼのフラビン補欠分子族は, N,N-ジメチルプロパルギルアミンを酸化する. すると酸化された N,N-ジメチルプロパルギルアミンは, フラビン補欠分子族の N-5 位をアルキル化して共有結合による修飾をすることにより MAO を不活性化する (図 8・25). モノアミンオキシダーゼはドーパミンやセロトニンのような神経伝達物質を脱アミノし, 脳におけるこれら神経伝達物質の量を低下させる. パーキンソン病はドーパミン量の低下と関連しており, うつ病はセロトニン量の低下と関連している. N,N-ジメチルプロパルギルアミンと, 別のモノアミンオキシダーゼの自殺基質である (−)-デプレニルは, パーキンソン病とうつ病の治療に用いられる.

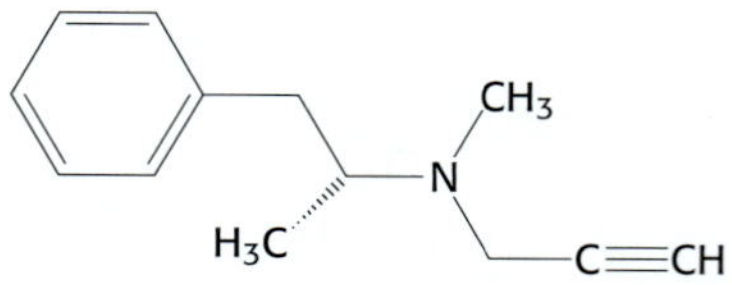

(−)-デプレニル

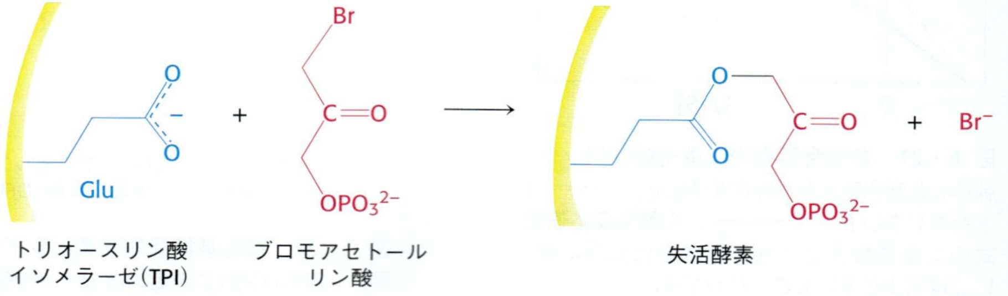

図 8・24 トリオースリン酸イソメラーゼ (TPI) のアフィニティーラベルであるブロモアセトールリン酸. ジヒドロキシアセトンリン酸の類似体であるブロモアセトールリン酸は, 酵素の活性部位に結合して, 酵素活性に必要なグルタミン酸残基を共有結合で修飾する.

トリオースリン酸
イソメラーゼ(TPI)   ブロモアセトール
リン酸   失活酵素

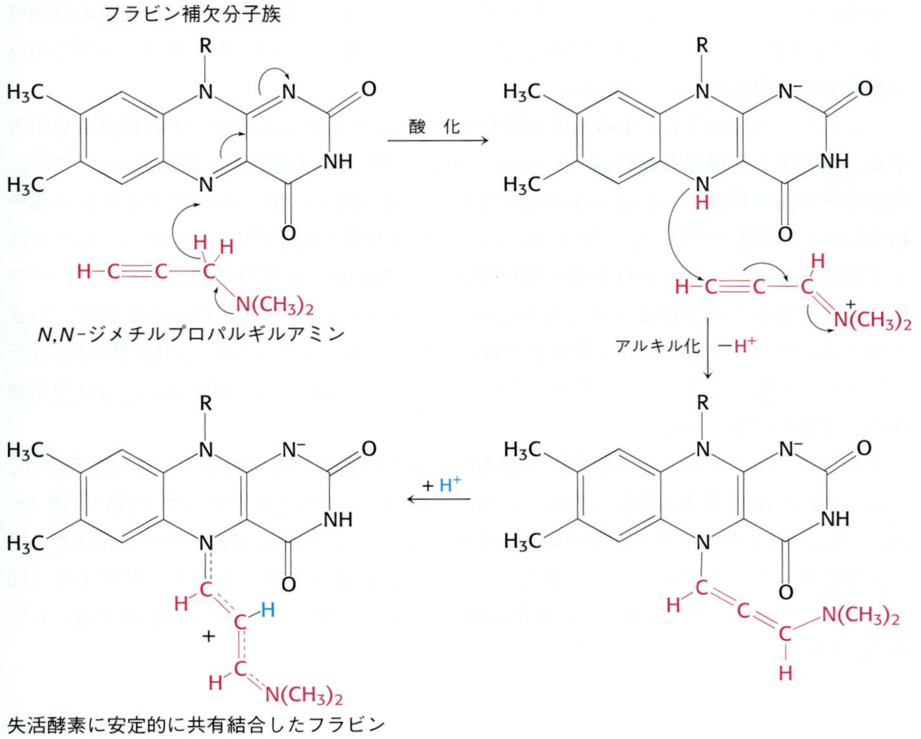

フラビン補欠分子族

N,N-ジメチルプロパルギルアミン

酸化

アルキル化 $-H^+$

$+H^+$

失活酵素に安定的に共有結合したフラビン

図 8・25　**自殺基質による反応機構に基づいた阻害.**　神経伝達物質の合成に重要な酵素であるモノアミンオキシダーゼは補因子FAD（フラビンアデニンジヌクレオチド）を必要とする. N,N-ジメチルプロパルギルアミンはまず酸化され，その後にフラビン補欠分子族を共有結合で修飾することでモノアミンオキシダーゼを阻害する. フラビン N-5 位が修飾されたものはプロトン付加によって安定化される. R はフラビン補欠分子族の残りの部分を表す.

ペニシリンは細菌の細胞壁合成に重要な酵素を不可逆的に不活性化する

　ペニシリンは最初に発見された抗生物質で臨床的に有用な自殺基質の一例である. ペニシリンは，チアゾリジン環が **β-ラクタム**（β-lactam）環と縮合した構造であり，ここにペプチド結合によりさまざまな置換基（R）が結合している（図8・26A）. たとえば，ベンジルペニシリンでは R はベンジル基である（図8・26B）. この構造はいろいろと変形しやすく，特に β-ラクタム環はきわめて壊れやすい. 実は，この性質こそがつぎに述べるペニシリンの抗生物質としての働きと強く結びついている.

　ペニシリンはどのようにして細菌の生育を阻害するのだろうか. ブドウ球菌感染で最も頻繁に原因菌となる *Staphylococcus aureus* について考えてみよう. ペニシリンは *S. aureus* の細胞壁合成を阻害する. *S. aureus* の細胞壁は**ペプチドグリカン**（peptidoglycan）（図8・27）とよばれる巨大分子でできており，それは直鎖状の多糖鎖が短いペプチドで架橋された（五つのグリシンからなるペプチドと四つのアミノ酸からなるペプチド）ものである. 巨大なペプチドグリカン分子は構造支持体であり，また細菌が細胞内の高い浸透圧により破裂するのを防いでいる. **糖ペプチドペプチド転移酵素**（glycopeptide transpeptidase）は

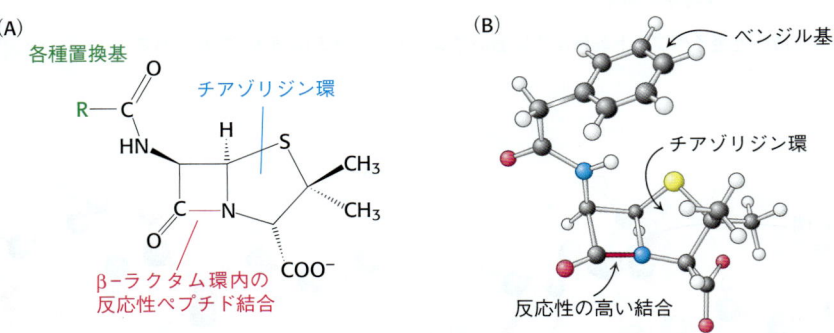

(A)

各種置換基

チアゾリジン環

β-ラクタム環内の反応性ペプチド結合

(B)

ベンジル基

チアゾリジン環

反応性の高い結合

図 8・26　**ペニシリンの活性部位は β-ラクタム環のペプチド結合である.**
（A）ペニシリンの構造式，（B）ベンジルペニシリンの構造モデル

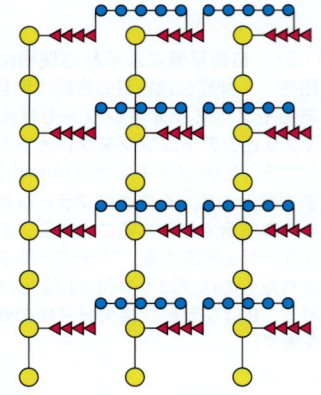

図 8・27 *Staphylococcus aureus*（黄色ブドウ球菌）のペプチドグリカンの模式図. 糖は○で, テトラペプチドは▶で, 5個のグリシンよりなる架橋は●で示した. 細胞壁は, 架橋が広範囲にわたっているため, きわめて巨大な1個の袋状分子とみなせる.

架橋構造をつくるのを触媒し, ペプチドグリカンを強固にする（図8・28）. 細菌の細胞壁はD-アミノ酸を含む点が独特であり, このD-アミノ酸はタンパク質の合成とは異なる反応機構で架橋構造をつくっている.

　ペニシリンは言わばトロイの木馬戦略を用いて, 架橋に関わるペプチド転移酵素を阻害する. ペプチド転移酵素は普通, D-Ala-D-Alaペプチドの末端から2番目のD-アラニン残基と**アシル中間体**（acyl intermediate）を形成する（図8・29）. 共有結合でアシル基を結合したこの酵素中間体が, つぎに別のペプチドの末端にあるグリシンのアミノ基と反応して架橋する. ペニシリンは本来の基質であるD-Ala-D-Ala部分と似ているので, ペプチド転移酵素の活性部位にうまく入り込める（図8・30）. 結合したペニシリンは, つぎに酵素の活性部位にあるセリン残基と共有結合をつくる. <u>このペニシリン結合型酵素はそれ以上反応することはない. したがってペプチド転移酵素は不可逆阻害され, もはや細胞壁の合成は不可能になる.</u>

　ペニシリンがペプチド転移酵素の阻害剤としてこのように効果的なのはなぜだろうか. ペニシリンのβ-ラクタム四員環は高度にゆがんでいるため反応性がきわめて高い（図8・26）. ペニシリンがペプチド転移酵素に結合すると酵素の活性部位にあるセリン残基がラクタム環のカルボニル炭素原子を攻撃してペニシリン結合型セリン誘導体を形成する（図8・31）. ペプチダーゼが自身の不活性化に関わっているので, ペニシリンは自殺基質として働くのである.

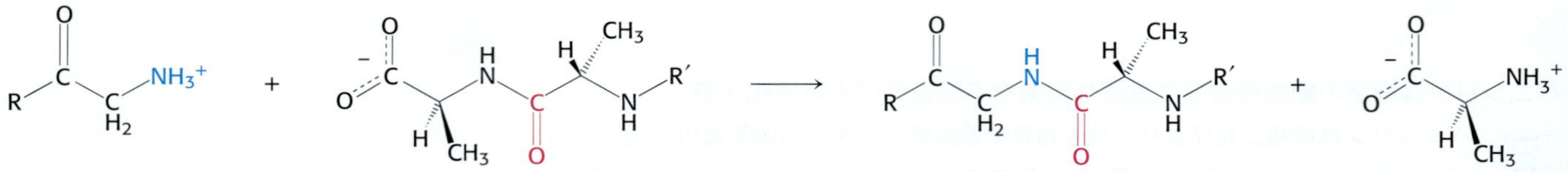

図 8・28 *S. aureus* のペプチドグリカンにおける架橋形成. 　細胞壁中の5個のグリシンよりなる架橋の末端アミノ基は, 2個のD-アラニン残基間にあるペプチド結合を攻撃して架橋を形成する.

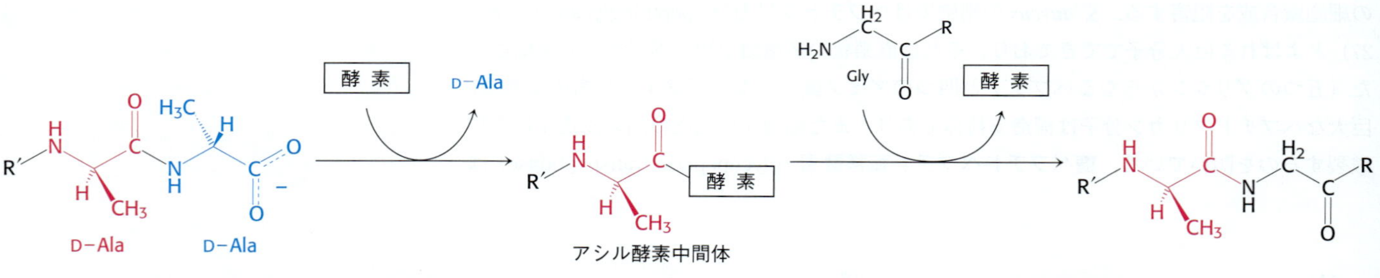

図 8・29 ペプチド転移反応. 　架橋形成へと至るペプチド転移反応においては, アシル酵素中間体が形成される.

図 8・30 ペニシリンと通常の基質の高次構造. 　ペニシリン中にある反応に関わるペプチド結合周辺の高次構造(A)は, ペプチド転移反応での遷移状態として考えられている (*R*)-D-Ala-D-Ala の高次構造(B) と似ている〔出典: B. Lee, *J. Mol. Biol.*, **61**, 463〜469(1971)〕.

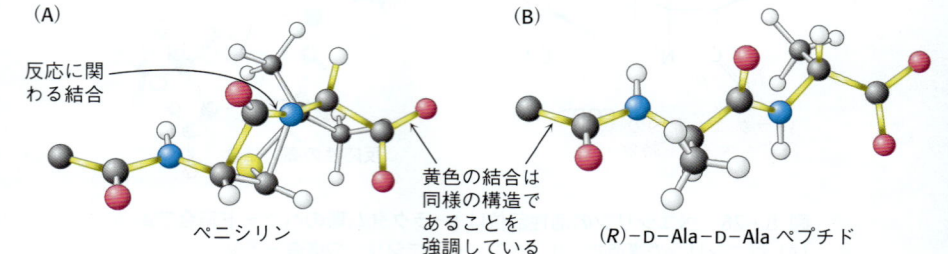

(A)　　　　　　　　　　　　　　　　(B)

反応に関わる結合

黄色の結合は同様の構造であることを強調している

ペニシリン　　　　　　　(*R*)-D-Ala-D-Ala ペプチド

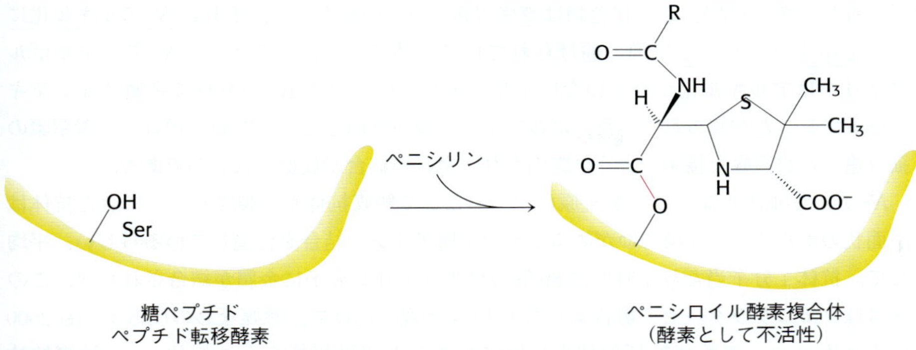

ペニシリン

糖ペプチド
ペプチド転移酵素

ペニシロイル酵素複合体
（酵素として不活性）

図 8・31　ペニシリン–酵素誘導体の形成.
ペニシリンはペプチド転移酵素と非可逆的に反応し，酵素を不活性化する.

遷移状態類似体は酵素に対する強力な阻害剤となる

　つぎに，触媒過程そのものの最も本質的な解明に役立つ化合物について述べよう．1948年，Linus Pauling は触媒反応の遷移状態に似た化合物は，酵素に対するきわめて効率のよい阻害剤となるはずだと論じた．このような構造化合物は**遷移状態類似体**（transition-state analog）とよばれる．プロリンラセマーゼの阻害はこのような考え方を理解する良い助けとなる．プロリンのラセミ化は，四面体の α 炭素原子（C_α）が三角形になった遷移状態を通って進行する（図 8・32）．三角形では 3 本の結合は同一平面上にあり，C_α 炭素は負の実効電荷を帯びている．この対称形のカルボアニオンの一方にプロトンが再結合すれば L–異性体に，他方に結合すれば D–異性体が生じる．これが実際に起こっていることは，プロリンの 160 倍の強さでラセミ化酵素に結合するピロール 2–カルボン酸が見つかったことで裏づけられた．この阻害剤中の α 炭素原子は遷移状態と同じ三角形である．負電荷を帯びた C_α を含む類似体があればより強く結合すると期待される．一般に，酵素の阻害剤として強力でしかも特異性の高いものは，基質自体よりも遷移状態に似た化合物を合成すると得られる．遷移状態類似体が強い阻害性をもつことは，触媒作用の本質が遷移状態への選択的結合であることを強く示している.

遷移状態への選択的結合が酵素活性に重要であることは
触媒能をもつ抗体によって説明される

　抗体は正確にそのターゲット（抗原）に結合すること，特異的抗体はどのような抗原に対しても創出可能であることを思い起こそう（§3・3）．触媒作用には遷移状態が重要であるという理解が正しければ，遷移状態を認識する抗体は触媒として機能するはずである．金属イオンをポルフィリン環に挿入する反応を触媒する抗体を調製することで，このアプローチの有効性を理解することができる．ヘム生合成の過程の最後で働く酵素であるフェロケラターゼは，プロトポルフィリン IX 中に Fe^{2+} を挿入する反応を触媒する（§24・4）．ほぼ平面に近いポルフィリン環では，環が湾曲しないと鉄の入り込む余地がない.

　問題は，抗体を産生する抗原（免疫原）として利用できるような金属結合反応の遷移状態類似体を見つけることであった．答えは，アルキル化されたポルフィリンである N–メチルメソポルフィリンがフェロケラターゼの強力な阻害剤であることを示す研究結果から

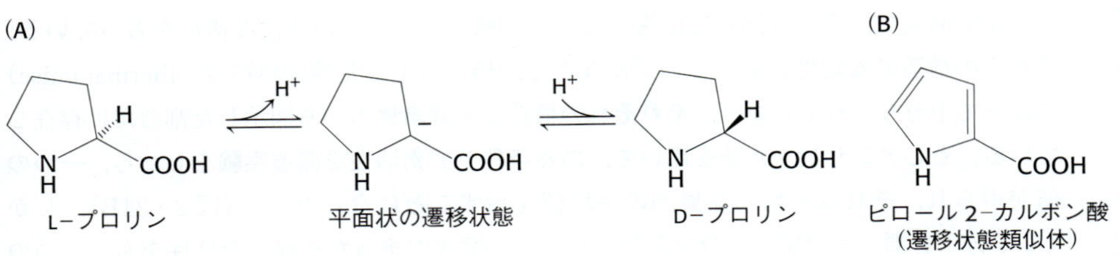

(A)

L–プロリン

平面状の遷移状態

D–プロリン

ピロール 2–カルボン酸
（遷移状態類似体）

図 8・32　遷移状態類似体による阻害.
（A）細菌の酵素であるプロリンラセマーゼによって，L–プロリンから D–プロリンへの異性化が起こる．これは α 炭素が四面体形ではなく三角形の平面構造をもつ遷移状態を経て起こる．（B）ピロール 2–カルボン酸は，三角形構造をもつため遷移状態類似体であり，プロリンラセマーゼの強力な阻害剤となりうる.

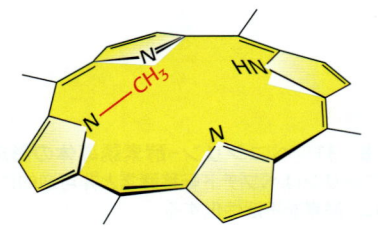

図 8・33　N−メチルメソポルフィリンは遷移状態類似体であり, 触媒抗体作製に使われる.　フェロケラターゼによるポルフィリン環への金属イオンの挿入は, ポルフィリン環が湾曲した遷移状態を経て進行する. N−メチルメソポルフィリンはポルフィリン環が湾曲しており, フェロケラターゼ触媒反応の遷移状態に似ているので, これを用いてポルフィリン環への金属イオン挿入をも触媒する抗体が産生された.

(A)

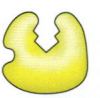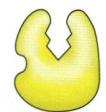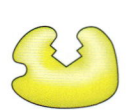

酵素の集団　　酵素の集団　　酵素の集団
の 45%　　　の 20%　　　の 35%

(B)

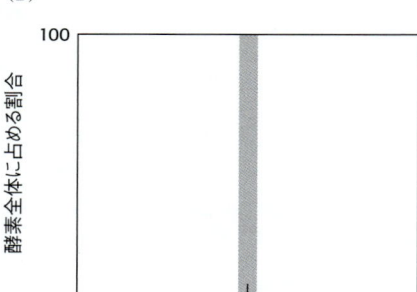

(C)

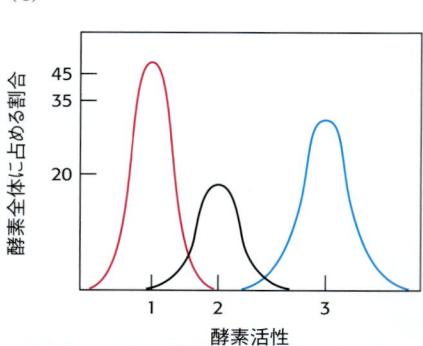

図 8・34　1分子の研究によって分子の不均一性が明らかになる.　(A) 酵素のような複雑な生体分子が分子の不均一性を示す様子. (B) アンサンブル法を用いて酵素の性質を測定する際には, 存在する全酵素の平均値が結果として得られる. (C) 単一酵素の研究から, 異なる性質を示す種々の形, すなわち, 分子の不均一性が明らかになる.

得られた（図8・33）. この化合物は遷移状態に似ているのだが, それは N−アルキル化によってポルフィリンが無理に曲げられているためである. そのうえ, N−アルキルポルフィリンはアルキル化されていないポルフィリンに比べて 10^4 倍も速く金属イオンをキレートすることが知られていた. ポルフィリン環が湾曲しているため, ピロール環窒素の孤立電子対が溶媒と接するように露出され, 金属の結合が促進されるのである.

　N−アルキルポルフィリンを抗原に用いることで触媒抗体が調製された. できた抗体は平面状のポルフィリン環をゆがめることで金属イオンの結合を促進しているらしい. 平均して, 抗体1分子当たり1時間に80個のポルフィリン分子に金属が結合されたが, この速度はフェロケラターゼの場合よりも 1/10 ほど遅いだけで, 触媒なしの反応よりも 2500 倍も速かった. 遷移状態類似体を抗原にすることで触媒能をもつ抗体 —— **触媒抗体** (catalytic antibody)〔**アブザイム** (abzyme)〕—— を実際に産生できる. エステルやアミドの加水分解のような他の多くの化学反応を触媒する抗体が同様の構想で産生されている. 遷移状態類似体に関する研究の結果は, 酵素が遷移状態の構造に相補的に機能しうることを示す強力な証拠である. 遷移状態類似体のもつ有用性は今や明らかである. これらは, 1) 触媒反応の反応機構を研究する手段であり, 2) 強力かつ特異的な酵素の阻害剤であり, そして, 3) さまざまな新しい触媒をつくりだすための免疫原として用いることができる.

8・6　酵素は一度に1分子ずつ解析できる

　酵素の性質を決定するために行われる実験のほとんどは, 緩衝液中で酵素を調製する必要がある. そのような溶液は数マイクロリットルでさえ何百万個もの酵素分子を含んでいるだろう. 酵素についてはこれまで学んできたが, そのほとんどが, このような**アンサンブル法**とよばれる実験から得ている. アンサンブル法は, すべての酵素分子は同じである, もしくは非常に似ていることを基本的な仮定にしている. アンサンブル法で K_M 値のような酵素的特性を決定するとき, その値は必然的にそこに存在している全酵素分子の平均値となる. しかし, 第2章で議論したように分子の不均一性, つまり安定性がわずかに違ういくつかの構造を時間をかけて取りうることがすべての巨大生体分子固有の性質であることが知られている (p. 53). どのように説明したらこの分子の不均一性が酵素活性に影響するかがわかってもらえるだろうか.

　例として, 仮定的な状況を考えてみよう. 火星人が高等教育を受けるために地球にやってくる. 宇宙船は大学の上を空高く飛んでおり, 火星人はどのように学生の集団がキャンパスを動き回っているかを細かく記録している. そのような調査から多くの情報, つまり, 学生たちはある日のある時刻にどこにいそうか, どの建物がいつ, 何回使われるか, といった情報を得ることができる. さて, その火星人が一日中一人の学生を追跡できるような高解像度のカメラを開発したとしよう. そのカメラの記録はもっと違った大学生活の側面, つまり, この学生は何を食べたのか, 誰としゃべったのか, 勉強にどのくらい時間を使ったのか, といったことを捉えているだろう. 一度に一人を調査するこの新しい in singulo 法は多くの新しい情報をもたらすが, 一方で個々を研究する（それは学生でも酵素でも）という潜在的な危険性をはらんでいる. それは, その学生もしくは分子が代表値であり, 異常値でないことをどのようにしたら確認できるのか, ということである. この問題は, 統計的な妥当性を得られる十分な数を調べることで克服できる.

　火星人の例から離れ, より生物学的な状況を考えてみよう. 図8・34Aは分子の不均一性を示す酵素で, それは同じ反応を違う速度で触媒する三つの活性な構造をもっている. これらの構造の安定性の違いはわずかなので, 構造の相互変換は**熱雑音** (thermal noise) によって十分なされてしまう. それぞれの構造は全酵素量のうち図示した割合だけ存在している. もしアンサンブル法を用いて, ある条件で酵素活性を測る実験をしたら, 一つの値が得られ, それは不均一な集団の平均値を示すことになるだろう（図8・34B）. しかし, 1分子を調べる実験を十分な数行えば, その酵素がまったく違った活性をもつ三つの

分子構造を取ることがわかるだろう（図8・34C）．さらに，これらの違いは重要な生物学的な違いを反映している可能性が高いだろう．

　パッチクランプ法，1分子蛍光法，光ピンセットのような強力な技術の発展によって，生化学者は個々の分子の働きを調べられるようになった．パッチクランプ法（§13・4）を用いた膜チャネルの単一分子計測や，1分子蛍光法を用いたATP合成酵素複合体の単一分子計測（§18・4），光ピンセット（光トラップ）技術（§35・2）を用いた分子モーターの単一分子計測ができるようになったのだ．今や，酵素に影響を与える，あるいは酵素によって生じる機械的な力を測定できるだけでなく，分子レベルでできごとを観察し，珍しいあるいは一過性に存在する構造や束の間のできごとを反応の順に明らかにすることができる．単一分子計測は，一般的なすべての巨大生体分子，特に酵素の機能について新たな展望を開いたのだ．

ま と め

8・1　酵素は強力で特異性の高い触媒である
　生物システム内で働く触媒は酵素であって，そのほとんどはタンパク質である．酵素は高度の特異性と高い触媒能をもち，反応速度を10^6倍以上にすることができる．多くの酵素はその活性に補因子を必要とする．そのような補因子は金属イオンか，あるいは補酵素とよばれるビタミン由来の小さな有機分子である．

8・2　ギブズエネルギーは酵素を理解するうえで有用な熱力学関数である
　ギブズエネルギー（G）は，触媒反応のエネルギー収支を考えるうえで，最も有用な熱力学関数である．ある反応についてそのギブズエネルギー変化（ΔG）が負のときだけ，その反応は自発的に起こりうる．反応物と生成物がともに単位活量だけ存在するとき起こる反応についてのギブズエネルギー変化を，標準ギブズエネルギー変化（$\Delta G°$）とよぶ．生化学においては，pH 7での標準ギブズエネルギー変化である$\Delta G°'$を使う．酵素は反応の平衡点を変えることはないが，反応速度を増大させる．

8・3　酵素は遷移状態の形成を容易にすることで反応を加速する
　酵素は，化学反応の活性化ギブズエネルギーを減少させることで触媒として働く．酵素は，遷移状態（最もエネルギーの高い状態）のギブズエネルギーをより低くし，触媒のない場合よりも遷移状態に入りやすいような新しい反応経路をつくりだして反応を加速する．
　触媒作用の第一段階は酵素-基質複合体の形成である．基質は酵素の活性部位に結合する．活性部位は割れ目状になっていて基質が結合する際には水はほとんど取除かれる．酵素-基質間の相互作用の特異性は，方向性をもった水素結合の形成や相補的な形の分子以外は結合できないような活性部位の形に負うところが大きい．基質が酵素の特異的な構造に結合する動的プロセスによって，酵素は遷移状態の形成を促進するが，それは活性部位の高次構造変化を伴い，結果として触媒反応が起こる．

8・4　ミカエリス・メンテンの式によって多くの酵素の反応速度論的性質が説明できる
　ミカエリス・メンテンモデルは酵素の反応速度論的性質を説明する．このモデルでは，酵素（E）は基質（S）と結合して酵素-基質複合体（ES）を形成し，これがさらに生成物（P）に変化するか，あるいは解離してEとSに戻ると考える．

$$E + S \underset{k_{-1}}{\overset{k_1}{\rightleftharpoons}} ES \xrightarrow{k_2} E + P$$

反応生成物の生成速度（V_0）は以下のミカエリス・メンテン式によって与えられる．

$$V_0 = V_{max} \frac{[S]}{[S] + K_M}$$

　　ここで V_{max} は酵素が基質で十分に飽和したときの反応速度であり，ミカエリス定数 K_M は反応速度が最大値の半分になるときの基質濃度である．反応の最大速度 V_{max} は，k_2 または k_{cat} と酵素の全濃度の積に等しい．速度定数 k_{cat} は代謝回転数とよばれ，酵素が基質で十分に飽和しているとき，単位時間内に1個の触媒部位で反応産物に変換される基質分子の数を指す．ほとんどの酵素で代謝回転数は，1秒当たり $1\sim10^4$ の間の値をとる．k_{cat} と K_M の比 k_{cat}/K_M は酵素の触媒能と特異性を理解する目安となる．

　　アロステリック酵素はその触媒活性が調節できる重要な酵素群である．これらの酵素は複数の活性部位をもっており，ミカエリス・メンテン式に従わない．これらの活性部位は，基質濃度に対して反応速度をプロットした曲線がS字形になることからもわかるように協同性を示す．

8・5　酵素は特定の分子によって阻害される

　　特定の小分子やイオンは，アロステリック酵素以外の酵素でも阻害しうる．不可逆阻害では，阻害剤は酵素に共有結合するか，あるいは酵素からの解離がきわめて遅くなるようにしっかりと結合している．共有結合性の阻害剤は酵素の活性部位を特定するのに役立つ．一方，可逆阻害では酵素と阻害剤の間により迅速で不安定な相互作用が成り立つという特徴がある．競合阻害剤は基質が活性部位に結合するのを妨げる．こうした阻害剤は，基質を結合できる酵素分子の割合を減少させて反応速度を低下させる．競合阻害は基質濃度を増大すると阻害が解消される．不競合阻害では阻害剤は酵素—基質複合体にのみ結合する．非競合阻害では，代謝回転数が低下する．不競合阻害と非競合阻害は基質濃度を増大しても阻害が解消されない．

　　触媒反応の本質は遷移状態の選択的安定化である．したがって，酵素は基質に結合するよりも遷移状態に強く結合する．遷移状態類似体は，この高エネルギー分子種のもつ重要な性質によく似た安定な化合物であって，強力で特異的な酵素の阻害剤となる．遷移状態の安定性が酵素活性の重要な要素であることは，触媒能をもつ抗体が生成できることからわかる．遷移状態類似体は，触媒能をもつ抗体をつくる際の抗原（免疫原）として用いられる．

8・6　酵素は一度に1分子ずつ解析できる

　　現在，多くの酵素は *in singulo* 法で，つまり1分子レベルで解析されている．そのような解析は，分子集団の解析では得ることが難しい情報を与えてくれるので重要である．単一分子計測によって，アンサンブル法で得られるような平均値とは異なる，酵素の特性の分布が明らかとなった．

補　遺: 酵素は触媒する反応の種類により分類される

　　多くの酵素には，触媒する反応とは関係なく，慣用名が付けられている．たとえば，膵臓から分泌されるプロテアーゼはトリプシンとよばれている．他の酵素の多くは，それが触媒する反応や基質の末尾に"アーゼ (ase)"を付けた名前でよばれている．たとえば，ペプチダーゼ (peptidase) はペプチド結合を加水分解する酵素であり，一方，ATP 合成酵素 (ATP synthase) は ATP を合成する酵素のことである．

　　酵素の分類に一貫性をもたせるために，1964年に国際生化学連合 (IUB)（現 国際生化学分子生物学連合，IUBMB）は酵素委員会を設立し，酵素命名法がつくられた．酵素反応は $1\sim6$ の6種類に大きく分類された（表8・8）．六つの分類主群はさらに細かく分類され，**EC**（Enzyme Commission の略）に続く四つの数字によってすべての酵素が正確に表記されるようになった．

　　酵素の詳細は第9章に譲ることにするが，一例として，ヌクレオシドーリン酸(NMP)キナーゼについて考えてみよう．この酵素は次式に示す反応を触媒する．

$$ATP + NMP \rightleftharpoons ADP + NDP$$

NMP キナーゼはリン酸基を ATP からどんなヌクレオシドーリン酸 (NMP) へも移し，ヌクレオシド二リン酸 (NDP) と ADP を生じる．つまり，この酵素は EC 2群に分類される転移酵素（トランスフェラーゼ）である．リン酸基以外にも糖や一炭素単位などの多くの基が転移されうる．リン酸基を転移する転移酵素は 2.7 と表記される．さまざまな官能基がリン酸基を受容することができるが，リン酸が受容体の場合，転移酵素は 2.7.4 と表記される．さらに4番目の数字により受容体がより詳細に決定され，ヌクレオシドーリン酸がリン酸基を受容するヌクレオシドリン酸キナーゼの場合，EC 2.7.4.4 と表記される．酵素の慣用名が通常は用いられるわけであるが，このような分類番号は慣用名だけでは酵素の特定があいまいな場合に用いられる．

表 8・8　主要な酵素の分類

分　類	反応の種類	例	章
1. 酸化還元酵素（オキシドレダクターゼ）	酸化還元反応	乳酸デヒドロゲナーゼ	16
2. 転移酵素（トランスフェラーゼ）	官能基の転移	ヌクレオシドーリン酸(NMP)キナーゼ	9
3. 加水分解酵素（ヒドロラーゼ）	加水分解反応(官能基を水に転移)	キモトリプシン	9
4. 除去付加酵素（リアーゼ）	官能基の付加または脱離による二重結合の形成	フマル酸ヒドラターゼ	17
5. 異性化酵素（イソメラーゼ）	異性化(分子内の官能基転移)	トリオースリン酸イソメラーゼ	16
6. 合成酵素（リガーゼ）	ATP 加水分解による二つの基質の結合	アミノアシル tRNA 合成酵素	30

重 要 語 句

酵　素（enzyme）（p. 199）

基　質（substrate）（p. 199）

補因子（cofactor）（p. 200）

アポ酵素（apoenzyme）（p. 200）

ホロ酵素（holoenzyme）（p. 200）

補酵素（coenzyme）（p. 200）

補欠分子族（prosthetic group）（p. 200）

ギブズ（の自由）エネルギー
　　　［Gibbs（free）energy, G］（p. 201）

遷移状態（transition state）（p. 204）

活性化(ギブズ)エネルギー（Gibbs energy of
　　activation, activation energy）（p. 204）

活性部位（active site）（p. 205）

誘導適合（induced fit）（p. 207）

ミカエリス定数
　　　（Michaelis constant, K_M）（p. 210）

最大速度（maximal rate, V_{max}）（p. 211）

ミカエリス・メンテンの式
　　　（Michaelis–Menten equation）（p. 211）

ラインウィーバー・バークプロット
　　　　　（Lineweaver–Burk plot）（p. 212）

二重逆数プロット（double-reciprocal plot）
　　　　　　　　　　　　　　　（p. 212）

代謝回転数（turnover number）（p. 213）

特異性定数（specificity constant）（p. 213）

k_{cat}/K_M 比（k_{cat}/K_M ratio）（p. 214）

逐次機構（sequential mechanism）（p. 214）

ピンポン機構（ping-pong mechanism）（p. 214）

複置換（double displacement）（p. 214）

アロステリック酵素
　　　　　　　（allosteric enzyme）（p. 216）

競合阻害（competitive inhibition）（p. 217）

不競合阻害（uncompetitive inhibition）（p. 217）

非競合阻害
　　　　（noncompetitive inhibition）（p. 217）

官能基特異的試薬
　　　　（group-specific reagent）（p. 219）

アフィニティーラベル（affinity label）（p. 219）

反応性基質類似体
　　　（reactive substrate analog）（p. 219）

自殺基質（suicide substrate,
　　　　　　　　suicide inhibitor）（p. 220）

反応機構に基づいた阻害剤
　　　（mechanism-based inhibitor）（p. 220）

遷移状態類似体
　　　　（transition-state analog）（p. 223）

触媒抗体（catalytic antibody）（p.224）

アブザイム（abzyme）（p.224）

問　　題

1. 存在理由　酵素を特に有用な触媒にする二つの性質は何か.

2. パートナー　アポ酵素がホロ酵素になるのに何が必要か.

3. 別のパートナー　補因子の主要な二つのタイプをあげよ.

4. 一日に一つ　ビタミンが健康に必要なのはなぜか.

5. 状態関数　化学反応の速度を酵素が増大する基本的な機構は何か.

6. 隅から隅まで　酵素の特異性について構造的な基礎となるのは何か.

7. 片手で上げて，もう一方の片手で取って　反応の活性化エネルギーが反応の最終的な ΔG に現れないのはなぜか.

8. 変われば変わるほどその根本は同じであり続ける　酵素の非存在下で，S が P に変換される正反応の速度定数（k_F）を 10^{-4} s^{-1}, P が S に変換される逆方向の速度定数（k_R）を 10^{-6} s^{-1} とする.

$$S \xrightleftharpoons[10^{-6}\,\text{s}^{-1}]{10^{-4}\,\text{s}^{-1}} P$$

（a）反応の平衡と $\Delta G^{\circ\prime}$ を求めよ.

（b）ある酵素がこの反応の速度を 100 倍促進するとする. 酵素による触媒反応の速度定数，平衡定数，および $\Delta G^{\circ\prime}$ を求めよ.

9. 山を登る　タンパク質は熱力学的に不安定である. タンパク質の加水分解の ΔG は実際に負であり，それにもかかわらずタンパク質

は実際は安定である. この見かけ上の矛盾を説明せよ. このことからタンパク質合成について何がわかるか.

10. 保　護　酵素リゾチームはある種の細菌の細胞壁を分解できるが，涙の中に存在するのはなぜか.

11. 相互引力　結合エネルギーとは何を意味しているか.

12. 触媒的結合　結合エネルギーの酵素触媒反応における役割とは何か.

13. 難しい状況　遷移状態より基質に対して大きい結合エネルギーをもつ酵素では何が起こるだろうか.

14. 安定性の問題　遷移状態類似体は酵素の阻害剤として用いることができ，触媒抗体を生ずるが，合成が難しいことが多い. 理由を述べよ.

15. 適合させよ　K'_{eq} 値に合う適当な $\Delta G^{\circ\prime}$ 値を選べ.

	K'_{eq}	$\Delta G^{\circ\prime}$ [kJ mol^{-1}]
(a)	1	28.53
(b)	10^{-5}	-11.42
(c)	10^{4}	5.69
(d)	10^{2}	0
(e)	10^{-1}	-22.84

16. ギブズエネルギー！　0.1 M グルコース 6–リン酸溶液をもっ

ているとしよう．この溶液につぎの反応を触媒するホスホグルコムターゼを加えた：

$$\text{グルコース 6−リン酸} \xleftrightarrow{\text{ホスホグルコムターゼ}} \text{グルコース 1−リン酸}$$

反応の $\Delta G^{\circ\prime}$ は $+7.5\ \text{kJ mol}^{-1}$（$+1.8\ \text{kcal mol}^{-1}$）である．

(a) 上記の方向に反応は進むか．進むとしたら最終的にグルコース 6−リン酸とグルコース 1−リン酸の濃度はどうなるか．

(b) グルコース 1−リン酸を速い速度で得るにはどのような細胞の状態下にあればよいか．

17. 再びギブズエネルギー !!　　つぎの反応を考えよ．

$$\text{グルコース 6−リン酸} \xleftrightarrow{\text{ホスホグルコムターゼ}} \text{グルコース 1−リン酸}$$

反応物と生成物を混ぜて 25 ℃ で平衡にした．各化合物の濃度は

$$[\text{グルコース 1−リン酸}]_{eq} = 0.01\ \text{M}$$
$$[\text{グルコース 6−リン酸}]_{eq} = 0.19\ \text{M}$$

と測定された．K'_{eq} と $\Delta G^{\circ\prime}$ を計算せよ．

18. 忙しくすること　　37 ℃ でインキュベートされると，単離された酵素の多くは変性するだろう．しかし，その酵素を基質存在下において 37 ℃ でインキュベートするなら触媒活性は保たれる．この矛盾してみえる状況を説明せよ．

19. 活性かつ鋭敏　　酵素が生体内において普通に利用できる基質濃度とほぼ同じ K_M をもつことの生化学的利点は何か．

20. 親和性か非親和性か？ それが問題だ　　タンパク質とそのタンパク質に結合する分子との間の親和性はたびたび解離定数 K_d で表される．

$$\text{タンパク質−小分子複合体} \xleftrightarrow{\quad} \text{タンパク質＋小分子}$$

$$K_d = \frac{[\text{タンパク質}][\text{小分子}]}{[\text{タンパク質−小分子複合体}]}$$

K_M は酵素複合体の親和性の尺度となるだろうか．いかなる状況で，K_M は K_d とおおよそ等しくなるか．

21. 怒れる生化学者たち　　下に示すようなミカエリス・メンテンのプロットを見ると，多くの生化学者は当然のようにひどく怒る．なぜかを理解するために，基質濃度が $10\ K_M$ のときと $20\ K_M$ のときの V_0 を V_{max} を用いて示してみよ．読者も怒りを抑えてくれたまえ．

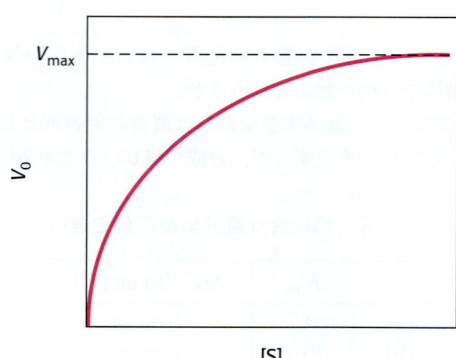

22. 加水分解という駆動力　　二リン酸を加水分解して正リン酸にする反応は，DNA 合成のような生合成反応を進めるのに重要である．このような加水分解反応は，*E. coli* ではピロホスファターゼによって

触媒される．この酵素はほぼ 120 kDa の大きさで 6 個の同一サブユニットからなる．この酵素の活性単位は，37 ℃ で標準的な測定条件において 10 μmol のピロリン酸を 15 分間で加水分解するのに必要な酵素の量と定義されている．精製した酵素の V_{max} は 1 mg の酵素当たり 2800 単位であった．

(a) 基質濃度が K_M より十分に高いとき，1 mg の酵素により毎秒加水分解される基質は何 mol か．

(b) 酵素 1 mg 中に活性部位は何 mol 含まれるか．各サブユニットには 1 個の活性部位が含まれるものとする．

(c) 酵素の代謝回転数を求めよ．さらに，求めた値を本章で出てきた他の酵素の値と比較せよ．

23. トロイの木馬の破壊　　ペニシリンは，ある種のペニシリン耐性細菌がもつ酵素，ペニシリナーゼ（β−ラクタマーゼの一種）によって加水分解されると活性を失う．*Staphylococcus aureus*（黄色ブドウ球菌）のこの酵素は 29.6 kDa である．$10^{-9}\ \text{g}$ の精製ペニシリナーゼを含む 10 mL の溶液中で，1 分間に加水分解されるペニシリンの量は，ペニシリンの濃度の関数として測定できる．また，ペニシリンの濃度は測定中はほとんど変化しないと仮定する．

[ペニシリン] [μM]	加水分解された量 [nmol]
1	0.11
3	0.25
5	0.34
10	0.45
30	0.58
50	0.61

(a) このデータについて，V_0 を [S] に対して，$1/V_0$ を $1/$[S] に対してプロットせよ．ペニシリンはミカエリス・メンテンの速度論に従うように思われるか．もしそうなら K_M の値を求めよ．

(b) V_{max} の値を求めよ．

(c) ペニシリナーゼの代謝回転数を上記の実験条件下で求めよ．酵素分子当たり活性部位は一つと仮定する．

24. 対照による強調　　ペニシリナーゼ（β−ラクタマーゼ）はペニシリンを加水分解する．ペニシリナーゼと糖ペプチドペプチド転移酵素の性質を比較せよ．

25. 異なるタイプの阻害剤　　酵素の反応速度を，阻害剤 100 μM 存在下，非存在下において基質濃度を変えて測定した．

(a) この阻害剤の存在下での V_{max} と K_M を求めよ．

(b) この阻害剤はどのような阻害形式のものか．

(c) この阻害剤の解離定数を求めよ．

[S] [μM]	反応速度 [μmol min⁻¹]	
	阻害剤なし	阻害剤あり
3	10.4	2.1
5	14.5	2.9
10	22.5	4.5
30	33.8	6.8
90	40.5	8.1

(d) [S]＝30 μM の場合，基質の結合している酵素分子の割合を，100 μM の阻害剤の存在する場合としない場合について求めよ．

26. 新しい解析法　　$1/$[S] に対して $1/V_0$ をプロットする方法は，ラインウィーバー・バークプロットとよばれることもある．反応速度論的データのプロット法としてはこのほかに，$V_0/$[S] に対して V_0

をプロットするものがあり，これはイーディー・ホフステープロット（Eadie-Hofstee plot）とよばれる．

（a）V_0 を $V_0/[\mathrm{S}]$ の関数として表せるように，ミカエリス・メンテン式を書き直せ．

（b）$V_0/[\mathrm{S}]$ に対して V_0 をプロットした際の勾配，y 切片，x 切片は，それぞれどのような値に対応するか述べよ．

（c）阻害剤のない場合，競合阻害剤のある場合，非競合阻害剤のある場合について，$V_0/[\mathrm{S}]$ に対する V_0 プロットの概略を示せ．

27. 属性を定義する　逐次反応を触媒する酵素を特徴づける性質は何だろうか．複置換反応の場合はどうだろうか．

28. 基質の競合　一つの酵素に対して2種類の基質，AとBが競合しているとする．AとBがそれぞれ基質として反応した場合の速度の比である V_A/V_B と，これらの基質の濃度，k_{cat}, K_M の間の関係を示す式を求めよ〔ヒント：基質Aについて V_A を k_{cat}/K_M の関数として表し，V_B についても同様にしてみるとよい〕．また，特異性が K_M だけで決まるかどうかを答えよ．

29. 競合力の強い突然変異体　ある突然変異酵素が正常な酵素の100倍の強さで基質と結合すると仮定する．遷移状態の結合には影響がないとすると，触媒反応速度に対するこの変異の影響はどのようなものか．

30. ミカエリス・メンテン式をさらに学ぶ　単純なミカエリス・メンテン速度論に従う酵素について，基質濃度が K_M の10倍のときに V_0 の値が 1 μmol min^{-1} になる．このとき V_{max} の値を求めよ．

31. コントロールされた麻痺　スクシニルコリンは即時的に効く短期間の筋弛緩剤で，患者の気管に挿管するときや，気管支鏡を用いて気管や気管支のがんの兆候を調べるときに使われる．スクシニルコリンが投与されて数秒以内に患者は筋肉が麻痺するのを感じ，施術中は人工呼吸器が取付けられる．スクシニルコリンは，神経系の酵素であるアセチルコリンエステラーゼの競合阻害剤であり，この阻害によって麻痺が起こる．しかし，スクシニルコリンは血清中のコリンエステラーゼによって加水分解され，その血清コリンエステラーゼは神経系酵素のアセチルコリンエステラーゼより広い基質特異性をもっている．血清コリンエステラーゼがスクシニルコリンを加水分解するまで，通常は数分後まで麻痺は続く．

（a）安全対策として施術前に血清コリンエステラーゼが測定される．なぜこの対策が良い考えなのか，説明せよ．

（b）もし血清コリンエステラーゼ活性が通常は 80 U L^{-1} のところが 10 U L^{-1} しかなかった場合，患者に何が起こるだろうか．

（c）何人かの患者は変異型の血清コリンエステラーゼをもっている．その変異型は，通常 1.4 mM である K_M 値が 10 mM である．この患者に変異型はどんな影響を及ぼすだろうか．

データ解釈の問題

32. 自然の魅力，しかしより複雑　同じ酵素の二つの型，すなわち，野生型と，野生型とは一つアミノ酸が異なる変異体を単離した．注意深く迅速に，この酵素の速度論的性質を以下のように確立した．

	最大速度	K_M
野生型	100 μmol/min	10 mM
変異体	1 μmol/min	0.1 mM

（a）反応は2段階で起こり，k_{-1} は k_2 よりずっと大きいと仮定すると，どちらの酵素が基質に対しより高い親和性をもつだろうか．

（b）基質濃度が 10 mM であるとき，野生型酵素によって触媒される反応の初速度を求めよ．

（c）平衡をより生成物の方向に変えるのはどちらの酵素か．

33. K_M は重要である　がん細胞が増殖するためにアミノ酸の一つアスパラギンが必要である．化学療法として，患者を酵素アスパラギナーゼで治療することがある．アスパラギナーゼはアスパラギンをアスパラギン酸とアンモニアに加水分解する．つぎの図は，異なる材料由来の二つのアスパラギナーゼのミカエリス・メンテン曲線を，環境中のアスパラギンの濃度（矢印で示す）とともに表している．どちらの酵素がよい化学療法薬となるだろうか．

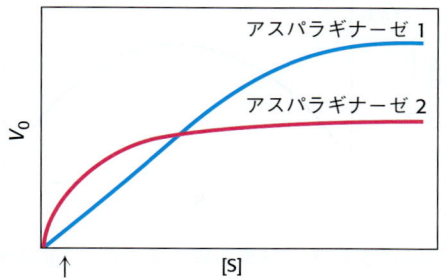

34. 酵素特異性　低分子ペプチド中のペプチド結合を，あるタンパク質分解酵素が切断する触媒反応を下の表に示す．

基　質	K_M [mM]	k_{cat} [s^{-1}]
EMTA ↓ G	4.0	24
EMTA ↓ A	1.5	30
EMTA ↓ F	0.5	18

矢印はそれぞれ切断されるペプチド結合を示す．

（a）これらのペプチドをそれぞれ同じ濃度になるように混合し，この酵素に提供したとき，最も早く消化されるペプチドはどれか．最も遅いものはどれか．もしあれば，簡単に理由も述べよ．

（b）別のペプチドについて同じ実験を行うと，以下のようになる．

基　質	K_M [mM]	k_{cat} [s^{-1}]
EMTI ↓ F	9	18

これらのデータをもとに，この酵素の特異性を規定するアミノ酸配列の特徴を示せ．

35. 酵素濃度を変えてみる　酵素によって触媒される基質が一つであるような反応について，三つの異なる酵素濃度における二重逆数プロットを求めた．つぎの三つのグラフのうち，どれが得られると思うか，説明せよ．

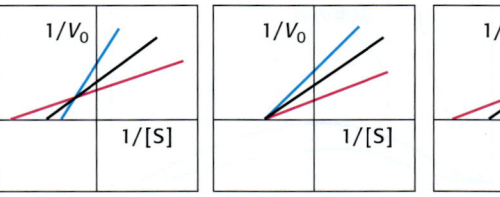

36. 頭の中で実験　典型的なミカエリス・メンテン酵素について，反応速度–基質濃度曲線を思い描いてみよう．そして，実験条件をつぎのように変えたと想像してみよう．条件ごとに，想像上のミカエリス・メンテン酵素の V_{max} および K_M に与える影響を，（可能であれば）正確に表中に記入せよ．

基　　質	V_{max}	K_M
a. 2倍の酵素を用いる		
b. 半分量の酵素を用いる		
c. 競合阻害剤が存在する		
d. 不競合阻害剤が存在する		
e. 純粋な非競合阻害剤が存在する		

37. 基質が多すぎる場合　　単純なミカエリス・メンテン型の酵素が，阻害剤が存在しない状態で，つぎのような挙動を示した．

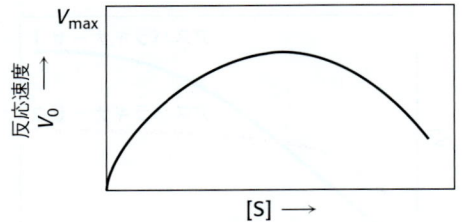

（a）上記の基質濃度–反応速度曲線に対応する二重逆数プロットを描け．

（b）得られた結果の妥当な説明を提示せよ．

38. 律速段階　　つぎの生合成経路におけるAからDへの変換について，酵素 E_A，E_B，E_C は各酵素の下に示した通りの K_M 値をもつ．すべての基質と生成物が 10^{-4} M の濃度で存在し，それぞれの酵素が大体同じ V_{max} であるとしたら，どの段階が律速段階となるか．それはなぜか．

$$A \underset{}{\overset{E_A}{\rightleftharpoons}} B \underset{}{\overset{E_B}{\rightleftharpoons}} C \underset{}{\overset{E_C}{\rightleftharpoons}} D$$

K_M:　　10^{-2} M　　　10^{-4} M　　　10^{-4} M

39. 色付きの発光　　トリプトファンシンターゼは細菌由来の酵素で，ピリドキサール 5′–リン酸（PLP）補欠分子族を含み，L–セリンとインドール誘導体からの L–トリプトファン合成を触媒する．L–セリンをこの酵素に加えると，下のグラフに示したように PLP の蛍光が著しく増加する．

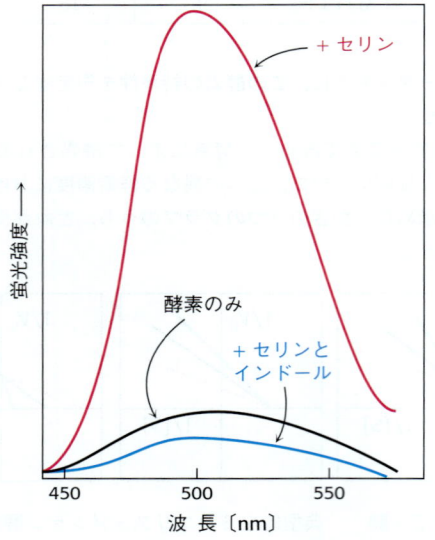

ここに第二の基質であるインドールをさらに加えると，酵素のみによる蛍光よりも低い値まで蛍光が減弱する．酵素が直接その基質と相互作用するという概念は，これらの蛍光変化によってどのようにして説明されるだろうか．

章のまとめの問題

40. 滴定実験　　酵素活性に対する pH の影響を調べた．酵素は活性部位にイオン化できる基をもっており，その基は，基質が結合しさらに触媒作用が起こるためには負電荷を帯びている必要がある．イオン化できる基の pK_a は 6.0 で，基質は実験の間 pH が変わっても常に正電荷を帯びるとする．

$$E^- + S^+ \rightleftharpoons E^-S^+ \longrightarrow E^- + P^+$$
$$+$$
$$H^+$$
$$\updownarrow$$
$$EH$$

（a）基質濃度が酵素の K_M よりもずっと大きいとき，pH に対する V_0 の曲線を描け．

（b）基質濃度が酵素の K_M よりもずっと小さいとき，pH に対する V_0 の曲線を描け．

（c）この条件下で，反応速度が最大速度の半分になるような pH を求めよ．

41. 安定性の問題　　ピリドキサールリン酸（PLP）は，オルニチンアミノトランスフェラーゼの補酵素である．PLP を含まない培地で培養した細胞と，PLP を含む培地で培養した細胞それぞれからこの酵素を精製した．37 ℃で異なる時間培養した後に残った酵素活性を測定することで，二つの異なる酵素試料の安定性を測ったところ，以下のような結果が得られた．

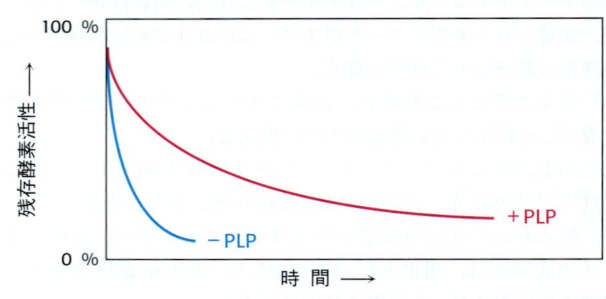

（a）培養時間に伴って活性をもった酵素の割合が減少していくのはなぜか．

（b）PLP を含まない培地で培養した細胞由来の酵素で減少がより速いのはなぜか．

42. 酵素だけでなく　　反応速度論は，酵素による触媒反応だけでなく，あらゆるタイプの反応の研究に有用である．第 4 章で DNA は可逆的に融解することを学んだ．融解した二本鎖 DNA を復元させると，その過程は 2 段階からなると説明される．すなわち，ゆっくりした二次反応と，それに続く速い一次反応である．それぞれの段階で何が起こっているか説明せよ．

触 媒 の 戦 略

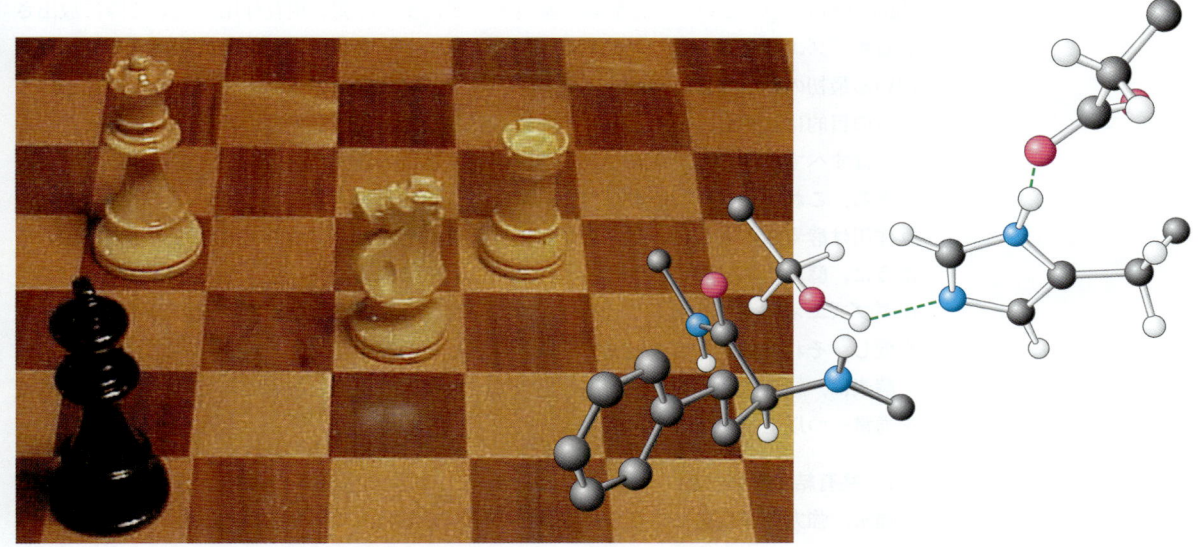

チェスと酵素には，戦略の使い方に共通性がある．その戦略はチェスでは意識的に考え抜かれたものであり，酵素作用では進化によって選択されたものである．右側の三つのアミノ酸残基（原子間結合を白色で表した）は，ペプチド結合を切断する酵素種の活性部位にみられる触媒三残基である．基質分子（原子間結合を黒色で表した）の様子はまるで左側のチェスの試合の写真にあるキングのようであり，三連の駒から逃げられず，確実に切断される運命にある〔写真: Wendie Berg のご厚意による〕．

どのようにして酵素は特異性や触媒力をもつのだろうか．本章では，4 種類の酵素〔セリンプロテアーゼ，カルボニックアンヒドラーゼ，制限酵素（制限エンドヌクレアーゼ），ミオシン〕で用いられる触媒の戦略を紹介する．4 種類の酵素はいずれも基質に水を付加する必要のある反応を触媒する．これらの酵素のメカニズムは，タンパク質構造の決定（第 3 章）や部位特異的変異導入（第 5 章）といった鋭敏な実験手法を用いることによって明らかにされてきた．このようなメカニズムから，触媒作用の重要な基本原理の多くを説明できる．これらの酵素が，いくつかの種類の特異的な触媒戦略とともに結合エネルギーや誘導適合などを使って，どのようにして遷移状態の形成を促進しているかをみていこう．

本章の 4 種の酵素はそれぞれ，このような戦略を用いて異なる課題を解決する実例である．キモトリプシンに代表されるセリンプロテアーゼの作用課題は，触媒がなければ測定できないほど遅い中性域の pH での反応を促進させることである．カルボニックアンヒドラーゼ（炭酸脱水酵素，炭酸デヒドラターゼ）の作用課題は，他の迅速な生理過程に見合ったような高い絶対速度を獲得することである．*Eco*RV のような制限酵素の作用課題は，非常に高レベルの特異性の獲得である．最後に，ミオシンの作用課題は，アデノシン三リン酸（ATP）の加水分解により生じるギブズエネルギーを用いて他の過程を駆動することである．ここで取上げた例は，それぞれ大きなタンパク質のファミリーに属している．これらファミリーのそれぞれについて属するメンバー間を比較することは，酵素の活性中心がどのように進化し洗練されてきたかを明らかにしてくれる．したがって，酵素作

用の構造および反応機構の比較は酵素の進化の歴史を洞察するための源なのである．加えて，触媒戦略についての知識は，強力な薬剤や特異的な酵素阻害剤など，実際の応用法を発展させるのにも使われてきた．最後に，本章では触媒能のある RNA 分子については明確にはふれないが，ここで述べる原理は触媒 RNA（リボザイム）分子にも適用できるのである．

多くの酵素は数種の基本的な触媒原理を用いている

第8章で，酵素の触媒作用は基質との結合で始まることを学んだ．**結合エネルギー**（binding energy）というのは酵素と基質との間に多くの弱い相互作用が生じる際に放出されるギブズエネルギーのことである．結合エネルギーを利用することは，酵素が共通して用いる最初の戦略である．結合エネルギーは，基質特異性の確立と触媒効率の増大という二つの目的に適うものと考えられる．正しい基質だけが，酵素との相互作用のほとんどもしくはすべてに関わることができ，そうすることで，最大の結合エネルギーを得ることができる．これが，多くの酵素がもつ高い基質特異性の説明となる．さらに，そのような相互作用は酵素および基質の組合わせが遷移状態にあるときにのみ完全なものとなる．このように，酵素と基質の間に生じる相互作用は，遷移状態を安定化させ，それによって活性化ギブズエネルギーを低下させる．また，結合エネルギーは酵素と基質の両方に構造変化を促し，それが触媒作用を促進する．この過程は**誘導適合**（induced fit）とよばれている．

酵素は，結合エネルギーの利用に加えて，特異的な反応を触媒するため以下に示す戦略を通常一つ以上用いている．

1. 共有結合触媒作用（covalent catalysis）　共有結合触媒作用では活性部位の反応基は通常，強力な求核基であり，触媒作用の過程で基質との部分的な一過性の共有結合をもつ．タンパク質分解酵素，キモトリプシンは，この戦略のすばらしい例である（§9・1）．

2. 一般酸塩基触媒作用（general acid–base catalysis）　一般酸塩基触媒作用では水以外の分子がプロトン供与体または受容体の役割を担う．キモトリプシンでは塩基触媒としてヒスチジン残基を利用し，セリンの求核性（§9・1）の能力を高めている．一方，カルボニックアンヒドラーゼでは，ヒスチジン残基が亜鉛に結合した水分子から水素イオンを取去り，水酸化物イオンが生じる（§9・2）．ミオシンでは，基質 ATP のリン酸基が自身の加水分解を促進する塩基として働く（§9・4）．

3. 近接による触媒作用（catalysis by approximation）　本章で詳述する4種類の加水分解酵素（ヒドロラーゼ）を含めて，多くの反応では，二つの異なる基質が関与している．このような場合，二つの基質は酵素上で一つの結合表面に集められるため，反応速度がかなり増大することになる．たとえば，カルボニックアンヒドラーゼは，二酸化炭素と水を近接した部位に結合して反応を促進している（§9・2）．

4. 金属イオン触媒作用（metal ion catalysis）　金属イオンはいくつかの方法で触媒的に働く．たとえば，金属イオンは直接配位して，水酸化物イオンのような求核基の形成を促進しうる．カルボニックアンヒドラーゼでは亜鉛（II）が触媒作用に関わっている（§9・2）．反対に，金属イオンは求電子基として，反応中間体の負電荷を安定化するのに働くこともある．*Eco*RV ではマグネシウム（II）がこの役割を果たしている（§9・3）．最後に，金属イオンは酵素–基質間の橋渡しとして働くこともあり，基質結合のエネルギーを増加させ，触媒反応に適したコンホメーションに基質を保持している．この戦略はミオシン（§9・4）で，実際には ATP を基質とするほとんどすべての酵素で使われている．

9・1　プロテアーゼは本質的には起こりにくい反応を促進する

ペプチド結合の加水分解は，生物システム中の一つの重要な過程である（第23章）．構成アミノ酸を新しいタンパク質の合成に再利用するため，目的を果たしたタンパク質は分

解されねばならない．食餌から摂取したタンパク質は腸での吸収のために，小さなペプチ
ドやアミノ酸へと分解されねばならない．さらに第10章で詳述するが，タンパク質分解
反応はある特定の酵素や酵素以外のタンパク質の機能を調節するのに重要である．

　プロテアーゼは加水分解反応 —— ペプチド結合への水分子の付加 —— によりタンパク
質を切断する．

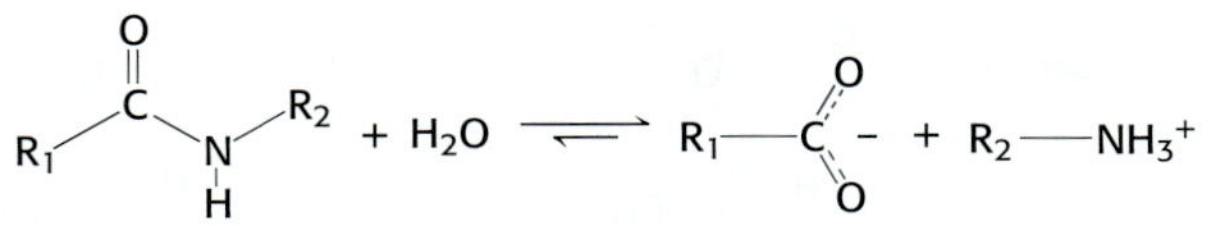

$$R_1-\underset{\underset{H}{N}}{\overset{\overset{O}{\|}}{C}}-R_2 + H_2O \rightleftharpoons R_1-\underset{\underset{O}{\|}}{\overset{\overset{O}{\|}}{C}}-{}^- + R_2-NH_3^+$$

ペプチド結合の加水分解は熱力学的に有利であるものの，この加水分解反応は非常に遅
い．触媒がなければ中性 pH では，典型的なペプチドの加水分解の半減期は 10〜1000 年
と見積もられる．それにもかかわらず，ある生化学的過程においては，ペプチド結合は数
ミリ秒以内に加水分解されねばならない．

　ペプチド結合の性質がこの反応速度論的安定性の原因となっている．特に，ペプチド結
合の平面性をもたらしている共鳴構造が（§2・2），加水分解に対する耐性の原因でもあ
る．この共鳴構造はペプチド結合に部分的な二重結合性をもたせている．

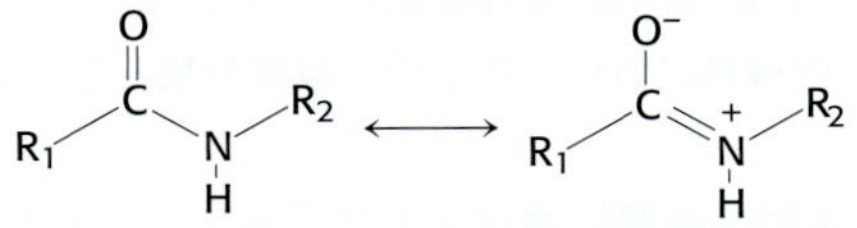

$$R_1-\underset{\underset{H}{N}}{\overset{\overset{O}{\|}}{C}}-R_2 \longleftrightarrow R_1-\underset{\underset{\overset{+}{N}}{\|}}{\overset{\overset{O^-}{|}}{C}}-R_2$$

　炭素–窒素結合はその二重結合性のために，強い結合となっている．さらに，このカル
ボニル炭素原子は，カルボン酸エステルのようなより反応性のある化合物中のカルボニル
炭素原子よりも，求電子性は弱められ求核攻撃を受けにくくなっている．結果として，ペ
プチド結合の切断を促進するには，酵素は，通常では反応性ではないこのカルボニル基へ
の求核攻撃を促進しなければならない．

キモトリプシンは非常に反応性に富んだセリン残基をもつ

　多くのタンパク質分解酵素は，哺乳類やその他の生物の消化系で，タンパク質の分解に
関与している．そのような酵素の一つであるキモトリプシンは，トリプトファン，チロシ
ン，フェニルアラニン，メチオニンのような大きな疎水性アミノ酸のカルボキシ末端側の
ペプチド結合を選択的に切断する（図9・1）．キモトリプシンは共有結合触媒作用を利用
するよい例である．反応性に乏しい基質のカルボニル炭素原子を攻撃するため，この酵素
は強力な求核基を使う．触媒作用の過程で，この求核基は一過性に基質に共有結合的に結
合することになる．

　キモトリプシンが基質のカルボニル炭素原子を攻撃するのに用いる求核基は何であろう
か．その手掛かりは，キモトリプシンが異常に反応性に富んだセリン残基を含んでいると

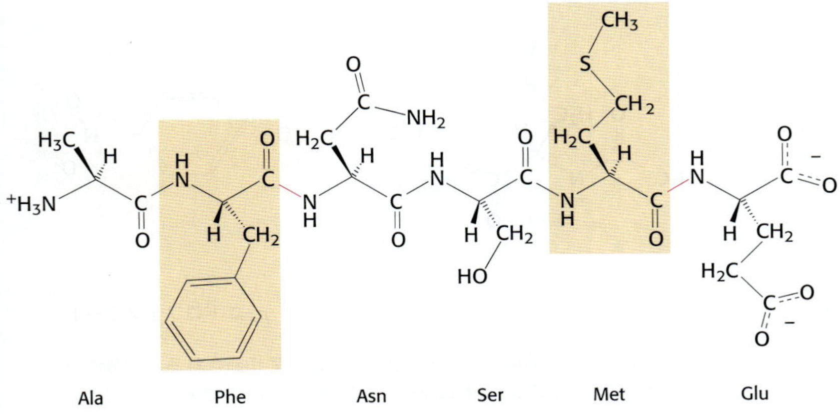

図 9・1　キモトリプシンの特異性．キ
モトリプシンは，芳香族アミノ酸残基または
大きな疎水性アミノ酸残基（■）のカルボキ
シ末端側を切断する．キモトリプシンによっ
て切断されうる結合は — で示す．

Ala　　Phe　　Asn　　Ser　　Met　　Glu

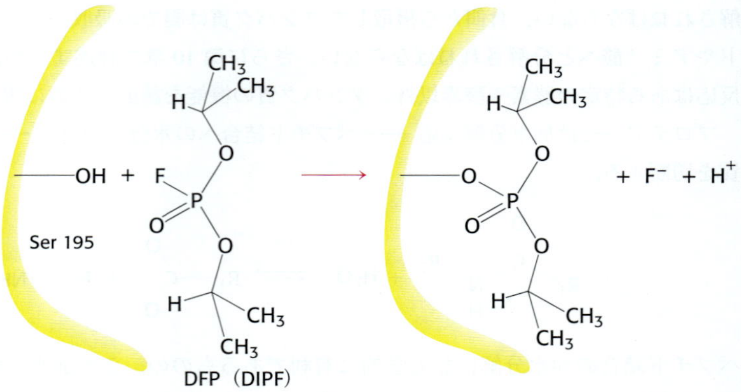

図 9・2　キモトリプシンの異常に反応性に富んだセリン残基.　キモトリプシンはジイソプロピルフルオロリン酸（DFP）処理することで失活する. DFP は, 28 個の反応しうるセリン残基のうち, 195 番目のセリンとだけ反応する.

いう事実にある. ジイソプロピルフルオロリン酸（diisopropyl fluorophosphate, DFP）〔ジイソプロピルホスホフルオリデート（diisopropyl phosphofluoridate, DIPF）ともいう〕のような有機フルオロリン酸エステルで処理すると, キモトリプシン分子は不可逆的に全酵素活性が失われるが（図9・2）, 195 番目のセリン残基が修飾されているだけである. この**化学修飾反応**（chemical modification reaction）から, 異常に反応性に富んだセリン残基がキモトリプシンの触媒機構において中心的な役割を果たしていることが示唆される.

キモトリプシンの触媒作用は共有結合性中間体を挟んで 2 段階で進行する

キモトリプシンの触媒機構についての二つ目の手掛かりは, 酵素の反応速度論的研究から得られた. 色の付いた生成物が生ずるように基質類似体に酵素を作用させると, 酵素の反応速度が容易に追跡できることが多い. キモトリプシンの場合の**発色性の基質**（chromogenic substrate）は, N–アセチル–L–フェニルアラニン p–ニトロフェニルエステルである. この基質はアミドというよりエステルであるが, 多くのプロテアーゼはエステルもまた加水分解する. キモトリプシンがこの基質を切断すると, 生成物の一つとして p–ニトロフェノラートができ, これは黄色の物質である（図9・3）. 吸光度を測定すれば p–ニトロフェノラートの生成量がわかる.

定常状態条件下では, この基質の切断はミカエリス・メンテンの反応速度論に従い, K_M は 20 μM, k_{cat} は 77 s^{-1} である. 反応の初期段階は, ストップトフロー法を用いて測定できる. この技法は, 酵素と基質を混合して, その結果をミリ秒単位で追跡することが可能である. 実験の結果, 反応のはじめに, 色の付いた生成物が急速に生成される "バースト" 相が示され, 続いて生成物の生成速度は徐々に遅くなり, 定常状態に達することがわかった（図9・4）. これらの結果は, 加水分解が 2 相で進行することを示している. 混合直後に起こる最初の反応サイクルでは, 色の付いた生成物が離れる前の第 1 相のみが起こっているに違いない. 続く反応サイクルでは, 両方の相が起こっているに違いない. な

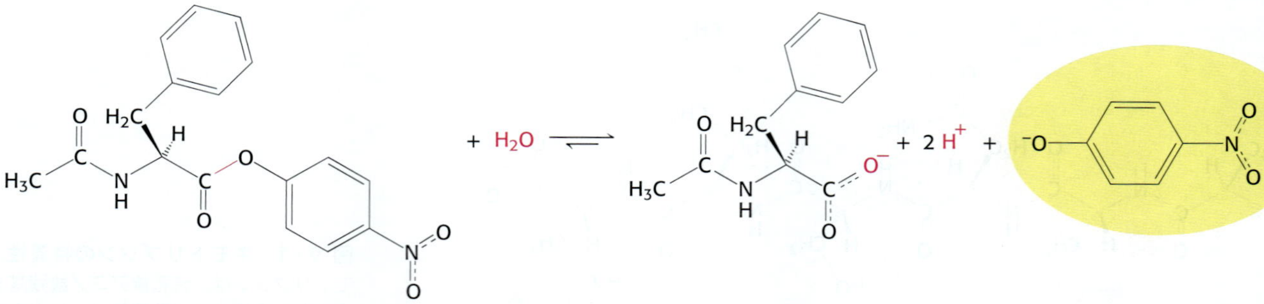

N–アセチル–L–フェニルアラニン p–ニトロフェニルエステル　　　　　　　　p–ニトロフェノラート

図 9・3　発色性の基質.　N–アセチル–L–フェニルアラニン p–ニトロフェニルエステルがキモトリプシンによって切断されると, 黄色の生成物である p–ニトロフェノラートが生成する. p–ニトロフェノラートは, 中性以上の p–ニトロフェノールが脱プロトンされて生ずる.

お，このようなバーストが観測されるのは，この基質に対しては，第1相が第2相よりも十分に速いからである．

　この二つの相は，共有結合性の酵素–基質中間体をつくる反応で説明できる（図9・5）．第一に，p–ニトロフェノラート（または基質がエステルではなくアミドの場合はアミン）が離れるとともに，基質のアシル基は酵素に共有結合するようになる．酵素とアシル基の**複合体をアシル酵素中間体**（acyl-enzyme intermediate）とよぶ．第二に，アシル酵素中間体が加水分解され，基質のカルボン酸成分が放出され遊離酵素が再生される．このように，アシル酵素中間体が生産されるのに伴って，p–ニトロフェノラート1分子が各酵素分子から急速に生成する．一方，アシル酵素中間体が加水分解されて酵素が“リセットされる”には時間がかかり，代謝回転にはどちらの段階とも必須である．

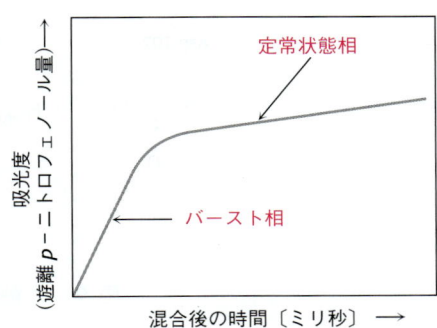

図 9・4　キモトリプシン触媒作用の反応速度論． キモトリプシンによるN–アセチル–L–フェニルアラニンp–ニトロフェニルエステルの切断は，急速なバースト相（前定常状態）と定常状態相という，明らかに異なる2相を示す．

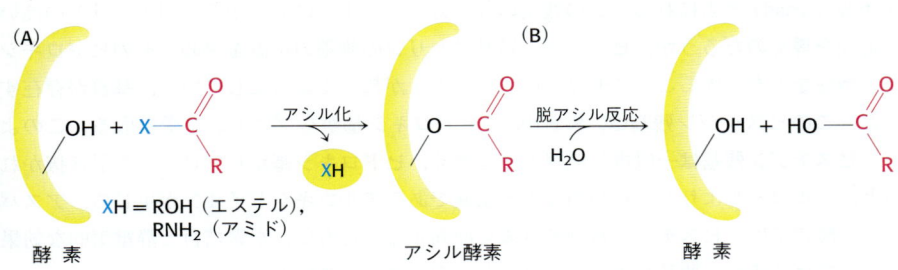

図 9・5　共有結合触媒作用． キモトリプシンによる加水分解は2相で，（A）アシル酵素中間体をつくるためのアシル化の後，ひき続いて，（B）遊離酵素を再生する脱アシル反応が起こる．

セリンはヒスチジンとアスパラギン酸とともに触媒三残基の構成要素である

　キモトリプシンの立体構造*は全体的にほぼ球形をしており，ジスルフィド結合で繋がった三つのポリペプチド鎖でできている．キモトリプシンは，はじめ**キモトリプシノーゲン**（chymotrypsinogen）とよばれる一つのポリペプチドとして生合成される．キモトリプシノーゲンは，ポリペプチドがタンパク質分解作用で切断されて三つの鎖になることで活性化される（§10・4）．キモトリプシンの活性部位は酵素表面の割れ目に存在するが，195番目のセリンが目印となる（図9・6）．195番目のセリンが特別な反応性をもつことは，活性中心の構造から説明できる（図9・7）．195番目のセリン側鎖は57番目のヒスチジンのイミダゾール環に水素結合し，このイミダゾール環の $-$NH 基が今度は102

＊　訳注：1967年に David Blow によって決定された．

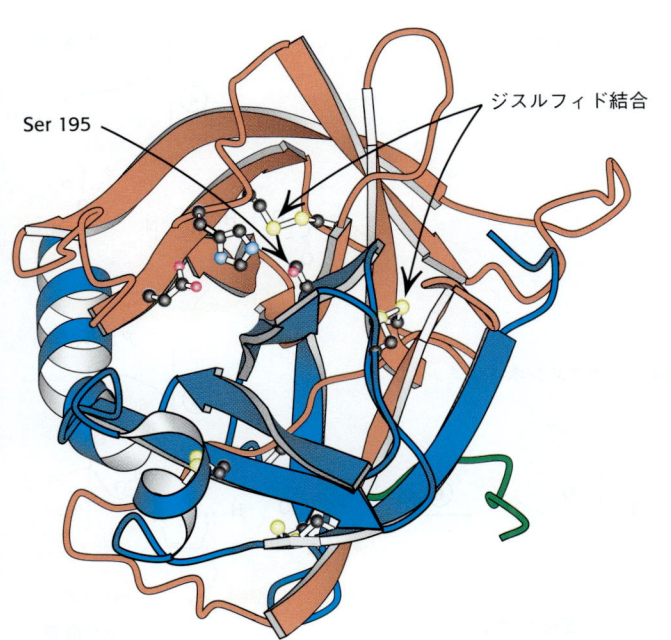

Ser 195

ジスルフィド結合

図 9・6　キモトリプシンの活性部位の位置． 三つの鎖を■，■，■の色のリボンモデルで示す．触媒三残基の側鎖は球棒モデルで示した．これらの側鎖は，195番目のセリンを含めて構造の上半分の活性部位に沿って並んでいることに注意．また，分子全体で，ペプチド鎖内に二つ，ペプチド鎖間に二つのジスルフィド結合がそれぞれ異なる位置にあることにも注意〔1GCT.pdb より〕

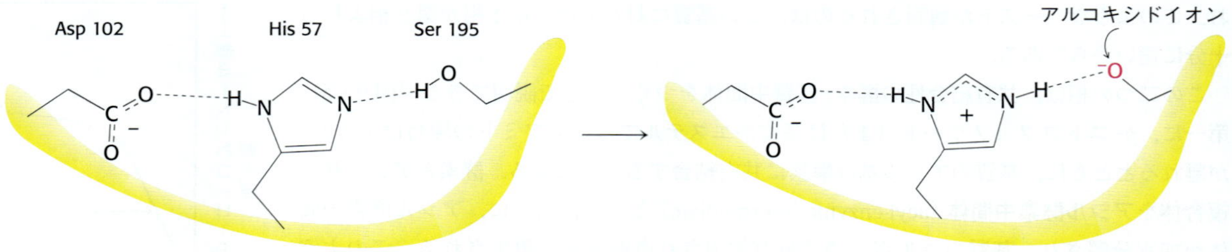

図 9・7　触媒三残基.　左式の触媒三残基が, 右式のように Ser 195 を強力な求核基に変えている.

番目のアスパラギン酸のカルボキシ基に水素結合している. この残基の配列は**触媒三残基** (catalytic triad) とよばれる. この残基の並び方はどのようにして 195 番目のセリンの高い反応性を導くのだろうか. ヒスチジン残基はセリンの側鎖の位置を決め, そのヒドロキシ基の極性を大きくすることでセリンの脱プロトンが起こるようにしている. 基質が存在すると, このヒスチジン残基は, Ser 195 のヒドロキシ基からプロトンを受け取る. このようにヒスチジン残基は一般塩基触媒として働く. ヒドロキシ基からプロトンが引き抜かれると, アルコールよりかなり強力な求核試薬であるアルコキシドイオンが生じる. アスパラギン酸残基は, ヒスチジン残基をうまく配向するとともに, 水素結合と静電的な効果によってヒスチジン残基をよりよいプロトン受容体にしている.

図 9・8　キモトリプシンによるペプチドの加水分解.　ペプチドの加水分解機構は, 共有結合触媒と酸塩基触媒の原理で説明される. 反応は 8 段階で進む: ① 基質の結合, ② セリンがペプチドのカルボニル基を求核攻撃, ③ 四面体中間体の崩壊, ④ アミン部分の解離, ⑤ 水分子の結合, ⑥ 水がアシル酵素中間体を求核攻撃, ⑦ 四面体中間体の崩壊, ⑧ カルボン酸部分の解離. --- は水素結合を表す.

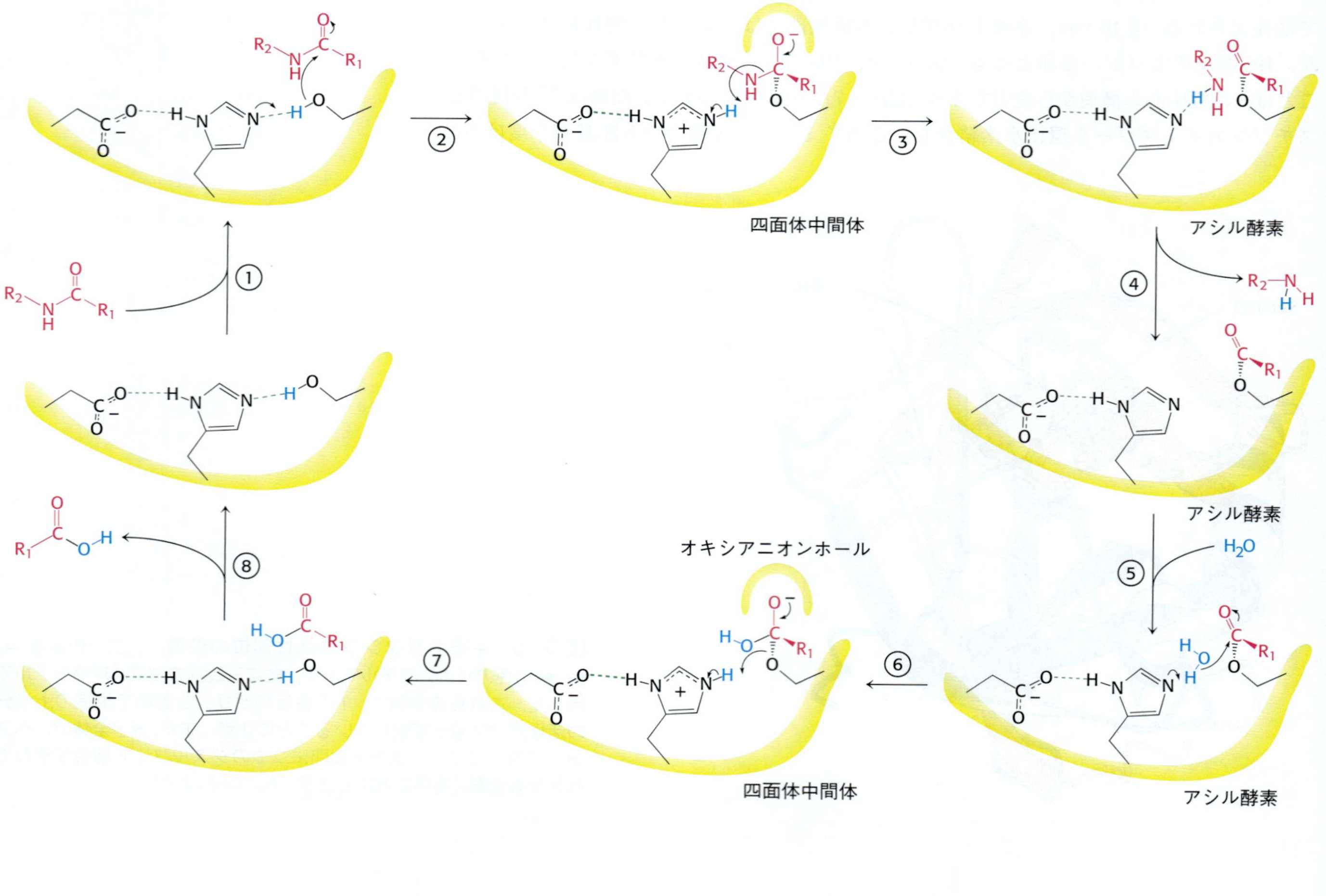

これらの知見から示唆されるペプチドの加水分解機構を示す (図 9・8). 基質が結合すると (①), 195 番目のセリンの側鎖の酸素原子が, 攻撃対象のペプチド結合のカルボニル炭素原子を求核攻撃することで反応が始まる (②). その結果, カルボニルの炭素には 4 原子が結合し, 3 原子の平面三角形に代わって, 四面体配置となる. **四面体(型)中間体** (tetrahedral intermediate) はそれ自体不安定で, カルボニル基由来の酸素原子は負の形式電荷をもつことになる. この負電荷は**オキシアニオンホール** (oxyanion hole) とよばれる

部位に存在するタンパク質由来の NH 基と相互作用することで安定化する（図9・9）．これらの相互作用は，四面体中間体の形成に先立つ遷移状態の安定化にも役立っている．そして，この四面体中間体は，壊れてアシル酵素を生成する（③）．③のステップは，正に荷電したヒスチジン残基からペプチド結合の切断によって形成されたアミノ基へのプロトン転移によって促進されることになる．アミン化合物の方は酵素から脱離可能となり（④），これで加水分解の最初の段階，すなわち酵素のアシル化が完了する．このようなアシル酵素中間体は，基質の性質，pH，温度などの条件を調節することにより捕捉されたものが，X 線結晶構造解析で実際に観測されている．

　つぎの段階，脱アシル反応は，先に基質のアミン部分が占めていた部位に水分子が付くことにより始まる（⑤）．アシル酵素のエステル基は，本質的には②〜④の繰返しの過程を経て加水分解される．ここでは 57 番目のヒスチジンは一般酸塩基触媒として働き，水分子のプロトンを引き抜く．生成した OH$^-$ イオンは，アシル基のカルボニル炭素原子を攻撃し，四面体中間体がつくられる（⑥）．この中間体が壊れて生成物であるカルボン酸をつくる（⑦）．最終的に，生成物であるカルボン酸が遊離（⑧）すると，酵素は新たな一連の触媒反応が可能となる．

　このメカニズムは，大きい疎水性側鎖をもつ残基のすぐつぎのペプチド結合を好んで切断するという実験結果を除けば，キモトリプシン作用のすべての特徴を説明している．基質類似体や酵素阻害剤を用いたキモトリプシンの三次元構造の研究から，S_1 ポケットとよばれる深くて疎水性のポケットの存在が明らかになった．S_1 ポケットは，フェニルアラニンやトリプトファンのような，長い，電荷をもたない側鎖が丁度適合する．このポケットへ当該の側鎖が結合することにより，隣接したペプチド結合が切断のために活性部位へ配置させられる（図9・10）．キモトリプシンの特異性は，切断されるペプチド結合のアミノ末端側がどのアミノ酸かにほぼ完全に依存している．他のプロテアーゼの場合は，特異性パターンはより複雑である．そのような酵素は，基質のもつ別の残基を認識するために，さらに別のポケットを表面にもっている．可切結合（切断されるペプチド結合）のアミノ末端側にある残基を，P_1，P_2，P_3 などと可切結合に近い方から順に標識する（図9・11）．また，同様に可切結合のカルボキシ末端にある残基を P_1'，P_2'，P_3' などと標識する．その残基に相当する酵素の結合部位を，S_1，S_2 あるいは S_1'，S_2' などとする．

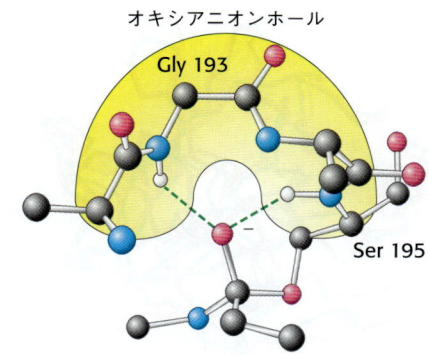

図9・9　オキシアニオンホール. この構造はキモトリプシン反応における四面体中間体を安定化する. ペプチドの複数の NH 基と，負に荷電した中間体の酸素が水素結合（--）で結ばれていることに注意

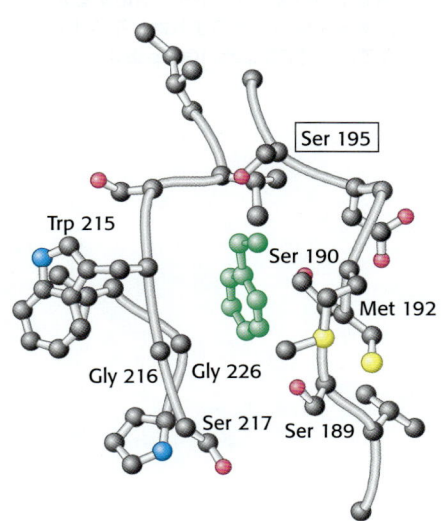

図9・10　キモトリプシンのポケットの特異性. このポケットは疎水性の残基が並んでいて深く，フェニルアラニン（緑色で示した）のような長く疎水性の側鎖をもつ残基を結合しやすい，ということに注意. 活性部位のセリン残基（Ser 195）は，ポケットと結合している残基とこの配列のつぎの残基との間のペプチド骨格を切断できる場所にある. 結合部位を構成している重要なアミノ酸は表示してある.

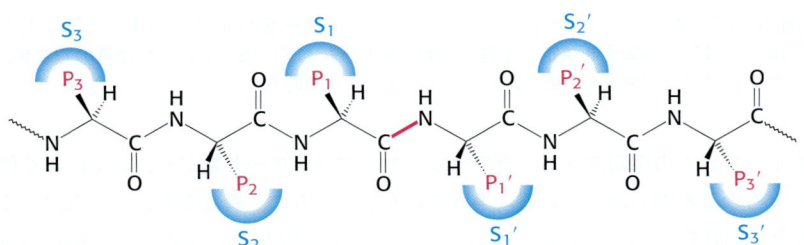

図9・11　プロテアーゼ−基質相互作用についての特異性の表記. 酵素と相互作用する可能性のある基質部位を P で，それに対応する酵素の結合部位を S で示す. 可切結合（─）が基準になる場所である.

触媒三残基は他の加水分解酵素にもみられる

　その後，多くの他のペプチドを切断するタンパク質が，キモトリプシンで発見されたものとよく似た触媒三残基を含んでいることがわかってきた．トリプシンやエラスターゼといったいくつかは，明らかにキモトリプシンの相同タンパク質である．それらのタンパク質配列は，キモトリプシンのそれとおよそ 40 % の相同性があり，全体の立体構造はとても似ている（図9・12）．それらのタンパク質は，キモトリプシンと同じメカニズムで作用している．しかしながら，三つの酵素の基質特異性には非常に大きな違いがみられる．キモトリプシンは，芳香族側鎖や長い無極性側鎖をもつ残基のつぎにくる

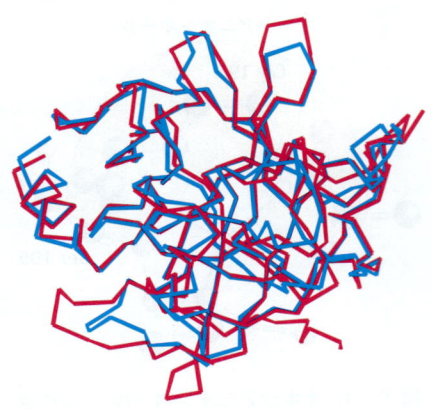

図 9・12　トリプシンとキモトリプシンの立体構造の相似性. トリプシン（━）構造上にキモトリプシン（━）構造を重ねた図. この二つが高い類似性をもつことに注意. α炭素原子の位置だけを示す. 対応するα炭素原子間の位置のずれは, 平均 1.7 Å である〔5PTP.pdb, 1GCT.pdb より〕.

ペプチド結合を切断する. トリプシンは正電荷をもった長い側鎖をもつ残基 ── すなわちアルギニンやリシン ── のつぎにくるペプチド結合を切断する. 一方, エラスターゼは, アラニンやセリンのような小さな側鎖をもったアミノ酸のつぎにくるペプチド結合を切断する. これらの酵素の S$_1$ ポケットを比較すると, これらの特異性は構造上の小さな差によっていることが明らかになる. S$_1$ ポケットの底に, キモトリプシンでセリン残基が存在する代わりに, トリプシンではアスパラギン酸残基（Asp 189）が存在している. そのアスパラギン酸残基は, 基質の正電荷をもつアルギニンやリシン残基を引き寄せ, 安定化する. キモトリプシンやトリプシンにおいてポケットの入り口の位置に存在する二つの残基が, エラスターゼではよりかさ高いバリンに置き換わっている（Val 190 と Val 216）. このバリン残基ではポケットの口を狭くして, 小さな側鎖だけが入れるようになっている（図9・13）.

キモトリプシンファミリーには, ほかに血液凝固に関わるタンパク質群（第 10 章で述べる）や腫瘍マーカータンパク質である前立腺特異抗原（prostate-specific antigen, PSA）などが含まれる. 加えて, 細菌, ウイルス, 植物で見いだされる広範囲のプロテアーゼ類もこの族に含まれる.

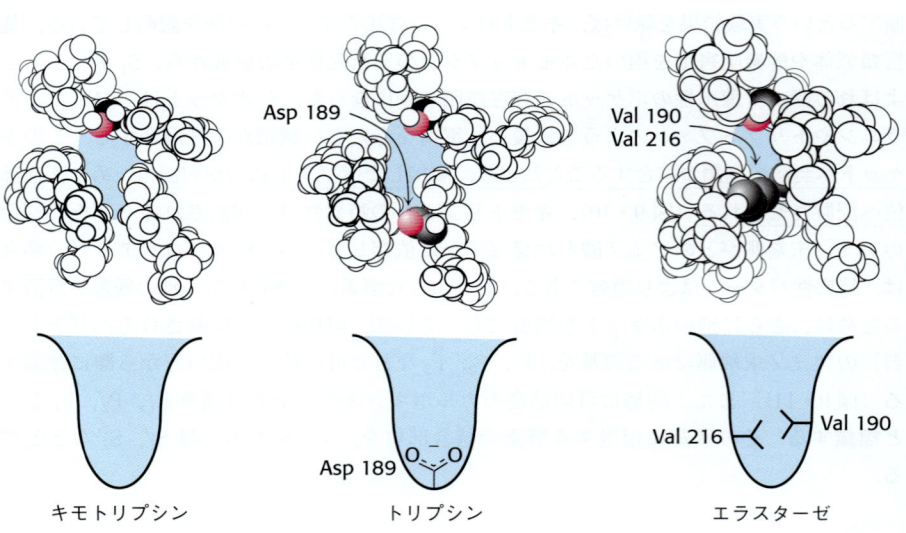

図 9・13　キモトリプシン, トリプシン, エラスターゼの S$_1$ ポケット. ある特定の残基が酵素の特異性を決定する鍵となる役割を果たしている. それらの残基の側鎖を, 活性部位のセリン残基の側鎖とともに, 色付きで示してある.

キモトリプシンの相同タンパク質ではない他のプロテアーゼ類でも, 非常によく似た活性部位をもつことがわかっている. 第 6 章に記したように, 異なるタンパク質ファミリーに, 大変よく似た活性部位が存在するということは, 収斂進化の結果なのである. *Bacillus amyloliquefaciens* のような細菌のプロテアーゼであるズブチリシンは, 特によく解析されている例である. この酵素の活性部位には, 触媒三残基とオキシアニオンホールの両方が存在する. しかしながら, オキシアニオンホールを形成する NH 基の一つは, ペプチド骨格からではなく, アスパラギン残基の側鎖由来である（図9・14）. ズブチリシンは, アーキア, 真正細菌, 真核生物由来の代表的酵素を含むプロテアーゼ中の別の巨大ファミリーを構成する創立メンバーともいえる.

このほか活性部位にセリンやトレオニン残基をもつ他のプロテアーゼが見いだされたが, この残基は, ヒスチジン-アスパラギン酸の対ではなくて, リシン側鎖由来の第一級アミノ基またはポリペプチド鎖の N 末端アミノ基によって活性化されている.

このように, プロテアーゼの触媒三残基は, 進化の過程で少なくとも 3 回は出現したのであり, この触媒戦略が, ペプチドやこれに類する結合を加水分解するのに特別効果的なものであるに違いないと結論づけることができる.

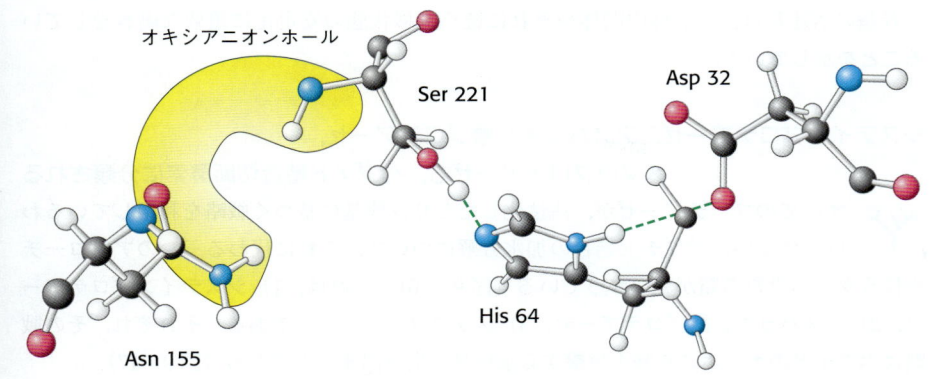

オキシアニオンホール

Ser 221

Asp 32

His 64

Asn 155

図 9・14　ズブチリシンのオキシアニオンホールと触媒三残基．オキシアニオンホール内に位置する酵素の 2 個の NH 基（Asn 155 の骨格および側鎖由来）に注意．これらの NH 基は，触媒三残基中の求核性 Ser 221 によって攻撃されペプチド結合上に生じた負電荷を安定化する．

触媒三残基は部位特異的変異導入によって解析された

　触媒三残基について提唱されたメカニズムが正しいことはどうやって確かめられるだろうか．一つの方法は，個々のアミノ酸残基がプロテアーゼの触媒力にどれだけ貢献しているかを，部位特異的変異導入（§5・2）によって調べることである．ズブチリシンは，この方法で徹底的に研究されてきた．この触媒三残基は，32 番目のアスパラギン酸，64 番目のヒスチジン，221 番目のセリンで構成されており，これらをそれぞれアラニンに置換させた各変異体酵素のモデル基質切断能力を調べた（図 9・15）．

　予期した通り，活性部位の 221 番目のセリンをアラニンに置換すると，劇的に触媒力が減少し，k_{cat} は野生株の <u>100 万分の 1</u> 以下に落ち込んだ．また，K_M 値は本質的に変わらなかった．すなわち，その増加はわずかに 2 倍ほどで，このことは基質は正常に結合していることを示している．64 番目のヒスチジンをアラニンに変異させても同じ程度に活性は低下した．32 番目のアスパラギン酸をアラニンへ置換すると低下の程度はより少なかったが，それでも k_{cat} は野生株の 0.005 ％ 以下にまで落ちた．同時に三つすべての触媒三残基をアラニンに置換すると，セリンまたはヒスチジンだけを置換した場合以上の影響はみられなかった．これらの結果は，特にセリン-ヒスチジン対が共同して作用し，ペプチド結合のカルボニル炭素原子を攻撃するのに十分な力の求核性残基を生み出しているという考え方を支持している．触媒力が減少したにもかかわらず，それでもまだ変異酵素は pH 8.6 の緩衝液で反応を行うよりも 1000 倍も速くペプチドを加水分解する．

　部位特異的変異導入によって，触媒作用に対するオキシアニオンホールの<u>重要性</u>を探ることも可能である．155 番目のアスパラギンをグリシンに変えた変異体は，ズブチリシンのオキシアニオンホールに存在する側鎖 NH 基を取除くのであるが，それによって k_{cat} は野生株の 0.2 ％ に減少したが，K_M は 2 倍だけの増加であった．この結果は，アスパラギ

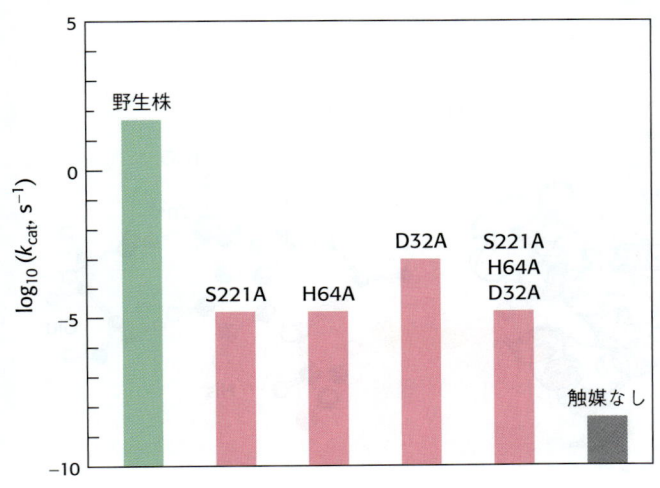

図 9・15　ズブチリシンの部位特異的変異導入．触媒三残基をアラニンに置換した変異体酵素の活性を測定した．触媒三残基のどんな構成アミノ酸の変異も酵素活性を劇的に失う原因となった．活性は対数スケールで表示している点に注意せよ．変異体はつぎのように示してある；最初の文字はアミノ酸の一文字表記；数字は一次構造におけるその残基の位置；2 番目の文字は置換後のアミノ酸の一文字表記．触媒なしは触媒を入れなかった場合の速度で対照になる．

ン残基の NH 基は，四面体中間体やそれに続く遷移状態の安定化に重要な働きをしていることを示している.

システインプロテアーゼ，アスパラギン酸プロテアーゼ，メタロプロテアーゼも，ペプチド結合切断酵素に分類される

すべてのプロテアーゼが，活性化したセリン残基に基づく戦略を利用しているわけではない. ペプチド結合の加水分解について，これに代わる三つのアプローチを使うタンパク質の類が見つかっている（図9・16）. それは，1）システインプロテアーゼ，2）アスパラギン酸プロテアーゼ，3）メタロプロテアーゼである. それぞれ，その戦略はペプチドのカルボニル基を攻撃する求核基を生み出すことである（図9・17）.

　システインプロテアーゼ（cysteine protease）に用いられる戦略は，キモトリプシンファミリーに用いられるのと最もよく似ている. システインプロテアーゼでは，セリンプロテアーゼにおけるセリン残基と非常によく似た様式で，システイン残基がヒスチジン残基によって活性化され，ペプチド結合を攻撃する求核試薬の役割を果たす（図9・17 参照）. セリンの酸素原子よりシステインの硫黄原子の方が本質的によりよい求核試薬であるため，システインプロテアーゼでは，システインにこのヒスチジン残基が付くだけでよく，完全な触媒三残基は必要ないようである. このタンパク質の中でよく研究された例がパパインで，果実のパパイヤから精製された酵素である. パパインとよく似たプロテアーゼが

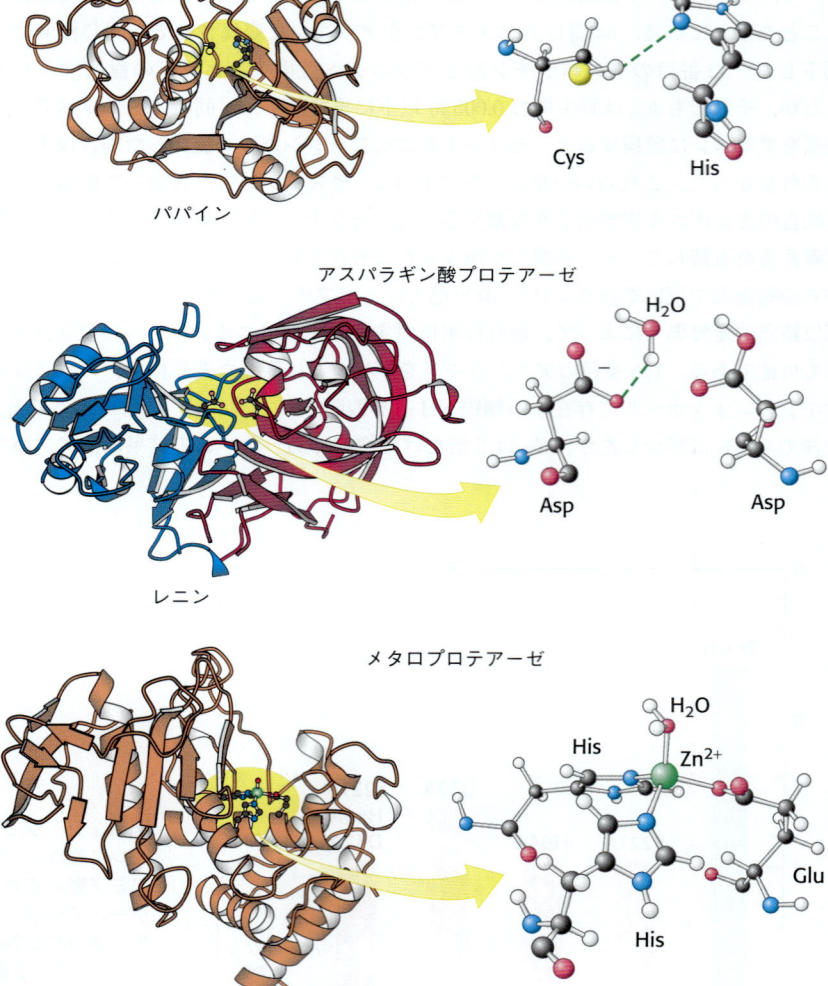

システインプロテアーゼ

Cys　　His

パパイン

アスパラギン酸プロテアーゼ

H_2O

Asp　　Asp

レニン

メタロプロテアーゼ

H_2O

His　　Zn^{2+}

Glu

His

サーモリシン

図 9・16　3種のプロテアーゼとその活性部位. システインプロテアーゼ，アスパラギン酸プロテアーゼ，メタロプロテアーゼのこれらの例では，ヒスチジン残基により活性化されるシステイン残基，アスパラギン酸残基により活性化される水分子，そして，金属により活性化される水分子をそれぞれ求核試薬として利用している. アスパラギン酸プロテアーゼのおよその 2 回回転対称性がよくわかるように，レニンを■と■で半分ずつ示した. これらの酵素は，触媒する反応が類似しているのに，活性部位は異なっている. その違いに注意
〔1PPN.pdb, 1HRN.pdb, 1LND.pdb より〕

(A) システインプロテアーゼ　　(B) アスパラギン酸プロテアーゼ　　(C) メタロプロテアーゼ

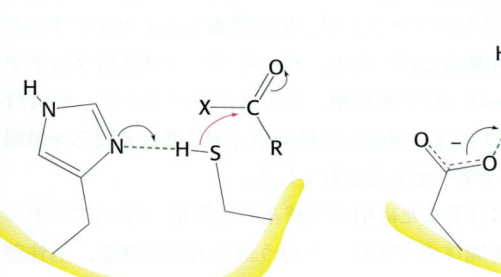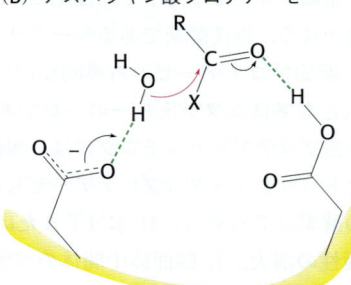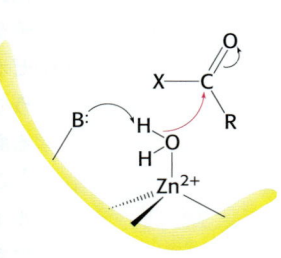

図 9・17　3 種のプロテアーゼの活性化戦略.　ペプチドのカルボニル基は，(A) システインプロテアーゼのヒスチジンにより活性化されるシステイン，(B) アスパラギン酸プロテアーゼのアスパラギン酸により活性化される水分子，(C) メタロプロテアーゼの金属により活性化される水分子，によって攻撃される.（C) の B は，金属に結合した水分子の脱プロトンを助ける塩基（たいていはグルタミン酸）を表している.

哺乳類でも見いだされていて，最も注目されるのはカテプシンである．このタンパク質は免疫系などの系で働いている．システインをもとにした活性部位は進化の過程で，少なくとも 2 度はそれぞれ別々に生じた．つまり，アポトーシスで主要な役割を果たしている酵素であるカスパーゼは，パパインと類似した活性部位をもっているが，全体的な構造には関連性がない.

　二つ目は**アスパラギン酸プロテアーゼ**（aspartic protease）である．その活性部位の主要な特徴は 1 対のアスパラギン酸残基で，それらがともに作用することで，水分子がペプチド結合を攻撃するのを可能にしている．一つのアスパラギン酸残基（脱プロトンした状態）は，水分子を脱プロトンの方向に向けることで水分子の攻撃を活性化する．一方，残りのアスパラギン酸残基（プロトン化した状態）はペプチドのカルボニル基の極性を増加させて，カルボニル炭素への攻撃を受けやすい状態にしている（図 9・17 参照）．この種の一員には，血圧調節に役立つ酵素であるレニンおよび消化酵素ペプシンが含まれる．それらのタンパク質はおよそ 2 回回転対称性をもつ．考えうるシナリオは，もともとの酵素遺伝子 2 コピーが融合して，単一鎖の酵素をコードする一つの遺伝子になったという可能性である．この場合，遺伝子の各コピーが活性部位に一つのアスパラギン酸残基を寄与したのであろう．ヒト免疫不全ウイルス（HIV）やその他のレトロウイルスに存在するアスパラギン酸プロテアーゼでは，個々のペプチド鎖が融合して一本鎖になった形である（図 9・18）．この事実は，酵素がもとは別々のサブユニットとして存在していたかもしれないという考えともつじつまが合う.

　最後に，**メタロプロテアーゼ**（metalloprotease）も大きな部類を構成するペプチド切断酵素である．このようなタンパク質の活性部位は，結合した金属イオン，たいていは亜鉛

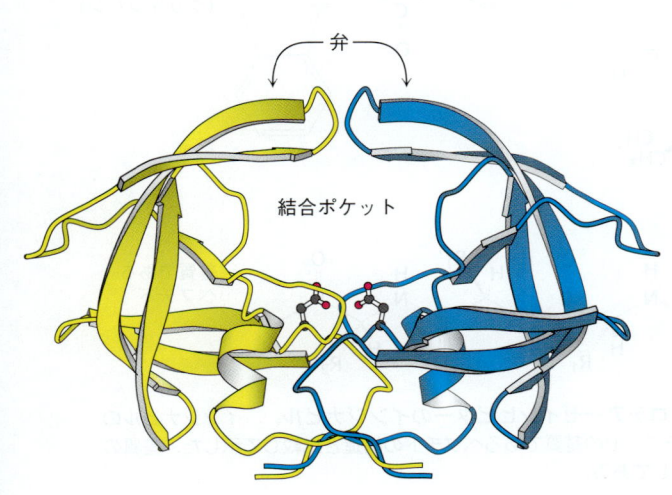

図 9・18　二量体のアスパラギン酸プロテアーゼである HIV プロテアーゼ.　HIV プロテアーゼは，■ と ■ で示される同一サブユニットからなる二量体であり，それぞれは 99 個のアミノ酸で構成されている．それぞれの鎖から一つずつの，活性部位のアスパラギン酸残基（球棒モデルで示してある）の配置に注意．基質が結合すると，結合ポケットの上の弁は閉じる〔3PHV.pdb より〕.

を含んでいる．金属イオンは水分子を活性化して，ペプチドのカルボニル基を攻撃する求核試薬として働かせる．細菌酵素であるサーモリシンや，消化酵素であるカルボキシペプチダーゼ A は，亜鉛プロテアーゼの古典的な例である．サーモリシンは亜鉛プロテアーゼホモログの大きな多様なファミリーの一員であるが，カルボキシペプチダーゼ A はそうではない．亜鉛プロテアーゼホモログには，組織の再構築や分解における反応を触媒する酵素であるマトリックスメタロプロテアーゼも含まれている．

　これら 3 種の酵素はそれぞれ，1) 水分子または別の求核基の活性化，2) ペプチドのカルボニル基の極性の増大，3) 四面体中間体の安定化，という働き方の特性を，活性部位にもっている（図 9・17 参照）．

プロテアーゼインヒビターは重要な薬剤である

　重要な薬剤のいくつかは**プロテアーゼインヒビター**（protease inhibitor，タンパク質分解酵素阻害剤）である．たとえば，カプトプリルはメタロプロテアーゼの一種であるアンギオテンシン変換酵素（angiotensin-converting enzyme, ACE）の阻害剤で，高血圧の治療に用いられる．インジナビル（商品名 クリキシバン），レトロビル，その他 20 以上の物質が後天性免疫不全症候群（AIDS）の治療に使われているが，それらはアスパラギン酸プロテアーゼである HIV プロテアーゼ（図 9・18）の阻害剤である．HIV プロテアーゼは，多数のドメインからなるウイルスタンパク質を切断してそのタンパク質を活性型にする．つまり，この過程を完全に阻害すると，ウイルス感染を防ぐことができる．HIV プロテアーゼインヒビターは，他の重要な HIV 酵素の阻害剤と併用することにより，これらの薬剤を用いることのできる状況下での AIDS による死亡者数を激減させた（図 36・21 参照）．多くの患者にとっては，これらの薬剤のおかげで AIDS は致死的な病気ではなく治療可能な慢性疾患となっている．

　インジナビルは HIV プロテアーゼのペプチド基質に似ている．インジナビルは，アルコールを中心に四面体中間体によく似せて設計されており，その他の残基は，酵素上の認識部位，S_2, S_1, S_1', S_2' の中に結合できるように配置している（図 9・19）．X 線結晶解析研究の結果，インジナビルは活性部位において酵素の 2 回回転対称性に対応した高次構造をとっていることがわかった（図 9・20）．HIV プロテアーゼの活性部位はあたかも二つの可動性の蓋で覆われているようにみえ，結合した阻害剤の頂上部分で下向きに折りたたまれている．インジナビルの中心にあるアルコールのヒドロキシ基は，活性部位の二つのア

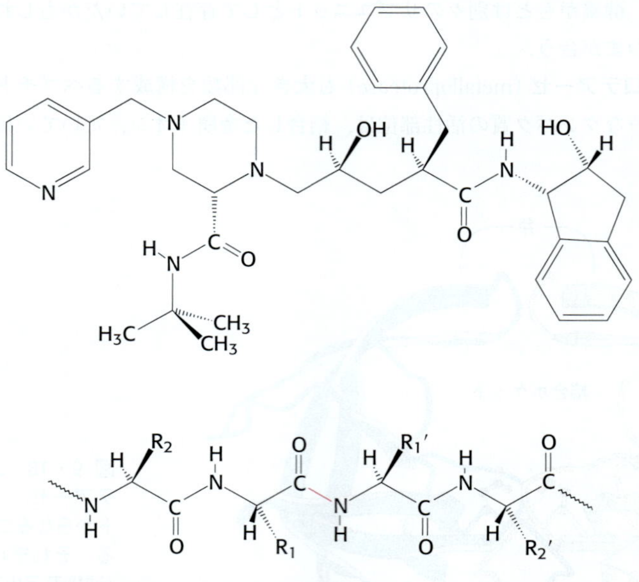

図 9・19　HIV プロテアーゼインヒビターのインジナビル． インジナビルの構造を，HIV プロテアーゼの基質であるペプチドの構造と比較して示した．基質の切断箇所を ― で示してある．

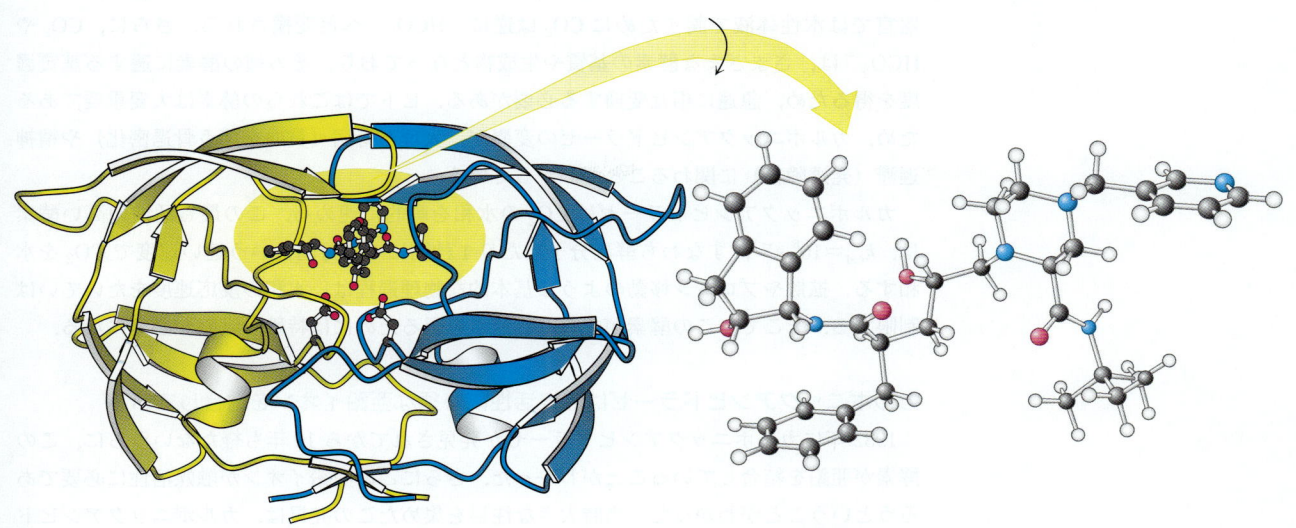

図 9・20　HIV プロテアーゼ–インジナビル複合体.　（左）HIV プロテアーゼを，活性部位に結合した阻害剤インジナビルとともに示す. 酵素の構造が 2 回回転対称性をもつことに注意.（右）この薬物を回転させてみると，およそ 2 回回転対称性の高次構造をもつことがわかる〔1HSH.pdb より〕.

スパラギン酸残基と相互作用する. 加えて，阻害剤の二つのカルボニル基は，水分子と水素結合しており（図 9・20 には示していない），一方，その水分子は，それぞれの蓋のペプチドの NH 基に水素結合している. 水分子や酵素と阻害剤とのこのような相互作用は，レニンのような細胞内アスパラギン酸プロテアーゼでは不可能である. したがって，その相互作用が，HIV プロテアーゼに対するインジナビルの特異性に寄与しているのかもしれない. 薬剤として用いられるプロテアーゼインヒビターは，副作用を無くすために，体内で他のタンパク質を阻害せずに一つの酵素だけに特異的に作用しなければならない.

9・2　カルボニックアンヒドラーゼは迅速な反応をさらに加速する

二酸化炭素は好気代謝のおもな最終産物である. 哺乳類では，二酸化炭素は血液中に放出され，肺に輸送されて呼吸で排出される. 一方，赤血球中では，二酸化炭素は水と反応する（§7・3）. この反応生成物は，中程度の強さの酸である炭酸（pK_a=3.5）であり，これがプロトンを失って炭酸水素イオン（HCO_3^-）になっている.

$$
\underset{O}{\overset{O}{\parallel}}C + H_2O \underset{k_{-1}}{\overset{k_1}{\rightleftharpoons}} HO-\underset{}{\overset{O}{\parallel}}C-OH \rightleftharpoons HO-\underset{}{\overset{O}{\parallel}}C-O^- + H^+
$$

炭　酸　　　　　　炭酸水素イオン

たとえ触媒がなくても，この水付加反応は適度な速さをもって進む. 37 ℃，中性 pH 付近で，二次反応速度定数 k_1 は 0.0027 $M^{-1} s^{-1}$ である. この値は，水中（[H_2O]=55.5 M）での実効一次反応速度定数が 0.15 s^{-1} に相当することになる. 逆反応である炭酸水素イオンの脱水は速度定数 k_{-1}=50 s^{-1} とより一層速い. これらの反応速度定数は，平衡定数 K_1=5.4×10^{-5} に対応し，平衡状態での [CO_2]：[H_2CO_3] の比は 340：1 である.

CO_2 の水付加と HCO_3^- の脱水反応は，急速な過程，特に運搬過程と共役することが多い. そのためほとんどすべての生物は，触媒がなくてもある程度自発的に起こっている反応を劇的に速めるために，カルボニックアンヒドラーゼ（炭酸脱水酵素）とよばれる酵素をもっている. たとえばカルボニックアンヒドラーゼによって，血液が肺を通る際に，血液中の HCO_3^- は，息を吐く際に脱水され CO_2 を形成し，眼球や他の分泌

器官では水性体液で潤すために CO_2 は逆に，HCO_3^- へと変換される．さらに，CO_2 や HCO_3^- は，さまざまな酵素の基質や生成物となっており，その種の酵素に適する基質濃度を得るため，急速に相互変換する必要がある．ヒトではこれらの酵素は大変重要であるため，カルボニックアンヒドラーゼの変異が，大理石骨病（貧血を伴う骨過密化）や精神遅滞（発達障害）に関わることがわかっている．

カルボニックアンヒドラーゼは CO_2 の水和を劇的に速める．この最も活性の高い酵素は，$k_{cat}=10^6\ s^{-1}$，すなわち酵素分子当たり 1 秒間に 100 万回という速い速度で CO_2 を水和する．拡散やプロトン移動のような基本的な物理過程は，水和の反応速度をたいていは制限する．そこで，この酵素が並外れた速さを得るためには特殊な戦略が必要になる．

カルボニックアンヒドラーゼは触媒活性に必須な亜鉛イオンを結合している

1932 年にカルボニックアンヒドラーゼが発見されてから 10 年も経たないうちに，この酵素が亜鉛を結合していることがわかった．さらにこの亜鉛イオンが触媒活性に必要であろうということがわかった．当時大きな注目を集めたこの発見は，カルボニックアンヒドラーゼを亜鉛含有酵素の第一号として世に知らしめた．現在では，数百もの酵素が亜鉛を含んでいることがわかっている．実際，全酵素の 1/3 以上が金属イオンを結合しているか，または活性をもつために金属イオンの添加が必須である．金属イオンは化学反応性を高めるためのいくつかの性質をもつ．すなわち，正電荷をもつこと，強いものの反応速度論的には不安定な性質の結合をつくりうること，さらに，一つ以上の酸化状態が安定である場合があること，などである．金属イオンのもつこれらの化学的反応性は，触媒戦略として進化の過程で金属イオンが採用されてきた理由となっている．

X 線結晶解析の研究は，カルボニックアンヒドラーゼの亜鉛部位について，最も詳細に直接的な情報を提供した．ヒトには少なくとも七つのカルボニックアンヒドラーゼが存在し，それぞれ独自の遺伝子をもっている．それらは，アミノ酸配列の同一性が相当に高いので，すべてホモログであることは明らかである．赤血球に大きな割合のタンパク質として存在しているカルボニックアンヒドラーゼ II は，最も広範に研究されてきた（図 9・21）．それは最も活性の強いカルボニックアンヒドラーゼの一つでもある．

亜鉛は生体系では +2 の状態（Zn^{2+}）でだけ見いだされている．亜鉛原子には本来四つ以上のリガンドが結合する．カルボニックアンヒドラーゼでは，三つの配位部位は三つのヒスチジン残基のイミダゾール環によって占められており，もう一つの配位部位は水分子（pH によっては水酸化物イオン）によって占められている．配位部位を占めている分子はすべて中性であるので，$Zn(His)_3$ 単位の全電荷は +2 のままである．

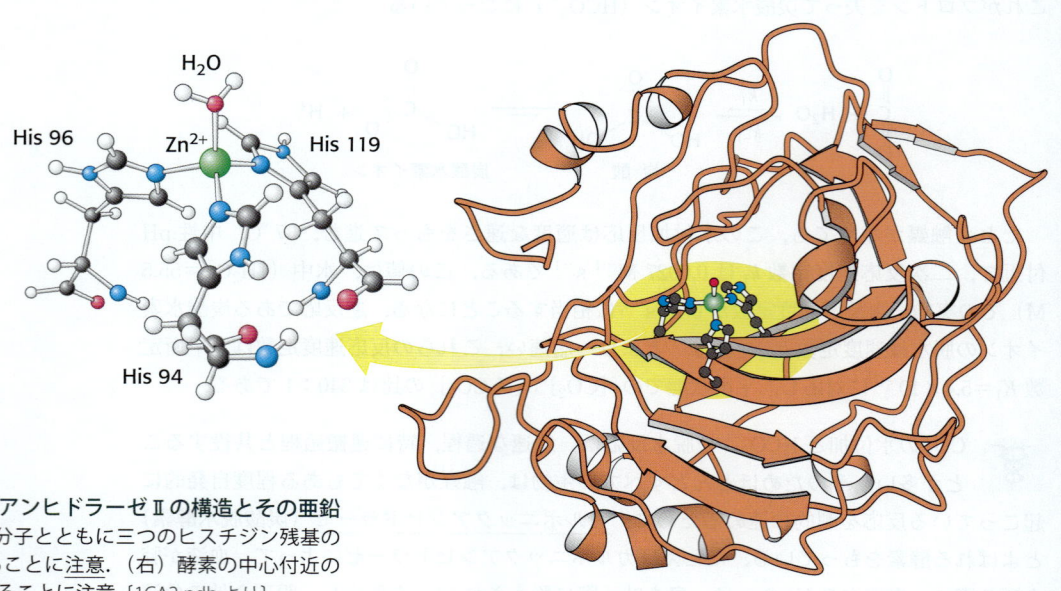

図 9・21　ヒトカルボニックアンヒドラーゼ II の構造とその亜鉛部位．（左）亜鉛イオンは水分子とともに三つのヒスチジン残基のイミダゾール環に結合していることに注意．（右）酵素の中心付近の裂け目にこの亜鉛部位が位置することに注意〔1CA2.pdb より〕

触媒反応は水分子の亜鉛による活性化を必要とする

　亜鉛複合体はどのようにして二酸化炭素の水和を促進するのだろうか．重要な鍵は，酵素的に触媒される二酸化炭素の水和の pH 曲線にある（図9・22）．

　pH 8 でこの反応は最大速度に近づき，pH が減少するにつれてその反応速度は落ちる．この変化の中間点は pH 7 付近であり，カルボニックアンヒドラーゼの活性において pH=7 でプロトンを失う（pK_a=7 をもつ）官能基が重要な役割を果たしていることを示唆している．またその曲線から，官能基が脱プロトン（高 pH）状態にある方がより効果的に触媒作用に関与することがわかる．いくつかのアミノ酸，特にヒスチジンは，7 付近の pK_a であるものの，さまざまな証拠から，この pH 変化の原因となる官能基はアミノ酸ではなく，亜鉛が結合した水分子であることがわかっている．

　このように，正電荷をもった亜鉛中心に水分子が結合すると，水分子の pK_a は 15.7 から 7 に下がる（図9・23）．この pK_a の低下で，多くの水分子が中性の pH でプロトンを

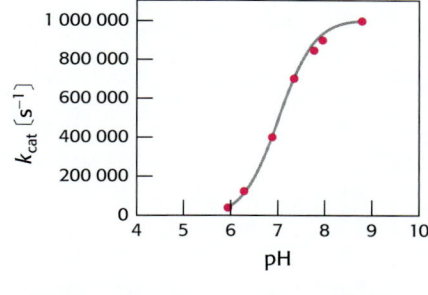

図 9・22　カルボニックアンヒドラーゼの活性に及ぼす pH の影響． pH の変化は，カルボニックアンヒドラーゼⅡが触媒する二酸化炭素の水和反応速度を変える．カルボニックアンヒドラーゼは，pH が高いと最大の活性になる．

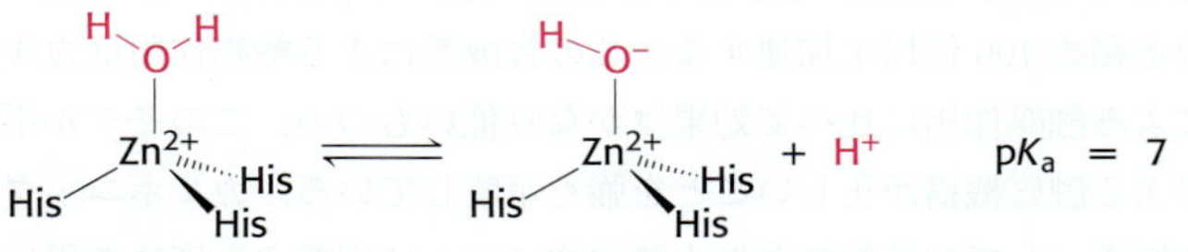

図 9・23　亜鉛が結合した水分子の pK_a． 水分子が亜鉛に結合すると水の pK_a は 15.7 から 7 へと下がる．

失うため，相当に高濃度の水酸化物イオン（亜鉛分子に結合した状態で）が生じることになる．亜鉛に結合した水酸化物イオンは，二酸化炭素を攻撃するのに十分に強力な求核性をもち，水よりは反応性が高い．カルボニックアンヒドラーゼは，亜鉛に近接した部位に，二酸化炭素の結合部位として働く疎水性領域をまたもっている（図9・24）．この結果に基づいて，二酸化炭素の水和に対する簡潔な機構が提案された（図9・25）．すなわち，

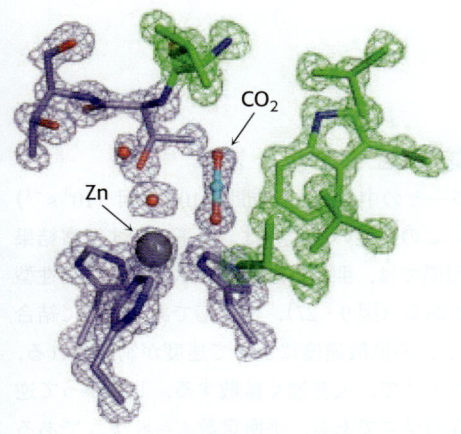

図 9・24　二酸化炭素の結合部位． カルボニックアンヒドラーゼの結晶を高圧の二酸化炭素ガスに低温下でさらし，X 線回折データを集めた．二酸化炭素の電子密度から亜鉛と結合水に近接していることが見て取れ，二酸化炭素の結合部位が明らかになった〔出典: J.F. Domsic, B.S. Avvaru, C.U. Kim, S.M. Gruner, M. Agbandje-McKenna, D.N. Silverman, R. McKenna, *J. Biol. Chem.*, **283**, 30766〜30771（2008）〕．

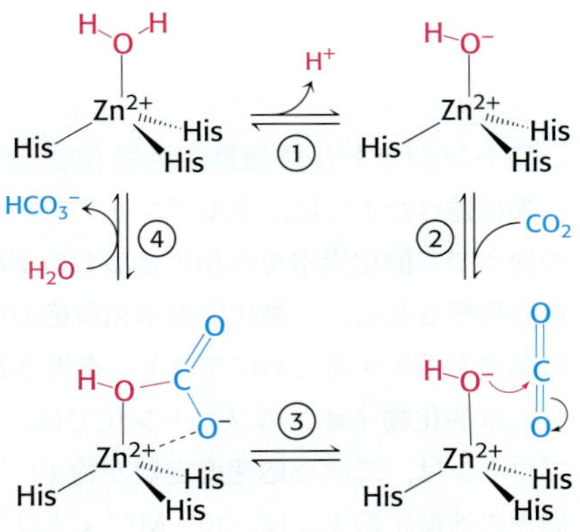

図 9・25　カルボニックアンヒドラーゼのメカニズム． 亜鉛イオンが結合した水酸化物による二酸化炭素の水和反応のメカニズム．これによって金属イオンの触媒作用の一面が明らかになる．反応は 4 段階で進む: ① 水の脱プロトン，② 二酸化炭素の結合，③ 水酸化物イオンによる二酸化炭素の求核攻撃，④ 水分子が反応して炭酸水素イオンと置換する．

1. 亜鉛イオンは水分子からのプロトンの解離を促進し，それが水酸化物イオンを生み出す．
2. 基質である二酸化炭素は，酵素の活性部位と結合し，水酸化物イオンと反応を起こす場所に位置している．
3. 水酸化物イオンは，二酸化炭素を攻撃して炭酸水素イオン HCO_3^- に変える．
4. 炭酸水素イオンの遊離に伴い触媒部位が再生されて，つぎの水分子が結合する．

このように，亜鉛イオンへの水分子の結合は，プロトンの解離を促進し，他の反応物と近接した位置に水分子を配置し，それらによって遷移状態の形成を有利にしている．

合成類似体モデル系（synthetic analog model system）の研究から，このメカニズムの確かさを示す証拠が得られている．単純な合成配位子は，図 9・26 に示すように，四つの窒素原子（酵素中の三つのヒスチジン窒素原子に対応）によって亜鉛に結合している．一つの水分子は，この複合体中の亜鉛イオンに結合したままである．この水分子の pK_a を直接測ると，8.7 であることが示された．この値は，カルボニックアンヒドラーゼの水分子ほど低くはないものの，遊離水分子よりは顕著に低い．pH 9.2 において，この複合体は二酸化炭素の水和を 100 倍以上加速する．この合成系による触媒作用はカルボニックアンヒドラーゼによる触媒作用に比べて効果はかなり低いものの，このモデル系は，亜鉛結合性水酸化物による触媒機構が正しいことを強く示唆している．カルボニックアンヒドラーゼは，強力な触媒としての亜鉛結合性水酸化物イオンに固有の反応性を用いるように進化してきた．

(A)   (B)

図 9・26　カルボニックアンヒドラーゼの合成類似体モデル系．（A）カルボニックアンヒドラーゼのモデルとして亜鉛と結合可能な有機化合物が合成された．このリガンドと亜鉛の複合体は，適当な条件下で 100 倍以上の速度で二酸化炭素への水和を促進する．（B）活性型複合体の推定構造．リガンドおよび一つの水分子に結合した亜鉛を示す．

プロトンシャトルは酵素の活性化状態を急速に再生する

先に述べたように，カルボニックアンヒドラーゼの中には，1 秒間に 100 万回（$10^6 \, s^{-1}$）の速さで二酸化炭素を水和できるものがある．この速度の巨大さは，以下に示す観察結果から理解される．二酸化炭素水和反応の第一段階では，亜鉛に結合した水分子は，活性型の酵素を再生するためにプロトンを失う必要がある（図 9・27）．逆反応である亜鉛に結合した水酸化物イオンのプロトン化では，プロトンの拡散速度によって速度が制限される．プロトンは，二次反応速度定数が約 $10^{-11} \, M^{-1} \, s^{-1}$ で，大変速く拡散する．したがって逆向きの速度定数 k_{-1} は，$10^{11} \, M^{-1} \, s^{-1}$ 以下となるはずである．平衡定数 $K = k_1/k_{-1}$ であるから，正反応の速度定数は，$k_1 = K \cdot k_{-1}$ で与えられる．よって，もし $k_{-1} \leq 10^{11} \, M^{-1} \, s^{-1}$ で

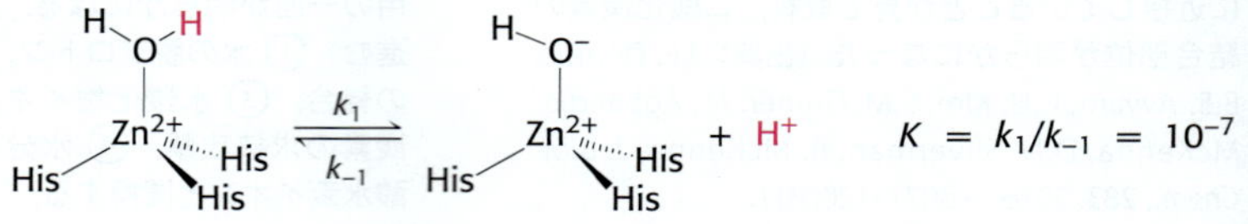

図 9・27　水の脱プロトンの反応速度論．カルボニックアンヒドラーゼにおける亜鉛結合水分子の脱プロトンおよびプロトン化の反応速度論

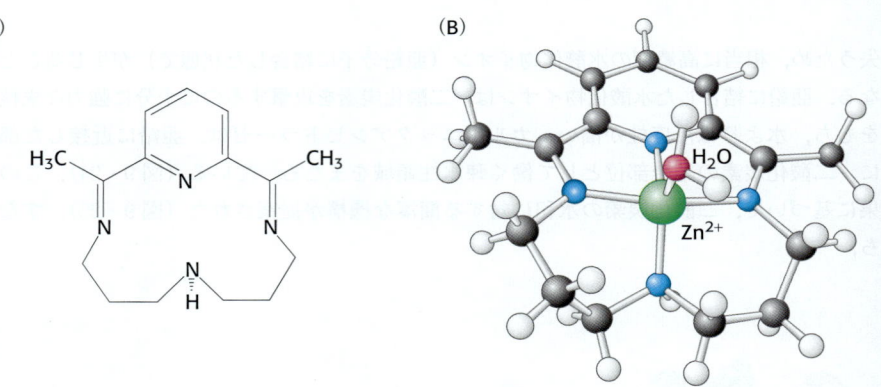

$$K = k_1'/k_{-1}' \approx 1$$

カルボニックアンヒドラーゼ中の亜鉛結合水分子の脱プロトンは，緩衝液の構成成分 B によって促進される．

$K=10^{-7}$ M（$pK_a=7$ であるため）ならば，$k_1 \leq 10^4$ s^{-1} となるはずである．言い換えれば，プロトンの拡散速度のために $pK_a=7$ の官能基からのプロトン解離速度は 10^4 s^{-1} 以下に制限されるはずである．しかしながら，二酸化炭素が 10^6 s^{-1} の速度で水和されるなら，そのメカニズム（図 9・25 参照）は各ステップごとに少なくともこの速度で起こらなくてはならない．このみかけの矛盾はどのように解明できるのだろうか．

その答えは，二酸化炭素の水和の最高速度を得るには緩衝液が必要である，という事実から明らかになった．つまり，緩衝液の構成成分が反応に関与しているのである．緩衝液は，プロトンを結合または解離することができる．この有利さは，プロトンや水酸化物イオンの濃度が中性 pH で 10^{-7} M に制限されるものの，緩衝液成分の濃度は数 mM のオーダーでもっと高くなりうるということである．もし，緩衝液成分 BH^+ の pK_a が 7 ならば（亜鉛が結合した水の pK_a と一致する），図 9・28 に示す反応の平衡定数は 1 である．プロトン引き抜き速度は $k_1' \cdot [B]$ で与えられる．二次反応速度定数 k_1' や k_{-1}' は，緩衝液の拡散速度で制限され，およそ 10^9 M^{-1} s^{-1} より小さい値である．したがって，$k_1' \cdot [B] = (10^9$ M^{-1} s$^{-1})(10^{-3}$ M$) = 10^6$ s^{-1} であるので，$[B]=10^{-3}$ M（1 mM）よりも大きい緩衝液濃度は，10^6 M^{-1} s^{-1} という二酸化炭素の水和速度をとるのに十分であろう．この推測は実験的に確かめられる（図 9・29）．

多くの緩衝液の分子成分は大きすぎるため，カルボニックアンヒドラーゼの活性部位に届かない．カルボニックアンヒドラーゼⅡは**プロトンシャトル**（proton shuttle）を進化させて，緩衝液成分が溶液から反応に関与できるようにした．プロトンシャトルの基本成分は 64 番目のヒスチジンである．この残基は，亜鉛結合水分子からタンパク質表面へ，さらに緩衝液へとプロトンを転移する（図 9・30）．このように，活性部位の内外へのプロトン移動の調節装置を進化させることで，触媒機能が高められてきた．プロトンは多くの生化学反応に関与しているため，活性部位内のプロトン収支の動向は，多くの酵素作用にとって重大な問題であり，酸塩基触媒作用の有利さの説明となる．

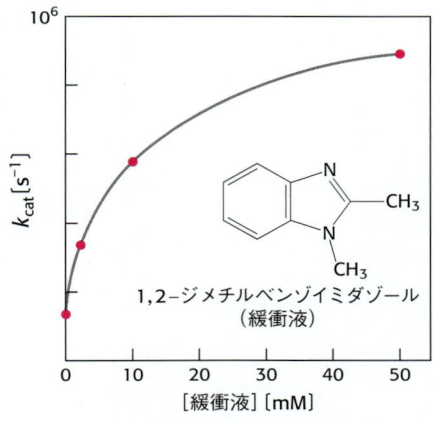

1,2-ジメチルベンゾイミダゾール（緩衝液）

図 9・29　二酸化炭素の水和反応速度に及ぼす緩衝液濃度の影響．　二酸化炭素の水和反応速度は 1,2-ジメチルベンゾイミダゾール緩衝液の濃度によって増加する．緩衝液が酵素の触媒速度を高めている．

図 9・30　ヒスチジンプロトンシャトル．　① His 64 は亜鉛に結合した水分子からプロトンを引き抜き，求核試薬である水酸化物イオンとプロトン化ヒスチジンを生じる．② 緩衝液（B）が，ヒスチジンからプロトンを取除き，脱プロトン型ヒスチジンを再生する．

9・3　制限酵素は高度に特異的な DNA 切断反応を触媒する

つぎに，DNA の切断をひき起こす加水分解反応を考えてみよう．細菌やアーキアは，ウイルスの感染から自分自身を守るためのメカニズムを進化させてきた．多くのウイルスは，

細胞にウイルスの DNA ゲノムを注入する．一度細胞内に入ると，ウイルス DNA は細胞のタンパク質合成機構を乗っ取り，ウイルスタンパク質，そして最終的に次世代ウイルスを生産させる．ウイルス感染によって宿主の死に至ることが多い．宿主のおもな防衛戦略は，**制限酵素** (restriction enzyme)〔**制限エンドヌクレアーゼ** (restriction endonuclease)〕を利用して，細胞に入ってきたウイルス DNA を壊すことである．これらの酵素は，**認識配列** (recognition sequence) または**認識部位** (recognition site) とよばれる，標的 DNA の特別の塩基配列を認識し，その DNA をある決まった場所で切断する．これらの重要な酵素は，遺伝子やゲノムを切断するのに有用であることはすでに考察した（§5・1）．制限酵素で最もよく研究されているのは，認識配列内の DNA を切断する，いわゆるクラスⅡ制限酵素である．その他の種類の制限酵素は DNA を認識部位から多少離れた場所で切断する．

制限酵素であるエンドヌクレアーゼは，驚異的に高い特異性を 2 段階で示さねばならない．第一に，制限酵素は，認識配列をもつ宿主 DNA は切断してはならない．第二に，制限酵素は，認識部位をもたない DNA 分子を切断せずに，認識部位をもつ DNA〔以後，**コグネイト DNA** (cognate DNA) とよぶ〕分子だけを切断しなければならない．どのようにして制限酵素は，自身の DNA は切断せずに，ウイルス DNA だけをうまく切断するのだろうか．*E. coli* では，制限酵素 *Eco*RV は 5′-GATATC-3′ 配列をもつ二本鎖ウイルス DNA 分子を切断するが，同様の配列を何百ももつ宿主 DNA には損傷を与えない．宿主細胞が自身の DNA を保護する戦略については本節の最後で再びふれることにしよう．

制限酵素は他の部位では切断せず，修飾のない認識部位のところでのみ DNA を切断しなければならない．認識配列が 6 塩基対の長さであると仮定しよう．6 塩基対をもつ配列は 4^6 すなわち 4096 種類あるので，切断してはいけない部位の濃度は，切断されるべき部位の濃度よりも，約 4000 倍大きくなる．このように，宿主 DNA の損傷を避けるために，制限酵素は，非特異的部位の切断の 4000 倍以上効率的にコグネイト DNA 分子を切断する必要がある．切断過程の化学を考えた後で，必要な特異性を獲得するのに用いられているメカニズムに話を戻すことにしよう．

マグネシウムで活性化した水による整列機構置換反応で，リンと 3′-酸素原子間を切断する

制限酵素が触媒する反応は，DNA 骨格のリン酸ジエステル結合の加水分解である．特に，3′-酸素原子とリン原子間の結合が切断される．この反応の生成物は，切断部位に生ずる遊離した 3′-ヒドロキシ基と 5′-リン酸基をもつ二つの DNA 鎖である（図9・31）．この反応は，リン原子のところで求核試薬の攻撃が起こることによって進む．プロテアーゼとの類似性を念頭に置いて，二つのタイプの反応機構を考える．制限酵素は，反応機構 1 では強力な求核試薬 (Nu) を利用した共有結合性中間体を介した反応，反応機構 2 では直接加水分解によって，DNA を切断する．

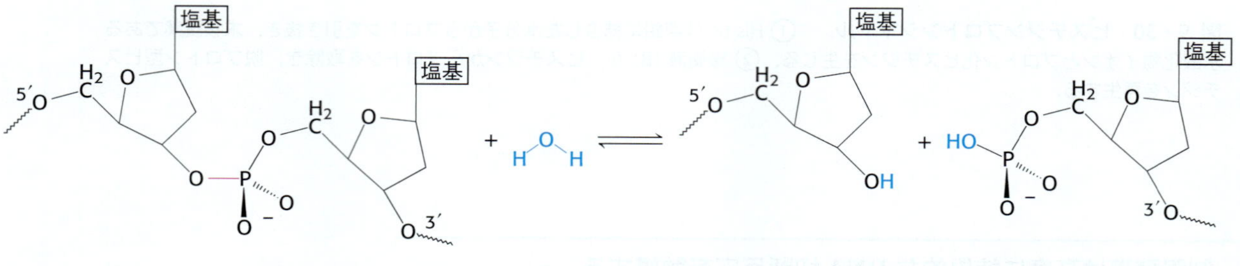

図 9・31　リン酸ジエステル結合の加水分解.　すべての制限酵素は，DNA のリン酸ジエステル結合の加水分解を触媒し，5′ 末端はリン酸基が付いた状態となる．切断される結合を — で示す.

反応機構 1（共有結合性中間体）

$$R_2O-\overset{\overset{O^-}{\underset{\|}{O}}}{\underset{OR_1}{P}} + \text{酵 素}-\text{NuH} \rightleftharpoons \text{酵 素}-\text{Nu}-\overset{\overset{O^-}{\underset{\|}{O}}}{\underset{OR_2}{P}} + R_1OH$$

$$\text{酵 素}-\text{Nu}-\overset{\overset{O^-}{\underset{\|}{O}}}{\underset{OR_2}{P}} + H_2O \rightleftharpoons \text{酵 素}-\text{NuH} + R_2O-\overset{\overset{O^-}{\underset{\|}{O}}}{\underset{OH}{P}}$$

反応機構 2（直接加水分解）

$$R_2O-\overset{\overset{O^-}{\underset{\|}{O}}}{\underset{OR_1}{P}} + H_2O \rightleftharpoons R_1OH + HO-\overset{\overset{O^-}{\underset{\|}{O}}}{\underset{OR_2}{P}}$$

それぞれの反応機構は，リンを攻撃するのに異なった求核基を仮定している．どちらの場合も，反応は次式で示す**整列置換**（in-line displacement）で起こる．

$$Nu + \overset{R_1O}{\underset{R_3O}{\overset{|}{\underset{|}{P}}}}\!\!-L \rightleftharpoons \left[Nu\cdots\overset{OR_1}{\underset{R_2O\ OR_3}{P}}\cdots L\right] \rightleftharpoons \overset{OR_1}{\underset{OR_2}{\overset{|}{\underset{|}{N}}}}\!\!-OR_3 + L$$

接近してくる求核基はリン原子を攻撃し，五配位の遷移状態になる．この遷移状態はリン原子を中心とした三方両錐形をもち，二つの三角錐の頂点の一方には入ってきた求核基の原子が，もう一方には置換される基（脱離基，Lで表す）が位置する．四面体リン原子を中心とした立体化学の配置が反転していることに注意されたい．この立体化学的反転は，四面体炭素原子周りの R と S の配置の反転（§2・1）と類似している．

　上記の二つの反応機構は，反応過程で起こる置換の回数が異なる．反応機構 1 で，酵素の求核基（キモトリプシンにおける 195 番目のセリンに類似）がリン酸基を攻撃し，共有結合性中間体を形成する．つぎのステップで，中間体は水分子により加水分解され最終生成物を生ずる．この場合，リン原子に 2 段階の置換反応が起こる．そのため，リン原子における立体化学的な配置は 1 回反転し，さらに再度反転するので，全体として立体配置保持である．反応機構 2 では，アスパラギン酸プロテアーゼや，メタロプロテアーゼで用いられたのと類似の機構で，活性化された水分子が直接リン原子を攻撃する．この反応機構では，リン

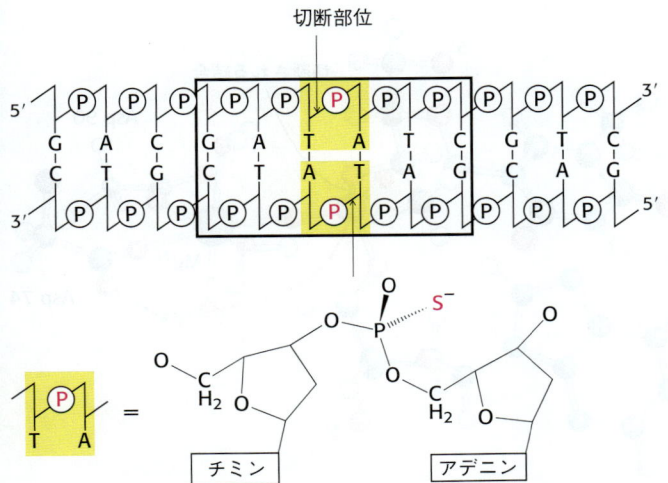

図 9・32　**ホスホロチオエートを用いた標識**．　ホスホロチオエート基は架橋結合していない酸素原子の一つを硫黄原子に置換した基である．DNA 骨格の特異的な部位を標識することが可能で，全体の置換反応経路を立体化学的に決定できる．ここで，ホスホロチオエートは，*Eco*RV 制限酵素によって切断される部位に付ける．

原子に１回だけ置換反応が起こる．それゆえ，リン原子の立体化学的配置は切断後反転する．どちらの反応機構が正しいかは，切断反応後のリン原子の立体化学を調べればわかる．

リン原子の立体化学を観測することは，リン原子に結合する基が二つともただの酸素原子であり区別がつかないため容易ではない．この問題は一つの酸素原子を硫黄で置換する（ホスホロチオエートとよばれる化学種を生じる），ことで解決できる．EcoRV 制限酵素を考えてみよう．この酵素は，5′-GATATC-3′という認識配列の中心にある T と A の間のリン酸ジエステル結合を切断する．最初にすべきは，切断部位にホスホロチオエートを含む適切な EcoRV の基質を合成することである（図 9・32）．入ってくる酸素原子を標識するため，^{18}O で濃縮した水で反応を行う．硫黄原子に対する標識 ^{18}O の位置関係から，反応が進行するのに伴い立体化学反転か保持かがわかる．この解析によって，リン原子の立体化学的配置は，切断反応で一度だけ反転することがわかった．この結果は，リン原子を水が直接攻撃することと矛盾せず，いかなる共有結合性中間体も形成されない（図 9・33）．

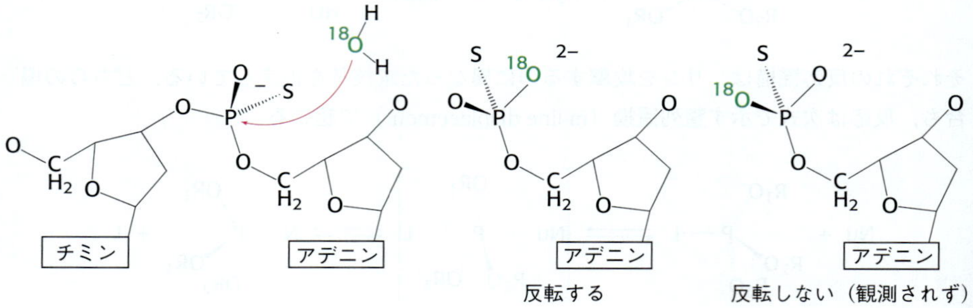

図 9・33 切断された DNA の立体化学.
EcoRV 制限酵素による DNA の切断結果として，リン原子における立体化学的配置が全体として反転であることになる．その配置は，架橋酸素原子一つ，^{16}O 一つ，^{18}O 一つ，硫黄原子一つと結合するリン原子の立体化学からわかる．２種類の可能性のうち片方しか観測されないことから，リン原子への水分子の直接攻撃で加水分解がひき起こされることが示される．

制限酵素の触媒活性にはマグネシウムイオンが必要である

リン酸をもつ基質に働く多くの酵素は，Mg^{2+} またはその他類似の二価カチオンを酵素活性のために必要とする．1 個以上の Mg^{2+}（または類似物）が制限酵素が機能するには必要である．その場合の金属イオンの働きとは何であろうか．

Mg^{2+} 存在下で，EcoRV 制限酵素とコグネイト DNA 分子との複合体を結晶化して直接見ることは，この状況下では酵素が基質を切ってしまうために不可能であった．それにもかかわらず，いくつかの方法によって，金属イオン複合体を見ることが可能となった．一つの方法は，酵素の認識部位をもつオリゴヌクレオチドを結合した EcoRV 制限酵素の結晶をまずつくることである．これらの結晶は，切断を防ぐため，マグネシウム非存在下で成長させる．その後に金属を含んだ溶液に浸すのである．別法としては，活性の低い酵素変異体を用いて結晶を育てることがある．最後に，結合はするがそれほど触媒活性をもたない Ca^{2+} のような金属と Mg^{2+} を置き換える方法がある．どの場合も，切断が起こらな

図 9・34 EcoRV 制限酵素のマグネシウムイオン結合部位. マグネシウムイオンは水分子の活性化を助け，リン原子を攻撃できるような位置に水分子を配置する．

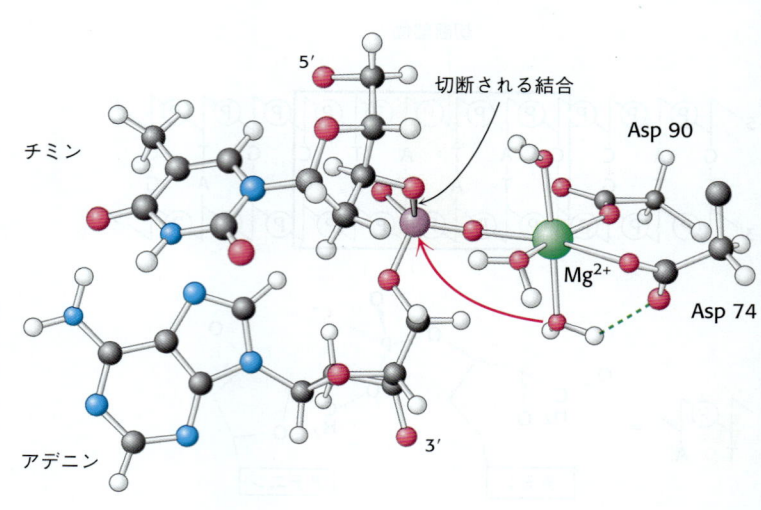

いので，金属イオン結合部位が容易に決定できるのである．

　一つの活性部位当たり3個もの金属イオンが見いだされている．これらの多数の金属イオンの役割は，いまだ研究途上である．基本的にどの構造でもイオン結合部位に1個の金属がある．この金属イオンは，二つのアスパラギン酸残基および切断部位近くのリン酸基がもつ酸素原子のうちの一つによってタンパク質に配位している．この金属イオンはリン原子を攻撃する水分子を結合して，カルボニックアンヒドラーゼのもつ Zn^{2+} イオンと同様のやり方でその水分子を適切に配置し活性化する（図9・34）．

完全な触媒は，特異性を確実なものとするため，コグネイト DNA 分子の複合体中でのみ組立てられる

　本項で，制限酵素を特徴づける特異性の問題に戻る．たいていの制限酵素の認識配列は，逆方向反復配列（inverted repeat sequence）である．この配列から，認識部位の三次元構造は2回回転対称となる（図9・35）．

　制限酵素の対称性は，それに対応したものになる．つまり制限酵素は，2回回転対称で関係づけられる二つのサブユニットをもつ二量体である．認識配列と酵素の対称性が一致していることは，酵素によるコグネイト DNA の認識性を高めている．この構造における

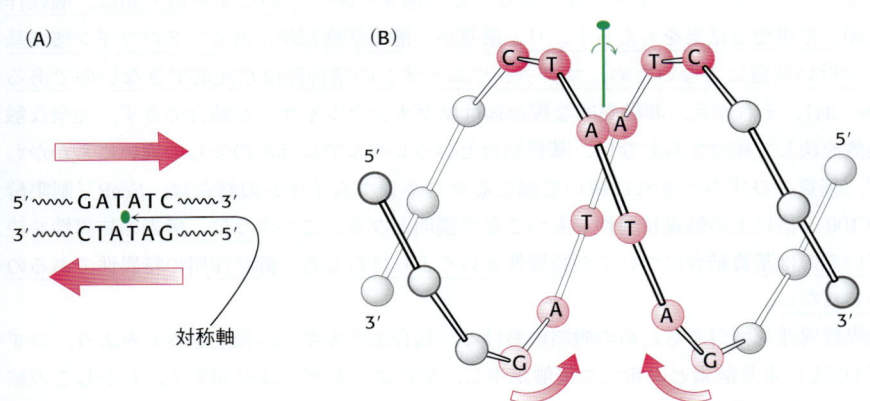

図 9・35　*Eco*RV 制限酵素の認識部位の構造．　（A）回転軸に対して対称な認識部位の配列を 🟢 で示す．（B）*Eco*RV（および大半の他の制限酵素）の認識配列中の逆方向反復配列は，DNA 部位に2回回転対称性を与える．

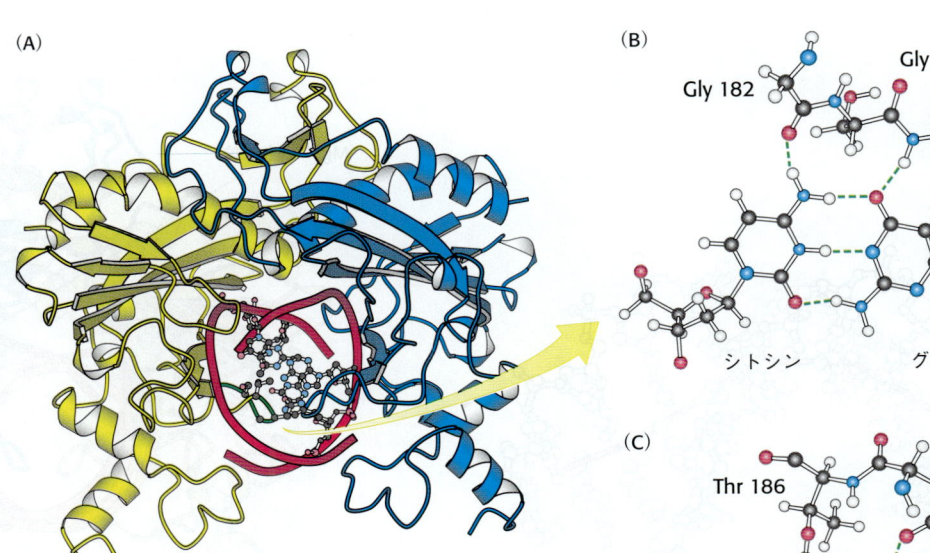

図 9・36　コグネイト DNA 分子を囲む *Eco*RV．　（A）コグネイト DNA 断片が結合した *Eco*RV 制限酵素を DNA のらせん軸に沿って見下ろした構造．二つのタンパク質サブユニットは🟡と🔵で，DNA 骨格は🔴で示す．酵素二量体と DNA の2回対称軸が一直線に並んでいることに注意．*Eco*RV 制限酵素の DNA を結合するループの一つ（＝）と，コグネイト DNA 結合部位の塩基対との相互作用を示す．鍵となるアミノ酸残基は，GC 塩基対（B）および AT 塩基対（C）と水素結合しているのがわかる〔1RVB.pdb より〕．

対応性は *Eco*RV制限酵素と認識配列を含むDNA断片との複合体構造を決定することで確認できる（図9・36）．酵素はDNAの周りをぴったりと囲んでいる．

　酵素が基質に結合する際の親和性はしばしば特異性を決める．しかしながら驚くことに，マグネシウム非存在下で行った結合についての研究から，*Eco*RV制限酵素は，コグネイトであれ非コグネイトであれ，すべての配列に対してほぼ同じ親和性をもって結合することが示された．それではどうして酵素はコグネイト配列のみ切断するのか．その答えは，酵素とコグネイトDNA配列間の独特な一連の相互作用にある．

　5′-GATATC-3′という配列の中で，各DNA鎖の5′末端にあるGとAの塩基と，それぞれのワトソン・クリックモデルの相手とは，二つのループに存在するアミノ酸残基と水素結合をつくって酵素に直接結合している．その二つのループはそれぞれの酵素サブユニット表面から突き出ている（図9・36参照）．この複合体の最も驚くべき特徴はDNAのねじれで，DNAは中心で相当折れ曲がっている（図9・37）．認識配列にある中心の二つのTA塩基対が，折れ曲がりを生じる重要な原因となっている．それらは酵素と接触しないが，ねじれやすい性質をもっているため必要であると思われる．5′-TA-3′配列は，最も簡単に変形する塩基対の一つとして知られている．

　非コグネイトDNA断片との複合体構造は，コグネイトDNA断片との複合体構造と著しく異なり，それほどひずんではいなかった（図9・38）．このひずみの欠如は，触媒作用に関して重要な結果をもたらす．リン酸基が，酵素活性部位にあるアスパラギン酸残基と十分近い位置にこないため，マグネシウムイオンの結合部位が完成できないのである（図9・34）．それゆえ，非特異的な複合体はマグネシウムイオンが結合できず，完全な触媒装置を決して組立てられない．基質結合というレベルではほんの少しの違いにもかかわらず，基質のひずみとそれに続いて起こるマグネシウムイオンの結合は，*Eco*RV制限酵素が100万倍以上の触媒特異性をもつことの説明となる．このように，酵素の特異性を決めているのは基質結合についての特異性というよりはむしろ，酵素作用の特異性であるのかもしれない．

　触媒特異性を獲得するための戦略における，結合エネルギーの役割をみてみよう．ひずんだDNAにより酵素との新たな接触が生じ，結合エネルギーは増加する．しかしこの結合エネルギーの増加は，DNAをもとの自然な構造からねじるためのエネルギー消費で帳

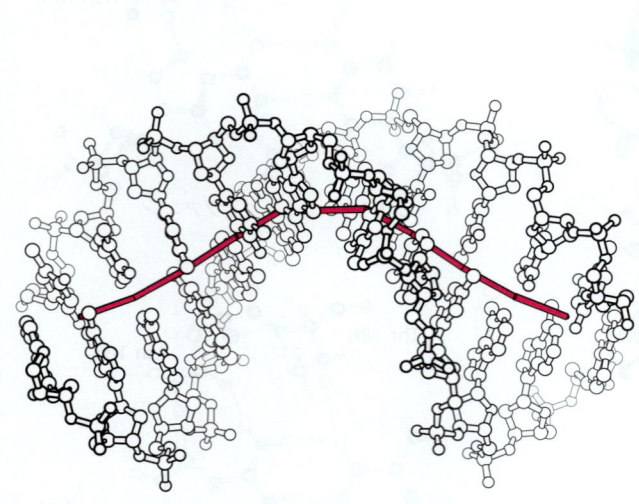

図 9・37　認識部位のねじれ．　DNAは球棒モデルで示す．DNAらせん軸をつなげて描くと（━で示した），酵素への結合によってかなりねじれている．B形DNAの場合，らせん軸はまっすぐである（図示していない）．

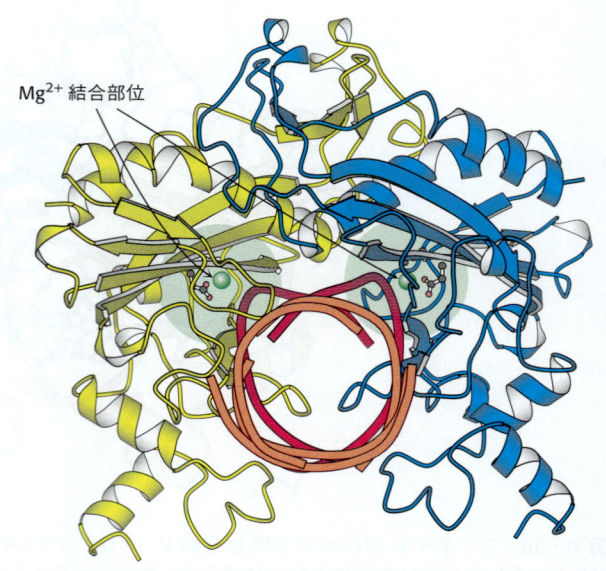

Mg²⁺ 結合部位

図 9・38　*Eco*RV 制限酵素中の非特異的な DNA とコグネイト DNA．　*Eco*RV 中の非特異的 DNA（━）とコグネイト DNA（━）の位置を比較した．非特異的な複合体では DNA 骨格が酵素からあまりに離れているためにマグネシウムイオン結合部位を完成できないことに注意〔1RVB.pdb より〕

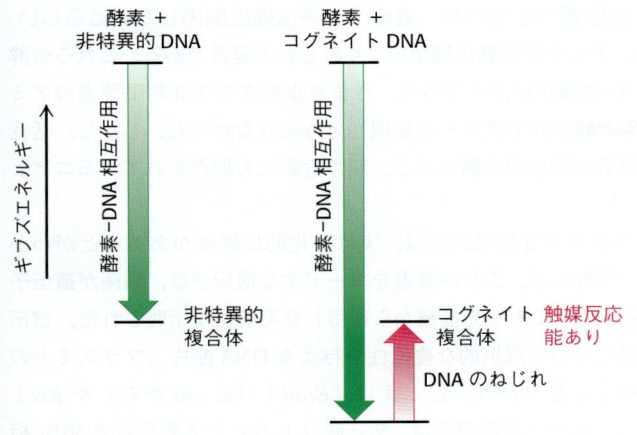

消しになる（図9・39）．このように，*Eco*RV制限酵素においては，コグネイトDNA断片と非特異的DNA断片に対する結合親和性はほとんど違わない．しかし，コグネイト複合体におけるひずみは，マグネシウムイオン結合部位を完成させることで，触媒作用に劇的な影響を与える．この例は，酵素が基質を変形させるために得られた結合エネルギーをどう利用するのか，また基質をどのようにして化学変換するように保つのかを示している．ひずんだ基質複合体内に生じる相互作用は，遷移状態を安定化させDNAの加水分解へと導く．

宿主細胞の DNA は特定の塩基をメチル化して保護されている

宿主細胞は自身の DNA をどのようにして制限酵素から保護しているのだろう．宿主DNA は，宿主の認識配列内の特異的なアデニン塩基を**メチラーゼ**（methylase）とよばれる別の酵素でメチル化している（図9・40）．エンドヌクレアーゼは DNA の認識配列がメチル化されていればその DNA を切断しない．宿主細胞は各制限酵素に対応したメチラーゼを生産し，自身の DNA の適当なメチル化部位に印を付ける．これらの酵素の組合わせは，**制限‒修飾システム**（restriction-modification system）とよばれる．

切断される

5′ ⌇⌇⌇ GATATC ⌇⌇⌇ 3′
3′ ⌇⌇⌇ CTATAG ⌇⌇⌇ 5′

切断されない

5′ ⌇⌇⌇ GA*TATC ⌇⌇⌇ 3′
3′ ⌇⌇⌇ CTATA*G ⌇⌇⌇ 5′

A* =

メチル基の付加

デオキシリボース

図 9・40　メチル化による保護. *Eco*RV制限酵素の認識配列（左）と酵素の触媒作用から保護される DNA のメチル化部位（右）

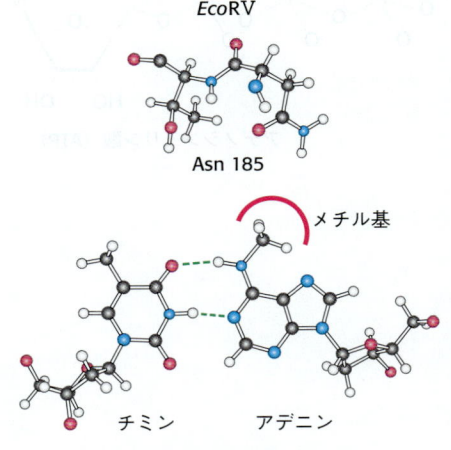

図 9・41　アデニンのメチル化. アデニンのメチル化により，*Eco*RV 制限酵素とコグネイト DNA 分子間の水素結合形成は妨害され加水分解が妨げられる.

DNA のひずみは，どのようにしてメチル化が触媒作用を阻害し，宿主細胞 DNA を防御しているかの説明となる．宿主 *E. coli* から提供されたメチル基は認識配列の 5′ 末端にあるアデニンヌクレオチドのアミノ基に付加される．そのメチル基の存在のためにアミノ基と 185 番目のアスパラギンのカルボニル側鎖との間に水素結合が形成されなくなる（図9・41）．このアスパラギン残基は DNA と特異的に接触するもう一つのアミノ酸と密接に連動している．水素結合が形成されないと，酵素と DNA 基質間の他の相互作用が生じず，切断に必要なねじれが起こらなくなる．

クラスⅡ制限酵素は共通した触媒中心をもち，遺伝子水平伝播に関係しているらしい

クラスⅡ制限酵素は，アーキアや真正細菌によくみられる酵素である．これらの酵素の進化の歴史について何がいえるだろう．さまざまなクラスⅡ制限酵素のアミノ酸配列を比較しても，大半の酵素間で際立った類似性はみられなかった．しかし，活性部位の位置を考慮して立体構造を注意深く調べると，別の酵素にも保存されているコアとなる構造があることがわかった．

これらの観察から，多くのクラスⅡ制限酵素は，実は進化的に関係があることがわかる．さらに配列をより詳細に分析して，これの酵素をコードする遺伝子は，細菌が**遺伝子水平伝播**（horizontal gene transfer）によって他種から獲得した可能性が示唆された．遺伝子水平伝播とは，特別な環境において選択的な優位性を与える DNA 断片（プラスミドのような）を種の間で転移することをいう．たとえば，EcoRⅠ（E. coli から）や RsrⅠ（Rhodobacter sphaeroides から）などの制限酵素は，266 個以上のアミノ酸配列で 50 % 相同であり，明らかに進化上，近縁関係である．しかしこれらの細菌種は互いに近縁関係にはない．つまり，これらの種は進化の分岐の時点より後の時代に，共通の起源から制限酵素の遺伝子を獲得したのであろう．さらに，EcoRⅠ制限酵素をコードする遺伝子に使われているアミノ酸指定コドンは，たいていの E. coli 遺伝子が用いるものとは著しく異なる．このことは，その遺伝子がもともと E. coli になかったことを示唆する．

遺伝子水平伝播はよく起こるできごとかもしれない．たとえば，抗生物質を不活性化させる遺伝子は頻繁に転移され，種から種へと抗生物質耐性が伝播する．制限−修飾システムに関して，遺伝子水平伝播はウイルス感染に対する防御に有利に働くと考えられる．

9・4　ミオシンは酵素のコンホメーション変化を利用して ATP 加水分解と機械的な仕事を共役させる

最後に考察する酵素はミオシン類である．ミオシン類は，アデノシン三リン酸（ATP）を加水分解してアデノシン二リン酸（ADP）と無機リン酸（P_i）を生成する反応を触媒し，その熱力学的に有利な反応と結びついたエネルギーを利用して細胞内の分子の運動を駆動する．

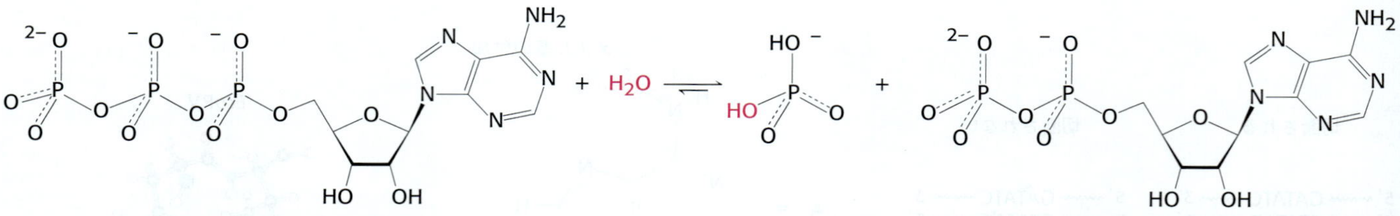

アデノシン三リン酸（ATP）　　　　無機リン酸（P_i）　　　アデノシン二リン酸（ADP）

たとえばわれわれが本を持ち上げるとき必要とされるエネルギーは，筋肉のミオシンによって触媒される ATP の加水分解に由来する．ミオシン類はすべての真核生物に存在し，ヒトゲノムには 40 種以上の異なるミオシンがコードされている．ミオシンは一般的に長い構造をとっているが，球状のドメインをもち，そこで実際に ATP 加水分解が行われている（図 9・42）．本節では，この球状の ATP アーゼドメインに焦点を合わせる．特に，ミオシンを用いて調節的に ATP を加水分解させ，加水分解反応と結びついたギブズエネルギーを利用してミオシン分子内の大きなコンホメーション変化をひき起こすという戦略についてみていく．このコンホメーション変化は，ミオシン分子の長く伸びた部分の構造によって増幅されて，タンパク質やその他の荷が細胞内の短くはない距離を運ばれることになる．第 35 章では，ミオシンおよびその他のモータータンパク質分子の作用についてより詳しく論ずる．

第15章で述べる通り，ATP は細胞内の主要なエネルギー通貨として用いられる．多くの酵素は ATP を加水分解して，他の化学反応や過程を駆動する．どんな共役過程ももたずに ATP を加水分解させる酵素があったなら，ほとんどすべての場合，それは細胞内では何の利もなくエネルギーの無駄遣いをしているといえる．

ATP 加水分解は γ 位のリン酸基に水分子が攻撃することによって始まる

制限酵素の機構においては，活性化された水分子がリン原子を求核攻撃して DNA 骨格のリン酸ジエステル結合を開裂することを学んだ．ミオシンによる ATP の切断も類似の機構に従う．ミオシンの機構をより詳しく理解するには，まず初めにミオシンの **ATP アーゼ**（ATPase）ドメインの構造を調べなくてはならない．

いくつかの種類のミオシンの ATP アーゼドメインの構造が調べられている．そのようなドメインの一つが，細胞の運動と分子モータータンパク質の研究にきわめて有益な *Dictyostelium discoideum* という土壌生育のアメーバから得られ，非常に詳しく研究されている．ヌクレオチドの結合していないタンパク質断片の結晶構造は，約 750 アミノ酸からなる単一の球状ドメイン構造であることがわかった．水分子で満たされたポケットが構造の中心に向かって存在し，それがヌクレオチド結合部位である可能性が示唆される．ATP の溶液に浸した同一の結晶の構造が調べられたところ，驚いたことに，それは全体の構造はそれほど変わらず，活性中心には ATP が未反応のまま結合しており，その目立った加水分解の証拠はなかった（図 9・43）．また ATP には Mg^{2+} イオンも結合していた．

ミオシンの反応速度論的解析によって，ATP やその他のヌクレオシド三リン酸を基質とする他の多くの酵素と同様に，ミオシン類はマグネシウム（Mg^{2+}）やマンガン（Mn^{2+}）のような2価金属イオンがなければ本質的に不活性であるが，これらのイオンを加えると活性が得られることが示された．今まで議論してきた酵素と異なり，これらの金属は活性部位の構成要素ではない．むしろ ATP のようなヌクレオチドがこれら金属イオンと結合しており，酵素の真の基質は金属イオンとヌクレオチドの複合体なのである．$ATP-Mg^{2+}$ 複合体の解離定数は約 0.1 mM であり，細胞内の Mg^{2+} 濃度は典型的には mM の範囲であることを考慮すれば，すべてのヌクレオシド三リン酸は本質的に NTP–Mg^{2+} 複合体として存在するであろう．ヌクレオシド三リン酸のマグネシウムまたはマンガン複合体が本質的に NTP 依存性酵素の真の基質である．

γ 位のリン酸基を水分子に求核攻撃させるには，塩基性残基や結合した金属イオンのような水分子を活性化する機構が必要である．ミオシン–ATP 複合体構造を調べると，塩基性残基はそれに適する部位には存在せず，また Mg^{2+} イオンの結合位置はこの役割をするには遠すぎることがわかる．これらの観察結果は，この ATP 複合体がなぜ比較的安定なのかを示唆している．すなわち酵素は反応を触媒するのに適切なコンホメーションにはなっておらず，このドメインが ATP 加水分解反応を触媒するにはコンホメーション変化をしなければならないのである．

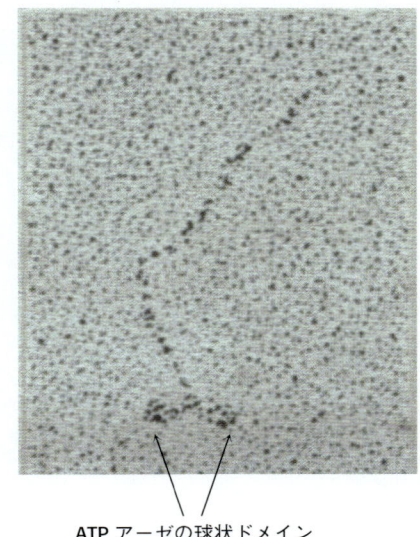

ATP アーゼの球状ドメイン

図 9・42 筋肉ミオシンの長く伸びた構造．哺乳類の筋肉のミオシンの電子顕微鏡写真．この二量体タンパク質は，二量体当たり二つの球状 ATP アーゼドメインをもつ伸びた構造をとる〔写真：Dr. Paula Flicker, Dr. Theo Walliman, Dr. Peter Vibert のご厚意による〕．

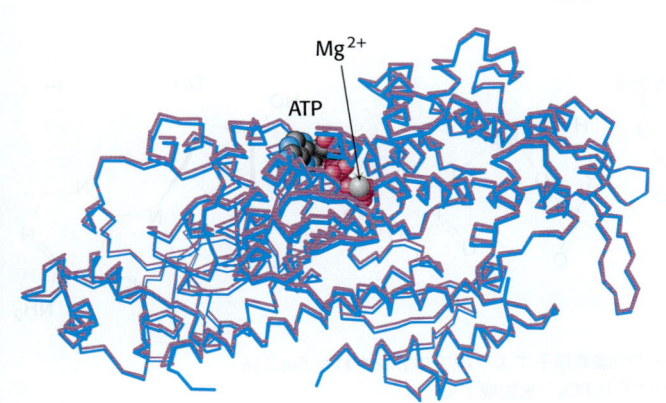

Mg²⁺
ATP

図 9・43 ミオシン–ATP 複合体の構造．*Dictyostelium discoideum* のミオシンの ATP アーゼドメイン構造の重ね合わせ図．リガンドなし（—），および ATP とマグネシウムが結合した複合体型（—）．二つの構造が互いに非常に似ていることに注意〔1FMV.pdb, 1FMW.pdb より〕

ATP 加水分解のための遷移状態形成は顕著なコンホメーション変化を伴う

ミオシンの ATP アーゼドメインの触媒反応に適したコンホメーションでは，反応の遷移状態を固定し安定化することが必要である．制限酵素から類推して考えて，ATP 加水分解には五配位の遷移状態が関わるように思える．

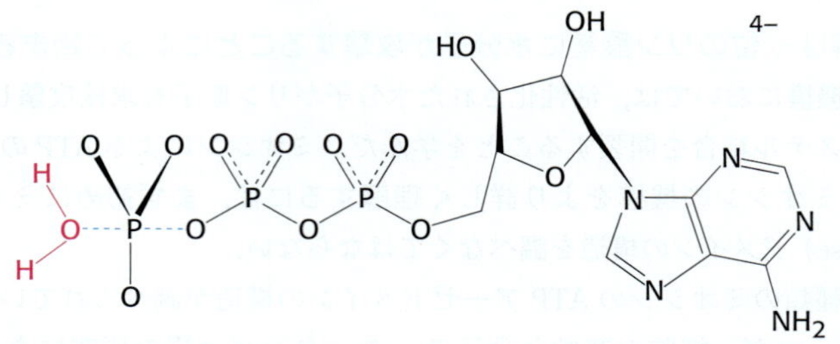

そのようなリンの五配位構造は不安定すぎて容易に観測できない．しかし，リンの代わりに他原子からなる遷移状態類似体ならばより安定である．遷移金属バナジウムは特に類似の構造をつくる．ミオシンの ATP アーゼドメインを ADP と バナジン酸イオン VO_4^{3-} 存在下で結晶化させた．その結果，期待された遷移状態構造とよく合う複合体が形成されていた（図 9・44）．予期した通り，バナジウム原子には 5 個の酸素原子が配位し，ADP 由来の一つの酸素原子は遷移状態で攻撃してくる水分子に相当する酸素原子とは方向的には反対側にあった．Mg^{2+} イオンはバナジン酸由来の一つの酸素原子，ADP 由来の一つの酸素原子，さらに酵素のもつ二つのヒドロキシ基，さらに 2 個の水分子に配位していた．この位置では，このイオンは攻撃してくる水分子を活性化する直接的な役目を果たしているようには見えない．しかしながら，酵素のもつもう一つの残基である Ser 236 が触媒作用の役割を果たすための好位置にいる（図 9・44）．この構造に基づいて提唱された ATP 加水分解の機構によれば，水分子が γ 位のリン酸基を攻撃し，Ser 236 のヒドロキシ基は攻撃してくる水分子から Ser 236 へのプロトン転移を促進させ，そして今度は γ 位のリン酸基にある酸素原子の一つによって Ser 236 が脱プロトンされる（図 9・45）．このように効果としては，ATP そのものが，自分自身の加水分解を促進する塩基として働いている．

ミオシンの ATP アーゼドメインの全体構造を ATP 結合型および ADP-バナジン酸結合

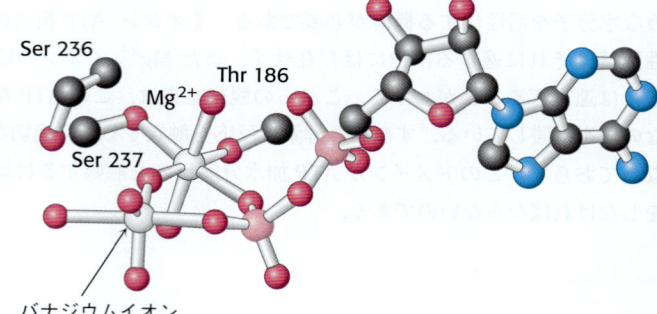

図 9・44　ミオシンの ATP アーゼの遷移状態類似体.　ミオシンの ATP アーゼドメインをマグネシウム存在下で ADP とバナジン酸（VO_4^{3-}）で処理して形成された遷移状態類似体の構造．バナジウムイオンには ADP の 1 酸素原子を含む 5 個の酸素原子が配位していることに注意．マグネシウムおよび触媒作用に直接関与すると思われる Ser 236 に結合している 2 個の残基の位置を示す［1VOM.pdb より］.

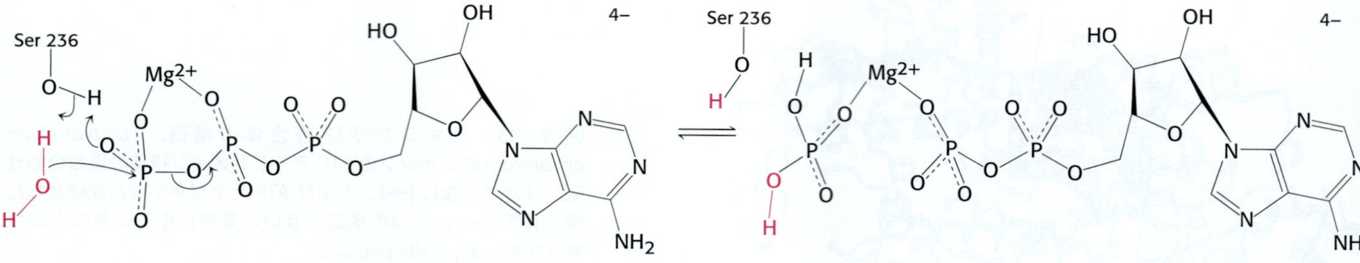

図 9・45　水の攻撃の促進.　ATP の γ-リン酸基の一つの酸素原子により脱プロトンされた Ser 236 が，同時に水分子を脱プロトンし，γ-リン酸基を攻撃させて $H_2PO_4^-$ を生成する.

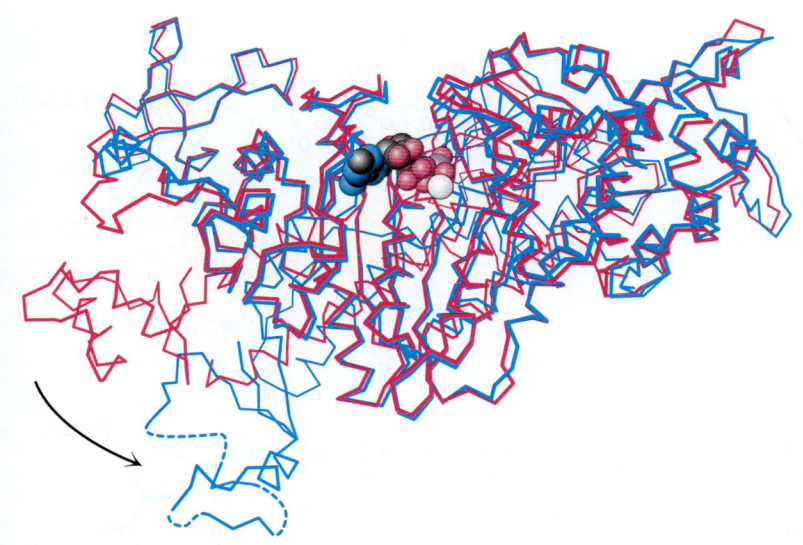

図 9・46　ミオシンのコンホメーション変化.
ミオシンの ATP アーゼドメインの全体構造を ATP
が結合した場合（—）と遷移状態類似体である
ADP–バナジン酸結合体（—）とで比較した. ドメ
インのカルボキシ末端領域の大きなコンホメー
ション変化に注意. 一部は 25 Å も動いてい
る〔1FMW.pdb, 1VOM.pdb より〕.

型で比べると，ある特筆すべき差が明らかになった. 活性部位付近では，いくつかの残基
がある程度動いている. 特に，ある一連のアミノ酸はおよそ 2 Å ほどヌクレオチド側に動
き，攻撃してくる水分子に相当する酸素原子と相互作用する. これらの変化は遷移状態を
安定化させて加水分解反応の促進に役立っている. しかしながら，全体構造を調べるとさ
らに顕著な変化がみられる.

　ATP アーゼドメインのカルボキシ末端側のおよそ 60 アミノ酸からなる部位は，ADP–
バナジン酸結合型では ATP 結合型と異なる立体配置をとっており，25 Å もその位置を変
えている（図 9・46）. この変位は，活性部位に生じた比較的わずかな変化が驚くほど大
きく増幅されたものである. ミオシン分子に特徴的な長く伸びた構造部分では，カルボキ
シ末端ドメインは他の構造につながっているので，この動きの効果は，より一層増幅され
る（図 9・42）. このように ATP 加水分解反応を促進することができるコンホメーション
それ自体は，反応サイクルの過程で生ずる他のコンホメーション変化と大きく異なるので
ある.

ミオシンの変化したコンホメーションは相当な時間持続する

　ミオシン類は遅い反応の酵素で，典型的な代謝回転速度は 1 秒間におよそ 1 回である.
どの段階が代謝回転の律速なのだろうか. 実験で特に明らかになったのは，ATP の加水
分解は哺乳類筋肉由来のミオシンの ATP アーゼドメインによって触媒されているという
ことである. 反応は ^{18}O で標識された水中で行われ，生成物に溶媒由来の酸素が取込まれ
るかを追跡した. 生成物のリン酸中の酸素の割合が分析され，最も簡単な場合には，リン
酸の一つの酸素原子は水由来で他の三つは ATP の末端リン酸基にもともと存在する酸素
原子であると予想された.

予想に反して，リン酸には水由来の酸素原子が平均して 2〜3 個見いだされた. これらの
観察結果が示唆することは，酵素の活性部位において ATP 加水分解反応が可逆的という
ことである. ATP の各分子は ADP と P_i に切断され，その後，生成物が酵素から解離する
前に数回再編成が起こる（図 9・47）. 一見するとこの観察結果は驚きである. なぜなら

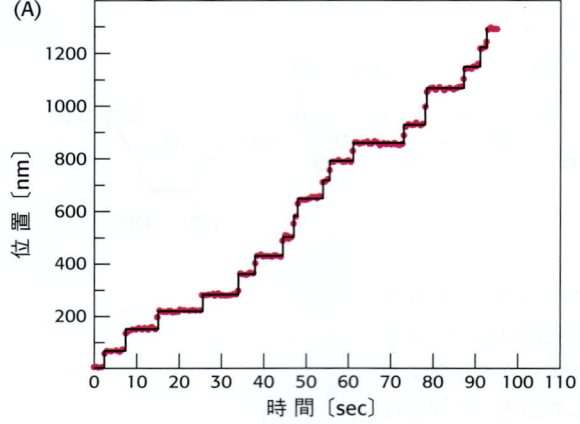

図 9・47　ミオシン活性部位内での可逆的 ATP 加水分解.　ミオシンでは複数の酸素原子が水から無機リン酸に取込まれる.　酸素原子は ATP から ADP および無機リン酸へ至る加水分解反応サイクル内で取込まれ,　活性部位でリン酸が回転して,　水由来の酸素原子が取込まれた ATP が再編成されることになる.

ATP 加水分解は平衡定数が約 140 000 という非常に有利な反応だからである.　しかし,　この平衡定数は溶液に溶けている分子に適用できるもので,　酵素の活性部位内のものではない.　実際,　より広範囲にわたる分析を行うと酵素における平衡定数は約 10 であることが示唆され,　それは酵素類が用いる一般的な戦略のしるしである.　酵素は遷移状態を安定化することで反応を触媒している.　この遷移状態の構造は "酵素と反応物 (基質) の結合体" と "酵素と生成物の結合体" の中間体の構造である.　遷移状態を安定化する相互作用の多くは,　反応物と生成物の安定性を等しくするのに役立っている.　このようにして,　酵素に結合した反応物と生成物の平衡定数は,　溶液中の反応物と生成物の平衡定数の値に依存せず,　しばしば 1 に近づく.

　これらの観察結果から,　ATP が加水分解して ADP と P_i になる反応はミオシンが触媒する反応の律速段階ではないことがわかる.　それに対して,　生成物の解離,　特に酵素からの P_i の解離が律速である.　ATP が加水分解された状態で酵素に結合しているミオシンのコンホメーションがかなりの時間持続されるという事実は,　反応の経過中に起こるコンホメーション変化を他の過程と共役させるには決定的に重要なことである.

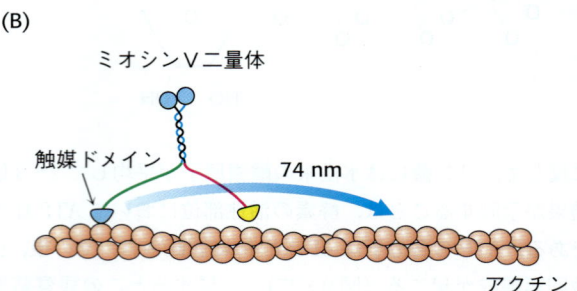

図 9・48　1 分子の動き.　(A) 二量体のミオシン V 1 分子がアクチンフィラメントで覆われた表面を動くときの位置を記録した.　(B) 二量体分子がどのようにして平均 74 ± 5 nm ごとのステップで移動するかを模式的に示した図 〔出典: A. Yildiz et al., *Science*, **300**(5628), 2061〜2065(2003)〕.

科学者たちはミオシンの 1 分子の動きを見ることができる

　ミオシン分子は ATP の加水分解のギブズエネルギーを巨視的な動きの駆動に使うべく機能する．第 35 章で詳しく解説するように，ミオシン分子はアクチンフィラメントとよばれる繊維状のタンパク質に沿って動く．さまざまな物理的手法により，科学者たちは 1 分子のミオシンが動く様子を観察できるようになった．たとえば，ミオシンファミリーの一つであるミオシン V では，蛍光で標識することにより，表面に固定されたときにその位置を 15 Å 以下の正確さで特定できるようになる．このミオシンがアクチンフィラメントで覆われた表面に置かれたとき，それぞれのミオシン分子は固定された位置にとどまっている．しかし，ATP が加えられると，ミオシン分子は表面上を動き始める．個々の分子を追跡していくと，図 9・48 に示したように，その動きは約 74 nm ごとのステップを踏んでいることがわかる．このように，決まった長さのステップでの動きを観察することや，その長さを決定することは，これらの小さな分子モーターが動く機構を詳細に明らかにするのに役立つ．

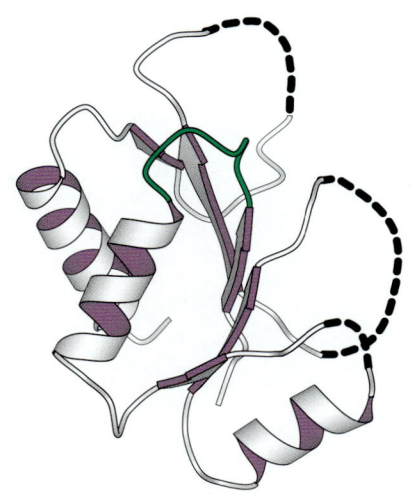

図 9・49　NMP キナーゼのコアとなるドメイン.　P ループを ━ で示してあることに注意．▪▪はそれ以外のタンパク質構造が含まれる部分を表す〔1GKY.pdb より〕.

ミオシンは P ループ構造をもつ酵素の一員である

　X 線結晶解析により，鍵となる構造的特性がミオシンと共有され，ほぼ確実に進化史が共通する多種類の酵素の立体構造が明らかになった．特にこれらの酵素には NTP が結合する保存されたコアドメインが共通して存在していた．このドメインは中心が β シートからなり，両側が α ヘリックスで囲まれている（図 9・49）．このドメインの特徴は最初の β 鎖と最初のヘリックスの間にある 1 本のループである．このループには多くの場合数個のグリシン残基があり，巨大で多様なこのファミリーの中で密接な関係にあるタンパク質メンバーでよく保存されている．このループは結合したヌクレオチドのリン酸基と相互作用するため P ループ（P-loop）とよばれる．P ループをもつ NTP アーゼドメインは驚くほど広範なタンパク質群に存在し，その中の多くは必須の生化学的過程に関与している．ATP 生成の鍵となる酵素である ATP 合成酵素，G タンパク質のようなシグナル伝達タンパク質，伸長因子 Tu のような mRNA をタンパク質に翻訳するのに必要なタンパク質，そして DNA や RNA の巻戻しをするヘリカーゼがその例である．P ループ NTP アーゼドメインが広く利用されるのはおそらく，ヌクレオシド三リン酸の結合やその加水分解に伴い，相当な高次構造変化に耐える潜在的な能力をもつためであろう．それらのドメインは本書のあちこちに登場し，どのようにしてバネ，モーター，時計のような働きをするのかが観察できる．本書ではこれらのドメインを容易に見て取れるように，リボンの内表面を紫，P ループを緑で描写してある（図 9・50）.

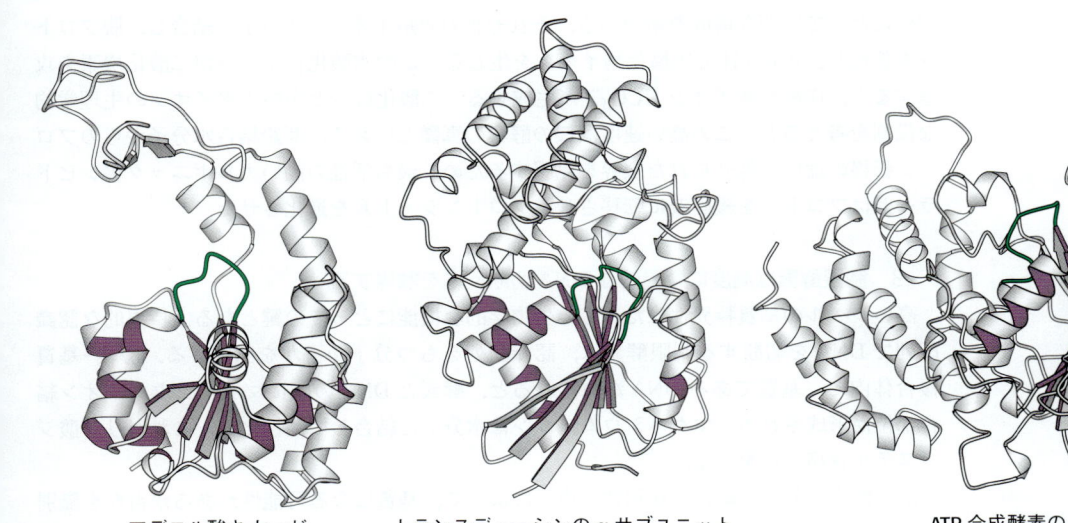

アデニル酸キナーゼ　　　　トランスデューシンの α サブユニット　　　　ATP 合成酵素の β サブユニット

図 9・50　P ループ NTP アーゼドメインを含む三つのタンパク質.　保存されたドメインは，リボン内表面を▪で，P ループは ━ で示してあることに注意〔4AKE.pdb, 1TND.pdb, 1BMF.pdb より〕

ま と め

　酵素は，触媒反応中の遷移状態の基質に対して構造的および化学的に相補性をもつような高次構造をとる．相互作用するアミノ酸残基の組合わせによって，遷移状態を安定化するのに必要な，特別な構造的および化学的な性質をもった部位ができあがる．酵素は遷移状態を形成し安定化するのに五つの基本的な戦略を使う．すなわち，1) 特異性と触媒能を与えるために結合エネルギーを利用する．その他の戦略として，2) 共有結合触媒，3) 一般酸塩基触媒，4) 近接による触媒作用，5) 金属イオン触媒，がある．本章で調べた4種の酵素は，いずれも基質に水を付加する反応を触媒するが，要求される触媒速度や特異性および他の過程との共役は酵素によって異なる．

9・1　プロテアーゼは本質的には起こりにくい反応を促進する

　キモトリプシンによるペプチド結合の切断は，ペプチドのカルボニル基へのセリン残基の攻撃に始まる．ヒスチジン残基のイミダゾール環との相互作用によって攻撃するヒドロキシ基が活性化されるが，そのイミダゾール環がまたアスパラギン酸残基に連結している．この Ser-His-Asp という触媒三残基は強力な求核試薬となる．はじめの反応の生成物は，酵素と結合した基質由来のアシル基とからなる共有結合中間体である．このアシル酵素中間体の加水分解で切断過程が完成する．それらの反応の四面体中間体は，ペプチドのカルボニル酸素原子上に負電荷を生じる．この負電荷は，オキシアニオンホールとよばれる酵素の一つの部位に存在するペプチドの NH 基と相互作用することで安定化される．

　他のプロテアーゼもこれと同様の触媒戦略を用いている．トリプシンやエラスターゼのようないくつかのプロテアーゼは，キモトリプシンのホモログである．ズブチリシンのような他のプロテアーゼには，収斂進化によって，非常に類似した触媒三残基が生じている．触媒三残基とは異なる活性部位の構造が存在する他の部類のプロテアーゼも多い．これらの部類のプロテアーゼはそれぞれある程度異なる触媒戦略を用いているが，いずれもペプチドのカルボニル基を攻撃するのに十分強力な求核試薬を生み出している．求核試薬が側鎖由来の酵素もあるし，一方，活性化された水分子がペプチドのカルボニル基を直接攻撃している酵素もある．

9・2　カルボニックアンヒドラーゼは迅速な反応をさらに加速する

　カルボニックアンヒドラーゼは二酸化炭素と水から炭酸を合成する反応を触媒する．この触媒作用は非常に迅速で，あるカルボニックアンヒドラーゼ分子は，1秒間当たり100万回という速い速度で二酸化炭素を水和する．固く結合した亜鉛イオンがこの酵素の活性部位にとって重要な構成要素である．それぞれの亜鉛イオンは水分子と結合し，脱プロトンを促進し，中性 pH で水酸化物イオンを生じる．この水酸化物イオンが二酸化炭素を攻撃すると，炭酸水素イオン HCO_3^- が生成する．二酸化炭素と炭酸水素イオンの生理学的な役割を考えると，この高い速度はこの酵素の真髄といえる．亜鉛結合水分子からのプロトン転移の速度に課せられた限界を克服するため，最も活性の高いカルボニックアンヒドラーゼはプロトンを緩衝液に転移させるプロトンシャトルを進化させた．

9・3　制限酵素は高度に特異的な DNA 切断反応を触媒する

　高いレベルの基質特異性はたいてい生物学的な機能にとっての鍵となる．特異的な認識配列で DNA を切断する制限酵素は，認識配列をもつ分子か否かを識別する．酵素-基質複合体内で，基質である DNA がねじれると，酵素と DNA の間にマグネシウムイオン結合部位が形成される．マグネシウムイオンは水分子と結合して活性化し，これがリン酸ジエステル骨格を攻撃する．

　ある酵素は分子の結合の親和性の違いによって，基質になる可能性があるか否かを識別している．別のある酵素では，基質の可能性のある多くの分子を結合はするものの，特別な分子のみに効果的に化学反応を遂行する．*Eco*RV のような制限酵素は後者の機構を利用している．適切な認識配列をもった分子のみがねじれを生じ，マグネシウムイオンを結

合可能にして触媒反応を起こす. 認識配列内の鍵になる部位をメチル化することにより, 制限酵素は宿主細胞の DNA に作用しないようになっている. メチル基が付加すると, 酵素と DNA の間の特異的な相互作用が阻害され, そのため切断に必要なねじれが起こらない.

9・4 ミオシンは酵素のコンホメーション変化を利用して
ATP 加水分解と機械的な仕事を共役させる

ミオシン類はアデノシン三リン酸 (ATP) の加水分解を触媒してアデノシン二リン酸 (ADP) と無機リン酸 (P_i) を生成する. ミオシンの ATP アーゼドメインのヌクレオチド非結合型および ATP 結合型のコンホメーションは非常に似ている. ADP とバナジン酸 (VO_4^{3-}) を用いて, ミオシンの ATP アーゼドメインに ATP 加水分解の遷移状態類似体が作成できる. この ADP–バナジン酸複合体の構造からは, ATP 複合体からこのような遷移状態が形成されるときに劇的なコンホメーション変化が起こることがわかった. このコンホメーション変化により, 分子モーターの大きな動きが駆動される. ミオシンによる ATP の加水分解速度は比較的遅く, 酵素からの生成物の解離が律速となっている. 酵素内の ATP から ADP と P_i への加水分解は可逆的で, その平衡定数は約 10 であり, それに対して溶液中での平衡定数は 140 000 である. ミオシン類は P ループ NTP アーゼドメインからなる酵素の代表例であるが, この大きなタンパク質ファミリーは, 各種のヌクレオチドが結合するときに生じるコンホメーション変化によって, さまざまな生物学的過程において重要な役割を果たしている.

重 要 語 句

結合エネルギー (binding energy) (p. 232)
誘導適合 (induced fit) (p. 232)
共有結合触媒作用 (covalent catalysis) (p. 232)
一般酸塩基触媒作用 (general acid–base catalysis) (p. 232)
近接による触媒作用 (catalysis by approximation) (p. 232)
金属イオン触媒作用 (metal ion catalysis) (p. 232)

化学修飾反応 (chemical modification reaction) (p. 234)
発色性の基質 (chromogenic substrate) (p. 234)
触媒三残基 (catalytic triad) (p. 236)
オキシアニオンホール (oxyanion hole) (p. 236)
プロテアーゼインヒビター (protease inhibitor, タンパク質分解酵素阻害剤) (p. 242)
プロトンシャトル (proton shuttle) (p. 247)

認識配列 (recognition sequence) (p. 248)
認識部位 (recognition site) (p. 248)
整列置換 (in-line displacement) (p. 249)
メチラーゼ (methylase) (p. 253)
制限–修飾システム (restriction-modification system) (p. 253)
遺伝子水平伝播 (horizontal gene transfer) (p. 254)
ATP アーゼ (ATPase) (p. 255)
P ループ (P-loop) (p. 259)

問 題

1. バーストなし　アミド基質である A のキモトリプシンによる切断をストップトフロー装置を用い, 反応速度を調べる方法で追跡した.

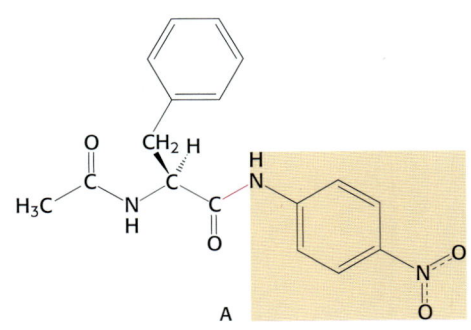

A

実験の結果, バーストはないことがわかった. 反応は基質のアミノ部分 (▨ で示す) の放出によって生ずる色でモニターされる. なぜバーストはみられなかったのか.

2. 自身の崩壊に貢献　ズブチリシンの基質 A, B を考えよ.

Phe-Ala-Gln-Phe-X　　　Phe-Ala-His-Phe-X
　　　A　　　　　　　　　　B

これらの基質は天然のズブチリシンによって本質的に同じ速度で切断される (Phe と X の間で). しかし, His 64 を Ala に置換した変異体酵素は, 基質 A の切断速度に比べ, 1000 倍の速度で基質 B を切断する. これについて説明せよ.

3. 1+1≠2　以下の議論を考察せよ．ズブチリシンにおいて，Ser 211 を Ala にした変異体は，活性が 10^6 分の 1 に減少する．His 64 を Ala にした変異体も，同様に活性が 10^6 分の 1 に減少する．それゆえ，Ser 221 と His 64 を同時に Ala にした変異体は，活性が 10^{12}（＝$10^6 \times 10^6$）分の 1 に減少すると予想される．これは正しいだろうか．理由も述べよ．

4. 電荷の添加　キモトリプシンにおいて，基質特異性を決定するポケットの底に位置する Ser 189 をアスパラギン酸に換えた変異体をつくった．この Ser 189 → Asp 189 の変異からどのような効果が予想されるだろうか．

5. 条件付きの結果　カルボニックアンヒドラーゼ II において，プロトンシャトル残基 His 64 を Ala に置換した変異体は，最大触媒速度を減少させると考えられる．しかしながら，比較的小さな分子であるイミダゾールのような緩衝液中では，速度の減少はみられなかった．一方，大きな分子を含む緩衝液中では，顕著な速度の減少がみられた．これについて説明せよ．

6. いくつ部位があるだろうか　ある研究者が特定の 10 塩基対部位だけを切断するような制限酵素を単離した．典型的なウイルスゲノムは 5 万塩基対の長さであるとして，この酵素はウイルス感染から細胞を守るのに有効だろうか．説明せよ．

7. 速いほうがよいのだろうか　制限酵素は，一般的に，典型的には 1 s^{-1} という代謝回転数を示す非常に緩慢な酵素である．制限酵素がカルボニックアンヒドラーゼと同様の速い代謝回転数（10^6 s^{-1}）をもち，メチラーゼよりも速く働くとしよう．この速度の増加は宿主に利益をもたらすだろうか．酵素の速度が増加しても，特異性レベルは変わらないとして考えよ．

8. 新しい遺伝子を採用する　ある細菌種が，遺伝子水平伝播によって，制限酵素をコードする遺伝子を獲得したとしよう．この獲得は利益になるだろうか．

9. キレート化による効果　高濃度の金属キレート剤 EDTA（エチレンジアミン四酢酸）で処理したカルボニックアンヒドラーゼは酵素活性を失ってしまう．これについて説明せよ．

10. アルデヒド阻害剤　エラスターゼは，その基質のアルデヒド誘導体で特異的に阻害される．

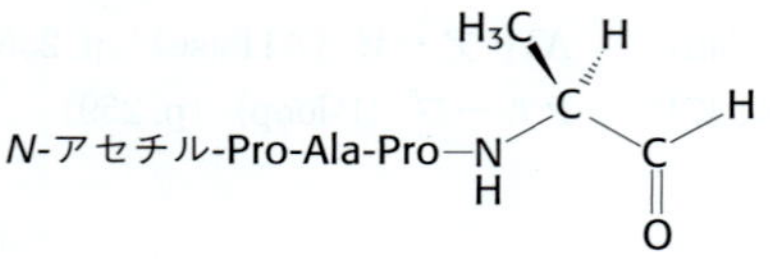

N-アセチル-Pro-Ala-Pro

（a）エラスターゼの活性部位のどの残基が，このアルデヒドと最も共有結合をつくりやすいか．
（b）どんな種類の共有結合が形成されるだろうか．

11. 酵素の同定　分子 A の構造を考えよ．分子 A が最も効果的に阻害するのは，本章で議論したどの酵素だろうか．

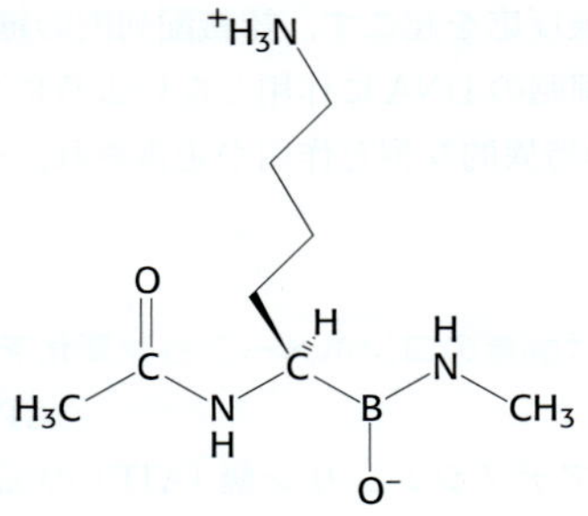

分子 A

12. 酸のテスト　pH 7.0 ではカルボニックアンヒドラーゼは k_{cat} 600 000 s^{-1} を示す．pH 6.0 での k_{cat} 値を予想せよ．

13. 制　限　DNA を制限酵素で切断する反応を止めるため，研究者はしばしば高濃度の金属キレート剤 EDTA（エチレンジアミン四酢酸）を加える．なぜ EDTA を加えると反応が止まるのか．

14. 標識の戦略　^{18}O で標識した水溶液中において ATP をミオシン ATP アーゼドメインに加えた．ATP が 50 % ほど加水分解された後に，残存する ATP を単離したところ ^{18}O を含むことがわかった．理由を説明せよ．

15. 抵抗万歳　HIV プロテアーゼインヒビターの投与を受けた患者の多くは，時間の経過に伴って薬剤耐性になる．それは，プロテアーゼをコードする HIV 遺伝子の変異によるためで，薬剤と相互作用するアスパラギン酸残基には変異はみられない．なぜみられないのか．

16. k_{cat} を奪うには複数の方法がある　キイロタマホコリカビ（*Dictyostelium discoideum*）由来のミオシンの Ser 236 をアラニンに変異させたところ，ATP アーゼ活性はやや減少した．変異タンパク質の結晶構造を調べたところ，野生型のタンパク質のセリン残基のヒドロキシ基の位置は水分子で占められていることがわかった．変異酵素の ATP アーゼ活性の反応機構を提案せよ．

17. 権力闘争　酵素の触媒能力は，酵素によって触媒される反応と非触媒条件との反応速度の比で定義できる．ズブチリシンに関する図 9・15 とカルボニックアンヒドラーゼに関する図 9・22 を用いて，これらの二つの酵素の触媒能力を計算せよ．

18. 傷ついているが死んではいない　ズブチリシンの触媒三残基をすべて置換した変異体の活性がどの程度あるかを，非触媒条件での反応に比べ，k_{cat} 値の相対値で表せ．得られた結果について説明せよ．

機構の問題

19. メカニズムの完成　図 9・17 から得られる情報をもとにして，（a）システインプロテアーゼ，（b）アスパラギン酸プロテアーゼ，（c）メタロプロテアーゼによる，ペプチド結合の切断の機構を完成させよ．

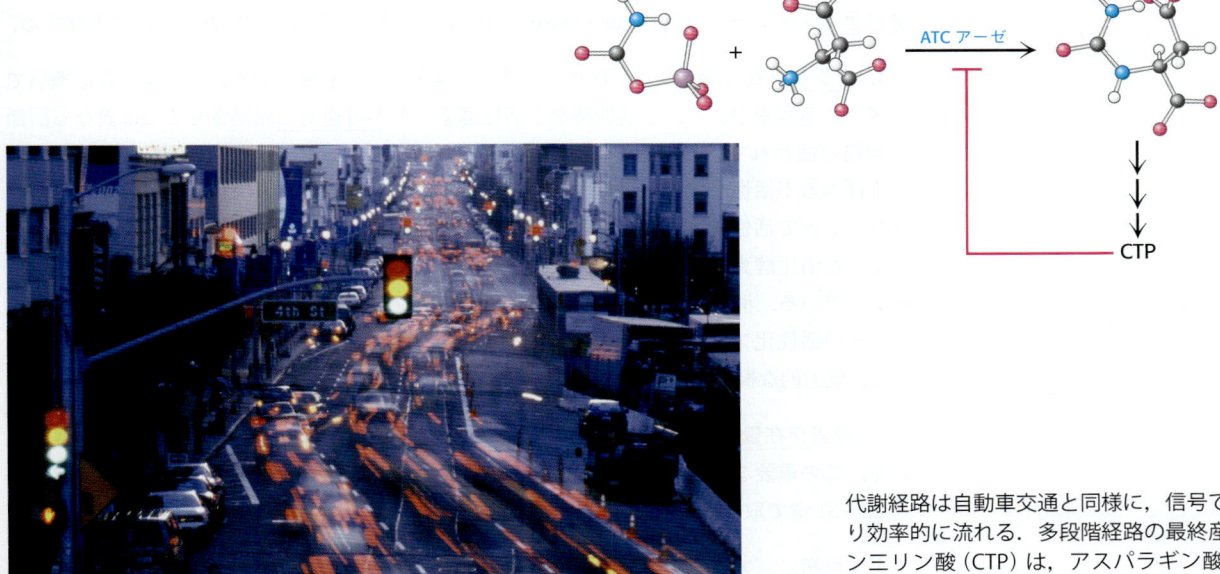

代謝経路は自動車交通と同様に，信号で調節されるとより効率的に流れる．多段階経路の最終産物であるシチジン三リン酸（CTP）は，アスパラギン酸カルバモイルトランスフェラーゼ（ATC アーゼ）が触媒している律速段階を阻害することで，経路の流れを調節する〔写真提供: Michael Winokur Photography/ゲッティイメージズ〕．

　酵素活性は適時適所で作用するように調節されていなければならないことが多い．この活性調節は，生体内でいつも行われている多くの生化学的プロセスを調整するのに必須である．酵素活性は，下記の五つの主要な方法で調節される．

　1. アロステリック制御　　アロステリックタンパク質は，はっきりした調節部位と複数の機能調節部位をもっている．小さなシグナル分子が調節部位に結合することが，アロステリックタンパク質の活性を調節する有意義な手段である．さらに，アロステリックタンパク質は，協同性（cooperativity）── すなわち一つの機能調節部位の活性が他の部位の活性に影響を与えるということ ── を示す．アロステリック制御を示すタンパク質は情報の変換器となる．つまり，シグナル分子または活性部位間で共有される情報に反応して，活性が修飾されるのである．本章では，最もよくわかっているアロステリックタンパク質の一つである，アスパラギン酸カルバモイルトランスフェラーゼ（aspartate carbamoyltransferase, aspartate transcarbamoylase, ATC アーゼ）という酵素を考える．アスパラギン酸カルバモイルトランスフェラーゼによる触媒作用は，ピリミジン生合成の初発段階であり，この生合成反応の最終産物であるシチジン三リン酸によって阻害され，フィードバック阻害の一例である．アロステリックタンパク質については，すでに一つ ── 血中にある酸素運搬タンパク質のヘモグロビン ── を第7章で学んだ．

　2. 酵素の多型　　アイソザイムまたはイソ酵素とよばれる酵素の多型により，同一の触媒反応でも，異なる場所や時間において特別な時期に特別な組織でその生理的ニーズに合わせて異なる調節が可能となる．アイソザイムは同一個体内の相同的な酵素で同一の反

応を触媒するが，構造はわずかに異なり，調節特性と K_M や V_{max} ではさらに大きな違いがある．アイソザイムは，組織や細胞小器官や発生段階の違いに応じてそれぞれ発現されることが多い．

3. 可逆的な共有結合修飾　多くの酵素の触媒特性は，ある修飾基が共有結合で付加されることにより，著しく変化する．この修飾基としてはリン酸基が最も普通である．これらの反応では，ATP がリン酸基供与体として働き，プロテインキナーゼによって触媒される．加水分解によるリン酸基の除去は，ホスホプロテインホスファターゼによって触媒される．本章では，多様な標的タンパク質を調節し，真核生物中に広く存在する酵素，プロテインキナーゼ A (protein kinase A, PKA) に関する構造，特異性，調節を考察する．

4. タンパク質分解による活性化　活性状態と不活性状態の間を行き来する調節機構で制御される酵素がある．不活性酵素を活性酵素へと不可逆的に転換させるには異なる調節の戦略が使われている．多くの酵素は，**チモーゲン** (zymogen) や**プロ酵素** (proenzyme) とよばれる不活性な酵素前駆体では，数個あるいはたった 1 個のペプチド結合が加水分解されることで活性化される．この調節機構から，キモトリプシン，トリプシン，ペプシンのような消化酵素がつくられる．血液凝固はチモーゲンが活性化する見事なカスケードで起こっている．消化酵素や血液凝固酵素に特異的な阻害タンパク質が不可逆結合することで，その活性化スイッチが切れる．この阻害タンパク質は，基質が分子でできた餌だとすると，魅力的な擬似餌 (ルアー) といったところである．

5. 酵素存在量の制御　酵素活性は，それに対応する酵素の存在量によっても調節される．この重要な調節の様式は通常転写の段階で起こる．遺伝子の転写の調節については第 29〜31 章で取扱う．

まず最初に，アスパラギン酸カルバモイルトランスフェラーゼという酵素を調べることにより，アロステリック作用の原理を考えよう．

10・1　アスパラギン酸カルバモイルトランスフェラーゼは 代謝経路の最終産物によってアロステリック阻害される

アスパラギン酸カルバモイルトランスフェラーゼは，ピリミジン生合成の初発段階を触媒する．この反応は，アスパラギン酸とカルバモイルリン酸を縮合させ N-カルバモイルアスパラギン酸とオルトリン酸を生成する (図 10・1) が，最終的にはウリジン三リン酸 (UTP) やシチジン三リン酸 (CTP) のようなピリミジンヌクレオチドを生成する 10 段階の経路の一段階である．この酵素はどのようにして，細胞が必要とする CTP 量を正確に生成するよう調節されているのだろうか．

ATC アーゼは，ATC アーゼによって調節されている経路の最終産物である CTP で阻害される．ATC アーゼによる触媒反応速度は，CTP が低濃度であれば速いが，CTP 濃度が増加するにつれて遅くなる (図 10・2)．したがって，十分な CTP 量が蓄積するまで，新しくピリミジンが生成される．CTP による ATC アーゼの阻害は，**フィードバック阻害**

図 10・1　ATC アーゼの反応.　アスパラギン酸カルバモイルトランスフェラーゼは，ピリミジン合成において，アスパラギン酸とカルバモイルリン酸の縮合反応を触媒し，N-カルバモイルアスパラギン酸を合成する．

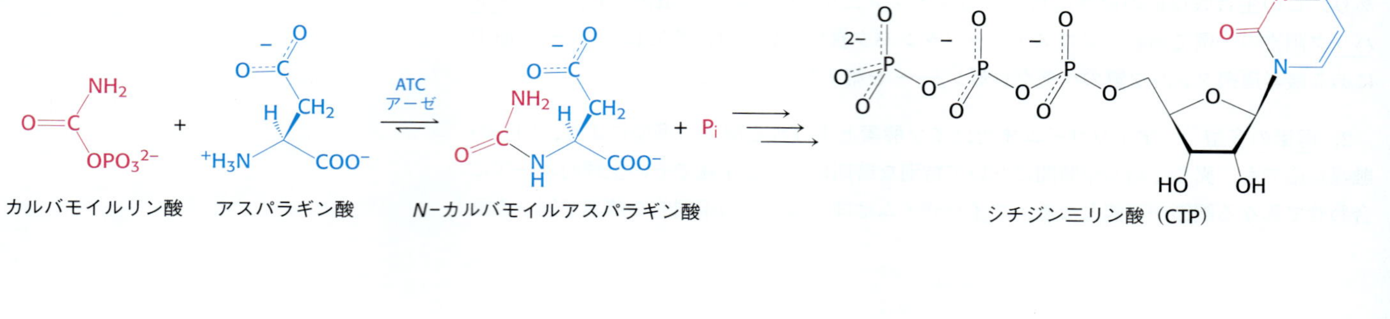

(feedback inhibition)，すなわち経路の**最終産物による酵素の阻害**（end-product inhibition）のよい例である．CTPによるフィードバック阻害によって，ピリミジンが多いときに*N*-カルバモイルアスパラギン酸と経路中のその後の反応中間体が不必要につくられることがないようにしている．

　ATCアーゼがCTPによって阻害されるという観測結果は驚くべきことである．というのは，CTPが反応基質と構造的にまったく異なるからである（図10・1）．この構造的な相違のために，CTPは基質が結合する活性部位とは別の部位へと結合するに違いない．このような部位を**アロステリック部位**（allosteric site）または**調節部位**（regulatory site）とよぶ．CTPは**アロステリック阻害剤**（allosteric inhibitor）の一例である．ATCアーゼにおいては（アロステリック制御される酵素すべてにおいてというわけではない），触媒部位や調節部位は別々のポリペプチド鎖にある．

アロステリックに調節される酵素はミカエリス・メンテンの反応速度論に従わない

　アロステリック酵素か否かは，（基質や生成物とは異なる）他の分子によって調節される機能をもつか否かということに加えて，基質濃度の変化に対する活性の変化を見ることでわかる．ATCアーゼについて基質濃度に対する生成物の生成速度を調べてみる（図10・3）．曲線はミカエリス・メンテンの反応速度論に従う酵素で予期されるものとは異なる．観察した曲線は"S"字に似ているのでS字形（シグモイド）とよばれる．ほとんどのアロステリック酵素はS字形の反応速度論に従う．S字形曲線はサブユニット間の協同性によるというヘモグロビンの際の議論を思い出されたい．すなわち分子の一つの活性中心に基質が結合することが，他の活性中心への基質の結合しやすさを増加させる．CTPによる阻害とS字形の酵素反応速度論の基礎を理解するため，ATCアーゼの構造を調べてみる必要がある．

ATCアーゼは触媒サブユニットと調節サブユニットが別々である

　ATCアーゼが調節部位と触媒部位を別々にもっているという証拠は何だろうか．ATCアーゼを，SH基と反応する*p*-ヒドロキシメルクリ安息香酸のような，水銀を含んだ化合物で処理すると，調節（r）サブユニットと触媒（c）サブユニットが実際に分離できる（図10・4）．水銀試薬で処理した後に超遠心分離（p.74）するとATCアーゼは2種類のサブユニットからなることがわかった（図10・5）．このサブユニットは，電荷の大きな相違からイオン交換クロマトグラフィー（p.68）により，またはサイズの相違からショ糖密度勾配遠心分離法（p.75）で容易に分離できる．サイズの差は沈降係数で明確である．すなわち天然の酵素の沈降係数は11.6Sであるのに対して，解離したサブユニットの沈降係数は，2.8Sと5.8Sと，異なる大きさのサブユニットであることがわかる．さらに，過剰量のメルカプトエタノールを添加することにより，分離したサブユニットに付いた*p*-メルクリ安息香酸を取除くことができる．単離されたサブユニットは研究に供される．

　大きい方のサブユニットは**触媒サブユニット**（catalytic subunit）とよばれる．このサブユニットは触媒活性を示すが，CTPによる影響は受けず，S字形の反応速度論を示さない．単離された小さい方のサブユニットはCTPを結合できるが，触媒活性はまったくもたない．したがって，このサブユニットが**調節サブユニット**（regulatory subunit）である．触媒サブユニット（c_3）は三つの鎖（それぞれ34 kDa）で構成され，調節サブユニット（r_2）は二つの鎖（それぞれ17 kDa）からなる．触媒，調節サブユニットは，混合すると即座に会合する．できた複合体は，天然の酵素と同じc_6r_6構造，すなわち，二つの触媒三量体と三つの調節二量体構造をもつ．

$$2\,c_3 + 3\,r_2 \longrightarrow c_6r_6$$

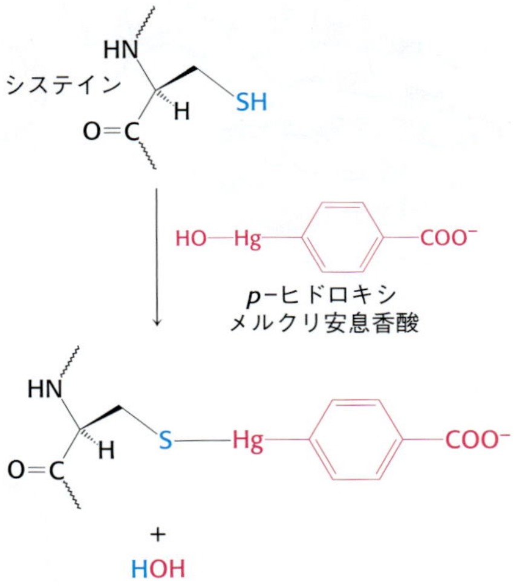

さらに，再構築した酵素は，天然の酵素と同様に，アロステリックな特徴をもつ．このように，ATCアーゼは異なる触媒，調節サブユニットで構成され，天然の酵素では両サブユニットが相互作用することで，調節と触媒上の特性を生み出している．この酵素は，触

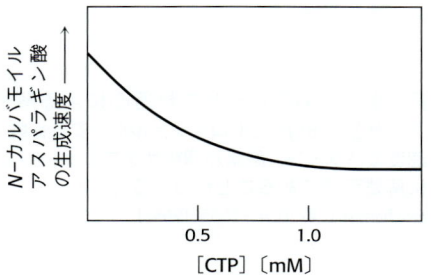

図 10・2　CTPはATCアーゼを阻害する． 反応物や生成物に対する構造的な類似性がほとんどないにもかかわらず，ピリミジン合成経路の最終産物であるシチジン三リン酸は，アスパラギン酸カルバモイルトランスフェラーゼを阻害する．

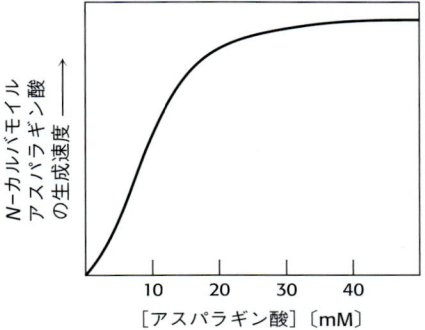

図 10・3　ATCアーゼはS字形の反応速度式を示す． 1箇所の活性部位に基質が結合すると他の活性部位の活性が上昇するため，生成物の生成速度を基質濃度に対してプロットするとS字形曲線となる．このようにATCアーゼは協同性を示す．

図 10・4　システイン残基の修飾． *p*-ヒドロキシメルクリ安息香酸は，アスパラギン酸カルバモイルトランスフェラーゼの重要なシステイン残基と反応する．

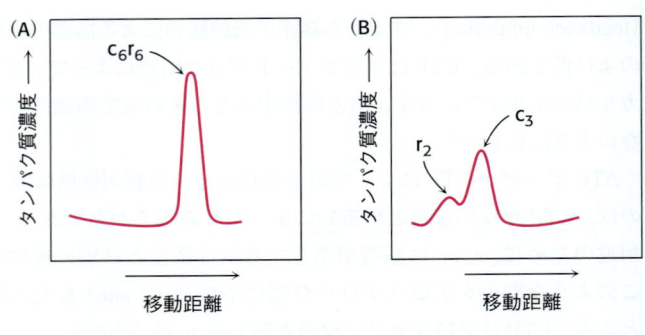

図 10·5 ATC アーゼの超遠心による解析.　(A) 天然の ATC アーゼと，(B) *p*-ヒドロキシメルクリ安息香酸で処理後の酵素の沈降速度のパターン．酵素が調節サブユニット(r) と触媒サブユニット(c) に解離可能であることがわかる〔出典: J.C. Gerhart, H.K. Schachman, *Biochemistry*, **4**, 1054～1062(1965)〕.

媒サブユニットと調節サブユニットに分離でき，さらにもとの機能をもった酵素に再構成できるので，そのアロステリックな性質を調べるためのさまざまな実験が可能となる（問題 33 と 34 参照）.

ATC アーゼのアロステリック相互作用は四次構造の大きな変化によって伝わる

　ATC アーゼの性質のもととなるサブユニット間相互作用はどのようなものだろうか．ATC アーゼの立体構造がさまざまな状態で決定されたことから，重要な手掛かりがもたらされた．二つの触媒三量体は片方の上にもう片方を積み重ねる形で密着しており，三つの調節鎖である二量体をつなげている（図 10·6）．触媒サブユニットと調節サブユニットの間には顕著な接触がある．調節二量体にある個々の r 鎖は，触媒三量体内の一つの c 鎖と相互作用している．c 鎖は，r 鎖内の一つの構造ドメインと接触し，そのドメインは 4 個のシステイン残基と結合した亜鉛イオンにより安定化されている．水銀はシステイン残基に強く結合するため，*p*-ヒドロキシメルクリ安息香酸のような水銀物質は亜鉛と置き換わって c 鎖との相互作用を妨げ，触媒サブユニットと調節サブユニットを解離することができるのである．

　活性部位の位置を知るために，触媒反応経路の中間体に似た二基質類似体（二つの基質の類似体）である *N*-(ホスホノアセチル)-L-アスパラギン酸（PALA）（図 10·7）の存在下で，酵素が結晶化された．PALA は ATC アーゼの強い競合阻害剤であり，活性部位に

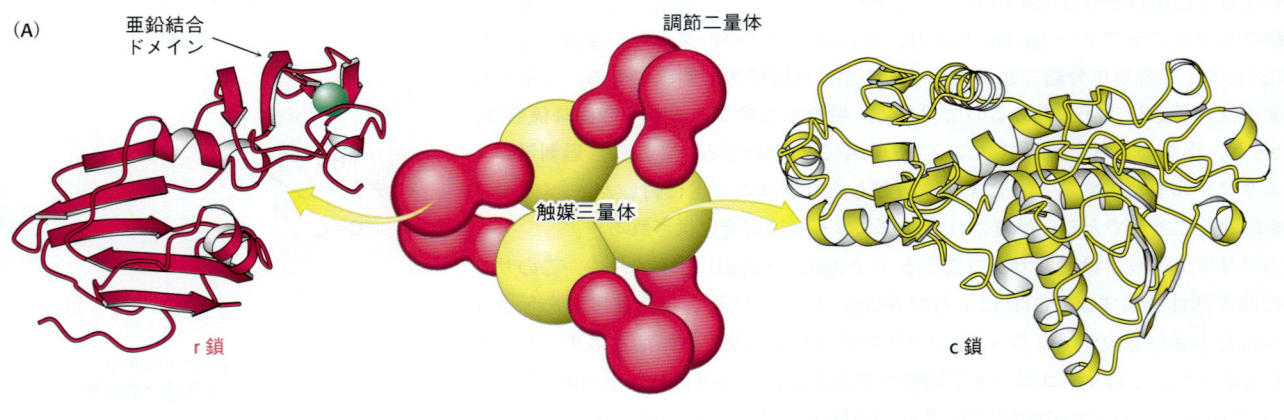

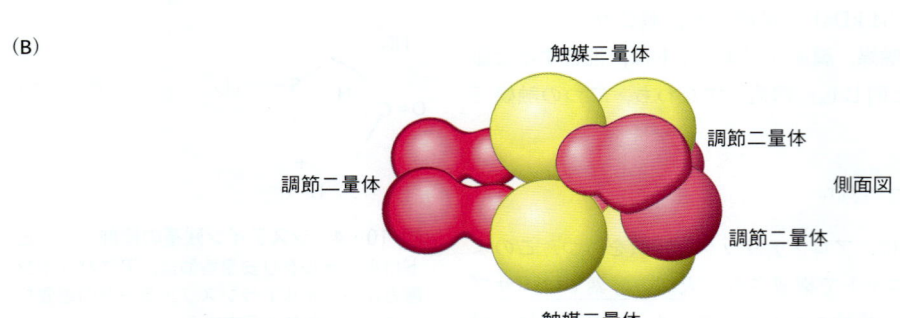

図 10·6 ATC アーゼの構造.　(A) 頂点から見たアスパラギン酸カルバモイルトランスフェラーゼの四次構造．中央の模式図には，サブユニット間の関係を簡略化して示している．三量体の一つは見えている（c 鎖を■ で示した）が，この視点からは，二つ目の三量体がこの三量体の後ろに隠れているので見えない．各 r 鎖は c 鎖と亜鉛結合ドメインを介して相互作用していることに注意．(B) 複合体の側面図〔1RAI.pdb より〕

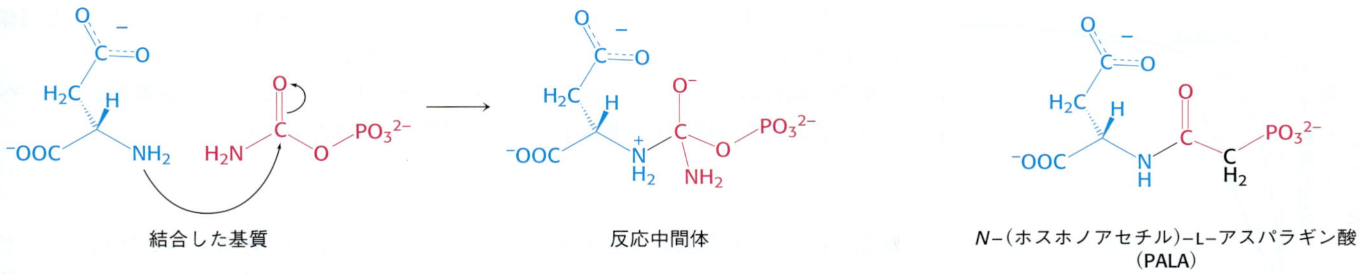

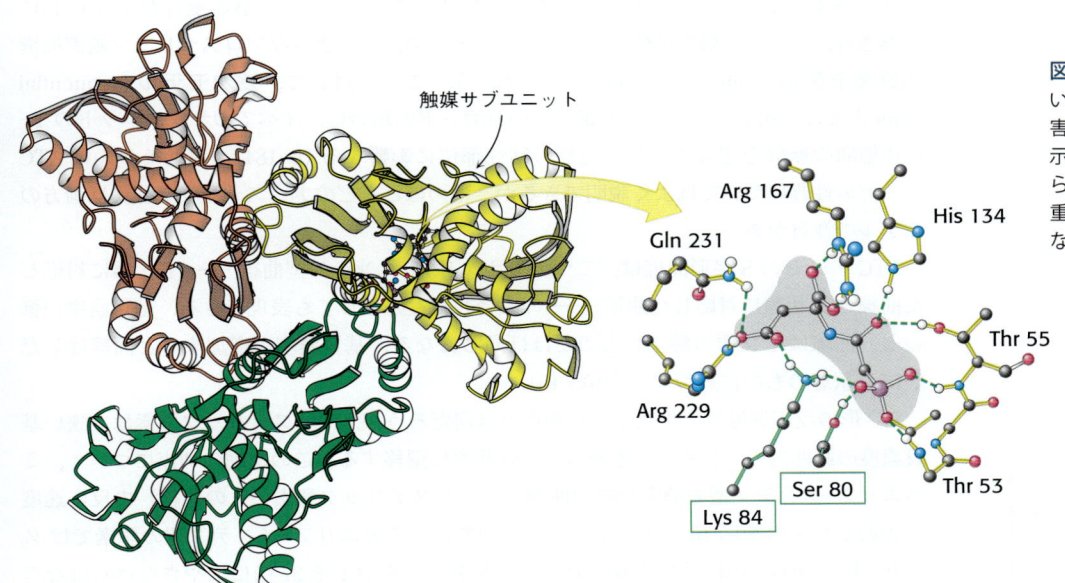

図 10・7 二基質類似体である PALA. （左）アスパラギンのアミノ基がカルバモイルリン酸のカルボニル炭素原子を求核攻撃すると，*N*−カルバモイルアスパラギン酸の生成経路で中間体が形成される．（右）*N*−（ホスホノアセチル）−L−アスパラギン酸（PALA）は，この反応中間体の類似物質であり，アスパラギン酸カルバモイルトランスフェラーゼの強力な競合阻害剤である．

結合し，活性部位を塞いでしまう．ATC アーゼ−PALA 複合体の構造から，触媒三量体中にある，対になった c 鎖のそれぞれ境界位置に PALA が結合することが明らかになった（図 10・8）．それぞれの触媒三量体が，三つの活性中心形成に加わって完全な酵素となっている．ATC アーゼ−PALA 複合体をさらに調べると，PALA の結合で四次構造が著しく変化していることがわかった．二つの触媒三量体がさらに 12 Å ほど離れ，それらの共通する 3 回対称軸の周りにおよそ 10° ほど回転している．さらに，調節二量体は，この動きに合わせて約 15° 回転する（図 10・9）．PALA が結合すると酵素は実際に膨張する．本質的には ATC アーゼは二つの異なる四次構造をもっている．すなわち，基質または基質類似体がない状態で優勢な構造と，基質または基質類似体が結合した際に優勢な構造であ

図 10・8 ATC アーゼの活性部位. いくつかの鍵となる活性部位残基が阻害剤 PALA（■）と結合する様子を示す．活性部位はおもに一つの c 鎖からの残基からなるが，近接した c 鎖も重要な残基（▢ で示した）の一部となることに注意 〔8ATC.pdb より〕

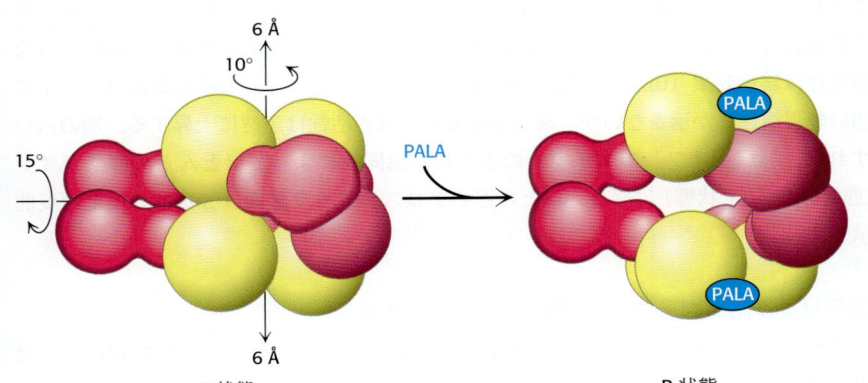

図 10・9 ATC アーゼにおける T 状態から R 状態への転移. アスパラギン酸カルバモイルトランスフェラーゼは，二つの高次構造をもつ．コンパクトで比較的活性の低い状態は T 状態，膨張型は R 状態とよばれる．ATC アーゼの構造は T 状態から R 状態への転移の際に劇的に変わることに注意．PALA の結合は R 状態を安定化させる．

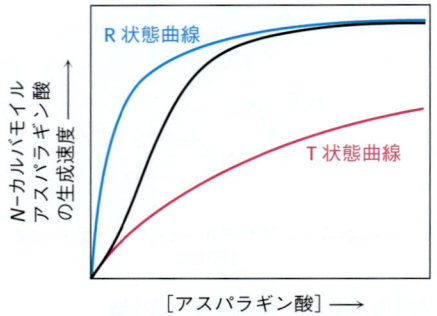

図 10・10 S字形曲線の根拠. 協同性の特性によってS字形曲線が生じることは，アロステリック酵素を，T状態に相当する高い K_M 値をとる酵素と，R状態に相当する低い K_M 値をとる酵素の，二つのミカエリス・メンテン型の混合物として想像すると理解できる．基質濃度が増加すると平衡はT状態からR状態へと傾き，その結果として基質濃度に関して活性が急激に増加する．

る．それらの構造をそれぞれ，ヘモグロビンの二つの四次構造について行ったのと同様に，T（緊張，tense）状態とR（緩んだ，relaxed）状態とよぶ．

構造の観察結果から見て，ATCアーゼのS字形の反応速度式はどう説明できるか．ヘモグロビン同様，ATCアーゼはT状態とR状態の平衡状態にある．

$$R \rightleftharpoons T$$

基質なしでは，R状態よりT状態の方が安定であるため，ほとんどすべてのATCアーゼ分子はT状態にある．R状態に対するT状態の酵素の濃度の比をアロステリック定数（L）とよぶ．ほとんどのアロステリック酵素では，L は $10^2 \sim 10^3$ の値になっている．

$$L = \frac{[T]}{[R]}$$

T状態では基質に対する親和性は低く，それゆえ触媒活性は低い．酵素の一つの活性部位に基質分子が結合すれば，全体の酵素を結合の親和性の高いR状態に傾ける可能性が増える．さらに基質を加えた場合，二つの効果がある．一つは，個々の酵素分子が少なくとも1個の基質分子を結合する可能性が増えることである．二つ目は，それぞれの酵素分子に結合した基質分子の数は平均して増えることである．平衡の到達点は基質が結合する活性部位の数によるので，基質が増加すれば，活性が高いR状態の酵素分子の割合は増える．この性質は，ヘモグロビンのS字形の酸素結合曲線について議論した際に考察したように，サブユニットが互いに協同するため協同性とよばれる．アロステリック酵素における基質の効果は**ホモトロピック効果**（homotropic effect, ギリシャ語 *homós*, "同じ" から）とよばれる．

この酵素の変化は"オール・オア・ナッシング"で，すなわち，酵素全体がTからRに変換され，すべての触媒部位に等しく影響するので，このようなアロステリック制御機構は**協奏モデル**（concerted model）とよばれる．これに対して，**逐次モデル**（sequential model）では，複合体上の一つの部位へのリガンドの結合は，すべてのサブユニットのT-R状態間の転移を起こさずに，近傍の活性部位に影響する（p. 184）．協奏モデルはATCアーゼの性質についてはよく説明できるが，他のほとんどのアロステリック酵素は両方のモデルの性質がある．

ATCアーゼのS字形曲線は，二つのミカエリス・メンテン型曲線 ―― T状態に対応した曲線とR状態に対応した曲線 ―― の融合したものとしても表現できる．基質濃度が低いと，曲線はT状態の酵素のものとほぼ同じになる．基質濃度が増加すると曲線はしだいにR状態のものに近づく（図 10・10）．

S字形の反応速度式の生化学的な利点とは何だろうか．アロステリック酵素は，狭い基質濃度の範囲内で，低活性状態から高活性状態に遷移する．この挙動の利点について，ミカエリス・メンテン型の酵素（―の曲線）とアロステリック酵素（―の曲線）の反応速度を比較したものを図 10・11 に示す．この例では，ミカエリス・メンテン型の酵素では V_0 を $0.1\,V_{max}$ から $0.8\,V_{max}$ に上昇させるには基質濃度をおよそ27倍に増やさなければならない．一方，アロステリック酵素で反応速度を同じだけ増やすには基質濃度を4倍に増やすだけですむ．つまり，アロステリック酵素の活性は，同じ V_{max} をもつミカエリス・メンテン型の酵素に比べて，K_M 濃度付近の基質濃度変化に対してより敏感である．このような高い感受性は**閾値効果**（threshold effect）とよばれる．すなわち，ある基質濃度より下では，弱い酵素活性しか示さないが，閾値を超えると酵素活性は急速に上昇する．別の言い方をすれば，"オン/オフ"のスイッチのように，協同性によってほとんどの酵素がオン（R状態）かオフ（T状態）になる．ほとんどのアロステリック酵素はS字形の反応速度曲線を示す．

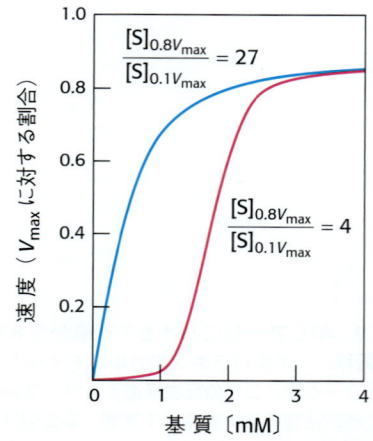

図 10・11 アロステリック酵素は閾値効果を示す． TからRへの遷移に伴い，アロステリック酵素の反応速度（―の曲線）は，ミカエリス・メンテン型の酵素（―の曲線）に比べてより狭い基質濃度範囲で上昇する．

アロステリック制御因子はT-R間の平衡を調節する

ここでピリミジンヌクレオチドの効果に話を移す．前述した通り，CTPはATCアーゼの作用を阻害する．CTP存在下でATCアーゼのX線構造を調べるとつぎのことがわかっ

た：1) CTP が結合すると T 状態になること，2) このヌクレオチドの結合部位は調節鎖にあり，触媒サブユニットとは相互作用していないドメインにあること（図 10・12）．それぞれの活性部位は，CTP 結合部位から最短距離で 50 Å 以上の位置にある．したがって，触媒鎖と相互作用しないのに CTP はどのようにして酵素の触媒活性を阻害するのかという疑問が起こるのは当然である．

基質類似体の結合によってみられる四次構造変化が，CTP の阻害の機構を示唆している（図 10・13）．阻害剤 CTP が結合すると，平衡は T 状態に傾き，正味の酵素活性は低下する．CTP が存在しない状態ではアロステリック定数は 200 だが，調節サブユニットのすべての結合部位に CTP が結合すると 1250 に増加する．CTP が結合すると，基質結合によって酵素を R 状態に変化させることは難しくなる．結果として，CTP は S 字形曲線の最初の相を増加させる（図 10・14）．同じ反応速度にするにはより多くの基質が必要である．CTP の生合成経路の直前の物質である UTP も ATC アーゼを調節する．UTP は単独では酵素を阻害できないが，CTP が存在すると共働的に ATC アーゼを阻害する．

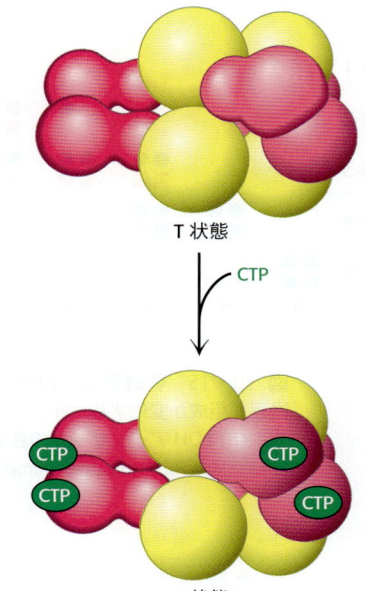

図 10・12 CTP は T 状態を安定化させる． アスパラギン酸カルバモイルトランスフェラーゼの調節サブユニットに CTP が結合すると T 状態が安定化する．

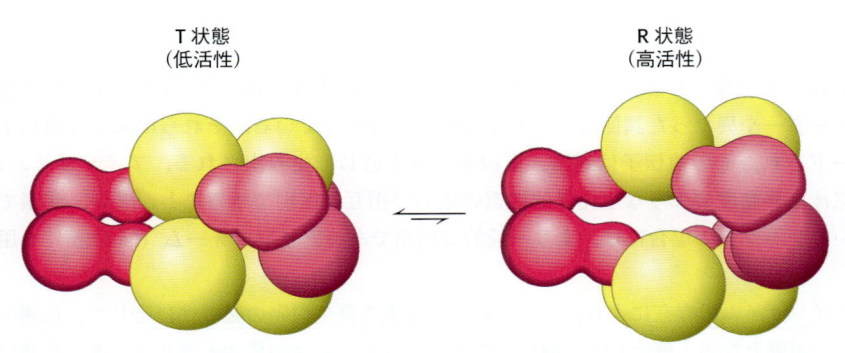

T 状態
（低活性）

CTP 結合下でとりやすい構造

R 状態
（高活性）

基質結合下でとりやすい構造

図 10・13 R 状態と T 状態は平衡状態にある． たとえ基質や調節因子のない状態でも，アスパラギン酸カルバモイルトランスフェラーゼは，R と T 状態間で平衡状態にある．この条件下では，平衡は約 200 倍ほど T 状態に傾いている．

興味深いことには，ATP もまた ATC アーゼのアロステリック調節因子で，CTP と同じ位置に結合する．しかしながら，ATP 結合は R 状態を安定させ，アロステリック定数を 200 から 70 に下げることにより，任意のアスパラギン酸濃度で反応速度を増加させる（図 10・14）．高濃度の ATP では，反応速度曲線の S 字形の挙動はより不明瞭になる．ATP と CTP は同じ部位に結合するため，高濃度の ATP は CTP による酵素阻害を妨げる．基質でない分子（ATC アーゼに対する CTP や ATP など）がアロステリック酵素に及ぼす効果のことを**ヘテロトロピック効果**（heterotropic effect，ギリシャ語，*héteros*，"異なる"から）とよぶ．基質は S 字形曲線の形を決め（ホモトロピック効果），一方，調節物質は K_M を変える（ヘテロトロピック効果）．しかし，どちらの型の効果とも，[T]/[R]比が変わることによって生じていることに注意せよ．

ATP の濃度増加に応じて ATC アーゼ活性が増加することについて，生理的には二つの有力な説明がある．一つは，ATP が高濃度であるということは，細胞内のプリンヌクレオチド濃度が高いという情報であり，ATC アーゼ活性の増加は，プリンとピリミジンのプールのバランスを保つことになるという説明である．二つ目は，ATP が高濃度ということは，mRNA 合成や DNA 複製を行うには十分なエネルギーが存在するということを示し，これらの合成に必要なピリミジンが合成されるという説明である．

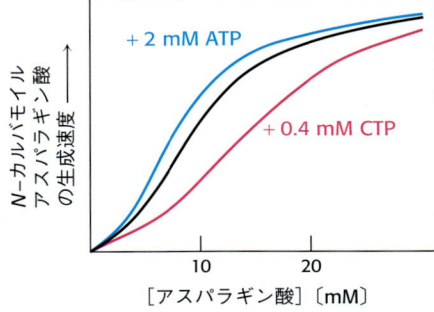

図 10・14 ATC アーゼの反応速度に対する CTP と ATP の効果． シチジン三リン酸（CTP）は，アスパラギン酸カルバモイルトランスフェラーゼの T 状態を安定化させるため，酵素が基質と結合して R 状態に転換することを難しくさせている．その結果，曲線は — で示すように右に移動する．ATP は R 状態を安定化させるため，アスパラギン酸カルバモイルトランスフェラーゼのアロステリック活性化因子の一つであり，基質の結合をより容易にする．結果として — で示すように曲線は左に移動する．

10・2 アイソザイムは個々の組織や発生段階に特異的な触媒調節の一手段である

アイソザイム（isozyme）または**イソ酵素**（isoenzyme）は，アミノ酸配列は異なるが，

(A)

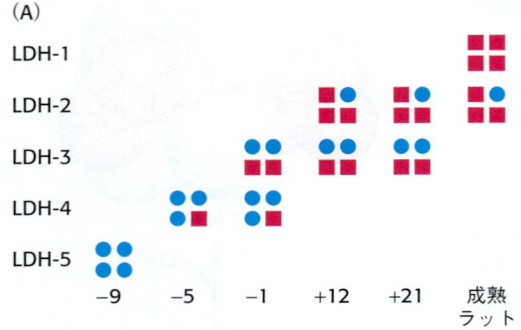

(B)

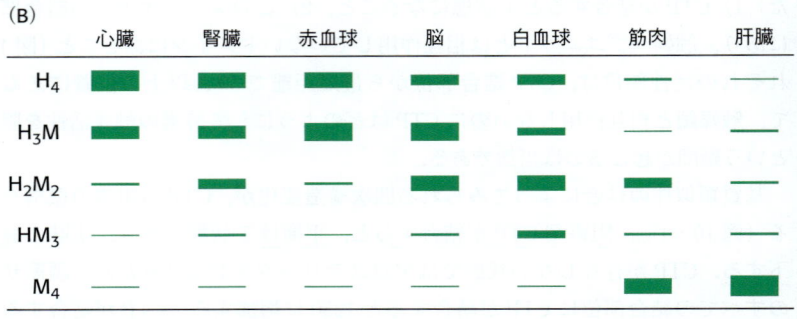

図 10・15　乳酸デヒドロゲナーゼのアイソザイム．　（A）ラット心臓の乳酸デヒドロゲナーゼ (LDH) アイソザイムは発生過程で組成が変化する．H アイソザイムを ■ で，M アイソザイムを ● で表す．＋と－の数値は，出生前後の日数をそれぞれ示す．（B）LDH アイソザイムの含量は組織によりさまざまである〔出典：（A）W.-H. Li, "Molecular Evolution," p. 283, Sinauer（1997）；（B）K. Urich, "Comparative Animal Biochemistry," p. 542, Springer Verlag（1990）〕．

同じ反応を触媒する酵素と定義される．これらの酵素は通常，K_M のような反応速度パラメーターや異なった調節分子に対する応答が異なっている．それらは異なる遺伝子にコードされ，その遺伝子は通常，重複や分岐を通じて生み出される．アイソザイムは，電気泳動移動度のような生化学的性質の違いで相互に区別できることが多い．酵素ではないタンパク質の場合には，より一般的な用語である**アイソフォーム**（isoform）を用いる．

　アイソザイムの存在により，ある組織またはある発生段階の必要性に応じて，代謝の微調節が可能となる．例として，嫌気的な条件でグルコースの代謝とグルコースの合成に働く，乳酸デヒドロゲナーゼ (LDH) を考えてみよう．ヒトはこの酵素に関して，2 個のアイソザイムであるポリペプチド鎖をもっている．すなわち，心筋で多く発現している H アイソザイムと骨格筋にみられる M アイソザイムである．これらのアミノ酸配列には 75％ の相同性がある．機能している酵素はそれぞれ四量体であり，2 種のサブユニットをさまざまに組合わせることができる．心臓に存在する H_4 アイソザイムは M_4 アイソザイムよりも高い基質親和性をもつ．この二つのアイソザイムは，高濃度のピルビン酸がアロステリックに H_4 を阻害するが，M_4 を阻害しないという点でも異なる．H_3M のような他の組合わせは，この 2 種類の鎖の割合に応じた中間の性質を示す．第 16 章でこれらのアイソザイムを生物学的な関連において考える．

　M_4 アイソザイムは激しく運動している骨格筋のような嫌気的な環境で最適に働き，一方 H_4 アイソザイムは心筋のような好気的な環境で最適である．実際，それらのアイソザイムの割合は，ラット心臓の発生過程において組織が嫌気的から好気的な環境に変わるにつれて変化する（図 10・15A）．図 10・15(B) は，成体ラット組織における乳酸デヒドロゲナーゼの組織特異的なアイソザイム型を示す．以降の章で登場するすべての酵素は，アロステリック酵素も含め，基本的にアイソザイムが存在する．

　　あるアイソザイムが血中に出現すれば，それは組織損傷の兆候であり，臨床診断に用いることができる．たとえば，血清中の H_4 の量が H_3M に比べて増加していれば，それは心筋梗塞または心臓発作のために心筋細胞が損傷し，細胞内の物質が血中に流出したという徴候である．

10・3　共有結合修飾は酵素活性調節の一手段である

　ある分子を酵素やタンパク質に共有結合させるとその活性を変化させることができる．これらの例では，供与分子が機能性のある部分構造をタンパク質に結合させる．大半の修

表 10・1　タンパク質活性の一般的な共有結合修飾

修　飾	供　与　分　子	修飾されるタンパク質の例	機　能
リン酸化	ATP	グリコーゲンホスホリラーゼ	グルコースのホメオスタシス, エネルギー変換
アセチル化	アセチル CoA	ヒストン	DNA のパッキング, 転写
ミリストイル化	ミリストイル CoA	Src	シグナル伝達
ADP リボシル化	NAD^+	RNA ポリメラーゼ	転　写
ファルネシル化	ファルネシル二リン酸	Ras	シグナル伝達
γ-カルボキシ化	HCO_3^-	トロンビン	血液凝固
硫酸化	3'-ホスホアデニリル硫酸(PAPS)	フィブリノーゲン	血餅形成
ユビキチン化	ユビキチン	サイクリン	細胞周期の調節

飾は可逆的である．最も一般的な修飾は可逆的なものである．よくある**共有結合修飾**（covalent modification）はリン酸化と脱リン酸である．もう一つのよくある手段としてリシン残基へのアセチルトランスフェラーゼによるアセチル基の付加がある．ヒストンは DNA とともに染色体に格納されているタンパク質であるが，リシン残基が生体内で広範にアセチル化や脱アセチルされる（§ 32・3）．活発に転写される遺伝子には，幾重にもアセチル化されたヒストンが伴う．タンパク質のアセチル化は，もとはヒストンの修飾として発見されたものだが，今では調節のおもな方法として知られており，哺乳動物の細胞内では 2000 以上の異なるタンパク質がアセチル化により調節されることがわかっている．タンパク質のアセチル化は特に代謝の調節に重要であると考えられる．アセチルトランスフェラーゼや脱アセチル酵素は，それ自身がリン酸化によって調節されている．このことは，あるタンパク質の共有結合修飾は，それを修飾する酵素自身の共有結合修飾によって制御されることもあるということを示す．

アセチル化リシン

　修飾が容易な可逆性を示さない場合もある．シグナル伝達経路にある Ras（GTP アーゼの一つ）や Src（チロシンキナーゼというタンパク質の一つ）のようないくつかのタンパク質は，脂質を不可逆的に結合することで細胞膜の細胞質面に局在化している．この場所に固定されているため，シグナル伝達経路を通る情報をよりよく受け取り伝達することができる（第 14 章）．Ras および Src における変異は，さまざまながんでみられる．小タンパク質であるユビキチンの付加は，破壊されるべきタンパク質であるという目印であり，調節の究極の手段である（第 23 章）．サイクリンは，細胞が分裂後期に入り細胞周期が進行する前にユビキチン化されて壊されなくてはならない．

　ここで調べる代謝過程は事実上すべて，一部は共有結合修飾によって調節されている．実際，多くの酵素のアロステリックな性質は共有結合修飾で変化する．表 10・1 は，多くの一般的な共有結合修飾の一覧である．

キナーゼおよびホスファターゼはタンパク質のリン酸化の程度を調節する

　真核細胞の事実上あらゆる代謝過程で調節機構としてリン酸化をみることができる．実に真核細胞のタンパク質の 30 % 近くがリン酸化を受けている．リン酸化反応を触媒する酵素は**プロテインキナーゼ**（protein kinase）とよばれ，知られている中で最も巨大なタンパク質ファミリーの一つを構成し，ヒトでは 500 以上の相同な酵素をもっている．酵素の多様性は特定の組織，時間，基質に従って微妙な調節を可能にしている．

　ATP は代表的なリン酸基供与体である．ATP の末端（γ）のリン酸基は受容体タンパク質や酵素の特異的なアミノ酸に転移される．真核細胞では受容体の残基は側鎖にヒドロキシ基をもつ三つのアミノ酸の一つであることが普通である．ある一群のプロテインキナーゼによって特定のセリンやトレオニン残基に，あるいは，別の一群のプロテインキナーゼによって特定のチロシン残基に転移が起こる．チロシンキナーゼは，多細胞生物に特有で，成長の制御の中心的役割を行っており，この酵素の変異はがん細胞でよくみられる．

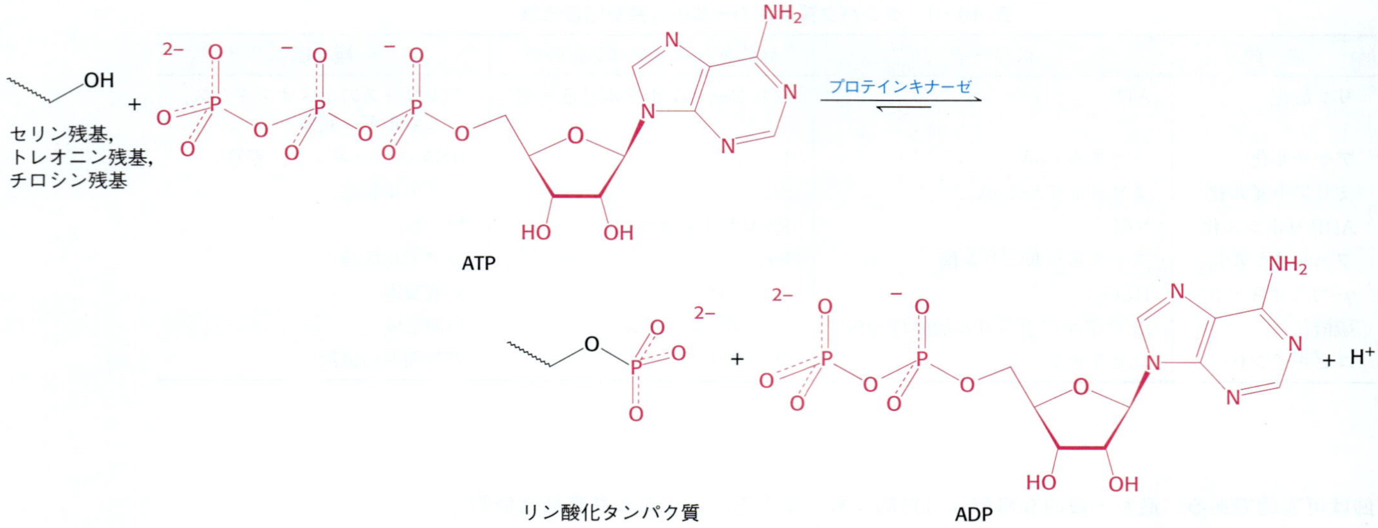

ATP

リン酸化タンパク質   ADP

　表10・2に，既知のセリンキナーゼ，トレオニンキナーゼをいくつかあげた．タンパク質リン酸化反応の受容体タンパク質は，リン酸基供与体であるATPが豊富にある細胞内にみられる．完全に細胞外にあるタンパク質は，可逆的なリン酸化によって調節されない．

表 10・2　セリンキナーゼ，トレオニンキナーゼとそれらの活性化シグナルの例[†]

シグナル	酵　素
サイクリックヌクレオチド	cAMP 依存性プロテインキナーゼ（プロテインキナーゼ A） cGMP 依存性プロテインキナーゼ（プロテインキナーゼ G）
Ca^{2+} とカルモジュリン	Ca^{2+}/カルモジュリン依存性プロテインキナーゼ ホスホリラーゼキナーゼ（グリコーゲンホスホリラーゼキナーゼ）
AMP	AMP 活性化キナーゼ
ジアシルグリセロール	プロテインキナーゼ C
代謝中間体や他の“局在”因子	ピルビン酸デヒドロゲナーゼキナーゼや，分枝ケト酸デヒドロゲナーゼキナーゼのような，多くの標的特異的な酵素

　†　出典：D. Fell, "Understanding the Control of Metabolism", Table 7.2, Portland Press(1997).

　プロテインキナーゼの特異性の程度はさまざまである．専用プロテインキナーゼは，一つのタンパク質またはいくつかのそれと密接に関連しているタンパク質をリン酸化する．多機能プロテインキナーゼは，多くの異なる標的を修飾する．この種のキナーゼは広範囲に働き，多様な過程を調節できる．多くのリン酸化部位のアミノ酸配列を比較すると，多機能性キナーゼは関連性のある配列を認識していることがわかる．たとえば，プロテインキナーゼ A が認識する**コンセンサス配列**（共通配列，consensus sequence）は，Arg-Arg-X-Ser-Z または Arg-Arg-X-Thr-Z である．ここで，X は小さな残基，Z は大きな疎水性残基，そして Ser または Thr がリン酸化部位である．しかしながら，この配列が絶対的に必要とされるわけではない．たとえば，親和性を多少失うが，アルギニン残基の一つをリシンで置き換えることができる．このように，特異性の第一の決定要因は，リン酸化部位のセリン，トレオニンを取巻くアミノ酸配列である．しかし，離れている残基が特異性に関与することもある．たとえばタンパク質の高次構造の変化が，リン酸化される可能性のある部位への入口を開くことも閉じることもありうる．

　ホスホプロテインホスファターゼ（phosphoprotein phosphatase）は，タンパク質に結合したリン酸基を加水分解的に除去し，プロテインキナーゼの逆効果をもつ反応を触媒する．

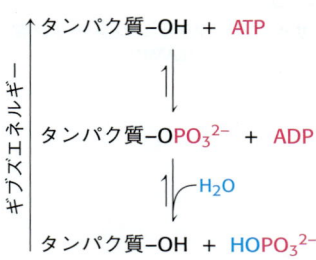

リン酸化タンパク質　　　　　　　　　　　　　　　　　　　　オルトリン酸（P_i）

修飾のないヒドロキシ基をもった側鎖が再生され，同時にオルトリン酸（P_i）を生じる．このファミリーの酵素はヒトでは約 200 種類存在し，キナーゼによって活性化されたシグナル伝達経路を止めるので，細胞内ではきわめて重要である．PP2A とよばれる一群の高度に保存されたホスファターゼはある種のキナーゼの発がん促進活性を抑制する．

　リン酸化と脱リン酸の反応が互いの逆反応ではないことは，重要である．つまり，この二つの反応は生理的な条件下において本質的には不可逆的なのである．さらに，両反応は，酵素が存在しなければ無視しうる速度でしか進まないのである．つまり，基質タンパク質のリン酸化は特異的なプロテインキナーゼの作用を介してかつ ATP の分解を費やしてのみ起こり，脱リン酸はホスファターゼの作用を介してのみ生じる．その結果，リン酸化を受けるタンパク質は，非リン酸化型とリン酸化型の間を一方向に回る形でサイクルする．リン酸化状態，脱リン酸状態間の循環速度は，キナーゼとホスファターゼの相対活性で決まる．

リン酸化は標的タンパク質の活性を調節する非常に効果的な手段である

　リン酸化は，生命のあらゆる型において共通するタンパク質の共有結合修飾である．このことからつぎの質問が生じる —— 広く利用されているタンパク質の調節において，リン酸化反応が重要になっている理由は何か．リン酸化はタンパク質の活性を調節するうえで，以下のいくつかの理由から非常に効率的な手段である．

　1.　リン酸化のギブズエネルギーは大きい．ATP からは $-50\,kJ\,mol^{-1}$（$-12\,kcal\,mol^{-1}$）のギブズエネルギーが供給される．このおよそ半分は，不可逆的リン酸化に消費され，残りの半分はリン酸化タンパク質中に保存されている．$5.69\,kJ\,mol^{-1}$（$1.36\,kcal\,mol^{-1}$）というギブズエネルギー変化は，平衡定数の 10^1 倍に相当することを思い出してほしい．したがって，リン酸化は，異なる機能をもつ二つの型の間の高次構造の平衡を 10^4 という大きさで変えることができる．本質的には，エネルギーを消費して，ある状態から別の状態への完全な移動を可能にしていることになる．

　2.　リン酸基は修飾されたタンパク質に 2 個の負電荷を付加する．これによって，修飾される前のタンパク質中の静電気的な相互作用を壊すかもしれず，また新しい静電気的な相互作用を形成することができるかもしれない．そのような構造変化は，基質の結合や触媒活性を著しく変化させる．

　3.　リン酸基は 3 個以上の水素結合の形成が可能である．リン酸基の四面体構造がこの水素結合に強い方向性をもたせ，水素結合供与体との特異的な相互作用が生じる．

　4.　リン酸化と脱リン酸は，1 秒未満でも数時間以上の時間でも起こすことができる．反応速度は生理的な過程から要求されるタイミングに応じて合わせることができる．

　5.　リン酸化は，高度な増幅効果をひき起こすことが多い．一つの活性化したキナーゼは，短時間に数百の標的タンパク質をリン酸化することができる．標的タンパク質が酵素であれば，今度はその酵素がリン酸化によって多数の基質分子を変換することも可能である．

　6.　ATP は細胞内エネルギーの通貨である（第 15 章）．リン酸基の供与体としての ATP の利用は，代謝調節に関係する細胞のエネルギー状態と連動している．

NH₂

サイクリックアデノシン―リン酸
（cAMP）

サイクリック AMP は，プロテインキナーゼの四次構造を変化させて活性化する

　動物がストレスの強い状況に対処するのを助ける特別なプロテインキナーゼを調べてみよう．"逃走か闘争か（flight or fight）"の応答は，危険な状況や興奮するような状況で多くの動物に共通する．筋肉は動く準備を整える．この準備は，特別なプロテインキナーゼの働きの結果である．この場合，ホルモンであるアドレナリン（エピネフリン）が，ATP を環化してつくられる細胞内メッセンジャーであるサイクリック AMP（cAMP）の生成の引き金となる．cAMP は，続いて重要な酵素である**プロテインキナーゼ A**（protein kinase A, PKA, cAMP 依存性プロテインキナーゼ）を活性化する．このキナーゼは，標的となるタンパク質の特別なセリン残基やトレオニン残基をリン酸化してその活性を変える．真核細胞中の大半の cAMP の効果は，cAMP による PKA の活性化を介しているという驚くべき発見がある．

　PKA はアロステリック調節とリン酸化を統合している典型的な例である．PKA は 10 nM 近辺の cAMP 濃度で活性化される．その四次構造はアスパラギン酸カルバモイルトランスフェラーゼを想起させる．アスパラギン酸カルバモイルトランスフェラーゼと同様に筋肉中の PKA は 2 種類のサブユニット —— 49 kDa の調節（R）サブユニットと 38 kDa の触媒（C）サブユニット —— で構成される．cAMP の非存在下では，調節サブユニットと触媒サブユニットは，酵素的に不活性な R_2C_2 複合体を形成している（図 10・16）．各調節サブユニット（R_2）に 2 分子の cAMP が結合すると，R_2C_2 複合体は R_2 サブユニットと 2 個の C サブユニットに解離する．そうすると，遊離した触媒サブユニットは酵素活性を示すようになる．このように，調節サブユニットに cAMP が結合すると，触媒サブユニットの阻害が解除される．PKA は他の大半のキナーゼと同様に，特定の細胞や発生段階の必要に応じた微妙な調節をするためアイソザイムの形で存在している．哺乳類のゲノムには，R サブユニットで四つ，C サブユニットで三つのアイソフォームがコードされている．

　cAMP の結合はどのようにしてキナーゼを活性化するのだろうか．各 R 鎖は，セリンがアラニンに置換されていることを除けば，リン酸化の共通配列と一致し，Arg–Arg–Gly–Ala–Ile 配列を含んでいる．R_2C_2 複合体では，この R の**偽基質配列**（pseudosubstrate sequence）が C の触媒部位を占めており，それゆえ基質タンパク質が入れなくなる（図 10・16）．R 鎖へ cAMP が結合すると，アロステリックな作用により偽基質配列は触媒部位の外に移動させられる．そこで遊離した C 鎖は，基質タンパク質と自由に結合してリン酸化することができる．興味深いことに，R サブユニットの cAMP 結合ドメインはすべての生物できわめてよく保存されていることがわかっている．

ATP と標的タンパク質は，プロテインキナーゼ A の
触媒サブユニットの深い割れ目に結合する

　ATP および 20 残基のペプチド阻害剤を結合した PKA の触媒サブユニットの立体構造が，X 線結晶解析によって決定された．PKA の 350 残基の触媒サブユニット

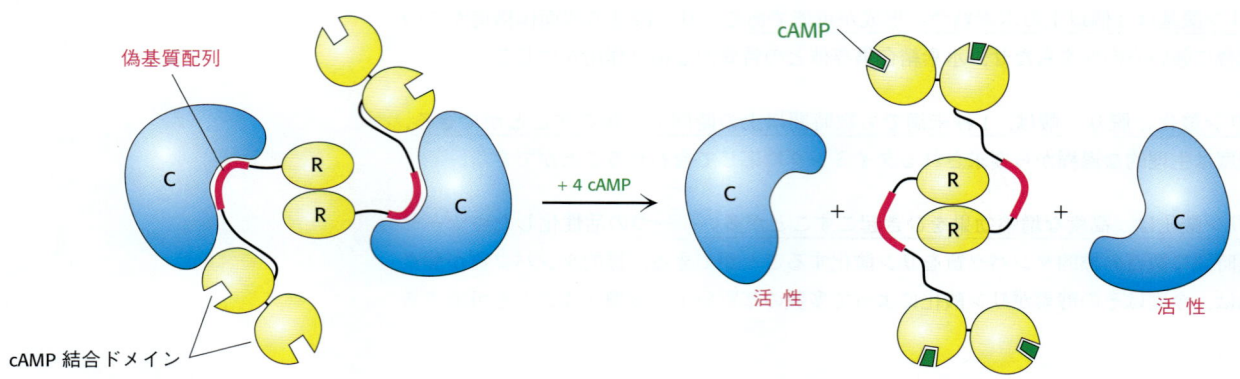

図 10・16　プロテインキナーゼ A の調節.　4 分子の cAMP が結合すると，阻害されていたホロ酵素（R_2C_2）は調節サブユニット（R_2）と 2 個の酵素的に活性なサブユニット（C）へと解離し，プロテインキナーゼ A は活性化する．各 R 鎖は cAMP 結合ドメインと偽基質配列をもつ．

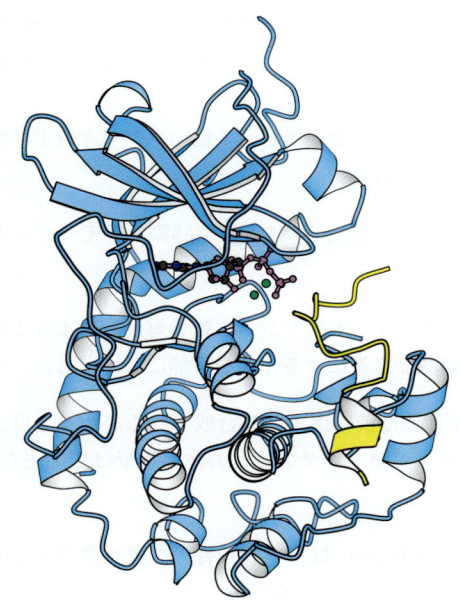

図 10・17　阻害剤を結合したプロテインキナーゼ A.
プロテインキナーゼ A の触媒サブユニットと偽基質配列をもつ阻害剤（黄色）との複合体のリボンモデル. 阻害剤は酵素のドメイン間の溝の活性部位に結合することに注意. 結合した ATP（紫色）–Mn^{2+}（緑色）は阻害剤が結合した部位に近接した活性部位に位置している〔1ATP.pdb より〕.

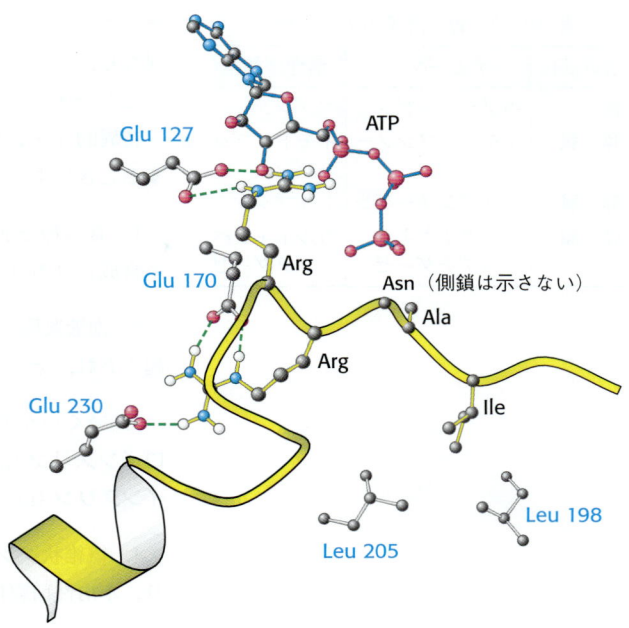

図 10・18　プロテインキナーゼ A への偽基質の結合.　阻害剤は酵素と多数の接触をしていることに注意. 偽基質の二つのアルギニン側鎖は, 3 個のグルタミン酸のカルボキシ基と塩結合（---）を形成する. 疎水性相互作用もまた基質の認識に重要である. 偽基質のイソロイシン残基は酵素の 1 対のロイシン残基と接触している.

は, N 末端側の N ローブと C 末端側の C ローブの二つのローブ（丸い葉状のタンパク質）からなる（図 10・17）. ATP や阻害剤の一部は, ローブの間の深い溝に埋まる. N ローブは ATP–Mn^{2+} と多くの接触があり, 一方, C ローブはペプチドに結合し, 重要な触媒残基を提供している. 他のキナーゼと同様, 基質が結合すると 2 個のローブは互いに接近する. つまり, このドメインの閉まりを制限するメカニズムがプロテインキナーゼ活性を調節する手段となるのである. PKA の構造は広い範囲で重要性をもつ. なぜなら 40～280 の残基からなる保存された触媒コアは**キナーゼフォールド**（kinase fold）とよばれ, すべてのプロテインキナーゼで基本的に共通しているからである. ここから, 進化の過程で幾度となく労力を費やしてきた問題（この場合, タンパク質のリン酸化）を生化学的にうまく解決した例が見て取れる.

　この結晶中の結合ペプチドは偽基質配列 Arg–Arg–Asn–Ala–Ile を含むため, 活性部位に結合している（図 10・18）. この複合体の構造から, 酵素がコンセンサス配列を認識して相互作用していることが明らかになる. 最初のアルギニン残基のグアニジニウム基は, 酵素のグルタミン酸残基（Glu 127）のカルボキシ側鎖とイオン結合する. 二番目のアルギニンも同様に, 他の 2 個のカルボキシ基と相互作用する. コンセンサス配列の Z（p. 272）に相当するイソロイシンの無極性側鎖は, 酵素の二つのロイシン残基によって形成される疎水性の溝にぴったりとはまる.

10・4　多くの酵素は特異的なタンパク質分解によって活性化する

　ここで別の酵素の調節機構に目を向けてみよう. 多くの酵素は, その特徴的な立体構造に自然に折りたたまれることで, 完全な酵素活性をもつようになる. これに対して, 折りたたまれた構造が不活性型で, 1 箇所もしくは数箇所の特異的なペプチド結合が切断されることで活性化される酵素がある. この不活性な前駆体を**チモーゲン**（zymogen）または**プロ酵素**（proenzyme）とよぶ. エネルギー源（ATP）はこの切断に必要ない. それゆえ, リン酸化による可逆的な調節と異なって, 細胞の外にあるタンパク質でもこの方法で活性

表 10・3　胃と膵臓のチモーゲン

合成部位	チモーゲン	活性型酵素
胃	ペプシノーゲン	ペプシン
膵　臓	キモトリプシノーゲン	キモトリプシン
膵　臓	トリプシノーゲン	トリプシン
膵　臓	プロカルボキシペプチダーゼ	カルボキシペプチダーゼ

化できる. もう一つの注目すべき相違は, アロステリック調節や可逆的な共有結合修飾と異なり, タンパク質分解による活性化は, 酵素分子の一生に一度きりしか起こらないということである.

特異的なタンパク質分解反応は, 生物システムにおいて酵素や他のタンパク質を活性化するときによくみられる手段の一つである. たとえば,

1. 食べ物を加水分解する**消化酵素** (digestive enzyme) は, 胃や膵臓でチモーゲンとして合成される (表 10・3).

2. **血液凝固** (blood clotting) は, 一連のカスケード状タンパク質分解反応によってひき起こされ, それが外傷に対する急速で増幅的な応答による止血を可能にしている.

3. いくつかのホルモンタンパク質は不活性な前駆体として合成される. たとえば, **プロインスリン** (proinsulin) から一つのペプチドがプロテアーゼの作用を受けて除去され, **インスリン** (insulin) が合成される.

4. 繊維状タンパク質である**コラーゲン** (collagen) は, 皮膚や骨の主要な構成成分であり, 水溶性前駆体である**プロコラーゲン** (procollagen) から得られる.

5. 多くの発生過程はチモーゲンの活性によって調節されている. たとえば, オタマジャクシからカエルへの変態において, 大量のコラーゲンが数日のうちに尾から再吸収される. 同様に, 哺乳類の子宮では, 分娩後に大量のコラーゲンが分解される. **プロコラゲナーゼ** (procollagenase) から, 活性をもつプロテアーゼである**コラゲナーゼ** (collagenase) への変換は, このような再構築過程において正確に時期を合わせて起こる.

6. **プログラム細胞死** (programmed cell death) すなわち**アポトーシス** (apoptosis) には, **カスパーゼ** (caspase) とよばれるタンパク質分解酵素が介在している. カスパーゼは前駆体である**プロカスパーゼ** (procaspase) として合成され, これがさまざまなシグナルによって活性化されると, 線虫 (*C. elegans*) からヒトに及ぶ大半の生物で細胞死をひき起こす. アポトーシスは, 発生過程で身体の部分を彫刻のように形づくる手段, および損傷した細胞や感染した細胞などを除去する手段となっている.

次項でチモーゲンの活性や調節を, 血液凝固の形成やさまざまな消化酵素を例として調べてみよう.

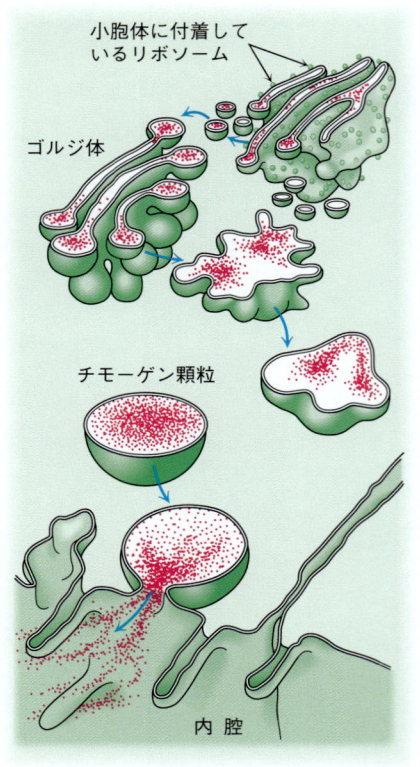

図 10・19　膵臓の腺房細胞におけるチモーゲンの分泌.　チモーゲンは小胞体に付着したリボソーム上で合成される. その後ゴルジ体の中で処理されてチモーゲン顆粒や分泌顆粒内に詰め込まれる. 適切なシグナルにより, これら顆粒は細胞膜と融合し, 膵管の内腔に中身を放出する. 細胞質は薄い緑色で表し, 膜および管内腔は濃い緑色で示す.

キモトリプシノーゲンは一つのペプチド結合の特異的な切断によって活性化される

キモトリプシン (chymotrypsin) は小腸でタンパク質を加水分解する消化酵素である. キモトリプシンが大きく疎水的な側鎖をもつアミノ酸残基のカルボキシ末端側のペプチド結合を特異的に切断する作用 (表 8・6) のメカニズムは第 9 章で詳細に述べた. 不活性な酵素前駆体である**キモトリプシノーゲン** (chymotrypsinogen) は, 他のさまざまなチモーゲンや消化酵素と同様に膵臓で合成される. 実際, 膵臓はタンパク質の合成や分泌が最も盛んな器官の一つである. 酵素やチモーゲンは膵臓の腺房細胞で合成され, 膜に結合した顆粒の内部に貯蔵される (図 10・19). チモーゲン顆粒は腺房細胞の頂部に蓄積する. そして細胞がホルモンのシグナルや神経インパルスで刺激されると, 顆粒の内容物が, 十二指腸につながる輸送管へと放出される.

キモトリプシノーゲンは 245 個のアミノ酸残基からなる単一ポリペプチド鎖であり, 事実上酵素活性をもたない. Arg 15 と Ile 16 をつなぐペプチド結合がトリプシンによって切断されると, 完全な活性をもつ酵素に変わる (図 10・20). そうしてできた, π-キモトリプシンとよばれる活性をもつ酵素は, 他の π-キモトリプシン分子に作用して 2 個のジペプチドを除去し, 安定な酵素型である α-キモトリプシンをつくる. α-キモトリプシン中にできた 3 本の鎖は, 鎖間にある二つのジスルフィド結合によって相互につながっている. この活性化過程は, たった一つの特異的なペプチド結合の切断が, 触媒的に不活性型

から完全な活性をもつ型へとタンパク質を変換させるという驚くべき特徴をもつ.

キモトリプシノーゲンがタンパク質分解によって活性化されると, 基質結合部位が形成される

　たった1個のペプチド結合の切断が, どのようにしてチモーゲンを活性化するのだろうか. 15番目と16番目のアミノ酸の間のペプチド結合の切断が重要な高次構造変化をひき起こす引き金となっており, それはキモトリプシノーゲンの立体構造の解明によって明らかになった.

　1. 切断によって新たに形成されたIle 16のアミノ末端基が中へと折り返し, キモトリプシン分子の内部にあるAsp 194とイオン結合する (図10・21).

　2. この静電的相互作用は数多くの高次構造変化の引き金となる. Met 192は, チモーゲンでの深く埋まった場所から, 活性化された酵素では表面へと移動し, 187番目と193番目の残基は互いに離れるように動く. この変化で芳香族やかさ高い非極性基の**基質特異性部位** (substrate specificity site) が形成される. この部位の片側は189～192番目の残基からなる. 基質への結合部分であるこのくぼみはチモーゲンでは十分に形成されない.

　3. キモトリプシンによる触媒作用における四面体の遷移状態は, オキシアニオン (負に荷電したカルボニル酸素原子) をもち, 酵素主鎖の2個のNH基との間の水素結合によって安定化される (図9・9). キモトリプシノーゲンではこれらNH基の一つは適切な位置にない. したがって, チモーゲンではオキシアニオンを安定化する部位 (オキシアニオンホール, p.236) が不完全である.

　4. 分子の他の場所での高次構造変化は非常に小さい. このように, タンパク質の酵素活性は, 一つのペプチド結合の加水分解が引き金となり, 個別のそしてきわめて局所的な高次構造変化が起こることでスイッチが切替わる.

トリプシノーゲンからのトリプシン生成は, 他のチモーゲンの活性化をひき起こす

　タンパク質分解酵素である**トリプシン** (trypsin) の前駆体, **トリプシノーゲン** (trypsinogen) の活性化に伴う構造変化は, キモトリプシノーゲンと異なる. チモーゲンでは四つの領域が非常に動きやすくなっているが, トリプシンでは明確に定まった高次構造をとっている. この構造変化も, オキシアニオンホールの完成を伴う.

　十二指腸でのタンパク質の消化は, 各酵素が決まった数の側鎖に対してしか特異的でないため, さまざまなタンパク質分解酵素の作用を同時に必要とする. つまり, チモーゲンは同時にスイッチが入らなければならない. トリプシノーゲン, キモトリプシノーゲン, プロエラスターゼ, プロカルボキシペプチダーゼ, そして脂質分解酵素のプロリパーゼ, といったすべての膵臓チモーゲンに共通の活性化因子であるトリプシンの作用によって, 統合された調節がなされている. 活性型トリプシンを生成するために, 十二指腸を裏打ちしている細胞が**エンテロペプチダーゼ** (enteropeptidase) という膜に組込まれた酵素を分泌する. その酵素は, チモーゲンが膵臓から十二指腸に入るに従い, トリプシノーゲン鎖にある独特なリシン–イソロイシン間のペプチド結合を加水分解する. このようにして生成した少量のトリプシンが, さらにトリプシノーゲンや他のチモーゲンを活性化する (図10・22). このように, エンテロペプチダーゼによるトリプシンの形成が全体を支配する活性化段階である.

いくつかのタンパク質分解酵素は特異的な阻害剤をもつ

　単一のペプチド結合の切断によるチモーゲンからプロテアーゼへの変換は, 酵素活性のスイッチを入れるうえでは精密な手段である. しかし, この活性化段階は不可逆的であるため, このタンパク質分解反応を止める別の機構が必要になる. 特異的なプロテアーゼインヒビターがこの役割を果たす. セリンプロテアーゼのタンパク質性阻害剤であるセルピ

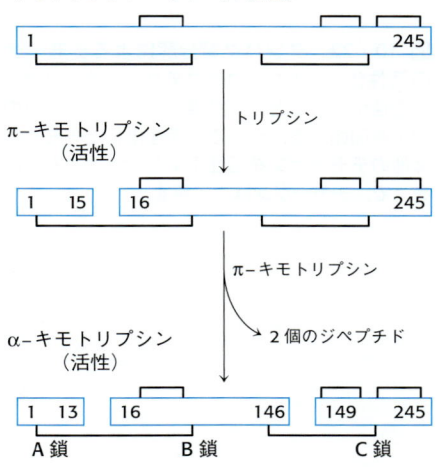

図10・20　キモトリプシノーゲンのタンパク質分解による活性化. α–キモトリプシンの3本の鎖は, 鎖間の二つのジスルフィド結合 (AとB, BとC) でつながっている. ジスルフィド結合のおおよその位置を示してある.

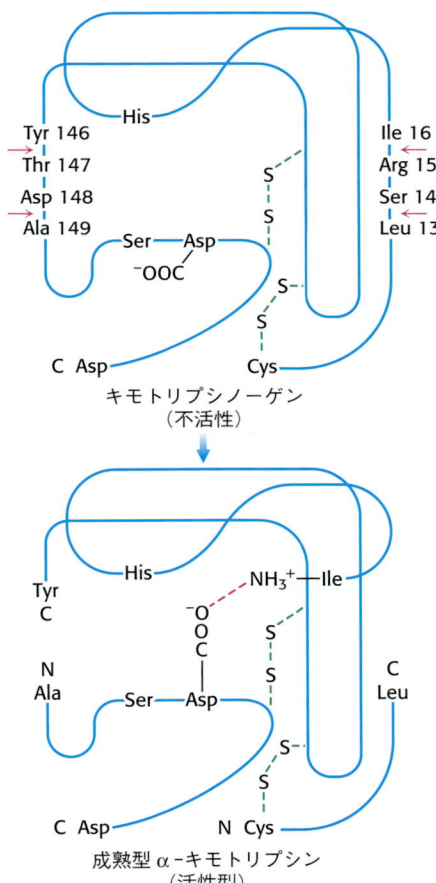

図10・21　キモトリプシノーゲンとキモトリプシンの構造. Ile 16のα–アミノ基とAsp 194のカルボキシ基の間の静電的相互作用は, 活性型キモトリプシンの構造に必須であり, IleとArgの間のペプチド結合が切断されたキモトリプシンだけがこの構造をとれる [出典: G.A. Petsko, D. Ringe, "Protein Structure and Function", p.3～16, Figure 3～31, Sinauer (2003)].

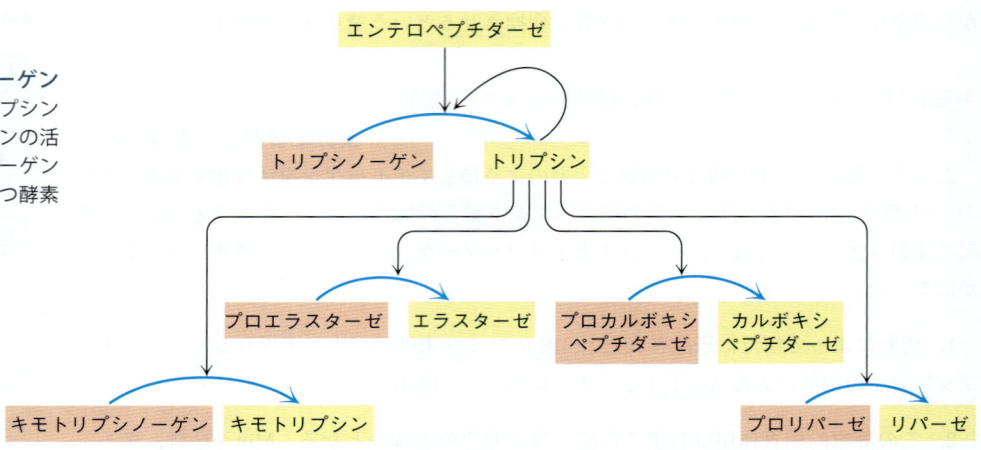

図 10・22　タンパク質分解によるチモーゲンの活性化.　エンテロペプチダーゼはトリプシンを活性化することで，膵臓由来のチモーゲンの活性化を開始する．そして，活性化したチモーゲンは他のチモーゲンを活性化する．活性をもつ酵素を ▢ で，チモーゲンは ▢ で示す.

ンは，そのようなインヒビターファミリーの一例である．たとえば**膵臓トリプシンインヒビター**（pancreatic trypsin inhibitor）は 6 kDa のタンパク質であり，その活性部位に非常に強く結合してトリプシンを阻害する．その複合体の解離定数は 0.1 pM であり，これは約 -75 kJ mol^{-1}（-18 kcal mol^{-1}）という，結合の標準自由エネルギーと一致する．ほぼすべての既知タンパク質の会合と異なり，この複合体は，8 M 尿素や 6 M グアニジン塩酸といった変性剤で処理しても（p.51），阻害剤と酵素に解離しない.

　複合体のこの例外的な安定性は，膵臓トリプシンインヒビターが非常に効果的な基質類似体であるために起こる．X 線結晶解析の結果，その阻害剤が酵素の活性部位，つまり阻害剤の Lys 15 の側鎖がトリプシンの特異的なポケットにあるアスパラギン酸側鎖と相互作用するような位置にくることが示された．加えて，トリプシンの主鎖と阻害剤の主鎖の間に多くの水素結合が生じる．さらに，Lys 15 のカルボニル基とそれを取巻く阻害剤の原子は，酵素の活性部位にきれいに収まる．阻害剤の構造を酵素に結合した状態と遊離の状態とで比較すると，<u>酵素への結合で構造は本質的には変化していない</u>ことがわかる（図10・23）．このように阻害剤は，酵素の活性部位と非常に相補的な構造になるようあらかじめつくられている．実は，膵臓トリプシンインヒビターにある Lys 15 と Ala 16 間のペプチド結合は切断されてしまうが，その速度はきわめて遅い．このトリプシン-インヒビター複合体の半減期は数カ月である．端的にいえば，阻害剤は基質になるけれども，この固有構造が酵素の活性部位にあまりにうまく相補的であるため，非常に強固に結合し，

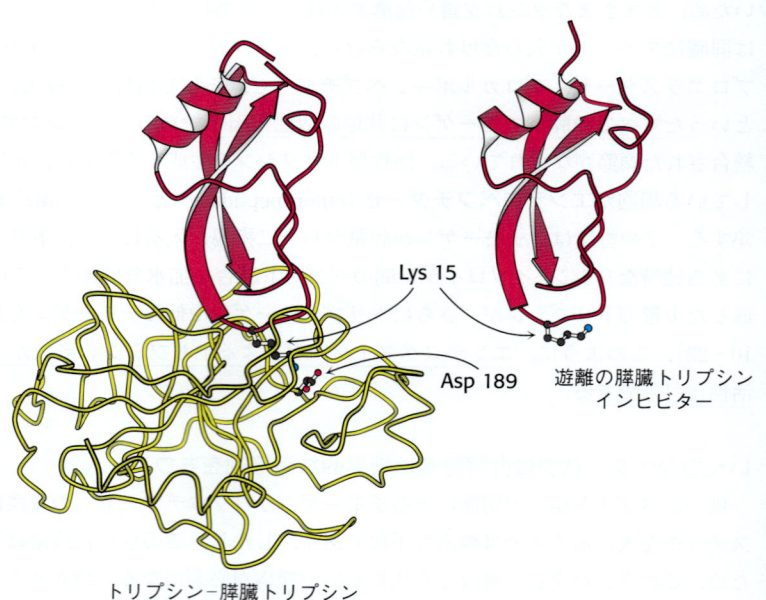

図 10・23　トリプシンとトリプシンインヒビターとの相互作用.　トリプシン（━）と膵臓由来トリプシンインヒビター（━）複合体の構造．阻害剤の Lys 15 がトリプシンの活性部位に入り込んでいることに<u>注意</u>．Lys 15 はそこで活性部位の Asp 189 と塩結合をつくる．トリプシンに結合した阻害剤と遊離の阻害剤はほぼ同じ構造をしていることにも<u>注意</u>〔1BPI.pdb より〕

Lys 15

Asp 189

遊離の膵臓トリプシン
インヒビター

トリプシン-膵臓トリプシン
インヒビター複合体

めったに遷移状態にならず代謝回転の進みは遅い.

トリプシンの量はトリプシンインヒビターの量よりかなり多い. なぜトリプシンインヒビターが存在するのだろうか. トリプシンが他のチモーゲンを活性化することを思い出してほしい. 結果として, たとえ少量のトリプシンであっても, 膵臓や膵管の中にチモーゲンが存在するうちにそれがカスケード反応を開始するのをあらかじめ阻止することが非常に重要である. トリプシンインヒビターは膵臓または膵管の中で成熟する前に活性化されてしまったすべてのトリプシン分子と結合している. この阻害が, 急性膵炎を起こすことになる組織への大きな損傷を防いでいる.

膵臓トリプシンインヒビターのみが重要なプロテアーゼインヒビターではない. α_1 アンチトリプシン (α_1–antitrypsin) [α_1 アンチプロテイナーゼ (α_1–antiproteinase) ともよぶ] は 53 kDa の血漿タンパク質であり, 好中球 (細菌を食作用で取込む白血球) の分泌産物であるエラスターゼによる消化から組織を守る. トリプシンよりもエラスターゼを非常に効果的に阻害するので, むしろアンチエラスターゼ (antielastase) とよぶ方が正確であろう. α_1 アンチトリプシンは膵臓トリプシンインヒビターのように, 活性部位にほぼ不可逆的に結合することで, 標的酵素の作用を阻害する. α_1 アンチトリプシン欠損症を生じる遺伝病をみてみると, この阻害剤が生理学的に重要であることがわかる. たとえば, 53 番目の残基がグルタミン酸からリシンに置換した Z 型変異体では, 肝細胞からの α_1 アンチトリプシンの分泌が遅れる. この欠損をホモ (同型) 接合でもつヒトの血清の阻害剤量は, 正常なヒトのおよそ 15 % である. 結果として, 過剰なエラスターゼが弾力性のある繊維や他の結合組織タンパク質を分解してしまうため, 肺の肺胞壁が破壊されることになる.

この結果生じる臨床症状は, 肺気腫 (emphysema) [慢性閉塞性肺疾患 (chronic obstructive pulmonary disease, COPD) としても知られる] とよばれる. 肺気腫のヒトは, 健常者よりも肺胞に弾力性がないため, 同体積の空気を交換するのに健常者より激しく息をしなければならない. たとえ Z 型をヘテロ (異型) 接合体でもっていても, 喫煙は明らかに肺気腫に進展する可能性を増加させる. その理由は, エラスターゼに結合するのに必須の残基である阻害剤の Met 358 が煙によって酸化されるからである (図 10・24). 実際, このメチオニン側鎖はエラスターゼを選択的に捕捉する餌となっている. これに対して, 酸化生成物であるメチオニンスルホキシド (methionine sulfoxide) はエラスターゼの擬似餌にはならない. このことは, タンパク質にたった 1 個の酸素原子が挿入されただけで顕著な結果となり, 生活習慣が生化学的に影響を及ぼすという注目すべき例を示している. つぎにもう一つのプロテアーゼインヒビター, アンチトロンビン III について, 血液凝固の調節を検討する際に考察しよう.

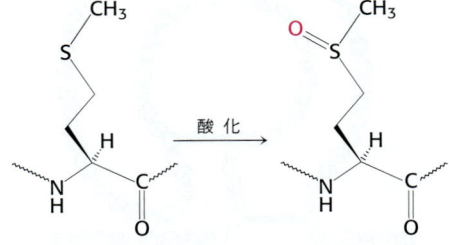

図 10・24　メチオニンのメチオニンスルホキシドへの酸化.

血液凝固はチモーゲンの活性化のカスケードによって起こる

酵素反応カスケード (enzymatic cascade) は急速な応答を成し遂げるため, 生化学的システムでは頻繁に用いられている. カスケードにおいて, 開始シグナルは一連のステップを開始させ, それぞれのステップは一つの酵素で触媒されている. 各ステップでシグナルは増幅される. たとえば, あるシグナル分子がある酵素を活性化すると, その酵素はつぎに 10 の酵素を活性化する, そしてその 10 個の酵素がそれぞれ, つぎに続く 10 個の酵素を活性化したなら, 4 ステップ後には, 初めのシグナルは 10 000 倍に増幅されることになる. 止血 (hemostasis) は血餅の形成と溶解の過程であるが, 一つの血液凝固因子の活性化した形がつぎの活性化を触媒するという, チモーゲン活性化カスケードで起こる (図 10・25). かくして, ごく少量の開始因子で, 外傷への急速な応答を確実にするカスケードの引き金を引くことができる.

血液凝固を開始する二つの手段 —— 内因系凝固系 (intrinsic pathway) と外因系凝固系 (extrinsic pathway) —— について述べる. 内因系凝固系は, 血管内皮の裏打ちの裂け目で生じるアニオン性表面が露出することによって活性化される. 外因系凝固系は, 血液凝固に最も重要であるように思われる. 外因系凝固系は, 外傷が膜に組込まれた糖タンパク

図 10・25　血液凝固カスケード．　内因系凝固系，外因系凝固系，最終共通経路の相互作用によって，フィブリンクロットが生成する．内因系凝固系は，損傷によってできた異常な表面へ XII 因子（ハーゲマン因子）が接触して活性化されることで開始される．外因系凝固系では外傷が引き金となり，組織因子（TF）が放出される．TF は VII 因子と複合体を形成しトロンビンを活性化するカスケードを開始する．血液凝固因子の不活性型を ■ で示し，対応する活性型（下付きの "a" で示す）を ■ で，それ自体は酵素でない活性化タンパク質を ■ で示した．この過程の顕著な特徴は，ある血液凝固因子の活性型がつぎの因子の活性化を触媒することである．

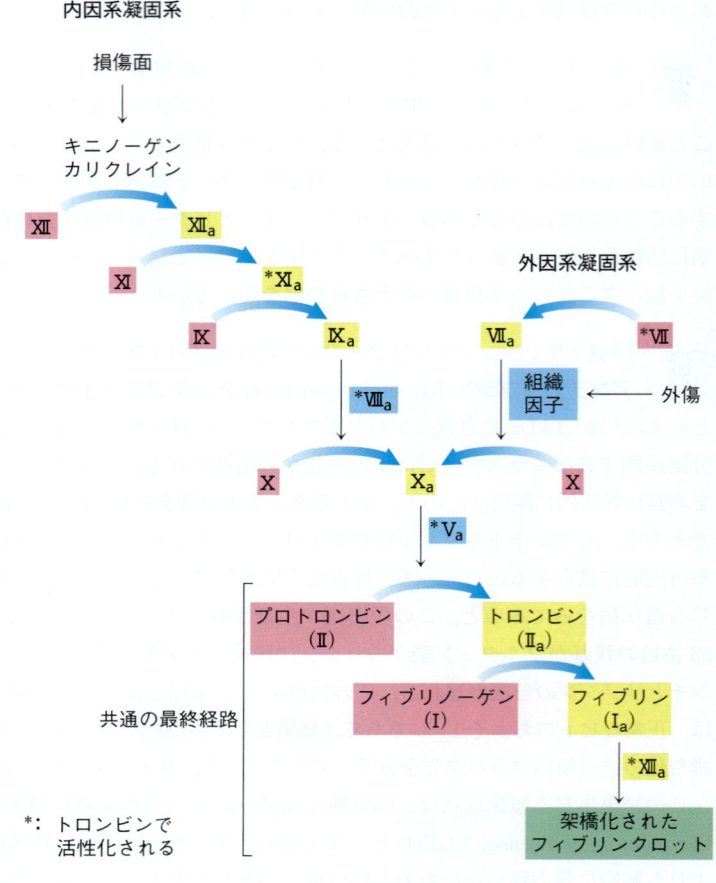

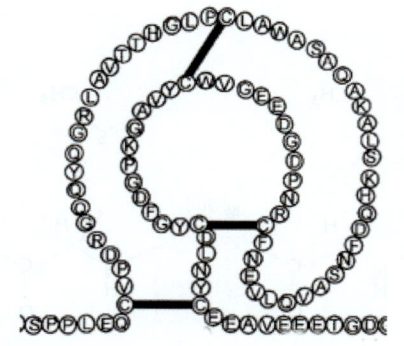

プロトロンビンの 2 番目のクリングルドメイン

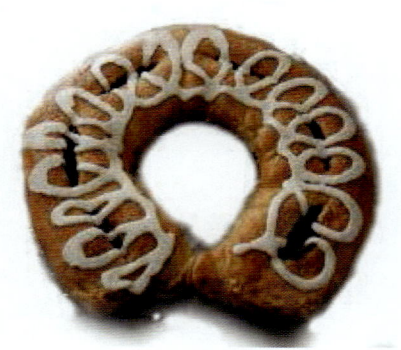

クリングルペストリー

質である**組織因子**（tissue factor, TF）を露出させることから始まる．血液に露出されると，組織因子は VII 因子に結合し，X 因子を活性化する．内因性，外因性凝固系ともにセリンプロテアーゼである X 因子の活性化につながり，それはさらにプロトロンビンを凝固に必須なプロテアーゼであるトロンビンに変換する．トロンビンはつぎに複数の酵素や因子を活性化して血液凝固過程を増幅し，さらに多くのトロンビンをつくる．これは正のフィードバックの一例である．血液凝固因子の活性型を下付き$_a$で示し，トロンビンで活性化される因子は * で示すことに注意せよ．

プロトロンビンの活性化にはビタミン K 依存性の修飾が必要である

　トロンビンは**プロトロンビン**（prothrombin）とよばれるチモーゲンとして生合成される．その不活性な分子はカルボキシ末端にセリンプロテアーゼドメインを含んだ 4 個の主要なドメインで構成される（図 10・26）．一つ目のドメインは **Gla ドメイン**（Gla domain）とよばれ，4-カルボキシグルタミン酸残基（略称は Gla）を多く含む．二つ目と三つ目のドメインは**クリングルドメイン**（kringle domain）とよばれる（デンマークの菓子に似ているためにそう名付けられた）．ビタミン K は，Ca^{2+} の強力なキレート試薬である 4-カルボキシグルタミン酸の合成に必要である．これら三つのドメインはプロトロンビンを不活性型に保つように協奏して働く．さらに，Gla ドメインは 4-カルボキシグル

図 10・26　プロトロンビンのモジュール構造．　2 箇所のペプチド結合の切断でトロンビンができる．4-カルボキシグルタミン酸残基はすべて Gla ドメインにある．

タミン酸を多く含むために，Ca^{2+}を結合できる（図10・27）．この結合によりどのような影響があるだろうか．プロトロンビンによるCa^{2+}の結合は，チモーゲンを，外傷後の血小板由来のリン脂質膜に固定する．この結合は非常に重要である．なぜなら，プロトロンビンを凝固タンパク質であるX_a因子とV_a因子（血小板中の刺激タンパク質）の近くに運ぶためである．これら二つの凝固タンパク質はプロトロンビンをトロンビンに変換する．プロトロンビンの活性化はArg 274とThr 275の間の結合がプロテアーゼで切断されることにより始まり，はじめの3個のドメインを含む断片が切り離される．さらにArg 323とIle 324の間の結合が切断され活性型トロンビンが生成される．

フィブリノーゲンはトロンビンによってフィブリンクロットに変わる

血液凝固過程の中で最もよく研究されているのは，タンパク質分解酵素であるトロンビンによって**フィブリノーゲン**（fibrinogen）がフィブリンに変わるカスケードの最終段階である．フィブリノーゲンは3個の球状単位が2本の棒状領域により連結されてできている（図10・28）．この340 kDaのタンパク質は六つの鎖からなる．すなわち，2本ずつのAα，Bβ，γ鎖である．棒状領域は，前述のタンパク質（§2・3）を思い出させるようなモチーフで，三本鎖αヘリックスのコイルドコイルである．トロンビンは，フィブリノーゲンの中央の球状領域にある4個のアルギニン–グリシンペプチド結合を切断する．切断されると，2本のAα鎖のそれぞれから18残基のAペプチドが切り離され，同じように2本のBβ鎖のそれぞれから20残基のBペプチドが切り離される．AとBのペプチドは**フィブリノペプチド**（fibrinopeptide）とよばれる．フィブリノペプチドを切り離したフィブリノーゲン分子は**フィブリン単量体**（fibrin monomer）とよばれ，サブユニット構造$(\alpha\beta\gamma)_2$をとる．

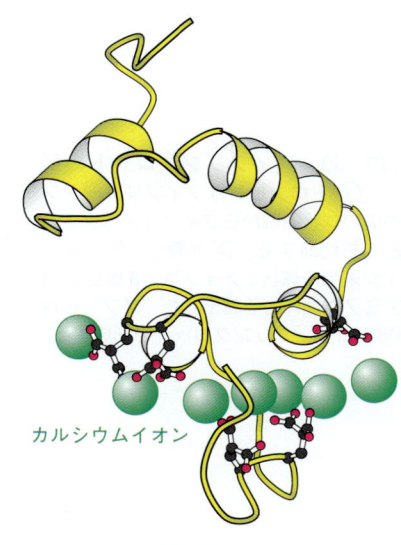

図 10・27　プロトロンビンのカルシウム結合領域．　プロトロンビンは修飾アミノ酸である4–カルボキシグルタミン酸（●）でカルシウムイオンと結合する〔2PF2.pdbより〕．

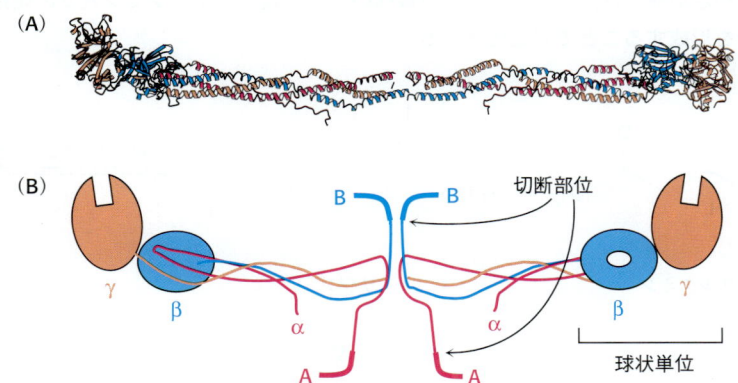

図 10・28　フィブリノーゲン分子の構造．　（A）リボンモデル．2本の棒状領域はαヘリックスのコイルドコイルであり，各末端の球状領域につながっている．中心の球状領域の構造は決定されていない〔1DEQ.pdbより〕．（B）フィブリノペプチドA，Bの位置を示した模式図．

フィブリン単量体は自発的に集合して，**フィブリン**（fibrin）とよばれる規則正しい繊維構造になる．電子顕微鏡や小角X線散乱パターンから，フィブリンが23 nmごとに繰返す周期構造をとることが示された（図10・29）．フィブリノペプチドを除去すると，どうしてフィブリン単量体がフィブリン繊維に集合するのかが，さらに高い分解能の画像に

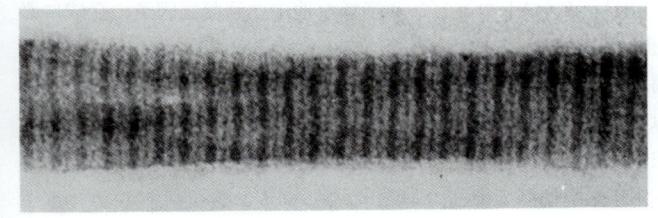

図 10・29　フィブリンの電子顕微鏡写真．　繊維の軸に沿った23 nmの周期的な構造はフィブリノーゲン分子の長さの半分に当たる〔出典：J.L. Woodhead et al., 'The Ultrastructure of Fibrinogen Caracas Ⅱ Molecules, Fibers, and Clots,' *J. Biol. Chem.*, **271**(9), 4946～4953(Mar 1, 1996)〕．

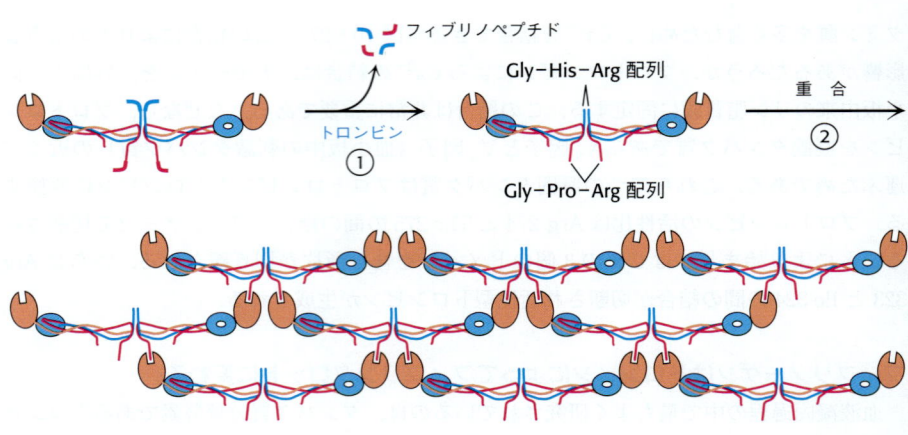

図 10・30　フィブリンクロットの形成．　①トロンビンはフィブリノーゲンの中央の球状領域からフィブリノペプチドAとBを切断する．②β鎖とγ鎖のカルボキシ末端の球状ドメインは，β鎖とα鎖のアミノ末端にある露出した"ノブ"と相互作用し，フィブリンクロットを形成する．

よって明らかになった．互いに相同なβ鎖とγ鎖はカルボキシ末端に球状ドメインをもつ（図10・30）．このドメインはペプチドと相互作用する"結合穴"をもっている．βドメインは H_3N^+-Gly-His-Arg- 型の配列に特異的であり，一方，γドメインは H_3N^+-Gly-Pro-Arg- 配列を結合する．これらの配列（"ノブ"とよばれることもある）はまさに，トロンビンによる切断の際に，それぞれβ鎖とα鎖のアミノ末端で露出する．αサブユニットのノブは，別のフィブリン単量体であるγサブユニットにある穴にぴったりとはまり，プロトフィブリルを形成する．プロトフィブリルのβ鎖のノブが他のβサブユニットにある穴にぴったりとはまると，このプロトフィブリルは延長される．このように，キモトリプシノーゲンの活性化と類似したやり方で，ペプチド結合の切断によって新しいアミノ末端が露出し，それが新しい特異的相互作用にあずかることになる．新しく形成された"柔らかな血餅"は，各フィブリン単量体のリシン残基とグルタミン残基の側鎖間にアミド結合を形成することで安定化される．

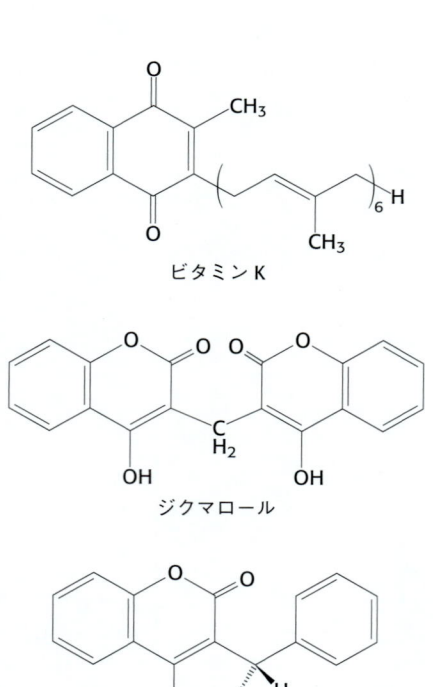

ビタミンK

ジクマロール

ワルファリン

図 10・31　ビタミンKの構造と2種の拮抗剤，ジクマロールとワルファリン．

グルタミン　＋　リシン　⇌（トランスグルタミナーゼ）

架橋反応　＋ NH_4^+

　この架橋反応は，**トランスグルタミナーゼ**（transglutaminase）〔**血液凝固XIII$_a$因子**（blood coagulation factor XIII$_a$）〕によって触媒され，その酵素自身はトロンビンの作用でプロトランスグルタミナーゼ型から活性化される．

ビタミンKは4-カルボキシグルタミン酸の生成に必要である

　ビタミンK（図10・31）がプロトロンビンや多様な他の血液凝固因子の合成に必須であることは，長い間知られてきた．実際，このビタミンの欠乏は血液凝固能の低下をもたらすので凝固を意味するスウェーデン語の koagulation からビタミンKとよばれている．ビタミンKは経口摂取された後に，ジヒドロ誘導体に還元される．このジヒドロ誘導体は，γ-グルタミルカルボキシラーゼ（ペプチジルグルタミン酸4-カルボキシラーゼ）がプロトロンビンのN末端領域の最初の10個のグルタミン酸残基を4-カルボキ

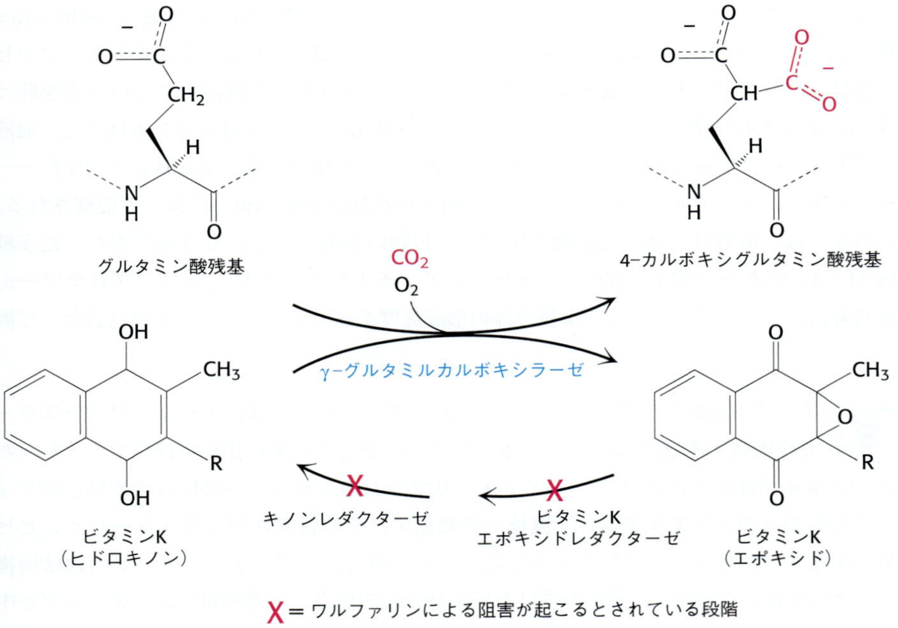

グルタミン酸残基　　　　　　　　　　　　　　　4-カルボキシグルタミン酸残基

γ-グルタミルカルボキシラーゼ

ビタミンK（ヒドロキノン）　　キノンレダクターゼ　　ビタミンK　エポキシドレダクターゼ　　ビタミンK（エポキシド）

X ＝ ワルファリンによる阻害が起こるとされている段階

図 10・32　γ-グルタミルカルボキシラーゼによる 4-カルボキシグルタミン酸の合成.
4-カルボキシグルタミン酸の形成はビタミンKのヒドロキノン誘導体を必要とする. ヒドロキノン誘導体はエポキシド誘導体からビタミンKエポキシドレダクターゼとキノンレダクターゼの段階的な作用により再生される. ワルファリンはその両方の酵素を阻害する.

シグルタミン酸に変換するのに必要となる（図 10・32）. Ca^{2+} の強力なキレート試薬である 4-カルボキシグルタミン酸はプロトロンビンの活性化に必要となることを思い出してほしい（p. 280）. **ジクマロール**（dicoumarol）は腐ったスイートクローバーで発見され, この干し草を食べた家畜に致命的な出血疾患をひき起こす. ジクマロールを食べたウシは, 正常なプロトロンビンとは異なり, Ca^{2+} を結合しない異常なプロトロンビンを合成する. ジクマロールは血液が凝固しやすい患者の血栓症予防のため, 臨床的に用いられた最初の**抗凝固物質**（anticoagulant）である. しかし, 吸収されにくく胃腸に副作用をひき起こすため, 最近ではほとんど使われない. もう一つのビタミンKの拮抗剤（アンタゴニスト）である**ワルファリン**（warfarin）は, 抗凝固物質として一般的に投与されている. ワルファリンはビタミンKのジヒドロ誘導体の再生に必要なエポキシドレダクターゼとキノンレダクターゼを阻害する（図 10・32）. ジクマロール, ワルファリン, そしてこれらの類似化合物は殺鼠剤としても有効である.

血液凝固過程は精密に調節されなければならない

　出血症と血栓症の間には血管内での血餅形成という明らかなつながりがある. 血餅は急速に, なおかつ傷を負った場所に限定してつくられなくてはならない. 通常, 傷を負った部位に限定して血餅が形成されるがそれはどんな機構によるのだろうか. 血液凝固因子が不安定であることは, 血液凝固の調節に非常に寄与している. 活性化された因子は, 血流で希釈され, 肝臓で除去され, そしてプロテアーゼによって分解されるため, 短命である. たとえば, 促進性のタンパク質である V_a 因子と VIII_a 因子は, トロンビンの作用で活性化されるプロテアーゼの一つ, プロテイン C によって分解されてしまう. このようにトロンビンは, フィブリン形成を触媒し, そして血液凝固カスケードの不活性化の出発点になるという, 二重の機能をもっている.

　また, 血液凝固因子の特異的な阻害剤も血液凝固の停止に重要である. たとえば, **外因系凝固インヒビター**（tissue factor pathway inhibitor, TFPI）は, トリプシンを活性化する $TF-VII_a-X_a$ 複合体を阻害する. もう一つの鍵となる重要な阻害剤はプロテアーゼインヒ

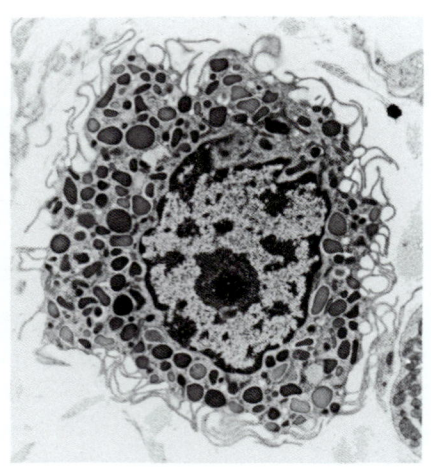

図 10・33 肥満細胞の電子顕微鏡写真.
細胞が分泌を始めると，高電子密度顆粒中のヘパリンや他の分子が細胞外に放出される［写真: Lynne Mercer のご厚意による］.

ビターのセルピンファミリー（p. 277）の一つである**アンチトロンビンⅢ**（antithrombin Ⅲ）で，トロンビンと不可逆的な複合体を形成することで不活性化する．アンチトロンビンⅢは，エラスターゼを阻害するよりずっと強くトロンビンを阻害するという点を除けば，α_1 アンチトリプシンと類似している（図 10・23）．アンチトロンビンⅢはまた，血液凝固カスケードにある他のセリンプロテアーゼ ── すなわちⅫ$_a$，Ⅺ$_a$，Ⅸ$_a$，Ⅹ$_a$ 因子 ── も阻害する．アンチトロンビンⅢの阻害作用は**ヘパリン**（heparin）によって促進される．ヘパリンは，血管壁付近の肥満細胞中や内皮細胞の表面にみられる負電荷をもった多糖（§ 11・3）である（図 10・33）．ヘパリンはアンチトロンビンⅢとセリンプロテアーゼ血液凝固因子との間の不可逆的な複合体の形成速度を高めることで，<u>抗凝固物質</u>として働く．

アンチトロンビンとトロンビンの比が重要であることは，正常ならばエラスターゼを阻害する α_1 アンチトリプシンに変異があったために出血性疾患で亡くなった 14 歳の少年の症例で示される．α_1 アンチトリプシンのエラスターゼに対する結合ポケットにある Met 358 がアルギニンで置換された結果，その特異性がエラスターゼインヒビターからトロンビンインヒビターへと変化した．通常，α_1 アンチトリプシン活性は傷害を受けると著しく増加し，刺激を受けた好中球から放出される過剰量のエラスターゼを中和するように働く．α_1 アンチトリプシンの変異は，患者のトロンビン活性を，出血が止まらないほど低い量にまで落としてしまったのである．ここでは，タンパク質中のたった一つの残基が変わることで特異性がいかに劇的な変化をしてしまうかという一つの顕著な例と，正当な量のプロテアーゼインヒビターの保持がどれほど重要であるかという例をあげた.

アンチトロンビンは血餅形成の程度を調節しているが，血餅自身には何が起こっているのだろうか．血餅は永久的な構造ではなく，損傷を受けた場所の構造が完全に回復すると，溶解するようにできている．フィブリンは**プラスミン**（plasmin）によって分解される．プラスミンはセリンプロテアーゼであり，フィブリンのコイルドコイル領域にあるペプチド結合を加水分解する．プラスミン分子は，多孔性であるフィブリンクロットの水溶性チャネルを通って拡散し，接近可能な棒状の連結部分を切断する．プラスミンは，フィブリンクロットと高い親和性をもつ不活性型前駆体である**プラスミノーゲン**（plasminogen）がタンパク質分解による活性化を受けてできる．この変換を行うのが，**組織プラスミノーゲンアクチベーター**（tissue-type plasminogen activator, t-PA）であり，これはプロトロンビンのドメイン構造とよく似たドメイン構造をとる 72 kDa のタンパク質である（図 10・34）．しかし t-PA では，膜を標的とするプロトロンビンの Gla ドメインの代わりに，フィブリンクロットを標的にするドメインに置き換わっている．フィブリンクロットに結合した t-PA は，接着しているプラスミノーゲンを迅速に活性化する．これに対して，t-PA による遊離のプラスミノーゲンの活性化はきわめて遅い．t-PA の遺伝子はすでにクローン化され，培養哺乳類細胞で発現されている．血餅の形成による心臓まひまたは心臓発作に対して t-PA を投与すると，身体障害または認知障害を残さずに生存する可能性が上昇する（図 10・35）.

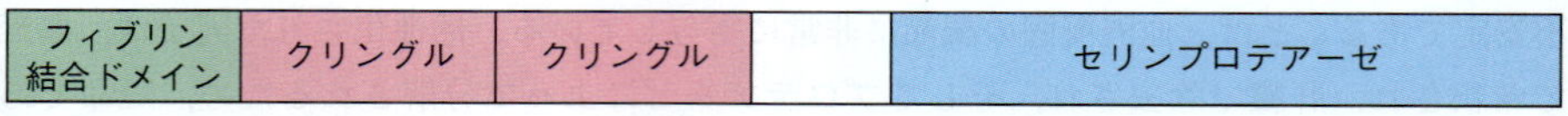

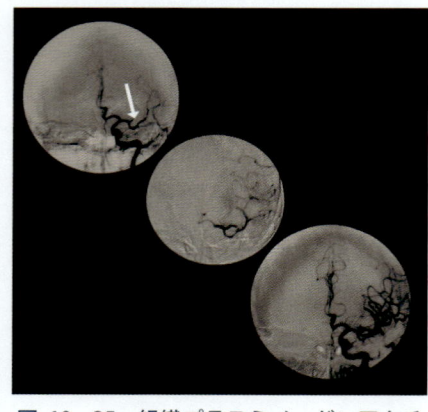

図 10・35 組織プラスミノーゲンアクチベーターの影響. t-PA 投与の影響を血管造影画像により示す．左上の図は t-PA 注射前の大脳動脈閉塞（矢印）を示す．中央の図は注射した部位を示す．右下の図は注射後数時間後の画像であり，大脳動脈への血流が回復したことがわかる［写真提供: © Medical Body Scans/Science Source/amanaimages］.

フィブリン結合ドメイン	クリングル	クリングル		セリンプロテアーゼ

図 10・34 組織プラスミノーゲンアクチベーター（t-PA）のモジュール構造

血友病によって血液凝固の初期の段階が明らかになった

血液凝固経路の解明における重要な突破口のいくつかは，出血性疾患の患者についての研究から得られた．**古典的血友病**（classic hemophilia）すなわち**血友病 A**（hemophilia A）は，最もよく知られる血液凝固因子欠乏病であり，伴性劣性遺伝性であ

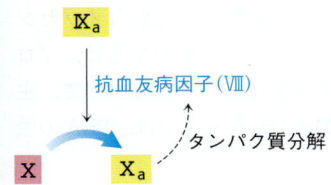

図 10・36　抗血友病因子の作用．　抗血友病因子（Ⅷ因子）はⅨ$_a$因子によるⅩ因子の活性化を促進する．興味深いことに，Ⅷ因子の活性はトロンビンによる限定的なタンパク質分解で顕著に増加する．この正のフィードバックは血液凝固シグナルを増幅し，閾値に達すると血餅の形成を加速する．

る．古典的血友病では，内因系凝固系Ⅷ因子（抗血友病因子）が欠損もしくは著しく活性が低い．Ⅷ因子自身はプロテアーゼではないが，セリンプロテアーゼであるⅨ$_a$因子による，内因系凝固系の最後のプロテアーゼであるⅩ因子の活性化をおおいに促進する（図10・36）．このように，血友病では内因系凝固系の活性化が著しく損なわれている．

　過去に血友病は，Ⅷ因子を含む血漿画分を濃縮して輸血することで治療されていた．この治療は感染の危険性を伴っていた．実際に多くの血友病患者が肝炎や，より近年では後天性免疫不全症候群（AIDS）にかかり，より安全な供給源からのⅧ因子が早急に必要とされた．生化学的な精製や組換え DNA 技術の利用によって，Ⅷ因子の遺伝子が単離され，培養細胞で発現された．血友病の治療において，培養細胞から精製される組換えⅧ因子は，血漿の濃縮にとって代わったのである．

まとめ

10・1　アスパラギン酸カルバモイルトランスフェラーゼは代謝経路の最終産物によってアロステリック阻害される

　アロステリックタンパク質は，生物学的な活性を調節している一群の重要なタンパク質である．ある特定の調節分子が，触媒部位とは異なる調節部位に結合することで，アロステリックタンパク質の活性を調節できる．これらのタンパク質は複数の機能部位をもっており，それは基質濃度に対する関数の S 字形の依存性からわかるように協同性を示す．アスパラギン酸カルバモイルトランスフェラーゼ（ATC アーゼ）は，最もよく研究されているアロステリック酵素の一つであり，ピリミジン生合成の最初の中間体である N-カルバモイルアスパラギン酸の合成を触媒する．ATC アーゼは，その経路の最終産物であるシチジン三リン酸（CTP）でフィードバック阻害を受けるが，ATP はこの阻害を打ち消す．ATC アーゼは分離可能な触媒（c_3）サブユニット（基質と結合）と調節（r_2）サブユニット（CTP や ATP と結合）で構成される．CTP 阻害の効果，ATP の活性化作用，そして基質の協同的結合は，四次構造の大きな変化によってひき起こされる．基質が結合すると，c_6r_6 酵素の c_3 サブユニットは離れるように移動し，向きを変える．このアロステリック転移はきわめて協奏的である．ATC アーゼ分子の全サブユニットは，T 状態（低い親和性）から R 状態（高い親和性）に，同時に相互転換が起こる．

10・2　アイソザイムは個々の組織や発生段階に特異的な触媒調節の一手段である

　アイソザイムは構造的性質は異なるが同じ反応を触媒する．アイソザイムは特定の組織または発生の段階の必要に応じて，微調整の利いた調節をする代謝の一手段である．遺伝子の重複の結果から，酵素作用の微妙な調節手段が得られた．

10・3　共有結合修飾は酵素活性調節の一手段である

　タンパク質の共有結合修飾は，酵素や他のタンパク質の活性を調節する有力な手段である．リン酸化は，可逆的な共有結合修飾の最も一般的な例である．たった一つのキナーゼが多くの標的分子に作用できるため，シグナルはリン酸化によって高度に増幅されうる．プロテインキナーゼの調節作用は，付加したリン酸基の加水分解を触媒するホスホプロテインホスファターゼによって打ち消される．

サイクリック AMP は，多くのホルモン刺激や知覚性刺激を変換する細胞内メッセンジャーとして役立つ．サイクリック AMP が酵素の調節サブユニットに結合すると，プロテインキナーゼ A（PKA）の活性をもつ触媒サブユニットが解離する．それによって，主要な多機能性キナーゼである PKA のスイッチが入る．cAMP の非存在下では，PKA の触媒部位には調節サブユニットの偽基質配列が結合している．

10・4 多くの酵素は特異的なタンパク質分解によって活性化する

1 個または数個のペプチド結合のタンパク質分解切断による酵素の活性化は，血液凝固や消化酵素の活性化過程にまで及ぶ広範な過程でしばしば見られる調節機構である．不活性型前駆体はチモーゲン（またはプロ酵素）とよばれる．トリプシノーゲンがエンテロペプチダーゼもしくはトリプシンによって活性化され，そしてトリプシンは多数の他のチモーゲンを活性化し，食物消化に働くようになる．たとえば，トリプシンは，チモーゲンであるキモトリプシノーゲンの 1 個のペプチド結合を加水分解することで活性をもつキモトリプシンへと変換する．

血液凝固過程の顕著な特徴は，血液凝固がチモーゲンの転換のカスケードによって起こることにあり，ある血液凝固因子の活性化型がつぎの前駆体の活性化を触媒している．活性化される血液凝固因子の多くはセリンプロテアーゼである．血餅形成の最終段階では，血漿中の可溶性の高い分子であるフィブリノーゲンが，トロンビンの作用で 4 個のアルギニン–グリシン結合が加水分解され，フィブリンに変換される．生成したフィブリン単量体は，フィブリンとよばれる長くて不溶性の繊維を自発的に形成する．チモーゲンの活性化はまた血餅の溶解においても必須である．プラスミノーゲンは，組織プラスミノーゲンアクチベーター（t-PA）によって，プラスミンに変換される．プラスミンはフィブリンを切断するセリンプロテアーゼである．チモーゲンの活性化は不可逆的であるけれども，多くのプロテアーゼに特異的な阻害剤がその調節に働く．不可逆的なタンパク質阻害剤であるアンチトロンビンⅢは血液凝固カスケードに働いて血液凝固を抑制する．

重 要 語 句

協同性（cooperativity）（p. 263）
フィードバック阻害
　　　　　（feedback inhibition）（p. 264）
最終産物による酵素の阻害
　　　　　（end-product inhibition）（p. 265）
アロステリック部位（allosteric site）
　　　　　　　　　　　　　　（p. 265）
調節部位（regulatory site）（p. 265）
ホモトロピック効果
　　　　　（homotropic effect）（p. 268）
協奏モデル（concerted model）（p. 268）
逐次モデル（sequential model）（p. 268）

ヘテロトロピック効果
　　　　　（heterotropic effect）（p. 269）
アイソザイム（isozyme）（p. 269）
イソ酵素（isoenzyme）（p. 269）
アイソフォーム（isoform）（p. 270）
共有結合修飾（covalent modification）（p. 271）
プロテインキナーゼ（protein kinase）
　　　　　　　　　　　　　　（p. 271）
コンセンサス配列（共通配列,
　　　　　consensus sequence）（p. 272）
ホスホプロテインホスファターゼ
　　（phosphoprotein phosphatase）（p. 272）

プロテインキナーゼ A（protein kinase A,
　PKA，cAMP 依存性プロテインキナーゼ）
　　　　　　　　　　　　　　（p. 274）
偽基質配列
　　　　　（pseudosubstrate sequence）（p. 274）
チモーゲン（zymogen）（p. 275）
プロ酵素（proenzyme）（p. 275）
酵素反応カスケード
　　　　　（enzymatic cascade）（p. 279）
止血（hemostasis）（p. 279）
内因系凝固系（intrinsic pathway）（p. 279）
外因系凝固系（extrinsic pathway）（p. 279）

問   題

1. コンテクストをどうぞ　アスパラギン酸カルバモイルトランスフェラーゼのアロステリックな性質を本章で詳しく議論した．アスパラギン酸カルバモイルトランスフェラーゼの機能は何か.
2. 活性化の性質　アスパラギン酸カルバモイルトランスフェラーゼの活性部位にあるヒスチジン残基は，結合した基質の遷移状態を安定化するのに重要であると考えられている．この相互作用は必須であ

り，酵素の pH と活性の関係を左右すると仮定して，触媒速度の pH 依存性を予測せよ（p. 17 の式を参照）.
3. いつ何時かを言うべきかを知る　フィードバック阻害とは何か．なぜそれが有益な性質なのか.
4. いつ前進すべきかを知る　ATC アーゼ（アスパラギン酸カルバモイルトランスフェラーゼ）の正の調節物質として ATP が働く生化

学的意義は何か.

5. Tがない　あるアロステリック酵素における変異の結果, [T]/[R] 比が 0 となった. この場合の変異の効果は何であろうか.

6. 上下反転　協奏モデル機構に従うアロステリック酵素において基質が存在しないときに [T]/[R] 比が 300 であった. 変異が起こってこの比が逆転したとする. 変異は反応速度と基質濃度の関係にどう影響するか.

7. パートナー　図 10・2 で示したように CTP は ATC アーゼを阻害する. しかし阻害は完全ではない. ATC アーゼの阻害を増大させるもう一つの分子を予想せよ. ヒント: 図 25・2 を参照.

8. RT 平衡　ホモトロピック効果物質とヘテロトロピック効果物質の違いを述べよ.

9. 修復プロジェクト　ATC アーゼの調節サブユニットと触媒サブユニットを単離後混合させてもとの天然酵素を再構築したとする. この観察結果の生物学的な意義は何か.

10. だって酵素だから　R 型の ATC アーゼの X 線結晶構造の研究では二基質類似体の PALA を使用することが必要であった. なぜ実際の基質の代わりに競合阻害剤であるこの類似体を用いたのか.

11. アロステリックな変換　ある基質は, あるアロステリック酵素に T 状態よりも R 状態の方が 100 倍強く結合する. この酵素には協奏モデル (MWC モデル) が当てはまるとして, 以下の問いに答えよ (第 7 章補遺における協奏モデルの式を参照).

(a) 酵素分子当たりの基質 1 分子の結合は, R 状態と T 状態の酵素分子の濃度比を何倍まで変えるか.

(b) 基質の非存在下での [T]/[R] 比である L は 10^7 であり, 酵素は 4 個の基質結合部位をもつと仮定する. 基質量が飽和であるとき, R 状態における酵素分子の T 状態における酵素分子に対する比は, どのような値になるか. ただし協奏モデルに従うとする.

12. アロステリック転移　あるアロステリックタンパク質が協奏モデルに従うものと考える. リガンドの非存在下で, R 型に対する T 型の比は 10^5, $K_T = 2$ mM, $K_R = 5$ μM であるとする. タンパク質はリガンドに対する結合部位を 4 個もつ. 0, 1, 2, 3, 4 個のリガンドが結合する際の R 型の分子の割合はどうなるか (第 7 章補遺における協奏モデルの式を参照).

13. 負の協同性　2 個の同一の活性部位をもつ二量体酵素を単離したとする. 1 個の活性部位に基質が結合すると, 残りの活性部位への基質の親和性が減少する. この負の協同性を説明する最もよいアロステリックモデルは, 逐次モデル, 協奏モデルのどちらか [ヒント: § 7・2 を参照].

14. 協同性の新たな視点　典型的なミカエリス・メンテン型の酵素と, それと同じ V_{max} および K_M 値をもつアロステリック酵素について, 両逆数プロットを描け. さらに, 同じアロステリック酵素について, アロステリックな阻害剤と活性化剤の存在下における両逆数プロットを描け.

15. 一見すると逆説的　N-(ホスホノアセチル)-L-アスパラギン酸 (PALA) は, 生理的な 2 個の基質に類似しているため, ATC アーゼの強い阻害剤となる. しかし, この反応性のない二基質類似体が低濃度で存在すると反応速度が増加する. 酵素 1 分子当たり平均 3 分子の PALA が結合するまで, PALA の添加で反応速度は増加する. この最大速度は PALA の非存在下の 17 倍である. 酵素 1 分子当たり 3 分子以上の PALA を添加すると, この反応速度はほぼ 0 近くまで減少する. なぜ, 低い濃度の PALA は ATC アーゼを活性化するのだろうか.

16. 調節のエネルギー学　タンパク質のリン酸化と脱リン酸は, 死活的に重要な調節手段である. プロテインキナーゼはリン酸基をタンパク質に付着させ, ホスファターゼは標的タンパク質から取外す.

この共有結合性の調節手段のエネルギーコストはいくらだろうか.

17. 違いに万歳　アイソザイムとは何か.

18. 生化学の微調整　一つの酵素にアイソザイムをもつ生物の利点は何か.

19. マッチングせよ

(a) ATC アーゼ　　　　　1. タンパク質リン酸化の触媒

(b) T 状態　　　　　　　2. グルタミン酸修飾に必要

(c) R 状態　　　　　　　3. 特異的キナーゼを活性化

(d) リン酸化　　　　　　4. プロ酵素

(e) キナーゼ　　　　　　5. トリプシン活性化

(f) ホスファターゼ　　　6. 普遍的共有結合修飾

(g) cAMP　　　　　　　7. CTP により阻害される

(h) チモーゲン　　　　　8. アロステリックタンパク質の低活

(i) エンテロペプチダーゼ 　　性状態

(j) ビタミン K　　　　　9. 外因系凝固系の開始

(k) トロンビン　　　　　10. フィブリン形成

(l) 組織因子　　　　　　11. アロステリックタンパク質の高

　　　　　　　　　　　　　 活性状態

　　　　　　　　　　　　12. 脱リン酸

20. 変化を駆動する　リン酸化反応は, 生命のすべての形におけるタンパク質の普遍的な共有結合修飾である. リン酸基供与体として ATP を使うことで生じるエネルギー的な利点は何か.

21. もとに戻らない　共有結合修飾および特異的プロテアーゼによる切断での調節において, 決定的に重要な違いは何か.

22. チモーゲンの活性化　ごく低濃度のペプシノーゲンを酸性溶媒に添加した際, 活性化の半減期はチモーゲン濃度に依存してどのように変わるか.

23. プロテインはお勧めしない　エンテロペプチダーゼを欠損させるような変異を与えた場合の生理的な効果を予想せよ.

24. 迅速臨床検査法　古典的血友病 (血液凝固 Ⅷ 因子欠乏症) の可能性が高い出血性疾患の少年を診察したとする. 遅い時間だったので, 特別な凝固反応測定を行う検査室は閉まっている. しかし, 1 時間前に入院した古典的血友病患者の血液試料がたまたま手元にある. この少年も血液凝固 Ⅷ 因子活性欠乏か否かを決定できる, 最も簡便で迅速に行える試験は何か.

25. 対照的な因子　血液凝固 X 因子の合成は, プロトロンビンの合成と同様に, ビタミン K を必要とする. 血液凝固 X 因子もアミノ末端領域に 4-カルボキシグルタミン酸残基をもつ. しかしながら, トロンビンと違って, 活性化された血液凝固 X 因子は分子中にこの領域を保持している. この二つの活性化種間における違いは, どのような機能的差異を生むか.

26. 識別力のある阻害剤　アンチトロンビン Ⅲ は, トロンビンと不可逆的な複合体を形成するが, プロトロンビンとは形成しない. この反応性の違いが起こる理由として, 最も可能性の高いものは何か.

27. ドラッグデザイン　ある製薬会社では, 自然界に存在する阻害剤よりも酸化に耐性のある, 修飾された $α_1$ アンチトリプシンを組換え DNA 法を利用して合成することにした. たった一つのアミノ酸を置換するとしたら, どのアミノ酸を選べばよいだろうか.

28. 血液は流れないといけない　不適当な血液凝固が危険な理由をあげよ.

29. 止血　トロンビンは凝固と繊維素溶解の両方に関わる. これについて説明せよ.

30. 列を離す　組織プラスミノーゲンアクチベーターとは何か. また心臓発作を防ぐのにそれが果たす役割は何か.

31. 一緒に加わる　柔らかい血栓 (soft clot) と成熟した血栓

（mature clot）の違いは何か．

データ解釈の問題

32. 二つのモデルの区別

つぎの図は，あるアロステリック酵素のR状態の割合（f_R）と基質に結合した活性部位の割合（Y）を基質濃度に対して示したものである．この結果を説明するのに最良なのは，協奏モデルと逐次モデルのどちらか．

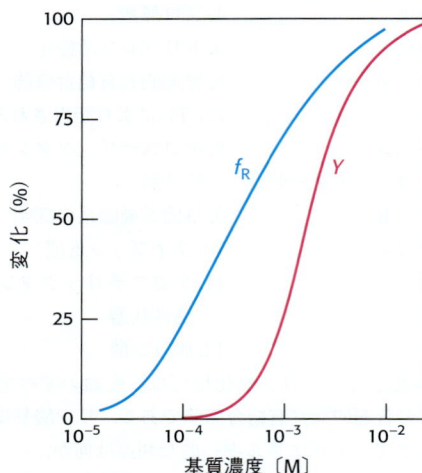

［出典：M.W. Kirschner, H.K. Schachman, *Biochemistry*, **12**, 2997〜3004（1966）］

33. ATCアーゼの生中継 1

ATCアーゼはテトラニトロメタンと反応して，各触媒鎖内に呈色したニトロチロシン基（$\lambda_{max}=430$ nm）を生成する．ニトロチロシン基による吸光度は直接その基の周囲環境に依存する．また，各触媒部位に必須のリシン残基を基質の結合を阻害する目的で化学修飾した．この二重に修飾された酵素の触媒三量体と天然の三量体と組合わせてハイブリッド酵素をつくる．基質類似体であるコハク酸を添加して，ニトロチロシン基の吸光度を測定した．430 nmの吸光度で起こる変化は何を意味しているのだろうか．

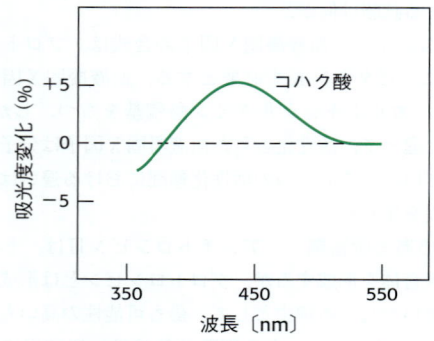

［出典：H.K. Schachman, *J. Biol. Chem.*, **263**, 18583〜18586（1988）］

34. ATCアーゼの生中継 2

さまざまなATCアーゼのハイブリッド酵素をつくり，アロステリック活性化剤とアロステリック阻害剤の効果を調べるのに用いた．通常の調節サブユニットを，ニトロチロシンを含む触媒サブユニットと結合した．基質の非存在下でのATPの添加は，430 nmの吸光度を増加させた．コハク酸の添加もこれと同じ変化をもたらす（問題33の図参照）．逆に，基質の非存在下で，CTPは430 nmの吸光度を減少させた．ニトロチロシン基の吸光度におけるこの変化は何を意味しているのだろうか．

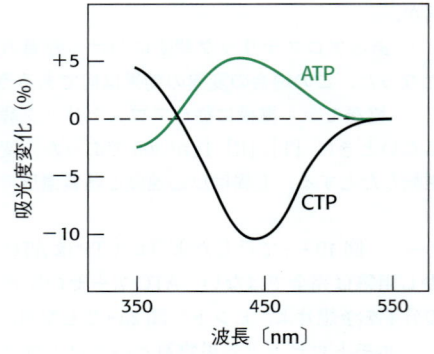

［出典：H.K. Schachman, *J. Biol. Chem.*, **263**, 18583〜18586（1988）］

35. PKAとお祭り気分

最近の研究によると，プロテインキナーゼA（PKA）は，ヒトも含めてさまざまな生物での行動を決定するのに重要ではないかと考えられている．バッタの行動におけるPKAの役割に関する研究も行われている．ある種のバッタは，集団行動を好む群生相になるまでの間は，孤独相として単独行動をとる．

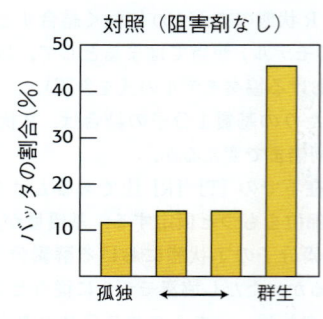

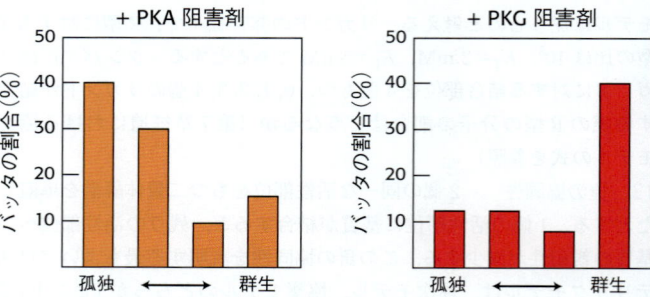

［出典：S.R. Ott et al., *Proc. Natl. Acad. Sci. U.S.A.*, **109**（7），E381〜E387（2012）］

そのようなバッタを1時間ともに過ごさせた後に解放し，そのまま集団でいるか，離れていくかを調べた．昆虫が集合する前に，PKA阻害剤とcGMP依存性キナーゼ（PKG）阻害剤を注入したものと阻害剤を与えなかったものを比べたところ，上図に示すような結果が得られた．

（a）対照群が集団行動をとるまでにどのような応答が起こっているか．

（b）最初にPKA阻害剤で処理した昆虫にどのような結果が得られたか．PKG阻害剤についてはどうか．

（c）PKG阻害剤を用いた実験の目的は何か．

（d）これらの結果から，孤独相から群生相への生活様式の変化において，PKAはどのような役割を果たしていると考えられるか．

常に群生行動をとる別の昆虫種を用いて，上記と同様な実験を繰返した．その結果を以下に示す．

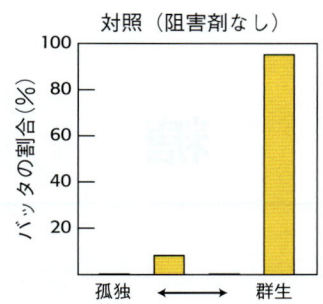

対照（阻害剤なし）

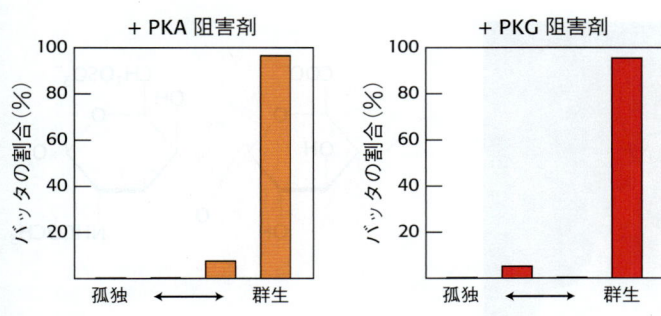

＋PKA 阻害剤　　　＋PKG 阻害剤

〔出典: S.R. Ott et al., *Proc. Natl. Acad. Sci. U.S.A.*, **109**(7), E381～E387(2012)〕

（e）この結果から，常に群生行動をとる昆虫において，PKA がどのような役割を果たしていると考えられるだろうか．

章のまとめの問題
36．7 残基の繰返し　　3 種類のフィブリン鎖はどれも 7 残基の繰返し単位（abcdefg）を含んでいる．そのうち a と d は疎水性残基である．この規則正しさの理由を考えよ．

37．密度の問題　　アスパラギン酸カルバモイルトランスフェラーゼの沈降係数は，酵素が R 状態に変わったときに減少する．酵素がアロステリックタンパク質であることに基づいて，なぜ沈降係数が低下するかを説明せよ．

38．しっかりと握りすぎ　　トリプシンはリシン残基のカルボキシ側を切断する．トリプシンインヒビターはリシン残基をもちトリプシンに結合するが基質ではない．これについて説明せよ．

39．四つ葉の多様性ではなさそうだ　　草食性であるウシが，ジクマロールを含んだ腐ったスイートクローバーを食べると，出血疾患で死亡する．その死因はプロトロンビンの機能不全である．しかし，機能を失ったプロトロンビンのアミノ酸組成は通常のプロトロンビンとまったく同じである．ジクマロールの作用機構はどのようなものか．機能不全なものと通常のプロトロンビンのアミノ酸組成は，なぜ同一なのか．

機構の問題
40．アスパラギン酸カルバモイルトランスフェラーゼ　　アスパラギン酸とカルバモイルリン酸から N-カルバモイルアスパラギン酸ができる機構について（詳しく）書け．活性部位にあるヒスチジン残基の役割を含めて書け．

41．プロテインキナーゼ　　プロテインキナーゼによって触媒される，セリン残基の ATP によるリン酸化機構について（詳しく）書け．酵素の活性部位にどのような官能基が存在すると予想されるか．

11

糖　質

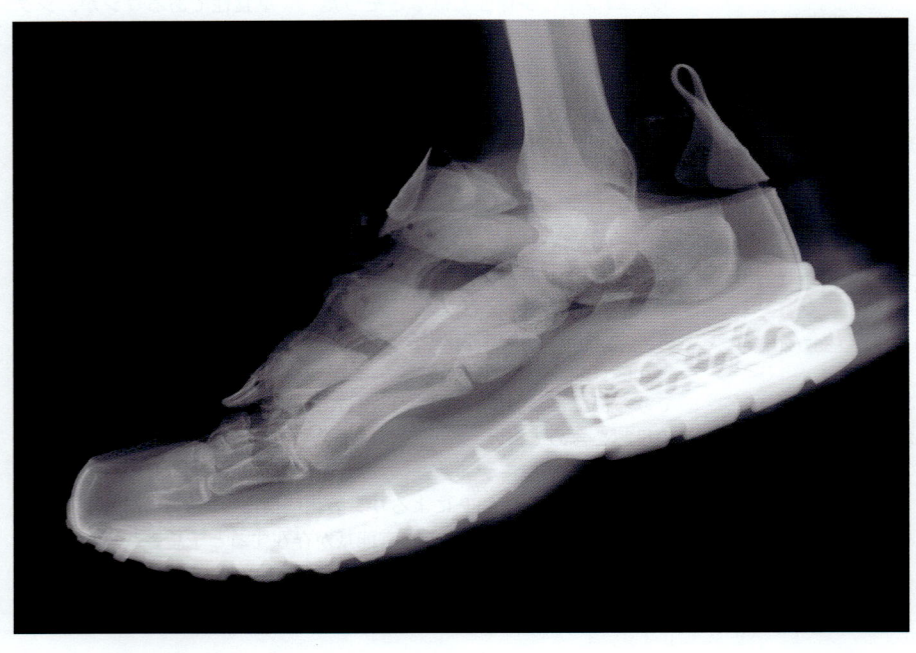

糖質は重要な燃料分子であるだけでなく，強い衝撃力に対する保護作用などの多彩な生化学的役割を果たしている．ランナーの足の軟骨は，一歩ごとに加わる衝撃を和らげている．軟骨において鍵となる成分は，グリコサミノグリカンとよばれる分子で，右上に示すような二糖の多数の繰返しからなる巨大な重合体である〔写真提供: Untitled x-ray/ Nick Veasey/ゲッティイメージズ〕．

　糖質の研究は，多くの生化学のトピックスに比べて，長らくあまりエキサイティングではないと考えられていた．糖質は重要な燃料や構造成分として認識されていたが，多くの鍵となるような細胞活動とは離れた存在であると思われていた．本質的に糖質は，壮大な生化学的造形物の基礎となる大きな梁および燃料とみなされていた．しかし，このような見方は，この数年で劇的に変化した．われわれは，すべての生物の細胞が，密に集合した複合的な糖質によって覆われていることを知ることになった．分泌タンパク質は，その機能に不可欠な糖質によってしばしば装飾されている．高等真核生物においては，細胞が生きていくための環境である細胞外マトリックスに細胞の生存や細胞間コミュニケーションで中心をなす分泌糖質が豊富に存在する．糖質，糖を含むタンパク質および特異的な糖結合タンパク質は，細胞が組織を形成するための相互作用に必須であり，ヒトの血液型の基礎となっている．また，多様な病原体が宿主に侵入するためにも用いられる．たしかに，単なるインフラ（構造基盤）というよりは，細胞の機能性や独自性を強調し，細胞の生化学的造形に細やかな装飾を施し，その魅力を高めている．

　糖質の重要な特徴の一つに，これらの分子がつくりうる構造がきわめて多様であることがあげられる．糖質は単糖からつくられる．単糖は，一般にヒドロキシ基と結合した3～9個の炭素原子を含む小さな分子であり，個々の単糖は，大きさが異なり，また1個以上の炭素原子での立体配置が異なっている．これらの単糖が互いに結合し，きわめて多様なオリゴ糖ができる．非常に多くの種類のオリゴ糖ができるため情報に富んだ分子となる．オリゴ糖がタンパク質に結合することで，タンパク質の膨大な多様性をさらに増大させる．

生化学のさまざまな局面で糖質の重要性が明らかになってくることに伴い**グリコバイオロジー**（glycobiology，**糖鎖生物学**）とよばれる研究分野が登場した．グリコバイオロジーは，糖質の合成や構造，そして，タンパク質など他の物質にどのように糖質が結合し，また認識されるかについて研究する学問領域である．新しい研究分野が登場したことにより，新たな"オミクス"分野 ── **グリコミクス**（glycomics）── がゲノミクスやプロテオミクスに加わった．グリコミクスでは，細胞が産生するすべての糖質および糖関連分子，すなわちグリコームを研究する．プロテオームと同様，グリコームも動的なものであり，細胞や環境の条件に依存して変化する．これらのオリゴ糖の構造を明らかにすることや他の分子と結合したときの効果を解明することが生化学分野での大きな挑戦となっている．

11・1　単糖は最も単純な糖質である

糖質は，ヒドロキシ基に富む炭素化合物である．実際，多くの糖質の化学式は $(CH_2O)_n$ で与えられ，文字通りの"炭水化物"である．単純な糖質は**単糖**（monosaccharide）とよばれる．これらの単純な糖は，燃料分子としてだけではなく，生命体における基本的な構成成分としても役目を果たしている．たとえばDNAは，リン酸基と環状の五炭糖であるデオキシリボースとが交互につながってできる骨格をもつ．

単糖は，2個以上のヒドロキシ基をもつアルデヒドまたはケトンである．最も小さい単糖は，三つの炭素から構成されるジヒドロキシアセトンと D- および L-グリセルアルデヒドである．

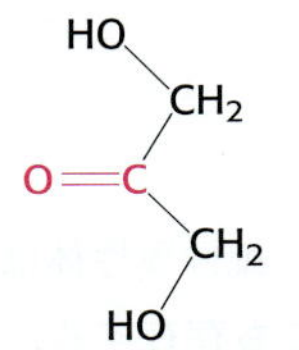

ジヒドロキシアセトン　　　 D-グリセルアルデヒド　　　 L-グリセルアルデヒド
（ケトース）　　　　　　　　（アルドース）　　　　　　　（アルドース）

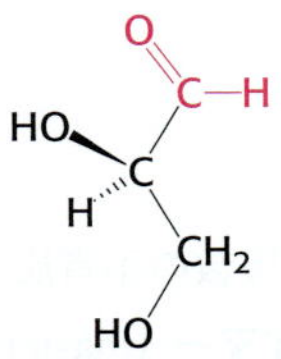

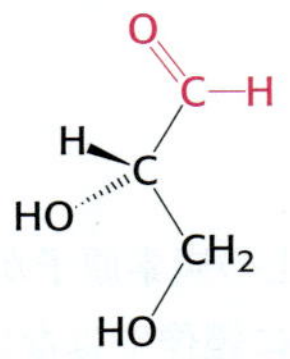

ジヒドロキシアセトンはケト基（上図では赤字）を含むため**ケトース**（ketose）とよばれ，またグリセルアルデヒドはアルデヒド基（これも赤字）を含むことから**アルドース**（aldose）とよばれる．これらは**トリオース**（三炭糖）（triose，tri- は3の意味で，3個の炭素原子を含むため）とよばれる．同様に4，5，6，7個の炭素原子からなる単糖を，それぞれ**テトロース**（四炭糖）（tetrose），**ペントース**（五炭糖）（pentose），**ヘキソース**（六炭糖）（hexose），**ヘプトース**（七炭糖）（heptose）とよぶ．おそらく最もよく知られた単糖はヘキソースであるグルコースとフルクトースであろう．グルコースは，ほとんどの生命体において欠くことのできないエネルギー源である．フルクトースは甘味料としてよく使われ，細胞内でグルコースの誘導体に変換される．

糖質はきわめて多様な異性体として存在する（図 11・1）．ジヒドロキシアセトンとグリセルアルデヒドは互いに**構造異性体**（constitutional isomer）とよばれる．それらは同一の分子式をもつが，原子がどのように並ぶかが異なっている．**立体異性体**（stereoisomer）は空間配置が異なる異性体である．アミノ酸については，立体異性体が D または L 配置をもつという議論をしたことを思い出してほしい（p. 28）．グリセルアルデヒドは一つの不斉炭素をもつので，この糖には二つの立体異性体，すなわち D-グリセルアルデヒドおよび L-グリセルアルデヒドがある．これらは**鏡像異性体**（enantiomer，**エナンチオマー**）とよばれる立体異性体であり，互いに鏡像の関係にある．脊椎動物に含まれるほとんどの単糖は D 配置である．慣習的に D および L 異性体は，アルデヒド基やケト基から最も遠く離れた不斉炭素原子の立体配置により決められる．ジヒドロキシアセトンは不斉炭素原子を一つももたない唯一の単糖である．

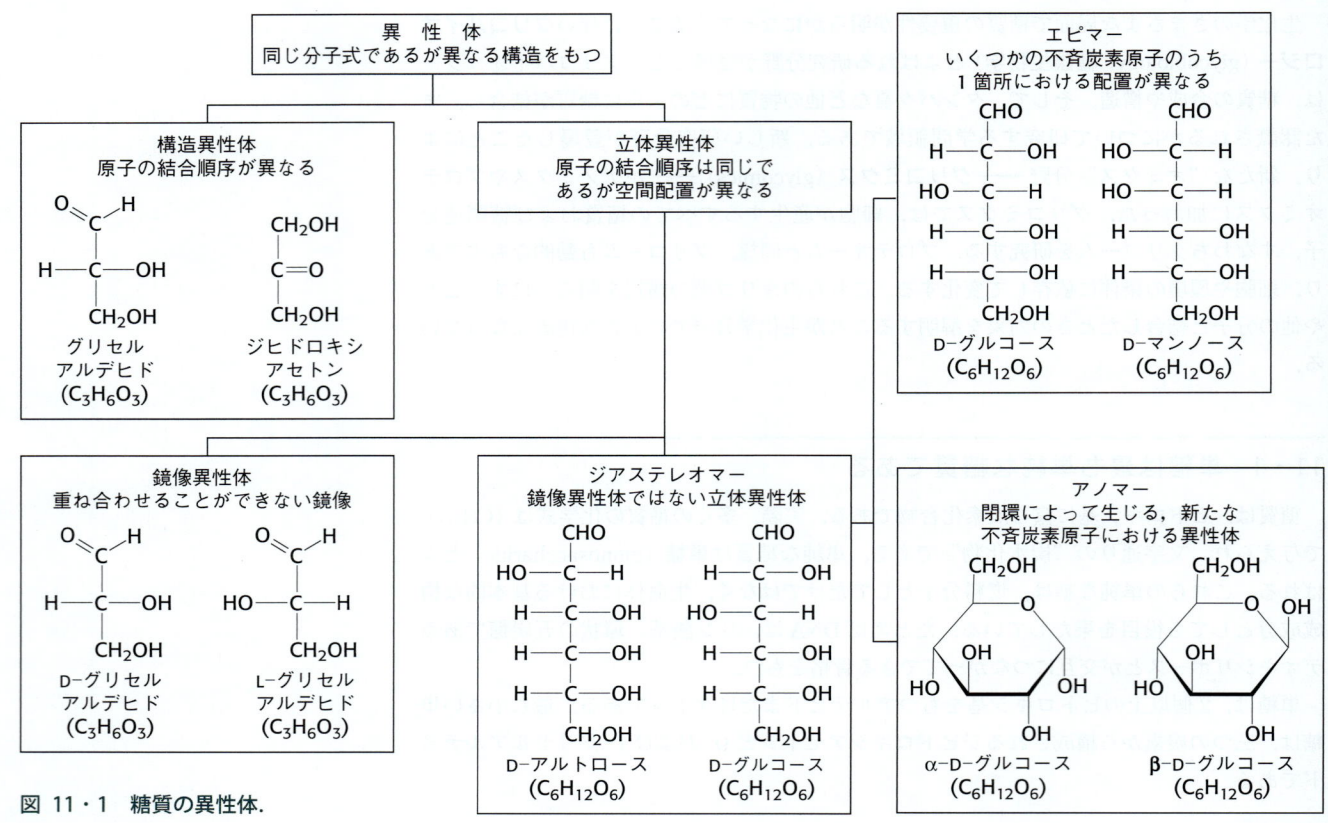

図 11・1　糖質の異性体.

　4 個以上の炭素原子からなる単糖は複数の不斉炭素をもつため，鏡像異性体ばかりでなく，互いに鏡像ではない**ジアステレオマー**（diastereomer）としても存在する．不斉炭素原子が n 個あるとき，立体異性体の数は 2^n に等しい．したがって，四つの不斉炭素をもつ六炭糖のアルドースには 16 の立体異性体が存在する可能性がある．

　図 11・2 に，生化学を学ぶ際に最もよくみる一般的な糖を示す．RNA の糖質成分である D-リボースは 5 個の炭素をもつアルドースであり，デオキシリボヌクレオチドの構成成分であるデオキシリボースも同様である．D-グルコース，D-マンノース，D-ガラクトースは 6 個の炭素をもつアルドースであり，いずれも豊富に存在している．D-グルコースと D-マンノースとは C-2（2 番目の炭素原子）においてのみ立体配置が異なっていることに注意したい．1 箇所の不斉中心のみで立体配置が異なっている糖を**エピマー**（epimer）とよぶ．すなわち D-グルコースと D-マンノースとは C-2 におけるエピマーであり，D-グルコースと D-ガラクトースとは C-4 におけるエピマーである．

　ケトースは，同じ炭素数のアルドースよりも不斉中心の数が一つ少ないことに注意したい．D-フルクトースは最も豊富に存在するケトヘキソースである．

一般的な多くの糖が環状構造をとる

　リボース，グルコース，フルクトースなど多くの糖は，細胞内ではよくあることだが，溶液中では開いた鎖状構造が優勢な形ではなく，環化して環状構造をとっている．アルデヒドがアルコールと反応し**ヘミアセタール**（hemiacetal）を形成することが環形成の化学的基礎である．

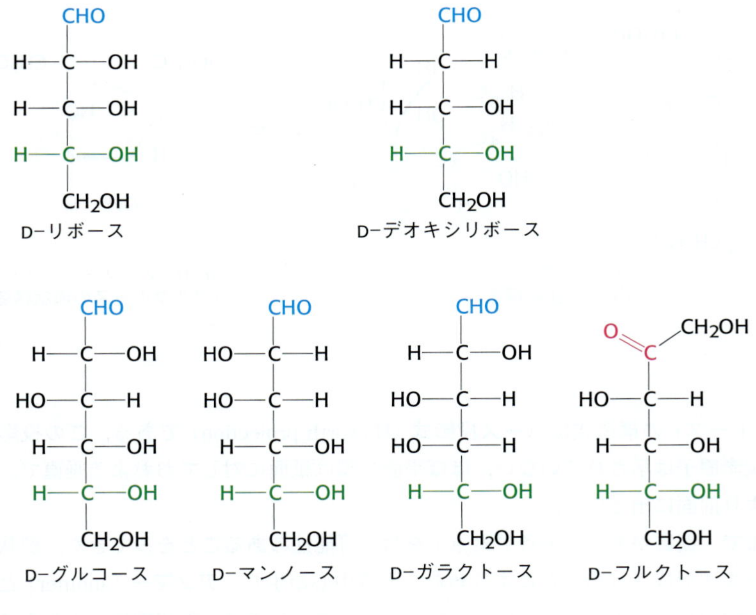

D-リボース　　D-デオキシリボース

D-グルコース　　D-マンノース　　D-ガラクトース　　D-フルクトース

図 11・2　よくみられる単糖．アルドースはアルデヒド（青字で示す）を含み，一方，フルクトースのようなケトースはケトン（赤字で示す）を含む．アルデヒド基やケトン基から最も遠く離れた不斉炭素原子（緑字で示す）により D 配置をもつ構造であることが決定される．

グルコースなどのアルドヘキソースでは，開いた鎖状構造の C-1 のアルデヒドが C-5 のヒドロキシ基と反応し**分子内ヘミアセタール**（intramolecular hemiacetal）を形成する（図 11・3）．その結果，でき上がった六員環のヘミアセタールは，その構造がピランと類似しているため**ピラノース**（pyranose）とよばれる．

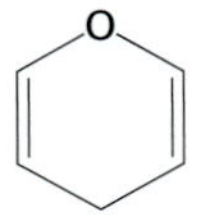

同様に，ケトンはアルコールと反応し**ヘミケタール**（hemiketal）を形成する．

ピラン

ケトン　　アルコール　　ヘミケタール

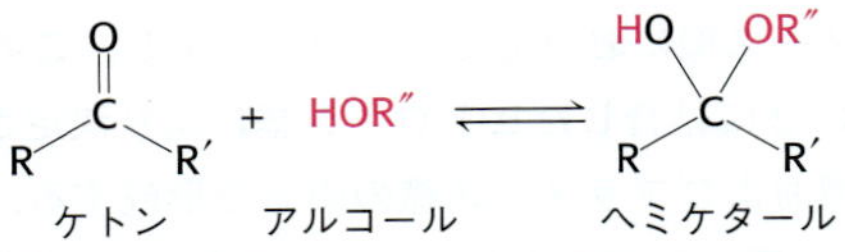

フルクトースなどのケトヘキソースでは，開いた鎖状構造の C-2 のケト基が同じ分子内のヒドロキシ基と反応し**分子内ヘミケタール**（intramolecular hemiketal）を形成する．C-2 のケト基は C-6 のヒドロキシ基と反応し六員環を形成するか，もしくは C-5 のヒドロキシ基と反応し五員環のヘミケタールを形成する（図 11・4）．このような五員環はフランと構造が類似していることから**フラノース**（furanose）とよばれる．

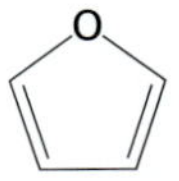

図 11・3 と図 11・4 に示したグルコピラノース（グルコース）とフルクトフラノース

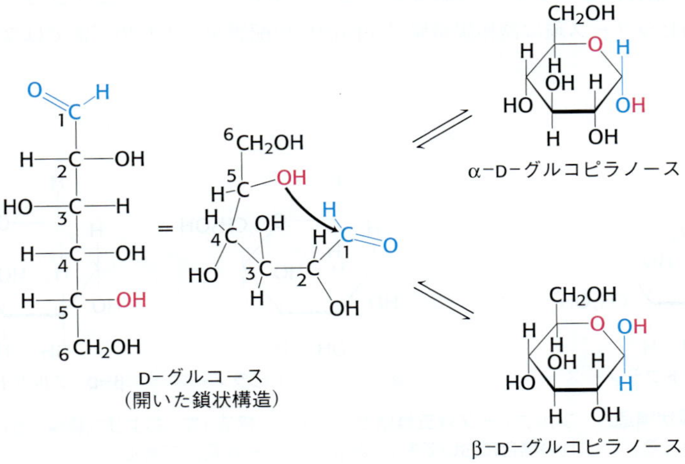

フラン

D-グルコース
（開いた鎖状構造）

α-D-グルコピラノース

β-D-グルコピラノース

図 11・3　ピラノースの生成．鎖状のグルコースの C-5 のヒドロキシ基が C-1 のアルデヒド基の炭素原子を攻撃し分子内ヘミアセタールを生成して環状になる．その結果，α-および β-アノマーができる．

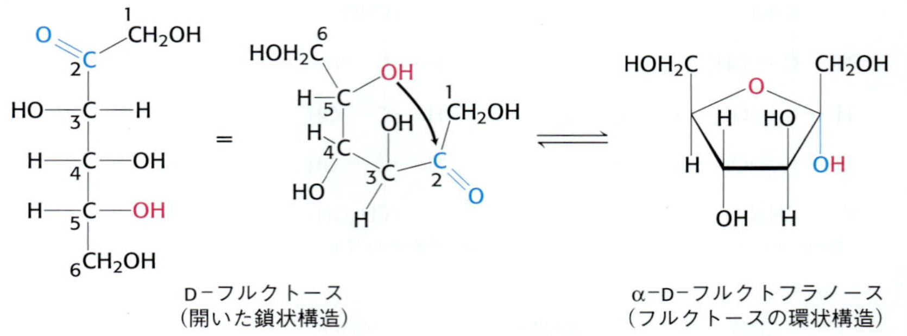

図 11・4 フラノースの生成. 鎖状のフルクトースの C-5 のヒドロキシ基が C-2 のケトン基を攻撃し，分子内ヘミケタールを生成して五員環になる. 二つのアノマーができるが，α-アノマーのみを示した.

D-フルクトース（開いた鎖状構造）

α-D-フルクトフラノース（フルクトースの環状構造）

（フルクトース）の構造式は**ハース投影式**（Haworth projection）である. この投影式では環内の炭素原子は示されていない. ほぼ平面の環は紙面に対しておおよそ垂直で，太い線は紙面より前面に出ている.

これまで，糖質が多くの不斉炭素原子を含む可能性のあることをみてきた. 環状のヘミアセタールが形成されることにより新たな不斉中心が生じ，**アノマー**（anomer）とよばれるもう一つのジアステレオマーが生まれる. グルコースでは，鎖状構造のカルボニル炭素原子 C-1 が環形成により不斉中心となる. 結果として二つの環状構造 ―― α-D-グルコピラノースと β-D-グルコピラノースが可能となる（図 11・3）. D 体の糖を図 11・3 のようにハース投影式で標準的な向きで描く場合，α は C-1 に結合するヒドロキシ基が環平面の C-6 と反対側であることを意味し，β は環平面の C-6 と同じ側であることを意味する. C-1 の炭素原子は**アノマー炭素原子**（anomeric carbon atom）とよばれる. グルコースの平衡混合物には，おおよそ α-アノマーが 1/3，β-アノマーが 2/3 含まれ，鎖状構造は 1% 未満である.

フルクトースのフラノース環においてもアノマーが生じ，この場合 α および β は，アノマー炭素原子である C-2 に結合したヒドロキシ基により決定される（図 11・4）. フルクトースはピラノース環およびフラノース環の両方を形成する. 溶液中の遊離のフルクトースはおもにピラノース環を形成するが，多くのフルクトース誘導体ではフラノース環を形成する（図 11・5）.

はちみつに見いだされる β-D-フルクトピラノースは，既知の化学物質の中で最も甘いものの一つである. β-D-フルクトフラノースはほとんど甘くない. 加熱により β-フルクトピラノースが β-フルクトフラノースに変換されることで溶液の甘さも減ってしまう. このような理由から，β-D-ピラノース形のフルクトースを高濃度に含むコーンシロップは冷たい飲み物で甘味料として用いられるが，温かい飲み物には用いられない. 図 11・6 に，これまでに考察した代表的な単糖を環状構造で示す.

ピラノース環およびフラノース環は異なるコンホメーションをとりうる

六員環のピラノース環は飽和炭素原子が四面体形配置をとるため平面ではない. その代

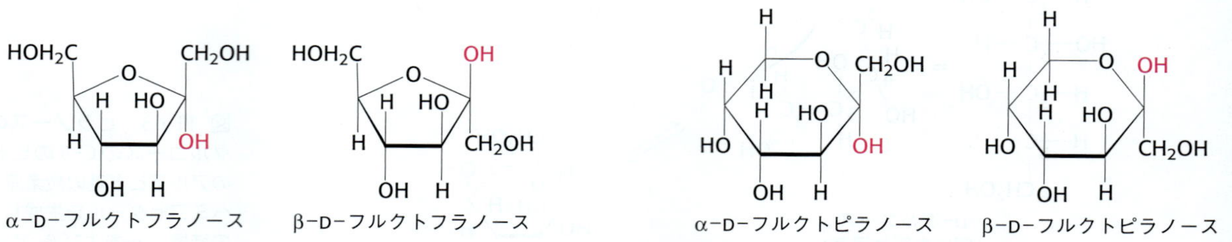

α-D-フルクトフラノース　　β-D-フルクトフラノース　　α-D-フルクトピラノース　　β-D-フルクトピラノース

図 11・5 フルクトースの環状構造. フルクトースは五員環のフラノース構造（左）および六員環（右）のピラノース構造の両方をとりうる. いずれの場合においても α- と β-アノマーが可能である.

β-D-リボース β-2-デオキシ-D-リボース

α-D-グルコース α-D-フルクトース α-D-ガラクトース α-D-マンノース

図 11・6 よくみられる単糖の環状構造.

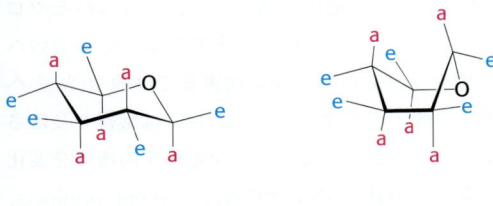

図 11・7 いす形および舟形の β-D-グルコース. いす形は，アキシアル位が水素原子により占められるので立体障害が小さくなるため安定化する. a: アキシアル, e: エクアトリアル

いす形 舟形

わり，いす形配座と舟形配座（形が似ているため名付けられた）という 2 種類の立体配座（コンホメーション）のいずれかをとる（図 11・7）. いす形配座では環の炭素原子に結合する置換基はアキシアルとエクアトリアルの二つの配向をもつ. **アキシアル** (axial) 結合は，環の平面に対してほぼ垂直であるのに対して，**エクアトリアル** (equatorial) 結合はこの平面にほぼ平行である. 複数のアキシアル置換基が環の平面に対して同じ側に存在する（たとえば 1,3-ジアキシアル基）場合には，互いに立体障害を受ける. これに対してエクアトリアル置換基はそれほど込み合わない. β-D-グルコピラノースの場合，いす形が優勢となる. その理由はすべてのアキシアル位が水素原子によって占められるからである. かさ張る −OH 基や −CH$_2$OH 基は環の周りに存在し立体障害はより小さい. 一方，グルコースの舟形は立体障害が大きいので不利である.

　フラノース環もピラノース環と同様に平面ではない. 4 個の原子は大体同一平面上に存在するが，5 番目の原子はこの平面から約 0.5 Å ほど離れて位置し折れ曲がった構造になっている（図 11・8）. この立体配座は，開封した封筒に似ていることから**封筒形**とよばれる. 多くの生体分子に含まれるリボースでは，C-2 か C-3 のどちらかが平面から C-5 と同じ側に突き出ている. これらの立体配座はそれぞれ C-2 エンド形および C-3 エンド形とよばれる.

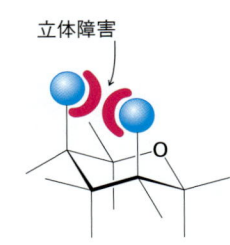

立体障害

グルコースは還元糖である

　グルコースの α および β 体は開いた鎖状構造を経由した平衡状態にあるので，酸化剤との反応性など遊離のアルデヒド基のもつ化学的性質をもつ. たとえば，グルコースは銅イオン (Cu^{2+}) を Cu$^+$ に還元し，自身はグルコン酸へと酸化される.

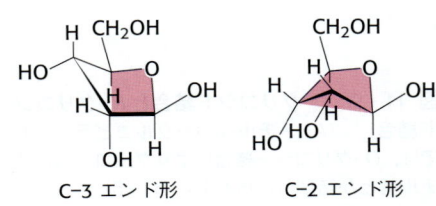

C-3 エンド形 C-2 エンド形

図 11・8 β-D-リボースの封筒形配座. β-D-リボースの C-2 エンド形および C-3 エンド形が示されている. ほぼ平面となる 4 個の原子を ■ で示す.

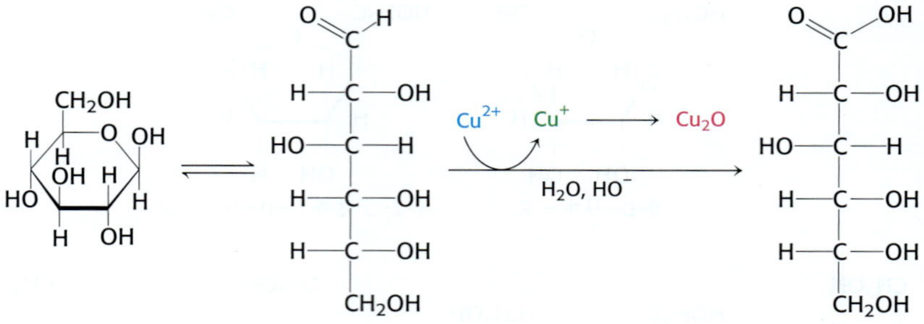

銅イオンの溶液（フェーリング液として知られている）を用いれば，簡単にグルコースなど糖の検出試験を行うことができる．このような反応性をもつ糖を**還元糖**（reducing sugar）とよび，もたない糖を**非還元糖**（nonreducing sugar）とよぶ．還元糖は遊離のアミノ基に反応し安定な共有結合を形成することができる．たとえば，還元糖であるグルコースは，ヘモグロビンと反応しグリコヘモグロビン（HbA1c）を生成する．グリコヘモグロビン量の変動は，高い血糖値を特徴とする糖尿病の治療効果をモニターするのに有用である（§27・3）．グリコヘモグロビンは循環血中に残るので，グリコヘモグロビン量は長期間（数カ月以上）の血糖レベルに対応する．非糖尿病患者では6% 未満のヘモグロビンが糖化されているのに対し，治療を受けていない糖尿病患者では約10% のヘモグロビンが糖化されている．ヘモグロビンの糖化反応は酸素との結合には影響を及ぼさないので大きな害はないが，類似の還元反応は，タンパク質の正常な生化学的機能を変化させてしまうため，しばしば身体に有害となる．**AGE**（advanced glycation end products, **最終糖化産物**）として知られる修飾は，老化，動脈硬化，糖尿病やその他の病態と関係がある．

単糖はグリコシド結合を介してアルコールやアミンと結合する

単糖は，その生化学的性質から他の分子との反応によって修飾されることがある．このような修飾は糖質の生化学的な多様性を増大させ，シグナル分子として働くことを可能にし，また代謝を促進させる．三つの一般的な反応物は，アルコール，アミン，リン酸塩である．糖のアノマー炭素原子とアルコールの酸素原子の間に形成される結合は**グリコシド結合**（glycosidic bond）―― 特にこの場合は*O*-グリコシド結合 ―― とよばれる．*O*-グリコシド結合は，糖質がつながって長い重合体を形成するときやタンパク質と結合するときに重要である（図11・9）．また，糖のアノマー炭素原子はアミンの窒素原子とも結合し*N*-グリコシド結合を形成する．この結合により窒素を含む塩基がリボースと結合しヌクレオシドを生成する．糖のアノマー炭素原子以外の炭素原子が置換基によって修飾されることもある（図11・10）．

リン酸化糖はエネルギー産生と生合成において鍵となる中間体である

糖の修飾は代謝にきわめて重要であるため注目されている．リン酸基の付加はよくみら

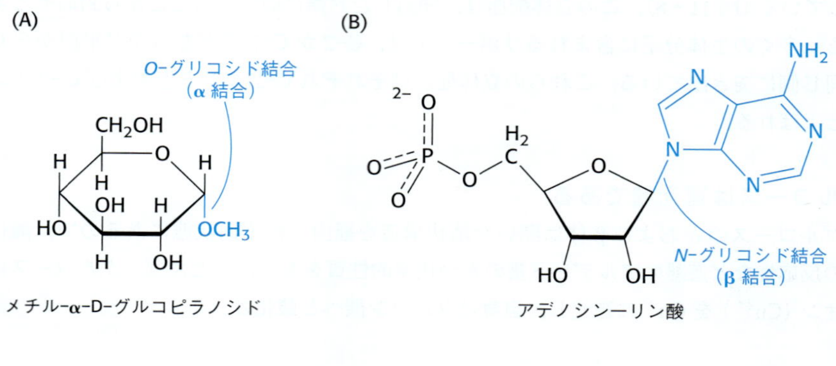

図 11・9　*O*-グリコシド結合と *N*-グリコシド結合．　（A）メチル-α-D-グルコピラノシドでは，*O*-グリコシド結合によりグルコースとメチル基とが結びつけられている．（B）アデノシン-リン酸では，リボースとアデニン塩基が*N*-グリコシド結合により結びつけられている．

(A)

メチル-α-D-グルコピラノシド

(B)

アデノシン-リン酸

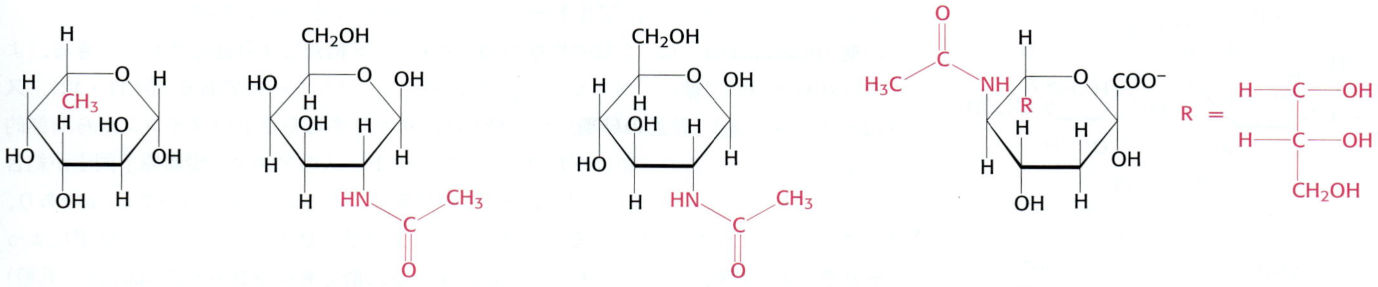

β-L-フコース
（Fuc）

N-アセチル-β-D-ガラクトサミン
（GalNAc）

N-アセチル-β-D-グルコサミン
（GlcNAc）

シアル酸（Sia）
（N-アセチルノイラミン酸）

図 11・10　修飾された単糖.　糖質はヒドロキシ基以外の置換基（赤字で示す）の付加による修飾を受けることがある. このような修飾を受けた糖質はしばしば細胞表面に発現している.

れる糖の修飾である. たとえば, エネルギー獲得のためのグルコースの分解過程での最初のステップでは, グルコースがグルコース6-リン酸に変換される. ジヒドロキシアセトンリン酸やグリセルアルデヒド3-リン酸など, 以降の代謝経路中のいくつかの中間体もリン酸化糖である.

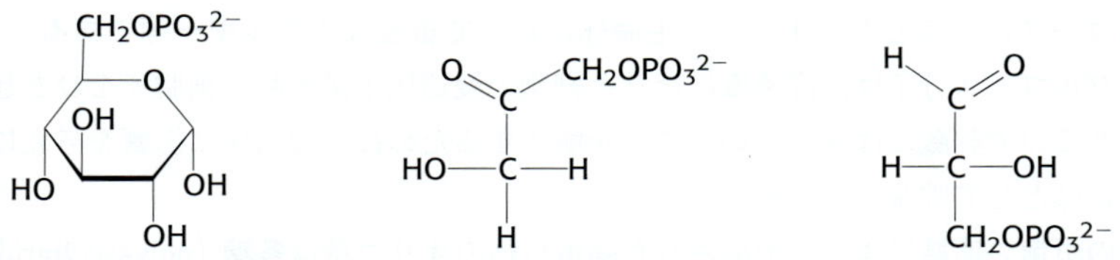

グルコース6-リン酸
（G-6P）

ジヒドロキシアセトンリン酸
（DHAP）

グリセルアルデヒド
3-リン酸（GAP）

　リン酸化により糖は陰イオン性になる —— 負電荷をもつことにより, これらの糖が脂質二重層を自発的に通過し細胞から出ていくのを防ぐとともに, 修飾されない糖がトランスポーター（輸送体）と相互作用するのを防いでいる. また, リン酸化は, 容易に代謝されるような反応性の高い中間体をつくりだしている. たとえば, 複合的にリン酸化されたリボース誘導体は, プリンおよびピリミジンヌクレオチド生合成において重要な役割を演じている（第25章）.

11・2　単糖が結合することによって複雑な糖質が生成する

　糖にはヒドロキシ基が多数含まれているので, グリコシド結合により一つの単糖が別の単糖と連結できる. 2個以上の単糖を*O*-グリコシド結合で連結すると**オリゴ糖**（oligo-saccharide）ができる（図11・11）. たとえば二糖のマルトースでは, 2個のD-グルコース残基は, 一方の糖のC-1（α-アノマー）と, 隣接するもう一方の糖のC-4のヒドロキシ基の酸素原子との間でグリコシド結合がつくられている. このような結合はα-1,4-グリコシド結合とよばれる. タンパク質がアミノ末端とカルボキシ末端で決められる方向性をもつのと同じように, オリゴ糖も還元末端と非還元末端とよばれる方向性をもつ. 前に考察したように（p. 295, 296）, 還元末端に位置する糖は, 開いた鎖状構造をとりうるため還元性をもつ遊離のアノマー炭素が存在する. オリゴ糖の還元末端に位置する糖がタンパク質など他の分子と結合し還元性がなくなっていても, 慣習的に還元末端とよばれる.

　単糖が多数のヒドロキシ基をもつので, さまざまなグリコシド結合が可能になる. たとえば, グルコース, マンノース, ガラクトースの三つの単糖を考えてみよう. 研究室でこれらの分子を結合させると, 単糖の結合順序やグリコシド結合に関わるヒドロキシ基の異なる12 000以上の構造のものができる. 本節では, 天然にみられる最も一般的なオリゴ糖のいくつかをみることにしよう.

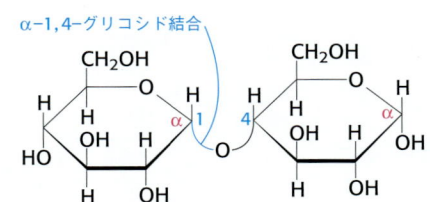

図 11・11　二糖類であるマルトース.　2個のグルコース分子がα-1,4-グリコシド結合により連結され, 二糖類のマルトースができる. 右のグルコース分子は鎖状構造をとることができ還元剤として働くことができる. 左のグルコース分子はC-1炭素原子が他の分子に結合しているため鎖状構造をとることはできない.

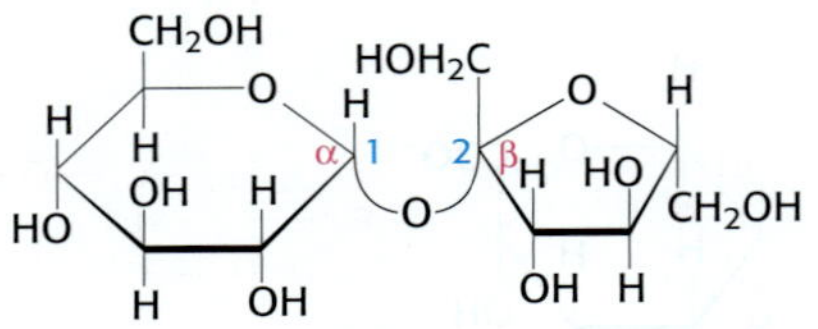

スクロース
(α-D-グルコピラノシル-(1→2)-β-D-フルクトフラノース)

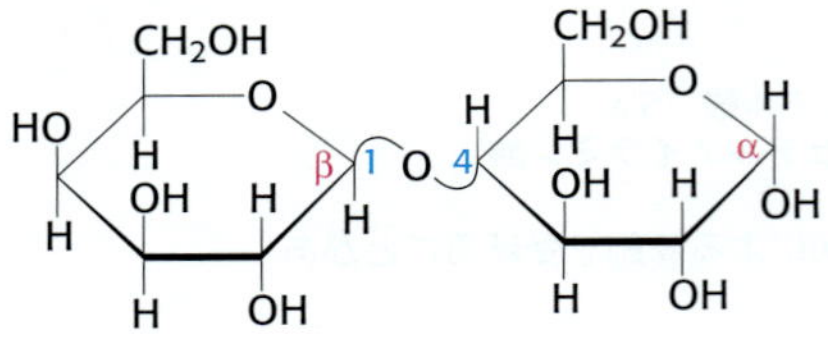

ラクトース
(β-D-ガラクトピラノシル-(1→4)-α-D-グルコピラノース)

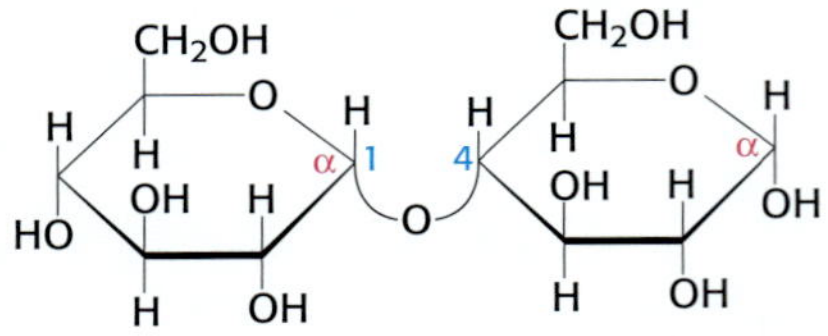

マルトース
(α-D-グルコピラノシル-(1→4)-α-D-グルコピラノース)

図 11・12　よくみられる二糖類.　スクロース，ラクトース，マルトースは，食物に多く含まれている成分である.

スクロース，ラクトース，マルトースは普通にみられる二糖である

二糖 (disaccharide) は，2 個の単糖が *O*-グリコシド結合により連結されてできる．よくみられる三つの二糖は，スクロース，ラクトース，マルトースである (図 11・12)．**スクロース** (sucrose) (普通の砂糖，ショ糖) は，サトウキビやサトウダイコンから商業的に生産されている．この二糖はグルコースとフルクトースのアノマー炭素原子同士が結合したものである．このグリコシド結合の立体配置は，グルコースについてはαであり，フルクトースについてはβである．スクロースは**スクラーゼ** (sucrase) という酵素によってそれぞれの単糖成分に分解される．乳に含まれる二糖である**ラクトース** (lactose, 乳糖) は，ガラクトースがβ-1,4-グリコシド結合によってグルコースに連結してできる．ラクトースは，ヒトの**ラクターゼ** (lactase) や細菌の **β-ガラクトシダーゼ** (β-galactosidase) によって，これら二つの単糖に加水分解される．**マルトース** (maltose, 麦芽糖) は，二つのグルコース単位がα-1,4-グリコシド結合によって結び付けられたもので，デンプンやグリコーゲンの加水分解によりマルトースが生成し，そしてマルトースは**マルターゼ** (maltase) によってグルコースに加水分解される．スクラーゼ，ラクターゼ，マルターゼは，小腸の内壁を覆う上皮細胞の外表面に存在している．スクロース，ラクトース，マルトースの分解産物は，ATP という形のエネルギーを供給するためにさらに加工される．

グリコーゲンおよびデンプンはグルコースの貯蔵体である

グルコースは，ほとんどすべての生命体において重要なエネルギー源である．しかし，遊離のグルコース分子は，高濃度になると細胞の浸透圧平衡を乱し細胞死をひき起こす可能性があるので貯蔵には適さない．これを解決するために，浸透圧に影響を与えにくい大きな重合体として貯蔵している．

多数の単糖の連結によって形成された高重合体のオリゴ糖は**多糖** (polysaccharide) とよばれる．多糖は，生体におけるエネルギー貯蔵体として，また生体の構造を維持するために，重要な役割を演じている．1 種類の単糖から構成される重合体を**ホモポリマー** (homopolymer) とよぶ．動物細胞で最もよくみられるホモポリマーはグルコースの貯蔵体である**グリコーゲン** (glycogen) である．グリコーゲンは多くの組織に存在するが，筋肉と肝臓に最も豊富にある．第 21 章で詳しく述べるように，グリコーゲンは非常に大きな分枝したグルコースの重合体である．グリコーゲンでは，大部分のグルコース単位はα-1,4-グリコシド結合により結合しているが，およそ 10 グルコース単位に 1 回の割合で，α-1,6-グリコシド結合で分枝する (図 11・13)．

植物での糖質の栄養貯蔵体は**デンプン** (starch) であり，二つのタイプがある．**アミロース** (amylose) は分枝のないタイプのデンプンで，α-1,4 結合でつながったグルコースからなる．**アミロペクチン** (amylopectin) は分枝のあるタイプで，30 個のα-1,4 結合に 1 個の割合でα-1,6 結合をもっている．この構造はグリコーゲンと類似しているが分枝の程度が低い．ヒトが摂取する糖質の半分以上は，小麦，ジャガイモ，米などに含まれるデンプンである．アミロペクチン，アミロースおよびグリコーゲンは，唾液腺や膵臓から分泌される酵素 **α-アミラーゼ** (α-amylase) で速やかに加水分解される．

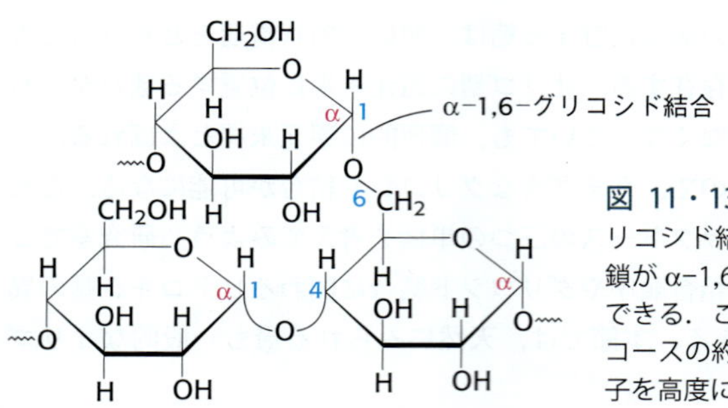

図 11・13　グリコーゲンの分枝点.　α-1,4-グリコシド結合で連結したグルコース分子の二つの鎖がα-1,6-グリコシド結合で結び付けられ分枝ができる．このようなα-1,6-グリコシド結合はグルコースの約 10 単位ごとにつくられグリコーゲン分子を高度に分枝させている．

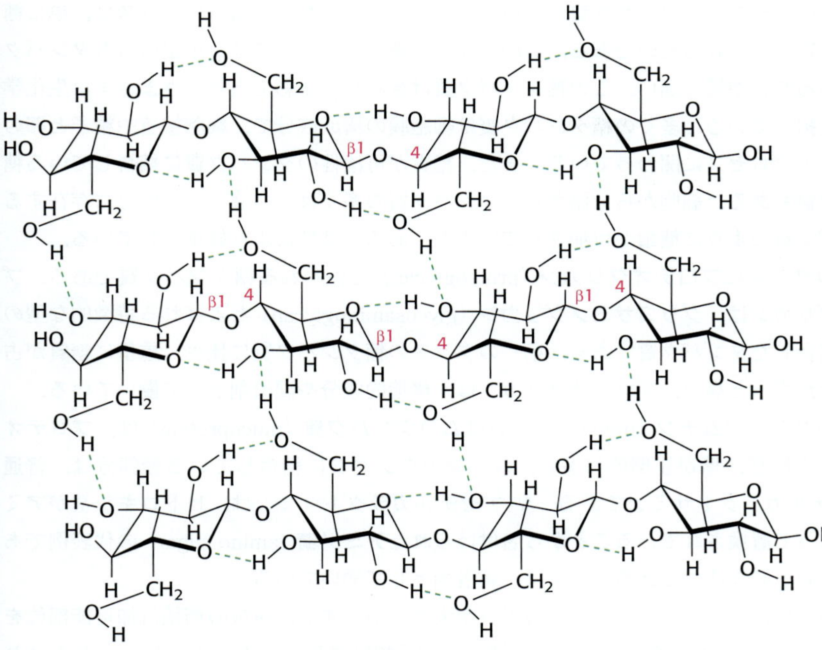

セルロース
（β-1,4 結合）

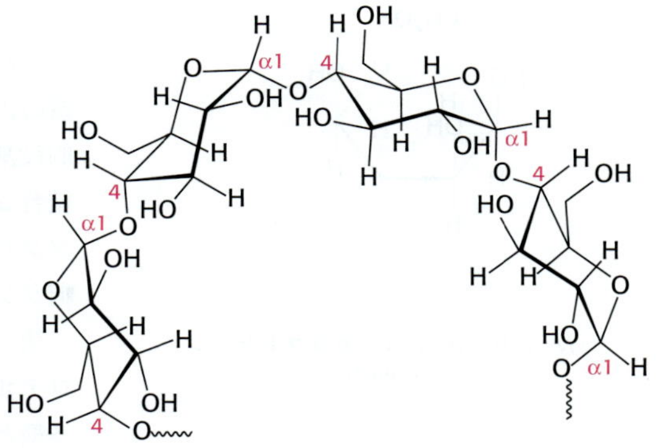

デンプンおよびグリコーゲン
（α-1,4 結合）

図 11・14　グリコシド結合が多糖の構造を決定する．β-1,4 結合は直鎖をつくりやすく構造をつくるのに適している．α-1,4 結合は折れ曲がり構造をつくりやすく貯蔵に適している．

植物の構成成分であるセルロースはグルコース鎖からできている

　セルロース（cellulose）は植物に見いだされ，グルコースからなるもう一つの重要な多糖であり，細胞壁の重要な一成分として栄養的な役割というより構造的な役割を担っている．セルロースは生物界で最も豊富に存在する有機化合物の一つである．毎年，地球上でおよそ 10^{15} kg のセルロースが合成，分解されており，この量は人類の総重量の 1000 倍に当たる．セルロースは β-1,4 結合によって結び付けられた分枝のないグルコースの重合体であり，デンプンやグリコーゲンにみられる α-1,4 結合と対照的である．このような立体化学の単純な違いによって特性や生物学的に大きな相違がもたらされる．セルロースは β 結合しているため，長い直鎖状の立体配置となっている．複数の平行な鎖が水素結合の相互作用により繊維をつくり，強固な支持的な構造体となる．β 結合によってできる直鎖は，大きな引張強さをもつ繊維をつくるのに適している．グリコーゲンやデンプンでは α-1,4 結合なので，セルロースとはきわめて異なる分子構造をとる —— 直鎖ではなく中空のらせんとなる（図 11・14）．α 結合によってできる中空のらせんは，コンパクトで糖を利用しやすい形で蓄えるのに適している．哺乳類はセルラーゼをもたないため，樹木や野菜の繊維を消化することができないが，セルロースおよび他の植物繊維は，われわれの食事の中で食物繊維という一成分として重要な構成要素ともなっている．**ペクチン**（pectin，ポリガラクツロン酸）などの可溶性繊維は，消化管での食物の動きを遅くし，消化と栄養素の吸収を高める．セルロースなどの不溶性繊維は大腸での消化物の通過速度を速くする．通過速度が速くなることにより，食物に含まれる毒素にさらされる時間を最小限に抑えているのかもしれない．

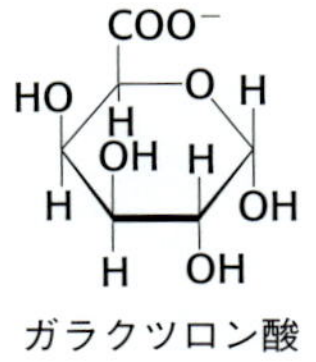

　グルコースのホモポリマーのみを考えてきたが，もしさまざまな単糖が配列中に組込まれることを考えると，多糖の種類は莫大な数になる．このような多糖については後で考えることにしたい．

ガラクツロン酸

11・3　糖質はタンパク質と結合し糖タンパク質となる

　糖質は，タンパク質に共有結合で付加され**糖タンパク質**（glycoprotein）を形成する．このようなタンパク質の修飾は珍しくなく，タンパク質全体の 50 % が糖タンパク質であ

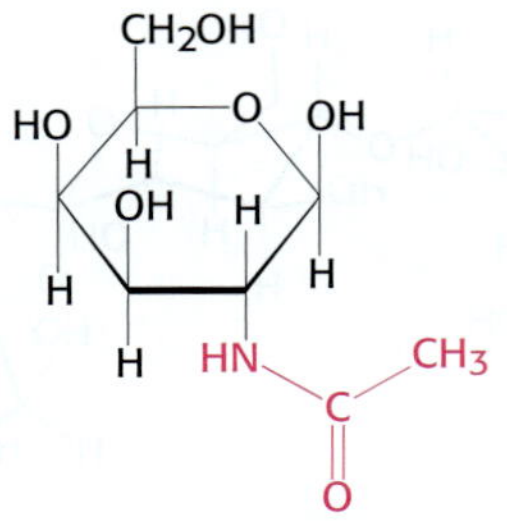

N-アセチル-β-D-ガラクトサミン
（GalNAc）

Asn　　　　　Ser

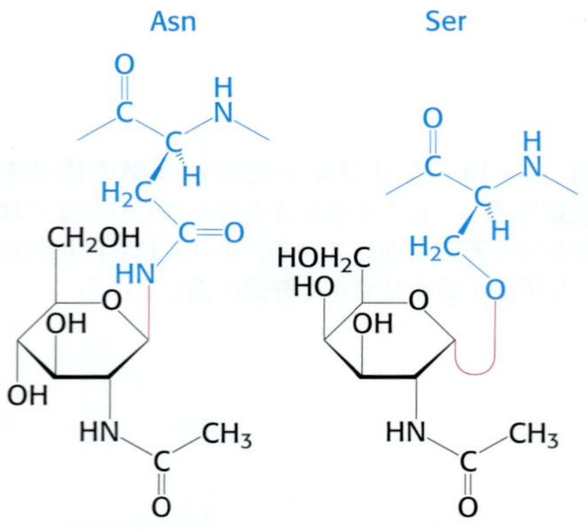

N 結合型 GlcNAc　　　*O* 結合型 GalNAc

図 11・15　タンパク質と糖の間のグリコシド結合.　グリコシド結合により，糖がアスパラギン側鎖（*N* 結合型）あるいはセリンやトレオニン側鎖（*O* 結合型）に結合する．グリコシド結合は｜で示されている.

る．三つのクラスの糖タンパク質について考えることにしたい．第一のクラスは，単に糖タンパク質とよばれるものである．このクラスの糖タンパク質では，重量のうちタンパク質の占める割合が最も高い．この糖タンパク質はきわめて多彩であり，さまざまな生化学的役割を担っている．多くの糖タンパク質は細胞膜の構成成分で，細胞接着や精子と卵の結合などのプロセスに関わっている．また，糖質が可溶性のタンパク質に結合している糖タンパク質もある．細胞から分泌されるタンパク質の多くは，血液の血清成分に存在する糖タンパク質のように糖鎖が付加されているか，あるいは糖により修飾されている.

　第二のクラスは**プロテオグリカン**（proteoglycan）といわれる糖タンパク質である．プロテオグリカンは，**グリコサミノグリカン**（glycosaminoglycan）とよばれる特徴的な型の多糖と結合したタンパク質である．第一のクラスの糖タンパク質に比べ，重量に糖質が占める割合がずっと高い．プロテオグリカンは，構造的成分や潤滑剤として働いている.

　第三のクラスの**ムチン**（mucin）あるいは**ムコタンパク質**（mucoprotein）は，プロテオグリカンと同様，糖が圧倒的に多い．ムチンのタンパクに結合している糖部分は，普通 *N*-アセチルガラクトサミンである．*N*-アセチルガラクトサミンは，ヒドロキシ基がアミノ基によって置換されていることから名付けられた**アミノ糖**（amino sugar）の代表例である．粘液の重要な成分であるムチンは，潤滑剤として働いている.

　糖鎖の付加によりプロテオームの複雑さが大きく増大する．複数の糖鎖付加可能部位をもつタンパク質には，多くの異なった糖結合型〔**グリコフォーム**（glycoform）とよばれる〕があり，一つ一つのグリコフォームが，特定の細胞あるいは特定の発生段階においてのみ生成されることもある.

糖質はアスパラギン残基（*N* 結合型）あるいは
セリンやトレオニン残基（*O* 結合型）を介してタンパク質に結合できる

　糖タンパク質に含まれる糖質は，図 11・15 に示すようにアスパラギンの側鎖の中のアミド窒素原子に結合するか〔*N* 結合型（*N*-linkage）とよばれる〕あるいはセリンやトレオニン側鎖の酸素原子に結合している〔*O* 結合型（*O*-linkage）とよばれる〕．アスパラギン残基は，Asn–X–Ser または Asn–X–Thr という配列（X はプロリン以外の任意の残基）であるときに限り，オリゴ糖を受け入れることができる．しかし，これらの可能性のある部位のすべてに糖が付加しているわけではない．どこに糖鎖形成が起こるかは，タンパク質構造の他の要素やタンパク質が発現する細胞の種類に依存する．すべての *N* 結合型オリゴ糖鎖は，3 個のマンノースと 2 個の *N*-アセチルグルコサミンからなる五糖のコア構

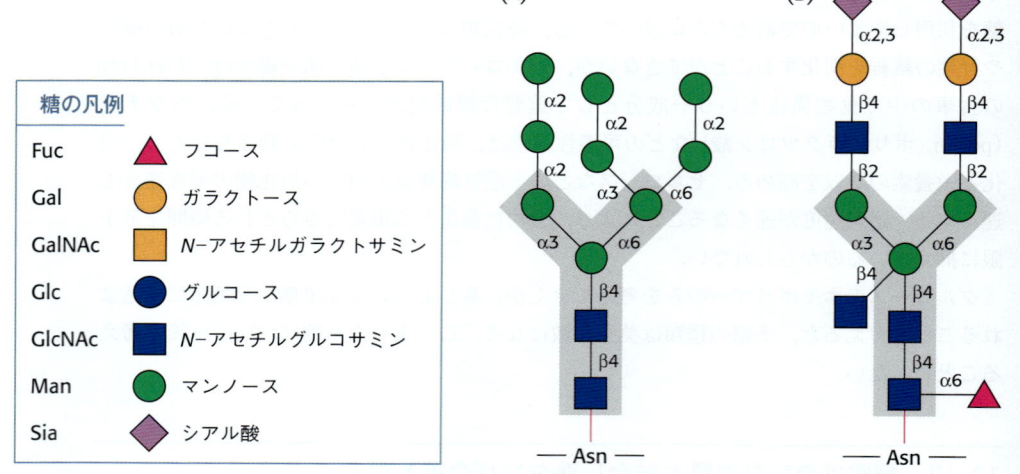

糖の凡例

Fuc	▲	フコース
Gal	●	ガラクトース
GalNAc	■	*N*-アセチルガラクトサミン
Glc	●	グルコース
GlcNAc	■	*N*-アセチルグルコサミン
Man	●	マンノース
Sia	◆	シアル酸

(A)　　　　　　　　(B)

— Asn —　　　— Asn —

図 11・16　*N* 結合型オリゴ糖鎖.　五糖のコア構造（■ で示す）は，すべての *N* 結合型オリゴ糖鎖に共通であり，さまざまな *N* 結合型オリゴ糖鎖の形成のための土台の役割をしている．多様なオリゴ糖鎖のうちの二つについて示した．(A) 高マンノース型，(B) 複合型

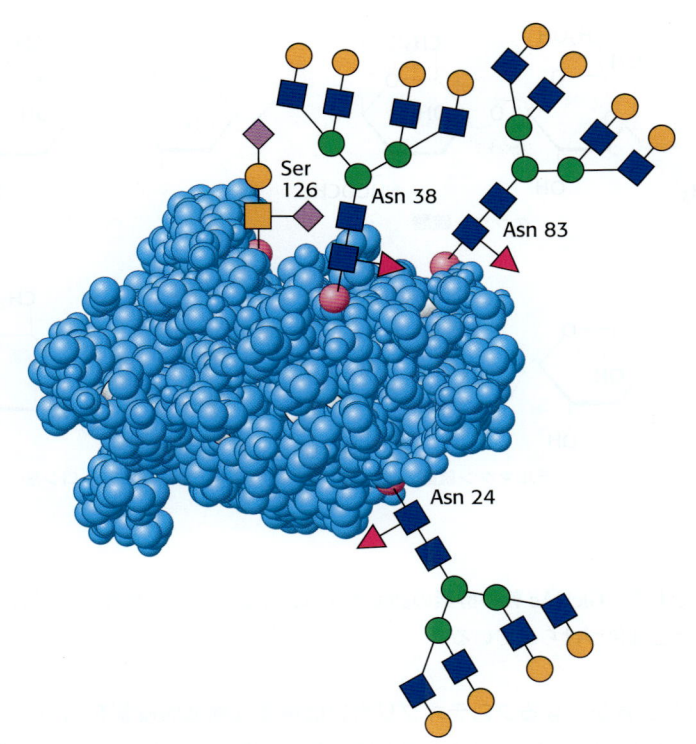

図 11・17 エリスロポエチンに結合するオリゴ糖.
エリスロポエチンは，3残基のアスパラギンと1残基の
セリンに結合したオリゴ糖を含む．示されている構造
は，おおよそ同じスケールとなっている．糖の凡例は
図11・16を参照〔1BUY.pdb より〕

造を共通にもっている．このコア構造にさらに糖が付加していくことにより，糖タンパク
質に見られるきわめて多様なオリゴ糖鎖が形成される（図11・16）．

糖タンパク質であるエリスロポエチンは重要なホルモンである

貧血，特にがんの化学療法で併発する貧血の治療に劇的な改善をもたらしている
血清中の糖タンパク質に注目したい．糖タンパク質ホルモンである**エリスロポエ
チン**（erythropoietin, EPO）は腎臓から分泌され赤血球の生成を促進する．EPO は，165
個のアミノ酸からなり，3箇所のアスパラギン残基が *N*-グリコシル化され，1箇所のセ
リン残基が *O*-グリコシル化されている（図11・17）．成熟した EPO は，重量の40％の
糖質を含み，この糖鎖付加で血液中での安定性が増す．糖鎖が付加していないタンパク質
は，腎臓で血液から速やかに除去されるため，糖鎖が付加したものに比べわずか約10％
の生物活性しかない．組換え型ヒト EPO が利用できるようになり貧血の治療に大きく貢
献している．しかし，持久力を必要とする運動選手の中には，赤血球を増加させ酸素運搬
能を増加させる目的でこれを使用している者がおり，薬物試験研究施設では，糖鎖付加の
パターンの違いを等電点電気泳動（p.72）を用い検出することで，運動選手自身の天然型
の EPO と禁止されている組換え型ヒト EPO のうちのいくつかとを区別することが可能
となっている．

糖鎖付加と栄養感知

特に重要な糖鎖付加反応の一つは，細胞内タンパク質のセリンまたはトレオニン残基に
N-アセチルグルコサミン（GlcNAc）が共有結合することである．この反応は **GlcNAc 転移
酵素**（GlcNAc transferase）により触媒される．GlcNAc の濃度は，糖質，アミノ酸および脂
質の活発な代謝を反映するので，栄養素の豊かさを示す指標となる（図11・18）．転写因
子やシグナル伝達経路の構成分子を含む1000以上のタンパク質が GlcNAc 化修飾を受けて
いる．興味深いことに，GlcNAc 化の部位は潜在的なリン酸化部位でもあるので，GlcNAc
転移酵素とプロテインキナーゼは，相互のシグナル伝達能の調節に関わりあっているのか
もしれない．***N*-アセチルグルコサミニダーゼ**（*N*-acetylglucosaminidase）〔**GlcNAc アーゼ**
（GlcNAcase）〕の触媒により GlcNAc が除去されるので，GlcNAc 化はリン酸化と同様に可

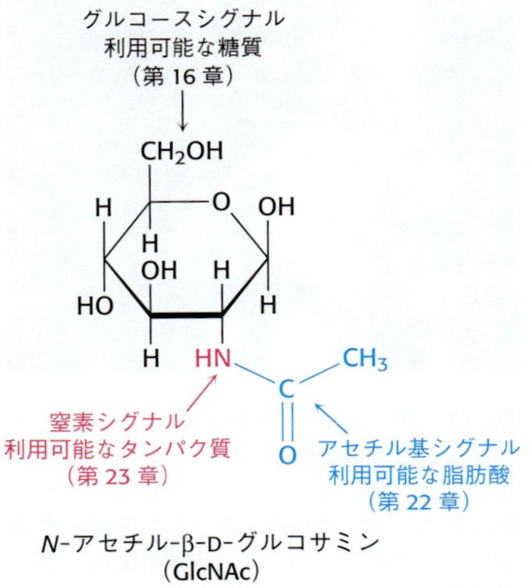

グルコースシグナル
利用可能な糖質
（第16章）

CH₂OH

窒素シグナル
利用可能なタンパク質
（第23章）

アセチル基シグナル
利用可能な脂肪酸
（第22章）

N-アセチル-β-D-グルコサミン
（GlcNAc）

**図 11・18 栄養センサーとしての糖鎖付
加.** 栄養素が豊富に存在するときには *N*-アセ
チルグルコサミンがタンパク質に付加する.

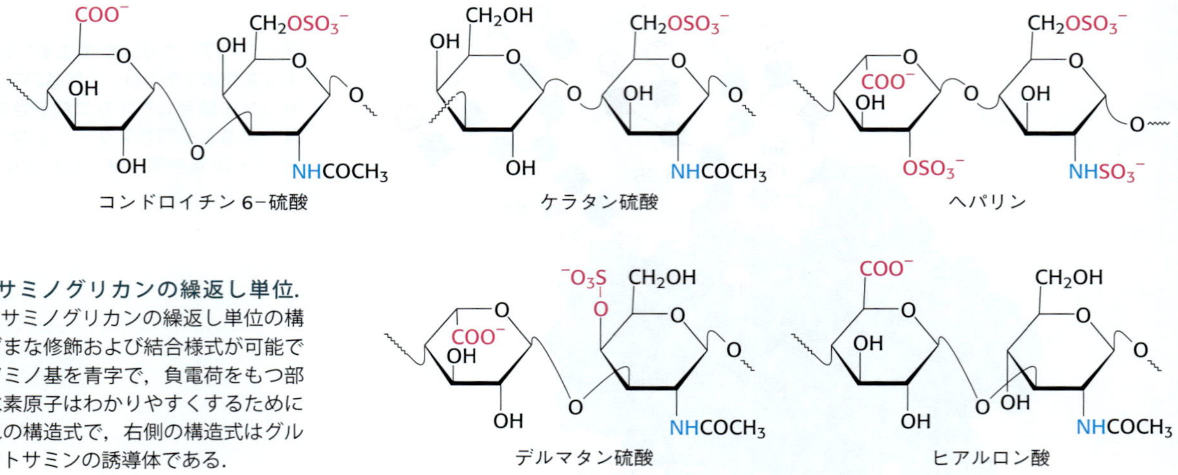

コンドロイチン 6-硫酸　　　　ケラタン硫酸　　　　ヘパリン

デルマタン硫酸　　　　ヒアルロン酸

図 11・19　グリコサミノグリカンの繰返し単位.
5 種類の重要なグリコサミノグリカンの繰返し単位の構造式を見ると，さまざまな修飾および結合様式が可能であることがわかる．アミノ基を青字で，負電荷をもつ部分を赤字で示した．水素原子はわかりやすくするために省いてある．それぞれの構造式で，右側の構造式はグルコサミンまたはガラクトサミンの誘導体である.

逆的な反応である．GlcNAc 転移酵素の調節異常は，インスリン抵抗性，糖尿病，がん，神経の病態などと関係づけられている.

多糖とタンパク質からなるプロテオグリカンは重要な構造的役割をもつ

すでに述べたように，プロテオグリカンは，グリコサミノグリカンと結合したタンパク質である．プロテオグリカンの重量のうち，およそ 95 % がグリコサミノグリカンであるので，タンパク質よりは多糖に類似した性質をもっている．プロテオグリカンは，結合組織において潤滑剤や構成成分として働き，さらに細胞外マトリックスと細胞の接着を媒介し，そして細胞増殖を調節する因子を結合する.

プロテオグリカンの性質は，おもにグリコサミノグリカン成分により決まる．多くのグリコサミノグリカンは，グルコサミンやガラクトサミンなどのアミノ糖の誘導体を含む二糖の繰返し単位からなる（図 11・19）．繰返し単位のうち少なくとも一つの糖は，負電荷をもつカルボン酸基あるいは硫酸基を含んでいる．動物での主要なグリコサミノグリカンは，コンドロイチン硫酸，ケラタン硫酸，ヘパリン，デルマタン硫酸，ヒアルロン酸である．ヘパリンは血液凝固阻止を助勢するため，抗凝固薬として作用することを思い出してほしい（p. 284）．ハーラー症候群のようにグリコサミノグリカンの分解ができないために起こる疾病をまとめて**ムコ多糖症**（mucopolysaccharidosis）とよんでいる（図 11・20）．疾病の種類によって細かな臨床症状は異なるが，すべてのムコ多糖症は骨格の変形および平均余命の低下をきたす.

プロテオグリカンは軟骨の重要な成分である

多様なプロテオグリカンのうち最もよく特徴が調べられているものは，軟骨の細胞外マトリックスに存在するプロテオグリカンである．プロテオグリカンの**アグリカン**（aggrecan）とタンパク質の**コラーゲン**（collagen）は，軟骨の重要な成分である．コラーゲンの三重らせん構造（p. 44）は構造と引張強さを与え，一方，アグリカンはショック・アブソーバー（衝撃吸収装置）の働きをしている．アグリカンのタンパク質部分は，2397 アミノ酸からなる大きな分子である．このタンパク質は，三つの球状のドメインをもち，グリコサミノグリカンが結合する部位は，球状ドメイン 2 と 3 の間の長く伸びた領域である．この線状の領域は，多数の繰返しアミノ酸配列を含み，ケラタン硫酸やコンドロイチン硫酸の結合部位となっている．そして，グリコサミノグリカンであるヒアルロン酸分子がつながってできた長いフィラメントに，アグリカン分子が，その 1 番目の球状ドメインを介して非共有結合によりつぎつぎと多数結合している（図 11・21）．水は，グリコサミノグリカンに多く含まれる陰電荷に引きつけられ吸収される．アグリカンは，吸収された

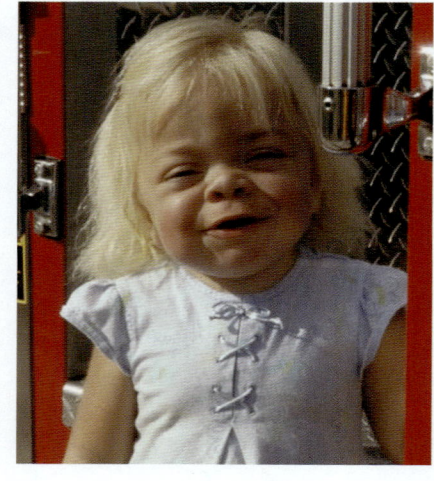

図 11・20　ハーラー症候群.　以前はガーゴイリズムとよばれていたハーラー症候群は，広い鼻孔，低い鼻筋，厚い唇と耳たぶ，不規則な歯並びなどの病徴を示すムコ多糖症の病型の一つである．ハーラー症候群では，グリコサミノグリカンが分解されない．それら分子が顔の軟組織に過剰に蓄積され特徴的な顔貌になる〔写真: National MPS Society, www.mpssociety.org のご厚意による〕.

(A)

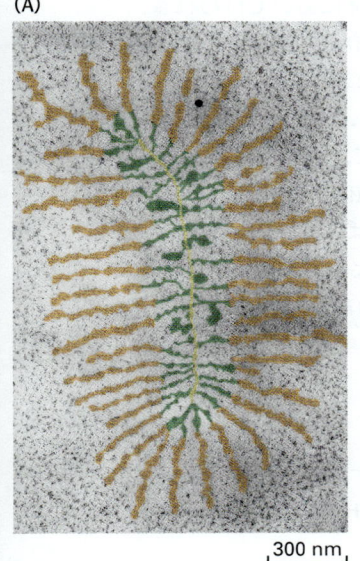

300 nm

(B)

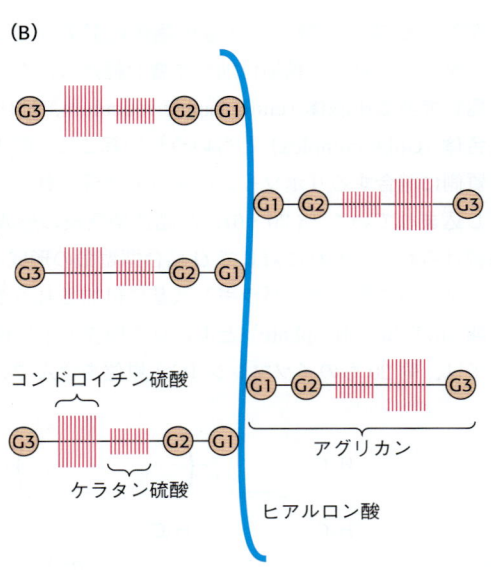

コンドロイチン硫酸

ケラタン硫酸

G3　G2　G1

G1　G2　G3

アグリカン

ヒアルロン酸

図 11・21　軟骨のプロテオグリカンの構造.
(A) 軟骨のプロテオグリカンの電子顕微鏡像（着色は模式的なものである）．単量体のプロテオグリカンが，中心のヒアルロン酸の繊維から一定の間隔をもって左右に派生している．(B) 模式図．G1, G2, G3: 球状ドメイン〔写真: Dr. Lawrence Rosenberg のご厚意による；出典: J.A. Buckwalter, L. Rosenberg, *Collagen Relat. Res.*, **3**, 489〜504 (1983)〕

水のおかげで変形後にもと通りになるので圧縮力を和らげることができる．歩いているときに足が地面を押しつけるときのように力が加わると，水はグリコサミノグリカンから絞り出され衝撃を和らげる．力がかからなくなると水が再び結合する．最もよくみられる関節炎である**骨関節炎**（osteoarthritis）は，老化に伴いプロテオグリカンから水が失われた結果として起こる．他の関節炎では，軟骨でのアグリカンやコラーゲンのタンパク質分解が発症の原因となっている可能性がある．

　グリコサミノグリカンは構造的な組織において重要な成分であることに加え，生物圏全体でも一般的なものである．キチンは，昆虫，甲殻類，クモなどの外骨格にみられるグリコサミノグリカンであり，セルロースに続き 2 番目に豊富な天然の多糖である（図 11・22）．イカなどの頭足類は，餌の捕獲のためにかみそりのように鋭い口先を使うが，これは高度に架橋されたキチンからできている．

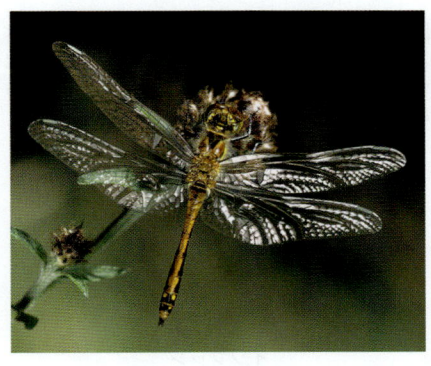

図 11・22　グリコサミノグリカンの一つであるキチンは昆虫の羽や外骨格に存在する．　グリコサミノグリカンは，昆虫，甲殻類，クモの外骨格の成分である〔写真提供: FLPA／Alamy Stock Photo〕．

ムチンは粘液の糖タンパク質成分である

　第三のクラスの糖タンパク質は**ムチン**（mucin）（ムコタンパク質）である．ムチンでは，タンパク質成分のセリンおよびトレオニン残基が，広範囲に *N*-アセチルガラクトサミンの糖鎖付加を受けている（図 11・10）．ムチンは巨大な重合体構造をつくることができ，粘液分泌物によく見られる．これらの糖タンパク質は，気管・気管支，消化管，生殖・泌尿器の特別な細胞で合成される．ムチンは唾液に豊富に含まれ，潤滑剤として重要な機能を担っている．

　ムチンの模式図を図 11・23A に示す．ムチンの顕著な特徴は，**VNTR**（variable number of tandem repeats，縦列反復数変異）領域とよばれるタンパク質の背骨があることで，この領域は *O* 結合型の糖鎖付加を受けたセリンおよびトレオニン残基に富んでいる．たしかに，ムチン分子全体の重量の 80 % もが糖質によって占められている．多数のコア糖構造がムチンのタンパク質成分に結合している．図 11・23B にそのような糖鎖の構造の一つを示す．

　ムチンは上皮細胞に粘着し保護的な障壁として働き，下にある細胞を水和している．胃酸，肺に吸入した化学物質，細菌感染など環境からの攻撃から細胞を守ることに加え，受精，免疫反応および細胞接着にも役割をもっている．気管支炎や嚢胞性線維症ではムチンが過剰に発現しており，ムチンの過剰発現は，上皮由来の腺組織のがんである腺癌の特徴でもある．

(A)

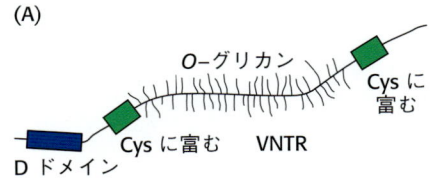

O-グリカン

Cys に富む

D ドメイン　Cys に富む　VNTR

(B)

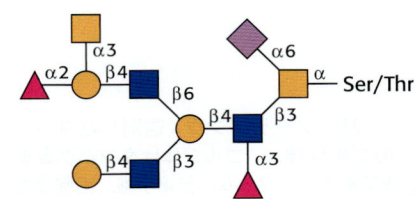

α3

α2　β4

β6

Ser/Thr

β4　β3

β4　β3

α3

図 11・23　ムチンの構造．　(A) ムチンの模式図．VNTR 領域には密に糖鎖が付加し，引き伸ばされた分子構造になっている．Cys に富むドメインおよび D ドメインは，ムチンの重合化を容易にしている．(B) タンパク質の VNTR 領域に結合しているオリゴ糖の構造の例．糖の凡例は図 11・16 を参照〔出典: "Essentials of Glycobiology, 2nd Ed.," ed. by A. Varki et al., pp. 117, 118, Cold Spring Harbor Press (2009)〕

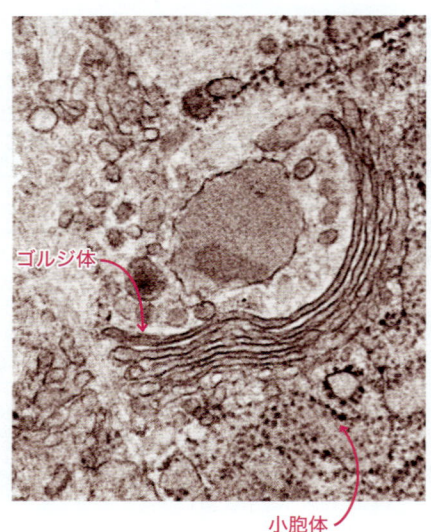

小胞体

図 11・24　ゴルジ体と小胞体.　ゴルジ体と隣接した小胞体を示す電子顕微鏡写真. 小胞体膜の細胞質側表面の黒い点はリボソームである〔顕微鏡写真: Lynne Mercer のご厚意による〕.

イソプレン

タンパク質への糖鎖付加は小胞体内腔およびゴルジ体において行われる

　タンパク質への糖鎖付加の主要な経路は, タンパク質輸送の中心的役割を果たす細胞小器官である**小胞体** (endoplasmic reticulum, ER) 内腔と**ゴルジ体** (Golgi body)〔**ゴルジ複合体** (Golgi complex) ともいう〕で起こる (図 11・24). タンパク質は, 小胞体膜の細胞質側に結合するリボソームによって合成される. そして, ペプチド鎖が小胞体内腔へと差し込まれていく (§ 30・6). N 結合型糖鎖の形成は小胞体で始まり, ゴルジ体においても続けられる. それに対して O 結合型糖鎖の形成はもっぱらゴルジ体で行われる.

　タンパク質のアスパラギン残基に付加される予定の大きなオリゴ糖は, **ドリコールリン酸** (dolichol phosphate) とよばれる脂質分子に付加され組立てられる. この特別の脂質分子は, 約 20 ものイソプレン (C_5) 単位を含んでいる.

$n=15〜19$

ドリコールリン酸

　末端のリン酸基は, オリゴ糖の付加部位である. ここに結合した高エネルギーの活性化オリゴ糖は, 小胞体の内腔側に存在している酵素によって, 伸長しているポリペプチド鎖の特定のアスパラギン残基にまるごと移される.

　小胞体内腔および小胞体膜のタンパク質はゴルジ体に輸送される. ゴルジ体は平らな膜状の袋が積み重なった構造をしている. ゴルジ体では糖タンパク質の糖鎖構造が変えられ, そして精巧につくりあげられる. O 結合型糖鎖がこの場所でつくられ, また小胞体から到着した糖タンパク質の成分としての N 結合型糖鎖が多様なものに修飾される. ゴルジ体は細胞における主要なソーティング (選別) の中心となる. タンパク質は, そのアミノ酸配列や立体構造に織込まれたシグナルに従って, ゴルジ体からリソソーム, 分泌顆粒, あるいは細胞膜に向けて輸送される (図 11・25).

図 11・25　ソーティング (選別) の中心としてのゴルジ体.　ゴルジ体はタンパク質を輸送先であるリソソーム, 分泌小胞, 細胞膜などに送るための振り分けを行う選別の中心である. ゴルジ体のシス側で小胞体からくる小胞を受け取り, トランス側で目的の部位へ向けて小胞を送る. 小胞はまたゴルジ体の一つの区画から別の区画へのタンパク質の輸送も受けもっている〔Dr. Marilyn Farquhar のご厚意による〕.

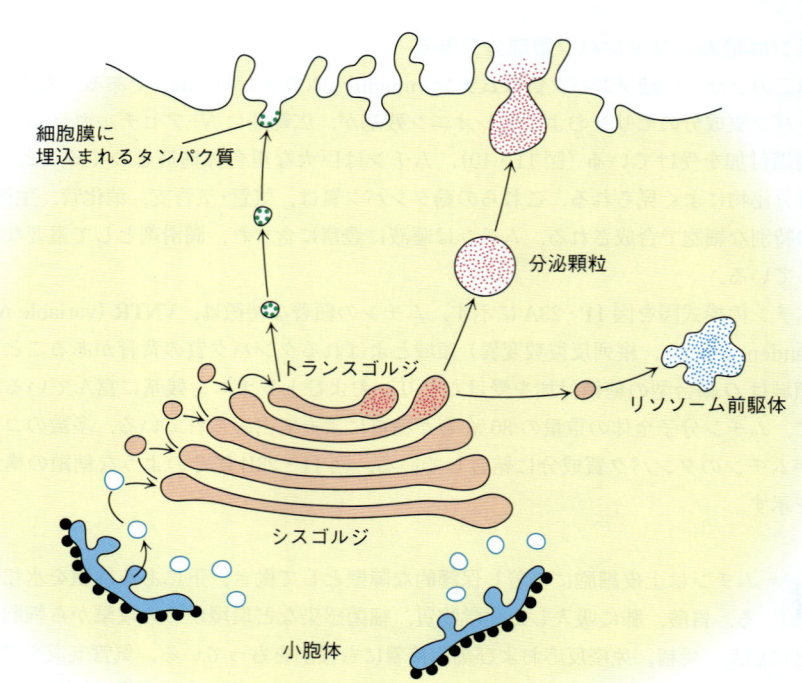

細胞膜に埋込まれるタンパク質

分泌顆粒

トランスゴルジ

リソソーム前駆体

シスゴルジ

小胞体

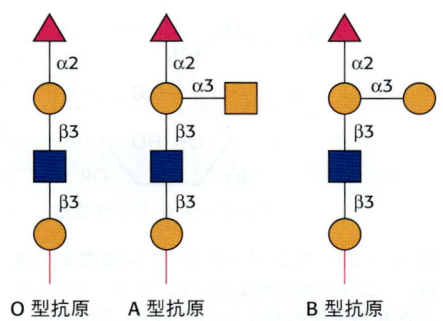

付加される糖は糖ヌクレオチドの形で供給される（この場合は UDP グルコースである）. 図中の X で示された受容体には, 他の糖やタンパク質などのさまざまな生体分子がなりうる.

UDP グルコース

UDP

オリゴ糖の組立ては特異的な酵素により行われる

　複合糖質は, それがグリコーゲンのような遊離の分子であれ, 糖タンパク質の構成成分であれ, どのように生成されるのだろうか. 複合糖質は, **グリコシルトランスフェラーゼ**（glycosyltransferase, 糖転移酵素）とよばれる特異的な酵素の働きによって合成され, これらはグリコシド結合の形成を触媒する. 既知のグリコシド結合の多様性を考えると, 多くの異なる酵素が必要である. 実際, グリコシルトランスフェラーゼは, 調べられた全生物の遺伝子産物の 1〜2 % を占めている.

　ドリコールリン酸に結合したオリゴ糖がグリコシルトランスフェラーゼの基質になることもあるが, 最も一般的な糖供与体は, UDP グルコース（UDP はウリジン二リン酸の略）のような活性化された糖ヌクレオチドである（図11・26）. 分子のもつエネルギー量を増加させるためにヌクレオチドと結合することは, 生化学の学習で頻繁に出会う生合成の共通の戦略である. グリコシルトランスフェラーゼのアクセプターとなる基質は, 糖質, タンパク質のセリン, トレオニン, およびアスパラギン残基, 脂質, そして核酸など, きわめて多様である.

血液型はタンパク質への糖鎖付加パターンに基づく

　ヒトの ABO 血液型は, グリコシルトランスフェラーゼの働きの一例である. それぞれの血液型は, A, B, O とよばれる3種類の異なる糖鎖のうちの一つが赤血球表面に存在することにより規定される（図11・27）. これらの構造は O（または H）型抗原とよばれる共通の土台となるオリゴ糖構造をもっている. A 型抗原と B 型抗原は, O 型抗原のガラクトース部分にさらに単糖が一つ —— N-アセチルガラクトサミン（A 型の場合）やガラクトース（B 型の場合） —— α-1,3 結合で付加することにより生成する.

　これらの単糖は, それぞれ特異的なグリコシルトランスフェラーゼにより, O 型抗原に付加される. 誰でも皆, 父親と母親からそれぞれ1種類のグリコシルトランスフェラーゼ遺伝子を受け継いでいる. A 型のトランスフェラーゼは, N-アセチルガラクトサミンを特異的に付加するのに対して, B 型のトランスフェラーゼはガラクトースを付加する. 両酵素はそれぞれ 354 のアミノ酸からなり, そのうち4個を除いて同一である. O 型の表現型は, 突然変異による不活性なグリコシルトランスフェラーゼの合成に起因する.

　これらの構造は輸血や臓器移植において重要な意味をもつ. もし, ある人に通常存在していない抗原が移入されると, その人の免疫系は異物として認識してしまう. そして赤血

O 型抗原　　A 型抗原　　B 型抗原

図 11・27　A, B, O 型オリゴ糖抗原の構造.　糖鎖構造は, 模式的に表したものである（糖の凡例は図11・16を参照）.

球が異常な速さで破壊され，重篤な血圧の低下（低血圧症），ショック，腎不全，循環虚脱を原因とする死に至る．

なぜヒトの集団には異なった血液型が存在しているのだろうか．寄生性の病原微生物がその細胞表面に血液型抗原の一つに類似している糖抗原を発現すると仮定しよう．この抗原は，寄生生物の抗原と一致する血液型の人には異物として容易には認識されないかもしれない．そうすると寄生生物は生き延びてしまう．しかし，異なる血液型をもっている他の人では防御機構が働くであろう．それゆえ寄生生物の模倣を妨げるために，ヒトに対して血液型を変えるような選択圧が掛かり，またそれに対応するように寄生生物に対しても模倣を強めるような選択圧が掛かるであろう．病原微生物とヒトの間の"軍備拡張競争"が，ヒトの集団に対して細胞表面抗原の多様性を獲得させるような進化を促進させているのであろう．

糖鎖付加の間違いは病的状態をもたらすことがある

タンパク質への糖鎖付加の役割については，多くの場合詳しくは知られていないが，EPO で示されているように，糖鎖の結合がタンパク質のプロセシングや安定性に重要であるというデータが示されている．ある型の筋ジストロフィーでは，細胞外マトリックスと細胞骨格をつなぐジストログリカンとよばれる膜タンパク質に誤った糖鎖が付加されていることが明らかにされた．さらに，**先天性糖鎖形成異常症**（congenital disorders of glycosylation）とよばれる一群の重篤なヒトの遺伝性疾患が同定された．このような病態から，糖鎖およびその誘導体によりタンパク質が正しく修飾されることの重要性が明らかにされた．

糖鎖付加の役割をきわめて明解に示す例は，リソームの貯蔵異常による疾患である**I細胞病**（I-cell disease）〔**封入体細胞病**（inclusion cell disease），**ムコリピドーシス II**（mucolipidosis II）ともよばれる〕の解析から得られた．特定の分解酵素がゴルジ体から酵素がリソソームへ移行する際には，普通，糖鎖の標識により指令がなされている．**リソソーム**（lysosome）は，傷ついた細胞成分やエンドサイトーシスによって細胞に取込まれた物質を分解し再利用するための細胞小器官である．I細胞病の患者のリソソームは，未消化のグリコサミノグリカンと糖脂質からなる大きな**封入体**（inclusion）を含む —— そのため疾患名に"I"が付いている．このような封入体がつくられるのは，グリコサミノグリカンの分解に必要な酵素が患者のリソソームでは欠損していることが原因である．驚くべきことに，血液と尿には酵素が非常に高い濃度で存在する．これは，活性のある酵素が合成されるものの，適切な糖鎖付加がなされないためリソソームに貯蔵されずに細胞外に排出されてしまうことを示している．言い換えれば，I細胞病では酵素系全体が正規の場所に行き着かず，誤った場所に送達されてしまうのである．健常者ではこれらの酵素は，酵素をゴルジ体からリソソームへ導くための標識として働くマンノース6-リン酸残基をN結合オリゴ糖の成分として含んでいるが，I細胞病の患者では結合しているマンノース残基がリン酸基を欠いている．I細胞病の患者では，リン酸基を付加する最初のステップを触媒する GlcNAc ホスホトランスフェラーゼを欠損しているので，結果として八つの重要な酵素が目的地に到達できないのである（図11・28）．I細胞病の患者は，ハーラー症候群と同様の重篤な精神運動遅滞と骨格の奇形を起こす．注目すべきことに，ホスホトランスフェラーゼの突然変異は吃音とも関係する．ある突然変異が吃音の原因となり，別の突然変異がI細胞病の原因となるのがなぜかはミステリーである．

オリゴ糖鎖の"配列決定"をすることができる

どのようにすれば，糖タンパク質の構造 —— オリゴ糖の構造および，それらの結合位置 —— を決定することができるであろうか．多くのアプローチが，オリゴ糖の特定の結合を分解する酵素を利用することに基づいている．

最初のステップは，タンパク質からオリゴ糖を切り出すことである．たとえば，ペプチ

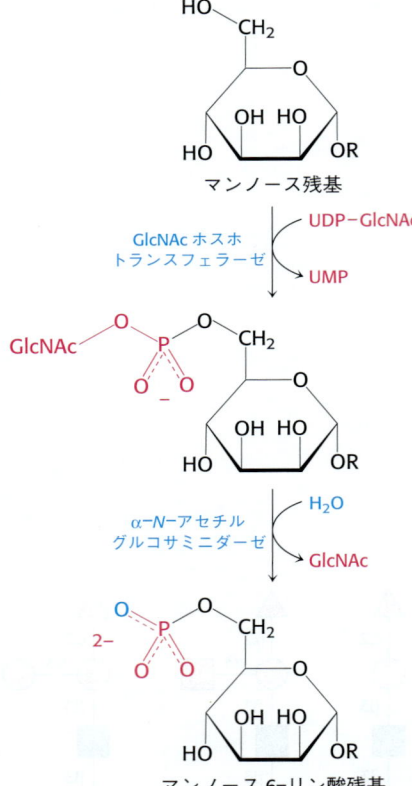

図 11・28 マンノース6-リン酸標識の生成. ゴルジ体領域において，リソソームに輸送される予定の糖タンパク質は，2段階のステップでリン酸基の標識（マーカー）を獲得する．まず，GlcNAc ホスホトランスフェラーゼが，マンノースのC-6のOH基にホスホ-N-アセチルグルコサミンを付加する．ついで付加した糖が α-N-アセチルグルコサミニダーゼによって除去され，コアのオリゴ糖にマンノース6-リン酸残基が形成される．

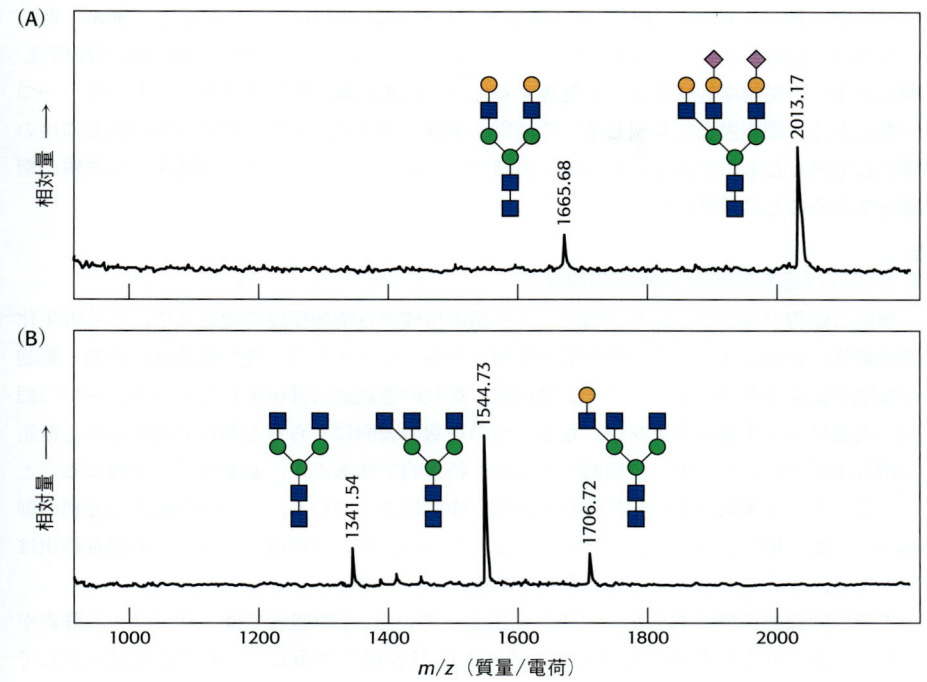

図 11・29　質量分析法によるオリゴ糖鎖の
"配列分析".　ウシ血清中の糖タンパク質であ
るフェチュインに糖質切断酵素を作用させ，オ
リゴ糖成分を特異的に遊離させた．　(A)および
(B) は MALDI–TOF 質量分析法で得られた質量
数と，それに対応するオリゴ糖の消化生成物の
構造を示している．　(A) ペプチド N–グリコシ
ダーゼ F（タンパク質からオリゴ糖鎖を切り離
すために用いた）とノイラミニダーゼ〔訳注:
p. 309 を参照〕による消化．　(B) ペプチド N–
グリコシダーゼ F，ノイラミニダーゼ，および
β–1,4–ガラクトシダーゼによる消化．酵素の
特異性と生成物の質量数よりオリゴ糖鎖の構造
解析が可能となる．糖の凡例は図 11・16 を参
照〔出典: "Essentials of Glycobiology," ed. by
A. Varki, R.D. Cummings, J.D. Esko, H.H. Freeze,
G.W. Hart, J. Marth, p. 596, Cold Spring Harbor
Laboratory Press (1999)〕

ド N–グリコシダーゼ F のような酵素は，オリゴ糖とタンパク質の間の N–グリコシド結
合を切断し，N 結合型オリゴ糖をタンパク質から遊離させる．その後オリゴ糖を単離して
分析することができる．マトリックス支援レーザー脱離イオン化飛行時間型（MALDI–
TOF）質量分析法や他の質量分析技術を利用することにより（§3・3），オリゴ糖断片の質
量を決定することができる．しかしながら，測定で得られた質量数に一致するオリゴ糖構
造は何種類も考えられる．さらに詳しい情報は，さまざまな特異性をもつ酵素によりオリ
ゴ糖を分解することによって得られる．たとえば，β–1,4–ガラクトシダーゼは，ガラク
トース残基の β–グリコシド結合のみを切断する．消化生成物についても再び質量分析法
（図 11・29）で分析できる．異なる特異性をもつ多種類の酵素を利用し，同様の操作を繰
返すことにより，最終的にオリゴ糖鎖の構造を明らかにすることができる．

　プロテアーゼを利用することによりオリゴ糖が結合している部位を決定できる．特異性
の高いプロテアーゼを用いてタンパク質を切断すると，特有のペプチド断片のパターンが
得られ，これらはクロマトグラフィーで分析することができる．オリゴ糖が結合している
ペプチド断片は，クロマトグラフィーでの性質がグリコシダーゼ処理によって変わるので
選び出すことができる．質量分析あるいは直接的なペプチド配列分析により，目的とする
ペプチドの構造がわかり，さらにオリゴ糖が結合している位置を正確に同定することがで
きる．

　ヒトゲノムの配列分析が完了した現在，より複雑なプロテオームの特性解析が，糖鎖修
飾を受けたタンパク質の生物学的役割の解明を含めて生化学への課題を提示している．

11・4　レクチンは結合特異性のある糖鎖結合タンパク質である

　オリゴ糖や多糖の糖鎖の多様さと複雑さおよびさまざまな糖の結合の仕方は，糖質が機
能的に重要であることを示唆している．自然は，単純なもので十分であるときには複雑な
パターンをつくらないからである．では，なぜこのように複雑で多様なのだろうか．現在
では，これらの糖構造が特別な種類のタンパク質によって認識されることが明らかになっ
ている．このようなタンパク質は，**糖鎖結合タンパク質**（glycan-binding protein）とよば
れ，隣接する細胞表面の特定の糖構造に結合する．もともと植物で発見された糖鎖結合タ
ンパク質は至るところにあり，このようなタンパク質をもたない生物は見つけられていな

い．特別の種類の糖鎖結合タンパク質である**レクチン**（lectin，ラテン語で"選ぶ"という意味の *legere* より）に注目したい．レクチンとそのパートナーである糖の相互作用は，糖質が多くの生物学的プロセスを先導するための情報に富んだ分子であることのもう一つの例である．細胞表面に発現している糖質の多様な構造は，細胞と環境の間の相互作用の場として適したものである．レクチンの結合のパートナーは，しばしば糖タンパク質の糖部分であることは興味深い．

レクチンは細胞間相互作用を促進する

細胞と細胞の接触は，個々の細胞による組織形成から情報伝達の促進まで，多くの生化学的機能においてきわめて重要な相互作用である．レクチンの主要な機能は，細胞と細胞の接触を促すことである．レクチンは通常，複数の糖鎖結合部位を含んでいる．一つの細胞の表面に存在するレクチンが，もう一つの細胞の表面にずらりと並んで提示された糖鎖と相互作用する．レクチンと糖鎖の結合は，特異的ではあるが，必要に応じて離れることができるような多数の弱い非共有結合の相互作用によっている．一つの細胞表面と別の細胞の間の弱い相互作用はマジックテープに似ている．というのは，一つ一つの相互作用は弱くても，多数集まると強くなるからである．

すでに間接的にではあるがレクチンに出会っている．I細胞病では，リソソーム酵素がリソソームに向かうために必要なマンノース6-リン酸を欠損していることを思い出してほしい．正常な状態では，ゴルジ体において，レクチンである**マンノース6-リン酸受容体**（mannose 6-phosphate receptor）が酵素に結合しリソソームに向かわせる．

レクチンは異なるクラスに整理される

レクチンは，アミノ酸配列や生化学的な特徴に基づいて分類できる．C型レクチン（カルシウムを必要とするので，つづりからこのようによばれる）は，動物にみられる大きなクラスの一つである．これらのタンパク質は，糖質との結合に関わる120アミノ酸からなるドメインを共通にもっている．標的である糖質に結合するためのドメイン構造の一例を図11・30に示す．

カルシウムイオンが，糖のOH基と直接の相互作用を介して，タンパク質と糖の間の架け橋の役割を務める．さらにタンパク質の2残基のグルタミン酸がカルシウムイオンおよび糖の両方に結合し，タンパク質の別の側鎖が糖の他のOH基と水素結合を形成する．レクチンの糖結合特異性は，糖に結合するアミノ酸残基により決定される．C型レクチンは，可溶性の分子が細胞表面に結合し細胞内に取込まれる過程である受容体依存性エンドサイトーシス（§26・3）や細胞間認識を含めてさまざまな細胞活動に働いている．

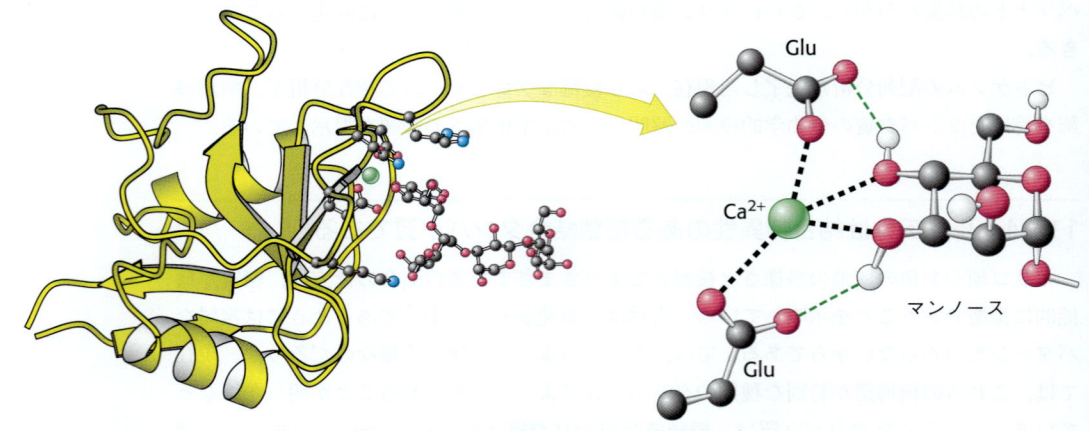

図 11・30 動物レクチンのC型糖結合ドメインの構造． カルシウムイオンがマンノース残基とレクチンを結び付けることに注意．わかりやすくするために一部の水素原子を省き，相互作用に関わる部分を選んで示してある〔2MSC.pdbより〕．

セレクチン（selectin）と命名されたタンパク質は C 型レクチンのメンバーである．セレクチンは，炎症反応の局所に免疫系細胞をとどめておく機能をもつ．セレクチンには L, E, P の 3 種類があり，それぞれ白血球（leukocyte），血管内皮（endothelium），活性化血小板（activated blood platelet）の表面に発現する．セレクチンがさまざまな構造の糖鎖をどのように識別し結合するかを解明することにより，炎症をコントロールする新しい治療薬が開発されるかもしれない．L セレクチンは，はじめは免疫応答にのみ関与するものと考えられていたが，胚が母親の子宮内膜に付着する準備が整ったときにも産生される．子宮内膜の細胞は，細胞表面に短時間オリゴ糖を発現する．胚がレクチンを介して付着すると，それが子宮内膜のシグナル経路を活性化し，胚の着床が可能となる．

もう一つの大きなクラスのレクチンは L 型レクチンである．これらのレクチンは，特にマメ科植物の種子に多く含まれており，入手しやすいという理由から，レクチンに関する初期の生化学的解析の多くは，このクラスのレクチンについて行われた．植物におけるレクチンの役割について確かなことはわかっていないが，強力な殺虫成分として働いている可能性がある．**カルネキシン**（calnexin）や**カルレティキュリン**（calreticulin）など他の L 型レクチンは，真核細胞の小胞体における有名なシャペロンである．シャペロンとは，他のタンパク質のフォールディングを助けるタンパク質であることを思い出そう（p. 50）．

インフルエンザウイルスはシアル酸残基に結合する

多くの病原体は，特異的な宿主細胞表面の糖質に付着することによって細胞内に侵入する．たとえばインフルエンザウイルスは，細胞表面糖タンパク質に存在しているガラクトース残基に結合したシアル酸残基を認識する．これらの糖鎖に結合するウイルスのタンパク質は**ヘマグルチニン**（赤血球凝集素，hemagglutinin）とよばれる（図 11・31A）．

ウイルスはヘマグルチニンを介して標的細胞に結合後，細胞内に侵入し複製される．新しいウイルスが細胞を出るときには，侵入とは基本的に逆の過程をたどる（図 11・31B）．ウイルスが組立てられ，細胞からウイルス粒子が出芽する．ウイルスが組立てられたときには，新しいウイルス粒子は，表面のヘマグルチニンを介して細胞膜のシアル酸残基に結合している．別のウイルスタンパク質であるノイラミニダーゼ（シアリダーゼ）が，細胞膜糖タンパク質のシアル酸残基と他の糖残基との間のグリコシド結合を切断し，感染細胞からウイルスを放出することによって呼吸器系全体に感染が広がる．この酵素の阻害剤であるオセルタミビル（商品名タミフル）やザナミビル（商品名リレンザ）が有用な抗インフルエンザ薬となっている．

ウイルスのヘマグルチニンの糖結合特異性は，感染と伝播のしやすさの種特異性に重要な役割を果たしているかもしれない．たとえば鳥インフルエンザ H5N1 は致死的であり，トリからトリへ感染が広がる．ヒトにも感染することがあるが，感染はまれであり，ヒト

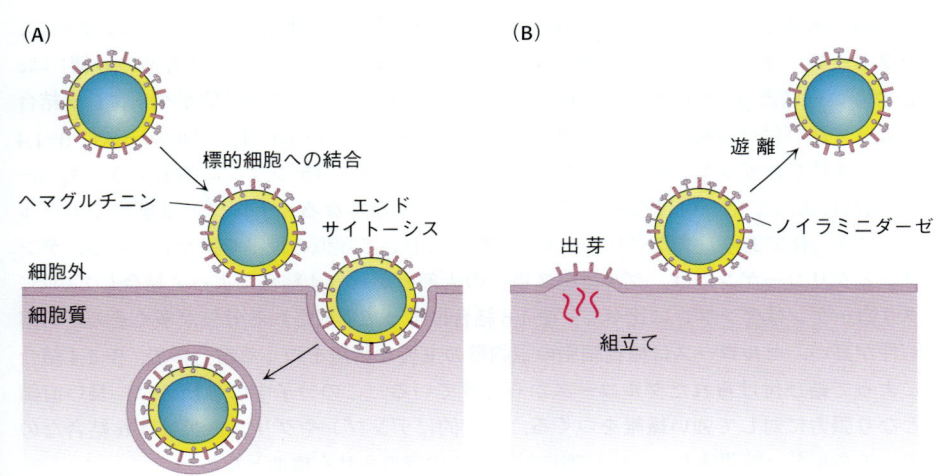

図 11・31　ウイルス受容体．　（A）インフルエンザウイルスは，細胞表面に存在する糖タンパク質や糖脂質のオリゴ糖末端にあるシアル酸残基に結合することにより細胞を標的とする．シアル酸は，ウイルス表面に発現する主要なタンパク質の一つであるヘマグルチニン（赤血球凝集素）に結合する．（B）ウイルスの複製が完了しウイルス粒子が細胞から出芽するとき，もう一つの主要タンパク質であるノイラミニダーゼが，ウイルス粒子を解き放つためにオリゴ糖鎖を切断する．

からヒトへの感染はさらに珍しい．このような性質の生化学的基盤は，鳥インフルエンザウイルスのヘマグルチニンが認識する糖鎖配列がヒトインフルエンザウイルスによって認識されるものと異なることによる．ヒトは鳥インフルエンザウイルスの結合する配列をもつものの，それは肺の奥深くに存在する．それゆえ感染は起こりにくく，感染した場合でもトリのウイルスがくしゃみや咳によって容易に伝播することは起こりにくいのである．

　Plasmodium falciparum はマラリアを起こす寄生性の原虫であり，宿主に侵入しコロニーを形成するためには糖に結合することが必要である．蚊によって注入された寄生体の糖鎖結合タンパク質が肝臓のグリコサミノグリカンであるヘパラン硫酸に結合し，寄生体の細胞への侵入が開始される．ついで *P. falciparum* の生活環の中で，肝臓から出て赤血球に侵入するときにも，赤血球膜の重要な糖タンパク質であるグリコホリンの糖部分に結合する．病原体と宿主細胞の糖を介する相互作用を妨害する方法を開発することは臨床的に有用となるかもしれない．

ま　と　め

11・1　単糖は最も単純な糖質である

　糖は，ヒドロキシ基に富むアルドースおよびケトースである．アルドースは（グリセルアルデヒドやグルコースのように）アルデヒド基をもつ糖であり，ケトースは（ジヒドロキシアセトンやフルクトースのように）ケト基を含んでいる．もし，アルデヒド基あるいはケト基から最も遠い不斉炭素における絶対配置が D-グリセルアルデヒドのものと同じであるならば，その糖は D 系列に属する．天然に存在する大部分の糖が D 系列に属する．鎖状構造のグルコースの C-1 のアルデヒドは，C-5 のヒドロキシ基と反応し六員環のピラノース環を形成する．また鎖状構造のフルクトースの C-2 のケト基は C-5 のヒドロキシ基と反応し，五員環のフラノース環を形成する．リボースやデオキシリボースのようなペントースも同じくフラノース環を形成する．このような環形成により，アノマー炭素原子（アルドースの C-1 あるいはケトースの C-2）において新たな不斉中心が形成される．アノマー炭素原子に結合しているヒドロキシ基は，α アノマーでは不斉中心に結合する CH_2OH 基と環に対して反対側にあり，β アノマーでは CH_2OH 基と同じ側に存在する．環をつくるすべての原子が同じ平面上に位置しているわけではない．むしろ，ピラノース環は通常いす形コンホメーション（立体配座）をとり，フラノース環は通常封筒形のコンホメーションをとっている．グリコシド結合によって，糖のアノマー炭素原子とアルコールやアミンとが結合することがある．たとえば，RNA や DNA のヌクレオチドでは，*N*-グリコシド結合によって，糖がプリンまたはピリミジンに結合している．

11・2　単糖が結合することによって複雑な糖質が生成する

　二糖や多糖では，*O*-グリコシド結合によって糖が互いに連結している．スクロース，ラクトース，マルトースは，普通にみられる二糖である．スクロース（普通の砂糖）は，α-グルコースと β-フルクトースからなる．両者のアノマー炭素原子間がグリコシド結合によって結び付けられている．ラクトース（乳に含まれている）は，グルコースに β-1,4 結合で連結したガラクトースからできている．マルトース（デンプンに由来する）は，α-1,4 結合によって結び付けられた二つのグルコースからなる．デンプンは植物でのグルコース重合体であり，またグリコーゲンは動物において類似の役割を果たしている．デンプンとグリコーゲンでは，グルコース単位の大部分が α-1,4 結合によって結合している．グリコーゲンはデンプンに比べて，α-1,6 結合によって形成される分枝が多くそのため溶解性が高い．セルロースは植物細胞の細胞壁の主要な構造をつくる重合体で，β-1,4 結合によって結び付けられたグルコースからできている．この分子中の β 結合は，長い直鎖となり張力に対して強い繊維をつくる．対照的にデンプンやグリコーゲンは α 結合なので，エネルギー貯蔵体としての役割に対応して中空のらせん構造となる．

11・3　糖質はタンパク質と結合し糖タンパク質となる

　糖質は，しばしばタンパク質と複合体を形成する．タンパク質成分が大部分を占める場合には，タンパク質と糖質の複合体は糖タンパク質とよばれる．シグナル分子であるエリスロポエチンなど多くの分泌タンパク質は糖タンパク質である．糖タンパク質は，細胞膜の外表面においても重要な存在である．グリコサミノグリカンと共有結合で結びついたタンパク質はプロテオグリカンという．グリコサミノグリカンは，二糖の繰返しからなる重合体である．それぞれの繰返し単位の一つの成分は，グルコサミンまたはガラクトサミンの誘導体である．これらの陰イオン性の糖質には，カルボキシ基あるいは硫酸基が高密度に含まれている．プロテオグリカンは，動物の細胞外マトリックスに見いだされ，軟骨の重要な成分である．ムコタンパク質（ムチン）は，プロテオグリカンと同様，重量の大部分を糖が占めている．タンパク質成分は，オリゴ糖と結合した N-アセチルガラクトサミンにより高密度に O 結合型の糖鎖付加を受けている．ムチンは潤滑剤として働いている．

　グリコシルトランスフェラーゼの作用で，タンパク質のセリン残基やトレオニン残基の側鎖の酸素原子，あるいはアスパラギン残基の側鎖のアミドの窒素原子に，オリゴ糖鎖が結合する．タンパク質の糖鎖形成は小胞体内腔で始まる．N 結合型オリゴ糖鎖はまずドリコールリン酸に付加される形で合成され，その後，受容体となるタンパク質に移される．さらにゴルジ体において糖が付加し多様な構造となる．

11・4　レクチンは結合特異性のある糖鎖結合タンパク質である

　細胞表面の糖質はレクチンとよばれるタンパク質によって認識される．動物ではレクチンと標的となる糖鎖との間の相互作用により細胞接着がもたらされる．インフルエンザウイルスに含まれるウイルスタンパク質である赤血球凝集素は，ウイルスが侵襲する細胞の表面のシアル酸残基を認識する．

重 要 語 句

グリコバイオロジー
　　　　（glycobiology，糖鎖生物学）(p. 291)
グリコミクス (glycomics) (p. 291)
単　糖 (monosaccharide) (p. 291)
ケトース (ketose) (p. 291)
アルドース (aldose) (p. 291)
構造異性体 (constitutional isomer) (p. 291)
立体異性体 (stereoisomer) (p. 291)
鏡像異性体 (enantiomer，エナンチオマー)
　　　　　　　　　　　　　　　　(p. 291)
ジアステレオマー (diastereomer) (p. 292)
エピマー (epimer) (p. 292)
ヘミアセタール (hemiacetal) (p. 292)
ピラノース (pyranose) (p. 293)
ヘミケタール (hemiketal) (p. 293)
フラノース (furanose) (p. 293)

アノマー (anomer) (p. 294)
還元糖 (reducing sugar) (p. 296)
非還元糖 (nonreducing sugar) (p. 296)
AGE (advanced glycation end products,
　　　　　　　　　　　最終糖化産物) (p. 296)
グリコシド結合 (glycosidic bond) (p. 296)
オリゴ糖 (oligosaccharide) (p. 297)
二　糖 (disaccharide) (p. 298)
多　糖 (polysaccharide) (p. 298)
グリコーゲン (glycogen) (p. 298)
デンプン (starch) (p. 298)
セルロース (cellulose) (p. 299)
糖タンパク質 (glycoprotein) (p. 299)
プロテオグリカン (proteoglycan) (p. 300)
グリコサミノグリカン
　　　　（glycosaminoglycan）(p. 300)

ムチン (mucin) (p. 300)
ムコタンパク質 (mucoprotein) (p. 300)
グリコフォーム (glycoform) (p. 300)
小胞体 (endoplasmic reticulum, ER)
　　　　　　　　　　　　　　　　(p. 304)
ゴルジ体 (Golgi body) (p. 304)
ゴルジ複合体 (Golgi complex) (p. 304)
ドリコールリン酸
　　　　（dolichol phosphate）(p. 304)
グリコシルトランスフェラーゼ
　　　　（glycosyltransferase，糖転移酵素）
　　　　　　　　　　　　　　　　(p. 305)
糖鎖結合タンパク質
　　　　（glycan-binding protein）(p. 307)
レクチン (lectin) (p. 308)
セレクチン (selectin) (p. 309)

問 　 題

1. 語句の起源　　"炭水化物" という言葉の起源を説明せよ．

2. 多様性　　グルコース1個，マンノース1個，ガラクトース1個が結合すると何種類のオリゴ糖ができるであろうか．それぞれの糖が

ピラノース形をとると仮定せよ．この数を3種類の異なるアミノ酸からなるトリペプチドの数と比べよ．

3. 馬と馬車のように一体のもの　　語句とそれに関する説明を対応

させよ.

(a) エナンチオマー	1. 分子式 (CH₂O)ₙ で表される
(b) セルロース	2. 一つの不斉炭素原子での立体配置が異なる単糖
(c) レクチン	
(d) グリコシルトランスフェラーゼ	3. 動物でのグルコースの貯蔵形態
(e) エピマー	4. 植物でのグルコースの貯蔵形態
(f) デンプン	5. グリコサミノグリカンを含む糖タンパク質
(g) 炭水化物	6. 生物圏で最も豊富な有機分子
(h) プロテオグリカン	7. N-アセチルガラクトサミンが鍵となる成分である糖タンパク質
(i) ムコタンパク質	
(j) グリコーゲン	8. 糖鎖結合タンパク質
	9. オリゴ糖を合成する酵素
	10. 互いに鏡像体である立体異性体

4. 組合わせ　つぎの糖の組合わせは, アノマー, エピマー, アルドースとケトース対の組合わせのうちのどれに相当するか示せ.

(a) D-グリセルアルデヒドとジヒドロキシアセトン

(b) D-グルコースと D-マンノース

(c) D-グルコースと D-フルクトース

(d) α-D-グルコースと β-D-グルコース

(e) D-リボースと D-リブロース

(f) D-ガラクトースと D-グルコース

5. 炭素とカルボニル　下に示す単糖はどのような種類の糖に属するか.

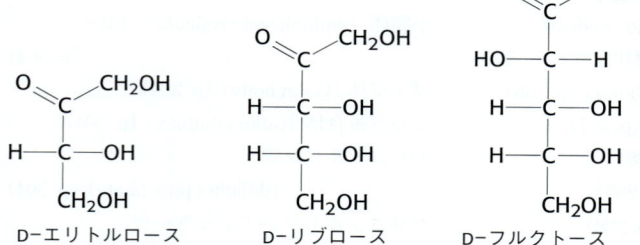

D-エリトロース　　D-リボース　　D-グリセルアルデヒド　　ジヒドロキシアセトン

D-エリトルロース　　D-リブロース　　D-フルクトース

6. 化学的いとこ　四つの不斉炭素をもつアルドースは 16 のジアステレオマーをつくることが可能であるが, 普通グルコースなど八つの異性体のみが見いだされる. それらとグルコースとの構造的な関係を下記に示す. グルコースの構造を参考にして, それぞれの構造を描け.

(a) D-アロース: C-3 におけるエピマー

(b) D-アルトロース: C-2 と C-3 における異性体

(c) D-マンノース: C-2 におけるエピマー

(d) D-グロース: C-3 と C-4 における異性体

(e) D-イドース: C-2, C-3, C-4 における異性体

(f) D-ガラクトース: C-4 におけるエピマー

(g) D-タロース: C-2 と C-4 における異性体

```
        CHO
   H ── C ── OH
  HO ── C ── H
   H ── C ── OH
   H ── C ── OH
        CH₂OH
     D-グルコース
```

7. アートプロジェクト　二糖 α-グルコシル-(1→6)-ガラクトー

スの β アノマーの構造式を描け.

8. 変旋光　D-グルコースの α および β-アノマーの比旋光度はそれぞれ +112° および +18.7° である. 比旋光度 $[\alpha]_D$ は 589 nm の光 (ナトリウムランプの D 線) が 1 g mL⁻¹ の試料溶液 10 cm を通過するとき観察される旋光度と定義される. 結晶の α-D-グルコースを水に溶解したとき, 比旋光度は +112° から 52.7° の平衡値に減少する. この結果に基づいて, 平衡状態での α-および β-アノマーの存在比を推定せよ. ただし鎖状構造の D-グルコースの存在は無視してよい.

9. 警鐘となる付加生成物　グルコースはヘモグロビンや他のタンパク質とゆっくりと反応し共有結合の化合物をつくる. なぜグルコースが反応性をもつか. また付加生成物はどのようなものか.

10. 過ヨウ素酸分解　隣接する炭素原子のそれぞれにヒドロキシ基をもつ化合物は過ヨウ素酸イオン (IO₄⁻) 処理によって炭素間結合が切断される. この反応によりピラノシドとフラノシドが区別される理由を述べよ.

11. 糖のラインナップ　以下の 4 種類の糖を同定せよ.

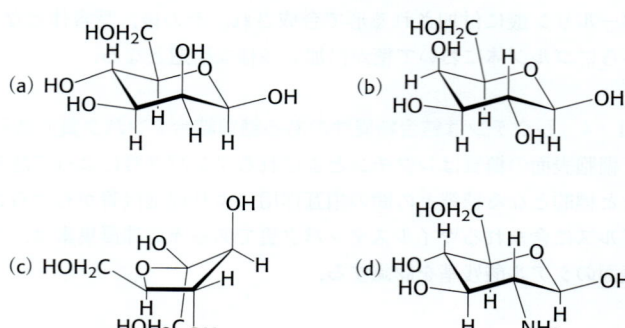

12. 細胞の接着剤　細胞表面の糖タンパク質の三糖単位が細胞間の接着反応を媒介する重要な役割を果たすと仮定されている. この仮説を検証するための簡単な実験を考案せよ.

13. 分子のマッピング　グルコースのすべてのヒドロキシ基は, 硫酸ジメチルのような試薬によって塩基性条件下でメチル化される. 一定量のグリコーゲンを徹底的にメチル化した後に, 完全に消化することにより, 分枝点の数や還元末端の数が決定されることについて説明せよ.

14. 成分　サトウダイコンの微量成分であるラフィノースは三糖である.

ラフィノース

(a) ラフィノースは還元糖であるか否か. 説明せよ.

(b) ラフィノースの成分となっている単糖は何か.

(c) α-ガラクトシダーゼは, オリゴ糖からガラクトース残基を除去する酵素である. ラフィノースを α-ガラクトシダーゼ処理してできる生成物は何か.

15. アノマーの違い　α-D-マンノースは甘味を呈するが, β-D-マンノースは苦味を呈する. 純粋な α-D-マンノースの溶液は, 時間が経つと β-アノマーに変化し甘味を失う. β-アノマーを描き, これが α-アノマーからどのように生成するか説明せよ.

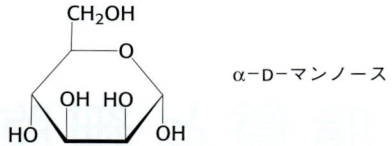

α-D-マンノース

16. 蜜の味　　β-D-ピラノース形のフルクトースははちみつの強力な甘味の原因である．β-D-フラノース形も甘いが，ピラノース形ほど甘くない．フラノース形の方が，より安定な構造である．二つの形を描き，また，はちみつを加熱調理するのが必ずしも賢明とは言えない理由を説明せよ．

17. 帳尻を合わせる　　(a) グリコーゲン 1 分子の還元末端の数と非還元末端の数を比較せよ．

(b) 第 21 章で述べるように，グリコーゲンは重要な燃料貯蔵体であり，必要に応じて速やかに動員される．還元末端あるいは非還元末端のいずれからおもに代謝反応が起こるか予想せよ．

18. 失われた性質　　グルコースおよびフルクトースは還元糖である．スクロース（普通の砂糖）は，グルコースとフルクトースとからなる二糖である．スクロースは還元糖であるか．説明せよ．

19. 肉とジャガイモ　　グリコーゲンとデンプンの構造を比較せよ．

20. 真っすぐか，ねじれているか？　　グリコーゲンとセルロースの構造の違いについて説明せよ．

21. 甘いタンパク質　　糖タンパク質の基本的なクラスをあげ，それらの性質および生物学的機能について説明せよ．

22. 命の延長　　エリスロポエチン（EPO）に結合している糖部分の機能は何か．

23. 衝撃を和らげる　　軟骨による衝撃吸収において，グリコサミノグリカンの役割は何か．

24. 配達されないメール．送り主に戻らない　　正常ではリソソームへと向かう酵素が，宛名を示す糖分子を欠損すると I 細胞病となる（p. 306）．これ以外にどのような理由で I 細胞病になる可能性があるか考えよ．

25. 適当な留め釘　　糖がタンパク質に付加するときに使用されるアミノ酸は何か．

26. 一つから多数　　グリコフォームとは何か．

27. オーム　　グリコームとは何か．

28. 指数関数的な広がり　　ゲノム，プロテオーム，グリコームのそれぞれに内在する情報量を比較せよ．

29. 連結　　日曜日の午後，君はいろいろなタンパク質のアミノ酸配列を眺めながらくつろいでいたとしよう．小腹が減ったので甘いお菓子のことも考えていた．そんなことから，アミノ酸配列を見るだけで N 結合糖鎖の付加位置を推定できるのかなと思った．生化学のコースをとっているルームメートは，"少なくともある程度はわかるよ．こういうことだよ"と言った．ルームメートはどのように説明したか．

30. 錠と鍵　　すべての生物がレクチンをもつという事実から糖質の役割について考えよ．

31. 糖質 —— もはや朝食だけのためではない　　糖タンパク質とレクチンを区別して論ぜよ．

32. 糖質とプロテオミクス　　あるタンパク質には 6 箇所の N 結合型糖鎖の結合可能部位が存在すると仮定する．これらの部位のどこに実際に糖鎖が結合するかによって，何種類のタンパク質が生成可能か求めよ．ただし結合する糖鎖の多様性は考えない．

章のまとめの問題

33. ジグソーパズルのように　　オリゴ糖の構造を決定することが，アミノ酸配列やヌクレオチド配列に比べて難しいのはなぜか．

34. 立体特異性　　緑色植物の葉での光合成のおもな生成物であるスクロースは，一連の酵素によって合成される．スクロース合成のための基質となる D-グルコースと D-フルクトースは，溶液では α-および β-アノマー，さらに非環状構造のものの混合物である．それにもかかわらず，スクロースは β-D-フルクトースの C-2 と α-D-グルコースの C-1 が結合した構造をもっている．このようなスクロースの特異性は，基質となる物質を考慮するとどのように説明されるか．

35. 特異的認識　　レクチンを精製するためにアフィニティークロマトグラフィーの手法をどのように利用できるだろうか．

データ解釈の問題

36. 関節の痛み　　関節炎の発症の原因の一つは，軟骨成分であるアグリカンがアグリカン分解酵素により不適切に分解されることである．免疫系のシグナル分子であるインターロイキン 2（IL-2）はアグリカン分解酵素を活性化する．実際に IL-2 阻害薬が関節炎の治療に使われることもある．アグリカン分解酵素阻害薬に IL-2 の作用を妨げる効果があるかを調べる研究が行われた．軟骨の小片にいろいろな添加物を加え培養し，時間を追ってアグリカンの分解を測定した．

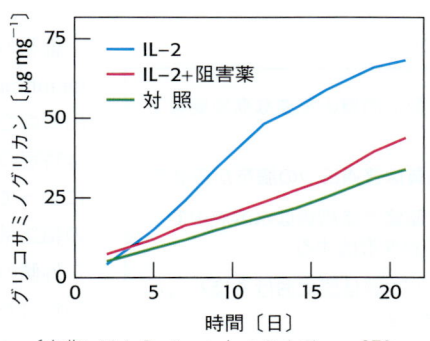

〔出典: M.A. Pratta et al., *J. Biol. Chem.*, **278**, 45539～45545, Fig. 7B(2003)〕

(a) グリコサミノグリカンの遊離によってアグリカンの分解を測定している．この測定法の原理は何か．

(b) グリコサミノグリカンの遊離がアグリカンの分解を示していないかもしれないとしたらどのような理由か．

(c) 添加物を入れずに軟骨を培養した対照実験の目的は何か．

(d) この系への IL-2 添加は，どのような効果があったか．

(e) IL-2 に加え，アグリカン分解酵素阻害薬を入れたときに，どのような反応がみられたか．

(f) 時間経過に伴い対照においても，ある程度のアグリカンの分解がみられたのはなぜか．

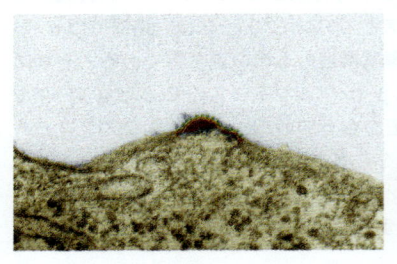
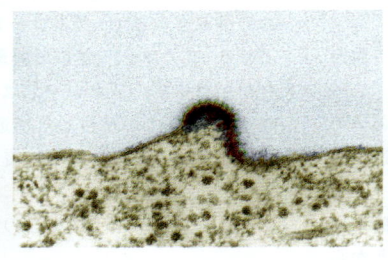
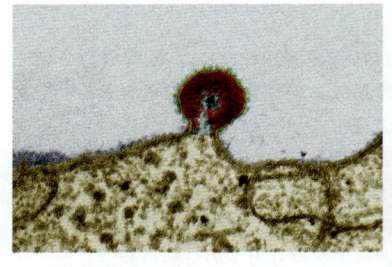
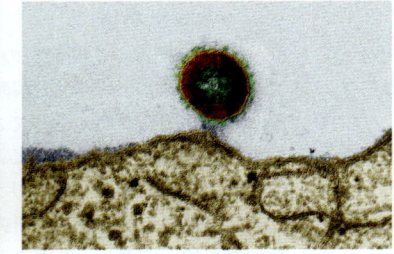
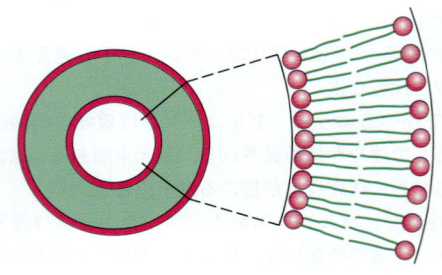

HIV 粒子が感染細胞の膜から出芽している様子. 細胞膜は非常に流動的な構造をしており, 自発的につくり直されている. 右図に示すように, 疎水性相互作用によって, 膜脂質の脂肪酸尾部（ ）は内部に充填され, 一方, 親水性頭部（ ）は表面に露出している〔顕微鏡写真提供: © Eye of Science/Science Photo Library/amanaimages〕.

　細胞の境界は, タンパク質が脂質の海に浮かんでいる動的な構造である**生体膜**（biological membrane）によって形成される（図 12・1）. この障壁は細胞内でつくられた物質が漏れ出るのを防ぐと同時に不必要な分子が拡散によって侵入してくるのを防ぐ. さらに障壁には特定の分子を取込み不必要な分子を細胞から除去する輸送系があり, そのような輸送系によって, 膜には**選択的透過性**（selective permeability）という重要な性質が加わる. この輸送系については, つぎの章で詳述する.

　外側の細胞膜〔**形質膜**（plasma membrane）とよばれる〕に加えて, 真核細胞は細胞小器官（たとえばミトコンドリア, 葉緑体, ペルオキシソーム, リソソーム）の境界をつくりあげる内部膜をもっている. そのような区画の発生は, 進化の過程における機能の専門化と密接に関係している. 特定の系の発展により, 選択されたタンパク質を標的として, 特定の内部膜を通って特定の細胞小器官へ輸送することが可能になった. 外側の細胞膜と内部膜は本質的には共通した特徴をもつので, 本章ではその特徴を主題として述べる.

　生体膜はそのほかにも生命に不可欠な重要ないくつかの機能 —— エネルギー貯蔵や情報伝達など —— をもっており, 膜に結合したタンパク質によってつかさどられる. 本章では膜タンパク質の一般的な性質 —— どのようにして膜タンパク質は二つの親水的環境に挟まれた疎水的環境で存在できるのか —— について検証する. それらタンパク質の機能については次章で議論する.

生体膜の多様性の基礎には多くの共通の特徴がある

　生体膜はいろいろな機能をもっており構造も多様である. しかしいくつかの重要な共通点をもっている.

1. 生体膜は閉じた境界線を形成する厚さ 60 Å (6 nm) ～ 100 Å (10 nm) のわずか 2 分子の厚みからなる薄膜状構造である.

2. 生体膜は主として脂質とタンパク質とからなり, その重量比は 1:4～4:1 の範囲に

ある．また脂質とタンパク質に結合している糖も含んでいる．

3. 膜脂質は**親水性**（hydrophilic）と**疎水性**（hydrophobic）の両方をもつ比較的小さい分子であり，水溶液中では閉じた二分子膜を自然に形成する．またこの**脂質二重層**（lipid bilayer）は極性分子の移動に対する障壁となっている．

4. 特異的なタンパク質が膜特有の機能に関与する．タンパク質はポンプ，チャネル，受容体，エネルギー変換体，酵素などとして機能し，これら膜タンパク質は脂質二重層に埋まり，脂質二重層はタンパク質の作用に適する環境をつくっている．

5. 膜は非共有結合による集合体である．構成タンパク質と脂質分子は共有結合によらない多くの協同的相互作用によって集まっている．

6. 膜は非対称的であり，生体膜の両面は常に異なっている．

7. 膜は流動的構造をしている．脂質分子は特別な相互作用で固定されていない限り，タンパク質と同様に，膜面に沿って急速に拡散する．しかし脂質分子もタンパク質も膜を容易に横切ることはない．このように生体膜はタンパク質と脂質が一定の方向に配列した二次元的な溶液とみなすことができる．

8. 大部分の細胞膜は電気的に分極しており，細胞内部は負（典型的には $-60\,\mathrm{mV}$）に荷電している．この膜電位は，輸送，エネルギー変換，膜興奮性などで重要な役割をもつ（第13章）．

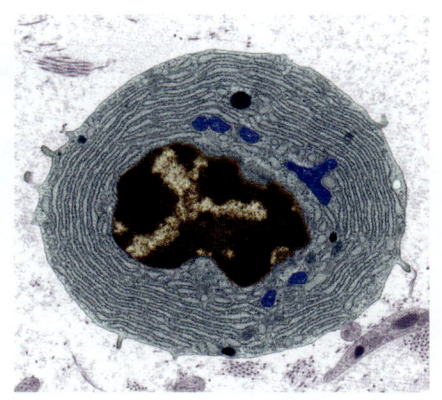

図 12・1　形質細胞の電子顕微鏡写真. 形質膜によってつくられる細胞の境界を明確にするために着色してある〔写真提供：© Steve Gschmeissner/Science Photo Library/amanaimages〕.

12・1　脂肪酸は脂質の重要な構成要素である

膜を形成するには，脂質の疎水性が必須である．たいていの脂質では，その疎水性は脂質の成分である脂肪酸に由来する．

脂肪酸はその母体の炭化水素に基づいて命名される

脂肪酸（fatty acid）は，いろいろな鎖長と不飽和度をもつ長い炭化水素鎖で末端にカルボキシ基が付いている．脂肪酸の体系名はもとの炭化水素名の末尾の e を oic に置換して付けられる*．たとえば，C_{18} 飽和脂肪酸はもとの炭化水素がオクタデカン（octadecane）であるので，オクタデカン酸（octadecanoic acid）となる．二重結合が一つの C_{18} 脂肪酸は，オクタデセン酸（octadecenoic acid）とよばれ，二重結合が二つではオクタデカジエン酸（octadecadienoic acid），三つではオクタデカトリエン酸（octadecatrienoic acid）となる．18:0 という表記法は二重結合のない C_{18} 脂肪酸を示し，18:2 は二重結合が二つあることを示す．図 12・2 に二つの一般的な脂肪酸であるパルミチン酸（16:0）とオレイン酸（18:1）のイオン化した構造を示す．

欄外式に示すように脂肪酸炭素原子はカルボキシ末端から数え始める．炭素原子 2, 3 はしばしば α, β とよばれる．脂肪酸鎖のカルボキシ基と反対の末端のメチル炭素原子は **ω炭素原子**（ω-carbon atom）とよばれている．二重結合の位置は，Δ に続けた上付きの数

＊　訳注：日本語ではアルカン名に "酸" を付けて命名される．

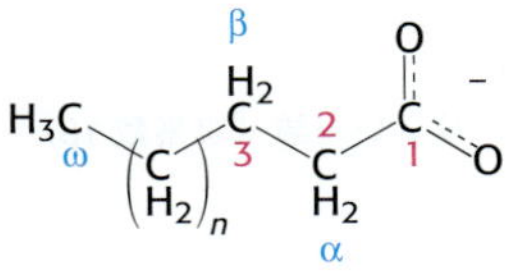

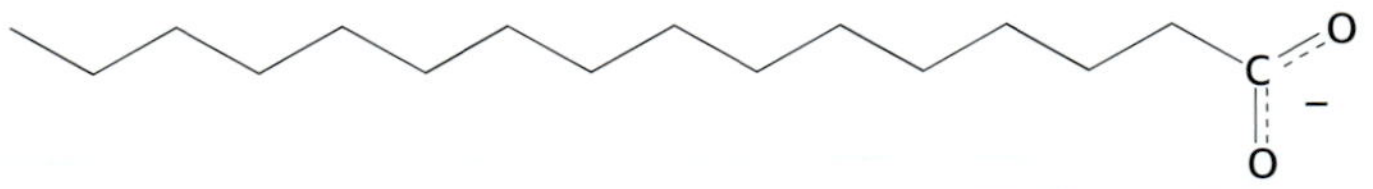

パルミチン酸
（パルミチン酸イオン）

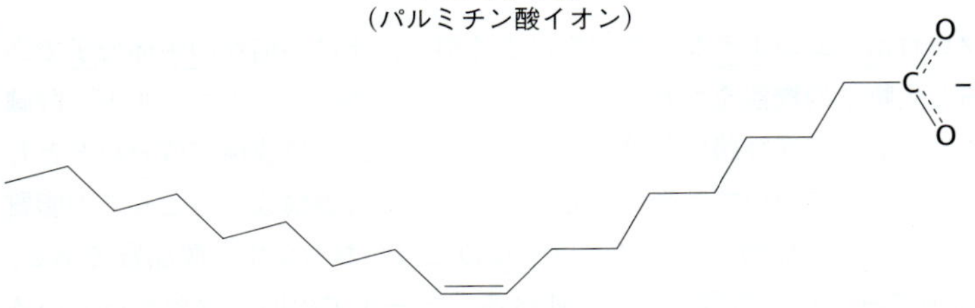

オレイン酸
（オレイン酸イオン）

図 12・2　二つの脂肪酸の構造.　パルミチン酸は炭素数 16 の飽和脂肪酸である．オレイン酸は一つのシス二重結合をもつ炭素数 18 の脂肪酸である．

表 12・1　自然界にみられる動物の脂肪酸

炭素の数	二重結合の数	慣 用 名	体 系 名	構 造 式
12	0	ラウリン酸	n-ドデカン酸	$CH_3(CH_2)_{10}COO^-$
14	0	ミリスチン酸	n-テトラデカン酸	$CH_3(CH_2)_{12}COO^-$
16	0	パルミチン酸	n-ヘキサデカン酸	$CH_3(CH_2)_{14}COO^-$
18	0	ステアリン酸	n-オクタデカン酸	$CH_3(CH_2)_{16}COO^-$
20	0	アラキジン酸	n-エイコサン酸	$CH_3(CH_2)_{18}COO^-$
22	0	ベヘン酸	n-ドコサン酸	$CH_3(CH_2)_{20}COO^-$
24	0	リグノセリン酸	n-テトラコサン酸	$CH_3(CH_2)_{22}COO^-$
16	1	パルミトレイン酸	cis-Δ^9-ヘキサデセン酸	$CH_3(CH_2)_5CH=CH(CH_2)_7COO^-$
18	1	オレイン酸	cis-Δ^9-オクタデセン酸	$CH_3(CH_2)_7CH=CH(CH_2)_7COO^-$
18	2	リノール酸	cis, cis-Δ^9, Δ^{12}-オクタデカジエン酸	$CH_3(CH_2)_4(CH=CHCH_2)_2(CH_2)_6COO^-$
18	3	リノレン酸	全 cis-$\Delta^9, \Delta^{12}, \Delta^{15}$-オクタデカトリエン酸	$CH_3CH_2(CH=CHCH_2)_3(CH_2)_6COO^-$
20	4	アラキドン酸	全 cis-$\Delta^5, \Delta^8, \Delta^{11}, \Delta^{14}$-エイコサテトラエン酸	$CH_3(CH_2)_4(CH=CHCH_2)_4(CH_2)_2COO^-$

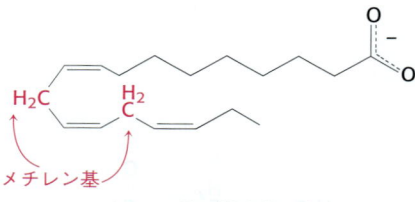

ω−3 脂肪酸

リノレン酸（炭素数 18）

によって表す．たとえば cis-Δ^9 はシス二重結合が炭素原子 9 と 10 の間にあることを意味し，$trans$-Δ^2 はトランス二重結合が炭素原子 2 と 3 の間にあることを表す．二重結合の位置を ω 炭素原子（メチル炭素）を 1 として ω 末端から数える表示法もある．例として ω−3 脂肪酸の構造を左式に示す．脂肪酸は生理的 pH ではイオン化しているので，カルボン酸塩の形で表現することは適切である．たとえば，パルミチン酸塩またはヘキサデカン酸塩などである．

脂肪酸にはさまざまな鎖長と不飽和度がある

生体系における脂肪酸は 14〜24 の通常偶数の炭素原子を含むが（表 12・1），炭素数 16 と 18 が最も一般的である．ほとんどの脂肪酸が偶数個の炭素原子をもっていることは脂肪酸の生合成経路に由来する（第 26 章）．動物では脂肪酸は分枝せず，そのアルキル鎖は飽和のことも 1 個以上の二重結合をもつこともある．不飽和脂肪酸の二重結合の立体配置はほとんどすべてシス形である．複数の不飽和結合をもつ高度不飽和脂肪酸の二重結合は少なくとも一つのメチレン基を間に挟んでいる．

脂肪酸および脂肪酸を含む脂質の性質は，鎖長と飽和度に強く依存している．不飽和脂肪酸は同じ長さの飽和脂肪酸より融点が低い．たとえばステアリン酸の融点は 69.6 °C であるがシス二重結合を一つ含むオレイン酸では 13.4 °C になる．C_{18} 系の高度不飽和脂肪酸の融点はさらに低くなる．鎖長も融点に影響を及ぼす．たとえばパルミチン酸（C_{16}）の融点はステアリン酸（C_{18}）より 6.5 °C 低い．このように，鎖長が短いことと不飽和度が大きいことにより脂肪酸やその誘導体の流動性が増加する．

12・2　膜脂質は普通三つの脂質からなる

脂質の定義は，クロロホルムのような有機溶媒によく溶け，水に不溶性の生体分子である．脂質はいろいろな生物学的機能をもち，燃料分子，高度に濃縮されたエネルギー貯蔵体，シグナル分子やシグナル伝達経路におけるメッセンジャー，生体膜構成成分などとして役立っている．最初の三つについては後の章で述べ，本章では膜構成成分としての脂質について述べる．リン脂質，糖脂質，コレステロールの三つがおもな生体膜脂質である．最初に真核生物と細菌でみられる脂質について述べる．アーキアの脂質は異なっているが，他の生物の脂質と同じように膜形成性機能に関連した多くの共通の特徴がある．

リン脂質は膜脂質の主要な成分である

リン脂質（phospholipid）はすべての生体膜に多量に存在する．リン脂質分子は四つの成分 ── 1個もしくは複数の脂肪酸，脂肪酸が付く骨格，リン酸，リン酸に結合するアルコール ── からなる（図12・3）．脂肪酸成分は疎水性障壁を提供し，分子のその他の部分は親水性性質をもち水性環境との相互作用が可能になる．

リン脂質は3炭素アルコールの**グリセロール**（glycerol）か，より複雑なアルコールである**スフィンゴシン**（sphingosine）のどちらかの骨格をもち，グリセロール誘導体の方を**ホスホグリセリド**（phosphoglyceride）とよぶ．ホスホグリセリドは，グリセロール骨格および，それに結合する2分子の脂肪酸鎖，リン酸化されたアルコールからなっている．

ホスホグリセリドではグリセロールのC-1とC-2のヒドロキシ基は二つの脂肪酸のカルボキシ基とエステル結合している．グリセロール骨格のC-3ヒドロキシ基はリン酸とエステル結合している．それ以外の分子が結合しなければ，**ホスファチジン酸**（phosphatidate）〔別名，**ジアシルグリセロール3-リン酸**（diacylglycerol 3-phosphate）〕とよばれる最も簡単なホスホグリセリドとなる．ホスファチジン酸は膜にはほんの少量しか存在しないが他のホスホグリセリド生合成の重要な中間体である（§26・1）．膜脂質のグリセロール3-リン酸の絶対配置を図12・4に示す．

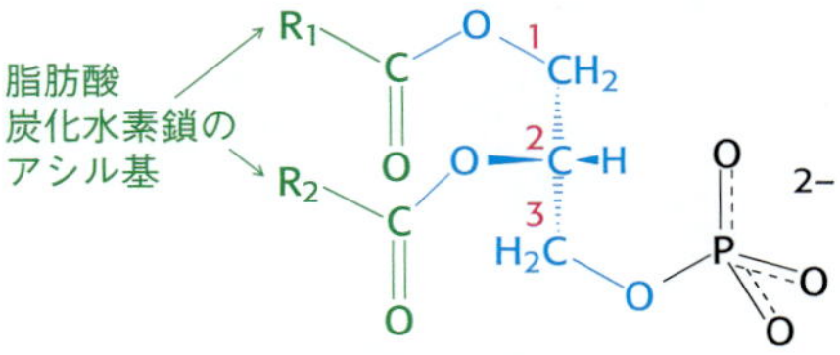

大部分のホスホグリセリドはホスファチジン酸の誘導体で，ホスファチジン酸のリン酸基がいろいろなアルコールの一つのヒドロキシ基とエステル結合している．ホスホグリセリドの一般的なアルコールは，セリン（アミノ酸の一つ），エタノールアミン，コリン，グリセロール，イノシトールである．

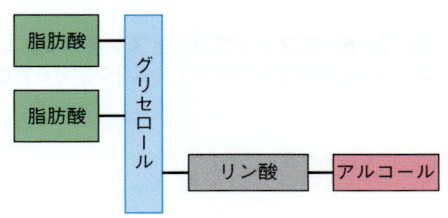

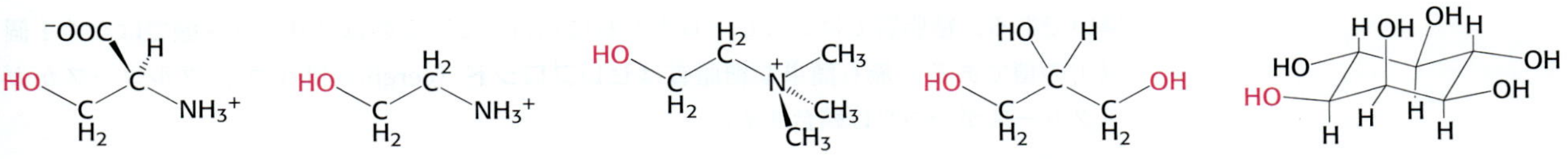

図 12・3　リン脂質の模式的構造.

図 12・4　ホスファチジン酸（ジアシルグリセロール3-リン酸）の構造.　中心の炭素原子（C-2）の絶対配置を示す.

セリン　　エタノールアミン　　コリン　　グリセロール　　イノシトール

ホスファチジルコリンと他の主要なホスホグリセリド，すなわちホスファチジルエタノールアミン，ホスファチジルセリン，ホスファチジルイノシトール，カルジオリピンの構造式を図12・5に示す．

スフィンゴミエリン（sphingomyelin）も膜に存在するリン脂質だがグリセロール由来ではなく，その代わりに，スフィンゴミエリンの骨格は<u>スフィンゴシン</u>であり，長鎖不飽

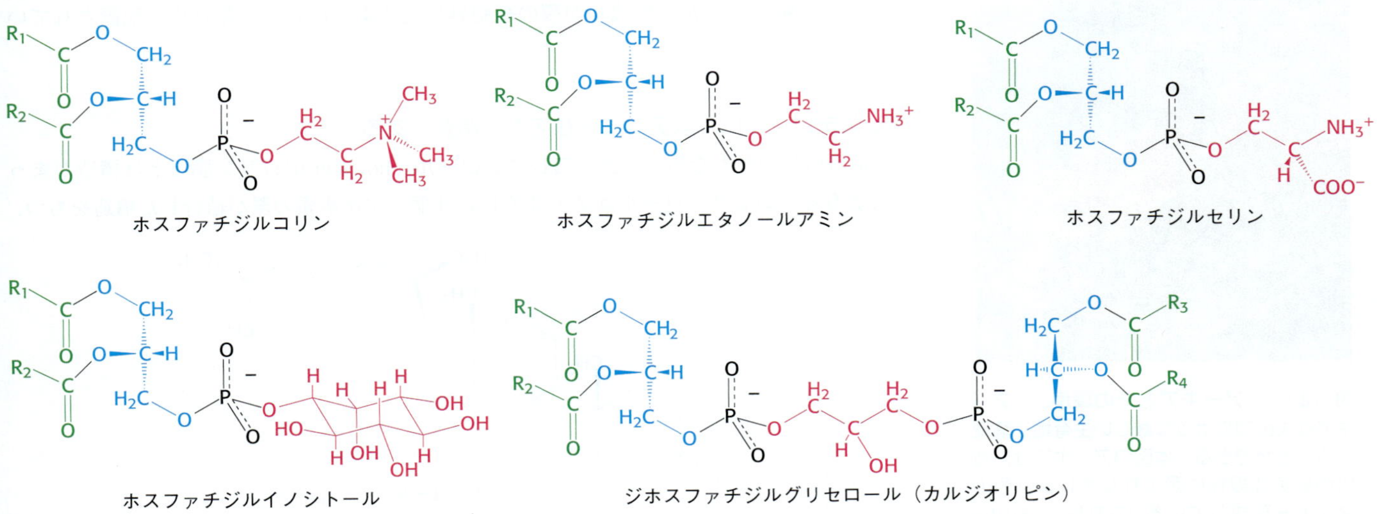

ホスファチジルコリン　　ホスファチジルエタノールアミン　　ホスファチジルセリン

ホスファチジルイノシトール　　ジホスファチジルグリセロール（カルジオリピン）

図 12・5　膜に存在する一般的なホスホグリセリド.

図 12·6 スフィンゴシンとスフィンゴミエリンの構造.
スフィンゴミエリンのスフィンゴシン部分を青色で示す.

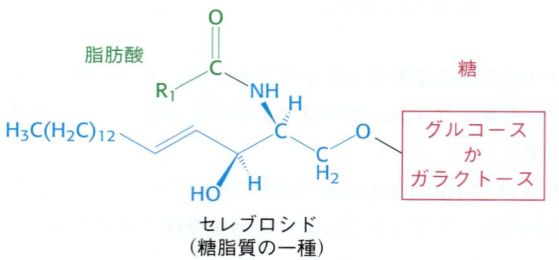

和炭化水素鎖を含むアミノアルコールである（図 12·6）. スフィンゴミエリンではスフィンゴシン骨格のアミノ基はアミド結合によって脂肪酸と結合する. さらに第一級アルコールのヒドロキシ基はコリンリン酸とエステル結合している.

膜脂質には糖を含むものもある

糖脂質（glycolipid）はその名の通り糖を含む脂質である. スフィンゴミエリンと同様に動物細胞の糖脂質はスフィンゴシンに由来する. スフィンゴミエリンのように, スフィンゴシン骨格のアミノ基は脂肪酸によってアシル化されている. スフィンゴミエリンと糖脂質の違いは, スフィンゴシン骨格の第一級アルコールのヒドロキシ基に結合する分子の違いである. 糖脂質ではこのヒドロキシ基に結合しているのはコリンリン酸ではなく1個以上の糖である. 最も簡単な糖脂質は**セレブロシド**（cerebroside）で, グルコースかガラクトースが一つだけ結合する.

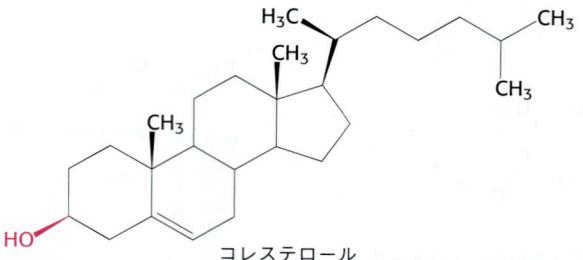

セレブロシド
（糖脂質の一種）

ガングリオシド（ganglioside）のような, より複雑な糖脂質は7個もの糖が分枝して結合している. 糖脂質は常に糖残基が膜の細胞外に向くように完全に非対称に配置されている.

コレステロールは，ステロイド核をもつ脂質である

3番目の膜のおもな脂質である**コレステロール**（cholesterol）はリン脂質とは構造がまったく異なる. コレステロールはステロイドで,4個の炭化水素の環が結合した構造をもつ.

コレステロール

ステロイドの一端に炭化水素尾部が結合し, 他の端にはヒドロキシ基が付いている. 膜中

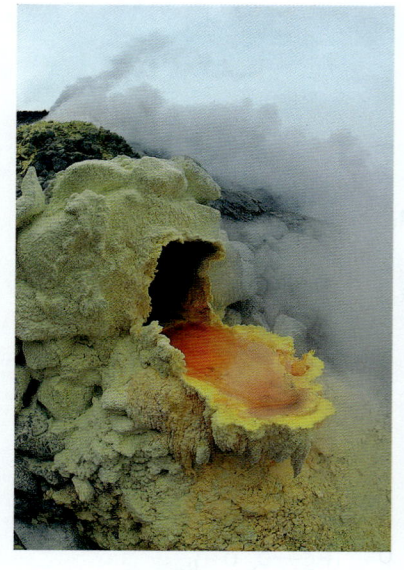

図 12·7 アーキアとその環境. アーキアは火山口のような厳しい生育地で繁殖することができる. 本図のアーキアは, 黄色の硫黄沈殿物に囲まれたオレンジ色のマットを形成している〔写真提供: Krafft-Explorer/Photo Researchers〕.

でコレステロール分子はリン脂質の脂肪酸鎖と平行して配位し，ヒドロキシ基がすぐ近くのリン脂質の頭部と相互作用する．コレステロールは原核生物には存在しないが，程度の差はあるが事実上すべての動物の膜に見いだされる．特定の神経細胞では膜脂質の約25% がコレステロールであるが，細胞内部の膜にはほとんどコレステロールを含まないものもある．

アーキアの膜は分枝鎖をもつエーテル脂質から成り立っている

アーキアの膜の組成は真核生物や細菌と三つの重要な点で異なる．これらの違いのうちの二つは，多くのアーキアの過酷な生活状況と明らかな関連がある（図12・7）．まず無極性の炭化水素鎖はエステル結合ではなくエーテル結合によってグリセロール骨格と結合している．エーテル結合は加水分解に対してより抵抗性である．つぎに，アルキル鎖は直鎖ではなく分枝しており完全に飽和した5炭素の炭化水素鎖の反復によってつくられている．これらの分枝飽和炭化水素鎖は，真核細胞や細菌の膜脂質にある分岐していない炭化水素鎖よりも酸化に対してより抵抗性である．加水分解や酸化に抵抗性のあるアーキアの脂質の性質は，これらの生物が極端な条件（たとえば高温や低い pH や高塩濃度などの一部のアーキアが発育できる環境）に耐えるのに役立つだろう．最後に，グリセロールの立体配置が図12・4に示したものと比較すると逆になっている．

アーキア *Methanococcus jannaschii* の膜脂質

膜脂質は親水性部分と疎水性部分を含んでいる両親媒性分子である

膜脂質のレパートリーは一見あきれるほど膨大であるが，構造的にいくつかの決定的な共通性をもっている．すなわち，膜脂質は**両親媒性分子**（amphipathic molecule, amphiphilic molecule）で，親水性と疎水性の両方の性質をもっている．

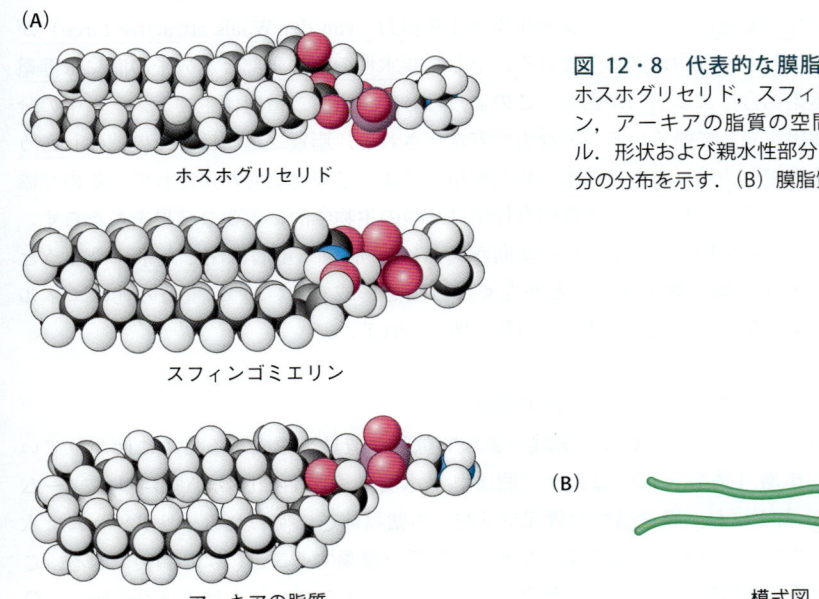

(A)

ホスホグリセリド

スフィンゴミエリン

アーキアの脂質

(B)

模式図

図 12・8　代表的な膜脂質．　(A) ホスホグリセリド，スフィンゴミエリン，アーキアの脂質の空間充填モデル．形状および親水性部分と疎水性部分の分布を示す．(B) 膜脂質の模式図

ホスホグリセリド（たとえばホスファチジルコリン）を例にとると，その全体的な形は
ほぼまっすぐである（図12・8A）．2個の疎水性脂肪酸鎖が互いにほぼ平行に並び，親水
性のコリンリン酸は反対を向いている．スフィンゴミエリンやアーキアの脂質もこれと似
た立体構造をとっている．そのため膜の脂質を単純化した描き方 —— 極性頭部とよばれ
る親水性部分を丸，疎水性の炭化水素尾部を直線または波線 —— で表すことができる
（図12・8B）．

12・3　リン脂質と糖脂質は水溶液中で容易に二分子膜を形成する

リン脂質のどのような性質が膜をつくることを可能にしているのだろうか．それはリン
脂質が両親媒性だからである．極性頭部は水と好んで接触し，炭化水素尾部は水を嫌って
互いに相互作用する．そのような性質をもつ分子は水溶液中でどのような形をとるのだろ
うか．一つの形は，極性頭部が水で囲まれミセルの外側表面をつくり，炭化水素尾部が内
側に隔離されて互いに相互作用をする球形構造の**ミセル**（micelle）である（図12・9）．

または，親水性と疎水性というまったく反対の性質をもっている膜脂質は**脂質二重層**
（lipid bilayer）を形成することによっても安定化する（図12・10）．脂質二重層は**二分子
膜**（bimolecular sheet）ともよばれる．各分子の疎水性尾部は相互に作用し透過障壁の働
きをする疎水性内部をつくりあげる．親水性頭部は二重層の両側で水溶液と相互作用す
る．2枚の相対する薄膜はリーフレットとよばれている．

水溶液中でのリン脂質と糖脂質に都合のよい構造はミセルよりも二分子膜である．その
理由はリン脂質や糖脂質の2本の脂肪のアシル鎖はミセルの内側に収まるにはかさ高すぎ
るからである．それに対して，セッケンの一成分であるパルミチン酸ナトリウムのような
脂肪酸塩は1分子の脂肪酸鎖しか含まないので容易にミセルを形成する．リン脂質がミセ
ルよりも二重層をつくるということは生物学的に非常に重要である．ミセルの構造は限定
されており，普通直径200 Å（20 nm）以下である．一方，二分子膜はmm単位（10^7 Å，
10^6 nm）の肉眼レベルの大きさである．このようにリン脂質やその類似物は容易に巨大な
二分子膜をつくるため膜の重要な構成成分となる．

脂質二重層の形成は自発的な集合過程である．言い換えると二分子膜の構造はおもに両
親媒性であるために脂質分子自身に備わった性質といえる．水中でのリン脂質による脂質
二重層の形成は迅速に自発的に起こる．疎水性相互作用が脂質二重層形成のおもな原動力
である．疎水性相互作用は，核酸で塩基をスタッキングする（積み重ねる）際や，水溶液
中でのタンパク質の折りたたみ（§1・3，2・4）に重要であったことを思い出してほし
い．膜脂質の疎水性尾部が二重層の非極性の内部に潜り込み，水分子がはじかれる．さら
に疎水性炭化水素尾部間には**ファンデルワールス引力**（van der Waals attractive force）が
働き，尾部はしっかり中に詰め込まれる．そして親水性の極性頭部と水分子の間には静電
的引力と水素結合による引力が働く．このようにして，脂質二重層は生物システム中の分
子間相互作用を介して働くいろいろな力で安定化される．脂質二重層は多くの補強しあう
非共有結合性相互作用（おもに疎水性相互作用）によって集合状態が保たれているので協
同的構造といえる．これらの疎水性相互作用は三つの生物学的に重要な結果をもたらす：
1）脂質二重層は本来つながり広がる傾向がある；2）脂質二重層は閉じた系になろうと
し，炭化水素鎖が端に露出することがなく，区画を形成する；3）二重層の孔はエネル
ギー的に不安定なので，孔ができても自然に閉じられる．

リン脂質は脂質小胞をつくることができる

リン脂質の膜をつくる性質は，実験や臨床で重要な道具を作成するために使われてい
る．脂質二重層（図12・11）によって囲まれた水層をもつ閉鎖脂質小胞は**リポソーム**
（liposome）とよばれ，膜透過性の研究や細胞への薬物輸送に使われる．リポソームは水
溶液中でホスファチジルコリンのような適当な脂質を懸濁することにより調製できる．こ
の懸濁液を超音波処理（高周波で振動させること）するとリポソームは大きさが揃い，分

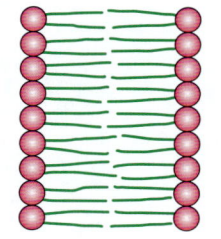

図 12・9　ミセルの断面図．　イオン化し
た脂肪酸は容易にミセル構造をつくるが，
大部分のリン脂質はそうならない．

図 12・10　二重層の膜の断面図．

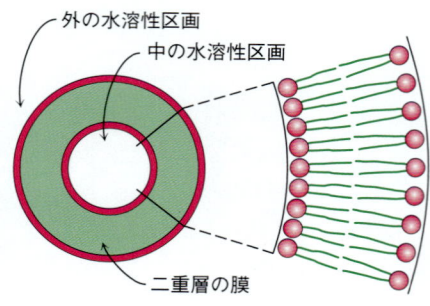

図 12・11　リポソーム．　リポソー
ム（リン脂質小胞）は脂質二重層に囲ま
れた小さな水溶性の区画である．

外の水溶性区画
中の水溶性区画
二重層の膜

散した閉鎖小胞が得られる．この方法で調製したリポソームはほぼ球形で直径は約 500 Å （50 nm）である．より大きい小胞（直径 1 μm，10^4 Å 程度）を，混合溶媒系のリン脂質懸濁液から有機溶媒をゆっくり蒸発させることによって調製することもできる．

リポソームをつくるときにイオンや分子を混ぜておけば水溶液部分に封入できる（図 12・12）．たとえば，直径 500 Å の小胞を 0.1 M グリシン溶液中でつくれば，約 2000 分子のグリシンが中の水溶液部分に取込まれる．遊離のグリシン溶液とグリシン含有リポソームは透析やゲル沪過クロマトグラフィー（§3・1）によって分離できる．グリシンに対する二重膜の透過性は，リポソーム内からそれを取囲む外の溶液へのグリシン流出速度を測定すれば決定できる．特定の膜タンパク質を界面活性剤の存在下で可溶化し，リン脂質に加えてリポソームをつくることができる．タンパク質-リポソーム複合体は一連の膜タンパク質の機能を調べるための有用な実験的手段となる．

リポソームの臨床的用途を開発するための実験が行われている．たとえば，遺伝子治療実験を目的として，医薬品や DNA を含んでいるリポソームを患者に注射することができる．これらのリポソームは多くの種類の細胞の形質膜と融合し細胞に分子を届ける．また，リポソームによる薬物輸送は，しばしば薬物の毒性を軽減することができる．たとえば，長く循環するリポソームは循環血液の増加した領域（たとえば炎症部位や固形腫瘍）に集積するので，正常組織への薬物分布は減少することになる．さらに，特定の種類の細胞によるリポソームの選択的な融合は，標的細胞への薬物輸送を制御する有望な手段である．

もう一つのよく使われる人工膜は平面二重層の膜である．細い絵筆をデカン中のホスファチジルコリンのような膜形成溶液に浸し，その筆先で二つの溶液間を仕切る直径 1 mm の孔を掃くと，その孔に二分子膜がつくられる．孔を覆う脂質の薄い膜は自発的に脂質二重層となる．この目に見える大きさの二重膜の電気伝導度は脂質膜の両側の溶液に電極を挿入して簡単に測定できる（図 12・13）．たとえば，イオンに対する膜の透過性は，加えた電圧の関数として膜を横切る電流を測定して決める．

脂質二重層はイオンや大部分の極性分子をほとんど通さない

脂質小胞の透過性の研究と平面二重膜の電気伝導率測定の結果，脂質二重層の膜がイオンや大部分の極性分子に対して非常に低い透過性しかもたないことが判明した．水はこの一般的な性質に対する顕著な例外である．水は小さく高濃度で完全には電荷を帯びていないため容易に膜を横切る．測定された透過係数は広い範囲にわたっている（図 12・14）．たとえば，Na^+ と K^+ は，H_2O の $1/10^9$ の速度でしか膜を横切れない．pH 7 では双性イオンであるトリプトファンは，構造が似てはいるがイオン化側鎖のないインドールの 10^3 倍ゆっくり膜を通過する．実際，小分子の透過係数は水中の溶解度よりは無極性溶媒中での溶解度と関連している．この関係から，小分子がつぎのようにして脂質二重層の膜を横切ることが示唆される．まず小分子は水から抜け出し，ついで膜の炭化水素鎖コアに溶解し，最後にコアを通って膜の反対側に拡散しそこで再び水に溶け出す．Na^+ のようなイ

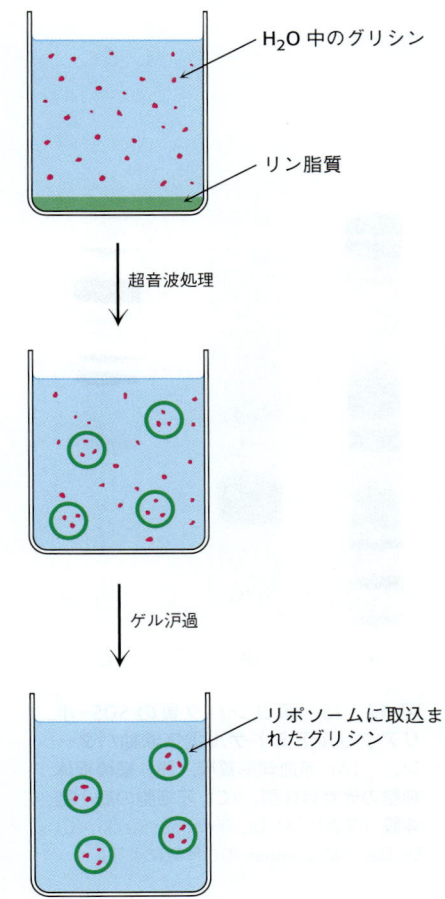

図 12・12 グリシンを含むリポソームの調製．グリシンを含むリポソームは，グリシン存在下でリン脂質を超音波処理することによってつくられる．遊離のグリシンはゲル沪過によって取除かれる．

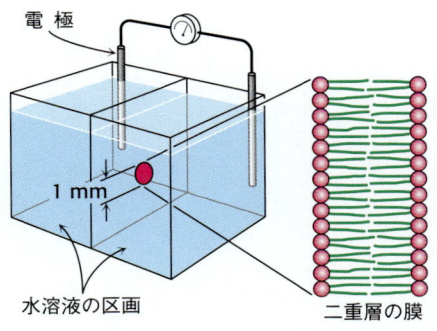

図 12・13 平面二重層の膜の研究のための実験装置．二重層の膜を二つの水溶液の区画を隔てる隔壁中の 1 mm の孔につくる．この実験装置で脂質二重層の膜の物質透過性と電気伝導率の計測が可能となる．

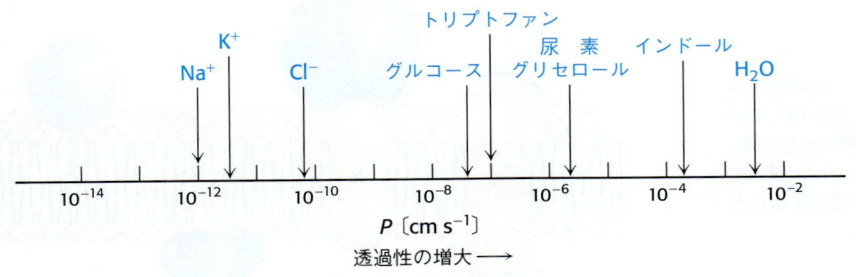

図 12・14 脂質二重層の膜におけるイオンや分子の透過係数（P）．脂質二重層の膜を通過する分子の透過係数は広範囲にわたる．

オンが，極性水分子による水和殻から，膜内部との無極性相互作用によって抜け出すことは，エネルギー的にきわめて不利なので，Na^+ は非常にゆっくりしか膜を横切ることができない．

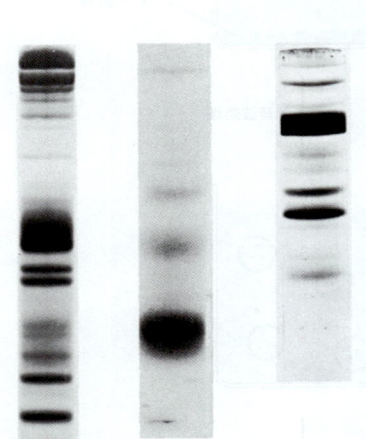

図 12・15　膜タンパク質の SDS-ポリアクリルアミドゲル電気泳動パターン． （A）赤血球形質膜，（B）網膜桿体細胞の光受容体膜，（C）筋細胞の筋小胞体膜 〔写真：（A）Dr. Theodore Steck；（C）Dr. David MacLennan のご厚意による〕

12・4　タンパク質は膜におけるほとんどの機能を果たす

つぎに，膜で行われるほとんどの動的過程に関与する膜タンパク質に注目しよう．膜脂質は物を通さない障壁であり仕切りとなるが，他の膜の機能はほとんどすべて特異的なタンパク質によって行われる．特にタンパク質は物質や情報を膜輸送する．膜脂質はそのようなタンパク質の作用に適した環境を準備している．

タンパク質含量は膜によって異なる．神経繊維を囲み絶縁体として機能するミエリン膜は低濃度のタンパク質（18 %）しか含有していない．比較的純粋な脂質は絶縁体に適している．対照的に，多くの他の細胞の形質膜や外膜はより活動的であり，多くのポンプ，チャネル，受容体，酵素を含んでいる．これらの形質膜のタンパク質含量は 50 % が普通である．ミトコンドリアや葉緑体の内膜のようなエネルギー変換にあずかる膜のタンパク質含量は最も高く 75 % にも達する．

膜のタンパク質成分は **SDS-ポリアクリルアミドゲル電気泳動**（SDS-polyacrylamide gel electrophoresis）によって容易に観察できる．先に述べたように（p. 70），SDS を含むゲル中での多くのタンパク質の電気泳動移動度はタンパク質の実効電荷よりむしろ質量に依存する．3 種類の膜 —— 赤血球形質膜，網膜桿体細胞の光受容体膜，筋肉の筋小胞体膜 —— のゲル電気泳動パターンを図 12・15 に示す．これら三つの膜はそれぞれ多くのタンパク質を含むがその組成はまったく異なっているのがわかる．一般的に機能の異なる膜は異なったタンパク質を含む．

タンパク質は脂質二重層にいろいろな方法で結合している

タンパク質を膜から容易に分離できるかどうかは，それがどれくらい密接に膜と結合しているかによる．膜タンパク質には，高いイオン強度の溶液（たとえば 1 M NaCl）による抽出のような比較的穏和な方法で可溶化できるものもある．一方，もっと強固に結合し，界面活性剤や有機溶媒を使って初めて可溶化される膜タンパク質もある．この分離されやすさの違いから膜タンパク質を表在性と内在性に区別する（図 12・16）．**膜内在性タンパク質**（membrane intrinsic protein, integral membrane protein）は膜脂質の疎水性炭化水素鎖部と広範囲で相互作用しており，これらの疎水性相互作用と競合する物質によってのみ膜から外される．ほとんどすべての内在性タンパク質は脂質二重層を貫通している．一方，**膜表在性タンパク質**（membrane extrinsic protein, peripheral membrane protein）は主として脂質頭部への静電的結合や水素結合で膜に結合している．これら極性相互作用は塩を加えたり pH を変えることにより減ずることができる．また，膜の細胞質側か細胞の外側で内在性タンパク質の表面に結合している膜表在性タンパク質も多い．共有結合し

図 12・16　膜内在性および膜表在性タンパク質． 膜内在性タンパク質（a, b）は二重層の炭化水素鎖領域と広範に相互作用している．多くの既知の膜内在性タンパク質は脂質二重層を横切っている．膜表在性タンパク質は脂質の極性頭部と相互作用するか（c），膜内在性タンパク質の表面に結合する（d）．脂質分子と共有結合することによって膜に強固に結合しているタンパク質もある（e）．

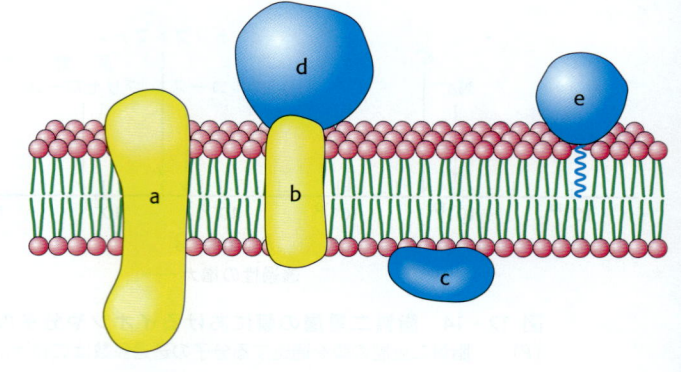

(A)

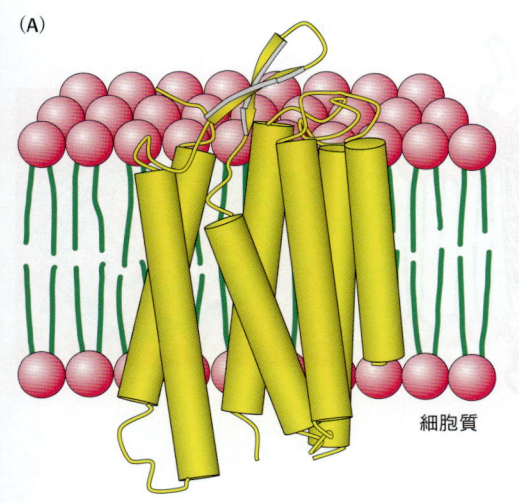

細胞質

(B)

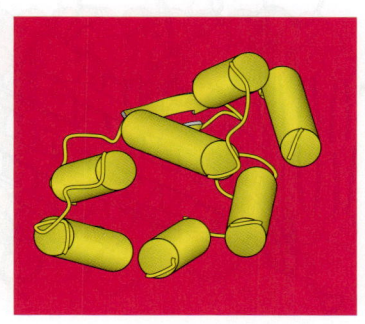

図 12・17　バクテリオロドプシンの構造.
バクテリオロドプシンはおもに膜を貫通する α ヘリックス（黄色の円柱）からなることに注意.（A）膜の二重層からの眺め. 膜の内部は ━ で, 頭部は ● で示す.（B）膜の細胞質側からの眺め〔1BRX.pdb より〕

た脂肪酸などの疎水性鎖によって脂質二重層に組込まれるタンパク質もある.

タンパク質はいろいろな方法で膜と相互作用している

　膜タンパク質は水溶性のタンパク質に比べて精製し結晶化するのが困難であるが, X 線結晶解析や電子顕微鏡を用いて 2000 種類以上のタンパク質の立体構造が十分な分解能で分子構造の詳細まで決定された. 第 2 章において述べたように, 膜タンパク質の構造は疎水基と親水基の分布が可溶性タンパク質とは異なっている. 三つの膜タンパク質の構造を少し詳しく見てみよう.

　タンパク質は α ヘリックスで膜を貫通できる　　最初の膜タンパク質はアーキアのタンパク質である**バクテリオロドプシン**（bacteriorhodopsin）である（図 12・17）. このタンパク質は, 光エネルギーを使って細胞内から細胞外にプロトンを輸送し, このようにして発生したプロトン勾配が ATP 生成に使われる. バクテリオロドプシンはほとんど完全に α ヘリックスからなり, 7 個の密に詰まった α ヘリックスを含み, 45 Å 幅で膜面にほぼ垂直に位置する. バクテリオロドプシンの一次構造を解析すると, これらの膜を貫通する α ヘリックスの大部分のアミノ酸が無極性であり, 極性アミノ酸は少数であった（図 12・18）. α ヘリックスの残基が無極性アミノ酸からなっていることは大切である. というのは, これら残基は膜の炭化水素の芯と接するかもしくは互いに接触しているからである. 膜貫通 α ヘリックスは膜タンパク質の最も一般的な構造である. §12・4 で述べるように, その領域はアミノ酸配列情報だけから推測できることが多い.

　β ストランドはチャネルタンパク質を形成することができる　　ポーリン（*E. coli* や *Rhodobacter capsulatus* のような細菌の外膜タンパク質）は完全に異なる構造をもつ膜タンパク質の代表である. この種の構造は β ストランドからなっており, 基本的には α ヘリックスを含まない（図 12・19）.

　β ストランドの配列はきわめて単純である. 各鎖は逆平行配列をつくって, 隣の鎖と水素結合でつながって一つの β シートをつくりあげる. β シートは巻き上がり中空の円筒をつくりあげる. その名の通り, ポーリン（porin）は膜内に孔（pore）すなわちチャネル

AQITG**R****P**EWIWLALGTALMGLGTLYFLV**K**GMGVS**D**P**D**A**KK**FYAITTLVPA
IAFTMYLSMLLGYGLTMVPFGG**E**QNPIYWA**R**YA**D**WLFTTPLLLL**D**LALLV
DA**D**QGTILALVGA**D**GIMIGTGLVGALT**K**VYSY**R**FVWWAISTAAMLYILYV
LFFGFTS**K**AESM**R****P**EVASTF**K**VL**R**NVTVVLWSAYVVVWLIGS**E**GAGIVPL
NI**E**TLLFMVL**D**VSA**K**VGFGLILL**R**S**R**AIFGE**AE**APE**P**SADGAAATS

図 12・18　バクテリオロドプシンのアミノ酸配列.　　七つのヘリックス領域を ▮ で, 荷電残基を ▮ で示す.

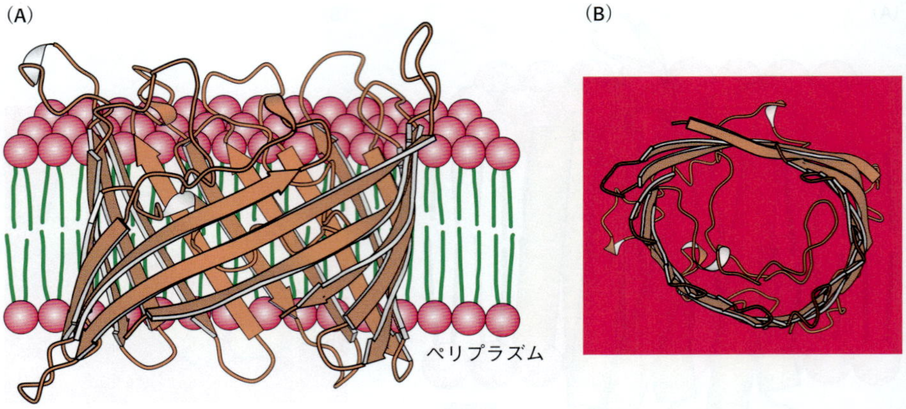

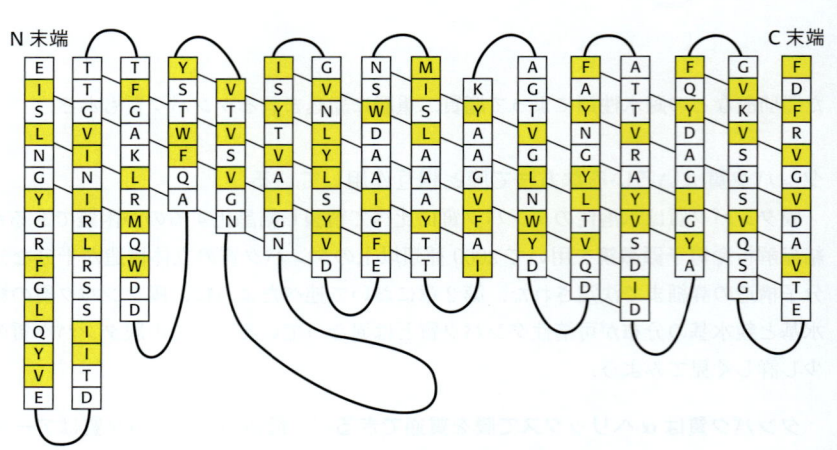

図 12・19　細菌（*Rhodopseudomonas blastica*）のポーリン構造.　ポーリンは完全に β ストランドからつくられる膜タンパク質であることに注意.（A）側面図,（B）ペリプラズム（周縁細胞質）間隙からの眺め.　三量体タンパク質のうち一つだけを示す〔1PRN.pdb より〕.

図 12・20　ポーリンのアミノ酸配列.　ポーリンのようなある種の膜タンパク質は β ストランドからなり，疎水性アミノ酸と親水性アミノ酸が隣接している.　*Rhodopseudomonas blastica* のポーリンの二次構造を示す.　斜めの線は β シートに沿った水素結合を示している.　疎水性残基（F, I, L, M, V, W）および Y を ▨ で示す.　これらの残基は膜の疎水性コアと接して構造の外側に並ぶ傾向がある.

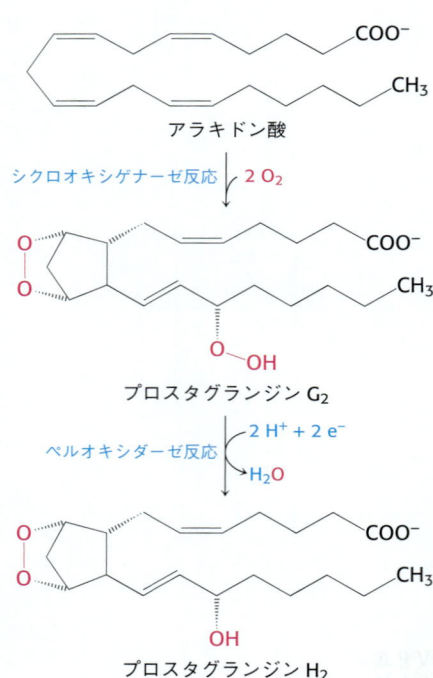

アラキドン酸

シクロオキシゲナーゼ反応 ↓ 2 O_2

プロスタグランジン G_2

ペルオキシダーゼ反応 → 2 H^+ + 2 e^- → H_2O

プロスタグランジン H_2

図 12・21　プロスタグランジン H_2 の生成.　プロスタグランジンエンドペルオキシドシンターゼは 2 段階の反応を触媒し，アラキドン酸からプロスタグランジン H_2 を産生する.

を形成する.　ポーリンの外側の表面は適度に無極性で，膜の炭化水素鎖と相互に作用することになる.　反対に，チャネルの内部は非常に親水性で水で満たされている.　このようなタンパク質表面の無極性と極性の配列は，各 β ストランド上で疎水性と親水性のアミノ酸が交互に並んでいることによる（図 12・20）.

膜表面に結合するタンパク質には，その一部が膜に埋め込まれるものがある　　膜結合酵素であるプロスタグランジンエンドペルオキシドシンターゼでは，タンパク質と膜との結合様式の点から構造をみると，α ヘリックスはかなり異なった役割をもつことが明らかである.　この酵素は，2 段階の触媒反応 ── シクロオキシゲナーゼ反応とペルオキシダーゼ反応 ── でアラキドン酸をプロスタグランジン H_2 に変換する（図 12・21）.　プロスタグランジン H_2 は，炎症を促進したり胃酸分泌を調整したりする.　プロスタグランジンエンドペルオキシドシンターゼはおもに α ヘリックスからなっているかなり複雑な構造によるホモ二量体である.　バクテリオロドプシンとは異なり，このタンパク質は大部分が膜に埋込まれてはいない.　その代わり，タンパク質の底面から膜の中へ広がって疎水面を形成する 1 組の α ヘリックスによって膜に固く結合し膜の外側の表面に沿って存在する（図 12・22）.　この結合は十分に強く，界面活性剤の処理によってのみタンパク質を膜から剝がすことができる.　このように，この酵素は膜貫通タンパク質でないけれども膜内在性タンパク質として分類される.

　プロスタグランジンエンドペルオキシドシンターゼが膜に局在することは，酵素の機能にとって決定的である.　この酵素の基質であるアラキドン酸は，膜脂質の加水分解によって生じる疎水性分子である.　アラキドン酸はこのタンパク質の疎水性の間隙を通ることによって水性の環境に入ることなく膜から酵素の活性中心にたどり着く（図

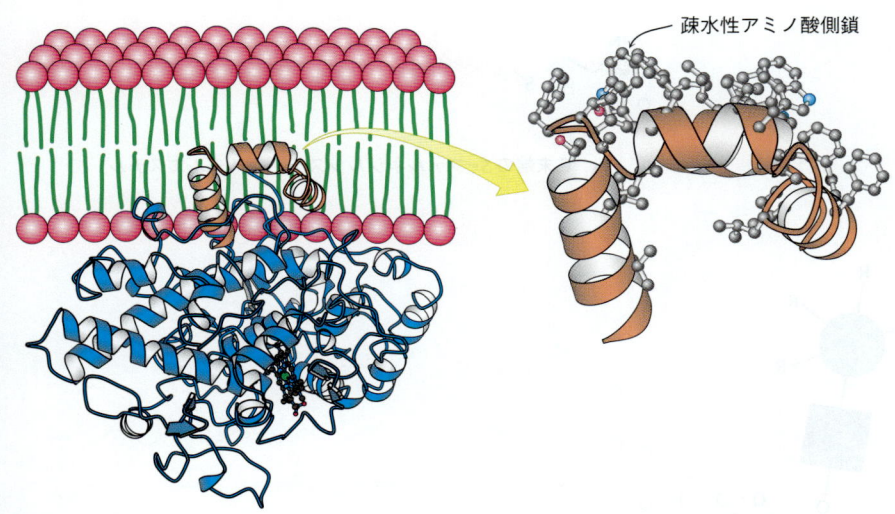

疎水性アミノ酸側鎖

図 12・22　プロスタグランジンエンドペルオキシドシンターゼの膜への結合．　プロスタグ
ランジンエンドペルオキシドシンターゼは，疎水性側鎖で覆われている 1 組の α ヘリックス（■）
によって膜に保持されていることに注意．二量体酵素のうち単量体を示す〔1PTH.pdb より〕．

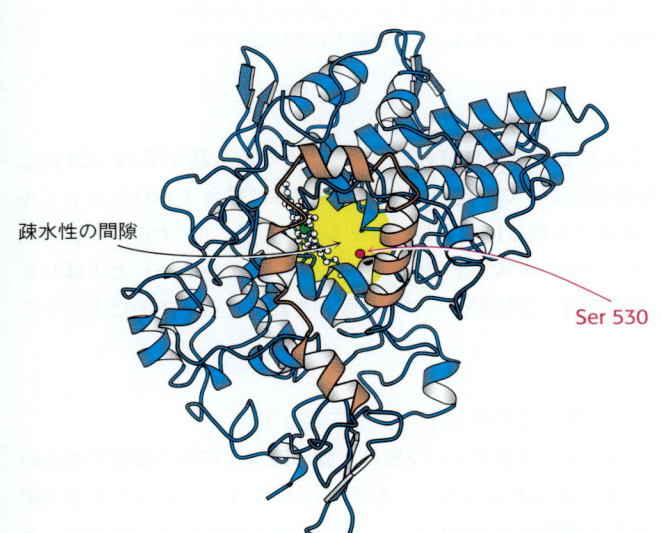

疎水性の間隙

Ser 530

図 12・23　プロスタグランジンエンドペルオキシドシンター
ゼの疎水性の間隙．　プロスタグランジンエンドペルオキシドシ
ンターゼの膜側からの眺め．活性部位に至る疎水性の間隙を示す．
膜に結合しているヘリックスを ■ で示す〔1PTH.pdb より〕．

12・23）．実際のところ，われわれはほぼ全員この間隙の重要性を経験しているはずであ
る．アスピリンやイブプロフェンのような医薬品は，この間隙を塞いで酵素のシクロオキ
シゲナーゼ活性を抑制することによってプロスタグランジン合成を防ぐ．アスピリンは活
性中心への通路に沿って存在するセリン残基（Ser 530）にアスピリンからアセチル基を
転移することによって作用する（図 12・24）．

　これら三つの膜タンパク質構造の例から二つの重要な特徴を指摘することができる．ま
ず，膜の疎水性部分と相互作用するタンパク質の部分は無極性アミノ酸側鎖で覆われてい
るが水性の環境と相互作用する部分はより親水性である．つぎに，膜の中に配置される構
造は非常に規則的であり，特に骨格中の水素結合供与体と受容体はすべてが水素結合に関
与している．膜の中には極性基と競合する水は存在しないかほとんどないので，膜内部の
水素結合を壊すことはきわめてまれなのである．

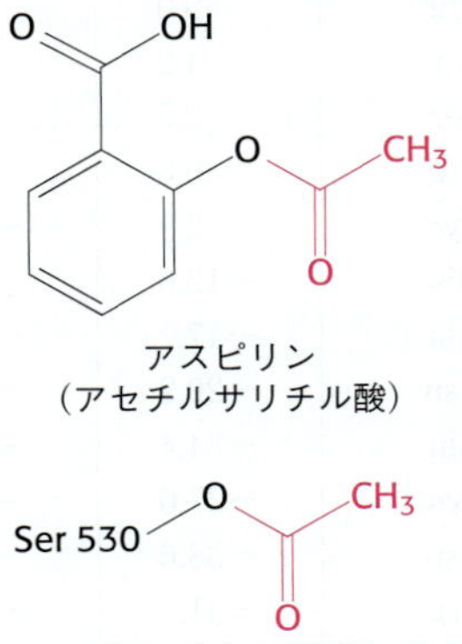

ある種のタンパク質は疎水基と共有結合することによって膜に結合する

　ここまで述べてきた膜タンパク質は，疎水性アミノ酸側鎖によって生じる面を介して膜
と結合した．しかし，水溶性タンパク質であっても，タンパク質に結合している疎水基に

アスピリン
（アセチルサリチル酸）

Ser 530

図 12・24　プロスタグランジンエンドペル
オキシドシンターゼに及ぼすアスピリンの効
果．　アスピリンはプロスタグランジンエンド
ペルオキシドシンターゼのセリン残基にアセチ
ル基を転移することによって作用する．

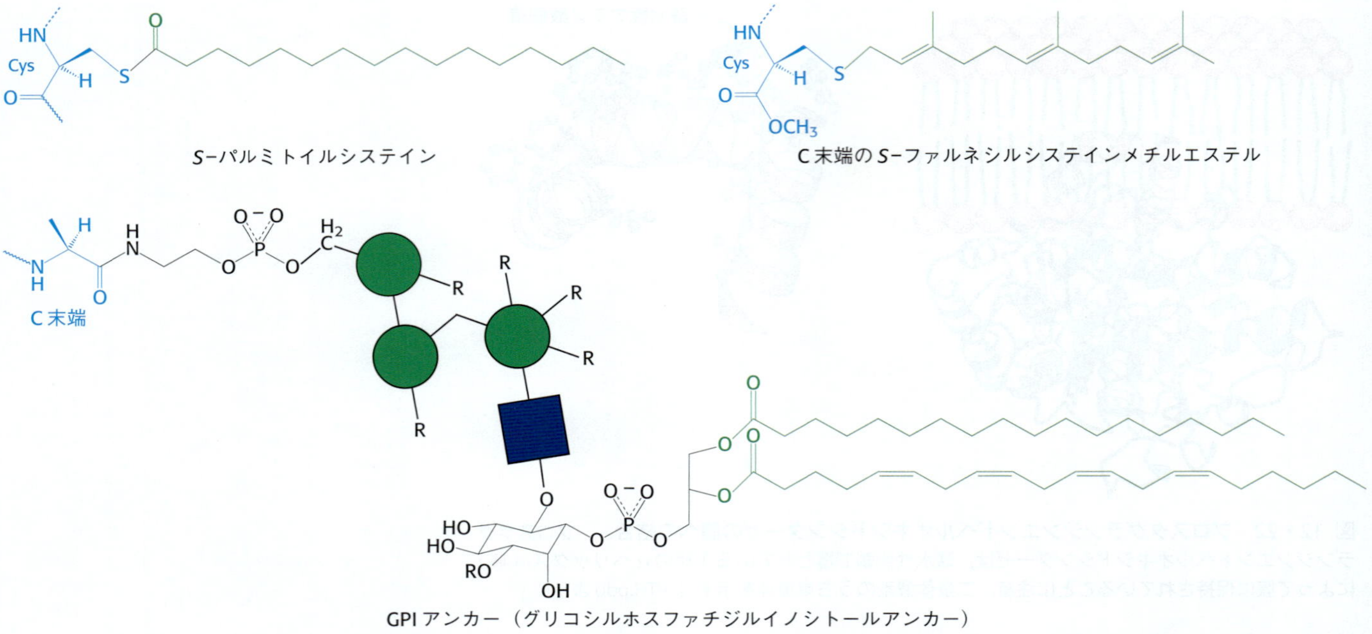

S−パルミトイルシステイン

C末端のS−ファルネシルシステインメチルエステル

C末端

GPIアンカー（グリコシルホスファチジルイノシトールアンカー）

図 12・25　膜アンカー．　膜アンカーはタンパク質（青色）に共有結合する疎水基で，タンパク質を膜につなぎ止める．● はマンノースを，■ は β-D-アセチルグルコサミン（GlcNAc）を示す．R基はさらに修飾される部位を表す．

表 12・2　膜貫通ヘリックス同定のための極性の目安[†]

アミノ酸残基	移行のギブズエネルギー	
	[kJ mol^{-1}]	[kcal mol^{-1}]
Phe	15.5	3.7
Met	14.3	3.4
Ile	13.0	3.1
Leu	11.8	2.8
Val	10.9	2.6
Cys	8.4	2.0
Trp	8.0	1.9
Ala	6.7	1.6
Thr	5.0	1.2
Gly	4.2	1.0
Ser	2.5	0.6
Pro	−0.8	−0.2
Tyr	−2.9	−0.7
His	−12.6	−3.0
Gln	−17.2	−4.1
Asn	−20.2	−4.8
Glu	−34.4	−8.2
Lys	−37.0	−8.8
Asp	−38.6	−9.2
Arg	−51.7	−12.3

† 注：膜の内側（比誘電率を2とする）から水中へαヘリックス中のアミノ酸残基が移行するときのギブズエネルギー.
出典: D. M. Engelman, T. A. Steitz, A. Goldman, *Annu. Rev. Biophys. Biophys. Chem.*, 15, 321〜353(1986).

よってならば膜と結びつくことができるものがある．そのような疎水基を図12・25に三つ示した．1）チオエステル結合によって特定のシステイン残基に結合するパルミトイル基，2）カルボキシ末端のシステイン残基に結合したファルネシル基，3）カルボキシ末端に付着したGPIアンカー（グリコシルホスファチジルイノシトールアンカー）とよばれる糖脂質構造などである．付着部位近くの特定のシグナル配列を認識する酵素系によってこれらの修飾が行われる．

アミノ酸配列から膜貫通ヘリックスを正確に予測することができる

バクテリオロドプシンのように多くの膜タンパク質は，膜の疎水性部分を貫通するためにαヘリックスを使用する．先に述べたように，一般的にこれらのαヘリックスの大部分の残基は無極性でありほとんど電荷を帯びていない．この情報を利用して，配列データだけから膜貫通領域を推定することができるだろうか．膜貫通ヘリックスを同定する一つの方法は，想定するヘリックス部位が炭化水素鎖の間もしくは水中のどちらで安定しているかを考えてみることである．具体的には，ヘリックス部位が膜内部から水に移行したときのギブズエネルギー変化を見積もってみることである．個々のアミノ酸残基が疎水性から水性の環境に移行したときのギブズエネルギー変化を表12・2に示す．たとえば，ポリ−L−アルギニンヘリックス（正に荷電しているアミノ酸のホモポリマー）は膜の内側から水への移行は非常に有利であるが〔ヘリックス中のアルギニン残基1 mol当たり −51.5 kJ mol^{-1}（−12.3 kcal mol^{-1}）〕，一方，ポリ−L−フェニルアラニンヘリックス（疎水性アミノ酸のホモポリマー）では不利である〔ヘリックス中のフェニルアラニン残基1 mol当たり +15.5 kJ mol^{-1}（+3.7 kcal mol^{-1}）〕．

膜の炭化水素からなるコアは典型的には幅が30 Åで，これは20残基からなるαヘリックスが横断する長さである．タンパク質のアミノ酸配列が決まると，残基1〜20のαヘリックスを膜内部から水に移行させたと仮定したときのギブズエネルギー変化を見積もることができる．同じ計算を残基2〜21，3〜22というように順にずらして最後まで行う．この計算のための20残基の幅をウインドウとよぶ．各ウインドウのギブズエネルギー変化をウインドウの最初のアミノ酸に対してプロットするとヒドロパシープロット（hydropathy plot, 疎水親水指数プロット）ができる．経験的に，20残基のウインドウで

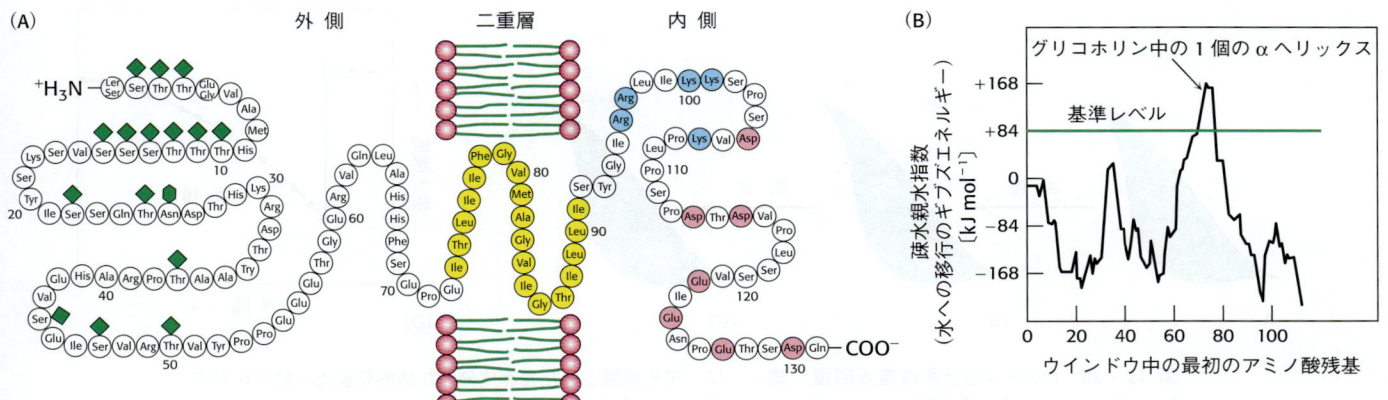

図 12・26　グリコホリンの膜貫通ヘリックスの位置.　(A) 赤血球膜由来グリコホリン A のアミノ酸配列と膜貫通部位の配置. 15 個の O 結合糖単位を ◆ で, N 結合糖単位を ● で示す. 二重層に埋め込まれる疎水性残基 (●黄) は膜貫通 α ヘリックスを形成する. 分子のカルボキシ末端部は膜の細胞質側にあり負に荷電した残基 (●桃) や正に荷電した残基 (●青) が多い. (B) グリコホリンのヒドロパシープロット. 膜から水へ 20 残基のヘリックスを移行させるためのギブズエネルギーを, タンパク質配列におけるヘリックスの最初の残基の位置の関数としてプロットする. ＋84 kJ mol^{-1} (＋20 kcal mol^{-1}) を超えるピークから膜貫通ヘリックスの存在の可能性が示唆される〔(A) Dr. Vincent Marchesi のご厚意による; (B) 出典: D. M.Engelman, T.A.Steitz, A.Goldman, *Annu. Rev. Biophys. Biophys. Chem.*, **15**, 321～353(1986). Copyright © 1986 by Annual Reviews, Inc. All rights reserved〕.

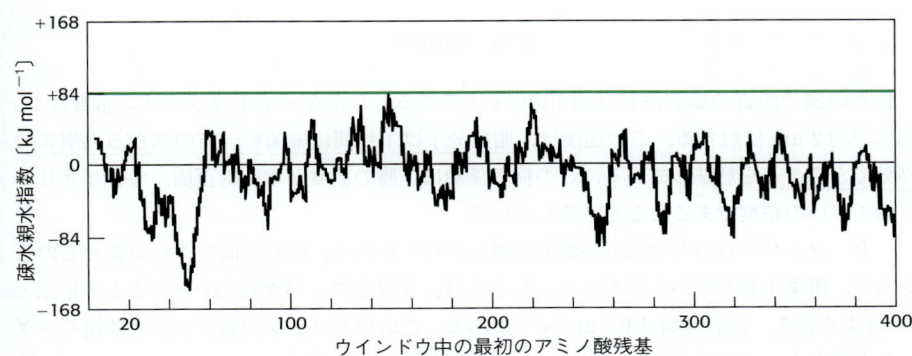

図 12・27　ポーリンのヒドロパシープロット.　この膜内在性タンパク質には強いピークは認められない. 膜貫通部が α ヘリックスではなく β ストランドだからである.

行ったヒドロパシープロットで ＋84 kJ mol^{-1} (＋20 kcal mol^{-1}) 以上のピークは, そのポリペプチド部分が膜貫通 α ヘリックスになっている可能性を示唆している. たとえば, グリコホリン (赤血球の膜のタンパク質) は一つの膜貫通ヘリックスをもつことがこの基準によって予測されるが, 実験結果でも確認された (図 12・26). しかしながら, このヒドロパシープロットのピークは部分的な膜貫通ヘリックスの場合にははっきりしないことに注意すべきである. 可溶性タンパク質でも強い無極性領域をもつことがある. 逆に, このプロットで検出できない膜貫通構造 (たとえば膜貫通 β ストランド) をもっている膜タンパク質もある (図 12・27).

12・5　脂質と多くの膜タンパク質は膜平面を素早く拡散する

　生体膜は固定された構造ではなく, それどころか脂質と多くの膜タンパク質は**側方拡散** (lateral diffusion) という動きでいつも膜面を水平に動いている. その膜タンパク質の素早い動きは, **FRAP** (fluorescence recovery after photobleaching, **光退色後蛍光回復**) 法 (図 12・28) という手法を用いて蛍光顕微鏡を使って見ることができる. まず細胞表面の成分を蛍光色素で特異的に標識し, 細胞表面の一部 (～3 μm^2) を蛍光顕微鏡下に観察する. その後この部分の蛍光分子を, 図 12・28B の淡いスポットで示すように, レーザーによる非常に強いパルス光で壊す (退色させる). そしてこの部分がさらに退色するのを防ぐため, 十分弱い強度の光を使ってこの部分の蛍光を時間を追って観察する. もし蛍光

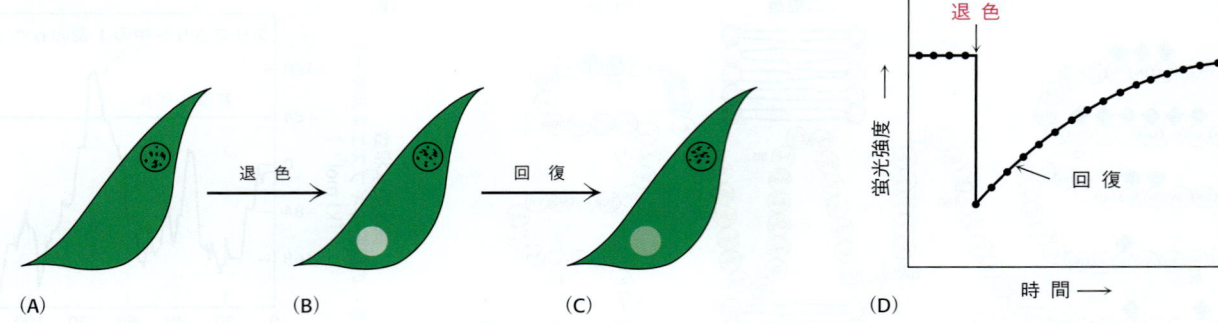

図 12・28　FRAP（光退色後蛍光回復）法.　（A）蛍光標識された表面成分のため細胞表面は蛍光を発する.（B）強い光パルスで表面の小さな部分の蛍光分子が退色する.（C）退色した分子が照射部から拡散し新たな蛍光分子が入ってくるにつれて蛍光は回復する.（D）回復速度は拡散係数に依存する.

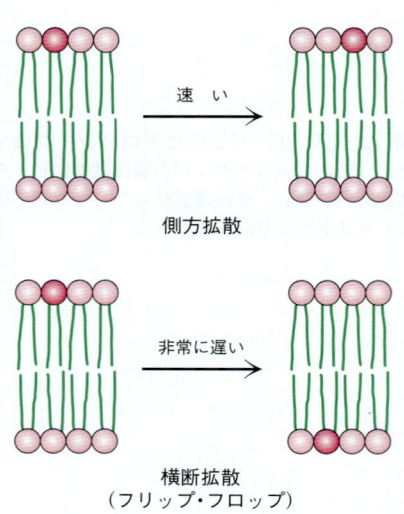

図 12・29　膜での脂質の動き.　脂質の側方拡散は横断拡散（フリップ・フロップ）より非常に速い.

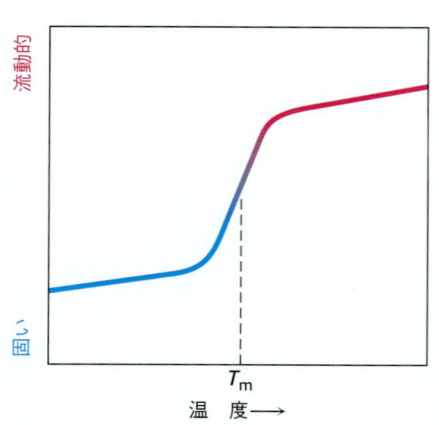

図 12・30　リン脂質膜の相転移温度（融点）T_m.　温度上昇に伴って，リン脂質膜はきちんと詰め込まれた状態からより無秩序な状態に変わる.

標識された物質が動くとすれば，退色した分子が去り，退色していない分子が入ってきて，蛍光強度の増加として観測される.蛍光の回復の速度は蛍光標識物質の側方移動度に依存し，拡散係数 D で表すことができる.時間 t での平均移動距離 S は D に依存し次式で示される.

$$S = (4Dt)^{1/2}$$

　種々の膜で脂質の拡散係数は約 $1\ \mu m^2\ s^{-1}$ である.したがって 1 分子のリン脂質は 1 s 間に平均 $2\ \mu m$ 拡散する.この速度は，脂質分子は 1 秒間に細菌の一方の端から他端まで移動できることを意味している.この拡散係数は，膜の粘度が水の約百倍，つまりオリーブ油くらいの粘度であることを示唆している.

　一方，タンパク質の方は側方移動度に著しい違いがあり，脂質と同じくらい動くものもあるが，事実上動かないものもある.たとえば，光受容タンパク質のロドプシン（§33・3）はよく動き，拡散係数は $0.4\ \mu m^2\ s^{-1}$ である.このロドプシンの素早い動きは速くシグナルを伝えるのに重要である.もう一方の極端な例として細胞外マトリックスと相互作用する膜表在性糖タンパク質のフィブロネクチンがある.フィブロネクチンの D は 10^{-4} $\mu m^2\ s^{-1}$ 以下であり非常に動きが遅い.それは**インテグリン**（integrin）を通じて形質膜の内側のアクチン繊維とつながっているからである.このインテグリンは細胞膜を貫通するタンパク質であり細胞外マトリックスを細胞骨格につないでいるのである.

流動モザイクモデルでは側方拡散は起こるが膜の中での反転はほとんど起こらない

　膜でのタンパク質の動的性質に基づいて，1972 年 S. Jonathan Singer と Garth Nicolson は生体膜の構造の概要を示す**流動モザイクモデル**（fluid mosaic model）を提唱した.そのモデルを要約すると，膜とは，一定方向を向いた脂質と球状タンパク質からなる二次元の溶液であるというものである.脂質二重層は二つの役割をもつ.膜内在性タンパク質の溶媒として，また物質を透過しない障壁として働く.膜タンパク質は特別な相互作用がない限り脂質膜中は自由に側方拡散できる.

　膜成分の側方拡散は速いが，脂質の自発的な反対面への回転は非常に遅い過程である.反対側の面への分子の移動を**横断拡散**（transverse diffusion）または**フリップ・フロップ**（flip-flop）とよぶ（図 12・29）.ホスファチジルコリンからなるリポソームでのリン脂質分子のフリップ・フロップは電子スピン共鳴法で直接測定できるが，数時間に 1 回である.このようにリン脂質分子の膜を横切るフリップ・フロップは，側方拡散で 50 Å 拡散するのに要する時間の 10^9 倍もの時間が必要である.タンパク質分子は脂質よりも強い極性部をもっているので，フリップ・フロップに対するギブズエネルギーの障壁は脂質に対してよりもずっと大きい.事実，タンパク質分子のフリップ・フロップは観察されず，その結果，膜の非対称性が長期間維持される.

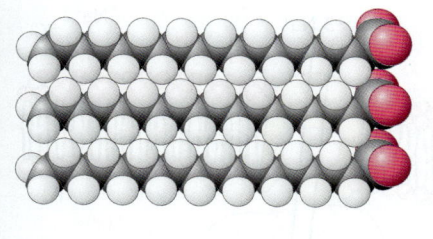 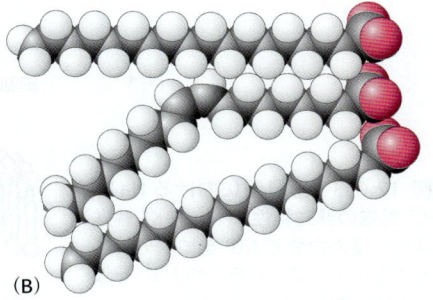

(A)　　　　　　　　　(B)

図 12・31　膜における脂肪酸の充填.
密に詰め込まれた秩序立った脂肪酸鎖の状態はシス二重結合が存在すると妨げられる.（A）ステアリン酸（C_{18} 飽和）の 3 分子,（B）ステアリン酸 2 分子に挟まれたオレイン酸（C_{18} 不飽和）の空間充填モデルでこれを示す.

表 12・3　同じ脂肪酸を二つもったときのホスファチジルコリン（レシチン）の融点

炭素数	二重結合の数	脂肪酸		T_m [℃]
		慣 用 名	体 系 名	
22	0	ベヘン酸	n-ドコサン酸	75
18	0	ステアリン酸	n-オクタデカン酸	58
16	0	パルミチン酸	n-ヘキサデカン酸	41
14	0	ミリスチン酸	n-テトラデカン酸	24
18	1	オレイン酸	cis-Δ^9-オクタデセン酸	-22

膜の流動性は脂肪酸組成とコレステロール含量によって制御される

運搬やシグナル伝達などの膜の多くの過程は膜脂質の流動性に依存する. 膜脂質の流動性は脂肪酸鎖の性質に依存する. 二分子膜での脂質分子の脂肪酸鎖は, きちんと並んだ固い状態のことも比較的乱雑で流動的な場合のこともどちらもある. 固い状態から流動的な状態への転移は, 温度が融点（T_m）以上になるとかなり突然起こる（図 12・30）. この転移温度は脂肪酸のアシル鎖の長さと不飽和度に依存している（表 12・3）. 飽和脂肪酸では, その直鎖の炭化水素鎖疎水部が強く相互作用するので固い状態となりやすい. 他方シス二重結合があると炭化水素鎖疎水部が曲がり, この曲がりのために脂肪酸アシル鎖の秩序立った充填が妨げられ, それゆえ T_m が下がる（図 12・31）. 脂肪酸のアシル鎖の長さも相転移温度に影響を与え, 長い炭化水素鎖は短鎖よりも強く相互作用する. 具体的には $-CH_2-$ が一つ加わると隣接する二つの炭化水素鎖間の相互作用のギブズエネルギーに, 約 -2 kJ mol^{-1}（-0.5 kcal mol^{-1}）の寄与をする.

細菌は脂肪酸アシル鎖の二重結合の数と鎖長を変えて膜の流動性を調節する. たとえば培養温度を 42 ℃ から 27 ℃ に下げると, E. coli の膜の不飽和脂肪酸に対する飽和脂肪酸の比は 1.6 から 1.0 に減少する. これは, 飽和脂肪酸の割合を減少させて, 温度が下がっても膜が固くなりすぎないようにしているのである.

動物ではコレステロールが膜流動性の調節に重要である. コレステロールは一端にヒドロキシ基をもつかさ高いステロイド核をもち, 他端には可動性炭化水素尾部をもつ. コレステロールは膜面にその長軸が垂直になるように二重層に挿入され, そのヒドロキシ基はリン脂質頭部のカルボニル酸素原子と水素結合している. 一方, その炭化水素尾部は二重層の無極性部に位置する. コレステロールは脂肪酸アシル鎖間に入り込み, 脂肪鎖同士の相互作用を妨げる（図 12・32）.

脂質ラフトはコレステロールと特別な脂質で形成される非常に動的な複合体である

コレステロールは膜の流動性に非特異的な影響を及ぼすだけでなく, スフィンゴミエリンなどのスフィンゴシン骨格をもつ脂質やある種の糖脂質, さらに GPI アンカータンパク質を含む脂質と特別な複合体を形成することができる. この複合体は特に流動的な膜の小さな領域（10〜200 nm）に凝縮しており, しばしば**脂質ラフト**（lipid raft）とよばれる. この相互作用の一つの結果は膜流動性の緩和であり, 流動性は減少するが同時に相転

コレステロール

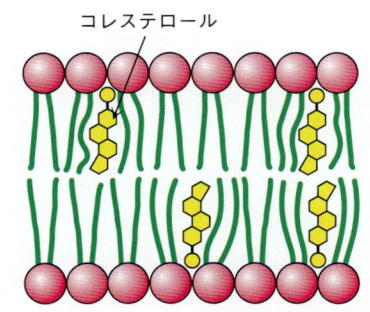

図 12・32　コレステロールは脂肪酸鎖の密な充填を妨げる.　〔出典: S. L. Wolfe, "Molecular and Cellular Biology," Wadsworth（1993）〕

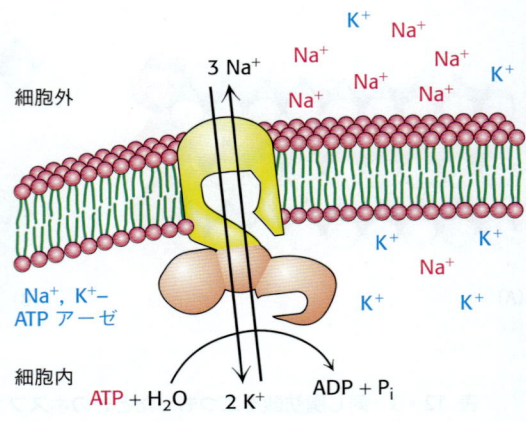

図 12・33　形質膜における Na⁺-K⁺ 輸送の非対称性.　Na⁺-K⁺ 輸送系は，膜の内側で ATP を加水分解することによって，細胞から Na⁺ を汲み上げ細胞内に K⁺ を取込む.

移の影響も受けにくくなる.　このような脂質ラフトの存在は，生体膜の元々の流動モザイクモデルの修飾を意味する.　その小さく動的な性質から脂質ラフトの研究は難しいが，シグナル伝達経路に関与するタンパク質を濃縮し，膜の湾曲や出芽を制御する役割をもつ可能性がある.

すべての生体膜は非対称である

膜は構造的にも機能的にも非対称であり，既知の生体膜のすべてで膜の両側では組成と酵素活性が異なっている.　その典型例は細胞の Na⁺，K⁺ イオン濃度を調節するポンプ作用である（図 12・33）.　このイオン輸送タンパク質は高等生物のほとんどあらゆる細胞の形質膜にある.　Na⁺-K⁺ ポンプは Na⁺ イオンを細胞外に汲み出し，K⁺ イオンを内に取込む働きをする.　またポンプを働かすには ATP が細胞内になければならない.　このポンプの特異的阻害剤であるウワバインは細胞外にあるときだけ作用する.　この重要で興味深いポンプの仕組みやファミリーについては第 13 章で述べる.

膜タンパク質の合成と膜への組込みは非対称に行われるので，膜でのタンパク質は一定の方向を向く.　膜タンパク質が膜の片側から反対側へ回転しないことと，膜は常にすでにある膜が成長して合成されることから，この絶対的な非対称性が保持されている.　脂質も非対称に生合成されるため分布も非対称であるが，その非対称性は糖脂質の場合は別として絶対的ではない.　たとえば赤血球膜ではスフィンゴミエリンとホスファチジルコリンは二重層の外側の膜に多いが，ホスファチジルエタノールアミンとホスファチジルセリンはおもに内側の膜に存在する.　コレステロールは膜の両側の膜に大量に存在する.

12・6　真核細胞は内部膜によって区切られた区画をもつ

ここまで細胞の形質膜だけを述べてきた.　*E. coli* のような多くの細菌は，タンパク質，ペプチド，糖でできている細胞壁によって隔てられた二つの膜をもっている（図 12・34）.　内膜は透過障壁の働きをし外膜と細胞壁はさらに防御の役割をもつ.　外膜はポーリンをもつため小分子に対してきわめて透過性が高い.　細胞壁を含む二つの膜の間の領域は**ペリプラズム**（**周縁細胞質**，periplasm）とよばれている.　他の細菌とアーキアは，細胞壁に囲まれた一重の膜だけをもつ.

植物細胞を除く真核細胞には細胞壁がなく，その細胞膜は一つの脂質二重層からなる.　植物細胞では細胞壁は形質膜の外側にある.　真核細胞の顕著な特徴は，細胞の内側に膜を用いて内部区画をつくりあげていることである.　たとえば，ペルオキシソーム（エネルギー変換のための脂肪酸の酸化反応で大きな役割をもつ細胞小器官）は一層の膜によって区切られており，ミトコンドリア（ATP が合成される細胞小器官）は二層の膜に囲まれている.　細菌の場合とよく似て，ミトコンドリア外膜は小分子に対してきわめて透過性が高いが，一方，内膜はそうではない.　実際，ミトコンドリアが**共生**（endosymbiosis）に

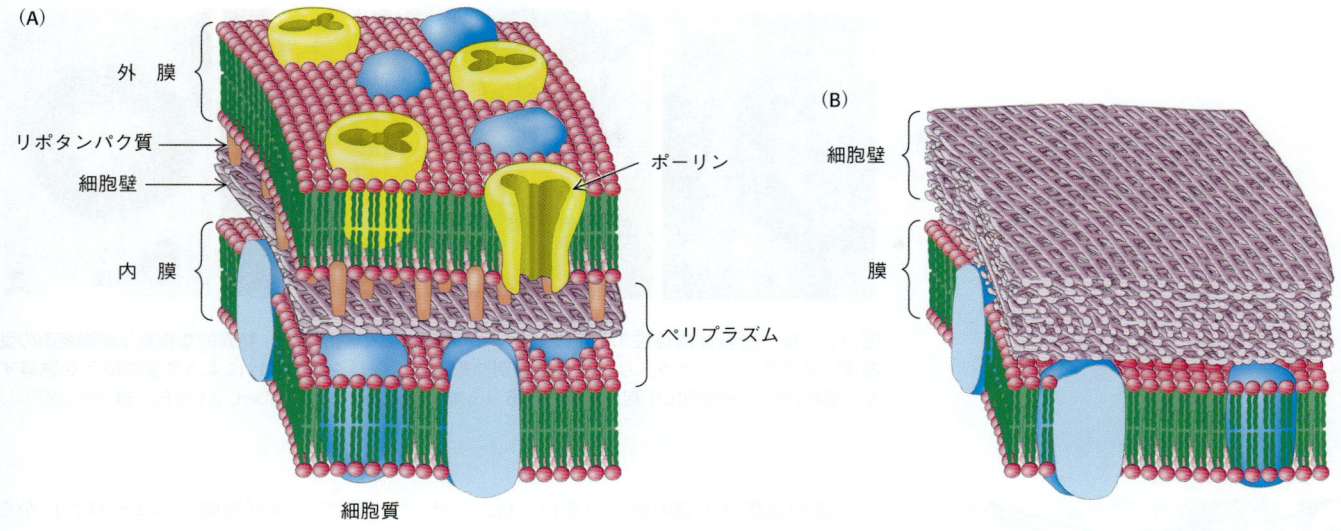

図 12・34　原核生物の細胞膜.　細菌細胞の膜の概略図.（A）二層膜,（B）単層膜

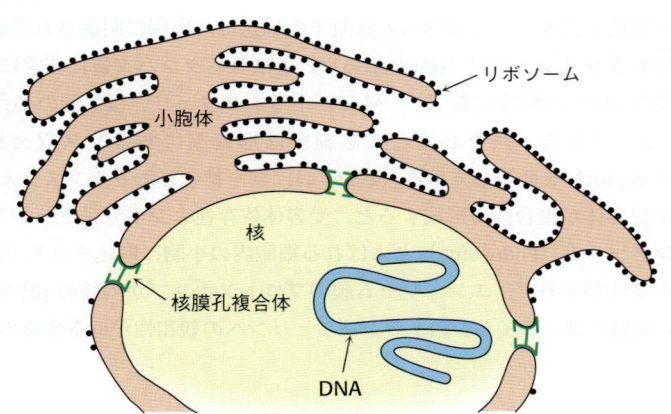

図 12・35　核膜.　核膜は二重の膜であり,真核生物のもう一つの膜系である小胞体に接続している〔出典: E.C. Schirmer, L. Gerace, *Genome Biol.*, **3**(4), 1008.1～1008.4, reviews, Fig.1(2002)〕.

　よって細菌から進化したことを示す多くの証拠がある（§18・1）. 核も二重の膜で包まれている. この**核膜**（nuclear envelope）は一連の閉じた膜からなっているが, 隣接する膜同士で**核膜孔**（nuclear pore）とよばれる構造物を形成する（図 12・35）. この孔は核内外の輸送を制御している. 核膜は膜で区切られたもう一つの構造である**小胞体**（endoplasmic reticulum）につながっている. 小胞体は細胞の中で薬剤の解毒や分泌タンパク質の修飾といった多くの役割を担っている. このように, 真核細胞は相互に作用している区画を含み区画同士の物質輸送は多くの生化学的過程にとって必須である.

　分子を取込んだり, 輸送したり, 放出したりするためには, 膜は分離したり再結合したりしなければならない. 多くの細胞では**受容体依存性エンドサイトーシス**（receptor-mediated endocytosis）によって分子を取込んでいる. まず, タンパク質やさらに大きい複合体が細胞表面上で受容体と結合する. 受容体に結合した後, 特定のタンパク質がその領域の膜を陥入させるために働く. 特定のタンパク質の一つは**クラスリン**（clathrin）とよばれ, 多量体化して, **クラスリン被覆小孔**（clathrin-coated pit）とよばれる成長する芽のような膜の周りに格子状のネットワークを形成する（図 12・36）. ついで, 陥入した膜はついには膜から離れて融合し**小胞**（vesicle）を形成する. 種々のホルモンや輸送タンパク質や抗体が細胞内に入るために受容体依存性エンドサイトーシスを使用する. 都合の良いことばかりでなく, この経路はウイルスや毒素が細胞に侵入する手段として利用されて

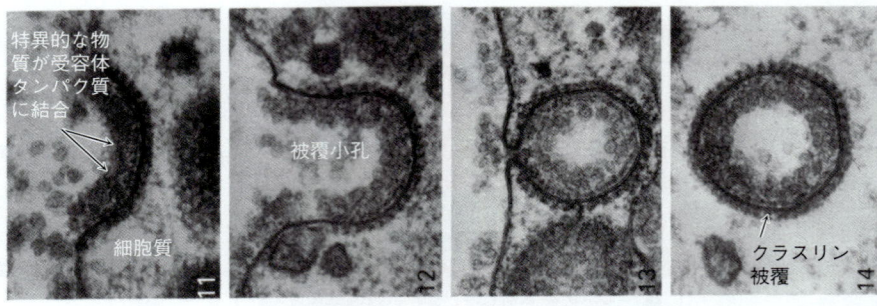

図 12・36 受容体依存性エンドサイトーシスによる小胞形成. 特異的な物質が細胞表面の受容体に結合すると，クラスリンなどの特別な細胞内タンパク質の助けによって膜の陥入を誘導する．最終的には細胞内に小胞が形成される〔出典: M.M. Perry, A.B. Gilbert, *J. Cell Sci.*, **39**, 266(1979)〕.

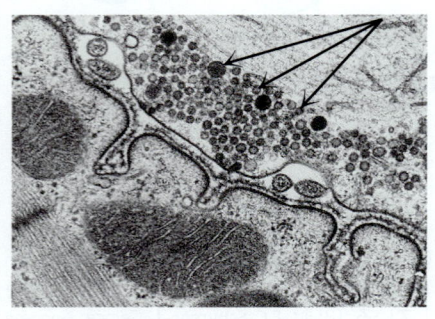

図 12・37 神経伝達物質の放出. 神経伝達物質を含むシナプス小胞（矢印）が神経細胞の形質膜の近くに並んでいる．シナプス小胞は形質膜と融合しシナプス間隙に神経伝達物質を放出する〔写真提供: © T.Reese/Don Fawcett/Photo Researchers/amanaimages〕.

いる．逆の過程（小胞の膜への融合）は，シナプス間隙での神経細胞（ニューロン）からの神経伝達物質の放出において重要である（図 12・37）.

受容体依存性エンドサイトーシスの一例を考えてみよう．鉄はヘモグロビンやミオグロビン（第 7 章）などの多くのタンパク質の機能と構造のための重要な成分である．しかし，遊離の鉄イオンはフリーラジカルの生成を触媒するために強い細胞毒性をもつ．そこで，消化管から鉄を必要とする細胞への鉄原子の輸送は，厳密に制御される必要がある．血液中で鉄は**トランスフェリン**（transferrin）とよばれるタンパク質に非常に強固に結合している．中性 pH での解離定数 10^{-23} M で，トランスフェリンは 2 個の Fe^{3+} イオンを結合することができる．鉄を必要とする細胞は形質膜に**トランスフェリン受容体**（transferrin receptor）を発現している（§ 32・4）．鉄を結合したトランスフェリンとトランスフェリン受容体が複合体を形成すると，受容体依存性エンドサイトーシスが始まり，複合体は**エンドソーム**（endosome）とよばれる細胞内の小胞に取込まれる（図 12・38）．エンドソームが成熟すると，エンドソーム膜のプロトンポンプが内腔の pH を 5.5 程度に下げる．この状態では，鉄イオンのトランスフェリンへの親和性が低下するので，鉄イオ

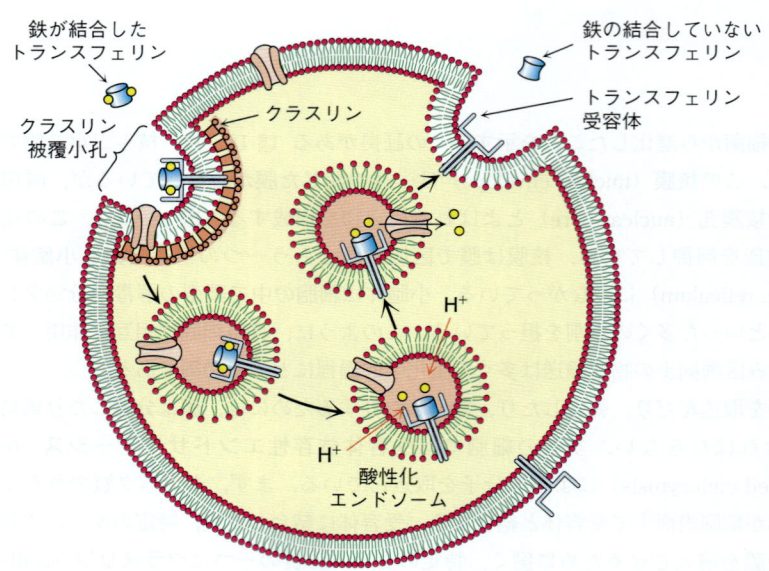

図 12・38 トランスフェリン受容体サイクル. 鉄が結合したトランスフェリンが細胞表面のトランスフェリン受容体（TfR）に結合する．受容体依存性のエンドサイトーシスが起こり，エンドソームとよばれる小胞が形成される．エンドソームの内腔はプロトンポンプによって酸性となっているので，鉄はトランスフェリンから離れて，膜のチャネルを通過し，細胞に利用される．鉄の離れたトランスフェリンとトランスフェリン受容体の複合体はつぎのサイクルに備えて形質膜に戻る〔出典: L. Zecca et al., *Nat. Rev. Neurosci.*, **5**, 863〜873, Fig.1(2004)〕.

ンは遊離し，さらにエンドソーム膜のチャネルを自由に通過して細胞質に移動する．鉄が離れたトランスフェリン複合体は形質膜に戻され，そこでトランスフェリンは離れて血液中に戻され，トランスフェリン受容体はつぎの取込みサイクルに関与することができる．

　出芽と融合は一見単純にみえるが複雑で，これらの過程における中間体の構造や詳細な機構は現在も研究途上にある．これらの過程は間違った融合を起こさないために特異性が高くなければならない．双方の膜の **SNARE**（soluble *N*-ethylmaleimide-sensitive-factor attachment protein receptor, SNAP receptor, 可溶性 *N*-エチルマレイミド感受性因子付着タンパク質受容体）タンパク質群が固い四重らせん構造を形成することによって，適切な脂質二重層を引き寄せる手助けをする（図 12・39）．膜同士が近くに並置されると，融合過程が進行する．すべての真核細胞において SNARE タンパク質群は遺伝子ファミリーにコードされており，どの区画に小胞が融合するかをほぼ決定している．真核細胞において膜小胞やその内容物が整然とした輸送を保証されているのは，膜融合の特異性による．

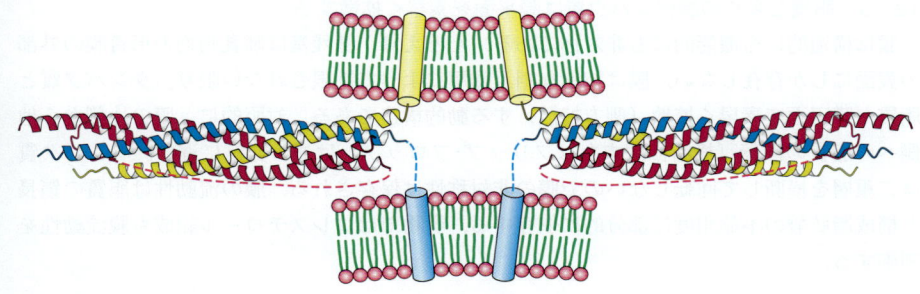

図 12・39　**SNARE 複合体が膜融合を開始する．**　一方の膜から出ている SNARE タンパク質であるシナプトブレビン（■）が，もう一方の膜からの SNARE タンパク質シンタキシン-1（■）および SNAP25（■）と固い四重らせん構造を形成する．この複合体が膜同士を引き寄せることによって融合が開始される〔1SFC.pdb より〕．

ま　と　め

　生体膜は約 60～100 Å の厚みのある膜様構造であり，タンパク質と脂質分子が非共有結合によって混在している．膜は非常に選択的な透過障壁となる．膜は閉じられた区画をつくる．細胞自体も一つの区画だが，細胞小器官も一つの区画である．膜タンパク質は区画中のイオン組成を制御する．膜はまた細胞間の情報の流れを制御する．

12・1　脂肪酸は脂質の重要な構成要素である

　脂肪酸の炭化水素鎖の鎖長や不飽和度はまちまちで一端にカルボン酸をもつ．膜の脂肪酸鎖は通常 14～24 の炭素原子をもっており，飽和のことも不飽和のこともある．短い鎖長と不飽和は融点を下げることにつながり，脂肪酸とその誘導体の流動性を増す．

12・2　膜脂質は普通三つの脂質からなる

　膜脂質はおもに，リン脂質，糖脂質，コレステロールからなる．リン脂質の一つであるホスホグリセリドは，グリセロール骨格，二つの脂肪酸鎖，リン酸基の付いたアルコールからなる．ホスファチジルコリン，ホスファチジルセリン，ホスファチジルエタノールアミンがおもなホスホグリセリドである．もう一つのリン脂質であるスフィンゴミエリンは，グリセロール骨格ではなくてスフィンゴシン骨格をもつ．糖脂質はスフィンゴシン由来の糖を含む脂質である．コレステロールはステロイド核をもち膜の流動性を調整する．これら膜脂質の共通の特徴は，疎水性と親水性の末端をもった両親媒性の分子ということである．

12・3　リン脂質と糖脂質は水溶液中で容易に二分子膜を形成する

　　膜脂質は水溶液中で自発的に大規模な二分子膜をつくり上げる．膜をつくる駆動力は膜脂質の脂肪酸尾部の疎水性相互作用である．親水性頭基は水性溶媒と相互作用する．脂質二重層は多くの弱い結合によって結合が保たれている協同的構造である．脂質二重層はイオンと大部分の極性分子をほとんど通さない．また非常に流動的であり，膜タンパク質の溶媒としての働きが可能となっている．

12・4　タンパク質は膜におけるほとんどの機能を果たす

　　特定のタンパク質が特定の膜機能（たとえば運搬，情報伝達，エネルギー伝達）を行っている．多くの膜内在性タンパク質は脂質二重層を貫通しているが，膜に部分的に埋まっているものもある．膜表在性タンパク質は静電的な相互作用および水素結合によって膜表面に結合する．膜貫通タンパク質は規則的な構造をもち，多くの一般的な膜貫通ドメインはαヘリックスであるがβストランドの場合もある．20個の連続する無極性アミノ酸配列はタンパク質の膜貫通αヘリックス領域の特徴になりうる．

12・5　脂質と多くの膜タンパク質は膜平面を素早く拡散する

　　膜は構造的にも機能的にも非対称である．たとえば，糖残基は哺乳動物の形質膜の外部の表面にしか存在しない．膜は特別な相互作用によって制限されない限り，タンパク質と脂質が膜平面で素早く拡散（側方拡散）する動的構造である．対照的に，膜の片側から他側への脂質の回転（横断拡散またはフリップ・フロップ）は通常非常に遅い．タンパク質は二重層を横断して回転しないので膜の非対称性は保存される．膜の流動性は脂質の鎖長と構成脂肪酸の不飽和度に部分的に依存する．動物ではコレステロール組成も膜流動性を制御する．

12・6　真核細胞は内部膜によって区切られた区画をもつ

　　真核生物では一連の内部膜が細胞内で区画をつくり種々の生化学的反応過程を行っている．たとえば，二層の膜が核（細胞の遺伝形質の大部分の貯蔵場所）とミトコンドリア（大部分の ATP の合成場所）を囲む．小胞体などのその他の内部区画を形成するのは一層の膜である．受容体依存性エンドサイトーシスによって，形質膜に存在する受容体タンパク質にそのリガンドが結合すると細胞内小胞が形成される．これとは逆の過程 —— すなわち小胞と細胞膜の融合 —— は，細胞の外にシグナル分子を遊離する際の重要なステップである．

重 要 語 句

脂肪酸（fatty acid）（p. 315）
リン脂質（phospholipid）（p. 317）
スフィンゴシン（sphingosine）（p. 317）
ホスホグリセリド
　　　　　　（phosphoglyceride）（p. 317）
スフィンゴミエリン
　　　　　　（sphingomyelin）（p. 317）
糖脂質（glycolipid）（p. 318）
セレブロシド（cerebroside）（p. 318）
ガングリオシド（ganglioside）（p. 318）
コレステロール（cholesterol）（p. 318）
両親媒性分子（amphipathic molecule,
　　　　amphiphilic molecule）（p. 319）

脂質二重層（lipid bilayer）（p. 320）
リポソーム（liposome）（p. 320）
膜内在性タンパク質（membrane intrinsic
　　　　protein, integral membrane protein）
　　　　　　　　　　　　　　　　　（p. 322）
膜表在性タンパク質（membrane extrinsic
　　　　protein, peripheral membrane protein）
　　　　　　　　　　　　　　　　　（p. 322）
ヒドロパシープロット（hydropathy plot,
　　　　疎水親水指数プロット）（p. 326）
側方拡散（lateral diffusion）（p. 327）
流動モザイクモデル
　　　　　　（fluid mosaic model）（p. 328）

脂質ラフト（lipid raft）（p. 329）
受容体依存性エンドサイトーシス
　　　　　（receptor-mediated endocytosis）
　　　　　　　　　　　　　　　　　（p. 331）
クラスリン（clathrin）（p. 331）
トランスフェリン（transferrin）（p. 332）
トランスフェリン受容体
　　　　　　（transferrin receptor）（p. 332）
エンドソーム（endosome）（p. 332）
SNARE（soluble N-ethylmaleimide-sensitive-
　　　　factor attachment protein receptor，可溶性
　　　　N-エチルマレイミド感受性因子付着タン
　　　　パク質受容体）（p. 333）

問　題

1. 分子密度　リン脂質1分子が 70 Å² の表面積を占めるとすると，リン脂質二重層の膜 1 μm² の面積中の分子数は何個になるか.

2. 鏡の国へ　リン脂質は水中では脂質二重層を形成する. では，有機溶媒中ではリン脂質はどのような構造を形成するだろうか.

3. 脂質の拡散　拡散係数が 10^{-8} cm² s⁻¹ とすると，膜の脂質が 1 μs，1 ms，1 s の間にそれぞれ拡散する平均距離はいくらになるか.

4. タンパク質の拡散　球状で固い分子の拡散係数 D は次式で与えられる.

$$D = \frac{kT}{6\pi\eta r}$$

η は溶媒の粘性率，r は球の半径，k はボルツマン定数（1.38×10^{-16} erg K⁻¹），T は絶対温度である. 有効粘性率が 1 P（ポアズ）（1 P＝1 erg s cm⁻³）の膜中での質量 100 kDa のタンパク質の 37 ℃ における拡散係数を求めよ. またこのタンパク質が 1 μs，1 ms，1 s の間に拡散する平均距離はいくらか. このタンパク質は水和していない固い球で密度 1.35 g cm⁻³ と仮定する.

5. 低温感受性　ある抗生物質は，膜の片側でイオンと結合し膜を拡散して反対側でイオンを放出するというイオン輸送体の働きをする. 温度が 40 ℃ から 36 ℃ に下がったとき，輸送体型抗生物質を含んでいる脂質二重層の膜の電気伝導率が急に減少した. 対照的に，脂質二重層の膜がチャネル形成型の抗生物質を含んでいるときには電気伝導率の変化はほとんどなかった. この理由はなぜか.

6. 融点1　オレイン酸（炭素数18で1個のシス二重結合；*cis*-オクタデセン酸）は同じ炭素数で飽和しているステアリン酸よりも低い融点をもつが，なぜか. オレイン酸の二重結合がトランスになった *trans*-9-オクタデセン酸の融点はシス二重結合をもつオレイン酸と比べてどうなるか，考えてみよ. リン脂質中の不飽和脂肪酸の大部分はトランスではなくシスの二重結合をもっているが，なぜか.

7. 融点2　パルミチン酸（C₁₆）の融点はステアリン酸（C₁₈）の融点よりも 6.5 ℃ 低い. 説明せよ.

8. 適切な食事　小型の冬眠する哺乳動物は 0 ℃ から 5 ℃ の体温でも，障害なしに耐えることができる. しかし，多くの哺乳動物の体脂肪の融点はおよそ 25 ℃ である. 冬眠動物の体脂肪組成はそうでない動物とどのように異なるのか考えてみよ.

9. フリップ・フロップ1　二重層の膜でのリン脂質の横断拡散がホスファチジルセリン類似の蛍光標識物質（NBD-PS）を使って調べられた（下式参照）. NBD-PS の蛍光シグナルは亜ジチオン酸ナトリウム（膜を通過しない還元剤）に触れると消失する.

98 % がホスファチジルセリン，2 % が NBD-PS である油滴が超音波処理によって調製され精製された. 2〜3 分以内に亜ジチオン酸ナトリウムを追加すると，蛍光シグナルは初期値の約 45 % に低下した.

続いて直ちに2回目の亜ジチオン酸ナトリウムを追加しても蛍光シグナルの変化は認められなかった. ところが，さらに 6.5 時間後に，3回目の亜ジチオン酸ナトリウムを追加すると，残っていた蛍光シグナルは半分になってしまった. それぞれの亜ジチオン酸ナトリウムの追加によって，蛍光シグナルがどのように変化したと推測されるか.

10. フリップ・フロップ2　まれにフリップ・フロップが起こってもタンパク質はほとんど膜を横断することはないが，膜脂質の横断はまったく起こらないわけではない. しかし，糖脂質の場合はほぼ絶対に起こらない. なぜ糖脂質のフリップ・フロップは起こりにくいのか.

11. 結　合　血小板活性化因子（PAF）は，アレルギー反応や炎症反応，および毒素性ショックに関与するリン脂質である. その構造をつぎに示すが，本章で述べたリン脂質の構造とどう違うだろうか.

血小板活性化因子（PAF）

12. αヘリックスのつくりやすさ　アラニンのホモポリマーは，水溶液中と疎水性溶液中のどちらでαヘリックスを形成しやすいか. 説明せよ.

13. 偽陽性　あなたが興味をもっているタンパク質をヒドロパシープロットで解析すると，1個の顕著な疎水性のピークを示した. しかし，後から調べると，このタンパク質は可溶性であり膜には結合していないことが判明した. このヒドロパシープロットはなぜ間違ったのだろうか，説明せよ.

14. 流動性の維持　37 ℃ で成育している細菌の培地が 25 ℃ へ移された. 膜リン脂質の脂肪酸構成はどのように変化すると予想されるか. またその理由も説明せよ.

15. 何通りかを数えてみよう　細胞内で小胞が膜と融合するためには，小胞上の SNARE タンパク質（v-SNARE）と標的膜上の SNARE タンパク質（t-SNARE）が必要である. ゲノム上に 21 個の v-SNARE と 7 個の t-SNARE がコードされているとする. 特異性を考えないとすると，何通りの v-SNARE-t-SNARE の組合わせの可能性が考えられるか.

データ解釈の問題

16. コレステロールの効果　つぎの図の ▬ は温度変化に対するリン脂質二重層中の脂肪酸の流動性の変化を示す. ▬ はコレステロール存在下での流動性の変化を示す.

(a) コレステロールの効果を説明せよ.

(b) この効果が生物学的に重要なのはなぜか.

9 の式

NBD-ホスファチジルセリン（NBD-PS）

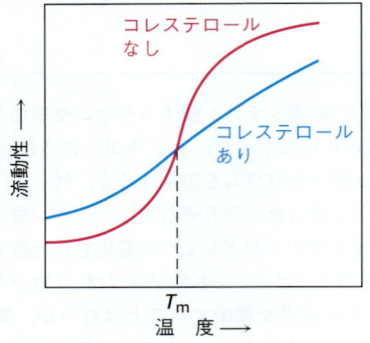

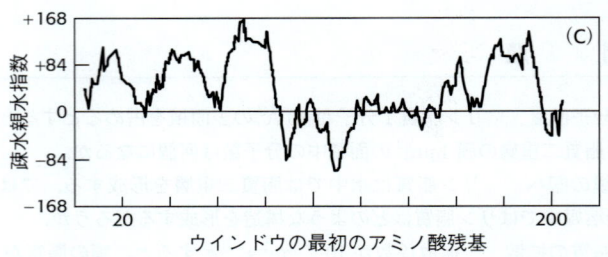

17. ヒドロパシープロット
三つのタンパク質のヒドロパシープロットを以下に示す（A〜C）.

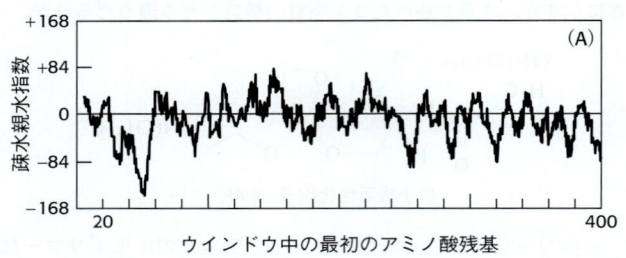

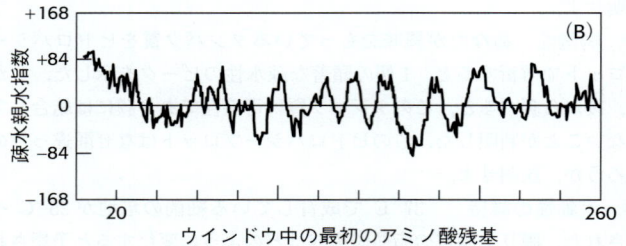

膜タンパク質はどれか. あるタンパク質が膜タンパク質かどうかの決定のためにこのようなプロットを使う場合, 決定できないことがある. どのような場合か.

18. すべての阻害剤が同じではない
イブプロフェンとインドメタシンは臨床的に重要なプロスタグランジンエンドペルオキシドシンターゼの阻害剤である. この酵素を発現した細胞をつぎのような条件で培養し, 放射標識されたアラキドン酸を加えて新しく合成されたプロスタグランジン H_2 を測定した.

(1) 阻害剤なしで40分間（対照群）

(2) 阻害剤存在下で40分間

(3) 阻害剤存在下で40分間培養し, その後細胞を阻害剤なしの培養液に再懸濁

(4) 阻害剤存在下で40分間培養し, その後細胞を阻害剤なしの培養液に再懸濁し30分間培養

(a) 二つの阻害剤の違いを説明する仮説を考えよ.

(b) もし阻害剤がアスピリンだったとしたらどのような結果になったと考えられるか.

章のまとめの問題

19. 適切な条件
膜タンパク質の構造と機能の理解は他のタンパク質に比べて遅れた. おもな理由は膜タンパク質の精製と結晶化が難しいためである. なぜそうなってしまうのだろうか.

膜のチャネルとポンプ

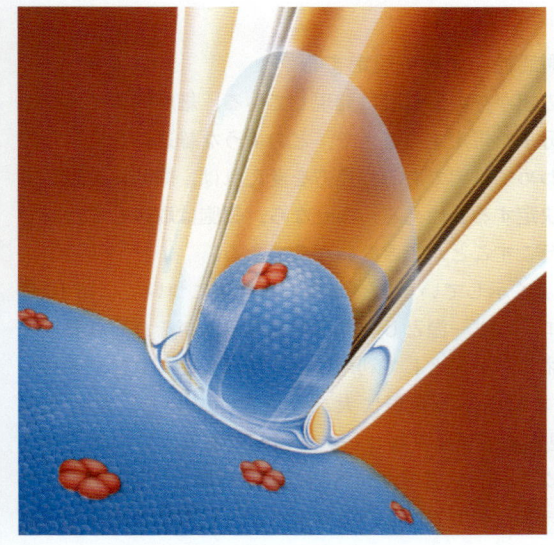

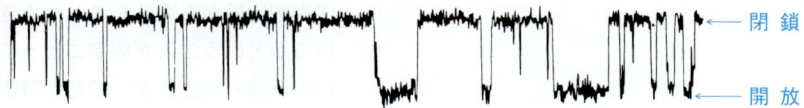

単一の膜チャネル（チャネルは左図中に赤色で示す）を介したイオンの流れは，開放と閉鎖のチャネル状態の推移を電流変化としてとらえ記録できるパッチクランプ技術により，測定できる〔（左）出典: E. Neher, B. Sakmann, "The patch clamp technique," Copyright © 1992 by Scientific American, Inc. All rights reserved.（上）Dr. Mauricio Montal のご厚意による〕.

生体膜の脂質二重層は本質的にはイオンや極性分子を透過させないが，それにもかかわらず，細胞が正常に機能を果たすためには，これら特定の化学種が生体膜を通過できなければならない．膜の透過性は，3種類の膜タンパク質分子である**ポンプ**（pump），**担体**（carrier），**チャネル**（channel）により達成される．ポンプは，ATP の加水分解や光の吸収といったギブズエネルギー源を用いることで，熱力学的に不利な勾配を上る方向にイオンや分子を輸送する．つまり，ポンプは**能動輸送**（active transport）の一例である．担体は，ATP を消費することなくイオンや低分子を膜輸送する．一方，チャネルは，勾配を下る方向に速やかにイオンを膜通過させる．したがって，チャネル機能とは**受動輸送**（passive transport）あるいは**促進拡散**（facilitated diffusion）である．

ポンプは，ギブズエネルギーの形を別の形に変換するエネルギーの変換器である．二つのタイプの **ATP 駆動性ポンプ**（ATP-driven pump）—— P 型 ATP アーゼと ABC（ATP 結合領域）輸送体 —— は ATP の結合と加水分解により高次構造変化を受け，結合したイオンを膜通過させる．ATP の加水分解によるギブズエネルギーは，濃度勾配に逆らったイオンの移動に利用され，この過程は**一次性能動輸送**（primary active transport）とよばれる．それに対して担体は，あるイオンの濃度勾配を利用して，別のイオンを濃度勾配に逆行して輸送する．この**二次性能動輸送**（secondary active transport）とよばれる例の一つは，大腸菌（*E. coli*）のラクトース輸送体によって仲介される．ラクトース輸送体は，細菌が外界から特定の糖を取込むのに必要なタンパク質分子の一つとしてよく研究されている．このような輸送体の多くは動物細胞の細胞膜にも存在する．また，発現している輸送体の種類によって，細胞が環境から取込むことができる代謝物が決まる．したがって，これらの輸送体の発現量を調整することにより，細胞の代謝を制御することができる．

ポンプは特定のイオンについて膜を隔てて持続的な濃度勾配を形成することができる．特異的**イオンチャネル**（ion channel）は，イオンをその濃度勾配に従って迅速に移動させることができる．これらのチャネルは特定のイオンを自由に膜透過させるが，非常に類似

した分子の透過を阻むことから，生化学研究において大きな関心を集めてきた．これらのチャネルの開閉は，ある特定のリガンドの存在や，一定の膜電位によってコントロールされる．また，これらの開閉型イオンチャネルは，迅速な電流の流れを可能とする精巧な電信線の働きをするヒトの神経系で，その機能発現に中心的な役割を果たしている．

本章では，もう一つの異なる種類のチャネル，すなわち細胞–細胞間のチャネルであるギャップ結合についても解説する．これらのチャネルは，イオンや代謝産物の細胞間での輸送を可能にしている．たとえば，ギャップ結合は心筋の収縮を同調させるのに機能している．

輸送体の発現は特定の細胞種の代謝活性を大きく規定する

細胞のタイプごとに特定の輸送体の組がその形質膜に発現している．細胞内のイオン組成や細胞外から取込むことができる分子を規定するうえで，どのような輸送体を発現しているかということが細胞にとってきわめて重要である．見方を変えれば，細胞に発現している一連の輸送体が，細胞の特徴を決定するといえる．なぜなら，細胞は取込むことができた基質に対してしか生化学反応を起こすことができないからである．

グルコース代謝の例はその特徴をよく示している．グルコース代謝については第 16 章で詳細に解説するが，組織によってエネルギー源として利用できる分子がそれぞれ異なっている．どの組織がグルコースをエネルギー源として利用できるかは，GLUT ファミリーとよばれるよく似通ったグルコース輸送体の発現に大きく依存している．たとえば GLUT3 はニューロンの細胞膜に発現する主要なグルコース輸送体である．この輸送体はグルコースと比較的親和性が高く，グルコース濃度が比較的低下した場合には GLUT3 を発現している細胞が優先的にグルコースを利用できる．このように，輸送体の発現が代謝の制御および統合に非常に重要な役割を果たしていることを示す例は多くみられる．

13・1　分子の膜輸送は能動的にも受動的にも起こりうる

ここでは膜輸送に関してのいくつかの原則について考察する．二つの条件が，分子が膜を通過できるかどうかを決定する．それは，1) 分子の脂質二重層の透過性と，2) エネルギー源が利用できるか否かである．

多くの分子が膜を通過するために輸送体タンパク質を必要とする

第 12 章で述べたように，脂質二重層に溶け込むことができるような分子は，細胞膜を通過することが可能である．このような分子を脂溶性分子（lipophilic molecule）とよぶ．生理的な例としてはステロイドホルモンがある．これらコレステロール族分子は膜を通過して移動できるが，その際何がこの分子の移動の方向を決めているのであろうか．このような分子は，単純拡散（simple diffusion）という過程でその分子の濃度勾配が低い方向に向かって膜を横切り移動するという性質がある．熱力学第二法則に従えば，分子は高濃度の領域から低濃度の領域へ自発的に移動する．

輸送される分子の極性が非常に高い場合は，問題はさらに複雑になる．たとえば Na^+ の濃度は，典型的な細胞では，細胞外で 143 mM であるが，細胞内では 14 mM である．しかし，Na^+ は自由に細胞内に入ることはない．というのは，正に荷電したイオンは疎水性膜を通過して細胞内に入ることができないからである．神経インパルスの際など，ある条件下では Na^+ は細胞内に入る必要がある．それはどのようにして可能となるのだろうか．Na^+ は，疎水性膜バリアーの中に膜タンパク質で形成された特異的なチャネルを通過する．この膜通過の方法を，膜を挟んだ拡散がチャネルにより促進されるので，促進拡散とよんでいる．あるいはこれを受動輸送ともよぶ．なぜなら，イオン移動に必要なエネルギーがイオンの濃度勾配自体からもたらされ，特別な輸送系が関与しているわけではないからである．この場合，チャネルは酵素と同様に基質特異性を示す．すなわち，特定のイオンのみを通過させ，他のイオン，たとえ非常に類似したイオンでさえも通過させ

ない.

　では，ナトリウムの濃度勾配は最初にどのようにして形成されるのだろう．この場合，ナトリウムは濃度勾配に逆らって移動し，あるいは細胞外へ汲み出される必要がある．低濃度から高濃度へのイオンの移動は結果としてエントロピーの減少をもたらすので，ギブズエネルギーの補充が必要となる．膜に埋め込まれたタンパク質輸送体はある種のエネルギー源を利用して濃度勾配に逆らって分子を移動させることができる．この場合，他のエネルギー源からのエネルギーの補充が必要となるので，このような膜通過の様式を能動輸送とよぶ．

濃度勾配により蓄えられたギブズエネルギーは定量化が可能である

　分子の不均一な分布はエネルギーに富んだ状態といえる．すべての濃度が均一な状態はギブズエネルギーが最小だからである．したがって，分子の不均一な分布をつくりだすためには，ギブズエネルギーの供給が必要となる．濃度勾配をつくるために必要なエネルギー量は定量可能であろうか（図 13・1）．電荷をもたない溶質分子があるとする．これを部位 1 から部位 2 へ輸送する際のギブズエネルギー変化は，部位 1 での溶質の濃度を c_1，部位 2 での濃度を c_2 とすると，以下の式で表せる.

$$\Delta G = RT \ln \frac{c_2}{c_1}$$

ここで，R は気体定数（8.315×10^{-3} kJ K^{-1} mol^{-1} または 1.987×10^{-3} kcal K^{-1} mol^{-1}），T はケルビン温度である．溶質分子が電荷をもっている場合は，膜を隔てた不均一分布により形成される電位も考慮に入れなくてはいけない．というのは，イオンは同符号の電荷により反発されてしまうからである．濃度項と電気的項の総和は**電気化学ポテンシャル**（electrochemical potential）または**膜電位**（membrane potential）とよばれる．そしてギブズエネルギー変化は以下の式で与えられる.

$$\Delta G = RT \ln \frac{c_2}{c_1} + ZF \Delta V$$

ここで，Z は輸送される化学種の電荷，ΔV は膜を隔てた電位（V 単位），F はファラデー定数（96.5 kJ V^{-1} mol^{-1} または 23.1 kcal V^{-1} mol^{-1}）である．

　輸送過程は，ΔG が正のときは能動的になり，負の場合には受動的になる．たとえば，電荷をもたないある分子を $c_1 = 10^{-3}$ M から $c_2 = 10^{-1}$ M のところへ輸送する場合，

$$\begin{aligned}
\Delta G &= RT \ln \frac{10^{-1}}{10^{-3}} \\
&= (8.315 \times 10^{-3}) \times 298 \times \ln(10^2) \\
&= +11.4 \text{ kJ mol}^{-1} \ (+2.7 \text{ kcal mol}^{-1})
\end{aligned}$$

25 ℃（298 K）では，ΔG は $+11.4$ kJ mol^{-1}（$+2.7$ kcal mol^{-1}）となり，この輸送過程にはギブズエネルギーの供給が必要であることを示している.

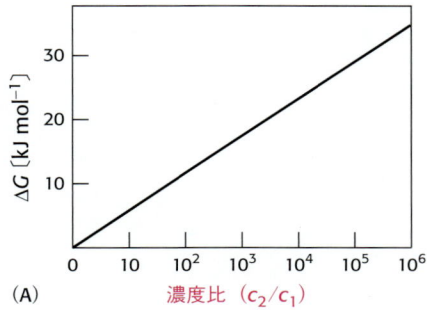

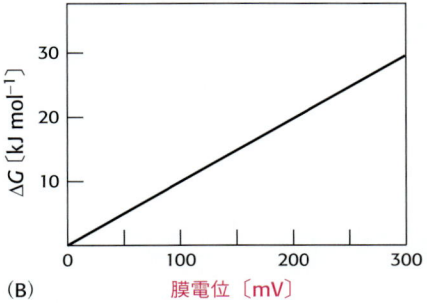

図 13・1　**ギブズエネルギーと輸送.**　（A）電荷をもたない溶質分子を溶質濃度が c_1 の部位から c_2 の部位へ輸送する際のギブズエネルギー変化と，（B）1 価の化学種を，それと同じ電荷をもつ側に膜を横切って輸送する際のギブズエネルギー変化を示す．25 ℃ において 1 価イオンに対して，膜電位が 59 mV のときに課せられるギブズエネルギー変化は，濃度比 10 で課せられるギブズエネルギー変化と等しいことに注意せよ.

13・2　二つの膜タンパク質ファミリーは，細胞膜を隔てたイオンや分子の汲み上げに ATP の加水分解を利用する

　動物細胞の細胞外液の塩濃度は海水のそれにほぼ等しい．しかし，シグナル伝達や活動電位の伝播などの特異的過程を促進し，また Ca^{2+} などの高濃度のイオンとの不利な相互作用を避けるために，細胞は細胞内塩濃度を一定に保つ必要がある．たとえば，たいていの動物細胞では細胞外液よりも，K$^+$ の細胞内濃度は高く，Na$^+$ の細胞内濃度は低い．このようなイオン勾配は，**Na$^+$-K$^+$ ポンプ**（Na$^+$-K$^+$ pump）あるいは **Na$^+$,K$^+$-ATP アーゼ**（Na$^+$,K$^+$-ATPase）とよばれる酵素による特異的な輸送系により形成される．ポンプによる ATP の加水分解が，Na$^+$ を細胞の外へ，K$^+$ を細胞の中へ能動輸送するのに必要なエネルギーを供給して，イオンの濃度勾配を形成する．このポンプが Na$^+$,K$^+$-ATP

アーゼとよばれるのは，Na$^+$ と K$^+$ が存在するときにのみ，ATP の加水分解が起こるからである．さらに，この ATP アーゼはこの種のすべての酵素と同様に Mg^{2+} を必要とする．

　Na$^+$ および K$^+$ の輸送に伴うギブズエネルギー変化量は計算によって求めることができる．細胞外および細胞内における Na$^+$ 濃度はそれぞれ 143 mM および 14 mM で，K$^+$ 濃度は細胞外 4 mM，細胞内 157 mM である．膜電位が −50 mV で温度が 37 °C のとき，p. 339 に記述されている計算式を用いると，3 mol の Na$^+$ を細胞外へ，2 mol の K$^+$ を細胞内へ輸送する際のギブズエネルギー変化は，3(5.99)＋2(9.46)＝+36.9 kJ mol^{-1}（+8.8 kcal mol^{-1}）である．典型的な細胞の状態では，輸送サイクル 1 回ごとに 1 個の ATP が加水分解されれば，これらのイオンをエネルギー勾配に逆らって移動させるのに十分な，約 −50 kJ mol^{-1}（−12 kcal mol^{-1}）のギブズエネルギーが供給される．この Na$^+$ および K$^+$ の能動輸送には大きな生理的意義がある．実際，休止状態の動物で消費される ATP の 1/3 以上がこれらのイオンをポンプ輸送するのに使われている．動物細胞内外につくられた Na$^+$ と K$^+$ の濃度勾配は，細胞の体積を調節し，ニューロンや筋細胞に電気的興奮性をもたらし，糖やアミノ酸の能動輸送を駆動している．

　その後，他のイオンポンプが精製され，細菌，アーキアやすべての真核生物由来のタンパク質を含む，進化的に関連したイオンポンプの巨大なファミリーの存在が明らかになった．これらのポンプのそれぞれは，特定のイオン，あるいは一組のイオンのセットに特異的に働く．これらの中で特に興味深いものとして，**筋小胞体 Ca^{2+}–ATP アーゼ**（sarcoplasmic reticulum Ca^{2+}–ATPase，**SERCA***）という酵素があり，これは Ca^{2+} を細胞質から筋細胞の筋小胞体へと運ぶ．また，**胃の H$^+$,K$^+$–ATP アーゼ**（gastric H$^+$,K$^+$–ATPase）は十分なプロトンを胃内にもたらし pH を 1.0 以下に保つ．これらの酵素は Na$^+$,K$^+$–ATP アーゼを含み，多くのホモログがあることが知られており，重要なリン酸化中間体を生成するため **P 型 ATP アーゼ**（P-type ATPase）とよばれる．この中間体の生成過程では，ATP に由来するリン酸基が ATP アーゼの中で特異的に保存されたアスパラギン酸残基の側鎖に結合し，リン酸化アスパラギン酸となる．

* sarco-endoplasmic reticulum Ca^{2+}–ATPase という別表記から．

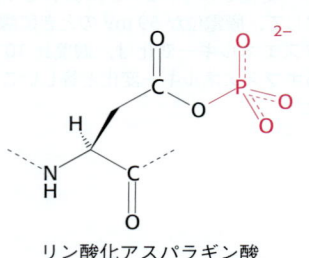

リン酸化アスパラギン酸

P 型 ATP アーゼはリン酸化反応と構造変化を組合わせて
膜を横切ってカルシウムイオンを輸送する

　ポンプは原理的には単純な作用機構で機能しているが，その詳細はしばしば複雑である．基本的にはそれぞれのポンプはおもに二つの立体構造状態で存在している．イオン結合部位が膜の一方の側に開いている場合と，その反対側に開いている場合である（図 13・2）．イオンが一方向に膜輸送されるためには，ATP 加水分解によるギブズエネルギー供給が，これらの立体構造状態の相互変換と共役する必要がある．

　SERCA を例にとり，P 型 ATP アーゼの構造的，機構的特徴について検討してみよう．この P 型 ATP アーゼについては，五つの異なる状態での結晶構造から，その性質が非常に詳細に明らかとなっている．この酵素は筋小胞体の膜タンパク質の 80 % を占めてお

図 13・2　**ポンプの作用.**　分子がポンプを介して細胞膜を通過する模式図．ポンプは二つの立体構造状態，イオン結合部位が膜の一方の側に開いている状態と，その反対側に開いている状態，を相互転換する．

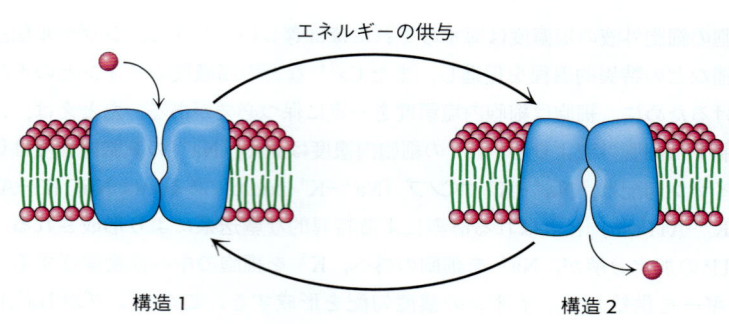

エネルギーの供与

構造 1　　　　　構造 2

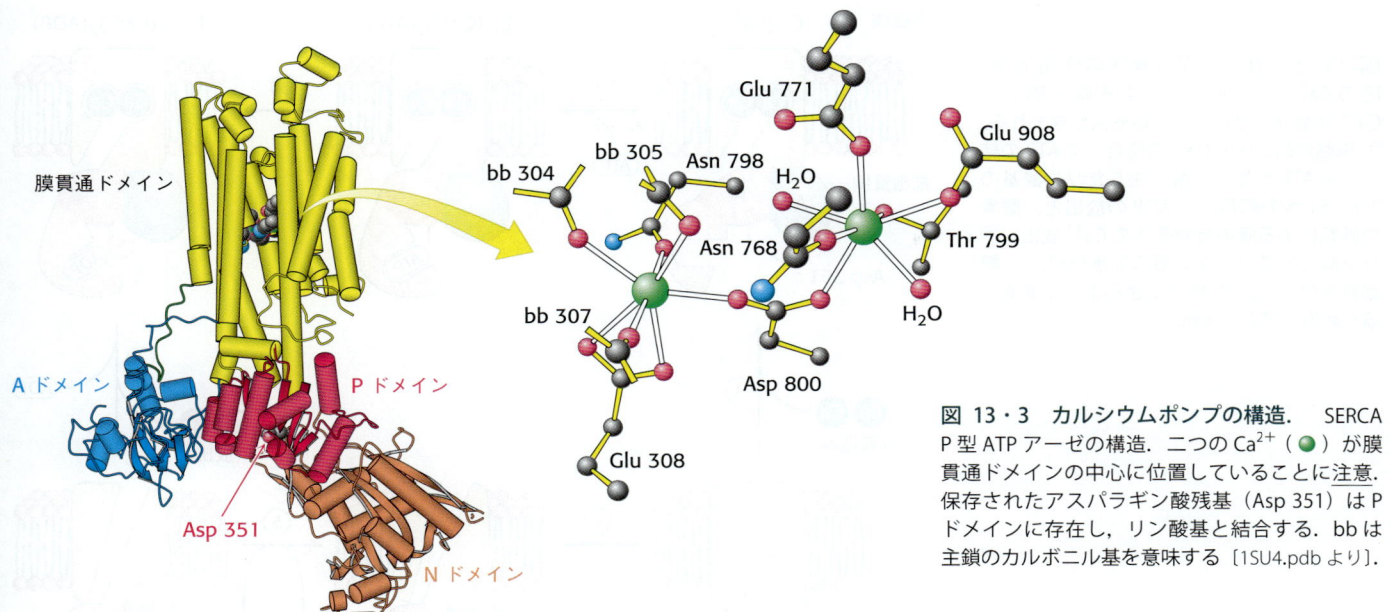

図 13・3　カルシウムポンプの構造.　SERCA
P 型 ATP アーゼの構造.　二つの Ca²⁺（●）が膜
貫通ドメインの中心に位置していることに注意.
保存されたアスパラギン酸残基（Asp 351）は P
ドメインに存在し，リン酸基と結合する.　bb は
主鎖のカルボニル基を意味する〔1SU4.pdb より〕.

り，収縮した筋肉の弛緩に重要な役割を果たしている.　筋肉の収縮は細胞質内カルシウム
濃度の急激な上昇によりひき起こされる.　それに続く筋肉の弛緩は，SERCA による細胞
質から Ca²⁺ の貯蔵に特化した筋小胞体への素早い Ca²⁺ の移動によりなし遂げられる.
このポンプが，細胞質内の Ca²⁺ 濃度を約 0.1 µM に，筋小胞体内の Ca²⁺ 濃度を 1.5 mM
に保っている.

　最初に決定された SERCA の構造は Ca²⁺ が結合し，かつヌクレオチドが存在しない状
態であった（図 13・3）.　SERCA は 110 kDa の単一ポリペプチドからなり，10 個の α ヘ
リックスからなる膜貫通ドメイン構造をもつ.　この膜貫通ドメインは二つの Ca²⁺ 結合部
位をもつ.　それぞれの Ca²⁺ に七つの酸素原子が配位しており，これらの酸素原子は，グ
ルタミン酸，アスパラギン酸，トレオニン，アスパラギン残基の側鎖，および主鎖のカル
ボニル基と水分子に由来する.　細胞質側にある大きな頭部は，このタンパク質の分子量の
ほぼ半分を占め，三つの異なるドメインからなり，それぞれのドメインが別々の機能を
もっている.　一つ目のドメイン（N）は ATP ヌクレオチド（nucleotide）に結合するドメ
インであり，別のドメイン（P）はリン酸基（phosphoryl group）を受け取る保存された
アスパラギン酸残基を含む.　さらに，3 番目のドメイン（A）は作動装置（actuator）とし
て，N および P ドメインの変化を膜貫通部分に伝える役割を果たしている.

　SERCA は非常に動的なタンパク質である.　たとえば，Ca²⁺ が結合しておらず，リン酸
化アスパラギン酸アナログが P ドメインに存在した状態の SERCA の構造を図 13・4 に示
す.　N および P ドメインはリン酸化アスパラギン酸アナログの周りを囲んで閉じている.
A ドメインは，Ca²⁺ が結合し，リン酸化アナログがないときの状態に比べて大きく回転し
ている.　さらに膜貫通ドメインが大きく構造変化を起こし，正しく配位されていた Ca²⁺
結合部位の構造が壊されている.　それによって，これらの結合部位は N，P，A ドメイン
と反対の膜側に開口する.

　これらの構造解析の結果と他の研究成果を組合わせることで，SERCA による Ca²⁺ 輸
送の詳細なメカニズムは以下のように推察される（図 13・5）.

①　酵素が 2 個の Ca²⁺ と結合しリン酸化されていない状態から反応サイクルが始ま
る.　このポンプの立体構造状態を E_1 とよぶ.　Ca²⁺ が結合した状態を E_1–(Ca²⁺)₂ と
する.　この状態では SERCA は細胞質側の Ca²⁺ とのみ結合できる.　この立体構造を
図 13・3 に示す.

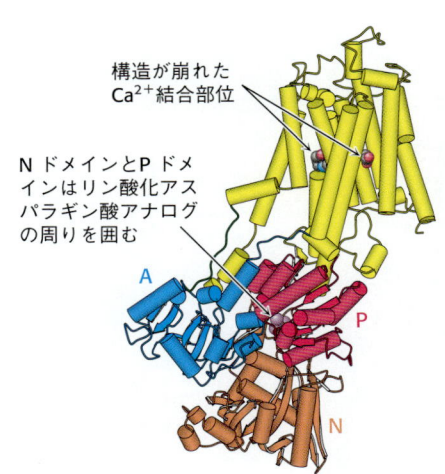

図 13・4　カルシウムのポンプ輸送に伴
う高次構造変化.　この立体構造は Ca²⁺ が
会合せず，リン酸化アスパラギン酸アナログ
が P ドメインに存在する状態で決定された.
図 13・3 で示した Ca²⁺ が会合した状態での
構造との違いに注意.　膜貫通領域（■）と
A, P, N ドメインが大きく再配置されている
〔1WPG.pdb より〕.

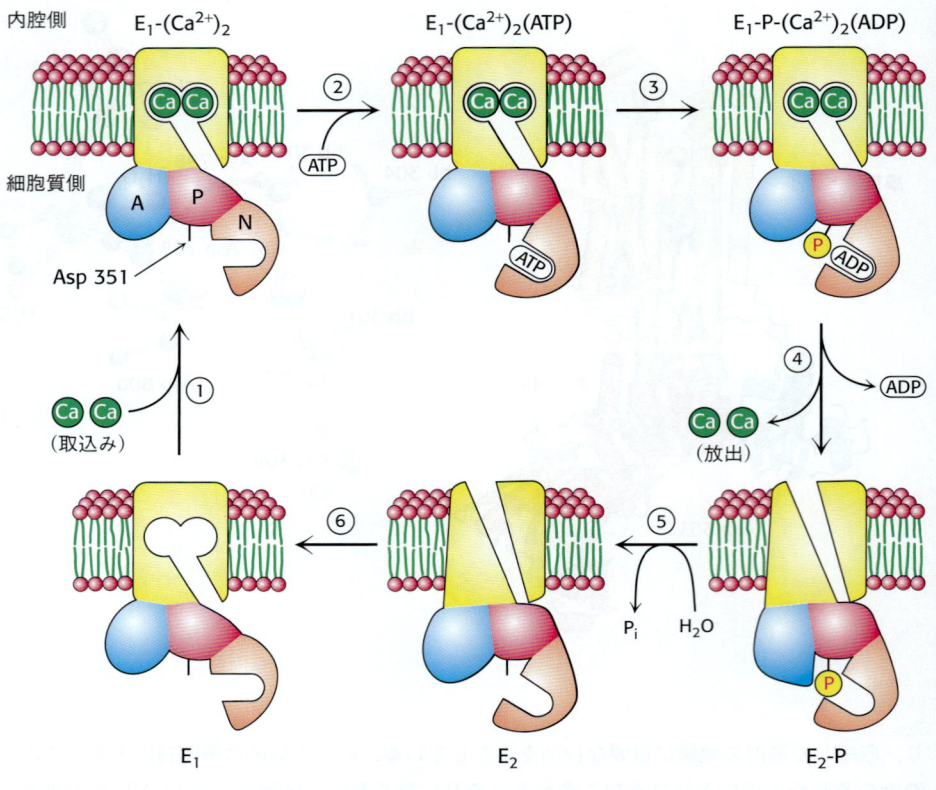

図 13・5　カルシウム輸送の作用機構.
図の Ca^{2+}–ATP アーゼによる膜を隔てた Ca^{2+} の輸送には以下のプロセスが含まれる. ① 細胞質側からの Ca^{2+} の結合, ② ATP の結合, ③ ATP の加水分解と生じたリン酸基の Asp 351 への転移, ④ ADP の放出と, 酵素の外転による膜の反対側への Ca^{2+} 放出, ⑤ リン酸化アスパラギン酸の加水分解, ⑥ 細胞質側から Ca^{2+} が結合できるように準備するための, 酵素の外転.

② E_1 状態でポンプは ATP と結合できる. N, P, A ドメインは結合した ATP を取囲む構造へと大きく変化するが, 膜貫通ドメインには大きな構造変化は起こらない. Ca^{2+} は酵素内にトラップされている.

③ リン酸基が ATP からアスパラギン酸（Asp 351）へ転移する.

④ ADP 放出に伴い, 酵素は膜貫通ドメインを含めた全体の構造を再び変化させる. この新たな立体構造状態を E_2, またそのリン酸化状態を E_2–P とよぶ. E_1 から E_2 への構造変化は**外転**（eversion）とよばれることがある.

E_2–P 状態では, 酵素の Ca^{2+} 結合部位が破壊され, Ca^{2+} は膜を挟んで取込まれたのとは反対側に放出される. ここでイオンの輸送が完了する. この立体構造を図 13・4 に示した.

⑤ リン酸化アスパラギン酸残基が加水分解され無機リン酸が放出される.

⑥ リン酸の放出により, E_2 状態を安定化させていた相互作用が失われ, 酵素は E_1 状態に戻る.

膜の細胞質側から二つの Ca^{2+} が結合し, 反応サイクルは完了する.

このメカニズムは, 他の P 型 ATP アーゼにも当てはまるらしい. たとえば, Na^+,K^+–ATP アーゼは $\alpha_2\beta_2$ の四量体で構成されている. α サブユニットは SERCA と似た構造をとっており, Asp 351 と類似した重要なアスパラギン酸残基をもっている. β サブユニットはイオン輸送に直接は関与していない. 図 13・5 で示したような作用機構が想定され, 3 個の Na^+ が細胞の内側から E_1 状態に結合し, 細胞外から 2 個の K^+ が E_2 状態に結合している.

ジギタリスは脱リン酸を阻害することにより Na^+–K^+ ポンプを特異的に阻害する

　植物由来のある種のステロイドは Na^+–K^+ ポンプの強力な阻害剤である（$K_i \approx 10$ nM）. ジギトキシゲニンとウワバインはこの種の阻害剤であり, これらは心臓に

(A)

ジギトキシゲニン

(B)

$$E_2{-}P + H_2O \xrightarrow{\quad\nparallel\quad} E_2 + P_i$$

強心ステロイド
による阻害

図 13・6　ジギトキシゲニン．　ジギトキ
シゲニンなどの強心ステロイドは，$E_2{-}P$ 状態
の脱リン酸を阻害することで $Na^+{-}K^+$ ポンプ
を阻害する．

強い効果を示すため**強心ステロイド**（cardiotonic steroid）とよばれている（図 13・6）．
これらの化合物は膜の**細胞外**に面した側に作用させたときは，ATP アーゼの $E_2{-}P$ 型の脱
リン酸を阻害する．

　ジギタリス（digitalis）は，キツネノテブクロ（*Digitalis purpurea*）の乾燥した葉から
得られる強心ステロイドの混合物である．ジギタリスは心筋の収縮力を高めるので，うっ
血性心不全の治療薬となる．ジギタリスによる $Na^+{-}K^+$ ポンプ機能の阻害によって，細
胞内 Na^+ 濃度は上昇する．Na^+ の濃度勾配が減少するため対向輸送体（§13・3）である
ナトリウム–カルシウム交換体による Ca^{2+} の排出が遅くなる．その結果，細胞内 Ca^{2+} 濃
度が上昇し，心筋の収縮性は高まる．Na^+,K^+–ATP アーゼが発見されるずっと前から，
ジギタリスが効果的に使用されていたということは注目に値する．1785 年に，英国人内
科医 William Withering はキツネノテブクロの抽出物で"浮腫症"（今日ではうっ血性心不
全と考えられる）の人達を治療した"Shropshire の老婦人"の話を聞いた．そして
Withering はキツネノテブクロのうっ血性心不全に対する効果について最初の科学的な研
究を行い，その有効性につき記載している．

P 型 ATP アーゼは進化的によく保存されており広範な機能をもっている

　酵母の全ゲノム解析により，酵母では 16 個のタンパク質が P 型 ATP アーゼファ
ミリーに属することが明らかとなった．さらに詳細な配列解析により，このうち
の 2 個が H^+ を，2 個が Ca^{2+} を，3 個が Na^+ を，2 個が Cu^{2+} のような金属イオンを輸送
することが明らかになった．また，これらファミリーメンバーのうち 5 個は，アミノ酸を
頭部にもつリン脂質の輸送に関わっていると思われる．これらの五つのタンパク質は，ホ
スファチジルセリンなどの脂質を，脂質二重膜の外葉（細胞外側）から内葉（細胞質側）
へ輸送することにより，膜の非対称性を保持するのに役立っている．このような酵素は
"フリッパーゼ"とよばれる．特筆すべきことに，ヒトのゲノム上には 70 個の P 型 ATP
アーゼがコードされている．この P 型 ATP アーゼタンパク質ファミリーのすべてが同じ
基本機構で作用している．つまり ATP の加水分解により得られたギブズエネルギーによ
り膜を隔てた輸送が行われ，この際には各タンパク質輸送体中にあるよく似たアスパラギ
ン酸部位がリン酸化と脱リン酸を受けて高次構造が変化する．

多剤耐性が ATP 結合領域をもつ膜タンパク質ファミリーの存在を明らかにした

　ヒトの疾患研究から，P 型 ATP アーゼとは構造および作用機構がまったく異なる
もう一つ別の大きく重要な能動輸送タンパク質ファミリーが発見された．これら
のポンプは，培養初期にはそのがん細胞に非常に毒性をもっていた薬剤に対してやがて耐
性となる培養がん細胞に関する研究から見いだされた．**驚くべきことに，この 1 種類の薬
剤に対する耐性の獲得により，細胞は一連の似通った薬剤にも耐性を示すようになる**．こ
の現象は**多剤耐性**（multidrug resistance，MDR）として知られる．その後，この多剤耐
性の出現は，170 kDa の分子の質量をもつ膜タンパク質の発現と活性によく相関するとい

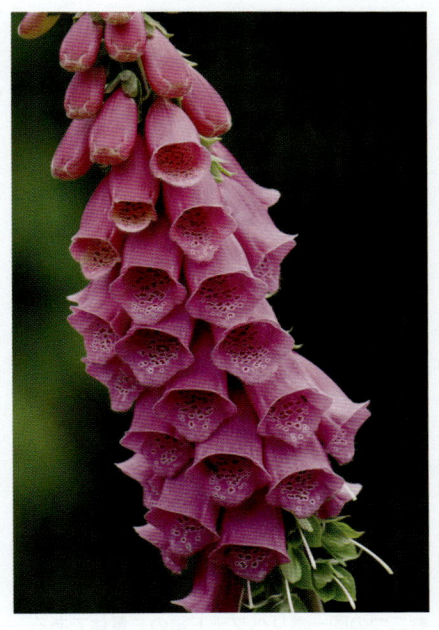

キツネノテブクロ（*Digitalis purpurea*）は，
最も広く使用されている薬剤の一つであ
るジギタリスの原料になる〔写真提供：
© Roger Hall/Shutterstock.com〕．

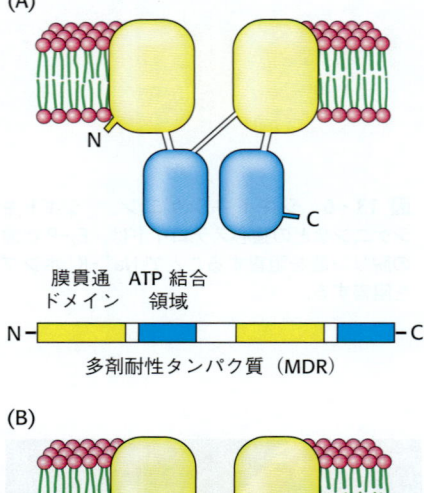

図 13・7　ABC 輸送体のドメイン配置. ABC 輸送体は, 二つの膜貫通ドメインと, 二つの ATP 結合領域（ABC）とよばれる ATP 結合ドメインからなる大きな相同タンパク質ファミリーである.（A）多剤耐性タンパク質（MDR）は, 四つのドメインすべてを 1 本のポリペプチド鎖に含むが,（B）細菌の脂質輸送体 MsbA は, これらのドメインを一つずつ含む二つの同一ポリペプチド鎖の二量体である.

う重要な発見がなされた. このタンパク質は, これを発現している細胞からさまざまな小分子を排出する ATP 依存性ポンプとして機能することが明らかになった. このタンパク質は**多剤耐性タンパク質**（multidrug resistant protein, MDR protein）あるいは糖を含んでいるので **P 糖タンパク質**（P-glycoprotein）とよばれる. したがって細胞が薬剤にさらされると, MDR が薬剤が効き始める前に薬剤を細胞外に汲み出してしまう.

MDR やそれらとよく似たタンパク質のアミノ酸配列を解析すると, 共通の構造をもっていることがわかる（図 13・7A）. 各タンパク質は四つのドメインからなる. すなわち二つの膜貫通ドメインと, 二つの ATP 結合ドメインである. これらタンパク質の ATP 結合ドメインは **ATP 結合領域**（ATP-binding cassette）すなわち **ABC** とよばれ, 細菌やアーキアの輸送タンパク質の巨大なファミリーに共通してみられるドメインに似ている. この ABC ドメインをもつ輸送体を **ABC 輸送体**（ABC transporter）とよぶ. *E. coli* のゲノム遺伝子では, 79 のメンバーからなる ABC 輸送体が最大で唯一のファミリーを形成している. ヒトゲノムには 150 以上の ABC 輸送体遺伝子が含まれている.

ABC タンパク質は, P ループ NTP アーゼスーパーファミリーのメンバーである（§ 9・4）. いくつかの ABC 輸送体ファミリーの立体構造がこれまでに明らかにされている. その一つが細菌の脂質輸送体 MsbA である. 真核生物の MDR タンパク質とは異なり, この ABC タンパク質は 62 kDa の二量体で, それぞれのタンパク質のアミノ末端側半分に膜貫通ドメインが, カルボキシ末端側半分には ATP 結合領域が含まれる（図 13・7B）. 原核生物の ABC タンパク質は, しばしば多量体で構成されており, ここで紹介したように同一の鎖の二量体の場合や, ヘテロ四量体で二つの膜貫通サブユニットと二つの ATP 結合領域サブユニットからなる場合がある. 原核生物において複数のポリペプチド鎖に別々に存在する酵素活性は, 真核生物では 1 個のポリペプチド鎖に統合されている. この機構については後でまた概説する. 二つの ATP 結合領域は接触しているが, ATP の結合なしでは強い親和性はない（図 13・8）. この構造, およびこれまでの研究成果に基づき, これらのタンパク質による能動輸送のメカニズムが, 明らかになってきた（図 13・9）.

① 輸送体に ATP と基質の両方が結合していない状態で反応サイクルが始まる. この状態では, ATP 結合領域の間の距離は, それぞれの輸送体で異なるが, 輸送体の基

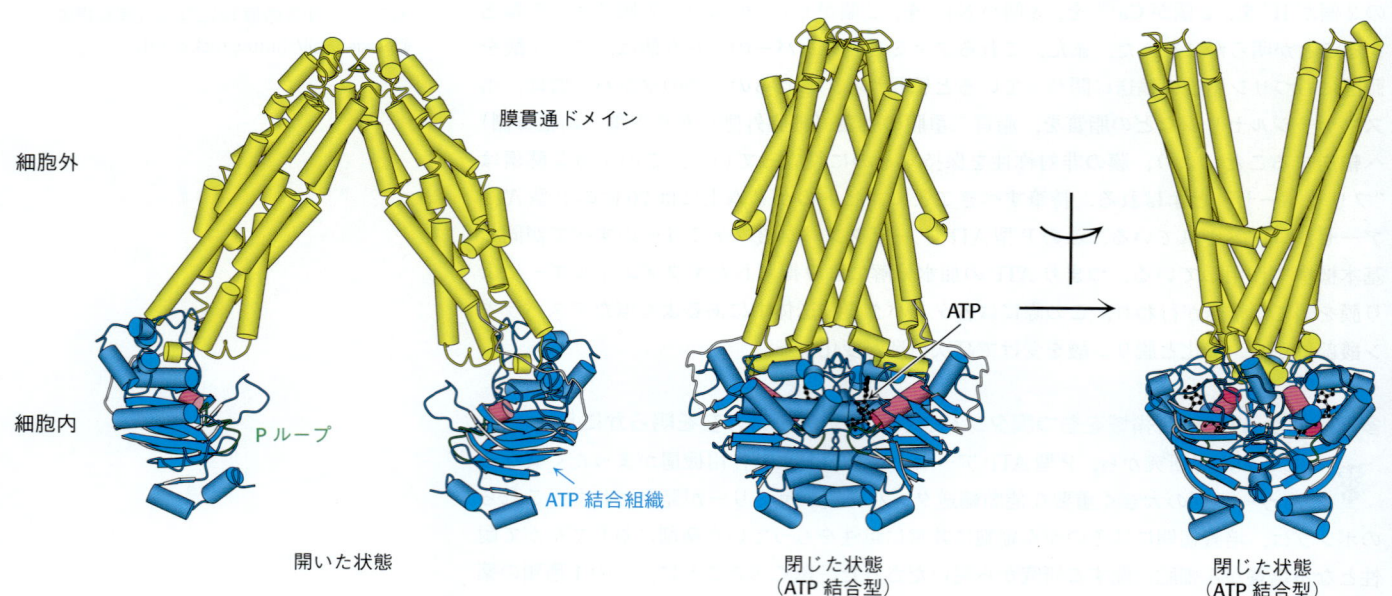

図 13・8　ABC 輸送体の構造. ABC 輸送体の代表である, 細菌の脂質輸送体 MsbA の二つの構造. ヌクレオチドが結合していない内向き型構造を左に, ATP が結合した外向き型構造を二つの方向（90°回転させた方向）から見て中央と右に示す. 二つの ATP 結合領域（■）は P ループ NTP アーゼの近縁であり, それらと同様に P ループ（—）を含んでいる. P ループ近辺の α ヘリックスは ■ で示す〔3B5W.pdb, 3B6O.pdb より〕.

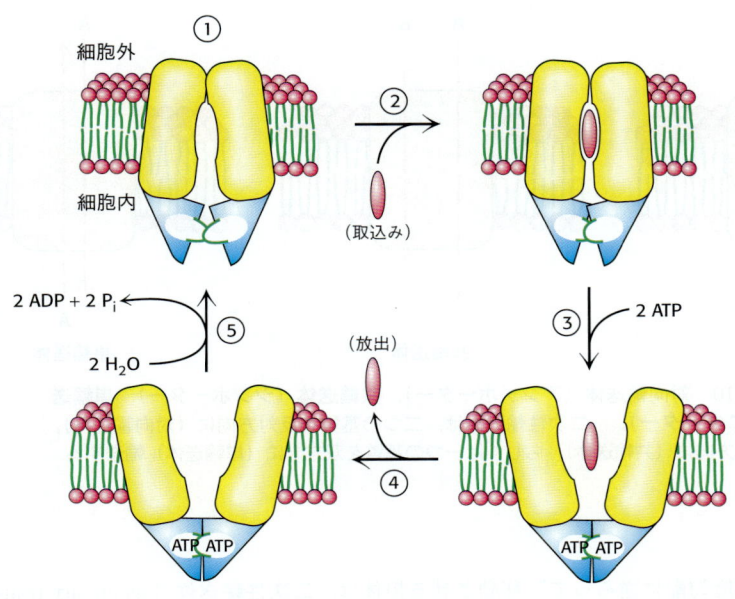

図 13・9　ABC 輸送体の作用機構.　作用機構はつぎのステップを含む.　① チャネルが細胞内側に開く.　② 基質が結合し ATP 結合領域に立体構造変化が起こる.　③ ATP が結合しチャネルが膜の反対側に開く.　④ 基質が細胞外に放出される.　⑤ ATP が加水分解されて輸送体は最初の状態に戻る.

質結合領域は内側に面して開いている.

② 基質は細胞の内側から，開いた状態の輸送体の中心部分に入り込む.　基質の結合が ATP 結合領域の構造変化をひき起こし，ATP に対する親和性を増大させる.

③ ATP が ATP 結合領域に結合し，ATP 結合領域の構造を変えて，二つのドメインは互いに強く相互作用する.　ABC 結合領域がより近接することで，膜貫通ヘリックスが再配向し，基質結合部位は細胞の外側に向かって開く（図 13・8，右下）.

④ この外側に開いた構造をとることで，輸送体の基質への親和性が低下し，基質は膜の反対側に放出される.

⑤ ATP が加水分解され，ADP と無機リン酸が放出されることにより，輸送体がもとの状態に戻り，つぎのサイクルを開始できる.

　真核生物の ABC 輸送体はおもに分子を細胞内から細胞外へ排出する方向に機能するが，原核生物の ABC 輸送体は特定の分子を細胞外から細胞内へ取込むときに働くことが多い.　ある特異的結合タンパク質は ABC 輸送体に基質を提供し，細胞内の ATP の加水分解を促進することにより，細菌の ABC 輸送体と協調して機能している.　このような結合タンパク質は細菌細胞のペリプラズム，ある種の細菌細胞を取囲む外膜と内膜に挟まれた区間，に存在する（図 12・34A）.

　このように，ABC 輸送体は P 型 ATP アーゼとかなり異なった機構で ATP の加水分解と構造変化を共役させている.　にもかかわらず，その正味の結果は同じであり，輸送体は，基質が膜の一方の側から会合できる立体構造から，基質をもう一方の側に放出する立体構造へと変化する.

13・3　ラクトース輸送体は二次性輸送体の典型で， ある濃度勾配を利用して別の濃度勾配を形成する

　担体は，イオンや分子を ATP の加水分解を行うことなく膜輸送するタンパク質である.担体の輸送機構は，大きな立体構造の変化と，一度の輸送サイクルでほんのわずかな分子とのみ相互作用することを伴うので，輸送最大速度が制限される.　担体は，ATP の加水分解を行えないので，一次性能動輸送を仲介することはできないが，ある種のイオンや分子の濃度勾配を上る熱力学的に不利な流れと別の分子の濃度勾配を下る有利な流れとを共役することができる.　この過程は二次性能動輸送とよばれる.　このようにしてイオンや分

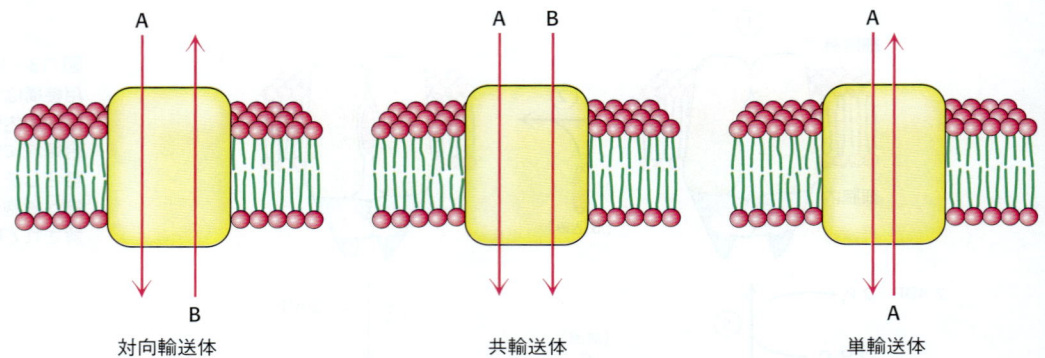

対向輸送体   共輸送体   単輸送体

図 13・10　対向輸送体（アンチポーター），共輸送体（シンポーター），単輸送体（ユニポーター）．　二次性輸送体は，二つの基質を反対方向に（対向輸送体），または同方向に（共輸送体），もしくは一つの基質を双方向に（単輸送体）輸送する．

子を"濃度勾配に逆らって"移動させる担体は，**二次性輸送体**（secondary transporter）あるいは**共役輸送体**（cotransporter）とよばれる．これらのタンパク質は**対向輸送体**（antiporter，**アンチポーター**）と**共輸送体**（symporter，**シンポーター**）に分類される．対向輸送体は，ある分子種の濃度勾配に沿った流れを，他の分子の膜を横切った逆方向の流れと共役させる．共輸送体は，ある分子種の流れを駆動力として，異なる分子種の膜を横切った同一方向への流れをひき起こす．他の種類の担体である**単輸送体**（uniporter，**ユニポーター**）は，特異的な分子種を，その分子の膜の両側の濃度にだけ依存して，どちら向きでも輸送することができる（図 13・10）．

　二次性輸送体は分子装置として起源が古く，現在は細菌，アーキアから真核生物に至るまで共通に存在する．たとえば E. coli ゲノムがコードする約 4000 個のタンパク質のうち約 160 個は二次性輸送体であると思われる．アミノ酸配列の比較やヒドロパシー解析から，最も大きなファミリーに属するタンパク質は 12 個の膜貫通ヘリックス構造をもっており，これらは 6 個の膜貫通ヘリックス構造をもつ膜タンパク質遺伝子が複製し融合することにより生じたと思われる．このファミリーには E. coli の**ラクトース輸送体**（lactose transporter）がある．この共輸送体は，燃料となる分子の酸化により形成された E. coli の膜を隔てた H^+ の濃度勾配（細胞外の H^+ が高濃度）を利用して，ラクトースあるいは他の糖分子を濃度勾配に逆らって取込む．この輸送体は数十年にわたり非常によく研究されており，このファミリーの有用な原型である．

　ラクトース輸送体の立体構造は明らかにされている（図 13・11）．配列の解析から予想された通り，このタンパク質は二つのドメインでできており，各ドメインは六つの膜貫通 α ヘリックス構造で構成される．これら二つの部分は明確に分かれており，単一のポリペプチド部分によってつながっている．この構造では，糖はタンパク質の中心にあるポケット内にあり，細胞内へと通じる軌道からアクセスできる状態となっている．このような構造，およびこれまでの多くの研究成果から共輸送体の作用機構が以下のように推察されている．この作用機構（図 13・12）は，P 型 ATP アーゼや ABC 輸送体の作用機構と類似点が多い．

（A）

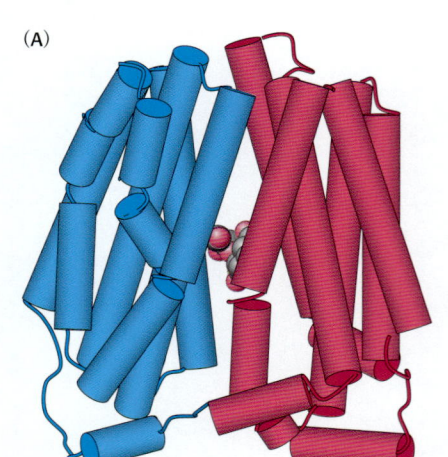

（B）

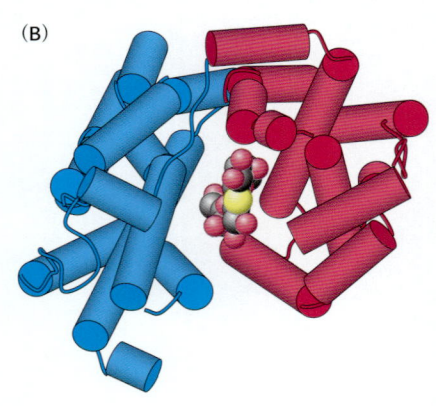

図 13・11　**ラクトースアナログと会合したラクトース輸送体の構造**．　ラクトース輸送体のアミノ末端側半分を■，カルボキシ末端側半分を■で示した．（A）側方図，（B）底面図（細胞内から見ている）．構造的に二つの領域が糖を取囲んでおり，それらは互いに単一のポリペプチドで結ばれていることに注意〔1PV7.pdb より〕

① 糖結合ポケットが細胞外に向かって開いた状態で反応サイクルが始まる．この構造は，現在明らかにされている構造とは異なる．細胞外からのプロトンは輸送体のアミノ酸残基（かなり高い確率で Glu 269）に結合する．
② プロトンが結合した状態で，輸送体は細胞外からのラクトースと結合する．
③ 立体構造が外転し，図 13・11 で示した結晶構造のように変化する．
④ 輸送体はラクトースを細胞内へと放出する．
⑤ プロトンも細胞内へと放出される．

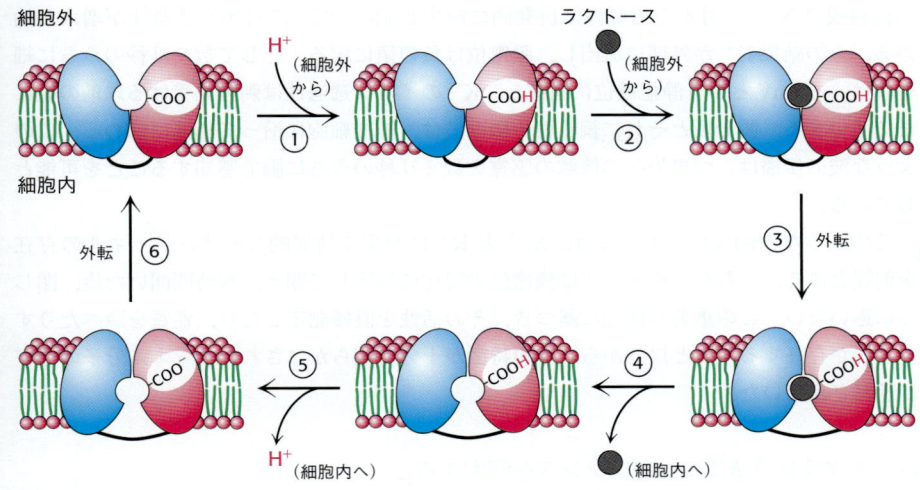

細胞外

ラクトース

H⁺
（細胞外
から）
①

（細胞外
から）
②

③　外転

④

⑤

⑥

外転

細胞内

COO⁻

COOH

COOH

COOH

COOH

COO⁻

H⁺（細胞内へ）

（細胞内へ）

図 13・12　ラクトース輸送体の作用機構.　輸送体が細胞外側に開いた状態でサイクルが開始する（左上から）．細胞外のプロトンが輸送体に結合し（①），つぎに基質が結合する（②）．輸送体が外転し（③），基質（④）とプロトン（⑤）が細胞内に放出される．その後，輸送体が外転しサイクルが終了する（⑥）．

⑥　輸送体の立体構造が外転し，サイクルを終える．

プロトン結合部位はこのサイクルの過程で変化するようである．

　すべての種類の二次性輸送体がラクトース輸送体と類似した構造的特徴をもっていることから，この外転機構がすべての種類の二次性輸送体で機能していると考えられている．

13・4　特異的チャネルは細胞膜を横切る迅速なイオン輸送を可能にする

　イオンポンプと担体は 1 秒間に数千のイオンを膜の内外へ輸送することができるが，他の膜タンパク質である**イオンチャネル**（ion channel）は受動輸送系として，この 1000 倍以上の速度でイオン輸送することができる．このイオンチャネルを介した輸送速度はイオンが水溶液中を自由に拡散する場合に近い値である．しかしイオンチャネルは，その中をイオンが迅速に流れることができるだけの細胞膜を貫通した単純なチューブ，というわけではない．イオンチャネルは周りの環境の化学的，物理的な変化に反応し，正確なタイミングで高次構造変化を起こす，高度に洗練された分子装置である．

活動電位は Na⁺, K⁺ 透過性の一過性の変化によって伝達される

　イオンチャネル作用が生み出す最も重要な生命現象の一つは，神経系における基本的な情報伝達手段である神経インパルスである．**神経インパルス**（nerve impulse）は，ニューロンの細胞膜を通るイオンの流れがつくる電気シグナルである．ニューロンの内部では，ほかの大多数の細胞と同様に，K⁺ の濃度が高く Na⁺ 濃度は低い．このようなイオン濃度勾配は，Na⁺,K⁺-ATP アーゼによって生み出される．細胞膜には細胞内外のイオン濃度比で規定される膜電位が存在する．静止状態にある細胞では，膜電位は典型的には −60 mV である．神経インパルス，すなわち**活動電位**（action potential）は，膜電位が一定の閾値（たとえば −60〜−40 mV）を超えて脱分極したときに発生する．膜電位はほぼ 1 ミリ秒以内に正の値になり，+30 mV 程度の大きさに達した後，再び負に転じる（再分極）．増幅された脱分極は神経終末を伝わっていく（図 13・13）．

　Alan Hodgkin と Andrew Huxley が行った巧妙な実験から，活動電位は軸索膜の Na⁺ と K⁺ に対する透過性が一時的に大きく変化することによって生じることが明らかになった．膜が閾値を超えて脱分極すると Na⁺ に対する膜透過性の増大が起こる．細胞膜を挟んで大きな電気化学的勾配があるため，Na⁺ は細胞内へ流入し始める．Na⁺ の流入によって膜の脱分極はさらに進行し，Na⁺ 透過性はさらに増大する．この正のフィードバック効果によって，上述のように膜電位は非常に素早くかつ大きく変化する（図 13・13）．

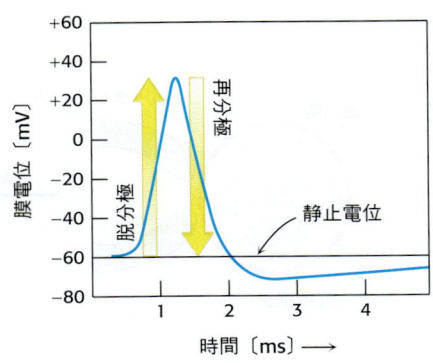

脱分極　再分極

静止電位

膜電位〔mV〕

時間〔ms〕

図 13・13　活動電位.　シグナルは細胞膜の一過性の脱分極と再分極によって，ニューロンに沿って送られる．

細胞膜の Na^+ に対する透過性は自発的に減少し始め，K^+ に対する透過性が増大し始める．その結果 K^+ が外部に流出し，膜電位は負の値に戻る．そして数ミリ秒のうちに細胞膜は $-60\ mV$ という静止電位に回復し，K^+ のイオン透過性は刺激を受ける以前の値にまで減少する．脱分極とそれに続く再分極の波は，神経細胞に沿って迅速に伝わる．このような波の伝播は，つま先への接触の感覚を数ミリ秒のうちに脳で感知することを可能としている．

このような活動電位のモデルは，Na^+ と K^+ に対する特異的なイオンチャネルの存在を前提とする．これらのチャネルは膜電位の変化に反応して開き，短時間開いた後，閉じるに違いない．この重要な仮説に基づき，その活性を直接測定したり，性質を調べたりする手法が存在するずっと以前から，その特徴が十分に明らかにされたチャネル分子の存在が予測されていた．

パッチクランプ法でコンダクタンスを測定すると，
1 個のチャネルの性質を明らかにできる

このようなチャネルの存在を示す直接的な証拠は，1976 年に Erwin Neher と Bert Sakmann が開発した**パッチクランプ法**（patch-clamp technique）によって示された．この強力な技術により，小さな細胞膜片を通してイオン透過性を測定することが可能となった．この方法では，先端の直径がほぼ 1 μm の清潔なガラスピペットを生きている細胞表面に密着させる（図 13・14）．ピペットを軽く吸引すると非常にしっかりと密着した状態になり，ピペット内部と細胞外液との間の絶縁抵抗は何ギガオーム（1 ギガオーム＝10^9 オーム）にも達する．こうしてできたギガオームの封印〔**ギガシール**（gigaseal）とよばれる〕があるために，ピペットを通って流れる電流はピペットで覆われた部分の膜を通過して流れる電流に等しくなる．ギガシールにより，膜を挟んである電圧を掛けたとき，膜に流れる電流を高い精度で測定できるようになった．これにより 1 個のチャネルを通過するイオンの流れや，チャネルの開閉状態の遷移状態をマイクロ秒の時間精度で観察できるようになった（図 13・15）．そのうえ，自然な状態の膜にあるチャネルや，生きている細胞の膜にあるチャネルの活性まで直接測定することができるようになった．パッチクランプ法による観察は，活動している 1 個の生体分子の様子を初めて示したものの一つである．その後も 1 個の生体分子を観察する他の手法が発明されるなど，生化学の根本的原理の理解に新たな展望を開いた．

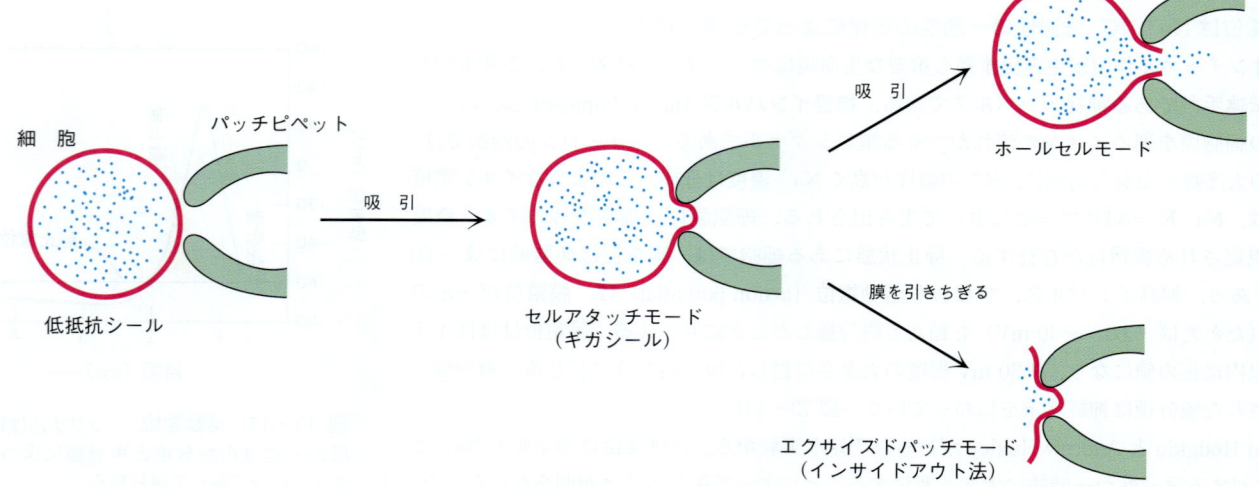

図 13・14 パッチクランプのモード． チャネル活性を観察するパッチクランプ法は大変用途が広い．ピペットと細胞膜の小領域（パッチ）の間に高絶縁抵抗（ギガシール）がつくられる．この状態はセルアタッチ（cell-attached）モードとよばれる．吸引力を強くして，膜パッチを破り取ると，ピペットと細胞内部の間に抵抗の小さい通路ができる．細胞膜全体のチャネルの活性はこのようなホールセル（whole-cell）モードによって観察できる．エクサイズドパッチ（excised-patch）モードで膜を調製するには，ピペットを細胞から引き離す．この場合，細胞質側が溶媒中に露出した細胞膜小片が，パッチピペットにより観察できる．

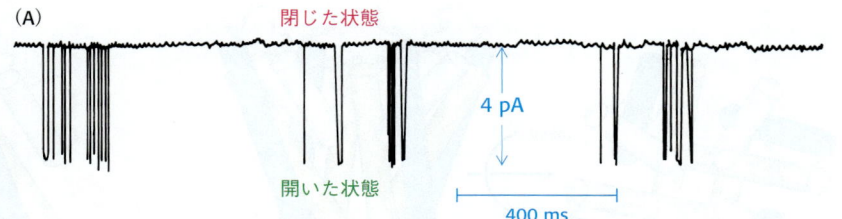

(A) 閉じた状態 開いた状態 4 pA 400 ms

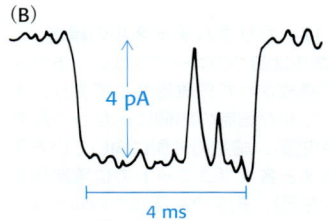

(B) 4 pA 4 ms

図 13・15　1個のチャネルの観察.
（A）1個のイオンチャネルを通って，ピコアンペア（pA，10^{-12} アンペア）レベルの小さい電流量が流れることを示すパッチクランプ実験の結果．下向きのスパイクは閉じた状態と開いた状態の間の遷移を示す．（B）図Aのトレースを拡大するとチャネルが開いた状態にある時間の長さがわかる.

カリウムチャネルの構造は多くのイオンチャネル構造の原型である

パッチクランプ法によりイオンチャネルの存在が明確にされたことで，科学者はイオンチャネルを形成する分子の同定を試みた．ナトリウム（Na^+）チャネルは，このチャネルを形成するタンパク質を豊富に含むデンキウナギの発電器官から最初に精製された．このチャネルは，Na^+ チャネルに非常に強く結合する（$K_i \approx 1\,nM$）フグ由来の神経毒素，テトロドトキシンに対する結合能に基づき精製された．この毒素のヒト成人に対する致死量は約 10 ng である.

単離された Na^+ チャネルは 260 kDa の一本鎖ペプチドであった．続いて，いくつかの Na^+ チャネルの cDNA がクローン化され，その塩基配列の解析から，チャネル中には似通ったアミノ酸配列をもつ 4 個の内部繰返し構造が含まれていることが明らかとなった．このことはこのチャネル遺伝子が遺伝子重複と分岐によって生じたことを示している．アミノ酸配列の疎水性予測解析から，各相同ユニットは 5 個の疎水性の領域（S1, S2, S3, S5, S6）を含むことが示された．またそれぞれの繰返し部分中には正電荷を多く含む S4 領域があり，ここにはアルギニンかリシンがほぼ 3 アミノ酸ごとに存在している．S1 から S6 の領域は膜貫通 α ヘリックスであると考えられた．S4 領域の正電荷をもつアミノ酸残基は，チャネルの電位センサー部分として機能すると考えられた.

カリウム（K^+）チャネルの精製は，量が少ないことや，テトロドトキシンのような既知の高い親和性をもつリガンドがないために，より困難であった．研究の突破口となったのは，エーテル麻酔をした際に激しいけいれんを起こすショウジョウバエの変異種についての研究であった．シェーカー（*shaker*）と名付けられたこの変異体の原因遺伝子を染色体マッピングし，クローン化したところ，K^+ チャネル遺伝子がコードするアミノ酸配列であることがわかった．シェーカー遺伝子は 70 kDa のタンパク質をコードしており，Na^+ チャネルの繰返し構造の一つに含まれる膜貫通領域 S1 から S6 に対応するアミノ酸配列を備えていた．つまり，K^+ チャネルのサブユニットは，Na^+ チャネルの繰返し構造の一つと相同的であった．この相同性に一致して，四つのシェーカーポリペプチドが集合し，四量体として機能的なチャネルを形成する．より最近になり，細菌由来の K^+ チャネルが発見されたが，それらは S5, S6 領域に対応するたった二つの膜貫通領域しかもたないものであった．これらの知見は，S5 と S6 領域とその間を含む構造が，K^+ チャネルのイオンチャネル小孔を形成することを示唆している．S1 から S4 領域には，小孔を開くための装置が含まれている．これらのイオンチャネルの間の一次構造の関係を図 13・16 にまとめる.

1998 年，Roderick MacKinnon とその共同研究者は，X 線結晶構造解析により，細菌（*Streptomyces lividans*）由来の K^+ チャネルの構造を決定した．このチャネルは小孔を形成する S5, S6 領域のみを備えている．予測されたように，K^+ チャネルは同一サブユニットからなる四量体であり，各サブユニットには二つの膜貫通型 α ヘリックスが含まれて

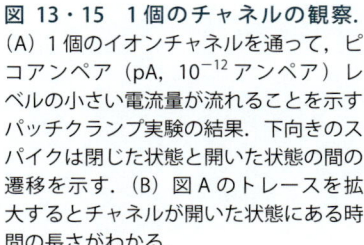

テトロドトキシン

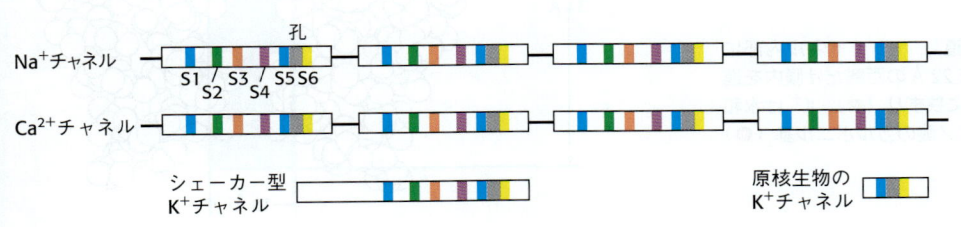

Na^+ チャネル 孔 S1 S2 S3 S4 S5 S6

Ca^{2+} チャネル

シェーカー型 K^+ チャネル　　　原核生物の K^+ チャネル

図 13・16　イオンチャネルの配列の関係．Na^+ チャネル，Ca^{2+} チャネル，K^+ チャネルの構造的に似通った領域を同じ色で示す．これらのチャネルのそれぞれは，1 本のペプチド鎖の中で（Na^+ チャネル，Ca^{2+} チャネル），または四量体を形成して（K^+ チャネル），ほぼ 4 回回転対称を示す.

図 13・17　カリウムチャネルの構造.
K⁺ チャネルは四つの同一サブユニットタンパク質で構成された円錐形をしており, 大きく開いた孔が細胞の内側に向かって配置する（中央図）. 細胞の外側に向いている孔を見下ろすと各サブユニットの位置関係がわかる（左図）. 孔をつくる四つの同一サブユニットの一つを右図に示す. 孔形成領域を ⬭ で示した〔1K4C.pdb より〕.

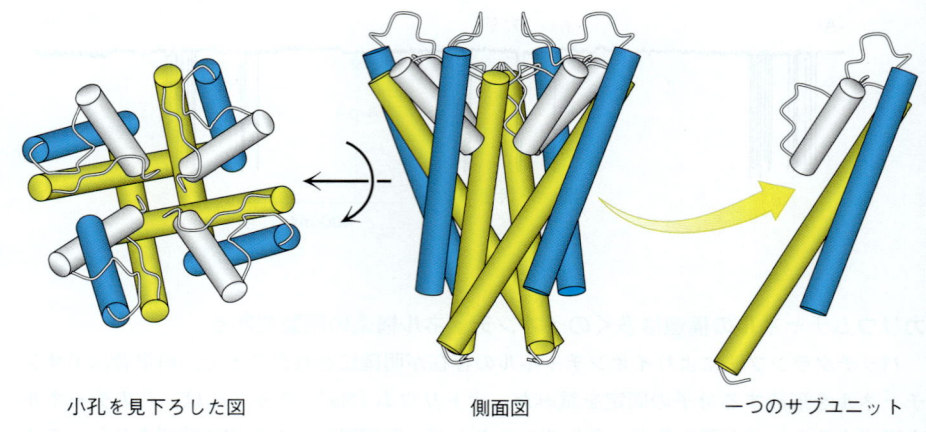

小孔を見下ろした図　　　　側面図　　　　一つのサブユニット

いた（図 13・17）. 四つのサブユニットは会合して, 複合体の中心を貫く形で円錐形の小孔を形づくる.

カリウムチャネルの構造からイオン選択性の原理がわかる

　図 13・17 に示す K⁺ チャネルの構造は, おそらく閉じた状態の K⁺ チャネルを示している. それにもかかわらず, この構造は, K⁺ チャネルがいかにして K⁺ 以外のイオンを通さないかを示している. 細胞の内側から見ると, 小孔はおよそ直径 10 Å で始まり, 直径 8 Å のより小さい孔へと狭まる. 小孔の外側へと開く部分, および中央の孔は水分子で満たされており, K⁺ は水和している水分子を失うことなく小孔に入り込むことができる. チャネル内を膜の外側に向かって約 2/3 程度進んだところで, 小孔はいっそう狭くなる（直径 3 Å）. この部分を通過するために, K⁺ は水和している水分子を離してチャネルタンパク質の官能基と直接相互作用しなければならない. チャネルの構造は, イオンが直接チャネルと相互作用しなければならないこの位置までは, イオンを水和したままの形で膜の内部にまで入り込むことを可能にしており, 膜の厚みを 34 Å から 12 Å へ効果的に縮めているといえる（図 13・18）.

　K⁺ から水和している水分子を引き離すためには, 他の極性基との相互作用によって水分子との相互作用を置き換える必要がある. チャネル小孔の狭くなった部分は二つの膜貫通 α ヘリックスのアミノ酸残基によって構成されている. 特に, この領域の 5 アミノ酸からなる部分が, 他のイオンより K⁺ を好む特異性を生み出す**選択フィルター**（selectivity filter）として機能している（図 13・19）. この部分のアミノ酸配列は Thr-Val-Gly-Tyr-Gly（TVGYG）であり, この配列は, すべての K⁺ チャネルでほぼ完全に

図 13・18　チャネル内部のイオンの通り道.　K⁺ チャネル内部に入った K⁺ は, 水分子によって水和されたまま 22 Å の距離だけ膜内を進むことができる（■）. ここで孔の直径は 3 Å に狭まり（■）, K⁺ は水和している水分子を捨てて, 小孔を構成するアミノ酸のカルボニル基（●）と相互作用しなければならなくなる.

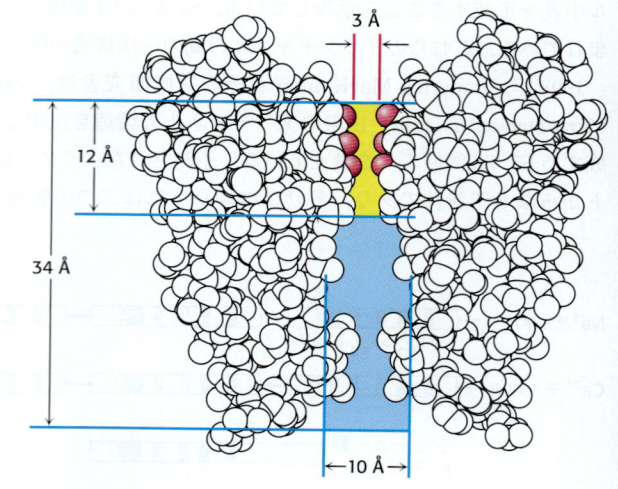

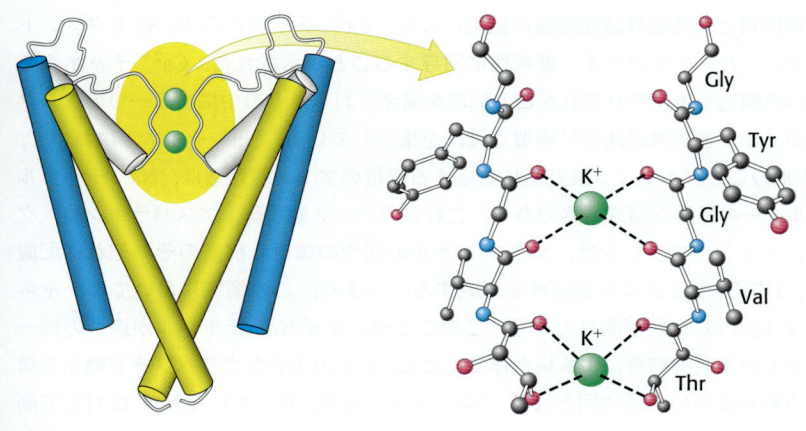

図 13・19　カリウムチャネルの選択フィルター. K$^+$ は，K$^+$ チャネルの小孔の直径 3 Å の部分にある選択フィルターの TVGYG 配列のカルボニル基と相互作用する. 四つのチャネルサブユニットのうちの二つのみを示す.

Gly
Tyr
Gly
Val
Thr
K$^+$
K$^+$

保存されている. この保存された配列を含む領域は伸びた構造をとっており，ペプチドのカルボニル基がチャネルの内側を向いて，K$^+$ と相互作用しやすいように配置されている.

K$^+$ チャネルの K$^+$ に対する透過性は Na$^+$ の 100 倍である. このような高い選択性はどのようにして達成されるのだろうか. K$^+$ チャネルの選択フィルターの直径は小さい（3 Å）ので，半径が 1.5 Å 以上のイオンはまず通ることができない. しかし，水和していない Na$^+$ は小孔を十分に通過できるほど小さい（表 13・1）. 実際，Na$^+$ のイオン半径は K$^+$ のそれよりも十分に小さい. ではなぜ Na$^+$ は通過できないのだろう.

ここで，これらのイオンから水分子を奪うのに必要なギブズエネルギーの大きさが問題となる〔Na$^+$ が 301 kJ mol^{-1}（72 kcal mol^{-1}），K$^+$ が 230 kJ mol^{-1}（55 kcal mol^{-1}）〕. チャネルは，選択フィルター内面にあるカルボニル基の酸素原子が，水を失ったイオンと相互作用することで，K$^+$ 水和物の水分子を取除くのに必要なエネルギーを補っている. K$^+$ チャネルの立体構造の決定により詳細な研究が可能となり，その結果，孔の内部は高度に動的で流動的な環境にあることが明らかとなった. 部分的に負電荷を帯びたカルボニル基の酸素原子と陽イオンとの良好な関係は，これらの酸素原子が互いに反発することによってバランスが保たれている. この K$^+$ チャネルにとっては，K$^+$ によって理想的なバランスが達成されるが，Na$^+$ ではこれがなされない（図 13・20）. したがって，Na$^+$ は水を除くのに必要なより大きいエネルギーが補償されないため，チャネルを通過できない.

K$^+$ チャネルの構造決定により，K$^+$ チャネルと相同性の高い Na$^+$ チャネルとカルシウム（Ca^{2+}）チャネルの構造と機能を明確に理解することが可能となった.

表 13・1　アルカリ金属陽イオンの性質

イオン	イオン半径 [Å]	水和に要するギブズエネルギー [kJ mol^{-1}] (kcal mol^{-1})
Li$^+$	0.60	-410（-98）
Na$^+$	0.95	-301（-72）
K$^+$	1.33	-230（-55）
Rb$^+$	1.48	-213（-51）
Cs$^+$	1.69	-197（-47）

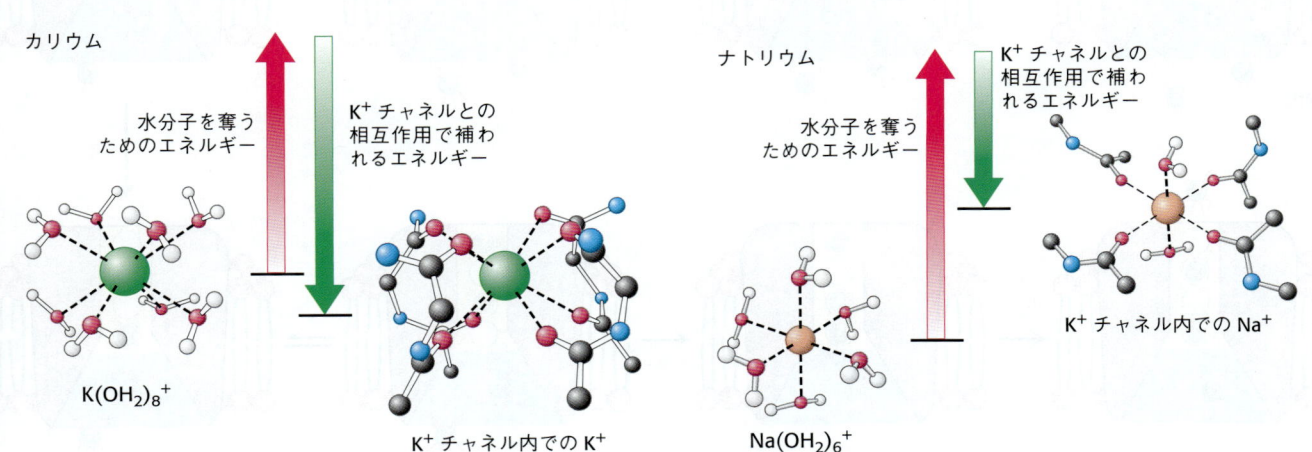

カリウム

水分子を奪うためのエネルギー

K$^+$ チャネルとの相互作用で補われるエネルギー

K(OH$_2$)$_8$$^+$

K$^+$ チャネル内での K$^+$

ナトリウム

水分子を奪うためのエネルギー

K$^+$ チャネルとの相互作用で補われるエネルギー

Na(OH$_2$)$_6$$^+$

K$^+$ チャネル内での Na$^+$

図 13・20　イオン選択性のエネルギー的原理. K$^+$ から水和している水分子を取去るためのエネルギーは，イオン選択フィルターと適切に相互作用することで補われる. Na$^+$ は，このイオン選択フィルターと適切に相互作用するには小さすぎるので，水和している水分子を引き離すためのギブズエネルギーを補うことができず，Na$^+$ はチャネルを通過できない.

アミノ酸配列比較と突然変異誘発実験の結果により, Ca^{2+} チャネルの S5, S6 セグメント間の領域が Ca^{2+} チャネルのイオン選択性に関与することが示された. Ca^{2+} チャネルを構成する四つの繰返し単位それぞれがこの領域を備えており, その中にある一つのグルタミン酸残基がイオン選択性の決定に重要な役割を果たしている. Na^+ チャネルにおいて, Ca^{2+} チャネルのこのグルタミン酸残基に対応する部位のアミノ酸残基は, Na^+ チャネルの選択フィルターの重要な構成要素である. これらのアミノ酸残基, アスパラギン酸, グルタミン酸, リシン, アラニンは, Na^+ チャネルの四つの繰返し構造のそれぞれに配置されており, DEKA 座とよばれる領域を形成する. つまり, この領域においてはチャネルの潜在的な 4 回の対称性が崩れており, このことが, なぜ Na^+ チャネルが四つの同一のサブユニットの非共有結合による集合体ではなく, 1 本の大きなポリペプチド鎖から構成されているのかについての説明となる. Na^+ チャネルが, K^+ よりも Na^+ に対して高い選択性を示すのは, イオン半径に依存している. これらのアミノ酸残基やその他の残基で規定される小孔の直径は, Na^+ や Li^+ のような小さいイオンはチャネルを通過できるが, K^+ のようなより大きいイオンは著しく通過を妨げられるような大きさに規定されている.

カリウムチャネルの構造から速い輸送速度が説明できる

イオン選択性に必要な強固なイオン結合部位はチャネル内のイオンの通過速度を遅くすると考えられるが, それでもイオンチャネルは非常に迅速なイオン輸送を達成している. この明らかな逆説はどのようにして解決されているのだろうか. K^+ チャネルの高解像度の構造解析はこの点について魅力的な説明を与えてくれる. K^+ チャネルの狭窄部には, 速いイオンの流れに必須である四つの K^+ 結合部位が存在する. 細胞内部からのイオン伝導過程を考えてみよう (図 13・21). 水和した K^+ は, チャネルの比較的狭くない部分を通過してチャネル内に入ってくる. つぎに K^+ は水和水を捨て, 選択フィルター領域にある, 結合部位に結合する. 選択フィルター内の四つの結合部位は同程度のイオン親和性を備えており, イオンは四つの部位間を移動することができる. ひき続き別の K^+ が選択フィルターに進入してくると, その正電荷が最も近くの部位にある K^+ と静電的に反発し, これをチャネルのさらに上部へと押し上げ, さらにこの押し上げられたイオンがさら

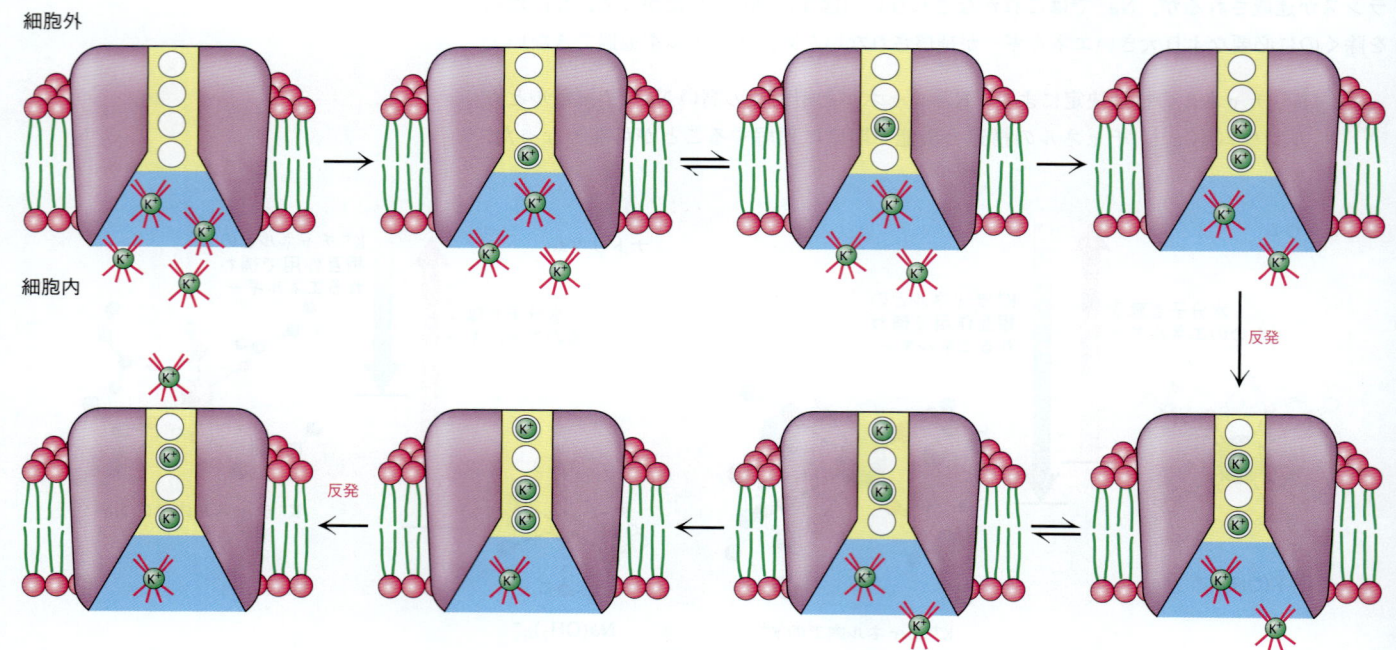

図 13・21　カリウムチャネルのイオン輸送モデル.　K^+ チャネルのイオン選択フィルターには四つの結合部位がある. 水和した K^+ は, 水和水分子を失いながら, 1 分子ずつこの部位に入ることができる. 二つのイオンが隣接する部位を占めると, 静電的反発が二つを引き離す. これにより, イオンが片側からチャネルに進入すると, 別のイオンは反対側へと押し出される.

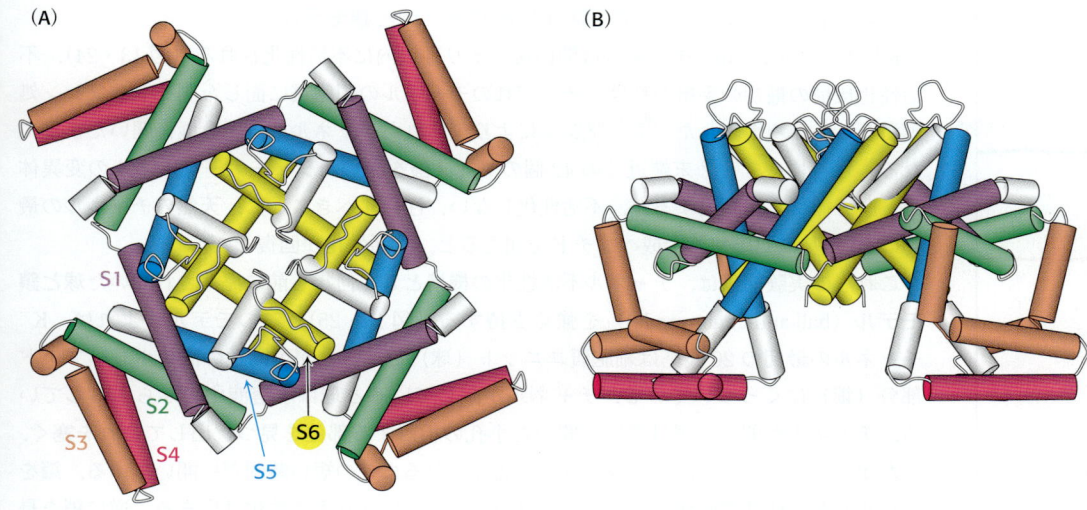

図 13・22　電位依存性カリウムチャネルの構造.　（A）孔を見下ろした図，（B）側面からの図.　正に荷電したS4領域（■）がチャネル構造の外側，孔の底面に横たわる〔1ORQ.pdb より〕.

に上部に結合していた他のK⁺を上部へと押し上げる.　このように，新たに結合したイオンはチャネルの逆側からのイオンの放出を促す.　この複数のイオン結合部位による機構は，高いイオン選択性と速いイオンの流れという明らかな矛盾を解決している.

電位依存性のチャネル開閉には，特異的ドメインの実質的な構造変化が必要である

いくつかのNa⁺チャネル，K⁺チャネルは膜電位によって開閉する.　つまり，これらのチャネルは，細胞膜を挟んだ膜電位の変化に対応して高透過型へと構造を変化させる.　すでに示したように，**電位依存性チャネル**（voltage-gated channel）にはS5, S6領域によって形成される小孔構造に加えて，S1からS4領域が含まれる.　*Aeropyrum pernix* の電位依存性K⁺チャネルの構造がX線結晶構造解析によって決定されている（図13・22）.　S1からS4領域部分はチャネルのコア部分から突き出した"パドル（paddle，櫂）"とよばれるドメイン構造を形成している.　これらパドルは電位センサーであるS4領域を含んでいる.　S4領域は正電荷を配列したαヘリックスを形成する.　予測と逆に，S1からS4領域はタンパク質内部に配置されておらず，代わりに膜そのものの中に横たわって配置されている.

この構造解析の結果とその他の実験結果に基づき，Roderick MacKinnonと共同研究者によって電位依存性のチャネル開閉について一つのモデルが提唱された（図13・23）.　閉じた状態では，パドルは"ダウン"状態に配置される.　膜が脱分極すると，膜の細胞質側はより正電荷を帯び，パドルは膜を介して"アップ"状態に引っ張られる.　この配置では，パドルは小孔の基部の4箇所の側面を引き離し，選択フィルターの接触性を向上させてチャネルを開いた状態にする.

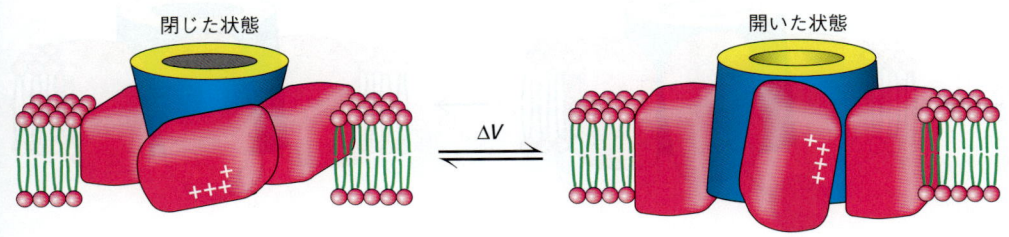

図 13・23　イオンチャネルの電位依存性開閉モデル.　電位センサーのパドルが閉じたチャネルの下部に"ダウン"の位置に横たわっている（左）.　膜の脱分極が膜を通してこれらパドルを引っ張る.　この動きがチャネル基部を引き離し，チャネルを開く（右）.

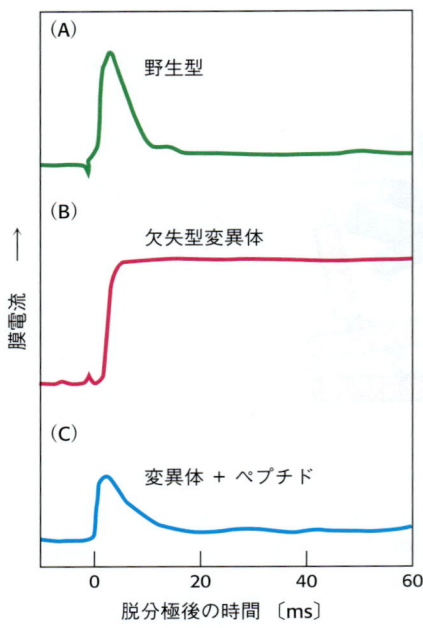

図 13・24　カリウムチャネルの不活性化.
K^+ チャネルのアミノ末端領域はチャネルの不活
性化に重要である. (A) 野生型のシェーカー型
K^+ チャネルは開口後, すぐに不活性化される.
(B) 6~46 番目の残基を欠く変異型チャネルは
不活性化しない. (C) 1~20 番目のアミノ酸残
基からなるペプチドを 100 μM の濃度で加える
と不活性化が回復する〔出典: W.N. Zagotta, T.
Hoshi, R.W. Aldrich, *Science*, **250**, 568~571(1990)〕.

アセチルコリン

チャネルは小孔を塞ぐことで不活性化される: 球と鎖モデル

K^+ チャネルと Na^+ チャネルは開口後数ミリ秒以内に不活性化される（図 13・24）. 不
活性化機構の最初の手掛かりは, それぞれのチャネルの細胞質に面した側をトリプシン処
理することから得られた. トリプシンにより削られたチャネルは, 脱分極後開いたままに
なる. さらに, アミノ末端近くの 42 個のアミノ酸を欠いたシェーカーチャネルの変異体
は, 脱分極により開口するが, 不活性化しない. 注目すべきことに, 天然のチャネルの最
初の 20 残基に対応する合成ペプチドを加えると, 不活性化が回復した.

これらの実験結果は, チャネル不活性化の機構として何年も前に提案されていた**球と鎖
モデル**（ball-and-chain model）を強く支持する（図 13・25）. このモデルによれば, K^+
チャネルの最初の 20 残基は細胞質ユニット（球）で, これが可動性の高いポリペプチド
部分（鎖）にくっついている. チャネルが閉じていると球は水溶液中でぶらぶらしてい
る. チャネルが開くと球は素早く開いた小孔の相対する部位を見つけ出してこれを塞ぐ.
したがって, チャネルは球で塞がって不活性になるまでの短い時間だけ開いている. 鎖を
短くすると, 球は標的部位をより早く見つけることになり不活性化は早まる. 逆に鎖を長
くすると不活性化は遅くなる. このように, チャネルの開口持続時間は球をつなぐ鎖の長
さとその可動度によって調節することができる. ある意味で, 相当量の正に帯電された領
域を含む"球"ドメインは, つながれた大きな陽イオンと考えられ, これが開いたチャネ
ルに引き込まれて詰まり, その後のイオン透過を阻害する.

アセチルコリン受容体はリガンド依存性チャネルの原型である

神経インパルスは**神経伝達物質**（neurotransmitter）とよばれる小さな拡散性の分子に
よってシナプス間を越えて伝播する. 神経伝達物質の一つに**アセチルコリン**（acetylcho-
line）がある. シナプスのシナプス前膜は**シナプス間隙**（synaptic cleft）とよばれる 50
nm ほどの狭いすき間でシナプス後膜と隔てられている. 神経インパルスが神経軸索終末
に到達すると, およそ 300 個の膜に結合したアセチルコリンのコンパートメント, すなわ
ち小胞の中身がいっせいにシナプス間隙に放出される（図 13・26）. アセチルコリンがシ
ナプス後膜に結合すると, 膜のイオン透過性が大幅に変化し, 活動電位が発生する. アセ
チルコリンは, Na^+ と K^+ の両方に対してほぼ同じ透過性を示す**アセチルコリン受容体**
（acetylcholine receptor）とよばれる, ある 1 種類の陽イオンチャネルを開く.

アセチルコリン受容体チャネルは最も解析が進んでいる**リガンド依存性チャネル**
（ligand-gated channel）である. このタイプのチャネルは電位に依存せず, 特異的なリガ
ンドの存在に依存して開く. アセチルコリンの結合により, アセチルコリン受容体は一過
性に開口する. 電気エイの一種であるシビレエイ（*Torpedo marmorata*）の発電器官は,
その発電細胞（電位発生細胞）が, この神経伝達物質に反応するシナプス後膜を多量に含
んでおり, 研究のためのアセチルコリン受容体のよい供給源となる. 受容体はこの膜中に
きわめて高密度で存在している（1 μm² 当たり 2 万個程度）. 発電器官のアセチルコリン
受容体は, シナプス後膜標品に非イオン性の界面活性剤を加えることで可溶化され, アセ

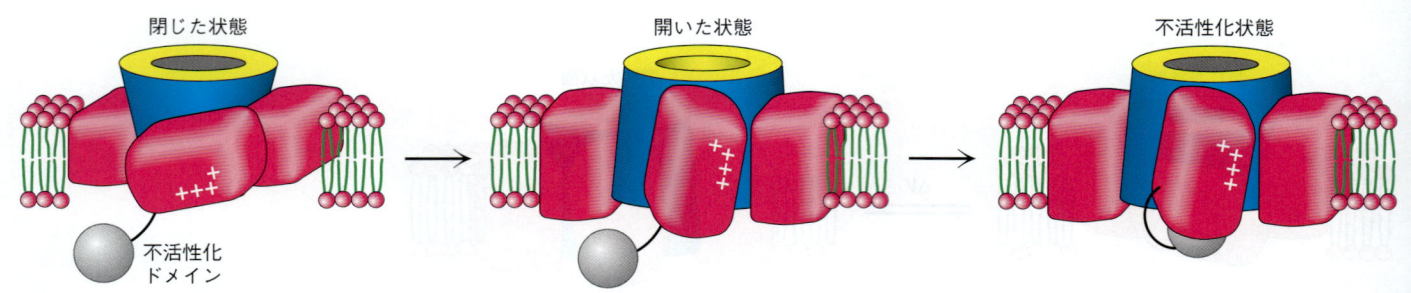

図 13・25　チャネル不活性化の球と鎖モデル.　不活性化ドメインの"球"（●）は柔軟な"鎖"でチャネ
ルにつながれている. 閉鎖状態では"球"は細胞質中にある. 脱分極によりチャネルが開くと, 正に帯電した
球の結合部位が小孔開口部付近に形成される. 球がこの部位に移動すると, チャネルを塞いで不活性化する.

チルコリン受容体に高親和性を示す毒ヘビ由来の低分子量タンパク質毒素，コブラトキシンを共有結合させたカラムを用いた親和性カラムクロマトグラフィーにより精製された．第3章で紹介した手法を用いて，268 kDaの受容体が同定され，これが4種の膜貫通サブユニットからなる五量体（$\alpha_2, \beta, \gamma, \delta$）で，これらが膜を貫通する孔を形づくるように環状に整列していることがわかった．

　これら4種のサブユニット（50〜58 kDa）のcDNAをクローニングして塩基配列を調べたところ，それらが明らかによく似通った配列を備えていることがわかった．$\alpha, \beta, \gamma, \delta$サブユニットは共通の祖先遺伝子の重複と分岐から生じている．各サブユニットは大きな細胞外ドメインをもち，さらにカルボキシ末端側には脂質二重膜を貫通するきわめて疎水性の高い領域を四つ含んでいる．アセチルコリンはα-γおよびα-δサブユニット間の境界面に結合する．精製したアセチルコリン受容体の電子顕微鏡観察により，五つの構成サブユニットが互いによく似ていることに対応して，その構造はほぼ5回回転対称であることがわかった（図13・27）．

　チャネル開口の原理は何であろうか．閉じた状態と開いた状態のチャネル構造を比較すれば多くの示唆が得られるだろう．しかし，そのような構造比較を実際に行うのは難しいと考えられてきた．低温電子顕微鏡観察により，アセチルコリンの細胞外ドメインへの結合により構造変化が生じ，この変化が膜貫通孔を形成するαヘリックスによる桿状構造の回転を誘導することがわかった．これらのヘリックスのアミノ酸配列をみると，小さくて極性のあるアミノ酸残基，あるいは中性のアミノ酸残基（セリン，トレオニン，グリシン）が配置した稜線と，大きくて無極性の残基（イソロイシン，ロイシン，フェニルアラニン）の稜線が交互に並ぶような構造をしていることがわかる．閉状態では，大きな残基がすき間のない疎水性の環をつくってチャネルを塞いでいる可能性がある（図13・28）．実際，各サブユニットには，かさ高いロイシン残基が重要な部分に配置されている．アセチルコリンが結合すると，膜貫通ヘリックスがアロステリック変化により回転し，小孔の壁は大きな疎水性アミノ酸残基でなく小さな極性アミノ酸残基が占めるようになるだろう．より広く，極性の高い小孔は，Na^+，K^+を通すことのできる開いた状態となる．

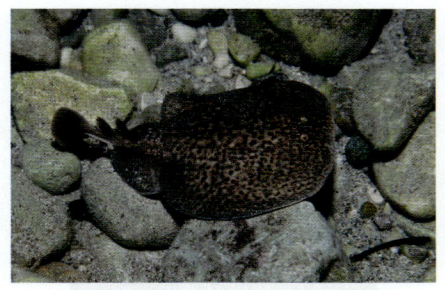

シビレエイ（*Torpedo marmorata*，別名 電気エイ）はアセチルコリン受容体を多量に含む発電器官をもっており，200 Vの電気ショックを約1秒間発生させることができる〔写真提供：© aquafun/123RF〕．

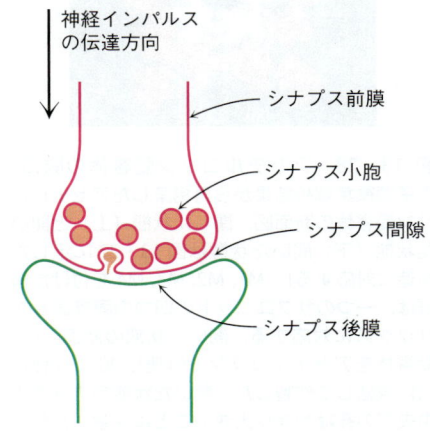

図 13・26　シナプスの概略図．

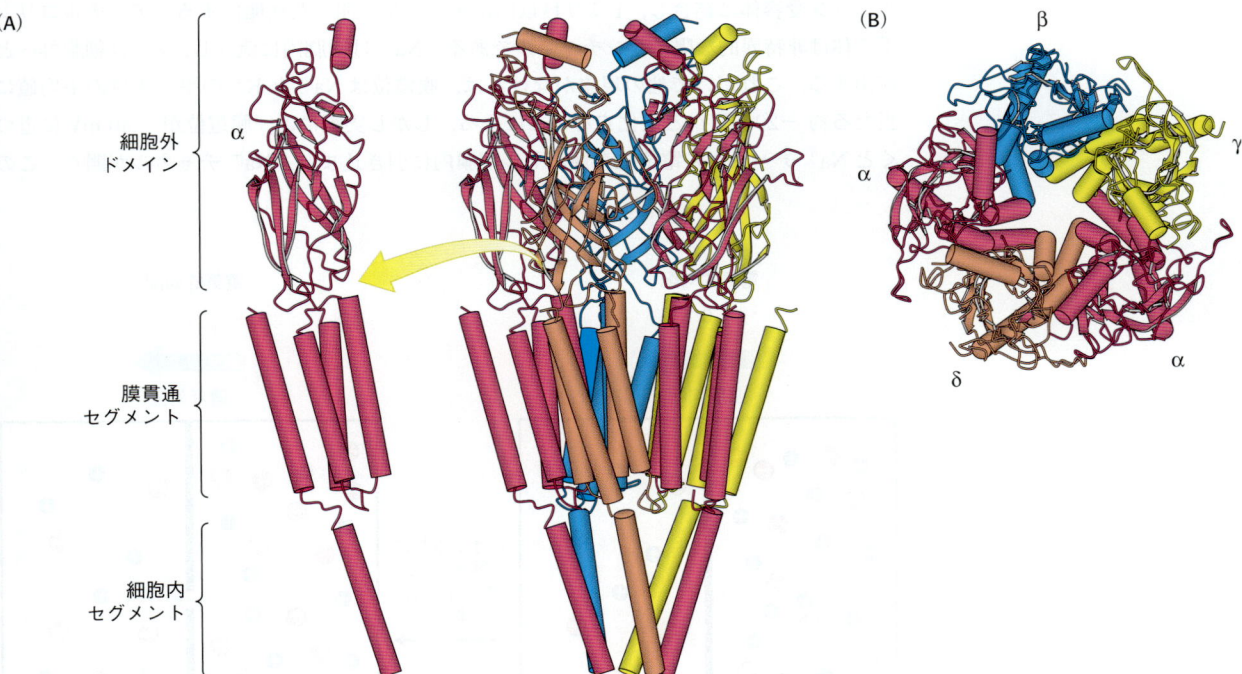

図 13・27　アセチルコリン受容体の構造．　高解像度電子顕微鏡観察から推測されたアセチルコリン受容体の構造モデルによると，個々のサブユニットが，おもにβストランドからなる大きな細胞外領域，四つの膜貫通αヘリックス，細胞内にある最後のαヘリックスで構成される．（A）五量体の受容体の個々のサブユニットを異なる色で表した側面図．一つのαサブユニットを別に示す．（B）細胞外からチャネルを見下ろした図〔2BG9.pdbより〕

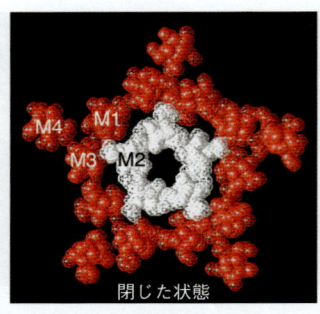

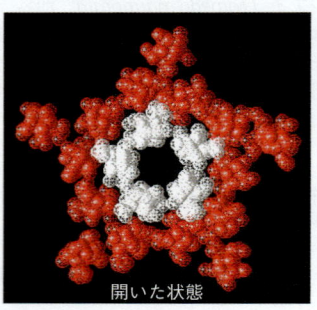

図 13・28 アセチルコリン受容体の開口.
電子顕微鏡解析結果から再構築したアセチルコ
リン受容体の断面図. 閉じた状態（上）と開い
た状態（下; 開いた状態は図13・27に示した
構造に対応する）. M1, M2, M3, M4 を付けた領
域は, 一つのサブユニットの四つの膜貫通αヘ
リックスに対応する. 開いた状態の断面図は,
受容体をアセチルコリンで処理し20ミリ秒以
内に凍結して作製した. 開いた状態のチャネル
中央部の孔はかなり大きいことに注意. 孔が拡
大したのは, M2 ヘリックスが長軸に沿って約
15度回転したことによる〔写真: Nigel Unwin の
ご厚意による〕.

活動電位は協調的に機能するいくつかのイオンチャネルの活動を統合する

　リガンド依存性チャネルと電位依存性チャネルがどのように協調的に働き, 精巧な生理
的応答を生み出すのかを知るために, ここでもう一度, 本章の最初に紹介した活動電位に
話を戻す. まず**平衡電位**（equilibrium potential）の概念を導入しなければならない. ある
陽イオンX$^+$, およびそれぞれの溶液内で電荷のバランスをとるための当量の陰イオン
を, 異なる濃度で含む二つの溶液が, 膜を隔てて分かれていると仮定する（図13・29）.
$[X^+]_{in}$ は膜の片側（細胞内に対応）の X$^+$ の濃度とし, $[X^+]_{out}$ は反対側（細胞外に対応）
の X$^+$ の濃度としよう. 膜を横切って X$^+$ の移動を可能とするイオンチャネルが開いたと
する. 何が起こるだろうか. X$^+$ はチャネルを通ってより高濃度側から低濃度側へ移動す
ることは明らかと思われる. しかし, しだいに低濃度側に正電荷が蓄積し始めるために,
正電荷をもったイオンがさらに移動することはより困難になる. 濃度勾配によるイオン移
動の駆動力と, 電荷の動きに抵抗する静電力が釣り合ったとき, ある平衡に達する. この
ような状況において, 膜電位は以下に示す**ネルンスト式**（Nernst equation）で与えられる.

$$V_{eq} = -\frac{RT}{zF} \ln \frac{[X]_{in}}{[X]_{out}}$$

ここで, R は気体定数, F はファラデー定数（96.5 kJ V^{-1} mol^{-1} または 23.1 kcal V^{-1} mol^{-1}）,
z はイオン X の電荷数（たとえば, X$^+$ の場合は +1）である.

　平衡状態の膜電位は, ある濃度比で膜を挟んで存在している, あるイオンの平衡電位と
よばれる. $[Na^+]_{in}=14$ mM, $[Na^+]_{out}=143$ mM の Na$^+$ の場合, 37 ℃ における平衡電
位は +62 mV となる. 同様に, $[K^+]_{in}=157$ mM, $[K^+]_{out}=4$ mM の K$^+$ の場合, 平衡電
位は −98 mV となる. 刺激のない状態では, 典型的な神経細胞の静止膜電位は −60 mV
である. この値は, K$^+$ の平衡電位に近いが, これは, この状態で少数の K$^+$ チャネルが
開いているためである.

　以上で, 活動電位の発生に伴い何が起こっているかを考えるための準備ができた（図
13・30）. まず最初に, アセチルコリンのような神経伝達物質がシナプス前膜からシナプ
ス間隙に放出される（図13・26）. 放出されたアセチルコリンはシナプス後膜上のアセチ
ルコリン受容体に結合し, 1ミリ秒以内にチャネルを開いた状態にする. アセチルコリン
受容体は非特異的な陽イオンチャネルである. Na$^+$ は細胞内に流入し, K$^+$ は細胞外へと
流出する. これだけで他の現象がなければ, 膜電位は Na$^+$ と K$^+$ の平衡電位の平均値に
当たる約 −20 mV へと変化することになる. しかし実際には, 膜電位が −40 mV に近づ
くと Na$^+$ チャネルの電位依存性パドルが膜内に引き込まれ, Na$^+$ チャネルが開く. この

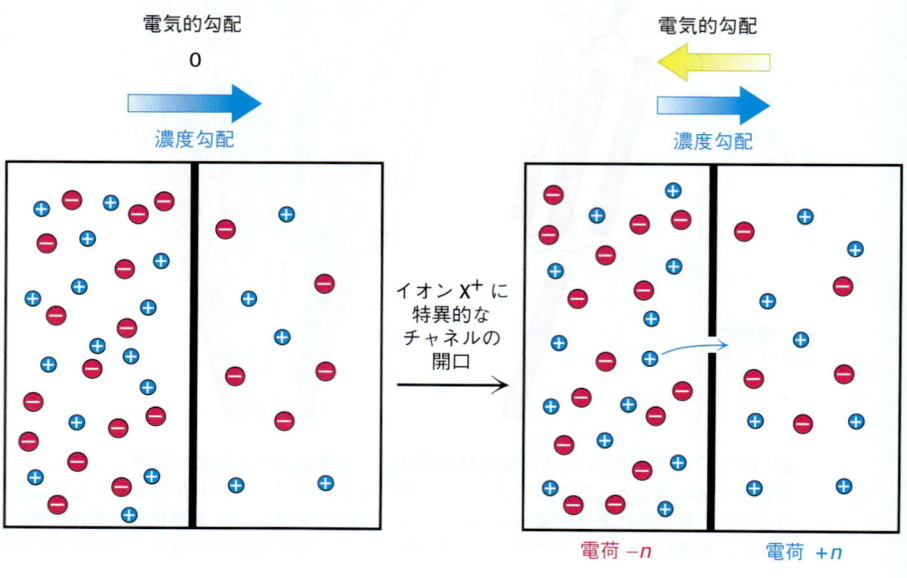

図 13・29 平衡電位.　濃度勾配による
駆動力と, 同電荷の反発が生み出す逆方向
の駆動力が完全に釣り合ったときに, 膜電
位は平衡に達する.

チャネルが開くと，Na$^+$ が急速に細胞内へ流入し，膜電位は急速に Na$^+$ の平衡電位へと上昇する（図 13・30B，赤曲線）．K$^+$ チャネルの電位依存性パドルも，膜電位の変化によって膜内に引き込まれるが，この変化は Na$^+$ チャネルのパドルよりも遅い．それでもなお，およそ 1 ミリ秒後には多くの K$^+$ チャネルが開き始める．同時に，不活性化を担う"球"が開いた Na$^+$ チャネルを塞ぎ，Na$^+$ 電流を減少させる．これらの現象の引き金となったアセチルコリン受容体も，同じ時間経過で不活性化する．Na$^+$ チャネルが不活性化し，K$^+$ チャネルのみが開いているので，膜電位は急速に K$^+$ の平衡電位へと降下する（図 13・30B，青曲線）．開いた K$^+$ チャネルは"球"ドメインによる不活性化を受けるので，この K$^+$ 電流も遮断される．膜電位が最初の値に近づくと，不活性化ドメインは外れ，チャネルは元々の閉じた状態に戻る．膜の脱分極は，近傍領域の膜に存在するチャネルを開くため，これらの過程は神経に沿って伝播する．

　活動電位の過程の間に，実際どれくらいの電流が膜を横切って流れるのであろうか．この問いは，二つの相補的な方向から考えなければならない．まず，典型的な神経細胞は，細胞膜 1 μm^2 当たり 100 個の Na$^+$ チャネルを含んでいる．そして膜電位が +20 mV のとき，個々のチャネルは 1 秒間に 10^7 個のイオンを通す．ゆえに，1 ミリ秒の間に，1 μm^2 の膜表面当たり，およそ 10^6 個のイオンが流れ込む．細胞の体積を約 10^5 μm^3，表面積を約 10^4 μm^2 とすると，このイオンの流入速度に相当する Na$^+$ 濃度の上昇は 1％ 程度となる．これはどうなっているのだろうか．強い活動電位は，膜電位が電荷分布のわずかな変化に対しても大変感受性が高いことで生み出される．この高い感受性により，活動電位は長い距離にわたって，速い繰返し速度で効果的にシグナルを伝えることができる．

遺伝子変異や化学物質によるイオンチャネルの機能破綻は生命を脅かす

活動電位の発生には，ひとまとまりのイオンチャネルが正確に協調して開閉することが必要である．このタイミングの乱れは，壊滅的な影響を与える．たとえば，心臓における活動電位の律動的な発生は，酸素を含む血液を末梢組織へ送るために絶対的に必要である．**QT 延長症候群**（long QT syndrome, LQTS）は，活動電位の最大電位から静止平衡電位への回復が遅れる遺伝子疾患である．"QT" という言葉は　心電図検査で測定される特徴的な心臓の電気活動パターンを示す．LQTS は短時間の意識消失（失神），正常な心臓拍動リズムの混乱（不整脈），突然死などにつながる．LQTS 患者で同定された最も一般的な遺伝子変異は，K$^+$ チャネルを不活性化したり，これらのチャネルの細胞膜への適切な輸送を妨げるものである．結果として生じるカリウム透過性の消失は，膜の再分極を緩慢にし，その後の心臓の収縮の誘導を遅らせ，心臓組織は不整脈が生じやすい状態になる．

　このような心臓活動電位の延長は，いくつかの治療薬によってもひき起こされる．特に，K$^+$ チャネル hERG（human ether-a-go-go-related gene, ショウジョウバエ *Drosophila melanogaster* において見いだされた ether-a-go-go 遺伝子*のオルソログであることから命名）は，ある種の薬剤との相互作用に非常に感受性が高い．これらの薬剤の疎水性領域は，チャネルの腔内の表面にある二つの非保存性の芳香族残基に結合することで hERG をブロックする．さらに，このチャネルでは，K$^+$ チャネルで保存されている S6 疎水性領域の Pro-X-Pro モチーフが存在しないために，他の K$^+$ チャネルに比べてチャネルの腔がより広いと予測されている．これらの薬剤による hERG の阻害は，心臓不整脈と突然死のリスクを増大させる．したがって，抗ヒスタミン薬であるテルフェナジンのように，いくつかの薬剤は市販されなくなった．hERG の阻害効果のスクリーニングは，現在，ある分子を治療薬として認可するうえで，重要な安全性の指標となっている．

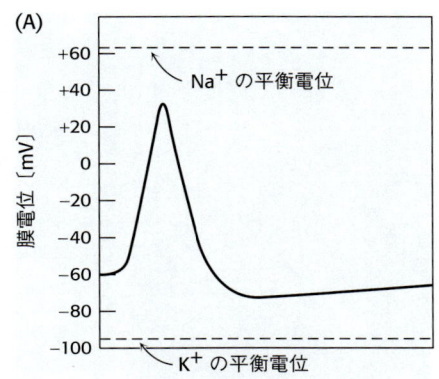

(A)

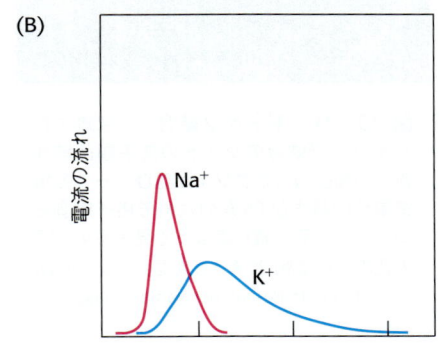

(B)

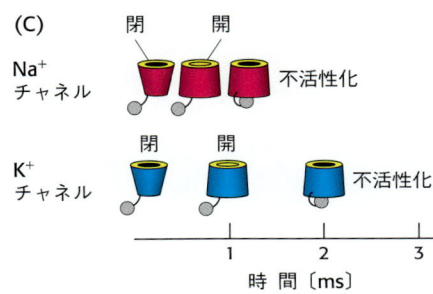

(C)

図 13・30　活動電位のメカニズム．（A）活動電位の発生時，膜電位は静止電位から Na$^+$ の平衡電位へと上昇し，その後，K$^+$ の平衡電位へと下降する．（B）Na$^+$，K$^+$ チャネルを通る電流が活動電位を形成する．（C）活動電位の間の Na$^+$ チャネルと K$^+$ チャネルの状態

*　訳注: ether-a-go-go 遺伝子に変異が生じたショウジョウバエは，エーテルで麻酔するとダンスをするように脚を震えさせたため，"ウィスキー・ア・ゴー・ゴー"という店で人気のあったダンスにちなんで命名された．

13・5　ギャップ結合によりイオンや小分子が隣接細胞間を行き来できる

　今までみてきたイオンチャネルは狭い小孔をもち，透過させるイオンに関しては中程度から高度の選択性を示すものであった．これらのチャネルは静止状態では閉じていて，開

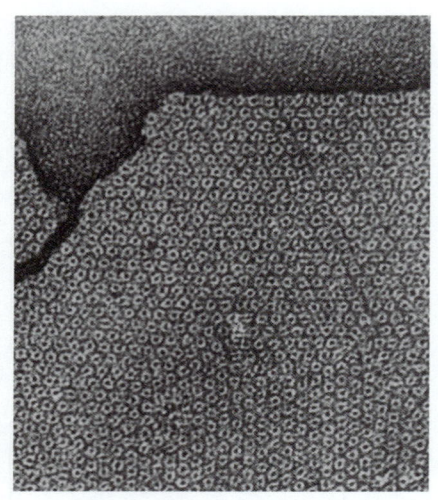

図 13・31 ギャップ結合. 単離されたギャップ結合のシートの電子顕微鏡写真. 円筒型のコネクソンが並び, 一つの構造単位の長さが 85 Å の六角形格子構造をつくっている. 濃く染まって見える中心部の孔の直径は約 20 Å〔写真提供: © Don W. Fawcett/Photo Researchers/amanaimages〕

いている時間は短く, 普通ミリ秒程度なので, 高頻度で発生する神経シグナルを伝達することができる. 本節では, これらとは大きく異なった役割をもつチャネルについてみていこう. **ギャップ結合**（gap junction）は**細胞間チャネル**（cell-to-cell channel）ともよばれ, 隣接している細胞の内部をつなぐ通路として働いている. ギャップ結合は隣り合った細胞の細胞膜上の別々の領域に集まって存在している. ギャップ結合の並んだ面の電子顕微鏡写真からは, 一定の六角格子状にぎっしりと詰め込まれていることがわかる（図 13・31）. 各ギャップ結合には, チャネルの内腔に相当する直径約 20 Å の中央の小孔部分が目立つ. これらのチャネルは隣り合った細胞の間の狭い空間, つまりギャップをつないでいる（これがギャップ結合という名前の由来である）. 2 個の細胞の細胞質間の間隙の幅は約 35 Å である.

イオンや小さな親水性分子はギャップ結合を通過できる. 結合の内径は, 細胞内に一連の蛍光分子を微量注入し, それらが隣接している細胞内に入るかを観察し決定された. 約 1 kDa 以下の質量の極性分子は, このような細胞間チャネルを容易に通過する. つまり, 無機イオンやほとんどの代謝産物（糖, アミノ酸, ヌクレオチドなど）はギャップ結合で連結された細胞内部を行き来できる. これに対して, タンパク質, 核酸, 多糖はこのようなチャネルを通過するには大きすぎる. ギャップ結合は細胞間のコミュニケーションに重要な役割を果たしている. 心筋のようないくつかの興奮性組織の細胞は, これらの結合を通るイオンの迅速な流れによって連結されているので, 刺激に対して迅速に同調した反応が可能となる. ギャップ結合は, 水晶体や骨のような血管から遠く離れている細胞に栄養を補給するのにも必須である. さらに, 発生や分化に際しても細胞間連絡チャネルは重要である. たとえば, 静止状態にある子宮は, 分娩の際には強力な収縮器官に変化する. 出産時には, 機能的なギャップ結合が形成され, 同期していっせいに収縮するような筋細胞の合胞体をつくりだす.

一つの細胞間チャネルは, 分子の質量 30〜42 kDa の膜貫通タンパク質ファミリーの一つである**コネキシン**（connexin）12 分子でできている. 各コネキシン分子は四つの膜貫通ヘリックスをもっている（図 13・32A）. 六角形をつくるように並んだ 6 個のコネキシン分子がチャネルの半分を形成し, これは**コネクソン**（connexon）あるいは**ヘミチャネル**（hemichannel）とよばれる. 2 個のコネクソンの末端同士が細胞間で連結して, 連絡細胞間に機能性チャネルを形成する（図 13・32B）. 各コネクソンは漏斗状の形態をとり, 細胞質側の面ではチャネルの内径は 35 Å であるが, 最も内側のポイントでは孔の直径は 14 Å に狭まる（図 13・32C）. 細胞間チャネルはつぎの 3 点で他の膜チャネルとは異なっ

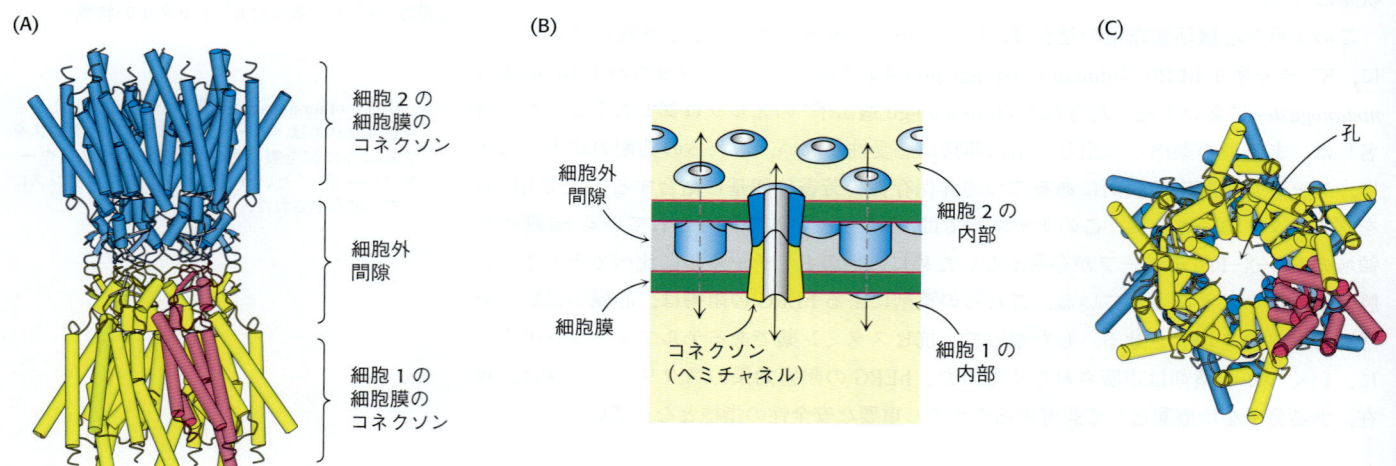

図 13・32 ギャップ結合の構造. （A）6 個のコネキシンが集まって細胞膜中にコネクソン（あるいはヘミチャネル）を形成する（黄色）. 1 個のコネキシン単量体を赤色で示す. 一つのコネクソンの細胞外領域は, 別の細胞からのコネクソン（青色）の同じ領域に結合し, 完全なギャップ結合が形成される. （B）ギャップ結合の模式図. （A）と同じ方向で示す. （C）ギャップ結合の孔を下側から見上げた図. 図 13・31 はこの視点で見えている〔（A）,（C）2ZW3. pdb より;（B）Dr. Werner Loewenstein からの情報〕.

ている: 1) このチャネルは 1 枚の膜でなく <u>2 枚の膜を貫通している</u>，2) チャネルは細胞
外部とあるいは細胞小器官内腔と細胞質とを連結するのでなく細胞質同士を連結してい
る，3) チャネルを形成しているコネクソンは別々の細胞で合成されたものである．細胞
と細胞を接着するとギャップ結合は容易に形成される．細胞間チャネルは一度つくられる
と，数秒から数分の間は開口状態となる傾向がある．閉鎖は高濃度の Ca^{2+} か低 pH に
よって起こる．Ca^{2+} や H^+ によるギャップ結合の閉鎖は，<u>隣接する細胞が傷害を受けた
り死にかけたりしているときに，正常な細胞を切り離すのに役立つ</u>．ギャップ結合はま
た，膜電位やホルモン誘導性のリン酸化による調節も受ける．

ヒト染色体には 21 個の異なったコネキシンがコードされている．このファミリーに属
するさまざまな分子は異なる組織に発現している．たとえば，コネキシン 26 は耳の中の
重要な組織に発現している．このコネキシンの変異は遺伝的な聴覚障害と関連している．
この聴覚障害は，感覚細胞間で，イオンあるいはイノシトール 3‑リン酸のようなセカン
ドメッセンジャー分子の輸送が十分でないことで起こるらしい．

13・6　特異的チャネルが，水に対する膜透過性を増大させる

もう一つの重要な種類のチャネルはイオン輸送にまったく関係しない．その代わりに，
これらのチャネルは膜を通過する水分子の流れを増加させる．§12・3 で述べたように，
膜は適度に水を透過させる．それではなぜ水に特異的なチャネルが必要なのか．ある種の
組織では，ある条件下において，膜を通した迅速な水の輸送が必要となる．たとえば腎臓
では，水は沪過を受けた後，迅速に血流に再吸収されなければならない．同様に，唾液や
涙の分泌の際には，水は素早く膜を通って流れ出なければならない．これらの観察結果は
特異的な水チャネルの存在を示唆していたが，最初そのチャネルは同定できなかった．

このチャネル〔現在，**アクアポリン**（aquaporin）とよばれている〕は思いがけなく発
見された．Peter Agre は，それまでクーマシーブリリアントブルーでうまく染色されない
ためずっと見逃されていた，赤血球膜に高レベルで存在するタンパク質に気がついた．こ
のタンパク質は赤血球だけでなく，腎臓や角膜など，水チャネルを含むと考えられていた
組織に大量に存在することが明らかとなった．この観察結果に基づき，この 24 kDa 膜タ
ンパク質が実際に水チャネルであることを示すために，さらに研究が計画された．

アクアポリンは構造が決定されている（図 13・33）．このタンパク質は六つの膜貫通 α
ヘリックスで形成されている．親水性のアミノ酸残基を含む二つのループがチャネル部分
に沿って並んでいる．水分子は一列になって 1 秒間に 10^6 分子の速度で通過する．重要な

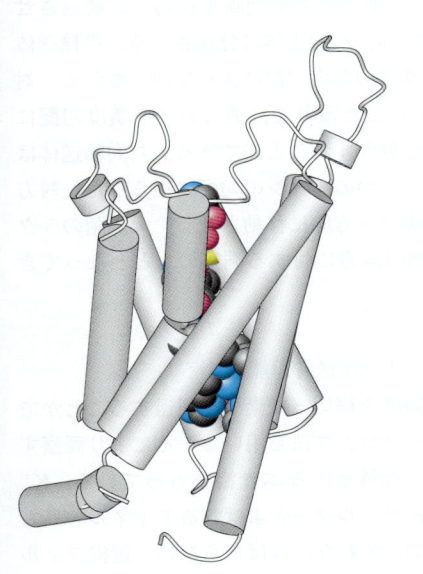
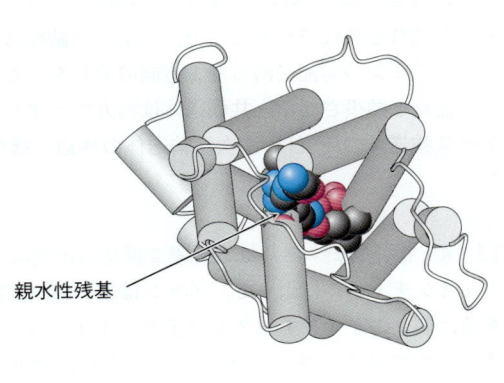

親水性残基

図 13・33　**アクアポリンの構造．**　側面
（左図），上面（右図）から見たアクアポリンの
構造．親水性残基（空間充塡モデルで示した部
分）が水チャネル部位に並んでいることに注
意〔1J4N.pdb より〕

ことは，チャネルの中心に向かって配位する正に荷電した特異的なアミノ酸残基が，プロトンがアクアポリンを通って輸送されるのを妨げていることで，これによって，アクアポリンチャネルは，第18章で述べるようにエネルギー変換に重要であるプロトンの濃度勾配を乱すことはない．注目すべきことに，アクアポリンは無電荷の基質を透過するように特異的に進化したチャネルである．

ま と め

13・1　分子の膜輸送は能動的にも受動的にも起こりうる

　膜を分子が通過する場合につぎの二つの点が要求される：1）分子は疎水性障壁を通過できなければならず，2）通過のためのエネルギー源を必要とする．脂溶性分子は膜の疎水性内部を単純拡散で通過できる．これらの分子は濃度勾配を下って移動する．極性分子や荷電分子が疎水性障壁を通過するにはタンパク質により形づくられる通路を必要とする．イオンや極性分子の受動輸送や促進拡散も濃度勾配を下る方向に起こる．濃度勾配に逆らった移動には外部エネルギーを必要とする．この移動は能動輸送とよばれ，それにより濃度勾配がつくられる．電気化学ポテンシャルは，分子種を膜通過させるための，濃度勾配と電荷の不均等分布の複合能として評価される．

13・2　二つの膜タンパク質ファミリーは，細胞膜を隔てたイオンや分子の汲み上げに ATP の加水分解を利用する

　能動輸送はしばしば ATP 加水分解をエネルギー源とする．P 型 ATP アーゼはイオンを濃度勾配に逆らって汲み上げ，その際に，ある特定のアスパラギン酸残基が輸送の過程で一過性にリン酸化を受ける．筋小胞体 Ca^{2+}-ATP アーゼや Na^+,K^+-ATP アーゼを含む P 型 ATP アーゼは，構造や触媒機構のよく保存された膜内在性タンパク質である．ATP 結合領域ドメインをもつ膜タンパク質は，別の ATP 依存性ポンプのファミリーを構成する．各ポンプは四つの主要なドメインで構成される．二つのドメインは膜を貫通し，他の二つには ABC P ループ ATP アーゼ構造が含まれる．これらのポンプは，駆動時にリン酸化を受けず，ATP 結合と加水分解のエネルギーを使って構造変化し，それによって特異的基質を膜を横切って輸送する．多剤耐性タンパク質は，薬剤が効果を発揮する前に細胞から化学療法剤の抗がん剤を汲み出してしまい，それによってがん細胞が薬剤耐性を獲得する．

13・3　ラクトース輸送体は二次性輸送体の典型で，ある濃度勾配を利用して別の濃度勾配を形成する

　担体は，ATP の加水分解を用いることなくイオンや分子を細胞膜を横切って通過させるタンパク質である．担体は，単輸送体，対向輸送体，共輸送体に分類される．単輸送体は，基質をどちらの方向にも輸送し，その方向は基質の濃度勾配によって決定される．対向輸送体と共輸送体は，基質分子の濃度勾配に逆らった流れを，別の分子の濃度勾配に沿った流れと共役させることで，二次性能動輸送を仲介することができる．対向輸送体は一つのイオンの勾配に沿った 1 方向の流れを，もう一つのイオンの勾配に逆らった反対方向の流れと共役させる．共輸送体は両方のイオンを同一方向に移動させる．大腸菌のラクトース輸送体の研究は，二次性輸送体の構造と機構の両方に対する洞察のもととなってきた．

13・4　特異的チャネルは細胞膜を横切る迅速なイオン輸送を可能にする

　イオンチャネルによって，イオンは膜の疎水性障壁を横切って素早く通過することができる．個々のイオンチャネル分子の活性は，パッチクランプ法を用いることにより観察することができる．多くのイオンチャネルは共通した構造の基本骨格をもっている．K^+ チャネルについては，水和した K^+ イオンが，選択フィルターとよばれるチャネルの最も狭い部分を通過する際に，配位した水分子を一時的に失わなければならない．選択フィル

ターでは，ペプチドのカルボニル基がイオンを配位する．選択フィルターを通る迅速なイオンの流れは，チャネルに入ってくるイオンが，つぎのイオンを押し出すという，イオン同士の反発により促進される．いくつかのイオンチャネルは電位依存性である．膜電位の変化がチャネルの構造変化を誘導し，チャネルが開口する．多くのチャネルでは，短時間の開口の後，自発的に不活性化する．いくつかの例では，不活性化はチャネルの“球”とよばれる領域が，チャネルの開口部をふさぐように結合することにより起こる．その他のチャネルでは，アセチルコリン受容体に特徴的なように，開口あるいは閉鎖はリガンドの結合により起こる．リガンド依存性チャネルと電位依存性チャネルは，協調して活動電位をつくりあげる．活動電位を生み出すイオンチャネルを阻害する遺伝的変異や薬物は，生命に危機を及ぼす状態を招きうる．

13・5　ギャップ結合によりイオンや小分子が隣接細胞間を行き来できる

多くのチャネルは細胞内部と細胞外環境を結合しているが，それとは対照的に，ギャップ結合または細胞間チャネルは隣接する細胞グループの内部を結合する．細胞間チャネルは 12 分子のコネキシンより構成され，それは 6 分子よりなるコネクソンが二つ結合した形をとる．

13・6　特異的チャネルが，水に対する膜透過性を増大させる

いくつかの組織は水に対する膜透過性を増加させるタンパク質をもっている．水チャネルを形成するそれぞれのタンパク質はアクアポリンとよばれ，膜を貫通する六つの α ヘリックスと，水分子が一列に通過できるように親水性残基が並んだ中央のチャネル部位により形成される．アクアポリンはプロトンを輸送しない．

重　要　語　句

ポンプ（pump）（p. 337）
担　体（carrier）（p. 337）
チャネル（channel）（p. 337）
能動輸送（active transport）（p. 337）
受動輸送（passive transport）（p. 337）
促進拡散（facilitated diffusion）（p. 337）
ATP 駆動性ポンプ
　　　　　　（ATP-driven pump）（p. 337）
一次性能動輸送
　　　　　（primary active transport）（p. 337）
二次性能動輸送
　　　　　（secondary active transport）（p. 337）
単純拡散（simple diffusion）（p. 338）
電気化学ポテンシャル
　　　　（electrochemical potential）（p. 339）
膜電位（membrane potential）（p. 339）
Na^+-K^+ ポンプ（Na^+-K^+ pump）（p. 339）
Na^+,K^+-ATP アーゼ
　　　　　　（Na^+,K^+-ATPase）（p. 339）
筋小胞体 Ca^{2+}-ATP アーゼ（sarcoplasmic
　　　　reticulum Ca^{2+}-ATPase, SERCA）
　　　　　　　　　　　　　　　（p. 340）
胃の H^+,K^+-ATP アーゼ
　　　　　（gastric H^+,K^+-ATPase）（p. 340）

P 型 ATP アーゼ（P-type ATPase）（p. 340）
外　転（eversion）（p. 342）
強心ステロイド（cardiotonic steroid）（p. 343）
ジギタリス（digitalis）（p. 343）
多剤耐性（multidrug resistance, MDR）
　　　　　　　　　　　　　　　（p. 343）
多剤耐性タンパク質（multidrug resistant
　　　　　　protein, MDR protein）（p. 344）
P 糖タンパク質（P-glycoprotein）（p. 344）
ATP 結合領域（ATP-binding
　　　　　　　　　cassette, ABC）（p. 344）
ABC 輸送体（ABC transporter）（p. 344）
二次性輸送体
　　　　　（secondary transporter）（p. 346）
共役輸送体（cotransporter）（p. 346）
対向輸送体
　　　　（antiporter, アンチポーター）（p. 346）
共輸送体（symporter, シンポーター）（p. 346）
単輸送体（uniporter, ユニポーター）（p. 346）
ラクトース輸送体
　　　　　　（lactose transporter）（p. 346）
イオンチャネル（ion channel）（p. 347）
神経インパルス（nerve impulse）（p. 347）
活動電位（action potential）（p. 347）

パッチクランプ法
　　　　　（patch-clamp technique）（p. 348）
ギガシール（gigaseal）（p. 348）
選択フィルター（selectivity filter）（p. 350）
電位依存性チャネル
　　　　　（voltage-gated channel）（p. 353）
球と鎖モデル（ball-and-chain model）（p. 354）
神経伝達物質（neurotransmitter）（p. 354）
アセチルコリン（acetylcholine）（p. 354）
シナプス間隙（synaptic cleft）（p. 354）
アセチルコリン受容体
　　　　　　（acetylcholine receptor）（p. 354）
リガンド依存性チャネル
　　　　　　（ligand-gated channel）（p. 354）
平衡電位（equilibrium potential）（p. 356）
ネルンスト式（Nernst equation）（p. 356）
QT 延長症候群
　　　　（long QT syndrome, LQTS）（p. 357）
ギャップ結合（gap junction）（p. 358）
細胞間チャネル（cell-to-cell channel）（p. 358）
コネキシン（connexin）（p. 358）
コネクソン（connexon）（p. 358）
ヘミチャネル（hemichannel）（p. 358）
アクアポリン（aquaporin）（p. 359）

問　題

1. 救　援　単純拡散と促進拡散の違いを述べよ.

2. 動力駆動　能動輸送を可能にするエネルギーの二つの型は何か.

3. 担　体　担体タンパク質の三つのタイプの名前をあげよ. これらのうちのどれが二次性能動輸送を仲介するか.

4. 排出の値段　細胞質の Ca^{2+} 濃度が 0.4 μM, 細胞外濃度が 1.5 mM で膜電位が -60 mV であるとき, 25 ℃ において Ca^{2+} を細胞内から汲み出すのに必要なギブズエネルギーはいくらか.

5. 平衡電位　典型的な哺乳動物細胞では, 細胞内と細胞外の Cl^- 濃度はそれぞれ 4 mM と 150 mM である. Ca^{2+} 濃度は細胞内が 0.2 μM, 細胞外が 1.8 mM である. これら二つのイオンの 37 ℃ における平衡電位を計算せよ.

6. なんて甘いんだ　いくつかの動物細胞において, グルコースは Na^+ の同時流入によって駆動する共輸送体により取込まれる. 典型的な状態の細胞（細胞外 [Na^+]＝143 mM, 細胞内 [Na^+]＝14 mM, 膜電位＝-50 mV）で, Na^+ 流入が 10.8 kJ mol^{-1}（2.6 kcal mol^{-1}）のギブズエネルギー "の入力" を与えた. このギブズエネルギーにより, 37 ℃ においてどのくらいのグルコース濃度をつくり出すことができるか.

7. 一つの主題による変奏曲　図 13・5 に示した Ca^{2+}-ATP アーゼの機構との類似性に基づいて Na^+,K^+-ATP アーゼによる詳細な輸送機構を書け.

8. プロトンを汲み出す　ラクトース輸送体が *in vitro* で逆向きにプロトンを汲み出せることを示す実験を考案せよ.

9. チャネルを開く　リガンド依存性チャネルと電位依存性チャネルとの違いを述べよ.

10. 異なった方向　K^+ チャネルと Na^+ チャネルは似た構造をしており, 細胞膜上でも同じ向きに配置されている. それにもかかわらず, Na^+ チャネルは Na^+ を細胞内へ取込み, K^+ チャネルは K^+ を細胞外へ放出する. 理由を説明せよ.

11. 異なる機構　単輸送体とチャネルが細胞膜を横切ってイオンや分子を輸送する機構の違いを述べよ.

12. 短絡回路　カルボニルシアニド 4-(トリフルオロメトキシ) フェニルヒドラゾン (FCCP) はプロトンイオノホアである. FCCP はプロトンを自由に膜通過させることができる. 大腸菌を FCCP で処理するとラクトースの細胞内への集積が妨げられる. 理由を説明せよ.

13. 二人三脚　ヒトゲノムには 20 以上のコネキシン遺伝子が存在する. これらのうちのいくつかは心臓に高発現している. なぜコネキシンはそんなにも心臓組織に高発現しているのか.

14. 構造と活性の関係　テトロドトキシンの構造に基づいて, この毒素が Na^+ チャネルを通る Na^+ の流れを阻害する機構を提案せよ.

15. ホットスタッフ（熱々なもの）　筋小胞体 Ca^{2+}-ATP アーゼ (SERCA) を [γ-^{32}P]ATP（末端リン酸が放射性元素 ^{32}P 標識された ATP）とカルシウムとともに 0 ℃ で 20 秒間インキュベートしてゲル電気泳動分析をしたとき, 完全長の SERCA と対応する分子量の位置に, 放射性バンドが認められる. なぜ標識されたバンドが認められるのか. 多剤耐性 (MDR) タンパク質について適切な基質とともに同様なアッセイを行った場合に, 似たようなバンドが認められるだろうか.

16. 危険な巻貝　イモガイの仲間は肉食性で, 強力な毒素一式を獲物に注入し, 速やかに麻痺させる. これらの毒素の多くは特定のイオンチャネルタンパク質に結合することがわかっている. これらの分子はなぜ毒性をもつのか. また生化学的研究に対し, どのように利用できるか.

17. 小休止　活動電位の脱分極相の直後に, 神経細胞膜は, 2 度目の活動電位刺激に一時的に不応になる. この現象は <u>不応期</u> とよばれる. 不応期の機構的基盤は何か.

18. ほんの少し　膜電位を大きく変化させるために, Na^+ チャネルを通過する Na^+ がごく少数でよいのはなぜか.

19. 一つの機構だけではない　心筋の電位依存性 Na^+ チャネルの遺伝的変異は, いかにして QT 延長症候群の原因となりうるのか.

20. 機械受容チャネル　多くの生物種は機械刺激に反応するイオンチャネルをもっている. 他のイオンチャネルの性質に基づいて, 一つの開口した機械受容チャネルを通るイオンの流れが, 適切な刺激に応じて増加するか予測せよ. 予測の理由も述べよ.

21. 協奏的なチャネルの開口　あるチャネルが, 協奏的アロステリックモデルに従っているとする (MWC モデル, §7・2). リガンドの R 状態（開口型）への結合は T 状態（閉鎖型）への結合の 20 倍の強さである. リガンドがない場合, 閉鎖チャネルの開口チャネルに対する比は 10^5 である. チャネルが四量体だとして, 1, 2, 3, 4 個のリガンドが結合したときの開いているチャネルの割合をそれぞれ求めよ.

22. 呼吸麻痺　神経伝達物質であるアセチルコリンは, タブン, サリン, パラチオンにより不活性化される特異的酵素により分解される. 下記の構造に基づき, これらの物質の致死作用が何に基づきうるかを提示せよ.

タブン

サリン

パラチオン

23. リガンドによるチャネルの開口　0, 1, 2 個のアセチルコリンが結合している場合, アセチルコリン受容体チャネルの閉鎖状態に対する開口状態の比は, それぞれ 5×10^{-6}, 1.2×10^{-3}, 14 である.

　(a) 1 番目のアセチルコリンが結合することで, 開口/閉鎖の比は何倍に増大するか. 2 番目のアセチルコリンが結合するとどうか.

　(b) 25 ℃ でチャネルが開口する際のギブズエネルギーの寄与はいくらか.

　(c) アロステリック転移を協奏モデル (MWC モデル, §7・2) で説明することができるか.

24. カエルの毒　バトラコトキシン (BTX) は, コロンビア産の有毒なカエル (*Phyllobates terribilis*; その毒が吹き矢の毒として使われる) の皮膚に含まれるステロイド系のアルカロイドである. BTX の存在下では, 膜小片中の Na^+ チャネルは, 膜が脱分極すると開い

たままになってしまい，膜が再分極されると閉じる．BTX によって阻害されるのはどのような遷移変化か．

25. Valium の標的
γ-アミノ酪酸（GABA）は，Cl^- を特異的に通過させるチャネルを開く．$GABA_A$ 受容体チャネルは，抗不安剤である Valium（一般名 ジアゼパム）の作用標的となるので薬理学的に重要である．

（a）Cl^- 濃度が細胞外部では 123 mM で，細胞内部では 4 mM であるとする．膜電位が −60 mV から +30 mV の範囲にあるとき，Cl^- は開いているチャネルを通過してどの方向に流れるだろうか．

（b）Cl^- チャネルが開くとニューロンの興奮にどのような影響を与えるか．

（c）$GABA_A$ 受容体のヒドロパシー特性はアセチルコリン受容体のそれと似ている．この Cl^- チャネルを構成するサブユニットの数を予想せよ．

26. SERCA を理解する
SERCA の機構を研究するために，SERCA の ATP 結合部位が外側を向くように SERCA を含んだ膜小胞を準備するとする．ポンプ活性を測定するために，溶液中の無機リン酸の生成を検出するアッセイ系を用いるとする．溶液中にカルシウムと ATP を加えた場合，ごく短い期間だけリン酸産生が観察される．カルシウムに対して選択的に膜透過性を誘導する分子であるカルシマイシンを加えた後にのみ，持続するリン酸産生が観察される．理由を説明せよ．

章のまとめの問題

27. スピードと効率の問題
アセチルコリンはアセチルコリンエステラーゼにより素早く破壊される．この酵素は 1 秒間に 25 000 という代謝回転数をもち，その k_{cat}/K_M は $2 \times 10^8 \, M^{-1} s^{-1}$ にも達する．この酵素がこんなにも効率的であることが，なぜ生理学的に非常に重要なのか．

機構の問題

28. 失われた機構を求めて
アセチルコリンエステラーゼはアセチルコリンを酢酸とコリンに変換する．セリンプロテアーゼと同じくアセチルコリンエステラーゼは DIFP（ジイソプロピルフルオロリン酸）により阻害される．アセチルコリンエステラーゼによるアセチルコリン分解の触媒機構を述べよ．反応を化学構造式で示せ．

データ解釈の問題

29. タランチュラの毒
酸の感知は痛みや味覚やその他の生物学的活動と関係する（第 33 章）．酸の感知は，H^+ に反応して Na^+ 流入を起こすリガンド依存性チャネルにより行われる．酸感受性イオンチャネル（acid-sensitive ion channel，ASIC）ファミリーには多くのものがある．サルモトキシン 1（PcTX1）はタランチュラからとられる毒で，いくつかの酸感受性イオンチャネルを阻害する．図に示すのは 10 nM PcTX1 存在下で得られた，ある ASIC をもつ細胞の電気生理学的記録である．チャネルは pH 7.4 から図に示す値に変化させることで開口させた．PcTX1 は短時間処理したのち（記録上の黒線），速やかに洗い流した．

（a）ASIC1a, ASIC1b, ASIC2a, ASIC3 のうち，どの ASIC ファミリーメンバーが毒素に対する感受性が最も高いか．

（b）毒素の効果は可逆的か．理由を説明せよ．

（c）感受性のあるチャネルを 50 % 阻害する PcTX1 の濃度はいくらか．

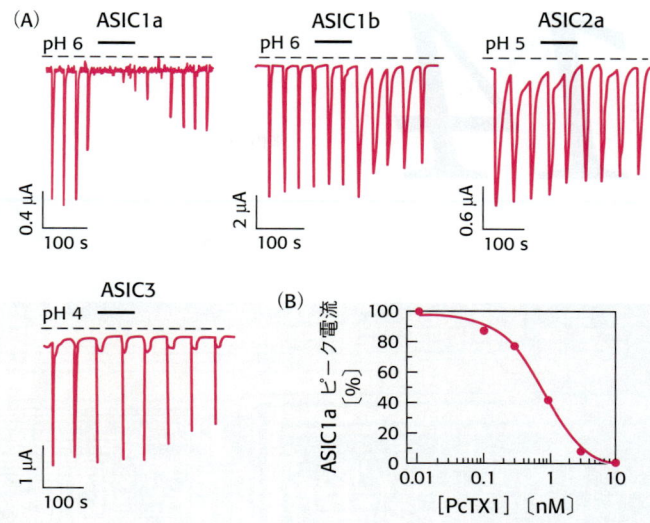

（A）タランチュラの毒にさらした細胞の電気生理学的記録，および（B）毒素濃度に対する ASIC1a タンパク質を含む細胞のピーク電流のプロット〔出典：P. Escoubas et al., *J. Biol. Chem.*, **275**, 25116～25121（2000）〕

30. チャネル問題 1
アセチルコリン受容体の突然変異により，多くの病的な状態がひき起こされる．β サブユニットの突然変異，βV266M は筋力低下と易疲労の原因となる．健常者と患者でのアセチルコリン受容体のアセチルコリン生成電流の検討から以下の結果が得られた．チャネルの機能に対する突然変異の影響は何か．考えられる生化学的説明を示せ．

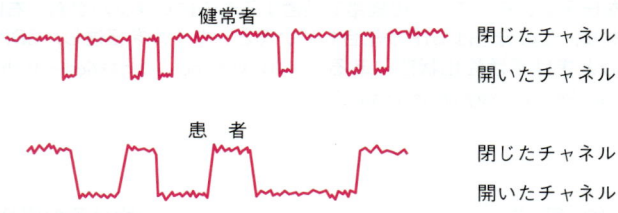

31. チャネル問題 2
アセチルコリン受容体の突然変異は，開口短縮症候群（fast-channel syndrome，FCS）の原因ともなるが，その臨床的特徴は開口延長症候群（slow-channel syndrome，SCS；問題 30 で述べた病的状態）によく似ている．この症候群ではイオンの動きの記録はどのようになるか．生化学的な説明も示せ．

32. 輸送の違い
インドールとグルコースの膜通過の際の輸送速度を下に示す．二つの分子の輸送機構の違いは何か．ウワバインがグルコースの輸送を阻害したとすると，このことは輸送機構に対して何を示唆するか．

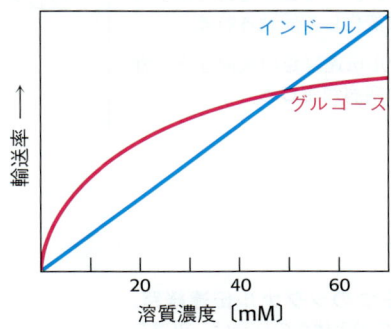

14　シグナル伝達経路

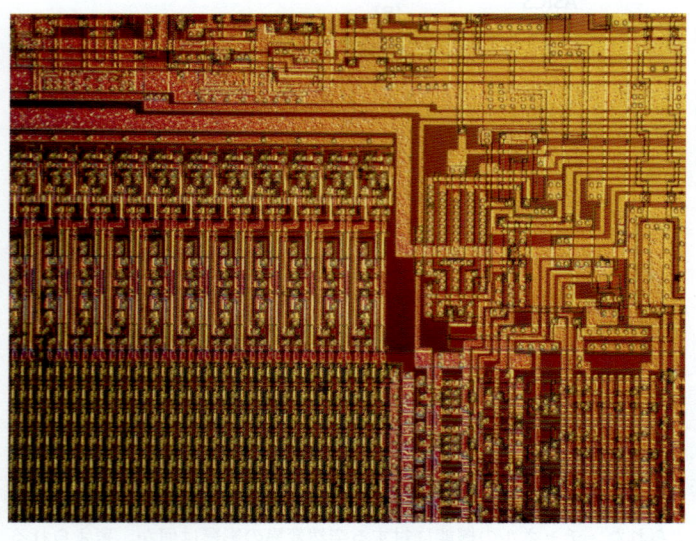

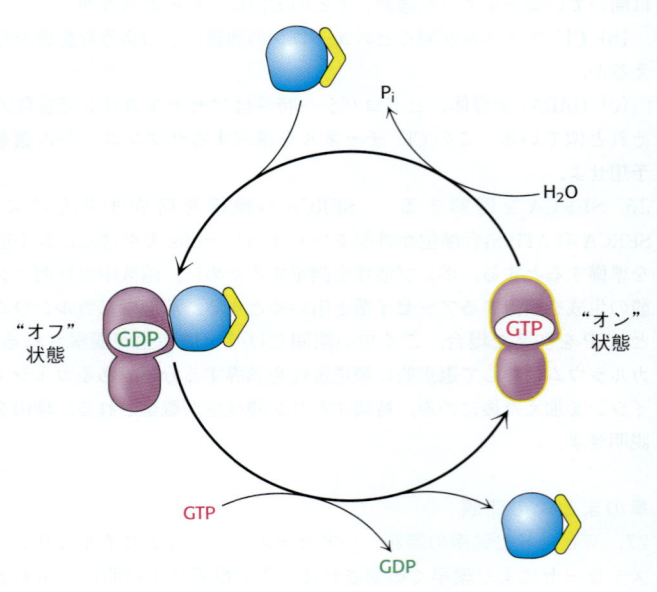

生物システムにおけるシグナル伝達経路には，コンピューターチップ（上図）と似たオン/オフのスイッチを司る分子が存在し，“オン”で情報を伝えている．これらの経路で共通するものにGタンパク質（右図）があり，この分子はGTPが結合しているとシグナルを伝達し，GDP結合のときは不活性化状態にある〔写真: © Astrid & Hans-Frieder Michler/Science Photo Library/amanaimages〕．

　　細胞はその周りの環境に存在する特定の化学物質に対して，非常に高い反応性を示すが，それらの分子の存在を感知して，細胞は自身の代謝を適合させたり，遺伝子の発現パターンを変化させる．多細胞生物では，これらの化学的なシグナルが生理的応答を調和させるのにきわめて重要である（図14・1）．生理的応答を促進するシグナル分子の三つの例として，アドレナリン（エピネフリンともいう），インスリン，上皮増殖因子（EGF）がある．個体が脅威を受けると，腎臓の上部にある副腎がホルモンであるアドレナリンを分泌して，エネルギー貯蔵物質の移動を刺激し，心臓機能の増進へと導く．十分な食事の後では，膵臓のβ細胞がインスリンを分泌して，血流からのグルコースの取込みを促進させ，他の生理的応答を変化させる．傷に応答した上皮増殖因子の放出は，特定の細胞の成長と分裂を刺激する．これらすべての場合において，細胞はその環境内にある分子が閾

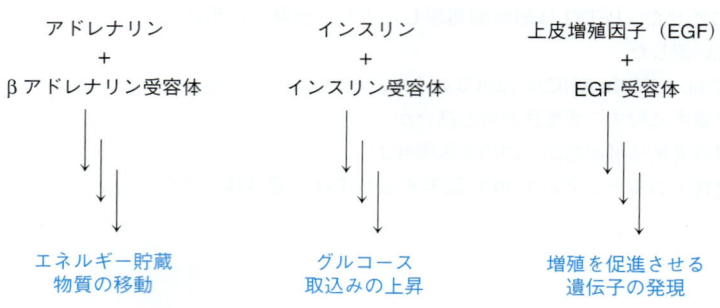

図 14・1　三つのシグナル伝達経路．
シグナル分子の受容体への結合は，重要な生理的応答へと導く経路を始動する．

値を超えて存在しているという情報を受け取る. "この分子が存在している" という情報が最終の生理的応答へと変換される一連のできごとは, **シグナル伝達**（signal transduction）とよばれる.

シグナル伝達経路は, しばしば多くの構成要素と分岐によって特徴づけられるので, 非常に複雑で理解しにくい. しかし, これらの経路で繰返されている共通の戦略や分子の分類を研究することによって, シグナル伝達の論理を単純化することが可能となる. シグナル伝達経路は, 本書の残りの部分を通して解説する代謝経路の本質的にすべての部分に影響を与えるので, ここではシグナル伝達の原理について紹介する.

シグナル伝達は分子回路に依存する

シグナル伝達経路は, 分子回路とみなすことのできるような広く類似した過程をたどり（図14・2）, そのような回路のすべては, いくつかの鍵となる段階を含んでいる.

1. **ファーストメッセンジャーの放出**. 傷や消化された食物といった刺激は, **ファーストメッセンジャー**（primary messenger, **一次メッセンジャー**）とよばれるシグナル分子の放出を促す.

2. **ファーストメッセンジャーの受容**. ほとんどのシグナル分子は細胞内に入らない. その代わりに, 細胞膜にあるタンパク質が**受容体**（receptor）として機能しており, 受容体はシグナル分子と結合し, シグナル分子が結合しているという情報を外界からその細胞の内側に伝達する. 受容体は細胞膜を横切っており, 細胞外と細胞内の両方にその構成要素をもっている. 細胞の外側にある結合部位がシグナル分子〔**リガンド**（ligand）とよばれる〕を特異的に認識する. これら結合部位は酵素の活性部位に似ているが, それ自身に触媒作用がない点で酵素とは異なる. リガンドと受容体が相互作用することにより, 受容体の三次構造または四次構造がその細胞内部分を含めて変化する.

3. **セカンドメッセンジャーが情報を細胞の内側に運搬する**. **セカンドメッセンジャー**（second messenger, **二次メッセンジャー**）とよばれる別の小分子が, 受容体-リガンド複合体からの情報の中継に利用される. セカンドメッセンジャーは, 外界からのシグナルに応答してその濃度を変化させる細胞内分子である. これらの濃度変化は, 分子情報回路のつぎの段階を構成している. 特に重要なセカンドメッセンジャーは, サイクリックAMP（cAMP）, サイクリックGMP（cGMP）, Ca^{2+}, イノシトール1,4,5-トリスリン酸（IP_3）, そしてジアシルグリセロール（DAG, 図14・3）である.

セカンドメッセンジャーを用いることは, 以下の点で重要である. 第一に, セカンドメッセンジャーは著しく増幅される. シグナル分子との直接の結合によって活性化される

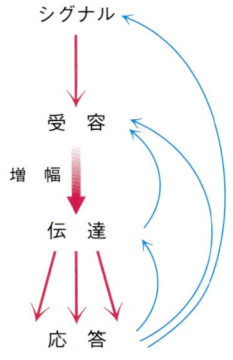

図 14・2 シグナル伝達の原理. 外界からのシグナルは, まず細胞の構成要素との相互作用によって受容されるが, 構成要素の多くは細胞表面の受容体である. シグナルが到達したという情報は, 化学的に異なる形態に変換, すなわち伝達される. 伝達過程は多段階からなることが多い. シグナルは, 応答を誘起する前に増幅されることが多い. フィードバック経路によりシグナルの全過程が制御される.

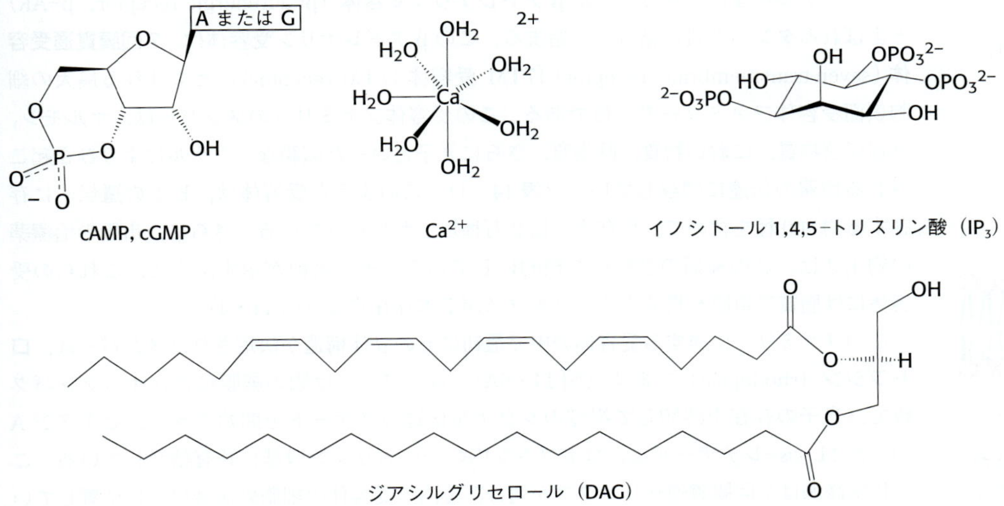

cAMP, cGMP　　　　　Ca^{2+}　　　　　イノシトール1,4,5-トリスリン酸（IP_3）

ジアシルグリセロール（DAG）

図 14・3 普遍的なセカンドメッセンジャー. セカンドメッセンジャーは, 外界からのシグナルに応答してその濃度が変化する細胞内の分子である. その濃度の変化により情報を細胞内で伝達する.

受容体の数はわずかかもしれないが，活性化されたそれぞれの受容体は，多くのセカンドメッセンジャーを産生することが可能である．したがって，細胞外ではわずかに1分子という低い濃度においても，大きい細胞内シグナルが生じ，細胞はこれに応答することができる．第二に，これらのメッセンジャーは細胞内の他の画分へしばしば自由に拡散することができ，そこで細胞全体を通じての経路に影響を与えることが可能である．第三に，多くのシグナル経路で共通のセカンドメッセンジャーを用いることは，有利であるばかりでなく潜在的な問題をもつこともある．複数のシグナル経路から入力があると，これを**クロストーク**（cross talk）というが，共通のセカンドメッセンジャーの濃度はそれぞれから影響を受ける．独立した各経路の作用よりもクロストークにより，細胞活動はより繊細に制御することが可能となる．しかし，不適切なクロストークはセカンドメッセンジャーを誤った応答へと導いてしまう．

4. 生理的応答を直接変化させる効果器（エフェクター）の活性化．シグナル経路の最終的な効果は，ポンプ，酵素，そして代謝経路や遺伝子発現や神経伝達のような経路を直接制御する転写因子を，活性（あるいは抑制）することにある．

5. シグナルの終結．細胞がシグナルに対する応答を終えた後には，シグナル伝達過程が終結するか，細胞は新しいシグナルに対する反応性を失わなければならない．さらに，正しく終結できないシグナル伝達過程は，好ましくない結果をもたらす可能性が高い．これからみていくように，多くのがんは，正しく終結できないシグナル伝達過程，特に細胞増殖の制御過程と関連している．

本章では，図14・1に示された三つのシグナル伝達経路の構成要素について調べよう．そのために，シグナル伝達タンパク質に存在するいくつかの種類のアダプター（仲介）ドメインをみてみよう．これらのドメインは，特定の種類の分子を通常は認識し，あるタンパク質から他のタンパク質に情報を伝える手助けをしている．これら三つの経路と関連して示された構成要素は，他の多くのシグナル伝達経路で再び登場する．したがって，ここで述べる具体的な例は，多くの類似した経路の代表となることを覚えておこう．

表 14・1　7TM 受容体が仲介する生理機能[†]

・ ホルモン作用
・ ホルモン分泌
・ 神経伝達
・ 走化性
・ エキソサイトーシス
・ 血圧調節
・ 胚形成
・ 細胞増殖と細胞分化
・ 発 生
・ 嗅 覚
・ 味 覚
・ 視 覚
・ ウイルス感染

† 出典: J.S. Gutkind, *J. Biol. Chem.*, **273**, 1839〜1842(1998).

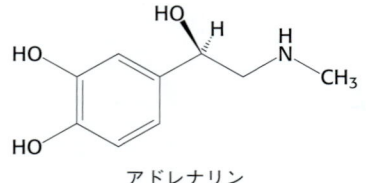

アドレナリン

14・1　ヘテロ三量体 G タンパク質はシグナルを伝達するとともにそれ自身を初期状態に復帰させる

アドレナリンは，内外のストレッサーに応答して哺乳動物の副腎から分泌されるホルモンであり，"闘争−逃走"応答とよばれる広範な効果をもたらして，生体が素早い筋肉運動に備えられるよう助ける．この応答の中には，心拍数の増加，気道平滑筋の弛緩，そしてグリコーゲン分解（§21・3）と脂肪酸分解（§22・2）の開始が含まれる．アドレナリンのシグナル伝達は，リガンドが**βアドレナリン受容体**（β−adrenergic receptor, β−AR）とよばれるタンパク質に結合して始まる．このβアドレナリン受容体は，**7回膜貫通受容体**（seven-transmembrane receptor）〔**7TM 受容体**（7TM receptor）〕とよばれる最大の細胞表面受容体ファミリーの一員である．この受容体ファミリーのメンバーは，ホルモン，神経伝達物質，におい物質，味物質，さらに光子といった広範なシグナルによりひき起こされる情報の伝達に関与している（表14・1）．このような受容体は，ヒトの遺伝子に存在する約800種を含めて，現在までに2万種以上が知られている．さらに，市販の治療薬の約1/3は，この種類の受容体を標的にしている．その名前が示すように，これらの受容体には脂質二重膜を貫通するヘリックスが7本存在する（図14・4）．

このファミリーに属する受容体の中で最初にその立体構造が決定されたメンバーは，**ロドプシン**（rhodopsin）である（図14・5A）．ロドプシンは眼の網膜に存在するタンパク質で，光子の存在を感知して視覚のシグナル伝達カスケードを開始させる．ビタミンAの一種11−*cis*−レチナールは，ロドプシン内の一つのリシン残基に共有結合している．この化学修飾は7回膜貫通ヘリックスが囲む部位内の受容体の細胞外領域付近に位置してい

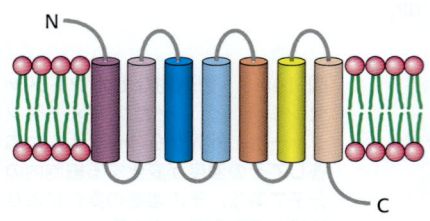

図 14・4　7TM 受容体.　7TM 受容体が細胞膜を7回貫通する様子を示した概要図

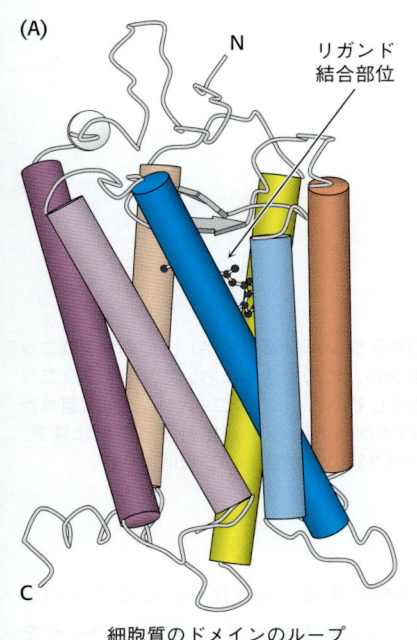

(A)

N

リガンド
結合部位

細胞質のドメインのループ

ロドプシン

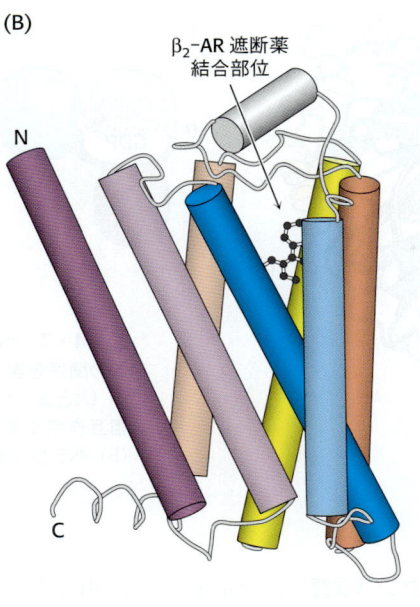

(B)

β_2-AR 遮断薬
結合部位

N

C

細胞質のドメインのループ

β_2 アドレナリン受容体（β_2-AR）

図 14・5　ロドプシンと β_2 アドレナリン受容体（β_2-AR）の構造.　ロドプシン（A）と β_2-AR（B）の立体構造. 両受容体の全体的な構造類似性, およびロドプシンのリガンド 11-*cis*-レチナールの配置と β_2-AR 遮断薬のカラゾロールの配置の類似性に注意〔1F88.pdb, 2RH1.pdb より〕

る. 後で詳細に議論するように（§33・3），光の照射は 11-*cis*-レチナールを異性化して全 *trans*-レチナールに転換し，受容体に構造変化をひき起こして活動電位を発生させる. これが最終的に脳で視覚刺激として解釈される.

2007 年に，遮断薬が結合したヒトのアドレナリン受容体の β_2 サブタイプ（β_2 アドレナリン受容体，β_2-AR）の立体構造が X 線結晶解析から決定された. この遮断薬カラゾロールは，競合阻害剤が酵素の活性部位で作用する（§8・5）のとまったく同様に，β_2-AR への結合に対しアドレナリンと競合する. β_2-AR とロドプシンの構造は酷似しており，特に，ロドプシンの 11-*cis*-レチナールの位置は，カラゾロールの結合部位に一致している（図 14・5B）.

7TM 受容体へのリガンドの結合はヘテロ三量体 G タンパク質を活性化へと導く

シグナル伝達経路では，つぎに何が起こるであろうか？　受容体の細胞質ドメインにおける高次構造変化は，グアニンヌクレオチドを結合するという事実から名付けられた G

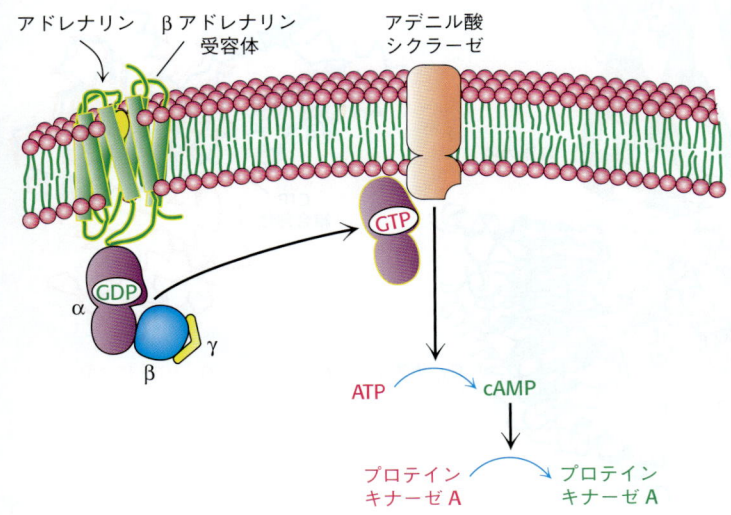

アドレナリン　β アドレナリン
　　　　　　　受容体

アデニル酸
シクラーゼ

GTP

GDP

α

β　γ

ATP　　cAMP

プロテイン　　　プロテイン
キナーゼ A　　　キナーゼ A

図 14・6　G タンパク質経路によるプロテインキナーゼ A の活性化.　ホルモンが 7TM 受容体に結合すると，シグナル伝達経路が始動し，G タンパク質と cAMP を介してプロテインキナーゼ A を活性化する.

(A)

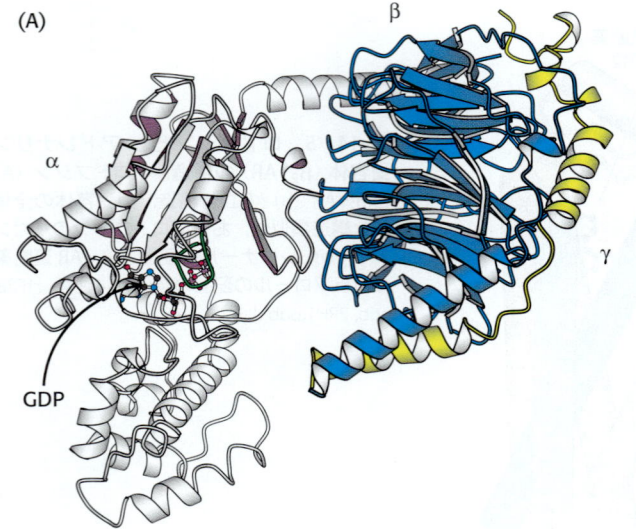

GDP

(B)

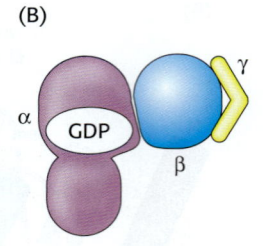

図 14・7　ヘテロ三量体 G タンパク質.　(A) 三つのサブユニットの関係を表すリボンモデル. この複合体において, α サブユニット（■と■）が GDP と結合している. α サブユニットと βγ 二量体が相互作用する表面近傍のポケットに GDP が結合することに注意. (B) ヘテロ三量体 G タンパク質の概要図〔1GOT.pdb より〕

タンパク質（G protein）とよばれるタンパク質を活性化する. 活性化された G タンパク質は, ATP から cAMP を合成してその濃度を上昇させる酵素のアデニル酸シクラーゼを活性化する. G タンパク質とアデニル酸シクラーゼは細胞膜にとどまっているが, cAMP は, 初めにアドレナリンの結合によってもたらされたシグナルを運びながら, 細胞内を動き回ることができる. 図 14・6 は, これらの段階の概要を図として示したものである.

　このシグナル伝達経路における G タンパク質の役割を詳細に議論しよう. G タンパク質が活性化されていない状態では, G タンパク質に結合しているグアニンヌクレオチドは GDP である. この状態で, G タンパク質は α, β, γ サブユニットからなるヘテロ三量体として存在し, その α サブユニット（G$_\alpha$ とよばれる）に GDP が結合している（図 14・7）. α サブユニットは, ヌクレオチドとの結合に関与する P ループをもつ NTP アーゼファミリーの一員であり（§9・4）, P ループはヌクレオチドとの結合に関与している. α と γ サブユニットは共有結合している脂肪酸を介して通常は細胞膜に結合している. ホルモンが結合した受容体の役割は, G$_\alpha$ に結合している GDP と GTP の交換反応を触媒することにある. ホルモンの結合した β$_2$-AR とヘテロ三量体 G タンパク質の相互作用は, 2011 年にこの複合体の結晶構造が決定され, 詳細な分子レベルで解明された. この構造では, 合成

図 14・8　活性化 β$_2$-AR とヘテロ三量体 G タンパク質の複合体.　(A) β$_2$-AR（緑）に受容体アゴニストが結合すると, 受容体の細胞質界面がヘテロ三量体 G タンパク質の G$_\alpha$ サブユニットと相互作用する接触面を形成する. (B) 活性化受容体との相互作用は, G$_\alpha$ タンパク質に大きな高次構造変化をもたらし, GTP 結合部位が開いてヌクレオチドの交換が可能になる. この図において, GTP 結合型の G$_\alpha$ を赤で, 受容体結合型の G$_\alpha$ を青で示す.

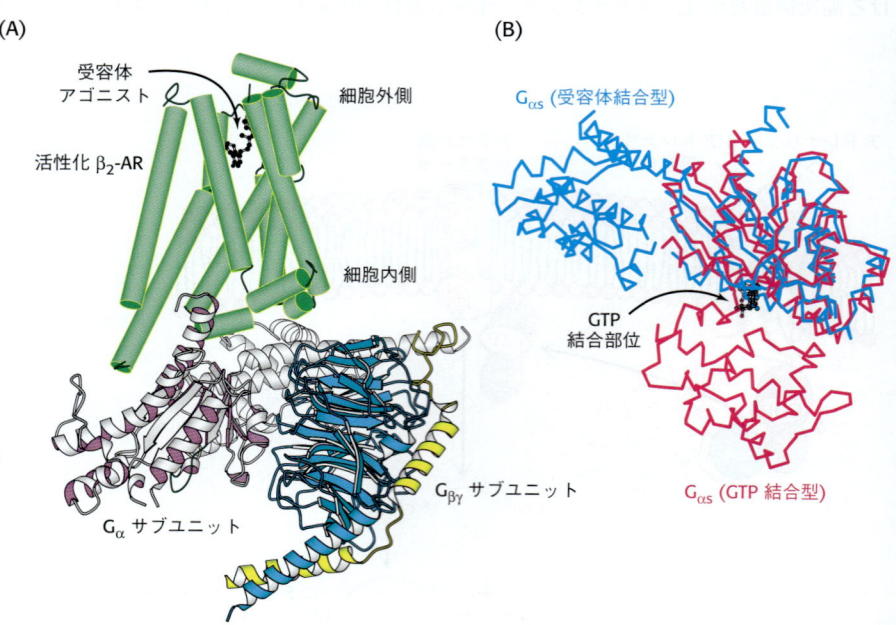

(A)

受容体アゴニスト
細胞外側
活性化 β$_2$-AR
細胞内側
G$_\alpha$ サブユニット
G$_{\beta\gamma}$ サブユニット

(B)

G$_{\alpha s}$ (受容体結合型)
GTP 結合部位
G$_{\alpha s}$ (GTP 結合型)

アゴニストまたは受容体を活性化する小分子が，β₂–AR を活性型高次構造に誘導するために利用された．アゴニストの結合は二つの膜貫通ヘリックスの配置を変化させ，ヘテロ三量体の G_α サブユニットに向けて強い相互作用界面を生じさせる（図 14・8A）．G_α のヌクレオチド結合部位は，受容体と結合したときに大きく開いて，GDP が GTP に置換することを可能にする（図 14・8B）．

GTP の結合とともに，α サブユニットは βγ 二量体（$G_{\beta\gamma}$）から解離し，受容体がリガンドを結合しているというシグナルを伝達する．一つのホルモン–受容体複合体は，多くの三量体 G タンパク質のヌクレオチド交換反応を促進することが可能である．こうして，ホルモン分子一つ一つによってそれぞれ数百分子の G_α が GDP 型から GTP 型となり，その結果応答が増幅される．7TM 受容体は G タンパク質を介してシグナルを伝達するので，一般に **G タンパク質共役型受容体**（G-protein-coupled receptor, GPCR）とよばれる．

活性型 G タンパク質は他のタンパク質と結合してシグナルを伝える

GTP 結合型において，$G_{\beta\gamma}$ 二量体と結合していた G_α の界面は，GDP 結合型のときとは異なる高次構造となり，$G_{\beta\gamma}$ 二量体に対して高い親和性をもたなくなる．この界面はつぎに他のタンパク質が結合するために露出する．β アドレナリン受容体の経路においては，この新しい結合パートナーが**アデニル酸シクラーゼ**（adenylate cyclase）であり，この酵素が ATP を cAMP に変換する．アデニル酸シクラーゼは，12 回の細胞膜貫通ヘリックスをもつ膜タンパク質であり，二つの大きな細胞質ドメインが酵素の触媒活性部位を形成している（図 14・9）．G_α とアデニル酸シクラーゼが相互作用すると，アデニル酸シクラーゼは酵素的により活性型の高次構造となり，cAMP の生成が増加する．実際に，β アドレナリン受容体の経路に介在している G タンパク質のサブユニットは $G_{\alpha s}$ とよばれ，"s" は促進に由来する．全体の結果として，細胞表面に存在する受容体へのアドレナリンの結合は，細胞内での cAMP の生成速度を上昇させる．アデニル酸シクラーゼによる cAMP の生成は，活性化されたそれぞれのアデニル酸シクラーゼが多くの ATP 分子を cAMP 分子に変換できるので，第二の増幅を可能にしている．

cAMP はプロテインキナーゼ A の活性化により

多くの標的タンパク質のリン酸化を促進する

cAMP の濃度上昇は，広範な細胞の諸過程に影響を与えることができる．筋肉におけるアドレナリンの作用に関しては，cAMP が筋収縮のための ATP の生成を促進する．他の細胞では cAMP が，貯蔵栄養素の分解を促進し，胃粘膜からの胃酸分泌を増加させ，メラニン色素顆粒の分散を導き，血小板の凝集を抑制し，さらに塩素イオンチャネルを開く．どのようにして cAMP は多くの細胞の諸過程に影響を与えるのであろうか．その多様な効果に共通する特徴はあるのだろうか．実際のところ，それはある．真核細胞において cAMP が及ぼす効果の大部分は，1 種類のプロテインキナーゼの活性化によって生じ

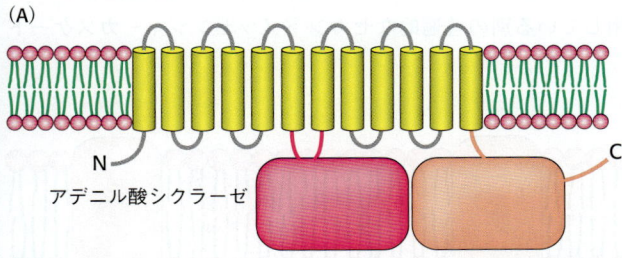

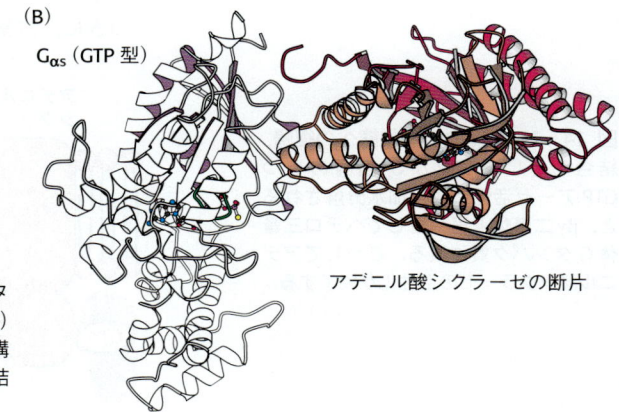

図 14・9　アデニル酸シクラーゼの活性化. （A）アデニル酸シクラーゼは膜タンパク質であるが，触媒部位を形成する二つの大きな細胞質ドメインをもつ．（B）GTP が結合した G_α とアデニル酸シクラーゼの触媒断片の部分が結合した複合体の構造．今まで βγ 二量体と結合していた G_α の表面が，今度はアデニル酸シクラーゼと結合していることに注意〔1AZS.pdb より〕

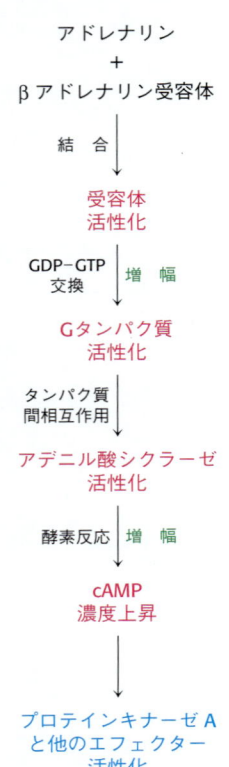

アドレナリン
+
β アドレナリン受容体

結　合

受容体
活性化

GDP−GTP
交換　｜ 増幅

G タンパク質
活性化

タンパク質
間相互作用

アデニル酸シクラーゼ
活性化

酵素反応　｜ 増幅

cAMP
濃度上昇

プロテインキナーゼ A
と他のエフェクター
活性化

図 14・10　アドレナリンのシグナル伝達経路.　アドレナリンが β アドレナリン受容体に結合すると, シグナル伝達経路が始動する. 各段階における反応が, 矢印の左に (黒字で) 示してある. シグナルの増幅が可能な段階は矢印の右に緑色で示してある.

る. この重要な酵素は **cAMP 依存性プロテインキナーゼ** (cAMP-dependent protein kinase) または **プロテインキナーゼ A** (protein kinase A, PKA) とよばれる.

先に述べたように, PKA は二つの調節 (R, regulatory) サブユニットと二つの触媒 (C, catalytic) サブユニットからなる (R_2C_2; 図 10・16 参照). cAMP がないときには, R_2C_2 複合体は触媒として不活性な状態である. cAMP が調節サブユニットに結合すると, 触媒サブユニットが遊離し, これ自身が単独で酵素活性を発揮する. 活性化された PKA は多数の標的分子中に存在する特定のセリンやトレオニン残基をリン酸化して, 標的タンパク質の活性を変化させる. たとえば, PKA は, グルコースの多量体貯蔵物質であるグリコーゲンを分解へと導き, そしてグリコーゲン合成を抑制へと導く二つの酵素をリン酸化する (§ 21・5). また PKA は, cAMP 応答配列結合タンパク質 (cAMP-response element binding protein, CREB) とよばれる転写の活性化因子をリン酸化して, 特定の遺伝子の発現を促進する. シグナル伝達経路が核に広がって遺伝子発現を変えうることが, この PKA の活性で説明できる.

アドレナリンによってひき起こされるシグナル伝達経路が, 図 14・10 に要約されている.

G タンパク質は GTP の加水分解により自発的に初期状態に戻る

アドレナリンによってひき起こされたシグナルは, どのように終結するのであろうか. G_α サブユニットはそれ自身に GTP アーゼ活性を備えており, 結合している GTP を GDP と P_i に加水分解している. しかし, この加水分解反応は数秒から数分を要し, ゆっくり進行する. したがって, GTP の加水分解によって不活性化される前に, GTP 型の G_α は下流の経路にシグナルを伝達することができる. 大切なことは, 結合した GTP が, 短い時間の後に, G_α サブユニットを自発的に初期状態に戻すことが可能な埋め込み時計として機能していることである. GTP の加水分解と P_i の放出の後, GDP 型の G_α は $G_{\beta\gamma}$ と再会合し, 不活性なヘテロ三量体タンパク質に戻る (図 14・11).

G タンパク質の持続的な活性化を抑制するためには, ホルモンが結合して活性化された受容体も初期状態に戻る必要がある. この初期状態への復帰には, 二つの過程がある (図 14・12). 第一は, ホルモンが解離して受容体が最初の不活性化状態に戻ることである. 受容体が非結合状態のままでいられるかどうかは, ホルモンの細胞外濃度に依存する. 第二は, 受容体の C 末端の尾部に存在するセリン, トレオニン残基がリン酸化を受けて, ホルモン−受容体複合体が不活性化されることである. β アドレナリン受容体の例で考慮すると, **β アドレナリン受容体キナーゼ** (β-adrenergic receptor kinase) 〔**G タンパク質共役型受容体キナーゼ 2** (G-protein-coupled receptor kinase 2, GRK2) ともいう〕はホルモン−受容体複合体の C 末端尾部をリン酸化するが, ホルモンの結合していない受容体はリン酸化しない. 最後に, **β アレスチン** (β-arrestin) がリン酸化された受容体に結合すると, 受容体が G タンパク質を活性化する能力が低下する.

いくつかの 7TM 受容体はホスファチジルイノシトールカスケードを活性化する

つぎに, 7TM 受容体を採用している別の普遍的なセカンドメッセンジャーカスケード

図 14・11　G_α の初期状態への復帰. 結合している GTP が G_α 自身のもつ GTP アーゼ活性により加水分解されると, βγ 二量体と再会合してヘテロ三量体 G タンパク質に戻る. こうしてアデニル酸シクラーゼの活性化が終了する.

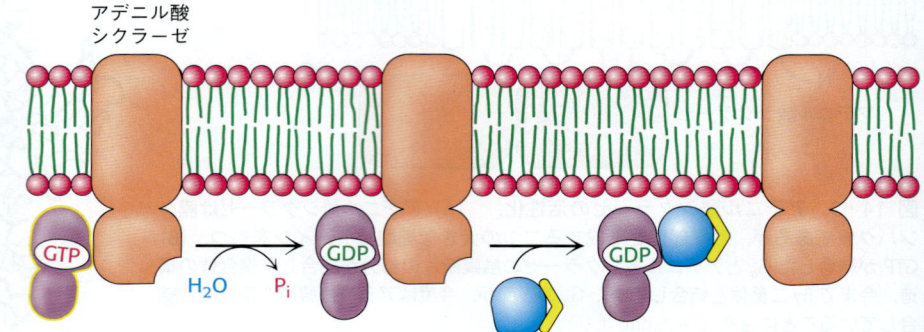

アデニル酸
シクラーゼ

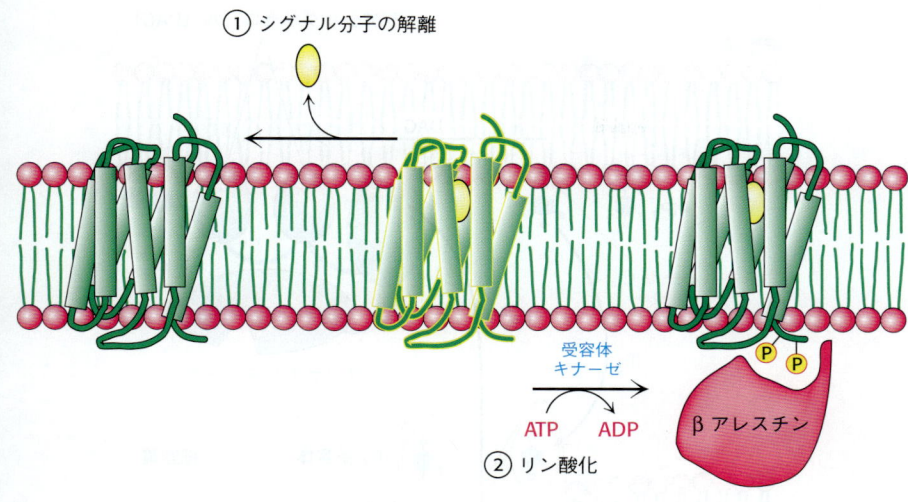

① シグナル分子の解離

受容体キナーゼ

ATP ADP

βアレスチン

② リン酸化

図 14・12 シグナルの終結. 7TM受容体によるシグナル伝達は，① 受容体からシグナル分子が解離すること，② 受容体の細胞質側にあるC末端の尾部がリン酸化され，つづいてβアレスチンが結合することにより，終結する．

を取上げよう．このカスケードは多くのホルモンが多彩な生理的応答をひき起こす際に用いられている．**ホスファチジルイノシトールカスケード**（phosphatidylinositol cascade）は，cAMPカスケードと同様に，細胞外シグナルを細胞内シグナルに変換する．この経路の活性化によって生じる細胞内情報伝達物質は，細胞膜に存在するリン脂質の**ホスファチジルイノシトール 4,5-ビスリン酸**（phosphatidylinositol 4,5-bisphosphate，PIP_2）の開裂によって生成する．このホスファチジルイノシトールカスケードに基づくシグナル伝達経路の一例としては，アンギオテンシンII受容体によってひき起こされる経路があり，この受容体は血圧調節に関与するペプチドホルモンを結合する．

7TM受容体のそれぞれのタイプは，異なるGタンパク質を介してシグナルを伝達している．βアドレナリン受容体はGタンパク質$G_{\alpha s}$を活性化するが，アンギオテンシンII受容体は$G_{\alpha q}$とよばれるGタンパク質を活性化する．GTP結合型において，$G_{\alpha q}$は酵素**ホスホリパーゼC**（phospholipase C）のβアイソフォームと結合し，これを活性化する．この酵素は，PIP_2の開裂を触媒し，イノシトール 1,4,5-トリスリン酸（IP_3）とジアシルグリセロール（DAG）という2種のセカンドメッセンジャーを産生する（図 14・13）．

IP_3は可溶性分子で，細胞膜から離れて拡散する．このセカンドメッセンジャーは，細

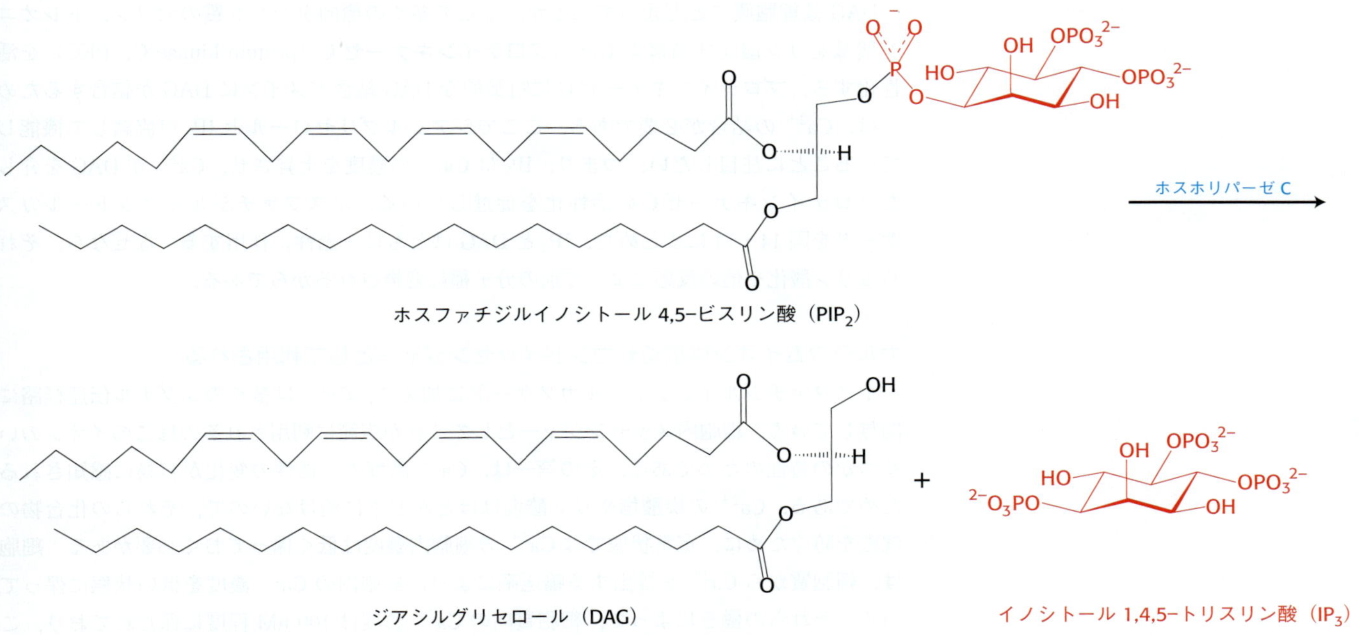

ホスファチジルイノシトール 4,5-ビスリン酸（PIP_2）

ホスホリパーゼC →

ジアシルグリセロール（DAG）   ＋   イノシトール 1,4,5-トリスリン酸（IP_3）

図 14・13 ホスホリパーゼCの反応. ホスホリパーゼCは膜脂質のホスファチジルイノシトール 4,5-ビスリン酸を開裂して二つのセカンドメッセンジャーを生成する．ジアシルグリセロールは膜にとどまり，イノシトール 1,4,5-トリスリン酸は膜から離れて拡散する．

図 14・14　ホスファチジルイノシトールカスケード．　ホスファチジルイノシトール4,5-ビスリン酸 (PIP$_2$) の開裂により生成したジアシルグリセロール (DAG) とイノシトール 1,4,5-トリスリン酸 (IP$_3$) は，(IP$_3$ 受容体イオンチャネルの開口により) Ca^{2+} を放出し，(膜内で遊離した DAG がプロテインキナーゼ C に結合することにより) プロテインキナーゼ C を活性化する．Ca^{2+} はプロテインキナーゼ C に結合し，その活性化を促進する．

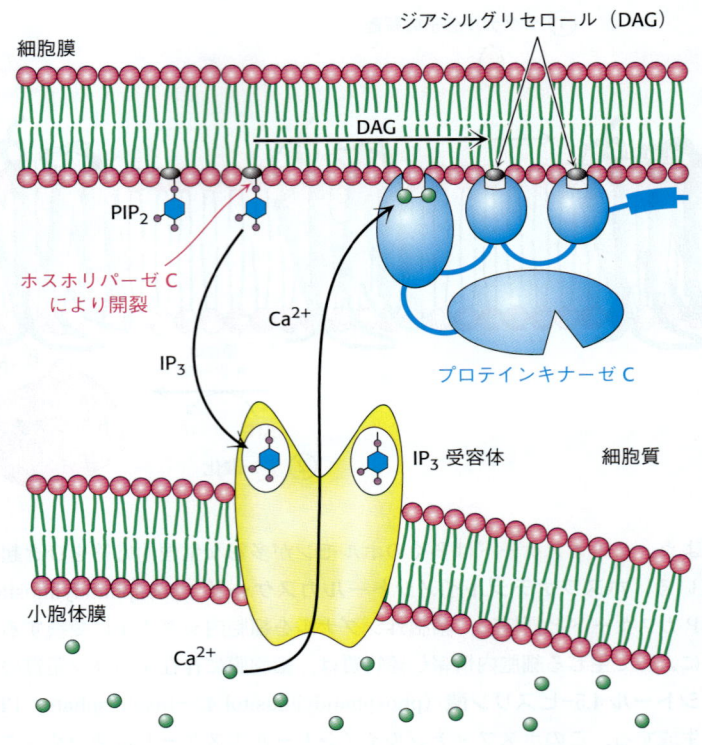

胞内 Ca^{2+} 貯蔵部位である小胞体から Ca^{2+} の急激な放出を促すが，小胞体では Ca^{2+}-ATP アーゼのような輸送体の作用を介して Ca^{2+} を貯蔵している (§13・2)．小胞体膜に存在する特異的な Ca^{2+} チャネルタンパク質に IP$_3$ が結合すると，IP$_3$ 受容体が開口し，小胞体から細胞質に Ca^{2+} が流出する．Ca^{2+} はそれ自身がシグナル伝達分子である．Ca^{2+} はタンパク質と結合するが，その中には，カルモジュリンとよばれる普遍的なシグナル伝達タンパク質やプロテインキナーゼ C などの酵素が含まれる．このような手段により，Ca^{2+} の濃度上昇は平滑筋の収縮，グリコーゲン分解や小胞の放出といった反応をひき起こしている．

　DAG は細胞膜にとどまっているが，そこで多くの標的タンパク質のセリン，トレオニン残基をリン酸化する酵素である**プロテインキナーゼ C** (protein kinase C, PKC) を活性化する．プロテインキナーゼ C に特徴的な DAG 結合ドメインに DAG が結合するためには，Ca^{2+} の結合が必要である．ここでジアシルグリセロールと IP$_3$ が協調して機能していることに注目したい．つまり，IP$_3$ は Ca^{2+} の濃度を上昇させ，Ca^{2+} が DAG を介したプロテインキナーゼ C の活性化を促進している．ホスファチジルイノシトールカスケードを図 14・14 にまとめた．IP$_3$ と DAG はともに一過性に作用する．なぜなら，それらはリン酸化や他の反応によって別の分子種に変換されるからである．

カルシウムイオンは広くセカンドメッセンジャーとして利用される

　ホスファチジルイノシトールカスケードに加えて，Ca^{2+} は多くのシグナル伝達経路に関与している．細胞内メッセンジャーとしてこれが広範に利用されるのはこのイオンのいくつかの特性のためである．その第一は，Ca^{2+} 濃度の一過性の変化が容易に感知されるためである．Ca^{2+} の炭酸塩やリン酸塩はほとんど水に溶けないので，それらの化合物の沈殿を防ぐために，定常状態では Ca^{2+} の細胞内濃度は低く保っておく必要がある．細胞は，細胞質から Ca^{2+} を排出する輸送系により，細胞内の Ca^{2+} 濃度を低い状態に保っている．それらの働きによって，細胞質内の Ca^{2+} 濃度は 100 nM 程度に保たれており，これは細胞外液の Ca^{2+} 濃度に比べると数桁低い．定常状態でのこの低いレベルのために，シグナル伝達により産生された Ca^{2+} 濃度の一過性の上昇が容易に感知されるのである．

　細胞内メッセンジャーとして Ca^{2+} が最適となる第二の特性は，Ca^{2+} がタンパク質と強固に結合して高次構造の変化をもたらす点である．Ca^{2+} は，負電荷を帯びた（グルタミン酸やアスパラギン酸の側鎖からの）酸素原子にも，電荷を帯びていない（ペプチド主鎖のカルボニル基やグルタミンやアスパラギンの側鎖からの）酸素原子にも強く結合する（図 14・15）．Ca^{2+} には，複数のリガンド，つまり 6〜8 個の酸素原子が配位するので，タンパク質内部の異なる部位に Ca^{2+} による架橋をつくることができ，大きな構造変化を誘発することができる．

　細胞内経路における Ca^{2+} の役割に関する理解は，細胞の内側での Ca^{2+} 濃度変化を捉え，さらにリアルタイムでの変化をモニターすることが可能となって，大きく進展している．Ca^{2+} と結合してその蛍光特性を変える Fura 2（フラ 2）のような，特別に設計された色素の利用がそれを可能にしている．Fura 2 はその構造内にある適当な位置の酸素原子（O で示した）を介して Ca^{2+} と結合する．

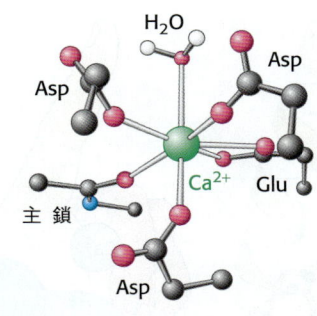

図 14・15　カルシウムの結合部位．　Ca^{2+} には，タンパク質からの 6 個の酸素原子と水からの 1 個の酸素原子（上部）が配位する一般的な結合様式がある．

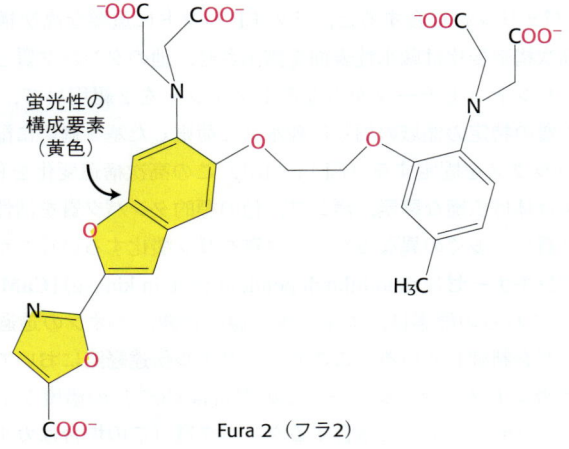

Fura 2（フラ2）

　こうした色素を細胞内に導入すると，Ca^{2+} の有効な濃度変化が，蛍光変化を捉える顕微鏡を用いて観察できる（図 14・16）．cAMP のような他のセカンドメッセンジャーを感知するプローブも開発されている．これらの**分子イメージング試薬**（molecular-imaging agent）は，シグナル伝達過程についての私たちの理解を大きく広げている．

(A)

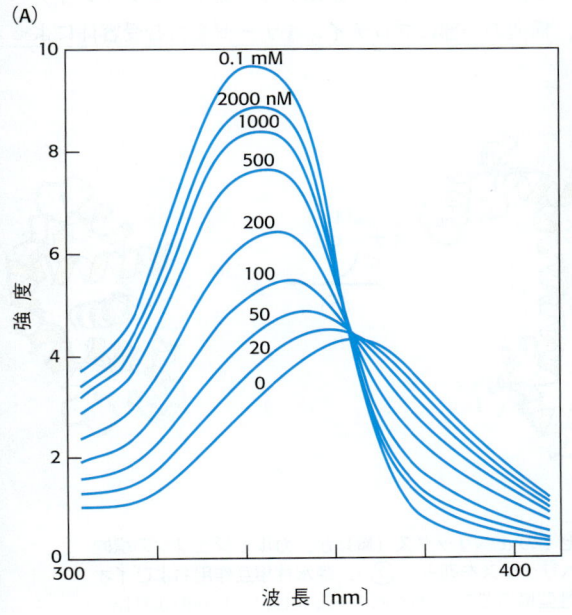

(B)

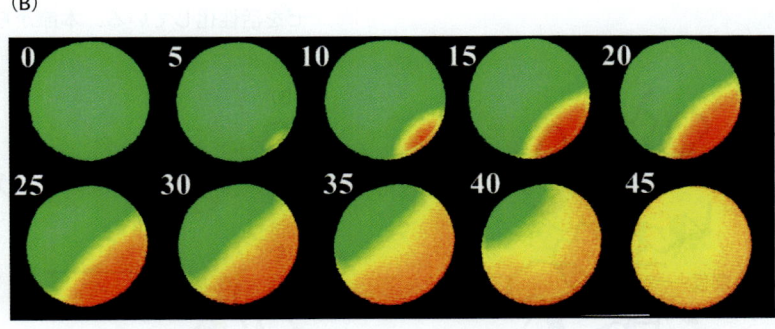

図 14・16　カルシウムイメージング．　（A）カルシウムと結合する色素 Fura 2 の蛍光スペクトルは，溶液中や細胞中の遊離 Ca^{2+} 濃度の測定に用いられる．（B）一連の画像は，精子の受精後に Ca^{2+} が受精卵を横切って広がる様子を示している．図中の数字は，受精後の時間（秒）を表している．この画像は Fura 2 を用いて得られた．画像の赤色は Ca^{2+} 濃度が高い部位を，青色は低い部位を表している〔出典：（A）S.J. Lippard, J.M. Berg, "Principles of Bioinorganic Chemistry", p.193, University Science Books (1994)；（B）写真：M. Carroll et al., *J. Cell Sci.*, **116**, 4997〜5004 (2003)〕．

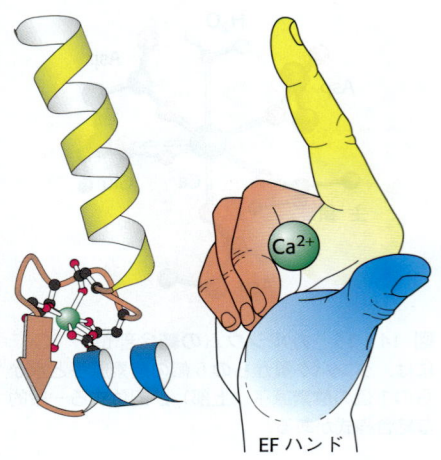

図 14・17 EF ハンド. EF ハンドは,多くのカルシウム結合タンパク質に共通するヘリックス・ループ・ヘリックスからなるカルシウム結合モチーフである.E ヘリックスを■,F ヘリックスを■,Ca^{2+} を●で表示している.Ca^{2+} は,二つのほぼ垂直なヘリックスを結ぶループに結合していることに注意〔1CLL.pdb より〕

カルシウムイオンは調節タンパク質であるカルモジュリンをしばしば活性化する

カルモジュリン(calmodulin,CaM)は Ca^{2+} 結合部位を四つもつ 17 kDa のタンパク質で,ほとんどすべての真核細胞においてカルシウムセンサーとして機能している.細胞質の Ca^{2+} 濃度が 500 nM 以上になると,カルモジュリンは Ca^{2+} が結合して活性化される.カルモジュリンは EF ハンドタンパク質ファミリーに属しているが,**EF ハンド**(EF hand)とは,ヘリックス・ループ・ヘリックスからなる Ca^{2+} 結合モチーフである.このモチーフはパルブアルブミンというタンパク質で最初に発見され,Ca^{2+} 結合モチーフがこのタンパク質中のヘリックス E,F と介在するループとから形成されており,重要な E,F ヘリックスの配置が右手の人指し指と親指の位置関係に相当することから,EF ハンドと名付けられた(図 14・17).これら二つのヘリックスと間に挟まるループとが Ca^{2+} 結合モチーフを形成する.Ca^{2+} 1 個に対して 7 個の酸素原子が配位しているが,そのうち 6 個はタンパク質分子の酸素であり,1 個は結合している水分子のものである.カルモジュリンは四つの EF ハンドからなり,それぞれの EF ハンドが一つの Ca^{2+} と結合する.

Ca^{2+} がカルモジュリンに結合すると,その EF ハンドに重要な高次構造変化をひき起こす.これらの高次構造変化は疎水性表面を露出させ,他のタンパク質との結合を可能にする.二つの EF ハンド(モチーフからなるドメイン)を 2 組用いて,カルモジュリンは,標的タンパク質の特定の領域の周りに疎水基と荷電した基を適切に配置して,一般には露出した α ヘリックスを固定する(図 14・18).この高次構造変化を利用して,Ca^{2+}-カルモジュリン複合体は広範な酵素,ポンプ,他の標的タンパク質を活性化する.特に重要な標的タンパク質に,多くの異なるタンパク質をリン酸化するいくつかの**カルモジュリン依存性プロテインキナーゼ**(calmodulin-dependent protein kinase)〔**CaM キナーゼ**(CaM kinase)〕がある.これらの酵素は,エネルギー源の代謝,イオンの透過性,神経伝達物質の合成や放出などを制御している.ここで,シグナル伝達経路において繰返される主題をみてみよう.セカンドメッセンジャー(この場合は Ca^{2+})の濃度が上昇する.そのシグナルはセカンドメッセンジャーと結合するタンパク質(この場合はカルモジュリン)によって感知される.そして,セカンドメッセンジャー結合タンパク質がエフェクターを制御する酵素(この場合はカルモジュリン依存性プロテインキナーゼ)の変換のために作用する.

14・2 インスリンのシグナル伝達: リン酸化カスケードが多くのシグナル伝達過程で中心となる

これまで研究してきた限りにおいて,シグナル伝達経路はその下流でプロテインキナーゼを活性化している.本節からは,構造の一部にプロテインキナーゼを含む受容体によっ

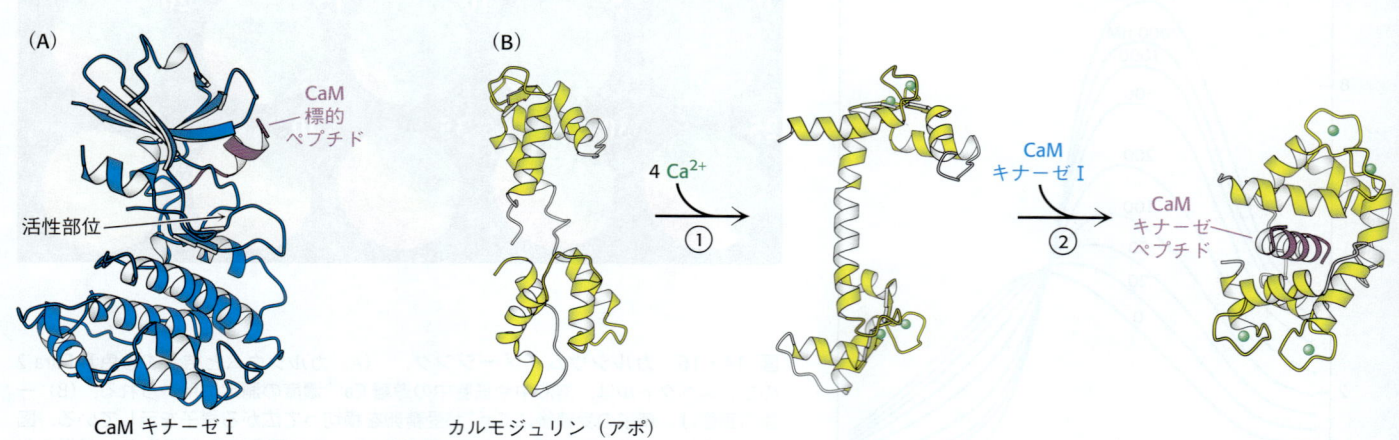

(A)   CaM 標的ペプチド   活性部位   CaM キナーゼ I

(B)   カルモジュリン(アポ)   4 Ca^{2+} ①   CaM キナーゼ I ②   CaM キナーゼ ペプチド

図 14・18 カルモジュリンは α ヘリックスに結合する. (A)CaM キナーゼ I の α ヘリックス(■)が,カルモジュリンの標的である.(B)Ca^{2+} が結合すると(①),カルモジュリン半量体の二つが標的のヘリックスを囲み(②),疎水性相互作用およびイオン相互作用により結合する.CaM キナーゼ I では,この相互作用により酵素が活性型構造となる〔1A06,1CFD,1CLL,1CM1.pdb より〕.

て始動するシグナル伝達経路に目を向けよう．このようなプロテインキナーゼの活性化は，最終的にはこれらの経路のエフェクターを修飾する他の経路を推進する．

　一例は，十分な食事の後で分泌されるホルモンの**インスリン**（insulin）によって始動するシグナル伝達経路である．すべてを詳細に見ると，この多様に分岐したシグナル伝達経路はかなり複雑であるので，その主要な経路についてだけ焦点を合わせることにしよう――この経路ではグルコース輸送体を細胞表面に移動させる．先に述べたように，グルコース輸送体は，食事の後で血流中に多量に存在するグルコースを細胞内に取込ませることを可能にしている．

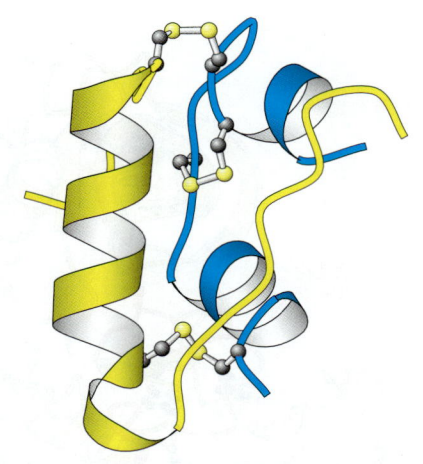

インスリン受容体は結合したインスリン分子の周りを囲む二量体である

　インスリンは，三つのジスルフィド結合で結ばれた2本の鎖からなるペプチドホルモンである（図14・19）．その受容体は，アドレナリンの受容体であるβ-ARとはまったく異なる構造をもつ．**インスリン受容体**（insulin receptor）は同一の単位二つからなる二量体で，一つの単位は1本のαサブユニットと1本のβサブユニットからなり，それらが互いに一つのジスルフィド結合で結ばれている（図14・20）．各αサブユニットは完全に細胞の外側に配置されているが，一方βサブユニットはそれぞれ主として細胞の内側にあり，一つの膜貫通部位で膜を横切っている．二つのαサブユニットがともに移動して，一つのインスリン分子に対する結合部位を形成するが，これは驚くべき事象である．なぜなら，インスリン分子上の二つの異なる表面が，二つの同一のインスリン受容体鎖と相互作用する必要があるためである．インスリン分子の存在下に二量体の単位がともに移動して，そのシグナル伝達経路を推進している．オリゴマー受容体の閉鎖化あるいは結合したリガンドを取囲む単量体受容体のオリゴマー化は，多くの受容体，とりわけプロテインキナーゼを含む受容体がシグナルを始動させるために利用する戦略である．

　β鎖はそれぞれ，主としてプロテインキナーゼAと相同なあるプロテインキナーゼドメインからなっている．しかし，このプロテインキナーゼは二つの重要な点でプロテインキナーゼAとは異なる．第一に，インスリン受容体のキナーゼは，**チロシンキナーゼ**（tyrosine kinase）である．すなわちそれは，ATPのリン酸基を，プロテインキナーゼAの場合のセリンやトレオニンではなく，チロシンのヒドロキシ基へ転移する反応を触媒する．

図14・19　**インスリンの構造**．インスリンは，二つのジスルフィド結合で結ばれた2本のサブユニット（■と■で示した）からなることに注意．αサブユニット（■）はまた，サブユニット内に一つのジスルフィド結合をもつ〔1B2F.pdbより〕．

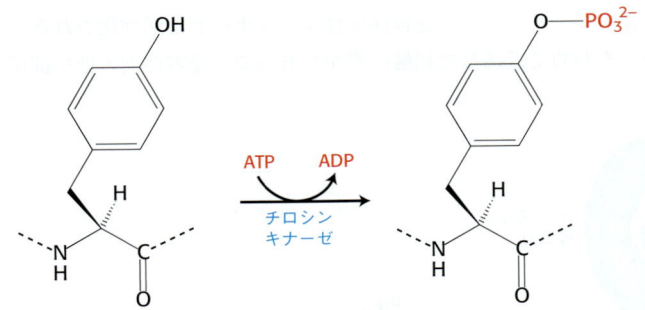

　このチロシンキナーゼは受容体それ自身の構成要素であるので，インスリン受容体は**受容体チロシンキナーゼ**（receptor tyrosine kinase）とよばれている．第二に，インスリン受容体キナーゼは，そのドメインが共有結合性に修飾されないときは，不活性型の高次構造で存在している．このキナーゼは，その構造の中心に位置する固定されていないループ〔**活性化ループ**（activation loop）とよばれる〕の配置によって，不活性化されている．

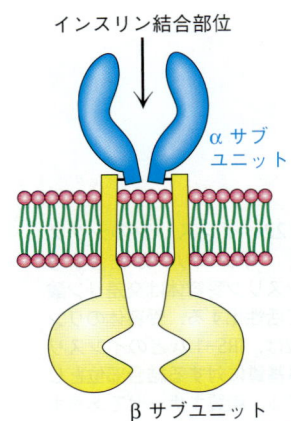

図14・20　**インスリン受容体**．この受容体は二つの単位からなり，各単位は一つのジスルフィド結合で結ばれた1本のαサブユニットと1本のβサブユニットからなっている．αサブユニットは細胞の外側に配置しており，二つのαサブユニットが一緒になってインスリンの結合部位を形成する．各βサブユニットは主として細胞の内側に存在し，プロテインキナーゼドメインをもつ．

インスリンの結合はインスリン受容体を交差リン酸化して活性化する

　二つのαサブユニットがともに移動して，一つのインスリン分子を取囲むと，細胞の内側の二つのプロテインキナーゼドメインもまた引き寄せられる．重要なことには，それらが近づいたとき，一方のキナーゼサブユニットの柔軟な活性化ループが，二量体内のもう一方のキナーゼサブユニットの活性部位に結合できることである．二つのβサブユニットがともに向きあうと，一方のキナーゼドメインは活性化ループにある他方のチロシ

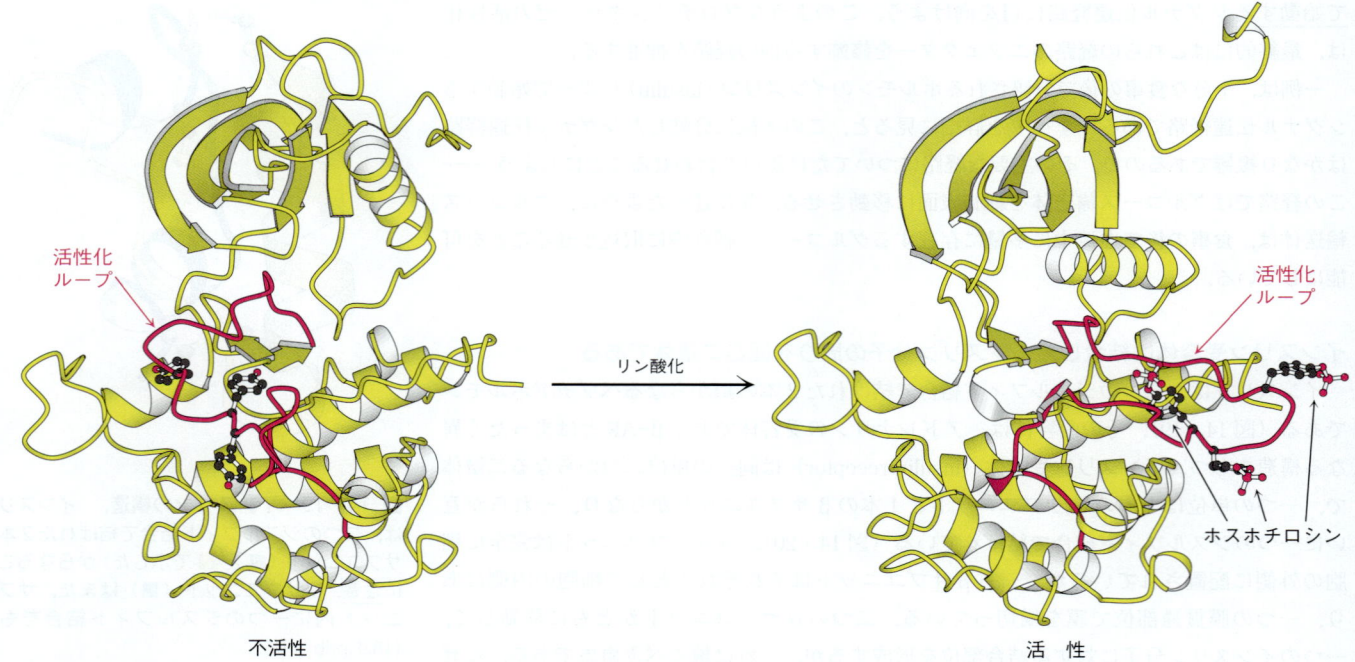

活性化
ループ

活性化
ループ

リン酸化 →

ホスホチロシン

不活性   活 性

図 14・21 リン酸化によるインスリン受容体の活性化.   インスリン受容体の β サブユニットのプロテインキナーゼドメインに関わるこのモデルにおいて，活性化ループを ▬ で示した．左にある非リン酸化構造では，触媒活性がない．活性化ループに存在する三つのチロシン残基がリン酸化されると，その活性化ループが回転して，キナーゼの構造がよりコンパクトな高次構造となることに<u>注意</u>．この高次構造が触媒活性をもつ〔1IRK.pdb, 1IR3.pdb より〕．

ン残基に ATP からリン酸基の付加を触媒する．これらのチロシン残基が交差リン酸化されると，際立った高次構造変化がひき起こされる（図 14・21）．活性化ループは劇的にその高次構造を変え，キナーゼは活性型の高次構造に変換される．こうして，<u>細胞の外側でのインスリンの結合が，細胞内において膜に結合したキナーゼの活性化をもたらす</u>．

活性化されたインスリン受容体キナーゼはキナーゼカスケードを始動する

リン酸化によって，インスリン受容体チロシンキナーゼは活性化される．受容体の二つの単位は互いにきわめて近接した状態に置かれるので，受容体内の他の部位もリン酸化さ

図 14・22 インスリンのシグナル伝達.   インスリンが結合すると，インスリン受容体は交差リン酸化されて活性化する．受容体のリン酸化部位は，IRS-1 などのインスリン受容体基質に対する結合部位として機能する．脂質キナーゼであるホスファチジルイノシトール 3-キナーゼは，その調節ドメインを介して IRS-1 上のリン酸化部位に結合し，PIP$_2$ を PIP$_3$ に変換する．PIP$_3$ の結合は PIP$_3$ に依存するプロテインキナーゼを活性化し，それが Akt1 のようなキナーゼをリン酸化して活性化する．活性化された Akt1 は細胞内に拡散し，さらにシグナル伝達経路が続いていく．

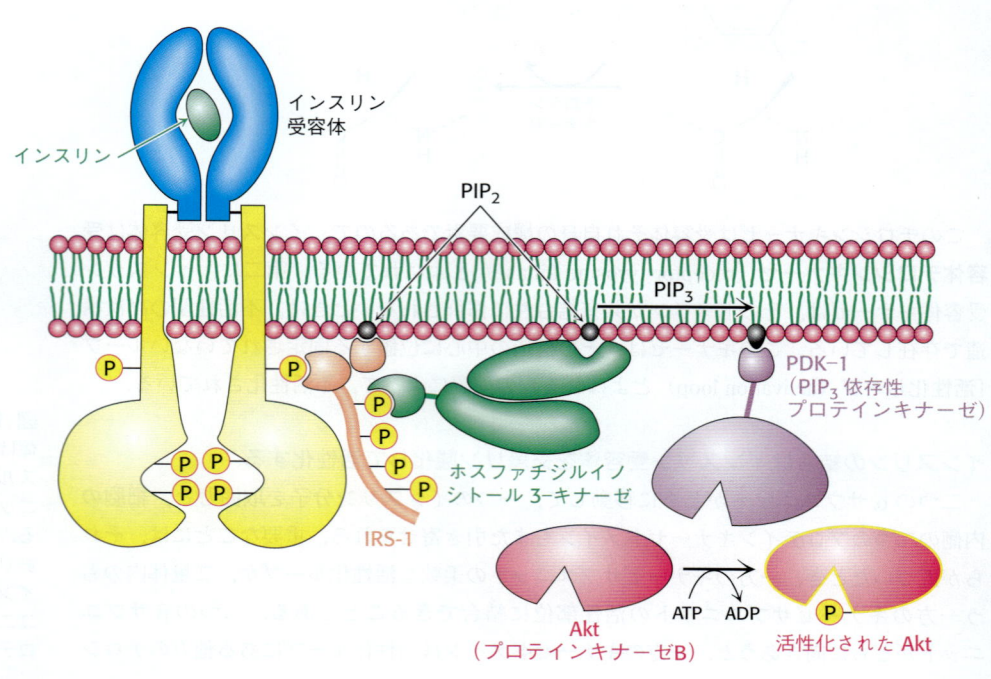

インスリン
受容体

インスリン

PIP$_2$

PIP$_3$

PDK-1
（PIP$_3$ 依存性
プロテインキナーゼ）

ホスファチジルイノ
シトール 3-キナーゼ

IRS-1

Akt
（プロテインキナーゼB）

ATP ADP

活性化された Akt

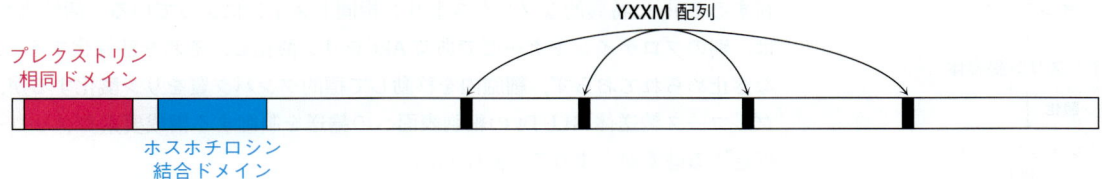

図 14・23　**インスリン受容体基質 IRS-1 と IRS-2 のモジュール構造.**　この概要図は，IRS-1 と IRS-2 に共通するアミノ酸配列を示す．それぞれのタンパク質は，プレクストリン相同ドメイン（イノシトールリン脂質と結合する）とホスホチロシン結合ドメイン，さらに Tyr-X-X-Met（YXXM）で表せる四つの配列を含んでいる．後者はインスリン受容体チロシンキナーゼによってリン酸化される.

れる．これらのリン酸化部位は，他の基質に対するドッキング部位として作用するが，その基質の中には**インスリン受容体基質**（insulin-receptor substrate, IRS）とよばれる一群の分子が含まれる．この IRS タンパク質から，そのシグナルは，膜につなぎ止められた一連の分子群を介して，最終的には膜から離れたプロテインキナーゼに運ばれる（図14・22）．IRS-1 と IRS-2 は，共通したモジュール構造をもつ二つの類似したタンパク質である（図14・23）．そのアミノ末端部分には，イノシトールリン脂質と結合する**プレクストリン相同ドメイン**（pleckstrin homology domain, PH ドメイン）とホスホチロシン結合ドメインがある．これらのドメインは，ともに IRS タンパク質をインスリン受容体とそれが結合している膜につなぎ止めるために機能している．それぞれの IRS タンパク質には，およそ Tyr-X-X-Met という形で表せる四つの配列が存在する．そのような配列は活性化されたインスリン受容体キナーゼにとっても，またよい基質であり，これら配列内のチロシン残基がリン酸化され，ホスホチロシン残基になると，IRS 分子は**アダプタータンパク質**（adaptor protein）として機能する．それらは，酵素ではないが，このシグナル伝達経路の下流にある構成要素を膜につなぎ止めている.

IRS タンパク質でみられるように，ホスホチロシン残基は，**Srcᵃᵃᵏ ホモロジー 2 ドメイン**（Src homology 2 domain）すなわち **SH2 ドメイン**（SH2 domain）とよばれるある種のドメインを含む他のタンパク質によって認識される（図14・24）．これらのドメインは，多くのシグナル伝達タンパク質に存在し，ホスホチロシン残基を含むポリペプチド鎖と結合する．それぞれに特異的な SH2 ドメインは，特徴のある配列中のホスホチロシンに対して結合選択性を示す．IRS タンパク質上の配列に結合するであろう SH2 ドメインをもつタンパク質は何であろうか．それらの中で最も重要なものは，ホスファチジルイノシトール 4,5-ビスリン酸（PIP₂）のイノシトール環 3 位（ヒドロキシ基）にリン酸基を付加するホスファチジルイノシトール 3-キナーゼ（PI3K）とよばれる脂質キナーゼである（図14・25）．これらの酵素はヘテロオリゴマーで，110 kDa の触媒サブユニットと 85 kDa の調節サブユニットからなる．調節サブユニットに存在する SH2 ドメインを介して，これらの酵素は IRS タンパク質と結合し，膜に引き寄せられ，そこで PIP₂ をリン酸化してホスファチジルイノシトール 3,4,5-トリスリン酸（PIP₃）を生成することができる．この脂質産物はつぎにプロテインキナーゼの PDK-1 を活性化するが，これはこのキナーゼに存

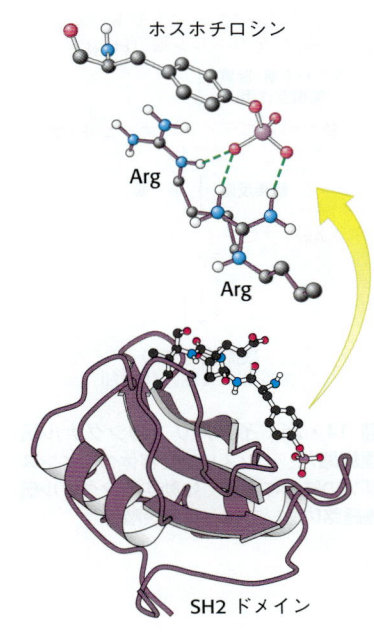

図 14・24　**SH2 ドメインの構造.**　ホスホチロシンを含むペプチドと結合した SH2 ドメインの構造を示す．上図に示すように，本質的にすべての SH2 ドメインに保存されている二つのアルギニン残基と，負に帯電した（負電荷の）ホスホチロシンとが相互作用していることに注意 [1SPS.pdb より]

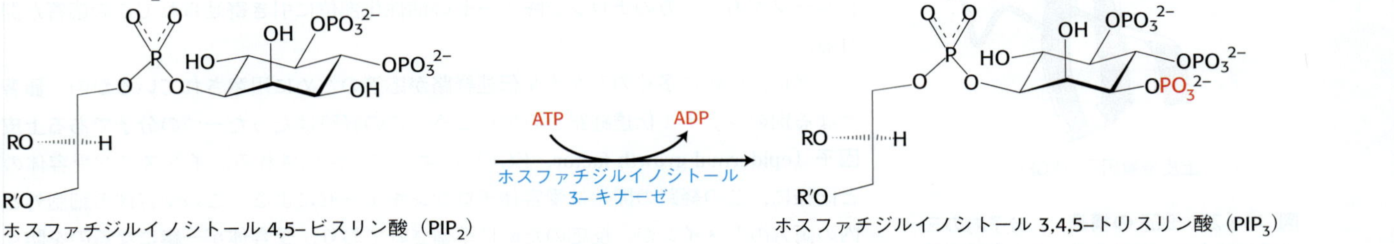

ホスファチジルイノシトール 4,5-ビスリン酸（PIP₂）

ホスファチジルイノシトール 3,4,5-トリスリン酸（PIP₃）

ATP　　ADP
ホスファチジルイノシトール 3-キナーゼ

図 14・25　**インスリンのシグナル伝達における脂質キナーゼの作用.**　リン酸化された IRS-1 と IRS-2 は，ホスファチジルイノシトール 3-キナーゼを活性化し，その酵素が PIP₂ を PIP₃ に変換する.

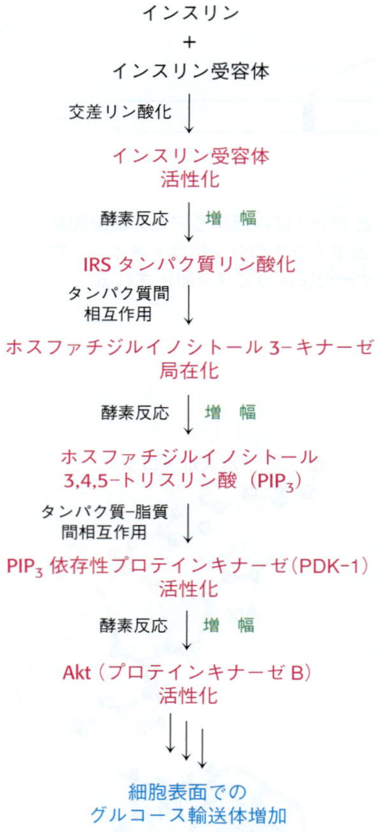

インスリン
＋
インスリン受容体

交差リン酸化 ↓

インスリン受容体
活性化

酵素反応 ↓ 増幅

IRS タンパク質リン酸化

タンパク質間
相互作用 ↓

ホスファチジルイノシトール 3-キナーゼ
局在化

酵素反応 ↓ 増幅

ホスファチジルイノシトール
3,4,5-トリスリン酸（PIP$_3$）

タンパク質-脂質
間相互作用 ↓

PIP$_3$ 依存性プロテインキナーゼ（PDK-1）
活性化

酵素反応 ↓ 増幅

Akt（プロテインキナーゼ B）
活性化

↓↓↓

細胞表面での
グルコース輸送体増加

図 14・26　インスリンのシグナル伝達経路.　インスリン受容体へのインスリンの結合によって始動するシグナル伝達経路において鍵となる段階

在する PIP$_3$ に特異的なプレクストリン相同ドメインによっている. 活性化された PDK-1 は, 別のプロテインキナーゼである Akt をリン酸化し, それを活性化する. Akt は膜につなぎ止められておらず, 細胞内を移動して標的タンパク質をリン酸化するが, その中にはグルコース輸送体 GLUT4 の細胞表面への輸送を制御する構成要素やグリコーゲン合成を促進する酵素が含まれる（§21・5）.

　インスリンがインスリン受容体に結合して始動するカスケードが, 図 14・26 にまとめてある. シグナルはこの経路に沿ったいくつかの段階で増幅されている. なぜなら, 活性化されたインスリン受容体はそれ自身がプロテインキナーゼであり, 活性化された受容体それぞれが複数の IRS 分子をリン酸化できるためである. 活性化された酵素は, さらに続く少なくとも二つの段階で, そのシグナルを増幅している. こうして, 循環しているインスリン濃度のわずかな上昇が, 確固とした細胞内応答を生むことができるのである. ここで述べられた経路はかなり複雑ではあるが, それはインスリンによって始動する経路の全体像に比べると, かなり省略してあるということに注意しよう.

インスリンシグナル伝達はホスファターゼの作用で終結する

　活性化された G タンパク質が GTP からリン酸基を遊離させて, 自分自身を不活性化に導くことをすでにみてきた. これとは対照的に, セリン, トレオニン, チロシン残基がリン酸化されたタンパク質は, 自発的には加水分解されず, 速度論的には非常に安定である. これらのリン酸化タンパク質を加水分解するためにはホスホプロテインホスファターゼという名前の特別の酵素が必要であり, それらをシグナルが始動する前の初期状態に復帰させている. 同様に, シグナル伝達経路のある部分においてリン酸化されたイノシトールリン脂質からリン酸基を取除く脂質ホスファターゼも必要である. インスリンのシグナル伝達においては, 三つのクラスの酵素が特に重要である: 1) インスリン受容体のチロシン残基や IRS アダプタータンパク質からリン酸基を除くタンパク質チロシンホスファターゼ, 2) PIP$_3$ を PIP$_2$ に加水分解する脂質ホスファターゼ, 3) そして Akt などの活性化されたプロテインキナーゼからリン酸基を除去するタンパク質セリンホスファターゼである. これら多くのホスファターゼは, インスリンに応答する部分として, 活性化されたり動員されたりする. こうして, 最初のシグナルであるインスリンの結合は, その応答の来たるべき終結に向けてのお膳立てをしている.

14・3　EGF のシグナル伝達: シグナル伝達系は反応する用意ができている

　ここまでみてきたように, アドレナリンとインスリンによって始動されるシグナル伝達カスケードは, シグナル伝達経路の構成要素がどのようにその応答のために用意され, また, わずかな修飾によって活性化される準備ができているか, という事例を含んでいた. たとえば, G タンパク質 α サブユニットは, あるシグナルを伝達するために, GDP に代えて GTP が結合することのみを必要とする. この交換反応は熱力学的に有利であるが, 適当な 7TM 受容体の活性化がないと非常に遅い. 同様に, 二量体型インスリン受容体のチロシンキナーゼドメインは, リン酸化と活性化の準備ができているが, 二つの α サブユニットの間にインスリンが存在することが必要であり, 一つのチロシンキナーゼの活性化ループがもう一方のチロシンキナーゼの活性化部位に引き寄せられてこの応答が開始される.

　つぎに, いかに多くのシグナル伝達経路が応答のために用意されているかの, 顕著な例となる別のシグナル伝達経路をみていこう. この経路はたった一つの分子である**上皮増殖因子**（epidermal growth factor, EGF）によって活性化される. インスリン受容体の場合と同様に, この経路の開始は受容体チロシンキナーゼによる. この受容体の細胞外と細胞内の両方のドメインが, 反応のために準備されており, 受容体が一緒になるのを防ぐある特別な構造によってのみ活性化が抑えられている. また, EGF 経路において, 他の多くのシグナル伝達経路に関与しているさらなるシグナル伝達構成要素のいくつかのクラスに

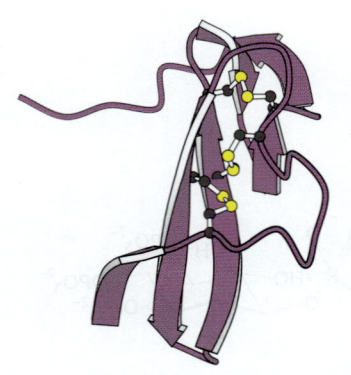

上皮増殖因子（EGF）

図 14・27　EGF の構造.　分子内の三つのジスルフィド結合が, この増殖因子の密な立体構造を安定化させていることに注意〔1EGF.pdb より〕

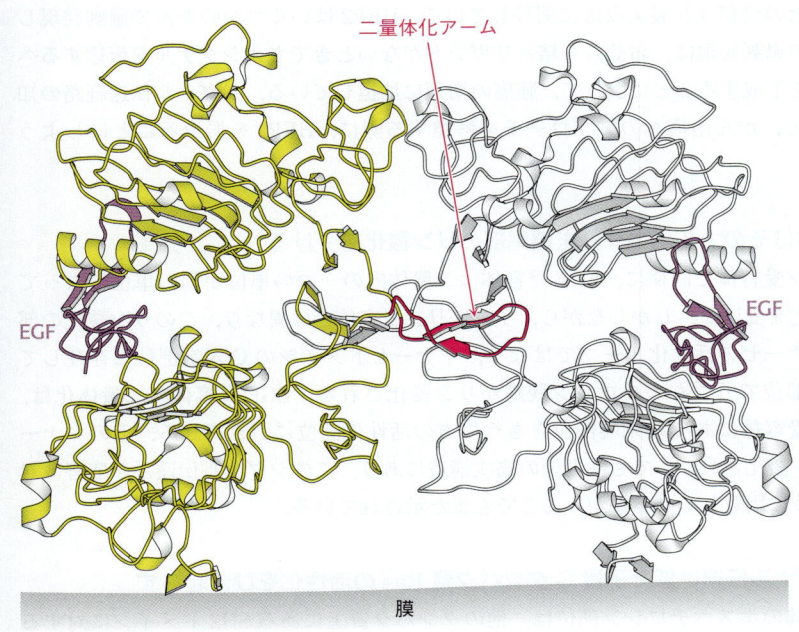

| EGF 結合ドメイン | 膜貫通
ヘリックス | キナーゼドメイン | C 末端
（チロシンに富む） |

図 14・28　EGF 受容体のモジュール構造．　EGF 受容体のアミノ酸配列の概要図は，細胞外に配置する EGF 結合ドメイン，一つの膜貫通ヘリックス形成領域，細胞内チロシンキナーゼドメイン，C 末端のチロシンに富むドメインからなることを示している．

二量体化アーム

EGF

EGF

膜

図 14・29　EGF 受容体の二量体化．　EGF 受容体の細胞外部分の構造が，EGF を結合した状態で示してある．構造は各受容体分子に対して 1 分子の EGF が結合した二量体であり，二量体化が各受容体分子から伸びた二量体化アームによって仲介されていることに注意〔1IVO.pdb より〕

ついてもみていこう．

EGF の結合は EGF 受容体を二量体化する

上皮増殖因子は 6 kDa のポリペプチドで，上皮細胞と表皮細胞の増殖を促進する（図 14・27）．**EGF 受容体**（EGF receptor, EGFR）は，インスリン受容体と同様に，交差リン酸化反応に関わる受容体チロシンキナーゼである（図 14・28）．しかし，インスリン受容体とは異なり，EGF リガンドが受容体に結合するまでは，これらの単位が単量体として存在している．さらに，それぞれの EGF 受容体単量体は，その細胞外ドメインにおいて 1 分子の EGF を結合する（図 14・29）．こうして二量体が二つのリガンド分子を結合するが，これはインスリン受容体二量体が一つのリガンドしか結合しないのとは対照的である．EGF 分子はそれぞれ二量体界面から離れて位置していることに注意しよう．この表面は，それぞれの単量体からの，いわゆる**二量体化アーム**（dimerization arm）を含んでおり，これは伸びて，もう一方の単量体の結合ポケットに入り込んでいる．

この構造は，受容体の二量体化が交差リン酸化に適する相互作用であることをよく示しているが，別の問題も生じてくる．それは，EGF が存在しないと，なぜ受容体は二量体化せず，シグナルを伝達しないかである．この問題への取組みは，結合リガンドが存在しない EGF 受容体の構造解析によってなされている（図 14・30）．この構造は，事実，単量体であり，それぞれの単量体はリガンドの結合した二量体で観察された構造とはまったく異なる高次構造を示す．特に，二量体化アームは同じ単量体内のあるドメインと結合し，受容体を閉じた形状に保持している．本質において，この受容体は，相互作用するループとその構造の別の部分との間の接触によって配置が保たれた，ばねの付いた高次構造でバランスをとっており，リガンドが結合し，二量体化してシグナルを伝達するために高次構造が活性型に変化するよう用意ができているのである．

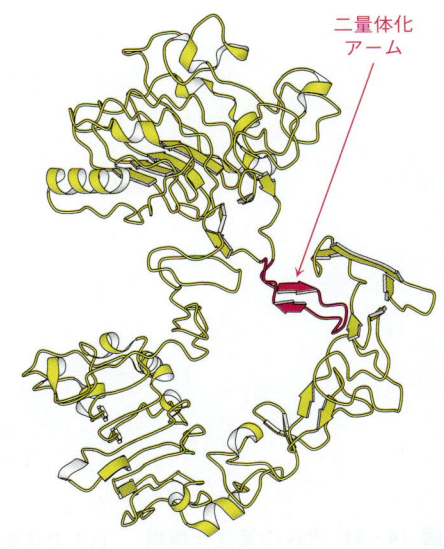

二量体化
アーム

図 14・30　不活性型 EGF 受容体の構造．　EGF 受容体の細胞外部分の構造が，EGF を結合していない状態で示してある．二量体化アームはその受容体の一部と結ばれており，もう一方の受容体とは相互作用し難いことに注意〔1NQL.pdb より〕

以上の知見から，結合リガンドがないときでさえ，広がった高次構造で存在する受容体であれば恒常的に活性型になるであろうことが示唆される．驚くことに，そのような受容体が存在する．HER2 とよばれるこの受容体は，EGF 受容体とアミノ酸配列において約50％ の相同性があり，同じドメイン構造をもつ．HER2 は既知のいかなるリガンドとも結合しないが，結晶学的研究から，それは EGF の結合した EGF 受容体で観察された高次構造とよく似た広がった構造をとっていることが示されている．通常の状態で，HER2 はEGF 受容体や EGF 受容体ファミリーに属する他の受容体とヘテロ二量体を形成し，それらの受容体との交差リン酸化反応に関与している．HER2 はいくつかのがんで過剰発現しており，この過剰発現は，おそらく結合リガンドがないときでさえシグナルを伝達するヘテロ二量体を形成することによって，腫瘍の増殖に加担している．シグナル伝達経路の知識に基づいて，がん治療へのアプローチを考慮する際に，HER2 を振返ることにしよう（§14・5）．

EGF 受容体はそのカルボキシ基末端尾部のリン酸化を受ける

インスリン受容体と同様に，EGF 受容体は二量体内の一つの単位が別の単位によって交差リン酸化を受ける．しかしながら，インスリン受容体とは異なり，このリン酸化の部位はそのキナーゼの活性化ループではなく，キナーゼドメインの C 末端部位に存在している．この部位で五つものチロシン残基がリン酸化される．EGF 受容体の二量体化は，その一つの受容体にある C 末端部位をもう片方の活性化部位に引き寄せる．そのキナーゼ自身はリン酸化されなくても活性型の高次構造にあり，このシグナル伝達系が応答に対してどのように用意しているかが，ここでもまた示されている．

EGF のシグナル伝達は低分子量 G タンパク質 Ras の活性化をひき起こす

EGF 受容体のホスホチロシン部位は，他のタンパク質上にある SH2 ドメインに対する結合部位として機能する．細胞内へのシグナル伝達カスケードは，一つの SH2 ドメインと二つの **Src ホモロジー 3 ドメイン**（Src homology 3 domain）[**SH3 ドメイン**（SH3 domain）] をもつ **Grb-2** とよばれる鍵となるアダプタータンパク質の結合から始まる．受容体がリン酸化されると，Grb-2 の SH2 ドメインが受容体チロシンキナーゼのホスホチロシン残基に結合する．つぎに Grb-2 は，その二つの SH3 ドメインを介して，**Sos** とよばれるタンパク質のプロリンに富むポリペプチド配列と結合する．Sos はつぎに **Ras** と結合して，これを活性化する．Ras は**低分子量 G タンパク質**（small G protein）とよばれるタンパク質ファミリーのメンバーである．§14・1 で述べた G タンパク質のように，この低分子量 G タンパク質はその不活性型で GDP を結合している．Sos は Ras のヌクレオチド結合ポケットを開き，GDP を追い出してその部位に GTP を入れる．その役割から，Sos は**グアニンヌクレオチド交換因子**（guanine-nucleotide-exchange factor，GEF）とよばれている．こうして，EGF 受容体への EGF の結合は，Grb-2 と Sos を介して Rasを GTP 型に変換している（図 14・31）．

図 14・31 **Ras の活性化機構.** EGF の結合によるEGF 受容体の二量体化は，① 受容体の C 末端尾部のリン酸化に至る．② つづいて Grb-2 と Sos が集められ，③ Ras の GDP が GTP に交換される．このシグナル伝達経路は，Ras を GTP が結合した活性型に変換する．

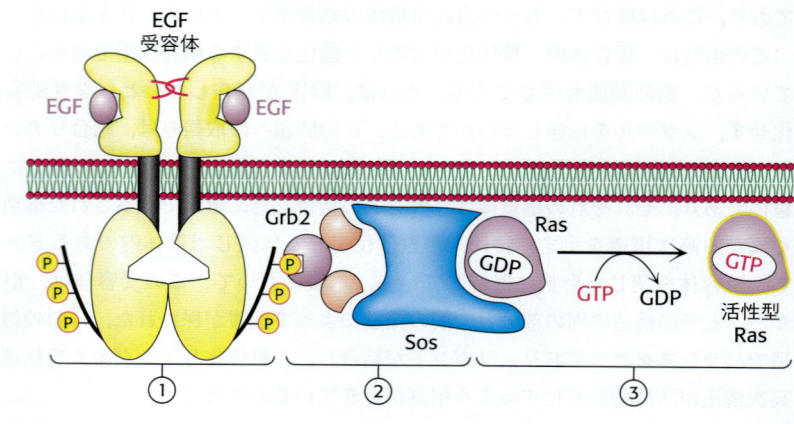

活性化された Ras はプロテインキナーゼカスケードを始動する

　Ras が GDP 型から GTP 型に変換すると, その高次構造が変化する. GTP 型において, Ras は他のタンパク質と結合するが, その中には **Raf** とよばれるプロテインキナーゼがある. Raf が Ras に結合すると, Raf は高次構造変化をひき起こし, その Raf プロテインキナーゼドメインを活性化する. Ras と同様に, Raf は共有結合している脂質の修飾を介して膜につなぎ止められている. 活性化された Raf はつぎに他のタンパク質をリン酸化するが, その中には **MEK** とよばれるプロテインキナーゼがある. 一方, MEK は **ERK** (extracellular signal-regulated kinase) とよばれるキナーゼを活性化する. ERK はつぎに多くのタンパク質をリン酸化するが, その中には核の転写因子や他のプロテインキナーゼが含まれる. EGF が細胞表面にたどり着いて遺伝子発現を変化させる情報の流れの全体を図 14・32 にまとめた.

　低分子量 G タンパク質あるいは低分子量 GTP アーゼは, 大きなタンパク質スーパーファミリーを形成しており, さらに Ras, Rho, Arf, Rab, Ran といったサブファミリーに分けられる. それらは増殖, 分化, 細胞運動, 細胞質分裂 (分裂期における二つの細胞への分離), 細胞内物質輸送などを含む細胞の諸機能において主要な役割を担っている (表 14・2). 関連するヘテロ三量体 G タンパク質のように, 低分子量 G タンパク質もまた GTP が結合した活性型と GDP の結合した不活性型との間を循環している. 低分子量 G タンパク質は, ヘテロ三量体 G タンパク質と比較して, その分子量が小さく (20〜25 kDa 対 40〜45 kDa), また単量体である点で異なっている. それにもかかわらず, 二つのファミリーは分岐進化において関連があり, 低分子量 G タンパク質はヘテロ三量体 G タンパク質の G_α サブユニットと共通の機構的かつ構造的な多くの重要なモチーフをもっている.

表 14・2　GTP アーゼの Ras スーパーファミリー

サブファミリー	機　能
Ras	セリン-トレオニンプロテインキナーゼを介して細胞増殖を制御
Rho	セリン-トレオニンプロテインキナーゼを介して細胞骨格を再構築
Arf	コレラ毒素 A サブユニットの ADP リボシル化酵素の活性化; 小胞輸送経路の制御; ホスホリパーゼ D の活性化
Rab	分泌およびエンドサイトーシス経路で主要な役割をもつ
Ran	RNA とタンパク質の核内外における輸送で機能する

EGF のシグナル伝達はホスホプロテインホスファターゼと Ras に内在する GTP アーゼ活性により終結する

　EGF のシグナル伝達経路においては, 数多くの構成要素がリン酸化されて活性化されるので, そのシグナル伝達の終結にホスホプロテインホスファターゼが重要な役割を果たすと期待できる. 事実, 重要なホスファターゼが, EGF 受容体上のチロシン残基から, そして, そのシグナル伝達カスケードに介在するプロテインキナーゼ上のセリン, トレオニン, チロシン残基から, リン酸基を除去している. シグナル伝達過程それ自身が, これらホスホプロテインホスファターゼの多くを活性化する事象を推進している. それゆえに, シグナルの活性化はまたシグナルの終結を始動している.

　7TM 受容体によって活性化される G タンパク質のように, Ras は内在性の GTP アーゼ活性をもっている. したがって, 活性化された GTP 型の Ras は, 自発的に不活性な GDP 型に変換される. この変換速度は, **GAP** (GTPase-activating protein, GTP アーゼ活性化タンパク質) の存在下に加速されるが, GAP は GTP 結合型の低分子量 G タンパク質と相互作用して, その GTP 加水分解を促進する. こうして, 活性化された Ras の寿命は細胞内の補助タンパク質によって調節されている. Ras の GTP アーゼ活性は, 細胞増殖に至るシグナルの停止に重要であり, §14・5 でみるように, Ras の変異が多くの種類のがんで見いだされていることは不思議ではない.

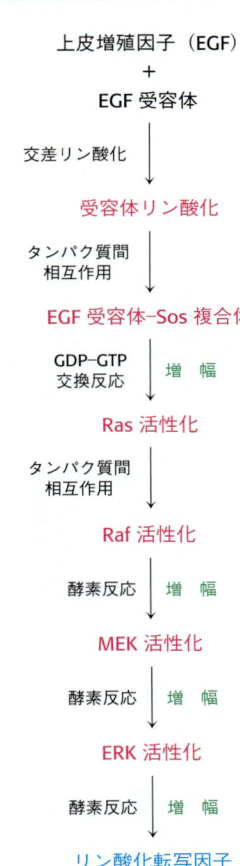

図 14・32　EGF のシグナル伝達経路. EGF が EGF 受容体に結合して始動するこの経路で鍵となる段階. キナーゼカスケードが, 転写因子のリン酸化を導き, 結果的に遺伝子発現を変化させる.

14・4　異なるシグナル伝達経路では多くの構成要素が変化して繰返される

　いくつかの繰返し現れる構成要素に注意を払うことによって，シグナル伝達経路の複雑さの意味を理解し始めることができる．これらの要素は本章で述べられた経路で一貫して現れており，ここでは考慮しなかった他の多くのシグナル伝達経路にも潜んでいる．

　1．プロテインキナーゼは多くのシグナル伝達経路の中心である．　プロテインキナーゼは，本章で述べられた三つのシグナル伝達経路すべてにおいて，中心である．アドレナリンで始動する経路では，cAMP 依存性プロテインキナーゼすなわちプロテインキナーゼ A（PKA）がその経路の最後に位置し，cAMP 濃度の上昇による情報を，鍵となる代謝酵素の活性を変化させる共有結合性の修飾に変換している．インスリンと EGF で始動する経路では，受容体それ自身がプロテインキナーゼであり，さらに他のいくつかのプロテインキナーゼがその経路の下流に介在している．プロテインキナーゼカスケードによるシグナルの増幅は，これらや他の多くの経路で共通した特徴である．さらにプロテインキナーゼは，ここでは考慮しなかったものを含めて，しばしば複数の基質をリン酸化し，これによって，変化に富んだ応答を生み出すことを可能にしている．

　2．セカンドメッセンジャーは多くのシグナル伝達経路に関与している．　ここまで，cAMP，Ca^{2+}，IP_3，そして脂質である DAG を含めて，いくつかのセカンドメッセンジャーと出会ってきた．セカンドメッセンジャーは酵素またはイオンチャネルの開口によって活性化されるので，セカンドメッセンジャーを産生へと導くシグナルに比べて，その濃度は著しく増幅されうる．特別なタンパク質がセカンドメッセンジャーの濃度を感知し，シグナル伝達経路に沿ってその情報を流し続けている．

　ここまでみてきたセカンドメッセンジャーは，他の多くのシグナル伝達経路においても繰返し出会うことになる．たとえば，第 33 章の感覚系での考察において，Ca^{2+} と環状ヌクレオチドによるシグナル伝達がどのように視覚と嗅覚において重要な役割を果たすかをみるであろう．

　3．特異的な相互作用を仲介する特別なドメインが多くのシグナル伝達タンパク質に存在する．　多くのシグナル伝達経路の“配線”は，シグナル伝達タンパク質に存在する特別なタンパク質ドメインに基づいており，それはシグナル伝達経路の構成要素を互いに接近させている．プレクストリン相同ドメイン（脂質 PIP_3 と IRS タンパク質との相互作用を促進する），SH2 ドメイン（ホスホチロシン残基を含むポリペプチドとの相互作用を促進する），そして SH3 ドメイン（複数のプロリン残基を含むペプチド配列と結合する）など，それらのいくつかをここまでみてきた．他にも多くのドメイン群が存在する．多くの場合，個々のドメインには特別な配列のみをもつ標的と結合できるという特性があり，あるシグナル伝達経路に向けた特異性をもっていて不適切なクロストークを防いでいる．シグナル伝達経路は，その広い部分において，これらのドメインをコードする DNA 断片を経路の構成要素をコードする遺伝子に挿入することによって，進化してきている．

　これらのドメインの存在は，科学者がシグナル伝達経路を解明していくうえできわめて手助けになっている．あるシグナル伝達経路でタンパク質が同定されたとき，第 6 章で述べた方法によって，そのアミノ酸配列から特別なドメインの存在が解析できる．もし，機能の既知なドメインが一つ以上見いだされた場合には，可能性のある結合相手やシグナル伝達機構についての確かな作業仮説へと発展できることが多い．

14・5　シグナル伝達経路の欠陥から，がんまたは他の疾病が生じる

　シグナル伝達経路の複雑さを考慮すると，ときにはシグナル伝達経路が異常になり，その結果疾病に至ることは驚くには当たらない．がんは，異常な細胞増殖もしくは細胞増殖の制御が無くなることが特徴とされる疾病群であるが，シグナル伝達タン

パク質の欠陥と深い関わりがある．実際，がん，特にある種のウイルスにより生じるがんの一連の研究は，シグナル伝達に関与する分子や経路の理解に大きく貢献している．

たとえば，ラウス肉腫ウイルス（Rous sarcoma virus，RSV）はニワトリで肉腫（筋肉や結合組織などの中胚葉由来の組織のがん）をひき起こすレトロウイルスである．このウイルスは自分の複製に必要な遺伝子に加えて，v-src とよばれる遺伝子をもっている．v-src 遺伝子は**がん遺伝子**（oncogene，**オンコジーン**）であり，これによりウイルス感染細胞は悪性転換する —— すなわち感染細胞にがん性の性質が生じる．v-src によってコードされるタンパク質（v-Src）は，SH2 および SH3 ドメインを含むチロシンキナーゼである．v-Src タンパク質は正常なニワトリの筋細胞で見いだされたあるタンパク質とよく似たアミノ酸配列をもつが，そのタンパク質は c-Src〔c は cellular（細胞の）より〕（図 14・33A）とよばれる．c-src 遺伝子は細胞の形質転換能をもたないことから，**がん原遺伝子**（proto-oncogene，**プロトオンコジーン**）とよばれている．この遺伝子が変異すると，がん遺伝子に変化するという事実に注目されたい．がん原遺伝子がコードするタンパク質は細胞増殖を制御するシグナル伝達分子である．

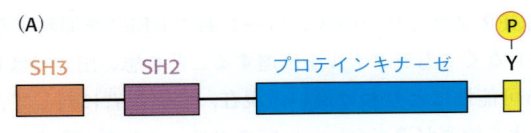

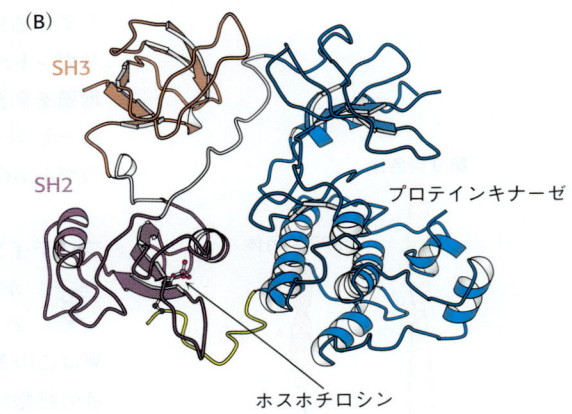

図 14・33　Src の構造.　（A）c-Src は SH3 ドメイン，SH2 ドメイン，プロテインキナーゼドメイン，そして鍵となるチロシン残基を含んだ C 末端側尾部を含む．（B）鍵となるチロシン残基がリン酸化された不活性化状態の c-Src の構造．三つのドメインが，どのように酵素を不活性な高次構造に保つために働いているかに注意．ホスホチロシン残基は SH2 ドメインに結合している．SH2 ドメインとプロテインキナーゼドメインをつなぐ部位は SH3 ドメインと結合している〔2PTK.pdb より〕．

v-Src タンパク質の生物活性が，c-Src のものとなぜそれほど異なるのであろうか．c-Src はその C 末端に鍵となるチロシン残基を含んでいて，リン酸化されると，上流の SH2 ドメインと分子内で結合する（図 14・33B）．この相互作用はキナーゼドメインを不活性化状態にしている．しかしながら，v-Src タンパク質においては，c-Src タンパク質 C 末端の 19 アミノ酸が完全に異なる 11 アミノ酸に置き換わっており，この部分に c-Src を不活性化状態に保つのに必要なホスホチロシン残基が欠損しているのである．それゆえ，v-Src タンパク質はいつも活性型であり，制御のない細胞増殖を促進できる．Src の発見以降，多くの他の変異プロテインキナーゼが，がん遺伝子として同定されている．

EGF が始動する経路の構成要素である Ras をコードする遺伝子は，ヒトのがんで最も共通して変異のある遺伝子の一つである．哺乳動物の細胞には，21 kDa の三つの Ras タンパク質（H-Ras, K-Ras, N-Ras）が存在し，それぞれが活性型 GTP と不活性型 GDP の間を循環している．腫瘍における最も共通した変異は，GTP の加水分解能力を失わせることで，これにより，その変異 Ras タンパク質は "オン" の状態に固定され，シグナルが持続していなくても細胞増殖の活性化は持続するのである．

細胞内で正常に存在する遺伝子のコピーが両方とも除去されるか損傷を受けた場合にのみ，がんの増殖に関わる遺伝子もある．このような遺伝子は，**がん抑制遺伝子**（tumor-suppressor gene）とよばれる．たとえば，EGF のシグナル伝達の終結にあずかるホスファターゼのいくつかの遺伝子は，がん抑制遺伝子である．機能的なホスファターゼが存在しないと，EGF のシグナル伝達はひとたび始動すると持続してしまい，不適切な細胞増殖を刺激する．

がんで活性化されたシグナル伝達経路を抑制するために

モノクローナル抗体が利用できる

変異あるいは過剰発現した受容体チロシンキナーゼは，頻繁にがんで観察される．たとえば，EGF 受容体（EGFR）は，乳癌，卵巣癌，大腸癌などのヒトの上皮癌で過剰発現している．EGF の結合がなくても，少量の受容体が二量体化してシグナル伝達経路を活性化できるので，その受容体の過剰発現は，"増殖と分裂" のシグナルが不適切に細胞に送られるという可能性を高めてしまう．がんに関連したシグナル伝達経路についてのこの理解は，EGFR を標的とした治療の方向性を示している．その戦略は，傷害をもった受容体の細胞外ドメインに対するモノクローナル抗体の作製である．そのような抗体の一つであるセツキシマブ（商品名 アービタックス）は，大腸癌で効果的に EGFR を標的としている．セツキシマブは受容体の結合部位に対する EGF と拮抗して EGFR を阻害する．その抗体は，二量体化アームを露出させる高次構造変化を立体的に抑制するので，抗体自身は二量体化をひき起こすことができない．結果として，EGFR が調節する経路は始動しない．

受容体チロシンキナーゼを標的として開発されたモノクローナル抗体は，セツキシマブのみではない．トラスツズマブ（商品名 ハーセプチン）は，約30％ の乳癌で過剰発現している別の EGFR ファミリーのメンバーである HER2 を抑制する．このタンパク質はリガンドが存在しなくてもシグナルを伝達することを思い出してほしい．過剰発現が細胞増殖を刺激する可能性はとりわけ高い．現在，乳癌患者に対して，HER2 の過剰発現とハーセプチンによる治療が適当かについてスクリーニングがなされている．かくして，このがん治療は腫瘍の遺伝学的な特徴に対する個別化医療となっている．

プロテインキナーゼ阻害薬は効果的な抗がん剤となりうる

がん細胞ではプロテインキナーゼの過剰な活性化が頻繁に起こっているので，これら酵素を阻害する分子が抗がん剤として機能することが示唆される．最近の結果はこの考えを強く支持している．たとえば，90％ 以上の慢性骨髄性白血病（CML）患者の細胞において，特異的な染色体に欠損がみられる（図14・34）．第9染色体と第22染色体の間で遺伝物質の転座が起こることにより，Src ファミリーのチロシンキナーゼをコードしている c-abl 遺伝子は，第22染色体上にある bcr 遺伝子中に挿入される．これにより，BCR-ABL とよばれる融合タンパク質ができるが，このタンパク質は主として c-Abl キナーゼの配列からなっている．しかしながら，bcr-abl 遺伝子の発現は適切には制御されず，正常の c-Abl キナーゼをコードする遺伝子よりもその発現レベルが高くなり，増殖促進経路を刺激する．この過剰発現のために，白血病患者の細胞は化学療法に対して特異的な標的を現す．BCR-ABL チロシンキナーゼの特異的な阻害薬である商品名グリベック（STI 571，メシル酸イマチニブ）は，CML で困っている患者に対して大変有効な薬剤であることが証明されている．がん化学療法へのこのアプローチは，正常細胞を含むすべての早く増殖する細胞を標的とした通常のアプローチとは根本的に異なっている．このように，シグナル伝達経路の理解は，概念的に新しい疾病の治療につながるのである．

コレラと百日咳は G タンパク質活性の変化が原因である

シグナル伝達経路における欠陥は，がんとの関連において最も深く研究されているが，そのような欠陥は他の多くの疾病においても重要である．コレラと百日咳は G タンパク質に依存したシグナル伝達が関わる二つの病態である．最初に，腸内細菌であるコレラ菌（Vibrio cholerae）から分泌されるコレラ毒素の作用機構を考えよう．コレラは生命を脅かすほどの激しい下痢を伴う病気で，汚染した水や食物から感染する．感染した患者の腸からは，大量の電解質や水分が分泌される．コレラ毒素〔コレラゲン（choleragen）〕は二つの機能的な単位からなるタンパク質である．その一つの B サブユニットが腸管上皮細胞の G_{M1} ガングリオシド（§26・1）に結合し，もう一方の触媒活性をもつ A サブユニットが細胞内に侵入する．A サブユニットは $G_{\alpha s}$ タンパク質の共有結合性修飾を

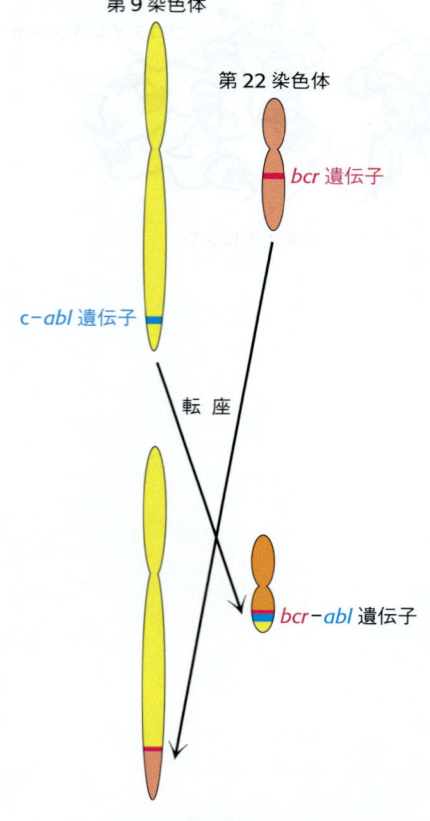

第9染色体

第22染色体

bcr 遺伝子

c-abl 遺伝子

転 座

bcr-abl 遺伝子

図 14・34 染色体の転座による bcr-abl 遺伝子の形成． 慢性骨髄性白血病においては，第9染色体と第22染色体の一部が相互に転座することで，bcr 遺伝子と abl 遺伝子が融合してしまう．転座の起こった細胞中で融合した bcr-abl 遺伝子がコードしているプロテインキナーゼの発現量は，正常細胞中で c-abl 遺伝子がコードしているプロテインキナーゼよりも高い．

触媒する．つまり，そのαサブユニットのあるアルギニン残基にADPリボースが付加される．この修飾は$G_{\alpha s}$タンパク質をGTP結合型に安定化させ，活性型に固定してしまう．活性型Gタンパク質はさらにプロテインキナーゼA（PKA）を持続的に活性化する．PKAは塩素イオンチャネルとNa^+/H^+対向輸送体をともにリン酸化し，塩素イオンチャネルを開口し，またNa^+/H^+対向輸送体によるNa^+の吸収を阻害する．このリン酸化による全体の結果として，過剰なNaClと多量の水分が腸の中へと失われるのである．コレラに苦しむ患者の体を4日から6日の間に体重の2倍量ほどの液体が通り過ぎる．治療はグルコースと電解質の溶液により再水和することである．

　コレラの症状はGタンパク質を活性型高次構造に保持することでシグナル伝達経路を絶え間なく活性化した結果による．これに対して，百日咳はこれと正反対の効果による結果である．百日咳毒素は百日咳の原因となる細菌 *Bordetella pertussis* から分泌される．コレラ毒素と同様に，百日咳毒素もADPリボースをG_αサブユニットに付加する．しかし，この場合は，ADPリボースが$G_{\alpha i}$に付加され，このG_αサブユニットは，アデニル酸シクラーゼを阻害し，Ca^{2+}チャネルの閉鎖，K^+チャネルの開口に働く．百日咳毒素による修飾はヘテロ三量体G_iタンパク質が受容体に結合するのを阻害して，Gタンパク質を"オフ"の高次構造に保持する．百日咳において肺を冒す症状の原因となる$G_{\alpha i}$タンパク質の標的はいまだ特定されていない．

ま　と　め

　ヒトおよび他の多細胞生物においては，ある器官の細胞から特異的なシグナル分子が放出され，体全体にわたって他器官の細胞で感知される．細胞外リガンドによって生成した情報は，シグナル伝達経路とよばれるしばしば複雑なネットワークによって，代謝あるいは遺伝子発現における特異的な変化に変換される．これらの経路は初期のシグナルを増幅し，特異的なエフェクター分子の特性変化を導く．

14・1　ヘテロ三量体Gタンパク質はシグナルを伝達するとともに
それ自身を初期状態に復帰させる

　アドレナリンはβアドレナリン受容体とよばれる細胞表面のタンパク質に結合する．この受容体は7回膜貫通受容体ファミリーで，その名称はそれぞれの受容体が細胞膜を貫通する七つのαヘリックスをもつことに由来する．アドレナリンが細胞の外側にあるβアドレナリン受容体に結合すると，その受容体は高次構造変化をひき起こし，それは細胞の内側でヘテロ三量体Gタンパク質とよばれるシグナル伝達タンパク質によって感知される．Gタンパク質のαサブユニットは結合しているGDP分子とGTPを交換し，同時にβとγサブユニットからなるヘテロ二量体を放出する．GTP型のαサブユニットはつぎにアデニル酸シクラーゼと結合してそれを活性化し，セカンドメッセンジャーであるcAMPの濃度を上昇させ，これがプロテインキナーゼAを活性化する．他の7TM受容体もヘテロ三量体Gタンパク質を介してシグナルを伝達するが，これらの経路はしばしばアデニル酸シクラーゼ以外の酵素を含んでいる．一つの主要な経路であるホスファチジルイノシトール経路は，ホスホリパーゼCの活性化を導き，これが膜脂質を分解して二つのセカンドメッセンジャー，ジアシルグリセロールとイノシトール1,4,5-トリスリン酸を産生させる．上昇したIP_3濃度は，もう一方の重要なセカンドメッセンジャーであるCa^{2+}を細胞内に放出する．Gタンパク質によるシグナル伝達は，結合しているGTPをGDPに加水分解することによって終結する．

14・2　インスリンのシグナル伝達：
リン酸化カスケードが多くのシグナル伝達過程で中心となる

　プロテインキナーゼは多くのシグナル伝達経路で鍵となる要素であり，そのうちのいくつかはプロテインキナーゼがその初期の受容体の構成要素でもある．そのような受容体の

例は，インスリンが結合する膜チロシンキナーゼである．インスリンの結合によって，その二量体受容体内の一つのサブユニットが他方のサブユニットに存在する特異的なチロシン残基のリン酸化をひき起こす．その結果起こる高次構造変化が受容体のキナーゼ活性を劇的に上昇させる．活性化された受容体キナーゼは，脂質キナーゼとプロテインキナーゼの両方を含むキナーゼカスケードを始動させる．このカスケードは結果的にグルコース輸送体の細胞表面への移動を導き，グルコースの取込みを増加させる．インスリンのシグナル伝達はホスファターゼの作用によって終結する．

14・3　EGF のシグナル伝達: シグナル伝達系は反応する用意ができている

　多くのシグナル伝達タンパク質をそれらの不活性型から活性型に変換するためには，ごくわずかな修飾で十分である．上皮増殖因子も受容体チロシンキナーゼを介してその情報を伝達している．EGF の結合は，受容体に高次構造変化をひき起こし，受容体を二量体化して交差リン酸化する．リン酸化された受容体はアダプタータンパク質と結合し，低分子量 G タンパク質である Ras を活性化する．活性化された Ras はプロテインキナーゼカスケードを始動させ，転写因子をリン酸化して遺伝子発現を変化させる．EGF のシグナル伝達はホスファターゼの作用と Ras による GTP の加水分解によって終結する．

14・4　異なるシグナル伝達経路では多くの構成要素が変化して繰返される

　プロテインキナーゼは多くのシグナル伝達経路において，受容体の構成要素と他の役割の両方で機能している．環状ヌクレオチド，Ca^{2+}，そして脂質誘導体を含むセカンドメッセンジャーは，多くのシグナル伝達経路で共通している．セカンドメッセンジャーの濃度変化は，しばしば初期シグナルに伴う変化に比べてはるかに大きく，経路を通じた増幅の原因となっている．ホスホチロシン残基あるいは特異的な脂質を認識する小さなドメインは，多くのシグナル伝達タンパク質に存在し，相互作用の特異性を決定するのに重要である．

14・5　シグナル伝達経路の欠陥から，がんまたは他の疾病が生じる

　細胞増殖を制御するシグナル伝達経路の構成要素をコードする遺伝子は，がんにおいてしばしば変異している．いくつかの遺伝子はがん遺伝子とよばれる状態に変異することがあり，それらは適当なシグナルがないにもかかわらず活性型となる．シグナル伝達に関与する細胞表面受容体に対して作製されたモノクローナル抗体は，がん治療に用いるために開発されてきた．がんの分子基盤に対する理解によって，特異的なキナーゼ阻害剤であるグリベックのような，特定の標的に向けられた抗がん剤が開発されることになる．

重 要 語 句

ファーストメッセンジャー（primary messenger, 一次メッセンジャー）(p. 365)
リガンド（ligand）(p. 365)
セカンドメッセンジャー（second messenger, 二次メッセンジャー）(p. 365)
クロストーク（cross talk）(p. 366)
β アドレナリン受容体
　　（β-adrenergic receptor, β-AR）(p. 366)
7 回膜貫通受容体（seven-transmembrane receptor）(p. 366)
7TM 受容体（7TM receptor）(p. 366)
ロドプシン（rhodopsin）(p. 366)
G タンパク質（G protein）(p. 367)
G タンパク質共役型受容体（G-protein-coupled receptor, GPCR）(p. 369)

アデニル酸シクラーゼ
　　（adenylate cyclase）(p. 369)
cAMP 依存性プロテインキナーゼ
　（cAMP-dependent protein kinase）(p. 370)
プロテインキナーゼ A
　　（protein kinase A, PKA）(p. 370)
β アドレナリン受容体キナーゼ
　　（β-adrenergic receptor kinase）(p. 370)
ホスファチジルイノシトールカスケード
　　（phosphatidylinositol cascade）(p. 371)
ホスファチジルイノシトール 4,5-ビスリン酸
　　（phosphatidylinositol 4,5-bisphosphate, PIP_2）(p. 371)
ホスホリパーゼ C
　　（phospholipase C）(p. 371)

プロテインキナーゼ C
　　（protein kinase C, PKC）(p. 372)
カルモジュリン（calmodulin, CaM）(p. 374)
EF ハンド（EF hand）(p. 374)
カルモジュリン依存性プロテインキナーゼ
　　（calmodulin-dependent protein kinase）
　　　　　　　　　　　　　　　　(p. 374)
CaM キナーゼ（CaM kinase）(p. 374)
インスリン（insulin）(p. 375)
インスリン受容体（insulin receptor）(p. 375)
チロシンキナーゼ（tyrosine kinase）(p. 375)
受容体チロシンキナーゼ
　　（receptor tyrosine kinase）(p. 375)
インスリン受容体基質（insulin-receptor substrate, IRS）(p. 377)

問　題

1. 活性型変異体　　プロテインキナーゼの中には，特定のセリンやトレオニン残基がリン酸化を受けて初めて活性化するものがある．これらのセリンやトレオニンをアスパラギン酸に置換することによって常に活性型酵素となる変異体を作製できる．それを説明せよ．

2. ポケットの中　　SH2 ドメインは分子表面上から深くくぼんだ部位にあるホスホチロシン残基と結合する．SH2 ドメインは，ホスホセリンやホスホトレオニンに対して高い親和性で結合するだろうか．その理由も述べよ．

3. オン/オフ　　G タンパク質の GTP アーゼ活性は，なぜ細胞の適切な機能に重要なのか．G タンパク質は，なぜより効果的に GTP の加水分解を触媒するように進化しなかったのか．

4. 区別万歳　　単量体ホルモンが二つの同一受容体分子に結合して受容体の二量体化を促進する事実が，なぜ驚くべきことなのかを考察せよ．

5. ホルモン作用を模倣する抗体　　抗体は同一の抗原結合部位を二つもつ．注目すべき点は，増殖因子受容体の細胞外ドメインに対する抗体が，しばしば増殖因子と同様の作用を細胞にひき起こすことである．この現象を説明せよ．

6. 容易な交換　　受容体が活性化されなくてもヌクレオチドを容易に交換できるヘテロ三量体 G タンパク質の α サブユニットの変異体が同定された．この変異型 α サブユニットは，シグナル伝達経路にどのような影響を与えると考えられるか．

7. 関連付け　　新しく発見した増殖因子のシグナル伝達経路を研究しているとする．GTP の加水分解能のない誘導体である GTPγS を与えたとき，ホルモン応答の持続時間が増大した．どのように結論づけられるだろうか．

8. 拡散速度　　一般的に分子の拡散速度はその分子量の大きさに反比例する．つまり，小さい分子は大きい分子よりも速く拡散する．しかし，細胞内において Ca^{2+} は cAMP よりも拡散速度が遅いことが知られている．どのようなことが考えられるか．

9. 負電荷に富む　　Fura 2 は，無傷な生細胞の Ca^{2+} 濃度の研究に効果的ではない．p. 373 に紹介されている Fura 2 の知見に基づいて，なぜ効果的でないのか説明せよ．

10. グルコースの蓄積　　筋肉において ATP を産生するために，グルコースは $G_{\alpha s}$ を活性化するアドレナリンに応答して動員される．cAMP ホスホジエステラーゼは cAMP を AMP に加水分解する酵素であるが，この酵素の阻害薬は筋肉におけるグルコースの動員にどのような影響を与えるだろうか．

11. 活動し始める　　インスリン受容体は，二量体化に依存してもう一方の受容体分子の活性化ループを交差リン酸化し，そのキナーゼを活性化する．不活性なコンホメーションでキナーゼが活動し始める

と，リン酸化反応はどのようになるか推定せよ．

12. 多くの欠陥　　2 型糖尿病の進行に関わる原因遺伝子の配列変異の決定に向けて，多くの努力が払われている．約 800 の遺伝子が関連している．この知見に対して説明せよ．

13. 増殖因子のシグナル伝達　　ヒト成長ホルモンは受容体チロシンキナーゼとは異なる細胞表面の膜受容体に結合する．この受容体の細胞内ドメインは細胞の内側で他のタンパク質と結合することができる．さらに，研究から，この受容体はホルモンがないときに単量体であり，ホルモンが結合すると二量体化することが示されている．この成長ホルモンのシグナル伝達について考えられる機構を述べよ．

14. 受容体の切断　　EGF 受容体のすべての細胞内部位が欠失した変異型受容体を過剰発現する細胞株を作製した．この細胞株では，変異型受容体の過剰発現が EGF のシグナル伝達に対してどのような効果を与えるか．

15. ハイブリッド（融合体）　　遺伝子操作によって，細胞外ドメインがインスリン受容体であり，細胞膜貫通ドメインおよび細胞内ドメインが EGF 受容体からなるキメラ受容体が作製されたと仮定する．この受容体を発現する細胞をインスリンで処理して，キメラ受容体のリン酸化の程度を実験した．どのような現象が観察できると思われるか．また，それはなぜか．この細胞を EGF で処理した場合，どのような現象が期待できるか．

16. 全体での増幅　　アドレナリンが結合した個々の β アドレナリン受容体は，100 分子の $G_{\alpha s}$ を GTP 結合型とし，活性化されたアデニル酸シクラーゼの 1 分子は毎秒 1000 分子の cAMP を生成すると仮定する．最大の応答を仮定した場合，アドレナリンと β アドレナリン受容体の一つの複合体が生成した後，1 秒間に何分子の cAMP が産生されるであろうか．

章のまとめの問題

17. 神経成長因子の伝達経路　　神経成長因子（NGF）はチロシンキナーゼ受容体に結合する．この受容体を発現させた細胞では，NGF 処理により細胞膜中のジアシルグリセロール量が増加するが，どのようなシグナル伝達経路によるものなのか，経路に関わる酵素のアイソザイムを同定して簡潔に説明せよ．NGF で細胞を処理したとき，他の主要なセカンドメッセンジャーの濃度は増加するだろうか．

18. 重複性　　腫瘍における遺伝的変異は高頻度に発生するため，すべての患者に普遍性のある効果的な単一のがん治療法は通常ない．それゆえ，シグナル伝達経路において複数にわたる特定の経路を抑制することが望まれる．EGF 受容体に対するモノクローナル抗体のセツキシマブに加えて，EGF シグナル伝達経路を標的とした他の抗がん剤による治療戦略を考えよ．

機構の問題

19. 遠い親戚　アデニル酸シクラーゼはある種の DNA ポリメラーゼと構造上よく似ており，共通の祖先から進化した酵素であると考えられる．これら二つの酵素によって触媒される反応を比較し，どのような点で類似しているかを示せ．

20. 薬物としてのキナーゼ阻害薬　機能・構造学的解析から，メシル酸イマチニブ（グリベック）は BCR-ABL キナーゼに対するATP 競合型阻害薬であることが示された．事実，薬物として研究中あるいは最近市場に流通している多くのキナーゼ阻害薬は，ATP 競合型である．この特別な作用機構を利用する薬物の潜在的な問題点を指摘せよ．

データ解釈の問題

21. 特異性の立証　ある新しい細胞膜受容体に対するホルモンの結合特異性を求めたい．三つの異なるホルモン X, Y, Z について，この受容体に対する結合能をそれぞれ別の実験で測定し，ホルモン濃度に対する受容体への結合の割合（最大値を 100 として）の曲線がグラフ A のように示された．

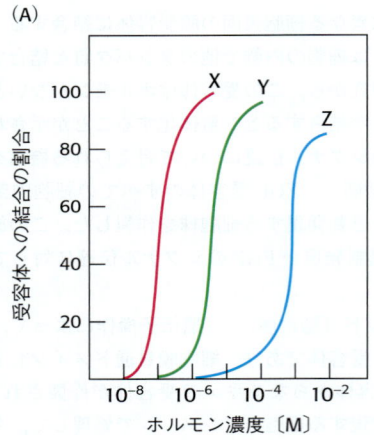

(A)

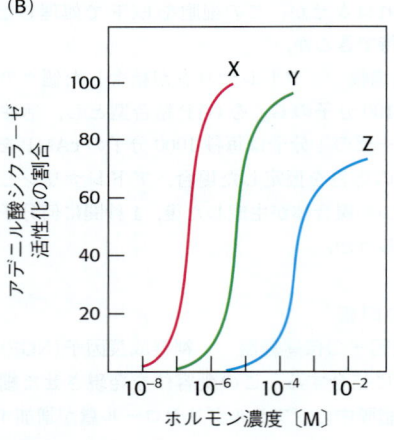

(B)

（a）それぞれのホルモンにおいて，最大結合の 50 % を示すのに必要な濃度を求めよ．

（b）この受容体に対して最も親和性が高いホルモンはどれか．

つぎに，ホルモン–受容体複合体がアデニル酸シクラーゼカスケードを活性化するかどうかを検証したい．そこで，アデニル酸シクラーゼ活性化の割合（最大値を 100 として）を測定し，ホルモン濃度–活性曲線がグラフ B のように示された．

（c）ホルモン–受容体複合体の結合親和性とホルモンによるアデニル酸シクラーゼの活性化能力に相関はあるか．ホルモン–受容体複合体の作用機構についてどのように結論することができるか．

（d）$G_{\alpha s}$ タンパク質がシグナル伝達経路の構成要素の一つであることを証明するための実験方法を考えよ．

22. 結合の様相　あるリガンド X を放射性標識した形と非標識の形でもっているとして，そのリガンド X に特異的な受容体の数を求めたい．まず，細胞に放射性標識 X を加えてどれだけ結合するかを測定し，その結果を総結合量として下のグラフに示した．つぎに，大過剰量の非標識 X 存在下で同様の実験を行い，非特異的な結合量を求めた．両者の差が，受容体に対する X の特異的な結合である．

（a）総結合量が細胞表面の受容体数を正確に反映しないのはなぜか．

（b）大過剰量の非標識リガンド存在下で実験を行う目的は何か．

（c）特異的な結合が飽和域に達することの意義は何か．

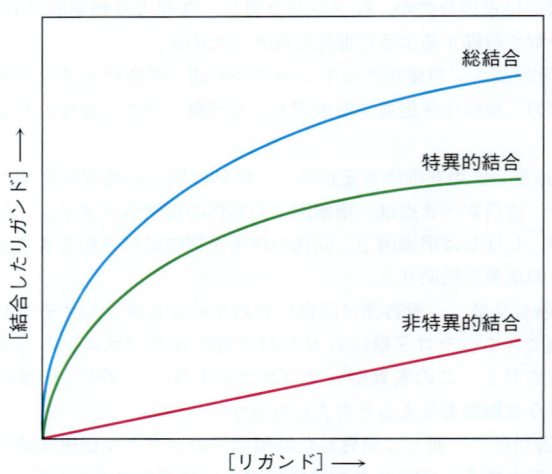

23. 受容体数の計測　問題 21, 22 のような実験から細胞膜中の受容体数を計算することが可能である．リガンドの特異的な活性（比放射能）が 10^{12} cpm mmol^{-1}，特異的結合の最大値が 10^4 cpm mg^{-1}（細胞膜タンパク質量），であるとする．1 mg の細胞膜タンパク質中には 10^{10} 個の細胞が存在する．また，1 分子の受容体に結合できるリガンドは一つであると仮定する．細胞 1 個当たりの受容体分子数を計算せよ．

II エネルギーの変換と貯蔵

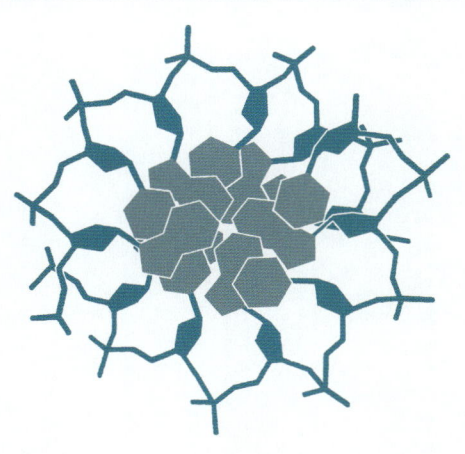

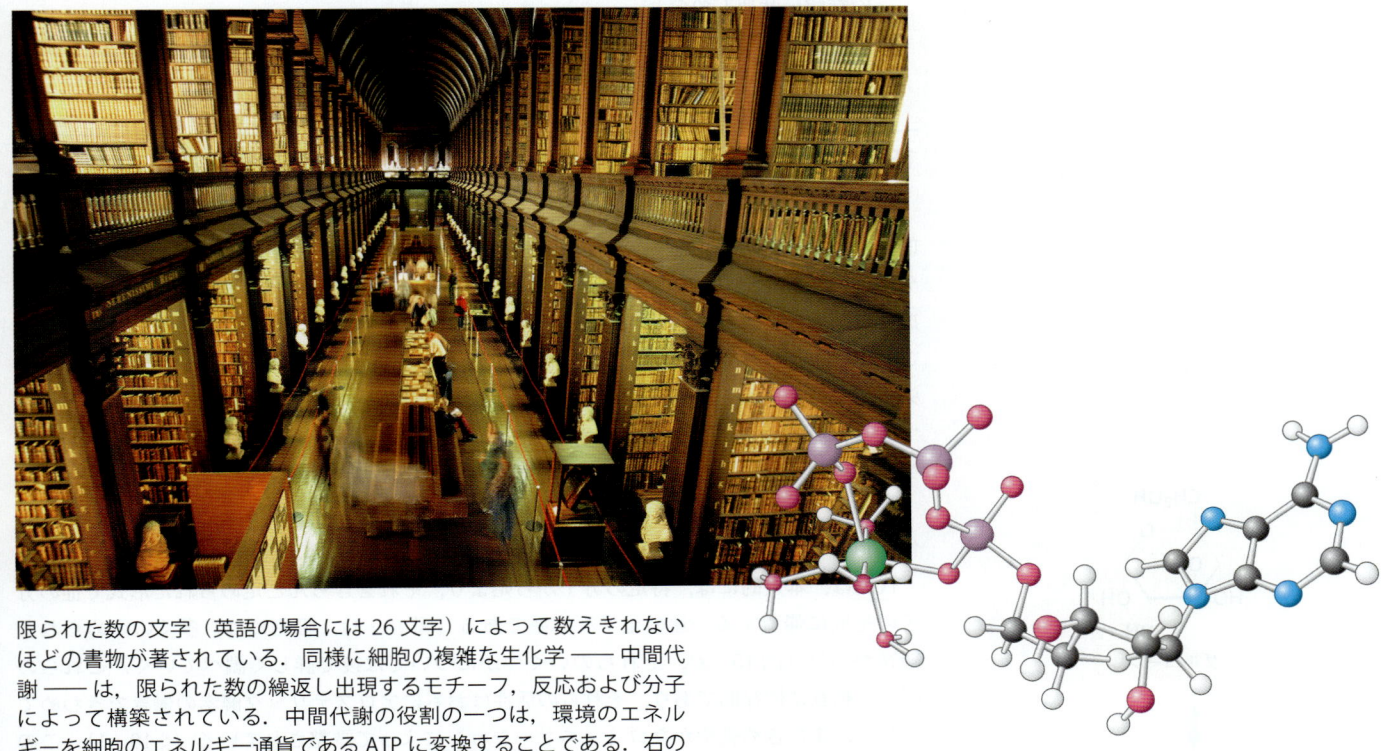

限られた数の文字（英語の場合には 26 文字）によって数えきれない
ほどの書物が著されている．同様に細胞の複雑な生化学 —— 中間代
謝 —— は，限られた数の繰返し出現するモチーフ，反応および分子
によって構築されている．中間代謝の役割の一つは，環境のエネル
ギーを細胞のエネルギー通貨である ATP に変換することである．右の
分子モデルは ATP を表している［写真提供: MARKA/Alamy Stock Photo］.

　第Ⅰ部では，高次構造と動力学的な概念について考えた．特に，酵素のもつ特異性と触
媒能，酵素の触媒活性の調節，膜を横切る分子とイオンの輸送の問題を扱った．それら
は，以下のような生化学の重要な問題点を浮き彫りにさせた．すなわち，

1. 細胞は，エネルギーと還元力をその環境からどのように取出すのか.
2. 細胞は，どのようにして高分子の構成要素を合成し，さらにそれらをどのように組
　合わせて高分子としているのか.

という問題である．これらの過程は，高度に統合化された化学反応のネットワークによっ
てなし遂げられ，その全体を代謝（metabolism）あるいは中間代謝（intermediary metab-
olism）とよんでいる．
　単純な生物である大腸菌（*Escherichia coli*）においてさえ，1000 を超える化学反応が起
こっている．膨大な数の反応を一目見ただけで圧倒されるかもしれない．しかし丹念にみ
ると，代謝には多くの共通のモチーフを含む一貫性のある設計図があることがわかる．こ
れらのモチーフには，エネルギー通貨の使用や限られた数の活性化中間体が繰返し登場す
ることが含まれている．実際，すべての生物において主要な役割を引き受けているのは
100 ほどの分子群にすぎない．さらに代謝における反応の数は多いが，反応の種類として
は少ないし，また反応機構は普通きわめて単純である．代謝経路も，共通の方法によって
制御されている．本章では，これからの詳しい学習の基礎となるための代謝の一般的法則

を紹介することを目的としたい．一般的な法則とは以下のものである：

1. **代謝経路**（metabolic pathway）とよばれる相互に連結した一連の反応により段階的に燃料が分解され，また大きな分子が形成される．
2. すべての生物における共通のエネルギー通貨である**アデノシン三リン酸（ATP）**は，エネルギーを放出する経路とエネルギーを必要とする経路をつないでいる．
3. 炭素燃料の酸化が ATP の形成を推し進める．
4. 代謝経路は数多く存在するが，反応様式や特定の代謝中間体の種類は限られ，多くの経路に共通である．
5. 代謝経路は厳密に制御されている．

15・1　代謝は，相互に連結され共役した多くの反応で構成されている

　生きている生物は，以下のような三つの大きな目的のために，ギブズエネルギーを継続的に投入する必要がある：1) 筋収縮や他の細胞運動などの力学的な仕事を行うこと，2) 分子とイオンを能動輸送すること，3) 単純な前駆体からの巨大分子や他の生体分子を合成すること，である．このように平衡状態からかけ離れた状態に生体を維持するために，これらの過程で用いるギブズエネルギーを環境から取入れている．光合成生物あるいは**光栄養生物**（phototroph）とよばれる生物は，太陽光を捕らえることによりエネルギーを得ており，動物などの**化学合成生物**（chemotroph）は，光栄養生物によって生み出された栄養素の酸化を通じてエネルギーを得ている．

代謝はエネルギーを産出する反応とエネルギーを必要とする反応とからなる

　代謝は，本質的には，特定の分子から始まり，それをきちんと定められた形式で他の分子の生成に帰着する一連の化学反応系である（図15・1）．細胞には，多くの定められた経路があり（図15・2），それらのいくつかについては後で詳しく調べていく．これらの経路は相互に依存的であり，それらの活性はおもにアロステリック酵素の働きできわめて美しく，またきめ細やかなコミュニケーションによって調整されている（§10・1）．このコミュニケーションの原理については第14章で考えた．

　代謝経路は二つのクラスに大別できる：1) エネルギーを燃料から生物学的に有用な形に換えるもの，2) 経路を進行させるためにエネルギーの投入を必要とするもの，である．この区分が的確でないことも多いかもしれないが，代謝を考えるうえでは有用な区分である．燃料を細胞のエネルギーに変換する反応は，**異化反応**（catabolic reaction）あるいはより一般に**異化（作用）**（catabolism）とよばれる．

$$\text{燃料（糖質，脂質）} \xrightarrow{\text{異化作用}} CO_2 + H_2O + \text{有用なエネルギー}$$

エネルギーを必要とする反応 —— たとえば，グルコース，脂質，DNA の合成など —— は**同化反応**（anabolic reaction）あるいは**同化（作用）**（anabolism）とよばれる．異化作用でつくりだされる有用な形のエネルギーは，単純な物質から複雑な構造をもつ物質をつくりだすため，すなわちエネルギーに乏しい物質からエネルギーに富んだ物質を生み出すための同化作用において利用される．

$$\text{有用なエネルギー} + \text{単純な前駆体} \xrightarrow{\text{同化作用}} \text{複雑な分子}$$

いくつかの経路は，細胞のエネルギー状態により，同化作用あるいは異化作用のいずれにもなることがある．このような経路は**両性代謝経路**（amphibolic pathway，**両方向性代謝経路**）とよばれる．

　代謝の重要な一般則は，生合成と分解の経路はたいてい別々になっているということである．このような独立性は，以降の節で明らかにするように，エネルギー的な理由から必

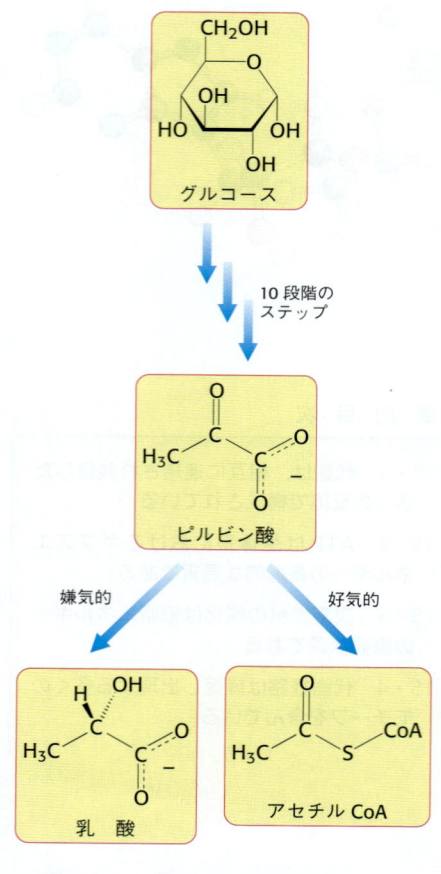

図 15・1　グルコースの代謝． グルコースは，10 段階の関連する反応によってピルビン酸に代謝される．嫌気的条件下ではピルビン酸は乳酸に，好気的条件下ではアセチル CoA に，それぞれ代謝される．グルコース由来のアセチル CoA の炭素はひき続き CO_2 に酸化される．

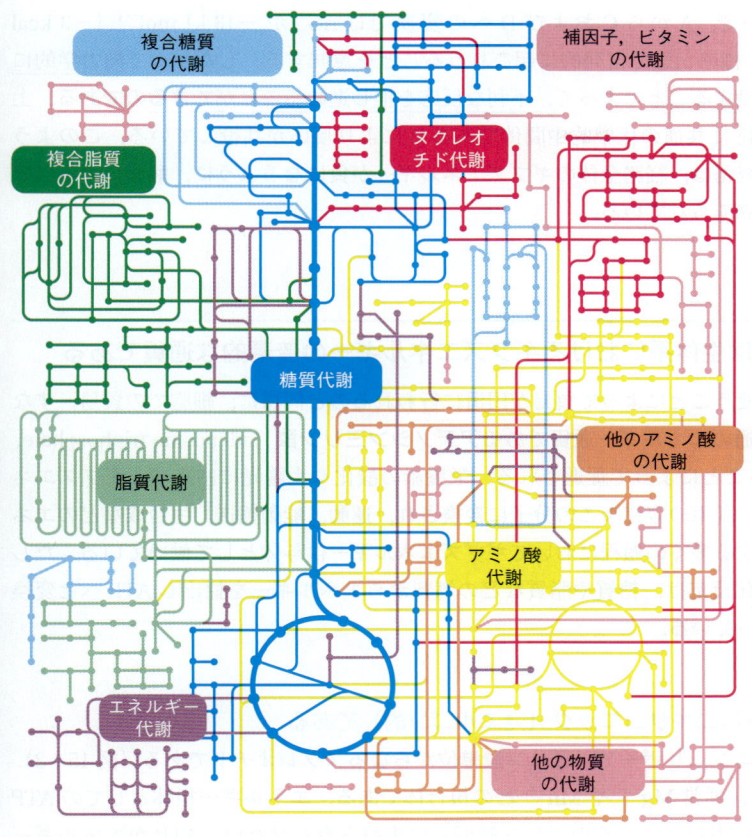

図 15・2 代謝経路. それぞれの節（●）は特定の代謝物を表している〔提供: the Kyoto Encyclopedia of Genes and Genomes（www.genome.ad.jp/kegg）〕.

須なのである．また，これにより代謝の制御も容易となる．

熱力学的に不利な反応は有利な反応により駆動される

　特異的な代謝経路は，どのようにして個々の反応からつくられるのだろうか．少なくとも経路は，二つの基準を満たさなくてはならない: 1) 個々の反応が特異的であること，2) 経路を構成する反応の全体が，熱力学的に有利な反応でなくてはならないこと，である．特異的な反応こそが，反応物から特定の生成物あるいは生成物の組合わせを生じさせる．第8章で論じたように，酵素がこの特異性を規定する．代謝の熱力学については，ギブズエネルギーの観点からアプローチするのが最も容易である．これに関しては第1章と第8章で考察した．ギブズエネルギー変化 ΔG が負の場合のみ反応は自発的に起こる．基質AおよびBから産物CおよびDが生成されるときの ΔG は次式で与えられることを思い出してほしい.

$$\Delta G \ = \ \Delta G^{\circ\prime} + RT \ln \frac{[\mathrm{C}][\mathrm{D}]}{[\mathrm{A}][\mathrm{B}]}$$

したがって，反応の ΔG は，反応物と生成物の性質（$\Delta G^{\circ\prime}$ の項で表される標準ギブズエネルギー変化）およびそれらの濃度（第2項で表される）とに依存する.

　熱力学的に重要なことは，化学的に共役した一連の反応の全ギブズエネルギー変化が，個々の過程のギブズエネルギー変化の総和に等しいという事実である．つぎの反応を考えてみよう.

$$
\begin{array}{lll}
\mathrm{A} \rightleftharpoons \mathrm{B} + \mathrm{C} & \Delta G^{\circ\prime} \ = \ +21\ \mathrm{kJ\ mol^{-1}} & (+5\ \mathrm{kcal\ mol^{-1}}) \\
\underline{\mathrm{B} \rightleftharpoons \mathrm{D}} & \underline{\Delta G^{\circ\prime} \ = \ -34\ \mathrm{kJ\ mol^{-1}}} & \underline{(-8\ \mathrm{kcal\ mol^{-1}})} \\
\mathrm{A} \rightleftharpoons \mathrm{C} + \mathrm{D} & \Delta G^{\circ\prime} \ = \ -13\ \mathrm{kJ\ mol^{-1}} & (-3\ \mathrm{kcal\ mol^{-1}})
\end{array}
$$

標準状態においては，$\Delta G^{\circ\prime}$ が正であるので，Aが自発的にBとCに変化することはない．しかし，BからDへの変換は標準状態で熱力学的に可能である．ギブズエネルギー変化

は加算できるので，AからCおよびDへの変換では $\Delta G^{\circ\prime}$ が -13 kJ mol^{-1} (-3 kcal mol^{-1}) となり，標準状態で自発的に起こりうることを意味する．したがって熱力学的に有利な反応と共役することによって，不利な反応を推し進めることができるのである．上の例では，両反応に共通の化学的中間体であるBにより反応が共役している．このように，多くの代謝経路は，経路全体のギブズエネルギーが負になるように，酵素による触媒反応が共役し組立てられている．

15・2　ATP は生体系におけるギブズエネルギーの普遍的な通貨である

共通の通貨を使うことによって貿易が円滑に行われるのと同様に，細胞での貿易，すなわち代謝も，共通のエネルギー通貨である**アデノシン三リン酸**（adenosine triphosphate, ATP）を使用することによって促進される．栄養素の酸化や太陽光に由来するギブズエネルギーの一部は，利用の容易なこの分子に変換され，運動，能動輸送，生合成などのエネルギーを必要とする多くの過程においてギブズエネルギー供与体として働いている．たしかに，多くの異化反応は，糖質や脂質などの燃料からエネルギーを抽出し ATP へと変換する反応からなっている．

ATP の加水分解はエキサゴニック（発エルゴン的）である

ATP は，アデニン，リボース，三リン酸単位からなるヌクレオチドである（図 15・3）．活性型の ATP は，通常 Mg^{2+} や Mn^{2+} との複合体である．エネルギー担体としての ATP の役割を考えるに当たって，その三リン酸部分に焦点を合わせたい．ATP がエネルギーに富んだ分子である理由は，三リン酸部分に二つのリン酸無水結合を含んでいるからである．ATP がアデノシン二リン酸（ADP）と正リン酸（P$_i$），あるいはアデノシン一リン酸（AMP）と二リン酸（PP$_i$）とに加水分解されるときに多量のギブズエネルギーが放出される．

$$ATP + H_2O \rightleftharpoons ADP + P_i \qquad \Delta G^{\circ\prime} = -30.5 \text{ kJ mol}^{-1} \ (-7.3 \text{ kcal mol}^{-1})$$
$$ATP + H_2O \rightleftharpoons AMP + PP_i \qquad \Delta G^{\circ\prime} = -45.6 \text{ kJ mol}^{-1} \ (-10.9 \text{ kcal mol}^{-1})$$

これらの反応の正確な $\Delta G^{\circ\prime}$ は，反応溶液のイオン強度および Mg^{2+} や他の金属イオンの

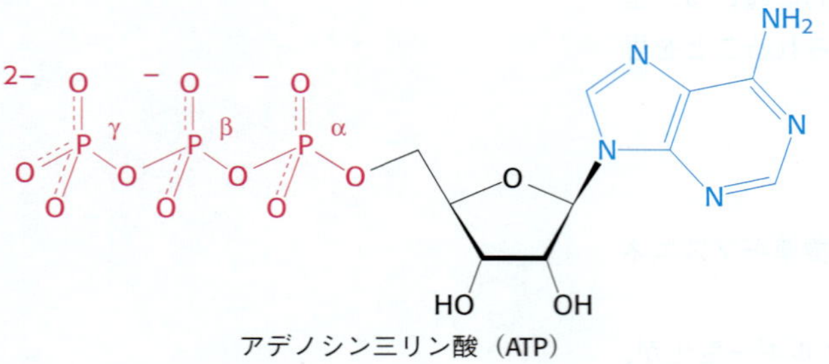

アデノシン三リン酸（ATP）

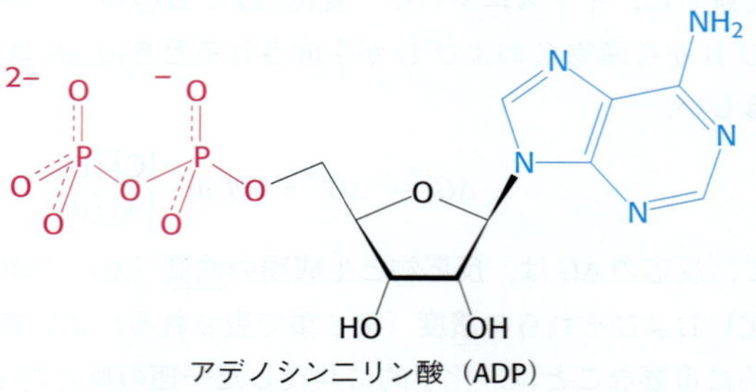

アデノシン二リン酸（ADP）

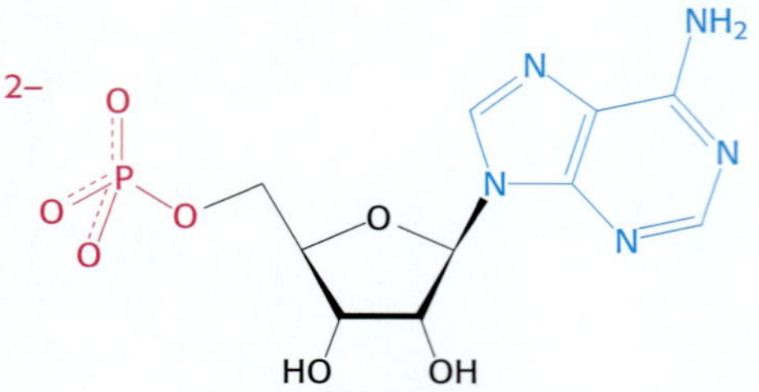

アデノシン一リン酸（AMP）

図 15・3　ATP, ADP, AMP の構造．　これらは，アデニン（青色），リボース（黒色）および三リン酸，二リン酸，一リン酸（赤色）から構成されている．ATP の最も内側のリン原子を P$_\alpha$，真ん中のものを P$_\beta$，外側のものを P$_\gamma$ と表す．

濃度に依存する（問題 23 および 34）．典型的な細胞の条件下では，ATP から ADP への加水分解の ΔG はおよそ $-50\,\text{kJ mol}^{-1}$（$-12\,\text{kcal mol}^{-1}$）である．

　ATP の加水分解で放出されるギブズエネルギーは，筋収縮のようなギブズエネルギーの投入が必要な反応を駆動するために利用される．また，燃料分子が化学合成生物において酸化されるときや光栄養生物により光が捕捉されたとき，ADP と P_i から ATP が形成される．この ATP-ADP 交換サイクルは，生体系でのエネルギー交換の基本様式である．

　生合成反応の中には，他のヌクレオシド三リン酸 —— すなわち，グアノシン三リン酸（GTP），ウリジン三リン酸（UTP），シチジン三リン酸（CTP）—— の加水分解で駆動させられるものもある．これらのヌクレオチドの二リン酸形は，GDP，UDP，CDP であり，一リン酸形は，GMP，UMP，CMP である．酵素の触媒により一つのヌクレオチドの末端リン酸基が別のヌクレオチドへ転移されることもある．ヌクレオシド一リン酸のリン酸化は，ヌクレオシド一リン酸（NMP）キナーゼとよばれるファミリー酵素（§ 9・4）によって触媒される．また，ヌクレオシド二リン酸のリン酸化は，ヌクレオシド二リン酸キナーゼとよばれる特異性の広い酵素によって触媒される．

$$\text{NMP} + \text{ATP} \xrightleftharpoons[\text{キナーゼ}]{\text{ヌクレオシド一リン酸}} \text{NDP} + \text{ADP}$$
ヌクレオシド一リン酸

$$\text{NDP} + \text{ATP} \xrightleftharpoons[\text{キナーゼ}]{\text{ヌクレオシド二リン酸}} \text{NTP} + \text{ADP}$$
ヌクレオシド二リン酸

　このようなヌクレオシド三リン酸はエネルギー的にはすべて同等ではあるが何といっても ATP が最も重要なエネルギー担体であることは興味深いことである．さらに，二つの重要な電子伝達体である NAD^+ と FAD，あるいはアシル基運搬体である補酵素 A は ATP の誘導体である．エネルギー代謝における ATP の役割は最重要のものである．

ATP の加水分解は，共役反応の平衡をシフトさせることにより代謝を駆動する

　ATP の加水分解との共役により，不利な反応を進行させることができる．多くの生合成反応によくみられるような，ギブズエネルギーの投入がなければ熱力学的に不利な化学反応を考えてみよう．化合物 A から化合物 B へ変換されるときの標準ギブズエネルギー変化が $+16.7\,\text{kJ mol}^{-1}$（$+4.0\,\text{kcal mol}^{-1}$）と仮定する．

$$\text{A} \rightleftharpoons \text{B} \qquad \Delta G^{\circ\prime} = +16.7\,\text{kJ mol}^{-1}\ (+4.0\,\text{kcal mol}^{-1})$$

この反応の 25 ℃ における平衡定数 K'_{eq} は以下の式によって $\Delta G^{\circ\prime}$（単位は kJ mol^{-1}）と関連づけられる．

$$K'_{eq} = \frac{[\text{B}]_{eq}}{[\text{A}]_{eq}} = e^{-\Delta G^{\circ\prime}/2.47} = 1.15 \times 10^{-3}$$

したがって A に対する B のモル比が 1.15×10^{-3} と等しいかまたは大きければ A から B への実質的な変換は起こらない．しかし，この反応が ATP の加水分解と共役するならば，この条件で A は B へと変換される．標準状態では，加水分解の $\Delta G^{\circ\prime}$ は約 $-30.5\,\text{kJ mol}^{-1}$（$-7.3\,\text{kcal mol}^{-1}$）であり，反応全体はつぎのようになる．

$$\text{A} + \text{ATP} + \text{H}_2\text{O} \rightleftharpoons \text{B} + \text{ADP} + \text{P}_i \qquad \Delta G^{\circ\prime} = -13.8\,\text{kJ mol}^{-1}\ (-3.3\,\text{kcal mol}^{-1})$$

この反応での標準ギブズエネルギー変化は $-13.8\,\text{kJ mol}^{-1}$（$-3.3\,\text{kcal mol}^{-1}$）であり，これは A から B への変換の $\Delta G^{\circ\prime}$ の値〔$+16.7\,\text{kJ mol}^{-1}$（$+4.0\,\text{kcal mol}^{-1}$）〕と ATP の加水分解の $\Delta G^{\circ\prime}$ の値〔$-30.5\,\text{kJ mol}^{-1}$（$-7.3\,\text{kcal mol}^{-1}$）〕の総和となる．pH 7 ではこの共役反応の平衡定数は以下のようになる．

$$K'_{eq} = \frac{[B]_{eq}}{[A]_{eq}} \times \frac{[ADP]_{eq}[P_i]_{eq}}{[ATP]_{eq}} = e^{13.8/2.47} = 2.67 \times 10^2$$

平衡状態における［A］に対する［B］の比は次式で与えられる．

$$\frac{[B]_{eq}}{[A]_{eq}} = K'_{eq}\frac{[ATP]_{eq}}{[ADP]_{eq}[P_i]_{eq}}$$

これは，ATP の加水分解によって［B］/［A］比が 2.67×10^2 という値になるまで A から B への変換が行われることを意味している．この平衡状態での比率は，ATP の加水分解と共役していないときの A→B という反応での 1.15×10^{-3} という値とまったく異なっている．すなわち，ATP の加水分解が A から B への変換と共役することで，標準状態における［A］に対する［B］の平衡状態での比を約 10^5 倍変化させていることになる．もし，$\Delta G^{\circ\prime}$ の代わりに，細胞内の条件での ATP 加水分解の ΔG を計算すると［-50.2 kJ mol^{-1}（-12 kcal mol^{-1}）］平衡比の変化はさらに大きくなり 10^8 のオーダーとなる．

ここで ATP の働きを熱力学的な観点からみると，**エネルギー共役体**（energy-coupling agent）であることがその本質であるといえる．細胞は，酸化可能な基質や光をギブズエネルギー源として利用し，分子を合成するため ATP レベルを維持している．そして，細胞内で 1 分子の ATP が加水分解することによって，これと共役する反応の平衡状態での生成物の反応物に対する比を 10^8 倍というように大きく変化させる．より一般的にいえば，n 分子の ATP の加水分解により，共役反応（あるいは一連の反応）の平衡定数を 10^{8n} 倍に変化させることになる．たとえば，ある反応が，ATP 3 分子の加水分解と共役する場合には 10^{24} 倍となる．このように，熱力学的に不利な反応も，十分な数の ATP 分子の加水分解と共役させることにより有利な反応に変えることができる．ここでは A から B への反応について述べたが，これらは異なる化学物質であるとは限らず，より広範囲のものを表すこともあるという点を強調しておきたい．たとえば A と B は，ATP によるリン酸化により活性化されるタンパク質の活性型と不活性型高次構造でもよい．高次構造のこのような変化を通して，ミオシン，キネシン，ダイニンなどの分子モーターは，ATP の化学エネルギーを力学的エネルギーに変換するのである（第 35 章）．確かにこのようなエネルギー変換が筋収縮の基礎となっている．

また，A と B は，栄養素の能動輸送の場合のように，細胞の内外におけるイオンや分子の濃度に当てはめてもよい．膜を横切る Na$^+$ や K$^+$ の能動輸送は，ATP による Na$^+$-K$^+$ ポンプのリン酸化と，それに続く脱リン酸によって推し進められている（§13・2）．

ATP のもつ高いリン酸基転移ポテンシャルは ATP と その加水分解産物の構造的な違いに由来する

なぜ ATP が効率的なリン酸基供与体となるのだろうか．ATP の加水分解の標準ギブズエネルギーを，グリセロール 3-リン酸のようなリン酸エステルと比較してみよう．

$$ATP + H_2O \rightleftharpoons ADP + P_i \qquad \Delta G^{\circ\prime} = -30.5 \text{ kJ mol}^{-1} \ (-7.3 \text{ kcal mol}^{-1})$$

グリセロール 3-リン酸 + H$_2$O $\rightleftharpoons$ グリセロール + P$_i$

$$\Delta G^{\circ\prime} = -9.2 \text{ kJ mol}^{-1} \ (-2.2 \text{ kcal mol}^{-1})$$

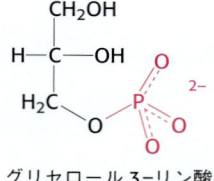

グリセロール 3-リン酸

グリセロール 3-リン酸が加水分解されるときの $\Delta G^{\circ\prime}$ の値は，ATP の場合よりもずっと小さい．これは，グリセロール 3-リン酸に比べて，ATP が末端のリン酸基を水に転移する傾向が強いことを意味している．言い換えれば，ATP がグリセロール 3-リン酸よりも高い**リン酸基転移ポテンシャル**（phosphoryl-transfer potential, phosphate-group-transfer potential）をもつということである．

ATP のもつ高いリン酸基転移ポテンシャルは ATP の構造的な特徴によって説明される．$\Delta G^{\circ\prime}$ が生成物と反応物のギブズエネルギーの差に依存するので，ATP および加水分解産物である ADP と P$_i$ の構造を考える必要がある．これには四つの要素：共鳴による安定化，静電的反発，エントロピーの増大，水和による安定化，が重要である．

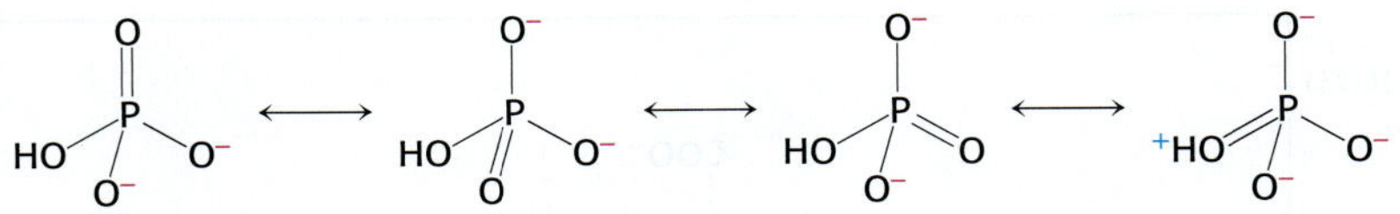

1. 共鳴による安定化　　ATP の加水分解の生成物の一つである正リン酸（P_i）は，ATP のどのリン酸基よりも共鳴によって安定化されている．正リン酸には同等のエネルギーをもつ多数の共鳴形がある（図 15・4）が，ATP の γ-リン酸基の場合にはその数が少ない．図 15・5 に示された構造はありそうもないものである．なぜなら，正電荷をもつ酸素原子と同じく正電荷をもつリン原子とが隣り合うことになり静電的に不利な配置となるからである．

2. 静電的反発　　pH 7 では，ATP の三リン酸部分はおよそ 4 個の負電荷をもち，これらが近接しているため互いに反発しあう．この反発は ATP が加水分解されると弱まる．

3. エントロピーの増大　　ATP の加水分解によって一つの ATP 分子から二つの分子ができるので，分解生成物のエントロピーは増大する．加水分解に使われる水分子の濃度はきわめて高い（55.5 M）ため，反応の前後で実質的に変化がなく無視することができる．

4. 水和による安定化　　水は，ADP と P_i に結合して両分子を安定化させ，逆反応である ATP 合成をより不利にさせる．

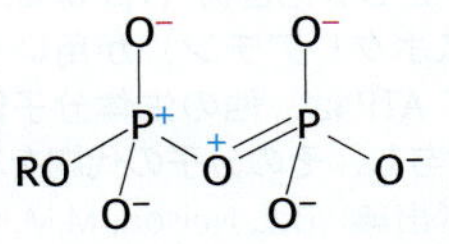

図 15・5　ありえない共鳴構造. この構造は ATP の末端部分の構造とはならない．二つの正電荷が互いに隣接して配置されるからである．

ATP はしばしば高エネルギーリン酸化合物とよばれ，そのリン酸無水結合は高エネルギー結合といわれる．そして，〜P がこのような結合を表記するのによく用いられる．といっても，結合それ自体は特別のものではない．上記の理由により，加水分解されるときに大量のギブズエネルギーが放出されるという意味において高エネルギー結合なのである．

リン酸基転移ポテンシャルは細胞のエネルギー変換の重要な形式である

　加水分解の標準ギブズエネルギーは，リン酸化合物のリン酸基転移ポテンシャルを比較するのに有用な指標となる．このような比較から ATP のみが高いリン酸基転移ポテンシャルをもつ化合物ではないことがわかる．実際，生体系でみられるいくつかの化合物は，ATP よりも高いリン酸基転移ポテンシャルをもっている．たとえば，ホスホエノールピルビン酸（PEP），1,3-ビスホスホグリセリン酸（1,3-BPG），ホスホクレアチン（クレアチンリン酸）などである（図 15・6）．したがって PEP からリン酸基が ADP に転移し，ATP が生成することが可能である．確かにこの反応は，糖の分解によって ATP をつくる一つの経路となっている（第 16 章）．重要なのは，生物学的に重要なリン酸化された分子の中で ATP が中程度のリン酸基転移ポテンシャルをもっていることである（表 15・1）．ATP はこのように中間的な位置に存在するためリン酸基の担体として効率よく機能できるのである．

　筋肉中の ATP 量は，1 秒間の収縮活動を維持するのにも満たないものである．ホスホクレアチンは，脊椎動物の筋肉において高エネルギーリン酸基の貯蔵物質として働き，そのリン酸基を容易に ADP に転移することができる．事実，人間が運動するときにはいつも ADP から ATP をつくるためにホスホクレアチンを消費している．この反応は**クレアチンキナーゼ**（creatine kinase）により触媒されている．

$$\text{ホスホクレアチン} + \text{ADP} \underset{\text{クレアチンキナーゼ}}{\rightleftharpoons} \text{ATP} + \text{クレアチン}$$

pH 7 におけるホスホクレアチンの加水分解の標準ギブズエネルギーは $-43.1 \text{ kJ mol}^{-1}$（$-10.3 \text{ kcal mol}^{-1}$）であり，一方，ATP の場合には $-30.5 \text{ kJ mol}^{-1}$（$-7.3 \text{ kcal mol}^{-1}$）である．したがって，ホスホクレアチンから ATP が生成するときの標準ギブズエネル

表 15・1　リン酸化合物の加水分解の標準ギブズエネルギー

化 合 物	kJ mol^{-1}	kcal mol^{-1}
ホスホエノール ピルビン酸	−61.9	−14.8
1,3-ビスホスホ グリセリン酸	−49.4	−11.8
ホスホクレアチン	−43.1	−10.3
ATP （ADP への分解）	−30.5	−7.3
グルコース 1-リン酸	−20.9	−5.0
二リン酸	−19.3	−4.6
グルコース 6-リン酸	−13.8	−3.3
グリセロール 3-リン酸	−9.2	−2.2

図 15・6　高いリン酸基転移ポテンシャルの化合物.　細胞のエネルギー通貨としての ATP の役割を他のリン酸化合物と関係づけて示した. ATP は, 生物学的に重要なリン酸化された分子のなかでは中程度のリン酸基転移ポテンシャルをもつ. ATP 合成の駆動には, 燃料分子の代謝に由来する高いリン酸基転移ポテンシャルをもつ化合物 (1,3-BPG, PEP およびホスホクレアチン) が用いられる. そして ATP は, 他の生体分子にリン酸基を供与し, その分子の代謝を容易にさせる〔出典: D.L. Nelson, M.M. Cox, "Lehninger Principles of Biochemistry, 5th Ed.," Fig. 13-19, W.H. Freeman and Company (2009)〕.

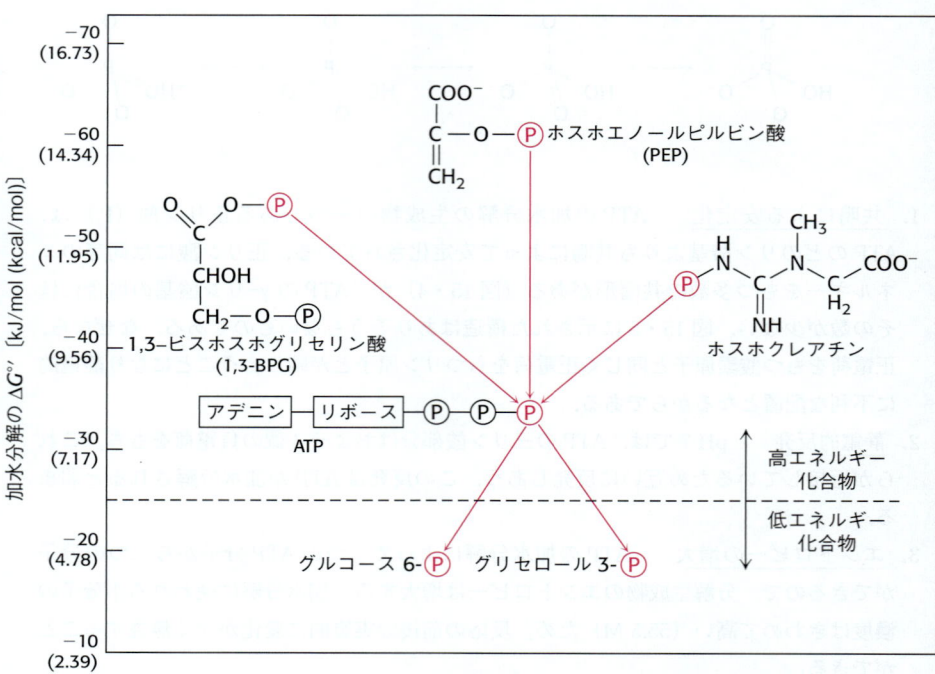

ギー変化は $-12.6\ \mathrm{kJ\ mol^{-1}}$ ($-3.0\ \mathrm{kcal\ mol^{-1}}$) となり, 平衡定数 K_{eq} 162 に相当する.

$$K_{eq} = \frac{[\text{ATP}][\text{クレアチン}]}{[\text{ADP}][\text{ホスホクレアチン}]} = e^{-\Delta G^{\circ\prime}/2.47} = e^{12.6/2.47} = 162$$

平静時の筋肉では, これら代謝物の濃度は, [ATP]=4 mM, [ADP]=0.013 mM, [ホスホクレアチン]=25 mM, そして [クレアチン]=13 mM である. ホスホクレアチンは, 豊富に存在することや, ATP に比べリン酸基転移ポテンシャルが高いことから, リン酸基の効率のよい緩衝剤となっている. 確かにホスホクレアチンは, 100 m 走者の初めの 4 秒間の ATP 形成のための主要なリン酸基の供給源となっている. ホスホクレアチンが ATP のプールを補給するという事実が, 瞬発的な激しい運動をする選手がクレアチンをサプリメントとして摂取することの基盤となっている. ホスホクレアチンが使い果たされた後は, ATP は代謝を通じて生成されなければならない (図 15・7).

15・3　炭素燃料の酸化は細胞エネルギーの重要な源である

　生体系において ATP は, 長期間にわたるギブズエネルギー貯蔵体としてより, むしろ短期のギブズエネルギーのおもな供与体として働いている. 普通の細胞では, ATP 分子はつくられてから 1 分以内に消費される. 体内での ATP の総量は約 100 g に限られてい

図 15・7　運動中の ATP の供給源.　はじめの数秒間の運動は筋肉中に存在する高いリン酸基転移ポテンシャルをもつ化合物 (ATP とホスホクレアチン) によって支えられている. その後 ATP は代謝経路によってつくられる必要がある.

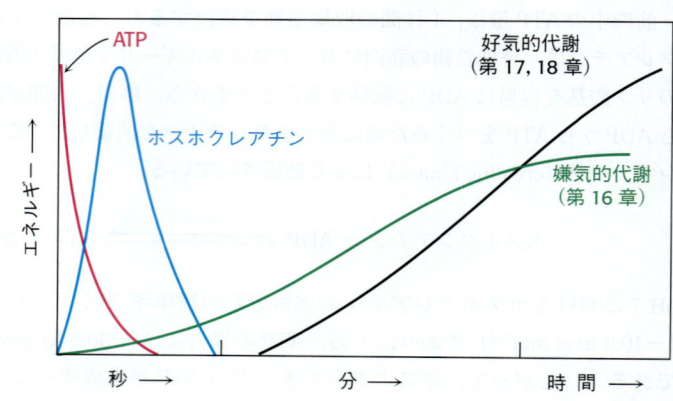

るが，この少ない量の ATP の代謝回転は非常に速い．たとえば，安静時でヒトは 24 時間に約 40 kg の ATP を消費する．激しい運動中では ATP の消費速度は毎分 0.5 kg にもなる．2 時間のランニングでは 60 kg の ATP が利用される．したがって，ATP の再生機構をもつことがいかに重要であるかは疑いようもない．運動，能動輸送，シグナル増幅，生合成などは，ADP から ATP が継続的に再生される場合に限り可能となるのである（図 15・8）．ATP の合成は，異化作用の重要な役割の一つである．グルコースや脂肪などの燃料分子中の炭素が CO_2 に酸化され，放出されるエネルギーが ADP と P_i からの ATP 再生に使われる．

　好気生物の場合には，炭素の酸化における最終的な電子受容体は O_2 であり，酸化生成物は CO_2 である．したがって炭素が初めに還元されていればいるほど，その酸化によって多量のギブズエネルギーが遊離される．図 15・9 に 1 炭素化合物の酸化における $\Delta G^{\circ\prime}$ を示した．

　燃料分子は図 15・9 に示した 1 炭素化合物よりもずっと複雑であるが（図 15・10），燃料が酸化されるときには，一度に 1 個の炭素が酸化される．炭素の酸化によるエネルギーは，ある場合には高いリン酸基転移ポテンシャルをもつ化合物をつくるために使われるし，またイオン勾配の形成に使われる場合もある．どちらの場合にも最終目的は ATP の生成である．

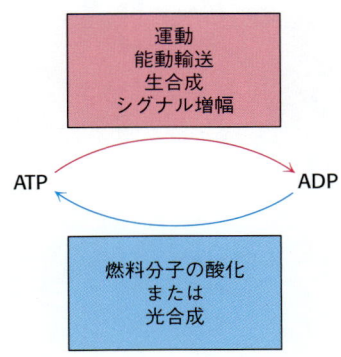

図 15・8　ATP–ADP サイクル. このサイクルは生体系でのエネルギー転換の基本的様式である.

多量のエネルギー ──────────────────→ 少量のエネルギー

	メタン	メタノール	ホルムアルデヒド	ギ 酸	二酸化炭素
$\Delta G^{\circ\prime}_{酸化}$ 〔kJ mol^{-1}〕	−820	−703	−523	−285	0
$\Delta G^{\circ\prime}_{酸化}$ 〔kcal mol^{-1}〕	−196	−168	−125	−68	0

図 15・9　1 炭素化合物の酸化のギブズエネルギー.

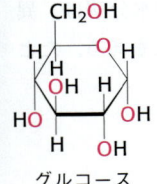

グルコース　　　　　　　　　　　　　飽和脂肪酸

図 15・10　重要な燃料.　脂肪はグルコースなどの糖質よりも効率のよい燃料源である．その理由は，脂肪中の炭素原子の方がより還元されているからである．

リン酸基転移ポテンシャルの高い化合物が炭素の酸化と ATP 合成を共役できる

　炭素化合物の酸化によって放出されるエネルギーが，どのように ATP に転換されるのであろうか．一つの例として，グリセルアルデヒド 3–リン酸（欄外参照）を考えてみよう．この分子は，グルコースの酸化によって生成する代謝物である．C–1 炭素（C）はアルデヒドの一成分であり，最も酸化された状態であるとはいえない．アルデヒドがカルボン酸へ酸化されることによりエネルギーが放出されるであろう．

グリセルアルデヒド 3–リン酸
（GAP）

グリセルアルデヒド 3–リン酸　　─酸 化→　　3–ホスホグリセリン酸

しかしながら直接の酸化は起こらない．その代わり，炭素の酸化によってアシルリン酸である 1,3-ビスホスホグリセリン酸が生成する．ここで放出する電子は NAD^+ によって捕捉される．これについてはすぐ後に述べる．

グリセルアルデヒド 3-リン酸
（GAP）

$+ NAD^+ + HPO_4^{2-} \longrightarrow$

1,3-ビスホスホグリセリン酸
（1,3-BPG）

$+ NADH + H^+$

ATP のところで述べたのと同じ理由で，1,3-ビスホスホグリセリン酸は ATP よりも高いリン酸基転移ポテンシャルをもっている．それゆえ，1,3-BPG の分解と ATP の合成が共役することが可能となる．

1,3-ビスホスホグリセリン酸

$+ ADP \longrightarrow$

3-ホスホグリセリン酸

$+ ATP$

酸化によるエネルギーは，いったんリン酸基転移ポテンシャルの高い化合物として捕捉され，その後 ATP を生成するために使われる．炭素原子の酸化エネルギーは，リン酸基転移ポテンシャルへと変換される．その初めは 1,3-ビスホスホグリセリン酸であり，最終的には ATP である．第 16 章においてこれらの反応の機構の詳細について考えよう．

膜を隔てたイオン勾配は ATP 合成と共役できる細胞エネルギーの重要な形態となる

第 13 章で述べたように電気化学ポテンシャルはギブズエネルギーの貯蔵に効果的な手段である．燃料分子の酸化や光合成によって，膜を隔てたイオンの濃度勾配による電気化学ポテンシャルが生じ，これが究極的に細胞の大部分の ATP の合成を推し進める．一般に，イオンの濃度勾配は，熱力学的に不利な反応と有利な反応を共役させるのに広く使われている方法である．確かに動物においては，ATP 合成の 90 % 以上が炭素燃料の酸化によって生じるプロトンの濃度勾配を利用して起こっている（図 15・11）．この過程は**酸化的リン酸化**（oxidative phosphorylation）とよばれる（第 18 章）．ATP の加水分解は，異なったタイプや機能をもつイオンの濃度勾配を形成するために使われることもある．たと

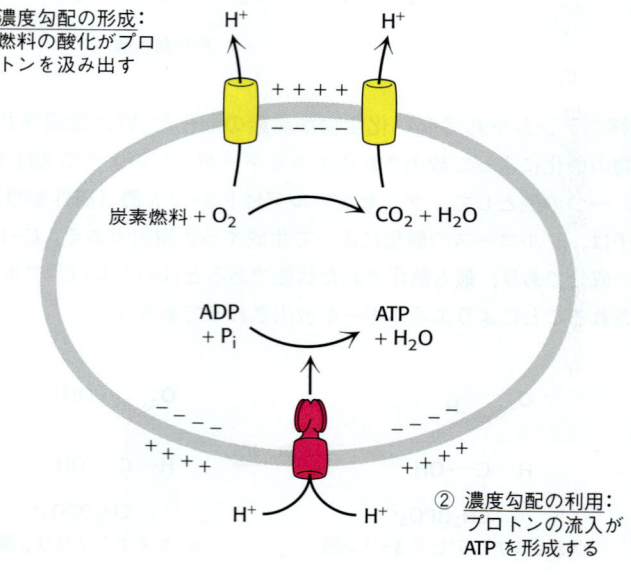

図 15・11 プロトンの濃度勾配． 燃料の酸化が特異的なプロトンポンプ（■）の作用によりプロトンの濃度勾配をつくりだす．そしてこの勾配によってプロトンが ATP 合成酵素（■）を通って流入するときに ATP 合成を駆動する．

① 濃度勾配の形成：
燃料の酸化がプロトンを汲み出す

H^+ H^+

炭素燃料 $+ O_2$ $CO_2 + H_2O$

$ADP + P_i$ $ATP + H_2O$

H^+ H^+

② 濃度勾配の利用：
プロトンの流入が ATP を形成する

えば，Na^+ の濃度勾配による電気化学ポテンシャルは，細胞から Ca^{2+} をポンプで汲み出したり，糖やアミノ酸のような栄養素を細胞内に輸送するために利用したりすることができる．

リン酸基は生化学的なプロセスにおいて重要な役割を演じる

　§10・3，第14章および本章で，ATPから受容分子へのリン酸基転移の重要性をみてきた．リン酸基は，このような生物学的に重要な役割をどのように演じるのだろうか．リン酸とそのエステルは，生化学のシステムに有用ないくつかの特性をもっている．第一に，リン酸エステルは熱力学的には不安定であるが速度論的には安定であるという重要な性質をもつ．したがってリン酸エステルは，エネルギーの遊離が酵素によって操作可能な分子であるといえる．リン酸エステルの安定性は，その負電荷のため，酵素の非存在下では加水分解に抵抗することに起因する．これがDNAの骨格にリン酸が存在することの理由でもある．さらに，リン酸エステルが速度論的に安定であるために，キナーゼによりタンパク質へ付加され，ホスファターゼによってのみ除去されるので理想的な制御分子となる．またリン酸は，しばしば代謝物に付加し，細胞膜を通過して拡散しないようにしている．たとえ非リン酸化体の代謝物の輸送体が存在するとしても，リン酸の付加によって分子の幾何学的構造や極性が変わり，輸送体の結合部位にうまく適合しなくなってしまう．

　リン酸のような化学的特性をもつイオンはほかには存在しない．クエン酸は加水分解を妨げるために十分な電荷をもたない．ヒ酸は不安定で自発的な加水分解を起こしやすい．たしかにヒ酸は，ATP合成に必要な反応においてリン酸に置き換わり不安定な化合物を生成し，ATP合成を妨げるので細胞にとって有毒である．ケイ酸はリン酸よりも豊富に存在するが，ケイ酸塩は実質的に不溶性であり，生物によるバイオミネラル形成に用いられる．リン酸のみが生物系の要求に応えられる性質をもつといえる．

食物から3段階でエネルギーを取出す

　高等生物におけるエネルギー変換過程の全体像を大まかに把握し，後に続く章で詳細を考えてみたい．Hans Krebsは，栄養素の酸化によるエネルギー生成を三つの段階に区分している（図15・12）．

　段階1では，食物中の高分子が消化の過程で小さな単位に分解される．タンパク質は，それを構成する20種類のアミノ酸に加水分解され，多糖はグルコースのような単糖に加

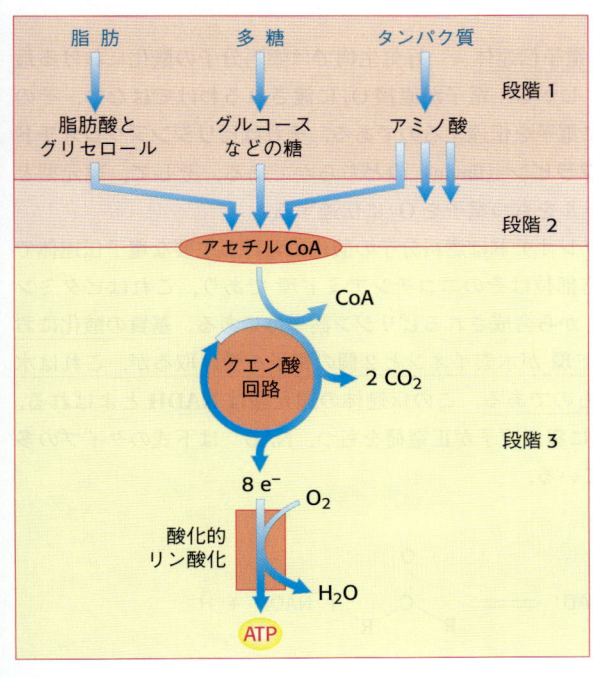

図 15・12　異化作用の段階.
燃料からエネルギーを取出す過程は3段階に分けられる．

水分解され，脂肪はグリセロールと脂肪酸とに加水分解される．ついで分解生成物は，小腸の細胞に吸収され，全身に配られる．この段階は，厳密にいえば準備の段階であり，有用なエネルギーは獲得されない．

段階2では，これらの数多くの低分子が，代謝において中心的役割をもついくつかの単純な単位に分解される．実際，糖，脂肪酸，グリセロール，いくつかのアミノ酸など多くのものは，アセチル単位であるアセチルCoAに変換される．この段階で若干のATPが生成するが，その量は段階3で得られるものと比べて少量である．

段階3では，アセチルCoAのアセチル単位が完全に酸化されることによってATPが生成する．段階3は，クエン酸回路と酸化的リン酸化からなり，それらは燃料分子の酸化の最終的な共通経路である．アセチルCoAは，アセチル単位をクエン酸回路［トリカルボン酸（TCA）回路，クレブス回路ともよばれる］に投入し，そこでCO$_2$へと完全に酸化する．一つのアセチル基が酸化されるたびに，4対の電子が伝達される（3対はNAD$^+$へ，1対はFADへ転移する）．このとき，電子がこれらの還元体からO$_2$まで流れるのに伴って，プロトンの濃度勾配が形成され，そしてこの勾配がATPを合成するために使われるのである（第17章，第18章）．

15・4　代謝経路は繰返し出現する多くのモチーフを含んでいる

代謝を一目見ると，その反応と化合物の数の多さにおじ気づいてしまう．しかしながら，統一的な見方をすることによって，この複雑さを理解することが容易となる．統一的な見方というのは，共通の代謝物，反応，制御形式など共通の進化の産物から生じるものを含んでいる．

活性型担体は機能単位の設計と代謝の経済性を表している

リン酸基転移が，他のエンダーゴニック（吸エルゴン）反応を駆動するのに使えたり，タンパク質の高次構造のエネルギーを変化させたり，タンパク質の活性を変えるシグナルとして働いたりすることを，ここまでみてきた．これらの反応でのリン酸基供与体はすべてATPである．すなわち，ATPからのリン酸基転移はエキサゴニック（発エルゴン）過程であるため，ATPがリン酸基の**活性型担体**（activated carrier）となっている．活性型担体の利用は，生化学では頻繁に登場するモチーフであり，同様の担体（運搬体，伝達体）についてここで考えてみよう．このような活性型担体の多くは補酵素として働いている（§8・1）．

1. **燃料の酸化のための活性型電子伝達体**　　好気生物では燃料分子の酸化における最終的な電子受容体はO$_2$である．しかし，電子が直接O$_2$に渡されるわけではない．その代わり燃料分子は特別の伝達体に電子を伝達するのである．それは**ピリジンヌクレオチド**（pyridine nucleotide）あるいは**フラビン**（flavin）のどちらかである．そして，還元型となった伝達体が，高いポテンシャルをもつ電子をO$_2$に伝達する．

ニコチンアミドアデニンジヌクレオチドは燃料分子の酸化における主要な電子伝達体である（図15・13）．NAD$^+$の反応部位はそのニコチンアミド環であり，これはビタミンであるニコチン酸（ナイアシン）から合成されるピリジン誘導体である．基質の酸化においては，NAD$^+$のニコチンアミド環が水素イオンと2個の電子を受け取るが，これは水素化物イオン（H:$^-$）と等価のものである．この伝達体の還元型は**NADH**とよばれる．酸化型はNAD$^+$と表されるように窒素原子が正電荷をもつ．NAD$^+$は下式のタイプの多くの反応で電子の受容体となっている．

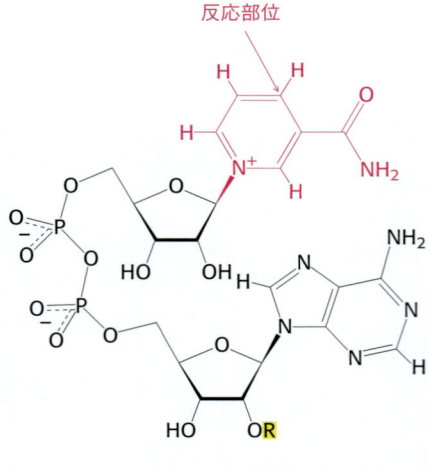

反応部位

図 15・13　ニコチンアミド由来の電子伝達体の酸化型の構造．ニコチンアミドアデニンジヌクレオチド（NAD$^+$）およびニコチンアミドアデニンジヌクレオチドリン酸（NADP$^+$）は，高エネルギー電子の重要な伝達体である．NAD$^+$ではR＝H，NADP$^+$ではR＝PO$_3^{2-}$である．

この脱水素反応では，基質の一つの水素原子が直接 NAD^+ に伝達され，それに対しても
う一つの水素原子はプロトンとして溶媒中に出ていく．基質から失われた両方の電子はニ
コチンアミド環に伝達される．

　燃料分子の酸化でのもう一つの重要な電子伝達体は，補酵素である**フラビンアデニンジ
ヌクレオチド**（flavin adenine dinucleotide, 図 15・14）である．この伝達体の酸化型およ
び還元型の略称は，それぞれ FAD および $FADH_2$ である．FAD は，以下のようなタイプ
の反応における電子受容体である．

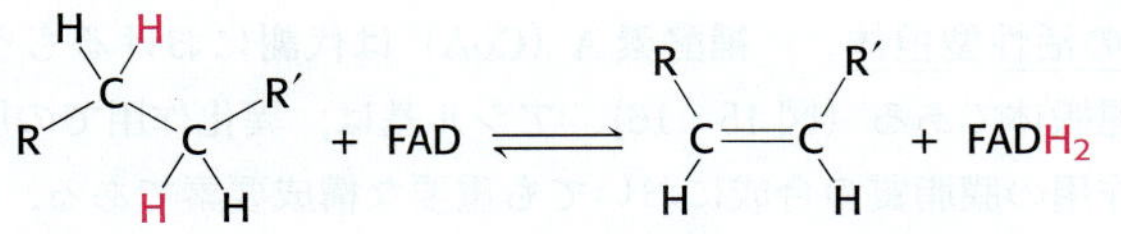

FAD の反応部位はビタミンであるリボフラビンの誘導体のイソアロキサジン環にある
（図 15・15）．FAD は NAD^+ と同様 2 個の電子を受け取ることができる．そのとき NAD^+
とは異なり 2 個のプロトンを取込む．FAD に類似の電子伝達体であるフラビンモノヌク
レオチド（FMN）をはじめとして，これらのような高いポテンシャルをもつ電子の伝達
体については第 18 章でさらに考えたい．

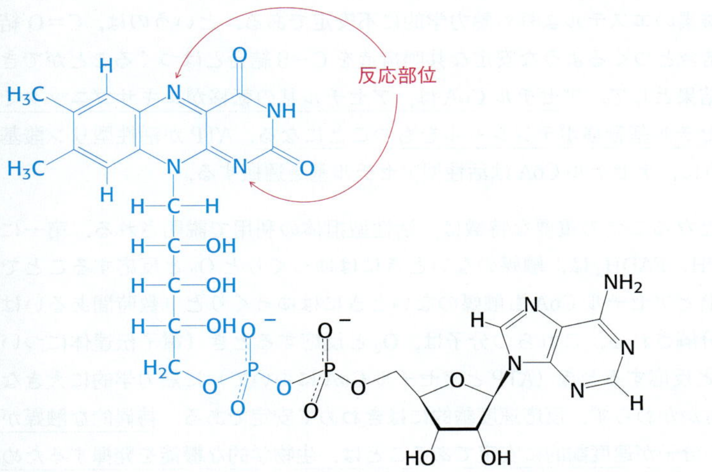

図 15・14　酸化型フラビンアデニンジヌクレオチド（FAD）
の構造．　この電子伝達体はフラビンモノヌクレオチド（FMN）単
位（青で示す）と AMP 単位（黒で示す）とからなる．

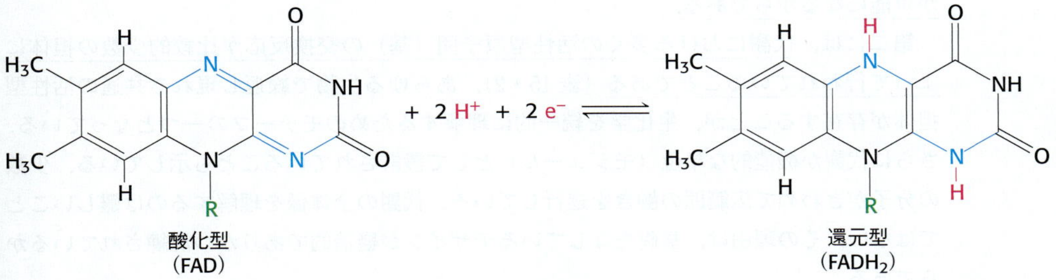

酸化型
（FAD）

還元型
（FADH_2）

図 15・15　FAD および $FADH_2$
の反応部位の構造．　電子とプロ
トンは FAD および $FADH_2$ の成分で
あるイソアロキサジン環によって伝
達される．

　2. 還元的生合成のための活性型電子伝達体　　たいていの生合成においては高いポテ
ンシャルをもつ電子が要求される．というのは，前駆体の方が生成物に比べてより酸化さ
れているからである．したがって ATP に加えて還元力が必要とされる．たとえば脂肪酸
の生合成では，オキソ基が数段階の反応を経てメチレン基に還元される．この一連の反応
において 4 個の電子の投入が必要である．

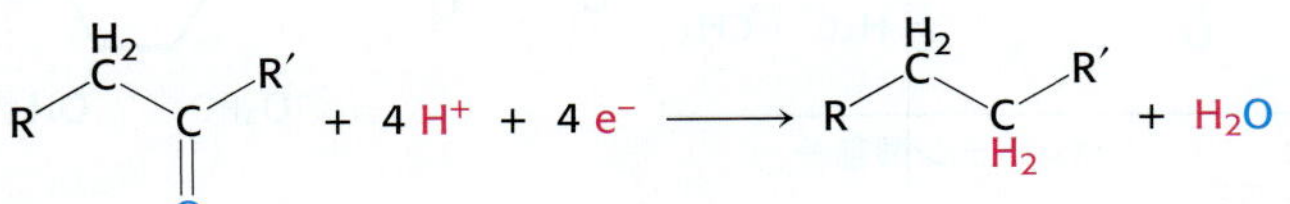

たいていの還元的生合成での電子供与体は NADPH である．これは，ニコチンアミドアデニンジヌクレオチドリン酸（NADP$^+$，図 15・13 を参照）の還元型である．NADPH が NADH と異なる点は，アデノシン部分の 2′-ヒドロキシ基がリン酸エステルを形成していることである．NADPH は NADH と同じ方法で電子を運ぶ．しかし NADPH はほとんどの場合に還元的生合成に利用されるのに対して，NADH は主として ATP の生成に用いられる．NADPH に存在する余分のリン酸基は，高いポテンシャルをもつ電子を同化に利用すべきか異化に利用すべきかを酵素が識別するときの標識となっている．

3. 2 炭素単位の活性型担体　　補酵素 A（CoA）は代謝におけるもう一つの主要な分子で，アシル基運搬体である（図 15・16）．アシル基は，異化作用での脂肪酸酸化においても，また同化作用の膜脂質の合成においても重要な構成要素である．CoA の末端の SH 基が反応部位である．アシル基はチオエステル結合によって CoA と結合する．生成する誘導体は**アシル CoA**（acyl-CoA）とよばれる．CoA に結合するアシル基はしばしばアセチル基であり，これは**アセチル CoA**（acetyl-CoA）とよばれる．アセチル CoA の加水分解の $\Delta G^{\circ\prime}$ は大きな負の値である．

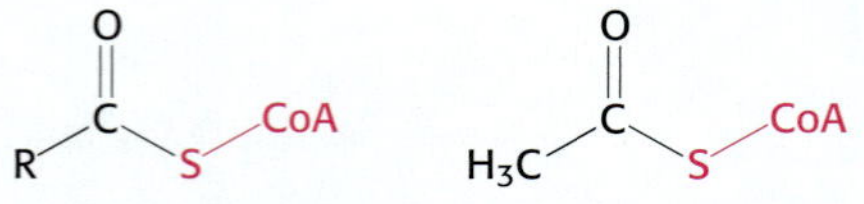

アシル CoA　　　　　アセチル CoA

$$\text{アセチル CoA} + H_2O \rightleftharpoons \text{酢酸} + CoA + H^+$$

$$\Delta G^{\circ\prime} = -31.4\ \text{kJ mol}^{-1}\ (-7.5\ \text{kcal mol}^{-1})$$

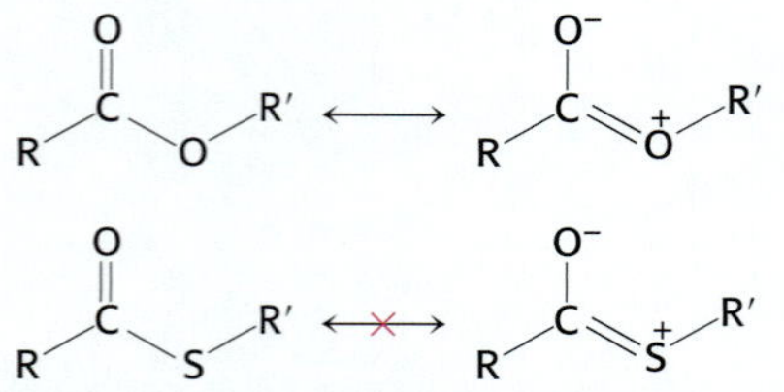

チオエステルは，酸素のエステルよりも熱力学的に不安定である．というのは，C=O 結合の電子が C−O 結合とつくるような安定な共鳴構造を C−S 結合とはつくることができないためである．結果として，アセチル CoA は，アセチル基の転移がエキサゴニックであるため，高いアセチル基転移ポテンシャルをもつことになる．ATP が活性型リン酸基を運ぶのと同じように，アセチル CoA は活性型アセチル基を運搬する．

代謝において鍵となる二つの重要な特徴は，活性型担体の利用で説明される．第一には，NADH，NADPH，FADH$_2$ は，触媒のないときにはゆっくりと O$_2$ と反応することである．同様に，ATP とアセチル CoA も触媒のないときにはゆっくりと（数時間あるいは数日かけて）加水分解される．これらの分子は，O$_2$ と反応するとき（電子伝達体について）あるいは H$_2$O と反応するとき（ATP とアセチル CoA について）に熱力学的に大きな駆動力を生ずるにもかかわらず，反応速度論的にはきわめて安定である．特異的な触媒がないとき，これらの分子が速度論的に安定であることは，生物学的な機能を発揮するために重要なことである．なぜなら，ギブズエネルギーや還元力の流れを酵素が調節することが可能になるからである．

第二には，代謝における多くの活性型原子団（基）の交換反応が比較的少数の担体によって行われていることである（表 15・2）．あらゆる生物で繰返し現れる共通の活性型担体が存在することが，生化学を統一的に理解するためのモチーフの一つとなっている．さらに代謝が機能的な単位（モジュール）として設計されていることも示している．少数の分子がきわめて広範囲の働きを遂行している．代謝の全体像を理解するのは難しいことではない．その理由は，基礎をなしているデザインが経済的でありかつ洗練されているからである．

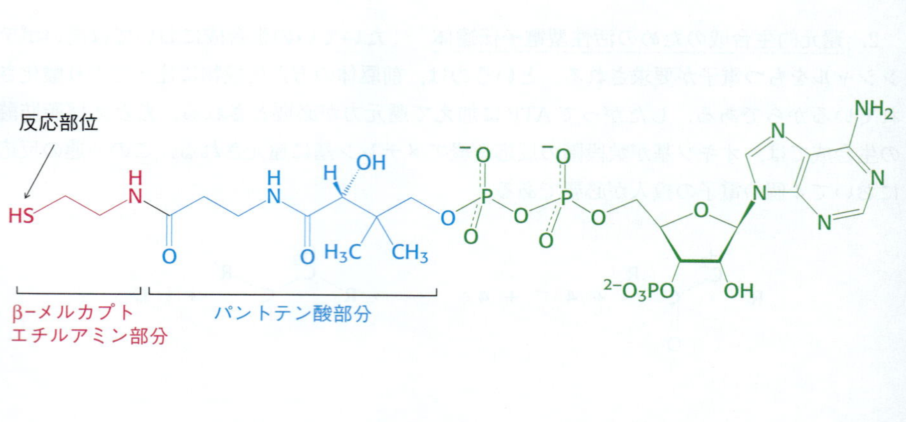

酸素エステルは共鳴構造によって安定化されるが，チオエステルは安定化されない．

反応部位
β-メルカプトエチルアミン部分　　パントテン酸部分

図 15・16　補酵素 A（CoA）の構造．

表 15・2　代謝における活性型担体（運搬体）†

活性型担体（運搬体）分子	運搬されるもの	前駆体ビタミン	活性型担体（運搬体）分子	運搬されるもの	前駆体ビタミン
ATP	リン酸基		ビオチン	CO_2	ビオチン（ビタミン B_7）
NADH と NADPH	電　子	ニコチン酸（ナイアシン）（ビタミン B_3）	テトラヒドロ葉酸	炭素 1 個の単位	葉酸（ビタミン B_9）
$FADH_2$	電　子	リボフラビン（ビタミン B_2）	S－アデノシルメチオニン	メチル基	
$FMNH_2$	電　子	リボフラビン（ビタミン B_2）	ウリジン二リン酸グルコース	グルコース	
補酵素 A	アシル基	パントテン酸（ビタミン B_5）	シチジン二リン酸ジアシルグリセロール	ホスファチジン酸	
リポアミド	アシル基		ヌクレオシド三リン酸	ヌクレオチド	
チアミン二リン酸	アルデヒド基	チアミン（ビタミン B_1）			

†　多くの活性型担体は水溶性ビタミン由来の補酵素である.

多くの活性型担体はビタミン由来である

補酵素として働くほとんどすべての活性型担体は**ビタミン**（vitamin）由来である. ビタミンは, ある種の高等動物では食事中に少量含まれている必要がある. 表 15・3 に補酵素として働くビタミンをあげた. 一部については図 15・17 に構造を示した. この一連のビタミンはビタミン B 群として知られているものである. ビタミンは, すべての場合で, その機能を発揮する前に修飾されなければならない. すでにナイアシン, リボフラビンおよびパントテン酸の役割について触れた. これら 3 種類と他の B 群ビタミンについては, 生化学の学習でこれからも何回もみていくことになるだろう.

ビタミンはほとんどすべての生体において同じ機能を果たすが, 高等動物は進化の過程でこれらを合成する能力を失ってしまった. たとえば, *E. coli* はグルコースと有機塩だけで生育することができるが, 人類は食事中に少なくとも 12 種のビタミン

表 15・3　ビ　タ　ミ　ン　B　群

ビタミン	補　酵　素	おもな反応様式	欠　乏　症
チアミン（B_1）	チアミン二リン酸	アルデヒド転移	脚気（体重減少, 心臓障害, 神経機能障害）
リボフラビン（B_2）	フラビンアデニンジヌクレオチド（FAD）	酸化還元	口唇炎および口角びらん（口角炎）, 皮膚炎
ピリドキシン（B_6）	ピリドキサールリン酸	アミノ基転移（アミノ酸へまたはアミノ酸から）	うつ病, 錯乱, けいれん
ニコチン酸（ナイアシン）（B_3）	ニコチンアミドアデニンジヌクレオチド（NAD^+）	酸化還元	ペラグラ（皮膚炎, うつ病, 下痢）
パントテン酸（B_5）	補酵素 A	アシル基転移	高血圧
ビオチン（B_7）	ビオチン-リシン複合体（ビオシチン）	ATP 依存性炭酸固定およびカルボキシ基転移	眉毛周辺の発疹, 筋肉痛, 疲労（まれに）
葉酸（B_9）	テトラヒドロ葉酸	C_1 単位転移；チミン合成	貧血, 発生期における神経管の異常
コバラミン（B_{12}）	5′-デオキシアデノシルコバラミンメチルコバラミン	メチル基転移；分子内転位	貧血, 悪性貧血, メチルマロン酸によるアシドーシス

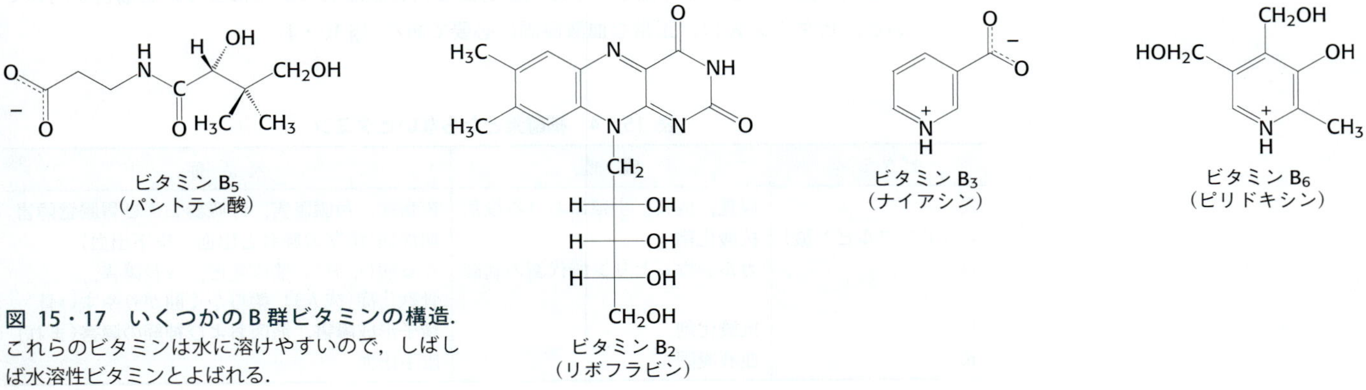

ビタミン B_5
（パントテン酸）

ビタミン B_2
（リボフラビン）

ビタミン B_3
（ナイアシン）

ビタミン B_6
（ピリドキシン）

図 15・17　いくつかの B 群ビタミンの構造.
これらのビタミンは水に溶けやすいので, しばしば水溶性ビタミンとよばれる.

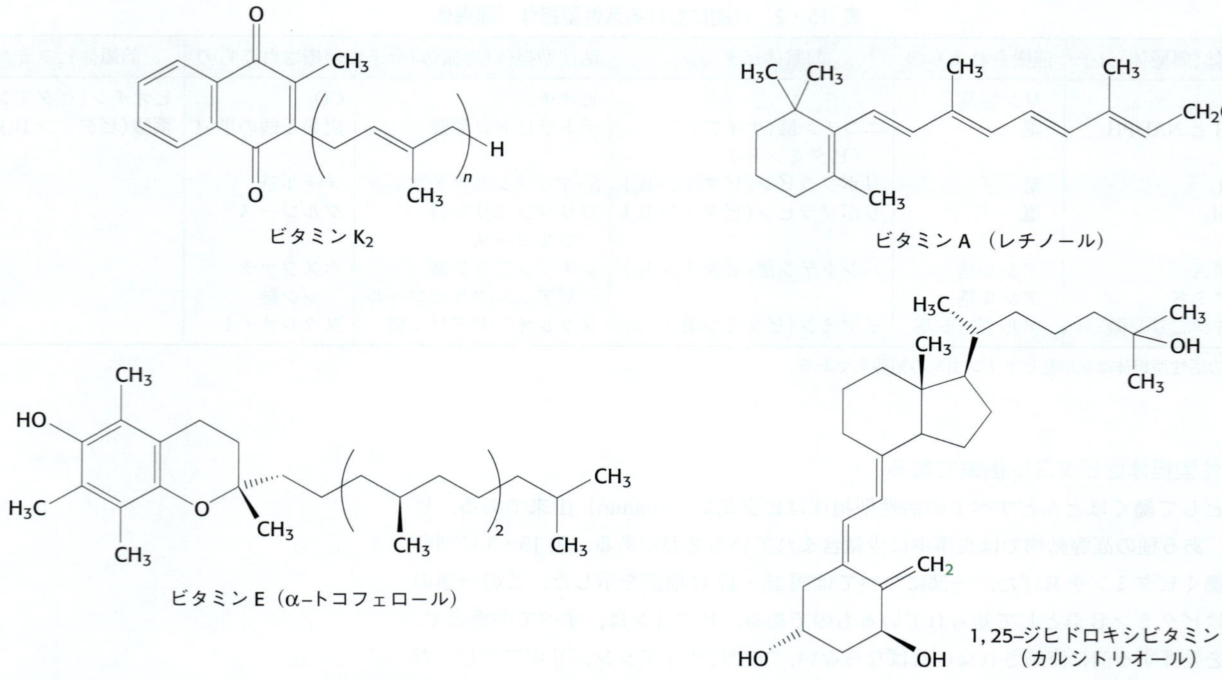

ビタミン K₂

ビタミン A （レチノール）

ビタミン E （α‑トコフェロール）

1, 25‑ジヒドロキシビタミン D₃
（カルシトリオール）

図 15・18　補酵素にはならないビタミンの構造.　これらのビタミンは疎水性の性質を
もつので，しばしば脂溶性ビタミンとよばれる.

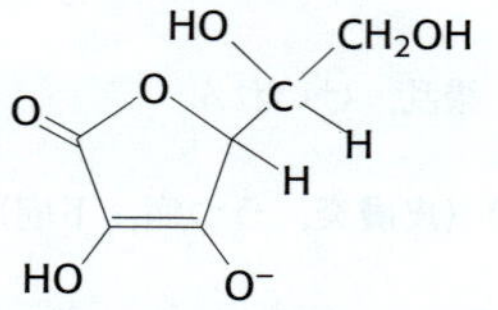

ビタミン C
（アスコルビン酸）

を必要とする．ビタミンの生合成経路は複雑であり，したがって，簡単な分子からビタミ
ンを合成するのに必要な酵素群を用意するよりも，ビタミンを摂取する方が生物学的に効
率がよいのである．この効率のよさは，生存に不可欠な化合物を得るためには他の生物に
頼らなければならない，という犠牲を払って得られている．実際に，ビタミンの不足はビ
タミンを必要とするすべての生物において病気をひき起こす危険性がある（表 15・3，表
15・4）．
　すべてのビタミンが補酵素として働くわけではない．A, C, D, E および K と命名され
たビタミンは多様な機能をもつ（図 15・18，表 15・4）．ビタミン A （レチノール）は，
ロドプシンや他の視物質に含まれる光を感知する部分であるレチナール（§33・3）およ
び重要なシグナル伝達分子であるレチノイン酸の前駆体である．このビタミンが不足する
と夜盲症となる．さらに，幼い動物では成長するのにビタミン A が必要である．ビタミ
ン C （またはアスコルビン酸）は抗酸化剤として働く．ビタミン C が不足すると，コ
ラーゲンの形成異常による皮膚傷害や血管の脆弱性を特徴とする壊血病となる（§27・
6）．ビタミン D の代謝産物は，カルシウムとリンの代謝を調節するホルモンである．ビ
タミン D の欠乏により成長期の動物の骨形成が障害される．ビタミン E （α‑トコフェ
ロール）の不足は神経筋障害の原因となる．このビタミンは，ヒドロキシルラジカルのよ
うな活性酸素種を不活性化し，不飽和脂肪酸を含む膜脂質の酸化による細胞傷害を防いで
いる．ビタミン K は，正常な血液凝固に必要である（§10・4）．

表 15・4　補酵素とならないビタミン

ビタミン	機　能	欠　乏　症
A	視覚，成長，生殖における役割	夜盲症，角膜障害，呼吸器および胃腸管障害
C （アスコルビン酸）	抗酸化剤	壊血病（歯茎の腫れと出血，皮下出血）
D	カルシウムとリン酸代謝の制御	くる病（小児）：筋肉変形，成長障害， 骨軟化症（成人）：柔らかく曲がりやすい骨
E	抗酸化剤	精子形成障害，筋肉および神経の障害（まれ）
K	血液凝固	皮下出血

表 15・5　代謝における化学反応のタイプ

反応のタイプ	説　　明
酸化還元反応	電子の授受
ATP の開裂を必要とする連結（ライゲーション）反応	共有結合形成（炭素−炭素結合）
異性化反応	異性体生成のための原子の転位
官能基の転移反応	一つの分子から別の分子への官能基の転移
加水分解反応	水の付加による結合の切断
加水分解または酸化反応以外による炭素の結合の開裂	二つの基質から一つの生成物の生成またはその逆反応．H_2O または CO_2 が生成物のときには二重結合が形成される．

代謝全体を通して鍵となる反応が繰返される

　活性型担体の利用が経済的に設計されているように，生化学反応においても経済的設計がなされている．一見すると困惑するような何千という多様な代謝反応も，わずか 6 種類のタイプに分類することができる（表 15・5）．各タイプに特異的な反応は繰返し現れるので，学習しなければならない反応の数はもっと少なくなる．

　1. **酸化還元反応**（oxidation–reduction reaction）は，多くの経路において重要な要素となっている．利用可能なエネルギーはしばしば炭素化合物の酸化に由来する．以下の二つの反応を考えよう．

これら二つの酸化還元反応はクエン酸回路（第 17 章）を構成する反応である．この回路反応では，アセチル CoA に含まれる活性型の 2 炭素単位を 2 分子の CO_2 にまで完全に酸化する．反応(1)では $FADH_2$ が電子伝達を行うが，反応(2)では NADH が電子を伝達する．

　2. **連結反応**（ligation reaction，**ライゲーション反応**）では，ATP 開裂によって得られるギブズエネルギーを利用して新たな結合を形成する．反応(3)では，炭素−炭素結合の ATP 依存的な形成が示されている．このような結合は，小さな分子が結合して大きな分子になるのに必要となる．オキサロ酢酸はピルビン酸と CO_2 からつくられる．

オキサロ酢酸はクエン酸回路で使われたりアスパラギン酸のようなアミノ酸に変換されたりする．

3. 異性化反応（isomerization reaction）は，分子中の特定の原子を転位する．その役割は，ひき続いて起こる反応（たとえば 1 で述べた酸化還元反応のような）の分子を調製するためであることが多い．

$$\text{クエン酸} \quad \rightleftharpoons \quad \text{イソクエン酸} \tag{4}$$

反応(4)もクエン酸回路の一部である．この異性化反応によりクエン酸のヒドロキシ基が転位して第三級アルコールが第二級アルコールとなっている．これによりひき続き起こる酸化および脱炭酸反応のための分子が準備できたことになる．

4. 官能基転移反応（group-transfer reaction）は多様な役割を引き受ける．反応(5)は，このような反応の代表的なものである．グルコースからエネルギーを取出すための重要な経路である解糖系の最初のステップで，リン酸基が活性型のリン酸基担体である ATP からグルコースに移っている（第 16 章）．この反応により，細胞のグルコースを捕捉し，ひき続き異化反応が起こる．

$$\text{グルコース} + \text{ATP} \quad \rightleftharpoons \quad \text{グルコース 6-リン酸（G-6P）} + \text{ADP} \tag{5}$$

本章の前半で，官能基転移反応が ATP 合成に使われることをみてきた．すでに，このような反応が，シグナル伝達経路においても使われている例もみてきた（第 14 章）．

5. 加水分解反応（hydrolytic reaction）は，水の付加により結合を切断する．加水分解は，以降の代謝を容易にするためや構成成分を生合成に再利用するために，大きな分子を分解するのに用いられる普通の方法である．タンパク質の消化も加水分解により行われる（第 9 章，第 10 章）．反応(6)に，ペプチドが加水分解され二つのより小さなペプチドが生じる様子を示した．

$$\cdots + H_2O \quad \rightleftharpoons \quad \cdots + \cdots \tag{6}$$

6. 加水分解または酸化反応以外による炭素原子間の結合の開裂（cleavage of carbon bonds by means other than hydrolysis or oxidation）により，二つの基質から一つの生成物が生ずる，またはその逆反応が起こることがある．CO_2 や H_2O が遊離すると二重結合が形成される．このような反応を触媒する酵素は**リアーゼ**（lyase）とよばれる酵素群に分類される．反応(7)に示されている重要な反応例は 6 炭素分子であるフルクトース 1,6-

ビスリン酸が，ジヒドロキシアセトンリン酸とグリセルアルデヒド3-リン酸の2種類の
3炭素物質に転換される反応である．

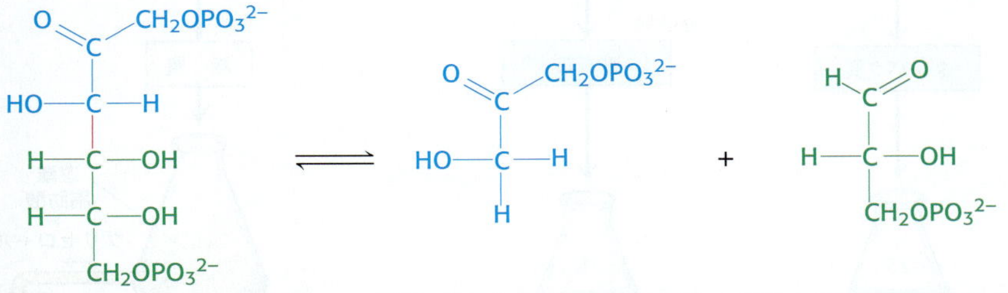

| フルクトース 1,6-ビスリン酸 | ジヒドロキシアセトンリン酸 | グリセルアルデヒド 3-リン酸 |
| (F-1,6-BP) | (DHAP) | (GAP) |

この反応は，解糖系の鍵となる反応である（第16章）．2-ホスホグリセリン酸からのホ
スホエノールピルビン酸（PEP，図15・6）の生成のような，二重結合の生成を伴う脱水
反応〔反応(8)〕も，このタイプの重要な反応である．

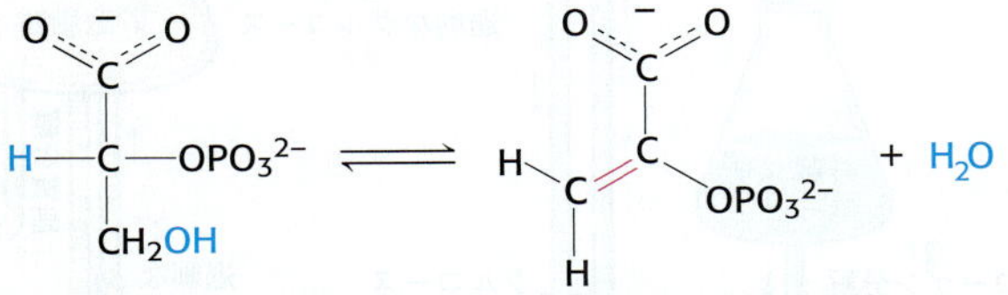

2-ホスホグリセリン酸 ホスホエノールピルビン酸 (PEP)

この脱水反応が経路のつぎの過程の準備段階となる．つぎの過程では，生成物である
PEP の高いリン酸基転移ポテンシャルを利用して，ADP から ATP が生成する官能基転移
反応が起こる．

　これら6種類の基本的な反応が代謝の基礎となっている．6種類の反応すべてが，いず
れの方向にも進むことを思い出してほしい．どちらの方向に進むかは，それぞれの反応の
標準ギブズエネルギーおよび細胞内の反応物と生成物の濃度に依存している．これから調
べていく多様な代謝経路の中で，反応の共通性を探すことが効果的な学習法になるであろ
う．化学的な論理に接することにより，生体系の複雑な化学が扱いやすいものになり，ま
た洗練されたものであることがわかるようになるだろう．

代謝の過程は三つの主要な方法によって制御されている

　代謝反応の複雑なネットワークが，厳密に制御されていなければならないことは明らか
であろう．利用可能な栄養素のレベルが常に監視され，生化学的環境の安定，すなわち**恒
常性**（生体恒常性，ホメオスタシス，homeostasis）を創生するために，代謝経路の活性が
修正され統括されていなければならない．また同時に，たえず変化する細胞の外部環境に
適応するために，代謝の調節は柔軟でなければならない．監視され制御されている栄養素
のプールとそれぞれの関係性について図15・19に示した．代謝は，1) 酵素の量，2) 酵
素の触媒活性，3) 基質の近づきやすさ，を調節することを通して制御されている．

　酵素量の調節　　特定の酵素の量は，合成速度と分解速度の両方に依存している．多
くの酵素のレベルは，主として酵素をコードしている遺伝子の転写速度を変化させること
によって調整されている（第29章，第31章）．たとえば E. coli では，ラクトースが存在
すると，この二糖を分解するのに必要な β-ガラクトシダーゼの合成速度が数分以内に 50
倍以上にも増加する．

　触媒活性の調節　　酵素の触媒活性はいくつかの方法で調節されている．アロステ
リック制御は，特に重要である．たとえば多くの生合成経路の最初の反応は，経路の最終
産物によってアロステリック阻害を受ける．シチジン三リン酸によるアスパラギン酸カル

図 15・19 生体の恒常性（ホメオスタシス）.
細胞の恒常的な環境を維持するためには，栄養素プールの利用を調和させ，複雑な代謝を制御する必要がある〔出典: D.U. Silverthorn,"Human Physiology: An Integrated Approach, 3rd Ed.," Fig. 22-2, Pearson (2004)〕.

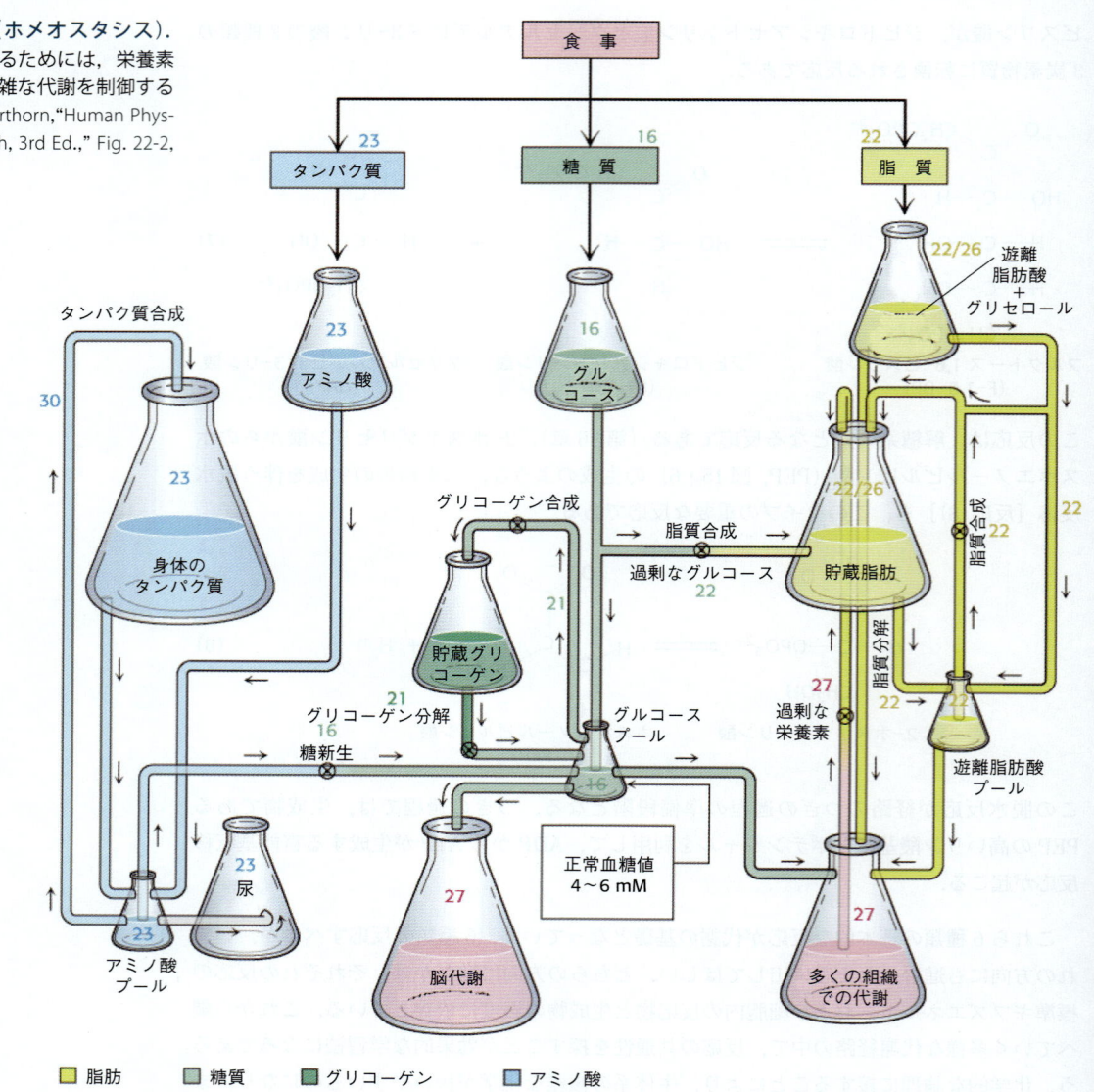

バモイルトランスフェラーゼの阻害（§10・1）は，よく知られた<u>フィードバック阻害</u>の例である．このタイプの調節はほとんど瞬間的になされる．もう一つのよくみられる機序は，<u>可逆的な共有結合による修飾</u>である（§10・3）．たとえば，糖の貯蔵体であるグリコーゲンの分解を触媒するホスホリラーゼは，グルコースが不足すると特定のセリン残基がリン酸化され活性化される（§21・1）．

<u>ホルモン</u>は，鍵となる酵素の可逆的な修飾を制御することによって，異なる組織の間の<u>代謝のつながり</u>を調和させている．たとえば，ホルモンであるアドレナリンは，筋肉でのシグナル伝達の連続反応（カスケード）の引き金を引き，鍵となる酵素のリン酸化と活性化をもたらし，グリコーゲンのグルコースへの急速な分解を起こし，そしてグルコースは筋収縮のために ATP を供給するのに使われる．第 14 章で論じたように，多くのホルモンは，サイクリック AMP やカルシウムイオンなどの，細胞内情報伝達物質（メッセンジャー）を介して働き，多くの標的タンパク質の活性を協調させる．

代謝での多くの反応は，細胞の<u>エネルギー状態</u>により調節されている．エネルギー状態の一つの指標は**エネルギー充足率**（energy charge）である．ATP が二つのリン酸無水結合を，ADP が一つのリン酸無水結合を，それぞれもつことから考えられたもので，ATP のモル分率と ADP のモル分率の 1/2 の和に比例する値である．すなわち，エネルギー充足率は以下のように定義される．

$$\text{エネルギー充足率} = \frac{[\text{ATP}] + \frac{1}{2}[\text{ADP}]}{[\text{ATP}] + [\text{ADP}] + [\text{AMP}]}$$

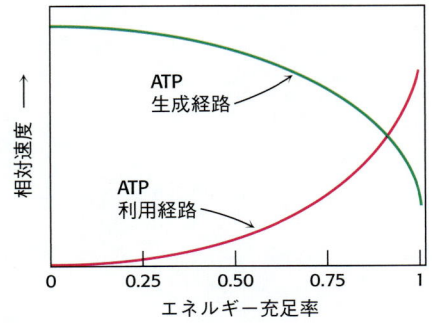

図 15・20　エネルギー充足率が代謝を制御する。　エネルギー充足率が高いときには，ATP は典型的な ATP 生成（異化）経路の相対速度を減速させ，ATP 利用（同化）経路を促進する。

エネルギー充足率は 0（すべて AMP）から 1（すべて ATP）までの値を取りうる。<u>ATP を合成する（異化）経路はエネルギー充足率が高くなると阻害され，ATP を利用する（同化）経路は促進される。</u>これらの経路の反応速度とエネルギー充足率との関係をグラフにすると，両者の曲線はエネルギー充足率が 0.9 付近で急勾配となり，通常この辺りで交差する（図 15・20）。これら二つの経路の調節は，エネルギー充足率が比較的狭い範囲内で維持されるように進化してきたことがわかる。言い換えれば，<u>細胞内 pH のように，エネルギー充足率は緩衝化されている。</u>ほとんどの細胞において，エネルギー充足率は 0.90～0.95 の範囲に保たれている。しかし，激しい運動中には 0.7 未満に低下することもある。エネルギー状態を表すもう一つの指標に**リン酸化ポテンシャル**（phosphorylation potential）がある。これは以下のように定義される。

$$\text{リン酸化ポテンシャル} = \frac{[\text{ATP}]}{[\text{ADP}][\text{P}_i]}$$

リン酸化ポテンシャルは，エネルギー充足率とは異なり，P_i の濃度に依存し，また ATP から取出すことのできる貯蔵ギブズエネルギーと直接に関係するものである。

基質の近づきやすさの調節　基質の利用能を調節することも，すべての生物にとって代謝を制御する一つの方法である。たとえば，多くの細胞でグルコースの分解は，インスリンが存在し，グルコースの細胞内への移入が促進されるときに限り起こる。真核生物では，細胞内を区画に仕切ることによっても，代謝の制御と柔軟性が高められている。細胞内の一区画から別の区画へ基質を移動することも制御の作用点となっている。たとえば，脂肪酸の酸化はミトコンドリアで起こるのに対して，脂肪酸の合成は細胞質で行われる。このような<u>区画化によって対向する反応を隔離しているのである。</u>

代謝の様式は RNA ワールドから進化したのかもしれない

代謝を構成する複雑な経路はどのように進化してきたのだろうか。今では，RNA が初期の生体分子であり，RNA が触媒として，また情報を貯蔵する分子として働き，代謝を支配していたと考えられている。このような仮想的な時期を RNA ワールドとよんでいる。

ATP，NADH，FADH_2，補酵素 A などの活性型担体には，なぜアデノシン二リン酸単位が含まれているのだろうか。可能性のある説明の一つは，これらの分子が，初期の RNA 触媒から進化したのではないかというものである。イソアロキサジン環のような，RNA ではない単位が効率的な活性型電子伝達体として組込まれ，RNA 自体では容易にできないような機能をもつ化学的単位となったのかもしれない。FADH_2 のアデニン環は，RNA 酵素（リボザイム）のくぼみのウラシルと塩基対を形成し結合するのを見ることができるが，イソアロキサジン環は突き出ていて電子伝達体として機能している。さらに使い道の広いタンパク質が主要な触媒として RNA に取って代わったときにも，リボヌクレオチドの補酵素は代謝における役割によく適応していたので，本質的に変化せずそのまま残ったのではないだろうか。たとえば，NADH のニコチンアミド部分も，アデニン部分が RNA 酵素の塩基やタンパク質酵素のアミノ酸残基と相互作用するか否かにかかわらず，容易に電子を伝達することができる。タンパク質酵素の到来によっても，これらの重要な補因子は，RNA ワールドの祖先のアデノシン二リン酸の痕跡を失わずに遊離の分子として進化した。代謝に関わる分子とモチーフがあらゆる生命に共通であることは，何十億年という進化の過程で共通の起源をもち，機能的モジュールが保たれてきたことを証明している。代謝についての理解は，他の生物学的な過程と同様に，美しく統合化された反応の基本形が，どのようにして生み出されたのかを探究することによって豊かになることであろう。

ま と め

あらゆる細胞はエネルギー変換をしている．細胞は，エネルギーをその環境より取出し，このエネルギーを利用して簡単な分子を細胞の構成要素に変換する．

15・1 代謝は，相互に連結され共役した多くの反応で構成されている

エネルギー変換の過程は，代謝という高度に統合された化学反応のネットワークを介して行われる．代謝は，さらに異化（燃料からエネルギーを取出すために使われる反応）と同化（生合成のためにエネルギーを利用する反応）とに分類される．生体エネルギー論を理解するために，最も大切な熱力学的な考え方はギブズエネルギーである．ギブズエネルギー変化（ΔG）が負であれば反応は自発的に起こる．熱力学的に不利な反応も熱力学的に有利な反応（多くの場合 ATP の加水分解反応）によって駆動される．

15・2 ATP は生体系におけるギブズエネルギーの普遍的な通貨である

異化反応に由来するエネルギーはアデノシン三リン酸に変換される．ATP の加水分解はエキサゴニック（発エルゴン的）で，放出されたエネルギーは，運動，能動輸送，生合成などの細胞の活動を推し進める．細胞内の条件においては，ATP の加水分解は，共役する反応の平衡を 10^8 倍もシフトさせる．生体系における普遍的なエネルギー通貨である ATP は，二つのリン酸無水結合をもつためエネルギーに富んだ分子となっている．

15・3 炭素燃料の酸化は細胞エネルギーの重要な源である

ATP の生成は炭素燃料の酸化と直接的あるいはイオンの濃度勾配を介して共役している．光合成生物は，光を利用してそのようなイオンの濃度勾配をつくることができる．ATP は，エンダーゴニック（吸エルゴン的）反応を推し進めるためやシグナル伝達過程で消費される．好気生物が食物からエネルギーを取出す過程は 3 段階に分けられる．段階 1 では，大きな分子が，アミノ酸，糖，脂肪酸などの小さな分子に分解される．段階 2 では，これらの小さな分子がさらに分解され，アセチル CoA のような代謝において広範な役割をもつ少数の単純な単位となる．代謝の段階 3 は，クエン酸回路と酸化的リン酸化である．この段階で，最終的な電子受容体である O_2 に電子が流れるのに伴い ATP が生成し，燃料が完全に酸化され CO_2 となる．

15・4 代謝経路は繰返し出現する多くのモチーフを含んでいる

代謝は共通のモチーフによって特徴づけられる．ATP, NADH, アセチル CoA のような繰返し出現する少数の活性型担体が多くの代謝経路で活性型の官能基を転移させる．高いポテンシャルをもつ電子を 2 個伝達する NADPH は，細胞成分の還元的な生合成において還元力を提供する．多くの活性型担体は，さまざまな高等生物が食物から摂取する低分子の有機化合物であるビタミンに由来する．また，代謝経路においては，鍵となる反応が繰返し使われている．

代謝はさまざまな方法で制御されている．いくつかの重要な酵素の量は，合成と分解の速度を制御することによって調節されている．さらに，多くの酵素の触媒活性は，アロステリックな相互作用や共有結合による修飾によって制御されている．細胞内や細胞内区画への多くの基質の移動も調節されている．エネルギー充足率は，ATP, ADP, AMP の相対量に依存する値であり，これも代謝の制御に役立っている．エネルギー充足率が高いときは，ATP 合成（異化）経路が阻害され，ATP 利用（同化）経路が促進される．

重 要 語 句

代　謝（metabolism）(p. 391)
中間代謝（intermediary metabolism）
　　　　　　　　　　　　　(p. 391)

光栄養生物（phototroph）(p. 392)
化学合成生物（chemotroph）(p. 392)
異化(作用)（catabolism）(p. 392)

同化(作用)（anabolism）(p. 392)
両(方向)性代謝経路（amphibolic pathway）
　　　　　　　　　　　　　(p. 392)

問　　題

1. 複雑なパターン　　中間代謝とは何か.

2. 正反対　　同化（作用）と異化（作用）を区別して説明せよ.

3. 落書き　　生化学の授業に出るため友人と歩いているとき, サイエンスビルディングの壁に "系が平衡であるときにギブズエネルギーが最大となる" とペンキのスプレーで書かれた落書きを見つけた. あなたは, 公共物の汚損だけでなく, 無礼者の無知にもむかついた. その理由をあなたの友人に説明してあげよう.

4. 食べることをなぜ悩む　　細胞エネルギーの三つの重要な用途は何か.

5. 対応させよ　　1～10 を a～j に対応させよ.

1. 細胞のエネルギー通貨　　　　a. NAD$^+$
2. 同化のための電子伝達体　　　b. 補酵素 A
3. 光栄養生物　　　　　　　　　c. 補酵素の前駆体
4. 異化のための電子伝達反応　　d. エネルギーを産生
5. 酸化還元反応　　　　　　　　e. エネルギーが必要
6. 2炭素単位の活性型伝達体　　f. ATP
7. ビタミン　　　　　　　　　　g. 電子の転移
8. 同　化　　　　　　　　　　　h. NADP$^+$
9. 両（方向）性代謝反応　　　　i. 光エネルギーから化学エ
10. 異　化　　　　　　　　　　　　　ネルギーへの変換
　　　　　　　　　　　　　　　　j. 異化と同化に利用される

6. 電荷　　ATP は, 生体内では普通 Mg^{2+} や Mn^{2+} と結合している. それはなぜか.

7. 燃えるためのエネルギー　　ヌクレオシド三リン酸が高いリン酸基転移ポテンシャルをもつ理由を説明せよ.

8. 時代をさかのぼる　　ヌクレオシド三リン酸のうち, ATP が細胞のエネルギー通貨となっている理由を説明せよ.

9. 通貨の発行　　ATP という 1 種類のヌクレオチドが細胞のエネルギー通貨であることにどのようなメリットがあるだろうか.

10. 環境条件　　ATP の加水分解の標準ギブズエネルギー変化は $-30.5 \, \text{kJ mol}^{-1}$（$-7.3 \, \text{kcal mol}^{-1}$）である.

$$\text{ATP} + \text{H}_2\text{O} \rightleftharpoons \text{ADP} + \text{P}_i$$

この加水分解のギブズエネルギー変化はどのような条件により変わるだろうか.

11. 力ずくで行うのか　　代謝経路には標準ギブズエネルギー変化が正となる反応がしばしば含まれるが反応は進む. これが可能となるのはなぜか.

12. エネルギーの流れ　　つぎにあげる反応はどちらの向きに進むか. ただし, 初めに反応物が等モル存在すると仮定する. 表 15・1 のデータを用いて考えよ.

　（a）ATP ＋ クレアチン $\rightleftharpoons$ ホスホクレアチン ＋ ADP
　（b）ATP ＋ グリセロール $\rightleftharpoons$ グリセロール 3-リン酸 ＋ ADP
　（c）ATP ＋ ピルビン酸 $\rightleftharpoons$ ホスホエノールピルビン酸 ＋ ADP
　（d）ATP ＋ グルコース $\rightleftharpoons$ グルコース 6-リン酸 ＋ ADP

13. 適切な推理　　表 15・1 に示された $\Delta G^{\circ\prime}$ のデータは, 二リン酸およびアセチルリン酸の加水分解の相対速度についてどのような情報を与えるか.

14. 強力な供与体　　つぎの反応について考えよ.

$$\text{ATP} + \text{ピルビン酸} \rightleftharpoons \text{ホスホエノールピルビン酸} + \text{ADP}$$

　（a）表 15・1 で与えられたデータを用いて, 25 ℃ におけるこの反応の $\Delta G^{\circ\prime}$ および K'_{eq} を求めよ.
　（b）平衡状態の濃度比が [ATP]/[ADP]＝10 のとき, [ピルビン酸]/[ホスホエノールピルビン酸] を求めよ.

15. 異性化反応の平衡　　グルコース 6-リン酸からグルコース 1-リン酸への異性化反応の $\Delta G^{\circ\prime}$ を計算せよ. 25 ℃ における平衡状態での [グルコース 6-リン酸]/[グルコース 1-リン酸] を求めよ.

16. 活性型酢酸　　酢酸からのアセチル CoA の生成は, ATP によって駆動される反応である.

$$\text{酢　酸} + \text{ATP} + \text{CoA} \rightleftharpoons \text{アセチル CoA} + \text{AMP} + \text{PP}_i$$

　（a）本章で与えられたデータを用いてこの反応の $\Delta G^{\circ\prime}$ を求めよ.
　（b）上記の反応で生じる PP_i は, in vivo においていろいろな場所に存在するピロホスファターゼにより速やかに加水分解される. PP_i の加水分解の $\Delta G^{\circ\prime}$ は $-19.2 \, \text{kJ mol}^{-1}$（$-4.6 \, \text{kcal mol}^{-1}$）である. 反応全体の $\Delta G^{\circ\prime}$ を二リン酸の加水分解を含め計算せよ. アセチル CoA の生成に対して, PP_i の加水分解がどのような影響を及ぼすか.

17. 酸の強さ　　酸の pK_a はプロトン転移ポテンシャルの尺度となる.

　（a）$\Delta G^{\circ\prime}$ と pK_a の関係式を求めよ.
　（b）pK_a が 4.8 である酢酸のイオン化の $\Delta G^{\circ\prime}$ はいくらか.

18. 存在理由　　ある種の無脊椎動物の筋肉には, ホスホアルギニン（アルギニンリン酸）が豊富に含まれている. このアミノ酸誘導体の機能を考えよ.

ホスホアルギニン

コハク酸   フマル酸

(c)

(d) オキサロコハク酸   イソクエン酸

(e) リンゴ酸   オキサロ酢酸

19. 繰返し登場するモチーフ　ATP, FAD, NAD$^+$, CoA に共通する構造的な特徴は何か.

20. 運動能力の助けとなるか妨げとなるか　クレアチンは人気があるがあまりよく調べられていない栄養補助食品である.

(a) クレアチンを利用する生化学的な根拠は何か.

(b) どのような種類の運動がクレアチン摂取により最大の恩恵を受けるだろうか.

21. 標準状態と実際の生物 1　酵素, フルクトースビスリン酸アルドラーゼは以下のような解糖系の反応を触媒する.

$$\text{フルクトース 1,6-ビスリン酸} \underset{\text{アルドラーゼ}}{\overset{\text{フルクトースビスリン酸}}{\rightleftharpoons}}$$

ジヒドロキシアセトンリン酸 ＋ グリセルアルデヒド 3-リン酸

この反応の $\Delta G^{\circ\prime}$ は $+23.8$ kJ mol^{-1} （$+5.7$ kcal mol^{-1}）であるが, 細胞中での ΔG は -1.3 kJ mol^{-1} （-0.3 kcal mol^{-1}）である. 平衡状態および細胞内状態での反応物の生成物に対する比率を計算せよ. その結果より, この反応が標準状態ではエンダーゴニック反応であるが, 細胞内状態ではエキサゴニックであることを説明せよ.

22. 標準状態と実際の生物 2　p. 395 で $\Delta G^{\circ\prime} = +16.7$ kJ mol^{-1} （$+4.0$ kcal mol^{-1}）の反応 A $\rightleftharpoons$ B が 1.15×10^{-3} の K'_{eq} をもつことを示した. もし, この反応が, 標準状態における ATP の加水分解と共役すると K'_{eq} が 2.67×10^2 に増加する. 細胞の ATP 生成系は, [ATP]/[ADP][P$_{\text{i}}$] の比を典型的には 500 M^{-1} ほどの高いレベルに保っている. 細胞の条件での [B]/[A] 比を計算せよ.

23. すべて同じではない　ATP, ADP, P$_{\text{i}}$ の濃度は, 細胞の種類によって異なる. したがって, ATP の加水分解により解放されるギブズエネルギーも細胞の種類によって異なる. 下記の表の値を用いて, 肝臓, 筋肉, 脳細胞での ATP の加水分解の ΔG をそれぞれ計算せよ. どの種類の細胞において ATP の加水分解のギブズエネルギーが最も大きいか.

	ATP [mM]	ADP [mM]	P$_{\text{i}}$ [mM]
肝 臓	3.5	1.8	5.0
筋 肉	8.0	0.9	8.0
脳	2.6	0.7	2.7

24. 酸化の問題　下記の分子の組合わせをよく見て, より還元されている分子はどちらか決定せよ.

(a) エタノール   アセトアルデヒド

(b) 乳 酸   ピルビン酸

25. 山を駆け降りる　解糖系は 10 段階の連続した反応であり, 1 分子のグルコースが 2 分子のピルビン酸に転換されるのに伴い 2 分子の ATP が合成される（第 16 章）. この一連の反応の $\Delta G^{\circ\prime}$ は -35.6 kJ mol^{-1} （-8.5 kcal mol^{-1}）であるのに対して, ΔG は -90 kJ mol^{-1} （-22 kcal mol^{-1}）である. 放出されるギブズエネルギーが, 細胞内状態では標準状態下より大きいのはなぜか. 説明せよ.

26. 外部委託　特定の業務を他社に委託することはビジネスの世界では普通にみられる. 高等生物は, 鍵となる生化学的な機能を遂行する下等生物にしばしば依存する生来の委託者である. 本章の内容から生化学的な外部委託の例をあげよ.

27. 分解生成物　消化は, 食物からエネルギーを抽出するための第一段階であるが, この段階では有用なエネルギーは得られない. 消化がエネルギー抽出の一つのステップと考えられているのはなぜだろうか.

28. 高エネルギーの電子　異化反応における活性型電子伝達体は何か. 同化反応はどうか.

29. より小さな反響　生化学でよく登場するチオエステルは, 酸素エステルに比べて不安定である（エネルギーに富む）. この理由を説明せよ.

30. 反応の分類　生化学で共通にみられる 6 種類の反応とは何か.

31. 制御され続けている　代謝反応を制御するための三つの重要な方法は何か.

章のまとめの問題

32. 反応速度論と熱力学　NADH と酸素が反応し NAD$^+$ と H$_2$O を生成する反応はきわめてエキサゴニックであるが, NADH と酸素との反応はきわめてゆっくりと進む. 熱力学的に有利な反応が速やかに進まないのはなぜか.

33. 活性硫酸　フィブリノーゲンは O-硫酸化チロシンを含む. タ

ンパク質中のチロシン残基の芳香族ヒドロキシ基と *in vivo* で反応し，
O-硫酸化チロシンを生成できるような活性型の硫酸を示せ．

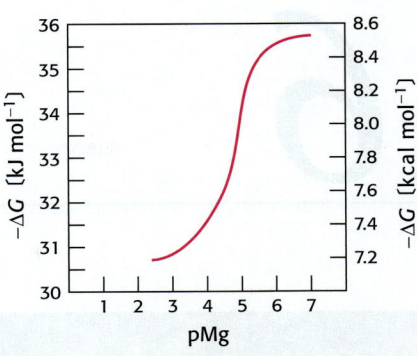

データ解釈の問題

34. **反対の動き**　　右図に ATP の加水分解の ΔG が Mg^{2+} の濃度の
関数としてどのように変化するかを示した（pMg＝$-\log[Mg^{2+}]$）．

　(a) $[Mg^{2+}]$ の減少は ATP の加水分解の ΔG にどのように影響す
るか．

　(b) この効果を説明せよ．

16

解 糖 と 糖 新 生

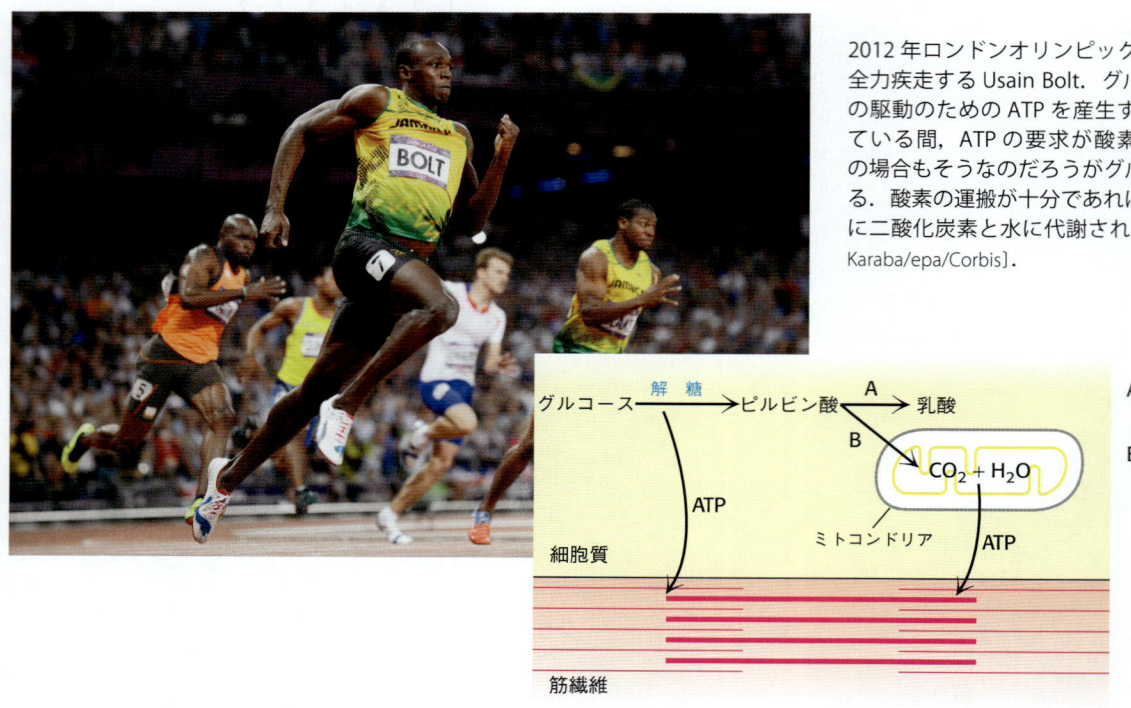

2012年ロンドンオリンピックの200メートル走決勝で全力疾走する Usain Bolt. グルコースの代謝は，筋収縮の駆動のための ATP を産生することができる．疾走している間，ATP の要求が酸素の運搬を超えると，Bolt の場合もそうなのだろうがグルコースは乳酸に代謝される．酸素の運搬が十分であればグルコースはより効果的に二酸化炭素と水に代謝される〔写真提供：© Christophe Karaba/epa/Corbis〕.

解 糖
　ギリシャ語の *glyk-* "甘いの意" と *lysis* "分解の意" に由来する.

　最初に取上げる代謝経路は，宿主の生物体が用いる古典的な経路，**解糖**（glycolysis）である．解糖はグルコース1分子を2分子のピルビン酸に代謝し，それに伴って2分子の ATP を産生する一連の反応経路である．この過程は嫌気的であり（すなわち O_2 を必要とせず），したがって大気中に十分な量の酸素が蓄積する以前に進化したと考えられる．ピルビン酸はさらに嫌気的に（発酵により）乳酸に〔**乳酸発酵**（lactic acid fermentation）〕あるいはエタノールに〔**アルコール発酵**（alcoholic fermentation）〕代謝されうる．好気的条件下ではピルビン酸は CO_2 にまで完全に酸化されて，より多くの ATP を産生する．これについては第17章と第18章において議論する．図16・1は，解糖によって生成したピルビン酸が向かういくつかの可能な経路（運命）を示している．

　グルコースは大変貴重な燃料なので，ピルビン酸や乳酸といった代謝産物を回収して，**糖新生**（gluconeogenesis）経路でグルコースを合成する．解糖系と糖新生系にはいくつかの同じ酵素が共通にあるが，この二つの経路は互いに単純な逆反応ではない．特に，高度にエキサゴニック（発エルゴン）な解糖の不可逆過程は，糖新生においては迂回されている．解糖と糖新生が同じ細胞の中で有意な程度で同時に進まないよう，両経路は相互に調節されている．

　グルコース代謝，特に解糖の解明に至った過程には，興味深い歴史が多い．事実，生化学の発展と解糖の解明は，密接に関連しながら進んできた．1897年に Hans Buchner と Eduard Buchner は，まったく偶然にある重要な発見をした．Buchner 兄弟は，治療の目的から酵母の無細胞抽出液に興味をもっていた．酵母抽出液は，フェノールなどの防腐剤を使わずに保存しなければならず，彼らは台所で食品保存によく使われるスクロースを防

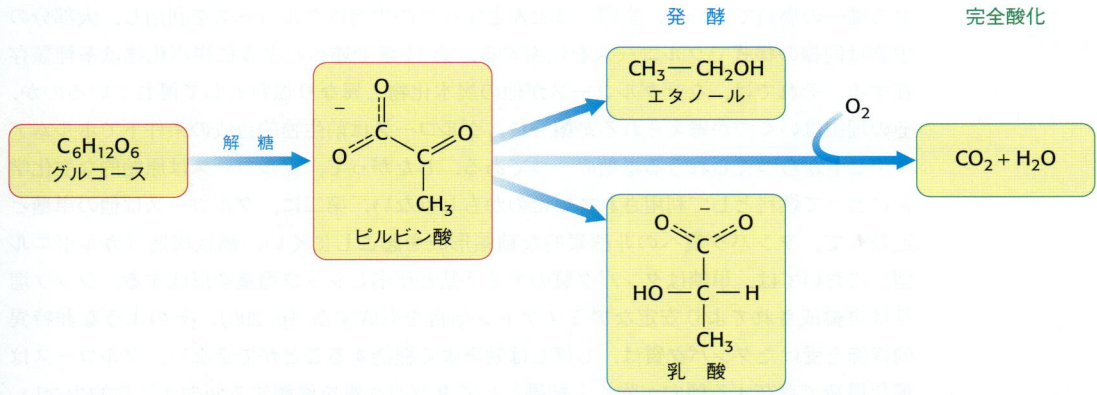

図 16・1　グルコースが向かういくつかの経路（運命）.

腐剤として試してみることにした. その結果, スクロースは酵母抽出液によって急速に発酵し, アルコールに変わったのである. この発見は大きな意味をもっていた. Buchner 兄弟は初めて, "発酵は必ずしも生きた細胞を必要としない" ことを実証したのである. その当時認められていた説は, 1860 年に Louis Pasteur が主張したもので, "発酵は生きている細胞と複雑に結びついている" という見方であった. Buchner 兄弟の偶然の発見はこの生気論的ドグマに異議を唱え, 近代生化学への扉を開いた. Bucher 兄弟の発見はスクロースからアルコールへの変換を触媒する生化学物質探索のきっかけとなり, "代謝の研究" を "化学の研究" にしたのである.

　その後筋抽出液の研究から, 乳酸発酵の反応過程の多くがアルコール発酵と共通していることが明らかになった. この興味深い発見は, 生化学の中に存在する根源的な統一性を示していた. 完全な解糖系は 1940 年に至って解明された. 解糖はまた**エムデン・マイヤーホフ経路**（Embden–Meyerhof pathway）ともよばれる.

グルコースは食事の炭水化物から産生される

　私たちは, 一般に, 食物から多量のデンプンとより少量のグリコーゲンを摂取する. これらの炭水化物複合体は, 腸管からの吸収と血中での輸送のために, より単純な炭水化物へと変換される必要がある. デンプンとグリコーゲンは, その大部分が膵臓の酵素である**α-アミラーゼ**（α-amylase）によって, またその一部は唾液の α-アミラーゼによって消化される. アミラーゼはデンプンとグリコーゲンの α1→4 結合を切断するが, それらの α1→6 結合を切断しない. その代謝物は, 二糖類または三糖類のマルトースとマルトトリオースである. α1→6 結合をもつために消化されないそれら物質は, **限界デキストリン**（limit dextrin）とよばれる.

　マルターゼ（maltase）はマルトースを 2 分子のグルコースに切断するが, 一方, **α-グルコシダーゼ**（α-glucosidase）は, アミラーゼによる消化を免れたマルトトリオースと他のオリゴ糖類を消化する. **α-デキストリナーゼ**（α-dextrinase）は, 限界デキストリンをさらに消化する. マルターゼと α-グルコシダーゼは, 腸管細胞の表面に局在する. 野菜に由来するスクロースをフルクトースとグルコースに分解する**スクラーゼ**（sucrase）も同様である. **ラクターゼ**（lactase）はラクトース（乳糖）をグルコースとガラクトースに分解するのに重要な酵素である. 単糖類は腸管壁細胞に輸送され, さらにそこから血中に輸送される.

グルコースは大部分の臓器において重要な燃料である

　グルコースは共通かつ重要な燃料である. 哺乳類においてグルコースは非飢餓状態において脳が利用する唯一の燃料であり, また赤血球がすべてにおいて利用で

酵　素
　1878 年に Friedrich Wilhelm Kühne により, 触媒活性をもつ物質を示すのにつくられた言葉で, 以前は ferments（発酵を起こさせる物質）とよばれていた. ギリシャ語の *en*（〜の中）, *zyme*（パン種）に由来する.

きる唯一の燃料でもある．実際，ほとんどすべての生物はグルコースを利用し，大部分の生物は同様の様式でグルコースを代謝する．第11章で述べたように炭水化物は多種類存在する．それでは，なぜグルコースが他の炭水化物と異なり燃料として優れているのか．その理由はいくつか考えられる．第一に，グルコースは前生物的合成の条件下でホルムアルデヒドからつくられうる単糖の一つである．したがって，グルコースは原始的な生化学系にとって燃料として利用されていたのかもしれない．第二に，グルコースは他の単糖と比較して，タンパク質への非酵素的な糖鎖形成を起こしにくい．鎖状構造（カルボニル型）においては，単糖はタンパク質のアミノ基と反応しシッフ塩基を形成する．シッフ塩基は再編成されてより安定なアミノケトン結合を形成する（p. 296）．そのような非特異的修飾を受けたタンパク質は，しばしば効率よく機能することができない．グルコースは環状構造で存在する傾向が強く，結果としてタンパク質を修飾する傾向が比較的少ない．β-グルコースの環状構造でのヒドロキシ基はすべてエクアトリアルであり，相対的に高い安定性に寄与していることを思い出されたい（p. 295）．

16・1 解糖は多くの生物体におけるエネルギー変換経路である

ここからは解糖系について考察しよう．この経路は真核か原核かを問わず，実質的にすべての細胞に共通である．真核細胞において解糖の反応は細胞質ゾルで起こる．この経路は二つの段階（図16・2）からなると考えられる．第一段階は捕捉と準備の部分で，この段階ではATPは生成しない．第一段階では，グルコースがフルクトース1,6-ビスリン酸に変換されるが，これはリン酸化，異性化，第二のリン酸化反応という三つの過程からなる．これら解糖の初期段階は，細胞内にグルコースを取入れ，リン酸化された3炭素単位に容易に開裂しうる化合物をつくりだすことを目的としている．第一段階は，フルクトース1,6-ビスリン酸から二つの3炭素断片への開裂で完了する．このようにして生成された3炭素単位は容易に相互変換されうる．第二段階においては，この3炭素断片がピルビン酸に酸化され，それに伴ってATPが生成する．

ヘキソキナーゼは細胞内にグルコースを取入れて解糖を開始する

グルコースは特異的な輸送タンパク質を介して細胞内に入り（p. 440），主としてATPによりリン酸化され，グルコース6-リン酸に変換されるという運命をたどる．この過程は以下のいくつかの理由により注目に値する．グルコース6-リン酸はそのリン酸基の負の電荷により細胞膜を通過することができず，また糖輸送体の基質とならない．さらに，リン酸基の付加によって，グルコースが最終的に高いリン酸基転移ポテンシャルをもつ3炭素分子に代謝されることが促進される．ATPからのリン酸基がグルコースのC-6位のヒドロキシ基へ転移する反応はヘキソキナーゼ（hexokinase）により触媒される．

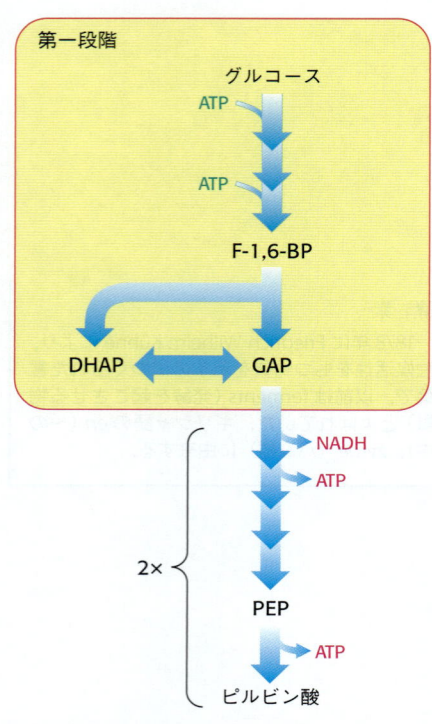

解糖の第一段階． 解糖の第一段階は，ヘキソキナーゼによるグルコースのリン酸化に始まり，ジヒドロキシアセトンリン酸のグリセルアルデヒド3-リン酸への異性化で終了する．

リン酸基転移は生化学において基本的な反応である．**キナーゼ**（kinase）はATPからのリン酸基を受容基に転移させる反応を触媒する酵素である．その一つであるヘキソキナーゼは，グルコースやマンノースのような種々の六炭糖（ヘキソース）へのATPからのリン酸基の転移を触媒する．ヘキソキナーゼはアデニル酸キナーゼ（§9・4）や他のすべてのキナーゼと同様に，その活性化にMg^{2+}（あるいはMn^{2+}のような他の2価金属イオン）を必要とする．2価金属イオンはATPと複合体を形成する．

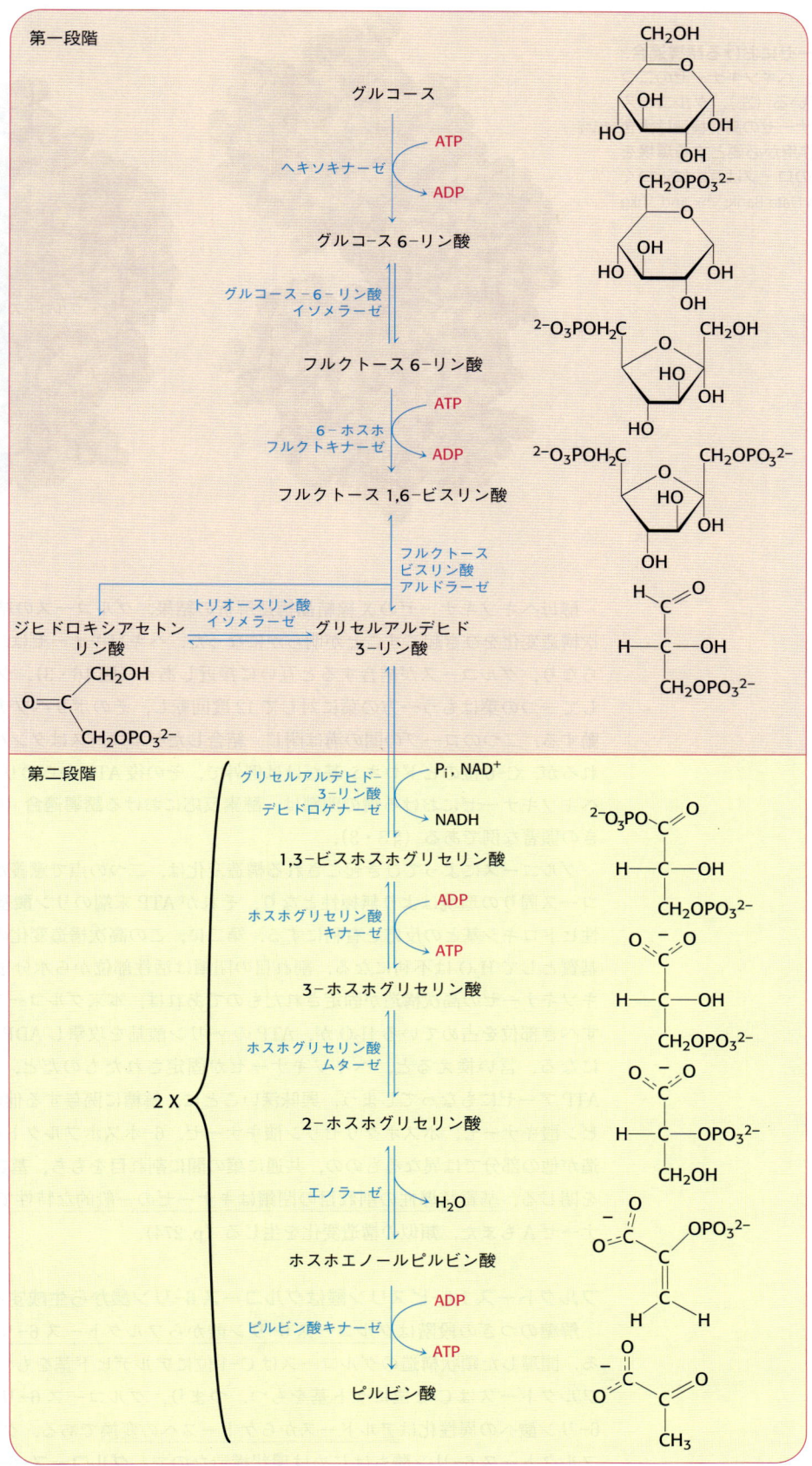

図 16・2 **解糖系の各段階.** 解糖の経路は二つの段階に分けられる. 第一段階: グルコースが取込まれて不安定化され, 6 炭素のフルクトースが開裂して, 2 分子の容易に相互変換される 3 炭素分子に分解される; 第二段階: ATP が生成される.

図 16・3 ヘキソキナーゼにおける誘導適合. グルコース非存在下では，ヘキソキナーゼの二つの葉（ローブ）は離れている（左）. グルコースが結合すると，ヘキソキナーゼの高次構造は大きく変化する（右）. 触媒作用が必要とする環境をつくるために酵素の二つのローブは互いに近づくことに注意〔RSCB Protein Data Bank; yhx and 1hkg by Adam Steinberg〕

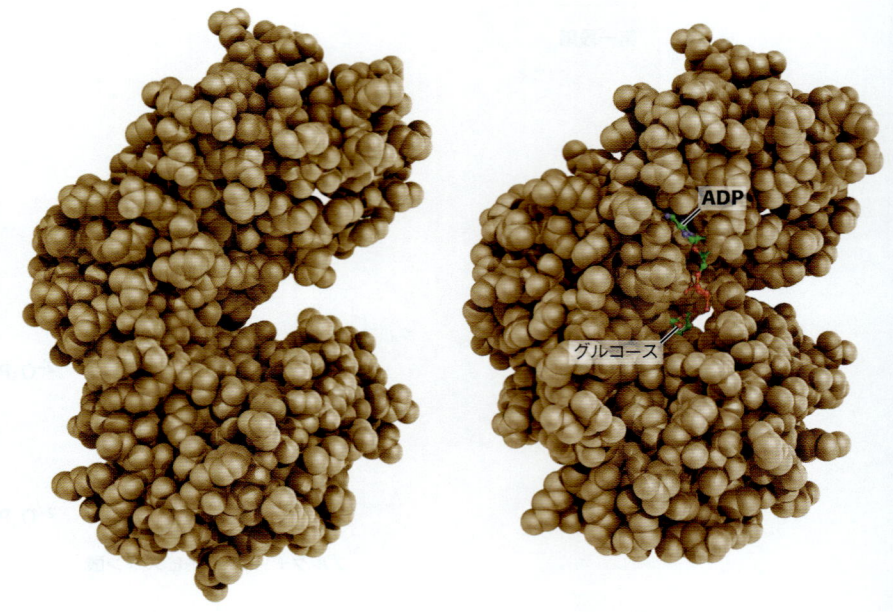

酵母ヘキソキナーゼの X 線結晶構造解析の結果，グルコースの結合が酵素に大きな高次構造変化をひき起こすことが明らかになった. ヘキソキナーゼは二つの葉（ローブ）からなり，グルコースが結合すると互いに接近しあう（図 16・3）. グルコースの結合に際して一つの葉はもう一方の葉に対して 12 度回転し，そのポリペプチド骨格が 8 Å だけ移動する. 二つのローブの間の溝は閉じ，結合したグルコースはタンパク質によって取囲まれるが，C-6 位のヒドロキシ基だけは例外で，その後 ATP からのリン酸基が転移される. ヘキソキナーゼにおける溝の閉鎖は，酵素反応における**誘導適合**（induced fit）という働きの顕著な例である（§8・3）.

グルコースによってひき起こされる構造変化は，二つの点で意義がある. 第一に，グルコース周りの環境はより無極性となり，それが ATP 末端のリン酸基とグルコースの親水性ヒドロキシ基との反応を有利にする. 第二に，この高次構造変化のせいで，キナーゼの基質として H_2O は不利になる. 割れ目の閉鎖は活性部位から水分子を遠ざける. もしヘキソキナーゼの高次構造が固定されたものであれば，本来グルコースの $-CH_2OH$ が結合すべき部位を占めている H_2O が，ATP の γ-リン酸基を攻撃し ADP と P_i を生成することになる. 言い換えると，ヘキソキナーゼが固定されたものだと，それはまた必然的に ATP アーゼにもなってしまう. 興味深いことに，解糖に関与する他のキナーゼ —— ピルビン酸キナーゼ，ホスホグリセリン酸キナーゼ，6-ホスホフルクトキナーゼ —— は，構造が他の部分では異なるものの，共通に葉の間に割れ目をもち，基質が結合すると割れ目を閉じる. 基質誘導性の割れ目の閉鎖はキナーゼの一般的な特性である. プロテインキナーゼ A もまた，類似の構造変化を生じる（p. 274）.

フルクトース 1,6-ビスリン酸はグルコース 6-リン酸から生成する

解糖のつぎの段階はグルコース 6-リン酸からフルクトース 6-リン酸への異性化である. 開環した鎖状構造のグルコースは C-1 位にアルデヒド基をもつのに対し，鎖状構造フルクトースは C-2 位にケト基をもつ. つまり，グルコース 6-リン酸のフルクトース 6-リン酸への異性化はアルドースからケトースへの変換である. グルコース 6-リン酸もフルクトース 6-リン酸もはじめは環状構造なので，**グルコース-6-リン酸イソメラーゼ**（glucose-6-phosphate isomerase）〔**ホスホグルコースイソメラーゼ**（phosphoglucose isomerase）〕によって触媒される反応にはいくつかの付加的な段階を含む. この酵素はまずグルコース 6-リン酸の六員環を開かなくてはならず，そこから異性化の触媒，フルクトース 6-リン酸の五員環形成の促進へと反応が進められる.

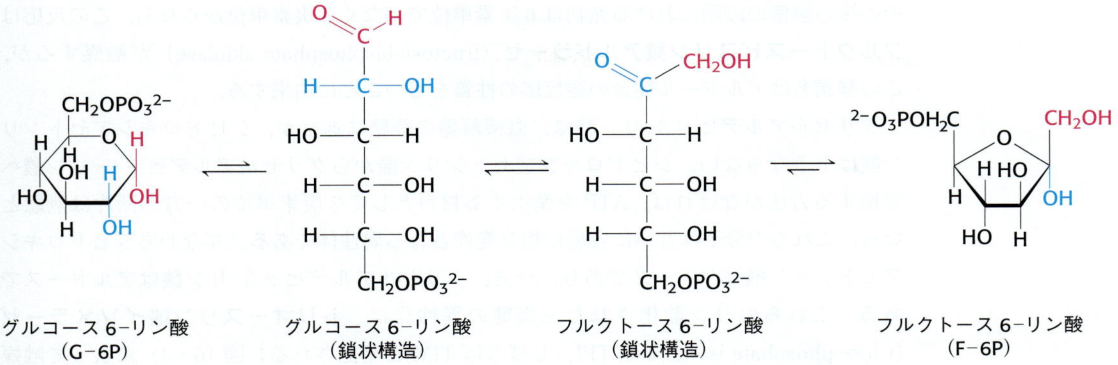

グルコース 6-リン酸　　　グルコース 6-リン酸　　　フルクトース 6-リン酸　　　フルクトース 6-リン酸
（G-6P）　　　　　　　（鎖状構造）　　　　　　（鎖状構造）　　　　　　　（F-6P）

　異性化反応のつぎは第二のリン酸化反応が続く．フルクトース 6-リン酸が ATP により
リン酸化されてフルクトース 1,6-ビスリン酸（F-1,6-BP）になる．ビスリン酸の接頭辞
ビス（bis-）は 2 個の一リン酸基が別々に独立してあることを意味し，二リン酸（アデノ
シン二リン酸など）の接頭辞ジ（di-）は二つのリン酸基がリン酸無水結合によって連結
していることを意味する．

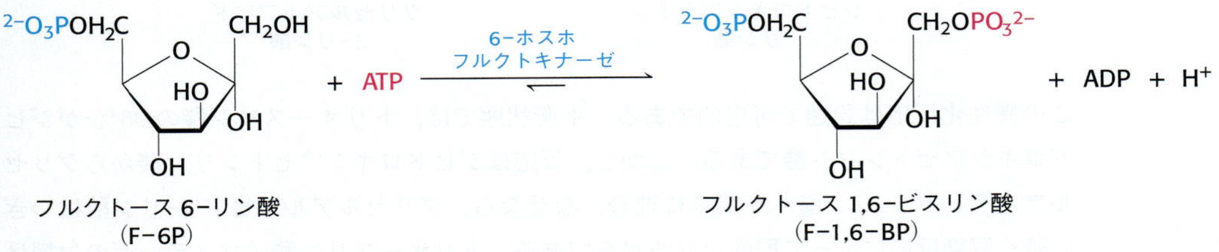

フルクトース 6-リン酸　　　　　　　　　　　　　フルクトース 1,6-ビスリン酸
（F-6P）　　　　　　　　　　　　　　　　　　（F-1,6-BP）

　この反応は，解糖の速度を決めているアロステリック酵素である **6-ホスホフルクトキ
ナーゼ**（6-phosphofructokinase, PFK）が触媒する．これからみるように，この酵素は身
体全体の多くの物質代謝を統合するうえで中心的な役割を果たしている．
　グルコース 6-リン酸をフルクトース 6-リン酸に異性化し，それに続いてリン酸化によ
りフルクトース 1,6-ビスリン酸を生成する生化学的な理論的根拠は何か．もしアルドー
ス型のグルコースにおいてアルドール開裂が起こっていたなら，2 炭素の断片と 4 炭素の
断片が結果として生じたであろう．この場合，2 炭素断片と 4 炭素断片のそれぞれからエ
ネルギーを取り出すために，二つの異なった代謝経路が必要とされたであろう．フルク
トース 6-リン酸のリン酸化によるフルクトース 1,6-ビスリン酸の生成は，再びグルコー
ス 6-リン酸が生成するのを防止する．以下にみていくように，フルクトース 1,6-ビスリ
ン酸のアルドール開裂は，二つの互いに変換可能なリン酸化 3 炭素断片を生じ，これらが
解糖系の後の段階で酸化されて ATP の形でエネルギーを捕捉する．

六炭糖は二つの 3 炭素単位断片に開裂される

　新しく合成されたフルクトース 1,6-ビスリン酸は，**グリセルアルデヒド 3-リン酸**
（glyceraldehyde 3-phosphate, GAP）と**ジヒドロキシアセトンリン酸**（dihydroxy-
acetone phosphate, DHAP）に開裂され，解糖の第一段階を終了する．

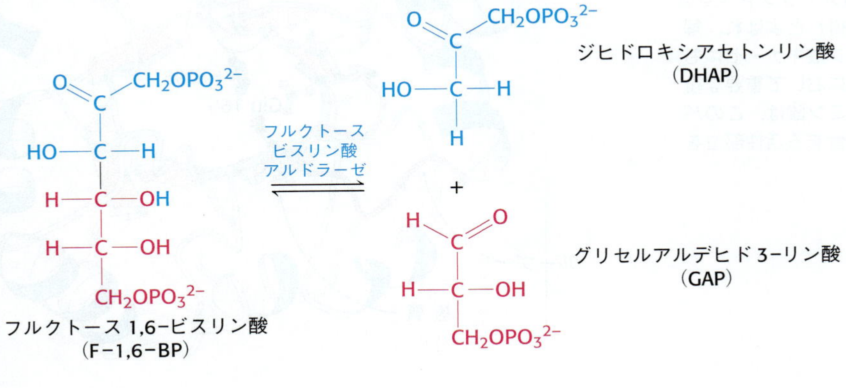

ジヒドロキシアセトンリン酸
（DHAP）

グリセルアルデヒド 3-リン酸
（GAP）

フルクトース 1,6-ビスリン酸
（F-1,6-BP）

その後の解糖の段階における産物は6炭素単位ではなく3炭素単位からなる．この反応は**フルクトースビスリン酸アルドラーゼ**（fructose-bisphosphate aldolase）が触媒するが，この酵素名はアルドール縮合の逆反応の性質をもつことに由来する．

グリセルアルデヒド3-リン酸は，直接解糖の経路に進むが，ジヒドロキシアセトンリン酸はそうならない．ジヒドロキシアセトンリン酸からグリセルアルデヒド3-リン酸へ変換する方法がなければ，ATPを産生する材料として3炭素単位の一方の断片は無駄となる．これらの分子は互いに容易に相互変換される異性体である．すなわちジヒドロキシアセトンリン酸はケトースであり，一方，グリセルアルデヒド3-リン酸はアルドースである．これらのリン酸化された三炭糖の異性化は，**トリオースリン酸イソメラーゼ**（triose-phosphate isomerase, TPI, しばしばTIMと略記される；図16・4）によって触媒される．

この異性化反応は急速で可逆的である．平衡状態では，トリオースリン酸の96%がジヒドロキシアセトンリン酸である．しかし，反応はジヒドロキシアセトンリン酸からグリセルアルデヒド3-リン酸へと簡単に進む．なぜなら，グリセルアルデヒド3-リン酸はつぎに続く解糖反応によって取除かれるからである．トリオースリン酸イソメラーゼの欠損は珍しいが，致死的となる唯一の解糖系酵素病である．この欠損は，重篤な溶血性貧血と神経変性によって特徴づけられる．

反応機構: トリオースリン酸イソメラーゼは3炭素断片を再利用する

トリオースリン酸イソメラーゼの触媒機構については多くのことが解明されている．TPIは，ジヒドロキシアセトンリン酸をグリセルアルデヒド3-リン酸に変換するのに，C-1からC-2へ水素原子を転移する反応，つまり分子内酸化還元反応を触媒する．このケトースからアルドースへの異性化は，**エンジオール中間体**（enediol intermediate, 図16・5）を介して進行する．

X線結晶解析やその他の解析により，165番目のグルタミン酸が一般酸塩基触媒の役割

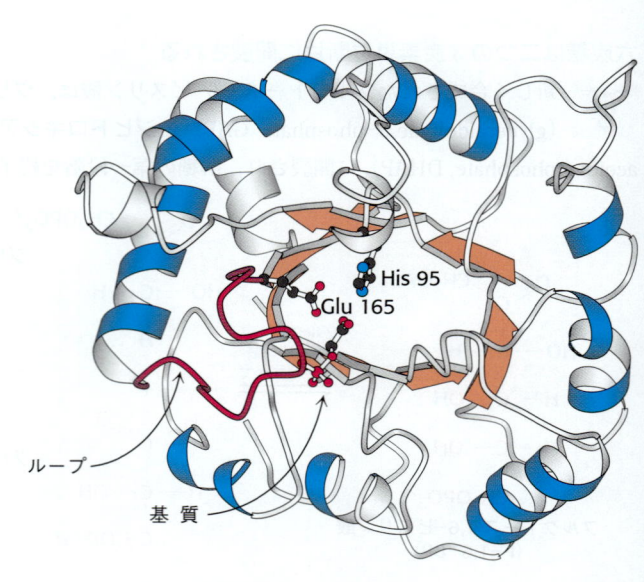

図16・4　トリオースリン酸イソメラーゼの構造．この酵素は，8本のαヘリックス（■）に取巻かれた8本の平行なβストランド（■）の中心からなる．この構造のモチーフはαβバレル（樽）とよばれ，解糖系の酵素であるアルドラーゼ，エノラーゼ，ピルビン酸キナーゼにも存在する．トリオースリン酸イソメラーゼの活性部位において重要な役割を果たす95番目のヒスチジンと165番目のグルタミン酸は，このバレル中にあることに注意．ループ（■）が，基質が結合する活性部位をふさいでいる〔2YPI.pdbより〕．

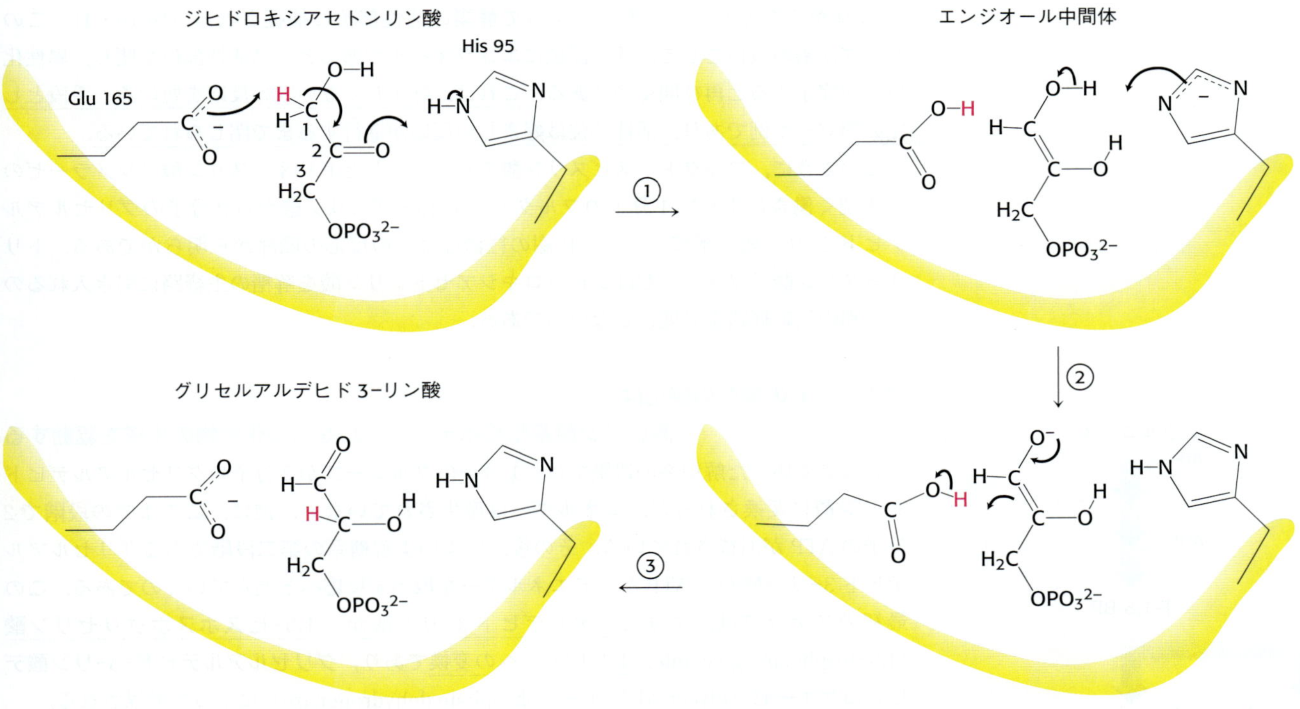

図 16・5 トリオースリン酸イソメラーゼの触媒機構. ① 165 番目のグルタミン酸が炭素 1 からプロトン（H^+）を引き抜いて，一般塩基として働く．95 番目のヒスチジンが一般酸として働き，炭素 2 に結合した酸素原子にプロトンを供与して，エンジオール中間体を生成する．② グルタミン酸がつぎに一般酸として働き，C-2 にプロトンを供与する一方で，ヒスチジンが C-1 の OH 基からプロトンを引き抜く．③ 生成物が生じ，グルタミン酸とヒスチジンは，それぞれイオン化形と中性形に復帰する．

を果たすことが示された．すなわち，グルタミン酸が炭素 1 からプロトン（H^+）を引き抜き，それを炭素 2 に供与する．しかしながら，165 番目のグルタミン酸のカルボン酸基は，それ自身でカルボニル基に隣接した炭素原子からプロトンを引き離せるほど塩基性が強くない．そこで 95 番目のヒスチジンが C-2 のカルボニル基にプロトンを供与し，カルボニル基にできる負電荷を安定化させることで，Glu 165 の触媒作用を助けている．

トリオースリン酸イソメラーゼのもつ二つの特徴は注目に値する．第一に TPI は強力な触媒能力を発揮する．酢酸イオンのような単純な塩基触媒の作用の 10^{10} 倍の速度に異性化を加速する．実際，グリセルアルデヒド 3-リン酸の異性化に対する k_{cat}/K_M 比は，$2 \times 10^8\ M^{-1}\ s^{-1}$ であり，これは拡散律速の限界値に近い．言い換えれば，触媒反応は酵素と基質が出会うたびに進行する．基質と酵素の拡散律速の衝突は，このように触媒作用における律速段階となる．TPI は反応速度上完璧な酵素の一例である（§ 8・4）．第二に TPI は望ましくない副反応，すなわちエンジオール中間体がメチルグリオキサールと正リン酸に分解する反応を抑制する．

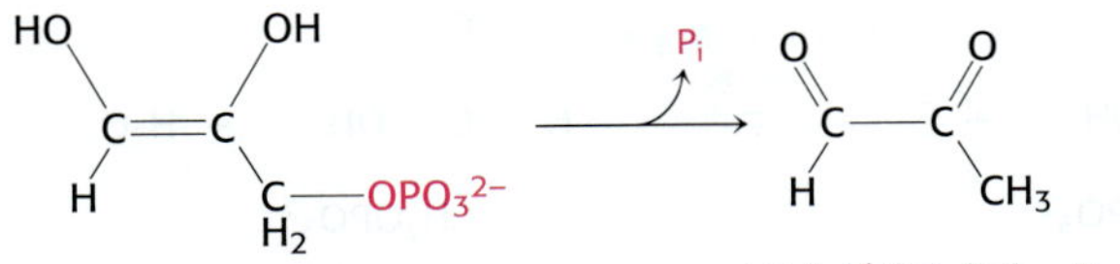

水溶液中では，この生理的に無駄な反応は異性化の 100 倍の速度で進行する．さらに，メチルグリオキサールは反応性の高い化合物であり，タンパク質や DNA を含む多くの生体分子の構造と機能を修飾できる．メチルグリオキサールと生体分子によるこの反応は，先に議論した最終糖化産物（AGE，§ 11・1）とよばれる有害な反応の一つの例である．したがって TPI はエンジオールが酵素から離れるのを防ぐ必要がある．この不安定中間体は

10 残基からなるループの働きによって酵素の活性部位に捕捉される（図 16・4）. このループが蓋の役目をして，活性部位にエンジオールがあるときは活性部位を閉じ，異性化反応が完了すると再び開くのである. これは，好ましくない別の反応を妨げる一手段としての際立った例であり，活性部位は好ましい反応が進行するまで閉じられている.

このように，フルクトースビスリン酸アルドラーゼとトリオースリン酸イソメラーゼのひき続く働きによって 1 分子のフルクトース 1,6-ビスリン酸から 2 分子のグリセルアルデヒド 3-リン酸が形成される. 代謝の経済性はこの反応の順序から明らかである. トリオースリン酸イソメラーゼはジヒドロキシアセトンリン酸を解糖の主経路に引き入れるので，別の反応経路を必要としないのである.

アルデヒドの酸への酸化は，
高いリン酸基転移ポテンシャルをもつ化合物の生成を駆動する

これまで述べた解糖系の段階では，1 分子のグルコースが 2 分子のグリセルアルデヒド 3-リン酸に変換されるが，エネルギーは産生されていない. 逆に，ここまでの段階で 2 分子の ATP が消費されている. その後，いよいよ解糖系の第二段階であるグリセルアルデヒド 3-リン酸から ATP としてエネルギーを取出す反応へと進んでいくのである. この最初のステップは，グリセルアルデヒド 3-リン酸から **1,3-ビスホスホグリセリン酸**（1,3-bisphosphoglycerate, 1,3-BPG）**への変換**であり，**グリセルアルデヒド-3-リン酸デヒドロゲナーゼ**（glyceraldehyde-3-phosphate dehydrogenase）によって触媒される.

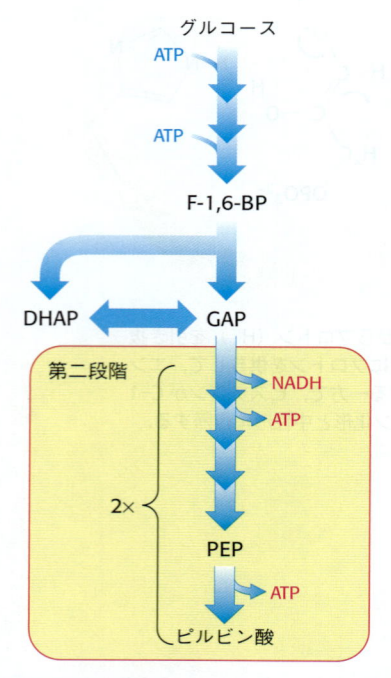

解糖の第二段階. 3 炭素単位構造の酸化によって ATP が生成する.

1,3-ビスホスホグリセリン酸はアシルリン酸であり，リン酸とカルボン酸の混合無水物である. このような化合物は高いリン酸基転移ポテンシャルをもっている. リン酸基の一つは解糖系のつぎの段階で ADP に転移される.

グリセルアルデヒド-3-リン酸デヒドロゲナーゼによって触媒される反応は，実際にはつぎの二つの段階の和とみなせる: すなわち NAD^+ によるアルデヒドからカルボン酸への酸化と，カルボン酸と正リン酸の縮合によるアシルリン酸の生成である.

はじめの反応は標準ギブズエネルギー変化 $\Delta G^{\circ\prime}$ が約 -50 kJ mol^{-1}（$-12 \text{ kcal mol}^{-1}$）で熱力学的に大変有利であるが，つぎの反応は標準ギブズエネルギー変化が同程度の大きさで符号が反対であり熱力学的に大変不利である. もしこれら二つの反応が単純に連続して進むとしたら，第二の反応は大変大きな活性化エネルギーを必要とし，生体内では意味のある速度で進行しないであろう. したがって生体内では，熱力学的に有利なアルデヒドの酸化を用いてアシルリン酸の産生が駆動できるように，これら二つの反応は共役して行わ

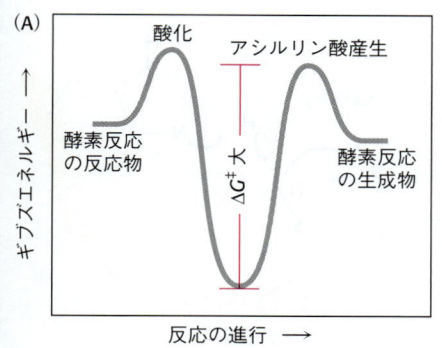
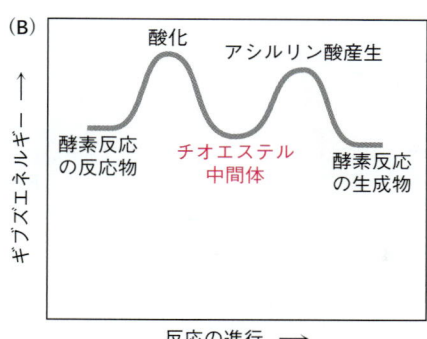

図 16・6　グリセルアルデヒド 3−リン酸の酸化とそれに続くアシルリン酸形成のギブズエネルギーのグラフ．　（A）二つの反応経路が共役しないと仮定した場合．二つ目のステップの前に大きなエネルギー障壁ができ，反応は著しく遅くなるはずである．（B）二つの反応がチオエステル中間体を通して共役している実際の場合

れなければならない．それでは，これらの反応はどのように共役しているのだろうか．この鍵はアルデヒドの酸化で生成する中間体であり，これはチオエステル結合によって酵素につながれている．チオエステルは，多くの生化学経路で見いだされる高エネルギー化合物である（§15・4）．この中間体が正リン酸と反応することで高エネルギー化合物である 1,3−ビスホスホグリセリン酸が生成される．

チオエステル中間体は，遊離のカルボン酸よりも，そのギブズエネルギーが高い．有利な酸化反応と不利なリン酸化反応はチオエステル中間体によって共役しており，酸化反応で放出された多量のギブズエネルギーがチオエステル中間体に保存される．このように，共有結合で酵素に結合した中間体は，エネルギー共役機構として有効である．グリセルアルデヒド−3−リン酸デヒドロゲナーゼの反応によるギブズエネルギーのグラフを中間体なしで反応が進むと仮定した場合と比較すると，この中間体によって，有利な反応がどのように不利な反応を進めているかがわかる（図 16・6）．

反応機構: リン酸化はチオエステル中間体による
グリセルアルデヒド 3−リン酸の酸化と共役する

グリセルアルデヒド−3−リン酸デヒドロゲナーゼの活性部位には，NAD$^+$ に加えて反応性の高いシステイン残基ときわめて重要なヒスチジン残基が存在する（図 16・7）．それでは，グリセルアルデヒド−3−リン酸デヒドロゲナーゼの触媒機構について詳しくみていくことにしよう（図 16・8）．段階 ① では，基質のアルデヒド基が酵素の 149 番目のアミノ酸であるシステインの SH 基と反応して，ヘミチオアセタールが生成する．段階 ② では，システイン残基に隣接し，酵素に固く結合している NAD$^+$ 分子にヒドリド（水素化物）イオンが転移する．この反応は，176 番目のヒスチジンによるヘミチオアセタールの脱プロトン反応によって有利になる．この反応の産物は，還元型補酵素 NADH とチオ

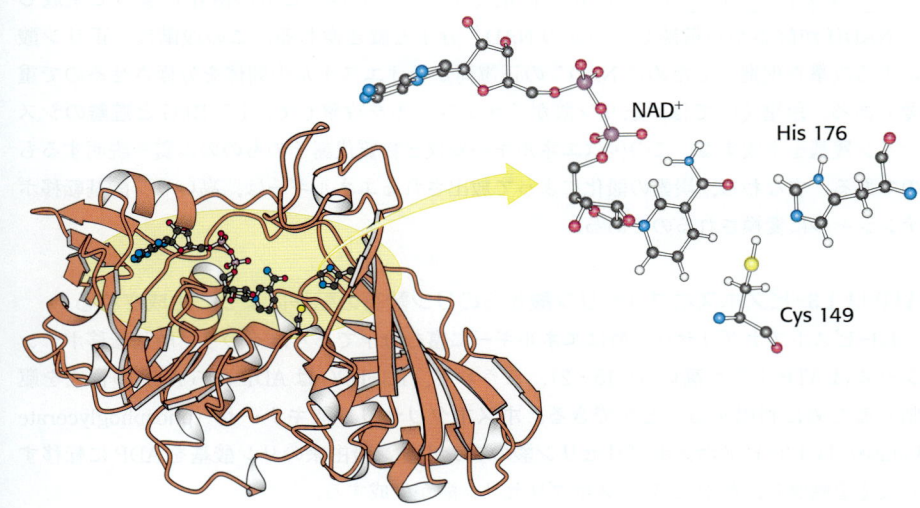

図 16・7　グリセルアルデヒド−3−リン酸デヒドロゲナーゼの構造．　活性部位には結合した NAD$^+$ 分子に隣接するシステイン残基とヒスチジン残基があることに注意．システインの硫黄原子が基質と結合すると，一過性のチオエステル中間体を形成する〔1GAD.pdb より〕．

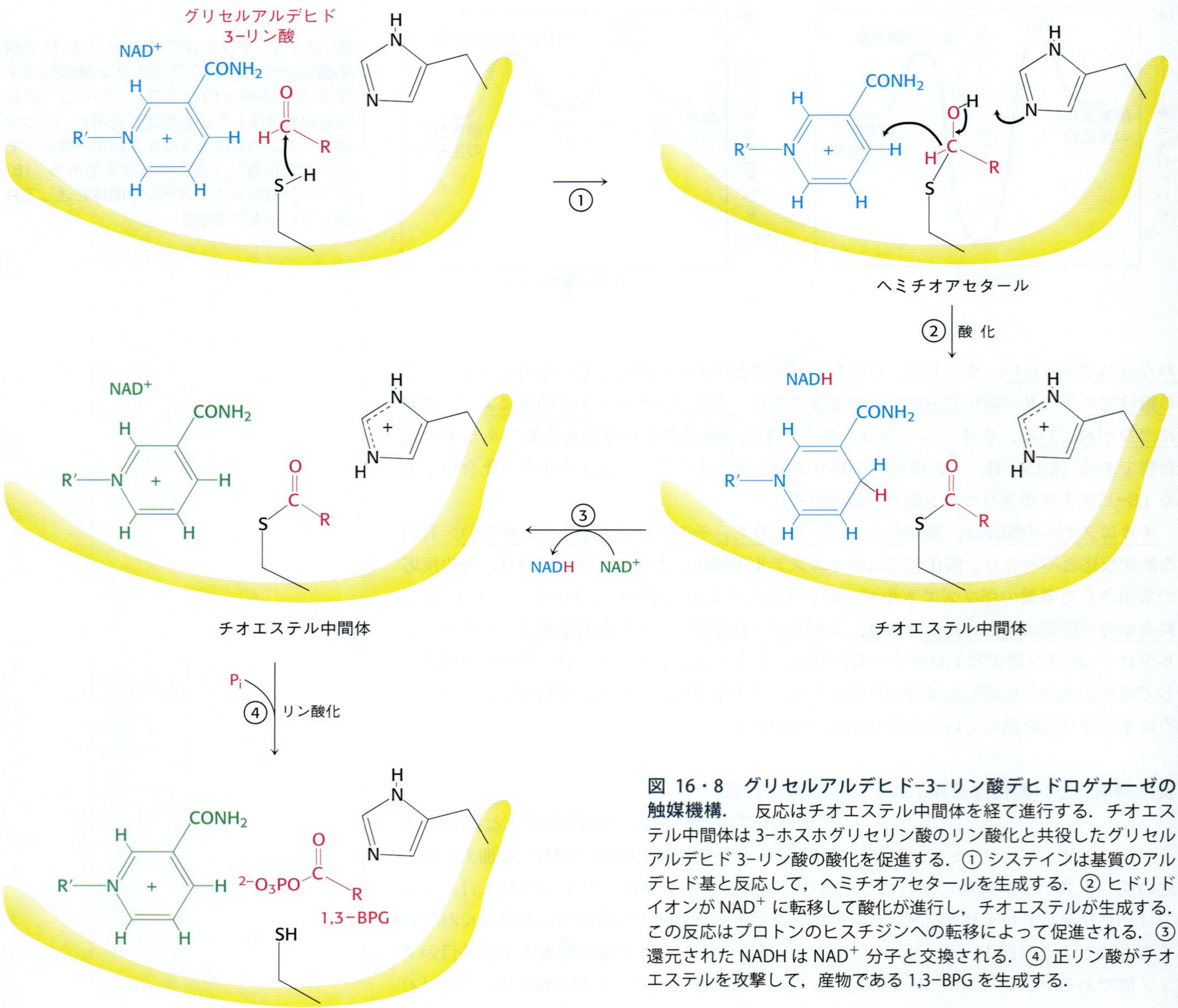

図 16・8　グリセルアルデヒド-3-リン酸デヒドロゲナーゼの触媒機構．反応はチオエステル中間体を経て進行する．チオエステル中間体は 3-ホスホグリセリン酸のリン酸化と共役したグリセルアルデヒド 3-リン酸の酸化を促進する．① システインは基質のアルデヒド基と反応して，ヘミチオアセタールを生成する．② ヒドリドイオンが NAD^+ に転移して酸化が進行し，チオエステルが生成する．この反応はプロトンのヒスチジンへの転移によって促進される．③ 還元された NADH は NAD^+ 分子と交換される．④ 正リン酸がチオエステルを攻撃して，産物である 1,3-BPG を生成する．

エステル中間体である．この**チオエステル中間体**（thioester intermediate）のギブズエネルギーは反応物に近い（図 16・6）．段階 ③ では，アルデヒドの酸化によって生成した NADH が酵素から解離し，つぎの NAD^+ 分子と置き換わる．この段階は，正リン酸による攻撃を促進するために NAD^+ の正電荷がチオエステル中間体を分極させるので重要である．段階 ④ では，正リン酸がチオエステルを攻撃して，1,3-BPG と遊離のシステイン残基を生成する．この例はエネルギー変換と物質代謝そのものの本質を説明するものである．すなわち，炭素の酸化によって放出されるエネルギーは，高いリン酸基転移ポテンシャルに変換されるのである．

ATP は 1,3-ビスホスホグリセリン酸からのリン酸基の転移によって生成される

1,3-ビスホスホグリセリン酸はエネルギーに富む分子であり，そのリン酸基転移ポテンシャルは ATP よりも高い（§15・2）．こうして，1,3-BPG は ADP から ATP の合成を駆動するために利用することができる．**ホスホグリセリン酸キナーゼ**（phosphoglycerate kinase）は 1,3-ビスホスホグリセリン酸のアシルリン酸由来のリン酸基を ADP に転移する反応を触媒し，ATP と 3-ホスホグリセリン酸が生成する．

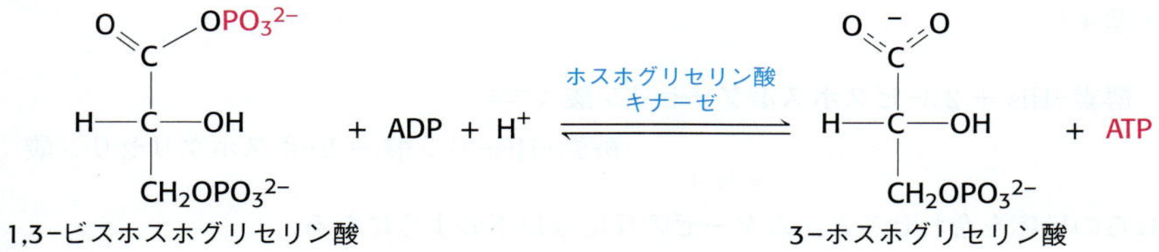

1,3-ビスホスホグリセリン酸　+ ADP + H⁺ ⇌（ホスホグリセリン酸キナーゼ）3-ホスホグリセリン酸　+ ATP

このような ATP の生成を**基質準位のリン酸化**（substrate-level phosphorylation）というが，それはリン酸供与基である 1,3-BPG が高いリン酸基転移ポテンシャルをもつ基質だからである．この ATP 産生機構については，イオンの濃度勾配によって ATP が生成される機構の比較とともに，第 18, 19 章で説明する．

ここまでのグリセルアルデヒド-3-リン酸デヒドロゲナーゼとホスホグリセリン酸キナーゼによって触媒される反応の結果をまとめると，以下のようになる．

1. アルデヒドであるグリセルアルデヒド 3-リン酸は，酸化されてカルボン酸の 3-ホスホグリセリン酸になる．
2. 1 に伴って NAD⁺ が還元されて NADH になる．
3. 炭素の酸化エネルギーの消費によって，Pi と ADP から ATP が生成する．

本質的には，グリセルアルデヒド 3-リン酸から 3-ホスホグリセリン酸への酸化の間に放出されるエネルギーが，一時的に 1,3-ビスホスホグリセリン酸に蓄えられる．このエネルギーは 1,3-ビスホスホグリセリン酸からリン酸基を ADP に移動させ，ATP の産生を駆動する．ここで注意すべきことは，フルクトースビスリン酸アルドラーゼとトリオースリン酸イソメラーゼの働きによって，2 分子のグリセルアルデヒド 3-リン酸が形成され，2 分子の ATP が生成することである．これらの ATP 分子は，解糖の最初の段階で消費される 2 分子の ATP を補うことになる．

さらなる ATP がピルビン酸の産生に伴って生成される

解糖の残りの段階では，3-ホスホグリセリン酸がピルビン酸に変換され，それに伴って ADP から第二の ATP 分子が生成される．

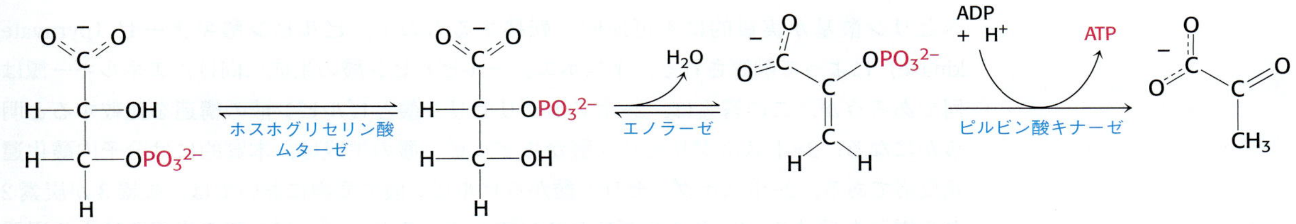

3-ホスホグリセリン酸　2-ホスホグリセリン酸　ホスホエノールピルビン酸　ピルビン酸

最初の反応は転位反応である．3-ホスホグリセリン酸が 2-ホスホグリセリン酸へ変換される際に，リン酸基の位置が変わるが，この反応は**ホスホグリセリン酸ムターゼ**（phosphoglycerate mutase）が触媒する．一般に，**ムターゼ**（mutase）はリン酸基のような化学基の分子内での転位を触媒する酵素である．ホスホグリセリン酸ムターゼの反応機構には興味深い点があり，リン酸基が炭素原子間を単純に転位するだけではないのである．この酵素は，活性部位のヒスチジン残基をリン酸化された状態に保つのに，触媒量の 2,3-ビスホスホグリセリン酸（2,3-BPG）を必要とする．このリン酸基が 3-ホスホグリセリン酸へと移行し，2,3-ビスホスホグリセリン酸が再度合成される．

酵素-His-リン酸 ＋ 3-ホスホグリセリン酸 ⇌

酵素-His ＋ 2,3-ビスホスホグリセリン酸

ムターゼはつぎにホスファターゼとして働き，2,3-ビスホスホグリセリン酸を 2-ホスホグリセリン酸に変換する．ムターゼはそのリン酸基をもらって，修飾されたヒスチジンを

再生産する.

酵素-His + 2,3-ビスホスホグリセリン酸 ⇌

酵素-His-リン酸 + 2-ホスホグリセリン酸

これらの反応を合わせると, ムターゼの反応は以下のようになる.

3-ホスホグリセリン酸 ⇌ 2-ホスホグリセリン酸

　つぎの反応では, 2-ホスホグリセリン酸の脱水が二重結合を導入して, **エノール** (enol) を形成する. **エノラーゼ** (enolase) がエノールリン酸である**ホスホエノールピルビン酸** (phosphoenol pyruvate, **PEP**) の生成を触媒する. この脱水反応はリン酸基転移ポテンシャルを著しく上昇させる. この**エノールリン酸** (enol phosphate) という物質が高いリン酸基転移ポテンシャルをもつのに対して, 普通のアルコールのリン酸エステル, たとえば 2-ホスホグリセリン酸はリン酸基転移ポテンシャルが低い. 普通のアルコールのリン酸エステルを加水分解するときの $\Delta G^{\circ\prime}$ は $-13\ \mathrm{kJ\ mol^{-1}}$ ($-3\ \mathrm{kcal\ mol^{-1}}$) なのに対して, ホスホエノールピルビン酸の場合は $-62\ \mathrm{kJ\ mol^{-1}}$ ($-15\ \mathrm{kcal\ mol^{-1}}$) になる.

　ホスホエノールピルビン酸が, これほど高いリン酸基転移ポテンシャルをもつのはなぜか. それはこの分子がリン酸基の影響で不安定なエノール形をとり, そのリン酸基が ATP に供与されるとエノールはより安定なケトン, つまりピルビン酸にまで変換されるからである.

ホスホエノールピルビン酸　　　　　　　　　ピルビン酸　　　　　　　ピルビン酸
　　　　　　　　　　　　　　　　　　　　　　（エノール形）

したがって, ホスホエノールピルビン酸の高いリン酸基転移ポテンシャルは, おもにつぎに続くエノール-ケトン変換の大きな駆動力から生じる. このようにしてピルビン酸が形成され, それに伴い ATP が生成される. この反応はホスホエノールピルビン酸から ADP へとリン酸基が実質的に不可逆的に転移するもので, **ピルビン酸キナーゼ** (pyruvate kinase) によって触媒される. ホスホエノールピルビン酸の生成に向けたエネルギー源は何であろうか. この答えは, 2-ホスホグリセリン酸とピルビン酸の構造を比較すると明らかになる. 2-ホスホグリセリン酸からピルビン酸の生成は, 本質的には分子内酸化還元反応である. 2-ホスホグリセリン酸からピルビン酸の変換においては, 炭素 3 が炭素 2 から電子を受ける. 2-ホスホグリセリン酸と比べると, ピルビン酸の炭素 3 はより還元状態にあり, 他方の炭素 2 はより酸化されている. 炭素の酸化は, 先に 1,3-ビスホスホグリセリン酸の合成でみたように, 再び高いリン酸基転移ポテンシャルをもつ化合物, ここではホスホエノールピルビン酸の合成を駆動し, ATP の生成を可能にしている.

　フルクトース 1,6-ビスリン酸の生成に消費された ATP 分子はすでに再生されていることから, ホスホエノールピルビン酸からここで生成された ATP 2 分子は "利益" となる.

グルコースからピルビン酸への変換において 2 分子の ATP が生成する

　グルコースからピルビン酸への変換は, 全体としてつぎの化学反応式で表すことができる.

グルコース + 2 P$_\mathrm{i}$ + 2 ADP + 2 NAD$^+$ ⟶

2 ピルビン酸 + 2 ATP + 2 NADH + 2 H$^+$ + 2 H$_2$O

つまり, グルコースからピルビン酸 2 分子に変換される反応過程で, ATP が 2 分子生成される. 解糖の反応を表 16・1 に要約した.

表 16・1　解糖系の反応†

過程	反 応 式	酵 素	反応の型	$\Delta G^{\circ\prime}$/kJ mol^{-1} (/kcal mol^{-1})	ΔG/kJ mol^{-1} (/kcal mol^{-1})
1	グルコース + ATP ⟶ グルコース 6-リン酸 + ADP + H$^+$	ヘキソキナーゼ	リン酸基転移	−16.7 (−4.0)	−33.5 (−8.0)
2	グルコース 6-リン酸 ⇌ フルクトース 6-リン酸	グルコース-6-リン酸イソメラーゼ	異性化	+1.7 (+0.4)	−2.5 (−0.6)
3	フルクトース 6-リン酸 + ATP ⟶ フルクトース 1,6-ビスリン酸 + ADP + H$^+$	6-ホスホフルクトキナーゼ	リン酸基転移	−14.2 (−3.4)	−22.2 (−5.3)
4	フルクトース 1,6-ビスリン酸 ⇌ ジヒドロキシアセトンリン酸 + グリセルアルデヒド 3-リン酸	フルクトースビスリン酸アルドラーゼ	アルドール開裂	+23.8 (+5.7)	−1.3 (−0.3)
5	ジヒドロキシアセトンリン酸 ⇌ グリセルアルデヒド 3-リン酸	トリオースリン酸イソメラーゼ	異性化	+7.5 (+1.8)	+2.5 (+0.6)
6	グリセルアルデヒド 3-リン酸 + P$_i$ + NAD$^+$ ⇌ 1,3-ビスホスホグリセリン酸 + NADH + H$^+$	グリセルアルデヒド-3-リン酸デヒドロゲナーゼ	酸化と共役したリン酸化	+6.3 (+1.5)	−1.7 (−0.4)
7	1,3-ビスホスホグリセリン酸 + ADP ⇌ 3-ホスホグリセリン酸 + ATP	ホスホグリセリン酸キナーゼ	リン酸基転移	−18.8 (−4.5)	+1.3 (+0.3)
8	3-ホスホグリセリン酸 ⇌ 2-ホスホグリセリン酸	ホスホグリセリン酸ムターゼ	リン酸基分子内転位	+4.6 (+1.1)	+0.8 (+0.2)
9	2-ホスホグリセリン酸 ⇌ ホスホエノールピルビン酸 + H$_2$O	エノラーゼ	脱　水	+1.7 (+0.4)	−3.3 (−0.8)
10	ホスホエノールピルビン酸 + ADP + H$^+$ ⟶ ピルビン酸 + ATP	ピルビン酸キナーゼ	リン酸基転移	−31.4 (−7.5)	−16.7 (−4.0)

†　注: 実際のギブズエネルギー変化 ΔG は $\Delta G^{\circ\prime}$ および標準生理的条件下での既知の反応物濃度から計算した．すべての反応における ΔG の値が負になるときだけ解糖は進行する．上記の反応のうち 3 過程の ΔG が若干正の値を示している．これは，解糖を行っている細胞内の代謝産物濃度が正確にはわかっていないことを示す．

　嫌気的に進行するグルコースからピルビン酸 2 分子への変換で放出されるエネルギーは，約 −90 kJ mol^{-1}（−22 kcal mol^{-1}）である．第 17, 18 章で，酸素存在下では，グルコースからはるかに大きなエネルギーが産生されることを学ぶであろう．

ピルビン酸の代謝から NAD$^+$ が再生される

　グルコースから 2 分子のピルビン酸への変換の結果，最終的に ATP が産生される．しかしながら，エネルギー変換の経路がピルビン酸のレベルで終了していたら，この反応はそう長くは続かないであろう．なぜなら，酸化還元状態の平衡が維持できないためである．先にみたように，グリセルアルデヒド-3-リン酸デヒドロゲナーゼは，高いリン酸基転移ポテンシャルをもつ化合物を生成することに加え，NAD$^+$ を NADH へと還元する．ヒトに必須の栄養素であるビタミンのニコチン酸（ナイアシン，ビタミン B$_3$）から合成される細胞内の NAD$^+$ の量は限られている．したがって，解糖を継続させるためには NAD$^+$ が再生産される必要がある．それゆえ，解糖の最後の過程は，ピルビン酸の代謝による NAD$^+$ の再生産である．

　グルコースからピルビン酸を生成する一連の反応は，すべての生物，そしてあらゆる種

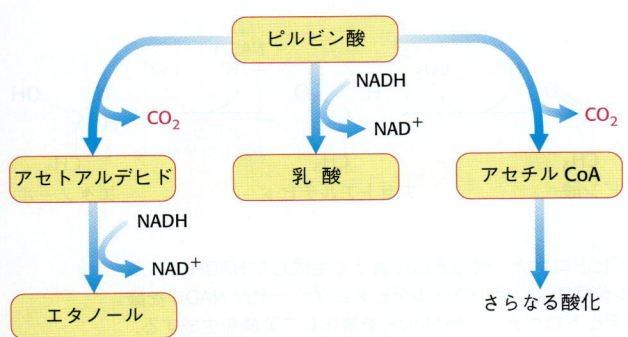

図 16・9　ピルビン酸からの多様な産物．エタノールと乳酸は NADH が関与する反応で生成される．またピルビン酸からの 2 炭素単位は補酵素 A と共役し（第 17 章），アセチル CoA を形成する．

類の細胞で似ている．ところがピルビン酸からの産物は変化に富み，中でもつぎの三つの生成反応 —— ピルビン酸からのエタノール，乳酸，二酸化炭素の生成 —— が最も重要である（図 16・9）．最初の二つの反応は，酸素が存在しない状態で進行する発酵である．**発酵**（fermentation）は ATP の生成過程で，有機化合物が電子の供与体としても受容体としても作用している．多細胞生物や多くの単細胞生物において最も普通の状況である，酸素の存在下では，ピルビン酸はクエン酸回路と電子伝達系を介して二酸化炭素と水に代謝される．これから，ピルビン酸のこれら三つの考えられる結末について詳しくみていこう．

1. 酵母や微生物ではピルビン酸から<u>エタノール</u>が生成する．その最初の反応はピルビン酸の脱炭酸である．この反応は**ピルビン酸デカルボキシラーゼ**（pyruvate decarboxylase）によって触媒されるが，補酵素としてチアミン二リン酸を必要とする．この補酵素は，ビタミン B_1（チアミン）から生合成される．2 番目の段階では，アセトアルデヒドが NADH により還元されてエタノールになる．これは**アルコールデヒドロゲナーゼ**（alcohol dehydrogenase）が触媒する反応中で起こる．この反応過程で NAD^+ が再生産される．

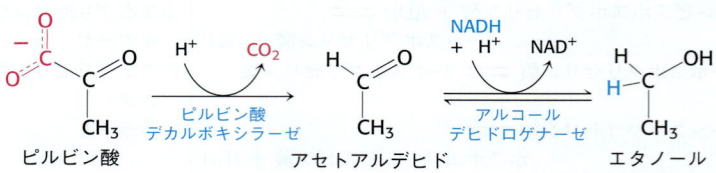

アルコールデヒドロゲナーゼの活性部位は亜鉛イオンを含み，これが 2 個のシステイン残基の硫黄原子およびヒスチジンの窒素原子との間に配位結合を形成している（図 16・10）．この亜鉛イオンは，基質のカルボニル基を分極して NADH から水素化物を受け取りやすい状態にする．

グルコースからエタノールへの変換は<u>アルコール発酵</u>の一例である．この嫌気的過程の正味の反応は次式で表される．

グルコース ＋ 2 P_i ＋ 2 ADP ＋ 2 H^+ ⟶ 2 エタノール ＋ 2 CO_2 ＋ 2 ATP ＋ 2 H_2O

ここで重要なのは，NAD^+ と NADH がたとえ反応全体にとっては重要であっても反応式には現れないことである．グリセルアルデヒド 3−リン酸の酸化によって生成された NADH は，アセトアルデヒドからエタノールへの還元反応で消費される．このように，<u>グルコースからエタノールへの変換には結果として酸化還元は起こらない</u>（図 16・11）．アルコール発酵で生成されるエタノールは，ビールやワイン製造の主要な原材料になる．

2. <u>乳酸</u>はさまざまな微生物の中でピルビン酸から<u>乳酸発酵</u>とよばれる過程で生成される．ほとんどの動物のある特定タイプの骨格筋は，短い期間は同様に嫌気的に活動できる．たとえば，速筋繊維あるいはタイプ Ⅱb 繊維とよばれる特定の筋繊維は，激しい運動を短期間行う．ATP の必要量は，身体が筋肉に酸素を供給する能力よりも速く増大する．この筋肉は疲労が始まるまで，これは部分的に乳酸の蓄積によって生じるが，嫌気的に機

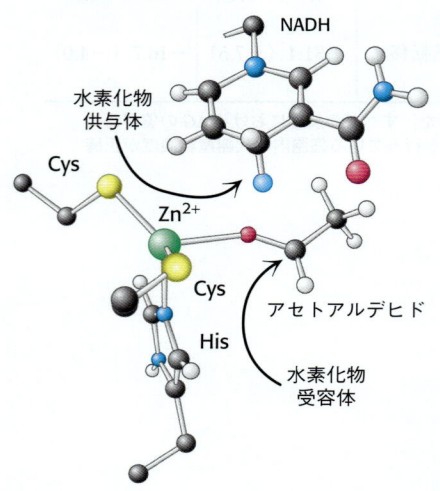

図 16・10 アルコールデヒドロゲナーゼの活性部位．活性部位は亜鉛イオンを含み，この亜鉛イオンは 2 個のシステイン残基と 1 個のヒスチジン残基と結合している．亜鉛イオンは基質のアセトアルデヒドと酸素原子を介して結合し，これを分極させる．これにより NADH からの水素化物（〇）を受容しやすくしていることに注意．NADH はニコチンアミド環のみ示した．

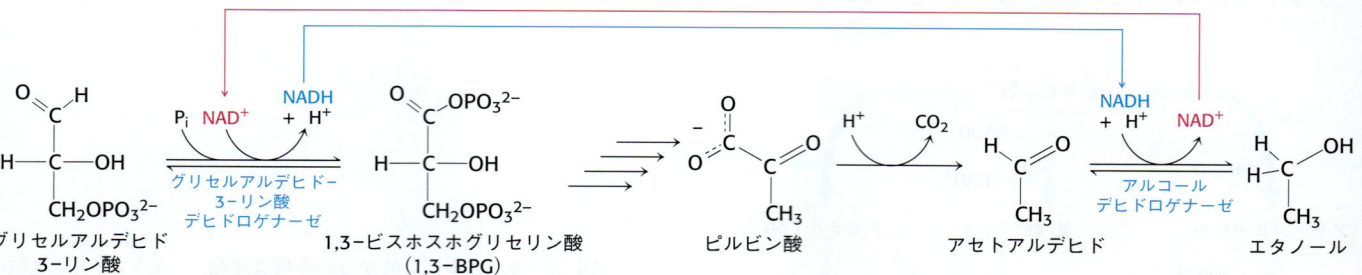

図 16・11 酸化還元平衡の維持．グリセルアルデヒド−3−リン酸デヒドロゲナーゼの反応によって生成した NADH は，解糖系を維持するために再度 NAD^+ に酸化される必要がある．アルコール発酵では，アルコールデヒドロゲナーゼが NADH を酸化してエタノールを生成する．乳酸発酵（図示していない）では，乳酸デヒドロゲナーゼが NADH を酸化して乳酸を生成する．

能できる．事実，静止状態にあるタイプIIb繊維のpHは約7.0であり，短時間の運動の間に6.3まで低下するかもしれない．pHの低下はホスホフルクトキナーゼを抑制する（p. 437）．乳酸/H^+共輸送体によって，乳酸が筋肉細胞から放出される．NADHでピルビン酸を還元して乳酸を生成する反応は，**乳酸デヒドロゲナーゼ**（lactate dehydrogenase）によって触媒される．

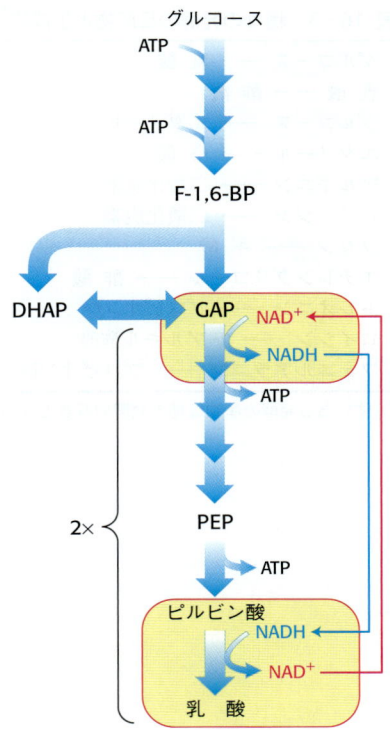

NAD$^+$の再生産．

グルコースを乳酸に変換する反応は，全体として次式のように示される．

$$\text{グルコース} + 2\,P_i + 2\,\text{ADP} \longrightarrow 2\,\text{乳酸} + 2\,\text{ATP} + 2\,H_2O$$

アルコール発酵と同様に，この反応に正味の酸化還元はない．グリセルアルデヒド3-リン酸の酸化に伴って形成されるNADHは，ピルビン酸の還元で消費される．ピルビン酸の還元で乳酸やエタノールが生じる反応に伴うNAD$^+$の再生産が，嫌気的条件での持続的な解糖を支える．

3. 乳酸やエタノールへの嫌気的な変換時に放出されるエネルギーは，グルコースのもつごくわずかな部分である．大部分のエネルギーは，クエン酸回路と電子伝達系という方法で好気的に取出される．この酸化経路の起点は，**アセチル補酵素A**（acetyl coenzyme A）すなわち**アセチルCoA**（acetyl-CoA）であり，これはミトコンドリア内部でピルビン酸の酸化的脱炭酸により生成される．

$$\text{ピルビン酸} + \text{NAD}^+ + \text{CoA} \longrightarrow \text{アセチルCoA} + CO_2 + \text{NADH} + H^+$$

この反応は，ピルビン酸デヒドロゲナーゼ複合体によって触媒されるが，その詳細は第17章で議論する．この反応とグリセルアルデヒド3-リン酸の酸化に必要なNAD$^+$は，NADHがミトコンドリアの電子伝達系を通して最終的に自身の電子をO_2に引き渡すときに再生産される．

発酵は酸素のない条件下で利用可能なエネルギーを供給する

発酵では，グルコースの完全燃焼から得られるエネルギーの一部だけが産生される．そのような比較的効率の悪い代謝系がなぜそれほどまでに広く使われているのだろうか．その根本的な理由は酸素を必要としないということである．酸素なしで生き残る能力により，生物は土壌や深海，皮膚の毛穴などをすみかにすることができるのである．**偏性嫌気性生物**（obligate anaerobe，絶対嫌気性生物）とよばれるある種の生物は，反応性の高いO_2存在下には生存できない．壊疽の原因菌である *Clostridium perfringens*（ウェルシュ菌）は，偏性嫌気性生物の一例である．その他の病原性偏性嫌気性細菌を表16・2に示す．酵母のようないくつかの生物は，酸素があるときにグルコースを好気的に代謝し，酸素がないときに発酵を行う**通性嫌気性生物**（facultative anaerobe）である．

表 16・2 病原性偏性嫌気性細菌の例

細 菌	感染の症状
Clostridium tetani（破傷風菌）	破傷風（開口障害）
Clostridium botulinum（ボツリヌス菌）	ボツリヌス中毒（特に重度の食中毒）
Clostridium perfringens（ウェルシュ菌）	ガス壊疽（ガスが発酵の最終産物として産生され，組織を変形させ破壊する）
Bartonella hensela	ネコ引っかき熱（風邪の症状を呈する）
Bacteroides fragilis	腹部，骨盤，肺，血液の感染

表 16・3　種々の発酵の反応物と生成物†

グルコース	⟶ 乳 酸
乳 酸	⟶ 酢 酸
グルコース	⟶ エタノール
エタノール	⟶ 酢 酸
アルギニン	⟶ 二酸化炭素
ピリミジン	⟶ 二酸化炭素
プリン	⟶ ギ 酸
エチレングリコール	⟶ 酢 酸
トレオニン	⟶ プロピオン酸
ロイシン	⟶ 2-アルキル酢酸
フェニルアラニン	⟶ プロピオン酸

†　注: ある発酵の産物は他の発酵の基質となる.

ここまで乳酸発酵やアルコール発酵だけを考慮してきたが, 微生物は発酵の最終産物として多種多様な分子を生成することができる (表16・3). 事実, 多くの食料品は発酵の生成物である. これらの食品には, サワークリーム, ヨーグルト, 各種チーズ類, ビール, ワイン, ザウアークラウトなどがある.

多くの脱水素酵素の NAD⁺ 結合部位は似ている

三つの脱水素酵素, グリセルアルデヒド-3-リン酸デヒドロゲナーゼ, アルコールデヒドロゲナーゼ, 乳酸デヒドロゲナーゼは, かなり異なった立体構造をもつ. しかしながら, それらの NAD⁺ 結合ドメインはきわめてよく似ている (図16・12). このヌクレオチド結合領域は, 4本の α ヘリックスと6本の β ストランドが並行したシートからできている. さらにどの酵素においても結合した NAD⁺ の高次構造もほぼ同じである. この共通のドメインは, 発見者 Michael Rossmann にちなんで, しばしば**ロスマンフォールド** (Rossmann fold) とよばれる. ロスマンフォールドは原始のジヌクレオチド結合ドメインを表していると考えられ, 解糖系の脱水素酵素や他の酵素などでよくみられる. というのもこれらの酵素は共通の祖先に由来するものだからである.

フルクトースはフルクトキナーゼにより解糖系の中間体に変換される

最も頻繁に利用されている単糖はグルコースであるが, 他の単糖もまた重要なエネルギー源になる. フルクトースがどのようにして解糖系に入るのかを考えてみよう (図16・13). フルクトースを代謝する異化経路が存在しないので, この糖をグルコースの代謝中間体へと変換する戦略がとられている.

フルクトースの大部分は, 肝臓でフルクトース 1-リン酸経路を経て代謝される (図16・14). 最初はフルクトースがフルクトキナーゼ (fructokinase) の作用によりフルクトース 1-リン酸にリン酸化される段階で, つぎにフルクトース 1-リン酸はグリセルアルデヒドと解糖の中間体であるジヒドロキシアセトンリン酸に開裂する. このアルドール開裂は特異的なフルクトース-1-リン酸アルドラーゼによって触媒される. つぎにグリセルアルデヒドはトリオキナーゼ (triokinase) の作用によりリン酸化されて, 解糖の中間体であるグリセルアルデヒド 3-リン酸になる. 脂肪組織のような他の組織では, フルクトースはヘキソキナーゼによりリン酸化されてフルクトース 6-リン酸になることもある.

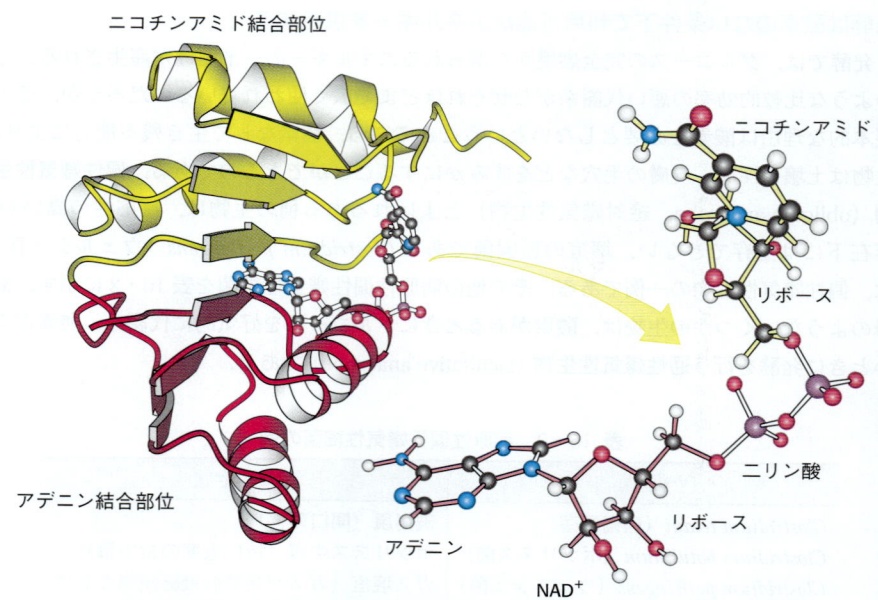

図 16・12　**脱水素酵素における NAD⁺ 結合領域.**　ニコチンアミドが結合する半分 (■) とアデニンが結合する半分 (■) は, 構造的に似ていることに注意. 二つの半分を合わせてできる構造モチーフをロスマンフォールドとよぶ. NAD⁺ 分子は伸びた高次構造で酵素に結合する 〔3LDH.pdb より〕.

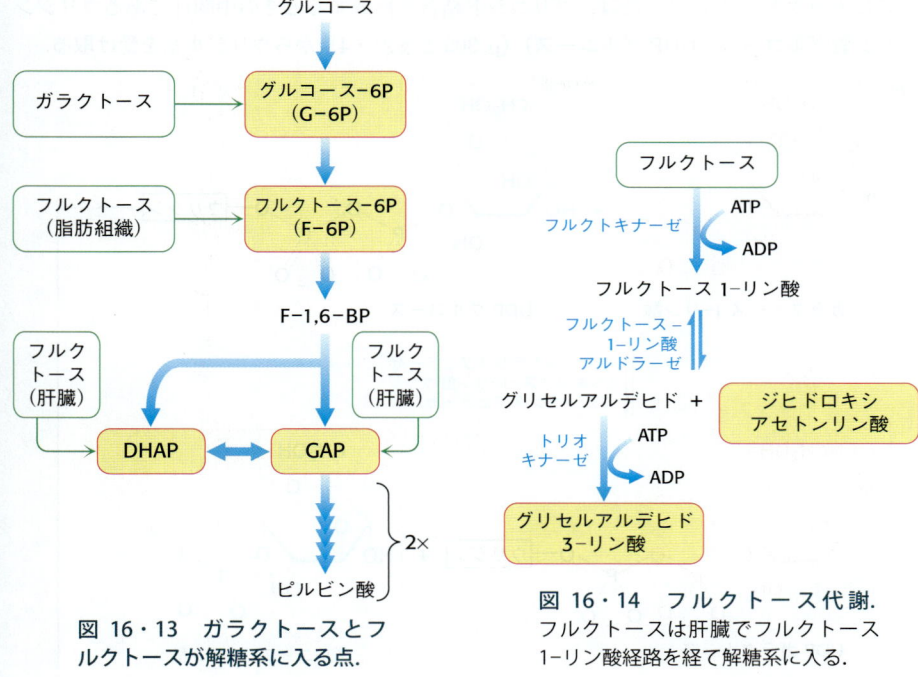

図 16・13　ガラクトースとフルクトースが解糖系に入る点.

図 16・14　フルクトース代謝. フルクトースは肝臓でフルクトース 1-リン酸経路を経て解糖系に入る.

過度のフルクトース消費は病的状態をもたらす

　よく使われる甘味料のフルクトースは，スクロースと高フルクトースのコーンシロップ（約 55％のフルクトースと 45％のグルコースを含む）である．疫学と臨床研究から，過度のフルクトース消費は脂肪肝，インスリン抵抗性と肥満に関連することが示されている．これらの状態は，最終的に 2 型糖尿病（第 27 章）をもたらすかもしれない．これらの障害は必ずしも過剰なエネルギー消費の単純な結果ではなく，むしろフルクトースが肝臓によってどのように処理されるかの結果によることが示されている．肝臓でのフルクトース代謝のどのような様相が，病態に貢献している因子となるのか．図 16・14 に示されるように，フルクトキナーゼとトリオキナーゼの作用は，解糖系で最も重要な制御段階の 6-ホスホフルクトキナーゼが触媒する反応を回避することに注視しよう．フルクトースに由来するグリセルアルデヒド 3-リン酸とジヒドロキシアセトンリン酸は，制御を受けずに解糖系でピルビン酸になり，その後アセチル CoA を生成する．第 22 章でみるが，この過剰なアセチル CoA は脂肪酸に変換され，脂肪組織に輸送されて肥満の原因となる．肝臓も脂肪酸を蓄積し始め，脂肪肝をもたらす．フルクトキナーゼとトリオキナーゼの活性は，肝臓の ATP と無機リン酸を枯渇させて肝機能に障害を与える．第 27 章で，肥満とカロリー摂取の恒常性という話題に戻るであろう．

ガラクトースはグルコース 6-リン酸に変換される

　フルクトースのように，ガラクトースもグルコースの代謝物に変換する必要のある豊富な糖である（図 16・13）．ガラクトースは四つの段階を経てグルコース 6-リン酸に変わる．ガラクトース-グルコース相互変換経路の最初の反応は，ガラクトースが**ガラクトキナーゼ**（galactokinase）でリン酸化されてガラクトース 1-リン酸になることである．

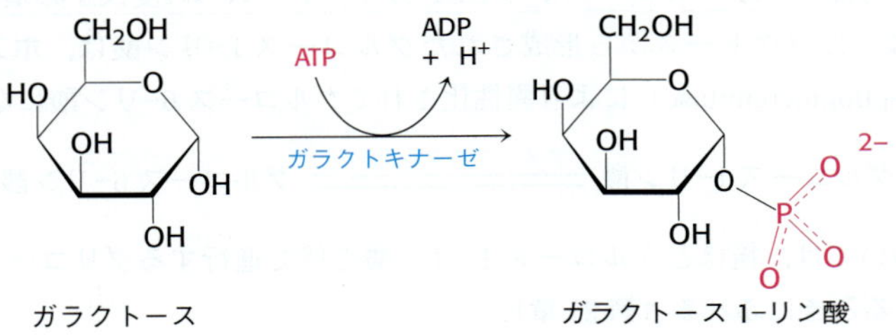

つぎにガラクトース 1-リン酸は，グリコシド結合を形成するときの中間体であるウリジン二リン酸グルコース（UDP グルコース）（p.305 と §21・4）からウリジル基を受け取る．

ガラクトース 1-リン酸　　　　UDP グルコース

ウリジルトランスフェラーゼ
（ヘキソース-1-リン酸ウリジリルトランスフェラーゼ）

UDP ガラクトース　　　　グルコース 1-リン酸

UDP グルコース
4-エピメラーゼ

UDP グルコース

この反応は，**ウリジルトランスフェラーゼ**（uridyl transferase）〔**ヘキソース-1-リン酸ウリジリルトランスフェラーゼ**（hexose-1-phosphate uridylyltransferase）〕により触媒され，その産物は UDP ガラクトースとグルコース 1-リン酸である．つぎに UDP ガラクトースのガラクトース部分がエピマー化されてグルコースになる．C-4 位のヒドロキシ基の立体配置が，**UDP グルコース 4-エピメラーゼ**（UDPglucose 4-epimerase）の作用により反転するのである．

ガラクトキナーゼ，トランスフェラーゼ，エピメラーゼによって触媒される反応をまとめると次式のようになる．

$$ガラクトース + ATP \longrightarrow グルコース 1{-}リン酸 + ADP + H^+$$

ガラクトースがグルコースに変換される反応では，エピメラーゼによって UDP ガラクトースから UDP グルコースが再合成されるため，UDP グルコースは消費されないことに注意せよ．この反応は可逆的に起こり逆反応の産物も重要である．たとえば複合多糖と糖タンパク質のガラクトシル残基を合成するのに，食物中のガラクトースが必要量を満たすには不十分な場合，UDP グルコースから UDP ガラクトースへの変換が必須となる．

最終的には，ガラクトースから形成されたグルコース 1-リン酸は，**ホスホグルコムターゼ**（phosphoglucomutase）により異性化されてグルコース 6-リン酸になる．

$$グルコース 1{-}リン酸 \underset{ホスホグルコムターゼ}{\rightleftharpoons} グルコース 6{-}リン酸$$

この反応については，後ほどグルコース 1-リン酸を経て進行するグリコーゲンの合成と分解を考察するときにふれる（第21章）．

成人の多くはラクターゼが欠損しているため牛乳不耐症である

多くの成人は，ラクトース（乳糖）を代謝できないため，牛乳を飲むと胃腸障害を経験する．**ラクトース不耐症**（lactose intolerance）あるいはラクターゼ欠損症は，ラクトースをグルコースとガラクトースに分解する酵素のラクターゼの欠損が最も多い原因である．

ラクトース　　　　　　　　　　　　　　ガラクトース　　グルコース

"欠損"はあまり適切な表現ではないかもしれない．なぜなら，あらゆる哺乳類で，成長につれラクターゼが減少するのが普通だからである．幼児が離乳し，食物に占める牛乳の割合が減少するにつれ，ラクターゼの活性は通常出生時の約5〜10％にまで減少する．しかし，このラクターゼの減少がみられない人々もいる．特によく知られた例は北ヨーロッパの人々で，この人たちは胃腸に障害を起こすことなく牛乳を摂取することができる．牛乳を生産する家畜を飼い始めて以来，成人期にも高いラクターゼ活性をもつような遺伝的多型をもつヒト個体は，たやすく取得できる牛乳から栄養を摂取できるので，おそらく進化的に有利な選択だったと思われる．事実，その変異をもつ人は，20％以上多くの生殖可能な子を産むであろうことが推定されている．酪農業の起源は約1万年前の北ヨーロッパであるので，ラクターゼの持続に対する進化上の選択圧は相当なものであったに違いなく，成人期までエネルギー源として牛乳を利用できることの生化学的有用性を立証している．

ラクターゼ欠損のヒトの腸内ではラクトースはどうなっているのであろうか．ラクトースは腸内細菌にとってよいエネルギー源である．これらの細菌はラクトースを乳酸にまで発酵させるが，このときにメタン（CH_4）と水素（H_2）を発生する．発生したこのガスの影響により，腹部膨満感や鼓腸といった不快でやっかいな症状が起こる．さらに，消化されずに残ったラクトースと同様に，細菌によって生成された乳酸も強力な浸透効果をもつため，体液が腸内に流入して結果的に下痢をもたらす．これらの症状がさらにひどくなると，ガスと下痢によって脂質やタンパク質といった他の栄養素の吸収が妨げられる．最も簡単な対処法は，ラクトースを多く含むような食品を摂らないようにすることである．あるいは，乳製品とともにラクターゼを同時に摂取すればよい．

ガラクトースは，その転移酵素が欠損していると，高い毒性を示す

ラクトース不耐症より症例はずっと少ないが，ガラクトース代謝に障害をもつ病気もある．ガラクトース代謝過程の遺伝的欠損による疾患を総称して**ガラクトース血症**（galactosemia）という．中で最も多いのは，古典的ガラクトース血症とよばれるもので，先天性のウリジルトランスフェラーゼ欠損を原因とする．この病気をもつ幼児の生育は難しい．一般的症状として，哺乳後の嘔吐や下痢，肝臓肥大，黄疸がみられ，ときに肝硬変にまで至る場合もある．白内障が生じ，嗜眠や精神遅滞もよくみられる．血中ガラクトース濃度は著しく上昇し，尿中にもガラクトースが排泄される．赤血球内のウリジルトランスフェラーゼの欠損が，信頼のおける診断基準となる．

最も一般的な治療法は，食物からガラクトース（およびラクトース）を除去することである．しかし，ガラクトース抜きの食事により肝障害や白内障の進行を抑えることはできるものの，大多数の患者で中枢神経の機能不全，主として言語能力獲得の遅れがみられる．これは回復しないままである．女性では卵巣に障害がみられることもある．

白内障に至る原因はよくわかっている．白内障とは，正常では透明な水晶体が曇る症状である（図16・15）．眼の水晶体でウリジルトランスフェラーゼが失活していると，水晶

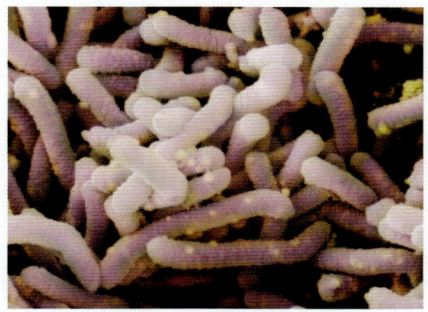

Lactobacillus **の走査型電子顕微鏡写真.** 嫌気性細菌の *Lactobacillus*（乳酸桿菌）を示す．その名の通り，この種の細菌はグルコースを乳酸に発酵し，食品工業で広く使用されている．乳酸桿菌は健常者の尿生殖路の細菌叢にも存在し，酸性環境をつくりだすことで自身の害になる細菌が生育できないようにしている〔© Power and Syred/Science Photo Library/amanaimages〕.

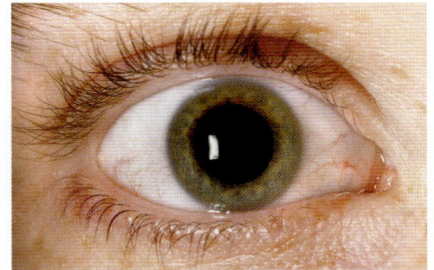

(A)

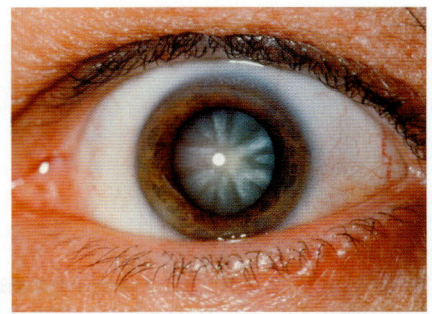

(B)

図 16・15　白内障では，水晶体の混濁が明白である．（A）健常者の眼，（B）白内障患者の眼〔写真提供：（A）© Tim Mainiero/Shutterstock.com；（B）© Science Photo Library/amanaimages〕

体にはアルドースレダクターゼが存在するので，蓄積したガラクトースがガラクチトールに還元される．

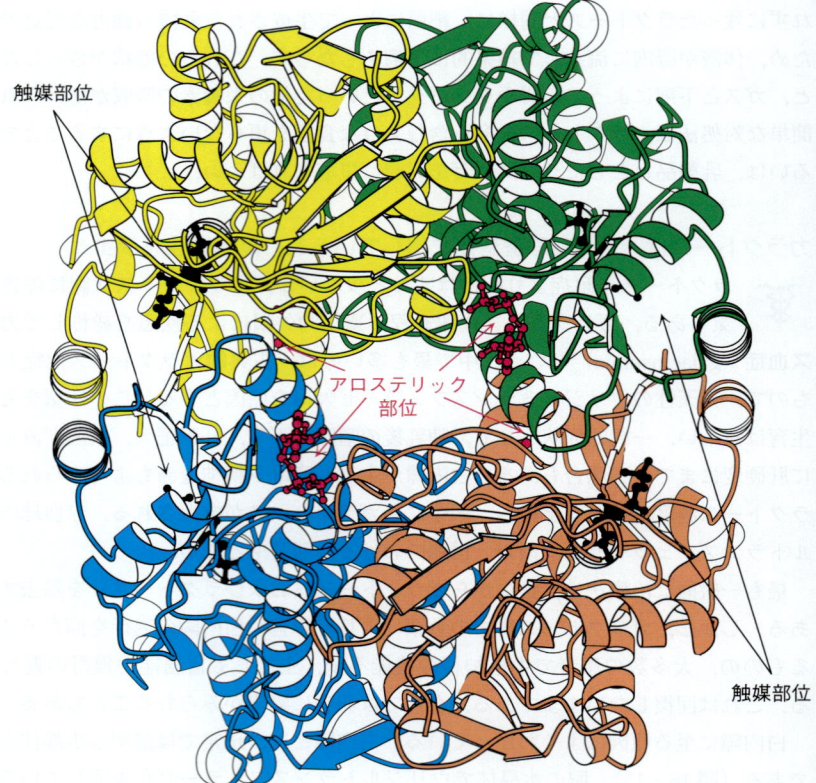

ガラクチトールは代謝されにくく，水晶体に蓄積する．浸透圧を維持するために水晶体に水分が拡散し，白内障を誘発する．事実，成人期にまである一定量を越える多量の牛乳を飲むような集団では，年齢とともに高い確率で白内障になることが知られている．

16・2　解糖系は厳密に制御されている

　解糖経路は二重の役割をもっている．それはグルコースを分解してATPを生成し，そして合成反応の構成要素になる物質を供給する．グルコースがピルビン酸に変換される速度は，これら二つの主要な細胞の要求を満たすように調節されている．代謝経路においては，本質的に不可逆な反応を触媒する酵素が調節の候補部位となる．解糖の場合，ヘキソキナーゼ，6-ホスホフルクトキナーゼ，ピルビン酸キナーゼが触媒する反応は事実上不可逆的であり，実際にこれらの酵素は調節部位として機能している．酵素活性は，アロステリックエフェクターの可逆的結合により調節されるか，または共有結合性の修飾により調節される．さらに，これらの重要な酵素の量は，転写調節により代謝的要求の変化に合

図 16・16　6-ホスホフルクトキナーゼの構造.
E. coli 由来の 6-ホスホフルクトキナーゼの構造は，四つの同じサブユニットからなる四量体で構成される．触媒部位とアロステリック部位が離れていることに注意．ヒト肝臓の酵素のそれぞれのサブユニットは，*E. coli* の酵素と類似した二つのドメインからなる〔1PFK.pdb より〕．

わせて変化する．一般的に，可逆的なアロステリック制御，リン酸化による制御，そして転写調節は，それぞれミリ秒，秒，時間の単位の長さを必要とする．これから，二つの異なる組織 —— 骨格筋と肝臓 —— での解糖系の制御を考察しよう．

筋肉での解糖は ATP 要求量に合うよう調節される

　骨格筋での解糖は，主として収縮を行うために ATP を供給する．したがって，筋肉解糖系の主要な調節は，細胞のエネルギー充足率 —— ATP/AMP 比—— にある．鍵となる調節酵素のそれぞれが，細胞内に存在する ATP と AMP の量的変化にどのように応答するかを調べよう．

　6-ホスホフルクトキナーゼ　　6-ホスホフルクトキナーゼは哺乳類の解糖系において最も重要な制御因子である（図 16・16）．高濃度の ATP はこの酵素（340 kDa の四量体）をアロステリックに阻害する．ATP は触媒部位とは別のある特異的な調節部位に結合する．ATP の結合はフルクトース 6-リン酸に対する酵素の親和性を低下させる．こうして，高濃度の ATP は，酵素へのフルクトース 6-リン酸の結合曲線を双曲線から S 字形曲線に変化させる（図 16・17）．AMP の作用は ATP の阻害作用のまったく反対で，ATP/AMP 比が低下すると酵素活性は上昇する．つまり，エネルギー充足率が減少するにつれて解糖は促進される．pH 低下もまた ATP の阻害効果を増大させて 6-ホスホフルクトキナーゼ活性を阻害する．筋肉が嫌気的に機能すると pH が低下し，乳酸が過剰に生成する．阻害効果によって筋肉は過剰な酸の蓄積で生じる損傷から守られることになる．

　6-ホスホフルクトキナーゼの正の制御因子はなぜ ADP でなく AMP なのだろうか．ATP が速やかに消費されると，アデニル酸キナーゼ（§ 9・4）が以下の反応に従って ADP から ATP を生成する．

$$ADP + ADP \rightleftharpoons ATP + AMP$$

かくして ATP が ADP の再利用によりつくられる際に生成する AMP は，低エネルギー状態のシグナルとなるのである．さらに AMP によるアロステリック効果によって特に鋭敏な制御が可能となる．その理由は，まずアデノシンリン酸（[ATP]，[ADP]，[AMP]）の細胞内での総貯蔵量は短時間では変化しないこと，第二に，ATP の濃度は ADP よりも，また ADP の濃度は AMP よりもはるかに高いことにある．結局 [ATP] が数 % 変化するだけで，[ADP] や [AMP] は大きく変わるのである．[ATP] の少量の変化で [AMP] を大きく変えるといった拡大のおかげで 6-ホスホフルクトキナーゼの感受性の範囲は増加し，より厳密な調節が可能になる（問題 46）．

　ヘキソキナーゼ　　6-ホスホフルクトキナーゼは解糖において最も重要な調節酵素であるが，解糖に重要な酵素はそれだけではない．解糖の最初の反応を触媒するヘキソキナーゼは，その産物であるグルコース 6-リン酸で阻害される．グルコース 6-リン酸が高濃度で存在すると，エネルギーとしてのグルコース，貯蔵用にグリコーゲンを合成する（第 21 章）ためのグルコースを，細胞はもはや必要としていないという情報が伝わり，グルコースは血中にとどまるのである．グルコース 6-リン酸濃度の上昇は，6-ホスホフルクトキナーゼがヘキソキナーゼと連絡する手段となる．6-ホスホフルクトキナーゼが不活性な場合，フルクトース 6-リン酸濃度は上昇する．つぎに，グルコース 6-リン酸はフルクトース 6-リン酸と平衡状態にあるため，その濃度も上昇する．したがって，6-ホスホフルクトキナーゼを阻害すると結果的にヘキソキナーゼを阻害することになる．

　ヘキソキナーゼではなく 6-ホスホフルクトキナーゼが解糖のペースメーカーになるのはなぜだろう．この答えは，グルコース 6-リン酸が解糖だけの中間体ではないことを考えれば明らかである．筋肉において，グルコース 6-リン酸はグリコーゲンにも変換される．解糖系に独特な最初の不可逆反応は，**行き先決定段階**（committed step，§ 24・3）とよばれ，フルクトース 6-リン酸をフルクトース 1,6-ビスリン酸に変えるリン酸化である．このように，6-ホスホフルクトキナーゼが解糖における主たる制御部位であることに疑

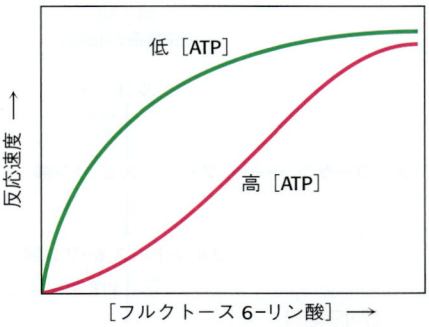

図 16・17　6-ホスホフルクトキナーゼのアロステリック制御．　ATP 濃度が高いと，フルクトース 6-リン酸に対する親和性が低下して酵素活性が阻害される．AMP は ATP の阻害効果を減少させ，クエン酸は逆に高める．

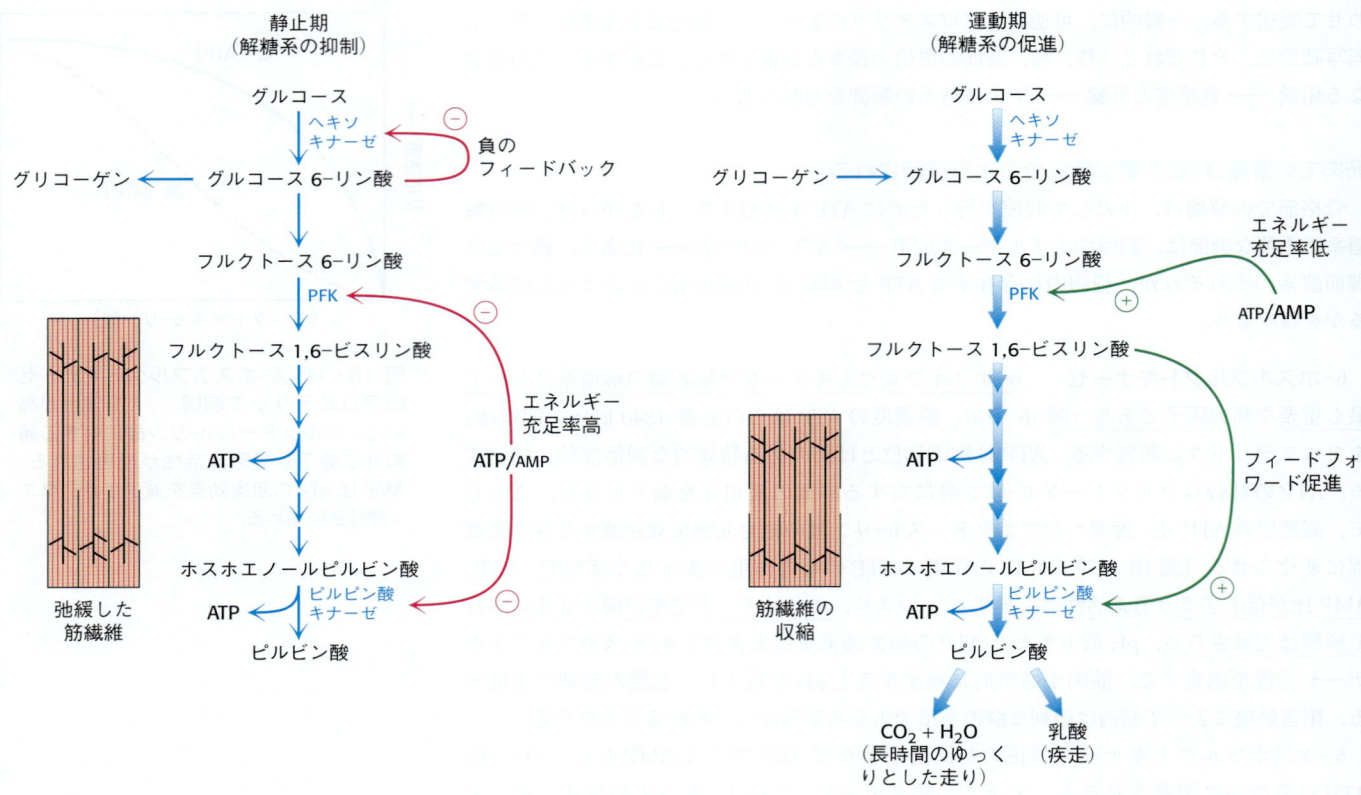

静止期
（解糖系の抑制）

運動期
（解糖系の促進）

図 16・18　筋肉における解糖の調節.　静止期（左）には，解糖系はさほど活性化されていない（細い矢印）. 高濃度の ATP が6-ホスホフルクトキナーゼ（PFK），ピルビン酸キナーゼ，ヘキソキナーゼを抑制する. グルコース6-リン酸はグリコーゲンに変換される（第21章）. 運動期（右）には，筋収縮の結果による ATP/AMP 比の低下が6-ホスホフルクトキナーゼを活性化し，解糖系を促進する. その経路の下への流量は，太い矢印で示すように上昇する.

いはない. 一般に，一連の代謝反応のうち"行き先決定段階"を触媒する酵素は，その経路における最も重要な制御要素となる.

ピルビン酸キナーゼ　ピルビン酸キナーゼは，解糖における3番目の不可逆過程を触媒する酵素であり，解糖系からつぎの系に入る物質の流量を制御する. この最終段階の反応で ATP とピルビン酸が生成するが，これらは中心的な代謝中間体であり，さらに酸化されたり，生合成の構成要素となったりする. エネルギー充足率が高い場合には，ATP がピルビン酸キナーゼをアロステリック阻害し，解糖速度を低下させる. 解糖の速度が上昇すると，解糖系において先行する不可逆過程の産物であるフルクトース 1,6-ビスリン酸がピルビン酸キナーゼを活性化し，生成してくる中間体の高い流量を維持できるようにしている. 休止状態と活動状態での筋肉での解糖系の調節を図 16・18 にまとめた.

肝臓における解糖系の調節は肝臓の生化学的な多機能性を反映している

　肝臓は筋肉に比べて，より多様な生化学的機能をもっている. 意義深いことに，肝臓は血中グルコースレベルを維持している. 肝臓はグルコースが十分なときにそれをグリコーゲンとして貯蔵し，供給が低いときにはグルコースを放出する. 肝臓はまた，宿主の生体化合物を合成するためにだけでなく，生合成に必要な還元力を産生するためにグルコースを利用する（§20・3）. したがって，肝臓は筋肉の解糖系でみられる多くの制御的特徴を備えているが，肝臓での解糖系の調節はより複雑である.

6-ホスホフルクトキナーゼ　肝臓の6-ホスホフルクトキナーゼは，筋肉と同様に ATP で調節されるが，収縮する筋肉のような急激な ATP 要求を生じないので，この制御は重要でない. 肝臓では通常乳酸が産生されないので，肝臓の酵素に対して低い pH は代謝のシグナルとはならない. 事実，これからみるように，乳酸は肝臓でグルコースに変換される.

解糖はまた，生合成に必要な炭素の骨格を提供する．そのため，6-ホスホフルクトキナーゼは，炭素骨格の構成要素が豊富にあるか不足しているかを示すシグナルによっても調節されるはずである．肝臓では，6-ホスホフルクトキナーゼがクエン酸回路の初期中間体であるクエン酸で阻害される（第17章）．クエン酸が細胞質で高濃度で存在するということは，生合成に必要な前駆物質が豊富なので，これ以上生合成のためのグルコース分解は必要ないことを意味する．クエン酸は ATP の阻害効果を高めることで 6-ホスホフルクトキナーゼを阻害する．

肝臓において解糖系が血糖の変化に応答する重要な手段は，強力な 6-ホスホフルクトキナーゼの活性化因子となるシグナル分子のフルクトース 2,6-ビスリン酸（F-2,6-BP）を介するものである（図16・19）．肝臓では，血糖値が高いとフルクトース 6-リン酸の濃度が上がり，多量のフルクトース 6-リン酸が F-2,6-BP の合成を促進する（図16・20）．したがって，多量のフルクトース 6-リン酸は F-2,6-BP を高い濃度へと導く．フルクトース 2,6-ビスリン酸の結合は，フルクトース 6-リン酸に対する 6-ホスホフルクトキナーゼの親和性を増加させ，ATP の阻害効果を減弱させる．解糖系はこうしてグルコースが豊富にあると加速される．こうした経路はフィードフォワード促進（feedforward stimulation）とよばれる．この重要な制御分子の合成と分解については，糖新生を考慮した後でみることにしよう．

ヘキソキナーゼとグルコキナーゼ　　肝臓におけるヘキソキナーゼ反応は，筋肉と同じように調節されている．しかしながら，肝臓には，血中グルコース濃度をモニターするという役割に従って，グルコース 6-リン酸では阻害されない**グルコキナーゼ**（glucokinase）とよばれる別の特殊なヘキソキナーゼのアイソザイムがある．グルコキナーゼの役割は，グリコーゲンの合成と脂肪酸の生成（§22・1）に向けてグルコース 6-リン酸を供給することにある．驚くことに，グルコキナーゼは単量体として機能しているけれども，アロステリック酵素の特性であるシグモイド状の速度論を示す．グルコキナーゼはグルコースが豊富に存在するときだけグルコースをリン酸化するが，これはグルコキナーゼのグルコースに対する親和性が，ヘキソキナーゼの約 1/50 と低いためである．さらに，グルコース濃度が低いとき，グルコキナーゼは肝臓に特異的なグルコキナーゼ調節タンパク質によって抑制される．グルコースに対して低い親和性をもつグルコキナーゼのおかげで，グルコースの供給が制限されているときには，最初にグルコースを要求する脳と筋肉に供給し，またグルコースが豊富に存在するときには，グルコースを浪費しなくてもすむようにしている．肝臓のグルコキナーゼを活性化する医薬品は，2 型あるいはインスリン抵抗性糖尿病に向けて評価されている．グルコキナーゼは膵臓の β 細胞にも存在し，血糖値が上昇すると，グルコキナーゼによるグルコース 6-リン酸の生成を増加させてホルモンであるインスリンを分泌する．インスリンは，グリコーゲンとしての貯蔵や脂肪への変換のために，血中からグルコースを取除く必要があるというシグナルを伝達する．

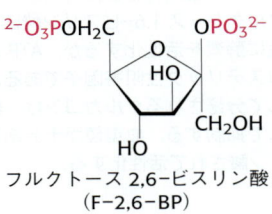

フルクトース 2,6-ビスリン酸
（F-2,6-BP）

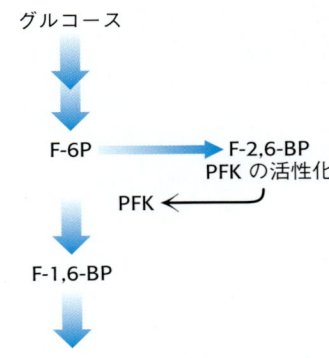

図 16・19　フルクトース 2,6-ビスリン酸による 6-ホスホフルクトキナーゼの調節.　フルクトース 6-リン酸（F-6P）は高濃度において，フルクトース 2,6-ビスリン酸（F-2,6-BP）を媒介して，6-ホスホフルクトキナーゼ（PFK）を活性化する.

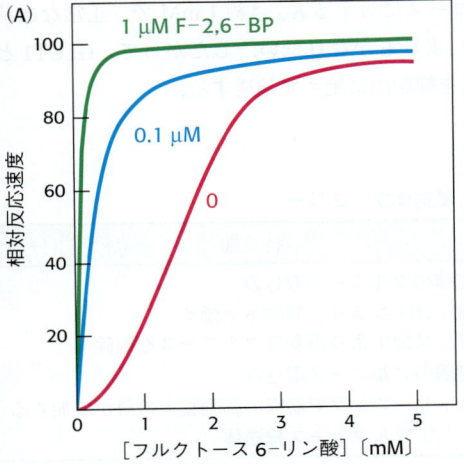

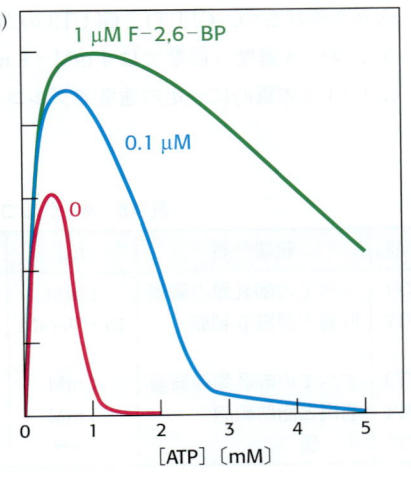

図 16・20　フルクトース 2,6-ビスリン酸による 6-ホスホフルクトキナーゼの活性化.（A）基質濃度に対して S 字形の依存性を示す反応速度は，フルクトース 2,6-ビスリン酸濃度が 1 μM の場合，双曲線になる.（B）ATP は基質として働き，初めは反応を促進する. ATP 濃度が上昇するにつれて，ATP はアロステリック阻害する. ATP の阻害効果はフルクトース 2,6-ビスリン酸によって打ち消される〔出典: E. Van Schaftingen, M.F. Jett, L. Hue, H.G. Hers, *Proc. Natl. Acad. Sci. U.S.A.*, **78**, 3483~3486(1981)〕.

図 16・21　ピルビン酸キナーゼの触媒活性の制御. ピルビン酸キナーゼはアロステリックエフェクターと共有結合修飾によって制御される. フルクトース 1,6-ビスリン酸はアロステリック性に酵素を活性化するが，ATP とアラニンはアロステリック性阻害因子である. 低血糖に応答して分泌されるグルカゴンは，酵素をリン酸化して抑制する. 血糖値が十分あると，酵素は脱リン酸されて活性化する.

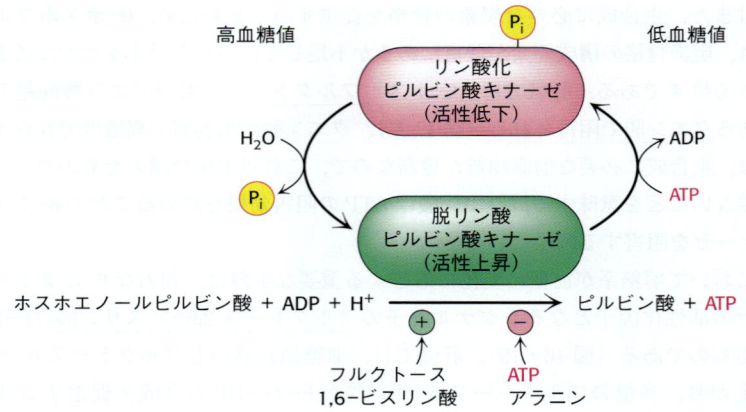

ピルビン酸キナーゼ　　哺乳類には，異なる遺伝子にコードされたピルビン酸キナーゼ（57 kDa サブユニットの四量体）のさまざまなアイソザイムが存在する. L型は肝臓に多く，筋肉と脳にはM型が多い. L型とM型の特性は共通する部分が多い. 事実，肝臓の酵素は，アロステリック調節については筋肉の酵素と同様な特性をもつが，例外もあり，肝臓の酵素は，構成成分が利用できるというシグナルであるアラニン（ピルビン酸から1段階で合成される）によって抑制される. さらに，このアイソザイムは共有結合修飾に対する感受性の点から異なっている. L型ピルビン酸キナーゼの触媒特性は，M型とは異なり，可逆的リン酸化によっても制御される（図16・21）. 血糖濃度が低い場合，グルカゴンがひき起こす cAMP カスケード（p. 450）は，ピルビン酸キナーゼをリン酸化して活性を低下させる. このホルモンが誘発するリン酸化は，脳や筋肉がより緊急にグルコースを必要とするときに，肝臓がグルコースを消耗しすぎるのを防いでいる. 以上は，さまざまな器官が営む代謝の多様性に対して，アイソザイムがどのように貢献しているのかを示す明解な例である. 解糖の制御については，糖新生を考察した後に，また考えることとしよう.

輸送体ファミリーの働きでグルコースが動物細胞に出入りできる

　グルコースが動物細胞の細胞膜を横切り，熱力学的勾配を下る反応は，いくつかのグルコース輸送体を介して進む. このタンパク質ファミリーのメンバーは，GLUT1〜5 とよばれるが，約 500 アミノ酸残基の長さの単一ポリペプチド鎖からなる（表 16・4）. それぞれのグルコース輸送体は，ラクトース輸送体（§ 13・3）と類似した 12 回膜貫通ヘリックス構造をもっている.

　グルコース輸送体タンパク質ファミリーはそれぞれ固有の役割をもつ.

　1. GLUT1 と GLUT3 は，ほぼすべての哺乳類細胞に存在し，基礎値のグルコースの取込みを受けもつ. GLUT1，GLUT3 のグルコースに対する K_M は約 1 mM で，正常な血清グルコース濃度（標準では 4 mM〜8 mM）よりもかなり低い. したがって，GLUT1 と GLUT3 は本質的に一定の速度でグルコースを細胞内に絶えず輸送する.

表 16・4　グルコース輸送体ファミリー

名　前	臓器分布	K_M	特　性
GLUT1	すべての哺乳類の臓器	1 mM	基礎値のグルコース取込み
GLUT2	肝臓と膵臓 β 細胞	15〜20 mM	膵臓ではインスリン制御下で働く 肝臓では血中より過剰なグルコースを取除く
GLUT3	すべての哺乳類の臓器	1 mM	基礎値のグルコース取込み
GLUT4	筋肉と脂肪細胞	5 mM	耐久トレーニングで筋肉の細胞膜上の量が増加する
GLUT5	小　腸	——	主としてフルクトース輸送体

2. GLUT2 は肝臓と膵臓 β 細胞に存在し，グルコースに対する K_M が明らかに非常に高い（15~20 mM）．したがってグルコースは，血中にグルコースが多量にあるときだけは生化学的に意味のある速度で迅速にこれらの組織に入る．その結果，膵臓は血糖値を感知してインスリンの分泌速度を調節する．また，GLUT2 の K_M が高いおかげで，グルコースは豊富に存在するときのみ肝臓細胞に迅速に取込まれることになる．

3. GLUT4 は K_M が 5 mM であり，グルコースが筋肉や脂肪細胞に入るのを仲介する．インスリンは摂食状態を示すシグナルとして作用し，細胞膜上の輸送体 GLUT4 の数を迅速に増す．したがって，インスリンは筋肉と脂肪によるグルコースの取込みを促進することになる．筋肉細胞膜上の GLUT4 の量は，持久力を高める訓練を積むことによって増加する．

4. GLUT5 は小腸に存在し，おもにフルクトース輸送体として機能する．

好気的解糖系は急速に増殖する細胞の特徴である

何十年にもわたって，腫瘍ではグルコースの取込み速度と解糖が亢進することが知られていた．実際，急速に増殖している腫瘍細胞は，酸素が存在するにも関わらずグルコースを乳酸に代謝するが，この過程は，**好気的解糖**（aerobic glycolysis）または生化学者 Otto Warburg がこうした特徴をがん細胞がもつことを 1920 年代に初めて指摘したのにちなみ，**ワールブルク効果**（Warburg effect）とよばれている．事実，グルコースを激しく取込む腫瘍は特に攻撃的であり，そのがんの予後はよくないらしい．陽電

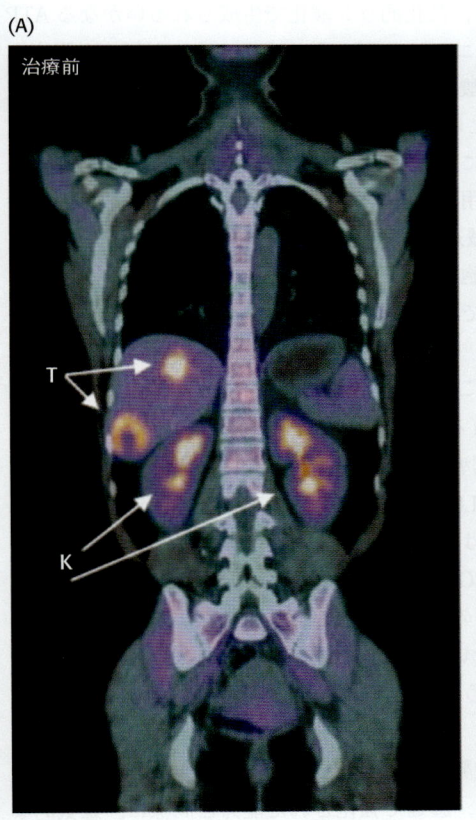
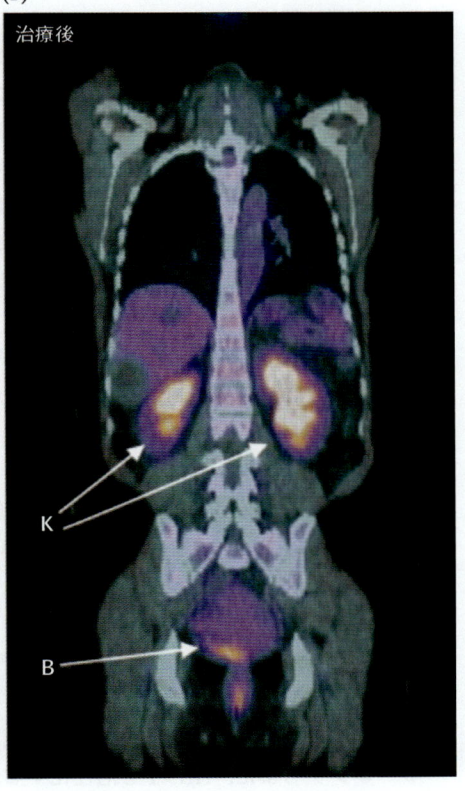

図 16・22　腫瘍は 2-^{18}F-2-D-デオキシグルコース（FDG）と陽電子放射断層撮影法（PET）によって視覚化できる．　（A）患者に注入された非代謝性グルコース誘導体と陽電子放射断層撮影法とコンピューター支援断層撮影法の組合わせによる解析から，悪性腫瘍（T）の存在が検出できる．（B）チロシンキナーゼ阻害薬（§14・5）による治療 4 週間後には，腫瘍による FDG の取込みがなくなり，代謝の減少が示された．尿中に排泄される過剰な FDG が，腎（K）と膀胱（B）にもみられる〔画像：A.D. Van den Abbeele, Dana-Farber Cancer Institute, Boston のご厚意による〕．

子放射断層撮影法（PET, positron emission tomography）とコンピューター支援断層撮影法（CAT, computer-aided tomography）の組合わせで検出できる非代謝性グルコース誘導体の 2-^{18}F-2-D-デオキシグルコースによって，腫瘍は容易に視覚化でき，治療効果の監視が可能である（図 16・22）.

　好気的解糖は，エネルギー的により効率の高い酸化的リン酸化以上に，腫瘍に対してどのような選択有利性を提供しているのであろうか. その疑問に答えるべく研究が活発に進められているが，その利点については想像できよう. まず，好気的解糖は乳酸を産生し，これが分泌される. 腫瘍の環境が酸性化すると，腫瘍の侵入は促進され，腫瘍を攻撃する免疫系は抑制される. しかしながら，白血病細胞でさえも好気的解糖系を進め，この細胞は浸潤がんではない. つぎにより重要であると思われるが，グルコースの取込み増加とグルコース 6-リン酸の生成は，別の代謝経路であるペントースリン酸回路（第 20 章）の基質を供給し，生合成に向けた還元力を産生する. さらに，ペントースリン酸回路は解糖系と協力して，ヌクレオチドのような増殖に必要な生体分子の前駆体を生成する. 最後にがん細胞は，それらに栄養を与える血管よりも早く増殖する. こうして固形腫瘍が成長して，その周りの酸素濃度が低下してしまう. 言い換えれば，がんはしだいに酸素が欠乏した状態，低酸素症（hypoxia）になるので，好気的解糖の利用は細胞増殖の酸素要求性を減少させる. 亢進したグルコース代謝によって，必要な前駆体のすべてが満たされるわけではない. 腫瘍細胞はグルタミンも必要とするが，このアミノ酸はミトコンドリア内に流入して，生合成のために利用されるクエン酸回路の成分を補充する.

　好気的解糖への転換は，いかなる生化学的変化によって促進されるのであろうか. その答えもまた完全には得られていないが，解糖系の二つの酵素におけるアイソザイムの遺伝子発現の変化が重要であろう. 腫瘍細胞はミトコンドリアに結合するヘキソキナーゼのアイソザイムの一つを発現する. この酵素は，酸化的リン酸化で生成されるいかなる ATP にも容易に接近し，その生成物であるグルコース 6-リン酸によるフィードバック阻害を受けない. もっと重要なことに，ピルビン酸キナーゼの胎児型アイソザイムであるピルビン酸キナーゼ M を発現している. 驚くことに，このアイソザイムは通常のピルビン酸キナーゼよりも低い触媒活性をもつので流量に滞りが生じ，細胞増殖のために必要とされる生合成過程に向けて，解糖系の中間体を利用できるようにしている. 生合成前駆体の必要性は ATP の要求性よりも大きく，これは減速した解糖系でさえ十分な ATP を産生して，細胞増殖を可能にしている. 初めは腫瘍細胞で観察されたけれども，ワールブルク効果は同じく急速に分裂している非がん性の細胞でもみられる.

がんと持久性運動は類似の様相で解糖系に影響を与える

　いくつかの腫瘍が急速な増殖で見舞われる低酸素状態は，低酸素誘導因子 1（HIF-1, hypoxia-inducible factor 1）という低酸素誘導性転写因子を活性化する. HIF-1 は多くの解糖系の酵素やグルコース輸送体である GLUT1 や GLUT3 の発現を亢進させる（表 16・5）. こうしたがん細胞の適応により，腫瘍は血管新生が起こるまでの間生き延びるのである. HIF-1 はまた，血管内皮増殖因子（VEGF, vascular endothelial growth factor）などのシグナル伝達分子の発現を亢進させ，血管の増殖を促進して腫瘍細胞に栄養を供給する（図 16・23）. このような血管新生ができないと，腫瘍の増殖は止まり，死んでしまうか害を与えないほど小さくなってしまうだろう. 現在，腫瘍の血管新生を抑制する薬剤を開発する研究が進められている.

　興味深いことに，ATP 産生のために乳酸発酵に依存して筋肉を動かす嫌気的な運動トレーニングもまた，HIF-1 を活性化するが，腫瘍で強化された能力と同様に，嫌気的な ATP の産生と血管新生を促進する. これらの生化学的な効果は，訓練によって改善される運動能力を説明し，行動がどのように生化学に影響を与えるかを証明している. 持続的な筋収縮に由来する別のシグナルは，筋肉ミトコンドリアの生物発生をひき起こし，より効率的な好気的エネルギー産生を可能にして ATP 合成のために乳酸発酵に頼る必要を防いでいる（第 27 章）.

表 16・5　HIF-1 により制御される遺伝子がコードするグルコース代謝関連タンパク質

GLUT1
GLUT3
ヘキソキナーゼ
6-ホスホフルクトキナーゼ
フルクトースビスリン酸アルドラーゼ
グリセルアルデヒド-3-リン酸デヒドロゲナーゼ
ホスホグリセリン酸キナーゼ
エノラーゼ
ピルビン酸キナーゼ

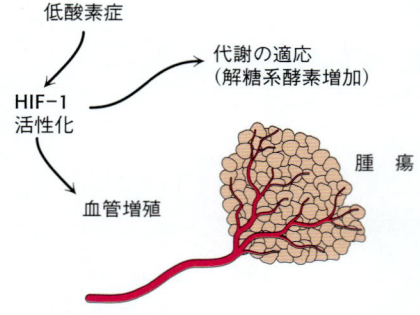

図 16・23　低酸素時の腫瘍における遺伝子発現の変化. 腫瘍塊の中心部が低酸素状態になると，低酸素誘導因子 1（HIF-1）が活性化され，その結果，代謝の適応（解糖系酵素の増加）と血管新生促進因子の活性化がひき起こされる〔出典: C.V. Dang, G.L. Semenza, *Trends Biochem. Sci.*, **24**, 68～72 (1999)〕.

16・3　グルコースは非糖質前駆体からも合成できる

つぎに非糖質前駆体からのグルコース合成，すなわち糖新生とよばれる過程に目を向けよう．グルコースレベルの維持が重要なのは，脳が主要な燃料としてグルコースに高度に依存しており，赤血球に至っては用いる燃料はグルコースだけだからである．平均的なヒト成人の脳が1日に必要とするグルコース量はおよそ120 gで，これは体全体が必要とする160 gのグルコース量の大部分に当たる．体液中に存在するグルコース量は約20 gであり，グリコーゲンから容易に入手できるグルコース量はおよそ190 gである．したがって，グルコースの直接的な保存量は，約1日分のグルコース必要量には十分見合うのであるが，長期にわたる絶食や飢餓状態では，糖新生がとりわけ重要である（§27・5）.

糖新生経路はピルビン酸をグルコースに変換する．グルコースの非糖質前駆体は最初にピルビン酸に変換されるか，後でオキサロ酢酸やジヒドロキシアセトンリン酸のような中間体として経路に入る（図16・24）.主要な非糖質前駆体は，乳酸，アミノ酸，グリセロールである．乳酸は，運動中の骨格筋で解糖速度が酸化的代謝速度を超えると生成する．乳酸は乳酸デヒドロゲナーゼ（p. 431）の作用によって容易にピルビン酸に変換される．アミノ酸は，食物中のタンパク質や，飢餓時は骨格筋にあるタンパク質の分解で得られる（§23・1）.脂肪細胞ではトリアシルグリセロール（§22・2）の加水分解で，グリセロールと脂肪酸が生成する．グリセロールはグルコースの前駆体だが，動物は脂肪酸をグルコースに変換することができない．その理由については後にふれる．グリセロールはジヒドロキシアセトンリン酸のところで糖新生系または解糖系に入る.

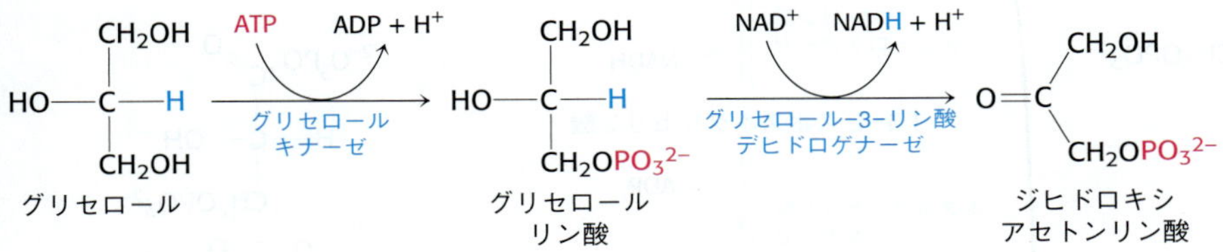

糖新生系が起こるおもな臓器は，肝臓であり，またわずかではあるが腎臓でも起こる．脳や骨格筋や心筋では糖新生はほとんど起こらない．どちらかといえば，肝臓や腎臓での糖新生は血中のグルコース量を維持するのを助けており，それによって，脳や筋肉が代謝要求に十分見合うだけのグルコースを血液から取込めるようにしている.

糖新生は解糖の逆経路ではない

解糖ではグルコースがピルビン酸に変換され，糖新生ではピルビン酸がグルコースに変換される．しかしながら糖新生は解糖の逆経路ではない．解糖の熱力学的平衡はピルビン酸生成の側に大きく偏っているので，糖新生には別のいくつかの反応が必要となる．グルコースからピルビン酸が生成するための実際のギブズエネルギー変化は，標準的な細胞の条件下でおよそ -90 kJ mol^{-1}（$-22 \text{ kcal mol}^{-1}$）である．解糖でのギブズエネルギーの減少の大部分は三つの本質的に不可逆的な段階で起こり，それらを触媒するのはヘキソキナーゼ，6-ホスホフルクトキナーゼ，ピルビン酸キナーゼである.

$$\text{グルコース} + \text{ATP} \xrightarrow{\text{ヘキソキナーゼ}} \text{グルコース 6-リン酸} + \text{ADP} \qquad \Delta G = -33 \text{ kJ mol}^{-1} \ (-8.0 \text{ kcal mol}^{-1})$$

$$\text{フルクトース 6-リン酸} + \text{ATP} \xrightarrow{\text{6-ホスホフルクトキナーゼ}} \text{フルクトース 1,6-ビスリン酸} + \text{ADP}$$
$$\Delta G = -22 \text{ kJ mol}^{-1} \ (-5.3 \text{ kcal mol}^{-1})$$

$$\text{ホスホエノールピルビン酸} + \text{ADP} \xrightarrow{\text{ピルビン酸キナーゼ}} \text{ピルビン酸} + \text{ATP} \qquad \Delta G = -17 \text{ kJ mol}^{-1} \ (-4.0 \text{ kcal mol}^{-1})$$

糖新生系では，事実上不可逆的な解糖系のこれらの反応を迂回する必要がある.

図 16・24 糖新生経路. 糖新生経路に固有の反応と酵素は赤色で示した. 他の反応は解糖系と共通である. 糖新生系の酵素は細胞質中に局在しているが, ピルビン酸カルボキシラーゼ（ミトコンドリア中）とグルコース-6-ホスファターゼ（小胞体の内側で膜に結合）は例外である. 乳酸, グリセロール, アミノ酸が経路に入る箇所を で示した.

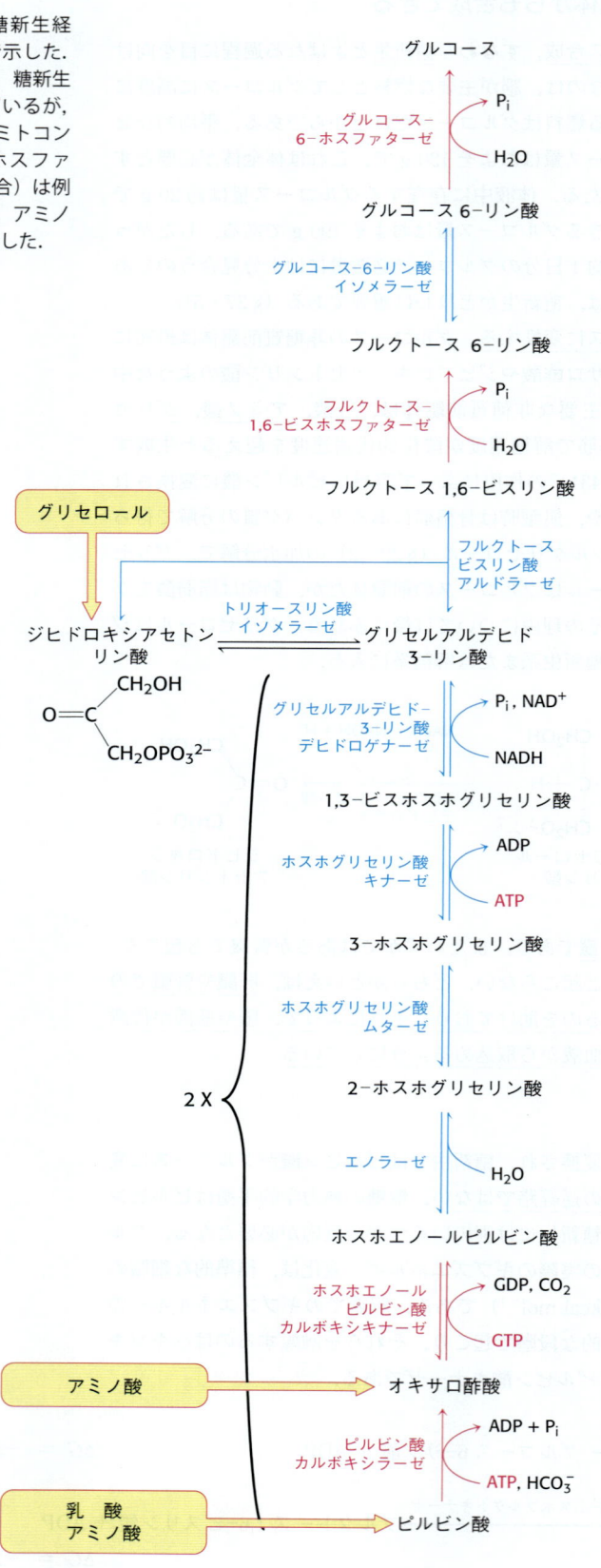

グルコース

グルコース-6-ホスファターゼ　→ P_i
　　　　　　　　　　　　　→ H_2O

グルコース 6-リン酸

グルコース-6-リン酸イソメラーゼ

フルクトース 6-リン酸

フルクトース-1,6-ビスホスファターゼ　→ P_i
　　　　　　　　　　　　　　　　→ H_2O

フルクトース 1,6-ビスリン酸

フルクトースビスリン酸アルドラーゼ

グリセロール

ジヒドロキシアセトンリン酸　←トリオースリン酸イソメラーゼ→　グリセルアルデヒド 3-リン酸

グリセルアルデヒド-3-リン酸デヒドロゲナーゼ　→ P_i, NAD^+
　　　　　　　　　　　　　　→ NADH

1,3-ビスホスホグリセリン酸

ホスホグリセリン酸キナーゼ　→ ADP
　　　　　　　　　　→ ATP

3-ホスホグリセリン酸

ホスホグリセリン酸ムターゼ

2-ホスホグリセリン酸

エノラーゼ　→ H_2O

ホスホエノールピルビン酸

ホスホエノールピルビン酸カルボキシキナーゼ　→ GDP, CO_2
　　　　　　　　　　　　→ GTP

2 X

アミノ酸　→ オキサロ酢酸

ピルビン酸カルボキシラーゼ　→ ADP + P_i
　　　　　　　　　→ ATP, HCO_3^-

乳酸
アミノ酸　→ ピルビン酸

ピルビン酸からオキサロ酢酸を経由してホスホエノールピルビン酸が生成する

　糖新生の最初の段階は，1分子のATPを消費してピルビン酸を炭酸固定し，オキサロ酢酸を生成することである．この反応は**ピルビン酸カルボキシラーゼ**（pyruvate carboxylase）によって触媒され，ミトコンドリアで起こる．

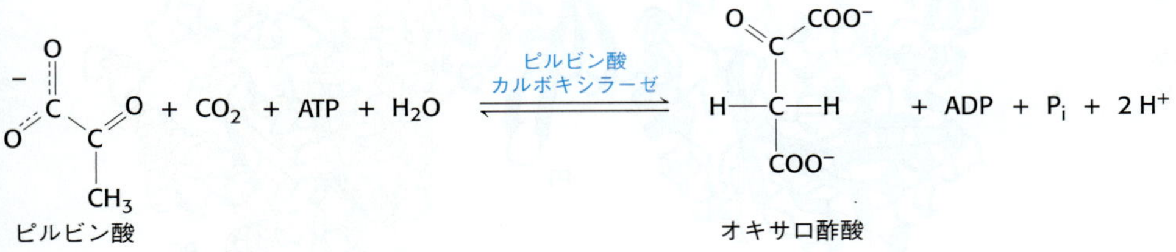

ピルビン酸 + CO_2 + ATP + H_2O $\rightleftharpoons$ オキサロ酢酸 + ADP + P_i + 2 H^+

　ピルビン酸カルボキシラーゼは共有結合した補欠分子族の**ビオチン**（biotin）を必要とするが，ビオチンは活性化されたCO_2の担体として働く．ビオチンのカルボキシ基は，特異的なリシン残基のε-アミノ基とアミド結合によって結ばれている（図16・25）．水溶液では，CO_2がカルボニックアンヒドラーゼのおかげで炭酸水素イオン（HCO_3^-）としておもに存在することを思い出そう（§9・2）．

　ピルビン酸のカルボキシ化は3段階で起こる．

$$HCO_3^- + ATP \rightleftharpoons HOCO_2\text{-}PO_3^{2-} + ADP$$
$$ビオチン\text{-}酵素 + HOCO_2\text{-}PO_3^{2-} \rightleftharpoons CO_2\text{-}ビオチン\text{-}酵素 + P_i$$
$$CO_2\text{-}ビオチン\text{-}酵素 + ピルビン酸 \rightleftharpoons ビオチン\text{-}酵素 + オキサロ酢酸$$

　ピルビン酸カルボキシラーゼは同一のサブユニットが四つからなる四量体として機能し，それぞれのサブユニットが四つのドメインから構成されている（図16・26）．ビオチンカルボキシラーゼドメイン（BC）は，カルボキシリン酸の生成とそれに続く第二ドメインのビオチンカルボキシ基運搬タンパク質（BCCP）へのCO_2固定を触媒するが，BCCPはビオチンが共有結合している部位である．ひとたびCO_2が結合すると，BCCPはビオチンカルボキシラーゼの活性部位から離れ，サブユニットの全長（約75Å）をほぼ移動してピルビン酸カルボキシラーゼドメイン（PC）の活性部位に達し，そこでCO_2をピルビン酸に転移させてオキサロ酢酸を生成する．一つのサブユニットに存在するBCCPは，隣接したサブユニットにある活性部位と相互作用する．第四のドメイン（PT）は四量体の形成を促進している．

　ピルビン酸カルボキシラーゼの最初の部分反応は，カルボキシビオチンの形成であり，アセチルCoAの存在を必要とする．アセチルCoAが酵素に結合しない限り，ビオチンは

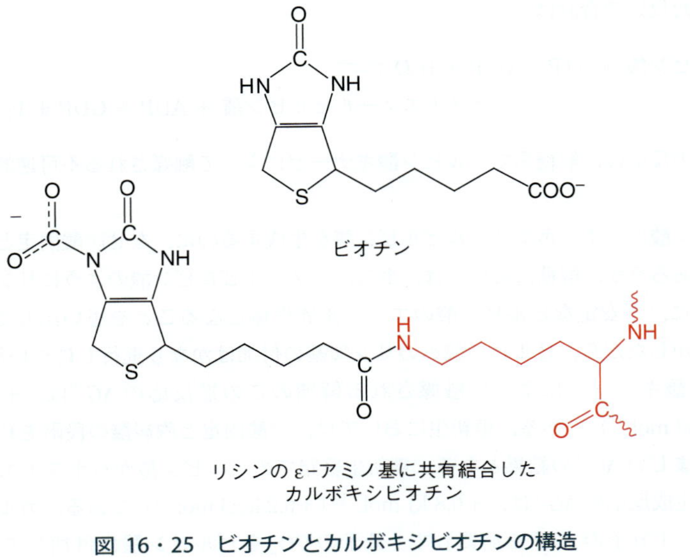

図 16・25　ビオチンとカルボキシビオチンの構造

図 16・26　ピルビン酸カルボキシラーゼの
サブユニット.　　BCCP に共有結合しているビ
オチンは，BC の活性部位から隣接したサブユ
ニットに存在する PC の活性部位に CO_2 を輸送
する.略号は，BC: ビオチンカルボキシラー
ゼ; BCCP: ビオチンカルボキシ基運搬タンパク
質; PC: ピルビン酸カルボキシラーゼ; PT: ピ
ルビン酸カルボキシラーゼ四量体化ドメイン.

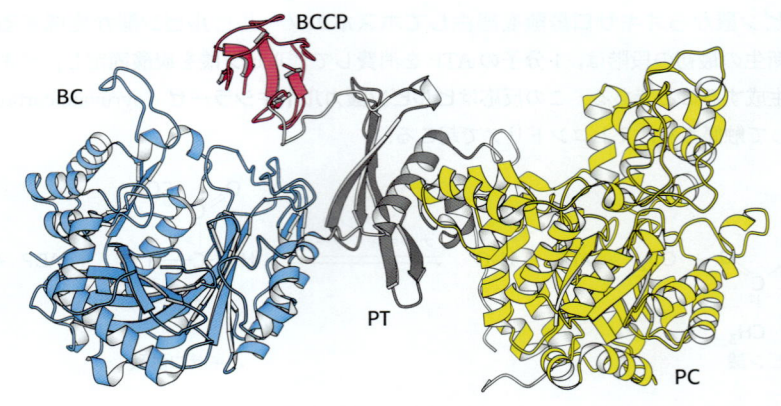

炭酸固定されない.アセチル CoA はつぎの部分反応には何の影響も及ぼさない.アセチ
ル CoA によるピルビン酸カルボキシラーゼのアロステリックな活性化は重要な生理的調
節機構であるが，これについては§17・4 で詳しく議論する.

オキサロ酢酸は細胞質に運ばれ，ホスホエノールピルビン酸に転換される

　　ホスホエノールピルビン酸の合成を完了するために，オキサロ酢酸はその後細胞質に輸
送されなくてはならない.初めに，オキサロ酢酸はリンゴ酸デヒドロゲナーゼによってリ
ンゴ酸に還元される.リンゴ酸はミトコンドリア膜を横切って輸送され，細胞質中で
NAD^+ の関与したリンゴ酸デヒドロゲナーゼにより再び酸化されてオキサロ酢酸になる
（図 16・27）.リンゴ酸からオキサロ酢酸の生成は，糖新生のひき続く段階で利用される
NADH も供給する.最終的に，オキサロ酢酸は**ホスホエノールピルビン酸カルボキシキ
ナーゼ**（phosphoenolpyruvate carboxykinase, PEPCK）により，脱炭酸とリン酸化を同時
に受ける.リン酸基の供与体は GTP である.ピルビン酸カルボキシラーゼによりピルビ
ン酸に付加された CO_2 はこの段階で離れる.

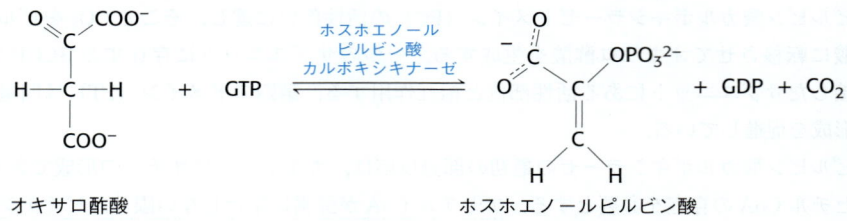

オキサロ酢酸　　　　　　　　　　　　　　　　　　　ホスホエノールピルビン酸

　　ピルビン酸カルボキシラーゼとホスホエノールピルビン酸カルボキシキナーゼによって
触媒された反応の合計は，

ピルビン酸 ＋ ATP ＋ GTP ＋ H_2O ⇌
　　　　　　　　　ホスホエノールピルビン酸 ＋ ADP ＋ GDP ＋ P_i ＋ $2 H^+$

この 1 対の反応は，解糖系でピルビン酸キナーゼによって触媒される不可逆的反応を迂回
する.

　　ピルビン酸からホスホエノールピルビン酸を生成するのに，なぜ炭酸固定と脱炭酸が必
要なのであろうか.解糖においては，ホスホエノールピルビン酸のようにリン酸基が存在
するために，不安定なピルビン酸のエノール異性体となることを思い出してほしい（p.
428）.しかしながら，ピルビン酸へのリン酸基の付加はかなり進行しにくい反応である.
ピルビン酸キナーゼによって触媒される解糖のこの逆反応の $\Delta G^{\circ\prime}$ は，＋31 kJ mol^{-1}
（＋7.5 kcal mol^{-1}）である.糖新生においては，炭酸固定と脱炭酸の段階を利用して，は
るかに好ましい $\Delta G^{\circ\prime}$ の結果となる.糖新生経路でのピルビン酸からホスホエノールピル
ビン酸の生成反応の $\Delta G^{\circ\prime}$ は，＋0.8 kJ mol^{-1}（＋0.2 kcal mol^{-1}）である.カルボキシ基導
入反応で，1 分子の ATP を消費して 1 分子の CO_2 をピルビン酸に付加している.その

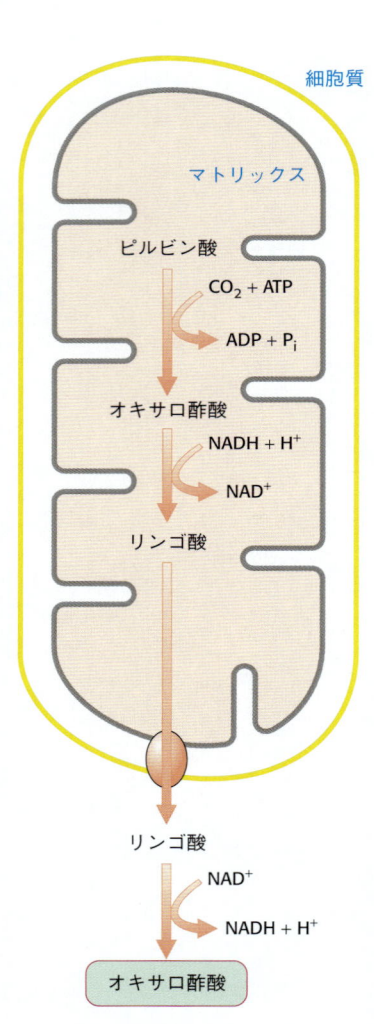

図 16・27　区分された協同的反応.　　糖新
生のために細胞質で利用されるオキサロ酢酸
は，ミトコンドリアのマトリックス内でピルビ
ン酸のカルボキシ化によって生成される.オキ
サロ酢酸はリンゴ酸の形で特異的な輸送システ
ム（図示していない）によってミトコンドリア
から出て，これが細胞質中で再酸化されてオキ
サロ酢酸になる.

CO_2 は，脱炭酸の段階でその後除かれてホスホエノールピルビン酸の生成を推進している．脱炭酸は，それがないと大きくエンダーゴニックになってしまう反応を駆動することが多い．この代謝のしくみは，クエン酸回路（第17章），ペントースリン酸回路（第20章），脂肪酸合成（§22・4）において使われている．

フルクトース 1,6-ビスリン酸からフルクトース 6-リン酸と正リン酸への変換は不可逆なステップである

ホスホエノールピルビン酸は，生成すると解糖系の酵素によって，逆向きの方向に代謝される．これらの反応は細胞内環境ではほぼ平衡状態を保っている．したがって糖新生が好ましい状態になると，つぎの不可逆段階に至るまで反応は解糖の逆向きに進む．この不可逆段階はフルクトース 1,6-ビスリン酸がフルクトース 6-リン酸と P_i になる加水分解反応である．

$$\text{フルクトース 1,6-ビスリン酸} + H_2O \xrightarrow{\text{フルクトース-1,6-ビスホスファターゼ}} \text{フルクトース 6-リン酸} + P_i$$

この過程を触媒する酵素は**フルクトース-1,6-ビスホスファターゼ**（fructose-1,6-bisphos-phatase）である．解糖のこの段階の酵素，6-ホスホフルクトキナーゼと同様に，この酵素も糖新生の制御に関わるアロステリック酵素である．その制御機構については本章後半で述べる．

遊離のグルコースの生成は重要な制御ポイントである

フルクトース-1,6-ビスホスファターゼによって生成するフルクトース 6-リン酸は，すぐにグルコース 6-リン酸に変換される．ほとんどの臓器においては糖新生はここで終わり遊離グルコースは生成しない．むしろグルコース 6-リン酸は別の機構によって変換され，グリコーゲンの生成が顕著にみられる．糖新生をグルコース 6-リン酸で終わる一つの利点は，グルコース 6-リン酸が遊離グルコースと違って細胞外へ拡散しないことである．グルコース 6-リン酸をグルコースに変換する酵素の**グルコース-6-ホスファターゼ**（glucose-6-phosphatase）は，代謝上の役割が血中グルコースの恒常性を保つ働きである組織 —— グルコースを血中に放出するような組織 —— でのみ存在している．こういった組織は，肝臓と，それに比べると働きは少ないが腎臓である．

このグルコース生成の最終段階は細胞質では起こらない．グルコース 6-リン酸は小胞体内腔に輸送され，そこで膜に結合しているグルコース-6-ホスファターゼにより加水分解されてグルコースになる（図16・28）．その後，グルコースと P_i は 1 組の輸送体によって細胞質に戻される．

リン酸基転移ポテンシャルの高い六つの基がピルビン酸からグルコースの合成の際に消費される

ピルビン酸からグルコースの生成は，好ましい反応と共役しなければ，エネルギー的には好ましくない．糖新生と解糖の逆反応を化学量論的に比較してみよう．

糖新生を化学量論的にとらえると，以下のようになる．

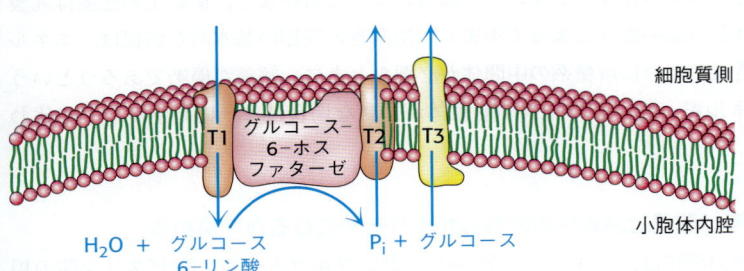

図 16・28　グルコース 6-リン酸からのグルコースの生成.　グルコース 6-リン酸からグルコースを生成するのに，いくつかの小胞体（ER）タンパク質が役割を果たしている．T1 はグルコース 6-リン酸を小胞体内腔に輸送し，一方，T2 と T3 は，それぞれ P_i とグルコースを細胞質内に輸送する〔出典: A. Buchell, I.D. Waddel, *Biochem. Biophys. Acta*, **1092**, 129~137(1991)〕．

$$2\,\text{ピルビン酸} + 4\,\text{ATP} + 2\,\text{GTP} + 2\,\text{NADH} + 6\,\text{H}_2\text{O} \longrightarrow$$
$$\text{グルコース} + 4\,\text{ADP} + 2\,\text{GDP} + 6\,\text{P}_\text{i} + 2\,\text{NAD}^+ + 2\,\text{H}^+$$
$$\Delta G^{\circ\prime} = -48\,\text{kJ mol}^{-1}\,(-11\,\text{kcal mol}^{-1})$$

これに対して，解糖の逆反応を化学量論的に考察すると以下のようになる．

$$2\,\text{ピルビン酸} + 2\,\text{ATP} + 2\,\text{NADH} + 2\,\text{H}_2\text{O} \longrightarrow$$
$$\text{グルコース} + 2\,\text{ADP} + 2\,\text{P}_\text{i} + 2\,\text{NAD}^+ + 2\,\text{H}^+$$
$$\Delta G^{\circ\prime} = +90\,\text{kJ mol}^{-1}\,(+22\,\text{kcal mol}^{-1})$$

糖新生においては，ヌクレオシド三リン酸分子が六つもピルビン酸からグルコースを合成するために使われる．これに対し，グルコースからピルビン酸への変換において，解糖系で生成するATP分子はわずか二つである．したがって糖新生では，ピルビン酸から生成されるグルコース1分子当たり四つの高リン酸基転移ポテンシャル分子が余分に必要ということになる．この余分な四つの高リン酸基転移ポテンシャル分子は，エネルギー的に都合の悪い過程（解糖の逆反応）を都合のよい過程（糖新生）に切替えるために必要なのである．これは，共役する反応の明確な例である．すなわち，NTPの加水分解がエネルギー的に不利な反応を駆動するのに用いられている．糖新生における反応を表16・6にまとめておく．

表 16・6　糖新生の反応

段 階	反　応
1	ピルビン酸 + CO_2 + ATP + H_2O $\longrightarrow$ オキサロ酢酸 + ADP + P_i + $2\,H^+$
2	オキサロ酢酸 + GTP $\rightleftharpoons$ ホスホエノールピルビン酸 + GDP + CO_2
3	ホスホエノールピルビン酸 + H_2O $\rightleftharpoons$ 2-ホスホグリセリン酸
4	2-ホスホグリセリン酸 $\rightleftharpoons$ 3-ホスホグリセリン酸
5	3-ホスホグリセリン酸 + ATP $\rightleftharpoons$ 1,3-ビスホスホグリセリン酸 + ADP
6	1,3-ビスホスホグリセリン酸 + NADH + H^+ $\rightleftharpoons$ グリセルアルデヒド 3-リン酸 + NAD^+ + P_i
7	グリセルアルデヒド 3-リン酸 $\rightleftharpoons$ ジヒドロキシアセトンリン酸
8	グリセルアルデヒド 3-リン酸 + ジヒドロキシアセトンリン酸 $\rightleftharpoons$ フルクトース 1,6-ビスリン酸
9	フルクトース 1,6-ビスリン酸 + H_2O $\longrightarrow$ フルクトース 6-リン酸 + P_i
10	フルクトース 6-リン酸 $\rightleftharpoons$ グルコース 6-リン酸
11	グルコース 6-リン酸 + H_2O $\longrightarrow$ グルコース + P_i

16・4　糖新生と解糖は互いに逆向きの調節を受けている

糖新生系と解糖系は，一方の経路が相対的に不活性な状態にあるときには他方が活性な状態となるよう一つの細胞内で均衡を保っている．もし両者の反応経路が同時に活性化された場合，正味の結果は反応サイクル当たり四つのヌクレオシド三リン酸（ATP 2個とGTP 2個）の加水分解になる．解糖と糖新生はともに細胞内の条件では高度にエキサゴニックな反応であり，反応の同時進行のための熱力学的な障壁はない．しかしながら，各経路のさまざまな酵素の量と活性化度は，両方の経路が同時に著しく活性化されないように制御されている．解糖の速度はグルコース濃度によっても決まり，糖新生の速度は乳酸や他のグルコース前駆体の濃度によって決まる．逆向きの調節の基本的な前提は，エネルギーあるいは生合成のために解糖系の中間体が必要なときに，解糖が優勢であろうということである．エネルギーやグルコースの前駆体が過剰な場合には，糖新生が取って代わる．

エネルギー充足率は解糖と糖新生のどちらがより活発になるかを決める

最初の重要な調節部位は，フルクトース 6-リン酸とフルクトース 1,6-ビスリン酸の相

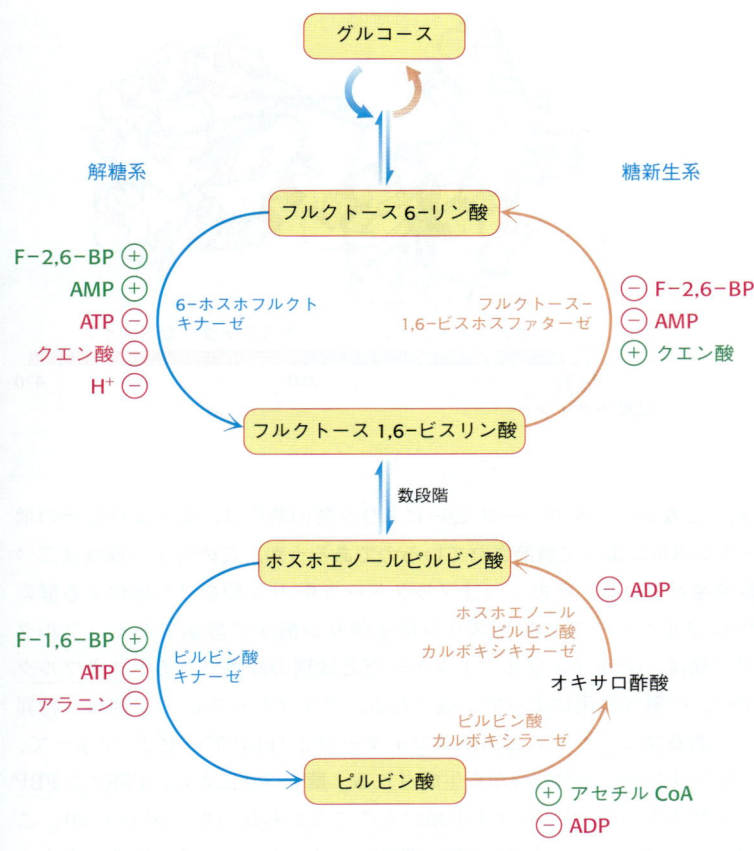

図 16・29　肝臓における糖新生系と解糖系の相互に逆向きの調節.　F-2,6-BP の濃度は摂食状態では高く，飢餓状態では低い. もう一つの重要な制御は，飢餓状態でのピルビン酸キナーゼのリン酸化による阻害である.

互変換である（図 16・29）. まず初めに，エネルギーが必要な場合を考慮しよう. この場合は AMP 濃度が高い. この状態において AMP は，6-ホスホフルクトキナーゼを活性化するがフルクトース-1,6-ビスホスファターゼは阻害する. こうして解糖が亢進し糖新生は阻害される. 逆に，ATP とクエン酸の濃度が高ければ，エネルギー充足率は高く生合成中間体が豊富にあることになる. ATP とクエン酸は 6-ホスホフルクトキナーゼを阻害し，逆にクエン酸はフルクトース-1,6-ビスホスファターゼを活性化する. こうした状態では，解糖がほとんど停止して糖新生が亢進する. クエン酸はなぜこの調節過程に貢献するのであろうか. 第 17 章でみるように，クエン酸を調べると，酸素存在下での燃料酸化の基本的な経路であるクエン酸回路の状態がわかる. クエン酸が高いレベルにあることは，エネルギーが豊富で，生合成のための前駆体が存在することを示している.

　肝臓において解糖と糖新生は，ホスホエノールピルビン酸とピルビン酸との相互変換においても逆向きに調節されている. 解糖系の酵素ピルビン酸キナーゼは，アロステリックエフェクターである ATP とアラニンによって阻害されるが，このことはエネルギー充足率が高く，構成要素が豊富にあることを示している. 逆に，糖新生系でピルビン酸からの最初の段階を触媒するピルビン酸カルボキシラーゼは，ADP によって阻害される. 同様に，ADP はホスホエノールピルビン酸カルボキシキナーゼを阻害する. ピルビン酸カルボキシラーゼはアセチル CoA により活性化されるが，アセチル CoA は，クエン酸と同様に，クエン酸回路がエネルギーと生合成の中間体を産生していることを示している（第 17 章）. したがって，細胞に生合成の前駆体や ATP が豊富な場合は糖新生が有利となる.

肝臓における解糖と糖新生のバランスは血糖値に感受性がある

　肝臓における解糖と糖新生の速度は，血中グルコースレベルを維持するために調節されている. フルクトース 2,6-ビスリン酸は 6-ホスホフルクトキナーゼ（PFK）を強力に活性化し，フルクトース-1,6-ビスホスファターゼを阻害する. 血中グルコースが低いと，フルクトース 2,6-ビスリン酸はリン酸基を失ってフルクトース 6-リン酸となり，これは

図 16・30　二機能酵素であるホスホフルクトキナーゼ 2
のドメイン構造．　キナーゼドメイン（■）にホスファター
ゼドメイン（■）がつながっている．キナーゼドメインは■
の影で示す通り，P ループ構造をとった NTP アーゼドメイン
である（§ 9・4）．下のバーは，ホスホフルクトキナーゼ 2 の
アミノ酸配列を示す〔1BIF.pdb より〕．

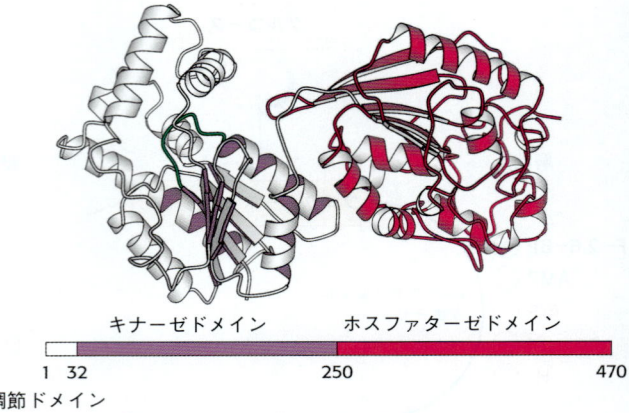

キナーゼドメイン　　　　　　ホスファターゼドメイン

1　32　　　　　　　　　　　　　250　　　　　　　　　　470
調節ドメイン

もはや PFK とは結合しない．フルクトース 2,6-ビスリン酸の濃度は，どのようにその増減が血中グルコースレベルによって調節されているのであろうか．この分子の濃度は二つの酵素によって調節されている．その一つはフルクトース 6-リン酸をリン酸化する酵素であり，もう一つはフルクトース 2,6-ビスリン酸を脱リン酸する酵素である．フルクトース 2,6-ビスリン酸は，6-ホスホフルクトキナーゼとは別の酵素であるホスホフルクトキナーゼ 2（PFK2）の触媒作用によって生成される．フルクトース 6-リン酸は，特異的ホスファターゼであるフルクトースビスホスファターゼ 2（FBP アーゼ 2）によって，フルクトース 2,6-ビスリン酸の加水分解から生成される．驚くべきことに，PFK2 と FBP アーゼ 2 はともに 1 本の 55 kDa ポリペプチド鎖にあることがわかった（図 16・30）．この二機能酵素（bifunctional enzyme）は N 末端に調節ドメインをもち，その後ろにキナーゼドメインとホスファターゼドメインが続いている．PFK2 はアデニル酸キナーゼに類似しており，P ループ NTP アーゼドメインをもっている（§ 9・4）．一方の FBP アーゼ 2 はホスホグリセリン酸ムターゼに似ているが（p. 427），ムターゼは本質的にはホスファターゼである．この二機能酵素においては，F-2,6-BP に特異的なホスファターゼとして進化している．おそらく二機能酵素は，キナーゼドメインとホスファターゼドメインをコードする遺伝子が融合して生まれたのであろう．

　肝臓において，二機能酵素の活性のうち，PFK2 と FBP アーゼ 2 のどちらが優位であるかを制御する機構は何であろうか．PFK2 と FBP アーゼ 2 の活性は，一つのセリン残基のリン酸化により相反する制御を受けている．夜間の絶食期のようなグルコース欠乏時には，ホルモンであるグルカゴンの血中濃度の上昇が，cAMP シグナルカスケードをひき起こし（§ 14・1），その結果この二機能酵素がプロテインキナーゼ A によってリン酸化される（図 16・31）．この共有結合性の修飾（リン酸化）は，FBP アーゼ 2 を活性化し，PFK2 を阻害して，F-2,6-BP 濃度を低下させる．こうして糖新生系が支配的になる．このような状態で肝臓により産生されたグルコースは，脳の機能維持のために必要である．また，グルカゴンによるプロテインキナーゼ A の活性化は，肝臓のピルビン酸キナーゼを不活性化する（p. 440）．

　逆に食後のように血中グルコースレベルが高いときは，糖新生の必要はない．インスリンが分泌され，ホスホプロテインホスファターゼを活性化するシグナル伝達経路が働いて，二機能酵素からリン酸基が除去される．この共有結合性の修飾（脱リン酸）は，PFK2 を活性化して FBP アーゼ 2 を阻害する．その結果，F-2,6-BP 濃度が上昇して解糖を促進する．肝臓における解糖系の重要な役割の一つは，生合成に向けて中間体を生成することにある．解糖と糖新生の協調した調節は，この酵素のキナーゼドメインとホスファターゼドメインが調節ドメインとして同じポリペプチド鎖上にあるために，容易となっている．

　ホルモンのインスリンとグルカゴンはまた，必要とされる酵素の量も調節している．これらのホルモンは本質的には転写の速度を変えることによって遺伝子発現を変化させる．解糖のためのグルコースが豊富なときは，摂食後にインスリンレベルが上昇する．解糖を

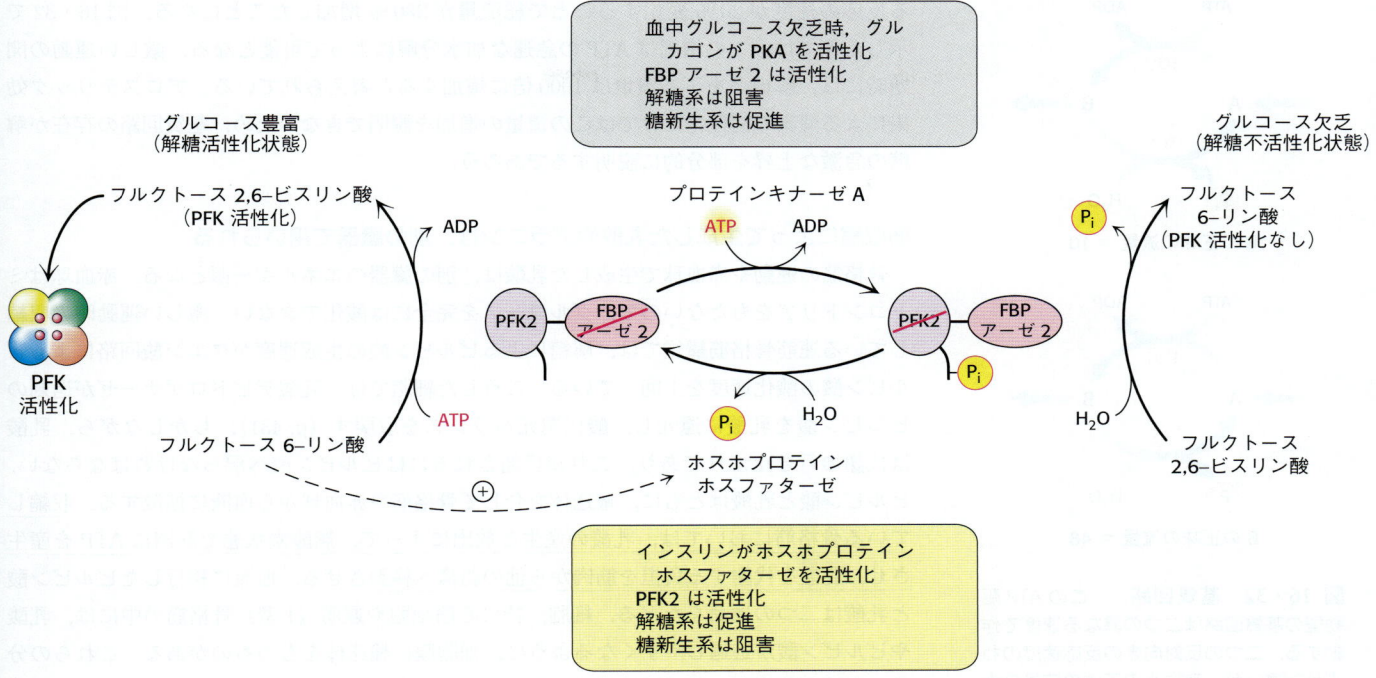

図 16・31　**フルクトース 2,6-ビスリン酸の合成と分解の制御.**　血中グルコースレベルが低いことはグルカゴンによって感知され，二機能酵素をリン酸化する．その結果フルクトース 2,6-ビスリン酸の濃度が低下して解糖が抑えられる．フルクトース 6-リン酸の濃度が高くなると，二機能酵素の脱リン酸が促進し，フルクトース 2,6-ビスリン酸の生成が亢進する.

進めるために，インスリンは 6-ホスホフルクトキナーゼ，ピルビン酸キナーゼ，そして F-2,6-BP を生成・分解する二機能酵素の発現を促進する．グルコース欠乏を補うために糖新生が必要な場合は，絶食の間グルカゴンが上昇する．糖新生を進めるために，グルカゴンは解糖系で調節される三つの酵素の発現を抑制し，その代わりに，糖新生系の二つの鍵酵素であるホスホエノールピルビン酸カルボキシキナーゼとフルクトース-1,6-ビスホスファターゼの生成を促進する．真核生物における転写制御は数時間または数日必要とし，秒や分単位で起こるアロステリック制御よりずっと遅い.

基質回路は代謝シグナルを増幅して熱を産生する

　フルクトース 6-リン酸のフルクトース 1,6-ビスリン酸へのリン酸化と，その加水分解によってフルクトース 6-リン酸が再び生じるような対になった反応は，**基質回路**（substrate cycle）とよばれる．すでに述べたように，互いに逆向きのアロステリック制御が存在するため，大部分の細胞では両方の反応が同時に活性化されることはない．しかし，同位体標識を用いた研究から，一部のフルクトース 6-リン酸は糖新生の間ですらリン酸化されてフルクトース 1,6-ビスリン酸になることが明らかとなった．逆向きで対になった他の不可逆的な反応経路においても，量は少ないものの類似の循環が起こっている．この循環はかつて，代謝制御にある不完全さと考えられたため，基質回路は**無益回路**（futile cycle）とよばれていたこともある．悪性高熱症では，急速で制御できない ATP の加水分解が生じて熱を産生し，体温が 44 ℃ に上昇することがある．筋肉が硬直して，かなりの組織損傷を被るかもしれない.

　このような異常な場合があるにもかかわらず，現在では基質回路は生物学的に重要とみなされている．一つの可能性は，基質回路が代謝シグナルを増幅する点である．A から B への転換速度が 100 で，B から A への転換速度が 90 だとすると，ここでの正味の流量は 10 になる．アロステリックエフェクターが A→B の速度を 20 ％ 増加して 120 にし，相反する B→A の速度を 20 ％ 減じて 72 にしたとしよう．新しい総流量は 48 となり，相反す

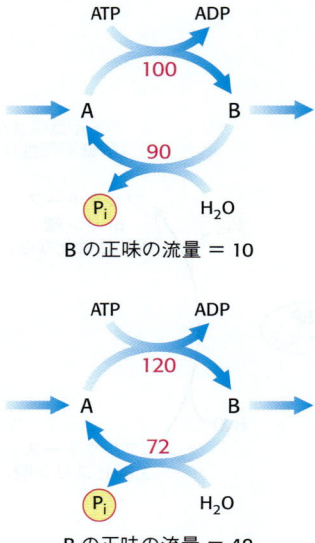

B の正味の流量 = 10

B の正味の流量 = 48

図 16・32 基質回路. この ATP 駆動型の基質回路は二つの異なる速度で作動する. 二つの反対向きの反応速度のわずかな違いが, 産物 B の正味の流量の大きな違いになって現れる.

る反応の速度が 20 % 変化することで総流量が 380 % 増加したことになる. 図 16・32 で示した例では, この増幅は ATP の急速な加水分解によって可能となる. 激しい運動の開始時には, 解糖系を下る流量は 1000 倍に増加すると考えられている. アロステリック効果による酵素の活性化だけではこの流量の増加を説明できないため, 基質回路の存在が解糖の急激な上昇を部分的に説明するであろう.

筋収縮によって生成した乳酸やアラニンは, 別の臓器で用いられる

骨格筋の運動や赤血球で生成した乳酸は, 別の臓器のエネルギー源となる. 赤血球はミトコンドリアをもたないので, グルコースを完全には酸化できない. 激しい運動時の収縮している速筋骨格筋繊維では, 解糖によるピルビン酸の生成速度がクエン酸回路によるピルビン酸の酸化速度を上回っている. こうした細胞では, 乳酸デヒドロゲナーゼが過剰のピルビン酸を乳酸に還元し, 酸化還元バランスを取戻す (p. 431). しかしながら, 乳酸は代謝の行き止まりであり, これが代謝されるにはピルビン酸へ戻らなければならない. ピルビン酸と乳酸はともに, 輸送体を介して骨格筋や赤血球から血液に拡散する. 収縮している骨格筋においては, 乳酸の産生と放出によって, 無酸素状態で筋肉に ATP を産生させ, 乳酸を代謝する負担を筋肉から他の組織へ移動させる. 血流に移行したピルビン酸と乳酸は二つの運命をたどる. 細胞, 特に心筋細胞や遅筋 (I 型) 骨格筋の中には, 乳酸やピルビン酸が透過しやすくなるように, 細胞膜に輸送体をもつものがある. これらの分子は血液からそうした透過性細胞に拡散するというのが一つである. ひとたび酸素の豊富な細胞に取込まれると, 乳酸は酸化されピルビン酸に戻り, クエン酸回路と酸化的リン酸化を介して代謝され ATP を生成する. これらの細胞がグルコースの代わりに乳酸を使うことによって, 循環血中のグルコースは活動中の骨格筋でより利用されやすくなっている. もう一つの運命として, 余分な乳酸は肝臓に運ばれ, まずピルビン酸に変換され, 糖新生経路によりグルコースとなる. 収縮している骨格筋は肝臓に乳酸を供給し, 肝臓はそれを利用してグルコースを合成して放出する. つまり, 肝臓は筋細胞の運動に必要な量のグルコースを回復し, 骨格筋はそのグルコースを解糖的に乳酸に変換して ATP を引き出す. これらの反応は, **コリ回路** (Cori cycle) を構成している (図 16・33).

いくつかの研究は, 乳酸と同様にアラニンも肝臓でグルコースの主要な前駆体になることを示している. 筋肉では, いくつかのアミノ酸の炭素骨格が燃料として利用されるとアラニンが生成される. これらのアミノ酸の窒素はピルビン酸に転移され, アラニンを生成する. この逆向きの反応が肝臓で起こる. この過程は窒素のバランスを維持するのにも役に立っている. 解糖と糖新生の相互作用を図 16・34 にまとめ, これらの経路がどのようにして別の細胞のエネルギー要求を満たすかを示した.

乳酸デヒドロゲナーゼにはアイソザイムがあり, 種々の組織でピルビン酸と乳酸の相互転換が触媒される (§10・2). 乳酸デヒドロゲナーゼは, 似た遺伝子にコードされる 2 種類の 35 kDa サブユニットからできた四量体である. 心臓では H 型が優勢であり, 骨格筋や肝臓ではそれに相同な M 型が優勢である. これらのサブユニットは

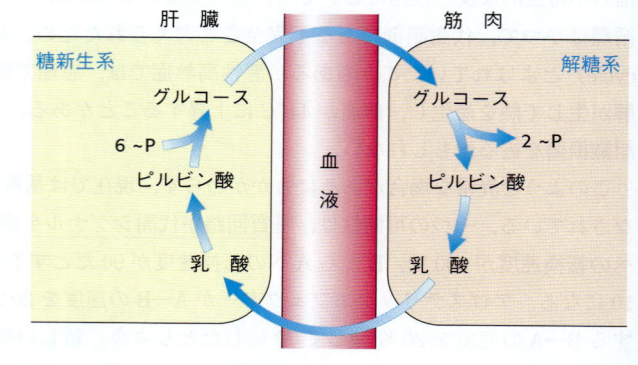

図 16・33 コリ回路. 運動する筋肉により生成された乳酸は, 肝臓によってグルコースに変換される. この回路は, 運動する筋肉の代謝負担の一部を肝臓に移行させるものである. ~P はヌクレオシド三リン酸を表す.

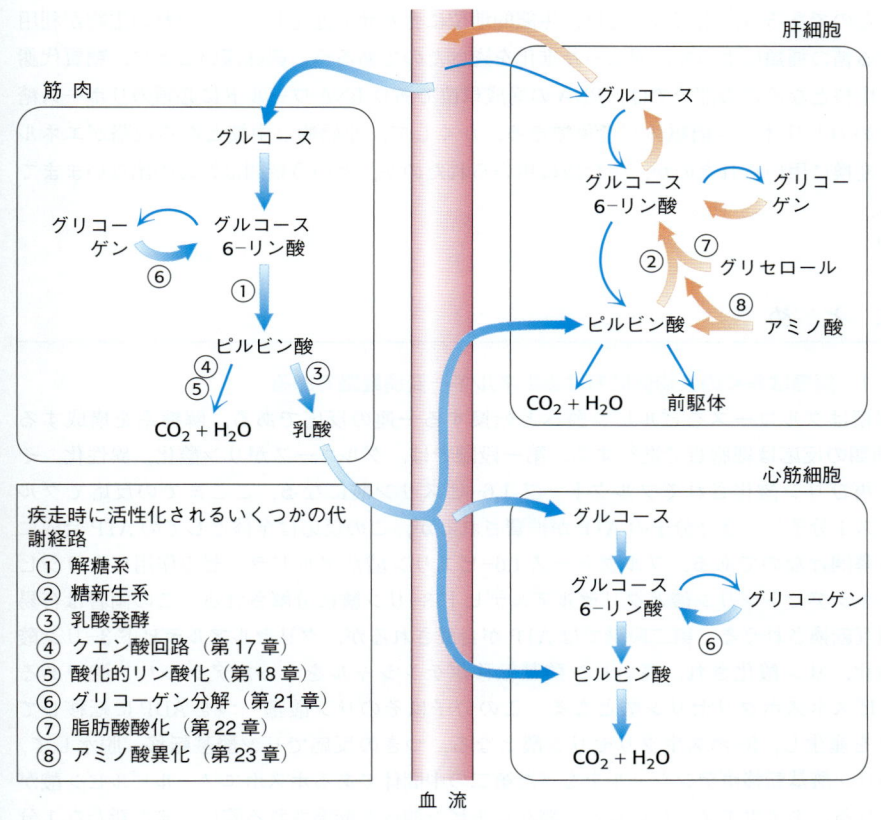

筋肉

グルコース

グリコーゲン　グルコース
　　　　　　　6-リン酸
⑥
①
ピルビン酸
④　　③
⑤
CO₂ + H₂O　乳酸

疾走時に活性化されるいくつかの代謝経路
① 解糖系
② 糖新生系
③ 乳酸発酵
④ クエン酸回路（第17章）
⑤ 酸化的リン酸化（第18章）
⑥ グリコーゲン分解（第21章）
⑦ 脂肪酸酸化（第22章）
⑧ アミノ酸異化（第23章）

肝細胞

グルコース

グルコース　　　グリコーゲン
6-リン酸
②　⑦　グリセロール
ピルビン酸　⑧　アミノ酸
CO₂ + H₂O　前駆体

心筋細胞

グルコース
グルコース　　グリコーゲン
6-リン酸
⑥
ピルビン酸
CO₂ + H₂O

血流

図 16・34　経路の統合：疾走時の解糖系と糖新生系の協調.　解糖系と糖新生系は，すべての細胞がエネルギーの要求性を満たすよう，組織に特異的な様式で調節されている．疾走する短距離走者を考えよう．脚部骨格筋ではグルコースは好気的に CO₂ と H₂O に代謝され，疾走時には嫌気的に乳酸に代謝されることがより多いであろう（→）．心筋では，乳酸がピルビン酸に変換されて，グルコースとともに燃料として利用され，疾走する短距離走者の血流を保つために心拍を動かす．肝臓の本質的な機能である糖新生が急速に進み（→），骨格筋や心筋あるいは他の組織のために，血液に十分なグルコースが存在するよう保証する．後の章で学ぶように，グリコーゲン，グリセロール，アミノ酸も，他のエネルギー源となる．

会合して，五つの型の四量体，すなわち H₄，H₃M₁，H₂M₂，H₁M₃，M₄ を形成する．H₄ アイソザイム（1型）は，M₄ アイソザイム（5型）に比べて基質への親和性が高い．ピルビン酸濃度が高いと H₄ はアロステリックに阻害されるが，M₄ は阻害されないという点でもこの両者は異なっている．他のアイソザイムは 2 種類のペプチド鎖の比に依存して中間的な特性をもつ．H₄ は乳酸をピルビン酸に酸化し，このピルビン酸が心臓により好気的代謝で燃料として利用される．事実，心筋は嫌気的条件下では機能しない．これとは対照的に，M₄ は最も効果的にこの逆方向に働くようになっており，嫌気的条件下で解糖が進むようにピルビン酸を乳酸に転換する．興味深いことに，持久性訓練によって遅筋繊維に存在する H₄ アイソザイムが増加し，別の型の繊維によって産生された乳酸を利用できるようにしている．

解糖と糖新生は進化的に絡み合っている

　グルコース代謝の起源は古い．初期生物圏に生息していた生命体は，十分な量の酸素が蓄積する 20 億年前までは，嫌気的条件においてエネルギー産生を行っていた．解糖系の酵素は，特性の似た酵素のアミノ酸配列が類似していないことから，遺伝子重複によるというよりも，独立した起源をもつようである．解糖系には四つのキナーゼと二つのイソメラーゼがあるが，配列と構造の比較からは，これらの酵素が分岐進化の過程で互いに関連していなかったと考えられる．脱水素酵素群に共通のジヌクレオチド結合ドメイン（図 16・12）とその αβ バレル構造は唯一の多くの酵素に保存された単位である．

　解糖系をヘキソースの代謝（上流）とトリオースの代謝（下流）という二つの経路に分けてみると，解糖系と糖新生系の関連について考えることができる．上流で働く酵素は種によっては異なり，またあるアーキアでは完全に失われている．一方，下流で働く酵素は完全に保存されている．実際，下流で働いている 4 種類の酵素はすべての種に存在している．この下流の経路は解糖系と糖新生系とで共通の部分であり，二つの経路の共通部分はおそらく最初にできあがった中核となる部位であり，ここに後から他の経路が加わって

いったのであろう．上流の部分は，生態的地位に合わせて進化したそれぞれの生物が利用できる糖の種類によって，異なった進化を遂げたのであろう．興味深いことに，糖質代謝系の中核となるこの部分では，RNA の構成単位であり RNA ワールドに必須のリボース糖のためのトリオース前駆体が産生できる．かくして，原始的な中核となる経路がエネルギー変換に用いられたのか，生合成に用いられたのか，という疑問は答えの出ないままである．

ま　と　め

16・1　解糖は多くの生物体におけるエネルギー変換経路である

　解糖はグルコースをピルビン酸へと転換する一連の反応である．解糖系を構成する 10 種類の反応は細胞質で進行する．第一段階では，グルコースがリン酸化，異性化，そして再びリン酸化されてフルクトース 1,6-ビスリン酸になる．ここまでの反応でグルコース 1 分子につき 2 分子の ATP が消費されるが，この反応は全体としての ATP 合成に至る幕開けなのである．フルクトース 1,6-ビスリン酸がアルドラーゼの作用によりジヒドロキシアセトンリン酸とグリセルアルデヒド 3-リン酸に分解される．この両者は容易に相互転換されうる．第二段階では ATP が合成されるが，グリセルアルデヒド 3-リン酸は酸化，リン酸化され，高いリン酸基転移ポテンシャルをもったアシルリン酸である 1,3-ビスホスホグリセリン酸となる．この分子はそのリン酸基一つを ADP に転移して ATP を産生し，3-ホスホグリセリン酸となる．つぎの反応でリン酸基転移，脱水して，高いリン酸基転移ポテンシャルをもった第二の中間体であるホスホエノールピルビン酸が得られる．ホスホエノールピルビン酸がピルビン酸へと転換される際に，また新たな 1 分子の ATP が生成される．こうしてグルコース 1 分子から正味 2 分子のピルビン酸と 2 分子の ATP が得られる．

　グリセルアルデヒド 3-リン酸が酸化される際，電子は NAD^+ が受け取るが，解糖系を続けていくためには NAD^+ の再生が必要である．好気生物では解糖系で生成した NADH の電子は電子伝達経路を介して O_2 へと移動され，その結果 NAD^+ が再生される．一方，嫌気的条件下やある微生物では，ピルビン酸が乳酸へと変化する際に NAD^+ が再生される．他の微生物では NAD^+ はピルビン酸がエタノールへ還元される際に再生される．これら二つの過程は発酵の代表例である．

16・2　解糖系は厳密に制御されている

　解糖系には二つの役割がある．一つはグルコースを消費して ATP を産生することであり，もう一つは細胞の構成成分を合成するための構成要素を供給することである．グルコースをピルビン酸に転換する速度は，おもにこれら二つの細胞要求性に合うように制御されている．生理的条件下において，解糖の可逆反応は容易に起こるが，ヘキソキナーゼ，6-ホスホフルクトキナーゼ，ピルビン酸キナーゼによって触媒される反応は例外である．解糖系で最も重要な制御因子である 6-ホスホフルクトキナーゼは，高濃度の ATP とクエン酸によって阻害され，AMP とフルクトース 2,6-ビスリン酸によって活性化される．肝臓において，フルクトース 2,6-ビスリン酸はグルコースが豊富にあるというシグナルになる．つまり 6-ホスホフルクトキナーゼはエネルギーや構成要素が必要なときに活性化され，ヘキソキナーゼは 6-ホスホフルクトキナーゼが不活性な状態のときに蓄積するグルコース 6-リン酸により阻害される．ピルビン酸キナーゼは ATP とアラニンによってアロステリックに阻害され，フルクトース 1,6-ビスリン酸によって活性化される．したがってピルビン酸キナーゼは，エネルギー充足率が低下し，解糖系の中間体が蓄積しているときに最も活性化されている．

16・3　グルコースは非糖質前駆体からも合成できる

　おもに肝臓で起こる糖新生系は，乳酸，アミノ酸，グリセロール，そして運動する骨格筋でピルビン酸から生成されたアラニンといった非糖質原料から，グルコースを合成する

系でもある．ピルビン酸をグルコースに転換する反応のいくつかは，解糖系と共通している．しかし解糖系には三つの本質的に不可逆な反応があり，そこを迂回するために糖新生系は四つの新しい反応を必要とする．その反応のうち二つは，ピルビン酸がミトコンドリアで炭酸固定されてオキサロ酢酸になり，これがつぎに細胞質で脱炭酸とリン酸化を受けてホスホエノールピルビン酸になるものである．ピルビン酸カルボキシラーゼとホスホエノールピルビン酸カルボキシキナーゼによって触媒されるこれらの反応で，ATP と GTP が消費される．糖新生系のもう一つの特徴的な反応は，フルクトース 1,6-ビスリン酸とグルコース 6-リン酸の加水分解であり，特異的なホスファターゼによって触媒される．

16・4　糖新生と解糖は互いに逆向きの調節を受けている

　糖新生と解糖は，相対的に一方が不活性なときはもう一方が活性化するように，逆向きに調節されている．6-ホスホフルクトキナーゼやフルクトース-1,6-ビスホスファターゼは，制御において鍵となる部分である．フルクトース 2,6-ビスリン酸は，グルコースが豊富なときに高濃度で存在する細胞内シグナル分子であり，これらの酵素を制御することにより解糖を活性化し，糖新生を阻害する．ピルビン酸キナーゼとピルビン酸カルボキシラーゼは，同時に両酵素が最大限に活性化されることのないよう，他のエフェクターによって調節されている．アロステリック制御と可逆的リン酸化は速く起こり，数時間から数日かかる転写制御がこれを補っている．

重 要 語 句

解　糖（glycolysis）（p. 416）
乳酸発酵（lactic acid fermentation）（p. 416）
アルコール発酵
　　　　　（alcoholic fermentation）（p. 416）
糖新生（gluconeogenesis）（p. 416）
ヘキソキナーゼ（hexokinase）（p. 418）
キナーゼ（kinase）（p. 418）
6-ホスホフルクトキナーゼ
　　　（6-phosphofructokinase, PFK）（p. 421）
チオエステル中間体
　　　　　（thioester intermediate）（p. 426）
基質準位のリン酸化（substrate-level
　　　　　　　phosphorylation）（p. 427）

ピルビン酸キナーゼ
　　　　　　　（pyruvate kinase）（p. 428）
発　酵（fermentation）（p. 430）
偏性嫌気性生物（obligate anaerobe,
　　　　　　絶対嫌気性生物）（p. 431）
通性嫌気性生物（facultative anaerobe）（p.431）
ロスマンフォールド（Rossmann fold）
　　　　　　　　　　　　　　　（p. 432）
行き先決定段階（committed step）（p. 437）
フィードフォワード促進
　　　　　　（feedforward stimulation）（p. 439）
グルコキナーゼ（glucokinase）（p. 439）
好気的解糖（aerobic glycolysis）（p. 441）

ピルビン酸カルボキシラーゼ
　　　　　　（pyruvate carboxylase）（p. 445）
ビオチン（biotin）（p. 445）
ホスホエノールピルビン酸カルボキシキ
　　　　　　ナーゼ（phosphoenolpyruvate
　　　　carboxykinase, PEPCK）（p. 446）
フルクトース-1,6-ビスホスファターゼ
　　　　（fructose-1,6-bisphosphatase）（p. 447）
グルコース-6-ホスファターゼ
　　　　　（glucose-6-phosphatase）（p. 447）
二機能酵素（bifunctional enzyme）（p. 450）
基質回路（substrate cycle）（p. 451）
コリ回路（Cori cycle）（p. 452）

問　　題

1. 総計と正味　グルコースのピルビン酸 2 分子への代謝から生じる ATP の総収量は 4 分子の ATP である．しかし，その正味の収量はわずか 2 分子の ATP である．これらの値が異なるのはなぜか．

2. フクロウと子猫ちゃんのように一緒に行く　個々の項目（a）〜（j）について，その内容を記載する 1〜10 と合わせよ．

(a) ヘキソキナーゼ
(b) グルコース-6-リン酸イソメラーゼ
(c) 6-ホスホフルクトキナーゼ
(d) フルクトースビスリン酸アルドラーゼ
(e) トリオースリン酸イソメラーゼ
(f) グリセルアルデヒド-3-リン酸デヒドロゲナーゼ
(g) ホスホグリセリン酸キナーゼ
(h) ホスホグリセリン酸ムターゼ
(i) エノラーゼ
(j) ピルビン酸キナーゼ

1. フルクトース 1,6-ビスリン酸を生成する．
2. 高いリン酸基転移ポテンシャルをもつ最初の化合物（ATP ではない）を産生する．
3. グルコース 6-リン酸をフルクトース 6-リン酸に変換する．
4. グルコースをリン酸化する．
5. 第二の ATP 分子を産生する．
6. フルクトース 1,6-ビスリン酸を開裂する．
7. 高いリン酸基転移ポテンシャルをもつ第二の化合物（ATP ではない）を産生する．
8. 3 炭素異性体の相互転換を触媒する．
9. 3-ホスホグリセリン酸を 2-ホスホグリセリン酸に変換する．
10. 最初の ATP 分子を産生する．

3. 誰が取って誰が与える　乳酸発酵とアルコール発酵は酸化還元反応である. 最後に電子の供与体と受容体になるのは何か.

4. ATP 収量　下記の分子が解糖で乳酸に変換されるとする. それぞれの分子から生成される ATP 収量はいくらか.

　(a) グルコース 6-リン酸
　(b) ジヒドロキシアセトンリン酸
　(c) グリセルアルデヒド 3-リン酸
　(d) フルクトース
　(e) スクロース

5. 酵素の重複　グルコースをリン酸化するヘキソキナーゼとグルコキナーゼが, 肝において両方存在する利点は何か.

6. マジック　DHAP と GAP の相互変換は, 平衡状態で DHAP の形成に大きく傾く. それでもトリオースリン酸イソメラーゼによる DHAP の変換が容易に進行するのはなぜか.

7. 二つの両極端の間に　解糖系での ATP の生成におけるチオエステルの役割は何か.

8. 企業による後援　醸造会社は解糖に関わる初期のいくつかの研究を支援した. なぜ醸造会社が解糖に関心をもっていたのか.

9. 1日の所要量　ビタミンであるニコチン酸の所要量は1日当たり 15 mg である. ニコチン酸の欠乏によって解糖はどのような影響を受けるか.

10. 誰が一塁だ　ヘキソキナーゼと 6-ホスホフルクトキナーゼの両者が解糖の不可逆段階を触媒し, ヘキソキナーゼによる触媒段階が最初であるが, それにもかかわらず 6-ホスホフルクトキナーゼが解糖のペースメーカーとして作用する. この情報は, ヘキソキナーゼによって生成されるグルコース 6-リン酸の運命について何を伝えているか.

11. ウサギとカメ　エネルギー充足率による 6-ホスホフルクトキナーゼの調節は, なぜ肝では筋肉ほど重要でないのか.

12. ミネアポリスとセントポールのように　個々の項目(a)~(g)について, その内容を記載する1~7と合わせなさい.

　(a) グルコース 6-リン酸
　(b) ピルビン酸カルボキシラーゼ
　(c) アセチル CoA
　(d) ホスホエノールピルビン酸カルボキシキナーゼ
　(e) グリセロール
　(f) フルクトース-1,6-ビスホスファターゼ
　(g) グルコース-6-ホスファターゼ

　1. オキサロ酢酸を生成する.
　2. 容易に DHAP へ変換される.
　3. 高いリン酸基転移ポテンシャルをもつ化合物を生成する.
　4. 主として肝臓で見いだされる.
　5. 糖新生系で PFK に対応するもの.
　6. 容易にピルビン酸へ変換される.
　7. ピルビン酸カルボキシラーゼ活性に必要なもの.

13. 逆走　なぜ解糖系の反応はグルコース合成に向かって進行しないのか.

14. 路上障害物　細胞内の状況で, 容易に可逆的とはならないのは解糖のどの反応か.

15. 酢漬けにしない　激しい運動の間, 乳酸を血中に放出することが筋肉にとって最大の利益となるのはなぜか.

16. お先にどうぞ　グルコースを膵臓 β 細胞に流入させる輸送体として, 膵臓が高い K_M をもつ GLUT2 を利用する生理的利点は何か.

17. 迂回　肝では, 6-ホスホフルクトキナーゼの調節反応を介さずに, フルクトースがグリセルアルデヒド 3-リン酸とジヒドロキシアセトンリン酸に変換される. この変換を可能にしている反応を示せ. なぜ多量のフルクトース摂取が有害な生理的効果をもつ可能性があるのか.

18. 縁組 1　つぎの経路は糖新生系の反応経路の一部である.

$$\text{ピルビン酸} \xrightarrow{A} \text{オキサロ酢酸} \xrightarrow{B} \text{リンゴ酸} \xrightarrow{C}$$

$$\text{オキサロ酢酸} \xrightarrow{D} \text{ホスホエノールピルビン酸}$$

下の(a)~(k)は, 糖新生系の反応 A~D のどれについての記述か.

　(a) ミトコンドリアで進行する.
　(b) 細胞質で進行する.
　(c) 二酸化炭素を産生する.
　(d) 二酸化炭素を消費する.
　(e) NADH を要求する.
　(f) NADH を産生する.
　(g) ATP を要求する.
　(h) GTP を要求する.
　(i) チアミンを要求する.
　(j) ビオチンを要求する.
　(k) アセチル CoA によって調節される.

19. バットマンとロビンのように　(a)~(j)の部分と 1~10 の部分とを合わせよ.

　(a) グルコース 6-リン酸
　(b) [ATP] < [AMP]
　(c) クエン酸
　(d) 低 pH
　(e) フルクトース 1,6-ビスリン酸
　(f) フルクトース 2,6-ビスリン酸
　(g) インスリン
　(h) グルコースに高い K_M をもつ
　(i) 肝臓と膵臓に特異的な輸送体
　(j) [ATP] > [AMP]

　1. 肝臓で 6-ホスホフルクトキナーゼを抑制
　2. グルコキナーゼ
　3. GLUT2
　4. ヘキソキナーゼを抑制する.
　5. 筋肉で 6-ホスホフルクトキナーゼを抑制
　6. 6-ホスホフルクトキナーゼを抑制する.
　7. ピルビン酸キナーゼを促進する.
　8. 肝臓で 6-ホスホフルクトキナーゼを促進
　9. 細胞膜に GLUT4 の挿入をひき起こす
　10. 6-ホスホフルクトキナーゼを促進

20. 前途多難　嫌気的な生育を強いられた微生物は, トリオースリン酸イソメラーゼ活性の欠損による変異に苦しむ. この欠損は発酵による ATP 収量にどのような影響を与えるか. そのような生命体は生存できるか.

21. 台所の化学　スクロースは果物の保存によく使われる. では, グルコースが食物の保存にあまり適さないのはなぜか.

22. 炭素原子の追跡 1　C-1 を ^{14}C で標識したグルコースを, 解糖系酵素および必須の補因子とともに保温して反応させる.

　(a) 生成されるピルビン酸の ^{14}C 分布はどうなるか (グリセルアルデヒド 3-リン酸とジヒドロキシアセトンリン酸の相互変換は, つぎの段階の反応に比べてかなり速いとする).

　(b) グルコース基質の比活性が 10 mCi mmol^{-1} (Ci は放射能の強さの単位, キュリー) とすると, 生成されるピルビン酸の比活性の値はどうなるか.

23. 乳酸発酵　(a) グルコースから乳酸に変わるときの化学反応式を収支を合わせて示せ.

　(b) 表 16・1 のデータと, 以下の反応の $\Delta G°'$ が -25 kJ mol^{-1} (-6 kcal mol^{-1}) であることを用いて, (a) の反応の標準ギブズエネルギー変化を計算せよ.

$$\text{ピルビン酸} + \text{NADH} + \text{H}^+ \rightleftharpoons \text{乳酸} + \text{NAD}^+$$

つぎに反応物の濃度が, グルコース 5 mM, 乳酸 0.05 mM, ATP 2 mM, ADP 0.2 mM, P$_i$ 1 mM の場合, (a) の反応のギブズエネル

ギー変化（$\Delta G^{\circ\prime}$ ではなく ΔG）を求めよ．

24. 高いリン酸基転移ポテンシャル　　[ATP]／[ADP]＝10 のとき，標準状態下におけるピルビン酸に対するホスホエノールピルビン酸の平衡状態における比を求めよ．

25. ヘキソース-トリオース平衡　　標準状態下で 1 mM のフルクトース 1,6-ビスリン酸をフルクトースビスリン酸アルドラーゼとともに保温し反応させた．この反応の平衡状態におけるフルクトース 1,6-ビスリン酸，ジヒドロキシアセトンリン酸，グリセルアルデヒド 3-リン酸の濃度をそれぞれ求めよ．

26. 二重標識　　^{14}C で一律に標識した 3-ホスホグリセリン酸と C-1 を ^{32}P で標識した 1,3-BPG を保温し反応させた．BPG ムターゼを添加した際に生成される 2,3-BPG の放射性同位体の分布を述べよ．

27. 情報の多い類似体　　キシロースは，C-5 にヒドロキシメチル基の代わりに水素原子が結合していることを除けば，グルコースと同じ構造である．ヘキソキナーゼによる ATP の加水分解速度は，キシロースを加えることによって著しく増加する．それはなぜか．

28. 独特な糖　　健常者にフルクトースを静注すると，血液中の乳酸濃度は通常の 2～5 倍に上昇する．これは，同量のグルコースを点滴した後に観察される乳酸濃度の上昇よりはるかに大きい．

(a) 解糖がフルクトースの点滴後に急激に進むのはなぜか．

(b) 静脈栄養としてグルコースの代わりにフルクトースを点滴してしまった．この場合のフルクトースの使用が軽率である理由を述べよ．

29. 費用の支払いは難しくない── 到るところにある　　解糖系の単なる逆行によりグルコースを合成することを妨げているエネルギー障壁は何か．この障壁を克服するためのエネルギー上の経費とは何か．

30. 縁組 2　　右列に示した状態は，解糖系と糖新生系のどちらを活性化するかを示せ．

(a) 解糖系
(b) 糖新生系

1. ATP の増加
2. AMP の増加
3. フルクトース 2,6-ビスリン酸の増加
4. クエン酸の増加
5. アセチル CoA の増加
6. インスリンの増加
7. グルカゴンの増加
8. 絶食
9. 摂食

31. 無駄がなければ不足もない　　生命体にとって，肝において血中からの乳酸をグルコースに変換することが最も重要なのはなぜか．

32. 路上障害物の迂回　　解糖の不可逆反応は，糖新生においてどのように迂回されているか．

33. 無駄を回避する　　解糖と糖新生が同時に高い活性化状態にならないようにしている調節手段とは何か．

34. 異なる要求　　肝臓はおもに糖新生の臓器であり，筋肉はおもに解糖の臓器である．こうした役割分担はなぜ生理学的によい意味をもたらすのか．

35. 複数の代謝変異体　　肝臓のグルコース-6-ホスファターゼが不活性となる変異は，生命体がグルコースをエネルギー源として利用する能力にいかなる影響を及ぼすであろうか．

36. 行かせてはならない　　脳と筋肉にグルコース-6-ホスファターゼがないのは，なぜ生理学的によい意味をもたらすのか．

37. 高エネルギー化合物を数える 1　　2 分子ピルビン酸から 1 分子のグルコースを合成するのに，何分子の NTP が必要か．NADH は何分子必要か．

38. 高エネルギー化合物を数える 2　　以下のそれぞれの化合物からグルコースを合成するのに，何分子の NTP が必要か．

(a) グルコース 6-リン酸
(b) フルクトース 1,6-ビスリン酸
(c) 2 分子のオキサロ酢酸
(d) 2 分子のジヒドロキシアセトンリン酸

39. 手を貸す　　アラニンとアスパラギン酸からアミノ基を除去する酵素は，どのように糖新生に貢献するのであろうか．

40. またまた代謝変異体　　つぎの各変異体があるときに，肝細胞での解糖の速さはどうなるか．

(a) 6-ホスホフルクトキナーゼに ATP に対するアロステリック部位が存在しない．

(b) 6-ホスホフルクトキナーゼにクエン酸に対する結合部位が存在しない．

(c) フルクトース 2,6-ビスリン酸濃度を制御する二機能酵素にホスファターゼドメインが存在しない．

(d) ピルビン酸キナーゼにフルクトース 1,6-ビスリン酸に対する結合部位が存在しない．

41. まだある代謝変異体　　肝臓中のフルクトース-1,6-ビスホスファターゼがフルクトース 2,6-ビスリン酸による制御に対して低感受性となる遺伝的疾患は，最終的にどのような結果になるか．

42. ビオチンの除去係　　アビジンは卵白にある 70 kDa のタンパク質であり，ビオチンに非常に親和性が高い．実際に，このタンパク質はビオチン酵素のきわめて特異的な阻害物質である．以下の転換反応のうち，アビジンを細胞のホモジェネートに加えることにより阻害される反応はどれか．

(a) グルコース ⟶ ピルビン酸
(b) ピルビン酸 ⟶ グルコース
(c) オキサロ酢酸 ⟶ グルコース
(d) リンゴ酸 ⟶ オキサロ酢酸
(e) ピルビン酸 ⟶ オキサロ酢酸
(f) グリセルアルデヒド 3-リン酸 ⟶ フルクトース 1,6-ビスリン酸

43. 炭素原子の追跡 2　　乳酸からグルコースを生成している細胞を ^{14}C で標識した CO_2 にさらしたとき，合成されたグルコースにおける ^{14}C の分布はどうなるか．

44. ヒ酸中毒　　ヒ酸（AsO_4^{3-}）は，構造と反応性において P_i（リン酸）に類似している．グリセルアルデヒド-3-リン酸デヒドロゲナーゼによって触媒される反応において，ヒ酸はリン酸に取って代わり，高エネルギーチオエステル中間体を攻撃する．この反応の生成物である 1-アルセノ-3-ホスホグリセリン酸は不安定である．この生成物および他のアシルヒ酸塩は速やかに自発的に加水分解される．細胞のエネルギー産生においてヒ酸はどのように影響するか．

45. 還元，再生，再利用　　グルコースが 2 分子の乳酸になるときに，経路の初期に生成された NADH は NAD^+ へと酸化される．NAD^+ の再生が必要ないように，単純により多くの NAD^+ をつくることは，細胞にとってなぜ有益でないのか．もしそうすれば，細胞は乳酸デヒドロゲナーゼをもはや合成する必要がないため，結局エネルギーをずっと節約できるのではないか．

46. 再びアデニル酸キナーゼ　　第 9 章で詳しく述べた酵素，アデニル酸キナーゼはアデニル酸ヌクレオチドプールの相互変換を担っている．

$$\text{ADP} + \text{ADP} \rightleftharpoons \text{ATP} + \text{AMP}$$

この反応の平衡定数は，リン酸無水物結合の数が反応式の左右で同じ

である限り 1 に近い．この反応の平衡定数の式を用いて，[ATP] よりも [AMP] の変化が，アデニル酸プールのよりよい効果的な指標となるのはなぜかを示せ．

47. 矛盾した働き　糖新生は激しい運動をしているときに進行する．これは直感的には相反するように思える．なぜ，生物は，その一方でエネルギーを産生するためにグルコースを消費しながらグルコースを合成するのだろうか．

48. 経路への動力供給　解糖と糖新生を化学量論的に比べてみよう．ATP 1 当量の取込みはその反応の平衡定数をおよそ 10^8 倍まで変化させるということを思い出せ（§15・2）．リン酸基転移ポテンシャルの高い物質がさらに付加することで，糖新生の平衡定数は何倍変わるだろうか．

機構の問題

49. 類推による議論　トリオースリン酸イソメラーゼの機構に基づいて，グルコース–6–リン酸イソメラーゼによるグルコース 6–リン酸からフルクトース 6–リン酸への変換機構を論ぜよ．

章のまとめの問題

50. 単にエネルギーのためだけではない　ガラクトース血症のヒトは食事からガラクトースを除いても中枢神経系の障害は回復しない．この原因は正確にはわかっていない．妥当な説明を提示せよ．

51. 赤血球への能力　赤血球のヘキソキナーゼは約 50 μM の K_M をもつ．生命は現状において十分に厳しいので，ヘキソキナーゼはミカエリス・メンテン型の速度論を示すと仮定する．最大反応速度の 90% に等しい初速度をもたらす血糖値はいくらか．もし正常な血糖値のレベルが 3.6～6.1 mM にあると，この結果は何を示しているか．

52. 状態関数　フルクトース 2,6–ビスリン酸は 6–ホスホフルクトキナーゼの強力な促進因子である．フルクトース 2,6–ビスリン酸がアロステリック酵素の協奏モデルにおいてどのように機能するかを説明せよ．

データ解釈の問題

53. 今や，それは当たり前ではない　近年，ホスホフルクトキナーゼが超好熱アーキア（*Pyrococcus furiosus*）から単離された．基本的な触媒のパラメーターを決定するために，標準的な生化学的解析が行われた．研究した反応経路は以下の様式である．

フルクトース 6–リン酸 + (x–P_i) ⟶
フルクトース 1,6–ビスリン酸 + (x)

解析はフルクトース 1,6–ビスリン酸の増加を測定することで行われた．結果をグラフに示した．

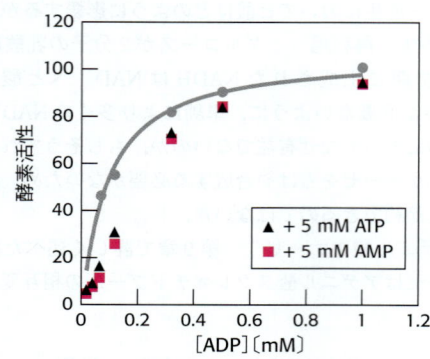

[出典: J.E. Tuininga et al., *J. Biol. Chem.*, **274**, 21023～21028(1999)]

（a）*P. furiosus* の 6–ホスホフルクトキナーゼは，本章で論じてきた 6–ホスホフルクトキナーゼとどのように違うか．

（b）AMP と ATP は ADP との反応にどう影響するか．

54. 冷たいハチ　原理的には，6–ホスホフルクトキナーゼとフルクトース–1,6–ビスホスファターゼを含む無益回路を用いて，熱を産生できる．熱は組織を暖めるために利用できる．たとえば，マルハナバチは寒い朝に飛行筋を暖めるために，無益回路を利用することが報告されている．マルハナバチの多くの種がこの無益回路を利用するかどうかを，一連の実験を行い研究した．飛行筋の PFK と F–1,6–BP アーゼの活性が測定された．

（a）これら二つの酵素活性を比較する合理性は何か．

（b）つぎのデータは，マルハナバチのさまざまな種（*Bombus* 属と *Psithyrus* 属）における二つの酵素活性を示している．これらの結果はマルハナバチが熱産生のために無益回路を利用することを支持しているか．説明せよ．

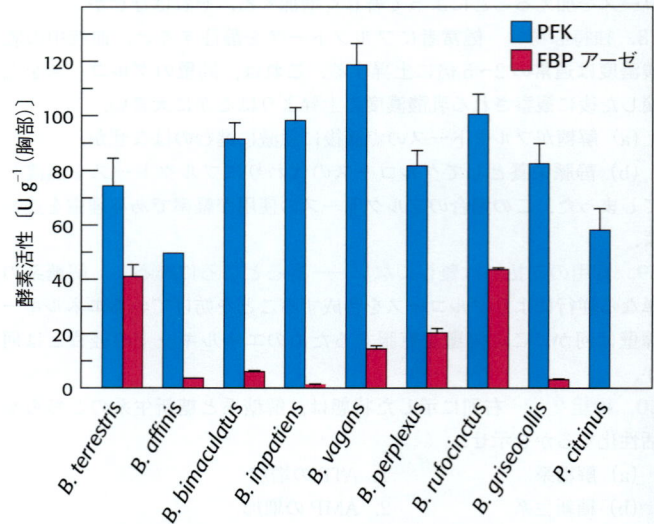

[出典: J.F. Staples, E. L. Koen, T. M. Laverty, *J. Exp. Biol.*, **207**, 749～754(2004), p. 751]

（c）どの種において無益回路が起こっているであろうか．理由も説明せよ．

（d）これらの結果は，無益回路が熱産生に関与しないことを証明しているのか．

55. 困惑　下の図は，ある一定濃度のフルクトース 6–リン酸の存在下に，ATP 濃度の関数として作用する筋肉の 6–ホスホフルクトキナーゼ活性を示している．これらの結果を説明し，解糖系における 6–ホスホフルクトキナーゼの役割との関連性について議論せよ．

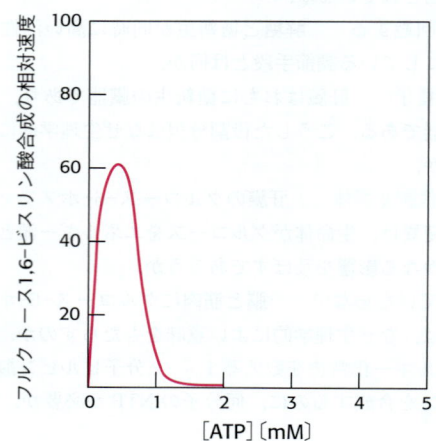

クエン酸回路

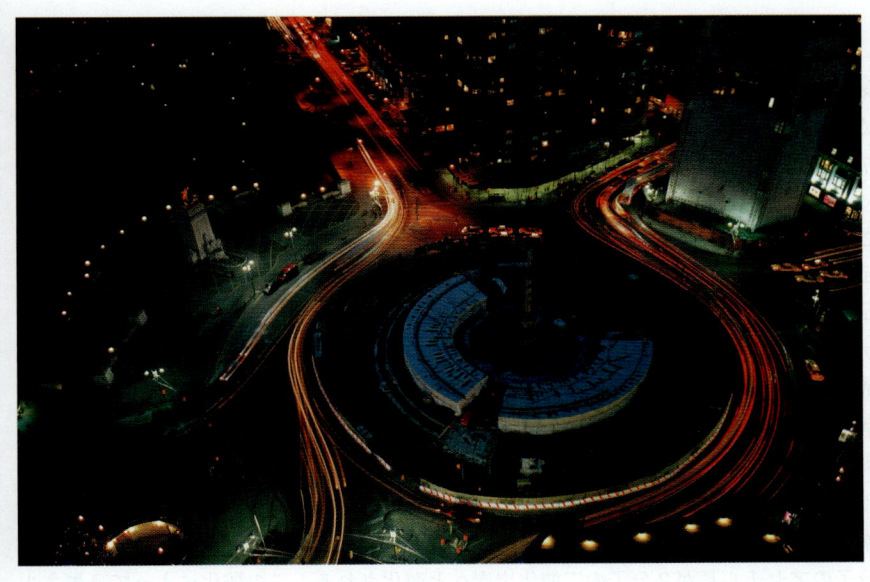

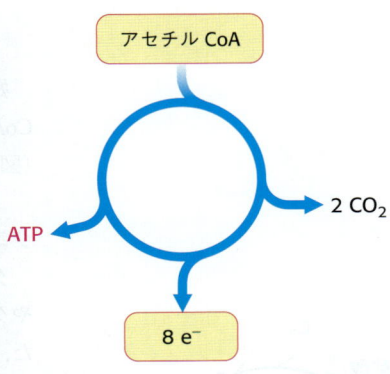

環状交差点（ロータリー）は交通の流れを円滑にするハブとしての働きをする．クエン酸回路は細胞の生化学的環状経路で，炭素燃料（アセチル CoA の形をとることが多い）を酸化すると同時に生合成の前駆体を供給する働きをする〔写真提供：Lynn Saville/ゲッティイメージズ〕．

　グルコースからピルビン酸への解糖による嫌気的な代謝では，グルコースから得られるはずの ATP の一部しか取出せない．代謝で得られる ATP のほとんどは，グルコースの好気的代謝過程によるものである．この過程は，グルコース誘導体を完全に酸化して二酸化炭素にするところから始まる．この酸化を行うのが**クエン酸回路**（citric acid cycle）の一連の反応で，これは**トリカルボン酸回路**（tricarboxylic acid cycle），**TCA 回路**（TCA cycle），**クレブス回路**（Krebs cycle）ともよばれる．クエン酸回路は，糖質，脂肪酸，アミノ酸などの燃料分子を酸化する最終的な共通経路である．大部分の燃料分子は，**アセチル CoA**（acetyl-CoA）〔**アセチル補酵素 A**（acetyl coenzyme A）〕となってクエン酸回路に入る．

アセチル補酵素 A（アセチル CoA）

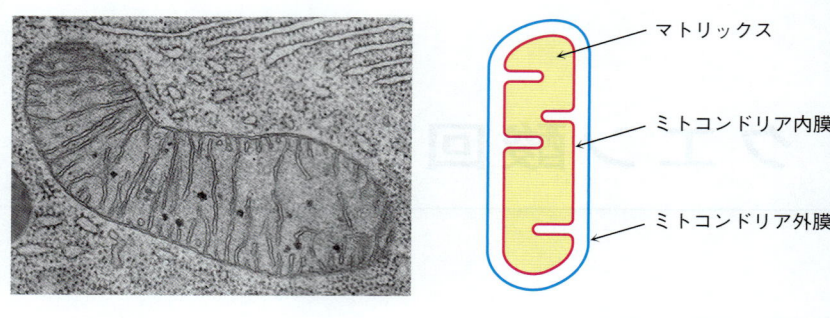

図 17・1　ミトコンドリア.　ミトコンドリアの二重の膜がはっきりわかる電子顕微鏡写真.　ミトコンドリア内膜が内側に多数入り込んでできた構造はクリステとよばれる.　ピルビン酸の酸化的脱炭酸反応とクエン酸回路の一連の反応はマトリックス内で起こる〔写真（左）提供：© Omikron/Photo Researchers/amanaimages〕.

好気的条件下では，グルコースから生じたピルビン酸の酸化的脱炭酸によってアセチルCoA が形成される.　真核生物では，クエン酸回路の反応はミトコンドリア中で起こり（図 17・1），細胞質で起こる解糖とは対照的である.

クエン酸回路では高エネルギー電子が取出される

クエン酸回路は細胞の中心的な代謝経路である.　この回路が入口となって，アセチル基やクエン酸回路の構成成分に変換できるあらゆる分子が好気的代謝される.　この回路はまた，アミノ酸，ヌクレオチド塩基，ポルフィリン（ヘムの有機成分）などさまざまな分子の構成要素の前駆体をも供給する重要な経路である.　クエン酸回路の成分の一つ，オキサロ酢酸は重要なグルコース前駆体でもある（§16・3）.

燃料分子を ATP に変換するうえで，クエン酸回路はどのような機能を果たしているのだろうか.　前に述べたように，燃料分子とは酸化されうる，すなわちほかに電子を与えうる炭素化合物である（第15章）.　クエン酸回路では一連の酸化還元反応が行われ，その結果 1 分子のアセチル基が 2 分子の二酸化炭素へと酸化される.　この酸化によって高エネルギーの電子が生成し，ATP 合成の原動力として利用される.　クエン酸回路の役割は，炭素燃料から高エネルギー電子を取出すことである.

図 17・2 はクエン酸回路を概観したものである.　4 炭素化合物（オキサロ酢酸）が，2 炭素のアセチル基と縮合して，6 炭素のトリカルボン酸（クエン酸）を生じる.　この 6 炭素化合物が，2 回続けて酸化的脱炭酸されて CO_2 を 2 回放出し，高エネルギーの電子が生成する.　残った 4 炭素の化合物がさらに反応していくと，オキサロ酢酸が再び生じ，またここから回路のつぎの反応サイクルが始められる.　2 個の炭素原子がアセチル基として回路に入り，2 個の炭素原子が 2 分子の CO_2 として回路を出る.

クエン酸回路自体では大量の ATP は発生しないし，反応に酸素も関わらないことに注意してほしい（図 17・3）.　その代わりにクエン酸回路はアセチル CoA から電子を取出し，この電子を使って NAD^+ と FAD を還元して NADH と $FADH_2$ にする.　すなわち 3 個のヒドリドイオン（つまり電子 6 個）が 3 分子のニコチンアミドアデニンジヌクレオチド（NAD^+）に移され，1 対の水素原子（つまり電子 2 個）が 1 分子のフラビンアデニンジ

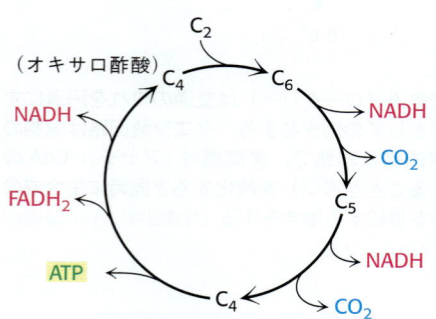

図 17・2　クエン酸回路の全体像.　クエン酸回路は 2 炭素単位を酸化し，CO_2 2 分子，ATP 1 分子を生じ，NADH や $FADH_2$ の形で高エネルギー電子を発生させる.

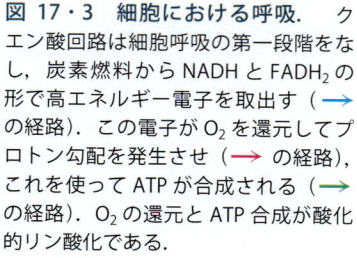

図 17・3　細胞における呼吸.　クエン酸回路は細胞呼吸の第一段階をなし，炭素燃料から NADH と $FADH_2$ の形で高エネルギー電子を取出す（→ の経路）.　この電子が O_2 を還元してプロトン勾配を発生させ（→ の経路），これを使って ATP が合成される（→ の経路）.　O_2 の還元と ATP 合成が酸化的リン酸化である.

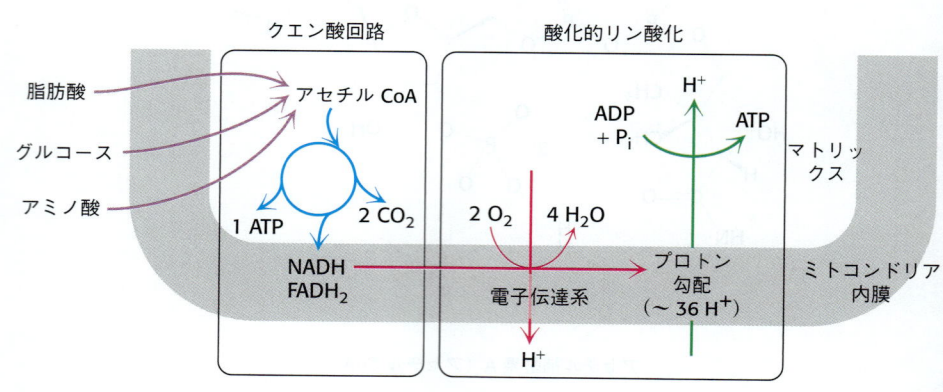

ヌクレオチド（FAD）へと移されるのである．NADH や $FADH_2$ を再び酸化することによって放出された電子が一連の膜タンパク質〔**電子伝達系**（electron transport system）とよばれる〕を流れると，膜の内外にプロトンの勾配が発生する．すると，これらのプロトンが ATP 合成酵素を介して流れ，ADP と無機リン酸から ATP が合成される．これらの電子伝達体が**酸化的リン酸化**（oxidative phosphorylation）で O_2 によって酸化されると，9分子の ATP が生成する（第 18 章）．

　好気的細胞が利用するエネルギーの大部分は（ヒトの場合には 90 % 以上），クエン酸回路と酸化的リン酸化とを組合わせて供給される．クエン酸回路では限られた数の分子の酸化によって大量の NADH と $FADH_2$ が生じることになるので非常に効率的である．図 17・2 でわかるように，クエン酸回路の第一段階を開始する 4 炭素分子のオキサロ酢酸は，回路が一回りすると最後に再生する．したがって，1分子のオキサロ酢酸によって多数のアセチル分子の酸化を行えることになる．

17・1　ピルビン酸デヒドロゲナーゼ複合体が解糖とクエン酸回路をつないでいる

　糖質，特にグルコースは解糖によって処理されピルビン酸になる（第 16 章）．ピルビン酸は嫌気的条件下では，生物の種類によって異なるが乳酸やエタノールに変換される．好気的条件下では，ミトコンドリア膜内にある特異的な輸送タンパク質によってミトコンドリアへと運ばれ，マトリックスで**ピルビン酸デヒドロゲナーゼ複合体**（pyruvate dehydrogenase complex）によって酸化的に脱炭酸され，アセチル CoA が形成される．

$$\text{ピルビン酸} + \text{CoA} + \text{NAD}^+ \longrightarrow \text{アセチル CoA} + CO_2 + \text{NADH} + \text{H}^+$$

この不可逆反応が解糖とクエン酸回路とをつないでいる（図 17・4）．ところで，ピルビン酸デヒドロゲナーゼ複合体は CO_2 を形成し，高い伝達ポテンシャルをもつ電子を NADH という形で捕らえる．つまりピルビン酸デヒドロゲナーゼの反応にも，クエン酸回路本体の反応がもつ多くの重要な特徴が備わっている．

　ピルビン酸デヒドロゲナーゼ複合体は 3 種類の酵素が高度に集積してできた大きな複合体である（表 17・1）．ピルビン酸デヒドロゲナーゼ複合体は，類似した複合体ファミリーの一員で，それにはクエン酸回路の酵素である 2-オキソグルタル酸デヒドロゲナーゼ複合体（p. 469）も含まれる．これらは巨大な複合体で，分子の質量は 400 万～1000 万 Da にもなり，リボソームよりも大きい（図 17・5）．後で説明するが，これらの複合体の構造は巧妙にできていて，基質は複合体の中心部に連結されたままで一つの活性部位から別の活性部位へと移動していける．

機構: ピルビン酸からのアセチル補酵素 A の合成には
3 種類の酵素と 5 種類の補酵素が必要である

　ピルビン酸デヒドロゲナーゼの反応機構は，式で示すと単純にみえるが，実ははるかに複雑である．反応には複合体の 3 種類の酵素と 5 種類の補酵素が必要である．補酵素であるチアミン二リン酸（TPP），リポ酸，FAD は触媒作用をもつ補因子として，また CoA と NAD^+ は基質となる補因子，すなわち化学量論的に反応式に表れる補因子として働く．

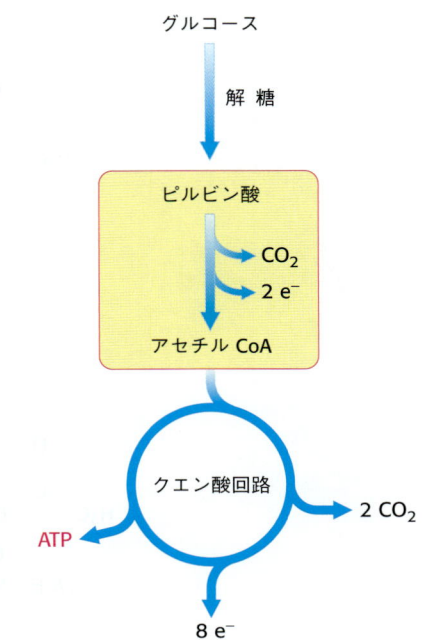

図 17・4　解糖とクエン酸回路の結びつき． 解糖で生成したピルビン酸はアセチル CoA に変換され，クエン酸回路の燃料となる．

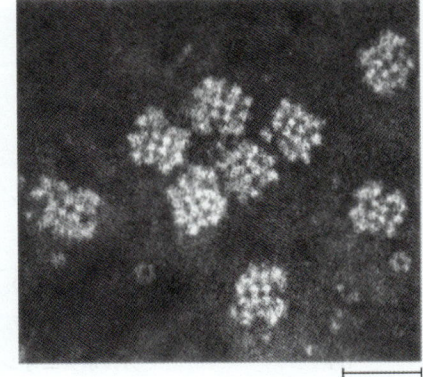

図 17・5　E. coli 由来のピルビン酸デヒドロゲナーゼ複合体の電子顕微鏡写真． 〔写真: Dr. Lester Reed のご厚意による〕

表 17・1　E. coli のピルビン酸デヒドロゲナーゼ複合体

酵　素	略　号	ポリペプチド鎖の数	補欠分子族	触媒する反応
ピルビン酸デヒドロゲナーゼ成分	E_1	24	TPP	ピルビン酸の酸化的脱炭酸
ジヒドロリポアミド S-アセチルトランスフェラーゼ	E_2	24	リポアミド	CoA へのアセチル基の転移
ジヒドロリポアミドデヒドロゲナーゼ	E_3	12	FAD	酸化型リポアミドの再生

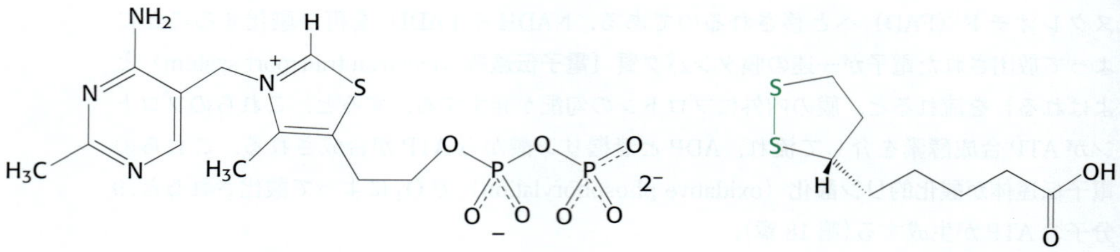

チアミン二リン酸（TPP）   リボ酸

ピルビン酸をアセチル CoA に変える反応は 3 段階からなっている．脱炭酸，酸化，生じたアセチル基の CoA への転移である．活性な酵素を再生するためには，さらに段階 4 が必要となる．

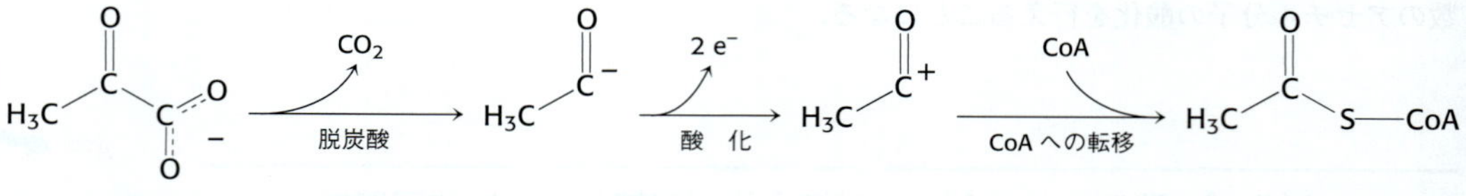

ピルビン酸   アセチル CoA

脱炭酸反応によって得られたギブズエネルギーを保存して，NADH とアセチル CoA の形成のエネルギー源とするためには，これら三つの段階が共役していなければならない．

1. 脱炭酸　　ピルビン酸が TPP と結合して，つぎに脱炭酸され，ヒドロキシエチル TPP を生じる（図 17・6）．

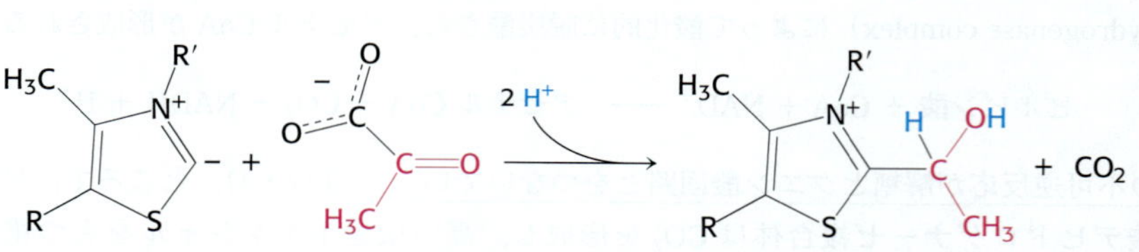

TPP の
カルボアニオン   ピルビン酸   ヒドロキシエチル TPP

この反応はアセチル CoA 合成の律速段階で，酵素複合体のピルビン酸デヒドロゲナーゼ成分（E_1）が触媒する．TPP は，ピルビン酸デヒドロゲナーゼ成分の補欠分子族である．

2. 酸化　　TPP に結合したヒドロキシエチル基が酸化されてアセチル基となり，同時

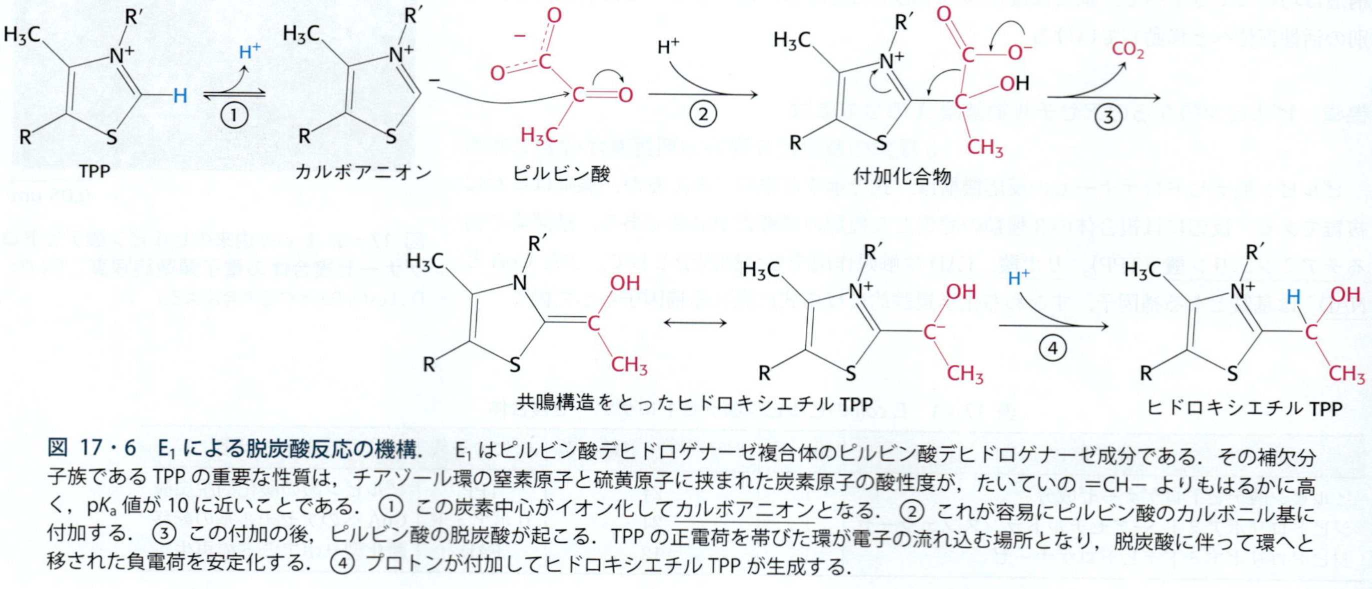

TPP   カルボアニオン   ピルビン酸   付加化合物

共鳴構造をとったヒドロキシエチル TPP   ヒドロキシエチル TPP

図 17・6　E_1 による脱炭酸反応の機構．　E_1 はピルビン酸デヒドロゲナーゼ複合体のピルビン酸デヒドロゲナーゼ成分である．その補欠分子族である TPP の重要な性質は，チアゾール環の窒素原子と硫黄原子に挟まれた炭素原子の酸性度が，たいていの ＝CH− よりもはるかに高く，pK_a 値が 10 に近いことである．　① この炭素中心がイオン化してカルボアニオンとなる．　② これが容易にピルビン酸のカルボニル基に付加する．　③ この付加の後，ピルビン酸の脱炭酸が起こる．TPP の正電荷を帯びた環が電子の流れ込む場所となり，脱炭酸に伴って環へと移された負電荷を安定化する．　④ プロトンが付加してヒドロキシエチル TPP が生成する．

にリポアミドへと転移する．リポアミドは，リシン残基の側鎖にリポ酸がアミド結合で結合した誘導体である．この転移の結果，エネルギーの高いチオエステル結合が形成されることに注意．

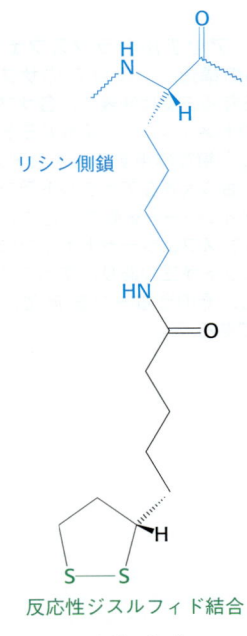

リシン側鎖

反応性ジスルフィド結合
リポアミド

この反応における酸化剤はリポアミドのジスルフィド基で，還元されてジスルフヒドリル基へと変換される．この反応も，ピルビン酸デヒドロゲナーゼ成分 E_1 によって触媒され，**アセチルリポアミド**（acetyllipoamide）が生成する．

3．アセチル CoA の生成　　アセチルリポアミドからアセチル基が CoA に移され，アセチル CoA が生成する．

補酵素 A　　　　アセチルリポアミド　　　　　アセチル CoA　　　ジヒドロリポアミド

ジヒドロリポアミド S-アセチルトランスフェラーゼ（dihydrolipoamide S-acetyltransferase, E_2）がこの反応を触媒する．アセチル基が CoA に移されても，高エネルギーチオエステル結合は保存される．前述したように，CoA は多くの活性型アシル基の担体となるが，アシル基の中で最も単純なのがアセチル基なのである（§15・4）．これで，クエン酸回路の燃料となるアセチル CoA がピルビン酸から生成した．

4．酸化型リポアミドの再生　　ピルビン酸デヒドロゲナーゼ複合体は，ジヒドロリポアミドがリポアミドへと酸化されない限り，つぎの触媒反応を行えない．そこで段階4では，**ジヒドロリポアミドデヒドロゲナーゼ**（dihydrolipoamide dehydrogenase, E_3）によって酸化型リポアミドが再生される．2個の電子がこの酵素の補欠分子族である FAD，ついで NAD^+ へと移される．

ジヒドロリポアミド　　　　　　リポアミド

この FAD から NAD^+ への電子伝達は非常に珍しい反応である．FAD の通常の役割は，NADH から電子を受け取ることだからである．FAD の電子伝達能が酵素内での化学的環境のために高まり，NAD^+ への電子伝達が可能になったのである．FAD やフラビンモノヌクレオチド（FMN）と強く結合したタンパク質は，**フラビンタンパク質**（flavoprotein）とよばれる．

結合に可動性があるために，リポアミドは異なる活性部位間を移動できる

　ピルビン酸デヒドロゲナーゼ複合体の成分酵素の構造は，異なった生物種由来の種々の複合体を使ってではあるが，すべて明らかになっている．そのため，複合体の原子モデルを構築して活性を理解することも可能である（図17・7）．
　複合体の中心となっているのはアセチルトランスフェラーゼ成分 E_2 で，触媒作用をも

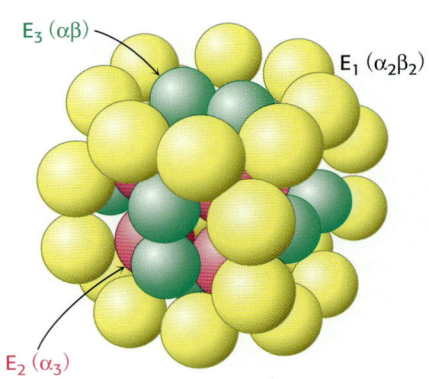

E_3（αβ）　　　　E_1（$\alpha_2\beta_2$）

E_2（α_3）

図 17・7　ピルビン酸デヒドロゲナーゼ複合体の模式図． アセチルトランスフェラーゼ中心（E_2）は■で，ピルビン酸デヒドロゲナーゼ成分（E_1）は■で，ジヒドロリポアミドデヒドロゲナーゼ（E_3）は■で示す．

図 17・8 アセチルトランスフェラーゼ（E₂）中心の構造. 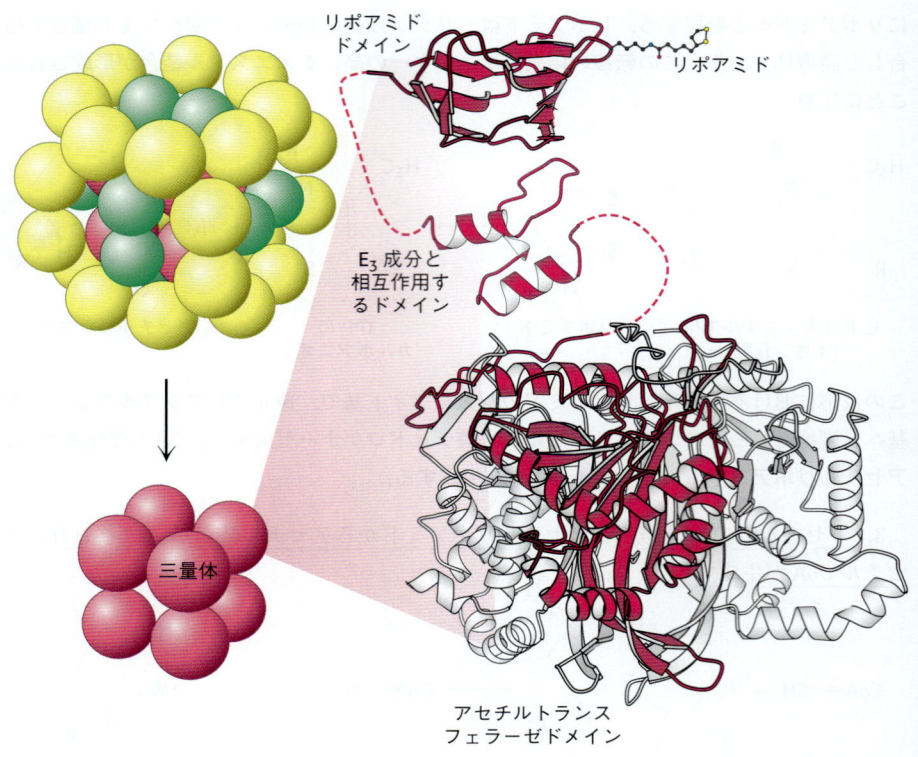 は E₂ のサブユニット 3 個からなる三量体を表す. 各サブユニットは三つのドメイン —— リポアミド結合ドメイン, E₃ と相互作用する小さなドメイン, 触媒作用をもつ大きなアセチルトランスフェラーゼドメイン —— をもつことに注意. アセチルトランスフェラーゼドメインには同一のサブユニットが三つあり, すべてリボンモデルで表し, そのうち一つを ■ で, 残りは □ で示してある.

つ三量体 8 個が集まって, 中空の立方体を形成している. 三量体を構成する三つのサブユニットそれぞれは, 主要なドメインを 3 個もつ（図17・8）. アミノ末端にあるのは小さなドメインで, リシン残基に可動性の補因子リポアミドが結合している. このドメインは, ピルビン酸カルボキシラーゼなどのビオチン結合ドメイン（図16・26）に相同性がある. このリポアミドドメインのつぎに来るのも小さなドメインで, 複合体中では E₃ に結合している. E₂ サブユニットの最後に来るのは, 大きなアセチルトランスフェラーゼドメインである. E₁ は $\alpha_2\beta_2$ 四量体で, E₃ は $\alpha\beta$ 二量体である. E₁ と E₃ の多数のコピーが, 中心となる E₂ を囲んでいる. 哺乳類では, この中心にもう一つ, E₃ 結合タンパク質（E₃–BP）が含まれ, E₂ と E₃ の相互作用を助けている. E₃–BP がないと, 複合体の活性は大幅に低下する.

　これら三つの異なった活性部位は, どのようなしくみで協調するのだろうか（図17・9）. 鍵となるのは E₂ サブユニットがもつ長くて動きやすい腕状のリポアミドで, これが基質を活性部位からつぎの活性部位へと運ぶ.

① ピルビン酸は E₁ の活性部位で脱炭酸され, ヒドロキシエチル TPP 中間体となり, CO₂ が最初の産物として遊離する. この活性部位は E₁ 複合体の深いところにあり, 酵素表面とは長さ 20 Å の疎水性チャネルで結ばれている.

② E₂ が, リポアミドドメインのリポアミドの腕を, E₁ の活性部位に通じる長いチャネル内へと差し込む.

③ E₁ が, リポアミドへのアセチル基転移反応を触媒する. するとアセチル化された腕が E₁ を離れ, E₂ 立方体の内部に入り, その立方体の奥深く, サブユニットの接触面にある E₂ の活性部位へと達する.

④ そこでアセチル基が CoA へと移され, 第二の産物であるアセチル CoA が立方体から遊離する. 還元されたリポアミドの腕が大きく動いて, E₃ のフラビンタンパク質の活性部位へと移る.

⑤ E₃ の活性部位では, 還元されたリポアミドが補酵素 FAD によって酸化される. 再活性化されたリポアミドはつぎの反応サイクルが始められる状態になる.

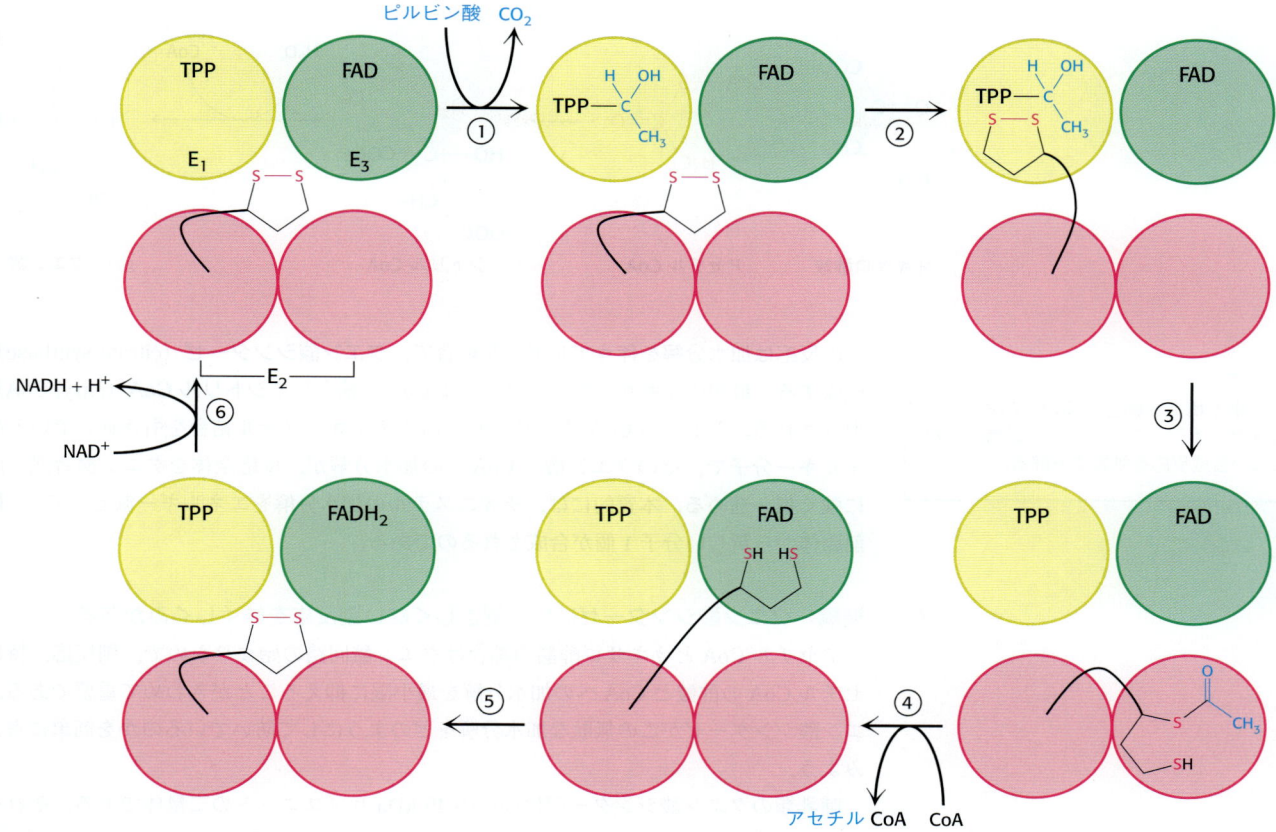

図 17・9 ピルビン酸デヒドロゲナーゼ複合体の反応. 上段（左）では，酵素（🟡 🟢 🔴🔴）は，すぐに触媒サイクルを始められる修飾されていない状態にある. ① ピルビン酸が脱炭酸されて E_1 内にヒドロキシエチル TPP が生成する. ② E_2 のリポアミドの腕状部分が E_1 の活性部位へと移動する. ③ E_1 が触媒して炭素2個の基がリポアミド基へと転移し，アセチルリポアミド複合体が形成される. ④ E_2 がアセチル基の CoA への転移反応を触媒し，反応産物となるアセチル CoA が生成する. ジヒドロリポアミドの腕が E_3 の活性部位へと移動する. E_3 が触媒して，⑤ ジヒドロリポアミドが酸化され，⑥ プロトンと電子が NAD^+ へと渡され，反応サイクルが完了する.

⑥ 最終産物である NADH が $FADH_2$ の FAD への再酸化によって生成する.

3種類の酵素が一つの構造にまとまっているため，また長くて可動性をもったリポアミドの腕があるため，複雑な反応を協調しながら触媒することができる. 酵素が他の酵素に隣接しているため，反応全体の効率が上昇し，副反応は最小限に抑えられる. ピルビン酸の酸化的脱炭酸の中間体は連続反応中ずっとすべて複合体に強く結合しており，E_2 の腕が可動性をもつために，簡単に活性部位間を順に移動できる.

17・2 クエン酸回路は2炭素単位を酸化する

ピルビン酸デヒドロゲナーゼ複合体によるピルビン酸のアセチル CoA への変換は，解糖と細胞呼吸とをつなぐことになる. なぜならアセチル CoA はクエン酸回路の燃料だからである. 実際，すべての燃料は最終的には代謝されてアセチル CoA またはクエン酸回路の構成要素になる.

クエン酸シンターゼがオキサロ酢酸とアセチル CoA からクエン酸を合成する

クエン酸回路は，4炭素のオキサロ酢酸と2炭素のアセチル CoA のアセチル基との縮合反応で始まる. オキサロ酢酸はアセチル CoA，H_2O と反応して，クエン酸と CoA を生成する.

オキサロ酢酸　　　　アセチル CoA　　　　　シトリル CoA　　　　　　　　クエン酸

この反応は加水分解を伴うアルドール縮合で，**クエン酸シンターゼ**（citrate synthase）が触媒する．最初にオキサロ酢酸がアセチル CoA と縮合して**シトリル CoA**（cityl CoA）が形成される．シトリル CoA は，アセチル CoA のチオエステル結合を引き継いでいる高エネルギー分子で，そのクエン酸と CoA への加水分解が，反応全体をクエン酸合成の向きに強く推し進める．本質的には，チオエステルの加水分解をエネルギー源として，2 個の前駆体から新しい分子 1 個が合成されるのである．

機構: クエン酸シンターゼには，望ましくない副反応を防ぐしくみがある

アセチル CoA とオキサロ酢酸の縮合はクエン酸回路の始まりなので，副反応，特にアセチル CoA の酢酸と CoA への加水分解を最小限に抑えることがきわめて重要である．クエン酸シンターゼがこの無駄な加水分解をどのようにして防いでいるのかを簡単に考えてみよう．

哺乳類のクエン酸シンターゼは同一の 49 kDa サブユニットの二量体である．それぞれの活性部位はサブユニットの大，小のドメインに挟まれた割れ目の中にあり，サブユニットの接触面に隣接している．クエン酸シンターゼ自体や，これと種々の基質，阻害剤がつくる複合体の X 線結晶構造解析により，この酵素は触媒作用をする間に大規模な高次構造変化を起こすことが明らかになった．クエン酸シンターゼの反応は連続的に順序正しく起こる．すなわちオキサロ酢酸が先に結合し，つぎにアセチル CoA が結合する．結合順序が決まっている理由は，オキサロ酢酸が広範囲にわたる高次構造の変化をひき起こし，それによってアセチル CoA の結合部位が形成されるからである．オキサロ酢酸が結合す

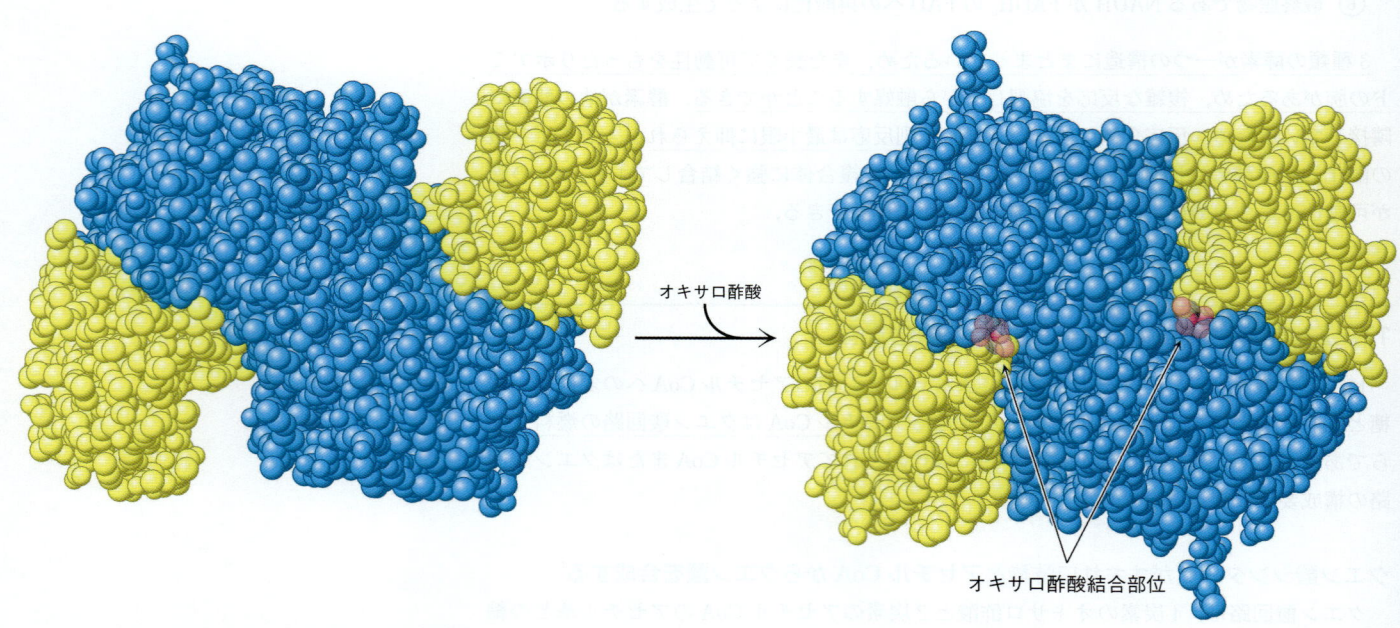

オキサロ酢酸

オキサロ酢酸結合部位

図 17・10　オキサロ酢酸への結合によるクエン酸シンターゼの高次構造変化. ホモ二量体の各サブユニットの小ドメインを ● で，大ドメインを ● で示す.（左）酵素単独のときは開いた形，（右）オキサロ酢酸と酵素の複合体は閉じた形〔5CSC.pdb と 4CTS.pdb より〕

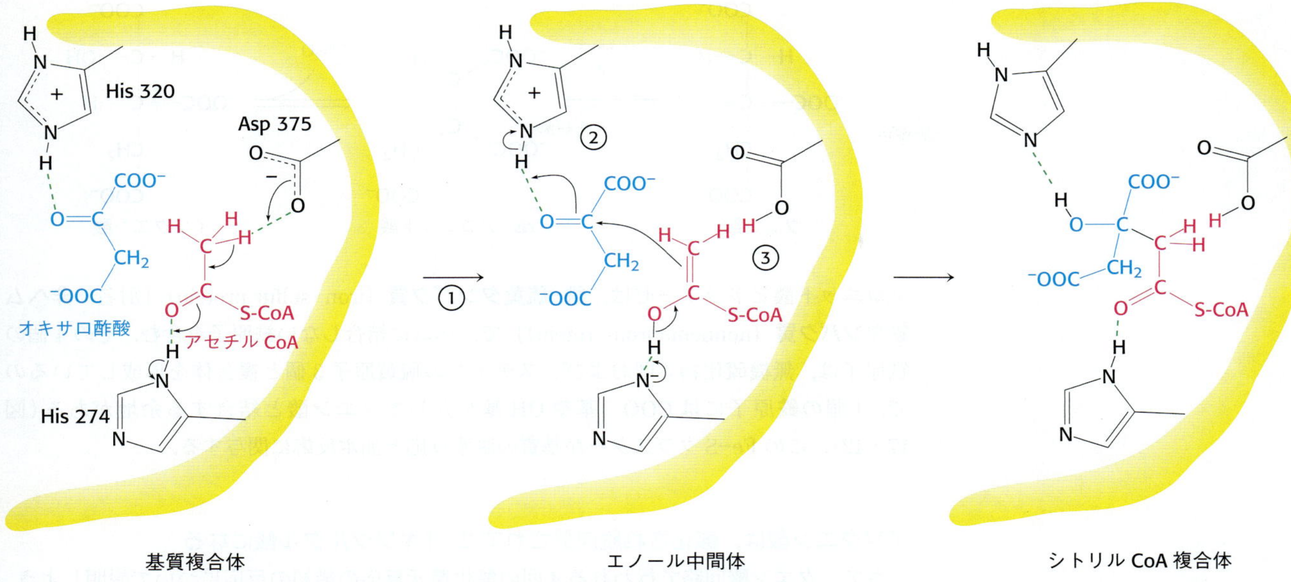

図 17・11　クエン酸シンターゼによるシトリル CoA の合成機構. ① 基質複合体（左）では，His 274 がアセチル CoA のカルボニル酸素にプロトンを与え，Asp 375 によるメチルプロトンの除去を促進し，エノール中間体（中央）が形成される. ② オキサロ酢酸は，カルボニル酸素原子へ His 320 からプロトンが転移することによって活性化される. ③ 同時にアセチル CoA のエノールがオキサロ酢酸のカルボニル炭素を攻撃し，アセチル CoA とオキサロ酢酸を結ぶ炭素-炭素結合が形成される. His 274 が再びプロトンを得て，シトリル CoA が形成される. 再び His 274 をプロトン供与体としてチオエステル結合の加水分解が起こり（図示していない），クエン酸と CoA が生じる.

ると，開いていた酵素が閉じた形に変わる（図 17・10）. 各サブユニットでは，小さいドメインが大きいドメインに対して 19 度回転する. オキサロ酢酸が結合した周辺の側鎖がほんの少しずつずれ，それによって α ヘリックスの回転がひき起こされ，小ドメインが 15 Å も動くのである. この構造変化によってアセチル CoA の結合部位ができる.

　クエン酸シンターゼは，基質を近づけ，その向きをそろえ，特定の結合を分極させるというやり方で縮合反応を触媒する（図 17・11）. プロトンの供与と除去によってアセチル CoA はエノール中間体に変わる. このエノールがオキサロ酢酸を攻撃して，アセチル CoA とオキサロ酢酸をつなぐ炭素-炭素結合が形成される. 新たに生成したこのシトリル CoA が酵素の構造をさらに変化させ，酵素の活性部位は完全に閉じてしまう. すると，酵素がシトリル CoA のチオエステルを加水分解する. 補酵素 A が酵素から遊離し，ついでクエン酸が離れ，酵素は最初の開いた高次構造に戻る.

　ここまでみてくると，不経済なアセチル CoA の加水分解をどのようにして防いでいるかが理解できる. クエン酸シンターゼはシトリル CoA の加水分解には適しているが，アセチル CoA の加水分解には向かないのである. この二つの区別はどのようになされるのだろう. 第一に，アセチル CoA はオキサロ酢酸が結合して縮合の準備が整うまでは酵素に結合しない. 第二に，チオエステル結合の加水分解に不可欠な触媒残基が適切な位置に配置されるのは，シトリル CoA が形成されてからである. ヘキソキナーゼやトリオースリン酸イソメラーゼ（§16・1）の場合と同様に，誘導適合が好ましくない副反応を抑えている.

クエン酸は異性化されてイソクエン酸になる

　クエン酸分子のヒドロキシ基は，これから起こる酸化的脱炭酸反応に適した位置ではない（問題 27）. そこでこの 6 炭素単位の酸化的脱炭酸が起こりやすくなるよう，クエン酸が異性化されてイソクエン酸となる. クエン酸の異性化は，脱水とそれに続く水の付加により行われ，結果的に H と OH が入れ替わる. この両方を触媒する酵素は，中間体が *cis*-アコニット酸（*cis*-aconitate）であることから**アコニット酸ヒドラターゼ**（aconitate hydratase）とよばれる.

アコニット酸ヒドラターゼは，**鉄-硫黄タンパク質**（iron-sulfur protein）〔別名，**非ヘム鉄タンパク質**（nonheme iron protein）〕で，ヘムに結合しない鉄原子を含む．その4個の鉄原子は，無機硫化物4個およびシステインの硫黄原子3個と複合体を形成しているので，1個の鉄原子にはCOO^-基やOH基を介してクエン酸と結合する余地がある（図17・12）．このFe-Sクラスターが基質の脱水反応と加水反応に関与する．

イソクエン酸は，酸化され脱炭酸されて 2-オキソグルタル酸になる

さて，クエン酸回路で行われる4回の酸化還元反応の最初の反応について説明しよう．このイソクエン酸の酸化的脱炭酸反応は，**イソクエン酸デヒドロゲナーゼ**（isocitrate dehydrogenase）が触媒する．

$$\text{イソクエン酸} + NAD^+ \longrightarrow \text{2-オキソグルタル酸} + CO_2 + NADH$$

この反応の中間体は，不安定な3-オキソ酸であるオキサロコハク酸で，酵素と結合している間にCO_2を失い，2-オキソグルタル酸となる．

この酸化反応によって，高い転移ポテンシャルの電子をもつNADHが，クエン酸回路中で初めて生成する．

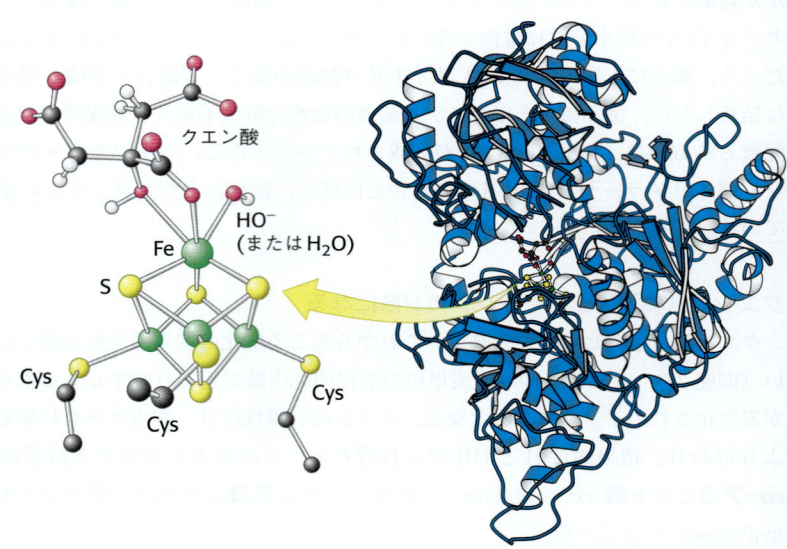

図 17・12　アコニット酸ヒドラターゼの鉄-硫黄複合体とクエン酸の結合.　〔4Fe-4S〕の鉄-硫黄クラスターがアコニット酸ヒドラターゼの活性部位に存在する．クラスターの鉄原子のうちの1個がクエン酸のCOO^-基とOH基に結合していることに注意〔1C96.pdbより〕

2-オキソグルタル酸の酸化的脱炭酸によってスクシニル CoA が生成する

イソクエン酸が 2-オキソグルタル酸に変換されると，続いて二つ目の酸化的脱炭酸反応が起こり，2-オキソグルタル酸からスクシニル CoA が生成する．

2-オキソグルタル酸 + NAD$^+$ + CoA ⟶ スクシニル CoA + CO$_2$ + NADH

この反応を触媒するのは，**2-オキソグルタル酸デヒドロゲナーゼ複合体**（2-oxoglutarate dehydrogenase complex）で，ピルビン酸デヒドロゲナーゼ複合体に似た三つの成分からなる複合体である．実際，二つの酵素の E$_3$ 成分は同一であり，この 2-オキソグルタル酸の酸化的脱炭酸は，同じく 2-オキソ酸であるピルビン酸の酸化的脱炭酸によく似ている．

$$\text{ピルビン酸 + CoA + NAD}^+ \xrightarrow{\text{ピルビン酸デヒドロゲナーゼ複合体}} \text{アセチル CoA + CO}_2 \text{ + NADH + H}^+$$

$$\text{2-オキソグルタル酸 + CoA + NAD}^+ \xrightarrow{\substack{\text{2-オキソグルタル酸}\\\text{デヒドロゲナーゼ複合体}}} \text{スクシニル CoA + CO}_2 \text{ + NADH}$$

どちらの反応でも，2-オキソ酸の脱炭酸に続いて CoA との間に，高い転移ポテンシャルをもつチオエステル結合が形成される．反応機構もきわめてよく似ている（p. 462）．

スクシニル CoA から高いリン酸基転移ポテンシャルをもつ化合物が生成する

スクシニル CoA は，高エネルギーチオエステル化合物である．スクシニル CoA の加水分解の $\Delta G^{\circ\prime}$ は約 $-33.5\ \text{kJ mol}^{-1}$（$-8.0\ \text{kcal mol}^{-1}$）で，ATP 加水分解（$-30.5\ \text{kJ mol}^{-1}$，$-7.3\ \text{kcal mol}^{-1}$）に匹敵する．クエン酸シンターゼの反応では，チオエステル結合の開裂のエネルギーを利用して，炭素 4 個のオキサロ酢酸と開裂で生じた炭素 2 個のアセチル基から炭素 6 個のクエン酸が合成される．スクシニル CoA のチオエステル結合の開裂は，プリンヌクレオシド二リン酸（通常は ADP）のリン酸化と共役している．この反応は可逆的で，触媒するのは**スクシニル CoA シンテターゼ**（succinyl-CoA synthetase）〔**コハク酸─CoA リガーゼ**（succinate─CoA ligase），コハク酸チオキナーゼ〕である．

スクシニル CoA + P$_i$ + ADP ⟶ コハク酸 + CoA + ATP

クエン酸回路の反応で，高いリン酸基転移ポテンシャルをもつ化合物が直接形成されるのはここだけである．哺乳類ではスクシニル CoA シンテターゼに 2 種類のアイソザイムがある．一方は ADP に，もう一方は GDP に特異的で，骨格筋や心筋のように盛んに細胞呼吸している組織では ADP を利用するアイソザイムが大半を占める．肝臓のように盛んに同化反応を行う組織では GDP を利用するアイソザイムが多い．この GDP を必要とする酵素は，クエン酸回路の場合とは逆向きに働くと考えられている．すなわち，ヘム合成の前駆体となるスクシニル CoA を，GTP を使って合成するのである．*E. coli* の酵素は，リン酸基の受容体として，GDP，ADP のどちらでも利用する．

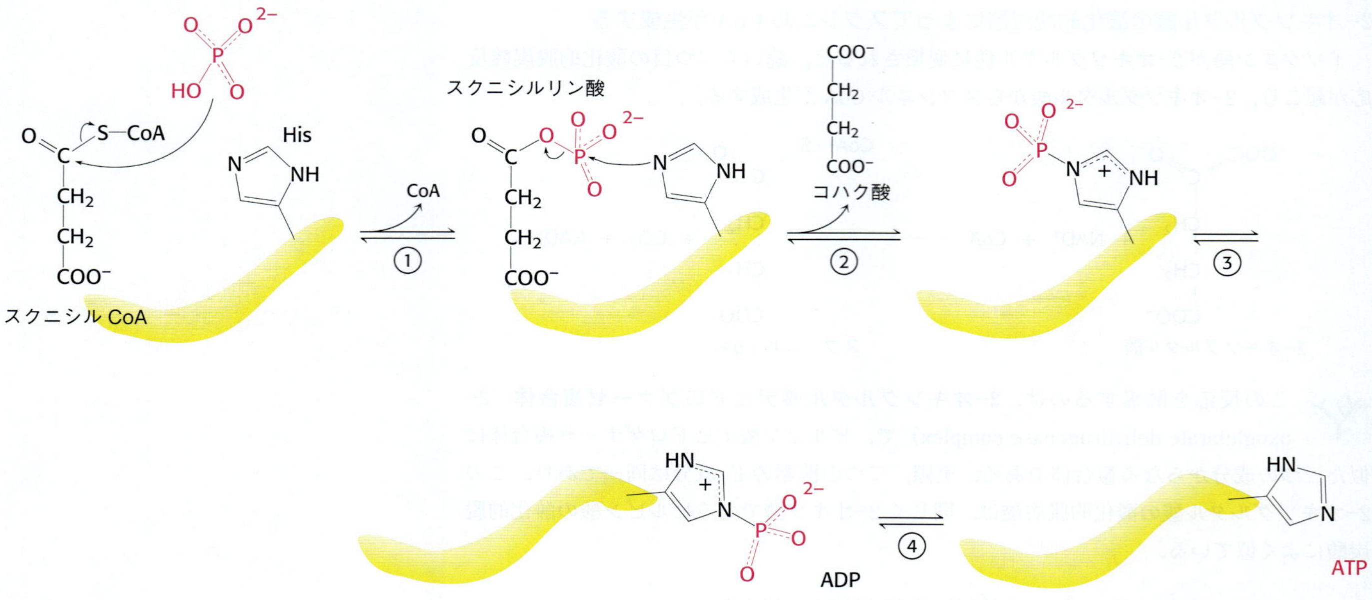

図 17・13　スクシニル CoA シンテターゼの反応機構．　反応はリン酸化された酵素中間体を介して進行する．① 正リン酸によって補酵素 A が置換され，スクシニルリン酸という別の高エネルギー化合物が生成する．② ヒスチジン残基がリン酸基を取去ると，それに伴ってすぐコハク酸とホスホヒスチジンが生成する．③ つぎにホスホヒスチジン残基が，結合しているヌクレオシド二リン酸のところへ動き，④ リン酸基が転移して ATP が形成される．

ヌクレオシド二リン酸キナーゼ（nucleoside–diphosphate kinase）という酵素は，次式

$$GTP + ADP \rightleftharpoons GDP + ATP$$

のような反応を触媒し，そのおかげで GTP から γ リン酸基が転移して ATP が形成され，細胞内の必要性に応じて GTP や ATP の濃度が調製できる．

機構: スクシニル CoA シンテターゼが生化学エネルギーの形を変える

　この反応機構はエネルギー変換のわかりやすい例で，チオエステル分子がもつエネルギーが，リン酸基転移ポテンシャルへと変換される（図 17・13）．第一段階は正リン酸による補酵素 A の置換で，これによってスクシニルリン酸という別の高エネルギー化合物が生成する．このとき腕のように動いて重要な役割を果たすのがヒスチジン残基で，リン酸基を取外し，結合している ADP のところへ動いてこれを移すと，ATP が生成する．反応の全過程に高エネルギー化合物が関与していることは，反応が十分に可逆的 —— $\Delta G^{\circ\prime} = -3.4 \, kJ \, mol^{-1}$（$-0.8 \, kcal \, mol^{-1}$）—— なことで裏付けられる．スクシニル CoA を消費しての ATP 合成は，基質準位のリン酸化の一例である（§16・1）．

　スクシニル CoA シンテターゼは $\alpha_2\beta_2$ ヘテロ二量体で，$\alpha\beta$ 1 組が機能単位となる．その反応機構では，リン酸基は最初 α サブユニットに結合したスクシニル CoA に移され，つぎに β サブユニットに結合したヌクレオシド二リン酸へと移される．スクシニル CoA シンテターゼの立体構造を調べると，各サブユニットが 2 個のドメインで構成されていることがわかった（図 17・14）．二つのサブユニットのアミノ末端ドメインは，それぞれが反応機構で果たす役割にふさわしい異なった構造をもっている．α サブユニットのアミノ末端ドメインはロスマンフォールド（§16・1）をとっていて，これがスクシニル CoA シンテターゼの基質である CoA の ADP 成分に結合する．一方，β サブユニットのアミノ末端ドメインは ATP 捕捉ドメインである．このドメインは多くの酵素によくみられ，この反応では ADP に結合し，活性化している．スクシニル CoA シンテターゼはこれらのドメインを取入れて利用するように進化を遂げてきたことで，スクシニル CoA の分解によって生じるエネルギーを回収し，これを使ってヌクレオシド三リン酸の合成を

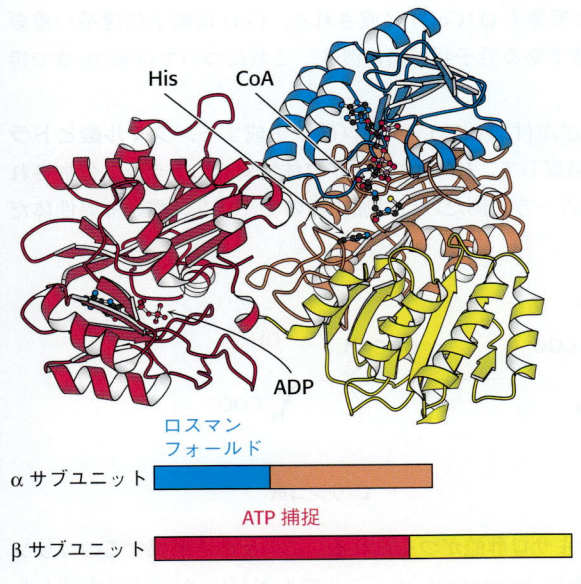

図 17・14　スクシニル CoA シンテターゼの構造.　この酵素は 2 個の
サブユニットからなっている.　α サブユニットには基質となる CoA の ADP
成分と結合するロスマンフォールドが含まれている.　β サブユニットには
ATP 捕捉ドメインとよばれるヌクレオチド活性化領域が含まれている.　ここ
では ATP 捕捉ドメインが ADP と結合した状態を示している.　ヒスチジン残
基が CoA と ADP の間にあることに注意.　ヒスチジン残基が CoA の近くでリ
ン酸基を受け取り,　ATP 捕捉ドメインに結合したヌクレオチドのところへと
動いてリン酸基を移す〔1CGI.pdb より〕.

行えるようになったのである.

コハク酸の酸化によりオキサロ酢酸が再生される

　クエン酸回路の最終段階は 4 炭素化合物が基質となるいくつかの反応で, オキサロ酢酸
が再生する.

コハク酸　　　　　　　フマル酸　　　　　　リンゴ酸　　　　　　オキサロ酢酸

　この反応は代謝のモチーフの一つで, これから脂肪酸の合成や分解, 一部のアミノ酸の分
解のところでも出会うことになる.　メチレン基（CH_2）が酸化, 水の付加, 2 度目の酸化
という 3 段階でカルボニル基（C=O）へと変換される.　それによってつぎの回のために
オキサロ酢酸が再合成され, また $FADH_2$ と NADH の形でエネルギーがさらに取出され
る.

　コハク酸は**コハク酸デヒドロゲナーゼ**（succinate dehydrogenase）によって酸化されてフ
マル酸になる.　水素を受け取るのは FAD で, クエン酸回路の他の三つの酸化反応で水素
受容体となる NAD^+ ではない.　FAD がこの反応の水素受容体になるのは, ギブズエネル
ギー変化が NAD^+ の還元には不十分なためである.　基質から 2 個の水素原子を引き抜く
酸化反応では, ほぼ必ず FAD が電子受容体となる.　コハク酸デヒドロゲナーゼでは, FAD
のイソアロキサジン環が酵素のヒスチジン側鎖に共有結合している（E-FAD と表す）.

$$\text{E-FAD} + コハク酸 \rightleftharpoons \text{E-FADH}_2 + フマル酸$$

　コハク酸デヒドロゲナーゼはアコニット酸ヒドラターゼと同様に鉄–硫黄タンパク質
で, [2Fe-2S]（鉄原子 2 個が 2 個の無機硫化物に結合している）, [3Fe-4S], [4Fe-4S] と
いう 3 種類の異なる鉄–硫黄クラスターをもつ.　コハク酸デヒドロゲナーゼは 70 kDa と
27 kDa の二つのサブユニットで構成され, 他のクエン酸回路の酵素とは, ミトコンドリ
ア内膜に埋め込まれているという点で異なっている.　実はコハク酸デヒドロゲナーゼは,
クエン酸回路と ATP 合成とを結びつける電子伝達系に, 直接つながっている.　コハク酸
の酸化によって生じた $FADH_2$ は, 他の酸化還元反応で生成した NADH とは対照的に,
酵素から解離しない.　それどころか, 2 個の電子は $FADH_2$ から直接, 酵素の鉄–硫黄クラ

スターへと渡され，これがつぎに補酵素 Q（CoQ）に渡される．CoQ は電子伝達系の重要な成分で，電子を最終的な受容体である分子状酸素に渡す．これについては第 18 章で扱う．

つぎの段階では，フマル酸に水が付加して L−リンゴ酸が生成する．**フマル酸ヒドラターゼ**（fumarate hydratase）が触媒して，H^+ と OH^- が立体特異的にトランス付加される．OH^- 基がフマル酸二重結合の一方の側だけに付加するので，リンゴ酸の L 異性体だけが生成する．

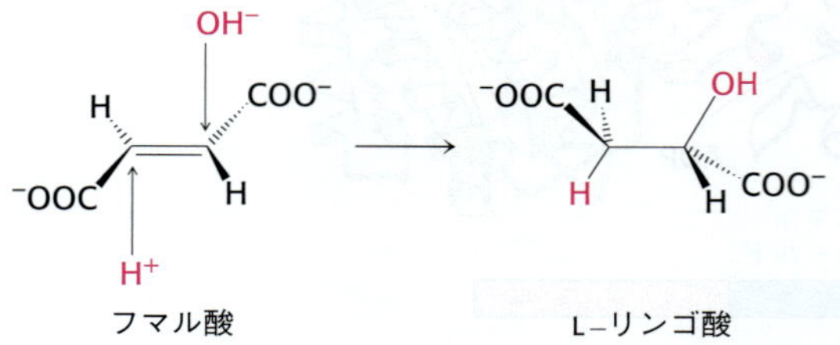

フマル酸   L−リンゴ酸

最後にリンゴ酸が酸化されてオキサロ酢酸がつくられる．この反応を触媒するのは**リンゴ酸デヒドロゲナーゼ**（malate dehydrogenase）で，ここでも NAD^+ が水素受容体として使われる．

$$\text{リンゴ酸} + NAD^+ \rightleftharpoons \text{オキサロ酢酸} + NADH + H^+$$

この反応の標準ギブズエネルギーはクエン酸回路の他の反応とは異なり，かなり大きな正の値をとる（$\Delta G^{\circ\prime} = +29.7 \text{ kJ mol}^{-1}$，$+7.1 \text{ kcal mol}^{-1}$）．このリンゴ酸の酸化反応が進行するのは，産物であるオキサロ酢酸がクエン酸シンターゼにより利用され，また NADH が電子伝達系により利用されるからである．

クエン酸回路では，高い転移ポテンシャルをもつ電子，ATP および CO_2 が生成する

クエン酸回路の正味の反応は以下のようである．

$$\text{アセチル CoA} + 3 NAD^+ + FAD + ADP + P_i + 2 H_2O \longrightarrow$$
$$2 CO_2 + 3 NADH + FADH_2 + ATP + 2 H^+ + CoA$$

この化学量論を導く複数の反応を総括してみよう（図 17・15 と表 17・2）．

1. 炭素原子 2 個がアセチル基（アセチル CoA 由来）とオキサロ酢酸との縮合反応で，クエン酸回路に入る．イソクエン酸デヒドロゲナーゼと 2−オキソグルタル酸デヒドロゲナーゼが触媒する連続した脱炭酸の際に，炭素原子 2 個が CO_2 の形で回路を離れる．

2. 4 対の水素原子が 4 回の酸化反応で回路を離れる．イソクエン酸と 2−オキソグルタル酸の酸化的脱炭酸の際に 2 分子の NAD^+ が還元される．コハク酸の酸化では 1 分子の FAD が還元され，リンゴ酸の酸化では 1 分子の NAD^+ が還元される．また，ピルビン酸の酸化的脱炭酸によってアセチル CoA が形成されるときにも，NAD^+ 1 分子が還元されることを思い出してほしい．

3. 高いリン酸基転移ポテンシャルをもつ化合物 1 分子，通常は ATP が，スクシニル CoA のチオエステル結合の分解によって生成する．

4. 水 2 分子が消費される．1 分子はシトリル CoA の加水分解によるクエン酸合成の際，もう 1 分子はフマル酸への水和の際である．

同位体標識による研究の結果，それぞれのサイクルの最初に入ってきた 2 個の炭素原子が，そのサイクルに回路を離れるのではないことがわかった．回路にアセチル基として入った 2 個の炭素原子は，最初 2 回の脱炭酸反応の間はそのまま保たれ（図 17・15），その後は回路の 4 炭素カルボン酸に取込まれて保持される．注意してほしいがコハク酸は対称的な分子であり，そのため回路に入った 2 個の炭素原子は，その後の 4 炭素カルボン酸

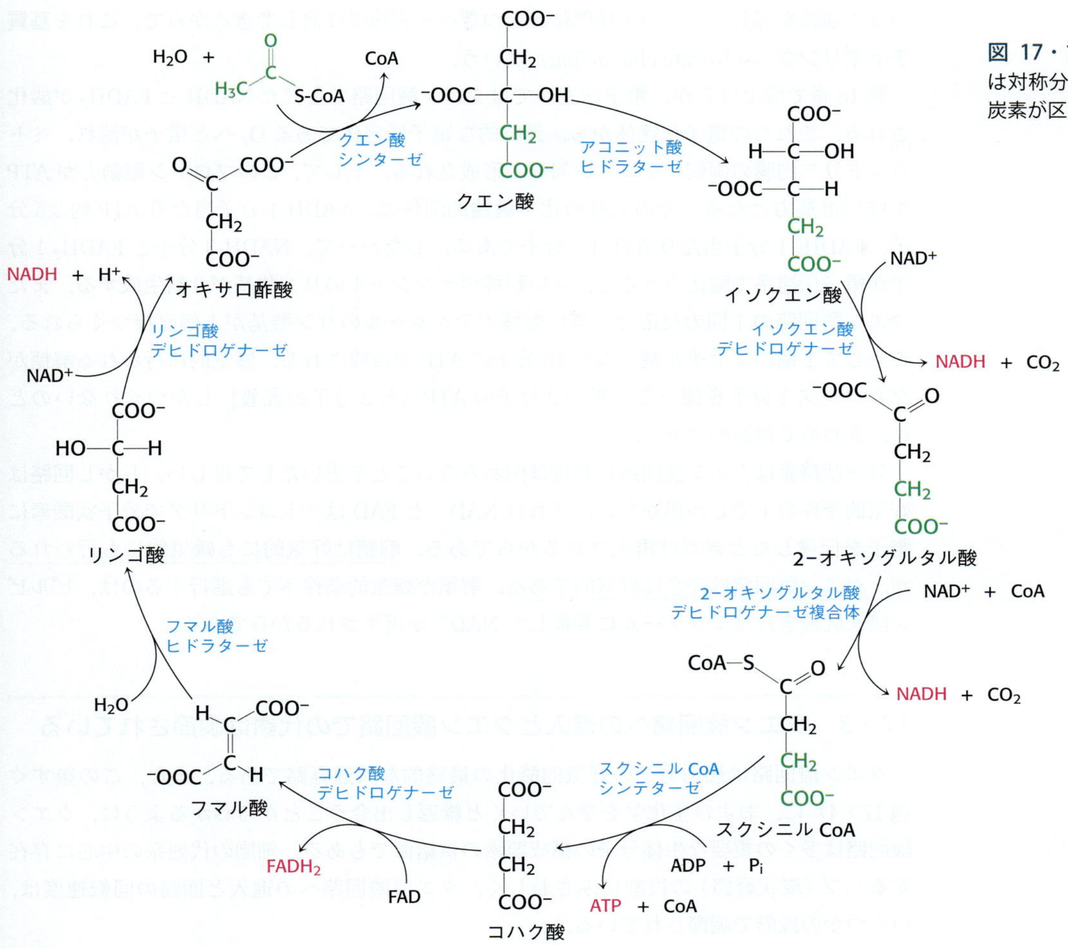

図 17・15　クエン酸回路. コハク酸は対称分子なのでアセチル単位に由来する炭素が区別できなくなることに注意

の代謝でどの位置の炭素にもなる可能性がある．アセチル基として回路に入った2個の炭素原子は，さらに回路の反応を経た後で CO_2 として放出される．クエン酸が対称分子として扱われない理由については，問題34と35を参照せよ．

　クエン酸回路の酵素同士が物理的に結合していることを示す証拠がしだいに増えている．酵素のこの緊密な配置がクエン酸回路の効率を高めている．反応産物を，活性部位を

表 17・2　ク エ ン 酸 回 路

段階	反　　応	酵　素	補欠分子族	反応の型	$\Delta G^{\circ\prime}$ [kJ mol^{-1}]	$\Delta G^{\circ\prime}$ [kcal mol^{-1}]
1	アセチル CoA ＋ オキサロ酢酸 ＋ H_2O ⟶ クエン酸 ＋ CoA ＋ H^+	クエン酸シンターゼ		縮　合	−31.4	−7.5
2a	クエン酸 ⇌ cis-アコニット酸 ＋ H_2O	アコニット酸ヒドラターゼ	Fe–S	脱　水	＋8.4	＋2.0
2b	cis-アコニット酸 ＋ H_2O ⇌ イソクエン酸	アコニット酸ヒドラターゼ	Fe–S	水　和	−2.1	−0.5
3	イソクエン酸 ＋ NAD$^+$ ⇌ 2-オキソグルタル酸 ＋ CO_2 ＋ NADH	イソクエン酸 デヒドロゲナーゼ		脱炭酸＋酸化	−8.4	−2.0
4	2-オキソグルタル酸 ＋ NAD$^+$ ＋ CoA ⇌ スクシニル CoA ＋ CO_2 ＋ NADH	2-オキソグルタル酸 デヒドロゲナーゼ複合体	リポ酸 FAD, TPP	脱炭酸＋酸化	−30.1	−7.2
5	スクシニル CoA ＋ P_i ＋ ADP ⇌ コハク酸 ＋ ATP ＋ CoA	スクシニル CoA シンテターゼ		基質準位の リン酸化	−3.3	−0.8
6	コハク酸 ＋ FAD（酵素結合型）⇌ フマル酸 ＋ FADH$_2$（酵素結合型）	コハク酸デヒドロゲナーゼ	FAD, Fe–S	酸　化	0	0
7	フマル酸 ＋ H_2O ⇌ L-リンゴ酸	フマル酸ヒドラターゼ		水　和	−3.8	−0.9
8	L-リンゴ酸 ＋ NAD$^+$ ⇌ オキサロ酢酸 ＋ NADH ＋ H^+	リンゴ酸デヒドロゲナーゼ		酸　化	＋29.7	＋7.1

つなぐ通路を通して一つの活性部位からつぎへと直接受け渡しできるからで，これを**基質チャネリング**（substrate channeling）という．

　第18章で取上げるが，電子伝達系ではクエン酸回路で生じた NADH と $FADH_2$ が酸化される．これらの電子伝達体から，最終的な電子受容体である O_2 へと電子が流れ，ミトコンドリア内膜の両側にプロトン勾配が形成される．そして，このプロトン駆動力が ATP 生成の推進力となる．その正味の化学量論的関係は，NADH 1分子当たり ATP 約 2.5 分子，$FADH_2$ 1 分子当たり ATP 1.5 分子である．したがって，NADH 3 分子と $FADH_2$ 1 分子が電子伝達系で酸化されると，高い転移ポテンシャルのリン酸基が 9 個生成する．またクエン酸回路の 1 回の反応で，高い転移ポテンシャルのリン酸基が 1 個直接つくられる．こうして 1 個のアセチル基から約 10 分子の ATP が合成される．嫌気的に行われる解糖がグルコース 1 分子を使ってわずか 2 分子の ATP（と 2 分子の乳酸）しかつくれないのとは，きわめて対照的である．

　分子状酸素はクエン酸回路に直接は関わらないことを思いだしてほしい．しかし回路は好気的条件の下でしか働かない．それは NAD^+ と FAD はミトコンドリアで分子状酸素に電子を伝達したときだけ再生されるからである．解糖は好気的にも嫌気的にも行われるが，クエン酸回路は完全に好気的である．解糖が嫌気的条件下でも進行するのは，ピルビン酸を乳酸またはエタノールに変換して NAD^+ が再生されるからである．

17・3　クエン酸回路への進入とクエン酸回路での代謝は調節されている

　クエン酸回路は燃料分子の好気的酸化の最終的な共通経路である．また，この後すぐ（§17・4）に，および生化学を学んでいくと繰返し出会うことからわかるように，クエン酸回路は多くの重要な生体分子の構成要素の供給源でもある．細胞の代謝系の中心に存在するハブ（環状経路）の役割にふさわしく，クエン酸回路への進入と回路の回転速度は，いくつかの段階で調節されている．

ピルビン酸デヒドロゲナーゼ複合体はアロステリック制御され，また可逆的リン酸化により制御される

　前述したように，ピルビン酸からグルコースをつくることはできる（§16・3）．しかし動物ではピルビン酸からアセチル CoA を形成する反応は不可逆過程で，アセチル CoA をグルコースへ戻すことはできない．ピルビン酸が酸化的脱炭酸されアセチル CoA になるとグルコースの炭素原子の行き先は二つ —— エネルギーの産生を伴うクエン酸回路による CO_2 への酸化，あるいは脂質への組込み —— のどちらかとなる（図17・16）．代謝の重要な分岐点に位置する酵素の例にもれず，ピルビン酸デヒドロゲナーゼ複合体の活性は厳密に制御されている．酵素複合体の反応は高濃度の反応産物によって阻害される．すなわちアセチル CoA はアセチルトランスフェラーゼ成分（E_2）に直接結合することによってこれを阻害し，NADH はジヒドロリポアミドデヒドロゲナーゼ（E_3）を阻害する．酵素にとっては，NADH とアセチル CoA の濃度の高さは，細胞のエネルギー需要が満たされている，あるいはアセチル CoA や NADH をつくるために脂肪酸の分解が進行中であることを教えてくれる情報である．どちらの場合にも，ピルビン酸をアセチル CoA へと代謝する必要はない．ピルビン酸の大半はグルコースから解糖（§16・1）によって生じるので，この反応を阻害すればグルコースを節約できることになる．

　真核生物でピルビン酸デヒドロゲナーゼ複合体の制御の鍵を握っているのは，共有結合による修飾である（図17・17）．ピルビン酸デヒドロゲナーゼキナーゼ（PDK）によるピルビン酸デヒドロゲナーゼ成分（E_1）のリン酸化によって酵素複合体の活性をオフにする．PDK には 4 種類のアイソザイムがあり，組織に特異的に発現されている．また，不活性化はピルビン酸デヒドロゲナーゼホスファターゼ（PDP）の働きでもとに戻るが，この PDP には 2 種類のアイソザイムがある．これらのキナーゼとホスファターゼが結合するのは E_2-E_3-BP コアであり，ここでもこのコアの構造的，機構的重要性を際立たせている．こ

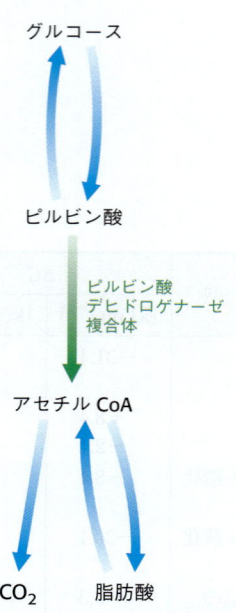

図 17・16　グルコースからのアセチル CoA.　ピルビン酸デヒドロゲナーゼ複合体によるアセチル CoA の合成は，グルコース代謝の鍵となる不可逆反応である．

グルコース
ピルビン酸
ピルビン酸デヒドロゲナーゼ複合体
アセチル CoA
CO_2　　脂肪酸

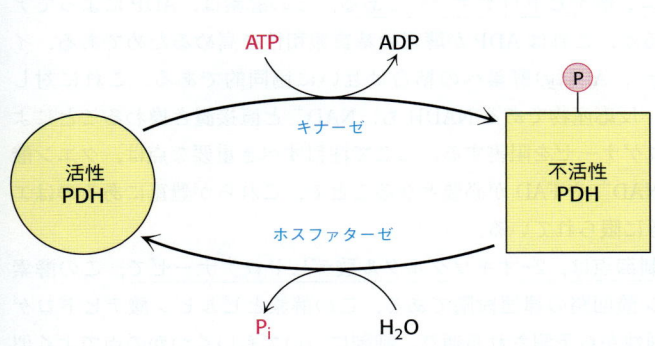

図 17・17　ピルビン酸デヒドロゲナーゼ複合体の調節. 特異的キナーゼがピルビン酸デヒドロゲナーゼ（PDH）をリン酸化すると不活性となり, ホスファターゼがリン酸基を取除くと活性となる. このキナーゼとホスファターゼ自体も厳しい調節を受ける酵素である.

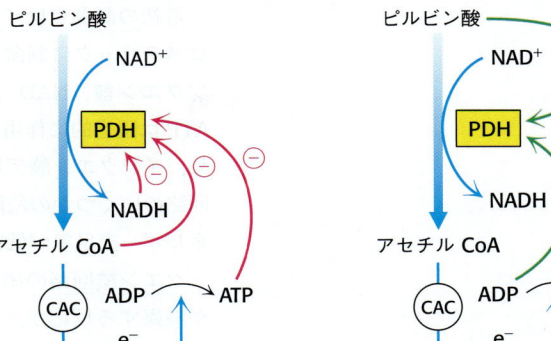

図 17・18　エネルギー充足率に対するピルビン酸デヒドロゲナーゼ複合体の応答. ピルビン酸デヒドロゲナーゼ複合体は, 細胞のエネルギー充足率に応じて調節される. （A）複合体は, 直接産物である NADH とアセチル CoA, それに細胞呼吸の最終産物である ATP によって阻害される. （B）複合体は, ピルビン酸と ADP によって活性化される. ピルビン酸と ADP は, 複合体をリン酸化するキナーゼを阻害する. CAC: クエン酸回路

れらのキナーゼとホスファターゼも両方とも制御されている. 生体内でこの調節がどのように働いているかを見るために, しばらく休んだ後に活動を始めた筋肉を考えてみよう（図 17・18）. 休息中は, 筋肉はそれほどエネルギーを必要としない. すると NADH/NAD$^+$, アセチル CoA/CoA, ATP/ADP 比が上昇する. それによって PDK が活性化され, ピルビン酸デヒドロゲナーゼ複合体のリン酸化と不活性化を促進する. つまり酵素複合体の直接産物（アセチル CoA と NADH）と最終産物（ATP）の濃度が高いと, 酵素活性が阻害されるのである. このようにエネルギー充足率が高いときには, ピルビン酸デヒドロゲナーゼのスイッチがオフになるのである.

　運動が始まると, 筋収縮によって ATP が消費され, エネルギーの需要を満たすためにグルコースがピルビン酸へと変換されて ADP とピルビン酸の濃度が上昇する. ADP とピルビン酸は両方とも, キナーゼを阻害することによってデヒドロゲナーゼを活性化する. さらに, 筋収縮を開始させる同じ Ca^{2+} シグナルによってホスファターゼが活性化される. 細胞質の Ca^{2+} 濃度が上昇すると（§35・2）, ミトコンドリアの Ca^{2+} 濃度も上昇し, これがホスファターゼを活性化してピルビン酸デヒドロゲナーゼの活性を高める.

　一部の組織では, ホスファターゼはホルモンによる調節を受ける. 肝臓では, アドレナリンが α アドレナリン受容体に結合してホスファチジルイノシトールカスケード（§14・1）を開始させると, Ca^{2+} 濃度が上昇し, ホスファターゼが活性化される. 脂肪酸合成を行える肝臓や脂肪組織などの組織では, 食物を摂取した状態を示すホルモンであるインスリンがホスファターゼを刺激し, ピルビン酸からアセチル CoA への変換が促進される. アセチル CoA は脂肪酸合成の前駆体であり（§22・4）, これらの組織ではピルビン酸デヒドロゲナーゼ複合体が活性化されると, グルコースがピルビン酸へ, ついでアセチル CoA へ, 最後には脂肪酸へと変換されていく.

　　ホスファターゼ欠乏症のヒトでは, ピルビン酸デヒドロゲナーゼが常にリン酸化されていて不活性なため, グルコースは, アセチル CoA ではなく乳酸へと変換される. その結果, 継続的な乳酸アシドーシス（血中の乳酸値が高い）状態となる. このような酸性環境では, 多くの組織, 中でも中枢神経系が機能異常をきたす（問題 13 と 14）.

クエン酸回路の制御はいくつかの点で行われている

　クエン酸回路の速度は動物細胞の ATP 必要量を満たせるよう厳密に調節されている（図 17・19）. おもな制御点は, アロステリック酵素であるイソクエン酸デヒドロゲナーゼと 2-オキソグルタル酸デヒドロゲナーゼ, すなわちクエン酸回路の高エネルギー電子

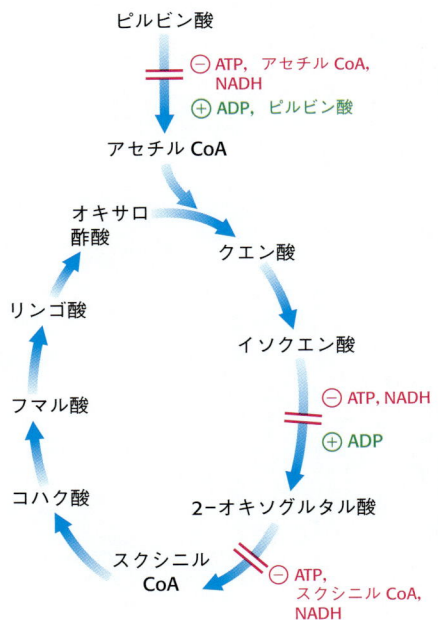

図 17・19　クエン酸回路の調節. クエン酸回路は, 主として ATP と NADH の濃度によって調節されている. 鍵となる制御点は, イソクエン酸デヒドロゲナーゼと 2-オキソグルタル酸デヒドロゲナーゼである.

をつくる最初の二つの酵素である.

　最初の制御点はイソクエン酸デヒドロゲナーゼである. この酵素は，ADP によってアロステリックに刺激されるが，これは ADP が酵素の基質親和性を高めるためである. イソクエン酸，NAD^+，Mg^{2+}，ADP の酵素への結合は互いに協同的である. これに対し ATP は阻害的に作用する. 反応産物である NADH も，NAD^+ と直接置き換わることにより，イソクエン酸デヒドロゲナーゼを阻害する. ここで注目すべき重要な点は，クエン酸回路のいくつかの段階で NAD^+ や FAD が必要となることで，これらが豊富にあるのはエネルギー充足率が低いときに限られている.

　クエン酸回路の第二の制御点は，2-オキソグルタル酸デヒドロゲナーゼで，この酵素が触媒する反応が，クエン酸回路の律速段階である. この酵素とピルビン酸デヒドロゲナーゼ複合体は，その相同性から予測される通り，制御についてもいくつかの点でよく似ている. 2-オキソグルタル酸デヒドロゲナーゼは，触媒する反応の産物であるスクシニル CoA と NADH によって阻害される. また，エネルギー充足率が高いときにも阻害される. つまり細胞の ATP 濃度が高いとクエン酸回路の速度が低下する. アルツハイマー病を始め，多くの神経疾患では，2-オキソグルタル酸デヒドロゲナーゼが欠乏している.

　イソクエン酸デヒドロゲナーゼと 2-オキソグルタル酸デヒドロゲナーゼが制御点になっていることが，クエン酸回路と他の経路とを結びつけており，クエン酸回路が代謝で中心的な役割を担うことをよく示している. たとえば，イソクエン酸デヒドロゲナーゼが阻害されると，クエン酸が生成することになる. これは，クエン酸からイソクエン酸への変換が細胞内条件下では簡単に逆向きに進むからで，このクエン酸は細胞質へと運ばれて，6-ホスホフルクトキナーゼに解糖を停止するように伝えるシグナルとなり（§16・2），またアセチル CoA の材料として脂肪酸合成に使われる（§22・4）. 2-オキソグルタル酸デヒドロゲナーゼが阻害されると 2-オキソグルタル酸が蓄積し，アミノ酸やプリン塩基の前駆体として使われる（第23章，第25章）.

　多くの細菌ではクエン酸回路への 2 炭素単位の流入も制御を受けている. これらの生物では，オキサロ酢酸とアセチル CoA 炭素単位からのクエン酸合成が重要な制御点になっている. ATP はクエン酸シンターゼのアロステリック阻害物質であり，アセチル CoA に対する K_M 値を高める効果をもつ. つまり ATP 濃度が上昇すると，アセチル CoA と結合する酵素が減り，クエン酸合成量が低下する.

クエン酸回路の異常が，がんの発生につながる

　細胞呼吸に重要な働きをする四つの酵素，コハク酸デヒドロゲナーゼ，フマル酸ヒドラターゼ，ピルビン酸デヒドロゲナーゼキナーゼ，イソクエン酸デヒドロゲナーゼは，がんの発生に関わることが知られている. 最初の三つの酵素の活性が変異によって変化すると，好気的解糖が亢進する（§16・2）. がん細胞は好気的解糖で酸素があってもグルコースを好んで乳酸へと代謝する. これら酵素の異常に共通して関わる生化学的因子が，転写因子の**低酸素誘導因子1**（HIF-1, hypoxia-inducible factor 1）である.

　HIF-1 は通常，酸素濃度が低下した（低酸素状態という）ときにだけ，解糖を促進する酵素や輸送体の発現を上昇させる. 通常の酸素濃度条件下では，HIF-1 はプロリルヒドロキシラーゼ2 によってヒドロキシ化され，その後プロテアソームという大型のタンパク質分解酵素複合体によって破壊される（第23章）ので，解糖の促進は起こらない. プロリルヒドロキシラーゼ2 が活性を示すには，2-オキソグルタル酸，アスコルビン酸，酸素が必要である. そのため，酸素濃度が低下するとプロリルヒドロキシラーゼ2 が不活性になり，HIF-1 がヒドロキシ化されず，したがって分解もされなくなる. すると，解糖に必要なタンパク質の合成が促進され，解糖の速度が上昇する.

　最近の研究によれば，クエン酸回路の酵素の異常は，プロリルヒドロキシラーゼ2 の調節に大きな影響を及ぼすらしい. コハク酸デヒドロゲナーゼとフマル酸ヒドラターゼのいずれかに異常が生じると，ミトコンドリアにコハク酸とフマル酸が蓄積し，細胞質へとあふれ出す. コハク酸とフマル酸は，どちらもプロリルヒドロキシラーゼ2 の競合阻害剤で

ある．その結果，HIF-1 はヒドロキシ化されなくなり，安定化する．解糖の最終産物である乳酸も，アスコルビン酸の働きを妨げてプロリルヒドロキシラーゼ 2 を阻害するらしい．HIF-1 は，解糖に必要なタンパク質を増加させるだけでなく，ピルビン酸デヒドロゲナーゼキナーゼ（PDK）の生産を促進する．このキナーゼはピルビン酸デヒドロゲナーゼ複合体を阻害して，ピルビン酸のアセチル CoA への変換を妨げる．するとピルビン酸が細胞質に残り，さらに好気的解糖の速度を上昇させる．また，PDK に変異が生じて活性が上昇すると好気的解糖が促進され，後にがんが発生する一因となる．解糖を促進して乳酸の濃度を上昇させることによって，PDK の変異がプロリルヒドロキシラーゼ 2 の阻害と HIF-1 の安定化につながるのである．

　イソクエン酸デヒドロゲナーゼに変異が起こると，発がん性代謝産物である 2-ヒドロキシグルタル酸が生成する．この変異酵素はイソクエン酸から 2-オキソグルタル酸への変換を触媒するが，続いて 2-オキソグルタル酸を 2-ヒドロキシグルタル酸へと還元してしまう．2-ヒドロキシグルタル酸は DNA のメチル化パターンを変化させ（§ 32・2），細胞の増殖に成長因子がそれほど必要でなくなる．このような変化によって遺伝子発現が変化し，抑制の効かない細胞増殖が助長される．

　このようにクエン酸回路の酵素とがんにつながりがみられることは，がんが変異した成長因子や細胞周期制御タンパク質による単純な病気ではなく，代謝疾患でもあることを示している．がんには代謝的な要因もあることがわかって，がんを抑える新しい方法への扉が開けた．実際に予備的な実験で，好気的解糖を行っているがん細胞を薬剤処理して強制的に酸化的リン酸化を行わせると，がん細胞は悪性形質を失うことがわかった．何十年も詳しく研究されてきたクエン酸回路にいまだに秘密が隠されていて，未来の生化学者が解き明かすのを待っていると考えると興味深い．

$$
\begin{array}{c}
COO^- \\
| \\
H-C-OH \\
| \\
CH_2 \\
| \\
CH_2 \\
| \\
COO^-
\end{array}
$$

2-ヒドロキシグルタル酸

17・4　クエン酸回路は生合成前駆体を供給する

　ここまでは，ATP 産生のための主要な分解経路としての役割に焦点を当ててクエン酸回路を論じてきた．またクエン酸回路は，細胞の代謝系の中心的な環状経路として生合成に必要な中間体を供給する役割もする（図 17・20）．たとえば，ポルフィリンの炭素原子のほとんどはスクシニル CoA に由来する．多くのアミノ酸は 2-オキソグルタル酸とオキサロ酢酸から誘導される．これらの生合成経路については次章以降で取上げる．

クエン酸回路は迅速に補充される能力をもたなくてはならない

　重要なのは，クエン酸回路の中間体が生合成のためにいくらか使われるとしたらその分

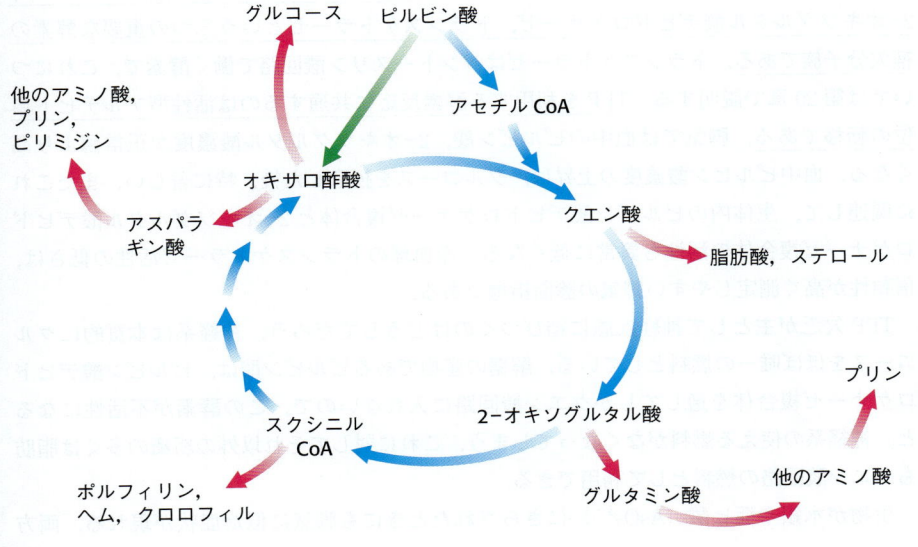

図 17・20　クエン酸回路の生合成における役割．　細胞のエネルギー需要が満たされているときには生合成で使うために中間体が引き出される（→）．その分はピルビン酸からオキサロ酢酸をつくることによって補充される．

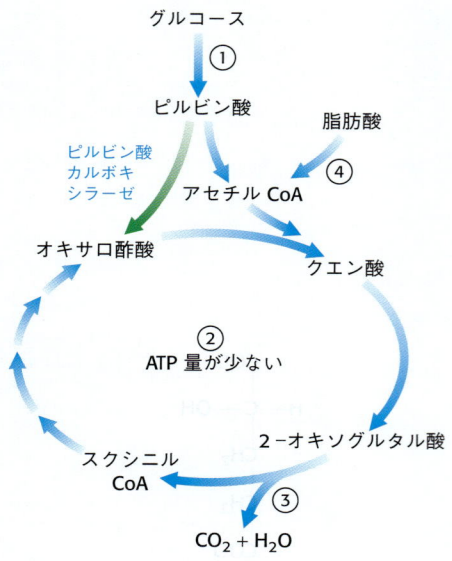

働く経路
① 解糖，第 16 章
② クエン酸回路，第 17 章
③ 酸化的リン酸化，第 18 章
④ 脂肪酸酸化，第 22 章

図 17・21　経路の統合: 一晩休んだ後で運動したときに働く経路. 運動中はクエン酸回路の速度が高まり，オキサロ酢酸とアセチルCoA の補充が必要になる. オキサロ酢酸の補充は，ピルビン酸からの形成による. アセチルCoA は，ピルビン酸の代謝と脂肪酸代謝の両方によってつくられる.

脚　　気

　1630 年にジャワ島で診療に当たっていたオランダ人医師 Jacob Bonitus が初めて記載したビタミン欠乏症.

　"何かとても厄介な苦痛が人々を襲い，現地の人はこれを beriberi (ヒツジの意) とよんでいる. この病気にかかると，膝が震え，足が曲がってしまい，ヒツジのような歩き方をするからだと思う. 一種の麻痺というか，震えであり，手足の運動や感覚の麻痺や震えは，ときには全身にまで及ぶ."

を補充する必要があるということである. 大量のオキサロ酢酸がタンパク質合成のためにアミノ酸へと変換され，その後，細胞のエネルギー需要が高まったとしよう. 新たなオキサロ酢酸が合成されない限り，クエン酸回路の動きはにぶってしまう. アセチルCoA はオキサロ酢酸と縮合しないとクエン酸回路に入れないからである. オキサロ酢酸は再生利用されるとはいえ，回路が動くための最小限の量は維持されなければならない.

　ではオキサロ酢酸はどのように補充されるのだろう. 哺乳類はアセチルCoA をオキサロ酢酸や他のクエン酸回路中間体へと最終的に変換する酵素をもたない. 実は，オキサロ酢酸はピルビン酸のカルボキシ化によって形成され，この反応はビオチン依存性の酵素，**ピルビン酸カルボキシラーゼ**（pyruvate carboxylase）によって触媒される（図 17・21）.

$$\text{ピルビン酸} + CO_2 + ATP + H_2O \longrightarrow \text{オキサロ酢酸} + ADP + P_i + 2H^+$$

　この酵素は前述したように糖新生に重要な役割を果たす酵素で（§16・3），アセチルCoA が存在するとき，すなわちオキサロ酢酸がもっと必要なときだけ活性をもつ. エネルギー充足率が高いとオキサロ酢酸はグルコースへと変換され，エネルギー充足率が低いとオキサロ酢酸はクエン酸回路に補充される. ピルビン酸のカルボキシ化によるオキサロ酢酸合成は，**アナプレロティック反応**（anaplerotic reaction, ギリシャ語に由来し"満たす"の意）の一例である. これは，最終的に経路の構成要素の合成（補充）につながるような反応のことである. クエン酸回路はサイクル反応なので，構成要素のどれかを合成すれば，回路全体の補充ができることになる. がん細胞も含め，急激に成長している細胞では，グルタミンがクエン酸回路の構成要素の供給源として特に重要である. グルタミンはグルタミン酸を経て，2-オキソグルタル酸へと変換される.

ピルビン酸代謝の異常は，脚気および水銀とヒ素による毒性発現の原因である

　脚気（beriberi）は神経と心臓血管系の病気で，原因は食物中のチアミン〔**ビタミンB₁**（vitamin B₁）ともよばれる〕の欠乏である. この病気は極東地域では以前から深刻な健康問題であり，今も変わらない. これは主食であるコメのチアミン含有量が少ないからである. 脱穀前に米粒全体を水に浸せば，チアミン不足はある程度改善される. もみ殻に含まれるチアミンの一部が，水に浸すと米粒の中に染み込むのである. 有効量のチアミンを含むのは外皮だけなので，精米する（玄米を白米にする）と問題はますます悪くなる. 脚気の特徴は神経症状と心臓の症状である. 末梢神経系の障害が，四肢の痛みや筋力の低下，皮膚の感覚異常といった症状として現れる. また心臓肥大や心拍出量の異常を呈することもある. また，アルコール依存症患者は，ひどい栄養失調でチアミンが欠乏するため，脚気の一形態であるウェルニッケ脳症がみられることがある.

　チアミン欠乏が影響する生化学過程にはどのようなものがあるのだろう. チアミンは補因子チアミン二リン酸（TPP）の前駆体である. TPP は，ピルビン酸デヒドロゲナーゼ，2-オキソグルタル酸デヒドロゲナーゼ，トランスケトラーゼという三つの重要な酵素の補欠分子族である. トランスケトラーゼはペントースリン酸回路で働く酵素で，これについては第 20 章で説明する. TPP を利用する酵素反応に共通するのは活性型アルデヒド単位の転移である. 脚気では血中のピルビン酸，2-オキソグルタル酸濃度が正常値より高くなる. 血中ピルビン酸濃度の上昇は，グルコースを摂取した後，特に著しい. またこれに関連して，生体内のピルビン酸デヒドロゲナーゼ複合体と 2-オキソグルタル酸デヒドロゲナーゼ複合体の活性も異常に低くなる. 赤血球のトランスケトラーゼ活性の低さは，信頼性が高く測定しやすい脚気の診断指標である.

　TPP 欠乏が主として神経疾患に結びつくのはどうしてだろう. 神経系は本質的にグルコースをほぼ唯一の燃料としている. 解糖の産物であるピルビン酸は，ピルビン酸デヒドロゲナーゼ複合体を通してしかクエン酸回路に入れないので，この酵素が不活性になると，神経系の使える燃料がなくなってしまう. これに対してそれ以外の組織の多くは脂肪もクエン酸回路の燃料として利用できる.

　生物が水銀や亜ヒ酸（AsO_3^{3-}）にさらされたときにも脚気に似た症状が現れる. 両方

図 17・22　亜ヒ酸中毒.　亜ヒ酸はピルビン酸デヒドロゲナーゼ複合体のアセチルトランスフェラーゼのジヒドロリポアミド部分を不活性化して，複合体の活性を阻害する．2,3−ジメルカプトプロパノールのような SH 試薬は，亜ヒ酸と複合体を形成し，体外に排出することによって複合体の活性を回復する．

ピルビン酸デヒドロゲナーゼの E_2 成分のジヒドロリポアミド部分

亜ヒ酸

酵素上で亜ヒ酸がキレートを形成

2,3−ジメルカプトプロパノール（BAL）

排出

回復した酵素

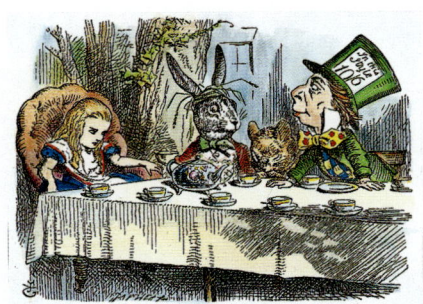

〔出典: The Granger Collection〕

とも，隣接した SH 基に対する親和性が高い．ピルビン酸デヒドロゲナーゼ複合体の E_2 成分の還元型ジヒドロリポイル基には，このような隣接 SH 基がある（図 17・22）．このジヒドロリポイル基に水銀や亜ヒ酸が結合すると複合体が阻害され，中枢神経系に症状が現れる．有名な "mad as a hatter（まったく気が狂った）" という言い回しは，動物の毛皮をなめすのに硝酸水銀を使って中毒になった帽子屋の奇矯な行動から来ている．この種の水銀は皮膚から吸収される．昔の写真屋も，銀板写真を撮るのに水銀蒸気を使うため，同じような症状に悩まされた．

このような中毒の治療には，隣接 SH 基をもち，ジヒドロリポイル基と競争して金属イオンと結合する SH 試薬を投与する．すると，試薬と金属の複合体は尿中に排出される．実際，第一次世界大戦後にヒ素化合物の化学兵器ルイサイトの解毒剤として，2,3−ジメルカプトプロパノール（図 17・22）が開発された．この化合物は最初，英国製抗ルイサイト薬（British anti-lewisite）の意味で BAL とよばれていた．

クエン酸回路は既存の経路から進化したらしい

クエン酸回路はどのようにして生じたのであろうか．決定的な答えはなかなか得られないが，それでも，情報をもとに考えてみることはできる．まず最初に，生化学経路レベルで進化がどのように働くかを理解しよう．

クエン酸回路は既存の反応経路が集まってできた可能性が最も高い．先に注目したように，クエン酸回路で形成される中間体の多くは，アミノ酸やポルフィリン代謝経路にも登場する．つまり，ピルビン酸や 2−オキソグルタル酸，オキサロ酢酸のような化合物は，進化の初期から生合成のために存在した可能性が高い．これらの 2−オキソ酸の酸化的脱炭酸反応は，熱力学的に非常に進行しやすいので，アシル CoA 誘導体や NADH の合成の原動力に利用できる．これらの反応が，進化の過程でクエン酸回路よりも前に存在した反応系の中核をなしていたことはほぼ確実である．興味深いことに 2−オキソグルタル酸とオキサロ酢酸は，対応するアミノ酸のアミノ基転移反応によって，相互変換が可能である．この反応は，これもきわめて重要な生合成酵素の一つであるアスパラギン酸アミノトランスフェラーゼが触媒する．このように，さまざまな生化学的用途に利用される少数の中間体からなる回路が存在し，そこから現在の回路が進化したのだろう．

クエン酸回路について述べた論文は，1937年 6 月に最初 *Nature* 誌に投稿されたが不採用となり，その年のうちに *Enzymologia* に発表された．Dr. Krebs はその後ずっと，若手科学者にこの不採用通知を喜んで見せては，彼らを元気づけた．

"*Nature* 編集部は，Dr. H.A. Krebs の研究に賛辞を送ります．残念ながら，今後 7〜8 週間にわたって *Nature* の Correspondence 欄に掲載する論文はすでに十分な数そろっており，現時点でこれ以上論文を受理してもどうしても掲載までに時間が掛かってしまうことを考えると，受理するのは望ましくないと考える次第です．

掲載が非常に遅れても構わないと Dr. Krebs がお考えになるようなら，論文の集中が解消して掲載できるときまでお預かりすることもできます．

早く発表するために別の雑誌に投稿なさりたい場合を考え，とにかく原稿はいったんお返しいたします．"

17・5　植物や細菌はグリオキシル酸回路により酢酸を利用して成長できる

クエン酸回路に入ったアセチル CoA のたどる運命はただ一つ，酸化されて CO_2 と H_2O になるだけである．ほとんどの生物はアセチル CoA をグルコースに変えることはできない．グルコースの重要な前駆体であるオキサロ酢酸はクエン酸回路で生成するが，2 炭素

単位のアセチル CoA が回路に入ってからオキサロ酢酸が再生するまでに 2 回の脱炭酸が起こるので，アセチル CoA が<u>正味で</u>グルコースに変換されることはないのである．

　植物と一部の細菌には，貯蔵脂質からつくられたアセチル CoA をグルコースに変換できる代謝経路が存在する．この一連の反応は**グリオキシル酸回路**（glyoxylate cycle）とよばれ，クエン酸回路に似ているが，クエン酸回路の二つの脱炭酸反応を迂回する．クエン酸回路との重要な違いがもう一つあり，クエン酸回路では回路が一回りする間にアセチル CoA 分子が 1 個入るが，グリオキシル酸回路の場合は 2 個である．

　グリオキシル酸回路（図 17・23）はクエン酸回路と同じく，アセチル CoA とオキサロ酢酸が縮合してクエン酸を生じる反応で始まり，つぎにこれが異性化されてイソクエン酸となる．このイソクエン酸はクエン酸回路でのように脱炭酸はされずに，**イソクエン酸リアーゼ**（isocitrate lyase）によって分解され，コハク酸とグリオキシル酸になる．その後の段階で，このグリオキシル酸からオキサロ酢酸が再合成される．まずアセチル CoA がグリオキシル酸と縮合して，リンゴ酸が生成する．この反応を触媒するのは，**リンゴ酸シンターゼ**（malate synthase）である．つぎにクエン酸回路の場合と同様に，リンゴ酸が酸化されてオキサロ酢酸となる．これらの反応の収支は次式のように表される．

$$2 \text{アセチル CoA} + NAD^+ + 2\,H_2O \longrightarrow \text{コハク酸} + 2\,CoA + NADH + 2\,H^+$$

　植物では，これらの反応は**グリオキシソーム**（glyoxysome）という細胞小器官で起こる．この回路は，ヒマワリ，キュウリ，トウゴマなどのように油を多く含む種子で特に活発に働く．回路の途中で放出されるコハク酸は，クエン酸回路と糖新生経路の組合わせによって糖質へと変換される．この糖質が，光合成ができるようになるまでの幼植物の成長に力を与える．つまりグリオキシル酸回路をもつ生物は，グルコースなどの生体分子の前駆体としてアセチル CoA を利用できるので，代謝多能性をもつことになる．

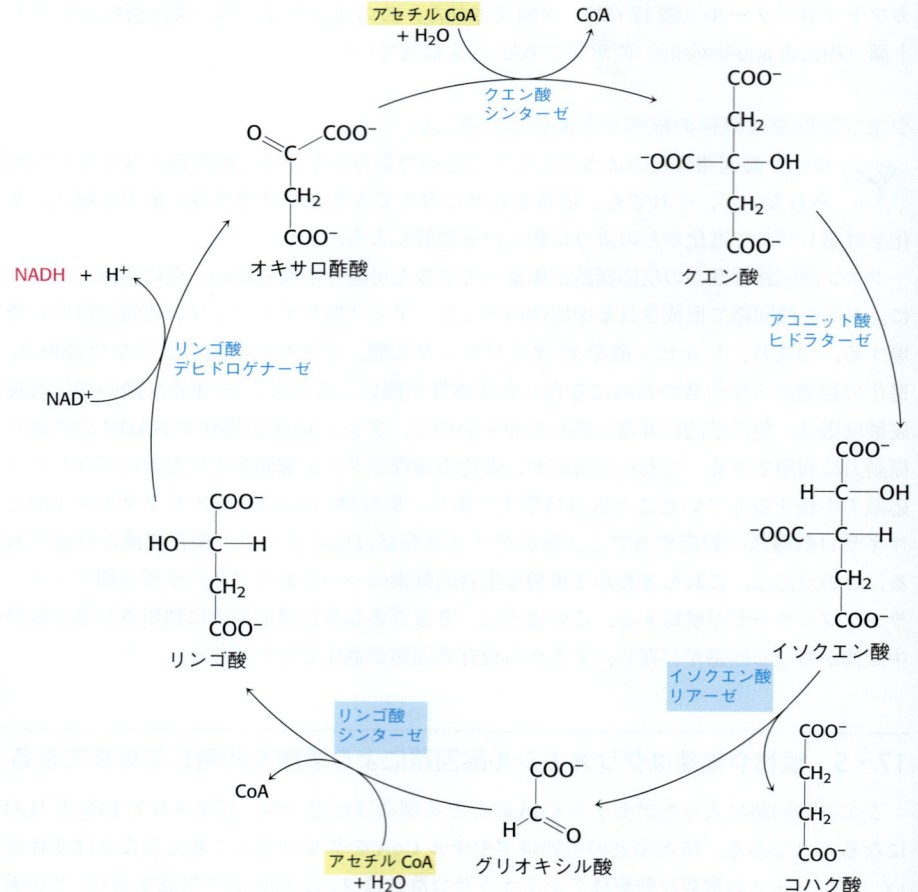

図 17・23　グリオキシル酸回路.　植物と一部の微生物は，グリオキシル酸回路の反応によって酢酸を利用して成長できる．この回路ではクエン酸回路における脱炭酸反応が迂回されているからである．■で示したイソクエン酸リアーゼとリンゴ酸シンターゼ以外はクエン酸回路の反応と同じである．

ま　と　め

クエン酸回路は燃料分子を酸化するための最終的共通経路である．またこの回路は，生合成のための構成要素を供給する働きもしている．

17・1　ピルビン酸デヒドロゲナーゼ複合体が解糖とクエン酸回路をつないでいる

ほとんどの燃料分子はアセチル CoA の形でクエン酸回路に入る．解糖とクエン酸回路をつなぐのは，ピルビン酸からアセチル CoA をつくる酸化的脱炭酸反応である．真核生物では，この反応とクエン酸回路の反応はミトコンドリアで起こり，細胞質で起こる解糖との違いが際立っている．

17・2　クエン酸回路は2炭素単位を酸化する

クエン酸回路は，オキサロ酢酸（C_4）とアセチル CoA（C_2）からクエン酸（C_6）をつくる縮合から始まる．クエン酸は異性化されてイソクエン酸（C_6）となり，その酸化的脱炭酸で 2-オキソグルタル酸（C_5）が生成する．つぎの反応で 2-オキソグルタル酸が酸化的脱炭酸されて二つ目の二酸化炭素分子が離れ，スクシニル CoA（C_4）を生じる．このスクシニル CoA のチオエステル結合が正リン酸によって分解されてコハク酸が生成し，それとともに ATP 1 分子が生成する．コハク酸は酸化されてフマル酸（C_4）となり，つぎに水が付加されてリンゴ酸（C_4）となる．最後にリンゴ酸が酸化されてオキサロ酢酸（C_4）が再生する．このようにアセチル CoA 由来の 2 個の炭素原子がクエン酸回路に入り，イソクエン酸デヒドロゲナーゼと 2-オキソグルタル酸デヒドロゲナーゼが触媒する連続した脱炭酸反応によって，2 個の炭素原子が CO_2 の形で回路から離れる．回路では酸化還元反応が 4 回起こり，3 対の電子が NAD^+ へ，1 対が FAD へと伝達される．これらの還元型電子伝達体はつぎに電子伝達系によって酸化され，約 9 分子の ATP を生じる．さらに，1 分子の ATP がクエン酸回路によって直接形成される．したがって，2 炭素単位が H_2O と CO_2 にまで完全に酸化されるたびに，ATP が 10 分子生産される．クエン酸回路は NAD^+ と FAD の供給が不可欠なので，好気的条件下でのみ稼働する．

17・3　クエン酸回路への進入とクエン酸回路での代謝は調節されている

電子受容体である NAD^+ と FAD は，NADH と $FADH_2$ が電子伝達系を介して電子を O_2 へと渡すことによって再生され，同時に ATP が生成する．したがってクエン酸回路の速度は，ATP の需要によって決まる．ピルビン酸からのアセチル CoA 合成という不可逆反応は，グルコース由来のピルビン酸がクエン酸回路に入るのを調節する重要な制御点である．ピルビン酸デヒドロゲナーゼ複合体の活性は可逆的リン酸化によって厳密に制御されている．真核生物では，回路の 2 種類の酵素も重要な制御点になっていて，エネルギー充足率が高いと，イソクエン酸デヒドロゲナーゼと 2-オキソグルタル酸デヒドロゲナーゼの活性が低下する．これらの機構が互いに補いあって，細胞のエネルギー充足率が高いときや生合成中間体が豊富にあるときにはアセチル CoA の生成速度を低下させる．

17・4　クエン酸回路は生合成前駆体を供給する

細胞に必要なエネルギーが足りているときには，クエン酸回路は，ヌクレオチド塩基やタンパク質，ヘム基など，種々の重要な生体分子の構成要素を供給する役割も果たす．しかし要素として利用すると回路の中間体が欠乏してしまう．回路で再び燃料を代謝する必要ができたときには，アナプレロティック反応が回路の中間体を補充する．

17・5　植物や細菌はグリオキシル酸回路により酢酸を利用して成長できる

グリオキシル酸回路は多くの植物や細菌の代謝多能性を増強する．この回路はクエン酸回路の反応を一部利用しているが，二つの脱炭酸反応は迂回されている．そのためこれらの植物や細菌は酢酸を利用して生存できる．

重　要　語　句

クエン酸回路（citric acid cycle）（p. 459）
トリカルボン酸回路
　　　　（tricarboxylic acid cycle）（p. 459）
TCA 回路（TCA cycle）（p. 459）
クレブス回路（Krebs cycle）（p. 459）
アセチル CoA（acetyl-CoA）（p. 459）
アセチル補酵素 A
　　　　（acetyl coenzyme A）（p. 459）
酸化的リン酸化
　　　　（oxidative phosphorylation）（p. 461）
ピルビン酸デヒドロゲナーゼ複合体（pyru-
　　vate dehydrogenase complex）（p. 461）

フラビンタンパク質（flavoprotein）（p. 463）
クエン酸シンターゼ
　　　　（citrate synthase）（p. 466）
鉄−硫黄タンパク質
　　　　（iron−sulfur protein）（p. 468）
非ヘム鉄タンパク質
　　　　（nonheme iron protein）（p. 468）
イソクエン酸デヒドロゲナーゼ
　　　　（isocitrate dehydrogenase）（p. 468）
2−オキソグルタル酸デヒドロゲナーゼ
　　複合体（2−oxoglutarate
　　　　dehydrogenase complex）（p. 469）

アナプレロティック反応
　　　　（anaplerotic reaction）（p. 478）
脚　気（beriberi）（p. 478）
グリオキシル酸回路
　　　　（glyoxylate cycle）（p. 480）
イソクエン酸リアーゼ
　　　　（isocitrate lyase）（p. 480）
リンゴ酸シンターゼ
　　　　（malate synthase）（p. 480）
グリオキシソーム（glyoxysome）
　　　　　　　　　　　　　　　　（p. 480）

問　　　題

1. 一方通行の連結路　　解糖とクエン酸回路を結びつける反応と，それを触媒する酵素を述べよ．

2. 名前をあげる　　ピルビン酸デヒドロゲナーゼ複合体を構成する 5 種類の酵素（調節酵素も含めて）と，それぞれの触媒する反応を書け．

3. 補酵素　　ピルビン酸デヒドロゲナーゼ複合体に必要な補酵素と，その役割を述べよ．

4. さらに補酵素　　ピルビン酸デヒドロゲナーゼ複合体の補酵素を，触媒として働く補酵素と反応式に表れる補酵素に分類せよ．

5. 浪費と詐欺　　図 17・9 は，ピルビン酸デヒドロゲナーゼ複合体の反応サイクルの各段階を示す．重要な生成物であるアセチル CoA は第 4 段階の後で放出されるが，それ以外の段階の目的は何か．

6. 一心同体　　ピルビン酸からアセチル CoA をつくる反応を触媒する複数の酵素を，1 個の大型複合体にまとめる利点をいくつか述べよ．

7. 炭素原子の流れ　　解糖系，クエン酸回路の酵素と補因子，それにピルビン酸デヒドロゲナーゼ複合体を含む細胞抽出液に，つぎの化合物をそれぞれ加えると，放射性標識はどのようになるか（^{14}C は赤で示す）．

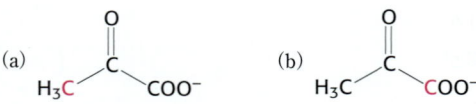

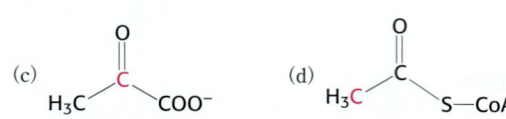

　（e）C-1 を標識したグルコース 6-リン酸

8. C$_2$ + C$_2$ ⟶ C$_4$

　（a）アセチル CoA からオキサロ酢酸の<u>正味</u>の合成を実現するには，どのような酵素が必要か．

　（b）正味の合成を示す釣り合いのとれた反応式を書け．

　（c）哺乳類細胞はその反応に必要な酵素を含むか．

9. 駆動力　　クエン酸回路によってアセチル CoA のアセチル基が完全に酸化されるときの $\Delta G^{\circ\prime}$ を求めよ．

10. 触媒として働く　　クエン酸回路は酵素が触媒する反応で構成されているが，本質的には回路自体を超分子酵素と考えることもできる．説明せよ．

11. 強力な阻害剤　　チアミン二リン酸（TPP）のチアゾロン誘導体は，チアミン二リン酸の 20 000 倍もの強さでピルビン酸デヒドロゲナーゼに結合し，競合阻害する．その理由を説明せよ．

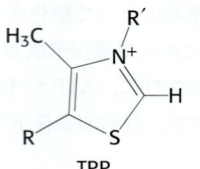

TPP　　　　　　　　　TPP のチアゾロン誘導体

12. ホームズとワトソンのように　　左の各語の説明を右から選べ．

　（a）アセチル CoA
　（b）クエン酸回路
　（c）ピルビン酸デヒドロゲナーゼ複合体
　（d）チアミン二リン酸
　（e）リポ酸
　（f）ピルビン酸デヒドロゲナーゼ
　（g）アセチルリポアミド
　（h）ジヒドロリポアミド S-アセチルトランスフェラーゼ
　（i）ジヒドロリポアミドデヒドロゲナーゼ
　（j）脚　気

　1. 解糖とクエン酸回路を結ぶ反応を触媒する
　2. アセチルトランスフェラーゼが必要とする補酵素
　3. ピルビン酸デヒドロゲナーゼの最終産物
　4. アセチル CoA の生成を触媒する
　5. 活性をもったアセチルトランスフェラーゼを再生する
　6. クエン酸回路の燃料
　7. ピルビン酸デヒドロゲナーゼが必要とする補酵素
　8. ピルビン酸の酸化的脱炭酸を触媒する
　9. チアミン欠乏が原因
　10. 代謝の中心的回路

13. 乳酸アシドーシス　　ショック状態にある患者は，O$_2$ 欠乏による乳酸アシドーシスを起こすことが多い．どうして O$_2$ が欠乏すると乳酸が蓄積するのか．ショック状態の治療の一つに，ジクロロ酢酸（DCA）の投与がある．これは，ピルビン酸デヒドロゲナーゼ複合体を対象とするキナーゼを阻害する．この治療の生化学的根拠は何か．

14. 再び DCA　　ピルビン酸デヒドロゲナーゼが欠乏した患者は，血中の乳酸濃度が高くなる．しかし，ジクロロ酢酸（DCA）を投与すると乳酸濃度が下がる場合がある．

（a）DCA がピルビン酸デヒドロゲナーゼ活性を刺激するしくみを説明せよ．

（b）このことから，DCA に反応する患者のピルビン酸デヒドロゲナーゼ活性について，何がわかるか．

15. エネルギーが豊富　　ピルビン酸デヒドロゲナーゼ複合体が触媒する反応に登場するチオエステルを書け．

16. 別の運命　　ピルビン酸デヒドロゲナーゼ複合体の調節を，筋肉と肝臓で比較せよ．

17. 変　異　（a）ピルビン酸デヒドロゲナーゼ複合体に結合しているキナーゼの活性が変異により亢進すると，どのような影響が出るか，予測せよ．

（b）ピルビン酸デヒドロゲナーゼ複合体に結合しているホスファターゼの活性を低下させる変異の場合は，どうなるか．

18. 剝がれ落ちるペンキと緑の壁紙　　Clare Boothe Luce は 1950 年代の米国の駐イタリア大使だが（コネチカット州選出の連邦議会議員，劇作家，*Vanity Fair* 誌の編集長でもあり，*Time* 誌，*Sports Illustrated* 誌の創始者である Henry Luce の妻でもある），ローマにある大使公邸に住んでいたときに体調を崩した．ダイニングルームでは，天井のヒ素を含んだペンキが剝げ落ちていた．寝室の壁紙は柔らかい緑色で，染料には亜ヒ酸銅（Ⅱ）が含まれていた．彼女の体調不良の原因として何が考えられるか．

19. 若いカップル　　左の各酵素に当てはまる説明を右から選べ．

（a）ピルビン酸デヒドロゲナーゼ複合体	1. イソクエン酸の生成を触媒
（b）クエン酸シンターゼ	2. スクシニル CoA を合成
（c）アコニット酸ヒドラターゼ	3. リンゴ酸を生成
（d）イソクエン酸デヒドロゲナーゼ	4. ATP を合成
（e）2-オキソグルタル酸デヒドロゲナーゼ	5. ピルビン酸をアセチル CoA に変換
（f）スクシニル CoA シンテターゼ	6. ピルビン酸をオキサロ酢酸に変換
（g）コハク酸デヒドロゲナーゼ	7. オキサロ酢酸とアセチル CoA を縮合
（h）フマル酸ヒドラターゼ	8. オキサロ酢酸の生成を触媒
（i）リンゴ酸デヒドロゲナーゼ	9. フマル酸を合成
（j）ピルビン酸カルボキシラーゼ	10. 2-オキソグルタル酸の生成を触媒

20. ことによるとでっち上げ　　クエン酸回路は好気的呼吸の一部だが，回路自体には O_2 は不要である．この矛盾を説明せよ．

21. これだけが特別　　コハク酸デヒドロゲナーゼが，クエン酸回路の他の酵素に比べて独特な点は何か．

22. 共役反応　　NAD^+ によるリンゴ酸の酸化でオキサロ酢酸が生じる反応は，標準状態下ではかなりのエンダーゴニック反応である〔$\Delta G^{\circ\prime} = +29$ kJ mol^{-1}（$+7$ kcal mol^{-1}）〕．この反応は，生理的条件下では容易に進行する．

（a）この反応が生理的条件下で進行する理由を述べよ．

（b）〔NAD^+〕/〔NADH〕比を 8，pH を 7 とすると，リンゴ酸からオキサロ酢酸が生成しうる〔リンゴ酸〕/〔オキサロ酢酸〕比の最小値はいくつか．

23. 2-オキソグルタル酸を合成する　　本章で説明した反応と酵素を利用すれば，クエン酸回路を構成する物質をまったく欠乏させることなく，ピルビン酸を 2-オキソグルタル酸に変換することができる．この変換反応の化学方程式を書き，補因子と必要な酵素を示せ．

24. 7 時の障害物　　マロン酸はコハク酸デヒドロゲナーゼの競合阻害剤である．マロン酸を加えると，クエン酸回路の中間体の濃度はすぐにどのように変化するか．マロン酸がコハク酸デヒドロゲナーゼの基質にならないのはなぜか．

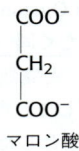

マロン酸

25. シグナルなしでは活性もない　　アセチル CoA がピルビン酸カルボキシラーゼの活性化因子として特に適している理由を説明せよ．

26. 力の格差　　つぎの章で説明するが，NADH が酸素と反応すると ATP が 2.5 個生成する．$FADH_2$ が酸素を還元しても ATP は 1.5 個しか生じない．それなのに，コハク酸デヒドロゲナーゼがコハク酸からフマル酸への酸化の際に NADH ではなく $FADH_2$ をつくるのはなぜか．説明せよ．

27. 有機化学の基本に帰れ　　クエン酸が異性化されてイソクエン酸にならないと，クエン酸回路の酸化反応はまったく起こらない．その理由を述べよ．

28. うなずいても目配せしても同じように伝わる　　代謝において，GTP などのヌクレオシド三リン酸が ATP 分子とエネルギー的に同等な理由を説明せよ．

29. 2 個から 1 個　　アセチル CoA とオキサロ酢酸からのクエン酸の合成は生合成反応である．このクエン酸形成のエネルギー源は何か．

30. 多能性　　グリオキシル酸回路を利用できる最大の利点は何か．

章のまとめの問題

31. 脂肪がグルコースに？　　脂肪は，通常アセチル CoA へと変換されてクエン酸回路で代謝される．第 16 章では，クエン酸回路の中間体であるオキサロ酢酸からグルコースが合成できることを学んだ．それではどうして，長時間の運動で貯蔵した糖類が激減した後で，糖類を摂取して補充する必要があるのだろう．単純に，脂肪を糖類に変換して補うことをしないのはなぜだろう．

32. 別の燃料　　第 22 章で説明するが，脂肪酸の分解では大量のアセチル CoA が生成する．脂肪酸分解は，ピルビン酸デヒドロゲナーゼ複合体の活性にどのように影響するか．解糖にはどう影響するか．

機構の問題

33. 主題と変奏　　植物と細菌のグリオキシル酸回路における，アセチル CoA とグリオキシル酸の縮合について，反応機構を提案せよ．

34. 対称性の問題　　1941 年に行われたクエン酸回路を調べる実験では，オキサロ酢酸のケト基から最も遠いカルボキシ炭素原子を ^{14}C で標識して，これを活性なミトコンドリア標本へと加えた．

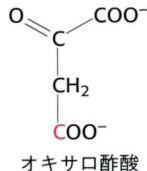

オキサロ酢酸

生じた 2-オキソグルタル酸を分析したところ，放射性標識はまったく失われていないことがわかった．つぎの 2-オキソグルタル酸の脱炭酸で生じたコハク酸はまったく放射活性がなかった．標識はすべて放出された CO_2 に含まれていた．クエン酸回路の初期の研究者たちは，すべての標識が CO_2 に現れたことに驚いたが，それはどうしてか．

35. 対称分子が非対称に反応する　　問題34で述べた実験の解釈は，標識の現れ方が非対称なのだから，2-オキソグルタル酸生成の中間体はクエン酸（やその他のあらゆる対称化合物）ではあり得ないというものだった．この考え方は説得力のある見方と思われていたが，1948年になってAlexander Ogstonが，"対称化合物に作用する非対称酵素は，化合物中のまったく同一な基を区別できる可能性がある（下線は本書の著者による）"と痛烈に異論を唱えた．わかりやすいように，クエン酸のモデルとして，水素原子2個，X基，それとは別のY基が四面体炭素原子に結合した分子を考える．対称分子が，どのようにして酵素と非対称的に反応できるかを説明せよ．

データ解釈の問題

36. 少量でも効果は大　　第18章で詳しく明らかにするつもりだが，クエン酸回路の活発さはO_2消費量を調べてモニターできる．O_2消費速度が大きいほど回路の反応速度が大きい．この方法は1937年にHans Krebsがクエン酸回路を調べるときに用いたもので，実験系としては，ミトコンドリアを豊富に含むハトの胸筋をすりつぶしたものが使われた．1組の実験としてKrebsは，糖類だけが存在する場合および糖類とクエン酸が存在する場合の両方のO_2消費量を測定した．結果を次表に示す．

すりつぶしたハト胸筋による酸素消費にクエン酸が及ぼす効果

時間〔min〕	酸素消費量〔µmol〕	
	糖類のみ	糖類と3µmolのクエン酸
10	26	28
60	43	62
90	46	77
150	49	85

(a) 加えたクエン酸が完全にH_2OとCO_2に酸化されるとしたら，どのくらいのO_2が吸収されるはずか．

(b) (a)の答えを基に考え，表に示した結果が何を意味するのかを述べよ．

37. 亜ヒ酸中毒　　つぎに問題36の実験系に亜ヒ酸が与える影響を調べた．実験データ（ここには示さない）によれば，亜ヒ酸がない場合には実験の途中でクエン酸の存在量は変化しなかったという．しかしながら亜ヒ酸を系に加えると次表に示すように異なった結果が得られた．

亜ヒ酸が存在する場合にハト胸筋から消失するクエン酸

加えたクエン酸〔µmol〕	40分後に存在するクエン酸〔µmol〕	使われたクエン酸〔µmol〕
22	0.6	21
44	20.0	24
90	56.0	34

(a) 亜ヒ酸はクエン酸消失にどのような影響を及ぼすか．

(b) さらにクエン酸を加えると亜ヒ酸の作用はどう変化するか．

(c) これらのデータは，亜ヒ酸がどこに作用することを示しているか．

38. イソクエン酸リアーゼと結核　　結核の原因となる結核菌 *Mycobacterium tuberculosis* は，肺に侵入して何年も潜伏する．この間，結核菌は肉芽腫中に潜んでいる．肉芽腫とは結節性の瘢痕で，宿主の壊死細胞片と細菌を中心に，周りを免疫細胞が取囲んでいる．この肉芽腫は脂質が豊富で酸素の乏しい環境である．この中の細菌がどのようにして生き続けるのかは謎といってよい．最近の研究の成果によれば，この潜伏にはグリオキシル酸回路が必要だという．つぎのデータは，感染後数週間のマウス肺における細菌量〔コロニー形成単位（CFU）で表す〕を示している．

グラフAの●は野生型結核菌の場合，・はイソクエン酸リアーゼ遺伝子を欠失させた結核菌の場合である．

(a) イソクエン酸リアーゼの欠失はどのような効果をもつか．

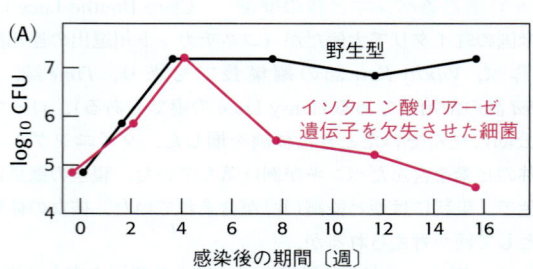

第5章で述べたような方法を用いて，イソクエン酸リアーゼ遺伝子を欠失させた結核菌に再びこの遺伝子を挿入した．

グラフBの●は遺伝子を再挿入した結核菌，・は遺伝子を欠失させたままの結核菌である．

(b) これらの結果は(a)で得られた結果を支持するか．

(c) (b)の実験の目的は何か．

(d) グリオキシル酸回路がないと細菌が死滅するのはなぜか．

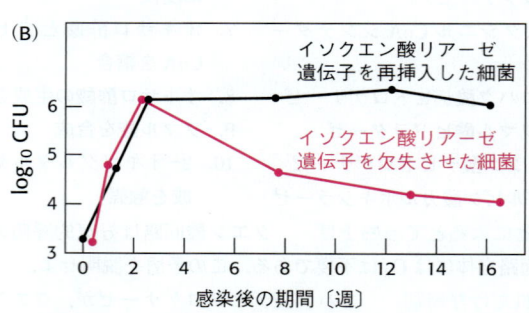

〔出典：J.D. McKinney et al., *Nature*, **406**, 735～738（2000）〕

酸化的リン酸化

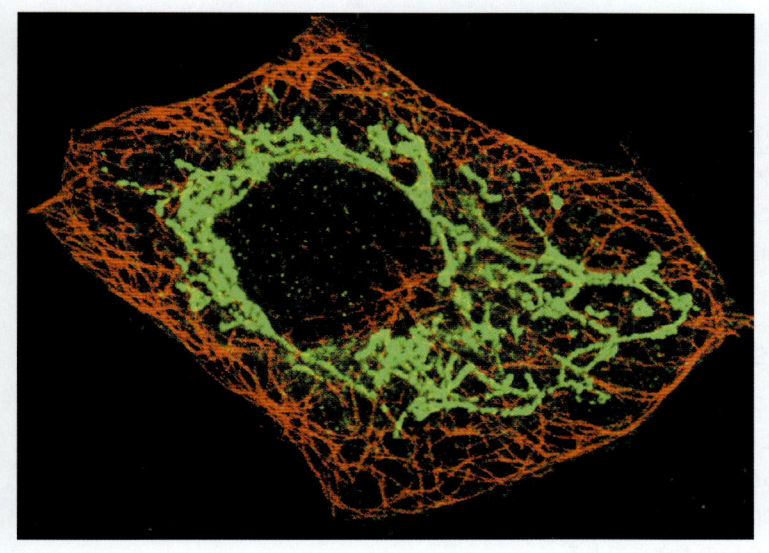

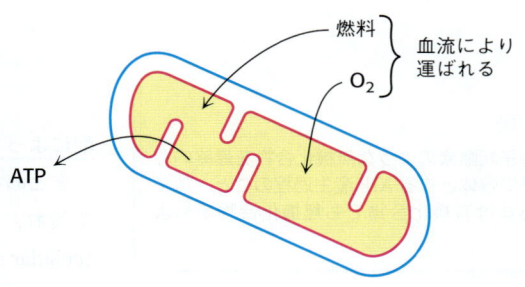

ミトコンドリア（緑色に染色）は繊維芽細胞の内側でネットワークを形成している（左写真）．ミトコンドリアは炭素燃料を酸化して ATP の形で細胞のエネルギーを生み出している［写真: Michael P. Yaffee, Department of Biology, University of California at San Diego のご厚意による］．

人間が生活していくうえで必要とする ATP の量は仰天するほどのものである．ほとんど体を動かさない 70 kg の男性は 1 日の活動相当として 8400 kJ（2000 kcal）を必要とする．この量に相当するエネルギーを用意するのに 83 kg の ATP が必要になる．しかし，ヒトはいつでもたった 250 g の ATP をもっているだけである．われわれがもっている量と必要とする量との差は，ADP を ATP にリサイクルすることによって解決される．ATP 1 分子は，1 日におよそ 300 回もリサイクルされる．このリサイクルは，主として**酸化的リン酸化**（oxidative phosphorylation）によって行われる．

まず，NADH と FADH$_2$ から酸素への電子の流れを可能にする酸化還元反応について検討することから，酸化的リン酸化の勉強を始めよう．電子の流れは，ミトコンドリア内膜に埋め込まれた四つの大きなタンパク質複合体で起こる．この複合体はまとめて**呼吸鎖**（respiratory chain）または**電子伝達系**（electron transport system）とよばれる．

$$\mathrm{NADH} + \frac{1}{2}\,\mathrm{O_2} + \mathrm{H^+} \longrightarrow \mathrm{H_2O} + \mathrm{NAD^+}$$
$$\Delta G^{\circ\prime} = -220.1\ \mathrm{kJ\ mol^{-1}}\ (-52.6\ \mathrm{kcal\ mol^{-1}})$$

反応全体はエキサゴニック（発エルゴン）反応である．重要なことは，この電子の流れにより放出されるエネルギーを電子伝達系の複合体のうち三つが用いて，ミトコンドリアマトリックスから細胞質へのプロトンの汲み上げを行うことである．本質的にはエネルギーの転移である．結果として生じたプロトンの偏った分布により pH 勾配と膜を介した電位差が発生し，これが**プロトン駆動力**（proton-motive force）を生み出す．プロトンが酵素複合体を通ってミトコンドリアマトリックスに戻るときに ATP が合成される．

$$\mathrm{ADP} + \mathrm{P_i} + \mathrm{H^+} \longrightarrow \mathrm{ATP} + \mathrm{H_2O} \qquad \Delta G^{\circ\prime} = +30.5\ \mathrm{kJ\ mol^{-1}}\ (+7.3\ \mathrm{kcal\ mol^{-1}})$$

このように，燃料の酸化と ADP のリン酸化はミトコンドリア内膜を横切るプロトン勾

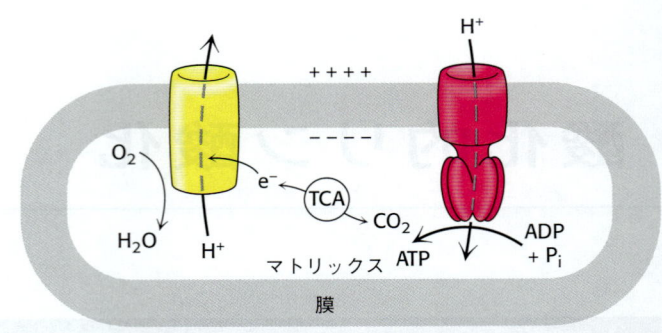

図 18・1 酸化的リン酸化の概観. 酸化と ATP 合成は膜を介したプロトンの流れによって共役している. NADH と FADH₂ から四つのタンパク質複合体を通って電子が流れ,酸素を水に還元する. 複合体のうち三つがミトコンドリアのマトリックスから外側へプロトンを汲み出す. もう一つのタンパク質複合体（ATP 合成酵素）を通ってプロトンはマトリックスに戻り ATP 合成を駆動する. TCA はクエン酸回路を表す.

呼 吸

分子状酸素のような無機化合物を最終的な電子受容体とする ATP 産生過程のこと. 電子供与体は有機化合物でも無機化合物でもよい.

配によって共役している（図 18・1）.

まとめると,クエン酸回路で高い転移ポテンシャルの電子が生成され,電子伝達系を通して流れ,それに伴い ATP が合成されることを,**呼吸**（respiration）あるいは**細胞呼吸**（cellular respiration）とよぶ.

18・1 真核生物の酸化的リン酸化はミトコンドリアで起こる

ミトコンドリアで起こるクエン酸回路の生化学的な目的は高エネルギー電子を生み出すことである. このことをもう一度思い出してほしい. それゆえ,電子のエネルギーを ATP に変換する酸化的リン酸化もミトコンドリアで起こるというのは理にかなっている. ミトコンドリアは細長い卵形の細胞小器官であり,普通,およそ長さ 2 μm,直径 0.5 μm で細菌と同じくらいの大きさである.

ミトコンドリアは二重膜に囲まれている

電子顕微鏡を使って,ミトコンドリアが二つの膜系 —— **外膜**（outer membrane）と何重にも折りたたまれて表面積が広い**内膜**（inner membrane）—— をもつことを明らかにした. 内膜は内側に折れ曲がり,**クリステ**（cristae）とよばれる連続したうね状構造になっている. したがってミトコンドリア内部は二つの区画に分かれている: 1）外膜と内膜の間の**膜間腔**（intermembrane space）,2）内膜で囲まれた**マトリックス**（matrix）である（図 18・2）. ミトコンドリアのマトリックスは,クエン酸回路や脂肪酸酸化の反応のほとんどが起こる場となっている. これとは対照的に,酸化的リン酸化は,ミトコンドリア内

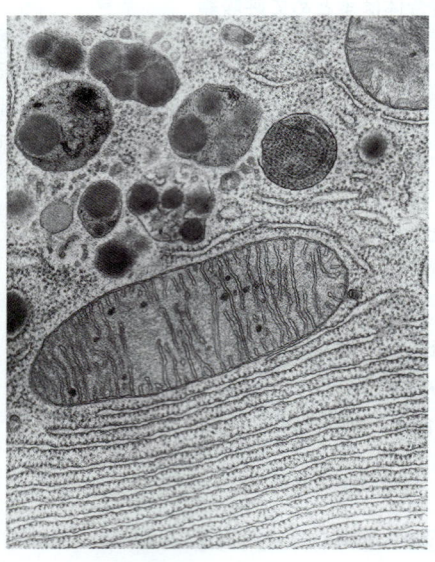

(A)

図 18・2 ミトコンドリアの電子顕微鏡写真（A）と模式図（B）.
〔(A) 写真: © Keith R. Porter/Science Source/amanaimages; (B) 出典: Stephen L. Wolfe, "Biology of the Cell, 2e," © 1981 Brooks/Cole, a part of Cengage Learning, Inc., www.cengage.com/permission 3〕

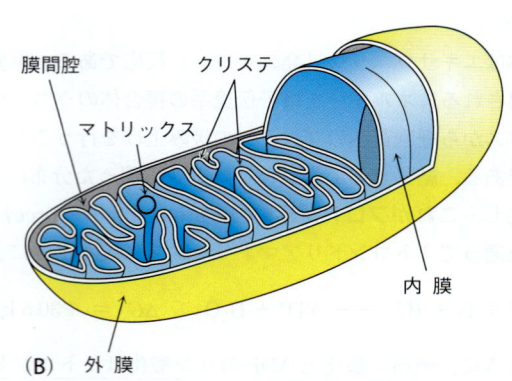

(B)

膜の中で起こる．ミトコンドリアの内膜はクリステのおかげで表面積が広がり，単純に折りたたまれているのではない膜構造をもち，その結果多くの酸化的リン酸化部位をもっている．ヒトでは，ミトコンドリアの内膜は，14 000 m^2 であると予測されている．これは，おおよそ米国のフットボール場三つ分の面積に匹敵する．

　ミトコンドリアの外膜にはたくさんの**ポーリン**（porin）が存在し，ほとんどの小分子やイオンは透過できる．ポーリンは 30〜35 kDa の孔形成タンパク質で，VDAC（電位依存性陰イオンチャネル，voltage-dependent anion channel）としても知られている．VDAC は代謝産物（通常はリン酸イオンや塩化物イオン，有機陰イオン，アデニンヌクレオチドのような陰イオン性化合物）の外膜を横切る流入の調節に大きな役割を果たしている．一方，内膜はほぼすべてのイオンや極性分子に対して非透過性である．ATP やピルビン酸やクエン酸のような代謝産物はさまざまな輸送体からなる大きなファミリーによってミトコンドリア内膜を横切って輸送される．内膜の二つの面は，それぞれマトリックス側と細胞質側とよばれる（後者のよび方は細胞質中のほとんどの小分子が自由に接近できることによる）．また，膜電位がマトリックス側では負（negative），細胞質側では正（positive）であることから N 側，P 側ともいう．

　原核生物では，電子が駆動するプロトンポンプや ATP 合成複合体は二つある膜のうちの内側の細胞膜上にある．細菌の外膜はミトコンドリアの外膜と同様にポーリンがあるので，小さい代謝産物はたいてい通過できる．

ミトコンドリアは細胞内共生の結果生まれた

　ミトコンドリアは半自立的な細胞小器官で，宿主細胞と細胞内共生関係で生きている．ミトコンドリアには固有の DNA があって，宿主とは異なったさまざまなタンパク質や RNA をコードしている．ミトコンドリア DNA は普通は環状に描かれるが，最近の研究では多くの生物で線状であることが示唆された．ミトコンドリアのゲノムサイズは種によって大きく異なっている．原生動物の *Plasmodium falciparum* のミトコンドリアのゲノムは 6000 塩基対（bp）より少なく，一方，陸上植物のミトコンドリア中にはゲノムサイズが 200 000 bp を超えるものがある（図 18・3）．ヒトのミトコンドリア DNA は 16 569 bp からなり，大小のリボソーム RNA やすべてのコドンを翻訳するだけの tRNA，さらには 13 の呼吸鎖タンパク質の遺伝子をコードしている．しかしミトコンドリアには核 DNA にコードされたタンパク質も多く存在している．ミトコンドリアをもつ細胞は酸化的リン酸化をミトコンドリアに依存しており，逆にミトコンドリアは宿主である細胞にその生存を頼っている．一体どのようにしてこの親密な共生関係が成立したのだろうか．

　細胞内共生の過程は酸化的リン酸化が可能な自由生活性の微生物が別の細胞に包み込まれたことで起こったのではないか，と考えられている．ミトコンドリアの二重膜，（例外があるが）環状 DNA，特別な転写・翻訳機構が，すべてこのような結論を指し示している．急速にミトコンドリアと細菌のゲノム配列が蓄積されたおかげで，今日では"始原"のミトコンドリアの起源を根拠をもって説明することができる．最もミトコンドリアに近い細菌ゲノムをもつのは *Rickettsia prowazekii* でシラミ媒介性発疹チフスをひき起こす細菌である．*R. prowazekii* のゲノムは 100 万塩基対以上で 834 個のタンパク質をコードする遺伝子がある．配列データから，現存の全ミトコンドリアは，*R. prowazekii* の祖先からただ 1 回の細胞内共生の結果派生したと考えられている．

　ただ 1 回の共生の結果，現在のミトコンドリアが生まれたという証拠は，最も細菌のゲノムに近いミトコンドリアをもつ *Reclinomonas americana* という原生動物を調べることによって得られた．*R. americana* のゲノムには 97 個の遺伝子があり，そのうち 62 個はタンパク質をコードする．このタンパク質をコードする遺伝子は，今までに配列がわかった全ミトコンドリアゲノムで見いだされたタンパク質コード遺伝子をすべて含む（図 18・4）．しかし，*R. americana* のゲノムは *E. coli* のタンパク質をコードする遺伝子の 2％ 以下しかもっていない．言い換えると *E. coli* 遺伝子のわずかな部分（2％）のみが，調べた

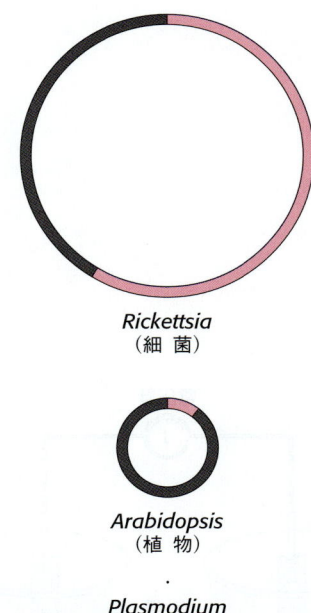

Rickettsia
（細 菌）

Arabidopsis
（植 物）

Plasmodium
（原生動物）

Homo sapiens
（ヒト）

図 18・3　ミトコンドリアのゲノムサイズ.
3種の生物のミトコンドリアのゲノムサイズを，すべてのミトコンドリアの祖先と近縁だと考えられている *Rickettsia* のゲノムサイズと比較した．60 kbp 以上のゲノムでは，機能がわかっている遺伝子の DNA コード領域を ■ で示した．

図 18・4　生物種間で重複して存在するミトコンドリア遺伝子.
各楕円中に示した遺伝子は，楕円で表した生物体のものである．rRNA
やタンパク質をコードしている遺伝子のみを示した．*Reclinomonas* の
ゲノムは，これまで塩基配列が決定された全ミトコンドリアゲノムに
見いだされるタンパク質コード遺伝子をすべて含む〔出典: M.W. Gray,
G. Burger, B.F. Lang, *Science*, **283**, 1476～1481 (1999)〕.

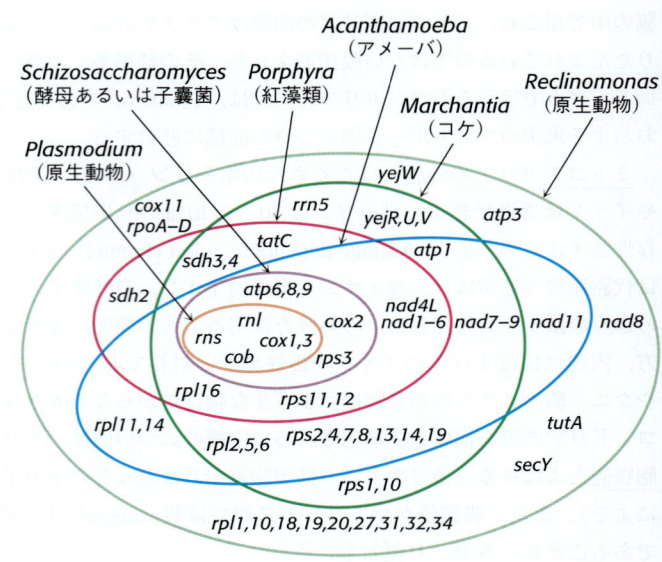

ミトコンドリアすべてに見いだされる．*E. coli* ゲノムの 2 % と同じゲノムを全ミトコンド
リアがもつにはどうしたらよいのだろう．細胞内共生が数回起こった結果ミトコンドリア
ゲノムができ，それぞれの共生した遺伝子群が，独立に *R. americana* がもつのと同じ遺
伝子群まで減少していったとは思えない．かくして最も簡単な説明は細胞内共生はたった
一度しか起こらず，存在する全ミトコンドリアはその祖先の子孫である，というものであ
る．

　より大きな細胞が原核生物を一時的に飲み込むことは微生物界ではそう珍しいことでは
ないことに注目しよう．ミトコンドリアについては，細菌細胞が DNA を失って独立して
生きていけなくなったときに一時的内包が永続的になった．そして宿主細胞は居候に
ATP の生産を依存するようになったのだ．

18・2　酸化的リン酸化は電子伝達に依存している

　第 17 章では，アセチル CoA の酸化による NADH や FADH$_2$ の生成がクエン酸回路の主
要な働きであると述べた．酸化的リン酸化において，NADH や FADH$_2$ 由来の電子は酸素
分子を還元して水を生成するのに使われる．NADH や FADH$_2$ による酸素分子の還元は高
度にエキサゴニック（発エルゴン）反応で，数多くの電子伝達反応によってなし遂げられ
る．これは**電子伝達系**（electron transport system）として知られるひとそろいの膜タン
パク質で行われる．

電子伝達ポテンシャルは，酸化還元電位として測定される

　酸化的リン酸化において NADH や FADH$_2$ の電子伝達ポテンシャルは ATP の<u>リン酸基
転移ポテンシャル</u>に変換される．ここでギブズエネルギーでこれらのポテンシャルを定量
的に表そう．リン酸基転移ポテンシャルの測定はすでにおなじみである．すなわち，活性
化リン酸化合物を加水分解するときの $\Delta G^{\circ\prime}$ によって表される．対応する電子伝達ポテン
シャルは E'_0 で表される**還元電位**（reduction potential）である〔**酸化還元電位**（redox
potential, oxidation-reduction potential）ともよばれる〕．

　酸化型の X と還元型の X$^-$ として存在できる物質を考えてみよう．このような酸化型と
還元型の組合わせを**酸化還元対**（redox couple）といい，X/X$^-$ で表す．酸化還元対の還
元電位は，<u>基準となる参照電極（半電池）</u>につないだ<u>試料半電池</u>によって生じる起電力を
測ればわかる（図 18・5）．試料半電池は 1 M の酸化体（X）と 1 M の還元体（X$^-$）を含
む溶液に電極を浸してつくる．参照電極は 1 atm の気体 H$_2$ と平衡にある 1 M の H$^+$ 水溶液に
電極を浸した構造である．二つの電極は電圧計とつないで，二つの半電池の間は寒天など

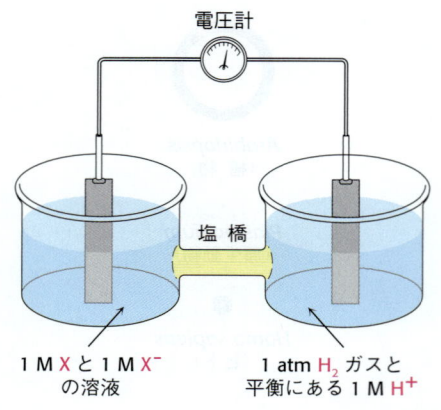

電圧計

塩橋

1 M X と 1 M X$^-$
の溶液

1 atm H$_2$ ガスと
平衡にある 1 M H$^+$

図 18・5　酸化還元電位の測定.　あ
る酸化還元対の標準酸化還元電位を測定
する装置．半電池をつなぐ導線を電子が
流れ，一方，寒天などでつくった塩橋の
働きでイオンが流れる．

でつくった塩橋で電気的に連結しイオンの移動を起こす．そのとき電子は一方からもう一方の半電池へ電圧計につないだ導線を通って流れる．反応が

$$X^- + H^+ \longrightarrow X + \frac{1}{2}H_2$$

の方向に進む場合，半電池内の反応〔**半反応**（half reaction）とよぶ〕は次式のようになる．

$$X^- \longrightarrow X + e^- \qquad H^+ + e^- \longrightarrow \frac{1}{2}H_2$$

つまり，電子は試料半電池から基準となる参照電極（半電池）に流れ，試料の電極は参照電極に対して負になる．X/X$^-$対の還元電位は実験の開始時に測定される電圧である（そのときのX, X$^-$, H$^+$は1M, H$_2$ 1 atm である）．H$^+$/H$_2$対の還元電位は0Vと定義される．酸化還元反応の電子供与体（この場合はX$^-$）は還元体（還元剤）とよばれ，電子受容体（H$^+$）は酸化体（酸化剤）とよばれる．

　還元電位の意味はこれではっきりとした．負の還元電位は，前の例で示したように，ある物質の酸化型のもつ電子親和力がH$_2$よりも低いことを意味する．正の還元電位は，ある物質の酸化型のもつ電子親和力がH$_2$よりも高いことを意味する．これらの比較は，標準状態 —— すなわち1Mの酸化体，1Mの還元体，1MのH$^+$と1atmのH$_2$の状態 —— で行う．このように，強力な還元剤（NADHなど）は電子供与状態にあって負の還元電位をもち，一方，強力な酸化剤（O$_2$など）は電子受容可能で正の還元電位をもつ．

　生物学的に重要な多くの酸化還元対の還元電位が知られている（表18・1）．表18・1は，標準状態が1M（pH 0）の水素イオン濃度ではなく，生化学者に受け入れられている10^{-7} M（pH 7）であることを除けば，化学の教科書に載っているものと同様である．この違いはE_0'というように′を付けて表す．$\Delta G^{\circ\prime}$がpH 7での標準ギブズエネルギーの変化を表すことを思い出してほしい．

　標準ギブズエネルギーの変化$\Delta G^{\circ\prime}$は還元電位の変化$\Delta E_0'$と次式の関係になっている．

$$\Delta G^{\circ\prime} = -nF\,\Delta E_0'$$

nは伝達される電子の数，Fは**ファラデー定数**（Faraday constant）〔96.48 kJ mol^{-1} V^{-1}（23.06 kcal mol^{-1} V^{-1}）〕で比例定数であり，$\Delta E_0'$の単位はボルト（V），$\Delta G^{\circ\prime}$の単位はkJ mol^{-1}またはkcal mol^{-1}である．

　酸化還元反応のギブズエネルギー変化は反応物の還元電位から簡単に計算できる．たとえば，乳酸デヒドロゲナーゼによって触媒されるNADHによるピルビン酸の還元について考えてみる．この反応は乳酸発酵の酸化還元平衡を維持していることを思い出してほしい（図16・11）．

$$\text{ピルビン酸} + \text{NADH} + \text{H}^+ \rightleftharpoons \text{乳酸} + \text{NAD}^+ \qquad\qquad (A)$$

表 18・1 標準還元電位の例[†1]

酸 化 体	還 元 体	n	E_0' [V]	酸 化 体	還 元 体	n	E_0' [V]
コハク酸 + CO_2	2-オキソグルタル酸	2	-0.67	ピルビン酸	乳 酸	2	-0.19
酢 酸	アセトアルデヒド	2	-0.60	2 H$^+$	H$_2$	2	-0.00[†2]
フェレドキシン（酸化型）	フェレドキシン（還元型）	1	-0.43	フマル酸	コハク酸	2	$+0.03$
2 H$^+$	H$_2$	2	-0.42	シトクロム b（+Ⅲ）	シトクロム b（+Ⅱ）	1	$+0.07$
NAD$^+$	NADH + H$^+$	2	-0.32	デヒドロアスコルビン酸	アスコルビン酸	2	$+0.08$
NADP$^+$	NADPH + H$^+$	2	-0.32	ユビキノン（酸化型）	ユビキノン（還元型）	2	$+0.10$
リポ酸（酸化型）	リポ酸（還元型）	2	-0.29	シトクロム c（+Ⅲ）	シトクロム c（+Ⅱ）	1	$+0.22$
グルタチオン（酸化型）	グルタチオン（還元型）	2	-0.23	Fe（+Ⅲ）	Fe（+Ⅱ）	1	$+0.77$
FAD	FADH$_2$	2	-0.22	$\frac{1}{2}$ O$_2$ + 2 H$^+$	H$_2$O	2	$+0.82$
アセトアルデヒド	エタノール	2	-0.20				

†1　注: E_0'は，標準還元電位（pH 7, 25 ℃）を表し，nは伝達される電子の数である．E_0'は次式の部分反応に当てはまる: 酸化体 + e$^-$ ⟶ 還元体．
†2　標準酸化還元電位（pH 0）．

NAD$^+$/NADH 対, すなわち半反応の還元電位は-0.32 V で, 一方, ピルビン酸/乳酸対の還元電位は-0.19 V である. 慣例により還元電位は (表 18・1 のように) 還元が起こる部分反応, つまり, 酸化体＋e$^-$ → 還元体として表す. したがって以下のようになる.

$$\text{ピルビン酸} + 2\,H^+ + 2\,e^- \longrightarrow \text{乳酸} \qquad E'_0 = -0.19\,V \qquad \text{(B)}$$
$$NAD^+ + H^+ + 2\,e^- \longrightarrow NADH \qquad E'_0 = -0.32\,V \qquad \text{(C)}$$

反応(B)と(C)から反応(A)を得るためには, NADH が矢印の左側にくるように反応(C)の向きを逆にする必要がある. その場合は E'_0 の符号を変えなければならない.

$$\text{ピルビン酸} + 2\,H^+ + 2\,e^- \longrightarrow \text{乳酸} \qquad E'_0 = -0.19\,V \quad \text{(B)}$$
$$NADH \longrightarrow NAD^+ + H^+ + 2\,e^- \qquad E'_0 = +0.32\,V \quad \text{(D)}$$

反応(B)より, ギブズエネルギーは $n=2$ で計算できる.

$$\Delta G^{\circ\prime} = (-2) \times 96.48\,\text{kJ mol}^{-1}\,V^{-1} \times (-0.19\,V)$$
$$= +36.7\,\text{kJ mol}^{-1} \qquad (+8.8\,\text{kcal mol}^{-1})$$

同様に, 反応(D)では以下のようになる.

$$\Delta G^{\circ\prime} = (-2) \times 96.48\,\text{kJ mol}^{-1}\,V^{-1} \times (+0.32\,V)$$
$$= -61.8\,\text{kJ mol}^{-1} \qquad (-14.8\,\text{kcal mol}^{-1})$$

したがって反応(A)のギブズエネルギーは以下のように求められる.

$$\Delta G^{\circ\prime} = \Delta G^{\circ\prime}[\text{反応(B)}] + \Delta G^{\circ\prime}[\text{反応(D)}]$$
$$= +36.7\,\text{kJ mol}^{-1} + (-61.8\,\text{kJ mol}^{-1})$$
$$= -25.1\,\text{kJ mol}^{-1} \qquad (-6.0\,\text{kcal mol}^{-1})$$

NADH と O$_2$ 間の 1.14 V の電位差が電子伝達系を駆動し, プロトン勾配を形成する

酸化的リン酸化の推進力は, O$_2$ の電子伝達ポテンシャルに対する NADH や FADH$_2$ の相対的な電子伝達ポテンシャルである. どれほどのエネルギーが NADH による O$_2$ の還元によって放出されるだろうか. この反応の $\Delta G^{\circ\prime}$ を計算してみよう. 妥当な半反応は以下のようになる.

$$\frac{1}{2}\,O_2 + 2\,H^+ + 2\,e^- \longrightarrow H_2O \qquad E'_0 = +0.82\,V \qquad \text{(A)}$$
$$NAD^+ + H^+ + 2\,e^- \longrightarrow NADH \qquad E'_0 = -0.32\,V \qquad \text{(B)}$$

二つの半反応式を組合わせると, 電子伝達系で進んでいるのと同様なつぎの反応式となる.

$$\frac{1}{2}\,O_2 + NADH + H^+ \longrightarrow H_2O + NAD^+ \qquad \text{(C)}$$

この反応に対する標準ギブズエネルギーは次式のように求められる.

$$\Delta G^{\circ\prime} = (-2) \times (96.48\,\text{kJ mol}^{-1}\,V^{-1}) \times (+0.82\,V) -$$
$$(-2) \times (96.48\,\text{kJ mol}^{-1}\,V^{-1}) \times (-0.32\,V)$$
$$= -158.2\,\text{kJ mol}^{-1} - (61.9\,\text{kJ mol}^{-1})$$
$$= -220.1\,\text{kJ mol}^{-1} \qquad (-52.6\,\text{kcal mol}^{-1})$$

これはかなりのギブズエネルギーの放出になる. ATP の加水分解では $\Delta G^{\circ\prime} = -30.5$ kJ mol^{-1} (-7.3 kcal mol^{-1}) が消費されることを思い出してほしい. 放出エネルギーはまずプロトン勾配を発生させ, ついでその勾配は ATP 合成とミトコンドリア膜を横切る代謝産物の輸送に使われる.

プロトン勾配によるエネルギーはどのようにして量的に表せるだろうか. ある化合物が膜の片側 (濃度 c_1) から反対側 (濃度 c_2) へ移動するときのギブズエネルギー変化は次式で表されることを思い出そう.

$$\Delta G = RT \ln \frac{c_2}{c_1} + ZF\,\Delta V = 2.303\,RT\,\log_{10}\frac{c_2}{c_1} + ZF\,\Delta V$$

Z は輸送される化学種の電荷であり，ΔV は膜を隔てた V 単位の電位差（§13・1）を表す．典型的な状態のミトコンドリア内膜では，外側の pH は内側よりも 1.4 ほど低く〔1.4 は $\log_{10}(c_2/c_1)$ に相当〕，膜電位は 0.14 V で外側が正になっている．プロトンは $Z=+1$ であるから，ギブズエネルギー変化は $(2.303) \times (8.32 \times 10^{-3}\ \text{kJ mol}^{-1}\ \text{K}^{-1}) \times (310\ \text{K}) \times (1.4) + (+1) \times (96.48\ \text{kJ mol}^{-1}\ \text{V}^{-1}) \times (0.14\ \text{V}) = 21.8\ \text{kJ mol}^{-1}\ (5.2\ \text{kcal mol}^{-1})$ となる．かくしてマトリックスから細胞質側へ伝達される各プロトンは $21.8\ \text{kJ mol}^{-1}$ のギブズエネルギー変化に相当する．

18・3　呼吸鎖は四つの複合体からなる: 三つのプロトンポンプと クエン酸回路に物理的につながる経路

　電子は，NADH—Q レダクターゼ，Q—シトクロム c レダクターゼ，シトクロム c オキシダーゼとよばれる三つの大きなタンパク質複合体からなる呼吸鎖を経由して，NADH から O_2 へ伝達される（図18・6，表18・2）．これらの膜貫通複合体内部での電子の流れが，ミトコンドリア内膜を横切るプロトンの汲み出しを駆動する．コハク酸—Q レダクターゼとよばれる四つ目の大きなタンパク質複合体は，クエン酸回路の中で $FADH_2$ を生成するコハク酸デヒドロゲナーゼを含んでいる．$FADH_2$ からの電子は Q—シトクロム c レダクターゼのところで電子伝達系に入る．コハク酸—Q レダクターゼは，他の複合体とは対照的にプロトンの汲み出しをしない．NADH—Q レダクターゼ，コハク酸—Q レダクターゼ，Q—シトクロム c レダクターゼ，シトクロム c オキシダーゼは，それぞれ複合体 I, II, III, IV ともよばれている．複合体 I, III, IV はレスピラソーム（respirasome）とよばれる巨大分子複合体をつくっていると思われる．すでに見たようにそのような巨大分子複合体は基質の迅速な伝達を促進し，反応中間体の放出を妨げる．

　複合体の間の電子の運搬は，二つの特別な電子伝達体が行う．まずはじめが補酵素 Q

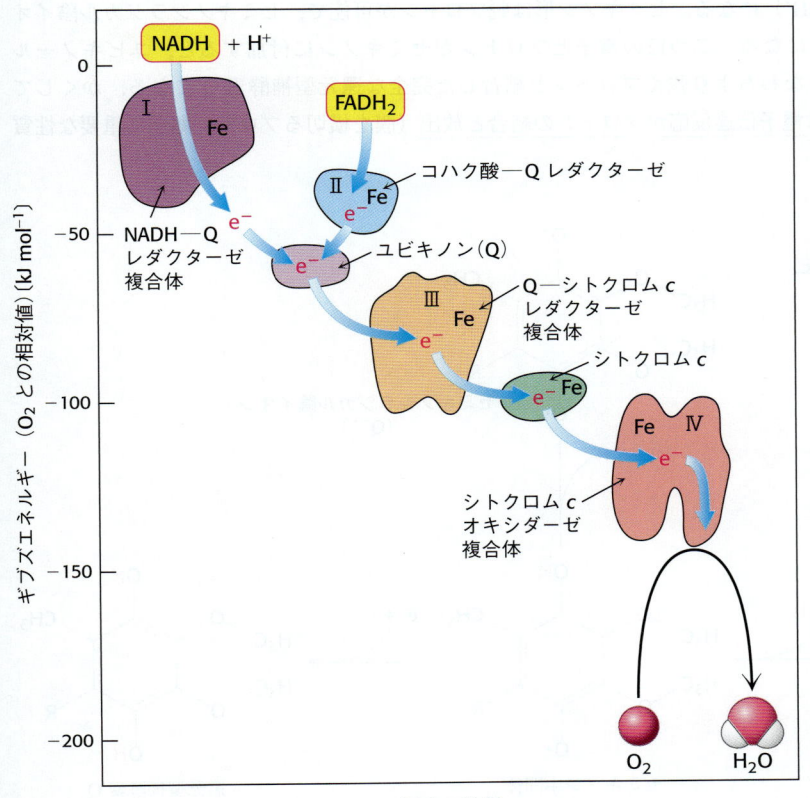

図 18・6　電子伝達系の構成.　電子は NADH から O_2 へとエネルギー勾配を下って流れる．電子の流れは四つのタンパク質複合体により触媒される．放出されたエネルギーはプロトン勾配の生成に使われる〔出典: D. Sadava et al., "Life, 8th Ed.," p. 150, Sinauer (2008)〕．

表 18・2　ミトコンドリアの電子伝達系の構成要素[†]

酵素複合体	質量〔kDa〕	サブユニット	補欠分子族	酸化剤または還元剤		
				マトリックス側	ミトコンドリア膜内部	細胞質側
NADH—Q レダクターゼ	> 900	46	FMN Fe-S	NADH	Q	
コハク酸—Q レダクターゼ	140	4	FAD Fe-S	コハク酸	Q	
Q—シトクロム c レダクターゼ	250	11	ヘム b_H ヘム b_L ヘム c_1 Fe-S		Q	シトクロム c
シトクロム c オキシダーゼ	160	13	ヘム a ヘム a_3 Cu_A と Cu_B			シトクロム c

[†]　出典: J.W. DePierre, L. Ernster, *Annu. Rev. Biochem.*, 46, 215(1977)；Y. Hatefi, *Annu. Rev. Biochem.*, 54, 1015(1985)；J.E. Walker, *Q. Rev. Biophys.*, 25, 253(1992).

（coenzyme Q, CoQ）で，生物システムの中で到るところに存在する（ubiquitous）キノン（quinone）であるために**ユビキノン**（ubiquinone）ともよばれている．**Q** と表すことも多い．ユビキノンは疎水性キノンで，ミトコンドリア内膜内を素早く拡散する．電子は NADH—Q レダクターゼから呼吸鎖の3番目の複合体である Q—シトクロム c レダクターゼへ還元型補酵素 Q によって伝達される．電子は，クエン酸回路で生じた $FADH_2$ からまずユビキノンへ，それから Q—シトクロム c レダクターゼ複合体へと伝達される．

補酵素 Q は5炭素のイソプレン単位からなる長い尾部をもつキノン誘導体で，複数のイソプレン単位が Q の疎水性の原因である．尾部のイソプレン単位の数は生物種により異なる．哺乳類には最も一般的に 10 個のイソプレン単位が含まれている（Q_{10}）．簡単にするために，種類が異なっても機能の仕方は同一なので，下付き文字は省略することにする．キノンは三つの酸化状態で存在できる．完全に酸化された状態（Q）では補酵素 Q は二つのオキソ基をもつ（図18・7）．一つの電子と一つのプロトンが付加するとセミキノン形（QH•）になる．セミキノン形は脱プロトンが可能で，セミキノンラジカル陰イオン（$Q^{-•}$）になる．二つ目の電子とプロトンがセミキノンに付加すると，ユビキノール（QH_2），すなわちより強くプロトンと結合した完全な還元型補酵素 Q になる．かくしてキノンでは電子伝達反応がプロトンの結合と放出（膜を横切るプロトン輸送に重要な性質

図 18・7　キノンの酸化状態． ユビキノール（QH_2）へのユビキノン（Q）の還元はセミキノン中間体（QH•）を介して進む．

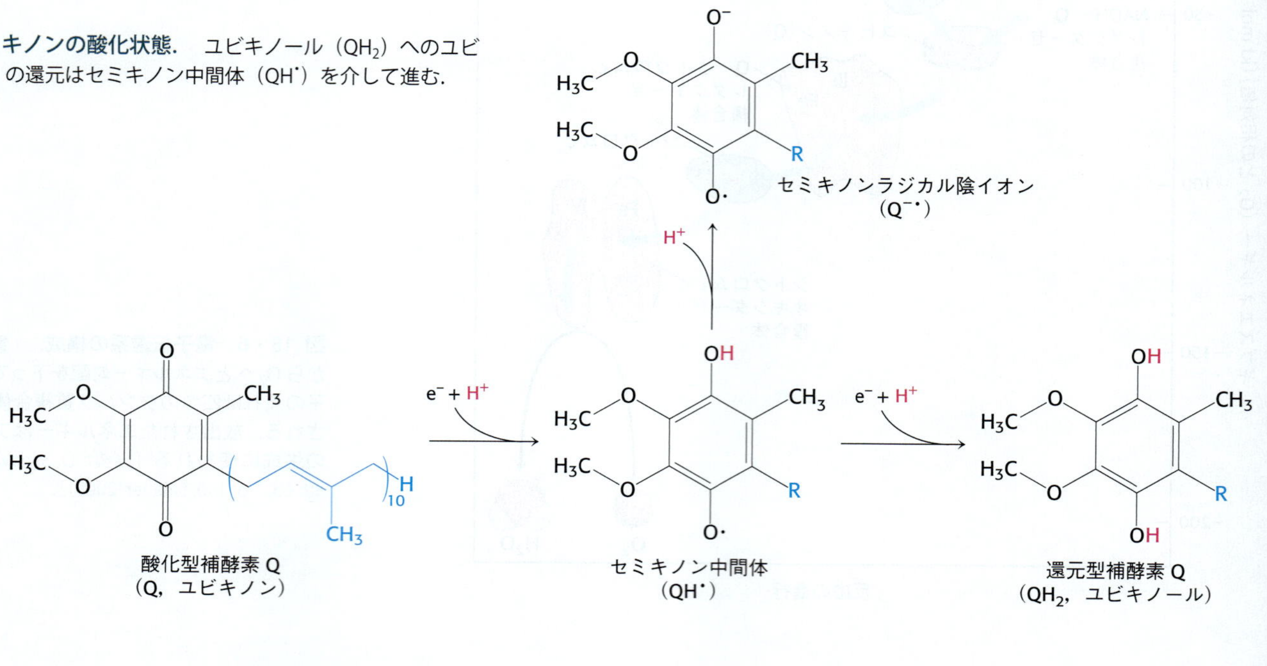

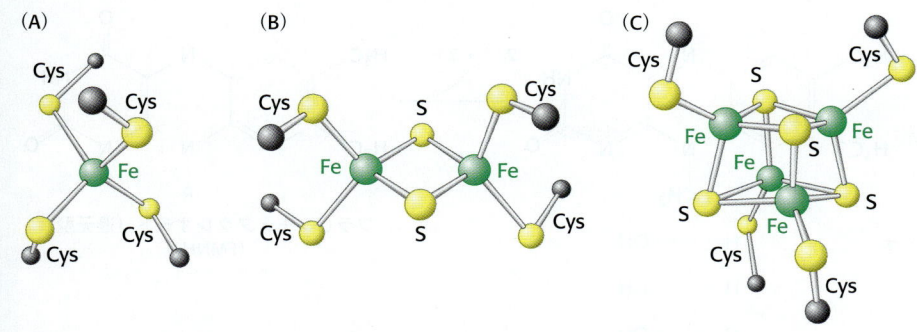

図 18・8　鉄-硫黄クラスター．（A）四つのシステイン残基が結合した鉄イオン，（B）硫化物イオンによって架橋された鉄イオンをもつ [2Fe-2S] クラスター，（C）[4Fe-4S] クラスター．それぞれのクラスターは酸化還元反応に関与する．

である）に共役している．ユビキノンは膜に可溶性であるため，Q と QH_2 のプール〔**Q プール**（Q pool）〕がミトコンドリア内膜に存在すると考えられている．

　Q とは対照的に，二つ目の特別な電子伝達体はタンパク質である．小さな可溶性のタンパク質であるシトクロム c は，Q—シトクロム c レダクターゼから呼吸鎖の最後の構成員であり O_2 の還元を触媒するシトクロム c オキシターゼへ電子を送る．

鉄-硫黄クラスターは電子伝達系の共通した構成成分である

　鉄-硫黄タンパク質（iron-sulfur protein）〔**非ヘム鉄タンパク質**（nonheme iron protein）ともよばれる〕に含まれる**鉄-硫黄クラスター**（iron-sulfur cluster）は，生物システムの広範な還元反応で重要な役割を果たす．いくつかの種類の [Fe-S] クラスターが知られている（図 18・8）．最も単純なのは，鉄イオン 1 個に，タンパク質の四つのシステイン残基の SH（スルフヒドリル）基が四面体配位しているものである（図 18・8A）．第二は [2Fe-2S] と表され，2 個の鉄イオンと 2 個の無機硫化物とたいてい 4 個のシステイン残基を含んでいる（図 18・8B）．第三は [4Fe-4S] と表され，4 個の鉄イオン，4 個の無機硫化物，4 個のシステイン残基を含む（図 18・8C）．NADH—Q レダクターゼは [2Fe-2S] と [4Fe-4S] クラスターの両方を含む．これら Fe-S 複合体に含まれる鉄イオンは，Fe^{2+}（還元型）と Fe^{3+}（酸化型）の二つの状態を交互にとる．キノンやフラビンと違って，鉄-硫黄クラスターは一般的にプロトンの遊離や結合なしに酸化還元反応を行う．

　　鉄-硫黄クラスターの重要性はフラタキシンというタンパク質の機能欠損実験から示される．フラタキシンはミトコンドリアにある 14.2 kDa の小さなタンパク質で，その機能は鉄-硫黄クラスターの形成に不可欠である．突然変異したフラタキシンはフリードライヒ運動失調症を起こす．この病気では，症状の重篤性はさまざまだが，中枢神経系や末梢神経系と，またある場合は心臓や骨格筋にも影響が出る．重篤な場合には若年の人でも死に至ることがある．最も共通した変異は，フラタキシン遺伝子内の三塩基反復の伸長（§28・4）である．

高いポテンシャルをもつ NADH の電子は
NADH—Q レダクターゼを介して呼吸鎖に入る

　NADH の電子は **NADH—Q レダクターゼ**（NADH—Q reductase）〔**複合体 I**（complex I），**NADH デヒドロゲナーゼ**（NADH dehydrogenase）ともよばれる〕を介して呼吸鎖に入る．これは 46 以上のポリペプチド鎖からなる巨大酵素（> 900 kDa）である．このプロトンポンプの構成員は，呼吸鎖を構成する他の二つのプロトンポンプと同様，ミトコンドリアと核の両方のゲノムが協同してコードしている．NADH—Q レダクターゼは L の形であり，膜に対して水平方向の腕と，マトリックスへ伸びた垂直な腕からなっている．

　この酵素によって触媒される反応は以下のようであろう．

$$NADH + Q + 5\,H^+_{マトリックス} \longrightarrow NAD^+ + QH_2 + 4\,H^+_{細胞質}$$

図 18・9 フラビンの酸化状態.

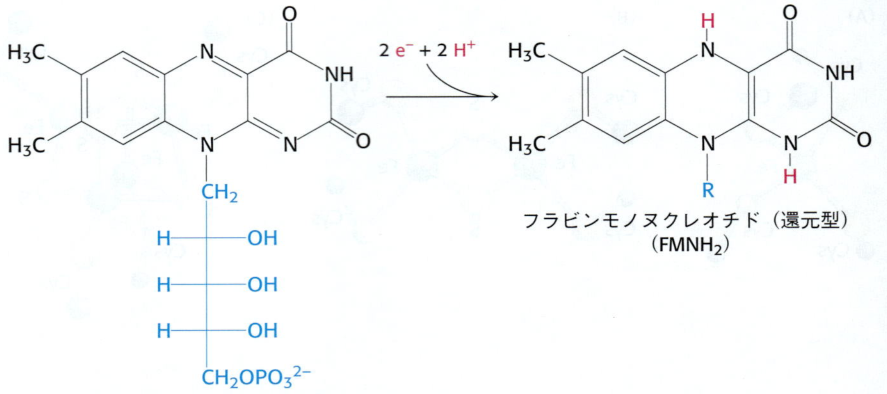

$2\,e^- + 2\,H^+$

フラビンモノヌクレオチド（還元型）
（FMNH₂）

フラビンモノヌクレオチド（酸化型）
（FMN）

最初の段階では，NADH が結合し NADH—Q レダクターゼ複合体に含まれる**フラビンモノヌクレオチド**（flavin mononucleotide, FMN）補欠分子族に高いポテンシャルをもつ二つの電子を伝達し還元型の FMNH₂ を生ずる（図 18・9）．FMN の電子受容体，イソアロキサジン環は FAD のそれと同一である．その後，電子は FMNH₂ から NADH—Q レダクターゼの補欠分子族の第二のタイプである一連の鉄–硫黄クラスターへ移動する．

最近の構造生物学的研究から複合体 I はどのようにプロトンポンプとして機能するか示唆が得られている．プロトンポンプとして機能するにはどのような構造的要因が必要なのだろうか．この複合体の膜に埋め込まれた部分は垂直なヘリックスを部分的にもつ半プロトンチャネルから成り立っている．一組の半チャネルはマトリックス側に露出しており，他の半分のチャネルは内膜側に露出している（図 18・10）．垂直なヘリックスはマトリックス側では長い水平なヘリックス（HL）に結合しており，この HL はマトリックス側の半チャネルにも結合している．一方，細胞質側の半チャネルは一連の βH とよぶ β ヘアピン構造をもつ結合因子と一緒になっている．Q が NADH からの電子を受け取る Q チェンバーとよぶ閉じた構造は，親水性の部分と膜に埋め込まれた部分との接続部分の近くにある．最後に膜に埋め込まれた部分全体に及ぶ水分子で裏打ちされたチャネル（このチャネルに半チャネルが開口している）に親水性のチャネルが結合している．

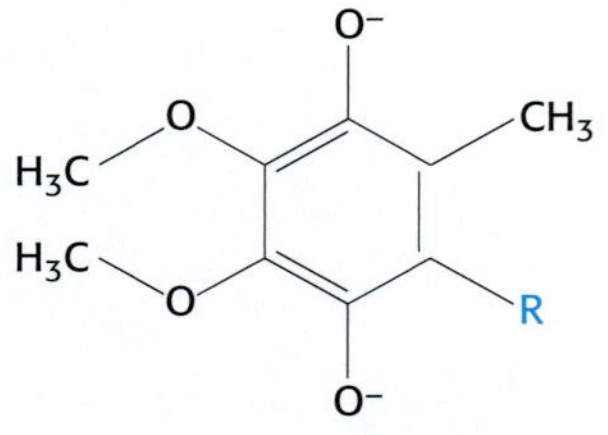

こうした構造的因子はどのように共同してマトリックスからプロトンを汲み出すのだろうか．Q が NADH から電子を受け取り Q²⁻ が生み出されると，さらに Q²⁻ の負電荷は膜内に埋め込まれた部分のアミノ酸側鎖の負電荷と静電的に相互作用して，長い水平なヘリックスと βH 構成員に構造上の変化をひき起こす．こうした構造変化は順次連結した垂

還元型ユビキノン
（Q²⁻）

図 18・10 NADH—Q レダクターゼにおける電子の移動とプロトンの移動の共役． 電子は NADH から FMN や一連の鉄–硫黄クラスターを介しユビキノンへ移動し，Q²⁻ を生み出す．Q²⁻ の電荷は親水性のアミノ酸残基（赤く示したグルタミン酸と青く示したリシンまたはヒスチジン）に静電的に移動し，この移動に伴い HL と βH 部分の動きが駆動される．この動きは膜貫通ヘリックスのコンホメーションを変え，結果的にミトコンドリアのマトリックス側から四つのプロトンをミトコンドリアの外に輸送することになる
〔出典: R. Baradaran et al., Nature, **494**, 443～448(2013)〕.

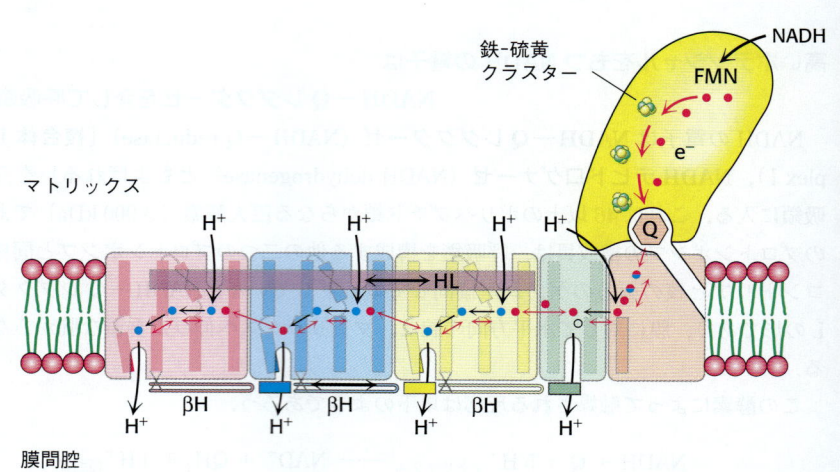

直なヘリックスの構造を変化させ，そのアミノ酸残基の側鎖の pK_a を変化させ，プロトンがマトリックス側からまずアミノ酸残基に結合することを許す．さらにプロトンはその残基から解離し水分子で裏打ちされたチャネルに放出され最終的に膜間領域に入る．このようにして NADH からの二つの電子は NADH—Q レダクターゼにより Q へ移動する流れにより，四つのプロトンがミトコンドリアのマトリックスから外へ汲み出されることになる．Q^{2-} はひき続き二つのプロトンをマトリックス側から受け取り，QH_2 になる．マトリックスからプロトンをこのように除くことが結果としてプロトン駆動力を形成することにつながる．QH_2 はひき続き酵素を離れて Q プールに向かい，さらに新たな反応サイクルが起こるようになる．

　クエン酸回路がミトコンドリアの NADH の唯一の源ではない．このことを記憶しておく必要がある．第 22 章でわかるように，脂肪酸分解もミトコンドリアで起こり，電子伝達系に必要な NADH のもう一つのきわめて大切な源である．さらに，細胞質で生じた NADH はミトコンドリアに輸送され，電子伝達系により使われる（§18・5）．

ユビキノールはフラビンタンパク質の $FADH_2$ から電子が呼吸鎖に入る入り口である

　$FADH_2$ は呼吸鎖の第二の複合体のところで電子伝達系に入る．クエン酸回路でコハク酸がコハク酸デヒドロゲナーゼの作用で酸化してフマル酸になる際に，$FADH_2$ が生成されることを思い出してほしい（§17・2）．コハク酸デヒドロゲナーゼは，ミトコンドリア内膜の膜内在性タンパク質である**コハク酸—Q レダクターゼ**（succinate—Q reductase）複合体〔**複合体 II**（complex II），**コハク酸デヒドロゲナーゼ（ユビキノン）**（succinate dehydrogenase(ubiquinone)）〕の成分である．$FADH_2$ は酵素複合体から遊離せず，$FADH_2$ の電子は Fe–S 活性中心に渡され，ついで Q に渡され，これを QH_2 にする．これで電子は電子伝達系をさらに下っていく準備ができたことになる．コハク酸—Q レダクターゼ複合体などの酵素は，NADH—Q レダクターゼと違って膜を横切ってのプロトン輸送はしない．したがって $FADH_2$ の酸化から合成される ATP は，NADH からの場合より少ないことになる．

電子は Q—シトクロム c レダクターゼを経由して ユビキノールからシトクロム c に流れる

　複合体 I，II で生成したユビキノールの運命はどうなるだろうか．QH_2 からの電子はシトクロム c に渡されるが，それを行うのが呼吸鎖での三つのプロトンポンプの二つ目，**Q—シトクロム c レダクターゼ**（Q—cytochrome c reductase）〔**複合体 III**（complex III）や**ユビキノール — シトクロム c レダクターゼ**（ubiquinol — cytochrome c reductase）としても知られている〕である．Q—シトクロム c レダクターゼの機能は，QH_2 から水溶性タンパク質である酸化型**シトクロム c**（cytochrome c, Cyt c）への電子伝達を触媒することであり，同時にミトコンドリアマトリックスからプロトンを汲み出す．複合体 III を 1 対の電子が流れると，細胞質側に正味 $2H^+$ の移動が起こる．これはより小さな熱力学的駆動力で NADH—Q レダクターゼで得られる半分の収量という効率のよいものである．

$$QH_2 + 2\,\text{Cyt}\,c_{\text{酸化型}} + 2\,H^+_{\text{マトリックス}} \longrightarrow Q + 2\,\text{Cyt}\,c_{\text{還元型}} + 4\,H^+_{\text{細胞質}}$$

　Q—シトクロム c レダクターゼ自体は二つの型のシトクロム，シトクロム b とシトクロム c_1（図 18・11）をもつ．シトクロムはヘム補欠分子族をもつ電子伝達性タンパク質である．シトクロム b，c_1，c のうちの補欠分子族のヘムは，鉄–プロトポルフィリン IX であり，ミオグロビンやヘモグロビン（§7・1）に存在するのと同じヘムである．シトクロムの鉄イオンが，電子伝達の間に，還元型鉄（＋II）と酸化型鉄（＋III）の間を行ったり来たりする．Q—シトクロム c レダクターゼの二つのシトクロムサブユニットは合計で三つのヘムをもっている：シトクロム b のうちのヘム b_L（L は低親和性の意）とヘム b_H（H は高親和性の意）の二つと，シトクロム c_1 のうちの一つのヘムである．これらの同じヘムは異なるポリペプチドの環境にいるため異なる電子親和性をもつ．たとえば，ヘム b_L は

図 18・11 Q―シトクロム c レダクターゼ（シトクロム bc₁）の構造. この酵素はホモ二量体で，それぞれは 11 の異なるポリペプチド鎖からなる. 一方の単量体の顕著な成分を着色し，他方の単量体は白色とした. 各単量体には同じ成分が含まれるが，成分のうち，いくつかは，見やすさのために一方の単量体または他方の単量体で識別される. 主要な補欠分子族である三つのヘムと [2Fe-2S] クラスターは，膜間腔（図の上）の境界をつくっている複合体の細胞質側の近くか，膜に埋め込まれた領域（縦向きのチューブで表現した α ヘリックス）内のどちらかに存在することに注意. この位置は，膜に存在するキノンと膜間腔に存在するシトクロム c の間での電子伝達反応の仲介に都合のよい場所である〔1BCC.pdb より〕.

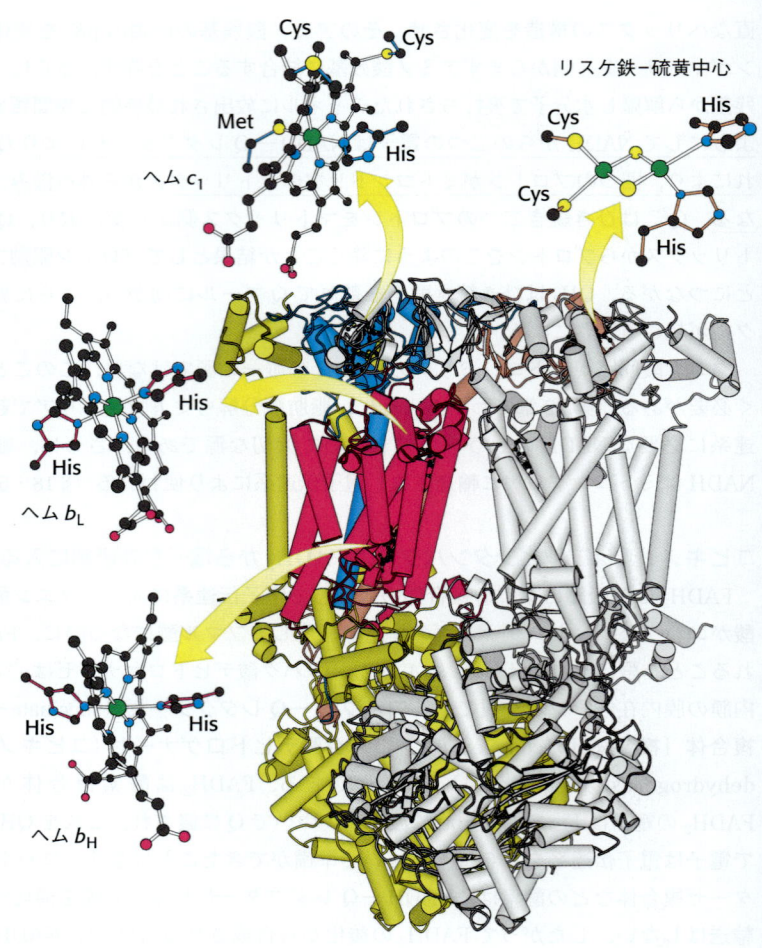

膜の細胞質側に面したヘリックスの集まった部分に位置し，マトリックス側に面するヘム b_H より電子に対する親和性が低い. Q―シトクロム c レダクターゼは，酵素内のシトクロムの種類に従ってシトクロム bc_1 ともよばれる.

　ヘムに加えて，この酵素は [2Fe-2S] 中心をもった鉄-硫黄タンパク質を含んでいる. この**リスケ鉄-硫黄中心**（Rieske iron-sulfur center）とよばれる部分は，二つのシステイン残基ではなく，二つのヒスチジン残基が鉄イオンの一つに配位していることで普通とは異なっている. この配位は鉄イオンが還元型のとき中心を安定化させ，その還元電位を上昇させ，QH_2 からの電子の受け取りを容易にする.

Q サイクルは 2 電子伝達体から 1 電子伝達体へ電子を流しプロトンを汲み上げる

　QH_2 は Q―シトクロム c レダクターゼへ二つの電子を送るが，この複合体内の電子受容体であるシトクロム c は一つの電子しか受け取れない. 2 電子伝達体であるユビキノールから 1 電子伝達体であるシトクロム c への切替えはどのように起こるのだろうか. Q からシトクロム c への電子伝達と膜貫通プロトン輸送の共役の機構は **Q サイクル**（Q cycle, キノンサイクル）として知られている（図 18・12）. 二つの QH_2 分子は連続的に複合体に結合し，それぞれ二つの電子と二つの H^+ を放出する. これらのプロトンは膜の細胞質側に放出される. Q プールを離れた 1 番目の QH_2 が 1 番目の Q 結合部位（Q_o）に結合し，二つの電子は複合体を横切って異なる目的地へと向かう. 一つの電子はまずリスケ [2Fe-2S] クラスターに行き，つぎにシトクロム c_1 へ，そして最後に酸化されたシトクロム c 1 分子に到達し，それを還元型に変換する. 還元型シトクロム c 分子は酵素から自由に離れ拡散することができ，呼吸鎖を下り続けて行く.

　2 番目の電子はシトクロム b の二つのヘム基を通過し，2 番目の Q 結合部位（Q_i）中に

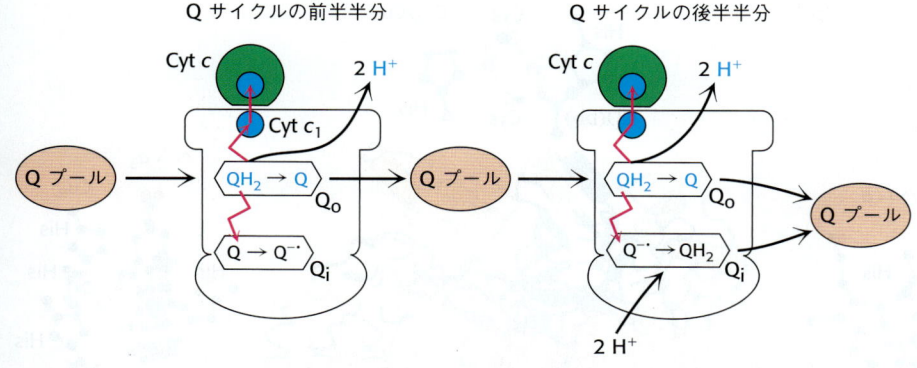

図 18・12　Q サイクル. 複合体 III で起こる Q サイクルの概略. サイクルの前半半分では, 結合した QH$_2$ の二つの電子は, 一つはシトクロム c に流れ, 他方は第二の結合部位に結合した Q に流れセミキノンラジカル陰イオン Q$^{-\cdot}$ を形成する. 新しく形成された Q は解離して Q プールに入る. サイクルの後半半分では, 2 番目の QH$_2$ もまた電子を放出し, 一つは 2 番目のシトクロム c 分子へ, 他方は Q$^{-\cdot}$ を QH$_2$ に還元する. この 2 番目の電子伝達は結果的にマトリックスより二つのプロトンを取込む. 電子伝達の経路を赤で示した〔訳注: Q$_o$, Q$_i$ は, out, in の略で異なる部位を表している〕.

結合した酸化型ユビキノンへ移動する. 2 番目の結合部位の Q は, 1 番目の QH$_2$ からの電子によってセミキノンラジカル陰イオン（Q$^{-\cdot}$）に還元される. こうして十分に酸化された Q は 1 番目の Q 部位を離れ, 再び Q プールへと自由に入る.

　QH$_2$ の 2 番目の分子は Q—シトクロム c レダクターゼの Q$_o$ 部位に結合し, 最初の分子と同様に反応する. 電子のうち一つはシトクロム c に伝達され, もう一方は Q$_i$ 結合部位に結合した部分的に還元された Q へシトクロム b の二つのヘム基を介して渡される. 2 番目の QH$_2$ 分子からの電子の付加に際し, このキノンラジカル陰イオンは二つのプロトンをマトリックス側から取込んで QH$_2$ となる. これら二つのプロトンのマトリックス側からの除去はプロトンの勾配形成に寄与する. まとめると, 四つのプロトンが細胞質側に放出され, ミトコンドリアマトリックスから二つのプロトンを取込むことになる.

$$2\,QH_2 + Q + 2\,Cyt\,c_{酸化型} + 2\,H^+_{マトリックス} \longrightarrow 2\,Q + QH_2 + 2\,Cyt\,c_{還元型} + 4\,H^+_{細胞質}$$

　一つの Q サイクルにおいて, 二つの QH$_2$ 分子が酸化され二つの Q 分子となる. その後に一つの Q 分子が還元されて QH$_2$ になる. 2 電子伝達体（QH$_2$）から 1 電子伝達体（シトクロム c）へどうやって効率的に電子を流し込むかの問題は Q サイクルによって解決される. Q—シトクロム c レダクターゼ内の構成要素であるシトクロム b は, 本質的には, QH$_2$ の両電子が効率よく使われるようにするためのリサイクル装置である.

シトクロム c オキシダーゼは分子状酸素の水への還元を触媒する

　三つのプロトンポンプ呼吸鎖複合体の最後は, **シトクロム c オキシダーゼ**（cytochrome c oxidase）〔**複合体 IV**（complex IV）〕である. シトクロム c オキシダーゼは還元型のシトクロム c から最終受容体である分子状の酸素に電子を渡すのを触媒する.

$$4\,Cyt\,c_{還元型} + 8\,H^+_{マトリックス} + O_2 \longrightarrow 4\,Cyt\,c_{酸化型} + 2\,H_2O + 4\,H^+_{細胞質}$$

この反応に酸素が必要なことが, "好気生物" を好気的にしている理由である. この反応に必要な酸素を得ることが, 人間が呼吸しなくてはならない理由である. 四つの電子が O$_2$ に流れ込み, それを H$_2$O まで完全に還元する. それに伴ってプロトンはミトコンドリアの内膜のマトリックス側から細胞質側へと汲み上げられる. この反応は熱力学的にきわめて有利である. 表 18・1 における還元電位から, この反応の標準ギブズエネルギーの変化は $\Delta G^{\circ\prime} = -231.8\ \mathrm{kJ\ mol^{-1}}$（$-55.4\ \mathrm{kcal\ mol^{-1}}$）と計算される. このギブズエネルギーは, ATP 合成でつぎに用いるためプロトン勾配の形でできる限り捕捉しておく必要がある.

　ウシシトクロム c オキシダーゼは構造レベルでかなりよく理解されている（図 18・13）. 13 のサブユニットからなり, そのうち三つはミトコンドリア自身のゲノムによってコードされている. シトクロム c オキシダーゼは, 二つのヘム A 基と, Cu$_A$, Cu$_B$ と称する二つの銅中心を配した三つの銅イオンからなっている. 一つの中心は Cu$_A$/Cu$_A$ で, 二つの架橋したシステイン残基によってつながる二つの銅イオンを含んでいる. この中心は最初に還元型シトクロム c から電子を受け取る. 残りの銅イオンである Cu$_B$ は三つのヒ

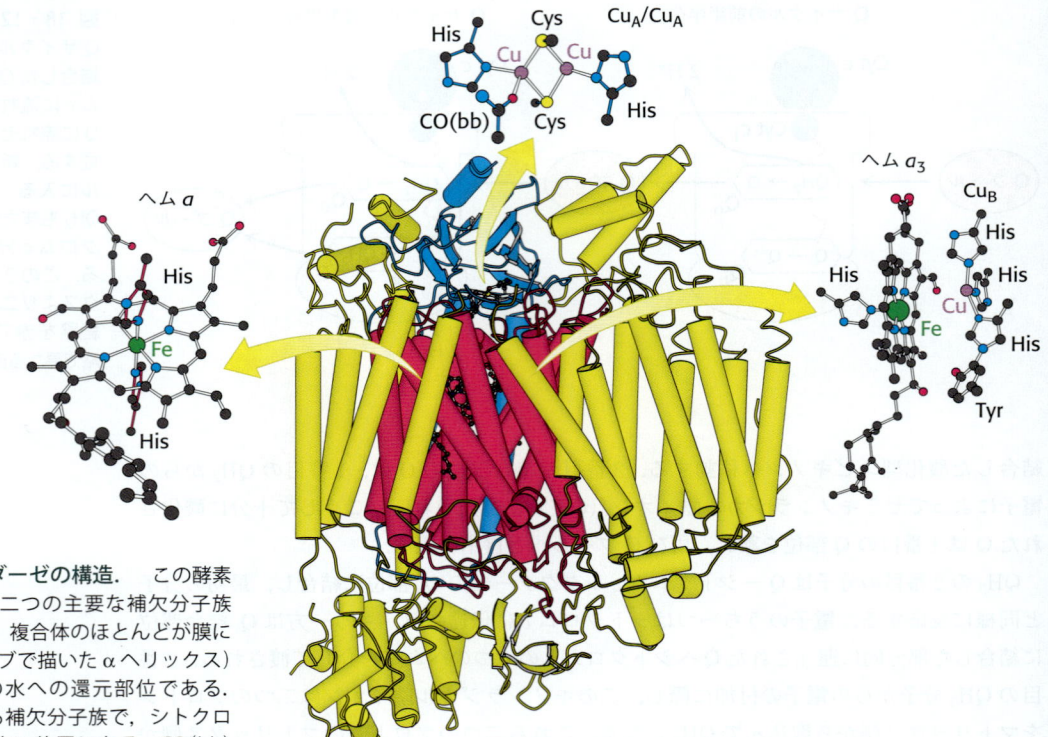

図 18・13　シトクロム c オキシダーゼの構造.　この酵素は 13 のポリペプチド鎖からなる. 二つの主要な補欠分子族（ヘム a, ヘム a_3–Cu_B）だけでなく, 複合体のほとんどが膜に埋め込まれている（縦向きのチューブで描いた α ヘリックス）ことに注意. ヘム a_3–Cu_B は酸素の水への還元部位である. Cu_A/Cu_A は膜間腔の近くに位置する補欠分子族で, シトクロム c からの電子がより受け取りやすい位置にある. CO(bb)はペプチド骨格のカルボニル基である〔2OCC.pdb より〕.

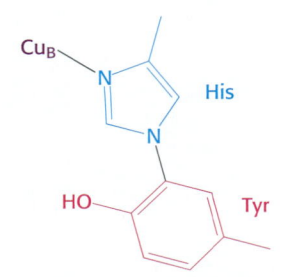

ヒスチジンのチロシンとの共有結合

スチジン残基によって配位結合されており, そのうちの一つのヒスチジン残基はチロシン残基と共有結合することによって修飾されている. 銅中心は, 還元型 Cu^+〔銅（I）イオン〕と酸化型 Cu^{2+}〔銅（II）イオン〕の間を代わる代わる行き来し, 電子を受容または放出する.

　シトクロム c オキシダーゼの中には, ヘム a とヘム a_3 とよばれる二つのヘム A 分子が存在する. ヘム A はシトクロム c とシトクロム c_1 のヘムとは三つの点で異なっている: 1) メチル基の一つがホルミル基になる, 2) システイニルチオエーテル結合の一つが C_{17} 炭化水素鎖になる, 3) ヘムがタンパク質に共有結合していない.

ヘム A

ヘム a とヘム a_3 は, シトクロム c オキシダーゼ内で異なる環境にあるため, 還元電位は明らかに異なる. 電子は, シトクロム c から Cu_A/Cu_A へ, ついでヘム a, ヘム a_3, Cu_B, 最後に O_2 へと流れる. ヘム a_3 と Cu_B は直接接している. ヘム a_3 と Cu_B はともに活性中心を形成し, そこで O_2 が H_2O に還元される.

　シトクロム c の 4 分子が連続的にこの酵素に結合し電子を伝達して, 1 分子の O_2 を H_2O に還元する（図 18・14）.

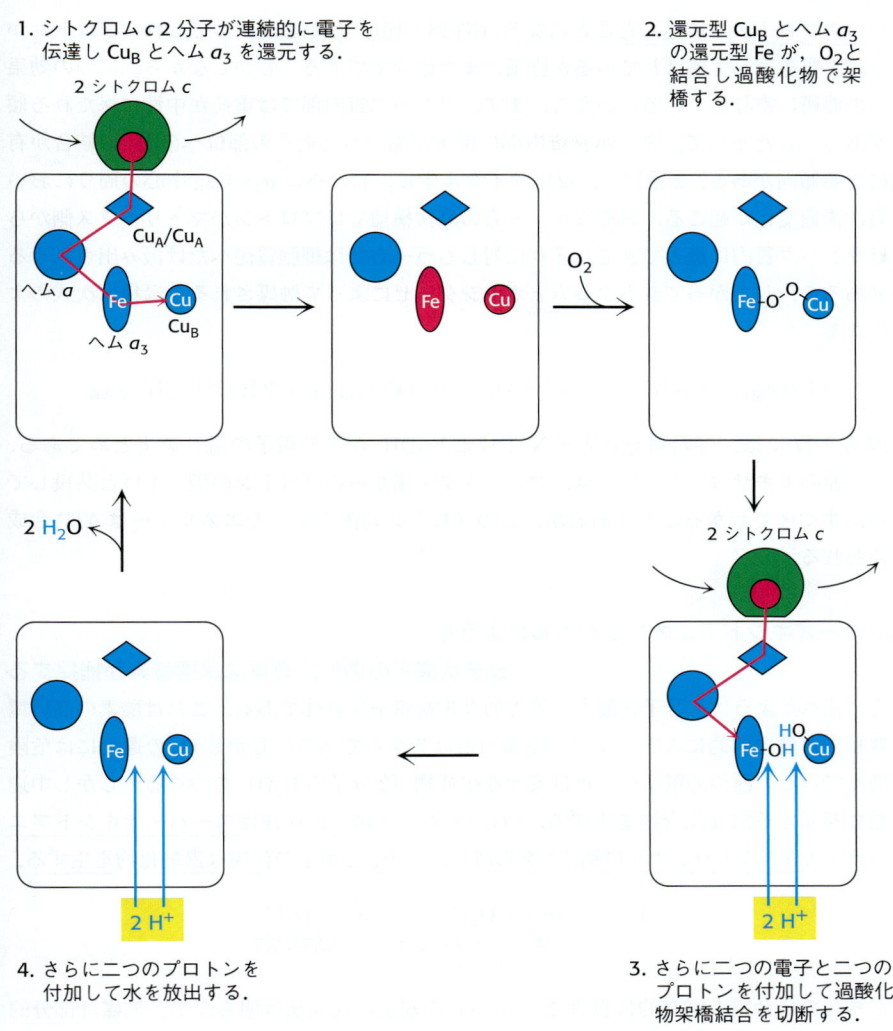

1. シトクロム *c* 2分子が連続的に電子を伝達し Cu_B とヘム a_3 を還元する.

2. 還元型 Cu_B とヘム a_3 の還元型 Fe が, O_2 と結合し過酸化物で架橋する.

4. さらに二つのプロトンを付加して水を放出する.

3. さらに二つの電子と二つのプロトンを付加して過酸化物架橋結合を切断する.

図 18・14　シトクロム *c* オキシダーゼの機構.　このサイクルのすべての補欠分子族は酸化型（青で示す）で始まり終わる. 還元型は赤で示す. シトクロム *c* 4分子が4電子を供与し, O_2 分子の結合と開裂を可能にして, 四つの H^+ をマトリックス側から取込み2分子の H_2O を生成できる. H_2O は酵素から放出され最初の段階が再生する.

1. 2分子の還元型シトクロム *c* からの電子はシトクロム *c* オキシダーゼ内の電子伝達経路を流れ, 一つは Cu_B で止まり, もう一つはヘム a_3 で止まる. 還元状態の両中心で電子は一緒になって酸素分子に結合できる.

2. 分子状酸素が結合すると, 活性中心にある近くのイオンのそれぞれから電子を奪って, 両者の間に過酸化物（O_2^{2-}）架橋結合をつくる（図 18・15）.

3. さらに2分子のシトクロム *c* が結合し電子を放出すると, 電子は活性中心に移動する. それぞれの酸素原子に H^+ と同時に電子を付加すると二つのイオン–酸素基が還元されて $Cu_B^{2+}-OH$ と $Fe^{3+}-OH$ が形成される.

4. さらに二つの H^+ イオンとの反応により2分子の H_2O が遊離し, 酵素が完全に酸化された最初の状態に戻る.

$$4\,\mathrm{Cyt}\,c_{\text{還元型}} + 4\,\mathrm{H^+}_{\text{マトリックス}} + \mathrm{O_2} \longrightarrow 4\,\mathrm{Cyt}\,c_{\text{酸化型}} + 2\,\mathrm{H_2O}$$

この反応における四つのプロトンはすべてマトリックス由来である. かくしてこれら四つのプロトンの消費はプロトン勾配の形成に直接寄与している. それぞれのプロトンはプロトン勾配に関わるギブズエネルギーに 21.8 kJ mol^{-1}（5.2 kcal mol^{-1}）寄与していることを思い出そう. つまり四つのプロトンで 87.2 kJ mol^{-1}（20.8 kcal mol^{-1}）寄与しているが, この量は酸素を還元して水を生成するときに得られるギブズエネルギーよりはかなり小さい量である. この失われたエネルギーの行く末はどうなるのだろうか. 驚くべきことに, シトクロム *c* オキシダーゼはこのエネルギーを用いて, 各反応サイクルの間にマトリックスから膜の細胞質側へさらに四つのプロトンを汲み上げ, マトリックスからは全部

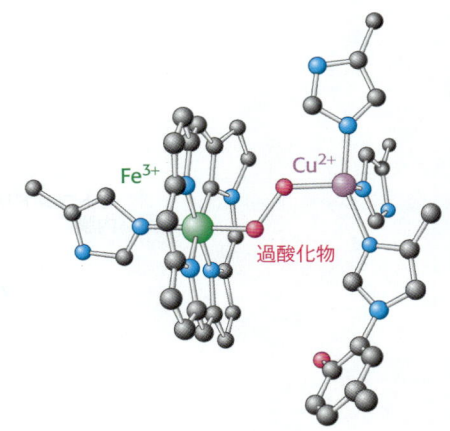

図 18・15　過酸化物の架橋.　ヘム a_3 へ結合した酸素は Cu_B の存在によって過酸化物へ還元される.

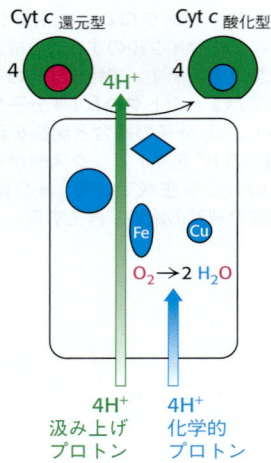

Cyt c 還元型   **Cyt c** 酸化型

4H⁺

O₂ → 2 H₂O

4H⁺
汲み上げ
プロトン

4H⁺
化学的
プロトン

図 18・16　シトクロム c オキシダーゼによるプロトンの輸送. 四つのプロトンは1分子の O₂ を還元して2分子の H₂O をつくるためにマトリックス側から取込まれる. このプロトンは明らかに O₂ との反応にあずかっているので"化学的プロトン"とよばれる. 続く四つの"汲み上げ"プロトンはマトリックスから輸送され, 反応の過程で細胞質側へ放出される. 汲み上げプロトンのおかげで, 電子伝達系の最終段階で必要なプロトン勾配の形でのギブズエネルギーを蓄えておく効率が2倍になる.

で八つのプロトンを取込んだことになる（図18・16）. どのようにしてこれらプロトンがタンパク質を通して運ばれているか詳細はまだ研究中である. しかしながら, 二つの効果がこの機構に寄与しているといえる. まず, タンパク質内部では電荷が中性に保たれる傾向がある. したがって, タンパク質内部に電子が加わると近くの部位への H⁺ の結合が有利になる傾向がある. 2番目に, 反応サイクル中に, 特にヘム a_3–Cu_B 中心の周りにおいて高次構造変化が起こる. おそらく, 一方の高次構造ではプロトンがマトリックス側からだけタンパク質内に進入できて, それに対しもう一方では細胞質側へだけ汲み出されうるのであろう. したがってシトクロム c オキシダーゼによって触媒される全過程は次式のようになる.

$$4 \text{ Cyt } c_{\text{還元型}} + 8 \text{ H}^+_{\text{マトリックス}} + O_2 \longrightarrow 4 \text{ Cyt } c_{\text{酸化型}} + 2 \text{ H}_2\text{O} + 4 \text{ H}^+_{\text{細胞質}}$$

図18・17には, 呼吸鎖を介する NADH と FADH₂ からの電子の流れをまとめてある. この一連のエキサゴニック反応は, マトリックス側からのプロトンの汲み上げと共役している. すぐ後でわかることであるが, このプロトン勾配の形でのエネルギーは ATP 合成に使われる.

スーパーオキシドアニオンラジカルのような
分子状酸素の毒性誘導体は保護酵素が捕捉する

先に述べたように, 分子状酸素は理想的な末端電子受容体である. これは酸素の高い電子親和力が熱力学的に大きな反応の駆動力となるからである. しかし O₂ の還元には危険が潜んでいる. 四つの電子の伝達は安全な生成物（2分子の H₂O）をつくる. しかし中途半端な還元は危険な化合物を生ずる. 特に O₂ への1電子の伝達はスーパーオキシドアニオンラジカル（以下ラジカルは略す）を形成し, 一方, 2電子の伝達は過酸化物を生ずる.

$$O_2 \xrightarrow{\text{e}^-} O_2^- \cdot \xrightarrow{\text{e}^-} O_2^{2-}$$

スーパーオキシド　　　過酸化物
アニオン

どちらの化合物も潜在的に有害である. O₂ の安全な還元法は明らかで, 触媒は部分的に還元された中間体を放出することはない. シトクロム c オキシダーゼは Fe と Cu イオンの間で強固に O₂ を保持することによってこのきわめて重要な規範に適合している.

O₂ を還元するシトクロム c オキシダーゼや他のタンパク質は, 中間体を放出しないように驚くほどうまく成功している. しかし少量のスーパーオキシドアニオンや過酸化水素の生成は避けられない. OH˙ などから生じたスーパーオキシドアニオンや過酸化水素などの化学種はまとめて**活性酸素種**（reactive oxygen species, **ROS**）とよば

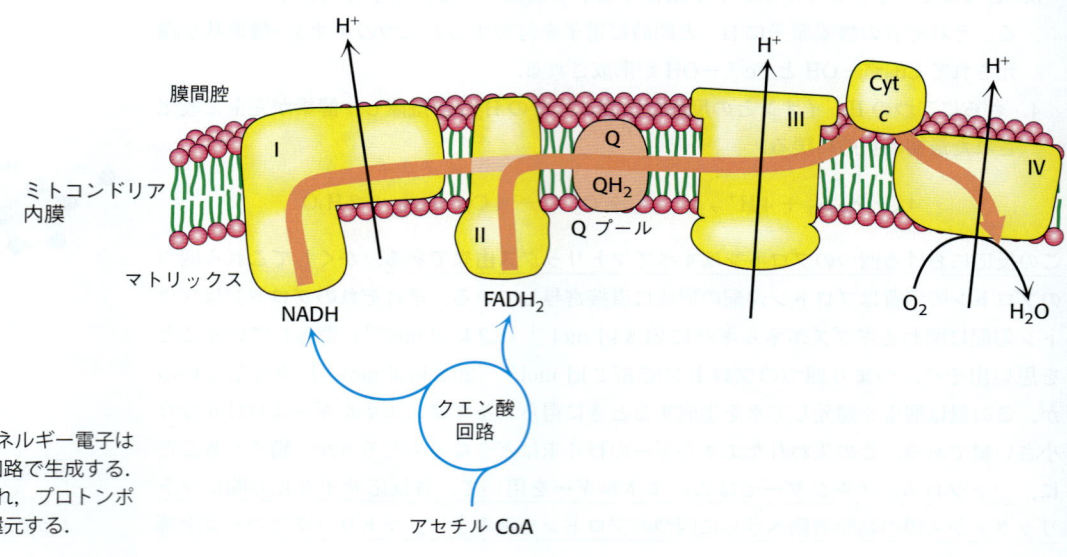

図 18・17　電子伝達系. 高エネルギー電子は NADH と FADH₂ の形でクエン酸回路で生成する. これらの電子は呼吸鎖を通って流れ, プロトンポンプを駆動し, 結果として O₂ を還元する.

れている．ROSによってひき起こされる酸化的損傷は，関係する病気が増えつつある（表18・3）だけでなく，老化の過程に関わっていることがわかってきた．

ROSによる酸化的損傷に対する細胞内防御機構は何であろうか．主たる防御機構は酵素**スーパーオキシドジスムターゼ**（superoxide dismutase）である．この酵素はこれらのラジカル2個を過酸化水素と分子状酸素に変換する不均化反応を触媒することによってスーパーオキシドアニオンを捕捉する．

$$2\,O_2^{-\cdot} + 2\,H^+ \xrightarrow{\text{スーパーオキシド} \atop \text{ジスムターゼ}} O_2 + H_2O_2$$

この酵素は真核生物において二つの構造をとる．一つはミトコンドリア中でのマンガン含有型，もう一つは銅と亜鉛依存性の細胞質型である．これらの酵素は同様の機構で不均化反応を行う（図18・18）．酸化型酵素はスーパーオキシドアニオンによって還元され酸素を生成する．還元型酵素はこの反応で形成され，2番目のスーパーオキシドアニオンと反応し過酸化物を生成し，今度はこれが反応経路に沿って二つのプロトンを取込み過酸化水素となる．

スーパーオキシドジスムターゼによって，あるいは他の過程によって生成した過酸化水素は，これを水と分子状酸素に不均化するどこにでもあるヘムタンパク質の触媒である**カタラーゼ**（catalase）によって捕捉される．

$$2\,H_2O_2 \xrightarrow{\text{カタラーゼ}} O_2 + 2\,H_2O$$

スーパーオキシドジスムターゼとカタラーゼは，拡散律速反応の限界速度もしくはその近辺できわめて効率よく反応を行う（§8・4）．グルタチオンペルオキシダーゼもH_2O_2を除去する働きがある（§20・5）．酸化的損傷に対する他の細胞内防御機構としては，抗酸化作用のあるビタミンEやビタミンCなどがある．ビタミンEは脂溶性のため脂質の過酸化から膜を守るのに特に有用である．

運動の長期的な利点の一つは，細胞内のスーパーオキシドジスムターゼの量を増やすことといってもよい．運動の間に好気的代謝の増強があり，より多くのROSの産生をひき起こす．この応答として，細胞は自己防御のための酵素をより多く産生することになる．スーパーオキシドジスムターゼの増加は，休息中の細胞をより効率的に守ることになるから，全体としての効果は自己防御の一つとなる（問題48）．

活性酸素種は危険なものとして知られているが，最近の知見によれば，一定の状況下でこうした分子が制御下に生成する場合は，シグナル伝達経路の重要な構成要素になりうるということが示唆されている．たとえば，増殖因子はそのシグナル伝達の一部として活性酸素種のレベルを増加させることが示されており，活性酸素種はチャネルや転写因子の調節をする．活性酸素種のこの二面性は，生物のシステムの驚くべき化学的複雑さの際立った例ともいえる．すなわち，潜在的に危険な物質でさえうまく利用して有用な役割を果たすようにしているのである．

電子は直接接触していないグループの間を伝達されうる

電子は，呼吸鎖の電子伝達体を構成するグループの間でどのように伝達されるのだろうか．これらのグループはタンパク質内部に埋め込まれ固定されることが多く，そのため互いに直接接触できないので，この疑問は興味深い課題である．電子は空間中を，たとえ真空中でさえ動くことができる．しかし，空間中の電子伝達速度は，電子供与体と受容体の距離が広がるにつれ，0.8 Åごとに1/10に急激に低下する．タンパク質の環境は，これよりは効率のよい電子伝達経路になる．すなわち，典型的には，伝達速度の低下は1.7 Åごとに1/10である（図18・19）．接触しているグループの場合，電子伝達反応はきわめて速く，反応速度はおよそ$10^{13}\,\mathrm{s}^{-1}$である．電子伝達系のタンパク質の中では，電子伝達体のグループは典型的に互いにファンデルワールス接触距離を超えた15 Åの距離に隔てら

不 均 化
同一種類の反応物が2種類以上の異なる生成物に変換される反応

表 18・3　ラジカルによる損傷を伴う病態[†]

アテローム性動脈硬化
肺気腫，気管支炎
パーキンソン病
デュシェンヌ型筋ジストロフィー
子宮頸癌
アルコール性肝癌
糖尿病
急性腎不全
ダウン症
水晶体後方繊維増殖症（未熟児の網膜が繊維状に変性してしまう病態）
脳血管障害
虚血，再灌流障害

[†]　出典：M. Lieberman, A.D. Marks, "Basic Medical Biochemistry：A Clinical Approach, 4th Ed.," p.437, Lippincott, Williams & Wilkins (2012).

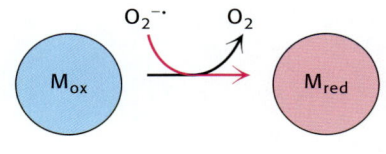
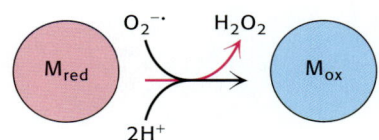

図 18・18　スーパーオキシドジスムターゼの機構． 酸化型スーパーオキシドジスムターゼ（M_{ox}）は，一つのスーパーオキシドアニオンと反応しO_2を形成し，還元型酵素（M_{red}）になる．その還元型酵素は2番目のスーパーオキシドアニオンと二つのプロトンと反応し，過酸化水素を形成し，そして酵素は酸化状態へと戻る．

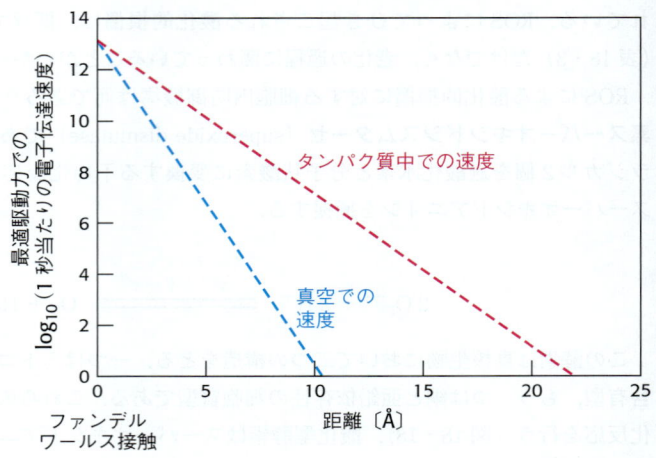

図 18・19　電子伝達速度の距離依存性．　電子供与体と電子受容体が離れるに従い，電子伝達速度は減少する．真空では，0.8 Å 増加するごとに速度は 1/10 に低下する．タンパク質内では，1.7 Å 増加ごとに速度は 1/10 に低下する．この速度はおよそのものであり，介在するタンパク質の構造によって速度は影響されうる．

れている．このような隔たりがある場合，その他すべての条件が最適ならば電子伝達速度は $10^4 \, \mathrm{s}^{-1}$ であろう（すなわち，電子は 1 ms 以内で伝達される）．タンパク質が介在しなければ，この距離の電子の伝達には，およそ 1 日かかってしまうだろう．

　複合体 III からの電子をシトクロム c が受け取るとか，シトクロム c から複合体 IV へ電子が伝達されるなど，二つの異なるタンパク質間を電子が移動しなければならないときには，状況はもっと複雑になる．一連の疎水的な相互作用の結果，シトクロム c とシトクロム c_1 のヘム基は 4.5 Å 以内になり，鉄原子同士では 17.4 Å の隔たりとなる．この距離では，シトクロム c の還元は，$8.3 \times 10^6 \, \mathrm{s}^{-1}$ の反応速度で起こる．

シトクロム c の高次構造は 10 億年以上も本質的には不変である

　シトクロム c は，ミトコンドリア呼吸鎖をもつすべての生物，つまり植物，動物，真核微生物に存在する．この電子伝達体は 15 億年以上の昔，植物と動物が分岐する以前に進化した．その機能は現在に至るまでずっと保存され続けている．このことは，これまで試した限り，どんな真核生物種のシトクロム c でも他種のシトクロム c オキシダーゼと試験管内で反応できたという事実から明らかである．たとえば，コムギ胚芽のシトクロム c は，ヒトのシトクロム c オキシダーゼと反応する．そのうえ，ある種の原核生物のシトクロム，たとえば光合成細菌 *Rhodospirillum rubrum* のシトクロム c_2 や脱窒細菌 *Paracoccus denitrificans* のシトクロム c_{550} などは，マグロ心筋のミトコンドリア由来のシトクロム c と非常によく似ており（図 18・20），このことから，シトクロム c の構造や機能上の性質が効果的な進化上の答えの一つを電子伝達体に与えていることが証明される．

　シトクロム c 分子の類似性はアミノ酸配列レベルまで拡張されている．シトクロム c 分子は比較的小さくどこにでも存在するので，80 種類にもわたる真核生物種由来のシトクロム c のアミノ酸配列が，直接的なタンパク質配列決定法で決定された．驚くべきことに，これらのアミノ酸配列比較により，104 残基中 21 残基は 15 億年以上にわたる進化の間，不変であったことが明らかにされた．シトクロム c のアミノ酸配列で構築された系統樹を見ると，多くの動物種間の進化の相関関係がわかる（図 18・21）．

図 18・20　シトクロム c の立体構造の保存．　異なる起源の異なる分子の全体的な構造的類似性に注意．21 の保存されたアミノ酸側鎖とヘムを示す〔3CYT.pdb, 3C2C.pdb, 1SSC.pdb より〕．

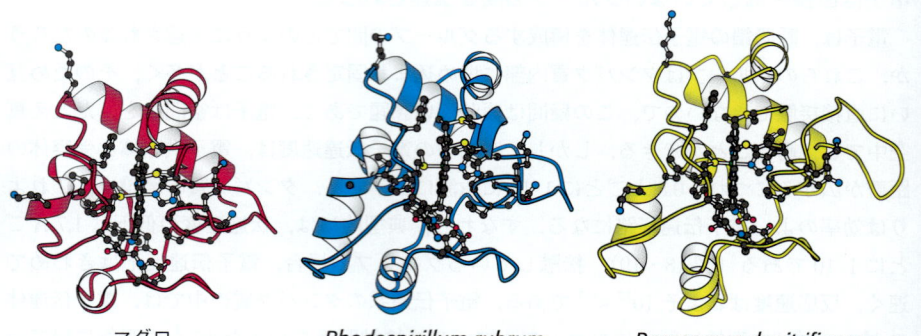

マグロ　　　　　*Rhodospirillum rubrum*　　　　　*Paracoccus denitrificans*

18・4 プロトン勾配がATP合成を駆動する

ここまでは，NADHからO₂まで，つまりエキサゴニック過程の電子の流れを考えてきた.

$$\text{NADH} + \frac{1}{2}\text{O}_2 + \text{H}^+ \rightleftharpoons \text{H}_2\text{O} + \text{NAD}^+$$
$$\Delta G^{\circ\prime} = -220.1 \text{ kJ mol}^{-1} \ (-52.6 \text{ kcal mol}^{-1})$$

つぎに，この過程がATP合成のエンダーゴニック（吸エルゴン）過程とどのように共役しているかを考える.

$$\text{ADP} + \text{P}_i + \text{H}^+ \rightleftharpoons \text{ATP} + \text{H}_2\text{O} \quad \Delta G^{\circ\prime} = +30.5 \text{ kJ mol}^{-1} \ (+7.3 \text{ kcal mol}^{-1})$$

ATP合成はミトコンドリア内膜にある分子集合体により行われる. この酵素複合体は，その逆反応の触媒作用であるATPの加水分解反応から発見されたので，**ミトコンドリアATPアーゼ**（mitochondrial ATPase）または **F₀F₁-ATPアーゼ**（F₀F₁-type ATPase）と元々よばれていた. しかし **ATP合成酵素**（ATP synthase）という名前の方が，ミトコンドリアにおける実際の役割を明確に示していて望ましい. さらに**複合体V**（complex V）ともよばれる.

NADHの酸化とADPのリン酸化はどのように共役しているのだろうか. 初めに提唱された説は，電子伝達の結果，高いリン酸基転移ポテンシャルをもつ化合物として働く高エネルギー共有結合中間体が形成されるというもので，解糖で1,3-ビスホスホグリセリン酸が生成することでATPが発生する（§16・1）というのと似ていた. つぎに提唱されたのは，電子伝達が活性化されたタンパク質の高次構造の生成を助け，それがATP合成を駆動する，というものだった. 数十年にわたりそのような中間体の研究がなされたが，何も見つからなかった.

1961年，Peter Mitchell は，**化学浸透圧説**（chemiosmotic hypothesis）といわれる，それまでときわめて異なる機構を示唆した. Mitchell は，電子伝達とATP合成は，ミトコンドリア内膜を横切るプロトン勾配によって共役していると提案した. Mitchell のモデルでは，呼吸鎖を通って電子が伝達されると，マトリックスからミトコンドリア内膜の細胞質側へプロトンが汲み上げられる. H⁺濃度がマトリックス側で低くなり，マトリックス側が負となる電場が生じる（図18・22）. プロトンはその後再びマトリックス側に逆流しプロトンの分布は等しくなる. Mitchell のアイデアは，このプロトンの流れがATP合成酵素によるATPの合成を推進するというものであった. エネルギーが豊富なプロトンの偏在は**プロトン駆動力**（proton-motive force）とよばれる. プロトン駆動力は，二つの要素からなると考えることができる. すなわち，化学的勾配と電位勾配である. プロトンの化学的勾配はpH勾配として表される. 電位勾配は，化学的勾配を形成するプロトンの正電荷の偏在により生み出される. Mitchell は両方の要素が，ATP合成を駆動すると提案した.

プロトン駆動力（Δ*p*）＝ プロトン濃度勾配（ΔpH）＋ 電位勾配（Δψ）

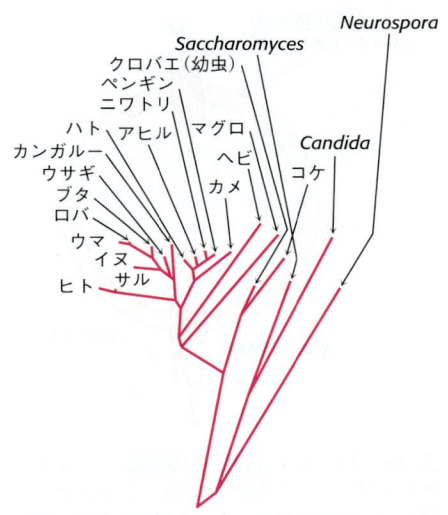

図 18・21 シトクロム c 配列で構築された系統樹. 枝の長さは，変異の起こったとされるアミノ酸の数に比例している〔Walter M. Fitch と Emanuel Margoliash による図を改変〕.

DNAの構造の解明とともに，ATP合成がプロトン勾配によって駆動されるという発見が20世紀の生物学の二つの主要な進歩のうちの一つであると主張する人もいる. Mitchell の初期の化学浸透圧仮説はまったく温かく受け入れられなかった. ATP合成酵素の初期の研究者の一人である Efraim Racker は，Mitchell の研究はまったく重要視されず，いくつかはばかげた考えとして扱われていたと想起する. Peter Mitchell は1978年に酸化的リン酸化の理解に対する貢献でノーベル化学賞を受賞した.

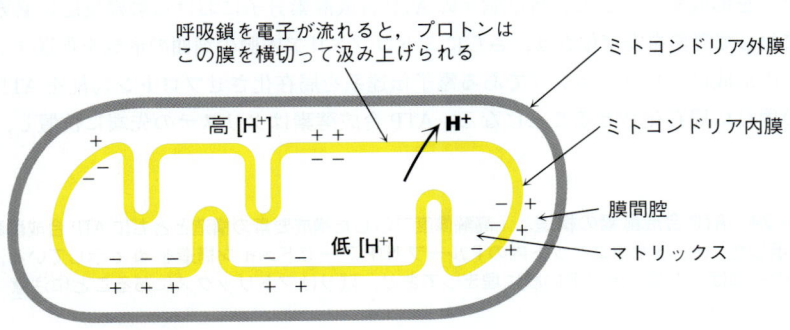

図 18・22 化学浸透圧説. 呼吸鎖の中を電子が伝達されるに従って，ミトコンドリア内膜のマトリックス側から細胞質側へとプロトンが汲み上げられる. pH勾配と膜電位がプロトン駆動力を生み，それを用いてATP合成が駆動される.

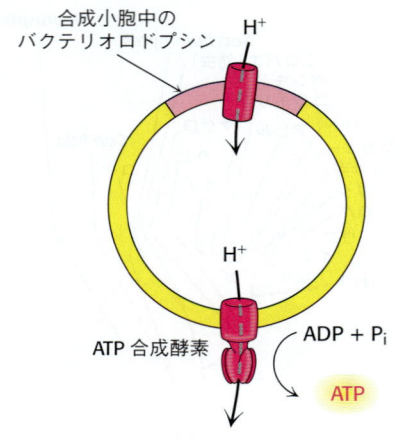

図 18・23　化学浸透圧説の検証. バクテリオロドプシン（光駆動性プロトンポンプの一種）と ATP 合成酵素により再構成した膜小胞に光を当てると ATP が合成される.

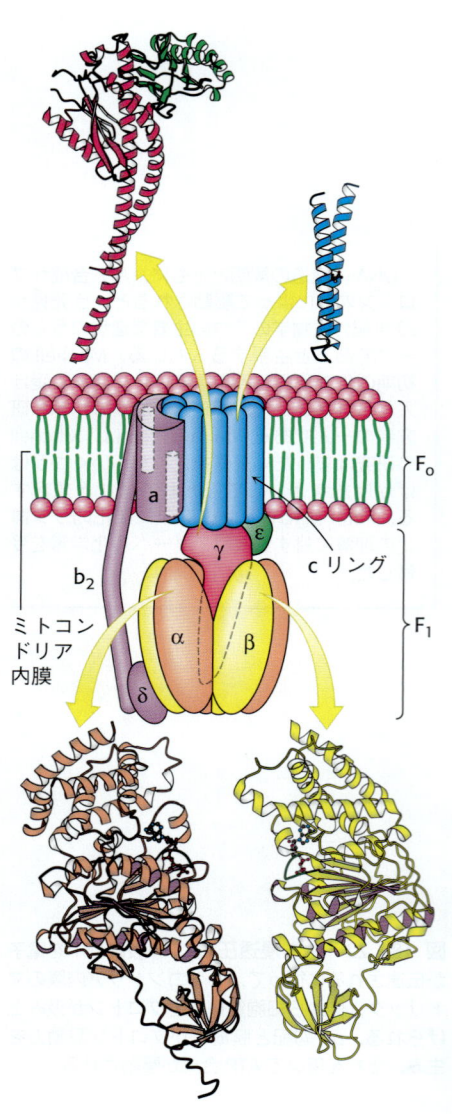

図 18・24　ATP 合成酵素の構造. 高解像度で示した構成要素の構造とともに ATP 合成酵素の模式図を示した. α と β サブユニット内の P ループ NTP アーゼドメイン構造を ■ で示している. 酵素複合体の一部はミトコンドリア内膜に埋まっており, 残りはマトリックスにあることに注意〔1E79.pdb, 1COV.pdb より〕

酸化とリン酸化がプロトン勾配により共役しているとする非常に革新的な Mitchell の仮説は, 現在では豊富な証拠によって裏付けられている. 実際, 電子伝達によりミトコンドリア内膜を挟んだプロトン勾配が生み出される. 内膜の外側の pH は内側（マトリックス）より 1.4 単位低く, 膜電位は 0.14 V で外側が正である. p. 491 で計算したように, この膜電位はプロトン 1 mol 当たり 21.8 kJ（5.2 kcal）のギブズエネルギーに相当する.

化学浸透圧説の基本的な原理を上手に示す人工的な実験系が生み出された. 呼吸鎖の役割はバクテリオロドプシンが担っており, 好塩菌由来のこの膜タンパク質は光が当たるとプロトンを汲み上げる. バクテリオロドプシンと, ウシ心筋のミトコンドリアから精製した ATP 合成酵素を含む合成小胞がつくられ（図 18・23）, 光を当てると ATP が合成された. この重要な実験によって, 呼吸鎖と ATP 合成酵素が生化学的に独立した系であり, プロトン駆動力によってのみ連結されていることが明確に示された.

ATP 合成酵素はプロトン輸送単位と触媒単位からなる

NADH の酸化が ATP 合成にどのように共役しているかについての難問のうち二つの部分が現在では明らかになっている: 1) 電子伝達はプロトン駆動力を生成する; 2) ATP 合成酵素による ATP 合成はプロトン駆動力による. プロトン駆動力はどのようにして ATP の高リン酸基転移ポテンシャルに転換されるのだろうか.

生化学的研究, 電子顕微鏡による研究, 結晶学による研究から, ATP 合成酵素の構造の多くの詳細な点が明らかになってきた（図 18・24）. ATP 合成酵素は大きく複雑な酵素であり, 棒に球が付いているような構造である. "棒"の部分の多くは F_0 サブユニットとよばれ, ミトコンドリア内膜に埋め込まれている. F_1 サブユニットとよばれる直径 85 Å の球は, ミトコンドリアマトリックスに突き出ており, 合成酵素の触媒活性をもっている. 実際, 単離した F_1 サブユニットは ATP アーゼ活性を示す.

F_1 サブユニットは, 5 種類のポリペプチド鎖（α_3, β_3, γ, δ, ε）によって示したような化学量論比で構成されている. F_1 の大部分を組立てている α サブユニットと β サブユニットは交互に配列し六量体の環を形成している. それらは互いに相同であり, P ループ NTP アーゼファミリー（§9・4）の仲間である. α, β ともにヌクレオチドに結合するが, β サブユニットのみ直接的に触媒作用にあずかっている. 中心の軸部分は, γ タンパク質と ε タンパク質から構成されていて, α, β サブユニットのちょうど上から始まっている. γ サブユニットは, 長いヘリックスのコイルドコイル構造を含んでおり, $\alpha_3\beta_3$ 六量体の中心部にまで伸びている. γ サブユニットは $\alpha_3\beta_3$ 六量体の対称性を崩し, 各 β サブユニットは γ の異なった表面へ相互作用することで区別がなされる. 三つの β サブユニットを区別することは ATP 合成機構の理解において決定的に重要である.

F_0 サブユニットはミトコンドリア内膜部に広がる疎水性部分である. F_0 は複合体のプロトンチャネルをもち, このチャネルは, 膜に埋め込まれた 8～14 の c サブユニットから構成されたリングでできている. 単一の a サブユニットは c リングの外側に結合する. F_0 と F_1 サブユニットは二つの方法で結合しており, 中心の γε 軸部分によるものと, 外側の円柱部分によるものである. 外側の円柱は一つの a サブユニットと二つの b サブユニットと, δ サブユニットから構成されている.

ATP 合成酵素分子は互いに会合して二量体になり, さらに二量体が会合して大きなオリゴマーを形成する. この会合は個々の ATP 合成酵素分子における触媒反応に必要な回転力に対して酵素を安定化させ, さらにミトコンドリア内膜の湾曲の形成を促進する. クリステの形成はプロトンポンプである電子伝達系を局在化させプロトン勾配を ATP 合成酵素の周りに局在化させることになる. ATP 合成酵素はクリステの先端に位置し, この

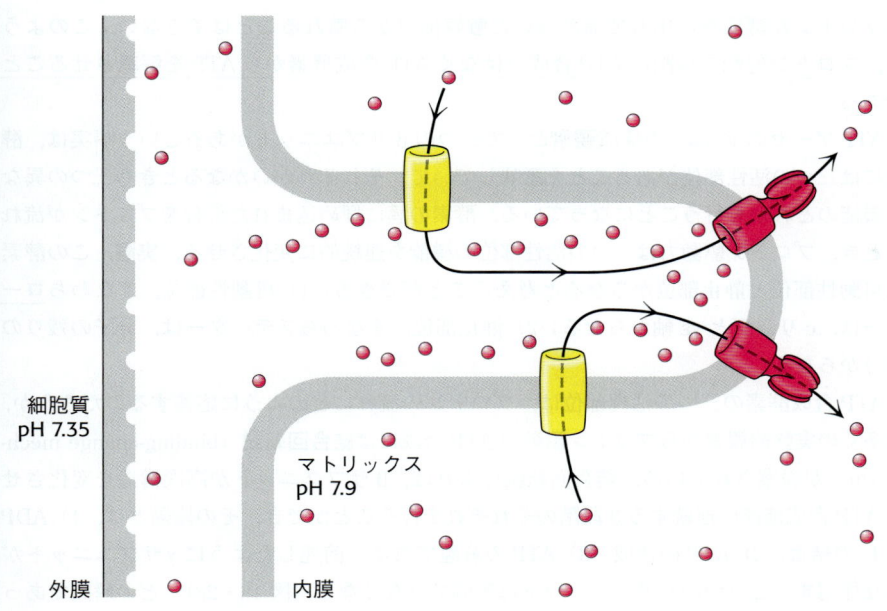

図 18・25　**ATP 合成酵素はクリステの形成を助ける.**　二量体が会合しオリゴマーとなった ATP 合成酵素は，クリステの形成を促進する．その結果，プロトン（赤いボール）は濃縮され ATP 合成酵素の F_o 部分に近づけるようになる．電子伝達系は，膜に埋め込まれた黄色の筒で示してある〔出典: K.M. Davies et al., *Proc. Natl. Acad. Sci. U.S.A.*, **108**, 14121〜14126（2011）〕.

細胞質
pH 7.35

マトリックス
pH 7.9

外膜　　内膜

ことにより ATP 合成の効率が促進される（図 18・25）.

ATP 合成酵素を通ってプロトンが流れると
強く結合した ATP が解離する: 結合回転説

ATP 合成酵素は ADP と正リン酸からの ATP 合成を触媒する.

$$ADP^{3-} + HPO_4^{2-} + H^+ \rightleftharpoons ATP^{4-} + H_2O$$

実際の基質は ADP と ATP の Mg^{2+} 複合体であるが，これらヌクレオチドの既知のリン酸基転移反応と同様である．ADP の末端酸素原子が P_i のリン原子を攻撃して，五つの共有結合をもつ中間体を生成し，これが解離して ATP と H_2O になる（図 18・26）.

　プロトンの流れはどのようにして ATP 合成を駆動するのであろうか．同位体交換実験から，<u>酵素結合型 ATP はプロトン駆動力がなくても十分生成する</u>という予期せぬ結果が明らかになった．$H_2{}^{18}O$ の中で ATP 合成酵素に ADP と P_i を加えると，^{18}O は，ATP 合成と続いて起こる加水分解を経て P_i の中に取込まれたのである（図 18・27）．^{18}O が P_i に組込まれる速度から，ATP 合成酵素に結合したほぼ同量の ATP と ADP は触媒部位で平衡状態にあり，たとえプロトン勾配がなくてもそうであることがわかった．しかし，ATP

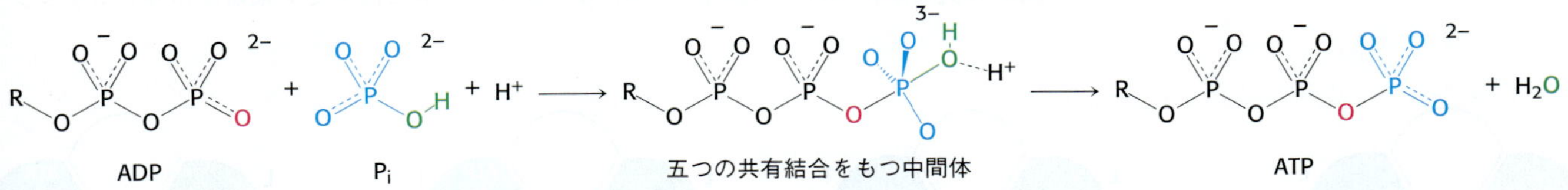

ADP　　　　　P_i　　　　　　　五つの共有結合をもつ中間体　　　　　　ATP

図 18・26　**ATP 合成機構.**　ADP の酸素原子の一つが P_i のリン原子を攻撃し五つの共有結合をもつ中間体を形成する．続いて ATP の合成と H_2O 分子の放出が起こる.

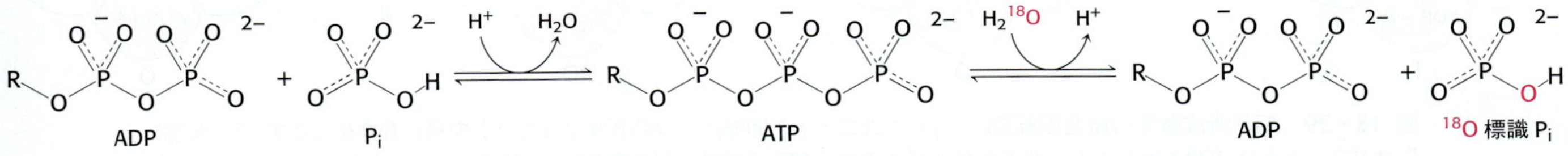

ADP　　　　　P_i　　　　　　　　　　　ATP　　　　　　　　　ADP　　　　^{18}O 標識 P_i

図 18・27　**プロトン駆動力なしで ATP は合成されるが酵素から解離しない.**　同位体交換実験の結果から，プロトン駆動力がなくても ADP と P_i から酵素連結型 ATP が合成されることが示された.

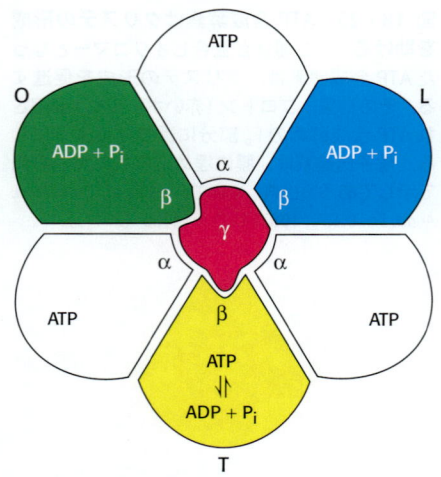

図 18・28　ATP 合成酵素のヌクレオチド結合部位は等価でない. γサブユニットは α₃β₃ 六量体の中心部を通り, βサブユニット内のヌクレオチド結合部位の区別を付ける. 各αサブユニットは結合 ATP を含むが, これらのヌクレオチドはいかなる反応にも関与しないことに注意. βサブユニットは色を付けて区別してある.

ATP 合成酵素の三つの活性部位の形は交互に変わりながら進む

サブユニット 1　L→T→O→L→T→O…
サブユニット 2　O→L→T→O →L→T…
サブユニット 3　T→O→L→T →O→L…

はプロトンが酵素を経由して流れないと触媒部位から離れることはできない. このように, プロトン勾配の役割は ATP 合成ではなく ATP 合成酵素から ATP を解離させることである.

ATP アーゼの F₁ 部分の構成要素として三つのβサブユニットがあるという事実は, 酵素には三つの活性部位があることを意味していて, それぞれがいかなるときも三つの異なる機能のどれかを行うことになっている. 酵素の膜に埋め込まれた部分をプロトンが流れるとき, プロトン駆動力は三つの活性部位の機能を連続的に変化させる. 実際, この酵素は可動性部位と静止部位からなると考えることができる: 1) 可動性部位, すなわちローターは, c リングと γε 軸からなる; 2) 静止部位, すなわちステーターは, 分子の残りの部分からなる.

ATP 合成酵素の三つの活性部位は, プロトンの流れにどのように応答するのだろうか. 数多くの実験的観察からプロトン駆動型 ATP 合成には**結合回転説**（binding-change mechanism）が提案されている. 結合回転説によれば, βサブユニットが高次構造を変化させて ATP 合成機能の連続する 3 段階のそれぞれを行うことができ, その段階とは, 1) ADP と Pᵢ の結合, 2) ATP の合成, 3) ATP の解離である. 前述したように γ サブユニットが相互作用すると三つのβサブユニットは等価ではなくなる（図 18・28）. どの瞬間であっても一つのβサブユニットは L〔緩い（loose）〕構造であろう. この構造は ADP と Pᵢ を結合する. 第二のβサブユニットは T〔強固な（tight）〕構造であろう. この高次構造は ATP と大きなアビディティー（機能的親和力）をもって結合するので, 結合した ADP と Pᵢ を ATP に変換する. T, L の両構造とも結合したヌクレオチドを解離しないよう十分に制約を受けている. 3 番目のサブユニットは O〔開いた（open）〕構造とよばれ開いた構造をもつため, アデニンヌクレオチドを結合したり解離したりできる.

γ サブユニットの回転はこれら三つの状態を相互変換させる駆動力になる（図 18・29）. T 型 β サブユニットに結合された ADP と Pᵢ は, 一時的に結合して ATP をつくる. γ サブユニットが反時計回り（上端から見たときに）に 120 度回ったとしてみよう. この回転が T 型を ATP を結合した状態の O 型に変換する. 同時に L 型部位は T 型部位へと変換される. その結果, 付加した ADP と Pᵢ が ATP に変換する. O 型部位の ATP は酵素を離れ, ADP と Pᵢ で置き換わる. さらなる 120 度の回転は, この O 型部位を L 型部位へと変換し, これらの基質を捕捉する. どの二つのサブユニットも同じ高次構造に存在することはなく, T 型から O 型, さらに L 型へと進んでいく. この機構から, γ サブユニットを適切な方向に回転させることで, ATP の合成, 遊離が駆動されることが示唆される.

回転触媒は世界で最も小さい分子モーターである

提案された回転を直接観察することは可能であろうか. クローン化した α₃β₃γ サブユニットのみで構成された, シンプルな実験系を使って 1 分子を調べる（§8・6）みごとな回転の実験が行われた（図 18・30）. β サブユニットにはアミノ末端にポリヒスチジンタ

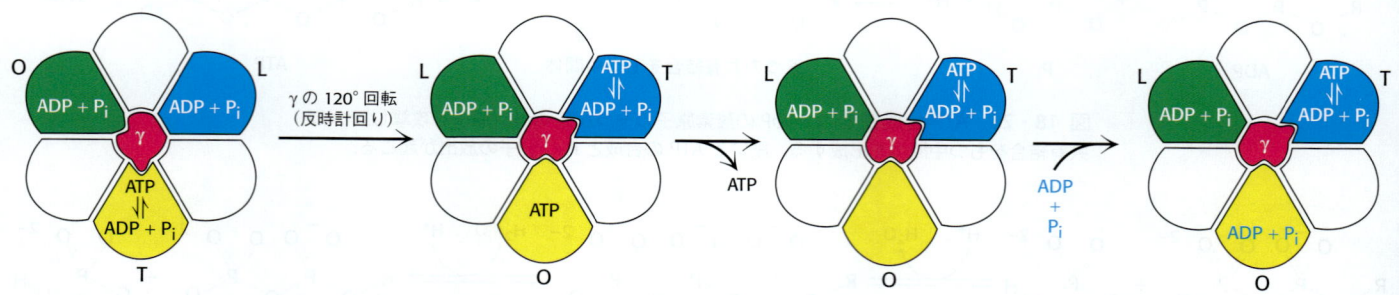

図 18・29　ATP 合成酵素の結合回転説. γ サブユニットの回転は三つのβ サブユニットの相互変換を起こす. T（強固）型サブユニットは ADP+Pᵢ と ATP の相互変換を起こすが, ATP の解離は起こさない. γ サブユニットが反時計回りに 120 度回転すると, T 型サブユニットが O 型に変換され, ATP が解離される. この O 型サブユニットには ADP と Pᵢ が結合できる. さらなる 120 度回転（図には示していない）によって, これらの基質は L 型サブユニットにおいて捕捉される.

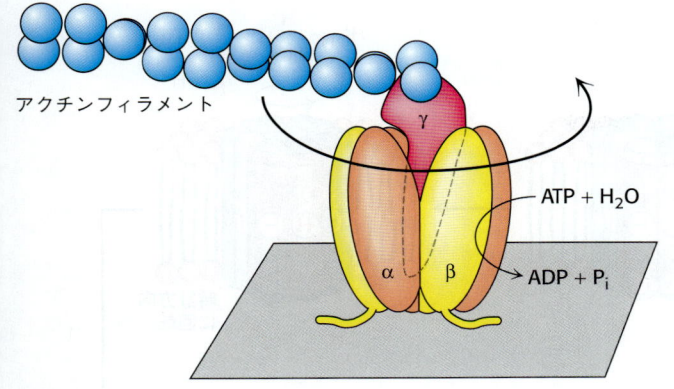

図 18・30 **ATP 合成酵素における ATP 駆動回転の直接的観察.** ATP 合成酵素の $\alpha_3\beta_3$ 六量体は表面に固定されており，上向きの γ サブユニットが蛍光標識されたアクチンフィラメントを結合している．ATP の添加とそれに続く加水分解の結果，γ サブユニットの反時計回り回転が誘導され，蛍光顕微鏡下で直接観察することができる．

グを付け，ニッケルイオンに高い親和性をもたせた（§3・1）．このタグの性質は $\alpha_3\beta_3$ 集合体を，ニッケルイオンでコーティングしたガラス表面に固定させる働きである．γ サブユニットは蛍光標識されたアクチンフィラメントと結合させ長い断片をつくって，蛍光顕微鏡下で観察できるようにした．驚くべきことに ATP を加えるとアクチンフィラメントは反時計回りの一方向だけに回りだした．γ サブユニットが ATP の加水分解によって駆動され回転したのである．かくして個々の分子の触媒活性が観測できたわけである．反時計回り回転は予期された加水分解機構と一致する結果である．なぜならその分子は，図 18・30 で示した図を上から見たものであるからだ．

　低濃度 ATP 存在下におけるさらに詳細な解析によって，γ サブユニットは 120 度ずつ回転することが明らかになった．120 度の回転ごとに ATP 1 分子の加水分解が対応する．さらに，アクチンフィラメントの長さを変え回転速度を測定した結果から，ATP 合成酵素は 100 ％ に近い効率で働いていると思われる．すなわち，本質的に ATP 加水分解によって放出されるエネルギーのすべてが，回転運動へ変換されるということである．

c リングの周りをプロトンが流れることにより ATP 合成を駆動する

　γ サブユニット回転運動の直接的観察は，ATP 合成における回転機構にとって非常に有力な証拠である．最後に残った疑問は，F_0 を通るプロトンの流れがどのようにして γ サブユニットの回転を駆動するのかということである．その機構とは，F_0 の a，c サブユニットの構造に依存したものである（図 18・31）．a サブユニットは 8～14 個の c サブユニットがつくる膜を貫通したリング構造と直接接している．a サブユニットの構造は，実験的にまだ決定されてはいないが，さまざまな証拠が，膜を完全には貫通していない二つの親水性半チャネルを含む構造と合致している（図 18・31）．それゆえプロトンはこれらのチャネルのどちらかを通ることができるが，膜を完全に通過することはできない．a サブユニットは各半チャネルが一つの c サブユニットと直接相互作用できるような位置にある．

　c サブユニットの構造は NMR と X 線結晶構造解析の両方によって決められた．それぞれのポリペプチド鎖は膜を貫通するヘリックス構造の対をなしている．グルタミン酸（またはアスパラギン酸）残基はヘリックスの一つの中にみられる．もしグルタミン酸が荷電していないとき（脱プロトン）は，c サブユニットは膜の中へ移動しないだろう．膜を介するプロトンの動きに対する鍵となることは，ミトコンドリア内膜の細胞質側のようにプロトンがたくさんある状態では，プロトンはチャネルに入りグルタミン酸残基に結合する．一方で，もう片一方のプロトンが少ない環境のチャネルでは，グルタミン酸はプロトンを脱離する（図 18・32）．プロトンを結合した c サブユニットは膜に入り，同時に c サブユニット一つ分回転する．この回転により，新たにプロトンを脱離した c サブユニットが，マトリックス側の半分のチャネルから，プロトンがたくさんある細胞質側の半分のチャネルに移動する．<u>プロトン濃度が高い細胞質側からプロトン濃度の低いマトリックス側へプロトンがチャネルを通って移動することが，c リングを回転させることになる</u>．c リング

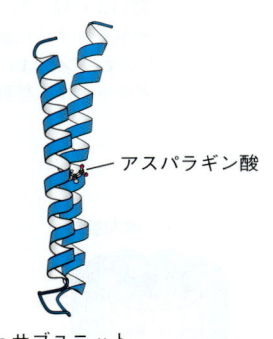

アスパラギン酸

c サブユニット

細胞質側
半チャネル

マトリックス側
半チャネル

a サブユニット

図 18・31 **ATP 合成酵素におけるプロトン誘導ユニットの成分.** c サブユニットは膜貫通型の二つの α ヘリックスからなる．一方のヘリックスのアスパラギン酸残基は膜の中央部に存在している．a サブユニットの構造はまだ直接には観察されてはいないが，二つの半チャネルを含んでおり，プロトンを進入させ途中まで透過させるようになっているが，その構造は完全には膜を貫通していない．

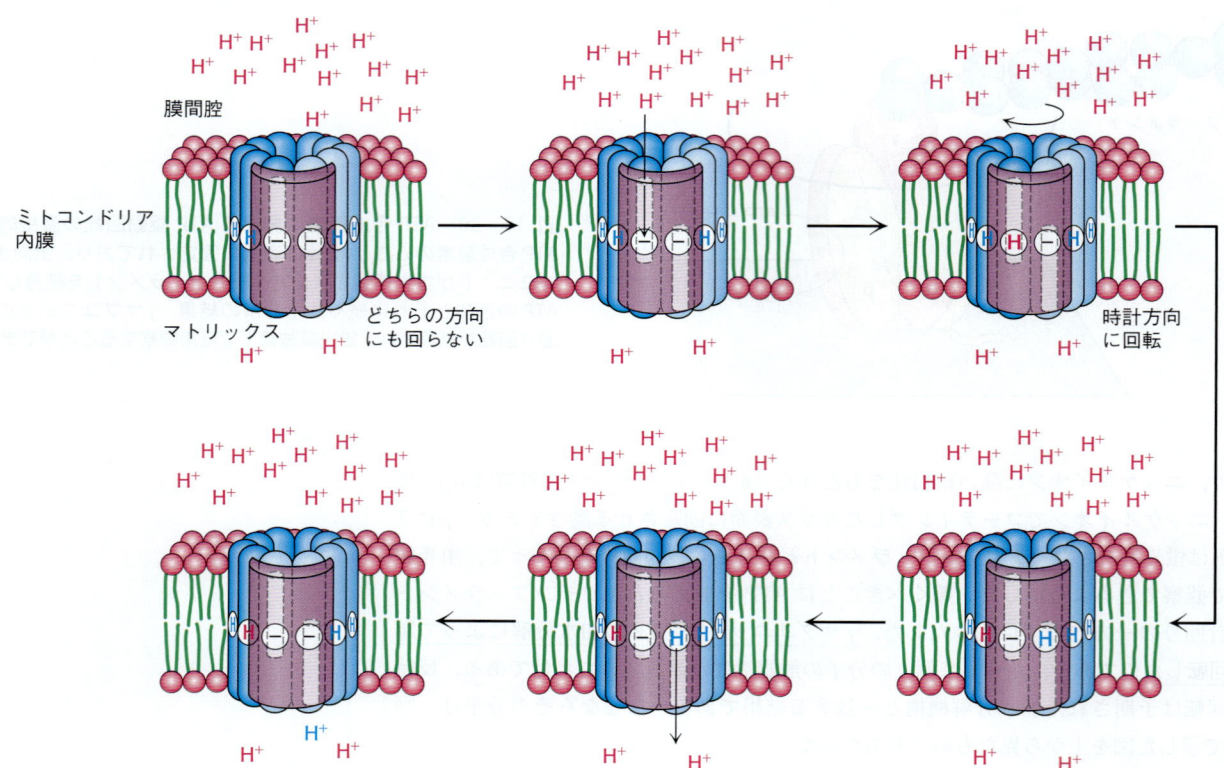

図 18・32　膜を横断するプロトンの輸送によりcリングを回転する.　　プロトンは膜間腔より細胞質側半チャネルに進入し, cサブユニットのアスパラギン酸残基上の負電荷を中和する. この電荷の中和に伴い, cリングはcサブユニット一つ分だけ時計方向に回転し, アスパラギン酸残基を膜からマトリックス側半チャネルに移動させる. このプロトンはマトリックス内に移動し, システムは最初の状態に戻る.

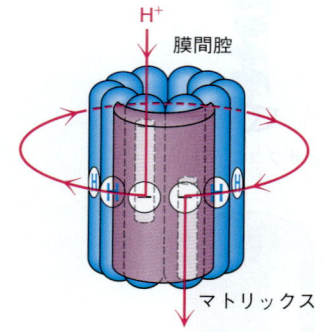

図 18・33　膜中のプロトン経路.
一つ一つのプロトンは細胞質側の半チャネルに入り, cリングを完全に1回転して, マトリックス側のもう一つの半チャネルを通って出ていく.

が回転する間aサブユニットは静止している. aサブユニットの細胞質側の半チャネルにプロトンは入り, 回転するcサブユニットに乗って膜の中を移動しプロトンが少ないマトリックス側にマトリックス側の半チャネルを通って出て行く (図18・33).

　cリングの回転は, どのようにATP合成に結びつくのだろうか. cリングは, γサブユニットとεサブユニットに固く結合している. このために, cリングが回転するとF1のα3β3六量体の中でγとεサブユニットが回転することになる. つぎにγサブユニットの回転が結合回転説によってATP合成を促進することになる. 外側の部分を形成するbサブユニットの二つのペプチド鎖とδサブユニットが, α3β3六量体が回転するのを防ぐ. cリング内のcサブユニットの数が8〜14の範囲にあるらしいということを思い出してほしい. 8と14の間, この数字には意味がある. なぜならATPをつくるために膜を介して輸送されなければならないプロトンの数を決めている数値であるからである. γサブユニットの360度の1回転がATP分子の合成と脱離につながる. このように (酵母のミトコンドリアの結晶構造にみられたように) リングに10個のcサブユニットがあれば, それぞれつくられたATPは10/3＝3.33のプロトンを輸送する必要がある. 最近の証拠によれば脊椎動物のcリングは八つのサブユニットからなっていて, このことから脊椎動物のATP合成酵素は最も効率のよいATP合成酵素として知られており, ATP合成に必要なプロトンはたった2.7個輸送されるだけである. 簡単にいえば, 1分子のATP合成にはマトリックスへの三つのプロトンの流れがなければならないが, 本当の数は違うのかもしれないことを頭に入れておかなければならない. 後でわかるように, NADHからの電子は2.5分子のATPを生み出すのに十分なプロトンを輸送し, 一方でFADH2からは1.5分子のATPを生み出すだけである.

　ここでちょっと, 本章の始めに述べた例に戻ってみよう. 安静時のヒトの身体機能に必要な1日当たりのATPは85 kgであるが, それには1日に$3.3×10^{25}$のプロトン, 言い換

少量でも使い勝手がある

　種々の分子機械や, 多数の合成されたATPや汲み上げられたプロトンがあるにもかかわらず, 安静時のヒトは驚くほどエネルギーを必要としない. 一般的な電球の仕事率である116 Wほどで, 安静時のヒトの維持には十分である.

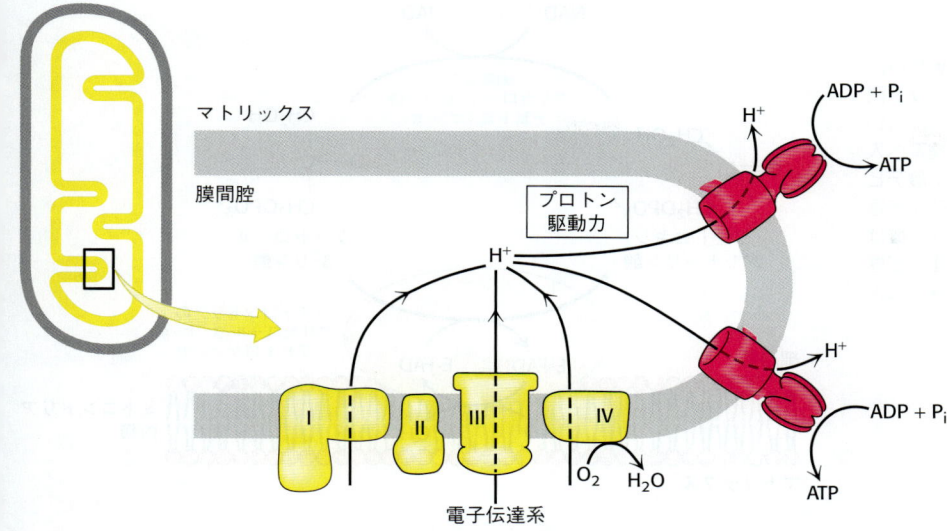

図 18・34　酸化的リン酸化の概略図.　電子伝達系はプロトン勾配をつくり,それが ATP 合成に用いられる.

えると 1 秒当たり 3.3×10²¹ のプロトンが ATP 合成酵素の中を通らねばならない.　図18・34 には酸化的リン酸化の過程についてまとめてある.

ATP 合成酵素と G タンパク質はいくつかの共通した特徴をもっている

ATP 合成酵素の α と β サブユニットは P ループ NTP アーゼファミリーというタンパク質群に属している.　第 14 章で,　このファミリーの一員である G タンパク質のシグナル伝達特性は,　ヌクレオシド三リン酸や二リン酸を強く結合する能力に依存しているということを学んだ.　G タンパク質は,　他のタンパク質との相互作用によってヌクレオチド交換を促進されない限り,　ヌクレオチドを交換しない.　ATP 合成酵素の結合回転説は,　このような機構の変種である.　γ サブユニットの三つの異なった表面のどれと相互作用するかに依存して,　β サブユニットの P ループ部位は ADP か,　ATP のどちらかと結合（または ATP を解離）する.　この高次構造変化は秩序立った方法で行われ,　γ サブユニットの回転によって駆動される.

18・5　多数のシャトル分子がミトコンドリア膜を横切る移動を助ける

ミトコンドリア内膜はほとんどの分子に対して非透過性でなくてはならない.　しかし細胞質とミトコンドリアの間では多くの交換が行われねばならない.　この交換は一連の膜貫通輸送体タンパク質によって仲介されている（§ 13・4）.

細胞質の NADH から渡される電子はシャトル系によりミトコンドリアに入る

呼吸鎖の機能の一つは解糖系で用いるために NAD⁺ を再生することである.　好気的条件下ではどうやって細胞質 NADH を NAD⁺ に再酸化するのであろうか.　NADH は呼吸鎖において酸化のために簡単にはミトコンドリア内に進入できない.　なぜならミトコンドリア内膜は NADH と NAD⁺ に対して非透過性であるからである.　これは,　NADH そのものでなく,　NADH のもつ電子がミトコンドリア膜を横切って伝達されることで解決される.　NADH から電子伝達系へ電子を誘導する手段の一つは,　**グリセロールリン酸シャトル**（glycerol phosphate shuttle）である（図 18・35）.　このシャトルの最初の段階は,　NADH から解糖系の中間体であるジヒドロキシアセトンリン酸へ 1 対の電子を渡し,　グリセロール 3-リン酸を生成することである.　この反応は,　細胞質に存在するグリセロール-3-リン酸デヒドロゲナーゼによって触媒される.　グリセロール 3-リン酸は,　ミトコ

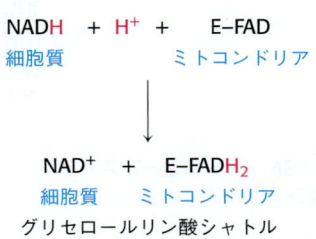

グリセロールリン酸シャトル

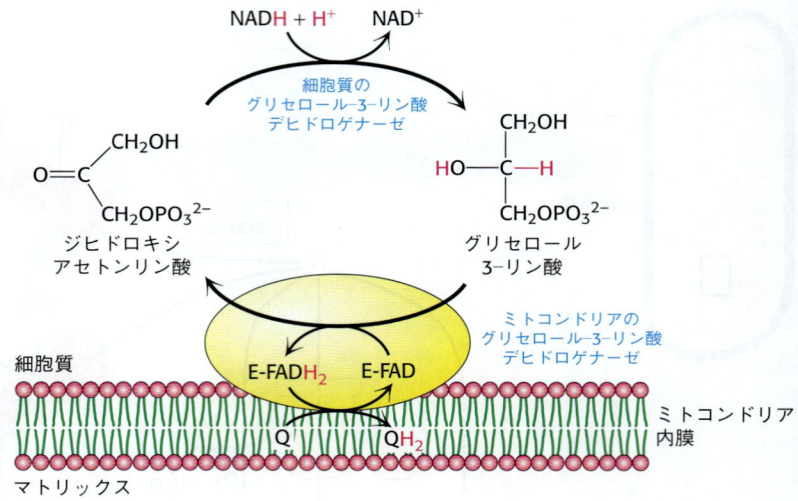

図 18・35 グリセロールリン酸シャトル.
NADH の電子は，ジヒドロキシアセトンリン酸をグリセロール 3-リン酸へ還元するのに用いられることで，ミトコンドリア電子伝達系へ入る．膜に結合したグリセロール-3-リン酸デヒドロゲナーゼで FAD 補欠分子族へ電子が伝達されることにより，グリセロール 3-リン酸は再酸化される．この反応に伴う Q への電子伝達で QH_2 が生じ，これらの電子は電子伝達系に入ることが可能になる.

ンドリア内膜の外表面上で，グリセロール-3-リン酸デヒドロゲナーゼの膜結合アイソザイムによって，ジヒドロキシアセトンリン酸に再酸化される．グリセロール 3-リン酸の電子対は，ミトコンドリアのグリセロール-3-リン酸デヒドロゲナーゼの FAD 補欠分子族に渡され $FADH_2$ を生成する．この反応はまたジヒドロキシアセトンリン酸の再生反応でもある.

　還元されたフラビンはその電子を電子伝達体である Q へ運ぶ．Q はさらに QH_2 として呼吸鎖へ入る．グリセロールリン酸シャトルによって輸送された細胞質の NADH が呼吸鎖で酸化されると，2.5 分子ではなく 1.5 分子の ATP が生成される．このエネルギー収率が低いのは，ミトコンドリアにおけるグリセロール-3-リン酸デヒドロゲナーゼでは NAD^+ ではなく FAD が電子の受容体であるからだが，FAD を用いることにより，NADH の濃度勾配に逆らってミトコンドリアの中に細胞質の NADH から電子を伝達することができるようになるのである．この伝達にかかる費用は 2 電子当たり 1 分子の ATP である．このグリセロールリン酸シャトルは特に筋肉に顕著であり，酸化的リン酸化の速度を非常に速いレベルに保持する．実際，ある種の昆虫は乳酸デヒドロゲナーゼを欠失しており，グリセロールリン酸シャトルに細胞質の NAD^+ の再生を完全に依存している.

　心臓や肝臓では細胞質の NADH の電子はリンゴ酸-アスパラギン酸シャトル（malate-aspartate shuttle）によってミトコンドリアにもたらされる．この輸送は二つの膜輸送体と四つの酵素によって行われる（図 18・36）．電子は細胞質の NADH からオキサロ酢酸

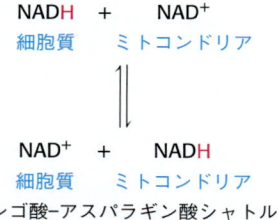

NADH　＋　NAD^+
細胞質　　ミトコンドリア
⇅
NAD^+　＋　NADH
細胞質　　ミトコンドリア
リンゴ酸-アスパラギン酸シャトル

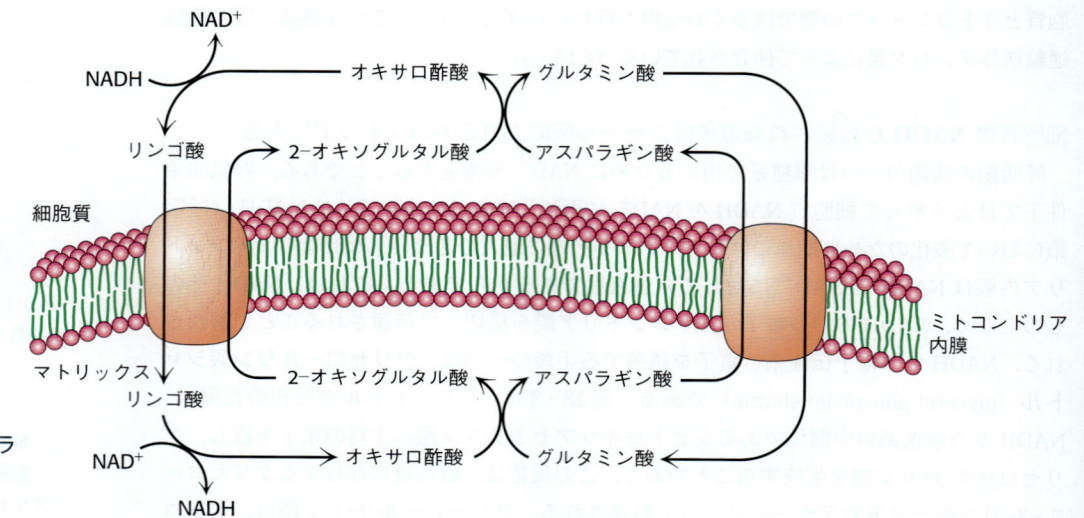

図 18・36 リンゴ酸-アスパラギン酸シャトル.

に伝達されリンゴ酸を産生する．リンゴ酸は 2-オキソグルタル酸と入れ替わりにミトコンドリア内膜を横切り，クエン酸回路の酵素であるリンゴ酸デヒドロゲナーゼによって触媒される反応で，マトリックス中で NAD^+ により再度酸化され NADH を生み出す．結果として生じたオキサロ酢酸は内膜を容易に横切ることはなく，そのためアミノ基転移反応（§23・3）が必要となって，アスパラギン酸が生ずる．アスパラギン酸は細胞質側にグルタミン酸と入れ替わりに輸送できる．グルタミン酸はアミノ基をオキサロ酢酸に供与し，アスパラギン酸と 2-オキソグルタル酸を生ずる．細胞質では，アスパラギン酸は脱アミノされオキサロ酢酸を形成し，サイクルは再び開始する．

ADP のミトコンドリアへの輸送は ATP-ADP トランスロカーゼによる ATP の排出と共役している

酸化的リン酸化のおもな役割は ADP から ATP を生成することである．ATP と ADP はミトコンドリア内膜を自由に横切って拡散することはできない．これらの高い電荷をもった分子はどのように内膜を横切って細胞質に移動するのだろうか．特別な輸送タンパク質である **ATP-ADP トランスロカーゼ**（ATP-ADP translocase, ATP-ADP 交換輸送体）〔**アデニンヌクレオチドトランスロカーゼ**（adenine nucleotide translocase, ANT）ともいう〕が，この透過障壁を越えてこれらの分子を横断させるのを可能にしている．最も重要なことは，ADP と ATP の流れが共役していることである．<u>ATP が外に出るときのみ，ADP がミトコンドリアマトリックスに入ることになり，その逆も同じようになっている．</u>この過程は，対向輸送体である ATP-ADP トランスロカーゼによって行われる．

$$ADP^{3-}_{細胞質} + ATP^{4-}_{マトリックス} \longrightarrow ADP^{3-}_{マトリックス} + ATP^{4-}_{細胞質}$$

ATP-ADP トランスロカーゼはたくさんあり，ミトコンドリア内膜のタンパク質の約 15 % を占める．この多量な存在は，ヒトの体重ほどの重さの ATP が日々につくられるということの証拠を明確に示している．ミトコンドリアは ATP 合成の場であるという事実にもかかわらず，細胞質や核の中の ATP はミトコンドリアより多く，これは ATP 輸送の効率がよいことの証拠となっている．

30 kDa のトランスロカーゼは，膜の細胞質側とマトリックス側に交互に面する一つのヌクレオチド結合部位をもっている（図 18・37）．ATP と ADP は Mg^{2+} なしでトランスロカーゼに結合する．また，ATP は ADP より負電荷が一つ多い．このため，正の膜電位

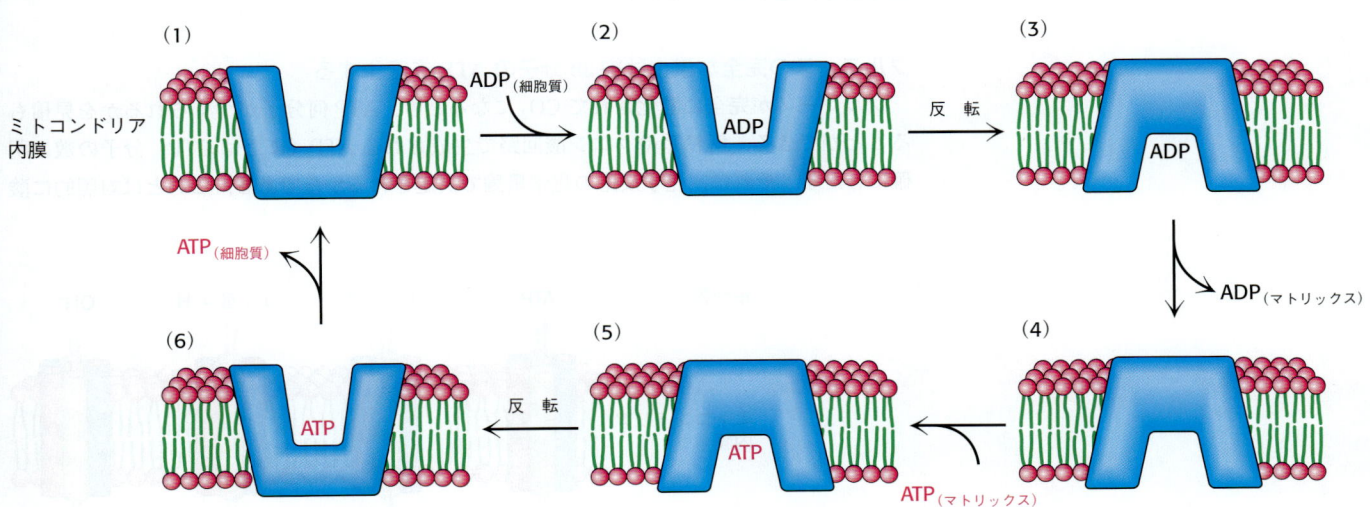

図 18・37　ミトコンドリアの ATP-ADP トランスロカーゼの機構.　ATP-ADP トランスロカーゼは，ADP と ATP の共役した出入りを触媒する．ATP はマトリックスから出て，ADP はマトリックスへ入る．細胞質側から ADP が結合し（1），輸送体の反転（2）が有利になって，マトリックス内に ADP が解離する（3）．続いてマトリックスからの ATP が反転体に結合し（4），もとの高次構造に戻る反転が有利になり（5），ATP が細胞質に解離する（6）．

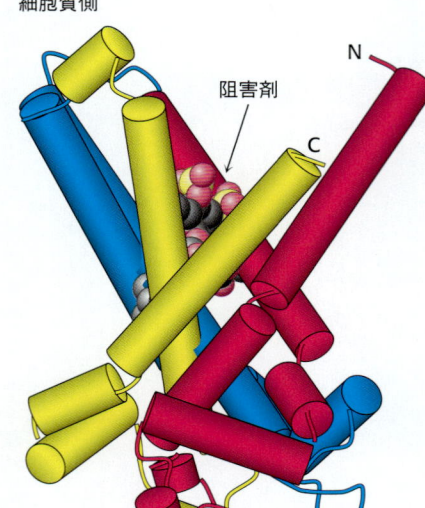

細胞質側

阻害剤

N

C

マトリックス側

図 18・38　ミトコンドリア輸送体の構造.
ATP–ADP トランスロカーゼの構造を示す. この構造は三つの類似した単位（■, ■, ■ で表す）からなることに注意. この単位が一緒になって結合部位をつくり, トランスポーターの阻害剤はここを占めている. ミトコンドリア輸送体ファミリーの他のメンバーもよく似た3部構造をとる〔1OKC.pdb より〕.

を発生して活発に呼吸を行っているミトコンドリアでは, ミトコンドリアマトリックスから外への ATP の移動と, マトリックス内への ADP の移動が有利になる. ATP–ADP の交換はエネルギー的には高価につく. 呼吸鎖による電子伝達でつくられるエネルギーの4分の1は, この交換反応で失われた膜電位の再生のために使われる. この過程の阻害は, 結果として細胞内呼吸の阻害にもつながる（p. 516）.

ミトコンドリアにおける代謝物輸送体は共通の3成分構造をもつ

ATP–ADP トランスロカーゼのアミノ酸配列を調べたところ, 100 アミノ酸残基からなるモジュール構造が3回縦列反復配列をなしていることが明らかになった. それぞれの単位には2回の膜貫通断片があると思われる. この3回繰返し構造は, ATP–ADP トランスロカーゼの立体構造の決定によって最近確かめられた（図 18・38）. 膜貫通ヘリックスは, 北米先住民の円錐形テントのような形で, その中央にヌクレオチドの結合部位がある（結合した阻害剤で示す）. 3回繰返し構造はそれぞれ同じような構造をとっている.

ATP–ADP トランスロカーゼは, イオンや荷電した代謝物に対する多くのミトコンドリアトランスポーターの一つにすぎない（図 18・39）. **リン酸輸送体**（phosphate carrier）は ATP–ADP トランスロカーゼと協調して働き, OH^- と $H_2PO_4^-$ の電気的に中性な交換をつかさどる. これらの二つの輸送体はともに作動し細胞質側の ADP と P_i とマトリックス側の ATP を交換することになるが, このとき一つの H^+ の流入という代償を払っている（マトリックスから外へ一つの OH^- が移動することによっている）. ATP 合成酵素に基質を提供するこれら二つの輸送体は, ATP 合成酵素に結合し大きな **ATP 合成複合体**（ATP synthasome）を形成している.

他の同じような輸送体がミトコンドリアの内膜に存在する. ジカルボン酸の輸送体は, P_i と交換でミトコンドリアのマトリックス側からリンゴ酸, コハク酸, フマル酸を輸送する. トリカルボン酸輸送体はリンゴ酸と, クエン酸とプロトンを交換輸送する. すべて40以上のこのような輸送体はヒトのゲノムにコードされている. 異なるタイプの輸送体がピルビン酸のミトコンドリアへの輸送には必要となる. ピルビン酸は二つの小さな膜貫通タンパク質からなるヘテロ二量体によってミトコンドリア内へ入る.

18・6　細胞呼吸は ATP に対する需要によって主として制御される

ATP は細胞呼吸の最終産物であるので, 細胞の ATP 需要が, 呼吸経路の反応速度や構成要素を決定するものである.

グルコースの完全な酸化は約 30 分子の ATP を産生する

グルコースが完全に酸化されて CO_2 になるとき, ATP 何分子がつくられるかを見積もることができる. 解糖系やクエン酸回路で生成される ATP（または GTP）分子の数は明確にわかる. それは, 化学反応の化学量論で決定されるからである. これとは対照的に酸

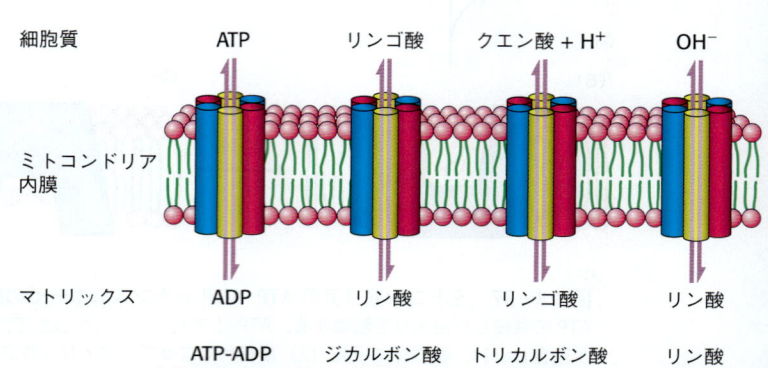

細胞質

ATP　　　リンゴ酸　　　クエン酸 + H^+　　　OH^-

ミトコンドリア内膜

マトリックス

ADP　　　リン酸　　　リンゴ酸　　　リン酸

ATP–ADP　　ジカルボン酸　　トリカルボン酸　　リン酸
トランスロカーゼ　輸送体　　　輸送体　　　輸送体

図 18・39　ミトコンドリア輸送体.
輸送体は膜貫通タンパク質でありミトコンドリア内膜を介して特異的なイオンや電荷をもつ代謝物を輸送する.

化的リン酸化で生み出される ATP の数は少しはっきりしない．プロトンポンプ，ATP 合成，代謝物の輸送などの化学量論は整数である必要はないし定数をもつ必要さえないからである．前述したように，NADH—Q レダクターゼ，Q—シトクロム c レダクターゼ，シトクロム c オキシダーゼによってマトリックスから汲み出されるプロトンの数は，一番良くて，電子対当たりそれぞれ 4，2，4 と思われる．ATP 1 分子の合成は，ATP 合成酵素をおよそ三つのプロトンが透過することで駆動される．さらに一つのプロトンが，マトリックスから細胞質への ATP の輸送に使われる．よって 1 対の電子が NADH から O_2 へ移行する結果，約 2.5 分子の ATP が細胞質で生成することになる．Q—シトクロム c レダクターゼの段階への電子の流入においては，コハク酸や細胞質 NADH の酸化の場合と同様に，収率は電子対当たり約 1.5 分子の ATP となる．したがって，表 18・4 にあげたように，グルコースが完全に酸化されて CO_2 になった場合，約 30 分子の ATP が生成することになる．30 分子の生成 ATP のうちほとんどに当たる 26 分子は酸化的リン酸化によって生み出されたものである．グルコースの嫌気的代謝ではわずか 2 分子の ATP しか生成しないことを思い出してほしい．細胞呼吸の効率についてはつぎのような事実で明らかである：持久力を必要とする運動，すなわち多量の ATP が必要とされる運動を長い期間にわたり行った場合の効果の一つは，筋肉中のミトコンドリアや血管の数が増えることで，結果として酸化的リン酸化で合成される ATP の量が増大する．

酸化的リン酸化の速度は ATP に対する需要により決まる

　電子伝達系の速度はどのように調節されているのだろうか．たいていの生理的条件下では電子伝達はリン酸化と密接に共役している．ADP が ATP に同時にリン酸化されなければ，電子は電子伝達系の中を O_2 まで普通は流れない．活動している筋肉内のように ADP の濃度が上昇すると，筋肉が必要とする ATP 量に見合った合成をするために酸化的リン酸化速度は上昇する．ADP レベルによるこの酸化的リン酸化速度の調節は，**呼吸調節**（respiratory control）または**受容体制御**（acceptor control）とよばれる．単離したミトコ

表 18・4　グルコースの完全酸化により生成される ATP[†]

反 応 の 順 番	グルコース 1 分子当たりの ATP 収量
解糖：グルコースのピルビン酸への変換（細胞質内）	
グルコースのリン酸化	−1
フルクトース 6-リン酸のリン酸化	−1
2 分子の 1,3–BPG の脱リン酸	+2
2 分子のホスホエノールピルビン酸の脱リン酸	+2
2 分子のグリセルアルデヒド 3-リン酸の酸化に伴う 2 分子の NADH の生成	
ピルビン酸のアセチル CoA への変換（ミトコンドリア内）	
2 分子の NADH の生成	
クエン酸回路（ミトコンドリア内）	
スクシニル CoA 2 分子からの 2 分子の ATP の生成	+2
イソクエン酸，2-オキソグルタル酸，リンゴ酸各 2 分子の酸化による 6 分子の NADH の生成	
2 分子のコハク酸の酸化による 2 分子の $FADH_2$ の生成	
酸化的リン酸化（ミトコンドリア内）	
解糖系による 2 分子の NADH；それぞれ 1.5 分子の ATP の生成（グリセロールリン酸シャトルによる NADH の輸送を仮定）	+3
ピルビン酸の酸化的脱炭酸による 2 分子の NADH；それぞれ 2.5 分子の ATP の生成	+5
クエン酸回路による 2 分子の $FADH_2$；それぞれ 1.5 分子の ATP の生成	+3
クエン酸回路による 6 分子の NADH；それぞれ 2.5 分子の ATP の生成	+15
グルコース 1 分子当たりの正味の収量	+30

† 出典：酸化的リン酸化における ATP 収量は，P.C. Hinkle, M.A. Kumar, A. Resetar, D.L. Harris, *Biochemistry*, **30**, 3576(1991) 中の値に基づく．
注：グルコース 1 分子当たり 30 分子の ATP 産生という現在の値は，以前の 36 分子の ATP 産生という古い値に代わるものである．プロトンポンプ，ATP 合成，代謝物輸送の化学量論は概算値とみなすべきである．グリセロールリン酸シャトルの代わりにリンゴ酸-アスパラギン酸シャトルが用いられたときは，酸化されるグルコース 1 分子当たり約 2 分子の ATP がさらに追加される．

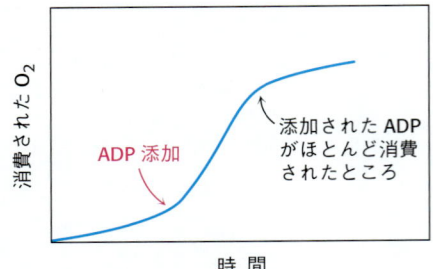

図 18・40　呼吸調節．　電子の O_2 への伝達は，ADP から ATP へのリン酸化がそれに相伴うときのみ起こる．

ンドリアを用いた実験では ADP 濃度の重要性が示されている（図 18・40）．ミトコンドリアによる酸素消費の速度は ADP が与えられたとき，さらにその ADP が ATP に変換されもとの量に戻るときに，著しく増大する．

　ADP 濃度はクエン酸回路の速度にも同様に影響する．休止している筋肉内のように ADP が低濃度の場合，NADH と $FADH_2$ は電子伝達系により消費されない．クエン酸回路を動かすための NAD^+ と FAD が少ないので，クエン酸回路は遅くなる．ADP 濃度が上昇し，酸化的リン酸化が速くなると，NADH と $FADH_2$ は酸化されクエン酸回路は活発になる．ATP 合成が必要なければ，燃料分子から O_2 に電子が流れることはない．これは，エネルギー充足率の調節の重要性についてのもう一つの例である（図 18・41）．

ATP 合成酵素は調節できる

　ミトコンドリアには進化上保存されている阻害因子1（inhibitory factor 1, IF1）がある．このタンパク質は潜在的には F_oF_1-ATP アーゼ（ATP 合成酵素）の本来もっている加水分解の機能を抑制する．IF1 の役割とは何であろうか．組織における酸素欠乏状態（虚血）を考えてみよう．酸素欠乏状態では，電子伝達系内の電子受容体は，プロトン駆動力を形成できないであろう．ミトコンドリアでは ATP 合成酵素の逆反応（問題 45）によって ATP は加水分解される．IF1 の役割は ATP 合成酵素の加水分解反応を抑えて無駄な ATP の加水分解が起こらないようにすることである．

　IF1 は多くのがん細胞において過剰に発現されている．この過剰発現がワールブルク効果を誘導する．この効果は，ATP 合成において，酸化的リン酸化から嫌気的解糖系へとスイッチを切替える主要な手段である（§16・2）

制御された脱共役は熱を発生できる

　ある種の生物は，ATP 合成と酸化的リン酸化を脱共役させて熱を発生する能力がある．このような脱共役は，冬眠中の動物，生まれたばかりの動物（ヒトの新生児を含む），多くの成長した哺乳類（特に寒さに適応した哺乳類）が，体温を維持するための方法となっている．アメリカミズバショウは，同様の機構を使って早春に穂状花序を温め，におい分子の蒸発を促進して昆虫を花に集めて受粉できるようにする．動物では，褐色脂肪組織（BAT）が非震え熱産生過程に特化した組織となっている．対照的に白色脂肪組織（WAT）は大きな脂肪組織からなり，熱産生には役立たないが，エネルギー源や内分泌腺として働く（第26章，第27章）．

図 18・41　エネルギー充足率が燃料分子の使用を調節する．　ADP と P_i からの ATP の合成は，NADH と $FADH_2$ から酸素へ電子が流れるのを調節する．利用できる NAD^+ と FAD の量が，今度はクエン酸回路（CAC）の速度を調節する．

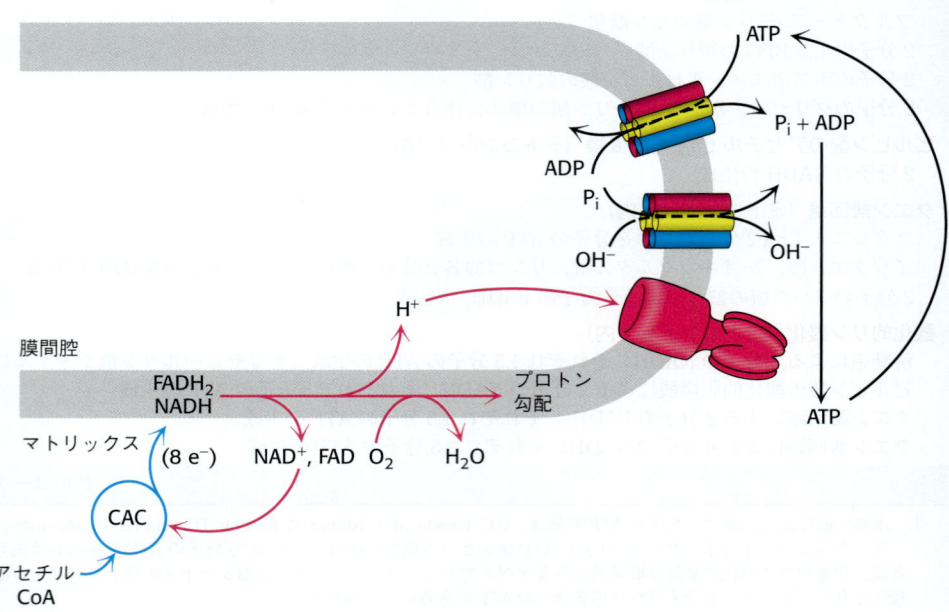

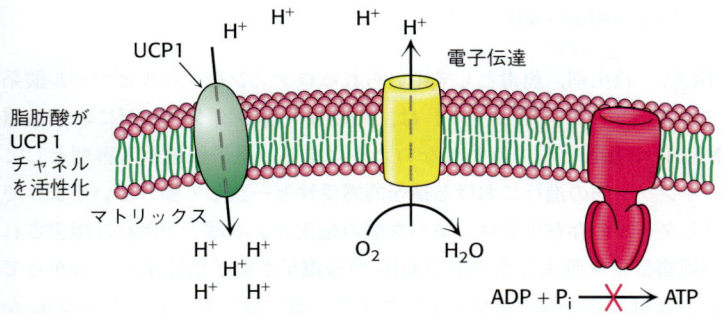

図 18・42　脱共役タンパク質の働き．　脱共役タンパク質（UCP1）は ATP を合成することなく，ミトコンドリア内にプロトンを流入させることによって熱を発生させる．

褐色脂肪組織はミトコンドリア（しばしば褐色脂肪ミトコンドリアとよばれる）に大変富んでいる．組織が茶色に見えるのは，数多くのミトコンドリア内の緑色のシトクロムと，体中に熱を運ぶのに役立つ広範囲の血流中の赤いヘモグロビンがともに存在するからである．これらのミトコンドリアのミトコンドリア内膜には，**脱共役タンパク質**（uncoupling protein，UCP）である **UCP1** または**サーモゲニン**（thermogenin）が多量に含まれている．UCP1 は ATP–ADP トランスロカーゼに似た 33 kDa サブユニットの二量体であり，細胞質からマトリックスへのプロトンの流れの経路をつくる．本質的には，UCP1 がミトコンドリアのプロトン蓄電池を短絡させて熱を発生させているわけである．プロトン勾配のエネルギーは通常 ATP として捕捉されるが，プロトンが UCP1 を介してミトコンドリアマトリックスに流れるときには熱として放出される．このプロトン勾配の浪費経路は体内深部の体温が低下し始めるとともに活性化される．体温の低下とともにアドレナリン作動性ホルモンが，細胞質中の脂質粒子に蓄積されたグリセリンから単分子脂質が脱離することを促進する（§22・2，図 18・42）．長鎖の脂質分子は，UCP1 の細胞質表面に結合し，カルボキシ基にプロトンが結合する．これにより UCP1 の構造が変化し，プロトン化されたカルボキシ基はプロトンの少ないマトリックス側に向くことになる．その結果，プロトンは脱離する．プロトンの脱離は UCP1 を最初の状態へリセットする．

最近まで，成人は褐色脂肪組織をもたないと信じられていたが，新しい研究結果によって，成人の特に女子は首と胸の上部の領域に褐色脂肪組織をもち，寒さで活性化されることがわかってきた（図 18・43）．肥満すると褐色脂肪組織は減少することになる．

非震え熱産生がないことの影響は，ブタの行動を観察することで検証できる．ブタはたくさんの仔を産み，出産のためのねぐらをつくる唯一の有蹄獣という点で珍しい哺乳動物である．こうしたブタの特徴的な行動は，生化学的な欠損の結果と思われる．ブタは UCP1 を欠損していて，そのため褐色脂肪をもたない．子ブタは熱発生のために，他の方法に頼らねばならない．すなわち，ねぐらをつくったり，たくさんの同腹の兄弟がいたり，震え熱産生を行ったり，である．

UCP1 に加えて，他の二つの脱共役タンパク質が同定されている．UCP1 と 56 % の相同配列をもつ UCP2 は，さまざまな組織で幅広く見いだされている．UCP1 と 57 %，UCP2 と 73 % の相同性をもつ UCP3 は骨格筋や褐色脂肪組織に局在している．脱共役タンパク質ファミリー，特に UCP2，UCP3 は，エネルギーの恒常性に重要な役割を果たしている．実際に UCP2，UCP3 の遺伝子は，肥満に関係したヒトとマウスの染色体領域に位置しており，それらが体重の制御手段として機能しているという考えを支持している．

酸化的リン酸化はいくつもの段階で阻害されうる

多くの強力で致死的な毒物は，酸化的リン酸化を多くの異なる部位の一つで阻害するこ

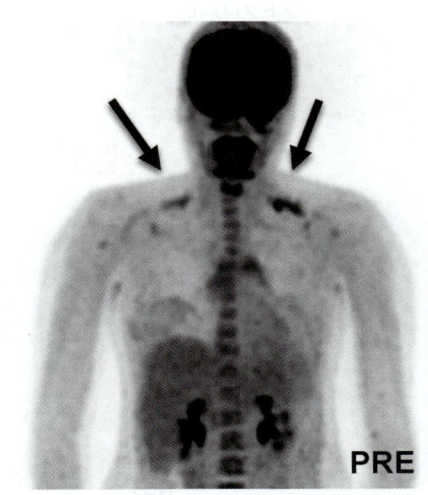

(A)

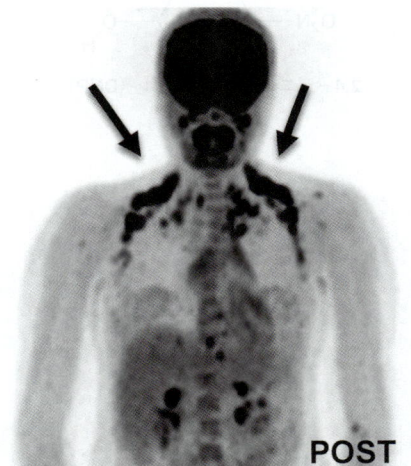

(B)

図 18・43　褐色脂肪組織は，寒さにさらされると現れる．　^{18}F–フルオロデオキシグルコース（^{18}F–FDG）の摂取と脂肪組織内分布を示す PET–CT のスキャンの結果，同じ被験者の ^{18}F–FDG 摂取パターンでも，熱的に平衡な状態（A）と寒さにさらされた状態（B）では劇的に異なる〔出典: A.A. van der Lans et al., *J. Clin. Invest.*, **123**(8), 3395〜3403(2013). doi:10.1172/JCI68993. © American Society for Clinical Investigation〕．

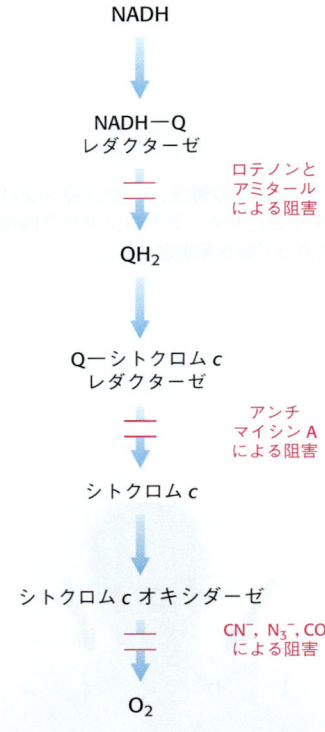

図 18·44　電子伝達過程における阻害剤の作用する部位.

とで，毒性を発揮している（図 18·44）.

1. **電子伝達系の阻害**.　殺虫剤，魚毒として用いられるロテノンや，バルビツール酸系鎮静薬であるアミタール（アモバルビタール）は，NADH—Q レダクターゼにおける電子伝達を阻害し，NADH が基質として使われないようにする．電子伝達系阻害剤としてのロテノンは，パーキンソン病の進行における遺伝的感受性と一致して働いているようである．ロテノンとアミタールの存在下では，コハク酸の酸化による電子の流れは阻害されない．これは，この阻害部位を越えた点である QH_2 から電子が電子伝達系に入るからである．アンチマイシン A は，Q—シトクロム c レダクターゼにおいて，シトクロム b_H から受け取った電子の流れを阻害する．さらに，シトクロム c オキシダーゼにおける電子の流れはシアン化物（CN^-），アジ化物（N_3^-），一酸化炭素（CO）により阻害される．シアン化物とアジ化物は，ヘム a_3 の鉄（III）と反応して電子伝達を妨げ，一方，CO は，鉄（II）を阻害する．電子伝達系が阻害されると，もはやプロトン駆動力が産み出されなくなるため，ATP 合成も阻害される.

2. **ATP 合成酵素の阻害**.　抗かび剤として使われる抗生物質のオリゴマイシンとジシクロヘキシルカルボジイミド（DCCD）はプロトンの結合を必要とする c サブユニットのカルボン酸基に結合し ATP 合成酵素を通るプロトンの流入を阻害する．たった一つの c サブユニットの DCCD による修飾だけで c リング全体の回転および ATP 合成の阻害に十分である．もし活発に呼吸しているミトコンドリアが ATP 合成酵素の阻害剤にさらされると，電子伝達系が働くのが止まる．この観察結果は，明らかに電子伝達と ATP 合成は普通強く共役していることを示している.

3. **ATP 合成と電子伝達の脱共役**.　ミトコンドリアにおける電子伝達とリン酸化の密接な共役は，2,4-ジニトロフェノール（DNP）やある種の他の酸性芳香族化合物により脱共役される．これらの物質はミトコンドリア内膜を介してプロトンを運び，プロトン勾配を低下させる．これらの脱共役剤の存在下では，NADH から O_2 への電子伝達が正常に進んでも，ミトコンドリア内膜を挟むプロトン駆動力が絶えず浪費されているために，ミトコンドリアの ATP 合成酵素による ATP 合成は起こらない．呼吸調節が行われないため酸素消費が増加し，NADH の酸化が進む．実際に，偶発的な脱共役剤の取込みによって，多量の代謝エネルギーを消費するが，エネルギーは ATP としてまったく捕捉されず，むしろエネルギーは熱として放出される．DNP は，ある種の除草剤や防かび剤の有効成分で，驚くべきことに，1938 年に米国食品医薬品局（FDA）が使用を禁止したにもかかわらず，減量のために使っている人もいる．旧ソ連で，長いロシアの冬の間，兵士が体温を保つために DNP が与えられていたという報告もある．化学的脱共役剤は，脱共役タンパク質の非生理的な調節の効かない類似物といえる.

穏やかな脱共役剤として働く薬を探し求める努力が続けられている．この脱共役剤は，DNP ほど潜在的な致死性をもたず，肥満やそれに伴う病状を治療するのに使われる．ホップやビールに含まれるキサントフモールは，プレニル化したカルコン（1,3-ジフェニル-2-プロペン-1-オン）であり，この点について，将来有望でありそうだ．キサントフモールはまたラジカルスカベンジャー（遊離基捕捉剤）でもあり，ある種のがんの治療にも使われる.

4. **ATP 排出の阻害**.　ATP-ADP トランスロカーゼは非常に低濃度のアトラクチロシド（植物の配糖体）やボンクレキン酸（カビ由来の抗生物質）によって特異的に阻害される．アトラクチロシドは ATP-ADP トランスロカーゼのヌクレオチド結合部位が細胞質に面したときに結合するが，一方ボンクレキン酸はこの結合部位がミトコンドリアマトリックス側を向いたときに結合する．どちらの阻害剤が加えられても酸化的リン酸化はすぐに停止するので，プロトン駆動力に伴うエネルギーを受容するうえで ADP の適当な量を維持するのに ATP-ADP トランスロカーゼが必須であることがわかる.

ミトコンドリア病が発見されている

ミトコンドリアの変異によって起こる病気の数は，ミトコンドリアの生化学や遺伝学への理解が深まるにつれて，着実に増えている．ミトコンドリア病の見つかる割合は，人口 10 万人当たり 10～15 人程度であると推定されている．これは，およそ筋ジストロフィーの有病率に相当する．最初にミトコンドリア病として理解されたのは，**レーバー遺伝性視神経萎縮症**（Leber hereditary optic neuropathy, LHON）で，複合体 I の変異が起こる結果，中年期に突然失明するものである．これらの変異によって NADH を用いることができなくなったり，Q への電子伝達が阻害されたりする．複合体 I の変異が最も頻度が高いミトコンドリア病の原因である．数十年の期間にわたるミトコンドリア遺伝子の変異の蓄積が，老化や退行性疾患，がんの原因として寄与しているかもしれない．

ヒトの卵細胞が，数十万分子のミトコンドリア DNA を含むのに対して，精子は数百分子にすぎず，したがってミトコンドリアの遺伝子型にはほとんど影響しない．母性遺伝したミトコンドリアは多量に存在し，すべてのミトコンドリアが影響を受けているわけではないので，ミトコンドリアの変異による病気は病理学的にかなり複雑であろう．同一の変異をもっている一つの家族の中でさえ，変異をもったミトコンドリアの割合のばらつきによって，病気の症状，重篤度，発病の時期がさまざまである．欠陥のあるミトコンドリアの割合が多くなるとエネルギー産生能力が減少し，ある閾値で細胞はもはや機能しなくなってしまう．細胞呼吸の欠陥は二重に危険である．エネルギー伝達が減少するだけでなく，高い反応性をもつ酸素種の産生が増加する可能性もある．酸化的リン酸化に大きく依存している神経系，心臓のような器官は，ミトコンドリア DNA の変異に最も弱い．

ミトコンドリアはアポトーシスに重要な役割を果たしている

発達の過程において，または深刻な細胞傷害を受けている場合，多細胞生物内の個々の細胞は**プログラム細胞死**（programmed cell death）すなわち**アポトーシス**（apoptosis）を受ける．この過程を制御している主要な器官はミトコンドリアである．詳細はまだわかっていないが，傷害を受けたミトコンドリアの外膜は **MOMP**（mitochondrial outer membrane permeabilization, ミトコンドリア外膜透過性亢進）とよばれるしくみで，非常に透過性が高くなる．この亢進はあるタンパク質ファミリー（Bcl ファミリー，がんにおいて働いていることで最初に発見された）によってひき起こされる．アポトーシスの最も強力な活性化因子の一つはシトクロム *c* で，ミトコンドリアから出ていって，Apaf-1（apoptotic protease-activating factor-1, アポトーシスプロテアーゼ活性化因子 1）と相互作用し**アポトソーム**（apoptosome）を形成する．アポトソームは，システインプロテアーゼファミリー（§9・1）の一員である**カスパーゼ 9**（caspase 9）とよばれるタンパク質分解酵素を集めて活性化する．さらに今度はカスパーゼ 9 が他のカスパーゼカスケードを活性化する．カスパーゼはそれぞれのタイプごとに特異的な標的（たとえば細胞の構造を維持するタンパク質）を破壊する．ほかには，DNA を壊す酵素である CAD〔カスパーゼ活性化 DN アーゼ（caspase-activated DNase)〕を阻害するタンパク質を標的にして，CAD によって遺伝物質を壊すこともある．このタンパク質分解酵素のカスケードは，"death by a thousand tiny cuts（じわじわと至る死）"とよばれている．

プロトン勾配による駆動力の伝達: 生体エネルギー学の中心的なモチーフ

本章の大切な概念は，ミトコンドリアにおける電子伝達と ATP 合成が，膜を介したプロトン勾配により関連しあっていることである．細菌や葉緑体における ATP 合成もまたプロトン勾配により駆動されている．事実，プロトン勾配は，ミトコンドリアによる Ca^{2+} の能動輸送や，細菌中へのアミノ酸や糖の取込み，細菌の鞭毛の回転運動，$NADP^+$ から NADPH を生成する電子伝達など，エネルギーを必要とする多様な過程で駆動力となる．プロトン勾配は，冬眠中などの熱の発生にも使われる．プロトン勾配が，生物システムにおいて相互変換できる主要なギブズエネルギーの通貨であることは明らかだ（図 18・45）．Mitchell はつぎのように述べている："プロトン駆動力は最高に単純で効果的な

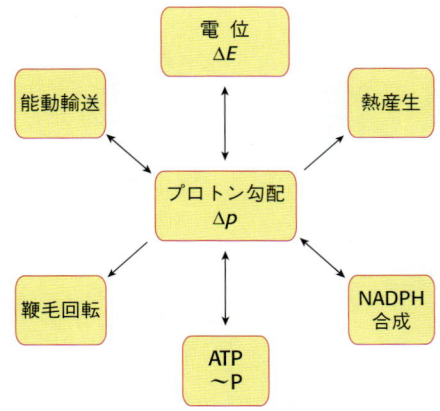

図 18・45　プロトン勾配は相互変換できるギブズエネルギーの一形態である．

ギブズエネルギーの貯蓄形式だ —— これを生み出すには二つの水溶性の層の間に閉じた薄い脂質膜があればよいのだから".

ま と め

18・1　真核生物の酸化的リン酸化はミトコンドリアで起こる

　ミトコンドリアは，ミトコンドリア内膜で起こる酸化的リン酸化とミトコンドリアマトリックスで起こるクエン酸回路の反応を組合わせて，好気性細胞が必要とする ATP の大部分を産生している．ミトコンドリアの起源は，他細胞中での共生を確立できた自由生活性細菌である．

18・2　酸化的リン酸化は電子伝達に依存している

　酸化的リン酸化において ATP 合成は.ミトコンドリア内膜を挟むプロトン勾配を通じて，NADH や $FADH_2$ から O_2 への電子の流れと共役している．非対称的に位置する 3 種の膜貫通複合体を経由する電子の流れにより，ミトコンドリアマトリックス外へプロトンが汲み上げられ，膜電位が発生する．ATP を合成する複合体，つまり ATP 合成酵素（F_oF_1-ATP アーゼとしても知られている）のチャネルを通してプロトンがマトリックス内に戻る際に，ATP は合成される．酸化的リン酸化は，生体エネルギー学における根源的テーマの一つ —— プロトン勾配によるギブズエネルギーの伝達 —— を例示するものである．

18・3　呼吸鎖は四つの複合体からなる:
三つのプロトンポンプとクエン酸回路に物理的につながる経路

　ミトコンドリア内膜の呼吸鎖集合体における電子伝達体としては，キノン，フラビン，鉄-硫黄複合体，シトクロムのヘム基，銅イオンがある．NADH 由来の電子は，4 種の複合体のうち 1 番目の NADH—Q レダクターゼ（複合体 I）の FMN 補欠分子族に渡される．NADH—Q レダクターゼもまた Fe–S 中心を含む．電子は，ユビキノン（Q）の還元型である QH_2 に移る．クエン酸回路の酵素であるコハク酸デヒドロゲナーゼは，$FADH_2$ から Q へ電子を供与し QH_2 を形成するコハク酸—Q レダクターゼ複合体（複合体 II）の構成要素である．この疎水性の電子伝達体である Q は，シトクロム b，シトクロム c_1，Fe–S 活性中心一つを含む，Q—シトクロム c レダクターゼ（複合体 III）へ電子を伝達する．この複合体 III は，水溶性の膜表在性タンパク質であるシトクロム c を還元する．シトクロム c は親水性の膜表在性タンパク質であり，電子をシトクロム c オキシダーゼ（複合体 IV）に伝達する．この複合体 IV は，シトクロム a，シトクロム a_3，三つの銅イオンを含んでいる．シトクロム c オキシダーゼ中のヘム鉄イオンと銅イオンは，電子を最終的な受容体である O_2 へ伝達し H_2O を生成する．

18・4　プロトン勾配が ATP 合成を駆動する

　ミトコンドリア内膜のマトリックス側から細胞質側へのプロトンの移行は，複合体 I，III，IV を介した電子の流れにより行われる．pH 勾配（マトリックス側が塩基性）と膜電位（マトリックス側が負）からなるプロトン駆動力が形成される．ATP 合成酵素を介したマトリックス側へ戻るプロトンの流れが ATP 合成を駆動する．ATP 合成酵素複合体は，可動性部位と静止部位の二つの機能単位からなる分子モーターである．γ サブユニットの回転は β サブユニットの構造変化を起こし，結果的に ATP の合成と ATP 合成酵素からの ATP の遊離をもたらす．プロトンの流入により回転は駆動される．

　NADH—Q レダクターゼと Q—シトクロム c レダクターゼとシトクロム c オキシダーゼを介した二つの電子の流れが，それぞれ 1 分子，0.5 分子，1 分子の ATP を合成できる勾配を生み出す．したがって，ミトコンドリアマトリックス内で酸化される NADH 1 分子当たり 2.5 分子の ATP が合成される．一方，酸化される $FADH_2$ 1 分子当たりでは 1.5 分子の ATP しか合成されない．$FADH_2$ 由来の電子は，最初のプロトン汲み上げ部位の後で QH_2 のところで呼吸鎖に入るためである．

18・5 多数のシャトル分子がミトコンドリア膜を横切る移動を助ける

ミトコンドリアは，ミトコンドリア内膜を横切る分子を移動させるためにたくさんの輸送体をもっている．細胞質 NADH 由来の電子は，グリセロールリン酸シャトルによってミトコンドリアへ移行し FAD から $FADH_2$ を形成する．または，リンゴ酸-アスパラギン酸シャトルによってミトコンドリアへ移行しミトコンドリア NADH が形成される．ミトコンドリアマトリックス内への ADP 流入は，膜電位によって駆動される輸送体である ATP-ADP トランスロカーゼによる ATP の搬出と共役している．

18・6 細胞呼吸は ATP に対する需要によって主として制御される

1 分子のグルコースが完全に酸化されて CO_2 と H_2O になる際，約 30 分子の ATP が合成される．電子伝達は通常リン酸化と密接に共役している．NADH と $FADH_2$ は，ADP が同時にリン酸化されて ATP になるときのみ酸化される．これは呼吸調節とか受容体制御とよばれる．電子伝達と ATP 合成を脱共役させ熱を発生するタンパク質が見つかっている．2,4-ジニトロフェノール（DNP）のような脱共役剤は，またこの共役を破壊できる．DNP はミトコンドリア内膜を横切ってプロトンを運ぶことによってプロトン勾配を消失させる．

重 要 語 句

酸化的リン酸化
　　　（oxidative phosphorylation）（p. 485）
プロトン駆動力
　　　　（proton-motive force）（p. 485）
呼吸（respiration）（p. 486）
細胞呼吸（cellular respiration）（p. 486）
電子伝達系
　　　（electron transport system）（p. 488）
還元電位（reduction potential）（p. 488）
酸化還元電位（redox potential,
　　　oxidation–reduction potential）（p. 488）
補酵素 Q（coenzyme Q, CoQ, Q）
　　　　　　　　　　　　　　（p. 491）
ユビキノン（ubiquinone）（p. 492）
Q プール（Q pool）（p. 493）
鉄–硫黄タンパク質
　　　（iron–sulfur protein）（p. 493）
非ヘム鉄タンパク質
　　　（nonheme iron protein）（p. 493）
NADH—Q レダクターゼ
　　　（NADH—Q reductase）（p. 493）
複合体 I（complex I）（p. 493）

フラビンモノヌクレオチド
　　　（flavin mononucleotide, FMN）（p. 494）
コハク酸—Q レダクターゼ
　　　　（succinate—Q reductase）（p. 495）
複合体 II（complex II）（p. 495）
Q—シトクロム c レダクターゼ
　　　（Q—cytochrome c reductase）（p. 495）
複合体 III（complex III）（p. 495）
シトクロム c（cytochrome c, Cyt c）（p. 495）
リスケ鉄–硫黄中心
　　　（Rieske iron–sulfur center）（p. 496）
Q サイクル（Q cycle）（p. 496）
シトクロム c オキシダーゼ
　　　　（cytochrome c oxidase）（p. 497）
複合体 IV（complex IV）（p. 497）
スーパーオキシドジスムターゼ
　　　　（superoxide dismutase）（p. 501）
カタラーゼ（catalase）（p. 501）
F_oF_1-ATP アーゼ
　　　　　　　（F_oF_1-type ATPase）（p. 503）
ATP 合成酵素（ATP synthase）（p. 503）
複合体 V（complex V）（p. 503）

グリセロールリン酸シャトル
　　　（glycerol phosphate shuttle）（p. 509）
リンゴ酸-アスパラギン酸シャトル
　　　（malate–aspartate shuttle）（p. 510）
ATP-ADP トランスロカーゼ
　　　　（ATP-ADP translocase）（p. 511）
アデニンヌクレオチドトランスロカーゼ
　　　（adenine nucleotide translocase, ANT）
　　　　　　　　　　　　　　（p. 511）
呼吸調節（respiratory control）（p. 513）
受容体制御（acceptor control）（p. 513）
脱共役タンパク質
　　　（uncoupling protein, UCP）（p. 515）
プログラム細胞死
　　　（programmed cell death）（p. 517）
アポトーシス（apoptosis）（p. 517）
MOMP（mitochondrial outer membrane
　　　　permeabilization，ミトコンドリア
　　　　外膜透過性亢進）（p. 517）
アポトソーム（apoptosome）（p. 517）
カスパーゼ（caspase）（p. 517）

問 題

1. 呼吸か発酵か　発酵と呼吸について，電子供与体と電子受容体の点から比較せよ．

2. 参照となる状態　O_2 の H_2O への還元における標準酸化還元電位は表 18・1 で 0.82 V と与えられている．しかし化学の教科書ではこれは 1.23 V である．この違いを説明せよ．

3. より低エネルギーの電子　$FADH_2$ により伝達される電子が

NADH により伝達される電子ほど高エネルギーでないのはなぜか．この違いはどのような結果となるか．

4. さあ証明してみよう　$FADH_2$ で O_2 を還元する際に解離するエネルギーを計算せよ．

5. 熱力学的制限　NAD^+ と FAD によるコハク酸の酸化における $\Delta G^{\circ\prime}$ 値を比較せよ．$NAD^+/NADH$，フマル酸/コハク酸の E'_0 について

は表 18・1 の値を用い，FAD/FADH₂ 酸化還元対の E_0' がほぼ 0.05 V であると仮定せよ．なぜ NAD⁺ でなく FAD がコハク酸デヒドロゲナーゼにおける触媒反応で電子の受容体になるのか．

6. 上げたりもらったり　　酸化剤と還元剤を区別せよ．

7. 利益を授ける側と受ける側　　つぎの反応における酸化体と還元体を同定せよ．

$$ピルビン酸 + NADH + H^+ \rightleftharpoons 乳酸 + NAD^+$$

8. 一つの中の六つ，もう一つの中の半ダース　　標準反応ギブズエネルギー（$\Delta G^{o\prime}$）と標準還元電位（$\Delta E_0'$）はどのように関係づけられるか．

9. 作用部位，作用部位，さらに作用部位　　鉄は電子伝達系の伝達体の多くの構成要素である．表 18・1 に示すように E_0' の値が +0.77 V であるなら，鉄はどうやって一連の共役した酸化還元反応に関与しうるのか．

10. 整列　　つぎに示す電子伝達系の構成要素を妥当な順序に並べよ．

(a) シトクロム c

(b) Q—シトクロム c レダクターゼ

(c) NADH—Q レダクターゼ

(d) シトクロム c オキシダーゼ

(e) ユビキノン

11. マックとチーズのように　　つぎの言葉を説明文と対応させよ．

(a) 呼　吸

(b) 酸化還元電位

(c) 電子伝達鎖

(d) フラビンモノヌクレオチド（FMN）

(e) 鉄–硫黄タンパク質

(f) 補酵素 Q

(g) シトクロム c

(h) Q サイクル

(i) スーパーオキシドジスムターゼ

(j) カタラーゼ

1. 活性酸素を過酸化水素に変換する．

2. NADH と NADH₂ から O₂ に電子を移送する．

3. 複合体 I で FMN から補酵素 Q へ電子の移送を促進する．

4. 無機物質を最終的な受容体とする ATP 合成経路．

5. 電子を受け取りやすいか受け取りにくいかを測定する．

6. 過酸化水素を酸素と水に変換する．

7. 2 電子伝達体から 1 電子伝達体に電子を流し込む．

8. 脂質可溶性の電子伝達物質．

9. 電子を複合体IVに送る．

10. 複合体 I の内部で NADH から電子を受け取る．

12. 対応させよ

(a) 複合体 I

(b) 複合体 II

(c) 複合体 III

(d) 複合体 IV

(e) ユビキノン

1. Q—シトクロム c レダクターゼ

2. 補酵素 Q

3. コハク酸—Q レダクターゼ

4. NADH—Q レダクターゼ

5. シトクロム c オキシダーゼ

13. 構造についての考察　　補酵素 Q が効果的に動く電子伝達体である理由を説明せよ．

14. 阻害剤　　ロテノンは NADH—Q レダクターゼを電子が流れるのを阻害する．アンチマイシン A はシトクロム b とシトクロム c_1 の間の電子の流れを阻害する．シアン化物はシトクロム c オキシダーゼから O₂ までの電子の流れを阻害する．つぎに示す，ミトコンドリアの呼吸鎖の構成要素（構成要素は上で述べた阻害剤でそれぞれ処理されるものとして）のそれぞれの相対的な酸化還元状態を予測せよ：

(a) NAD⁺　　(b) NADH—Q レダクターゼ　　(c) 補酵素 Q

(d) シトクロム c_1　　(e) シトクロム c　　(f) シトクロム a_3

15. Elvis のお気に入りとの噂　　アミタールは複合体 I を通る電子の流れを阻害するバルビツール酸系鎮静薬である．アミタールを活発に呼吸中のミトコンドリアに与えると電子伝達系やクエン酸回路の構成要素の相対的な酸化還元状態にどのように影響するだろうか．

16. 効　率　　レスピラソームの形で，互いに関連する複合体 I, III, IV をもつことの有利な点は何か．

17. 連　動　　どのクエン酸回路の酵素が同時に電子伝達系の構成員でもあるのか．

18. ROS であって，ROUS でない　　活性酸素種とは何か．細胞にとって特に危険なのはなぜか．

19. 資源の再利用　　ヒトはわずか 250 g ほどの ATP しかもたないが，カウチポテトですらポテトチップスの袋を破ったりリモコンを使うのに 83 kg ほどの ATP を必要とする．ATP の必要性と ATP 源とのこの矛盾はどうやって解決できるのだろうか．

20. エネルギーの産生　　哺乳類の細胞のホモジェネート（破砕均一化液）を用いて，つぎの物質のそれぞれを完全に CO₂ まで酸化した場合の ATP の収量を求めよ．解糖系，クエン酸回路，酸化的リン酸化は十分に活性化されていると仮定する．

(a) ピルビン酸

(b) 乳酸

(c) フルクトース 1,6-ビスリン酸

(d) ホスホエノールピルビン酸

(e) ガラクトース

(f) ジヒドロキシアセトンリン酸

21. 強力な毒　　つぎの各阻害剤は呼吸鎖による電子伝達と ATP 生成にどのような効果を及ぼすか．

(a) アジド

(b) アトラクチロシド

(c) ロテノン

(d) 2,4-ジニトロフェノール（DNP）

(e) 一酸化炭素

(f) アンチマイシン A

22. 共役に関する問題　　ATP 合成酵素の阻害剤が電子伝達系をも阻害するという観察結果について，反応機構に基づいて説明せよ．

23. ブラウン運動のラチェットのレンチ　　ATP 合成酵素の c サブユニットを回転させるのは何か．回転の方向を決定するのは何か．

24. 必須アミノ酸残基　　ATP 合成酵素の F_0 部分におけるプロトンの輸送は，ジヘキシルカルボジイミドによって阻害される．これは，ジヘキシルカルボジイミドがカルボキシ基に結合するからである．この化合物の作用の標的残基として最も考えられるものは何か．この標的残基がプロトンの輸送に必須なものなら，部位特異的変異導入法をどのように使ってこのことを調べることができるか述べよ．

25. 代替経路　　ミトコンドリア病の最も普通にみられる代謝上の兆候は乳酸アシドーシスである．なぜか．

26. 接　続　　ATP-ADP トランスロカーゼの阻害がクエン酸回路にどのような影響を及ぼすか．解糖に対してはどうか．

27. 酸素消費　　ミトコンドリアの酸化的リン酸化は酸素消費を測定することでモニターすることが多い．酸化的リン酸化が迅速に進むとき，ミトコンドリアは酸素を速やかに消費する．酸化的リン酸化がほとんど起こらない場合は少量の酸素しか用いられない．単離したミトコンドリアの懸濁液があって下記の化合物を（a）から順に（h）まで添加するよう指示された．各化合物の添加に当たり，それより先に加えた化合物はすべて残っていた．単離されたミトコンドリアによる酸素消費に及ぼす各添加の影響を予測せよ．

(a) グルコース

(b)　ADP + P$_i$

(c)　クエン酸

(d)　オリゴマイシン

(e)　コハク酸

(f)　ジニトロフェノール

(g)　ロテノン

(h)　シアン化物

28. P：O 比　　消費した酸素 1 原子当たり有機物に取込まれた無機リン酸分子の数を P：O 比という．この比はしばしば酸化的リン酸化の指標に使われた．

　(a)　1 対の電子当たり輸送されるプロトン数の比（H$^+$/2 e$^-$）と，ATP を合成し細胞質へ輸送するのに必要なプロトン数の比（P/H$^+$）と，P：O 比との関係はどのようなものか．

　(b)　マトリックスの NADH やコハク酸によって供与される電子に対する P：O 比を求めよ．

29. シアン化物の解毒薬　　亜硝酸の即時投与はシアン中毒にかなり効果がある治療法である．この解毒薬の作用は何に基づいているか（ヒント：亜硝酸塩はヘモグロビンの鉄（Ⅱ）を鉄（Ⅲ）に酸化する）．

30. 暴走するミトコンドリア 1　　ADP の存在に無関係に NADH を酸化する患者のミトコンドリアを考えてみよう．このようなミトコンドリアでは酸化的リン酸化の P：O 比は健常者のそれより低い．この病気で考えられる症状を予想せよ．

31. 再利用の装置　　Q—シトクロム c レダクターゼの構成要素のシトクロム b は QH$_2$ の二つの電子をどちらもプロトン駆動力形成のために効果的に使うことができる．行き止まりになってしまう代謝経路産物を再び主経路に戻し再利用する方法をあげよ．

32. クロスオーバーポイント（交差点）　　呼吸鎖の阻害剤の正確な作用点はクロスオーバー理論を用いて明らかにできる．Britton Chance は電子伝達体のそれぞれの酸化型と還元型の比を分光学的にうまく決定する方法を考えだした．シトクロム c では，つぎのグラフに示したように酸化型と還元型はそれぞれ異なった吸収スペクトルを示すので，この方法は有効であろう．あなたが得た新しい阻害剤を活性を保ったミトコンドリアに加えたところ，NADH と QH$_2$ の間で電子伝達体をより還元状態にし，シトクロム c と O$_2$ の間で電子伝達体をより酸化状態にするとしたら，この阻害剤の作用点はどこにあるのだろう．

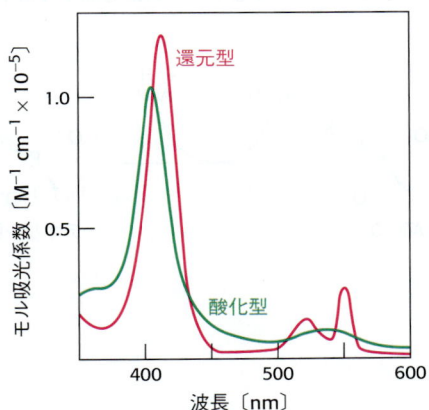

33. 暴走するミトコンドリア 2　　何年も前に脱共役剤はすばらしいダイエット薬物になると考えられた．なぜこのような考えが出され，ついで否定されたのか説明せよ．制汗剤のメーカーはなぜこの考えを支持したのか．

34. すべてのものがつながっている　　活発に呼吸しているミトコ

ンドリアが ATP-ADP トランスロカーゼの阻害剤にさらされると，電子伝達系は働きを止める．それはなぜか．

35. 阻害を同定する　　ある化学物質が電子伝達系の阻害剤であるか ATP 合成酵素の阻害剤であるか，どちらであるかを決定しなくてはならない場合，どのような実験でこれを決定できるか考えよ．

36. ニーズによってそれぞれ　　筋肉細胞のミトコンドリアの数は，肝臓細胞のミドコトリアの数より多い．このことはどのように説明できるであろうか．

37. 反対側が引きつける　　ATP 合成酵素の a サブユニットにあるアルギニン残基（Arg 210）は，マトリックス側のプロトンチャネルの中にあるアスパラギン酸残基（Asp 61）と近い．Arg 210 はプロトンの流れをどのように助けているだろうか．

38. 多様な c サブユニット　　c リングの中の c サブユニットの数は 8〜14 の範囲にあると思われる．この数は ATP 分子を生成するのに輸送しなくてはならないプロトンの数を決定するため重要である．γ サブユニットが 360 度回転するごとに ATP 3 分子が合成，解離される．かくして，もし，10 個の c サブユニットがリングにあれば（酵母ミトコンドリアの ATP 合成酵素の結晶構造で観察されたように），ATP 1 分子を生成するのに必要なプロトン輸送は 10/3 = 3.33 個である．リングに 12 個の c サブユニットがあったら，ATP 生成にいくつのプロトンが必要か．14 個の c サブユニットならどうか．

39. 常識的には信じられない　　ある条件下では，ミトコンドリアの ATP 合成酵素は逆向きに働くことが実際に観察されている．そのような場合プロトン駆動力にどのような影響が及ぼされるのか．

40. 病気の原因．それは何を意味するのか　　ロテノンがパーキンソン病の進行に一役買っているように思われるという事実は，パーキンソン病の原因について何を意味するか．

41. 違いを誇張する　　ATP-ADP トランスロカーゼ（アデニンヌクレオチドトランスロカーゼ，ANT ともいう）はなぜ Mg^{2+} のついていない形の ATP や ADP を使わなくてはならないのか．

42. 呼吸調節　　ADP が添加されるとミトコンドリアによる酸素消費速度は著しく増加し，添加された ADP が ATP に変換されると初期値に戻る（図 18・40）．速度の減少はなぜ起こるのか．

43. 同じだけど違う　　H$_2$PO$_4^-$ と H$^+$ の電気的中性な共輸送と，H$_2$PO$_4^-$ の OH$^-$ に対する電気的中性な交換とが区別できないのはなぜか．

44. 多用途に使う　　ATP 合成以外にプロトン駆動力が使われる例をあげよ．

章のまとめの問題

45. まさに法則に従うこと　　なぜ ATP 合成酵素の単離した F$_1$ サブユニットは ATP 加水分解を触媒するのか．

46. 正しい位置　　細胞質にあるいくつかのキナーゼは基質をリン酸化するのに ATP を使う酵素で，VDAC（電位依存性陰イオンチャネル）に結合する．この結合にはどんな有利な点があるか．

47. 交換なし　　ATP-ADP トランスロカーゼの遺伝子を完全に欠失したノックアウトマウス（ANT$^-$/ANT$^-$）は作製できる．驚いたことにこれらのマウスは生存できるが，つぎのような病状を示す：

　1）乳酸，アラニン，コハク酸の血清中濃度が高い

　2）電子伝達はほとんどない

　3）正常なマウスに比べてミトコンドリアの H$_2$O$_2$ 濃度は 6〜8 倍に上昇している

　これらの病状について可能な生化学的な説明をせよ．

48. ビタミンは飲むべきではないかもしれない　　運動はインスリンに対する感受性を増し，2 型糖尿病を改善することが知られている

（第 27 章）．最近の研究によると，活性酸素種に対する防御に関して運動が及ぼす有益な効果を抗酸化ビタミンの摂取が低減してしまうことが示唆されている．

(a) 抗酸化ビタミンとは何か．

(b) 運動することで活性酸素種からどのように防御されるのか．

(c) ビタミンはなぜ運動の効果を打ち消すことになるのか説明せよ．

章のまとめとデータ解釈の問題

49. エネルギー源の観測　シーホースバイオサイエンス社による XF テクノロジーを用いると好気的呼吸と乳酸発酵を同時に培養細胞用いてリアルタイムで定量できるように現在ではなっている．好気的呼吸の程度は酸素消費（OCR，1 分間当たりの酸素消費をピコモル〔pmol〕オーダーで示す）を測ることにより可能であり，解糖系の働く程度は，培地の酸性化の速度〔ECAR–ミリ pH/min（継時的な pH 変化）〕を測定することで可能となる．下のグラフはこの新しい方法で測定した実験結果である．

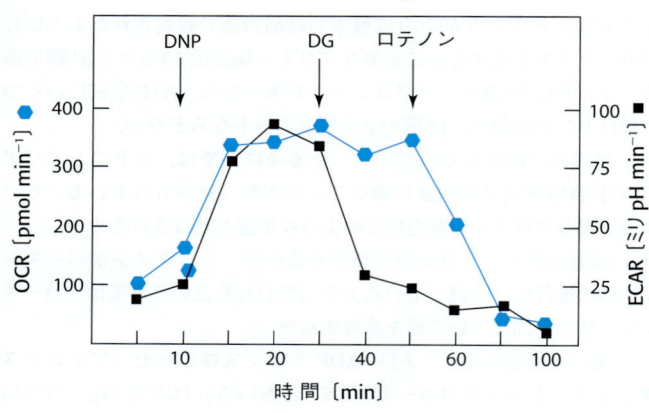

ジニトロフェノール（DNP），解糖系阻害剤である 2-デオキシグルコース（DG）およびロテノンを順次細胞の培養液に加えた．

(a) OCR と ECAR に対する DNP 添加の効果はどのようなものか．その効果について説明せよ．

(b) 2-デオキシグルコースの添加効果について説明せよ．

(c) 2-デオキシグルコースはどのように解糖系の阻害剤として働くのか説明せよ．

(d) ロテノンの添加効果について説明せよ．

データ解釈の問題

50. ミトコンドリア病　ATP 合成酵素の構成要素をコードするミトコンドリア遺伝子に突然変異が認められた．この突然変異をもつヒトでは，筋力低下，運動失調，網膜色素変性症が起こる．この変異をもつ 3 人の患者のそれぞれの組織の生検が行われ，亜ミトコンドリア

粒子が分離され，それはコハク酸により維持される ATP 合成能をもっていた．まず，コハク酸の添加に伴う ATP 合成酵素の活性が調べられ，つぎの表に示す結果が得られた．

ATP 合成酵素活性

	合成された ATP〔nmol min^{-1} mg^{-1}〕
対　照	3.0
患者 1	0.25
患者 2	0.11
患者 3	0.17

(a) コハク酸を添加した目的は何か．

(b) コハク酸に共役した ATP 合成の突然変異はどのような影響を及ぼすか．

つぎに，コハク酸の代わりに ATP を加えて亜ミトコンドリア粒子を温置し，ATP 合成酵素の ATP アーゼ活性を測定した．

ATP 加水分解

	加水分解された ATP〔nmol min^{-1} mg^{-1}〕
対　照	33
患者 1	30
患者 2	25
患者 3	31

(c) なぜ反応系からコハク酸を除いたのか．

(d) ATP 加水分解における突然変異の影響はどのようなものか．

(e) 最初の実験の結果との関係を考慮して，上記の結果からこの突然変異の性質について何がわかるか．

機構の問題

51. キラルに関する手掛かり　ATPγS は ATP のアナログでゆっくり加水分解されるが，リン酸基転移反応の機構を明らかにするのに用いられる．キラル ATPγS は，特異的な γ 位の O に ^{18}O が，その他の O には通常の ^{16}O が入っているように合成された．^{17}O が入っている水の中でこのキラル分子が ATP 合成酵素によって加水分解されると，つぎのような絶対配置をもった ^{16}O，^{17}O，^{18}O をもつ無機チオリン酸が生成する．これとは対照的に，キラル ATPγS が筋肉由来の Ca^{2+} 輸送性 ATP アーゼによって加水分解されると反対の絶対配置のチオリン酸が生じる．このようなデータの最も簡単な解釈はどのようなものか．

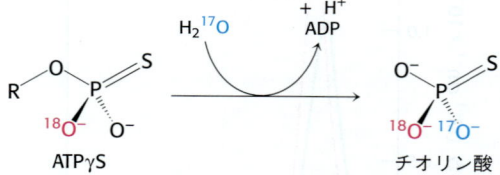

光合成の明反応

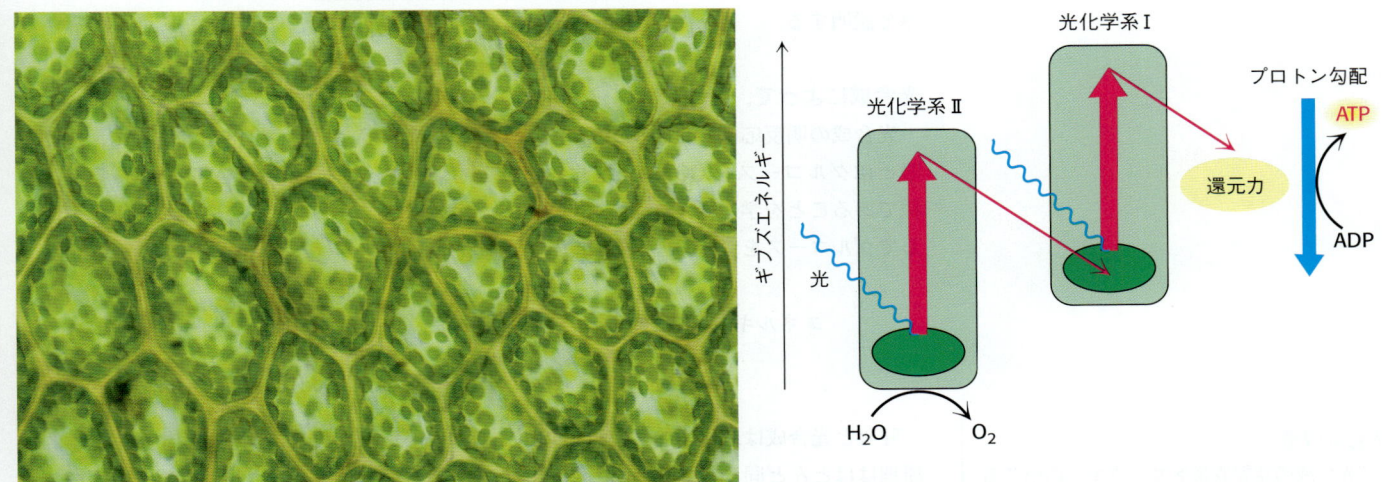

葉緑体(左)は光エネルギーを化学エネルギーに変換する．葉緑体中の高エネルギー電子は二つの光化学系(右)を経て伝達される．この間に還元力が発生し，ミトコンドリアでの ATP 合成によく似た方式で ATP が合成される．しかしミトコンドリアでの電子伝達とは対照的に，葉緑体の電子のエネルギーは光に由来する〔写真: © John Durham/Science Photo Library/amanaimages〕．

　地球には大量の光子が降り注ぎ，そのエネルギーの総量は毎年約 10^{24} kJ にもなる．ちなみに，これは巨大なハリケーンのもつエネルギーの約 10 億倍である．もちろん，このエネルギーの源は太陽の電磁放射だ．われわれの惑星である地球には，この太陽エネルギーの一部 —— たかだか 1 % に過ぎないが —— を集めて化学エネルギーに変換できる生物が存在している．緑色植物が最も目立つ生物であるが，このようなエネルギー変換の60 % は藻類や細菌によって行われている．利用されるのは降り注ぐエネルギーのほんの一部に過ぎないが，それでも地球上のすべての生命を十分に支えることができる．生化学を学ぶ間に出会うさまざまなエネルギー変換すべての中で，このエネルギー変換がおそらく最も重要だろう．これがなければ，現在この地球上で見られる生命は存在すらしなかったのだから．

　電磁波のエネルギーを化学エネルギーに変換する過程は**光合成**（photosynthesis）とよばれ，光エネルギーを使って二酸化炭素と水から糖質と酸素がつくられる．

$$CO_2 + H_2O \xrightarrow{\text{光}} (CH_2O) + O_2$$

この式での（CH_2O）は糖質を意味するが，実際には主としてスクロース（ショ糖）とデンプンであり，光合成による糖質合成は，地球上に最も広く見られる代謝経路である．これらの糖質は，生物世界を動かすエネルギーの供給だけでなく，さまざまな生体分子をつくるための炭素分子も供給する．光合成する生物は**独立栄養生物**（autotroph ＝"自己に餌を与える者"の意味）とよばれる．そうよばれる理由は，太陽光をエネルギー源として二酸化炭素と水からグルコースなどの化学燃料を合成し，このエネルギーの一部を，合成し

たグルコースから解糖系や好気代謝によって回収できるからである．これに対し，化学燃料だけからエネルギーを得る生物は**従属栄養生物**（heterotroph）とよばれ，それらの生物は結局のところ，独立栄養生物に頼って燃料を得ているのである．

光合成は明反応と暗反応という2段階に分かれている．**明反応**（light reaction）では，光エネルギーを，すでに何度も見てきた2種類の生化学的エネルギー，すなわち還元力とATPへと変換する．暗反応では，明反応によってつくられた還元力とATPを駆動力としてCO₂が還元され，グルコースや他の糖質へと変換される．暗反応は**カルビン回路**（Calvin cycle）ともよばれ，光を直接には必要としない反応であり，これについては第20章で説明する．

光合成によって，光エネルギーが化学エネルギーに変換される

光合成の明反応は酸化的リン酸化によく似ている．第17章，第18章において，細胞呼吸とはグルコースをCO₂へと酸化するとともにO₂を水に還元し，ATPをつくる反応過程であることを学んだ．光合成では，この過程が逆向き —— CO₂を還元し，H₂Oを酸化してグルコースをつくる —— に進まねばならない．

$$\text{エネルギー} + 6\,H_2O + 6\,CO_2 \xrightarrow{\text{光合成}} C_6H_{12}O_6 + 6\,O_2$$

$$C_6H_{12}O_6 + 6\,O_2 \xrightarrow{\text{細胞呼吸}} 6\,CO_2 + 6\,H_2O + \text{エネルギー}$$

呼吸と光合成は，化学的にいうと互いに逆の過程だが，この二つを支配する生化学的な原理はほとんど同じであり，どちらの過程でも鍵となるのは高エネルギー電子の生成である．クエン酸回路は，炭素燃料をCO₂へと酸化することにより高エネルギー電子を産生し，この高エネルギー電子が電子伝達系を流れることによってプロトン駆動力が生じる．そして，プロトン駆動力はATP合成酵素によって変換され，ATPが合成される．一方，CO₂からグルコースを合成するためには，高エネルギー電子は二つの目的：1）CO₂を還元する還元力をNADPHの形で得るため，と，2）還元の原動力となるATPをつくるため，に必要になる．では，どのようにして，化学燃料を使わずに高エネルギー電子がつくられるのだろう．光合成においては，光のエネルギーを利用することによって，電子が低いエネルギー状態から高いエネルギー状態へと励起されるのである．高エネルギーの不安定な状態では，この励起された電子が周辺の分子へと移動できる．この励起された電子は還元力をつくるのに使われたり，膜を横切るプロトン駆動力をつくるのに使われ，さらに，この駆動力が後にATP合成の原動力となる．太陽の光を原動力とするこの一連の反応を，明反応とよぶ（図19・1）．

緑色植物の光合成は，2種類の明反応系によって行われる．光化学系ⅠはNADPHの形で還元力を生み出すが，その過程において電子が欠乏した状態になる．光化学系Ⅱは，水を酸化して得た電子を伝達することにより，光化学系Ⅰが失った電子を補充する．そして，これらの反応の副生物がO₂である．光化学系Ⅱから光化学系Ⅰへの電子の流れによって膜内外にプロトン勾配が生じ，水の酸化により放出されるプロトンがこの勾配をさ

光合成収量

"光合成の年間収量をサトウキビの形で蓄えたとすると，底面積 111 km²，高さ 3200 m の山になるだろう"　　　G.E. Fogge

このサトウキビ全容量が角砂糖（1辺が 1.27 cm）になったとして1列に積んでいくと，高さは 2.6×10^{10} km になって，冥王星までの距離を超えてしまう．

光合成の大惨事

もしも光合成がすっかり止まってしまうと，あらゆる高等生物は25年以内に絶滅するだろう．そこまでひどくはないが，このような絶滅が6510万年前の白亜紀に起こっている．メキシコのユカタン半島に巨大な小惑星が衝突したときのことで，大量のちりが大気中に舞い上がり，光合成による生産力が著しく減退した．明らかにこの影響で恐竜が絶滅し，哺乳類の繁栄が可能になった．

図 19・1　光合成の明反応.　光が吸収され，そのエネルギーは水から電子を奪って NADPH を発生させたり，膜を通してプロトンを運搬するのに使われる．そして，このプロトンは，ATP 合成酵素（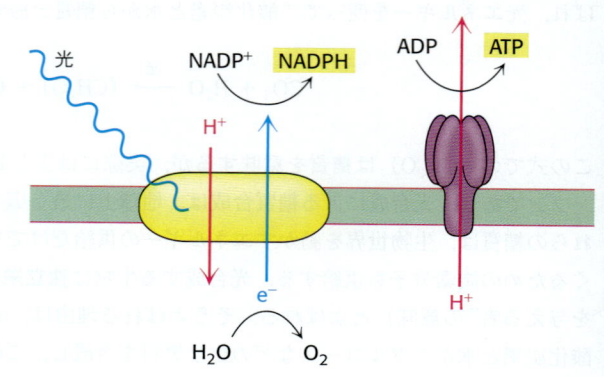）が ATP を合成するのに伴ってもとに戻る.

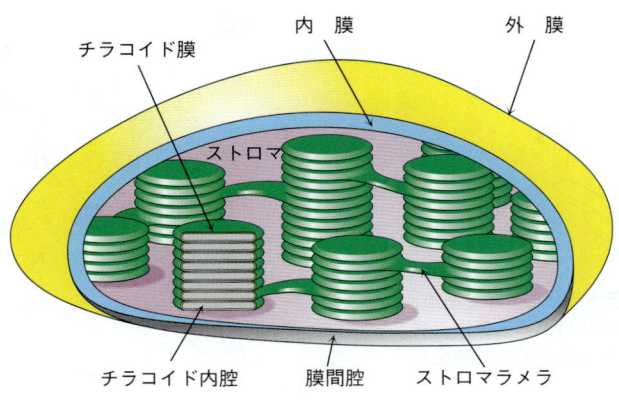

図 19・2 葉緑体の模式図.

内 膜

外 膜

チラコイド膜

ストロマ

チラコイド内腔   膜間腔   ストロマラメラ

らに強め，これが ATP 合成の駆動力となる．細胞呼吸と光合成は，よく似た原理で行われるのを反映して，細胞呼吸はミトコンドリア，光合成は葉緑体と，どちらも二重膜の膜でできた細胞小器官で行われる．

19・1 光合成は葉緑体で行われる

光エネルギーを化学エネルギーに変換する光合成は，**葉緑体**（chloroplast）で行われる．葉緑体は長さが普通 5 μm 程度で，ミトコンドリアと同様に外膜と内膜があり，その間隙は空間になっている（図 19・2）．内膜に囲まれた部分が**ストロマ**（stroma）で，光合成の暗反応（§ 20・1）が生じる場所である．ストロマの内部には，**チラコイド**（thylakoid）とよばれる平たい円板状の袋でできた膜構造があり，この袋が積み重なって**グラナ**（grana＝granum の複数形）をつくる．グラナは，チラコイド膜の一部の**ストロマラメラ**（stroma lamellae）とよばれる部分によって相互につながっている（図 19・3）．また，チラコイド膜は，チラコイド内腔とストロマとを分けている．このように葉緑体は，3 種類の膜（外膜，内膜，チラコイド膜）と，独立した三つの区画（膜間腔，ストロマ，チラコイド内腔）から成り立っている．チラコイドは，葉緑体の形成の際に内膜の出芽によって生じるので，ミトコンドリアのクリステと似た構造ということができる．そしてミトコンドリアのクリステと同様に，チラコイドは明反応の共役した酸化還元反応によってプロトン駆動力を発生させる場となっている．

光合成の初期反応はチラコイド膜で起こる

チラコイド膜には，集光性タンパク質，反応中心，電子伝達系，ATP 合成酵素からなるエネルギー変換機構が含まれている．チラコイド膜を構成する脂質とタンパク質の量はほぼ等しい．脂質の組成は非常に特徴的で，全脂質のほぼ 75 % が**ガラクトリピド**（galactolipid），10 % が**スルホリピド**（sulfolipid，硫脂質）で，リン脂質は 10 % に過ぎない．チラコイド膜と内膜は，ミトコンドリアの内膜と同様に，ほとんどの分子やイオンを通過させないが，それに対して，葉緑体外膜は，ミトコンドリア外膜と同じく，小型の分子やイオンの透過性が非常に高い．ストロマには水溶性の酵素が含まれていて，チラコイドが合成する NADPH と ATP を使って CO_2 を糖に変換する．植物の葉の細胞に含まれる葉緑体の数は 1～100 個で，植物の種類，細胞の種類，生育環境などにより異なっている．

葉緑体は細胞内共生によって生じた

葉緑体は，独自の DNA とその複製および発現を行う系をもっている．しかし，それだけで葉緑体が自律的に形成されるのではなく，核 DNA にコードされたタンパク質も多数含まれている．細胞と葉緑体のこの興味深い関係がどのようにして生じたのだろうか．ミトコンドリアの進化（§ 18・1）と同様に，葉緑体は光合成微生物の細胞

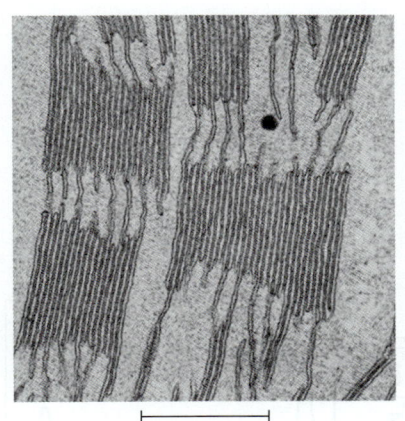

500 nm

図 19・3 ホウレンソウの葉の葉緑体の電子顕微鏡写真．チラコイド膜が積み重なってグラナを形成している〔写真: Dr. Kenneth Miller のご厚意による〕．

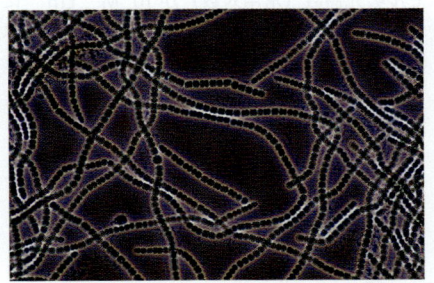

図 19・4 シアノバクテリア．光合成を行う繊維状のシアノバクテリア（*Anabaena*）で，倍率は 450 倍．このようなシアノバクテリアの祖先が進化して，現在の葉緑体になったと考えられている〔写真提供: © Michael Abbey/Science Source/amanaimages〕．

図 19・5 **クロロフィル.** ヘムと同様にクロロフィル *a* も環状テトラピロールである. ピロール環の一つ(赤色で示す)が還元されており,別のピロール環には炭素五員環(青色で示す)が縮合している.また,フィトール鎖(緑色で示す)がエステル結合で結合している. Mg^{2+} が構造の中心部に結合している.

内共生の結果生じたと考えられており,シアノバクテリアの祖先(図 19・4)が真核生物である宿主に取込まれた可能性が最も高い.高等植物と緑藻類の葉緑体は 1 回の細胞内共生から,紅藻類と褐藻類の葉緑体は少なくとも 2 回以上の細胞内共生から生じたものであることを示す証拠が得られている.

葉緑体ゲノムはシアノバクテリアのゲノムよりも小さいが,二つのゲノムには重要な共通点がある.どちらも環状 DNA で複製起点が 1 個あることと,遺伝子が,機能的に関連した複数の遺伝子が共通した制御を受けるように並んだオペロンを形成していることである(第 31 章).進化の過程で祖先葉緑体の遺伝子が宿主細胞の核へと移ったり,場合によっては完全に失われたりして,完全に細胞に依存する現在のような関係が生じたのであろう.

19・2 クロロフィルが吸収した光により電子伝達が起こる

光合成の鍵となるのは光エネルギーの捕捉であり,その第 1 段階は,光受容体分子による光の吸収である.ほとんどの緑色植物の葉緑体に含まれる主要な光受容体は,テトラピロールの置換体である**クロロフィル *a*** (chlorophyll *a*) という色素分子である(図 19・5).ピロール環の 4 個の窒素原子はマグネシウムイオン(Mg^{2+})に配位している.ヘムのようなポルフィリンと違って,クロロフィルのピロール環は一つが還元されていて,もう一つのピロール環には炭素五員環が縮合している.クロロフィルのもう一つの特徴は,**フィトール** (phytol) をもつことである.これは 20 個の炭素をもつ非常に疎水性の高いアルコールで,側鎖の酸にエステル結合している.

クロロフィルは単結合と二重結合を交互に含んだ共役二重結合のネットワーク構造をもつため,非常に効率のよい光受容体となる.このような化合物は共役ポリエンとよばれ,電子が特定の原子核に局在しないので,光エネルギーを吸収すると,この電子が低エネルギーの分子軌道から高エネルギーの分子軌道へと移る.クロロフィルは,可視領域に非常に強い吸収帯をもっており(図 19・6),地球に到達する太陽光スペクトルも,この領域で最大になっている.クロロフィル *a* のモル吸光係数(ε,化合物の吸光能力を示す尺度)の最大値は $10^5 \, M^{-1} \, cm^{-1}$ を超えており,有機化合物としては最大のものの一つである.

クロロフィルのような色素分子に光が吸収されると,光のエネルギーによって,電子のエネルギー準位が基底状態から励起状態になる(図 19・7).このような高エネルギー電子がたどる運命は二つあって,光を吸収した化合物のほとんどでは,電子は単純にもとの基底状態へと戻り,吸収されたエネルギーは熱に変換される.しかし,光合成系のクロロフィルのように,適当な電子受容体が周辺にある場合には,励起された電子はもとの分子からこの受容体へと移動することができる(図 19・8).この現象では,もとの分子は電子を失って正電荷が生じ,受容体は電子を獲得して負電荷が生じるため,**光誘導性電荷分**

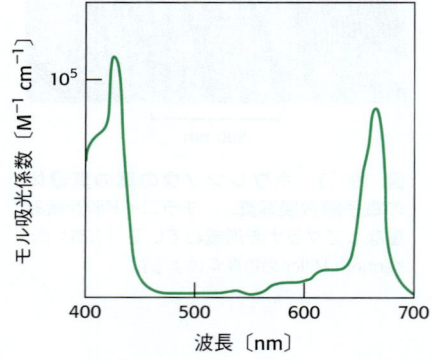

図 19・6 **クロロフィル *a* による光の吸収.** モル吸光係数(常用対数)が $10^5 \, M^{-1} \, cm^{-1}$ に近いことでもわかるように,クロロフィル *a* は可視光を効率よく吸収する.

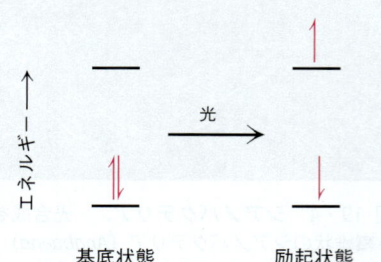

図 19・7 **光の吸収.** 光の吸収によって,電子が基底状態から高エネルギー状態へと励起される.

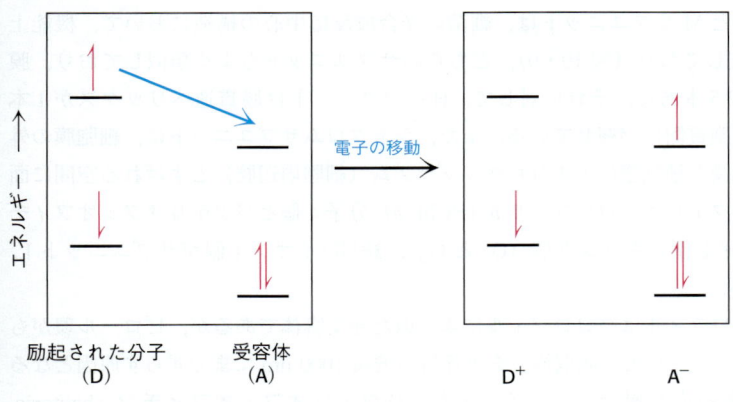

　適当な電子受容体が近くにあると，光吸収によって高エネルギー準位になった電子が，励起されたもとの分子から受容体へと移動する．

離（photoinduced charge separation）とよばれる．

　葉緑体では，このような電荷の分離が生じる場が光化学系それぞれにあり，**反応中心**（reaction center）とよばれる．光合成の機構は，光誘導性電荷分離へと進む電子ができるだけ多くなり，何も生まずに基底状態に戻る電子がなるべく少なくなるよう，巧みに配置されている．このようにして，光吸収によってもとの分子から取出された電子は，還元力をもつようになる．すなわち，光から得たエネルギーが，他の分子を還元する化学的なエネルギーの形で保存されるのである．

クロロフィルのスペシャルペアが電荷分離をひき起こす

　Rhodopseudomonas viridis（紅色非硫黄光合成細菌）などの光合成細菌に含まれる光合成反応中心は，原子レベルで構造が解明されており，4 本のポリペプチド鎖でできていることがわかっている．4 本とは，サブユニット L（31 kDa, ■ で示す），M（36 kDa, ■ で示す），H（28 kDa, □ で示す）と，4 個の c 型ヘムをもつ c 型シトクロムである C（■ で示す）である（図 19・9）．アミノ酸配列の比較と低分解能での構造研究から，細菌の反応中心が，より複雑な植物の光化学系に類似していることが明らかになっている．つまり，細菌の光化学系からわかることの多くは，植物の光合成系にも当てはまるのだ．

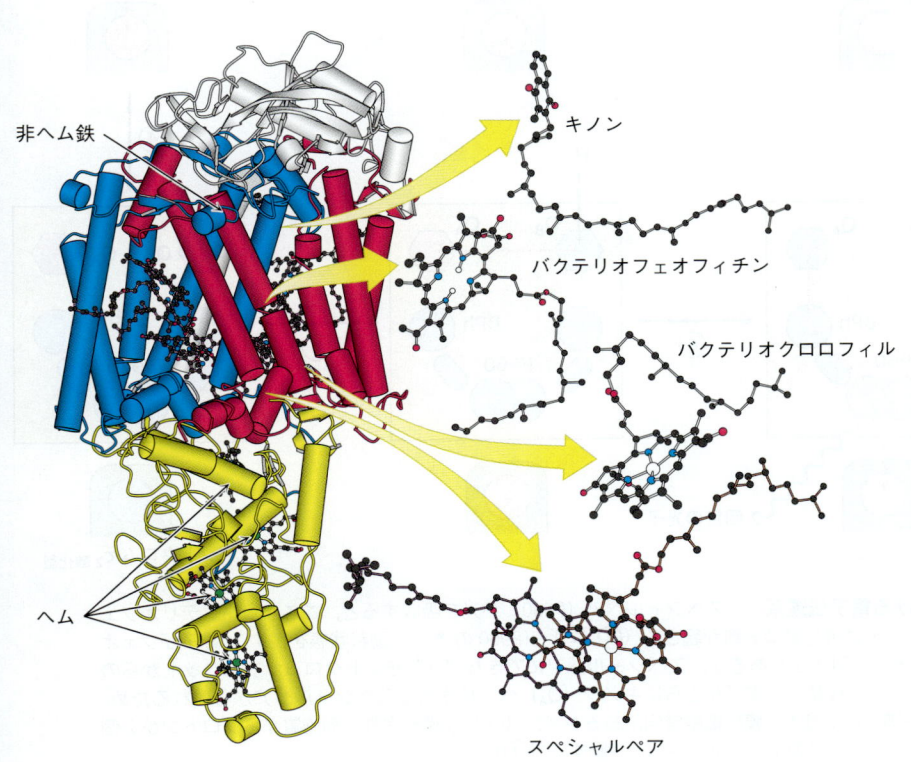

非ヘム鉄

キノン

バクテリオフェオフィチン

バクテリオクロロフィル

ヘム

スペシャルペア

図 19・9　細菌の光合成反応中心．　*Rhodopseudomonas viridis* の反応中心の中核部分は，2 本の類似したペプチド鎖 L（■）と M（■）で構成され，さらに H 鎖（□）とシトクロムサブユニット C（■）が加わる．L サブユニットと M サブユニットの大部分は膜を貫通する α ヘリックスであることに注意．また，バクテリオクロロフィルのスペシャルペアのところから始まって，結合したキノンのところまで，図の下端から上端を貫くように，電子を運ぶ補欠分子族が存在することにも注意［1PRC.pdb より］

バクテリオクロロフィル b
(BChl–b)

L サブユニットと M サブユニットは，細菌の光合成反応中心の構造において，機能上の中核部分を構成しており（図 19・9），どちらのサブユニットもよく類似しており，膜貫通ヘリックスが 5 本ある．それに対して，H サブユニットは膜貫通ヘリックスが 1 本しかなく，膜の細胞質側に存在している．また，シトクロムサブユニットは，細胞膜の外側，すなわち細胞膜と細胞壁に挟まれたペリプラズム（細胞周辺腔）とよばれる空間に面した側にある．バクテリオクロロフィル b（BChl–b）分子 4 個とバクテリオフェオフィチン b（BPh–b）分子 2 個，キノン 2 個（Q_A と Q_B），鉄(II)イオン 1 個がサブユニット L，M に結合している．

バクテリオクロロフィルはクロロフィルによく似た光受容体であるが，ピロール環がもう 1 箇所還元されている点と，吸収極大を近赤外の波長 1000 nm にまでずらす原因となるわずかな差異のある点が異なっている．また，**バクテリオフェオフィチン**（bacteriopheophytin）は，中心部にマグネシウムイオンの代わりに 2 個の水素をもつバクテリオクロロフィルである．

まず，L–M 二量体で膜のペリプラズム側に位置する BChl–b 分子対によって光が吸収され，反応が開始される．この BChl–b 分子対は，光合成の基本となる役割を担っていることから**スペシャルペア**（special pair）とよばれていて，吸収極大が 960 nm にあるため，**P960** とよばれることが多い（P は色素 pigment を表す）．スペシャルペアが光を吸収して励起されると電子の放出が起こり，それが別の BChl–b 分子を介してバクテリオフェオフィチンへと伝達される（図 19・10，段階 ①，②）．この最初の電荷分離によって $P960^+$

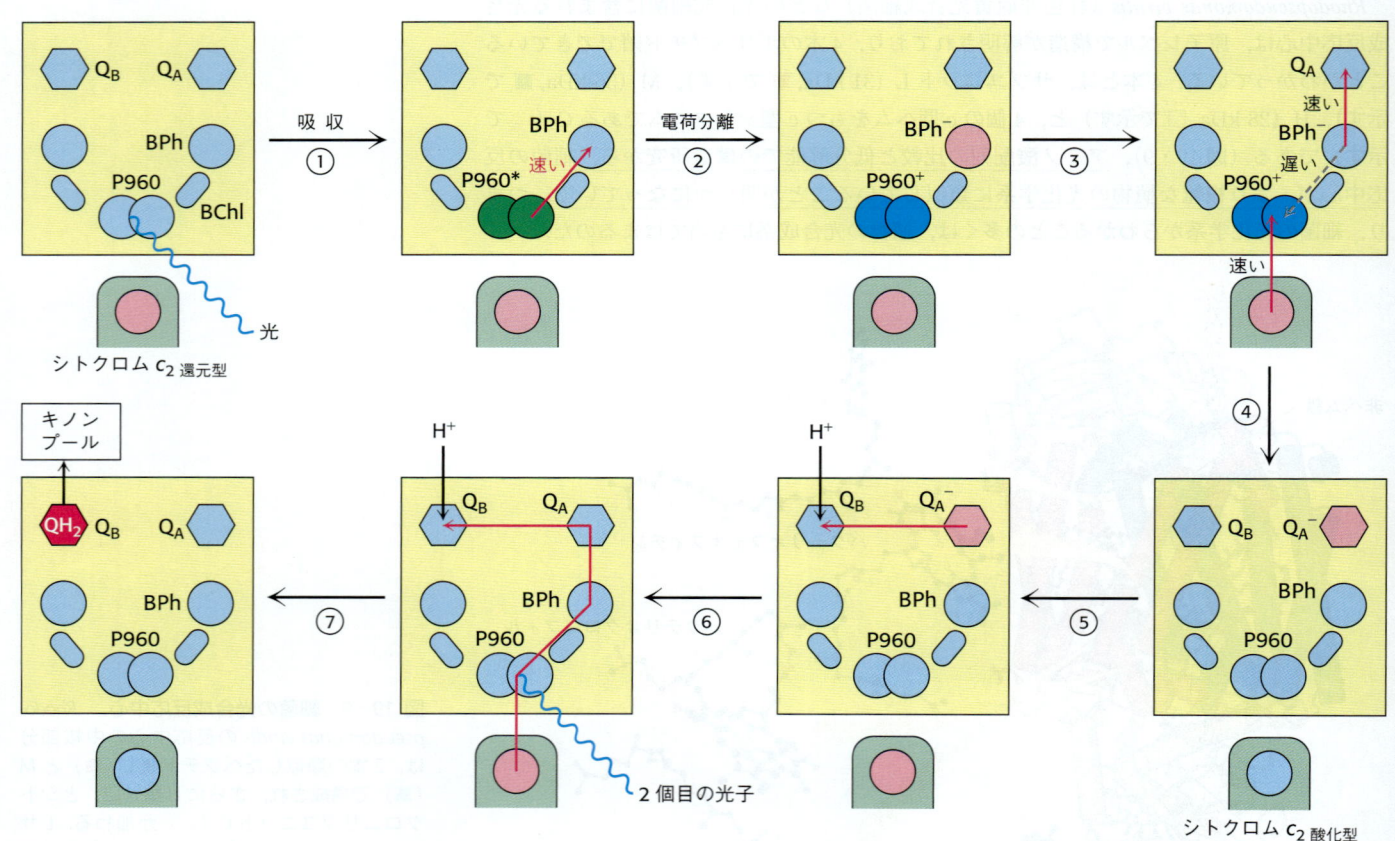

図 19・10 光合成細菌の反応中心における電子伝達系. スペシャルペア（P960）が光を吸収すると，ここからバクテリオフェオフィチン（BPh）へと電子がすぐに移動し，光誘導性電荷分離が起こる（①，②）．（P960 の * は，励起状態を表す.）電子がフェオフィチンから酸化されたスペシャルペアへと戻る可能性があるが，スペシャルペアにできた"穴"をシトクロムサブユニットからの電子がすぐに埋めるため，またフェオフィチンへ移動した電子がさらにキノン（Q_A）へと移されてスペシャルペアから離れるため，電子が戻るのを防げる（③，④）．Q_A が電子を Q_B に渡す．膜の細胞質側にあるキノン（Q_B）が還元され，細胞質からプロトンが 2 個取込まれる（⑤，⑥）．そして還元されたキノンは，膜のキノンプールへと移動する（⑦）．

と BPh⁻ が生じるが，この電子放出と伝達には 10 ピコ秒（10^{-11} 秒）もかからない．

　近くに存在する電子受容体であるキノン（Q_A）はしっかりと結合しており，電子が P960 スペシャルペアへと戻る機会を与えずに，BPh⁻ から素早く奪い取る．さらに電子は Q_A から，より緩く結合したキノン Q_B へと伝達される．ついで，2 個目の光子が吸収され，2 個目の電子がスペシャルペアからバクテリオフェオフィチンを介してキノンへと伝達され，Q_B の二電子還元反応が完了して Q が QH_2 になる．Q_B の結合部位は膜の細胞質側にあるので，2 個のプロトンは細胞質から取込まれ，細胞膜の内外にプロトン勾配をつくり出す働きをする（図 19・10，段階 ⑤，⑥，⑦）．

　高エネルギー状態にある P960⁺ と BPh⁻ には，電荷の再結合を起こす可能性，すなわち BPh⁻ の電子がスペシャルペアへと戻って，正電荷を中和する可能性がある．スペシャルペアへ戻ってしまえば，貴重な高エネルギー電子は無駄になり，吸収光のエネルギーは単に熱エネルギーに変わるだけになる．では，どのようにして電荷の再結合が妨げられているのだろうか．それは反応中心の構造に備わる二つの要因のおかげである（図 19・10，段階 ③，④）．一つは，BPh⁻ とつぎの電子受容体（Q_A）が 10 Å も離れていないため，電子がすぐに受け渡されて，スペシャルペアからさらに離れるからである．そしてもう一つは，シトクロムサブユニットのヘムの一つがスペシャルペアから 10 Å 以下の所にあるため，還元型シトクロムから電子が移されて，P960 の正電荷が中和されるからである．

電子の流れが循環し，反応中心のシトクロムを還元する

　さて，反応サイクルを完結させるには，反応中心のシトクロムサブユニットが再び電子を獲得しなければならない．そのために，シトクロムサブユニットは還元されたキノン（QH_2）から 2 個の電子を取戻す．QH_2 はまず最初に膜の Q プールに入り，そこでシトクロム bc_1 複合体によって再酸化されて Q になる．シトクロム bc_1 複合体は呼吸の電子伝達系の複合体 III とよく似ていて，QH_2 から取った電子をペリプラズム（周辺細胞腔）中の水溶性タンパク質シトクロム c_2 へと移し，その過程でプロトンをペリプラズム側へ汲み出す．ここでシトクロム c_2 にある電子が反応中心のシトクロムサブユニットへと戻る．つまり，電子の流れは循環しているのである（図 19・11）．そして，この循環過程でプロトン勾配が生じ，これを駆動力として ATP 合成酵素が働いて ATP がつくられる．

19・3　酸素発生型光合成ではプロトン勾配と NADPH が二つの光化学系によりつくられる

　緑色植物の光合成は光合成細菌より複雑で，図 19・12 に示すように，膜に結合した 2

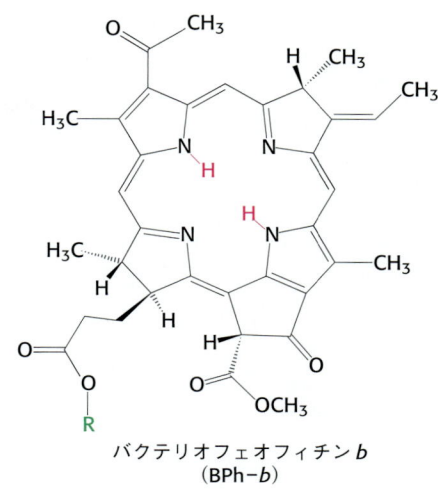

バクテリオフェオフィチン b
（BPh-b）

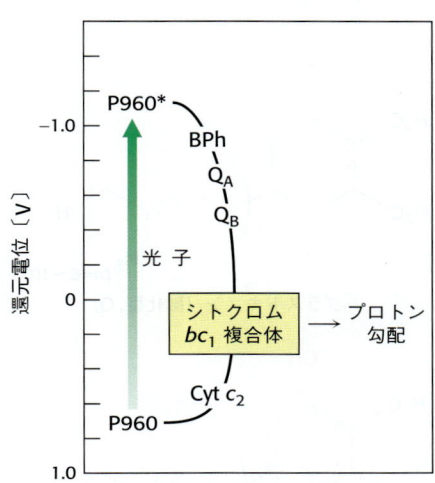

図 19・11　細菌の反応中心における循環的な電子の流れ．　励起された電子は，反応中心の P960 からバクテリオフェオフィチン（BPh），2 個のキノン分子（Q_A, Q_B），シトクロム bc_1 複合体を通り，最終的には反応中心のシトクロム c_2 へと流れる．シトクロム bc_1 複合体は電子の流れに伴ってプロトンを運び，これが ATP の形成を駆動する．

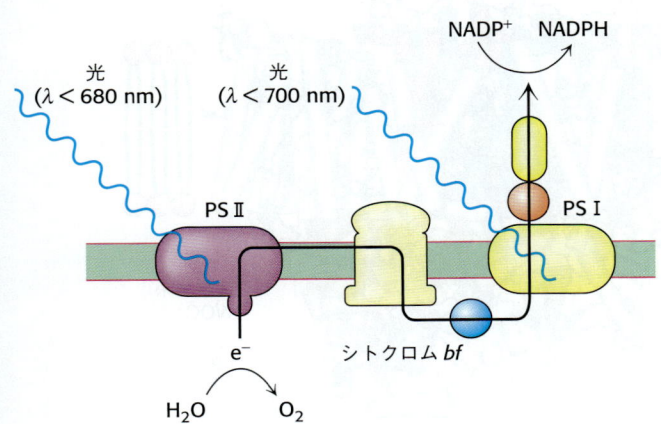

図 19・12　2 種類の光化学系．　水から NADP⁺ への電子の流れが完成するには，2 種類の光化学系（PS I と PS II）による光子の吸収が必要である．

種類の光感受性複合体, **光化学系 I** (photosystem I, PS I) と**光化学系 II** (photosystem II, PS II) によって行われる. 緑色植物と光合成細菌の光合成には類似点があり, どちらも反応中心へのエネルギー供給に光を必要とする. 反応中心にはやはりスペシャルペアがあって, 光化学系 I では P700, 光化学系 II では P680 とよばれ, いずれからも電子伝達系を利用して電子が流れる. しかし植物では電子の流れは循環せずに, ほとんどの場合, 光化学系 II から光化学系 I へと流れる.

　光化学系 I は 700 nm よりも短い波長の光に応じて働き, 光によって生じる高エネルギー電子を利用することにより, 生合成系のための還元力を, 生合成過程の駆動に幅広く使われる NADPH 分子の形でつくり出す. 1 分子の NADPH をつくるには, 光化学系 II によって 2 個の水分子からつくられた電子が使われる. 光化学系 II は 680 nm よりも短い波長の光に応じて働き, 副生物として O_2 1 分子をつくる. 電子は, 酸化的リン酸化における複合体 III によく似た膜結合性の複合体であるシトクロム *bf* を介して光化学系 II から光化学系 I へと流れる. また, シトクロム *bf* によってチラコイド膜の内外にプロトン勾配が生じ, これが ATP の合成を駆動する. つまり 2 種類の光化学系の協同によって, NADPH と ATP がつくられるのである.

光化学系 II は水からプラストキノンに電子を伝達してプロトン勾配をつくり出す

　光化学系 II は 20 個を超えるサブユニットが集まってできた巨大な膜貫通複合体で, 光を駆動力にして水からプラストキノンへの電子伝達を触媒する. この電子受容体プラストキノンは, ミトコンドリアの電子伝達系の構成要素であるユビキノンによく似ていて, 酸化型 (Q) と還元型 (QH_2, プラストキノール) を行き来する. 光化学系 II によって触媒される正味の反応は次式のようになる.

$$2\,Q + 2\,H_2O \xrightarrow{\text{光}} O_2 + 2\,QH_2$$

酸化的リン酸化では, ユビキノールから還元能力がそれより低い受容体 O_2 へと電子が流れることを思い出してほしい. QH_2 の電子は H_2O の電子よりも還元能力が高いが, 光化学系 II では, 光のギブズエネルギーを利用することによって, H_2O から Q へという熱力学的に起こりにくい方向の反応を進めることができるのである.

　この反応は, 細菌の系が触媒する "キノンを酸化型から還元型へと変換する反応" によく似ているため, 光化学系 II は細菌の反応中心にかなりよく似ている (図 19・13). 光化学系 II の中核部分は, チラコイド膜を貫通する D1 と D2 という 32 kDa のよく似た 1 対のサブユニットからできており, 細菌の反応中心の L 鎖, M 鎖によく似ている. 細菌の

プラストキノン (酸化型, Q)

プラストキノール (還元型, QH_2)

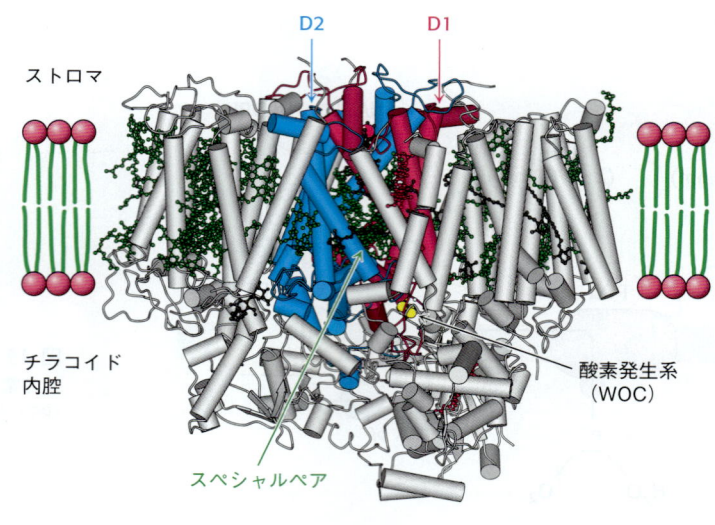

図 19・13　光化学系 II の構造.　D1, D2 サブユニットは ■ と ■ で, 結合した多数のクロロフィル分子は ● で示す. スペシャルペアと酸素発生系 (WOC; p.531 参照) が, 膜のチラコイド内腔側にあることに<u>注意</u> 〔1S5L.pdb より〕

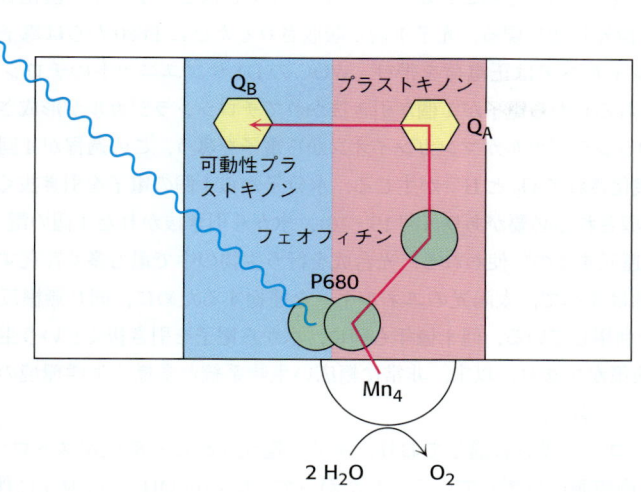

図 19・14　光化学系 II における電子の流れ.　　光の吸収によって，P680 から電子伝達系を通って可動性プラストキノンまで電子が伝達される．P680 に生じた正電荷は，WOC に結合した水分子からの電子の流れで中和される.

系と違って光化学系 II にはこのほかにも多数のサブユニットが含まれ，それに結合するクロロフィル分子も 30 個を超え，光エネルギーの吸収と反応中心への伝達の効率を高めている（§ 19・5）.

　光化学系 II の光化学反応は，D1, D2 サブユニットに結合した 1 対の特殊なクロロフィル分子の励起から始まる（図 19・14）. このスペシャルペアのクロロフィル a 分子は，波長 680 nm の光を吸収するので，P680 とよばれることが多い. 励起された P680 はすぐに電子を近くのフェオフィチンへと伝達する. 電子はまずここから，Q_A 部位に強く結合したプラストキノンへと伝達され，つぎに Q_B 部位の可動性プラストキノンへと渡される. この電子の流れは，細菌の反応中心の場合とほぼ同じである. 2 個目の電子が到着して 2 個のプロトンが取込まれると，この可動性プラストキノンは QH_2 へと還元される. この時点で，2 個の光子のエネルギーが QH_2 の還元電位として，安全かつ効率的に保存されたことになる.

　細菌の系と光化学系 II が大きく異なる点は，スペシャルペアに生じた正電荷を中和するために使われる電子がどこから供給されるかである. $P680^+$ は非常に強力な酸化剤で，**酸素発生系**（oxygen evolving system）または**水酸化複合体**（water-oxidizing complex, WOC）に結合している水分子から電子を引き抜く. WOC は**マンガン中心**（manganese center）ともよばれ，1 個のカルシウムイオンと 4 個のマンガンイオンと 4 分子の水が含まれる（図 19・15A）. 進化の過程でこの役割にマンガンが選ばれたのは，複数の酸化状態を取れること，

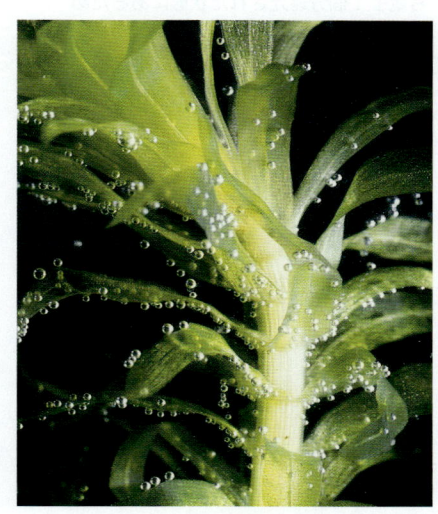

酸素の放出は，水生植物 *Elodea* が水泡を発生するのを見るとよくわかる［写真提供: Colin Milkins/Oxford Scientific Films/ゲッティイメージズ］.

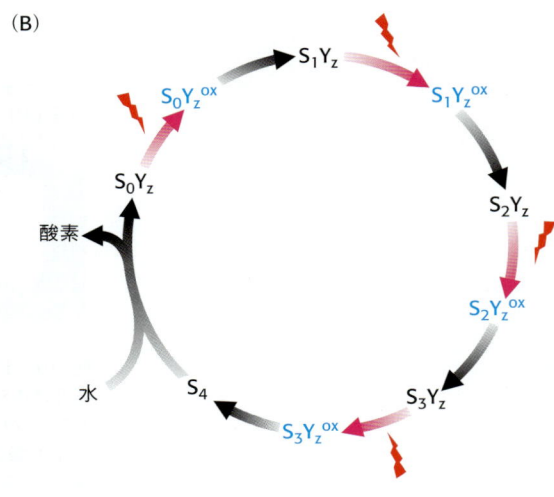

図 19・15　水酸化複合体の中核部分.　　（A）WOC の構造では，中核部分に 4 個のマンガンイオンと 1 個のカルシウムイオンがあると考えられている. 個々のマンガンイオンの原子価は，そのイオンの電荷がはっきりしないため示していない. マンガン中心が一度に電子 1 個ずつ酸化されていき，結合していた 2 個の H_2O 分子から O_2 1 分子が形成され，放出される. （B）反応中心が光子を吸収すると，チロシンラジカルが発生し（➡），これがマンガンイオンから電子を引き抜く. S_0 から S_4 という構造の名称は，それまでに引き抜かれた電子数を表している［訳注: Y_z は WOC の D1 サブユニットのチロシン残基，Y_z^{ox} はその酸化型を示す］.

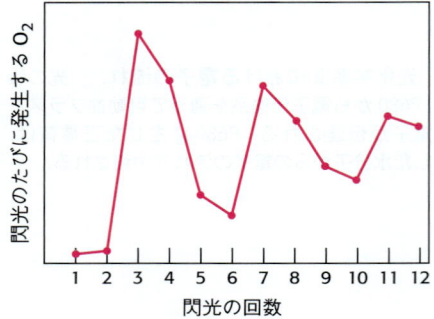

図 19・16 酸素分子 1 個が発生するには光子 4 個が必要である. 暗順応させた葉緑体に短い閃光を当てると, 光化学系 II を電子が 1 個流れる. 閃光を当てるたびに O_2 の放出を調べたところ, O_2 分子 1 個の発生に 4 回の閃光が必要なことがわかった. O_2 放出が最大になるのは, 3 回目, 7 回目, 11 回目の閃光の後である. 最初が 3 回目の理由は, 暗順応した葉緑体がはじめから S_1 状態, すなわち電子 1 個分還元された状態にあるため

酸素を含む分子種と強く結合できることが理由だろう. WOC は 2 分子の水を酸化して 1 分子の酸素をつくり, 還元状態に戻る. 光子 1 個が吸収されるたびに P680 からは電子 1 個が引き抜かれてスペシャルペアは正電荷を帯び, WOC の D1 サブユニットのチロシン残基 (しばしば Y_Z と表される) から電子が 1 個引き抜かれてチロシンラジカルが形成され (図 19・15B), このチロシンラジカルがマンガンイオンから電子を奪う. この過程が 4 回繰返される結果, H_2O が酸化されて O_2 と H^+ が生じる. 水分子から 4 個の電子を引き抜くためには, 4 個の光子が吸収される必要があり (図 19・16), 水から引き抜かれた 4 個の電子は, 2 分子の Q を QH_2 に還元するのに使われる. 光合成を行う生物の中で最も多く存在する酸素発生型の光合成生物はすべて, 太陽光のエネルギーを捕捉するために, 同じ無機反応中心とタンパク質成分を利用している. 何十億年も前に, 水から電子を引き抜くという生化学的な課題に一つの解決策が生まれ, 以来, 非常に幅広い生物系統と多様な生態環境のもとで使い続けられてきたのである.

　光化学系 II はチラコイド膜を貫通しており, キノン還元が起こる部位がストロマ側に, WOC がチラコイド内腔側に位置している. したがって, Q から QH_2 への還元に伴って 2 個のプロトンがストロマから取込まれ, 水の酸化の過程で生じる 4 個のプロトンは内腔へと放出される. このようなプロトンの取込みと放出によって, ストロマよりもチラコイド内腔のプロトンが多くなるために, チラコイド膜の内外にプロトン勾配が生じるのである (図 19・17).

シトクロム bf が光化学系 II と光化学系 I をつなげている

　電子は, **シトクロム bf** (cytochrome bf) 複合体を介して光化学系 II から光化学系 I へと流れる. この複合体が触媒することにより, 電子はプラストキノール (QH_2) から, チラコイド内腔にある小さな可溶性銅タンパク質であるプラストシアニン (Pc) へと伝達される.

$$QH_2 + 2\,Pc(Cu^{2+}) \longrightarrow Q + 2\,Pc(Cu^+) + 2\,H^+_{チラコイド内腔}$$

プラストキノールからの 2 個のプロトンはチラコイド内腔へと放出される. この反応は, 酸化的リン酸化において複合体 III が触媒する反応を思い起こさせるが, 実際に, このシトクロム bf 複合体は, ほとんどの成分が複合体 III の成分と相同である. シトクロム bf 複合体には, 2 個のヘム b をもつ 23 kDa のシトクロム, 20 kDa のリスケ型 Fe-S タンパク質 (p.496), ヘム c をもつ 33 kDa のシトクロム f, 17 kDa のポリペプチド鎖という 4 個のサブユニットがある.

　シトクロム bf 複合体は Q サイクル (図 18・12) を介してこの反応を触媒する. Q サイクルの前半では, プラストキノール (QH_2) から 1 回に電子 1 個が引き抜かれ, プラストキノン (Q) へと酸化される. プラストキノールからの電子は, Fe-S タンパク質を通じて流れ, 酸化型プラストシアニン (Pc) を還元型へと変換する.

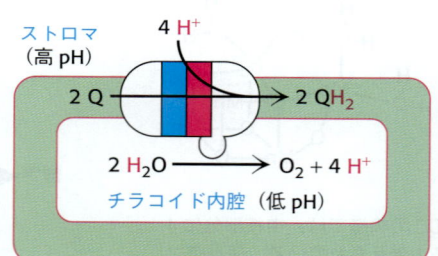

図 19・17 プロトン勾配の方向. 光化学系 II はチラコイド内腔にプロトンを放出し, ストロマからプロトンを取込む. その結果, チラコイド膜の内側にプロトンが多くなって (低 pH), 膜を挟んだ pH 勾配が生じる.

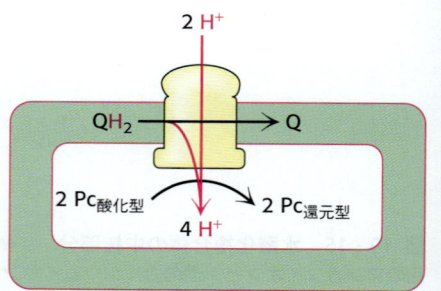

図 19・18 シトクロム bf もプロトン勾配をつくる. シトクロム bf 複合体は Q サイクルを介して QH_2 を Q へと酸化する. 1 回のサイクル当たり 4 個のプロトンがチラコイド内腔へと放出される.

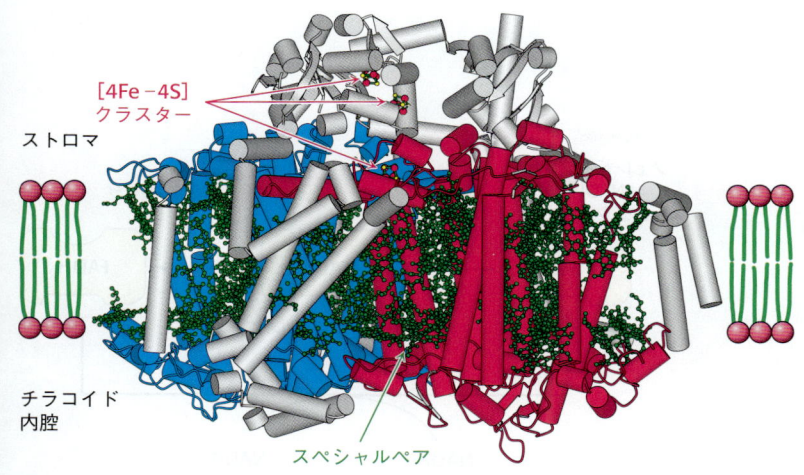

図 19・19 光化学系 I の構造. psaA サブユニットと psaB サブユニットをそれぞれ ■ と ■ で示す. ● で表した多数の結合クロロフィル分子（スペシャルペアを含む）や，ストロマからの電子の伝達を促進する鉄−硫黄クラスターに注意 [1JB0.pdb より]

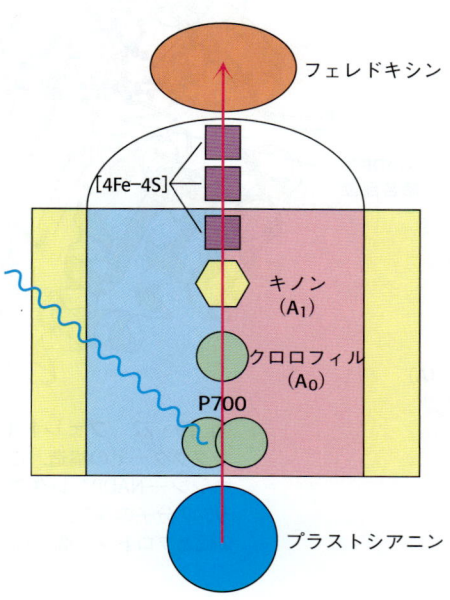

図 19・20 光化学系 I を介したフェレドキシンへの電子の流れ. 光の吸収によって P700 から電子が移動し，クロロフィル分子，キノン分子，3 個の [4Fe-4S] クラスターという電子伝達系をたどってフェレドキシンに渡される. P700 に残った正電荷は，還元型プラストシアニンからの電子伝達によって中和される.

Q サイクルの後半では，シトクロム bf が Q プール由来のプラストキノン 1 分子を還元してプラストキノールに変換して膜の片側から 2 個のプロトンを取込み，つぎにプラストキノールを再び酸化してこれらのプロトンを膜の反対側へと放出する. 酵素の配置が，ストロマからプロトンを取込んでチラコイド内腔へと放出する向きになっているため，チラコイド膜内外にプロトン勾配をつくりだすことになる（図 19・18）.

光化学系 I は，光エネルギーを使って強力な還元剤である還元型フェレドキシンを産生する

明反応の最終段階は，およそ 15 本のポリペプチド鎖と複数の関連タンパク質，補因子からなる膜貫通型複合体である光化学系 I によって触媒される（図 19・19）. この系の中心部は，よく似た 1 対のサブユニットである psaA（83 kDa，■で示す）と psaB（82 kDa，■で示す）で構成され，そこに 80 個のクロロフィル分子と他の酸化還元因子が結合している. これらのサブユニットは，光化学系 II や細菌の反応中心の中心部にあるサブユニットに比べるとかなり大きいが，類似性があり，各サブユニットの末端 40 % が，対応する光化学系 II のサブユニットと相同である. クロロフィル a 分子のスペシャルペアがその中心に存在し，700 nm を極大として光を吸収することから **P700** とよばれ，これがまず光誘導性電荷分離を開始させる（図 19・20）. 電子は P700 から A_0 のクロロフィルと A_1 のキノンを経て，ひとまとまりの [4Fe-4S] クラスターへと伝達される. つぎの段階で，電子は，4 個のシステイン残基に配位した 1 個の [2Fe-2S] クラスターをもつ水溶性タンパク質であるフェレドキシン（Fd）へと渡される（図 19・21）. そして，電子は Fd から $NADP^+$ へと伝達される. 一方，$P700^+$ は光化学系 II で生じた還元型プラストシアニンから電子を得てもとの P700 に戻るため，再び励起できるようになる. したがって，光化学系 I が触媒する正味の反応は，単純な一電子酸化還元反応である.

$$Pc(Cu^+) + Fd_{酸化型} \xrightarrow{光} Pc(Cu^{2+}) + Fd_{還元型}$$

プラストシアニンとフェレドキシンの還元電位がそれぞれ +0.37 V と −0.45 V であることから，この反応の標準反応ギブズエネルギーは +79.1 kJ mol^{-1}（+18.9 kcal mol^{-1}）になる. そのためにこの反応は進みにくいが，171 kJ mol^{-1}（40.9 kcal mol^{-1}）のエネルギーをもつ 700 nm の光子 1 個を吸収することによって駆動される.

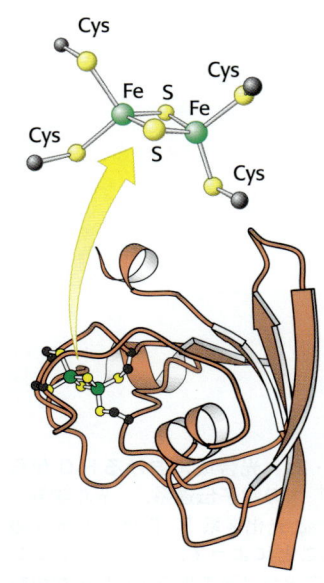

図 19・21 フェレドキシンの構造. 植物のフェレドキシンには，[2Fe-2S] クラスターが含まれる. フェレドキシンは光化学系 I から電子を受け取り，フェレドキシン — NADP$^+$ レダクターゼへと伝える [1FXA.pdb より].

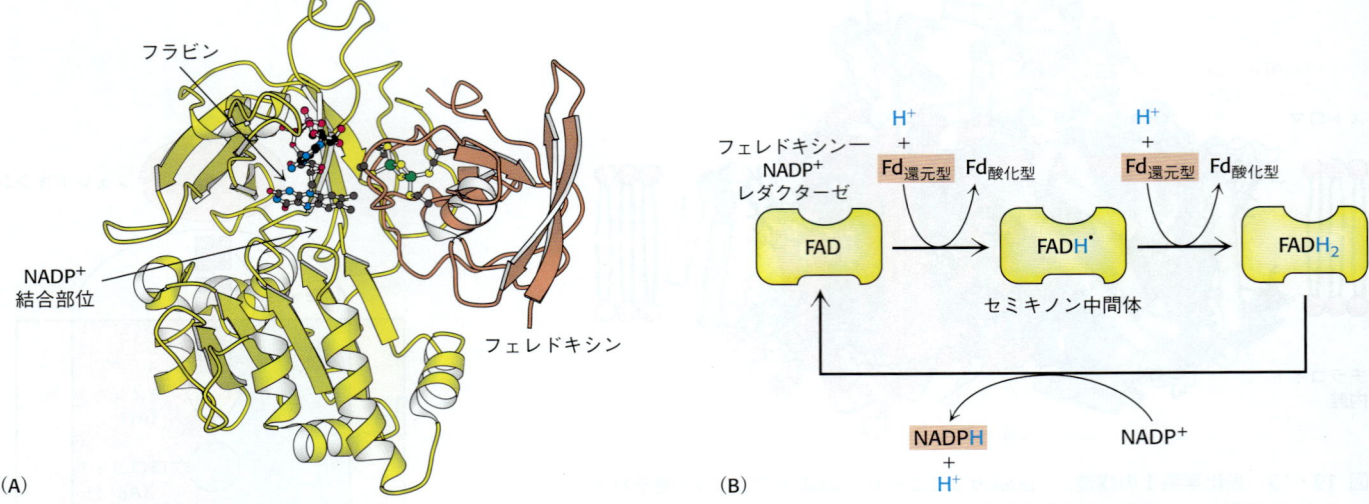

(A)

(B)

図 19・22　フェレドキシン—NADP⁺ レダクターゼの構造と機能．（A）フェレドキシン—NADP⁺ レダクターゼの構造．この酵素はフェレドキシン（■）から一度に 1 個ずつ電子を受け取る．（B）フェレドキシン—NADP⁺ レダクターゼは，まず光化学系 I で生じた電子 2 個と内腔からのプロトン 2 個を受け取り，2 分子の還元型フェレドキシン（Fd）をつくり，つぎにこれを使って FADH₂ をつくる．これから電子 2 個とプロトン 1 個が NADP⁺ へと渡され，ストロマで NADPH が形成される〔1EWY.pdb より〕．

フェレドキシン—NADP⁺ レダクターゼは，NADP⁺ を NADPH に変換する

　光化学系 I で生じる還元型フェレドキシンは強力な還元剤で，N_2 を固定して NH_3 にする反応をはじめ，さまざまな反応において電子の供給源として利用される（§24・1）．しかし，還元に使える電子が 1 個しかないこともあって，多くの反応の駆動力として有用ではない．これに対して NADPH は電子 2 個をもつ還元剤であり，カルビン回路（第 20 章）などの生合成経路において幅広く利用されている．では，還元型フェレドキシンはどのようにして NADP⁺ を NADPH へと還元するのだろうか．この反応を触媒するのは，補欠分子族として FAD をもつフラビンタンパク質の一種フェレドキシン—NADP⁺ レダクターゼ（ferredoxin—NADP⁺ reductase）である（図 19・22A）．この酵素に結合している FAD は，還元型フェレドキシン 2 分子から 2 個の電子と 2 個のプロトンを受け取り，FADH₂ となる（図 19・22B）．つぎにこの酵素は，NADP⁺ にヒドリドイオン（H⁻）を渡して NADPH とする．この反応は膜のストロマ側で起こるので，NADP⁺ の還元に伴うプロトン取込みは，さらにチラコイド膜内外のプロトン勾配を増大させる．

図 19・23　光合成における H_2O から NADP⁺ への電子伝達系．　光化学系 II（P680）と光化学系 I（P700）が光を吸収することによって，このようなエンダーゴニック（吸エルゴン）反応が可能になる．略号: Ph，フェオフィチン; Q_A と Q_B，プラストキノン; Pc，プラストシアニン; A_0 と A_1，P700⁺ からの電子の受容体; Fd，フェレドキシン; WOC，水酸化複合体（酸素発生系）

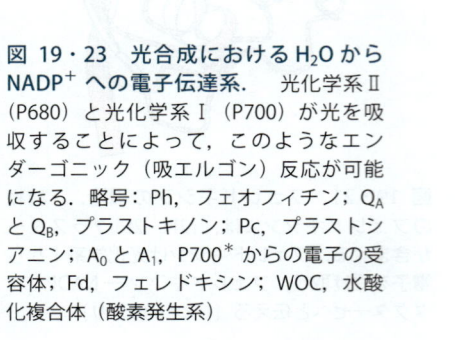

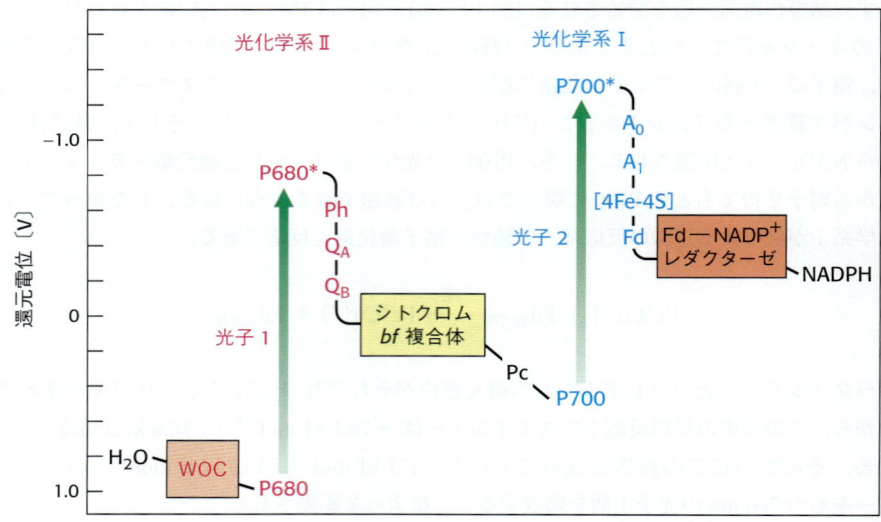

光化学系 I と光化学系 II の協調によって，H_2O から $NADP^+$ への電子の流れがつくられる．電子が流れるこの経路は，P680 から P700* までの成分を酸化還元電位に従って並べると Z の形になるために（図 19・23），**光合成の Z 模式**（Z scheme of photosynthesis）とよばれている．

19・4 チラコイド膜を隔てたプロトン勾配が ATP 合成を駆動する

1966 年に André Jagendorf は，チラコイド膜を挟んで人工的に pH 勾配をつくると，葉緑体は暗所でも ATP を合成できることを明らかにした．葉緑体をまず pH 4 の緩衝液中に数時間おいた後，ADP と P_i を含む pH 8 の緩衝液と急速に混合すると，チラコイド内腔の pH は 4 のままだが，ストロマの pH は急激に 8 へと上昇し，一時的な pH 勾配がつくられた．そして，このチラコイド膜内外にできた pH 勾配が消失するのに伴って，ATP が一気に合成された（図 19・24）．この巧みな実験は，ATP の合成がプロトン駆動力によって起こるという Peter Mitchell の仮説を裏付けるはじめての明快な実験の一つとなった（§ 18・4）．

葉緑体での ATP 合成の原理はミトコンドリアの場合とほぼ同じで，光リン酸化でも酸化的リン酸化でもプロトン駆動力によって ATP が合成される．ここまでに，光の誘導によって光化学系 II と I，それにシトクロム bf 複合体を介して電子が伝達されるしくみを説明してきた．この伝達過程のさまざまな段階で，プロトンがチラコイド内腔へ放出され，あるいはストロマから取込まれ，プロトン勾配が形成される．チラコイド膜は本質的にプロトンを透過しないので，このように形成された勾配はそのまま保たれる．そのため，チラコイド内腔は非常に強い酸性で pH は 4 近くになり，光によってつくられた膜内外の pH 勾配はほぼ 3.5 pH 単位に達するのである．§ 18・4 で述べたように，プロトン勾配がもつエネルギーは**プロトン駆動力**（proton-motive force, Δp）とよばれ，電荷勾配と化学勾配という 2 種類の成分の和で表される．葉緑体では，Δp の大部分が pH 勾配によるものだが，ミトコンドリアでは膜電位によるものの方が大きい．この違いは，チラコイド膜が Cl^- と Mg^{2+} を非常に通過させやすいことによる．光によって生じるチラコイド内腔への H^+ の取込みに伴い，同じ方向への Cl^- の取込み，あるいは，逆方向への Mg^{2+} の放出（H^+ 2 個につき Mg^{2+} 1 個）が起こるために電気的中性が保たれ，膜電位が発生しないのである．また，ストロマへの Mg^{2+} の放出は，カルビン回路の調節に役割を果たす（§ 20・2）．ちなみに，チラコイド膜を挟んだ 3.5 単位の pH 勾配は，プロトン駆動力にすると 0.20 V，ΔG にすると $-20.0 \text{ kJ mol}^{-1}$（$-4.8 \text{ kcal mol}^{-1}$）に相当する．

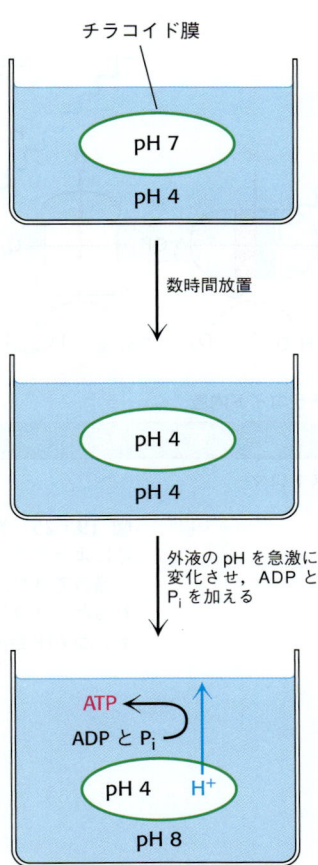

図 19・24 Jagendorf の実験. 人工的に pH 勾配をつくると葉緑体は ATP を合成する.

葉緑体の ATP 合成酵素はミトコンドリアや細菌の ATP 合成酵素によく似ている

明反応で生じるプロトン駆動力は，葉緑体の **ATP 合成酵素**（ATP synthase）によって ATP へと変換される．この ATP 合成酵素は **$CF_o \cdot CF_1$ 複合体**（CF_o–CF_1 complex）ともよばれ〔C は葉緑体（chloroplast）を，F は因子（factor）を意味する〕，ミトコンドリアの F_oF_1–ATP アーゼ（§ 18・4）によく似ている．CF_o はプロトンをチラコイド膜越しに輸送し，CF_1 は ADP と P_i からの ATP 産生を触媒する．

チラコイド膜に埋まった CF_o は，I（17 kDa），II（16.5 kDa），III（8 kDa），IV（27 kDa）という 4 種類のポリペプチド鎖から構成されており，その量比は 1:2:10〜14:1 と推定されている．サブユニット I と II はミトコンドリア F_o のサブユニット b と配列がよく似ている．また，サブユニット III はミトコンドリア F_oF_1–ATP アーゼのサブユニット c に相当し，IV はサブユニット a に配列が似ている．ATP 合成の場である CF_1 のサブユニット構成は $\alpha_3\beta_3\gamma\delta\varepsilon$ で，ミトコンドリア ATP 合成酵素の F_1 サブユニットと同様，β サブユニットに触媒部位が含まれる．植物界と動物界が分かれてから約 10 億年も経っているのに，トウモロコシの葉緑体 ATP 合成酵素の β サブユニットとヒトの ATP 合成酵素の β サブユニットのアミノ酸配列が 60 % 以上同じであることは注目に値する．

注意しておきたいのは，$CF_o \cdot CF_1$ の膜内での向きがミトコンドリアの ATP 合成酵素と

光合成

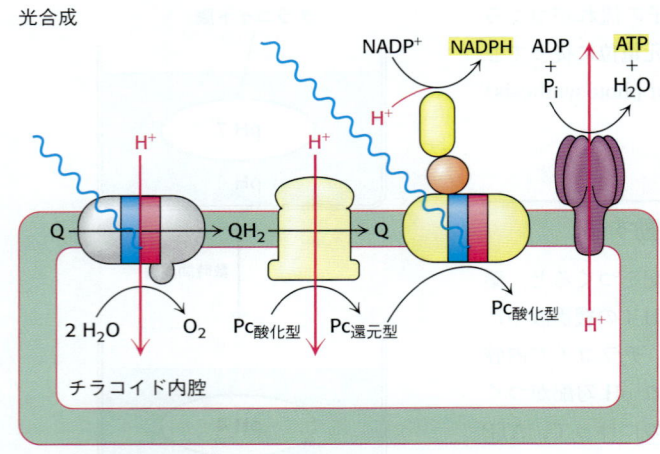

酸化的リン酸化

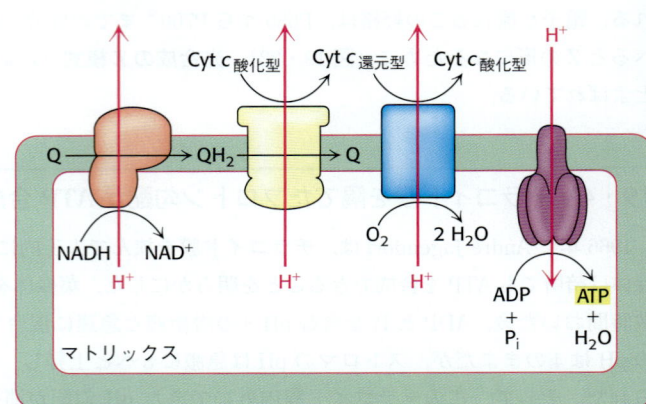

図 19・25　光合成と酸化的リン酸化の比較.　光合成では，光によってひき起こされた電子伝達によってプロトンがチラコイド内腔へと取込まれる．過剰なプロトンは内腔から ATP 合成酵素を通って外へ流れ，ストロマで ATP が合成される．酸化的リン酸化では，電子伝達系を電子が流れると，プロトンがミトコンドリアマトリックスから外へと汲み出される．膜間腔から過剰なプロトンが ATP 合成酵素を通ってマトリックスへと流れ込み，ATP がマトリックスで合成される．

は逆になっている点である（図 19・25）．しかし，二つの合成酵素が作用する方向は同じなので，プロトンは ATP 合成酵素を通って，チラコイド内腔から ATP 合成の場であるストロマへ，あるいは，マトリックスへと流れる．CF_1 はチラコイド膜のストロマ側表面にあるので，新たに合成された ATP は直接ストロマ内へと放出されるのである．同様に，光化学系 I によってつくられた NADPH もストロマ内へと放出される．こうして，<u>光合成の明反応の産物である ATP と NADPH は，続いて起こる暗反応で CO_2 から糖質をつくるのに使いやすい場所へと送られる</u>．

葉緑体の ATP 合成酵素の活性は調節されている

　ATP 合成酵素の活性は，葉緑体の酸化還元状態に鋭敏に反応する．活性が最大になるには，γサブユニットにある特定のジスルフィド結合が還元されて 2 個のシステインになる必要がある．このための還元剤は還元型チオレドキシンで，光化学系 I で生じたフェレドキシンから，鉄–硫黄含有酵素であるフェレドキシン—チオレドキシンレダクターゼの働きでつくられる．

$$2×還元型フェレドキシン ＋ チオレドキシンジスルフィド \underset{\text{フェレドキシン—チオレドキシンレダクターゼ}}{\rightleftharpoons} 2×酸化型フェレドキシン ＋ 還元型チオレドキシン ＋ 2H^+$$

　εサブユニットの立体構造の変化も ATP 合成酵素の調節に役立っているらしい．εサブユニットには 2 通りの立体構造があり，一方の構造は合成酵素による ATP の加水分解を阻害するが，プロトン駆動力が上昇したときに生じるもう一方の立体構造では ATP 合成が可能になり，γサブユニットのジスルフィド結合の還元が促進される．つまり，合成酵素の活性が最大になるのは，生合成のための還元力とプロトン勾配の両方が得られるときである．第 20 章で説明するが，酸化還元の調節は光合成における炭素代謝にも重要である．

光化学系 I を介した循環的電子伝達では，NADPH の代わりに ATP が生産される

　NADPH を産生するための電子の供給源がほかにもある場合（§20・3），$NADP^+$ に対する NADPH の比が非常に高くなり，還元型フェレドキシンから電子を受け取る $NADP^+$ が無くなってしまうことがある．このようなときには，大きな特異的タンパク質複合体の働きで電子が循環するように流れ，ATP 合成を駆動する．光化学系 I の反応中心 P700 か

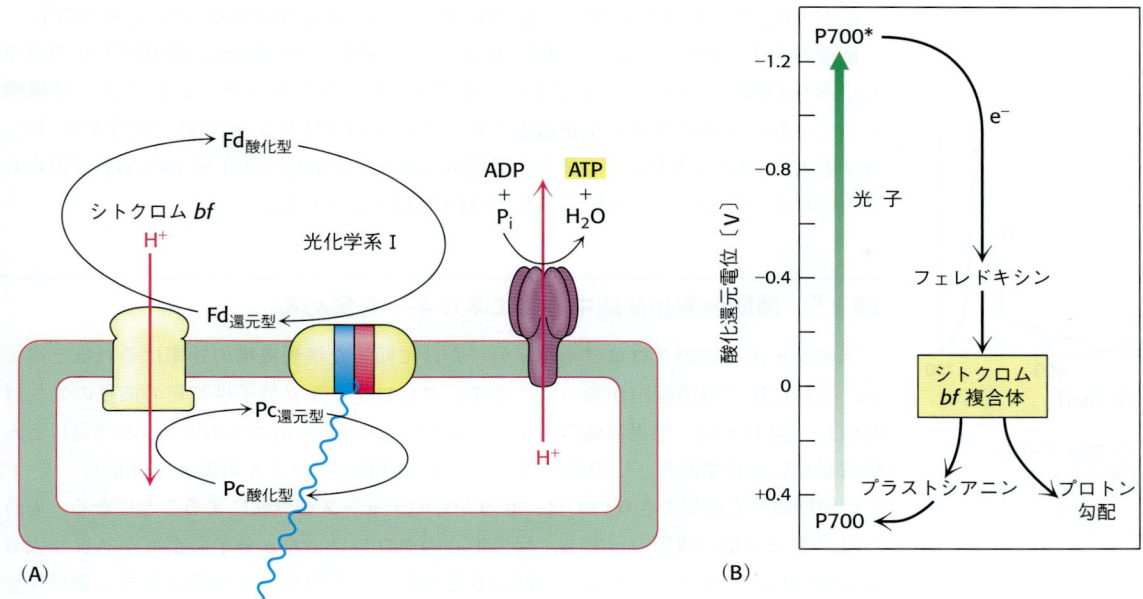

図 19・26　循環的光リン酸化.　(A) この経路では，還元型フェレドキシンからの電子がフェレドキシン ― NADP$^+$ レダクターゼではなくてシトクロム *bf* 複合体へと伝達される．シトクロム *bf* 複合体を介した電子の流れによって，チラコイド内腔へとプロトンが汲み入れられる．このプロトンが ATP 合成酵素を通って流れ，ATP が合成される．この経路では NADPH も O$_2$ も発生しない．(B) エネルギー面から見た循環的光リン酸化の模式図．Fd: フェレドキシン，Pc: プラストシアニン

らの電子により還元型フェレドキシンがつくられ，この還元型フェレドキシンの電子が，NADP$^+$ ではなくてシトクロム *bf* 複合体へと伝達され，チラコイド内腔へ戻ってプラストシアニンを還元する．そして，このプラストシアニンが P700$^+$ によって再び酸化されて反応回路が完結するのである．このような環状の電子の流れ全体の帰結は，シトクロム *bf* 複合体によるプロトンの取込みということになり，こうして生じたプロトン勾配が ATP 合成の原動力となる．この過程は**循環的光リン酸化**（cyclic photophosphorylation）とよばれ，NADPH の生成を伴わずに ATP が生産される（図 19・26）．また，循環的光リン酸化には光化学系 II が関わっていないので，H$_2$O から O$_2$ が生成されることはない．

光子 8 個の吸収によって O$_2$ 1 分子，NADPH 2 分子，ATP 3 分子が生成される

　さて，そろそろ明反応の正味の反応を化学量論的に見積もってみよう．光化学系 II による光子 4 個の吸収によって O$_2$ 1 分子が生じ，チラコイド内腔にプロトン 4 個が放出される．シトクロム *bf* 複合体の Q サイクルによってプラストキノール 2 分子が酸化され，チラコイド内腔にプロトン 8 個が放出される．最後に，さらに光子 4 個が吸収されることによって，還元型プラストシアニン 4 分子の電子がフェレドキシンへと運ばれる．こうして還元型フェレドキシン 4 分子から 2 分子の NADPH が生じる．したがって正味の反応は以下のようになる．

$$2\,H_2O + 2\,NADP^+ + 10\,H^+_{ストロマ} \longrightarrow O_2 + 2\,NADPH + 12\,H^+_{内腔}$$

内腔へ放出された 12 個のプロトンは，ATP 合成酵素を介してもとに戻る．CF$_o$ にサブユニット III が 12 個あるとすると，CF$_1$ を 1 回フル回転させるには，12 個のプロトンが CF$_o$ を通過する必要があることになる．CF$_1$ の 1 回の回転で，ATP は 3 分子つくられるので，プロトン 12 個につき ATP 3 分子という比率になり，正味の反応はつぎのようになる．

$$2\,H_2O + 2\,NADP^+ + 10\,H^+_{ストロマ} \longrightarrow O_2 + 2\,NADPH + 12\,H^+_{内腔}$$
$$\underline{3\,ADP^{3-} + 3\,P_i^{2-} + 3\,H^+ + 12\,H^+_{内腔} \longrightarrow 3\,ATP^{4-} + 3\,H_2O + 12\,H^+_{ストロマ}}$$
$$2\,NADP^+ + 3\,ADP^{3-} + 3\,P_i^{2-} + H^+ \longrightarrow O_2 + 2\,NADPH + 3\,ATP^{4-} + H_2O$$

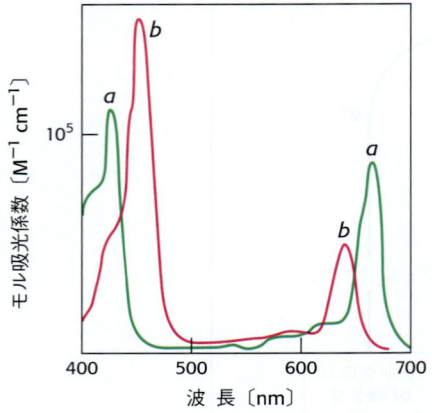

図 19・27　クロロフィル a と b の吸収スペクトル.

このように，3 分子の ATP をつくるには，8 個の光子が必要である（2.7 光子/ATP）.

循環的光リン酸化は，ATP 合成の面において，循環しない光合成（Z 模式）よりもう少し生産性が高い．光化学系 I によって光子 4 個が吸収されると，シトクロム *bf* 機構によって内腔に 8 個のプロトンが放出され，これらのプロトンが ATP 合成酵素を流れ，2 分子の ATP が合成される．つまり，吸収された光子 2 個につき 1 分子の ATP が得られることになる．そして，この場合には，NADPH は生産されない.

19・5　補助色素が反応中心にエネルギーを集める

スペシャルペアのクロロフィル a 分子だけに頼った集光機構の効率はそれほど高くない．それには二つの理由があって，まず，クロロフィル a 分子は特定の波長の光だけを吸収し（図 19・6），可視領域のちょうど中央付近の 450 nm から 650 nm の光はほとんど吸収しないからである．この部分はちょうど太陽光スペクトルの最大部分に当たるので，この領域の光を吸収できないのは，せっかくのチャンスを無駄にすることになる．もう一つは，雲一つない晴天の日でも，反応中心のクロロフィル a 分子の密度があまり大きくないために，クロロフィル a が吸収できる波長の多くの光子が吸収されずに葉緑体を通過してしまうからである．そこで，補助色素，すなわちスペシャルペア以外のクロロフィルやクロロフィル以外の色素，が反応中心に強く結合している．これらの色素は，光を吸収し，そのエネルギーを化学エネルギーへ変換するために反応中心へと集める役割をしている．このように，補助色素は，反応中心が怠けてしまうのを防いでいるのだ.

クロロフィル b（chlorophyll *b*）と**カロテノイド**（carotenoid）は，反応中心にエネルギーを集める重要な補助色素である．クロロフィル b は，メチル基の代わりにホルミル基をもつ点がクロロフィル a と異なっていて，このわずかな違いのために，2 個の吸収極大が可視領域中央側へとずれている．クロロフィル b は，特に 450〜500 nm の波長の光を効率よく吸収する（図 19・27）.

カロテノイドは長く伸びたポリエンで，これも 400〜500 nm の光を吸収する．果実や花の黄色，赤色の多くはカロテノイドによるもので，葉が秋に美しく色付くのは，クロロフィル分子が分解されてカロテノイドが目につくようになるからである．また，トマトは特にリコペンが豊富に含まれているのが赤さの理由であり，ニンジンやカボチャのオレンジ色は大量に含まれる β-カロテンのためである.

クロロフィル b

リコペン

β-カロテン

カロテノイドは，反応中心へとエネルギー転移をする以外に，保護機能も果たしている．強い太陽光によってひき起こされる有害な光化学反応，特に酸素が関わる有害反応を抑制しているのである．この保護機能が特に重要になるのは，主要な色素のクロロフィルが分解されて光エネルギーを吸収できなくなる秋だろう．カロテノイドを失った植物は，光と酸素に触れることによってすぐに枯れてしまう.

エネルギーは最初に吸収された場所から，

共鳴エネルギー転移によって反応中心へと運ばれる

エネルギーはどのようにして，補助色素から反応中心へと集められるのだろうか．光子

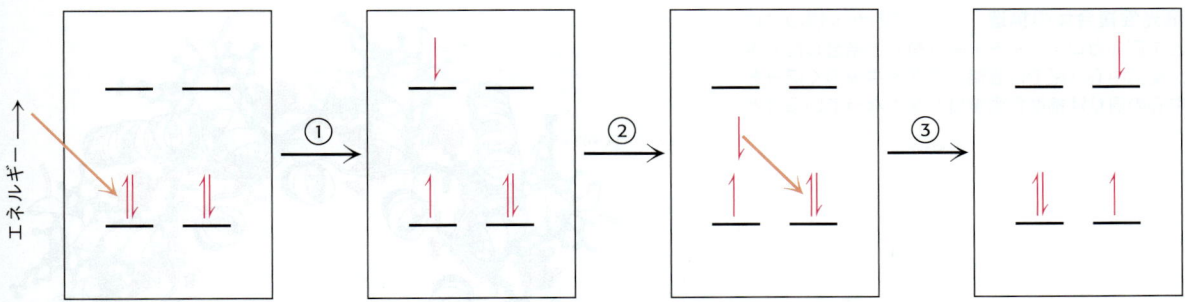

図 19・28 共鳴エネルギー転移. ① 電子は，適切な波長の電磁放射線のエネルギーを受け取って，エネルギーの高い状態に遷移する. ② この励起電子が低いエネルギー状態に戻るときに，吸収したエネルギーが放出される. ③ この放出エネルギーを近くにある分子の電子が吸収すると，今度はこの電子が高エネルギー状態に遷移する.

の吸収が，必ず電子の励起と伝達をひき起こすわけではない. より一般的には，励起エネルギーは空間を介した電磁相互作用によって，ある分子から近くの分子へと移動するのである（図 19・28）. この現象は**共鳴エネルギー転移**（resonance energy transfer）とよばれ，その速度はエネルギーを供与する分子と受容する分子の距離に大きく左右される. 供与分子と受容分子との距離が 2 倍になると，エネルギー転移速度は通常 2^6 分の 1 すなわち 64 分の 1 になる. エネルギー保存の法則により，エネルギー転移は，励起状態の供与分子からエネルギー準位がそれ以下の受容分子へという方向に限られる. クロロフィル分子のスペシャルペアは，単一のクロロフィル分子よりも励起状態のエネルギーが低いため，反応中心は他の分子から伝えられたエネルギーを捕獲できる.

　補助色素と反応中心は，構造的にどのように関係しているのだろう. 反応中心は，補助色素が集まってできた多数の**集光性複合体**（light-harvesting complex）で完全に囲まれている（図 19・29）. 集光性複合体 II（LHC-II）の 26 kDa のサブユニットは，葉緑体に最も多く含まれる膜タンパク質で，7 個のクロロフィル a 分子，6 個のクロロフィル b 分子，2 個のカロテノイド分子が結合している. また，同様の集光性複合体は光合成細菌にも存在している（図 19・30）.

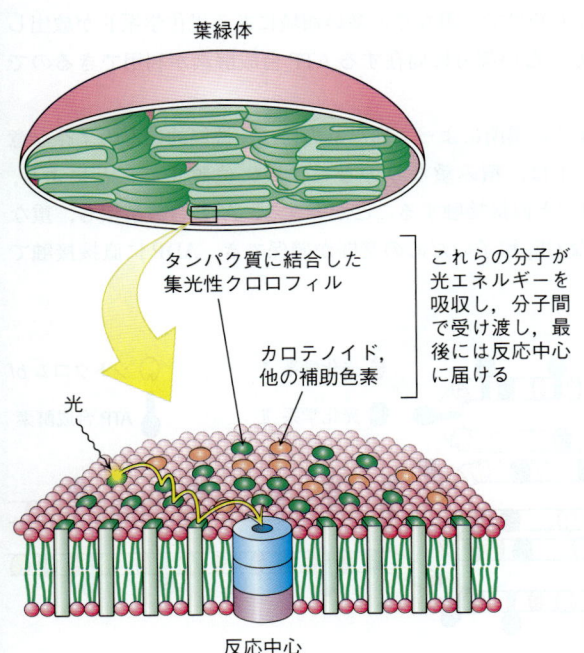

ここで起こる光化学反応によって光子のもつエネルギーが変換されて電荷分離が起こり，電子伝達が始まる

図 19・29 補助色素から反応中心へのエネルギー転移. 補助クロロフィルや他の色素が吸収した光エネルギーは，共鳴エネルギー転移によって反応中心へと移動でき（　　　），そこで光誘導性電荷分離をひき起こす〔出典: D.L. Nelson, M.M. Cox, "Lehninger Principles of Biochemistry," 5th Ed., Fig.19.52, W.H. Freeman and Company（2008）〕.

図 19・30 **細菌の集光性複合体の構造.** それぞれが 3 個のクロ
ロフィル分子（●）と 1 個のカロテノイド分子（●）と結合した 8 本
のポリペプチド鎖が，反応中心（図では省略）のある中央のくぼみを
取巻いている．反応中心の周りは補助色素濃度が高くなっていること
に注意〔1LGH.pdb より〕

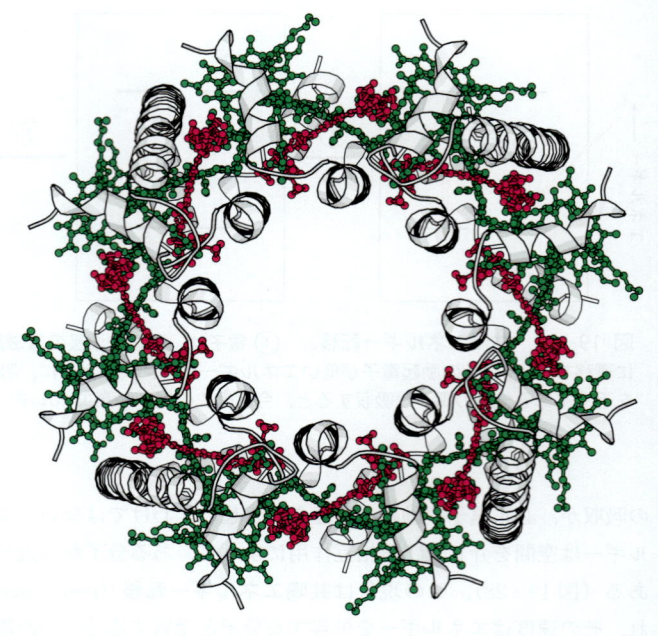

光合成に関わる細胞成分は高度に組織化されている

　光合成の複雑さは，ここまでに説明してきたような反応に関わる種々の成分同士の複雑
な相互作用だけでなく，チラコイド膜内での成分の配置にも現れている．多くの植物のチ
ラコイド膜は，積み重なった（押しつぶされている）領域と，積み重なっていない（押し
つぶされていない）領域とに分かれている（図 19・2，図 19・3 参照）．積み重ねること
によって，限られた葉緑体の体積に収まるチラコイド膜の量を増やすことができる．ま
た，どちらの領域も共通のチラコイド内腔を囲んでいるが，ストロマと直接接触している
のは積み重なりの少ない領域だけである．積み重なりのある領域とない領域では，光合成
に関わる成分の構成が異なっており（図 19・31），光化学系 I と ATP 合成酵素の大部分
は積み重なりのない領域のみに，光化学系 II のほとんどは積み重なりの多い領域に存在し
ている．一方，シトクロム *bf* 複合体は両方に存在する．また，プラストキノンとプラス
トシアニンは，チラコイド膜の異なる領域にある複合体の間を移動しながら電子を運搬す
る．チラコイド内腔が共通であるおかげで，重なりの多い領域にある光化学系 II が放出し
たプロトンを，遠く離れた重なりのない部分に局在する ATP 合成酵素が利用できるので
ある．

　チラコイド膜系の性質がこのように場所によって異なるのには，機能的にどのような意
味があるのだろうか．光化学系 I は，積み重なりのない領域に位置することにより，
$NADP^+$ を還元するためにストロマと直接接触することができる．ATP 合成酵素も，重な
りのない領域にあるために大きな CF_1 粒子のための空間が確保でき，ADP に直接接触で

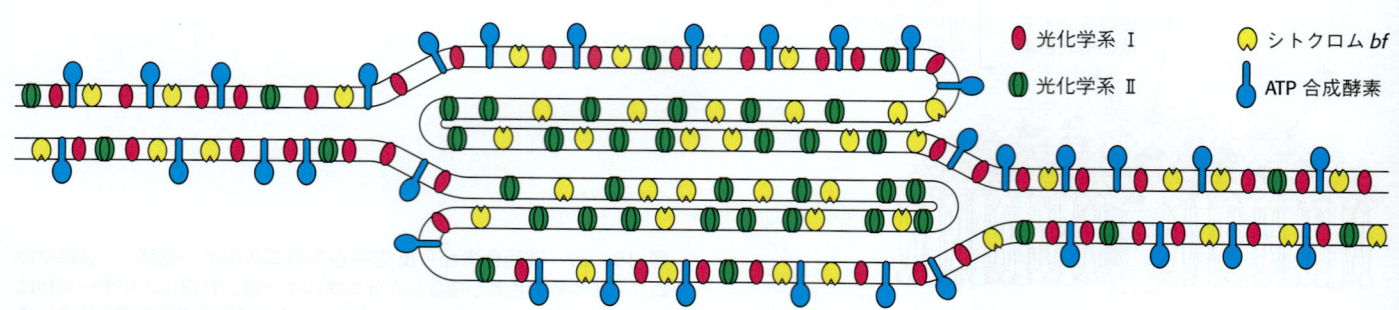

凡例:
● 光化学系 I　　🟡 シトクロム *bf*
● 光化学系 II　　🔵 ATP 合成酵素

図 19・31 **光合成に関わる成分の配置.** 光合成を行う集合体の分布は，チラコイド膜の積み重なりの多い（押しつぶされている）
部分と積み重なりの少ない（押しつぶされていない）部分で異なっている〔提供: Dr. Jan M. Anderson, Dr. Bertil Andersson〕.

きるようになる．これに対して光化学系IIは，押しつぶされた狭い領域にあってもまった
く構わない．というのは，光化学系IIが関係するのは，小さくて極性のある電子供与体
（H_2O）ときわめて脂溶性の高い電子伝達体（プラストキノン）だからである．

多くの除草剤は光合成の明反応を阻害する

　市販の除草剤には，光化学系IIあるいは光化学系Iの働きを阻害して雑草を枯らすもの
が多い．光化学系IIの阻害剤は電子の流れを妨げ，光化学系Iの阻害剤は系の最終過程か
ら電子を他へとそらしてしまう．光化学系IIの阻害剤には**ジウロン**（diuron）のような尿
素誘導体や**アトラジン**（atrazine）のようなトリアジン誘導体がある．これらの化合物は
光化学系IIのD1サブユニットのQ_B部位に結合して，プラストキノール（QH_2）の形成
を阻害する．

　パラコート（$1,1'$-ジメチル-$4,4'$-ビピリジニウム）は光化学系Iの阻害剤である．ジカ
チオンであるパラコートは，光化学系Iから電子を受け取ってラジカルになる．このラジ
カルがO_2と反応して産生されたスーパーオキシド（超酸化物イオン）ラジカル（$O_2^{-\cdot}$）
やヒドロキシルラジカル（$^{\cdot}OH$）などの活性酸素種が膜脂質の二重結合をはじめとする多
くの生体分子と反応して，膜に損傷を与えるのである．

ジウロン

アトラジン

19・6　光を化学エネルギーに変換する能力は非常に古くから存在する

　光エネルギーを化学エネルギーに変換する能力は，生物進化のうえでとてつもな
く大きな利点があった．地質学的証拠から，酸素発生型の光合成が重要になった
のはおよそ20億年前と考えられているが，酸素非発生型の光合成系はさらにもっと古く，
地球生命の35億年という歴史のより早い時期に出現した（表19・1）．紅色非硫黄細菌
Rhodopseudomonas viridis の光合成機構は，酸素発生型の光合成機構と大部分が共通で，
しかも明らかに酸素発生型よりも古くから存在する．*Chlorobium thiosulfatophilum* のよう
な緑色硫黄細菌が行う光合成反応の出現時期も酸素発生型光合成より早いが，紅色非硫黄
細菌の光合成系以上に酸素発生型に似ており，下式のように，H_2Sなどの還元型硫黄化合
物が光合成反応全体としての電子供与体となる．

$$CO_2 + 2\,H_2S \xrightarrow{\text{光}} (CH_2O) + 2\,S + H_2O$$

　そうはいっても，光合成は生命の誕生後すぐに出現したわけではない．アーキアの仲間
に光合成が見つかっていないことは，光合成が，アーキアと真正細菌が共通の祖先から分
かれた後に，真正細菌だけで進化したことを意味している．それに対して，電子伝達系
は，アーキア，真正細菌，真核生物の三大生物群すべてが共有している．これまで見てき
たように，Q—シトクロム *c* レダクターゼやシトクロム *bf* ファミリーなどは，呼吸と光
合成両方の電子伝達系に含まれている．このような成分が，光エネルギー捕捉機構の進化
の土台になったのである．

人工的な光合成系によって，再生可能なクリーンエネルギーが得られる可能性がある

　ここまで学んできたように，光合成生物は太陽光を利用することによりH_2Oを酸化し
てO_2とプロトンをつくり，これを原動力としてATPとNADPHを合成する．現在，こ
の過程をまねてクリーンエネルギーをつくり出そうという研究が進められている．太陽電
池は光のエネルギーを電気エネルギーに直接変換するもので，それを利用して水を酸化
し，O_2とともにH_2をつくることができる．そして，水素ガスは，酸素と反応してエネル
ギーを発生することのできる燃料であり，その廃棄物は水だけなのだ．ただし，効率のよ
い太陽電池の作製では，必要な材料に耐久性がなく，簡単に得られない場合の多いことが
大きな問題になっている．最近の研究から非常に有望なことがわかったのが，有機無機ハ
イブリッド材料でできた半導体で，このような材料の一つであるペロブスカイト

表 19・1　光合成原核生物のおもな分類

細　菌	光合成の電子供与体	O_2の利用
緑色硫黄	H_2, H_2S, S	酸素非発生型
緑色非硫黄	種々のアミノ酸，有機酸	酸素非発生型
紅色硫黄	H_2, H_2S, S	酸素非発生型
紅色非硫黄	通常は，有機分子	酸素非発生型
シアノバクテリア	H_2O	酸素発生型

（$CH_3NH_3PbI_3$）は太陽光の捕捉効率が著しく高い．それにしても，現代の研究者がまねようとして悪戦苦闘している水の酸化を，光合成生物は何十億年も行い続けてきたと思うと，とても足元にも及ばないという感を抱かざるをえない．

ま　と　め

19・1　光合成は葉緑体で行われる

光合成の明反応に関わるタンパク質は，葉緑体のチラコイド膜に配置されている．明反応の結果，1) NADPH を生産するための還元力がつくられ，2) ATP 合成のための膜を挟んだプロトン勾配が形成され，3) O_2 が生産される．

19・2　クロロフィルが吸収した光により電子伝達が起こる

クロロフィル分子はポリエンであるため，きわめて効率よく光を吸収する．光子の吸収によって励起されて高エネルギー状態になった電子は，近くにある電子受容体へと伝えられる．光合成では，励起された電子はスペシャルペアとよばれる 1 対のクロロフィル分子から放出される．光合成機能の核心部である反応中心は，光合成細菌のものが詳しく研究されており，この系では，電子はスペシャルペア（バクテリオクロロフィルを含む）からバクテリオフェオフィチン（中心に Mg^{2+} をもたないバクテリオクロロフィル）を経てキノンへと伝達される．キノンの還元によってプロトン勾配が生じ，これを駆動力として酸化的リン酸化に類似したしくみで ATP が合成される．

19・3　酸素発生型光合成ではプロトン勾配と NADPH が
二つの光化学系によりつくられる

緑色植物の光合成は，二つの連続した光化学系によって行われる．光化学系Ⅱでは，P680 とよばれるクロロフィル分子のスペシャルペアが励起され，細菌の反応中心と同じようなしくみで，プラストキノンへと電子が伝達される．この電子が抜けた跡には，4 個のマンガンイオンを含む酸素発生系（水酸化複合体，WOC）で水分子から引き抜かれた電子が補充される．電子 4 個が伝達されるたびに WOC で O_2 1 分子が発生する．光化学系Ⅱでつくられたプラストキノールは，シトクロム *bf* 複合体によって再び酸化される．電子は，この複合体から水溶性の銅タンパク質であるプラストシアニンに渡され，そこから光化学系Ⅰへと入る．光化学系Ⅰでは，スペシャルペア P700 の励起によって電子が放出され，強力な還元剤であるフェレドキシンへと流れる．そして，フェレドキシン—$NADP^+$ レダクターゼというフラビンタンパク質が触媒して，NADPH が生産される．電子が，光化学系Ⅱ，シトクロム *bf* 複合体，フェレドキシン—$NADP^+$ レダクターゼのそれぞれを通過する際に，プロトン勾配が形成される．

19・4　チラコイド膜を隔てたプロトン勾配が ATP 合成を駆動する

チラコイド膜を挟んだプロトン勾配によって生じたプロトン駆動力は，ATP 合成酵素による ATP 合成に利用される．葉緑体の ATP 合成酵素複合体（CF_0・CF_1 複合体）は，細菌やミトコンドリアの ATP 合成酵素複合体ときわめてよく似ている．$NADP^+$ に対する NADPH の比が高いと，光化学系Ⅰによってフェレドキシンへと伝達された電子が再びシトクロム *bf* 複合体へと渡される．この過程は循環的光リン酸化とよばれ，NADPH や O_2 を生産することなく，シトクロム *bf* 複合体によるプロトン勾配が形成される．

19・5　補助色素が反応中心にエネルギーを集める

反応中心を取巻く集光性複合体には，さらに多数のクロロフィル *a* 分子や，可視領域の中央付近の波長の光を吸収するカロテノイド，クロロフィル *b* 分子も含まれている．これらの補助色素は，光を吸収し，そのエネルギーを共鳴エネルギー転移によって反応中心へと伝えることにより，光捕捉の効率を高めている．

19・6　光を化学エネルギーに変換する能力は非常に古くから存在する

　それぞれの光化学系は構造的性質が共通していることから，進化的に共通の起源をもつことが示唆される．また，酸化的リン酸化と構成や分子構造が類似していることから，光合成機構は初期のエネルギー変換機構から進化してきたものと考えられる．

重 要 語 句

明反応（light reaction）（p. 524）
葉緑体（chloroplast）（p. 525）
ストロマ（stroma）（p. 525）
チラコイド（thylakoid）（p. 525）
グラナ（granum）（p. 525）
クロロフィル a（chlorophyll a）（p. 526）
光誘導性電荷分離（photoinduced
　　　　　　charge separation）（p. 526）
反応中心（reaction center）（p. 527）
スペシャルペア（special pair）（p. 528）
P960（p. 528）

光化学系 I（photosystem I, PS I）（p. 530）
光化学系 II（photosystem II, PS II）（p. 530）
P680（p. 531）
酸素発生系（oxygen evolving system）（p. 531）
水酸化複合体（water-oxidizing complex,
　　　　　　　　　　　　　WOC）（p. 531）
マンガン中心（manganese center）（p. 531）
シトクロム bf（cytochrome bf）（p. 532）
P700（p. 533）
光合成の Z 模式
　　　　（Z scheme of photosynthesis）（p. 535）

プロトン駆動力（proton-motive force, Δp）
　　　　　　　　　　　　　　　　（p. 535）
ATP 合成酵素（ATP synthase）（p. 535）
$CF_0 \cdot CF_1$ 複合体（CF_0-CF_1 complex）
　　　　　　　　　　　　　　　　（p. 535）
循環的光リン酸化
　　　　（cyclic photophosphorylation）（p. 537）
カロテノイド（carotenoid）（p. 538）
集光性複合体（light-harvesting complex）
　　　　　　　　　　　　　　　　（p. 539）

問　　題

1. 重要な必須条件　ヒトは光合成によってエネルギーを生産するわけではないが，生存には光合成が不可欠である．その理由を述べよ．

2. 総決算　光合成の明反応の反応全体を化学式で表せ．

3. 息のあった鼓笛隊　左の語にふさわしい説明を右から選べ．

(a) 明反応
(b) 葉緑体
(c) 反応中心
(d) クロロフィル
(e) 集光性複合体
(f) 光化学系 I
(g) 光化学系 II
(h) シトクロム bf 複合体
(i) 水酸化複合体
(j) ATP 合成酵素

1. 共鳴エネルギー転移によって反応中心に到達する
2. NADPH の生成を行う
3. プロトンを汲み出す
4. 光誘導性電荷分離が起こる場所
5. 細胞内で光合成が行われる場所
6. $CF_0 \cdot CF_1$ 複合体
7. ATP，NADPH，O_2 をつくる
8. 酸素がつくられる場所
9. 電子を H_2O から P680 へと移す
10. 最も重要な光合成色素

4. 単一の波長　光合成は，酸素の発生速度で測定できる．植物が波長 700 nm の光よりも 680 nm の光を浴びたときの方が，酸素の生産量が多いのはなぜか．

5. 波長を組合わせる　問題 4 の植物に，波長 680 nm と 700 nm の光を合わせて照射すると，それぞれ単独で照射した場合よりも酸素の生産量が増えるが，その理由を述べよ．

6. 相補的な力　光化学系 I は強力な還元剤をつくり，光化学系 II は強力な酸化剤をつくる．この還元剤，酸化剤は何か．またその役割を説明せよ．

7. 少ない方がよいなら　葉緑体に大量のチラコイド膜が存在する利点は何か．

8. 協　力　集光性複合体が光合成の効率を高めるしくみを説明せよ．

9. 一つがもう一つにつながる　光合成の最終的な電子受容体は何か．最終的な電子供与体は何か．供与体と受容体の間の電子の流れは，何を原動力としているか．

10. 中和の埋合わせ　葉緑体での ATP 合成に必要な pH 勾配（チラコイド膜を隔てた pH 勾配）は，ATP 合成の場合（ミトコンドリア内膜を隔てた pH 勾配）よりも大きい．理由を説明せよ．

11. 環境に適合　クロロフィルは疎水性分子である．そのことが，クロロフィルの機能に重要なのはなぜか．

12. プロトンの由来　葉緑体のプロトン勾配形成に使われるプロトンは，どこからくるか．

13. 効率の問題　光化学系 I が吸収した 700 nm の光がもつエネルギーのうち，高エネルギー電子として捕捉されるのはどのくらいの割合か．

14. 正しくない　下に示す光合成の明反応の推定模式図の不完全な部分を指摘せよ．

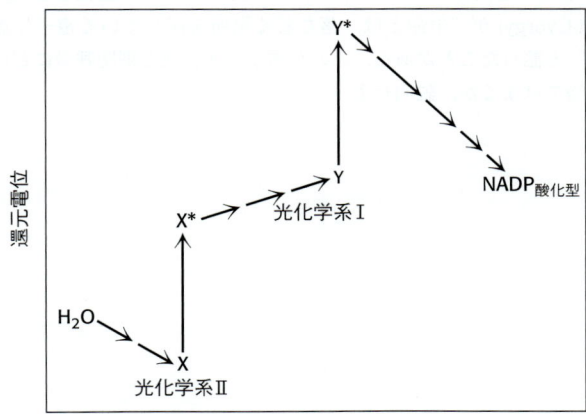

15. 電子伝達　フェレドキシンによる $NADP^+$ の還元について，表 18・1 のデータを用いて，$\Delta E'_0$ と $\Delta G^{\circ\prime}$ を計算せよ．

16. 宇宙船エンタープライズ号の果敢な航海　(a) 宇宙の他の場所に生命が存在するとすれば，光合成に似た何らかの機構を必要とす

るだろうという考え方は妥当である．それはなぜか．

(b) 宇宙船エンタープライズ号が遠くの惑星に着陸しようとしたが，大気中には酸素がまったく検出されなかったとする．光合成がまったく行われていないと断定してよいか．

17. 除草剤1　ジクロロフェニルジメチル尿素（DCMU）という除草剤は，光リン酸化と O_2 発生を阻害する．しかし，フェリシアン化物のような人為的な電子受容体が存在する場合には，O_2 発生を阻害しない．DCMU の阻害部位はどこか．

18. 除草剤2　除草剤ジクロロフェニルジメチル尿素（DCMU）が植物の循環的光リン酸化に及ぼす作用を推察せよ．

19. 赤外での集光　光子のもつエネルギーと波長の関係を考えてみよう．

(a) 細菌には 1000 nm の光を吸収できるものがある．波長 1000 nm の光子1モル（1アインシュタインともよぶ）がもつエネルギー（kJ または kcal）はどのくらいか．

(b) 1000 nm の光子1個によって生じうる酸化還元電位の増加は最大どのくらいか．

(c) ADP と P_i から ATP を形成するのに，1000 nm の光子は最小限どのくらい必要か．ただし，リン酸化反応の ΔG を 50 kJ mol^{-1}（12 kcal mol^{-1}）とする．

20. 失われた受容体　スペシャルペアとキノンだけを含む細菌の反応中心があるとする．スペシャルペアと最も近いキノンとが 22 Å 離れているとすると，励起されたスペシャルペアとこのキノンとの電子伝達速度はどのくらいか．

21. 大接近　10 Å 離れた2個のクロロフィル a 分子間のエネルギー転移は 10 ピコ秒（ps）以内に起こるとする．他の条件はそのままにして，この距離だけが 20 Å になったとする．エネルギー転移にはどのくらいかかるか．

章のまとめの問題

22. 機能は同等　ミトコンドリアの構造で，チラコイド膜に相当するのは何か．

23. 比較対照せよ　酸化的リン酸化と光合成を比較対照せよ．

24. エネルギーの明細　p. 553 に光合成によるグルコース合成反応の収支が示してある．合成には ATP 18 分子が必要なのだが，細胞呼吸でグルコースを燃焼させると ATP 30 分子が生じる．この差を説明せよ．

25. 落ち着き場所を探す　ノーベル賞を受賞した生化学者 Albert Szent-Györgyi が "生命とは，落ち着く場所を探している電子に過ぎない" と語ったことがある．この至言が，光合成と細胞呼吸にどのように当てはまるか，説明せよ．

機構の問題

26. ヒル反応　1939 年に Robert Hill は，通常では存在しないフェリシアン化物 $[Fe^{3+}(CN)_6]^{3-}$ のような電子受容体があるときに葉緑体に光を当てると，O_2 が発生することを発見した．この過程で，フェリシアン化物はフェロシアン化物 $[Fe^{2+}(CN)_6]^{4-}$ へと還元されるが，NADPH や還元型プラストシアニンはつくられない．ヒル反応の機構を提案せよ．

データ解釈と章のまとめの問題

27. 同じだけど違う　ミトコンドリアや葉緑体の ATP 合成酵素の $\alpha_3\beta_3\gamma$ 複合体は，生体外では ATP 分解酵素として働く．葉緑体の酵素（合成酵素活性と分解酵素活性の両方）は酸化還元調節を受けるが，ミトコンドリアの酵素は受けない．両酵素のどこが違うかを調べるため，ミトコンドリア酵素の γ サブユニットの一部を取除いて，葉緑体酵素の γ サブユニットのそれに相当する部分で置換し，この修飾酵素の ATP 分解活性を，酸化還元状態の関数として測定した．

(a) 葉緑体 ATP 合成酵素の生体内での酸化還元調節因子は何か．修飾酵素と対照酵素の ATP 分解活性を，さまざまな酸化還元状態で測定した結果を下のグラフに示す．ジチオトレイトール（DTT）は還元剤である．

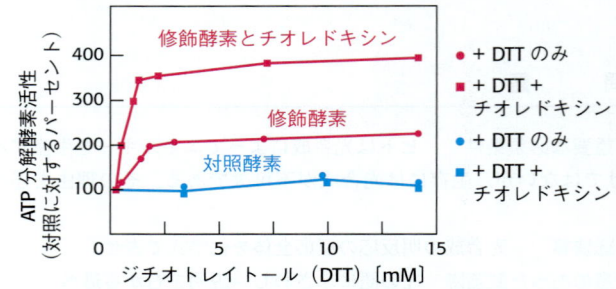

〔出典: O. Bald et al., *J. Biol. Chem.*, **275**, 12757〜12762(2000)〕

(b) 対照酵素と修飾酵素の反応液の還元力を上昇させたときに，どのような効果がみられるか．

(c) チオレドキシンを加えることによってどのような効果があるか．DTT だけを加えたときに比べて，どのような違いがあるか．違いの原因は何と考えられるか．

(d) この実験で，酸化還元調節に関わる γ サブユニット領域の同定に成功したといえるだろうか．

(e) 高濃度の還元剤による調節の生物学的意義は何か．

(f) 還元条件によって影響を受ける可能性が最も高いのは，γ サブユニットのどのアミノ酸か．

(g) (e) の答えを確かめるにはどのような実験をすればよいか．

カルビン回路と ペントースリン酸回路

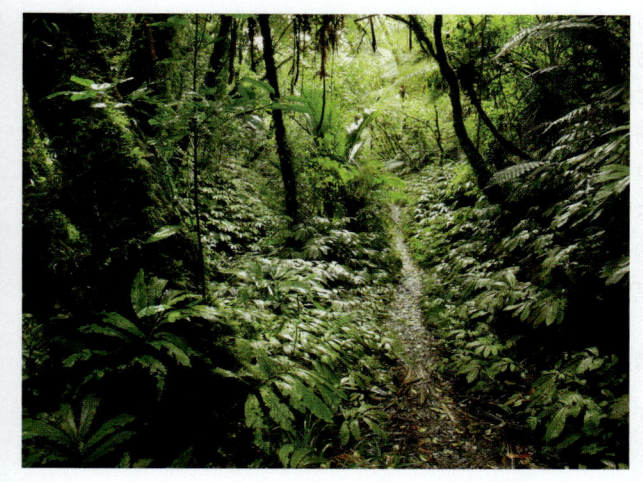

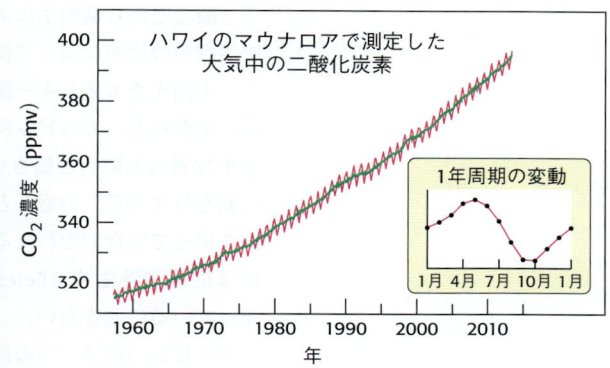

ハワイのマウナロアで測定した大気中の二酸化炭素. 二酸化炭素が 1960 年以来増加しているのがわかる. のこぎりの歯のように見えるギザギザは 1 年周期の変動によるものだが, これは陸生植物のカルビン回路による炭酸固定に季節変動があるためである (挿入図参照). このような炭酸固定の大半は熱帯雨林で起こっていて, 陸生植物による固定のおよそ 50 % を占めている [写真提供: stillfx/age fotostock; データ(右): http://www. esrl.noaa.gov/gmd/ccgg/trends より].

光合成は, 明反応と暗反応という 2 段階に分かれて進行する. 明反応は第 19 章で説明したように, 光エネルギーを ATP および生合成のための還元力である NADPH へと変換する. 暗反応では, 炭素原子が, 明反応によってつくられた ATP と NADPH により還元され, 二酸化炭素という完全に酸化された状態から, より還元された状態である六炭糖 (ヘキソース) になる. その結果, 二酸化炭素が, さまざまな過程に役立つ形, 特に燃料として利用できる形として捕捉される. つまり, 光合成の明反応と暗反応が協同することにより, 光エネルギーが炭素燃料へと変換されるのである. 暗反応は, これを解明した生化学者 Melvin Calvin と Andrew Benson の名にちなんで, カルビン・ベンソン回路 (Calvin-Benson cycle), あるいは単にカルビン回路 (Calvin cycle) とよばれる. カルビン回路を構成するこの反応が暗反応 (dark reaction) とよばれるのは, 明反応とは対照的に光を直接的には必要としないためである.

本章の後半では, あらゆる生物に共通して存在する, ペントースリン酸回路 (pentose phosphate cycle), ヘキソースーリン酸経路 (hexose monophosphate pathway), ホスホグルコン酸経路 (phosphogluconate pathway), ペントース側路 (pentose shunt) などさまざまな名称がつけられている経路について説明する. この経路はグルコースを酸化して NADPH を発生させる経路である. NADPH は, 細胞内で広く使われる扱いやすい形をもつ還元剤であり, 構造的には, NADH と, リボース単位の 1 個の 2′-ヒドロキシ基にリン酸基が付いているという違いがあるに過ぎない. しかし, 生化学的には, NADH は呼吸鎖により酸化されて ATP を産生するのに対して, NADPH は生合成経路において還元剤として働くという根本的な違いがある. またペントースリン酸回路は, 食物中の五炭糖 (ペントース) の代謝や核酸の生合成に使われる五炭糖の合成, また五炭糖よりまれな四炭糖, 七炭糖の代謝や合成にも利用される. ペントースリン酸回路とカルビン回路は, いくつかの酵素や中間体が共通であることから, 進化のうえで近い関係にあることがわか

る．また，カルビン回路では NADPH を用いて二酸化炭素が還元されて六炭糖がつくられるが，ペントースリン酸回路では六炭糖の一つであるグルコースが酸化されて二酸化炭素となり，NADPH がつくられる．このように，これら二つの経路は，解糖と糖新生の関係と同じように，互いに鏡像の関係であると考えることができる．

20・1　カルビン回路では二酸化炭素と水から六炭糖が合成される

第16章でみてきたように，グルコースは，炭水化物以外の前駆体，たとえば乳酸やアミノ酸などから糖新生によって合成されうるものである．この糖新生を行うエネルギーは炭素燃料の代謝によって得るしかないのに対して，光合成生物は，カルビン回路を利用して，太陽光をエネルギー源に用いて二酸化炭素と水からグルコースを合成することができる．すなわち，カルビン回路は，燃料や生体分子の炭素骨格に使われるあらゆる炭素原子を生物界へと取込む働きをするのである．光合成生物が**独立栄養生物**（autotroph，"自己に餌を与える者"の意）とよばれるのは，太陽光を化学エネルギーに変換し，さらに，これを使って生合成を行えるからである．一方，化学燃料だけからエネルギーを得ている生物は**従属栄養生物**（heterotroph）とよばれ，結局のところは，独立栄養生物に燃料を頼っているに過ぎない．

カルビン回路は三つの段階からなっている（図 20・1）．

1. リブロース 1,5-ビスリン酸によって CO_2 が固定され，2分子の 3-ホスホグリセリン酸が形成される．
2. 3-ホスホグリセリン酸が還元されて六炭糖が形成される．

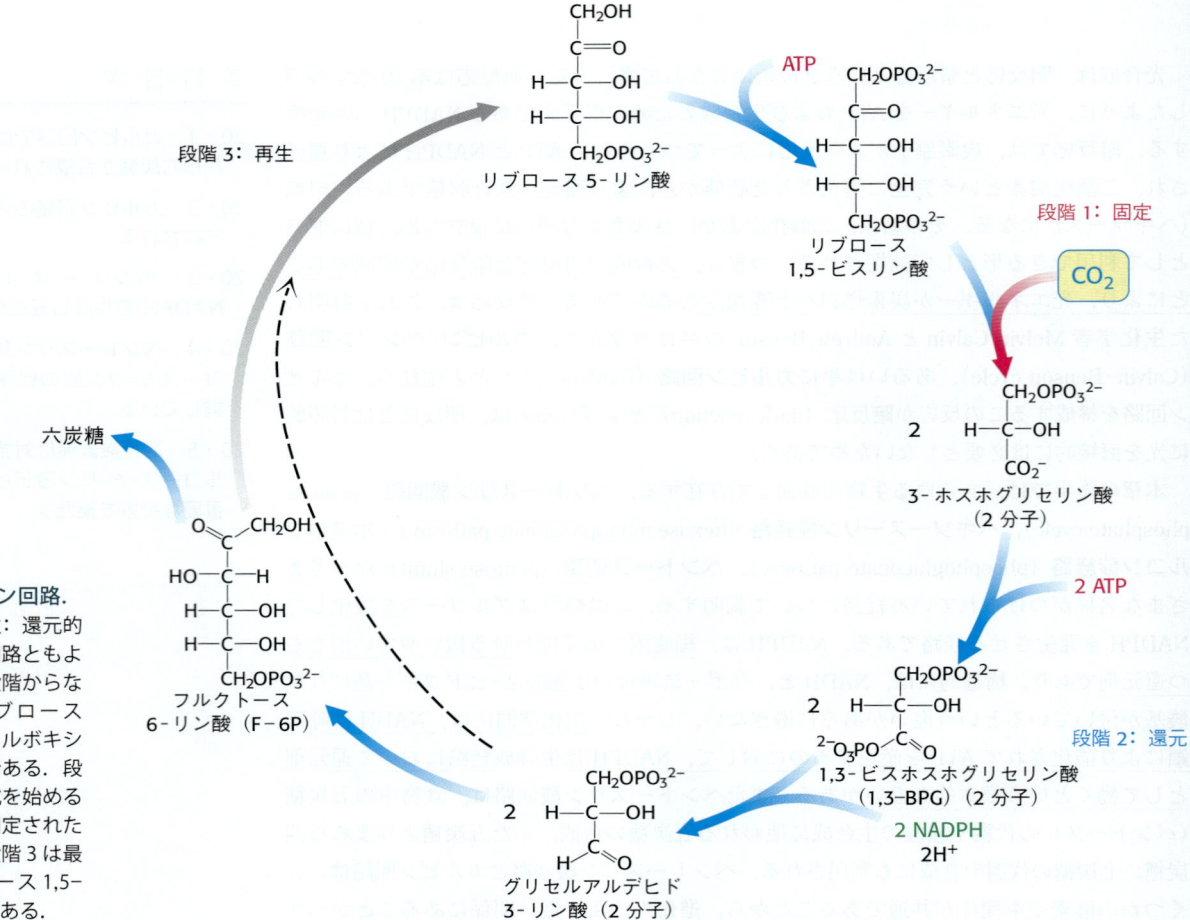

図 20・1　カルビン回路.
カルビン回路〔訳注: 還元的ペントースリン酸回路ともよばれる〕は三つの段階からなる．段階1は，リブロース 1,5-ビスリン酸のカルボキシ化による炭酸固定である．段階2では六炭糖合成を始めるために，こうして固定された炭素を還元する．段階3は最初の化合物リブロース 1,5-ビスリン酸の再生である．

3. さらにつぎの CO_2 が固定できるように，リブロース 1,5-ビスリン酸が再生される．

この一連の反応は，光合成を行う細胞小器官である葉緑体のストロマで行われる．

二酸化炭素はリブロース 1,5-ビスリン酸と反応して 2 分子の 3-ホスホグリセリン酸を生じる

カルビン回路の第一段階は CO_2 の固定である．まずはじめに，リブロース 1,5-ビスリン酸が非常に反応性の高いエンジオラート中間体に変換される．つぎに CO_2 分子がこのエンジオラート中間体と縮合して炭素 6 個の不安定な化合物を生じ，これが迅速に加水分解されて 2 分子の 3-ホスホグリセリン酸ができる．

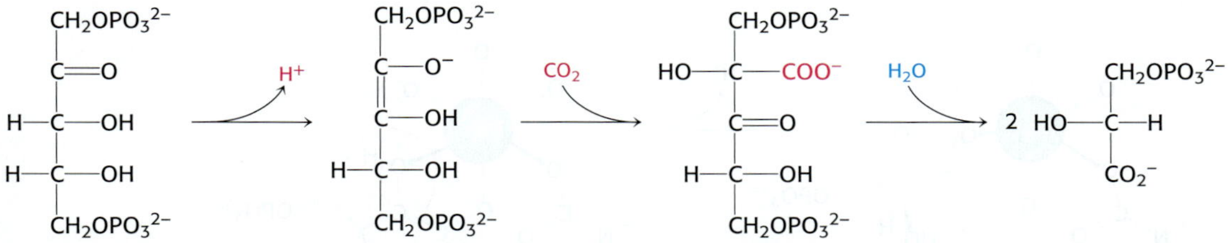

リブロース 1,5-ビスリン酸　エンジオラート中間体　不安定中間体　3-ホスホグリセリン酸

これは典型的なエキサゴニックな（発エルゴン）反応で〔$\Delta G^{\circ\prime} = -51.9\ \mathrm{kJ\ mol^{-1}}$（$-12.4\ \mathrm{kcal\ mol^{-1}}$）〕，**リブロースビスリン酸カルボキシラーゼ/オキシゲナーゼ**（ribulose bisphosphate carboxylase/oxygenase）によって触媒される．この葉緑体のチラコイド膜のストロマ側表面に存在する酵素は通称 **RuBisCo**（ルビスコ）とよばれ，この酵素の触媒する重要な反応が六炭糖合成の律速段階になっている．植物と緑藻の RuBisCo は，8 個の大サブユニット（L，55 kDa）と 8 個の小サブユニット（S，15 kDa）によって構成され（図 20・2），各 L 鎖には触媒部位と調節部位が 1 箇所ずつあり，S 鎖は L 鎖の触媒活性を増強する．また，RuBisCo は葉緑体中に多量に存在し，中には葉の全タンパク質の 30％ をこの酵素が占めている植物もある．実際 RuBisCo は生物界に最も大量に存在する酵素であり，おそらく最も大量に存在するタンパク質であると考えられている．RuBisCo がそのように大量に存在する理由は，触媒速度が最大でもわずか 3 s^{-1} と酵素反応が遅いためである．

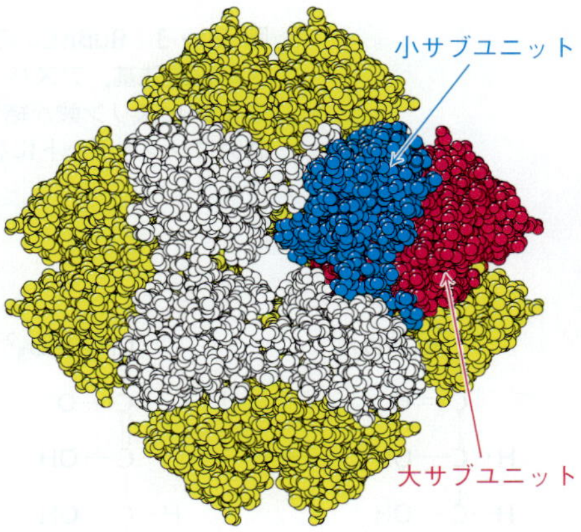

図 20・2 RuBisCo の構造． リブロースビスリン酸カルボキシラーゼ/オキシゲナーゼ（RuBisCo）は，大サブユニット 8 個（1 個を ■ で残りは ■ で示す）と小サブユニット 8 個（1 個を ■ で残りは □ で示す）からなる酵素である．活性部位は大サブユニット中にある〔1RXO.pdb より〕．

RuBisCo の活性にはマグネシウムとカルバミン酸が必要である

RuBisCo の活性には，2 価の金属イオン —— 通常はマグネシウムイオン（Mg^{2+}）—— の結合が必要である．カルボニックアンヒドラーゼの活性部位にある亜鉛イオンと同様に（§ 9・2），この金属イオンにより負電荷が安定化され，結合している基質分子が活性化される．面白いことに，RuBisCo 中の Mg^{2+} 結合部位が完全に形成されるには，基質となる CO_2 のほかにもう 1 個の CO_2 分子が必要である．この CO_2 分子は，Lys 201 の電荷をもたない ε-アミノ基に付加されて**カルバミン酸**（carbamate）を形成し，負に荷電したこの付加産物が Mg^{2+} に結合する．

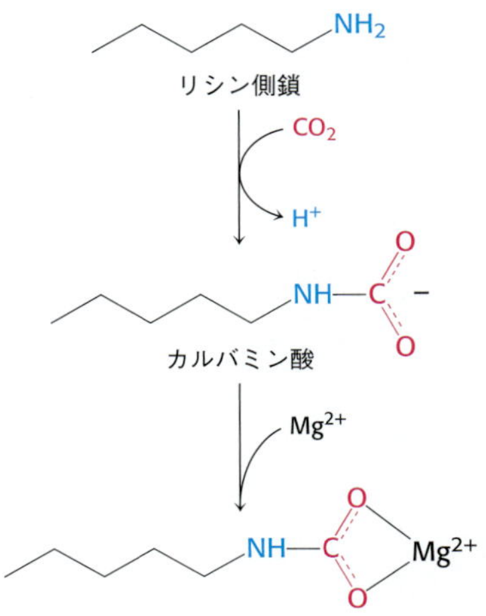

RuBisCo がリブロース 1,5-ビスリン酸に結合し，これを CO_2 と反応できるよう活性化するには，金属イオンの存在する部分がきわめて重要な役割を果たしている（図 20・3）．リブロース 1,5-ビスリン酸は，オキソ基と隣のヒドロキシ基とを介して Mg^{2+} に結合する．この複合体からはすぐにプロトンが遊離し，カルボニックアンヒドラーゼの場合の亜鉛-水酸化物中間体とよく似たエンジオラート中間体が形成される．反応性の高いこの中間体が CO_2 と結合して，新たな炭素-炭素結合が形成される．生じた 2-カルボキシ-3-オキソ-D-アラビニトール-1,5-ビスリン酸は，新たに形成されたカルボキシ基も含めて三つの基を介して Mg^{2+} に配位する．つぎにこの 3-オキソ酸に H_2O 1 分子が付加して中間体が生じ，これが分解されて 2 分子の 3-ホスホグリセリン酸が形成される（図 20・4）．

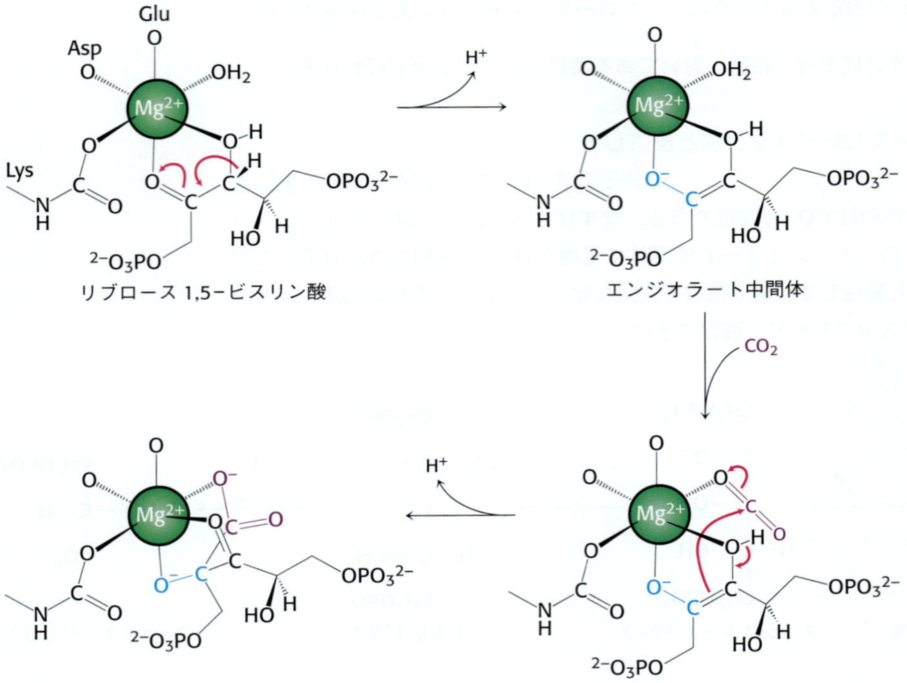

図 20・3　RuBisCo の反応機構におけるマグネシウムイオンの役割.　Mg²⁺は RuBisCo に，グルタミン酸残基，アスパラギン酸残基，リシンのカルバミン酸を介して結合しており，これにリブロース 1,5-ビスリン酸が結合する.　配位したリブロース 1,5-ビスリン酸は，プロトンを放出し，反応性の高いエンジオラートになり，これが CO₂ と反応して新たな炭素-炭素結合を形成する.

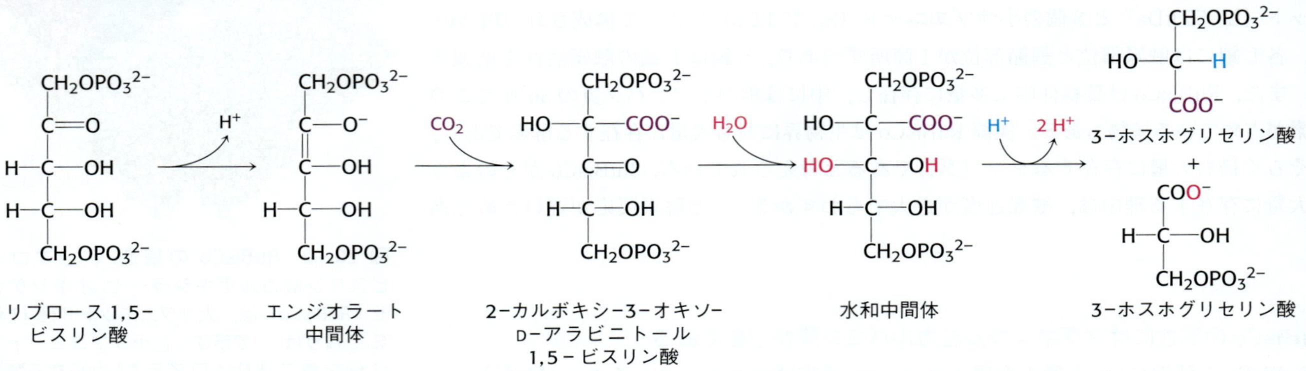

図 20・4　3-ホスホグリセリン酸の形成.　リブロース 1,5-ビスリン酸と CO₂ を 2 分子から 3-ホスホグリセリン酸へ変換する経路の全体像.　遊離の分子として図示したが，これらの段階は Mg²⁺に配位した状態で生じる.

RuBisCo の活性には RuBisCo 活性化酵素が重要である

　RuBisCo は，CO₂ がない状態では基質であるリブロース 1,5-ビスリン酸に結合しており，その結合が非常に強いために酵素活性が阻害されている.　しかし，**RuBisCo 活性化酵素**（RuBisCo activase）が ATP を使って RuBisCo の構造変化をひき起こすと，結合している基質が離れ，反応に必要なカルバミン酸が形成される.　このように，RuBisCo の活性と明反応との連携は，RuBisCo 活性化酵素の ATP 要求性による.

　RuBisCo 活性化酵素には P ループドメイン（§9・4）があって，六量体の環状構造を形成しており，これが RuBisCo の大サブユニットの C 末端に結合する.　ATP 加水分解のエネルギーにより，その C 末端が一時的に活性化酵素の中央の穴に引き込まれると，結合していたリブロース 1,5-ビスリン酸が遊離し，RuBisCo が活性化される.　活性化酵素は多数の ATP アーゼが含まれる AAA ファミリーに属しているが，このファミリーの ATP アーゼは通常オリゴマーからなる環状構造をとり，ATP 加水分解のエネルギーを利用し

て生体内でさまざまな役割を果たす．AAA ATP アーゼはタンパク質の分解（第23章）にも DNA の複製（第28章）にも不可欠であるほかに，分子モーター（第35章）としても機能する．

RuBisCo はオキシゲナーゼとしても働くが，
その反応は無駄が多い：不完全な触媒作用

Mg^{2+} 上で生成された反応性の高いエンジオラート中間体は，CO_2 の代わりに O_2 と反応することもある．つまり RuBisCo は有害な酸素添加反応をも触媒し，この反応の生成物は**ホスホグリコール酸**（phosphoglycolate）と **3-ホスホグリセリン酸**（3-phosphoglycerate）である（図20・5）．25 ℃ で，ストロマでの CO_2 濃度が 10 μM で O_2 濃度が 250 μM という通常の大気中の条件では，カルボキシラーゼの反応速度はオキシゲナーゼの反応速度の4倍である．オキシゲナーゼとしての反応でも，カルボキシラーゼとしての反応と同様に Lys 201 がカルバミン酸の形になることが必要だが，これが形成されるのはやはり CO_2 が存在するときだけである．そのために，CO_2 がないときに RuBisCo がオキシゲナーゼ反応だけを触媒する事態は起きずにすんでいる*．

    * 訳注: RuBisCo の酵素命名法での推奨名は，リブロースビスリン酸カルボキシラーゼである．

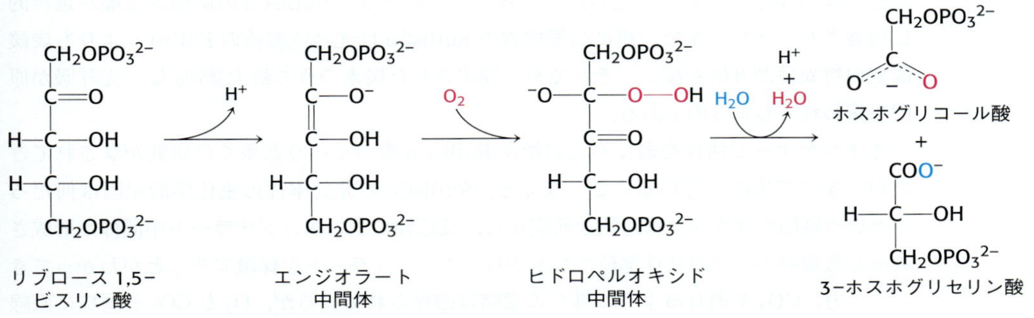

図 20・5　無駄の多い副反応.　RuBisCo に結合した反応性の高いエンジオラート中間体は，分子状酸素とも反応してヒドロペルオキシド中間体を形成する．さらにこの中間体から，1分子の 3-ホスホグリセリン酸と1分子のホスホグリコール酸が形成される．

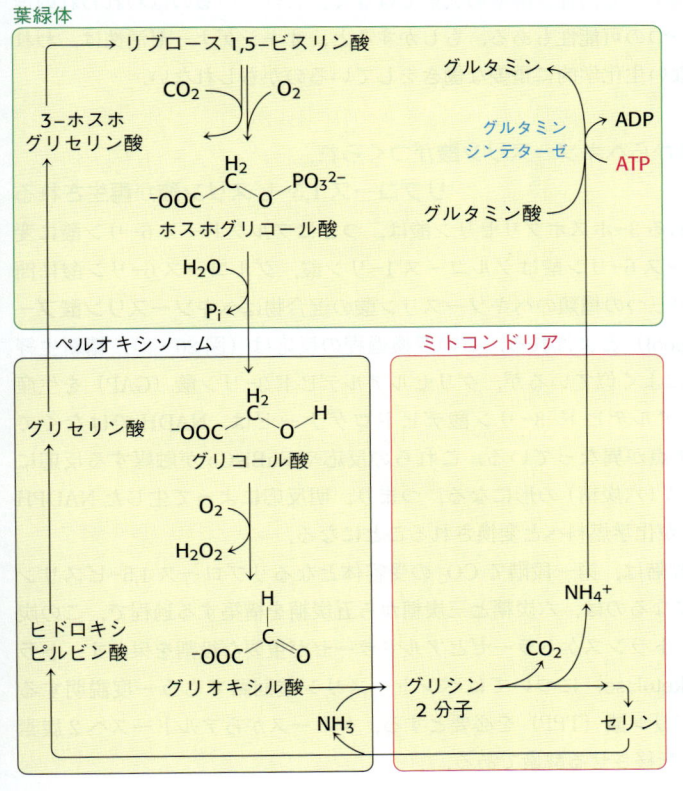

図 20・6　光呼吸反応.　ホスホグリコール酸は葉緑体における酸素添加反応の産物として生成される．脱リン酸してグリコール酸になった後，ペルオキシソームへと運び込まれ，そこでグリオキシル酸，ついでグリシンへと変換される．ミトコンドリアでは，2分子のグリシンが CO_2 の形で炭素1個を失い，さらにアンモニウムイオンを失って，セリンに変換される．このセリンはもとの 3-ホスホグリセリン酸へと変換され，アンモニウムイオンは葉緑体で再利用される．

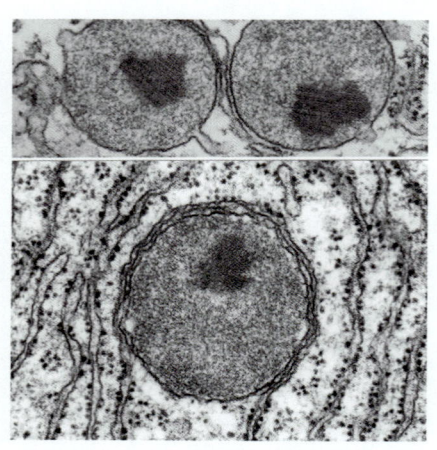

図 20・7 3個のペルオキシソームの電子顕微鏡写真. ペルオキシソームの周囲にあるのは粗面小胞体である〔写真提供: © Don W. Fawcett/Science Source/amanaimages〕.

ホスホグリコール酸は代謝中間体としての用途はあまりないが，その炭素骨格の一部は再利用経路によって再生される（図20・6）．ホスホグリコール酸は特異的に働くホスファターゼによって**グリコール酸**（glycolate）になり，**ペルオキシソーム**（peroxisome）〔**ミクロボディー**（microbody）とよばれたこともある〕に入る（図20・7）．グリコール酸はついで，フラビンモノヌクレオチドを補欠分子族としてもつグリコール酸オキシダーゼによって酸化され**グリオキシル酸**（glyoxylate）になる．この反応で生じる H_2O_2 はカタラーゼによって分解されて H_2O と O_2 になる．つぎにグリオキシル酸はアミノ基転移反応によって**グリシン**（glycine）となり，ミトコンドリアに入る．そして，2個のグリシン分子から，CO_2 とアンモニウムイオン（NH_4^+）が遊離することによってセリンが形成される．セリンは再びペルオキシソームに入り，アンモニアをグリオキシル酸に与え，またもとの3-ホスホグリセリン酸に戻る．また，窒素含有化合物の合成に利用されるアンモニウムイオンは，グルタミンシンテターゼの反応によって再利用される（図20・6と§23・3）．

この再利用経路によって，グリコール酸2分子がもつ4個の炭素原子のうち3個が再利用されるが，残りの1個は CO_2 として失われる．この反応は O_2 が消費されて CO_2 が放出されることから**光呼吸**（photorespiration）とよばれ，有機炭素が CO_2 へと変換されるにもかかわらず，ATP，NADPH，あるいはその他の高エネルギー化合物が産生されない無駄の多い反応である．進化の過程において，おそらく RuBisCo の炭酸固定能が選択的に増強されてきたはずで，現に高等植物の RuBisCo は光合成細菌の RuBisCo よりも炭酸固定の特異性が8倍も高い．それでも，固定された炭素のうち最大25%は，光呼吸が原因で失われてしまうのである．

オキシゲナーゼ活性を弱くした組換え RuBisCo をつくろうと多くの研究がなされてきたが，すべて失敗している．こうなると，RuBisCo の非効率性の生化学的原因は何だろうという疑問が浮かぶ．構造的な研究から，反応性の高いエンジオラート中間体が形成されると複数のループが活性部位にかぶさり，エンジオラートを保護することがわかってきた．一方，CO_2 が通れるように外への通路は確保されているが，O_2 も CO_2 と同様に直線形分子なので，この通路を通れてしまう．要するに，問題は酵素の側ではなく，CO_2 の特徴のない平凡な構造によるものなのである．CO_2 には，O_2 など他の気体と区別がつくような化学的性質がないため，オキシゲナーゼ活性は酵素にとって直しようのない弱点なのだ．ただし，オキシゲナーゼ活性は酵素の欠点ではなく，欠けているのはわれわれの理解であるという，もう一つの可能性もある．もしかすると，オキシゲナーゼ活性は，われわれがまだ気付いていない生化学的に重要な働きをしているのかもしれない．

3-ホスホグリセリン酸からヘキソースリン酸がつくられ，リブロース 1,5-ビスリン酸が再生される

RuBisCo の生成物である 3-ホスホグリセリン酸は，つぎにフルクトース 6-リン酸に変換され，このフルクトース 6-リン酸はグルコース 1-リン酸，グルコース 6-リン酸に簡単に異性化できる．この三つの種類のヘキソースリン酸の混合物は**ヘキソースリン酸プール**（hexose phosphate pool）とよばれる．この変換過程の反応は（図20・8），糖新生経路の反応（図16・24）によく似ているが，グリセルアルデヒド 3-リン酸（GAP）を生産する葉緑体のグリセルアルデヒド-3-リン酸デヒドロゲナーゼは，NADH ではなくて NADPH に特異性を示す点が異なっている．これらの反応や RuBisCo が触媒する反応によって CO_2 がヘキソース（六炭糖）の形になる，つまり，明反応によって生じた NADPH と ATP を消費して CO_2 が化学燃料へと変換されることになる．

カルビン回路の第三段階は，第一段階で CO_2 の受容体となるリブロース 1,5-ビスリン酸の再生である．問題になるのは，六炭糖と三炭糖から五炭糖を構築する過程で，この炭素原子の並べ換えには，トランスケトラーゼとアルドラーゼが重要な役割を果たす．**トランスケトラーゼ**（transketolase）についてはペントースリン酸回路でもう一度説明するが，補酵素のチアミン二リン酸（TPP）を必要とする，ケトースからアルドースへ2炭素単位（$CO-CH_2OH$）を転移させる酵素である．

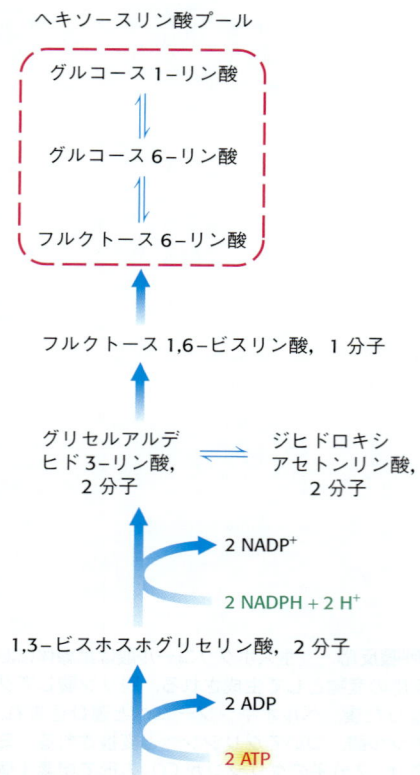

ヘキソースリン酸プール

グルコース 1-リン酸
⇅
グルコース 6-リン酸
⇅
フルクトース 6-リン酸

フルクトース 1,6-ビスリン酸，1分子

グリセルアルデヒド 3-リン酸，2分子 ⇌ ジヒドロキシアセトンリン酸，2分子

2 NADP⁺
2 NADPH + 2 H⁺

1,3-ビスホスホグリセリン酸，2分子

2 ADP
2 ATP

3-ホスホグリセリン酸，2分子

図 20・8 ヘキソースリン酸の形成. 3-ホスホグリセリン酸は，糖新生経路に沿った経路でフルクトース 6-リン酸へと変換される．

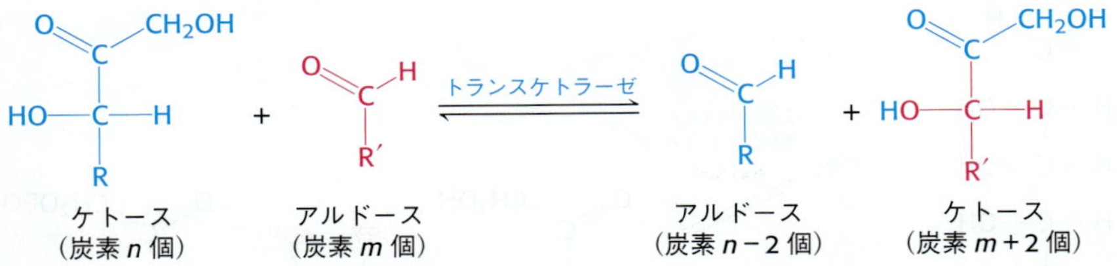
トランスケトラーゼ
ケトース
(炭素 n 個)
アルドース
(炭素 m 個)
アルドース
(炭素 n−2 個)
ケトース
(炭素 m+2 個)

アルドラーゼ (aldolase) については，すでに解糖系のところでふれたように (§ 16・1)，ジヒドロキシアセトンリン酸 (DHAP) とアルデヒドの間のアルドール縮合を触媒する酵素である．この酵素は，ジヒドロキシアセトンリン酸に対する特異性はきわめて高いが，アルデヒドに関しては広くさまざまなものを受け入れる．

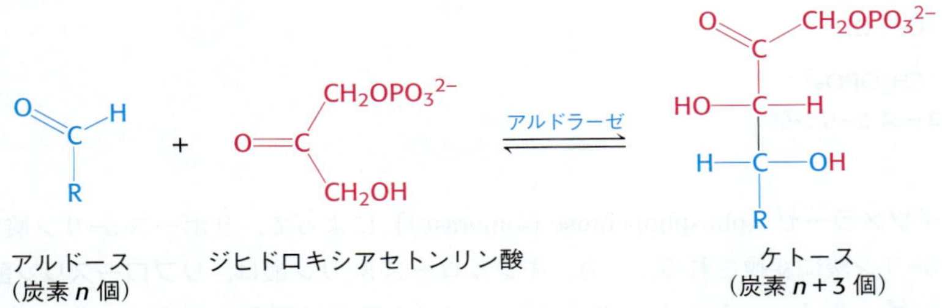
アルドラーゼ
アルドース
(炭素 n 個)
ジヒドロキシアセトンリン酸
ケトース
(炭素 n+3 個)

これらの酵素による五炭糖の構築は，図 20・9 に示すように進行する．

最後に**リボース-5-リン酸イソメラーゼ** (ribose-5-phosphate isomerase) 〔**ホスホペン**

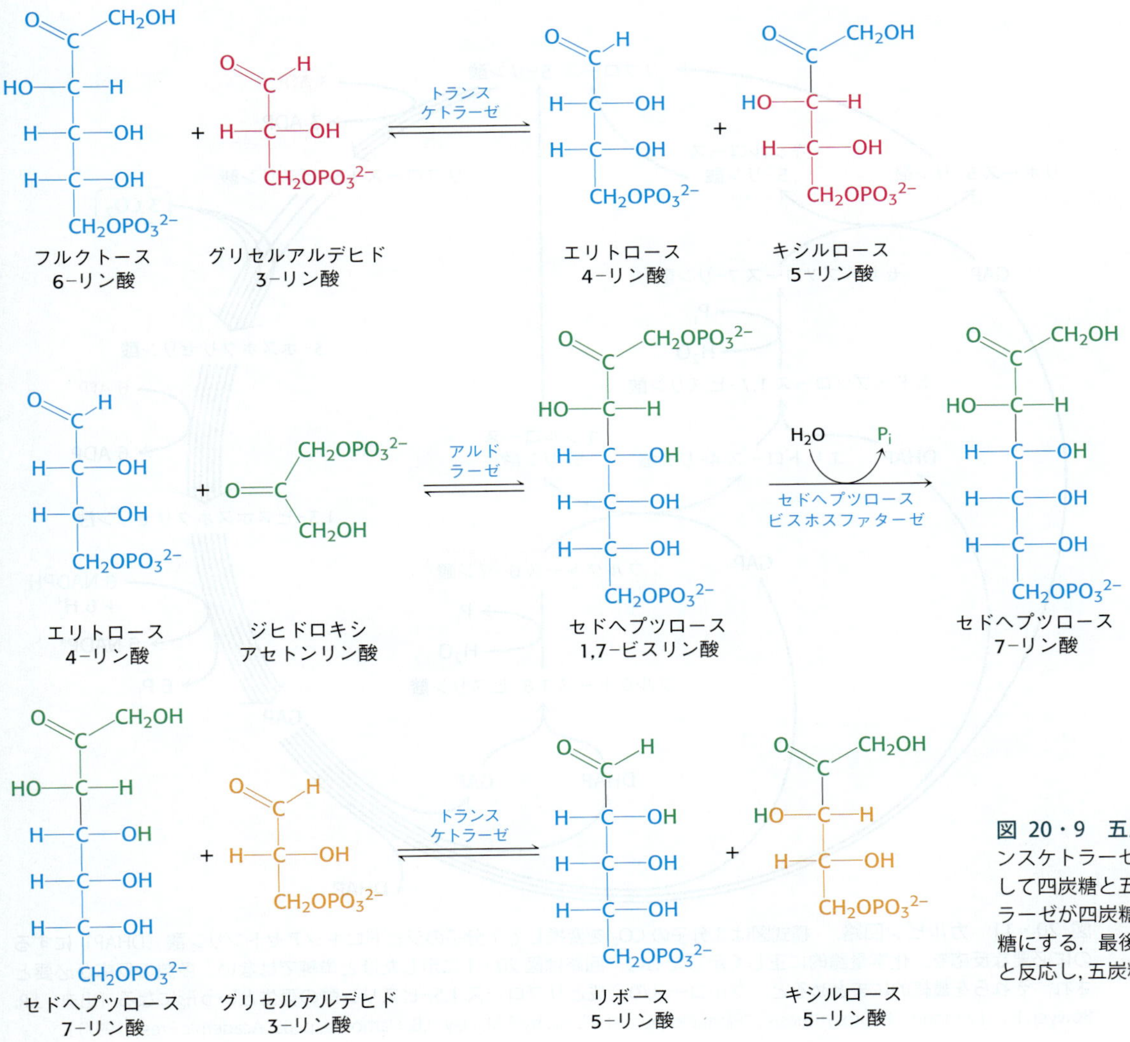
トランスケトラーゼ
フルクトース
6-リン酸
グリセルアルデヒド
3-リン酸
エリトロース
4-リン酸
キシルロース
5-リン酸
アルドラーゼ
セドヘプツロースビスホスファターゼ
エリトロース
4-リン酸
ジヒドロキシアセトンリン酸
セドヘプツロース
1,7-ビスリン酸
セドヘプツロース
7-リン酸
トランスケトラーゼ
セドヘプツロース
7-リン酸
グリセルアルデヒド
3-リン酸
リボース
5-リン酸
キシルロース
5-リン酸

図 20・9　五炭糖の形成．　最初にトランスケトラーゼが，六炭糖と三炭糖を変換して四炭糖と五炭糖にする．つぎにアルドラーゼが四炭糖と三炭糖を結合させて七炭糖にする．最後にこの七炭糖が別の三炭糖と反応し，五炭糖がさらに 2 個形成される．

図 20・10 リブロース 1,5-ビスリン酸の再生. リボース 5-リン酸とキシルロース 5-リン酸は，どちらもリブロース 5-リン酸に変換される．これがつぎにリン酸化されて，リブロース 1,5-ビスリン酸の再生が完了する．

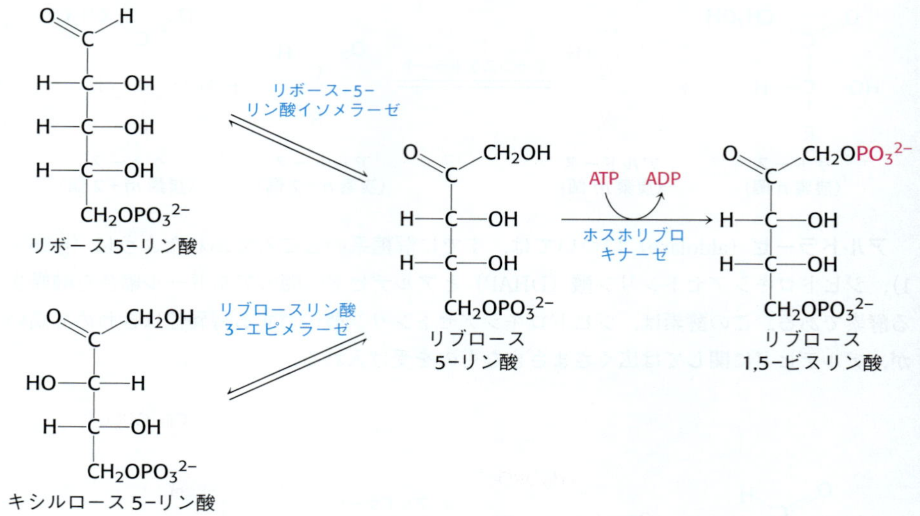

リボース-5-リン酸イソメラーゼ

リブロースリン酸 3-エピメラーゼ

ホスホリブロキナーゼ

リボース 5-リン酸

キシルロース 5-リン酸

リブロース 5-リン酸

リブロース 1,5-ビスリン酸

トースイソメラーゼ（phosphopentose isomerase）〕によって，リボース 5-リン酸がリブロース 5-リン酸に変換される．一方，キシルロース 5-リン酸は，**リブロースリン酸 3-エピメラーゼ**（ribulose-phosphate 3-epimerase）〔**ホスホリブロースエピメラーゼ**（phosphoribulose epimerase）〕によってリブロース 5-リン酸に変換される．また，リブロース 5-リン酸は，**ホスホリブロキナーゼ**（phosphoribulokinase）の働きでリブロース 1,5-ビスリン酸に変換される（図 20・10）．これらの反応をまとめると次式のようになる．

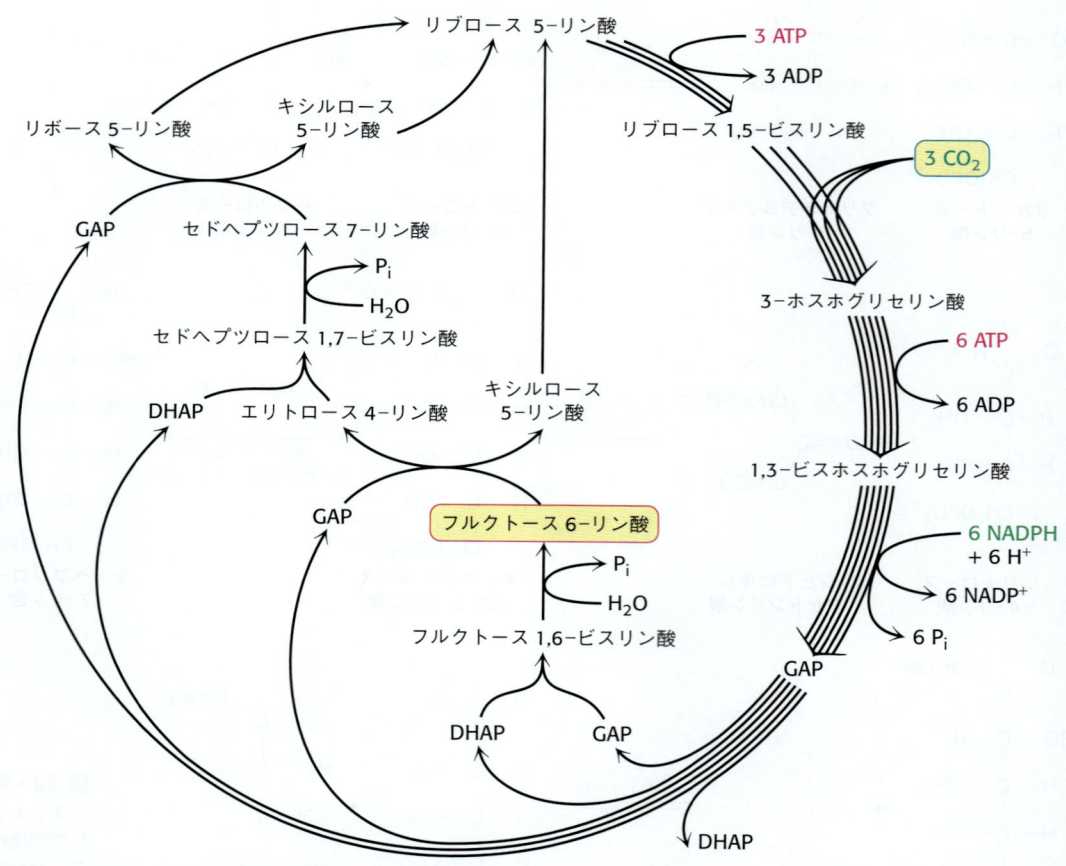

図 20・11 カルビン回路. 模式図は 3 分子の CO_2 を変換して 1 分子のジヒドロキシアセトンリン酸（DHAP）にするのに必要な反応を，化学量論的に正しく示したもの．回路は図 20・1 に示したほど単純ではない．多数の反応が必要とされ，それらを最終的にまとめると，グルコースの合成とリブロース 1,5-ビスリン酸の再生という形になる〔出典: J.R. Bowyer, R.C. Leegood, 'Photosynthesis', "Plant Biochemistry", ed. by P.M. Dey, J.B. Harborne, p. 85, Academic Press (1997)〕.

$$フルクトース 6-リン酸 + 2 \times グリセルアルデヒド 3-リン酸 +$$
$$ジヒドロキシアセトンリン酸 + 3\,ATP \longrightarrow$$
$$3 \times リブロース 1,5-ビスリン酸 + 3\,ADP$$

　図 20・11 は，3 分子の CO_2 を変換して 1 分子の DHAP にするのに必要な反応を，化学量論的に正しく示したものである．しかし，ヘキソースリン酸プールに入る六炭糖を合成するには，DHAP 2 分子が必要なので，ヘキソース一リン酸 1 分子をつくるには，ここに示した回路が 2 回転しなくてはならない．カルビン回路の結果は，ヘキソース 1 分子の生成と出発物質であるリブロース 1,5-ビスリン酸の再生ということになる．すなわち，リブロース 1,5-ビスリン酸は，クエン酸回路のオキサロ酢酸と同様に触媒として働くのである．

CO_2 を六炭糖の形にするために ATP 3 分子と NADPH 2 分子が消費される

　六炭糖（ヘキソース）を合成する際のエネルギー消費はどのくらいになるのだろうか．カルビン回路 1 周ごとに 1 個の炭素原子が還元されて取込まれるのだから，回路 6 周が必要になる．12 分子の 3-ホスホグリセリン酸をリン酸化して 1,3-ビスホスホグリセリン酸にするのに 12 分子の ATP が消費され，12 分子の 1,3-ビスホスホグリセリン酸を還元してグリセルアルデヒド 3-リン酸にするのに 12 分子の NADPH が消費される．またこのほかに，リブロース 1,5-ビスリン酸を再生するために 6 分子の ATP が使われる．

　以上のことから，カルビン回路の正味の反応について全体の収支を表す式は以下のようになる．

$$6\,CO_2 + 18\,ATP + 12\,NADPH + 12\,H^+ + 12\,H_2O \longrightarrow$$
$$C_6H_{12}O_6 + 18\,ADP + 18\,P_i + 12\,NADP^+$$

　つまり，CO_2 を取込んでグルコースやフルクトースのような六炭糖にするのに，CO_2 分子 1 個当たり 3 分子の ATP と 2 分子の NADPH が消費されることになる．

植物が貯蔵しているおもな糖質はデンプンとスクロースである

　ヘキソースリン酸プールの六炭糖は，どのような運命をたどるのだろう．これらの分子にはさまざまな用途があるが，植物の糖のおもな貯蔵形態は**デンプン**（starch）と**スク**

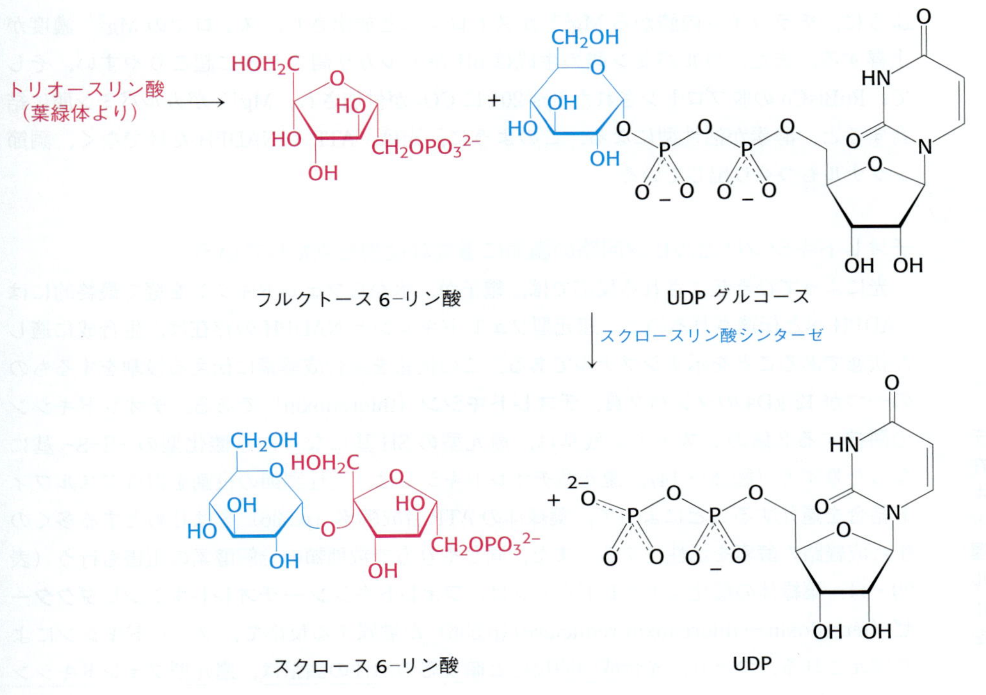

フルクトース 6-リン酸　　　　　　　　UDP グルコース

スクロースリン酸シンターゼ

スクロース 6-リン酸　　　　　　　　UDP

図 20・12　スクロースの合成． スクロース 6-リン酸は，フルクトース 6-リン酸と活性型中間体であるウリジン二リン酸グルコース（UDP グルコース）から生成される．つぎに，スクロースホスファターゼが働いて遊離のスクロースが生成される（図では省略）．

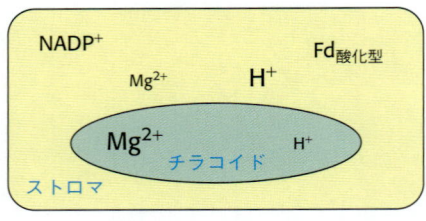

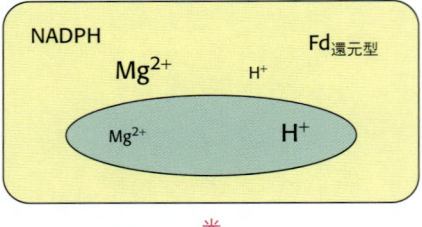

図 20・13　光によるカルビン回路の調節. 光合成の明反応によってチラコイド内腔からストロマへと電子が伝達され，ストロマからチラコイド内腔へはプロトンが運ばれる．そのため，ストロマ内部の NADPH，還元型フェレドキシン (Fd)，Mg^{2+} 濃度は，光のないときに比べて光があるときの方が高い．また，光があるとストロマからプロトンがチラコイド内腔へと汲み入れられるため，ストロマの pH も上昇する（H^+ の濃度が下がる）．これらの濃度変化がそれぞれ，明反応とカルビン回路の反応とを結びつけるのに役立っている.

ロース（sucrose）の 2 種類である．デンプンは動物におけるグリコーゲンと同じように多数のグルコース残基からなる多量体である．しかし，α-1,6-グリコシド結合の割合が少ないのでグリコーゲンほど分枝していない（§ 11・2），活性型前駆体が UDP グルコースではなくて ADP グルコースである，という違いがある．また，デンプンは葉緑体で合成・貯蔵される.

これに対してスクロース（ショ糖，普通の砂糖）は細胞質で合成される二糖である．植物は，葉緑体膜を透過してヘキソースリン酸を運ぶことはできないが，トリオースリン酸を葉緑体から細胞質へと運ぶことはできる．トリオースリン酸であるグリセルアルデヒド 3-リン酸のような中間体は，多量に存在するトリオースリン酸-リン酸対向輸送体の働きによって，リン酸と引換えに細胞質へと運ばれる．トリオースリン酸からつくられたフルクトース 6-リン酸が，UDP グルコースのグルコース部分に結合し，スクロース 6-リン酸が形成される（図 20・12）．そのリン酸エステルがスクロースホスファターゼによって加水分解されることにより，スクロースが生じる．スクロースは輸送や利用が簡単にできる糖であり，サトウダイコンやサトウキビなど多くの植物細胞に貯蔵されている.

20・2　カルビン回路の活性は環境条件に左右される

CO_2 を固定して生体分子をつくるという重要な過程を調節するため，明反応は暗反応とどのような連係をとっているのだろうか．その主要な調節手段は，明反応によってひき起こされるストロマの環境の変化である．明反応によってストロマの pH が上昇（H^+ の濃度が低下）し，同時に Mg^{2+}，NADPH，還元型フェレドキシンのストロマ内濃度が上昇する．これらの変化がストロマに存在するカルビン回路の特定の酵素の活性化に寄与するのである（図 20・13）.

光によってひき起こされるプロトンやマグネシウムイオンの濃度変化が RuBisCo を活性化する

前述したようにカルビン回路の律速段階はリブロース 1,5-ビスリン酸をカルボキシ化して 2 分子の 3-ホスホグリセリン酸をつくる反応である．RuBisCo の活性は光を照射すると著しく上昇するが，それは酵素活性に必要なカルバミン酸が，光によって形成されやすくなるからである（p.548）．ストロマで pH が 7 から 8 に上昇するのは，光によってプロトンがチラコイド内腔へと汲み入れられるためである．このプロトンの流入に釣り合うように，チラコイド内腔から Mg^{2+} がストロマへと放出され，ストロマの Mg^{2+} 濃度が上昇する．また，カルバミン酸の生成は pH がアルカリ側のときに起こりやすい．そして，RuBisCo の脱プロトンされた Lys 201 に CO_2 が付加され，Mg^{2+} がカルバミン酸に結合すると，酵素が活性型になる．このように，光は，ATP や NADPH だけでなく，調節シグナルもつくり出している.

チオレドキシンはカルビン回路の調節に重要な役割を果たしている

光によってひき起こされる反応では，電子が，水からフェレドキシンを経て最終的には NADPH へと伝達されるので，還元型フェレドキシンと NADPH の存在は，生合成に適した状態であることを示すシグナルである．この情報を生合成酵素に伝える役割をするものの一つが 12 kDa のタンパク質，**チオレドキシン**（thioredoxin）である．チオレドキシンの隣接する 2 個のシステイン残基は，還元型の SH 基になったり酸化型の -S-S- 基になったりする（図 20・14）．還元型チオレドキシンは，活性調節の役割を担うジスルフィド結合を還元することによって，葉緑体の ATP 合成酵素（p.536）をはじめとする多くの生合成経路の酵素を活性化する．また，同じやり方で数種類の分解酵素の阻害も行う（表 20・1）．葉緑体の酸化型チオレドキシンは，**フェレドキシン—チオレドキシンレダクターゼ**（ferredoxin—thioredoxin reductase）（p.536）が触媒する反応で，フェレドキシンにより還元される．つまり，光合成の明反応と暗反応の活性の調整は，還元型フェレドキシン

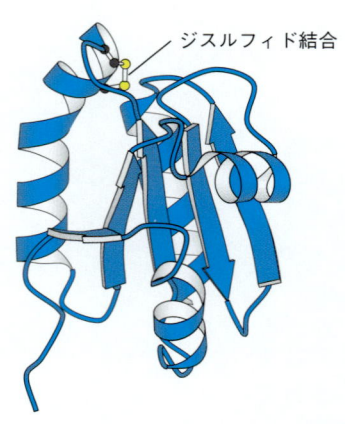

図 20・14　チオレドキシン. 　酸化型チオレドキシンにはジスルフィド結合が存在する．チオレドキシンが還元型フェレドキシンによって還元されると，ジスルフィド結合が 2 個の遊離の SH 基に変化する．還元されたチオレドキシンは，酵素のジスルフィド結合を切断できるため，特定のカルビン回路酵素を活性化したり，分解酵素を不活性化したりする〔1F9M.pdb より〕.

表 20・1　チオレドキシンによって調節を受ける酵素

酵　　素	経　　路
RuBisCo	カルビン回路における炭酸固定
フルクトース–1,6–ビスホスファターゼ	糖新生
グリセルアルデヒド–3–リン酸デヒドロゲナーゼ	カルビン回路, 糖新生, 解糖
セドヘプツロースビスホスファターゼ	カルビン回路
グルコース–6–リン酸デヒドロゲナーゼ	ペントースリン酸回路
フェニルアラニンアンモニアリアーゼ	リグニン合成
ホスホリブロキナーゼ	カルビン回路
リンゴ酸デヒドロゲナーゼ (NADP$^+$)	C_4 ジカルボン酸回路
ATP 合成酵素 $CF_o \cdot CF_1$ 複合体	明反応

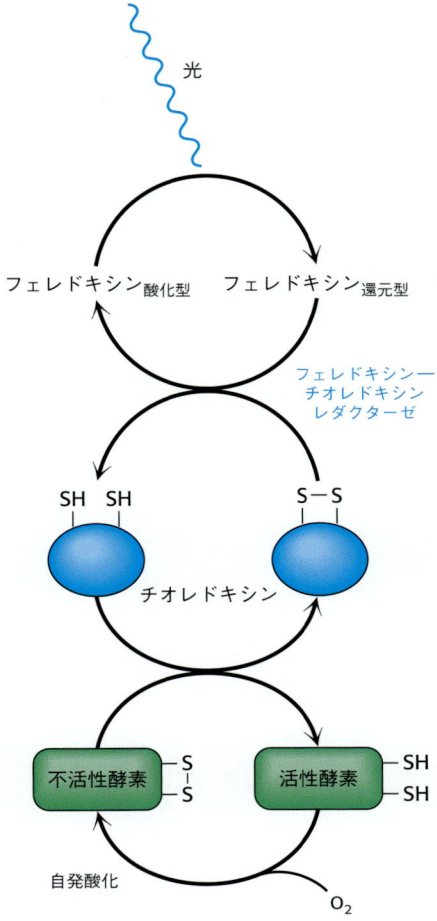

図 20・15　チオレドキシンによる酵素の活性化.　還元型チオレドキシンは, 調節作用をもつジスルフィド結合を切断することによって, カルビン回路のいくつかの酵素を活性化する.

からチオレドキシンへ, さらに調節性ジスルフィド結合をもつ酵素へと電子が伝達されることによって行われているのである (図20・15). チオレドキシンについては, リボヌクレオチドの還元を説明するときにもう一度取上げる (§25・3).

NADPH はシグナル分子として, ホスホリブロキナーゼとグリセルアルデヒド–3–リン酸デヒドロゲナーゼという2種類の生合成酵素を活性化する. 光がないときには, これらの酵素は CP12 という 8.5 kDa の天然変性タンパク質 (§2・6) の結合によって阻害されている. NADPH は, CP12 内部に2本のジスルフィド結合をつくることによって酵素とCP12 の結合を破壊し, 活性をもった酵素を遊離させる.

熱帯植物の C_4 ジカルボン酸回路は二酸化炭素を濃縮して光合成を促進している

温度の上昇は RuBisCo のカルボキシラーゼ活性よりもオキシゲナーゼ活性をより強く促進するので, このことは, 熱帯植物にとって生化学的に大きな問題となる. では, サトウキビのように気温の高いところで生育する植物は, 無駄の多い光呼吸の速度が高まるのをどのようにして避けているのだろうか. このような植物は, 光合成細胞のカルビン回路が働く部分の CO_2 濃度を局所的に高くすることで, 問題を解決している. この CO_2 濃縮過程を解明したのは Marshall Davidson Hatch と C. Roger Slack で, <u>CO_2 はオキサロ酢酸やリンゴ酸のような炭素4個の (C_4) 化合物の形で, 空気と接している葉肉細胞から光合成が行われるおもな場所である維管束鞘細胞へと運ばれる</u> (図20・16) というのがその解答である. 維管束鞘細胞で4炭素化合物の脱炭酸が行われることにより, カルビン回路が働く部位の CO_2 濃度が高く保たれるのである. そして, 生じた3炭素化合物は葉肉細胞へと戻され, 再びカルボキシ化される.

CO_2 を輸送する **C_4 ジカルボン酸回路** (C_4–dicarboxylic acid cycle) 〔**C_4 経路** (C_4 pathway)〕は, 葉肉細胞中で CO_2 とホスホエノールピルビン酸を縮合してオキサロ酢酸にするところから始まり, この反応は**ホスホエノールピルビン酸カルボキシラーゼ** (phosphoenolpyruvate carboxylase) が触媒する. 植物によっては, NADP$^+$ の存在下で働くリンゴ酸デヒドロゲナーゼによってオキサロ酢酸がリンゴ酸に変換される. リンゴ酸は維管束鞘細胞へと運ばれ, 葉緑体中でリンゴ酸デヒドロゲナーゼ(NADP$^+$) によって酸化的脱炭酸

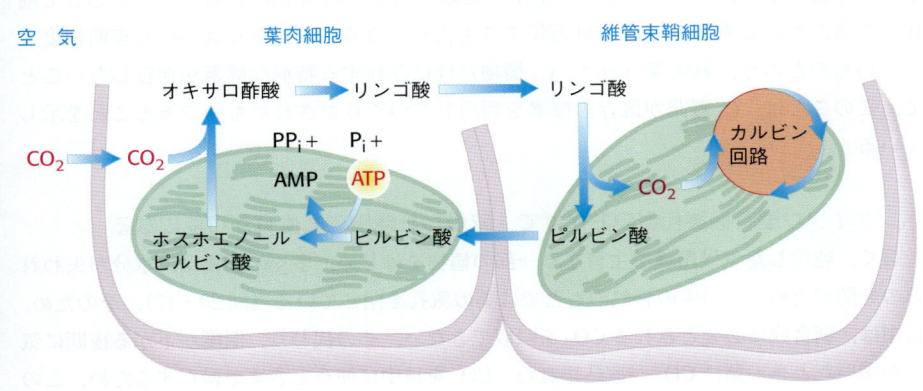

図 20・16　C_4 ジカルボン酸回路.　二酸化炭素は維管束鞘細胞で濃縮される. 葉肉細胞ではそのために ATP が消費される.

される. 遊離した CO_2 はリブロース 1,5–ビスリン酸と縮合するという, 通常と同じ反応でカルビン回路に入る. この脱炭酸反応で生成したピルビン酸は, 葉肉細胞に戻り, 最後に, **ピルビン酸, リン酸ジキナーゼ** (pyruvate, phosphate dikinase) によってピルビン酸からホスホエノールピルビン酸が再生される.

この C_4 ジカルボン酸回路の正味の反応は, つぎの通りである.

$$CO_2 （葉肉細胞中） + ATP + 2 H_2O \longrightarrow CO_2 （維管束鞘細胞中） + AMP + 2 P_i + 2 H^+$$

このように, CO_2 を維管束鞘細胞の葉緑体へと運ぶには, 2 分子の ATP に相当するエネルギーが消費される. 要するに, この維管束鞘細胞への CO_2 の輸送は, 1 分子の ATP を 1 分子の AMP と 2 分子の正リン酸へと加水分解することによって駆動される能動輸送である. これにより, 維管束鞘細胞の CO_2 濃度は, 葉肉細胞に比べて 20 倍にもなることがある.

C_4 ジカルボン酸回路とカルビン回路がともに働くときには, 正味の反応はつぎのようになる.

$$6 CO_2 + 24 ATP + 12 NADPH + 12 H^+ + 24 H_2O \longrightarrow$$
$$C_6H_{12}O_6 + 18 ADP + 6 AMP + 30 P_i + 12 NADP^+ + 18 H^+$$

すなわち, C_4 ジカルボン酸回路が CO_2 をカルビン回路へと運んでいるときには, ヘキソース 1 分子を合成するごとに 24 分子の ATP が消費される. これに対して C_4 ジカルボン酸回路がないときには, ヘキソース 1 分子当たり消費される ATP は 18 分子である. C_4 植物の維管束鞘細胞の CO_2 濃度が高いのは, 6 分子もの ATP の余分な消費による. しかし, このことは, 光合成速度を上昇させるためにきわめて重要である. なぜなら, 光が豊富にあるときには CO_2 濃度が光合成の律速になるために, 高い CO_2 濃度により, 光呼吸によるエネルギーの無駄も最小限に抑えられるからである.

C_4 ジカルボン酸回路をもつ熱帯植物では, 維管束鞘細胞中の CO_2 濃度が高いためオキシゲナーゼ反応に比べてカルボキシラーゼ反応が促進されるので, 光呼吸はほとんど行われない. 光呼吸を抑える働きは, 気温が高いときに特に重要なので, この経路をもつ植物 (C_4 植物) ともたない植物 (C_3 植物) の地理的分布は, 今や分子レベルで理解できる. まず, **C_4 植物** (C_4 plant) が熱帯に多いことは, 高温, 強光の環境で有利であることから説明がつく. 一方, **C_3 植物** (C_3 plant) は, 光呼吸が起こらないときにはヘキソース 1 分子を合成するのに 18 分子の ATP しか消費しない (C_4 植物の場合は ATP 24 分子) ので, 気温が 28 ℃ よりも低いときには C_4 植物よりも効率がよい. そのため, 温和な環境では C_3 植物が主流になるのだ.

RuBisCo は細菌, 真核生物はもちろん, アーキアにまで存在する. ところが, 光合成過程で働く RuBisCo 以外の成分はアーキアには存在しない. このことから, RuBisCo は, 大気中に CO_2 が多く O_2 がほとんどないような進化の初期に出現したと考えられる. 本来, RuBisCo は, 現在のように CO_2 がほとんどなくて O_2 が豊富にあるような環境で働くように選択されたものではない. 光呼吸が顕著になったのは, およそ 6 億年前, CO_2 濃度が現在のレベルにまで下がった頃である. C_4 経路はこの変化に対応して進化してきたものと考えられ, 3000 万年よりも古くはなく, おそらくは 700 万年前程度の新しいものだろう. 興味深いのは, C_4 植物だけに存在する特別な酵素が存在しないことで, このことは, C_4 経路が既存の酵素を利用してつくりだされたものであることを示している.

ベンケイソウ型有機酸代謝のおかげで, 乾燥した環境でも生育が可能になる

暑く, 乾燥した気候環境で生育する一部の植物をはじめ, 多くの植物は, 水分が失われるのを防ぐために, 日中の暑熱のもとでは葉の気孔を閉じている (図 20・17). そのため, 日中は, 糖合成に必要とされる CO_2 を吸収できない. その代わり, 温度が下がる夜間に気孔が開いたとき, 葉に CO_2 が取込まれる. CO_2 を日中に使うときまで保存するため, この

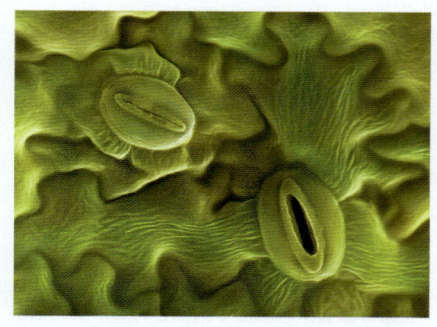

図 20・17 開いた気孔と閉じた気孔の電子顕微鏡写真. ［写真提供: © Power and Syred/Science Photo Library/amanaimages］

種の植物にみられるのが**ベンケイソウ型(有機)酸代謝**〔crassulacean acid metabolism, CAM; 科名のベンケイソウ, *Crassulacea*（多肉植物の一つ）にちなんでこうよばれる〕という適応で，二酸化炭素は C_4 ジカルボン酸回路によって固定されてリンゴ酸となり，液胞中に保存される．そして，日中にはリンゴ酸を脱炭酸することによって，カルビン回路用の CO_2 を得ることができる．C_4 植物が CO_2 の濃縮と利用を空間的に分離するのに対し，CAM 植物は時間的に分離しているのである．

　CAM 植物（ベンケイソウ型有機酸代謝植物）では確かに水分が失われるのは避けられるが，リンゴ酸だけに頼って CO_2 を得るやり方は，代謝面での損失を伴う．というのは，リンゴ酸の貯蔵には限りがあるため，CAM 植物は，C_3 植物や C_4 植物が CO_2 を取込むほどの速さで CO_2 を得ることができないからである．そのため，CAM 植物の成長速度は，C_3 植物や C_4 植物よりも遅い．ベンケイチュウはサボテンの一種で，樹齢 200 年，高さ 18 m にも達することがあるが，わずか 30 cm に成長するのに 15 年もかかることがある．

20・3　ペントースリン酸回路では NADPH を生成し五炭糖を合成する

　光合成生物は明反応を使って NADPH をある程度つくることができるが，あらゆる生物にこれとは別の経路があって，光合成を行わない生物や，植物の光合成をしない組織での NADPH の需要に対応している．これが**ペントースリン酸回路**である．一連の反応は細胞質において行われ，還元的な生合成に使われる NADPH の重要な供給源であるとともに，酸化ストレスに対する防御の役割も果たす（表 20・2）．この回路は，大きく二つの段階 —— 1) NADPH の酸化的生成，2) 糖の非酸化的相互変換 —— に分かれている（図 20・18）．酸化的段階では，グルコース 6-リン酸が酸化されてリブロース 5-リン酸になる際に NADPH が生じる．

$$\text{グルコース 6-リン酸} + 2\,\text{NADP}^+ + \text{H}_2\text{O} \longrightarrow$$
$$\text{リブロース 5-リン酸} + 2\,\text{NADPH} + 2\,\text{H}^+ + \text{CO}_2$$

　ペントースリン酸回路の非酸化的段階では，一連の非酸化的反応によって，三，四，五，六，七炭糖の相互変換が行われる．また，過剰な五炭糖は解糖系の中間体に変換されることもある．これらの反応はすべて細胞質中で生じ，相互変換は，カルビン回路でリブロース 1,5-ビスリン酸が再生されるときと同じ反応が基本になっている．

グルコース 6-リン酸のリブロース 5-リン酸への変換で 2 分子の NADPH が生成される

　ペントースリン酸回路の酸化的段階の始まりは，**グルコース-6-リン酸デヒドロゲナーゼ**（glucose-6-phosphate dehydrogenase）が触媒するグルコース 6-リン酸の C1 炭素の脱水素反応で（図 20・19），生成物は，C-1 のカルボキシ基と C-5 のヒドロキシ基とが反応した分子内エステル，**6-ホスホグルコノ-δ-ラクトン**（6-phosphoglucono-δ-lactone）である．この酵素は $NADP^+$ に高い特異性を示し，NAD^+ の K_M は $NADP^+$ の K_M のおよそ 1000 倍である．つぎの段階は，**6-ホスホグルコノラクトナーゼ**（6-phosphogluconolactonase）による 6-ホスホグルコノ-δ-ラクトンの加水分解で，6-ホスホグルコン酸がつくられる．つぎにこの六炭糖の糖酸が **6-ホスホグルコン酸デヒドロゲナーゼ**（6-phosphogluconate dehydrogenase）によって酸化的脱炭酸を受けて，**リブロース 5-リン酸**（ribulose 5-phosphate）が生じる．ここでも再び $NADP^+$ が電子受容体となる．

ペントースリン酸回路と解糖系は トランスケトラーゼとトランスアルドラーゼによって結びついている

　ここまでの反応で，グルコース 6-リン酸 1 分子が酸化されるたびに，2 分子の NADPH と 1 分子のリブロース 5-リン酸が産生される．ひき続き，このリブロース 5-リン酸がリボース-5-リン酸イソメラーゼによって異性化され，リボース 5-リン酸となる．

表 20・2　NADPH を必要とする経路

合　成
脂肪酸の生合成
コレステロールの生合成
神経伝達物質の生合成
ヌクレオチドの生合成

解　毒
酸化型グルタチオンの還元
シトクロム P450 モノオキシゲナーゼ

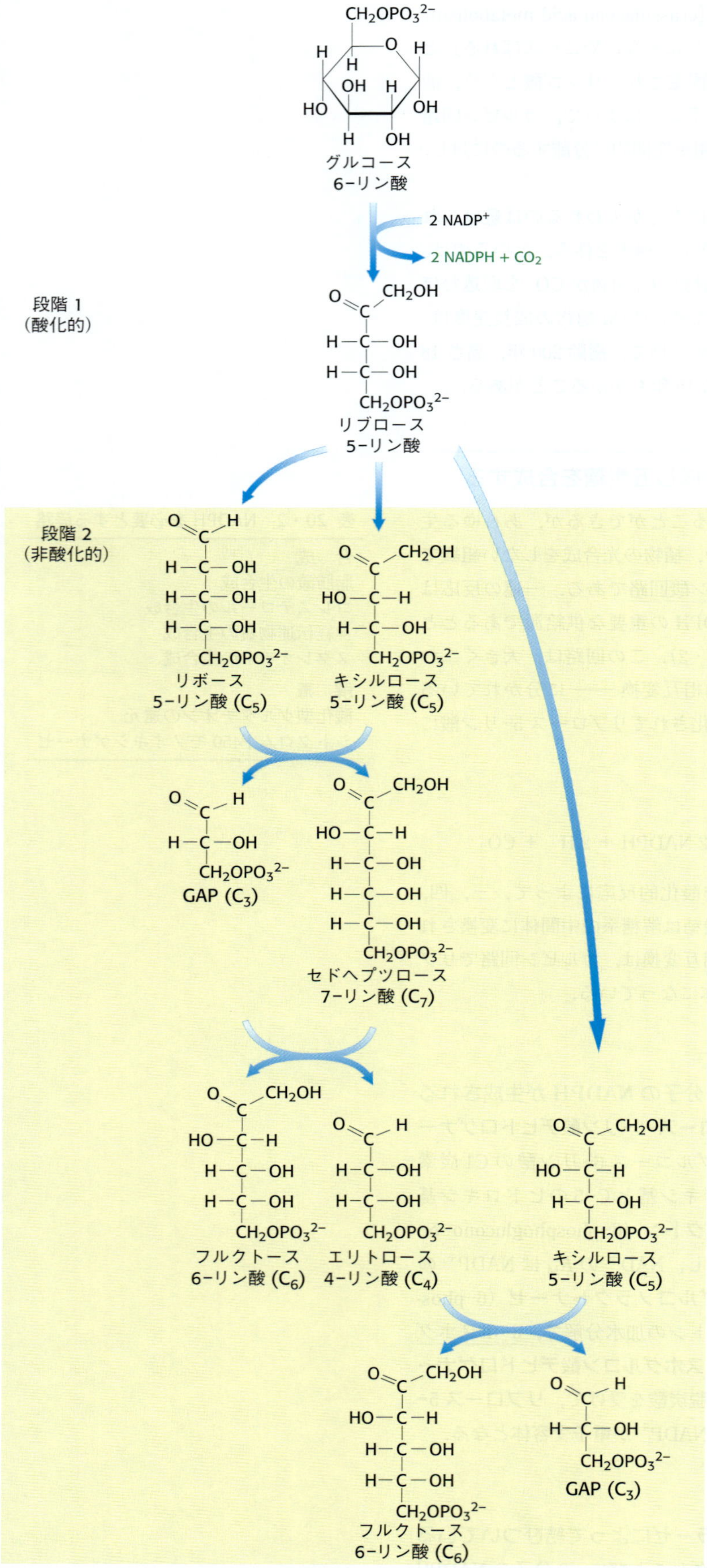

段階 1
(酸化的)

2 NADP⁺

2 NADPH + CO₂

グルコース
6-リン酸

リブロース
5-リン酸

段階 2
(非酸化的)

リボース
5-リン酸 (C₅)

キシルロース
5-リン酸 (C₅)

GAP (C₃)

セドヘプツロース
7-リン酸 (C₇)

フルクトース
6-リン酸 (C₆)

エリトロース
4-リン酸 (C₄)

キシルロース
5-リン酸 (C₅)

フルクトース
6-リン酸 (C₆)

GAP (C₃)

図 20・18 ペントースリン酸回路. この回路は，NADPH が生成する酸化的段階(1)と，リン酸化された糖が相互変換する非酸化的段階(2)で構成されている.

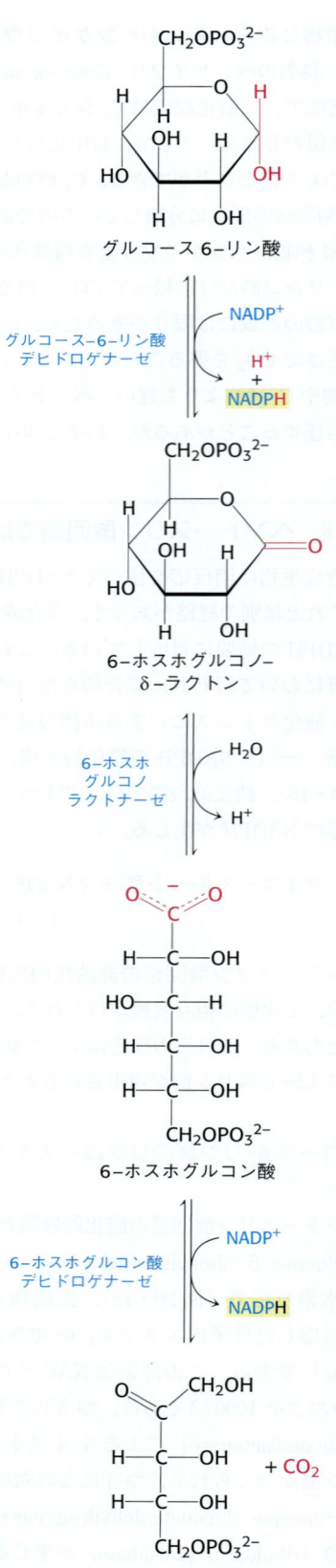

グルコース 6-リン酸

グルコース-6-リン酸
デヒドロゲナーゼ

NADP⁺

H⁺
+
NADPH

6-ホスホグルコノ-
δ-ラクトン

6-ホスホ
グルコノ
ラクトナーゼ

H₂O

H⁺

6-ホスホグルコン酸

6-ホスホグルコン酸
デヒドロゲナーゼ

NADP⁺

NADPH

リブロース 5-リン酸

+ CO₂

図 20・19 ペントースリン酸回路の酸化的段階. グルコース 6-リン酸が 6-ホスホグルコノ-δ-ラクトンに酸化され，NADPH が 1 分子生成される. このラクトンが加水分解されて 6-ホスホグルコン酸になり，さらに酸化的に脱炭酸されてリブロース 5-リン酸になるが，このとき NADPH がもう 1 分子生じる.

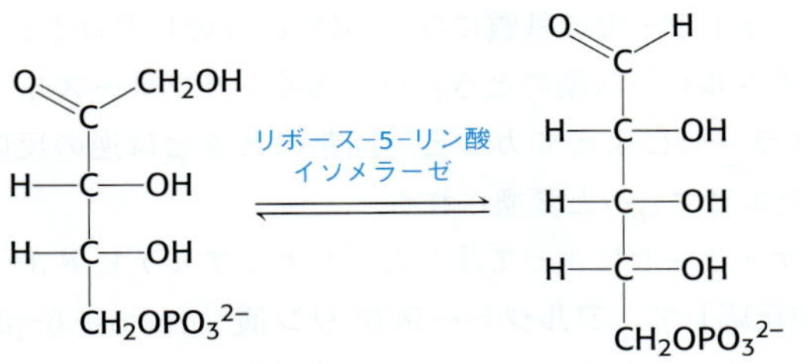

リブロース 5-リン酸　　　　　　　リボース 5-リン酸

（リボース-5-リン酸イソメラーゼ）

リボース 5-リン酸とその誘導体は RNA と DNA だけでなく，ATP, NADH, FAD, 補酵素 A など，多くの生体分子の前駆体であるが，多くの細胞が還元的生合成のために必要とする NADPH は，ヌクレオチドに組込まれるリボース 5-リン酸よりもはるかに多い．一例として，脂肪組織や肝臓，乳腺では，脂肪酸合成のために大量の NADPH が必要になることをあげておきたい（第 22 章）．このような場合には，リボース 5-リン酸は**トランスケトラーゼ**（transketolase）と**トランスアルドラーゼ**（transaldolase）によって，解糖系の中間体であるグリセルアルデヒド 3-リン酸とフルクトース 6-リン酸に変換される．これらの酵素は，以下の三つの連続反応を触媒して，ペントースリン酸回路と解糖系とを可逆的に変換する．

$$C_5 + C_5 \xrightleftharpoons[]{\text{トランスケトラーゼ}} C_3 + C_7$$

$$C_3 + C_7 \xrightleftharpoons[]{\text{トランスアルドラーゼ}} C_6 + C_4$$

$$C_4 + C_5 \xrightleftharpoons[]{\text{トランスケトラーゼ}} C_6 + C_3$$

　これらの反応の総和として，3 個の五炭糖（ペントース）から 2 個の六炭糖（ヘキソース）と 1 個の三炭糖（トリオース）が生成される．

$$3\,C_5 \rightleftharpoons 2\,C_6 + C_3$$

　ペントースリン酸回路と解糖系とを結ぶ三つの反応の 1 番目は，2 個の五炭糖からの**グリセルアルデヒド 3-リン酸**（glyceraldehyde 3-phosphate）と**セドヘプツロース 7-リン酸**（sedoheptulose 7-phosphate）の生成である．

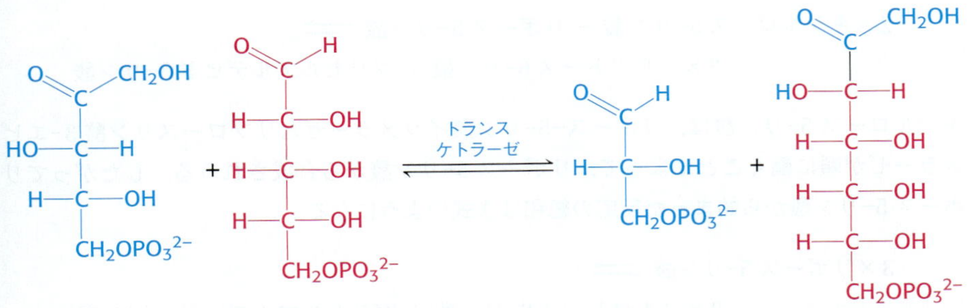

キシルロース 5-リン酸　＋　リボース 5-リン酸　（トランスケトラーゼ）　グリセルアルデヒド 3-リン酸　＋　セドヘプツロース 7-リン酸

　上の反応における 2 炭素単位の供与体は，リブロース 5-リン酸のエピマーであるキシルロース 5-リン酸である．

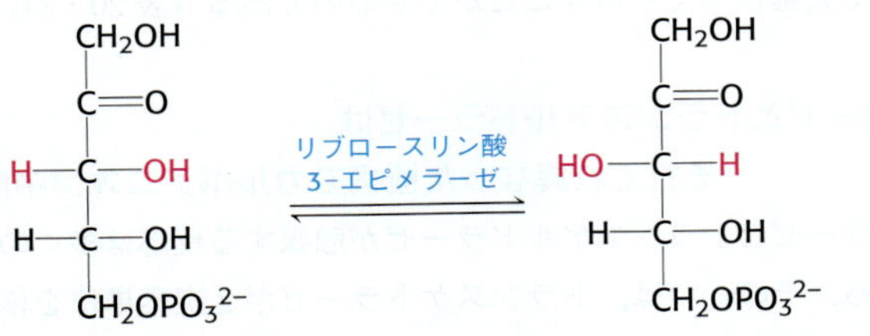

リブロース 5-リン酸　（リブロースリン酸 3-エピメラーゼ）　キシルロース 5-リン酸

ケトースがトランスケトラーゼの基質になるのは，C-3 のヒドロキシ基の立体配置がリブロース型ではなくキシルロース型のときだけである．リブロース 5-リン酸は，<u>リブロースリン酸 3-エピメラーゼ</u>によってカルビン回路のときとは逆の反応で，トランスケトラーゼ反応に適したエピマーへと変換される．

つぎにトランスケトラーゼによって生じたグリセルアルデヒド 3-リン酸とセドヘプツロース 7-リン酸が反応して，**フルクトース 6-リン酸**（fructose 6-phosphate）と**エリトロース 4-リン酸**（erythrose 4-phosphate）が生成する．

| グリセルアルデヒド 3-リン酸 | セドヘプツロース 7-リン酸 | | フルクトース 6-リン酸 | エリトロース 4-リン酸 |

この四炭糖と六炭糖の合成は，<u>トランスアルドラーゼ</u>が触媒する．

3 番目の反応では，トランスケトラーゼが触媒してエリトロース 4-リン酸とキシルロース 5-リン酸から<u>フルクトース 6-リン酸</u>と<u>グリセルアルデヒド 3-リン酸</u>が合成される．

| エリトロース 4-リン酸 | キシルロース 5-リン酸 | | フルクトース 6-リン酸 | グリセルアルデヒド 3-リン酸 |

これらの反応を総合すると，以下のようになる．

2×キシルロース 5-リン酸 ＋ リボース 5-リン酸 $\rightleftharpoons$
2×フルクトース 6-リン酸 ＋ グリセルアルデヒド 3-リン酸

キシルロース 5-リン酸は，リボース-5-リン酸イソメラーゼとリブロースリン酸 3-エピメラーゼが順に働くことによって，リボース 5-リン酸から合成されうる．したがってリボース 5-リン酸から始まった反応の総和は次式のようになる．

3×リボース 5-リン酸 $\rightleftharpoons$
2×フルクトース 6-リン酸 ＋ グリセルアルデヒド 3-リン酸

このようにして，<u>ペントースリン酸回路によって生成した過剰なリボース 5-リン酸は，解糖系の中間体へと完全に変換できる</u>．また，食物から摂取したリボースもすべて，この経路によって解糖系中間体に変えることができる．このように，糖の炭素骨格は生理的な必要性に合わせて大幅につくり直すことができるのである（表 20・3）．

トランスケトラーゼとトランスアルドラーゼは，それぞれ異なった機構でカルボアニオン中間体を安定化する

トランスケトラーゼとトランスアルドラーゼが触媒する反応は多くの点で類似しているが，相違点もある．その一つは，トランスケトラーゼが 2 炭素単位を移すのに対し，トランスアルドラーゼは 3 炭素単位を動かす点である．これらの炭素単位はどちらも，反応の

表 20・3　ペントースリン酸回路

反　　応	酵　　素
酸化的段階	
グルコース 6-リン酸 + NADP$^+$ ⟶ 6-ホスホグルコノ-δ-ラクトン + NADPH + H$^+$	グルコース-6-リン酸デヒドロゲナーゼ
6-ホスホグルコノ-δ-ラクトン + H$_2$O ⟶ 6-ホスホグルコン酸 + H$^+$	6-ホスホグルコノラクトナーゼ
6-ホスホグルコン酸 + NADP$^+$ ⟶ リブロース 5-リン酸 + CO$_2$ + NADPH + H$^+$	6-ホスホグルコン酸デヒドロゲナーゼ
非酸化的段階	
リブロース 5-リン酸 ⇌ リボース 5-リン酸	リボース-5-リン酸イソメラーゼ
リブロース 5-リン酸 ⇌ キシルロース 5-リン酸	リブロースリン酸 3-エピメラーゼ
キシルロース 5-リン酸 + リボース 5-リン酸 ⇌ 　　　　セドヘプツロース 7-リン酸 + グリセルアルデヒド 3-リン酸	トランスケトラーゼ
セドヘプツロース 7-リン酸 + グリセルアルデヒド 3-リン酸 ⇌ 　　　　フルクトース 6-リン酸 + エリトロース 4-リン酸	トランスアルドラーゼ
キシルロース 5-リン酸 + エリトロース 4-リン酸 ⇌ 　　　　フルクトース 6-リン酸 + グリセルアルデヒド 3-リン酸	トランスケトラーゼ

途中で一時的に各酵素と結合するので，複置換反応する酵素の例ということができる（§8・4）.

トランスケトラーゼの反応　　トランスケトラーゼには，補欠分子族としてチアミン二リン酸（TPP）が強く結合している. この酵素は，炭素 2 個のグリコアルデヒドをケトースである供与体からアルドースである受容体へと移す酵素であり，2 炭素単位の付加が起こるのは TPP のチアゾール環である. トランスケトラーゼはピルビン酸デヒドロゲナーゼ複合体の E$_1$ サブユニット（§17・1）と相同性があり，反応機構もよく類似している（図 20・20）.

反応はつぎのように進む.

1. 結合した TPP の C-2 炭素原子は，容易にイオン化して**カルボアニオン**（carbanion）になる.

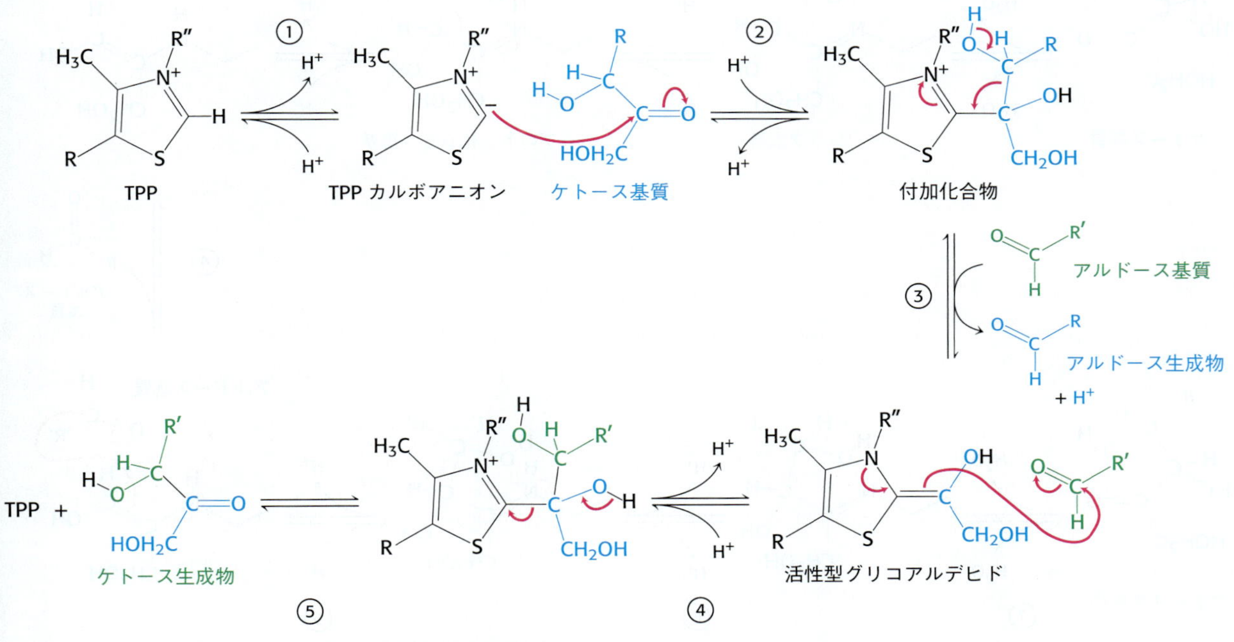

図 20・20　トランスケトラーゼの触媒機構. ① チアミン二リン酸（TPP）がイオン化してカルボアニオンとなる. ② この TPP のカルボアニオンがケトース基質を攻撃する. ③ 炭素-炭素結合が切れて，アルドース生成物が遊離し，2 炭素単位が TPP に結合したまま残される. ④ この活性型グリコアルデヒド中間体がアルドース基質を攻撃して，新しい炭素-炭素結合が形成される. ⑤ ケトース生成物が遊離し，TPP はつぎの反応サイクルを行える状態になる.

2. この中間体は反応性が高く，負電荷をもつ炭素原子が，基質となるケトースのカルボニル基を攻撃する．

3. 生じた付加化合物からアルドース生成物が遊離し，活性型グリコアルデヒド単位ができる．

4. この活性型中間体が生じる際，チアゾール環の正電荷を帯びた窒素原子が電子の流れ込む場所として機能する．つぎに，受容体となる適当なアルドースのカルボニル基がこの活性型グリコアルデヒド単位と縮合し，新たなケトースが形成される．

5. 酵素からケトースが遊離する．

トランスアルドラーゼの反応　　トランスアルドラーゼは，炭素3個の**ジヒドロキシアセトン**（dihydroxyacetone）単位を供与体であるケトースから受容体であるアルドースへと移す．トランスアルドラーゼは，トランスケトラーゼとは異なり補欠分子族をもたない．その代わり，基質であるケトースのカルボニル基と，酵素の活性部位にあるリシン残基のε-アミノ基との間に，シッフ塩基が形成される（図20・21）．酵素と基質が共有結合したこの種の中間体は，解糖系でフルクトースビスリン酸アルドラーゼが形成するもの（§16・1）と似ており，実際に酵素自体も類似している．反応はシッフ塩基の形成から開始される（①）．シッフ塩基にプロトンが付加され，C-3とC-4との結合が切断される（②）．脱プロトンによってアルドース生成物が遊離すると，酵素に3炭素単位が結合したまま残る（③）．そして，シッフ塩基のカルボアニオン部分にある負電荷は共鳴によって安定化される（図20・22）．このプロトン化シッフ塩基の正電荷を帯びた窒素原子が，電子の流れ込む場所として機能する．このシッフ塩基カルボアニオンは，適当なアルドースが結合するまで安定である（④）．つぎに，ジヒドロキシアセトン部分がアルドースのカルボニル基と反応し，プロトン付加によって新しい炭素−炭素結合が形成される（⑤）．再びプロトンが遊離し（⑥），ついでシッフ塩基が加水分解されるとケトース生成物が遊

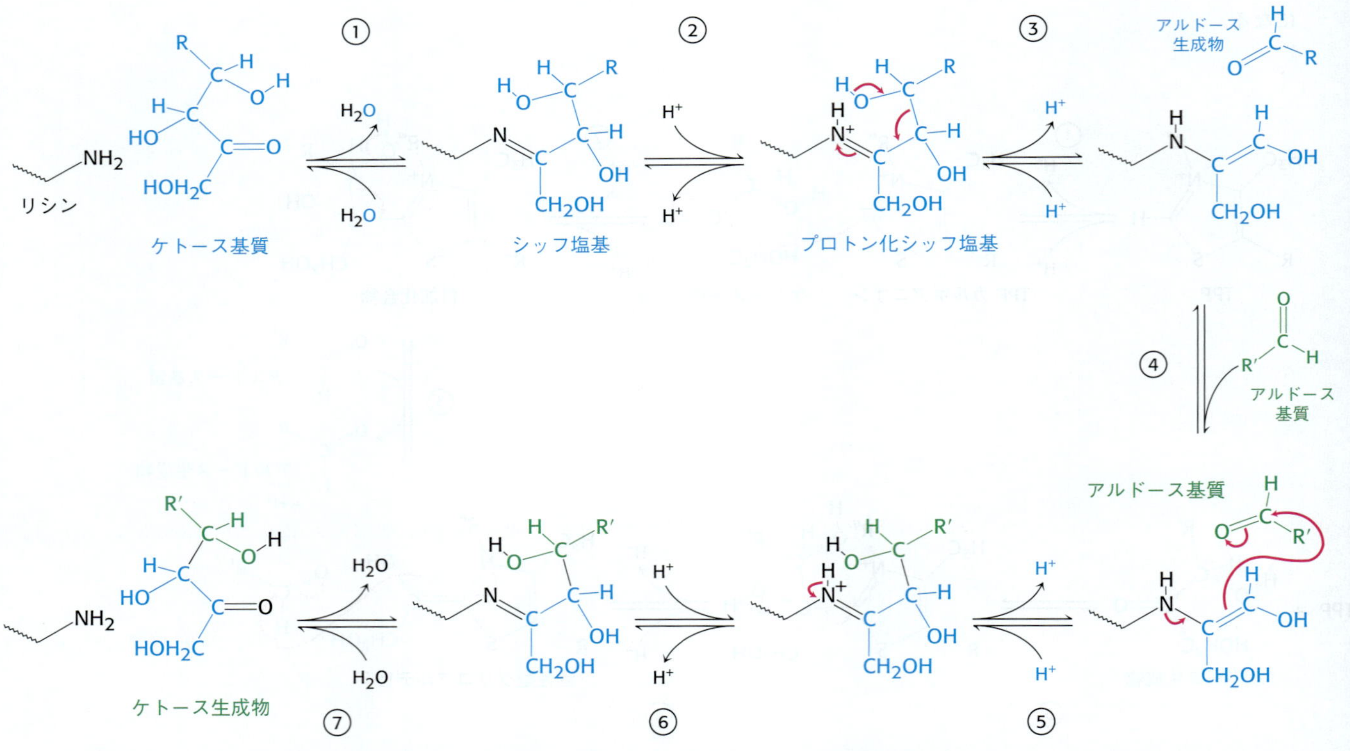

図 20・21　トランスアルドラーゼの触媒機構．　① 反応は，トランスアルドラーゼのリシン残基とケトース基質の間でシッフ塩基が形成されることで開始する．　② シッフ塩基にプロトンが付加される．　③ 脱プロトンによってアルドース生成物が遊離して，リシン残基に3炭素単位が結合したまま残る．　④ この中間体がアルドース基質に結合し，　⑤ 同時にプロトンの付加が起こり，新たな炭素−炭素結合が形成される．　⑥ 続いて脱プロトン，　⑦ シッフ塩基の加水分解が起こり，ケトース生成物がリシン側鎖から離れて反応サイクルが終わる．

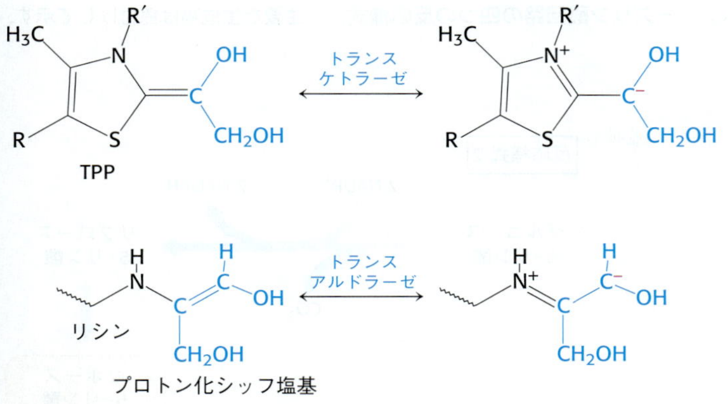

図 20・22　カルボアニオン中間体.　トランスケトラーゼとトランスアルドラーゼでは，カルボアニオン中間体は共鳴によって安定する．トランスケトラーゼでは TPP がこの中間体を安定化し，トランスアルドラーゼではプロトン化シッフ塩基が同じ役割を果たす.

離する（⑦）.　トランスアルドラーゼ反応では，プロトン化されたシッフ塩基の窒素原子が，トランスケトラーゼ反応においてチアゾール環の窒素原子が果たすのと同じ役割を果たしている．どちらの酵素の場合も，中間体にカルボアニオンに似た働きをする基があって，カルボニル基を攻撃して新しい炭素–炭素結合を形成する．また，どちらの場合も，カルボアニオンのもつ電荷は共鳴によって安定化されている（図 20・22）.

20・4　ペントースリン酸回路によるグルコース 6-リン酸の代謝は，解糖系と協調している

重要な代謝物であるグルコース 6-リン酸は，解糖系（第 16 章）とペントースリン酸回路の両方で代謝される．では，この二つの経路にどのように振り分けられるのだろう．グルコース 6-リン酸の運命を決める鍵は，細胞質の $NADP^+$ 濃度が握っている.

ペントースリン酸回路の速度は，$NADP^+$ 量によって制御される

ペントースリン酸回路でのリブロース 5-リン酸への酸化反応はグルコース 6-リン酸の脱水素であり，これは基本的には不可逆反応である．実際，生理的条件下ではこの反応が律速段階で，酸化反応に入るかどうかの制御点の役割を果たしており，その最も重要な調節因子は $NADP^+$ の量である．グルコース 6-リン酸の脱水素には電子受容体として $NADP^+$ が必要なので，これが少ないと反応が抑制される．そして，$NADP^+$ 量が少ないことによる効果は，酵素との結合に関して NADPH と $NADP^+$ が競合することによって増幅される．栄養十分なラットの肝細胞の細胞質では NADPH に対する $NADP^+$ の比は約 0.014 と，両者の量には大きな違いがある．酸化的段階の速度に $NADP^+$ 量が著しく影響するため，NADPH は，還元的な生合成や酸化ストレスに対する防御に必要な量を下回るまでは産生されない．このように，ペントースリン酸回路の非酸化的段階は，主として基質の量によって制御されている.

グルコース 6-リン酸の流れは，NADPH，リボース 5-リン酸，ATP の必要性に左右される

四つの異なった代謝条件下でグルコース 6-リン酸がどのように代謝されるかを調べると，解糖系とペントースリン酸回路の複雑な関わりあいが見えてくる（図 20・23）.

反応様式 1. NADPH よりリボース 5-リン酸がはるかに多く必要とされるとき　たとえば急速に分裂している細胞は，DNA の前駆体であるヌクレオチドを合成するためにリボース 5-リン酸を必要とする．このような場合，グルコース 6-リン酸の大部分は，解糖によってフルクトース 6-リン酸やグリセルアルデヒド 3-リン酸へと変換される．つぎにトランスアルドラーゼとトランスケトラーゼが，前述した反応の逆反応によって，フルク

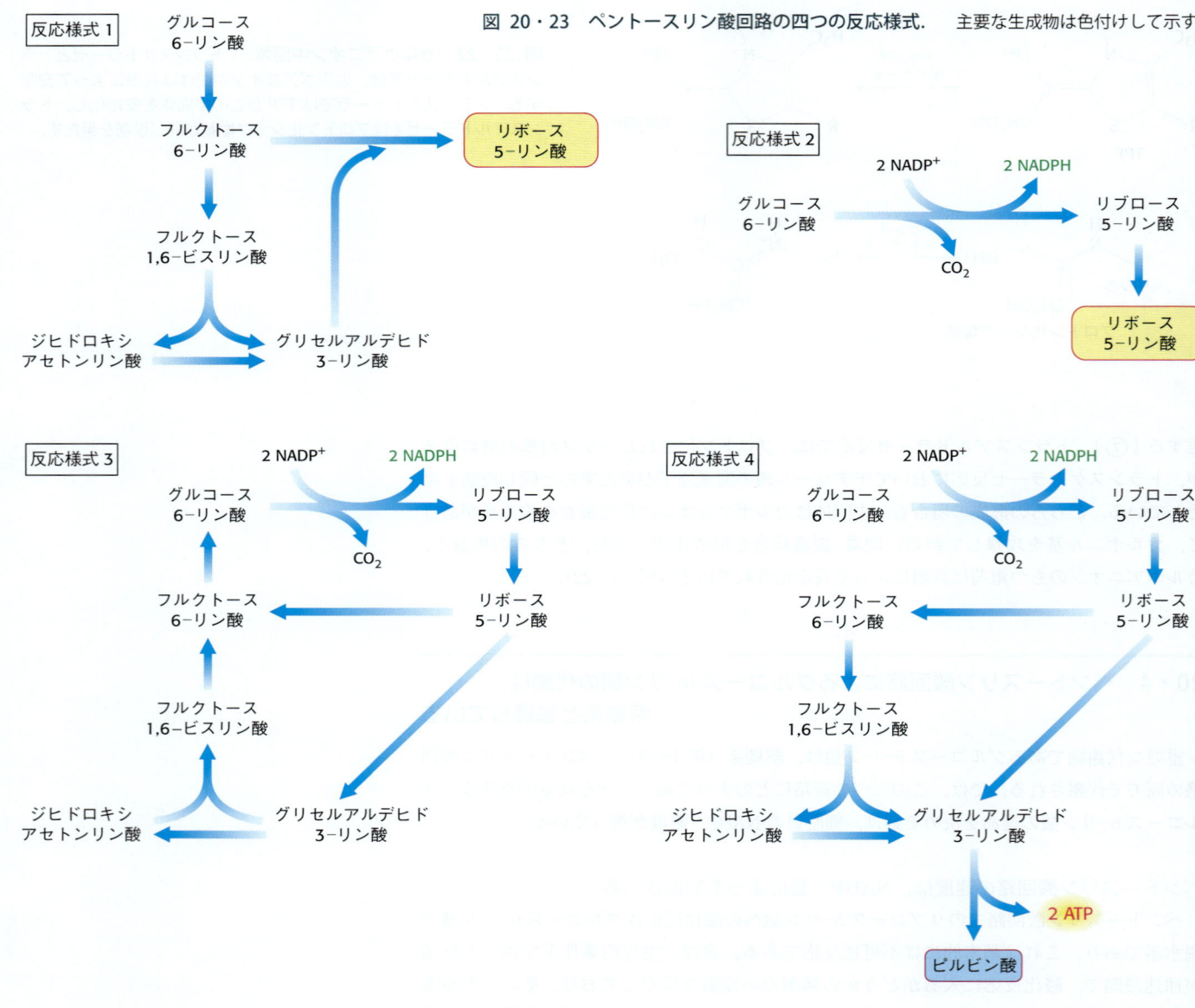

図 20・23 ペントースリン酸回路の四つの反応様式.   主要な生成物は色付けして示す.

トース 6-リン酸 2 分子とグリセルアルデヒド 3-リン酸 1 分子を 3 分子のリボース 5-リン酸に変換する. 反応様式 1 の量的な関係はつぎのようになる.

$$5 \times \text{グルコース 6-リン酸} + \text{ATP} \longrightarrow 6 \times \text{リボース 5-リン酸} + \text{ADP} + \text{H}^+$$

反応様式 2. NADPH とリボース 5-リン酸の必要量が釣り合っているとき   このような条件では, グルコース 6-リン酸 1 分子からリブロース 5-リン酸 1 分子がつくられ, NADPH 2 分子が生成される. ついで, リブロース 5-リン酸がリボース 5-リン酸へと変換されるので, 反応様式 2 の量的な関係は以下のようになる.

$$\text{グルコース 6-リン酸} + 2\,\text{NADP}^+ + \text{H}_2\text{O} \longrightarrow$$
$$\text{リボース 5-リン酸} + 2\,\text{NADPH} + 2\,\text{H}^+ + \text{CO}_2$$

反応様式 3. リボース 5-リン酸よりも NADPH がはるかに多く必要とされるとき たとえば, 脂肪組織では脂肪酸合成のために大量の NADPH が必要であり (表20・4), このような場合, グルコース 6-リン酸は完全に CO_2 まで酸化される. この条件では, 三群の反応が活性化される. 最初に, ペントースリン酸回路の酸化的段階によって 2 分子のNADPH と 1 分子のリブロース 5-リン酸が生じる. つぎにトランスケトラーゼとトランスアルドラーゼによって, リブロース 5-リン酸がフルクトース 6-リン酸とグリセルアル

表 20・4 ペントースリン酸回路が活発な組織

組 織	機 能
副 腎	ステロイド合成
肝 臓	脂肪酸, コレステロール合成
精 巣	ステロイド合成
脂肪組織	脂肪酸合成
卵 巣	ステロイド合成
乳 腺	脂肪酸合成
赤血球	還元型グルタチオンの維持

デヒド 3-リン酸に変換される．最後に糖新生経路によって，フルクトース 6-リン酸とグリセルアルデヒド 3-リン酸からグルコース 6-リン酸が再び合成される．この三群の反応の量的な関係は以下のようになる．

6 × グルコース 6-リン酸 + 12 NADP$^+$ + 6 H$_2$O ⟶
6 × リボース 5-リン酸 + 12 NADPH + 12 H$^+$ + 6 CO$_2$

6 × リボース 5-リン酸 ⟶
4 × フルクトース 6-リン酸 + 2 × グリセルアルデヒド 3-リン酸

4 × フルクトース 6-リン酸 + 2 × グリセルアルデヒド 3-リン酸 + H$_2$O ⟶
5 × グルコース 6-リン酸 + P$_i$

したがって，反応様式 3 の総和は次式のようになる．

グルコース 6-リン酸 + 12 NADP$^+$ + 7 H$_2$O ⟶
6 CO$_2$ + 12 NADPH + 12 H$^+$ + P$_i$

すなわち，<u>当量のグルコース 6-リン酸は完全に酸化されて CO$_2$ になり，同時に NADPH が産生される</u>．基本的にはペントースリン酸回路によって生じたリブロース 5-リン酸はトランスケトラーゼ，トランスアルドラーゼ，それに糖新生経路のいくつかの酵素によって再利用されて，グルコース 6-リン酸になる．

反応様式 4. NADPH と ATP が必要なとき　　グルコース 6-リン酸からペントースリン酸回路の酸化的段階でつくられたリブロース 5-リン酸がピルビン酸へと変換される．そして，リボース 5-リン酸から生じたフルクトース 6-リン酸とグリセルアルデヒド 3-リン酸が，グルコース 6-リン酸に戻らずに解糖系に入る．この反応様式では，<u>ATP と NADPH が同時に生成し，グルコース 6-リン酸がもつ 6 個の炭素のうち 5 個がピルビン酸の炭素となる</u>．

3 × グルコース 6-リン酸 + 6 NADP$^+$ + 5 NAD$^+$ + 5 P$_i$ + 8 ADP ⟶
5 × ピルビン酸 + 3 CO$_2$ + 6 NADPH + 5 NADH
+ 8 ATP + 2 H$_2$O + 8 H$^+$

これらの反応で生成したピルビン酸は，酸化されてさらに ATP を生成したり，さまざまな生合成における素材として用いられたりする．

急激な細胞増殖にはペントースリン酸回路が必要である

　がん細胞のように急激に分裂している細胞では，核酸合成のためにリボース 5-リン酸が，そして，膜脂質の形成に使われる脂肪酸の合成のために NADPH が必要である（§ 26・1）．急激に分裂している細胞は，ATP の需要を満たすために好気的な解糖系へと代謝を切替えることを思い出してほしい（§ 16・2）．そのような細胞では，反応様式 1 と 3 で説明したように，ペントースリン酸回路によってグルコース 6-リン酸と解糖系中間体を使って NADPH とリボース 5-リン酸がつくられる．解糖系中間体を非酸化的な段階へと向けやすくするのが，PKM 遺伝子の発現である．ピルビン酸キナーゼのアイソザイムである PKM は触媒活性が低いために律速段階となり，解糖系の流れが滞る．その結果として解糖系中間体が溜まるので，ペントースリン酸回路によって NADPH とリボース 5-リン酸が合成される．さらに，PKM の基質であるホスホエノールピルビン酸によってトリオースリン酸イソメラーゼが阻害されるため，さらにリン酸化中間体をペントースリン酸回路の非酸化的段階へと回せるようになる．

カルビン回路とペントースリン酸回路は鏡像関係にある

　カルビン回路とペントースリン酸回路は複雑であるが，互いが機能面での鏡像だと考えると理解しやすい．カルビン回路は CO$_2$ の固定で始まり，グルコースを合

成する過程で NADPH を消費する．ペントースリン酸回路は，グルコースに由来する炭素原子の CO_2 への酸化で始まり，同時に NADPH を生成する．カルビン回路の再生過程では，C_6 分子と C_3 分子を出発物質である C_5 分子のリブロース 1,5-ビスリン酸へと変換するのに対して，ペントースリン酸回路は，C_5 分子であるリブロース 5-リン酸を，解糖系の中間体である C_6 分子と C_3 分子へと変換する．光合成生物ではこの二つの経路に共通する酵素が多いことから，類似した反応に同一の酵素を使いながらも異なった結果を得る，という，進化の経済性とでもいうべき側面をみることができる．

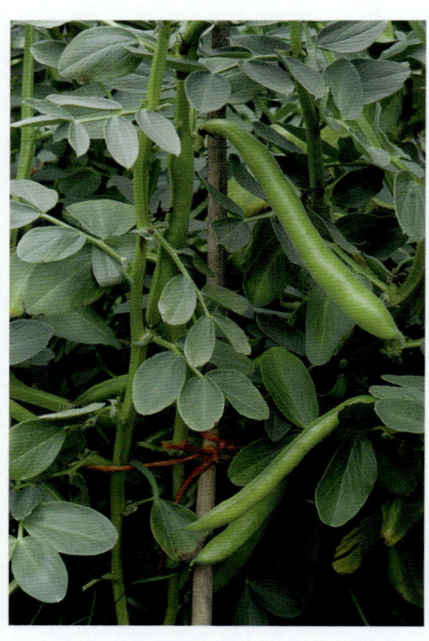

γ-グルタミン酸

システイン

グリシン

グルタチオン（還元型）
（γ-グルタミルシステイニルグリシン）

ソラマメ．地中海原産の植物（*Vicia faba*）からは，プリン配糖体ビシン（*vicine*）を含むソラマメがとれる〔写真提供: © Richard Becker/FLPA/age fotostock〕．

20・5　活性酸素種に対する防御には，グルコース-6-リン酸デヒドロゲナーゼが重要な役割を果たす

ペントースリン酸回路でつくられる NADPH は，活性酸素種（ROS）から細胞を守るうえできわめて重要な役割を担う．酸化的な代謝の過程で生じる活性酸素種は，あらゆる種類の巨大分子に損傷を与え，最終的に細胞死をひき起こすこともある．それを反映して，ROS が関係するヒトの疾患は数多い（表 18・3）．還元型**グルタチオン**（glutathione, GSH）は，遊離の SH 基をもつトリペプチドで，ROS を還元して無害な形にすることにより，酸化ストレスに対抗する．任務を果たしたグルタチオンは酸化型（GSSG）になるため，還元して GSH に戻さなくてはならない．そのための還元力は，ペントースリン酸回路でグルコース-6-リン酸デヒドロゲナーゼによって生成された NADPH により供給される．実際に，グルコース-6-リン酸デヒドロゲナーゼ活性が低下した細胞は，酸化ストレスに特に弱くなる．

グルコース-6-リン酸デヒドロゲナーゼの欠損は薬物による溶血性貧血の原因となる

ペントースリン酸回路の重要性を端的に示したのが，ある種の薬物に対して一部の人が示す異常な反応である．1926 年に登場したはじめての合成抗マラリア薬であるパマキンは，原因不明の重篤な病気をひき起こした．大多数の患者はこの薬を使っても問題はなかったが，少数の患者において，治療開始後 2,3 日で強い症状が現れた．尿が黒く変色し，黄疸が現れ，血中のヘモグロビン数が急激に減少したのだ．場合によっては，赤血球が大量に破壊されて死亡することもあった．

この薬物による**溶血性貧血**（hemolytic anemia）は，その後 30 年もたってグルコース-6-リン酸デヒドロゲナーゼ（ペントースリン酸回路における最初の酸化的反応を触媒する酵素）の欠損によって生じることが明らかになった．酵素の欠損はすべての細胞において NADPH の欠乏をもたらす．しかし，赤血球にはミトコンドリアがないために還元力を生成するための代替手段がなく，最も急性の症状が現れるのだ．この遺伝性の欠損症は X 染色体上の遺伝子によるもので，酵素機能不全の結果ひき起こされる疾患としては最も頻度が高く，患者数は何億人にも上るとされている．

パマキン感受性は，単に何十年も前のマラリア治療にまつわる過去の問題ではない．パマキンによく似た抗マラリア薬プリマキンは，現在でもマラリア感染地域で広く使われているし，地中海沿岸諸国でよく食べられるソラマメに含まれるプリン配糖体であるビシンも溶血をひき起こす．

パマキン

プリマキン

ビシン

これがソラマメ中毒で，グルコース–6–リン酸デヒドロゲナーゼ欠損症の人は，ソラマメを食べたりソラマメの花粉を吸い込んだりすると溶血が生じてしまうのである．では，パマキンやプリマキン，ビシンによる溶血は，生化学的にどのように説明されるのだろう．これらの化合物は酸化剤であり，過酸化物やひいては活性酸素種を生じさせ，膜や他の生体分子に損傷を及ぼす危険性がある．過酸化物は通常**グルタチオンペルオキシダーゼ**（glutathione peroxidase）によって除去されるが，この酵素は還元型グルタチオンを還元剤として利用する．

$$2\ \text{GSH} + \text{ROOH} \xrightarrow{\text{グルタチオン}\atop\text{ペルオキシダーゼ}} \text{GSSG} + \text{H}_2\text{O} + \text{ROH}$$

また，赤血球における NADPH のおもな役割は，酸化型グルタチオンの –S–S– 結合を還元して SH にすることであり，この還元型グルタチオン再生反応を触媒するのが**グルタチオンレダクターゼ**（glutathione reductase）である．

```
γ-Glu ── Cys ── Gly                                  2 γ-Glu ── Cys ── Gly
           │                        グルタチオン                      │
           S         + NADPH + H⁺   レダクターゼ                     SH      + NADP⁺
           │                        ⇌
           S
           │
γ-Glu ── Cys ── Gly
酸化型グルタチオン（GSSG）                            還元型グルタチオン（GSH）
```

　還元型グルタチオン量が低下している赤血球は溶血を起こしやすい．というのは，グルコース–6–リン酸デヒドロゲナーゼがないと，還元型グルタチオンを再生するための NADPH が生産されないために，過酸化物が膜を傷害し続けるからである．つまり，先の疑問に対する答えは，酸化ストレスに対抗して細胞を守るには，還元型グルタチオンの量を維持するためにグルコース–6–リン酸デヒドロゲナーゼが必要だから，である．ただし，酸化ストレスがなければこの欠損症はまったく無害である．グルコース–6–リン酸デヒドロゲナーゼ欠損症の患者のパマキン感受性は，薬剤に対する異常な反応には遺伝的な原因による場合があることを明確に示している．

　還元型グルタチオンは，ヘモグロビンの構造を保って赤血球の正常な構造を維持するために不可欠である．還元型グルタチオンは，ヘモグロビンのアミノ酸残基の SH 基を還元型に保つ SH 緩衝剤として機能するので，適切な量の還元型グルタチオンが存在しないと，ヘモグロビンの SH 基の還元状態を維持できなくなる．そのような状態では，ヘモグロビン分子同士が架橋してしまい，**ハインツ小体**（Heinz body）とよばれる凝集体が細胞膜に形成される（図 20・24）．このように，グルコース–6–リン酸デヒドロゲナーゼ欠損症では，ハインツ小体と活性酸素種によって傷害を受けた膜が変形し，溶血が生じやすくなるのである．

グルコース–6–リン酸デヒドロゲナーゼ欠損症が
場合によっては進化上有利なこともある

　グルコース–6–リン酸デヒドロゲナーゼ欠損症で最もよくみられる型は，赤血球での酵素活性が 10 分の 1 に低下するのが特徴で，アフリカ系アメリカ人における罹患率は 11 % である．これほど多いということは，特定の環境条件下ではこの酵素の異常が有利に働く可能性を示している．実際に，グルコース–6–リン酸デヒドロゲナーゼ欠損症には，熱帯熱マラリアに対する防御効果がある．この病気の原因となるマラリア原虫は，増殖するために NADPH を必要とするだけでなく，感染した細胞に酸化ストレスを生じさせる．しかし，ペントースリン酸回路がうまく機能しない場合には，細胞と原虫は酸化による損傷によって死んでしまう．すなわち，グルコース–6–リン酸デヒドロゲナーゼ欠損症はマラリアに対する防御機構の一つであり，世界のマラリア流行地域でこの欠損

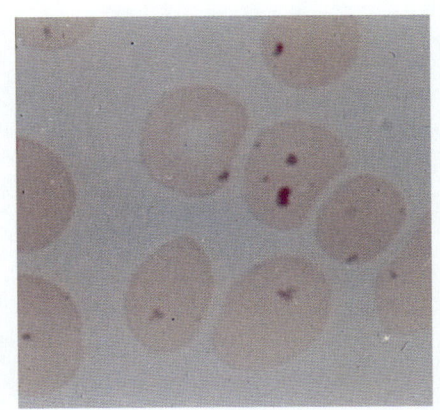

図 20・24　ハインツ小体をもつ赤血球. グルコース–6–リン酸デヒドロゲナーゼ欠損症のヒトから採取した赤血球の光学顕微鏡写真．赤血球の中に見える濃い色の粒子はハインツ小体とよばれ，変性したヘモグロビンが固まったもので，細胞膜に付着しており，塩基性色素で染まる．このようなヒトの赤血球は，酸化による損傷を非常に受けやすい〔写真: Dr. Stanley Schrier のご厚意による〕．

症の罹患率が高いことは，これで説明がつく．ここでも，病気の発生における遺伝と環境の相互作用をみてとることができる．

　しかし，グルコース-6-リン酸デヒドロゲナーゼ欠損症がマラリアに対する防御機構になっていることは，公衆衛生の面で難しい問題を生じさせる．というのは，プリマキンは広く使われ非常に効果の高い抗マラリア薬だが，これをむやみに使うとグルコース-6-リン酸デヒドロゲナーゼを欠損した人に溶血をひき起こしてしまうからだ．ただ，最近の研究によって，抗マラリアワクチンが近く実現する可能性があるので，この問題も遠からず解決できるかもしれない．

ま　と　め

20・1　カルビン回路では二酸化炭素と水から六炭糖が合成される

　光合成の明反応でつくられた ATP と NADPH は，CO_2 を六炭糖（ヘキソース）やその他の有機化合物に変換するために使われる．光合成の暗反応はカルビン回路とよばれ，CO_2 とリブロース 1,5-ビスリン酸から 2 分子の 3-ホスホグリセリン酸がつくられるところから開始され，この反応は RuBisCo（リブロースビスリン酸カルボキシラーゼ/オキシゲナーゼ）によって触媒される．3-ホスホグリセリン酸をフルクトース 6-リン酸とグルコース 6-リン酸に変換する反応は糖新生の反応と似ているが，葉緑体のグリセルアルデヒド-3-リン酸デヒドロゲナーゼは，NADH ではなくて NADPH に特異性を示すという点が異なっている．フルクトース 6-リン酸とグリセルアルデヒド 3-リン酸，ジヒドロキシアセトンリン酸から，一連の複雑な反応を経てリブロース 1,5-ビスリン酸が再生産されるが，この再生過程のいくつかの反応はペントースリン酸回路の反応と類似している．全体として，1 分子の CO_2 が六炭糖に変換されるごとに，3 分子の ATP と 2 分子の NADPH が消費される．また，葉緑体中のデンプンと細胞質中のスクロースは，植物における糖質貯蔵のおもな形態である．

　RuBisCo は，競合するオキシゲナーゼ反応をも触媒し，この反応では，ホスホグリコール酸と 3-ホスホグリセリン酸が生じる．このホスホグリコール酸の再利用では，光呼吸とよばれる過程によって CO_2 が放出され，さらに O_2 が消費される．

20・2　カルビン回路の活性は環境条件に左右される

　光が起こしたフェレドキシンからの電子伝達によって生成した還元型チオレドキシンは，ジスルフィド結合を還元することによってカルビン回路の酵素を活性化する．光照射によってストロマの pH と Mg^{2+} 濃度が上昇することも，RuBisCo によるリブロース 1,5-ビスリン酸のカルボキシ化を促進するのに重要である．熱帯植物にはカルビン回路の行われる部位の CO_2 濃度を高める補助的な系（C_4 ジカルボン酸回路）があり，光呼吸を最小限に抑えている．C_4 ジカルボン酸回路のおかげで，熱帯植物は強い光をうまく利用しながらリブロース 1,5-ビスリン酸への酸素添加反応を最小限に抑えることができる．また，ベンケイソウ型（有機）酸代謝（CAM）により脱水を防いでいる植物もある．CAM 植物は，夜間に大気とのガス交換が行われて，C_4 ジカルボン酸回路が活性化されるが，日中はガス交換が行われず，液胞に蓄えられたリンゴ酸から産生した CO_2 を利用している．

20・3　ペントースリン酸回路では NADPH を生成し五炭糖を合成する

　カルビン回路は光合成生物にしか存在しないが，ペントースリン酸回路はあらゆる生物に存在する．この回路は酸化的段階と非酸化的段階の二つからなり，酸化的段階では，細胞質中で NADPH とリブロース 5-リン酸がつくられる．NADPH は還元的な生合成に使われる．酸化的段階は，グルコース 6-リン酸から脱水素してラクトンをつくるところから始まる．ラクトンは加水分解されて 6-ホスホグルコン酸になり，つぎに酸化的脱炭酸されてリブロース 5-リン酸が生じる．この二つの酸化反応では，$NADP^+$ が電子受容体となる．非酸化的段階は，リブロース 5-リン酸（ケトース）からリボース 5-リン酸（アルドース）への異性化から始まる．リボース 5-リン酸は，<u>トランスケトラーゼとトランス</u>

アルドラーゼの働きで，キシルロース5-リン酸，セドヘプツロース7-リン酸，エリトロース4-リン酸を中間体とする糖の相互変換によってグリセルアルデヒド3-リン酸とフルクトース6-リン酸へと変換される．この二つの酵素は，ペントースリン酸回路と解糖系とを可逆的につなぐ役割をしている．

20・4　ペントースリン酸回路によるグルコース6-リン酸の代謝は，解糖系と協調している

　NADPH よりもはるかに大量のリボース5-リン酸を合成する必要があるときには，非酸化的な反応だけが著しく活性化される．このような状況では，NADPH が産生されることはなく，フルクトース6-リン酸とグリセルアルデヒド3-リン酸（解糖系によって生じたもの）がリボース5-リン酸へと変換される．これとは別に，酸化的反応によってつくられたリボース5-リン酸がフルクトース6-リン酸とグリセルアルデヒド3-リン酸を経てピルビン酸に変換されることもある．この反応様式では，ATP と NADPH が生成され，グルコース6-リン酸がもつ6個の炭素のうち5個がピルビン酸になる．解糖系とペントースリン酸回路との相互作用のおかげで，NADPH や ATP，リボース5-リン酸やピルビン酸のような構成要素の量を，細胞の必要にあわせてたえず調整できるのである．

20・5　活性酸素種に対する防御には，グルコース-6-リン酸デヒドロゲナーゼが重要な役割を果たす

　酸化ストレスに対処し，細胞内の適正な還元的環境を維持するには還元型グルタチオンが必要で，グルコース-6-リン酸デヒドロゲナーゼによってつくられた NADPH は，この還元型グルタチオンの量を適切に維持している．また，グルコース-6-リン酸デヒドロゲナーゼの活性が低下した細胞は，酸化ストレスに対して特に脆弱である．

重 要 語 句

カルビン・ベンソン回路（Calvin-Benson cycle）（p. 545）
カルビン回路（Calvin cycle）（p. 545）
暗反応（dark reaction）（p. 545）
ペントースリン酸回路（pentose phosphate cycle）（p. 545）
独立栄養生物（autotroph）（p. 546）
従属栄養生物（heterotroph）（p. 546）
リブロースビスリン酸カルボキシラーゼ/オキシゲナーゼ（ribulose bisphosphate carboxylase/oxygenase）（p. 547）

RuBisCO（p. 547）
ペルオキシソーム（peroxisome）（p. 550）
ミクロボディー（microbody）（p. 550）
光呼吸（photorespiration）（p. 550）
ヘキソースリン酸プール（hexose phosphate pool）（p. 550）
トランスケトラーゼ（transketolase）（p. 550）
アルドラーゼ（aldolase）（p. 551）
デンプン（starch）（p. 553）
スクロース（sucrose）（p. 553）
チオレドキシン（thioredoxin）（p. 554）

C_4 ジカルボン酸回路（C_4-dicarboxylic acid cycle）（p. 555）
C_4 経路（C_4 pathway）（p. 555）
C_4 植物（C_4 plant）（p. 556）
C_3 植物（C_3 plant）（p. 556）
ベンケイソウ型(有機)酸代謝（crassulacean acid metabolism, CAM）（p. 557）
グルコース-6-リン酸デヒドロゲナーゼ（glucose-6-phosphate dehydrogenase）（p. 557）
グルタチオン（glutathione, GSH）（p. 566）

問　　題

1. 重要な回路　　カルビン回路があらゆる生物の機能に不可欠なのはなぜか．

2. 植物に優しく　　独立栄養生物と従属栄養生物の違いを説明せよ．

3. 神秘的な反応　　カルビン回路の反応が暗反応ともよばれる理由を述べよ．それは，夜間にだけ起こるのだろうか，それとも不気味な秘密の反応なのだろうか．

4. 比較対照せよ　　クエン酸回路とカルビン回路の類似点と相違点をあげよ．

5. 標識実験　　Melvin Calvin が行った炭酸固定に関する最初の実験では，藻類を放射性の二酸化炭素に曝露した．5秒後には，1種類の有機化合物にだけ放射活性がみられたが，60秒後には多くの化合物に放射活性がみられた．
　(a) 最初に放射活性をもった化合物とは何か．
　(b) 60秒後に放射活性を示したのは，どのような化合物か．

6. 三者の調和　　カルビン回路は三つの段階に分けて考えられる．それぞれを説明せよ．

7. いつでも最速とは行かない　　RuBisCo が世界で最も多い酵素なのはどうしてか，説明せよ．

8. 必要条件　　CO_2 が存在しないと，RuBisCo のオキシゲナーゼ活性は，O_2 が豊富な大気中でも消失するのはどうしてか．

9. 局所的に還元　　葉緑体のグリセルアルデヒド3-リン酸デヒドロ

ゲナーゼは NADPH を利用してグルコース合成に関わる．一方，細胞質で起こる糖新生では，この酵素のアイソザイムが NADH を利用する．葉緑体の酵素が NADPH を使う利点は何か．

10. 皆既日食　緑藻であるクロレラ（*Chlorella*）の懸濁液に光を照射すると光合成が活発に行われる．光を急に消したとする．この後 3-ホスホグリセリン酸とリブロース 1,5-ビスリン酸の濃度はどのように変化するか．

11. CO_2 の欠乏　1 % の CO_2 の存在下で光を照射したクロレラ懸濁液が活発に光合成を行っている．CO_2 濃度を急に 0.003 % まで低下させたとする．この後，3-ホスホグリセリン酸とリブロース 1,5-ビスリン酸の濃度にどのような影響が現れるか．

12. 再利用作業　グリオキシル酸からアミノ基転移反応によってグリシンが生じる．この反応を表す式を書け．

13. 8 月の暑い日々　芝生を台無しにする前，知らずして園芸におけるダーウィン理論を実践していることが多い．その結果，往々にして，夏のはじめには青々としていた芝生が 8 月の猛暑の中で変貌を遂げてメヒシバがびっしり，という悲しい結末を迎える．この変化を生化学的に説明せよ．

14. ここが暑いのか，私だけが暑いのか　熱帯植物にとって C_4 ジカルボン酸回路が重要なのはなぜか．

15. 無料のランチはない　C_4 植物がもつ維管束鞘細胞の CO_2 濃度を高めるしくみは能動輸送の一例だが，その理由を説明せよ．このしくみで高い CO_2 濃度を維持するには，CO_2 1 分子当たり ATP はどれだけ必要か．

16. 呼吸する絵　光呼吸とは何か．そして光呼吸が起こる原因と，それが無駄だと考えられる理由を説明せよ．

17. 地球温暖化　C_3 植物は高緯度地域に最も多くみられ，赤道付近では少なくなる．C_4 植物はこの逆である．地球温暖化で，この分布はどのように変化するだろう．

18. コミュニケーション　光によって起こるストロマのどのような変化がカルビン回路を調節しているか．

19. ペア探し　左の語の説明を右から選べ．

(a) カルビン回路	1. CO_2 固定を触媒する
(b) RuBisCo	2. 炭水化物の貯蔵形態の一つ
(c) カルバミン酸	3. α-1,4-結合のみ
(d) デンプン	4. 炭素固定後に 3-ホスホグリセリン酸が形成される
(e) スクロース	5. 暗反応
(f) アミロース	6. α-1,6-結合が含まれる
(g) アミロペクチン	7. RuBisCo の活性に必要
(h) C_3 植物	8. 炭素が固定されてオキサロ酢酸が形成される
(i) C_4 植物	9. ガス交換を可能にする
(j) 気孔	10. 炭水化物の輸送形態の一つ

20. 結ばれる　トランスアルドラーゼとトランスケトラーゼは，ペントースリン酸回路と解糖をどのように結んでいるか，説明せよ．

21. 生化学的分類学　下に示す式の A〜I から該当するものを選べ．

(a) 6-ホスホグルコノ-δ-ラクトンはどれか．

(b) NADPH が生成する反応はどれか．

(c) リブロース 5-リン酸はどれか．

(d) CO_2 が生成する反応はどれか．

(e) 6-ホスホグルコン酸はどれか．

(f) リボース-5-リン酸イソメラーゼが触媒する反応はどれか．

(g) リボース-5-リン酸はどれか．

(h) 6-ホスホグルコノラクトナーゼが触媒する反応はどれか．

(i) グルコース 6-リン酸はどれか．

(j) 6-ホスホグルコン酸デヒドロゲナーゼが触媒する反応はどれか．

(k) グルコース 6-リン酸デヒドロゲナーゼが触媒する反応はどれか．

22. グルコースの追跡　C-6 を ^{14}C で標識したグルコースを，ペントースリン酸回路の酸化的段階に関わる酵素や補因子を含む溶液に加えた．放射性標識は，その後どうなるか．

23. 再三登場する脱炭酸　6-ホスホグルコン酸のリブロース 5-リン酸への酸化的脱炭酸に最も類似しているのはクエン酸回路のどの反応か．双方の反応で生成するのは，どのような種類の酵素結合中間体か．

24. 合成の化学量論　つぎの合成の量的関係を式で示せ．

(a) グルコース 6-リン酸からリボース 5-リン酸が合成されるが，NADPH は付随して生成しない場合

(b) グルコース 6-リン酸から NADPH が合成されるが，五炭糖は付随して生成しない場合．

25. くず肉かすぐれものか　肝臓などの内臓肉には，核酸がたっぷり含まれる．消化の過程で RNA は加水分解され，他の化学物質とともにリボースが生じる．どうすればこのリボースを燃料として利用できるか．

26. 必要な ATP　ペントースリン酸回路と解糖が連係してグルコース 6-リン酸をリボース 5-リン酸に代謝する反応は，下式のように要約できる．

$$5 \times \text{グルコース 6-リン酸} + \text{ATP} \longrightarrow 6 \times \text{リボース 5-リン酸} + \text{ADP}$$

ATP を必要とするのは，どの反応か．

27. 無呼吸　グルコースは通常，ミトコンドリアで CO_2 にまで完全に酸化される．CO_2 までの完全な酸化が細胞質で起こるのは，どのような条件のときか．

28. ドクター，食事に気をつけて　小説の中で，著名な精神科医の Hannibal Lecter が，FBI 捜査官の Clarice Starling に，ソラマメを添えたレバーの料理とすばらしいキャンティワインを楽しんだと語る

問題 21 の式:

シーンがある．ある人たちにとってはこの食事は危険だが，その理由を説明せよ．

29. ゆとりがない　グルコース-6-リン酸デヒドロゲナーゼの異常が，貧血につながることが多いのはなぜか．

30. 被害対策　グルタチオンは，活性酸素種による損傷を守るためにどのような役割を担うか．この保護作用にペントースリン酸回路が必要な理由を述べよ．

31. 還元力　[GSH]＝10 mM，[GSSG]＝1 mM を維持するのに NADP⁺ に対する NADPH の比はどのくらいが必要か．表18・1に記した酸化還元電位を参照せよ．

機構の問題

32. 別の方法　一部のアルドラーゼの反応機構では，シッフ塩基中間体は生じず，その代わり金属イオンの結合を必要とする．このようなアルドラーゼがジヒドロキシアセトンリン酸とグリセルアルデヒド 3-リン酸をフルクトース 1,6-ビスリン酸に変換する機構を考えよ．

33. 再三登場する中間体　リボース-5-リン酸イソメラーゼは，アルドースであるリボース 5-リン酸とケトースであるリブロース 5-リン酸を相互変換する．どのような機構が考えられるか．

章のまとめの問題

34. 炭素の捕捉　放射性標識実験を行えば，グルコース 6-リン酸がペントースリン酸回路でどのくらい代謝されているか，解糖系とクエン酸回路で併せてどのくらい代謝されているかを推定できる．2種類の組織から得た試料と，放射標識した2種類のグルコースがあるとする．グルコースの一方は ^{14}C で C-1 を，もう一方は C-6 を標識してある．グルコースのペントースリン酸回路による代謝に対し，好気的代謝が相対的にどのくらい行われているかを明らかにする実験を考えよ．

35. できることをせよ　赤血球はミトコンドリアをもたない．赤血球はグルコースを乳酸へと代謝するが，そのとき CO_2 も生成する．乳酸をつくる目的は何か．ミトコンドリアがないのにどのようにして CO_2 をつくるのか．

36. 一点集中がよい　RuBisCo はカルボキシラーゼ反応と無駄なオキシゲナーゼ反応の両方を触媒する．この二つの反応の速度論的パラメーターをつぎに示す．

$K_M^{CO_2}$ [μM]	$K_M^{O_2}$ [μM]	$k_{cat}^{CO_2}$ [s⁻¹]	$k_{cat}^{O_2}$ [s⁻¹]
10	500	3	2

(a) $k_{cat}^{CO_2}/K_M^{CO_2}$ と $k_{cat}^{O_2}/K_M^{O_2}$ の値を，s⁻¹ M⁻¹ の形で求めよ．

(b) 二つの反応の k_{cat}/K_M を考えに入れて，オキシゲナーゼ反応が起こる理由を説明せよ．

37. 光合成の効率　以下に示す情報を用いて，光合成の効率を計算せよ．

　　CO_2 を六炭糖にまで還元するときの $\Delta G^{\circ\prime}$ は ＋477 kJ mol⁻¹
　　（＋114 kcal mol⁻¹）である．

　　600 nm の光子 1 mol がもつエネルギーは 199 kJ（47.6 kcal）
　　である．

ただし，必要数の NADPH がつくられるときに生じるプロトン勾配は，必要数の ATP の合成を駆動するのに十分な大きさだとする．

38. 熱力学第一法則に反するだろうか　グルコースを CO_2 と H_2O

にまで完全に燃焼すると，表18・4に示したように ATP が 30 分子生じる．しかし，グルコース合成に必要な ATP は 18 分子である．CO_2 と H_2O からグルコースを合成するには ATP が 18 分子しか必要ないのに，燃やして CO_2 と H_2O にすると ATP が 30 分子得られるなどということがありうるだろうか．これは熱力学第一法則に反するのか，もしかすると奇跡なのだろうか．

データ解釈の問題

39. 3か4かを決める　(A) は，2種類の植物（一方は C_4 植物，もう一方は C_3 植物）の光合成活性と葉の温度との関係を示す．

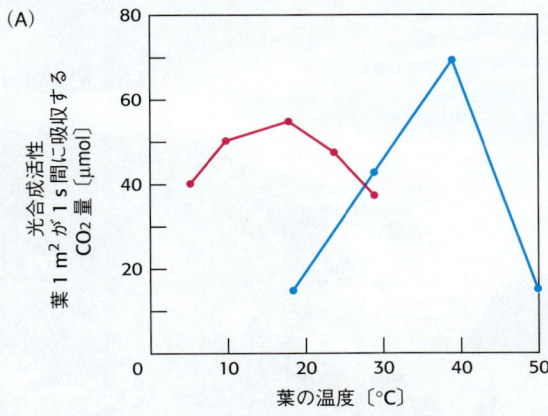

(a) C_4 植物のデータ，C_3 植物のデータはそれぞれどちらの可能性が高いか．説明せよ．

(b) 光合成活性が高温では低下するのはなぜか．考えられる理由を述べよ．

(B) は，温度（30 ℃）と光の強度（強）が一定のときに，C_3 植物と C_4 植物の光合成活性が CO_2 濃度に応じてどう変わるかを示している．

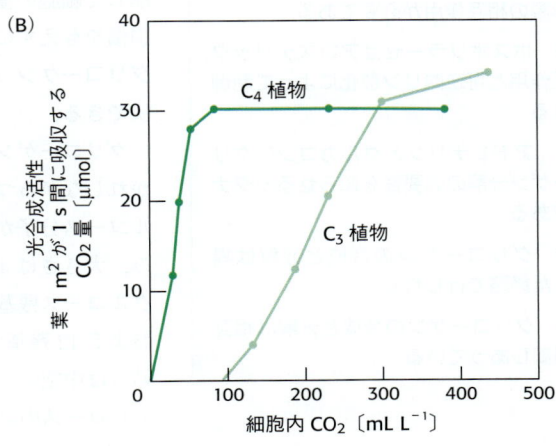

(c) C_3 植物が生育できない CO_2 濃度で C_4 植物が活発に成長できるのはなぜか．

(d) CO_2 濃度が高くなると，C_3 植物の光合成活性は上昇し続けるのに C_4 植物の光合成活性は一定になるのはなぜか．考えられる理由を述べよ．

21 グリコーゲン代謝

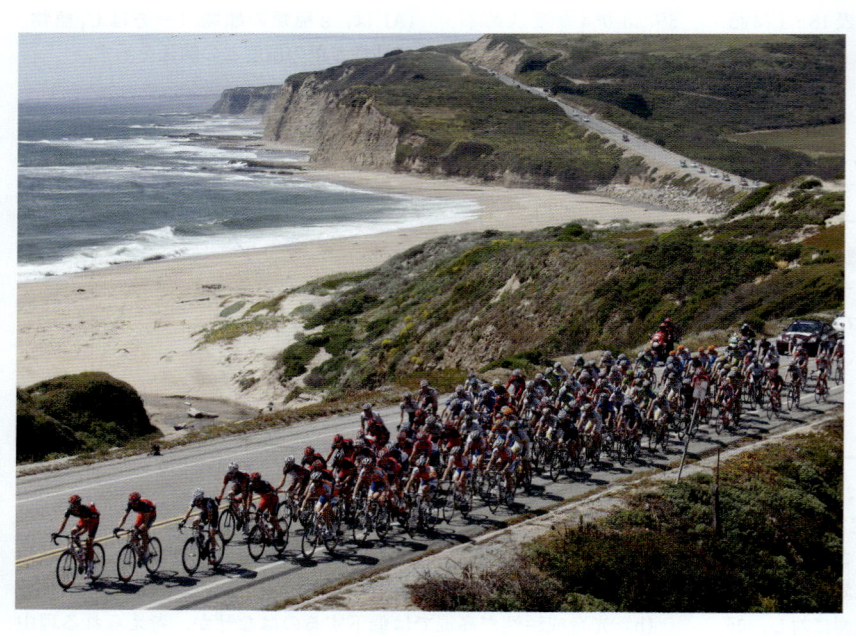

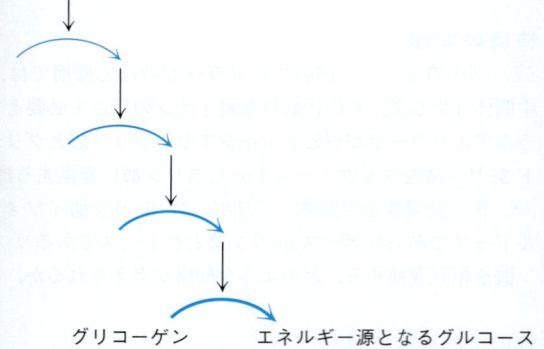

アドレナリン

グリコーゲン　　エネルギー源となるグルコース

シグナル伝達カスケードによってグリコーゲンが動員され，自転車選手のエネルギー源であるグルコースがつくられる〔写真提供: Jonathan Devich/Epic Images〕.

グルコースは重要な燃料であり，またこれまで見てきたように，多くの分子の生合成の前駆体としても重要である．しかしグルコースは，高濃度になると細胞の浸透圧の平衡を崩して細胞の損傷や細胞死をひき起こすため，貯蔵ができない．ではどうすれば，細胞に損傷を与えずに適正量のグルコースを保持できるのだろうか．この問題は，グルコースを**グリコーゲン**（glycogen）とよばれる浸透圧的に不活性な重合体の形で貯蔵することで解決できる．

グリコーゲンはグルコースのすぐに動員できる貯蔵形態である．グルコース残基が枝分かれしながらつながった非常に大きな重合体で，エネルギーが必要なときに分解すればグルコース分子が得られる（図 21・1）．グリコーゲン分子は約 12 層のグルコース分子を含み，大きさは 40 nm にもなり，約 55 000 個のグルコース残基を含む．グリコーゲン中のグルコース残基の大部分は，α-1,4-グリコシド結合によって連結されている（図 21・2）．およそ 12 残基ごとに，α-1,6-グリコシド結合によって枝分かれができる．α-グリコシド結合は中空のらせん状重合体をつくるが，β-グリコシド結合はほぼ直線状の鎖となって，セルロースのように構造体となる繊維をつくる（図 11・14）．

グリコーゲンは脂肪酸ほど還元されていないので，脂肪酸ほどエネルギーを含むわけではない．ではどうして，余分な燃料を，グリコーゲンとしてではなく，すべて脂肪酸の形で貯蔵しないのだろうか．グリコーゲンからグルコース放出を制御しながら行うと，食事と食事の間も血糖値を維持できる．この血液が循環して脳へグルコースを供給し続ける．飢餓が長く続いているときを除くと，脳が実質的に利用できる唯一の燃料は，グルコースなのである（第 27 章）．また，グリコーゲンからはグルコースがすぐに得られるので，突然の激しい活動のエネルギー源として優れている．グルコースは，脂肪酸とは違って酸素がなくても代謝できるので，嫌気的活動にもエネルギーを供給できる（§16・1）．

グリコーゲンは細菌，アーキア，真核生物のいずれにも存在する．植物もデンプンとい

うグリコーゲンと似た化合物の形でグルコースを貯蔵することを思い出してほしい．つまり，グルコースの重合体の形でエネルギーを貯蔵するのは，あらゆる生物に共通する特性である．ヒトの場合，グリコーゲンはほとんどの組織にある程度含まれるが，おもな貯蔵部位は肝臓と骨格筋の2箇所である．グリコーゲン濃度は筋肉より肝臓の方が高い（重量で筋肉2% 対肝臓10%）が，筋肉の方がはるかに大量にあるので，全体としては骨格筋に貯蔵されているグリコーゲンの方が多い．グリコーゲンは細胞質に存在しており，その分子は顆粒のように見える（図21・3）．肝臓では，血糖値を生物体全体の要求を満たせるレベルに維持できるように，グリコーゲンの合成と分解が調節されている．これに対して筋肉では，調節は筋肉自体のエネルギー需要を満たすために行われている．

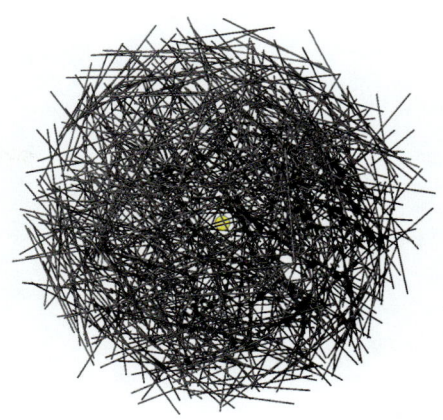

図 21・1　グリコーゲン.　グリコーゲン分子の核になるのは，グリコゲニンというタンパク質で（中心に見える黄色の部分），線で表したのは，α-1,4-グリコシド結合で結合したグルコース分子である．グリコーゲン顆粒の表面を構成するのは，グリコーゲン分子の非還元末端で，分解は，この表面で起こる〔出典: R. Melendez et al., *Biophys. J.*, **77**, 1327～1332（1999）〕．

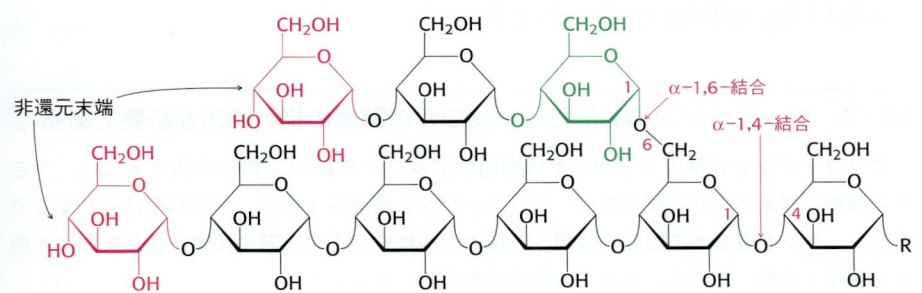

図 21・2　グリコーゲンの構造.　グリコーゲン分子の外側の枝分かれ2本．非還元末端の残基は赤色，枝分かれ開始位置の残基は緑色，グリコーゲン分子の残り部分は R で示した．

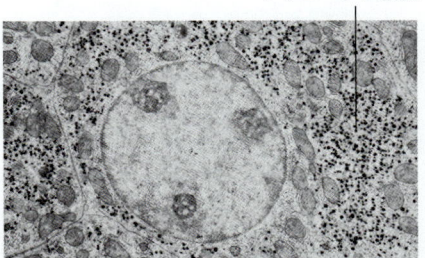

図 21・3　肝細胞の電子顕微鏡写真.　細胞質中の濃くみえる粒子がグリコーゲン顆粒である〔写真: Dr. George Palade のご厚意による〕．

グリコーゲン代謝では，グルコースの放出と貯蔵が制御しながら行われる

　グリコーゲンの分解と合成は，単純な生化学過程である．グリコーゲンの分解はつぎのように3段階で行われる: 1) グリコーゲンからグルコース1-リン酸を遊離させ，2) 分解を継続させるためにグリコーゲン基質を改造し，3) グルコース1-リン酸をグルコース6-リン酸へと変換してさらに代謝する．グリコーゲンの分解で生成したグルコース6-リン酸の行き先は3通りある（図21・4）: 1) 解糖によって代謝されるか，2) 遊離のグルコースへと変換されて血液中へと放出されるか，3) ペントースリン酸回路によって処理されて NADPH とリボース誘導体を生じるか，である．遊離のグルコースへの変換はおもに肝臓で起こる．

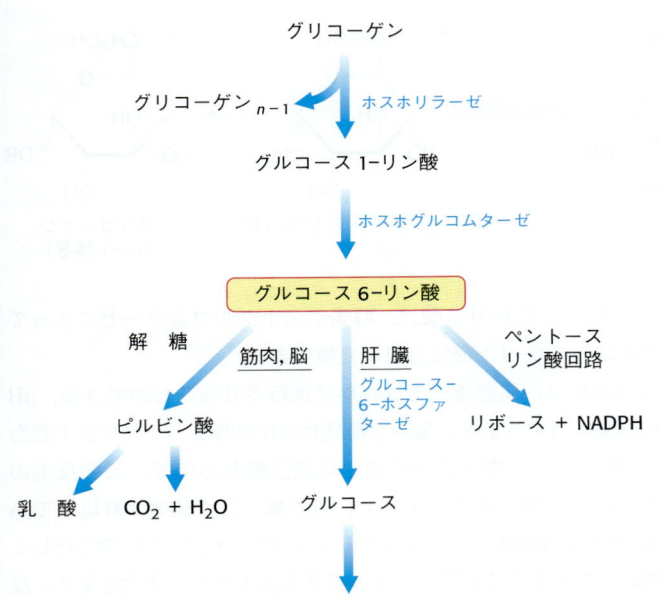

図 21・4　グルコース6-リン酸の運命.　グリコーゲンから生じたグルコース6-リン酸は，1) たとえば筋肉では嫌気的，好気的代謝の燃料として利用され，2) 肝臓では遊離のグルコースに変換されて血液中に放出され，3) さまざまな組織ではペントースリン酸回路によって処理され NADPH やリボースを生じる．

グリコーゲン合成はグルコースが豊富にあるときに起こり，活性型グルコースであるウリジン二リン酸グルコース（UDP グルコース）が必要である．UDP グルコースは UTP とグルコース 1-リン酸が反応して生成する．グリコーゲンの分解の場合と同様に，継続的な合成のためにはグリコーゲン分子の改造が必要である．

グリコーゲンの分解と合成の調節は複雑であるが，グリコーゲン代謝とその調節に関わる酵素すべてがグリコーゲン粒子に結合しているおかげでうまく運ぶ．グリコーゲン代謝に関わるいくつかの酵素は，細胞のエネルギー需要のシグナルとなる代謝物に対してアロステリックに応答する．このようなアロステリック応答を介して，細胞の必要性にあわせて酵素活性が調整される．また，ホルモンがカスケード反応をひき起こすと酵素が可逆的にリン酸化され，その触媒速度が変化する．ホルモンによる制御のおかげで，グリコーゲン代謝は生物の全身の要求に合わせて調整される．

21・1　グリコーゲンの分解にはいくつかの酵素の相互作用が必要である

グリコーゲンを効率よく分解して代謝用のグルコース 6-リン酸を供給するには，つぎの 4 種類の酵素活性が必要である：グリコーゲン分解活性 1 種類，分解が続けられるようグリコーゲンを改造する活性 2 種類，分解の生成物をつぎの段階の代謝に適した形に変換する活性 1 種類，である．これらの酵素活性を順に見ていこう．

ホスホリラーゼはグリコーゲンの加リン酸分解を触媒してグルコース 1-リン酸を生成する

ホスホリラーゼ（phosphorylase）または**グリコーゲンホスホリラーゼ**（glycogen phosphorylase）はグリコーゲン分解の鍵となる酵素で，基質を正リン酸（P_i）の付加によって分解し，**グルコース 1-リン酸**（glucose 1-phosphate）を生成する．正リン酸の付加による結合の開裂を**加リン酸分解**（phosphorolysis）とよぶ．

$$\underset{(n\,残基)}{グリコーゲン} + P_i \rightleftharpoons \underset{}{グルコース\,1\text{-}リン酸} + \underset{(n-1\,残基)}{グリコーゲン}$$

ホスホリラーゼは，グリコーゲン分子の非還元末端（C-4 に遊離の OH 基をもつ末端）からグルコース残基を順に除去する反応を触媒する．正リン酸が末端残基の C-1 と隣接残基の C-4 との間のグリコシド結合を切離す．具体的にいうと C-1 の炭素原子とグリコシド酸素原子の間が切断され，C-1 の α 配置は保持される．

グリコーゲンから遊離したグルコース 1-リン酸は，酵素ホスホグルコムターゼによって重要な代謝中間体であるグルコース 6-リン酸に容易に変換できる．

ホスホリラーゼが触媒する反応は，試験管内では容易に逆行させることができる．pH 6.8 では，グルコース 1-リン酸に対する正リン酸の平衡比は 3.6 である．グリコシド結合がほぼ同程度のエネルギーをもつリン酸エステル結合に置き換わるので，この反応の $\Delta G^{\circ\prime}$ は小さい．しかし生体内では，$[P_i]/[グルコース\,1\text{-}リン酸]$ 比が通常 100 以上であるため，加リン酸分解が大幅に有利になり，反応はグリコーゲンの分解の方向に著しく偏って進む．基質と生成物の比を変えることによって，ギブズエネルギー変化を変え，反応を有利に進ませるという細胞のやり方の例を，ここにみることができる．

　グリコーゲンの加リン酸分解は，遊離する糖がすでにリン酸化されているため，エネルギー的に有利である．これに対して，もし加水分解だとすると得られるのはグルコースで，これを解糖系に入れるためには ATP 1 分子を消費してリン酸化しなければならない．また，加リン酸分解が筋細胞にとってさらに好都合なのは，グルコース 1-リン酸は生理的条件下で負電荷を帯び，輸送体も存在しないために，細胞外に拡散したり運び出されたりしないからである．

触媒機構：グリコーゲンの加リン酸分解にはピリドキサールリン酸が関与する

　ホスホリラーゼにとっての大きな課題は，グリコーゲンを加水分解ではなく加リン酸分解によって分解することで，これは遊離のグルコースをリン酸化するのに必要な ATP を使わずに済ますためである．そのため，活性部位に水を寄せ付けないことが必要になる．ホスホリラーゼは 97 kDa の同じサブユニット 2 個からなる二量体で，各サブユニットは小さく折りたたまれて，グリコーゲン結合部位を含むアミノ末端ドメイン（480 残基）とカルボキシ末端ドメイン（360 残基）を形成する（図 21・5）．各サブユニットの触媒部位は，アミノ末端ドメインとカルボキシ末端ドメイン両方の残基がつくる深い裂け目の中に位置している．基質の結合も協調的に働いて裂け目を狭めるため，水が排除される．ホスホリラーゼによるグリコーゲン分解機構の基盤はどのようなものだろう．

　いくつかの手掛かりから，しくみが伺える．第一に，基質のグリコーゲンと生成物のグルコース 1-リン酸は C-1 がともに α 配置である．糖の C-1 をリン酸が直接攻撃すると，共有結合 5 本の遷移状態を経て反応が進むため，この炭素の立体配置は逆転することになる．しかし実際に生じるグルコース 1-リン酸は β 配置ではなく α 配置をもっていることから考えて，反応は偶数回の段階を経ている（最小では 2 回）はずである．グルコース残

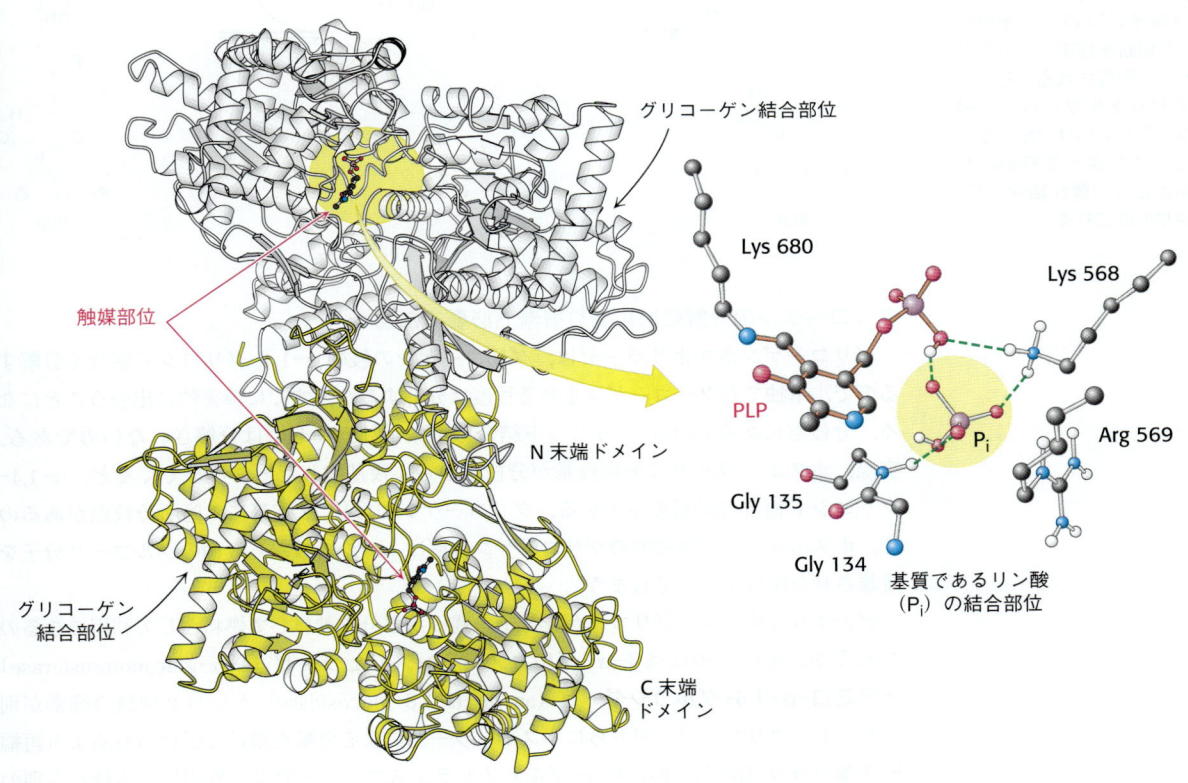

図 21・5　グリコーゲンホスホリラーゼの構造. グリコーゲンホスホリラーゼはホモ二量体を形成する．サブユニットの一方を□で，もう一方を■で表す．各触媒部位にはピリドキサールリン酸（PLP）基が含まれ，酵素の Lys 680 に結合している．基質であるリン酸（Pi）の結合部位を拡大して示す．触媒部位が，C 末端ドメインとグリコーゲン結合部位との間にあることに注意．この二つの部位は，グリコーゲンのグルコース単位 4〜5 個が結合できる細い裂け目をつくってつながっている．二つの部位が離れているために，酵素がグリコーゲン基質に再結合するまでの間に，一つの触媒部位で数個のグルコース単位をリン酸化できる〔1NOI.pdb より〕．

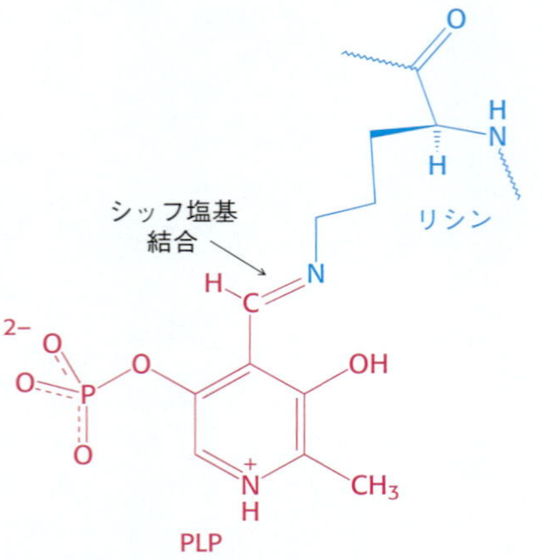

図 21・6　PLP-シッフ塩基結合.　ピリドキサールリン酸 (PLP) 基 (赤色) はホスホリラーゼの活性部位にあるリシン残基 (青色) とシッフ塩基をつくり, 一般酸塩基触媒として機能する.

シッフ塩基は**イミン** (imine) ともよばれ, 炭素−窒素二重結合をもち, その窒素に水素原子でなく有機化合物が結合しているものをいう. シッフ塩基はアルデヒドまたはケトンと第一級アミンとの反応によって生じる.

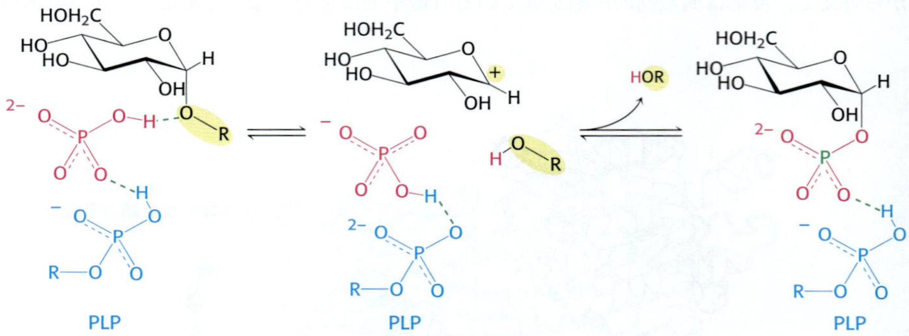

図 21・7　ホスホリラーゼの機構.　結合した HPO_4^{2-} 基 (赤色) は, 切離すグリコシル基 (黒色) の C-4 酸素にプロトンを供与し, グリコシド結合の切断を促す. この反応の結果カルボカチオンが形成される. この反応は, 結合しているピリドキサールリン酸 (PLP) 基 (青色) のプロトン化リン酸基からプロトンを移動することによって有利になる. カルボカチオンと正リン酸が結合して, グルコース 1-リン酸が形成される.

基からカルボカチオン中間体が形成されると考えると, これらの結果がよく説明される.

　ホスホリラーゼの触媒機構を知る第二の手掛かりは, これがピリドキシン (ビタミン B_6, §15・4) 誘導体である**ピリドキサールリン酸** (pyridoxal phosphate, PLP) を必要とすることである. この補酵素のアルデヒド基は, ホスホリラーゼの特定のリシン側鎖とシッフ塩基を形成する (図 21・6). 構造の研究から, 反応する正リン酸基が, PLP の 5′-リン酸基とグリコーゲン基質の間にくることがわかっている (図 21・7). PLP の 5′-リン酸基は正リン酸と縦一列に並んで, まずプロトンの供与体, つぎにプロトンの受容体として (すなわち, 一般酸塩基触媒として) 作用する. 正リン酸 (HPO_4^{2-} の形をとる) は, 切離すグリコーゲン鎖の C-4 に結合した酸素原子にプロトンを渡し, 同時に PLP からプロトンを受け取る. この段階で生成したカルボカチオン中間体がつぎに正リン酸によって攻撃されて α-グルコース 1-リン酸を生じ, 同時に水素原子がピリドキサールリン酸へと戻される. 活性部位から水を排除しなければならないため, この反応にはピリドキサールリン酸の特殊な役割が必要になるのである.

　グリコーゲン結合部位は触媒部位から 30 Å 離れているが (図 21・5), 触媒部位とは細い裂け目でつながっていて, そこには 4〜5 個のグルコースが入る. 結合部位と触媒部位とが離れているため, 酵素は触媒サイクルのたびに解離, 再結合を繰返すことなく, 多数の残基の加リン酸分解を行える. 触媒過程 1 回ごとに解離, 再結合をしなくても反応を多数回触媒できる酵素は連続反応性であるといい, 大きな高分子の合成や分解を行う酵素にみられる特性である. DNA や RNA の合成でこのような酵素の例に再び出会うことになる.

グリコーゲンの分解には枝切り酵素も必要である

　グリコーゲンホスホリラーゼは, グリコーゲンの枝の α-1,4-グリコシド結合を分解するので, 単独でもグリコーゲンをある程度は分解するが, すぐに障害物に出会うことになる. 分枝点にある α-1,6-グリコシド結合はホスホリラーゼでは分解されないのである. 実際, ホスホリラーゼは末端残基が分枝点から 4 残基離れたところまでくると, α-1,4-グリコシド結合の切断を停止する. グリコーゲンでは約 12 残基に 1 箇所分枝点があるので, ホスホリラーゼ単独でのグリコーゲン分解は, 一つの枝から 8 個のグルコース分子を遊離させた後は止まってしまう.

　どのようにすれば, グリコーゲン分子の残った部分を動員して燃料として利用できるのだろうか. そのためには**4-α-グルカノトランスフェラーゼ** (4-α-glucanotransferase) と**アミロ-α-1,6-グルコシダーゼ** (amylo-α-1,6-glucosidase) という 2 種類の酵素が別にあって, グリコーゲンがさらにホスホリラーゼによる分解を続けて受けられるよう再編成作業を行う (図 21・8). 4-α-グルカノトランスフェラーゼは, 外側にある枝から別の枝へと 3 個のグルコース残基をまとめて移動させる. この転移によって, α-1,6-グリコシド結合でつながったグルコース残基 1 個が露出する. すると, 枝切り酵素 (脱分枝酵素) として知られるアミロ-α-1,6-グルコシダーゼがこの α-1,6-グリコシド結合を加水分解する.

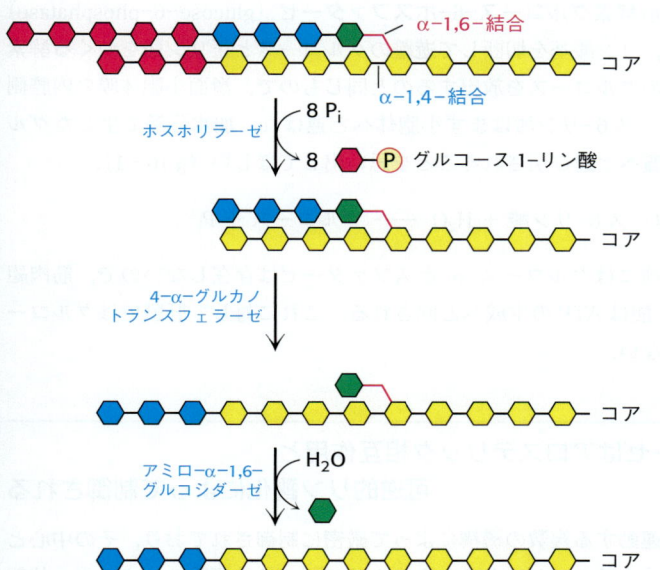

放出された遊離のグルコース分子は解糖系の酵素ヘキソキナーゼによってリン酸化される．このように 4-α-グルカノトランスフェラーゼとアミロ-α-1,6-グルコシダーゼは枝分かれ構造を直鎖構造に変換して，ホスホリラーゼによる分解が先へ進むよう準備をする．真核生物ではこの両方の酵素の活性が 160 kDa の 1 本のポリペプチド鎖に存在する．これは二機能酵素（図 16・29）のもう一つの例である．

図 21・8　グリコーゲンの再編成．　最初に，それぞれの枝の α-1,4-グリコシド結合がホスホリラーゼによって切断され，各枝に 4 残基が残る．4-α-グルカノトランスフェラーゼが一つの外側の枝から内側のもう一つの枝へとグルコース残基 3 個をまとめて移動させる．この反応では 🔵 残基と 🟢 残基の間にある α-1,4-グリコシド結合が開裂し，🔵 と 🟡 残基の間に新しい α-1,4-結合が形成される．つぎにアミロ-α-1,6-グルコシダーゼの働きで 🟢 残基が取除かれ，すべて α-1,4-結合でつながった直鎖分子が残り，さらにホスホリラーゼによる分解が受けられるようになる．

ホスホグルコムターゼはグルコース 1-リン酸をグルコース 6-リン酸に変換する

　グリコーゲンの加リン酸分解によって生じたグルコース 1-リン酸が代謝経路の本流に入るためには，グルコース 6-リン酸に変換されなければならない．このリン酸基の移動を触媒するのが**ホスホグルコムターゼ**（phosphoglucomutase）である．この酵素はガラクトース代謝にも関わっていることを思い出してほしい（§16・1）．このリン酸基の移動を実現するため，酵素は基質とリン酸基を交換する（図 21・9）．活性なムターゼ分子の触媒部位には，リン酸化されたセリン残基が含まれている．このリン酸基がセリン残基からグルコース 1-リン酸の C-6 ヒドロキシ基へと転移され，グルコース 1,6-ビスリン酸が生成する．つぎに，この中間体の C-1 リン酸基が同じセリン残基へと戻されることによってグルコース 6-リン酸が形成され，リン酸化酵素が再生する．

　これらの反応は，解糖系の酵素**ホスホグリセリン酸ムターゼ**（phosphoglycerate mutase）の反応（§16・1）に似ている．リン酸化グルコースの相互変換におけるグルコース 1,6-ビスリン酸の役割は，解糖における 2-ホスホグリセリン酸と 3-ホスホグリセリン酸の相互変換で 2,3-ビスホスホグリセリン酸（2,3-BPG）が果たす役割に似ている．どちらの反応にも，リン酸化酵素中間体が関与する．

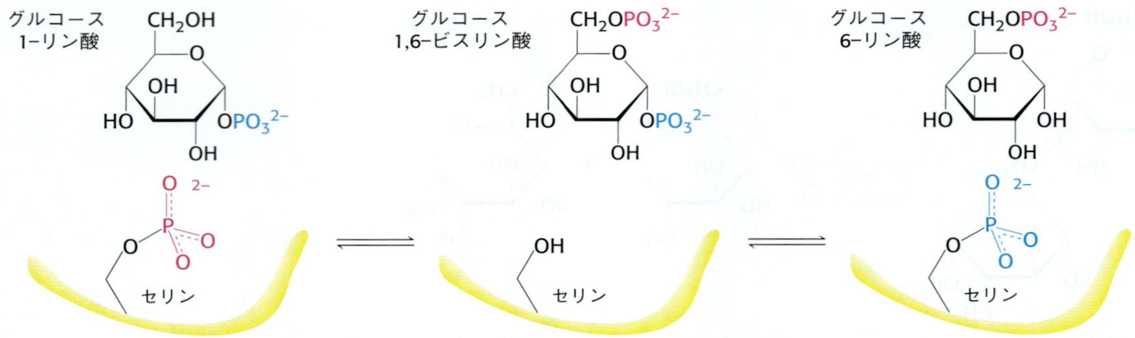

図 21・9 ホスホグルコムターゼが触媒する反応. 酵素から基質へとリン酸基が移される. 別のリン酸基が酵素へと移されて, 酵素はもとの状態に戻る.

肝臓には, 筋肉にはない加水分解酵素グルコース-6-ホスファターゼが存在する

　肝臓のおもな働きは血中のグルコース量をほぼ一定に維持することである. 肝臓が筋肉の活動中や食事と食事の間にグルコースを血液中に放出すると, 主として脳や骨格筋, 赤血球がこれを取込む. しかし, グリコーゲンの分解で生じるリン酸化グルコースは, グルコースとは対照的に細胞外には運び出せない. リン酸化グルコースが肝臓から外に出られるよう, 肝臓には加水分解酵素グルコース-6-ホスファターゼ (glucose-6-phosphatase) が存在する. この酵素は, リン酸基を切断して遊離のグルコースと正リン酸をつくる酵素で, 糖新生の最後に遊離のグルコースを放出するのと同じもので, 滑面小胞体膜の内腔側に局在している. グルコース 6-リン酸はまず小胞体へと運ばれ, 加水分解で生じたグルコースと正リン酸は細胞質へと運び戻されることを思い出してほしい (§16・1).

$$\text{グルコース 6-リン酸} + H_2O \longrightarrow \text{グルコース} + P_i$$

肝臓以外のほとんどの組織にはグルコース-6-ホスファターゼは存在しないので, 筋肉組織ではグルコース 6-リン酸は ATP の生成へと回される. これに対して肝臓ではグルコースは主要な燃料にはならない.

21・2　ホスホリラーゼはアロステリック相互作用と可逆的リン酸化によって制御される

　グリコーゲン代謝は, 連動する複数の機構によって厳密に制御されており, その中心となるのはグリコーゲンホスホリラーゼである. ホスホリラーゼは, 細胞のエネルギー状態を伝える数種のアロステリックエフェクターと, インスリン, アドレナリン, グルカゴンなどのホルモンに応答して起こる可逆的リン酸化とによって制御される. グリコーゲンホスホリラーゼには二つのアイソザイム (一方は肝臓に特有で, もう一方は骨格筋に特有) があるが, これからその調節の相違点について説明しよう. この相違は, 肝臓は生物体全体のグルコース恒常性を維持しているが, 筋肉はグルコースを利用してそれ自身が使うエネルギーを生産していることが原因である.

肝臓のホスホリラーゼは他の組織で使うためにグルコースを生産する

　ホスホリラーゼは二量体で, 相互変換の可能な二つの型, ホスホリラーゼ a とホスホリラーゼ b がある. ホスホリラーゼ a は通常は活性をもち, ホスホリラーゼ b は通常は不活性である (図21・10). この二つはどちらもそれぞれ, 活性な弛緩 (R) 状態と活性がはるかに低い緊張 (T) 状態との平衡状態にあるが, ホスホリラーゼ a の平衡は高活性な R 状態に偏っており, ホスホリラーゼ b の平衡は低活性な T 状態に寄っている (図21・11). 肝臓でのグリコーゲン分解の役割は, 血中のグルコース濃度が低いときにほかの組織へと運ぶためのグルコースを生産することである. したがって, 肝臓のホスホリラーゼの本来の状態は a 型で, つくるなというシグナルが酵素に伝わらない限りグルコースが

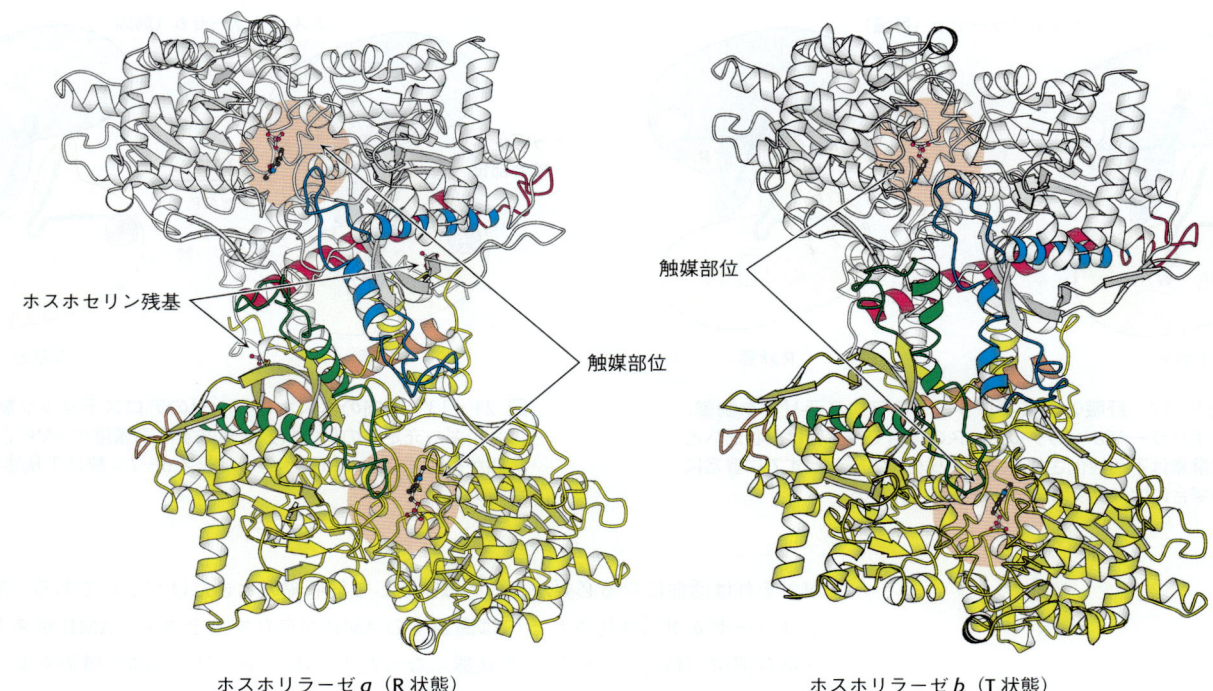

ホスホリラーゼ a（R 状態）　　　　　　　　　　　　ホスホリラーゼ b（T 状態）

図 21・10　ホスホリラーゼ a とホスホリラーゼ b の構造.　ホスホリラーゼ a は各サブユニットの Ser 14 がリン酸化されている. この修飾によってより活性の高い R 状態の構造が有利になる. 一方のサブユニットは□で表し, 制御に重要なヘリックスとループを■と■で示す. もう一方のサブユニットは■で表し, 制御構造は■と■で示す. ホスホリラーゼ b はリン酸化されておらず, ほとんどすべてが T 状態で存在する. T 状態では触媒部位が部分的にふさがれていることに注意〔1GPA.pdb と 1NOJ.pdb より〕

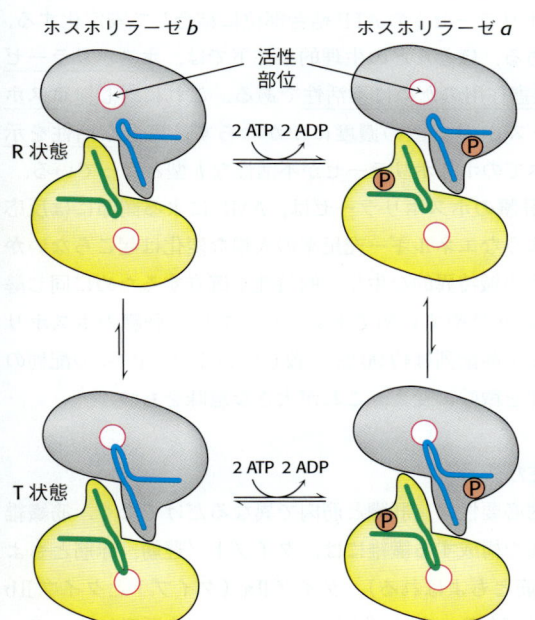

図 21・11　ホスホリラーゼの制御.　ホスホリラーゼ b とホスホリラーゼ a は, 活性な R 状態と低活性の T 状態との平衡状態で存在する. ホスホリラーゼ b は平衡が T 状態に偏っているので通常は不活性である. ホスホリラーゼ a は平衡が R 状態に偏っているので通常は活性である. 制御構造は━と━で示す.

つくられるようになっていると考えられる. つまり, 肝臓のホスホリラーゼでは a 型が最も敏感に RT 変換する（図 21・12）. ホスホリラーゼ a はグルコースが活性部位に結合すると活性な R 状態から低活性の T 状態へと変化する. 要するに, ホスホリラーゼは十分なグルコースの存在を感知したときにだけ低活性な T 状態に戻るのである. 食物中にグルコースが存在すれば, グリコーゲンを分解する必要はない.

筋肉のホスホリラーゼは細胞内のエネルギー充足率によって調節される

　肝臓型アイソザイムとは対照的に, 筋肉のホスホリラーゼの本来の状態は b 型である

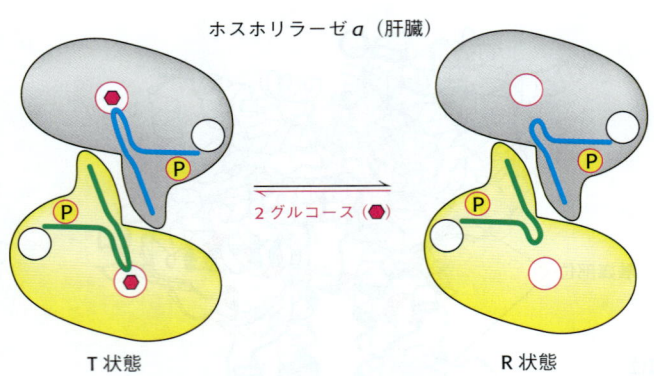

ホスホリラーゼ *a*（肝臓）

T 状態   2 グルコース（⬡）   R 状態

図 21・12　肝臓のホスホリラーゼのアロステリック制御.
ホスホリラーゼ *a* へのグルコースの結合で，平衡は T 状態へと
偏り酵素は不活性化される. つまりグルコースがすでに豊富に
ある場合には，グリコーゲンは利用されない.

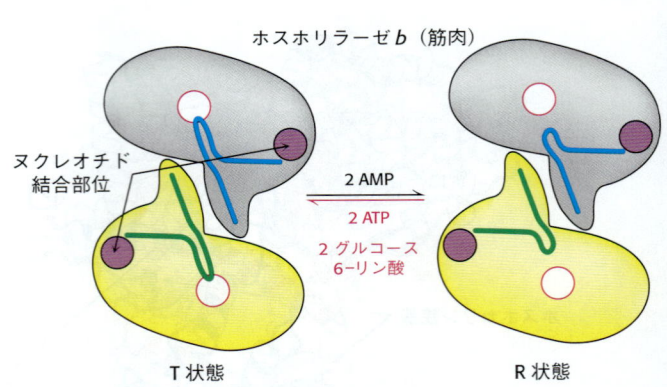

ホスホリラーゼ *b*（筋肉）

ヌクレオチド
結合部位

T 状態   2 AMP / 2 ATP / 2 グルコース 6-リン酸   R 状態

図 21・13　筋肉のホスホリラーゼのアロステリック制御.
エネルギー充足率の低い状態を意味する高濃度の AMP では R
状態が有利になる. ATP とグルコース 6-リン酸は T 状態を安
定にする.

が，それは活性になる必要があるのは主として筋収縮のときだけだからである. 筋肉ホス
ホリラーゼ *b* が活性化されるのは高濃度の AMP が存在するときで，AMP がヌクレオチ
ド結合部位に結合し，活性な R 状態になったホスホリラーゼ *b* の高次構造を安定化する
（図 21・13）. したがって，ミオシン（§9・4）とアデニル酸キナーゼ（§16・2）が順に働
いて，筋肉が収縮し ATP が AMP に変換されると，ホスホリラーゼにグリコーゲンを分解
せよとのシグナルが伝わることになる. ATP は AMP と競合することによって負のアロス
テリックエフェクターとして働く. つまり，ホスホリラーゼ *b* の低活性の T 状態と活性な
R 状態の変換は，筋肉細胞のエネルギー充足率によって制御される. またグルコース 6-
リン酸は，活性の低い T 状態のホスホリラーゼ *b* の ATP 結合部位に結合して安定化する.
これはフィードバック阻害の一例である. ほとんどの生理的条件下では，ホスホリラーゼ
b は ATP とグルコース 6-リン酸の阻害作用のために不活性である. これに対し，ホスホ
リラーゼ *a* は AMP，ATP，グルコース 6-リン酸の濃度にかかわらず，完全な活性を示
す. 休止中の筋肉では，ほとんどすべてのホスホリラーゼが不活性な *b* 型となっている.
　筋肉のホスホリラーゼとは違って肝臓のホスホリラーゼは，AMP による調節には反応
しない. 肝臓では，収縮中の筋肉のようなエネルギー充足率の大幅な変化は起こらないか
らである. これは，筋肉と肝臓という組織特異的な生化学的特性を確立するために同じ酵
素のアイソザイムを活用している，わかりやすい例である. ヒトでは，肝臓のホスホリ
ラーゼと筋肉のホスホリラーゼのアミノ酸配列は約 90 % 一致しているが，10 % の配列の
違いが，酵素のさまざまな型の安定性を微妙に変え，これが大きな意味をもつ.

筋繊維の種類によって生化学的特性が違う

　グリコーゲン代謝に関する生化学的必要性は，肝臓と筋肉で異なるだけでなく，筋繊維
の種類によっても違いがある. 骨格筋を構成する繊維には，タイプ I（遅筋，赤筋ともよ
ばれる），タイプ IIb（IIx, 速筋，白筋ともよばれる），タイプ IIa（タイプ I とタイプ IIb
の中間の性質をもつ）の三つのタイプがある. タイプ I は，主として細胞呼吸によってエ
ネルギーを得ており，脂肪酸分解をエネルギー源とするので，脂肪酸分解とクエン酸回路
の場であるミトコンドリアが多い. 第 22 章で見ていくが，脂肪酸はエネルギーの優れた
貯蔵形態だが，脂肪酸からの ATP 生成はグリコーゲンからに比べると遅い. タイプ I 繊
維にとってはグリコーゲンは燃料として重要ではないため，グリコーゲンホスホリラーゼ
の含有量は少ない. タイプ I 繊維は持続的な活動を担う. タイプ IIb 繊維はおもな燃料と
してグリコーゲンを利用するので，グリコーゲンとグリコーゲンホスホリラーゼを豊富に
含む. また，酸素がない状態でグルコースをすばやく処理するのに必要な解糖系酵素も多
くもつが，ミトコンドリアは少ない. タイプ IIb 繊維は，短距離走や重量挙げのような瞬
発的な活動に向く. タイプ I 繊維とタイプ IIb 繊維は，どれほどトレーニングしても相互

表 21・1 筋繊維の生化学的特性

特 性	タイプI	タイプIIa	タイプIIb
疲労抵抗性	高い	中程度	低い
ミトコンドリアの密度	高い	中程度	低い
代謝の種類	酸化	酸化/解糖	解糖
ミオグロビン含有量	高い	中程度	低い
グリコーゲン含有量	低い	中程度	高い
トリアシルグリセロール含有量	高い	中程度	低い
グリコーゲンホスホリラーゼ活性	低い	中程度	高い
6-ホスホフルクトキナーゼ活性	低い	中程度	高い
クエン酸シンターゼ活性	高い	中程度	低い

転換はしないが，タイプIIaは“トレーニングが可能”だという証拠があり，持久力トレーニングをすれば酸化能力が高まり，瞬発力トレーニングをすれば解糖の能力が高まる．表21・1に，筋繊維のタイプごとの生化学特性を示す．

リン酸化が，ホスホリラーゼ b をホスホリラーゼ a へと変換する

　肝臓でも筋肉でも，ホスホリラーゼ b は，各サブユニットにあるセリン残基（Ser 14）1個がリン酸化されると，ホスホリラーゼ a に変化する．この変化は，ホルモンによってひき起こされる．血糖値が低下すると，グルカゴンというホルモンが分泌される．恐れや運動による興奮は，アドレナリンというホルモンを増加させる．肝臓と筋肉では，それぞれグルカゴンやアドレナリンの増加によって，ホスホリラーゼはリン酸化されてホスホリラーゼ a になる．調節酵素である**ホスホリラーゼキナーゼ**（phosphorylase kinase）が，この共有結合修飾を触媒する．

　R状態のホスホリラーゼ a とT状態のホスホリラーゼ b の構造の比較から，サブユニットの接触面でのわずかな構造変化が活性部位へと伝わることが明らかになった（図21・10）．T状態（ホスホリラーゼ b の多くはこの状態をとる）からR状態（ホスホリラーゼ a の多くはこの状態をとる）への遷移によって，二量体は2回回転軸の周りを10度回転する．最も重要なのは，この遷移に伴って α ヘリックスの構造変化が起こり，各サブユニットの活性部位からループが外へ移動することである．つまり，T状態では触媒部位が一部ふさがれてしまうために活性が低い．R状態の方が触媒部位は近づきやすくなり，正リン酸結合部位は適切な配置をとる．

ホスホリラーゼキナーゼはリン酸化とカルシウムイオンによって活性化される

　ホスホリラーゼキナーゼは，ホスホリラーゼ b にリン酸基を付加して活性化する．骨格筋のホスホリラーゼキナーゼは，サブユニット構成が $(\alpha\beta\gamma\delta)_4$，質量が 1300 kDa の非常に大きなタンパク質である．この酵素は中心に β_4 があり，これが残りのサブユニットの結合の土台となって，2個の $(\alpha\beta\gamma\delta)_2$ 構造を結びつけている．活性部位は γ サブユニットにあり，他のサブユニット（質量では約90％）は制御機能を担っている．δ サブユニットはカルシウム結合タンパク質の**カルモジュリン**（calmodulin）で，これは真核生物ではカルシウムセンサーとして多くの酵素を活性化する働きをする（§14・1）．α, β サブユニットはプロテインキナーゼAの標的となり，まず β サブユニットが，つぎに α サブユニットがリン酸化される．

　ホスホリラーゼキナーゼの活性化は，Ca^{2+} の δ サブユニットへの結合で始まる．キナーゼのこの活性化様式が特に筋肉で重要なのは，筋肉では筋小胞体からの Ca^{2+} 放出が収縮の引き金となるからである（図21・14）．ホスホリラーゼキナーゼは，Ca^{2+} が結合したキナーゼの β サブユニットと α サブユニットがリン酸化されたときに最大の活性を発揮する．ホスホリラーゼキナーゼの活性化は，グルカゴンやアドレナリンといったシグナル分子が誘導するシグナル伝達カスケードの一段階である．

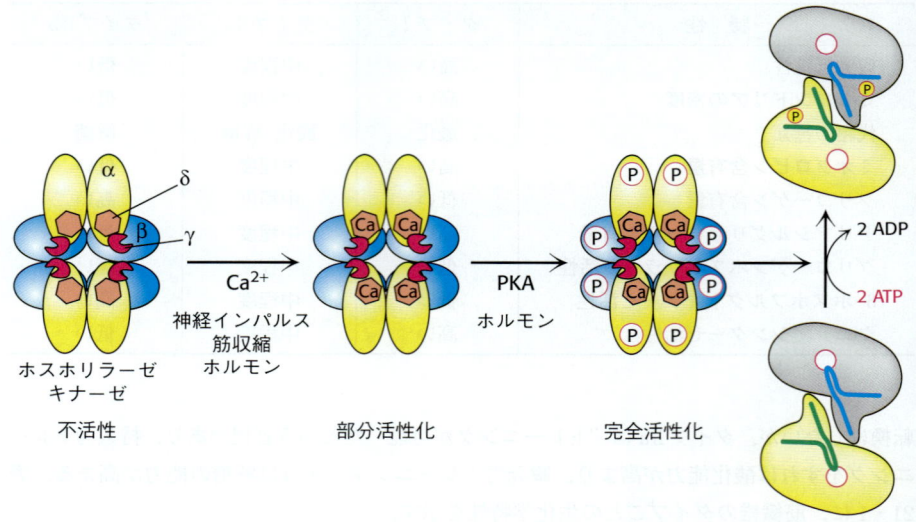

図 21・14　ホスホリラーゼキナーゼの活性化.　$(\alpha\beta\gamma\delta)_4$ という構成をもつホスホリラーゼキナーゼ，Ca^{2+} が δ サブユニットに結合することによって部分活性化されるが，酵素活性が最大になるのは，ホルモンのシグナルに反応して β サブユニット，α サブユニットがリン酸化されたときである．活性になったホスホリラーゼキナーゼはホスホリラーゼ b をホスホリラーゼ a に変える.

21・3　アドレナリンとグルカゴンはグリコーゲン分解の必要性を知らせるシグナルである

　プロテインキナーゼ A がホスホリラーゼキナーゼを活性化すると，つぎにこれがホスホリラーゼを活性化する．では何がプロテインキナーゼ A を活性化するのだろう．グリコーゲン分解促進のもともとの引き金となるシグナルは何だろうか.

G タンパク質はグリコーゲン分解の開始シグナルを伝達する

　グリコーゲン代謝はいくつかのホルモンによって大きく影響される．グルカゴンとアドレナリンはグリコーゲンの分解をひき起こす．筋肉の運動時やそれを見越して副腎髄質から**アドレナリン**（adrenaline）〔**エピネフリン**（epinephrine）〕の放出が起こる．アドレナ

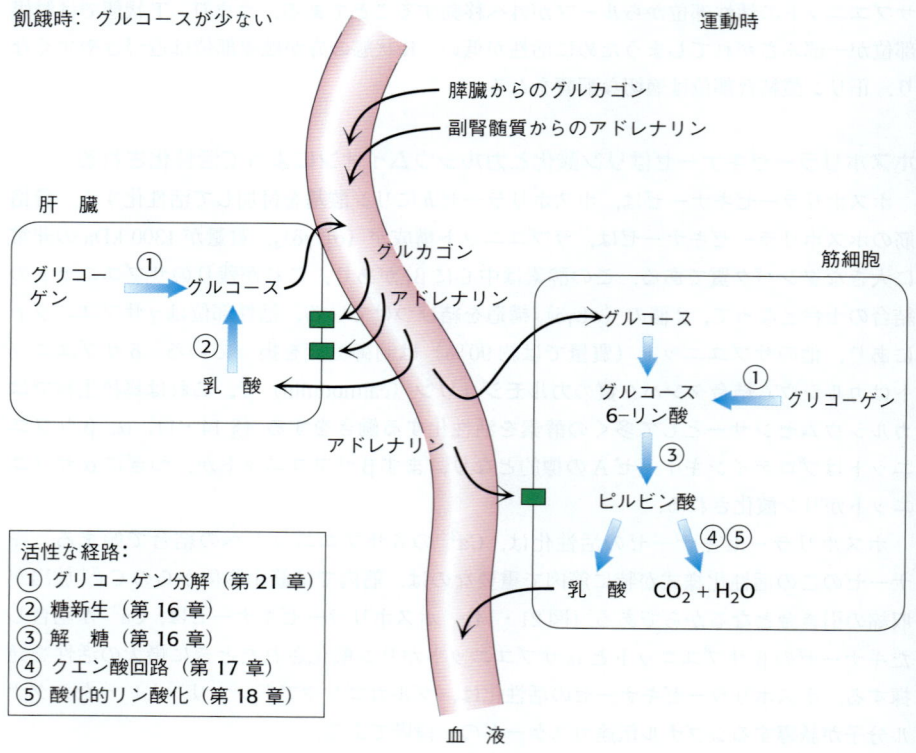

図 21・15　経路の統合: グリコーゲン分解のホルモンによる制御.　グルカゴンは，血糖値が低いときに肝臓でのグリコーゲン分解を促進する．アドレナリンは筋肉と肝臓でのグリコーゲン分解を促進して，筋収縮のための燃料を供給する.

リンはチロシン由来のカテコールアミンで，筋肉でのグリコーゲン分解を強く刺激し，肝臓でもそれほど強くないが分解を促進する．肝臓が強く応答するのはポリペプチドホルモンである**グルカゴン**（glucagon）の方で，これは血糖値が低いときに膵臓α細胞から分泌され，生理的には飢餓状態を意味する（図 21・15）．

ホルモンはどのようにしてグリコーゲンの分解をひき起こすのだろう．これらのホルモンが刺激するのは，cAMP シグナル伝達カスケードで，これについてはすでに§14・1 で述べた（図 21・16）．

1. シグナル分子であるアドレナリンとグルカゴンは，それぞれ標的細胞の細胞膜にある特異的 7 回膜貫通（7TM）受容体に結合する（§14・1）．アドレナリンは筋肉のβアドレナリン受容体に，グルカゴンは肝臓のグルカゴン受容体に結合する．この結合によって G_s タンパク質が活性化される．特異的外部シグナルが，最初は受容体，つぎに G タンパク質の構造変化を通して細胞内へと伝達される．

$$^+H_3N-His-Ser-Glu-Gly-\overset{5}{Thr}-Phe-Thr-Ser-Asp-\overset{10}{Tyr}-$$
$$-Ser-\overset{15}{Lys}-Tyr-Leu-Asp-Ser-Arg-\overset{20}{Arg}-Ala-Gln-$$
$$-Asp-Phe-\overset{25}{Val}-Gln-Trp-Leu-Met-Asn-\overset{29}{Thr}-COO^-$$

アドレナリン　　　　　　　　　　　　グルカゴン

2. G_s の GTP 結合サブユニットがアデニル酸シクラーゼを活性化する．アデニル酸シクラーゼは膜貫通タンパク質で，ATP からセカンドメッセンジャーである cAMP を生成する反応を触媒する．

3. 細胞質の cAMP 濃度が上昇して**プロテインキナーゼ A**（protein kinase A, PKA）が活性化される（§10・3）．cAMP が阻害性の調節サブユニットに結合すると，これが触媒サブユニットから解離し，残った触媒サブユニットが活性になるのである．

4. プロテインキナーゼ A がホスホリラーゼキナーゼの最初はβサブユニット，つぎに

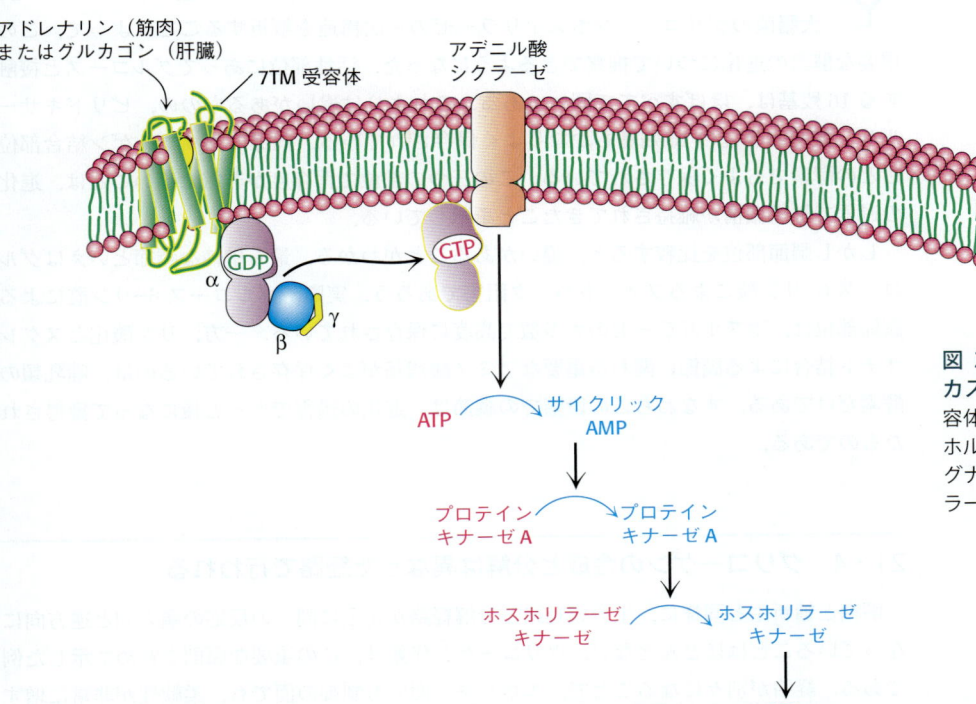

図 21・16　グリコーゲンの分解を制御するカスケード． グリコーゲンの分解は 7TM 受容体へのホルモンの結合によって刺激される．ホルモンの結合によって G タンパク質依存性シグナル伝達経路が始まり，その結果，ホスホリラーゼのリン酸化と活性化が起こる．

αサブユニットをリン酸化し，つぎにこのホスホリラーゼキナーゼがグリコーゲンホスホリラーゼを活性化する．

cAMP カスケードはホルモンの作用を大きく増幅する．細胞表面の受容体に少数のホルモン分子が結合すると，非常に多数の糖単位が放出されることになる．実際，もし逆に働く調節系がなければ，数秒以内に貯蔵グリコーゲンの大半が動員されてしまうだろう．

肝臓でのシグナル伝達過程は筋肉の場合よりも複雑である．アドレナリンは肝臓でもグリコーゲン分解をひき起こすが，βアドレナリン受容体への結合に加えて7回膜貫通αアドレナリン受容体にも結合し，これが**ホスファチジルイノシトールカスケード**（phosphatidylinositol cascade）を刺激する（§14・1）．すると，小胞体に蓄えられた Ca^{2+} の放出が起こる．ホスホリラーゼキナーゼのδサブユニットは Ca^{2+} センサーのカルモジュリンであることを思い出してほしい．カルモジュリンに Ca^{2+} が結合すると，ホスホリラーゼキナーゼが部分活性化される．グルカゴンとアドレナリン両方によって刺激されると，肝臓でのグリコーゲン動員は最大になる．

グリコーゲン分解は急いで止める必要が生じる

エネルギーの需要が満たされたら，グリコーゲンを無駄に消費し尽くすことのないように，高収率のグリコーゲン分解システムを急いで止める必要がある．グルコース需要が満たされると，ホスホリラーゼキナーゼとグリコーゲンホスホリラーゼの脱リン酸と不活性化が起こる．同時にグリコーゲン合成が活性化される．

ホスホリラーゼの活性化につながるシグナル伝達経路は，引き金となったホルモンが存在しなくなると，自動的に遮断される．Gタンパク質にもともと備わるGTPアーゼ活性によって結合していたGTPが不活性なGDPへと変換され，細胞に常に存在するホスホジエステラーゼ活性によってcAMPがAMPに変換される．プロテインホスファターゼ1（PP1）がホスホリラーゼキナーゼからリン酸基を除去し，これを不活性化する．さらにプロテインホスファターゼ1はホスホリラーゼからもリン酸基を除去し，これを不活性な通常の b 型へと戻す．

グリコーゲンホスホリラーゼの制御は，進化につれてより巧妙になった

ヒト，ラット，*Dictyostelium*（タマホコリカビ属，粘菌類），酵母，ジャガイモ，大腸菌のグリコーゲンホスホリラーゼの一次構造を解析することによって，この重要な酵素の進化について推察できるようになった．活性部位にあってグルコースと接触する16残基は，ほぼすべてで同一である．これよりは違いがあるものの，ピリドキサールリン酸結合部位の15残基もかなりよく保存されている．同様にグリコーゲン結合部位もどの酵素でもよく保存されている．この三つの部位で保存度が非常に高いことは，進化の過程で触媒機構が維持されてきたことを示している．

しかし調節部位を比較すると，違いがあることがわかる．最も単純な調節といえばグルコース6-リン酸によるフィードバック阻害であろう．実際，グルコース6-リン酸による調節部位は，ホスホリラーゼの大多数で高度に保存されている．一方，リン酸化とヌクレオチド結合による調節に関わる重要なアミノ酸残基がよく保存されているのは，哺乳類の酵素だけである．すなわちこの段階での調節は，進化の過程でもっと後になって獲得されたものである．

21・4 グリコーゲンの合成と分解は異なった経路で行われる

解糖と糖新生と同様に，生合成経路と分解経路が完全に同一の反応の順方向と逆方向になっていることはほとんどない．グリコーゲン代謝は，この重要な原則を初めて示した例である．経路が別々になることで，エネルギー面でも制御の面でも，柔軟性が非常に増すことになる．

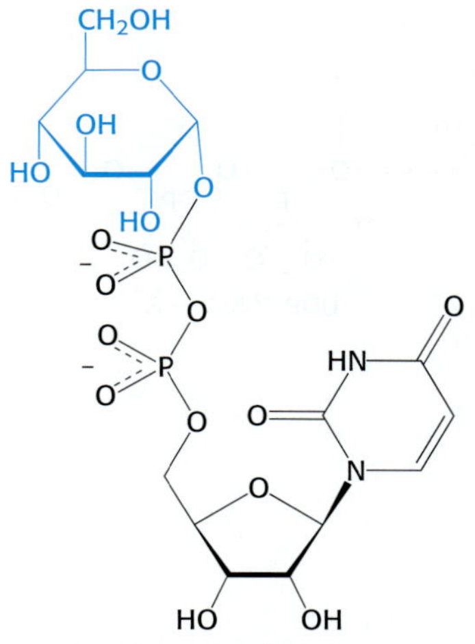

グリコーゲンの合成は，**ウリジンニリン酸グルコース**（uridine diphosphate glucose）〔**UDP グルコース**（UDPglucose）〕を活性型グルコース供与体として利用する経路によって行われる.

合成：　　グリコーゲン$_n$ ＋ UDP グルコース　$\longrightarrow$　グリコーゲン$_{n+1}$ ＋ UDP

分解：　　グリコーゲン$_{n+1}$ ＋ P$_i$　　　　　　$\longrightarrow$　グリコーゲン$_n$ ＋ グルコース 1-リン酸

ウリジンニリン酸グルコース
（UDP グルコース）

UDP グルコースはグルコースの活性型である

　UDP グルコースは，グリコーゲン生合成におけるグルコース供与体であり，グルコースの活性型である. これはちょうど ATP が正リン酸の，アセチル CoA が酢酸の活性型なのに相当する. UDP グルコースではグルコース単位の C-1 炭素原子が活性化されているが，これはヒドロキシ基が UDP の二リン酸部分とエステル結合しているためである.

　UDP グルコースは，**UDP グルコースピロホスホリラーゼ**（UDPglucose pyrophosphorylase）が触媒する反応によって，グルコース 1-リン酸とウリジン三リン酸（UTP）から合成される. この反応では，UTP の外側にある 2 個のリン酸基が，二リン酸（ピロリン酸）として遊離する.

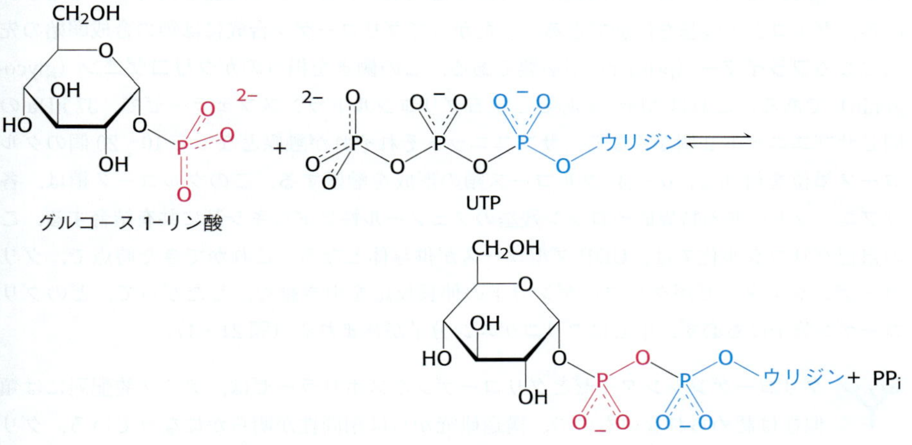

グルコース 1-リン酸

UTP

CH$_2$OH

UDP グルコース

この反応は容易に逆行するが，生体内では無機ピロホスファターゼによって二リン酸が速やかに加水分解されて正リン酸となる. この二リン酸の加水分解は基本的に不可逆でありUDP グルコース合成の駆動力となる.

$$\text{グルコース 1-リン酸} + \text{UTP} \rightleftharpoons \text{UDP グルコース} + \text{PP}_i$$
$$\underline{\text{PP}_i + \text{H}_2\text{O} \longrightarrow 2\,\text{P}_i}$$
$$\text{グルコース 1-リン酸} + \text{UTP} + \text{H}_2\text{O} \longrightarrow \text{UDP グルコース} + 2\,\text{P}_i$$

UDP グルコースの合成は，生化学で繰返し現れる“多くの生合成反応は二リン酸の加水分解を駆動力として進行する”という基本原則のよい例の一つである.

グリコーゲンシンターゼは，伸長中の鎖へ UDP グルコースから
グルコースを転移する反応を触媒する

　新しいグルコース単位はグリコーゲンの非還元末端残基へと付加される. UDP グルコースの活性型グルコース単位が移されるのは，グリコーゲンの末端残基の C-4 にあるヒドロキシ基で，α-1,4-グリコシド結合が形成される. 伸長中のグリコーゲン分子の末端ヒドロキシ基が UDP に取って代わる反応を触媒するのが，グリコーゲン合成の制御の鍵となる**グリコーゲンシンターゼ**（glycogen synthase）である. ヒトのグリコーゲンシンターゼには 2 種類のアイソザイムがあり，一方は肝臓に特異的で，もう一方は筋肉をはじめ肝臓以外の組織で発現されている.

UDP グルコース

グリコーゲン
(n 残基)

UDP

グリコーゲン
(n+1 残基)

グリコーゲンシンターゼは，多数の酵素が含まれるグリコシルトランスフェラーゼファミリー（§11・3）の一員で，糖鎖がすでに4個以上のグルコシル残基を含んでいるときにのみ，グルコシル残基を付加できる．したがってグリコーゲン合成には鎖の合成開始の先頭になる**プライマー**（primer）が必要である．この働きを担うのが**グリコゲニン**（glycogenin）である．これは Mn^{2+} を必要とするグリコシルトランスフェラーゼで，37 kDa の同じサブユニット2個からなる．サブユニットそれぞれが触媒となって10〜20個のグルコース単位を付加し，α-1,4-グルコース鎖の形成を触媒する．このグルコース鎖は，各サブユニットにある特異的チロシン残基のフェノール性ヒドロキシ基に共有結合する．この自己グリコシル化では，UDP グルコースが供与体となる．これができた時点で，グリコーゲンシンターゼがグリコーゲン分子の伸長反応を引き継ぐ．したがって，どのグリコーゲン分子にも必ず，中心にグリコゲニン分子が含まれる（図 21・1）.

グリコーゲンシンターゼとグリコーゲンホスホリラーゼは，アミノ酸配列には類似性は認められないものの，構造研究からは相同性が明らかになっている．グリコーゲンシンターゼの UDP グルコース結合部位は，位置的にグリコーゲンホスホリラーゼのピリドキサールリン酸結合部位に相当する.

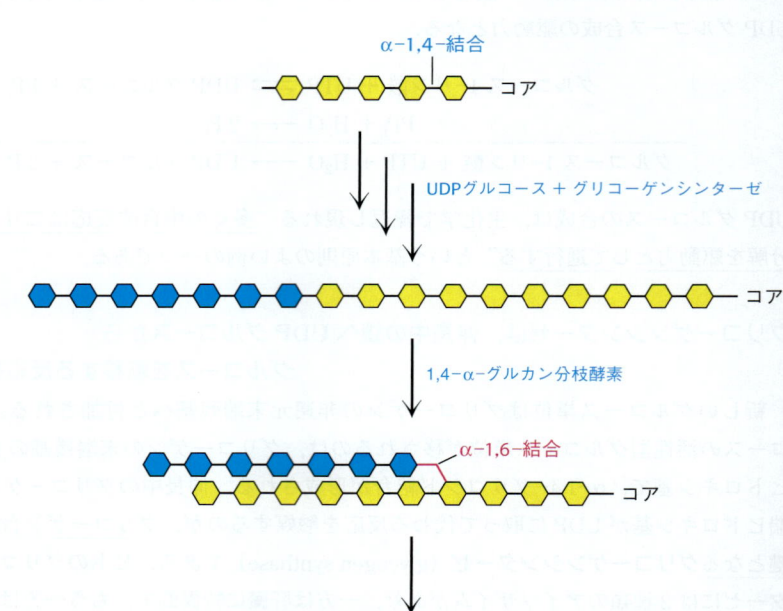

図 21・17 枝分かれ反応. 1,4-α-グルカン分枝酵素は，約7残基から成るオリゴ糖鎖を非還元末端から切り出して，内側に α-1,6-結合をつくる.

分枝酵素が α-1,6-結合を形成する

グリコーゲンシンターゼが触媒するのは α-1,4-結合の形成だけである．α-1,6-結合をつくってグリコーゲンを枝分かれした重合体にするには，別の酵素が必要である．枝分かれが起こるのは，多数のグルコシル残基がグリコーゲンシンターゼによって α-1,4-結合で連結された後である（図 21・17）．α-1,4-結合 1 個を壊して 1 個の α-1,6-結合を形成することによって，枝分かれが一つつくられる．一まとまりの残基（7 個のことが多い）がより内側の部位に移される．この枝分かれ反応を触媒する **1,4-α-グルカン分枝酵素**（1,4-α-glucan branching enzyme）（**枝つくり酵素**）が働くには，7 個程度の残基からなるこの塊に必ず非還元末端が含まれ，これを切出すもとの鎖は少なくとも 11 個以上の長さがなければならない．また，新たな枝分かれ点は，既存の枝分かれ点から少なくとも 4 残基は離れていなければならない．

枝分かれはグリコーゲンの溶解度が増すため重要である．さらに，枝分かれによってホスホリラーゼやグリコーゲンシンターゼの作用部位となる末端残基が多数できる（図 21・18）．つまり枝分かれはグリコーゲンの合成や分解の速度を上昇させる．

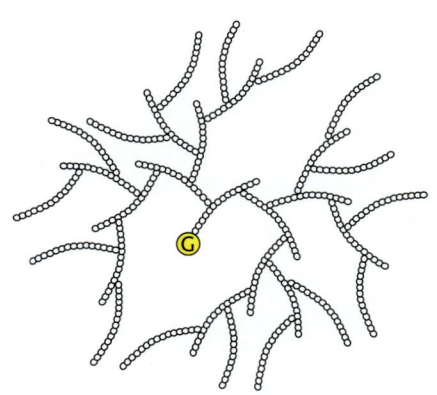

図 21・18　グリコーゲン分子の断面図. G で表したのがグリコゲニン

グリコーゲンシンターゼはグリコーゲン合成の調節の鍵となる酵素である

グリコーゲンシンターゼには，ホスホリラーゼと同じように二つの型が存在する．リン酸化されていない活性な a 型と，リン酸化されていて通常は不活性な b 型で，二つの型の相互変換が共有結合修飾によって制御されている点も，ホスホリラーゼと似ている．ただし，グリコーゲンシンターゼの調節のおもな手段は，リン酸化型酵素であるグリコーゲンシンターゼ b のアロステリック制御である．グルコース 6-リン酸は強力な活性化因子で，T 状態に比べて R 状態の酵素を安定化する．

グリコーゲンシンターゼの共有結合修飾は，どちらかというと微調整の役割を担っているらしい．シンターゼは，インスリンの制御下にある**グリコーゲンシンターゼキナーゼ**（glycogen synthase kinase, GSK）（p. 590）やプロテインキナーゼ A など数種類のキナーゼによって複数の部位がリン酸化される．複数あるリン酸化部位の働きは，まだ研究中である．ただ，リン酸化が酵素活性に及ぼす作用は，グリコーゲンシンターゼとグリコーゲンホスホリラーゼでは逆であることに注意してほしい．

グリコーゲンはグルコースの非常に効率のよい貯蔵形態である

グルコース 6-リン酸をグリコーゲンに変え，またグルコース 6-リン酸に戻すにはどのくらいのコストがかかるのだろう．関係する反応については，UTP を再生する下記の反応(5)以外，すでに説明した．UDP は，**ヌクレオシド二リン酸キナーゼ**（nucleoside-diphosphate kinase）が触媒する反応で ATP によってリン酸化される．

$$\text{グルコース 6-リン酸} \longrightarrow \text{グルコース 1-リン酸} \tag{1}$$

$$\text{グルコース 1-リン酸} + \text{UTP} \longrightarrow \text{UDP グルコース} + \text{PP}_i \tag{2}$$

$$\text{PP}_i + \text{H}_2\text{O} \longrightarrow 2\,\text{P}_i \tag{3}$$

$$\text{UDP グルコース} + \text{グリコーゲン}_n \longrightarrow \text{グリコーゲン}_{n+1} + \text{UDP} \tag{4}$$

$$\text{UDP} + \text{ATP} \longrightarrow \text{UTP} + \text{ADP} \tag{5}$$

総和：$\text{グルコース 6-リン酸} + \text{ATP} + \text{グリコーゲン}_n + \text{H}_2\text{O} \longrightarrow$
$$\text{グリコーゲン}_{n+1} + \text{ADP} + 2\,\text{P}_i$$

つまりグルコース 6-リン酸がグリコーゲンに取込まれるに当たって 1 分子の ATP が加水分解されることになる．グリコーゲンの分解によるエネルギー収率は非常に高い．その残基の約 90 % は加リン酸分解されてグルコース 1-リン酸となり，これはエネルギー損失なしにグルコース 6-リン酸へと変換される．残りの 10 % は枝分かれ残基で，加水分解によって切取られる．このグルコース分子はそれぞれ，1 分子の ATP を消費してグルコース 6-リン酸に変換される．グルコース 6-リン酸を完全に酸化すると 1 分子当たり約 31 分子の ATP が生成し，また，貯蔵にはグルコース 6-リン酸 1 分子当たり ATP 1 分子強が

消費される．したがって，貯蔵の全体としての効率は 97 % 近くにもなる．

21・5　グリコーゲンの合成と分解は相互に制御しあっている

　グリコーゲンが分解されつつ同時に合成されるという事態を防ぐために，重要な制御機構が働いている．肝臓と筋肉では，それぞれグルカゴンとアドレナリンを引き金とする cAMP カスケードによってグリコーゲンの分解がひき起こされるが，この同じカスケードが，グリコーゲン合成を止める働きもする．グルカゴンとアドレナリンは，グリコーゲンの分解と合成を両方ともプロテインキナーゼ A を介して制御する（図 21・19）．前述したように，プロテインキナーゼ A はホスホリラーゼキナーゼにリン酸基を付加して活性化し，グリコーゲンの分解を開始させる．グリコーゲンシンターゼキナーゼとプロテインキナーゼ A はグリコーゲンシンターゼにもリン酸基を付加するが，このリン酸化は酵素活性を低下させる．このようにグリコーゲンの分解と合成は相互に制御しあっている．では，グリコーゲンの分解を止めグリコーゲン合成を始めるためには，どのようなしくみで酵素活性を逆転させるのだろうか．

プロテインホスファターゼ 1 は
グリコーゲン代謝におけるキナーゼの調節作用を逆にする

　ひと運動した後，筋肉はグリコーゲン分解態勢からグリコーゲン補充態勢へと移行しなくてはならない．この代謝の転換の第一段階は，グリコーゲンの分解を促進するリン酸化タンパク質の働きを止めることである．これを行うのはタンパク質中のリン酸化されたセリン，トレオニン残基の加水分解を触媒するホスホプロテインホスファターゼ（phosphoprotein phosphatase）で，グリコーゲン代謝の制御にはそのうちの一つプロテインホスファターゼ 1（protein phosphatase-1, PP1）が重要な役割を果たしている（図 21・20）．

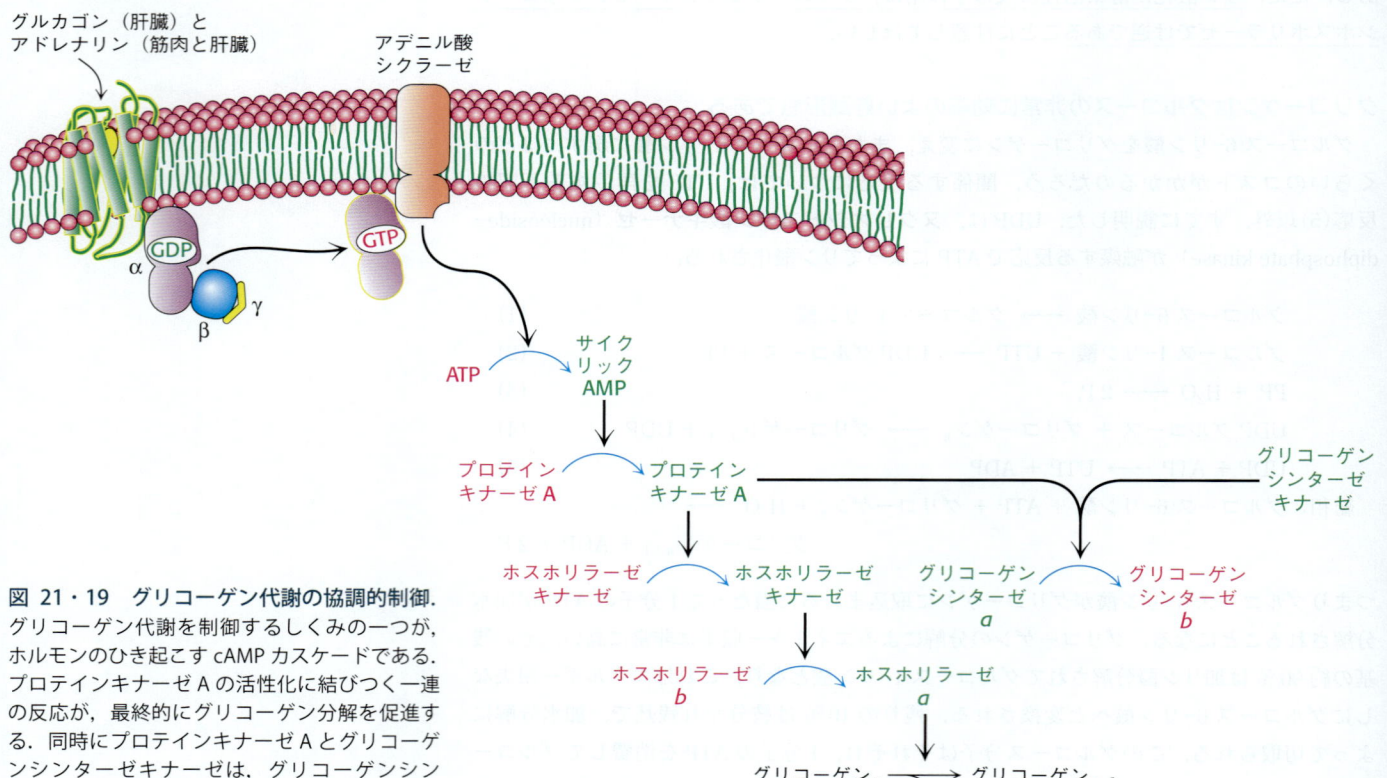

図 21・19　グリコーゲン代謝の協調的制御. グリコーゲン代謝を制御するしくみの一つが，ホルモンのひき起こす cAMP カスケードである．プロテインキナーゼ A の活性化に結びつく一連の反応が，最終的にグリコーゲン分解を促進する．同時にプロテインキナーゼ A とグリコーゲンシンターゼキナーゼは，グリコーゲンシンターゼを不活性化してグリコーゲン合成を停止させる．

食後または休息時

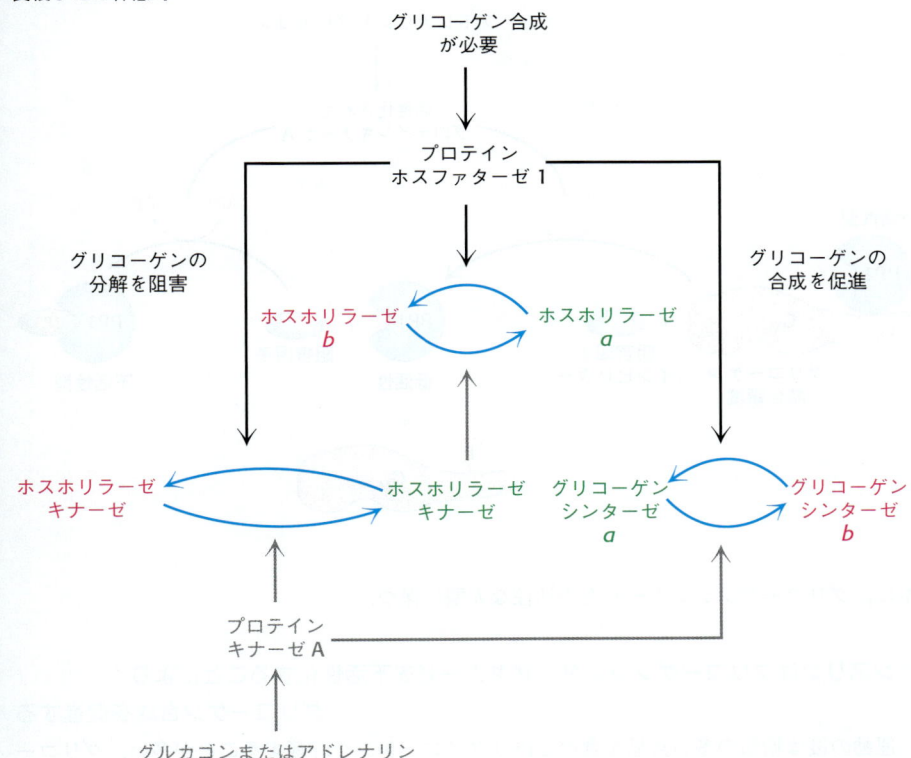

図 21・20　プロテインホスファターゼ
1 によるグリコーゲンシンターゼの制御.
プロテインホスファターゼ 1 はグリコーゲ
ン合成を促進するとともに，グリコーゲン
の分解を阻害する．活性な酵素を緑色で，
不活性な酵素は赤色で示す.

PP1 はホスホリラーゼ a とホスホリラーゼキナーゼを脱リン酸して不活性化する．つまり PP1 はグリコーゲン分解の速度を低下させ，リン酸化カスケードの作用を逆にする．また PP1 は，グリコーゲンシンターゼ b からリン酸基を除去することにより，これをはるかに活性の高いグリコーゲンシンターゼ a へと変換する．PP1 は，ここでもまた，グリコーゲン合成を加速することになる．PP1 は，糖類の貯蔵を協調的に行うためのもう一つの分子機構といえる．興味深いことに，ホスホリラーゼはアセチル化による調節も受けることが最近の研究によってわかった（§ 10・3）．アセチル化はホスホリラーゼを阻害するだけでなく，ホスホリラーゼと PP1 との結合を促進して脱リン酸を促進する．グルコースとインスリンはアセチル化を促進するが，グルカゴンはアセチル化を阻害する．ホスホリラーゼのように，最初に見つかったアロステリック酵素の一つであり，詳しく研究されている酵素にも，まだ謎が隠されていると思うとわくわくする．

　PP1 の触媒サブユニットは，37 kDa のドメイン 1 個でできたタンパク質である．普通はこのサブユニットに，調節サブユニットファミリーに属する質量約 120 kDa のサブユニット 1 個が結合している．骨格筋や心臓で最も多いのは，G_M とよばれる調節サブユニットであり，肝臓で最も多いのは G_L である．これらの調節サブユニットはモジュラー構造をとり，グリコーゲン，触媒サブユニット，標的酵素との結合にそれぞれ関わる複数のドメインをもつ．つまり，これらの調節サブユニットは足場として働いて，ホスファターゼとその基質とを，グリコーゲン分子上で出会わせる役割をしている．

　PP1 のホスファターゼ活性がグリコーゲン分解をたえず阻害してしまう事態にならないのは，なぜだろう．グリコーゲン分解が必要なときにはアドレナリンやグルカゴンが cAMP カスケードを活性化し，これがプロテインキナーゼ A を活性化する（図 21・21）．プロテインキナーゼ A が PP1 の活性を低下させるしくみは二つある．まず，筋肉では G_M の触媒サブユニットとの結合に関わるドメインがリン酸化される．触媒サブユニットはグリコーゲンや基質から離れ，脱リン酸が大幅に抑えられる．第二に，すべての組織に含まれている小型のタンパク質があって，リン酸化されると PP1 の触媒サブユニットに結合して PP1 を阻害する．したがって，cAMP によってグリコーゲン分解のスイッチが入ったときには，それに伴ってこれらの阻害因子がリン酸化され，ホスホリラーゼを活性な a

運動時や飢餓時

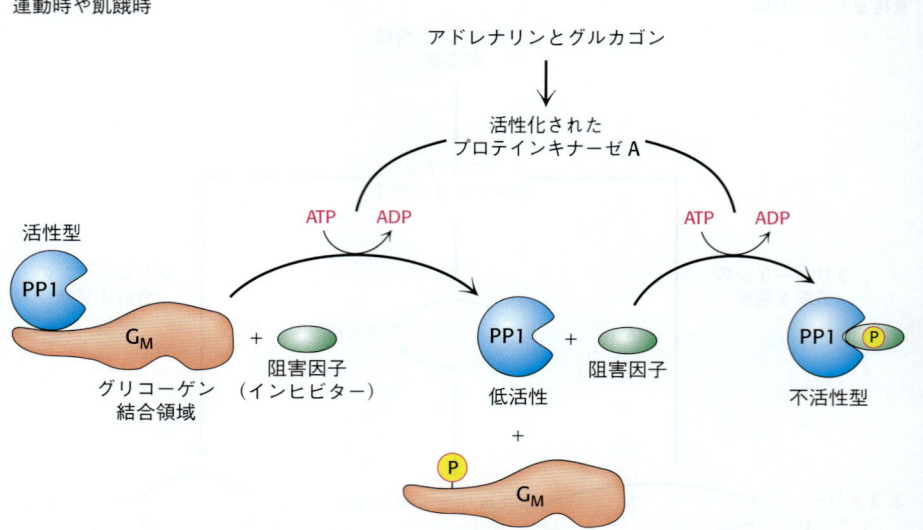

図 21・21　筋肉中で 2 段階で行われるプロテインホスファターゼ 1（PP1）の制御. プロテインキナーゼ A による G_M のリン酸化により，PP1 の触媒サブユニットがグリコーゲン粒子内の基質から解離する．インヒビターサブユニットがプロテインキナーゼ A によってリン酸化されると，PP1 の触媒サブユニットが不活性化される．

型に，グリコーゲンシンターゼを不活性な b 型に保つ．

インスリンはグリコーゲンシンターゼキナーゼを不活性化することによりグリコーゲン合成を促進する

　運動の後は糖類の多い食品を食べて再びグリコーゲンを貯蔵することが多い．グリコーゲン合成はどのようにして促進されるのだろう．血中のグルコース濃度が高いときには，グリコーゲンシンターゼを不活性なリン酸化型に保つ働きをする酵素の一つグリコーゲンシンターゼキナーゼを**インスリン（insulin）**が不活性化して，グリコーゲン合成を促進する（図 21・22）．このインスリン作用の最初の段階は，細胞膜にある受容体チロシンキナーゼへの結合である（§14・2）．インスリンの結合が受容体のチロシンキナーゼ活性を促進するために，インスリン受容体基質（insulin-receptor substrate, IRS）がリン酸化される．リン酸化された IRS が引き金となってシグナル伝達経路が働いて，最終的にプロテインキナーゼが活性化され，これがグリコーゲンシンターゼキナーゼをリン酸化して不活性化する．不活性化されたグリコーゲンシンターゼキナーゼは，グリコーゲンシンターゼを不

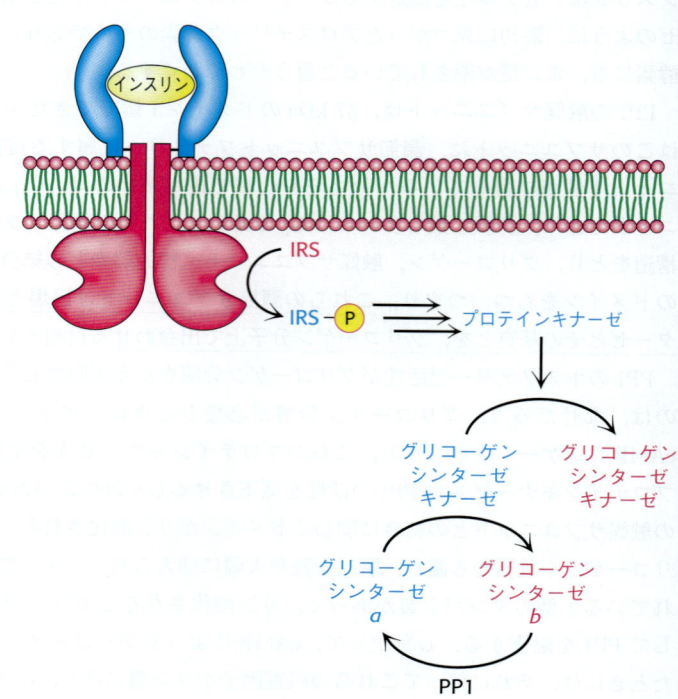

図 21・22　インスリンはグリコーゲンシンターゼキナーゼを不活性化する. インスリンがカスケードを起動すると，グリコーゲンシンターゼキナーゼがリン酸化されて不活性になり，グリコーゲンシンターゼのリン酸化が起こらなくなる．するとプロテインホスファターゼ 1（PP1）がグリコーゲンシンターゼからリン酸基を取除いて活性化するため，グリコーゲン合成が起こる．IRS はインスリン受容体基質

活性なリン酸化型に保つことができなくなる．プロテインホスファターゼ1がグリコーゲンシンターゼを脱リン酸して活性化すると，グリコーゲンが再び貯蔵される．前述のように，インスリンは膜のグルコース輸送体の数を増やすことによって，細胞内のグルコース量の増加もひき起こす（§16・2）．つまりインスリンの正味の作用は，貯蔵グリコーゲンの補充である．

肝臓におけるグリコーゲン代謝が血糖値を制御する

　糖類を豊富に含む食事をとった後は，血中グルコース量が増加して，肝臓でのグリコーゲン合成が増加する．グリコーゲン合成のおもなシグナルはインスリンだが，もう一つのシグナルは血中のグルコース濃度（血糖値）で，正常ではおおよそ 4.4～6.7 mM である．肝臓は血中のグルコース濃度を感じとり，それに応じてグルコースを取込んだり放出したりする．グルコースを注入すると，肝臓のホスホリラーゼ a の量が即座に減少する（図 21・23）．そして，時間をおいてグリコーゲンシンターゼ a の量が増え，グリコーゲン合成量が増加する．<u>ホスホリラーゼ a は肝細胞におけるグルコースセンサーとなっていて，分解から合成への切換を促す</u>．ホスホリラーゼのセンサー機能はどのようなしくみによるのだろう．

　ホスホリラーゼ a と PP1 は，PP1 の G_L サブユニットが結合することによって，グリコーゲン粒子のところに引き寄せられる．グルコースがホスホリラーゼ a に結合すると，アロステリック平衡が活性な R 型から不活性な T 型へとずれる．この高次構造変化によって，<u>Ser 14 に付いたリン酸基が PP1 の基質になる</u>．PP1 はホスホリラーゼ a が R 状態のときにだけ強く結合するが，結合しているときには PP1 は不活性である．グルコースが誘導してホスホリラーゼが T 状態に変化すると，PP1 とホスホリラーゼが解離してグリコーゲン粒子からも離れ，PP1 が活性をもつようになり，ホスホリラーゼ a をホスホリラーゼ b に変換する．前述したように，筋肉のホスホリラーゼ a の RT 変換はグルコースには左右されないため，血糖値の上昇にも左右されない（§21・2）．

　グルコースがグリコーゲンホスホリラーゼに結合すると，どのようにしてグリコーゲン合成が活性化されるのだろう．前述のように，ホスホリラーゼ a から b への変換に伴って <u>PP1 が遊離し，これが自由にグリコーゲンシンターゼを活性化できるようになる</u>（図 21・24）．不活性なグリコーゲンシンターゼ b からリン酸基が除去されると活性な a へと変わる．では，グリコーゲン分解の終了からグリコーゲン合成の開始までの時間差はどのようにして生じるのだろう（図 21・23）．最初は，PP1 1 分子当たりホスホリラーゼ a は 10 分子程度存在する．したがって<u>グリコーゲンシンターゼ活性は，ホスホリラーゼ a の大多数が b に変換された後に初めて上昇する</u>．グリコーゲン分解の抑制とグリコーゲン合成の

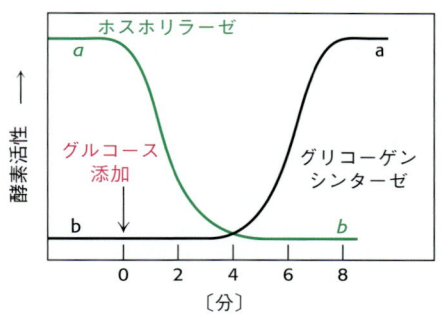

図 21・23　**血中グルコースが肝臓のグリコーゲン代謝を制御する．**　血流中にグルコースを注入するとホスホリラーゼが不活性化され，つぎに，肝臓でグリコーゲンシンターゼが活性化される〔出典: W. Stalmans, H. De. Wulf, L. Hue, H.-G. Hers, *Eur. J. Biochem.*, **41**, 127～134 (1974)〕．

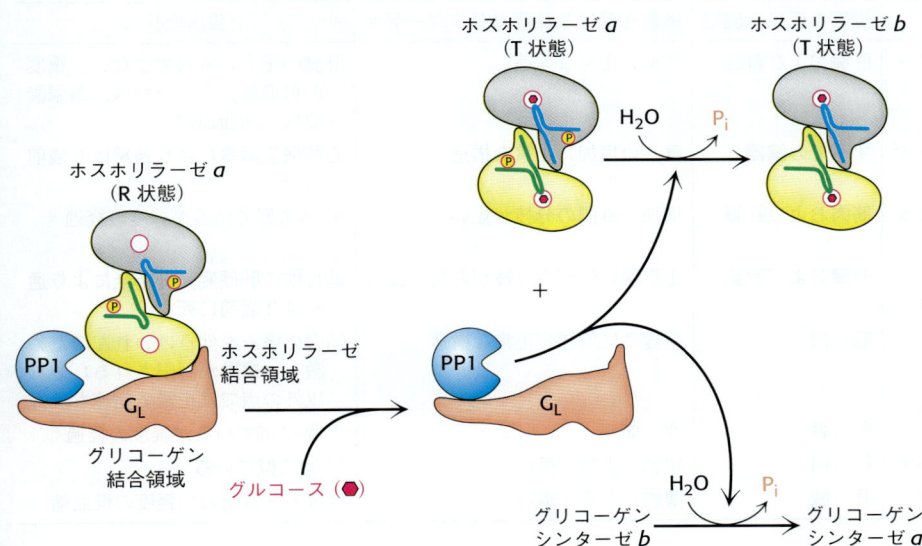

図 21・24　**肝臓でのグリコーゲン代謝のグルコースによる制御．**　グルコースが肝臓のホスホリラーゼ a に結合して阻害すると，ホスホリラーゼ a が T 状態をとりやすくなる．T 状態のホスホリラーゼ a はプロテインホスファターゼ 1（PP1）には結合しないので，PP1 がホスホリラーゼ a から遊離して活性化される．遊離した PP1 はホスホリラーゼ a とグリコーゲンシンターゼ b を脱リン酸する．その結果，グリコーゲン分解が不活性化され，グリコーゲン合成が活性化する．

促進との間にある時間差が，この二つの経路が同時に働くのを防いでいる．この優れたグルコース感知システムを成り立たせているのは三つの重要な要素である：1) グルコースに対するアロステリック部位とセリンのリン酸基との連携，2) PP1 を利用したホスホリラーゼの不活性化とグリコーゲンシンターゼの活性化，3) ホスホリラーゼ *a* への PP1 の結合による，グリコーゲンシンターゼの早期活性化の予防，である．

2型糖尿病（§27・2）の治療薬として，肝臓のホスホリラーゼと G_L サブユニットとの結合を破壊する薬の開発が試みられている．実験段階にある薬剤の一つは，ホスホリラーゼの特定の部位に結合し，グルコースと協調してホスホリラーゼの T 状態を安定化し，前述したようにグリコーゲン合成への移行を促進する．2型糖尿病の特徴は血糖値が高いことである．G_L とホスホリラーゼの結合を破壊できれば，ホスホリラーゼが PP1 の基質になるようになり，グルコースの血中への放出が阻害できるだろう．

糖原病を生化学的に考える

1929 年に Edgar von Gierke が糖原病を初めて報告した．この病気の患者は肝臓の肥大によって腹部が著しく膨張し，食間にははっきりした低血糖がみられる．また血糖値はアドレナリンやグルカゴンを投与しても上昇しない．このような糖原病の幼児は血糖値が低いため，ひきつけを起こすことがある．

糖原病 I 型（フォンギールケ病）の酵素欠損は，1952 年に Carl Cori と Gerty Cori によって解明された．この病気の患者は肝臓にグルコース-6-ホスファターゼがないことを発見したのである．これは肝臓の酵素の遺伝的欠損が初めて明らかになった例であった．肝臓のグリコーゲンは構造は正常だが，異常に大量に蓄積する．肝臓にグルコース-6-ホスファターゼがないためグルコース 6-リン酸からグルコースがつくれないことが，低血糖の原因である．グルコース 6-リン酸は細胞膜を通過できないため，肝臓から出ることができない．過剰なグルコース 6-リン酸の存在が引き金となって肝臓での解糖が亢進し，血中の乳酸値とピルビン酸値が上昇する．またフォンギールケ病の患者は，脂肪代謝への依存度も増大する．この病気は，グルコース 6-リン酸輸送体遺伝子の変異によっても起こる．グルコース 6-リン酸がホスファターゼによる加水分解を受けるには，小胞体内腔へ輸送される必要がある（§16・3）ことを思い出してほしい．この系に関わる他の3種類の必須タンパク質に変異があっても，同様にフォンギールケ病を起こす．

他に7種類の糖原病が見つかっている（表21・2）．ポンペ病（II型）では，リソソームに局在するはずの加水分解酵素 α-1,4-グルコシダーゼがないために，リソソームがグリ

表 21・2 糖 原 病[†]

型	欠損酵素	影響を受ける臓器	影響を受ける臓器のグリコーゲン	臨床症状
I フォンギールケ病	グルコース-6-ホスファターゼまたは輸送系	肝臓および腎臓	増加；正常な構造	肝臓の肥大；成長できない；重度の低血糖，ケトーシス，高尿酸血症，高脂血症
II ポンペ病	α-1,4-グルコシダーゼ（リソソーム型）	すべての臓器	著しい増加；正常な構造	心肺機能障害により通常は2歳前に死亡
III コリ病	アミロ-α-1,6-グルコシダーゼ（枝切り酵素）	筋肉および肝臓	増加；外側の分枝が短い	I 型に似ているが軽度の経過
IV アンダーセン病	1,4-α-グルカン分枝酵素（α-1,4 → α-1,6）	肝臓および脾臓	正常量；外側の分枝が非常に長い	進行性の肝硬変，肝不全により通常は2歳前に死亡
V マッカードル病	ホスホリラーゼ	筋 肉	中程度に増加；正常な構造	筋肉の痛みを伴うけいれんのため激しい運動が制限される；それ以外の点では正常で発達も良好
VI エルス病	ホスホリラーゼ	肝 臓	増 加	I 型に似ているが軽度の経過
VII	6-ホスホフルクトキナーゼ	筋 肉	増加；正常な構造	V 型に似ている
VIII	ホスホリラーゼキナーゼ	肝 臓	増加；正常な構造	軽度の肝臓肥大；軽度の低血糖

† I ～ VII 型は常染色体性劣性遺伝，VIII 型は伴性遺伝．

コーゲンで満杯になってしまう（図21・25）．Carl Cori と Gerty Cori は，さらに別の糖原病（Ⅲ型）についても生化学的欠損を解明した．このⅢ型蓄積症は，身体所見だけではフォンギールケ病（Ⅰ型）と区別がつかないが，肝臓と筋肉のグリコーゲンの構造に異常があり，量も著しく増加している．最も目立つのは，グリコーゲンの外側の枝が非常に短いことである．このⅢ型患者は，枝切り酵素（アミロ-α-1,6-グルコシダーゼ）が欠損しているため，最も外側の枝だけを効果的に利用できるのである．したがってこの異常なグリコーゲンのほんの一部だけが利用できる貯蔵グルコースとしての機能をもつのである．

　筋肉だけの限定的なグリコーゲン代謝異常が，マッカードル病（Ⅴ型）で見つかった．筋肉のホスホリラーゼ活性が欠失しており，患者は痛みを伴う筋肉のけいれんのために激しい運動を行うことが難しい．しかしそれ以外は正常で発達も良好である．つまり，筋肉グリコーゲンの効率的な利用は，生命に必ずしも不可欠ではない．

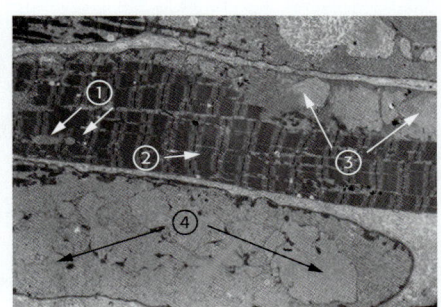

図 21・25　Ⅱ型糖原病（ポンペ病）患者の筋細胞の電子顕微鏡写真．　グリコーゲンで一杯になったリソソームが，筋原繊維（②）を含め細胞全体にみられる（①，③）．病気の進行につれてリソソームが破裂し，大量のグリコーゲンが細胞質中に放出される．このように細胞質中にグリコーゲンが溜まった状態を，グリコーゲン溜まりとよぶ（④）〔出典: B.L. Thurberg, et al., 'Characterization of pre-and post-treatment pathology after enzyme replacement for Pompe disease,' *Lab. Invest.*, **86**(12), 1208～1220 (2006)〕．

ま　と　め

　グリコーゲンはすぐに使える貯蔵型の燃料で，グルコース残基の枝分かれ重合体である．グリコーゲン中のグルコース単位の大半は α-1,4-グリコシド結合でつながっている．およそ12残基ごとに α-1,6-グリコシド結合があって枝分かれができる．筋細胞や肝細胞にはグリコーゲンが大量に存在し，水和した顆粒の形で細胞質に蓄えられている．

21・1　グリコーゲンの分解にはいくつかの酵素の相互作用が必要である

　グリコーゲン分子の大部分は，グリコーゲン分解の鍵となる酵素グリコーゲンホスホリラーゼの作用によってグルコース 1-リン酸へと分解される．末端残基の C-1 とつぎの残基の C-4 とを結ぶグリコシド結合が正リン酸によって開裂し，グルコース 1-リン酸が生成する．このグルコース 1-リン酸は，可逆的にグルコース 6-リン酸へと変換される．枝分かれ部位は，オリゴ糖転移酵素の 4-α-グルカノトランスフェラーゼとアミロ-α-1,6-グルコシダーゼの協奏的作用によって分解される．

21・2　ホスホリラーゼはアロステリック相互作用と可逆的リン酸化によって制御される

　ホスホリラーゼ *b* は通常は不活性だが，各サブユニットにあるセリン残基 1 個のリン酸化によって，活性なホスホリラーゼ *a* に変換される．この反応はホスホリラーゼキナーゼが触媒する．肝臓の *a* 型はグルコースによって阻害される．肝臓のホスホリラーゼは，骨格筋や脳など，他の臓器に運んで使うグルコースをつくるために活性化される．筋細胞では，*b* 型は AMP の結合によっても活性化されるが，ATP とグルコース 6-リン酸はこの作用を妨げる．肝臓とは対照的に筋肉のホスホリラーゼが活性化されるのは，筋収縮の燃料として細胞内で使うグルコースをつくるためである．

21・3　アドレナリンとグルカゴンは
グリコーゲン分解の必要性を知らせるシグナルである

　アドレナリンとグルカゴンは，特異的 7TM 受容体を介してグリコーゲンの分解を促進する．アドレナリンのおもな標的は筋肉なのに対し，肝臓はグルカゴンに応答する．両シグナル分子がキナーゼカスケードを起動すると，グリコーゲンホスホリラーゼが活性化され，最後にはホスホリラーゼ *b* が活性なホスホリラーゼ *a* に変換される．

21・4　グリコーゲンの合成と分解は異なった経路で行われる

　グリコーゲンの合成は分解とは異なった経路で行われる．グリコーゲン合成の活性化中間体は UDP グルコースで，グルコース 1-リン酸と UTP からつくられる．グリコーゲンシンターゼは，伸長中のグリコーゲン分子の末端残基の C-4 ヒドロキシ基に UDP グルコースからグルコースが転移する反応を触媒する．合成を開始させるのはグリコゲニンである．これは自己グリコシル化タンパク質で，特異的なチロシン残基にオリゴ糖単位が共

有結合している．1,4-α-グルカン分枝酵素はα-1,4-結合の一部をα-1,6-結合へと変化させグリコーゲン分子の末端の数を増やす．そのためグリコーゲンは，より速やかに合成，分解されるようになる．

21・5　グリコーゲンの合成と分解は相互に制御しあっている

　グリコーゲンの合成と分解は増幅的に働くいくつかのカスケードに連動している．アドレナリンとグルカゴンは細胞質の cAMP 濃度を上昇させることによってグリコーゲンの分解を促進し，合成を阻害する．cAMP はプロテインキナーゼ A を活性化する．プロテインキナーゼ A はホスホリラーゼキナーゼにリン酸基を付加することによりグリコーゲン分解を活性化し，グリコーゲンシンターゼをリン酸化することにより，グリコーゲン合成を阻害する．グリコーゲンシンターゼキナーゼも，シンターゼをリン酸化してグリコーゲン合成を阻害する．

　プロテインキナーゼ A のグリコーゲン動員作用は，PP1（プロテインホスファターゼ1）によってもとに戻される．PP1 は数種類のホルモンによって制御される．アドレナリンは，PP1 のグリコーゲン分子への結合を妨げることと，阻害物質を活性化することによって，これを阻害する．これに対してインスリンはカスケードを起動して，グリコーゲンシンターゼキナーゼをリン酸化して不活性化する．つまり，グリコーゲン合成はアドレナリンによって抑制され，インスリンによって促進される．グリコーゲンシンターゼとホスホリラーゼは，非共有結合性アロステリック相互作用によっても制御されている．実際，ホスホリラーゼは肝細胞のグルコース感知システムにおいて重要な位置を占める．グリコーゲン代謝の例をみると，生体内の過程を制御するうえで可逆的リン酸化がいかに威力を発揮し，高い精度をもつかがよくわかる．

重 要 語 句

ホスホリラーゼ（phosphorylase）（p. 574）
グリコーゲンホスホリラーゼ
　　　（glycogen phosphorylase）（p. 574）
加リン酸分解（phosphorolysis）（p. 574）
ピリドキサールリン酸
　　　（pyridoxal phosphate, PLP）（p. 576）
ホスホリラーゼキナーゼ
　　　（phosphorylase kinase）（p. 581）
カルモジュリン（calmodulin）（p. 581）
アドレナリン（adrenaline）（p. 582）

エピネフリン（epinephrine）（p. 582）
グルカゴン（glucagon）（p. 583）
プロテインキナーゼ A
　　　（protein kinase A, PKA）（p. 583）
ウリジン二リン酸グルコース
　　　（uridine diphosphate glucose）（p. 585）
UDP グルコース（UDPglucose）（p. 585）
グリコーゲンシンターゼ
　　　（glycogen synthase）（p. 585）
グリコゲニン（glycogenin）（p. 586）

グリコーゲンシンターゼキナーゼ
　　　（glycogen synthase kinase, GSK）
　　　　　　　　　　　　　　（p. 587）
ホスホプロテインホスファターゼ
　　　（phosphoprotein phosphatase）
　　　　　　　　　　　　　　（p. 588）
プロテインホスファターゼ 1
　　　（protein phosphatase-1, PP1）
　　　　　　　　　　　　　　（p. 588）
インスリン（insulin）（p. 590）

問　　題

1. 一歩一歩の分解　グリコーゲン分解の三つの段階をあげ，必要な酵素を述べよ．

2. どれとどれ　それぞれの用語をその記述と対応させなさい．

　(a) グリコーゲンホスホリラーゼ
　(b) 加リン酸分解
　(c) 4-α-グルカノトランスフェラーゼ
　(d) アミロ-α-1,6-グルコシダーゼ
　(e) ホスホグルコムターゼ
　(f) ホスホリラーゼキナーゼ

　1. ホスホリラーゼキナーゼのカルシウム結合サブユニット
　2. グリコーゲンホスホリラーゼを活性化する
　3. リン酸を付加してグルコース残基を除去する
　4. 筋肉のグリコーゲン分解を促進する
　5. グルコース残基を遊離させる

　(g) プロテインキナーゼ A
　(h) カルモジュリン
　(i) アドレナリン
　(j) グルカゴン

　6. グルコース残基数個の位置を変える
　7. 肝臓におけるグリコーゲン分解を促進する
　8. 加リン酸分解を触媒する
　9. 解糖に使われるグルコース 6-リン酸をつくる
　10. ホスホリラーゼキナーゼをリン酸化する

3. 良い選択　グリコーゲンは脂肪酸ほど還元されていないので，脂肪酸ほどエネルギーを多く含むわけではない．それなのにどうして，動物はエネルギーをグリコーゲンとして蓄えるのだろう．余分な

燃料を，すべて脂肪酸に変換してしまわないのはなぜだろう．

4．少しでも良いものは，たくさんならなお良い　α-アミロースは枝分かれしていないグルコース重合体である．この重合体が，グルコースの貯蔵型としてグリコーゲンほど効率が良くないのはなぜか．

5．証拠を示す産物　肝臓病の患者から採取したグリコーゲン試料を，正リン酸，ホスホリラーゼ，転移酵素，枝切り酵素（アミロ-α-1,6-グルコシダーゼ）と反応させた．この混合物で生成されるグルコース 1-リン酸/グルコース比は 100 である．この患者では，どのような酵素が欠損していると考えられるか．

6．あえて違う　肝臓と筋肉のホスホリラーゼのアロステリック制御を比較し，その違いの意味を説明せよ．

7．平衡の決め手　ホスホリラーゼが触媒する反応は，試験管内では簡単に逆行させることができる．pH 6.8でのグルコース 1-リン酸に対する正リン酸の平衡比は 3.6 である．この反応の $\Delta G^{\circ\prime}$ が小さいのは，グリコシド結合が，ほぼ同程度の転移ポテンシャルをもつリン酸エステル結合に置き換わるからである．しかし生体内では，加リン酸分解はグリコーゲンの分解の方向に著しく偏って進む．どうしてこの反応は生体内で不可逆になるのか，理由を一つあげよ．

8．過剰な蓄積　糖原病 I 型（フォンギールケ病）でグリコーゲン量が増加する事実を説明せよ．

9．必須リン酸基の回復　ホスホグルコムターゼのリン酸基は，加水分解によりゆっくりと失われる．この必須リン酸基を回復させる，既知の触媒中間体を利用した機構を考えよ．どうすればこのようなリン酸基供与体が生成するか．

10．欠如といってもさまざま　エルス病は肝臓のグリコーゲンホスホリラーゼの欠損が原因で，深刻な症状になる可能性がある．マッカードル病では筋肉のグリコーゲンホスホリラーゼが欠損していて，患者にとって運動は困難だが，病気が命に関わることはめったにない．二つの組織で起こったグリコーゲンホスホリラーゼの欠損が，違った症状として表れる理由を説明せよ．このように二つの異なった病気が存在することから，ホスホリラーゼの遺伝特性について何がわかるか．

11．恐水病　ホスホリラーゼの活性部位から水が排除されるのはなぜか．水分子が入り込めるような突然変異が起こるとどのような影響があるか予想せよ．

12．痕跡をすべて除去する　ヒトの肝臓抽出物では，α-アミラーゼ（デンプンやグリコーゲンの α-1,4-結合を加水分解する酵素）処理の後でしかグリコゲニンの触媒活性は検出されない．グリコゲニン活性を示すのに，α-アミラーゼが必要な理由を述べよ．

13．一つに二つ　1 本のポリペプチド鎖に転移酵素と枝切り酵素が同居している．このような配置に秘められた利点はどんなところか．

14．どうやったのか　ホスホリラーゼキナーゼをもたないマウスの系統がつくられた．しかし激しい運動の後で，この系統のマウスの貯蔵グリコーゲンは使い果たされていた．どうやってこれが使い果せたのか説明せよ．

15．適切な阻害剤　筋肉のグリコーゲンホスホリラーゼの反応の生成物がグルコース 1-リン酸であるのに，グルコース 6-リン酸によってこのホスホリラーゼが阻害される理由を述べよ．

16．情報の転送　筋肉のグリコーゲン分解をひき起こすシグナル伝達カスケードの概略を述べよ．

17．急ブレーキを踏む　グリコーゲンを無駄に使い果たすことのないよう，エネルギーの需要が満たされたら，グリコーゲン分解を急いで止める方法がなければならない．分解を止めるため，どのような方法がとられているか．

18．まったく正反対　リン酸化は，グリコーゲンの合成と分解にまったく逆に作用する．このように作用が相反することの利点は何か．

19．空っぽの気分　激しい運動を長く行うとグリコーゲンが枯渇し，消耗して運動が続けられなくなることがある．人によっては，めまいがして集中できなくなり，筋肉が制御できなくなることもある．このような症状が起こる理由を説明せよ．

20．誰にもなすべき仕事があった　肝臓のホスホリラーゼはグルコースセンサーであり，一方筋肉のホスホリラーゼはそうではないが，その理由を説明せよ．

21．陰と陽　左の用語の説明を右から選べ．

(a) UDP グルコース	1. グルコース 1-リン酸は，その基質の一つ
(b) UDP グルコースピロホスホリラーゼ	2. グリコーゲンシンターゼ b の強力な活性化因子
(c) グリコーゲンシンターゼ	3. 肝臓のグルコースセンサー
(d) グリコゲニン	4. グリコーゲン合成の活性型基質
(e) 1,4-α-グルカン分枝酵素	5. グルコース分子間に α-1,4-結合をつくる
(f) グルコース 6-リン酸	6. グリコーゲンシンターゼキナーゼの不活性化につながる
(g) グリコーゲンシンターゼキナーゼ	7. グルコース分子間に α-1,6-結合をつくる
(h) プロテインホスファターゼ 1	8. グリコーゲンシンターゼ b の形成を触媒する
(i) インスリン	9. グリコーゲンシンターゼ a の形成を触媒する
(j) ホスホリラーゼ a	10. グリコーゲン合成のプライマーとなる

22．チームワーク　グルコース 6-リン酸からグリコーゲン粒子を合成するのに必要な酵素をあげよ．

23．前へ進める　つぎに示す反応は，UDP グルコースの合成である．この反応は簡単に逆行する．生体内でこの反応が不可逆になる理由を説明せよ．

$$グルコース 1\text{-}リン酸 + UTP \rightleftharpoons UDP グルコース + PP_i$$

24．たっての望みなら　リン酸化されたグリコーゲンシンターゼ b が高濃度のグルコース 6-リン酸によって活性化されることが生化学的に道理にかなうのは，なぜか．

25．ATP を倹約すれば手に入る　遊離のグルコース由来のグルコース 6-リン酸を完全に酸化すると，30 分子の ATP が得られる．一方，グリコーゲン由来のグルコース 6-リン酸を完全に酸化すると 31 分子の ATP が得られる．この違いを説明せよ．

26．二重の役割　ホスホグルコムターゼは，グリコーゲン分解だけでなくグリコーゲン合成にも必要である．この二つの過程でこの酵素が果たす役割を説明せよ．

27．行き違う目的のために働く　グリコーゲンホスホリラーゼとグリコーゲンシンターゼが同時に活性化された場合の化学方程式を，ホスホグルコムターゼと UDP グルコースピロホスホリラーゼの触媒反応も含めて書け．

28．不死を実現　グリコーゲンシンターゼはプライマーを必要とする．細胞分裂によって生じた娘細胞には既存のグリコーゲン顆粒が分配され，これがプライマーになると以前は考えられていた．言い換

えれば，もとのグリコーゲン分子の一部が，つぎの世代へと単純に受け継がれていくという考え方である．この方法で，何世代にもわたってグリコーゲンの貯蔵がうまく引き継げるだろうか．現在わかっている，新しいグリコーゲン分子の合成のしくみはどのようなものか．

29. 合成のシグナル　インスリンがグリコーゲンの合成を促進するしくみを書け．

機構の問題

30. ファミリーの類似性　α-アミラーゼファミリー（問題12）の酵素が触媒する反応では，よく保存されたアスパラギン酸残基に基質が共有結合した中間体が形成される．グリコーゲンの枝切り反応を触媒する2種類の酵素がα-アミラーゼファミリーに属している可能性を踏まえて，その触媒機構を考えよ．

章のまとめの問題

31. 二重の活性化　cAMP が誘導するシグナル伝達経路に加え，どのような経路が肝臓でグリコーゲン分解を最大にするために働くか．

32. 糖の転換　ガラクトースからのグリコーゲン生成反応の化学方程式を書け．

33. ともに働く　生物が寝ているときや空腹のときに肝臓からグルコースが血液中に放出されるには，どのような酵素が必要か．

34. 驚くべき経験　グルコースの存在下で成長したホスホリラーゼ *a* の結晶は，グルコース 1-リン酸などの基質を添加すると，粉々になる．なぜか．

35. この顔には見覚えがある　UDP グルコースはグルコースの活性型でグリコーゲン合成に使われるが，代謝を学ぶ中で，前にも同じような活性型の糖の利用を説明した．UDP 化された糖が何に使われていたかを書け．

36. 同じ症状でも，原因はさまざま　フォンギールケ病と同様の症状を起こす，グルコース-6-ホスファターゼ欠損以外の変異について述べよ．

データ解釈の問題

37. 本物の偽物　グリコーゲンホスホリラーゼのセリン(S)14 をグルタミン酸(E)に置換した変異体を使って，V_{max} を野生型のホスホリラーゼ *a*，ホスホリラーゼ *b* と比較した．

V_{max}；放出されたグルコース 1-リン酸 〔µmol min^{-1} mg^{-1}〕	
野生型ホスホリラーゼ *b*	25 ± 0.4
野生型ホスホリラーゼ *a*	100 ± 5
S を E に置換した変異体	60 ± 3

　(a) 変異体での結果を説明せよ．

　(b) セリンをアスパラギン酸に置換したらどうなるかを予測せよ．

38. グリコーゲンの単離 1　肝臓はグリコーゲンのおもな貯蔵場所の一つである．ヒト肝臓の試料二つからグリコーゲンを精製し，α-アミラーゼ処理を行った後，あるいは行わずに，SDS-PAGE で分離してグリコゲニン抗体を用いてウェスタンブロット法で分析した．その結果をつぎの図に示す．

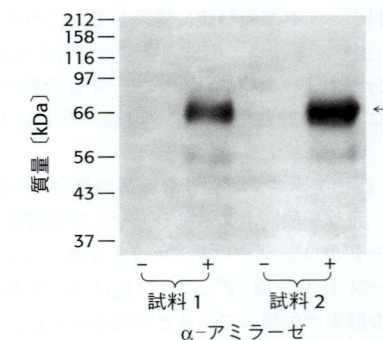

グリコーゲンの単離 1.
〔写真：Dr. Peter J. Roach, Indiana University School of Medicine のご厚意による〕

　(a) アミラーゼ処理をしなかったレーンではタンパク質が認められないのはなぜか．

　(b) 試料の α-アミラーゼ処理にはどのような効果があったか．結果を説明せよ．

　(c) グリコーゲンと結合している可能性があるタンパク質をリストせよ．他のタンパク質が検出されないのはなぜか．

39. グリコーゲンの単離 2　通常はグリコーゲンを少量しか貯蔵しない細胞株に，グリコゲニン遺伝子を導入した．つぎにこの細胞を以下に示す手順に従って処理してグリコーゲンを単離し，α-アミラーゼ処理を行い，あるいは行わずに，SDS-PAGE とグリコゲニン抗体を用いてウェスタンブロット法で解析した．結果を下図に示す．

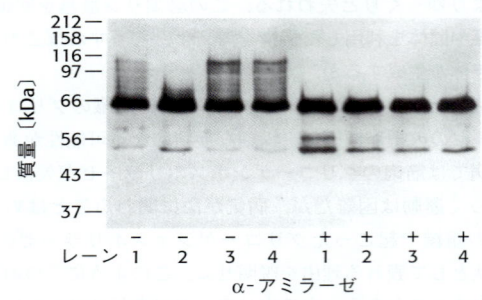

グリコーゲンの単離 2.　〔写真：Dr. Peter J. Roach, Indiana University School of Medicine のご厚意による〕

　手順：増殖培地に 25 mM のグルコースを加え，培養した細胞（レーン 1）を，グルコースを含まない培地へ移し，24 時間培養した（レーン 2）．グルコース飢餓細胞を再び 25 mM グルコースを含む培地へと戻して 1 時間（レーン 3），あるいは 3 時間（レーン 4）培養した．試料（タンパク質 12 µg）に α-アミラーゼ処理を加えた後，あるいは加えずに，上図のようにゲル分析を行った．

　(a) ウェスタンブロットの分析レーン 1（−）で，"スメア（なすりつけた跡のようなバンド）"—— すなわち高分子量の染色が生じたのはなぜか．

　(b) レーン 2（−）で高分子量の染色が減少していることの重要性は何か．

　(c) レーン 2（−）とレーン 3（−）の違いの重要性は何か．

　(d) レーン 3（−）とレーン 4（−）に事実上差がない理由として可能性が高いものを示せ．

　(e) 細胞の処理方法は違っているにもかかわらず，66 kDa のバンドが，アミラーゼ処理したレーンではどれも同じなのはなぜか．

脂肪酸代謝

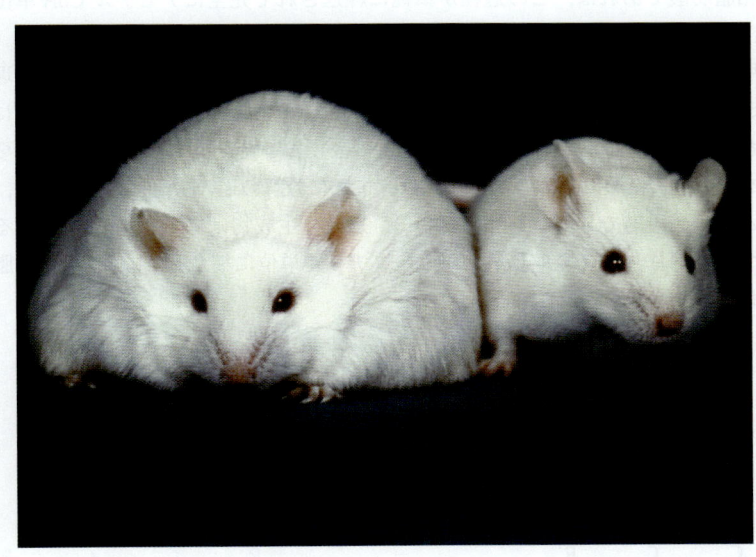

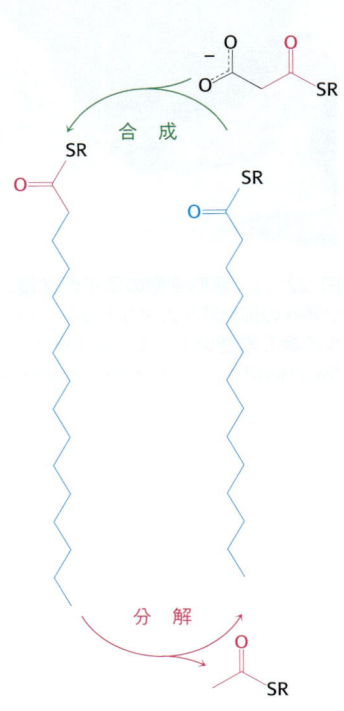

脂肪は後で使うエネルギーの有効な貯蔵体である．（右）脂肪酸合成（エネルギー貯蔵）過程と脂肪酸分解（エネルギー利用）過程は多くの点で互いに逆行している．（上）マウスを使った研究によりこれらの経路と食欲や体重のコントロールの生化学的基盤との間の関係が明らかになりつつある〔写真提供: © Oak Ridge National Laboratory/U.S. Department of Energy/Science Photo Library/amanaimages〕.

　本章で糖質代謝から脂肪酸代謝に話を移すことにする．脂肪酸は長い炭化水素鎖からなり末端にカルボキシ基をもつ．脂肪酸には四つの重要な生理的役割がある．第一に，<u>脂肪酸は燃料分子である</u>．脂肪酸は，グリセロールと結合し，電荷をもたないエステルである**トリアシルグリセロール**（triacylglycerol）〔**中性脂肪**（neutral fat），**トリグリセリド**（triglyceride）ともいう〕として蓄えられる．トリアシルグリセロールは，脂肪細胞とよばれる細胞からなる脂肪組織に貯蔵される（図 22・1）．トリアシルグリセロールから遊離した脂肪酸は，酸化されて細胞や器官のエネルギー要求に応える．休息中やウォーキングのような中等度の運動時において脂肪酸はわれわれの主要なエネルギー源である．第二に，<u>脂肪酸はリン脂質や糖脂質の構成要素となる</u>．すでに第 12 章で述べたように，これらの両親媒性分子は生体膜の重要な構成成分である．第三に，<u>脂肪酸は多くのタンパク質に共有結合し，それらをしかるべき膜の位置に局在させる</u>（§ 12・4）．第四に，<u>脂肪酸の誘導体はホルモンや細胞内情報伝達物質となる</u>．本章では，脂肪酸の分解と合成に焦点を絞る.

トリアシルグリセロール

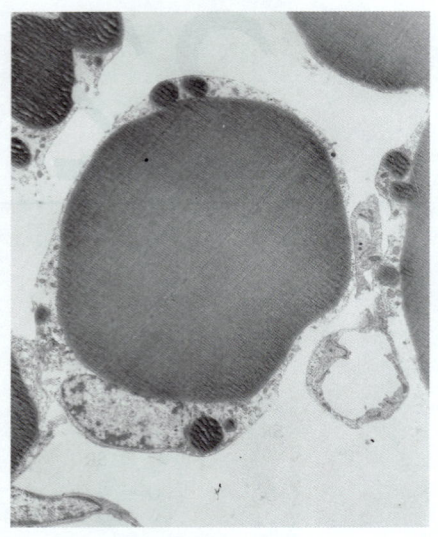

図 22・1　脂肪細胞の電子顕微鏡写真.　狭い帯状の細胞質が大きなトリアシルグリセロールの塊を取巻いている〔写真提供: © Biophoto Associates/Photo Researchers/amanaimages〕.

脂肪酸の分解と合成の過程は互いに鏡像のようである

　脂肪酸の分解と合成は，基本的には互いに逆行する 4 段階の基本的な化学反応よりなっている.　分解は脂肪酸を活性型アセチル単位（アセチル CoA）に変える酸化過程であり，このアセチル CoA はクエン酸回路で処理される（図 22・2）.　活性化された脂肪酸は酸化されて二重結合が導入される.　ついで二重結合は加水されてヒドロキシ基が導入され，生じたアルコールは酸化されてケトンとなる.　最終的に，脂肪酸は CoA によって分解され，アセチル CoA と 2 炭素分短い脂肪酸が生じる.　もし脂肪酸が偶数炭素原子からなり，かつ飽和脂肪酸であれば，この過程が単純に繰返されて完全にアセチル CoA 単位に分解される.

　脂肪酸合成は本質的にはこの過程の逆反応である.　反応は単量体 ── この場合，活性型アシル基（最も単純なのはアセチル単位）とマロニル単位（図 22・2）── によって始められる.　マロニル単位はアセチル単位と縮合して 4 炭素断片を形成する.　必要な炭化水素鎖を形成するために，カルボニル基は，まさに分解の逆のように還元，脱水，さらなる還元という 3 段階でメチレン基に変わる.　還元の生成物はブチリル CoA である.　別の活性型マロニル基（マロニル CoA）がこのブチリル単位に縮合して，C_{16} 以下の脂肪酸が合成されるまで過程が繰返される.

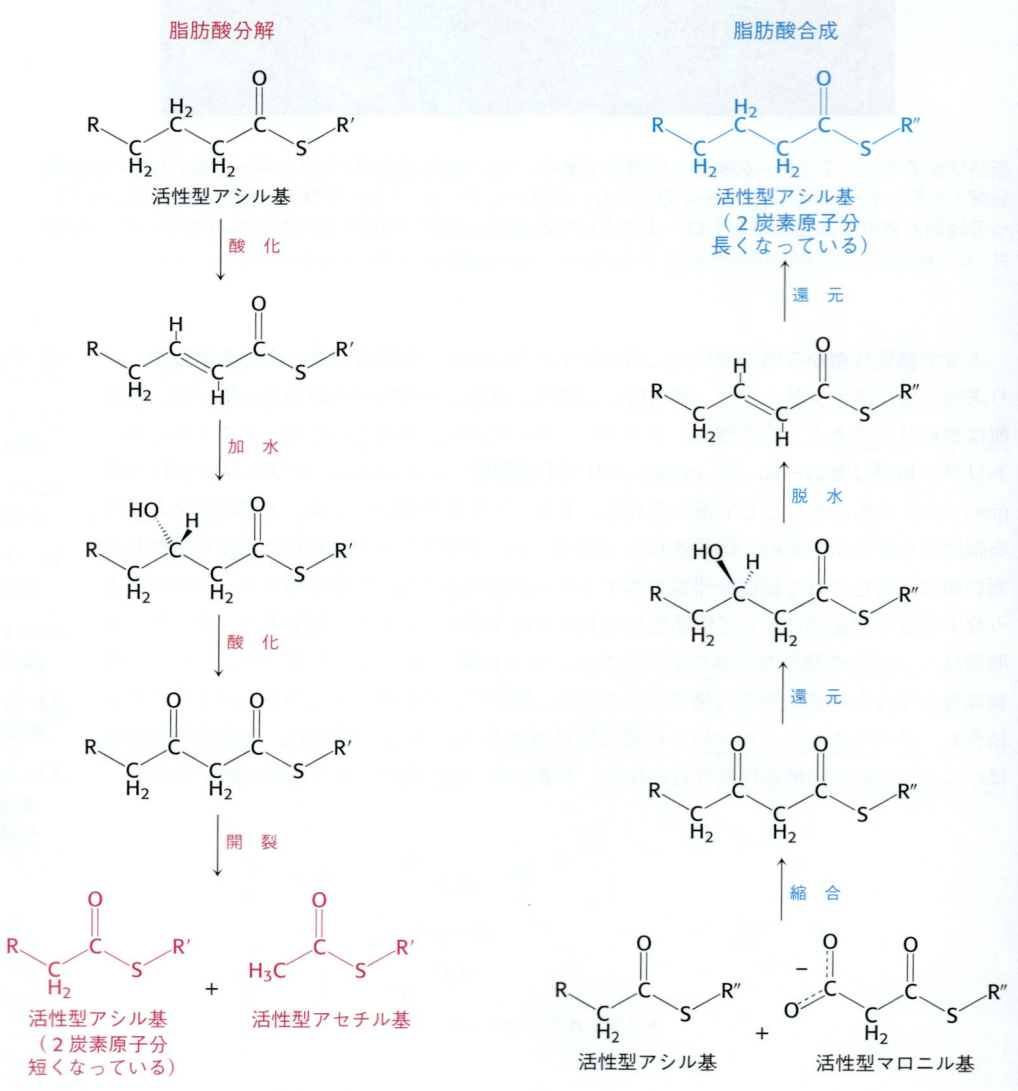

図 22・2　脂肪酸の分解と合成の過程.　両過程は多くの点で互いに鏡像のようである.

22・1　トリアシルグリセロールは 高度に濃縮されたエネルギー貯蔵体である

　トリアシルグリセロールは還元された無水物であるため代謝エネルギーを高度に濃縮して貯蔵している．脂肪酸の完全酸化では約 38 kJ g^{-1}（9 kcal g^{-1}）生ずるが，糖質やタンパク質では約 17 kJ g^{-1}（4 kcal g^{-1}）である．この大きな発生熱量の差は，糖質やタンパク質と比べて脂肪酸が高度に還元されていることに基づく．さらにトリアシルグリセロールは無極性であり，そのためほとんど無水物として貯蔵されている．一方，はるかに極性の高い糖質はより高度に水和している．事実，乾燥グリコーゲン 1 g には約 2 g の水が結合している．結果としてほとんど無水の脂肪 1 g には水和したグリコーゲン 1 g の 6.75 倍ほどの高いエネルギーが蓄えられていることになる．進化の過程で，主要なエネルギー貯蔵体としてグリコーゲンよりトリアシルグリセロールの方が選択されたのは，このためであろう．体重 70 kg の標準男性について考えてみよう．彼は熱量として，トリアシルグリセロールに 42 万 kJ（10 万 kcal），タンパク質（大部分は筋肉中）に 10 万 kJ（2.4 万 kcal），グリコーゲンに 2500 kJ（600 kcal），グルコースに 170 kJ（40 kcal）を貯蔵している．トリアシルグリセロールは体重（70 kg）の内の 11 kg を占めているが，もしこのエネルギー量がグリコーゲンで蓄えられるとすると，彼の体重は 64 kg 増加することになる．グリコーゲンとグルコース由来のエネルギー量は生理的な機能を約 24 時間維持するには十分であるが，トリアシルグリセロールのエネルギー量は数週間の生存を可能にする．

　トリアシルグリセロールのおもな貯蔵場所は哺乳類では**脂肪細胞**（adipose cell, fat cell）の細胞質である．燃料分子に富むこの組織は全身に分布するが，特に皮下（皮下脂肪）と内臓の周り（内臓脂肪）に多い．トリアシルグリセロールの小滴は集合して**脂肪滴**（lipid droplet）とよばれる大きな球体となり，それが細胞容積の大部分を占めることもある（図 22・1）．脂肪滴は単層のリン脂質とトリアシルグリセロールの代謝に必要なタンパク質群に囲まれている．従来，脂肪滴は静的な単なる貯蔵体であると考えられてきたが，いまや脂質代謝調節に必須の活発な細胞内小器官であることがわかっている．脂肪細胞は，トリアシルグリセロールの合成や貯蔵を行い，血流を利用して他組織へ燃料分子を送り出す特殊化した細胞である．筋肉も自分自身のエネルギー必要性のためにトリアシルグリセロールを蓄えている．事実，トリアシルグリセロールは高級な牛肉の“霜降り”として明白である．

　エネルギー源としてのトリアシルグリセロールの有用性は，エネルギーとしてトリアシルグリセロールを蓄え，何も食べずに長距離を飛ぶことができる渡り鳥の能力から明らかである．たとえばアメリカムナグロはアラスカから南米の南端まで飛び，飛行のほとんど（3800 km）は海上で摂食は不可能である．またノドアカハチドリは無着陸でメキシコ湾を横断する．脂肪酸はこれらの驚異的な離れ技に対するエネルギー源となっている．

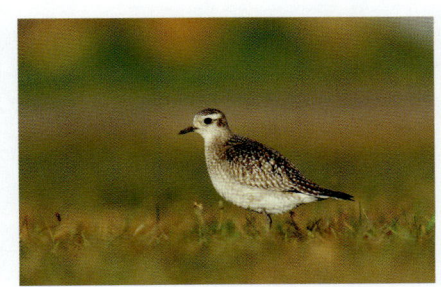

トリアシルグリセロールはアメリカムナグロ（*Pluvialis dominica*）の長距離飛行の燃料である．　〔写真提供: © Jim Zipp/Science Source/amanaimages〕．

食物由来の脂質は膵リパーゼで消化される

　ほとんどの脂質はトリアシルグリセロールの形で摂取されるが，小腸上皮細胞を介して

トリアシルグリセロール　　　　　　　　ジアシルグリセロール　　　　　　　モノアシルグリセロール

図 22・3　膵リパーゼの働き． 膵臓から分泌されたリパーゼはトリアシルグリセロールを脂肪酸とモノアシルグリセロールに分解し，小腸での吸収を可能にする．

図 22・4 グリココール酸. グリココール酸のような胆汁酸塩は腸内での脂肪の分解を容易にする.

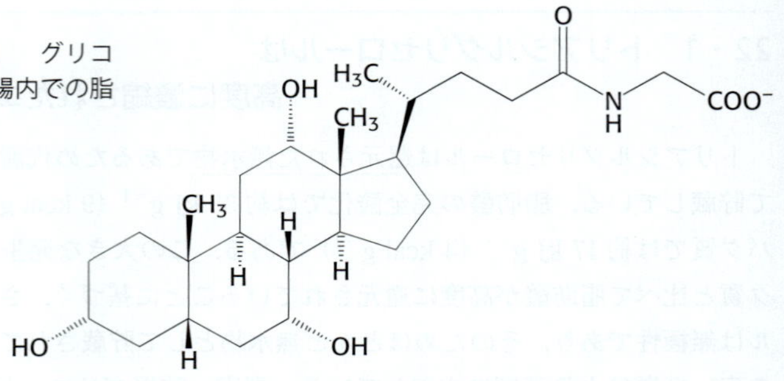

グリココール酸

の吸収には脂肪酸まで分解される必要がある. 小腸の酵素は**リパーゼ**（lipase）とよばれ, 膵臓から分泌され, トリアシルグリセロールを遊離脂肪酸とモノアシルグリセロールに分解する（図22・3）. 脂質は糖質やタンパク質と異なり特別な問題を抱えている. すなわち, 水に不溶なのである. 脂質は, トリアシルグリセロールの核をコレステロールとコレステロールエステルとが取り囲んだ形の粒子, すなわち乳液として胃から小腸へ入る. 脂質はどのようにして水溶液中でリパーゼに近づけるのだろうか. 脂質の粒子はまず, **胆汁酸**（bile acid）で覆われる（図22・4）. 胆汁酸塩は両親媒性の分子で, 肝臓においてコレステロールから合成され, 胆嚢から分泌される. 各脂質のエステル結合はミセルの表面に向かって配向し, それによって水溶液中でリパーゼによる消化を受けやすくなる. しかしこの状態では, 脂質粒子はまだ消化酵素の基質とはならない. コリパーゼというタンパク質（これも膵臓から分泌される）の働きによってリパーゼが脂質粒子に結合して初めて脂質が分解される. 最終的な消化産物はミセルの形で小腸上皮に運ばれ, そこで細胞膜を通過する（図22・5）. 肝疾患によって胆汁酸塩の生成が不十分であると, 大量の脂肪（1日当たり30 g くらい）が糞便中に排泄される. この状態は**脂肪便**（steatorrhea）〔一般的な脂肪酸であるステアリン酸（stearic acid）にちなむ〕といわれる.

食物由来の脂質はキロミクロンに組込まれて輸送される

小腸粘膜細胞では, 脂肪酸とモノアシルグリセロールからトリアシルグリセロールが再合成され, **キロミクロン**（chylomicron）とよばれるリポタンパク質粒子に組込まれる. キロミクロンは直径約2000 Å（200 nm）（図22・5）の安定な輸送粒子で, トリアシルグリセロールを主成分とし, おもなタンパク質成分としてアポリポタンパク質 B-48（アポ B-48）をもつ. リポタンパク質粒子中のタンパク質成分を**アポリポタンパク質**（apolipoprotein）とよぶ. キロミクロンは脂溶性ビタミンやコレステロールを輸送する役割も担う.

図 22・5 キロミクロンの形成. 遊離脂肪酸とモノアシルグリセロールは小腸上皮細胞に吸収される. トリアシルグリセロールが再合成され, 他の脂質やアポリポタンパク質 B-48 とキロミクロンを形成し, リンパ系に放出される.

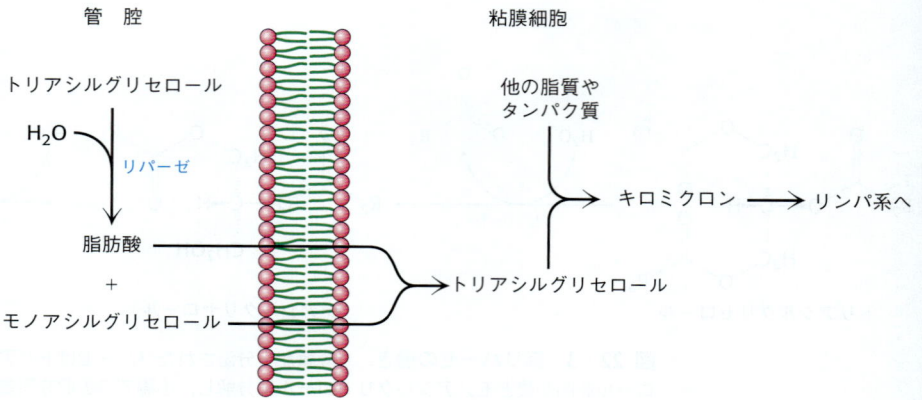

　キロミクロンはリンパ系に放出されその後血中に入る．この粒子はおもに脂肪組織や筋肉の膜結合リパーゼに結合する．そこでトリアシルグリセロールは再び遊離脂肪酸とモノアシルグリセロールに分解され，脂肪組織や筋肉に取込まれる．ついで細胞内でトリアシルグリセロールに再合成されて蓄えられる．筋肉ではトリアシルグリセロールは酸化されてエネルギーを供給する．

22・2　燃料として脂肪酸を利用するには3段階の処理が必要である

　全身のあらゆる組織は脂肪組織に蓄えられていた脂質エネルギーを3段階のプロセシングを経て手に入れる．第一に脂質を移動する必要があり，この過程でトリアシルグリセロールは脂肪酸とグリセロールに分解され，脂肪組織から放出され，エネルギーを必要としている組織に運ばれる．第二にエネルギーを必要とする組織では脂肪酸は活性化されミトコンドリアに運ばれて分解されねばならない．第三に脂肪酸は段階的にアセチルCoAまで分解され，つぎにそれがクエン酸回路で処理される．

トリアシルグリセロールはホルモン感受性リパーゼにより加水分解される

　今まさに夜間の就寝から覚め，ひとしきり運動を始めたという人を想定してみよう．グリコーゲン貯蔵は低下しているが，脂肪はたやすく利用できる．これらの貯蔵脂質はどのように利用されるのだろうか．

　脂肪が燃料として利用される前に，貯蔵型のトリアシルグリセロールが加水分解され，脂肪酸が遊離される．この反応はホルモンにより調節されるリパーゼの触媒を受ける．早朝ランナーの生理的条件下では，グルカゴンとアドレナリンが分泌されている．脂肪細胞においてこれらのホルモンは7回膜貫通（7TM）受容体に結合し，アデニル酸シクラーゼを活性化する（§14・1）．サイクリックAMPの増加はプロテインキナーゼAを活性化し，鍵となる二つのタンパク質をリン酸化する．それは脂肪滴関連タンパク質である**ペリリピン**（perilipin）とホルモン感受性リパーゼである（図22・6）．ペリリピンのリン酸化により二つの重要な効果がもたらされる．第一に脂肪滴の構造が変化し，トリアシルグリセロールをより利用しやすくする．第二に，脂肪細胞特異的トリアシルグリセロールリパーゼ（ATGL, adipose triglyceride lipase）の活性化補助因子の遊離をひき起こす．この因子が結合すると，ATGLはトリアシルグリセロールの動員を開始し，脂肪酸を遊離して

トリアシルグリセロール

リパーゼ

3 H_2O

3 H^+

グリセロール

＋

脂肪酸

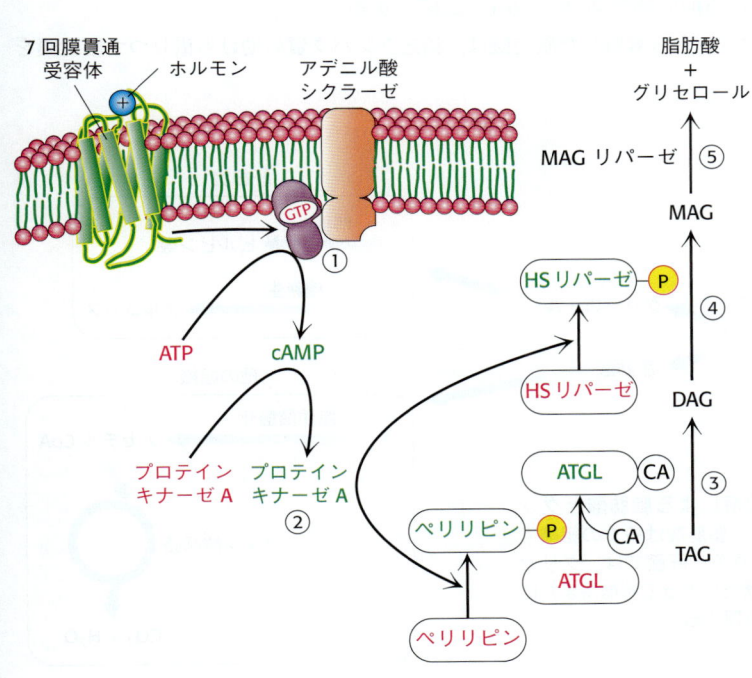

図 22・6　**トリアシルグリセロールの動員.**　脂肪組織のトリアシルグリセロールはホルモン刺激により遊離脂肪酸に変換される．①ホルモンはcAMPの上昇を介してプロテインキナーゼAを活性化する．②ペリリピンのリン酸化の結果，脂肪滴の構造が変化し，またATGLの活性化因子を遊離させる．活性化因子の結合によりATGLが活性化する．③ATGLはトリアシルグリセロールをジアシルグリセロールに変換する．④ホルモン感受性リパーゼはジアシルグリセロールから脂肪酸を遊離させ，モノアシルグリセロールを生じる．⑤リパーゼが動員過程を完結する．略号：ATGL, 脂肪細胞特異的トリアシルグリセロールリパーゼ；CA, 活性化補助因子；HSリパーゼ，ホルモン感受性リパーゼ；MAG, モノアシルグリセロール；DAG, ジアシルグリセロール；TAG, トリアシルグリセロール

ジアシルグリセロールを生じる．ジアシルグリセロールはホルモン感受性リパーゼによって遊離脂肪酸とモノアシルグリセロールに変換される．最後に，モノアシルグリセロールリパーゼがモノアシルグリセロールから遊離脂肪酸とグリセロールを生じて，脂肪酸の動員が完結する．このようにして，アドレナリンとグルカゴンは脂肪分解をひき起こす．筋肉におけるこれらのホルモンの役割についてはまだよくわかっていないが，おそらく貯蔵トリアシルグリセロールの利用を調節していると考えられている．

ATGL の活性化補助因子が欠損したり異常だったりした場合，シャナリン・ドルフマン症候群（発生率不明）というまれな病態に陥る．ATGL による脂肪の動員が起こらないので，全身に脂肪が蓄積する．加えて，乾燥肌（魚鱗癬），肝腫大，筋肉の虚弱，中等度の認知障害などの症状を示す．

遊離脂肪酸とグリセロールは血中に放出される

脂肪酸は水に溶けることができない．遊離脂肪酸は血中タンパク質であるアルブミンに結合して，エネルギー源としての脂肪酸を必要としている組織に運ばれる．

脂肪分解の結果生じたグリセロールは肝臓に取込まれ，リン酸化された後，酸化されてジヒドロキシアセトンリン酸になり，さらに異性化されてグリセルアルデヒド 3‒リン酸を生じる．この分子は解糖系と糖新生の両経路の中間体である．

したがって，グリセロールはしかるべき酵素をもつ肝臓でピルビン酸やグルコースに変換されうる（図 22・7）．ジヒドロキシアセトンリン酸がグリセロール 3‒リン酸へ還元されることによって，逆の過程も起こりうる．ホスファターゼによって加水分解が起これぱグリセロールができる．かくしてグリセロールと解糖系中間体とは容易に相互変換する．

脂肪酸は酸化される前に補酵素 A（CoA）と結合する

血流中でアルブミンから解離した脂肪酸は，輸送タンパク質の助けも借りつつ細胞膜を

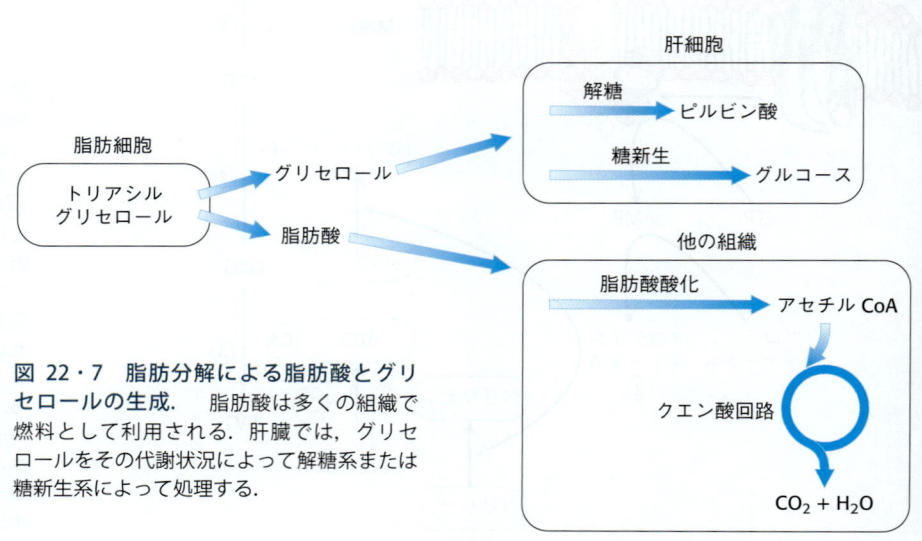

図 22・7　脂肪分解による脂肪酸とグリセロールの生成．　脂肪酸は多くの組織で燃料として利用される．肝臓では，グリセロールをその代謝状況によって解糖系または糖新生系によって処理する．

通過して細胞内に拡散する．脂肪酸は脂肪酸結合タンパク質に結合して細胞内を移動する．

　脂肪酸の酸化はミトコンドリアのマトリックスで起こるが，脂肪酸がミトコンドリアマトリックスに入るためにはまず，CoA とチオエステル結合を形成することによる活性化を受ける．アデノシン三リン酸（ATP）が，脂肪酸のカルボキシ基と CoA の SH 基との間のチオエステル結合形成のエネルギー源である．この活性化反応はミトコンドリア外膜上で起こり，**アシル CoA シンテターゼ**（acyl-CoA synthetase）〔**脂肪酸チオキナーゼ**（fatty acid thiokinase）ともいう〕によって触媒される．

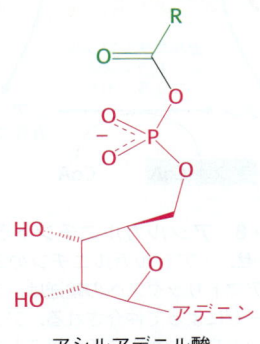
アシルアデニル酸

　アシル CoA シンテターゼは2段階の反応で脂肪酸を活性化する．第一段階では脂肪酸が ATP と反応して**アシルアデニル酸**（acyl adenylate）を生じる．この混酸無水物内では脂肪酸のカルボキシ基が AMP のリン酸基に結合されている．基質の ATP の残りの二つのリン酸基は二リン酸（ピロリン酸）として遊離する．第二段階では CoA の SH 基が酵素に固く結合しているアシルアデニル酸を攻撃してアシル CoA と AMP を生成する．

$$\text{脂肪酸} + \text{ATP} \rightleftharpoons \text{アシルアデニル酸} + \text{PP}_i \quad (1)$$

$$\text{アシルアデニル酸} + \text{HS—CoA} \rightleftharpoons \text{アシル CoA} + \text{AMP} \quad (2)$$

　これらの部分反応は自由に可逆的に進む．事実，これらの反応全体の平衡定数はほぼ1である．高転移ポテンシャルをもつ化合物が一つ壊れ（PP_i と AMP の間），新たに高転移ポテンシャルをもつ化合物が一つ生成される（アシル CoA のチオエステル）．この反応全体が右方向に進むのにはわけがある．生成された二リン酸（ピロリン酸）が速やかにピロホスファターゼによって加水分解されるからである．その結果，全体の反応は

$$\text{RCOOH} + \text{CoASH} + \text{ATP} + H_2O \longrightarrow \text{RCO—CoA} + \text{AMP} + 2\,P_i$$

となる．2分子相当の ATP が加水分解され，それに対して高転移ポテンシャルをもつ化合物の生成はわずかに一つであるので，この反応は平衡が完全に右に傾いている．これもまた多くの生合成反応は無機ピロリン酸の加水分解によって不可逆になるという生化学でよくみられる例である．

　この活性化反応で思い出される別のしくみがある．酵素に結合したアシルアデニル酸中間体はアシル CoA の合成に特有のものではない．アシルアデニル酸はカルボキシ基が生化学反応で活性化されるときにしばしば生成される．もちろん酵素はアシル CoA シンテターゼと異なるが，タンパク質合成の際にアミノ酸が同様な機構で活性化される（§30・2）．このようにアデニリル化（アデニル酸化）による活性化は収斂進化のために部分的によくみられる．

カルニチンは長鎖の活性化脂肪酸をミトコンドリアマトリックス内へ輸送する

　脂肪酸はミトコンドリア外膜で活性化されるが，一方，酸化はミトコンドリアマトリックスで行われる．長鎖脂肪酸がミトコンドリア内膜を通過するには特別な輸送機構が必要となる．活性化された長鎖脂肪酸は双性イオンのアルコールである**カルニチン**（carnitine）

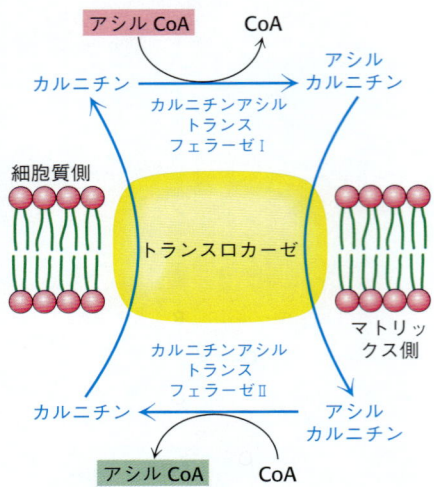

**図 22・8　アシルカルニチントランス
ロカーゼ.**　アシルカルニチンのミトコ
ンドリアマトリックスへの輸送は，トラン
スロカーゼによって仲介される．アシルカ
ルニチンと交換にカルニチンがミトコンド
リア内膜の細胞質側に送られる.

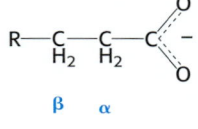

に結合する．アシル基は CoA の硫黄原子からカルニチンのヒドロキシ基に転移されて**アシ
ルカルニチン**（acyl carnitine）を生じる．この反応はミトコンドリア外膜に結合している
カルニチンアシルトランスフェラーゼⅠ（carnitine acyltransferase Ⅰ），〔**カルニチンパル
ミトイルトランスフェラーゼⅠ**（carnitine palmitoyl transferase Ⅰ）（CPT Ⅰ）〕によって触
媒される.

アシルカルニチンはトランスロカーゼによってミトコンドリア内膜を横切って運ばれる
（図 22・8）．アシル基は内膜のマトリックス側でまた CoA に渡される．**カルニチンアシ
ルトランスフェラーゼⅡ**（carnitine acyltransferase Ⅱ）〔**カルニチンパルミトイルトラン
スフェラーゼⅡ**（carnitine palmitoyl transferase Ⅱ）ともいう〕によって触媒されるこの
反応は，細胞質で行われた反応の単なる逆反応である．カルニチンは双性イオンの性質を
もつため，この反応は熱力学的に無理がない．双性イオンであるカルニチンとそのエステ
ルは，他の多くのアルコールとそのエステルとは異なり溶媒和しているため，カルニチン
の O–アシル結合は高い転移ポテンシャルをもつようである．最終的に，トランスロカー
ゼはアシルカルニチンの取込みと交換に，カルニチンを細胞質側に戻す.

　カルニチンの欠乏，そのトランスフェラーゼやトランスロカーゼの欠損について
多くの疾患が調べられている．カルニチン合成能の欠損は，男性における自閉症
発症の原因因子の一つと考えられている．カルニチン欠乏症の症状は軽度の筋肉のけいれ
んから重度の衰弱や死に至る場合まである．筋肉，腎臓および心臓がおもに障害を受け
る．長期の運動による筋肉の衰弱はカルニチンアシルトランスフェラーゼ欠損症の徴候で
ある．というのは筋肉の長期的なエネルギー源は脂肪酸であるからである．中鎖（C_8～
C_{10}）脂肪酸はカルニチンがなくてもある程度ミトコンドリアに入るため，上記疾患の患
者でも正常に酸化される．これらの疾患は，細胞のある区画から他の区画への代謝物質の
流れが損なわれると病的状態がひき起こされることを示している.

アセチル CoA, NADH, FADH$_2$ は脂肪酸酸化の各サイクルで生成される

　飽和アシル CoA は四つの反応の繰返しで分解される ―― フラビンアデニンジヌクレオ
チド（FAD）による酸化，加水（水付加），NAD$^+$ による酸化，CoA によるチオール開裂
である（図 22・9）．これらの反応の結果，脂肪酸のアシル鎖は炭素原子 2 個分短くなり，
FADH$_2$，NADH，アセチル CoA が生成される．酸化は β 炭素上で起こるためこの一連の
反応は **β 酸化経路**（β–oxidation pathway）とよばれる.

　各回の分解の最初の反応は，**アシル CoA デヒドロゲナーゼ**（acyl-CoA dehydrogenase）
によるアシル CoA の酸化であり，C-2 と C-3 の間にトランス二重結合をもったエノイル
CoA が生成する.

$$\text{アシル CoA} + \text{E–FAD} \longrightarrow trans-\Delta^2-\text{エノイル CoA} + \text{E–FADH}_2$$

クエン酸回路におけるコハク酸の脱水素反応と同様，NAD$^+$ ではなく FAD が電子受容体
となる．というのはこの反応の ΔG が NAD$^+$ の還元には不十分だからである．還元型ア
シル CoA デヒドロゲナーゼの FADH$_2$ 補欠分子族に由来する電子が**電子伝達フラビンタン
パク質**（electron-transferring flavoprotein, ETF）とよばれる第二のフラビンタンパク質に
移される．さらに，ETF は電子を鉄–硫黄タンパク質である**電子伝達フラビンタンパク質
デヒドロゲナーゼ**（electron-transferring-flavoprotein dehydrogenase）に渡す．その結果

ユビキノンは還元されてユビキノールになり，ユビキノールはその高ポテンシャル電子を呼吸鎖の第二のプロトンポンプ部位に供給する（§18・3）．結果としてこの脱水素段階では，コハク酸が酸化してフマル酸になるのと同様に，FADH$_2$ 1分子から1.5分子のATPが生成される．

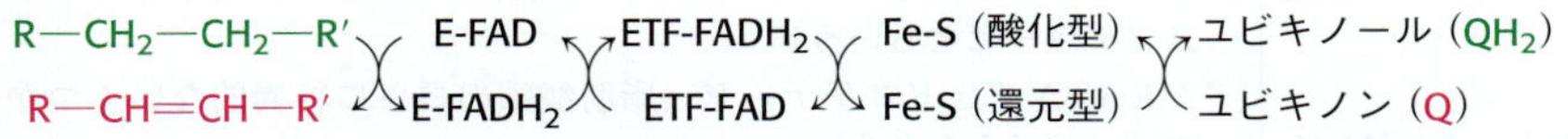

R—CH$_2$—CH$_2$—R′ ～ E-FAD ～ ETF-FADH$_2$ ～ Fe-S（酸化型）～ ユビキノール（QH$_2$）
R—CH＝CH—R′ ～ E-FADH$_2$ ～ ETF-FAD ～ Fe-S（還元型）～ ユビキノン（Q）

　つぎの段階は**エノイル CoA ヒドラターゼ**（enoyl-CoA hydratase）による C-2 と C-3 間の二重結合への下線_加水_である．

　　　trans-Δ^2-エノイル CoA + H$_2$O ⟶ L-3-ヒドロキシアシル CoA

エノイル CoA の加水は立体特異的である．*trans*-Δ^2 二重結合が加水されるときは3-ヒドロキシアシル CoA の L 異性体のみが生成する．この酵素は *cis*-Δ^2 二重結合にも加水するが，そのときの生成物は D 異性体である．不飽和脂肪酸が酸化される過程について学ぶ際に，再度この点について簡単にふれることにする．

　エノイル CoA の加水は第二の酸化の準備であり，それは C-3 のヒドロキシ基をオキソ基に変換して NADH を生成するものである．この酸化はヒドロキシアシル基質の L 異性体に特異的な **3-ヒドロキシアシル CoA デヒドロゲナーゼ**（3-hydroxyacyl-CoA dehydrogenase）により触媒される．

　　L-3-ヒドロキシアシル CoA + NAD$^+$ ⇌ 3-オキソアシル CoA + NADH + H$^+$

　ここまでの反応では C-3 におけるメチレン基が酸化されてオキソ基が生じた．最終段階では二つ目の CoA 分子のチオール基により 3-オキソアシル CoA が下線_開裂_され，アセチル CoA と2炭素原子短くなったアシル CoA ができる．このチオール開裂は**アセチル**

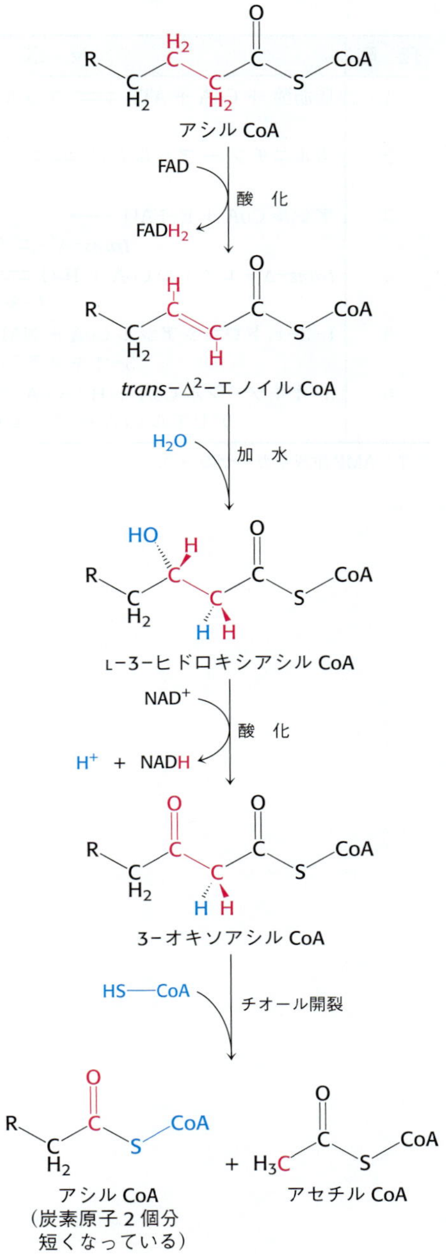

図 22・9　脂肪酸分解の一連の反応．　脂肪酸は，酸化，加水（水付加），酸化，チオール開裂の四つの反応の繰返しによって分解される．

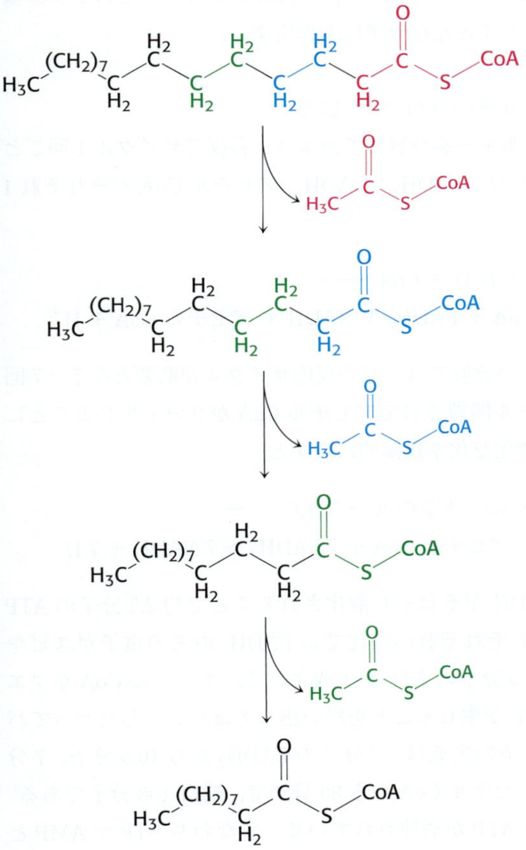

図 22・10　パルミチン酸の分解の始めの3サイクル．　脂肪酸のカルボキシ末端から順に2炭素単位が除去されていく．

表 22・1　脂肪酸酸化の主要な反応

段階	反　　応	酵　　素
1	脂肪酸 + CoA + ATP $\rightleftharpoons$ アシル CoA + AMP + PP$_i$	アシル CoA シンテターゼ〔脂肪酸チオキナーゼ，長鎖脂肪酸—CoA リガーゼともいう〕[†]
2	カルニチン + アシル CoA $\rightleftharpoons$ アシルカルニチン + CoA	カルニチンアシルトランスフェラーゼ（カルニチンパルミトイルトランスフェラーゼともいう）
3	アシル CoA + E-FAD $\longrightarrow$ $trans$-Δ^2-エノイル CoA + E-FADH$_2$	アシル CoA デヒドロゲナーゼ（脂肪酸鎖の長さに特異的ないくつかのアイソザイムがある）
4	$trans$-Δ^2-エノイル CoA + H$_2$O $\rightleftharpoons$ L-3-ヒドロキシアシル CoA	エノイル CoA ヒドラターゼ（クロトナーゼ，3-ヒドロキシアシル CoA ヒドロリアーゼともいう）
5	L-3-ヒドロキシアシル CoA + NAD$^+$ $\rightleftharpoons$ 3-オキソアシル CoA + NADH + H$^+$	3-ヒドロキシアシル CoA デヒドロゲナーゼ
6	3-オキソアシル CoA + HS-CoA $\rightleftharpoons$ アセチル CoA + アシル CoA（炭素 2 個分短い）	アセチル CoA C-アシルトランスフェラーゼ（3-ケトアシル CoA チオラーゼ，β-ケトチオラーゼともいう）

† AMP 生成リガーゼの一つ.

CoA C-アシルトランスフェラーゼ（acetyl-CoA C-acyltransferase），〔3-ケトアシル CoA チオラーゼ（3-ketoacyl-CoA thiolase），β-ケトチオラーゼ（β-ketothiolase）ともいう〕によって触媒される.

$$\text{3-オキソアシル CoA} + \text{HS-CoA} \rightleftharpoons \text{アセチル CoA} + \text{アシル CoA}$$
（n 炭素）　　　　　　　　　　　　　　　　　　　　　　　　　　　（$n-2$ 炭素）

表 22・1 に脂肪酸酸化反応が要約してある.

　短くなったアシル CoA は，さらにアシル CoA デヒドロゲナーゼで触媒される反応で始まる次なる酸化サイクルに進む（図 22・10）. 炭素原子 12～18 の脂肪酸鎖は長鎖アシル CoA デヒドロゲナーゼによって酸化される. 中鎖アシル CoA デヒドロゲナーゼは 14～4 炭素の脂肪酸アシル鎖を酸化するが，短鎖アシル CoA デヒドロゲナーゼは 4 および 6 炭素アシル鎖の脂肪酸しか酸化しない. 一方, アセチル CoA C-アシルトランスフェラーゼ, 3-ヒドロキシアシル CoA デヒドロゲナーゼ, エノイル CoA ヒドラターゼはアシル基の長さに関してはほとんど特異性をもたずどんな分子にも作用する.

パルミチン酸の完全酸化により 106 分子の ATP が生じる

　ここでは脂肪酸の酸化で生ずるエネルギーを計算してみよう. 各反応サイクル 1 回ごとにアシル CoA は炭素原子 2 個分短くなり, FADH$_2$, NADH, アセチル CoA がそれぞれ 1 分子形成される.

$$\text{C}_n\text{-アシル CoA} + \text{FAD} + \text{NAD}^+ + \text{H}_2\text{O} + \text{CoA} \longrightarrow$$
$$\text{C}_{n-2}\text{-アシル CoA} + \text{FADH}_2 + \text{NADH} + \text{アセチル CoA} + \text{H}^+$$

パルミトイル CoA（C$_{16}$-アシル CoA）の分解では 7 回の反応サイクルが必要となる. 7 回目では C$_4$-オキソアシル CoA がチオール開裂されてアセチル CoA が 2 分子生じることになる. したがってパルミトイル CoA 酸化を化学量論的に表すと,

$$\text{パルミトイル CoA} + 7\,\text{FAD} + 7\,\text{NAD}^+ + 7\,\text{CoA} + 7\,\text{H}_2\text{O} \longrightarrow$$
$$8\,\text{アセチル CoA} + 7\,\text{FADH}_2 + 7\,\text{NADH} + 7\,\text{H}^+$$

となる. 呼吸鎖によって 7 分子の NADH がそれぞれ酸化されることで約 2.5 分子の ATP が生成され, 一方, 7 分子の FADH$_2$ のそれぞれの酸化では FADH$_2$ 由来の電子がユビキノールの段階から呼吸鎖に入るため 1.5 分子の ATP が生成される. アセチル CoA がクエン酸回路で酸化されると 10 分子の ATP が生じることを思い出してほしい. したがってパルミトイル CoA の酸化による ATP 分子の生成は, 7 分子の FADH$_2$ から 10.5 分子, 7 分子の NADH から 17.5 分子, 8 分子のアセチル CoA から 80 分子で, 総計 108 分子である. パルミチン酸の活性化の際に 2 分子の ATP が消費されている. すなわち ATP が AMP と

2分子の P_i に分解されているので，1分子のパルミチン酸の完全酸化では結果として 106 分子の ATP が生じることになる.

22・3　不飽和脂肪酸や奇数鎖の脂肪酸の分解には
さらなる段階が必要である

　β酸化経路では偶数個の炭素原子からなる飽和脂肪酸は完全に分解される. ほとんどの脂肪酸はそれらの合成様式からみてこの構造をとっている (本章の後半でふれる). しかしすべての脂肪酸がそう単純なものではない. 二重結合をもつ脂肪酸酸化や奇数個の炭素原子からなる脂肪酸の酸化にはさらなるステップが必要である.

不飽和脂肪酸の酸化には異性化酵素 (イソメラーゼ) と
還元酵素 (レダクターゼ) が必要である

　酸化には少々問題があるものの，食物には多くの不飽和脂肪酸が含まれている. 反応のほとんどは飽和脂肪酸の場合と同じである. 実際, ほとんどの不飽和脂肪酸の酸化には, わずか二つの酵素 —— 異性化酵素 (イソメラーゼ) と還元酵素 (レダクターゼ) —— が新たに加わるだけである.

　パルミトレイン酸の酸化を考えてみる (図 22・11). これは C-9 と C-10 の間に二重結合が一つある C_{16} の不飽和脂肪酸で, 飽和脂肪酸と同じ方法で活性化されてミトコンドリア内膜を通過する. パルミトレオイル CoA は 3 サイクル目までは飽和脂肪酸と同じ酵素によって酸化されるが, 3 サイクル目で生ずる cis-Δ^3-エノイル CoA はアシル CoA デヒドロゲナーゼの基質になれない. C-3 と C-4 間の二重結合の存在が C-2 と C-3 間のもう一つの二重結合の形成を妨げるからである. この問題は cis-Δ^3 二重結合の位置と配置をずらす新しい反応によって解決される. Δ^3-cis-Δ^2-$trans$-エノイル CoA イソメラーゼはこの二重結合を $trans$-Δ^2 二重結合に変換する. つまり二重結合は今や C-2 と C-3 の間にあることになる. その後の反応は $trans$-Δ^2-エノイル CoA が通常の基質である飽和脂肪酸の酸化反応と同じになる.

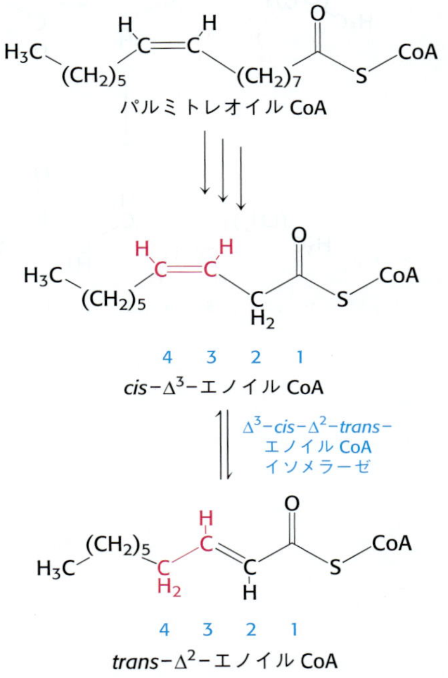

　ヒトはシグナル分子の重要な前駆体として, 複数の二重結合をもつ多価不飽和脂肪酸を必要とする. 余剰の多価不飽和脂肪酸は β 酸化により分解されるが, 多価不飽和脂肪酸の酸化では, もう一つ問題が生じる. たとえばリノール酸について考えてみよう. リノール酸は C_{18} の cis-Δ^9 と cis-Δ^{12} 二重結合をもつ多価不飽和脂肪酸である (図 22・12). β酸化を 3 回受けて形成される cis-Δ^3 二重結合 (C-3 と C-4 の間) は前述の異性化酵素により $trans$-Δ^2 二重結合 (C-2 と C-3 の間) に変換される. さらにもう 1 回 β 酸化を受けてできるアシル CoA は cis-Δ^4 二重結合 (C-4 と C-5 の間) を一つもつ. アシル CoA デヒドロゲナーゼによるこの分子種の脱水素反応の結果, 2,4-ジエノイル中間体 (C-2 とC-3 の間, C-4 と C-5 の間に二重結合をもつ) が生じるが, これは β 酸化経路のつぎの酵素の基質にはならない. この問題は 2,4-ジエノイル CoA レダクターゼによって回避される. すなわちこの酵素は NADPH を使って 2,4-ジエノイル中間体を還元し $trans$-Δ^3-エノイル CoA を生成する. Δ^3-cis-Δ^2-$trans$-エノイル CoA イソメラーゼは, つぎに $trans$-Δ^3-エノイル CoA を β 酸化経路の通常の中間体である $trans$-Δ^2-エノイル CoA に変換する. これらの触媒戦略は手際がよく無駄がない. どんな多価不飽和脂肪酸の酸化にも, わずか二つの酵素が余分に必要なだけである. 奇数番目の二重結合は異性化酵素が, 偶数番目の二重結合は還元酵素と異性化酵素が対応する.

奇数個の炭素鎖の脂肪酸は最後のチオール開裂段階でプロピオニル CoA を生じる

　奇数個の炭素原子からなる脂肪酸は少数派である. これらは偶数個の炭素原子からなる脂肪酸と同じ方法で酸化されるが, 分解の最終段階で 2 分子のアセチル CoA ではなく, プロピオニル CoA とアセチル CoA が 1 分子ずつ生じる点が異なる. プロピオニル CoA の活性化された 3 炭素単位はスクシニル CoA に変換されてからクエン酸回路に入る.

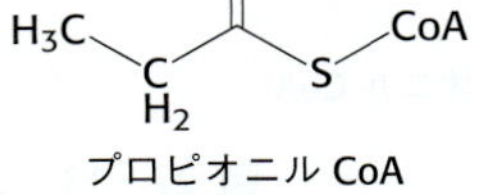

パルミトレオイル CoA

cis-Δ^3-エノイル CoA

Δ^3-cis-Δ^2-$trans$-エノイル CoA イソメラーゼ

$trans$-Δ^2-エノイル CoA

図 22・11　二重結合を一つだけもつ脂肪酸の分解. Δ^3-cis-Δ^2-$trans$-エノイル CoA イソメラーゼによって, 二重結合を一つもつ脂肪酸の β 酸化が続行可能になる.

プロピオニル CoA

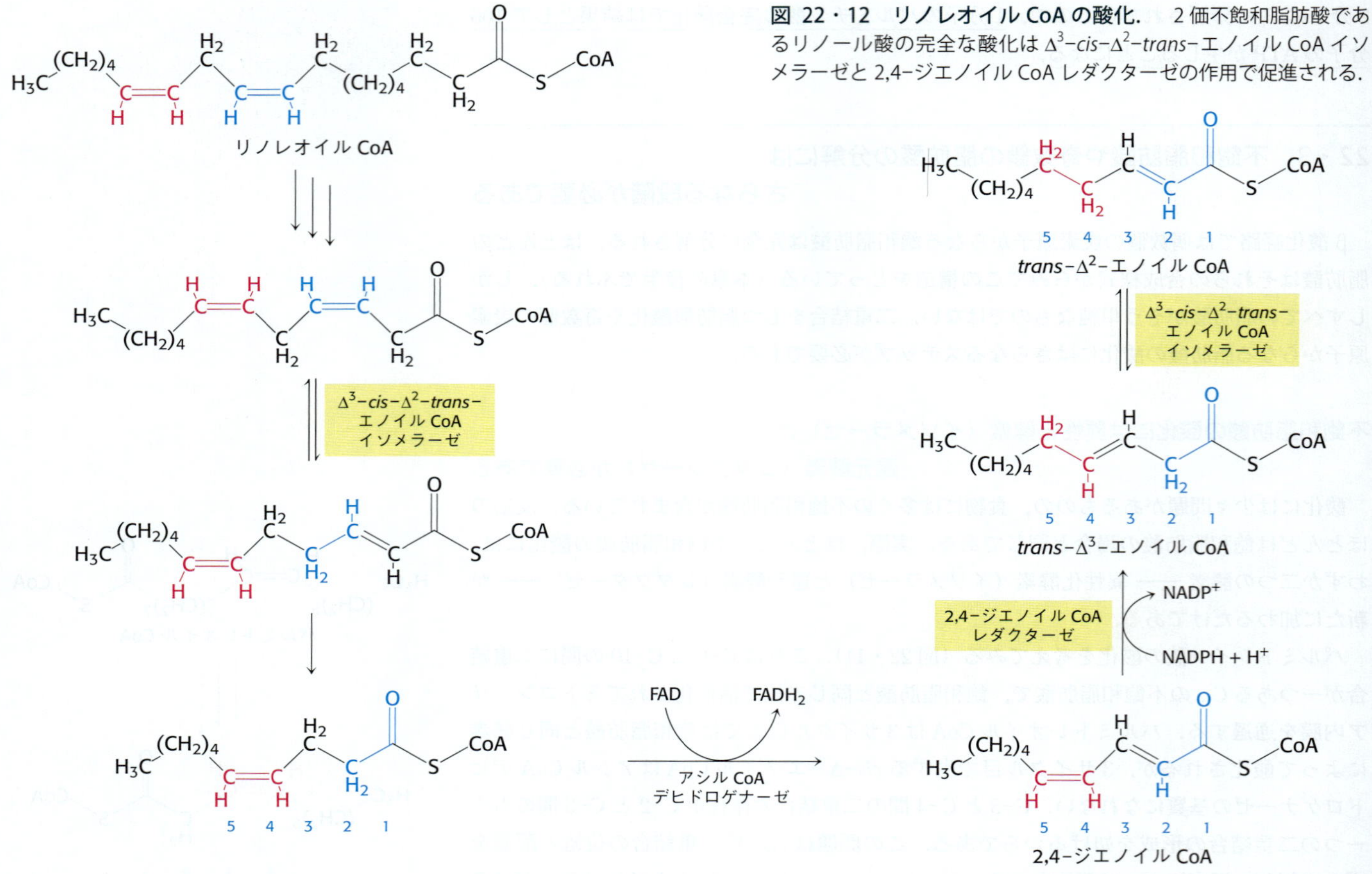

図 22・12 リノレオイル CoA の酸化. 2価不飽和脂肪酸であるリノール酸の完全な酸化は Δ^3-cis-Δ^2-trans-エノイル CoA イソメラーゼと 2,4-ジエノイル CoA レダクターゼの作用で促進される.

　プロピオニル CoA からスクシニル CoA までの経路は, **ビタミン B$_{12}$** 〔vitamin B$_{12}$; コバラミン (cobalamin) ともいう〕を必要とする転位を伴うため, 特に興味深い. プロピオニル CoA は ATP 1分子の加水分解を伴ってカルボキシ化され, メチルマロニル CoA の D 異性体となる (図 22・13). このカルボキシ化反応は**プロピオニル CoA カルボキシラーゼ** (propionyl-CoA carboxylase) によって触媒される. この酵素はビオチン酵素であり, ピルビン酸カルボキシラーゼに類似し, 同じような触媒機構をもつ (§ 16・3). メチルマロニル CoA の D 異性体は L 異性体へとラセミ化され, ムターゼの基質となって分子内転位によって**スクシニル CoA** へと変換される. -CO-S-CoA 基が水素原子 1個と交換して C-2 からメチル基へと移動する. このきわめて例外的な異性化は, 補酵素としてコバラミン誘導体を含む**メチルマロニル CoA ムターゼ** (methylmalonyl-CoA mutase) により触媒される.

ビタミン B$_{12}$ はコリン環とコバルト原子をもつ

　コバラミン酵素はほとんどの生物に存在し, 3種類の反応を触媒する: 1) 分子内転位, 2) メチオニン合成にみられるようなメチル化, 3) リボヌクレオチドのデオキシリボヌク

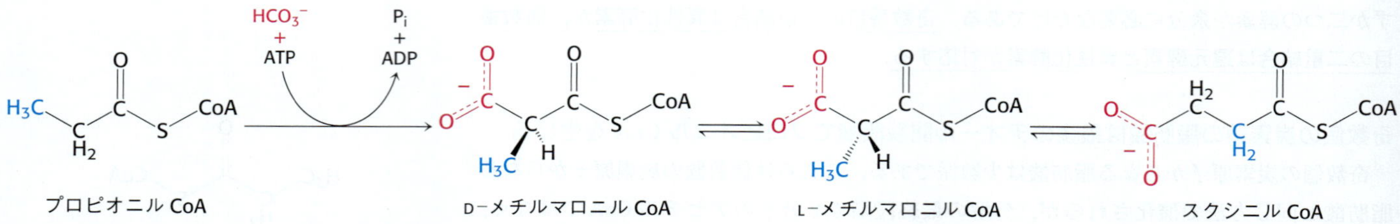

図 22・13 プロピオニル CoA からスクシニル CoA への変換. 奇数個の炭素をもつ脂肪酸やある種のアミノ酸から合成されるプロピオニル CoA はクエン酸回路の中間体であるスクシニル CoA に変換される.

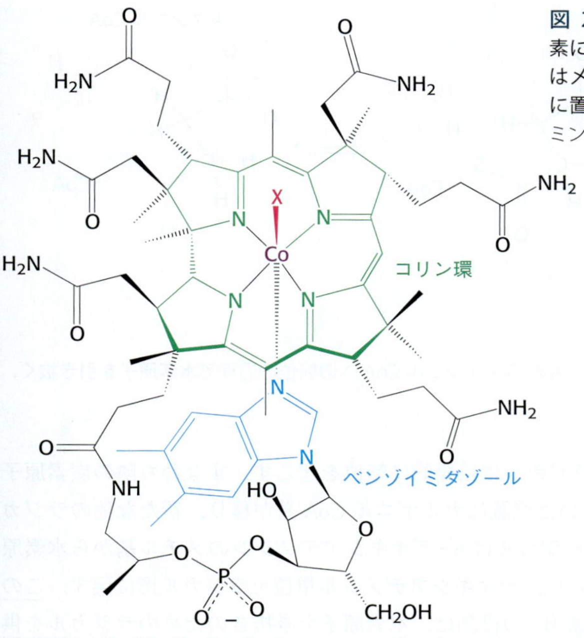

図 22・14　コバラミンの構造.　コバラミンは，図中に X で示した位置を占める構成要素によって変化する一連の分子種を指す．5′-デオキシアデノシルコバラミン（補酵素 B₁₂）はメチルマロニル CoA ムターゼに含まれる補酵素である．X がシアノ基あるいはメチル基に置換されると，それぞれシアノコバラミンあるいはメチルコバラミンとなる〔訳注: ビタミン B₁₂ という名称は狭義ではシアノコバラミンを，広義ではコバラミンを指す〕.

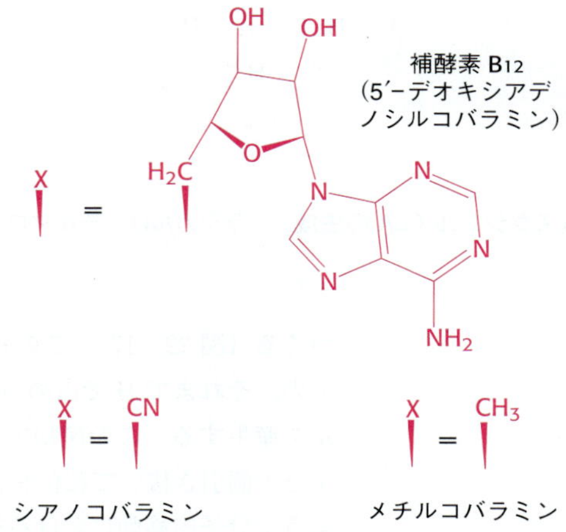

補酵素 B₁₂
（5′-デオキシアデノシルコバラミン）

コリン環

ベンゾイミダゾール

X ＝ CN　シアノコバラミン

X ＝ CH₃　メチルコバラミン

レオチドへの還元（§25・3）である．哺乳類では，たった二つの反応が補酵素 B₁₂ を必要とすることが知られている．一つは L-メチルマロニル CoA からスクシニル CoA への変換で，もう一つはホモシステインのメチル化によるメチオニン生成である．後者の反応は特に重要である．というのも核酸合成に必要なプリンとチミンの合成に関わる補酵素を産生するのにメチオニンが必要だからである.

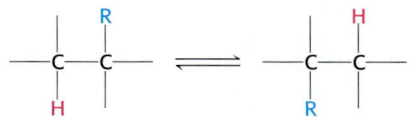

図 22・15　コバラミン酵素により触媒される転位反応.　R 基は，アミノ基，ヒドロキシ基，置換基をもつ炭素である.

コバラミンの核は中心に 1 個のコバルト原子をもつコリン環からなる（図 22・14）．コリン環にはポルフィリンと同様に四つのピロール環がある．そのうち二つは互いに直接結合しているが，他はポルフィリンと同様にメチン橋により連結している．コリン環はポルフィリンのものより還元されており置換基が異なっている．コバルト原子は四つのピロール窒素に結合している．コバルト原子に結合した 5 番目の置換基はリボース 3-リン酸とアミノイソプロパノールを含むジメチルベンゾイミダゾール誘導体である．ジメチルベンゾイミダゾールの窒素原子の一つはコバルト原子と結合している．補酵素 B₁₂ では，コバルト原子に結合する 6 番目の置換基は 5′-デオキシアデノシル単位となる．この部位はシアノ基が占めることもある．B₁₂ 欠乏症の治療ではシアノコバラミンとして投薬される．これらすべての化合物では，コバルトは +3 酸化状態にある.

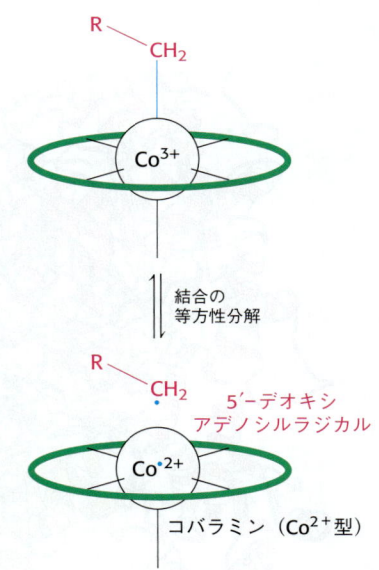

図 22・16　5′-デオキシアデノシルラジカルの産生.　メチルマロニル CoA ムターゼの反応は，補酵素 B₁₂ の Co³⁺ と酵素のアデノシン成分のリボース中の炭素との間の結合の等方性分解に始まる．分解の結果 5′-デオキシアデノシルラジカルが産生され，Co³⁺ は Co²⁺ に還元される．R は補酵素の 5′-デオキシアデノシル成分を表し，⬭ は補酵素の残りの部分を表す.

反応機構: メチルマロニル CoA ムターゼはスクシニル CoA を形成するために転位反応を触媒する

補酵素 B₁₂ によって触媒される転位反応とは，隣接した炭素原子に結合している二つの基を交換することである（図 22・15）．水素原子 1 個が炭素原子から隣の炭素原子へ移動し，それに伴い R 基（メチルマロニル CoA の −CO−S−CoA など）が逆方向に移動する．この分子内転位反応の第一段階は，5′-デオキシアデノシルコバラミンの炭素−コバルト結合の開裂による，補酵素 B₁₂ の Co²⁺ 型と 5′-デオキシアデノシルラジカル（−CH₂・）の生成である（図 22・16）．この**等方性分解**（homolytic cleavage）では，Co−C 結合の電子 1 個が Co にとどまり（Co を +3 から +2 酸化状態へ還元），もう 1 個が炭素原子にとどまりラジカルを産生する．これに対し，生物システムでみられる他の開裂反応のほとんどすべてが**異方性分解**（heterolytic cleavage）で，結合していた原子 2 個のうちの 1 個に，電子対が転移する.

この非常に例外的な −CH₂・ ラジカルの役割は何であろうか．この非常に反応性に富んだ分子種は，基質から水素原子を引き抜いて 5′-デオキシアデノシンと基質ラジカルとを

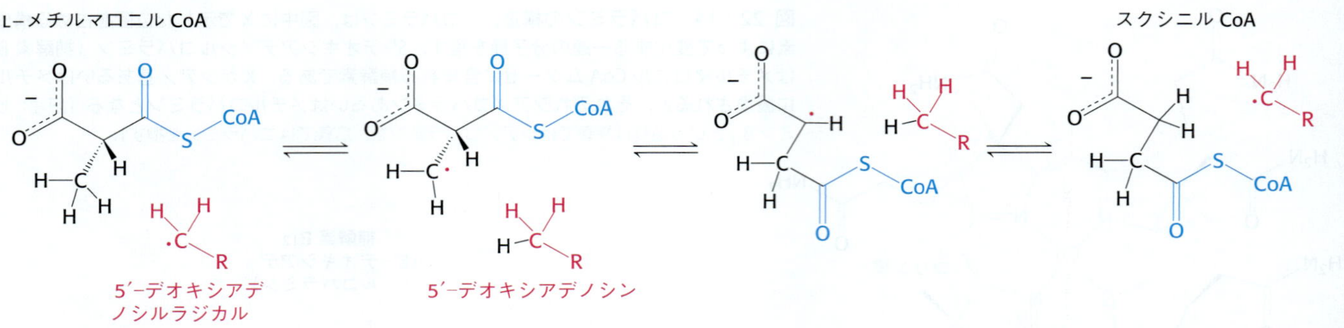

L-メチルマロニル CoA

5′-デオキシアデ
ノシルラジカル

5′-デオキシアデノシン

スクシニル CoA

図 22・17　転位反応によるスクシニル CoA の生成.　ラジカルはメチルマロニル CoA からスクシニル CoA への転位の過程で水素原子を引き抜く.

つくる（図 22・17）. この基質ラジカルは自発的に転位を起こす. すなわち隣の炭素原子上の，それまで H で占められていた位置にカルボニル CoA 基が移り，新たな他のラジカルを産生する. この産物であるラジカルは 5′-デオキシアデノシンのメチル基から水素原子を 1 個引き抜いて転位を完了させ，デオキシアデノシル単位をラジカル形に戻す. <u>このような分子内移動における補酵素 B$_{12}$ の役割は，水素原子引き抜きのためのラジカルを供給することにある.</u>

補酵素 B$_{12}$ の本質的な特性はそのコバルト-炭素結合が弱いことであり，これが容易に開裂してラジカルが産生される. この結合開裂を促進するために，メチルマロニル CoA ムターゼのような酵素はコバラミンからベンゾイミダゾール基を外し，ヒスチジン残基を介してコバルトに結合する（図 22・18）. コリン環におけるコバルト-炭素結合周辺が立体構造的に込み合っていることが，結合を弱めるのに一役買っている.

脂肪酸はペルオキシソームでも酸化される

ほとんどの脂肪酸の酸化はミトコンドリアで行われるが，長鎖ならびに分枝脂肪酸は，

図 22・18　メチルマロニル CoA ムターゼの活性部位.　酵素のヒスチジン残基がベンゾイミダゾールと置換してコバルトに結合していることに注意. 基質と補酵素との活性部位における配置が，コバルト-炭素結合の開裂と，ひき続いて起こる基質からの水素原子の引き抜きとを促進する〔4REQ.pdb より〕.

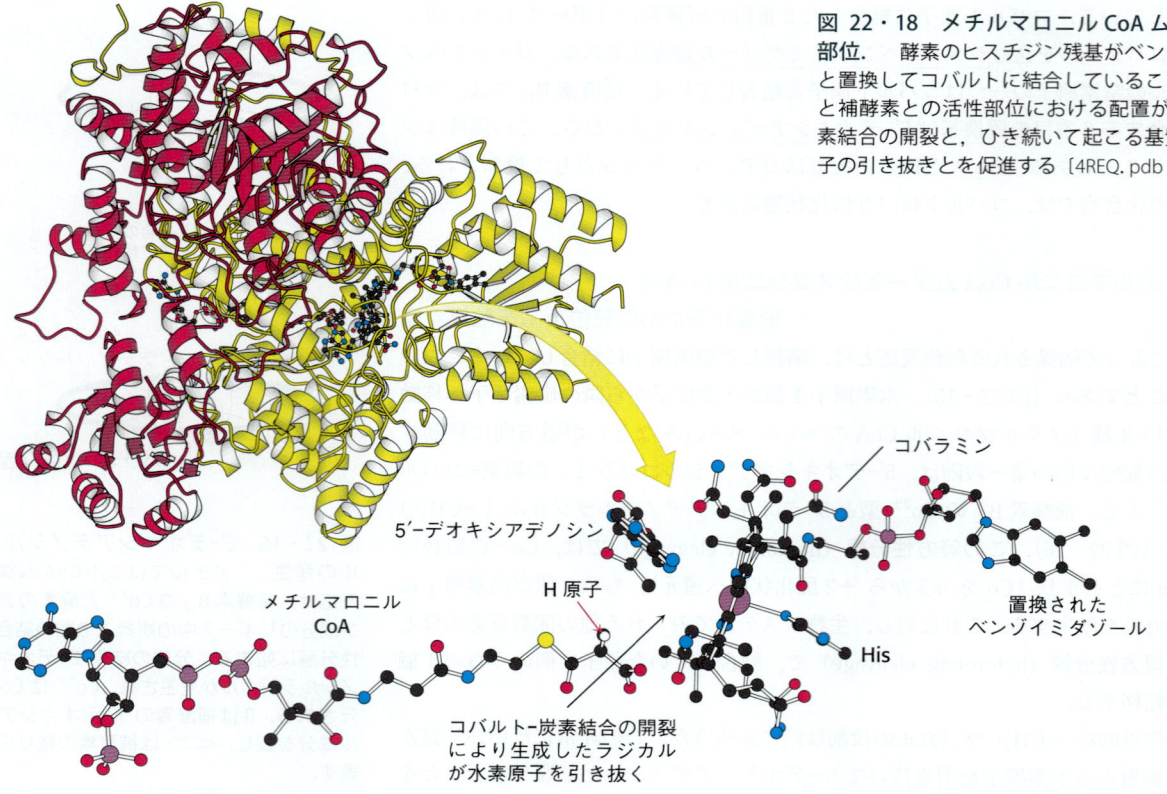

5′-デオキシアデノシン

メチルマロニル
CoA

H 原子

コバラミン

置換された
ベンゾイミダゾール

His

コバルト-炭素結合の開裂
により生成したラジカル
が水素原子を引き抜く

ペルオキシソーム (peroxisome) とよばれる細胞小器官においても酸化される (図 22・19). ペルオキシソームは小さな膜で囲まれた構造物で, ほとんどの真核生物の細胞内に存在する. ペルオキシソームでの脂肪酸酸化はオクタノイル CoA で停止するため, 非常に長い脂肪酸 (C_{26}) を短くして β 酸化のよりよい基質となる脂肪酸をミトコンドリアに供給できる. ペルオキシソームでの酸化は最初の脱水素反応で β 酸化とは異なる (図 22・20). ペルオキシソームにおいて, フラビンタンパク質であるアシル CoA オキシダーゼは電子を基質から $FADH_2$ に転移し, さらに O_2 に転移して H_2O_2 を生じる. ミトコンドリアでの β 酸化でみられるように, 電子伝達系で用いるために $FADH_2$ として高エネルギー電子を捉えるのとは, この点で異なる. ペルオキシソームは H_2O_2 を水と O_2 に分解するためにカタラーゼを高濃度に含んでいる. これに続く段階はミトコンドリアで行われる段階と同じであるが, 異なったアイソフォームの酵素によって反応が進む.

ツェルベガー症候群の患者ではペルオキシソームが機能をしていない. 肝臓, 腎臓, 筋肉の異常の結果, 通常 6 歳までに死亡する. この症候群はペルオキシソームへの酵素輸送の欠損が原因であり, 酵素の細胞内分布が不適切であることに起因する病的状態の一例である.

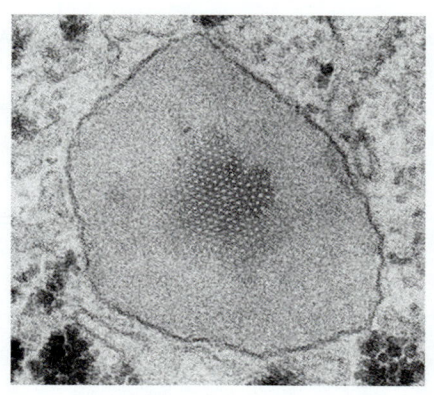

図 22・19　肝細胞ペルオキシソームの電子顕微鏡写真. 尿酸オキシダーゼの結晶がペルオキシソーム内部に存在する. この酵素は 1 枚の二重膜に囲まれている. ペルオキシソームの外に見える暗い顆粒はグリコーゲン顆粒である [写真: Dr. George Palade のご厚意による].

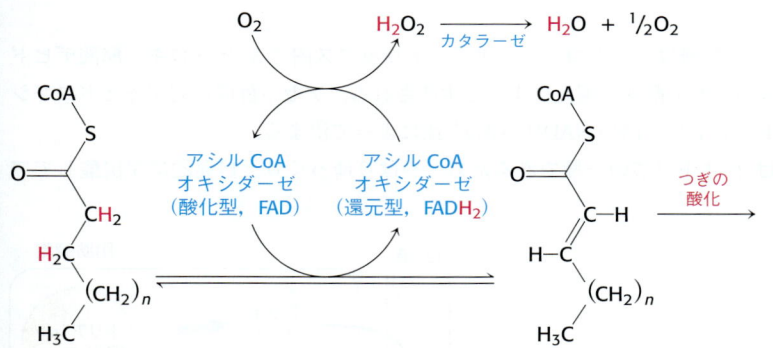

図 22・20　ペルオキシソームでの脂肪酸分解初期反応. ペルオキシソームにおける脂肪酸分解の最初の脱水素反応には, 自身の $FADH_2$ から電子を O_2 に伝達し H_2O_2 を生成するフラビンタンパク質デヒドロゲナーゼが必要である.

脂質分解が優位であるとアセチル CoA からケトン体が生成する

脂肪酸酸化で生成されたアセチル CoA は, 脂質と糖質の分解に適切なバランスが保たれている場合にのみクエン酸回路に入る. アセチル CoA がクエン酸回路に入るには, オキサロ酢酸との結合が不可欠である. オキサロ酢酸が利用できるかどうかは糖質が適度に供給されているかどうかに依存する. オキサロ酢酸は通常, 解糖によるグルコースの分解の産物であるピルビン酸から, ピルビン酸カルボキシラーゼによって生成されることを思い出してほしい (§16・3). 糖質が利用できなかったり不適切な利用が起こるとオキサロ酢酸の濃度は低下し, アセチル CoA はクエン酸回路に入れなくなる. このことは脂質は糖質の炎で燃えるという格言を分子レベルで示している.

飢餓状態や糖尿病ではオキサロ酢酸が糖新生経路でグルコースを合成するのに使われてしまい (§16・3), それゆえアセチル CoA との縮合には使えなくなる. このような条件下ではアセチル CoA はアセト酢酸と D-3-ヒドロキシ酪酸の生成に回される. アセト酢酸や D-3-ヒドロキシ酪酸やアセトンはケトン体 (ketone body) ともよばれる. 未治療の糖尿病患者の血中には異常に高濃度のケトン体が存在する.

アセト酢酸はアセチル CoA から 3 段階で生成する (図 22・21). まず 2 分子のアセチル CoA が縮合してアセトアセチル CoA が生成する. アセチル CoA C-アセチルトランスフェラーゼが触媒するこの反応は脂肪酸酸化におけるチオール開裂の逆反応である. つぎにアセトアセチル CoA がアセチル CoA および水と反応して 3-ヒドロキシ-3-メチルグルタリル CoA (HMG-CoA) と CoA を生じる. この縮合はクエン酸シンターゼが触媒する反応に似ている (§17・2). この反応はチオエステル結合の加水分解を伴うために平衡が右に偏っており, 平衡が左に偏っているアセトアセチル CoA 生成を代償している. 3-ヒ

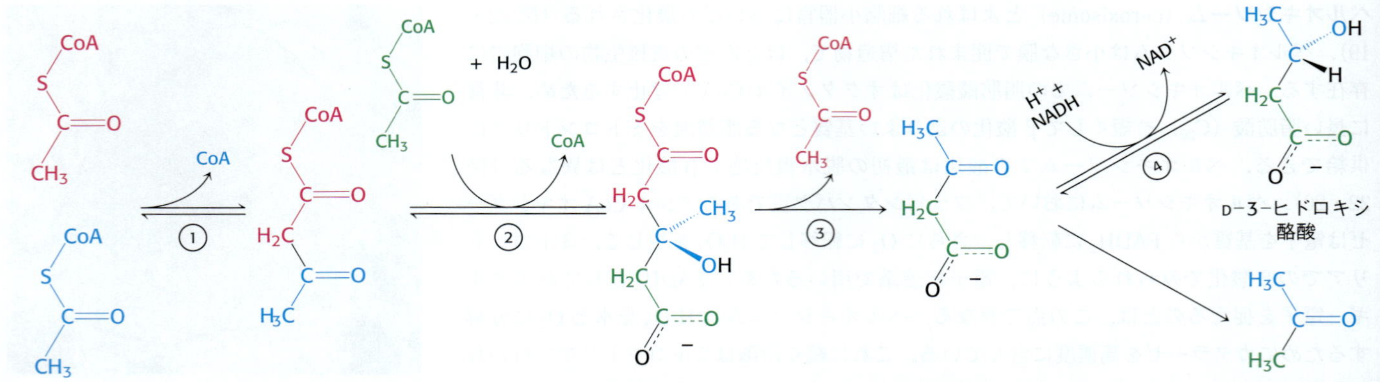

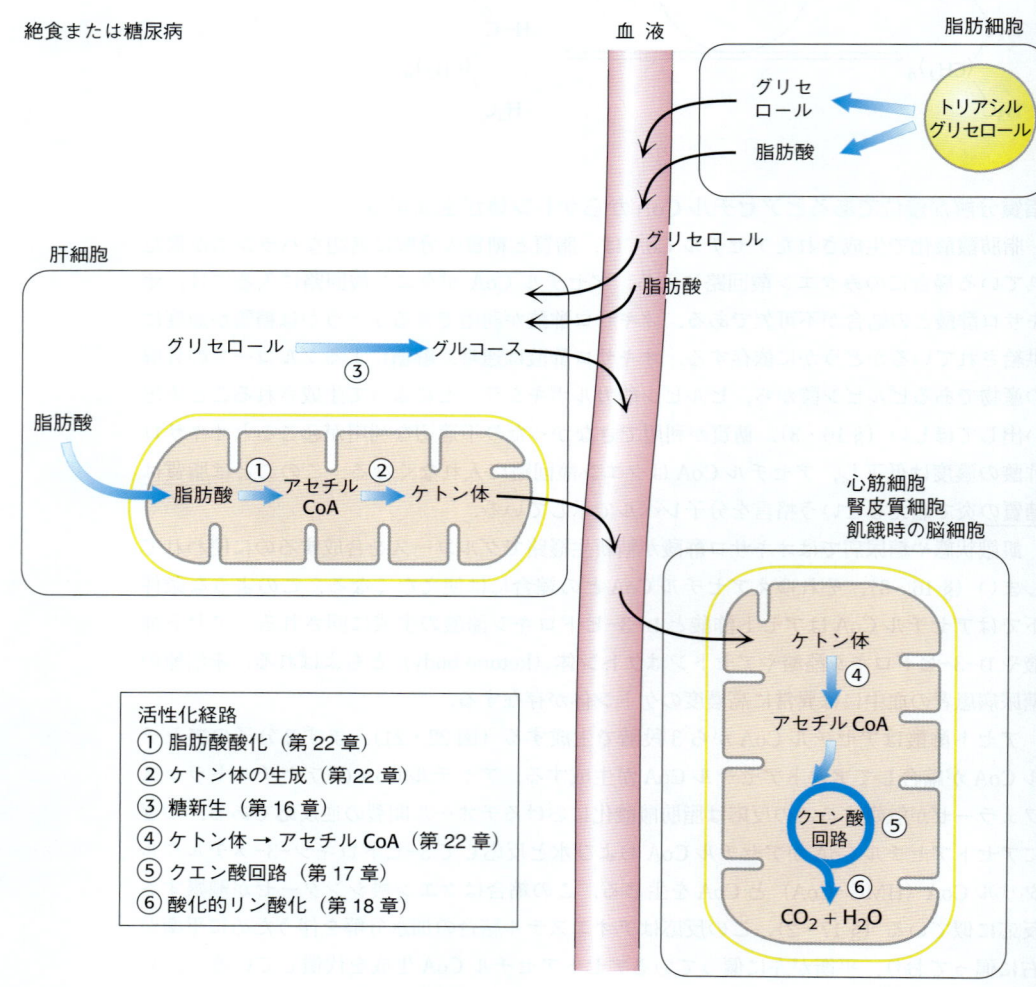

アセトアセチル CoA 3-ヒドロキシ-3-メチル アセト酢酸 アセトン
グルタリル CoA

図 22・21 ケトン体の生成. ケトン体（アセト酢酸，D-3-ヒドロキシ酪酸，アセトン）は主として肝臓でアセチル CoA から生成される．これらの反応を触媒する酵素は，① アセチル CoA C-アセチルトランスフェラーゼ，② ヒドロキシメチルグルタリル CoA シンターゼ，③ ヒドロキシメチルグルタリル CoA リアーゼ，④ 3-ヒドロキシ酪酸デヒドロゲナーゼである．アセト酢酸は自発的に脱炭酸してアセトンができる．

ドロキシ-3-メチルグルタリル CoA はつぎに，アセチル CoA とアセト酢酸に開裂する．したがって，これらの反応の総和は以下のようになる．

$$2 \text{ アセチル CoA} + H_2O \longrightarrow \text{アセト酢酸} + 2 \text{ CoA} + H^+$$

D-3-ヒドロキシ酪酸は，ミトコンドリアのマトリックス内で 3-ヒドロキシ酪酸デヒドロゲナーゼによるアセト酢酸の還元によって生成される．アセト酢酸に対するヒドロキシ酪酸の比はミトコンドリア内の $NADH/NAD^+$ 比によって決まる．

アセト酢酸は 2-オキソ酸の一種であるため，やはりゆっくりと自発的に脱炭酸してア

図 22・22 経路の統合：肝臓はケトン体を末梢組織に供給する. 絶食または未治療の糖尿病では，肝臓は，脂肪酸をケトン体に変換する．ケトン体は多くの組織で燃料源となる．ケトン体産生はケトンが主要な燃料となる絶食時に，特に重要である．

活性化経路
① 脂肪酸酸化（第 22 章）
② ケトン体の生成（第 22 章）
③ 糖新生（第 16 章）
④ ケトン体 → アセチル CoA（第 22 章）
⑤ クエン酸回路（第 17 章）
⑥ 酸化的リン酸化（第 18 章）

セトンになる．血中のアセト酢酸濃度が高いヒトの呼気はアセトン臭がすることもある．飢餓状態では，アセトンはグルコース生成に利用される．

ケトン体はある組織では主要な燃料である

アセト酢酸と 3-ヒドロキシ酪酸を合成する主要な組織は肝臓である．これらの物質は，肝臓のミトコンドリアから拡散して血中に入り，心臓や腎などの組織に輸送される（図 22・22）．アセト酢酸と 3-ヒドロキシ酪酸は内呼吸の通常の燃料であり，エネルギー源として量的にも重要である．実際，心筋や腎皮質はグルコースよりむしろアセト酢酸を利用している．これに対して，バランスのとれた食物を取り栄養の行き届いたヒトでは脳や赤血球の主要な燃料はグルコースである．ただし脳は飢餓状態や糖尿病の際には，アセト酢酸を利用できるようになる．飢餓が長引くと，脳が必要とする燃料の 75％ はケトン体で賄われる．

アセト酢酸は 2 段階の反応でアセチル CoA に変換される．第一段階でアセト酢酸は，特異的な CoA 転移酵素[*1] により触媒される反応によって，スクシニル CoA から CoA が転移されて活性化される．アセトアセチル CoA は第二段階でチオラーゼ[*2] によって開裂し，2 分子のアセチル CoA が生成する．これはクエン酸回路に入る（図 22・23）．肝臓にはこの特別な CoA 転移酵素がないため，他の器官にアセト酢酸をそのまま供給することができる．3-ヒドロキシ酪酸がアセチル CoA になるには，もう一つのステップが必要である．まず酸化されてアセト酢酸になり，上述のように処理される．これと同時に，酸化的リン酸化に用いられる NADH も生成される．

*1　訳注: 3-オキソ酸 CoA トランスフェラーゼ.

*2　訳注: アセチル CoA *C*-アセチルトランスフェラーゼ.

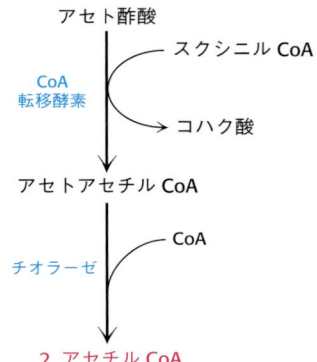

図 22・23　燃料分子としてのアセト酢酸の利用．　アセト酢酸はアセチル CoA 2 分子に変換され，これがクエン酸回路に入る．

H_3C ─ OH H ... D-3-ヒドロキシ酪酸　NAD^+　$H^+ + NADH$　H_3C ... O ... O⁻ アセト酢酸

ケトン体はアセチル単位の水溶性の輸送体とみなすことができる．脂肪酸は脂肪組織から放出され，肝臓によってアセチル単位に転換され，つぎにアセト酢酸として搬出される．予想されるように，アセト酢酸もまた制御因子として働く．血中のアセト酢酸濃度が高いことはアセチル単位が多量にあることを意味しており，これは脂肪組織での脂肪分解速度を低下させる．

ある病的状態で起こるケトン体の血中濃度の上昇は，生命を危険な状況にさらすことがある．最もよくみられるのはインスリン依存性糖尿病患者での糖尿病性ケトーシスである．インスリン依存性糖尿病患者はインスリンを合成できない．前述のように，このホルモンは通常食後に分泌され，グルコースを利用するように組織に信号を送る．さらに脂肪組織では脂肪酸動員が制限される．インスリンの欠乏は二つの生化学的結果をもたらす（図 22・24）．第一に，肝臓はグルコースを吸収できないので，結果として，オキサロ酢酸を脂肪酸由来のアセチル CoA に供与できない．第二に，脂肪細胞は血流中に脂肪酸を放出し続け，これは肝臓に取込まれてケトン体に変換される．かくして肝臓は大量のケトン体を合成することになり，ケトン体はかなり強酸であるから，その結果，重度のアシドーシスをひき起こす．pH の低下は組織機能を低下させ，中でも中枢神経系に重大な障害を与える．

興味深いことに，薬剤耐性のてんかんを呈する小児の治療の選択肢の一つとして，ケトン体形成を促進するような，いわゆるケト原性の食物を与えることがよくある．ケト原性の食物には脂肪が豊富に含まれ，炭水化物は少なく，適度のタンパク質が含まれている．体内は必然的に飢餓状態となり，脂肪やケトン体が主要な燃料源となる（§

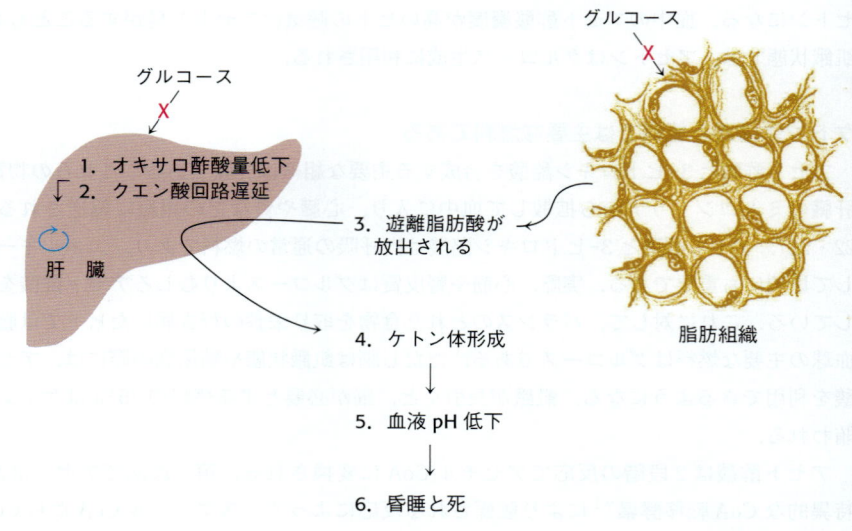

図 22・24　インスリンが欠乏すると，糖尿病性ケトーシスになる．　インスリンが欠乏すると脂肪酸が脂肪組織から放出され，グルコースは肝臓や脂肪組織に取込まれない．肝臓は脂肪酸を β 酸化により分解するが，グルコース由来のオキサロ酢酸がないため，アセチル CoA を処理できない．そのため，過度なケトン体が産生され血中に放出される．

27・5）．ケト原性の食物がどのようにして発作を軽減するのかは，今のところわかっていない．

動物は脂肪酸をグルコースに変換できない

　ヒトは普通，グリコーゲンよりもはるかに大量の脂肪を貯蔵している．しかし，通常グルコースだけを燃料として利用する脳や活発に活動している筋肉にはグリコーゲンが必要である．少ないグリコーゲンの貯蔵量を補うべく，貯蔵脂肪を利用して脂肪酸をグルコースに変換できないのはなぜか．それは，<u>動物が脂肪酸からグルコースを実質的に合成することができない</u>からである．具体的にいえば，動物はアセチル CoA をピルビン酸またはオキサロ酢酸に変換できない．ピルビン酸からアセチル CoA をつくる反応は不可逆であることを思い起こしてほしい（§17・1）．アセチル CoA のアセチル基にある 2 個の炭素原子はクエン酸回路に入るが，イソクエン酸デヒドロゲナーゼならびに 2-オキソグルタル酸デヒドロゲナーゼによって触媒される脱炭酸により，2 個の炭素原子*が回路から離脱する．その後オキサロ酢酸は再生されるものの，それはアセチル CoA のアセチル基がクエン酸回路で酸化されるときに新規に合成されたものではない．つまり，アセチル基として 2 個の炭素原子が回路に入るが，オキサロ酢酸が生成される前に 2 個の炭素原子が CO_2 として回路から出て行くのである．したがって，正味のオキサロ酢酸の合成は起こらないことになる．これに対して植物は，動物にはない二つの酵素をもち，アセチル CoA の炭素原子をオキサロ酢酸に変換することができる（§17・5）．

病的状態の進行に寄与する可能性のある脂肪酸がある

　すぐ後で（§22・5）学ぶように，特定の多価不飽和脂肪酸は生命に不可欠であり，さまざまなシグナル分子の前駆体として働く．食品を調理する際に一般的に使用される植物油は，多価不飽和脂肪酸に富んでいる．しかしながら，多価不飽和脂肪酸は不安定で，容易に酸化される．このような変性の傾向は，これら脂肪酸の賞味期限を短くし，調理に望ましくないものにしてしまう．この問題を回避するために，多価不飽和脂肪酸を水素化（水素添加）し，飽和脂肪酸やトランス不飽和脂肪酸（俗に"トランス脂肪"として知られる）という自然界ではまれな種々の脂肪に換えることが行われる．疫学的な証拠によれば，大量の飽和脂肪酸とトランス脂肪酸の摂取が，肥満，2 型糖尿病，およびアテローム性動脈硬化症を促進することが示唆される．どんなメカニズムで，これらの脂肪がこのような作用を発揮するのかは活発に調査されているところである．いくつかの証拠から，これらの脂肪は炎症応答を促進することがわかっており，インスリンおよび他のホルモンの作用（§27・3）を弱めているのかもしれない．

---

* 訳注：アセチル CoA として回路に入った炭素原子が，そのサイクル中に回路から離脱するのではない．

22・4　脂肪酸は脂肪酸合成酵素により合成される

　脂肪酸は，**脂肪酸合成酵素**（fatty acid synthase，**脂肪酸シンターゼ**）と総称される酵素複合体によって合成される．典型的な西洋食には生理的必要量を満たす脂肪と脂質が含まれているので，成人では新規に脂肪酸を合成する必要はほとんどない．しかし，肝臓や脂肪組織など多くの組織は脂肪酸を合成することができ，特定の生理的条件下ではこれらの組織での合成が必要となる．たとえば，胎児発育期や泌乳期の乳腺では脂肪酸合成が必須となる．アルコール中毒患者の肝臓では脂肪酸合成が適切に行われず，肝不全の要因となる．

　脂肪酸分解の最終産物であるアセチル CoA は，ほとんどすべての脂肪酸の前駆体である．生化学的な挑戦は，二つの炭素単位を結合させ，炭素を還元して C_{16} 脂肪酸であるパルミチン酸を生成する点にある．パルミチン酸はさまざまな他の脂肪酸の前駆体となる．

脂肪酸の合成と分解は異なる経路で行われる

　脂肪酸の合成は，基本的な化学反応としては分解経路の逆反応であるが，合成経路と分解経路とは機構的には異なるものであり，合成経路と分解経路はほとんどいつも別々であるという法則がここでもみられる．両経路の重要な相違点は以下のようなものである：

1. 合成は細胞質で行われ，それに対して分解は主としてミトコンドリアマトリックスで行われる．
2. 脂肪酸合成の際の中間体は**アシルキャリヤータンパク質**（acyl carrier protein，ACP）の SH 基と共有結合するが，一方，脂肪酸分解の際の中間体は補酵素 A の SH 基と共有結合する．
3. 高等生物における脂肪酸合成のための酵素群は脂肪酸合成酵素とよばれる 1 本のポリペプチド鎖にまとめられている．それに対して，分解に関する酵素群は共有結合していない．
4. 脂肪酸鎖が伸長するときはアセチル CoA 由来の 2 炭素単位が連続的に付加される．伸長に寄与する 2 炭素単位の活性化供与体は**マロニル ACP**（malonyl-ACP）である．伸長反応は CO_2 の放出で駆動される．
5. 脂肪酸合成の際の還元物質は NADPH であるが，脂肪酸分解の際の酸化物質は NAD^+ と FAD である．
6. 分解におけるヒドロキシアシル中間体は L 形であるが，合成においては D 形が利用される．

マロニル CoA の生成は脂肪酸合成を方向付ける

　脂肪酸合成はアセチル CoA がカルボキシ化して**マロニル CoA**（malonyl-CoA）になる反応で始まる．この不可逆反応が脂肪酸合成を方向付ける．

　マロニル CoA の合成は**アセチル CoA カルボキシラーゼ 1**（acetyl-CoA carboxylase 1）によって触媒される．アセチル CoA カルボキシラーゼ 1 は細胞質にある酵素で，ビオチン補欠分子族をもつ．この場合ビオチンのカルボキシ基がリシン残基の ε−アミノ基に共有結合しており，これはピルビン酸カルボキシラーゼ（図 16・24）やプロピオニル CoA カルボキシラーゼ（p. 608）の場合と同様である．また，カルボキシビオチン中間体が 1 分子の ATP の加水分解によって生成される点もこれらの酵素で同様である．そして，この中間体にある活性化された CO_2 基がアセチル CoA に転移されてマロニル CoA が生成する．

$$\text{ビオチン酵素} + \text{ATP} + \text{HCO}_3^- \Longrightarrow \text{CO}_2\text{−ビオチン酵素} + \text{ADP} + \text{P}_i$$
$$\text{CO}_2\text{−ビオチン酵素} + \text{アセチル CoA} \longrightarrow \text{マロニル CoA} + \text{ビオチン酵素}$$

アセチル CoA カルボキシラーゼ 1 のアイソザイムであるアセチル CoA カルボキシラーゼ 2 はミトコンドリアに存在し，脂肪酸代謝に必須の調節酵素である（§ 22・6）．

図 22・25　ホスホパンテテイン基.　アシルキャリヤータンパク質も CoA も活性単位としてホスホパンテテイン基をもつ.

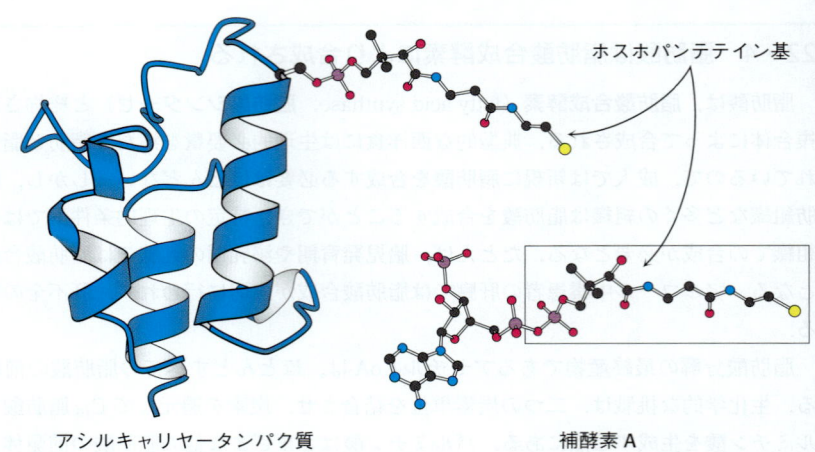

ホスホパンテテイン基

アシルキャリヤータンパク質　　　　　　　　　補酵素 A

脂肪酸合成の中間体はアシルキャリヤータンパク質（ACP）に結合する

　脂肪酸合成の中間体はアシルキャリヤータンパク質に結合している. 厳密には, 中間体がホスホパンテテイン基末端の SH 基に結合する. 脂肪酸分解の際にはホスホパンテテイン基は CoA の一部として存在しているが, 脂肪酸合成においてはアシルキャリヤータンパク質のセリン残基に共有結合している（図 22・25）. したがって 77 アミノ酸残基からなる単一のポリペプチド鎖である ACP は, 巨大な補欠分子族 "マクロ CoA" とみなすことができる.

脂肪酸合成は縮合, 還元, 脱水, 還元という一連の反応で行われる

　アセチル CoA, マロニル CoA, NADPH からの長鎖飽和脂肪酸の合成を触媒する酵素系は**脂肪酸合成酵素**（fatty acid synthase）とよばれる. 合成酵素は実際は異なる酵素の複合体である. 細菌の脂肪酸合成酵素を構成する酵素群は, 細胞が破壊されると解離する. これらの単離された酵素を利用して脂肪酸合成過程の解明が進んだ（表 22・2）. 実は高等生物の脂肪酸合成反応は細菌の場合と非常によく似ている.

　脂肪酸合成の際の伸長反応は, アセチル ACP とマロニル ACP の生成で始まる. **アシルキャリヤータンパク質 *S*-アセチルトランスフェラーゼ**（［acyl-carrier-protein］*S*-acetyltransferase）と**アシルキャリヤータンパク質 *S*-マロニルトランスフェラーゼ**（［acyl-carrier-protein］*S*-malonyltransferase）はそれぞれ以下の反応を触媒する.

$$\text{アセチル CoA} + \text{ACP} \rightleftharpoons \text{アセチル ACP} + \text{CoA}$$
$$\text{マロニル CoA} + \text{ACP} \rightleftharpoons \text{マロニル ACP} + \text{CoA}$$

表 22・2　細菌の脂肪酸合成における主要な反応

段 階	反 応	酵 素
1	アセチル CoA + HCO_3^- + ATP $\longrightarrow$ マロニル CoA + ADP + P_i + H^+	アセチル CoA カルボキシラーゼ
2	アセチル CoA + ACP $\rightleftharpoons$ アセチル ACP + CoA	アシルキャリヤータンパク質 *S*-アセチルトランスフェラーゼ
3	マロニル CoA + ACP $\rightleftharpoons$ マロニル ACP + CoA	アシルキャリヤータンパク質 *S*-マロニルトランスフェラーゼ
4	アセチル ACP + マロニル ACP $\longrightarrow$ アセトアセチル ACP + ACP + CO_2	β-ケトアシルアシルキャリヤータンパク質シンターゼ
5	アセトアセチル ACP + NADPH + H^+ $\rightleftharpoons$ D-3-ヒドロキシブチリル ACP + $NADP^+$	β-ケトアシルレダクターゼ
6	D-3-ヒドロキシブチリル ACP $\rightleftharpoons$ クロトノイル ACP + H_2O	3-ヒドロキシアシルアシルキャリヤータンパク質デヒドラターゼ
7	クロトノイル ACP + NADPH + H^+ $\longrightarrow$ ブチリル ACP + $NADP^+$	エノイルアシルキャリヤータンパク質レダクターゼ

S-マロニルトランスフェラーゼの特異性は高いが, S-アセチルトランスフェラーゼはアセチル基以外のアシル基も転移できる. ただしこの反応の速度はかなり遅くなる. 奇数個の炭素原子からなる脂肪酸の合成はプロピオニル ACP で始まるが, これは S-アセチルトランスフェラーゼの作用によりプロピオニル CoA から生成する.

アセチル ACP とマロニル ACP は反応してアセトアセチル ACP を生成する (図 22・26). この縮合反応は, 縮合酵素ともよばれる **β-ケトアシルアシルキャリヤータンパク質シンターゼ** (β-ketoacyl-[acyl-carrier-protein] synthase) によって触媒される.

$$アセチル ACP ＋ マロニル ACP \longrightarrow アセトアセチル ACP ＋ ACP ＋ CO_2$$

この縮合反応では 2 炭素単位と 3 炭素単位から 4 炭素単位が生じ CO_2 が遊離する. この 4 炭素単位が二つの 2 炭素単位, すなわち 2 分子のアセチル ACP から生成されないのはなぜだろうか. その答えは, 2 分子のアセチル ACP からアセトアセチル ACP を合成する反応の平衡が反応物側に偏っている非常に不利な反応だからである. これに対しマロニル ACP の脱炭酸はギブズエネルギーの多大な減少をもたらすので, マロニル ACP が反応物であれば平衡は生成側に偏る有利なものとなる. 実際には ATP がこの縮合反応を駆動するが, ATP そのものが直接縮合反応に関与するわけではない. むしろ ATP はアセチル CoA をカルボキシ化してマロニル CoA にするのに使われる. したがってマロニル CoA に蓄えられたギブズエネルギーはアセトアセチル ACP の生成の際の脱炭酸で放出される. HCO_3^- は脂肪酸合成に必須であるが, その炭素原子は生成物には存在しない. 偶数個の炭素からなる脂肪酸の炭素原子はすべてアセチル CoA に由来する.

脂肪酸合成におけるつぎの 3 段階では C-3 にあるオキソ基が還元されてメチレン基になる (図 22・26). はじめにアセトアセチル ACP が β-ケトアシルレダクターゼによって還元されて D-3-ヒドロキシブチリル ACP になる. この反応は以下の二つの点で脂肪酸分解の対応する反応とは異なる: 1) L 異性体ではなく D 異性体が生成される, 2) β 酸化では NAD^+ が酸化剤として用いられるが, ここでは NADPH が還元剤として用いられる, ことである. この違いは NADPH は生合成で消費され NADH はエネルギー発生反応で生成するという一般法則の例である. つぎに D-3-ヒドロキシブチリル ACP が 3-ヒドロキシアシルアシルキャリヤータンパク質デヒドラターゼにより脱水され, クロトノイル ACP が生じる. これは $trans$-Δ^2-エノイル ACP である. 反応の最終段階ではクロトノイル ACP が還元されてブチリル ACP を生じる. ここで NADPH は再び還元剤として用いられ, 一方, β 酸化の対応する反応では FAD が酸化剤となる. この反応を触媒する細菌の酵素はエノイルアシルキャリヤータンパク質レダクターゼ (enoyl-[acyl-carrier-protein] reductase) で, **トリクロサン** (triclosan) という広域スペクトルをもつ抗菌剤で阻害される. トリクロサンは歯磨き粉, セッケン, 肌用クリームなどの生活用品に含まれている. これらの最終の 3 段階, つまり, 還元, 脱水, 第二の還元で, アセトアセチル ACP がブチリル ACP に変換され, 1 回目の伸長サイクルが完了する.

脂肪酸合成の 2 サイクル目では, ブチリル ACP がマロニル ACP と縮合して C_6-3-オキソアシル ACP が生成する. この反応は 1 回目にあったアセチル ACP がマロニル ACP と縮合して C_4-3-オキソアシル ACP を生成する反応に似ている. 還元, 脱水, 第二の還元で, C_6-3-オキソアシル ACP が C_6-アシル ACP に変換される. これで伸長の 3 回目の用意ができる. この伸長サイクルは C_{16}-アシル ACP ができるまで続く. この中間体はチオエステラーゼのよい基質であり, C_{16}-アシル ACP は加水分解されてパルミチン酸と ACP を生じる. チオエステラーゼには脂肪酸鎖の長さを決める定規としての役割がある. より長鎖の脂肪酸合成については §22・5 で述べる.

脂肪酸は動物では多機能酵素複合体により合成される

脂肪酸合成の基本的な生化学的反応は $E.\ coli$ でも真核生物でも大変よく似ているが, 合成酵素の構造はかなり異なる. 動物の脂肪酸合成酵素は $E.\ coli$ や植物の場合と異なり 1 本の大きなポリペプチド鎖中に複数の酵素が存在している.

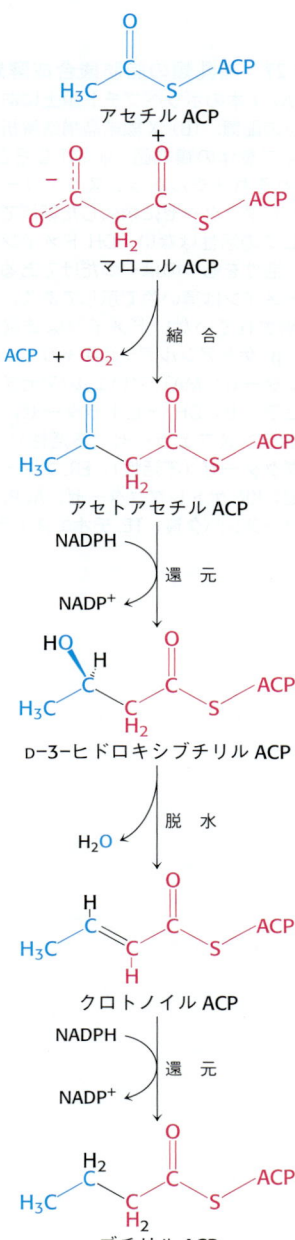

図 22・26　脂肪酸合成過程. 脂肪酸合成は, マロニル ACP とアセチル ACP を縮合してアセトアセチル ACP を生成することから始まる. アセトアセチル ACP は, 還元, 脱水, 2 度目の還元を経てブチリル ACP となる. つぎのサイクルはブチリル ACP とマロニル ACP の縮合で始まる. この一連の反応は, 最終産物であるパルミチン酸が生成されるまで続けられる.

図 22・27　哺乳類の脂肪酸合成酵素の構造.　(A) 1 本のポリペプチド鎖上にある触媒活性部位の配置.　(B) X 線結晶構造解析の結果に基づく二量体の模式図.　ψ-MT ならびに ψ-KR はそれぞれメチルトランスフェラーゼならびにケトレダクターゼに類似した領域であるが酵素としての活性はない.　DH ドメインは二つあるが,活性をもつのは一つだけである.　活性のないドメインは薄い色で示してある.　まだ構造が解明されていないドメインは破線で示した.　KS, β-ケトアシルアシルキャリヤータンパク質シンターゼ; MAT, マロニル/アセチルトランスフェラーゼ; DH, デヒドラターゼ; ψ-MT, メチルトランスフェラーゼ (不活性); ψ-KR, ケトレダクターゼ (不活性); ER, エノイルレダクターゼ; KR, ケトレダクターゼ; ACP, アシルキャリヤータンパク質; TE, チオエステラーゼ

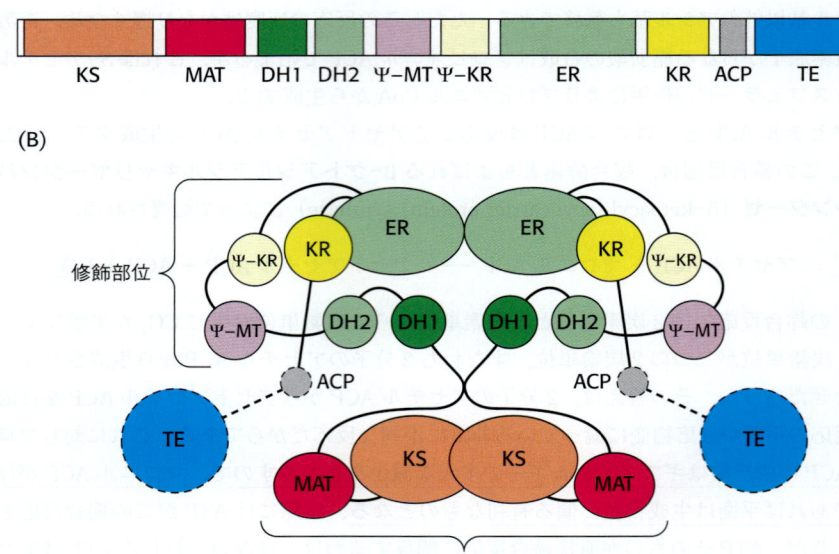

(A)

KS　MAT　DH1　DH2　Ψ-MT　Ψ-KR　ER　KR　ACP　TE

(B)

修飾部位

Ψ-KR　KR　ER　ER　KR　Ψ-KR

Ψ-MT　DH2　DH1　DH1　DH2　Ψ-MT

ACP　ACP

TE　MAT　KS　KS　MAT　TE

選別・縮合部位

最近,アシルキャリヤータンパク質とチオエステラーゼを除き,哺乳類の脂肪酸合成酵素の大部分の構造が明らかになった.　哺乳類の脂肪酸合成酵素は同一の 270 kDa サブユニットからなる二量体である.　それぞれのサブユニット鎖は活性発現に必要なすべての活性部位とアシルキャリヤータンパク質をもっている (図 22・27A).　脂肪酸合成に必要な酵素をすべて備えているにもかかわらず,サブユニット鎖は単量体では不活性で,二量体であることが必要である.

二つの構成サブユニットは,2 箇所の酵素活性部位を構成するように結合している (図 22・27B).　選別・縮合部位はアセチルならびにマロニル基質を結合し,これらを縮合して脂肪酸鎖を伸長していく.　興味深いことに,哺乳類の脂肪酸合成酵素はアセチル CoA もマロニル CoA の両方を付加することができる活性部位としてマロニル/アセチルトランスフェラーゼ (MAT) を 1 つだけもつ.　これに対し,他の多くの脂肪酸合成酵素はアセチル CoA とマロニル CoA それぞれに対する二つの異なる酵素活性部位をもつ.　修飾部位は還元と脱水とを行い,飽和脂肪酸が生成されていく.

脂肪酸合成酵素複合体による触媒サイクルをみてみよう (図 22・28).　マロニル/アセチルトランスフェラーゼ (MAT) がアセチル単位を CoA からアシルキャリヤータンパク質 (ACP) に移動させることで伸長が開始される.　β-ケトアシルアシルキャリヤータンパク質シンターゼ (β-KS) がアセチル単位を受け取り,自身の活性部位にあるシステイン残基にエステル結合させる.　アセチル単位を受け渡した空の ACP は MAT によって,今度はマロニル単位が付加される.　β-KS の活性部位に接近したマロニル ACP 分子上で二つの 2 炭素単位の縮合が起こり,同時に CO_2 が放出される.　ACP に結合した形の β-ケトアシル産物が生成されて,選別・縮合過程が終了する.

β-ケトアシル基を結合した ACP は修飾部位の活性部位を移動していき,β-ケト基が順次 -OH に還元され,脱水され,最後に還元されて飽和アシル産物が生成される.　この時点では産物はまだ ACP に結合している.　修飾過程が完了すると,還元された飽和アシル産物は β-KS に移され,ACP は新たなマロニル単位を受け取る.　さらに縮合とそれに続く修飾過程が起こる.　このサイクルは,最終産物である C_{16} パルミチン酸を,チオエステラーゼが遊離するまで繰返される.

多くの真核生物の多酵素複合体は,異なる酵素が共有結合した多機能タンパク質である.　脂肪酸合成酵素のような多機能酵素は真核生物の進化の過程で祖先となる個々の遺伝子の融合によって現れたものと思われる.

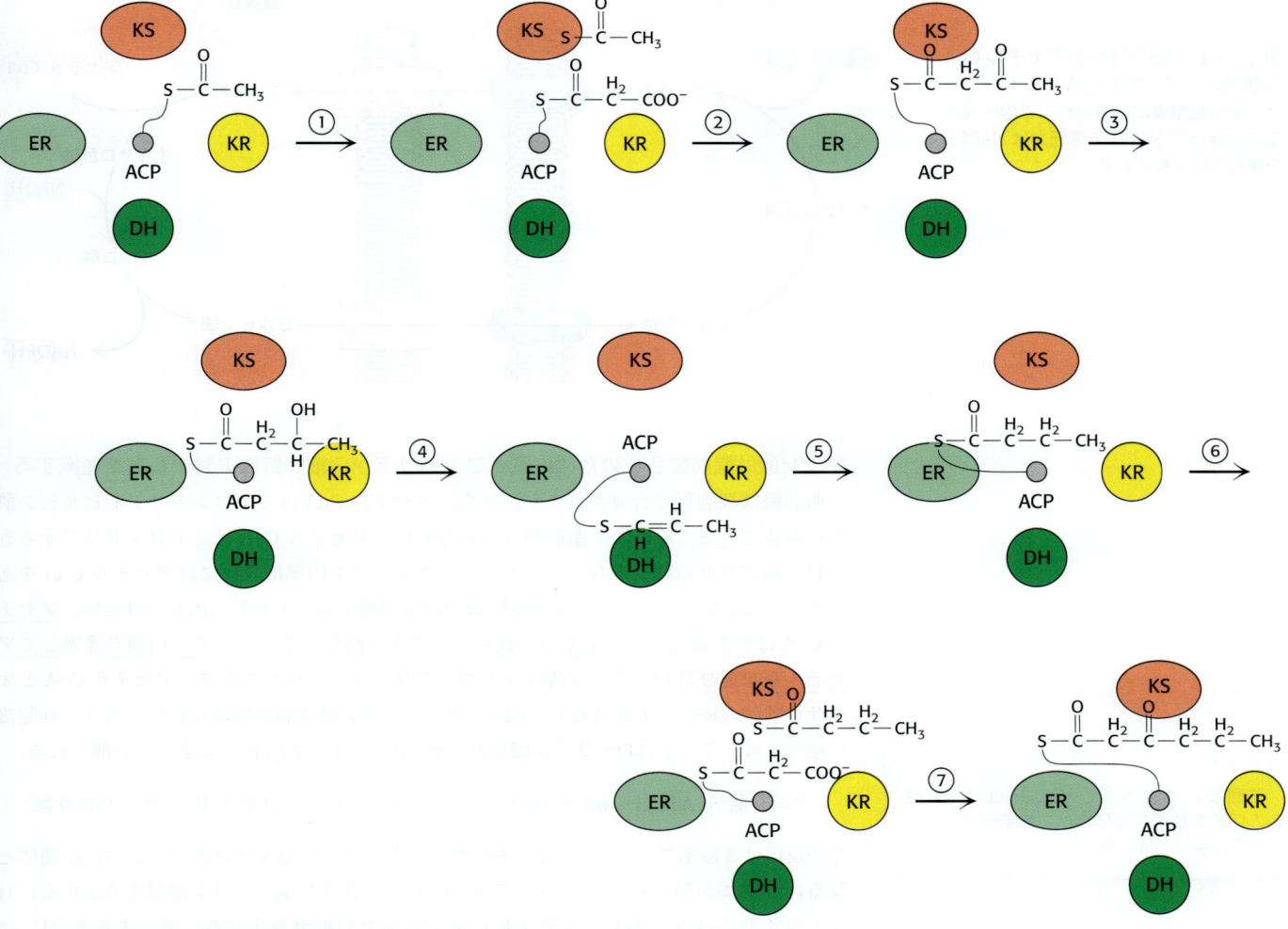

図 22・28 哺乳類の脂肪酸合成酵素による触媒サイクル. サイクルは MAT（図中には示されていない）がアセチル単位を ACP に結合することで始まる. ① ACP はアセチル単位を KS に渡し，MAT からマロニル単位を受け取る. ② ACP は KS に近づき，KS はアセチル単位とマロニル単位を縮合して ACP に結合した β−ケトアシル産物を生成する. ③ ACP は β−ケトアシル産物を KR に運び，KR はオキソ基をアルコールに還元する. ④ β−ヒドロキシ産物は DH に運ばれ，二重結合を導入されると同時に水を失う. ⑤ エノイル産物は ER に運ばれ，そこで二重結合が還元される. ⑥ ACP は還元された産物を KS に渡し，MAT から再びマロニル CoA を受け取る. ⑦ KS は，つぎのサイクルの準備が整った ACP 上で二つの分子を縮合する. 略号については図 22・27 を参照

パルミチン酸合成には 8 分子のアセチル CoA，14 分子の NADPH および 7 分子の ATP が必要である

パルミチン酸合成の化学量論的関係は

$$\text{アセチル CoA} + 7\,\text{マロニル CoA} + 14\,\text{NADPH} + 20\,\text{H}^+ \longrightarrow$$
$$\text{パルミチン酸} + 7\,\text{CO}_2 + 14\,\text{NADP}^+ + 8\,\text{CoA} + 6\,\text{H}_2\text{O}$$

となる. 上記の反応で用いたマロニル CoA 合成の収支は

$$7\,\text{アセチル CoA} + 7\,\text{CO}_2 + 7\,\text{ATP} \longrightarrow$$
$$7\,\text{マロニル CoA} + 7\,\text{ADP} + 7\,\text{P}_i + 14\,\text{H}^+$$

である. したがってパルミチン酸合成全体の化学量論的関係は下式のようになる.

$$8\,\text{アセチル CoA} + 7\,\text{ATP} + 14\,\text{NADPH} + 6\,\text{H}^+ \longrightarrow$$
$$\text{パルミチン酸} + 14\,\text{NADP}^+ + 8\,\text{CoA} + 6\,\text{H}_2\text{O} + 7\,\text{ADP} + 7\,\text{P}_i$$

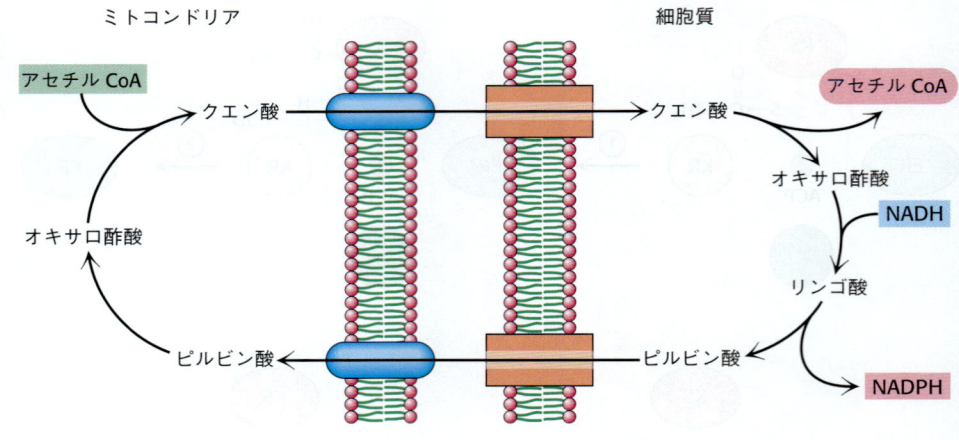

図 22・29　細胞質へのアセチル CoA の運搬.　アセチル CoA はミトコンドリアから細胞質に運搬され，この一連の反応に伴って NADH の還元力は NADPH の還元力に変換される.

リアーゼ
　脱離反応によって C−C，C−O，C−N 結合の切断を触媒する酵素.　二重結合はこれらの反応により形成される.

クエン酸は脂肪酸合成のためにミトコンドリアから細胞質にアセチル基を運搬する

　脂肪酸は細胞質で合成されるが，一方，アセチル CoA はミトコンドリアでピルビン酸から合成される.　それゆえ脂肪酸合成のためにはアセチル CoA はミトコンドリアから細胞質へ輸送されねばならない.　しかしミトコンドリア内膜は容易にはアセチル CoA を通さない.　ここでカルニチンが長鎖脂肪酸のみを運搬することを思い出してほしい.　アセチル CoA は壁を越えられなくても，代わってクエン酸がミトコンドリア内膜を通過してアセチル基を運び込む.　クエン酸はミトコンドリアマトリックス内で，アセチル CoA とオキサロ酢酸の縮合で形成される（図 22・29）.　クエン酸は高濃度に存在する場合，細胞質に輸送され，そこで **ATP−クエン酸リアーゼ**（ATP−citrate lyase）によって分解される.

$$\text{クエン酸} + \text{ATP} + \text{CoA} + H_2O \longrightarrow \text{アセチル CoA} + \text{ADP} + P_i + \text{オキサロ酢酸}$$

この反応は 3 段階で行われる：1) 酵素が ATP からリン酸基を受け取りリン酸化中間体となる；2) クエン酸と CoA を結合してシトロイル CoA を生成し，リン酸基を放出する；3) シトロイル CoA を分解し，アセチル CoA とオキサロ酢酸を生じる.　後述するように（§ 22・6），クエン酸は脂肪酸代謝を調節しているアセチル CoA カルボキシラーゼを活性化する.　細胞質のクエン酸は，解糖系を調節しているホスホフルクトキナーゼを阻害することを思い出してほしい.

　ATP−クエン酸リアーゼはインスリンによって活性化される.　インスリンはシグナル伝達系を活性化し，最終的にプロテインキナーゼ B（Akt ともいう）による ATP−クエン酸リアーゼのリン酸化と活性化をもたらす.

脂肪酸合成に必要な NADPH の供給源はいろいろある

　アセチル基が細胞質に運搬されて生じたオキサロ酢酸は今度はミトコンドリアに戻らなくてはならない.　オキサロ酢酸もミトコンドリア内膜を通過できないため，一連の別反応経路が必要となる.　これらの反応によって脂肪酸合成に必要な NADPH が大量に生成される.　まず初めにオキサロ酢酸が NADH によりリンゴ酸に還元される.　この反応は細胞質の**リンゴ酸デヒドロゲナーゼ**（malate dehydrogenase）によって触媒される.

$$\text{オキサロ酢酸} + \text{NADH} + H^+ \rightleftharpoons \text{リンゴ酸} + \text{NAD}^+$$

つぎにリンゴ酸は**リンゴ酸デヒドロゲナーゼ（オキサロ酢酸脱炭酸）**（**NADP$^+$**）〔malate dehydrogenase（oxaloacetate-decarboxylating）（NADP$^+$）〕〔**リンゴ酸酵素**（malic enzyme）ともいう〕によって酸化的に脱炭酸される.

$$\text{リンゴ酸} + \text{NADP}^+ \longrightarrow \text{ピルビン酸} + CO_2 + \text{NADPH}$$

この反応で生じたピルビン酸は容易にミトコンドリア内に入り，そこでピルビン酸カルボキシラーゼによってカルボキシ化されてオキサロ酢酸になる.

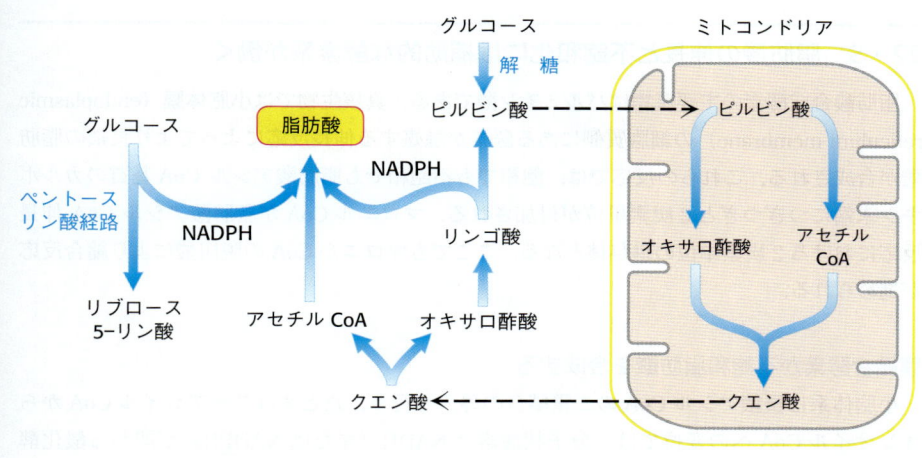

図 22・30　経路の統合：脂肪酸合成.　脂肪酸合成は，異なる細胞内区画に局在するいろいろな代謝経路の協調を必要とする.

$$\text{ピルビン酸} + CO_2 + ATP + H_2O \longrightarrow \text{オキサロ酢酸} + ADP + P_i + 2\,H^+$$

これら三つの反応の総和は

$$NADP^+ + NADH + ATP + H_2O \longrightarrow NADPH + NAD^+ + ADP + P_i + H^+$$

となる. かくしてアセチル CoA 1 分子がミトコンドリアから細胞質へ運搬されるごとに NADPH 1 分子が生成される. それゆえパルミチン酸合成のためにアセチル CoA 8 分子が細胞質に運搬されると NADPH 8 分子が生成されることになる. この過程に必要な残りの 6 分子の NADPH はペントースリン酸回路から供給される（§20・3）.

　脂肪酸合成にみられる前駆体の蓄積は，多様な経路を協調して利用するよい例である. クエン酸回路, ミトコンドリアからのオキサロ酢酸の輸送およびペントースリン酸回路は炭素原子と還元力を供給し，他方，脂肪酸合成に必要な ATP は解糖と酸化的リン酸化から供給される（図22・30）.

がん細胞の脂肪酸合成は正常とは異なる

　がん細胞では，急速な細胞増殖を賄うためにグルコース代謝が変化していることを学んだ. がん細胞は，シグナル分子を構成するため，また膜のリン脂質を合成するために，脂肪酸合成も増加させる必要がある. 多くのヒトがん細胞では脂肪酸合成に関わる酵素が過剰発現しており，発現量と腫瘍の悪性度とは相関している. 正常細胞は必要な脂肪を食物による摂取に依存しており，新規合成はほとんど行っていないことを思い出してほしい.

　がん細胞でみられる脂肪酸の新規合成への依存性は，がん細胞の増殖を抑制する治療の標的となっている. 脂肪酸合成における縮合反応を触媒するβ−ケトアシルアシルキャリヤータンパク質シンターゼを阻害することにより，ある種のがん細胞では確かにリン脂質合成が阻害され，やがてアポトーシスを起こし細胞増殖も停止した. しかし，同時に驚くべき観察がなされた. β−ケトアシルアシルキャリヤータンパク質シンターゼの阻害剤を投与されたマウスは，摂食量が減少した結果，体重が激減したのである. かくして，脂肪酸合成酵素の阻害剤は抗腫瘍薬，抗肥満薬の両方の効果をもつ魅力的な薬剤として期待されている.

　アセチル CoA カルボキシラーゼもがん細胞の増殖を抑制するための標的として研究されている. カルボキシラーゼを阻害すると，正常細胞に影響することなく，前立腺癌や乳癌由来の細胞にアポトーシスを誘導することができる（問題54）. がん細胞における脂肪酸代謝の変化の研究は，確実に新しいがん治療の開発につながると期待される発展中の分野である.

22・5　脂肪酸の伸長と不飽和化には補助的な酵素系が働く

　脂肪酸合成酵素の主要産物はパルミチン酸である．真核生物では**小胞体膜**（endoplasmic reticulum membrane）の細胞質側にある酵素が触媒する伸長反応によってより長鎖の脂肪酸が合成される．これらの反応では，飽和でも不飽和でも脂肪酸アシル CoA 基質のカルボキシ末端につぎつぎと 2 炭素単位が付加される．マロニル CoA が脂肪酸アシル CoA 伸長反応における 2 炭素単位の供与体となる．ここでもマロニル CoA の脱炭酸により縮合反応が進められる．

膜結合酵素が不飽和脂肪酸を合成する

　小胞体系は長鎖アシル CoA の二重結合の導入も行う．たとえばステアロイル CoA からオレオイル CoA への変換では，分子状酸素と NADH（または NADPH）が関わる酸化酵素による反応*で cis-Δ^9 二重結合が挿入される．

$$\text{ステアロイル CoA} + \text{NADH} + \text{H}^+ + \text{O}_2 \longrightarrow \text{オレオイル CoA} + \text{NAD}^+ + 2\,\text{H}_2\text{O}$$

この反応は**シトクロム b_5 レダクターゼ**（cytochrome-b_5 reductase），**シトクロム b_5**（cytochrome b_5），**ステアロイル CoA 9-デサチュラーゼ**（stearoyl-CoA 9-desaturase）の 3 種類の膜結合タンパク質からなる複合体によって触媒される（図 22・31）．最初に NADH からシトクロム b_5 レダクターゼの FAD 部分へと電子が伝達される．つぎにシトクロム b_5 のヘム鉄原子が還元されて Fe^{2+} の状態になる．続いてステアロイル CoA 9-デサチュラーゼの非ヘム鉄原子が Fe^{2+} 状態に変えられる．この結果 O_2 や飽和脂肪酸アシル CoA 基質と相互作用できるようになる．二重結合が一つ形成され 2 分子の H_2O が放出される．二つの電子が NADH から，もう二つの電子が脂肪酸アシル基質の単結合から生じる．

　伸長と不飽和化反応を組合わせることにより，オレイン酸から多様な不飽和脂肪酸が合成できる．たとえばオレイン酸は 20:1 cis-Δ^{11} 脂肪酸まで伸長されうる．あるいは第二の二重結合を挿入して 18:2 cis-Δ^6,Δ^9 脂肪酸とすることもできる．同様に，パルミチン酸（16:0）がパルミトレイン酸（16:1 cis-Δ^9）に酸化され，つぎにこれを伸長して cis-バクセン酸（18:1 cis-Δ^{11}）にすることができる．

　哺乳類の不飽和脂肪酸はパルミトレイン酸（16:1），オレイン酸（18:1），リノール酸（18:2），リノレン酸（18:3）のいずれかから誘導される．誘導された不飽和脂肪酸の ω 末端から最も近い二重結合までの炭素原子の数によって，その前駆体が同定される．

　哺乳類は脂肪酸鎖の C-9 から先にある炭素原子に二重結合を導入する酵素を欠いている．このため哺乳類では，リノール酸（18:2 cis-Δ^9,Δ^{12}）と α-リノレン酸（18:3 cis-$\Delta^9,\Delta^{12},\Delta^{15}$）を合成することができない．リノール酸と α-リノレン酸の二つは必須脂肪酸である．必須とは生体に必要とされるが体内で合成することができないため，食物によって摂取されねばならないことを意味する．食物から摂取したリノール酸や α-リノレン酸は他の多様な不飽和脂肪酸合成の出発物質となる．

---

*　訳注: NADH の消費を伴う反応のため還元反応のようにみえるが，NADH 由来の二つの電子は，脂肪酸への二重結合の導入により生じる二つの電子とともに分子状酸素の還元に使われ，したがってステアロイル CoA 自体はこの反応により酸化される．

前駆体	構造式
α-リノレン酸（ω-3）	$CH_3-(CH_2)_1-CH=CH-R$
リノール酸（ω-6）	$CH_3-(CH_2)_4-CH=CH-R$
パルミトレイン酸（ω-7）	$CH_3-(CH_2)_5-CH=CH-R$
オレイン酸（ω-9）	$CH_3-(CH_2)_7-CH=CH-R$

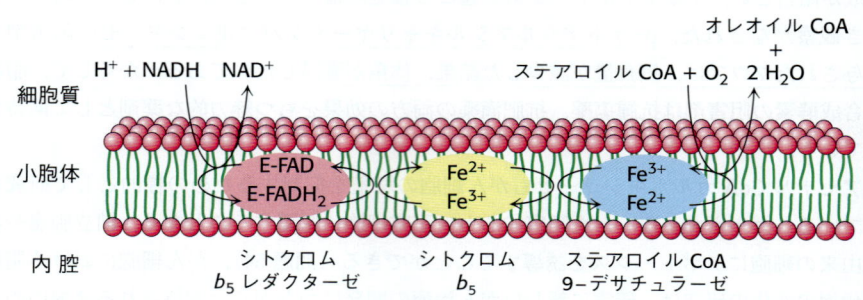

図 22・31　脂肪酸不飽和化における電子伝達系.

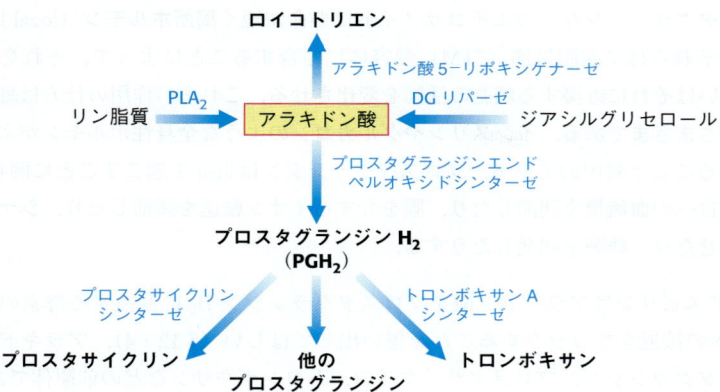

図 22・32 アラキドン酸はエイコサノイドホルモン類の主要な前駆体である. プロスタグランジンエンドペルオキシドシンターゼはプロスタグランジン, プロスタサイクリン, トロンボキサンを生成する経路の第一段階を触媒する. アラキドン酸 5-リポキシゲナーゼはロイコトリエンを生成する経路の第一段階を触媒する〔訳注: DG はジアシルグリセロール, PL はホスホリパーゼを表す〕.

エイコサノイドホルモンは多価不飽和脂肪酸から誘導される

20:4 の脂肪酸でリノール酸から誘導される**アラキドン酸**（arachidonate）は, プロスタグランジン, プロスタサイクリン, トロンボキサン, ロイコトリエンなどの各種シグナル分子の主要な前駆体である（図22・32）.

プロスタグランジン（prostaglandin）は 5 炭素の環を一つもつ炭素 20 個からなる脂肪酸である（図22・33）. プロスタグランジン類は還元酵素と異性化酵素によって形成される. 主要なものは PGA～PGI の記号を付して分類され, 下付き文字で環外部分にある炭素間二重結合の数を表す. PGE_2 のように二つの二重結合をもつものはアラキドン酸から誘導される. この前駆体のほかの二つの二重結合は, 五員環の形成の際に失われる. **プロスタサイクリン**（prostacyclin）と**トロンボキサン**（thromboxane）はプロスタグランジン由来の近縁な物質であり, それぞれ**プロスタサイクリンシンターゼ**（prostacyclin synthase）, **トロンボキサン A シンターゼ**（thromboxane-A synthase）により生成される. また, アラキドン酸は別の経路で, **アラキドン酸 5-リポキシゲナーゼ**（arachidonate 5-lipoxygenase）の作用により**ロイコトリエン**（leukotrien）に変換される. ロイコトリエンは初め白血球（leukocyte）で見つかり, 共役二重結合を三つもつことから名付けられた. プロスタグランジン, プロスタサイクリン, トロンボキサン, ロイコトリエンは, 20 個の炭素原子からなるため**エイコサノイド**（eicosanoid）とよばれる（*eikosi* はギリシャ語で "20" の意）.

図 22・33 種々のエイコサノイドの構造.

プロスタグランジン E_2
（陣痛を誘発）

プロスタサイクリン（PGI_2）
（血管拡張薬）

トロンボキサン A_2（TXA_2）
（血小板凝集を促進）

ロイコトリエン B_4
（前炎症性シグナル）

プロスタグランジンなどのエイコサノイドは寿命が短く**局所ホルモン**（local hormone）である．それらは7回膜貫通（7TM）受容体に結合することによって，それを産生する細胞あるいはそれに近接する細胞の活動を変化させる．これらの作用の仕方は細胞の種類によってさまざまである．インスリンやグルカゴンのような全身性ホルモンがより均一的に作用することと対照的である．プロスタグランジンは炎症を起こすことに関与したり，特定の器官への血流量を調節したり，膜を介するイオン輸送を調節したり，シナプス伝達を変化させたり，睡眠を誘発したりする．

アスピリンはアラキドン酸をプロスタグランジン H_2 に変換する酵素の活性部位への接近をブロックすることを思い出してほしい（§ 12・4）．アラキドン酸は他のプロスタグランジン，プロスタサイクリン，トロンボキサンなどの前駆体であるため，この段階がブロックされると多くのシグナル伝達系が影響を受ける．アスピリンが，炎症，発熱，痛み，血液凝固などにもつ幅広い効果は，このことから説明できる．

話題を変えて：ポリケチドならびに非リボソームペプチドの合成酵素は脂肪酸合成酵素に似ている

哺乳類の多機能脂肪酸合成酵素は**メガシンターゼ**（megasynthase）とよばれる大きな複合酵素ファミリーの一員である．メガシンターゼは段階的な合成経路に関与している．この種の酵素によって合成される重要な化合物に，**ポリケチド**（polyketide）と**非リボソームペプチド**（nonribosomal peptide）の二つがある．これらの化合物は抗生物質，免疫抑制剤，抗真菌剤，抗がん剤など種々の有用な薬剤となる．抗生物質のエリスロマイシンはポリケチドの一例であり，ペニシリン（§ 8・5）は非リボソームペプチドの一つである．

エリスロマイシン   ペニシリン N

ポリケチドや非リボソームペプチドの合成経路ならびに酵素を操作して，新規の治療薬を開発する研究が進められている．

22・6 アセチル CoA カルボキシラーゼは脂肪酸代謝の調節において重要な役割を果たす

脂肪酸代謝は厳密に調節されており，その合成と分解は生理的要求に高度に応答している．糖質やエネルギーが豊富な場合や脂肪酸が欠乏した場合に脂肪酸合成は最大になる．アセチル CoA カルボキシラーゼ1と2は脂肪酸の合成と分解の調節の鍵を握っている．この酵素は，脂肪酸合成の方向を決定づける反応，すなわちマロニル CoA（活性型2炭素供与体）の生成を触媒することを思い出してほしい．この重要な酵素は局所的およびホルモンによる調節をともに受けている．この調節のレベルそれぞれについて順を追ってみていこう．

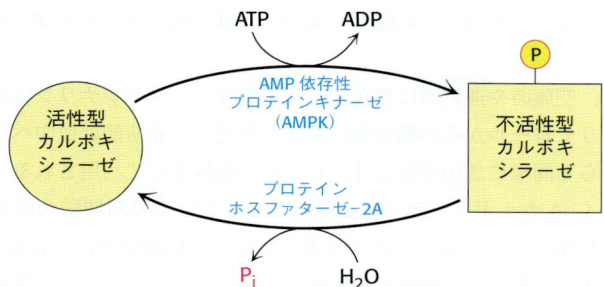

図 22・34　アセチル CoA カルボキシラーゼの調節.
アセチル CoA カルボキシラーゼはリン酸化で阻害される.

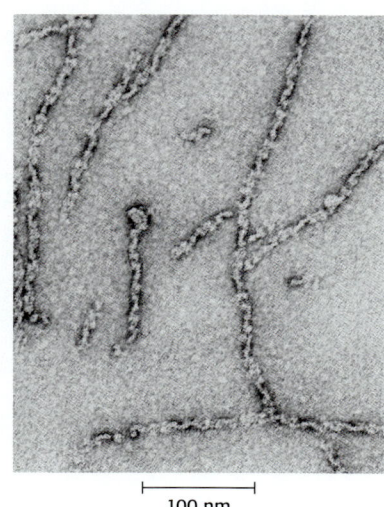

100 nm

図 22・35　アセチル CoA カルボキシラーゼ
のフィラメント.　ニワトリ肝由来の活性型ア
セチル CoA カルボキシラーゼの電子顕微鏡写
真. 酵素的に活性なフィラメント状態を示す.
不活性型は 265 kDa のサブユニットの二量体で
ある〔写真: Dr. M. Daniel Lane のご厚意による〕.

* 訳注: 推奨名はアセチル CoA カルボキシラー
ゼキナーゼ.

アセチル CoA カルボキシラーゼは細胞内の状態により調節されている

アセチル CoA カルボキシラーゼは周りの変化に対応する. アセチル CoA カルボキシ
ラーゼはリン酸化によりスイッチがオフになり, 脱リン酸でオンになる (図 22・34).
AMP 依存性プロテインキナーゼ (AMP-dependent protein kinase, AMPK)* によって三つ
のセリン残基が修飾され, それによりアセチル CoA カルボキシラーゼが不活性型に転換
する. AMPK はいわば燃料計であり, AMP で活性化され ATP で阻害される.

アセチル CoA カルボキシラーゼはクエン酸によってアロステリックにも活性化される.
アセチル CoA と ATP の両者が豊富な場合にクエン酸濃度が高くなり, 脂肪酸合成のため
の材料とエネルギーとが揃ったことの印となる. クエン酸は普通とは異なる方法で, 二量
体で存在する不活性型アセチル CoA カルボキシラーゼに作用する. クエン酸は不活性型
二量体が活性型フィラメントに重合するのを促進する (図 22・35). しかし, クエン酸単
独では非生理的な濃度でないと重合は起こらない. 細胞内では, MIG12 というタンパク
質が重合に必要なクエン酸濃度を大幅に低くすることによって, クエン酸による重合を促
進している. クエン酸によってもたらされた多量体化はリン酸化による阻害を部分的に解
除する (図 22・36). クエン酸のアセチル CoA カルボキシラーゼ活性化効果は, 脂肪酸
が過剰になると豊富になる**パルミトイル CoA** (palmitoyl-CoA) によって消失する. パル
ミトイル CoA は, 活性型フィラメントを不活性型サブユニットに解離する. パルミトイ
ル CoA は, また, ペントースリン酸回路で NADPH を生成するグルコース-6-リン酸デ
ヒドロゲナーゼに加えて, クエン酸をミトコンドリアから細胞質へ輸送するトランスロ
カーゼをも阻害する.

ミトコンドリアにあるアイソザイムのアセチル CoA カルボキシラーゼ 2 は, 脂肪酸分
解の調節に寄与する. カルボキシラーゼ反応の生成物であるマロニル CoA の濃度は燃料
分子が豊富であるときは高い. マロニル CoA がカルニチンアシルトランスフェラーゼ I
を阻害するため, 脂肪酸 CoA は燃料分子が豊富なときはミトコンドリアマトリックスに
は入れない. マロニル CoA のカルニチンアシルトランスフェラーゼ I の阻害効果は, 心
臓や筋肉などそれ自体の脂肪酸合成能力の非常に低い組織において特に発揮される. これ
らの組織ではアセチル CoA カルボキシラーゼはまさに調節のための酵素であるといえよ
う.

(A)

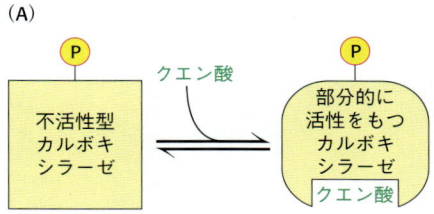

(B)

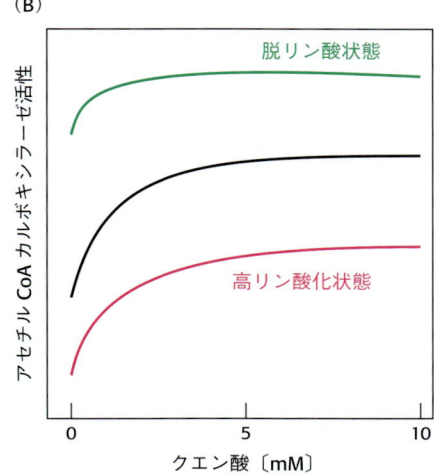

図 22・36　アセチル CoA カルボキシラー
ゼの活性のクエン酸濃度依存性.　(A) クエ
ン酸はリン酸化されたアセチル CoA カルボキ
シラーゼを一部活性化する. (B) 脱リン酸され
たアセチル CoA カルボキシラーゼは, クエン
酸がなくても高い活性を示す. クエン酸はリン
酸化による阻害を部分的に解除する〔出典: G.
M. Mabrouk, I.M. Helmy, K.G. Thampy, S.J. Wakil, *J.
Biol. Chem.*, **265**, 6330～6338(1990)〕.

アセチル CoA カルボキシラーゼはいろいろなホルモンにより調節される

アセチル CoA カルボキシラーゼは, 生体の全身のエネルギー状態を反映するグルカゴ
ン, アドレナリン, インスリンなどのホルモンにより調節される. インスリンはアセチル
CoA カルボキシラーゼを活性化することによって脂肪酸合成を促進し, 一方グルカゴン
とアドレナリンは反対の効果を示す.

グルカゴンとアドレナリンによる調節　　再び, 就寝から覚め運動を始めた人を想定し

てみよう．すでに述べたように，貯蔵グリコーゲン量は低いが，脂肪はたやすく動員される状態である．

　前述した通り，空腹時や運動時に存在するグルカゴンとアドレナリンは脂肪細胞においてトリアシルグリセロールからの脂肪酸の遊離を促進し，脂肪酸は血中へ放出される．おそらく筋細胞からも同様に放出が起こり，ただちに燃料として利用される．これらのホルモンはアセチル CoA カルボキシラーゼを阻害することにより脂肪酸合成を阻害する．これらのホルモン作用のメカニズムはあまりよくわかっていないが，つまるところ AMP 依存性プロテインキナーゼによる阻害を増強することによる．このことは生理的にうなずける．AMP 量が高値であることで示されるように細胞エネルギー状態が低かったり，グルカゴン量で示されるように生体でのエネルギー状態が低い場合，脂肪は合成されるべきではない．急場のエネルギーが必要なことを示すシグナルであるアドレナリンはこの効果を増強する．つまり，これらの異化に関与するホルモンはアセチル CoA カルボキシラーゼを不活性なリン酸化状態に保つことにより脂肪酸合成をスイッチオフする．

　インスリンによる調節　　では，運動を終え，食事を取ったところという状況を考えてみよう．この場合，インスリンは脂肪酸の遊離を阻害し，筋肉や脂肪組織でのトリアシルグリセロールとしての貯蔵を促進する．インスリンはまた，アセチル CoA カルボキシラーゼを活性化することにより脂肪酸合成を促進する．インスリンはプロテインキナーゼ B による AMPK のリン酸化を亢進させ，AMPK を阻害する．またインスリンは，プロテインホスファターゼを活性化し，アセチル CoA カルボキシラーゼを脱リン酸して活性化する．このように，シグナル分子であるグルカゴン，アドレナリン，インスリンは協調してトリアシルグリセロール代謝とアセチル CoA カルボキシラーゼとに作用し，厳密に脂肪酸の利用と貯蔵を調節している．

　食物への反応　　長期にわたるコントロールは脂肪酸合成に関与する酵素の合成と分解の速度を変化させることによってなされる．空腹の動物に低脂肪で高糖質の食物を与えると 2，3 日以内にアセチル CoA カルボキシラーゼと脂肪酸合成酵素の量が著しく増加する．このような調節は，**適応調節**（adaptive control）とよばれる．インスリンとグルコースによってもたらされるこの調節は遺伝子の転写のレベルで行われる．

ま と め

22・1　トリアシルグリセロールは高度に濃縮されたエネルギー貯蔵体である

　脂肪酸はつぎの点で生理的に重要である：1) 燃料分子，2) リン脂質や糖脂質の構成成分，3) タンパク質の疎水性修飾を行う成分，4) ホルモンや細胞内メッセンジャー．脂肪酸はトリアシルグリセロール（中性脂肪）の形で脂肪組織に蓄えられる．

22・2　燃料として脂肪酸を利用するには 3 段階の処理が必要である

　トリアシルグリセロールは，ホルモン制御下にあるリパーゼによる加水分解作用によって利用可能になる．グルカゴンとアドレナリンはリパーゼを活性化してトリアシルグリセロールの分解を促進する．反対にインスリンは脂肪分解を阻害する．脂肪酸は活性化されてアシル CoA となり，カルニチンによってミトコンドリア内膜を横切って輸送されミトコンドリアのマトリックス内で四つの反応 —— FAD による酸化，水の付加（加水），NAD^+ による酸化，そして CoA によるチオール開裂 —— の繰返しによって分解される．この酸化で生成した $FADH_2$ と NADH は呼吸鎖によって O_2 に電子を伝達し，一方，チオール開裂により生じたアセチル CoA は通常，オキサロ酢酸との縮合によりクエン酸回路に入る．

22・3 不飽和脂肪酸や奇数鎖の脂肪酸の分解にはさらなる段階が必要である

二重結合や奇数個の炭素をもつ脂肪酸の分解にはさらなる段階が必要である．不飽和脂肪酸の酸化には異性化酵素と還元酵素が必要であり，炭素を奇数個もつ脂肪酸に由来するプロピオニル CoA からスクシニル CoA への変換にはビタミン B_{12} 依存性の酵素が必要である．アセチル CoA から生成されるケトン体はある種の組織にとって重要な燃料源である．哺乳類はアセチル CoA からオキサロ酢酸，ピルビン酸，あるいは他の糖原性中間体を生成する代謝経路をもたず，したがって脂肪酸をグルコースに変換することができない．

22・4 脂肪酸は脂肪酸合成酵素により合成される

脂肪酸は細胞質中で β 酸化と異なる経路で合成される．脂肪酸合成酵素は脂肪酸合成をつかさどる酵素複合体である．合成はアセチル CoA がカルボキシ化してマロニル CoA になる反応で始まり，これが脂肪酸合成を決定づける．ATP によって駆動されるこの反応は，ビオチン酵素であるアセチル CoA カルボキシラーゼにより触媒される．脂肪酸合成の中間体はアシルキャリヤータンパク質（ACP）に結合する．アセチル ACP はアセチル CoA から，マロニル ACP はマロニル CoA からそれぞれ生成される．アセチル ACP とマロニル ACP は活性型マロニル単位からの CO_2 の放出を駆動力として縮合し，アセトアセチル ACP を生成する．この後，還元，脱水，2 度目の還元が続く．これらの段階では NADPH が還元物質となる．この経路で生成されたブチリル ACP は，マロニル ACP から 2 個の炭素を受け取ることで始まる 2 回目の伸長反応にそのまま入ることができる．7 回の伸長反応の結果パルミトイル ACP が生成され，これが加水分解されてパルミチン酸となる．高等生物では，脂肪酸合成にあずかる酵素群が共有結合して多機能酵素複合体を形成している．クエン酸の生成と開裂に基づく反応サイクルによって，アセチル基はミトコンドリアから細胞質に運ばれる．合成に必要な NADPH は，細胞質のリンゴ酸デヒドロゲナーゼとリンゴ酸デヒドロゲナーゼ（オキサロ酢酸脱炭酸）（$NADP^+$）（リンゴ酸酵素）の作用を介したミトコンドリアからの還元当量の輸送とペントースリン酸回路とにより生成される．

22・5 脂肪酸の伸長と不飽和化には補助的な酵素系が働く

酵素系による脂肪酸の伸長と不飽和化は小胞体膜上で行われる．不飽和化には NADH と O_2 が必要であり，フラビンタンパク質，シトクロム，非ヘム鉄タンパク質からなる複合体が反応を触媒する．哺乳類では，脂肪酸鎖の C-9 より先の炭素原子に二重結合を導入する酵素が欠如しているので，リノール酸とリノレン酸を食物から摂取する必要がある．

プロスタグランジンやその他のシグナル分子の重要な前駆体であるアラキドン酸はリノール酸から合成される．この 20:4 多価不飽和脂肪酸は，プロスタグランジン，プロスタサイクリン，トロンボキサン，ロイコトリエンなど各種のシグナル分子の前駆体となる．これらのシグナル分子はその短命さゆえに，伝達物質や局所ホルモンとして機能し，20 個の炭素原子を含むためエイコサノイドとよばれる．抗炎症薬であり抗血栓薬であるアスピリン（アセチルサリチル酸）は，これらのエイコサノイド合成を不可逆的に阻害する．

22・6 アセチル CoA カルボキシラーゼは脂肪酸代謝の調節において重要な役割を果たす

脂肪酸の合成と分解は同時に両方の反応が起こらないように，相互に調節しあっている．調節の鍵を握るアセチル CoA カルボキシラーゼは，AMP 依存性プロテインキナーゼによりリン酸化され不活性化される．このリン酸化はプロテインホスファターゼにより戻る．クエン酸は，構成要素としての分子やエネルギーが豊富なことを伝えるシグナルとなり，リン酸化による阻害を一部もとに戻す．アセチル CoA カルボキシラーゼはインスリンにより活性化されグルカゴンやアドレナリンにより阻害される．細胞内のエネルギーが豊富な場合は，マロニル CoA がカルニチンアシルトランスフェラーゼ I を阻害するため，脂肪酸 CoA はミトコンドリアマトリックスに入れない．

重 要 語 句

トリアシルグリセロール（triacylglycerol）
（p. 597）

中性脂肪（neutral fat）（p. 597）

トリグリセリド（triglyceride）（p. 597）

脂肪滴（lipid droplet）（p. 599）

アシルアデニル酸（acyl adenylate）（p. 603）

カルニチン（carnitine）（p. 603）

β 酸化経路（β-oxidation pathway）（p. 604）

ビタミン B_{12}（vitamin B_{12}）（p. 608）

コバラミン（cobalamin）（p. 608）

ペルオキシソーム（peroxisome）（p. 611）

ケトン体（ketone body）（p. 611）

脂肪酸合成酵素（fatty acid synthase,
脂肪酸シンターゼ）（p. 615）

アシルキャリヤータンパク質
（acyl carrier protein, ACP）（p. 615）

マロニル CoA（malonyl-CoA）（p. 615）

アセチル CoA カルボキシラーゼ
（acetyl-CoA carboxylase）（p. 615）

ATP-クエン酸リアーゼ
（ATP-citrate lyase）（p. 620）

アラキドン酸（arachidonate）（p. 623）

プロスタグランジン
（prostaglandin）（p. 623）

エイコサノイド（eicosanoid）（p. 623）

ポリケチド（polyketide）（p. 624）

AMP 依存性プロテインキナーゼ（AMP-
dependent protein kinase, AMPK）（p. 625）

問 題

1. 正しい組合わせ　左段の語と右段の記述を結びつけよ.

(a) トリアシルグリセロール

(b) ペリリピン

(c) 脂肪細胞特異的トリアシル
グリセロールリパーゼ

(d) グルカゴン

(e) アシル CoA シンセターゼ

(f) カルニチン

(g) β 酸化経路

(h) エノイル CoA イソメラーゼ

(i) 2,4-ジエノイル CoA レダク
ターゼ

(j) メチルマロニル CoA
ムターゼ

(k) ケトン体

1. 脂質分解を開始する酵素

2. 分解のために脂肪酸を
活性化する

3. cis-Δ^3 二重結合を trans-Δ^2
二重結合に変換する

4. 2,4-ジエノイル中間体を
trans-Δ^3-エノイル CoA
に還元する

5. 脂肪の貯蔵形態

6. ミトコンドリアへの移送
に必要

7. ビタミン B_{12} を必要とする

8. アセト酢酸

9. 脂肪酸が分解される機構

10. 脂肪分解の刺激

11. 脂肪滴関連タンパク質

2. 脂肪酸分解のあと　グリセロールからピルビン酸への変換を示す化学反応式を示せ. 解糖系酵素に加えて必要な酵素は何か.

3. エネルギーの形　アシル CoA の合成に至る部分反応〔p. 603, 式(1), 式(2)〕は, 逆反応も自由に起こる. これらの反応全体としての平衡定数はほぼ 1 である. つまり, ATP が 1 分子加水分解されるにもかかわらず, 反応物と生成物のエネルギーレベルがほぼ等しいことを意味する. これらの部分反応が可逆的である理由を説明せよ.

4. 活性化の対価　脂肪酸は分解される前に活性化されるが, その反応は以下の通りである.

この反応はきわめて起こりやすい. 2 分子当量の ATP が加水分解されるからである. 生化学的に物質を帳簿付けして, 化学反応式の左辺には ATP が 1 分子しかないにもかかわらず, 2 分子当量の ATP が使

われることを説明せよ.

5. 正しい順番　以下に示す脂肪酸の β 酸化に関する反応, 語句が正しい位置, 順番になるよう並べ替えよ.

(a) カルニチンとの反応

(b) 細胞質の脂肪酸

(c) CoA との結合による脂肪酸の活性化

(d) 加水

(e) NAD^+ による酸化

(f) チオール開裂

(g) ミトコンドリアのアシル CoA

(h) FAD による酸化

6. 過ぎ去った反応の記憶　脂肪酸の分解における酸化, 加水, 酸化と同じような反応を, 以前にも生化学で学んだ. この一連の反応を利用した他の経路は何か.

7. アセチル CoA の幻　ここに示す脂肪酸分解の化学反応式では, 8 分子のアセチル CoA を生成するのに 7 分子の CoA しか必要ない. なぜそんなことが可能なのか.

$$パルミトイル CoA + 7\,FAD + 7\,NAD^+ \\ + 7\,CoASH + 7\,H_2O \longrightarrow \\ 8\,アセチル CoA + 7\,FADH_2 + 7\,NADH + 7\,H^+$$

8. 収量比べ　パルミチン酸から産生される ATP 量を, パルミトレイン酸からのそれと比較せよ.

9. ATP を数えよう 1　C_{17} 脂肪酸（ヘプタデカン酸）の完全酸化により得られる ATP は何分子か. プロピオニル CoA はクエン酸回路でオキサロ酢酸にまで代謝されるものとする.

10. 甘い誘惑　ステアリン酸は C_{18} 脂肪酸でチョコレートの原料である. とある憂うつな日に, チョコレートをやけ食いして気晴らしした. ステアリン酸が CO_2 にまで完全酸化されたとすると, 何分子の ATP が得られるか.

11. 保存に適した形　6 炭素の糖質であるグルコースの完全酸化により得られる ATP 量と, 同じく 6 炭素からなる脂肪酸のヘキサン酸のそれとを比較せよ. ヘキサン酸はカプロン酸ともよばれ, ヤギの"臭い"のもとである. 脂肪が糖質よりも燃料として優れているのはなぜか.

12. 脂肪酸からケトン体へ　ステアリン酸からアセト酢酸への変換を表す化学反応式を書け.

13. 気前よく，でもほどほどに　肝臓はケトン体合成の主要な場である．しかし，ケトン体は肝臓で使われることなく，放出されて他の組織で利用される．肝臓も実は，ケトン体の合成と放出の過程でエネルギーを得ているのである．C_{16} 脂肪酸であるパルミチン酸をアセト酢酸に変換する過程において，肝臓で産生される ATP の分子数を求めよ．

14. ATP を数えよう 2　ケトン体である D-3-ヒドロキシ酪酸の完全酸化によって得られるエネルギーはどれくらいになるか．

15. 別の意見　問題 14 の解答が間違っているという人がいたとすると，それはなぜか．

16. 正確なことわざ　生化学の古いことわざに"脂質は糖質の炎で燃える"というのがある．このことわざの示すところを分子レベルで説明せよ．

17. レフサム病　フィタン酸はクロロフィルの構成成分である分枝脂肪酸で牛乳に多く含まれる．フィタン酸が蓄積すると，感受性のある人の場合，神経学的異常を起こす．この症候はレフサム病あるいはフィタン酸蓄積病とよばれる．

$$H_3C-\overset{\overset{\textstyle CH_3}{|}}{CH}-(CH_2)_3-\overset{\overset{\textstyle CH_3}{|}}{CH}-(CH_2)_3-\overset{\overset{\textstyle CH_3}{|}}{CH}-(CH_2)_3-\overset{\overset{\textstyle CH_3}{|}}{CH}-CH_2-COO^-$$
フィタン酸

(a) フィタン酸が蓄積するのはなぜか．

(b) フィタン酸の蓄積を防ぐためにはどんな酵素活性が必要と考えられるか．

18. ホットな食事　トリチウムは水素の放射性同位体であり，簡単に検出することができる．水素をすべてトリチウムで置き換えた 6 炭素の飽和脂肪酸をラットに投与し，注意深く慎重に筋生検を行った．放射性脂肪酸からβ酸化によって産生されたアセチル CoA をすべて回収し，CoA を取除いて酢酸をつくった．得られた酢酸に含まれるトリチウム：炭素比は全体としていくつになるか．

19. トリアシルグリセロールの異常　インスリン依存性の糖尿病においては，血中トリアシルグリセロール濃度の異常高値がよく認められる．これを生化学的に説明せよ．

20. 正しい組合わせ　左段の語と右段の記述を結びつけよ．

(a) ATP-クエン酸リアーゼ
(b) リンゴ酸酵素
(c) マロニル CoA
(d) アセチル CoA カルボキシラーゼ
(e) アシルキャリヤータンパク質
(f) β-ケトアシルアシルキャリヤータンパク質シンターゼ
(g) パルミチン酸
(h) エイコサノイド
(i) アラキドン酸
(j) AMP 依存性プロテインキナーゼ

1. NADH からの NADPH の生成を助ける．
2. アセチル CoA カルボキシラーゼを不活性化する．
3. この分子上で脂肪酸が合成される．
4. プロスタグランジンの前駆体．
5. 活性化型のアセチル CoA．
6. 脂肪酸合成酵素による最終産物．
7. 炭素原子 20 個からなる脂肪酸．
8. 脂肪酸合成を方向付ける反応を触媒する．
9. アセチル ACP とマロニル ACP との反応を触媒する．
10. 細胞質でアセチル CoA を生じる．

21. 比較，対比　脂肪酸の酸化と合成を以下の側面で比較，対比せよ．

(a) 反応の起こる場所
(b) アシルキャリヤー
(c) 還元物質と酸化物質

(d) 中間体の立体化学
(e) 合成または分解の方向
(f) 酵素系の編成

22. 脂肪酸合成のための炭酸水　脂肪酸合成に関する研究の初期には，どの緩衝液が最適な合成条件を与えるかが調べられていた．結果から，リン酸緩衝液に比べて炭酸水素緩衝液がはるかに優れていることがわかったが，研究者たちは初めこの結果を説明できなかった．それから数十年経て脂肪酸合成の全体像が明らかになった今，当時の結果がもっともなものであることを説明せよ．

23. しなやかな合成　飽和 C_{14} 脂肪酸であるミリスチン酸は化粧品の軟化剤として，あるいは局所薬の調剤に使われたりする．ミリスチン酸合成の化学反応式を示せ．

24. 清潔の対価　ラウリン酸は二重結合をもたない 12 炭素脂肪酸である．ラウリン酸のナトリウム塩（ラウリン酸ナトリウム）は，洗濯洗剤，シャンプー，歯磨き粉などさまざまな製品に使用される一般的な界面活性剤である．ラウリン酸の合成には ATP と NADPH はそれぞれ何分子必要か．

25. 正しい並び　脂肪酸合成に関する以下のステップを正しい順番に並べ換えよ．

(a) 脱水
(b) 縮合
(c) C_{16} 脂肪酸の遊離
(d) カルボニル基の還元
(e) マロニル ACP 形成

26. 資産凍結　ATP クエン酸リアーゼの酵素活性を低下させるような変異があった場合，脂肪酸合成にどのような影響を及ぼすか説明せよ．

27. 真実だけを　以下の文章は正しいか，誤っているか．誤りの場合，何が正しくないのか説明せよ．

(a) ビオチンは，脂肪酸合成酵素の活性に必要である．
(b) 脂肪酸合成における縮合反応は，マロニル CoA の脱炭酸を駆動力としている．
(c) 脂肪酸合成は ATP に依存しない．
(d) パルミチン酸は脂肪酸合成酵素の最終産物である．
(e) 哺乳類では，脂肪酸合成に必要な酵素活性のすべては 1 本のポリペプチド鎖上にある．
(f) 哺乳類の脂肪酸合成酵素は単量体で活性をもつ．
(g) 脂肪酸であるアラキドン酸はシグナル分子の前駆体である．
(h) アセチル CoA カルボキシラーゼはクエン酸で阻害される．

28. 奇数鎖脂肪酸現る　奇数個の炭素からなる脂肪酸の合成過程を説明せよ．

29. 標識　試験管内で脂肪酸を合成させる系があって，アセチル CoA を除くすべての必要な酵素，補因子が含まれているとしよう．この系に，次式の放射性の水素（^3H，トリチウム）と炭素 14（^{14}C）をもつアセチル CoA を添加した．

$$\overset{\overset{\textstyle ^3H}{|}}{^3H-\underset{\underset{\textstyle ^3H}{|}}{^{14}C}}-\overset{\overset{\textstyle O}{\|}}{C}-SCoA$$

$^3H/^{14}C$ 比は 3 である．この放射性アセチル CoA から合成したパルミチン酸（C_{16}）に含まれる $^3H/^{14}C$ の比はいくつになるか．

30. 強い抱擁　卵に含まれる糖タンパク質であるアビジンは，ビオチンに対して高い結合親和性をもつ．アビジンが結合すると，ビオ

チンは生体内で利用できなくなる．生卵を多く含む食事が脂肪酸合成に及ぼす影響は．また，火を通した卵の場合はどうか．

31. アルファかオメガか　脂肪酸合成に直接使われるアセチルCoAはたった1分子だけである．パルミチン酸分子上のどの炭素原子がアセチルCoAに由来するものか示せ．

32. さっきまであったのに　脂肪酸合成にはHCO$_3^-$が必要であるが，生成物にはそれに由来する炭素原子は見あたらない．なぜか．

33. まさに情報伝達　クエン酸が6-ホスホフルクトキナーゼの阻害剤として適している理由は何か．

34. 炭素原子の追跡　パルミチン酸を活発に合成する細胞抽出液があり，この試料中の脂肪酸合成酵素1分子は約5分で1分子のパルミチン酸を生成するものとする．マロニル単位の各炭素を^{14}Cで標識したマロニルCoAを，突然大量にこの系に加え，pHの変化により1分後に脂肪酸合成を停止した．脂肪酸の放射活性を分析した．この系で生成するパルミチン酸のどちらの炭素原子が放射活性が高いか，C-1かC-14か．

35. やっかいな変異体　アセチルCoAカルボキシラーゼのセリン残基はAMP依存性プロテインキナーゼによるリン酸化部位であるが，これがアラニンに変異した．この変異はどのような結果をもたらすか．

36. 供給源　以下の各不飽和脂肪酸について動物における生合成の前駆体がパルミトレイン酸，オレイン酸，リノール酸，リノレン酸のいずれであるかを示せ．
(a) 18:1 *cis*-Δ^{11}
(b) 18:3 *cis*-$\Delta^6, \Delta^9, \Delta^{12}$
(c) 20:2 *cis*-Δ^{11}, Δ^{14}
(d) 20:3 *cis*-$\Delta^5, \Delta^8, \Delta^{11}$
(e) 22:1 *cis*-Δ^{13}
(f) 22:6 *cis*-$\Delta^4, \Delta^7, \Delta^{10}, \Delta^{13}, \Delta^{16}, \Delta^{19}$

37. 脱炭酸による駆動　脂肪酸合成における脱炭酸の役割は何か．同じしくみを利用している，別の代謝経路の重要な反応をあげよ．

38. キナーゼの産生過剰　プロモーターの変異により，脂肪細胞においてプロテインキナーゼAの産生過剰が起こったとする．この変異によって脂肪酸代謝はどのように変化するか．

39. 資産の封鎖　細胞質中に燃料分子があるからといって必ずしも効果的に使われるわけではない．細胞内区画間での代謝産物の輸送が損なわれた結果，疾患につながる例を二つあげよ．

40. 鮮やかな変換　ペルオキシソームは多価不飽和脂肪酸を酸化するための代替経路 —— D-3-ヒドロキシアシルCoAを *trans*-Δ^2-エノイルCoAに変換するヒドラターゼ —— をもっている．偶数番目の炭素原子にシス二重結合（たとえばリノレン酸の *cis*-Δ^{12}二重結合）をもつCoAを酸化するのに，どのようにこの酵素を使うことができるか．

41. 腕を組んで　真核生物の酵素の多くは，脂肪酸合成酵素のように複数の活性部位が共有結合した形の多機能タンパク質として存在している．このことの有利な点は何か．

42. 共有結合性の破綻　1本の非常に長いポリペプチド鎖上に，多くの触媒部位が同時に存在した場合，不都合と思われる点は何か．

43. 失われたアシルCoAデヒドロゲナーゼ　これまでに遺伝性アシルCoAデヒドロゲナーゼ欠損症が多数報告されている．この欠損症は生後早い時期に症状が現れ，飢餓時に嘔吐，嗜眠，ときに昏睡などの症状を現す．血糖値が低下（低血糖）するだけでなく，飢餓によるケトーシスも認められない．これら二つの所見が生じる理由を生化学的観点から述べよ．

44. クロフィブラートの効果　高トリアシルグリセロール血症は，

心臓発作や卒中と関連がある．血中トリアシルグリセロール値が高い患者の治療として，ペルオキシソームの活性を上げる薬剤であるクロフィブラートが使われることがある．この治療の生化学的根拠は何か．

45. 異なる状態における酵素活性　図22・36は，クエン酸の量的変化に対するアセチルCoAカルボキシラーゼの反応を示している．クエン酸がこの酵素に及ぼす作用をアロステリック効果の点から説明せよ．また，パルミトイルCoAの濃度が上昇した場合にはどのような影響があると予想されるか．

機構の問題

46. 主題の変奏　アセチルCoA C-アシルトランスフェラーゼは構造が縮合酵素に似ている．この観察に基づいて，CoAによる3-オキソアシルCoAの開裂の機構を提案せよ．

47. 2+3＝4　脂肪酸合成において，アセチル単位とマロニル単位の縮合によりアセトアセチル単位が生成される反応の機構を示せ．

章のまとめの問題

48. 悪い食事療法　ある風変わりな理由で，クジラとアザラシの脂身だけしか口にしないことに決心したとしよう．
(a) 糖質不足は体内の脂肪の利用能にどんな影響を及ぼすか．
(b) あなたの息はどんな匂いがするだろうか．
(c) 友人はそんな食事を止めさせようと説得するのをあきらめ，代わりにあなたは奇数鎖脂肪酸を適量とるように約束させられた．あなたの友人は本心からあなたのためを思っているだろうか．説明せよ．

49. 脂肪からグリコーゲンへ　ある実験動物に^{14}C放射性標識したステアリン酸を食べさせた．肝生検によって^{14}C標識グリコーゲンの存在が明らかとなった．動物は脂肪を糖質に変換できないという事実から考えて，どうしてこの結果が起こるのか．

50. 酵素欠損　予後不良の疾患であるピルビン酸デヒドロゲナーゼ欠損症では，神経障害と持続的な乳酸アシドーシスを呈する．低炭水化物/高脂肪食を与えるのが治療の一つである．
(a) なぜ神経障害が起こるのか説明せよ．
(b) 乳酸アシドーシスが起こるのはなぜか．
(c) 低炭水化物/高脂肪食を与える根拠は何か．

51. 適材不適所　ツェルベガー症候群はペルオキシソームへの酵素の輸送異常で起こる．酵素の細胞内分布異常によって起こる糖質代謝異常症は何か．

データ解釈の問題

52. 変異酵素　カルニチンパルミトイルトランスフェラーゼ I（CPT I）は長鎖アシルCoAをアシルカルニチンに変換する酵素で，ミトコンドリア内への輸送とその後の分解のために不可欠なものである．3番目のグルタミン酸残基をアラニンに変えた変異酵素を作製し，この変異による影響を解析した結果をグラフA～Cに示した．

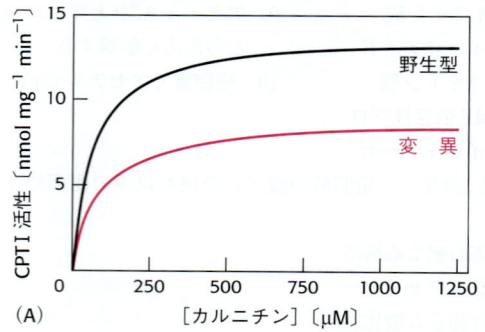

（a）カルニチン濃度を変化させたとき（グラフ A）の酵素活性に対する変異の影響は何か．野生型酵素ならびに変異酵素の K_M ならびに V_{max} 値はそれぞれいくつか．

（b）パルミトイル CoA の濃度を変化させて同様の実験をした場合（グラフ B）は影響はどうか．野生型酵素ならびに変異酵素の K_M，V_{max} 値はそれぞれいくつか．

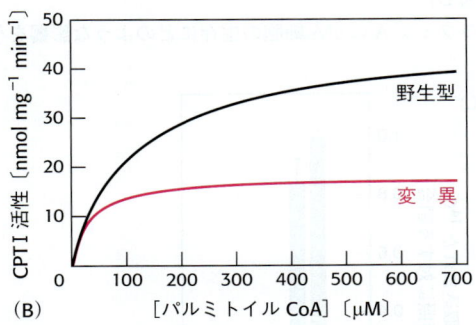

(B)

（c）グラフ C にマロニル CoA による両酵素への阻害効果を示した．マロニル CoA でより阻害されるのはどちらの酵素か．

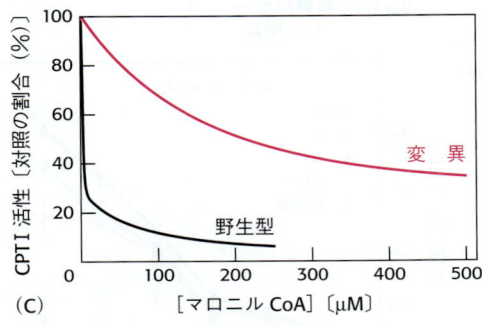

(C)

（d）パルミトイル CoA 濃度が 100 μM，カルニチン濃度が 100 μM，マロニル CoA 濃度が 10 μM の条件で実験した場合，酵素の特性に及ぼす最も顕著な変異の影響は何か．

（e）カルニチンアシルトランスフェラーゼⅠの機能上，3 番目のグルタミン酸残基の果たす役割は何であると結論づけることができるか．

〔データ提供：J. Shi, H. Zhu, D.N. Arvidson, G.J. Woldegiorgis, *J. Biol. Chem.*, **274**, 9421〜9426 (1999)〕

53. 相　棒　コリパーゼは小腸において脂質粒子に結合し，膵リパーゼの結合と活性化を促進する．その後リパーゼにより加水分解された脂質は小腸上皮細胞から吸収される．部位特異的突然変異誘発（§5・2）を使って，コリパーゼのどのアミノ酸残基が，リパーゼの結合ならびに活性化をそれぞれ促進しているのかを調べた．実験内容の一部を以下に示す．

図 A はコリパーゼの二つの異なるアミノ酸置換が，リパーゼの脂質粒子への結合を促進する機能に及ぼす影響を示している．どちらの図も，青は正常対照（アミノ酸置換なし）を，赤は変異体を表す．1 文字目のアルファベットは正常のアミノ酸，つぎの数字はアミノ酸配列上の番号，二つ目のアルファベットは置換後のアミノ酸をそれぞれ表している．

（a）図 A の上の図におけるアミノ酸置換はどのようなものか．

（b）この変異によってコリパーゼによるリパーゼの脂質粒子への結合はどう変化したか．

（c）図 A の下の図におけるアミノ酸置換はどのようなものか．

（d）この変異によってコリパーゼによるリパーゼの脂質粒子への結合はどう変化したか．

つぎに，図 B を見て，リパーゼの活性について検討した．

（e）L16A 変異のリパーゼ活性に対する効果は何か．

(A)

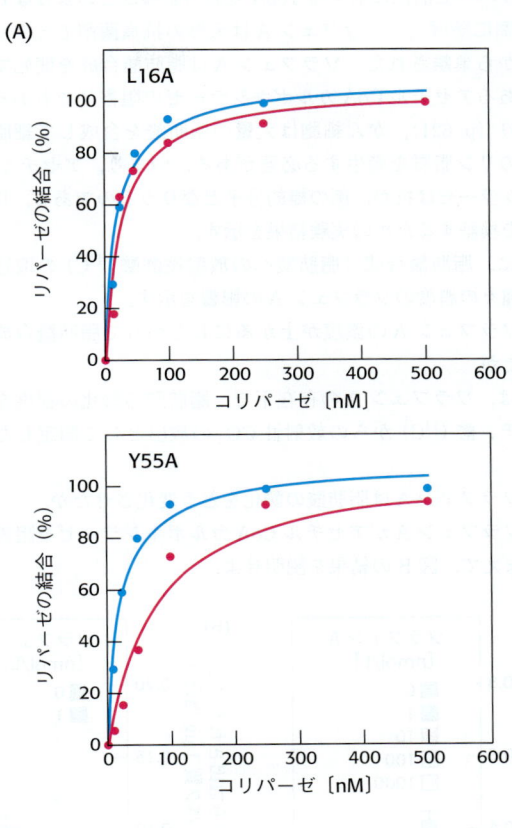

(B)

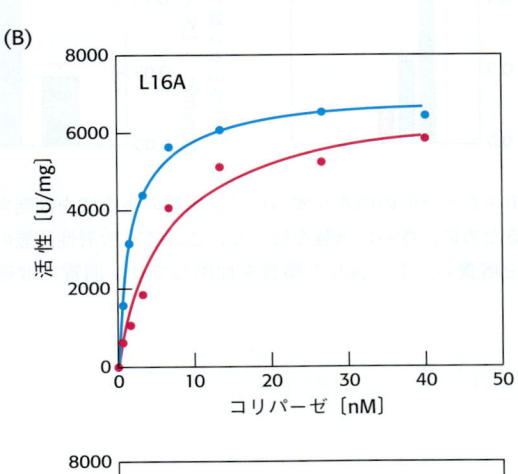

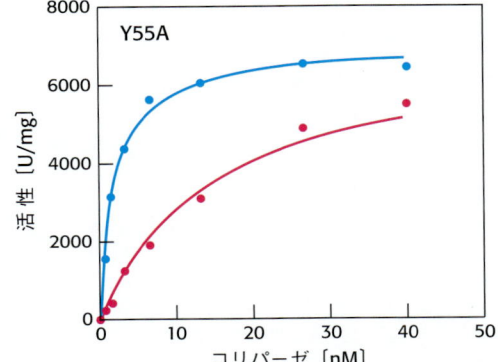

〔出典：L.E. Ross, X. Xiao, M.E. Lowe, 'Identification of amino acids in human colipase that mediate adsorption to lipid emulsions and mixed micelles,' *Biochim. Biophys. Acta*, **1831**, 1052〜1059 (2013)〕

（f）この結果から，リパーゼの結合と活性化に果たすコリパーゼの機能の性質はどのようなものと考えられるか．

（g）リパーゼ活性に対する Y55A 変異の影響はどのようなものか．

54. 未然に防げ

ソラフェン A は天然の抗真菌剤でミクソバクテリウムから単離された．ソラフェン A は脂肪酸合成を開始する調節酵素であるアセチル CoA カルボキシラーゼの阻害剤でもある．前述した通り（p. 621），がん細胞は大量の脂肪酸を合成して細胞膜合成のためのリン脂質を産生する必要がある．つまり，アセチル CoA カルボキシラーゼは抗がん剤の標的分子となりうるのである．以下にこの仮説を検証するための実験結果を示す．

図 A に，脂肪酸合成〔脂肪酸への放射性酢酸（^{14}C）の取込み〕に及ぼす種々の濃度のソラフェン A の影響を示す．

（a）ソラフェン A の濃度が上がるにしたがって脂肪酸合成はどう変化したか．

図 B は，ソラフェン A の存在下で，脂肪酸の酸化の程度を放射性パルミチン酸（^{14}C）からの放射性 CO_2 の放出として測定した結果である．

（b）ソラフェン A は脂肪酸の酸化をどう変化させたか．

（c）ソラフェン A がアセチル CoA カルボキシラーゼを阻害することを踏まえて，図 B の結果を説明せよ．

^{14}C の量を測定した．リン脂質合成に対するソラフェン A の影響を図 C に示した．

（d）ソラフェン A によるカルボキシラーゼの阻害は，リン脂質の合成を抑制したか．

（e）リン脂質合成は細胞の生存にどのように影響するか．

最後にソラフェン A ががん細胞の *in vitro* での増殖を阻害するかを検証した（図 D）．

（f）ソラフェン A はがん細胞の生存にどのような影響を与えたか．

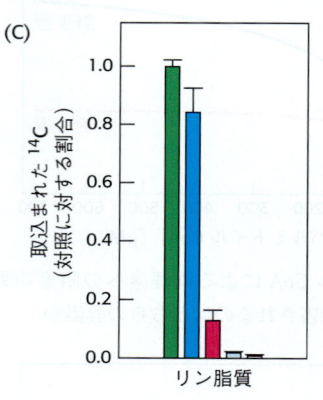

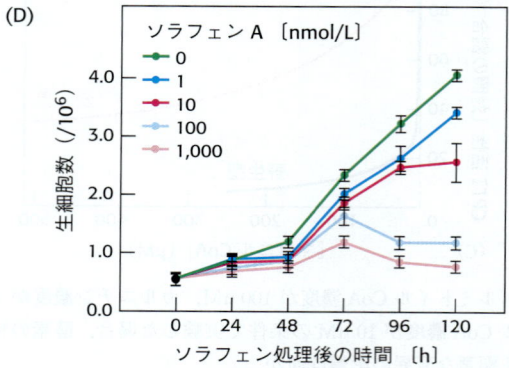

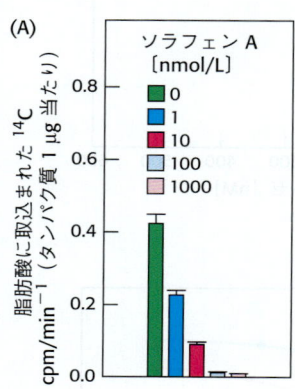

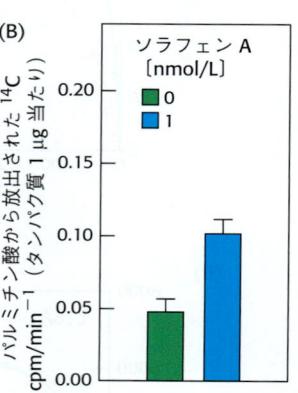

カルボキシラーゼの阻害が本当にリン脂質の生合成を抑制するかを検証するために，さらに実験を行った．ここでも放射性酢酸の存在下で細胞を培養し，その後リン脂質を抽出してリン脂質に取込まれた

〔出典: A. Beckers, S. Organe, L. Timmermans, K. Scheys, A. Peeters, K. Brusselmans, G. Verhoeven, J. V. Swinnen, 'Chemical inhibition of acetyl-CoA carboxylase induces growth arrest and cytotoxicity selectively in cancer cells,' *Cancer Res.*, **67**, 8180〜8187（2007）〕

タンパク質代謝回転とアミノ酸異化作用

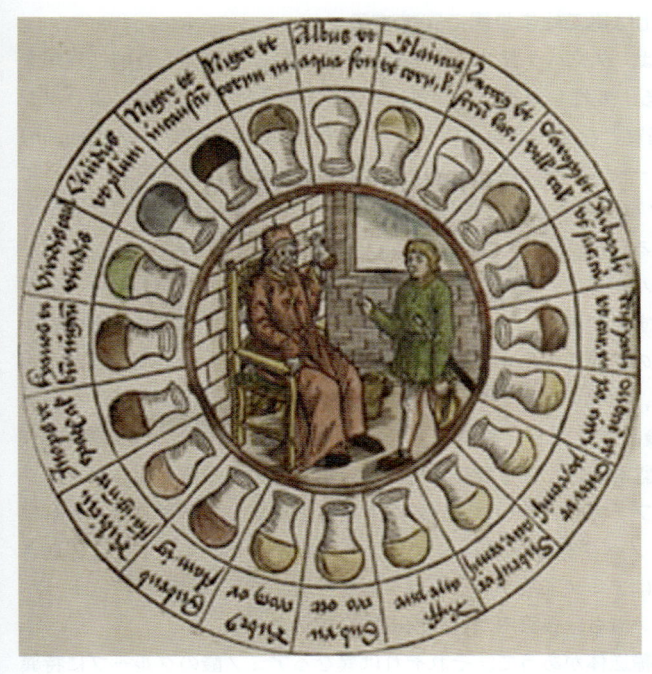

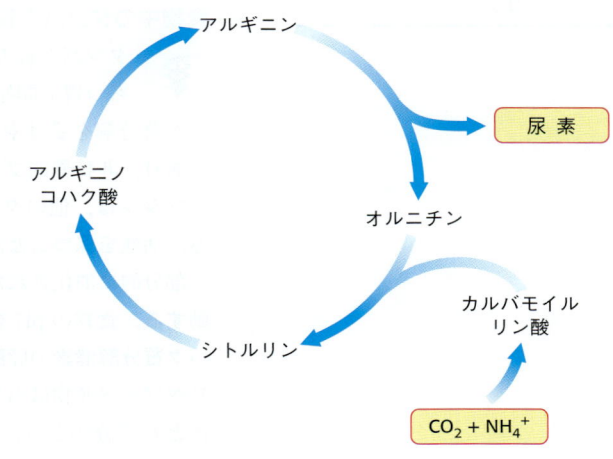

14世紀のドイツの手刷り木版画には，色と濃度に従って尿の試料を分類する円盤が描かれている．円盤の中央では，医師が患者の尿を見て，臭いをかぎ，なめて検査している．円盤上の瓶は，医師が病気の診断をする目安となった．尿中の鍵となる成分は，尿素であり，アミノ酸代謝で放出されたアミノ基からつくられる〔（左）出典: Rosenwald Collection. Rare Book and Special Collections Division, 米国議会図書館（128.2）〕.

アミノ酸は，食物として摂取されたタンパク質の腸での消化や細胞内でのタンパク質の分解によりつくられ，細胞に常に供給されている．多くの細胞のタンパク質は変化し続ける代謝の要求に呼応して常に壊され再合成されている．誤って折りたたまれたり，損傷を受けたタンパク質もまた，分解されなければならない．損傷を受けたり，要らなくなったタンパク質は，ユビキチンという小さなタンパク質の鎖と共有結合することで，分解への目印が付けられ，つづいて，プロテアソームとよばれる大きなATP依存性複合体により分解される．消化や分解を通して供給されるアミノ酸の主要な用途はタンパク質合成の構成要素であるが，ヌクレオチド塩基などの窒素含有化合物の合成の窒素源としても使われる．

脂肪酸やグルコースと対照的に，生合成に必要な量を上回った過剰のアミノ酸は貯蓄しておくことができないが，排泄されもしない．むしろ余剰アミノ酸は代謝の燃料として使われる．α-アミノ基が脱離し，残った炭素骨格が主要代謝中間体へ変換される．余剰アミノ酸のアミノ基はほとんどが尿素回路で尿素に変換されるが，その炭素骨格はアセチルCoA，アセトアセチルCoA，ピルビン酸，クエン酸回路の中間体の一つに変換される．炭素骨格は，グルコース，グリコーゲン，脂肪に変換される．

いくつかの補酵素がアミノ酸分解で重要な役割を演じる．中でも一番重要なものは，ピリドキサールリン酸である．この補酵素はアルジミン型のシッフ塩基中間体を形成して，アミノ酸とオキソ酸の間のα-アミノ基のやり取りを媒介する．生後すぐに治療を開始しないと脳損傷や精神遅滞を招く，アミノ酸分解の遺伝的異常についてもいくつか見ていこう．アミノ酸代謝の研究は基礎生化学と臨床医学の関連を深めるきわめて価値の高いものである．

表 23・1　ヒトの必須アミノ酸

ヒスチジン
イソロイシン
ロイシン
リシン
メチオニン
フェニルアラニン
トレオニン
トリプトファン
バリン

23・1　タンパク質はアミノ酸に分解される

　食物中のタンパク質はきわめて重要なアミノ酸源である．特に重要な食物中のタンパク質は，生体内で合成することができず，食物で摂取するしかない必須アミノ酸（表23・1）を含むものである．摂取された食物中のタンパク質はアミノ酸や小さなペプチドに分解され，腸で吸収されて血液中に輸送される．もう一つ重要なアミノ酸源は，細胞タンパク質が分解されることである．

食物中のタンパク質の消化は胃で始まり腸で完結する

　タンパク質の消化は，タンパク質のランダムコイルへの変性に適した酸性環境をもつ胃で開始される．変性したタンパク質は未変性タンパク質よりも，よりタンパク質分解を受けやすい基質となる．胃の主要タンパク質分解酵素は**ペプシン**（pepsin）であり，非特異的プロテアーゼで，驚いたことに pH 2 で最高の活性を示す．このようにペプシンは，他のタンパク質が変性してしまうような胃の非常に高い酸性環境においても，活性を保つことができる．

　部分的に消化されたタンパク質は，その後，胃の酸性環境から小腸の最初の部分へと移動する．食物の pH を中和する炭酸水素ナトリウム（NaHCO₃）とさまざまな膵臓のタンパク質分解酵素の膵臓からの分泌を促進するホルモンの分泌を，ペプシンで消化されたポリペプチド産物はもちろん，食物の低い pH が刺激する．これらの酵素は，不活性な前駆体として分泌され，その後，活性化した酵素に変換されることを思い出してほしい（§9・1，§10・4）．一揃いの酵素はさまざまな基質特異性を示すため，基質となるタンパク質は，ジペプチド，トリペプチド，あるいは，遊離のアミノ酸にまで分解される．分解は腸細胞の細胞膜にあるアミノペプチダーゼ N のようなプロテアーゼによりさらに促進される．アミノペプチダーゼはアミノ末端からタンパク質を分解する．ジペプチド，トリペプチドと同様に一つのアミノ酸も，腸管内から腸内細胞に取込まれる．

　少なくとも 7 種の異なる輸送体があって，それぞれは異なるアミノ酸のグループに特異的である．たくさんの遺伝性疾患が，これらの輸送体の変異の結果起こる．たとえば，ハートナップ病は，発疹，運動失調（筋肉の制御を欠く），精神発達の遅延，下痢によって特徴づけられる希少疾病であるが，トリプトファンや他の無極性アミノ酸の輸送体の欠損に由来する．吸収されたアミノ酸は，その後，他の組織で使われるために，それぞれ，Na⁺/アミノ酸対向輸送体によって血中に放出される（図23・1）．

細胞のタンパク質は異なる速さで分解される

　タンパク質代謝回転 ―― すなわちタンパク質の分解と再合成 ―― は細胞で常に行われ

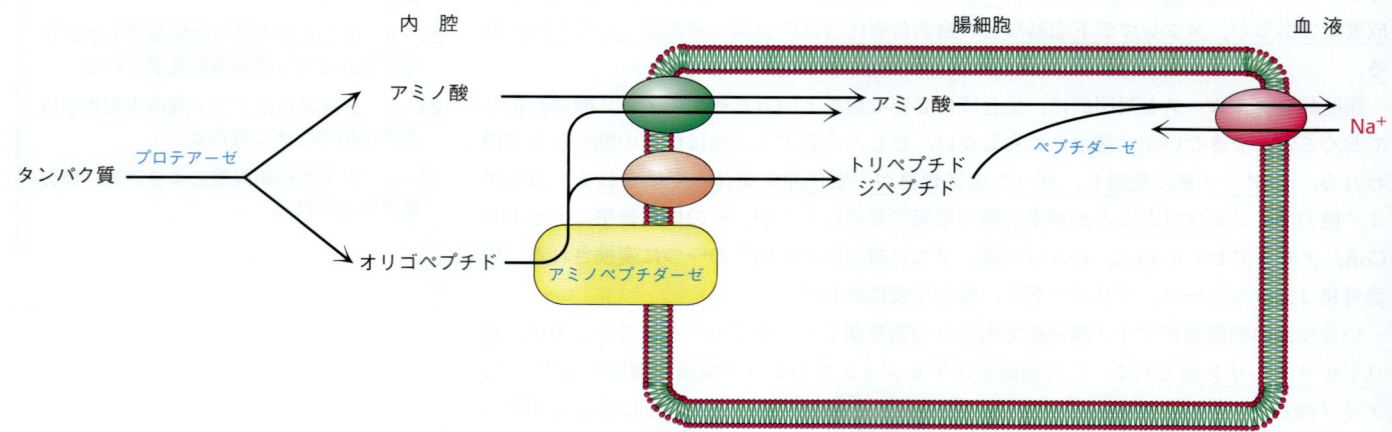

図 23・1　タンパク質の消化と吸収．　タンパク質の消化はおもに膵臓から分泌される酵素によって行われる．腸上皮に存在するアミノペプチダーゼはさらにタンパク質を消化する．アミノ酸，ジペプチド，トリペプチドは，腸細胞の特異的な輸送体（トランスポーター；●，●）を通して吸収される．つぎに遊離アミノ酸が対向輸送体（●）を通して血液中に放出され，他の組織で使用される．

ている．非常に安定なタンパク質もあるが多くは短命で，特に代謝調節に関わるタンパク質がそうである．これらタンパク質はシグナル経路を活性化あるいは不活性化するために素早く分解されうる．加えて，細胞は損傷を受けたタンパク質を取除く機構をもっている．翻訳の間違いや立体構造形成不全のため，新しく合成されたタンパク質分子にはかなりの確率で欠陥が認められる．最初に合成されたときは正常なものであっても，時間がたつにつれて酸化的損傷や他の原因によって変性されるかもしれない．これらのタンパク質は，蓄積して凝集する前に取除かれなければならない．実際，ある種のパーキンソン病やハンチントン病などの多くの病理的な現象がタンパク質の凝集と関連している．

タンパク質の寿命（半減期）はいくつかに分類される．オルニチンデカルボキシラーゼの半減期は約 11 分で，哺乳類タンパク質中では一番短いものの一つである．この酵素は，増殖や分化に必須な細胞性カチオンであるポリアミン合成に関わっている．その一方で，ヘモグロビンの寿命は赤血球細胞の寿命によってのみ規定されているし，レンズタンパク質であるクリスタリンは生体の寿命によって規定されている．

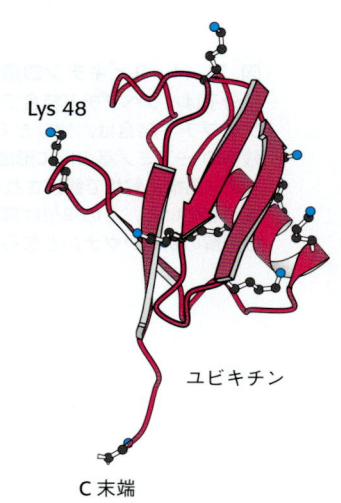

図 23・2 ユビキチンの構造． ユビキチンは伸びたカルボキシ末端構造をもち，そこが活性化されて分解の対象となるタンパク質と結合することに注意．Lys 48 を含むリシン残基を球棒モデルで示したが，これは別のユビキチン分子との主要結合部位である〔1UBI.pdb より〕．

23・2 タンパク質代謝回転は厳密に調節されている

分解するつもりのタンパク質を細胞はどのようにして見分けることができるのだろうか．**ユビキチン**（ubiquitin, Ub）は，すべての真核細胞に存在する小さなタンパク質（76 アミノ酸残基）であるが，分解されるタンパク質の目印となる（図 23・2）．ユビキチンは細胞における死へのシグナル —— Robert Louis Stevenson 著の "Treasure Island（宝島）" に出てくる "ブラックスポット（黒丸）" のようなもの —— である．

ユビキチンは分解されるタンパク質の目印となる

ユビキチンは真核生物で高度に保存されており，酵母とヒトのユビキチンの間で 76 残基中 3 残基が異なるにすぎない．ユビキチンのカルボキシ末端にあるグリシン残基は分解を受けるべきタンパク質のいくつかのリシン残基の ε-アミノ基に共有結合する．このような**イソペプチド結合**（isopeptide bond）（α-アミノ基よりむしろ ε-アミノ基が標的となるので<u>イソ</u>という）形成のためのエネルギーは ATP の加水分解から得られる．

ユビキチンが各タンパク質に結合するには，三つの酵素（図 23・3）—— ユビキチン活性化酵素（E1），ユビキチン結合酵素（E2），ユビキチン—タンパク質リガーゼ（E3）—— が関わっている．まず最初に，ユビキチンの C 末端カルボン酸残基が E1 の SH 基にチオエステル結合をつくって結合する．この ATP 依存性の反応は脂肪酸の活性化を連想させる（§ 22・2）．この反応においてアクリルアデニル酸が，ユビキチンの C 末端のカルボン酸に二リン酸（ピロリン酸）を放出して形成され，ユビキチンを E1 の鍵となるシステイン残基の SH 基に転移させる．つぎに活性型ユビキチンは E2 の SH 基に運ばれ E2 自身が

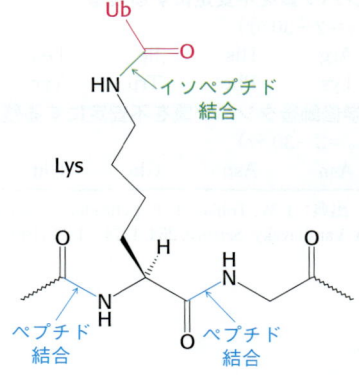

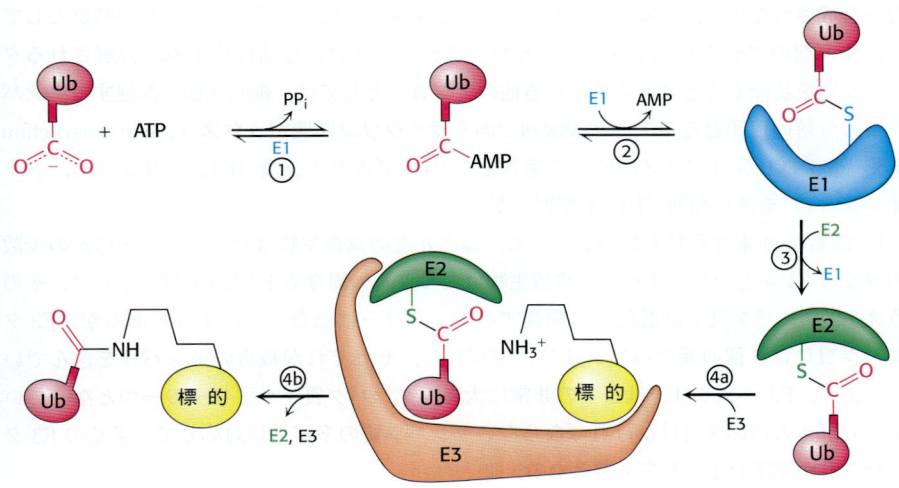

図 23・3 ユビキチン結合． ユビキチン活性化酵素（E1）はユビキチン（Ub）をアデニル酸化し（①），酵素自身のもつシステイン残基の一つとユビキチン結合させる（②）．ユビキチンはその後ユビキチン結合酵素（E2）のシステイン残基へと E2 酵素の働きで転移する（③）．最後にユビキチン—タンパク質リガーゼ（E3）が，ユビキチンを標的タンパク質上のリシン残基に転移させる（④aと④b）．

図 23・4 ユビキチン四量体の構造. 4個のユビキチン分子はイソペプチド結合で結合している. それぞれのイソペプチド結合は, 伸びた C 末端のカルボン酸とリシン残基の ε–アミノ基の間に形成されることに注意. --- は, X 線結晶構造解析で観察されなかった伸びた C 末端の位置を示している. この単位は標的タンパク質に結合した場合の分解の初期シグナルとなる〔1TBE.pdb より〕.

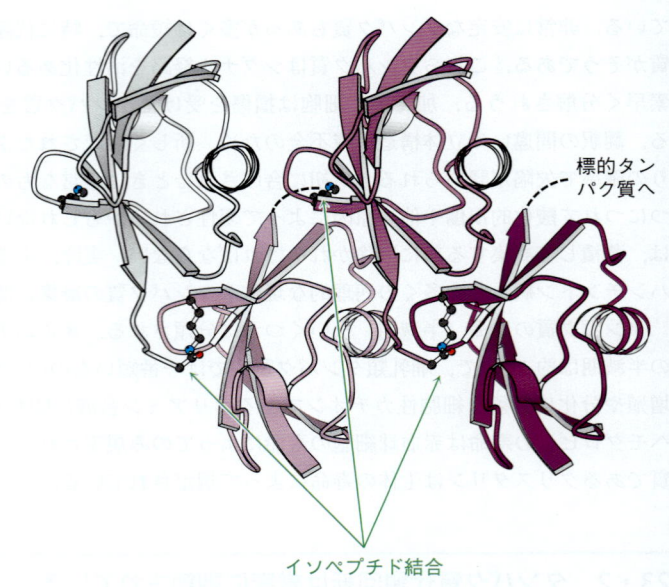

標的タンパク質へ

イソペプチド結合

表 23・2 酵母の細胞質のタンパク質の寿命（半減期）はアミノ末端残基の性質に依存する[†]

タンパク質をきわめて安定化する残基 ($t_{1/2} > 20$ 時間)			
Ala	Cys	Gly	Met
Pro	Ser	Thr	Val
タンパク質を不安定にする残基 ($t_{1/2} = 2〜30$ 分)			
Arg	His	Ile	Leu
Lys	Phe	Trp	Tyr
化学修飾後タンパク質を不安定にする残基 ($t_{1/2} = 3〜30$ 分)			
Asn	Asp	Gln	Glu

[†] 出典: J. W. Tobias, T. E. Schrader, G. Rocap, A. Varshavsky, *Science*, **254**, 1374〜1377 (1991).

触媒して反応し, 最終的には E2 から標的タンパク質の ε–アミノ基へのユビキチン転移を E3 が触媒する. ユビキチン化反応はプロセッシブであり, E3 は標的タンパク質に結合したまま, ユビキチン分子の 48 番目のリシン残基の ε–アミノ基を他のユビキチンの末端のカルボン酸に結合させることによりユビキチン鎖を形成することができる. 4 個以上のユビキチン分子からなる鎖が分解の必要性を伝達する際に特に有効なシグナルになる（図 23・4）.

タンパク質がユビキチン化されるかどうかは, 何が決めているのだろうか. **デグロン**（degron）とよばれる特定のアミノ酸配列が, 分解されるべきタンパク質であることを示している. そのようなシグナルの一つは予想に反して簡単であることが判明した. 細胞質にあるタンパク質の半減期は, アミノ末端残基に大きく依存する（表 23・2）. この依存性のことを N 末端則とよび, シグナルは N 末デグロンとよばれる. 酵母のタンパク質で N 末端にメチオニンをもつものの半減期は通常 20 時間以上であるが, この位置にアルギニンをもつものの半減期は約 2 分である. N 末端にアルギニンやロイシンのような残基があるとタンパク質は非常に不安定になり, 速いユビキチン化をしやすくなるが, メチオニンやプロリンのような残基があるとタンパク質は安定化しユビキチン化しにくくなる. なぜ N 末端則は見かけ上は単純なのだろうか. N 末デグロンは, タンパク質がタンパク質分解酵素で分解された後にのみ, ときおり露出する. シグナルが露出されるには, タンパク質が分解されなければならないので, そのようなデグロンは, 酵素前駆体（プロ酵素）にたとえて, N 末デグロン前駆体とよばれている（§ 10・4）. 他の例では, タンパク質が合成された後に, 不安定化したアミノ酸がタンパク質に加えられる. 他の修飾としては, N 末端のアセチル化が注目されるが, これもデグロンを活性化する. 分解されるタンパク質を認識すると考えられている他のデグロンとしては, 細胞周期に関連するタンパク質の分解の目印となるアミノ酸配列である**サイクリン破壊ボックス**（cyclin destruction box）やプロリン（アミノ酸の一文字表記で P）, グルタミン酸（E）, セリン（S）, トレオニン（T）を含む配列（**PEST 配列**）がある.

E3 酵素が N 末端残基を認識している. ほとんどの真核生物はたった一つかほんの少数の異なる E1 をもつが, すべての真核生物はたくさんの異なる E2 と E3 酵素をもつ. そのうえ E2 タンパク質では進化的に関連するファミリーはただ一つのようであるが, E3 タンパク質には 3 種の異なるファミリーが存在し, それぞれが数百のメンバーを含んでいる. 実際, E3 ファミリーはヒトの非常に大きなタンパク質ファミリーの一つとなっている. 分解への目印を付けなければならないタンパク質の多様性に対応して, 多くの E3 タンパク質が認識分子として必要となる.

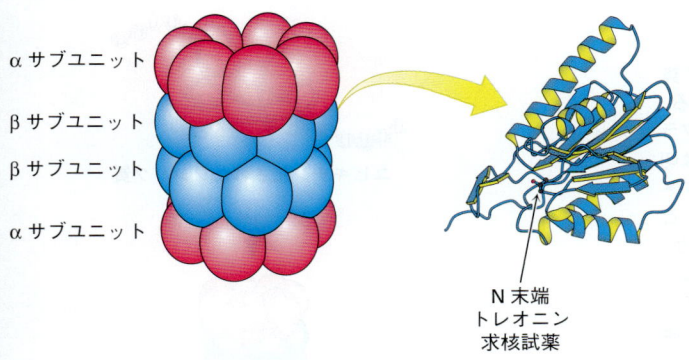

αサブユニット
βサブユニット
βサブユニット
αサブユニット

N末端
トレオニン
求核試薬

図 23・5　20S プロテアソーム.　20S プロテアソーム
は 28 個の相同なサブユニット（α, ■；β, ■）からなり,
それぞれ 7 個のサブユニットからなる 4 個の環を形成して
いる. いくつかの β サブユニット（右）はアミノ末端にプ
ロテアーゼ活性部位がある〔サブユニット: 1RYP.pdb より〕.

正常な細胞の機能のために E3 タンパク質が重要であることを示す三つの例があ
る. E3 の欠損によってタンパク質が分解されないとそれが蓄積してタンパク質凝
集体による若年性のパーキンソン病などが起こる. 他の E3 ファミリーのタンパク質の欠
損により, アンジェルマン症候群がひき起こされる. この病気は, 精神遅滞, 話すことが
できない, 不調和な動き, 多動などを伴う重篤な神経病である. これに対して, タンパク
質の代謝回転が調節されないと危険な病的状態をひき起こす. たとえばヒトのパピローマ
ウイルス（HPV）は特異的な E3 酵素を活性化するタンパク質をコードしている. その
E3 酵素は, がん抑制因子 p53 と DNA の修復を調節する他のタンパク質をユビキチン化
し, それらのタンパク質は分解される. この E3 酵素の活性化は子宮頸癌の 90％ 以上で
認められる. このように, 調節の鍵となるタンパク質が不適切に分解への目印を付けられ
ると, がん化などへの引き金が引かれるのである.

　ユビキチンの役割は, 単にタンパク質に分解の目印を付けるのみではなくもっと広範に
わたることに注意してほしい. ここではタンパク質の分解に焦点を当てているが, ユビキ
チンは, DNA 修復, クロマチンリモデリング, プロテインキナーゼの活性化など, 他の
生化学的過程に関与するタンパク質も制御する.

プロテアソームはユビキチン化されたタンパク質を分解する

　ユビキチンが死への目印ならば, 死刑執行人は誰であろう. **プロテアソーム**（prote-
asome）, より正確には **26S プロテアソーム**（26S proteasome）とよばれる大きなプロテ
アーゼ（タンパク質分解酵素）複合体が, ユビキチン化タンパク質を分解する. この
ATP 依存性の複数のサブユニットから構成されるプロテアーゼは, ユビキチンを分解せ
ずに再利用する. 26S プロテアソームは, 20S 触媒ユニットと 19S 調節ユニットの二つの
構成因子からなる複合体である.

　20S ユニットは, 14 種の遺伝子でコードされる 28 のサブユニットから構成され, 異な
る 7 個のサブユニットからなる 4 個の環状構造が重なって, 円筒のような構造をとってい
る（図 23・5）. 円筒の両端にある 2 個の環は α サブユニットから構成され, 中央にある
2 個の環は β サブユニットから構成される. 20S 触媒コアは封がされた円筒である. 中へ
の侵入は, それ自身が 19 個のサブユニットからなる 700 kDa の 19S 調節複合体により調
節されている. この二つの 19S 複合体は, 核となる 20S プロテアソームコアの両端に結
合して, 完全な 26S プロテアソームを形成している（図 23・6）. 19S 調節ユニットには
三つの機能がある. 一つ目は, 19S サブユニットは特異的にポリユビキチン鎖に結合する
ことでそれゆえ, ユビキチン化されたタンパク質のみ分解されるのである. 二つ目は,
19S サブユニット中のイソペプチダーゼが, タンパク質から, もとのままのユビキチン分
子を切り離すことで, このためユビキチン分子は再利用されうる. 最後に, 分解されるこ
とを運命づけられたタンパク質は立体構造がほぐされて（アンフォールディング）, 触媒
コアへと送られる. 19S 複合体の鍵となる構成要素は, 6 個の AAA ファミリーの ATP
アーゼ（AAA は <u>A</u>TPase <u>a</u>ssociated with diverse cellular <u>a</u>ctivities; 種々の細胞活性と関
連する ATP アーゼの意味）である. ATP の加水分解は, 19S 複合体が基質の立体構造を

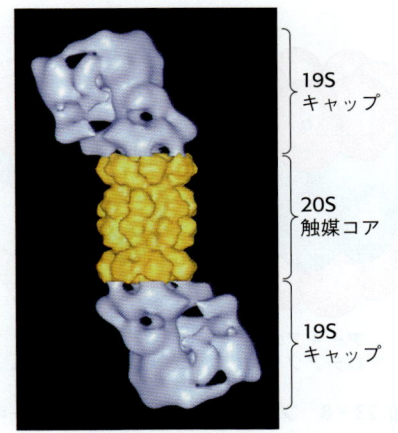

19S
キャップ

20S
触媒コア

19S
キャップ

図 23・6　26S プロテアソーム.　19S の
キャップが 20S の触媒ユニットの両端に付い
ている〔出典: W. Baumeister, J. Walz, F. Zuhl,
E. Seemuller, *Cell*, **92**, 367〜380(1998); Dr.
Wolfgang Baumeister のご厚意による〕.

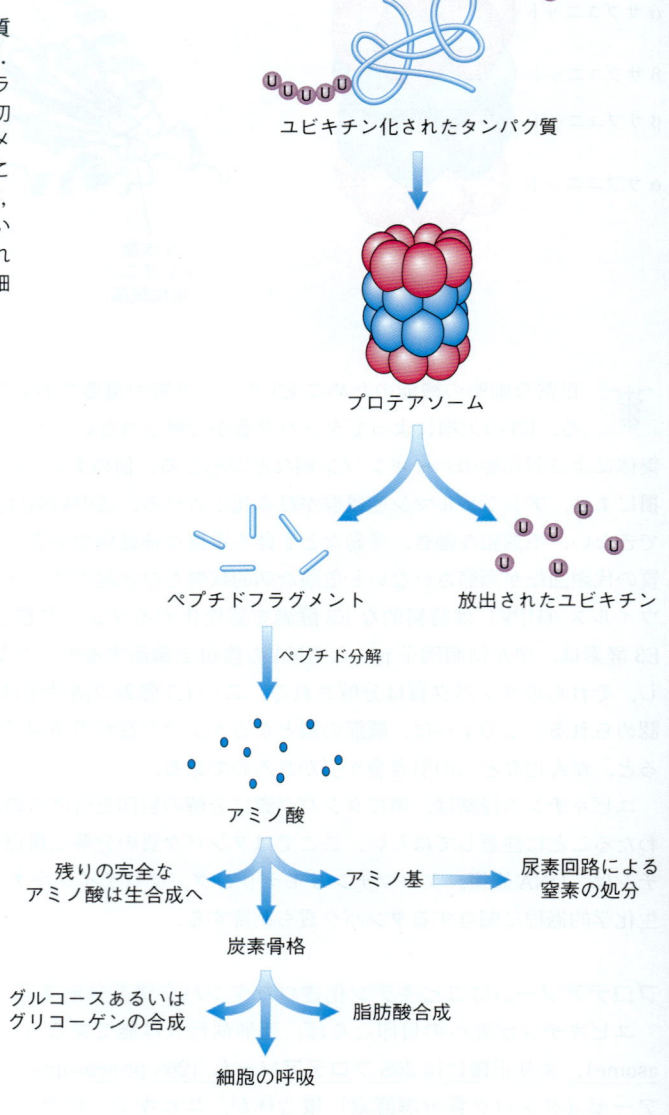

図 23・7　プロテアソームと他のタンパク質分解酵素により遊離アミノ酸が生成される. ユビキチン化されたタンパク質は，ペプチドフラグメントへと分解され，つづいてユビキチンは切り離されて，再生利用される.　ペプチドフラグメントはさらに分解されて遊離アミノ酸となる.　これらは種々の生合成に利用することができるが，特に顕著なのはタンパク質合成である.　あるいは，切り離されたアミノ基が尿素として処理され（p. 644），炭素骨格は，糖質，脂質の合成や，細胞呼吸において燃料として直接使用される.

ユビキチン化されたタンパク質

プロテアソーム

ペプチドフラグメント　　　　放出されたユビキチン

ペプチド分解

アミノ酸

残りの完全な　　　　　　アミノ基　　　尿素回路による
アミノ酸は生合成へ　　　　　　　　　　窒素の処分

炭素骨格

グルコースあるいは　　　　　　　脂肪酸合成
グリコーゲンの合成

細胞の呼吸

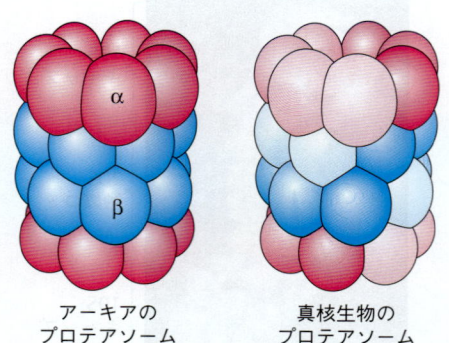

アーキアの　　　　真核生物の
プロテアソーム　　プロテアソーム

図 23・8　プロテアソームの進化.　アーキアのプロテアソームは，14 個の同一な α サブユニットと 14 個の同一な β サブユニットからなる.　真核生物のプロテアソームでは遺伝子重複や特異化により，それぞれ 7 個の異なるタイプのサブユニットとなっている.　しかしプロテアソーム全体の組立ては保存されている.

ほぐすのを手助けし，20S 触媒コアの高次構造変化を誘起し，その結果基質が複合体の中央に入り込めるようにしている.

　タンパク質分解活性部位は，潜在的な基質から，複合体構造によって隔離されており，それらが円筒中に入ってきて初めて接触する.　β サブユニットには，異なる 3 種の活性部位があり，それぞれが異なる特異性を示す.　しかし，これらの β 鎖はすべて N 末端にトレオニン残基をもつ.　トレオニン残基のヒドロキシ基は求核試薬となり，ペプチド結合のカルボニル基をつぎに攻撃し，アシル酵素中間体をつくる.　基質は，分解の中間体を放出することなく段階を経て，7〜9 残基の長さをもつペプチドにまで分解される.　これらのペプチド生成物はプロテアソームから放出され他の細胞内プロテアーゼによってさらに分解され個々のアミノ酸になる.　したがってユビキチン経路とプロテアソームは，協同的に不必要なタンパク質を分解する.　図 23・7 は，プロテアソームで分解された後のアミノ酸がたどる運命を概観したものである.

原核生物には，ユビキチン経路とプロテアソームに類似のものがある

　ユビキチン経路とプロテアソームは，ともにすべての真核生物に存在するようである.　プロテアソームと相同なものが原核生物に認められる.　いくつかのアーキ

アのプロテアソームは全体の構造も真核生物のものとよく似ており，同様に 28 個のサブユニットから成る（図 23・8）．しかしアーキアのプロテアソームにおいては，すべての α サブユニットと β サブユニットはまったく同じものである．真核生物では，各 α サブユニットと β サブユニットは七つの異なるアイソフォームのうちの一つである．この特殊化により明確な基質特異性が担われている．

タンパク質の分解は生物機能を調節するのに使われている

　表 23・3 にあげた生理過程は，少なくとも一部はユビキチン–プロテアソームによるタンパク質分解経路によって調節されているものである．おのおのの場合，分解されるタンパク質は調節タンパク質である．たとえば炎症反応の調節について考えてみよう．**NF-κB**〔NF は核因子（nuclear factor）の略〕とよばれる転写因子が，この反応に関わる多くの遺伝子発現の引き金を引く．この重要な因子はそれ自体，阻害タンパク質 **IκB**〔I は阻害剤（inhibitor）の略〕の分解によって活性化される．膜に結合している受容体に結合する炎症反応のシグナル分子に応答して，IκB は 2 個のセリン残基がリン酸化されて E3 結合部位がつくられる．E3 と結合すると IκB はユビキチン化され分解され，NF-κB の阻害が解かれる．結合が解かれた転写因子は細胞質から核に行き，標的遺伝子の転写を促進する．NF-κB–IκB 系は，受容体が媒介するシグナル伝達，リン酸化，区画化，調節された特異的な分解，選択された遺伝子発現など，いくつかの鍵となる調節モチーフの相互作用の事例となっている．遺伝子発現調節におけるユビキチン–プロテアソーム系の重要性は，プロテアソームの阻害剤であるボルテゾミブ（商品名 ベルケイド）の種々の骨髄腫治療剤としての認可により，注目されている．ボルテゾミブは，ジペプチジルボロン酸の一種である．

　上記のプロテアソームの進化学的な研究は，また臨床的な利益を生み出す可能性がある．結核をひき起こす病原細菌である結核菌（*Mycobacterium tuberculosis*）は，ヒトと非常に似たプロテアソームをもつ．それにもかかわらず，最近の研究でヒトと細菌のプロテアソームの違いを利用できることが示され，結核菌のプロテアソーム複合体に特異的な阻害剤が開発された．HT-1171 のようなオキサチアゾール-2-オン化合物は，結核菌のプロテアソームのタンパク質分解活性の自殺基質であるが（§8・5），宿主であるヒトのプロテアソームに対しては働かない．これらの薬は非複製型の結核菌も殺し，従来の薬ほど長い治療期間を必要としないかもしれず，それゆえ治療計画を中断させるような薬剤耐性をひき起こしにくいため，このことは，非常に興奮させるものである．

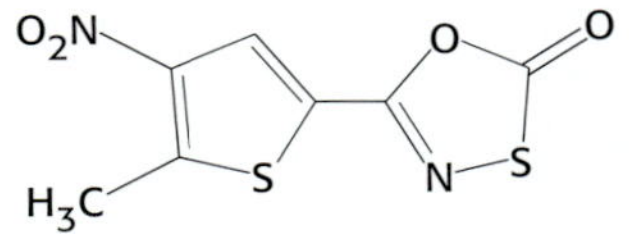

表 23・3　タンパク質分解により調節されている生理過程

遺伝子の転写
細胞周期の進行
器官形成
体内時計
炎症反応
腫瘍の抑制
コレステロール代謝
抗原のプロセシング

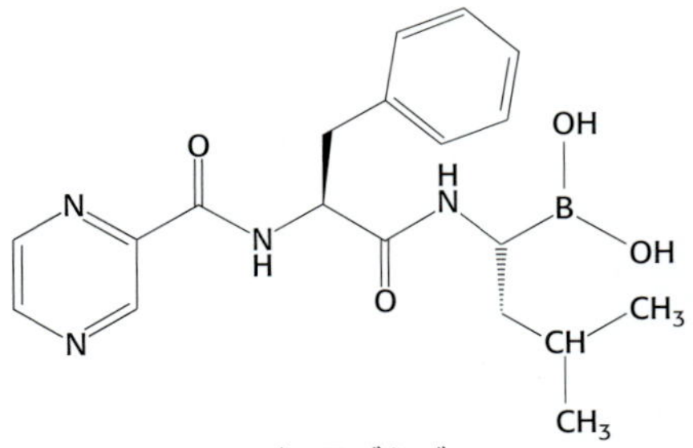

ボルテゾミブ
（ジペプチジルボロン酸の一種）

HT-1171
5-(2-メチル-3-ニトロチオフェン-2-イル)-
1,3,4-オキサチアゾール-2-オン

23・3　アミノ酸分解の第一段階は窒素の脱離である

　タンパク質の分解や代謝回転で放出されるアミノ酸の運命はどうなるのであろうか．第一の要請は生合成反応の構成要素として使われることである．しかしながら構成要素として必要でなくなったアミノ酸は分解されて代謝経路の主流に入ることができる化合物になる．アミノ基がまず切離され，残りの炭素骨格はグルコース，クエン酸回路中間体，アセチル CoA へと代謝される．筋肉では分枝アミノ酸（Leu, Ile, Val）を容易に分解できるが，哺乳類でアミノ酸分解に関わる主要な器官は肝臓である．α-アミノ基の運命をまず考察し，つぎに炭素骨格の運命を考えていこう（§23・5）．

グルタミン酸の酸化的脱アミノ反応により
α-アミノ基はアンモニウムイオンに変換される

　多くのアミノ酸の α-アミノ基は 2-オキソグルタル酸に転移され，**グルタミン酸**（glutamate）ができる．つぎに酸化的脱アミノ反応によってアンモニウムイオン（NH_4^+）ができる．

アミノトランスフェラーゼ（aminotransferase, **アミノ基転移酵素**）は，α-アミノ酸から 2-オキソ酸（α-ケト酸）へ α-アミノ基を転移する反応を触媒する．これら酵素は**トランスアミナーゼ**（transaminase）ともよばれ，通常，さまざまなアミノ酸からの α-アミノ基を 2-オキソグルタル酸に集めて NH_4^+ に変換する.

アスパラギン酸アミノトランスフェラーゼ（aspartate aminotransferase）は，これらの酵素のうち最も重要なものの一つであり，アスパラギン酸のアミノ基を 2-オキソグルタル酸へ転移するのを触媒する.

アスパラギン酸 + 2-オキソグルタル酸 ⇌ オキサロ酢酸 + グルタミン酸

アラニンアミノトランスフェラーゼ（alanine aminotransferase）はアラニンのアミノ基の 2-オキソグルタル酸への転移を触媒する.

アラニン + 2-オキソグルタル酸 ⇌ ピルビン酸 + グルタミン酸

これらのアミノ基転移反応は可逆反応であり，第 24 章で示すように 2-オキソ酸からのアミノ酸合成にも使われる.

グルタミン酸の窒素原子は，酸化的脱アミノ反応により遊離の NH_4^+ に変換される．この反応は**グルタミン酸デヒドロゲナーゼ**（glutamate dehydrogenase）により触媒されるが，この酵素は珍しいことに少なくともいくつかの種においては，NAD^+, $NADP^+$ のどちらでも使うことができる．この反応は C–N 結合の脱水素により進行し，つづいて生成したケチミンが加水分解される.

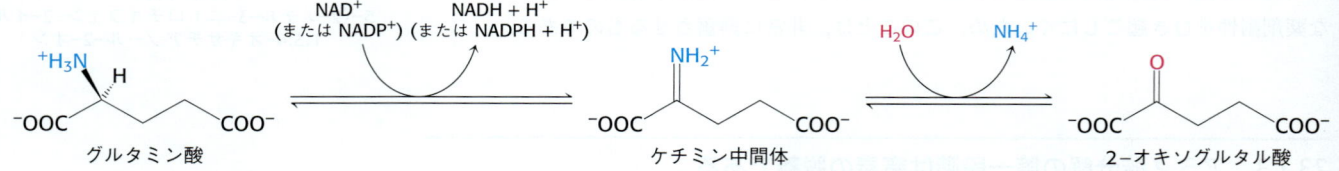

この反応の平衡定数は肝臓でほぼ 1 であり，反応物と生成物の濃度が反応の方向を決める．通常，この反応は NH_4^+ の迅速消費により正方向に進む．本来肝に特異的な酵素であるグルタミン酸デヒドロゲナーゼは，尿素の生産に必要な他のいくつかの酵素と同様に，ミトコンドリアに局在する．この区画化は，毒性をもつ遊離の NH_4^+ を隔離するためである.

他の生物ではそうではないが，哺乳類ではグルタミン酸デヒドロゲナーゼは GTP によりアロステリックに阻害され ADP で促進される．これらのヌクレオチドは，固有の型式でそれらの制御効果を発揮する．反応が完全に終了する前に産生物が基質に置き換わると，不完全な複合体が酵素上に形成される．たとえば，グルタミン酸と結合した酵素と NAD(P)H の不完全な複合体である．GTP はこのような複合体の形成を促進するが，ADP は複合体を不安定化する.

アミノトランスフェラーゼとグルタミン酸デヒドロゲナーゼの触媒する反応をまとめると下式のようになる.

$$\alpha\text{-アミノ酸} + NAD^+ + H_2O \rightleftharpoons 2\text{-オキソ酸} + NH_4^+ + NADH + H^+$$
$$（\text{または } NADP^+）\qquad\qquad\qquad（\text{または } NADPH）$$

ほとんどの陸生脊椎動物では，NH_4^+ は尿素に変換されて排出される．

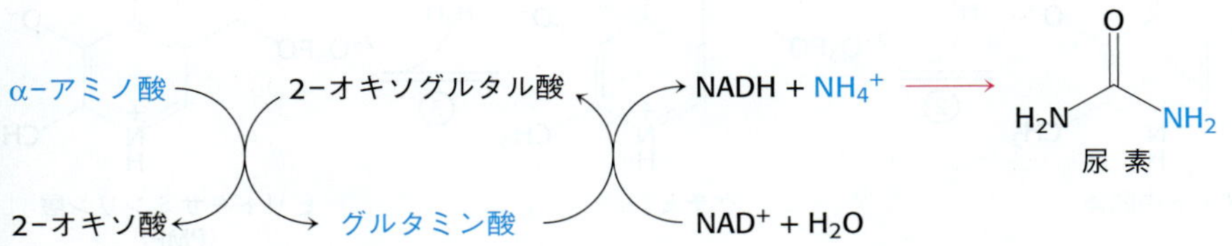

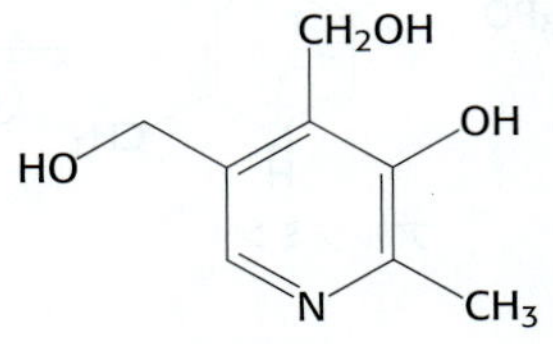

ピリドキシン
（ビタミン B_6）

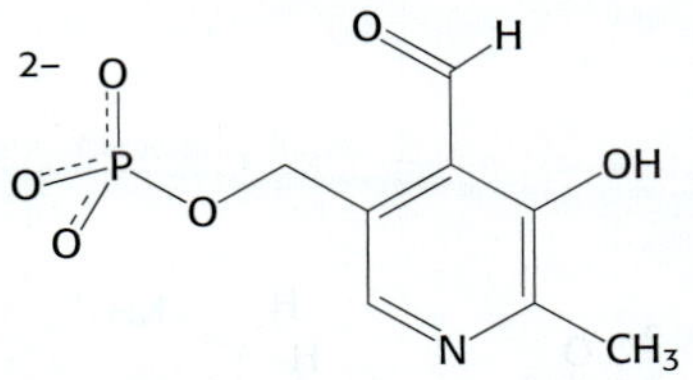

ピリドキサールリン酸
（PLP）

反応機構：ピリドキサールリン酸はアミノトランスフェラーゼ中に
シッフ塩基中間体を形成する

すべてのアミノトランスフェラーゼは，**ピリドキシン**（pyridoxine）〔**ビタミン B_6**（vitamin B_6）の一種〕に由来する**ピリドキサールリン酸**（pyridoxal phosphate, PLP）を補欠分子族として含む．ピリドキサールリン酸は，やや酸性のフェノール性ヒドロキシ基が結合しているやや塩基性のピリジン環をもつ．したがってピリドキサールリン酸誘導体は，ヒドロキシ基が脱プロトンされて負電荷をもつフェノラートを形成し，ピリジンの窒素原子がプロトン化されて正電荷をもつ安定な互変異性体を形成することができる．

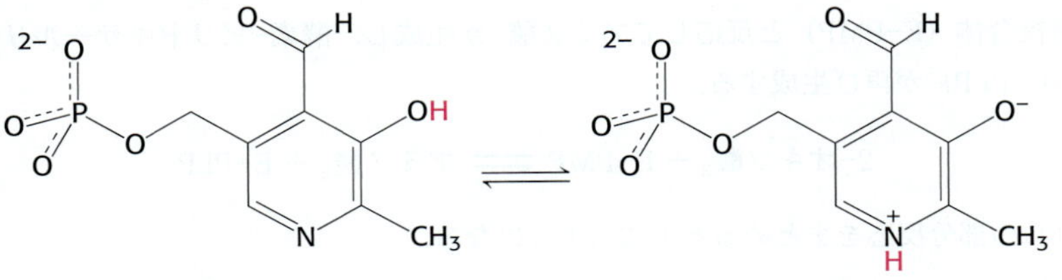

PLP（プロトン化）

PLP（フェノラート）

PLP の最も重要な官能基はアルデヒドである．これにより PLP は，基質のアミノ酸と共有結合性のシッフ塩基中間体を形成する．実際，基質の存在しない場合でさえ，PLP のアルデヒド基は，酵素の活性部位の特定のリシン残基の ε-アミノ基と結合してシッフ塩基をつくっている．基質アミノ酸が加えられると新しいシッフ塩基の結合が形成される．

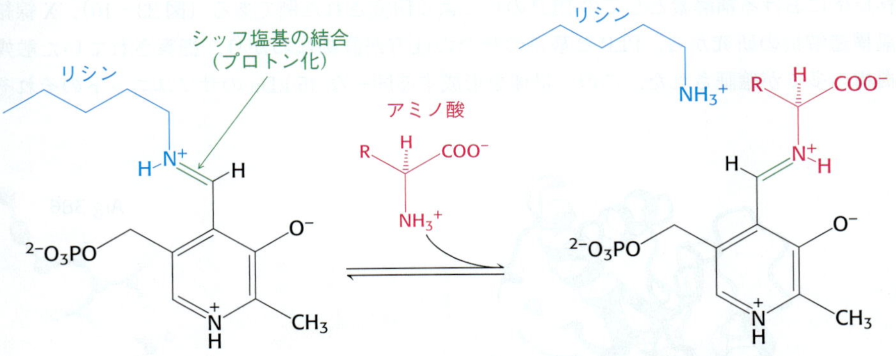

内部のアルジミン

外部のアルジミン

基質アミノ酸の α-アミノ基は活性部位のリシン残基の ε-アミノ基と入れ替わる．言い換えると内部のアルジミンが外部のアルジミンになるのである．生成したアミノ酸-PLP のシッフ塩基は，多数の非共有結合性相互作用によって酵素にしっかりと結合したままである．シッフ塩基の結合は，プロトンを往々にして N のところに受け入れる．この正電荷は PLP のフェノラート基の負電荷と相互作用して安定化する．

基質アミノ酸と PLP 間のシッフ塩基，つまり，外部の**アルジミン**（aldimine）はアミノ酸の α 炭素原子からプロトンを 1 個失って，**キノノイド**（quinonoid）中間体になる（図

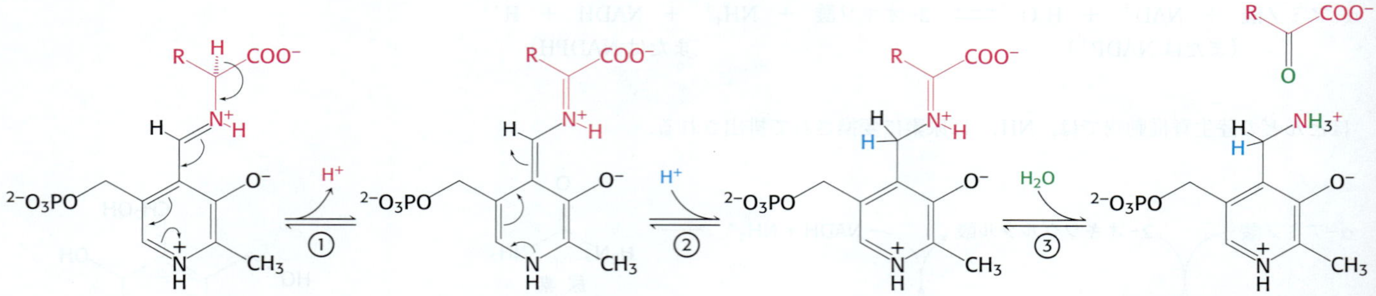

図中ラベル: アルジミン　キノノイド中間体　ケチミン　ピリドキサミンリン酸（PMP）

図 23・9　アミノ基転移反応機構.　① 外部のアルジミンがプロトンを 1 個失ってキノノイド中間体になる.　② この中間体のアルデヒド炭素原子にプロトン化が再度起こってケチミンになり，③ これが加水分解されて 2-オキソ酸産物とピリドキサミンリン酸が生じる.

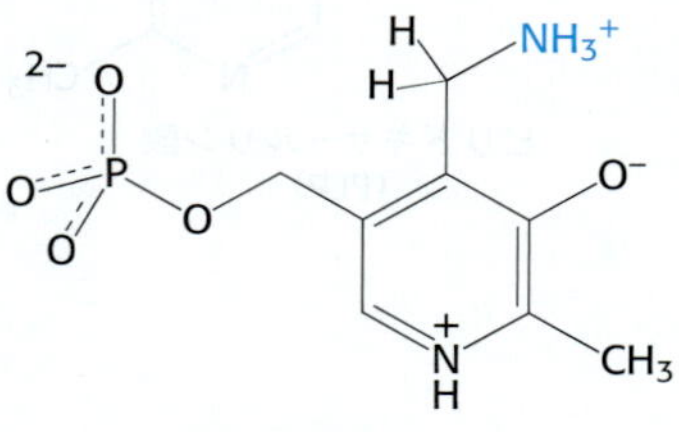

ピリドキサミンリン酸（PMP）

23・9）．この中間体がアルデヒド炭素原子のところで再プロトン化されると**ケチミン**（ketimine）ができる．ケチミンはつぎに加水分解されて 2-オキソ酸と**ピリドキサミンリン酸**（pyridoxamine phosphate，PMP）ができる．これらの段階はアミノ基転移反応の前半部分である.

$$\text{アミノ酸}_1 + \text{E-PLP} \rightleftharpoons 2\text{-オキソ酸}_1 + \text{E-PMP}$$

後半部分は上述の経路の逆反応によって起こる．2-オキソ酸$_2$ が酵素-ピリドキサミンリン酸複合体（E-PMP）と反応してアミノ酸$_2$ が生成し，酵素-ピリドキサールリン酸複合体（E-PLP）が再び生成する.

$$2\text{-オキソ酸}_2 + \text{E-PMP} \rightleftharpoons \text{アミノ酸}_2 + \text{E-PLP}$$

これらの部分反応をまとめると下式のようになる.

$$\text{アミノ酸}_1 + 2\text{-オキソ酸}_2 \rightleftharpoons \text{アミノ酸}_2 + 2\text{-オキソ酸}_1$$

アスパラギン酸アミノトランスフェラーゼは，典型的なピリドキサール依存性アミノ基転移酵素である

ミトコンドリアの酵素であるアスパラギン酸アミノトランスフェラーゼは，アミノ基転移反応における補酵素としての PLP の特によく研究された例である（図 23・10）．X 線結晶構造解析の研究から，PLP と基質の結合の仕方が詳細にわかり，提案されていた触媒機構の多くが確証された．この二量体を形成する同一な 45 kDa のサブユニットのそれぞ

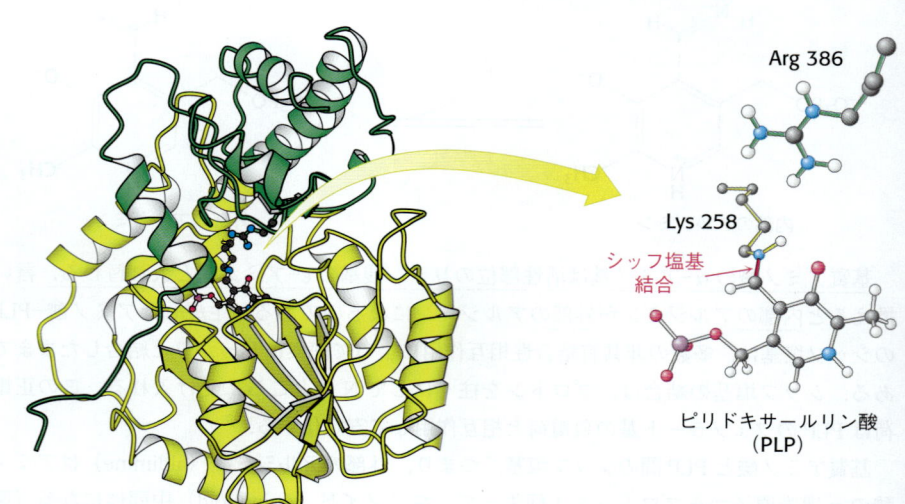

図 23・10　アスパラギン酸アミノトランスフェラーゼ.　この PLP 依存性酵素のプロトタイプの活性部位では，ピリドキサールリン酸が酵素と Lys 258 でシッフ塩基の結合をしている．活性部位にあるアルギニン残基が基質のα-カルボン酸基と結合し，基質の適当な配向を助けている．酵素の二つのサブユニットの一つのみを示した〔1AAW.pdb より〕.

Arg 386　Lys 258　シッフ塩基結合　ピリドキサールリン酸（PLP）

れは，大きいドメインと小さいドメイン1個ずつからなる．PLPは，大きいドメインの
サブユニットの接触面近くのポケット内に結合する．基質が存在しない場合には，予想通
りPLPのアルデヒド基がLys 258とシッフ塩基の結合をしている．保存されているアル
ギニン残基が補酵素結合部位に隣接してあり，基質アミノ酸のα-カルボン酸基と相互作
用し，活性部位で基質が適当な配向を保つのを助けている．アミノ酸のα炭素原子から
プロトンを引き抜きPLPのアルデヒド炭素原子に転移させるために塩基が必要となる
（図23・9，①，②参照）．はじめにPLPとシッフ塩基の結合をしているリシンのアミノ
基が，プロトンの供与体と受容体として働いているようだ．

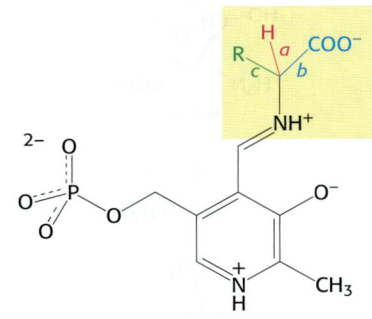

図23・11　PLP酵素による結合の開裂.
ピリドキサールリン酸酵素は，基質アミノ酸の
α炭素原子にある3個の結合のうちの1個を不
安定化する．たとえば結合 *a* はアミノトランス
フェラーゼによって不安定化され，結合 *b* はデ
カルボキシラーゼにより，結合 *c* はアルドラー
ゼ（トレオニンアルドラーゼなど）により不安
定化される．PLP酵素はまたアミノ酸のβ炭素
原子やγ炭素原子上の反応も触媒する．

アミノ基転移酵素の血中レベルは，診断に寄与する

アラニンアミノトランスフェラーゼ（略称ALT, GPT）とアスパラギン酸アミノト
ランスフェラーゼ（略称AST, GOT）の血中の存在は，肝細胞障害を意味する．肝
細胞障害は，ウイルス性肝炎，長期間の過剰なアルコール摂取，アセトアミノフェノンの
ような薬剤に対する反応など，さまざまな理由でひき起こされる（§36・1）．このような
状況下では，肝細胞膜が損傷を受け，アミノ基転移酵素を含むいくつかの細胞性タンパク
質が，血中に漏れ出る．ALTやASTの活性の通常の血中値は，それぞれ，5〜30 U/Lと
40〜125 U/Lである．肝細胞障害に応じて，その値は200〜300 U/Lにも達するであろう．

ピリドキサールリン酸酵素は，多様な反応を触媒する

アミノ基転移反応はPLP酵素が触媒する広範なアミノ酸変換反応の一つにすぎない．
アミノ酸のα炭素原子でPLP酵素が触媒する他の反応には，脱炭酸，脱アミノ，ラセミ
化，アルドール開裂がある（図23・11）．加えてPLP酵素は基質アミノ酸のβ炭素原子
において（たとえばトリプトファン合成におけるトリプトファンシンターゼ）や，γ炭素
原子において（たとえばシステイン合成におけるシスタチオニンβ-シンターゼ），脱離反
応や置換反応を触媒する．PLPの触媒作用の三つの共通の特徴がこれら多様な反応の根
底に認められる．

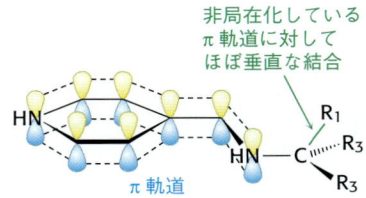

図23・12　立体電子効果.　NH-C_α結合周
りの配向によって，どれがピリドキサールリン
酸酵素によって一番有利に触媒される反応かが
決まる．電子溜めであるピリドキサールリン酸
のπ軌道の面（---で示してある）に最も垂直
に近くなる結合が最も開裂しやすくなる．

1. シッフ塩基は基質アミノ酸（そのアミン成分）とPLP（そのカルボニル成分）に
   よって生成する．
2. プロトン化した形のPLPは，負電荷をもつ触媒中間体を安定化するため，<u>電子溜め</u>
   の役割を果たす．これらの中間体からの電子は環の窒素上の正電荷に引かれる．つま
   りPLPは<u>求電子触媒</u>なのである．
3. 生成したシッフ塩基は開裂し，反応が完了する．

特有な酵素がどのようにして基質アミノ酸のα炭素原子にある3個の結合のうち1個
を選択的に切断するのだろうか．重要な原則は，<u>切断される結合は電子溜めの役割をする
π軌道に対して垂直でなければならない</u>ということである（図23・12）．たとえば，ある
アミノトランスフェラーゼでは，C_α-H結合がPLP環に垂直となるように基質アミノ酸
と結合している（図23・13）．セリンをグリシンへ変換させるグリシンヒドロキシメチル
トランスフェラーゼ（セリンヒドロキシメチルトランスフェラーゼ）では，C_α-C_β結合
がPLP環の平面に対して最も垂直に近くなるようにN-C_α結合を回転させその切断を有
利にしている．可能ないくつかの触媒作用のうち一つを選択するこの方法は，**立体電子制
御**（stereoelectronic control）とよばれる．

グリシンヒドロキシメチルトランスフェラーゼなどのように，アミノ酸の変換を
触媒する多くのPLP酵素が類似した立体構造をもち，明らかに進化により分岐し
た関係にある．トリプトファンシンターゼなどの他の酵素は，まったく異なった全体構造
をもつ．それにもかかわらず，これらの酵素の活性部位はアスパラギン酸アミノトランス
フェラーゼの活性部位と非常によく似ており，収斂進化の効果が認められる．

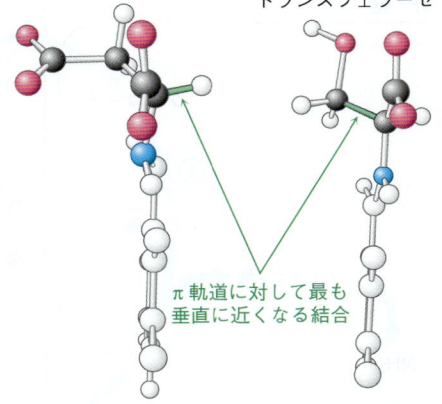

図23・13　反応の選択.　アスパラギ
ン酸アミノトランスフェラーゼではC_α-H
結合がπ軌道系と最も垂直に近い関係とな
り開裂される．グリシンヒドロキシメチル
トランスフェラーゼではN-C_α結合が少し
回転し，C_α-C_β結合がπ軌道系と最も垂直
に近い関係となり開裂しやすくなる．

セリンとトレオニンは直接脱アミノされる

　セリンとトレオニンの α-アミノ基は，はじめに 2-オキソグルタル酸に転移されることなく NH_4^+ に直接変換できる．これらの直接的脱アミノ反応は**セリンデヒドラターゼ**（serine dehydratase）と**トレオニンデヒドラターゼ**（threonine dehydratase）によって触媒され，PLP が補欠分子族となる．

$$セリン \longrightarrow ピルビン酸 + NH_4^+$$
$$トレオニン \longrightarrow 2\text{-}オキソ酪酸 + NH_4^+$$

　これらの酵素は脱水が脱アミノより先に起こるため，**デヒドラターゼ**（脱水酵素，dehydratase）とよばれている．セリンは α 炭素原子から水素イオンを失い，β 炭素原子からヒドロキシ基を失ってアミノアクリル酸になる．この不安定な化合物は H_2O と反応して，ピルビン酸と NH_4^+ になる．このように，これらのアミノ酸では，それぞれ β 炭素原子にヒドロキシ基をもっているので，直接脱アミノ反応が可能になるのである．

末梢組織から肝臓への窒素の運搬

　ほとんどのアミノ酸の分解は肝臓で行われるが，他の組織もアミノ酸を分解することができる．たとえば筋肉では，長時間の運動や飢餓時に分枝アミノ酸をエネルギー源として使う．これらの他の組織では窒素はどのようにして処理されるのだろうか．肝臓と同様に，第一段階はアミノ酸からの窒素の除去である．しかしながら筋肉には尿素回路の酵素がないので，窒素は，肝臓で吸収されて尿素に変換できる形で，そこから放出されねばならない．

　窒素は基本的には二つの形で筋肉から肝臓へ運ばれる．グルタミン酸がアミノ基転移反応によりつくられ，その際窒素はピルビン酸に転移してアラニンができ，血中に放出される（図 23・14）．そのアラニンは肝臓に取込まれ，アミノ基転移反応によりピルビン酸に戻る．ピルビン酸は糖新生に使うことができ，最終的にはアミノ基は尿素となる．この輸送は**グルコース–アラニン回路**（glucose–alanine cycle）とよばれている．それは前に議論したコリ回路（図 16・33 を参照）を思い起こさせる．しかし，コリ回路と対照的に，ピルビン酸が NADH によって乳酸に還元されず，より高エネルギー電子が，酸化的リン酸化に利用できるようになる．

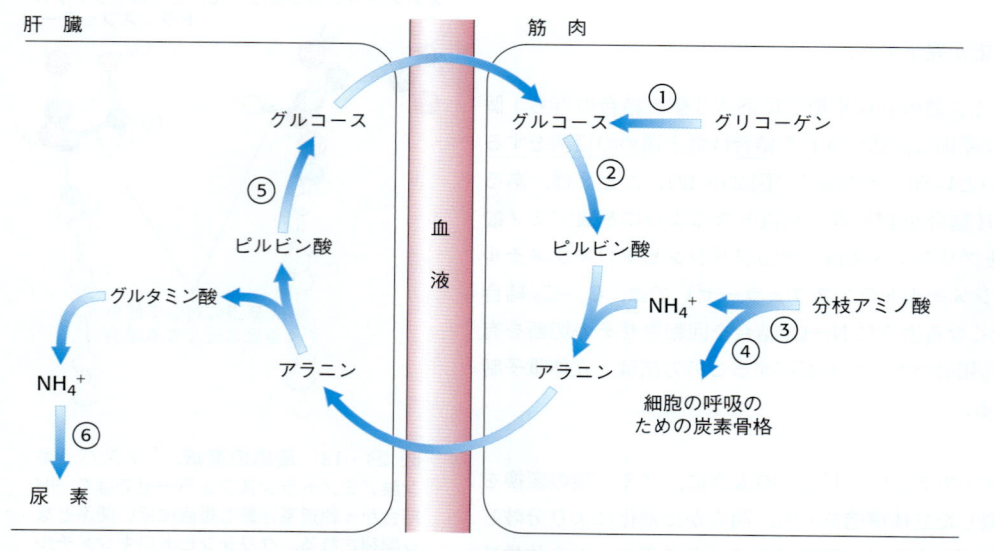

図 23・14　回路の統合：グルコース–アラニン回路．　長時間の運動や飢餓時に，筋肉は分枝アミノ酸をエネルギー源として使う．除去された窒素は（グルタミン酸を通して）アラニンへ転移され，血中に放出される．肝臓でアラニンは吸収され，つぎのグルコース合成に使われるため，ピルビン酸に変換される．

窒素はまたグルタミンとしても輸送できる．グルタミンシンテターゼはグルタミン酸と NH_4^+ からグルタミンを合成する ATP 依存性反応を触媒する．

$$NH_4^+ + グルタミン酸 + ATP \xrightarrow{グルタミンシンテターゼ} グルタミン + ADP + P_i$$

グルタミンの窒素は肝臓で尿素に変換することができる．

23・4　ほとんどの陸生脊椎動物では　アンモニウムイオンは尿素に変換される

　アミノ酸分解で生成した NH_4^+ の一部は，窒素化合物の生合成に使われる．多くの陸生脊椎動物では，過剰な NH_4^+ は尿素に変換された後で排出される．そのような生物を**尿素排出動物**（ureotelic animal）とよぶ．

　陸生脊椎動物では，尿素は**尿素回路**（urea cycle）により合成される（図 23・15）．尿素の窒素原子の 1 個はアミノ酸であるアスパラギン酸から転移する．他の窒素原子は遊離の NH_4^+ から直接供給され，炭素原子は HCO_3^-（CO_2 の水和による，§9・2 参照）から供給される．

$$NH_4^+ \longrightarrow \underset{尿素}{H_2N-\overset{\displaystyle O}{\underset{\displaystyle \|}{C}}-NH_2}$$

尿素回路はカルバモイルリン酸生成で始まる

　尿素回路は，遊離の NH_3 と HCO_3^- が結合しカルバモイルリン酸が生成される反応で始まる．この反応は**カルバモイルリン酸シンターゼ I**（carbamoyl-phosphate synthase I，CPS I）が触媒し，尿素回路への行き先決定段階である．カルバモイルリン酸は，簡単な分子であるが，その合成は複雑であり，3 段階の反応が必要である．

炭酸水素塩　　　　　　カルボキシリン酸　　　　　カルバミン酸　　　　　カルバモイルリン酸

NH_3 は強い塩基なので，通常，水中では NH_4^+ として存在することに注意してほしい．しかし，カルバモイルリン酸シンターゼ I は，NH_3 のみを基質として使える．反応は HCO_3^- のリン酸化で始まりカルボキシリン酸が生成し，それが NH_3 と反応してカルバミ

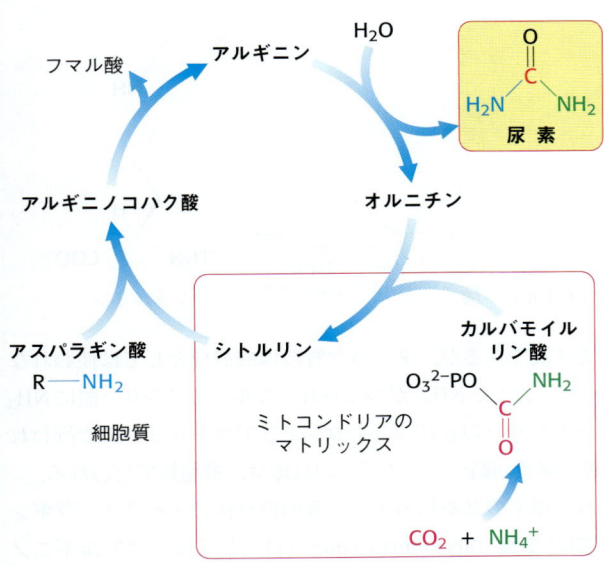

図 23・15　尿素回路.

ン酸が生成する．最終的には，第二の ATP 分子によってカルバミン酸がリン酸化されて
カルバモイルリン酸が生成する．これらの反応を触媒する酵素の構造や機構については，
第 25 章で述べる．2 分子の ATP を消費するため，カルバモイルリン酸合成反応は基本的
に不可逆である．

カルバモイルリン酸シンターゼ I は，尿素合成の鍵となる制御酵素である

カルバモイルリン酸シンターゼは，アロステリックに，また，共有結合による修飾に
よっても制御されており，アミノ酸を燃料として代謝しているときに最大の活性をもつ．
アロステリック制御因子である **N-アセチルグルタミン酸**（N-acetylglutamate, NAG）は，
合成酵素の活性に必要である．この分子は，アミノ酸 N-アセチルトランスフェラーゼ
（amino-acid N-aceryltransferase, N-アセチルグルタミン酸シンターゼ）によって合成され
る．

アミノ酸 N-アセチルトランスフェラーゼは，それ自身はアルギニンによって活性化され
る．そういうわけで，NAG は，アルギニンやグルタミン酸に代表されるアミノ酸が容易
に利用できるときに合成され，カルバモイルリン酸シンターゼは活性化され，アンモニア
合成が促進される．アンモニアが合成されないときには，合成は，アセチル化により阻害
される．エネルギー不足の状態を示すミトコンドリアの NAD^+ の上昇は，アセチル基を
取除く脱アセチル酵素を刺激し，カルバモイルリン酸シンターゼ I を活性化してタンパク
質分解からのアンモニアを処理できるように準備する．アセチル化による合成酵素の制御
については，まだ，明らかではない．

カルバモイルリン酸は，オルニチンと反応して尿素回路を開始する

カルバモイルリン酸のカルバモイル基は，リン酸無水結合をもつために高い転移ポテン
シャルをもつ．カルバモイル基は**オルニチン**（ornithine）に転移して**シトルリン**（citrul-
line）を形成する．この反応は**オルニチンカルバモイルトランスフェラーゼ**（ornithine
carbamoyltransferase）が触媒する．

オルニチンとシトルリンはアミノ酸であるが，タンパク質の構成成分としては使われな
い．グルタミン酸デヒドロゲナーゼによって NH_4^+ がつくられてカルバモイルリン酸に NH_3
として取込まれる．それに続くシトルリンの合成はミトコンドリアマトリックスで行われ
る．対照的に，尿素の生成へと導く尿素回路のつぎの三つの反応は，細胞質で行われる．

シトルリンは細胞質へ輸送され，尿素の 2 番目のアミノ基の供与体であるアスパラギン
酸と縮合する．この**アルギニノコハク酸**（argininosuccinic acid）合成反応は**アルギニノ**

コハク酸シンターゼ（argininosuccinate synthase）によって触媒され，ATP の AMP と二リン酸への開裂とそれに続く二リン酸の加水分解によって駆動される．

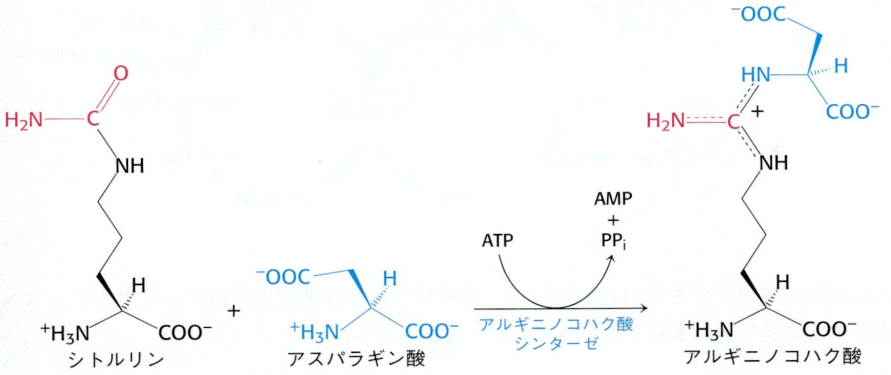

シトルリン　＋　アスパラギン酸　→（アルギニノコハク酸シンターゼ）　アルギニノコハク酸

アルギニノコハク酸リアーゼ（argininosuccinate lyase）はアルギニノコハク酸を**アルギニン**（arginine）と**フマル酸**（fumarate）に開裂する．かくしてアスパラギン酸の炭素骨格はフマル酸の形で保存される．

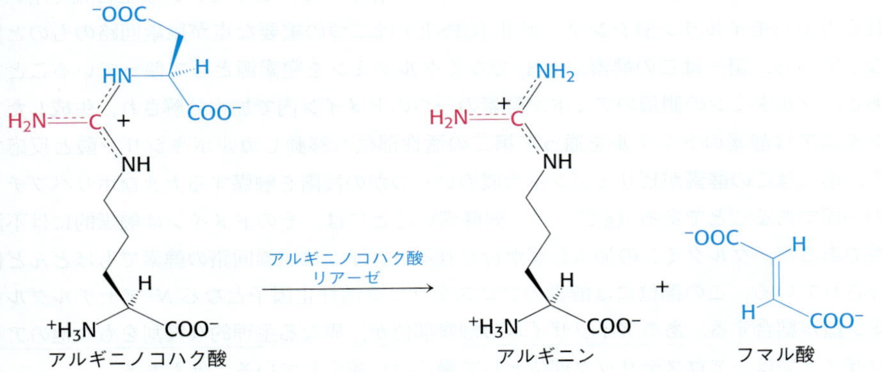

アルギニノコハク酸　→（アルギニノコハク酸リアーゼ）　アルギニン　＋　フマル酸

最後にアルギニンが**アルギナーゼ**（arginase）により加水分解されて尿素とオルニチンが生成する．そしてオルニチンはまたミトコンドリアへ戻されて新たな回路が始まる．尿素は排出される．実際ヒトは 1 年間に約 10 kg の尿素を排出している．

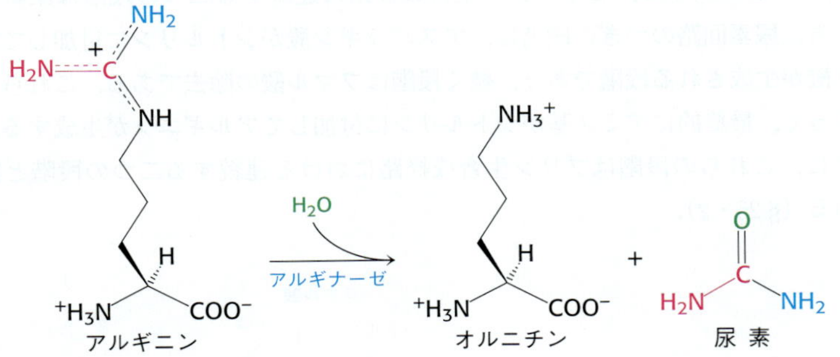

アルギニン　→（アルギナーゼ，H_2O）　オルニチン　＋　尿素

> 昔，ローマでは，尿は貴重な必需品であった．容器が街角に置かれ，通行人はその中へ尿を排出した．細菌が尿素を分解してアンモニウムイオンが放出され，それは，成人用の外衣（トーガ）を漂白する漂白剤として使われた．

尿素回路は糖新生に連結している

尿素合成の反応式は化学量論を考慮すると以下のようになる．

$$CO_2 + NH_4^+ + 3\,ATP + アスパラギン酸 + 2\,H_2O \longrightarrow$$
$$尿素 + 2\,ADP + P_i + AMP + PP_i + フマル酸$$

二リン酸は速やかに加水分解され，ATP 4 分子に相当する分子が消費されて尿素 1 分子が合成される．尿素回路でフマル酸の合成が重要なのは，この物質がグルコース合成の前駆体となるからである（図 23・16）．フマル酸は水付加を受けてリンゴ酸となり，つぎに

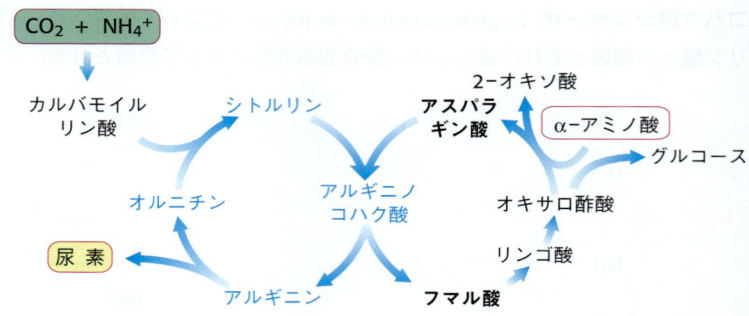

図 23・16　窒素代謝の統合的な関連．　尿素回路，糖新生，オキサロ酢酸のアミノ基転移は，フマル酸とアスパラギン酸によって連結している．

これが酸化されてオキサロ酢酸になる．オキサロ酢酸は糖新生経路によりグルコースへ，またアミノ基転移によりアスパラギン酸へ変換される．

尿素回路の酵素は，他の代謝回路の酵素と進化的に関連している

カルバモイルリン酸シンターゼ I は，尿素回路とピリミジン生合成の第一段階の両方のためにカルバモイルリン酸を生成する（§25・1）．哺乳類では二つの異なるカルバモイルリン酸シンターゼアイソザイムが存在する．ピリミジンの生合成で用いられるカルバモイルリン酸シンターゼ II（CPS II）は二つの重要な点が尿素回路のものと異なっている．第一はこの酵素が NH_3 でなくグルタミンを窒素源として使っていることである．グルタミンの側鎖のアミドが酵素の一つのドメイン内で加水分解され，生成したアンモニアは酵素のトンネルを通って第二の活性部位へ移動しカルボキシリン酸と反応する．第二はこの酵素がピリミジン生合成のいくつかの段階を触媒する大きなポリペプチドの一部であることである（§25・1）．興味深いことには，そのドメインは触媒的には不活性であるが，グルタミンの加水分解が行われるドメインは尿素回路の酵素でもほとんど保存されている．この部位には酵素のアロステリック活性化因子となる N−アセチルグルタミン酸が結合する．あるアイソザイムの触媒部位が，異なる生理的な役割をもつ他のアイソザイムでは，アロステリック部位として働くのに適応していることもある．

尿素回路の他の酵素について同様なことはあるだろうか．オルニチンカルバモイルトランスフェラーゼはピリミジン生合成の第1段階で働くアスパラギン酸カルバモイルトランスフェラーゼと相同性を示し，それらの触媒サブユニットの構造は非常によく似ている（図23・17）．このように，ピリミジン生合成経路の連続する二つの段階は尿素合成に適応している．尿素回路のつぎの段階は，アスパラギン酸がシトルリンに付加してアルギニノコハク酸が生成される段階であり，続く段階はフマル酸の除去である．これら二つの段階が相まって，最終的にアミノ基がシトルリンに付加してアルギニンが生成する．注目すべきことに，これらの段階はプリン生合成経路における連続する二つの段階と類似性をもっている（§25・2）．

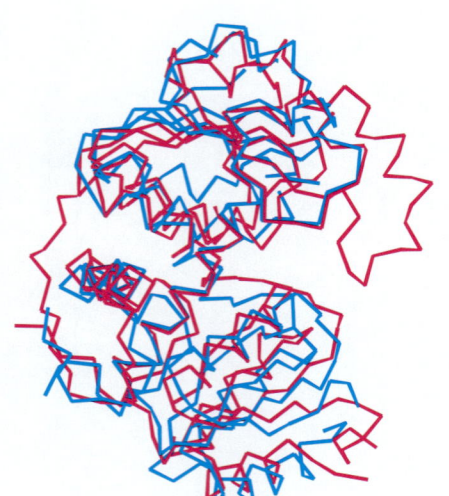

図 23・17　相同的な酵素．　オルニチンカルバモイルトランスフェラーゼの触媒サブユニットの構造（—）はアスパラギン酸カルバモイルトランスフェラーゼの触媒サブユニットの構造（—）ときわめてよく似ており，これら二つの酵素が相同であることがわかる〔1AKM.pdb と 1RAI.pdb より〕．

これらの段階を触媒する酵素は，それぞれアルギニノコハク酸シンターゼとアルギニノコハク酸リアーゼに相同性を示す．このように，尿素回路の5個の酵素のうちの4個がヌクレオチド生合成の酵素が改変したものである．残りの一つの酵素であるアルギナーゼは，生命のあらゆる領域で認められる古代の酵素のようである．

尿素回路の遺伝的欠損は高アンモニア血症をひき起こし脳損傷に至ることもある

　肝臓での尿素合成は NH_4^+ 除去の主要経路である．尿素回路の異常は，15 000 人に 1 人の割合で起こる．カルバモイルリン酸合成や尿素回路の 4 段階のいずれかが阻止されると，尿素合成の代替経路が存在しないため破壊的な結果となる．尿素回路におけるすべての欠損は，血中の NH_4^+ 量を上昇させる〔高アンモニア血症（hyperammonemia）〕．これらの遺伝的欠損のいくつかは，生後 1〜2 日で判明する．この場合，新生児は周期的な嗜眠性と嘔吐に悩ませられる．その後すぐに昏睡と回復不能な脳損傷，肝性脳症とよばれる状態が起こる場合もある．なぜ高濃度の NH_4^+ は毒性をもつのだろうか．この問いに対する答えはまだわからない．しかし，最近の研究から，NH_4^+ がナトリウム・カリウム・塩素共輸送体を不適当に活性化している可能性が示唆されている．この活性化が神経細胞の浸透圧のバランスを崩し，細胞を損傷する腫脹を起こし，その結果神経障害をひき起こす．

　尿素合成の欠損に対処するための巧妙な戦略が，背後にある生化学をくまなく理解することによって考えだされた．たとえば**アルギニノコハク酸尿症**（argininosuccinic acid-uria）〔**アルギニノコハク酸リアーゼ欠損症**（argininosuccinate lyase deficiency）〕について考えてみよう．この欠損症は，食品中にアルギニンを余分に入れたり，総タンパク質摂取量を制限したりすることによって，一部回避できる．肝臓ではアルギニンは尿素とオルニチンに分かれ，オルニチンはカルバモイルリン酸と反応してシトルリンを生成する（図 23・18）．この尿素回路中間体はアスパラギン酸と縮合してアルギニノコハク酸を生成し，これが排出される．食物から摂取したアルギニン 1 分子当たり 2 個の窒素が，1 個はカルバモイルリン酸を通して，もう 1 個はアスパラギン酸を通して，体外に放出されることに注目されたい．つまりアルギニノコハク酸は尿素の代わりとなって窒素を体外へ放出するのである．

　カルバモイルリン酸シンターゼ欠損症（carbamoyl phosphate synthase deficiency）や**オルニチンカルバモイルトランスフェラーゼ欠損症**（ornithine carbamoyltransferase deficiency）の治療は，代謝経路の遮断を回避するのに異なる戦略をとっている例である．シトルリンやアルギニノコハク酸は生成が阻害されるため，窒素原子の排出に利用することができない．このような条件下では過剰な窒素はグリシンとグルタミンに蓄積する．そこでこれら二つのアミノ酸に蓄積した窒素を体外へ除去することが試みられている．これは多量の安息香酸とフェニル酢酸を加えたタンパク質制限食により遂行される．安息香酸は活性化されてベンゾイル CoA となり，グリシンと反応して馬尿酸が生成し，排出される（図 23・19）．同様にフェニル酢酸は活性化してフェニルアセチル CoA となり，グルタミンと反応してフェニルアセチルグルタミンが生成し，排出される．これらの抱合体が尿素の代わりに窒素を体外へ排出する．このように，潜在的な生化学経路を活性化することにより，遺伝的欠損を部分的に回避することができる．

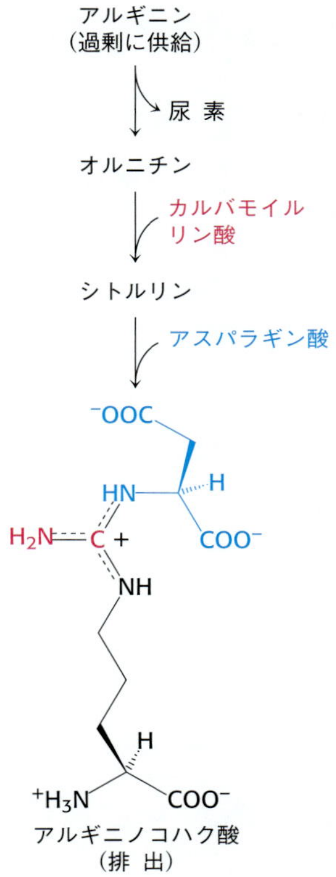

図 23・18　アルギニノコハク酸尿症の治療．　アルギニノコハク酸尿症は，アルギニンを加えた食品によって治療することができる．窒素はアルギニノコハク酸の形で排出される．

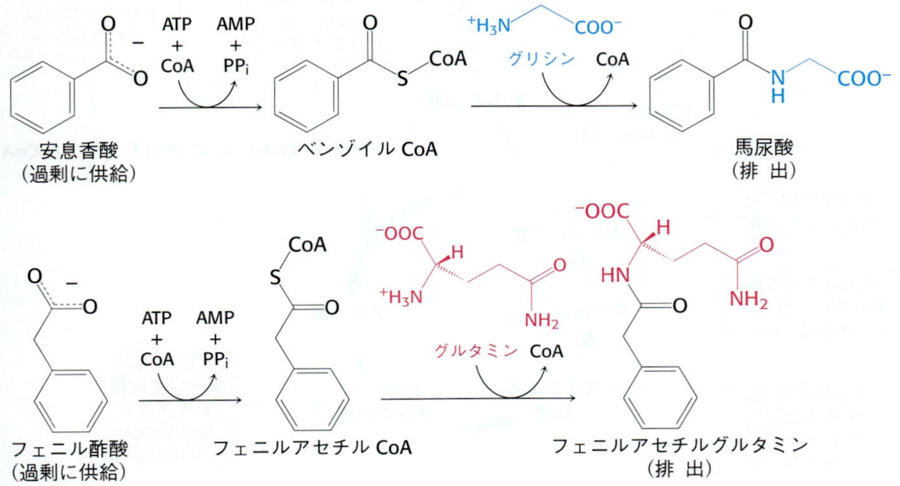

図 23・19　カルバモイルリン酸シンターゼ欠損症とオルニチンカルバモイルトランスフェラーゼ欠損症の治療．　安息香酸とフェニル酢酸をそれぞれ加えた食品により，両欠損症は治療できる．窒素は馬尿酸とフェニルアセチルグルタミンの形で排出される．

尿素だけが過剰な窒素を排出する手段なのではない

前述したようにほとんどの陸生脊椎動物は尿素排出性であり，余分な窒素は尿素として排出する．しかしながら，尿素だけが窒素の排出可能な形なのではない．水生脊椎動物や無脊椎動物のようなアンモニア排出動物では窒素は NH_4^+ として排出され，この毒性物質は周りの水溶液の環境によって薄まる．興味深いことに，肺魚は通常はアンモニア排出性であるが，水から出て暮らす乾燥季には尿素排出性になる．

尿素排出動物とアンモニア排出動物は両方とも，窒素除去のために程度の違いこそあるが十分な量の水が必要である．対照的に鳥や爬虫類などの尿酸排出動物はプリン誘導体である尿酸として窒素を排泄する．尿酸は，ほとんど固体のスラリーとして分泌されるので，水はほとんど必要としない．尿酸を分泌することは，1分子当たり4個の窒素原子を排出できる利点があった．窒素除去の経路は，進化の過程で，明らかに生物の生息地に依存して発達してきた．

23・5　分解されたアミノ酸の炭素原子は主要代謝中間体に現れる

α-アミノ基が除去された後のアミノ酸の炭素骨格の行方について，今度は考えよう．アミノ酸分解の戦略は，グルコースに変換されたりクエン酸回路で酸化されたりできる主要代謝中間体に炭素骨格を変換することである．変換経路は，非常に単純なものからきわめて複雑なものまである．多様な20種の基本アミノ酸の炭素骨格は，ピルビン酸，アセチル CoA，アセトアセチル CoA，2-オキソグルタル酸，スクシニル CoA，フマル酸，オキサロ酢酸のわずか7分子に集約される．本節では，分子の代謝変換が非常に経済的に行われていることの例を見ることになる．

アセチル CoA やアセトアセチル CoA に分解されるアミノ酸は，ケトン体や脂肪酸を生じるため**ケト原性アミノ酸**（ketogenic amino acid）とよばれている．ピルビン酸，2-オキソグルタル酸，スクシニル CoA，フマル酸，オキサロ酢酸に分解されるアミノ酸は，**糖原性アミノ酸**（glucogenic amino acid）とよばれている．ピルビン酸や他のクエン酸回路中間体から生成されるオキサロ酢酸はホスホエノールピルビン酸に変換でき，それがグルコースに変換できる（§16・3）．哺乳類では，アセチル CoA やアセトアセチル CoA からグルコースを合成する経路が欠けていることを思い出してほしい．

20種の基本アミノ酸のうち，ロイシンとリシンのみがケト原性だけを示す（図23・20）．イソロイシン，フェニルアラニン，トリプトファン，チロシンはケト原性かつ糖原

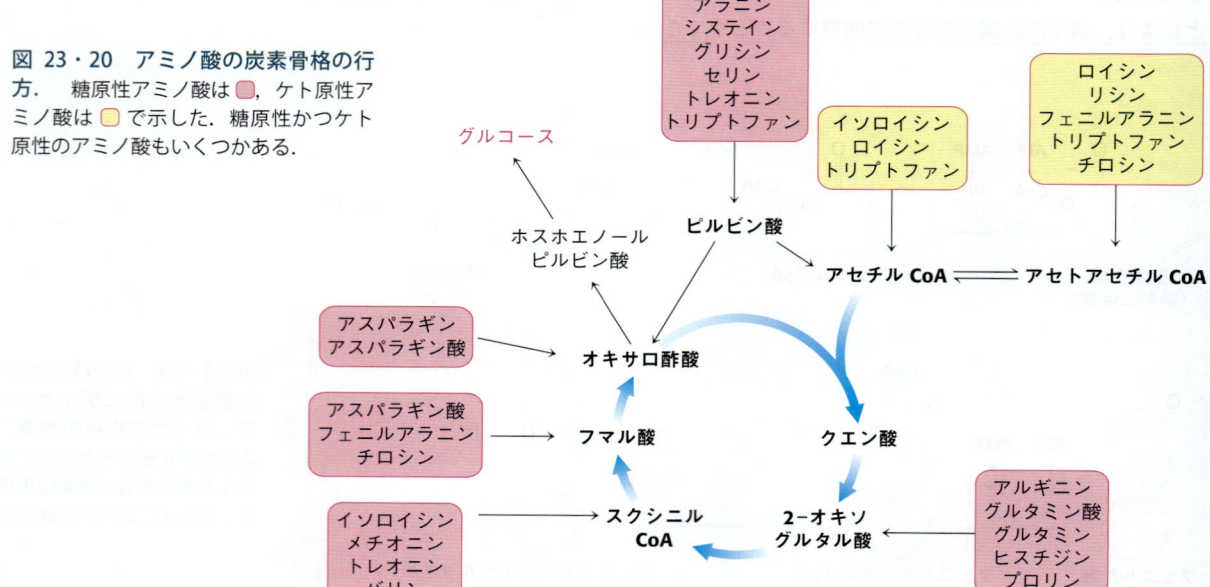

図 23・20　アミノ酸の炭素骨格の行方．　糖原性アミノ酸は ▨ で，ケト原性アミノ酸は ▢ で示した．糖原性かつケト原性のアミノ酸もいくつかある．

性である．これらのアミノ酸の炭素原子のいくつかはアセチル CoA やアセトアセチル CoA に現れ，ほかはグルコース前駆体になりうる．その他の 14 種のアミノ酸は，単に糖原性として分類される．本書では，分解経路を代謝への入り口によって区別する．

多くのアミノ酸の代謝の入り口としてのピルビン酸

ピルビン酸は，炭素 3 個をもつアミノ酸（アラニン，セリン，システイン）が代謝の流れに入る入り口である（図 23・21）．アラニンのアミノ基転移によりピルビン酸が直接生じる．

$$\text{アラニン} + 2\text{-オキソグルタル酸} \rightleftharpoons \text{ピルビン酸} + \text{グルタミン酸}$$

前述のように，グルタミン酸はつぎに酸化的に脱アミノされて NH_4^+ が生じ，2-オキソグルタル酸が再び生成する．これらの反応をまとめると以下のようになる．

$$\text{アラニン} + NAD(P)^+ + H_2O \longrightarrow \text{ピルビン酸} + NH_4^+ + NAD(P)H + H^+$$

アミノ酸分解におけるもう一つの簡単な反応は，セリンデヒドラターゼによってセリンが脱アミノされピルビン酸になる反応である（p. 644）．

$$\text{セリン} \longrightarrow \text{ピルビン酸} + NH_4^+$$

システインはいくつかの経路でピルビン酸に変換され，システインの硫黄原子は，H_2S，SCN^-，SO_3^{2-} の形で現れる．

他の 3 種のアミノ酸の炭素原子もピルビン酸に変換される．グリシンは，酵素によりヒドロキシメチル基が付加されてセリンに変換されるか，あるいは開裂して CO_2，NH_4^+ と活性化された 1 炭素単位構造になる．トレオニンは 2-アミノ-3-オキソ酪酸中間体を経てピルビン酸になる．トリプトファンの 3 個の炭素原子はアラニンのものとなり，これがピルビン酸に変換される．

アスパラギン酸とアスパラギンの代謝の入り口としてのオキサロ酢酸

アスパラギン酸とアスパラギンは，クエン酸回路の中間体であるオキサロ酢酸に変換される．4 炭素アミノ酸であるアスパラギン酸はアミノ基転移により直接オキサロ酢酸に変換される．

$$\text{アスパラギン酸} + 2\text{-オキソグルタル酸} \rightleftharpoons \text{オキサロ酢酸} + \text{グルタミン酸}$$

アスパラギンはアスパラギナーゼ（asparaginase）により加水分解されて，NH_4^+ とアス

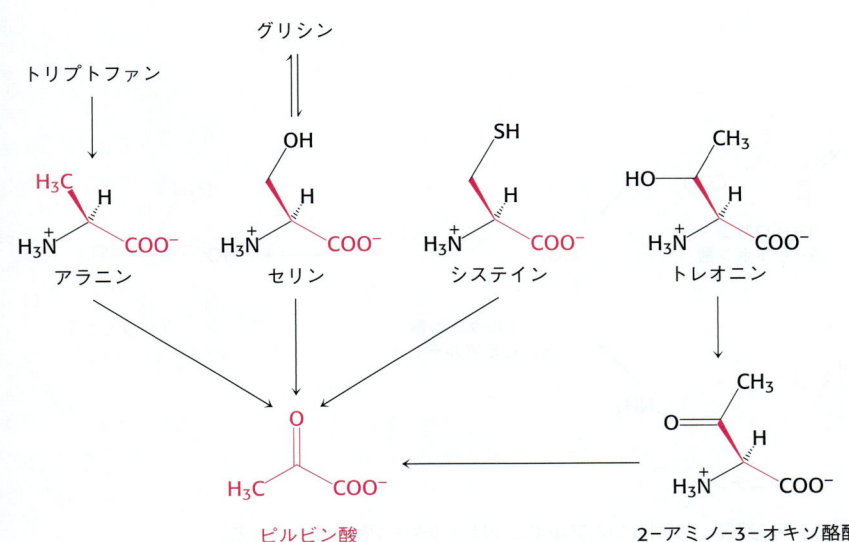

図 23・21　アミノ酸からのピルビン酸の生成．ピルビン酸は，アラニン，セリン，システイン，グリシン，トレオニン，トリプトファンの入り口となる．

図 23・22　アミノ酸からの 2−オキソグルタル酸の生成．　いくつかの 5 炭素アミノ酸はまずグルタミン酸に変換される．2−オキソグルタル酸はこれら 5 炭素アミノ酸代謝の入り口である．

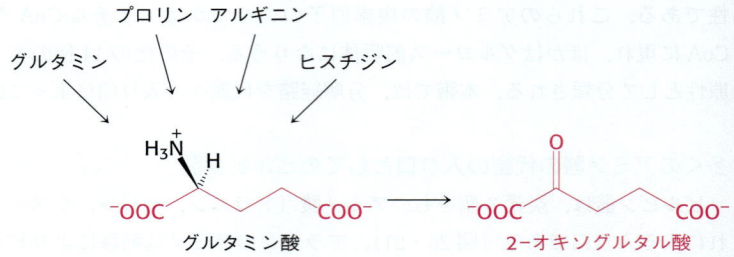

パラギン酸になり，つぎにアミノ基転移される．

アスパラギン酸は，また，尿素回路によってフマル酸に変換されることを思い出してほしい（図 23・16）．フマル酸はチロシンとフェニルアラニンの炭素原子の半数の入り口でもあるが，これについては後で簡単に述べよう．

5 炭素アミノ酸の代謝の入り口としての 2−オキソグルタル酸

いくつかの 5 炭素アミノ酸の炭素骨格は 2−オキソグルタル酸からクエン酸回路に入る．これらのアミノ酸ははじめにグルタミン酸に変換され，つぎにこれがグルタミン酸デヒドロゲナーゼによって酸化的に脱アミノされて 2−オキソグルタル酸を生じる（図 23・22）．

ヒスチジンは 4−イミダゾロン−5−プロピオン酸に変換される（図 23・23）．この中間体の環にあるアミド結合は加水分解されてグルタミン酸の N−ホルムイミノ誘導体になり，つぎに活性化された 1 炭素単位の担体であるテトラヒドロ葉酸にそのホルムイミノ基が転移されることでグルタミン酸に変換される（図 24・9）．

グルタミンは，**グルタミナーゼ**（glutaminase）によってグルタミン酸と NH_4^+ に加水分解される．プロリンとアルギニンはそれぞれグルタミン酸 γ−セミアルデヒドに変換され，つぎにこれが酸化されてグルタミン酸になる（図 23・24）．

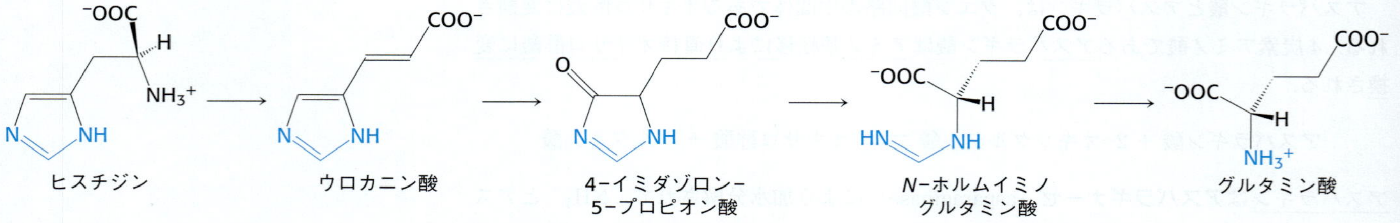

ヒスチジン　ウロカニン酸　4−イミダゾロン−5−プロピオン酸　N−ホルムイミノグルタミン酸　グルタミン酸

図 23・23　ヒスチジンの分解．　ヒスチジンはグルタミン酸へ変換される．

プロリン　1−ピロリン−5−カルボン酸　グルタミン酸 γ−セミアルデヒド　グルタミン酸

アルギニン　オルニチン

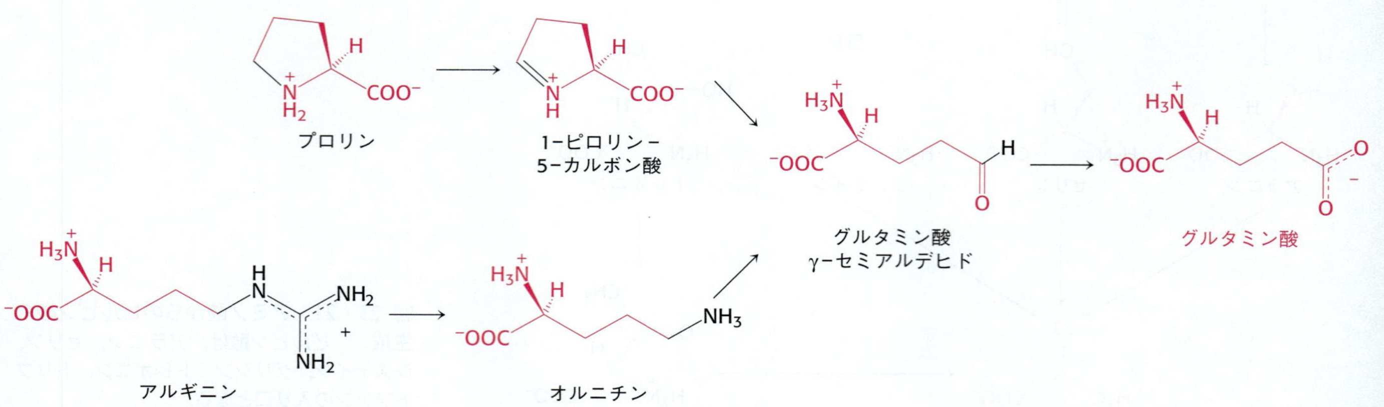

図 23・24　プロリンとアルギニンの分解．　プロリンとアルギニンはグルタミン酸へ変換される．

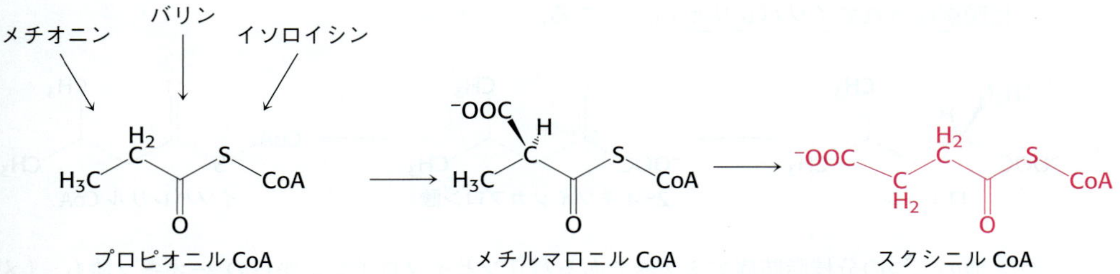

図 23・25　スクシニル CoA の生成．メチオニン，イソロイシン，バリンはスクシニル CoA へ変換される．

スクシニル CoA は数種の無極性アミノ酸の入り口となる

スクシニル CoA は，メチオニン，イソロイシン，バリンのいくつかの炭素原子に対する入り口になる．プロピオニル CoA と続くメチルマロニル CoA は，これら三つの無極性アミノ酸の分解における中間体である（図 23・25）．このプロピオニル CoA からスクシニル CoA への経路は，奇数個の炭素原子をもつ脂肪酸の酸化においても用いられている．プロピオニル CoA とメチルマロニル CoA の相互変換機構については §22・3 で述べた．

メチオニンの分解には，鍵となるメチル基供与体の S-アデノシルメチオニンの生成が必要である

メチオニンは 9 段階でスクシニル CoA に変換される（図 23・26）．第一段階は，メチオニンのアデニル酸化で S-アデノシルメチオニン（S-adenosylmethionine, SAM）が形成される．これは細胞中の一般的なメチル基供与体である（§24・2）．脱メチル反応と脱アデニル酸反応が起こるとホモシステインが生じ，さらに最終的には 2-オキソ酪酸へと進む．2-オキソ酸デヒドロゲナーゼ複合体が，2-オキソ酪酸を酸化的に脱炭酸してプロピオニル CoA とし，プロピオニル CoA は §22・3 に述べたような過程でスクシニル CoA となる．

分枝アミノ酸からはアセチル CoA，アセト酢酸，プロピオニル CoA が生じる

分枝アミノ酸の分解は，先に取上げたクエン酸回路や脂肪酸酸化に見られる反応で行われる．ロイシンはアミノ基転移されて，対応する 2-オキソ酸である 2-オキソイソカプロン酸になる．この 2-オキソ酸は分枝 2-オキソ酸デヒドロゲナーゼ複合体によって酸化的

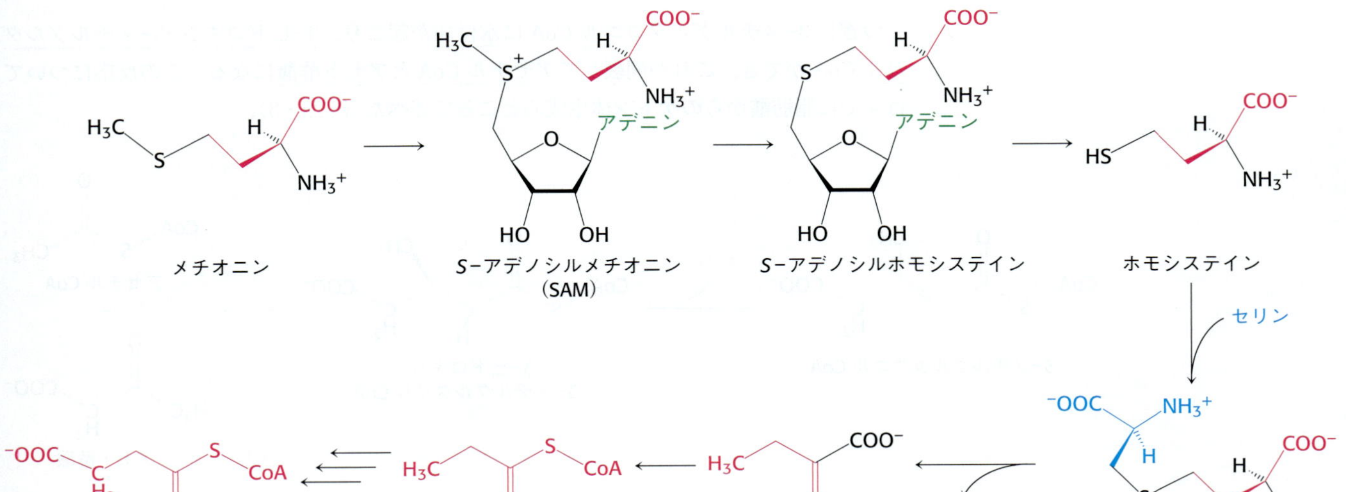

図 23・26　メチオニン代謝．メチオニンがスクシニル CoA 変換される経路．この経路でつくられる S-アデノシルメチオニンはメチル基転移のために重要な分子である．

に脱炭酸されて<u>イソバレリル CoA</u> になる.

ロイシン　　　　　　　2-オキソイソカプロン酸　　　　　　イソバレリル CoA

　他の二つの分枝脂肪族アミノ酸であるバリンとイソロイシンからの 2-オキソ酸も，（メチオニンから誘導される 2-オキソ酪酸のように）基質となる. これらの 2-オキソ酸の酸化的脱炭酸は，ピルビン酸からアセチル CoA への反応および，2-オキソグルタル酸からスクシニル CoA への反応と類似している. 多酵素複合体である分枝 2-オキソ酸デヒドロゲナーゼは，ピルビン酸デヒドロゲナーゼ（§17・1）や 2-オキソグルタル酸デヒドロゲナーゼ（§17・2）と相同である. 実際，これらの酵素の E3 成分は同一であり，酸化型リポアミドを再生する.

　ロイシンから誘導されたイソバレリル CoA は<u>脱水素</u>されて <u>3-メチルクロトノイル CoA</u> になる. この酸化は**イソバレリル CoA デヒドロゲナーゼ**（isovaleryl CoA dehydrogenase）により触媒される. 水素受容体は FAD であり，アシル CoA デヒドロゲナーゼにより触媒される脂肪酸の酸化と類似した反応である. つぎに 1 分子の ATP を加水分解で消費して 3-メチルクロトノイル CoA が<u>カルボキシ化</u>され，<u>3-メチルグルタコニル CoA</u>が生成される. 予想通りメチルクロトノイル CoA カルボキシラーゼのカルボキシ化機構は，ピルビン酸カルボキシラーゼやアセチル CoA カルボキシラーゼの機構とよく似ている.

イソバレリル CoA

3-メチルクロトノイル CoA　　　　　　　　　　　　　3-メチルグルタコニル CoA

　つぎに 3-メチルグルタコニル CoA に<u>水付加</u>が起こり，<u>3-ヒドロキシ-3-メチルグルタリル CoA</u> ができ，これが開裂して<u>アセチル CoA とアセト酢酸</u>になる. この反応についてはすでに脂肪酸からのケトン体生成のところで述べた（§22・3）.

3-メチルグルタコニル CoA　　　　　　3-ヒドロキシ-3-メチルグルタリル CoA　　　アセチル CoA ＋ アセト酢酸

　<u>バリンとイソロイシンの分解経路はロイシンの分解経路と似ている. </u>アミノ基転移と酸化的脱炭酸によって CoA 誘導体ができ，脂肪酸酸化の反応に類似した反応が続いて起こる. イソロイシンからアセチル CoA とプロピオニル CoA，バリンからは CO_2 とプロピオニル CoA ができる. ロイシン，バリン，イソロイシンの分解反応は，第 15 章で述べた

一般的な法則の一つが正しいことを実証する．すなわち，代謝における反応数は多いが，反応の種類は比較的少ない．ロイシン，バリン，イソロイシンの分解反応は，代謝の単純で優美な姿を如実に示す例である．

芳香族アミノ酸の分解にはオキシゲナーゼが必要である

　芳香族アミノ酸の分解は，共通な代謝中間体であるアセト酢酸，フマル酸，ピルビン酸を生じる．しかし，前述した他のアミノ酸の場合ほど直接的には行かない．芳香族アミノ酸に対しては酸素分子は芳香環を壊すために使われる．

　フェニルアラニンの分解は，**フェニルアラニン 4-モノオキシゲナーゼ**（phenylalanine 4-monooxygenase）が触媒するヒドロキシ化によってチロシンができることから始まる．この酵素は，O_2 分子のうち 1 個の O 原子が産物に，もう 1 個が H_2O に現れることから，**モノオキシゲナーゼ**（一原子酸素添加酵素，monooxygenase）〔あるいは**混合機能オキシダーゼ**（mixed-function oxidase）〕とよばれている．

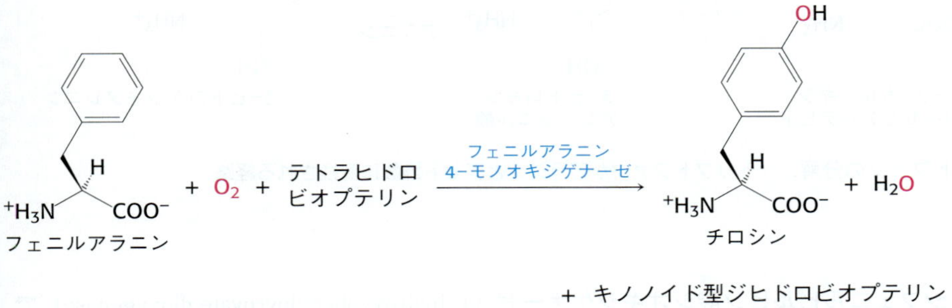

　ここでの還元剤は**テトラヒドロビオプテリン**（tetrahydrobiopterin）である．これは，まだ取上げていない電子伝達体であり，補因子**ビオプテリン**（biopterin）から誘導される．ビオプテリンは体内で合成されるのでビタミンではない．キノノイド型ジヒドロビオプテリンはフェニルアラニンのヒドロキシ化で生じ，**ジヒドロプテリジンレダクターゼ**（dihydropteridine reductase）が触媒する反応で NADPH により還元されて，テトラヒドロビオプテリンに戻る．

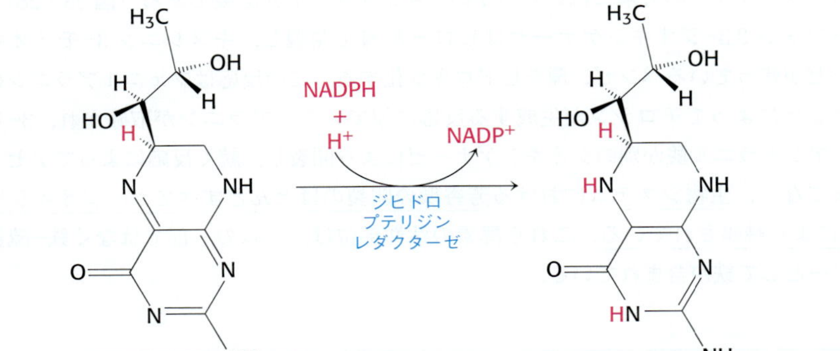

フェニルアラニン 4-モノオキシゲナーゼとジヒドロプテリジンレダクターゼが触媒する反応は全体として以下のようになる．

$$\text{フェニルアラニン} + O_2 + \text{NADPH} + H^+ \longrightarrow \text{チロシン} + \text{NADP}^+ + H_2O$$

これらの反応はフェニルアラニンからのチロシン合成にも使えることに注意してほしい．

　フェニルアラニンとチロシンの分解反応のつぎの段階では，チロシンのアミノ基転移によって *p*-ヒドロキシフェニルピルビン酸が生じる（図 23・27）．つぎにこの 2-オキソ酸が O_2 と反応してホモゲンチジン酸になる．この複雑な反応を触媒する酵素は**4-ヒドロキ**

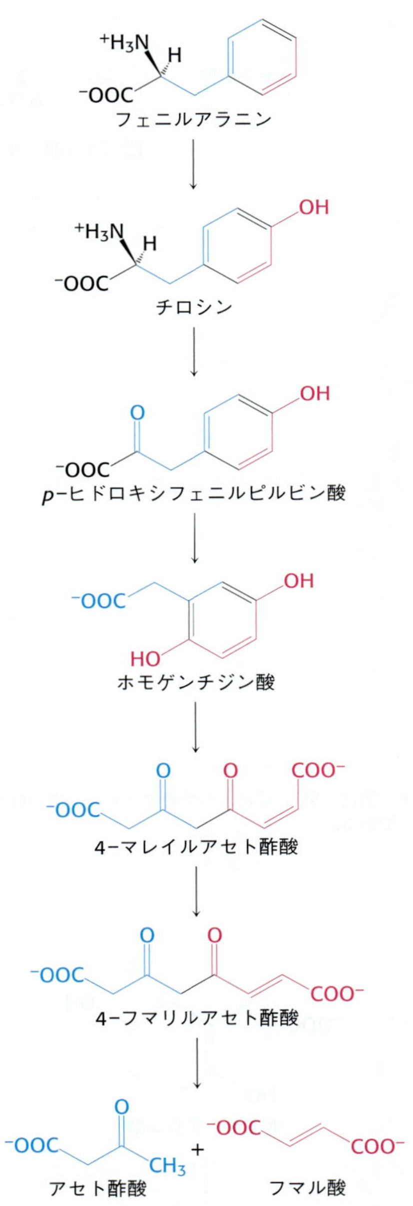

図 23・27　フェニルアラニンとチロシンの分解． フェニルアラニンがアセト酢酸とフマル酸に変換される経路

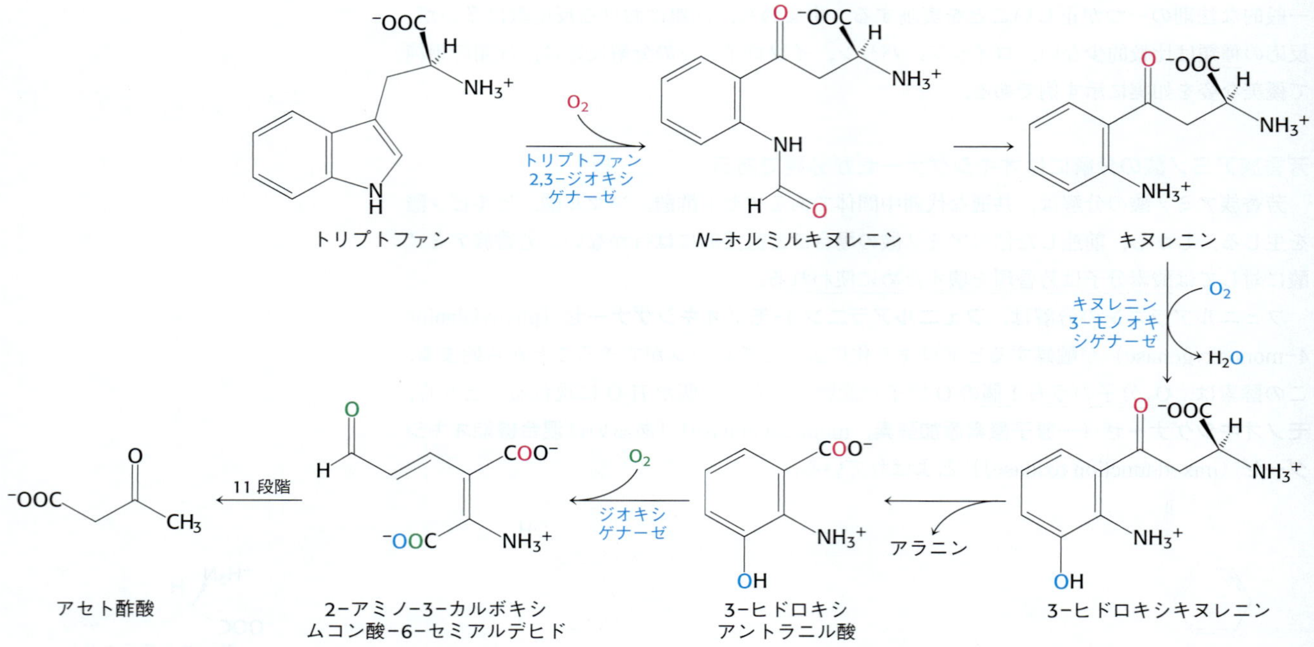

図 23・28 トリプトファンの分解. トリプトファンがアラニンとアセト酢酸に変換される経路

シフェニルピルビン酸ジオキシゲナーゼ（4-hydroxyphenylpyruvate dioxygenase）で，O_2分子の O 原子 2 個ともが，1 個は環に，もう 1 個はカルボキシ基にと，産物に取込まれるため**ジオキシゲナーゼ（二原子酸素添加酵素, dioxygenase）**とよばれている．ホモゲンチジン酸の芳香環は O_2 により開裂し 4-マレイルアセト酢酸ができる．この反応はまた別のジオキシゲナーゼである**ホモゲンチジン酸 1,2-ジオキシゲナーゼ（homogentisate 1,2-dioxygenase）**により触媒される．4-マレイルアセト酢酸はつぎに，グルタチオンを補因子にする酵素によって異性化され，4-フマリルアセト酢酸になる．最終的に 4-フマリルアセト酢酸は加水分解されて，フマル酸とアセト酢酸ができる．

　トリプトファンの分解にはいくつかのオキシゲナーゼが必要である（図 23・28）．トリプトファン 2,3-ジオキシゲナーゼはピロール環を開裂し，キヌレニン 3-モノオキシゲナーゼが残っているベンゼン環をヒドロキシ化する．この反応はフェニルアラニンのヒドロキシ化によってチロシンが生成する反応に似ている．アラニンが取除かれ，3-ヒドロキシアントラニル酸が別のジオキシゲナーゼにより開裂し，続く反応によってアセト酢酸にまでなる．生物システムにおける芳香環の開裂のほとんどすべてが，ジオキシゲナーゼ*により触媒されている．これら酵素の活性部位は，ヘムの一部ではなく鉄–硫黄クラスターとして鉄が含まれている．

*　訳注: 早石 修によって発見された一群の酵素である．

23・6 先天性代謝異常によりアミノ酸分解が阻止される

　生化学的な欠損と病理学的な症状の対応が付いた最初の例のいくつかは，アミノ酸代謝異常である．たとえば**アルカプトン尿症**（alcaptonuria）はホモゲンチジン酸 1,2-ジオキシゲナーゼの欠損で起こる先天性代謝異常であることが 1902 年に報告された．フェニルアラニンとチロシンの分解において，ホモゲンチジン酸は正常な中間体であり（図 23・27），アルカプトン尿症ではその分解が阻止されるためにホモゲンチジン酸が蓄積している．ホモゲンチジン酸は蓄積して尿中に排出されるが，それは酸化されて重合しメラニン様物質になるため，放置すると尿が黒くなる．

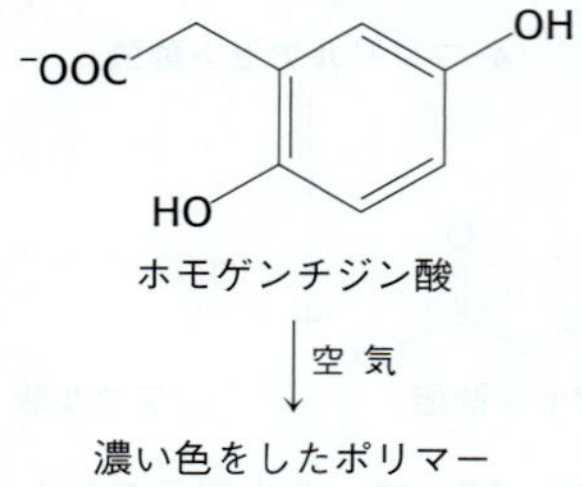

　アルカプトン尿症は比較的無害な症状を示すが，他のアミノ酸代謝異常がみな無害というわけではない．**メープルシロップ尿症**（maple syrup urine disease）〔**分枝鎖ケト酸尿症**

ホモゲンチジン酸

↓ 空気

濃い色をしたポリマー

表 23・4　アミノ酸代謝の先天性異常

疾　患	酵素欠損症	症　状
シトルリン血症	アルギニノコハク酸シンターゼ	嗜眠，発作，筋張力の減退
チロシン血症	チロシン分解に関わるさまざまな酵素	衰弱，肝障害，精神遅滞
白皮症（白子症）	チロシナーゼ	色素沈着欠損症
ホモシスチン尿症	シスタチオニン β–シンターゼ	脊柱側弯症，筋力低下，精神遅滞，うすい金髪
高リシン血症	アミノアジピン酸セミアルデヒド合成酵素	発作，精神遅滞，筋緊張の欠失，運動失調

（branched-chain ketoaciduria）ともよばれる〕では，バリン，イソロイシン，ロイシンから誘導される 2–オキソ酸の酸化的脱炭酸が，分枝 2–オキソ酸デヒドロゲナーゼの欠損のために阻止されている．それゆえ，これらの 2–オキソ酸とそれを生ずる原因の分枝アミノ酸量が血液中と尿中でともに顕著に上昇している．実際に患者の尿はその病気の名前の由来ともなっているメープルシロップの匂いがする．メープルシロップ尿症の患者は，新生児のときに低バリン，低イソロイシン，低ロイシンの食事療法をしないと，通常，精神および身体的発達障害をひき起こす．この疾患は 2,4–ジニトロフェニルヒドラジン（2–オキソ酸と反応して 2,4–ジニトロフェニルヒドラゾン誘導体となる）を用いた尿試料のスクリーニングによって新生児期に簡単に発見できる．決定診断は質量分析により行うことができる．表 23・4 に他のアミノ酸代謝異常による病気を示す．

フェニルケトン尿症は最も一般的な代謝異常の一つである

　フェニルケトン尿症（phenylketonuria）は，アミノ酸代謝異常症の中で多分最もよく知られている病気である．フェニルケトン尿症は 1 万人に 1 人の有病率で起こり，フェニルアラニン 4–モノオキシゲナーゼの欠失か欠損，あるいは非常にまれではあるが，テトラヒドロビオプテリン補因子の欠失か欠損によってひき起こされる．フェニルアラニンをチロシンに変換できないため，すべての体液中にフェニルアラニンが蓄積する．正常な場合は，フェニルアラニンの 3/4 がチロシンに変換され，残りの 1/4 がタンパク質に取込まれる．フェニルケトン尿症では主要流出経路が遮断されるので，典型的な場合にはフェニルアラニンの血中量は少なくとも健常者の 20 倍になる．健常者では副経路であるフェニルアラニンからフェニルピルビン酸がつくられる経路が，フェニルケトン尿症患者では主経路となる．実際，フェニルケトン尿症の最初の記述は，患者の尿中のフェニルピルビン酸と $FeCl_3$ が反応して尿が黄緑色になるという 1934 年の観察であった．

　治療をしないとほとんどすべてのフェニルケトン尿症の患者は重度の精神遅滞となる．

これらの人々の脳重量は健常者の平均より低く，神経のミエリン化が損なわれ，反射運動は過度なものとなる．未治療のフェニルケトン尿症患者の平均余命は著しく短いものとなる．20歳までに半数が，30歳までに3/4が亡くなる．フェニルケトン尿症は出生時には正常だが，治療をしないと満1歳までに，重度の障害を負ってしまう．フェニルケトン尿症の治療法は，フェニルアラニンを制限した食事療法であり，チロシンは通常フェニルアラニンから合成されるため，チロシンも補われる．その目的は，成長と補充の要求にちょうど見合う程度のフェニルアラニンを供給することにある．牛乳のカゼインのようにフェニルアラニンの含有量の少ないタンパク質を加水分解し，フェニルアラニンは吸着して除去する．回復不能な脳損傷を防ぐためには，低フェニルアラニンの食事療法を生後すぐに始めなければならない．ある研究によると，フェニルケトン尿症患者のうち，生後2~3週以内に治療を始めた患者の平均IQは93であり，1歳になってから治療を始めた対照群の患者の平均IQは53であった．

フェニルケトン尿症の早期診断は不可欠なものであり，米国とカナダで生まれたすべての乳児の集団検診計画によって達成された．診断基準として，$FeCl_3$の検査よりずっと感度が良く，かつ，信頼性の高い血中のフェニルアラニン量の測定がより適している．原因遺伝子がクローン化され，多くの突然変異の部位がタンパク質上に特定されているため，DNAプローブを用いたフェニルケトン尿症の出生前診断も可能となってきている．

フェニルケトン尿症の神経症状の基盤の決定は，活発な研究領域である

精神遅滞の生化学的根拠は，まだ，確立されていないが，ヒドロキシラーゼの欠損は，ドーパミンなどの神経伝達物質の重要な前駆体であるチロシンの量を減少させるという一つの仮説がある．さらに，高濃度のフェニルアラニンは，神経伝達物質のセロトニンの前駆体であるトリプトファンはもとより，存在するどんなチロシンの脳へのアミノ酸輸送を妨げる．この3種のアミノ酸はすべて同じ輸送体で輸送されるので，フェニルアラニンが輸送体を飽和してしまい，チロシンとトリプトファンが接近するのを妨げてしまう．最終的には，血中でのフェニルアラニンの高濃度が，脳でのフェニルアラニンの高濃度をひき起こし，これが，ピルビン酸キナーゼの解糖系を阻害し，神経繊維のミエリン形成を破壊し，いくつかの神経伝達物質の合成を減少させているということが示唆されている．

ま と め

23・1 タンパク質はアミノ酸に分解される

食物で摂取したタンパク質は腸で消化されてアミノ酸となり，身体中に運ばれる．細胞内のタンパク質は，分単位から生体の寿命まで，さまざまな速さで分解される．

23・2 タンパク質代謝回転は厳密に調節されている

細胞内のタンパク質の代謝回転は複雑な酵素系を必要とする調節過程である．分解経路にあるタンパク質は，進化的に保存性の高い小タンパク質であるユビキチンと，ATPの加水分解で駆動される反応で結合する．ユビキチン結合系は三つの異なる酵素からなる．プロテアソームとよばれる大きな円筒形複合体はユビキチン化されたタンパク質を分解する．プロテアソームもまた機能するためにATPの加水分解が必要となる．タンパク質が分解されて得られるアミノ酸は，タンパク質，核酸塩基，他の窒素含有化合物の前駆体の供給源となる．

23・3 アミノ酸分解の第一段階は窒素の脱離である

余分なアミノ酸は構成要素としてや代謝の燃料として使われる．アミノ酸分解の第一段階はα-アミノ基のアミノ基転移による除去で，2-オキソ酸が生ずる．ピリドキサールリン酸はすべてのアミノトランスフェラーゼの補酵素であり，アミノ酸変換を触媒する多く

の他の酵素の補酵素でもある．α-アミノ基は，2-オキソグルタル酸に転移しグルタミン酸を形成する．その後，グルタミン酸デヒドロゲナーゼによって酸化的脱アミノされ NH_4^+ と2-オキソグルタル酸になる．NAD^+ と $NADP^+$ はこの反応の電子受容体となる．

23・4　ほとんどの陸生脊椎動物ではアンモニウムイオンは尿素に変換される

　尿素合成の第一段階はカルバモイルリン酸の生成で，HCO_3^-，NH_3，2分子のATPからカルバモイルリン酸シンターゼにより合成される．つぎにオルニチンカルバモイルトランスフェラーゼにより，オルニチンにカルバモイル基が転移してシトルリンができる．これら二つの反応はミトコンドリアで行われる．シトルリンはミトコンドリアから離れ，アスパラギン酸と縮合し，アルギニノコハク酸となる．これはさらにアルギニンとフマル酸に開裂する．尿素のもう一つの窒素原子はアスパラギン酸に由来する．アルギニンが加水分解して尿素がつくられ，この過程でオルニチンもまた再生される．

23・5　分解されたアミノ酸の炭素原子は主要代謝中間体に現れる

　分解されたアミノ酸の炭素原子は，ピルビン酸，アセチルCoA，アセト酢酸，クエン酸回路の中間体に変換される．ほとんどのアミノ酸は糖原性のみで，二つのアミノ酸はケト原性のみ，2～3個のアミノ酸が糖原性とケト原性を併せもつ．アラニン，セリン，システイン，グリシン，トレオニン，トリプトファンが分解してピルビン酸になる．アスパラギンとアスパラギン酸はオキサロ酢酸に変換される．2-オキソグルタル酸はグルタミン酸とグルタミン酸に変換できる四つのアミノ酸（グルタミン，ヒスチジン，プロリン，アルギニン）の代謝の入り口となる．スクシニルCoAは，メチルマロニルCoAを中間体として分解される三つのアミノ酸（メチオニン，イソロイシン，バリン）のいくつかの炭素原子の代謝の入り口となる．ロイシンはアセト酢酸とアセチルCoAに分解される．バリンとイソロイシンの分解経路はロイシンの分解経路とよく似ている．それらの2-オキソ酸誘導体が，分枝2-オキソ酸デヒドロゲナーゼにより酸化的脱炭酸される．

　芳香族アミノ酸の芳香環はオキシゲナーゼによって分解される．モノオキシゲナーゼであるフェニルアラニン4-モノオキシゲナーゼはテトラヒドロビオプテリンを還元剤として使う．O_2 のうち1個の酸素原子がチロシンに，もう一つが H_2O に現れる．これら芳香族アミノ酸の分解におけるつぎの段階は，O_2 の2個の酸素原子がともに有機産物に組込まれる反応を触媒するジオキシゲナーゼが担う．フェニルアラニンとチロシンの炭素原子のうちの4個がフマル酸に変換され，4個がアセト酢酸になる．

23・6　先天性代謝異常によりアミノ酸分解が阻止される

　生化学と病理学の対応が付いた最初の例のいくつかは，アミノ酸代謝異常である．多くの遺伝的なアミノ酸代謝異常があるが，フェニルケトン尿症が最もよく知られている．この病気では体液中にフェニルアラニンが高レベルに蓄積する．生後すぐに患者に低フェニルアラニン食事療法を施さないと，フェニルアラニンが蓄積して精神遅滞をひき起こす．

重 要 語 句

ユビキチン（ubiquitin, Ub）（p. 635）

デグロン（degron）（p. 636）

プロテアソーム（proteasome）（p. 637）

アミノトランスフェラーゼ
　　　　（aminotransferase, アミノ基転移酵素）
　　　　　　　　　　　　　（p. 640）

トランスアミナーゼ
　　　　　　　（transaminase）（p. 640）

グルタミン酸デヒドロゲナーゼ
　　　　（glutamate dehydrogenase）（p. 640）

ピリドキサールリン酸
　　　　（pyridoxal phosphate, PLP）（p. 641）

ピリドキサミンリン酸（pyridoxamine
　　　　　　　phosphate, PMP）（p. 642）

グルコース-アラニン回路
　　　　（glucose-alanine cycle）（p. 644）

尿素回路（urea cycle）（p. 645）

カルバモイルリン酸シンターゼI
　　　　（carbamoyl-phosphate synthase, CPS I ）
　　　　　　　　　　　　　（p. 645）

N-アセチルグルタミン酸
　　　　（*N*-acetylglutamate, NAG）
　　　　　　　　　　　　　（p. 646）

ケト原性アミノ酸
　　　　（ketogenic amino acid）（p. 650）

糖原性アミノ酸
　　　　（glucogenic amino acid）（p. 650）

ビオプテリン（biopterin）（p. 655）

フェニルケトン尿症
　　　　（phenylketonuria）（p. 657）

問　題

1. 露出した状態にする　　タンパク質は胃で酸により変性する．この変性によりタンパク質は，タンパク質分解に対するより良い基質となる．なぜそうなるかを説明せよ．

2. 分解のための標的　　分解の標的となるタンパク質にユビキチンを結合させるためにどんな段階が必要か．

3. 交際相手の紹介ではない　　左段の用語と右段の記述を結びつけよ．

(a) ペプシン	1. アデニル化中間体が必要
(b) N 末端則	2. タンパク質に分解の目印を付ける
(c) ユビキチン	3. 19S 調節サブユニット
(d) PEST 配列	4. タンパク質の半減期を決める
(e) トレオニン求核試薬	5. 20S コア
(f) ATP 依存性のタンパク質のアンフォールディング（変性）	6. リガーゼの基質
	7. 胃のタンパク質分解酵素
(g) プロテアソーム	8. 分解されるタンパク質を認識する
(h) ユビキチン活性化酵素	
(i) ユビキチン結合酵素	9. タンパク質を分解する装置
(j) ユビキチンリガーゼ	10. Pro-Glu-Ser-Thr

4. エネルギーは浪費されたのだろうか　　タンパク質の加水分解はエキサゴニックな過程であるが，それにもかかわらず 26S プロテアソームは ATP の加水分解がその活性発現に必要である．

　(a) ATP の加水分解がなぜ 26S プロテアソームで必要か説明せよ．

　(b) 小さいペプチドは ATP を消費することなく加水分解できる．この情報は (a) の答えとうまく一致するだろうか．

5. 対応するケトン体　　以下のアミノ酸のアミノ基転移により生成する 2-オキソ酸の名称をあげよ．

　(a) アラニン

　(b) アスパラギン酸

　(c) グルタミン酸

　(d) ロイシン

　(e) フェニルアラニン

　(f) チロシン

6. 多用途の構成要素　　(a) アスパラギン酸がオキサロ酢酸中間体を経てグルコースに変換される化学反応式を収支をとって記せ．この変換に関与するのはどの補酵素か．

　(b) アスパラギン酸がフマル酸中間体を経てオキサロ酢酸に変換される化学反応式を同様に記せ．

7. 特異化の効用　　真核生物のプロテアソームは 7 種の異なる β サブユニットをもつが，一方，アーキアのプロテアソームは 14 個の同一な活性 β サブユニットからなる．いくつかの異なる活性サブユニットをもつ潜在的な利点は何か．

8. 構造の推定　　プロテアソームの 19S サブユニットは AAA ファミリーの ATP アーゼファミリーに属する 6 個のサブユニットを含む．この大きなファミリーの他のメンバーは 6 回対称軸をもつホモ六量体として存在する．19S プロテアソーム内の AAA ファミリーの ATP アーゼの構造を提案せよ．またどのようにして推定構造を検証し確実なものにできるか考えよ．

9. 有効な電子の受け手　　ピリドキサールリン酸は電子溜めとして働き，カルボアニオン中間体を安定化する．この方法で反応を触媒する他の補欠分子族は何か．

10. 協同　　アミノ酸のアミノ基の代謝で，アミノトランスフェラーゼとグルタミン酸デヒドロゲナーゼはどのように協同して作用するだろうか．

11. 窒素を取除く　　どのアミノ酸が，脱アミノされてクエン酸回路の構成要素と解糖系の中間体を生じるか．

12. 一反応のみ　　どのアミノ酸が，直接脱アミノされるか．

13. 有用な産物　　アミノ酸の炭素骨格の分解産物に共通する特徴は何か．

14. 援助の手　　アルギニノコハク酸がアルギニンとフマル酸へ開裂するときの，正に電荷したグアニジニウム窒素の役割を述べよ．

15. 窒素源　　尿素の二つの窒素原子の直接の生化学的な源は何だろうか．

16. 対応させよ　　右段の生化学物質と左段の性質を結びつけよ．

(a) NH_4^+ からつくられる	1. アスパラギン酸
(b) 加水分解されて尿素を生じる	2. 尿素
(c) 第二の窒素源	3. オルニチン
(d) アスパラギン酸と反応する	4. カルバモイルリン酸
(e) 開裂してフマル酸を生じる	5. アルギニン
(f) 第一の窒素を受け取る	6. シトルリン
(g) 最終産物	7. アルギノコハク酸

17. 整列　　(A)～(D) の構造を同定し，尿素回路に出てくる順番に並べよ．

(A)　　　　　　(B)

(C)　　　　　　(D)

18. 回路を完成させる　　p. 647 で示した化学量論によれば，4 個の高い転移ポテンシャルのリン酸基が尿素合成では消費される．この反応ではアスパラギン酸がフマル酸に変換される．フマル酸はオキサロ酢酸に変換されると仮定すると，尿素合成の化学反応式は結果的にどうなるのか．高い転移ポテンシャルのリン酸基はいくつ消費されるか．

19. 良い賭け　尿素回路がクエン酸回路や他の代謝経路とつながっていることをあなたが証明できないことに，あなたの友達が大金を賭けた．あなたは，掛け金を徴収することができるか．

20. 阻害剤の設計　化合物 A は尿素回路の酵素の潜在的な阻害剤として合成された．化合物 A はどの酵素を阻害すると思われるか．答えを説明せよ．

化合物 A

21. アンモニアの毒性　グルタミン酸は重要な神経伝達物質であり，その脳内レベルは注意深く調節されねばならない．どのようにして，高濃度のアンモニアがこの調節を妨害するか説明せよ．また高濃度のアンモニアはクエン酸回路をどのように変えるだろうか．

22. 正確な診断　ある新生児の尿が，2,4-ジニトロフェニルヒドラジンに陽性反応を示した．質量分析により，ピルビン酸，2-オキソグルタル酸，バリンとイソロイシンとロイシンの 2-オキソ酸の血中濃度が異常に高いことがわかった．考えられうる分子レベルの欠損を特定し，その診断を確かめる検査法を提案せよ．

23. 治療法の設計　アルギニノコハク酸シンターゼの欠損のある新生児にはどのような治療法を施したらよいか．どの分子を使って窒素を体外に運び出したら良いか．

24. 肝臓の損傷　後で見るように（第27章），肝臓の損傷（肝硬変）は，往々にしてアンモニアの毒による脳症をひき起こす．なぜそうなるか説明せよ．

25. アルギニノコハク酸尿症　アルギニノコハク酸尿症は，尿素回路の酵素であるアルギニノコハク酸リアーゼが欠損したときに起こる．アルギニノコハク酸は血中と尿中に存在する．この状態でも依然として窒素を体外に放出することはできるが，どのようにして治療できるか．

26. 甘味料の害毒　フェニルケトン尿症で人工甘味料のアスパルテームの使用を避けるべきなのはなぜか（ヒント：アスパルテームは L-アスパルチル-L-フェニルアラニンメチルエステルである）．

27. すでに学んだように　N-アセチルグルタミン酸は，カルバモイルリン酸の合成に，必要な補因子である．N-アセチルグルタミン酸はどのようにしてグルタミン酸から合成されるのか．

28. 窒素の収支が負になる　たった一つのアミノ酸が欠損したときでも，窒素の収支が負になる．この状態では，タンパク質は合成されるよりむしろ分解され，そのため，窒素の排出量が摂取量を超える．たった一つのアミノ酸がない場合でも，なぜタンパク質は分解されるのか．

29. 前駆体　ケト原性アミノ酸と糖原性アミノ酸を区別せよ．

30. 手品　動物では，トリプトファンは糖原性アミノ酸であるが，トリプトファンの分解の最終産物は，アセチル CoA とアセトアセチル CoA である．これを説明せよ．

31. 密接な関連　ピルビン酸デヒドロゲナーゼ複合体と 2-オキソグルタル酸デヒドロゲナーゼ複合体は，3種の異なる酵素活性を担う巨大な酵素複合体である．関連する酵素複合体を必要とするのはどのアミノ酸か．また，その酵素の名前は何か．

32. 供給ライン　20種の共通アミノ酸の炭素骨格は，限られた数の最終産物に分解される．最終産物は何か．また，最終産物はどのような代謝経路に共通して見いだされるか．

機構の問題

33. セリンデヒドラターゼ　セリンデヒドラターゼが触媒するセリンのアミノアクリル酸への変換の機構を完成させよ．

34. セリンラセマーゼ（ラセミ化酵素）　神経系には D-セリンがかなりの量含まれている．これは PLP 依存性酵素であるセリンラセマーゼによって L-セリンから生成する．反応機構を提案せよ．L-セリン ⇌ D-セリンの平衡定数を求めよ．

章のまとめの問題

35. 多重基質　第8章で連続あるいは二重置換の二つのタイプの二基質反応を学んだ．アミノ基転移酵素はどちらのタイプか．説明せよ．

36. 二重の機能　分解シグナルは通常，タンパク質-タンパク質相互作用を促進している領域に存在する．なぜこのように同じドメインに二つの機能が共存することが有用なのか．説明せよ．

37. 燃料の選択　絶食を始めて 2〜3 日以内に窒素の排出は亢進し通常より高いレベルになる．2〜3 週間後，窒素の排出速度は低いレベルまで落ち，これを維持し続ける．しかしながら脂肪の蓄積が枯渇すると窒素の排出は再び高いレベルへ上がる．
   (a) どのような現象が窒素排出の最初の上昇の引き金を引くのか．
   (b) なぜ絶食の 2〜3 週間後に窒素の排出が落ちるのか．
   (c) 脂質の蓄積が枯渇した際の窒素排出増加について説明せよ．

38. 重篤な状態　ピルビン酸カルボキシラーゼ欠損症は致命的な欠損である．乳酸アシドーシス，高アンモニア血症（血中に NH_4^+ が過剰となる），低血糖症，不十分な脂質合成に由来する脳の脱髄などの症状のいくつか，あるいは，すべてがピルビン酸カルボキシラーゼ欠損症の患者に往々にして表れる．これらの所見のそれぞれについて，可能な生化学的理論的根拠を示せ．

39. イソロイシンの分解　イソロイシンはアセチル CoA とスクシニル CoA に分解される．本書で述べた反応に基づき，この分解経路に対するもっともらしい反応経路を提案せよ．

40. 多くの規則　ピリドキサールリン酸は，アミノ基転移反応の重要な補酵素である．この補酵素は前にグリコーゲン代謝のところに出てきた．どの酵素が，グリコーゲン代謝でピリドキサールリン酸を必要としていたか．また，ピリドキサールリン酸はどのような役割をしていたか．

41. 競争する十分な経路　グルコース-アラニン回路は，コリ回路を思い起こさせる．しかし，グルコース-アラニン回路の方が，より有効にエネルギーが使われると言われている．なぜ，そうなのか説明せよ．

データ解釈の問題

42. もう一つの援助の手　真核生物では 20S プロテアソームが 19S 成分と結合した形で，1分子の ATP の加水分解のエネルギーを用いてユビキチン化タンパク質を分解する．アーキアにはユビキチンと 26S プロテアソームはないが，20S プロテアソームはもっている．また，あるアーキアは，真核生物の 19S の ATP アーゼと相同な ATP アーゼをもつ．このアーキアの ATP アーゼ活性は，アーキア *Thermoplasma* から 650 kDa の複合体（PAN とよばれる）として単離された．他の 20S プロテアソームと同様，*Thermoplasma* 由来の 20S プロテアソーム活性を PAN が増強できるかどうかについて，実験が行われた．

　タンパク質の分解をさまざまな成分の組合わせの条件下に時間の関数として測定した．結果をグラフ A に示す．

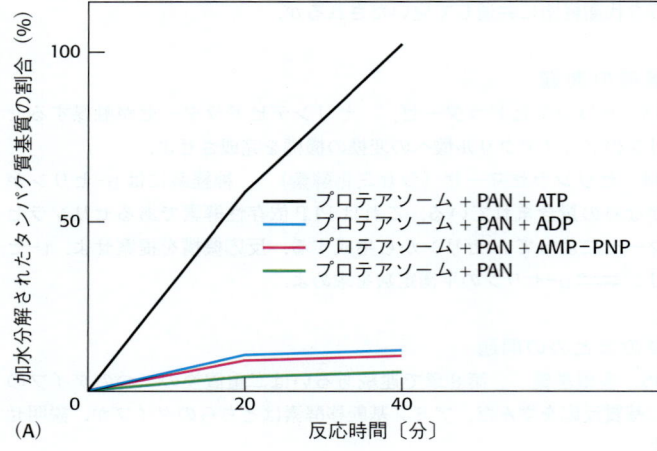

(A)

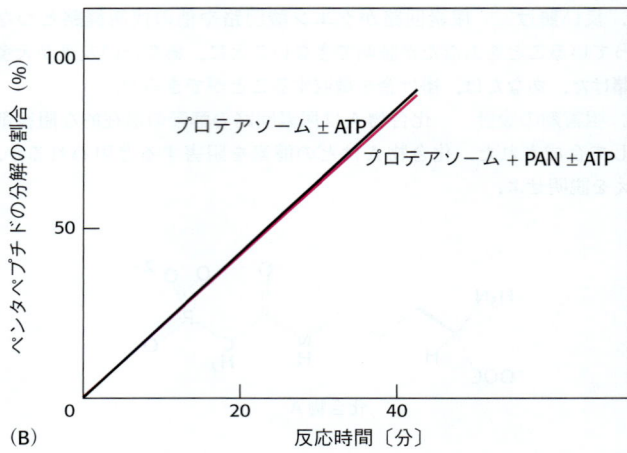

(B)

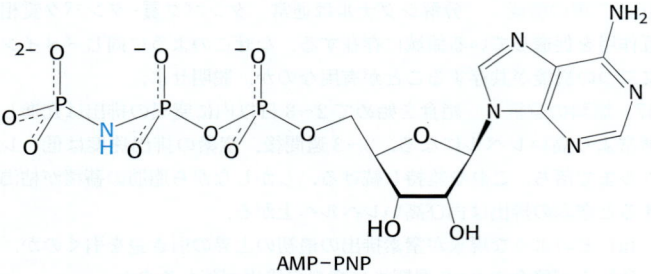

AMP–PNP

(a) ヌクレオチドの非存在下で古細菌のプロテアソーム活性に及ぼす PAN の効果は何か.

(b) タンパク質の分解におけるヌクレオチドの必要性は何か.

(c) ATP が単に存在することではなく，ATP の加水分解がタンパク質の分解に必要なことを示唆する証拠は何か.

類似の実験を，タンパク質の代わりに小さいペプチドをプロテアソームの基質として行った．結果をグラフ B に示す.

(d) ペプチドの分解で必要なものは，タンパク質の分解で必要なものとどのように異なるか.

(e) その違いの理由を述べよ.

アーキア *Thermoplasma* 由来の PAN は，アーキア *Methanosarcina* 由来の 20S プロテアソームによるタンパク質分解を助けることができた．そこでウサギの筋肉由来の 20S プロテアソームに関しても実験を行った.

タンパク質基質の分解の割合（%）[†]

添加物	20S プロテアソーム源		
	Thermoplasma	*Methanosarcina*	ウサギ筋肉
なし	11	10	10
PAN	8	8	8
PAN＋ATP	100	40	30
PAN＋ADP	12	9	10

[†] データ出典: P. Zwickl, D. Ng, K. M. Woo, H.-P. Klenk, A. L. Goldberg, 'An archaebacterial ATPase, homologous to ATPase in the eukaryotic 26S proteasome, activates protein breakdown by 20S proteasomes,' *J. Biol. Chem.*, **274**, 26008〜26014 (1999).

(f) *Thermoplasma* 由来の PAN は，他の生物種のプロテアソームによるタンパク質の分解を増強することができるか.

(g) *Thermoplasma* 由来の PAN によって，ウサギの筋肉のプロテアソームが刺激されたことの重要性は何か.

III 生命構成分子の合成

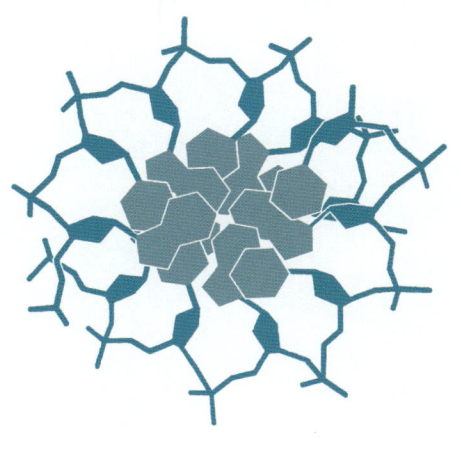

生命情報分子の合成

アミノ酸の生合成

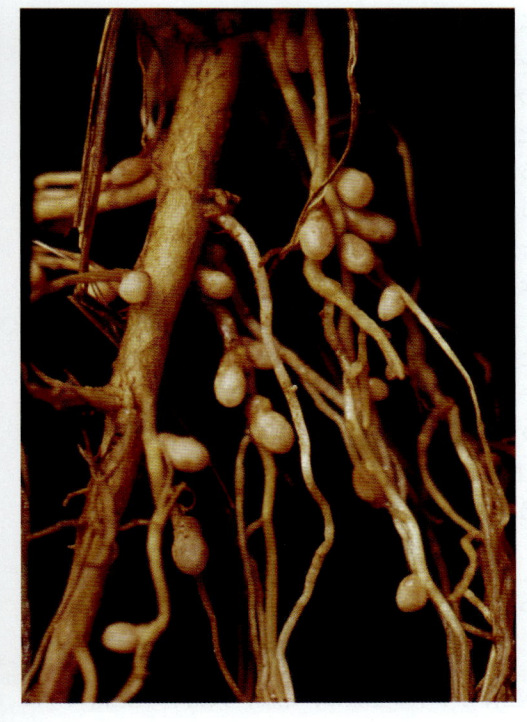

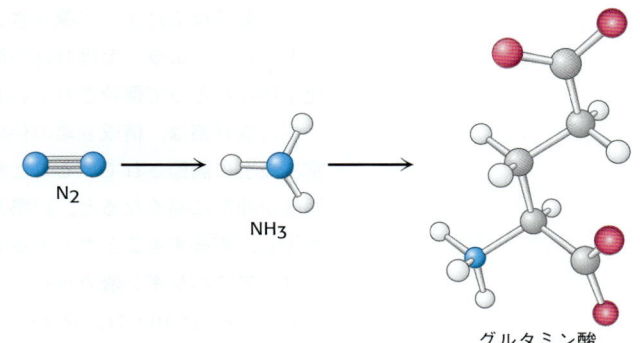

グルタミン酸

窒素はアミノ酸の重要な構成要素である．空気中にたくさんある窒素ガス（N_2）は，非常に不活性な分子である．ダイズの根粒にすむ細菌などのある種の微生物は，窒素ガスをアンモニア（NH_3）に変換することができる．つぎにアンモニアはまずグルタミン酸合成に使われ，さらに他のアミノ酸ができる〔写真: © Hugh Spencer/Science Source/amanaimages〕．

タンパク質や核酸などの生体分子の構築には，適当な出発物質を合成することが必要である．還元的ペントースリン酸回路（カルビン回路）やペントースリン酸回路が関与する糖骨格の構築については，すでに述べた（第20章）．本章とそれに続く2章で，糖以外の重要な生体構成物質，すなわち，アミノ酸，核酸，脂質の生合成について述べる．

これらの分子の生合成経路の起源は非常に古く，すべての生き物の共通祖先にまでさかのぼれる．実際これらの生合成経路は，第Ⅱ部で述べた多くのエネルギー変換経路よりおそらく先んじて存在し，初期の進化において鍵となる選択の有利性を与えていたのであろう．エネルギー変換経路の多くの中間体は，生合成においても同様に重要な役割を果たしている．これらの両者に共通な中間体のおかげで，エネルギー変換経路（異化）と生合成経路（同化）が相互に作用しあうことが可能になる．かくして細胞は，エネルギー動員のための化合物の分解と巨大分子構築のための出発物質の合成とのバランスを保つことができる．

まずアミノ酸の生合成について考えよう．アミノ酸は，タンパク質の構成要素となるばかりでなく，ヌクレオチド，神経伝達物質，ポルフィリンのような補欠分子族などを含む他の重要な多くの分子の窒素源となる．アミノ酸の生合成は密接に食物と関わっている．というのは，人をはじめとする多くの高等生物は，ある種のアミノ酸を合成する能力を失っており，それゆえ，食物により適当量の必須アミノ酸を取らなければならないからである．さらに，ある種のアミノ酸の合成に関わる酵素が哺乳類にはないが，植物や微生物にはあるので，それらの酵素は，有効な除草剤や抗生物質の標的となる．

同化作用（anabolism）
　生合成過程．

異化作用（catabolism）
　分解過程．
　ギリシャ語に由来し，*ana* は "上へ"，*kata* は "下へ"，*ballein* は "投げること" の意．

アミノ酸合成には，3 種の鍵となる生化学的な問題を解くことが必要となる

　窒素はアミノ酸の主要成分である．地球には多くの窒素の供給源があるが，非常に不活性な，空気中の窒素ガス（N_2）の形をとっている．そういうわけで，使いやすい形で窒素源を得ることは，生物システムの基本的な問題の一つである．この問題は，生化学領域で最も注目すべき反応の一つにより不活性な $N\equiv N$ 分子（窒素ガス）を還元して 2 分子のアンモニアを得ることができるある種の微生物によって解決される．アンモニアの形をとっている窒素がすべてのアミノ酸の窒素源となる．炭素骨格は解糖系，ペントースリン酸回路やクエン酸回路などに由来する．

　アミノ酸合成において出会う生合成における重要な問題は，立体化学制御である．グリシンを除いたすべてのアミノ酸はキラルであり，生合成経路において高い忠実度で正しい異性体を合成しなければならない．キラルなアミノ酸の合成のための 19 種の合成経路のそれぞれにおいて，α 炭素原子の立体化学は，ピリドキサールリン酸（PLP）が関わるアミノ基転移反応によって確立されている．これらの反応を触媒するほとんどすべてのアミノトランスフェラーゼは共通の祖先をもっており，生化学的問題に対する有効な答えは進化全体にわたって保持されていることを，この例もまた示している．

　生合成経路は，構成要素の供給が少なくなったときにのみ合成されるというように，非常に高度に調節されていることが多い．非常によくあることだが，合成経路の最終産物の濃度が非常に高くなると，経路の初期に働く酵素の活性が阻害される．調節要素の濃度を感知し，応答することができるアロステリック酵素が，しばしば認められる．これらの酵素は，アスパラギン酸カルバモイルトランスフェラーゼとその制御因子に機能的性質の点で似ている（§10・1）．フィードバック機構とアロステリック機構によって，20 種すべてのアミノ酸が，タンパク質合成や他の過程に十分な量存在するように保たれている．

24・1　窒素固定: 微生物は ATP と強力な還元剤を使って　　　　　　大気中の窒素をアンモニアにする

　アミノ酸，プリン，ピリミジン，他の生体分子中の窒素は，結局，大気中の窒素，N_2 に由来する．N_2 の NH_3（アンモニア）への還元で始まる生合成過程は**窒素固定**（nitrogen fixation）とよばれている．$N\equiv N$ 結合は非常に強く，結合エネルギーは 940 kJ mol^{-1}（225 kcal mol^{-1}）であり，化学的な攻撃に高い抵抗性を示す．実際，Antoine Lavoisier は N_2 ガスが非常に反応性が低いことから，“生命がない”ことを意味するギリシャ語から “azote” と名づけた．窒素と水素からアンモニアへの変換は熱力学的には有利な反応であるが，それにもかかわらず，反応経路中の中間体が非常に不安定なため速度論的には難しい反応である．

　高等生物は窒素固定できないが，ある種の細菌とアーキアがこの変換を行う．根粒菌（*Rhizobium*）はマメ科植物の根に侵入して共生して根粒をつくり，そこで窒素固定を行って，細菌と植物の両方に窒素を供給する．すべての高等真核生物の代謝にとって窒素固定微生物による窒素固定が重要であるというのはまったく誇張ではない．というのは，これらの種による N_2 固定量は 1 年間 10^{11} kg と見積もられ，これは新たに地球上で固定される N_2 の約 60 % に当たる．残りの窒素固定は，稲妻と紫外線によるものが 15 %，工業プロセスによるものが 25 % である．アンモニアの工業的製法は Fritz Haber が 1910 年に考案したもので，今でも化学肥料工場で用いられている．

$$N_2 + 3\,H_2 \longrightarrow 2\,NH_3$$

　工業的には，通常，N_2 を H_2 と混合し，鉄を触媒として 500 ℃，300 気圧の条件で行われる．

　速度論的な不利を克服するため，生物における窒素固定では，複数の酸化還元中心をもった酵素複合体が必要となる．この基本的な化学変換を行う**ニトロゲナーゼ複合体**（nitrogenase complex）は 2 種のタンパク質からできている．一つは大きな還元力をもっ

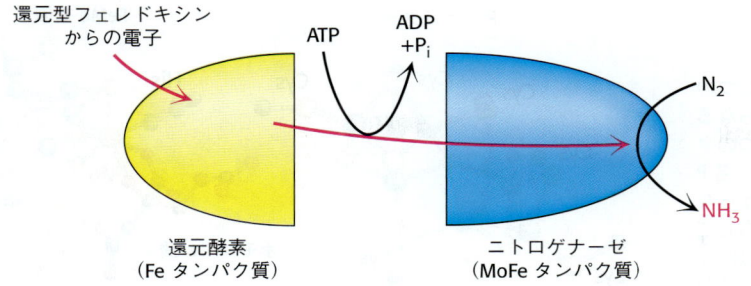

図 24・1　窒素固定．電子はフェレドキシンから還元酵素［Fe(鉄)タンパク質］，ニトロゲナーゼ［MoFe(モリブデン−鉄)タンパク質］へと流れ，窒素をアンモニアへと還元する．還元酵素内でのATP加水分解は，電子の有効な変換に必要な高次構造変化を誘起する．

た電子を供給する<u>還元酵素（レダクターゼ；鉄タンパク質あるいは，Fe タンパク質ともよばれる）</u>であり，もう一つは供給電子を使って N_2 を NH_3 に還元する<u>ニトロゲナーゼ（モリブデン−鉄タンパク質，あるいは，MoFe タンパク質ともよばれる）</u>である．還元酵素成分からニトロゲナーゼ成分への電子伝達は，還元酵素による ATP の加水分解と共役して起こる（図 24・1）．

　原理的には N_2 から NH_3 への還元過程には 6 個の電子が関与する．

$$N_2 + 6\,e^- + 6\,H^+ \longrightarrow 2\,NH_3$$

しかしながら生体反応では常に 1 mol の N≡N に対して 2 mol の NH_3 と少なくとも 1 mol の H_2 が生成する．そのためさらに 2 個の電子が必要となる．

$$N_2 + 8\,e^- + 8\,H^+ \longrightarrow 2\,NH_3 + H_2$$

ほとんどの窒素固定微生物では，8 個の反応性の高い電子は，酸化的過程で生成する<u>還元型フェレドキシン</u>に由来する．電子が一つ伝達される際に ATP 2 分子が加水分解される．そのため <u>1 mol の N_2 の還元に際して少なくとも 16 分子の ATP が加水分解される</u>ことになる．

$$N_2 + 8\,e^- + 8\,H^+ + 16\,ATP + 16\,H_2O \longrightarrow 2\,NH_3 + H_2 + 16\,ADP + 16\,P_i$$

　窒素固定に必要な ATP を酸化的リン酸化が生成するために，O_2 が必要なことを注意してほしい．ニトロゲナーゼ複合体は O_2 により鋭敏に不活性化される．ATP の合成とニトロゲナーゼを同時に機能させるためにマメ科植物は，**レグヘモグロビン**（leghemoglobin）というヘモグロビンの類似体に O_2 を結合させて，根粒中の遊離酸素濃度を非常に低く保っている（§6・3）．

ニトロゲナーゼの鉄−モリブデン補因子は大気中の N_2 と結合してそれを還元する

　ニトロゲナーゼ複合体の還元酵素成分とニトロゲナーゼ成分はともに**鉄−硫黄タンパク質**（iron-sulfur protein）であり，鉄はシステイン残基の硫黄原子と無機硫化物に結合している．鉄−硫黄クラスターは電子伝達体として働くことを思い出してほしい（§18・3）．<u>還元酵素は，［4Fe-4S］クラスターで架橋された同一の 30 kDa サブユニットの二量体である</u>（図 24・2）．

　　還元酵素の役割は，還元型フェレドキシンのように，適切な供与体からニトロゲナーゼ成分へ電子を伝達することである．［4Fe-4S］クラスターがニトロゲナーゼに一度に電子を伝達する．ATP が結合して加水分解されると，高次構造変化がひき起こされ，還元酵素成分がニトロゲナーゼ成分の近くへ移動し，還元酵素成分からの電子が窒素還元の中心へ移動することが可能になる．ATP 結合領域は，その構造から，G タンパク質とその関連タンパク質のヌクレオチド結合領域と明らかに関連している <u>P ループ NTP アーゼファミリー</u>に属することがわかる（§9・4）．かくして，ヌクレオシド三リン酸の加水分解が高次構造変化と共役可能なため，このドメインを進化の過程でいかにして

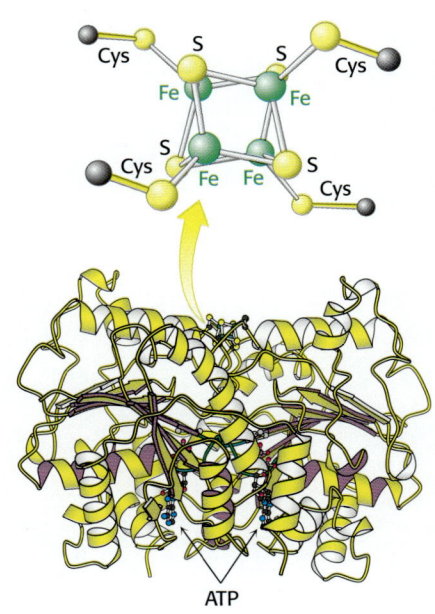

図 24・2　**Fe タンパク質**．このタンパク質は［4Fe-4S］クラスターにより結合した 2 本のポリペプチド鎖からなる二量体である．各単量体は P ループ NTP アーゼファミリーの一つであり ATP 結合部位をもつことに<u>注意</u>〔1N2C.pdb より〕

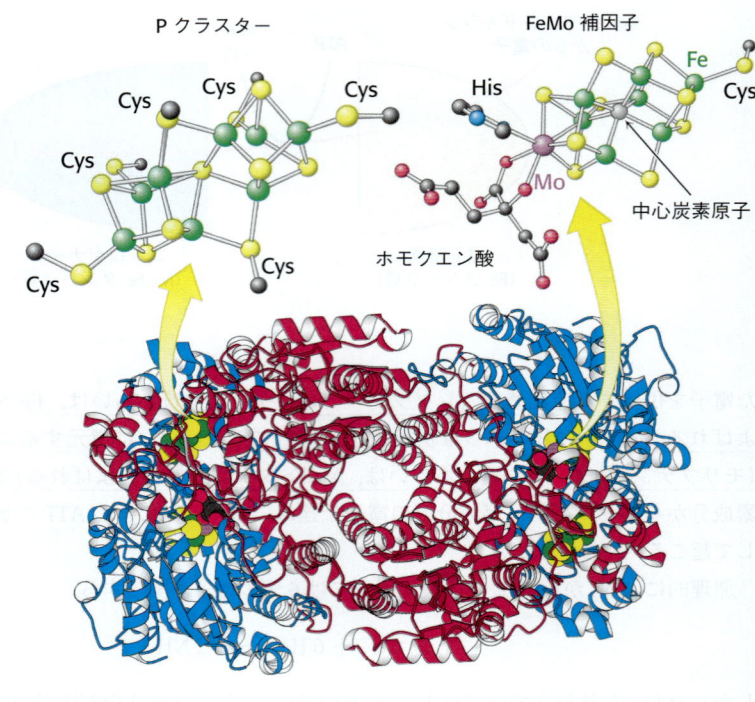

図 24・3　**MoFe タンパク質.**　このタンパク質は，二つの α サブユニット（■）と二つの β サブユニット（■）からなるヘテロ四量体である．P クラスターと FeMo 補因子の二つのタイプのクラスターをそれぞれ二つ含んでいることに注意．各 P クラスターは 8 個の鉄原子（●）と 7 個のスルフィドからなり，6 個のシステイン残基によってタンパク質部分と結合している．各 FeMo 補因子は 1 個のモリブデン原子，7 個の鉄原子，9 個のスルフィド，1 個の中心炭素原子，1 個のホモクエン酸からなり，1 個のシステイン酸残基と 1 個のヒスチジン残基によってタンパク質部分と結合している〔1M1N.pdb より〕．

付け加えていったかを，この例でまた見ることができる．

　ニトロゲナーゼ成分は $\alpha_2\beta_2$ の四量体（240 kDa）であり，α と β サブユニットは互いに相同性を示し，また，構造的にも非常に似ている（図 24・3）．ニトロゲナーゼは FeMo 補因子が必要であり，FeMo 補因子は三つのジスルフィド結合でつながっている $[Fe_4-S_3]$ と $[Mo-Fe_3-S_3]$ のサブクラスターからなる．S-アデノシルメチオニンから供与される（p. 676）一つの中心炭素原子が，FeMo 補酵素の鉄原子の間隙に位置する．FeMo 補因子はまた，1 個のヒスチジン残基と 1 個のシステイン酸残基を通してホモクエン酸部分と α サブユニットに結合している．

　還元酵素からの電子は，α と β サブユニットの接触面にある **P クラスター**（P cluster）に入る．P クラスターの役割は，FeMo 補因子で窒素の還元に生産的に使われるまで電子を保存することである．FeMo 補因子は，窒素固定が行われる部位である．FeMo 補因子の一つの面が，窒素を還元する部位のようである．P クラスターからの電子伝達に協奏して，還元される窒素への水素イオンの結合が起こる．このすばらしい反応の機構は，現在，研究中である．

アンモニウムイオンは，グルタミン酸とグルタミンを経てアミノ酸に取込まれる

　生体分子への窒素の同化の次なる段階は，アミノ酸への NH_4^+ の取込みである．グルタミン酸とグルタミンがほとんどのアミノ酸の窒素供与体として働いて，この段階で中心の役割を果たす．ほとんどのアミノ酸の α-アミノ基はグルタミン酸の α-アミノ基がアミノ基転移反応で移されたものである（§23・3）．グルタミンはもう一つの主要な窒素供与体であり，トリプトファンやヒスチジンなどのアミノ酸を含む，広い範囲にわたる重要な化合物の生合成において，側鎖の窒素原子の供給に寄与する．

　グルタミン酸は，**グルタミン酸デヒドロゲナーゼ**（glutamate dehydrogenase）の働きで，NH_4^+ とクエン酸回路の中間体である 2-オキソグルタル酸から合成される．この酵素についてはアミノ酸分解のところですでに述べた（§23・3）．NAD^+ は異化作用における酸化剤であり，一方，NADPH は生合成における還元剤であったことを思い出してほしい．グルタミン酸デヒドロゲナーゼは，少なくともいくつかの種で，NADH と NADPH を区別しない点で珍しい．

$$NH_4^+ + {}^-OOC\text{-}CH_2CH_2\text{-}\underset{O}{\overset{\parallel}{C}}\text{-}COO^- + NAD(P)H + H^+ \rightleftharpoons {}^-OOC\text{-}CH_2CH_2\text{-}\underset{\overset{|}{H}}{\overset{{}^+H_3N}{C}}\text{-}COO^- + NAD(P)^+ + H_2O$$

2-オキソグルタル酸   グルタミン酸

反応は 2 段階で進む. まずアンモニアと 2-オキソグルタル酸からシッフ塩基がつくられる. アミンとカルボニル化合物からのシッフ塩基の形成は, アミノ酸生合成と分解の多くの段階で起こる鍵となる反応である.

$$\underset{\substack{\text{カルボニル}\\\text{化合物}}}{R_1\text{-}\underset{O}{\overset{\parallel}{C}}\text{-}R_2} + \underset{\substack{\text{アミノ基}\\\text{供与体}}}{R_3\text{-}NH_2} \rightleftharpoons \underset{\text{シッフ塩基}}{R_1\text{-}\underset{\overset{\parallel}{N\text{-}R_3}}{C}\text{-}R_2} + H_2O \underset{H^+}{\overset{H^+}{\rightleftharpoons}} \underset{\substack{\text{プロトン化した}\\\text{シッフ塩基}}}{R_1\text{-}\underset{\overset{\parallel}{\overset{+}{N}\text{-}R_3}\text{(H)}}{C}\text{-}R_2}$$

シッフ塩基は容易にプロトン化することができる. つぎの段階でヒドリド (水素化物) イオンが NADPH から転移してプロトン化したシッフ塩基が還元され, グルタミン酸がつくられる.

$$\underset{\substack{\text{2-オキソグルタル酸}}}{{}^-OOC\text{-}CH_2CH_2\text{-}\underset{O}{\overset{\parallel}{C}}\text{-}COO^-} + NH_4^+ \overset{H_2O}{\longrightarrow} {}^-OOC\text{-}CH_2CH_2\text{-}\underset{\overset{\parallel}{\overset{+}{N}H\,H}}{C}\text{-}COO^- \overset{\substack{H^+\\ +\\ NAD(P)H \quad NAD(P)^+}}{\rightleftharpoons} \underset{\text{グルタミン酸}}{{}^-OOC\text{-}CH_2CH_2\text{-}\underset{\overset{|}{H}}{\overset{{}^+H_3N}{C}}\text{-}COO^-}$$

この反応は決定的なもので, ここでグルタミン酸の α 炭素原子の立体化学 (S 絶対配置) が確立される. 酵素は基質の 2-オキソグルタル酸に結合し, NAD(P)H から転移された水素化物を結合させてグルタミン酸の L 体を生成する (図 24・4). これから示すように, ピリドキサールリン酸に基づくアミノ基転移反応によって, 他のアミノ酸に対してもこのような立体化学が確立されている.

　2 個目のアンモニウムイオンが**グルタミンシンテターゼ** (glutamine synthetase) 〔**グルタミン酸—アンモニアリガーゼ** (glutamate—ammonia ligase)〕の働きによってグルタミン酸に取り入れられ, グルタミンがつくられる. このアミド化は ATP の加水分解によってひき起こされる. ATP は, グルタミン酸の側鎖をリン酸化してアシルリン酸中間体を形成する反応に直接関与する. アシルリン酸はつぎにアンモニアと反応してグルタミンとなる.

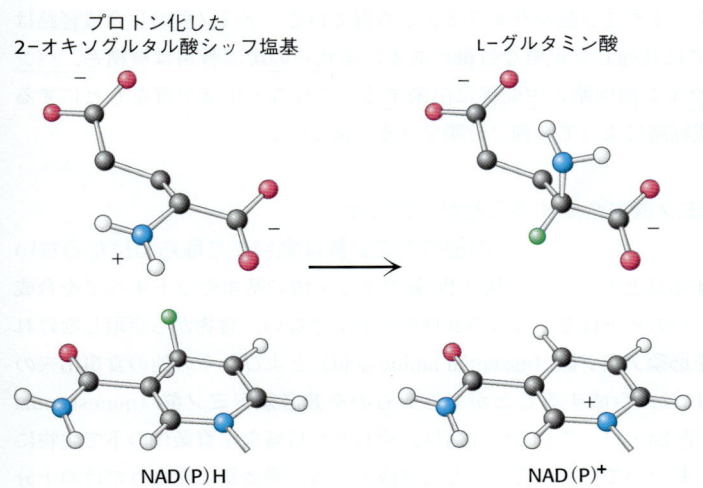

プロトン化した
2-オキソグルタル酸シッフ塩基

L-グルタミン酸

NAD(P)H   NAD(P)$^+$

図 24・4 キラリティーの確立. グルタミン酸デヒドロゲナーゼの活性部位では, NAD(P)H からアキラルなプロトン化した 2-オキソグルタル酸のシッフ塩基の特定の面へヒドリド (●) 移動が起こり, グルタミン酸の L 配置が確立される.

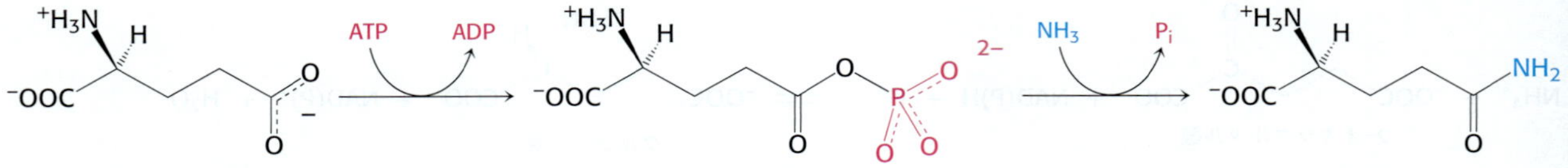

アシルリン酸中間体が形成された後にのみ，高親和性アンモニア結合部位ができる．アンモニアが特別な部位に結合することによって，水の攻撃によるアシルリン酸中間体の加水分解やATP分子の浪費を防ぐことができる．グルタミンシンテターゼの調節は窒素代謝の調節において重要な役割を果たしている（§24・3）．

グルタミン酸デヒドロゲナーゼとグルタミンシンテターゼはすべての生物に存在する．ほとんどの原核生物は，これとは進化的に関連のない酵素である**グルタミン酸シンターゼ**（glutamate synthase）ももっている．この酵素は 2-オキソグルタル酸の還元的アミノ化を触媒し，グルタミン酸を合成する．グルタミンが窒素供与体となっている．

2-オキソグルタル酸 + グルタミン + NADPH + H^+ $\rightleftharpoons$ 2 グルタミン酸 + $NADP^+$

グルタミンの側鎖のアミドは加水分解されて酵素中でアンモニアを生成する．窒素代謝においてこの反応は繰返される．NH_4^+ の量に制限があるときには，グルタミン酸のほとんどがグルタミンシンテターゼとグルタミン酸シンターゼの連続した反応によりつくられる．これらの反応をまとめると

NH_4^+ + 2-オキソグルタル酸 + NADPH + ATP $\longrightarrow$

グルタミン酸 + $NADP^+$ + ADP + P_i

となる．この化学量論は，ATPが加水分解される点でグルタミン酸デヒドロゲナーゼの反応と異なることに注意してほしい．原核生物はなぜ，ときどき，このよりエネルギーを消費する経路をとるのだろうか．答えは，グルタミン酸デヒドロゲナーゼの NH_4^+ に対する K_M 値が高く（≈1 mM），そのため NH_4^+ の量に制限がある場合この酵素は飽和しないためである．対照的にグルタミンシンテターゼは NH_4^+ に対して非常に高い親和性を示している．このようにATPの加水分解は，アンモニア不足時にそれを確保するために必要となる．

24・2　アミノ酸はクエン酸回路などの主要経路の中間体からつくられる

ここまでは，N_2 から NH_4^+ への変換や，NH_4^+ を取込んでグルタミン酸やグルタミンとすることについて述べてきた．これからは他のアミノ酸の生合成に話を移すが，その多くのものでは，窒素をグルタミン酸やグルタミンから得ている．アミノ酸の生合成経路は多様であるが，すべてに共通した重要な特徴がある：それらの炭素骨格は解糖系，ペントースリン酸回路，クエン酸回路の中間体に由来する．これらの出発物質をもとにすると，アミノ酸は生合成経路によって6種に分類できる（図24・5）．

ヒトはいくつかのアミノ酸を合成することができるが，
その他のアミノ酸は食物から取らねばならない

E. coli をはじめとするほとんどの微生物は20種のアミノ酸の基本セットすべてを合成することができるが，一方ヒトはそのうちの9種を合成できない．食物から摂取しなければならないアミノ酸を**必須アミノ酸**（essential amino acid）とよび，その他の食事由来の量が十分でない場合には，合成することができるものを**非必須アミノ酸**（nonessential amino acid）とよぶ（表24・1）．これらの命名は，それぞれ特殊な生育条件の下で生物に必要なものかどうかに基づいて行われる．たとえば成人では，必要量に見合うだけの十分

表 24・1　20種の基本アミノ酸

非必須	必須
アラニン	ヒスチジン
アルギニン	イソロイシン
アスパラギン	ロイシン
アスパラギン酸	リシン
システイン	メチオニン
グルタミン酸	フェニルアラニン
グルタミン	トレオニン
グリシン	トリプトファン
プロリン	バリン
セリン	
チロシン	

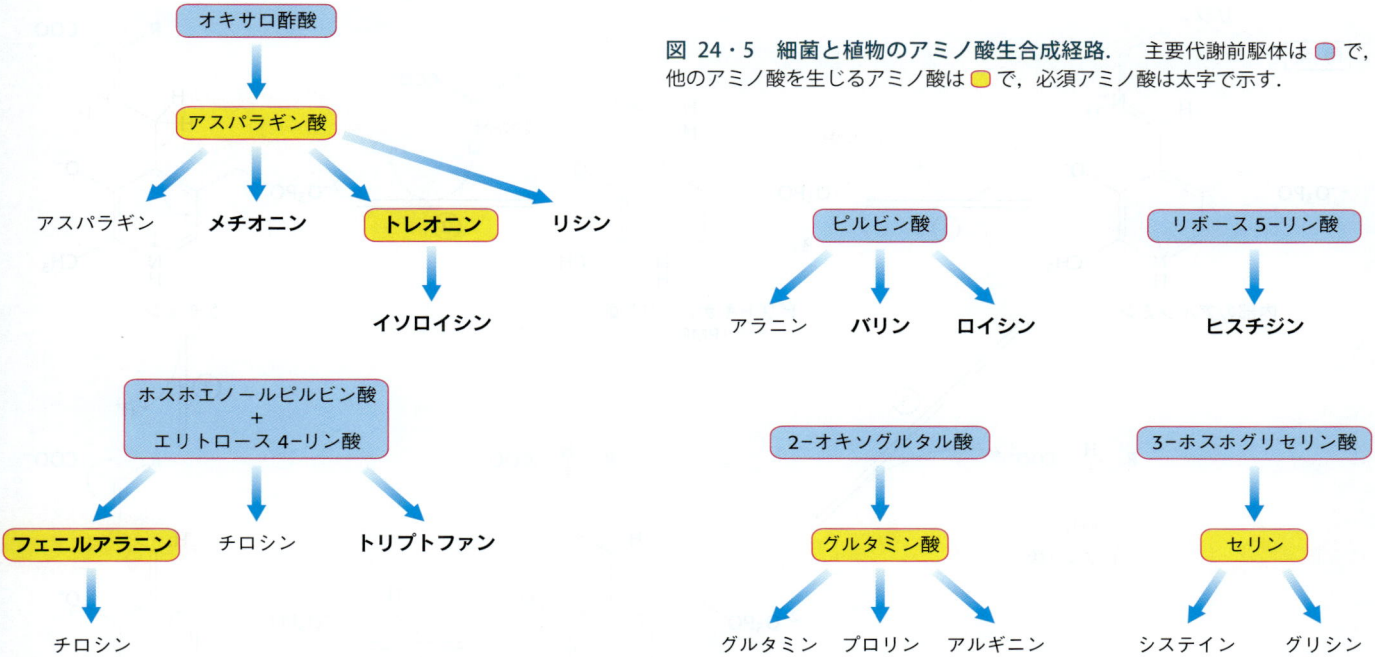

図 24・5 細菌と植物のアミノ酸生合成経路. 主要代謝前駆体は ▢ で, 他のアミノ酸を生じるアミノ酸は ▢ で, 必須アミノ酸は太字で示す.

量のアルギニンが尿素回路によって合成されるが, おそらく成長期の子供では十分ではない. たった一つのアミノ酸が不足しても窒素の収支は負になることとなる. そのような状態においては, タンパク質の合成より分解が亢進し, その結果摂取される窒素より多くの窒素が排出される.

　非必須アミノ酸は非常に簡単な反応で合成されるが, 必須アミノ酸の合成経路は複雑である. たとえば非必須アミノ酸のアラニンとアスパラギン酸は, それぞれピルビン酸とオキサロ酢酸から1段階で合成される. 対照的に必須アミノ酸の合成経路では5〜16段階の反応が必要となってくる (図24・6). 上記のパターンの唯一の例外がアルギニンであり, この非必須アミノ酸の新規の合成には10段階の反応が必要となる. しかし, 一般的には, この場合も尿素回路の中間体であるオルニチンからはわずか3段階で合成される. フェニルアラニンから1段階で合成されるので非必須アミノ酸に分類されているチロシンも, 初めから合成するには10段階が必要であり, フェニルアラニンが十分に供給されない場合は必須となる. まず, 非必須アミノ酸の生合成からみていこう.

アスパラギン酸, アラニン, グルタミン酸は, 2-オキソ酸にアミノ基が付加して合成される

　2-オキソグルタル酸, オキサロ酢酸, ピルビン酸の3種類の2-オキソ酸が, アミノ基の付加による1段階反応でアミノ酸に変換される. 2-オキソグルタル酸が還元的アミノ化によってグルタミン酸に変換されることはすでに述べた (§23・3). グルタミン酸のアミノ基はアミノ基転移反応によって他の2-オキソ酸に変換できる. かくしてオキサロ酢酸とピルビン酸にそれぞれアミノ基を付加して, アスパラギン酸とアラニンが合成できる.

オキサロ酢酸 + グルタミン酸 ⇌ アスパラギン酸 + 2-オキソグルタル酸
ピルビン酸 + グルタミン酸 ⇌ アラニン + 2-オキソグルタル酸

これらの反応は, **ピリドキサールリン酸** (pyridoxal phosphate, PLP) が補酵素として必要なアミノトランスフェラーゼによって行われる. アミノ基転移反応はほとんどのアミノ酸の合成に関与している.
　§23・3ではアミノトランスフェラーゼの作用機構をアミノ酸代謝への応用として考察

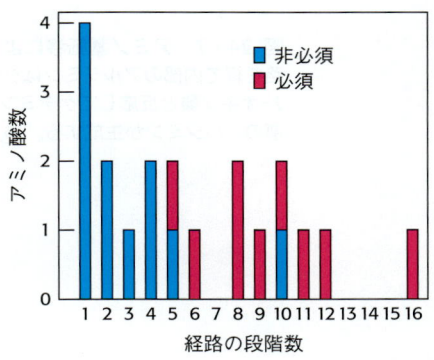

図 24・6 必須アミノ酸と非必須アミノ酸. いくつかのアミノ酸は数段階で生合成できるためヒトでは非必須である. 合成に多数の段階が必要なアミノ酸は, 進化の過程でこれらの段階に関与するいくつかの酵素が失われたため, 食物から摂取することが必須となる.

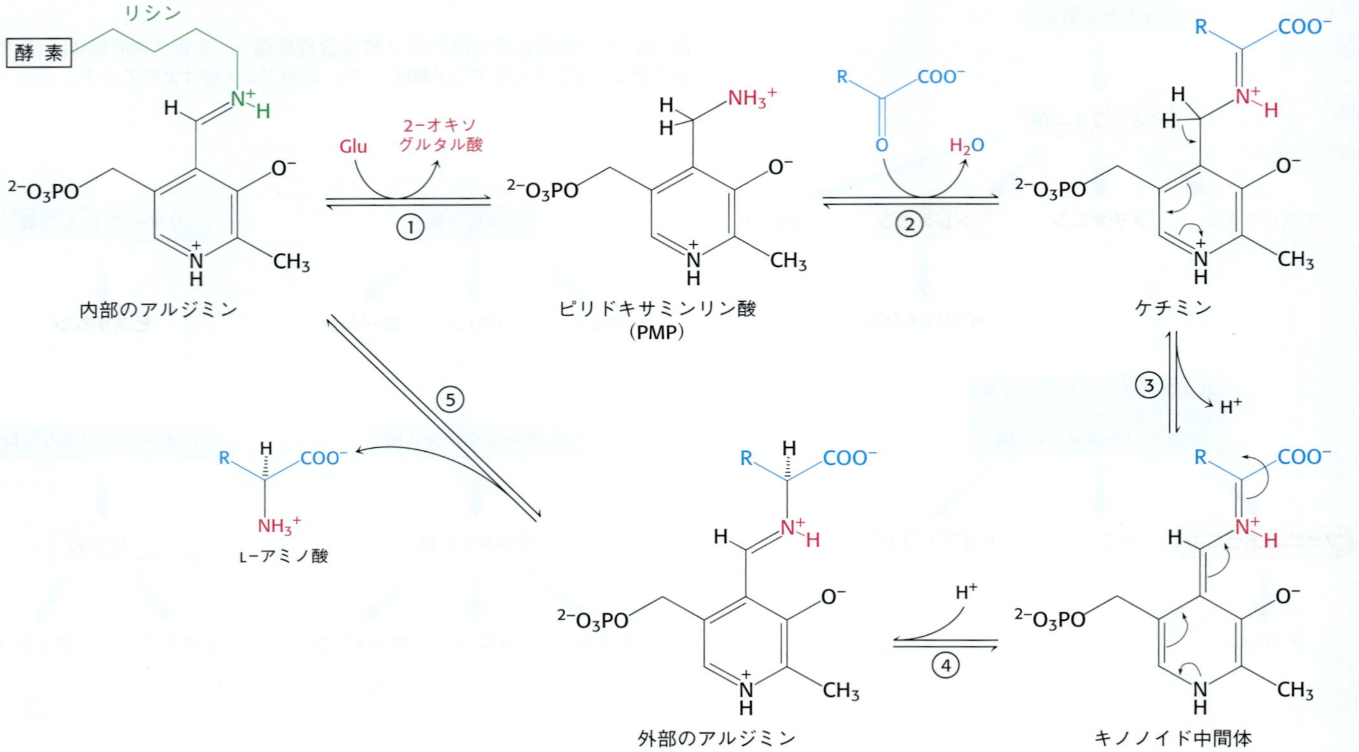

図 24・7　アミノ基転移によるアミノ酸生合成.　①　アミノトランスフェラーゼ中で, 示してはいないが多くの経路を経て内部のアルジミンはグルタミン酸と反応してピリドキサミンリン酸 (PMP) に変換される. ②　つぎに PMP は 2-オキソ酸と反応してケチミンを生じる. ③　この中間体はキノノイド中間体に変換され, ④　つづいて中間体から外部のアルジミンが生成する. ⑤　アルジミンが開裂して新たに生じたアミノ酸を放出すると合成回路が完結する.

した. ここでは, アミノトランスフェラーゼをアミノ酸生合成 (図 23・11) で働くものとして作用機構を見直してみよう. アミノトランスフェラーゼの活性部位でピリドキサールリン酸がリシンとシッフ塩基結合し, 内部のアルジミンを形成することによって, 反応経路は開始する (図 24・7). アミノ基がグルタミン酸から供与され, 実際のアミノ基の供与体となるピリドキサミンリン酸 (PMP) が多くの反応を経て合成される. ピリドキサミンリン酸は, つぎの 2-オキソ酸と反応して, ケチミンを生成する. プロトンが失われて, キノノイド中間体がつくられ, 異なる位置にプロトンが取込まれて, 外部のアルジミンが生成する. 新しくつくられたアミノ酸は, 放出され, 同時に, 内部のアルジミンが生成する.

すべてのアミノ酸のキラリティーを決定する共通な段階

アスパラギン酸アミノトランスフェラーゼ (アスパラギン酸トランスアミナーゼ) は, PLP 依存性の大きな酵素群の原型である. いくつかの立体構造に加えてアミノ酸配列を比較すると, アミノ酸生合成に役割をもつアミノトランスフェラーゼのほとんどすべてがアスパラギン酸アミノトランスフェラーゼの分岐進化したものであることがわかる. アミノ酸配列を整列 (アラインメント) してみると, 二つの残基が完全に保存されていることがわかる. これらの残基は, PLP 補因子とシッフ塩基を形成するリシン残基 (アスパラギン酸アミノトランスフェラーゼの Lys 258) とオキソ酸の α-カルボン酸基と相互作用するアルギニン残基である (図 23・12).

アミノ基転移反応の本質的な段階はキノノイド中間体にプロトンが付加して外部のアルジミンができる段階である. 生成するアミノ酸のキラリティーは, キノノイド中間体へのプロトン付加反応がどちらの方向から行われるかで決定される (図 24・8). 保存されているアルギニン残基と α-カルボン酸基との相互作用のおかげで, リシン残基がキノノイ

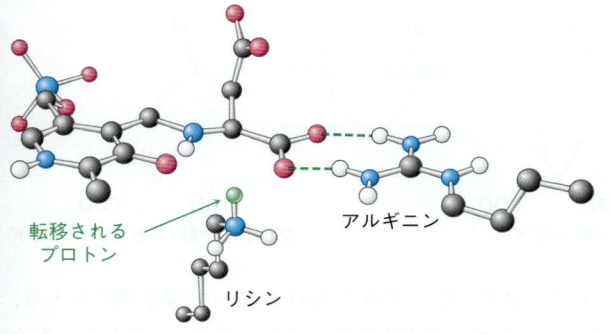

図 24・8　プロトン付加の立体化学.　アミノトランスフェラーゼの活性部位では，リシン残基からキノノイド中間体の底面へプロトンが付加され，L 配置のアミノ酸産物になることが決定される．保存されるアルギニン残基は，α-カルボン酸基と相互作用して，キノノイド中間体が適切な位置にくるのを助けている.

ド中間体の底面にプロトンを転移する際，C_α（α 炭素原子）中心のところで L 配置のアルジミンが生じるように基質が配向される.

アデニル酸化された中間体は，アスパラギン酸からアスパラギンをつくるために必要である

　アスパラギン酸からアスパラギンをつくることは，化学的にはグルタミン酸からグルタミンをつくることに類似している．両者の変換はアミド化反応であり，どちらも ATP の加水分解が駆動する．しかしながら実際の反応は異なっている．細菌ではアスパラギン合成反応は以下のようになる.

$$\text{アスパラギン酸} + NH_4^+ + ATP \longrightarrow \text{アスパラギン} + AMP + PP_i + H^+$$

このように，ATP が加水分解して ADP と P_i ができるのではなく AMP と PP_i ができる．アスパラギン酸は，リン酸化ではなくアデニル酸化によって活性化される.

アスパラギン酸　　　　　　　　　　　　アシルアデニル酸中間体　　　　　　　　　　アスパラギン

脂肪酸の分解のところで，この種の活性化をすでに学んだが，脂質合成とタンパク質合成のところで再びこの種の活性化が出てくるであろう.

　哺乳類では，アスパラギン合成の窒素供与体は，細菌の場合のアンモニアではなくグルタミンである．グルタミンの側鎖の加水分解で生じたアンモニアは，直接，酵素の活性部位に結合している活性化されたアスパラギン酸に転移される．その利点は，細胞が直接 NH_4^+ にさらされないことである．高濃度の NH_4^+ は，ヒトや他の哺乳類にとって有害である．グルタミンの加水分解を，同じ酵素内で使用するアンモニア生成の機構として用いることは，全生合成経路に共通して認められるパターンである.

グルタミン酸は，グルタミン，プロリン，アルギニンの前駆体である

　2-オキソグルタル酸の還元的アミノ化によるグルタミン酸の合成についてはすでに述べたが，この場合，グルタミン酸はその後グルタミンに変換される（p. 670）．グルタミン酸は，ほかにも二つの非必須アミノ酸，プロリンとアルギニンの前駆体になる．まず，グルタミン酸の γ-カルボキシ基が ATP と反応してアシルリン酸が形成される．この混合酸無水物が NADPH で還元されてアルデヒドになる.

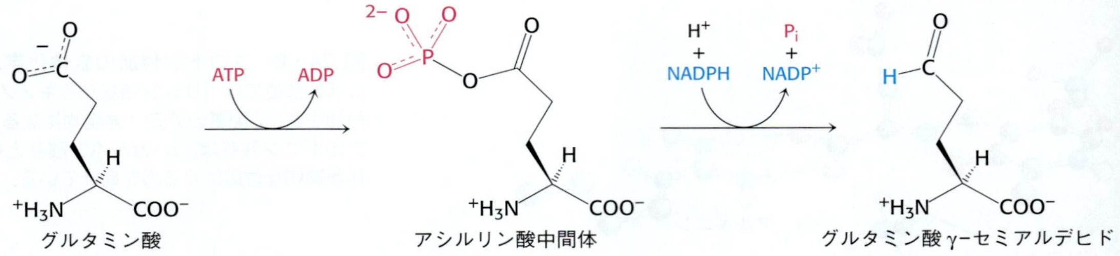

グルタミン酸 γ-セミアルデヒドは，酵素反応によらず H_2O を失って環状構造をとり，
Δ^1-ピロリン-5-カルボン酸となる．これが NADPH で還元されてプロリンとなる．もう
一つの可能性として，グルタミン酸 γ-セミアルデヒドがアミノ基転移されてオルニチン
となり，これがいくつかの段階を経てアルギニンに変換されることもある（図23・17）．

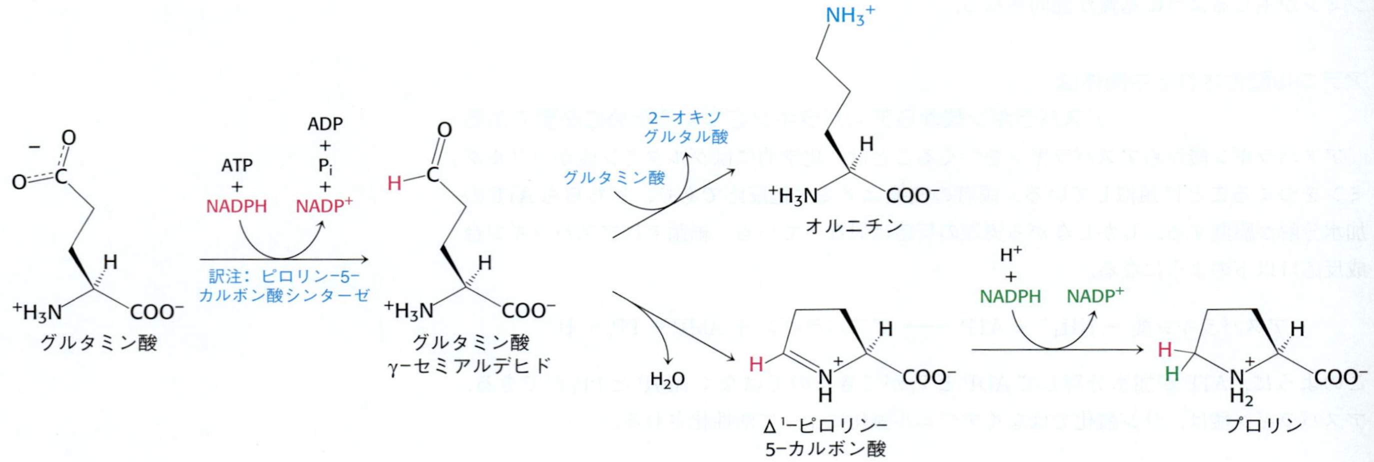

3-ホスホグリセリン酸はセリン，システイン，グリシンの前駆体である

　セリンは解糖の中間体である 3-ホスホグリセリン酸から合成される．最初の段階は 3-
ホスホヒドロキシピルビン酸への酸化である．この 2-オキソ酸はアミノ基転移されて 3-
ホスホセリンになり，これが加水分解されてセリンを生じる．

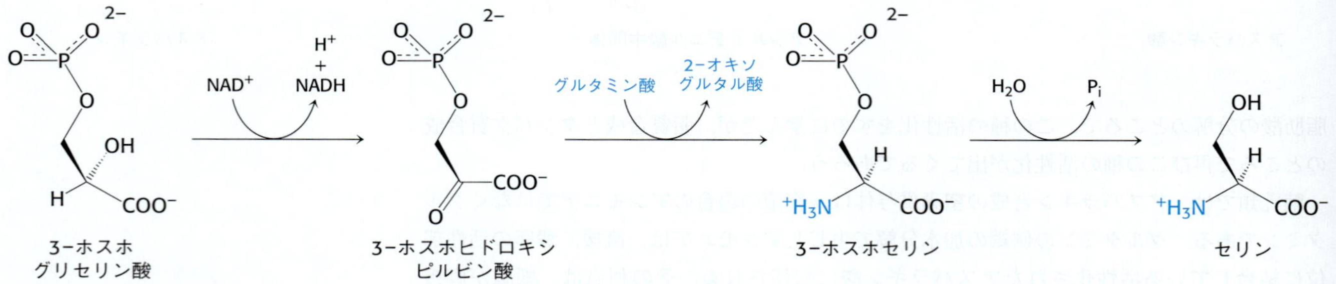

セリンはシステインとグリシンの前駆体である．

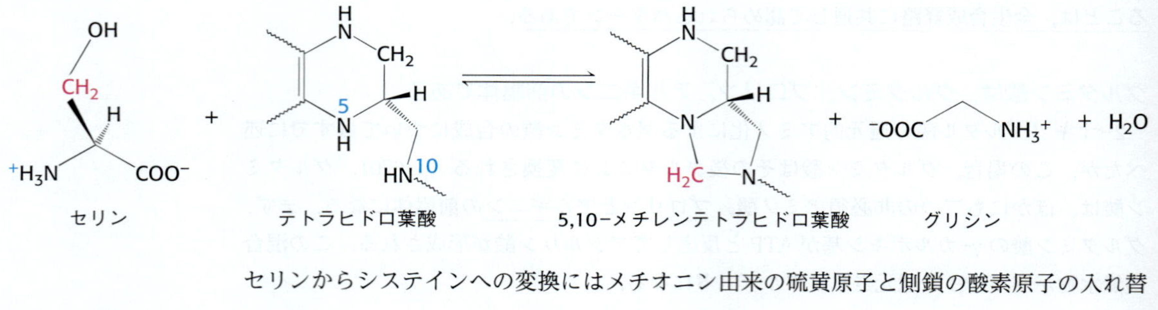

セリンからシステインへの変換にはメチオニン由来の硫黄原子と側鎖の酸素原子の入れ替

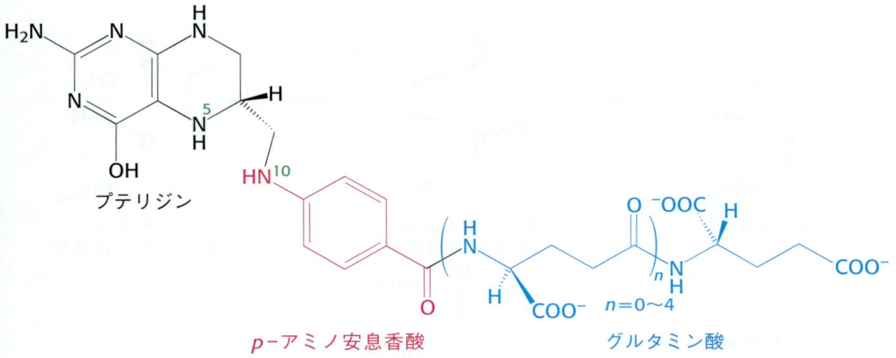

図 24・9 テトラヒドロ葉酸. この補因子はプテリジン環, p-アミノ安息香酸, 一つ以上のグルタミン酸残基という三つの構成要素からなる.

えが必要となる. グリシンの形成では, 前の式のようにセリン側鎖のメチレン基が**テトラヒドロ葉酸**（tetrahydrofolate）に転移する. テトラヒドロ葉酸は1炭素単位の担体であり, これについてはつぎに簡単に述べる（図24・9）.

この相互変換はグリシンヒドロキシメチルトランスフェラーゼ（セリンヒドロキシメチルトランスフェラーゼ）により触媒されるが, この酵素もPLP酵素でありアスパラギン酸アミノトランスフェラーゼと相同性をもつ. セリンのα炭素原子とβ炭素原子間の結合は, セリンのシッフ塩基形成によって開裂されやすくなり, セリン側鎖のβ炭素はテトラヒドロ葉酸に転移され, グリシンのシッフ塩基を形成しうる.

テトラヒドロ葉酸はいろいろな酸化状態の活性型1炭素単位の担体である

テトラヒドロ葉酸〔**テトラヒドロプテロイルグルタミン酸**（tetrahydropteroylglutamate）ともよばれる〕は, 活性型1炭素単位の非常に多才な担体である. この補因子は置換基をもつプテリジン, *p*-アミノ安息香酸, 一つ以上のグルタミン酸残基を含む三つの構成要素からなる（図24・9）. 哺乳類はプテリジン環を合成できるが, これを他の二つの要素と結合させることができない. テトラヒドロ葉酸を食事から摂取するか, 腸管内にいる微生物から得ることになる.

テトラヒドロ葉酸が運ぶ1炭素単位はN-5, N-10の窒素原子（N^5 と N^{10} とも表記される）のどちらか, あるいは, 両方に結合し, 3種の酸化状態で存在できる（表24・2）. 最も還元された状態ではメチル基を運び, 中程度の状態ではメチレン基を運び, 最も酸化された状態ではホルミル基, ホルムイミノ基, メテニル基を運ぶ. 完全に酸化された1炭素単位は CO_2 であり, これはテトラヒドロ葉酸ではなくビオチンが運ぶ.

テトラヒドロ葉酸が運ぶ1炭素単位は互いに変換できる（図24・10）. 5,10-メチレンテトラヒドロ葉酸は還元されると5-メチルテトラヒドロ葉酸になり, 酸化されると5,10-メテニルテトラヒドロ葉酸になる. 5,10-メテニルテトラヒドロ葉酸は, 同じ酸化状態にある5-ホルムイミノテトラヒドロ葉酸や10-ホルミルテトラヒドロ葉酸に変換可能である. 10-ホルミルテトラヒドロ葉酸は, テトラヒドロ葉酸, ギ酸, ATPからも合成される. 5-ホルミルテトラヒドロ葉酸は可逆的に10-ホルミルテトラヒドロ葉酸に異性化され, 5,10-メテニルテトラヒドロ葉酸にも変換される.

これらのテトラヒドロ葉酸誘導体は, いろいろな生合成反応において1炭素単位の供与体となる. メチオニンは, 5-メチルテトラヒドロ葉酸のメチル基転移によってホモシス

表 24・2 テトラヒドロ葉酸が運ぶ1炭素単位官能基

酸化状態	官能基	
最も還元された状態（＝メタノール）	$-CH_3$	メチル基
中間状態（＝ホルムアルデヒド）	$-CH_2-$	メチレン基
最も酸化された状態（＝ギ酸）	$-CHO$	ホルミル基
	$-CHNH$	ホルムイミノ基
	$-CH=$	メテニル基

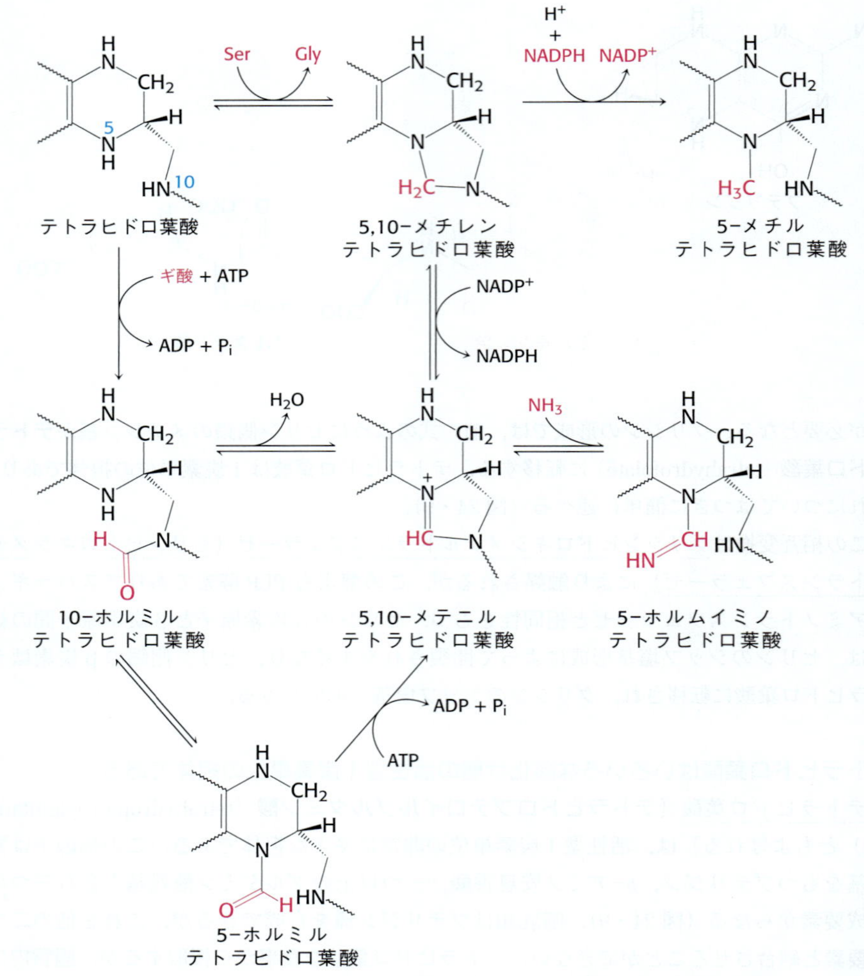

図 24・10　テトラヒドロ葉酸に結合した 1 炭素単位の変換.

テインから再生されるが，これについては後で簡単に述べる．第 25 章で扱うこととなるが，プリンの炭素原子のいくつかは，10-ホルミルテトラヒドロ葉酸の誘導体に由来する．ピリミジン誘導体であるチミンのメチル基は 5,10-メチレンテトラヒドロ葉酸に由来する．このテトラヒドロ葉酸誘導体は，CO_2 と NH_4^+ からのグリシンの合成においても 1 炭素単位を提供する．この反応はグリシンシンターゼ（glycine synthase）〔反応が逆に進むときはグリシン開裂酵素（glycine cleavage enzyme）とよばれる〕が触媒する．

$$CO_2 + NH_4^+ + 5,10\text{-メチレンテトラヒドロ葉酸} + NADH \rightleftharpoons$$
$$\text{グリシン} + \text{テトラヒドロ葉酸} + NAD^+$$

このように，三つの酸化状態にあるどの 1 炭素単位でも生合成に利用される．そのうえテトラヒドロ葉酸は分解反応においても 1 炭素単位の受容体として働く．セリンからグリシンへの変換はグリシンヒドロキシメチルトランスフェラーゼにより容易に起こり（p. 674），1 炭素単位の主要供給源となる．この変換によって 5,10-メチレンテトラヒドロ葉酸が生成する．セリンは 3-ホスホグリセリン酸から誘導できるので，この経路のおかげで糖質からの 1 炭素単位の新規合成が可能になる．

S-アデノシルメチオニンは主要メチル基供与体である

テトラヒドロ葉酸は，その N-5 原子にメチル基を付けて運ぶことができるが，生合成におけるほとんどのメチル化を行えるほどその転移能力は高くない．むしろ，通常は S-アデノシルメチオニン（S-adenosylmethionine, SAM）が活性型メチル基供与体となる．

これは，ATP のアデノシル基がメチオニンの硫黄原子に転移されて合成される．

メチオニン　　　　　　　　　　　　　　　　　　　　S-アデノシルメチオニン（SAM）

メチオニン単位のメチル基は隣接する硫黄原子の正電荷によって活性化され，分子全体が 5-メチルテトラヒドロ葉酸よりずっと反応性が高くなる．S-アデノシルメチオニンの生合成は，ATP の三リン酸基の部分が二リン酸と正リン酸に分かれる点で，普通の反応とは異なる．二リン酸はつぎに 2 分子の P_i に分解される．S-アデノシルホモシステインは，S-アデノシルメチオニンのメチル基が受容体に転移されて生成する．S-アデノシルホモシステインはその後加水分解されてホモシステインとアデノシンになる．

S-アデノシルメチオニン（SAM）　　　　　　　S-アデノシルホモシステイン　　　　　　　ホモシステイン

メチオニンは 5-メチルテトラヒドロ葉酸からホモシステインへのメチル基転移によって再生される．この反応は**メチオニンシンターゼ**（methionine synthase）〔**5-メチルテトラヒドロ葉酸—ホモシステイン S-メチルトランスフェラーゼ**（5-methyltetrahydrofolate—homocysteine S-methyltransferase）としても知られている〕が触媒する．

ホモシステイン　　5-メチルテトラヒドロ葉酸　　　　メチオニン　　　テトラヒドロ葉酸

このメチル基転移を仲介する補酵素は，ビタミン B_{12} の誘導体である**メチルコバラミン**（methylcobalamin）である．実際に，この反応と L-メチルマロニル CoA のスクシニル CoA への転位（p. 608）は相同な酵素が触媒しており，哺乳類で行われていることが知られているビタミン B_{12} 依存性の反応はこの二つしかない．ビタミン B_{12} なしに，ホモシステインからメチオニンへの変換を行う他の酵素も，また，多くの生物に存在する．

　これらの反応は**活性型メチル基回路**（activated methyl cycle）を構成する（図 24・11）．ホモシステインがメチオニンに変換されるときにメチル基はこの回路に入り，アデノシル基の付加によって硫黄原子が正電荷をもちメチル基がより求電子性になるため反応性が非常に高くなる．S-メチル基は転移ポテンシャルが高いので，広範な受容体に転移するこ

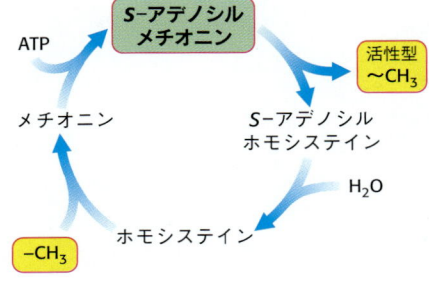

図 24・11　活性型メチル基回路．メチオニンのメチル基が S-アデノシルメチオニンの形成によって活性化される．

とができる．*S*-アデノシルメチオニンによって修飾される受容体には，DNA 中の特別な塩基も含まれている．たとえば細菌の DNA では，DNA をメチル化することにより制限酵素による切断から逃れている（§9・3）．メチル化はリン脂質の合成にも重要である（§26・1）．

S-アデノシルメチオニンはエチレンの前駆体でもある．エチレンは気体の植物ホルモンで，果実の成熟をひき起こす．*S*-アデノシルメチオニンが環化してシクロプロパン誘導体になり，これが酸化されてエチレンを生じる．ギリシャの哲学者 Theophrastus（テオフラストス）は 2000 年以上昔に，イチジクの実は鉄の爪で引っかかないと熟さないことを発見している．これは今なら理由がわかり，傷がエチレン生成の引き金となり，エチレンが成熟を誘導すると説明できる．

$$S\text{-アデノシルメチオニン} \xrightarrow{\text{ACC シンターゼ}} \underset{\substack{\text{1-アミノシクロプロパン-}\\\text{1-カルボン酸（ACC）}}}{\overset{\text{H}_2\text{C}\!-\!\text{CH}_2}{\underset{{}^+\text{H}_3\text{N} \quad \text{COO}^-}{}}} \xrightarrow{\text{ACC オキシダーゼ}} \underset{\text{エチレン}}{\text{H}_2\text{C}\!=\!\text{CH}_2}$$

システインはセリンとホモシステインから合成される

ホモシステインは活性型メチル基回路のメチオニンの前駆体であるとともに，システイン合成の中間体でもある．セリンとホモシステインは縮合して**シスタチオニン**（cystathionine）を生成する．この反応は**シスタチオニン β-シンターゼ**（cystathionine β-synthase）が触媒する．シスタチオニンはつぎに**シスタチオニン γ-リアーゼ**（cystathionine γ-lyase）〔**シスタチオナーゼ**（cystathionase）〕の働きで脱アミノされ，システインと 2-オキソ酪酸に開裂する．これらの酵素はともに PLP を使う酵素であり，アスパラギン酸アミノトランスフェラーゼと相同性をもつ．全体の反応は

$$\text{ホモシステイン + セリン} \rightleftharpoons \text{システイン + 2-オキソ酪酸} + \text{NH}_4^+$$

となる．システインの炭素骨格はセリンに由来するが，硫黄原子はホモシステインに由来することに注意されたい．

高濃度のホモシステインは血管の病気と関連する

ホモシステインの血清中濃度が高いヒト（ホモシステイン血症）あるいはジスルフィド結合により二量体化しているホモシステインの血清中濃度が高いヒト（ホモシスチン尿症）は，冠状動脈性心疾患や動脈硬化になる危険率が普通きわめて高い．高ホモシステインの最もよく見いだされる遺伝的要因は，シスタチオニン β-シンターゼをコードする遺伝子の突然変異である．高レベルのホモシステインは，血管裏打ち細胞を損傷したり，血管平滑筋の増殖を亢進しているようである．ホモシステインは酸化ストレスもひき起こし，2 型糖尿病（§27・3）の発症にも関係している．ホモシステインの作用の分子的基礎はまだ明らかにされていないが，炎症反応の刺激に起因するのかもしれない．ホモシステインレベルを下げるのにビタミン処方が有効なヒトもいる．ビタミンを処方されるとホモシステインを処理する 2 種類の主要代謝経路が最大限に活性化される．ビタミン B$_6$ 誘導体であるピリドキサールリン酸が，ホモシステインをシスタチオンに変換するシスタチオニン β-シンターゼの活性に必須である．また，テトラヒドロ葉酸とビタミン B$_{12}$ は，ホモシステインをメチル化してメチオニンにするのを助ける．

シキミ酸とコリスミ酸は芳香族アミノ酸の生合成中間体である

ここからは必須アミノ酸の生合成について述べる．必須アミノ酸は植物や微生物中で合成され，ヒトが食物から摂取するものは結局はおもに植物からのものである．必須アミノ酸は，非必須アミノ酸よりずっと複雑な経路で合成される．細菌における芳香族アミノ酸

の合成経路はよく理解されており，繰返し学んできた機構的モチーフのよい例なので，こ
こではこれについて述べる．

　フェニルアラニン，チロシン，トリプトファンは，*E. coli* において共通の経路で合成さ
れる（図 24・12）．最初の段階は，ホスホエノールピルビン酸（解糖の中間体）とエリト
ロース 4-リン酸（ペントースリン酸回路の中間体）との縮合である．生じた開環した鎖
状の七炭糖は酸化され，リン酸基を失って環状になり，3-デヒドロキナ酸を生じる．続
いて脱水されて 3-デヒドロシキミ酸となり，NADPH で還元されてシキミ酸となる．
ATP によってシキミ酸がリン酸化されシキミ酸 3-リン酸となり，さらに 1 分子のホスホ
エノールピルビン酸と縮合する．この 5-エノールピルビル中間体はリン酸基を失って，
三つの芳香族アミノ酸にすべてに共通な前駆体であるコリスミ酸を生じる．この経路の重
要性は除草剤として広いスペクトルをもつグリホサート（商品名 ラウンドアップ）が有
効に働くことからもわかる．グリホサートは，5-エノールピルビルシキミ酸 3-リン酸を
合成する酵素の不競合阻害剤であり，そのため，植物の芳香族アミノ酸の生合成が阻害さ
れる．動物にはこの酵素がないので，除草剤は動物にとってまったく無害である．

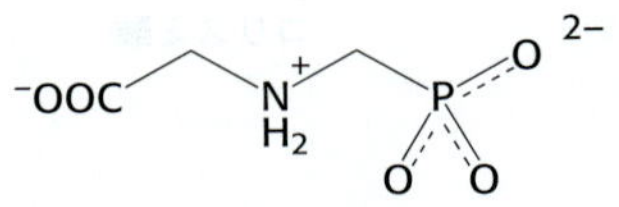

グリホサート
（ラウンドアップ）

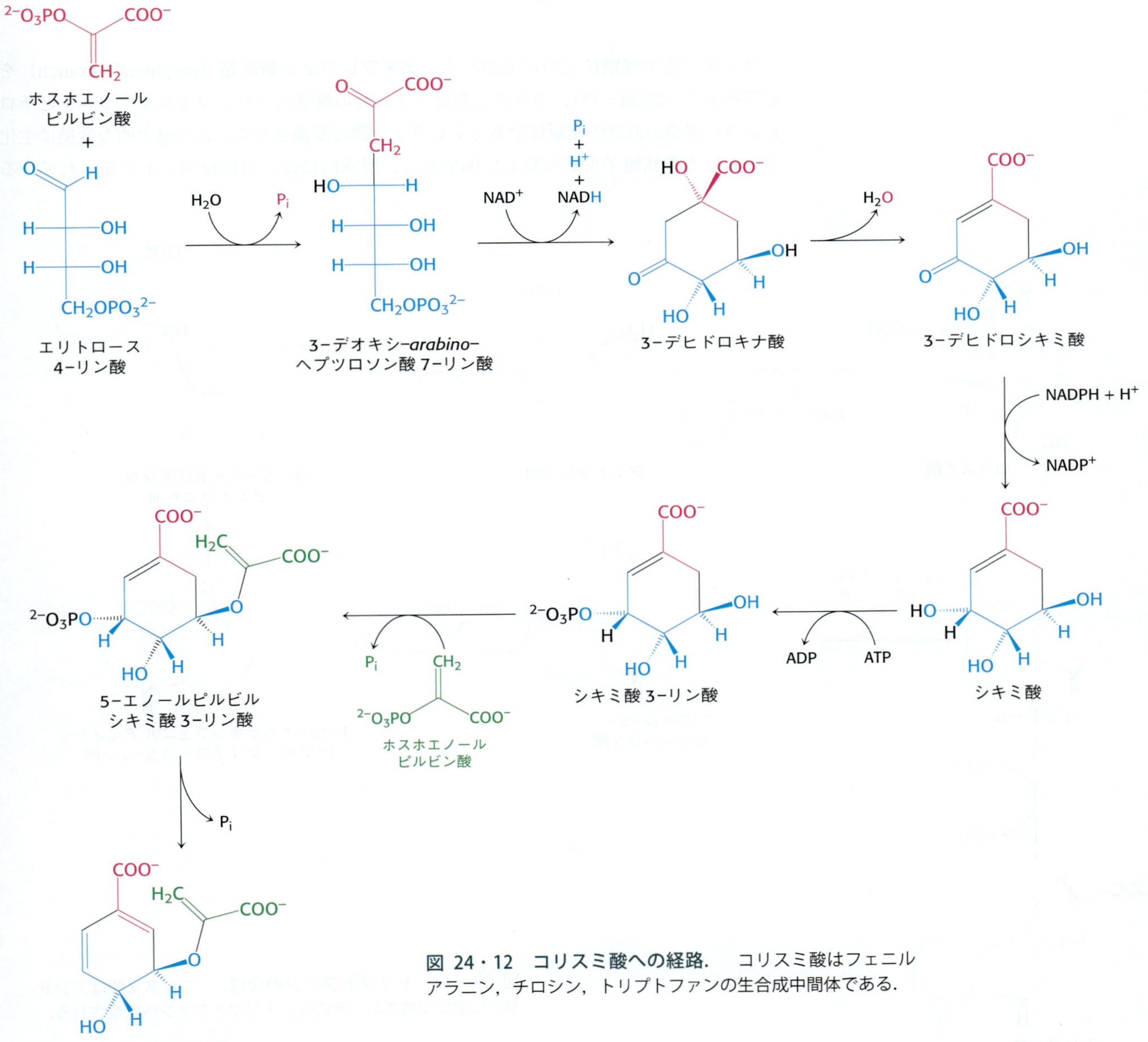

図 24・12　コリスミ酸への経路．　コリスミ酸はフェニル
アラニン，チロシン，トリプトファンの生合成中間体である．

図 24・13　フェニルアラニンとチロシンの合成.
コリスミ酸はプレフェン酸に変換され，その後，フェ
ニルアラニンとチロシンへ変換される.

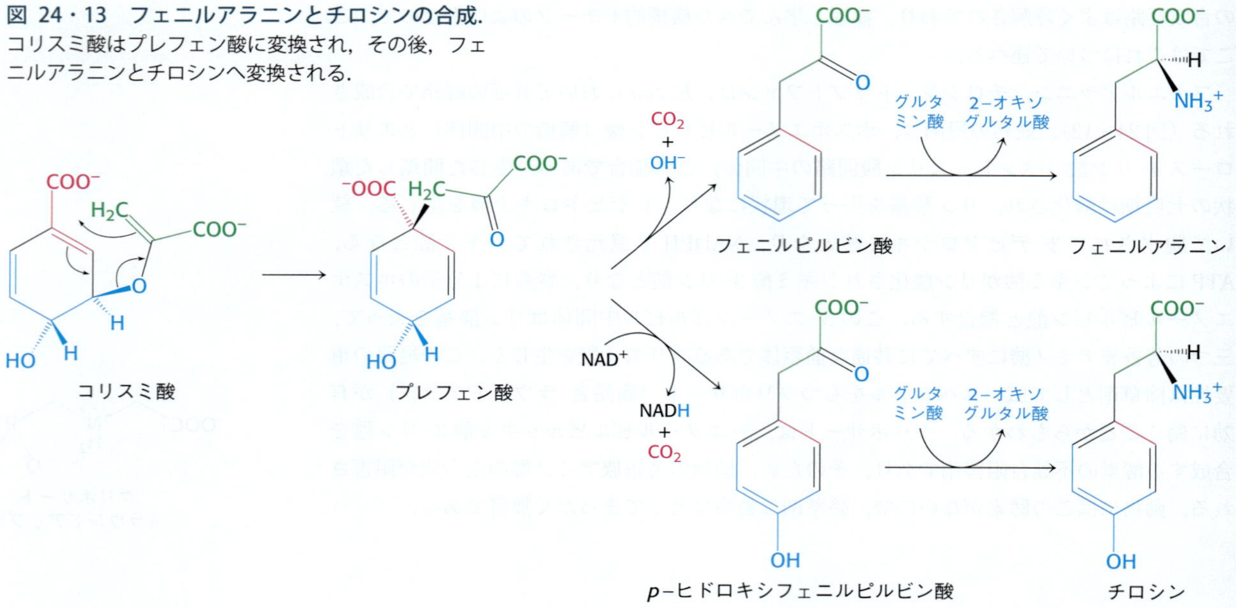

コリスミ酸で経路は二つに分かれる．まず**プレフェン酸経路**（prephenate branch）を
見てみよう（図24・13）．コリスミ酸はムターゼの働きにより，フェニルアラニンとチロ
シンの芳香環の直接の前駆体であるプレフェン酸に変換される．この魅力的な変換は生化
学における環状電子反応の珍しい例であり，機構的には，有機化学でよく知られている

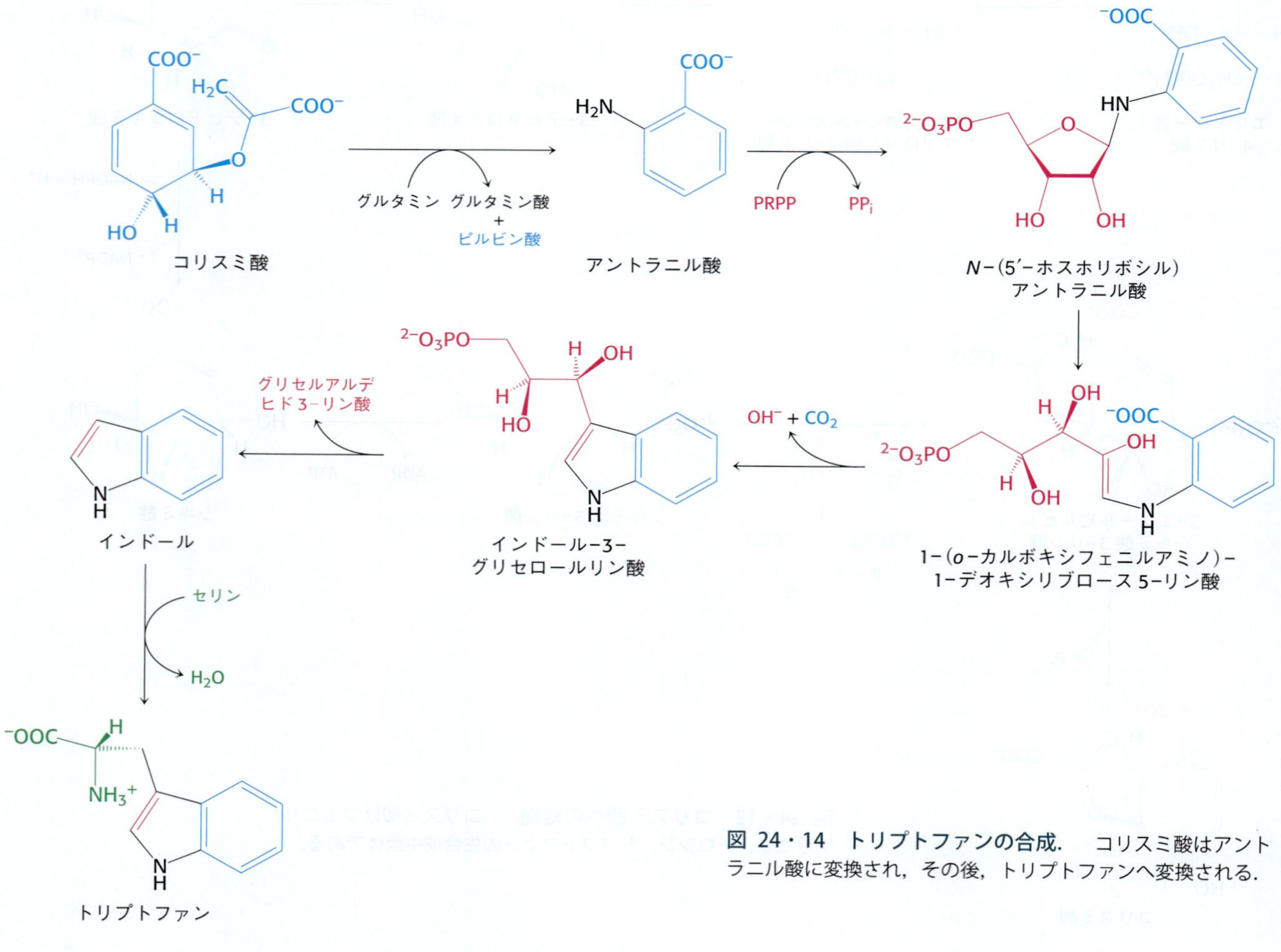

図 24・14　トリプトファンの合成.　コリスミ酸はアント
ラニル酸に変換され，その後，トリプトファンへ変換される.

ディールス・アルダー反応と類似している．プレフェン酸は脱水に続いて脱炭酸を受け
フェニルピルビン酸を生じる．あるいは，プレフェン酸が酸化的脱炭酸されて *p*–ヒドロ
キシフェニルピルビン酸にもなりうる．これらの 2–オキソ酸はつぎにアミノ基転移を受
けてフェニルアラニンとチロシンになる．

　別の分枝経路はアントラニル酸で始まりトリプトファン合成に至る（図 24・14）．コリ
スミ酸はグルタミンの側鎖の加水分解によるアミノ基を受け取り，ピルビン酸を放出して
アントラニル酸を形成する．つづいてアントラニル酸は，活性型リボースリン酸である
5–ホスホリボシル 1–二リン酸（5–phosphoribosyl 1–diphosphate）（PRPP，ホスホリボシ
ルピロリン酸）と縮合する．PRPP は，ヒスチジン，ピリミジンヌクレオチド，プリンヌ
クレオチド合成の重要な中間体でもある（§25・1，§25・2）．リボース 5–リン酸の C–1
原子は，二リン酸の加水分解と放出で駆動される反応において，アントラニル酸の窒素原
子に結合する．ホスホリボシルアントラニル酸のリボース部分が転位し，1–(*o*–カルボキ
シフェニルアミノ)–1–デオキシリブロース 5–リン酸を生じる．この中間体が脱水後脱炭
酸して，インドール–3–グリセロールリン酸となる．トリプトファンの合成最終段階はト
リプトファンシンターゼが触媒して完了する．インドール–3–グリセロールリン酸の側鎖
がグリセルアルデヒド 3–リン酸として離れ，セリンの炭素骨格に置き換わる．

トリプトファンシンターゼでは酵素触媒作用における基質の通り道がつくられる

　E. coli のトリプトファンシンターゼは $\alpha_2\beta_2$ の四量体の酵素であり，2 個の α サブユ
ニットと 1 個の β_2 二量体に解離する（図 24・15）．α サブユニットはインドール–3–グリ
セロールリン酸からのインドール形成を触媒する．一方，それぞれの β サブユニットは
PLP を含む活性部位をもち，インドールとセリンの縮合を触媒してトリプトファンを形
成する．セリンはこの PLP とともにシッフ塩基を形成し，つぎに脱水してアミノアクリ
ル酸のシッフ塩基ができる．この反応性の強い中間体はインドールによって攻撃されトリ
プトファンとなる．

　トリプトファンの合成には難関がある．インドールは疎水性分子なので簡単に膜を通過
し，もし酵素から離れると細胞から失われてしまう．この問題は巧妙な方法で解決されて

5–ホスホリボシル 1–二リン酸
（PRPP）

インドール

アミノアクリル酸のシッフ塩基
（セリンから誘導される）

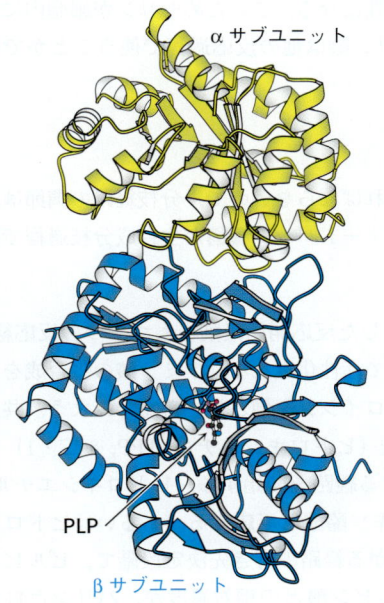

図 24・15　トリプトファンシンターゼの構造.　α サ
ブユニット（■），β サブユニット（■）それぞれ 1 個ず
つからなる複合体の構造．ピリドキサールリン酸（PLP）
は β サブユニットの奥深くに結合し，α サブユニットから
の距離は，かなり離れていることに注意〔1BKS.pdb より〕

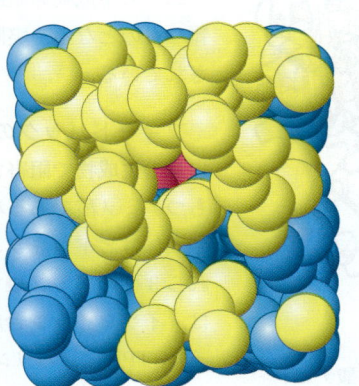

図 24・16　基質チャネリング.　25 Å
のトンネルが，トリプトファンシンターゼ
の α サブユニット（◯）の活性部位から，
β サブユニット（◯）の活性部位にある
PLP 補因子（◯）までつながっている．

いる．長さ25Åのチャネルが $\alpha_2\beta_2$ 四量体の α サブユニットの活性部位と，隣接した β サブユニットの活性部位をつないでいる（図24・16）．そのためインドールは大量の溶媒中に放出されることなく，二つの活性部位の間を拡散することができる．同位体標識実験の結果，α サブユニットで形成されたインドールはセリンが存在すると酵素から離れないことが示されている．そのうえ二つの反応は協調して起こる．反応性の高いアミノアクリル酸が準備されて β サブユニットで待機するまで，α サブユニットでインドールは生成しない．これは，多酵素複合体の触媒作用における**基質チャネリング**（substrate channeling）の明確な例である．チャネリングによって触媒反応速度はかなり上昇する．さらに，有害な副反応，この場合は中間体が喪失するという事態は避けられる．基質チャネリングの他の例は，また第25章で扱う．

24・3　アミノ酸の生合成はフィードバック阻害で調節される

　アミノ酸の生合成速度は，主として生合成酵素の量と活性で決まる．ここでは，酵素活性の制御について考える．酵素合成の調節は第31章で論じる．

　生合成経路の最初の不可逆反応は**行き先決定段階**（committed step）とよばれ，通常，ここが重要な調節箇所である．経路の最終産物（Z）は，この行き先決定段階（A→B）を触媒する酵素を阻害することが多い．

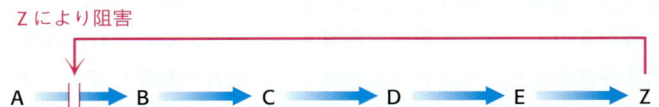

この種の調節は構成要素や代謝エネルギーを保存するのに不可欠である．セリンの生合成を考えてみよう（p.674）．この経路の行き先決定段階はホスホグリセリン酸デヒドロゲナーゼによって触媒される3-ホスホグリセリン酸の酸化である．*E. coli* の酵素は四つの同一のサブユニットからなる四量体で，それぞれが触媒ドメインとセリン結合調節ドメインからなる（図24・17）．調節部位にセリンが結合すると酵素の V_{max} 値は減少し，酵素に4分子のセリンが結合すると本質的に不活性になる．このためセリンが細胞内に十分あると酵素活性は阻害され，3-ホスホグリセリン酸は他の反応過程で使うことができる鍵となる構成要素なので浪費されない．

分枝経路には洗練された調節が必要である

　二つの生成物の濃度の折り合いをつけなければならないので，分枝経路の調節はより複雑なものとなる．実際，いくつかの複雑なフィードバック機構が生合成分枝過程で見いだされている．

フィードバックの阻害と活性化　　共通した反応開始段階をもつ二つの反応経路は，自身の生成物で阻害され，他の経路の生成物で活性化される．アミノ酸の生合成を分枝をもつアミノ酸であるバリン，ロイシン，イソロイシンを例として考えてみよう．共通する中間体はヒドロキシエチルチアミン二リン酸（ヒドロキシエチル-TPP，§17・1）で，これら3種のアミノ酸すべてをそれぞれ合成する経路を開始する．ヒドロキシエチル-TPPは，イソロイシン合成の最初の段階で2-オキソ酪酸と反応する．あるいはヒドロキシエチル-TPPは，バリンとロイシン合成へつながる経路の行き先決定段階で，ピルビン酸とも反応する．かくして，2-オキソ酪酸とピルビン酸との相対濃度が，バリンとロイシンに比較してどの程度イソロイシンを合成するかを決定する．**トレオニンデヒドラターゼ**（threonine dehydratase）〔**トレオニンアンモニアリアーゼ**（threonine ammonia-lyase）〕はPLP酵素で2-オキソ酪酸の生成の触媒であり，イソロイシンによってアロステリック阻害される（図24・18）．この酵素はまたバリンによりアロステリック活性化される．か

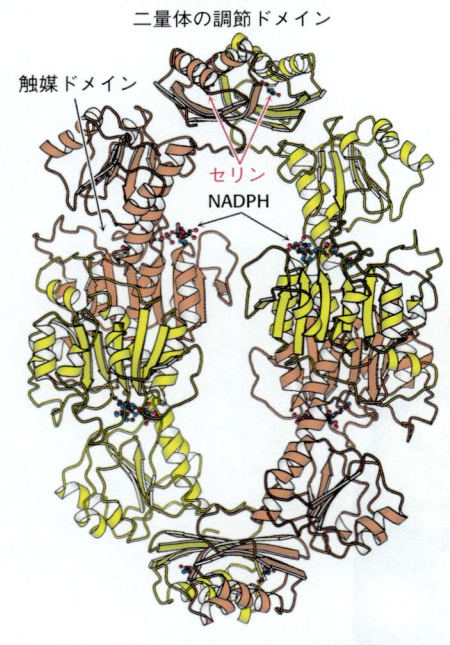

二量体の調節ドメイン

触媒ドメイン

セリン
NADPH

図 24・17　ホスホグリセリン酸デヒドロゲナーゼの構造．セリン生合成経路における行き先決定段階を触媒するこの酵素は，セリンによって阻害される．2個の二量体のセリン結合調節ドメインが，1個は上部にもう一つは下部にあることに注意〔1PSD.pdb より〕

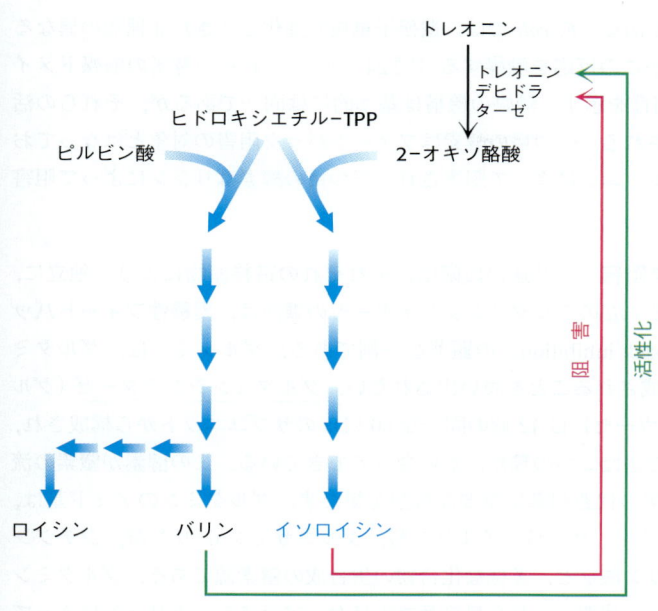

図 24・18 **トレオニンデヒドラターゼの調節.** イソロイシンの合成へと至る行き先決定段階で，トレオニンは 2-オキソ酪酸へ変換される．この段階を触媒する酵素はトレオニンデヒドラターゼで，イソロイシンで阻害され，これと並行した回路の生成物であるバリンで活性化される．

くしてトレオニンデヒドラターゼは，自身が開始した経路の最終産物により阻害され，競合する経路の最終産物によって活性化される．この機構によって，合成される異なるアミノ酸量の均衡が保たれる．

トレオニンデヒドラターゼの調節ドメインは，3-ホスホグリセリン酸デヒドロゲナーゼの調節ドメインに構造上非常に似ている（図 24・19）．ホスホグリセリン酸デヒドロゲナーゼでは，2 個のサブユニットの調節ドメインが相互作用して，二量体のセリン結合調節ドメインを形成している．そのため四量体酵素が図のような二つの調節単位をもつ．それぞれの単位は 2 個のセリン分子と結合することができる．トレオニンデヒドラターゼでは，二つの調節ドメインが合わさって一つの単位となるが，この単位は，一方はイソロイシン，他方はバリンという，2 種類の異なるアミノ酸結合部位をもつ．配列解析によって，類似した調節ドメインが他のアミノ酸生合成酵素にもあることが示されている．生合成酵素の触媒ドメインに特異的な調節ドメインが結合することで，フィードバック阻害過程が進化してきたということを，この類似性は示唆している．

酵素の多重性 行き先決定段階は，基本的には同一の触媒機構をもつ 2 個以上の酵素により異なる調節様式で触媒されることもある〔**酵素の多重性**（enzyme multiplicity）；§ 10・2〕．たとえば，アスパラギン酸のリン酸化は，トレオニン，メチオニン，リシンの

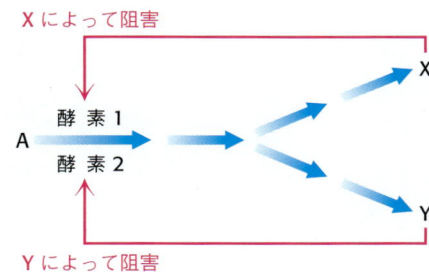

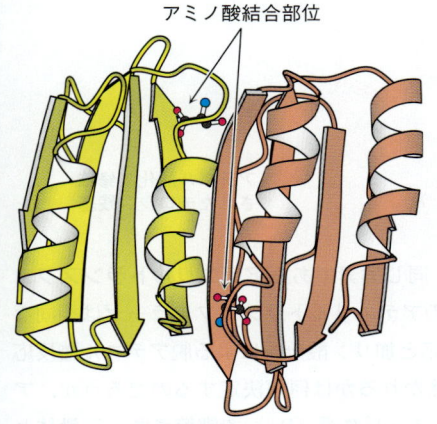

3-ホスホグリセリン酸デヒドロゲナーゼ
の調節ドメイン二量体

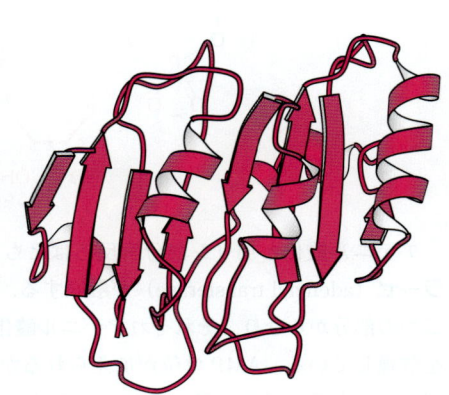

トレオニンデヒドラターゼ
の一つの鎖で構成される調節ドメイン

図 24・19 **繰返し使われる調節ドメイン.** 3-ホスホグリセリン酸デヒドロゲナーゼの二つのサブユニットによって構成される調節ドメインは，トレオニンデヒドラターゼの一つの鎖で構成される調節ドメインと構造的に関連している．両構造が，4 個の α ヘリックスと 8 本の β シート構造を類似した位置にもつことに注意．アミノ酸配列の解析の結果，このアミノ酸結合調節ドメインは他の酵素にも存在することが明らかになった〔1PSD.pdb，1TDJ.pdb より〕．

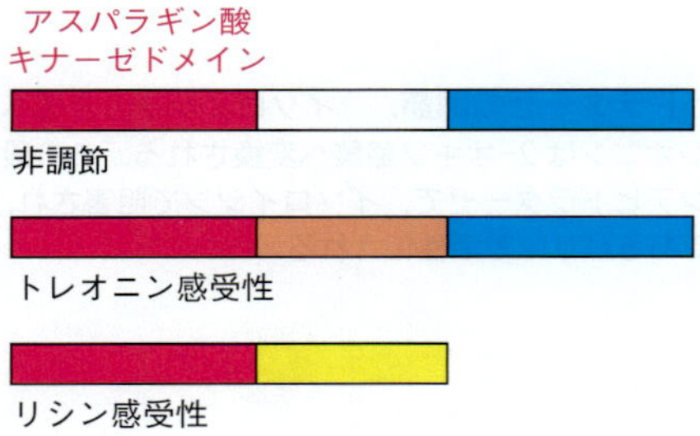

アスパラギン酸
キナーゼドメイン

非調節

トレオニン感受性

リシン感受性

**図 24・20　三つのアスパラギン酸キナー
ゼのドメイン構造.**　各酵素はメチオニン
（上），トレオニン（中），リシン（下）の三
つのアミノ酸の生合成の行き先決定段階を触
媒する．それらは触媒ドメインは共通だが
（■），調節ドメインは異なっている（■ と
■）．青いドメイン■はアスパラギン酸代
謝に関わる他の酵素（ホモセリンデヒドロ
ゲナーゼ）を示している．このように上の2
種類のアスパラギン酸キナーゼは，二つの機能
をもった酵素である．

生合成の行き先決定段階である．*E. coli* では，遺伝子重複で進化してきた3種類の異なる
アスパラギン酸キナーゼがこの反応を触媒する（図24・20）．これらの酵素の触媒ドメイ
ンは約30 % の配列の相同性を示す．触媒の機構は基本的には同一であるが，それらの活
性は異なるやり方で調節される．一つ目の酵素はフィードバック阻害の対象とはなってお
らず，二つ目の酵素はトレオニンによって阻害され，三つ目の酵素はリシンによって阻害
される．

　累積性フィードバック阻害　　共通の段階は，それぞれの最終産物により，独立に，
その一部が阻害される．*E. coli* のグルタミンシンテターゼの調節は，**累積性フィードバッ
ク阻害**（cumulative feedback inhibition）の顕著な一例である．グルタミンは，グルタミ
ン酸，NH_4^+，ATP から合成されることを思い出されたい．グルタミンシンテターゼ（グル
タミン酸—アンモニアリガーゼ）は12個の同一な 50 kDa のサブユニットから構成され，
これらが6個ずつ並んでできた二つの環が向かい合ってできている．この酵素が窒素の流
れを調節することで，細菌の代謝制御に重要な役割を果たす．グルタミンのアミド基は，
トリプトファン，ヒスチジン，カルバモイルリン酸，グルコサミン 6-リン酸，シチジン
三リン酸，アデノシン一リン酸など，多様な化合物の生合成の窒素源である．グルタミン
シンテターゼは，グルタミン代謝のこれら最終産物のほか，アラニンとグリシンによって
も，累積性フィードバック阻害を受ける．累積性阻害においては，たとえ他の阻害剤が飽
和するほど結合していたとしても，それぞれの阻害剤が酵素活性を減少させることができ
る．グルタミンシンテターゼの酵素活性は，すべての最終産物が酵素に結合すると，ほと
んど完全に無くなる．

グルタミンシンテターゼのアロステリック制御に対する感受性は
共有結合による修飾で変化する

　グルタミンシンテターゼの活性は可逆的な共有結合修飾でも調節される．この修飾は，
各サブユニットの特異なチロシン残基のヒドロキシ基に AMP 単位がリン酸ジエステル結
合によって付加するものである．このアデニル酸化酵素は，脱アデニル酸酵素より活性が
低く，累積性フィードバック阻害を受けやすい．共有結合した AMP 単位は加リン酸分解
によってアデニル酸化酵素から除去される．

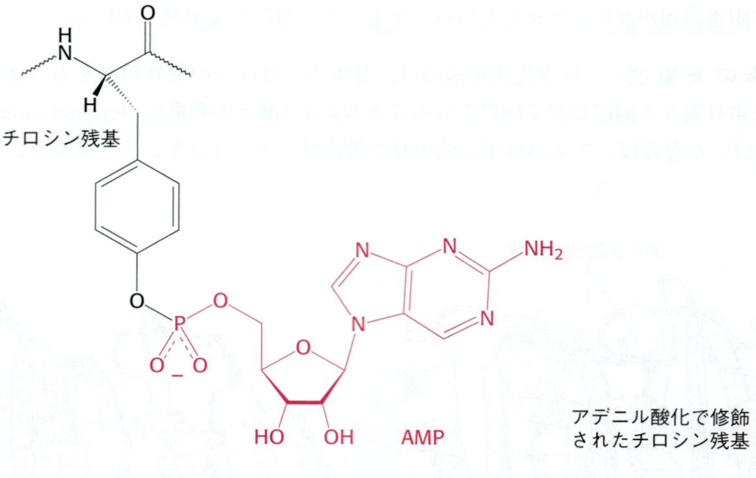

チロシン残基

HO   OH   AMP

アデニル酸化で修飾
されたチロシン残基

　アデニル酸化と加リン酸分解反応はともに，同じ酵素である**アデニリルトランスフェ
ラーゼ**（adenylyl transferase）が触媒する．このアデニリルトランスフェラーゼは相同な
二つの部分からなり，それぞれアデニル酸化反応と加リン酸分解による脱アデニル酸反応
を触媒している．AMP 単位が加えられるか，除かれるかは何が決定するのだろうか．ア
デニリルトランスフェラーゼの特異性は，調節タンパク質（P_{II}）で調節され，三量体と
して非修飾（P_{II}）あるいは UMP と共有結合した（P_{II}-UMP）二つの形で存在する．P_{II}

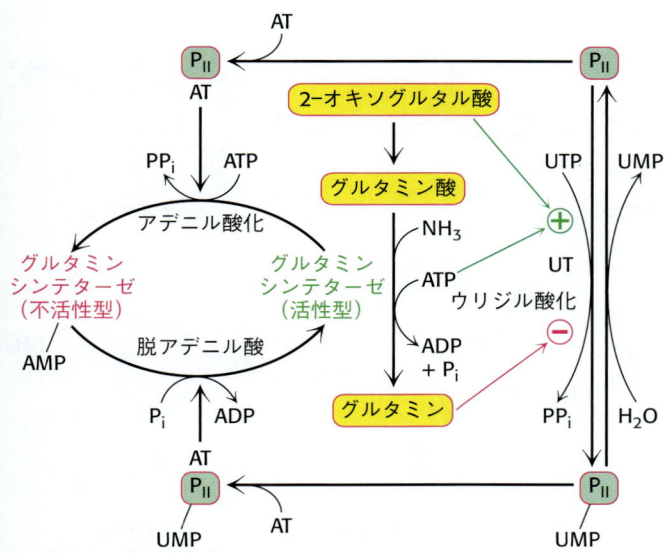

図 24・21 共有結合によるグルタミンシンテターゼの制御. アデニリルトランスフェラーゼ（AT）は，調節タンパク質P_{II}と相互作用し，グルタミンシンテターゼをアデニル酸化し，不活性化する. UMP と結合したP_{II}と相互作用するときは，AT はシンテターゼを脱アデニル酸するので，シンテターゼは活性化する. ウリジリルトランスフェラーゼ（UT）は，P_{II}を修飾する酵素であり，2-オキソグルタル酸，ATP，グルタミンにより，アロステリックに調節されている〔出典：D.L. Nelson, M.M. Cox, "Lehninger Principles of Biochemistry 6th Ed.", Fig. 22.9, W.H. Freeman and Company（2013）〕.

とアデニリルトランスフェラーゼの複合体は，グルタミンシンテターゼに AMP 単位が結合することを触媒し，酵素活性を減退させる. 逆に，P_{II}–UMP とアデニリルトランスフェラーゼの複合体は，アデニル酸化された酵素から AMP を取除く（図 24・21）.

この調節のスキームは，すぐに，P_{II}の修飾はどのようにして調節されているのかという問いを誘起する. P_{II}は，特別なチロシン残基にウリジン一リン酸が結合することにより，P_{II}–UMP に変換される（図 24・21）. この反応は**ウリジリルトランスフェラーゼ** (uridylyl transferase) が触媒し，ATP と 2-オキソグルタル酸で促進され，グルタミンで阻害される. つぎにP_{II}の UMP 単位は加水分解で除かれるが，この反応はグルタミンで促進され，2-オキソグルタル酸で阻害される. これらの相反する触媒活性は 1 本のポリペプチド鎖上に存在し，酵素がウリジル酸化と加水分解を同時に触媒しないように調節されている. 本質的には，グルタミンが存在すると，共有結合による修飾システムはアデニル酸化とグルタミンシンテターゼの阻害に傾く. グルタミンが無くなると，前駆体の 2-オキソグルタル酸と ATP の存在からもわかるように，調節機構が働き，脱アデニル酸とシンテターゼの活性化が起こる.

細胞内での窒素代謝の統合には，膨大な入力シグナルの検出と処理が必要である. 加えて，調節タンパク質P_{II}は，グルタミンシンテターゼや窒素代謝に関与する他の酵素の遺伝子の転写調節にも関与している. フィードバック阻害を重ねる共有結合による制御の進化はより多くの調節部位を生み出し，細胞内の窒素の流れをより微細に調節することを可能にした. 二重の制御様式については，すでにグリコーゲン代謝でも学んだ（§21・5）.

24・4 アミノ酸は多くの生体分子の前駆体である

アミノ酸はタンパク質とペプチドの構成要素であるが，重要で多様な生物学的役割をもつ多種類の小分子の前駆体でもある. アミノ酸から誘導される生体分子のいくつかについて，少し考えてみよう（図 24・22）.

プリンとピリミジンの大部分はアミノ酸に由来する. DNA，RNA，多くの補酵素の前駆体であるこれらの物質の生合成については第 25 章で詳しく述べる. スフィンゴ脂質合成の中間体であるスフィンゴシンの反応性末端はセリンに由来する. 強力な血管拡張薬であるヒスタミンはヒスチジンが脱炭酸されてできる. チロシンは，チロキシン（テトラヨードチロニン，代謝を調節するホルモンである）やアドレナリン（エピネフリン），およびメラニン（表皮の色素沈着に関わる複雑な高分子色素の前駆体）である. 神経伝達物質のセロトニン（5-ヒドロキシトリプタミン）とNAD^+のニコチンアミド環はトリプト

アデニン　　シトシン　　　　　　　　スフィンゴシン　　　　　　　　　　　　　ヒスタミン

チロキシン
（テトラヨードチロニン）　　　　　アドレナリン　　　　　　セロトニン　　　NAD⁺の
ニコチンアミド単位

図 24・22　アミノ酸由来のいくつかの生体分子. アミノ酸由来の原子は青色で示した.

ファンから合成される. ここで, アミノ酸から誘導される三つの特に重要な生化学物質についてもっと詳しく述べよう.

5-グルタミルペプチドのグルタチオンは SH 緩衝液および抗酸化剤として働く

SH（スルフヒドリル）基をもつトリペプチドである**グルタチオン**（glutathione）は, いくつかの重要な役割を果たす他に類を見ない重要なアミノ酸誘導体である（図 24・23）.

たとえばグルタチオンは動物細胞に高濃度（≈5 mM）で存在し SH 緩衝液として働き, 酸化的損傷から赤血球を守る（§20・5）. グルタチオンは, 還元されたチオール形（GSH）と, 2 個のトリペプチドがジスルフィド結合で連結した酸化形（GSSG）の間を行き来する.

$$2\,GSH + RO\text{-}OH \rightleftharpoons GSSG + H_2O + ROH$$

GSSG は**グルタチオンレダクターゼ**（glutathione reductase）で還元されると GSH になる. この酵素は NADPH を電子供給源として使うフラビンタンパク質である. 多くの細

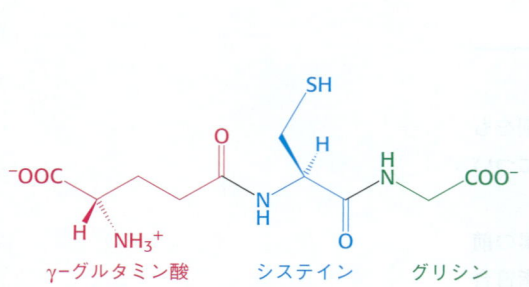

図 24・23　グルタチオン. このトリペプチドはシステイン残基にグリシン残基とグルタミン酸残基が結合してできている. システイン残基とグルタミン酸残基は, グルタミン酸側鎖のカルボン酸基とシステインのアミノ基との間のイソペプチド結合で結合する.

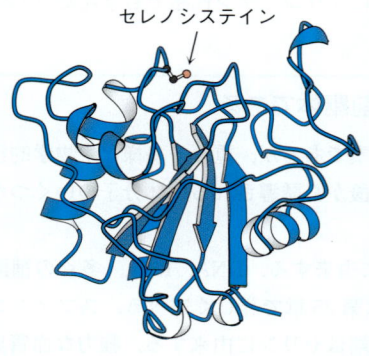

図 24・24　グルタチオンペルオキシダーゼの構造. この酵素は, 過酸化物の解毒の役割を担っているが, その活性部位にセレノシステイン残基を含んでいる〔1GP1.pdb より〕.

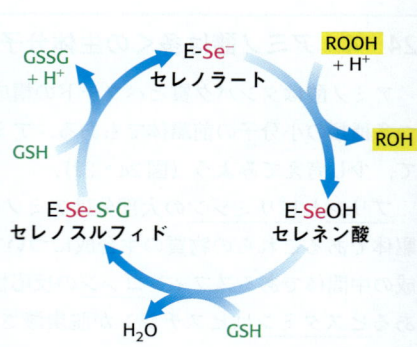

図 24・25　グルタチオンペルオキシダーゼの触媒回路. 〔出典: O. Epp, R. Ladenstein, A. Wendel, *Eur. J. Biochem.*, **133**, 51～69(1983)〕

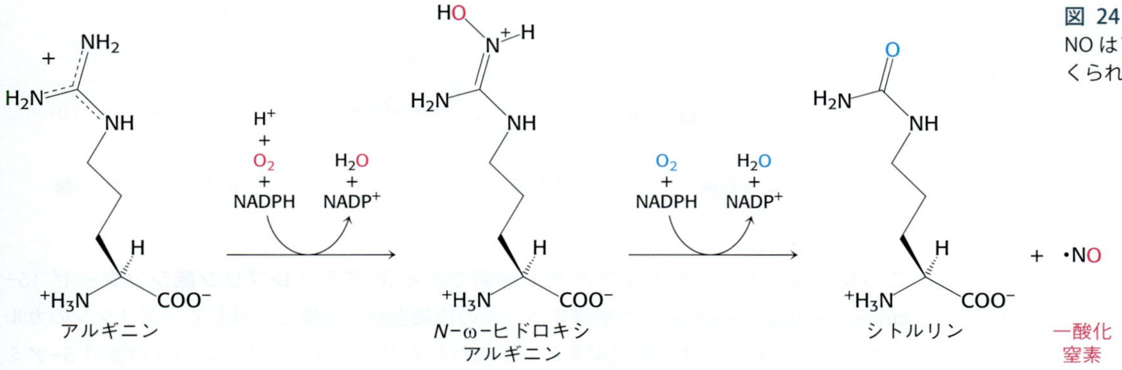

図 24・26　一酸化窒素の形成.
NO はアルギニンの酸化によりつくられる.

胞で GSSG に対する GSH の比は 500 以上である. グルタチオンは好気的生活に伴う有害な副産物である過酸化水素や有機過酸化物と反応し, これらの解毒に重要な役割を示す.
　この反応を触媒する酵素は**グルタチオンペルオキシダーゼ**（glutathione peroxidase）であり, セレン（Se）原子を含む修飾アミノ酸をもつ点で珍しい（図 24・24）. 特に, 活性部位にはシステインの S の代わりに Se をもった類似体セレノシステインを含む. この残基のセレノラート（E−Se−）は過酸化物基質を還元してアルコールにし, このとき自身は酸化されてセレネン酸（E−SeOH）になる. つぎに, グルタチオンが反応に参加し, セレノスルフィド付加物（E−Se−S−G）を形成する. もう 1 分子のグルタチオンがセレノスルフィドを攻撃し, 酸化形グルタチオンを形成することによって, 活性型酵素を再生させる（図 24・25）.

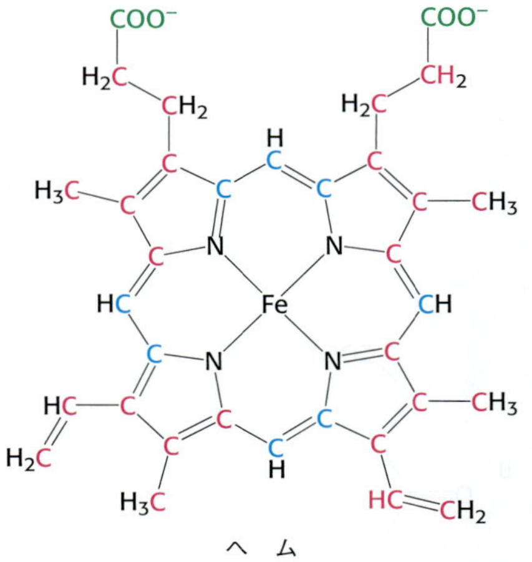

寿命の短いシグナル分子である一酸化窒素はアルギニンから形成される

　一酸化窒素（nitrogen monoxide, NO）は, 多くの脊椎動物のシグナル伝達過程における重要な情報伝達物質であり, 循環器系の弛緩因子として最初は同定された. 今では, 循環器系のみならず免疫・神経系でも重要な働きをもつことが知られている. NO は, ミトコンドリアの生合成を刺激することも知られている. このラジカル気体は **NO シンターゼ**（NO synthase）〔**一酸化窒素合成酵素**（nitric-oxide synthase）〕が触媒する複雑な反応によって, 内因的にアルギニンから生成する. NADPH と O_2 が一酸化窒素の合成に必要である（図 24・26）. 一酸化窒素は, シグナル伝達で重要な酵素である可溶性グアニル酸シクラーゼに結合し, 活性化させることによって働く（§33・3）. この酵素は, アデニル酸シクラーゼに相同性を示すが, NO が結合するヘムを含むドメインをもつところが異なる.

ポルフィリンはグリシンとスクシニル CoA から合成される

　ヘムとクロロフィルのポルフィリン環生合成にアミノ酸が関与していることは, David Shemin らが行った同位体標識実験によって初めて明らかになった. 1945 年に彼らはヒト被験者に ^{15}N 標識グリシンを食物を通して与えるとヘムの窒素が標識されるが, ^{15}N 標識グルタミン酸の摂取では非常に少量しか標識されないことを示した.
　ちょうどその頃入手しやすくなった ^{14}C を使って, アヒルの有核赤血球のヘムの 8 個の炭素原子が, グリシンのカルボキシ炭素原子ではなく, α 炭素原子に由来することを発見した. その後の研究でヘムの他の 26 個の炭素原子は酢酸に由来することが示され, さらにこのうちの 24 個の炭素は, メチル基を ^{14}C で標識した酢酸に由来し, カルボキシ基標識酢酸に由来するものは, たった 2 個であった（図 24・27）. 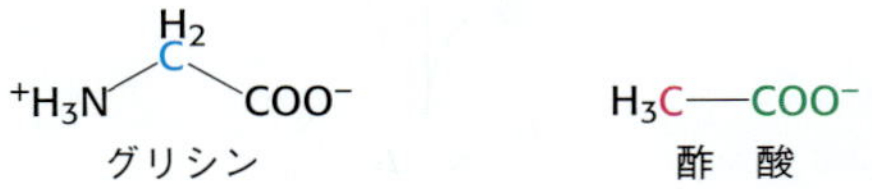
　この非常に特徴的な標識パターンから, 酢酸はクエン酸回路（§17・2）の酵素によってスクシニル CoA に変換され, ヘムの前駆体がグリシンとスクシニル CoA の縮合で形成されると示唆した. 実際, 哺乳類でのポルフィリン生合成の最初の段階では, グリシンとスクシニル CoA が縮合し, 5-アミノレブリン酸が形成される.

図 24・27　ヘムの標識.　同位体標識研究の結果得られたヘムを構成する原子の由来

グリシン　　　　　酢酸

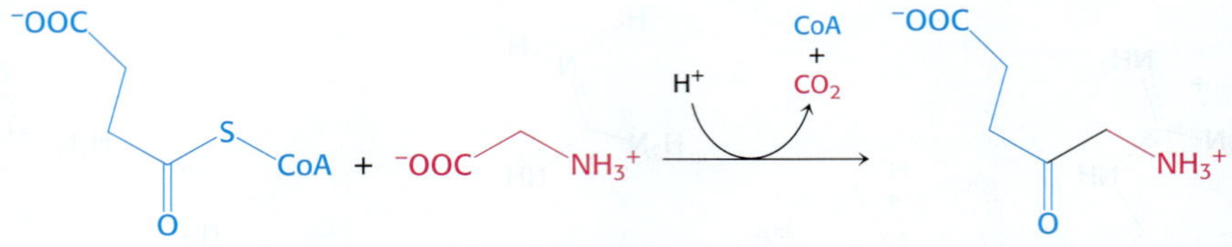

スクシニル CoA ＋ グリシン → 5−アミノレブリン酸

この反応は，ミトコンドリアの PLP 酵素である **5−アミノレブリン酸シンターゼ**（5-aminolevulinate synthase）が触媒する．先の標識実験の結果と一致して，グリシンのカルボキシ基の炭素原子は二酸化炭素として失われるが，一方，グリシンの α 炭素は 5−アミノレブリン酸に残る．

5−アミノレブリン酸が 2 分子縮合して，次なる中間体である**ポルホビリノーゲン**（porphobilinogen）が形成される．その後，**ポルホビリノーゲンデアミナーゼ**（porphobilinogen deaminase）が触媒する反応によって，4 分子のポルホビリノーゲンが頭部と尾部で結合して縮合し，直鎖状**テトラピロール**（tetrapyrrole）を形成する．酵素と結合した直鎖状テトラピロールは環化され，側鎖が非対称に配列したウロポルフィリノーゲンⅢを形成する．この反応には**コシンターゼ**（cosynthase）〔**ウロポルフィリノーゲンⅢシンターゼ**（uroporphyrinogen Ⅲ synthase）〕が必要である．ポルホビリノーゲンデアミナーゼだけが単独で存在する場合は，生理活性のない対称性異性体のウロポルフィリノーゲンⅠが生成す

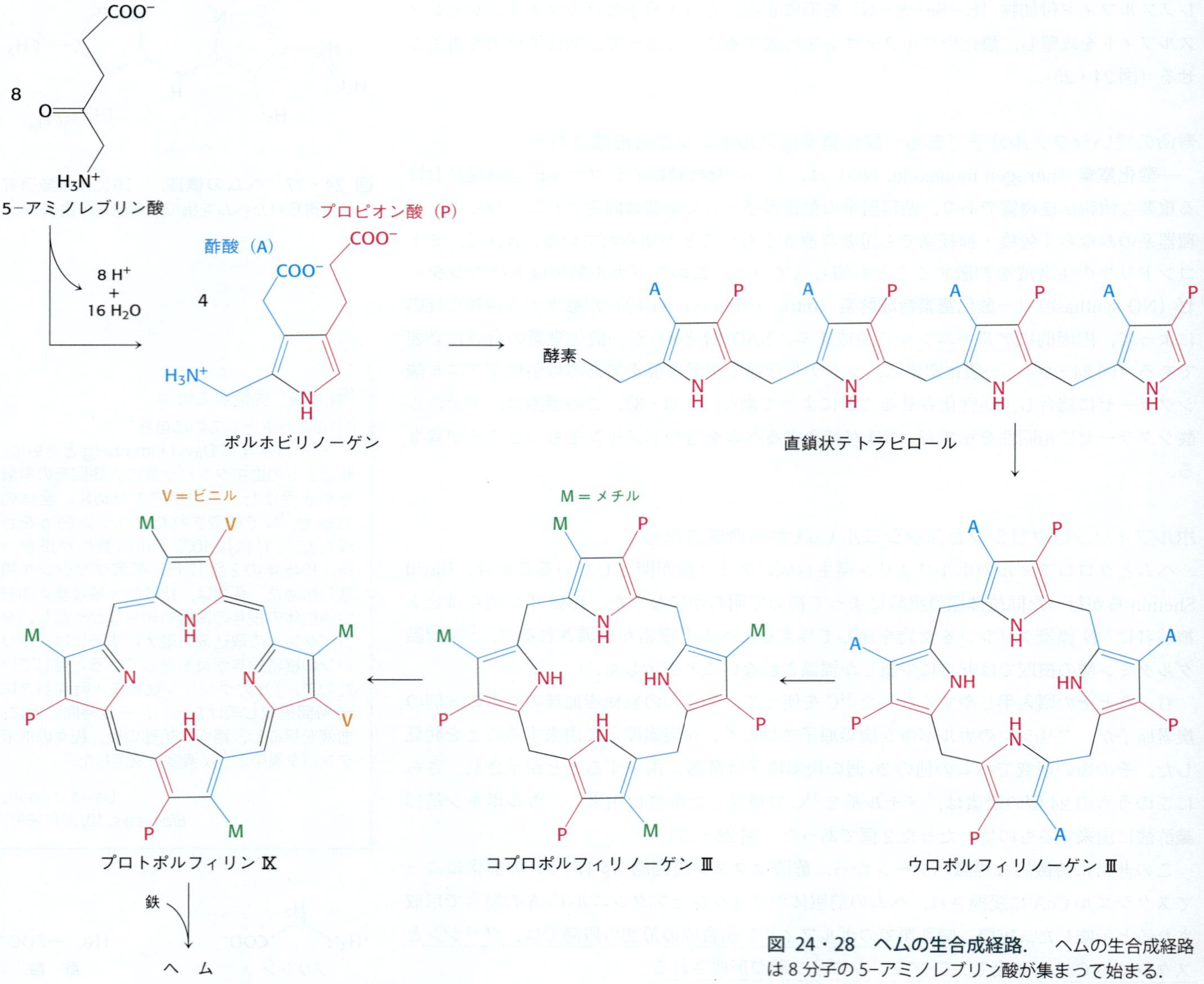

図 24・28 **ヘムの生合成経路．** ヘムの生合成経路は 8 分子の 5−アミノレブリン酸が集まって始まる．

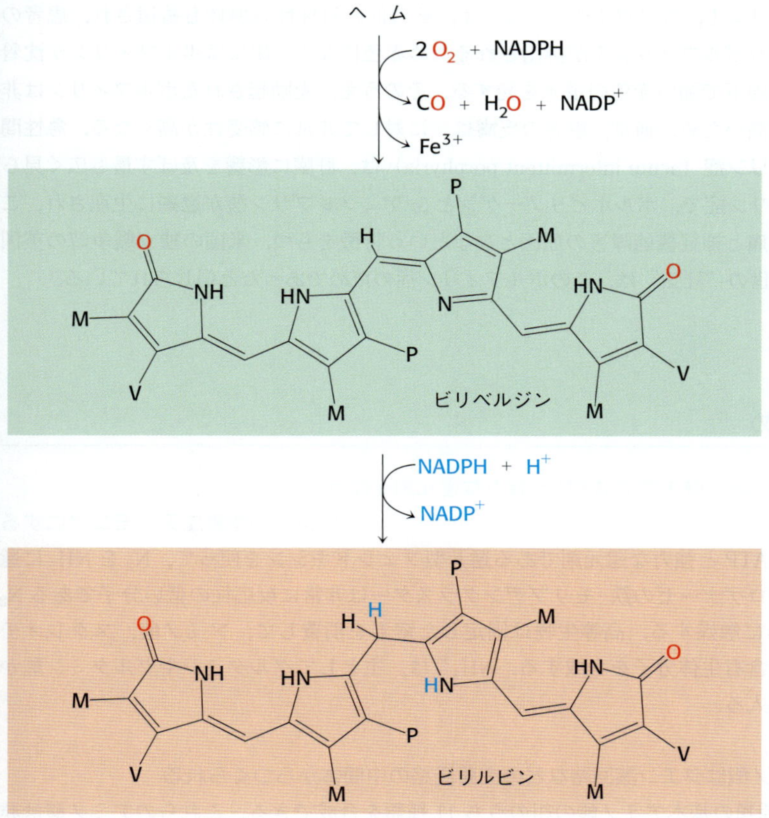

図 24・29　**ヘムの分解**．　ヘムが分解して生じるビリベルジンとビリルビンは打撲傷の色の原因となっている．Mはメチル基，Vはビニル基を表す．

る．ウロポルフィリノーゲンⅢは，細菌によるビタミン B_{12} 合成や細菌と植物によるクロロフィル合成の重要な中間体でもある（図24・28）．

　この時点でポルフィリン骨格はできあがっている．つぎに起こる反応は側鎖やポルフィリン環（図24・28参照）の飽和度を変化させるものである．酢酸側鎖の脱炭酸によって**コプロポルフィリノーゲンⅢ**（coproporphyrinogen Ⅲ）が形成される．ポルフィリン環が不飽和化され，二つのプロピオン酸側鎖がビニル基に変換されて，**プロトポルフィリンⅨ**（protoporphyrin Ⅸ）が生じる．最後に鉄がキレート化されて**ヘム**（heme）が生じる．ヘムは，ミオグロビン，ヘモグロビン，カタラーゼ，ペルオキシダーゼ，シトクロム c といったタンパク質の補欠分子族である．鉄(Ⅱ)の形での挿入は**フェロケラターゼ**（ferrochelatase）が触媒する．二つの鉄(Ⅲ)イオンを結合するタンパク質である**トランスフェリン**（transferrin）の働きで鉄は血漿中に運ばれ，組織中の**フェリチン**（ferritin）分子の中に蓄えられる（§32・4）．

　^{15}N 標識グリシンを用いた研究から，正常なヒトの赤血球の寿命は約120日である．ヘム基の分解の第一段階は，α–メチン橋が開裂して直鎖状テトラピロールの緑色の色素である**ビリベルジン**（biliverdin）が形成されることである．ビリベルジンの中央のメチン橋は，続いて**ビリベルジンレダクターゼ**（biliverdin reductase）によって還元され，赤色の色素である**ビリルビン**（bilirubin）になる（図24・29）．打撲傷の色の変化は，これらの分解反応が起こっていることを目に見える形で示した非常に良い例である．

いくつかのポルフィリン代謝の遺伝性疾患ではポルフィリンが蓄積する

　ポルフィリン症（porphyria）は，ヘムの生合成経路の酵素の欠損が原因の遺伝性あるいは後天性疾患である．ポルフィリンは赤芽球と肝臓の両方で合成され，どちらも疾患の対象となりうる．たとえば**先天性造血性ポルフィリン症**（congenital erythropoietic porphyria）では，赤血球が成熟する前に破壊される．疾患の原因はコシンターゼの不足である．先天性造血性ポルフィリン症では，ウロポルフィリノーゲンⅢの必要量の合成に伴って，使えない対称性異性体のウロポルフィリノーゲンⅠも大量につくられてしまう．

ウロポルフィリン I, コプロポルフィリン I, その他の対称性誘導体も蓄積され, 患者の尿は大量のウロポルフィリン I が排出されるため赤色になる. 歯にはポルフィリンが沈着するため紫外線下で強い赤色の蛍光を発する. そのうえ, 光励起されたポルフィリンは非常に反応性が高いため, 通常, 患者の皮膚は光に対して非常に感受性が高くなる. **急性間欠性ポルフィリン症**（acute intermittent porphyria）は, 肝臓に影響を及ぼす最も広く見られるポルフィリン症で, ポルホビリノーゲンと 5-アミノレブリン酸が過剰に生産され, これが激しい腹痛と神経機能障害の原因となるという特徴をもつ. 米国の独立戦争時の英国王 George III 世の"狂気"は, このポルフィリン症のためであったと信じられている.

ま と め

24・1 窒素固定: 微生物は ATP と強力な還元剤を使って大気中の窒素をアンモニアにする

微生物は, ATP と強力な還元剤である還元型フェレドキシンを使って, N_2 を NH_3 に還元する. ニトロゲナーゼの鉄-モリブデンクラスターは非常に反応性の低い分子である N_2 の固定を巧みに触媒する. 高等生物は固定した窒素を消費して, アミノ酸, ヌクレオチド, 他の窒素含有生体分子を合成する. NH_4^+ は, 主としてグルタミンやグルタミン酸から代謝経路に入る.

24・2 アミノ酸はクエン酸回路などの主要経路の中間体からつくられる

ヒトは 20 種類の基本アミノ酸の組のうち 11 種類を合成できる. これらのアミノ酸は非必須アミノ酸とよばれ, これに対して食物から摂取しなければならないアミノ酸を必須アミノ酸とよぶ. 非必須アミノ酸の合成経路はきわめて単純である. グルタミン酸デヒドロゲナーゼは 2-オキソグルタル酸の還元的アミノ化を触媒してグルタミン酸をつくる. アミノ基転移反応はほとんどのアミノ酸の合成で用いられる. この段階でアミノ酸のキラリティーが確立される. アラニンとアスパラギン酸は, それぞれピルビン酸とオキサロ酢酸にアミノ基が転移して合成される. グルタミンは NH_4^+ とグルタミン酸から合成され, アスパラギンも同様にして合成される. プロリンとアルギニンはグルタミン酸に由来する. セリンは 3-ホスホグリセリン酸から合成され, グリシンとシステインの前駆体となる. チロシンは, 必須アミノ酸であるフェニルアラニンがヒドロキシ化されてできる. 必須アミノ酸の生合成経路は, 非必須アミノ酸の生合成経路よりずっと複雑である.

活性型 1 炭素単位の担体であるテトラヒドロ葉酸は, アミノ酸とヌクレオチドの代謝で重要な役割を果たす. この補酵素は 1 炭素単位を, 互いに変換可能な三つの酸化状態で運ぶ. 最も還元された状態はメチル基, 中程度はメチレン基, 最も酸化された状態はホルミル基, ホルムイミノ基, メテニル基である. 活性型メチル基の主要供与体は S-アデノシルメチオニンであり, ATP のアデノシル基がメチオニンの硫黄原子に転移して合成される. 活性型メチル基が受容体に転移すると S-アデノシルホモシステインが, 形成される. つづいて加水分解されるとアデノシンとホモシステインを生じ, ホモシステインがメチル化されてメチオニンとなり, 活性型メチル基回路が完成する.

24・3 アミノ酸の生合成はフィードバック阻害で調節される

アミノ酸生合成の経路のほとんどはフィードバック阻害で調節され, 行き先決定段階が最終産物によってアロステリック阻害される. 分枝経路では枝の間に広範な相互作用が必要で, 相互作用には負と正の両方の調節がある. E. coli のグルタミンシンテターゼの調節は, 累積性フィードバックおよび可逆的共有結合修飾のカスケードによる調節の顕著な例である.

24・4 アミノ酸は多くの生体分子の前駆体である

アミノ酸は, 種々の生体分子の前駆体である. グルタチオン（γ-Glu-Cys-Gly）は SH

緩衝液や解毒剤として働く. セレン含有酵素であるグルタチオンペルオキシダーゼは, グルタチオンによる過酸化水素や有機過酸化物の還元を触媒する. 寿命の短い情報伝達物質である一酸化窒素はアルギニンから生成する. ポルフィリンはグリシンとスクシニルCoA から合成され, これらは縮合して5-アミノレブリン酸となる. この中間体2分子が結合してポルホビリノーゲンが形成され, 4分子のポルホビリノーゲンが結合して直鎖状テトラピロールが形成され, これが環状化してウロポルフィリノーゲンIII となる. 酸化と側鎖の修飾によりプロトポルフィリンIX の合成がひき起こされ, これに鉄原子が取込まれて, ヘムになる.

重 要 語 句

窒素固定 (nitrogen fixation) (p. 666)

ニトロゲナーゼ複合体
　　　　　(nitrogenase complex) (p. 666)

必須アミノ酸 (essential amino acid) (p. 670)

非必須アミノ酸
　　　　　(nonessential amino acid) (p. 670)

ピリドキサールリン酸
　　　　　(pyridoxal phosphate, PLP) (p. 671)

テトラヒドロ葉酸 (tetrahydrofolate) (p. 675)

S-アデノシルメチオニン
　　　　　(S-adenosylmethionine, SAM)
　　　　　　　　　　　　　　　　(p. 676)

活性型メチル基回路
　　　　　(activated methyl cycle) (p. 677)

基質チャネリング (substrate channeling)
　　　　　　　　　　　　　　　　(p. 682)

行き先決定段階 (committed step) (p. 682)

酵素の多重性 (enzyme multiplicity) (p. 683)

累積性フィードバック阻害
　　　　　(cumulative feedback inhibition) (p. 684)

グルタチオン (glutathione) (p. 686)

一酸化窒素 (nitrogen monoxide, NO)
　　　　　　　　　　　　　　　　(p. 687)

ポルフィリン症 (porphyria) (p. 689)

問 　 題

1. 希薄な空気から　　窒素固定とは何か定義せよ. 窒素固定ができる生物は何か.

2. トリニダード・トバゴのように　　それぞれの用語を記述と結びつけよ.

(a) 窒素固定
(b) ニトロゲナーゼ複合体
(c) グルタミン酸
(d) 必須アミノ酸
(e) 非必須アミノ酸
(f) アミノ基転移酵素
(g) ピリドキサールリン酸
(h) テトラヒドロ葉酸
(i) S-アデノシルメチオニン
(j) ホモシステイン

1. メチル化されてメチオニンを形成する
2. 重要なメチル基供与体
3. アミノ基転移酵素が必要とする補酵素
4. N_2 を NH_3 へ変換する.
5. さまざまな1炭素単位の担体
6. 必要栄養であるアミノ酸
7. 容易に合成できるアミノ酸
8. 窒素固定のカギ
9. 2-オキソ酸の間でのアミノ基の転移
10. 共通のアミノ基供与体

3. チームワーク　　ニトロゲナーゼ複合体の二つの要素を同定し, それぞれの特異的な役割を記述せよ.

4. 不正工作　　"窒素固定は熱力学的に不利な過程なので, ニトロゲナーゼの機構は複雑である必要がある". これは正しいか否か, 説明せよ.

5. 吸収している資源　　ATP 消費は植物に有利とはいえないが, 植物の根粒にいる窒素固定を行う細菌は, 20%までその植物が産生するATP を消費することができる. なぜこの重要な資源の損失が許容されるのか, また, その細菌は ATP を使って何をするのか, 説明せよ.

6. 少しから多くへ　　20種のアミノ酸の7種の前駆体は何か.

7. 生命に不可欠の真の意味　　なぜある種のアミノ酸はヒトにとって必須であると定義されるのか.

8. 糖からアミノ酸へ　　グルコースからアラニンが合成されるときの化学反応式を書け.

9. 空気から血液へ　　N_2 からヘムへ窒素が移り変わっていく途中の中間体は何か.

10. 共通要素　　すべてのアミノトランスフェラーゼに必要な補因子は何か.

11. これ持ってってくれない　　本章では, 1炭素単位として働く3種の異なる補酵素/補基質を取上げた. それらの名前を答えよ.

12. 1炭素単位転移　　つぎの変換ではどの葉酸誘導体が反応物として使われるか.
　(a) グリシンからセリンへの変換
　(b) ホモシステインからメチオニンへの変換

13. 表示タグ　　グルタミンシンテターゼが触媒する反応では, グルタミン酸側鎖の酸素原子1個が正リン酸に転移されることが, ^{18}O 標識実験の結果示された. この実験からわかることを述べよ.

14. 帰ってきた表示タグ　　グルタミンシンテターゼによるグルタミンの生成 (問題13を参照) と対照的に, ^{18}O 標識されたアスパラギン酸からのアスパラギンの生成では, ^{18}O 原子は正リン酸に転移されない. ^{18}O 原子のうちの一つは, どの分子に見いだされると予想できるか.

15. 治療薬グリシン　　イソ吉草酸血症はロイシン代謝に異常が起こる遺伝性疾患で, イソバレリル CoA デヒドロゲナーゼの欠損が原因である. この病気をもつ新生児の多くは, 生後1カ月以内に死亡する. 患者へのグリシンの大量投与は顕著な臨床的改善をもたらすことがある. この場合のグリシンの治療効果の作用機構を提案せよ.

16. 手を貸す　下記のトリプトファンの 🔴，🔵 で印をした原子は，他の二つのアミノ酸に由来する．その名前を答えよ．

トリプトファン

17. 栄養不足の細菌　シアノバクテリア（ラン藻類）はアンモニアと硝酸が不足すると異質細胞を形成する．この細胞は核がなく，隣り合った栄養細胞に付着している．異質細胞は光化学系 I 活性をもつが，光化学系 II 活性はまったくない．この細胞の役割は何か．

18. システインとシスチン　細胞質のタンパク質の多くはジスルフィド結合を欠くが，細胞外タンパク質にはこれが普通に見られる．なぜか．

19. 鏡の国へ…　アスパラギン酸アミノトランスフェラーゼが D-アミノ酸のみを使って化学的に合成されたとしよう．この鏡像異性体の酵素に，(a) L-アスパラギン酸と 2-オキソグルタル酸，(b) D-アスパラギン酸と 2-オキソグルタル酸を反応させると何ができるか．

20. あちこちの合成場所　5-アミノレブリン酸の合成はミトコンドリアマトリックスで行われるが，ポルホビリノーゲンの生成は細胞質で行われる．ヘム合成の最初の段階がミトコンドリアで行われる理由を述べよ．

21. 直接的な合成　20 種類のアミノ酸のうち，通常の代謝中間体から直接アミノ基転移反応によって合成できるのは何か．

22. プロリンへの代替経路　ある種の細菌は，L-オルニチンから L-プロリンへ一つの触媒サイクル回路で変換できるオルニチンシクロデアミナーゼをもっている．

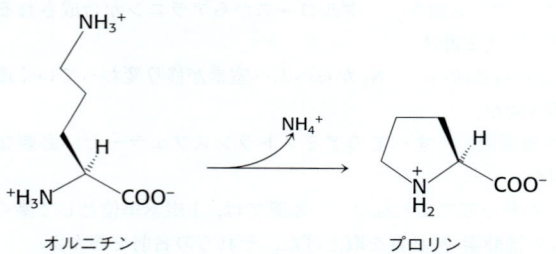

オルニチン　　　　　　プロリン

リシンシクロデアミナーゼもまた同定された．リシンシクロデアミナーゼにより触媒される反応の生成物を予測せよ．

23. 情報交換の系列　下に示した分枝経路の例に対して，等量の Y と Z を生産するためのフィードバック阻害を示せ．

```
                  D ──→ E ──→ Y
                ↗
A ──→ B ──→ C
                ↘
                  F ──→ G ──→ Z
```

24. 累積性フィードバック阻害　問題 23 の分枝経路について考えよう．最初の共通段階（A → B）は，分枝後の両経路の最終産物によって部分的に阻害される．これらは互いに独立に働く．Y のみが高レベルになると A → B 段階の速度が $100\ \mathrm{s}^{-1}$ から $60\ \mathrm{s}^{-1}$ に減少し，Z のみが高レベルになると $100\ \mathrm{s}^{-1}$ から $40\ \mathrm{s}^{-1}$ になる．Y と Z の両方が高レベルに存在するとこの速度はどうなるか．

25. 回復する活性　遊離 SH 基は，2-ブロモエチルアミンでアルキル化されて対応するチオエステルになることができる．

2-ブロモエチルアミン

アスパラギン酸アミノトランスフェラーゼの 258 番目のリシン残基をシステインに変えた変異体（Lys 258 Cys）を研究者が用意した．この変異タンパク質は触媒活性をもたない．しかし，2-ブロモエチルアミンで Lys 258 Cys を処理すると，野生型酵素の約 7% の活性を示した．なぜ，アルキル化が酵素活性を回復させたのか説明せよ．

機構の問題

26. エチレン形成　PLP 酵素である ACC シンターゼによって S-アデノシルメチオニンが 1-アミノシクロプロパン-1-カルボン酸（ACC）に変換される反応機構を提案せよ．また他の生産物は何か．

27. 鏡像異性体のセリン　PLP 酵素であるセリンラセマーゼ（ラセミ化酵素）によって L-セリンから合成された神経伝達物質としてふるまう D-セリンが，脳組織には大量に存在する．L-セリンと D-セリンの相互変換の機構を示せ．L-セリン ⇌ D-セリンの反応の平衡定数はどうなるか．

28. 通常ないアミノ酸　翻訳を担うタンパク質である伸長因子 2（eEF-2）は，翻訳後にいくつかの段階を経て修飾されてジフタミドとして知られる複雑な側鎖となるヒスチジン残基をもつ．この経路の中間体は，ジフチンである．

　(a) 標識実験では，ジフチン中間体は，4 分子の S-アデノシルメチオニン（下記に 4 色で示した）によるヒスチジン残基の修飾により形成される．ジフチン形成の機構を提案せよ．

　(b) ジフタミドへのジフチンの最終変換は，ATP 依存的であることが知られている．最終のアミド化段階の考えうる二つの機構を提案せよ．

ヒスチジン

ジフチン　　　　　　ジフタミド

29. これ，もう一度持っていてくれない　本章では，1炭素単位（問題 11）の担体として働く，三つの異なる補助因子/補助基質を考えた．以前に遭遇したもう一つの1炭素単位の担体の名前は何か．

章のまとめの問題

30. 合成とエネルギー生産の関連　アスパラギン酸とグルタミン酸の合成の増進は細胞のエネルギー生産にどのような影響を与えるか．そのような影響に対して細胞はどのような応答をするか．

31. 必要な防御　メチオニンと ATP から SAM を合成する酵素であるメチオニンアデノシルトランスフェラーゼの活性が，細菌の突然変異により減少したと仮定しよう．このことが，変異をもつ細菌のDNA の安定性に対してどのような影響を及ぼすか予想せよ．

32. ヘムの生合成　Shemin と共同研究者は，酢酸の標識実験を使ってスクシニル CoA がヘム生合成の鍵となる中間体であると結論づけた．酢酸からスクシニル CoA への変換における中間体を同定せよ．

33. K_M の比較　グルタミン酸デヒドロゲナーゼ（p. 668）とグルタミンシンテターゼ（p. 669）は，すべての生物にある．ほとんどの原核生物は，もう一つの酵素，グルタミン酸シンターゼも，もつ．グルタミン酸シンターゼは，グルタミンを窒素供与体とする 2-オキソグルタル酸の還元的アミノ化を触媒する．

2-オキソグルタル酸 + グルタミン酸 + NADPH + H$^+$

$$\underset{\text{グルタミン酸シンターゼ}}{\rightleftharpoons} \text{2-グルタミン酸} + NADP^+$$

グルタミンの側鎖のアミドが加水分解して，酵素中にアンモニアがつくられる．NH$_4^+$ の量に制限があるときは，ほとんどのグルタミン酸は，グルタミンシンテターゼとグルタミン酸シンターゼの連続した反応で，つくられる．

これらの反応を合わせると，

NH$_4^+$ + 2-オキソグルタル酸 + NADPH + ATP $\longrightarrow$

$$\text{グルタミン酸} + NADP^+ + ATP + P_i$$

この化学量論は，グルタミン酸デヒドロゲナーゼの反応の化学量論と ATP が加水分解される点で異なることに，注意せよ．なぜ，原核生物は，このよりエネルギー的に高価な経路をときどき使うのか（ヒント：グルタミン酸デヒドロゲナーゼの NH$_4^+$ に対する K_M 値は，グルタミンシンテターゼより高い）

章のまとめの問題とデータ解釈の問題

34. 光の効果　つぎのグラフに，明所あるいは暗所適応植物中のいくつかの遊離アミノ酸濃度を示す．

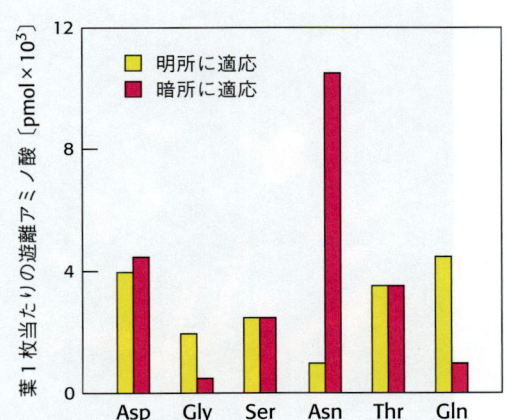

[出典：B.B. Buchanan, W. Gruissem, R.L. Jones, "Biochemistry and Molecular Biology of Plants," Figure 8.3, p.363, American Society of Plant Physiology（2000）]

（a）示したアミノ酸のうち，明所-暗所の適応によって最も影響を受けるのはどれか．

（b）観察された相違に対する妥当な生化学的な説明を示せ．

（c）おいしい食材であるホワイトアスパラガスは暗所でアスパラガスを育ててつくる．どのような化合物がホワイトアスパラガスの味を引き立てるだろうか．

25 ヌクレオチドの生合成

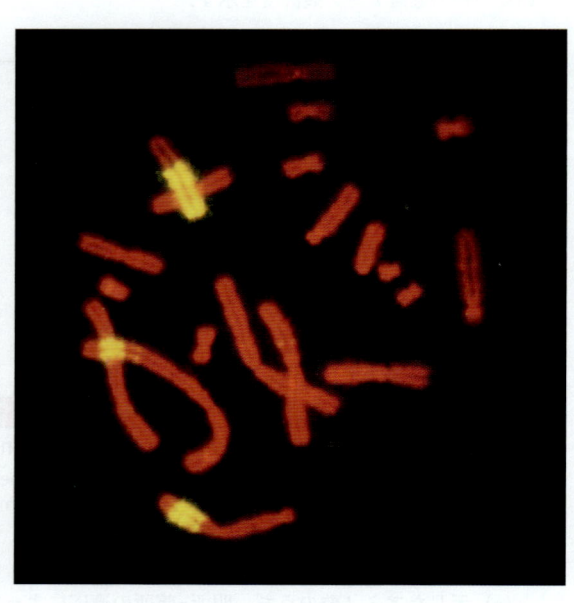
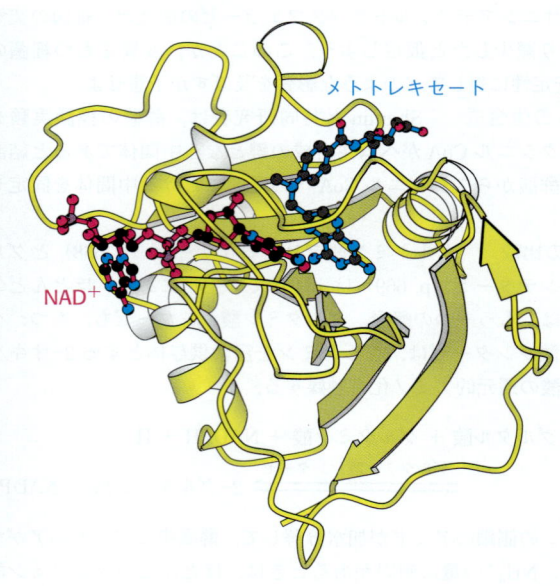

メトトレキセート

NAD$^+$

DNA の複製と細胞分裂にはヌクレオチドが必要で，ヌクレオチドの合成の鍵となる酵素の一つがジヒドロ葉酸レダクターゼ（右）である．その阻害剤であるメトトレキセートの存在下で増殖するとき，細胞はジヒドロ葉酸レダクターゼ遺伝子のコピー数を増加させることで対処する．蛍光顕微鏡写真（左）で三つの染色体にみられる明るい黄色の領域には，メトトレキセート存在下で数百コピーに増幅したジヒドロ葉酸レダクターゼ遺伝子が含まれている〔写真：Dr. Barbara Trask, Dr. Joyce Hamlin のご厚意による〕．

ヌクレオチドはさまざまな生体反応に必要とされる重要な生体分子である．第一に，ヌクレオチドは核酸の活性型前駆体で，ゲノムの複製や遺伝情報の RNA への転写に不可欠である．第二に，アデニンヌクレオチドの一種である ATP はエネルギーの普遍的な貨幣として機能する．使われる生体反応は ATP より限定されるが，グアニンヌクレオチドの GTP も同じようにエネルギーの担体になる．第三に，UDP グルコースのようなヌクレオチド誘導体はグリコーゲン合成などの生合成過程に使われる．第四に，ヌクレオチドはシグナル伝達経路の重要な成分でもある．サイクリック AMP やサイクリック GMP のような環状ヌクレオチドは，細胞の内部や細胞間においてシグナルを伝えるセカンドメッセンジャーである．また，ATP はさまざまなシグナル伝達経路でプロテインキナーゼによるリン酸化反応のリン酸基を提供するだけでなく，ときには ATP 自体が分泌されてシグナル分子として働くこともある．

第 24 章では窒素ガスのような無機化合物からアミノ酸への窒素の取込みについて説明したが，本章でもその流れに沿って話を進めていくことにする．グリシンとアスパラギン酸というアミノ酸が土台になって，ヌクレオチドに含まれる環状構造が組立てられていく．また，グルタミンの側鎖とアスパラギン酸が，ヌクレオチド形成における NH$_2$ 基の供給源となる．

ヌクレオチドの生合成経路は治療薬の標的として非常に重要である．とりわけ，がんの治療に最も広く使われている薬剤には，ヌクレオチド生合成，特に DNA 前駆体の合成を途中の段階で阻害するものが多い．

表 25・1　塩基，ヌクレオシド，ヌクレオチドの命名法

RNA			DNA		
塩　基	リボヌクレオシド	リボヌクレオチド（5′−一リン酸）	塩　基	デオキシリボヌクレオシド	デオキシリボヌクレオチド（5′−一リン酸）
アデニン（A）	アデノシン	アデニル酸（AMP）	アデニン（A）	デオキシアデノシン	デオキシアデニル酸（dAMP）
グアニン（G）	グアノシン	グアニル酸（GMP）	グアニン（G）	デオキシグアノシン	デオキシグアニル酸（dGMP）
ウラシル（U）	ウリジン	ウリジル酸（UMP）	チミン（T）	チミジン	チミジル酸（TMP）
シトシン（C）	シチジン	シチジル酸（CMP）	シトシン（C）	デオキシシチジン	デオキシシチジル酸（dCMP）

ヌクレオチドは *de novo* 経路または再利用経路で合成される

　ヌクレオチドの生合成経路は大きく二つに分けられ，一つは *de novo*（新生）経路，もう一つは**再利用**（salvage）経路である（図25・1）．*de novo* 経路では，はじめから，すなわち原料である簡単な化合物からヌクレオチド塩基が新しく組立てられる．**ピリミジン**（pyrimidine）塩基の場合は，骨格が最初につくられてからリボースに結合される．これに対して，**プリン**（purine）塩基の骨格は，リボースの土台構造の上へ直接少しずつ組立てられていく．進化のごく初期に出現した経路にありがちなことだが，これらの経路はそれぞれ，基本となる少数の反応から成り立っている．それらに少し変更が加えられ繰返されることによって，異なったヌクレオチドがつくられていく．一方，再利用経路では，以前につくられた塩基が回収され，リボース単位に再び結合する．

　de novo 経路では，リボヌクレオチドが合成されるが，DNA はデオキシリボヌクレオチドでできている．進化の過程において DNA よりも前に RNA が存在したという説の裏付けにもなるのだが，デオキシリボヌクレオチドはすべて，対応するリボヌクレオチドから，完成したヌクレオチドのリボースが還元されることによってつくられる．また，DNA のチミンと RNA のウラシルの相違点であるメチル基は経路の最終段階で付加される．

　ヌクレオチドとその構成要素の命名法は第4章で述べたが，**ヌクレオシド**（nucleoside）はプリンまたはピリミジン塩基が糖に結合したものであり，また，**ヌクレオチド**（nucleotide）はヌクレオシドのリン酸エステルである．RNA と DNA のおもな塩基の名前，その誘導体であるヌクレオシド，ヌクレオチドの名前を表25・1に示した．

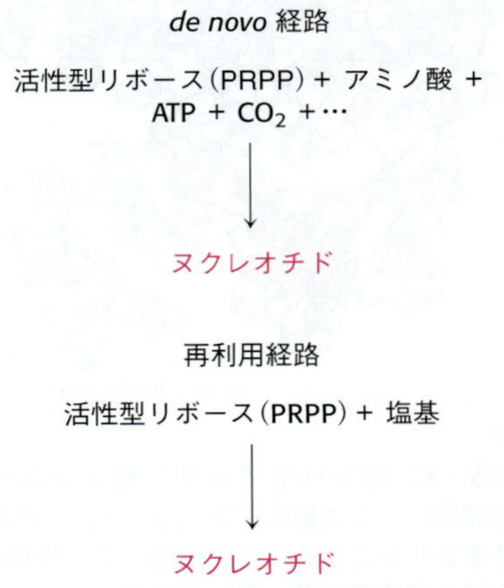

25・1　ピリミジン環は *de novo* 経路で合成されるか，再利用経路で回収される

　ピリミジンの *de novo* 合成では最初にピリミジン環が形成され，つぎにそれがリボースリン酸に結合されて，**ピリミジンヌクレオチド**（pyrimidine nucleotide）が形成される（図25・2）．ピリミジン環は，炭酸水素塩，アスパラギン酸とアンモニアからつくられる．溶液中の既存のアンモニア分子が利用されることもあるが，普通はグルタミン側鎖の加水分解によって生じたアンモニアが使われる．

炭酸水素塩および他の酸化炭素化合物がリン酸化によって活性化される

　ピリミジンの *de novo* 生合成の最初の段階では，炭酸水素塩とアンモニアから複数の反応を経て**カルバモイルリン酸**（carbamoyl phosphate）が合成される．この反応を触媒するのは**カルバモイルリン酸シンターゼⅡ**（carbamoyl−phosphate synthaseⅡ，CPSⅡ）であり，2分子の ATP の分解が必要である．すでに説明したように，カルバモイルリン酸シンターゼⅠは，アンモニアの尿素への取込みを促進する酵素である（§23・4）．カルバモイルリン酸シンターゼⅡは二量体で，小さいサブユニットがグルタミンを加水分解して NH_3 をつくり，大きいサブユニットがカルバモイルリン酸を合成する．大サブユニットの構造解析の結果，二つの相同ドメインがあって，それぞれが ATP 依存性の反応を触媒することが明らかになっている（図25・3）．

de novo 経路

活性型リボース（PRPP）＋ アミノ酸 ＋ ATP ＋ CO_2 ＋…

↓

ヌクレオチド

再利用経路

活性型リボース（PRPP）＋ 塩基

↓

ヌクレオチド

図 25・1　*de novo* 経路と再利用経路．　*de novo* 合成では，アミノ酸などの簡単な出発物質から塩基自体が合成され，その際，ATP の加水分解が必要である．再利用経路では，5−ホスホリボシル 1−二リン酸（PRPP）の形の活性型リボースに塩基が再び連結される．

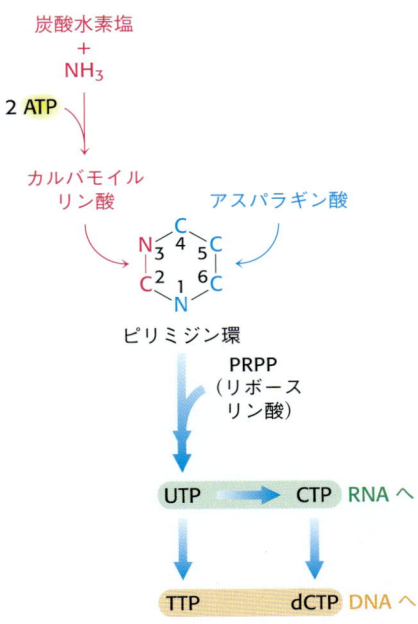

図 25・2　ピリミジンヌクレオチド合成のための *de novo* 経路．　ピリミジン環の C−2 原子と N−3 原子はカルバモイルリン酸に由来し，環の他の原子はアスパラギン酸に由来する．

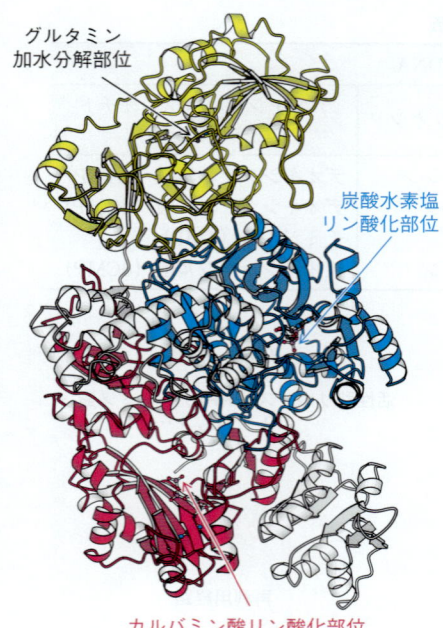

グルタミン
加水分解部位

炭酸水素塩
リン酸化部位

カルバミン酸リン酸化部位

図 25・3　カルバモイルリン酸シンターゼ Ⅱ の構造. この酵素には三つの反応に対する活性部位が存在することに注意. この酵素は 2 本の鎖でできている. 短い方の鎖（■）には，グルタミンを加水分解してアンモニアを生じる部位が含まれており，長い鎖には 2 個の ATP 捕捉ドメイン（■と■）が含まれている. 一方の ATP 捕捉ドメイン（■）では，炭酸水素塩がリン酸化されてカルボキシリン酸になり，つぎにこれがアンモニアと反応してカルバミン酸を生じる. もう一つの ATP 捕捉ドメイン（■）ではこのカルバミン酸がリン酸化されてカルバモイルリン酸が生成する〔1JDB.pdb より〕.

最初の反応では炭酸水素塩が ATP によってリン酸化され，カルボキシリン酸と ADP が形成される. つぎにアンモニアがカルボキシリン酸と反応して，カルバミン酸と無機リン酸がつくられる.

$$炭酸水素塩 \xrightarrow[ADP]{ATP} カルボキシリン酸 \xrightarrow[P_i]{NH_3} カルバミン酸$$

この反応の活性部位は CPSⅡ のアミノ末端側の 1/3 で構成されたドメインの中に存在する. このドメインは **ATP 捕捉折りたたみ構造**（ATP-grasp fold）とよばれる構造をとり，ATP の周りを囲んで向きを固定し，ATP の γ-リン酸基が求核攻撃を受けやすいようにしっかりと保つ. この構造をもつタンパク質は，アシルリン酸中間体を経て炭素−窒素結合を形成する反応を触媒する酵素で，ヌクレオチドの生合成にはたびたび登場する.

カルバモイルリン酸シンターゼⅡが触媒する第二段階では，もう 1 分子の ATP によってカルバミン酸がリン酸化され，カルバモイルリン酸が形成される.

$$カルバミン酸 \xrightarrow[ADP]{ATP} カルバモイルリン酸$$

この反応は，同じ酵素の二つめの ATP 捕捉ドメインで生じる. カルバミン酸とカルバモイルリン酸の形成が生じる活性部位は非常に類似しており，この酵素が遺伝子の重複によって進化したことを示している. 実際，ヌクレオチド生合成経路の進化の要点は，ATP 捕捉ドメインをコードする遺伝子の重複とそれに続く特化によるものである（p.700）.

グルタミン側鎖の加水分解によりアンモニアができる

カルバモイルリン酸シンターゼⅡは，おもにグルタミンをアンモニア源として利用する. この場合，酵素の小サブユニットがグルタミンを加水分解して，アンモニアとグルタミン酸にする. このグルタミンを加水分解する部位では，システイン残基 1 個とヒスチジン残基 1 個が対になって活性中心をつくっている. このような活性中心は，システインプロテアーゼの活性部位（図 9・16）に似ており，CTP シンターゼや GMP シンターゼなどが属するアミドトランスフェラーゼファミリーにおいてよく保存されている.

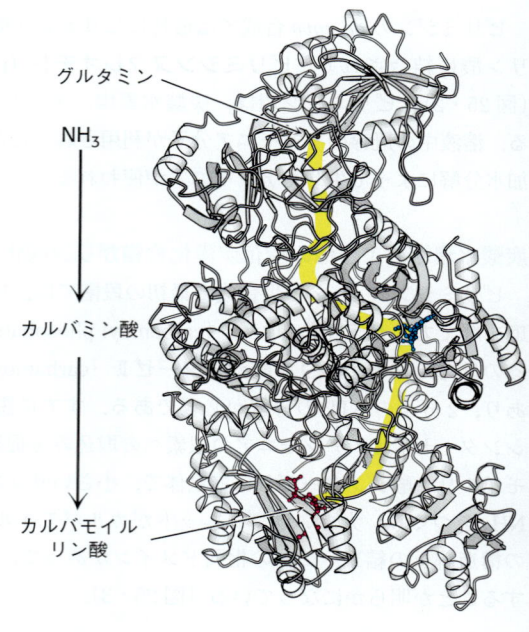

グルタミン

NH₃

カルバミン酸

カルバモイル
リン酸

図 25・4　基質チャネリング. カルバモイルリン酸シンターゼⅡの三つの活性部位は間隙（■）で結ばれていて，そこを中間体が通過する. だから，一つの活性部位からグルタミンが入ると，このグルタミンの側鎖由来の窒素原子をもつカルバモイルリン酸が，80 Å 離れた活性部位から出てくる〔1JDB.pdb より〕.

中間体は酵素内部の間隙を通って活性部位間を移動できる

　カルバモイルリン酸シンターゼⅡの活性部位は互いに離れて３箇所存在し（図25・3），全体の距離は80 Åである．一つの活性部位で生じた中間体は，酵素を離れることなくつぎの活性部位へと移動する．このとき，中間体は，トリプトファンシンターゼのところで説明したのと同じように，基質チャネリング，すなわち酵素内部の間隙を利用することによって移動するのである（図25・4，図24・16でも述べた）．グルタミン加水分解の活性部位で生成されたアンモニアは，酵素内部の間隙を45 Å移動してカルボキシリン酸が生成する部位に達する．ここでつくられたカルバミン酸は，この間隙をさらに35 Å先へ進み，カルバモイルリン酸が形成される部位へと到達する．この間隙は：1）一つの活性部位で生じた中間体が拡散によって失われることなくしっかり捕捉される，2）カルボキシリン酸やカルバミン酸のように，pH 7では1秒もたたないうちに分解してしまう不安定な中間体が加水分解から保護される，という二つの役割を果たしている．本章では，ほかにも基質チャネリングの例に出会うことになる．

オロト酸は PRPP からリボース環を受け取って
ピリミジンヌクレオチドとなり，ウリジル酸に変換される

　カルバモイルリン酸は，**アスパラギン酸カルバモイルトランスフェラーゼ**（aspartate carbamoyltransferase）によって触媒されてアスパラギン酸と反応し，*N*-カルバモイルアスパラギン酸が形成される（§10・1）．つぎに *N*-カルバモイルアスパラギン酸が環化されてジヒドロオロト酸が形成され，これが NAD^+ によって酸化されて*オロト酸が生じる．

*　訳注：反応はジヒドロオロト酸デヒドロゲナーゼにより触媒されるが，この酵素は 1A, 1B, 2型に分類される．反応にあずかる電子受容体は，1A型がフマル酸で，1B型が下式にあるように NAD である．また，哺乳類ではミトコンドリアの内膜に局在する2型の酵素で，その電子受容体は CoQ である．

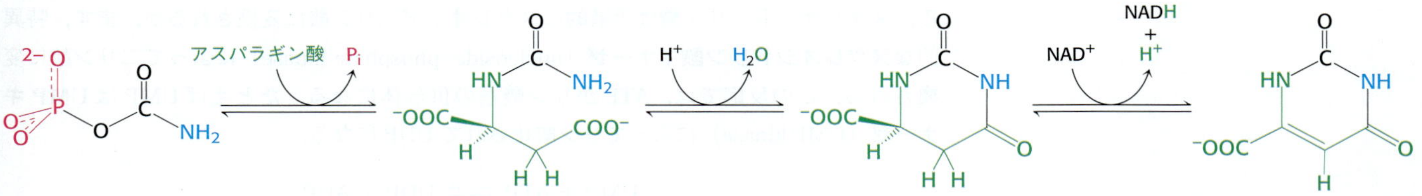

カルバモイルリン酸　　　*N*-カルバモイルアスパラギン酸　　　ジヒドロオロト酸　　　オロト酸

　哺乳類では，オロト酸をつくる酵素は，カルバモイルリン酸シンターゼ，アスパラギン酸カルバモイルトランスフェラーゼ，ジヒドロオロターゼの頭文字をとって CAD とよばれる1本の長いポリペプチド鎖の一部に存在する．

　この段階で，オロト酸は，ヌクレオチド塩基と結合するための活性型リボースである**5-ホスホリボシル 1-二リン酸**（5-phosphoribosyl 1-diphosphate, PRPP, ホスホリボシルピロリン酸）と結合する．PRPP は，リボースリン酸ジホスホキナーゼ（PRPP シンテターゼ）の働きにより，ペントースリン酸経路で形成されたリボース 5-リン酸に ATP 由来の二リン酸が付加されてつくられる．

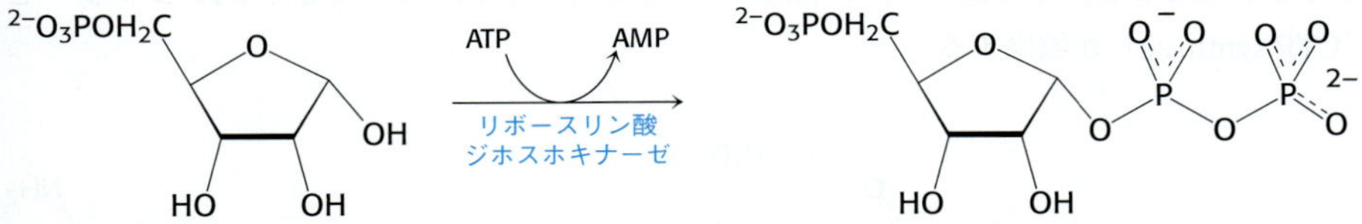

リボース 5-リン酸　　　　　　　PRPP

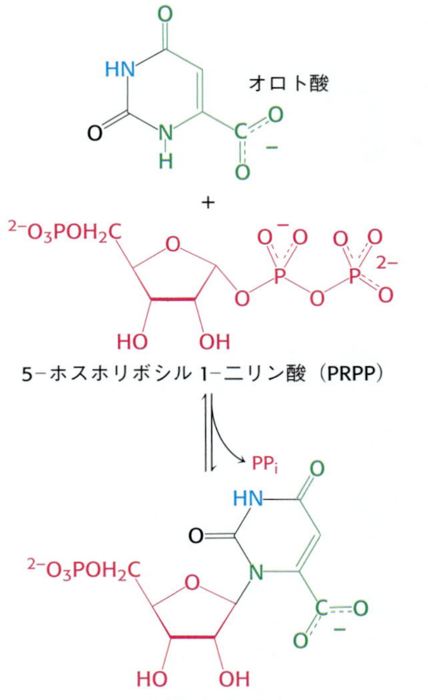

オロト酸

5-ホスホリボシル 1-二リン酸（PRPP）

オロチジル酸

　オロト酸が PRPP と反応して，ピリミジンヌクレオチドの一種**オロチジル酸**（orotidylate）が形成されるが，この反応は，二リン酸の加水分解によって進行する．この付加反応を触媒するのは**オロト酸ホスホリボシルトランスフェラーゼ**（orotate phosphoribosyltransferase）であるが，この酵素には類似したホスホリボシルトランスフェラーゼがいくつもあり，それらはさまざまな基を PRPP に付加して他の種類のヌクレオチドを生成する．オロチジル酸は脱炭酸されて，RNA の前駆体となる重要なピリミジンヌクレオチドの一つ**ウリジル酸**（UMP, uridylate）となるが，この反応は**オロチジン-5′-リン酸デカルボキシラーゼ**（orotidine-5′-phosphate decarboxylase）によって触媒される．

オロチジル酸   ウリジル酸

　オロチジン-5′-リン酸デカルボキシラーゼは，既知の酵素の中で最も効率の高い酵素の一つである．酵素がない場合には，脱炭酸反応は極端に遅くて 7800 万年に 1 回しか起こらない計算になるが，酵素が存在すると約 1 秒に 1 回生じるようになる．何と 10^{17} 倍にも加速するのである．このホスホリボシルトランスフェラーゼ活性とデカルボキシラーゼ活性は同じポリペプチド鎖上にあるので，やはり二機能酵素であり，**ウリジン-リン酸（UMP）シンターゼ**（uridine monophosphate synthase, UMP synthase）とよばれる．

ヌクレオシドーリン酸，二リン酸，三リン酸は相互に変換可能である

　もう一つの重要なピリミジンリボヌクレオチドであるシチジンは，どのようにしてつくられるのだろうか．シチジンは UMP のウラシル塩基から合成されるが，その合成は，UMP が UTP に変換されてからでないと起こらない．以前に述べたように，生合成やエネルギー変換の際に活性型のヌクレオチドとして利用されるのは二リン酸と三リン酸である．ヌクレオシドーリン酸は段階的にヌクレオシド三リン酸に変換されるが，まず，特異的な**ヌクレオシドリン酸キナーゼ**（nucleoside-phosphate kinase）によって二リン酸に変換される．この反応では，ATP がリン酸基の供与体になる．たとえば UMP は **UMP キナーゼ**（UMP kinase）によってリン酸化されて UDP になる．

$$\text{UMP} + \text{ATP} \rightleftharpoons \text{UDP} + \text{ADP}$$

　ヌクレオシド二リン酸と三リン酸は，**ヌクレオシド二リン酸キナーゼ**（nucleoside-diphosphate kinase）によって相互変換する．この酵素はヌクレオシドリン酸キナーゼと違って特異性が低く，次式の X と Y にはどのリボヌクレオシドでも当てはまるだけでなく，デオキシリボヌクレオシドでもかまわない．

$$\text{XDP} + \text{YTP} \rightleftharpoons \text{XTP} + \text{YDP}$$

CTP は UTP のアミノ化によって形成される

　ウリジン三リン酸が形成されれば，カルボニル基がアミノ基に置換されることによって**シチジン三リン酸**（cytidine triphosphate）へと変換できる．この反応は **CTP シンターゼ**（CTP synthase）が触媒する．

UTP   CTP

　カルバモイルリン酸の合成と同じように，この反応も ATP とアミノ基の供給源としてのグルタミンを必要とする．反応機構も類似していて，まず O-4 原子がリン酸化されて反

応性中間体を生じ，つぎにこのリン酸が，グルタミンの加水分解で生じたアンモニアによって置換される．形成された CTP は，脂質合成や RNA 合成をはじめとしたさまざまな生化学過程において利用される．

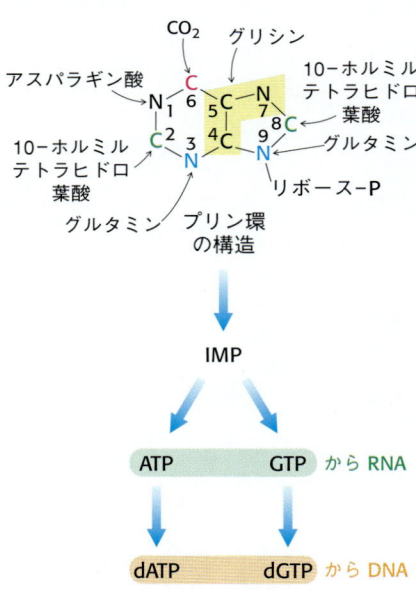

ピリミジン塩基は，再利用経路でリサイクルされる

ピリミジン塩基は**再利用経路**（salvage pathway）によって，DNA や RNA の分解産物から回収できる．この経路では，以前につくられた塩基がヌクレオチドに再び組込まれる．DNA に含まれ，DNA 二重らせんではアデニンと塩基対をつくるピリミジン塩基であるチミンの回収について考えてみよう．DNA の分解によって遊離したチミンの再利用は 2 段階で行われる．まず**チミジンホスホリラーゼ**（thymidine phosphorylase）によって，チミンがヌクレオシドであるチミジンに変換される．

$$\text{チミン} + \text{デオキシリボース 1-リン酸} \rightleftharpoons \text{チミジン} + P_i$$

つぎに，このチミジンが**チミジンキナーゼ**（thymidine kinase）によってヌクレオチドへと変換される．

$$\text{チミジン} + \text{ATP} \rightleftharpoons \text{TMP} + \text{ADP}$$

ウイルスのチミジンキナーゼは哺乳類のものとは異なるので，治療の標的になりうる．たとえば，単純ヘルペス感染の治療にはアシクロビル（アシクログアノシン）が使われる．アシクロビルは，ウイルスのチミジンキナーゼによってヒドロキシ基にリン酸が付加され，アシクロビル一リン酸に変換される．アシクロビル一リン酸は細胞の酵素によってリン酸化されてアシクロビル三リン酸となり，これが，dGTP と競合してDNA ポリメラーゼに利用される．いったんウイルス DNA に取込まれると，アシクロビル三リン酸には鎖の伸長に必要な 3′-ヒドロキシ基がないため，転写終結因子として機能してしまう．細胞のチミジンキナーゼと比較して，ウイルスのチミジンキナーゼはアシクロビルに 200 倍以上も強く結合するため，ウイルス感染細胞だけにアシクロビルの効果が現れることになる．少し後で説明するが，チミジンキナーゼはチミジル酸の *de novo* 合成にも関わっている．

図 25・5 **プリンヌクレオチド合成の *de novo* 経路**． プリン環の原子の由来を示す．

アシクロビル

25・2 プリン塩基は *de novo* 経路によっても再利用経路によっても得られる

ピリミジンヌクレオチドと同様に，**プリンヌクレオチド**（purine nucleotide）も *de novo* 経路と再利用経路の二つで合成できる．*de novo* 合成ではアミノ酸や炭酸水素塩のような簡単な出発物質からプリン合成が始まる（図 25・5）．ただしピリミジン塩基とは異なり，プリン塩基はリボース環にあらかじめ結合した状態で組立てられる．また，核酸やヌクレオチドから加水分解によって遊離したプリン塩基も，回収して再利用される．プリンの再利用経路は，節約できるエネルギーの大きさと，経路の欠失がもたらす影響の大きさ（p. 713）のためにとりわけ有名である．

プリン環はリボースリン酸の形で組立てられる

プリンの *de novo* 生合成もピリミジンの生合成と同じく PRPP を必要とするが，プリンの場合には PRPP が土台となり，その上で塩基が少しずつ組立てられる．最初の段階では，あらかじめ組立てられた塩基ではなくアンモニアが二リン酸を置換することにより，**5-ホスホリボシル-1-アミン**（5-phosphoribosyl-1-amine）が形成されるが，そのアミンの配置は β 配置である．

この反応を触媒するのは**アミドホスホリボシルトランスフェラーゼ**（amidophosphoribosyltransferase）で，プリン合成の調節における行き先決定段階である．この酵素は二つの

PRPP

5-ホスホリボシル-1-アミン

ドメインから構成されており，一方のドメインはプリン再利用経路のアデニンホスホリボシルトランスフェラーゼに類似している（p. 703）．そして，もう一つのドメインは加水分解によりグルタミンからアンモニアを生産する．しかし，このグルタミン加水分解ドメインは，同じ機能を果たすカルバモイルリン酸シンターゼⅡのドメインとは異なったものである．アミドホスホリボシルトランスフェラーゼでは，アミノ末端に位置するシステイン残基がグルタミンの加水分解を促進するが，基質の無駄な加水分解を防ぐため，このトランスフェラーゼは PRPP とグルタミン両方が結合したときだけ活性な構造をとる．そして，カルバモイルリン酸シンターゼⅡの場合と同じように，グルタミン加水分解の活性部位で生じたアンモニアは，溶液中に遊離することなく酵素内部の間隙を通って PRPP の存在する場所へと到達する．

プリン環はリン酸化による活性化と置換を繰返して組立てられる

プリン環の形成には，さらに九つの段階が必要なのだが，注目すべきは最初の6段階の反応が互いによく似ている点であり，そのほとんどはカルバモイルリン酸シンターゼに似た ATP 捕捉ドメインをもつ酵素によって触媒される．それぞれの段階において，まず炭素に結合した酸素原子（カルボニル酸素原子の場合が多い）がリン酸化によって活性化され，つぎにリン酸基が，求核試薬（Nu）として働くアンモニアまたはアミンによって置換される．

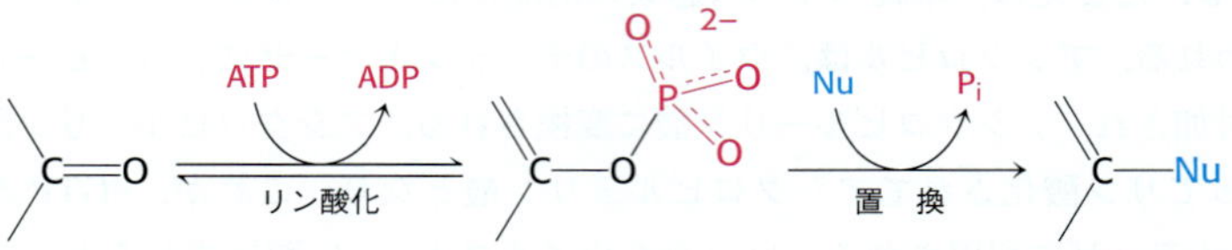

プリンの *de novo* 生合成はつぎのように進行する（図 25・6）．表 25・2 には，反応の各段階を触媒する酵素を示す．

① グリシン残基のカルボキシ基がリン酸化によって活性化され，ホスホリボシルアミンのアミノ基に付加される．新たなアミド結合が形成されて，グリシンのアミノ基は遊離した状態になり，つぎの段階では求核試薬の働きをする．

② このアミノ基に 10-ホルミルテトラヒドロ葉酸のホルミル基が付加され，ホルミルグリシンアミドリボヌクレオチドが形成される．

③ 内側のカルボニル基がリン酸化によって活性化され，グルタミンから生じたアンモニアが付加されてアミジンに変わる．

④ この反応の産物であるホルミルグリシンアミジンリボヌクレオチドが閉環して，プリン類にみられる五員環のイミダゾールが形成される．この環化反応は熱力学的に有利な反応と思われるが，さらに 1 分子の ATP を消費することによって確実に不可逆反応と

表 25・2　プリンの *de novo* 合成の酵素

段階	酵　素
①	ホスホリボシルグリシンアミド（GAR）シンテターゼ
②	ホスホリボシルグリシンアミド（GAR）ホルミルトランスフェラーゼ
③	ホスホリボシルホルミルグリシンアミジンシンターゼ
④	ホスホリボシルアミノイミダゾール（AIR）シンテターゼ
⑤	ホスホリボシルアミノイミダゾールカルボキシラーゼ
⑥	ホスホリボシルアミノイミダゾールスクシノカルボキサミドシンターゼ
⑦	アデニロコハク酸リアーゼ
⑧	ホスホリボシルアミノイミダゾールカルボキサミドホルミルトランスフェラーゼ
⑨	IMP シクロヒドロラーゼ

なっている．見慣れた反応パターンがここでも繰返され，ATP 分子のリン酸基がカルボニル基を活性化し，つぎにこのリン酸基が，リボース分子に結合した窒素原子によって置換される．このように，閉環反応は，リン酸によって活性化された炭素原子と求核基とが同一分子内に存在する分子内反応である．また，高等真核生物では，①，②，④の段階を触媒する酵素（表 25・2）は 1 本のポリペプチド鎖上に存在している．

⑤　炭酸水素イオンがリン酸化によって活性化され，これを環外アミノ基が攻撃する．この段階⑤の反応産物において，カルボキシ基がイミダゾール環へ移る転位が生じる．おもしろいことに，哺乳類ではこの段階に ATP を必要とせず，炭酸水素イオンは環外アミノ基に直接付加し，それからイミダゾール環へ移されるようである．

⑥　イミダゾール環のカルボキシ基が再びリン酸化され，そのリン酸基がアスパラギン

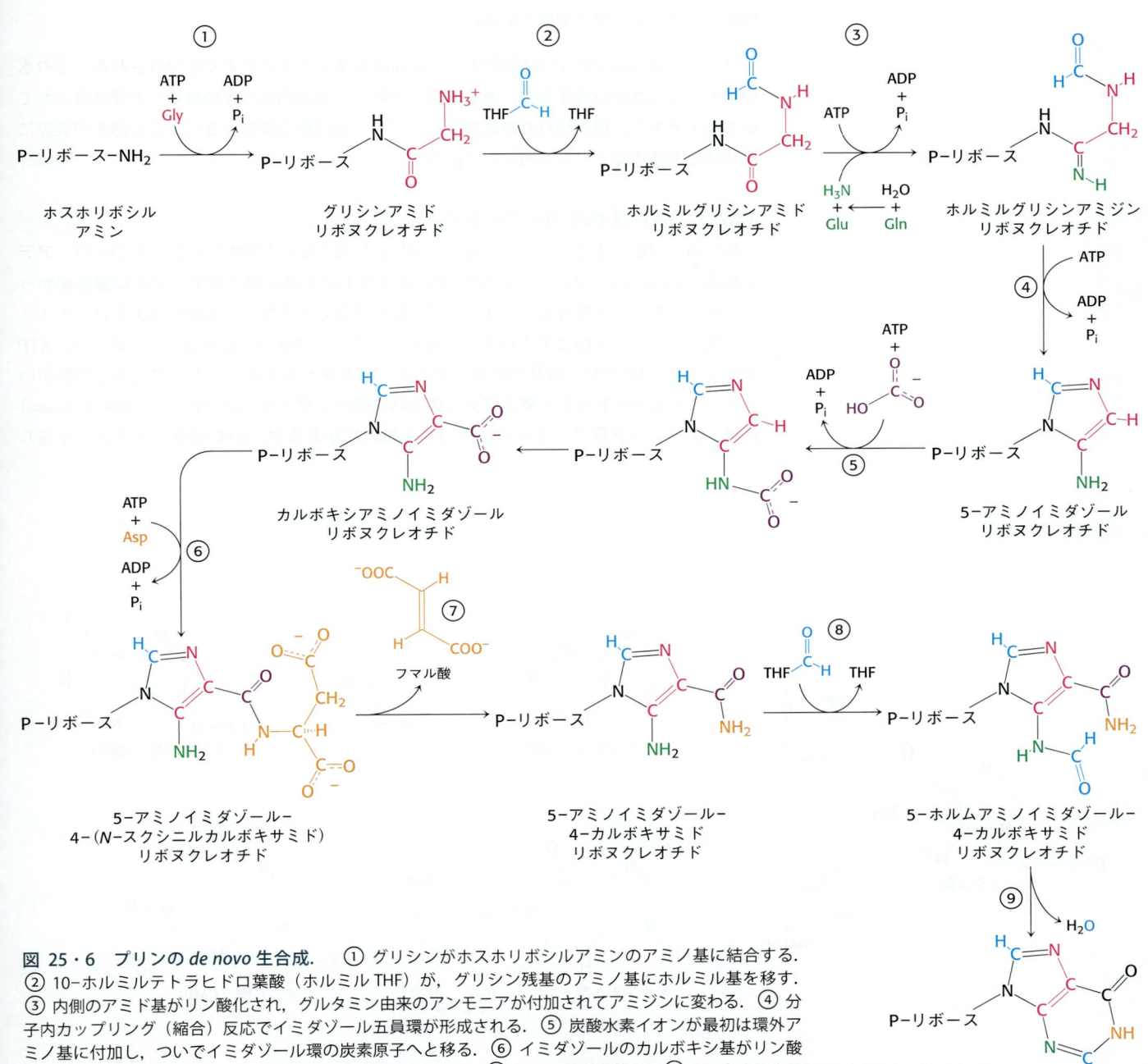

図 25・6　プリンの *de novo* 生合成．①グリシンがホスホリボシルアミンのアミノ基に結合する．②10-ホルミルテトラヒドロ葉酸（ホルミル THF）が，グリシン残基のアミノ基にホルミル基を移す．③内側のアミド基がリン酸化され，グルタミン由来のアンモニアが付加されてアミジンに変わる．④分子内カップリング（縮合）反応でイミダゾール五員環が形成される．⑤炭酸水素イオンが最初は環外アミノ基に付加し，ついでイミダゾール環の炭素原子へと移る．⑥イミダゾールのカルボキシ基がリン酸化され，リン酸基がアスパラギン酸のアミノ基で置換される．⑦フマル酸が遊離し，⑧10-ホルミルテトラヒドロ葉酸（ホルミル THF）から 2 個目のホルミル基の付加され，⑨閉環反応によって，プリンヌクレオチドの一種イノシン酸の合成が完了する．

酸のアミノ基によって置換される. 高等真核生物では, ⑤, ⑥ の段階を触媒する酵素 (表 25・2) も, やはり 1 本のポリペプチド鎖上に共存している.

⑦ クエン酸回路の中間体でもあるフマル酸が切り離され, アスパラギン酸由来の窒素原子がイミダゾール環に結合したまま残る. アミノ基の供与体としてアスパラギン酸を利用し, それに伴ってフマル酸が遊離するところは, 尿素回路でのシトルリンからアルギニンへの変換反応によく似ており, これら二つの反応は相同な酵素によって触媒される (§ 23・4).

⑧ この窒素原子に 10-ホルミルテトラヒドロ葉酸のホルミル基が付加されて, 最後の中間体である 5-ホルムアミノイミダゾール-4-カルボキサミドリボヌクレオチドが生成される.

⑨ 5-ホルムアミノイミダゾール-4-カルボキサミドリボヌクレオチドが脱水とともに閉環してイノシン酸が形成される.

プリンの *de novo* 生合成経路で生じる中間体の多くは水中ですぐに分解される. この水中での不安定性から考えると, ある酵素の産物は, 直接的につぎの酵素へと受け渡されているはずである. 最近得られた証拠から, プリン合成が必要なときに, この酵素が実際に複合体を形成することが判明した (p. 703).

AMP と GMP は IMP からつくられる

数段階の反応により, イノシン酸は AMP または GMP に変換される (図 25・7). **アデニル酸** (adenylate) は, イノシン酸の C-6 カルボニル酸素原子がアミノ基に置き換わって生成される. この場合も, アスパラギン酸が付加した後でフマル酸が除去され, アミノ基が残る. イノシン酸とアスパラギン酸からのアデニロコハク酸中間体の合成では, ATP ではなくて GTP がリン酸基の供与体である. GTP を利用することから考えると納得がいくが, この変換を触媒する酵素**アデニロコハク酸シンターゼ** (adenylosuccinate synthase) には, G タンパク質ファミリーに構造的な類似性があるが, ATP 捕捉ドメインは存在し

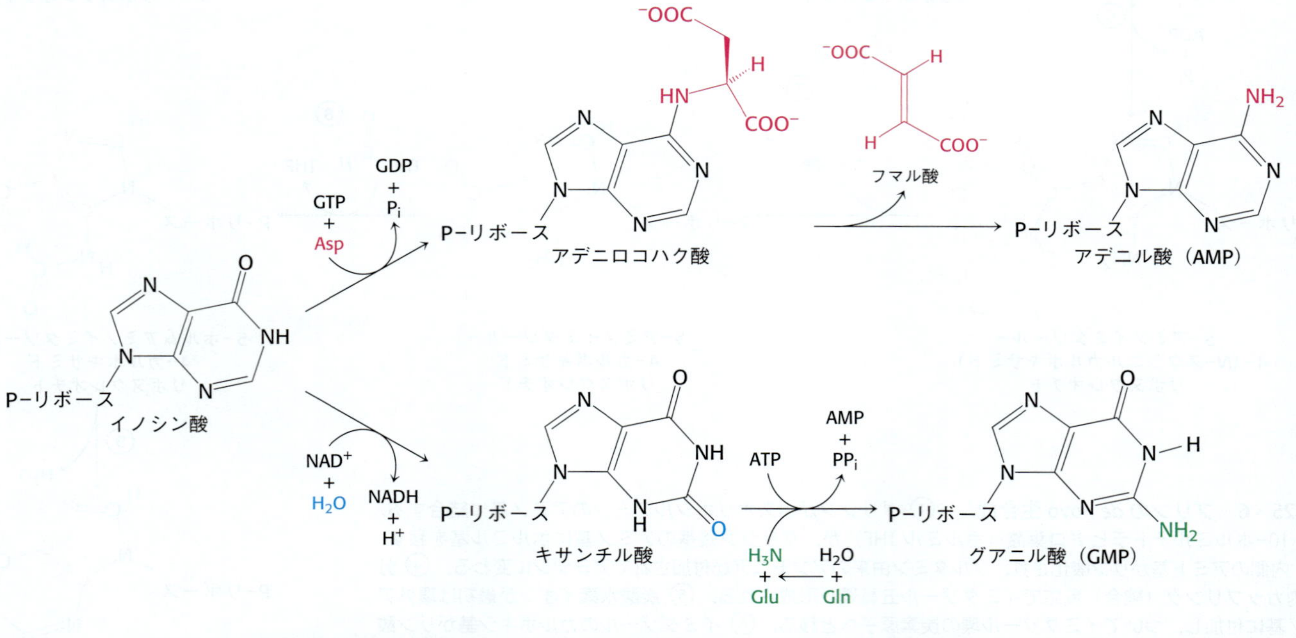

図 25・7　**AMP と GMP の生成.**　イノシン酸は AMP と GMP の前駆体になる. AMP はアスパラギン酸の付加とフマル酸の遊離によって生成される. GMP は水の付加と NAD^+ による脱水素, グルタミンの加水分解で生じた $-NH_2$ によるカルボニル酸素原子の置換によって形成される.

ない.

　グアニル酸 (guanylate) は，イノシン酸からキサンチル酸 (XMP) への酸化と，続いて起こる C-2 へのアミノ基の導入によって合成される．イノシン酸の酸化では，NAD$^+$ が水素受容体であり，キサンチル酸は，酸化で新たに形成されたカルボニル基の酸素原子に ATP からリン酸基ではなくて AMP が移されることによって活性化される．つぎに，グルタミンの加水分解で生じたアンモニアが AMP に置き換わってグアニル酸が生成する．この反応は **GMP シンターゼ** (GMP synthase) が触媒する．興味深いのはアデニル酸の合成には GTP が，グアニル酸の合成には ATP が必要なことで，このようにこれらの経路がヌクレオチドを相互に利用することにより，互いの合成がうまく調節されている (§ 25・4).

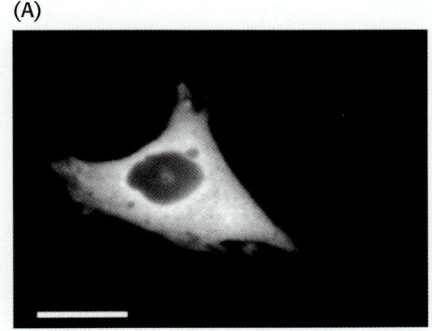

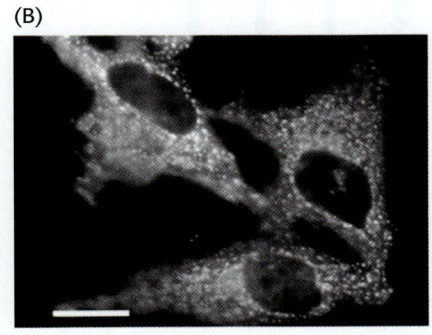

プリン合成経路の酵素は，生体内で互いに結びついている

　生化学では，解糖系やクエン酸回路をはじめ，多くの代謝経路の酵素は互いに物理的に関連していると考えられている．このような関連によって，ある酵素の産物がつぎの酵素の活性部位へと移動しやすくなり，経路の効率が上昇するからである．ある経路の成分が細胞から注意深く単離された際に，その経路の他の成分が結合していたという実験結果から，その証拠が得られている．しかし，このような結果だけでは，酵素が実際に生体内で互いに結合しているのか，あるいは，単離の過程で単に見かけ上結合してしまったのか，という疑問が残る．最近，プリン合成経路の酵素は，プリン合成が必要なときに集合することが生体内で証明された．経路のさまざまな酵素に緑色蛍光タンパク質 (GFP) を融合させ (図 2・65)，細胞に導入する実験が行われたのである．この細胞をプリン存在下で培養すると，GFP は細胞質全体に散らばって見えた (図 25・8A) が，プリンを含まない培地へと移すと，プリン合成が始まり，酵素が互いに結合してプリノソームとよばれる複合体を形成した (図 25・8B)．このような実験は，GFP と融合したプリン合成経路の他の酵素でも繰返し行われたが，いずれも結果は同じで，プリンの合成が行われるときには，酵素がプリノソームを形成した．では，何が実際に複合体形成をひき起こすのだろうか．まだ確実な結果は得られていないが，どうやら ATP や ADP に反応する受容体（プリン受容体）だけでなく，アドレナリンに反応するものなど，いくつかの G タンパク質共役受容体が複合体形成をひき起こすらしい．一方，ヒトクレアチンキナーゼⅡ (hCK2) はプリンの存在に反応してプリノソームを解離させるらしい.

図 25・8　プリノソームの形成.　ホスホリボシルホルミルグリシンアミジンシンターゼと GFP の融合タンパク質をコードする遺伝子をつくり，ヒト細胞系である HeLa 細胞に導入して発現させた．(A) プリンが存在する，すなわちプリン合成が行われていないときには，GFP は細胞質全体に広がって見える．(B) プリンを含まない培地に細胞を移すとプリノソームが形成され，細胞質中に顆粒として見え，プリン合成が起こる．白い横線は 10 μm を示す〔出典: S. An, R. Kumar, E.D. Sheets, S.J. Benkovic, *Science*, **320**, 103～106, Figure 2, C and D (2008)〕.

再利用経路は，細胞内のエネルギー消費を節約する

　前述したように，プリンの *de novo* 合成には ATP をかなり消費する必要があるのに対して，プリンの再利用経路は，もっと経済的にプリンをつくることのできる方法である．ヌクレオチドの代謝回転由来，あるいは摂取した食物由来の遊離プリン塩基は，オロチジル酸形成に似た反応で，PRPP と結合してプリンヌクレオシド一リン酸を形成する．この場合，特異性の異なる 2 種類の酵素がプリン塩基を回収する．まず**アデニンホスホリボシルトランスフェラーゼ** (adenine phosphoribosyltransferase) はアデニル酸 (AMP) の形成を触媒する.

$$アデニン + PRPP \longrightarrow アデニル酸 + PP_i$$

もう一つの酵素，**ヒポキサンチンホスホリボシルトランスフェラーゼ** (hypoxanthine phosphoribosyltransferase, HGPRTase, ヒポキサンチン-グアニンホスホリボシルトランスフェラーゼ，グアニンホスホリボシルトランスフェラーゼ) は，グアニル酸 (GMP) の形成と，グアニル酸とアデニル酸の前駆体である**イノシン酸** (inosinate, イノシン一リン酸，IMP) の形成を触媒する.

$$グアニン + PRPP \longrightarrow グアニル酸 + PP_i$$
$$ヒポキサンチン + PRPP \longrightarrow イノシン酸 + PP_i$$

ヒポキサンチン

イノシン酸

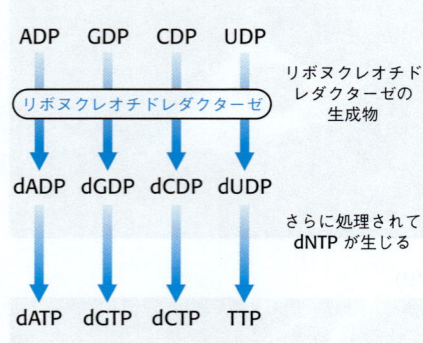

ADP GDP CDP UDP

リボヌクレオチドレダクターゼの
生成物

リボヌクレオチドレダクターゼ

dADP dGDP dCDP dUDP

さらに処理されて
dNTP が生じる

dATP dGTP dCTP TTP

25・3 デオキシリボヌクレオチドは，ラジカル機構によるリボヌクレオチドの還元によって合成される

　さて今度はデオキシリボヌクレオチドの合成について考えよう．この DNA 前駆体は，リボヌクレオチドの還元，すなわちリボースの 2′-ヒドロキシ基が水素原子に置換されることによって産生される．この反応で基質になるのはリボヌクレオシド二リン酸であり，最終的な還元剤は NADPH である．**リボヌクレオチドレダクターゼ**（ribonucleotide reductase）が 4 種類すべてのリボヌクレオチドの還元反応を行うのであるが，この酵素は生物の種類によって驚くほど多様な酵素である．しかし，詳細な研究から，多様にみえるがこの酵素の反応機構は共通で，立体構造の特徴からも類似の酵素であることが明らかになっている．これらの酵素で最もよく研究されている好気性大腸菌のリボヌクレオチドレダクターゼに焦点を絞って説明していこう．

機構： リボヌクレオチドレダクターゼの反応にはチロシルラジカルが必要である

　大腸菌のリボヌクレオチドレダクターゼは，R1（87 kDa の二量体）と R2（43 kDa の二量体）という 2 個のサブユニットから構成されている．R1 サブユニットには活性部位とアロステリック制御部位 2 箇所が含まれている（§25・4）．このサブユニットにはよく保存されたシステイン残基 3 個とグルタミン酸残基 1 個があり，この四つがすべて，リボースからデオキシリボースへの還元に関わっている（図 25・9）．R2 サブユニットの役割は，サブユニットを構成する 2 本の鎖それぞれに，ラジカル（遊離基）をつくることにある．R2 の各鎖に含まれるのは，**チロシルラジカル**（tyrosyl radical）で，隣接する**鉄中心**（iron center）の働きで生じた 1 個の不対電子が芳香環に非局在化している．また，この鉄中心は，酸化物イオン（O^{2-}）によって架橋された 2 個の鉄（Ⅲ）イオン（Fe^{3+}）からなる（図 25・10）．この非常に特殊なラジカルは著しく安定で，4 ℃ での半減期は 4 日である．これに対し溶液中でのチロシルラジカルの寿命は，マイクロ秒程度でしかない．

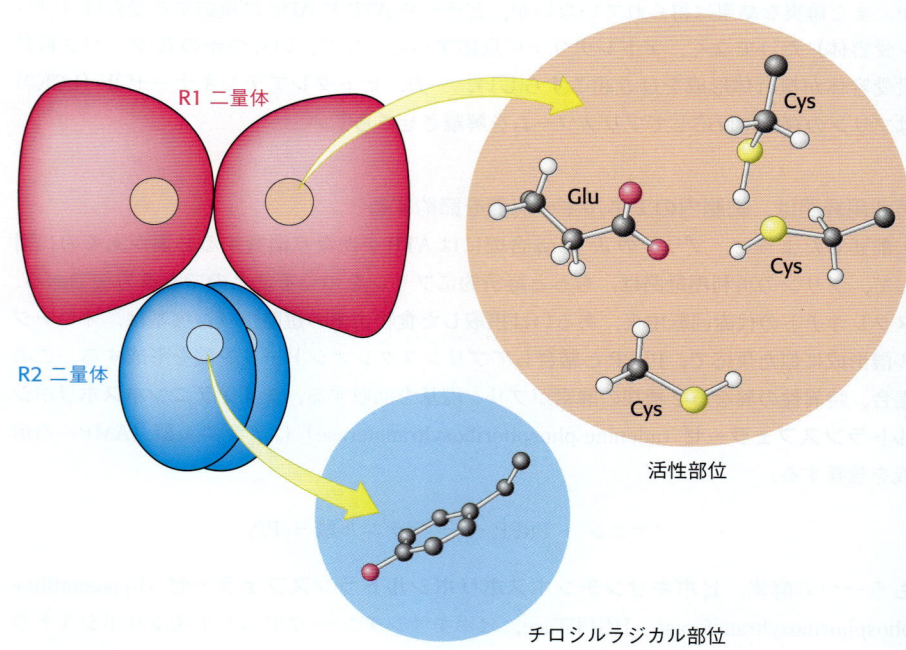

R1 二量体

R2 二量体

Cys

Glu

Cys

Cys

活性部位

チロシルラジカル部位

図 25・9 リボヌクレオチドレダクターゼ． リボヌクレオチドからデオキシリボヌクレオチドへの還元はリボヌクレオチドレダクターゼによって触媒されるが，その酵素活性部位には，反応の鍵となるシステイン残基 3 個とグルタミン酸残基 1 個が存在する．それぞれの R2 サブユニットにはチロシルラジカルが含まれ，活性部位のシステイン残基の一つから電子を受け取って還元反応を開始させる．2 個の R1 サブユニットは，2 個の R2 サブユニットと同様に集まって二量体を形成する．

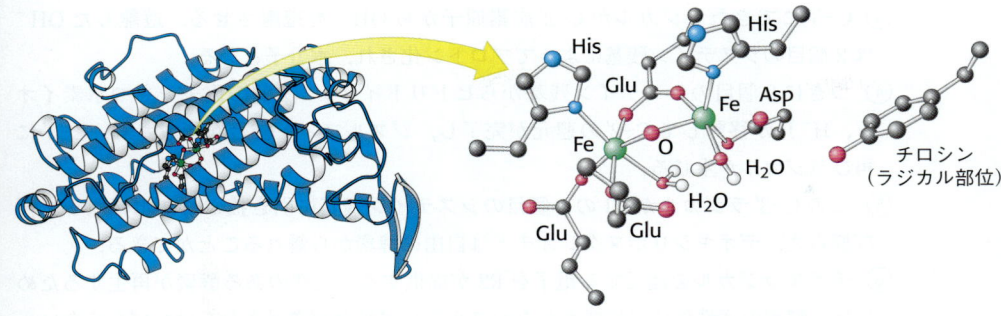

図 25・10 リボヌクレオチドレダクターゼの R2 サブユニット. R2 サブユニットはチロシン残基に安定なラジカルをもつ. このラジカルは, 鉄原子 2 個を含む隣接部位での酸素 (図では省略) との反応で生成する. R2 サブユニット 2 個が集まって二量体を形成する 〔1RIB. pdb より〕.

デオキシリボヌクレオチドの合成では, リボース環の C-2′ に結合している OH 基がそこでの立体配置を保持したまま H に置き換わる (図 25・11).

① まず R1 のシステイン残基から R2 のチロシルラジカルへと電子が 1 個移動することで反応が始まる. 電子を 1 個失ったことによって R1 の活性部位に非常に反応性の高い**システインチイルラジカル** (cysteine thiyl radical) ができる.

② つぎにこのラジカルがリボースの C-3′ から水素原子を引き抜き, 炭素原子にラジカルが生じる.

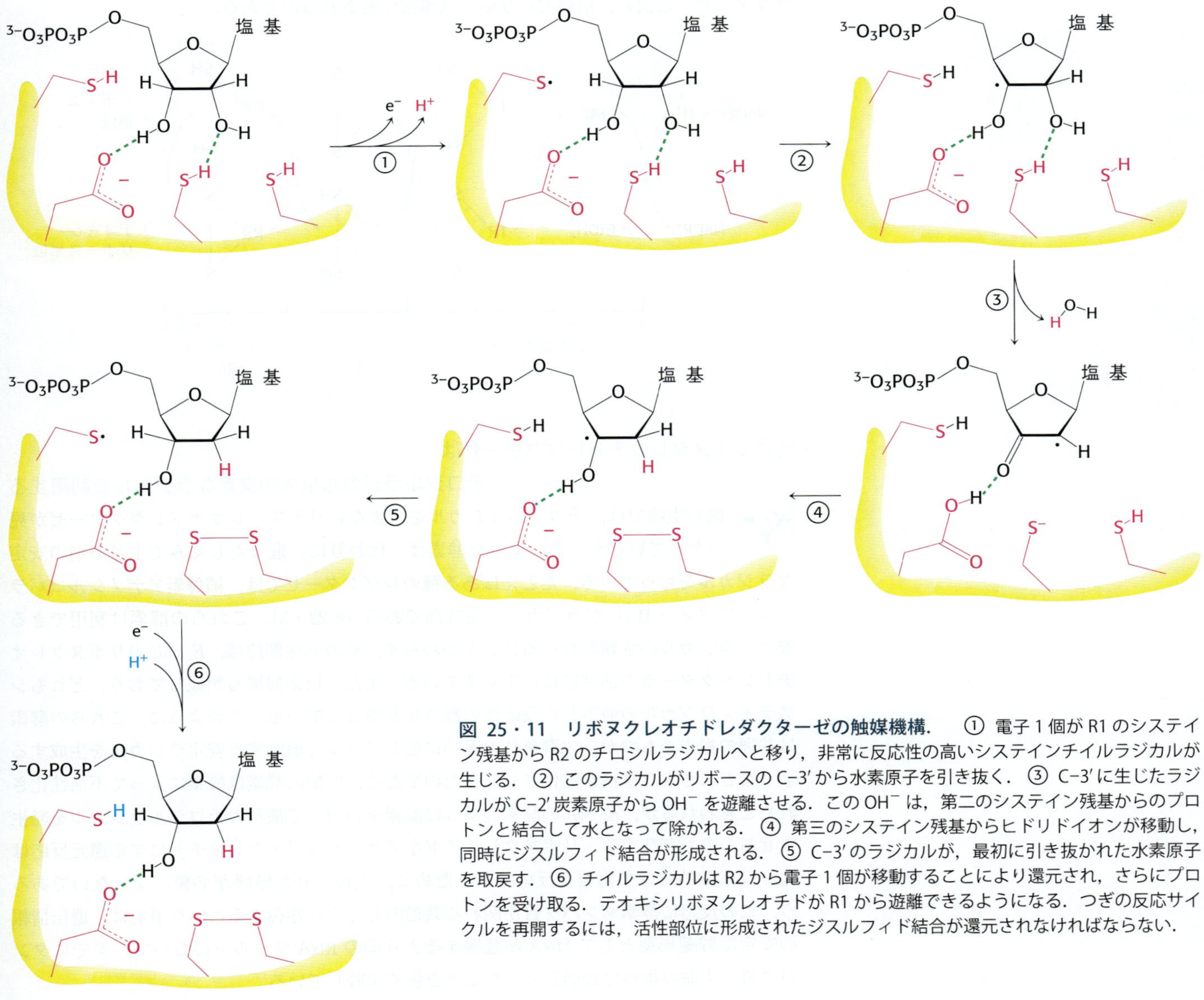

図 25・11 リボヌクレオチドレダクターゼの触媒機構. ① 電子 1 個が R1 のシステイン残基から R2 のチロシルラジカルへと移り, 非常に反応性の高いシステインチイルラジカルが生じる. ② このラジカルがリボースの C-3′ から水素原子を引き抜く. ③ C-3′ に生じたラジカルが C-2′ 炭素原子から OH^- を遊離させる. この OH^- は, 第二のシステイン残基からのプロトンと結合して水となって除かれる. ④ 第三のシステイン残基からヒドリドイオンが移動し, 同時にジスルフィド結合が形成される. ⑤ C-3′ のラジカルが, 最初に引き抜かれた水素原子を取戻す. ⑥ チイルラジカルは R2 から電子 1 個が移動することにより還元され, さらにプロトンを受け取る. デオキシリボヌクレオチドが R1 から遊離できるようになる. つぎの反応サイクルを再開するには, 活性部位に形成されたジスルフィド結合が還元されなければならない.

③ C-3′ にできたラジカルが C-2′ 炭素原子から OH⁻ を遊離させる. 遊離した OH⁻ は 2 個目のシステイン残基によってプロトン化され, 水分子となる.

④ つぎに 3 個目のシステイン残基からヒドリドイオン (2 個の電子をもつ水素イオン, H⁻) が移動して C-2′ の還元が完了し, ジスルフィド結合が形成され, C-3′ に再びラジカルが生じる.

⑤ この C-3′ ラジカルが R1 の 1 個目のシステイン残基に引き抜かれた水素原子を再び捕らえ, デオキシリボヌクレオチドは自由に酵素から離れることができる.

⑥ チイルラジカルを還元する電子を R2 が提供する. 活性のある酵素が再生するためには, 酵素の活性部位に形成されたジスルフィド結合が還元されなければならない.

　この還元のための電子は NADPH から供給されるのであるが, 直接にではなく, 担体を介すものである. NADPH とレダクターゼをつなぐ還元力の担体の一つは, 互いに近い位置に露出した 2 個のシステイン残基をもつ 12 kDa のタンパク質, **チオレドキシン** (thioredoxin) である. チオレドキシンにある 2 個の SH 基が, リボヌクレオチドレダクターゼが触媒する反応で酸化されてジスルフィドになり, ついで, NADPH からの電子の流れによって, 還元型チオレドキシンが再生される. この反応は, フラビンタンパク質である**チオレドキシンジスルフィドレダクターゼ** (thioredoxin-disulfide reductase) によって触媒される. 電子は, NADPH からチオレドキシンジスルフィドレダクターゼに結合している FAD へ, つぎに酸化型チオレドキシンのジスルフィドへ, さらにリボヌクレオチドレダクターゼへと流れ, 最終的にリボース単位に渡されるのである.

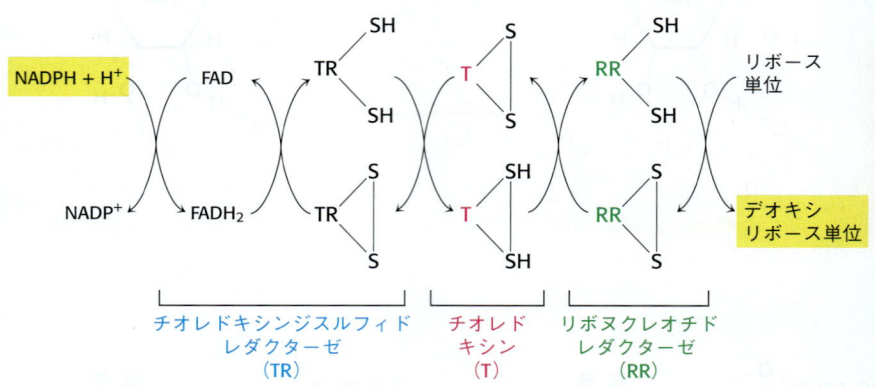

他のリボヌクレオチドレダクターゼは
チロシルラジカル以外の安定なラジカルを利用する

　他の生物では, チロシルラジカルを含まないリボヌクレオチドレダクターゼが見つかっているが, このような酵素は, 代わりに, 違ったしくみで生じる別の安定なラジカルをもっている. たとえばある種のレダクターゼでは, 補酵素アデノシルコバラミン (ビタミン B₁₂) がラジカルの生成源である (§22・3). これらの酵素は利用できる安定なラジカルの種類が異なるにもかかわらず, その活性部位は, E. coli のリボヌクレオチドレダクターゼの活性部位によく似ている. また, 反応機構も類似しており, どれもシステインラジカルの並外れた反応性の高さを基盤にしている. このように, これらの酵素は共通の祖先をもつが, 生育条件の違いに応じてうまく機能する安定ラジカルを生成するようなさまざまな機構を進化させてきたのである. 原始の酵素は酸素によって不活性化されたと思われるが, E. coli の酵素のように酸素を利用して最初のチロシルラジカルを発生させるものも存在する. リボヌクレオチドをデオキシリボヌクレオチドにする還元反応は化学反応論的にみて困難な反応であるために, 洗練された触媒が必要になったのであろう. この反応に酵素タンパク質が関わる共通のしくみが存在するという事実は, 遺伝情報の安定な貯蔵形態として DNA が登場するより前の RNA ワールドにおいて, すでにタンパク質が生命の維持に機能していたことを強く示唆している.

チミジル酸はデオキシウリジル酸のメチル化によって形成される

ピリミジン合成経路でつくられるウラシルは DNA の構成要素ではない．代わりに DNA に含まれるのはウラシルのメチル化類似体である**チミン**（thymine）であるが，ウラシルからチミジル酸をつくるにはもう 1 段階の反応が必要である．この最後の仕上げ——デオキシウリジル酸（dUMP）をメチル化してチミジル酸（TMP）にする反応——を触媒するのが**チミジル酸シンターゼ**（thymidylate synthase）で，この酵素は，前述したチミンの再利用経路（p. 699）でも働いている．第 28 章で説明するように，このヌクレオチドのメチル化は，修復をしなければならない DNA 損傷部位に目印をつける働きをするので，結果として，DNA の遺伝情報を完全な状態に保つ助けになっている．また，この反応におけるメチル基供与体は，S-アデノシルメチオニンではなく 5,10-メチレンテトラヒドロ葉酸である（§24・2）．

メチル基は dUMP の芳香環の C-5 炭素に結合することになるが，この炭素原子はよい求核原子とはいえず，自力ではメチル基供与体の目的の基を攻撃することができない．なので，チミジル酸シンターゼはつぎのようにしてメチル化を促進する．まず，システイン側鎖から dUMP の芳香環にチオラートを付加することによって 5,10-メチレンテトラヒドロ葉酸のメチレン基を攻撃することのできる求核種をつくりだす（図 25・12）．一方，このメチレン基は，五員環を開環させる酵素によってねじれが生じることにより，反応しやすくなる．活性化された dUMP がこのメチレン基を攻撃し，新たな炭素-炭素結合が形成される．さらにこの中間体は，テトラヒドロ葉酸の環からヒドリドイオンが 1 個移され，メチレン基がメチル基に変わることによりチミジル酸へと変換される．また，メチル基の結合した炭素原子からプロトンが引き抜かれてシステインが遊離し，芳香環が再生される．このように，テトラヒドロ葉酸誘導体がメチレン基とヒドリドイオンを両方とも失い，酸化されて，ジヒドロ葉酸となるが，さらにチミジル酸を合成するには，テトラヒドロ葉酸を再生しなければならないのである．

ジヒドロ葉酸レダクターゼは，
炭素 1 個の担体であるテトラヒドロ葉酸の再生を触媒する

テトラヒドロ葉酸は，チミジル酸の合成で生成したジヒドロ葉酸から再生される．この

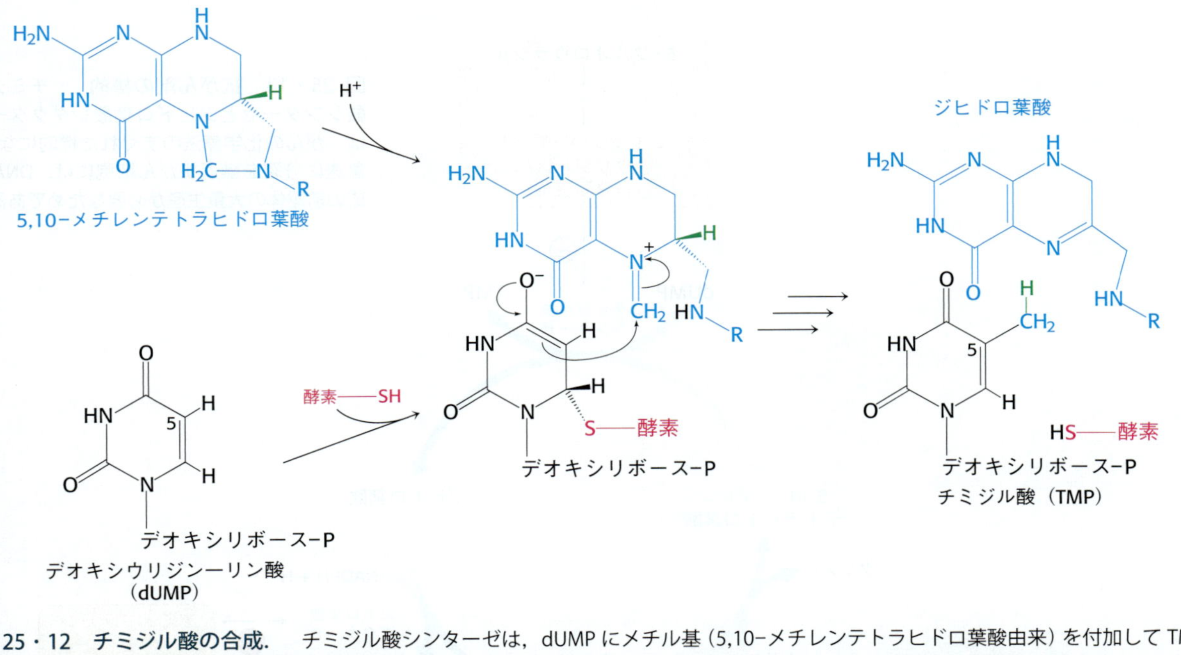

図 25・12 チミジル酸の合成. チミジル酸シンターゼは，dUMP にメチル基（5,10-メチレンテトラヒドロ葉酸由来）を付加して TMP を生成する反応を触媒する．まず酵素由来のチオラートの付加によって dUMP が活性化される．THF 誘導体の五員環が開くと，メチレン基が活性型 dUMP による求核攻撃を受けられるようになる．そして，ヒドリドイオンが転移してジヒドロ葉酸が生成し，反応が完了する．

反応は，**ジヒドロ葉酸レダクターゼ**（dihydrofolate reductase）により，NADPH を還元剤として利用して行われる．

ジヒドロ葉酸   + NADPH + H⁺ ⟶   テトラヒドロ葉酸   + NADP⁺

ヒドリドイオンは NADPH のニコチンアミド環から，ジヒドロ葉酸のプテリジン環へと直接転移する．酵素に結合したジヒドロ葉酸と NADPH が非常に近い位置に保たれているため，このヒドリド転移が起こりやすい．

効果の高い抗がん剤には，チミジル酸合成を阻害するものがある

急速に分裂している細胞は DNA 合成のためにチミジル酸の大量供給を必要とするので，TMP 合成の阻害に対して脆弱である．この性質はがんの治療にうまく利用されており，チミジル酸シンターゼとジヒドロ葉酸レダクターゼはがんの化学療法のすぐれた標的となっている（図 25・13）．

抗がん剤 **5-フルオロウラシル**（5-fluorouracil）は，生体内で **5-フルオロ-2′-デオキシウリジル酸**（5-fluoro-2′-deoxyuridylate, F-dUMP）に変換される．この dUMP 類似体は，触媒サイクルの一部で正常な基質として働いた後，チミジル酸シンターゼを不可逆的に阻害する．前述したように TMP の形成には，結合したヌクレオチドの C-5 からプロトン（H⁺）を除くことが必要である（図 25・12）．しかし，この酵素は F-dUMP から F⁺ を引き抜くことができないので，F-dUMP とメチレンテトラヒドロ葉酸，そして酵素の

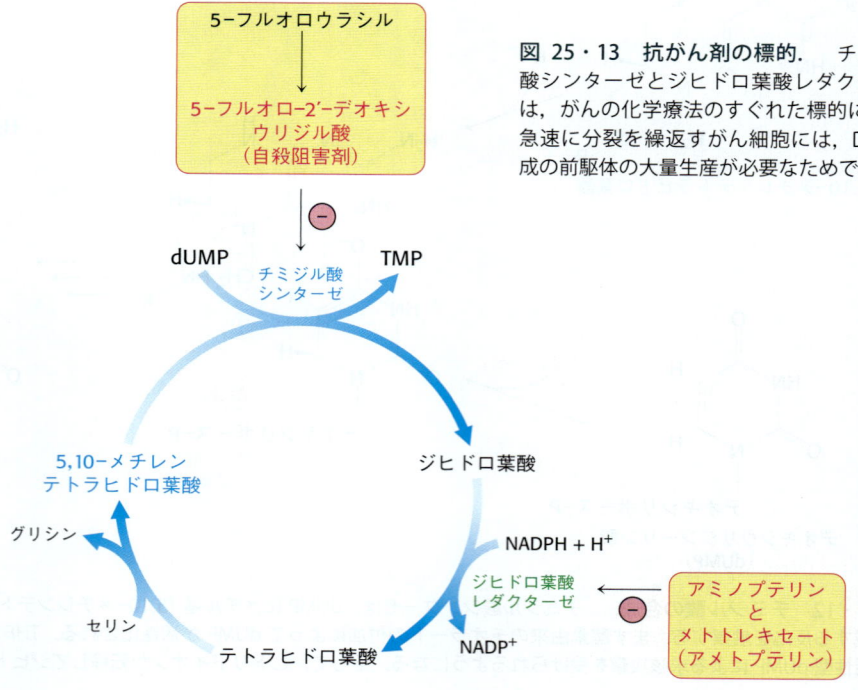

図 25・13 抗がん剤の標的. チミジル酸シンターゼとジヒドロ葉酸レダクターゼは，がんの化学療法のすぐれた標的になる．急速に分裂を繰返すがん細胞には，DNA 合成の前駆体の大量生産が必要なためである．

図 25・14　自殺阻害.　5-フルオロ-2′-デオキシウリジル酸（5-フルオロウラシルから生成）がチミジル酸シンターゼを捕らえ，反応経路がそれ以上進まなくなる.

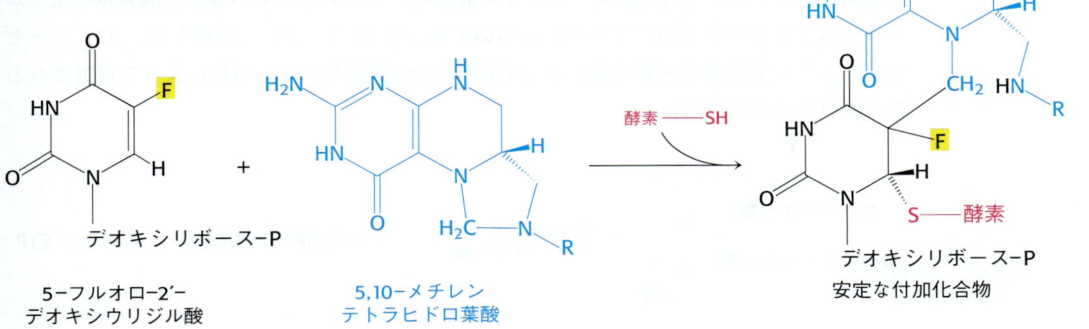

SH 基が共有結合してできた複合体の段階で触媒反応は停止する（図 25・14）．これは，酵素が基質を変換して，その酵素自体の触媒作用を停止させる反応性阻害剤にしてしまうという**自殺阻害**（suicide inhibition）の好例である（§ 8・5）.

TMP の合成は，テトラヒドロ葉酸の再生阻害によっても停止するので，**アミノプテリン**（aminopterin）や**メトトレキセート**（methotrexate，アメトプテリンともいう）といったジヒドロ葉酸類似体は，ジヒドロ葉酸レダクターゼの強力な競合阻害剤である（$K_i < 1$ nM）.

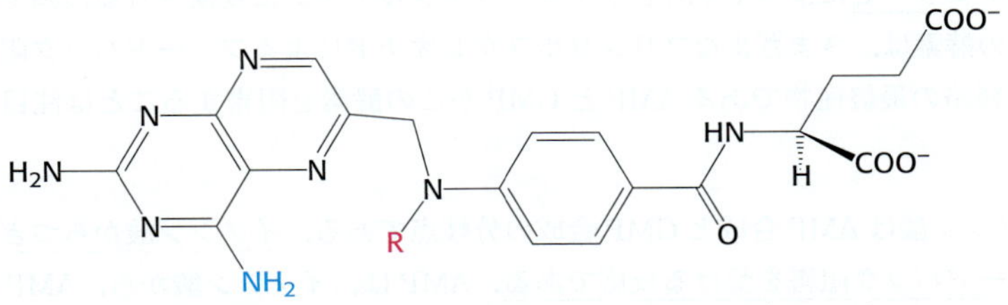

アミノプテリン（R=H）またはメトトレキセート（R=CH₃）

メトトレキセートは，急性白血病や胎盤細胞から発生する絨毛癌など，急速に増殖する多くの腫瘍の治療に有効な薬剤である．しかし葉酸拮抗剤であるメトトレキセートは，さかんに増殖を行っている細胞であれば，それが悪性のものであろうとなかろうと殺してしまう．そのために，骨髄中の幹細胞，腸管の上皮細胞，毛嚢などはメトトレキセートの作用を受けやすく，免疫力の低下，吐き気，脱毛などといった副作用が生じる.

トリメトプリム（trimethoprim）などの葉酸類似体は，細菌や原生動物に対して強い作用をもつ．トリメトプリムは哺乳類のジヒドロ葉酸レダクターゼにも結合するが，結合の強さはトリメトプリムに感受性のある微生物の葉酸レダクターゼに対する結合強度の 10^5 分の 1 以下という低さである．ジヒドロ葉酸レダクターゼの溝状の活性部位がわずかに違っていることが，トリメトプリムが微生物だけに非常に選択的に作用する理由である．気管支炎や旅行者下痢症，尿路感染症といった感染症の治療には，トリメトプリムとスルファメトキサゾール（葉酸合成阻害剤の一種）の組合わせがよく用いられる.

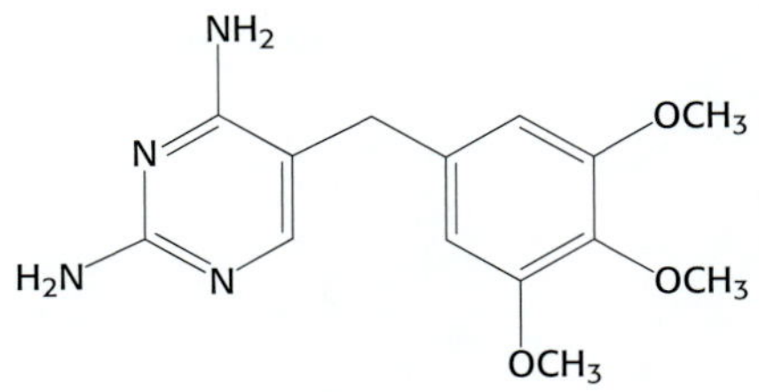

トリメトプリム

25・4　ヌクレオチド生合成の重要な段階は フィードバック阻害によって制御されている

ヌクレオチドの生合成は，アミノ酸生合成の調節（§ 24・3）と同じようなフィードバック阻害によって調節されている．これらの調節経路のおかげで，さまざまなヌクレオチドが必要な量だけ生産される.

ピリミジンの生合成は
アスパラギン酸カルバモイルトランスフェラーゼによって制御される

　細菌のピリミジン生合成制御の鍵となる酵素の一つであるアスパラギン酸カルバモイルトランスフェラーゼ（ATC アーゼ）については，第10章で詳しく説明した．ATC アーゼはピリミジン生合成の最終産物である CTP によって阻害され，ATP によって促進されることを思い出してほしい．

アスパラギン酸
+
カルバモイルリン酸
$\xrightarrow[\underset{ATP}{\oplus\uparrow}]{\overset{\ominus\downarrow}{\underset{ATC\ \text{アーゼ}}{}}}$
N-カルバモイル
アスパラギン酸
$\rightarrow\rightarrow\rightarrow$ UMP $\longrightarrow$ UDP $\longrightarrow$ UTP $\longrightarrow$ CTP

　また，原核生物と真核生物どちらにおいても，カルバモイルリン酸シンターゼ II はフィードバック阻害を受ける部位となっている．

プリンヌクレオチドの合成は
フィードバック阻害による制御をいくつかの段階で受ける

　プリンヌクレオチドの調節様式は，ピリミジンヌクレオチドよりも複雑である（図25・15）．

　1. プリンヌクレオチドの生合成において運命を決定するのは，アミドホスホリボシルトランスフェラーゼによって PRPP がホスホリボシルアミンに変換される段階である．鍵となるこの酵素は，さまざまなプリンリボヌクレオチドによるフィードバック阻害を受ける．この経路の最終産物である AMP と GMP がこの酵素を阻害することは注目すべき点である．

　2. イノシン酸は AMP 合成と GMP 合成の分岐点である．イノシン酸からつぎへの反応は，フィードバック阻害を受ける反応である．AMP は，イノシン酸から，AMP の直接の前駆体であるアデニロコハク酸への変換を阻害し，同様に，GMP は，GMP の直接の前駆体であるキサンチル酸への変換を阻害する．

　3. すでに述べたように GTP は AMP 合成の基質であり，ATP は GMP 合成の基質である（図25・7）．このような相互的な基質の関係が，アデニンリボヌクレオチドとグアニンリボヌクレオチドの合成のバランスをとる働きをしている．

　また，プリン合成自体を運命づけるような決定段階ではないが，リボースリン酸ジホスホキナーゼ（PRPP シンテターゼ）による PRPP の合成も厳密に制御されていることに注意してほしい．リボースリン酸ジホスホキナーゼの触媒活性には影響しないものの，ヌクレオチドに対するアロステリックな反応を示さなくなるような突然変異が見つかっている．この変異の結果，プリンヌクレオチドが過剰になり，痛風という病気につながることがある．痛風については本章の後の方で説明する．

図 25・15　プリン生合成の制御．フィードバック阻害によって，プリン生合成全体の速度と，AMP 生産と GMP 生産のバランスが調節されている．

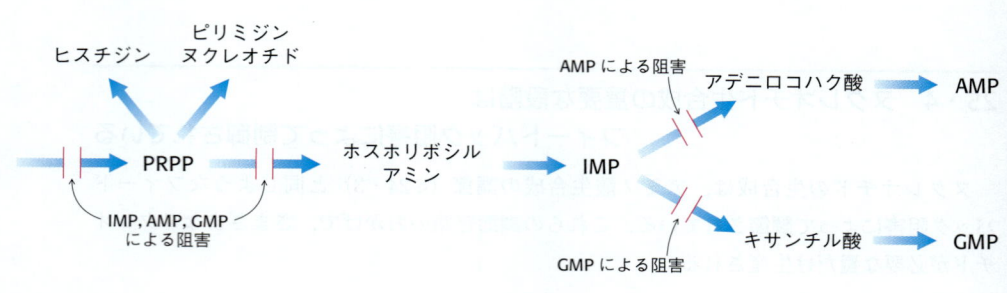

(A)

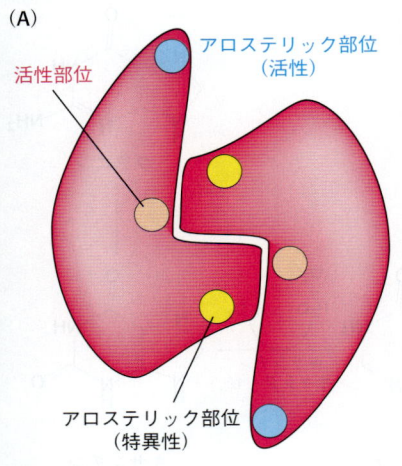

活性部位
アロステリック部位（活性）
アロステリック部位（特異性）

(B) 全活性の調節

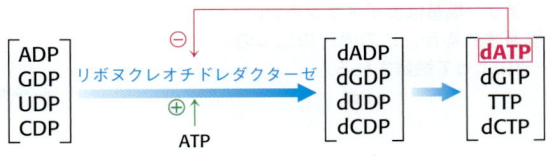

基質特異性の調節

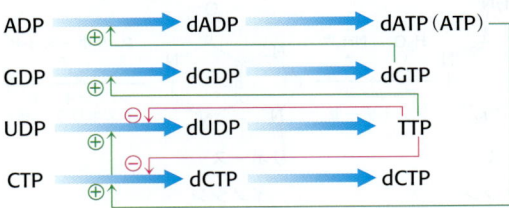

図 25・16　リボヌクレオチドレダクターゼの調節．　（A）R1 二量体の各サブユニットには活性部位の他に二つのアロステリック部位が存在する．一つは酵素の全活性を，もう一つは基質特異性を制御する．（B）リボヌクレオチドレダクターゼによる種々のヌクレオシド二リン酸の調節パターン

デオキシリボヌクレオチドの合成の制御はリボヌクレオチドレダクターゼの調節によって行われる

　リボヌクレオチドからデオキシリボヌクレオチドへの還元は，アロステリック相互作用によって厳密に制御されている．好気性 *E. coli* のリボヌクレオチドレダクターゼは，R1 サブユニットの各ポリペプチド鎖にアロステリック部位が二つずつあり，その一つは酵素の全活性を制御し，もう一つは基質特異性を調節する（図25・16A）．リボヌクレオチドレダクターゼの全触媒活性は，dATP の結合，すなわちデオキシリボヌクレオチドが豊富にあることを示すシグナル，によって低下する（図25・16B）．そして，このフィードバック阻害は，ATP が結合することによって解除される．一方，基質特異性を制御する部位に dATP あるいは ATP が結合すると，ピリミジンヌクレオチドである UDP と CDP の還元が促進される．また，チミジン三リン酸（TTP）が結合すると GDP の還元が促進され，ピリミジンリボヌクレオチドがこれ以上還元されるのを阻害する．これによって dGTP の量が増加すると，ATP の dATP への還元が促される．このような複雑な調節パターンのおかげで，DNA 合成に必要な 4 種類のデオキシリボヌクレオチドはバランスよく供給される．

　リボヌクレオチドレダクターゼはがんの治療の標的として有望で，その基質や調節因子に類似した抗がん剤が，いくつも臨床用に認可されている．ピリミジン類似体の**ゲムシタビン**（gemcitabine）は，生体内で二リン酸型に変換されるとリボヌクレオチドレダクターゼの自殺阻害剤となるので，進行性膵臓癌の治療に使われている．プリン類似体の**クロファラビン**（clofarabine）は小児の急性骨髄性白血病の治療に使われ，**クラドリビン**（cladribine）は一部の慢性リンパ性白血病に効果を示す．これらの薬剤は，生体内で三リン酸型に変換されて dATP 類似体となり，リボヌクレオチドレダクターゼのアロステリック阻害剤として機能することによって効果を発揮するのである．

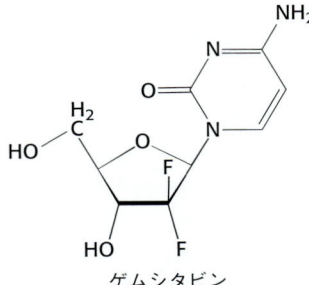

ゲムシタビン

クロファラビン

クラドリビン

25・5　ヌクレオチド代謝の異常は病気の原因となる

　ヌクレオチドは多くの生化学反応に欠かせない重要な物質なので，ヌクレオチド代謝がうまくいかないとさまざまな生理的影響が現れるのは当然である．細胞内のヌクレオチドは，以下のように絶えず代謝回転している．ヌクレオチドは**ヌクレオチダーゼ**（nucleotidase）によって加水分解されてヌクレオシドになる．ヌクレオシドは，**ヌクレオシドホスホリラーゼ**（nucleoside phosphorylase）が触媒する加リン酸分解によって，塩基とリボース 1-リン酸（またはデオキシリボース 1-リン酸）に分解される．リボース 1-リン酸は**ホスホリボムターゼ**（phosphoribomutase）によって異性化されて，PRPP 合成の基質であるリボース 5-リン酸になる．塩基の一部は再利用経路によってヌクレオチド合成

図 25・17 プリン代謝.   プリン塩基はまずキサンチンに，
つぎに尿酸塩に変換されて排泄されるが，この過程の二つの
段階はキサンチンオキシダーゼによって触媒される.

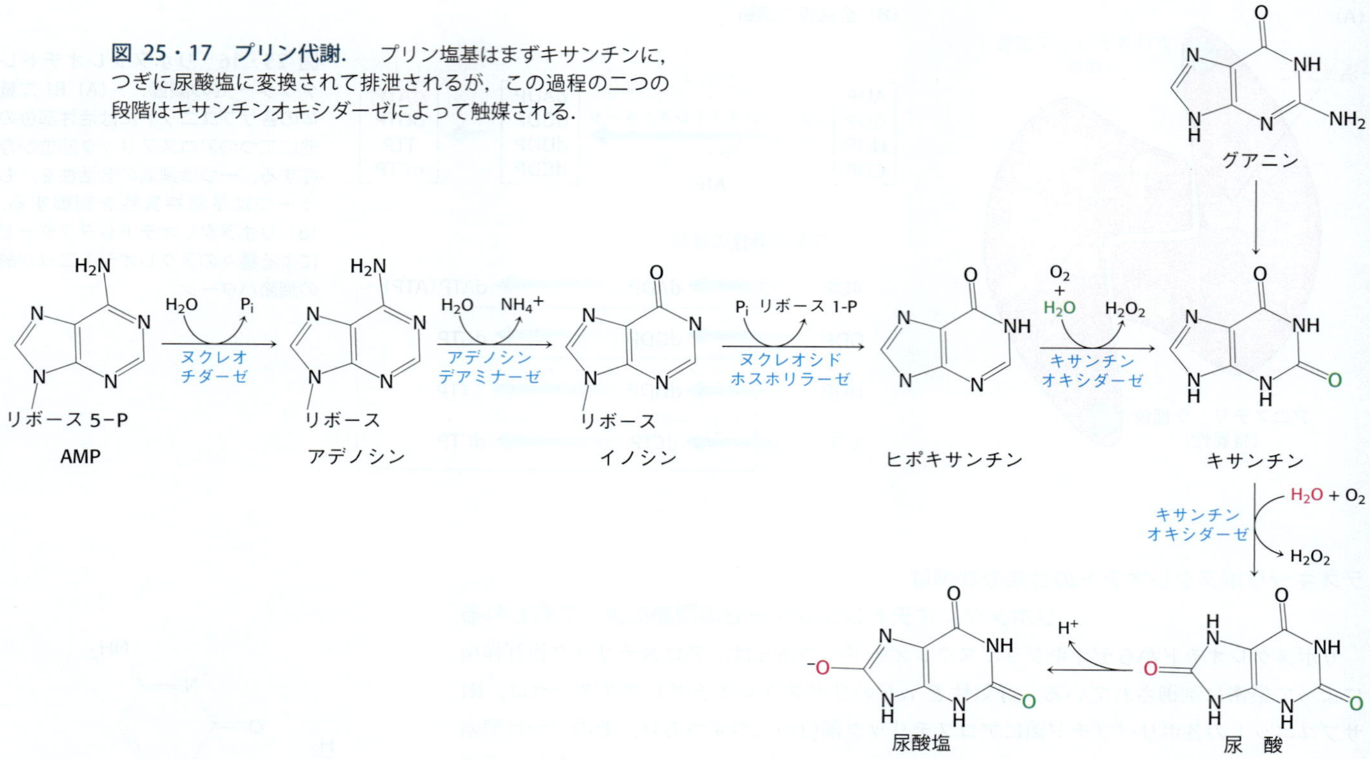

に使われ，残りは分解され，その分解産物は排出される（図 25・17）.酵素に異常がある
と，これらの経路が働かなくなって病気の原因になることがある.

アデノシンデアミナーゼ活性が失われると重症複合免疫不全症になる

アデノシンはヌクレオシドホスホリラーゼの基質にならないため，AMP の分解経
路は 1 段階多くなっている.まず，ヌクレオチダーゼによってリン酸が除去され
てヌクレオシドであるアデノシンが生じる（図 25・17）.一つ多い段階とは，アデノシン
が**アデノシンデアミナーゼ**（adenosine deaminase）によって脱アミノされてイノシンが
形成される段階である.

重症複合免疫不全症（severe combined immunodeficiency, SCID）は，重篤な感染症を
繰返し若年で死亡することが多い免疫疾患である.SCID の特徴は，免疫応答（§34・5）
に不可欠な B 細胞と T 細胞が消失することであるが，この病気をひき起こす原因の一つ
にアデノシンデアミナーゼ活性の欠損がある.アデノシンデアミナーゼ欠損症の生化学的
基盤はまだはっきりわかっていないが，アデノシンデアミナーゼがないために dATP レベ
ルが正常の 50 から 100 倍に達し，リボヌクレオチドレダクターゼが阻害され，ひいては
DNA 合成が妨げられる.またアデノシンはそれ自体がいくつもの調節経路で働くシグナ
ル分子であり，その量の異常が害をもたらしている可能性もある.SCID は，"バブル・
ボーイ病"とよばれることも多い.というのは，患者を透明なビニール製の球の中に入れ
て，環境から完全に隔離する治療が行われたからである.アデノシンデアミナーゼ欠損症
は，遺伝子治療が成功している疾患の一つである.

血清中の尿酸濃度が高いと痛風が起こる

アデノシンデアミナーゼによって生じたイノシンは，つぎに<u>ヌクレオシドホスホ
リラーゼ</u>によって代謝され，ヒポキサンチンとなる.モリブデンと鉄を含むフラ
ボタンパク質である**キサンチンオキシダーゼ**（xanthine oxidase）がこのヒポキサンチン
を酸化して**キサンチン**（xanthine）にし，さらに**尿酸**（uric acid）にまで酸化する.どち
らの反応も酸化剤は分子状酸素で，還元されて H_2O_2 になり，カタラーゼによって H_2O
と O_2 に分解される.尿酸は生理的 pH においてはプロトンを失い，**尿酸塩**（urate）を形

成する．ヒトでは，尿酸塩がプリン分解の最終産物であり，尿中に排出される．

　血清中の尿酸塩濃度が高くなっている高尿酸血症では，痛みがひどい関節の病気である**痛風**（gout）がひき起こされる．痛風では，尿酸のナトリウム塩が関節液や関節の内面で結晶化する．尿酸ナトリウム塩がたまりやすいのは足の親指の付け根の小さな関節であるが，他の関節にもたまることもある．免疫系の細胞が尿酸ナトリウム結晶を取込むと，痛みを伴う炎症が起こるし，腎臓も尿酸の結晶の沈着によって損傷されることがある．痛風は，西欧諸国では人口の 1 % がかかる多い病気で，男性が女性の 9 倍もかかりやすい．

　痛風の治療の一つが，ヒポキサンチン類縁体である**アロプリノール**（allopurinol）の投与であるが，その作用機構はおもしろい．最初はキサンチンオキシダーゼの基質として，ついで阻害剤として働くのである．キサンチンオキシダーゼがアロプリノールをヒドロキシ化して**アロキサンチン**（alloxanthine）〔**オキシプリノール**（oxipurinol）〕にすると，これが活性部位に強く結合したまま残る．キサンチンオキシダーゼのモリブデン原子は正常な触媒サイクルでは +6 の酸化状態に戻るのであるが，アロキサンチンの結合によって，+4 の状態のままになってしまう．これも，自殺阻害の一例である．

　ヒポキサンチンやキサンチンからの尿酸塩の合成は，アロプリノールを投与するとすぐに減少する．ヒポキサンチンとキサンチンの血清濃度は上昇し，尿酸塩の濃度は低下するのである．

アロプリノール

　ヒトの血清の標準的な尿酸塩濃度は他の霊長類に比べて高くて，溶解度の限界に近い．多くのヒトの尿酸塩レベルが痛風の一歩手前というほど高いことに，いったいどのような選択有利性があるのだろう．実は，尿酸塩には，活性酸素種を捕らえる非常に効率のよいスカベンジャーであるという，著しく有利な作用があることがわかってきた．実際，尿酸塩はアスコルビン酸（ビタミン C）とほぼ同程度に有効な抗酸化剤である．もしかすると，高い尿酸濃度は，さまざまな病気に関わる活性酸素種からヒトを守っているのかもしれない（表 18・3）．

レッシュ・ナイハン症候群は
再利用経路の酵素に生じた変異がもたらす悲劇的な病気である

　ヌクレオチド生合成酵素をコードする遺伝子に変異が生じると，必要とされるヌクレオチドの量が減少し，中間体が蓄積することになる．ヒポキサンチンホスホリボシルトランスフェラーゼ（HGPRT）がほぼ完全に失われると，思いもよらない悲惨な状態をひき起こす．この先天性代謝異常症は**レッシュ・ナイハン症候群**（Lesch–Nyhan syndrome）とよばれ，その最も驚かされる症状は自傷行為をせずにいられないことである．この病気の子供は，2〜3 歳のときから自分の指や唇をかみ始め，制止しないでいるとかみ切ってしまう．また，他人に対しても攻撃的な行動をとる．精神遅滞と痙縮（筋緊張の亢進）もレッシュ・ナイハン症候群の特徴である．また，この伴性劣性遺伝疾患では，血清中の尿酸塩濃度が高いため，生後早い時期に腎臓に結石ができ，年齢が進むと痛風の症状が現れる．

　HGPRT 活性がないこととレッシュ・ナイハン症候群の特徴的行動とはどう結びつくのだろうか．その答えは不明だが，推測は可能である．脳のプリン *de novo* 生合成能力には限りがあるため，HGPRT がないとプリンヌクレオチドが不足する．また，脳では，イノシン酸からつくられる ATP と ADP はシグナル分子として特に重要であり，ドーパミン分泌ニューロンを制御する G タンパク質共役型受容体に結合して活性化する．つまり，HGPRT がないと重要な神経伝達物質のバランスが崩れるのである．さらに，G タンパク質の機能に必要なグアノシンヌクレオチドが不足する可能性もある．いずれにせよ，レッシュ・ナイハン症候群は，IMP と GMP 合成の再利用経路がなくてはならないものであること，そして，自傷行為や極端な敵対行為といった異常な行動がたった一つの酵素の欠損によって起こりうることを示している．このような精神障害の分子的基盤を解明することが精神医学に恩恵を与えることは間違いない．

葉酸の欠乏は二分脊椎などの先天異常をひき起こす

二分脊椎（spina bifida）は，発生初期の神経管の形成不全や形成異常を特徴とする先天異常である．米国では神経管奇形（neural-tube defect）の頻度は，新生児約 1000 人に 1 人程度である．さまざまな研究によって，妊娠前と妊娠第一期まで（妊娠 3 カ月まで）の間，補助食品として葉酸を摂取すると，神経管奇形の発生が 70 % も低下することが判明している．一つの仮説だが，細胞分裂が盛んでかなりの量の DNA を合成しなければならないときには，DNA 前駆体合成のために葉酸誘導体の必要量が多くなるためかもしれない．

ま と め

25・1 ピリミジン環は de novo 経路で合成されるか，再利用経路で回収される

ピリミジンヌクレオチドは，まず最初にピリミジン環がつくられ，つぎにリボースリン酸に連結されることによってつくられる．この反応では，5-ホスホリボシル 1-二リン酸がリボースリン酸部分の供与体となる．ピリミジン環の合成は，カルバモイルリン酸とアスパラギン酸からの N-カルバモイルアスパラギン酸の形成で開始され，この反応はアスパラギン酸カルバモイルトランスフェラーゼによって触媒される．脱水，環化，酸化によってオロト酸が生成し，これが PRPP と反応してオロチジル酸になり，このピリミジンヌクレオチドが脱炭酸されて UMP が産生される．CTP は UTP のアミノ化によって形成される．

25・2 プリン塩基は de novo 経路によっても再利用経路によっても得られる

プリン環は，グルタミン，グリシン，アスパラギン酸，10-ホルミルテトラヒドロ葉酸，CO_2 といったさまざまな前駆体から組立てられる．プリンヌクレオチドの de novo 合成へと向かう最初の段階は，PRPP とグルタミンからの 5-ホスホリボシルアミン形成である．プリン環は，ピリミジンヌクレオチドの de novo 合成とは対照的に，リボースリン酸上で組立てられていく．まずグリシンが付加され，その後ホルミル化，アミノ化が起こり，閉環して 5-アミノイミダゾールリボヌクレオチドができるが，この中間体ではプリン骨格の五員環が完成している．CO_2 やアスパラギン酸の窒素原子，ホルミル基の付加に続いて閉環が起こることにより，プリンリボヌクレオチドの一種であるイノシン酸が生成する．そして，AMP と GMP は IMP から形成される．また，プリンリボヌクレオチドは，前につくられた塩基が直接 PRPP と反応する再利用経路によっても合成されうる．

25・3 デオキシリボヌクレオチドは，ラジカル機構による
リボヌクレオチドの還元によって合成される

DNA の前駆体であるデオキシリボヌクレオチドは，E. coli では，リボヌクレオチドレダクターゼが触媒するリボヌクレオシド二リン酸の還元によって産生される．まず電子が，チオレドキシンによって NADPH からリボヌクレオチドレダクターゼの活性中心の SH 基に転移し，酵素の鉄中心によって生じたチロシルラジカルが，糖のラジカル反応を開始させ，最後には C-2′ の OH と H が交換される．TMP は dUMP のメチル化によって形成されるが，この反応においてメチレン基とヒドリドイオンの供与体になるのは 5,10-メチレンテトラヒドロ葉酸で，供与してジヒドロ葉酸へと変換される．テトラヒドロ葉酸は NADPH によるジヒドロ葉酸の還元で再生されるが，この反応を触媒するジヒドロ葉酸レダクターゼは，アミノプテリンやメトトレキセートのような葉酸類似体によって阻害される．これらの化合物やチミジル酸シンターゼの阻害剤である 5-フルオロウラシルは，抗がん剤として用いられる．

25・4 ヌクレオチド生合成の重要な段階はフィードバック阻害によって制御されている

E. coli のピリミジン生合成は，重要な段階を触媒するアスパラギン酸カルバモイルトラ

ンスフェラーゼのフィードバック阻害によって制御されている．CTP はこの酵素を阻害し，ATP は促進する．また，プリンヌクレオチドによるアミドホスホリボシルトランスフェラーゼのフィードバック阻害は，プリンヌクレオチド生合成の調節に重要である．リボヌクレオチドレダクターゼの制御を混乱させる薬や活性を失わせる薬は，ある種のがんの効果的な化学療法になる．

25・5　ヌクレオチド代謝の異常は病気の原因となる

　プリン分解経路の酵素の一つ，アデノシンデアミナーゼがないと，重症複合免疫不全症になる．また，ヒトではプリンが分解されると尿酸塩が生じるが，関節を侵して関節炎をひき起こす痛風には，尿酸塩の過剰な蓄積が関係している．自傷行為，精神遅滞，痛風を特徴とする遺伝病レッシュ・ナイハン症候群は，再利用経路によるプリンヌクレオチド合成に不可欠な酵素であるヒポキサンチンホスホリボシルトランスフェラーゼ（HGPRT）の欠損が原因である．妊娠初期に妊婦の葉酸誘導体が不足すると，神経管奇形が発生しやすくなるが，それはおそらく，この誘導体が DNA 前駆体の合成に重要な役割をもつからであると考えられている．

重 要 語 句

ピリミジンヌクレオチド
　　　　　（pyrimidine nucleotide）（p. 695）
カルバモイルリン酸シンターゼⅡ
　（carbamoyl-phosphate synthase Ⅱ, CPS Ⅱ）
　　　　　　　　　　　　　　　　（p. 695）
ATP 捕捉折りたたみ構造
　　　　　　　　（ATP-grasp fold）（p. 696）
5-ホスホリボシル 1-二リン酸（5-phospho-
　　　　riboxyl 1-diphosphate, PRPP）（p. 697）
オロチジル酸（orotidylate）（p. 697）

再利用経路（salvage pathway）（p. 699）
プリンヌクレオチド（purine nucleotide）
　　　　　　　　　　　　　　　　（p. 699）
アミドホスホリボシルトランスフェラーゼ
　　　　　（amidophosphoribosyltransferase）
　　　　　　　　　　　　　　　　（p. 699）
リボヌクレオチドレダクターゼ
　　　　　（ribonucleotide reductase）（p. 704）
チミジル酸シンターゼ
　　　　　（thymidylate synthase）（p. 707）

ジヒドロ葉酸レダクターゼ
　　　　　（dihydrofolate reductase）（p. 708）
重症複合免疫不全症（severe combined
　　　　　　immunodeficiency, SCID）
　　　　　　　　　　　　　　　　（p. 712）
痛　風（gout）（p. 713）
レッシュ・ナイハン症候群
　　　　　（Lesch-Nyhan syndrome）（p. 713）
二分脊椎（spina bifida）（p. 714）
神経管奇形（neural-tube defect）（p.714）

問　　題

1. **最初からつくるか，取出して蓄えて再利用するか**　ヌクレオチド合成の *de novo* 経路と再利用経路との違いを述べよ．
2. **ルーツをたどる 1**　ピリミジン環の各原子の由来を示せ．
3. **ルーツをたどる 2**　プリン環の各原子の由来を示せ．
4. **多角的**　ヌクレオチドが担う生化学的役割をいくつかあげよ．
5. **t ではなくて s**　ヌクレオシドとヌクレオチドの違いを述べよ．
6. **関係するものを結べ．**

　（a）過剰な尿酸塩
　（b）アデノシンデアミナーゼ
　　　欠損
　（c）HGPRT 欠損
　（d）カルバモイルリン酸
　（e）イノシン酸
　（f）リボヌクレオチドレダク
　　　ターゼ

　1. 二分脊椎
　2. ATP と GTP の前駆体
　3. プリン
　4. デオキシヌクレオチド合成
　5. UTP
　6. レッシュ・ナイハン症候群
　7. 免疫不全
　8. ピリミジン

　（g）葉酸の欠乏
　（h）アミドホスホリボシル
　　　トランスフェラーゼ
　（i）単　環
　（j）二　環
　（k）CTP の前駆体

　9. 痛　風
　10. ピリミジン合成の第一段階
　11. プリン合成の行き先決定段階

7. **安全な通路**　基質チャネリングとは何か．酵素の効率にどのように影響するか．
8. **活性型リボースリン酸**　ペントースリン酸回路の酸化的段階を経てグルコースから PRPP が合成される反応の化学反応式を書け．
9. **ピリミジンの形成**　グルタミン，CO_2，アスパラギン酸からオロト酸を合成する反応の化学方程式を書け．
10. **供与体の同定**　つぎの化合物の生合成に使われる活性型反応物は何か．

　（a）ホスホリボシルアミン

(b) *N*-カルバモイルアスパラギン酸

(c) オロチジル酸（オロト酸からの）

(d) ホスホリボシルアントラニル酸

11. プリン生合成の阻害　　アミドホスホリボシルトランスフェラーゼは，抗生物質のアザセリン（*O*-ジアゾアセチル-L-セリン，グルタミン類似体）によって阻害される．

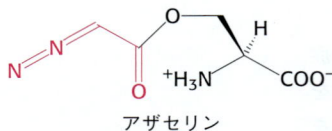

アザセリン

アザセリンを投与した細胞に蓄積するのはプリン生合成のどんな中間体か．

12. メチル化の代償　　セリンのグリシンへの変換と共役して起こる dUMP から TMP の合成反応の化学方程式を書け．

13. サルファ剤の働き　　細菌の増殖は，スルファニルアミドやこれに類似したサルファ剤によって阻害され，それに伴って 5-アミノイミダゾール-4-カルボキサミドリボヌクレオチドが蓄積する．そして，この阻害は *p*-アミノ安息香酸を加えることによって消失する．

H$_2$N—　　—SO$_2$NH$_2$

スルファニルアミド

スルファニルアミドによる阻害の機構を考えよ．

14. HAT 培地　　再利用経路によるヌクレオチド合成のできない変異細胞は，分子生物学や細胞生物学にとって非常に有効な道具である．細胞 A はチミジンをチミジル酸にリン酸化するチミジンキナーゼを欠き，細胞 B はヒポキサンチンホスホリボシルトランスフェラーゼを欠くものとする．

　(a) 細胞 A と細胞 B は，ヒポキサンチン，アミノプテリンやアメトプテリン（メトトレキセート），チミジンを含む HAT 培地（各頭文字から）では増殖しない．しかし，細胞 A と B を融合させてつくった細胞 C はこの培地でも増殖できる．なぜか．

　(b) 細胞 A に外来遺伝子を導入したいとする．外来 DNA をうまく取込んだ細胞と取込まなかった細胞とを見分ける簡単な方法を考えよ．

15. ビタミンの必要性　　ピリミジン合成における葉酸の役割は何か．発生過程において葉酸が欠乏するとどうなるか．

16. 平衡をもたらす　　ATP 合成と GTP 合成における相互基質関係とはどのようなものか．

17. 標識を探せ　　α 炭素を ^{13}C で標識したアミノ酸だけを与えて細胞を成長させたとする．シトシンとグアニンのどの原子が ^{13}C で標識されるかを示せ．

18. 地図が必要　　UTP から TTP を合成する経路を説明せよ．

19. 補助的治療　　アロプリノールは，急性白血病で抗がん剤治療を受けている患者に投与されることがある．アロプリノールを使うのはなぜか．

20. 動きの悪くなった酵素　　ジヒドロ葉酸レダクターゼの活性部位には Asp 27 があり，側鎖の 2 個の酸素原子が，葉酸のプテリジン環と水素結合を形成する．この位置が変化した 2 種類の変異体 Asn 27 と Ser 27 の研究でこの相互作用の重要性が明らかにされた．メトトレキセートの 25 ℃ での解離定数は，野生型では 0.07 nM，変異体 Asn 27 では 1.9 nM，Ser 27 では 210 nM である．これら 3 種類のタンパク質とメトトレキセートとの結合の標準ギブズエネルギーを

計算せよ．また，変異による結合エネルギーの減少はそれぞれどのくらいか．

21. 供給が必要　　がん細胞が特に TMP 合成の阻害剤に弱い理由を説明せよ．

22. 別のルート　　UMP シンターゼの酵素活性の一つが欠損すると，オロト酸尿症になる．この病気では，血中，尿中のオロト酸が増加し，巨赤芽球性貧血（未成熟で機能不全の大型の赤血球が特徴）と発達遅滞が起こる．この病気の治療法を考えよ．

23. 酵素欠損症の治療　　IMP 合成に必要な酵素が欠損した患者が見つかったとする．どのように治療すればよいか．

24. 標識された窒素　　[^{15}N]アスパラギン酸の存在下でプリン生合成を行わせ，新たに合成された GTP と ATP を単離する．二つのヌクレオチドのどの位置が標識されるか．

25. 炭素を追跡　　アミド基を ^{15}N で標識したグルタミンを加えた培地で組織培養を行う．その後 IMP を単離したところ，^{15}N が一部に含まれていることがわかった．IMP のどの原子が標識されるか．

26. 作用機構　　痛風に対するアロプリノール治療の生化学的基盤を説明せよ．

27. 阻害剤の修飾　　キサンチンオキシダーゼをアロプリノール処理すると，この酵素をきわめて強力に阻害する新しい化合物が形成される．どのような構造の化合物か考えよ．

28. ATP の足跡を計算　　CTP 1 分子を最初から合成するには，何分子の ATP が必要か．

29. 妨害　　つぎに示す生化学物質が欠乏している細菌株では，どのようなプリン合成中間体が蓄積するか．

　(a) アスパラギン酸

　(b) テトラヒドロ葉酸

　(c) グリシン

　(d) グルタミン

機構の問題

30. 同じようで違う　　ホスホリボシルアミンをグリシンアミドリボヌクレオチドに変換する反応と，キサンチル酸をグアニル酸に変換する反応の機構を書け．

31. 環を閉じる　　5-ホルムアミドイミダゾール-4-カルボキサミドリボヌクレオチドがイノシン酸に変換される機構を考えよ．

章のまとめの問題

32. 好みはさまざま　　ヒトには 2 種類の異なるカルバモイルリン酸シンターゼがある．一方はグルタミンを，もう一方はアンモニアを基質にする．これら二つの酵素の機能は何か．

33. 惜しみない供与体　　PRPP が利用されるおもな生合成反応をあげよ．

34. どんなところにも　　ヌクレオチドは細胞内でさまざまな役割を担っている．つぎのような仕事，場面に関わるヌクレオチドの例をあげよ．

　(a) セカンドメッセンジャー

　(b) リン酸基転移

　(c) 炭水化物の活性化

　(d) アセチル基の活性化

　(e) 電子伝達

　(f) DNA 塩基配列決定

　(g) 化学療法

　(h) アロステリックエフェクター

35. 悪性貧血　　ビタミン B$_{12}$ 欠乏症ではプリン生合成が阻害され

る．なぜか．また，ビタミン B₁₂ 欠乏症によって脂肪酸代謝とアミノ酸代謝はどのような影響を受けるか．

36. 葉酸欠乏　葉酸欠乏のヒトでは，最も影響が出るのはどのような細胞だろうか．症状として，下痢や貧血も起こりうることを参考にせよ．

37. 高尿酸血症　グルコース-6-ホスファターゼ欠損症の患者の多くは，血清中の尿酸塩濃度が高い．健常者でも，アルコール摂取や激しい運動で高尿酸血症になることがある．これらの知見を説明する共通の機構を述べよ．

38. 標識された炭素　¹⁴C で均一に標識したコハク酸を，さかんにピリミジン生合成を行っている細胞に加える．コハク酸から炭素原子がピリミジンに取込まれる機構を述べよ．ピリミジンのどの位置が標識されるか．

39. ここでは何か奇妙なことが起こっている　細胞に，つぎに示すように炭素 2 を ¹⁴C で標識した（C で示す）グルコースを加えて加温する．後にウラシルを単離すると，炭素 4 と炭素 6 に ¹⁴C がみられた．この標識パターンが生じる理由を説明せよ．

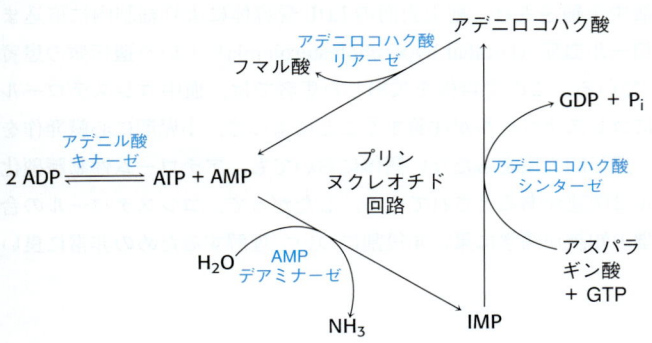

40. 副作用　アザチオプリンは腎移植の際に使われる免疫抑制剤である．生体内で代謝されるとヒポキサンチン類似体である 6-メルカプトプリンになり，さらに変換されて活性型である 6-メルカプトプリンリボース一リン酸になる．この 6-メルカプトプリンリボース一リン酸はプリンの de novo 合成も阻害し，尿酸の血中濃度，尿中濃度を低下させる．しかし，レッシュ・ナイハン症候群患者に投与しても尿酸濃度に変化はみられない．その理由を説明せよ．

41. 運動中の筋肉　筋肉組織では，収縮に使う ATP 生成を容易にするために，興味深い反応が起こる．筋肉の収縮の際には，ATP が ADP に変換される．アデニル酸キナーゼは 2 分子の ADP を 1 分子の ATP と 1 分子の AMP に変える．

（a）収縮中の筋肉にとって，この反応はなぜ有益なのか．

（b）アデニル酸キナーゼの平衡が 1 にほぼ等しいのはなぜか．

筋肉はプリンヌクレオチド回路を使って AMP を代謝できる．この回路の第一段階は AMP デアミナーゼが触媒する AMP から IMP への変換である．

（c）AMP の脱アミノ反応が筋肉での ATP 生成を容易にするのはなぜか．

（d）プリンヌクレオチド回路は，ATP の好気的生成をどのように助けるか．

42. 共通の段階　アスパラギン酸からアミノ基を転移してアミノ化物とフマル酸を形成する三つの反応を書け．

43. ペットのアヒル　可愛がっているアヒルが痛風にかかっている疑いがある．薬としてアロプリノール入りの餌を与える前に，もう一度よく考える必要がある．どうしてか．

データ解釈の問題

44. 欠損にもいろいろある　レッシュ・ナイハン症候群患者の HGPRT 欠損がどのようなものかを詳しく知るために，二人の患者と健常者から細胞株を樹立した（患者由来の株は LND1 と LND2）．第 3 章で説明した方法を使って，これらの細胞株から HGPRT を精製した．この 3 種類の精製酵素の速度論的性質を比較した結果を，図 A に示す．いずれの場合も，分析には同量の精製酵素を使った．

（a）図に示した結果を説明せよ．

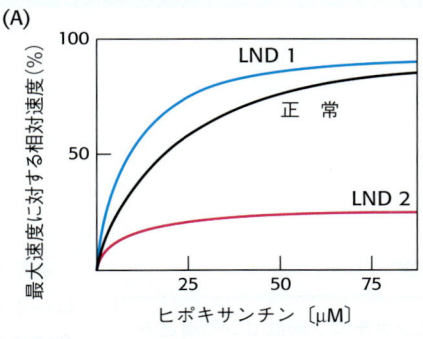

（b）見かけ上正常な酵素であっても，レッシュ・ナイハン症候群を発症する理由はどう考えられるか．

（c）LND1 酵素は不安定なのかを確かめるため，HGPRT の安定性を調べた．等量の正常酵素，LND1 酵素を基質や産物のない状態で 37℃ に加温した．時間の経過に応じて酵素を少しずつ取り，活性を調べた結果を図 B に示す．この結果を説明せよ．

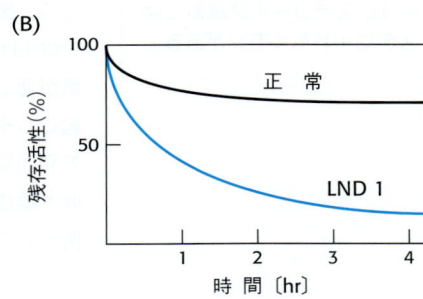

26

膜脂質とステロイドの生合成

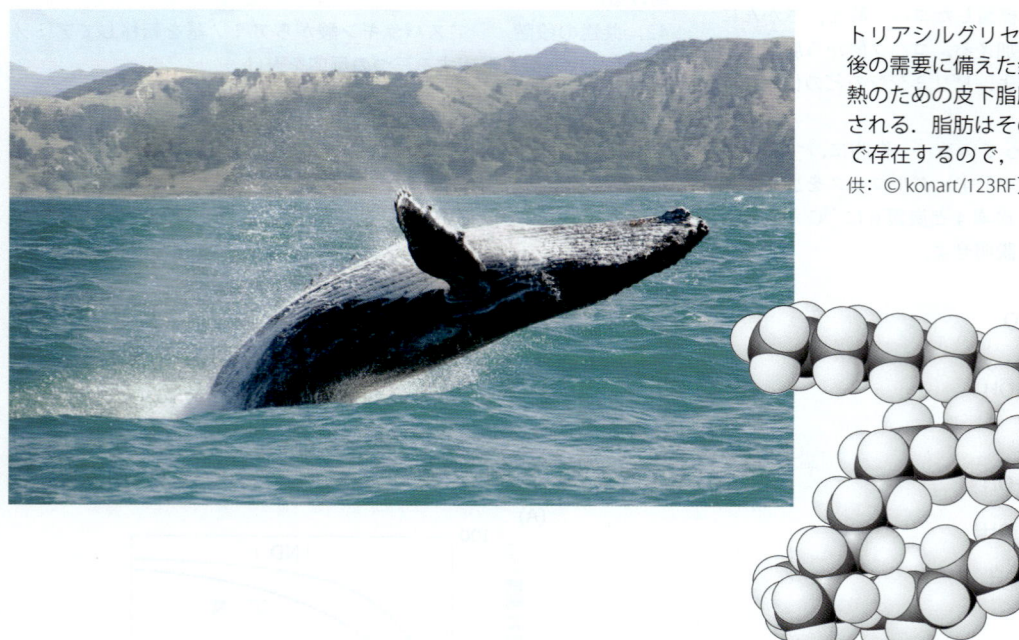

トリアシルグリセロール分子（下図）のような脂肪は，後の需要に備えた余剰エネルギーの貯蔵や，クジラの断熱のための皮下脂肪のような他の目的のために広く利用される．脂肪はその性質上，ほとんど水と隔絶した状態で存在するので，上記の目的によく適している〔写真提供: © konart/123RF〕．

本章では，生体膜の三つの重要な構成成分であるリン脂質，スフィンゴ脂質，コレステロールの生合成について述べる（第 12 章）．トリアシルグリセロールの生合成もリン脂質合成の合成経路と重複するので本章で扱う．コレステロールは膜構成成分としても多くのシグナル分子，たとえばステロイドホルモンであるプロゲステロン，テストステロン，エストロゲン，コルチゾールなどの前駆体としても興味ある物質である．

コレステロールの輸送と取込みは，代謝産物やシグナル分子の細胞への取込みについてこれまで繰返しみてきた機構の非常に良い例である．コレステロールは低密度リポタンパク質（LDL）によって血液中を輸送され，細胞表面の LDL 受容体により細胞内に取込まれる．**家族性高コレステロール血症**（familial hypercholesterolemia）という遺伝病の患者では LDL 受容体が欠損している．この受容体を欠損した患者では，血中コレステロール値が著しく上昇し，血管にコレステロールが沈着することによって，小児期に心臓発作を起こしやすくなる．実際，遺伝的欠損をもたない個体においても，アテローム性動脈硬化の発症に，コレステロールは関連があるとされている．したがって，コレステロールの合成と輸送の調節は，生化学の知識が医学に果たす役割について理解するための非常に良い例といえる．

26・1 ホスファチジン酸はリン脂質とトリアシルグリセロール合成の共通の中間体である

図 26・1 に示すように，脂質の合成には糖新生と脂肪酸代謝の調和が必要である．生体膜に組込まれるリン脂質と，エネルギー貯蔵体であるトリアシルグリセロールの合成に共

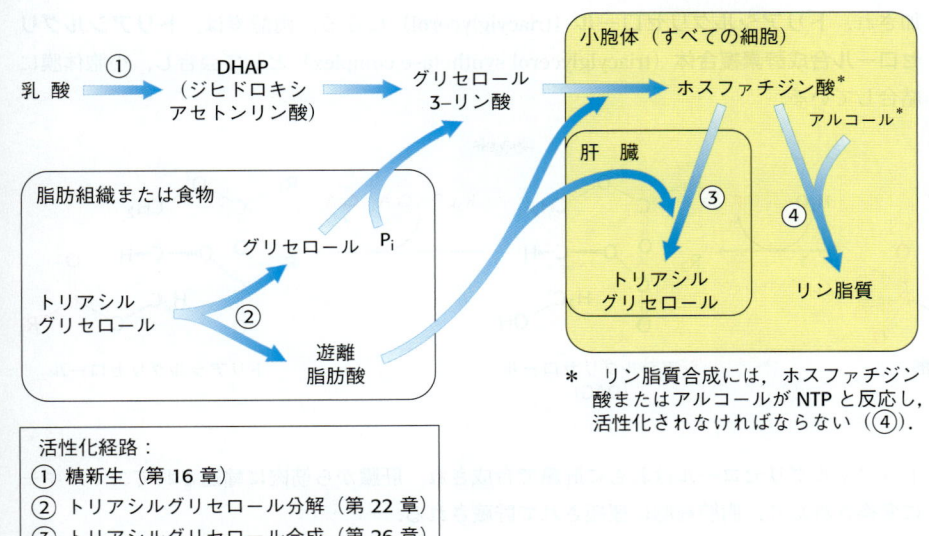

図 26・1　代謝の統合：トリアシルグリセロールとリン脂質合成のための中間体の供給源．ホスファチジン酸は糖新生や脂肪酸からつくられるジヒドロキシアセトンリン酸（DHAP）から合成され，さらにトリアシルグリセロールやリン脂質の合成に用いられる．リン脂質や他の膜脂質は，すべての細胞で常に合成されている．

通の過程は，**ホスファチジン酸**（phosphatidate, ジアシルグリセロール 3-リン酸）の合成である．哺乳類の細胞では，ホスファチジン酸は小胞体とミトコンドリア外膜において合成される．合成経路は**グリセロール 3-リン酸**（glycerol 3-phosphate）から始まる．グリセロール 3-リン酸はおもに，糖新生経路で合成される<u>ジヒドロキシアセトンリン酸</u>（DHAP, dihydroxyacetone phosphate）の還元により供給されるが，一部はグリセロールがリン酸化されて生じる．グリセロール 3-リン酸に二つの脂肪酸が付加されてホスファチジン酸になる．最初に，アシル CoA から脂肪酸鎖を受け取って**リゾホスファチジン酸**（lysophosphatidate）になり，さらにもう一度アシル CoA から脂肪酸を受け取ってホスファチジン酸となる．

これらのアシル化は**グリセロール-3-リン酸 1-*O*-アシルトランスフェラーゼ**（glycerol-3-phosphate 1-*O*-acyltransferase）によって触媒される．ほとんどのホスファチジン酸では，C-1 原子に結合する脂肪酸アシル鎖は飽和しており，C-2 原子に結合するのは不飽和である．ホスファチジン酸は，**ジアシルグリセロールキナーゼ**（diacylglycerol kinase）の作用により**ジアシルグリセロール**（diacylglycerol, DAG）からも合成される．これは要するに再利用経路である．

$$\text{ジアシルグリセロール} + \text{ATP} \longrightarrow \text{ホスファチジン酸} + \text{ADP}$$

このホスファチジン酸のところで，リン脂質とトリアシルグリセロールの合成経路が分岐する．トリアシルグリセロールの生合成では，脂質合成制御の鍵となる酵素である**ホスファチジン酸ホスファターゼ**（phosphatidate phosphatase）による加水分解で，ジアシルグリセロールが生じる．この中間体は**ジアシルグリセロール *O*-アシルトランスフェラーゼ**（diacylglycerol *O*-acyltransferase）が触媒する反応によって三つ目の脂肪酸が付

加され，**トリアシルグリセロール**（triacylglycerol）になる．両酵素は，**トリアシルグリセロール合成酵素複合体**（triacylglycerol synthetase complex）として会合し，小胞体膜に結合している．

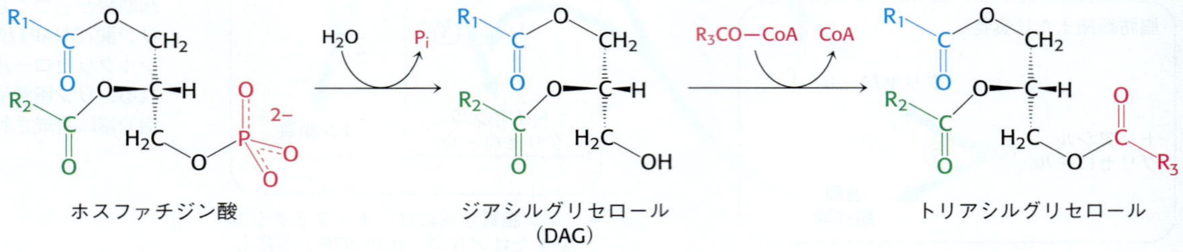

ホスファチジン酸 → ジアシルグリセロール（DAG） → トリアシルグリセロール

トリアシルグリセロールはおもに肝臓で合成され，肝臓から筋肉に輸送されてエネルギーに変換されたり，脂肪細胞に運搬されて貯蔵される．

リン脂質の合成には活性型中間体が必要である

　膜脂質合成はひき続き小胞体とゴルジ体で行われる．**リン脂質**（phospholipid）合成には何らかのアルコールがジアシルグリセロールと結合する必要がある．ほとんどの同化反応でみられるように，このうちどちらか一方が活性化されなければならない．この反応の場合，アルコールとジアシルグリセロールのどちらが活性化されるかは反応物の起源によって決まる．

　一部のリン脂質の合成は，ホスファチジン酸がシチジン三リン酸（CTP）と反応して活性型ジアシルグリセロールである**シチジンジホスホジアシルグリセロール**（cytidine diphosphodiacylglycerol）〔**CDP ジアシルグリセロール**（CDPdiacylglycerol）〕が形成されることから始まる．この反応は，多くの生合成の場合と同様に，ピロリン酸の加水分解によって進められる．

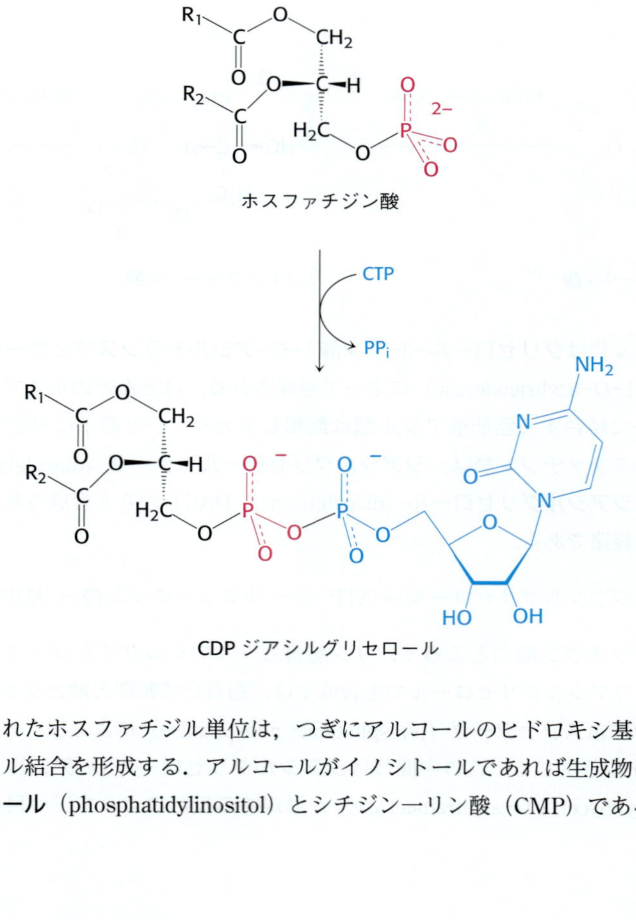

ホスファチジン酸

CDP ジアシルグリセロール

この活性化されたホスファチジル単位は，つぎにアルコールのヒドロキシ基と反応してリン酸ジエステル結合を形成する．アルコールがイノシトールであれば生成物は**ホスファチジルイノシトール**（phosphatidylinositol）とシチジン一リン酸（CMP）である．

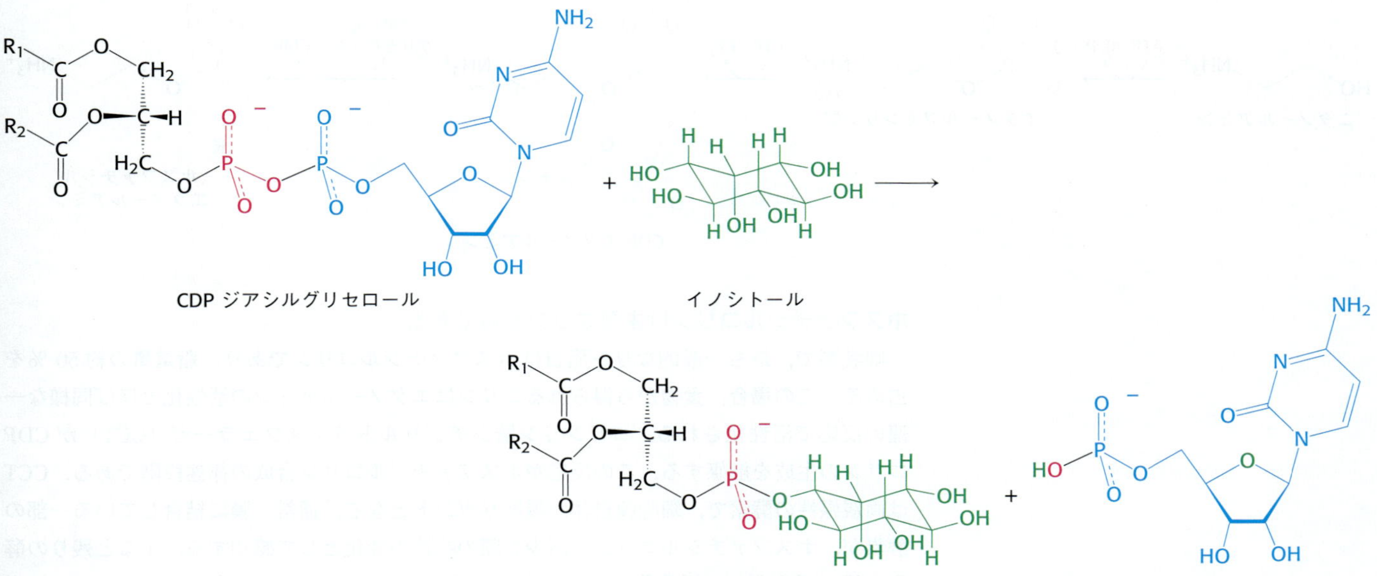

CDP ジアシルグリセロール　　　　　　イノシトール

ホスファチジルイノシトール　　　　　　CMP

続いて特異的なキナーゼにより触媒されるリン酸化反応により，**ホスファチジルイノシトール 4,5-ビスリン酸**（phosphatidylinositol 4,5-bisphosphate）が合成される．これはジアシルグリセロールとイノシトール 1,4,5-トリスリン酸（§14・2）という二つの細胞内シグナル分子の前駆体である．アルコールがホスファチジルグリセロールであると，生成物は**ジホスファチジルグリセロール**（diphosphatidylglycerol）〔**カルジオリピン**（cardiolipin）〕と CMP である．真核細胞においてカルジオリピンはミトコンドリアで合成され，ミトコンドリア内膜のみに局在して酸化的リン酸化に関与する一連のタンパク質の組織化に重要な働きをしている．たとえばカルジオリピンはシトクロム *c* オキシダーゼの完全な活性の発現に必要である（§18・3）．

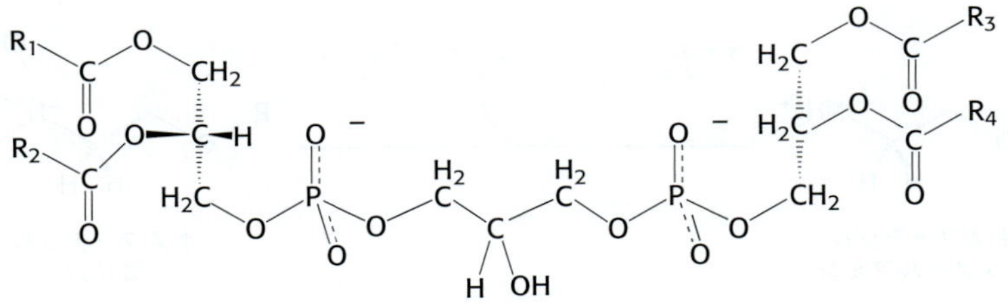

ジホスファチジルグリセロール（カルジオリピン）

　リン脂質内の脂肪酸成分はさまざまなので，カルジオリピンに限らずほとんどのリン脂質は単一分子種ではなく一連の分子の集まりである．よって，哺乳類の細胞一つには数千種類の異なったリン脂質が含まれていることもある．ただホスファチジルイノシトールは例外で，ほとんど決まった脂肪酸からなる．すなわち通常 C-1 部位はステアリン酸，C-2 部位はアラキドン酸が占めている*.

活性化アルコールからもリン脂質が合成される

　細胞膜内層の主要なリン脂質であるホスファチジルエタノールアミンはアルコールであるエタノールアミンから合成される．この場合，アルコールであるエタノールアミンは ATP を使ってリン酸化され，前駆体である**エタノールアミンリン酸**（ethanolamine phosphate）〔**ホスホリルエタノールアミン**（phosphorylethanolamine）〕となる．この前駆体はさらに CTP と反応して活性化したアルコールである **CDP エタノールアミン**（CDP ethanolamine）となる．CDP エタノールアミンのエタノールアミンリン酸単位はジアシルグリセロールに転移され，**ホスファチジルエタノールアミン**（phosphatidylethanolamine）が生成する．

*　訳注: リン脂質の脂肪酸の組成により膜の機能は変化する．ホスファチジルイノシトールについてもさまざまな脂肪酸が結合し，独自の作用をもつことが，日本人の研究者グループにより明らかになってきている．

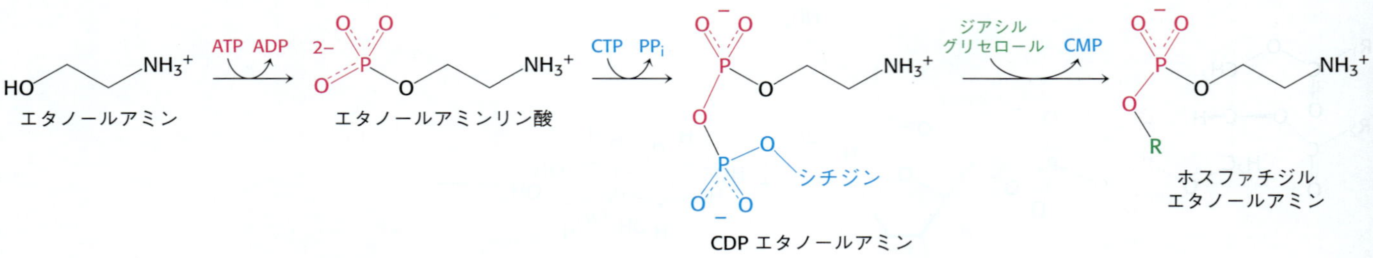

ホスファチジルコリンは主要なリン脂質である

　哺乳類で，最も一般的なリン脂質はホスファチジルコリンであり，脂重量の約50％を占める．この場合，食物から得られるコリンはエタノールアミンの活性化とほぼ同様な一連の反応で活性化される．コリンリン酸シチジリルトランスフェラーゼ（CCT）がCDPコリンの生成を触媒する．この反応がホスファチジルコリン合成の律速段階である．CCTは両親媒性の酵素で，細胞膜自体が調節リガンドとなる．通常，膜に結合している一部の酵素が，ホスファチジルコリンの減少を膜の物性の変化として感知する．すると残りの酵素も膜に挿入され，活性化される．実際，活性化によってk_{cat}/K_M値（§8・4）は3桁増加し，ホスファチジルコリンレベルは回復する．

　がん細胞がいかにして脂肪合成を亢進させ，膜合成に必要な脂肪酸を産生しているかを§22・4で検証した．ある種のがんではCCTが特に活性化されており，必要なホスファチジルコリンを産生していることがわかってきている．

　ホスファチジルコリンの重要性はつぎのことからもわかる．肝臓には**ホスファチジルエタノールアミン N-メチルトランスフェラーゼ**（phosphatidylethanolamine N-methyltransferase）が含まれており，食物由来のコリンが不十分な場合，ホスファチジルエタノールアミンからホスファチジルコリンを合成する．ホスファチジルエタノールアミンのアミノ基が3回メチル化され**ホスファチジルコリン**（phosphatidylcholine）が形成される．***S*-アデノシルメチオニン**（*S*-adenosylmethionine）がメチル基供与体である（§24・2）．

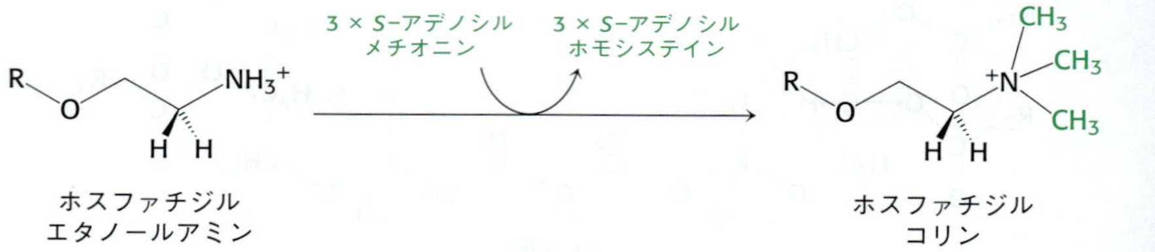

　このように哺乳類ではホスファチジルコリンは二つの独立した経路で合成されうるので，一方の経路の成分の供給が制限されても合成は保証される．

コリン過剰と心疾患との関連

　コリンはサプリメント食品として一般的で，肝機能や神経機能を高めると信じている人もいる．サプリメントによるコリン摂取の有効性は実証されていないが，コリンの過剰摂取の危険性は明らかになってきている．過剰なコリンは腸内細菌によってトリメチルアミン（TMA）に変換される．TMAは腐った魚のような臭いのするガスである．吸収されたTMAは肝臓でトリメチルアミン-N-オキシド（TMAO）に変換される．TMAOはマクロファージによるコレステロールの取込みを刺激し，結果として粥状硬化を来す（p. 738）．ホスファチジルコリンを多く含む赤身肉や乳製品からもTMAOが産生されうる．

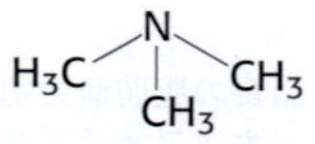

トリメチルアミン

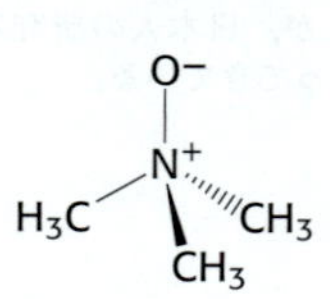

トリメチルアミン-N-オキシド

塩基交換反応によってもリン脂質が合成される

　哺乳類ではホスファチジルセリンはリン脂質の約10％を占める．このリン脂質はホスファチジルコリンまたはホスファチジルエタノールアミンとセリンとの塩基置換反応で合

成される．この反応ではセリンはコリンまたはエタノールアミンと置き換わる．

ホスファチジルコリン ＋ セリン ⟶ コリン＋ホスファチジルセリン

ホスファチジルエタノールアミン ＋ セリン

⟶ エタノールアミン ＋ ホスファチジルセリン

　ホスファチジルセリンは通常，生体膜の脂質二重層の内層に存在するが，アポトーシスの際には外層に移動する（§18・6）．外層に露出したホスファチジルセリンは，食細胞を呼び寄せ，アポトーシス完了後の細胞の残骸を貪食させる．ホスファチジルセリンは ATP 結合領域（ABC）トランスロカーゼ（§13・2）によって，脂質二重層の一層から別の層へ移動する．

　シチジンヌクレオチドは，このホスホグリセリドの合成の際に，ちょうどグリコーゲン合成の際のウリジンヌクレオチドと同じ役割を果たしていることに注目してほしい（§21・4）．これらの生合成のすべてで，活性型中間体（UDP グルコース，CDP ジアシルグリセロール，CDP アルコール）はリン酸化された基質（グルコース 1-リン酸，ホスファチジン酸，ホスホリルアルコール）とヌクレオシド三リン酸（UTP または CTP）から生成する．活性型中間体はさらにヒドロキシ基（グリコーゲンの末端，アルコール，ジアシルグリセロール）と反応する．

スフィンゴ脂質はセラミドから合成される

　話をグリセロールを骨格とするリン脂質から別のタイプの膜脂質である**スフィンゴ脂質**（sphingolipid）に移す．この脂質はすべての真核細胞の細胞膜にみられるが，特に中枢神経系の細胞に高濃度に存在する．スフィンゴ脂質の骨格はグリセロールではなく**スフィンゴシン**（sphingosine）である．パルミトイル CoA とセリンが縮合して 3-デヒドロスフィンガニンとなる．セリン C-パルミトイルトランスフェラーゼが触媒するこの反応は，この経路の律速段階で，ピリドキサールリン酸を必要とする．これもまた，アミノ酸が関わる転移反応におけるこの補因子の重要性を示すものである．3-デヒドロスフィンガニンはジヒドロスフィンゴシン（スフィンガニン）に還元され，ついで**セラミド**（ceramide）となる．セラミドはスフィンゴシン骨格のアミノ基に脂肪酸が一つ結合した脂質である（図 26・2）．

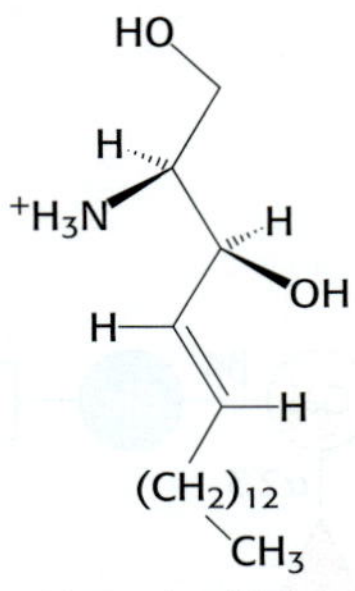

　すべてのスフィンゴ脂質で，セラミドのアミノ基はアシル化されている．末端ヒドロキ

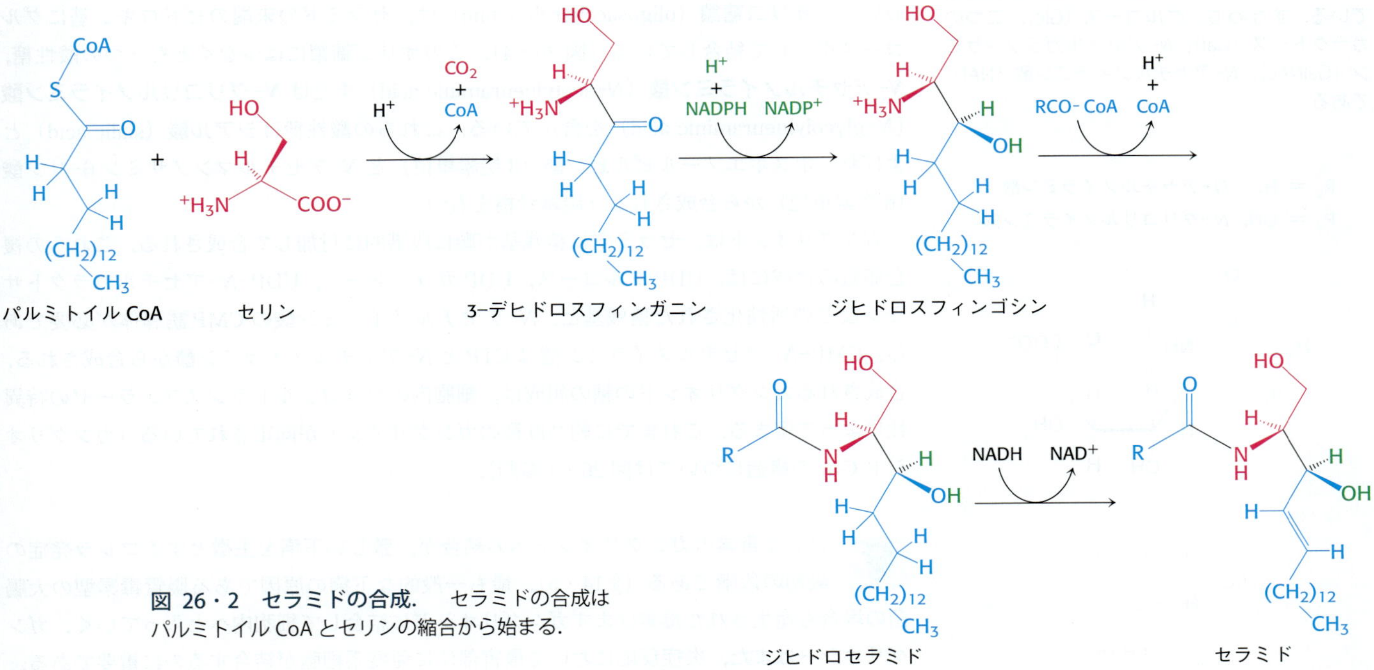

スフィンゴシン

パルミトイル CoA　　　セリン　　　3-デヒドロスフィンガニン　　　ジヒドロスフィンゴシン

図 26・2　セラミドの合成.　セラミドの合成はパルミトイル CoA とセリンの縮合から始まる.

ジヒドロセラミド　　　セラミド

図 26・3　スフィンゴ脂質の合成.
セラミドはスフィンゴミエリンとガン
グリオシド生成の出発点である.

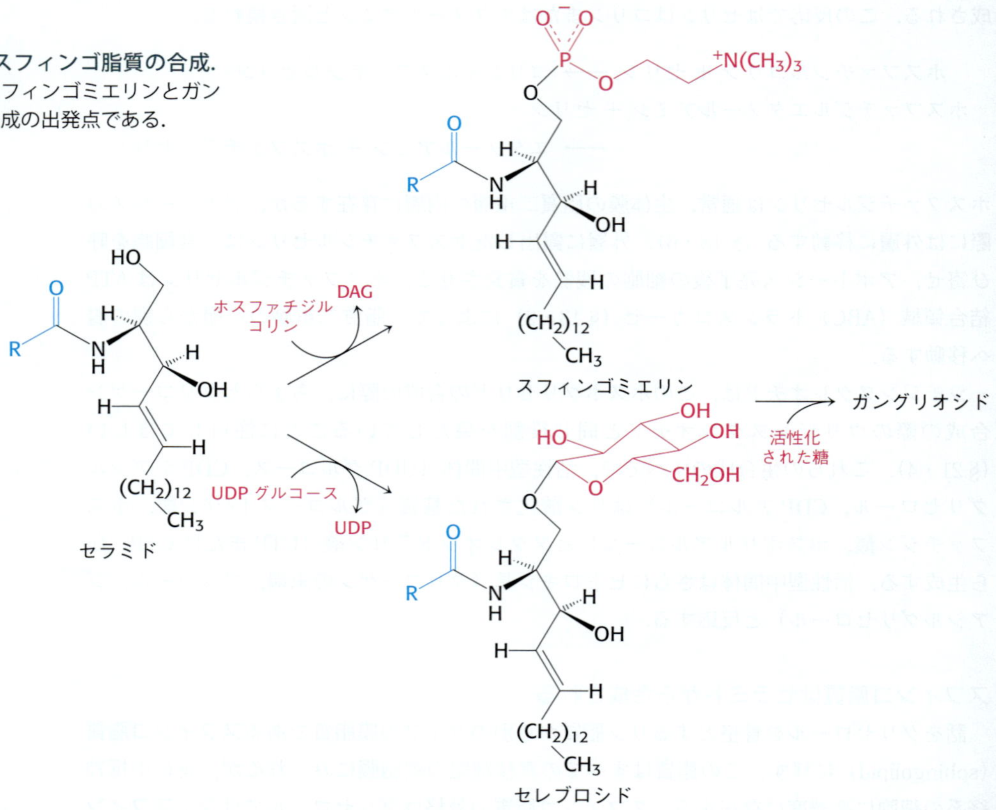

スフィンゴミエリン

セラミド

セレブロシド

ガングリオシド

ホスファチジル
コリン

DAG

UDP グルコース

UDP

活性化
された糖

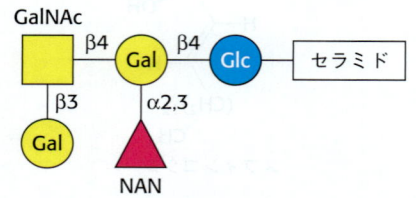

図 26・4　ガングリオシド G_{M1}.　ガングリ
オシド G_{M1} はセラミドに五つの単糖類が結合し
ている. すなわち, グルコース (Glc), 二つの
ガラクトース (Gal), N–アセチルガラクトサミ
ン (GalNAc), N–アセチルノイラミン酸 (NAN)
である.

R_2 = H,　N–アセチルノイラミン酸
R_2 = OH,　N–グリコリルノイラミン酸

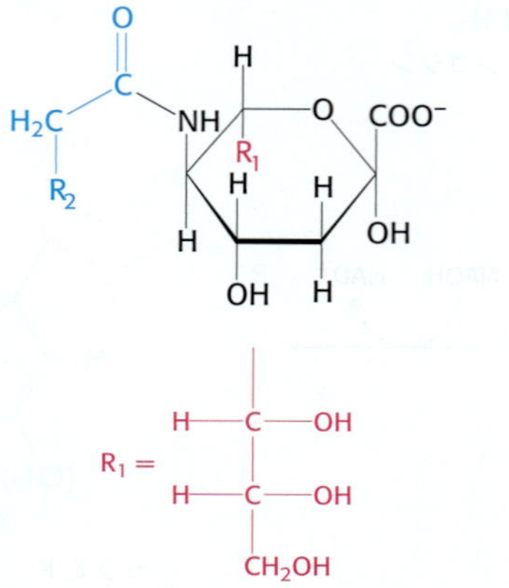

シ基も置換されている (図 26・3). たとえば, 多くの神経繊維を覆うミエリン鞘を構成
するスフィンゴミエリン (sphingomyelin) では, ホスファチジルコリン由来のコリンリ
ン酸と置換されている. またセレブロシド (cerebroside) では, グルコースまたはガラク
トースで置換されており, UDP グルコースまたは UDP ガラクトースが糖供与体である.

ガングリオシドは糖質に富むスフィンゴ脂質で酸性糖を含む

　ガングリオシドは最も複雑なスフィンゴ脂質である. ガングリオシド (ganglioside) に
おいて, オリゴ糖鎖 (oligosaccharide chain) は, セラミドの末端のヒドロキシ基にグル
コースを介して結合している (図 26・4). このオリゴ糖鎖には少なくとも一つの酸性糖,
N–アセチルノイラミン酸 (N–acetylneuraminic acid) または N–グリコリルノイラミン酸
(N–glycolylneuraminic acid) を含んでいる. これらの酸性糖はシアル酸 (sialic acid) と
よばれ, ホスホエノールピルビン酸 (3 炭素単位) と N–アセチルマンノサミン 6–リン酸
(6 炭素単位) から合成される 9 炭素骨格をもつ.

　ガングリオシドは, セラミドに糖残基が順に段階的に付加して合成される. これらの複
合脂質の合成には, UDP グルコース, UDP ガラクトース, UDP–N–アセチルガラクトサ
ミンなどの活性化された糖残基と, N–アセチルノイラミン酸の CMP 誘導体が必要であ
る. CMP–N–アセチルノイラミン酸は CTP と N–アセチルノイラミン酸から合成される.
合成されるガングリオシドの糖の組成は, 細胞内のグリコシルトランスフェラーゼの特異
性によって定まる. これまでに約 200 種のガングリオシドが同定されている (ガングリオ
シド G_{M1} の構造については図 26・4 参照).

　コレラ毒素のガングリオシドへの結合が, 激しい下痢を主徴とするコレラ発症の
最初の段階である (§ 14・5). 最も一般的な下痢の原因である腸管毒素型の大腸
菌の場合も産生された毒素はまずガングリオシドに結合して細胞内へと入っていく. ガン
グリオシドはまた, 炎症反応において傷害部位に免疫系細胞が結合するのに重要である.

スフィンゴ脂質は脂質の構造と機能を多様化させる

　スフィンゴ脂質の構造とより豊富に存在するグリセロリン脂質の構造とは非常によく似ている（図12・8）．構造的に両者がよく似ているのなら，スフィンゴ脂質の存在理由は一体何であろうか．接頭語の"スフィンゴ"は，この役割のはっきりしない一群の脂質の"スフィンクスのような"性質をとらえるのに使われたのである．スフィンゴ脂質の明確な役割はまだ確立されていないが，その機能の謎の解明は進んでいる．第12章で学んだように，スフィンゴ脂質は脂質ラフトの重要な構成要素である．脂質ラフトは細胞膜上の高度に組織化された領域で，情報伝達に重要な役割を果たしている．スフィンゴシン，スフィンゴシン 1-リン酸，ならびにセラミドはセカンドメッセンジャーとして機能し，細胞増殖，細胞分化，細胞死を制御している．たとえば，すぐ後で述べるようにスフィンゴ脂質由来のセラミドはある種の細胞にプログラム細胞死をひき起こす．また 2 型糖尿病（第 27 章）の発現にも関与していると考えられている．

呼吸窮迫症候群とテイ・サックス病は脂質代謝の異常に起因する

　呼吸窮迫症候群（respiratory distress syndrome）は，ジパルミトイルホスファチジルコリンの生合成系の障害に基づく病的状態である．このリン脂質は特異的なタンパク質と他のリン脂質とともに肺胞を取囲む細胞外液に存在しその表面張力を減少させ，呼吸の呼気相の最後に肺が虚脱するのを防いでいる．未熟児では肺が未成熟のためジパルミトイルホスファチジルコリンが十分合成されず，呼吸窮迫症候群になりやすい．

　テイ・サックス病（Tay-Sachs disease）は脂質分解の異常，すなわちガングリオシドの分解ができないことに起因する．ガングリオシドは神経系，特に灰白質に最も高濃度に存在し，そこでは脂質の 6% を占めている．ガングリオシドは通常リソソーム内部で分解され，末端の糖がつぎつぎに除去されるが，テイ・サックス病ではこの分解が起こらない．その結果，ニューロンは脂質で充満したリソソームのために著しく膨張する（図 26・5）．患児は 1 歳以前に衰弱と精神運動の発育遅延がみられる．そして 2 歳までに認知症となり失明し，多くは 3 歳までに死亡する．

　テイ・サックス病の幼児の脳のガングリオシド含量は大きく上昇している．ガングリオシド G_{M2} の末端の N-アセチルガラクトサミン残基の除去が非常に遅いかまったく行われないために，ガングリオシド G_{M2} の濃度が正常の何倍にもなっている．欠損している，あるいは欠陥のある酵素は β-N-アセチルヘキソサミニダーゼ（β-N-acetylhexosaminidase）である．

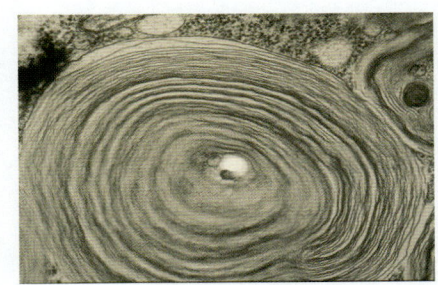

図 26・5　脂質を含むリソソーム．　脂質で満たされたリソソームの電子顕微鏡写真．未消化の脂質の層が玉ねぎの断面のように見えることから，このようなリソソームは"玉ねぎの皮"様と表現されることがある〔写真: Graphics & Photography Service/Custom Medical Stock Photo. All rights reserved〕．

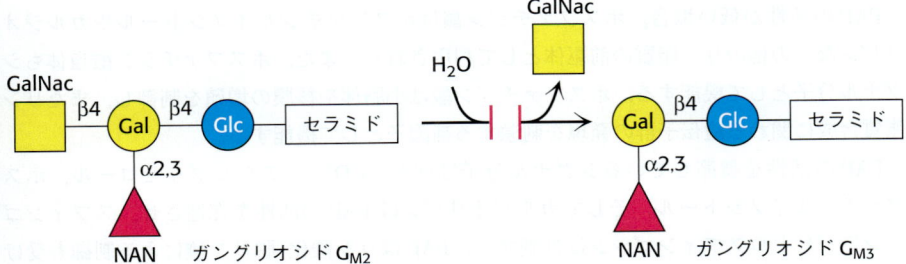

　テイ・サックス病は胎児の発達中に診断することができる．胎盤の絨毛細胞（絨毛採取）あるいは羊水中の細胞（羊水穿刺）を用いて異常な遺伝子を検出することができる．テイ・サックス病は中東部ヨーロッパ由来のユダヤ人に特に多かった．1970 年代に簡単な血液検査で保因者を見つけられるようになり，遺伝子検査プログラムが始められたおかげで，この病気はほとんどみられなくなった．

セラミド代謝は腫瘍の増殖を促進する

　セラミドはスフィンゴミエリン，セレブロシド，ガングリオシドの前駆体である．セラミド自身は細胞のプログラム死やアポトーシスを誘導する（§18・6）．がん細胞は膜を合成するためにすべての種類の脂質を必要としていることを思い出そう（p.

722 ならびに §22・4）．がん細胞はどのようにしてセラミドによる細胞死を免れているのだろうか．どうやらがん細胞はアポトーシスシグナルを細胞分裂シグナルに変えてしまっているようである．**セラミダーゼ**（ceramidase）はセラミドのアミノ基から脂肪酸を外しスフィンゴシンを生じる．スフィンゴシンはスフィンゴシンキナーゼの働きによってスフィンゴシン 1-リン酸に変換されるが，スフィンゴシン 1-リン酸は細胞分裂を刺激する．

セラミド　　　　　　　　　　　スフィンゴシン　　　　　　　　スフィンゴシン 1-リン酸

このようにしてがん細胞は，致死的なシグナルとなりうる分子を，腫瘍の増殖を促す分子に変換しているのである．化学療法剤として使えるセラミダーゼの阻害剤は現在，開発中である．

ホスファチジン酸ホスファターゼは脂質代謝を制御する鍵となる酵素である

　脂質合成の詳細はまだ解明されていないが，**ホスファチジン酸ホスファターゼ**（phosphatidate phosphatase, PAP）が，ジアシルグリセロールキナーゼと協調して脂質合成を制御しているらしいことがわかってきた．哺乳類ではリピン 1 とよばれる PAP は，リン脂質との比によって合成するトリアシルグリセロールの量を調節し，また合成するリン脂質の種類を制御する（図 26・6）．たとえば PAP の活性が高い場合，ホスファチジン酸は脱リン酸されてジアシルグリセロールが産生される．ジアシルグリセロールはしかるべき活性型アルコールと反応してホスファチジルエタノールアミン，ホスファチジルセリン，ホスファチジルコリンとなる．ジアシルグリセロールはトリアシルグリセロールに変換される場合もある．トリアシルグリセロール産生は脂肪酸の緩衝剤として機能し，情報伝達を行うジアシルグリセロールやスフィンゴ脂質の量を調節するのに役立っていると思われる．

　PAP の活性が低い場合，ホスファチジン酸はホスファチジルイノシトールやカルジオリピンなどの他のリン脂質の前駆体として利用される．また，ホスファチジン酸自体もシグナル分子として機能する．ホスファチジン酸は小胞体や核膜の増殖を制御し，またリン脂質合成に関わる遺伝子群の発現を刺激する補因子として機能する．

　PAP の活性を調節しているシグナル分子は何か．CDP-ジアシルグリセロール，ホスファチジルイノシトール，そしてカルジオリピンは PAP の活性を亢進させ，スフィンゴシンやジヒドロスフィンゴシンは抑制する．PAP はリン酸化・脱リン酸による制御も受け

図 26・6　脂質合成の調節．　ホスファチジン酸ホスファターゼは脂質合成の主要な調節酵素である．PAP 酵素は活性時にジアシルグリセロールを生じ，それが活性型アルコールと反応してリン脂質を生じるか，あるいは脂肪酸のアシル CoA と反応してトリアシルグリセロールを生じる．PAP が不活性な場合，ホスファチジン酸は別のリン脂質の合成に向けて CMP-DAG に変換される．PAP はここでも DAG とホスファチジン酸（ともにセカンドメッセンジャーとして働く）の量を調節する．

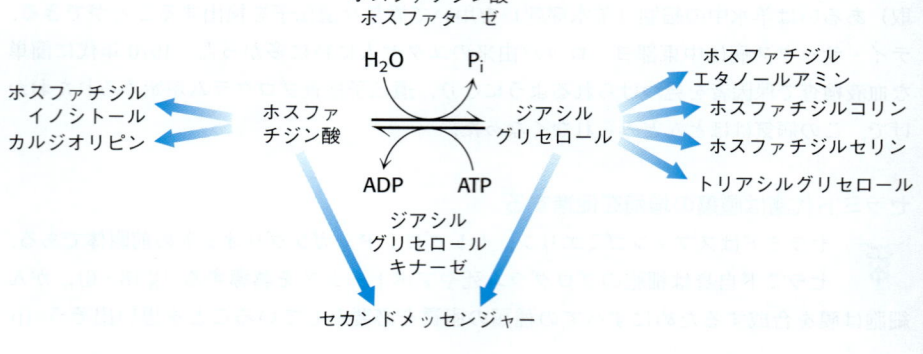

る．リン酸化状態では PAP は細胞質に存在し，脱リン酸状態では基質であるホスファチジン酸が存在する小胞体膜に結合することがわかっているが，詳細は研究中である．

マウスでの実験から，脂肪酸合成の調節における PAP の重要性が明らかになった．PAP の機能が失われると，正常な脂肪組織の形成が阻害され，脂肪異栄養症（重度の体脂肪減少）とインスリン抵抗性の発現に至る．逆に PAP 活性の過剰では肥満になる．リン脂質合成制御の解明は興味深い研究分野で，この先も活発に研究されるであろう．

26・2　コレステロールはアセチル CoA から 3 段階で合成される

つぎに基本的な脂質である**コレステロール**（cholesterol）の合成に話を移す．コレステロールは動物の細胞膜の流動性を調節し（§12・5），プロゲステロン，テストステロン，エストラジオール，コルチゾールのようなステロイドホルモンの前駆体でもある．コレステロールの 27 個の炭素原子はすべて，アセチル CoA からつぎに示す 3 段階を経て合成される（図 26・7）.

1. 第一段階ではイソペンテニル二リン酸が合成される．これは活性型イソプレン単位であり，コレステロール合成の重要な材料である．
2. 第二段階では，6 分子のイソペンテニル二リン酸が縮合してスクアレンを形成する．
3. 第三段階では，スクアレンは環化し，四つの環状構造からなる生成物はその後コレステロールに変換される．

第一段階は細胞質で行われるが，その後は，小胞体での反応である．

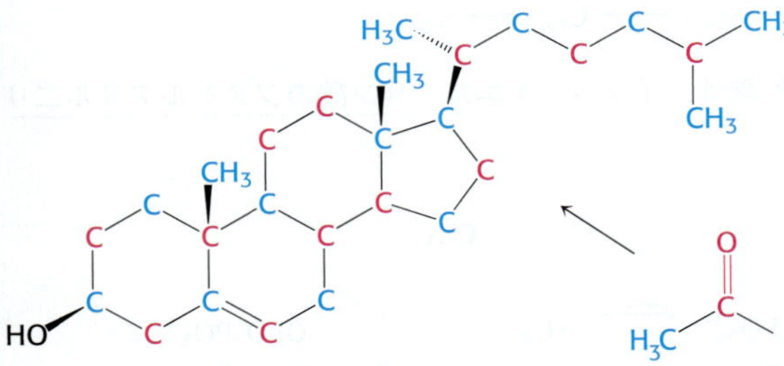

図 26・7　コレステロールの同位体標識．酢酸のメチル基（青色）またはカルボキシ基（赤色）の炭素原子を同位体標識してコレステロールを合成する実験結果から，コレステロール中の炭素原子の由来が明らかになった．

メバロン酸の合成とそのイソペンテニル二リン酸としての活性化によりコレステロール合成が開始される

コレステロール合成の第一段階はアセチル CoA からのイソペンテニル二リン酸の生成である．この一連の反応は，まずアセチル CoA とアセトアセチル CoA から 3−ヒドロキシ−3−メチルグルタリル CoA（HMG-CoA）が生成することで始まる．この中間体は還元されて**メバロン酸**（mevalonate）となりコレステロール合成に進むことになる（図 26・8）.ここでミトコンドリア内の 3−ヒドロキシ−3−メチルグルタリル CoA はケトン体生成に進み，他の組織，特に飢餓状態での脳へ燃料として供給されることを思い出してほしい（§22・3）.

メバロン酸の合成はコレステロール生成の行き先決定段階である．この不可逆過程を触媒する**ヒドロキシメチルグルタリル CoA レダクターゼ（NADPH）**〔hydroxymethylglutaryl-CoA reductase(NADPH)〕〔**HMG-CoA レダクターゼ**（HMG-CoA reductase）〕は，コレステロール生合成の重要な調節部位で，簡単に後述する*.

3−ヒドロキシ−3−メチルグルタリル CoA + 2 NADPH + 2 H$^+$ ⟶ メバロン酸 + 2 NADP$^+$ + CoA

HMG-CoA レダクターゼは小胞体の膜内在性タンパク質である．

* 訳注: HMG-CoA レダクターゼ阻害剤はスタチン(statin)とよばれ，LDL コレステロールの低下剤として世界中で使われている．スタチンを発見したのは遠藤 章博士である．p.739 参照．

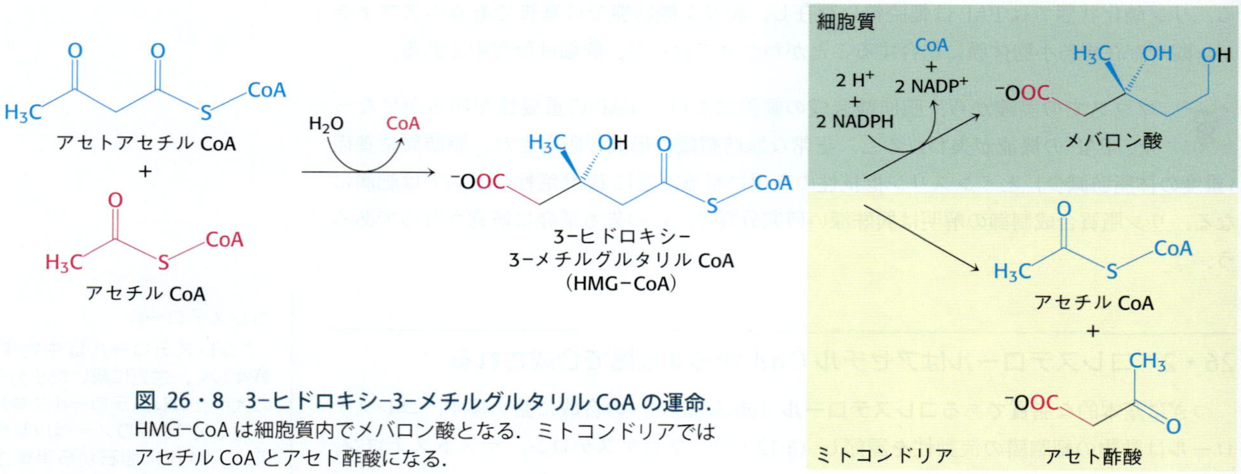

図 26・8　3-ヒドロキシ-3-メチルグルタリル CoA の運命.
HMG-CoA は細胞質内でメバロン酸となる. ミトコンドリアでは
アセチル CoA とアセト酢酸になる.

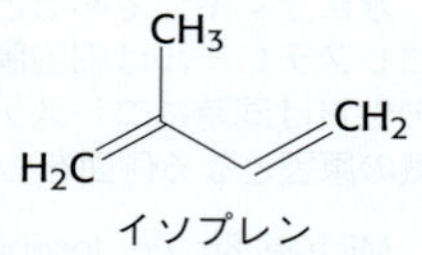

　メバロン酸は ATP を必要とする三つの連続した反応によって 3-イソペンテニルニリン酸（3-isopentenyl diphosphate）に変換される（図 26・9）. 最後の段階において脱炭酸により生ずるイソペンテニルニリン酸は活性型イソプレン単位であり, 生物界の多くの重要な生体分子の構成要素である.

スクアレン（C_{30}）は 6 分子のイソペンテニルニリン酸（C_5）から合成される

　スクアレンがイソペンテニルニリン酸から合成される反応は, つぎのような順序で進む.

$$C_5 \longrightarrow C_{10} \longrightarrow C_{15} \longrightarrow C_{30}$$

コレステロール合成においてこの段階は, イソペンテニルニリン酸のジメチルアリルニリン酸への異性化で始まる.

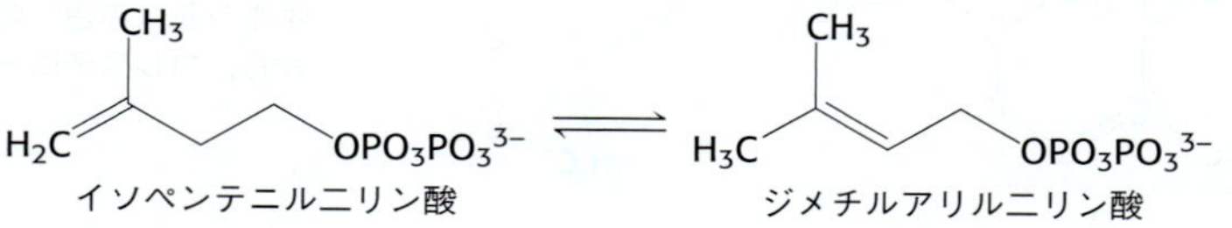

　これら二つの C_5 異性体単位（それぞれ一つずつ）は縮合して C_{10} 化合物になる. つまりジメチルアリルニリン酸から生じたアリルカルボカチオンがイソペンテニルニリン酸に攻撃されてゲラニルニリン酸（geranyl diphosphate）が生成する（図 26・10）. 同様の反応がもう一度起こり, ゲラニルニリン酸がアリルカルボカチオンに変換され, イソペンテニ

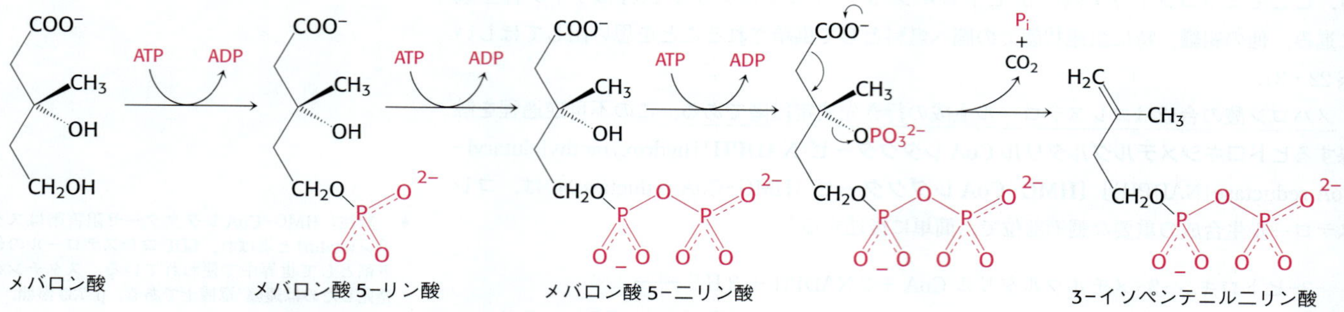

図 26・9　イソペンテニルニリン酸の合成.　この活性型中間体は ATP を必要とする 3 段階と, それに続く脱炭酸によりメバロン酸から合成される.

ルニリン酸に攻撃される．生じた C$_{15}$ 化合物は**ファルネシル二リン酸**（farnesyl diphosphate）である．これらの縮合反応はどちらも同じ**ゲラニルトランスフェラーゼ**（geranyl

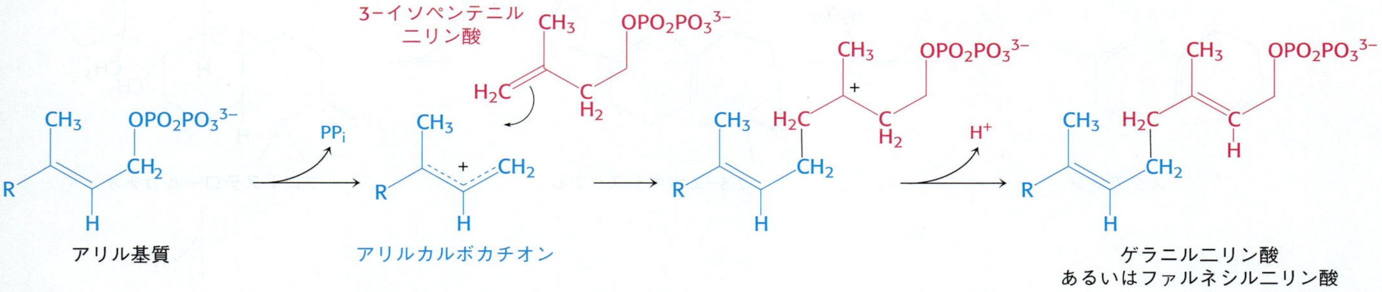

図 26・10 コレステロール合成における縮合機構. ジメチルアリル二リン酸とイソペンテニル二リン酸が結合してゲラニル二リン酸を生成する機構．同様の機構によって，イソペンテニル二リン酸がさらに結合してファルネシル二リン酸が生成される.

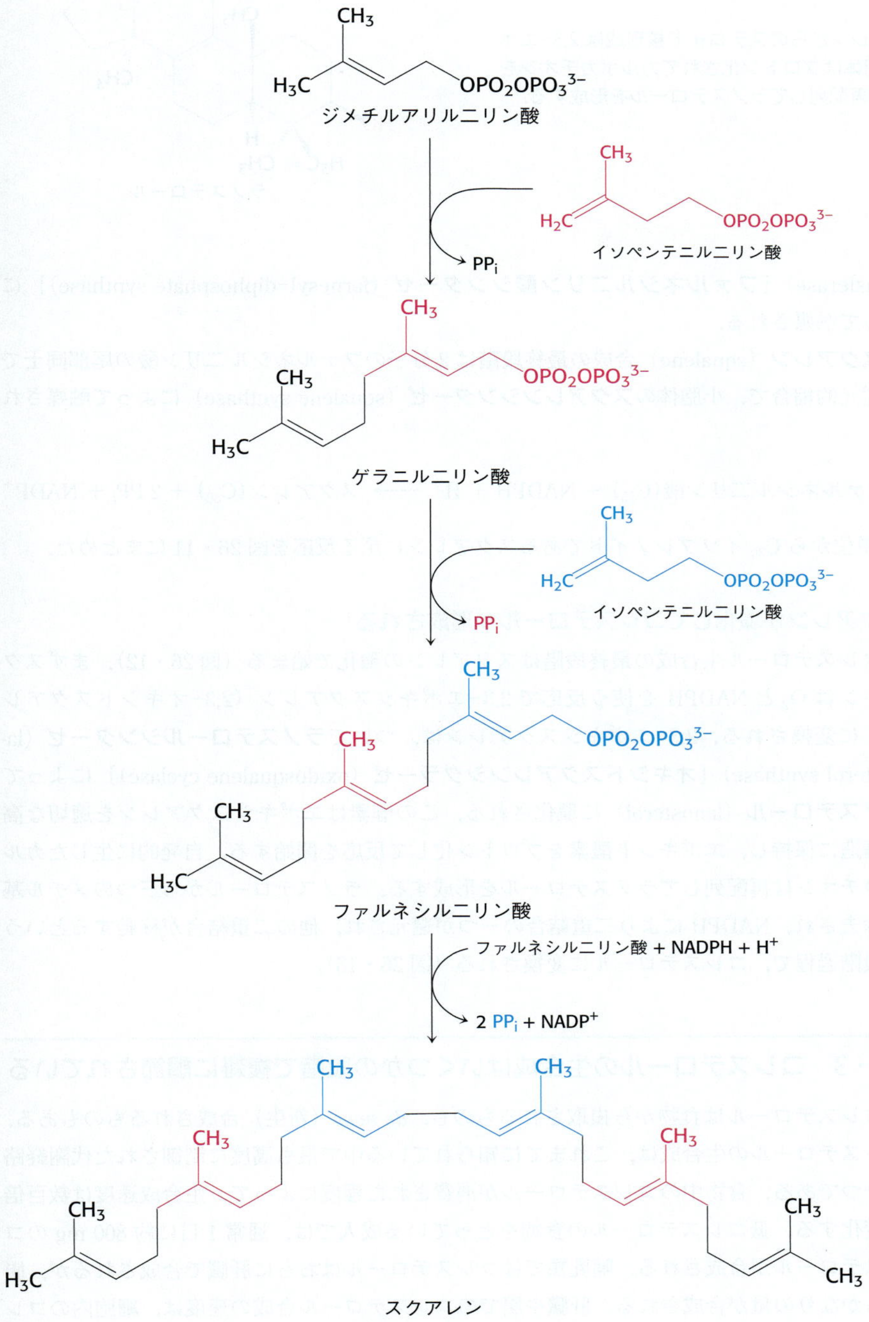

図 26・11 スクアレン合成. 1分子のジメチルアリル二リン酸と2分子のイソペンテニル二リン酸が縮合してファルネシル二リン酸を生成する．二つのファルネシル二リン酸の尾部同士が結合しスクアレンが生じる.

図の上部：スクアレン → 2,3-エポキシスクアレン → プロトステロールカチオン → ラノステロール

スクアレン

H^+
$+$
NADPH   NADP$^+$
$+$ $+$
O_2 H_2O

2,3-エポキシスクアレン

H^+

プロトステロールカチオン

H^+

ラノステロール

図 26・12　スクアレンの環化.　スクアレンからのステロイド核形成は 2,3-エポ
キシスクアレンの生成から始まる. この中間体はプロトン化されてカルボカチオンを
形成し，環化して四つの環状構造を形成し，再配列してラノステロールを形成する.

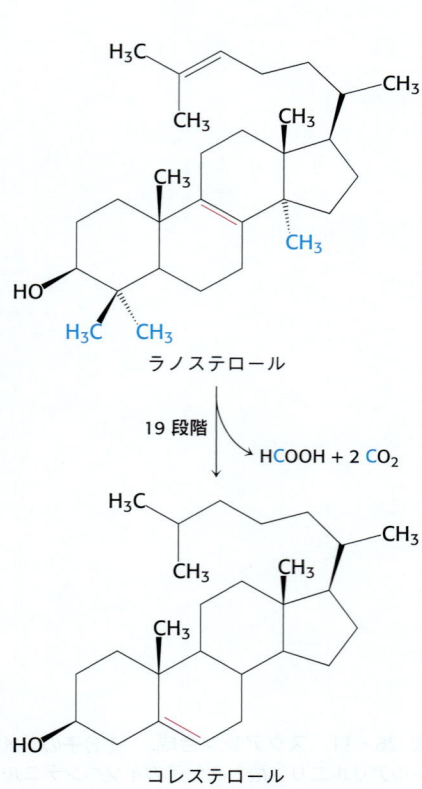

ラノステロール

19 段階 → HCOOH + 2 CO_2

コレステロール

図 26・13　コレステロールの形成.
ラノステロールは複雑な過程を経てコ
レステロールに変換される.

transferase）〔**ファルネシル二リン酸シンターゼ**（farnesyl–diphosphate synthase）〕に
よって触媒される.

　スクアレン（squalene）合成の最終段階は 2 分子のファルネシル二リン酸の尾部同士で
の還元的縮合で，小胞体の**スクアレンシンターゼ**（squalene synthase）によって触媒され
る.

2 ファルネシル二リン酸(C_{15}) + NADPH + H^+ ⟶ スクアレン(C_{30}) + 2 PP_i + NADP$^+$

C_5 単位から C_{30} イソプレノイドであるスクアレンに至る反応を図 26・11 にまとめた.

スクアレンが環化してコレステロールが形成される

　コレステロール生合成の最終段階はスクアレンの環化で始まる（図26・12）. まずスク
アレンは O_2 と NADPH を使う反応で 2,3-エポキシスクアレン（2,3-オキシドスクアレ
ン）に変換される. 2,3-エポキシスクアレンは，ついで**ラノステロールシンターゼ**（la-
nosterol synthase）〔**オキシドスクアレンシクラーゼ**（oxidosqualene cyclase）〕によって
ラノステロール（lanosterol）に環化される. この酵素はエポキシスクアレンを適切な高
次構造に保持し，エポキシド酸素をプロトン化して反応を開始する. 自発的に生じたカル
ボカチオンは再配列してラノステロールを形成する. ラノステロールから三つのメチル基
が除去され，NADPH により二重結合の一つが還元され，他の二重結合が移動するという
多段階過程で，コレステロールに変換される（図26・13）.

26・3　コレステロールの生合成はいくつかの段階で複雑に調節されている

　コレステロールは食物から摂取されるものも，*de novo*（新生）合成されるものもある.
コレステロールの生合成は，これまでに知られている中で最も高度に制御された代謝経路
の一つである. 食物中のコレステロールが消費された程度によって，生合成速度は数百倍
も変化する. 低コレステロールの食物をとっている成人では，通常 1 日に約 800 mg のコ
レステロールが合成される. 哺乳類ではコレステロールはおもに肝臓で合成されるが，腸
でもかなりの量が合成される. 肝臓や腸でのコレステロール合成の速度は，細胞内のコレ

ステロール量に大きく左右される．このフィードバック制御は主としてヒドロキシメチルグルタリル CoA レダクターゼの量と活性の変化によって行われる．先に述べたように（p. 727），この酵素はメバロン酸の生成を触媒し，コレステロール生合成の行き先決定を行う．HMG–CoA レダクターゼは，以下にあげるさまざまな方法で調節されている．

　1. HMG–CoA レダクターゼの mRNA の合成速度は脂質合成に必要なタンパク質を調節する転写因子の一つである**ステロール調節エレメント結合タンパク質**（sterol regulatory element binding protein, SREBP）によって調節されている．この転写因子は，HMG–CoA レダクターゼ遺伝子の 5′ 末端に存在する**ステロール調節エレメント**（sterol regulatory element, SRE）とよばれる短い DNA 配列に結合する．SREBP は，コレステロール量が低いときに SRE に結合し，転写を促進する．活性のない状態では SREBP は小胞体膜上に存在し，SREBP 切断活性化タンパク質（SCAP, SREBP cleavage activating protein）という膜内在性タンパク質に結合している．SCAP はコレステロールセンサーである．コレステロール量が低下すると，SCAP は小さな膜小胞として SREBP をゴルジ体に移動させ，そこで SREBP の 2 箇所で特異的なタンパク質の加水分解による切断が起こり膜から離れる（図 26・14）．すなわちはじめの切断により SREBP の断片が SCAP から離れ，つぎの切断により DNA 結合ドメインが膜から遊離する．遊離したタンパク質が核に移行し，HMG–CoA レダクターゼ遺伝子や他のコレステロール生合成経路のいくつかの遺伝子の SRE に結合し，転写を促進する．反対にコレステロール量が増加すると，SREBP の切断による遊離が阻害され，また核内の SREBP は核にあるプロテアソームによって速やかに分解される．この二つが起こる結果，コレステロール生合成経路の遺伝子の転写は停止する．

　コレステロール存在下では SCAP–SREBP を小胞体にとどめ，コレステロール濃度が下がるとゴルジ体へと移行させる分子メカニズムはどのようなものであろうか．これまでに述べたように，コレステロール濃度が低い場合，SCAP は輸送小胞上のタンパク質と結合し，そのタンパク質は SCAP–SREBP のゴルジ体への輸送を促進する．コレステロールが存在する場合には，SCAP はコレステロールと結合し，その結果起こる構造変化により SCAP は Insig（insulin induced gene の略）とよばれる別の小胞体タンパク質と結合する（図 26・15）．Insig は SCAP を小胞体にとどめるアンカーとして働き，したがってコレス

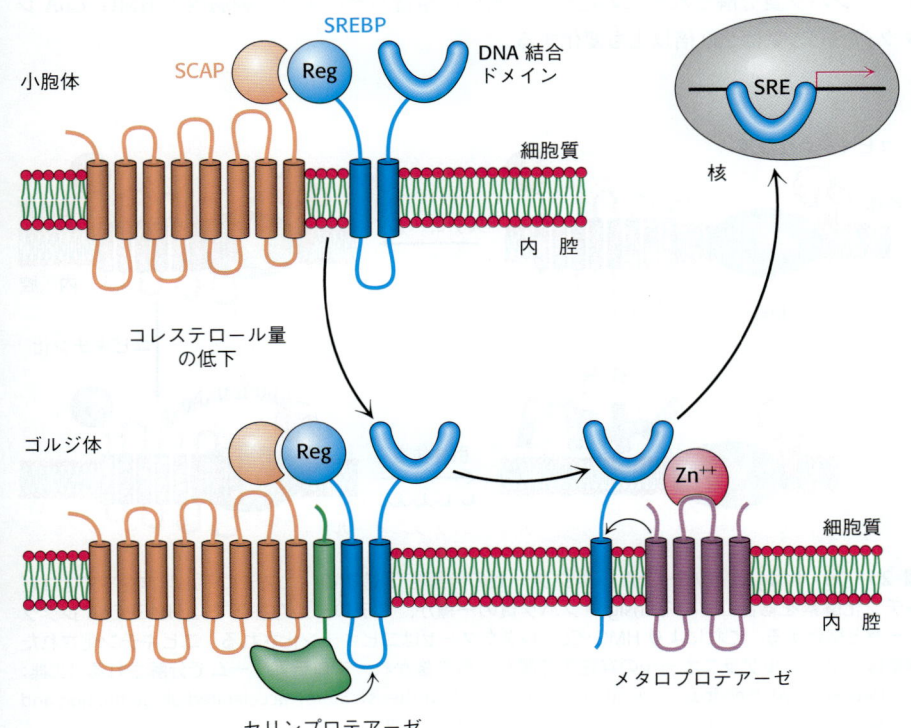

図 26・14　SREBP 経路.　SREBP は小胞体に存在し，調節（Reg）ドメインで SCAP に結合する．コレステロールの量が低下すると，SCAP と SREBP はゴルジ体に移行し，そこで SREBP はセリンプロテアーゼとメタロプロテアーゼにより連続して加水分解される．遊離した DNA 結合ドメインが核に移行し，遺伝子の発現を変化させる〔図提供: Dr. Michael Brown, Dr. Joseph Goldstein〕.

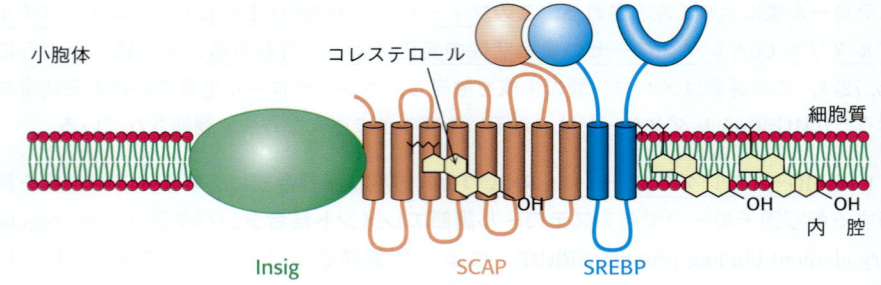

図 26・15　Insig は SCAP-SREBP の輸送を制御する．　コレステロール存在下では，Insig は SCAP-SREBP に結合し，SREBP の活性化を抑制している．コレステロールの SCAP への結合，または 25-ヒドロキシコレステロールの Insig への結合により Insig と SCPA 間の相互作用が促進され，その結果 SCAP-SREBP は小胞体にとどめられる〔出典: M.S. Brown, J.L. Goldstein, 'Cholesterol feedback: From Schoenheimer's bottle to Scap's MELADL,' *J. Lipid Res.*, **50**, S15～S27 (2009)〕.

テロール存在下では SREBP が小胞体にとどまることになる．SCAP と Insig との相互作用は，コレステロールの代謝産物である 25-ヒドロキシコレステロールが Insig に結合することによっても促進される．このようにして，2 通りの異なるステロイド-タンパク質相互作用によって，SCAP-SREBP のゴルジ体への不適切な移動が起こらないようになっている．

　2. HMG-CoA レダクターゼの mRNA の翻訳速度は，メバロン酸由来の非ステロール代謝産物によって抑制される.

　3. HMG-CoA レダクターゼの分解も厳密に調節されている．この酵素は二つの部分からなっており，細胞質ドメインは触媒作用を示し，膜ドメインは酵素の分解をもたらすシグナルを感受する．膜ドメインはラノステロールや 25-ヒドロキシコレステロールなどのステロール類の濃度上昇に応じて構造が変化する．そのような条件下では，HMG-CoA レダクターゼはユビキチン化酵素を結合している一部の Insig に結合すると考えられている（図 26・16）．レダクターゼはポリユビキチン化され，さらにゲラニルゲラニオールを必要とする過程で膜から引き抜かれ，プロテアソームで分解される（§23・2）．転写，翻訳，タンパク質分解それぞれの過程での調節の組合わせにより，細胞内の HMG-CoA レダクターゼの量は 200 倍以上も変化する.

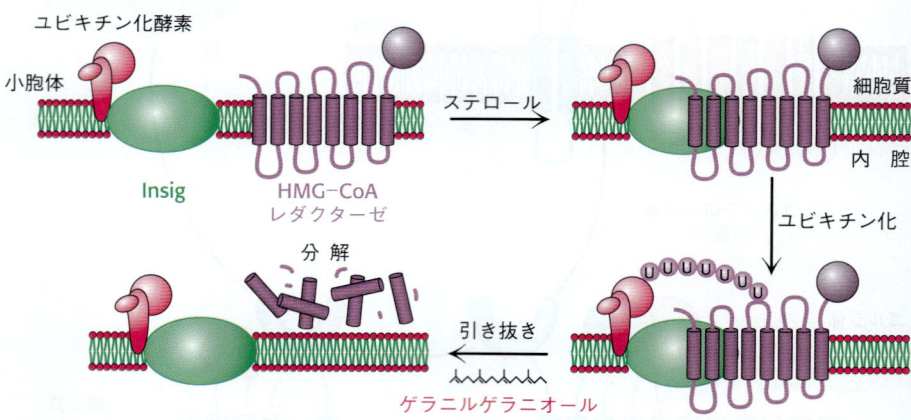

図 26・16　Insig は HMG-CoA レダクターゼの分解を促進する．　ステロール非存在下ではユビキチン化酵素を結合している Insig タンパク質の一種が，ステロール存在下では HMG-CoA レダクターゼと結合する．これにより HMG-CoA レダクターゼはユビキチン化される．ユビキチン化された酵素は，ゲラニルゲラニオールの存在下で膜から引き抜かれ，プロテアソームで分解される〔出典: R.A. DeBose-Boyd, 'Feedback regulation of cholesterol synthesis: Sterol-accelerated ubiquitination and degradation of HMG CoA reductase,' *Cell Res.*, **18**, 609～621 (2008)〕.

4. HMG-CoA レダクターゼの活性はリン酸化によって低下する．HMG-CoA レダクターゼは，アセチル CoA カルボキシラーゼ（脂肪酸合成における行き先決定段階を触媒する酵素，§22・6）と同様に，AMP 依存性プロテインキナーゼによって活性を失う．したがってコレステロール合成は ATP 濃度が低いときには起こらなくなる．

コレステロールとトリアシルグリセロールは
リポタンパク質によって全身に輸送される

コレステロールとトリアシルグリセロールは**リポタンパク質粒子**（lipoprotein particle）に取込まれた状態で体液中を輸送される．この輸送は多くの理由で重要である．第一に，リポタンパク質粒子によってトリアシルグリセロールが小腸や肝臓から組織に運ばれ，燃料あるいは貯蔵に利用される．第二に，リポタンパク質粒子中のトリアシルグリセロールに含まれる脂肪酸は，リン脂質に組込まれ膜の合成に使われる．同様に，コレステロールも膜の重要な構成要素であり，また強力なシグナル分子であるステロイドホルモンの前駆体でもある．最後に，細胞はステロイド核を分解することができない．したがって，コレステロールは生化学的に変換されて使われるか，肝臓から排出されなければならない．過剰なコレステロールは動脈硬化の原因となりうる．リポタンパク質粒子は合成の場から利用の場へコレステロールを輸送し，最終的には肝臓へ輸送して排出することで，コレステロールの恒常性維持に寄与している．

リポタンパク質粒子は疎水性脂質の芯が極性の高い脂質とタンパク質の殻によって包まれた構造をもつ．アポタンパク質とよばれるこれら巨大分子集合体のタンパク質成分は，疎水性脂質を可溶化し，標的細胞へのターゲッティングシグナルを含むという二つの役割をもっている．アポリポタンパク質は肝臓と小腸で合成・分泌される．リポタンパク質粒子は密度によって分類され，密度の低い方から順に，**キロミクロン**（chylomicron），**キロミクロンレムナント**（chylomicron remnant），**超低密度リポタンパク質**（very low-density lipoprotein, VLDL），**中間密度リポタンパク質**（intermediate density lipoprotein, IDL），**低密度リポタンパク質**（low-density lipoprotein, LDL），**高密度リポタンパク質**（high-density lipoprotein, HDL）とよばれている（表26・1）．各リポタンパク質粒子には非常に多くのサブタイプが存在する．さらに，リポタンパク質粒子は，中身を放出したり取込んだりして密度が変化し，相互に変換しうる．

食物から摂取されたトリアシルグリセロール，コレステロールや他の脂質は大きな**キロミクロン**の形で小腸から運び去られる（§22・1）．キロミクロンの成分は約90％がトリアシルグリセロールなのでこの粒子は非常に密度が低い．アポリポタンパク質B-48（アポB-48）は大きなタンパク質（240 kDa）で，脂肪粒を包む両親媒性の球状の殻を形成している．このことによって殻の外側は親水性となる．キロミクロン中のトリアシルグリセロールは**リポタンパク質リパーゼ**（lipoprotein lipase）により加水分解され，遊離する．この酵素は，燃料として脂肪酸を用いる，あるいは脂肪合成時に脂肪酸を用いる筋肉組織や他の組織の血管内壁に局在する．その結果残ったコレステロールを多く含む**キロミクロンレムナント**は肝臓に取込まれる．

肝臓はトリアシルグリセロールとコレステロールを合成する主要臓器であり，リポタン

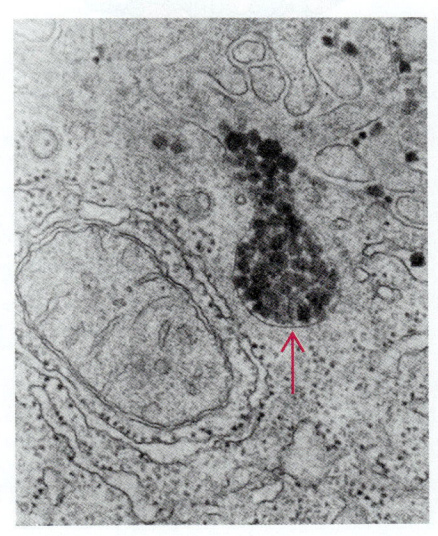

500 nm

図 26・17　コレステロール合成の部位． 超低密度リポタンパク質（VLDL）の合成と分泌を活発に行っている肝細胞の一部の電子顕微鏡写真．↑は中身の VLDL 粒子を放出中の小胞を示している〔写真: Dr. George Palade/Yale University, Harvey Cushing/John Hay Whitney Medical Library のご厚意による〕．

表 26・1　血漿リポタンパク質の性質[†]

血漿リポタンパク質	密度 [g mL^{-1}]	直径 [nm]	アポリポタンパク質	生理機能	成分（％）				
					TAG	CE	C	PL	P
キロミクロン	<0.95	75〜1200	B-48, C, E	食事性の脂肪の輸送	86	3	1	8	2
超低密度リポタンパク質	0.95〜1.006	30〜80	B-100, C, E	内因性の脂肪の輸送	52	14	7	18	8
中間密度リポタンパク質	1.006〜1.019	15〜35	B-100, E	LDL の前駆体	38	30	8	23	11
低密度リポタンパク質	1.019〜1.063	18〜25	B-100	コレステロールの輸送	10	38	8	22	21
高密度リポタンパク質	1.063〜1.21	7.5〜20	A	コレステロールの逆輸送	5〜10	14〜21	3〜7	19〜29	33〜57

† 略号: TAG: トリアシルグリセロール，CE: コレステロールエステル，C: 遊離コレステロール，PL: リン脂質，P: タンパク質．

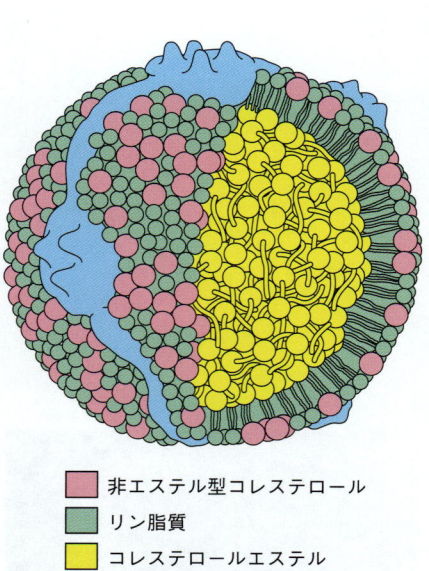

非エステル型コレステロール
リン脂質
コレステロールエステル
アポリポタンパク質 B-100

図 26・18　低密度リポタンパク質の模式図. LDL 粒子の直径は約 22 nm（220 Å）である.

パク質粒子は肝臓から全身の他の臓器への脂質の輸送にも重要な役割を担っている（図 26・17）. 肝臓自身が必要とする量以上のトリアシルグリセロールとコレステロールは, 超低密度リポタンパク質として血中に運び出される. これらの粒子は二つのアポリポタンパク質 —— アポ B-100（513 kDa）とアポ E（34 kDa）により安定化される. 超低密度リポタンパク質内のトリアシルグリセロールは, キロミクロン中と同様に, 毛細血管の内壁のリパーゼによって加水分解され放出された脂肪酸は筋肉やその他の組織に取込まれる. 生じたレムナント（残余物）はコレステロールエステルに富み, 中間密度リポタンパク質とよばれる. この粒子の運命は二つで, 半分は肝臓に取込まれて処理され, 残り半分は組織のリパーゼの作用により脂肪酸を放出することでさらにトリアシルグリセロールが除かれ, 低密度リポタンパク質に変換される. 興味深いことにアポ B-100 は最も大きなタンパク質の一つとして知られており, アポ B-48 が長くなったタンパク質である. この二つのアポ B タンパク質は同じ遺伝子にコードされており, 同じ転写一次産物からつくられる. 腸では RNA 編集（§ 29・3）によってこの転写産物が修飾され, アポ B-48 はアポ B-100 の短い形となる.

低密度リポタンパク質は血液中の主要なコレステロール担体である（図 26・18）. その芯では約 1500 のコレステロール分子が脂肪酸とエステル結合をつくっており, このエステル中で最もよくみられる脂肪酸鎖は多価不飽和脂肪酸であるリノール酸である. 非常に疎水性が高いその芯部分は, リン脂質と非エステル型コレステロールからなる殻に包まれている. この殻にはまたアポ B-100 が 1 分子含まれており, これが標的細胞により認識される. すぐ後に述べるように, LDL の役割は, コレステロールを末梢組織に輸送すること, およびこれらの組織でのコレステロールの de novo 合成を調節することである. 高密度リポタンパク質はこれとは異なる働きを示す. 死んでいく細胞や代謝回転中の膜から血漿中に放出されるコレステロールを回収し, このコレステロールは肝臓へ運ばれ排出される. 末梢組織から放出されたコレステロールは, HDL のアシルトランスフェラーゼによってエステル化され, HDL によって肝臓に運ばれる（図 26・19）.

低密度リポタンパク質はコレステロール代謝の中心的役割を担っている

アテローム性動脈硬化を防ぐためには, コレステロール代謝が正確に制御されなければならない. すでに述べたように, コレステロール合成の主要部位である肝臓での調節は, 食物中のコレステロールによって, 代謝の行き先決定段階を触媒するヒドロキシメチルグルタリル CoA レダクターゼの活性と量が減少することによる. 通常, 肝臓や小腸以外の細胞はコレステロールを de novo 合成せず, 主として血漿から得ている. はっきりいえば, 低密度リポタンパク質がこれらの細胞のコレステロールの主要供給源である. LDL の取込み過程は**受容体依存性エンドサイトーシス**（receptor-mediated endocytosis）とし

図 26・19　リポタンパク粒子代謝の概要. 〔出典: "Goodman and Gilman's The Pharmacological Basis of Therapeutics, 10th Ed.," ed. by J.G. Hardman, L.L. Limbird, consult. ed. by A.G. Gilman, p.975, Fig. 36.1, McGraw-Hill（2001）〕

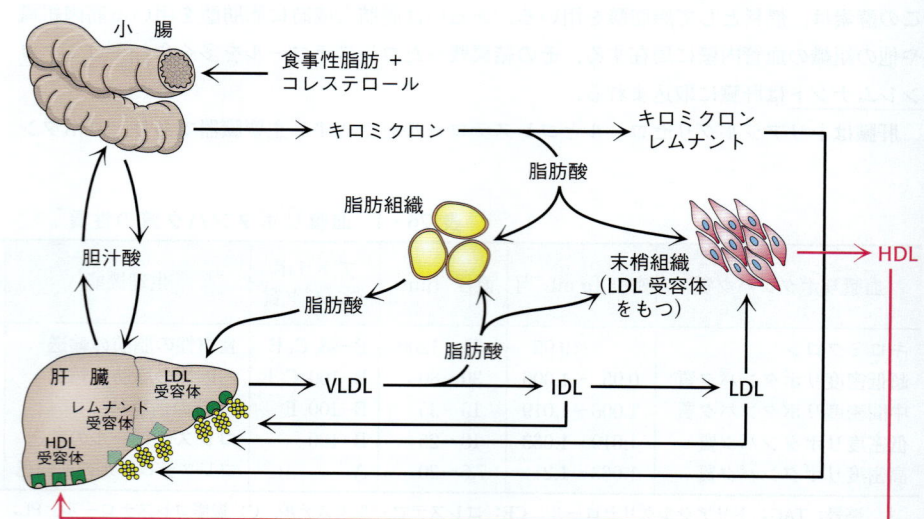

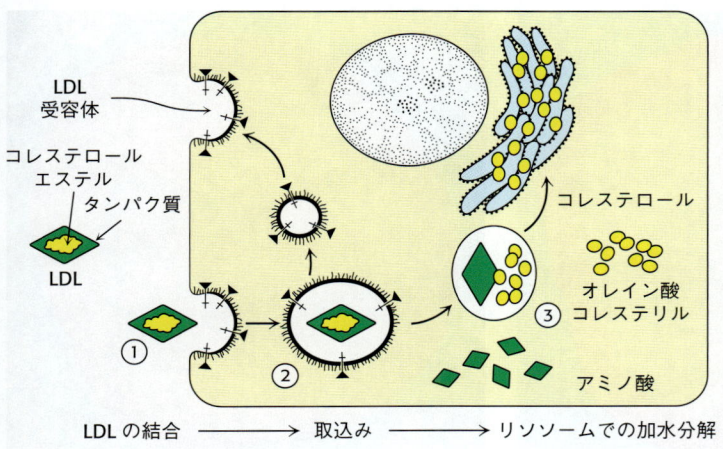

図 26・20 受容体依存性エンドサイトーシス. コレステロールを輸送する低密度リポタンパク質 (LDL) の受容体依存性エンドサイトーシスの過程. ① LDL は特異的受容体である LDL 受容体に結合する; ② LDL 受容体-LDL 複合体は膜を陥入させ, 細胞内小胞を形成する; ③ LDL は受容体から解離し, LDL を含む小胞はリソームと融合する. そこで LDL は分解され, コレステロールが遊離する.

て, 多くの分子の取込み過程のモデルとされている (図 26・20).

エンドサイトーシスは LDL 粒子表面のアポリポタンパク質 B-100 が非肝細胞の細胞膜の特異的受容体タンパク質に結合することで始まる. LDL 受容体は**クラスリン** (clathrin) という特別なタンパク質を含む**被覆小孔** (coated pit) とよばれる特別な領域に局在する. LDL 受容体-LDL 複合体は**エンドサイトーシス** (endocytosis) によって取込まれる. つまり複合体周辺の細胞膜が陥入, 融合して**エンドソーム** (endosome) とよばれる小胞を形成する. エンドソーム内は Na^+, K^+-ATP アーゼ (§13・2) と類似した, ATP 依存性のプロトンポンプによって酸性化され, LDL は受容体から解離する. 受容体はリサイクリング小胞で細胞表面に戻るが, 一部は LDL と一緒に分解される (p. 737). この一連の過程が一巡するのにかかる時間は約 10 分で, 受容体の寿命が約 1 日であることから, 一つの受容体が数百の LDL を細胞内に取込むことになる. LDL と, ときには受容体を含む小胞は, 多種の分解酵素を含む酸性の小胞である**リソーム** (lysosome) と融合する. LDL 中のタンパク質成分は遊離アミノ酸へと加水分解される. LDL 中のコレステロールエステルはリソームの酸性リパーゼによって加水分解される. 遊離した非エステル型コレステロールは, 膜の生合成に使われるか, あるいは再びエステル化され細胞内に貯蔵される. 実際, 遊離のコレステロールは, エステル化を触媒する**アシル CoA: コレステロール O-アシルトランスフェラーゼ** (acyl-CoA:cholesterol O-acyltransferase, ACAT) 〔**ステロール O-アシルトランスフェラーゼ** (sterol O-acyltransferase)〕を活性化する. 再びエステル化される場合には, 多不飽和脂肪酸のリノール酸を多く含む LDL 中のコレステロールエステルとは異なり, 二重結合を一つだけ含む不飽和脂肪酸であるオレイン酸やパルミトレイン酸を主として含む (表 12・1). コレステロールが再エステル化することは必要なことである. なぜなら非エステル型コレステロールが高濃度存在すると細胞膜は崩壊するからである.

LDL 受容体の合成そのものがフィードバック制御の対象である. 培養繊維芽細胞の研究から, コレステロールが細胞内に豊富になると, LDL 受容体は新規に合成されなくなり, 血漿 LDL からのさらなるコレステロールの取込みが抑制されることが明らかとなった. LDL 受容体の遺伝子は HMG-CoA レダクターゼの遺伝子と同様に, mRNA 合成の速度を調節するステロール調節エレメントと結合する SREBP によって制御される.

LDL 受容体が欠損すると, 高コレステロール血症とアテローム性動脈硬化になる

Michael Brown と Joseph Goldstein が行った**家族性高コレステロール血症** (familial hypercholesterolemia) の先駆的な研究から, LDL 受容体の生理的重要性が明らかとなった. この遺伝性疾患は常染色体遺伝子座の一つの変異によって起こり, 血漿中のコレステロールと LDL の総濃度が著しく上昇する. 血漿中のコレステロール濃度は, ヘテロ接合体では 300 mg dL^{-1} であるが, ホモ接合体では典型的に 680 mg dL^{-1} に至る (臨床解析の結果は mg dL^{-1} で示されることが多く, これは mg/100 mL と同じである). 200

図 26・21　コレステロール過剰の結果.
（A）正常な動脈と（B）コレステロール斑に
よる血栓を生じた動脈の横断面〔写真提供:
© Science Photo Library/amanaimages〕

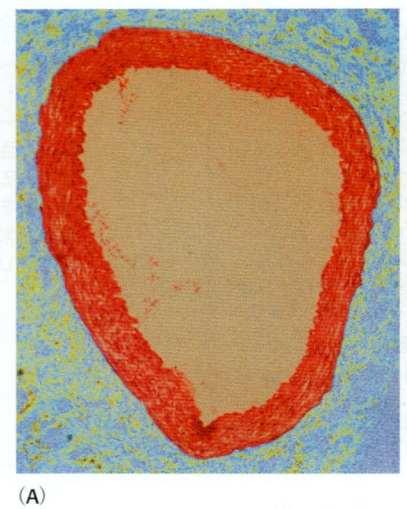
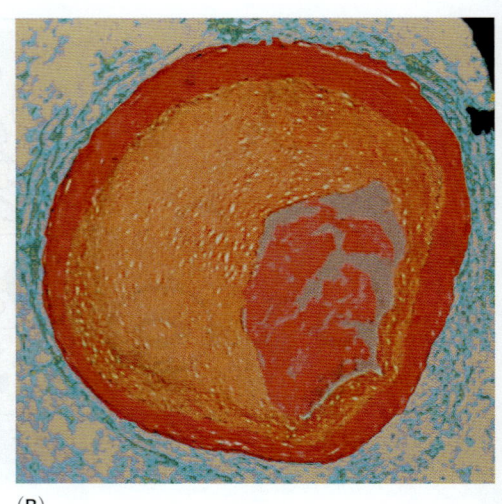

（A）　　　　　　　　　　　（B）

mg dL^{-1} 未満が望ましいとみなされるが，多くの人がこれより高い値を示す．家族性高コ
レステロール血症では，血漿中の LDL コレステロール濃度が高いために，コレステロー
ルがいろいろな組織に沈着する．コレステロールの結節は黄色腫（xanthoma）とよばれ，
これは皮膚と腱によくみられる．LDL は血管壁を裏打ちしている内皮細胞の外側に蓄積し
ていく．特に重要なのは，過剰な LDL が酸化されて酸化 LDL（oxLDL）になることであ
る．oxLDL は免疫系による炎症反応をひき起こし，炎症は心血管疾患の発現に関与してい
ると考えられている．oxLDL はマクロファージという免疫細胞に取込まれ，oxLDL を大
量に取込んだマクロファージは泡沫細胞となる．これらの泡沫細胞は血管壁に捕らえら
れ，アテローム性動脈硬化斑を形成し，その結果動脈の狭窄をひき起こし，ひいては心臓
発作を招く（図 26・21）．実際，ホモ接合体のほとんどは子供の時期に冠状動脈疾患で死
亡する．ヘテロ接合体（500 人に 1 人）では，ホモ接合体に比べてより軽度で多様な臨床
症状を示す．
　家族性高コレステロール血症の分子レベルの欠陥は，多くの場合，機能的な LDL 受容
体の欠損や異常である．エンドサイトーシス経路の各段階に支障を来す受容体の変異が同
定されている．ホモ接合体では機能をもつ LDL 受容体はほとんどみられず，ヘテロ接合
体では正常の約半数が存在する．結果的に肝臓や他の細胞に入る LDL は減少し，血漿中
の LDL 濃度は上昇する．さらに IDL の取込みも LDL 受容体が仲介するので，肝臓細胞
に入る IDL も減少する．その結果，家族性高コレステロール血症の患者では，IDL が血
液中に長時間存在し，健常者よりも LDL に変換される量が増加する．LDL 受容体の欠損
や異常に起因する体に有害な結果はすべて，その結果起こる血中 LDL コレステロール濃
度の上昇が原因である．

LDL 受容体の変異により LDL の解離が阻害され受容体は分解される

　　　　家族性高コレステロール血症の原因となるある種の変異では，結合した LDL を解
　　　　離しにくい受容体が産生される．まず正常な受容体の構造からみていくことにし
よう．ヒト LDL 受容体は 160 kDa の糖タンパク質であり，六つの異なるドメインからな
る（図 26・22A）．受容体のアミノ末端は LDL 結合部位で，七つの相同な LDL 受容体タ
イプ A（LA）ドメインからなる．そのうち LA4 と LA5 が LDL の結合に最も重要である．
2 種類目のドメインは上皮増殖因子（EGF）中にあるのと相同性をもつドメインである．
このドメインは三つ繰返され，2 番目と 3 番目の間に 6 枚の羽根様構造からなるプロペラ
構造が存在する．この部分はエンドソーム内における LDL の解離に重要である．4 種類
目のドメインはセリン残基とトレオニン残基に富み，O 結合型糖鎖をもつ．これらのオリ
ゴ糖は受容体を膜から伸びた状態に保持する支柱の役割を担い，その結果 LDL 結合ドメ
インが LDL と接近できるようになる．第五のドメインは 22 個の疎水性アミノ酸残基から

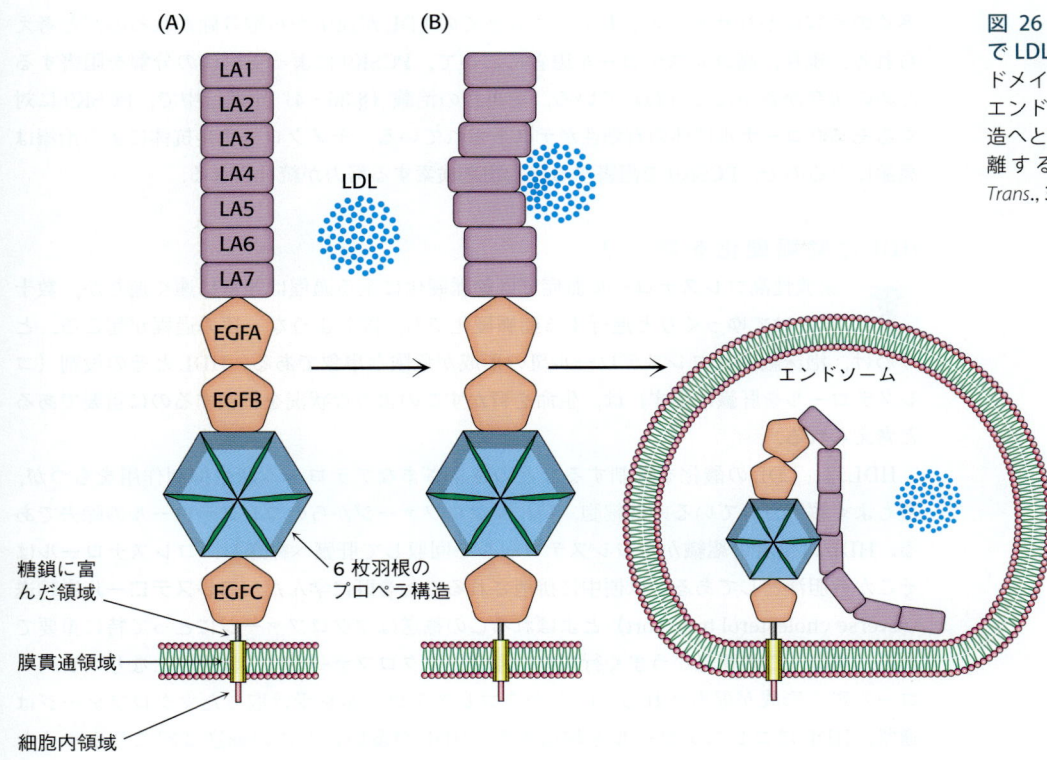

図 26・22　**LDL 受容体はエンドソーム で LDL を解離する.**　（A）LDL 受容体の ドメイン構造を示す模式図.（B）受容体は エンドソーム内で開いた構造から閉じた構 造へと変化し，エンドソーム内へ LDL を解 離する〔出典: I.D. Campbell, *Biochem. Soc. Trans.*, **31** (pt. 6p), 1107〜1114, Fig.1A (2003)〕.

なり，細胞膜を貫通している. 最後の 6 番目のドメインは 50 アミノ酸残基からなり，膜 の細胞質側に突き出ている. この部分は受容体の被覆小孔との相互作用を制御し，エンド サイトーシスに関与している.

　LDL 受容体はエンドソームに入った後，どのようにして結合している LDL を離すのだ ろうか. LDL 受容体は相互に変換できる二つの状態を取りうる. 一つは伸びた，あるい は開いた状態で，この状態では LDL を結合することができる. もう一つは閉じた状態で, エンドソーム内で LDL を解離する. LDL 受容体は細胞膜上では開いた状態にあり，LDL を結合しエンドソームにたどり着くまでその状態に保たれる. エンドソーム内の酸性環境 に曝されると，開いた状態から閉じた状態への変換が起こる（図 26・22B）. 閉じた状態 になると，LA7，EGFA，そして EGFB の隣接した三つの構造単位がプロペラドメインに 強く働きかけ，閉じた状態をつくりだし LDL の解離を促す. 中性 pH 下ではそれぞれの プロペラの羽根にあるアスパラギン酸残基が水素結合を形成し，残りのプロペラ状構造に 固定されている. エンドソーム内の酸性環境に曝されると，プロペラ状構造は LDL 結合 ドメインと相互作用するようになる. その結果，LDL は受容体から解離し，リソソーム で分解される. 通常は，受容体は細胞膜に戻され再び LDL を結合する. 家族性高コレス テロール血症をもたらす点変異の半数以上で，開いた状態と閉じた状態との相互変換が破 綻していることは，この過程が重要であることを如実に表している. そのような変異の結 果，LDL の受容体からの解離が起こらなくなり，受容体は分解されて失われていく.

LDL 受容体のリサイクリングは制御されている

　PCSK9（proprotein convertase subtilisin/kexin type）というプロテアーゼは肝臓か ら分泌され，LDL 受容体のリサイクリングに重要な役割を果たしている. PCSK9 はプロテアーゼではあるが，リサイクリングの制御に酵素活性は必要ない. 血中の PCSK9 が LDL 受容体の EGFA ドメイン（図 26・22）に結合すると，受容体はエンドソーム内の 酸性環境下でも開いた状態を保つようになる. 閉じた構造をとれなくなった受容体は細胞 膜に戻ることができなくなり，積み荷の LDL と一緒にリソソームで分解される.

　血中 PCSK9 量が減少するような変異をもつ個体では血中 LDL 濃度がとても低く，心血 管疾患の発症率も 90 % 近く低くなっている. おそらく PSCK9 濃度が低下すると，より

多くの受容体がリサイクルされて，より多くの LDL が血中から取り除かれるのだと考えられる．現在，高コレステロール患者において，PCSK9 による受容体の分解を阻害するための研究がさかんに行われている．第Ⅲ相の治験（§36・4）が進行中で，PCSK9 に対するモノクローナル抗体の有効性がテストされている．モノクローナル抗体による治療は高額になるので，PCSK9 を阻害する化合物を検索する努力が続けられる．

HDL は動脈硬化を防ぐ？

家族性高コレステロール血症では動脈硬化に至る過程は非常に速く進むが，数十年かけてゆっくりと進行する動脈硬化でも，同じような一連の過程が起こる．とりわけ，泡沫細胞とコレステロール斑の形成が危険な事象である．HDL とその役割（コレステロールを肝臓に戻す）は，生命を脅かすこのような状況を緩和するのに重要であると考えられる．

HDL は，LDL の酸化を抑制するなどのさまざまなアテローム産生抑制作用をもつが，最もよく解明されているのは細胞，特にマクロファージからのコレステロールの除去である．HDL は全身の組織からコレステロールを回収して肝臓へ輸送し，コレステロールはそこから胆汁としてあるいは便中に排泄されることを既に学んだ．**コレステロール逆輸送**（reverse cholesterol transport）とよばれるこの輸送はマクロファージにとって特に重要である．実際，この輸送がうまく行かない場合，マクロファージは泡沫細胞となりコレステロール斑の形成が促進される．LDL からコレステロールを受け取ったマクロファージは通常，HDL にコレステロールを輸送する．HDL が多いほどこの輸送は起こりやすくなり，マクロファージが泡沫細胞になる確率も小さくなる．おそらく血中 HDL が高いほど動脈硬化になりにくいのは，この強力なコレステロール逆輸送によるのであろう．

コレステロール逆輸送の重要性は，内皮細胞やマクロファージのコレステロール輸送タンパク質である ABCA1（ATP-binding cassette transporter, subfamily A1, 図 13・7）を不活化するような変異の事例からも明らかである．ABCA1 活性が消失すると，**タンジール病**（Tangier disease）という非常にまれな疾患に陥る．タンジール病は HDL の欠乏，マクロファージへのコレステロールの蓄積，若年性動脈硬化を特徴とする．正常では HDL のアポタンパク質であるアポ A-I が ABCA1 に結合すると，ABCA1 による HDL へのコレステロールの輸送が促進される．また，アポ A-I と ABCA1 が結合することによって，免疫反応を抑えるような情報伝達が内皮細胞内で起こる．

最近まで，HDL コレステロール（善玉コレステロール）が高くて LDL コレステロール（悪玉コレステロール）が低い方が心血管疾患になりにくいと信じられてきた．この説は疫学的データに基づくものであったが，最近の多くの臨床試験から HDL コレステロールが高くても，心血管疾患に対する保護効果はないことがわかってきた．これらの研究は HDL の効果を否定している訳ではなく，空の HDL とコレステロールが詰まった HDL*を同列に扱うことの危険性を示している．

* 訳注: HDL はアポリポタンパク質とリン脂質とからなる殻のみの原始 HDL（空の HDL）として合成され，そこにコレステロールが充填されて成熟 HDL（コレステロールが詰まった HDL）となる．

臨床におけるコレステロール濃度管理は生化学的に理解できる

ホモ接合体の家族性高コレステロール血症は肝臓移植によってのみ治療することができる．一方，ヘテロ接合体やコレステロール濃度の高いヒトに対しては，より一般的な治療法が適用できる．この治療の目標は，通常より多い LDL 受容体を産生させ，血中コレステロール量を減少させることである．LDL 受容体の産生が細胞の必要とするコレステロール量によって制御されていることはすでに学んだ．したがって治療の戦略は，貯蔵されているコレステロールを細胞から取除くことである．コレステロールが必要なときは，LDL 受容体の mRNA 量は増加し，細胞表面に現れる受容体の数が増す．この状態は，以下に述べる二つのアプローチによって誘導されうる．第一は小腸での胆汁酸塩の再吸収を阻害することである．胆汁酸塩は食物由来のコレステロールや脂肪の吸収を促すコレステロール誘導体である．第二は，コレステロールの de novo 合成を阻害することである．

　胆汁の再吸収を阻害するには，コレスチラミンのような正に荷電したポリマーを経口投与し，負に荷電した胆汁酸塩と結合させ，腸から吸収されないようにする．コレステロール合成は，**スタチン**（statin）とよばれる一連の化合物によって効果的に阻害できる．よく知られているのはロバスタチンという化合物で，メバコールともよばれる（図26・23）．これらの物質は，コレステロール生合成経路の重要な制御ポイントである HMG–CoA レダクターゼの強力な競合阻害剤（$K_i=1\ nM$）である．ロバスタチンと胆汁酸塩再吸収阻害剤の両方を投与された患者の多くでは，血漿中のコレステロール濃度は 50% 低下する．ロバスタチンや他の HMG–CoA レダクターゼ阻害剤は，先進国での主要な死因となっているアテローム性動脈硬化をもつ患者の血漿中のコレステロール量を低下させるのに広く用いられている．予備研究の結果から，PCSK9（p. 737）濃度を下げることと HMG–CoA レダクターゼ活性を下げることが血中コレステロール量を減少させる，とりわけ有効な方法であると考えられる．スタチンの発展についてはさらに第 36 章で述べる．

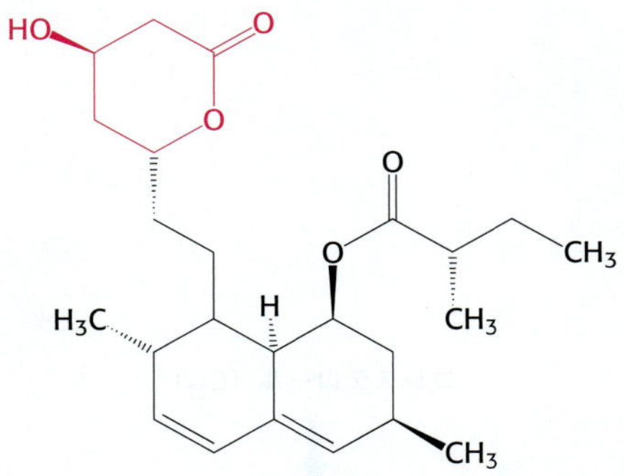

図 26・23　HMG–CoA レダクターゼの競合阻害剤であるロバスタチン． 基質の 3–ヒドロキシ–3–メチルグルタリル部分に似ている構造部分を赤で示した．

26・4　重要なコレステロール誘導体には 胆汁酸塩とステロイドホルモンがある

　コレステロールが心臓病の発症に関与していることは当然，よく知られているが，コレステロールの代謝産物であるステロイドホルモンもまた，たびたびニュースをにぎわす．実際，ステロイドホルモンの不正使用に関する記事は，アスリート達と比肩するほどスポーツ面で目立っている．コレステロールはステロイドホルモン以外にも，二つの重要な分子 —— 胆汁酸塩ならびにビタミン D —— の前駆体でもある．まず，食物由来の脂質の取込みに重要な分子である胆汁酸塩からみていこう．

　胆 汁 酸 塩　　胆汁酸塩（bile salt）はコレステロールの極性誘導体である．胆汁酸塩は極性および無極性の両方の領域をもつので，非常に有効な**界面活性剤**（detergent）となる．胆汁酸塩は肝臓で合成され，胆嚢に貯蔵されて濃縮された後，小腸に放出される．胆汁酸塩は胆汁の主要構成成分で，食物由来の脂質を可溶化する．可溶化により脂質の有効表面積が増加することで二つの効果 ——（1）より多くの脂質表面積がリパーゼの作用を受けやすくなること，（2）脂質の小腸からの吸収が容易になること —— が表れる．胆汁酸塩はコレステロールの主要な分解産物でもある．主要な胆汁酸塩であるグリココール酸とタウロコール酸を図 26・24 に示した．

図 26・24　胆汁酸塩の合成． 赤で示した OH 基と，青で示した官能基がコレステロールに結合する．

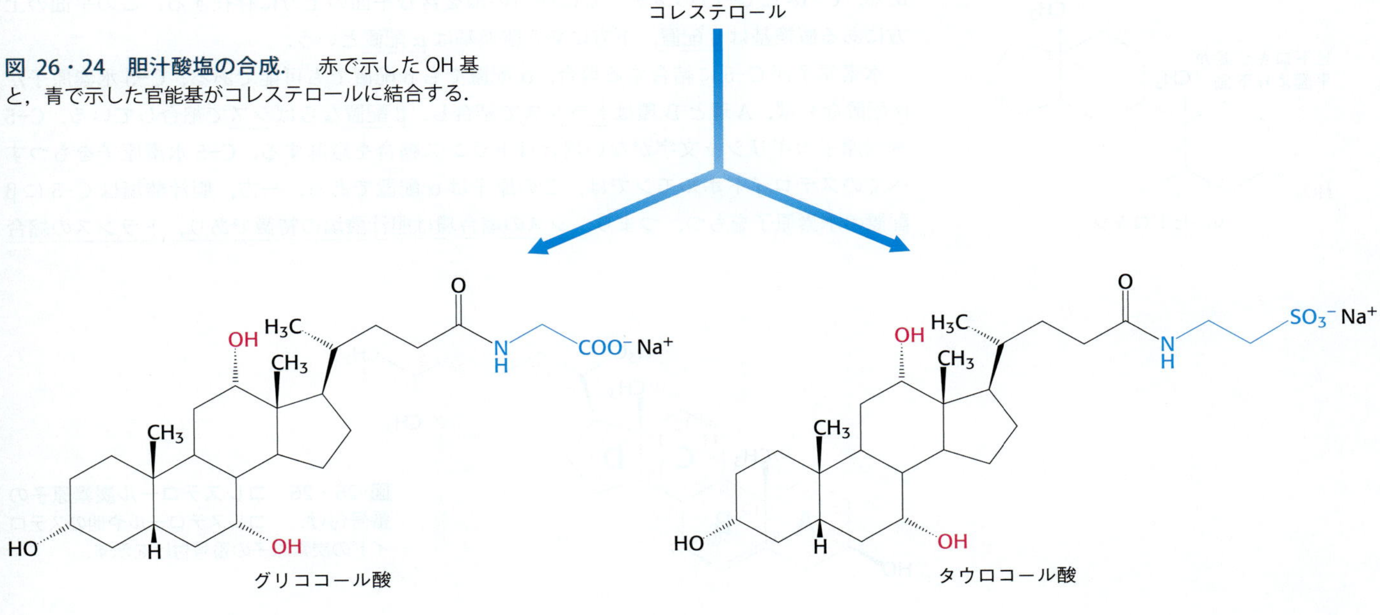

コレステロール

グリココール酸　　　　　　　　タウロコール酸

胆汁には胆汁酸塩以外にも, コレステロール, リン脂質, ヘムの分解産物である
ビリルビンやビリベルジン (§ 24・4) が含まれる. 胆汁内にコレステロールが大
量に存在すると, コレステロールは沈殿して胆石を生じる (胆石症). 胆石は胆汁分泌を
障害し, 胆嚢の炎症を起こす. この病態を胆嚢炎といい, 脂肪が多い食物を摂取した後に
多発する右上腹部痛と吐き気などの症状を呈する. 必要ならば胆嚢を切除し, その結果胆
汁は胆管を通って肝臓から直接小腸に流れるようになる.

ステロイドホルモン　コレステロールは5種類の主要**ステロイドホルモン** (steroid
hormone) —— 黄体ホルモン, グルココルチコイド, ミネラルコルチコイド, アンドロゲ
ン, エストロゲン —— の前駆体である (図 26・25). これらホルモンは多数の生体機能
を調節する強力なシグナル分子である. **プロゲステロン** (progesterone) は**ゲスターゲン**
(gestagen, 黄体ホルモン, プロゲストーゲンともいう) の一種で, 卵着床のための子宮
内壁を準備する. プロゲステロンは妊娠の維持にも必須で子宮の不要な収縮を防ぐ. **アン
ドロゲン** (androgen)〔たとえば**テストステロン** (testosterone)〕は男性の二次性徴の発
現に必要で, 一方**エストロゲン** (estrogen)〔たとえば**エストラジオール** (estradiol)〕は
女性の二次性徴の発現に必要である. プロゲステロンとともにエストロゲンは卵巣周期
(月経周期) に関与する. **グルココルチコイド** (glucocorticoid)〔たとえば**コルチゾール**
(cortisol)〕は, 糖新生とグリコーゲン合成の促進, 脂肪とタンパク質の分解促進, 抗炎
症作用をもち, 動物のストレス応答を可能にするので, 実際, グルココルチコイドの不足
は致命的である. **ミネラルコルチコイド** (mineralocorticoid)〔主として**アルドステロン**
(aldosterone)〕は腎臓の遠位尿細管に作用して, Na^+ の再吸収と K^+ と H^+ の排出を促
進する. このことにより血液量は増加し血圧が上昇する. これらのホルモンの合成される
主要部位は, プロゲステロンは黄体, アンドロゲンは精巣, エストロゲンは卵巣, グルコ
コルチコイドとミネラルコルチコイドは副腎皮質である.

ステロイドホルモンは転写因子である受容体分子と結合し活性化して, 遺伝子発現を調
節する (§ 32・2). これらは小さな比較的よく類似した分子ではあるが, わずかな構造の
違いによりそれぞれの特異的な受容体分子との相互作用が可能になるため, 大きく異なっ
た効果をもたらすことになる.

ステロイド環と炭素原子の番号付け

ステロイド中の炭素原子の番号付けをコレステロールで示す (図 26・26). ステロイド
環にはA, B, C, Dの記号を付ける. コレステロールは突き出たメチル基を二つもつ.
一つは C-10 に結合した C-19 メチル基, もう一つは C-13 に結合した C-18 メチル基で
ある. C-18 と C-19 のメチル基は四つの環を含む平面の上方に存在する. この平面の上
方にある置換基は β 配置, 下方にある置換基は α 配置という.

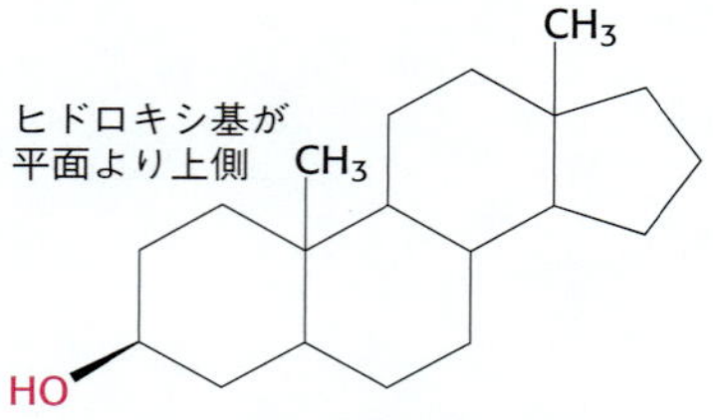

水素原子が C-5 に結合する場合, α 配置でも β 配置でも可能である. C-5 水素原子が
α 配置ならば, A 環と B 環はトランスで結合し, β 配置ならばシスで縮合している. C-5
水素原子のギリシャ文字がない場合はトランス縮合を意味する. C-5 水素原子をもつす
べてのステロイドホルモンでは, この原子は α 配置である. 一方, 胆汁酸塩は C-5 に β
配置の水素原子をもつ. つまり, シスの縮合環は胆汁酸塩の特徴であり, トランスの縮合

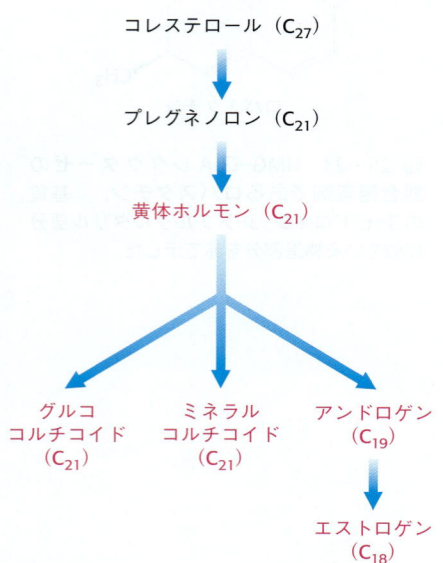

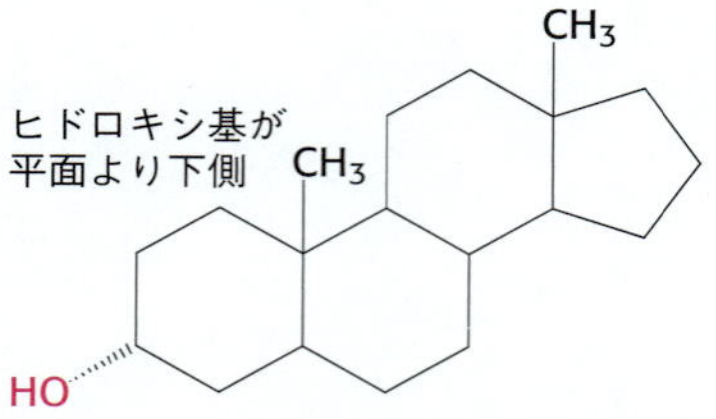

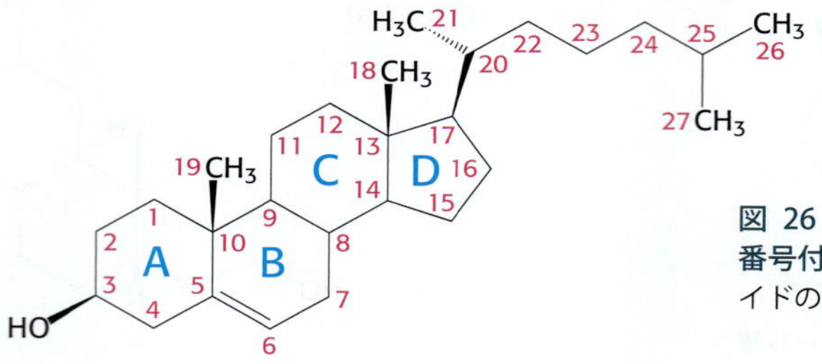

コレステロール (C₂₇)

プレグネノロン (C₂₁)

黄体ホルモン (C₂₁)

グルコ
コルチコイド
(C₂₁)　　ミネラル
コルチコイド
(C₂₁)　　アンドロゲン
(C₁₉)

エストロゲン
(C₁₈)

図 26・25　ステロイドホルモンと
コレステロールの生合成の関係.

ヒドロキシ基が
平面より上側

CH₃

CH₃

HO

3β-ヒドロキシ

ヒドロキシ基が
平面より下側

CH₃

CH₃

HO

3α-ヒドロキシ

図 26・26　コレステロール炭素原子の
番号付け.　コレステロールや他のステロ
イドの炭素原子の番号付けを示す.

環は C-5 に α 水素原子をもつすべてのステロイドホルモンの特徴といえる．トランス縮合はほぼ平面の構造をつくり，シス縮合はねじれ構造をもたらす．

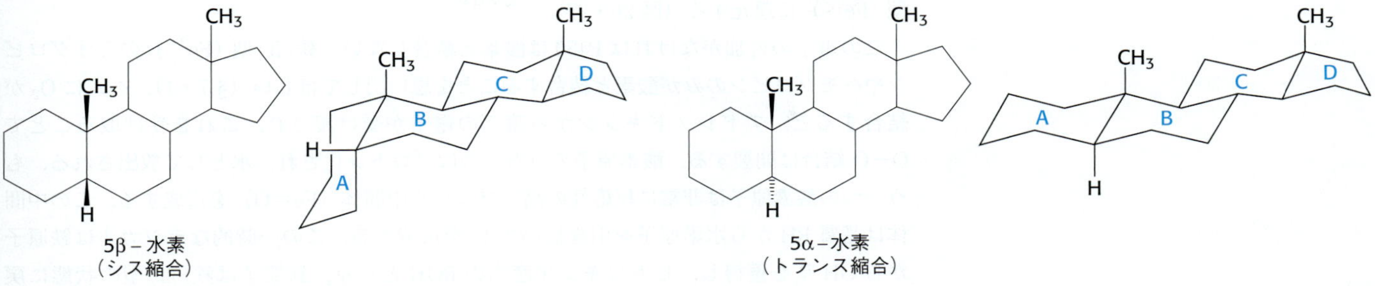

5β-水素
（シス縮合）

5α-水素
（トランス縮合）

ステロイドはシトクロム P450 モノオキシゲナーゼによって NADPH と O_2 を使いヒドロキシ化される

　スクアレンからのコレステロール合成においても，コレステロールからのステロイドホルモンや胆汁酸塩への変換においても，ヒドロキシ基の添加は非常に重要な役割を果たしている．これらのヒドロキシ化のすべてに NADPH と O_2 が必要である．取込まれるヒドロキシ基の酸素原子の由来は H_2O ではなく O_2 である．O_2 分子のうちの 1 個の酸素原子は基質に取込まれ，もう 1 個は水に還元される．このような反応を触媒する酵素を**モノオキシゲナーゼ**（monooxygenase）〔または**混合機能オキシダーゼ**（mixed-function oxidase）〕とよぶ．モノオキシゲナーゼは芳香族アミノ酸のヒドロキシ化にも関与している（§23・5）．

$$RH + O_2 + NADPH + H^+ \longrightarrow ROH + H_2O + NADP^+$$

　ヒドロキシ化には酸素の活性化が必要である．ステロイドホルモンと胆汁酸塩の合成では活性化は**シトクロム P450**（cytochrome P450）ファミリーによって行われる．シトクロムファミリーは，試験管内で外来性の一酸化炭素と結合すると 450 nm の光に吸収極大を示す．これらの膜結合タンパク質（約 50 kDa）はヘム補欠分子族をもっている．酸素はヘム基の鉄原子に結合することによって活性化される．

　P450 酵素により促進されるヒドロキシ化反応は酸化反応なので，還元剤の NADPH を

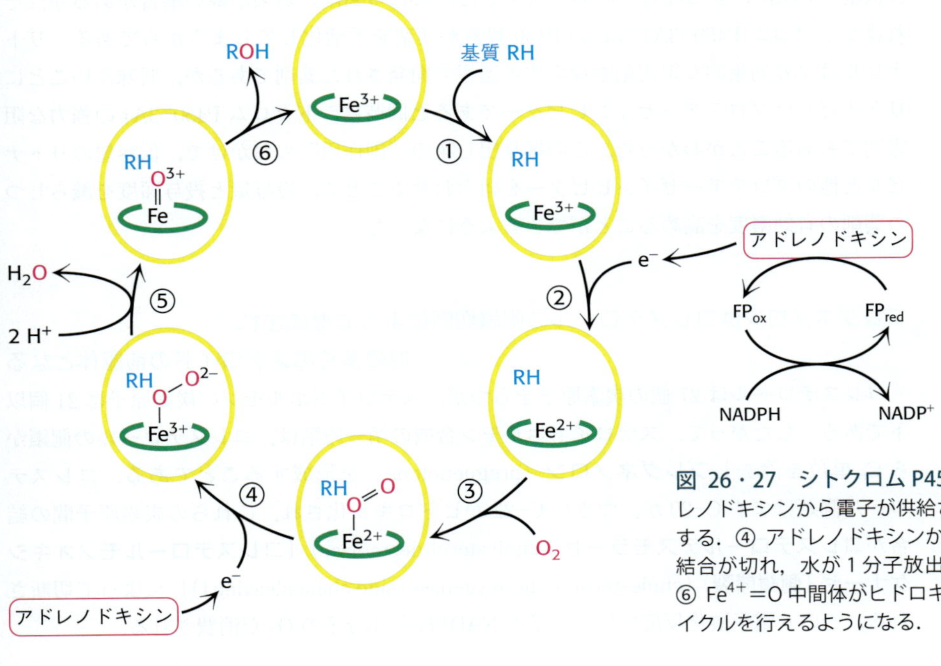

図 26・27　シトクロム P450 の反応機構．① 基質が結合する．② アドレノドキシンから電子が供給されヘム鉄が還元される．③ 酸素が Fe^{2+} に結合する．④ アドレノドキシンから二つ目の電子が供給される．⑤ 酸素原子間の結合が切れ，水が 1 分子放出されるとともに $Fe^{4+}=O$ 中間体が形成される．⑥ $Fe^{4+}=O$ 中間体がヒドロキシ化産物を生成し，鉄は Fe^{3+} に戻ってつぎのサイクルを行えるようになる．

も消費することは一見驚きである．NADPH の高ポテンシャル電子はフラビンタンパク質に伝達され，さらに非ヘム鉄タンパク質の**アドレノドキシン**（adrenodoxin）に一つずつ伝達される．アドレノドキシンは電子を一つ P450 に伝達し，鉄（Ⅲ）型（Fe^{3+}）から鉄（Ⅱ）型（Fe^{2+}）に還元する（図 26・27）．

この電子の付加がなければ P450 は酸素と結合しない．鉄（Ⅱ）型（Fe^{2+}）のミオグロビンやヘモグロビンのみが酸素と結合することを思い出してほしい（§7・1）．ヘムに O_2 が結合すると，アドレノドキシンから第二の電子が受け渡され，これを受け取ることで O−O 結合は開裂する．酸素原子のうち一つはプロトン化され，水として放出される．もう一つの酸素原子は非常に反応性の高いフェリル中間体（Fe＝O）を形成する．この中間体は基質 RH から水素原子を引き抜いて R・を形成する．この一時的なラジカルは鉄原子から OH 基を獲得し，ヒドロキシ化産物の ROH となり，鉄原子は鉄（Ⅲ）型の状態に戻る．

生物界に広く存在するシトクロム P450 系は生体防御機構を担っている

シトクロム P450 系は哺乳類では主として肝臓や小腸の滑面小胞体に存在し，<u>外来物質（生体異物）の解毒</u>においても重要である．たとえばバルビツール酸の一種であるフェノバルビタールはヒドロキシ化することで，その溶解度が高まり排出が促進される．同様に，汚染された水を飲むことによって摂取される多環式芳香族炭化水素も P450 によってヒドロキシ化され，高度に極性をもった単位（たとえばグルクロン酸や硫酸）との抱合部位ができるようになり，修飾された芳香族分子の溶解度は著しく高まる．シトクロム P450 系の機能のうち最もヒトにとって関係のあるものの一つはカフェインやイブプロフェン（第 36 章）のような薬物の代謝における役割である．シトクロム P450 系のあるものはエタノールも代謝する（§27・6）．多くの薬物の作用時間は P450 系による不活性化の速度に依存している．P450 系の作用は，外来化学物質の除去によって一般的には生体防御に寄与するとはいえ，すべてが恩恵とは限らない．最も強力な発がん物質の中には，生体内で P450 系によって無害な化合物から生成されるものがある（図 28・34）．植物では，シトクロム P450 は花の色素合成に加えて毒性物質合成の役割を果たしている．

§9・1 で，HIV 感染の治療としてプロテアーゼインヒビターが使えることを学んだ．これらの阻害剤と他の HIV 酵素の阻害剤との組合わせにより後天性免疫不全症候群（AIDS）による死者が劇的に減少した．これら薬剤の効果が薄い場合があるが，それはシトクロム P450-3A4 などの P450 酵素が薬剤を不活化してしまうからである．リトナビルはより効果的な阻害剤を探索する過程で開発された薬剤であるが，興味深いことにリトナビルはプロテアーゼインヒビターであると同時にシトクロム P450-3A4 の強力な阻害剤でもあることがわかった．この掘り出し物の"副作用"のおかげで，低容量のリトナビルと他のプロテアーゼインヒビターを組合わせることで，投与量と投与頻度を減らしつつ薬剤の有効濃度を高めることができるようになった．

プレグネノロンはコレステロールの側鎖切断によって形成され，
他の多くのステロイドの前駆体となる

コレステロールは 27 個の炭素原子をもつが，ステロイドホルモンの炭素原子は 21 個以下である．したがって，ステロイドホルモン合成の第一段階は，コレステロールの側鎖から C_6 単位を除去し**プレグネノロン**（pregnenolone）を形成することである．コレステロール側鎖はまず C-20 が，つぎに C-22 がヒドロキシ化され，これらの炭素原子間の結合が**コレステロールデスモラーゼ**（cholesterol desmolase）〔**コレステロールモノオキシゲナーゼ（側鎖開裂）**（cholesterol monooxygenase(side-chain-cleaving)）〕によって切断される．この 6 電子酸化反応では 3 分子の NADPH と 3 分子の O_2 が消費される．

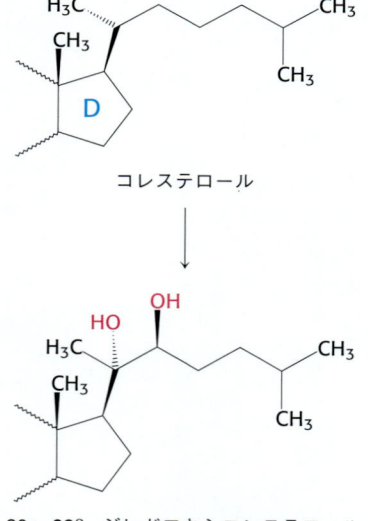

コレステロール

↓

20α,22β−ジヒドロキシコレステロール

↓

プレグネノロン

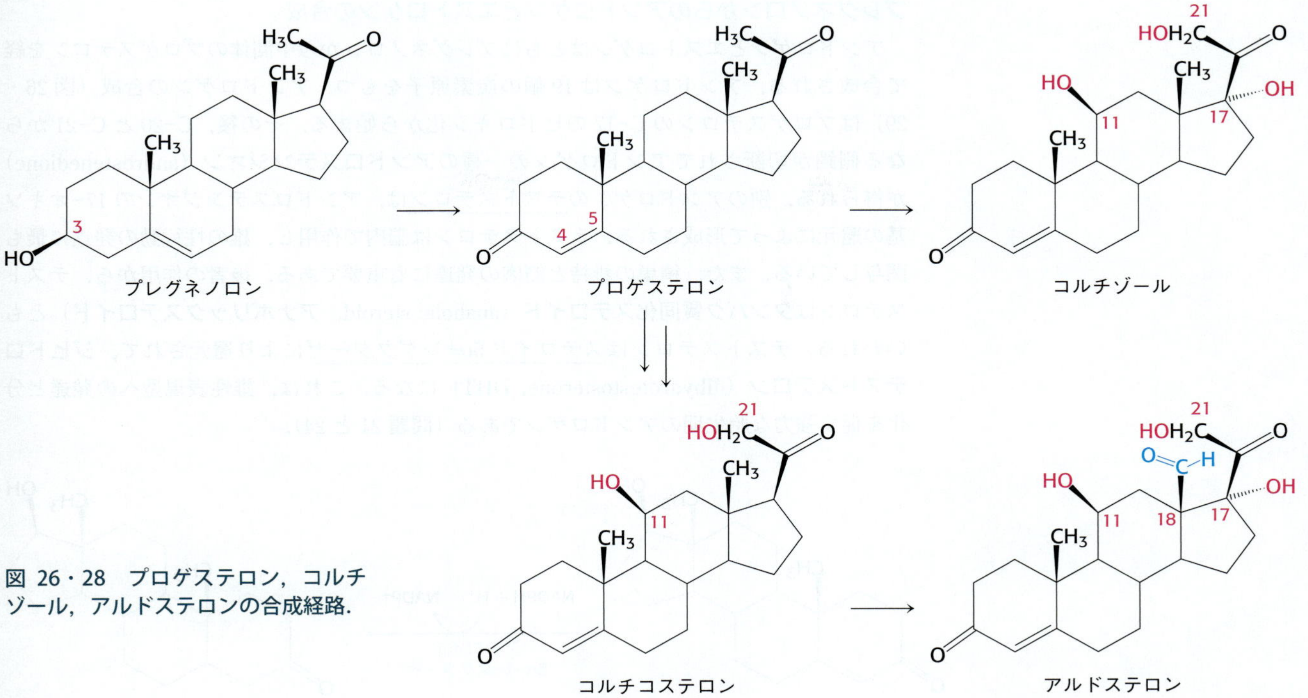

図 26・28　プレグネノロン，コルチ
ゾール，アルドステロンの合成経路．

プレグネノロンからのプロゲステロンとコルチコステロイドの合成

　プロゲステロンはプレグネノロンから 2 段階を経て合成される．プレグネノロンの 3-
ヒドロキシ基は 3-オキソ基に酸化され，Δ^5 二重結合は異性化されて Δ^4 二重結合になる
（図 26・28）．主要なグルココルチコイドであるコルチゾールは，プロゲステロンの C-
17，C-21，C-11 のヒドロキシ化によって合成される．C-17 は C-21 より先にヒドロキ
シ化されなければならないが，C-11 のヒドロキシ化はどの段階で起こってもよい．これ
らのヒドロキシ化を触媒する酵素は特異性が高い．主要なミネラルコルチコイドであるア
ルドステロン合成の最初の段階は，プロゲステロンの C-21 のヒドロキシ化で，生じたデ
オキシコルチコステロンは C-11 でヒドロキシ化され，さらに C-18 の突き出たメチル基
が酸化されてアルデヒドになり，アルドステロンが生じる．

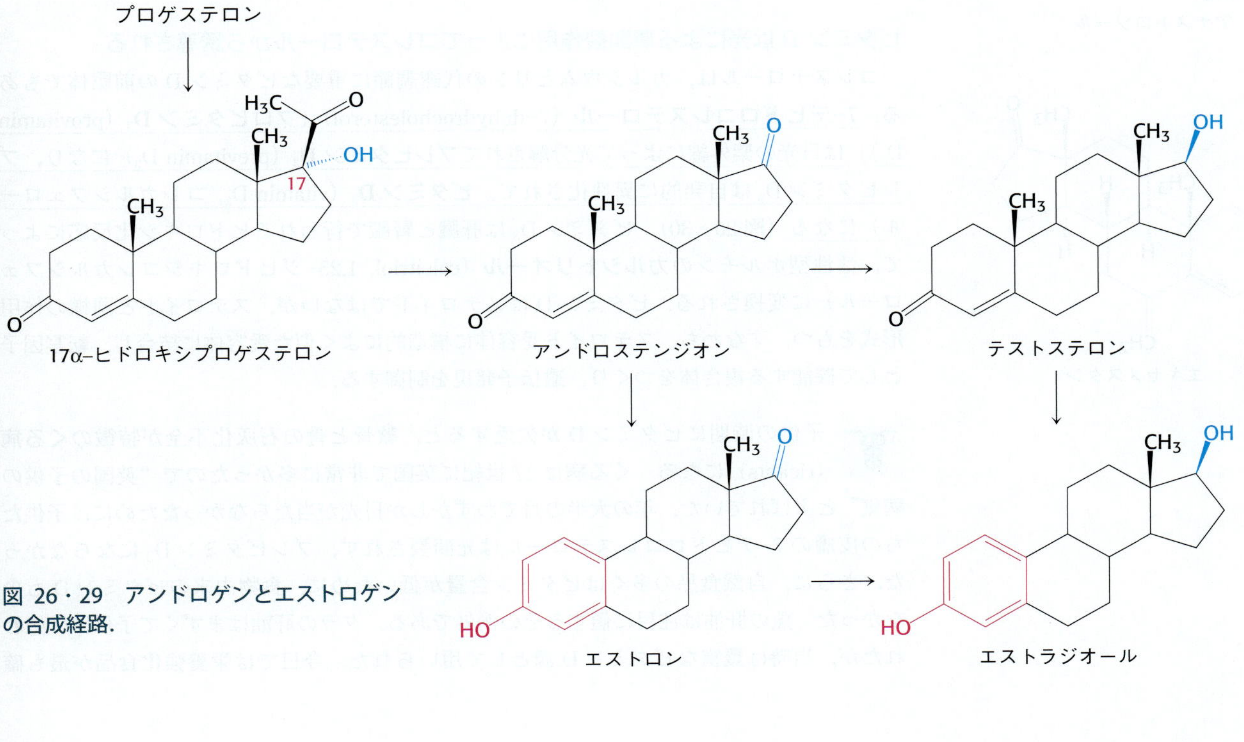

図 26・29　アンドロゲンとエストロゲン
の合成経路．

プレグネノロンからのアンドロゲンとエストロゲンの合成

　アンドロゲンとエストロゲンはともにプレグネノロンから中間体のプロゲステロンを経て合成される．アンドロゲンは19個の炭素原子をもつ．アンドロゲンの合成（図26・29）はプロゲステロンのC-17のヒドロキシ化から始まる．その後，C-20とC-21からなる側鎖が切断されてアンドロゲンの一種の**アンドロステンジオン**（androstenedione）が得られる．別のアンドロゲンの<u>テストステロン</u>は，アンドロステンジオンの17-オキソ基の還元によって形成される．テストステロンは脳内で作用し，雄の性行動の発達に最も関与している．また，精巣の維持と筋肉の発達にも重要である．後者の作用から，テストステロンは**タンパク質同化ステロイド**（anabolic steroid，**アナボリックステロイド**）ともいわれる．テストステロンは<u>ステロイド5α-レダクターゼ</u>により還元されて，**ジヒドロテストステロン**（dihydrotestosterone, DHT）になる．これは，雄性表現型への発達と分化を促す強力な胎生期のアンドロゲンである（問題21と24）．

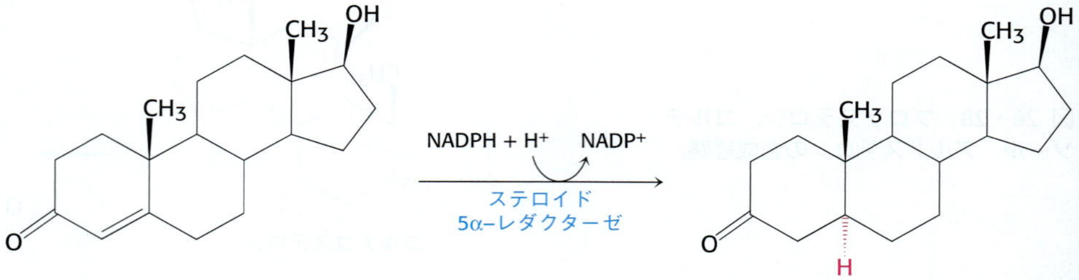

NADPH + H$^+$　　NADP$^+$

ステロイド
5α-レダクターゼ

テストステロン　　　　　　5α-ジヒドロテストステロン

　エストロゲンはアンドロゲンから，C-19の突き出たメチル基の喪失と芳香環Aの形成によって合成される．エストロゲンの一種である**エストロン**（estrone）はアンドロステンジオンから誘導されるが，最も強力なエストロゲンの一種である**エストラジオール**（estradiol）はテストステロンから形成される．エストラジオールはエストロンからも生成される．芳香環Aの形成はP450酵素である**アロマターゼ**（aromatase）が触媒する．

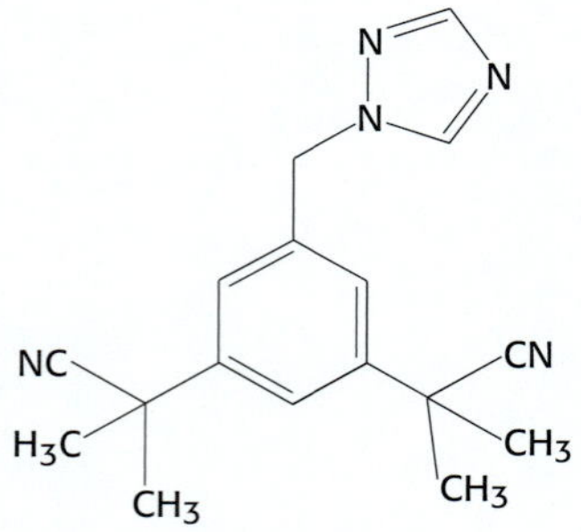

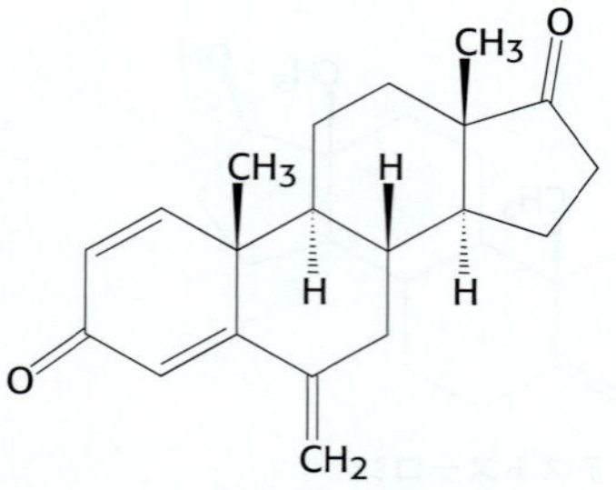

　乳癌や卵巣癌の増殖はエストロゲンに依存することが多いので，これらのがんの治療にはアロマターゼの阻害剤がよく使われる．アナストロゾールはアロマターゼの競合阻害剤であるが，エキセメスタンはアロマターゼに共有結合して失活させる，自殺阻害剤である．

アナストロゾール

ビタミンDは光による環開裂作用によってコレステロールから誘導される

　コレステロールは，カルシウムとリンの代謝調節に重要なビタミンDの前駆体でもある．**7-デヒドロコレステロール**（7-dehydrocholesterol）〔**プロビタミンD$_3$**（provitamin D$_3$）〕は日光の紫外線によって光分解されて**プレビタミンD$_3$**（previtamin D$_3$）になり，プレビタミンD$_3$は自発的に異性化されて，**ビタミンD$_3$**（vitamin D$_3$, コレカルシフェロール）になる（図26・30）．ビタミンD$_3$は肝臓と腎臓で行われるヒドロキシ化反応によって，活性型ホルモンの**カルシトリオール**（calcitriol, 1,25-ジヒドロキシコレカルシフェロール）に変換される．ビタミンDはステロイドではないが，ステロイドと同様の作用形式をもつ．すなわち，ステロイド受容体に構造的によく似た受容体に結合し，転写因子として機能する複合体をつくり，遺伝子発現を制御する．

エキセメスタン

　子供の時期にビタミンDが欠乏すると，軟骨と骨の石灰化不全が特徴の**くる病**（rickets）になる．くる病は17世紀に英国で非常に多かったので"英国の子供の病気"とよばれていた．年の大半の月でわずかしか日光が当たらなかったために，子供たちの皮膚の7-デヒドロコレステロールは光開裂されず，プレビタミンD$_3$にならなかった．さらに，自然食品の多くはビタミン含量が低いために，食物由来のビタミンDも少なかった．魚の肝油は注目に値するその例外である．タラの肝油はまずくて子供には嫌われたが，当時は豊富なビタミンD源として用いられた．今日では栄養強化食品が最も確

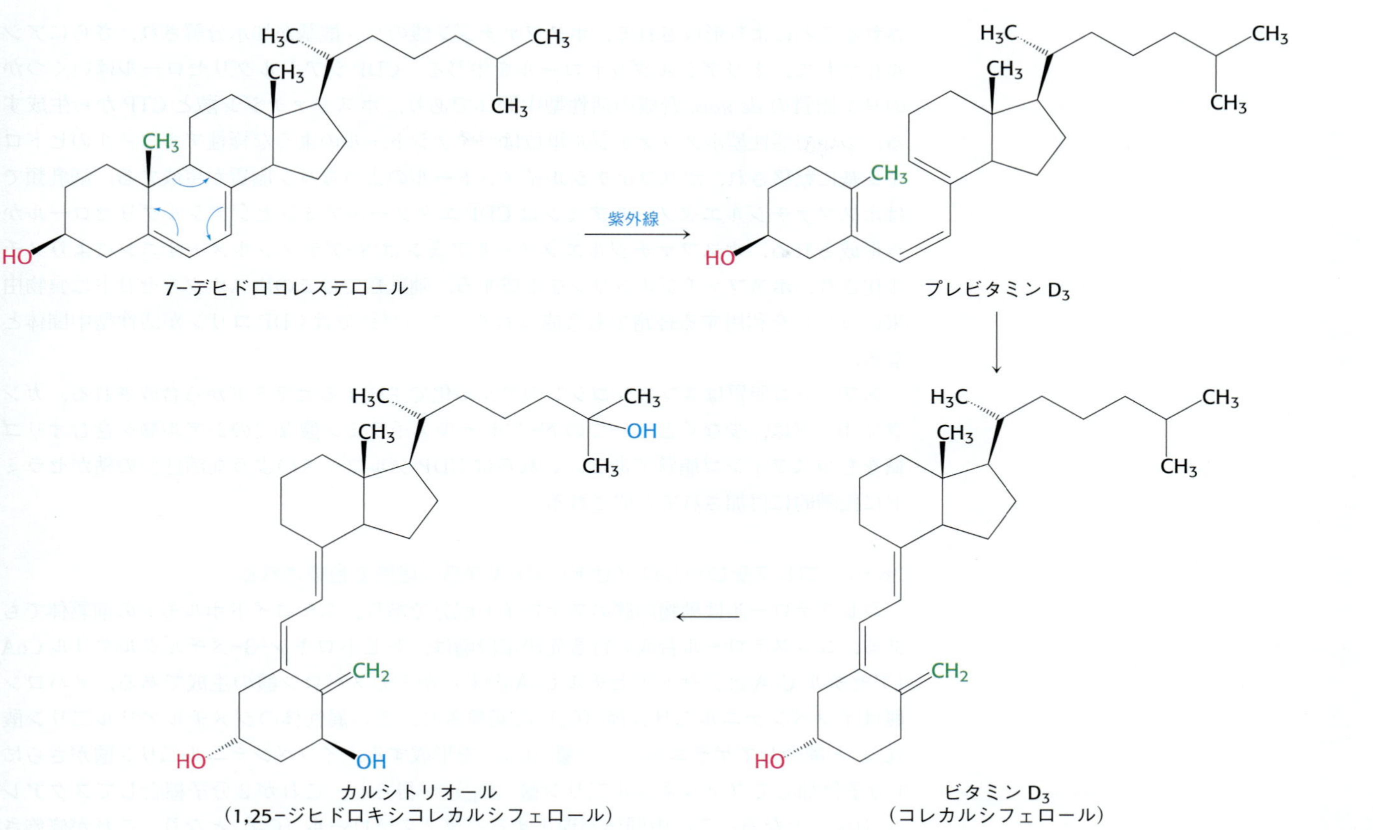

図 26・30　ビタミン D の合成.　7-デヒドロコレステロールからビタミン D_3（コレカルシフェロール）およびひき続く活性型ホルモンのカルシトリオールへの変換経路

実なビタミン D 源となっている．たとえば牛乳は 1 クォート（約 1 L）当たり 400 IU（国際単位，すなわち 10 μg）の濃度に栄養強化されている．ビタミン D の 1 日の所要量は 50 歳までは 200 IU で，その後は年齢とともに増加する*．成人の場合，ビタミン D の欠乏は骨が軟らかく折れやすくなる**骨軟化症**（osteomalacia）をひき起こす．目しか日光にさらさないように衣装をまとっているイスラム教徒の女性に骨軟化症が生じることは，ビタミン D が子供だけでなく成人にも必要であることを明らかに物語っている．

　ここ数年の研究により，ビタミン D は単に骨代謝を制御するだけでなく，もっと多くの生化学的な役割を果たしていることがわかってきた．筋肉もビタミン D の作用を受ける標的となるようである．筋肉においてビタミン D は多くの生化学的過程を変化させ，結果として筋肉のパフォーマンスを向上させる．またビタミン D は心血管疾患を防ぎ，種々のがんの発生率を低下させ，糖尿病を含む自己免疫疾患に予防的に働くこともわかってきた．さらに，これまで考えられてきたよりもビタミン D 欠乏症が多いことがわかってきた．米国では，黒人の 75 % とラテンアメリカ系・アジア系の多くで血中ビタミン D が低値を示した．ビタミン D に関するこれらの最近の研究は，生化学の研究が動的なものであることを示している．生化学的な役割はもう調べ尽くされたと思われていたビタミン D にすら，今や生化学研究の新分野が開けているのである．

*　訳注：日本人の 1 日の摂取基準（目安量）は，11 箇月齢まで 5.0 μg，1～2 歳 2.0 μg，3～5 歳 2.5 μg，6～7 歳 3.0 μg，8～9 歳 3.5 μg，10～11 歳 4.5 μg，12～14 歳 5.5 μg，15～17 歳 6.0 μg，18 歳以上 5.5 μg である［"日本人の食事摂取基準（2015 年版）"より］．

ま と め

26・1　ホスファチジン酸はリン脂質とトリアシルグリセロール合成の
共通の中間体である

　ホスファチジン酸は，グリセロール 3-リン酸がアシル CoA によって連続的にアシル化

されることにより形成される. ホスファチジン酸のリン酸基が加水分解され, さらにアシル化されて, トリアシルグリセロールを生じる. CDP ジアシルグリセロールはいくつかのリン脂質の *de novo* 合成の活性型中間体であり, ホスファチジン酸と CTP から生成する. ついで活性型ホスファチジル単位は, イノシトールのような極性アルコールのヒドロキシ基に転移され, ホスファチジルイノシトールのようなリン脂質が生成する. 哺乳類ではホスファチジルエタノールアミンは CDP エタノールアミンとジアシルグリセロールから形成される. ホスファチジルエタノールアミンは *S*-アデノシルメチオニンによりメチル化され, ホスファチジルコリンを形成する. 哺乳類ではこのホスホグリセリドは食物由来のコリンを利用する経路でも合成される. この経路では CDP コリンが活性型中間体となる.

スフィンゴ脂質はスフィンゴシンのアシル化で生成するセラミドから合成される. ガングリオシドは, 少なくとも一つの *N*-アセチルノイラミン酸などのシアル酸を含むオリゴ糖をもつスフィンゴ脂質である. これらは UDP グルコースのような活性型の糖がセラミドに段階的に付加されて合成される.

26・2　コレステロールはアセチル CoA から 3 段階で合成される

コレステロールは動物の膜のステロイド成分であり, ステロイドホルモンの前駆体でもある. コレステロール合成の行き先決定段階は, 3-ヒドロキシ-3-メチルグルタリル CoA (アセチル CoA とアセトアセチル CoA 由来) からのメバロン酸の生成である. メバロン酸はイソペンテニル二リン酸 (C_5) に変換され, その異性体のジメチルアリル二リン酸 (C_5) と縮合してゲラニル二リン酸 (C_{10}) を形成する. イソペンテニル二リン酸がさらに 1 分子付加してファルネシル二リン酸 (C_{15}) が得られ, これが 2 分子縮合してスクアレン (C_{30}) となる. この中間体が環化するとラノステロール (C_{30}) となり, これが修飾されてコレステロール (C_{27}) となる.

26・3　コレステロールの生合成はいくつかの段階で複雑に調節されている

肝臓によるコレステロールの合成はヒドロキシメチルグルタリル (HMG-) CoA レダクターゼの量と活性の変化によって制御されている. 遺伝子の転写, mRNA の翻訳, 酵素タンパク質の分解が厳密に調節される. さらに, HMG-CoA レダクターゼの活性はリン酸化によっても調節される.

小腸から吸収されたトリアシルグリセロールはキロミクロンによって運ばれ, 標的組織の毛細血管内壁のリパーゼによって加水分解される. 肝臓が必要とする以上のコレステロールや他の脂質は超低密度リポタンパク質 (VLDL) の形で運び出される. 脂肪組織や末梢組織にトリアシルグリセロールを運び終えた VLDL は, 中間密度リポタンパク質 (IDL) とさらに低密度リポタンパク質 (LDL) に変換される. IDL と LDL はコレステロールエステル, 主としてリノール酸コレステロールを運搬する. 肝臓と末梢組織の細胞は, 受容体依存性エンドサイトーシスによって LDL を取込む. LDL 受容体はこれらの標的細胞の細胞膜を貫通したタンパク質であり, LDL と結合し, これを細胞内に取込む. 家族性高コレステロール血症のホモ接合体では LDL 受容体が欠損しているため, 血漿中の LDL コレステロール濃度が著しく上昇し, 血管壁にコレステロールが沈着して, 子供の時期に心臓発作をひき起こす. HDL は末梢組織から肝臓へコレステロールを運搬する.

26・4　重要なコレステロール誘導体には胆汁酸塩とステロイドホルモンがある

脂質の消化を助ける胆汁酸塩のほかに, 五つの主要なステロイドホルモン —— 黄体ホルモン, グルココルチコイド, ミネラルコルチコイド, アンドロゲン, エストロゲン —— もコレステロールから誘導される. シトクロム P450 モノオキシゲナーゼが NADPH と O_2 を使って行うヒドロキシ化は, コレステロールからのステロイドホルモンと胆汁酸塩の合成に重要な役割を果たす. P450 酵素は大きなスーパーファミリーを形成し, 薬剤や外来物質の解毒にも関与する.

ステロイドホルモン合成の重要な中間体であるプレグネノロン (C_{21}) は, コレステロールの側鎖が切断されて生成する. プレグネノロンから合成されるプロゲステロン

（C_{21}）は，コルチゾールとアルドステロンの前駆体である．プロゲステロンがヒドロキシ化され，側鎖が切断されると，アンドロゲン（C_{19}）の一種であるアンドロステンジオンが生ずる．エストロゲン（C_{18}）は，アンドロゲンの突き出たメチル基の除去と芳香環Aの形成によって合成される．ビタミンDはカルシウムとリンの代謝調節に重要であり，光の作用でコレステロール誘導体から形成される．

重　要　語　句

ホスファチジン酸（phosphatidate）（p. 719）
トリアシルグリセロール（triacylglycerol）
　　　　　　　　　　　　　　　（p. 720）
リン脂質（phospholipid）（p. 720）
シチジンジホスホジアシルグリセロール
　　　　（cytidine diphosphodiacylglycerol）
　　　　　　　　　　　　　　　（p. 720）
CDP ジアシルグリセロール
　　　　（CDPdiacylglycerol）（p. 720）
スフィンゴ脂質（sphingolipid）（p. 723）
セラミド（ceramide）（p. 723）
セレブロシド（cerebroside）（p. 724）
ガングリオシド（ganglioside）（p. 724）
コレステロール（cholesterol）（p. 727）

メバロン酸（mevalonate）（p. 727）
ヒドロキシメチルグルタリル CoA レダクターゼ（NADPH）
　　　　　　〔hydroxymethylglutaryl-CoA
　　　　　　　　　reductase（NADPH）〕（p. 727）
HMG-CoA レダクターゼ
　　　　　　　　（HMG-CoA reductase）（p. 727）
3-イソペンテニル二リン酸
　　　　　（3-isopentenyl diphosphate）（p. 728）
ステロール調節エレメント結合タンパク質
　　　　　　　（sterol regulatory element binding
　　　　　　　　　　　　protein, SREBP）（p. 731）
リポタンパク質粒子（lipoprotein particle）
　　　　　　　　　　　　　　　（p. 733）

低密度リポタンパク質
　　　　（low-density lipoprotein, LDL）（p. 733）
高密度リポタンパク質
　　　　（high-density lipoprotein, HDL）（p. 733）
受容体依存性エンドサイトーシス
　　　　（receptor-mediated endocytosis）（p. 734）
コレステロール逆輸送
　　　　（reverse cholesterol transport）（p. 738）
胆汁酸塩（bile salt）（p. 739）
ステロイドホルモン（steroid hormone）
　　　　　　　　　　　　　　　（p. 740）
モノオキシゲナーゼ（monooxygenase）
　　　　　　　　　　　　　　　（p. 741）
シトクロム P450（cytochrome P450）（p. 741）

問　　題

1. **異なる役割**　トリアシルグリセロールならびにリン脂質の合成に果たす，グリセロール 3-リン酸，ホスファチジン酸，ジアシルグリセロールの役割をそれぞれ説明せよ．

2. **不可欠な供給**　ホスファチジン酸合成に必要なグリセロール 3-リン酸は，どのように生成されるか．

3. **脂肪合成**　グリセロールと脂肪酸から出発してトリアシルグリセロールを合成する反応方程式を書け．

4. **リン脂質合成**　エタノールアミン，グリセロール，脂肪酸から出発してホスファチジルエタノールアミンを *de novo* 経路で合成する反応方程式を書け．

5. **ATP 必要量**　エタノールアミンとジアシルグリセロールからホスファチジルエタノールアミンを合成するには，高リン酸基転移ポテンシャルをもつ分子はいくつ必要か．エタノールアミンが活性化されるものとする．

6. **違いを探せ**　スフィンゴミエリン，セレブロシド，ガングリオシドそれぞれの違いを説明せよ．

7. **何通りあるか**　恋人と別れる方法は 50 通りもあるだろうが，グリセロール骨格のリン脂質を合成する方法は，原則として 3 通りしかない．その三つの経路を示せ．

8. **活性型供与体**　つぎの生合成のそれぞれにおける活性型反応物は何か．
(a) イノシトールからのホスファチジルイノシトール
(b) エタノールアミンからのホスファチジルエタノールアミン
(c) スフィンゴシンからのセラミド
(d) セラミドからのスフィンゴミエリン
(e) セラミドからのセレブロシド

(f) ガングリオシド G_{M2} からのガングリオシド G_{M1}
(g) ゲラニル二リン酸からのファルネシル二リン酸

9. **DAG なくして TAG なし**　ホスファチジン酸ホスファターゼの活性を低下させるような変異はどのような影響をもたらすか．

10. **ライト兄弟のように**　語句と説明を正しく組合わせよ．
(a) ホスファチジン酸
(b) トリアシルグリセロール
(c) リン脂質
(d) スフィンゴ脂質
(e) セレブロシド
(f) ガングリオシド
(g) コレステロール
(h) メバロン酸
(i) リポタンパク質粒子
(j) ステロイドホルモン

1. グリセロール骨格をもつ膜脂質
2. コレステロール合成を方向付ける反応の産物
3. グルコースあるいはガラクトースが結合したセラミド
4. 脂肪酸の貯蔵形態
5. この分子の前駆体はスクアレン
6. コレステロールや脂質を輸送する
7. コレステロール由来
8. リン脂質とトリアシルグリセロール，両方の前駆体
9. セラミドにホスホコリンが結合してできる
10. 複数の糖鎖が結合したセラミド

11. **3 段階の法則**　コレステロール合成に必要な 3 段階とは何か．

12. **決まりがいっぱい**　コレステロール生合成の調節機構の概略を示せ．

13. **証拠となる同位体標識**　つぎの各前駆体からコレステロールを合成した際の同位体標識の分布を示せ．
(a) カルボキシ基の炭素原子を ^{14}C で標識したメバロン酸

(b) カルボキシ基の炭素原子を^{14}Cで標識したマロニルCoA

14. 多すぎて，早すぎて   家族性高コレステロール血症とはどのような疾患か．またその原因は何か．

15. 家族性高コレステロール血症   いくつかのLDL受容体の変異がこの病気の原因として同定されている．異なる変異をもつ患者の細胞があり，電子顕微鏡で観察することができるLDL受容体に特異的な抗体が得られ，電子顕微鏡を使えるとしたら，各患者由来の細胞でどのような抗体の分布の違いを見つけることができるだろうか．

16. 朝食での会話   友人と一緒に朝食を取っているとき，友人がシリアルの箱の裏書きにつぎのような文章を見つけた："コレステロールは体にとって有益で，細胞，ホルモン，組織を作るもととなります"．あなたが生化学を学んでいることを知っている友人は，この記述が正しいのかと尋ねた．何と答えるか．

17. 有難いこと   スタチンとは何か．スタチンの薬理学的機能とは何か．

18. 有難迷惑なこと   すべてのHMG-CoAレダクターゼの活性を阻害する"スーパースタチン"が開発されたら，それは薬として有用か．説明せよ．

19. RNA編集   肝臓では長いアポリポタンパク質B（アポB-100）が合成されるが，小腸では短いもの（アポB-48）が生成する．これはグルタミンのコドン（CAA）が終止コドンに変化しているからである．この変化の簡単な機構について述べよ．

20. 入り方   LDLを例に，受容体依存性エンドサイトーシスの過程を説明せよ．

21. ドラッグデザインの着想   アンドロゲンの働きのいくつかは，テストステロンの還元で形成されたジヒドロテストステロンによって仲介される．この最後の仕上げは，NADPH依存性ステロイド5α-レダクターゼが触媒する（p.744）．ステロイド5α-レダクターゼを遺伝的に欠損している染色体XY型の男性は，生まれながらに体内の尿生殖路は雄性であるが外性器は雌性を示すことが多く，普通女性とみなされる．しかし思春期になるとテストステロンの濃度が上昇するため男性化する．ステロイド5α-レダクターゼ欠損男性の精巣は正常であるが前立腺は小さなままである．この情報は，男性の正常な加齢過程で普通にみられる<u>良性前立腺肥大の治療薬の設計</u>にどのように利用できるであろうか．55歳以上の男性の多くはある程度前立腺が肥大し，そのためしばしば排尿障害がひき起こされる．

22. 薬物特異体質   β遮断薬の一種のデブリソキンは高血圧の治療に用いられている．効果的な投与量は患者集団において大きく異なる（1日当たり20〜400 mg）．この薬剤を投与された患者の多くでは，尿中に4-ヒドロキシデブリソキンが高濃度に含まれる．しかし，この薬剤に最も感受性が高い患者では（研究したグループの約8%），デブリソキンが排出され4-ヒドロキシ誘導体はほんのわずかである．この薬物特異体質の原因を分子レベルで述べよ．また，デブリソキンに非常に感受性の高い患者に他の薬剤を投与する際に注意が必要な理由を述べよ．

デブリソキン

23. 消臭   臭気を発する分子の多くは疎水性が高く，嗅上皮に濃縮される．もし速やかに変換されなかったなら，これらの分子は環境中の濃度に依存せずシグナルを発し続けることになるだろう．疎水性の臭気物を，急速に排除できる水溶性の誘導体に変換する機構を提案

せよ．

24. 発生障害   合成ステロイドの一種であるフィナステリド（商品名 プロペシア）は，テストステロンからのジヒドロテストステロン合成に働くステロイド5α-レダクターゼ（p.744）の特異的な競合阻害剤として作用する．

フィナステリド

良性前立腺肥大の治療に加えて（問題21），これは現在，男性特有の脱毛を遅らせる目的で広く使用されている．妊婦はこの薬剤を取扱わないように勧告されているが，妊婦がプロペシアに接触するのを避けることがきわめて重要なのはなぜだろうか．

25. 生活形態の影響   ヒトも植物のArabidopsis（シロイヌナズナ）も，少数のシトクロムP450遺伝子をもっていた共通の遠い祖先から進化してきた．ヒトは約50のシトクロムP450遺伝子をもつが，Arabidopsisは250以上の遺伝子をもっている．植物でP450のアイソザイムが非常に多いのはどんな役割を果たしているからだろうか．考察せよ．

26. 個別化医療   シトクロムP450系は医学的に有用な多数の薬剤を代謝する．すべてのヒトが同じ数のP450遺伝子をもっているが，個人間の多型性が存在するため遺伝子にコードされているタンパク質の特異性や効率は各個人で多様である．この多様性についての知識は治療に当たってどのように役立てることができるか．

27. ミツバチの危機   2006年，アメリカ全土で突然，原因不明のミツバチの減少が起こった．経済的な影響は甚大であり，というのは食品の1/3は昆虫が受粉を媒介する植物から得られ，その80%はミツバチが媒介しているからである．2006年10月，ミツバチのゲノム配列が報告された．興味深いことに，ミツバチがもつシトクロムP450遺伝子の数が他の昆虫よりずっと少ないことがわかった．ミツバチが減少したことと，P450遺伝子が少ないことに関連があるとしたら，それはどのようなものか．

28. 失われた酵素   先天性副腎過形成は致死的な転帰をとる疾患で，P450酵素であるステロイド21-ヒドロキシラーゼの欠損で起こる．この酵素はプロゲステロンからコルチゾールやアルドステロンが生成される最初の反応を触媒する（図26・28ならびに図26・29）．先天性副腎過形成の特徴は性ホルモン合成の亢進であるが，なぜそのようなことが起こるのか．

29. 輝く太陽   生化学的にはビタミンDはステロイドホルモンと同じしくみで作用する（第31章参照）．それゆえビタミンDは名誉ステロイドとよばれることもあるが，なぜ本当のステロイドではないのか．

機構の問題

30. リン酸による干渉   HMG-CoAレダクターゼによって触媒される一連の反応過程において，前段階で生成されるCoAのチオール酸である，CoA-S$^-$はヒスチジン残基からプロトンを付加される．

近傍にあるセリン残基が AMP 依存性プロテインキナーゼによってリン酸化されると，この酵素は活性を失う．セリン残基のリン酸化が酵素活性を阻害する理由を考察せよ．

31. **脱メチル**　メチルアミンはしばしばシトクロム P450 酵素によって脱メチルされる．シトクロム P450 の触媒作用によりジメチルアミンからメチルアミンが形成される機構について説明せよ．ほかには何が生成されるかも述べよ．

章のまとめの問題

32. **類似性**　ホスホグリセリド合成における CTP の役割と，グリコーゲン合成における UTP の役割を比較せよ．

33. **しっかりつかまっていないと細胞質へ投げ出されるぞ**　カルボキシ末端のシステイン残基にファルネシル基（C_{15}）やゲラニルゲラニル基（C_{20}）が共有結合しているタンパク質が多く存在する．このような修飾は何のために必要か．

34. **分かれ道**　3-ヒドロキシ-3-メチルグルタリル CoA はコレステロール生合成経路の中間体である．この分子はまた，別の経路の中間体でもある．その経路の名前は何か．また，どちらの経路に進むかは何が決めているのか．

35. **会員証が必要です**　ホスファチジルコリンの合成に関連するメチオニンの代謝はどのようなものか．

36. **薬剤耐性**　ジクロロジフェニルトリクロロエタン（DDT）は強力な殺虫剤であるが，昆虫以外にも影響を及ぼすことがわかり，今ではほとんど使われなくなった．DDT は，昆虫の体内ではナトリウムチャネルの機能を破綻させ，昆虫を死に至らしめる．蚊は DDT や DDT と同じ機序で作用する他の殺虫剤に対する耐性を獲得した．DDT に対する耐性を獲得する方法を二つあげよ．

37. **ATP が必要です**　コレステロール合成における ATP-クエン酸リアーゼの役割を説明せよ．

データ解釈の問題および章のまとめの問題

38. **コレステロールの摂取**　マウスを 4 グループに分類し，二つのグループには通常の餌を，残りの 2 グループにはコレステロールが豊富な餌を与えた．HMG-CoA レダクターゼの mRNA とタンパク質を肝臓から単離し，その量を測定した．グラフ A は mRNA 量を測定した結果である．

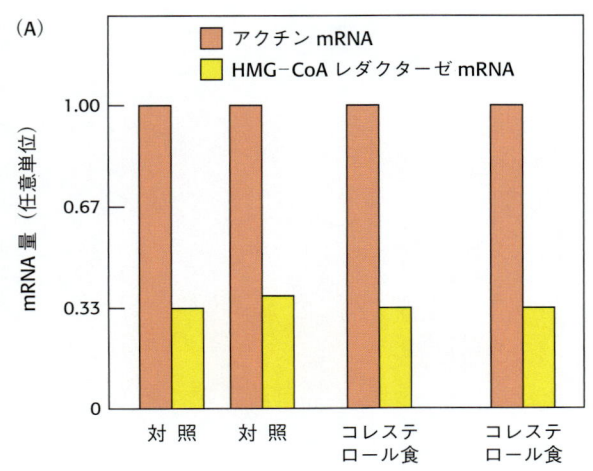

(a) HMG-CoA レダクターゼの mRNA 量に対するコレステロール摂取の効果は何か．
(b) ステロール調節エレメントの制御下にないタンパク質であるアクチンの mRNA を測定した目的は何か．

HMG-CoA レダクターゼタンパク質は，この酵素に対するモノクローナル抗体によって沈殿させることにより単離した．各グループにおける HMG-CoA レダクターゼの量をグラフ B に示す．

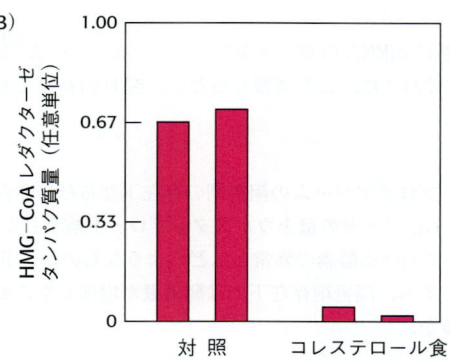

(c) HMG-CoA レダクターゼタンパク質の量に対するコレステロール食の影響は何か．
(d) グラフ A と比較して，この結果の驚くべき点は何か．
(e) グラフ B の結果はどのように説明できるか．

39. **ゴーシェ病**　ヒトで最もよくみられるリソソーム蓄積病であるゴーシェ病は，グルコセレブロシダーゼ（GC アーゼ）をコードする遺伝子の変異によって起こる．GC アーゼはリソソームの酵素でグルコセレブロシドを分解する．この疾患は重症度や罹患した人によってさまざまな症状を呈する．一卵性双生児すらまったく異なった症状を示すのである．症状には骨の痛み，肝腫大，疲労感，精神遅滞などがある．

この病気についての理解を深める目的で，研究者は酵素欠損の特徴を明らかにするための一連の実験を行った．健康な人（対照）ならびにゴーシェ病の人（GD）の細胞を培養し，酵素を単離して試料 10 μg 当たりの酵素活性を求めた（図 A）．

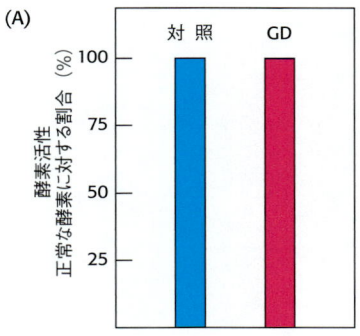

〔出典: J. Lu, *Proc. Natl. Acad. Sci. U. S. A.*, **107**, 21665〜21670（2012）〕

(a) GD 細胞中の酵素活性について，結果から何がいえるか．研究者らにとって結果が意外だったのはなぜか．

再度細胞を培養し，同数の対照ならびに GD から注意深く細胞抽出液を調製して，GC アーゼに対する抗体を用いたウェスタンブロッティング解析を行った（図 B）．

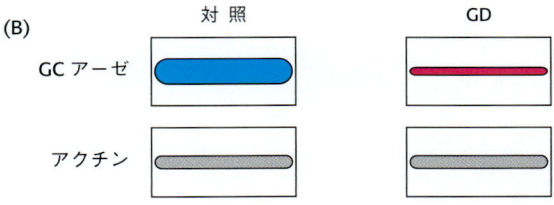

〔出典: J. Lu, *Proc. Natl. Acad. Sci. U. S. A.*, **107**, 21665〜21670（2012）〕

（b）図Bのような結果が得られたことについて考えられる原因を二つあげよ．なぜ同じ数の細胞から抽出液を調製する必要があったのか．また，ウェスタンブロッティングでアクチンも解析した理由は何か．

（c）つぎにmRNAの量を測定したところ，mRNAの量は対照もGDも同じであった．この情報をもとに，図Bの結果をもう一度解釈せよ．

つぎに，プロテアソームの阻害剤の存在下ならびに非存在下で細胞を培養し，GCアーゼの量をウェスタンブロット解析した（図C）．

（d）GDにおける酵素の異常とはどのようなものか．正常細胞（対照）においても，阻害剤存在下では酵素量が増加したことにはどんな意味があるか．

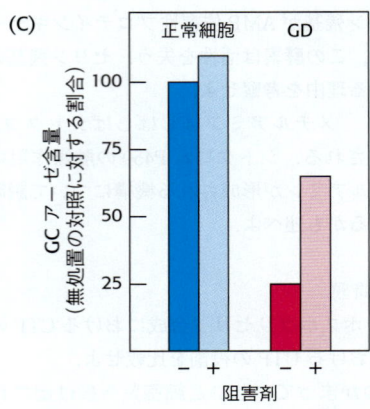

〔出典： J. Lu, *Proc. Natl. Acad. Sci. U. S. A.*, **107**, 21665〜21670（2012）〕

代 謝 の 統 合

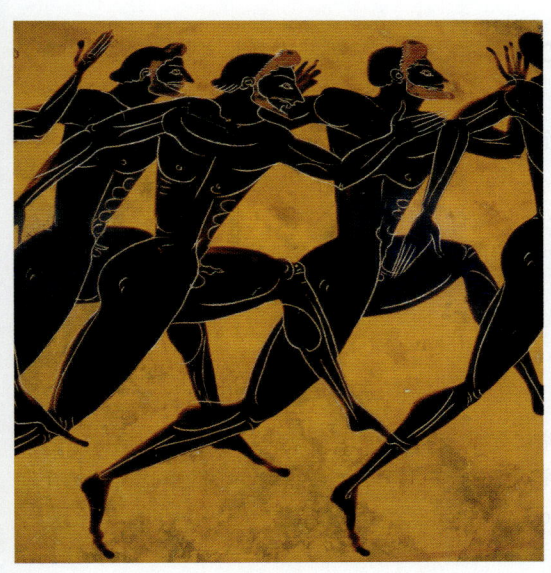

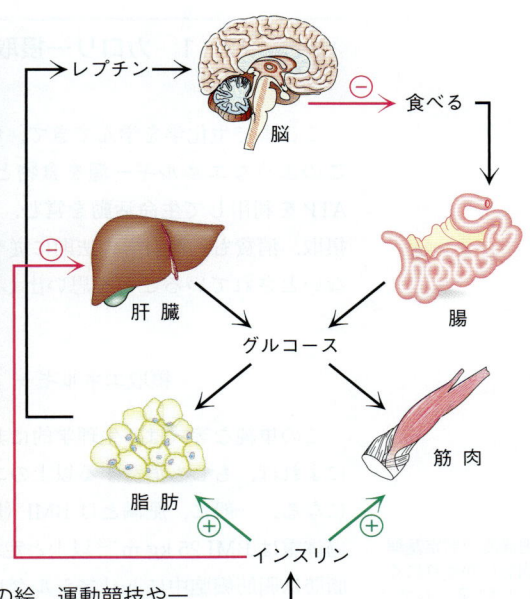

左図は，紀元前6世紀のギリシャの壺に描かれた走る人の絵．運動競技や一見単純な血糖値維持などの作業には，代謝系の巧妙な統合が必要である．右図には，運動時や休息時の血糖値調節という代謝の統合の重要な役割を担っている臓器を示す．インスリンとレプチン（脂肪細胞から分泌される）は，生きるために必要な需要を満たせるだけのエネルギーを適切に供給できるよう，全身の臓器の代謝経路を調節するホルモンの例である〔(左)提供: Copyright © The Metropolitan Museum of Art/Art Resource, NY.〕．

　これまで，代謝の生化学について経路を一つずつ別々に取上げ，どのようにして燃料から有用なエネルギーが取出され，生合成反応やシグナル伝達経路に利用されるかを学んできた．第28章から第30章では，さらに核酸やタンパク質の合成にまで範囲を広げてみていこう．しかしその前に本章では，一歩戻って，生物の生理機能を成り立たせている大規模な生化学的相互作用について考えてみよう．"エネルギーの操作"という生命の中心テーマに沿って，まず生物体レベルでのエネルギー調節についてみていこう．これを突き詰めると，一見単純だが実は非常に複雑な問題に行き着く．生化学レベルでみて，生物は，食べるべきとき，食べるのを止めるべきときを，どのようにして知るのだろう．エネルギーの貯蔵量を十分だが過剰ではないレベルに維持する能力を，**カロリー摂取の恒常性**（caloric homeostasis）あるいは**エネルギーの恒常性**（energy homeostasis）とよぶ．

　つぎに，カロリー摂取の恒常性が大きく乱れた状態（肥満）を考え，このような生理状態がインスリンの作用にどのように影響し，多くの場合糖尿病につながるかをみていこう．さらに，ヒトが行う最も有益な活動の一つである"運動"に生化学的な目を向け，運動が糖尿病の影響をどのように軽減するかをみていくとともに，運動の種類によって利用する燃料源がどのように異なるかを考えよう．

　生理的な状態として肥満や過剰栄養の対極にあるのが絶食と飢餓だが，この厳しい状況に対する生化学的応答についても考えよう．章の最後には，生化学エネルギーに混乱を生じさせるもう一つの状態，アルコールの過剰摂取を取上げよう．

生物体としてのエネルギー調節の例として，これまでに，インスリンとグルカゴンの作用を学んだ．膵臓の β 細胞から分泌されるインスリンは，血中からグルコースを取去り，グリコーゲンと脂質の合成を促進する．膵臓の α 細胞から分泌されるグルカゴンは，インスリンと逆の作用をもつ．すなわちグルカゴンはグリコーゲンの分解と糖新生を促進し，血糖値を上昇させる．本章ではさらに，カロリー摂取の恒常性に重要な役割を果たす二つのホルモンを紹介する．脂肪組織が分泌するレプチンとアディポネクチンで，これらはインスリンと協調してカロリー摂取の恒常性を調節する．

27・1 カロリー摂取の恒常性は体重を制御するしくみである

ここまで生化学を学んできて，糖質と脂質がエネルギー源になることはよくわかった．このようなエネルギー源を食物として摂取し，このエネルギーを ATP に変換し，この ATP を利用して生命活動を営む．エネルギー変換の例にもれず，われわれのエネルギー摂取，消費も，熱力学の法則に従う．熱力学第一法則ではエネルギーは生産も破壊もできないとされていることを思い出してほしい．これを食生活で実際に使われる言葉に直すと，

$$摂取エネルギー ＝ 消費エネルギー ＋ 貯蔵エネルギー$$

この単純な等式は，生理学的に非常に重要で健康に重大な意味をもつ．熱力学第一法則によれば，もしも消費する以上のエネルギーを摂取すると，やがて体重過剰すなわち肥満になる．一般に，肥満とは BMI（body mass index，ボディーマス指数）30 kg m^{-2} 以上，過体重は BMI 25 kg m^{-2} 以上と定義されている*（図 27・1）．前に述べたように，過剰な脂肪は脂肪細胞中にトリアシルグリセロールの形で蓄えられる．成人では脂肪細胞の数は固定されるので，肥満すると脂肪細胞が膨れあがる．実際，脂肪細胞の大きさが 1000 倍に達することもある．

周知のように，特に先進国では，多くの人が肥満になりつつあり，すでに肥満している人も多い．米国では肥満がすでに蔓延しており，成人の 30 % 近くが肥満の範囲に入る．肥満は，糖尿病，高血圧，心臓血管病といったさまざまな病気の危険因子であることが判

* 訳注: 日本肥満学会が決めた肥満度の判定基準（2000 年）では，統計的に最も病気にかかりにくい BMI 22 を標準とし，25 以上を肥満として，肥満度を四つの段階に分けている．すなわち，低体重（やせ）BMI 18.5 未満；普通体重 18.5 以上 25 未満；肥満（1 度）25 以上 30 未満；肥満（2 度）30 以上 35 未満；肥満（3 度）35 以上 40 未満；肥満（4 度）40 以上.

身 長〔cm〕

体重〔kg〕	142	147	152	157	163	168	173	178	183	188	193
117.9	58	54	51	48	45	42	40	37	35	33	32
113.4	56	52	49	46	43	40	38	36	34	32	30
108.9	54	50	47	44	41	39	36	34	33	31	29
104.3	52	48	45	42	39	37	35	33	31	30	28
99.8	49	46	43	40	38	36	33	32	30	28	27
95.3	47	44	41	38	36	34	32	30	28	27	26
90.7	45	42	39	37	34	32	30	29	27	26	24
86.2	43	40	37	35	33	31	29	27	26	24	23
81.6	40	38	35	33	31	29	27	26	24	23	22
77.1	38	36	33	31	29	27	26	24	23	22	21
72.6	36	33	31	29	27	26	24	23	22	21	19
68.0	34	31	29	27	26	24	23	22	20	19	18
63.5	31	29	27	26	24	23	21	20	19	18	17
59.0	29	27	25	24	22	21	20	19	18	17	16
54.4	27	25	23	22	21	19	18	17	16	15	15
49.9	25	23	21	20	19	18	17	16	15	14	13
45.4	22	21	20	18	17	16	15	14	14	13	12
40.8	20	19	18	16	15	15	14	13	12	12	11
36.3	18	17	16	15	14	13	12	11	11	10	10

$$BMI = \frac{体重〔kg〕}{(身長〔m〕)^2}$$

30.0 以上	肥満
25.0〜29.9	過体重
18.5〜24.9	普通体重
18.5 未満	低体重（やせ）

図 27・1 BMI. ほとんどの場合，BMI の値は，その人が肥満であるかを示す信頼できる指標となる〔データ出典: CDC（米国疾病管理予防センター）〕.

明している（表 27・1）．ほとんどの場合，肥満の原因は非常に単純で，必要以上の食物を摂取し，余分なカロリーが脂肪として蓄えられることである．肥満がひき起こす病気の生化学的基盤については，本章の後の方で取上げる．

　さて，食物の過剰摂取がもたらす結果の生化学的分析に取りかかる前に，そもそもなぜ肥満が広がりつつあるのかの原因を考えてみよう．互いに重なり合うが，いくつかの説明が考えられる．一つは広く受けいれられている見方で，われわれの体は食物が豊富にあるときに過剰なカロリーを素早く溜め込むようにできているとする．これは，現在のヒトの多くが置かれているような，食物がいつもたっぷりある環境が望めなかった，過去の時代からの進化適応なのである．つまりヒトは，明日にも飢餓が始まるかもしれない，とカロリーを溜め込むのだが，実際にはそのような飢餓は起こらないのである．また第二の見方は，現在ではヒトはもはや捕食の危険に直面していないからというものである．ヒトの祖先では捕食は大きな死因の一つだったということが示されている．肥満した個体は動きの敏捷なやせた個体に比べ，ヒト集団の中で捕食される確率が高かっただろう．しかし，捕食の危険が減少するにつれ，やせていることの利点も減少したのである．

　第三は現在非常に注目されている見方である．先進国では高カロリーで味の良い食品（糖質と脂質を多く含む食品）が簡単に多くの人の手に入るが，こういった美食は薬物のように作用し，コカインなどの薬物が刺激するのと同じ脳の報酬経路を刺激する．この報酬経路が，食欲抑制シグナルを圧倒するほど強力な可能性があるという．第四に，腸内微生物叢（ヒトの腸に生息している細菌）がヒトの食物処理の過程に大きく影響していることを示す研究成果が増えている．たとえば，無菌マウスは高脂肪食を自由に食べられるようにしても肥満にはならない．しかし，このマウスを肥満マウスの腸内細菌叢に接触させると，正常食を食べさせていても肥満するようになる．そのうえ，肥満マウスの腸内微生物叢が引き金となって炎症応答が起こり，この炎症が，普通ならマウスの食欲や摂取カロリーの処理過程を調節するはずのシグナル分子の効果を弱めるらしい．こういった結果の多くは，ヒトにも当てはまる．最後に，肥満をひき起こすような環境条件に対する応答は個体によって違いがあり，しかもこの違いに遺伝的要因が大きな影響を与えていることが明らかになっている．さまざまな研究によれば，脂肪量の遺伝性は 30％ から 70％ の間とされ，肥満しやすい体質は非常に遺伝性が高い可能性がある．

　体重が増加しやすいという傾向が生じた理由が何であれ，このような傾向は行動によって，すなわち少なく食べて多く運動すれば弱めることができる．また体重を減らすよりは，体重が増えないようにする方が簡単らしい．カロリー摂取の恒常性が複雑な生物学的過程であることは，間違いない．この現象の解明には，生物医学研究者たちが今後しばらく時間をかけて取組むことになろう．

　肥満の広がりは憂慮すべきではあるが，興味深く驚異的と思えるのは，多くの人が，一生の間に大量の食物を摂取するにもかかわらず，成人後はほぼ一定の体重を維持しているという事実である（p. 773, 問題 1 と 2）．意志の力，運動，それに体重計がこの恒常性に一役買っていることが多いが，これほどの生理的偉業の達成には，何らかの生化学的シグナルが働いているに違いない．

27・2　カロリー摂取の恒常性には，脳が重要な役割を果たしている

　エネルギーの入出力がこのように驚くほどうまくバランスがとれるのは，何のおかげだろうか．その答えは想像通り複雑で，多くの生化学シグナルとともに，とてもたくさんの行動要因が関係する．ここではいくつかの生化学シグナルに焦点を絞り，大きく二つに分けて話を進めよう．一つは食事の際に働く短期シグナル，もう一つは体のエネルギー状態全体の情報を伝える長期シグナルである．これらのシグナルは消化管，膵臓の β 細胞，脂肪細胞から発せられ，その第一の標的は脳，特に視床下部の弓状核とよばれる領域のニューロンの一群である．

表 27・1　肥満や過体重が健康に及ぼす影響[†]
冠動脈心疾患
2 型糖尿病
がん（子宮内膜癌，乳癌，大腸癌など）
高血圧
脂質異常症（脂質代謝の乱れ，たとえば，高コレステロール血症，高トリグリセリド血症など）
脳卒中
肝疾患，胆嚢疾患
睡眠時無呼吸，呼吸障害
変形性関節症（関節の軟骨組織や骨の変性）
婦人科疾患（月経の異常，不妊）

† 出典: CDC（米国疾病管理予防センター）のウェブサイト（www.cdc.gov）.

図 27・2 満腹シグナル. コレシストキニン
(CCK) とグルカゴン様ペプチド-1 (GLP-1) は
脳で満腹感をひき起こすシグナル分子である.
CCK は食事に応答して小腸の特殊な細胞から分泌
され, 脳の満腹経路を活性化する. 腸の L 細胞か
ら分泌される GLP-1 も脳の満腹経路を活性化し,
膵臓でのインスリンの働きを促進する〔出典: S.
C. Wood, *Cell Metab.*, **9**, 489~498, Fig.1 (2009)〕.

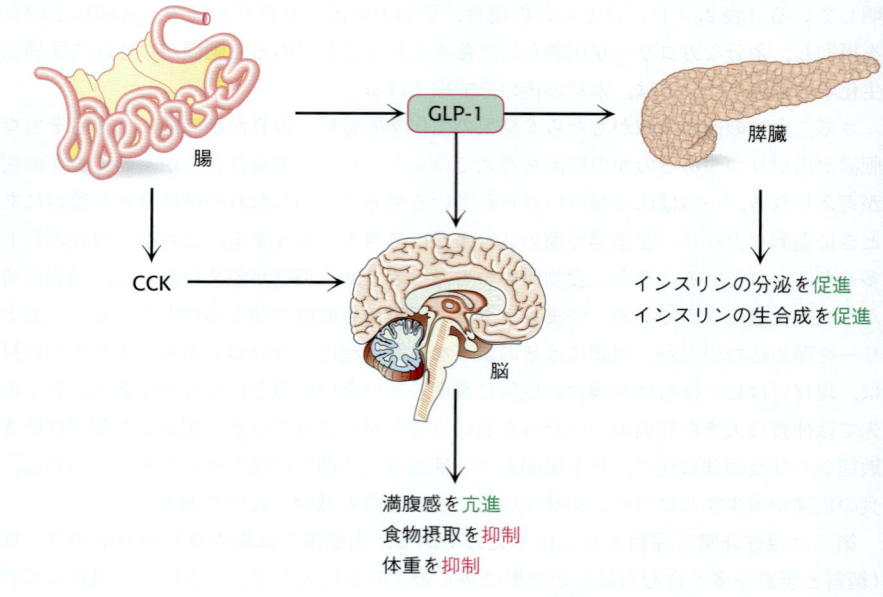

表 27・2 食物摂取を調節
する胃腸管ペプチド[†]

食欲抑制シグナル
コレシストキニン
グルカゴン様ペプチド-1
グルカゴン様ペプチド-2
アミリン
ソマトスタチン
ボンベシン
エンテロスタチン
アポリポタンパク質 A-IV
胃抑制ポリペプチド
食欲増進ペプチド
グレリン

† 出典: M.H. Stipanuk, ed., "Biochemi-
cal, Physiological, Molecular Aspects of
Human Nutrition, 2nd Ed.," p.627, Box
22-1, Saunders/Elsevier (2006)

消化管からのシグナルが満腹感をもたらす

　短期シグナルは腸から脳のさまざまな領域へと満腹感を伝え, 食べたいという衝動を抑
える (図 27・2). 最もよく研究されている短期シグナルがコレシストキニンである. 実
際は**コレシストキニン** (cholecystokinin, CCK) は, さまざまな長さ (アミノ酸 8~58 個
で, 翻訳後のプロセシングに応じて長さが異なる) をもつペプチドホルモンのファミリー
で, 食後の満腹シグナルとして, 小腸の十二指腸, 空腸領域の細胞から血液中に分泌され
る. CCK が結合するのは, さまざまな末梢神経に存在する CCK 受容体という G タンパ
ク質共役型受容体 (§ 14・1) で, ここから脳にシグナルが伝えられる. 結合によって脳
のシグナル伝達経路が働きを開始し, 満腹感を生じさせる. CCK は消化にも重要な役割
を果たし, 膵臓の酵素の分泌や胆嚢からの胆汁酸塩の分泌を促す.

　腸からのもう一つの重要なシグナルが, **グルカゴン様ペプチド-1** (glucagon-like peptide
1, GLP-1) である. これは長さ約 30 アミノ酸のホルモンで, 胃腸管の内壁全体にわ
たって存在する腸 L 細胞というホルモン分泌細胞から分泌され, さまざまな作用をもつ.
これらの作用はすべて, やはり G タンパク質共役型受容体に結合することによってひき
起こされるらしい. GLP-1 も, CCK と同様に満腹感を生み, それ以上食べるのを抑制す
る. また GLP-1 は, グルコースが誘発する膵臓 β 細胞からのインスリン分泌を促進する
一方, グルカゴンの分泌を阻害する.

　ここでは 2 種類の短期シグナルを説明したが, さらに多くのシグナルが存在すると考え
られている (表 27・2). これまでに同定されている短期シグナルの大半は, 食欲抑制シ
グナルだが, 胃から分泌されるアミノ酸 28 個のペプチド, グレリンは, これも G タン
パク質共役型受容体を介して視床下部に作用し, 食欲を亢進させる. グレリンの分泌は食前
に増加し, その後減少する.

レプチンとインスリンはカロリー恒常性の長期的な制御を行う

　数時間から数日という尺度でエネルギーの恒常性を調節する重要なシグナル分子が二つ
ある. 脂肪細胞から分泌される**レプチン** (leptin) と, 膵臓 β 細胞から分泌される**インス
リン** (insulin) である. レプチンはトリアシルグリセロールの貯蔵状況を知らせ, インス
リンは血中のグルコース量, すなわち糖質の供給状況を示す. ここでは, まずレプチンか
らみていこう.

　脂肪組織は, 以前はトリアシルグリセロールをただ保存しておく場所と考えられてい
た. しかし最近の研究で, 脂肪組織は活発な内分泌組織であり, **アディポサイトカイン**
(adipocytokine)〔**アディポカイン** (adipokine) ともいう〕と総称されるレプチンなどの

シグナル分子を分泌して，数多くの生理過程を調節していることが明らかになっている．レプチンは，存在する脂肪の量に正比例して，脂肪組織から分泌される．体に脂肪が多量にあるほど，より多くのレプチンが分泌される．体中にあるレプチン受容体にレプチンが結合すると，筋肉や肝臓のインスリン感受性が高まり，脂肪酸のβ酸化が促進され，トリアシルグリセロールの合成が抑えられる．

　脳でのレプチンの働きを考えてみよう．レプチンは，受容体に結合してシグナル伝達経路を活性化する．レプチン受容体は脳のさまざまな領域，特に視床下部の弓状核に存在する．この領域では一群のニューロンが，ニューロペプチドY（NPY）とアグーチ関連ペプチド（AgRP）とよばれる食欲促進ペプチドを発現する．絶食するとNPYとAgRPの生産が促進されるが，これは脂肪組織の量が減少するためレプチンレベルが低下した結果である（図27・3A）．レプチンは反対にこのNPY/AgRPニューロンを阻害し，NPYとAgRPの放出を妨げて食欲を抑制するのである（図27・3B）．

　レプチン受容体を含む第二のニューロン群は，プロオピオメラノコルチン（POMC）とよばれる大型のポリペプチド前駆体を発現している．POMCニューロンの受容体にレプチンが結合すると，POMCがタンパク質分解処理されて，さまざまなシグナル分子が生じる．その一つ**メラニン細胞刺激ホルモン**（melanocyte-stimulating hormone, MSH）は，特に重要である．MSHは最初，メラノサイト（メラニン色素を合成する細胞）の刺激因子として見つかったが，食欲抑制ニューロンを活性化して食物摂取を抑制する．絶食はMSH活性を阻害するので，食物摂取を促進する．AgRPは，MSH受容体に結合するが受容体を活性化できないアンタゴニストとして働き，MSH活性を阻害する（図27・3）．つまりレプチン受容体に結合したレプチンの正味の作用は複雑なシグナル伝達経路の開始であり，これが最終的に食物摂取量を減少させる．

　視床下部にはインスリン受容体も存在するが，脳でのインスリンの作用機序はレプチンほどははっきり判明していない．インスリンはNPY/AgRP産生ニューロンを阻害して食物摂取を抑制するらしい．

レプチンは，脂肪組織が分泌する数種類のホルモンの一つである

　レプチンが初のアディポサイトカインとして発見されたのは，その欠如による劇的な影響のためであった．ob/obマウスとよばれるマウス系統が見つかったのだが，このマウスはレプチンをもたず，そのために極度に肥満し（p. 597の第22章の扉図を参照），過食症，高脂血症（筋肉と肝臓にトリアシルグリセロールが蓄積），インスリン非感受性となる．レプチンの発見以降，さらに他のアディポサイトカインが見つかった．たとえば**アディポネクチン**（adiponectin）は，脂肪細胞が生産するもう一つのシグナル分子で，脂肪の量の増加に直接比例して分泌が減少する．アディポネクチンの重要な機能は，その生物体のインスリン感受性を高めることらしい．レプチンとアディポネクチンはどちらも，重要な調節酵素であるAMP依存性プロテインキナーゼ（AMPK）を介して作用を示す．前に述べたように，この酵素が活性化されるのは，AMPレベルが上昇しATPレベルが低下したときであり，活性化によって同化作用が低下し，異化作用，特に脂肪酸酸化が亢進する（§22・6）．ob/obマウスのようなインスリン抵抗性の肥満動物では，レプチンレベルが上昇しているが，アディポネクチンレベルは低い．

　脂肪細胞は，インスリン抵抗性を強める2種類のホルモン，**RBP4**（もともとはレチノール結合タンパク質の一つとして見つかった）と**レジスチン**（resistin）も生産する．脂肪細胞が，病的な状態であるインスリン抵抗性を亢進させるホルモンをつくる理由は定かではないが，推測はつく．これらのシグナル分子は，レプチンとアディポネクチンの作用を微調整するのを助け，おそらくレプチンとアディポネクチンの作用を止める“ブレーキ”として働き，絶食状態での低血糖を防いでいるのだろう．いくつかの証拠が示すように，肥満のために肥大した脂肪細胞はインスリンと拮抗するホルモンをより多く分泌して，インスリン抵抗性の発生に寄与している可能性がある．最近，肥満した個体で心血管疾患の発生率が上昇する原因の一つとして，レジスチンがあげられている．

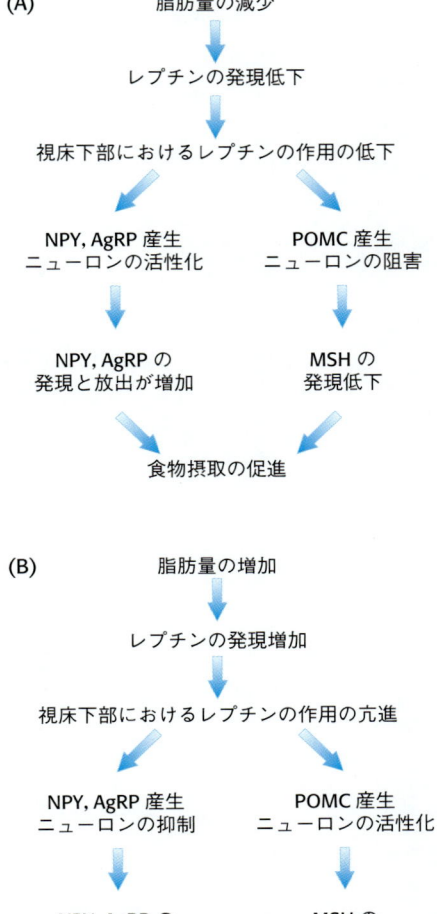

図 27・3　レプチンの脳における作用． レプチンは脂肪組織から脂肪の量に比例して分泌されるアディポカインである．（A）絶食時のようにレプチンレベルが低下すると，食欲増進神経ペプチドであるNPYとAgRPが分泌され，MSHなどの食欲抑制シグナルの分泌は阻害される．（B）脂肪の量が増加すると，レプチンがNPYとAgRPの分泌を阻害し，同時に食欲抑制ホルモンMSHの放出を促進する〔出典: M.H. Stipanuk, ed., "Biochemical, Physiological, Molecular Aspects of Human Nutrition, 2nd Ed.," Fig. 22-2, Saunders/Elsevier (2006)〕．

レプチン抵抗性は肥満の要因になる可能性がある

レプチンが体の脂肪量に比例して生産され，食物摂取を抑制するのだとすれば，なぜヒトは肥満になるのだろう．肥満したヒトでもほとんどの場合は，正しく機能するレプチン受容体をもち，レプチンの血中濃度も高い．レプチンの食欲抑制効果に応答できないことを，**レプチン抵抗性**（leptin resistance）という．レプチン抵抗性の原因は何だろう．

エネルギー恒常性という最も興味深い分野における疑問の多くと同じようにその答えはよくわかっていないが，最近得られた証拠が示すように，レプチン抵抗性には**サイトカインシグナル抑制因子**（suppressor of cytokine signaling, SOCS）とよばれる一群のタンパク質が関わっているらしい．これらのタンパク質は，受容体の働きを阻害することによって，一部のホルモン系を微調整する．SOCS タンパク質が受容体のシグナル伝達を抑える方法はいくつかある．たとえば，SOCS タンパク質がインスリン受容体に及ぼす作用について考えてみよう．前述したように，インスリンがインスリン受容体のチロシン残基の自己リン酸化を促すと，この受容体が IRS-1 をリン酸化し，インスリンシグナル伝達経路が始動する（図 27・4A 参照）．SOCS タンパク質は，受容体やシグナル伝達経路の他の成分がもつリン酸化チロシン残基に結合してシグナルの流れを止め，細胞の生化学的活動を変化させる（図 27・4B）．また，SOCS タンパク質がシグナル伝達経路の成分に結合すると，この成分のプロテアソームによる分解が促進される場合もある（§23・2）．SOCS がレプチン抵抗性に関わっていることを裏付ける証拠は，POMC 発現ニューロンから SOCS を選択的に欠失させたマウスの研究で得られた．このマウスは，レプチンに対する感受性が高まり，高脂肪食を与えても体重がなかなか増加しない．どうして SOCS タンパク質の活性が高まり，それがレプチン抵抗性につながるのか，理由はまだわかっていない．

肥満と闘うために，食事療法が行われる

現在われわれは肥満の蔓延とそれに関連した病気に直面しており，どのような食事療法で最も効果的に体重を減らせるかが関心の的になっている．一般に，カロリー摂取を調節しようとして行われる食事療法は大きく分けて二つある．低糖質食と低脂肪食である．低糖質食では普通，タンパク質の摂取を奨励する．ヒトの食事療法の効果を研究するのは非常に手間がかかるが，低糖質高タンパク質食が体重減少に最も効果的であることを示す証拠が増えている．詳しい理由は不明だが，二つの説が広くいわれている．第一に，タンパク質は脂肪や糖質よりも満腹感を得やすいらしい．第二に，タンパク質は脂肪や糖質に比べて消化するのに多くのエネルギーが必要で，エネルギー消費の増加が体重減少につなが

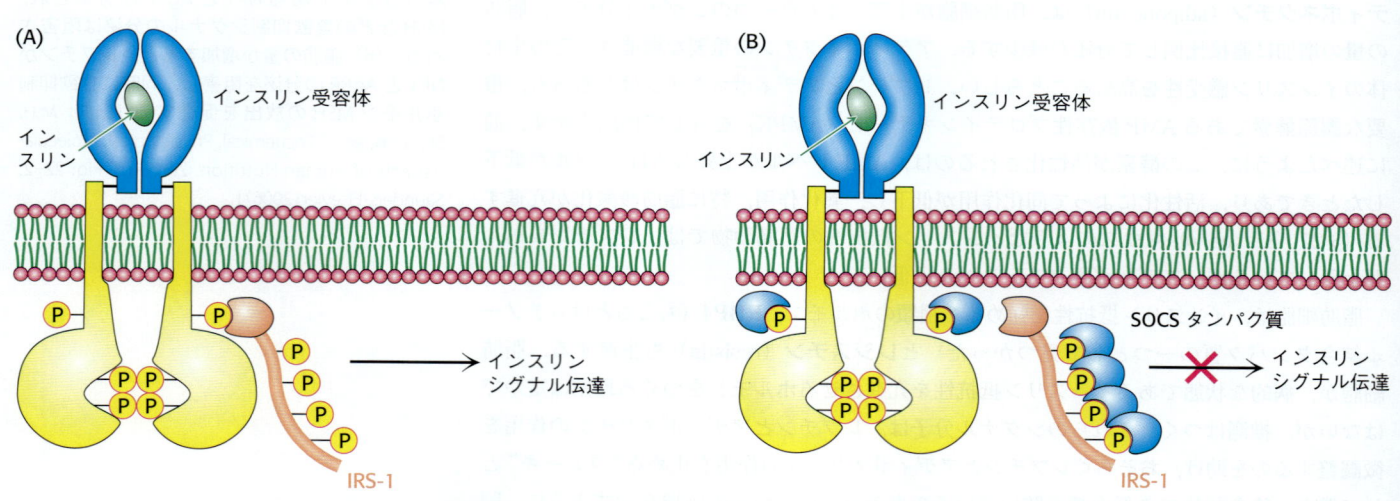

図 27・4　サイトカインシグナル抑制因子（SOCS）が受容体の機能を調節する．　（A）インスリンが結合すると受容体がリン酸化され，つぎに IRS-1 がリン酸化される．それによって，インスリンシグナル伝達経路が開始する．（B）SOCS タンパク質は，リン酸化されたタンパク質に結合することにより，インスリンシグナル伝達経路の成分同士の相互作用を破壊して，経路を阻害する．シグナル成分に SOCS が結合すると場合によってはプロテアソームによる分解が起こる．略号: IRS-1, インスリン受容体基質 1; SOCS, サイトカインシグナル抑制因子

るという．たとえばいくつかの研究で，タンパク質30％の食事は，タンパク質10％の食事よりも消化に必要なエネルギーが約30％多いことが明らかになった．タンパク質の多い食事がエネルギー消費を促進するしくみ，満腹感を亢進するしくみは，まだわかっていない．食事の種類は問わず，"食べる量を減らして，運動を増やせ"は，すべてに当てはまる．

27・3　糖尿病はよくみられる代謝疾患の一つで，肥満から生じることが多い

　体重の調節の全体像がつかめたところで，行動，遺伝，あるいはその両方が原因で調節がうまくいかないと生化学的にどうなるかを考えよう．調節の失敗の結果として最も一般的なのは肥満，すなわち過剰なエネルギーがトリアシルグリセロール（トリグリセリド）の形で蓄えられた状態である．過剰に摂取された食物は，最終的にはすべてトリアシルグリセロールに変換されることを思い出してほしい．ヒトは，グリコーゲンをおよそ1日分に相当する量に維持し，その分を補充した後は，余分な糖質を脂肪に，そしてトリアシルグリセロールに変換する．アミノ酸はまったく貯蔵されないので，過剰なアミノ酸も結局は脂肪へと変換される．つまり，食物の種類に関係なく，過剰に摂取すれば脂肪の貯蔵が増える．

　カロリー摂取の恒常性の破壊がもたらす影響について，まず**糖尿病**（diabetes mellitus，普通は単に diabetes という）から考えてみよう．糖尿病は燃料の利用の仕方に大幅な異常がある複雑な病気で，肝臓でグルコースが過剰に生産され，他の臓器ではグルコースの利用が低下する．糖尿病の発生率は人口の約5％である．**1型糖尿病**（type 1 diabetes）はインスリンを分泌する膵臓β細胞の自己免疫機序による破壊が原因で起こり，通常は20歳になる前に発症する．1型糖尿病はインスリン依存性糖尿病ともよばれるが，インスリン依存性とは，患者が生きていくためにインスリン投与を必要とすることを意味している．これに対して大多数の糖尿病では，血中のインスリン濃度は正常かむしろ高いのだが，患者はインスリンに対して応答を示さない**インスリン抵抗性**（insulin resistance）という特徴を示す．この型の糖尿病は**2型糖尿病**（type 2 diabetes）とよばれ，インスリン依存性糖尿病よりも一般に発症時期が遅い．2型糖尿病は糖尿病の90％以上を占め，世界で最も多くみられる代謝疾患である．米国では失明，腎不全，指や足の切断のおもな原因となっている．肥満は2型糖尿病を発症する大きな素因の一つである．

インスリンは筋肉で複雑なシグナル伝達経路を開始する

　インスリン抵抗性の生化学的原因は何だろう．インスリン抵抗性がどのようなしくみで膵臓β細胞の機能不全をひき起こし，2型糖尿病に結びつくのだろう．肥満はこの過程の進展にどう関わるのだろう．これらの疑問に答え，代謝疾患の謎を解き明かす手始めに，インスリンの最大の標的組織である筋肉におけるインスリンの作用機構をみていこう．実際，筋肉は食物から摂取したグルコースの約85％を使う．

　正常な細胞では，インスリンが受容体に結合すると受容体はチロシン残基を自己リン酸化する（このとき受容体の各サブユニットが互いに相手をリン酸化する）．受容体のリン酸化によって，IRS-1 などのインスリン受容体基質（IRS）の結合部位が生じる（図27・5）．すると受容体のチロシンキナーゼ活性によって IRS-1 がリン酸化され，インスリンのシグナル伝達経路が始動する（①）．リン酸化された IRS-1 は，ホスファチジルイノシトール3-キナーゼ（PI3K）に結合して活性化する．PI3K は，ホスファチジルイノシトール4,5-ビスリン酸（PIP_2）をセカンドメッセンジャーであるホスファチジルイノシトール3,4,5-トリスリン酸（PIP_3）へと変換する（②）．PIP_3 がホスファチジルイノシトール依存性プロテインキナーゼ（PDK）を活性化し（③），これがさらに他のキナーゼを活性化する．中でも特に重要なのが，プロテインキナーゼB（PKB）ともよばれる Akt である（④）．Akt は，グルコース輸送体 GLUT4 を含む小胞の細胞膜への移行を促進するので，

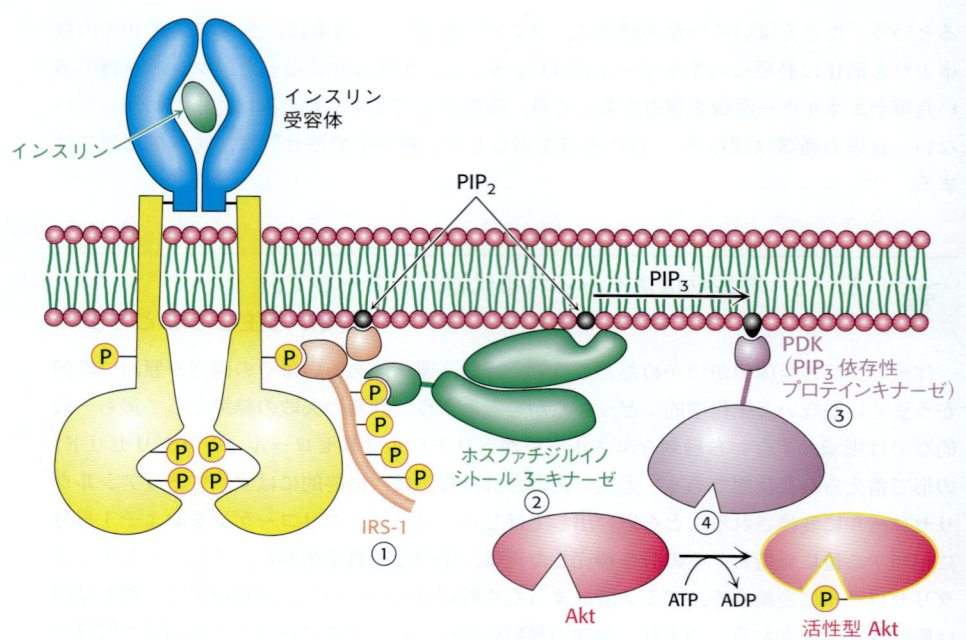

図 27・5　インスリンのシグナル伝達. インスリンが結合すると, インスリン受容体は自己リン酸化されて活性化する. 受容体上のリン酸化部位は, IRS-1 などのインスリン受容体基質に対する結合部位として機能する. 脂質キナーゼであるホスファチジルイノシトール 3-キナーゼは, その調節ドメインを介して IRS-1 上のリン酸化部位に結合し, PIP_2 を PIP_3 に変換する. PIP_3 の結合は PIP_3 依存性プロテインキナーゼ (PDK) を活性化し, それが Akt のようなキナーゼをリン酸化して活性化する. 活性型 Akt は細胞内に拡散し, シグナル伝達経路を継続させる.

グルコースが血中から, よりしっかりと吸収されることになる. しかも Akt はグリコーゲンシンターゼキナーゼ 3 (GSK3) をリン酸化して阻害する. GSK3 は前に述べたようにグリコーゲンシンターゼを阻害する (§ 21・5). このように, インスリンは血中からのグルコースの吸収, グリコーゲンシンターゼの活性化, グリコーゲン合成の促進をひき起こす.

シグナル伝達経路の例にもれず, インスリンのシグナル伝達カスケードのスイッチも, オフにできなければならない. インスリンのシグナル伝達を抑制する方向に働く過程は, 3 種類ある. 第一は, ホスファターゼがインスリン受容体を不活性化して, 鍵となるセカンドメッセンジャーを破壊するという方法である. **チロシンホスファターゼ** (tyrosine phosphatase, PTP アーゼ) の PTP-1B が, リン酸基を除去して受容体を不活性化する. セカンドメッセンジャーである PIP_3 は, **PTEN ホスファターゼ** (PTEN phosphatase; PTEN = phosphatase and tensin homolog) が脱リン酸によって不活性化し, セカンドメッセンジャーとしての作用はもたない PIP_2 が生成する.

ホスファチジルイノシトール 3,4,5-トリスリン酸 (PIP_3)

PTEN ホスファターゼ

ホスファチジルイノシトール 4,5-ビスリン酸 (PIP_2)

$+ \; P_i$

　第二に IRS タンパク質は，特異的 Ser/Thr キナーゼによってセリン残基がリン酸化されると不活性化される．このキナーゼは過剰な栄養摂取や他のストレスシグナルによって活性化され，インスリン抵抗性の発生に関わっている可能性がある．最後に，以前に述べた調節タンパク質 SOCS がインスリン受容体や IRS-1 に結合し，それらのプロテアソーム複合体による分解を促進する．

2 型糖尿病の前には，メタボリックシンドロームがみられることが多い

　エネルギーの恒常性に関わる重要な因子がわかったところで，インスリン抵抗性と 2 型糖尿病の生化学基盤を考えてみよう．肥満は，2 型糖尿病に至る道筋で初期に現れる症状の一つ，インスリン抵抗性をもたらす要因の一つである．実際，インスリン抵抗性，高血糖，脂質異常症（トリアシルグリセロール，コレステロール，低密度リポタンパク質の血中濃度が高い）といった一群の病態は一緒に生じることが多い．このような病態が集積した状態を**メタボリックシンドローム**（metabolic syndrome）とよび，2 型糖尿病の前兆と考えられている．

　肥満の結果，トリアシルグリセロールの摂取量が脂肪組織の貯蔵容量を超えてしまう．そのため，他の組織，特に肝臓と筋肉に脂肪が蓄積するようになる（図 27・6）．理由は本章の後の方で説明するが，こうして脂肪が蓄積すると，インスリン抵抗性，ひいては膵臓の機能不全につながる．筋肉と膵臓の β 細胞に的を絞って話を進めよう．

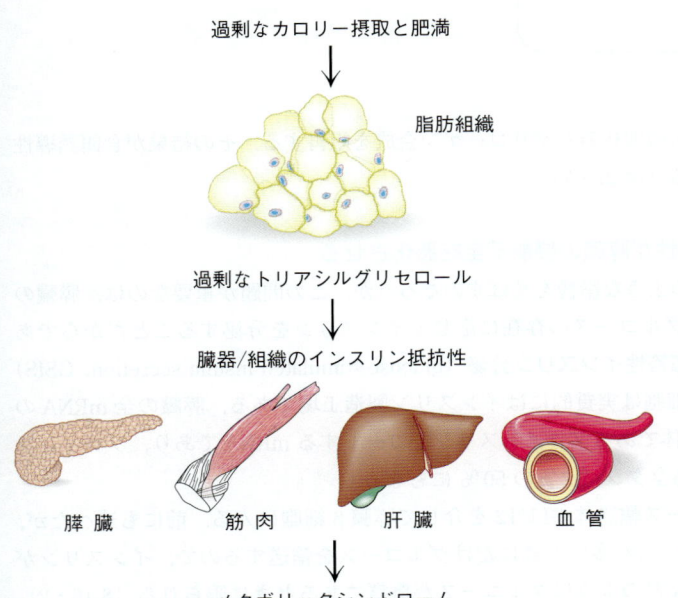

図 27・6　肥満では，脂肪が組織の貯蔵容量を超えてしまうことがある．　カロリーを過剰摂取すると脂肪細胞の貯蔵容量を超えてしまい，有害な結果をもたらすことがある．過剰な脂肪が他の組織に蓄積し，組織の機能不全が起こる．膵臓，筋肉，肝臓，血管の内壁細胞に影響が及ぶと，メタボリックシンドロームになる可能性がある．そうなると，2 型糖尿病にまで進みやすい〔出典: S. Fröjdö, H. Vidal, L. Pirola, *Biochim. Biophys. Acta*, **1792**, 83〜92, Fig 1 (2009)〕.

筋肉の過剰な脂肪酸が代謝を変化させる

　脂肪が細胞の燃料として重要なことは，これまで何度も述べてきた．肥満の場合，筋肉で処理できる量を超える脂肪が存在する．ミトコンドリアでは高濃度の脂肪に反応して β 酸化の速度が上昇するものの，この脂肪酸すべてを β 酸化で処理しきれず，脂肪酸がミトコンドリアに蓄積し，やがては細胞質へとあふれ出す．実際に，全部を処理しきれないと脂肪酸は再びトリアシルグリセロールに取込まれ，細胞質に脂肪が蓄積する．細胞質では，ジアシルグリセロールとセラミド（スフィンゴ脂質の成分の一つ）も増加する．ジアシルグリセロールは，プロテインキナーゼ C（PKC）を活性化するセカンドメッセンジャーである（§ 14・1）．PKC をはじめとする Ser/Thr プロテインキナーゼは，活性化されると IRS をリン酸化し，IRS のもつインスリンシグナル伝達能力を低下させる．また飽和脂肪酸とトランス不飽和脂肪酸は，インスリンシグナルを阻害するキナーゼも活性化するかもしれない．セラミドまたはその代謝産物は，明らかに PDK と Akt (p. 758) を阻害する

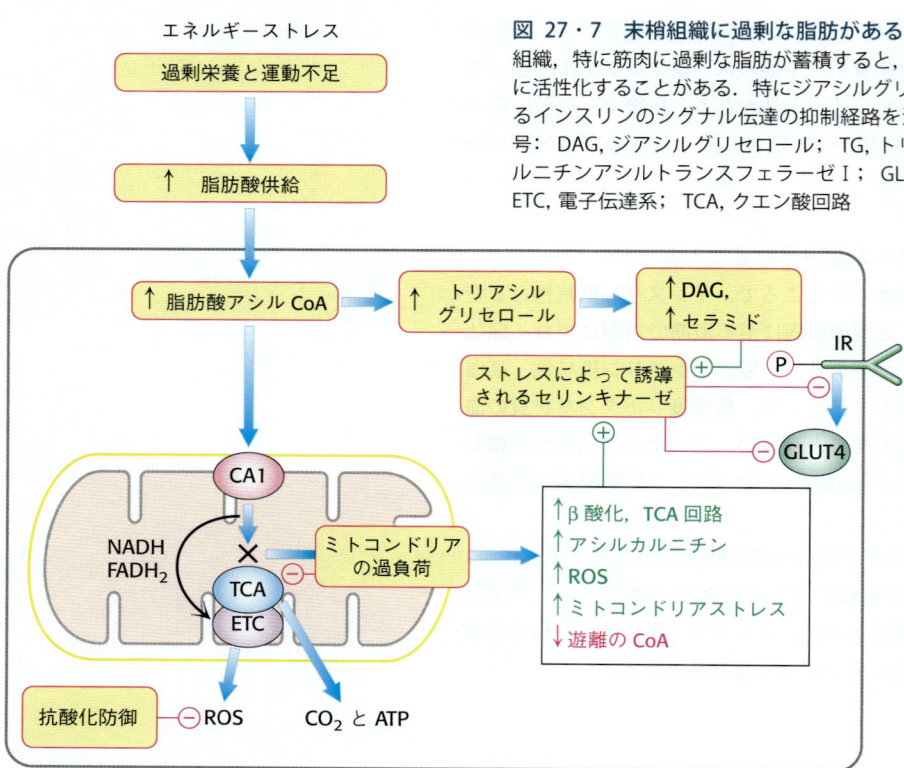

エネルギーストレス

過剰栄養と運動不足

↑ 脂肪酸供給

↑ 脂肪酸アシル CoA → ↑ トリアシルグリセロール → ↑DAG, ↑セラミド

ストレスによって誘導されるセリンキナーゼ

CA1

NADH FADH₂

TCA ETC

ミトコンドリアの過負荷

IR

P

GLUT4

↑β酸化, TCA 回路
↑アシルカルニチン
↑ROS
↑ミトコンドリアストレス
↓遊離の CoA

抗酸化防御 ─ ROS

CO₂ と ATP

図 27・7 末梢組織に過剰な脂肪があるとインスリン非感受性になることがある. 末梢組織, 特に筋肉に過剰な脂肪が蓄積すると, 一部のシグナル伝達経路が壊れ, 他の経路を不適切に活性化することがある. 特にジアシルグリセロールとセラミドは, ストレスによって誘導されるインスリンのシグナル伝達の抑制経路を活性化するため, インスリン抵抗性につながる. 略号: DAG, ジアシルグリセロール; TG, トリアシルグリセロール; ROS, 活性酸素種; CA1, カルニチンアシルトランスフェラーゼⅠ; GLUT4, グルコース輸送体4; IR, インスリン受容体; ETC, 電子伝達系; TCA, クエン酸回路

ことによってグルコースの取込みとグリコーゲン合成を阻害する. その結果が食餌誘導性インスリン抵抗性である (図27・7).

筋肉のインスリン抵抗性が膵臓の機能不全を悪化させる

過剰栄養は膵臓にどのような影響を及ぼすのだろうか. この問題が重要なのは, 膵臓の主要な機能が, 血中のグルコースの存在に応じてインスリンを分泌することだからである. これを**グルコース応答性インスリン分泌** (glucose-stimulated insulin secretion, GSIS) という. 実際, 膵臓β細胞は実質的にはインスリン製造工場である. 膵臓の全mRNAの20%がインスリン前駆体であるプロインスリンをコードするmRNAであり, プロインスリンは膵臓で合成される全タンパク質の50%にもなる.

グルコースはグルコース輸送体GLUT2を介して膵臓β細胞に入る. 前にも述べたが, GLUT2は血中にグルコースが多いときにだけグルコースを輸送するので, インスリンが分泌されるのは, 食後などのようにグルコースが豊富にあるときに限られる (§16・2). β細胞は, 細胞呼吸の過程でグルコースをCO_2とH_2Oにまで代謝し, ATPを生産する (第16〜18章). その結果ATP/ADP比が上昇すると, 開いていればK^+を細胞外へと流出させる働きをするATP感受性K^+チャネルが閉じる (図27・8). そうして細胞内のイオン環境が変化するとCa^{2+}チャネルが開き, 流入したCa^{2+}の働きでインスリンを含む分泌小胞が細胞膜と融合し, インスリンが血液中に放出される. つまり, グルコース代謝によるエネルギー充足率の上昇が, 膜タンパク質の働きによって生理的応答 (インスリンの分泌と血液中からのグルコースの除去) へと変換されるのである.

過剰栄養の結果, β細胞のどのような機能が最終的に損なわれ, インスリン抵抗性が本格的な2型糖尿病へと移行するのだろうか. 前述のように, 正常な状態にある膵臓β細胞は大量のプロインスリンを合成している. このプロインスリンは小胞体内で折りたたまれて決まった立体構造をとり, 加工されてインスリンとなり, 分泌用の小胞へと入れられる. 筋肉でインスリン抵抗性が生じると, β細胞は, インスリンを働かせようとさらにインスリンを合成するという無駄な努力をする. そのため, プロインスリンとインスリンすべてを処理する小胞体の処理能力が損なわれて**小胞体ストレス** (endoplasmic reticulum

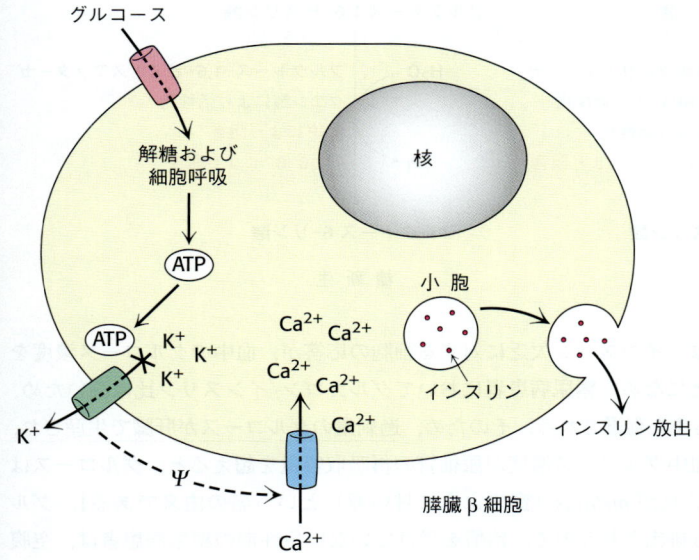

図 27・8　インスリン分泌は ATP によって調節される. 解糖や細胞呼吸によるグルコース代謝は ATP 濃度を上昇させ，ATP 感受性カリウムチャネルを閉鎖する．このチャネルの閉鎖は膜を横切る電位（Ψ）を変化させ，カルシウムチャネルを開口する．Ca^{2+} の流入がインスリンを含む顆粒を細胞膜に融合させて，血中にインスリンを放出する.

stress）〔**ER ストレス**（ER stress）〕とよばれる状態になり，折りたたまれないタンパク質や誤って折りたたまれたタンパク質が蓄積する．小胞体ストレスが，細胞を守るための **UPR**（unfolded protein response）または小胞体ストレス応答とよばれるシグナル伝達経路を開始する．UPR は数段階からなっている．まず，それ以上タンパク質が ER に入ってこないように，タンパク質合成全体が抑制される．第二に，シャペロン合成が促進される．シャペロンとは前に説明したように，他のタンパク質の折りたたみを助けるタンパク質である（§2・6）．第三に，誤って折りたたまれたタンパク質が ER から取除かれ，その後プロテアソームに運ばれて破壊される．最後に，もしもここで述べたような応答で ER ストレスが軽減できないと，プログラム細胞死が誘発されて結局は β 細胞が死に，本格的な 2 型糖尿病につながる.

　2 型糖尿病の治療とはどのようなものだろう．実際は，ほとんどが行動面に関する治療法で，糖尿病患者へは，エネルギーの摂取が消費を上回らないようカロリー計算をすること，野菜，果物，穀類の多い食事をとること，有酸素運動を十分するようにといったアドバイスがなされる．これらの治療指針は，健康な生活を送るための指針と同じで，2 型糖尿病を患っていない人にも当てはまる．2 型糖尿病のための特別な治療には，血糖値を監視して，これが目標範囲内（正常値は 3.6～6.1 mM）に収まるようにするという方法がある．ここで説明したような運動療法，食事療法で血糖値を適正に維持できない場合は，薬物療法が必要になる．膵臓の機能不全の場合にはインスリン投与が必要になる可能性もある．また，AMPK を活性化するメトホルミン（米国における商品名 Glucophage）による治療が有効な場合もある．AMPK は脂肪の酸化を促進し，脂肪の合成，貯蔵を阻害する．また筋肉によるグルコースの取込みと貯蔵を促進する一方，肝臓での糖新生は阻害する.

1 型糖尿病における代謝異常は，インスリンの不足とグルカゴンの過剰により起こる

　つぎに，より単純な 1 型糖尿病について考えよう．1 型糖尿病では，膵臓 β 細胞が自己免疫によって破壊されるために，インスリンの生産が不十分になる．そのためグルカゴン/インスリン比が正常レベルよりも高くなる．要するに，この型の糖尿病患者は，血中グルコース濃度が高いにもかかわらず生化学的には飢餓状態なのである．インスリンが欠乏しているのでグルコースの脂肪細胞や筋細胞への取込みがうまく行かない．肝臓は糖新生，ケトン体生成の状態に固定されてしまう．糖新生状態の特徴は，グルコースが過剰に生産されることである．インスリンに比べて相対的にグルカゴンが過剰になるため，肝臓での解糖を促進し，糖新生を阻害するフルクトース 2,6-ビスリン酸（F-2,6-BP）量が減少する．すると，6-ホスホフルクトキナーゼとフルクトース-1,6-ビスホスファターゼに対する F-2,6-BP の相反した効果のために（§16・4，図27・9），解糖が阻害され糖新生が促

図 27・9 解糖と糖新生の調節. 6-ホスホフルクトキナーゼは解糖の調節の鍵となる酵素であり，フルクトース-1,6-ビスホスファターゼは糖新生速度を制御する主要酵素である．これらの経路とシグナル分子が互いに逆の関係にあることに注意

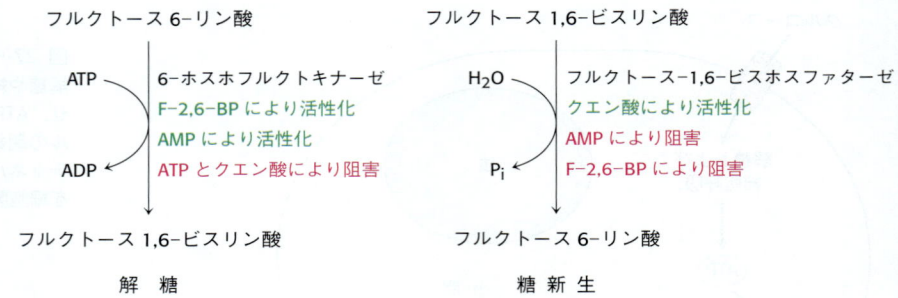

フルクトース 6-リン酸	フルクトース 1,6-ビスリン酸
ATP → ADP	H₂O → Pᵢ
6-ホスホフルクトキナーゼ F-2,6-BP により活性化 AMP により活性化 ATP とクエン酸により阻害	**フルクトース-1,6-ビスホスファターゼ** クエン酸により活性化 AMP により阻害 F-2,6-BP により阻害
フルクトース 1,6-ビスリン酸	フルクトース 6-リン酸
解　糖	糖　新　生

進される．根本的には，インスリン欠乏に対する細胞の応答が，血中のグルコース濃度をさらに上昇させることになる．糖尿病患者においてグルカゴン／インスリン比は高いため，グリコーゲンの分解もまた促進される．そのため，過剰量のグルコースが肝臓で生産され，血中に放出される．血中グルコース濃度が尿細管の再吸収容量を超えると，グルコースは尿へと排出される〔これが *mellitus*（蜜のように甘い意）という名の由来である〕．グルコースとともに水分も排出されるので，治療を受けていない急性期の糖尿病患者は，空腹とのどの乾きを感じる．

　糖質利用がうまく行かなくなるため，インスリン欠乏の結果，脂質とタンパク質の分解が制御できなくなり，ケトン体生成状態になって，β酸化によって大量のアセチル CoA が生成する．しかし，このアセチル CoA の大半は，縮合反応に必要なオキサロ酢酸が不十分なためクエン酸回路には入れない．哺乳類は解糖で生じるピルビン酸からはオキサロ酢酸を合成できるが，アセチル CoA からは合成できないことを思い出してほしい．その代わりにケトン体が生成するのである（§22・3）．糖尿病の際立った特徴は，利用する燃料が糖類から脂肪に切替わることである．グルコースは，どれほど豊富にあっても見向きもされないのである．ケトン体が高濃度になると，腎臓の酸塩基平衡維持能力の限度を超えてしまう．治療していない糖尿病患者は，血液の pH 低下と脱水によって昏睡状態になることもある．面白いことに，2 型糖尿病患者では，糖尿病性ケトーシスはめったに問題にならない．肝臓や脂肪組織での過剰な脂肪分解を防ぐに十分な程度のインスリン活性はあるからである．

　1 型糖尿病にはどのような治療法があるだろう．カロリーに注意し，運動し，健康的な食生活をするなど，2 型糖尿病治療の行動指針の多くが 1 型糖尿病にも当てはまる．同様に，血糖値の監視もしなくてはならない．生きていくためにはインスリン投与が必要である．

27・4　運動は，細胞を生化学的に良い方向に変化させる

　骨格筋は体重の約 40％を占め，安静時の代謝活動の 35％は骨格筋による．そのうえ，インスリンの最大の標的組織でもある．筋肉の生化学的な重要性を考えると，筋肉の活動の増加（運動）と健康的な食事とを組合わせれば，糖尿病だけでなく，冠動脈疾患，高血圧，うつ，種々のがんを始めとするさまざまな病気に対し，最も効果的な治療法の一つとなる．糖尿病の場合，インスリン抵抗性になった人や 2 型糖尿病患者でも，運動によってインスリン感受性が高まる．この有益な効果が生じるのはなぜだろう．

筋肉の活動によってミトコンドリア生合成が促進される

　運動の際，筋肉が運動ニューロンからの神経インパルスを受け取って，収縮するよう刺激を受けると，筋小胞体からカルシウムが放出される．カルシウムは，後に第 35 章で説明するように，筋収縮をひき起こす．前に述べたようにカルシウムは強力なセカンドメッセンジャーであり，多くの場合カルシウム結合タンパク質のカルモジュリンと協力して働く（§14・1）．セカンドメッセンジャーとしてのカルシウムの作用には，カルモジュリン依存性プロテインキナーゼなど，さまざまなカルシウム依存性酵素を刺激する働きがある．

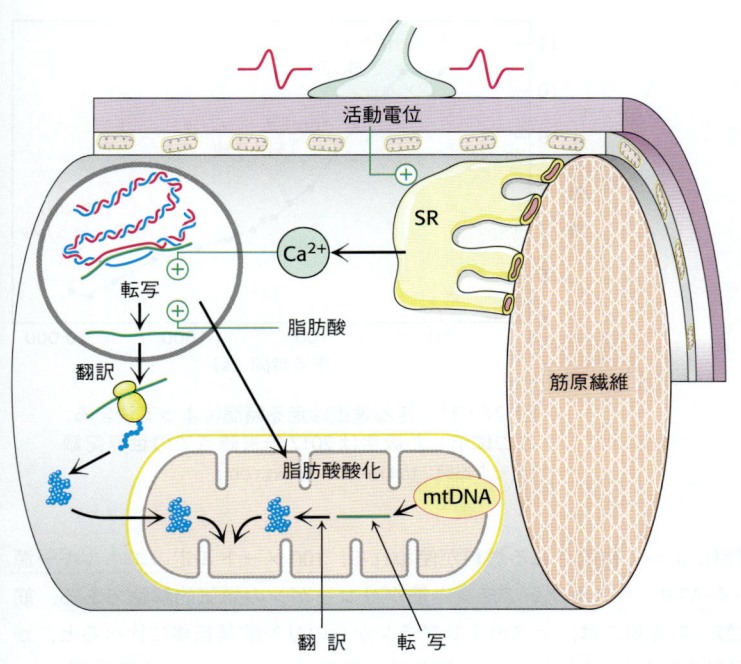

図 27・10　運動すると，ミトコンドリアの生成が起こり，脂肪の代謝が促進される．　活動電位によって，筋小胞体（SR）からの Ca^{2+} の放出が起こる．Ca^{2+} は筋収縮をひき起こすだけでなく核の転写因子を活性化し，これが，特定の遺伝子の発現を促進する．これらの遺伝子の産物が，ミトコンドリア遺伝子の産物とともに，ミトコンドリアの生成に働く．脂肪酸は，これらとはまた別の，ミトコンドリアの脂肪酸酸化能力を増大させる遺伝子群を活性化する〔出典: D.A. Hood, *J. Appl. Physiol.*, **90**, 1137〜1157, Fig.2(2001)〕.

するとカルシウム依存性酵素は，AMPK と同様に，つぎには特定の転写因子複合体を活性化する．第 29 章，第 31 章でみていくが，転写因子とは遺伝子の発現を制御するタンパク質である．特に 2 種類の遺伝子発現パターンが，定期的な運動に応じて変化する（図 27・10）．定期的な運動は，β 酸化を行う酵素など，脂肪酸代謝に必要なタンパク質の生産を促進する．興味深いことに，脂肪酸それ自体が，脂肪酸代謝系の酵素の転写を活性化するためのシグナル分子として働く．さらに，カルシウムシグナルカスケードによって活性化された別の転写因子群がシグナル伝達を開始させ，ミトコンドリアの生成を亢進する．脂肪酸酸化能力の上昇とミトコンドリアの増加が合わさって，脂肪酸の効率よい代謝が可能になる．前に述べたように過剰な脂肪酸はインスリン抵抗性につながるので，逆に，効率のよい脂肪酸代謝はインスリン感受性を高めることになる．実際，トレーニングを積んだ運動選手の筋肉は，高濃度のトリアシルグリセロールを含んでいても，インスリンに対する高い感受性を維持している．このような筋肉の生化学特性の変化は，分子レベルに現れる運動の効果のいくつかである．

運動時の燃料の選択は活動の強度と時間によって決まる

　ここまで異なった生理的条件下でのエネルギー利用をみてきたが，このテーマに従って，今度は，異なるタイプの運動を行うときに燃料がどのように使われるかを考えてみよう．嫌気的な運動，たとえば短距離走をしているときに使われる燃料は，長距離走のような好気的運動で使われる燃料とは異なる．このように運動の種類が異なるときの燃料の選択から，エネルギー変換と代謝統合の多くの重要な側面が説明される．化学エネルギーを運動エネルギーに直接変換するタンパク質であるミオシンは，ATP を直接の原動力とする（第 35 章）．しかし筋肉中の ATP 量は少ないので，筋肉からの出力とそれに応じて決まる走行速度は，他の燃料からの ATP 産生速度によって左右される．表 27・3 に示すように，**ホスホクレアチン**（phosphocreatine）〔**クレアチンリン酸**（creatine phosphate）ともいう〕は，高エネルギーをもつリン酸基を ADP に素早く移して ATP を生成するが，ホスホクレアチンの量も ATP と同様に限られている．ホスホクレアチンと ATP は，激しい筋収縮の 5〜6 秒分のエネルギーを賄える．そのため短距離走で最高速度が維持できるのは 5，6 秒間だけなのである（図 15・7）．したがって 100 メートル走の勝者となるのは，初速を最大にするとともに速度の低下を最小限に抑えられる走者ということになる．

　約 10 秒間走る間に，筋肉の ATP 濃度は 5.2 mM から 3.7 mM へ，ホスホクレアチン濃度は 9.1 mM から 2.6 mM へと低下する．失われた ATP とホスホクレアチンを補充するの

表 27・3 筋収縮のための燃料[†1]

燃　料	ATP 産生の最高速度〔mmol s^{-1}〕	利用可能な全 ~P[†2]〔mmol〕
筋 ATP		223
ホスホクレアチン	73.3	446
筋グリコーゲン（乳酸への変換）	39.1	6700
筋グリコーゲン（CO_2 への変換）	16.7	84 000
肝グリコーゲン（CO_2 への変換）	6.2	19 000
脂肪組織の脂肪酸（CO_2 への変換）	6.7	4 000 000

†1 注: 貯蔵燃料は，筋肉 28 kg をもつ体重 70 kg のヒトについて見積もった.
　　出典: E.Hultman, R.C.Harris,"Principles of Exercise Biochemistry,"
　　ed. by J.R. Poortmans, pp. 78〜119, Karger (2004).
†2 訳注: ~P は高いエネルギーをもつリン酸結合.

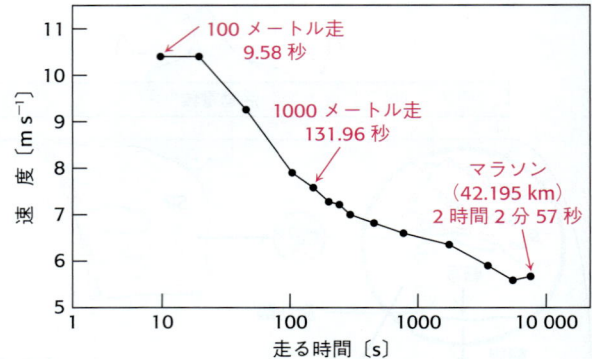

図 27・11 走る速度は走る時間によって決まる.
ここに示した数字は 2017 年末時点での世界記録
〔データ出典: trackandfieldnews.com〕

には，嫌気的な解糖によって供給される燃料が使われる. 100 メートル走のエネルギー源は，貯蔵されている ATP，ホスホクレアチンと筋グリコーゲンの嫌気的解糖である. 筋グリコーゲンの乳酸への変換では，ホスホクレアチンからのリン酸基転移に比べると，かなり大量の ATP が得られるが時間がかかる. 嫌気的な解糖のため，血中の乳酸濃度は 1.6 mM から 8.3 mM へと上昇する. 激しく活動する筋肉からは H^+ が放出され，それに伴って血液の pH は 7.42 から 7.24 へと低下する. 短距離走では，嫌気的解糖に特化した速筋筋繊維（Ⅱb 型）が使われる. 前に述べたように，高度の訓練の効果の一つは，遅筋筋繊維（Ⅰ型）の膜にある乳酸輸送体の量が増えることであった. この輸送体は血中から乳酸を取除き，血液の pH の低下を遅くする（§16・4）. いずれにせよ 1000 メートル走（約 132 秒）の場合に 100 メートル走ほどの速度が維持できないのには，二つ理由がある. 第一にホスホクレアチンが数秒で使い果たされてしまうからであり，第二に生成する乳酸によってアシドーシスが起こってしまうからである. したがってこれに代わる燃料源が必要となる.

　では，中距離走の燃料利用をみてみよう. 1000 メートル走に利用するため，筋グリコーゲンを CO_2 にまで完全に酸化すれば，得られるエネルギーはかなり大きく増加するが，この好気的過程は嫌気的解糖よりもかなり遅い. 解糖に比べると酸化的リン酸化では ATP がゆっくり生成するので（表 27・3），必然的に 1000 メートル走の速度は 100 メートル走よりも遅くなる. 世界記録の速度は 100 メートル走の約 10.4 m s^{-1} に対し 1000 メートル走は約 7.6 m s^{-1} である（図 27・11）.

　マラソン（42.195 km）ではまた違った燃料の選び方が必要で，筋肉，肝臓，脂肪組織の協同作用（走る人の能力に左右される）が特徴である. 肝臓のグリコーゲンは開けやすいエネルギー貯蔵庫として筋肉のグリコーゲンを補う働きをする. 優れたマラソンランナーは，グルコースの好気的燃焼をレース全体の力とすることが，競技中に燃料を使い果たすならば可能である. しかしほとんどの人の場合，この過酷な競技に必要な 150 mol の ATP を賄うには，全身の貯蔵グリコーゲン（最大で ATP 103 mol）でもまだ足りない. 脂肪組織の脂肪の分解で得られる脂肪酸を酸化すればはるかに大量の ATP が得られるが，ATP 生成速度は最高でもグリコーゲンの酸化より遅く，ホスホクレアチンからの生成速度と比べると 1/10 以下である. このように大容量の貯蔵庫からの ATP 生成は，容量の限られた貯蔵庫からに比べてはるかに遅く，好気的運動と嫌気的運動の速度が違う原因となる. 長距離走のような運動では脂肪が速やかに消費されるので，インスリン抵抗性を示す人に好気的運動を長く続けるのが有益なのはそのためである.

　これらの燃料それぞれがどのくらいの割合で使われているかを，運動の強度の関数として知ることができるだろうか. 各燃料の消費割合は，呼吸計を使って呼吸商（RQ, O_2 消費量に対する CO_2 排出量の割合）を測定すれば推定できる. グルコースの完全な燃焼を考えてみよう.

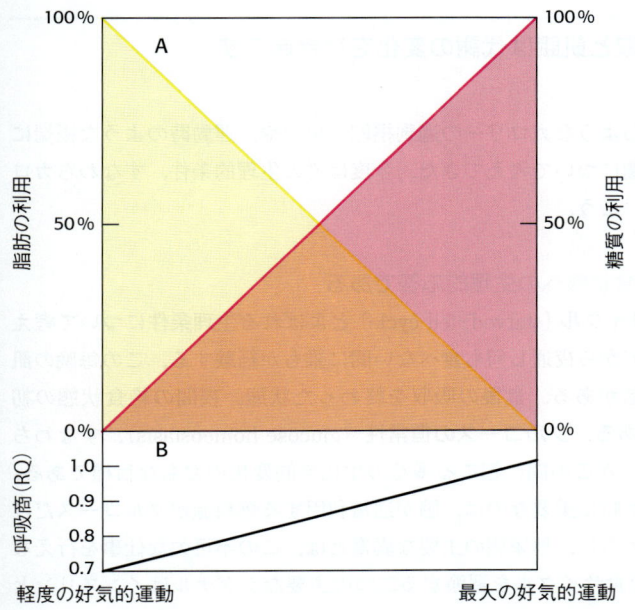

図 27・12　好気的運動の強度の関数として表した，燃料利用の理想像．
(A) 運動強度が高くなると，グルコースの利用が増え，脂肪の利用が減少する．(B) 呼吸商 (RQ) が燃料利用の変化を示す．

$$C_6H_{12}O_6 + 6\,O_2 \longrightarrow 6\,CO_2 + 6\,H_2O$$
グルコース

グルコースの呼吸商は 1 である．つぎに典型的な脂肪酸であるパルミチン酸の酸化を考えてみる．

$$C_{16}H_{32}O_2 + 23\,O_2 \longrightarrow 16\,CO_2 + 16\,H_2O$$
パルミチン酸

パルミチン酸の呼吸商は 0.7 になる．したがって好気的運動の強度が高まれば，呼吸商は 0.7（燃料として脂肪だけが使われている状態）から 1.0（グルコースだけが燃料として使われている状態）へと上昇する．二つの値の中間では，燃料が混合利用されている（図 27・12）．

　マラソンで利用する燃料は，どのような混合比が最適なのだろうか．上に示唆したが，これは走る人によっても訓練レベルによっても違ってくる複雑な問題である．研究の結果明らかになっているのだが，筋肉のグリコーゲンが使い果たされると，筋肉の出力は最大値の約 50% に低下してしまう．脂肪が十分に得られるにもかかわらず出力が低下するということは，脂肪で賄えるのは好気的活動の最大値の約 50% に過ぎないことを意味する．実際，競技の途中で貯蔵グリコーゲンがなくなると，"失速"，"35 km の壁" などといわれるように，ペースががくりと落ちてしまう．

　どうすれば，これらの燃料を最適な混合比で消費できるのだろう．<u>血糖値が低くなるとグルカゴン/インスリン比が高くなり，脂肪組織から脂肪酸が動員される</u>．脂肪酸はすぐに筋肉に入り，そこで β 酸化によってアセチル CoA へ，ついで CO_2 へと分解される．アセチル CoA 濃度が上昇するとピルビン酸デヒドロゲナーゼ複合体の活性が下がり，ピルビン酸からアセチル CoA への変換が妨げられる．このようにして脂肪酸の酸化はクエン酸回路と酸化的リン酸化にグルコースが入っていくことを減少させる．こうするとグルコースが残されて，レースの最後にゴールが近付いたときにペースを上げるのに十分な量が使えるのである．両方の燃料を同時に使うことで，グリコーゲンを使い果たしてから脂肪酸酸化を始めた場合よりも，高い平均速度が得られる．燃料の利用の仕方は走る能力を決める多くの要因の一つに過ぎないことを覚えておくことは重要である．

　グリコーゲンが枯渇したところで糖質の多い食事をとると，グリコーゲンの貯蔵が速やかに回復する．さらに，糖質の多い食事をとっている間はグリコーゲン合成が続くので，グリコーゲン貯蔵量が正常値よりはるかに多くなる．この現象は "筋グリコーゲンの超回復" または，より普通にはカーボローディングとよばれる．

27・5　食物摂取と飢餓は代謝の変化をひき起こす

　ここまで，肥満にみられるようなカロリーの過剰摂取の場合や，運動時のような極端にカロリーが必要な場合の代謝について考えてきた．今度は逆の生理的条件，すなわちカロリーが欠乏した場合をみていこう．

飢餓−摂食サイクルは，絶食状態への生理的応答である

　まず最初に，**飢餓−摂食サイクル**（starved–fed cycle）とよばれる生理条件について考えてみよう．毎晩夕食をとってから夜通し何も食べない間に誰もが経験する．この毎晩の飢餓−摂食サイクルには3段階がある．食後の吸収を終わった状態，夜間の絶食状態の初期，朝食後の再摂食状態である．**グルコースの恒常性**（glucose homeostasis），すなわち一定の血糖値を維持することがこの間に起こる多くの生化学的変化のおもな目標である．グルコースの恒常性の維持が特に重要なのは，脳が通常利用する燃料源がグルコースだけだからである．前に述べたように，糖尿病の主要な異常とは，この不可欠な仕事を行えないことなのである．飢餓−摂食サイクルを調節する二つの主要なシグナルはインスリンとグルカゴンである．

　1. 栄養の十分なあるいは食後の状態　　夕食を食べて消化した後，グルコースとアミノ酸は腸から血中へと運ばれる．食物中の脂質はキロミクロンに組込まれリンパ系によって血液へと運ばれる．このように食物摂取した状態では，満腹状態のシグナルであるインスリンが分泌され，これが筋肉と肝臓でのグリコーゲン合成を促進し，肝臓による糖新生を抑制し，タンパク質合成を促進する．またインスリンは肝臓での解糖を加速し，そのため脂肪酸合成も増加する．

　肝臓は，血中にグルコースが少なくなったときにグルコースを放出できるように，グルコースが多いときにはこれをグリコーゲンとして貯蔵して，血中のグルコース濃度を抑える働きをしている．食後の血中に過剰に存在するグルコースはどのようにして取除かれるのだろう．肝臓にはヘキソキナーゼのアイソザイムである**グルコキナーゼ**（gluco-kinase）という酵素があって，これがグルコースを，細胞外に運び出せないグルコース6−リン酸に変換するため，グルコースを大量に保持できる．前述したように，グルコキナーゼはK_M値が高く，そのため血糖値が高いときにだけ活性となる（§16・2）．またグルコキナーゼは，ヘキソキナーゼのようにグルコース6−リン酸によって阻害されたりはしない．そのため，血糖値が上がるにつれて肝臓はより急速にグルコース6−リン酸を形成するようになる．グルコース6−リン酸が増加してグリコーゲンシンターゼを活性化し，インスリンの働きが加わるとグリコーゲンの貯蔵が増加する．グリコーゲン合成と貯蔵に対するこのようなホルモンの作用は，グルコース自体の直接作用によって強化される．ホスホリラーゼaはグリコーゲン分解の酵素であると同時にグルコース検知器でもある．ホスホリラーゼaはグルコース濃度が高いときには，グルコースが結合するためにホスホプロテインホスファターゼの作用を受けやすくなり，グリコーゲン分解を容易に行わないホスホリラーゼbへと変換される（図21・24）．つまりグルコースは，グリコーゲン合成系を分解モードから合成モードへとアロステリックに切替える．

　摂食後のインスリン濃度が高い状態も，筋肉や脂肪組織へのグルコースの取込みを促進する．インスリンは肝臓だけでなく筋肉でもグリコーゲン合成を促す．グルコースが脂肪組織に運び込まれると，トリアシルグリセロール合成に使われるグリセロール3−リン酸ができる．インスリンの作用はアミノ酸やタンパク質代謝にも及ぶ．インスリンは分枝アミノ酸（バリン，ロイシン，イソロイシン）の筋肉への取込みを促進する．実はインスリンにはタンパク質合成を全体的に刺激する作用があり，筋タンパク質の形成が促進される．さらに細胞内でのタンパク質分解を阻害する働きももつ．

　2. 絶食状態の初期あるいは吸収後の状態　　血糖値は食後数時間で下がり始め，イン

スリン分泌が減少し，グルカゴン分泌が増加する．グルカゴンの分泌の調節についてはほとんど解明されていないが，グルコースが豊富にあると β 細胞がグルカゴンの分泌を阻害する．グルコース濃度が下がるとこの阻害が解除され，膵臓 α 細胞からグルカゴンが分泌される．インスリンが満腹状態のシグナルであるのと同様にグルカゴンは飢餓状態のシグナルであり，食物からのグルコース取込みがないときに貯蔵グリコーゲンを動員する働きをする．グルカゴンのおもな標的器官は肝臓である．グルカゴンは，サイクリックAMP カスケードの引き金を引いてホスホリラーゼをリン酸化して活性化し，グリコーゲンシンターゼを阻害することによって，グリコーゲン分解を促進しグリコーゲン合成を阻害する（§21・5）．またグルカゴンはピルビン酸の産生を減少させたりアセチル CoA カルボキシラーゼを不活性なリン酸化状態に保ったりして，脂肪酸合成を阻害する．さらにグルカゴンは F-2,6-BP 量を低下させることによって，肝臓での糖新生を促進し解糖を阻害する（図 27・9）．

　グルカゴンの既知の作用はすべて，サイクリック AMP によって活性化されるプロテインキナーゼが仲介する．サイクリック AMP カスケードが活性化されると，ホスホリラーゼ a の活性が高まり，グリコーゲンシンターゼ a の活性は低下する．このカスケードに及ぼすグルカゴンの作用は血糖値が低いとさらに強化される．ホスホリラーゼ a が，グルコースの結合が減ることでホスホプロテインホスファターゼによる加水分解を受けにくくなるのである．そのためホスホプロテインホスファターゼがホスホリラーゼ a に結合したままになり，グリコーゲンシンターゼはリン酸化された不活性な状態にとどまることになる．その結果グリコーゲンが急激に動員される．

　グリコーゲン由来のグルコース 6-リン酸の加水分解によって生成した大量のグルコースは，肝臓から血中へ放出される．筋肉や脂肪組織へのグルコースの運び込みはインスリン濃度が下がることにより減少する．筋肉や脂肪組織によるグルコースの利用が減少することも血糖値の維持に役立つ．このようなグルカゴンの作用の結果，全体としては肝臓からのグルコース放出が著しく増加することになる．血糖値が大きく下がると筋肉と肝臓では脂肪酸が燃料に使われ，脳と赤血球が利用できるようにグルコースを節約する．このように血糖値はおもに三つの方法で 4.4 mM 以上に保たれている: 1) 肝臓によるグリコーゲンの動員とグルコースの放出; 2) 脂肪組織による脂肪酸の放出; 3) 筋肉と肝臓で使われる燃料のグルコースから脂肪酸への切替え，である．

　肝臓の貯蔵グリコーゲンが使い果たされるとどうなるのだろう．乳酸とアラニンからの糖新生が続くが，この過程は，筋肉や赤血球のような組織で乳酸とアラニンに変換されたグルコースを，単にもとに戻すだけである．そのうえ脳ではグルコースが完全に CO_2 と H_2O に酸化されてしまう．したがってグルコースの正味の合成が起こるには別の炭素源が必要である．必要な炭素原子の一部は脂肪組織から脂肪分解によって放出されるグリセロールで賄われ，残りの炭素原子は筋タンパク質の加水分解によって供給される．

　3. 再び摂食した状態　　栄養たっぷりの朝食に体は生化学的にどう応答するのだろう．脂肪は通常の摂食時とまったく同じに処理される．しかしグルコースの場合は話が違う．肝臓ははじめのうち血中のグルコースを吸収せず，他の組織で使うために残しておく．さらに肝臓は糖新生モードを維持するが，今度は，糖新生で新たに合成されたグルコースは肝臓の貯蔵グリコーゲンの補充に使われる．血糖値が上昇し続けると，肝臓は貯蔵グリコーゲンの補充を完了し，残った過剰なグルコースを脂肪酸合成に使い始める．

長期の飢餓では代謝が適応しタンパク質分解を最少にする

　これまでは，過剰栄養が代謝にもたらす結果についてみてきた．過剰栄養は，富裕国では非常にありふれた状況になってきている．さて今度は，その正反対の状況について考えてみよう．絶食が長期化し，世界で 10 億人近くが陥っている飢餓という状態に達するほどになると，どのような適応が起こるのだろう．標準的な栄養状態のよい体重 70 kg の男性は，全部で約 670 000 kJ（161 000 kcal）にのぼる燃料を貯蔵している（表 27・4 参照）．

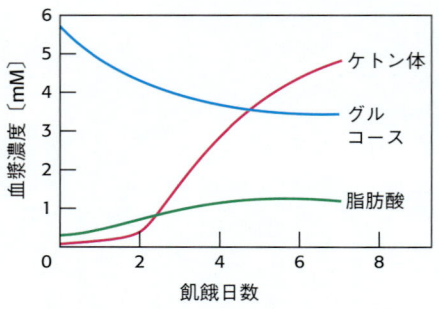

図 27・13　飢餓状態における燃料の選択. 飢餓状態では血漿中の脂肪酸とケトン体の濃度は上昇するが,グルコース濃度は低下する.

表 27・4　標準的な体重 70 kg の男性に蓄えられている燃料[†]

臓 器	利用可能なエネルギー〔kJ (kcal)〕					
	グルコースまたはグリコーゲン		トリアシルグリセロール		動員可能なタンパク質	
血 液	250	(60)	200	(45)	0	(0)
肝 臓	1700	(400)	2000	(450)	1700	(400)
脳	30	(8)	0	(0)	0	(0)
筋 肉	5000	(1200)	2000	(450)	100 000	(24 000)
脂肪組織	330	(80)	560 000	(135 000)	170	(40)

† 　出典: G.F. Cahill, Jr., *Clin. Endocrinol. Metab.*, 5, 398(1976).

24 時間に必要なエネルギー量は,活動量によって違うが,6700 kJ (1600 kcal)〜25 000 kJ (6000 kcal) である.したがって,1〜3 カ月に及ぶ飢餓状態でも,必要な熱量は貯蔵燃料で十分に賄える.しかし糖質の貯蔵はわずか 1 日で使い果たされてしまう.

飢餓状態にあっても血糖値は約 2.2 mM 以上に維持しなければならない.飢餓状態における代謝で最優先されるのは,脳や,燃料としてグルコースだけしか使えない他の組織(赤血球など)に,グルコースを十分に供給することである.しかしグルコースの前駆体は豊富ではない.エネルギーの大部分はトリアシルグリセロールの脂肪酸アシル部分に蓄えられている.しかも,前述したように脂肪酸分解でできたアセチル CoA はピルビン酸に変換できないから,脂肪酸はグルコースには変換できない (§22・3).トリアシルグリセロールのグリセロール部分はグルコースに変換できるが,利用できる量が限られている.それ以外にグルコースの供給源になりうるのはタンパク質分解で生じるアミノ酸だけである.しかしタンパク質には貯蔵源はないので,どのような分解が起こっても必ず機能の喪失を伴う.したがって飢餓状態における代謝で第二の重要性をもつのはタンパク質の保存で,利用する燃料をグルコースから脂肪酸やケトン体に切替えることでこれを行っている (図 27・13).

飢餓の初日の代謝変化は一晩絶食した後の変化と似ている.低血糖値によってインスリンの分泌が減少し,グルカゴンの分泌が増加する.おもに働く代謝過程は脂肪組織でのトリアシルグリセロールの動員と肝臓による糖新生である.肝臓は脂肪組織から放出された脂肪酸を酸化して自らが必要なエネルギーを得る.その結果,アセチル CoA とクエン酸の濃度は上昇し,解糖は停止する.筋肉へのグルコースの取込みはインスリン濃度が低いために著しく減少するが,脂肪酸は自由に取込まれる.その結果,筋肉は燃料としてグルコースを使わず,脂肪酸だけを利用するようになる.筋肉による脂肪酸の β 酸化が,ピルビン酸のアセチル CoA への変換を停止させる.これはアセチル CoA がピルビン酸デヒドロゲナーゼ複合体のリン酸化を促進し,この酵素を不活性化するためである (§17・3).したがって,入手できるピルビン酸,乳酸,アラニンはすべて肝臓へ運ばれてグルコースに変換される.トリアシルグリセロールの分解によって生成したグリセロールも,肝臓によるグルコース合成のもう一つの原料となる.

タンパク質分解も糖新生の炭素骨格を供給する.飢餓が続く間は,分解されたタンパク質はグルコース合成の炭素源となり,補充は行われない.最初に供給源となるのは,腸管上皮や膵臓分泌物などのような,代謝回転の速いタンパク質である.筋タンパク質の分解ではグルコースの 3 炭素前駆体が一部供給される.しかしほとんどの動物では,生き残れるかどうかは素早く動けるかで決まり,それには大量の筋肉が必要となる.そのため,筋肉の損失は最小限に抑えなければならない.

筋肉の損失はどのようにして抑えるのだろう.飢餓のおよそ 3 日後には,大量のケトン体(アセト酢酸と D-3-ヒドロキシ酪酸)が肝臓でつくられる (図 27・14).アセチル CoA からのこれらの合成が著しく増加するのは,脂肪酸の分解で生じるアセチル基すべてをクエン酸回路で酸化することはできないからである.アセチル CoA をクエン酸回路に入れるのに必要なオキサロ酢酸が,糖新生によって使い果たされてしまうのである.その結果,肝臓では大量のケトン体が形成されこれが血中に放出される.この時点で脳はか

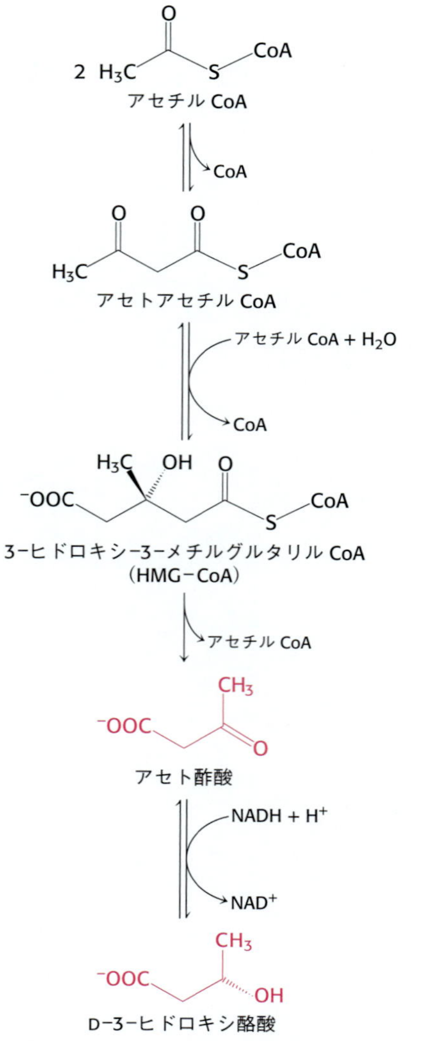

図 27・14　肝臓におけるケトン体合成.

なりの量のアセト酢酸をグルコースの代わりに消費し始める．飢餓の3日後には脳のエネルギー必要量の約1/4はケトン体で賄われるようになる（表27・5）．心臓もケトン体を燃料として使う．

　飢餓が数週間続くと脳のおもな燃料はケトン体になる．スクシニルCoAからのCoAの転移によってアセト酢酸が活性化され，アセトアセチルCoAとなる（図27・15）．アセチルCoA C-アセチルトランスフェラーゼ（チオラーゼ）による分解で2分子のアセチルCoAが生成し，これがクエン酸回路に入る．本質的にはケトン体は脂肪酸と等価な化合物だが脳が燃料として利用できる．飢餓の1日目には脳が必要とするグルコースは1日当たり約120 gであるが，この時点ではこれがわずか40 gになる．肝臓が脂肪酸を効率よくケトン体に変換し，脳でこのケトン体が利用されることによって，グルコースの必要量が著しく減少するのである．したがって飢餓初期よりも筋肉の分解は少なくなる．飢餓初期に1日当たり75 gだった筋肉の分解量が20 gに減ることは，生存にとってきわめて重要である．生存可能な飢餓の期間は，主としてそのヒトのトリアシルグリセロール貯蔵量によって決まる．

　貯蔵したトリアシルグリセロールが使い果たされたときにはどうなるのだろう．残された唯一の燃料源はタンパク質である．タンパク質の分解が加速し，心臓，肝臓，腎臓の機能が失われて死に至ることが避けられない．

表 27・5　飢餓状態での燃料の代謝

燃料の交換と消費	24 時間の形成量，消費量〔g〕	
	3 日目	40 日目
脳で使われる燃料		
グルコース	100	40
ケトン体	50	100
ほかで使われるグルコース	50	40
燃料の動員		
脂肪組織の脂肪分解	180	180
筋肉のタンパク質分解	75	20
肝臓からの燃料の運び出し		
グルコース	150	80
ケトン体	150	150

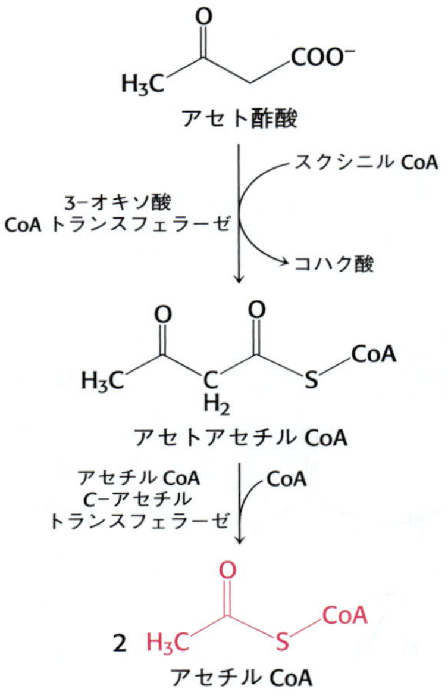

図 27・15　ケトン体のクエン酸回路への進入．

27・6　エタノールは肝臓のエネルギー代謝を変化させる

　エタノールは何世紀にもわたってヒトの食事の一部となってきた．一つには，酔うと気持ちが良くなるからであり，またきれいな水が乏しいときに，アルコール飲料が安全な水分補給の方法になるからという理由もある．しかし過剰な摂取は多くの健康問題の原因となる．特に目立つのは肝臓障害だが，これらの健康障害の生化学的背景はどのようなものだろう．

エタノール代謝により，NADH が過剰になる

　エタノールは排泄できず，主として肝臓で代謝しなければならない．この代謝は二つの経路で行われる．一つめの経路は2段階からなり，その第一段階は，**アルコールデヒドロゲナーゼ**（alcohol dehydrogenase）という酵素が触媒して細胞質で起こる．

$$CH_3CH_2OH + NAD^+ \xrightarrow{\text{アルコールデヒドロゲナーゼ}} CH_3CHO + NADH + H^+$$
エタノール　　　　　　　　　　　　　　　　　　　　　　アセトアルデヒド

　第二段階は**アルデヒドデヒドロゲナーゼ**（aldehyde dehydrogenase）が触媒してミトコンドリアで起こる．

$$CH_3CHO + NAD^+ + H_2O \xrightarrow{\text{アルデヒドデヒドロゲナーゼ}} CH_3COO^- + NADH + H^+$$
アセトアルデヒド　　　　　　　　　　　　　　　　　　　　　酢　酸

エタノールが消費されるとNADHが蓄積することに注意してほしい．この高濃度のNADHが乳酸のピルビン酸への酸化を妨げ，糖新生を阻害する．実際には高濃度のNADHによってその逆反応が優勢となり，乳酸が蓄積して，低血糖と乳酸アシドーシスが起こる．

　NADHの供給過剰は脂肪酸酸化も阻害する．脂肪酸酸化の代謝における目的は，酸化的リン酸化によるATP生成のために使うNADHをつくることだが，アルコール摂取者では必要なNADHはエタノール代謝で足りる．実際，過剰なNADHは脂肪酸合成の条件が整ったというシグナルになるため，トリアシルグリセロールが肝臓に蓄積し"脂肪肝"とよばれる状態につながり，肥満した人では特に重度になる．エタノールを摂取することの

生化学的な影響はきわめて速く，たとえば，二，三日アルコールを適量たしなむ程度で肝臓に脂肪が蓄積し，アルコール摂取量を減らすともとに戻る．

エタノール代謝の二つめの経路はシトクロム P450 酵素が関わる経路で，**ミクロソームエタノール酸化系**（microsomal ethanol-oxidizing system, MEOS）ともよばれる．このシトクロム P450 依存性の経路（§26・4）では，アセトアルデヒドを経て酢酸を生成するとともに，生合成的な還元力である NADPH は NADP$^+$ へと酸化される．酸素を利用するため，この経路ではラジカルが生じ，組織を損傷する．また NADPH を消費するために抗酸化剤であるグルタチオンが再生できなくなり（§20・5），酸化ストレスが悪化する．

エタノールのそれ以外の代謝物による影響はどうだろう．肝臓のミトコンドリアは，ATP を必要とする反応で酢酸をアセチル CoA に変換できる．これを行う酵素は，本来は短鎖脂肪酸を活性化する働きをするチオキナーゼである．

$$酢酸 + CoA + ATP \longrightarrow アセチル CoA + AMP + PP_i$$
$$PP_i \longrightarrow 2 P_i$$

しかしクエン酸回路によるアセチル CoA のさらなる処理は阻害される．これは NADH が，イソクエン酸デヒドロゲナーゼと 2-オキソグルタル酸デヒドロゲナーゼという，クエン酸回路の二つの重要な調節酵素を阻害するからである．アセチル CoA の蓄積の影響はいくつかある．まずケトン体が形成されて血中に放出され，乳酸濃度が高いためにすでに酸性に傾いている状態をさらに悪化させる．肝臓での酢酸の処理効率が悪くなってアセトアルデヒドが蓄積するが，これは反応性が非常に高い化合物で，タンパク質中の多くの重要な官能基と共有結合を形成し，タンパク質の機能を損なう．エタノールの大量摂取を続けると，アセトアルデヒドが肝臓に深刻な損傷を与え，最終的には細胞死を招く．

エタノールの過剰摂取による肝臓障害は 3 段階を経て進む．第一段階は前述した脂肪肝である．第二段階はアルコール性肝炎で，一部の細胞が死に，炎症が起こる．この段階だけでも命に関わることがある．第三段階は肝硬変で，死んだ肝細胞の周りに繊維構造と瘢痕組織が生じる．肝硬変が起こると肝臓の生化学機能の多くが損なわれ，アンモニアを尿素に変換できなくなり，血中アンモニア濃度が上昇する．アンモニアは神経系には有害で昏睡や死の原因となる．アルコール依存症患者の約 25 % が肝硬変を起こし，また肝硬変患者の約 75 % はアルコール依存によるものである．ウイルス性肝炎は非アルコール性肝硬変の原因の一つである．

エタノールの過剰摂取はビタミン代謝を混乱させる

エタノールの悪影響が及ぶ範囲は，エタノール自体の代謝にとどまらない．ビタミン A（レチノール）は脊椎動物の成長や発生過程のシグナル分子として重要なレチノイン酸に変換されるが，それを行うのはエタノールを代謝するのと同じデヒドロゲナーゼである．したがって，エタノールがあるとそれが競争阻害物質として働き，ビタミン A の活性化が起こらなくなる．そのうえ，エタノールによって誘導される P450 酵素はレチノイン酸を不活性化する．こうしてレチノイン酸情報伝達経路が働かなくなることが，命に関わるアルコール症候群やさまざまながんの発生の原因の少なくとも一つであると考えられている．

ビタミン A 代謝の異常は，エタノールの過剰摂取がひき起こす生化学的変化の直接の結果である．それ以外にも，アルコール依存症に広くみられる栄養失調症から起こる代謝異常もある．アルコール依存症患者は，食事する代わりにしょっちゅう飲酒する．**ウェルニッケ・コルサコフ症候群**（Wernicke–Korsakoff syndrome）とよばれる劇的な神経疾患は，ビタミンの一つチアミンの不足からくる．その症状には精神の錯乱や不安定な歩行，細かい動作ができないなどがある．ウェルニッケ・コルサコフ症候群の症状は脚気（§17・4）に似ていて，これはどちらもチアミン欠乏が原因だからである．チアミンの変換で生じる補酵素チアミン二リン酸は，ピルビン酸デヒドロゲナーゼ複合体の重要な成分である．この複合体が解糖とクエン酸回路とを結んでいたことを思い出してほしい．ピルビン酸デ

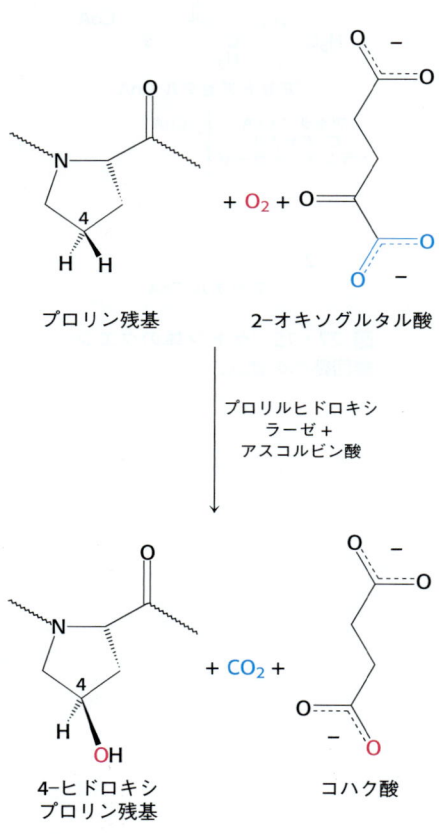

図 27・16 4-ヒドロキシプロリンの生成. 分子状酸素を活性化する酵素プロリルヒドロキシラーゼの働きで，プロリンの C-4 がヒドロキシ化される．

プロリン残基   2-オキソグルタル酸

プロリルヒドロキシラーゼ + アスコルビン酸

4-ヒドロキシプロリン残基   コハク酸

$+ CO_2 +$

ヒドロゲナーゼ複合体の異常は，神経系がエネルギー源として通常グルコースだけを利用しているために，神経筋疾患という形で現れやすい．

　アルコール性の壊血病は，ビタミン C の摂取不足が原因でときおりみられる．ビタミン C は安定なコラーゲン繊維の形成に必要である．壊血病の症状は皮膚病変や血管の脆弱化などで，特に目立つのが歯肉からの出血，歯の脱落，歯周への感染である．歯肉のコラーゲンは代謝回転が速いため，歯肉は特にビタミン C 不足の影響を受けやすい．壊血病の生化学的原因は何だろう．ビタミン C は，コラーゲンの安定性に必要な 4-ヒドロキシプロリンの合成に欠かせない．この普通にはないアミノ酸を形成するには，新生コラーゲン鎖のグリシン残基のアミノ側にあるプロリンをヒドロキシ化する．その際，O_2 の酸素原子 1 個がプロリンの C-4 に結合し，同時に 2-オキソグルタル酸がもう 1 個の酸素原子を取込んでコハク酸になる（図 27・16）．この反応を触媒するのが**ジオキシゲナーゼ**（dioxygenase）の一つである**プロリルヒドロキシラーゼ**（prolyl hydroxylase）で，O_2 の活性化に Fe^{2+} イオンを必要とする．この酵素は，プロリンをヒドロキシ化しなくても 2-オキソグルタル酸をコハク酸に変換できるが，この部分反応では酸化された鉄複合体が形成され，これが酵素を不活性化してしまう．では，どうすれば活性な酵素が再生するのだろうか．**アスコルビン酸**（ascorbate）〔**ビタミン C**（vitamin C）〕が登場して，不活性化された酵素の鉄(III)イオンを還元すると，酵素はもとに戻る．その過程でアスコルビン酸は酸化され，デヒドロアスコルビン酸になる（図 27・17）．つまりアスコルビン酸はここでは特異的な**抗酸化剤**（antioxidant）として働くのである．では，ヒドロキシ化が順調に行かないと，深刻な事態が生じるのはなぜだろう．アスコルビン酸がない状態で合成されたコラーゲンは，正常なコラーゲンよりも安定性が低い．ヒドロキシプロリンがあるとコラーゲン鎖間に水素結合が形成され，コラーゲンの三重らせんが安定化される．ヒドロキシ化が不十分なコラーゲンによって形成された異常な繊維が，壊血病の症状の原因なのである．

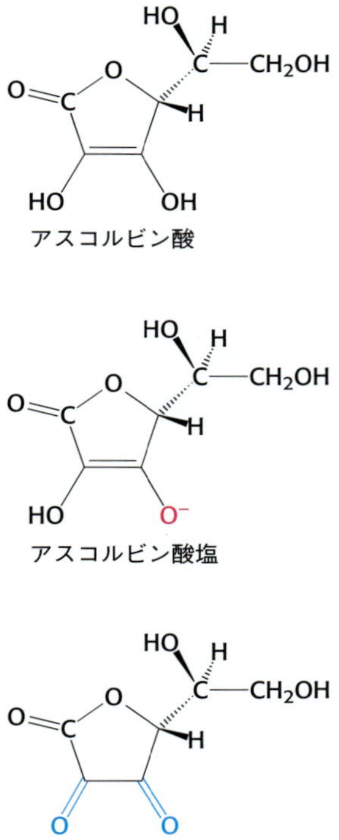

アスコルビン酸

アスコルビン酸塩

デヒドロアスコルビン酸

図 27・17　アスコルビン酸（ビタミン C）の種類． アスコルビン酸塩はビタミン C がイオン化されたものであり，デヒドロアスコルビン酸はアスコルビン酸塩が酸化されたものである．

ま　と　め

27・1　カロリー摂取の恒常性は体重を制御するしくみである

　多くの人々は，成人してから一生の間ほぼ一定の体重を維持できる．この能力は，カロリーの恒常性の現れである．これは，エネルギーの必要量とエネルギーの摂取量がうまく釣り合った生理的状態である．エネルギーの摂取量が必要量を上回ると体重が増加する．先進国では肥満が蔓延しており，さまざまな病的状態をひき起こす要因となっている．

27・2　カロリー摂取の恒常性には，脳が重要な役割を果たしている

　さまざまなシグナル分子が脳に作用して，食欲を制御している．食物を摂取しているときには，CCK や GLP-1 のような短期シグナルが脳に満腹シグナルを伝える．長期シグナルにはレプチンとインスリンがある．レプチンは，脂肪組織の量に比例して脂肪組織から分泌され，脂肪の貯蔵状況の指標となる．レプチンは摂食を阻害する．インスリンも脳に作用し，糖質の供給状況を知らせる．

　レプチンが脳のニューロンにある受容体に結合すると，情報伝達経路が働き始め，食欲を抑制する．レプチンやレプチン受容体の量が正常でも肥満になることがあり，このような人はレプチン抵抗性であることがわかる．サイトカインシグナル抑制因子がレプチンのシグナル伝達を阻害し，レプチン抵抗性と肥満をひき起こすのかもしれない．

27・3　糖尿病はよくみられる代謝疾患の一つで，肥満から生じることが多い

　糖尿病は世界で最も多くみられる代謝疾患である．1 型糖尿病は，膵臓の β 細胞が自己免疫によって破壊されるためにインスリンが欠乏して起こる．2 型糖尿病ではインスリンレベルは正常かむしろ高いが，インスリンの標的となる組織，特に筋肉がこのホルモンに応答しない．この状態をインスリン抵抗性という．肥満は，2 型糖尿病になりやすくなる

大きな素因である.

筋肉に脂肪が肥満の人では過剰に蓄積する. この脂肪が処理されて生じたセカンドメッセンジャーが, インスリンシグナルの伝達を阻害する情報伝達系を活性化し, インスリン抵抗性を生じさせる. 標的組織でのインスリン抵抗性が, 最終的には膵臓β細胞の機能不全をひき起こす. インスリンの作用が現れないのを補おうと膵臓がさらに多くのインスリンを合成しようとするため, ERストレスが起こってアポトーシス経路が活性化され, β細胞が死んでしまう.

1型糖尿病は代謝の乱れのためであり, インスリンの欠乏とその人の必要量を超えるグルカゴンの過剰が生じる. その結果, 血糖値が上昇し, トリアシルグリセロールが動員され, ケトン体が過剰に生産される. インスリン依存性の糖尿病を治療しないと, ケトン体形成が加速されて, ケトーシスや昏睡が起こり, 死に至る.

27・4 運動は, 細胞を生化学的に良い方向に変化させる

運動は, インスリン抵抗性と2型糖尿病に効果がある. 筋肉の活動が, カルシウムに依存してミトコンドリアの生合成を促進する. ミトコンドリアの数が増えれば筋肉での脂肪酸酸化が促進され, インスリン感受性が高まる.

運動時の燃料の選択は, 運動の強度と時間によって決まる. 短距離走とマラソンでは出力を最大にするために異なった燃料が使われる. 100メートル走では貯蔵ATP, ホスホクレアチン, 嫌気的な解糖によって力を出す. これに対し, 筋肉のグリコーゲンと脂肪組織由来の脂肪酸の両方の酸化がマラソンの走行には必須で, 非常に好気的なプロセスである.

27・5 食物摂取と飢餓は代謝の変化をひき起こす

インスリンは満腹状態を知らせるシグナルで, グリコーゲンとトリアシルグリセロールの形成やタンパク質合成を促す. これに対してグルカゴンは低血糖状態を知らせるシグナルで, 肝臓におけるグリコーゲン分解と糖新生を促進し, 脂肪組織ではトリアシルグリセロールの加水分解を促進する. 食後には, 血糖値が上昇してインスリン分泌が増加しグルカゴンの分泌が減少する. 結果として筋肉と肝臓でグリコーゲンが合成される. 数時間経って血糖値が低下すると, 今度はグリコーゲンの分解や糖新生経路によってグルコースが生成し, トリアシルグリセロールの加水分解によって脂肪酸が放出される. すると肝臓と筋肉がグルコースの代わりに脂肪酸を使って自己の必要エネルギーを賄うようになり, 脳や赤血球で使うためのグルコースが確保される.

飢餓状態における代謝適応は, タンパク質分解を最小限に抑えるために起こる. 飢餓に陥って数日以内に, 肝臓の働きで脂肪酸から大量のケトン体が形成され, 血中に放出される. 数週間後には脳の主燃料はケトン体になる. グルコースの必要量が低下することで筋肉の分解速度が遅くなり, 生き残れる見込みが高くなる.

27・6 エタノールは肝臓のエネルギー代謝を変化させる

エタノールが酸化されるとNADHが制御を受けることなく過剰に生産され, その結果いろいろなことが起こる. 血中の乳酸濃度とケトン体濃度が上昇し血液のpHを低下させ, つまりアシドーシスとなる. また, 過剰なNADHによって脂肪が過剰に合成され, さらに反応性分子であるアセトアルデヒドが生成するため, 肝臓は損傷を受ける. その結果深刻な肝障害になりうる.

重 要 語 句

カロリー摂取の恒常性
　　　　　（caloric homeostasis）（p. 751）
エネルギーの恒常性
　　　　　（energy homeostasis）（p. 751）

コレシストキニン
　　　　　（cholecystokinin, CCK）（p. 754）
グルカゴン様ペプチド-1（glucagon-like
　　　　　peptide 1, GLP-1）（p. 754）

レプチン（leptin）（p. 754）
インスリン（insulin）（p. 754）
アディポネクチン（adiponectin）（p. 755）
レプチン抵抗性（leptin resistance）（p. 756）

問　　題

1. 重さのコントロール　　肥満の広がりは憂慮すべきではあるのと同じくらい興味深く驚異的とも思えるのは，多くの人が成人後はほぼ一定の体重を維持しているという事実である．これがいかに驚くべき芸当であるかは，状況を単純化して簡単な計算をしてみるとよくわかる．25歳から65歳になるまで，体重が55 kgで大きく変わらない女性を考えてみよう．この女性は1日当たり8400 kJ（2000 kcal）必要で，簡単にするために，彼女の食事がすべて脂質由来の脂肪酸であると考えよう．脂肪酸のエネルギー密度は38 kJ（9 kcal）g^{-1}である．問題の40年間に彼女はどれだけの食物を摂取したのだろうか．

2. スペアタイヤ　　問題1に登場した女性の体重が，25歳から65歳になるまでに25 kg増えて（悲しいことだが，よくある），65歳のときには80 kgになったとする．40年間で25 kg太るために，1日当たり何カロリー余分に摂取したのかを計算せよ．この女性の身長は168 cmだとすると，BMIはどのくらいか．体重80 kgでは肥満といえるだろうか．

3. 脂肪倉庫　　脂肪組織は，以前は単なる脂肪の貯蔵場所と考えられていた．この見方が正しくない理由を説明せよ．

4. バランス芸　　カロリー摂取の恒常性とは何を意味するのか．

5. 躍動的なコンビ　　カロリー摂取の恒常性を維持する役割を担う重要なホルモンとは何か．

6. 一人二役　　CCKが担う二つの生化学的役割とは何か．GLP-1の場合は何か．

7. コミュニケーションの失敗　　レプチンは食物摂取を抑制し，その分泌量は体脂肪の量に正比例する．肥満した人でも正常な量のレプチンとレプチン受容体をもつのだが，それではどうして肥満になるのだろう．

8. 多数のシグナル　　(1)〜(9)に示した特徴と，ホルモン(a)〜(f)とを結べ．

(1) 脂肪組織が分泌する　　　　　　(a) レプチン
(2) 肝臓の糖新生を促進する　　　　(b) アディポネクチン
(3) GPCR経路　　　　　　　　　　(c) GLP-1
(4) 満腹シグナル　　　　　　　　　(d) CCK
(5) インスリン分泌を促進　　　　　(e) インスリン
(6) 飢餓時に膵臓が分泌する　　　　(f) グルカゴン
(7) 食後に分泌される
(8) グリコーゲン合成を促進する
(9) 1型糖尿病では失われている

9. 鍵となる化学物質　　肝細胞でのグルコース6-リン酸の供給源は何か．

10. どちらの選択肢も良くない　　1型糖尿病と2型糖尿病の違いを述べよ．

11. 糖尿病と闘う　　レプチンは"抗糖尿病発症"ホルモンと考えられている．なぜか．

12. 代謝のエネルギーと力　　体重70 kgの標準的な男性の安静時のエネルギー消費速度は，電球と同じくらいで約70ワット（W）である．

(a) この値をキロジュール毎秒とキロカロリー毎秒で表せ．

(b) このような条件ではミトコンドリアの電子伝達系を1秒当たり何個の電子が流れるか．

(c) この場合のATP産生速度を見積もれ．

(d) 体の全ATP含量は約50 gである．安静時のヒトではATP分子がどのくらいの頻度で代謝回転するか，見積もれ．

13. 呼吸商（RQ）　　この古典的な代謝指標は，放出されるCO_2の体積を消費されるO_2の体積で割ったものと定義される．

(a) グルコースとトリパルミトイルグリセロールが完全に酸化される場合のRQ値を計算せよ．

(b) 激しい運動時にさまざまなエネルギー源がどう利用されるかについて，RQ測定で何がわかるか（タンパク質の分解は無視できるとする）．

14. ラクダのこぶ　　1 gのグルコースと1 gのトリパルミトイルグリセロールが完全酸化されたときに生じるH_2Oの収量を比べよ．この値とラクダのこぶの内容物の進化における選択とを関連づけて説明せよ．

15. 空腹-飽食　　飢餓-摂食サイクルとは何を意味するか．

16. もちろん，多すぎるのは体に良くない　　エタノールを処理するおもな方法とは何だろう．

17. 赤ワインから始めて，すぐにもっと強いお酒に　　エタノール摂取から肝障害や，場合によっては死に至るまでを3段階に分けて説明せよ．

18. 罪の報い　　マカダミアナッツを10粒（1粒当たり75 kJ，18 kcal）食べて得た熱量を消費するには，ヒトはジョギングをどのくらいしなければならないか（ジョギングによる燃料消費増加量は400 Wとする）．

19. 甘い危険　　マラソンの前に大量のグルコースを摂取するのは燃料の貯蔵を増やすよい方法のように思える．しかし経験豊富なランナーは競技の前にはグルコースを摂取しない．この有効な燃料を避ける生化学的根拠は何か（ヒント：グルコース摂取がインスリン濃度に与える影響を考えよ）．

20. リポジストロフィー　　リポジストロフィーは，脂肪組織の萎縮をきたす疾患である．リポジストロフィーの患者の筋肉と肝臓はインスリン抵抗性で，どちらの組織にも大量のトリアシルグリセロールが蓄積する（脂質異常症）．レプチンを投与すると，この状態がある程度は改善される．このことから，脂肪組織とインスリンの作用の関係について何がわかるか．

21. 治療標的　　2型糖尿病患者のチロシンホスファターゼ1B（PTP-1B）遺伝子に，酵素を不活性化する変異が起こると，どのような影響があるか．

22. 糖尿病の影響　　インスリン依存性糖尿病には，高トリグリセリド血症が伴うことが多い．これは，トリアシルグリセロールが超低密度リポタンパク質という形をとって血中に過剰に存在する状態である．生化学的にこれを説明せよ．

23. 富の共有　　ホルモンのグルカゴンは飢餓状態を表すが，肝臓

での解糖を阻害する. このようなエネルギー生産経路の阻害は生物にとってどのような利点があるのか.

24. 区画化　解糖は細胞質で起こり, 脂肪酸分解はミトコンドリアで起こる. 両方の区画で起こる反応の相互作用を必要とする代謝経路は何か.

25. クワシオルコル (タンパク質栄養障害)　世界の子供たちに最も多くみられる栄養失調は, 熱量は十分にあるがタンパク質が不足する食事によるクワシオルコルである. 糖質濃度が高いためインスリン濃度は高くなるが, それがどのような作用をもつか. つぎの問いに答えよ.

　(a) 脂質の利用への影響は何か.

　(b) タンパク質の代謝への影響は何か.

　(c) クワシオルコルの子供は, 細胞外のスペースに漏れ出した血液の水分が原因で, 腹部が大きく膨満することが多い. この状態を生化学的に説明せよ.

26. 一人は皆のために, 皆は一人のために　激しい運動時に, 肝臓の代謝と骨格筋の代謝はどのように協調するのか.

27. ちょっと手伝って　骨格筋でピルビン酸を乳酸に変換する利点は何か.

28. 燃料の選択　安静時の筋肉のおもな燃料は何か. 激しく活動しているときのおもな燃料は何か.

29. 巨額の払い戻し　持久力の必要な運動選手が行う運動−食事プランに, つぎのようなものがある: 大会の7日前に消耗する運動をして, 貯蔵グリコーゲンをほぼ使い果たす. その後2〜3日, 糖質は少ししかとらず, 中程度か軽い運動をする. 最後の3〜4日間は糖質の多い食事をとる. このやり方の利点を説明せよ.

30. 酸素の借り　軽い運動の後では回復時に消費される酸素量は酸素の借りにほぼ等しい. 酸素の借りとは, 酸素消費量が即座に定常状態に達したとしたら消費されていたはずの, 不足分の酸素量のことである. 回復時に消費される酸素はどのように使われるのか.

31. 運動後の過剰酸素消費　激しい運動を終えた後で消費される酸素量は, 酸素の借りよりもかなり大きく, **運動後過剰酸素消費量** (excess post-exercise oxygen consumption, EPOC) とよばれる. 徹底した運動の後に, このように多くの酸素が必要になるのはなぜか.

32. 向精神作用　エタノールは水と脂質の両方にどんな割合でも混ざりあう点で独特である. したがって, 高度に血管が発達した脳のあらゆる領域に進入できる. 脳におけるエタノールの作用の分子基盤は不明だが, エタノールが多数の神経伝達物質受容体, イオンチャネルに影響することは明らかである. エタノールの多様な作用を生化学的に説明せよ.

33. 筋繊維のタイプ　骨格筋には繊維の型がいくつかある. Ⅰ型は主として好気的な活動を行い, Ⅱb型は短時間の激しい活動を担う. 筋繊維のこれらの型を電子顕微鏡で観察して区別する方法を述べよ.

34. ツール・ド・フランス　ツール・ド・フランス (3200 km 強を3週間かけて走る自転車競技) の選手は, 総計 836 000 kJ (200 000 kcal) すなわち1日当たり 41 840 kJ (10 000 kcal) のエネルギーを必要とする〔安静時の男子に必要なのは1日当たり約 8368 kJ (2000 kcal)〕.

　(a) ATP のエネルギー収量を約 50.2 kJ mol^{-1} (12 kcal mol^{-1}), ATP 分子の質量を 503 g mol^{-1} とすると, ツール・ド・フランスの選手が消費する ATP はどのくらいか.

　(b) 高純度の ATP は, グラム当たり約 150 ドルで購入できる. ATP を買わなければならないとすると, 選手を完走させるためにはいくら費用がかかるか.

35. ストレスへの応答　定期的な長時間運動がミトコンドリアの生成をひき起こすのは生理学的にみて理に適っている. 理由を説明せよ.

36. 脂肪を燃やす　好気的運動をすると, AMP 活性化キナーゼ (AMPK) の活性化により, 長距離走に適した脂肪酸酸化への切替えが促される. そのしくみを説明せよ.

37. タンパク質を節約する　人が飢餓に陥って最初の数週間は糖新生が抑えられるが, これは代謝やホルモンのどのような変化によって説明されるか.

38. 私, そんなことした !?　空腹時にアルコールを摂取すると, 生化学的に興味深く, また困ってしまうような行動の変化が起こる. 後者の方はさておき, 糖新生が減少し, 細胞内で, ピルビン酸に対する乳酸の比率, ジヒドロキシアセトンリン酸に対するグリセロール 3-リン酸の比率, 2-オキソグルタル酸に対するグルタミン酸の比率, アセト酢酸に対する D-3-ヒドロキシ酪酸の比率が上昇する. すぐに低血糖が起こり, 血液の pH も低下する. きちんと食べてからアルコールを摂取すると, 低血糖にはならず, 血液の pH も変化しない.

　(a) エタノール摂取がさまざまな比率の変化に結びつくのはなぜか.

　(b) 空腹の場合に低血糖や血液のアシドーシスが起こる理由を説明せよ.

　(c) しっかり食べた場合に低血糖にならないのはなぜか, 説明せよ.

39. キャンディーバーはやめておこう　少量の糖質だけの食物を食べるより, 完全な断食の方がヒトは長く生き延びられる. 何が起こっているのか.

40. 良いものも度を越すと　筋肉における脂肪酸酸化とインスリン抵抗性との関係を説明せよ.

41. チアミン? 本当に?　脚気の症状が, ウェルニッケ・コルサコフ症候群の症状と似ているのはなぜか.

データ解釈の問題

42. 乳酸の閾値　グラフは, 運動の強度を強くしていったときの血中乳酸濃度と酸素消費量, 心拍数の関係を示す. 酸素消費量と心拍数は, 運動の強度の指標となる.

　(a) 運動が中程度のときにも乳酸がある程度生成するのはなぜか.

　(b) 乳酸濃度が急激に上昇し始めるとき (乳酸閾値とよばれる) に何が起こっているのかを生化学的に説明せよ.

　(c) 持久力を必要とする運動選手は, 自身の乳酸閾値を知るために, トレーニング中に血中乳酸濃度を測定することがある. そして競技の際には, 後半になるまでは, 乳酸閾値かそれ以下の強度に抑えて走る. このような作戦が効果的な理由を生化学的に説明せよ.

　(d) トレーニングすれば乳酸閾値を高められるのはなぜか.

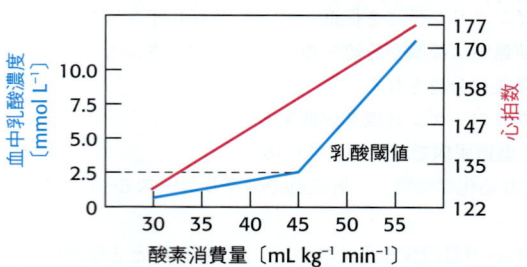

章のまとめの問題

43. 火傷の感覚　ある種の状況のもとでは, 激しく運動する人の呼吸商 (RQ 値) が1を超えることがある. 理由を説明せよ.

44. ケーブルTV並みにチャネルがたくさん　膵臓の β 細胞によるインスリン分泌にイオンチャネルが果たす役割を述べよ.

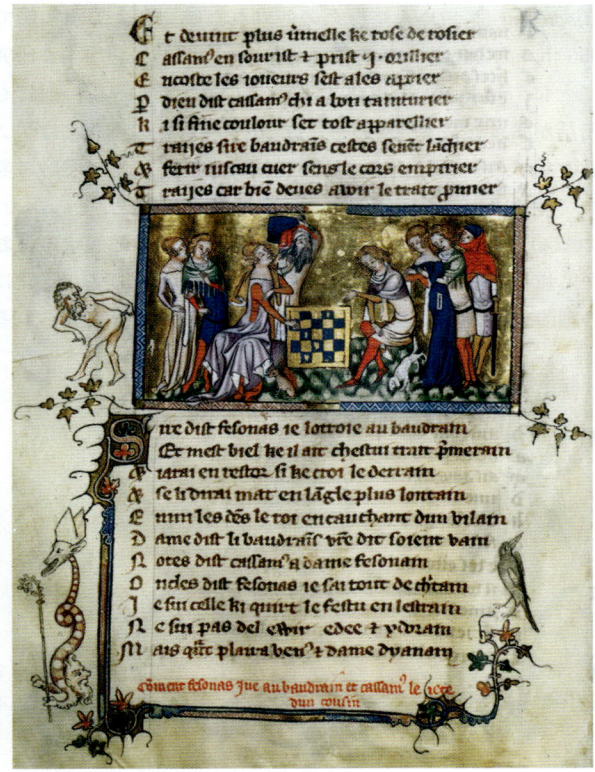

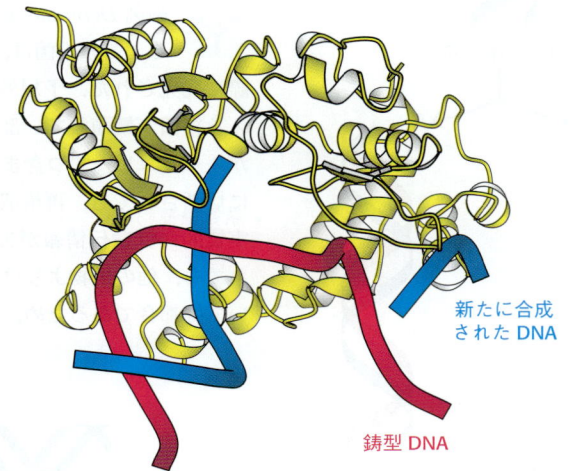

新たに合成
された DNA

鋳型 DNA

遺伝情報の保存には忠実な複製が不可欠である. 彩飾写本を熱心に写す修道士のような正確さで, DNA ポリメラーゼ(上図)は DNA 鎖を写し取り, ほとんど誤りを犯さずに塩基配列を正確に保存する〔(左)提供: The Pierpont Morgan Library/Art Resource〕.

Watson と Crick によって提示された DNA の構造が最も人々を興奮させたのは, 彼ら自身の言葉が語っているとおり "われわれが考えたこの特異的な対の形成が, 遺伝物質の複製機構を即座に指し示す" からだろう. 二重らせんは, 2本の一本鎖に分かれ, そのそれぞれが相補鎖を組立てるための鋳型として機能することにより, 複製できるのである (図28・1). 細胞分裂を数多く繰返しても DNA に書き込まれた遺伝情報を保ち続けるためには, この情報をきわめて忠実に写し取らなければならない. ヒトゲノムを誤りなく複製するには, 誤りの頻度を 6×10^9 bp につき1個未満にしなければならない. このような驚異的な精度は, 正確な DNA 合成 (誤りの頻度は塩基 $10^3 \sim 10^4$ 個につき1個程度), DNA 合成中に行われる校正 (これによって誤りの頻度はおよそ $10^6 \sim 10^7$ bp につき1個程度に下がる), そして複製後に行われるミスマッチ修復 (これによって誤りの頻度はおよそ $10^9 \sim 10^{10}$ bp につき1個程度に下がる) という3段構えによって達成される.

しかし DNA を複製し終わったからといって, ゲノムが安定というわけではない. DNA はきわめて安定な分子なのだが, それでも紫外線やさまざまな化学物質が DNA を傷つけて, 塩基配列に変化が生じること (突然変異) や, 損傷が生じてそれ以上の DNA 複製ができなくなることがある (図28・2). あらゆる生物には, DNA の損傷を検出してもとの塩基配列を保存するように働く DNA 修復系が備わっている. そのような DNA 修復系のタンパク質をコードする遺伝子の変異は, 発がんの重大な要因となる. DNA 損傷の中で

も最も深刻な影響をもたらす恐れがあるものの一つが，DNA の二本鎖切断である．二重らせんの 2 本の鎖がごく近い場所で両方とも切断されると，どちらの鎖も損なわれてしまうために，その後の DNA 合成の鋳型になれなくなる．このような損傷の修復には，DNA 組換え，すなわち二つの異なった DNA 二重らせん上にある塩基配列をつなぎ替えるしくみが利用される．組換えは，DNA 修復に利用される以外に，減数分裂の際に遺伝的多様性を生み出すためにも必須である．また，免疫系における重要な分子の遺伝子レパートリーが非常に多様なのも，この組換えがあればこそである（第 34 章）．

細菌 *Deinococcus radiodurans* は，DNA 修復系の並外れた威力をよく示す例である．この細菌は，1956 年，肉の缶詰の滅菌に高用量の γ 線照射を利用する研究の際に発見された．予想外のことに，ヒトが死ぬ 1000 倍以上という大量の γ 線照射にも耐える細菌が繁殖して一部の缶詰が腐ってしまったのだ．*D. radiodurans* の細胞にはゲノムが 4〜10 コピーずつ含まれるのだが，その染色体は電離放射線の照射によって多数の断片に切断されても，再構成されて組換えが生じ，無傷のゲノムが復元される．そのために，実質的には遺伝情報が失われない（図 28・3）．また，この細菌は極度の乾燥状態におかれても，他の生物よりはるかに強く生き延びることができる．このような能力は進化において好都合であるため，この細菌や類縁菌は選択における優位性があったと考えられる．

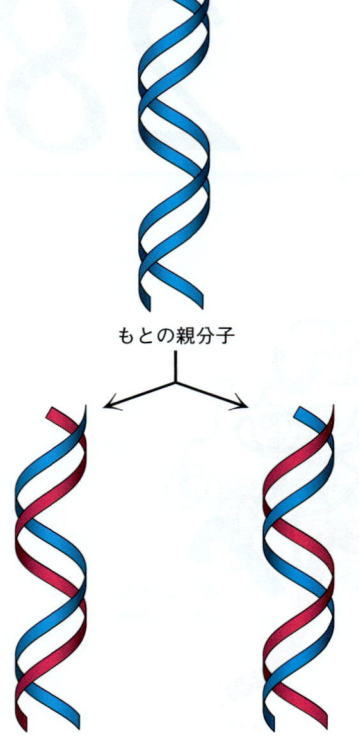

もとの親分子

第一世代の娘分子

図 28・1　DNA 複製．　1 本の二重らせん（■で示す）の各鎖が，それぞれ新しい相補鎖（■）の合成の鋳型として働く．

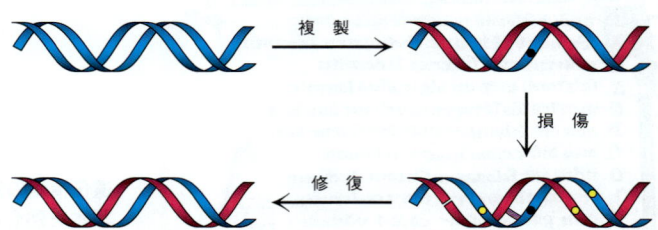

図 28・2　DNA 複製，損傷，修復．　複製の過程で何らかの誤りが起こる可能性がある（●で示す）．複製後にも，DNA に損傷を与える反応によって，塩基の修飾，架橋，一本鎖切断，二本鎖切断などの異常（○で示す）が生じる．これらの誤りの多くは，検出，修復される．

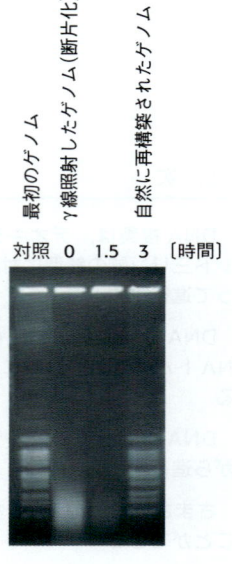

対照　0　1.5　3　[時間]

図 28・3　DNA 修復の働き．　細菌 *Deinococcus radiodurans* では，γ 線照射によってゲノムがばらばらの断片になっても，その後 3 時間かけてゲノムを再び構築できる．解析しやすいよう，ゲノム DNA 試料は，ゲノムを数箇所だけ切断する制限酵素で分解してある〔出典：K. Zahradka et al., *Nature*, **445**, 569〜573（2006）より改変〕．

28・1　DNA 複製は，デオキシリボヌクレオシド三リン酸の鋳型に対応した重合によって進行する

新しく合成された DNA の塩基配列は，もとあった親 DNA と正確に一致しなければならない．複製を忠実に行うため，親 DNA 二重らせんの両方の鎖それぞれが，相補的な配列をもつ新しい DNA 鎖を合成する**鋳型**（template）として機能する．新しい DNA 鎖の合成における構成単位はデオキシリボヌクレオシド三リン酸であり，これが既存の DNA 鎖の 3′ 末端に 1 個ずつ付加されていく．

この反応は，原理的には非常に単純なのだが，DNA 二重らせんがもつ特異な性質のため，実際には相当に複雑である．第一に，二重らせんの 2 本の鎖は方向が逆向きになっている．DNA 鎖の合成は必ず 5′→3′ 方向に進むので，DNA 複製過程には，逆向きになっている鎖に対応する特別なしくみが必要である．第二に，複製の鋳型として必要な塩基は，DNA の二重らせん構造の内側に位置しているので，うまく鋳型として利用するためには，2 本の鎖を引き離さなければならない．さらに，二重らせんの 2 本の鎖は互いに相手に巻き付いているので，2 本の鎖を分離するには二重らせんをほどく必要がある．しかし，鎖をほどくと超らせんが生じてしまうので，複製を続けるためにはこの状態を解消しなければならない．まず最初に，新たに合成される DNA のリン酸ジエステル骨格形成について，化学の面から考えてみよう．

DNA ポリメラーゼは鋳型とプライマーを必要とする

　DNA ポリメラーゼ（DNA polymerase）はポリヌクレオチド鎖の形成反応を触媒する．取込まれたヌクレオシド三リン酸は，まず鋳型上の塩基と正しい塩基対を形成する．そして，塩基対が形成された場合にのみ，すでに存在しているポリヌクレオチド鎖にその塩基を連結する．つまり DNA ポリメラーゼは鋳型依存性酵素である．

　DNA ポリメラーゼは，ポリヌクレオチド鎖の 3′ 末端にヌクレオチドを連結する．この酵素は，ポリヌクレオチド鎖の 3′ 末端のヒドロキシ基が，付加されるべきヌクレオシド三リン酸の α–リン酸基を求核攻撃する反応を触媒する（図 4・25）．この反応が開始されるには，鋳型とあらかじめ塩基対を形成して結合し，かつ，遊離の 3′–ヒドロキシ基をもった**プライマー**（primer）が必要である．すなわち，DNA ポリメラーゼは，プライマーのないところから，遊離の一本鎖 DNA を鋳型としてヌクレオチドを連結していくことはできないのである．これに対して RNA ポリメラーゼは，第 29 章で説明するように，プライマーなしで RNA 合成を開始できる．

すべての DNA ポリメラーゼは，共通した構造上の特徴をもつ

　DNA ポリメラーゼの立体構造は数多く解明されている．最初に構造を決定したのは Tom Steitz らで，*E. coli* 由来の DNA ポリメラーゼ I のクレノウフラグメントとよばれる断片の構造である（図 28・4）．この断片には DNA ポリメラーゼ I の二つの主要部分が含まれており，その一つはポリメラーゼ部位である．このポリメラーゼ部位は右手に似た形をしており，指，親指，掌とよばれるドメインをもつ．クレノウフラグメントには，ポリメラーゼ部位とともに，生成したポリヌクレオチドを校正して正しい配列にする 3′→5′ **エキソヌクレアーゼ**（exonuclease）活性をもつドメインも含まれている．

　DNA ポリメラーゼ類は，細部には相当な違いがあるものの，全体の形は驚くほどよく似ている．構造的な違いから少なくとも五つのタイプが見つかっているが，そのいくつかは明らかに相同であり，他は収斂進化の産物らしい．どのタイプの場合も，指ドメインと親指ドメインが DNA 鎖に巻き付いて，この DNA 鎖を，おもに掌ドメインの残基で構成される活性部位に固定する．また，DNA ポリメラーゼ類はすべて，2 個の金属イオンが関与する類似したメカニズムによって合成反応を触媒する．

結合した 2 個の金属イオンがポリメラーゼ反応に関与する

　ヌクレオシド三リン酸を基質とする酵素の例にもれず，DNA ポリメラーゼもその作用に金属イオンを必要とする．基質や基質類似体と結合した DNA ポリメラーゼの構造の研究から，活性部位に 2 個の金属イオンが存在することが明らかになっている．一方のイオンは，デオキシリボヌクレオシド三リン酸（dNTP）とプライマーの 3′–ヒドロキシ基の両方に結合し，もう一方は dNTP とだけ相互作用する（図 28・5）．この 2 個の金属イオンはポリメラーゼの掌ドメインにある 2 個のアスパラギン酸残基のカルボキシ基によって架橋されており，このアスパラギン酸側鎖が，金属イオンを適切な位置と方向に固定している．プライマーの 3′–ヒドロキシ基はプライマーに結合している金属イオンによって活性化され，活性部位に存在する dNTP 基質の α–リン酸基に対する攻撃が促進される．この五配位の遷移状態には負電荷が集まるのだが，2 個の金属イオンが協力してこの負電荷の安定化を助けている．また，dNTP に最初に結合した金属イオンは，生成した二リン酸上の負電荷を安定化させる．

複製の特異性は，塩基の形の相補性によって決定される

　DNA 複製の精度は非常に高くなければならない．すなわち，伸長鎖に取込まれる塩基は，非常に高い確率で，鋳型鎖に対してワトソン・クリック型の相補塩基でなければならない．適切な塩基をもった dNTP の結合が起こりやすいのは，鋳型鎖上の塩基と塩基対が形成されるからである．この塩基対形成には水素結合も一役買うが，決定的に重要なの

プライマー

　重合体をそこから長く伸ばしていく最初の出だしの部分で，これがないと伸長反応が起こらない．

鋳　型

　相補的な塩基配列を合成する際の指令となる DNA や RNA 配列．

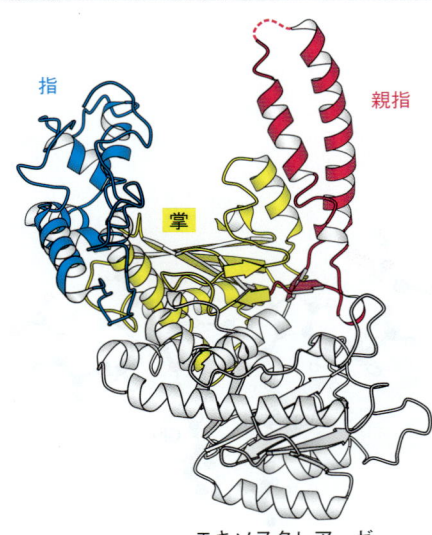

エキソヌクレアーゼ

図 28・4　DNA ポリメラーゼの構造． DNA ポリメラーゼで最初に構造が決定されたのは，*E. coli* の DNA ポリメラーゼ I のクレノウフラグメントとよばれる断片である．他の DNA ポリメラーゼと同様にクレノウフラグメントも右手に似ていて，指（■），掌（■），親指（■）が備わっていることに注意．クレノウフラグメントには，正しくないヌクレオチド塩基を取除くエキソヌクレアーゼドメインもある〔1DPI.pdb より〕．

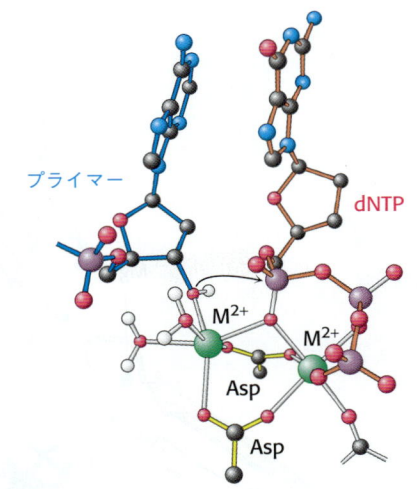

プライマー　　dNTP

M²⁺　M²⁺

Asp

Asp

図 28・5　DNA ポリメラーゼの作用機構． DNA ポリメラーゼの反応には 2 個の金属イオン（普通は Mg^{2+}）が関与する．1 個の金属イオンはプライマーの 3′–ヒドロキシ基に配位し，もう 1 個は dNTP だけと相互作用する．2 個の金属イオンの間を，ヌクレオシド三リン酸のリン酸基が架橋し，プライマーのヒドロキシ基がこのリン酸基を攻撃して，新たな O–P 結合が形成される．

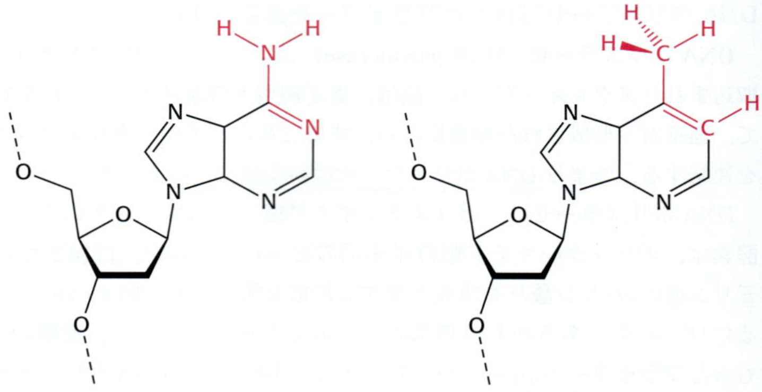

図 28・6 形の相補性. 右側に示した塩基類似体は, アデノシンと形が同じだが, 塩基対間に水素結合を形成するはずの基が, 水素結合を形成できない基に置き換えられている（赤色で示す）. それでも, この類似体を鋳型鎖に組込んで調べてみると, DNA 複製の際にチミジンの取込みを誘導することが判明した.

アデノシン

水素結合を形成して塩基対
をつくる能力のない類似体

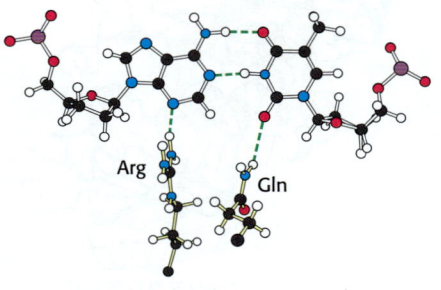

図 28・7 副溝（マイナーグルーブ）の相互作用. DNA ポリメラーゼは, 供与体として副溝内の塩基対と 2 本の水素結合をつくる. ここに示す A・T 塩基対だけでなく, どのワトソン・クリック型塩基対にも, この 2 箇所に水素結合受容体が存在する.

は全体の形による相補性である. このことは, 形がアデニンに非常に似ているが塩基対形成のための水素結合をつくれない塩基をもつようなヌクレオチドであっても, 試験管内, 生体内いずれにおいても, チミジンの取込みを誘導できるという研究成果から明らかにされている（図 28・6）.

　種々の DNA ポリメラーゼの結晶構造解析からも, 形の相補性がいかに重要であるかを理解できる. 第一に, 酵素の残基が水素結合を形成するのは<u>活性部位中にある塩基対の副溝</u>（minor groove, マイナーグルーブ）側である点をあげることができる（図 28・7）. 副溝内では, 水素結合受容体の位置が, すべてのワトソン・クリック型塩基対において同じである. そのために, この水素結合が"定規"として働いて, 活性部位中に正確な空間配置をもつ塩基対が形成されたかが判定されるのである.

　第二は, DNA ポリメラーゼは dNTP が入ってくるとその周りを閉鎖する点である（図 28・8）. まず, デオキシリボヌクレオシド三リン酸が活性部位へと結合することが DNA ポリメラーゼの構造変化の引き金となる. その結果, 指ドメインが回転して狭いポケットを形づくるが, このポケットには, 適切な形をもった塩基対しかうまく収まらないのである. さらに, DNA 合成の効率と精度には, ポケットの内側に並ぶ多くの残基が重要な役割を果たしている. これは, ポケット内側のよく保存されたチロシン残基を変異させる

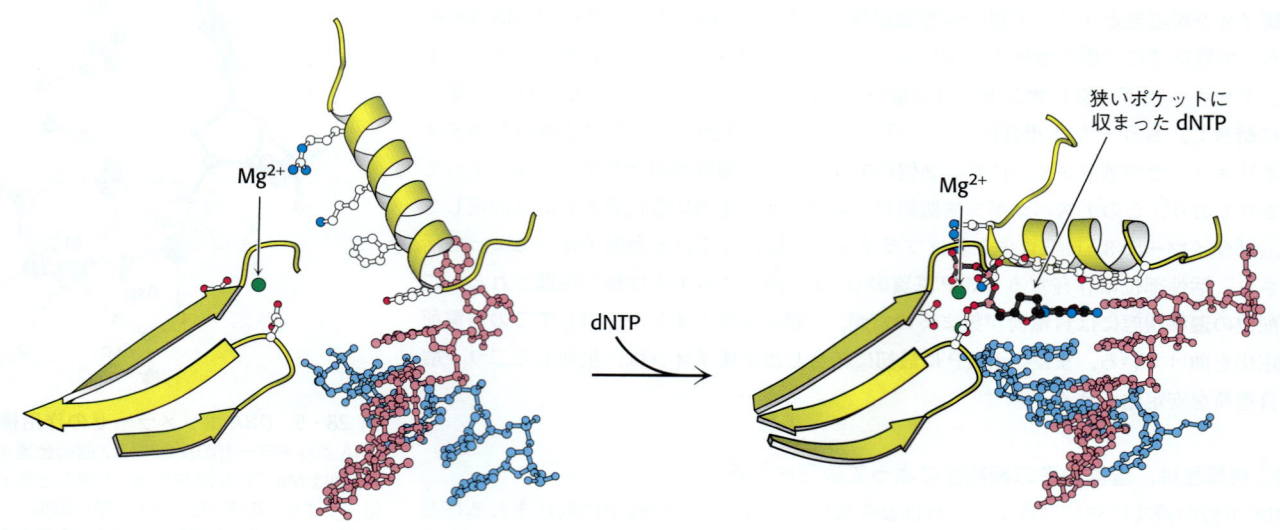

図 28・8 形による選択. デオキシリボヌクレオシド三リン酸（dNTP）が DNA ポリメラーゼに結合すると高次構造の変化が生じ, dNTP と鋳型鎖上の塩基によって, 塩基対を収める狭いポケットがつくられる. このような構造変化は, dNTP が鋳型鎖の塩基にとってワトソン・クリック型塩基対の相手だった場合にのみ可能になる〔2BDP.pdb, 1T7P.pdb より〕.

と，もとのポリメラーゼのおよそ 40 倍も誤りを起こしやすいポリメラーゼになることからわかっている.

プライマーゼが合成する RNA プライマーによって DNA 合成が開始する

　DNA ポリメラーゼは，プライマーなしには DNA 合成を開始できない．プライマーとは，遊離の 3′ 末端をもち，鋳型鎖と二重らせんを形成した核酸断片なのだが，これはどのようにしてつくられるのだろう．重要な手掛かりとなったのは，DNA 合成の開始には RNA 合成が不可欠であるという観察結果であった．実は，RNA が DNA 合成のプライマーとなるのである．**プライマーゼ**（primase）とよばれる RNA ポリメラーゼが，鋳型 DNA 鎖の一方と相補的な 5 ヌクレオチド程度の短い RNA 鎖を合成する（図 28・9）．プライマーゼは，他の RNA ポリメラーゼと同様にプライマーがなくても合成を開始できる．そして，DNA 合成が始まった後に，この短い RNA 鎖は加水分解によって取除かれ，DNA 鎖に置き換えられる.

DNA の一方の鎖は連続的に，もう一方の鎖は断片として合成される

　親 DNA 鎖の 2 本の鎖は両方とも，新しい DNA 鎖の合成の鋳型として働く．DNA 合成の行われる部位は**複製フォーク**（replication fork）とよばれるが，これは，親 DNA 二重らせんと新たに合成されつつある娘 DNA 鎖との複合体が二股のフォークに似ているからである．DNA の 2 本の鎖は逆平行，すなわち方向が逆であることを思い出してほしい．一見，DNA 複製の際に，娘鎖は両方とも同じ方向に伸長していくようにみえる．だが，それは間違いである．というのも，既知の DNA ポリメラーゼはどれも，DNA を 5′→3′ 方向には合成するが，3′→5′ 方向には合成しないからだ．にもかかわらず，娘 DNA 鎖の一方が 3′→5′ 方向に伸長するようにみえるのはどうしてなのだろうか.

　この矛盾は岡崎令治によって解決された．岡崎は，新たに合成された DNA のかなりの部分が小さな断片として存在することを発見した．そして，長さ約 1000 ヌクレオチドのこの小断片〔**岡崎フラグメント**（Okazaki fragment）とよばれる〕は，複製フォーク付近にごく短時間だけ存在する（図 28・10）.

　複製の進行とともに，これらの断片は DNA リガーゼという酵素の働きによって共有結合で連結され，切れ目のない娘鎖になる．一方，もう片方の鎖は連続的に合成される．岡崎フラグメントからつくられる鎖を**ラギング鎖**（lagging strand），切れ目なく合成されるもう一方の鎖を**リーディング鎖**（leading strand）とよぶ．ラギング鎖が断続的に組立てられるおかげで，ヌクレオチドレベルでは 5′→3′ 方向に重合反応が進行するのに，全体としては 3′→5′ 方向への伸長になっていくのである.

DNA リガーゼは二本鎖の DNA 末端を連結する

　岡崎フラグメントの連結には 2 本の DNA 鎖の末端を連結する酵素が必要である．環状 DNA 分子の存在からも，このような酵素の存在に目が向けられるようになり，1967 年にいくつかの研究室で **DNA リガーゼ**（DNA ligase）が同時に発見された．この酵素は，DNA 鎖の末端の 3′-ヒドロキシ基と別の DNA 鎖の末端の 5′-リン酸基を結ぶリン酸ジエ

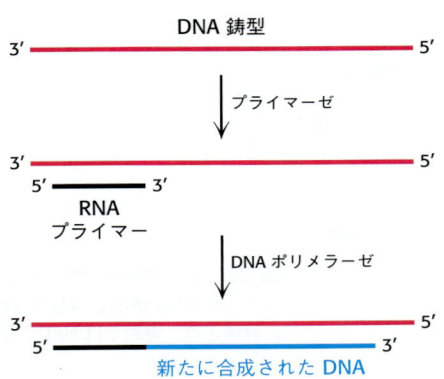

図 28・9　プライマーによる DNA 複製の開始. DNA 複製は，RNA ポリメラーゼの一種であるプライマーゼによって合成される短い RNA をプライマーとして開始され，その RNA プライマーは後に除去される.

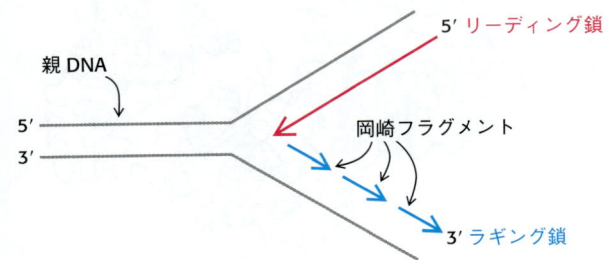

図 28・10　岡崎フラグメント. 複製フォークでは 2 本の DNA 鎖が両方とも 5′→3′ 方向に合成される．リーディング鎖は連続して合成され，ラギング鎖は岡崎フラグメントとよばれる短い断片として合成される.

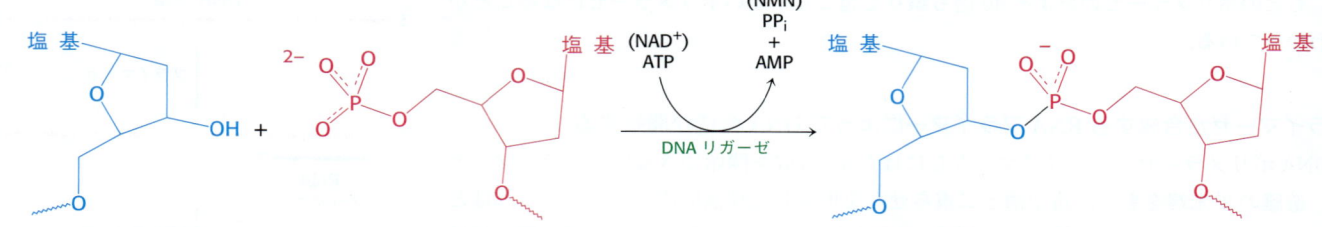

図 28・11 DNA リガーゼ反応.   DNA リガーゼは，遊離の 3′-ヒドロキシ基をもった DNA 鎖と遊離の 5′-リン酸基をもった DNA 鎖とをつなぐ反応を触媒する．この反応を駆動するために，真核生物やアーキアでは ATP が AMP と PP$_i$ に分解され，細菌では NAD$^+$ が AMP とニコチンアミドモノヌクレオチド（NMN）に分解される．

ステル結合の形成を触媒する（図 28・11）．この反応は熱力学的に上り坂であり，真核生物とアーキアでは ATP が，細菌では，通常 NAD$^+$ がエネルギー源として使われる．

DNA リガーゼは 2 分子の一本鎖 DNA を連結したり，一本鎖 DNA を環化したりすることはできなくて，DNA リガーゼがつなぐのは，二本鎖 DNA 分子中の切れ目である．通常，*E. coli* 由来の DNA リガーゼがリン酸ジエステル結合を形成するのは，二本鎖 DNA 断片の末端に少なくとも数塩基の一本鎖になった部分があって，これが別の断片の末端の一本鎖部分と塩基対が形成されたときのみである．また，バクテリオファージ T4 のもつリガーゼは，二重らせんの 2 個の平滑末端をつなぎ合わせることができるので，組換え DNA 技術によく利用されている．

DNA 鎖の分離には特異的なヘリカーゼと ATP の加水分解が必要である

二本鎖 DNA 分子を複製するには，二重らせんの 2 本の鎖を，とにかく局所的にでも分離しなければならない．分離すれば，それぞれを新しいポリヌクレオチド鎖合成の鋳型にすることができる．そのために，**ヘリカーゼ**（helicase）とよばれる特異的な酵素が，ATP 加水分解のエネルギーを利用して鎖の分離を行う．

ヘリカーゼは多数の多様な酵素からなるファミリーで，さまざまな生物過程に関与する．DNA 複製に関わるヘリカーゼはオリゴマーで 6 個のサブユニットが環状構造を形成しているのが一般的である．その一つ，バクテリオファージ T7 のヘリカーゼの構造を手掛かりにヘリカーゼの作用機構が推察されている（図 28・12）．この六量体構造の各サブユニットには，P ループ NTP アーゼドメインを含むコア構造があり（図 9・49 参照），P ループの他にさらに二つずつループがあって，それが環の中心へと伸びて，DNA と相互作用する．また，この環状構造では，各サブユニットは隣の 2 個のサブユニットと強く結

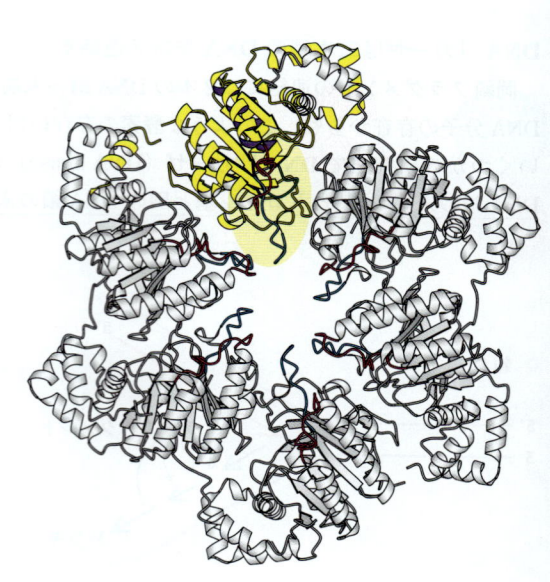

図 28・12 ヘリカーゼの構造.   バクテリオファージ T7 の六量体ヘリカーゼの構造．6 個のサブユニットの中の一つを █ で，その P ループ NTP アーゼを █ で示す．◯ の楕円で囲んだのが，DNA との結合に関わるループである．各サブユニットは隣のサブユニットと密接に相互作用し，DNA 結合ループが環の中心にある穴の内側に並んでいることに注意〔1E0K.pdb より〕

合している．さらに詳しく調べると，この環は6回回転対称からかなりずれていることがわかった．加水分解されないATP類似体であるAMP–PNPを加えてヘリカーゼを結晶化させると，このずれがさらに明瞭になる．

AMP–PNP

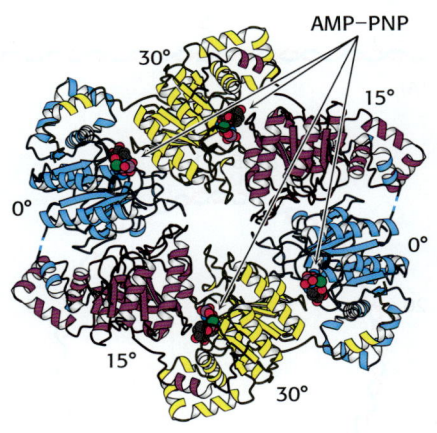

図 28・13　ヘリカーゼの非対称性. ATP類似体AMP–PNPと複合体形成したT7ヘリカーゼの構造を示す．ヘリカーゼサブユニットは，■, ■, ■ で示した三つのタイプに分かれる．六量体がつくる平面に対する各サブユニットの回転角度を数字で示す．4個のサブユニット（この図では■と■）だけがAMP–PNPと結合していることに注意〔1E0K.pdbより〕

AMP–PNPが結合するのは，環の6個あるサブユニットのうち4個だけである（図28・13）．さらに，このヌクレオチド結合部位4箇所は同一ではなく，大きく二つの型に分けられる．一つはATPと結合するのに適した位置にあるが，ATPの加水分解は触媒しない．そして，もう一つは加水分解には適しているが，加水分解産物を遊離させない．これらの型は，ミオシンに2種類の異なる立体構造（一つはATPと結合する構造で，もう一つはATPを加水分解する構造）があるのと（§9・4）よく似ている．さらに，6個のサブユニットは，環状構造全体に対する方向によって三つのタイプに分けられ，環がつくる平面内にある軸の周りの回転角に約30°の違いがある．このような方向の違いが，各サブユニットの2本のDNA結合ループの位置に影響する．

これらの観察結果とよく符合するのが，つぎのようなヘリカーゼの作用機構である（図28・14）．環の中心を通れるのは一本鎖DNAだけであり，この一本鎖が，隣り合った2個のサブユニット（1個にはATPが，1個にはADP+P_iが結合している）のループに結合する．最初の段階においてATPもADPも結合していなかったサブユニットにATPが結合すると六量体全体の立体構造が変化して，2個のサブユニットからADP+P_iが遊離し，ATPが結合したばかりのサブユニット二つのうち片方に一本鎖DNAが結合する．この立体構造変化によって，DNAが六量体の中心を通って引っ張られる．そしてこのタンパク質がくさびの働きをして，二重らせんの2本の鎖が引き離される．このサイクルが繰返され，1サイクルごとにヘリカーゼはDNA鎖に沿って2塩基分ずつ移動していく．

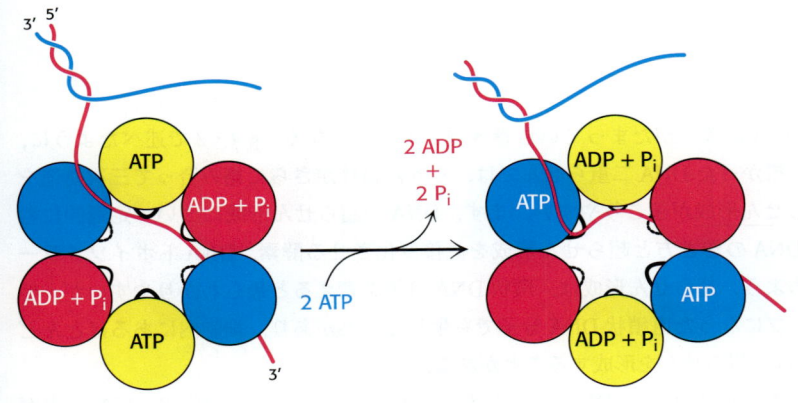

図 28・14　ヘリカーゼの作用機構. 二重らせんの鎖の一方がヘリカーゼの穴に入り，隣り合った二つのサブユニットに結合する．サブユニットのうち2個にはATPやADPが結合していないが，この2個のサブユニットにATPが結合し，他の2個からADP+P_iが離れると，ヘリカーゼ六量体は立体構造変化を起こし，穴の中のDNAが引っ張られる．このようにヘリカーゼがくさびのように働いて，DNAの二本鎖を引き離す．

28・2　DNAの巻き戻しと超らせん形成は DNAトポイソメラーゼによって制御される

縒り合わさったDNAをヘリカーゼがほどきながら動くにつれて，そのままだと，その

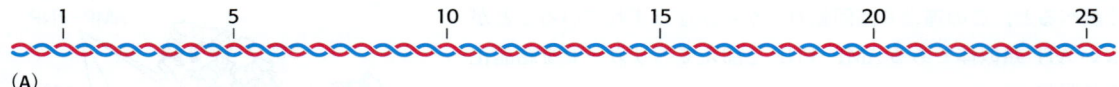

(A)

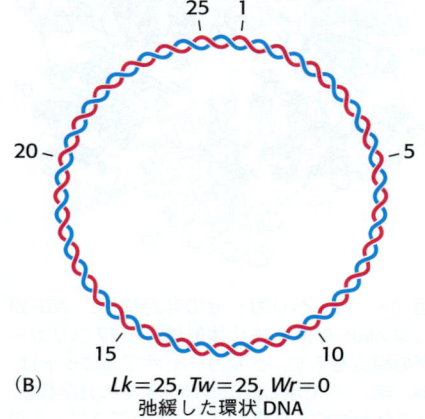

(B)　$Lk=25,\ Tw=25,\ Wr=0$
弛緩した環状 DNA

図 28・15　リンキング数，ツイスト数，ライジング数．
環状 DNA 分子のリンキング数（Lk），ツイスト数（Tw），ラ
イジング数（Wr）の関係〔出典: W. Saenger, "Principles of
Nucleic Acid Structure," p.452, Springer–Verlag (1984)〕

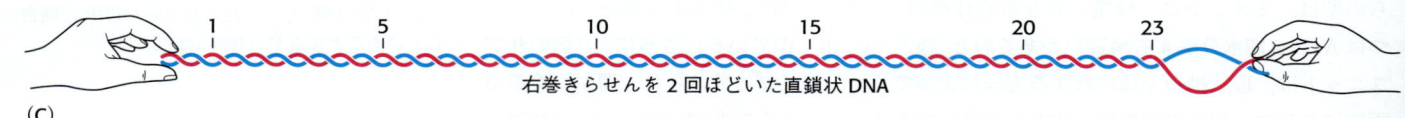

右巻きらせんを 2 回ほどいた直鎖状 DNA

(C)

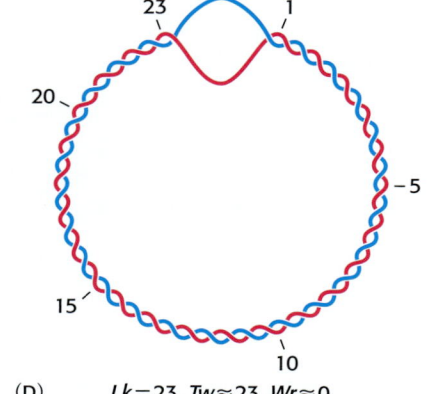

(D)　$Lk=23,\ Tw\approx23,\ Wr\approx0$
一部ほどけた環状 DNA

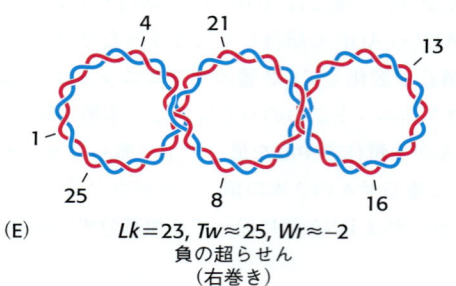

(E)　$Lk=23,\ Tw\approx25,\ Wr\approx-2$
負の超らせん
（右巻き）

　前方にある DNA は縒りがたまっていき巻き過ぎの状態になる．§4・2 で述べたように，
ねじれの力が掛かった DNA 二重らせんでは，らせん自体がさらに絡み合って三次構造を
形成する超らせん形成が起こりやすい．まず，DNA の超らせん形成について定量的に考
え，つぎに DNA の巻き方と超らせん形成を直接変化させる酵素，DNA トポイソメラー
ゼに話を進めよう．超らせん形成は，環状 DNA 分子を考えると最もわかりやすいが，他
の要因でループになった直鎖状 DNA 分子でも生じることがあり，細胞内にあるほとんど
の DNA 分子は，超らせんを形成することがある．

　260 bp からなる直鎖状 B 形 DNA 二重らせんの例で考えてみよう（図 28・15A）．力が
掛からない状態では DNA 分子のらせん 1 巻き当たりの塩基対数は平均すると 10.4 なの
で，この直鎖状 DNA 分子は 25 回巻き（260/10.4）の状態である．このらせんの両端をつ
なぐと，弛緩した環状 DNA ができる（図 28・15B）．この直鎖状のらせんを先に 2 回転
ほどいてから（図 28・15C）両端をつなぐと，まったく別の環状 DNA ができる．さて，
両端をつなぐ前にほどいておくと，構造はどう変わるのだろうか．この DNA が取りうる
高次構造は二つに限られる．その一つは，23 回巻いた B 形らせんとほどけたループから

なる構造である（図 28・15D）．この構造を取る代わりに，二重らせん自体が交差するようにねじれた構造をとることもできる．このような交差した構造を**超らせん**（supercoil）とよぶが，この DNA 分子の場合では，25 回巻いた B 形らせんが右巻きに大きく 2 回らせんを巻いた（負の）超らせんが形成される（図 28・15E）．

　超らせん化によって DNA の全体的な形は著しく変化する．超らせん構造をとった DNA 分子は，同じ長さの弛緩した DNA 分子に比べて小さくまとまっている．そのために，超らせん DNA は，弛緩した DNA に比べると遠心分離でも電気泳動でも速く移動する．また，環状 DNA 分子では，それが共有結合によって閉じたものであっても，それ以外の理由で閉じた構造を取らざるを得ないものであっても，巻きを緩めることによって超らせんが生じる．

DNA のトポロジー的性質を示す絡まり数（リンキング数）が，超らせんの程度を決める

　トポロジー*は数学の一分野で，伸ばしたり曲げたりといった変形によっても変わらない構造上の性質を扱う学問である．そのトポロジーの概念を用いて考えると，DNA の高次構造に関する理解を深めることができる．環状 DNA 分子のトポロジー的な性質として重要なのが，らせんの**リンキング数**（linking number, Lk，**絡まり数**）である．これは，図 28・15A に示したように，らせん軸が一つの平面上にくるような状態に置いたときに，一方の DNA 鎖がらせん軸の周りに右巻きに何回転巻き付いているかの回数である．図 28・15B に示した弛緩した DNA では，$Lk=25$ である．図 28・15D の一部がほどかれた分子と，図 28・15E の超らせん分子では，直鎖状の二重らせんを閉じて環状にする前に 2 回転ほどいたため，$Lk=23$ である．リンキング数だけが異なる分子を，**トポロジカル異性体**（topological isomer）または**トポ異性体**（topoisomer，**トポアイソマー**）という．DNA のトポ異性体は DNA 二本鎖の片方もしくは両方を切断してつなぎ直すことによってのみ，相互に変換することができる．

　図 28・15D と E に示した一部がほどけた DNA と超らせん DNA は，トポロジー的には同一だが，幾何学的には異なっている．この二つは Lk の値は同じだが，**ツイスト数**（twisting number, Tw，**ねじれ数**）と**ライジング数**（writhing number, Wr，**巻数**）が異なる．ツイスト数とライジング数の厳密な定義は少し難しいのだが，ツイスト数とは DNA 鎖が互いの周りを何回巻いているか，ライジング数は二重らせんのらせん軸が何回巻いているかを表すと考えてほしい．このライジング数で表されるのが超らせんで，右巻きのときは負の数（負の超らせん），左巻きのときは正の数（正の超らせん）で表される．

　Tw と Wr には，何らかの関係があるかというと確かに関係があって，トポロジーによると，Tw と Wr の和は Lk に等しい．

$$Lk = Tw + Wr$$

図 28・15 の一部がほどけた環状 DNA は $Tw \approx 23$ と，らせんは 23 回転で，$Wr \approx 0$，つまりらせん自体がさらにねじれてはいない．すなわち超らせんを形成してはいないのである．一方，超らせん DNA は $Tw \approx 25$，$Wr \approx -2$ である．この二つの形態は，Lk の値が同じ 23 なので，DNA 鎖を切断することなく相互に変換できる．Lk（これは整数でなければならない）が Tw と Wr（これらは整数でなくてもよい）にどのように分割されるかは，エネルギーによって決まり，Lk の変化の約 30 % を Tw，約 70 % を Wr で分け合ったときに，ギブズエネルギーが最小になる．したがってこの $Lk=25$ から 23 へとほどかれる場合に最も安定なのは，Lk の変化が -2 なので，それを 3：7 に分け合った状態，すなわち，$Tw=24.4$，$Wr=-1.4$ をもつ形である．このように Lk が下がると，DNA 軸の右巻き（負）の超らせん化が起こり，二重らせんがほどける．Lk がわずか 1 だけ異なる（したがって Wr は 0.7 しか違わない）トポ異性体でも，超らせん化によって DNA が凝縮される（図 28・16）．すなわち，両者の流体力学的にみた体積は非常に異なっているので，アガロースゲル電気泳動によって簡単に分離することができる．

---

*　訳注：数学では位相幾何学，位相数学という．DNA やタンパク質その他の生体物質について用いる場合，§4・2 で見たように単に "空間配置" という意味で使われることが多い．

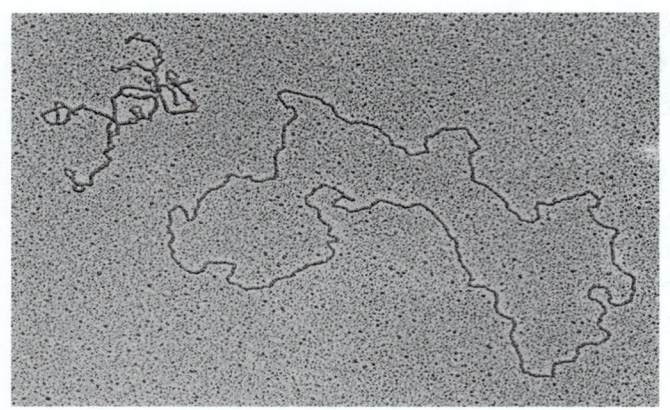

図 28・16 トポ異性体. 負の超らせん構造を
とった DNA と弛緩した DNA の電子顕微鏡写真
[写真: Dr. Jack Griffith のご厚意による]

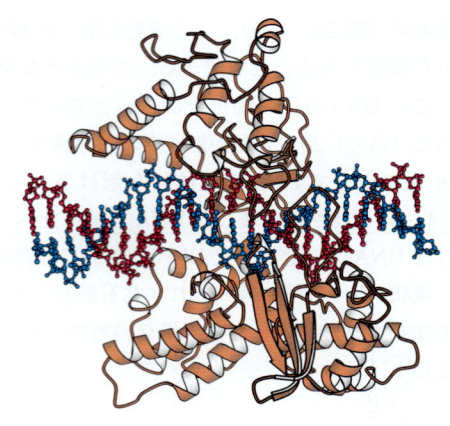

図 28・17 Ⅰ型 DNA トポイソメラーゼの構造. ヒトのⅠ型DNA
トポイソメラーゼの一部と DNA とが結合してできた複合体の構造.
DNA は酵素の中央の穴にはまっていることに注意 〔1EJ9.pdb より〕

DNA トポイソメラーゼは，二重らせんをほどく準備をする

　天然に存在する DNA 分子のほとんどは，負の超らせん構造をとっている．この偏りの
原因は何であろうか．前述したように，負の超らせんは DNA がほどけたり，巻き足りな
いときに生じる．つまり，負の超らせん化によって，複製のように DNA 鎖の分離が必要
な過程への準備が整っているということになる．正の超らせん化によっても DNA は同じ
ように効率よく小さくまとまるが，二本鎖の分離は困難になる．

　しかし，ほどけた部分のすぐ周りの領域は，超らせんが存在するためにかえってほどけ
にくい．したがって，二重らせんがほどけるときには，たえず負の超らせんを取除き，
DNA を弛緩させる必要がある．超らせんを導入したり除去したりする **DNA トポイソメ
ラーゼ**（DNA topoisomerase）とよばれる特異的酵素は，James Wang と Martin Gellert
によって発見された．**Ⅰ型 DNA トポイソメラーゼ**（type Ⅰ DNA topoisomerase）が触媒
する超らせん DNA の弛緩反応は熱力学的に有利な反応だが，**Ⅱ型 DNA トポイソメラー
ゼ**（type Ⅱ DNA topoisomerase）は，ATP 加水分解のギブズエネルギーを使って DNA に
負の超らせんを導入する．DNA トポイソメラーゼは，Ⅰ型，Ⅱ型ともに DNA の複製や
転写，組換えに重要な役割を果たす．

　これらの酵素は，三つの過程を触媒して DNA のリンキング数を変化させる．すなわ
ち，1）DNA 鎖の片方または両方を切断し，2）DNA 鎖の一部分にこの切れ目の間を通過
させ，3）この切れ目をふさぐ．Ⅰ型 DNA トポイソメラーゼは DNA 鎖の 1 本だけを切断
するのに対し，Ⅱ型 DNA トポイソメラーゼは鎖を 2 本とも切断する．しかし，一時的に
切断するポリヌクレオチド骨格との間にチロシン残基を利用して共有結合をつくることな
ど，この 2 種類の酵素にはいくつかの共通点がある．

Ⅰ型 DNA トポイソメラーゼは超らせん構造を弛緩させる

　いくつかのⅠ型 DNA トポイソメラーゼの立体構造が決定され（図 28・17），これらの
構造から，反応機構の特徴がいろいろと明らかになった．ヒトのⅠ型 DNA トポイソメ
ラーゼは 4 個のドメインからなり，この 4 個が並んだ中央が，二本鎖 DNA 分子を通すの
にちょうどよい直径 20 Å の穴になっている．この穴には，触媒作用の途中で DNA 骨格
を切断する際の求核作用をもつチロシン残基（Tyr 723）が 1 個ある．

　これらの構造解析やその他の研究から，負の超らせん DNA 分子の弛緩はつぎのように
進むことがわかっている（図 28・18）．最初に，DNA 分子がトポイソメラーゼの穴の内
側に結合する．Tyr 723 のヒドロキシ基が片方の DNA 鎖の骨格のリン酸基を攻撃し，酵
素と DNA との間にリン酸ジエステル結合が形成され，DNA が切断されて 5′-ヒドロキシ
基をもつ遊離末端が一つできる．

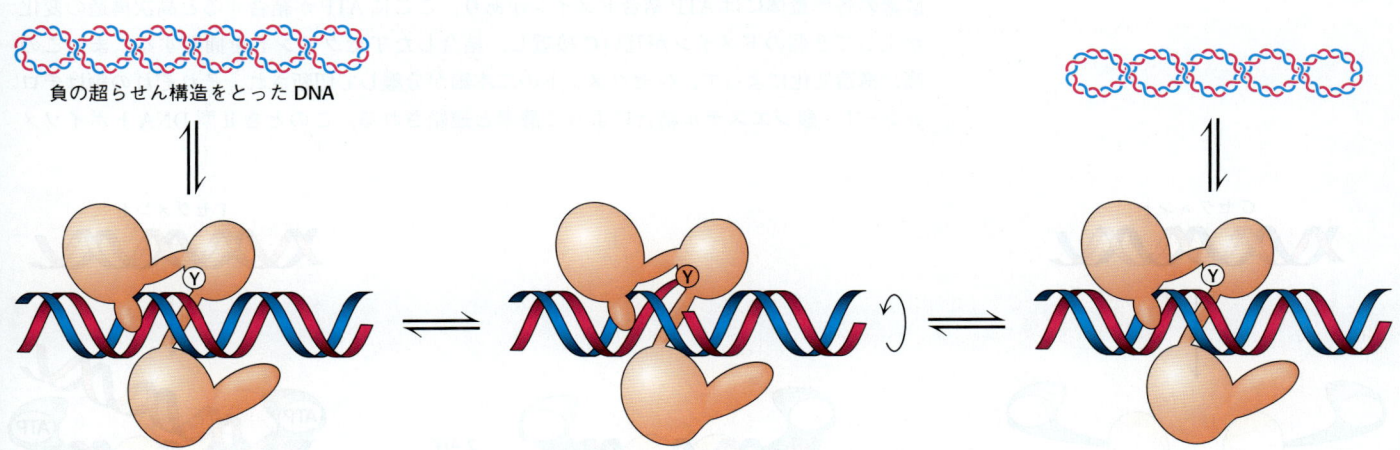

　一方の鎖が切断された DNA は，超らせんに蓄えられたエネルギーを放出することによって他方の鎖の周りを回転できるようになる．この回転によって超らせんがほどけるが，このとき，ほどくのが速くなりすぎないように酵素が回転を制御する．DNA の遊離のヒドロキシ基がホスホチロシン基を攻撃し，骨格が再びつながり，チロシンがはずれ，DNA が酵素から離れて自由になる．このように超らせん DNA の一方の鎖が可逆的に切断されることにより，制御された回転が可能になり，超らせん DNA が少しずつ弛緩される．

図 28・18　I 型 DNA トポイソメラーゼの作用機構.　　I 型 DNA トポイソメラーゼが DNA に結合すると，チロシン（Y）残基によるリン酸基の攻撃によって DNA 鎖の一方が切断される．切断された鎖が，もう一方の鎖の周りを，きちんと制御されながら回転し，切断された鎖が再びつながれて反応が完了する．この反応で，超らせん構造をとったプラスミドが部分的にあるいは完全に弛緩する．

II 型 DNA トポイソメラーゼは ATP 加水分解と共役して負の超らせんを導入する

　超らせん構造をとった分子は，弛緩した分子に比べてねじれの力が掛かっているので，超らせんの形成にはエネルギーが必要である．たとえば，3000 bp のプラスミドにもう 1 回転の超らせんを導入するには，通常約 30 kJ mol^{-1}（7 kcal mol^{-1}）が必要である．

　超らせん形成は II 型 DNA トポイソメラーゼが触媒する．この酵素は，ATP の結合，加水分解と共役して，一時的に切断した DNA 二重らせんの間隙を通して，別の DNA 二重らせんを一方向に通過させるという妙技をみせる．この酵素には，I 型 DNA トポイソメラーゼと共通した特徴がいくつか認められる．

　II 型 DNA トポイソメラーゼ分子は二量体で，中央に大きな穴がある（図 28・19）．この穴には最上部と底部に出入り口があって，トポイソメラーゼの作用に重要な役割を果たす．まず酵素に 1 本の二重らせん（これ以降，"出入り口（gate）"にちなんで G セグメントとよぶ）が結合して，反応が始まる（図 28・20）．酵素の各単量体には DNA 骨格と共有結合を形成できるチロシン残基が 1 個ずつあり，G セグメントの 2 本の鎖はそれぞれこのチロシン残基の隣に位置する．つぎにこの複合体が，第二の DNA 二重らせん（これ

図 28・19 Ⅱ型 DNA トポイソメラーゼの構造.　アーキア *Sulfolobus shibatae* 由来の典型的な Ⅱ型 DNA トポイソメラーゼの二量体構造. 酵素の半分には，それぞれ DNA 二重らせんとの結合領域を含むドメイン1個（■ で示す）と ATP 結合部位を含む別のドメイン1個（■ で示す）があることに注意〔2ZBK.pdb より〕

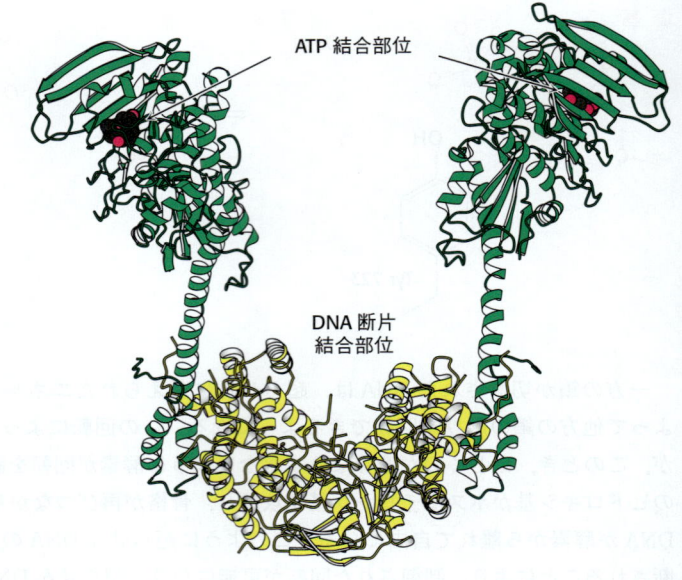

ATP 結合部位

DNA 断片
結合部位

以降，“運搬される（transported）”という意味で T セグメントとよぶ）に緩く結合する. 酵素の各単量体には ATP 結合ドメインがあり，ここに ATP が結合すると高次構造の変化が生じて2個のドメインが互いに接近し，結合した T セグメントを捕捉する. またこの高次構造変化によって，G セグメントの二本鎖が分離して切断され，それぞれの鎖はチロシン-リン酸ジエステル結合によって酵素と連結される. このとき Ⅱ型 DNA トポイソメ

G セグメント

T セグメント

2 ATP

2 P$_i$
+
2 ADP

ATP   ATP

ATP   ATP

ATP   ATP

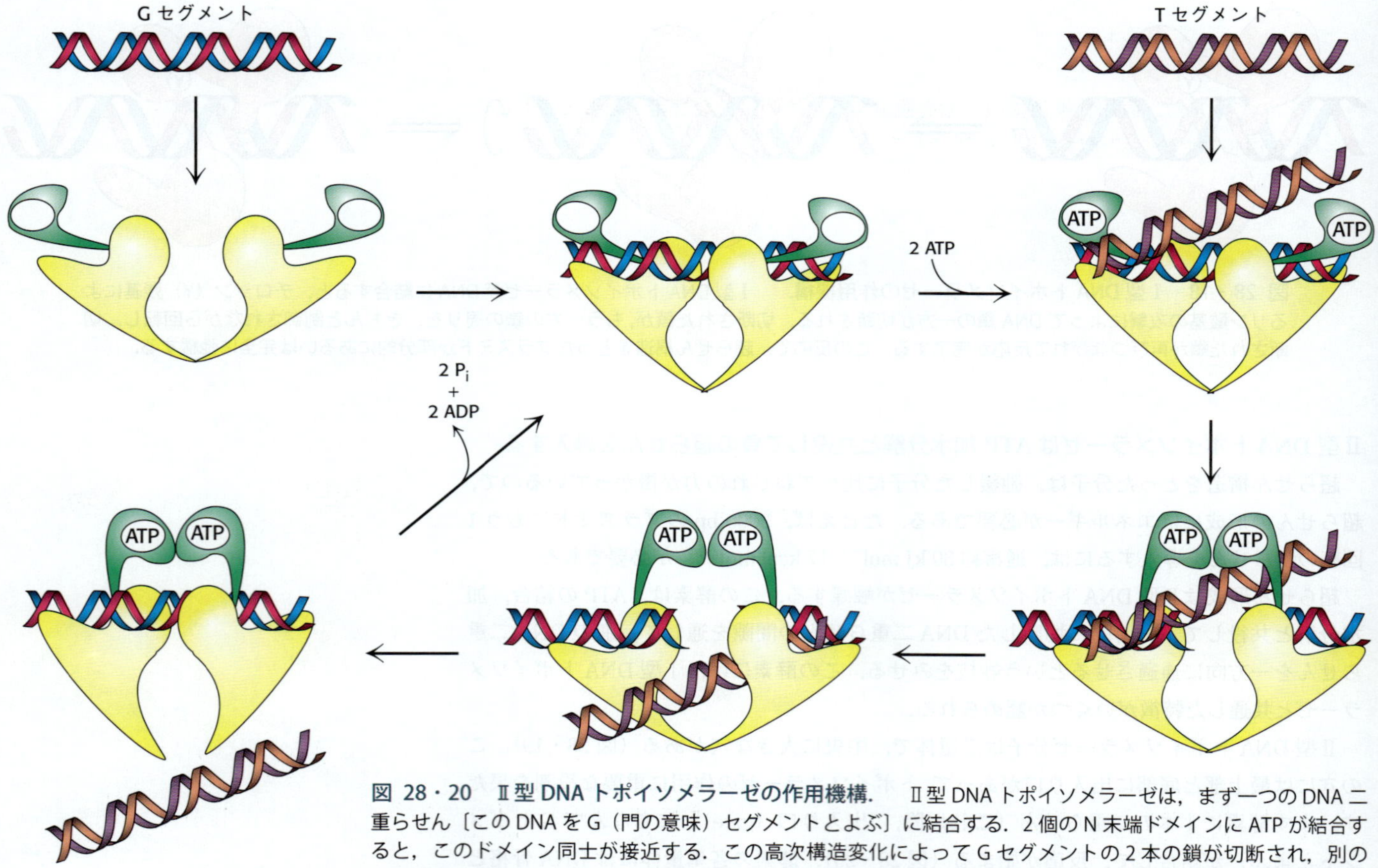

図 28・20　Ⅱ型 DNA トポイソメラーゼの作用機構.　Ⅱ型 DNA トポイソメラーゼは，まず一つの DNA 二重らせん〔この DNA を G（門の意味）セグメントとよぶ〕に結合する. 2個の N 末端ドメインに ATP が結合すると，このドメイン同士が接近する. この高次構造変化によって G セグメントの2本の鎖が切断され，別の DNA らせん（T セグメントとよぶ）が結合する. つぎにこの T セグメントが G セグメントの切断部を通り抜け，酵素の底部から外へ出る. ATP 加水分解によって，酵素は G セグメントが結合したままでリセットされる. T セグメントの入り方は，負の超らせんが導入される向きになっている.

ラーゼは，Ⅰ型とは異なってDNAをしっかり保持しているので，DNAは回転できない．つぎにTセグメントが，切断されたGセグメントの間を通り抜け，中央の大きな穴へと移動する．そして，Gセグメントがリガーゼ反応でつながれると，Tセグメントが酵素の底部にある出入り口から放出される．ATPの加水分解とADP，正リン酸の放出によってATP結合ドメインが離れ，酵素は別のTセグメントに結合できる状態に戻る．この全過程を経て，リンキング数は2だけ減少する．

細菌のⅡ型DNAトポイソメラーゼ（DNAジャイレースとよばれることが多い）を標的とする抗生物質がいくつかあり，真核生物のトポイソメラーゼよりも原核生物のトポイソメラーゼをはるかに強く阻害する．その一つ**ノボビオシン**（novobiocin）はDNAジャイレースへのATPの結合を阻害する．一方，これに対して，**ナリジクス酸**（nalidixic acid）と**シプロフロキサシン**（ciprofloxacin）は，DNA鎖の切断と再結合を妨げる．これら二つのDNAジャイレース阻害剤は，尿路感染症や，*Bacillus anthracis*（炭疽菌）による感染症をはじめ，さまざまな感染症の治療に広く利用されている．また，抗がん剤の一つである**カンプトテシン**（camptothecin）は，DNAと共有結合した形の酵素を安定化させることにより，ヒトのⅠ型DNAトポイソメラーゼを阻害する．

ナリジクス酸

シプロフロキサシン

28・3　DNA複製は，非常にうまく協調しながら進行する

ゲノムの大きさと細胞分裂の速度を考えると，DNAの複製はきわめて迅速に行わなければならない．*E. coli*のゲノムは460万bpもあるが，そのコピーには40分間もかからない．つまり，1秒間に2000塩基が取込まれることになる．全ゲノムを正確に，しかも迅速に複製するには，酵素の働きを上手に協調させる必要がある．

まず最初に，非常に詳しく研究されている*E. coli*を例にとって，DNA複製の協調について考えてみよう．*E. coli*はゲノムが比較的小さくて，複製は1箇所から始まり，環状染色体全体へと進む．真核生物のDNA複製は，その開始部位がゲノム全体にわたって多数存在するので，また，直鎖状染色体の末端を複製するための余分な酵素が必要とされるので，DNA複製のための協調はさらに複雑である．

DNA複製には連続反応性の高いポリメラーゼが必要である

複製を行うポリメラーゼの特徴は，きわめて高い触媒活性と正確性，そして連続反応性である．**連続反応性**（processivity）とは，ある酵素が基質から離れることなく何回も連続して反応を触媒できる能力のことをいう．これらのポリメラーゼは多数のサブユニットからなる集合体で，鋳型をつかんだら多数のヌクレオチドを付加し終わるまで放さないように進化を遂げている．この連続反応性がどのようにして生じるかは，*E. coli*のDNA複製を行うDNAポリメラーゼⅢのβ_2サブユニットの立体構造の決定により明らかになった（図28・21）．このサブユニットはポリメラーゼをDNA二重らせんに結合した状態に保つ働きをしているが，星形の輪を形成し，中心には直径35Åで二本鎖DNA分子がすんなりはまる穴がある．しかもDNAとサブユニットとの間には十分な隙間があるので，複製の際に高速で滑って動くことができる．1秒間に1000ヌクレオチドもの速さで重合反応を触媒するということは，1秒間に100回転分の二本鎖DNA（長さにして3400Å，0.34μm）を，β_2サブユニットの中央にある穴の中をスライドさせる必要がある．このようにβ_2サブユニットは**スライディングクランプ**（滑る留め金，sliding clamp）として，複製に重要な役割を果たすのである．

では，DNAはどのようにして，スライディングクランプの中に入るのだろう．複製を行うポリメラーゼには，いくつか集まって**クランプローダー**（留め金装着タンパク質，clamp loader）として働くサブユニットもある．これがスライディングクランプを捉え，ATPが結合するとそのエネルギーを利用して，スライディングクランプの二つのサブユニット間の接触を1箇所だけ引き離す．DNAはこの間隙を通って留め金の中央の穴に入

連続反応性酵素

ラテン語の*procedere*（前方へ進むの意）より．

重合体の伸長や分解の反応を，重合体と結合したまま何回も繰返して触媒する酵素．対照的に**個別反応性酵素**（distributive enzyme）は触媒反応のたびごとに基質重合体から遊離する．

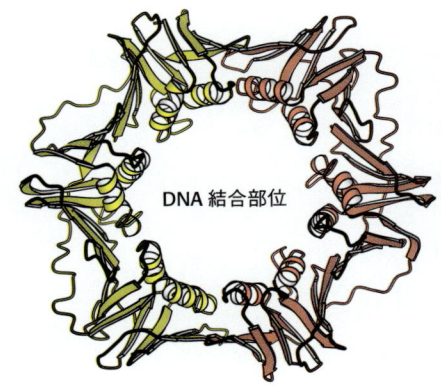

DNA結合部位

図28・21　DNAのスライディングクランプの構造． DNAポリメラーゼⅢの二量体β_2サブユニットはDNA二本鎖の周りに輪をつくる．中央には穴があって，DNAの鋳型鎖はその中を滑って移動することに注意．DNA分子を輪の中に捉えているため，このポリメラーゼはDNA基質から離れずに移動することができる〔2POL.pdbより〕．

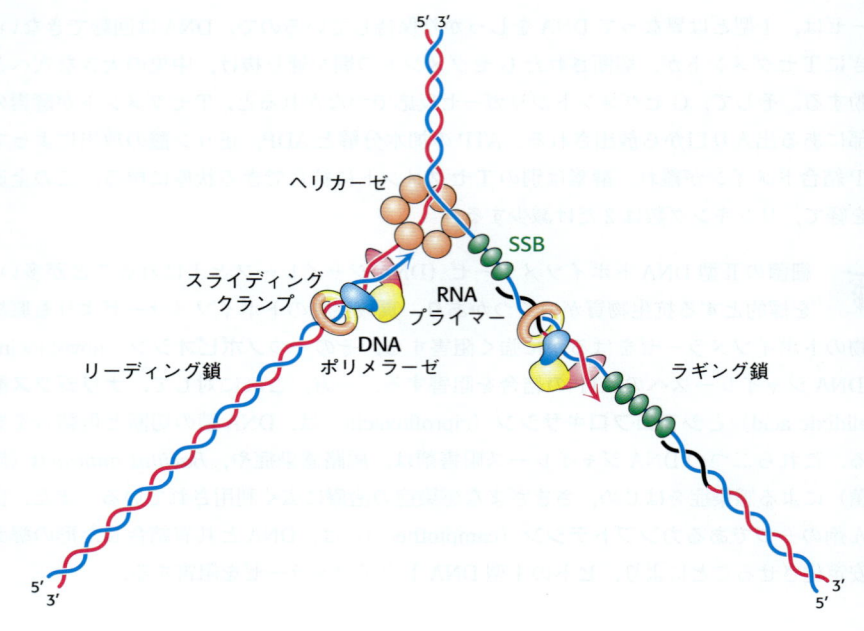

図 28・22　複製フォーク．DNA ポリメラーゼⅢや関連する酵素，タンパク質の配置を示す複製中の DNA の模式図．ヘリカーゼが親二重らせんを分離すると，DNA ポリメラーゼが 2本の鎖それぞれを DNA 合成の鋳型として利用できるようになる．SSB は一本鎖 DNA 結合タンパク質の略号

り，ついで ATP の加水分解によって留め金が離れ，DNA 分子を囲むように閉じる．

リーディング鎖とラギング鎖は協調しながら合成される

　DNA ポリメラーゼⅢなど複製を行うポリメラーゼは，リーディング鎖とラギング鎖を複製フォークのところで同時に合成する（図 28・22）．DNA ポリメラーゼⅢによるリーディング鎖の合成は，プライマーゼが合成した RNA プライマーの部位から開始される．ポリメラーゼの前方にある DNA 二本鎖は，六量体ヘリカーゼである DnaB によってほどかれ，そのほどけた鎖には一本鎖 DNA 結合タンパク質（SSB）が何個も結合して，鋳型として働けるように，両方の鎖をほどけた状態に保つ．リーディング鎖はポリメラーゼⅢによって連続的に合成され，トポロジーの問題を回避するために，Ⅱ型 DNA トポイソメラーゼが右巻き（負）の超らせんを導入していく．

　ラギング鎖の合成様式は，より複雑にならざるを得ない．前述したように，ラギング鎖は断片として $5' \to 3'$ 方向に合成されるが，最終的には $3' \to 5'$ 方向の伸長となる．そして，そのラギング鎖の合成はリーディング鎖の合成と協調して行われる．その精妙な協調のしくみは，DNA ポリメラーゼⅢホロ酵素のサブユニット構成の解析によって明らかになった（図 28・23）．ホロ酵素には，ポリメラーゼⅢのコア酵素が 2 個含まれる．コア酵素は，DNA ポリメラーゼ本体（α サブユニット）と $3' \to 5'$ 方向の校正をするエキソヌクレアーゼである ε サブユニット，さらに θ とよばれる別のサブユニット，β サブユニットの二量体であるスライディングクランプが 2 個で構成されている．ホロ酵素の中心には $\gamma\tau_2\delta\delta'\chi\phi$ というサブユニット構成の構造が存在し，2 個のコア酵素はこれに結合している．そのうちの $\gamma\tau_2\delta\delta'$ 複合体がクランプローダーであり，χ サブユニットと φ サブユニットが一本鎖 DNA 結合タンパク質と相互作用する．そしてこれら全体の装置が六量体ヘリカーゼ DnaB と結合しているのである．真核生物の複製ポリメラーゼも，これよりやや複雑ではあるが，同様なサブユニット構成と全体構造をもつ．

　ラギング鎖用の鋳型はループを形成する．そのおかげで，この鋳型が二量体であるポリメラーゼⅢの片方のサブユニットのポリメラーゼ部位を通る方向は，リーディング鎖の鋳型がもう一方のサブユニットを通る方向と同じ $5' \to 3'$ になる．DNA ポリメラーゼⅢは，およそ 1000 ヌクレオチドつないだところで，スライディングクランプを解放し，ラギング鎖の鋳型から離れる．そしてまた新しいループが形成されてスライディングクランプがはまり，プライマーゼが再び短い RNA プライマーを合成して新たな岡崎フラグメントの合成が開始される．この複製様式は，ループがトロンボーンのように伸びたり縮んだりす

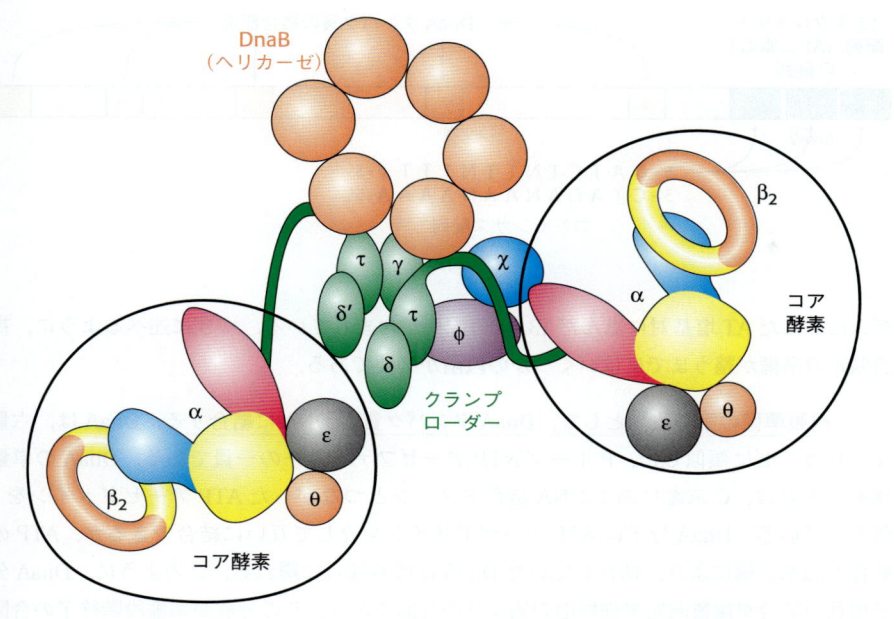

図 28・23　DNA ポリメラーゼホロ酵素.
ホロ酵素には，2 個のポリメラーゼコア酵素が含まれている．コア酵素は，α, ε, θ サブユニット 1 個ずつと β サブユニット 2 個からなり，中心にある複合体に結合している．この中心構造には，クランプローダー複合体と六量体ヘリカーゼ DnaB が含まれる.

ることから，**トロンボーンモデル**（trombone model）と名づけられている（図 28・24）.

　新生ラギング鎖の岡崎フラグメント同士の間隙は DNA ポリメラーゼ I によって埋められる．またこの必須な酵素は，5′→3′ エキソヌクレアーゼ活性を利用してポリメラーゼ部位の上流にある RNA プライマーを取除く．DNA ポリメラーゼ III は 5′→3′ 校正作用をもたないためにプライマーを除去できないのである．そして最後に，DNA リガーゼがフラグメントを連結する.

大腸菌の DNA 複製は 1 箇所しかない特定部位から始まる

　E. coli における DNA の複製は，4.6×10^6 bp からなるゲノム中に 1 箇所しかない特定の部位から開始される．この ***oriC*** とよばれる**複製開始点**（origin of replication，**複製起点**）は 245 bp の領域で，普通とは違ったいくつかの特徴をもっている（図 28・25）．*oriC* には，複製開始点認識タンパク質 DnaA の結合部位となる塩基配列が 5 箇所，そして，タン

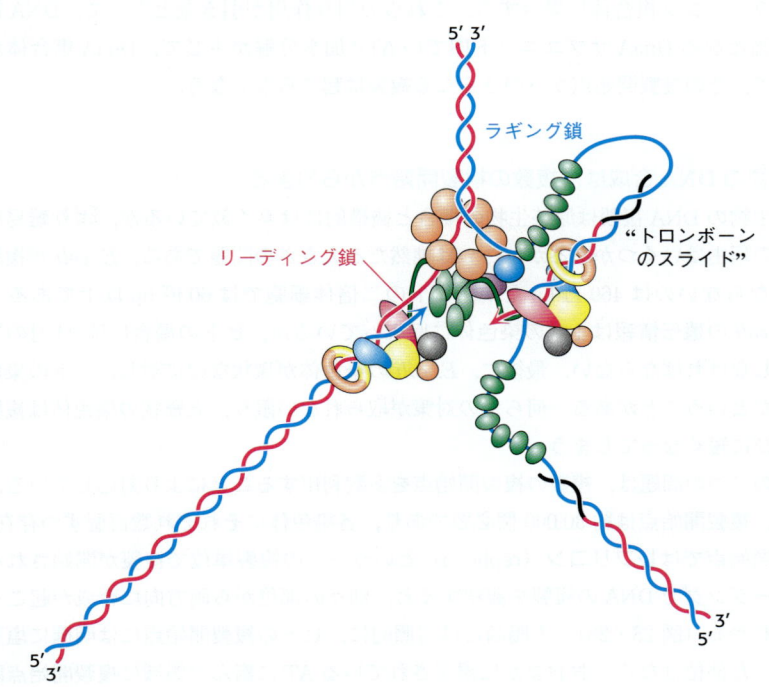

図 28・24　トロンボーンモデル.　リーディング鎖とラギング鎖の複製は，ラギング鎖がループをつくることによって，協調しながら行われる．ループ形成によって生じる構造は，複製フォークが前進するにつれてトロンボーンのスライドのように伸びる．ラギング鎖上のポリメラーゼが，すでに複製された部分に到達すると，スライディングクランプが外れ，新しいループが形成される.

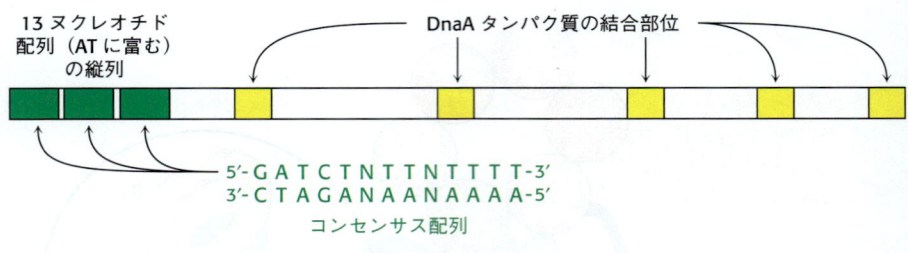

13 ヌクレオチド
配列 (AT に富む)
の縦列

DnaA タンパク質の結合部位

5'-G A T C T N T T N T T T T-3'
3'-C T A G A N A A N A A A A-5'
コンセンサス配列

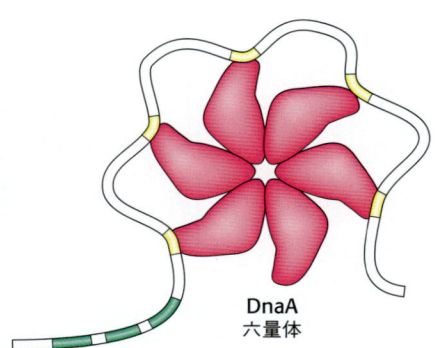

図 28・26　DnaA の組立て.　oriC 中の
DnaA 結合部位 (□ で示す) に DnaA の単量
体が結合し, 集合して複合体を形成する. こ
の複合体はおそらくここに示すような環状六
量体で, 複製開始点の目印となって, AT の
多い領域 (■) での DNA 鎖の分離を起こりや
すくする.

デムに並んだ AT 塩基対に富んだ 13 bp の配列が含まれている. つぎに述べるように, 複
製開始の準備が整うまでにはいくつかの段階が必要である.

1.　複製準備の第一段階として, DnaA タンパク質が DNA に結合する. DnaA は, 六量
体ヘリカーゼに類似した, P ループ NTP アーゼファミリーの一員である. DnaA の単量
体それぞれは, C 末端にある DNA 結合ドメインとつながった ATP アーゼドメインを 1
個もっている. DnaA 分子は ATP アーゼドメインを介して互いに結合できるが, ATP の
結合と加水分解により, 結合していた DnaA はばらばらに離れる. このように, DnaA 分
子相互の結合が複製開始準備段階の始まりの合図であり, その分解が準備段階終了の合図
となる. DnaA タンパク質は oriC 中に 5 箇所ある高親和性部位に結合し, ついで, 低親
和性部位と結合した DnaA 分子とともに, オリゴマーを形成する. このオリゴマーは環状
六量体である可能性が高く, DNA は DnaA 六量体の外側に巻き付く形になる (図 28・26).

2.　一本鎖 DNA が露出して, プレプライミング複合体ができる. DnaA 六量体に DNA
が巻き付くと, さらに別のタンパク質が加わって作用する. 六量体ヘリカーゼである
DnaB が, ヘリカーゼを装着タンパク質 DnaC の働きによって DNA に取付けられるのだ.
oriC が, AT の多い領域を含んだ部分で局所的にほどけ, そこに一本鎖結合タンパク質が
結合する. その結果, **プレプライミング複合体** (prepriming complex) とよばれる構造が
できて, 一本鎖になった DNA が他のタンパク質に接触できるようになる (図 28・27).
とりわけ, プライマーゼである DnaG が, これによって RNA プライマーをつくれるよう
になることが重要である.

3.　ポリメラーゼホロ酵素が結合する. DNA ポリメラーゼⅢのスライディングクラン
プサブユニットと DnaB との結合がきっかけとなって, DNA ポリメラーゼⅢホロ酵素が
プレプライミング複合体に集合する. これらの相互作用が引き金となって, DNA 複製開
始の合図となる DnaA サブユニット内での ATP 加水分解が生じて, DnaA 集合体が分離
するので, その複製開始点からのさらなる複製は起こらなくなる.

真核生物の DNA 合成は, 複数の複製開始点から始まる

真核生物の DNA 複製は原核生物の場合と機構的にはよく似ているが, より難易度が高
い. その理由はいくつかあるが, 一つは純然たる大きさの問題である. E. coli が複製しな
ければならないのは 460 万 bp だが, ヒトの二倍体細胞では 60 億 bp 以上である. 第二
に, E. coli の遺伝情報は 1 本の染色体に収まっているが, ヒトの場合には 23 対の染色体
を複製しなければならない. 最後に, E. coli の染色体が環状なのに対し, ヒトの染色体が
直鎖状だということがある. 何らかの対策が取られない限り, 直鎖状の染色体は複製を重
ねるたびに短くなってしまう.

最初の二つの問題は, 複数の複製開始点を多数利用することにより対応している. ヒト
の場合, 複製開始点は約 30 000 個必要であり, 各染色体にそれぞれ数百個ずつ存在する.
各複製開始点では**レプリコン** (replicon) という一つの複製単位で複製が開始される. 分
子イメージングで DNA の複製を観察すると, 別々の部位から両方向に合成が起こってい
るのがわかる (図 28・28). 大腸菌とは対照的に, ヒトの複製開始点には明確に塩基配列
の決まった部位はなく, おおまかに規定されている AT に富んだ領域に**複製開始点認識複**

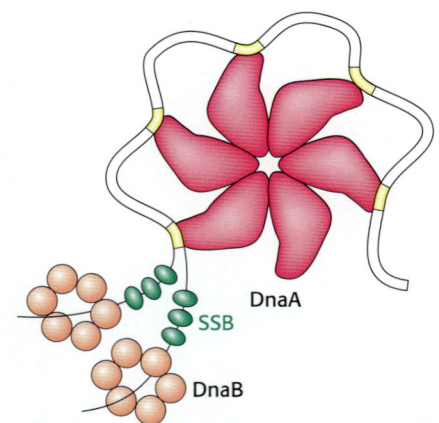

図 28・27　プレプライミング複合体.　AT
の多い領域がほどけて, 一本鎖結合タンパク質
(SSB) がそこに結合する. それぞれの鎖に六量
体 DNA ヘリカーゼ DnaB が取付けられる. こ
の段階で複合体は RNA プライマーを合成でき
るようになり, DNA ポリメラーゼⅢホロ酵素が
集合する準備が整う.

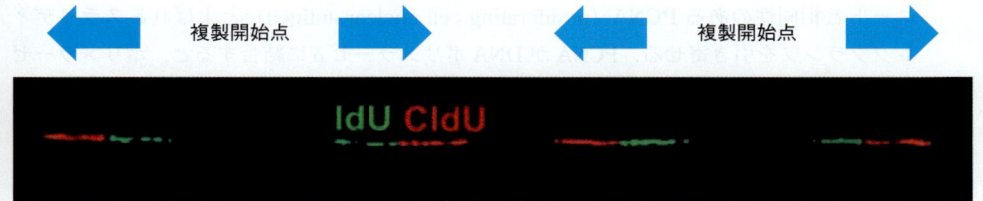

図 28・28　真核生物の複製開始点．　図に示す DNA は 1 分子中に 2 個の複製開始点をもつ．これらの複製開始点を同定するため，ヒト細胞中の新たに複製される DNA を，まず 1 種類のチミン誘導体（ヨードデオキシウリジン，I-dU）で標識し，つぎに別のチミン誘導体（クロロデオキシウリジン，Cl-dU）で標識した．つぎに，これらの細胞から DNA 分子を分離して顕微鏡スライド上に伸ばし，I-dU に対する抗体（緑色）と Cl-dU に対する抗体（赤色）で標識して DNA を観察した．この方法により複製開始点が検出でき，同時に DNA 合成速度もわかる〔出典: C. Conti et al., *Mol. Biol. Cell*, **18**, 3059～3067（2007）; Aaron Bensimon のご厚意による〕．

合体（origin recognition complex, origin of replication complex, ORC）が結合する．

1.　複製準備の第一段階として，ORC が集合する．ヒトの ORC は 6 種類のタンパク質から構成されていて，それぞれが DnaA と相同性をもつ．これらのタンパク質が集まって，DnaA によってつくられる集合体と相同な六量体構造を形成する．

2.　ライセンス因子がヘリカーゼを引き寄せ，これが DNA 一本鎖を露出させる．ORC が形成された後で，さらに，Cdc6 という ORC サブユニットの相同体や Cdt1 などのタンパク質が集合する．つぎにこれらのタンパク質が，異なったサブユニットからなる Mcm2-7 とよばれる六量体ヘリカーゼを引き寄せる．これらのタンパク質は開始複合体の形成の許可を出すことから，ヘリカーゼも含めて，**ライセンス因子**（licensing factor）とよばれることがある．開始複合体が形成されると，Mcm2-7 が親 DNA 鎖を引き離し，生じた一本鎖には，**複製タンパク質 A**（replication protein A）という一本鎖 DNA 結合タンパク質が結合し，安定化する．

3.　真核生物のレプリコンを複製するには，2 種類の異なったポリメラーゼが必要である．複製は，**DNA ポリメラーゼ α**（DNA polymerase α）とよばれる開始ポリメラーゼによって開始されるが，**ポリメラーゼスイッチング**（polymerase switching）によって，すぐに，より連続反応性の高いポリメラーゼに引き継がれる．2 番目の酵素は **DNA ポリメラーゼ δ**（DNA polymerase δ）で，真核生物における主要な複製ポリメラーゼである（表 28・1）．

　複製は DNA ポリメラーゼ α の結合によって開始されるが，この酵素は，DNA ポリメラーゼ活性だけでなく，RNA プライマーの合成を行うプライマーゼサブユニットももっている．ポリメラーゼがプライマーにデオキシリボヌクレオチドを 20 個程度付加した後に，別の複製タンパク質である**複製因子 C**（replication factor C, RFC）が DNA ポリメラーゼ α を移動させる．さらに，複製因子 C は，*E. coli* のポリメラーゼ III の β_2 サブユ

表 28・1　DNA ポリメラーゼの種類

名　　称	機　　能
原核生物のポリメラーゼ DNA ポリメラーゼ I DNA ポリメラーゼ II（誤りを犯しやすいポリメラーゼ） DNA ポリメラーゼ III	 プライマーの除去とラギング鎖のギャップの充塡 DNA 修復 DNA 合成を行う主要な酵素
真核生物のポリメラーゼ DNA ポリメラーゼ α 　プライマーゼサブユニット 　DNA ポリメラーゼユニット DNA ポリメラーゼ β（誤りを犯しやすいポリメラーゼ） DNA ポリメラーゼ δ	 開始ポリメラーゼ 　RNA プライマーの合成 　プライマーに 20 ヌクレオチド程度を付加 DNA 修復 DNA 合成を行う主要な酵素

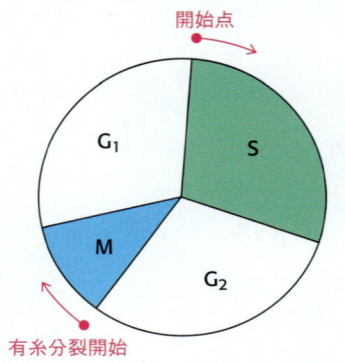

図 28・29　真核生物の細胞周期.　真核生物では，DNA 複製と細胞分裂は緊密に協調して行われる必要がある.　DNA 合成（S）が終了しないと有糸分裂（M）は起こらない.　そして，G₁ と G₂ の二つのギャップがこの二つの段階を時間的に隔てている.

ニットと相同性のある **PCNA**（proliferating cell nuclear antigen）とよばれるスライディングクランプを引き寄せる.　PCNA が DNA ポリメラーゼ δ に結合すると，ポリメラーゼ δ は高い連続反応性をもつようになり，長い DNA の複製に適した酵素になる.　複製は複製開始点から両方向へと進み，隣のレプリコンに出会って融合すると停止し，RNA プライマーが除去され，DNA 断片は DNA リガーゼによって連結される.

多数の複製開始点を利用するには，それぞれの配列が 1 回ずつ，そして 1 回だけ複製される確実なしくみが必要である.　真核生物の DNA 複製は**細胞周期**（cell cycle）に連動していて（図 28・29），細胞周期のつぎのステップへと進む前に全 DNA 配列の複製が完了するよう，DNA 合成の過程と細胞分裂とがうまく調整されている.　この調整に必要なのが，細胞周期の進行を制御するいくつかの**チェックポイント**（checkpoint）である.　細胞周期の過程に沿って，**サイクリン**（cyclin）とよばれる小さなタンパク質のファミリーが，合成されたりプロテアソームによって分解されたりする.　サイクリンは，特異的な**サイクリン依存性キナーゼ**（cyclin-dependent kinase, cdk）に結合して活性化することによって作用する.　この種のキナーゼの一つであるサイクリン依存性キナーゼ 2（cdk2）は，複製開始点に形成された集合体に結合し，いくつもの機構を連動させて複製を調節する.

テロメアは直鎖状染色体の末端に存在する独特な構造である

原核生物のゲノムはほとんどが環状であるが，ヒトをはじめとする真核生物の染色体は直鎖状である.　直鎖状 DNA 分子には遊離末端が存在するために，特殊な酵素なしには解決できない問題がいくつか生じる.　特に，ポリメラーゼは 5′→3′ 方向にしか働けないため，DNA 末端を完全に複製することは難しい.　というのは，ラギング鎖の場合，RNA プライマーを除去した後は不完全な 5′ 末端が残ってしまうからである.　つまり，特殊な酵素がなければ，複製を繰返すたびに染色体はどんどん短くなってしまう.

この問題を解決するしくみの最初の手掛かりは，**テロメア**（telomere, ギリシャ語で"末端"を意味する *telos* に由来する）とよばれる染色体末端の塩基配列の解析から得られた.　テロメアは，6 ヌクレオチドの配列が縦列して数百個も反復した DNA によって構成されている.　一方の DNA 鎖は 3′ 末端に G が多く，もう一方より少し長い.　ヒトでは，G の多いこの反復配列の塩基配列は 5′-TTAGGG-3′ である.

テロメアがどのような構造をとるかの研究がさかんに行われ，大きな二本鎖ループを形成するという証拠が得られている（図 28・30）.　構造末端にある一本鎖部分が，反復配列中の別の部分へとループをつくって戻り，本来のテロメア二本鎖の一部に代わって DNA 二本鎖を形成する.　このループ状構造は，特殊なテロメア結合タンパク質によって形成され，安定化される.　そして，このような構造をとることにより，染色体末端はうまく覆われて保護されている.

テロメアは RNA 鋳型を内蔵するテロメラーゼという
特殊なポリメラーゼによって複製される

この反復配列は，どのようにして形成されるのだろうか.　この作業を担う**テロメラーゼ**（telomerase）とよばれる酵素が精製され，その性質が明らかにされている.　デオキシリボヌクレオシド三リン酸の存在下で，ヒトのテロメラーゼに末端が GGTT になったプライマーを加えると，GGTTAGGGTT, GGTTAGGGTTAGGGTT をはじめ，さらにもっと長い産物が形成される.　Elizabeth Blackburn と Carol Greider は，この反復配列を付加するテロメラーゼに RNA 分子が含まれていて，これが G の多いテロメア鎖を伸長する鋳型となるこ

図 28・30　テロメアの構造モデル.　テロメアの末端では G に富む一本鎖断片が突出している.　ある構造モデルによれば，テロメアの一本鎖領域が二本鎖部分に入り込み，大きな二本鎖ループが形成されるという.

G に富む鎖

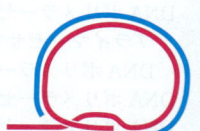

とを発見した（図28・31）．つまり，この酵素はテロメア配列をつくるのに必要な情報を内蔵しているのである．また，反復配列の正確な数自体は重要ではないことも知られている．

　その後，テロメラーゼを構成するタンパク質も明らかになり，逆転写酵素，すなわち最初にレトロウイルスで発見された RNA をコピーして DNA をつくる酵素，に類似していることがわかった（§5・2）．つまり，テロメラーゼは鋳型を内蔵する特殊な逆転写酵素なのである．テロメラーゼは，通常，急激に増殖している細胞内でのみ発現している．このことから，テロメアとテロメラーゼは，がんの細胞生物学や細胞の老化において重要な役割を果たしていると考えられている．

　がん細胞ではテロメラーゼの発現レベルが高いのに対して，ほとんどの正常細胞では高くないので，テロメラーゼは抗がん治療の標的になる可能性がある．がんの治療や予防に役立てようと，テロメラーゼの発現やその活性を阻害するさまざまな方法の研究が行われている．

28・4　さまざまな型の DNA 損傷は修復することができる

　非常に大型で複雑なゲノムであっても，原理的にはかなりの忠実度をもって複製できることをみてきた．しかし，それでも，DNA は複製や他のさまざまな過程で実際に損傷を受ける．DNA の損傷には，1個の塩基を誤って取込むという単純なものもあれば，塩基の化学修飾，二重らせんの二本鎖の化学結合による架橋，二本鎖の一方あるいは両方のリン酸ジエステル骨格の切断といった，より複雑な損傷もある．その結果，細胞死や形質転換が起こったり，DNA の塩基配列が変化してそれ以降の世代に遺伝したり，DNA 複製過程そのものが停止したりする．これらの損傷に対してさまざまな DNA 修復系が進化しており，こういった異変を認識し，多くの場合 DNA 分子をもとの形に戻すことができる．まず，DNA 損傷の原因をいくつかみていこう．

DNA 複製の際に誤りが起こることがある

　二重らせんの損傷の原因で最も単純なのは，複製過程で生じる誤りである．塩基を1個ずつ付加する際には，間違った塩基が取込まれて非ワトソン・クリック型塩基対をつくる可能性がないわけではない．こういった非ワトソン・クリック型塩基対は，DNA 二重らせんを局所的にゆがめることがある．また，こういったミスマッチは，**変異原性**（mutagenecity）をもつ，すなわち DNA 塩基配列に永久的な変化をもたらす可能性がある．非ワトソン・クリック型塩基対を含む二重らせんが複製されるときには，誤って対合した塩基であっても，今回は非常に高い確率でワトソン・クリック型の相手と対合することになるので，2個の娘二重らせんは異なった塩基配列をもつようになる．ミスマッチ以外の誤りには，挿入，欠失，一本鎖や二本鎖の切断などがある．また，損傷を受けた鋳型鎖では，複製ポリメラーゼが停止したり，鋳型鎖から完全に解離してしまう可能性もある．そうなると，ゲノムの複製は完了しないうちに止まってしまう恐れがある．

　このような中断に対処するために，さまざまなしくみが進化している．そのうちの一つには，種々の損傷を乗り越えて DNA の複製を行える特殊な DNA ポリメラーゼがある．ただしこのようなポリメラーゼには欠点があり，正常な複製ポリメラーゼに比べると誤りを起こす頻度がかなり高い．それでも，このような**損傷乗り越えポリメラーゼ**（translesion polymerase）（**誤りがちのポリメラーゼ**，error-prone polymerase）によってゲノムの大まかな塩基配列が複製できれば，DNA 修復機構によって少なくともある程度までそれを修復できる．また DNA 組換え（§28・5）も，中断した DNA 複製を復旧させるしくみの一つである．

酸化剤，アルキル化剤，光によって塩基が損傷することがある

　複製が完了した後に，種々の化学物質が DNA 中の特定の塩基を変化させることがあ

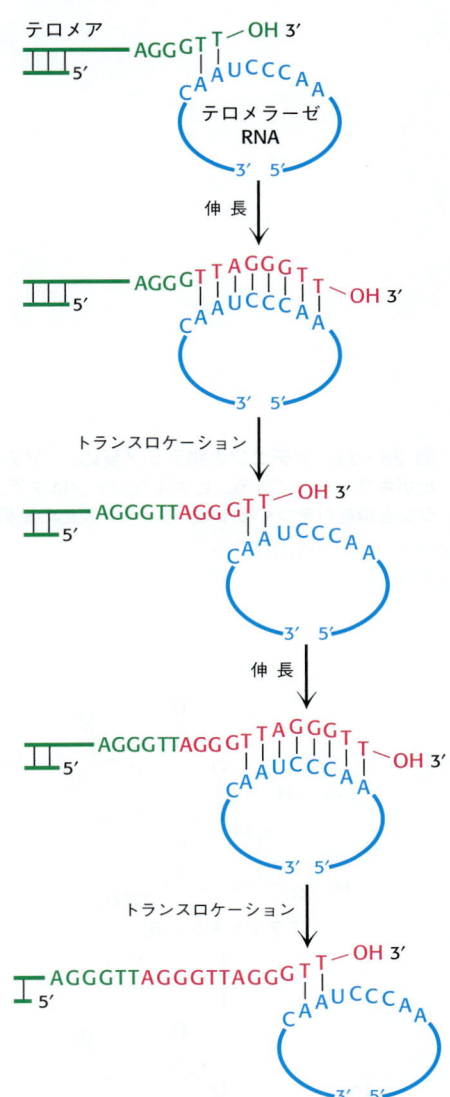

図 28・31　テロメアの形成． テロメア DNA の G に富む鎖の合成機構．テロメラーゼの RNA 鋳型は青色で，G に富むプライマー鎖に付加されたヌクレオチドは赤色で示す〔出典: E.H. Blackburn, *Nature*, 350, 569〜573(1991)〕．

図 28・32　オキソグアニン-アデニン塩基対. グアニンが酸化されて 8-オキソグアニンになると，この損傷を受けた塩基は，通常なら塩基対形成に関わらない部分によってアデニンと塩基対をつくるようになる.

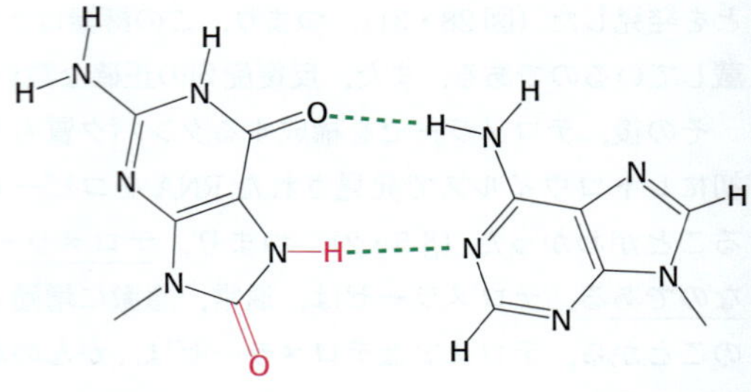

8-オキソグアニン　　　アデニン

図 28・33　アデニンの脱アミノ反応. アデニンが脱アミノするとヒポキサンチンになる. ヒポキサンチンはグアニンと同じようにシトシンと塩基対をつくるため，脱アミノ反応の結果，突然変異が生じる.

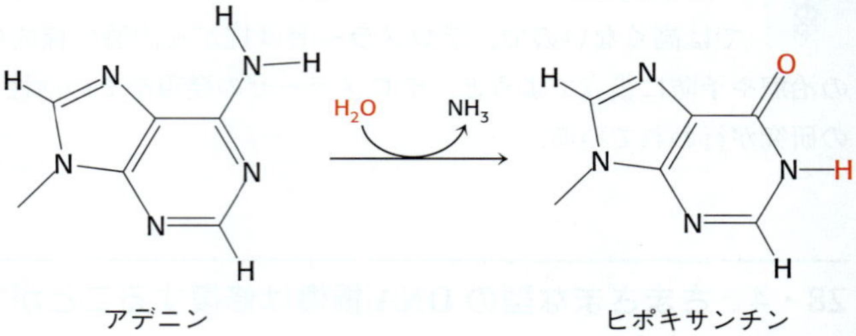

アデニン　　　　　ヒポキサンチン

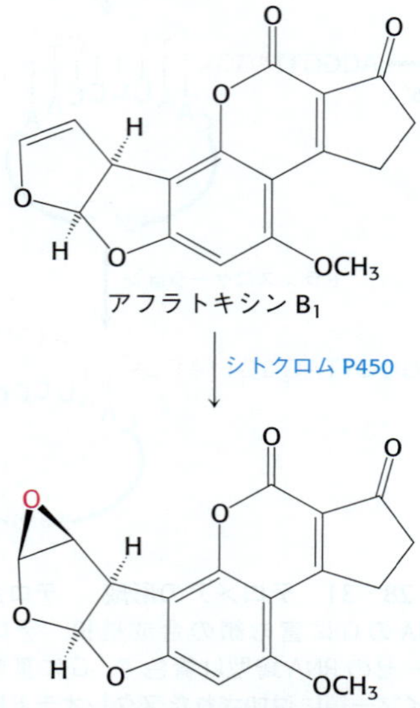

アフラトキシン B₁

シトクロム P450

活性な DNA 修飾試薬

図 28・34　アフラトキシンの活性化. ピーナッツに生えるカビがつくるアフラトキシンは，シトクロム P450 によって活性化されて非常に反応性の高い分子種となる. これが DNA 中のグアニンなどの塩基を修飾し，変異に結びつく.

*　訳注: **トランスバージョン変異**（transversion mutation, 塩基転換変異）はプリン塩基とピリミジン塩基が置換される変異. これに対して**トランジション変異**（transition mutation, 塩基転位変異）はピリミジンが別のピリミジンに，あるいはプリンが別のプリンに置換される変異.

る. このような**突然変異誘発物質**（mutagen）の一つが，ヒドロキシルラジカルのような活性酸素種である. たとえば，ヒドロキシルラジカルはグアニンと反応して 8-オキソグアニンを形成するが，その 8-オキソグアニンは DNA 複製の際にシトシンではなくアデニンと対をつくることが多いため，変異を誘発する. この対合の際にグアニンと違う相手が選択されるのは，グアニンとは異なった部位を使って塩基対が形成されるからである（図 28・32）. また，脱アミノ反応も，DNA に害を及ぼす可能性がある. たとえば，アデニンは脱アミノされるとヒポキサンチンになるが（図 28・33），ヒポキサンチンはチミンではなくシトシンと対をつくるので，この変化も変異の原因となるといった具合である. また，グアニンやシトシンも脱アミノされると本来とは異なった対合の仕方をする塩基を生じる.

酸化と脱アミノ反応のほかに，ヌクレオチド塩基はアルキル化反応の対象にもなる. グアニンやアデニンの N-7 などは求電子中心に対して求核攻撃を仕掛けることにより，アルキル化物を生じることがある. また，本来なら毒物を無害にする役割を担う酵素の作用によって，きわめて強力な求電子剤に変わる化合物もある. 典型的な例が，ピーナッツなどの食品に生えるカビがつくるアフラトキシン B₁ という化合物である. シトクロム P450（§26・4）によってこの化合物はきわめて反応性の高いエポキシドに変化し（図 28・34），グアノシンの N-7 原子と反応して変異原性をもつ付加物がつくられ，G·C から T·A へのトランスバージョン変異*の原因になることが多い.

日光に含まれる紫外線は至るところに存在し，DNA に損傷を与える. そのおもな作用は，DNA 鎖上で隣り合ったピリミジン残基を共有結合で架橋することである（図 28・35）. このようなピリミジン二量体は二重らせんには収まらないので，その損傷が取除かれない限り，複製も遺伝子発現も停止してしまう.

チミン二量体は鎖内架橋の一例であるから，架橋された両方の塩基が二重らせんの同じ鎖上に存在する. また，さまざまな試薬によって二重らせんの両方の鎖上の塩基間に架橋がひき起こされる. ソラレンは，イチジクをはじめ多くの植物に含まれている，鎖間架橋をつくる化合物である（図 28・36）. 鎖間架橋は DNA 鎖の分離を妨げるので，複製が行えなくなる.

X 線などの高エネルギーの電磁波照射は，溶液中に高濃度の反応性化学種を生じさせることにより，DNA に損傷を与える. また，X 線被曝によって生じる DNA の損傷は，一本鎖切断や二本鎖切断など数種類にわたる. このような DNA に損傷をひき起こす性質から，1927 年に Hermann Muller は X 線がショウジョウバエに対する変異誘発作用をもつ

ことを発見した．そして，この発見が端緒となって，ショウジョウバエが遺伝学研究に最も使われる生物の一つとなったのである．

DNAの損傷はさまざまな系によって検出され，修復される

遺伝情報を保護するために，ほとんどの生物にはさまざまなDNA修復系が備わっている．多くの系では，損傷を受けていない鎖がもつ塩基配列情報を利用してDNAを修復する．このような一本鎖複製系では，およそのしくみはよく似ている．

1. 異常の起こった塩基を認識する．
2. その塩基を取除く．
3. 生じた隙間を，DNAポリメラーゼとDNAリガーゼによって修復する．

ここからは，修復経路の例をいくつかみていこう．その多くは*E. coli*のものをあげてあるが，それに相当する修復系は，ヒトも含めた他のほとんどの生物に存在する．

複製を行うDNAポリメラーゼは，複製の過程で生じた多くのミスマッチを自分で修正することができる．たとえば*E. coli*のDNAポリメラーゼⅢのεサブユニットは，3′→5′エキソヌクレアーゼとして機能し，ミスマッチしたヌクレオチドをDNAの3′末端から加水分解によって取除く．では，このポリメラーゼは，新たに加えられた塩基が正しいかどうかをどのようにして感知するのだろう．DNAの新しい鎖が合成されるときには，**校正**（proofreading）が行われる．誤った塩基が取込まれると，非ワトソン・クリック型塩基対はポリメラーゼの中を通りにくいため，DNA合成が遅くなる．そのうえミスマッチ塩基対は結合が弱いために，位置がずれやすい．合成が遅れると余分な時間ができるため，新しく合成された鎖がずれてポリメラーゼの活性部位から離れ，エキソヌクレアーゼ活性部位へと入りやすくなる（図28・37）．このエキソヌクレアーゼ活性部位に入ると，DNAからヌクレオチドが1個ずつ切取られ，その後ポリメラーゼ活性部位へと戻って合成が続けられる．

ほぼあらゆる細胞には，校正で修正されなかった複製の誤りを修正するための第二のしくみが備わっている（図28・38）．この**ミスマッチ修復**（mismatch repair）系を構成するタンパク質は少なくとも2種類あって，一つはミスマッチを認識し，もう一つはエンドヌクレアーゼを呼び寄せて修復を促進する．このエンドヌクレアーゼが，ミスマッチの近傍で，新しく合成されたDNA鎖を切断する．*E. coli*の場合，2種類のタンパク質はMutSとMutLとよばれ，エンドヌクレアーゼはMutHとよばれている．

もう一つのDNA修復のしくみが**直接修復**（direct repair）で，その一例がピリミジン二量体の光化学的切断である．ほとんどすべての細胞には**DNAフォトリアーゼ**（DNA photolyase）とよばれる**光回復酵素**（photoreactivating enzyme）が含まれている．*E. coli*の光回復酵素は，5,10-メテニルテトラヒドロ葉酸とフラビンアデニンジヌクレオチド（FAD）補因子が結合した35 kDaのタンパク質で，DNAのゆがんだ領域に結合する．この酵素は光エネルギーを利用して —— 具体的にいうと，補酵素である5,10-メテニルテ

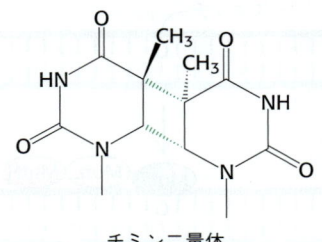

チミン二量体

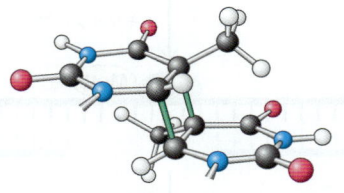

図28・35　2個のチミン塩基が架橋した二量体．　紫外線によって1本のDNA鎖上に並んだ隣接したピリミジンの間に架橋反応が起こる．

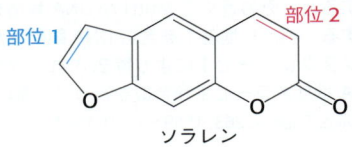

部位1　　部位2
ソラレン

図28・36　架橋試薬．　ソラレンという化合物とその誘導体には，ヌクレオチド塩基が付加できる反応性の高い部分が2箇所あり，この部分を介して鎖の間に架橋が形成される．

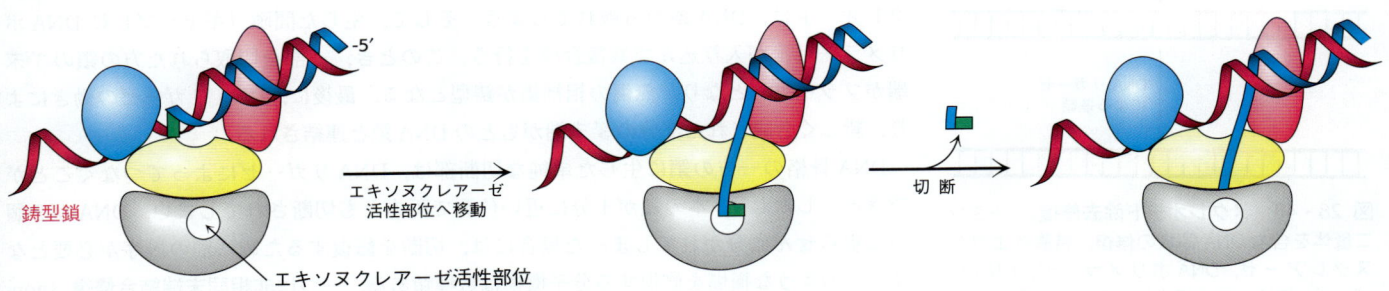

鋳型鎖　　エキソヌクレアーゼ活性部位へ移動　　切断　　エキソヌクレアーゼ活性部位

図28・37　校正．　伸長中のポリヌクレオチド鎖は，時としてポリメラーゼ活性部位を離れてエキソヌクレアーゼ活性部位へと移動する．そこでは，この新しく合成された鎖から1個あるいは数個のヌクレオチドが切出されるため，誤って対合した可能性のある塩基が取除かれることになる．

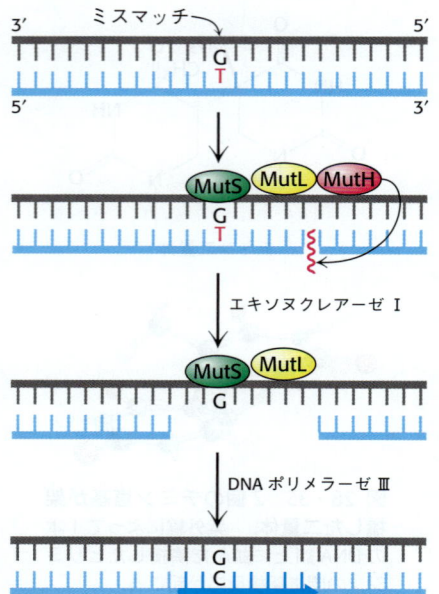

図 28・38　ミスマッチ修復.　DNA のミスマッチ修復は，*E. coli* では MutS，MutL，MutH タンパク質の相互作用により開始される．まず MutS が G·T というミスマッチを認識すると，その近くで MutH が DNA 骨格を切断する．誤った塩基 T を含む DNA 鎖断片がエキソヌクレアーゼ I により除去され，改めて DNA ポリメラーゼ III が合成を行う〔出典: R.F. Service, *Science*, **263**, 1559〜1560(1994)〕.

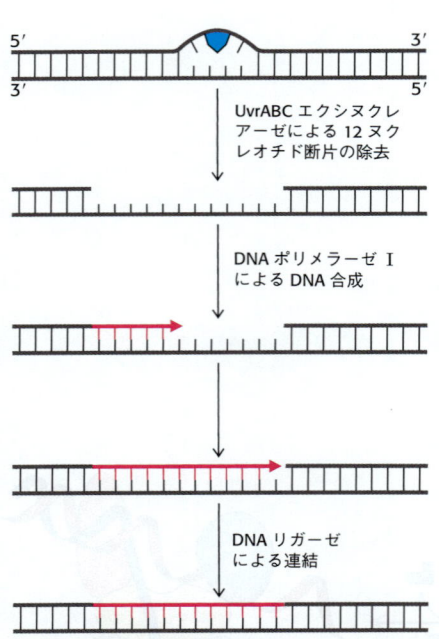

図 28・40　ヌクレオチド除去修復.　チミン二量体を含む DNA 領域の修復. 特異的エクシヌクレアーゼ，DNA ポリメラーゼ，DNA リガーゼが連続して作用する．チミン二量体は ▼ で，新しくつくられた DNA の領域を ⊤⊤ で示す〔出典: P.C. Hanawalt, *Endeavour*, **31**, 83(1982)〕.

トラヒドロ葉酸による光子の吸収によって —— 励起状態になり，ピリミジン二量体を切離してもとの塩基に戻す.

　3-メチルアデニンなどの修飾塩基を *E. coli* の酵素 **AlkA** が切除するのは，**塩基除去修復**（base-excision repair）の一例である．損傷を受けた DNA にこの酵素が結合すると，問題の塩基が DNA の二重らせんから反転して外にはみ出し，酵素の活性部位にはまる（図 28・39）．つぎに AlkA は**グリコシラーゼ**（glycosylase）として機能することによりグリコシド結合を切断し，損傷塩基を切離す．この段階では，DNA 骨格はそのまま残っているが，塩基が 1 個欠如している．この穴になった部分は，プリンがない（apurinic: A か G の欠損）あるいはピリミジンがない（apyrimidinic: C か T の欠損）ことから，**AP サイト**（AP site）とよばれる．**AP エンドヌクレアーゼ**（AP endonuclease）はこの欠損を認識し，失われた塩基のすぐ隣で骨格に切れ目を入れる．そして，**デオキシリボースホスホジエステラーゼ**（deoxyribose phosphodiesterase）が残ったデオキシリボースリン酸を切出し，DNA ポリメラーゼ I が損傷していない相補鎖の塩基に合わせて損傷のないヌクレオチドを挿入する．最後に，修復された DNA 鎖を DNA リガーゼがつなぐ.

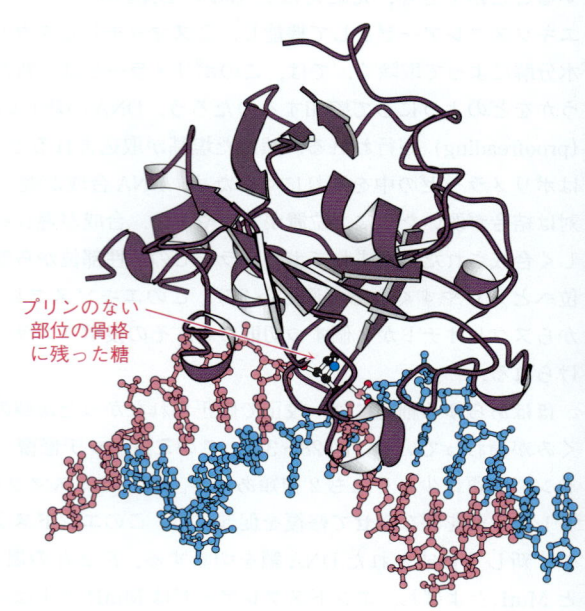

図 28・39　DNA 修復酵素の構造.　DNA 修復酵素 AlkA とプリン塩基を失った DNA 分子（AP サイト）の類似体との複合体. AP サイトの骨格の糖が二重らせんから外側に飛び出し，酵素の活性部位にはまりこんでいることに注意〔1BNK.pdb より〕

　ヌクレオチド除去修復（nucleotide-excision repair）で最もよくわかっている例の一つがピリミジン二量体の切除であり，*E. coli* ではこの修復過程に三つの酵素の作用が必要である（図 28・40）．まず，*uvrABC* 遺伝子がコードする複数のタンパク質からなる酵素複合体が，DNA 損傷によって生じたゆがみを感知する．つぎにこの UvrABC 酵素が，損傷DNA 鎖を 2 箇所で，すなわち損傷部位から 5′ 側に 8 ヌクレオチド離れたところと 3′ 側に 4 ヌクレオチド離れたところで切断する．非常に特異性の高いこの**エクシヌクレアーゼ**（excinuclease，ラテン語の *exci*，"切出す"より）によって切出された 12 残基のオリゴヌクレオチドは，DNA 鎖から離れてしまう．そして，生じた間隙（ギャップ）に DNA ポリメラーゼ I が入り込んで修復合成を行う．このとき，一部を切取られた方の鎖の 3′ 末端がプライマーとなり，無傷の相補鎖が鋳型となる．最後に，DNA リガーゼの働きにより，新しく合成された部分の 3′ 末端がもとの DNA 鎖と連結される.

　DNA 骨格の一方の鎖に生じた単純な切断部は，DNA リガーゼによってつなぐことができる．しかし，2 本の鎖が十分に近い位置で両方とも切断されてしまい，DNA が 2 個の二重らせんに分かれてしまった場合には，切断を修復するために別の機序が必要となる．このような損傷を修復する分子機構は数種類ある．一つは**非相同末端結合修復**（nonhomologous end-joining, NHEJ）で，細胞内の他の DNA 分子の助けは借りない．NHEJ では，遊離した二つの二本鎖末端に，Ku70 と Ku80 という二つのタンパク質のヘテロ二

量体が結合する．この二つのタンパク質は末端を安定化し，つぎの操作に向けた目印となる．詳しい機構はまだよくわかっていないが，切断部を酵素がつなぎやすくなるために，Ku70/Ku80 ヘテロ二量体は取っ手として機能し，これを別のタンパク質が利用して二つの二本鎖末端を近づけると考えられている．

これとは別に，同一あるいは非常によく似た塩基配列をもつ無傷の二本鎖 DNA が同じ細胞内に存在する場合に機能する二本鎖切断修復機構が存在する．この修復過程は，§28・5 で説明する相同組換えを利用する．

§5・4 で述べたように，二本鎖切断の修復機構を利用して，真核生物のゲノムにねらいを定めて変化を生じさせることができるようになっている．特殊な操作を加えたヌクレアーゼを使って，ゲノムの特定の位置に二本鎖切断を導入すると，その細胞の DNA 修復機構によって切断が修復される．NHEJ による修復なら遺伝子が破壊されるし，加えた二本鎖 DNA 断片を利用した相同組換えによる修復ならば，もっと手の込んだ変化をひき起こすことができる．たとえば，ヒトの病気に関連する変異をマウスやゼブラフィッシュのようなモデル生物のゲノムに特異的に導入することにより，結果を調べることもできるようになっているのである．

DNA にはウラシルではなくチミンが存在するため，脱アミノシトシンの修復が可能になる

DNA では，RNA に使われているウラシルの代わりにチミンが存在することは，長い間不可解とされていた．どちらもアデニンと対をつくるが，両者の違いは，ウラシルの C–5 水素原子の代わりにチミンにはメチル基が結合していることである．DNA ではメチル化された塩基が使われ，RNA には使われないのはなぜだろう．脱アミノされたシトシンを修正する修復機構の存在が，この謎に納得のいく答えを与えてくれる．

DNA 中のシトシンは，かなりの割合で自発的に脱アミノしてウラシルを生じるが，この脱アミノ反応は変異の原因になりうる．なぜなら，ウラシルはアデニンと塩基対をつくるので，娘鎖の一方にもとの C·G 塩基対の代わりに U·A 塩基対が含まれるようになるからである．しかし，この変異は，ウラシルが DNA には本来存在しないことを識別して働く修復機構によって防がれている（図 28・41）．この修復酵素**ウラシル DNA グリコシラーゼ**（uracil DNA glycosylase）は，AlkA とよく似ている．この酵素は，ウラシルとデオキシリボースとの間のグリコシド結合を加水分解するが，チミンを含むヌクレオチドは攻撃しないので，生じた AP サイトは修復されてシトシンが再挿入される．つまり<u>チミンのメチル基は，チミンと脱アミノされたシトシンとの識別の目印になるのである</u>．もし DNA にチミンが用いられていなければ，正しいウラシルと脱アミノ反応によって生じたウラシルとの区別がつかないはずだ．そして，脱アミノという欠陥が認識されないまま残り，娘 DNA 分子の一方では C·G 塩基対が必然的に U·A に変異してしまう．しかし，この変異は，ウラシルを探し出して直し，チミンだけをそのまま残す修復機構によって防がれている．このように，<u>DNA においてウラシルの代わりにチミンが使われているのは，遺伝情報の信頼性を高めるためなのである</u>．

トリヌクレオチドの反復が長くなることによって発症する遺伝病がある

遺伝病の中には，元来，複製の過程で誤りを生じやすい DNA 配列が存在することが原因で発症するものがある．その中でも特に重要なのは，3 個のヌクレオチドが反復してできた長い配列によって特徴付けられる疾患である．その一例が，常染色体優性に遺伝する神経疾患のひとつで，さまざまな年齢において発症することが知られている**ハンチントン病**（Huntington disease）だ．この病気において突然変異しているのは，脳で発現するハンチンチンとよばれるタンパク質の遺伝子である．このタンパク質にはグルタミン残基が長く連続した部分があるのだが，それをコードするのは遺伝子の中の CAG 反復配列である．ハンチントン病でない健常者では CAG が 6〜31 個並んでいるのに対し，ハンチントン病患者では反復配列は 36〜82 個，あるいは，もっと長い場合もある．

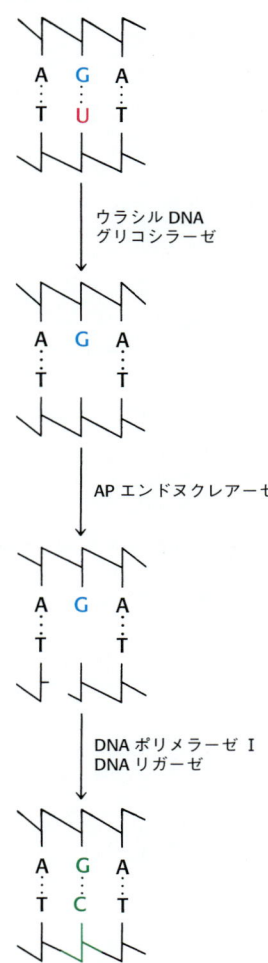

図 28・41　ウラシルの修復． シチジンの脱アミノ反応によって形成された DNA 中のウリジンの塩基が除去され，シチジンに置換される．

しかも, 世代を重ねるにつれ, その反復が長くなる傾向があって, この現象は**表現促進**（anticipation）とよばれており, そのために, 家系において, 親よりも子供の方が早い年齢で発症する傾向が認められる.

三塩基反復（trinucleotide repeat, **トリヌクレオチドリピート**）が修復される際には, DNA が通常とは異なった構造をとると考えると, その伸長されやすい傾向を説明することができる. DNA 骨格が切断されたとき, DNA 鎖の一部がループを形成して飛び出しても, 三塩基反復ではそのループ領域以外の部位の塩基対形成に支障が生じない. したがって, DNA ポリメラーゼが, 複製の際に残りの反復配列を読むとともにこのループの DNA 鎖を伸長してしまうと, 三塩基配列のコピー数がループの分だけ増加することになる.

他にも三塩基反復の伸長を特徴とする神経疾患がいくつもある. では, このようなアミノ酸の長い反復はどうして病気の原因になるのだろう. ハンチンチンの場合には, ポリグルタミンの部分が長くなるほど凝集しやすくなるらしい. そうした凝集によって他にどのような影響があるのかについては, 現在も研究が続けられている.

多くのがんは DNA 修復の欠陥によって起こる

第 14 章で述べたように, がんは増殖制御に関わる遺伝子の突然変異によってひき起こされる. DNA 修復機構に欠陥があると全体として変異の頻度が上昇し, がんの原因となる変異も増加する. 実際, DNA 修復経路の生化学的な解明には, がんになりやすい患者における突然変異の研究と, モデル生物での DNA 修復の研究とが大きな相乗効果をあげた. DNA 修復タンパク質の遺伝子は, 多くの場合**がん抑制遺伝子**（tumor suppressor gene）である. この遺伝子の 1 コピーに有害な変異があっても腫瘍の発生は抑制されるが, 2 個のコピーが両方とも変異していると, 普通よりも高い頻度でがんが生じる. また, がん抑制遺伝子の対立遺伝子 1 個に遺伝性の欠陥があっても必ずがんになるわけではないが, がんになりやすい素因となる. というのは, 残る 1 個の正常なコピーに新たに欠陥が生じるだけで, がんの発生が促進されるからである. 表 28・2 には, がんなどの病気に関連する遺伝子で, DNA 修復機構に関わるタンパク質をコードするものの例をまとめてある.

たとえば, **色素性乾皮症**（xeroderma pigmentosum）という, まれなヒト皮膚疾患があり, 患者の皮膚は日光や紫外線にきわめて敏感である. 幼少期に皮膚にひどい変化が現れ, 時間の経過とともに悪化する. 皮膚は乾燥し, 真皮に顕著な萎縮がみられ, 角化症が発生し, まぶたに瘢痕が生じ, 角膜に潰瘍ができる. 通常, 皮膚癌が数箇所に発生し, この皮膚癌の転移のため, 30 歳を待たずに死亡する患者が多い. 色素性乾皮症患者の研究から, いくつものタンパク質の遺伝子の変異によって発症することがわかったのだが, これらのタンパク質は, UvrABC サブユニットの相同体など, ヒトのヌクレオチド除去修復経路を構成するタンパク質であった.

他の修復機構の欠陥も, 異なった種類の腫瘍の発生頻度を上昇させる. たとえば**遺伝性非ポリポーシス性大腸癌**（hereditary nonpolyposis colorectal cancer, HNPCC）〔**リンチ症候群**（Lynch syndrome）ともいう〕は, DNA のミスマッチ修復の欠陥によって生じる. HNPCC はそれほどまれな病気ではなく, 200 人に 1 人はこのタイプのがんを発症することが知られている. このがんになりやすい遺伝的素因のほとんどは, *hMSH2* と *hMLH1*

表 28・2　DNA ポリメラーゼの種類

病　気	関連する遺伝子	修復経路
色素性乾皮症（皮膚）	XPA, XPB, XPC	ヌクレオチド除去修復
リンチ症候群（大腸癌）	MSH2, MLH1	ミスマッチ修復
乳癌, 卵巣癌	BRCA1 と BRCA2	二本鎖切断修復
腎臓癌, 肺癌	OGG1	塩基除去修復

という２個の遺伝子に起こった突然変異が原因である．驚いたことに，この２個の遺伝子は *E. coli* の MutS と MutL に対応するヒトタンパク質の遺伝子であった．*hMSH2* と *hMLH1* に起こった変異によって，ゲノム全体に変異が蓄積すると考えられる．やがて，細胞増殖の制御に重要な遺伝子に変異が生じ，がんが発生するのである．

　がん抑制遺伝子すべてが，特定のがんをひき起こすわけではない．<u>p53 とよばれるタンパク質の遺伝子は，すべてのヒトがんの半数以上で変異している．</u>その p53 タンパク質は，損傷を受けた細胞の運命を制御する．p53 は DNA 損傷，特に二本鎖切断の検出に中心的な役割を果たしており，損傷を見つけた後，DNA 修復機構を働かせるか，細胞死につながるアポトーシス経路を活性化するかのどちらかを行う．*p53* 遺伝子の変異の大半は散発性，すなわち遺伝によって受け継いだものではなくて体細胞において生じたものである．*p53* 遺伝子の１コピーに有害な変異を受け継いだことによって生じる疾患は**リー・フラウメニ症候群**（Li-Fraumeni syndrome）と名付けられており，さまざまな種類のがんが多発しやすくなる．

　多くの場合，がん細胞は二つの特徴により，DNA 損傷をひき起こす薬剤に対する感受性が高くなっている．第一に，がん細胞は頻繁に分裂するので，ほとんどの細胞に比べて DNA 複製経路が活発に働くためである．そして第二に，すでに述べたように，がん細胞は多くの場合 DNA 修復系に欠陥をもっているためである．シクロホスファミドやシスプラチンをはじめ，がんの化学療法に広く使われるいくつかの薬剤は，DNA 損傷をひき起こすことによって作用する．がん細胞は薬剤による損傷の影響を正常細胞ほどうまく回避できないため，がん細胞だけを特異的に殺せる治療濃度を見つけることができる．

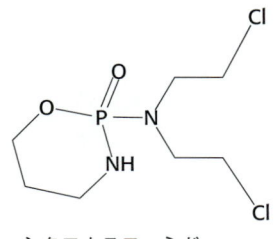

シクロホスファミド

シスプラチン

潜在的な発がん物質の多くは，
細菌に対する変異誘発作用によって見つけだすことができる

　ヒトのがんは，突然変異をひき起こす化学物質にさらされることによって生じることも多い．このような化合物にヒトがさらされるのを最小限に抑えるには，これを見つけだし，その変異誘発能を確かめることが重要である．Bruce Ames は，化学的突然変異誘発物質を検出する簡単で高感度の試験法を考案した．この**エイムス試験**（Ames test）では，約 10^9 個の試験用に特別につくられたサルモネラ（*Salmonella*）菌株をまいた薄層寒天培地のペトリ皿を利用する．この菌株は，ヒスチジン生合成に関わる遺伝子の一つに変異があるため，ヒスチジンがないと増殖できない．培地の中央に化学的突然変異誘発物質を添加すると，新しい突然変異が数多く生じる．比率は低いが，その中には変異を正常に戻すものがあり，ヒスチジンを合成できるようになる．このような**復帰変異体**(revertant)は外部からヒスチジンを与えなくても増殖できるので，37 ℃ で２日間培養すると分離したコロニーを形成する（図 28・42）．たとえば，自然に発生する復帰変異体のコロニーは 30 個程度だが，0.5 µg の 2-アミノアントラセンを加えた場合には 11 000 個ものコロニーが生じる．化学物質の濃度を何段階にも変えることにより，濃度-反応曲線を簡単に得ることもできる．

　試験用菌株には<u>塩基対の置換</u>を検出するものもあるし，<u>塩基対の欠失や挿入（フレーム</u>

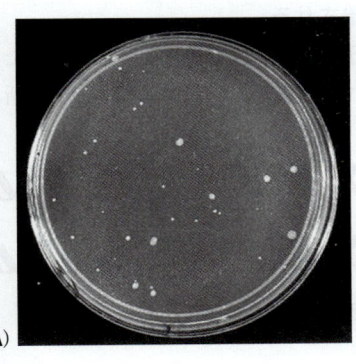

(A)

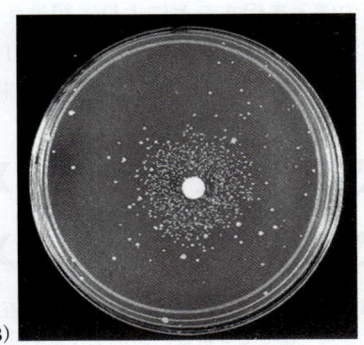

(B)

図 28・42　エイムス試験．（A）ヒスチジンを合成できないサルモネラ菌（*Salmonella*）を約 10^9 個含むペトリ皿．（B）変異誘発物質を含む円形の沪紙小片を置いたペトリ皿．この変異誘発物質は，ヒスチジンを合成できる復帰変異体を多数つくりだすので，２日後には復帰変異体が沪紙の周りを取巻くコロニーとして現れる．A のペトリ皿に見られる少数のコロニーは自然に生じた復帰変異体である〔出典: B.N. Ames et al., 'Methods for detecting carcinogens and mutagens with the Salmonella/mammalian-microsome mutagenicity test,' *Mutation Research/Environmental Mutagenesis and Related Subjects*, **31**(6), 347〜363(1975)〕．

シフト）を検出するためのものもある．エイムス試験のために特別に設計された菌株では，変異の除去修復機構を遺伝的に欠損させることにより，検出の感度を高めてある．また，正常なサルモネラ菌の表面はリポ多糖でできた細胞壁で覆われているが，試験用菌株ではこれが不完全なため，変異誘発物質が中に入りやすくなっている．この検出系の重要な特徴は，哺乳類の肝ホモジェネート（肝臓の細胞，組織を破壊してつくった懸濁液）が加えてあることである．アフラトキシンのような潜在的発がん物質は，肝臓など哺乳類の組織の酵素系によって活性型に変換されるものがあることを思い出してほしい．細菌にはこのような酵素がないため，そのようなタイプの変異誘発物質を活性化するには，肝ホモジェネートを試験用培地に数ミリグラム添加しておく必要があるのだ．

エイムス試験は，多数の化学物質の変異誘発や発がんの危険性を見積もる際の一助として広く使われている．この方法は変異誘発性の迅速で安価な検出法であり，疫学調査や動物実験のように時間と労力と多大な費用がかかる方法を補う役割がある．変異誘発性のエイムス試験は，細菌の遺伝子とタンパク質の関係についての研究から生まれた成果であり，分子生物学の基礎研究が公衆衛生の大きな進歩に直接貢献した格好の例である．

28・5　DNA 組換えは，複製，修復などの過程において重要な役割を果たしている

DNA の複製に関わる反応のほとんどは，遺伝情報をできるだけ正確に写し取るように機能する．しかし生化学反応の中には，2 個の DNA 分子の間での遺伝物質の**組換え**（recombination）を必要とするものがある．遺伝子組換えでは，2 個の娘分子が形成される際に，2 個の親分子の間で遺伝物質が交換されるが（図 28・43），つぎのような過程では，組換えが不可欠であることが知られている．

1. 複製が途中で停止したときには，組換えによって複製装置が初期状態に戻り，複製が続けられる．
2. DNA の二本鎖切断の一部は，組換えによって修復される．
3. 減数分裂の際には，対合した染色体同士の間で遺伝物質が部分的に交換されるという単純なしくみによって，集団内に遺伝的多様性が生じる．
4. 第 34 章で学ぶように，抗体や他のいくつかの免疫系分子の多様性出現には，組換えが重要な役割を果たす．
5. 一部のウイルスは，組換え経路を利用して，自身の遺伝物質を宿主細胞の DNA に組込む．
6. 組換えは，たとえば"遺伝子ノックアウト"マウスの作成や標的ゲノムの改変（§5・4）などのように遺伝子を操作する際に利用される．

組換えは，塩基配列のよく似た DNA 同士の場合に最も効率よく起こる．相同遺伝子組換えでは，親 DNA 二本鎖の塩基配列の類似した領域同士が並び，相同な部分が切断され，つなぎ合わされることにより，新しい DNA 分子が生じる．

RecA は鎖の侵入を促すことにより，組換えを開始させる

多くの組換え過程では，遊離の末端をもつ DNA 分子と，結合できる遊離末端をもたない DNA 分子との間で組換えが生じる．遊離末端をもつ DNA 分子は二本鎖 DNA 切断に

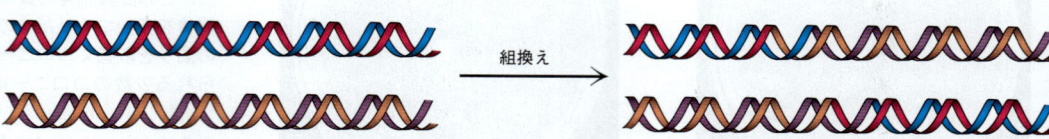

図 28・43　組換え．2 個の DNA 分子が互いに組換わって，両方の親分子の一部をもつ新しい DNA 分子が形成される．

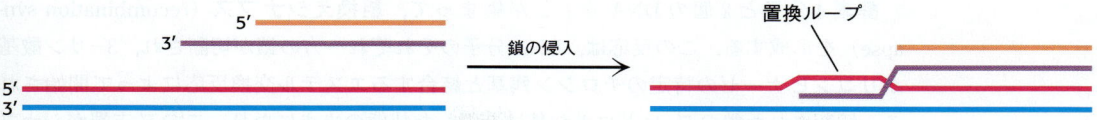

図 28・44　鎖の侵入.　RecA などのタンパク質の働きで促進されるこの過程により，組換えが開始される.

よってしばしば生じるが，DNA 複製中に複製複合体が進めなくなって停止したときにも生じる. このタイプの組換えについては，おもに *E. coli* で研究が行われてきたが，他の生物でも，*E. coli* の場合と似たタンパク質が機能して組換えが生じることがわかっている. 組換え過程全体には，多くの場合数十個のタンパク質が関わるが，鍵となるのは **RecA** というタンパク質で，ヒトでの相同タンパク質は Rad51 とよばれる. DNA 鎖の交換が生じるためには，まず，一本鎖 DNA が二重らせんの一方の鎖と置き換わり（図 28・44），**置換ループ**（displacement loop）あるいは **D ループ**（D-loop）とよばれる三本鎖構造が生じる. 遊離した 3′ 末端は長い DNA 鎖と塩基対を形成し，この 3′ 末端は新たな DNA 合成開始のプライマーになるため，この過程は**鎖の侵入**（strand invasion）とよばれることが多い. 二本鎖切断の修復や複製機構が鋳型から外れたときの複製再開など，いくつもの過程が鎖の侵入によって開始される. DNA 切断の修復の場合，組換えの相手となるのは，オーバーラップした配列をもつ無傷の DNA 分子である.

組換えの中には，ホリデイジャンクション中間体を経て進むものがある

　減数分裂をはじめとするいくつかの過程における組換えでは，4 本のポリヌクレオチド鎖が十字形に組合わさった構造の中間体が形成される. この十字形中間体は，1964 年にこの構造が組換えに果たす役割を示した Robin Holliday にちなんで**ホリデイジャンクション**（Holliday junction）とよばれることが多い. 今ではこのような中間体について，X 線結晶解析などさまざまな手法によって性質が明らかにされている.

　リコンビナーゼ（recombinase，**組換え酵素**）とよばれる特異的酵素がこの構造に結合し，2 個の DNA 二本鎖へと解離させる. おもにバクテリオファージ P1 の Cre リコンビナーゼが詳しく研究されており，リコンビナーゼが DNA 基質に結合するのが作用の始まりであることがわかっている（図 28・45）.

図 28・45　組換え機構.　組換えの最初の段階において，二本鎖 DNA 分子が 2 本集まってシナプスが形成される. 二本鎖それぞれの一方の鎖が酵素リコンビナーゼとのエステル交換反応によって切断され，切断された 2 本の鎖の 3′ 末端はそれぞれリコンビナーゼのチロシン（Y）残基に結合する. 切断された鎖の 5′ 末端が，最初と入れ違いになるようにこのチロシン–DNA 付加物を攻撃し，新しいリン酸ジエステル結合が形成される. 異性化した後，この反応を繰返すと組換えの生じた産物がつくられる.

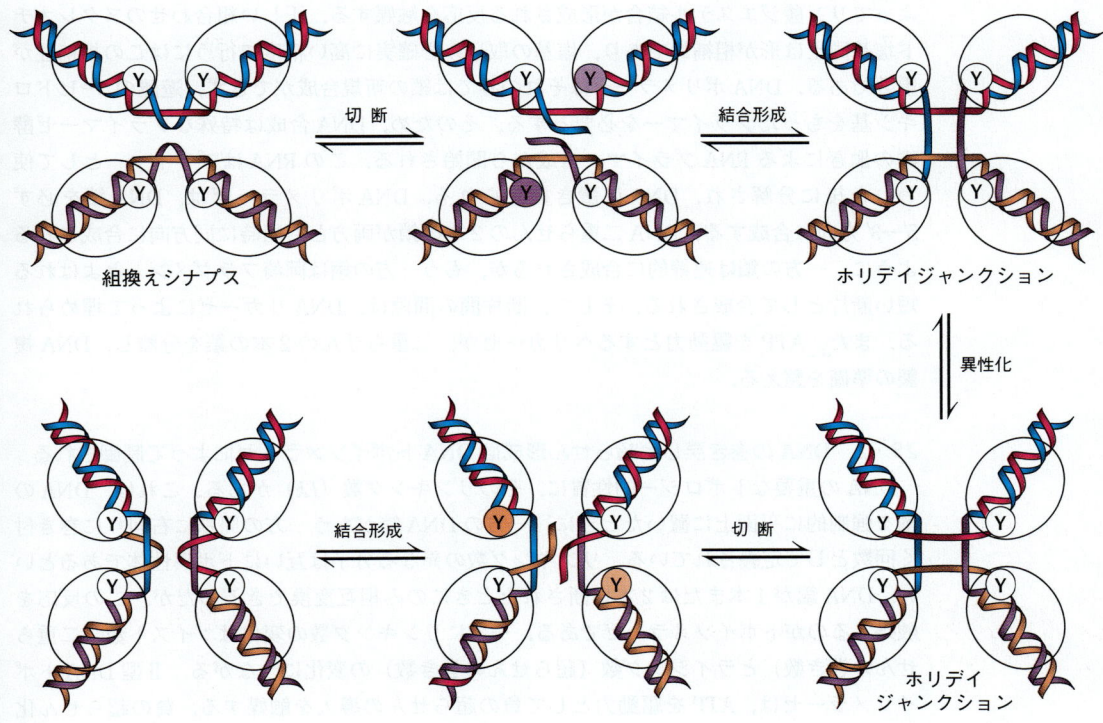

組換えシナプス　　　　　　　　　　　　　　　　　　　ホリデイジャンクション

異性化

結合形成　　　　　　　　　切断

ホリデイ
ジャンクション

酵素 4 分子と 2 個の DNA 分子とが集まって，**組換えシナプス**（recombination synapse）を形成する．この反応は，DNA 分子のそれぞれ一方の鎖が切断され，3′-リン酸基がリコンビナーゼの特定のチロシン残基と結合するエステル交換反応によって開始される．切断された鎖の 5′-ヒドロキシ基は遊離した状態のままになり，この 5′ 末端がシナプス内のもう一方の二本鎖に入り込み，エステル交換反応によって新しいリン酸ジエステル結合を形成して，チロシン残基を遊離させる．この反応の結果，ホリデイジャンクションが形成される．このホリデイジャンクションが異性化され，構造中心部のポリヌクレオチド鎖の再配向されたホリデイジャンクションができる．このようなジャンクションにおいて鎖の切断とリン酸ジエステル結合の形成反応が再び生じると，その結果，組換わった二本鎖が 2 本含まれたシナプス構造がつくられる．そして，この構造が解離することにより，組換えの生じた最終産物ができあがる．

Cre リコンビナーゼは，ホリデイジャンクションの解離だけでなく形成も触媒する．これに対して，他のタンパク質は，あらかじめ別の過程で形成されたホリデイジャンクションに結合して，2 本の二本鎖へと解離させる．これらのタンパク質は，分岐点移動を進行させることも多い．分岐点移動は，2 本の DNA 二本鎖に沿ってホリデイジャンクションが移動する現象で，これによって，組換え過程で DNA 鎖のどの部分が交換されるかが変化する．

組換えは，細胞分裂の際，相同でない異なった染色体間で生じることもある．このような組換えは転座とよばれ，どの染色体が組換わるか，どのような遺伝子に変化や破壊が起こるかによって，害のないこともあれば，病気の発症につながることもある．慢性骨髄性白血病をもたらす *bcr–abl* 遺伝子の形成については，§14・5 で論じてある．

まとめ

28・1　DNA 複製は，デオキシリボヌクレオシド三リン酸の鋳型に対応した重合によって進行する

DNA ポリメラーゼは鋳型依存性の酵素であり，デオキシリボヌクレオシド 5′-三リン酸の最も内側のリン原子に対する，ポリヌクレオチド鎖の 3′-ヒドロキシ基の求核攻撃によってリン酸ジエステル結合が形成される反応を触媒する．正しい組合わせのヌクレオチド塩基同士は形が相補的であり，塩基の取込みを確実に高い精度で行うにはこの相補性が重要である．DNA ポリメラーゼはそれのみでは鎖の新規合成ができず，遊離の 3′-ヒドロキシ基をもったプライマーを必要とする．そのため，DNA 合成は特殊なプライマーゼ酵素の働きによる RNA プライマー合成から開始される．この RNA はプライマーとして使われた後に分解され，DNA に置き換えられる．DNA ポリメラーゼは，DNA 鎖を必ず 5′→3′ 方向に合成する．DNA 二重らせんの 2 本の鎖が両方とも同時に同方向に合成されるように，一方の鎖は連続的に合成されるが，もう一方の鎖は岡崎フラグメントとよばれる短い断片として合成される．そして，断片間の間隙は，DNA リガーゼによって埋められる．また，ATP を駆動力とするヘリカーゼが，二重らせんの 2 本の鎖を分離し，DNA 複製の準備を整える．

28・2　DNA の巻き戻しと超らせん形成は DNA トポイソメラーゼによって制御される

DNA の重要なトポロジー的性質に，そのリンキング数（Lk）がある．これは，DNA の軸を強制的に平面上に置いたときに，一方の DNA 鎖がもう一方の周りに右回りに巻き付く回数として定義されている．リンキング数の異なる分子は互いにトポ異性体であるといい，DNA 鎖が 1 本または 2 本切断されたときにのみ相互変換できるのだが，この反応を触媒するのがトポイソメラーゼである．一般にリンキング数の変化はツイスト数（二重らせんの巻き数）とライジング数（超らせんの巻き数）の変化につながる．Ⅱ型 DNA トポイソメラーゼは，ATP を駆動力として負の超らせんの導入を触媒する．負の超らせん化

によって，DNAは密にまとまり，二本鎖がほどけやすくなる．超らせんDNAは，Ⅰ型やⅡ型DNAトポイソメラーゼの働きで弛緩するが，Ⅰ型DNAトポイソメラーゼは二重らせんの1本のDNA鎖を一時的に切断することによって作用するのに対し，Ⅱ型DNAトポイソメラーゼは2本の鎖を両方とも一時的に切断する．

28・3　DNA複製は，非常にうまく協調しながら進行する

　複製に関与するDNAポリメラーゼは連続反応性をもつ酵素で，鋳型から離れることなく多数のヌクレオチドを付加できる．この連続反応性に大きく寄与しているのが，*E. coli* のDNAポリメラーゼⅢの β_2 サブユニット二量体のようなスライディングクランプである．このスライディングクランプはDNA二重らせんの周りにはまった環状の構造で，ポリメラーゼをDNA二重らせんに結合した状態に保つ働きをしている．DNAポリメラーゼのホロ酵素は，2個のDNAポリメラーゼ酵素と，これに結合したスライディングクランプやクランプローダーなどのサブユニットで構成された大型のDNA複製装置であり，それぞれのポリメラーゼ酵素が鋳型鎖1本ずつを担当する．

　二本鎖DNAのリーディング鎖とラギング鎖の合成は，うまく協調して行われる．複製ポリメラーゼが鋳型となるDNA鎖に沿って動いていくと，リーディング鎖はすんなりと複製されるが，ラギング鎖の方ではループが生じ，岡崎フラグメントを1個ずつ合成する間にその長さが変化する．この複製様式は，トロンボーンモデルと名付けられている．

　E. coli ゲノムにおいてDNA複製は1箇所から開始される．一揃いの特異的なタンパク質がこの複製開始点を認識し，二本鎖の分離を行うヘリカーゼなどのDNA合成に必要な酵素を集合させる．真核生物における複製開始はもっと複雑で，ゲノム全域にわたる何千もの部位からDNA合成が始まる．真核生物の複製装置は *E. coli* のものに類似しているがより複雑であり，それぞれの複製開始点に集合する．また，直鎖状染色体の末端にあるテロメアとよばれる特殊な構造は，RNA鋳型を用いるテロメラーゼという特殊なポリメラーゼによって合成される．

28・4　さまざまな型のDNA損傷は修復することができる

　DNA複製の際に正しく対合しない塩基が取込まれたり，DNA複製後に酸化やアルキル化によって個々の塩基が損傷を受けたりするなど，DNAにはさまざまな損傷が起こりうる．ほかにも，塩基間架橋の形成や，一本鎖あるいは二本鎖のDNA骨格の切断などがある．そして，これらのDNA損傷を検出し，修復する修復系が数種類ある．修復は，DNA複製における校正作業に始まる．DNA合成の過程で取込まれた誤った塩基は，複製を行うポリメラーゼがもつエキソヌクレアーゼ活性によって切取られる．チミン二量体のようなDNA損傷は，特異的な酵素の働きによってそのままもとの状態に戻すことができる．他のDNA修復経路は，損傷を受けた塩基1個（塩基除去修復），あるいは短いヌクレオチド鎖（ヌクレオチド除去修復）を切取ることによって行われる．また，DNAの二本鎖切断は，相同あるいは非相同末端結合修復によって修復される．DNA修復系の因子に欠陥があると，さまざまな種類のがんが発生しやすくなるが，このような欠陥を標的とするがんの治療法は多い．潜在的な発がん物質の多くは，細菌に対する変異誘発作用を調べるエイムス試験によって検出することができる．

28・5　DNA組換えは，複製，修復などの過程において重要な役割を果たしている

　組換えは，2個のDNA分子の間で一部が交換される現象である．組換えはある種のDNA修復だけでなく，減数分裂，抗体の多様化，ウイルスの生活環などにおいても重要である．組換え経路には，鎖の侵入によって開始されるものがあり，その場合には，DNA二重らせんの末端にある一本鎖部分が別の二重らせん中の一方のDNA鎖と塩基対を形成し，本来の相補鎖に取って代わる．他の組換え経路においてしばしば形成される中間体がホリデイジャンクションで，4本のDNA鎖が組合わさって十字形の構造をとる．リコンビナーゼは，DNAに特異的な切断を生じさせ，ホリデイジャンクション中間体を形成，解離させることにより，組換え反応を促進する．

重 要 語 句

問　　題

1. 活性型中間体　DNA ポリメラーゼ I, DNA リガーゼ, I 型 DNA トポイソメラーゼは, リン酸ジエステル結合の形成を触媒する. これらの酵素が触媒する結合反応における活性型中間体はそれぞれ何か. そして脱離する基は何か.

2. 温泉の中の生命　酸性の温泉中で見つかったアーキアの一種（*Sulfolobus acidcaldarius*）がもつトポイソメラーゼは, ATP を使って DNA に正の超らせんを導入する反応を触媒する. この珍しい細菌にとってこの酵素はどのような利点があるのだろう.

3. どちら向きか　DNA 合成が 5′→3′ 方向に進行する理由を化学的に説明せよ.

4. ヌクレオチドの必要性　DNA 複製はリボヌクレオチド ATP, CTP, GTP, UTP がないと起こらない. その理由を説明せよ.

5. 密接なコンタクト　ヌクレオチド類似体と結合した DNA ポリメラーゼの構造を調べると, よく保存されたアミノ酸残基とヌクレオチドの C-2′ の距離がファンデルワールス接触距離以下であることがわかった. この相互作用のもつ意味は何か.

6. 複製の分子モーター　(a) *E. coli* の複製フォークでは, 鋳型 DNA はどのくらい（何回転/秒）の速度で回転しているだろうか.
　(b) DNA ポリメラーゼ III ホロ酵素の移動速度は鋳型に対してどのくらい（何マイクロメートル/秒）か.

7. 巻き上げ機よりも固く巻く　II 型 DNA トポイソメラーゼがないと複製が停止してしまうのはどうしてか.

8. ミッシングリング　あるプラスミドがある形をとったとき, ツイスト数 Tw=48, ライジング数 Wr=3 であったとする.
　(a) このときリンキング数はいくつか.
　(b) リンキング数がもとと同じままで, ツイスト数 Tw=50 になると, ライジング数はいくつになるか.

9. テロメアとがん　ほとんどのヒト細胞では, テロメラーゼが活性化されていない. がんの研究者の中には, 細胞のがん化にはテロメラー

ゼ遺伝子の活性化が必要だと考える人がいる. その理由を説明せよ.

10. 後ろ向きか　バクテリオファージ T7 のヘリカーゼは DNA を 5′→3′ 方向に移動する. 一方, 他のヘリカーゼは 3′→5′ 方向に移動すると報告されている. ヘリカーゼがどちらの方向に動くかを推定する基本的根拠はあるか.

11. ニックトランスレーション　DNA プローブとして使うために, 非常に放射性の高い DNA 二本鎖試料をつくりたいとしよう. DNA 鎖の途中を切断して 3′-OH 基と 5′-リン酸基をつくる DNA エンドヌクレアーゼ, 完全な DNA ポリメラーゼ I, 放射性 dNTP が手元にある. DNA を放射性にする方法を考えよ.

12. 足跡からわかる　中程度の放射性のトリチウム（三重水素）化チミンを含む培地中で複製を始めたとする. 培養を始めて数分後に高い放射性のトリチウム化チミジンを含む培地へ細菌を移した. 1 個の複製開始点から, (a) 一方向に複製が進行した場合, (b) 両方向に複製が進行した場合の, オートラジオグラムのパターンを図示せよ.

13. 変異の道筋　タバコモザイクウイルスからとった一本鎖 RNA を変異誘発物質で処理し, ある特定の位置のプロリンがセリンまたはロイシンに変わった変異体が得られたとする. この変異体をさらに同じ変異誘発物質で処理すると, この位置がフェニルアラニンになったとする.

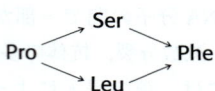

これら 4 種類のアミノ酸をコードしていると思われるコドンはどのようなものか.

14. 誘導されたスペクトル　DNA フォトリアーゼは近紫外線領域や可視領域（300~500 nm）の光のエネルギーを化学エネルギーに変換して, ピリミジン二量体のシクロブタン環を開裂させる. 基質がな

いときには，この光回復酵素は 300 nm より波長の長い光は吸収しない．このような基質誘導型吸収の利点は何か．

15. 失われたテロメラーゼ　テロメラーゼをもたない細胞でも，明らかな異常のないまま成長して数回は細胞分裂できる．しかし，さらに細胞分裂を重ねると，染色体の融合がみられることが多い．このような融合染色体が生じる理由を説明せよ．

16. ほぐしたい　DNA の塩基対を壊すのに必要なエネルギーは，1 個当たり平均 10 kJ mol^{-1}（2.4 kcal mol^{-1}）とする．標準状態で作用するヘリカーゼは，ATP 1 個を加水分解するごとに，最大何個の塩基対を壊すことができるか．

17. トリプレットの酸化　CAGCAGCAG のような三塩基反復配列中でグアニンが酸化されると，反復が伸長することがある．その理由を説明せよ．

メカニズムの問題

18. 類似体による解明　ATP の β, γ-イミド類似体である AMP-PNP（p. 781）は，ほとんどの ATP アーゼで非常にゆっくりと加水分解される．Ⅱ型 DNA トポイソメラーゼと環状 DNA に AMP-PNP を加えると，酵素 1 分子当たり 1 分子の DNA に負の超らせんが導入される．そして，この類似体があると，DNA はⅡ型 DNA トポイソメラーゼに結合したまま残る．このことから触媒機構について何がわかるか．

データ解釈と章のまとめの問題

19. はしごみたい　SV40 ウイルス由来の環状 DNA を単離してゲル電気泳動を行った．その結果は，つぎに示すゲルパターンのレーン A（対照）のようになった．

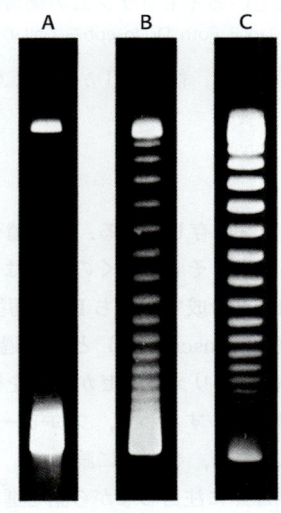

〔出典: W. Keller, *Proc. Natl. Acad. Sci. U.S.A.*, **72**, 2553（1975）〕

（a）この DNA がアガロースゲル電気泳動で分離するのはなぜか．各バンドの DNA にはどのような違いがあるのか．

DNA をⅠ型 DNA トポイソメラーゼとともに 5 分間培養し，再度ゲル電気泳動で分析した結果が，レーン B である．
（b）これらの数多いバンドは，どのような形の DNA か推論せよ．

別の DNA 試料をⅠ型 DNA トポイソメラーゼとともに 30 分間培養して分析した結果を，レーン C に示した．
（c）ゆっくりと移動する DNA が多くなっているという事実は何を意味するか．

20. エイムス試験　下図は，エイムス試験に用いるペトリ皿につくった 4 枚のプレートを表している．沪紙片（各プレートの中央の白い円）を 4 種類の調製液に浸し，ペトリ皿の中央に置いた．4 種類の調製液にはつぎのようなものが含まれている．

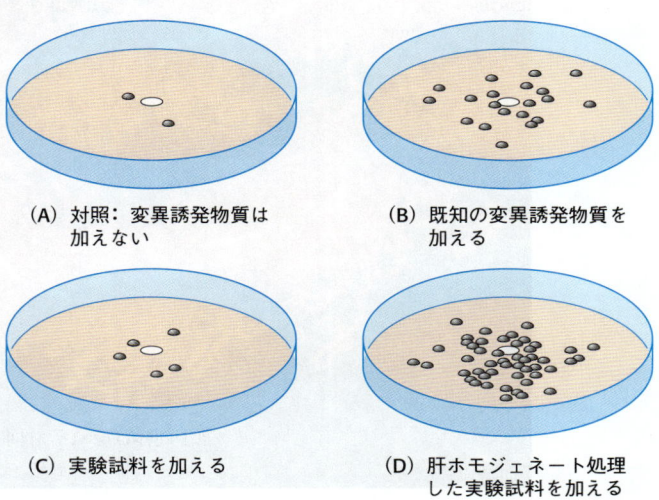

(A) 対照: 変異誘発物質は加えない　　**(B)** 既知の変異誘発物質を加える
(C) 実験試料を加える　　**(D)** 肝ホモジェネート処理した実験試料を加える

（A）精製水（対照），（B）既知の変異誘発物質，（C）変異誘発性を調べたい化学物質，（D）同じ化学物質を肝ホモジェネートで処理したもの，それぞれについて，ペトリ皿にコロニーとして出現した復帰変異体の数を調べた．

（a）水だけを使った対照用ペトリ皿をつくった目的は何か．
（b）なぜ，実験系に既知の変異誘発物質を加えておくのは賢明なのか．
（c）目的の化学物質で得られた結果をどのように解釈するか．
（d）D のペトリ皿で観察された結果は，肝臓のどのような成分の働きによると考えられるか．

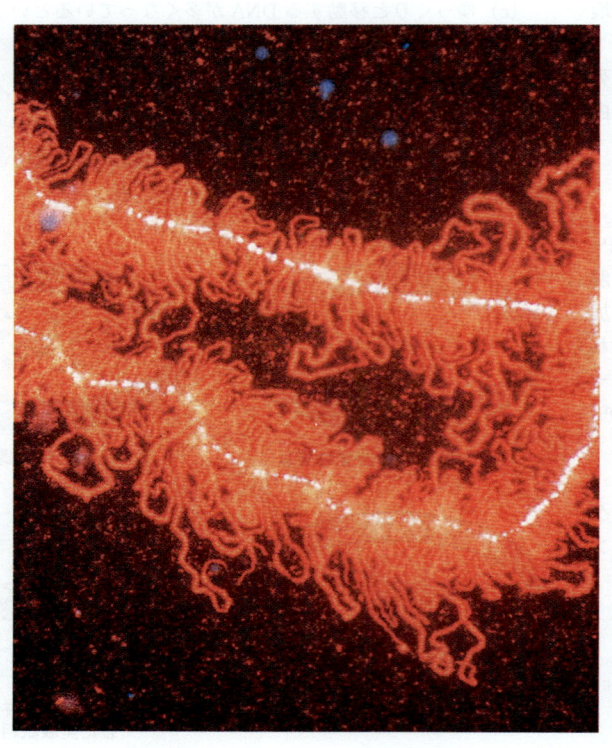

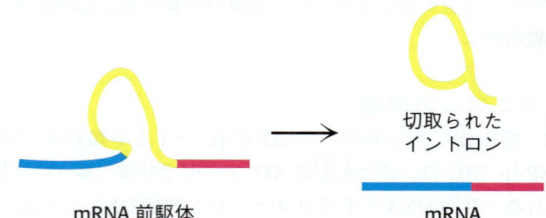

mRNA 前駆体 → 切取られた イントロン / mRNA

RNA 合成は遺伝情報発現において重要なステップである．真核細胞では，最初の RNA 転写産物（mRNA 前駆体）はスプライシングを受けることが多い．スプライシングとは，タンパク質のアミノ酸配列をコードしていないイントロンの部分が切取られることである．同じ mRNA 前駆体が，細胞の種類や発生の段階の違いに応じて，異なったスプライシングを受けることがよくある．左の写真では，RNA スプライシングに関わるタンパク質（蛍光抗体で染色した）によって，転写がさかんに行われているイモリゲノムの領域がはっきりとわかる〔写真: Dr. Mark B. Roth, Dr. Joseph G. Gall のご厚意による〕．

　DNA は複製のしやすい安定な形で遺伝情報を保存している．この遺伝情報を発現するには，第 4 章で紹介したように，DNA から RNA，そして多くの場合はタンパク質へと情報が受け渡される必要がある．本章では，RNA 合成すなわち DNA 鋳型の塩基配列情報を写し取って RNA 転写産物を合成する**転写**（transcription）という過程をみていこう．まず，この合成を行う大型の複雑な酵素，RNA ポリメラーゼから話を始め，つぎに細菌での転写を取上げる．そして，転写の三つの段階，すなわち，プロモーターへの結合と転写の開始，新生 RNA 転写産物の伸長，転写の終結，を中心に論じる．さらに，真核生物の転写について，細菌と真核生物の転写の相違点に注目しながら話を進めていく．

　真核生物の RNA 転写産物は，mRNA 前駆体の 5′ 末端へキャップが付加され，3′ 末端へは長いポリ（A）尾部が付加されるなど，さまざまな修飾を受ける．中でも印象的な RNA 修飾の一つが，核内低分子リボ核タンパク質（snRNP）粒子からなるスプライソソームによって触媒される，mRNA 前駆体のスプライシングである．また，驚くべきことに，RNA 分子の中にはタンパク質がなくても自己をスプライシングするものがある．Thomas Cech と Sidney Altman によるこの画期的な発見によって，RNA 分子が触媒として働く場合があることがわかり，分子進化の考え方に大きな影響を及ぼした．

　RNA スプライシングは単なる学問的興味の対象だけではない．RNA スプライシングに影響を及ぼす突然変異が関係している疾患が多数知られている．また，同じ mRNA 前駆体が，細胞の種類や発生の段階の違いに応じて，あるいはさまざまな生物学的シグナルに応答して，異なったスプライシングを受けることもある．さらに，**RNA 編集**（RNA editing）とよばれる過程において，mRNA 前駆体分子の個々の塩基が変えられてしまう場合もある．

ヒトゲノムの塩基配列決定において最も意外であったことの一つは，それまで 100 000 個以上はあると見積もられていた遺伝子が，わずか 21 000 個程度しか同定できなかったことだ．1 個の遺伝子が，選択的スプライシングによって 2 個以上の異なった mRNA を，すなわち 2 種類以上のタンパク質をコードできることが，ゲノムのレパートリーを広げるうえで重要な役割を果たしているのかもしれない．

　近年，さまざまな種類の RNA 分子の研究が，生化学の分野で最も多くの成果を生む領域の一つになっている．つぎの章では，タンパク質合成の主役として昔から知られているリボソーム RNA，転移 RNA を詳しく取り上げる．前にもふれたように，マイクロ RNA という小分子 RNA もあり，現在，急速に解明が進んでいる．他にも，長鎖非コード RNA などさまざまな種類の RNA が見つかり，その機能の研究がさかんに行われている．

RNA 合成は，開始，伸長，終結という三つの段階から成り立っている

　RNA 合成を触媒するのは **RNA ポリメラーゼ**（RNA polymerase）という大きな酵素である．RNA 合成反応の基本はあらゆる生物において共通で，その共通性は，細菌と真核生物，いずれもの代表的な RNA ポリメラーゼの立体構造に見事に表れている（図 29・1）．大きさやポリペプチドサブユニットの数がかなり違うにもかかわらず，細菌と真核生物の RNA ポリメラーゼの全体構造はきわめてよく似ていることから，進化における共通の起源をもつことがはっきりとわかる．

　RNA 合成は，生物が行うすべての重合反応の例にもれず三つの段階 —— **開始**（initiation），**伸長**（elongation），**終結**（termination）—— によって行われるものであり，RNA ポリメラーゼはこの過程において，以下のような多彩な働きをする．

　1．DNA の**プロモーター部位**（promoter site）あるいは単に**プロモーター**（promoter）とよばれる転写開始部位を探し出す．たとえば *E. coli* の 4.8×10^6 bp のゲノム DNA には約 2000 個のプロモーターが存在する．

　2．短い範囲で DNA の二重らせんをほどいて，塩基配列を簡単に読み取ることができる一本鎖 DNA にする．

　3．適切なリボヌクレオシド三リン酸を選び，リン酸ジエステル結合を形成させ，DNA

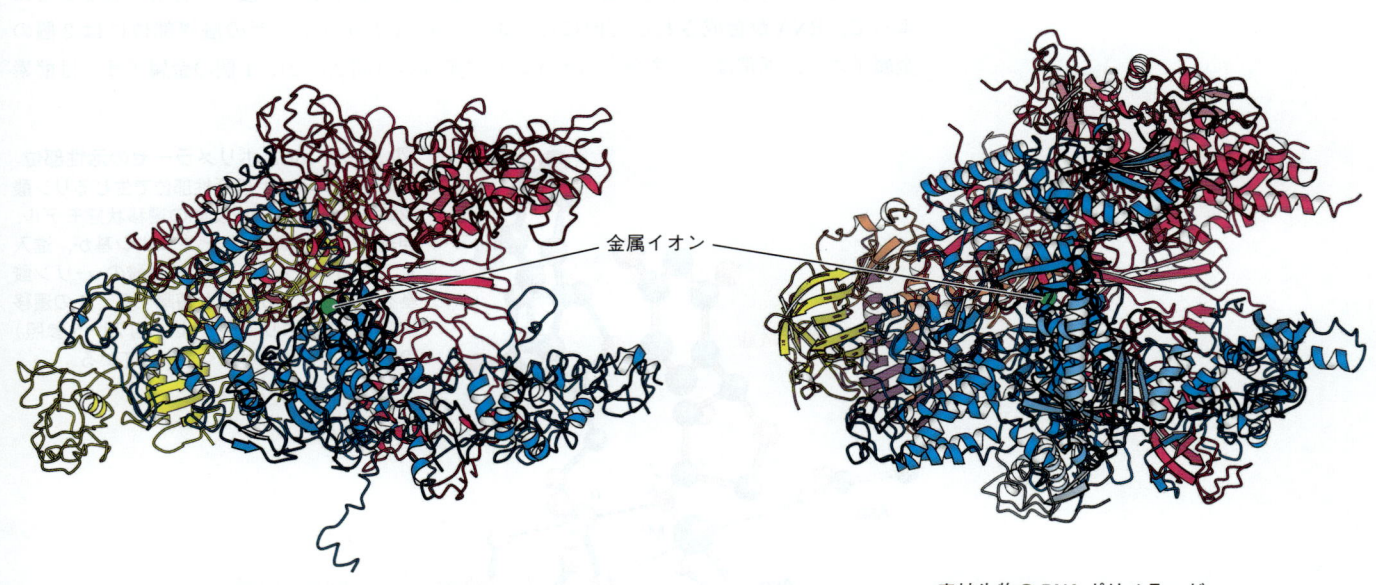

金属イオン

原核生物の RNA ポリメラーゼ　　　　　　　　　　　　　　真核生物の RNA ポリメラーゼ

図 29・1　**RNA ポリメラーゼの構造**．　原核生物（*Thermus aquaticus*，高度好熱性細菌）と真核生物（*Saccharomyces cerevisiae*，酵母）の RNA ポリメラーゼの立体構造．それぞれ最も大きいサブユニット 2 個を ■ と ■ で表す．どちらも右側の大きなくぼみの近く，活性部位の中心に金属イオン（●）をもつことに注意．このように構造がよく似ていることから，これら二つの酵素が同じ進化起源をもち，反応機構の特性にも共通点が多いことがわかる〔1I6V.pdb, 1I6H.pdb より〕．

鋳型に沿って動きながら，この過程を何回も繰返す．RNA ポリメラーゼは完全な連続反応性酵素であり，転写産物は合成開始から終了まで，1 分子の RNA ポリメラーゼによってつくられる．

4. 転写をどこで終えるかを指示する終結シグナルを見つけだす．

5. 転写開始の頻度を大幅に変化させるアクチベーター（活性化タンパク質）やリプレッサー（抑制タンパク質）と相互作用する．また，遺伝子発現はおもに転写の段階で調節されているが，これについては第 31 章，第 32 章で詳しく論じる．

化学的にみた場合，メッセンジャーRNA，転移 RNA，リボソーム RNA，小分子調節RNA を含むあらゆる RNA において，RNA 合成反応は同じであるから，ここで大まかに説明した基本反応はすべての RNA に当てはまる．一方でその相違点は，主として，調節，転写後プロセシング，合成を行う特異的 RNA ポリメラーゼの違いである．

29・1 転写は RNA ポリメラーゼが触媒する

RNA 合成の基本反応はリン酸ジエステル結合の形成である．RNA 鎖の最後にあるヌクレオチドの 3′-ヒドロキシ基が，進入してくるヌクレオシド三リン酸の α-リン酸基を求核攻撃し同時に二リン酸が遊離する．

この反応は熱力学的に有利な反応で，ひき続き二リン酸が正リン酸へと分解されることによって，RNA が合成される方向にのみ進む．RNA ポリメラーゼの触媒部位には 2 個の金属イオン，通常はマグネシウムイオンが含まれる（図 29・2）．1 個の金属イオンは酵素

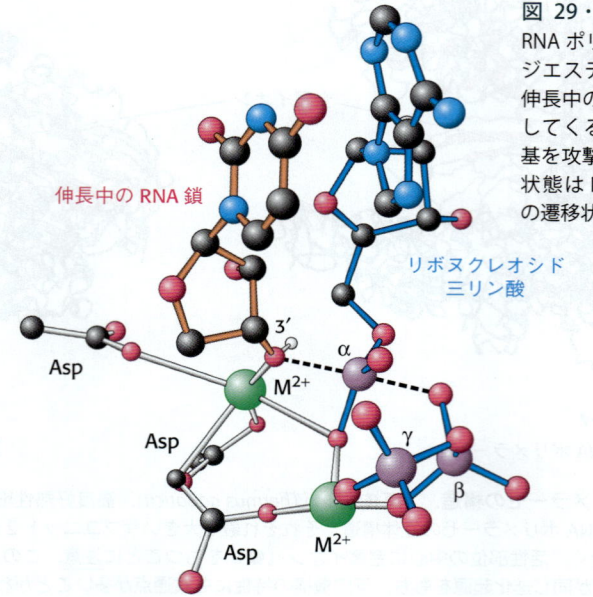

図 29・2 RNA ポリメラーゼの活性部位．RNA ポリメラーゼの活性部位で生じるリン酸ジエステル結合形成反応の遷移状態モデル．伸長中の RNA 鎖の 3′-ヒドロキシ基が，進入してくるヌクレオシド三リン酸の α-リン酸基を攻撃し，二リン酸が遊離する．この遷移状態は DNA ポリメラーゼ（図 28・5 参照）の遷移状態と構造がよく類似している．

に強く結合したままだが，もう1個はヌクレオシド三リン酸と一緒に入ってきて，二リン酸とともに遊離する．酵素にはよく保存されたアスパラギン酸残基が3個あり，これらの働きで金属イオンが結合する．

　RNA ポリメラーゼは非常に大きい複雑な酵素で，*E. coli* の場合，コアは5種類のサブユニットからなり，サブユニット構成は $\alpha_2\beta\beta'\omega$ である（表29・1）．真核生物の典型的なRNA ポリメラーゼはさらに大きく複雑で，サブユニットは12個で分子の質量は50万 Daを超える．RNA ポリメラーゼの構造は非常に複雑であるが，Roger Kornberg や SethDarst が先駆者となって研究が進められ，X線結晶構造解析によって詳細が明らかにされている．

　RNA ポリメラーゼが触媒する重合反応は，DNA 中にできた**転写バブル**（transcriptionbubble）とよばれる複合体の中で行われる（図29・3）．この複合体には，約17塩基対分が局所的にほどけた DNA が含まれている．このほどけた領域では，通常の状態ではワトソン・クリック型の塩基対をなしている部分が露出している．まず，伸長過程についてRNA ポリメラーゼによって読み取られる DNA の鋳型としての役割や，ポリメラーゼの触媒する反応などを詳しく説明し，それから，より複雑な転写開始や終結をみていこう．

表 29・1 *E. coli* 由来の RNA ポリメラーゼのサブユニット

サブユニット	遺伝子	数	質量 [kDa]
α	*rpoA*	2	37
β	*rpoB*	1	151
β'	*rpoC*	1	155
ω	*rpoZ*	1	10
σ^{70}	*rpoD*	1	70

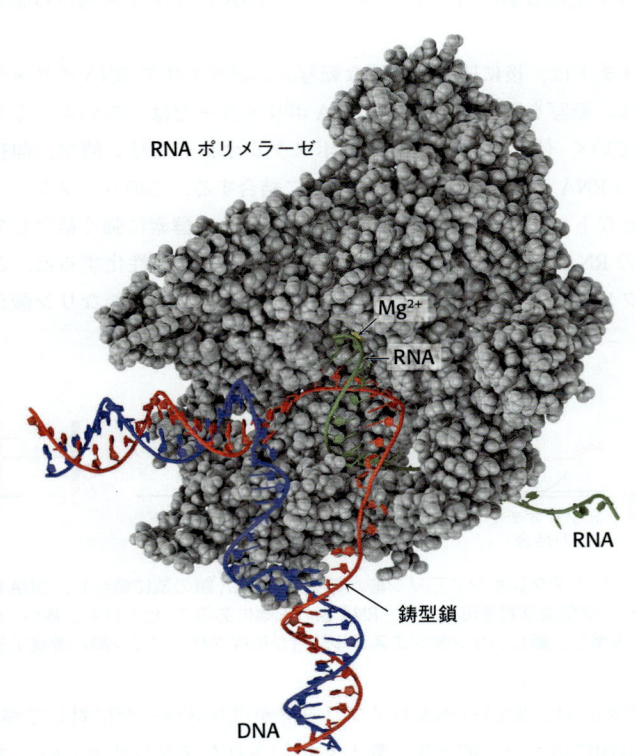

図 29・3　**転写バブル構造**．　RNA ポリメラーゼがDNA 二重らせんをほどくと "転写バブル構造" とよばれる構造が形成される．図では，合成中の RNA 鎖（緑色）とともに，DNA の赤色の鎖（鋳型鎖）と青色の鎖（鋳型にならない鎖），そして活性部位のマグネシウムの位置を示してある．DNA は左側から入って下へと出ていく．

RNA 鎖は *de novo* 合成され，5′ から 3′ 方向へと伸長する

　転写について，まず DNA 鋳型から説明していこう．転写される DNA 配列の先頭にくるヌクレオチド（転写開始部位）を +1 と表し，2番目は +2，開始部位の一つ前のヌクレオチドは −1 と表す．このような表記は，DNA のコード鎖についてのものであるが，DNA 鋳型鎖の塩基配列は RNA 転写産物の塩基配列と相補的であることに留意してほしい

```
                    AACGUAGGGUCACAUC...      RNA 転写産物
...GCATACAACACACCTTGCATCCCAGTGTAG...        鋳型鎖（アンチセンス鎖，−鎖）
...CGTATGTTGTGTGGAACGTAGGGTCACATC...        コード鎖（センス鎖，＋鎖）
               −1+1+2
```

図 29・4　**鋳型鎖とコード鎖**．　鋳型鎖（アンチセンス鎖，−鎖）は RNA 転写産物に相補的な配列をもつ．

（図 29・4）．これに対して<u>DNA のコード鎖</u>は，ウラシル（U）の代わりにチミン（T）がくることを除けば RNA 転写産物と<u>同じ塩基配列</u>をもっている．また，コード鎖は**センス鎖**（sense strand，＋鎖），鋳型鎖は**アンチセンス鎖**（antisense strand，－鎖）ともいう．

DNA 合成とは違って，<u>RNA 合成はプライマーなしで，新規に開始される</u>（*de novo* 合成）．新しく合成された RNA 鎖のほとんどには 5′ 末端に非常に特徴的な目印が付いており，末端の最初の塩基は <u>pppG</u> か <u>pppA</u> である．

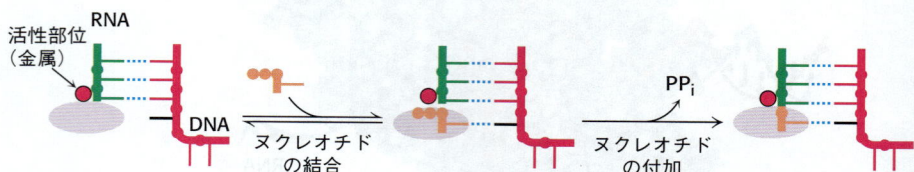

このように 5′ 末端にリン酸基 3 個が付いていることは，RNA 合成が 5′ 末端から始まることを示している．

上に示すジヌクレオチドは，後に述べる複雑な転写開始過程の中で RNA ポリメラーゼが合成したものである．転写を開始した後は，RNA ポリメラーゼはつぎのようなやり方で核酸の鎖を伸ばしていく（図 29・5）．1 個のリボヌクレオシド三リン酸が，伸長中の RNA 鎖のすぐ隣にある RNA ポリメラーゼの活性部位に結合する．このリボヌクレオシド三リン酸が，鋳型鎖とワトソン・クリック型塩基対を形成する．酵素に強く結合している金属イオンが伸長中の RNA 鎖の 3′-ヒドロキシ基の向きを決め，活性化すると，このヒドロキシ基がリボヌクレオシド三リン酸の α-リン酸基を攻撃して，新たなリン酸ジエステル結合が形成され，二リン酸が遊離する．

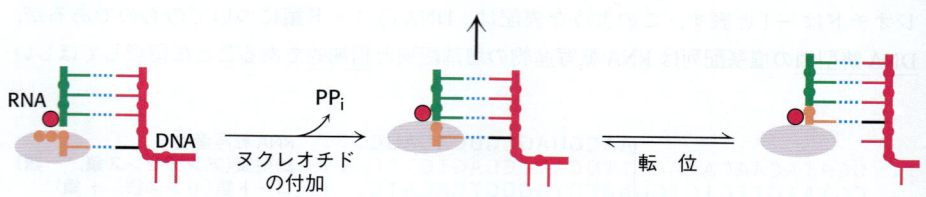

図 29・5 伸長機構． リボヌクレオシド三リン酸が伸長中の RNA 鎖の隣に結合し，DNA 鋳型鎖上の塩基とワトソン・クリック型塩基対を形成する．RNA 鎖の末端にある 3′-ヒドロキシ基が，新たに結合したヌクレオチドを攻撃し，新しいリン酸ジエステル結合が形成され，二リン酸が遊離する．

つぎの段階に進むためには，RNA-DNA ハイブリッドがポリメラーゼに対して移動し，つぎのヌクレオチド付加に適した位置まで，新しく付加されたヌクレオチドの 3′ 末端を動かす必要がある（図 29・6）．この過程では，塩基対の結合はまったく壊されないので，移動は可逆的である．しかし，いったん移動してしまうと，つぎのヌクレオチドの付加が生じる．この反応は，三リン酸の切断と二リン酸の遊離と切断を原動力とするエネルギー的に有利な反応であるために，重合反応がそのまま進んでいく．

図 29・6 転位． ヌクレオチドが付加された後，RNA-DNA ハイブリッドが RNA ポリメラーゼ内部で転位する．そして，新しい DNA の塩基は，つぎに進入してくるヌクレオシド三リン酸と塩基対を形成する位置に運ばれる．

RNA–DNA ハイブリッドの長さや DNA がほどかれた領域の長さは，RNA ポリメラーゼが鋳型 DNA に沿って移動しても一定に保たれる．RNA–DNA ハイブリッドの長さは，RNA ポリメラーゼに存在する RNA–DNA ハイブリッドを分離させる構造によって決定されている．また，この構造によって，RNA 鎖は RNA ポリメラーゼから離れ，DNA 鎖は本来の対合の相手である DNA 鎖と再び結合することができる（図 29・7）．

RNA ポリメラーゼは後戻りして誤りを訂正する

RNA–DNA ハイブリッドは，伸長方向とは逆の方向にも動くことができる（図 29・8）．後退する場合は塩基間の結合を壊す必要があるので，前進よりもエネルギー的には不利である．しかし，**校正**（proofreading）のためには後退が非常に重要だ．誤ったヌクレオチドを取込んだ場合に形成されるのは非ワトソン・クリック型塩基対なので，塩基対間の結合を壊して後退しても，エネルギー的にはコストが小さい．ポリメラーゼが後戻りすると，形成されたばかりのリン酸ジエステル結合の一つ前の結合が，活性部位の金属イオンの隣にくることになる．この位置で，水分子がリン酸を攻撃して加水分解反応が起こり，リン酸ジエステル結合が切断され，誤ったヌクレオチドを含むジヌクレオチドが遊離する．

RNA ポリメラーゼの一分子解析から，酵素が立ち止まり，後戻りして，誤りを修正することが確かめられた．また多くの場合，アクセサリータンパク質の働きで，この校正活性が増強される．10^4 から 10^5 ヌクレオチドにつき 1 個程度という最終的な誤りの率は，修正機構がすべて働いた場合の DNA 複製よりも高い．しかし，この RNA 合成の精度の低さは，その誤りが子孫に伝わることがないために，許容できる．また，ほとんどの遺伝子において，RNA 転写産物は多数合成されるので，欠陥のある転写産物が少し混じっても害を及ぼす可能性は低い．

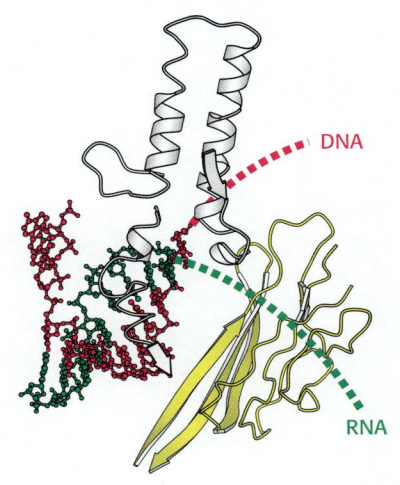

図 29・7 RNA–DNA ハイブリッドの分離． RNA ポリメラーゼの内部にある構造によって RNA–DNA ハイブリッドが分離すると，DNA 鎖と RNA 鎖は別々の方向に遊離していくことに注意〔1l6H.pdb より〕

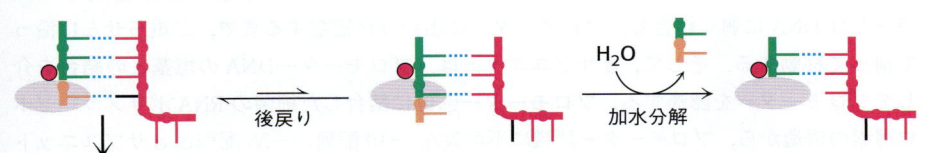

図 29・8 後戻り． RNA–DNA ハイブリッドは，ときには RNA ポリメラーゼの中を後戻りする．後戻りした位置で加水分解が起こり，配置は転位が起こった後と同じになる．ミスマッチ塩基が付加されると後戻りが起こる確率が高くなるので，校正を行いやすくなる．

RNA ポリメラーゼは DNA 鋳型のプロモーター部位に結合し，転写を開始させる

RNA 鎖の伸長過程はあらゆる生物で共通である．これに対して転写の開始と終結は，細菌と真核生物の間で相当な違いがある．まずは，細菌の転写開始からみていこう．前に述べた，$\alpha_2\beta\beta'\omega$ というサブユニット構成をもつ細菌の RNA ポリメラーゼは，**コア酵素**（core enzyme）とよばれており，さらにサブユニットが加わって $\alpha_2\beta\beta'\omega\sigma$ という構成をもつものが**ホロ酵素**（holoenzyme）である．σ サブユニットは，DNA 上で転写開始の位置であるプロモーターを探し出すのを助け，そこでの RNA 合成開始に関わり，その後に酵素本体から遊離する．

転写開始部位の決定には，プロモーター部位の上流の塩基配列が重要である．細菌のプロモーターの塩基配列を比較すると，転写開始部位の上流側に二つの共通な配列が存在するという，非常に目立つパターンがある．これらの配列の中心は転写開始部位の上流約 10 ヌクレオチドと約 35 ヌクレオチドの位置にあることから，**−10 配列**（−10 sequence）と **−35 配列**（−35 sequence）とよばれている．また，これらの配列を含んだ領域を**コアプロモーター**（core promoter）という．−10 配列と −35 配列はどちらも長さが 6 bp で，多くのプロモーターの解析から，以下のような**コンセンサス配列**（consensus sequence，一致した配列）が同定された（図 29・9）．

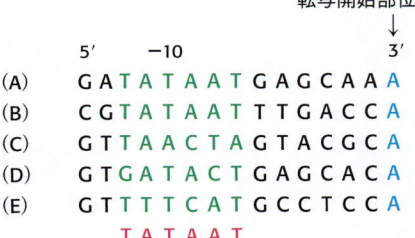

　　　　　　　　　　　　　　　　　　転写開始部位
　　　　　　　　　　　　　　　　　　　　↓
　　　　5′　　−10　　　　　　　　3′
(A)　　G A T A T A A T G A G C A A A
(B)　　C G T A T A A T T T G A C C A
(C)　　G T T A A C T A G T A C G C A
(D)　　G T G A T A C T G A G C A C A
(E)　　G T T T T C A T G C C T C C A
　　　　　　T A T A A T

図 29・9 細菌のプロモーター配列． 原核生物のプロモーター 5 種類を比較すると，−10 の位置を中心として TATAAT という配列が頻出することがわかる．−10 領域のコンセンサス配列（TATAAT）は，多数のプロモーター配列から導き出されたものである．これらの配列は，*E. coli* の (A) *uvrD*，(B) *uncI*，(C) *trp* オペロンと，(D) λ ファージ，(E) φX174 ファージのものである．

$$\underset{5'\sim\sim}{\overset{-35}{TTGACA}}\sim\sim\sim\sim\sim\sim\underset{}{\overset{-10}{TATAAT}}\sim\sim\sim\underset{\text{転写開始部位}}{\overset{+1}{}}$$

プロモーターによって転写効率には著しい違いがある．遺伝子の中には頻繁に転写されるものがあって，たとえば *E. coli* には 2 秒に 1 回ほども転写される遺伝子がある．このような遺伝子のプロモーターは，強いプロモーターとよばれる．これに対して，他の遺伝子は転写頻度がはるかに低く，10 分に 1 回程度であり，このような遺伝子がもつのは弱いプロモーターである．強いプロモーターの大多数は −10 配列と −35 配列がコンセンサス配列とよく一致しているのに対し，弱いプロモーターでは配列が何箇所も異なっていることが多い．実際に，−10 配列か −35 配列のどちらかに 1 塩基の変異が起こるだけで，プロモーター活性が消失することもある．また，この二つの配列同士の距離も重要で，17 ヌクレオチド離れているのが最適である．このようにプロモーター配列の効率すなわち強度は，転写を調節する働きをもっている．また，プロモーター部位の近傍にある特定の配列に結合して RNA ポリメラーゼと相互作用する調節タンパク質（第 31 章）も，多くの遺伝子の転写頻度に大きな影響を与える．

活発に発現される遺伝子の一部には，コアプロモーターの外に上流要素（upstream element，UP エレメントともよばれる）があり，転写開始部位の 40〜60 ヌクレオチド上流に存在する．この配列には RNA ポリメラーゼの α サブユニットが結合し，その結果ポリメラーゼと相互作用する結合部位が増加するために，転写効率が高くなる．

RNA ポリメラーゼの σ サブユニットはプロモーター部位を認識する

転写を開始するためには，RNA ポリメラーゼの $\alpha_2\beta\beta'\omega$ コア酵素がプロモーターに結合しなければならない．RNA ポリメラーゼにプロモーター部位を認識させて結合を可能にするのは，σ サブユニット（σ subunit）である．σ サブユニットがあると RNA ポリメラーゼは DNA に弱く結合し，プロモーターに出会うか遊離するまで，二重らせんに沿って滑って移動する．そして，σ サブユニットは，プロモーター DNA の塩基との結合を介してプロモーターを認識する．プロモーター部位に結合した細菌の RNA ポリメラーゼホロ酵素の構造から，プロモーター認識に不可欠な −10 配列，−35 配列と σ サブユニットの相互作用が明らかになっている（図 29・10）．つまり σ サブユニットが，RNA ポリメ

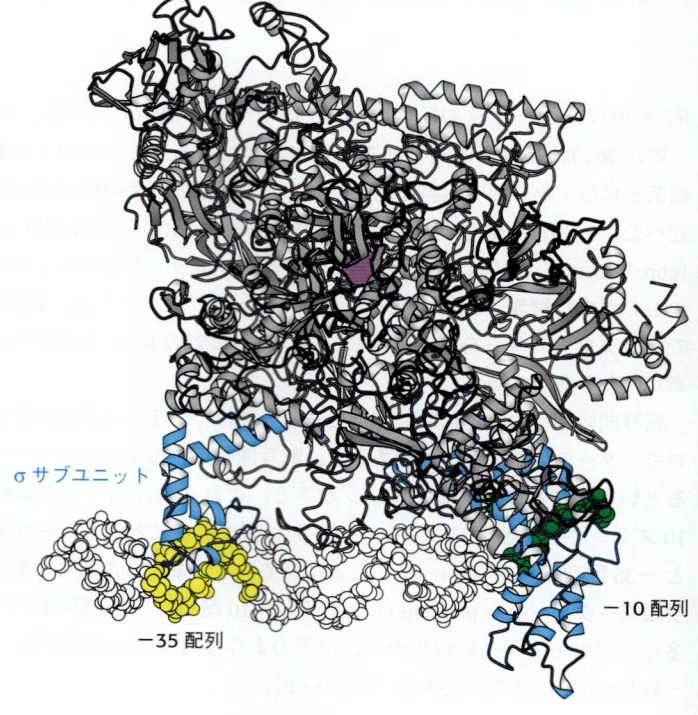

図 29・10　RNA ポリメラーゼホロ酵素複合体.
細菌の RNA ポリメラーゼホロ酵素の σ サブユニット（■）が，プロモーターの −10 配列（●），−35 配列（●）と塩基配列特異的に結合していることに注意．金属イオン（●）が結合している部分がポリメラーゼの活性部位である〔1L9Z.pdb より〕．

σ サブユニット

−35 配列

−10 配列

ラーゼを鋳型 DNA 上のプロモーター部位に特異的に結合させているのである．合成中の
RNA 鎖が 9～10 ヌクレオチドの長さに達すると σ サブユニットは遊離し，遊離した σ サ
ブユニットは，別のコア酵素による転写の開始を助けることができる．このように，σ サ
ブユニットは触媒として作用するのである．

　E. coli DNA に存在する数種類のプロモーター配列を認識できるよう，E. coli は 7 種類
の σ 因子をもつ．前述したコンセンサス配列を認識する σ 因子は，質量が 70 kDa である
ため σ^{70} とよばれる．温度が急上昇した際に合成されて機能する σ 因子は σ^{32} である．σ^{32}
は，−10 配列が通常のプロモーターの配列と少し異なっている**熱ショック遺伝子**（heat-
shock gene）のプロモーターを認識する（図 29・11）．σ^{32} により熱ショック遺伝子の転
写が促進され，一連の防御タンパク質がうまく調整されながら合成されるのである．他の
種類の σ 因子としては，窒素欠乏などの環境条件に応じて登場するものがある．これら
の知見は，RNA ポリメラーゼによる転写の開始部位を決定するのに σ 因子が重要な役割
を果たすことを示している．

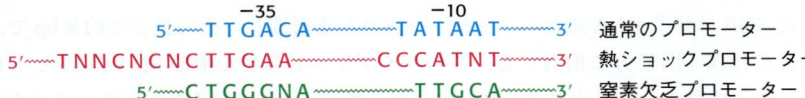

	−35		−10		
5′~~~	T T G A C A	~~~~~~	T A T A A T	~~~3′	通常のプロモーター
5′~~	T N N C N C N C T T G A A	~~~~~~	C C C A T N T	~~~3′	熱ショックプロモーター
5′~~~	C T G G G N A	~~~~~~	T T G C A	~~~3′	窒素欠乏プロモーター

図 29・11　他のプロモーター配列． *E. coli* の通常のプロモーター，熱ショック
プロモーター，窒素欠乏プロモーターのコンセンサス配列の比較．これらのプロ
モーターはそれぞれ σ^{70}，σ^{32}，σ^{54} が認識する．

　　一部の細菌には，さらに多くの σ 因子が存在する．たとえば，土壌細菌 *Strepto-
myces coelicolor* のゲノムには，アミノ酸配列から σ 因子と推定される因子が 60 種
類以上コードされている．多くの σ 因子のおかげで，この菌は，栄養状態や競合生物の
状況など，出会う可能性のあるさまざまな条件に合わせて遺伝子発現プログラムの調整を
行える．

RNA ポリメラーゼによる転写には，鋳型となる二重らせんをほどく必要がある

　RNA ポリメラーゼは二重らせん DNA に結合してプロモーター部位を探すことができる
が，合成開始前には，らせんの一部がほどかれている必要がある．言い換えると，転写が
起こるためには，閉じたプロモーター複合体（DNA が二重らせんになっている）から開
いたプロモーター複合体（DNA の一部がほどかれている）への転換が不可欠なのである
（図 29・12）．二重らせん約 17 塩基対分の結合を壊すのに必要なギブズエネルギーは，
DNA が変形して RNA ポリメラーゼに巻き付いたときに新たに生じる相互作用と，DNA
の一本鎖になった部分と酵素の他の部分との間に生じる相互作用から供給される．これら
の相互作用が開いたプロモーター複合体を安定化し，鋳型鎖の活性部位への引き入れを助
ける．また，−35 配列は二重らせんのまま残るが，−10 配列はほどかれる．これにより，
新しい RNA 鎖の最初のリン酸ジエステル結合を形成する準備が整ったことになる．

鎖の伸長は，鋳型 DNA 鎖に沿って移動していく転写バブル構造で起こる

　RNA 合成の伸長期は，最初のリン酸ジエステル結合が形成されることによって開始さ
れるが，この時点において，ヌクレオチドの付加が繰返し行えるようになる．ただ，10
ヌクレオチド程度を付加し終わるまでは，RNA ポリメラーゼが短い RNA を離し，DNA

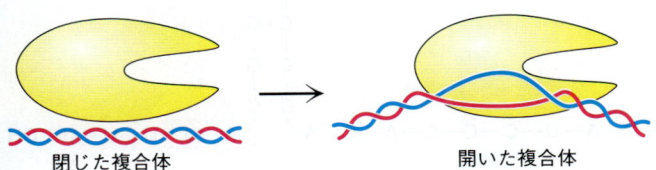

閉じた複合体　　　　　　　　開いた複合体

図 29・12　DNA のらせんをほどく．　閉じたプロ
モーター複合体から開いたプロモーター複合体への移行に
は，約 17 塩基対分の DNA のらせんをほどく必要がある．

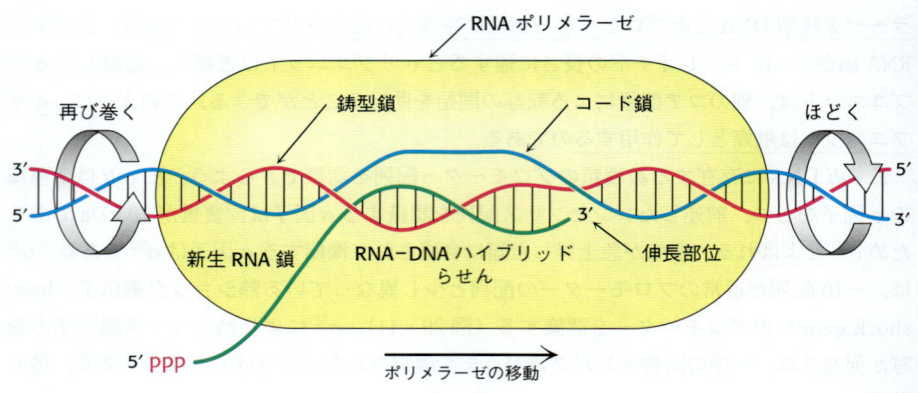

図 29・13　転写バブル構造.　RNA 転写産物を伸長中の転写バブル構造の模式図. DNA 二本鎖は RNA ポリメラーゼの前端でほどかれて後端で再び巻かれ, RNA-DNA ハイブリッドは伸長に伴って回転する.

から解離してしまうことがときどきある. ここを通り過ぎると, RNA ポリメラーゼは終結シグナルに出会うまで鋳型に結合したままで解離しない. RNA ポリメラーゼ, DNA, 合成された RNA の含まれる領域が, 転写バブル構造に対応する（図 29・13）. 新しく合成された RNA は鋳型 DNA 鎖とハイブリッドらせんを形成し, その長さは約 8 bp で, 二重らせんのほぼ 1 回転分に相当する. このハイブリッドらせん中の RNA の 3'-ヒドロキシ基は, 取込まれてくるリボヌクレオシド三リン酸の α-リン原子を攻撃できるような場所に位置する. また, コア酵素にも, DNA コード鎖の結合部位がある. 開始期と同様に伸長期においても, 約 17 bp 分の DNA がほどかれている. この転写バブル構造は 1 秒間に 170 Å（17 nm）も移動し, これは, 伸長速度にすると毎秒約 50 ヌクレオチドに相当する. ただし, 速いとはいうものの, 毎秒 800 ヌクレオチドという DNA 合成の速度に比べればはるかに遅い.

新しく転写された RNA 中の配列が, 転写終結の合図となる

　細菌では, 転写の終結は転写開始と同じく厳密に調節されている. 転写の終結期には, リン酸ジエステル結合の形成が停止し, RNA-DNA ハイブリッドが解離し, DNA のほどかれた部分が再び巻かれ, RNA ポリメラーゼが DNA から離れる. では, 転写をどこで終結させるかはどのようにして決まるのだろう. DNA 鋳型の転写される領域には転写終結シグナルが存在し, 最も単純なシグナルは, GC に富んだパリンドロームの後に AT の多い領域が続くものである. この DNA パリンドロームからできた RNA 転写産物は自己相補的で, 塩基対をつくってステムとループをもったヘアピン構造を形成するが, この構造を取りやすいのは G, C 残基が多い場合である（図 29・14）. というのは, グアニン–シトシン塩基対はアデニン–チミン塩基対に比べると水素結合が 1 本余分にあるために安定性が高いためである. このような安定したヘアピン構造の後に 4 個以上の連続したウラシル残基がある. これも転写終結に不可欠であり, RNA 転写産物はこのウラシル残基の途

図 29・14　終結シグナル.　mRNA 転写産物の 3' 末端にみられる終結シグナルは, 安定なステムループ構造を形成する一連の塩基と, 連続した U 残基からなっている.

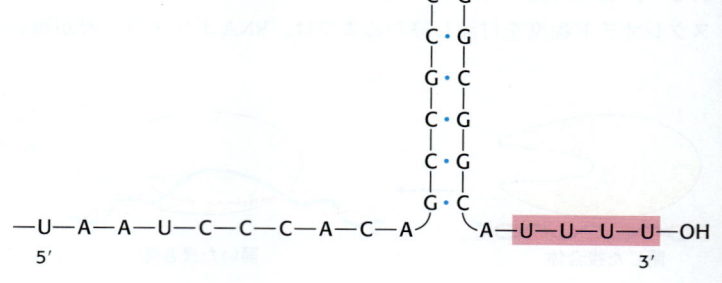

中かその直後で終結する.

では, このヘアピン-オリゴ(U)構造はどのようにして転写を終わらせるのだろう. まず第一に, このようにヘアピンを形成する RNA を合成すると, その直後に RNA ポリメラーゼは停止するらしい. さらに, rU–dA 塩基対は 4 種類の塩基対の中で最も結合が弱いために, ヘアピンの後につくられる RNA–DNA ハイブリッドらせんは不安定である. そのために, ヘアピンによって転写が止まると, 弱く結合した新生 RNA 鎖は鋳型 DNA から解離し, 酵素からも離れてしまう. RNA 鎖から離れた鋳型 DNA 鎖は本来の相手方の鎖と再結合して二本鎖に戻り, 転写バブル構造は閉じられる.

メッセンジャーRNA の中には, 代謝物の濃度を直接感知するものがある

第 31 章と第 32 章で取上げるように, 多くの遺伝子の発現は, 細胞内の代謝物やシグナル分子の濃度に応じて調節されている. 一部の mRNA 分子には, 驚くべき能力, すなわち, 特殊な二次構造を形成する能力に依存した一群の調節機構が備わっている. そのような二次構造の中には小さな分子と直接結合できるものがあり, リボスイッチ (ribo switch) とよばれている. リボフラビンの生合成に関わる遺伝子の合成を制御する, 枯草菌 Bacillus subtilis のリボスイッチについて考えてみよう (図 29・15). リボフラビン生合成における重要な中間体であるフラビンモノヌクレオチド (FMN) は, 高濃度で存在する場合, 立体構造的に FMN 結合ポケットと転写の中途終結を促すヘアピン構造が存在する RNA 転写産物に結合する. FMN が結合することにより, この RNA 転写産物は中途で終結しやすい立体構造にとどめられてしまうため, きちんと機能する mRNA が産生されなくなる. しかし, 濃度が低い場合には, FMN が容易に RNA に結合できないため, 中途終結を促すターミネーターがない別の立体構造が形成され, 完全長の mRNA が産生される. イメージ的には, RNA のことを単純な"線"のようにとらえがちだが, リボスイッチの存在は, RNA がいかに精巧で機能的な構造をつくりうるかを鮮やかに示している.

一部の遺伝子では ρ タンパク質が転写終結に関与する

RNA ポリメラーゼは, ヘアピンとそれに続く数個の U 残基がある部位では, 他の因子の関与なしに転写を終結する. しかし, それとは異なった部位での終結には他の因子の関与を必要とする. この発見のきっかけになったのは, 試験管内において RNA ポリメラー

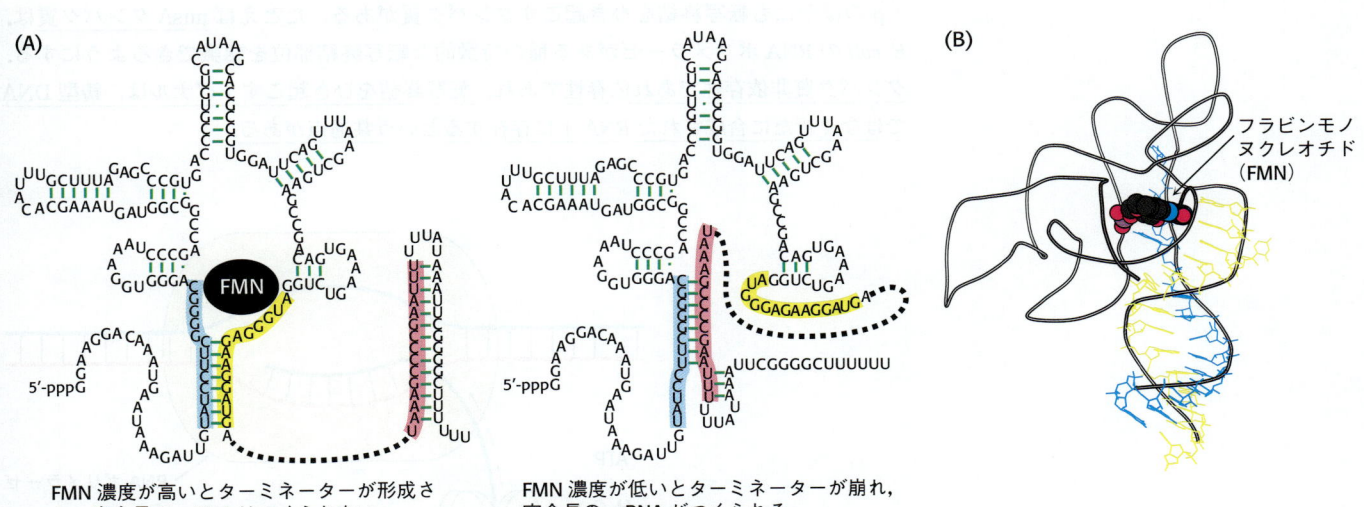

FMN 濃度が高いとターミネーターが形成され, 完全長の mRNA はつくられない

FMN 濃度が低いとターミネーターが崩れ, 完全長の mRNA がつくられる

フラビンモノヌクレオチド (FMN)

図 29・15　リボスイッチ.　(A) フラビンモノヌクレオチド (FMN) の生産に関わるタンパク質をコードする mRNA では, その 5′ 末端が折りたたまれてできる構造が FMN の結合によって安定化される. その構造には転写ターミネーターが含まれ, この mRNA の転写の中途終結をひき起こす. FMN の濃度が低いと, ターミネーターを含まない別の構造が形成され, 完全長の mRNA が産生されるようになる. (B) FMN に結合した FMN 結合性リボスイッチの立体構造. 青色と黄色の部分は, (A) の図の同色で示した領域に相当する. 結合している FMN に黄色の鎖が接触し, 構造を安定化していることに注意 〔3F2Q.pdb より〕

図 29・16　ρ タンパク質が RNA 転写産物の長さに及ぼす影響.

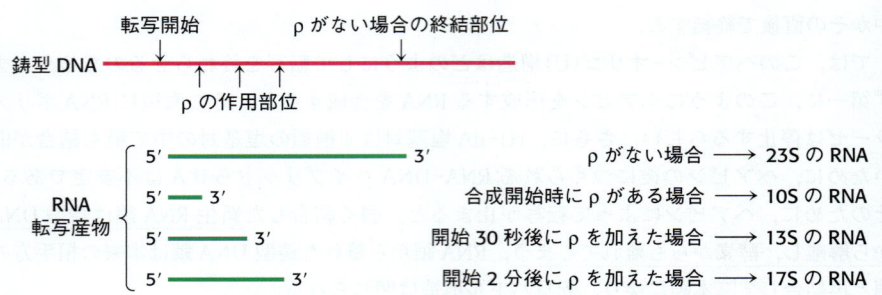

ぜだけで合成した RNA 分子の中に，生体内でつくられた RNA より長いものがあるという観察結果だった．試験管内実験では加えられていなかった，正しい位置での終結をひき起こす欠けていた因子が単離され，**ρ タンパク質**（ρ protein）と名付けられた．この終結因子 ρ を RNA 合成開始後のさまざまな時点で反応混合物に加えることによって，ρ の働きについてさらに詳しい情報が得られた（図 29・16）．転写開始時，開始数秒後，開始 2 分後に ρ を加えると，それぞれ沈降係数 10S, 13S, 17S の RNA が産生された．また，ρ を加えない場合には 23S の RNA 転写産物が産生された．この結果から，鋳型鎖には，ρ に反応する終結部位が少なくとも 3 箇所（10S, 13S, 17S の RNA が生じる）と，ρ に反応しない終結部位が 1 箇所（23S RNA が生じる）存在することが明らかになった．言い換えると，ρ がない場合には 23S RNA を産生する部位で特異的な終結が起こるが，ρ がある場合には RNA ポリメラーゼが単独では認識できない別の終結部位が認識されるということである．

　ρ はどのようにして RNA 合成を終結させるのだろう．重要な手掛かりとなったのは，DNA や RNA の二本鎖が存在しても ρ は ATP を加水分解しないが，一本鎖 RNA が存在すると加水分解するという発見である．ρ は六量体のヘリカーゼで，DNA 複製のところ（§ 28・1）で説明したヘリカーゼの相同体である．ひと続きのヌクレオチドが結合することにより，新しく合成された RNA はこの六量体の中心を通る（図 29・17）．そして，RNA 中にあるシトシンが多くてグアニンの少ない配列によって ρ 因子は活性化される．ρ は，そのヘリカーゼ活性によって新生 RNA 鎖を引っ張りながら RNA ポリメラーゼを追いかけ，RNA ポリメラーゼの転写バブル構造に追いつくと，RNA–DNA ヘリカーゼとして働き，RNA–DNA ハイブリッドらせんを解離させる．

　ρ のほかにも転写終結をひき起こすタンパク質がある．たとえば nusA タンパク質は，*E. coli* の RNA ポリメラーゼがある種の特徴的な転写終結部位を認識できるようにする．タンパク質非依存性であれ依存性であれ，転写終結をひき起こすシグナルは，鋳型 DNA ではなく新たに合成された RNA 上に存在するという共通点がある．

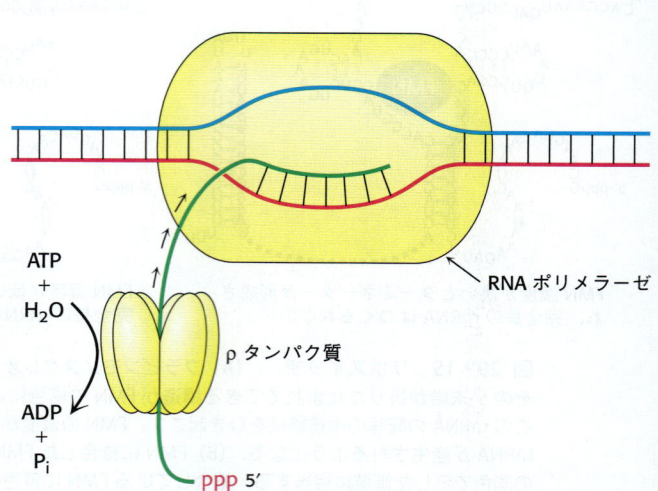

図 29・17　ρ タンパク質による転写終結機構.
ρ タンパク質は ATP 依存性のヘリカーゼで，新生 RNA 鎖に結合し，これを RNA ポリメラーゼと DNA 鋳型から引き離す．

転写を阻害する抗生物質がある

抗生物質の多くは細菌の生物学的過程をきわめて特異的に阻害する物質である．リファンピシンとアクチノマイシンは，その作用機序はまったく異なっているが，いずれも細菌の転写を阻害する抗生物質で，**リファンピシン**（rifampicin）は，連鎖球菌性咽頭炎の原因菌の類縁菌 *Amycolatopsis* のある株から得られる抗生物質**リファマイシン**（rifamycin）の半合成誘導体である．

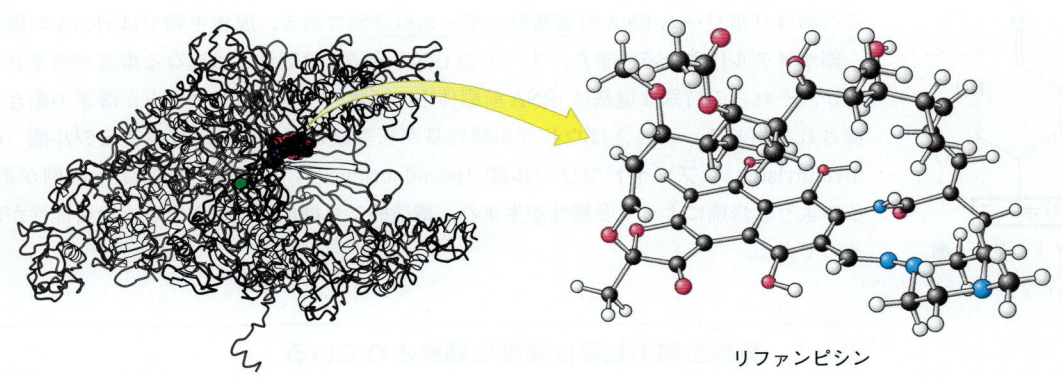

リファンピシン

リファンピシンは RNA 合成の開始を特異的に阻害する．RNA 鎖のはじめのいくつかのリン酸ジエステル結合が形成されるのを妨げることによって作用するのだが，原核生物の RNA ポリメラーゼとリファンピシンとの複合体の構造から，リファンピシンは，ポリメラーゼによって合成された RNA-DNA ハイブリッドが通るべき通路を塞いでしまうこと，そして，その結合部位は酵素の活性部位から 12 Å 離れていることがわかった（図 29・18）．伸長中の酵素では，RNA-DNA ハイブリッドのためにリファンピシンが結合できないので，転写開始は阻害できるが，伸長を阻害することはできない．リファンピシンが結合するくぼみは細菌の RNA ポリメラーゼではよく保存されているが，真核生物のポリメラーゼでは保存されていないので，リファンピシンは抗生物質として結核の治療に利用することができる．

アクチノマイシン D（actinomycin D）は，放線菌 *Streptomyces* に由来するポリペプチド鎖を含んだ抗生物質で，リファンピシンとはまったく異なった機構で転写を阻害する．アクチノマイシン D は二重らせん DNA と強く特異的に結合し，DNA 鎖が RNA 合成の鋳型になるのを妨げる．アクチノマイシン D と DNA との複合体の分光学的研究，流体力学的研究，構造研究によって，アクチノマイシンのフェノキサゾン環が DNA の隣合った塩基対の間に入り込むことがわかった（図 29・19）．これは，**インターカレーション**（挿入，intercalation）とよばれる結合様式である．低濃度のアクチノマイシン D は，転写は阻害

リファンピシン

図 29・18 抗生物質の作用． リファンピシンが結合するくぼみは，正常ならば新たに合成された RNA-DNA ハイブリッドが入るべき通路の中にある．そのため，リファンピシンは，ヌクレオチドがわずか 2〜3 個連結された位置で鎖の伸長を阻害する．

図 29・19 アクチノマイシン–DNA 複合体の構造. （A）DNA 二重らせん（空間充填モデルで示す）とアクチノマイシン B（球棒モデルで示す）との複合体の構造. 複合体にはアクチノマイシン B が 2 分子結合している.（B）アクチノマイシン B の構造でフェノキサゾン環（黄色）を示す. DNA の塩基対間にフェノキサゾンが滑り込んでいることに注意. 略号: Me, メチル基〔1I3W.pdb より〕

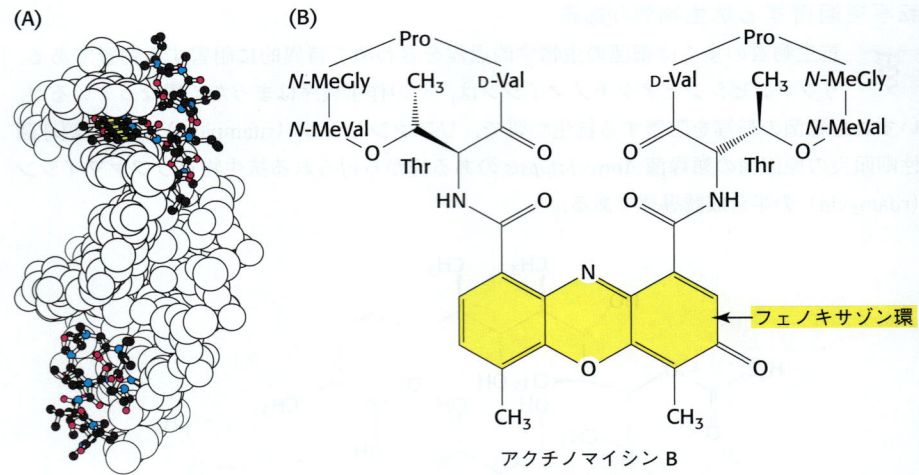

アクチノマイシン B

するが，DNA 複製やタンパク質合成にはほとんど影響を及ぼさない. そのためアクチノマイシン D は，新しい RNA 鎖の合成をきわめて特異的に阻害する物質として，原核細胞，真核細胞どちらの場合にも広範に用いられている. 急速に分裂している細胞の増殖を阻害できるので，ある種のがんの有効な治療薬となっている.

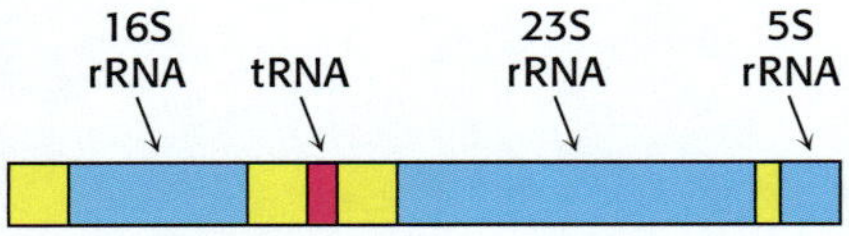

原核生物の転移 RNA，リボソーム RNA の前駆体は，転写後に切断，化学修飾される

　原核生物のメッセンジャーRNA 分子は，RNA ポリメラーゼによる合成後，ほとんどあるいはまったく修飾を受けない. 実際，多くの mRNA 分子は転写されている最中に翻訳されていく. これに対して，転移 RNA とリボソーム RNA 分子は，転写でできた新生 RNA 鎖の切断と修飾によってつくられる. たとえば，*E. coli* では，1 本の転写一次産物の RNA から 3 種類の rRNA 分子と 1 種類の tRNA 分子が切出されるし，この転写産物はほかにもスペーサー領域を含んでいる（図 29・20）. また，数種類の tRNA 分子あるいは 1 種類の tRNA 分子の数コピーを含む転写産物もある. これらの rRNA 前駆体，tRNA 前駆体を切断して不要部分を除去するヌクレアーゼはきわめて正確に機能する. 一例として，*E. coli* のリボヌクレアーゼ P（RN アーゼ P，RNase P）は，あらゆる tRNA 分子の 5′ 末端を正しい形でつくり出すことが知られている. Sidney Altman らが明らかにしたところによると，この興味深い酵素には，触媒作用をもつ RNA 分子が含まれている. また，リボヌクレアーゼ III（RN アーゼ III，RNase III）は，二重らせんになった特定の部位のヘアピン領域を切断し，転写一次産物から 5S，16S，23S rRNA 前駆体を切出す.

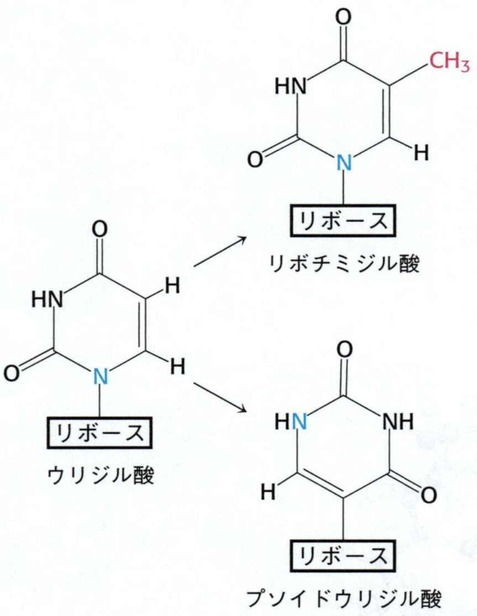

　プロセシングの二つめは，一部の RNA 鎖の末端へのヌクレオチド付加である. すべての tRNA 分子は，機能するのに CCA という末端配列を必要とするが，この末端の配列は DNA にはコードされておらず，後から tRNA 分子の 3′ 末端に付加される. CCA の付加を行う酵素は RNA ポリメラーゼなのだが，DNA の鋳型を使わないという点が特殊である. 三つめはリボソーム RNA の塩基やリボースの修飾である. 原核生物では rRNA の塩基の一部がメチル化される. また，すべての tRNA 分子には通常とは異なる塩基が含まれているが，それらの特殊な塩基は tRNA 前駆体中の通常のリボヌクレオチドが酵素の働きで修飾されて生じる. たとえばウリジル酸残基が転写後に修飾され，**リボチミジル酸**（ribothymidylate）や**プソイドウリジル酸**（pseudouridylate）に変換されるような例がある. このような修飾によって多様性が生まれ，構造的にも機能的にもさまざまな可能性が広がるのである.

図 29・20 転写一次産物. この転写産物の切断によって，5S，16S，23S の rRNA 分子と tRNA 1 分子が生じる. スペーサー領域は ▉ で示す.

16S rRNA　　tRNA　　23S rRNA　　5S rRNA

リボチミジル酸

ウリジル酸

プソイドウリジル酸

29・2　真核生物の転写は高度に調節されている

　さて今度は，原核生物の転写に比べてはるかに複雑な，真核生物の転写に目を向けてみよう. 真核細胞には，それぞれの遺伝子をいつ転写し，どれくらいの量の RNA をつくる

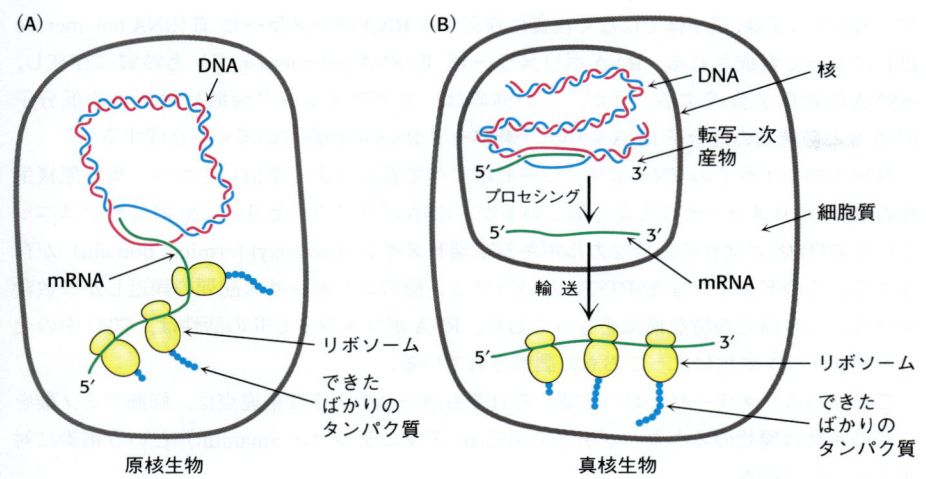

図 29・21　転写と翻訳．　原核生物では
これら二つの過程は密接につながっている
が，真核生物では空間的にも時間的にも
はっきりと分かれている．（A）原核生物で
は転写一次産物が mRNA として働き，その
まますぐにタンパク質合成の鋳型として用
いられる．（B）真核生物では，mRNA 前駆
体は核内でプロセシングとスプライシング
を受け，それから細胞質へと輸送されてタ
ンパク質へと翻訳される〔出典: J. Darnell,
H. Lodish, D. Baltimore, "Molecular Cell Biology,
2nd Ed.," p. 230, Scientific American Books
(1990)〕．

かを正確に調節する素晴らしい能力が備わっている．この能力のおかげで，一部の真核生物は異なる組織からなる多細胞生物へと進化した．すなわち，多細胞の真核生物は，さまざまな転写調節を利用することによって，種類の異なる細胞をつくり出すようになったのである．核膜，複雑な転写調節，そして RNA プロセシングという，真核生物だけに認められる三つの重要な特徴が，その遺伝子発現に影響を及ぼしている．

1.　核膜　　真核生物では，転写と翻訳は細胞内の異なった分画で行われる: 転写は膜に囲まれた核の内部で行われるのに対し，翻訳は核の外側の細胞質で行われる．細菌では，この二つの過程が密接に結びついており，実際に，mRNA がまだ合成されている間に翻訳が開始される（図 29・21）．真核生物では，転写と翻訳が空間的・時間的に分離されているために，遺伝子発現がはるかに複雑な方法で調節できる．このことが真核生物の形態や機能の多様性の一因となっている．

2.　複雑な転写調節　　原核生物と同様に，真核生物も DNA 中のよく保存された塩基配列を利用して転写開始を調節する．ただ，細菌が利用するのは 3 種類のプロモーター要素（−10 配列，−35 配列，UP エレメント）だけであるのに対し，真核生物が利用するプロモーター要素には多様な種類がある．それぞれの要素には保存された特有な配列があるが，一つのプロモーターにすべての種類の要素が揃っているわけではない．また，真核生物では，転写を調節する要素が DNA 中のさまざまな場所にあり，開始部位の上流や下流，ときには原核生物と比較して，開始部位からはるかに遠い場所にみられることもある．たとえば，転写開始部位から非常に離れた場所にあるエンハンサーが，特定の遺伝子のプロモーター活性を上昇させることが知られている．

3.　RNA プロセシング　　細菌，真核生物どちらでも RNA は修飾を受けるが，真核生物では，mRNA となるべき新生 RNA が非常に大々的なプロセシングを受ける．このプロセシングでは，5′，3′ 両末端が修飾される．そして，最も重大なのは一次転写産物の一部が切取られることである．RNA プロセシングについては §29・3 で詳しく述べる．

真核細胞の RNA は 3 種類の RNA ポリメラーゼによって合成される

細菌では RNA を合成するのは 1 種類のポリメラーゼである．これに対して，真核生物の核には 3 種類の RNA ポリメラーゼが存在し，鋳型特異性と核内での局在が異なっている（表 29・2）．これらのポリメラーゼはどれも大きなタンパク質で，8〜14 個のサブユニットをもち，全体の分子の質量は 500 kDa を超える．**RNA ポリメラーゼ I**（RNA polymerase I）は核小体とよばれる核内の特殊な構造に存在し，1 列に並んだ 18S, 5.8S, 28S リボソーム RNA 遺伝子を転写する．もう一つのリボソーム RNA 分子（5S rRNA）とすべ

表 29・2　真核生物の RNA ポリメラーゼ

型	存在部位	転写産物	α−アマニチンの影響
I	核小体	18S, 5.8S, 28S rRNA	感受性なし
II	核 質	mRNA 前駆体と snRNA	強く阻害される
III	核 質	tRNA と 5S rRNA	高濃度では阻害される

てのtRNA分子は,核小体ではなく核質に存在する**RNAポリメラーゼ Ⅲ**(RNA polymerase Ⅲ)によって合成される.**RNAポリメラーゼ Ⅱ**(RNA polymerase Ⅱ)も核質に存在し,mRNA前駆体を合成する.また,この酵素は,スプライシング装置に含まれる低分子RNAなど数種類の低分子RNAや小分子非コードRNAの前駆体の多くも合成する.

真核生物のすべてのRNAポリメラーゼはすべて互いによく類似しており,また原核生物のRNAポリメラーゼにもよく似ているが,RNAポリメラーゼⅡの220 kDaサブユニットには**CTD**とよばれる独特な**カルボキシ末端ドメイン**(carboxyl terminal domain)が存在する.このドメインはYSPTSPSというアミノ酸のコンセンサス配列の繰返しが多数含まれるという点で独特な構造をもっており,RNAポリメラーゼⅡの活性は,CTD中のセリン残基のリン酸化によっておもに調節されている.

これらのポリメラーゼにおいて認められるもう一つの大きな相違点は,修飾アミノ酸をいくつか含む環状のオクタペプチドである**α-アマニチン**(α-amanitin)という毒素に対する反応性である.

α-アマニチン

毒キノコを食べての死者は,毎年世界で100人以上に上るが,α-アマニチンは,死の杯とか破滅の天使などとよばれる毒キノコ *Amanita phalloides*(タマゴテングタケ)によって産生される毒素である.α-アマニチンはRNAポリメラーゼⅡにきわめて強く結合し($K_d = 10$ nM),RNA合成の伸長期を阻害する.高濃度のα-アマニチン(1 μM)はポリメラーゼⅢも阻害するが,ポリメラーゼⅠはこの毒素には感受性を示さない.この感受性パターンは,動物界,植物界を問わずよく保存されている.

真核生物のポリメラーゼは,結合するプロモーターの点でも互いに違いがある.真核生物の遺伝子も原核生物の遺伝子と同様に,転写の開始にプロモーターを必要とする.また,真核生物のプロモーターも原核生物のプロモーターと同じように,ポリメラーゼを転写開始部位へと引き寄せるよく保存された配列で構成されている.しかし,下記のように,真核生物のプロモーターは,結合するRNAポリメラーゼの種類に応じて,塩基配列や位置が明らかに異なっている(図29・22).

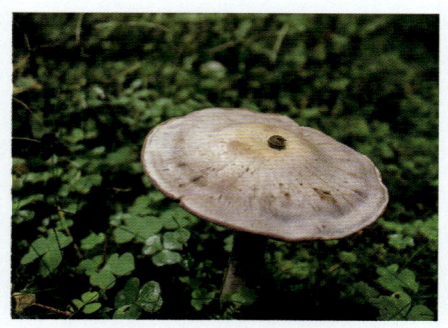
"死の杯"ともよばれる *Amanita phalloides*(タマゴテングタケ)〔© mikhafff1984/123RF〕

1. RNAポリメラーゼⅠ　RNAポリメラーゼⅠが転写するリボソームDNA(rDNA)は,3種類のrRNA遺伝子を1コピーずつ含む配列が数百個も並んだ反復配列で,プロモーター配列は,それらの遺伝子を隔てているDNA領域にある.転写開始部位にはリボソームイニシエーター配列(rInr)とよばれるTATA類似配列があり,さらに上流,開始部位から150~200 bpのところには上流プロモーター配列(upstream promoter element, UPE)がある.どちらの配列も,RNAポリメラーゼⅠを引き寄せるタンパク質を結合することによって転写を助ける.

2. RNAポリメラーゼⅡ　RNAポリメラーゼⅡが結合するプロモーターには,原核

RNA ポリメラーゼ I のプロモーター

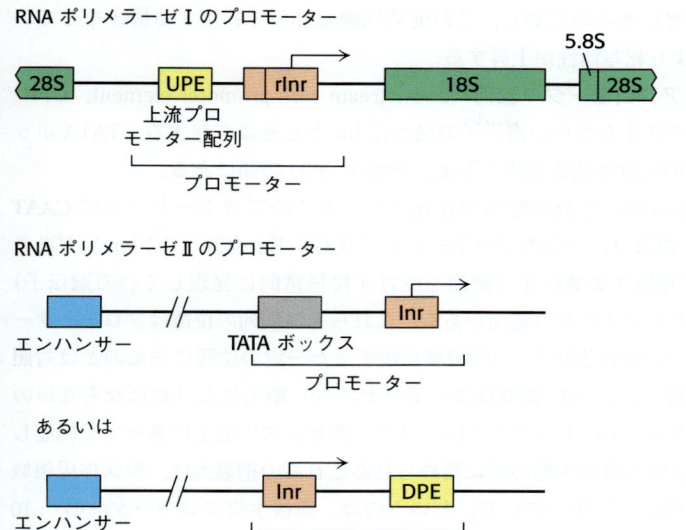

RNA ポリメラーゼ II のプロモーター

あるいは

RNA ポリメラーゼ III のプロモーター

I 型: 5S rRNA　　　　　　　　　　　II 型: tRNA

図 29・22　真核生物の一般的なプロモーター要素．　真核生物の各 RNA ポリメラーゼは，一群のプロモーター要素（DNA 中にあって転写を促進する配列）を認識する．RNA ポリメラーゼ I のプロモーターは，リボソームイニシエーター（rInr）配列と上流プロモーター配列（UPE）から構成される．RNA ポリメラーゼ II のプロモーターも同様にイニシエーター配列（Inr）を含んでおり，さらに TATA ボックスか下流プロモーター配列（DPE）のどちらかをもつこともある．エンハンサーは，プロモーター領域とは離れたところに存在し，特異的転写因子を結合する．また，RNA ポリメラーゼ III プロモーターを構成するよく保存された配列は，転写される遺伝子の内部にある．

生物のプロモーターと同様に，開始部位を指定してポリメラーゼを引き寄せるよく保存された配列群が存在する．ただし，何種類もあるコンセンサス配列が，プロモーターにどのような組合わせで存在しているかは実にさまざまである．また，真核生物だけに認められるものとしてエンハンサーがあり，これは開始部位からの距離が非常に離れている（1 kb 以上）こともある．

　3. RNA ポリメラーゼ III　　RNA ポリメラーゼ III が結合するプロモーターは，開始部位よりも下流，すなわち転写される配列の内部に存在する．RNA ポリメラーゼ III が利用する遺伝子内プロモーターは 2 種類あって，I 型プロモーターは 5S rRNA 遺伝子にあり，A ブロックと C ブロックとよばれる二つの短い保存配列が含まれる．一方の II 型プロモーターは tRNA 遺伝子にあり，A ブロックと B ブロックとよばれる 11 bp の配列二つを，遺伝子の両端から約 15 bp の位置にもつ．

RNA ポリメラーゼ II のプロモーター領域には，3 種類の配列が共通してみられる

　真核細胞では，タンパク質をコードする遺伝子はすべて，RNA ポリメラーゼ II によって転写される．RNA ポリメラーゼ II のプロモーターは，細菌のポリメラーゼのプロモーターと同様に，転写開始部位の 5′ 側に位置するのが普通である．これらの配列は転写される遺伝子と同一の DNA 分子上にあるので，**シス作用領域**（*cis*-acting region, *cis*-acting element）または**シスエレメント**（cis element）とよばれる．RNA ポリメラーゼ II によって転写される遺伝子に最も広くみられるシス作用領域は，そのコンセンサス配列から **TATA ボックス**（TATA box）とよばれ，通常 −30 と −100 の間にある（図 29・23）．真核生物の TATA ボックスは原核生物の −10 配列（TATAAT）にきわめてよく似ているが，開始部位からの距離は，原核生物より離れている．TATA ボックス中の塩基を 1 個変異させただけでプロモーターの活性は大きく損なわれるので，AT 塩基対が多いというだけではなく，その厳密な配列が重要であることがわかる．

　TATA ボックスと対になって存在することが多いのが**イニシエーター配列**（initiator element, Inr）で，転写開始部位の −3 と +5 の間にある．他のプロモーター要素は開始

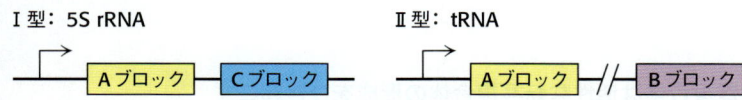

$5'$　T_{82} A_{97} T_{93} A_{85} A_{63} A_{88} A_{50}　$3'$
TATA ボックス

図 29・23　TATA ボックス．　100 以上の真核生物プロモーターの配列を比較して得たコンセンサス配列．下付き数字は，その位置にその塩基が現れる頻度（%）を表している．

5′ GGN**CAAT**CT 3′
CAAT ボックス

5′ GG**GC**GG 3′
GC ボックス

図 29・24 CAAT ボックスと GC ボックス. 真核生物の mRNA 前駆体プロモーターの CAAT ボックスと GC ボックスのコンセンサス配列

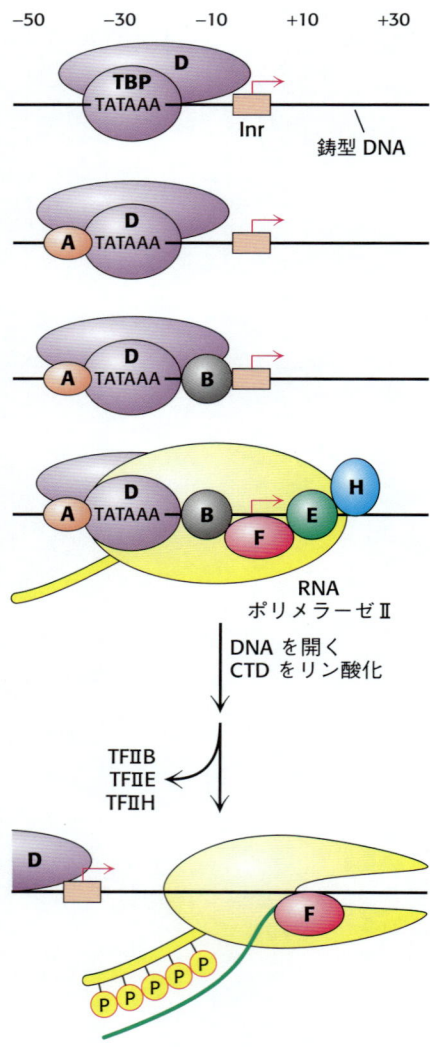

図 29・25 転写開始. RNA ポリメラーゼ II による転写開始には,転写因子 TF IIA, B, D, E, F, H が必要である.TATA ボックスへの TF IID (■) の結合に始まり,これらの基本転写因子が順次結合していく〔TF IID の成分の一つ,TATA ボックス結合タンパク質 (TBP) が TATA ボックスを認識する〕.これらが結合した後,TF IIH が DNA 二重らせんを開いてカルボキシ末端ドメイン (CTD) をリン酸化し,ポリメラーゼがプロモーターを離れて転写を開始できるようにする.→ は,転写開始部位を示す.

部位からさまざまな距離にあるのに対し,この配列は開始部位を特定する働きをしている.また,この存在により転写活性が上昇する.

第三の要素は**下流コアプロモーター配列** (downstream core promoter element, DPE) で,普通は TATA ボックスをもたない遺伝子の場合に Inr とともに存在する.TATA ボックスとは異なり,DPE の位置は開始部位の下流,+28 と +32 の間にある.

さらに −40 と −150 の間にも調節配列が存在する.多くのプロモーターには **CAAT ボックス** (CAAT box) があり,一部のプロモーターには **GC ボックス** (GC box) がある (図29・24).構成的に発現する遺伝子(調節を受けずに恒常的に発現している遺伝子)はプロモーターに GC ボックスをもつ傾向がある.これら上流配列の位置はプロモーターによってさまざまであり,原核生物の −35 領域が決まった一定の位置にあるのとは対照的である.もう一つの違いは,−35 領域はコード(センス)鎖上になければならないのに対して,CAAT ボックスと GC ボックスは鋳型(アンチセンス)鎖上にあっても機能しうることである.原核生物と真核生物の間に認められるこれらの相違点は,シス作用領域の認識機構の根本的な違いを反映している.というのは,原核生物プロモーターの −10 配列と −35 配列は RNA ポリメラーゼやそれに結合する σ 因子の結合部位であるのに対して,真核生物プロモーターの TATA ボックス,CAAT ボックス,GC ボックスなどのシス作用領域は RNA ポリメラーゼ自体ではなく,別のタンパク質によって認識されるのである.

TF IID タンパク質複合体は活性な転写複合体の形成をひき起こす

シス作用領域は,真核生物の遺伝子発現という大きなパズルのほんの一部に過ぎない.ほかに,これらの領域に結合する**転写因子** (transcription factor) も必要である.たとえば RNA ポリメラーゼ II は,ひとまとめにして TF II(TF は転写因子:transcription factor を表し,II は RNA ポリメラーゼ II を意味する)とよばれる一群の転写因子によって開始部位へと誘導される.また,個々の TF II 因子は TF IIA,TF IIB などと名付けられている.

TATA ボックスをもつプロモーターにおいて転写開始の鍵となるのは,TATA ボックス結合タンパク質 (TBP) による TATA ボックスの認識である (図29・25).TBP は,大きさ 700 kDa の TF IID 複合体を構成する 30 kDa の成分である.TATA ボックスのないプロモーターでは,TF IID 複合体中の他のタンパク質がコアプロモーター配列に結合するが,この相互作用についてはあまりわかっていないため,ここでは TATA ボックス–TBP 結合のみを考えることにする.TBP–TATA ボックス複合体の解離定数は約 1 nM で,TBP は TATA ボックスに,他の配列に比べて 10^5 倍もの強さで結合する.TBP は,よく似た 2 個のドメインからできた鞍の形をしたタンパク質で(図29・26),下側のくぼんだ面に TATA ボックスの DNA が結合すると,DNA に大きな高次構造変化がひき起こされる.その結果,二重らせんが緩められた形になり副溝が広がって,TBP のくぼんだ側にある逆平行 β 鎖と広い範囲で結合できるようになる.また,この結合はおもに疎水性の相互作用によるもので,たとえば,4 個のフェニルアラニン残基は TATA ボックスの塩基対の間に挿入された形になる.AT の多い配列は柔軟性に富むものであるが,ここでは DNA を曲げるのにその性質がうまく利用されている.一方,TATA ボックスのすぐ外側は,通常の B 形 DNA のままである.TBP–TATA ボックス複合体は明らかに非対称的であり,その非対称性は,単一の開始部位を特定して転写を確実に一方向に進めるために重要である.

TATA ボックスに結合した TBP は開始複合体の中心であり(図29・25),TBP の鞍の表面は他の因子の結合部位となる.この核となる部分にさらに他の転写因子が決まった順序で結合するのだが,まず TF IIA が引き寄せられ,つぎに TF IIB,さらに TF IIF,RNA ポリメラーゼ II,TF IIE,TF IIH が順に参加して,**基本転写装置** (basal transcription apparatus) という複合体が形成される.この複合体形成の間,カルボキシ末端ドメイン (CTD) はリン酸化されていない状態で,転写メディエーターとよばれるエンハンサー結合複合体との結合を介して転写の調節に関与している (§32・2).リン酸化された CTD

は，RNA ポリメラーゼⅡによる伸長反応を安定化し，伸長段階で働く RNA プロセシング酵素を引き寄せる．したがって，<u>TFⅡH による CTD のリン酸化は，転写開始段階から伸長段階への移行の目印となる</u>．CTD の反復配列が 10 個未満しかない RNA ポリメラーゼⅡ変異体をもつ酵母は生存できないことから，このカルボキシ末端のドメインの重要性が浮き彫りになった．また，結合していた因子のほとんどは，ポリメラーゼがプロモーターから離れる前に遊離し，また別の転写開始過程に参加することができる．

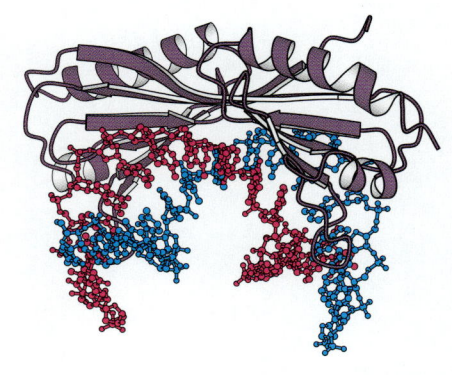

真核生物プロモーターは複数の転写因子と相互作用する

前項で説明した基本転写複合体による転写開始は比較的効率が悪い．効率のよいmRNA 合成には，さらに，特定の遺伝子の転写を選択的に促進する役割をもつ他の転写因子が，基本転写複合体とは別の部位に結合する必要がある．真核生物遺伝子の上流に存在する転写を促進する配列は多様で，その位置もさまざまであることから，これらの配列は多数の異なった特異的タンパク質によって認識されていることがわかる．実際に多数の転写因子が単離されており，フットプリント法によってその結合部位も同定されている．たとえば，ショウジョウバエ（*Drosophila*）の**熱ショック転写因子**（heat-shock transcription factor, HSTF）は，急激な温度上昇後に発現する 93 kDa の DNA 結合タンパク質で，つぎのようなコンセンサス配列に結合する．

図 29・26 **TATA ボックス結合タンパク質と DNA が形成する複合体**．　鞍の形をしたタンパク質が DNA 断片の上に乗る．DNA を強く折り曲げ，二重らせんをほどいていることに注意〔1CDW.pdb より〕

$$5'-\text{CNNGAANNTCCNNG}-3'$$

この配列は**熱ショック応答エレメント**（heat-shock response element）とよばれ，TATAボックスの上流 15 bp の部位からさらに上流に数コピー存在する．

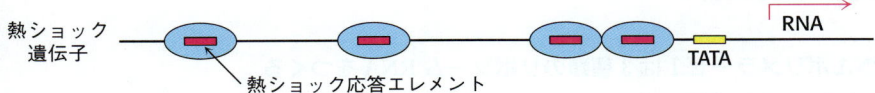

熱ショック
遺伝子　　　　　　　　　　　　　　　　　　　　　　　　　　　　RNA

　　　　　　　　　　　　　　　　　　　　　　　　　　　　TATA
　熱ショック応答エレメント

いずれも熱ショックの転写を促進するのだが，HSTF は，最初に RNA ポリメラーゼに結合するのではなく，熱ショック遺伝子プロモーター中の応答エレメントに直接結合するという点で，*E. coli* の熱ショックタンパク質 σ^{32}（p. 813）とは異なっている．

エンハンサー配列は，数千塩基も離れた転写開始点での転写を活性化する

高等真核生物の多くのプロモーターは，これまで述べてきたのとは異なった種類のシス作用エレメントによっても，活性が著しく上昇する．この**エンハンサー**（enhancer）とよばれる配列は，それ自体にはまったくプロモーター活性がないが，<u>数千塩基対もの距離を超えて転写促進作用を及ぼす力をもつ</u>．エンハンサー配列は，転写される遺伝子の上流にあっても下流にあってもよく，転写される遺伝子の真ん中に存在する場合さえある．さらに，エンハンサーは，DNA のコード鎖，非コード鎖のどちらにあっても有効である．

特定のエンハンサーはある特定の細胞においてだけ効力を発揮する．たとえば，免疫グロブリンのエンハンサーは B リンパ球では機能するがそれ以外の細胞では機能しない．興味深いことに，遺伝子とエンハンサーとの関係が崩れることにより，悪性腫瘍がひき起こされることがある．バーキットリンパ腫や B 細胞白血病では，染色体の転座により，転写因子であるがん原遺伝子（プロトオンコジーン）*myc* が強力な免疫グロブリン遺伝子エンハンサーの制御下に組込まれ，その結果 *myc* 遺伝子が正常な制御を逸脱して高発現することにより，その進行に関連していると考えられている．

転写因子および他の DNA の調節部位に結合するタンパク質は，RNA ポリメラーゼが特異的な遺伝子にアクセスできるよう，何重にもかけられたセキュリティーを解除するために互いに協力しあうパスワードのようなものと考えればよいのかもしれない．プロモーターやエンハンサーの発見により，真核生物ではどのようにして遺伝子が選択的に発現す

るのかを理解する道が開かれた. 第32章で論じるように, 遺伝子の転写調節は, 遺伝子発現を制御する基本手段なのである.

> 細菌は TBP をもたないが, アーキアは構造的に真核生物に非常によく似た TBP 分子をもっている. 事実, 全体として, アーキアの転写調節機構は, 細菌よりもはるかに真核生物の転写調節機構との類似性が高い. なので, 真核生物の転写機構の成分の多くはアーキアの祖先から進化してきたのであろうと考えられている.

29・3　真核生物のポリメラーゼによる転写産物はプロセシングを受ける

真核生物では, 実際上, 転写によってつくられたばかりの産物はすべてプロセシングを受ける. たとえば, RNA ポリメラーゼ II の働きでできた転写一次産物 (mRNA 前駆体) は, 5′末端にキャップ構造が, 3′末端にポリ(A)尾部が付加される. 最も重要なのは, 高等真核生物では, mRNA 前駆体のほとんどが, スプライシングを受けることである. すなわち, 転写の一次産物からイントロンが正確に取除かれ, エキソンがつなぎ合わされて, 情報に途切れのない成熟した mRNA が形成される. mRNA の中には, 前駆体は 30 kb 以上もあるのに, 成熟後の長さがわずか 1/10 というものもある. また, 膜結合型の抗体分子と分泌型の抗体分子のように, 発生の過程でスプライシングのパターンが調節されることによって, 最終的に産生されるタンパク質の機能に違いが生じることもある. 選択的スプライシングは真核生物のもつタンパク質の品揃えを増やす働きをしており, プロテオームの方がゲノムよりも複雑性が高いのは, この理由からも明らかだ. また, プロセシングの過程とそれに関わる因子は, RNA ポリメラーゼの種類によってさまざまであることもわかっている.

RNA ポリメラーゼ I は 3 種類のリボソーム RNA をつくる

リボソームの重要な成分には, RNA 分子がいくつか含まれている. RNA ポリメラーゼ I による転写では, リボソームの 3 種類の RNA 成分 (18S rRNA, 28S rRNA, 5.8S rRNA) をコードする 1 本の前駆体 (哺乳類では 45S) がつくられる (図 29・27). 18S rRNA はリボソームの小サブユニット (40S) の RNA 成分であり, 28S rRNA と 5.8S rRNA の二つは大サブユニット (60S) の成分である. また, 大サブユニット中のもう一つの RNA 成分である 5S rRNA は, RNA ポリメラーゼ III によって, これとは別に転写される.

この前駆体の三つの rRNA への切離しは, 実際にはプロセシングの最終段階で行われる. 最初に, リボソームの構成成分になる rRNA の前駆体のヌクレオチドが, リボースや塩基にさまざまな修飾を受ける. これを行うのは多数の核小体内低分子リボ核タンパク質 (small nucleolar ribonucleoprotein, snoRNP) で, snoRNP はそれぞれ 1 個の snoRNA と

図 29・27　真核生物の rRNA 前駆体のプロセシング.　哺乳類の rRNA 前駆体には, リボソームの小サブユニット, 大サブユニットの 18S rRNA, 5.8S rRNA, 28S rRNA になる RNA 配列が含まれている. 最初にヌクレオチドが修飾される. 核小体内低分子リボ核タンパク質が特定のヌクレオシドをメチル化し, 特定のウリジンをプソイドウリジンに変換する (｜). つぎにこの rRNA 前駆体が切断され, 小さくまとめられて成熟リボソームが形成される. この過程には 200 を超えるタンパク質が関わる高度に制御された過程である.

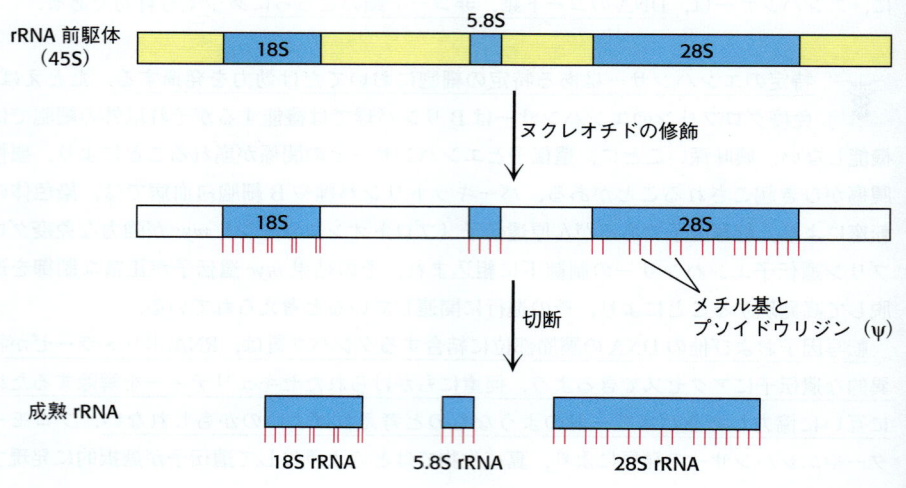

数個のタンパク質から構成されている．rRNA 前駆体はつぎに，プロセシング因子に導かれて大型のリボ核タンパク質中のリボソームタンパク質と結合する．たとえば，18S rRNA の生合成には小サブユニット（SSU）プロセソームというリボ核タンパク質が必要で，電子顕微鏡では，新生 rRNA の 5′ 末端についた玉のように見える（図 29・28）．さらにプロセシングの過程を伴うこともあるが，最終的には rRNA の切断が生じて，成熟 rRNA がリボソームタンパク質と結合したままリボソームとして遊離する．RNA ポリメラーゼ I による転写自体と同様に，このプロセシング過程の大半は，細胞の核内区画の一つである核小体で行われる．

RNA ポリメラーゼ III は転移 RNA をつくる

　真核生物の RNA ポリメラーゼ III の転写産物すべてのうちで，最も念入りにプロセシングされるのは tRNA である．原核生物の tRNA と同じように RN アーゼ P によって 5′ リーダー配列が切取られ，3′ 尾部が除去され，CCA 付加酵素によって CCA が付加される（図 29・29）．真核生物の tRNA でも塩基とリボース部分は大幅に修飾され，これが機能に重要な意味をもっている．原核生物の tRNA とは対照的に，真核生物では tRNA 前駆体も，その多くがエンドヌクレアーゼとリガーゼによるスプライシングを受けて，イントロンが取除かれる．

RNA ポリメラーゼ II の転写産物である mRNA 前駆体には，5′ キャップ構造と 3′ ポリ（A）尾部が付加される

　転写産物の中で最も詳しく研究されているのはおそらく RNA ポリメラーゼ II の産物で，RNA ポリメラーゼ II 産物の大多数はプロセシングを受けて mRNA になる．RNA ポリメラーゼ II によってつくられたばかりの産物は **mRNA 前駆体**（pre-mRNA）とよばれることもあり，ほとんどの mRNA 前駆体分子はイントロンを除去するためのスプライシングを受ける．また，5′,3′ 両末端はともに修飾を受け，mRNA 前駆体が mRNA へと変換されてもこれら二つの修飾はそのまま残る．

　原核生物の場合と同じように，真核生物の転写も A または G で開始されるのが普通だが，合成されたばかりの RNA 鎖の 5′-三リン酸末端は以下のようにすぐに修飾される．まず加水分解によってリン酸 1 分子が遊離し，生じた 5′-二リン酸末端が GTP の α-リン

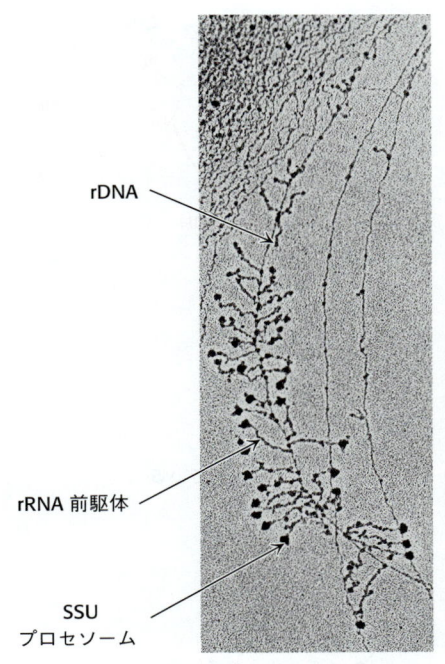

図 29・28　真核生物の rRNA の転写とプロセシングの観察．　rRNA が転写され，リボソーム前駆体を形成する様子は，電子顕微鏡で観察することができる．その構造はクリスマスツリーに似ており，幹が rDNA，枝が rRNA 前駆体である．転写は，最も短い転写産物が見えているツリーの頂上部から始まり，rDNA に沿って下へ進んで遺伝子の末端に達する．転写されてできた rRNA 前駆体の一部の末端に玉のように見えるのは，おそらく rRNA 前駆体のプロセシングに必要な大型のリボ核タンパク質，小サブユニットプロセソームである〔出典: F. Dragon et al., 'A large nucleolar U3 ribonucleoprotein required for 18S ribosomal RNA biogenesis,' *Nature*, **417**, 967～970(2002)〕.

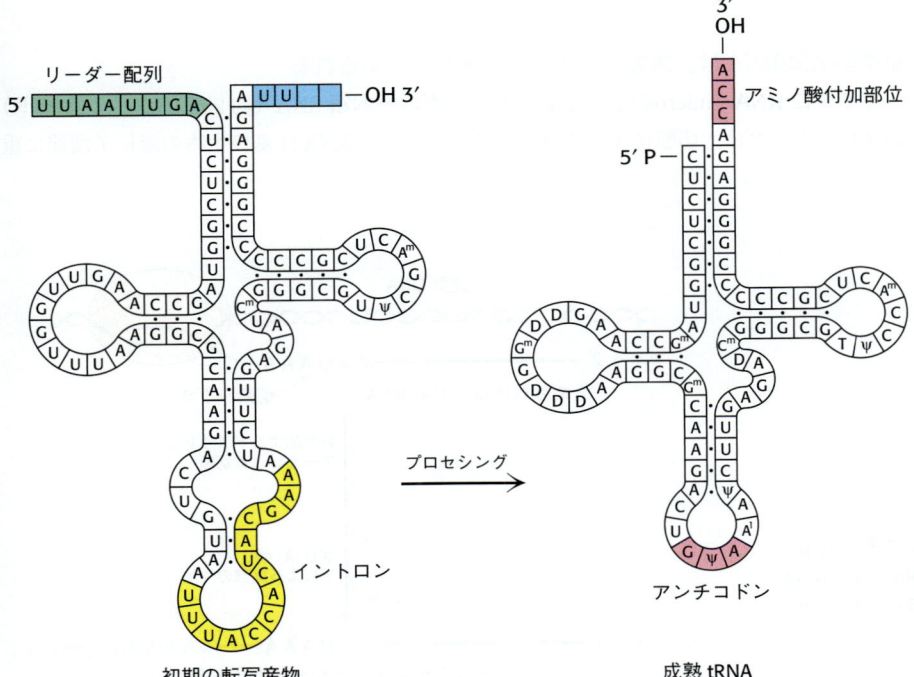

図 29・29　転移 RNA 前駆体のプロセシング．酵母の tRNA 前駆体から成熟 tRNA への変換には，14 ヌクレオチドのイントロン（■）1 個の除去と，5′ リーダー配列（■）の切断，3′ 末端の UU（■）の除去と 3′ 末端への CCA（■）の付加が必要である．また，これ以外にいくつかの塩基が修飾される．

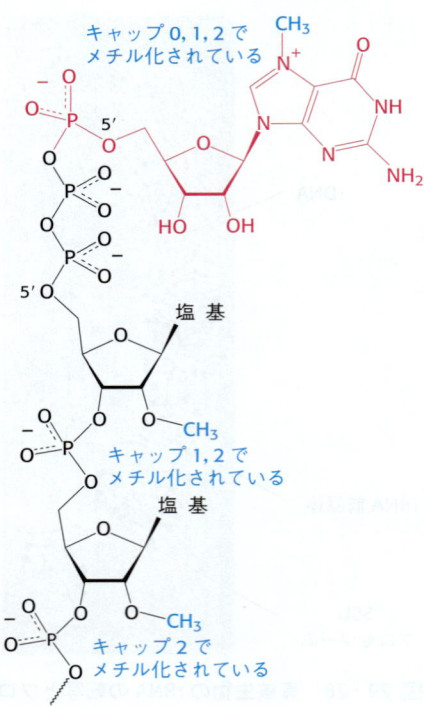

キャップ 0, 1, 2 で
メチル化されている

キャップ 1, 2 で
メチル化されている

キャップ 2 で
メチル化されている

図 29・30　5′末端へのキャップ付加.
真核生物 mRNA の 5′末端のキャップには,
N–7 窒素がメチル化されたグアニル酸（赤
色）が含まれ, 三リン酸を介して 5′末端の
リボースに結合している. キャップ 0 では
どのリボース残基もメチル化されていない.
キャップ 1 では 1 個, キャップ 2 では 2 個
のリボースがメチル化されている.

原子を攻撃して, きわめて珍しい 5′–5′–三リン酸結合が形成される. この特徴的な末端
構造を**キャップ**（cap）とよぶ（図 29・30）. つぎに, この末端グアニンの N–7 窒素が
S–アデノシルメチオニンによってメチル化され, キャップ 0 が形成される. また, 隣接
したリボースがメチル化される場合があり, キャップ 1, キャップ 2 となる. キャップは
mRNA 分子の 5′末端をホスファターゼやヌクレアーゼから保護し, mRNA の安定性を高
めるのに役立っている. またキャップには真核生物のタンパク質合成系による mRNA の
翻訳を促進する働きもある. 一方, 転移 RNA やリボソーム RNA 分子は, スプライシン
グを受けるメッセンジャーRNA や低分子 RNA とは対照的にキャップをもたない.

前述したように mRNA 前駆体は 3′末端も修飾を受け, ほとんどの真核生物 mRNA は 3′
末端にポリアデニル酸尾部, すなわち**ポリ(A)尾部**〔poly(A) tail〕をもつ. これは転写が
終了してから付加されるもので, DNA にこのポリ(A)尾部がコードされているわけでは
ない. また, ポリ(A)尾部の前にくるヌクレオチドは, 一次転写産物の最後尾のヌクレオ
チドではなく, 一次転写産物の中には, 成熟 mRNA の 3′末端になる位置よりも数百塩基
も先まで転写されているような場合もある.

mRNA 前駆体の 3′末端はどのようにして最終的な形になるのだろう. 真核生物の一次
転写産物は AAUAAA という配列を認識する特異的エンドヌクレアーゼによって切断され
る（図 29・31）. この配列や, あるいはその 3′側約 20 ヌクレオチドの部分を欠失させる
と切断は起こらない. 成熟した mRNA に AAUAAA という配列をもつものがあることか
ら, AAUAAA 配列は切断シグナルの一部分でしかなく, その前後の配列も重要なことが
わかる. RNA 前駆体のエンドヌクレアーゼによる切断後, **ポリ(A)ポリメラーゼ**〔poly
(A) polymerase〕によって転写産物の 3′末端にアデニル酸残基が約 250 個付加される.
この反応の供与体は ATP である.

ポリ(A)尾部の役割は, さかんに研究されてきた割には, いまだに十分わかっていな
い. しかし, 翻訳効率と mRNA の安定性を高めていることを示す証拠が増えている. **3′–
デオキシアデノシン**（3′–deoxyadenosine）〔別名, **コルジセピン**（cordycepin）〕によっ
てポリ(A)尾部の合成を阻害しても, 転写一次産物の合成は阻害されない. ポリ(A)尾部
をもたないメッセンジャーRNA 分子も核から外へ輸送されるが, ポリ(A)尾部をもった
mRNA に比べると, 通常, タンパク質合成の鋳型としての効率がはるかに低い. 実際,
一部の mRNA はアデニル化されない状態で貯蔵され, いざ翻訳という段階になって初め
てポリ(A)尾部を付加される. また, ポリ(A)尾部の分解速度は mRNA 分子の半減期を決
定する要因の一つになっているようだ.

小型の調節 RNA は, 大型の前駆体を切断してつくられる

マイクロ RNA（microRNA）とよばれる小型の一本鎖 RNA（約 20～23 ヌクレオチド）
のプロセシングは, 切断によって行われる. マイクロ RNA は真核生物の遺伝子調節に重

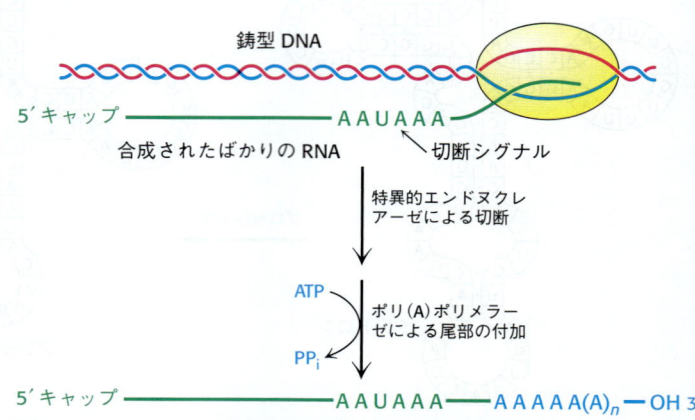

図 29・31　転写一次産物のポリアデニル化.
特異的なエンドヌクレアーゼが RNA の AAUAAA
の下流を切断し, ポリ(A)ポリメラーゼが約 250
個のアデニル酸残基を付加する.

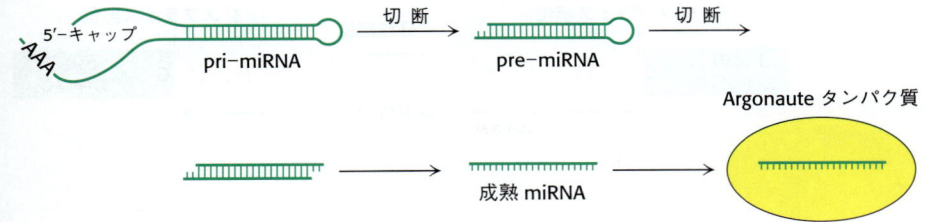

図 29・32　小型の調節 RNA の生産.　マイクロ RNA（miRNA）を含む転写産物からArgonaute タンパク質に結合した成熟マイクロ RNA ができるまでの経路.　まず転写一次産物（pri-miRNA）が切断されて，小型の二本鎖 RNA 前駆体（pre-miRNA）が生じる.　この pre-miRNA の一方の鎖が成熟 miRNA で，これが Argonaute タンパク質に結合する.

要な役割を担っているが，これについては第 32 章で説明する.　マイクロ RNA は，RNA ポリメラーゼⅡ，場合によっては RNA ポリメラーゼⅢがつくった転写一次産物から産生される.　この転写産物が折りたたまれてヘアピン構造をとり，特異的ヌクレアーゼによってさまざまな段階で切断され（図 29・32），最後に生じた一本鎖 RNA が Argonaute タンパク質ファミリーに結合して，特異的な遺伝子をねらった調節を助ける.

RNA 編集によって mRNA がコードするタンパク質が変化する

一部の mRNA では，コードするアミノ酸の配列情報の内容が転写後に変更される.**RNA 編集**（RNA editing）とは，転写後に RNA スプライシング以外の過程によって RNA の塩基配列が変えられることをいい，すでに述べたある系では RNA 編集が行われている.**アポリポタンパク質 B**（apolipoprotein B）〔**アポ B**（apo B）〕は，トリアシルグリセロールやコレステロールの輸送に重要な役割を果たすタンパク質で，脂質の周りに両親媒性の殻をつくり，リポタンパク質粒子を形成する（§26・3）.　アポ B には 512 kDa のアポ B-100 と 240 kDa のアポ B-48 の 2 種類が存在し，大きい方は肝臓で合成され，細胞で合成される脂質の輸送を行う.　一方，小さい方は小腸で合成され，食物中の脂肪をキロミクロンの形で輸送する.　アポ B-48 は 4536 残基からなるアポ B-100 の N 末端側 2152 残基でできていて，この短い分子でもリポタンパク質粒子は形成されるが，細胞表面にある低密度リポタンパク質受容体には結合できない.　この 2 種類のアポ B はどのような関係にあるのだろう.　実験の結果，mRNA の合成後にその塩基配列が変化するという，まったく想像もされなかった，多様性をもたらす新しい機構が働いていることがわかった（図 29・33）.　mRNA の特異的なシチジン残基が脱アミノ反応によってウリジンに変えられ，そのため残基 2153 のコドンが CAA（Gln）から UAA（終止）に変化するのである.　この反応を触媒する脱アミノ酵素は小腸には存在するが肝臓にはなく，しかも発生のある特定の段階でしか発現されない.

RNA 編集はアポリポタンパク質 B に限られた現象ではない.　脊椎動物の中枢神経系では，グルタミン酸がシナプス後膜にある受容体に結合することによって陽イオン特異的チャネルが開口する.　RNA 編集によって，このグルタミン酸受容体の mRNA 中にあるグルタミンコドン（CAG）1 個がアルギニンコドン（CGG）に変化する.　Gln から Arg へのこの置換によって，Ca^{2+} がチャネル内を流れるのは妨げられるようになるが，Na^+ の流れは影響を受けない.

RNA 編集はこれまで考えられていたよりもはるかに広く行われているらしい.　ヌクレオチド塩基には化学反応性があり，たとえば脱アミノ反応を起こしやすくて，そのために複雑な DNA 修復機構が必要になっている.　しかし，この性質は RNA 分子の多様性，ひいてはタンパク質の多様性を生み出すための原動力として利用されてきたのである.

トリパノソーマ（寄生性の原虫）では，またこれとは違った RNA 編集によって，いくつかのミトコンドリア mRNA が大幅に変えられる.　それらの mRNA のウリジン残基は，半数近くが RNA 編集によって挿入されるのだが，修飾すべき配列を見つける**ガイド RNA 分子**（guide RNA molecule）があり，この分子のポリ(U)尾部から，編集される mRNA 分子へとウリジン残基が供給される.　このように，DNA の塩基配列はコードするタンパク質のアミノ酸配列を必ずしも忠実に表していないことは明白で，機能的に重要な変化が mRNA の段階で起こりうるのである.

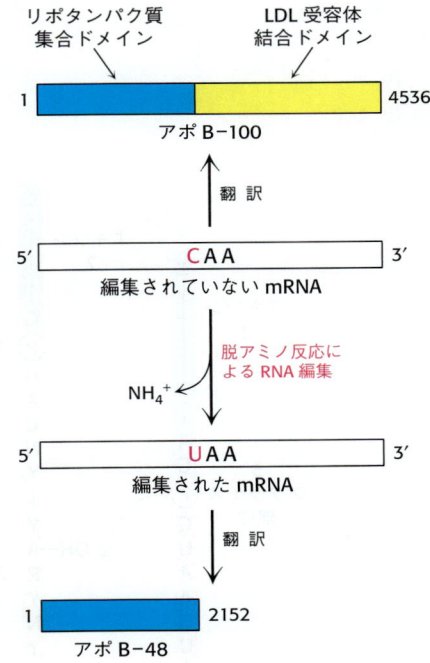

図 29・33　RNA 編集.　アポリポタンパク質 B-100 の mRNA で特定のシチジン残基が酵素によって脱アミノされると，グルタミンのコドン（CAA）が終止コドン（UAA）に変わる.　アポリポタンパク質 B-48 はこのタンパク質が短くなって LDL 受容体結合ドメインをもたなくなったもので，このように mRNA 配列が転写後に変化することで生じる〔出典: P. Hodges, J. Scott, *Trends Biochem. Sci.*, **17**, 77（1992）〕.

図 29・34 スプライス部位. 5′スプライ
ス部位と 3′ スプライス部位のコンセンサス配列
を示す. Py はピリミジンを表す.

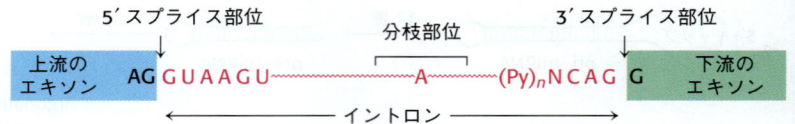

mRNA 前駆体のスプライス部位はイントロン末端部の塩基配列によって規定される

高等真核生物のほとんどの遺伝子はエキソンとイントロンで構成されている（§4・7）.
最終的な mRNA をつくるためにはイントロンを切出してエキソンをつなぎ合わせなけれ
ばならない. この過程は **RNA スプライシング**（RNA splicing）とよばれ, きわめて慎重
に行われる必要がある. というのも, 意図した位置よりヌクレオチド 1 個分上流または下
流でスプライシングされると, ヌクレオチド 1 個分のずれが生じ, その 3′ 側では読み枠
がずれて, アミノ酸配列はまったく別物になってしまうし, 早すぎる終止コドンが生じて
しまうこともある. したがって, 正しいスプライス部位にははっきりとした目印が付いて
いなければならない. では, 何か特定の配列がスプライス部位を示しているのだろうか.
RNA 転写産物中のイントロンとエキソンの継ぎ目の塩基配列が何千も知られており, 酵
母から哺乳類まで種々の真核生物で, イントロンの塩基配列は GU で始まり AG で終わる
という共通の構造モチーフが存在している. 脊椎動物のイントロンの 5′ 側スプライス部
位のコンセンサス配列は AGGUAAGU で, 必ず存在するのがこの GU である（図 29・
34）. イントロンの 3′ 末端のコンセンサス配列は, まず 10 個並んだピリミジン（U か C）
〔**ポリピリミジントラクト**（polypyrimidine tract）〕があって, つぎに任意の塩基が入り,
さらに C がきて, 最後は必ず AG である. イントロンの内部には, 3′ スプライス部位の上
流 20～50 塩基に, **分枝部位**（branch site）とよばれる部位が 1 箇所ある. この分岐部位

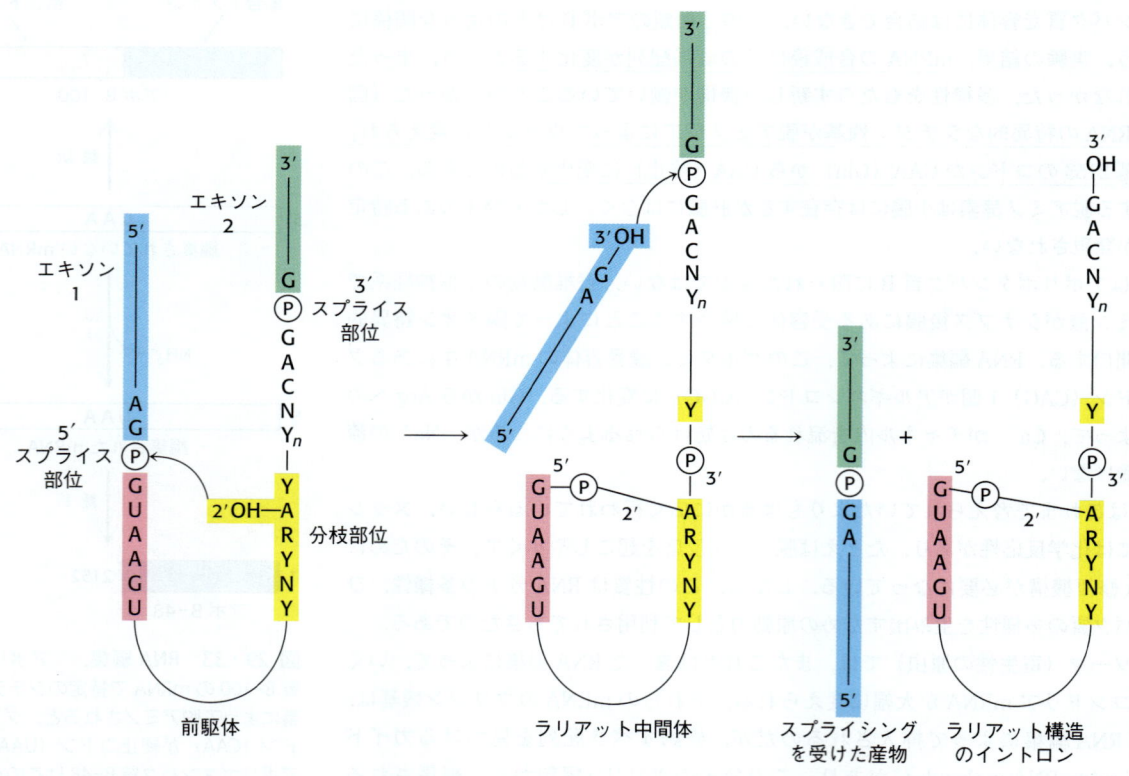

図 29・35 mRNA 前駆体のスプライシング機構. 上流（5′ 側）のエキソンは■で, 下流（3′ 側）のエキソンは■で, 分枝部位
は■で示す. Y はピリミジンヌクレオチドを, R はプリンヌクレオチドを, N は任意のヌクレオチドを表す. 5′ スプライス部位は分枝
部位のアデノシン残基の 2′-OH 基による攻撃を受ける. つぎにそれによって新たにできた上流エキソンの 3′-OH 基が 3′ スプライス部
位を攻撃する. エキソン同士がつながり, イントロンはラリアット構造のまま遊離する〔出典: P.A. Sharp, *Cell*, **42**, 397～408(1985)〕.

の重要性は，このすぐ後に述べる．酵母では分枝部位の配列はほぼ必ず UACUAAC だが，哺乳類ではさまざまな配列がある．

　スプライシングがどこで生じるかを決定するには，5′ スプライス部位，3′ スプライス部位，分枝部位が不可欠である．この三つの重要な領域のどれかに変異が起こると，スプライシングに異常が生じる．イントロンの長さは 50～10 000 ヌクレオチドとさまざまなので，スプライシング機構は 3′ スプライス部位が数千塩基離れていても見つけ出さなければならない．スプライス部位の近く（イントロン側，エキソン側両方）にある特定の配列が，スプライシングの制御，とりわけスプライス部位がいくつかある場合の選択に重要な役割を果たしている．現在，個々の mRNA についてスプライス部位の選択に関わる因子を解明しようと研究が行われている．スプライス部位の配列は知られているものの，ゲノム DNA の塩基配列情報から mRNA 前駆体やそのタンパク質産物を予測するのは，いまだに困難である．

スプライシングは 2 回の連続したエステル転移反応から成り立っている

　合成されたばかりの mRNA 分子がスプライシングを受ける過程はかなり複雑で，いくつかの低分子 RNA とタンパク質が**スプライソソーム**（spliceosome）とよばれる大きな複合体を形成し協同して働く必要がある．しかし，スプライシング過程の化学反応自体は単純である．スプライシングは上流のエキソン（エキソン 1）とイントロンの 5′ 末端とを結ぶリン酸ジエステル結合の切断から開始される（図 29・35）．この反応では分枝部位のアデニル酸残基の 2′-OH が求核攻撃基となり，このアデニル酸残基とイントロンの 5′ 末端のリン酸基との間に 2′-5′ リン酸ジエステル結合が形成される．このように，この反応はエステル転移反応である．

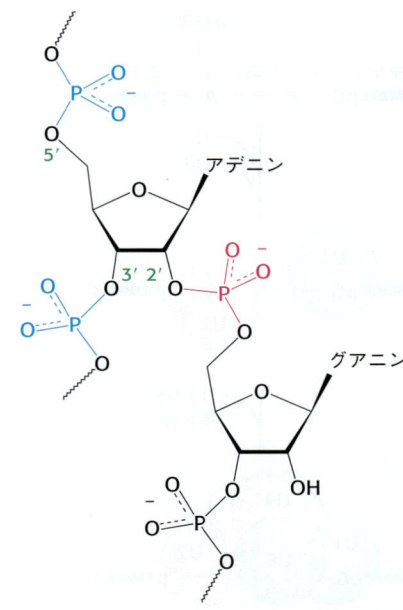

図 29・36　スプライシングの分枝部位. ラリアット構造の中間体の分枝部位では，アデニル酸残基がリン酸ジエステル結合によって 3 個のヌクレオチドと結合している．新しくできた 2′ と 5′ の結合は赤色で，通常の 3′ と 5′ の結合は青色で示す．

$$R_1\text{—O—}\overset{\underset{\displaystyle O}{\parallel}}{P}\text{—O—}R_2 + H\text{—O—}R_3 \underset{}{\overset{\text{エステル転移反応}}{\rightleftharpoons}} R_1\text{—O—}\overset{\underset{\displaystyle O}{\parallel}}{P}\text{—O—}R_3 + H\text{—O—}R_2$$

　このアデニル酸残基は，通常の 3′-5′ リン酸ジエステル結合によって，他の 2 個のヌクレオチドともつながったままである（図 29・36）．そのためこの部分が**分枝**となって，**ラリアット中間体**（投げ縄状中間体，lariat intermediate）が形成される．

　つぎにエキソン 1 の 3′-OH 末端が，イントロンとエキソン 2 の間のリン酸ジエステル結合を攻撃し，エキソン 1 と 2 がつながり，イントロンはラリアットの形のまま遊離する．この反応もエステル転移反応である．このように，スプライシングは，加水分解とそれに続く連結反応で行われるのではなく，2 回のエステル転移反応によって行われる．最初の反応ではエキソン 1 の 3′ 末端に遊離の 3′-OH 基が形成され，つぎの反応でこのヒドロキシ基がエキソン 2 の 5′-リン酸と結合されるのだが，これらの反応の間，リン酸ジエステル結合の数は変わらないという点が特に重要である．そのおかげでスプライシング反応自体は ATP や GTP のようなエネルギー源がなくても進行できるのだ．

スプライソソームの核内低分子 RNA が mRNA 前駆体のスプライシングを触媒する

　核には，300 ヌクレオチド未満のさまざまな種類の小さな RNA 分子が含まれていて，**snRNA（核内低分子 RNA，**small nuclear RNA）とよばれている．そのいくつか（U1, U2, U4, U5, U6）は mRNA 前駆体のスプライシングに不可欠であり，これらの RNA の二次構造は，酵母からヒトまで，さまざまな生物できわめてよく保存されている．これらの RNA 分子は特異的なタンパク質と結合して，**snRNP**（small nuclear ribonucleoprotein, 核内低分子リボ核タンパク質）とよばれる複合体を形成する．研究者の間ではこの複合体は "スナープ" と発音されることが多い．スプライソソームは snRNP，**スプライシング因子**（splicing factor）とよばれる何百ものタンパク質，スプライシングを受ける mRNA 前駆体からなる大きくて（60S）動的な集合体である（表 29・3）．

表 29・3　mRNA 前駆体のスプライシングに関わる核内低分子リボ核タンパク質（snRNP）

snRNP	snRNA の大きさ（ヌクレオチド数）	役割
U1	165	5′ スプライス部位に結合する
U2	185	分枝部位に結合して触媒中心の一部となる
U5	116	5′ スプライス部位に結合し，その後，3′ スプライス部位に結合する
U4	145	U6 の触媒作用を隠す
U6	106	スプライシングを触媒する

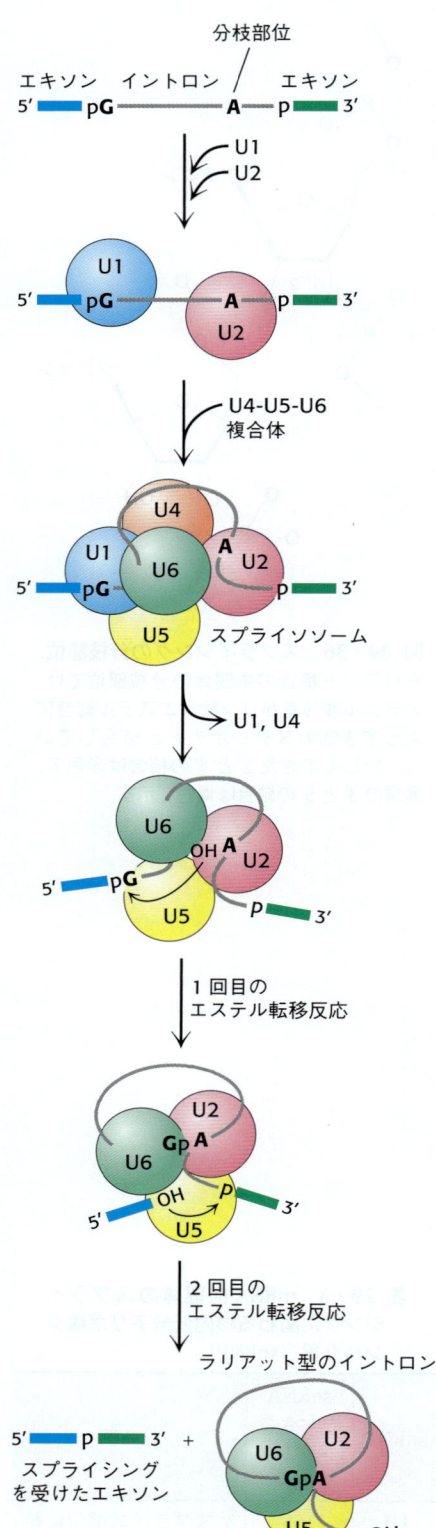

図 29·37　スプライソソームの集合と働き．U1 は 5′スプライス部位に，U2 は分枝部位に結合する．そこへ，あらかじめ形成されていた U4–U5–U6 複合体が加わって，完全なスプライソソームが形成される．たたみ直された U6 snRNA が 5′スプライス部位に結合して，U1 が外れ，さらに U6 と U2 が広い範囲で結合し，U4 が外れる．つぎに最初のエステル転移反応が起こって分枝部位のアデノシンが 5′スプライス部位を攻撃し，ラリアット中間体が形成される．U5 が二つのエキソンを近づけておき，5′スプライス部位のヒドロキシ基が 3′スプライス部位を攻撃して 2 回目のエステル転移反応が起こる．これらの反応の結果，スプライシングされた成熟 mRNA と，U2, U5, U6 が結合したラリアット型のイントロンが生じる〔出典: T. Villa, J.A. Pleiss, C. Guthrie, *Cell*, **109**, 149〜152 (2002)〕．

哺乳類細胞ではスプライシングは U1 snRNP による 5′スプライス部位の認識から開始される（図 29·37）．U1 snRNA には，snRNP のタンパク質に隠されずに露出した状態のよく保存された 6 塩基の配列があって，mRNA 前駆体の 5′スプライス部位と塩基対をつくる．この塩基配列の結合が引き金となって mRNA 前駆体分子上でスプライソソームの集合が始まる．

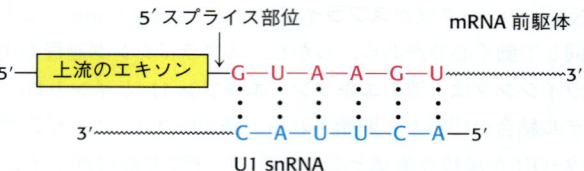

つぎに U2 snRNP がイントロンの分枝部位に結合するが，これも U2 snRNA 中のよく保存された配列が mRNA 前駆体と塩基対を形成するためで，この U2 snRNP の結合には ATP 加水分解が必要である．U1, U2, mRNA 前駆体の複合体に，U4–U5–U6 というあらかじめ結合していた三つの snRNP が加わることによりスプライソソームが完成する．また，この集合反応にも ATP 加水分解が必要である．

この集合体中での RNA 分子の相互作用を明らかにするために，**ソラレン**（psoralen）を用いた研究が行われた．ソラレンは光を当てると，塩基対を形成した領域中の隣接したピリミジンを連結する試薬であり，それによって形成される架橋構造のパターンから示唆されたのは，つぎのような過程である．まず，U5 が 5′スプライス部位でエキソンの配列と結合し，ひき続いて，3′エキソンと結合する．ついで，U6 が U4 から離れて分子内再編成を起こし，U2 と塩基対を形成できるようになる．またイントロンの 5′末端とも結合して，スプライソソームから U1 を解離させる．スプライシングにはこの U2–U6 ヘリックスが不可欠なのだが，これはおそらく U2 snRNA, U6 snRNA がスプライソソームの触媒中心を形成する（図 29·38）ためと考えられている．U4 は，特異的なスプライス部位が適切な位置に配置されるまで，U6 が作用しないよう覆い隠して阻害する役割をもっている．こうした再編成の結果，最初のエステル転移反応が起こり，ラリアット中間体が形成され，5′エキソンが切断される．

スプライソソーム内でさらに RNA の再編成が起こると 2 度目のエステル転移反応が生じやすくなる．この再編成では遊離した 5′エキソンと 3′エキソンが U5 の働きによって並べ換えられ，5′エキソンの 3′-ヒドロキシ基が 3′スプライス部位を求核攻撃できるような位置になり，スプライシング産物が形成される．最後に，切取られたラリアット型のイントロンに結合していた U2, U5, U6 が遊離して，スプライシング反応が完結する．

スプライシング過程の多くの段階が ATP の加水分解を必要とするが，ATP の加水分解で生じたギブズエネルギーは，スプライシングを進めるためにどのように利用されるのだろう．スプライシングに不可欠な秩序立った再編成を行うには，ATP をエネルギー源とする RNA ヘリカーゼが RNA らせんをほどいて，それまでとは別の配置で塩基対が形成できるようにする必要がある．なので，スプライシング過程には注目すべき特色が二つある．まず，スプライス部位を適切に配置したり触媒作用を行ったりする際に，RNA 分子

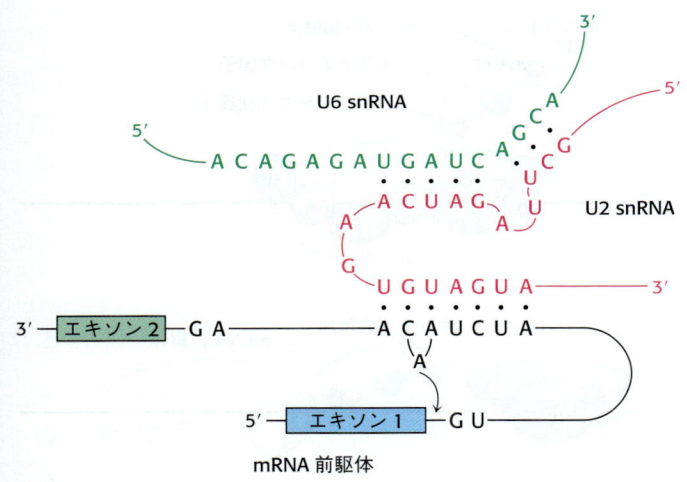

図 29・38　スプライシングの触媒中心.　スプライソソームの触媒中心となるのは塩基対を形成した U2 snRNA（赤色）と U6 snRNA（緑色）である. U2 は mRNA 前駆体の分枝部位とも塩基対を形成する〔出典: H.D. Madhani, C. Guthrie, *Cell*, **71**, 803〜817(1992)〕.

がきわめて重要な役割を果たしていること. そして ATP をエネルギー源とするヘリカーゼが, 触媒作用を円滑に進める働きをしていた二本鎖 RNA 中間体をほどき, snRNP を mRNA から遊離させることである.

mRNA の転写とプロセシングは共役している

ここまで, mRNA の転写とプロセシングは遺伝子発現の過程で別々に生じるかのように述べてきたが, 実験からは, この二つの過程が RNA ポリメラーゼ II のカルボキシ末端ドメインの働きによって協調していることを示す証拠が得られている. 前述したように, CTD は, アミノ酸 7 個の独特な反復配列 YSPTSPS でできている. 反復配列ごとに異なるのだが, S_2 と S_5 の一方または両方がリン酸化されていることがある. この CTD のリン酸化状態は多くのキナーゼやホスファターゼによって調節されており, CTD はそれに応じて, RNA の転写やプロセシングに関わる多くのタンパク質と結合する. CTD が転写の効率を高める働きをするのは, 以下のようなタンパク質を mRNA 前駆体のところへ引き寄せるからである（図 29・39）.

1. キャップ付加酵素: 転写開始直後に, mRNA 前駆体の 5′ グアニンをメチル化する.
2. スプライシング機構の成分: 合成された各イントロンの切除を開始する.
3. エンドヌクレアーゼ: 転写産物をポリ(A)尾部付加部位で切断し, 3′ アデニル化の標的となる遊離の 3′-OH 基をつくる.

これらが, CTD のリン酸化状態を目安にして, 順次行われる.

mRNA 前駆体のスプライシングに影響する変異は, 疾患の原因になる

変異が, mRNA 前駆体（シスに作用する）やスプライシング因子（トランスに作用する）に起こると, mRNA 前駆体のスプライシングに異常が生じることがある. サラセミア（地中海貧血）はヘモグロビンの合成に欠陥がある遺伝性の貧血であるが（§ 7・4）, mRNA 前駆体の変異は, ある種のサラセミアの原因になる. スプライシングの異常をひき起こすシス作用変異になるのは, ヘモグロビン β 鎖に 2 個あるイントロンのどちらか, あるいは, エキソンの 5′ スプライス部位または 3′ スプライス部位に生じた変異である. このような変異によって, mRNA 前駆体の誤ったスプライシングがひき起こされ, 中途に終止コドンができてしまうために, 完全な長さのタンパク質がコードされなくなる. また, このような欠陥 mRNA は, 普通は翻訳されずに分解される. 変異によって 5′ スプライス部位がスプライシング機構に認識されないものに変わると, スプライシング機構がイントロン中から別の 5′ スプライス部位を無理に見つけ出すので, 中途に終止コドンができる場合がある. また, イントロン自体の変異で新しい 5′ スプライス部位

図 29・39　CTD: 転写と mRNA 前駆体のプロセシングの共役.
転写因子 TFⅡH が RNA ポリメラーゼⅡ のカルボキシ末端ドメイン
（CTD）をリン酸化し，これが転写開始段階から伸長段階への移行の合
図となる．リン酸化された CTD は，mRNA 前駆体のキャップ付加，ス
プライシング，ポリアデニル化に必要な因子に結合する．つまり伸長段
階で mRNA 前駆体がつくられていくのにつれて，これら必要なタンパ
ク質が，それぞれの作用すべき部位の近くへと運ばれていくのであ
る〔出典: P.A. Sharp, *TIBS*, **30**, 279〜281 (2005)〕.

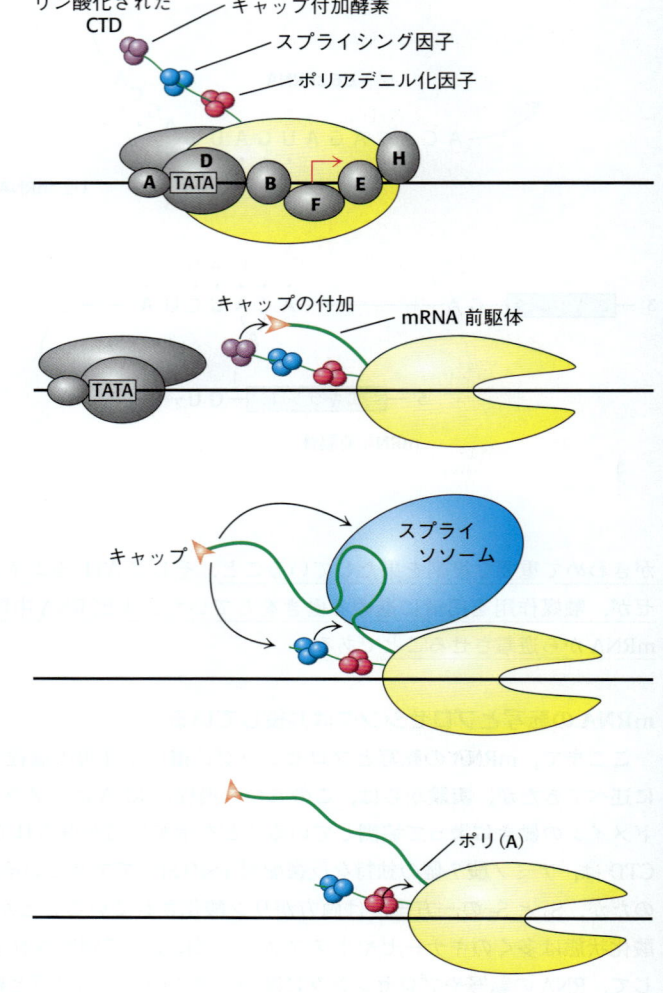

が生じることもあり，その場合には，二つあるスプライス部位のどちらかが認識されるこ
とになる（図29・40）．この場合には，正常なタンパク質もある程度は産生されるので，
病気の程度は軽い．スプライシングを変化させる変異が原因の遺伝病は，遺伝病全体の少
なくとも 15 % はあると推定されている．
　病気の原因となる変異は，スプライシング因子に起こることもある．網膜色素変性症
は，1857 年に初めて報告された，発生率 3500 人に 1 人の後天的な視覚障害である．常染

**図 29・40　サラセミアの原因になるスプラ
イシングの変異.**　ヒトヘモグロビン β 鎖の
遺伝子の第一イントロンで A が G に変わる変
異があると，新しい 5′ スプライス部位（GU）
ができる．二つの 5′ スプライス部位は両方とも
U1 snRNP によって認識されるため，スプライ
シングでは正常な成熟 mRNA ができたり，イ
ントロン配列を含んだ異常な成熟 mRNA がで
きたりする．正常な成熟 mRNA が翻訳される
とヘモグロビン β 鎖が生じるのに対して，異常
な成熟 mRNA はイントロン配列を含むために
中途終止コドンができ，分解されてしまう．

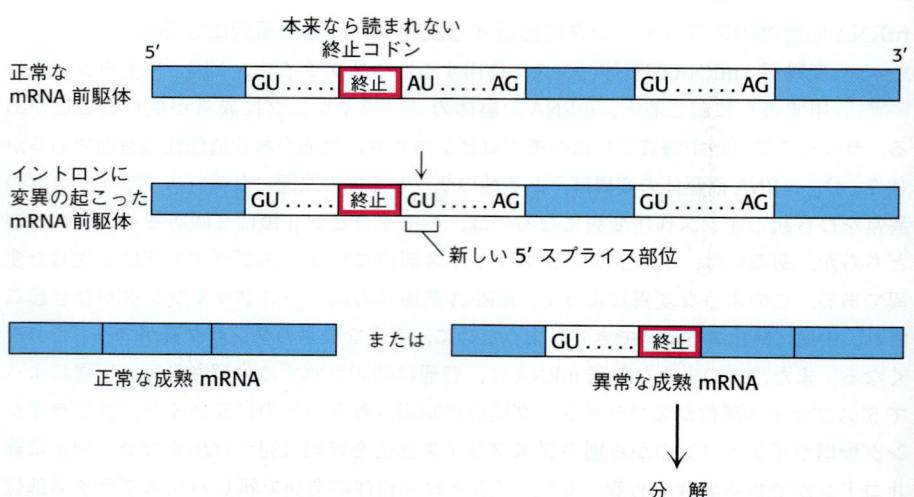

色体優性型の網膜色素変性症の約5%は，mRNA前駆体のスプライシング因子の一つで snRNP複合体U4–U5–U6の成分であるhPrp8タンパク質の変異によるらしい．あらゆる 細胞に存在するスプライシング因子の変異が，どうして網膜だけで病気をひき起こすのか は不明だが，網膜色素変性症は，スプライソソームの機能を阻害する変異が病気の原因に なることを示すわかりやすい例の一つである．

ヒトのmRNA前駆体の大半からは，選択的スプライシングによって異なったタンパク質が生じうる

　選択的スプライシング（alternative splicing）は，タンパク質の多様性を生み出すため に広く用いられている分子機構で，同じ遺伝子から異なった組合わせでエキソンをつなぐ ことによって成熟したmRNAをつくり，特定の組織，発達段階，情報伝達経路に合わせ て，異なった型のタンパク質を産出する．どのスプライシング部位を選ぶかは，何によっ て制御されるのだろうか．この選択は，mRNA前駆体中にあるシス作用領域へのトラン ス作用性スプライシング因子の結合によって決定される．ほとんどの選択的スプライシン グでは，コード配列に変化が起こり，機能の異なるタンパク質がつくられる．選択的スプ ライシングは，組合わせによる制御を介してゲノム配列の多様性をさらに拡大する強力な 機構なのである．たとえば，選択的スプライシングの起こる部分が5箇所ある遺伝子だ と，これら5箇所の選択的スプライシング経路がそれぞれ独自に制御できるとすれば，理 論的には総計$2^5＝32$通りのmRNAをつくり出せることになる．

　ヒトゲノムの塩基配列解読の結果から，mRNA前駆体の大半が選択的スプライシング を受けること，そしてその結果として，遺伝子の数から予測されたよりはるかに多種類の タンパク質がつくられることが判明した．選択的スプライシングによって2種類の異なっ たタンパク質がそれぞれ異なった組織で発現することになる一例が，カルシトニンとカル シトニン遺伝子関連ペプチド（calcitonin-gene-related peptide, CGRP）の両方をコードす る遺伝子である（図29・41）．甲状腺では，エキソン4が組込まれるスプライシング経路 によって，カルシウムとリンの代謝を調節するペプチドホルモンであるカルシトニンがつ くられる．一方，神経細胞では，別のスプライシング経路によってエキソン4が排除され て，血管拡張作用をもつペプチドホルモンであるCGRPがつくられる．このように一つ のmRNA前駆体から，細胞の種類に応じて2種類の大きく異なったペプチドホルモンが 産生されるのである．この場合には選択的スプライシングで生じるタンパク質は2種類だ けだが，他の例ではもっと多くの種類が生じることもある．極端な例が，軸索の接続に影 響を及ぼす神経タンパク質であるDSCAMをコードするショウジョウバエのmRNA前駆 体である．このmRNA前駆体の選択的スプライシングでは，異なったエキソンの組合わ せが38 016通りも生じる可能性があり，これはショウジョウバエゲノムの全遺伝子数よ りも多い．ただし，まだ詳しくわかっていないが，何らかの調節機構があるために，実際 に産生されているのは，可能性のあるmRNAの一部だけらしい．選択的スプライシング の異常に起因するヒトの病気の例を表29・4にあげる．ヒトゲノムに書き込まれたプロテ オームがどのように発現しているのかを理解するには，選択的スプライシングとスプライ ス部位の選択機構についてさらに詳しく解明する必要がある．

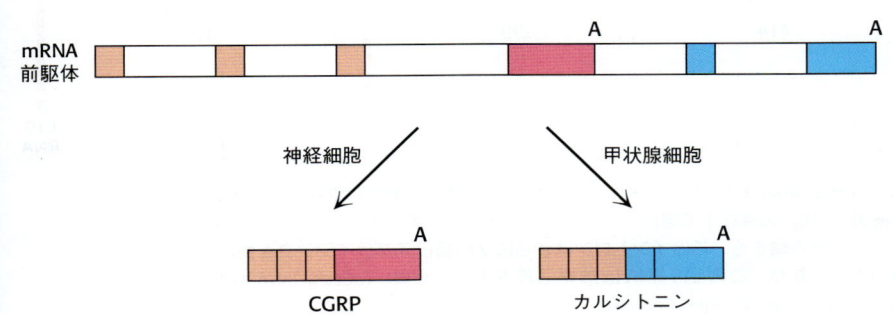

図29・41　選択的スプライシングの例． ヒトでは，一つのカルシトニン/CGRP mRNA前 駆体からまったく違った2種類のホルモンがつ くられる．この遺伝子が発現している細胞の種 類に応じ，選択的スプライシングによってカル シトニンの成熟mRNAとCGRP（カルシトニン 遺伝子関連ペプチド）の成熟mRNAのどちら か一方がつくられる．選択的スプライシングに よる転写産物にはそれぞれmRNA前駆体に存 在する二つのポリアデニル化シグナル（A）の 一つが選択的に取込まれる．

表 29・4　選択的スプライシングの異常が原因とされるヒトの病気

病　　気	遺伝子やその産物
急性間欠性ポルフィリン症	ポルホビリノーゲンデアミナーゼ（ヒドロキシメチルビランシンターゼ）
乳癌と卵巣癌	*BRCA1*（breast cancer susceptibility gene 1）
嚢胞性繊維症	CFTR（嚢胞性繊維症膜貫通調節タンパク質）
前頭側頭型認知症	タウタンパク質
血友病 A	血液凝固Ⅷ因子
HGPRT 欠損症（レッシュ・ナイハン症候群）	ヒポキサンチンホスホリボシルトランスフェラーゼ（HGPRT アーゼ）
リー症候群（脳脊髄障害）	ピルビン酸デヒドロゲナーゼ $E_1\alpha$
重症複合免疫不全症	アデノシンデアミナーゼ
脊髄性筋萎縮症	*SMN1* または *SMN2*

29・4　触媒 RNA の発見から，
分子機構と進化の両方についてさまざまなことが明らかになった

　RNA は驚くほどさまざまな能力をもつ分子である．すでに述べたように，スプライシングを触媒するのは主として RNA 分子で，タンパク質が果たすのは補助的な役割である．RNA 成分が鍵となるもう一つの酵素がリボヌクレアーゼ P（RN アーゼ P）で，エンドヌクレアーゼ作用により，tRNA 前駆体分子の 5′ 末端からヌクレオチドを取除くことによって tRNA 分子の成熟を触媒する．また，第 30 章で説明するように，リボソームの RNA 成分はタンパク質合成を行う際の触媒として機能する．

　単細胞真核生物のリボソーム RNA で行われるプロセシングの観察結果によって，RNA 分子の用途の広さが初めて明らかにされた．*Tetrahymena*（テトラヒメナ，原生動物繊毛虫類の一種）では，6.4 kb の前駆体から 414 ヌクレオチドのイントロン 1 個が切取られて成熟 26S rRNA 分子が生じる（図 29・42）．この反応についての Thomas Cech らの優れた一連の研究により，テトラヒメナの RNA 分子が自分でスプライシング反応を行ってイントロンを正確に切取ることが確かめられた．この注目すべき実験から，RNA 分子はタンパク

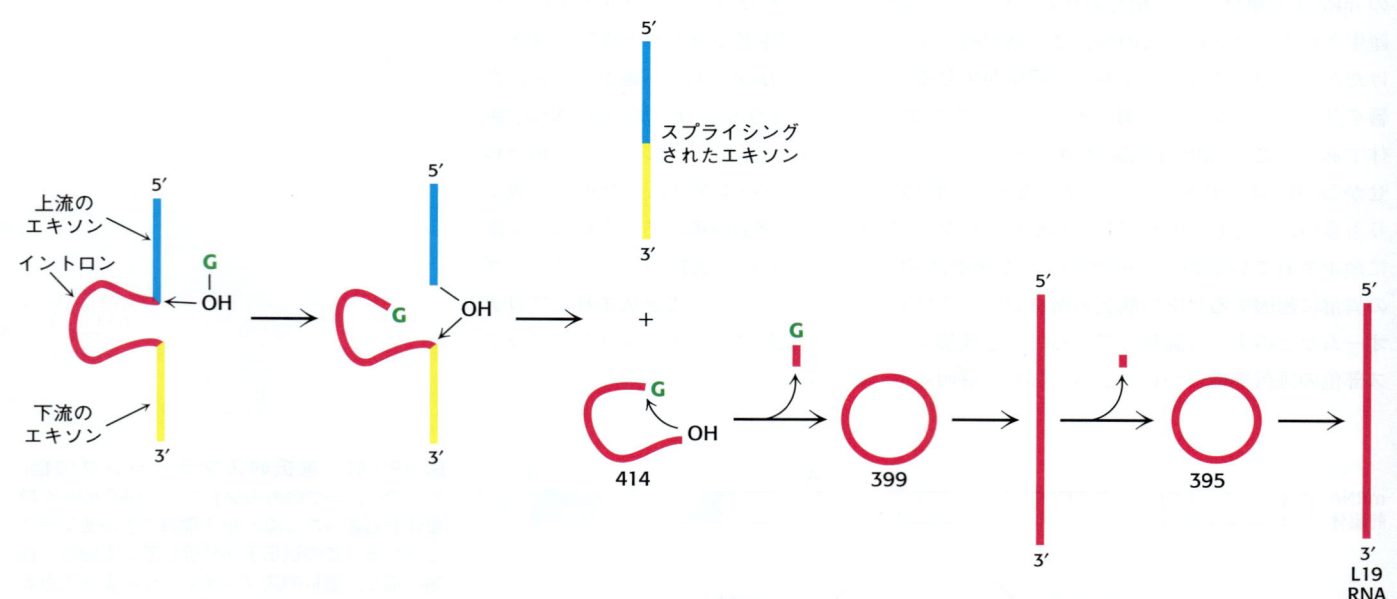

図 29・42　自己スプライシング．　*Tetrahymena*（テトラヒメナ）のリボソーム RNA 前駆体はグループ I イントロンの代表的な例で，グアノシン補因子（G）の存在下で自己スプライシングを行う．最初のスプライシング反応で 414 ヌクレオチドのイントロン（■）が遊離する．このイントロンはさらに 2 回自己スプライシングを受け，計 19 ヌクレオチドを失った直鎖状 RNA となり，この L19 RNA は触媒活性をもつ〔出典: T. Cech, "RNA as an enzyme," Copyright © 1986 by Scientific American, Inc. All rights reserved〕.

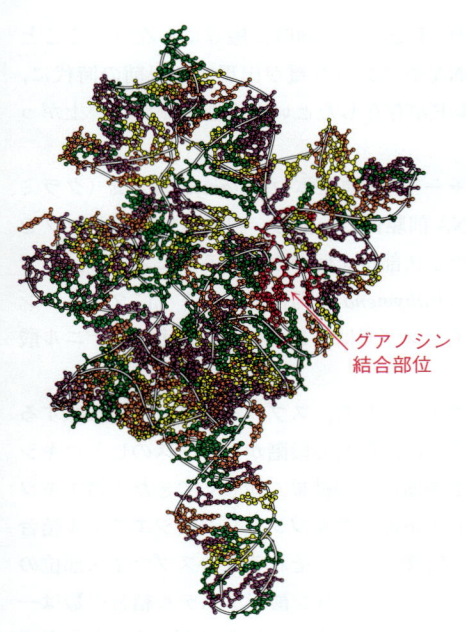

図 29・43　自己スプライシングイントロンの構造. *Tetrahymena*（テトラヒメナ）の自己スプライシングするイントロンの大きい断片の構造で, ヘリックスとループが複雑に折りたたまれている様子がわかる. 塩基は, A を ●—●, C を ○—○, G を ●—●, U を ●—● で示す〔1GRZ.pdb より〕.

グアノシン結合部位

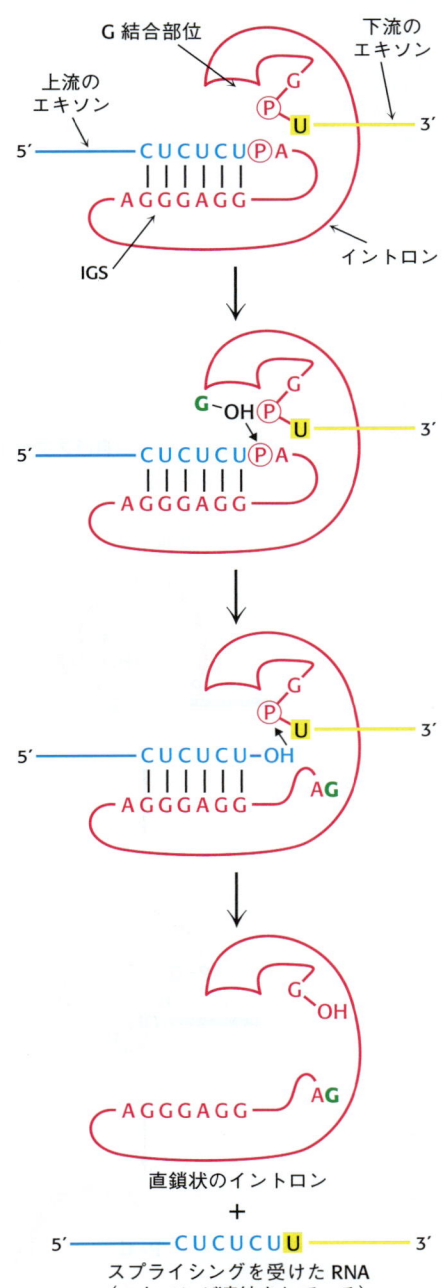

図 29・44　自己スプライシング機構. グループⅠイントロンの触媒機構ではエステル転移反応が連続して起こる〔出典: T. Cech, "RNA as an enzyme," Copyright © 1986 by Scientific American, Inc. All rights reserved〕.

質がなくても自己スプライシングを行えることが明らかになった. 実際に RNA は単独でも触媒作用を発揮する, すなわち, 特定の条件下では**リボザイム**（ribozyme）〔**触媒 RNA**（catalytic RNA）ともよぶ〕として機能するのである. Cech らの発見以来, 同じようなイントロンが, 脊椎動物は除くものの細菌から真核生物まで幅広い生物種で 1500 以上も見つかっている. これらを総称して, **グループⅠイントロン**（group Ⅰ intron）とよぶ.

グループⅠイントロンの**自己スプライシング**（self-splicing）反応には, グアノシンヌクレオチドの添加が必要である. 当初の実験ではもともと, ATP か GTP がエネルギー源として必要であろうとの考えで反応液に加えられていたのだが, 実は補因子として必要だということがわかった. 必要なのはグアノシンの部分なので, グアノシン, GMP, GDP, GTP のどの形であっても構わない. G（これら四つのどれかを示す）はエネルギー源になるのではなく, 反応の攻撃基として機能し, 一時的に RNA に取込まれる（図 29・42）. そして RNA に結合した G がつぎに 5′ スプライス部位を攻撃して, イントロンの 5′ 末端とリン酸ジエステル結合をつくる. このエステル転移反応によって上流のエキソン末端に新たに 3′-OH 基が生じ, これが 3′ スプライス部位を攻撃する. この第二のエステル転移反応によって二つのエキソンが連結され, 414 ヌクレオチドのイントロンが遊離するのである.

自己スプライシングには RNA 前駆体の構造が完全な状態にあることが重要なので, グループⅠイントロンの大部分が必要である. この分子は多くの RNA 分子同様, 二重らせんになったステムとループを多数もつ折りたたまれた構造をとっていて（図 29・43）, グアノシンの結合に適したポケット状のくぼみがある. 触媒活性をもつグループⅠイントロンの X 線結晶構造解析による立体構造を見ると, DNA ポリメラーゼなどのタンパク質酵素と同じように, 活性部位に Mg²⁺ が配位していることがわかる.

rRNA 前駆体の塩基配列の解析から, イントロン内部にある**内部ガイド配列**（internal guide sequence, IGS）と, 5′ 側エキソンおよび 3′ 側エキソンとの間に塩基対が形成されることにより, スプライス部位が触媒残基と並ぶ位置にくることが示唆された（図 29・44）. つまり IGS は, まずグアノシン補因子と 5′ スプライス部位とを接近させ, G の 3′-OH 基がスプライス部位のリン原子を求核攻撃できるようにするのである. つぎに, 新たに生じたこの上流エキソンの 3′-OH 基が攻撃しやすいよう, IGS は下流のエキソンを適切な位置に保持する. このようにして二つのエキソン間にリン酸ジエステル結合が形成され, イントロンは直鎖状分子として遊離する. タンパク質酵素による触媒反応と同様に, この rRNA 前駆体での自己触媒作用による結合の形成と切断は非常に特異性が高い.

自己スプライシング型イントロンや RN アーゼ P の RNA 成分に酵素活性が見つかったことにより, 研究すべき新たな領域が広がり, 分子進化についての見方が変わった. すで

に別の章でも述べたように，RNA は情報の担い手であると同時に触媒にもなりうることから，生命の進化の早い段階，すなわち，DNA やタンパク質が出現する以前の時代に，RNA が自己複製系であった世界，RNA ワールドが存在したという可能性が浮かび上がったのである．

　酵母や菌類のミトコンドリアのメッセンジャー RNA 前駆体や *Chlamydomonas*（クラミドモナス）などの単細胞生物がもつ葉緑体 RNA 前駆体の一部も，自己スプライシングを行う．自己スプライシング反応は上流側スプライス部位を何が攻撃するかによって分類できる．グループ I 自己スプライシングでは，*Tetrahymena* の場合と同じようにグアノシン補因子が関与するし，グループ II 自己スプライシングではイントロンの特定のアデニル酸残基の 2′-OH 基が攻撃基となる（図 29・45）．

　自己スプライシング反応は，グループ I もグループ II も，スプライソソームが触媒するスプライシングに二つの点で類似している．第一に，最初の段階がリボースのヒドロキシ基による 5′ スプライス部位の攻撃だという点である．その結果，新しくできた上流エキソンの 3′-OH 末端が，3′ スプライス部位を攻撃して下流のエキソンとリン酸ジエステル結合を形成する．第二に，どちらの反応もエステル転移反応で，それぞれのスプライス部位のリン酸部分は産物中に保持される点である．このために，リン酸ジエステル結合の数は一定のままである．グループ II スプライシングは，以下のように，ほかにもいくつかの点でスプライソソームによる mRNA 前駆体のスプライシングに似ている．5′ スプライス部位の攻撃を行うのは，外来の補因子（G）ではなくてイントロン自体の一部（アデノシンの 2′-OH 基）であるし，どちらの場合も，イントロンはラリアット構造となって遊離する．ま

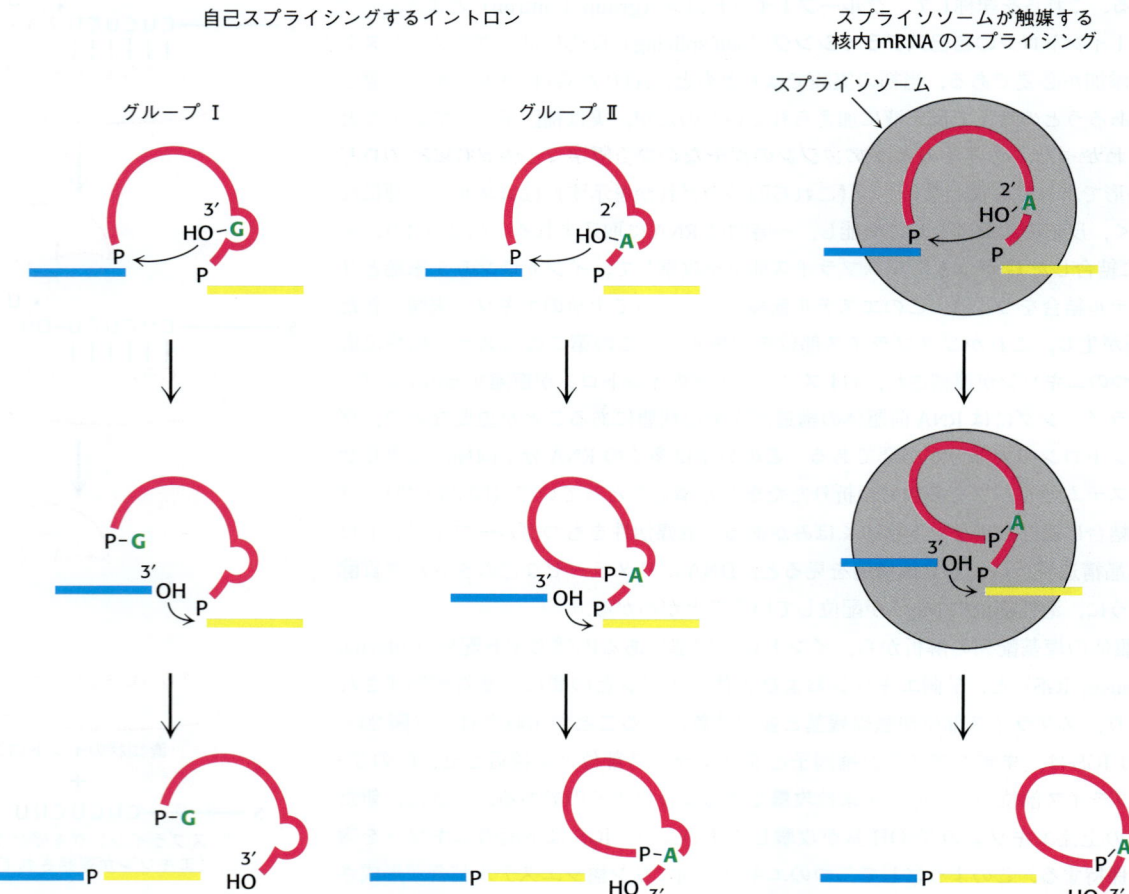

図 29・45　スプライシング経路の比較． 連結されるエキソンは ■ と ■ で，攻撃基は **G, A** で示す．グループ I とグループ II のスプライシングでは，触媒部位はイントロン自体（■）によって形成される．これに対して核の mRNA 前駆体のスプライシングは，スプライソソーム中の snRNA とそれに結合するタンパク質が触媒部位を形成する〔出典: P.A. Sharp, *Science*, **235**, 766～771（1987）〕．

た，いくつかの例では，グループⅡイントロンは断片的に転写され，水素結合によって集合して触媒イントロンを形成するが，これはスプライソソーム内での snRNA の集合によく似ている．

これらの類似性からスプライソソームが触媒する mRNA 前駆体のスプライシングは RNA が触媒する自己スプライシングから進化してきたのではないかとの見方が生まれた．グループⅡスプライシングは，グループⅠスプライシングと高等真核生物の核で起こるスプライシングの中間に位置するといってもいいだろう．この変遷の重要な点は，触媒活性がイントロンそれ自体から他の分子へと移行したということである．スプライソソームができたことによって，スプライシングの活性中心を提供できるイントロンをもたなければならないという制約が無くなった．そのおかげで，遺伝子は新たな自由を獲得したのである．外部触媒のもう一つの利点は調節がより容易に行えることである．ただ，類似性があるからといって起源が同じとはいえないことには留意すべきだ．おそらく，特異的なイントロン除去を効率よく行う方法の数は限られているだろうから，グループⅡイントロンのスプライシングと mRNA のスプライシングの類似性は収斂進化の結果にすぎないのかもしれない．この類似性が起源の共通性からくるものか，それとも化学的理由によるものかを判断するには，RNA の生化学の理解をさらに深める必要があるだろう．

ま　と　め

29・1　転写は RNA ポリメラーゼが触媒する

　細胞の RNA 分子は，すべて鋳型 DNA の指示に従って RNA ポリメラーゼが合成する．基質となる活性型単量体はリボヌクレオシド三リン酸で，RNA 合成の方向は，DNA 合成と同様に $5' \rightarrow 3'$ である．また，RNA ポリメラーゼは DNA ポリメラーゼとは異なり，プライマーを必要としない．

　E. coli の RNA ポリメラーゼは複数のサブユニットからなる酵素で，約 500 kDa のホロ酵素のサブユニット構成は $\alpha_2\beta\beta'\omega\sigma$ であり，コア酵素は $\alpha_2\beta\beta'\omega$ である．転写は2種類の配列からなるプロモーター部位から始まるが，2種類の一方は -10 付近，もう一方は -35 付近（転写開始部位の $5'$ 側すなわち上流にそれぞれ 10, 35 ヌクレオチド離れた位置）に中心があり，-10 領域のコンセンサス配列は TATAAT である．ホロ酵素は σ サブユニットの機能によりプロモーター部位を認識する．E. coli では，その生育温度が上昇すると，熱ショック遺伝子特有のプロモーターに選択的に結合する特殊な σ サブユニットを発現する．また，転写を行うために，RNA ポリメラーゼは鋳型 DNA の二重らせんをほどかなくてはならない．二重らせんをほどくことによって鋳型鎖の約 17 塩基が露出し，最初のリン酸ジエステル結合形成の準備が整うのである．RNA 鎖は通常 pppG または pppA から開始されるが，新しい鎖の合成が開始すると σ サブユニットはホロ酵素から解離する．

　鎖の伸長は転写バブル構造において行われるが，この構造は鋳型 DNA に沿って1秒間に約 50 ヌクレオチドの速さで移動する．RNA ポリメラーゼはたまに後戻りするが，そのおかげで RNA 転写産物の校正が行いやすくなっている．伸長中の RNA 鎖には，転写を終了させる終結シグナルが含まれ，そのシグナルの一つは，RNA ヘアピン構造とその後に続く数個の U 残基である．別の終結シグナルは，ATP アーゼである ρ タンパク質によって読み取られる．また，一部の遺伝子は，RNA 転写産物中に形成される，特定の代謝産物に結合する構造であるリボスイッチによって調節されている．E. coli では転移 RNA とリボソーム RNA の前駆体は転写後に切断されて化学修飾を受けるが，mRNA はそのまま手を加えられることなくタンパク質合成の鋳型として利用される．

29・2　真核生物の転写は高度に調節されている

　タンパク質合成は細胞質で起こるのに対して，真核生物の RNA 合成は核で行われる．核には3種類の RNA ポリメラーゼが存在し，RNA ポリメラーゼⅠはリボソーム RNA 前

駆体を，RNA ポリメラーゼ II はメッセンジャー RNA 前駆体を，RNA ポリメラーゼ III は転移 RNA 前駆体を合成する．真核生物のプロモーターは複雑で数種類の異なった要素でできている．RNA ポリメラーゼ II のプロモーターは転写開始部位の 5′ 側か 3′ 側に位置する．真核生物によくみられるプロモーターの一つは，−30〜−100 の間に中心がある TATA ボックスとイニシエーター配列の組合わせである．これらの配列を認識するのは，RNA ポリメラーゼ II ではなく転写因子とよばれるタンパク質である．また，鞍の形をした TATA ボックス結合タンパク質は，TATA ボックス配列のところで DNA のらせんをほどいて鋭く曲げ，転写複合体の中心となって複合体の集合を開始させる．多くのプロモーターの活性はエンハンサー配列によって大幅に上昇するが，エンハンサー配列はそれ自身プロモーター活性をもたず，数 kb も離れたところから，また遺伝子の上流，下流どちらにあっても，作用を及ぼすことができる．

29・3 真核生物のポリメラーゼによる転写産物はプロセシングを受ける

mRNA 前駆体の 5′ 末端は転写の途中でキャップを付加されメチル化される．また，ほとんどの mRNA 前駆体では，合成されたばかりの鎖がエンドヌクレアーゼによって切断され，その後 3′ 末端にポリ(A)尾部が付加される．アポリポタンパク質 B の mRNA など一部の mRNA では，RNA 編集によって塩基配列が変化する．

mRNA 前駆体のスプライシングは，核内低分子リボ核タンパク質（snRNP）粒子でできたスプライソソームによって行われる．mRNA 前駆体のスプライス部位を特定するのは，イントロンの両端の配列と 3′ 末端近くにある分枝部位であり，そのアデノシン残基の 2′-OH 基が 5′ スプライス部位を攻撃してラリアット構造中間体が形成される．そして，上流エキソンの 3′ 末端に新しく生じた OH 基が 3′ スプライス部位を攻撃し，上流のエキソンと下流のエキソンとが連結される．スプライシングはこのように 2 回のエステル転移反応からなり，反応の間，リン酸ジエステル結合の数は変わらない．スプライソソーム中の核内低分子 RNA（snRNA）は，mRNA 前駆体のスプライシングを触媒し，なかでも U2 snRNA と U6 snRNA は，スプライソソームの活性中心を構成する．

mRNA の転写後プロセシングは，RNA ポリメラーゼ II のカルボキシ末端ドメインのリン酸化状態によって制御されている．

29・4 触媒 RNA の発見から，
分子機構と進化の両方についてさまざまなことが明らかになった

グループ I イントロンをもつ RNA 分子など一部の RNA 分子は，タンパク質がなくても自己スプライシングを行う．自己修飾を受けた rRNA のイントロンは実際に触媒活性を示すので，リボザイムの一種である．スプライソソームが触媒するスプライシングは，自己スプライシングから進化した可能性がある．また，このような触媒 RNA の発見によって，分子進化の初期段階と生命の起源の研究に新たな展望が開かれた．

重 要 語 句

転 写（transcription）（p. 806）

RNA ポリメラーゼ（RNA polymerase）（p. 807）

プロモーター（部位）〔promoter（site）〕（p. 807）

転写バブル（transcription bubble）（p. 809）

コンセンサス配列（consensus sequence）（p. 811）

σ サブユニット（σ subunit）（p. 812）

リボスイッチ（riboswitch）（p. 815）

ρ タンパク質（ρ protein）（p. 816）

CTD（p. 820）

カルボキシ末端ドメイン（carboxy-terminal domain）（p. 820）

TATA ボックス（TATA box）（p. 821）

転写因子（transcription factor）（p. 822）

エンハンサー（enhancer）（p. 823）

核小体内低分子リボ核タンパク質（small nucleolar ribonucleoprotein, snoRNP）（p. 824）

mRNA 前駆体（pre-mRNA）（p. 825）

キャップ（cap）（p. 826）

ポリ(A)尾部〔poly(A) tail〕（p. 826）

マイクロ RNA（microRNA）（p. 826）

RNA 編集（RNA editing）（p. 827）

RNA スプライシング（RNA splicing）（p. 828）

スプライソソーム（spliceosome）（p. 829）

snRNA（small nuclear RNA, 核内低分子 RNA）（p. 829）

snRNP（small nuclear ribonucleoprotein, 核内低分子リボ核タンパク質）（p. 829）

選択的スプライシング（alternative splicing）（p. 833）

リボザイム（ribozyme）（p. 835）

触媒 RNA（catalytic RNA）（p. 835）

自己スプライシング（self-splicing）（p. 835）

問 題

1. 相補鎖 あるmRNAの配列の一部は

5′-AUGGGGAACAGCAAGAGUGGGGCCCUGUCCAAGGAG-3′

である．DNAのコード鎖の配列とDNA鋳型鎖の配列はどうなるか．

2. 誤りのチェック RNA合成ではDNA合成ほど慎重に誤りのチェックが行われないのはなぜか．

3. 速さは本質的ではない RNA合成がDNA合成よりも遅くていいのはなぜか．

4. 活性部位 RNAポリメラーゼとDNAポリメラーゼの全体的な構造は非常に異なるが，活性部位にはかなりの類似点がある．この類似点から考えると，この二つの重要な酵素には進化上どのような関係があるだろうか．

5. よく効く阻害剤 ヘパリンはRNAポリメラーゼに結合して転写を阻害することが知られている．ヘパリンがRNAポリメラーゼに強く結合できるのはどのような性質のためか．

6. ねらいの定まらない大砲 σタンパク質はそれだけではプロモーター部位に結合しない．σに変異が起こって，RNAポリメラーゼの他のサブユニットがなくても −10領域に結合できるようになったとすると，どのような影響が現れるだろう．

7. はずれないσ σが変異してRNAポリメラーゼコア酵素から離れなくなったとしたら，どのような影響が現れるだろうか．

8. 転写時間 *E. coli*ポリメラーゼが100 kDaのタンパク質をコードするmRNAを合成するのにかかる時間は，最低どのくらいか．

9. 素早く探す RNAポリメラーゼはプロモーター部位を素早く見つけ出す．RNAポリメラーゼホロ酵素のプロモーター配列への結合の速度定数を測定すると，10^{10} M^{-1} s^{-1}である．通常，二つの巨大分子が出会う場合の速度定数は，普通は10^{8} M^{-1} s^{-1}程度である．タンパク質がDNA分子に沿って特定部位を探す反応なのに，普通より100倍も速い理由を説明せよ．

10. どこから始める 下に示すDNA配列を見て，転写が始まると思われる位置を示せ．

11. バブルの間 *E. coli*の遺伝子が最大速度で転写されているとき，転写バブル構造同士の距離はどのくらいか．

12. 意味深いバブル 下図に示す合成RNA-DNA転写バブルについて考えてみよう．DNAコード鎖，鋳型鎖，RNA鎖をそれぞれ鎖1，2，3とよぶことにする．

(1) DNAの コード鎖

5′-GGATACTTACAGCCAT**GGA**CACGGC**GAA**TACTCCATT...3′

3′-CCTATGAATGTCGGTACCTGTGCCGCTTATGAGGTAA...5′

(2) 鋳型鎖

5′-UUUUUUUUUGGACACGGCGAA

(3) RNA鎖

(a) 鎖3の5′末端を^{32}Pで標識し，非変性条件下でポリアクリルアミドゲル電気泳動を行ったとする．つぎの五つの場合のオートラジオグラムのパターンを予想せよ：(i) 鎖3だけ，(ii) 鎖1と3，(iii) 鎖2と3，(iv) 鎖1,2,3，(v) 鎖1,2,3とRNAポリメラーゼコア酵素．

(b) この系において，リファンピシンはRNA合成にどのような影響を及ぼすか．

(c) 転写の開始前にRNAポリメラーゼコア酵素にヘパリンを加えておくとRNAプライマーの伸長を阻害するが，転写開始後に加えても効果はない．この違いを説明せよ．

(d) ATP，CTP，UTPの存在下で合成を行ったとする．この場合の最も長い転写産物の長さを，リボヌクレオシド三リン酸すべてが存在する場合と比較せよ．

13. 校正の跡 RNAポリメラーゼによる校正で生じるのは，モノヌクレオチドではなく，主としてジヌクレオチドであるのはなぜか．

14. 繰返し反応の頓挫 転写が始まったばかりのときに，たまにジヌクレオチドやトリヌクレオチドがRNAポリメラーゼから遊離することがある．この現象は繰返し反応の頓挫とよばれ，転写開始のやり直しが必要になる．これが起こる理由はどのように考えられるか．

15. ポリメラーゼの阻害 コルジセピンは低濃度ではポリ(A)の合成を阻害し，高濃度ではRNA合成を阻害する．

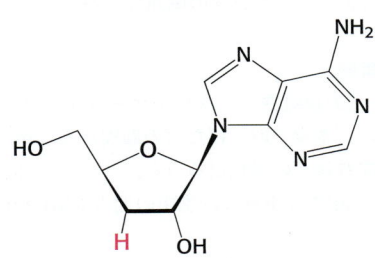

コルジセピン（3′-デオキシアデノシン）

(a) コルジセピンの阻害は何に基づくものか．

(b) ポリ(A)合成の方がコルジセピンに対する感受性が高いのはなぜか．

(c) コルジセピンが作用するには修飾が必要か．

16. 選択的スプライシング ある遺伝子には，選択的スプライシングの起こりうる部位が8箇所ある．各部位でのスプライシングパターンが他の部位とは無関係に決まるとすると，生じる可能性のあるスプライシング産物は何通りか．

17. 超らせん形成 負の超らせん形成は，DNAをほどけやすくするので，遺伝子の転写に都合がよい．しかし，負の超らせん形成によって，すべてのプロモーター部位が活性化されるわけではない．特筆すべき例外に，II型DNAトポイソメラーゼ遺伝子自体のプロモーター部位があり，この遺伝子の転写は，負の超らせん形成によって抑制される．この抑制の起こるしくみと理由を考えよ．

18. 余分な部分 ある種のサラセミアの原因となるある種の変異では，1個の塩基の突然変異（GからA）によって，正常な3′スプラ

問題10の配列：

5′-GCCGTTGACACCGTTCGGCGATCGATCCGCTATAATGTGTGGATCCGCTT-3′

5′-CGGCAACTGTGGCAAGCCGCTAGCTAGGCGATATTACACACCTAGGCGAA-3′

イス部位（下図の ▉）よりもはるかに上流に，よく似た 3′ スプライス部位（下図の ▉）ができてしまう．

イントロンの
正常な3′ 末端

5′ CCTATT**G**GTCTATTTTCCACCC**TTAG**GCTGCTG 3′

5′ CCTA**TTAG**TCTATTTTCCACCCTTAGGCTGCTG 3′

異常なスプライシングをひき起こす変異をもつサラセミア患者では，合成されるタンパク質にどのようなアミノ酸が余分に付いているか．スプライス部位以降の読み枠は TCT から始まるものとする．

19. 長い尾をもつメッセンジャー　別のサラセミア患者では突然変異のために正常のヘモグロビン β 鎖の mRNA よりも 900 ヌクレオチド長い mRNA が生産される．この変異 mRNA のポリ(A)尾部は余分に増えた塩基配列中に 1 箇所だけ存在する AAUAAA 配列の数ヌクレオチド後ろから始まっている．このような mRNA の変化を生じる変異とはどのようなものか．

機構の問題

20. RNA の編集　トリパノソーマのミトコンドリア mRNA の中には，ウリジン分子が多数挿入されているものがある．このウリジン残基は供与鎖のポリ(U)尾部由来であり，ヌクレオシド三リン酸は反応には関わらない．この現象を説明する反応機構を考えよ（ヒント：RNA 編集と RNA スプライシングの関連性を考えよ）．

章のまとめの問題

21. プロテオームの複雑さ　プロテオームをゲノムより複雑なものにしているのは，本章で取上げたどの過程だろうか．この複雑さをさらに深めるとすればどの過程だろうか．

22. 分離技術　mRNA を真核細胞中の他の RNA と分離する方法を考えよ．

データ解釈の問題

23. 追い出し (run-off) 実験　脳，肝臓，筋肉から核を単離し，これらを RNA 合成が可能な条件で，ただし RNA 合成開始の阻害剤を加えて，α-[³²P]UTP とともに保温した．放射性 RNA を単離し，遺伝

子チップに結合させたさまざまな DNA 配列とアニーリングを行った．下に示したグラフでは，各 DNA 配列に結合した mRNA のおよその量を色の濃淡で示している．

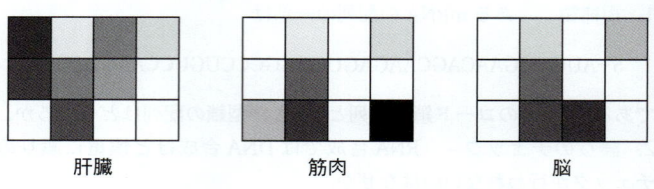

肝臓　　　　　　筋肉　　　　　　脳

(a) 遺伝子によって，ハイブリッド形成の強度が異なるのはなぜか．

(b) RNA 分子の中に組織によって，異なったハイブリッド形成パターンを示すものがあるという事実がもつ意味は何か．

(c) 一部の遺伝子は 3 種類の組織すべてで発現されている．これらの遺伝子の性質を考えよ．

(d) 反応液に RNA 合成開始阻害剤を加えた理由を述べよ．

24. クリスマスツリー　細菌の遺伝子における転写のオートラジオグラフを示してある．DNA はどれか．しだいに長くなっている鎖は何か．転写開始点はどこか．転写の終わりはどこか．ある 1 個の遺伝子の RNA 合成を行う酵素の数に関して，どのようなことがいえるか．

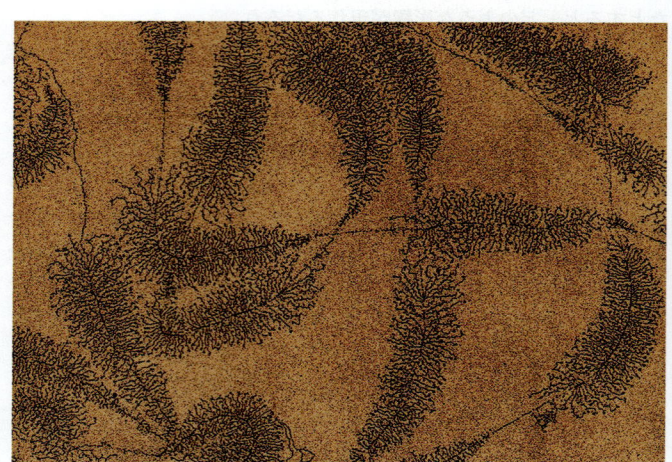

[DIOMEDIA/Medical Images RM/Phototake, Inc.]

タンパク質合成

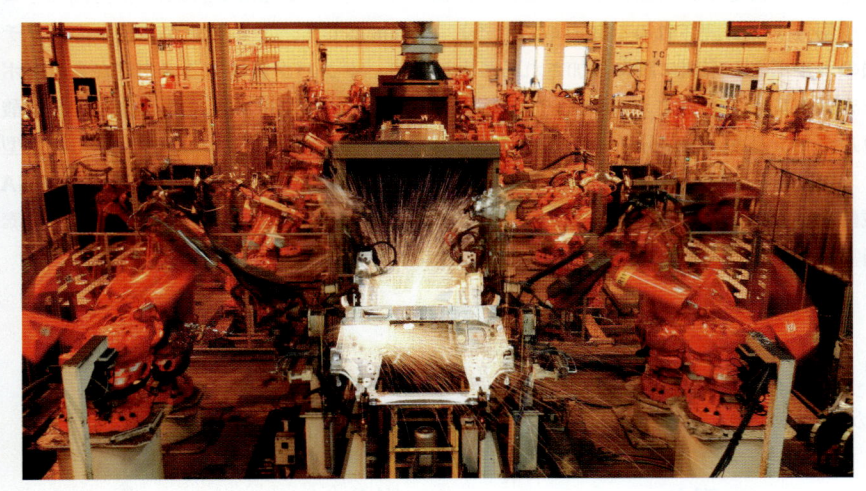

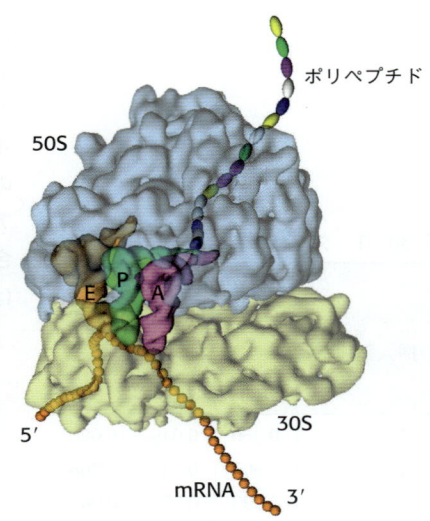

50S

ポリペプチド

E P A

5′

mRNA 3′

30S

右に示したリボソームは，ポリペプチドの製造工場である．アミノ酸は，転移 RNA 分子に結合した状態で，1 度に 1 個ずつリボソームへと運び込まれ，合成中のポリペプチド鎖へと連結される．そして，すべて完成してから，ポリペプチド鎖がリボソームから離れる．このような組立てライン方式のおかげで，非常に長いポリペプチド鎖でも迅速かつ，驚くほど正確に組立てられていく［写真提供: Images of Birmingham Premium/Alamy Stock Photo］．

遺伝情報においてタンパク質をコードする遺伝子がきわめて重要なのは，タンパク質が細胞内での機能的役割の大半を担っているからである．第 28 章，第 29 章では，DNA が複製されるしくみと DNA が RNA へと転写されるしくみについて学んだ．本章ではタンパク質が合成されるしくみに目を向けよう．この過程は，4 種類の"文字"で書き込まれた核酸の情報を，これとはまったく異なるタンパク質の 20 種類の"文字"へと書き直すことから，**翻訳**（translation）とよばれる．翻訳は，塩基対の形成という共通した文法の枠組みの中で行われる複製や転写に比べると，概念的にはるかに複雑な過程である．タンパク質合成の過程は，核酸とタンパク質を結ぶという位置づけにふさわしく，核酸因子とタンパク質因子の両方を必要とする．タンパク質合成が行われる場は**リボソーム**（ribosome）で，大きな RNA 分子 3 種類と 50 種以上のタンパク質を含む巨大な複合体である．興味深いことに，リボソームはリボザイムである．すなわち，RNA 成分がタンパク質合成を触媒するのだ．この知見は，生命の進化は RNA ワールドが起源であり，リボソームは RNA ワールドの生き残りであるとの見方を強く裏づけるものである．

転移 RNA（tRNA）分子とメッセンジャー RNA（mRNA）分子もタンパク質合成に重要な役割を果たしている．アミノ酸と核酸とを最初に結びつけるのは，アミノアシル tRNA 合成酵素とよばれる酵素群である．これらの酵素が，tRNA それぞれに特定のアミノ酸を特異的に結合させることにより遺伝暗号を翻訳する．

翻訳過程では RNA が圧倒的に重要だが，効率よいタンパク質合成のためにはタンパク質因子も必要で，タンパク質合成の開始，伸長，終結には，複数のタンパク質因子が関わっている．本章では，おもに細菌のタンパク質合成に焦点を合わせて話を進める．とい

うのは，細菌のタンパク質合成は，多くの一般原理をわかりやすく表しており，その解明がよく進んでいるからである．また，真核生物のタンパク質合成に特有ないくつかの性質についても説明する．

30・1　タンパク質を合成するには，核酸の塩基配列をアミノ酸配列に翻訳する必要がある

タンパク質合成の基本はあらゆる生物界に共通であり，このことは，タンパク質合成系が進化のきわめて早い時期に生じたことの証拠となっている．mRNA は $5' \rightarrow 3'$ 方向へとコドン1個分ずつ解読される（読み取られる）．それに応じて，アミノ酸が伸長中のペプチド鎖のカルボキシ末端に順に付加されることにより，タンパク質はアミノ末端からカルボキシ末端方向へと合成されていく（図30・1）．ペプチド鎖に付加されるのは，アミノ酸のカルボキシ基が tRNA 分子の $3'$ 末端に結合してできたアミノアシル tRNA という活性型アミノ酸である．また，対応する tRNA にアミノ酸を連結する反応は，**アミノアシル tRNA 合成酵素**（aminoacyl-tRNA synthetase）が触媒する．それぞれのアミノ酸の活性化酵素は通常一つだけで，それが1種類以上の tRNA に対応する．

表 30・1　タンパク質合成の正確さ†

誤ったアミノ酸の挿入頻度	誤りのないタンパク質合成の確率		
	アミノ酸残基の数		
	100	300	1000
10^{-2}	0.366	0.049	0.000
10^{-3}	0.905	0.741	0.368
10^{-4}	0.990	0.970	0.905
10^{-5}	0.999	0.997	0.990

† まったく誤りのないタンパク質が形成される確率 p は，アミノ酸残基の数 n と間違ったアミノ酸の挿入頻度 ε によって決まる：$p = (1-\varepsilon)^n$．

図 30・1　ポリペプチド鎖の伸長．
タンパク質はカルボキシ末端にアミノ酸が逐次付加されて合成される．

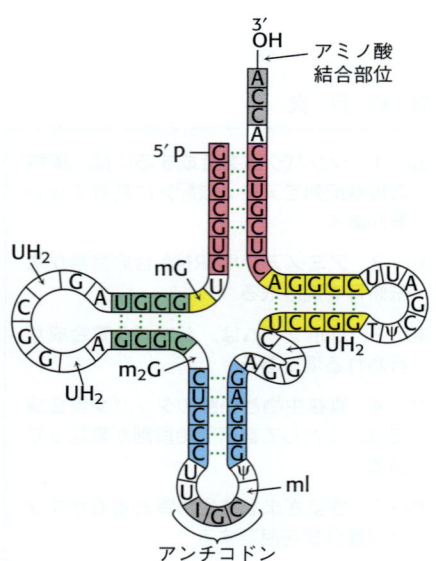

図 30・2　アラニル tRNA の配列．
酵母のアラニル tRNA の塩基配列と，それから推定されるクローバー葉形の二次構造を示す．修飾を受けたヌクレオシドは，つぎのように略記する．メチルイノシン（mI），ジヒドロウリジン（UH₂），リボチミジン（T），プソイドウリジン（ψ），メチルグアノシン（mG），ジメチルグアノシン（m₂G）．もう一つの修飾ヌクレオシドであるイノシン（I）はアンチコドンの一部である．

長いタンパク質を合成するには，誤りの頻度が低くなくてはならない

転写は，本のあるページをそのまま一言半句変えることなく書き写すのに似ている．アルファベットも語彙も変化しないので，意味が変わってしまう可能性は小さい．一方，mRNA 分子の塩基配列からアミノ酸配列への翻訳は，本のあるページを別の言語に翻訳するのに似ている．翻訳は，何十もの分子が関わる複雑な過程で，多くの段階からなり，そのどの段階においても，誤りの生じる可能性がある．そのような翻訳の複雑さから，二つの対立した要求が生じる．すなわち，翻訳過程は正確でなくてはならないが，同時に，細胞の必要性を満たすために十分な速さを備えなくてはならないのである．*E. coli* の場合，翻訳は1秒間に約20アミノ酸という速度で行われるが，作業の複雑さを考えるとまさに感動的なスピードだ．

では，タンパク質合成はどの程度正確でなければならないのだろうか．これを考えるために，誤りの頻度に着目してみよう．まったく誤りのないタンパク質が形成される確率は，アミノ酸残基の数と間違ったアミノ酸が挿入される頻度（ε）によって決まる．表30・1に示すように，誤りの頻度が 10^{-2} では，非常に小さいタンパク質でさえうまくいかない．ε の値が 10^{-3} では，300アミノ酸残基のタンパク質（33 kDa 程度）なら普通は誤りなく合成できるが，1000残基のタンパク質（110 kDa 程度）になるとそうはいかない．したがって大型のタンパク質をうまく生産するためには，誤りの頻度は 10^{-4} 以下でなければならない．誤りの頻度がこれより低かったとしても，きわめて大きなタンパク質

の場合を除いては，正しい配列をもつタンパク質が合成される率が飛躍的に高まるわけではない．それに，校正のために余分な時間が必要になるから，これ以上誤りの頻度を低くするには，タンパク質合成の速度を遅くするしかないだろう．実際に，観察される ε の値は 10^{-4} に近い．タンパク質合成の驚くべき速さを維持しつつ，アミノ酸数が1000個にもなるタンパク質でも正確に合成できるよう，アミノ酸残基当たり約 10^{-4} という誤りの頻度が進化の過程で選択されてきたのである．

転移 RNA 分子は共通の構造をもっている

タンパク質合成を忠実に行うためには，メッセンジャー RNA 上の3塩基配列である**コドン**（codon）を正確に認識する必要がある．遺伝暗号では3文字のコドンにそれぞれアミノ酸が割り当てられていることを思い出してほしい（§4・6）．アミノ酸それ自体はコドンを読み取ることはできないが，それぞれのアミノ酸は特定の tRNA 分子に連結され，これがワトソン・クリック型塩基対を形成することによりコドンを認識する．**転移 RNA**（transfer RNA，tRNA）は特定のコドンに結合するアダプター分子として，ポリペプチド鎖に取込まれるべきアミノ酸を運び込む働きをするのである．

酵母のアラニル tRNA について考えてみよう．この tRNA は，アミノ酸のアラニンを運ぶのでこうよばれる．アラニル tRNA は76リボヌクレオチドからなる一本鎖のアダプター分子で（図30・2），5′ 末端はリン酸化されており（pG），3′ 末端には遊離のヒドロキシ基がある．**アミノ酸結合部位**（amino acid-attachment site）は，3′ 末端のアデノシン残基の 3′-ヒドロキシ基である．また，分子の中央部にある 5′-IGC-3′ という配列（I はプリン塩基をもつイノシン）が**アンチコドン**（anticodon）で，この配列はアラニンのコドンの一つ，5′-GCC-3′ に相補的である．

何千種類もの tRNA の塩基配列が知られているが，それらすべての tRNA には，塩基のうち約半数が塩基対を形成してクローバー形をとりうるという驚くべき特徴がある（図30・3）．つまり，tRNA 分子には構造上の共通点が数多くあるのだ．これは決して意外なことではない．なぜなら，すべての tRNA 分子は，ほとんど同じような様式をもって，リボソーム，mRNA，翻訳に関わるタンパク質因子と相互作用できなければならないからである．

これまで知られている転移 RNA 分子はすべて，つぎのような性質を備えている．

アンチコドン

$$-\overset{3'}{C}-\overset{}{G}-\overset{5'}{I}-$$
$$\underset{5'}{G}-\underset{}{C}-\underset{3'}{C}-$$

コドン

イノシン

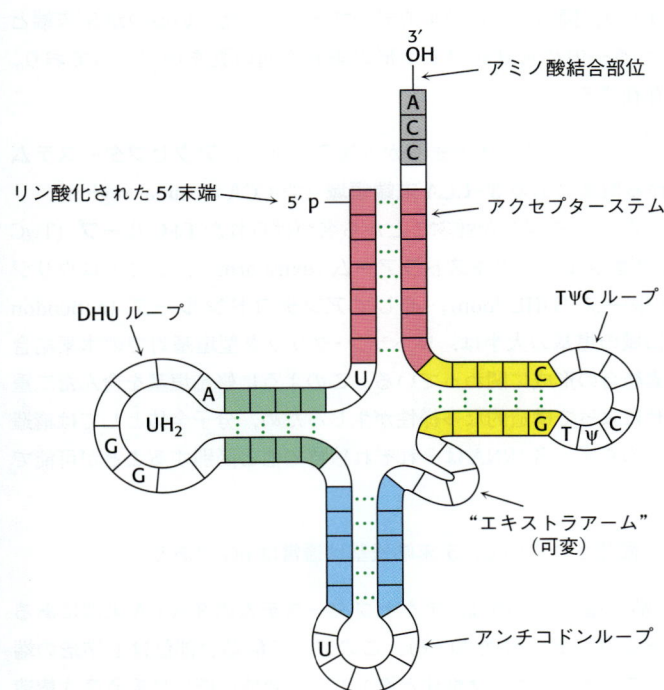

図 30・3　**tRNA 分子の一般構造.**　多数の tRNA 分子の塩基配列を比較した結果，保存された特徴がいくつか明らかになった.

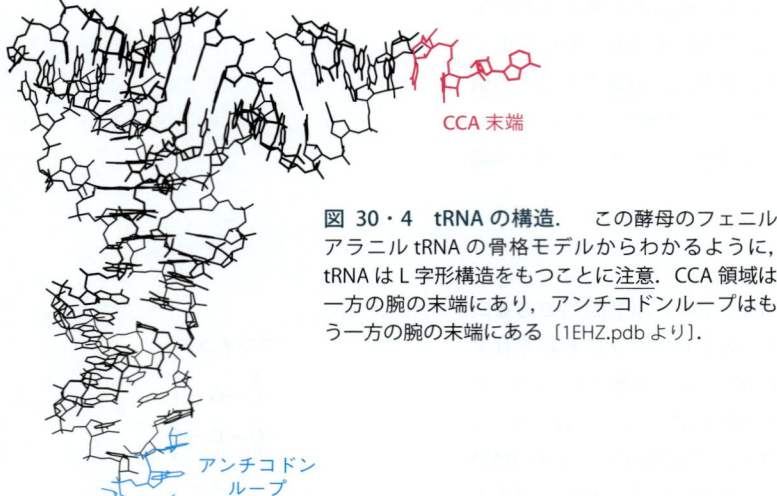

CCA 末端

アンチコドン
ループ

図 30・4　tRNA の構造.　この酵母のフェニル
アラニル tRNA の骨格モデルからわかるように,
tRNA は L 字形構造をもつことに注意. CCA 領域は
一方の腕の末端にあり, アンチコドンループはも
う一方の腕の末端にある〔1EHZ.pdb より〕.

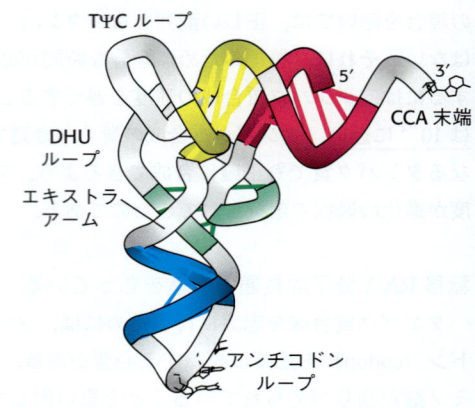

TΨC ループ

5′

3′

CCA 末端

DHU
ループ

エキストラ
アーム

アンチコドン
ループ

図 30・5　tRNA 分子のらせんの重なり.
tRNA の四つの二重らせん領域（図 30・3）
が重なり合って L 字形構造を形成する〔1EHZ.
pdb より〕.

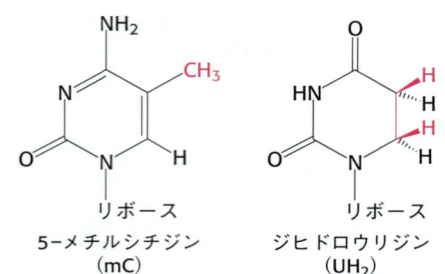

リボース
5-メチルシチジン
（mC）

リボース
ジヒドロウリジン
（UH₂）

1. どれも一本鎖で, <u>73～93 個のリボヌクレオチド</u>（約 25 kDa）をもつ.

2. 分子は L 字形である（図 30・4）.

3. <u>特殊な塩基を多く含み</u>, その数は 1 分子当たり通常 7～15 個である. これらの塩基
には, tRNA 前駆体が酵素によって修飾されてできる, A, U, C, G のメチル化誘導体, ジ
メチル化誘導体がある. メチル化によってある種の塩基対の形成が妨げられることによ
り, それらの塩基が他の塩基と相互作用できるようになる. またメチル化によって tRNA
の一部の領域が疎水性をもつようになるが, 合成酵素やリボソームタンパク質との相互作
用には, このことが重要らしい. 後で述べるように, それ以外の修飾はコドンの認識を変
化させる.

4. tRNA のヌクレオチドのほぼ半数は, 塩基対をつくって二重らせんを形成する. ら
せんを形成する四つの領域が組合わさることによって, 一つながりの二重らせんに見える
部分が 2 箇所できる. この 2 箇所は RNA 二重らせんであることから, 予想通り, A 形の
DNA によく似ている（§4・2）. 図 30・5 に示すモデルで水平に見えているのが 5′末端と
3′末端を含むらせんで, もう一方のらせんが L 字形の垂直方向の腕を形づくっており,
その中にアンチコドンが存在する.

このとき, 塩基対を形成しない塩基のまとまりが 5 箇所できる. **アクセプターステム**
（acceptor stem）とよばれる領域にある **3′-CCA 末端領域**（3′-CCA terminal region）, リ
ボチミジン–プソイドウリジン–シチジンが並ぶことから名づけられた **TΨC ループ**（TΨC
loop）, 含まれる残基数がさまざまな **"エキストラアーム（extra arm）"**, ジヒドロウリジ
ン残基を数個含む **DHU ループ**（DHU loop）, そして**アンチコドンループ**（anticodon
loop）である. 非らせん領域の塩基の大半は, ワトソン・クリック型塩基対での水素結合
とは異なった形式で, 水素結合の形成に関わっている. このように修飾塩基を含んだ二重
らせんとループの組合わせによって構造的な多様性が生じるため, 分子全体としては構造
が非常に似ているにもかかわらず, 各 tRNA はそれぞれ独特で他と区別することが可能で
ある.

5. tRNA の 5′末端はリン酸化されていて, 5′末端残基は通常は pG である.

6. 活性化されたアミノ酸が結合するのは, アクセプターステムの 3′-CCA 末端にある
アデノシン残基のヒドロキシ基である（図 30・6）. このアミノ酸結合部位は L 字形の端
にあり, 一本鎖になっていて, アミノ酸の活性化とタンパク質合成の際には違う高次構造

をとることができる.

7. アンチコドンループは配列の中央付近にあるが, L字形のもう一方の端に位置しており, アンチコドンを形成する三つの塩基はアクセスしやすい状態になっている.

アンチコドンは mRNA 分子上の適合するコドンに対合できるようになっている. 一方, 活性型アミノ酸と結合する末端はペプチド結合の形成が行われやすい位置にある. このように tRNA 分子はアダプターという役割にうまく適した構造をとっている.

一部の tRNA 分子は, 塩基の対合にゆらぎがあるため, 複数のコドンを認識する

tRNA のアンチコドンによるコドンの認識はどのような法則に支配されているのだろう. 単純な仮説はコドンのそれぞれの塩基がアンチコドンの相補的な塩基とワトソン・クリック型塩基対を形成するというものである. その場合には, コドンとアンチコドンが逆平行に並ぶことになる. 欄外に示した図では, ′ は相補的な塩基を表している. つまり X と X′ とは, A と U (あるいは U と A) または G と C (あるいは C と G) である. このモデルによれば, 特定のアンチコドンが認識できるのは 1 種類のコドンだけということになる.

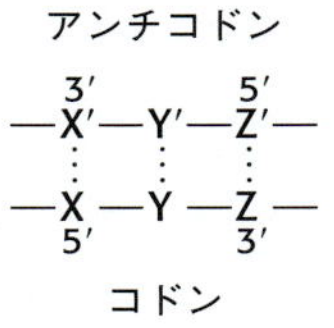

だが実際はそうではない. 実験からわかったのだが, tRNA 分子の中には複数のコドンを認識するものがある. たとえば酵母のアラニル tRNA は三つのコドン, GCU, GCC, GCA に結合する. これらのコドンは最初の二つの塩基は同じだが, 3 番目の塩基が異なっている. コドンの 3 番目の塩基は, 他の二つの塩基に比べて認識の厳密性が低いのだろうか. 遺伝暗号の重複パターンから考えるとその可能性が高い. XYU と XYC は必ず同じアミノ酸をコードしているし, 通常は XYA と XYG も同じアミノ酸をコードしている. これらのデータから, 3 番目の塩基の対合は残り二つの塩基の対合に比べ立体的な制約が厳しくないのだろうと考えられる. すなわち, コドンの 3 番目の塩基による対合にはいくらかの立体的自由度〔"ゆらぎ (wobble)"〕があるのだ.

既知の配列をもつ tRNA のアンチコドンはこの仮説で予測されるコドンと結合することから, 現在ではこの**ゆらぎ仮説** (wobble hypothesis) はしっかりと確立されている (表30・2). たとえば, 酵母のアラニル tRNA のアンチコドンは IGC で, この tRNA はコドン GCU, GCC, GCA を認識する. ヌクレオチド配列は, 習慣上, 特別の記載がない限り 5′→3′ 方向に書くことになっていることを思い出してほしい. つまり予想通り, I (このアンチコドンの 5′ 塩基) は U, C, A (コドンの 3′ 塩基) と塩基対を形成するということなのだ.

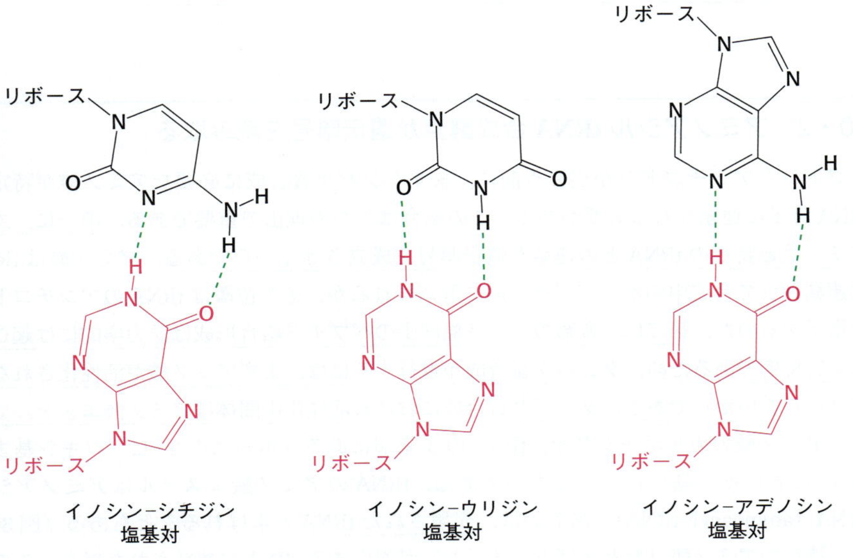

アンチコドン

—X′—Y′—Z′—

—X—Y—Z—

コドン

tRNA の CCA アーム

アミノアシル tRNA

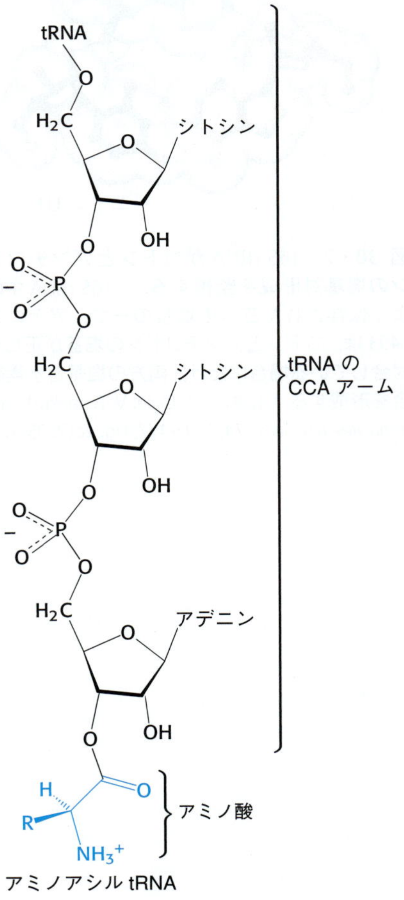

図 30・6　アミノアシル tRNA. アミノ酸は, 3′-アデノシン残基の 2′- または 3′-ヒドロキシ基とのエステル結合によって tRNA と結合する. ここでは 3′-ヒドロキシ基との結合の場合を示す.

イノシン-シチジン塩基対

イノシン-ウリジン塩基対

イノシン-アデノシン塩基対

コドン-アンチコドンの相互作用について, 二つの一般則が考えられる.

表 30・2　ゆらぎ仮説でコドンの3番目の塩基が形成しうる塩基対

アンチコドンの1番目の塩基	コドンの3番目の塩基
C	G
A	U
U	A または G
G	U または C
I	U または C または A

1. コドンの最初の二つの塩基は標準的な塩基対を形成し，認識は正確である．したがって，最初の二つの塩基のどちらかが異なっているコドンは，異なった tRNA によって認識される必要がある．たとえば UUA と CUA はどちらもロイシンをコードするが，この二つを読み取る tRNA は異なっている．

2. ある tRNA 分子が何種類のコドンを読むかはアンチコドンの1番目の塩基によって決まっている．CかAならば1種類，UかGならば2種類，Iならば3種類である．つまり，遺伝暗号の重複の一部は，コドンの3番目の塩基とアンチコドンの1番目の塩基が塩基対を形成する際の不正確さ（ゆらぎ）から生まれているのだ．特殊なヌクレオシドの一つであるイノシンがアンチコドンに高い頻度で存在する理由はまさにここにある．というのは，イノシンはある特定の tRNA 分子が読み取ることのできるコドンの数を最大にしているからである．tRNA 中のイノシンは，転写一次産物の合成後にアデノシンが脱アミノされて生じるものである．

コドンの3番目の位置にはゆらぎが許されるのに，1番目，2番目には許されないのはなぜだろう．この答えは，tRNA とリボソームの相互作用を考えるとわかる．後で説明するように，リボソームは，30S と50S の2個のサブユニットでできた大型の RNA-タンパク質複合体である．30S サブユニットには RNA 分子が1個含まれるが，その 16S rRNA には例外なく保存されている塩基が3箇所（アデニン1492，アデニン1493，グアニン530）存在する．この三つは，コドン-アンチコドン二重らせんが正しい塩基対を形成しているときにだけ，二重らせんの副溝側と水素結合をつくる（図30・7）．これらの相互作用によって，コドン-アンチコドン二重らせんの最初の二つの位置にワトソン・クリック型塩基対があるかどうかがチェックされている．しかし，3番目の位置にはそのような監視装置がないため，より多様な塩基対の形成が可能になる．このようにして，リボソームはコドン-アンチコドン相互作用の解読に積極的に関わっているのである．

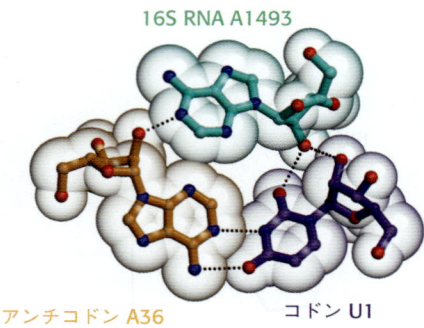

図 30・7　16S rRNA がコドンとアンチコドンの塩基対形成を監視する． 16S rRNA 中のよく保存された三つの塩基の一つ，アデニン 1493 は，コドンとアンチコドンの塩基が正しく対合している場合にだけ，両方の塩基と水素結合を形成する〔出典: J.M. Ogle, V. Ramakrishnan, *Annu. Rev. Biochem.*, **74**, 129〜177, Fig. 2a(2005)〕.

16S RNA A1493
アンチコドン A36
コドン U1

30・2　アミノアシル tRNA 合成酵素が遺伝暗号を読み取る

コドンとアンチコドンが出会う前に，まずタンパク質合成に必要なアミノ酸が特定の tRNA 分子に連結される必要がある．この結合は二つの理由で重要である．第一に，あるアミノ酸と特定の tRNA との連結が遺伝暗号を成立させるからである．アミノ酸は tRNA に連結されて合成中のポリペプチド鎖に取込まれるが，その位置は tRNA のアンチコドンが指示するのだ．第二に，遊離のアミノ酸同士のペプチド結合形成は熱力学的には起こりにくい反応であるため，タンパク質合成が進行するには，まずアミノ酸が活性化されなくてはならないからである．タンパク質合成における活性化中間体はアミノ酸エステルであり，アミノ酸のカルボキシ基が，tRNA の 3′ 末端にあるリボースの 2′-ヒドロキシ基または 3′-ヒドロキシ基に結合したものである．tRNA のアミノ酸エステルは**アミノアシル tRNA**（aminoacyl-tRNA），あるいは，充填された tRNA とよばれることもある（図30・6）．特定のアミノ酸（たとえばトレオニン）が対応する tRNA に連結された場合，このアミノアシル tRNA は Thr-tRNA^Thr と記載される．

アミノ酸はまずアデニリル化によって活性化される

　活性化反応を触媒するのは特異的なアミノアシル tRNA 合成酵素で，その第一段階は，アミノ酸と ATP からの**アミノアシルアデニル酸**（aminoacyl adenylate）の生成である．

$$\text{アミノ酸} + \text{ATP} \rightleftharpoons \text{アミノアシル AMP} + \text{PP}_i$$

活性化されたこの分子は，アミノ酸のカルボキシ基が AMP のリン酸基と結合した混合酸無水物で，**アミノアシル AMP**（aminoacyl-AMP）ともいう．

アシルアデニル酸中間体

アミノアシルアデニル酸

　つぎの段階は，アミノアシル AMP から特定の tRNA 分子へのアミノアシル基の転移で，それによってアミノアシル tRNA が形成される．

$$\text{アミノアシル AMP} + \text{tRNA} \rightleftharpoons \text{アミノアシル tRNA} + \text{AMP}$$

活性化段階と転移段階とを総合するとつぎのようになる．

$$\text{アミノ酸} + \text{ATP} + \text{tRNA} \rightleftharpoons \text{アミノアシル tRNA} + \text{AMP} + \text{PP}_i$$

　この反応の $\Delta G^{\circ\prime}$ は 0 に近い．というのは，アミノアシル tRNA のエステル結合の加水分解のギブズエネルギーが ATP を AMP と PP$_i$ に加水分解するギブズエネルギーとほぼ等しいからである．何度も見てきたように，ここでも反応を推進するのは二リン酸の加水分解である．これら三つの反応を合計すると非常にエキサゴニック（ギブズエネルギー変化が負）な反応となる．

$$\text{アミノ酸} + \text{ATP} + \text{tRNA} + \text{H}_2\text{O} \longrightarrow \text{アミノアシル tRNA} + \text{AMP} + 2\,\text{P}_i$$

したがって，アミノアシル tRNA 1 分子の合成には ATP 2 分子に相当するエネルギーが消費され，一つはアミノアシル tRNA のエステル結合の形成に，もう一つは反応の推進に使われる．

　ある特定のアミノ酸の活性化と転移という二つの段階は，同一のアミノアシル tRNA 合成酵素によって触媒される．実際，アミノアシル AMP 中間体はこの合成酵素から遊離せず，酵素の活性部位に非共有結合で固く結合したままである．

　これまでにもアシルアデニル酸は，脂肪酸の活性型中間体として登場した（§22・2）．その反応との大きな違いは，脂肪酸活性化の場合はアシル基の受容体が CoA なのに対し，アミノ酸活性化の場合には tRNA だという点である．しかし，これらの生合成はエネルギーの面で非常によく似ており，どちらも二リン酸の加水分解のために不可逆反応である．

アミノアシル tRNA

脂肪酸アシル CoA

トレオニン

バリン

セリン

アミノアシル tRNA 合成酵素は，高い識別力を備えたアミノ酸活性化部位をもつ

　アミノアシル tRNA 合成酵素はそれぞれ，特定のアミノ酸に対する特異性がきわめて高い．実際，合成酵素が誤ったアミノ酸を取込むのは，触媒反応 10^4 ないし 10^5 回につき 1 回に過ぎない．これほどの特異性はどのようなしくみで得られるのだろう．アミノアシル tRNA 合成酵素が利用するのは，基質であるアミノ酸の性質である．トレオニル tRNA 合成酵素が直面する問題について考えてみよう．トレオニンと特によく似たアミノ酸は，バリンとセリンの 2 種類である．バリンはヒドロキシ基の代わりにメチル基をもつことを除けばトレオニンとほぼ同じ形をしている．一方のセリンはトレオニンと同様にヒドロキシ

図 30・8　トレオニル tRNA 合成酵素の活性部位.　アミノ酸結合部位に亜鉛イオン（●）があり，トレオニンのアミノ基とヒドロキシ基が配位していることに注意

基をもつがメチル基を欠いている. トレオニル tRNA 合成酵素はどのような方法で，これらの誤ったアミノ酸が間違ってトレオニル tRNA に連結されるのを回避しているのだろう.

　バリンの場合は，トレオニル tRNA 合成酵素のアミノ酸結合部位の構造を見ればわかる（図 30・8）. この合成酵素には亜鉛イオンが含まれ，酵素の 2 個のヒスチジン残基と 1 個のシステイン残基に結合しているが，この 3 個以外にも配位結合できる余地があり，それが基質との結合に当てられる. トレオニンはそのアミノ基と側鎖のヒドロキシ基によって亜鉛イオンに配位する. 側鎖のヒドロキシ基は，さらにアスパラギン酸残基によっても認識されて水素結合をつくる. バリンではこのヒドロキシ基の位置にメチル基があるが，メチル基はこのような相互作用はできないのである. そのためバリンは活性部位から排除され，アデニリル化もトレオニル tRNA（tRNA^{Thr} と略す）への結合も生じない. このように亜鉛イオンを利用するのはトレオニル tRNA 合成酵素だけの独特な方法らしく，他のアミノアシル tRNA 合成酵素はこれとは異なった方法で対応するアミノ酸を認識する. また，正しい位置にきたトレオニンのカルボキシ基は，ATP の α-リン酸基を攻撃してアミノアシルアデニル酸を産生できる.

　セリンもトレオニンと同様に亜鉛イオンに結合できるヒドロキシ基をもつため，亜鉛との結合では，バリンの場合のようにうまく識別できない. 実際に，亜鉛による識別機構しかなければ，トレオニル tRNA 合成酵素はトレオニンの $1/10^2$〜$1/10^3$ の確率でセリンをトレオニル tRNA に結合させてしまう. p. 842 で述べたように，この程度の誤りの頻度では，翻訳の誤りが多数生じてしまう可能性が高い. では，これ以上の特異性はどうすれば得られるのだろうか.

アミノアシル tRNA 合成酵素の校正作用により，タンパク質合成の精度が上がる

　トレオニル tRNA 合成酵素を，セリンを共有結合させた tRNA^{Thr}（Ser–tRNA^{Thr}），すなわち "誤って充塡された" tRNA と一緒にして保温すると，迅速な反応により，このアミノアシル tRNA はすぐに加水分解され，遊離型の tRNA とセリンとが生じる. これに対して，正しく充塡された Thr–tRNA^{Thr} と一緒にしても，まったく反応は生じない. つまりトレオニル tRNA 合成酵素には機能部位がもう 1 箇所あって，Ser–tRNA^{Thr} は加水分解されるのに Thr–tRNA^{Thr} は加水分解されない. この編集部位があるおかげで，合成酵素は誤りを修正することができ，翻訳の精度を 10^4 につき誤りが 1 回未満にまで高くできているのである. 構造研究と突然変異体を用いた実験の結果，この編集部位は活性化部位から 20 Å 以上離れていることがわかった（図 30・9）. Ser–tRNA^{Thr} はこの部位に簡単にはまって分解されるが，Thr–tRNA^{Thr} は分解されない. トレオニンとセリンの区別が容易に付けられるのはトレオニンには余分なメチル基があるからで，セリンならうまく入るところでも，トレオニンは立体障害のため入り込めないのだ.

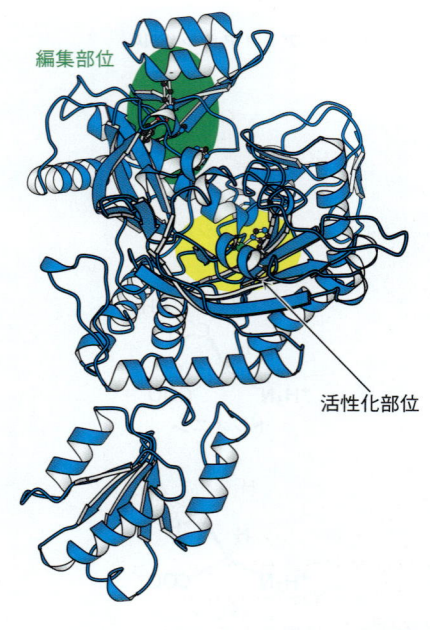

図 30・9　編集部位.　変異を導入する実験により，トレオニル tRNA 合成酵素の編集部位（緑色で示す）の位置が明らかになった. 活性化部位は黄色で示す. この酵素は二量体酵素だが，これ以降の図では一方のサブユニットだけを示す〔1QF6.pdb より〕.

トレオニル tRNA 合成酵素と基質の複合体の構造から，アミノアシル化された CCA 末端が活性化部位から外れて，編集部位へと振れることがわかった（図 30・10）．すなわち，アミノアシル tRNA は合成酵素から解離することなしに編集作用を受けることができるのである．また，この校正作用には，短いポリヌクレオチド配列の構造的な柔軟性が利用されている．

ほとんどのアミノアシル tRNA 合成酵素には，活性化部位のほかに編集部位がある．補完しあうこれら二つの部位が，<u>二重のフィルター</u>として機能し，翻訳の精度をきわめて高いものにしている．一般的に，アシル化部位には十分なスペースがないために，正しいアミノ酸よりも<u>大きい</u>アミノ酸は入り込めない．一方，加水分解部位では，正しい活性型中間体よりも<u>小さい</u>中間体を分解する．

しかし中には，編集なしで高い精度を示す合成酵素もいくつかある．たとえばチロシル tRNA 合成酵素の場合は，チロシン環のヒドロキシ基のために，フェニルアラニンの 10^4 倍も強くチロシンと結合するという特性により，チロシンとフェニルアラニンを難なく識別する．これらのことから，<u>最初の結合で得られる精度以上の精度が必要な場合に限り，進化の過程において校正作用が選択されてきた</u>と考えることができる．

アミノアシル tRNA 合成酵素は転移 RNA 分子のさまざまな特徴を認識する

アミノアシル tRNA 合成酵素は基質となる tRNA をどのようにして選ぶのだろう．この非常に重要な段階こそが“翻訳”の行われる段階であり，この時点でアミノ酸と核酸の世界とが結びつくのだ．ある意味では，アミノアシル tRNA 合成酵素は，生物界で唯一，遺伝暗号を“知っている”分子なのである．タンパク質合成を忠実に行うためには，アミノ酸を正確に選ぶのと同じように，tRNA を正確に認識することが重要である．しかし，合成酵素による tRNA の認識方法は合成酵素と tRNA の組合わせごとに異なっており，一般化するのは難しい．

tRNA のアンチコドン以外の構造的特徴を認識する可能性もあるが，<u>いくつかの合成酵素は，主としてアンチコドンに基づいて相手となる tRNA を識別する</u>．それを最も直接的に証明したのは，合成酵素と対応する tRNA との複合体の結晶構造解析研究である．たとえば，トレオニル tRNA 合成酵素と tRNA^{Thr} の複合体の構造について考えてみよう（図 30・11）．予想されるとおり，CCA アームは亜鉛を含んだ活性化部位の中へと伸びて，ト

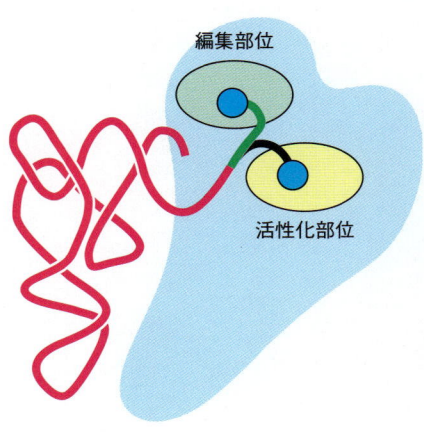

図 30・10　アミノアシル tRNA の編集.
アミノアシル tRNA の CCA アームは柔軟性があり，アミノ酸を活性化部位から編集部位へと動かすことができる．アミノ酸が編集部位にぴったりはまると，このアミノ酸は加水分解によって除去される．

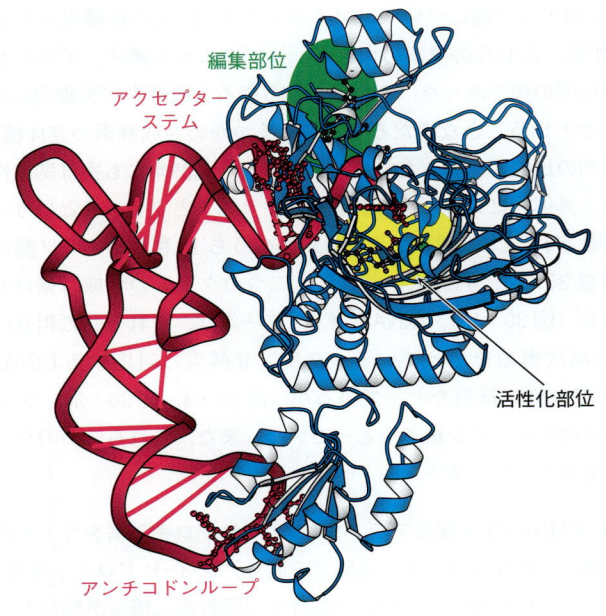

図 30・11　トレオニル tRNA 合成酵素複合体.　トレオニル tRNA 合成酵素（■）と tRNA^{Thr}（■）の複合体の構造．合成酵素がアクセプターステムとアンチコドンループ両方に結合することに注意〔1QF6.pdb より〕

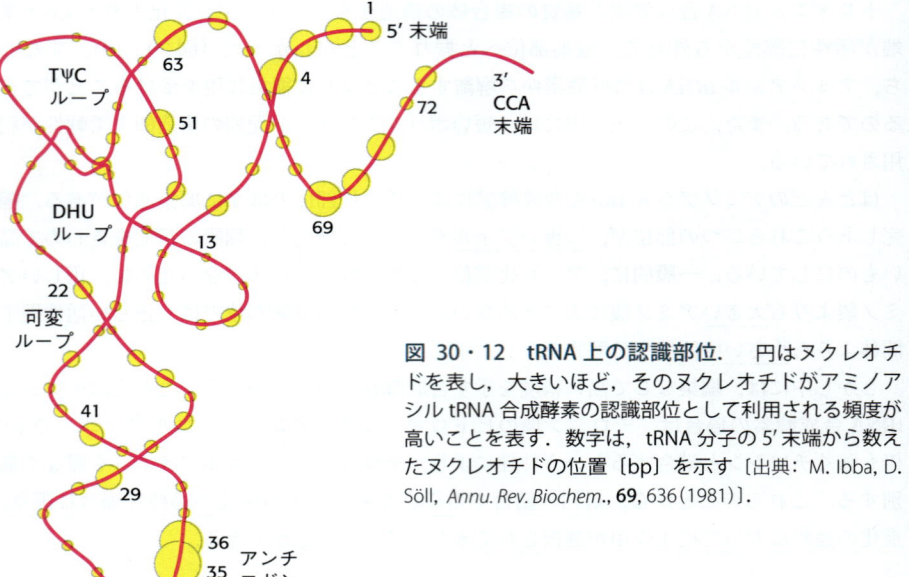

図 30・12　tRNA 上の認識部位. 円はヌクレオチドを表し, 大きいほど, そのヌクレオチドがアミノアシル tRNA 合成酵素の認識部位として利用される頻度が高いことを表す. 数字は, tRNA 分子の 5′ 末端から数えたヌクレオチドの位置〔bp〕を示す〔出典: M. Ibba, D. Söll, *Annu. Rev. Biochem.*, **69**, 636(1981)〕.

レオニルアデニル酸からトレオニンを受け取りやすいところに位置している. また, 酵素は tRNA のアクセプターステムだけではなく, アンチコドンループとも相互作用している. アンチコドンループとの相互作用からは, 特に多くのことがわかる. 酵素は, アンチコドンの 5′-CGU-3′ の塩基と水素結合しているが, アンチコドン GGU や UGU とも同じくらい効率よく結合するので, 二番目の塩基（G と U）が形成する水素結合の重要性が特に高いと考えられる. 酵素による正しい認識には酵素とアンチコドンとの相互作用が決定的に重要なことが多いとはいえ, 図 30・12 に示すように, 合成酵素による認識は tRNA 分子のさまざまな部分に及んでいる. 認識部位の多くは特殊な塩基を多く含むループの部分であり, これが構造を識別する手掛かりとなっている.

アミノアシル tRNA 合成酵素は二つのクラスに分類できる

それぞれのアミノ酸について, アミノアシル tRNA 合成酵素が少なくとも 1 種類は存在する. これらの酵素の大きさ, サブユニット構成, 配列がさまざまであることは, 長い間疑問の種であった. これは, あらゆる合成酵素が実質的にはすべて独自に進化を遂げてきたということなのだろうか. いくつかの合成酵素の立体構造が決定され, さらに詳細な配列の比較が行われた結果, 異なった合成酵素にも実は関連性があることが明らかになった. 具体的にいうと, 合成酵素はクラス I とクラス II という二つのグループに分類でき, それぞれに, 20 種類あるアミノ酸のうち 10 種類のアミノ酸に対応する酵素が属している（表 30・3）. 興味深いことに, 二つのクラスの合成酵素は tRNA 分子の異なった側に結合し（図 30・13）, tRNA の CCA アームは, それぞれの相互作用が可能になるよう異なった高次構造をとっている. クラス II 酵素に対応する tRNA の遊離型では CCA アームはヘリックス構造をとっているが（図 30・4, 図 30・5）, クラス I 酵素に対応する tRNA の場合はヘアピン構造をとっている. また, これら二つのクラスは, 他にもつぎのような点で異なっている.

1. クラス I 酵素は tRNA 末端のアデノシンの 2′-ヒドロキシ基をアシル化するが, クラス II 酵素（Phe-tRNA に対する合成酵素を除く）は 3′-ヒドロキシ基をアシル化する.
2. これら二つのクラスの酵素は ATP と結合する際の高次構造が異なる.
3. クラス I 酵素は大半が単量体だが, クラス II 酵素は大半が二量体である.

このように互いに異なった性質をもつ酵素が進化してきたのはどうしてだろう. 二つ

表 30・3　*E. coli* のアミノアシル tRNA 合成酵素の分類とサブユニット構造

クラス I	クラス II
Arg （α）	Ala （α₄）
Cys （α）	Asn （α₂）
Gln （α）	Asp （α₂）
Glu （α）	Gly （α₂β₂）
Ile （α）	His （α₂）
Leu （α）	Lys （α₂）
Met （α）	Phe （α₂β₂）
Trp （α₂）	Ser （α₂）
Tyr （α₂）	Pro （α₂）
Val （α）	Thr （α₂）

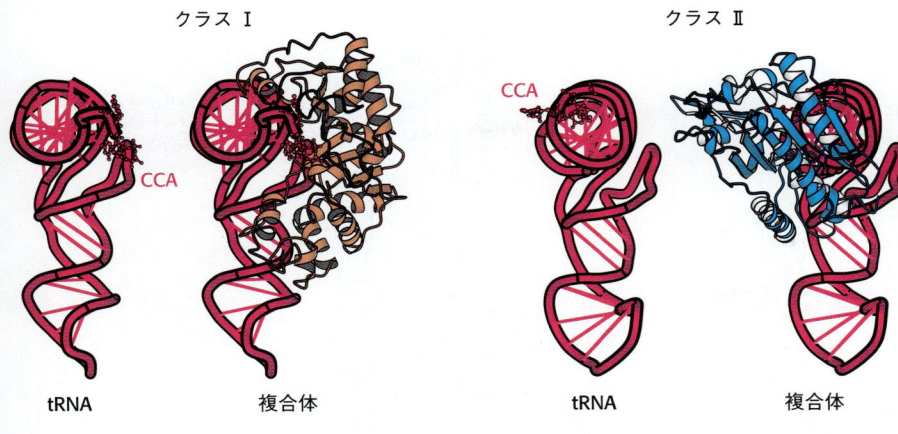

クラス I　　　　　　　　　　　　クラス II

CCA　　　　　　　　　　　　　CCA

tRNA　　　複合体　　　　　　　tRNA　　　複合体

図 30・13　アミノアシル tRNA 合成酵素の二つのクラス.　クラス I 合成酵素とクラス II 合成酵素は，tRNA 分子の異なった面を認識することに注意.　二つのクラスの合成酵素がつくる複合体では，tRNA の CCA アームが異なった高次構造をとる.　図では，tRNA の CCA アームが手前の方に曲がっている（図 30・4 と図 30・5）〔1EUY.pdb と 1QF6.pdb より〕.

のクラスの酵素が tRNA の異なった面に結合することを考えると，20 種類もの異なった tRNA を認識するためには，tRNA の両面に認識部位が必要だったのかもしれないという可能性が浮かび上がってくる.

30・3　リボソームは，タンパク質合成が行われる場である

　さて今度はリボソームについて考えよう.　リボソームは，アミノアシル tRNA，mRNA，タンパク質の相互作用を協調させながらタンパク質を合成する分子機械である.　*E. coli* のリボソームは，質量約 2500 kDa，直径約 250 Å，沈降係数（§3・1）が 70S のリボ核酸タンパク質集合体であり，*E. coli* 細胞 1 個当たりのリボソームは 20 000 個で，細胞の質量の 1/4 近くを占める.

　リボソームは，**大サブユニット**（large subunit）〔**50S サブユニット**（50S subunit）〕と **小サブユニット**（small subunit）〔**30S サブユニット**（30S subunit）〕に解離させることができ，これらのサブユニットは，さらにそれを構成するタンパク質と RNA に分けることができる.　30S サブユニットには 21 種類のタンパク質（S1〜S21 とよばれる）と 16S RNA 分子 1 個が含まれ，50S サブユニットには 34 種類のタンパク質（L1〜L34）と 23S，5S という 2 種類の RNA 分子それぞれ 1 個ずつが含まれる.　1 個のリボソームにはそれぞ

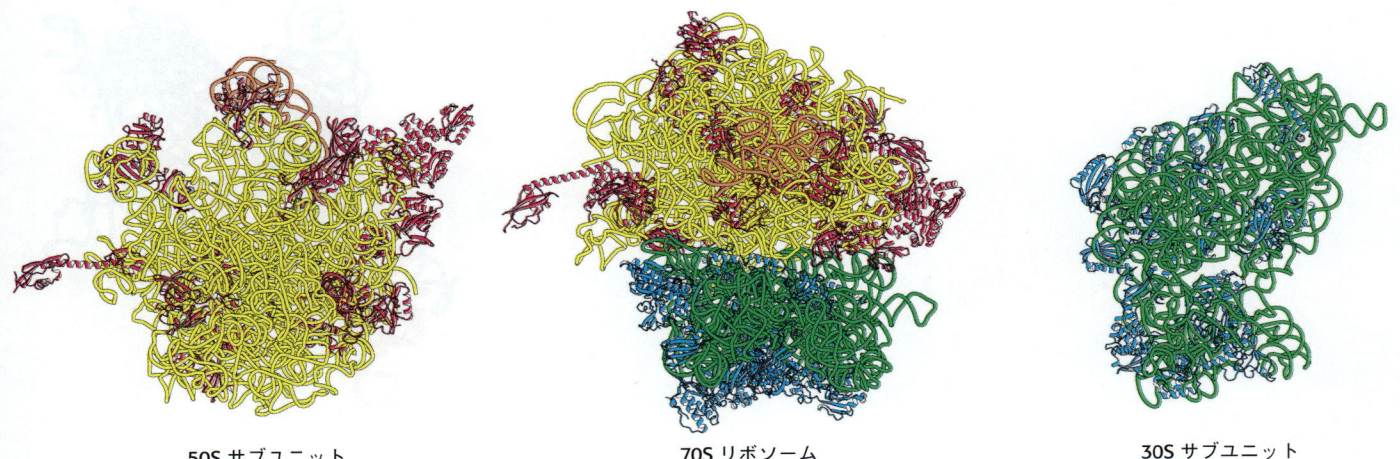

50S サブユニット　　　　　　　70S リボソーム　　　　　　　30S サブユニット

図 30・14　高分解能で見るリボソーム.　70S リボソームと 30S サブユニット，50S サブユニットの X 線結晶構造解析の結果に基づいたリボソームの詳細なモデル.（左）50S サブユニットの 30S サブユニットと相互作用する部分，（中央）側面から見た 70S サブユニット，（右）30S サブユニットの 50S サブユニットと相互作用する部分.　23S RNA は ━ で，5S RNA は ━ で，16S RNA は ━ で表し，50S サブユニットのタンパク質は ━ で，30S サブユニットのタンパク質は ━ で示す.　50S サブユニットと 30S サブユニットが接触する面は，ほぼ完全に RNA でできていることに注意〔1GIX.pdb と 1GIY.pdb より〕

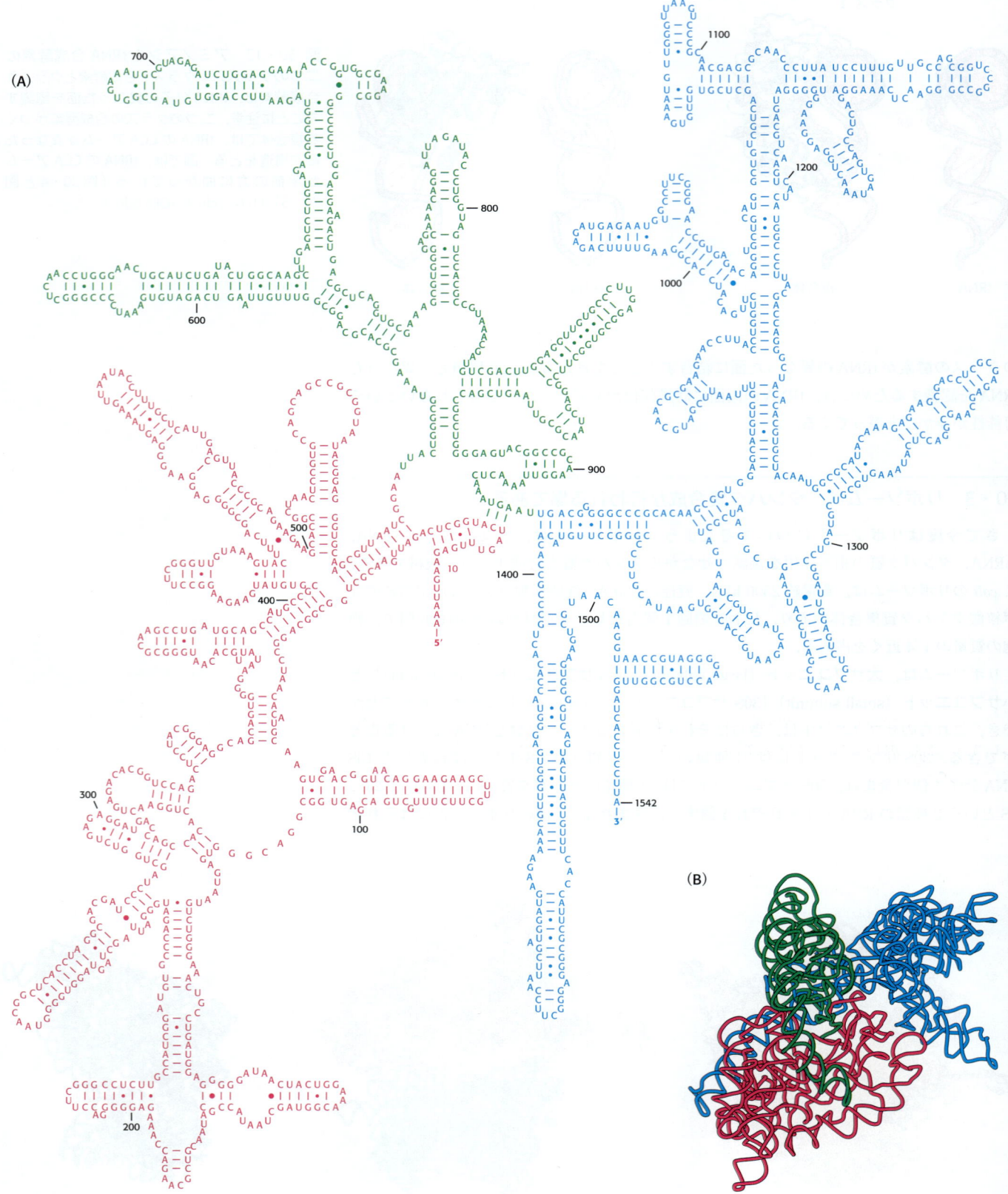

図 30・15 リボソーム RNA の折りたたみパターン. （A）塩基配列の比較と化学的研究の結果
から推定された 16S リボソーム RNA の二次構造，（B）X 線結晶構造解析で決定された 16S RNA の三
次構造〔(A) Dr. Bryn Weiser, Dr. Harry Noller のご厚意による；(B) 1FJG.pdb より〕

れの RNA 分子が 1 分子ずつ含まれ，タンパク質は L7 と L12 がそれぞれ 2 分子ずつ，それ以外のタンパク質はすべて 1 分子ずつ含まれる．L7 タンパク質はアミノ末端がアセチル化されていることを除けば，L12 と同じものである（§ 10・3）．また，30S サブユニットも 50S サブユニットも，試験管内で成分タンパク質と RNA から再構成することができる．この再構成は，超分子複合体はそれを構成する巨大分子から自然に形成されるという原理を見事に示す実例である．

30S サブユニットと 50S サブユニットの構造の両方，さらに 70S リボソームの全体構造もすでに決定されている（p. 851, 図 30・14）．これらの構造の特性は，より間接的な実験から解釈された結果ときわめてよく一致しており，これらの構造から得られる知見は，タンパク質の合成機構を検討するための非常に貴重な土台となっている．

リボソーム RNA（5S, 16S, 23S rRNA）はタンパク質合成で中心的な役割を果たす

この巨大分子集合体の質量の約 2/3 を RNA が占めることから，リボソームという名のリボという接頭語は適切なものである．3 種類の RNA（5S, 16S, 23S）はリボソームの構造と機能に不可欠で，これらの RNA は 30S の転写一次産物の切断とその後のプロセシングによって産生される．これらの分子は折りたたまれた構造をとり，内部に塩基対が形成される．塩基の対合パターンは，多くの生物種における保存された塩基配列や保存された塩基対形成を比較することによって推定されている．たとえば，ある生物種の 16S RNA では G・C 塩基対だが別の生物種では A・U 塩基対である，しかし塩基対の位置は両方の分子で同じである，といったような推論によるものである．また，化学修飾や酵素による消化実験により，塩基配列の比較から推定された構造が裏づけられている（図 30・15）．驚いたことに，あらゆる生物のリボソーム RNA（rRNA）は，短い二本鎖領域を多数含む一定の構造に折りたたまれていることがわかった．

長い間，リボソームではタンパク質がタンパク質合成を取り仕切り，RNA は主として構造を支える足場の働きをするものと考えられてきた．しかし，現在ではこの見方はほぼ逆転している．触媒性 RNA の発見（§ 29・4）により，リボソームの機能においても RNA がはるかに積極的な役割を担っているらしいとの考えが，生化学者たちに受け入れられるようになったからである．詳しい構造解析から，リボソームの重要な部位は，ペプチド結合形成を触媒する部位，mRNA や tRNA と相互作用する部位など，ほぼ完全に RNA によって構成されていることが明らかになっている．一方，タンパク質が果たす役割は小さい．リボソームは最初は RNA だけで構成されていたが，後にタンパク質が加わって機能を微調整するようになったという結論は，まず覆ることはないだろう．複雑なタンパク質がタンパク質の合成に必要だとすると，その複雑なタンパク質はどのようにして合成されるのか，という"ニワトリと卵"のような問題にも，この結論によって決着がつき，納得がいく．

リボソームは 30S サブユニットと 50S サブユニットにまたがる
tRNA 結合部位を 3 箇所もつ

リボソームには tRNA 結合部位が 3 箇所あり，mRNA 上のコドンが指示するアミノ酸の間にペプチド結合が形成できるように並んで配置されている（図 30・16）．mRNA のその時点において翻訳されている部分は 30S サブユニットに結合しており，それぞれの tRNA 分子は 30S サブユニットと 50S サブユニットの両方に結合している．30S 側では 3 個の tRNA 分子のうち 2 個が，アンチコドン–コドン塩基対によって mRNA に結合している．これらの結合部位は A〔アミノアシル（aminoacyl）〕部位と P〔ペプチジル（peptidyl）〕部位とよばれる．第三の tRNA 分子はその隣の E〔離脱（exit）〕部位に結合している．

それぞれの tRNA 分子のもう一方の端，アンチコドンとは反対側の端は，50S サブユニットに結合している．A 部位と P 部位に位置する tRNA 分子のアクセプターステムが 1

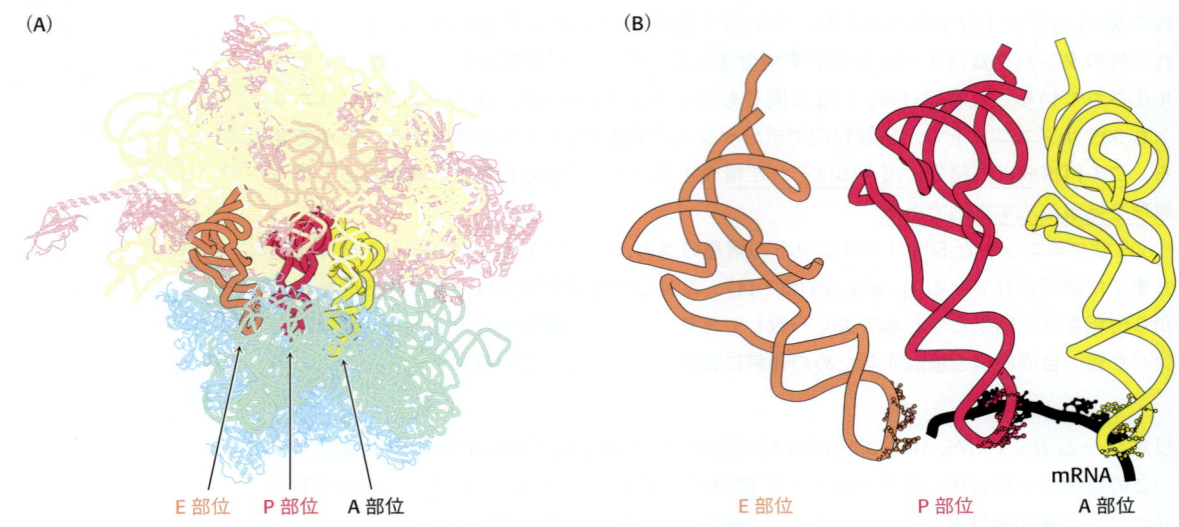

図 30・16 転移 RNA 結合部位.　(A) 70S リボソームには tRNA 結合部位が 3 箇所ある. これらは A (アミノアシル) 部位, P (ペプチジル) 部位, E (離脱) 部位とよばれる. 各 tRNA 分子は 30S サブユニットと 50S サブユニット両方に結合する. (B) A 部位と P 部位の tRNA 分子は mRNA と塩基対を形成する〔(B) 1JGP.pdb より〕.

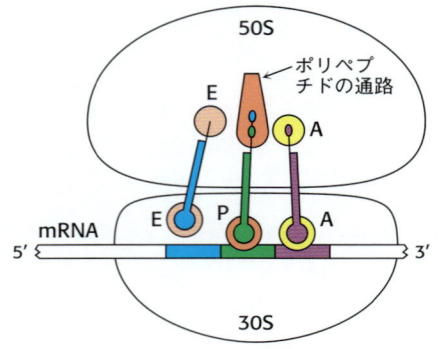

図 30・17 活性なリボソーム. 翻訳装置の主要成分同士の関係を示す模式図

箇所に集まり, そこでペプチド結合が形成される. この部位にはリボソームの裏側へつながるトンネルがあり, 合成中のポリペプチド鎖は, このトンネルを通って行く (図 30・17).

開始シグナルは通常は AUG で, その上流には 16S rRNA と対合する数塩基の配列がある

　タンパク質合成はどのようにして始まるのだろう. 最も単純な始まり方は, それぞれの mRNA の最初の 3 ヌクレオチドが最初のコドンになり, 特別な開始シグナルは必要ないというものである. しかし実験が示すように, 細菌では, 翻訳は mRNA の 5′ 末端すぐからは開始されず, それどころかほとんどの場合, 最初に翻訳されるコドンは 5′ 末端から 25 ヌクレオチド以上離れている. さらに, 細菌では多くの mRNA 分子が**ポリシストロン性** (polycistronic) で, 1 本の mRNA 分子が 2 個以上のポリペプチド鎖をコードしている. たとえば *E. coli* では, 約 7000 ヌクレオチド長の mRNA 分子 1 個が, トリプトファン生合成経路の 5 個の酵素をコードしており, この五つのタンパク質それぞれが mRNA 上に独自の開始シグナルと終止シグナルをもっている. 実際, これまでに知られている mRNA 分子はすべて, コードされているポリペプチド鎖それぞれの始まりと終わりを決定するシグナルをもっている.

　タンパク質合成開始機構の手掛かりとなったのは, *E. coli* ではタンパク質のアミノ末端残基のほぼ半数がメチオニンであるという知見である. 実際に, mRNA の開始コドンは AUG (メチオニン) で, それより少ないが GUG (バリン) のことも, まれではあるが UUG (ロイシン) のこともある. では, 翻訳開始部位を指定するには, どのようなシグナルが必要なのだろう. この問題に対する答えを得るための第一歩は, 多数の mRNA から翻訳開始領域を単離することであった. 単離の方法は, mRNA-リボソーム複合体 (鎖の合成は開始されているが, 伸長は生じていないような条件下で形成されたもの) のリボヌクレアーゼによる分解である. この実験により, 予想通りにどの開始領域にも AUG コドンが認められた (図 30・18). さらに, どの開始領域にも, 開始コドンの 5′ 側の 10 ヌクレオチドの付近を中心に, プリンに富む配列が存在した.

　mRNA 開始部位にあるこのプリンに富んだ領域は, この配列を最初に報告した John Shine と Lynn Dalgarno にちなんで**シャイン・ダルガーノ配列** (Shine-Dalgarno sequence) とよばれ, その役割は, 30S サブユニットの rRNA 成分である 16S rRNA の塩基配列がわ

```
5′                                    3′
A G C A C G A G G G G A A A U C U G A U G G A A C G C U A C   E. coli trpA
U U U G G A U G G A G U G A A A C G A U G G C G A U U G C A   E. coli araB
G G U A A C C A G G U A A C A A C C A U G C G A G U G U U G   E. coli thrA
C A A U U C A G G G U G G U G A A U G U G A A A C C A G U A   E. coli lacI
A A U C U U G G A G G C U U U U U U A U G G U U C G U U C U   φX174 ファージ A タンパク質
U A A C U A A G G A U G A A A U G C A U G U C U A A G A C A   Qβ ファージレプリカーゼ
U C C U A G G A G G U U U G A C C U A U G C G A G C U U U U   R17 ファージ A タンパク質
A U G U A C U A A G G A G G U U G U A U G G A A C A A C G C   λ ファージ cro
```

          16S rRNA と   開始 tRNA と
          塩基対形成   塩基対形成

図 30・18　合成開始部位. 　　細菌やウイルスの mRNA 分子上にあるタンパク質合成開始部位の配列. これらの配列の比較によって繰返し現れるいくつかの特徴が明らかになった.

かったときに明らかになった. というのは，16S rRNA の 3′ 末端に，シャイン・ダルガーノ配列と相補的な数塩基の配列が存在したのである. そして，16s rRNA の 3′ 末端付近の CCUCC 配列を ACACA に変異させると，mRNA の開始部位の認識が著しく妨げられた. この知見やその他の証拠から，mRNA の開始領域が 16S rRNA の 3′ 末端のごく近傍に結合することが明らかになった. mRNA と 16S rRNA の間にできる塩基対の数は 3〜9 個である. このように，2 種類の相互作用により，タンパク質合成がどこから開始されるかが決定されている. それは，1) mRNA の塩基と 16S rRNA の 3′ 末端との対合と，2) mRNA 上の開始コドンと開始 tRNA 分子のアンチコドンとの対合である.

細菌のタンパク質合成はホルミルメチオニル tRNA によって開始される

前述したように，E. coli タンパク質の最初のアミノ酸はメチオニンであることが多いが，そのメチオニン残基は，通常，修飾を受けている. 実は，細菌のタンパク質合成は N-ホルミルメチオニン（fMet）という修飾アミノ酸で開始される. 特殊な tRNA によってホルミルメチオニンがリボソームへと運ばれてタンパク質合成が始まるのだが，この**開始 tRNA**（initiator tRNA; tRNA_f と略す）は，ポリペプチド鎖の内部にメチオニンを取込ませる tRNA（tRNA_m と略す）とは異なっている. 下付き文字の "f" は，この開始 tRNA に結合したメチオニンがホルミル化できることを示しており，tRNA_m に結合したメチオニンはホルミル化できない. E. coli タンパク質は事実上すべてがホルミルメチオニンで始まるが，そのおよそ半数では，新しく合成されたポリペプチドの長さが 10 アミノ酸に達したところで N-ホルミルメチオニンが除去される.

これら 2 種類の tRNA には，同じアミノアシル tRNA 合成酵素によってメチオニンが結合される. その後に，tRNA_f に結合したメチオニン分子のアミノ基が，特異的な酵素によってホルミル化される（図 30・19），この反応の活性型ホルミル供与体は，活性化型一炭素単位をもつ葉酸誘導体の 10-ホルミルテトラヒドロ葉酸（§ 24・2）である. また，遊離のメチオニンとメチオニル tRNA_m は，メチオニル tRNA ホルミルトランスフェラーゼの基質にはならない.

ホルミルメチオニル tRNA_f は 70S 開始複合体の形成の際に リボソームの P 部位に配置される

タンパク質合成を開始するには，メッセンジャー RNA とホルミルメチオニル tRNA_f がリボソームへと運ばれなければならないが，いったいどのようにして行われるのだろう. これには**開始因子**（initiation factor）とよばれるタンパク質 3 種類（IF1, IF2, IF3）が必要で，まず最初に，リボソームの 30S サブユニットが IF1, IF3 と複合体を形成する（図 30・20）. これらが結合することにより，30S サブユニットが 50S サブユニットと早まっ

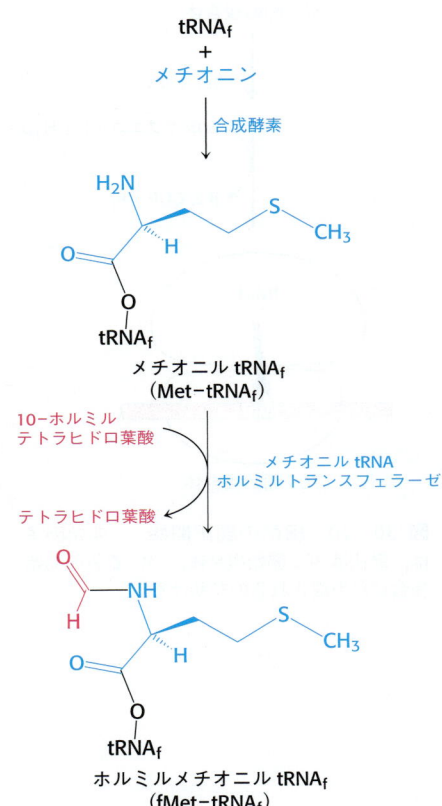

図 30・19　メチオニル tRNA のホルミル化. 　　開始 tRNA（tRNA_f）にまずメチオニンが結合し，つぎにこのメチオニル tRNA_f に 10-ホルミルテトラヒドロ葉酸からホルミル基が転移する.

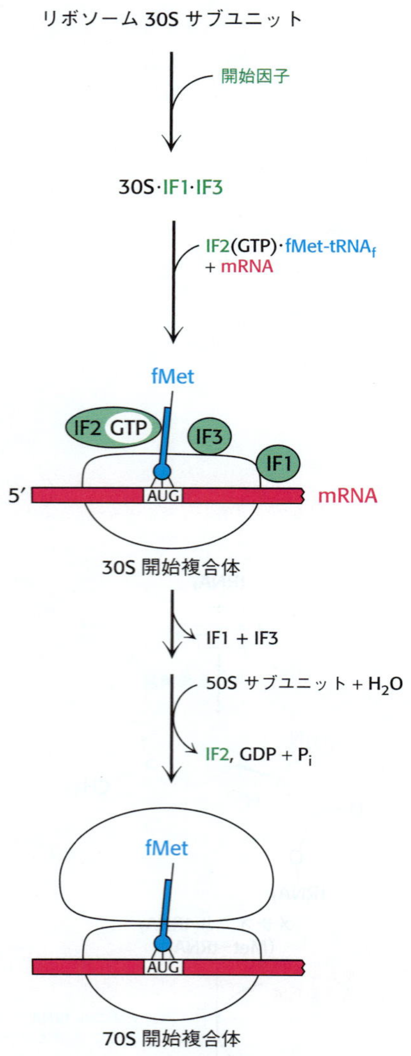

リボソーム 30S サブユニット

↓ 開始因子

30S・IF1・IF3

↓ IF2(GTP)・fMet-tRNA_f + mRNA

30S 開始複合体

↓ IF1 + IF3
↓ 50S サブユニット + H₂O
↓ IF2, GDP + P_i

70S 開始複合体

図 30・20　細菌の翻訳開始.　開始因子は, 最初は 30S 開始複合体, ついで 70S 開始複合体が形成されるのを助ける.

て結合し, mRNA と fMet-tRNA_f をもたない 70S 複合体を形成して反応が行き詰まってしまうのを防いでいる. IF1 は A 部位の近くに結合して fMet-tRNA_f を P 部位へと導く. また, IF2 は G タンパク質ファミリーの一員で, GTP に結合すると構造変化が起こり, fMet-tRNA_f と結合できるようになる. この IF2–GTP–開始 tRNA 複合体が mRNA と結合して (シャイン・ダルガーノ配列と 16S rRNA の結合によって, 正しい位置に配置される), 30S サブユニットが 30S 開始複合体となり, 構造が変化して IF1 と IF3 が解離する. 一方, IF2 は, この複合体と 50S サブユニットとの結合を促進するが, 50S サブユニットが結合すると IF2 に結合した GTP が加水分解されて IF2 が解離し, 70S 開始複合体ができる. この 70S 開始複合体の形成がタンパク質合成の律速段階になっている.

　70S 開始複合体の形成により, リボソームはタンパク質合成の伸長段階への準備が整ったことになる. fMet-tRNA_f 分子はリボソーム上の P 部位に位置してアンチコドンが mRNA 上の開始コドンと塩基対をつくるような配置となり, 残る二つの tRNA 結合部位 (A 部位と E 部位) は空いた状態になる. この相互作用によって mRNA 全体を翻訳するための読み枠 (reading frame) が決定される. このようにして開始コドンの位置が決まれば, そこから重なり合わないようヌクレオチド 3 個ずつの組が決まっていくのである.

伸長因子がアミノアシル tRNA をリボソームへと運ぶ

　この時点では fMet-tRNA_f が P 部位にあり, A 部位は空いている. この A 部位にどのような tRNA が入るかは, A 部位にある mRNA のコドンによって決まる. 対応するアミノアシル tRNA は, 単に合成酵素を離れて拡散により A 部位へと移動するわけではなく, 伸長因子 Tu (elongation factor Tu, EF–Tu) とよばれる 43 kDa のタンパク質と結合して A 部位に運ばれる. EF–Tu は細菌中に最も大量にあるタンパク質で, G タンパク質ファミリーに属し, GTP 型のみがアミノアシル tRNA と結合する (図 30・21). EF–Tu とアミノアシル tRNA の結合には二つの機能があり, その一つは, EF–Tu がアミノアシル tRNA の不安定なエステル結合を加水分解から保護することである. もう一つは, EF–Tu によるタンパク質合成の精度を高める働きで, これは, アンチコドンとコドンが正しく対合したときにのみ GTP の加水分解が生じ, EF–Tu–GDP 複合体がリボソームから放出されることによる. EF–Tu は, コドンの 1 番目と 2 番目の塩基対形成が正しいかどうかを監視する 16S rRNA と結合しており (p.846), コドンが正しく認識されると 30S サブユニットの構造変化が生じ, EF–Tu のもつ GTP アーゼが活性化され, EF–Tu–GDP 複合体がリボソームから放出される. また, この構造変化によって A 部位のアミノアシル tRNA が回転し, アミノ酸が P 部位のアミノアシル tRNA の近くに移動する. この過程をリボソームにおけるアコモデーションとよび, これにより, 2 個のアミノ酸がペプチド結合形成に適した位置に並ぶのである.

　遊離した EF–Tu を GTP 型に戻す働きをするのが, 第二の伸長因子である伸長因子 Ts (elongation factor Ts, EF–Ts) である. EF–Ts が GDP を解離させると GTP が EF–Tu に結合し, それと同時に EF–Ts が遊離する. 注目に値するのは, EF–Tu が fMet-tRNA_f とは結合しないこと, すなわち, この開始 tRNA は A 部位には運ばれないことである. これに対して Met-tRNA_m は, 他のすべてのアミノアシル tRNA と同様に EF–Tu と結合する. このことから, 開始 tRNA がペプチド鎖内部の AUG を読み取らない理由が説明できる. また逆に, IF2 は fMet-tRNA_f を認識するが, それ以外の tRNA は認識しない. この伸長サイクルは終止コドンに出会うまで続いていく.

　この EF–Tu の GTP 結合型–GDP 結合型サイクルは, シグナル伝達経路におけるヘテロ三量体 G タンパク質 (§ 14・1) や増殖制御における Ras タンパク質 (§ 14・3) の場合によく似ている. この類似性は共通の祖先から進化したことに由来し, それは, EF–Tu のアミノ末端ドメインが他の G タンパク質の P ループ NTP アーゼドメインと相同であることにも現れている. これらの類似した酵素はすべて, GTP 結合型と GDP 結合型の立体構造変化によって相互作用の相手が変わる. さらにもう一つの類似性

は，GTP から GDP への変換を触媒するのに別のタンパク質を必要とする点である．ヘテロ三量体 G タンパク質の場合の活性型受容体と同じように，EF–Tu の場合には EF–Ts がこの変換を触媒する．

ペプチジルトランスフェラーゼがペプチド結合形成を触媒する

　P 部位と A 部位両方にアミノアシル tRNA が入ると，ペプチド結合形成の準備が整う．開始 tRNA に結合しているホルミルメチオニン分子が，A 部位のアミノ酸のアミノ基へと転移するのである．ペプチド結合の形成は生物にとって最も重要な反応の一つで熱力学的には自発的な反応であり，50S サブユニットの 23S rRNA 上にある**ペプチジルトランスフェラーゼ中心**（peptidyl transferase center）とよばれる部位が触媒する．この触媒中心は，50S サブユニットの奥深く，新しく合成されたペプチドがリボソームから出て行くときに通るトンネルの近くにある．

　リボソームは，ペプチド結合形成速度を触媒のない場合（$10^{-4}\,\mathrm{M^{-1}s^{-1}}$ 程度）に比べて 10^7 倍も促進する，その触媒作用は主として近接と定位による触媒という原理によるものである．リボソームは，アミノ基（A 部位のアミノアシル tRNA 上のアミノ基）にもともと備わる，エステル（P 部位の開始 tRNA 上のエステル）と反応しやすい性質がうまく発揮されるように，二つの基質の位置と向きを定める．A 部位にあるアミノアシル tRNA のアミノ基は，プロトン化されていない状態にあると，P 部位にある開始 tRNA とホルミルメチオニン分子とのエステル結合を求核攻撃する（図 30・22A）．攻撃後にどのような遷移状態をとるかは，まだ確実なことはわかっていないが，いくつかの妥当なモデルが考えられている．あるモデルでは，P 部位にある tRNA の 2′–OH とペプチジルトランスフェラーゼ中心にある水分子が役割を果たすとされている（図 30・22B）．α–アミノ基による求核攻撃により八員環の遷移状態が生じ，3 個のプロトンが協調しながら受け渡され，攻撃側アミノ基のプロトンが tRNA のリボースの 2′ 酸素と水素結合する．つぎにこの 2′–OH の水素がペプチジルトランスフェラーゼ中心にある水分子の酸素と結合すると，水分子からカルボニル酸素にプロトンが渡される．ペプチド結合が形成され，この遷移状態が壊れると，アミノ酸が外れて空になった P 部位の tRNA の 3′–OH がプロトン化され（図 30・22C），それによって，トランスロケーションとつぎのペプチド結合形成の準備が整う，というモデルである．

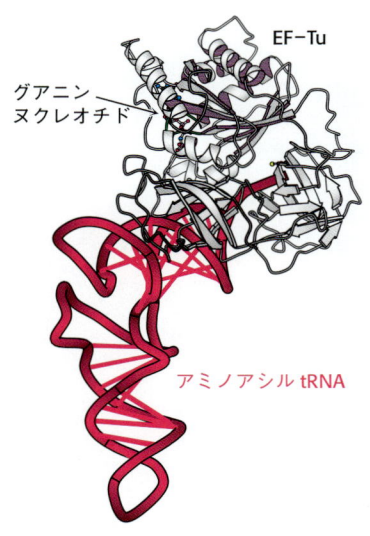

図 30・21　伸長因子 Tu の構造． 伸長因子 Tu（EF–Tu）とアミノアシル tRNA の複合体の構造．EF–Tu のアミノ末端には P ループ NTP アーゼドメインがあることに注意（■ の部分）．この NTP アーゼドメインは，他の G タンパク質のものとよく似ている〔1B23.pdb より〕．

図 30・22　ペプチド結合の形成． （A）アミノアシル tRNA のアミノ基が，ペプチジル tRNA のエステル結合のカルボニル基を攻撃し，（B）八員環の遷移状態が生じる．わかりやすくするため，図では一部の原子を省略し，一部の結合は長さを長くしてある．（C）この遷移状態が壊れてペプチド結合が形成され，脱アシル tRNA が解離する．

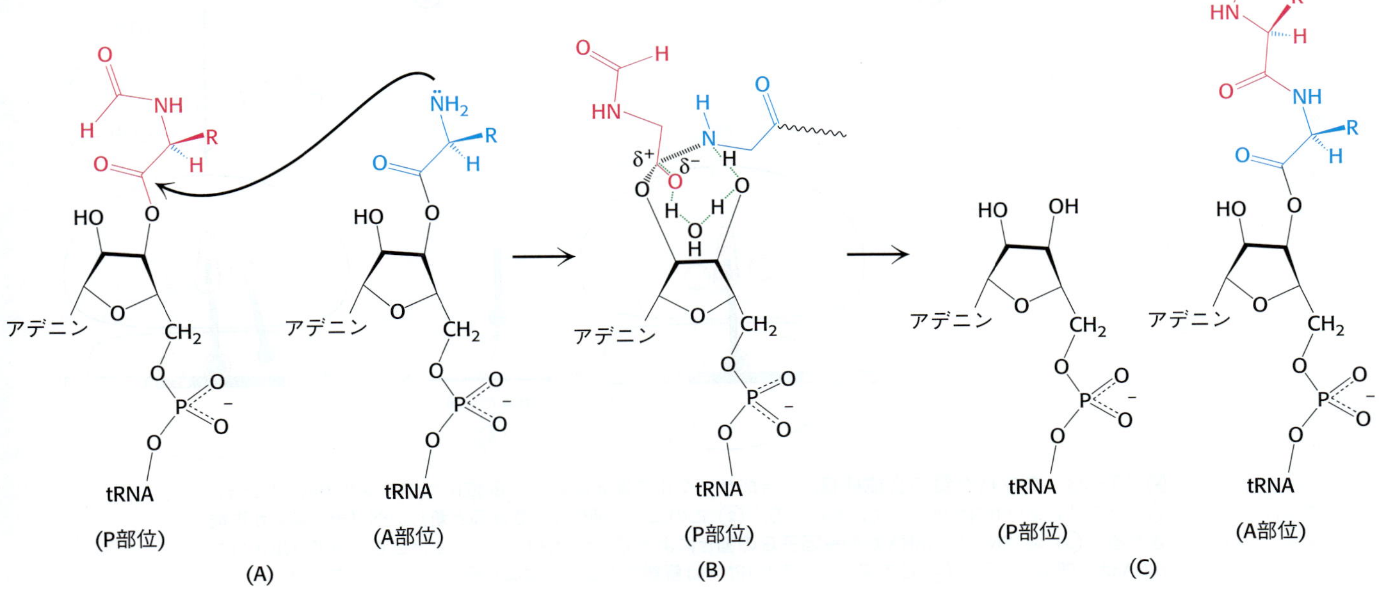

（A）　　　　　　　（B）　　　　　　　（C）

ペプチド結合形成後，GTP をエネルギー源として
tRNA と mRNA のトランスロケーション（転位）が起こる

ペプチド結合が形成されると，ペプチド鎖は，30S サブユニットの A 部位にアンチコドンが位置する tRNA に結合していることになる．つぎに二つのサブユニットが互いに回転し，この構造変化によって，この tRNA の CCA 末端とそれに結合しているペプチド鎖が大サブユニットの P 部位にくる（図30・23）．ただし，mRNA と 2 個の tRNA がリボソーム内で移動，すなわちトランスロケーション（転位）しない限り，タンパク質合成は継続されない．mRNA の移動を触媒するのは**伸長因子 G**（elongation factor G，**EF-G**）で，**トランスロカーゼ**（translocase）ともよばれる．その働きにより GTP 加水分解のエネルギーを利用して，mRNA が 3 ヌクレオチド，すなわちコドン 1 個分だけ移動すると，つぎに翻訳されるべきコドンが A 部位に置かれて露出し，新たなアミノアシル tRNA と結合できるようになる（③）．このとき，ペプチジル tRNA は 30S サブユニット上で A 部位から P 部位へと移動すると同時に，脱アシル tRNA は P 部位から E 部位へと移ってリボソームから離脱する（④）．そして，つぎのアミノアシル tRNA が A 部位に運ばれて結合し（①），またペプチド結合の形成が起こる（②）．

リボソームの立体構造はトランスロケーションの際に大きく変化するのだが，実験結果から考えると，トランスロケーションはリボソーム自体の特性によるものらしい．EF-G がこの過程を加速するのだが，その考えられるトランスロケーション促進機構を，図 30・24 に示す．まず GTP 結合型の EF-G が，50S サブユニットの 23S rRNA と相互作用することにより，このリボソームの A 部位の近くに結合する．リボソームへの結合により，EF-G の GTP アーゼ活性が刺激され，GTP の加水分解が生じる．すると EF-G の高次構造が変化し，A 部位のペプチジル tRNA が P 部位へと動き，それとともに mRNA と脱アシル tRNA も移動する．その後 EF-G が解離すると，リボソームはつぎのアミノアシル tRNA を A 部位に受け入れることができる状態になる．

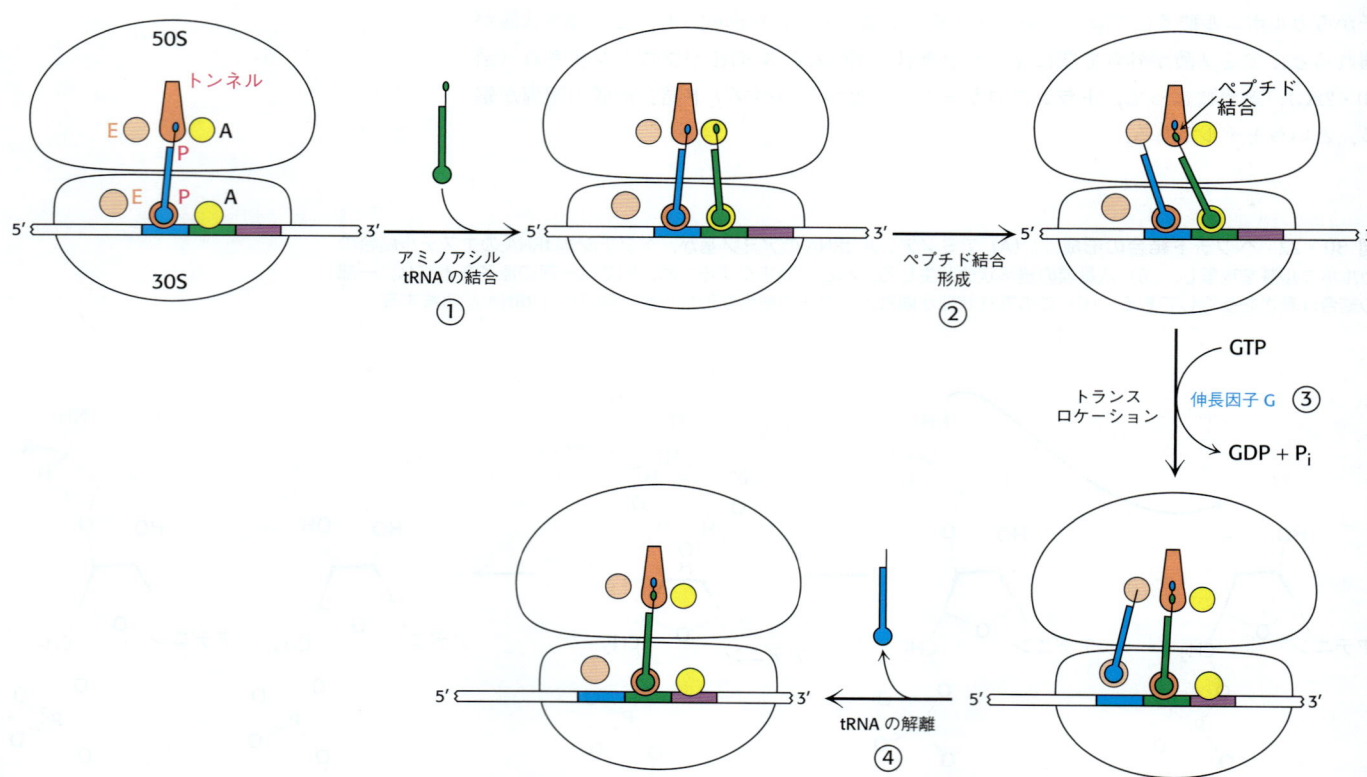

図 30・23　タンパク質の合成機構．　合成サイクルの開始時には P 部位にペプチジル tRNA がある．① アミノアシル tRNA が A 部位に結合する．② この二つの部位がふさがると新しいペプチド結合が形成される．③ 両 tRNA と mRNA が伸長因子 G の働きによってトランスロケーションして，脱アシルされた tRNA は E 部位にくる．④ この部位にくると tRNA は解離できるようになり合成サイクルが完了する．

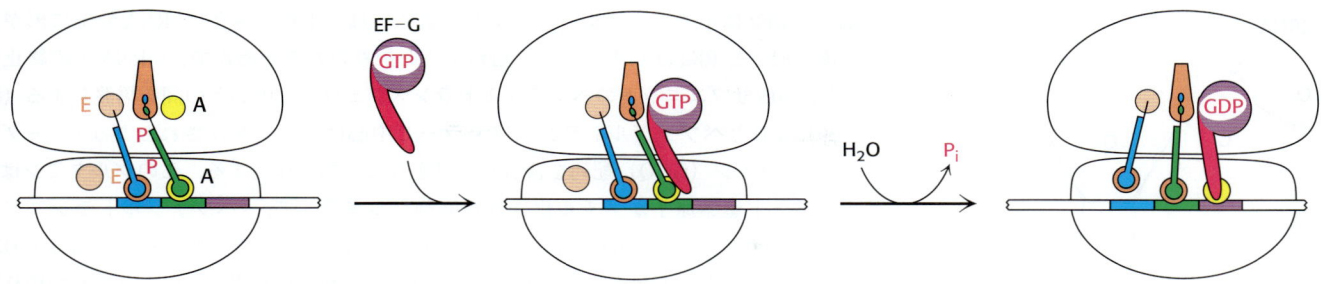

図 30・24　トランスロケーションの機構.　GTP 結合型の EF-G は 50S サブユニットの A 部位に結合する．これが刺激となって GTP 加水分解が生じ，EF-G の高次構造が変化する．この変化により，tRNA と mRNA がコドン 1 個に相当する長さだけリボソーム中を移動する．

重要な点は，この合成サイクルの間，ペプチド鎖は 50S サブユニットの P 部位にとどまっていて，離脱トンネル内へと伸長していくことである．新しいアミノアシル tRNA が A 部位へと入ってくると，この合成サイクルが繰返されて mRNA は 5′→3′ 方向へと翻訳されていき，ポリペプチド鎖は終止コドンに出会うまで伸長し続ける．

転写の方向が 5′→3′ であることを思い出してほしい（§ 29・1）．翻訳の方向にも重大な意味がある．もしも翻訳の方向が転写と逆だったとすると，合成が完了した mRNA だけしか翻訳できない．しかし，実際は転写と翻訳の方向が同じなので，mRNA の合成中から翻訳することが可能である．細菌では，転写と翻訳の間で時間的なロスはほとんどなくて，mRNA の 5′ 末端は，合成直後，つまり 3′ 末端まで合成が完了するはるか前に，リボソームと結合する．このように，細菌の遺伝子発現の重要な特徴は，翻訳と転写が空間的にも時間的にも密接につながっていることである．

1 個の mRNA 分子を同時に多数のリボソームが翻訳できる．一つの mRNA 分子に結合したリボソーム群は**ポリリボソーム**（polyribosome）または**ポリソーム**（polysome）とよばれる（図 30・25）．最近の研究から，リボソームは mRNA を保護し，基質や生成物を簡単に細胞質とやり取りしやすいように位置していることが明らかになった．ポリソーム中のリボソームは mRNA の周りにらせん状に並び，tRNA 結合部位やペプチド離脱トンネルが細胞質側へと露出しているのである．

タンパク質合成は終止コドンを読み取る終結因子によって終結する

翻訳の最終段階は合成の終結である．ポリペプチド鎖の合成は，終止コドンに出会うとどのようにして終了するのだろう．正常細胞には，終止コドン（UAA，UGA，UAG）に相補的なアンチコドンをもつ tRNA は存在せず，その代わりにこれらの終止コドンを認識するのが，**終結因子**（release factor, RF）とよばれるタンパク質である．このような終結因子の一つ RF1 は UAA と UAG を，第二の終結因子 RF2 は UAA と UGA を認識する．第三の終結因子 RF3 は G タンパク質で，合成されたタンパク質がリボソームから遊離するときに，RF1 と RF2 も遊離させる．

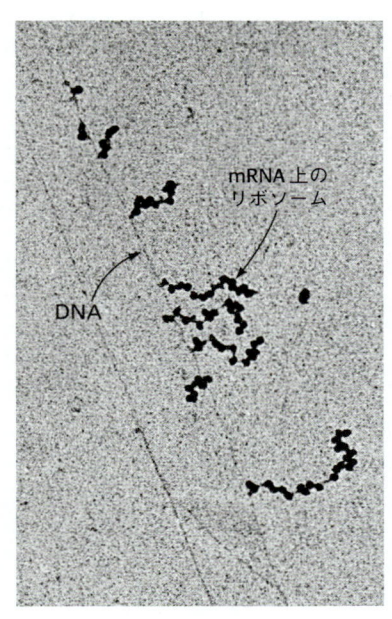

図 30・25　ポリソーム.　*E. coli* の DNA の一部が転写されて mRNA 分子ができ始めるとすぐに，多数のリボソームが翻訳を行う〔出典: O.L. Miller, Jr., B.A. Hamkalo, C.A. Thomas, Jr., *Science*, **169**, 392〜395（1970）〕．

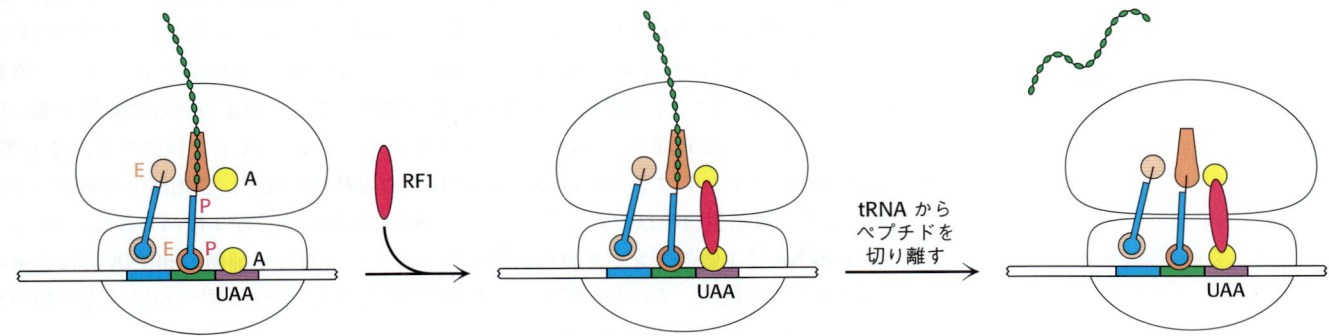

図 30・26　タンパク質合成の終結.　終結因子が A 部位の終止コドンを認識し，P 部位にある tRNA から完成したタンパク質を解離させる．

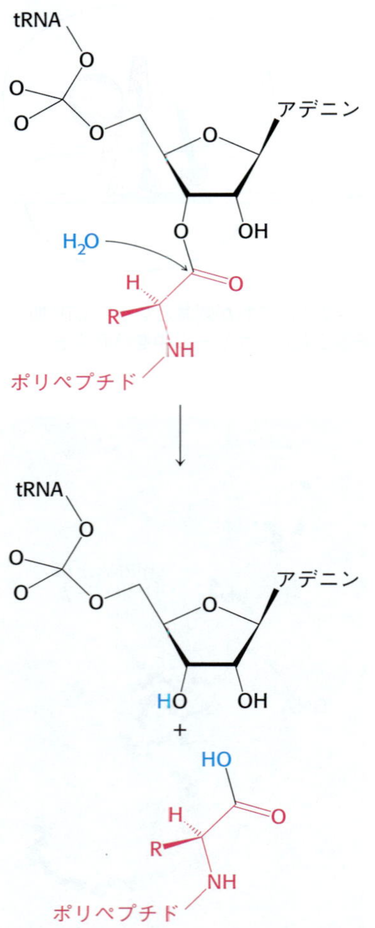

RF1 と RF2 は小さくまとまったタンパク質で，真核生物の場合は tRNA 分子に形が似ている．RF1 と RF2 はリボソームに結合すると折りたたみが緩んで，mRNA 上の終止コドンと，50S サブユニットのペプチジルトランスフェラーゼ中心との間を橋渡しする（図 30・26）．RF とペプチジルトランスフェラーゼ中心は，よく保存されたグリシン–グリシン–グルタミン（GGQ）配列を含むループを介して相互作用する．このグルタミンは R 基中のアミド窒素原子がメチル化された修飾グルタミンで，（ペプチジルトランスフェラーゼの助けを借りて）tRNA とポリペプチド鎖を結ぶエステル結合に対する水分子の攻撃を促進し，ポリペプチド鎖を切り離すのに重要な役割を果たす．このようにして切り離されたポリペプチド鎖はリボソームから遊離する．また，EF-G と**リボソーム解離因子**（ribosome release factor，RRF）というもう一つの因子の結合に反応して，リボソーム複合体全体が GTP の加水分解を利用して解離する．それまでの短い間，tRNA とメッセンジャー RNA は 70S リボソームに結合したままである．

30・4　真核生物と細菌のタンパク質合成では，主として翻訳開始段階が異なっている

タンパク質合成の基本プランのおもな点は，構造的にも機構的にも生物界の全ドメインで共通しており，真核生物やアーキアのものも細菌のものとよく類似している．ただし，細菌に比べると，真核生物のタンパク質合成の方が関与するタンパク質成分の数が多く，いくつかの過程はより複雑になっている．特に重要な類似点，相違点はつぎの通りである．

1. リボソーム　　真核生物のリボソームは細菌のものより大きく，60S の大サブユニットと 40S の小サブユニットから構成されており，この二つが合わさって 4200 kDa の質量をもつ 80S の粒子が形成される．これに対して細菌のリボソームは 70S で質量は 2700 kDa である．40S サブユニットには細菌の 16S RNA に相当する 18S RNA が，60S サブユニットには 3 種類の RNA が含まれる．また，5S RNA は細菌の 5S rRNA に，28S RNA は細菌の 23S RNA に，5.8S RNA は細菌の 23S RNA の 5′ 末端に相当する．

2. 開始 tRNA　　真核生物では，合成開始に用いられるアミノ酸は N–ホルミルメチオニンではなくてメチオニンである．しかし，細菌の場合と同様に，合成開始は特殊な tRNA によって行われ，このアミノアシル tRNA は Met–tRNA$_i$ とよばれる〔下付き文字の "i" は開始（initiation）を表す〕．

3. 合成開始　　真核生物の開始コドンは必ず AUG である．細菌とは異なり，真核生物には，開始 AUG とタンパク質内部の AUG とを区別する 5′ 側のプリンに富んだ特異的な配列がない．その代わり，通常は mRNA の 5′ 末端に最も近い AUG が開始部位になる．真核生物が利用する開始因子は細菌よりもずっと多く，その相互作用ははるかに複雑である．接頭辞 eIF は真核生物の開始因子を意味する．翻訳開始は，40S リボソーム，Met–tRNA$_i$，それに結合した eIF-2 の三成分からなる複合体の形成から始まる．この複合体は 43S 開始前複合体（PIC）とよばれ，mRNA の 5′ 末端に結合し，3′ 方向に少しずつ移動しながら AUG コドンを探す（図 30・27）．開始因子 eIF-4E は mRNA の 5′ キャップ構造（§ 29・3）に結合して，PIC の mRNA への結合を助ける．この走査過程を触媒するのはヘリカーゼで，ATP 加水分解のエネルギーを利用して mRNA 上を移動する．そして，Met–tRNA$_i$ のアンチコドンと mRNA の AUG との塩基対形成が，開始部位発見のシグナルとなる．真核生物のほとんどすべての mRNA には開始部位が 1 箇所しかないので，1 本の mRNA は 1 個のタンパク質の鋳型となる．これに対して細菌の mRNA にはシャイン・ダルガーノ配列，すなわち開始部位が複数存在しうるので，1 本の mRNA が複数のタンパク質を合成する鋳型となる場合がある．

細菌と真核生物において翻訳開始機構が異なっている原因の一つは，RNA プロセシン

グの違いである．というのは，細菌では，リボソームは転写後すぐから mRNA の 5′末端を利用できるのに対して，真核生物では，mRNA 前駆体がプロセシングを受けて細胞質へと輸送されてからでないと翻訳が始められないためである．また，5′キャップ構造は，容易に認識しやすい開始点になっている．さらに，真核生物における翻訳開始の複雑さは遺伝子発現を制御する機構の一つとなっているのだが，これについては第 32 章で述べることにする．

　真核生物の mRNA 分子の大半は，5′キャップ構造を利用してタンパク質合成を開始するが，最近の研究により，一部の mRNA 分子は 5′キャップ構造やキャップ結合タンパク質を利用せずにリボソームを呼びよせることが明らかになった．これらの mRNA には IRES（internal ribosome entry site，配列内リボソーム進入部位）とよばれる複雑な構造をもつ RNA 配列があって，これが 40S サブユニットの mRNA への結合を助けている．IRES は RNA ウイルスのゲノムで最初に発見され，その後，他のウイルスや一部の細胞の mRNA でも見つかった．細胞に存在する IRES をもつ mRNA 群は，発生や細胞ストレスに関わっているらしい．IRES によるタンパク質合成開始の分子機構は，まだ解明されていない．

　4.　mRNA の構造　　PIC が mRNA に結合するとすぐに，ポリ（A）配列に結合しているポリ（A）結合タンパク質 I（PABPI；図 30・28）と eIF-4E とが eIF-4G によってつながれる．これによってキャップ構造と尾部とが接近し，環状の mRNA ができる．mRNA を環状にする理由はまだ解明されていないが，ポリ（A）配列を失った mRNA 分子の翻訳を防いでいるのかもしれない（§29・3）．

　5.　伸長と終結　　真核生物の伸長因子 EF1α と EF1βγ は，細菌の EF-Tu と EF-Ts に相当する．GTP 結合型の EF1α がリボソームの A 部位にアミノアシル tRNA を運び，結合した GDP と GTP の変換を EF1βγ が触媒する．真核生物の EF2 も，細菌の EF-G と非常によく似た方法で，GTP をエネルギー源としたトランスロケーションをひき起こす．細菌の場合は終結因子が 2 個であるのに対して，真核生物の合成終結は 1 個の終結因子 eRF1 によってひき起こされる．また，eIF3 は，eRF1 の働きを促進する．

　6.　構成　　高等真核生物の翻訳装置の成分は，大きな複合体を形成して細胞骨格に結合しており，この結合は，タンパク質合成の効率を高めると考えられている．複雑な生化学過程が物理的な複合体の形成によって行われるのは，生化学においてよく認められる方式であることを思い出してほしい（§18・5，§25・2）．

開始因子 eIF-2 の変異は興味深い病態の原因となる

　真核生物の eIF-2 の変異は，VWM 型白質脳症（vanishing white matter disease）という，脳の神経細胞が消失して脳脊髄液に置き換わるという不可思議な疾患を

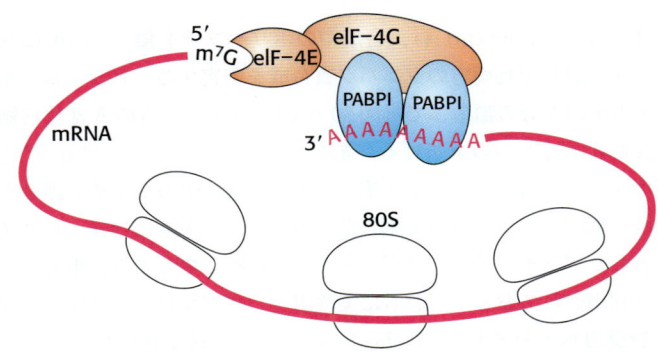

図 30・28　タンパク質の相互作用による真核生物 mRNA の環状化．〔出典：H. Lodish et al., "Molecular Cell Biology, 5th Ed.," Fig. 4.31, W.H. Freeman and Company（2004）〕

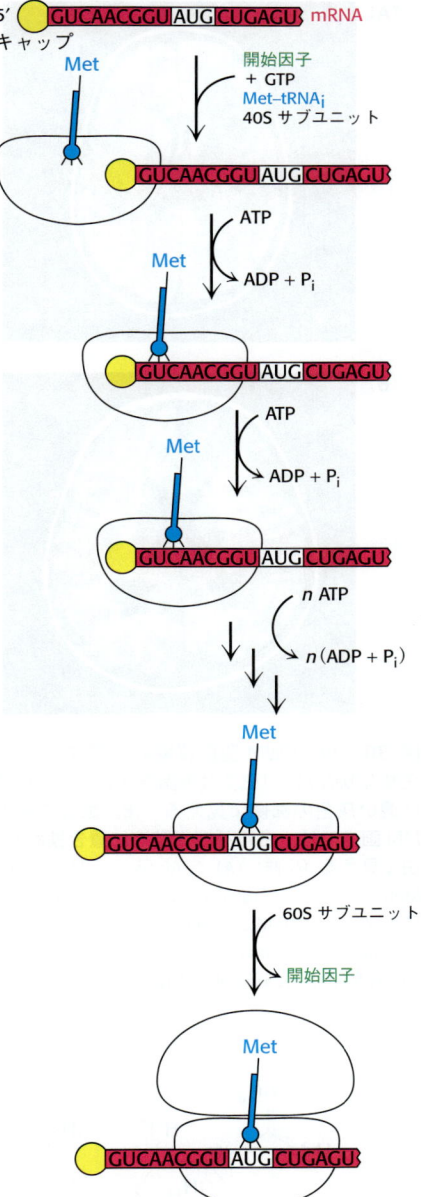

図 30・27　真核生物の翻訳開始．真核生物の翻訳開始の最初は，5′キャップ構造のところに 40S サブユニットと Met-tRNAi を含む複合体が形成されることである．ATP 加水分解をエネルギー源としてこの複合体が mRNA を走査して，最初の AUG を見つけだす．つぎに 60S サブユニットが加わって 80S 開始複合体が形成される．

(A)

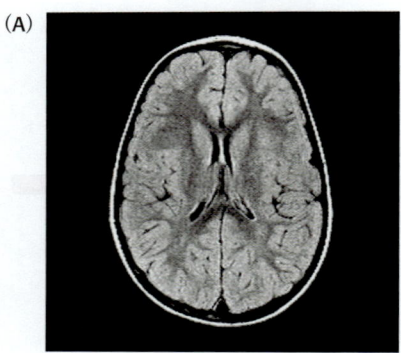

(B)

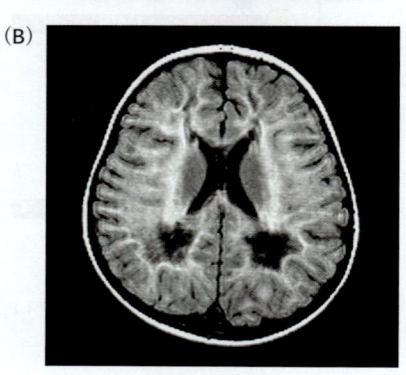

図 30・29　VWM 型白質脳症の影響.　(A) 正常な脳の MRI（磁気共鳴画像法）では，白質は濃い灰色の画像に見える.（B）患者の脳の MRI 画像では，白質が脳脊髄液に置き換わり，白く見える〔出典:（A）C. Ainsworth, "Molecular Medicine: Lost in Translation," *Nature*, **435**, 556〜558 (2005).（B）M.S. van der Knaap, J.C. Pronk, G.C. Scheper, "Vanishing white matter disease," *Lancet Neurology*, **5**(5), 414, Fig.B(2006)〕.

ストレプトマイシン

ひき起こす（図 30・29）. 脳の白質は主として，脳の灰白質と体の他の部分を結ぶ神経の軸索でできている. この疾患の患者は発症して数年から数十年の間に，発熱や長い昏睡によって死に至る. 通常，幼児期に発症するが，生後すぐや大人になってから発症することもある. この病気で特に理解しにくいのは，その組織特異性である. というのは，タンパク質合成の開始のように生物にとって根本的に重要な生化学過程に変異があれば，命に関わるか，少なくとも体のあらゆる組織に影響が出てしかるべきと考えられるからだ. 生化学は大いに進歩してはきたものの，VWM のような例を見ると，健康や病気の複雑な問題を理解するにはさらに多くの研究が必要なことがよくわかる.

30・5　さまざまな抗生物質と毒素がタンパク質合成を阻害する

　タンパク質合成のさまざまな面を阻害する化学物質が多数見つかっており，強力な実験手法として，また臨床に役立つ薬剤として利用されている.

抗生物質の中には，タンパク質合成を阻害するものがある

　真核生物と細菌のリボソームの違いは，抗生物質の開発にうまく利用することができる（表 30・4）. たとえば，非常に塩基性の強い三糖である抗生物質**ストレプトマイシン**（streptomycin）は，細菌の fMet-tRNA のリボソームへの結合を阻害し，正常なタンパク質合成の開始を妨げる. ネオマイシン，カナマイシン，ゲンタマイシンなど他の**アミノグリコシド系抗生物質**（aminoglycoside antibiotics）は，tRNA と細菌リボソームの 30S サブユニットの 16S rRNA（p. 854）との結合を阻害する. また，**クロラムフェニコール**（chloramphenicol）はペプチジルトランスフェラーゼ活性を，**エリスロマイシン**（erythromycin）は 50S サブユニットとの結合を介してトランスロケーションを阻害する.

表 30・4　タンパク質合成を阻害する抗生物質

抗生物質	作　　用
ストレプトマイシンなどのアミノグリコシド	合成開始を阻害し，mRNA の読み違いをひき起こす（細菌）
テトラサイクリン	30S サブユニットに結合してアミノアシル tRNA の結合を阻害する（細菌）
クロラムフェニコール	リボソーム 50S サブユニットのペプチジルトランスフェラーゼ活性を阻害する（細菌）
シクロヘキシミド	トランスロケーションを阻害（真核生物）
エリスロマイシン	50S サブユニットに結合してトランスロケーションを阻害する（細菌）
ピューロマイシン	アミノアシル tRNA 類似体として作用し，鎖の完成前に合成終結をひき起こす（細菌,真核生物）

　ピューロマイシン（puromycin）は，合成中のポリペプチド鎖を完成前に解離させることによって，細菌と真核生物両方のタンパク質合成を阻害する. ピューロマイシンはアミノアシル tRNA の末端部分の類似体で（図 30・30），リボソームの A 部位に結合し，アミノアシル tRNA が入ってくるのを妨げる. またピューロマイシンには α-アミノ基が存在し，これがアミノアシル tRNA のアミノ基と同様に，合成中のペプチド鎖のカルボキシ基とペプチド結合を形成する. その結果生じた，カルボキシ末端にピューロマイシン残基が共有結合で結合したペプチド鎖は，リボソームから解離してしまう. 現在，ピューロマイシンは医療では利用されておらず，おもに実験用としてタンパク質合成の研究に使われている. また，**シクロヘキシミド**（cycloheximide）は，真核生物のリボソームのトランスロケーションを阻害する抗生物質であり，真核細胞でのタンパク質合成を阻害する実験の試薬として有用である.

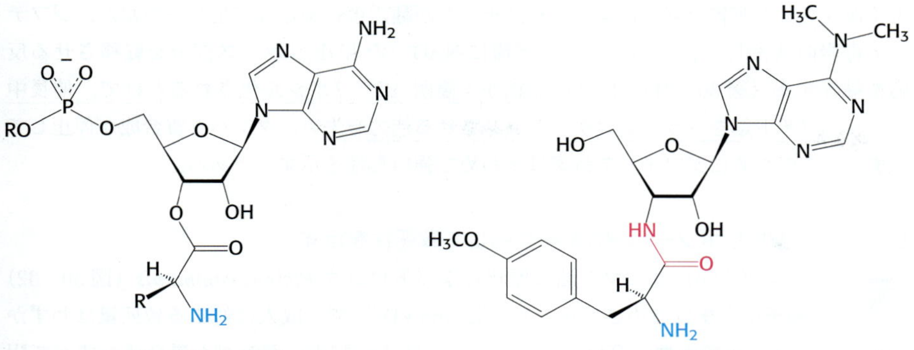

図 30・30　ピューロマイシンの抗生作用.
ピューロマイシンはアミノアシル tRNA のアミノアシル末端に似ており，このアミノ基が伸長中のポリペプチド鎖のカルボキシ基に付加されてペプチジルピューロマイシンが形成されリボソームから解離する．ピューロマイシンの場合はエステル結合ではなくてアミド結合（赤色で示す）であるため，このペプチジルピューロマイシンは安定である．

ジフテリア毒素はトランスロケーションを阻害することにより
真核生物のタンパク質合成を妨げる

　細菌から得られて医療用に使われる多くの抗生物質は，細菌のタンパク質合成を阻害する．しかし中には，真核生物のタンパク質合成を阻害する物質を生産する細菌もあり，ジフテリアなどの病気をひき起こす．ジフテリアは，患者の上気道で増殖するジフテリア菌（*Corynebacterium diphtheriae*）により，のどの強い痛み，声のかすれ，発熱，呼吸困難といった症状がひき起こされる疾患であり，効果的な予防接種ができるまでは小児期のおもな死亡原因の一つであった．この病気で死に至るのは，ジフテリア菌に感染したファージが産生するタンパク質性毒素が主たる原因で，このジフテリア毒素がタンパク質合成を阻害し，免疫されていないヒトではわずか数マイクログラムで死に至る．この毒素は 1 本のポリペプチド鎖で，細胞に入った直後に 21 kDa の A 断片と 40 kDa の B 断片へと切断される．切断前の B 断片は細胞に結合し，A 断片が標的細胞の細胞質に侵入するのを助ける役割がある．真核生物のタンパク質合成のトランスロケーションを触媒する伸長因子 EF2 を A 断片が共有結合によって修飾し，その結果，タンパク質合成が阻害され，細胞は死に至る．

　細胞質中に A 断片が 1 分子あるだけで細胞は死んでしまう．これほど毒性が強いのはなぜだろう．EF2 には，トランスロケーションの際にコドンの移動の精度を高める働きをする**ジフタミド**（diphthamide）という特殊なアミノ酸が含まれている．ジフタミドは，

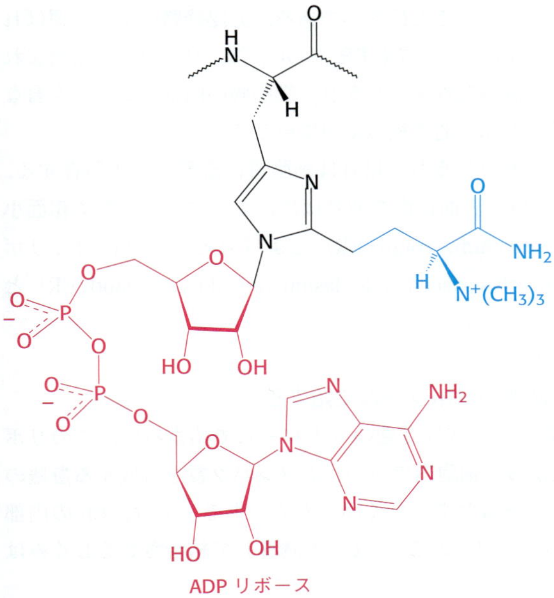

ADP リボース

図 30・31　ジフテリア毒素によるトランスロケーションの阻害.　ジフテリア毒素は，NAD$^+$の ADP リボース部分をジフタミドへ転移させることによって，真核生物のタンパク質合成を阻害する．ジフタミドは，EF2（トランスロカーゼ）中に存在する修飾アミノ酸残基で，ヒスチジン残基（黒色）の翻訳後修飾（青色）によって形成される．

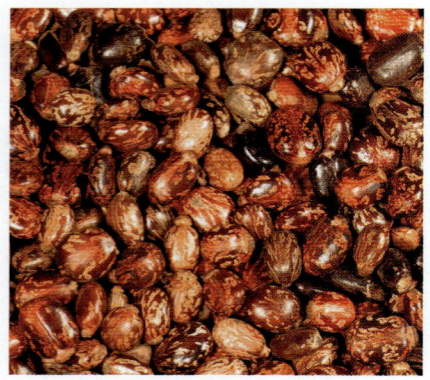

図 30・32　ヒマ（トウゴマ）の実.　ヒマ（トウゴマ, *Ricinus communis*）の種子には油が多く含まれてさまざまな用途に使われ, バイオディーゼル燃料生産にも利用できるが, 毒性のリシンも多く含まれる〔© Ted Kinsman/Science Source/amanaimages〕.

1978 年 9 月 7 日に, ソ連国家保安委員会（KGB）の工作員が, 傘に仕込んだ装置を使って, ロンドンのウォータールー橋を渡っていたブルガリアの反体制派の Georgi Markov 氏の足に, リシンを入れた小さな弾丸を撃ち込んだ. 彼は, 虫に刺されたような鋭い痛みを感じ, 4 日後に死亡した.

よく保存された複雑な経路によってヒスチジンが翻訳後修飾されて生じるのだが, ジフテリア毒素の A 断片は, このジフタミド環に NAD$^+$ の ADP リボース部分を転移させる反応を触媒する（図 30・31）. EF2 は側鎖が 1 箇所 ADP リボシル化されるだけで, 伸長中のポリペプチド鎖をトランスロケーションさせる能力を失い, タンパク質合成が停止してしまう. そのためにジフテリア毒素はきわめて強い毒性を示すのである.

リシンは, 28S リボソーム RNA を修飾して致死性を示す

　リシン（ricin）はヒマシ油の原料となるトウゴマ *Ricinus communis*（図 30・32）の種子に含まれる小さいタンパク質（65 kDa）で, 成人に対する致死量はわずか 500 µg と, きわめて毒性が高い. リシン分子 1 個で細胞内のタンパク質合成をすべて阻害し, 細胞を死に至らせることが知られている.

　リシンはヘテロ二量体タンパク質であり, 触媒作用をもつ A 鎖が, 1 本のジスルフィド結合によって B 鎖に結合している. この B 鎖の機能により毒素が標的細胞に結合すると, エンドサイトーシスによる二量体の取込みが生じ, 最終的に A 鎖が細胞質へと放出される. A 鎖は *N*-グリコシドヒドロリアーゼで, あらゆる真核生物のリボソームがもつ 28S rRNA の, ある特定のアデノシンヌクレオチドからアデニン塩基を除去する. その結果, リボソームは伸長因子と結合できなくなり, 完全に不活性化される. このように, リシンは rRNA, ジフテリア毒素は伸長因子, と対象は異なっているが, どちらも共有結合性の修飾によってタンパク質合成の伸長段階を阻害するのである.

30・6　小胞体に結合したリボソームは, 分泌タンパク質と膜タンパク質を産生する

　新たに合成されたタンパク質のすべてが細胞質で機能するわけではない. 真核細胞では, タンパク質は細胞内小器官であるミトコンドリア, 核, 小胞体などにも運ばれる. この過程はタンパク質の**ターゲッティング**（targeting）または**ソーティング**（sorting）とよばれる. ソーティングはどのようにしてなされるかというと, その基本的な機構には 2 種類あることが知られている. 一つは, 細胞質で合成され, 翻訳終了後に完成されたタンパク質として細胞内の目的地へと運ばれるというやり方で, 核や葉緑体, ミトコンドリア, ペルオキシソームを目的地とするタンパク質は, この一般的な経路でソーティングされる. もう一つは**分泌経路**（secretory pathway）とよばれるしくみで, タンパク質は翻訳と同時進行で, すなわち合成中に**小胞体**（endoplasmic reticulum, ER）へと導かれる. 小胞体は, 細胞がもつ膜のほぼ半分という大量の膜でできた構造体である. 分泌経路によって運ばれるのは全タンパク質の約 30 % で, 分泌タンパク質や ER, ゴルジ体, リソソームに含まれるタンパク質, これらの細胞小器官の膜内在性タンパク質, 細胞膜の内在性タンパク質などがこれにあたる. ここからは, 分泌経路に的を絞って見ていこう.

　真核細胞のリボソームは, ER へと導かれるもの以外は細胞質に遊離のまま残存する. ER のリボソームが結合している領域は, 表面に点を散りばめたように見えるため**粗面小胞体**（rough-surfaced endoplasmic reticulum, rough ER）とよばれる. これに対しリボソームのない領域は**滑面小胞体**（smooth-surfaced endoplasmic reticulum, smooth ER）とよばれる（図 30・33）.

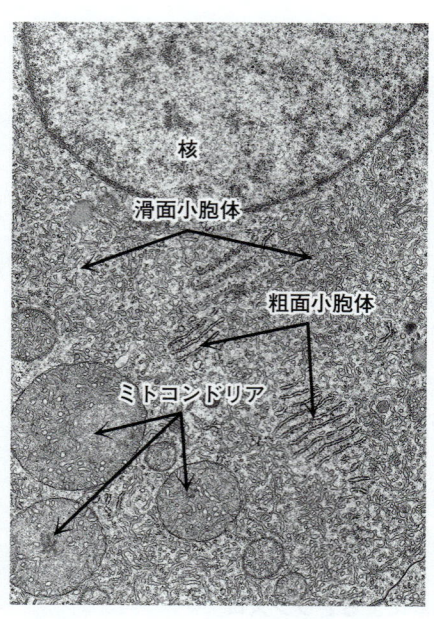

図 30・33　リボソームは小胞体に結合している.　この電子顕微鏡写真では, リボソームは小さな黒い点に見え, 小胞体膜の細胞質側に結合して表面をざらざらに見せている. 対照的に, 滑面小胞体にはリボソームは結合していない〔© Don W. Fawcett/Science Source/amanaimages〕.

核
滑面小胞体
粗面小胞体
ミトコンドリア

タンパク質の合成は, 細胞質中の遊離のリボソームで始まる

　分泌経路で選別されるタンパク質も, 合成は遊離のリボソームで始まるが, このリボソームはすぐに ER に結合する. だから, 細胞内で使われるタンパク質を合成する遊離のリボソームは, ER に結合するリボソームとまったく同じものである. では, ER の内部に入る予定のタンパク質を合成するリボソームを, ER へと誘導して結合させるしくみはどのようなものだろうか.

シグナル配列は小胞体膜を通って輸送されるタンパク質の目印となる

　細胞から遊離する，あるいは細胞膜に埋め込まれることになるタンパク質の合成は遊離のリボソームで始まる．しかし，開始直後から，リボソームが小胞体の細胞質側へと誘導されるまでの間，合成が停止する．リボソームが小胞体膜に結合すると，タンパク質合成が再開され，新たに伸長中のペプチドがリボソームから出てくる際には，翻訳されながら膜を通って小胞体内腔へと運び込まれる．この移行は四つの要素から成り立っている．

　1. **シグナル配列**　　**シグナル配列**（signal sequence）は疎水性アミノ酸残基が9〜12個並んだ配列で，正電荷をもつアミノ酸が含まれる場合もある（図30・34）．この配列はαヘリックスをつくり，通常は新しく合成されたペプチド鎖のアミノ末端近くにある．この配列の存在によって，この新生ペプチドがER膜を通過させなくてはならないペプチドであることが示される．一部のシグナル配列は成熟タンパク質にもそのまま保持されるが，それ以外はER膜の内腔側で**シグナルペプチダーゼ**（signal peptidase）によって除去される．

		切断部位	
ヒト成長ホルモン	MATGSRTSLLLAFGLLCLPWLQEGSA		FPT
ヒトプロインスリン	MALWMRLLPLLALLALWGPDPAAA		FVN
ウシプロアルブミン	MKWVTFISLLLFSSAYS		RGV
マウス抗体 H 鎖	MKVLSLLYLLTAIPHIMS		DVQ
ニワトリリゾチーム	MRSLLILVLCFLPKLAALG		KVF
ミツバチプロメリチン	MKFLVNVALVFMVVYISYIYA		APE
ショウジョウバエ glue タンパク質	MKLLVVAVIACMLIGFADPASG		CKD
トウモロコシタンパク質 19	MAAKIFCLIMLLGLSASAATA		SIF
酵母インベルターゼ	MLLOAFLFLLAGFAAKISA		SMT
A 型ヒトインフルエンザウイルス	MKAKLLVLLYAFVAG		DQI

図 30・34　真核生物の分泌タンパク質，細胞膜タンパク質のアミノ末端にある**シグナル配列**の例．　塩基性残基（■）の後に疎水性コア（■）があり，その後にシグナルペプチダーゼによる切断部位（|）がある．

　2. **シグナル認識粒子**　　**シグナル認識粒子**（signal recognition particle, SRP）は，シグナル配列がリボソームから出てくるとすぐにこれを認識し，この配列とリボソームの両方に結合して，リボソームと新生ポリペプチド鎖をER膜へと誘導する．SRPは 7S RNAと6種類のタンパク質からなるリボ核タンパク質であり（図30・35），タンパク質の一つSRP54 は GTPアーゼで，SRPの機能にはこれが不可欠である．SRPは，シグナル配列を提示したリボソームが見つかるまで，あらゆるリボソームをつぎつぎにサンプリングしていく．いったんシグナル配列に結合すると，リボソームとSRPの相互作用によって伸長因子の結合部位がふさがれるために，タンパク質合成が停止する．

　3. **SRP 受容体**　　SRP−リボソーム複合体は拡散によりERへと到達し，そこでSRPが**SRP受容体**（SRP receptor, SR）に結合する．SRP受容体は膜内在性のタンパク質で，SRα，SRβという二つのサブユニットから構成されており，SRα は SRP54 と同じく GTPアーゼである．

　4. **トランスロコン**　　つぎに SRP−SR 複合体は，リボソームを，膜内在性タンパク質と膜表在性タンパク質が集合したマルチサブユニット複合体である**トランスロコン**（translocon）とよばれる移動装置に引き渡す．トランスロコンは，リボソームが結合したときに開く，タンパク質を通過させるチャネルで，このチャネルが開くとタンパク質合成が再開される．そして，ポリペプチド鎖が伸長して，トランスロコンチャネルを通って ER内腔へと入っていく．

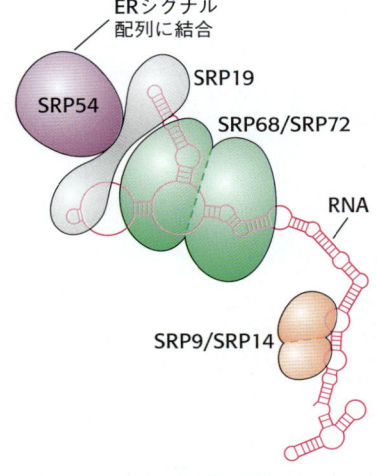

図 30・35　**シグナル認識粒子**.　シグナル認識粒子（SRP）は，6個のタンパク質と300ヌクレオチドからなる RNA 分子1個で構成される．この RNA の構造は複雑で，多数の二重らせん部分があり，その間を一本鎖領域（円で示す）が区切っている〔出典: H. Lodish et al., "Molecular Cell Biology, 5th Ed.," W.H. Freeman and Company（2004）. K. Strub et al., *Mol. Cell Biol.*, **11**, 3949〜3959（1991），および S. High, B. Dobberstein, *J. Cell Biol.*, **113**, 229〜233（1991）〕.

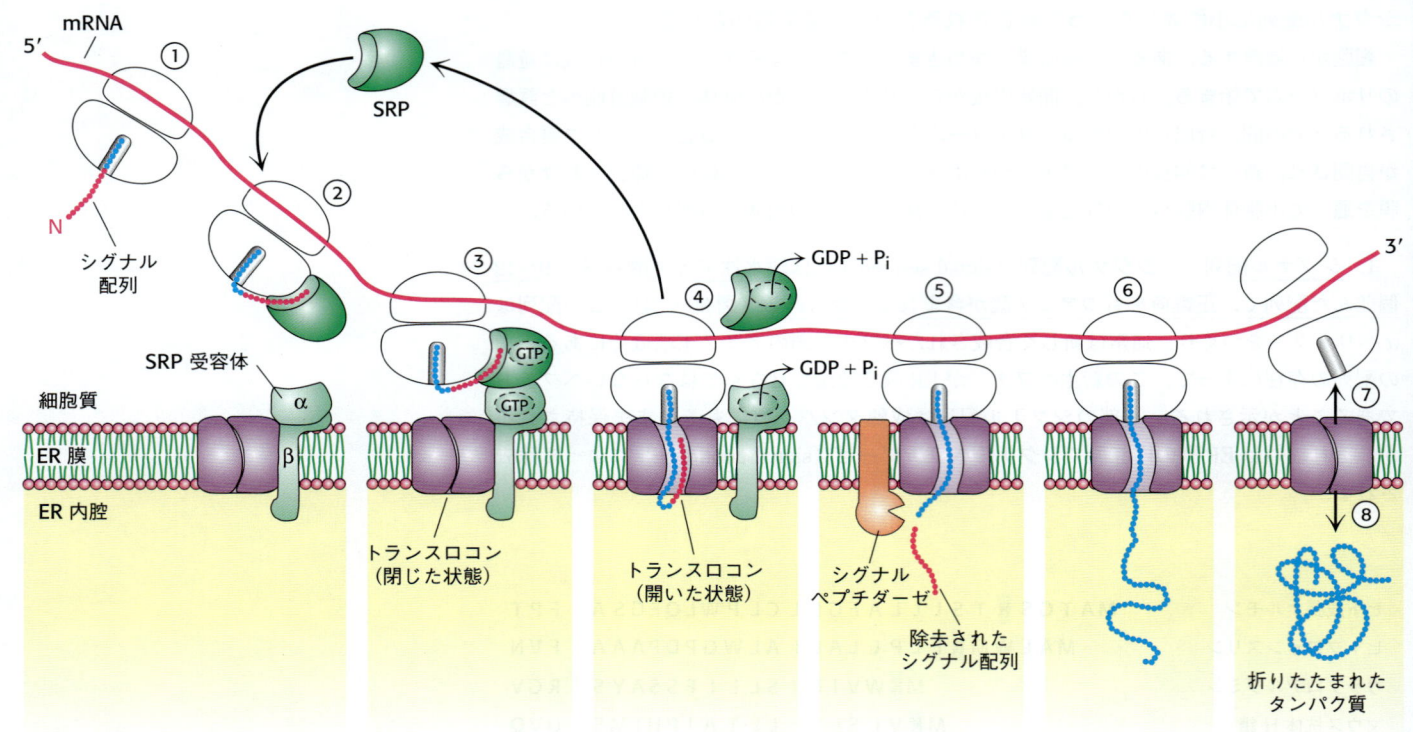

図 30・36　SRP によるリボソーム誘導のサイクル.　① タンパク質合成は遊離のリボソーム上で開始される.　② シグナル配列がリボソームから出てくると，これに SRP が結合してタンパク質合成が停止する.　③ SRP–リボソーム複合体が ER 膜にある SRP 受容体に結合する.　④ 同時に，SRP と SRP 受容体に結合していた GTP が同時に加水分解される.　そして，タンパク質合成が再開され，SRP は解離して別のシグナル配列に結合できる状態になる.　⑤ シグナル配列が ER 内腔へ入ると，シグナルペプチダーゼがこれを除去することもある.　⑥ タンパク質合成が続けられ，タンパク質は直接 ER の内部へ伸びる.　⑦ タンパク質合成が完了するとリボソームが離れ，⑧ トランスロコンにあるタンパク質の通路が閉じる〔出典: H. Lodish et al., "Molecular Cell Biology, 5th Ed.," Fig.16.6, W.H. Freeman and Company (2004)〕.

　ER への誘導機構の成分が相互作用する様子を図 30・36 に示す. SRP–SR 複合体が形成されるためには，SRP54 と SR の SRα サブユニットの両方に GTP が結合している必要がある. つぎにこの SRP–SR 複合体によってリボソームがトランスロコンへと運ばれる. その際には二つのタンパク質が共同して実質的に一つの活性部位を形成し，そこに 2 個の GTP 分子（1 個は SRP，もう 1 個は SR に結合している）が並ぶのだが，これを触媒するのは SRP の 7S RNA である. リボソームがトランスロコンへと引き渡されると，2 個の GTP が加水分解され，SRP は SR と解離して自由になり，つぎの誘導サイクルを始めるべく，他のシグナル配列を探索する. このように，SRP は触媒として機能するのである. シグナルペプチダーゼはトランスロコンと ER 内腔で結合しており，ほとんどのタンパク質からシグナル配列を取除く.

輸送小胞が積み荷タンパク質を最終目的地へと運ぶ

　タンパク質は，合成されるにつれて ER 内腔で折りたたまれ，立体構造が形成される. 一部のタンパク質には，*N* 結合型糖鎖（§ 11・3）が連結される. 最後にタンパク質のソーティングが行われ，それぞれ最終目的地へと輸送されるが，目的地にかかわらず輸送の原理は同じで，ER から出芽した**輸送小胞**（transport vesicle）により行われる（図 30・37）. 輸送小胞は，積み荷（タンパク質）を ER からゴルジ体へと運び，ゴルジ体と融合してその内部へと送り込む. 積み荷タンパク質は，ゴルジ体内部で，たとえば *O* 結合型糖鎖の付加などにより，さらなる修飾を受ける. 図 30・37 に示すように，ゴルジ体からは，輸送小胞がまた積み荷タンパク質を最終目的地へと運んでいく.

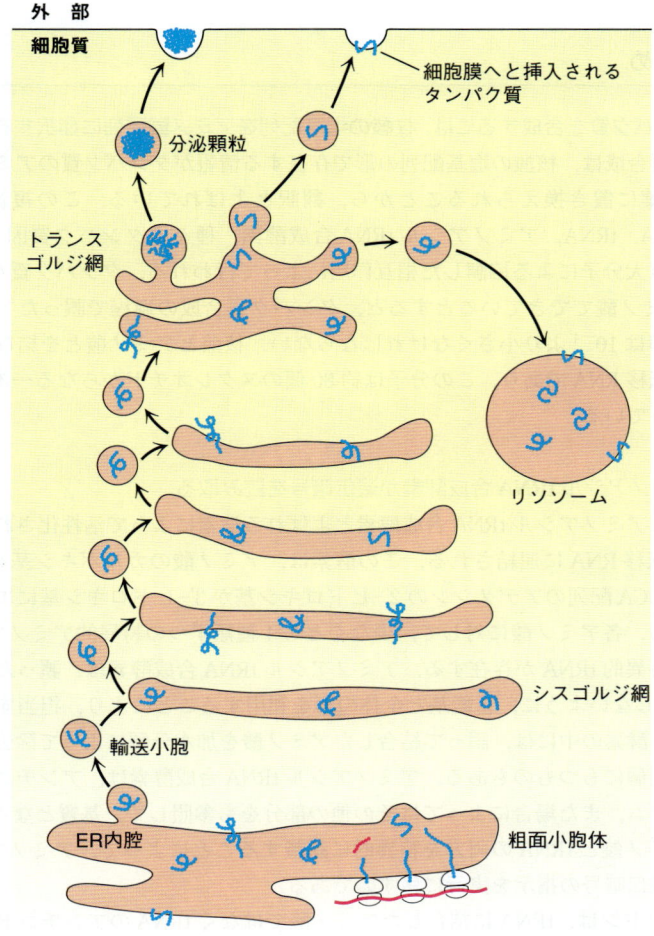

図 30・37　タンパク質ソーティング経路.　ER 内腔にある新しく合成されたタンパク質は膜の出芽部分へと集められ，この芽が切り取られて輸送小胞となり，輸送小胞は積み荷タンパク質をゴルジ体へと運ぶ．ここで積み荷タンパク質の修飾が行われ，輸送小胞は，v-SNARE と t-SNARE の指示に従って，さらにこれを最終目的地へと送り届ける．

　タンパク質はどのようなしくみで，正しい目的地へと到達するのだろう．新しく合成されたタンパク質は ER 内腔の内部を漂い，**積み荷受容体**（cargo receptor）とよばれる膜内在性タンパク質に結合する．この結合によって，積み荷タンパク質は，出芽して小胞が形成される領域へと隔離される．そして，この小胞が，細胞膜やリソソーム，細胞外など，特定の目的地へとタンパク質を輸送する．だから，タンパク質が正しい目的地へ確実に到達するために重要なのは，タンパク質がその目的地に対応する ER 領域の受容体に確実に結合することである．タンパク質と ER 領域とを正しく対応させるために，積み荷受容体は，特定のアミノ酸配列や付加された糖鎖などといった積み荷タンパク質のさまざまな特徴を認識する．

　出芽する膜の細胞質側に**被覆タンパク質**（coat protein，**COP**）が結合することによって，出芽が生じやすくなる．複数の被覆タンパク質が互いに結合して集まり，くびれた芽を切り離す．こうして輸送小胞が形成されて遊離すると，被覆タンパク質が外れ，別の膜内在性タンパク質 **v-SNARE**（"v" は小胞 vesicle の意味）が現れる．v-SNARE は，標的膜上にある特定の **t-SNARE**（"t" は標的 target の意味）に結合し，この結合によって輸送小胞と標的膜との融合が生じ，積み荷タンパク質が送り込まれる．このように，同一の v-SNARE タンパク質を ER 膜の同じ領域に配置することにより，ある ER 領域が特定の目的地へと誘導されることになるのである．

ま　と　め

30・1　タンパク質を合成するには，核酸の塩基配列をアミノ酸配列に翻訳する必要がある

　タンパク質合成は，核酸の塩基配列の形で存在する情報がタンパク質のアミノ酸配列という別の言葉に置き換えられることから，翻訳とよばれている．この複雑な過程は，mRNA，rRNA，tRNA，アミノアシル tRNA 合成酵素，種々のタンパク質因子など，100種類以上の巨大分子による協調した相互作用によって行われる．タンパク質が通常 100〜1000 個のアミノ酸でできているとすると，タンパク質合成の過程で誤ったアミノ酸が取込まれる確率は 10^{-4} より小さくなければならない．核酸とアミノ酸とを結びつけるアダプターは，転移 RNA であり，この分子は約 80 個のヌクレオチドからなる一本鎖で，L字形構造をとっている．

30・2　アミノアシル tRNA 合成酵素が遺伝暗号を読み取る

　アミノ酸はアミノアシル tRNA 合成酵素とよばれる酵素によって活性化され，それぞれに特異的な転移 RNA に連結される．この酵素は，アミノ酸のカルボキシ基を tRNA の 3′ 末端にある CCA 配列のアデノシンの 2′-ヒドロキシ基か 3′-ヒドロキシ基にエステル結合で結合させる．各アミノ酸に対して，少なくとも 1 種類ずつの特異的アミノアシル tRNA 合成酵素と特異的 tRNA が存在する．アミノアシル tRNA 合成酵素は，誤ったアミノ酸を tRNA に連結しないように，官能基と全体の形を利用することにより，担当するアミノ酸を識別する．酵素の中には，誤って結合したアミノ酸を加水分解によって除去するための編集部位を別個にもつものもある．アミノアシル tRNA 合成酵素は，アンチコドンやアクセプターステム，また場合によってはその他の部分をも参照して，基質となる tRNA を識別する．アミノ酸と tRNA の両方を特異的に認識することによって，アミノアシル tRNA 合成酵素は遺伝暗号の指示を実行に移すのである．

　mRNA のコドンは，tRNA に結合したアミノ酸ではなく tRNA のアンチコドンを認識する，すなわち，mRNA のコドンが tRNA のアンチコドンと塩基対を形成するのである．tRNA の中には 2 種類以上のコドンを認識するものがあるが，これはコドンの 3 番目の塩基が，他の二つの塩基に比べて，それほど厳密な塩基対形成をしないからである（ゆらぎ機構）．合成酵素は，進化の観点から大きく二つのグループに分けられ，どちらのグループもそれぞれ 10 種類のアミノ酸を認識する．この二つのグループの合成酵素は tRNA 分子の反対の面を認識する．

30・3　リボソームは，タンパク質合成が行われる場である

　タンパク質合成はリボソームで行われる．リボソームは大サブユニットと小サブユニットからなるリボ核タンパク質粒子である（約 2/3 が RNA，1/3 がタンパク質）．*E. coli* のリボソームは 70S（2500 kDa）で，30S サブユニットと 50S サブユニットから構成されており，30S サブユニットは 16S リボソーム RNA と 21 種類のタンパク質から，50S サブユニットは 23S rRNA，5S rRNA と 34 種類のタンパク質からできている．リボソームには tRNA の結合部位が 3 箇所あり，A（アミノアシル）部位，P（ペプチジル）部位，E（離脱）部位とよばれる．

　タンパク質の合成は，開始，伸長，終結という 3 段階で行われる．細菌では，mRNA，ホルミルメチオニル tRNA$_f$（AUG を認識する特殊な開始 tRNA），30S リボソームサブユニットが開始因子の助けを借りて集合し，30S 開始複合体を形成する．つぎにリボソームの 50S サブユニットがこれに加わって 70S 開始複合体が形成される．この複合体では fMet-tRNA$_f$ がリボソームの P 部位を占めている．

　伸長因子 Tu は，EF-Tu-アミノアシル tRNA-GTP という 3 成分からなる複合体を形成し，リボソームの A（アミノアシル）部位に適切なアミノアシル tRNA を運び込む．EF-Tu の役割は，アミノアシル tRNA が早まって切断を受けないよう守ることと，確実に正しいコドン-アンチコドンの対合が起こるようにしてタンパク質合成の精度を高めることである．その後，GTP の加水分解により，アミノアシル tRNA が離れて A 部位へと配置

される．このアミノアシル tRNA のアミノ基がペプチジル tRNA のエステル結合を求核攻撃することにより，ペプチド結合が形成される．ペプチド結合が形成された後は，つぎの伸長サイクルを開始するため，これら tRNA と mRNA が移動（トランスロケーション）する．脱アシルされた tRNA が E 部位に移動してリボソームから離れ，ペプチジル tRNA は A 部位から P 部位へと移動する．この際，伸長因子 G は GTP 加水分解のギブズエネルギーを利用してトランスロケーションを促す．そして，タンパク質合成は終結因子によって終結する．終結因子は終止コドン UAA，UGA，UAG を認識し，ポリペプチドと tRNA を結ぶエステル結合の加水分解をひき起こす．

30・4　真核生物と細菌のタンパク質合成では，主として翻訳開始段階が異なっている

　真核生物のタンパク質合成の基本的な機構は細菌とよく似ているが，以下のように大きな違いがいくつかある．真核生物のリボソーム（80S）は，40S 小サブユニットと 60S 大サブユニットからなる．開始に利用されるアミノ酸はメチオニンだがホルミル化されていない．真核生物のタンパク質合成開始は細菌に比べると複雑である．また，真核生物では，ほとんどの場合 mRNA の 5′ 末端に最も近い AUG が開始部位になる．40S リボソームが 5′ キャップ構造に結合し，mRNA を走査してこの AUG を探し出す．真核生物では翻訳調節が遺伝子発現調節の一つの方法になっている．

30・5　さまざまな抗生物質と毒素がタンパク質合成を阻害する

　臨床的に重要な抗生物質には，タンパク質合成を阻害することによって作用するものがたくさんある．タンパク質合成のどの段階も，何らかの抗生物質によって阻害される可能性がある．ジフテリア毒素は伸長因子を共有結合修飾することによって伸長を妨げて，タンパク質合成を阻害する．リシンはトウゴマ由来の毒素で，rRNA から非常に重要なアデニンを除去することにより，伸長を阻害する．

30・6　小胞体に結合したリボソームは，分泌タンパク質と膜タンパク質を産生する

　タンパク質には，その最終目的地を決めるシグナルが含まれている．タンパク質の合成はすべて，細胞質中の遊離のリボソームで開始される．真核生物において，合成されたペプチド鎖にシグナル配列が含まれている場合以外，タンパク質合成はそのまま細胞質で続けられる．アミノ末端にあるシグナル配列はリボソームを小胞体（ER）へと誘導する役割を担う配列で，疎水性アミノ酸残基 9〜12 個からなり，多くはその前に正電荷をもつアミノ酸が 1 個ある．シグナル認識粒子（SRP）はリボ核タンパク質で，シグナル配列を認識して，この配列をもったペプチド鎖を抱いたリボソームを ER へと運ぶ．GTP−GDP サイクルによって，SRP が受容体から解離し，ついで，シグナル配列が切り離される．新しいペプチド鎖は ER 膜を通って内部へ移行し，輸送小胞によって細胞内を運ばれる．

重 要 語 句

問　題

1. "コンピューター"で機械翻訳　タンパク質合成が翻訳ともよばれるのはなぜか.

2. 慎重に, でも慎重になりすぎずに　タンパク質合成では誤りの頻度は 10^{-4} だが, この値が重要な理由を説明せよ.

3. 共通点　すべての tRNA 分子に共通する性質をあげよ.

4. 昔ながらの2段階　アミノアシル tRNA の形成に必要な2段階の反応とは何か.

5. 同じだけれど違う　tRNA 分子の構造に, 独自性と共通点とが必要な理由を述べよ.

6. 充塡せよ　タンパク質合成過程における活性型アミノ酸とは何を指すか.

7. 合成酵素の反応機構　イソロイシル tRNA の形成は, 酵素に結合した Ile-AMP 中間体の形成という可逆反応を経て進行する. Ile に特異的な活性化酵素と下記の成分とを反応させたとき, $^{32}PP_i$ から ^{32}P 標識 ATP が生成されるかどうか考えよ.

　(a) ATP, $^{32}PP_i$
　(b) tRNA, ATP, $^{32}PP_i$
　(c) イソロイシン, ATP, $^{32}PP_i$

8. 1 = 2, すなわち1よりずっと大きな値　1個のアミノ酸を活性化するのに, ATP 2分子に相当するエネルギーが使われるが, 1分子の ATP しか消費されない. その理由を説明せよ.

9. ふるい　トレオニル tRNA 合成酵素を例にして, アミノアシル tRNA 形成の特異性について説明せよ.

10. 得られた情報はすべて利用する　アミノアシル tRNA 合成酵素に二つのタイプがあって, それぞれが tRNA の異なった面を認識するのはなぜか, 考えよ.

11. ゆらぎながら　一部の tRNA 分子は2種類以上のコドンを認識できるが, どのようなしくみによるのか, 説明せよ.

12. 軽いリボソームと重いリボソーム　"重い"培地（^{13}C と ^{15}N）で培養した細菌と"軽い"培地（^{12}C と ^{14}N）で培養した細菌からリボソームを単離した. 活発にタンパク質合成を行っている in vitro の系にこれらの 70S リボソームを加え, 数時間後に一定分量をとって密度勾配遠心分離法で分析した. 70S リボソームのバンドは密度勾配中に何本見えるだろうか. 予想せよ.

13. タンパク質合成の価格　200 残基のアミノ酸からなるタンパク質を合成するには, ATP と GTP が最低何分子消費されるか. PP_i の加水分解は ATP の加水分解と等価であるとみなして計算せよ.

14. 正しい位相合わせ　読み枠とは何を意味するか.

15. フレームシフト変異を打ち消す　コード領域に塩基が1個挿入されると読み枠がずれ（フレームシフト変異）, ほとんどの場合, 機能をもたないタンパク質が生じる. このようなフレームシフト変異を打ち消す tRNA の変異を提案せよ.

16. リボソーム部位のタグ付け　E. coli リボソームの tRNA 結合部位の一つに対するアフィニティーラベル（親和性標識）試薬を考えよ.

17. ウイルスの突然変異　ある T7 ファージ遺伝子の転写産物である mRNA には下のような塩基配列が含まれている.

↓
5′-AACUGCACGA**G**GUAACACAAGAUGGCU-3′

G が A に突然変異するとどうなるか. 考えよ.

18. 新しい翻訳　UGU アンチコドンをもつ転移 RNA に, ^{14}C 標識システインを酵素的に結合させ, つぎにこのシステインを化学修飾によってアラニンに変換した. この変換アミノアシル tRNA を, この tRNA 以外は正常な成分からなるタンパク質合成系に加えた. 加えた mRNA にはつぎのような配列が含まれる.

5′-UUUUGCCAUGUUUGUGCU-3′

これからつくられる放射性標識されたペプチドの配列はどのようなものか.

19. 二つの合成型　リボソームによるタンパク質合成と固相法でのタンパク質合成（§3・4）とを比較対照せよ.

20. GTP 加水分解の引き金　リボソームは EF-Tu とアミノアシル tRNA の複合体に結合した GTP の加水分解を著しく加速する. リボソームによるこの GTP アーゼ活性の増強は, 生物学的にどのような意味があるのか.

21. 翻訳阻害　あるタンパク質をコードしている遺伝子やその遺伝子の転写調節因子を変化させずに, そのタンパク質の mRNA の発現だけを特異的に停止させる方法を考えよ.

22. 方向性の問題　A というタンパク質を活発に合成しているタンパク質合成系があるとする. このタンパク質 A には, トリプシンで切断される部位が4箇所, 等間隔に存在することがわかっており, トリプシンで分解すると A_1, A_2, A_3, A_4, A_5 というペプチドが得られる. ペプチド A_1 がアミノ末端のペプチドで, A_5 がカルボキシ末端のペプチドで, さらに, この合成系ではタンパク質 A を完全に合成するのに4分かかることもわかっている. $t=0$ の時点で, それぞれ ^{14}C 標識した20種類のアミノ酸を加えた.

　(a) $t=1$〔分〕の時点で, この合成系から完全なタンパク質 A を単離し, トリプシンで分解して5種類のペプチドを分離した. どのペプチドが最も強く標識されているか.

　(b) $t=3$〔分〕の時点では, ペプチドの標識の強さはどのようになるか. 強いものから弱いものへと順に述べよ.

　(c) この実験からタンパク質合成の方向についてどのようなことがわかるか.

23. 翻訳家　アミノアシル tRNA 合成酵素は, 遺伝子発現に関わる成分の中で遺伝暗号を解読できる唯一の存在である, ということができる. この意味を説明せよ.

24. タイミングを計る装置　翻訳の伸長過程では, G タンパク質ファミリーの一員である EF-Tu が重要な役割を果たす. 伸長過程を行う系に, ゆっくりと加水分解される GTP 類似体を加えたとする. タンパク質合成の速度にどのような影響が見られるか.

25. RNA だけではない　タンパク質合成に必要なタンパク質因子

の役割は何か.

26. 膜輸送　小胞体膜を通ってタンパク質を輸送するのに必要な四つの成分をあげよ.

27. 引かずに押せ　タンパク質を翻訳と同時に小胞体内へと運び込むエネルギー源は何か.

28. 見るべき場所を知れ　細菌のメッセンジャー RNA には，普通は多数の AUG コドンが含まれる. 開始位置を示す AUG をリボソームがどのように見分けるのか，説明せよ.

29. 基本的には同じだけれど…　細菌と真核生物のタンパク質合成の相違点を述べよ.

30. 羊を誘導する牧羊犬のように　タンパク質の輸送にシグナル認識粒子が果たす役割を説明せよ.

31. 組立てライン　タンパク質合成をポリソームで行う利点は何か.

32. 左右を結べ

(a) 開始
(b) 伸長
(c) 終結

1. GTP
2. AUG
3. fMet
4. RRF
5. IF2
6. シャイン・ダルガーノ配列
7. EF-Tu
8. ペプチジルトランスフェラーゼ
9. UGA
10. ホルミルトランスフェラーゼ

33. 無駄な努力だろうか　アンチコドンはわずかヌクレオチド 3 個だが，その割に転移 RNA 分子は非常に大きい. tRNA 分子の残りの部分は何のためにあるのか.

機構の問題

34. 進化におけるアミノ酸の選択　オルニチンはリシンと構造がよく似ているが，オルニチンの方が側鎖がメチレン基 1 個分だけ短い. オルニチル tRNA を化学合成して単離しようとしたがうまく行かない. これを反応機構の面から説明せよ（ヒント：六員環の方が七員環よりも安定である）.

章のまとめの問題

35. 伸長方法の比較　生体分子の伸長機構の基本タイプ二つを下の図に示す. タイプ 1 では，伸長鎖から活性化基（X）が遊離する. タイプ 2 では，伸長鎖に新たに取込まれる構成単位の方から活性化基が遊離する. つぎに示す生合成の機構はそれぞれ，タイプ 1 かタイプ 2 か.

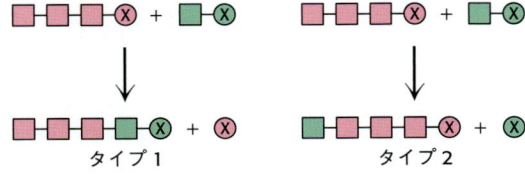

(a) グリコーゲン合成
(b) 脂肪酸合成
(c) コレステロール合成の $C_5 \rightarrow C_{10} \rightarrow C_{15}$
(d) DNA 合成
(e) RNA 合成
(f) タンパク質合成

36. 忠実度を高める　DNA 複製，RNA 合成，タンパク質合成の正確さを比較せよ. これらの過程では，精度を高めるためにどのような機構が働いているか.

37. デジャヴ（既視感）　G タンパク質カスケードで伸長因子 Ts と同様な働きをしているのは，どのタンパク質か.

38. ファミリーの類似　真核生物の伸長因子 EF2 は，ジフテリア毒素が触媒する ADP リボシル化によって阻害される. このような阻害に感受性を示す G タンパク質としては他にどんなものがあるか.

39. 例外的な *E. coli*　*E. coli* とは対照的に，ほとんどの細菌はアミノアシル tRNA 合成酵素を完全に取りそろえてはいない. たとえば，胃潰瘍の原因となる *Helicobacter pylori* は tRNA^{Gln} はもつが，Gln-tRNA 合成酵素はもたない. しかし，*H. pylori* タンパク質にもグルタミンは普通に見られる. *H. pylori* ではどのような方法でタンパク質にグルタミンが取込まれるかを考えよ（ヒント：Glu-tRNA 合成酵素は tRNA^{Gln} を誤ってアシル化できる）.

40. 最終段階　直鎖状の核酸の情報を，タンパク質の機能をもった三次元構造へと変換できるのは，一次構造のどのような性質のおかげか.

データ解釈の問題

41. ヘリカーゼを助ける　開始因子 eIF-4A は，ATP 依存性 RNA ヘリカーゼ活性を示す. これとは別の開始因子 eIF-4H は eIF-4A の働きを助けると考えられている. グラフ A に，eIF-4H の存在下で eIF-4A ヘリカーゼの活性を測定した実験結果の一部を示す.

(a) eIF-4H が存在すると eIF-4A ヘリカーゼ活性にどのような影響があるか.

(b) eIF-4H だけでのヘリカーゼ活性の測定が，対照として重要なのはなぜか.

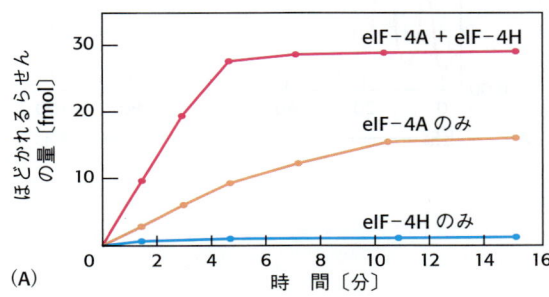

(c) つぎに eIF-4H の量をさまざまに変えて，0.2 μM の eIF-4A が示すヘリカーゼ活性の初速度を測定した（グラフ B）. eIF-4H と eIF-4A の比がどのくらいのときに最適活性を示すか.

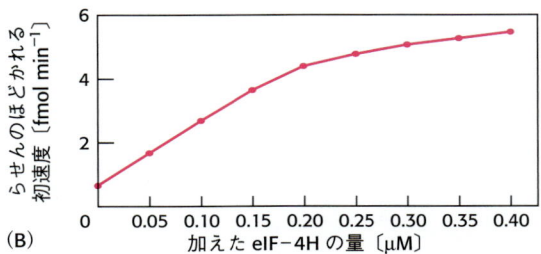

(d) つぎに eIF-4H が存在する場合と存在しない場合に分けて，RNA-RNA らせんの安定性が，らせんのほどかれる初速度に与える影響を測定した（グラフ C）. らせんの安定性によって eIF-4H の効果はどう変わるか.

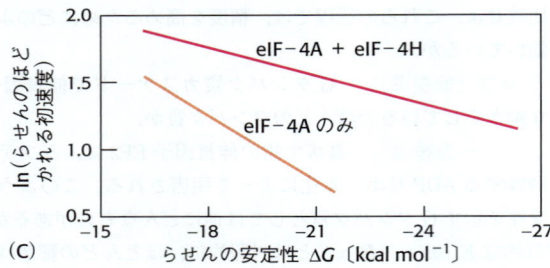

(C)

〔出典：N.J. Richter, G.W. Rodgers, Jr., J.O. Hensold, W.C. Merrick, 'Further bio-chemical and kinetic characterization of human eukaryotic initiation factor 4H,' *J. Biol. Chem.*, **274**, 35415～35424(1999)〕

(e) eIF-4H は，どのようなしくみで eIF-4A のヘリカーゼ活性に影響を及ぼすのだろうか．

42. 大きさに基づく分離　真核細胞からタンパク質合成装置を単離し，低濃度の RN アーゼで短時間処理した．この試料をショ糖密度勾配遠心法で分画して，画分ごとに 254 nm の吸光度（光学密度，OD）を記録して，つぎのようなグラフを得た．

(a) グラフ A に見られる三つのピークは何か．

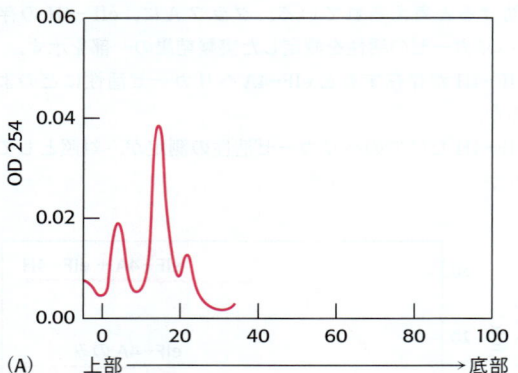

(A)　上部 ──────────────→ 底部

つぎに，RN アーゼ処理を省いて，同じ実験を繰返した．

(b) グラフ B の遠心パターンが，A よりも複雑なのはなぜか．遠心管の底部に近い一連のピークは何か．

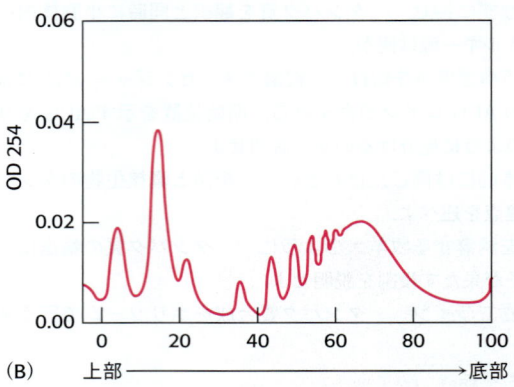

(B)　上部 ──────────────→ 底部

細胞を低酸素状態で成長させてから，タンパク質合成装置を単離して，やはり RN アーゼ処理を省いて同じ実験を繰返した（グラフ C）．

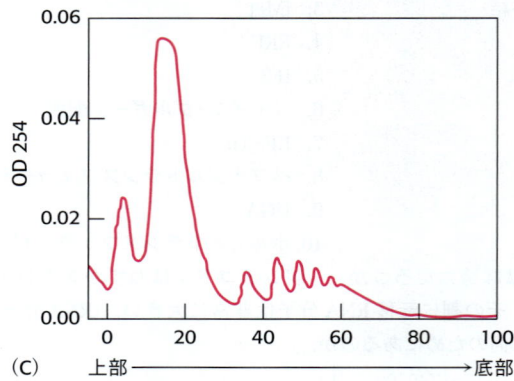

(C)　上部 ──────────────→ 底部

〔出典：M. Koritzinsky et al., *EMBO J.*, **25**, 1114～1125(2006)〕

(c) 低酸素状態で細胞を成長させたことによって，どのような影響があったか．

原核生物の遺伝子発現の調節

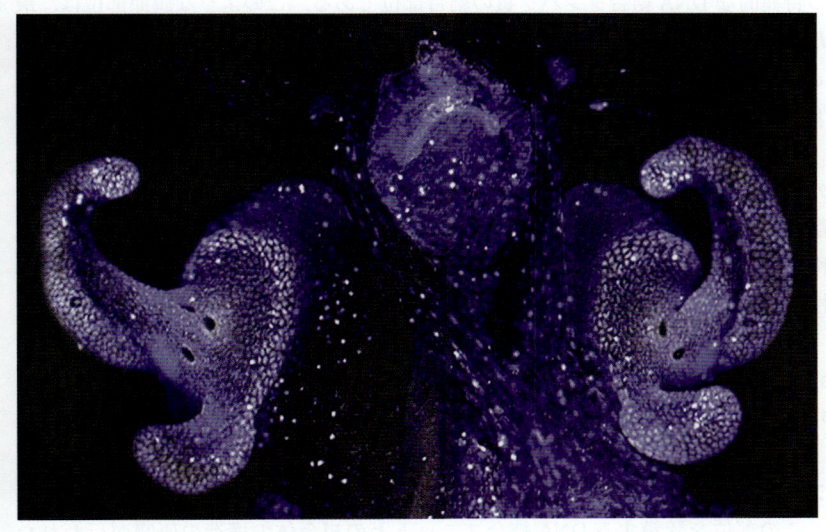

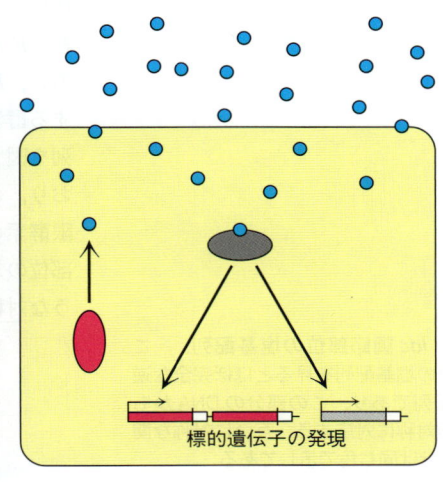

標的遺伝子の発現

細菌は環境の変化に反応する. 左は孵化したばかりのダンゴイカ（*Euprymna scolopes*）の発光器官の顕微鏡写真で，光る点は，発光器官に共生する細菌 *Vibrio fischeri* のコロニーである. この細菌は，菌の生息密度がある程度高くなると発光するようになるのだが，その密度を感知する回路を右に示してある. 個々の菌が環境中に低分子を放出し，つぎにこれを他の細菌細胞が取込むと情報伝達カスケードが機能し，特定の遺伝子の発現が促進される〔出典: S.V. Nyholm et al., 'Establishment of an animal–bacterial association: Recruiting symbiotic vibrios from the environment,' *Proc. Natl. Acad. Sci. U.S.A.*, **97**, 10231～10235 (2000). Copyright 2000 National Academy of Sciences〕.

　たとえ単純な原核細胞であっても，代謝や環境の変化に反応する必要があり，その反応の多くは，遺伝子発現の変化によって行われる. 遺伝子が発現するとは，RNAへと転写されて，さらにほとんどの場合にタンパク質へと翻訳されることである. ゲノムには何千個もの遺伝子が存在しているが，その一部は常に発現しており，これを**構成的発現**（constitutive expression，または**恒常的発現**）という. 他の多くの遺伝子は，ある状況のもとでだけ，すなわち特定の生理的条件にあるときに発現し，これを**調節的発現**（regulated expression）という. 細菌の遺伝子の中には，栄養素の供給状況や環境条件に応じて，発現量が1000倍以上変化するものがある.

　本章では原核生物の遺伝子調節機構をみていくが，その多くが *E. coli* で最初に見つかっているので，特に *E. coli* の調節機構について述べていく. つぎの第32章では，真核生物の遺伝子調節機構に目を向ける. 原核生物と真核生物の遺伝子調節機構を比較すると，多くの類似点があると同時に根本的な相違点もあることがわかるはずだ.

　遺伝子発現はどのように調節されているのだろうか. 遺伝子の活性は，まず最初に，そして主として転写の段階で調節される. ある遺伝子が転写されるかどうかは，おもにDNAの特異的配列とそれに結合する特異的タンパク質との相互作用によって決定される. 最も多いのは，これらのタンパク質が，ある特異的な遺伝子のプロモーターへRNAポリメラーゼが接近するのを妨げ，その発現を抑制するというやり方である. しかし中には，結合したタンパク質が遺伝子の発現を活性化する場合もある. また，協調させながら一群の遺伝子の調節が行われる方法も学んでいこう. 遺伝子の中には転写より後の段階で調節されるものもあるので，そのためのしくみもいくつか説明する. 最後に，原核細胞が環境中の特異的分子の濃度変化に応じて遺伝子発現を調節するしくみについても，いくつか重要な例を取上げて考えよう.

31・1 多くの DNA 結合タンパク質は特異的な DNA 塩基配列を認識する

　遺伝子調節機構によって，活性化すべきあるいは抑制すべき遺伝子と，構成的に発現する遺伝子とはどのように区別されているのだろうか．実のところ，転写される塩基配列そのものには，調節機構がそれと認識できるような際立った特徴は何もない．代わりに，遺伝子の調節はゲノム中の他の配列を利用して行われる．それが調節部位で，原核生物では，転写される DNA 領域の近くにある．調節部位の多くは，遺伝子発現を促進または抑制する作用をもつ特異的な DNA 結合タンパク質の結合部位である．このような調節部位は，最初，*E. coli* の遺伝子発現変化についての研究で見つかった．ラクトースという糖が存在すると，*E. coli* は，それを炭素源・エネルギー源として利用するために，ラクトースを分解する酵素 β-ガラクトシダーゼの遺伝子を発現し始める．この遺伝子の調節部位の塩基配列を図 31・1 に示してあるが，この部位の塩基配列はほぼ完全な逆向き反復配列になっており，この領域の DNA がほぼ 2 回回転対称であることを示している．*Eco*RV のような制限酵素の認識部位も同様な対称性をもっていることを思い出してほしい（§9・3）．調節部位の対称性は，通常，この部位に結合するタンパク質の対称性に対応しており，このような対称性の適合は，タンパク質と DNA の相互作用によくみられる原則である．

図 31・1 *lac* 調節部位の塩基配列．この調節部位の塩基配列を見るとほぼ完全な逆向き反復配列であり，この部分の DNA がもつ 2 回回転対称に対応する．互いに対称な関係にある部分は同じ色で示してある．

```
5'-...TGTGTGGAATTGTGAGCGGATAACAATTTCACACA...3'
3'-...ACACACCTTAACACTCGCCTAATGTTAAAGTGTGT...5'
```

　このタンパク質-DNA 相互作用を詳しく理解するため，この部位を含むオリゴヌクレオチドと，この部位を認識する DNA 結合ユニットとの複合体の構造の研究が行われた（図 31・2）．その DNA 結合ユニットは，ラクトース代謝遺伝子の発現を抑制するタンパク質 *lac* リプレッサーの一部であるが，予想通り，このタンパク質は二量体として結合し，その 2 回対称軸が DNA の対称性に適合していることがわかった．それぞれの単量体の α ヘリックス 1 本ずつが DNA の主溝にはまり込み，主溝内に露出している塩基対の縁とアミノ酸側鎖が特異的に結合する．たとえば，アルギニン残基の側鎖はグアニン残基と 2 本の水素結合をつくるが，他の塩基とでは水素結合はできない．この結合や同じような結合のおかげで *lac* リプレッサーは，*E. coli* ゲノムのこの部位に他のさまざまな部位よりも強く結合するのである．

原核生物の DNA 結合タンパク質の多くには
ヘリックス・ターン・ヘリックスモチーフが存在する

　では，他の原核生物の DNA 結合タンパク質も，同じような戦略をとっているのだろう

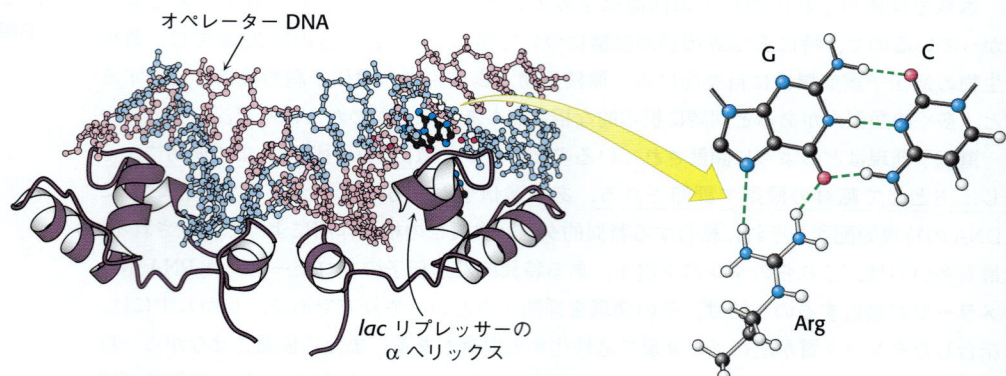

図 31・2 *lac* リプレッサー-DNA 複合体．遺伝子調節タンパク質 *lac* リプレッサーの DNA 結合ドメインは，対応する結合部位（オペレーター DNA とよばれる）を含む DNA 断片があると，α ヘリックスをオペレーター DNA の主溝に差し込むようにして結合する．リプレッサーのアルギニン残基と結合部位の G-C 塩基対との間に特異的な結合が形成されていることに注意〔1EFA.pdb より〕

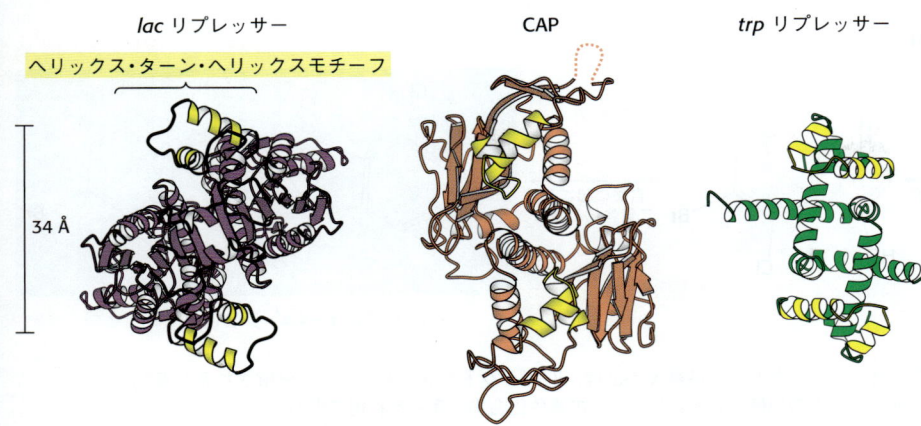

ヘリックス・ターン・ヘリックスモチーフ

lac リプレッサー　　　　　　　CAP　　　　　　*trp* リプレッサー

34 Å

**図 31・3　ヘリックス・ターン・ヘリックス
モチーフ.**　これらは,ヘリックス・ターン・
ヘリックスモチーフ（黄色で強調）を介して
DNA と相互作用する 3 種類の塩基配列特異的
な DNA 結合タンパク質の構造を示している.
どの場合も,タンパク質二量体のヘリック
ス・ターン・ヘリックス単位は DNA 1 回転に相
当する約 34 Å だけ離れていることに<u>注意</u>
〔1EFA,1RUN, 1TRO.pdb より〕

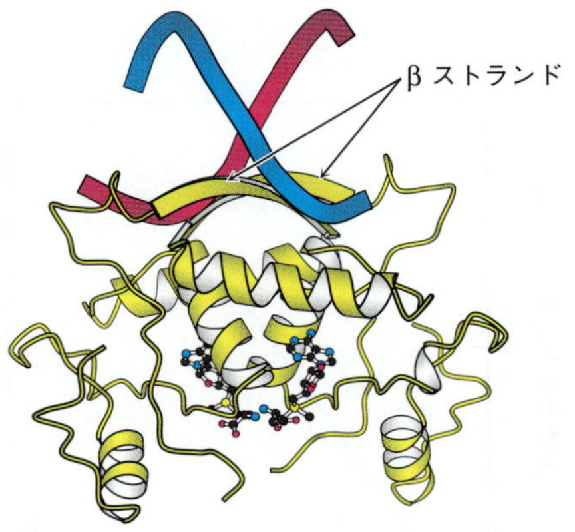

か.今では DNA 結合タンパク質の構造が数多く決定されており,アミノ酸配列が解明さ
れているものはさらに多い.驚くべきことに,すべてではないが,これらのタンパク質の
多くは,2 本の α ヘリックスとそれを結ぶ鋭いターン（折れ曲がり）で構成された DNA
結合表面をもっている（図31・3）.2 本のヘリックスのうち 2 番目のヘリックスは,主溝
の内部にはまり,アミノ酸側鎖が塩基対の縁と接しているので,DNA との複合体形成に
おいて<u>認識ヘリックス</u>とよばれることが多い.これに対して,1 番目のヘリックスのアミ
ノ酸残基は,主として DNA の骨格との結合に関わっている.このような**ヘリックス・
ターン・ヘリックスモチーフ**（helix-turn-helix motif）は二量体として DNA に結合するタ
ンパク質によく認められるもので,各単量体に 1 個ずつ,合わせて二つのモチーフが存在
する.

　原核生物の DNA 結合ユニットとしてはヘリックス・ターン・ヘリックスモチーフが最も
多くみられるが,調節タンパク質すべてがこのようなモチーフを使って DNA に結合する
わけではない.特に印象的なのが *E. coli* のメチオニンリプレッサーの例で（図31・4）,
このタンパク質は DNA の主溝に 1 対の β ストランドを差し込んで結合する.

β ストランド

**図 31・4　β ストランドを介した DNA の認
識.**　DNA に結合したメチオニンリプレッサー
を示す.タンパク質と DNA との重要な相互作
用を形成するのは,α ヘリックスではなく,β
ストランドの残基であることに<u>注意</u>〔1CMA.
pdb より〕

31・2　原核生物の DNA 結合タンパク質は
オペロンの調節部位に特異的に結合する

　ある歴史的に有名な実験によって,DNA 結合タンパク質による遺伝子調節の共通原理
の多くが明らかになった.*E. coli* などの細菌は,グルコース以外の糖があっても,通常は
グルコースを炭素源・エネルギー源として利用している.しかし微量のグルコースしかな
いときには,他の主要な代謝経路には登場しない二糖のラクトースを炭素源として利用す
ることができる.そのラクトース代謝に不可欠な酵素が,ラクトースをガラクトースとグ
ルコースに加水分解する**β–ガラクトシダーゼ**（β–galactosidase）で,その代謝産物であ
るガラクトースやグルコースは,第 16 章で説明した経路で代謝される.

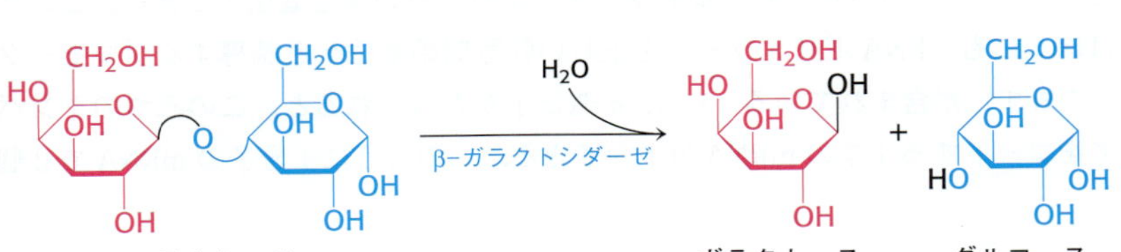

ラクトース　　　　β–ガラクトシダーゼ　　　ガラクトース　＋　グルコース

　ラクトースの代わりに,代謝された後に色のついた化合物を生じる X–Gal のようなガ
ラクトシド基質を利用すれば,この反応は実験室で簡単に追跡することができる（図
31・5）.*E. coli* 細胞に含まれる β–ガラクトシダーゼ分子は,グルコースやグリセロール
を炭素源として増殖させた場合には 10 個以下であるが,ラクトースを炭素源として増殖

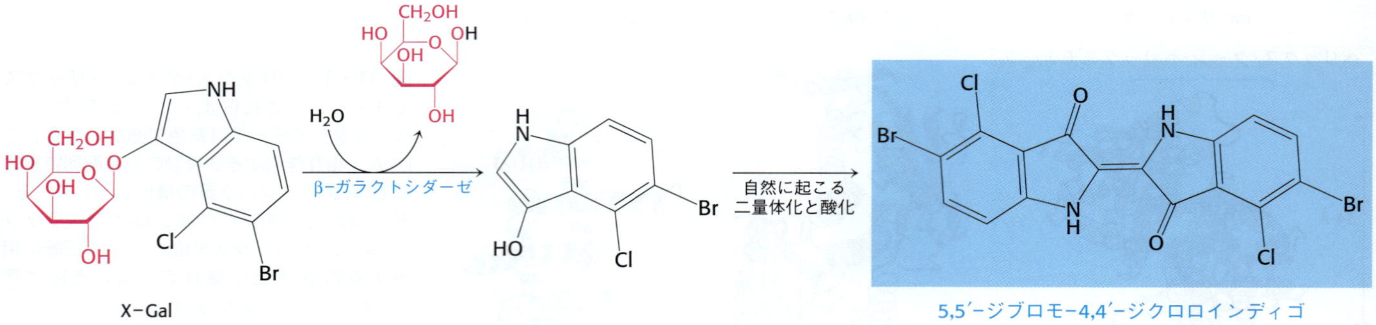

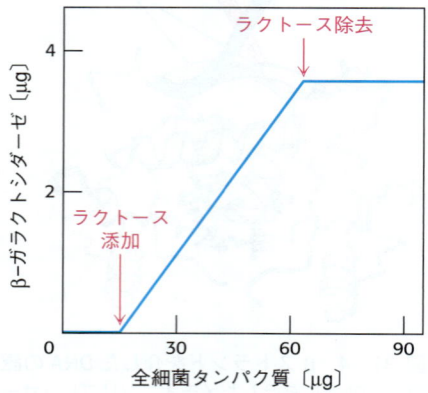

図 31・5 β−ガラクトシダーゼ反応の追跡.　ガラクトシド基質 X-Gal は，β−ガラクトシダーゼによって分解されると着色化合物が生じる．試験管内でも生体内でも，酵素量測定の簡便な方法として，この着色化合物の産生を利用できる．

図 31・6 β−ガラクトシダーゼの誘導.
培養した *E. coli* にラクトースを加えると，非常に少なかった β−ガラクトシダーゼの生産量が増加して大量に生産されるようになる．細菌が成長する状態での培養では，酵素量は細菌数に並行して増加する．ラクトース存在下では，β−ガラクトシダーゼは合成されるタンパク質の総量の 6.6 % に達する．

させると，数千個にもなる（図31・6）．このように，培地中にラクトースが存在すると β−ガラクトシダーゼが大量に増えるのだが，これは，もとから存在する不活性な酵素前駆体が活性化されるからではなく，新たな酵素分子の生合成が誘導されるためである．

この遺伝子調節機構を解く重要な手掛かりは，2種類のタンパク質，**ガラクトシドパーミアーゼ**（galactoside permease）と**ガラクトシド *O*−アセチルトランスフェラーゼ**（galactoside *O*-acetyltransferase）が，β−ガラクトシダーゼとともに合成されるという観察結果であった．パーミアーゼは細菌の細胞膜を通してのラクトース輸送に必要である（§13・3）．一方，トランスフェラーゼはラクトース代謝に必須ではないが，パーミアーゼが一緒に運び込む別の有毒物質を無毒化する役割を果たすらしい．このように，ある環境変化への適応に寄与する一群の酵素の発現レベルは，まとまって一緒に変化するのである．そして，このように同調した発現をする遺伝子群の単位を**オペロン**（operon）とよぶ．

オペロンは調節要素とタンパク質をコードする遺伝子からなる

β−ガラクトシダーゼとパーミアーゼ，トランスフェラーゼが同時に調節されることから，これらの酵素をコードする遺伝子の発現はある共通機構によって制御されていることがわかる．François Jacob と Jacques Monod は，この共通した調節やその他の遺伝学実験の結果を説明するために，**オペロンモデル**（operon model）を提唱した．このモデルを構成する要素は，調節タンパク質をコードする**調節遺伝子**（regulator gene），**オペレーター部位**（operator site）とよばれる調節 DNA 配列，そして**一群の構造遺伝子**（structural gene）である（図31・7）．

調節遺伝子は，オペレーター部位に結合する**リプレッサー**（repressor）タンパク質をコードする．オペレーター部位にリプレッサーが結合すると，構造遺伝子の転写が阻害される．オペレーターとそれに続く構造遺伝子で構成されるのがオペロンである．**ラクトース（*lac*）オペロン**（lactose operon）の場合，*i* 遺伝子はリプレッサーをコードし，*o* はオペレーター部位，*z*, *y*, *a* 遺伝子はそれぞれ β−ガラクトシダーゼ，ガラクトシドパーミアーゼ，ガラクトシド *O*−アセチルトランスフェラーゼの構造遺伝子である．このオペロンにはほかにも，RNA ポリメラーゼを正しい転写開始部位へと誘導するプロモーター部位（*p* で表す）が含まれている．*z*, *y*, *a* 遺伝子が転写されると，この三つのタンパク質すべてをコードする1本の mRNA 分子ができる．このように1分子の mRNA で2個以上

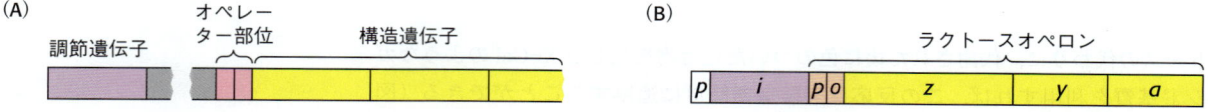

図 31・7 オペロン.　（A）Jacob と Monod が考えたオペロンの一般構造．（B）ラクトースオペロンの構造．オペロンのプロモーター（*p*）のほかに，調節遺伝子（*i*）の前にもう1個，調節因子の合成を担当するプロモーターが存在する．

のタンパク質をコードする場合，その mRNA を**多遺伝子性**（polygenic）あるいは**ポリシストロン性**（polycistronic）の転写産物であるという．

lac リプレッサータンパク質は，ラクトースがないとオペレーターに結合して転写を阻害する

ラクトースがないときにはラクトースオペロンは抑制されている．では，***lac* リプレッサー**（*lac* repressor）は，どのようにしてオペロンを抑制するのだろう．*lac* リプレッサーは，2 個のサブユニットが 2 組結合して前述したような DNA 結合ユニットを形成する，37 kDa サブユニットの四量体である．ラクトースがないときには，リプレッサーはオペレーターに非常に強く迅速に結合する．オペレーター部位はプロモーター部位のすぐ隣，しかも下流側にあるため，*lac* リプレッサーが DNA に結合すると，RNA ポリメラーゼの進行が妨げられ，タンパク質をコードする遺伝子が転写されなくなる．

では，*lac* リプレッサーは，どのようにして *E. coli* 染色体のオペレーター部位を探し出すのだろう．*lac* リプレッサーは，ゲノムの他の部位に比べ，4×10^6 倍もの強さでオペレーター部位に結合する．*E. coli* ゲノムには，オペレーター以外の部位が 4.6×10^6 倍と，はるかに多く存在するが，このような高い選択性のおかげで，リプレッサーはオペレーター部位を効率よく見つけだせるのである．リプレッサー–オペレーター複合体の解離定数は約 0.1 pM（10^{-13} M）で，結合の速度定数（$\approx 10^{10}$ M^{-1} s^{-1}）がきわめて大きいことから，リプレッサーはオペレーター部位に水溶液中でただ出会う（三次元的に探す）のではなく，DNA 分子に沿って移動しながらオペレーター部位を見つけだす，すなわち一次元的に探すことがわかる．このような探し方であることは，1 個の *lac* リプレッサー分子を蛍光標識し，生きた *E. coli* 細胞内で挙動を観察するという研究によって確かめられている．

E. coli の全ゲノム配列を調べたところ，本来のオペレーター部位から 500 bp 以内に，オペレーターと配列がきわめて類似した部位が 2 箇所あることがわかった．オペレーター部位に *lac* リプレッサー四量体の一方の二量体の DNA 結合ユニットが結合すると，もう一方の DNA 結合ユニットが，これら二つの類似配列部位の一方に結合できる．そして，二つの結合部位間の DNA はループを形成する．また，*E. coli* ゲノムには，これら以外に **lac オペレーター**（*lac* operator）部位によく似た配列は存在しない．これらのことから，*lac* リプレッサーは，その DNA 結合特異性だけで十分に，*E. coli* ゲノム中にほぼ 1 箇所しかない部位を特定できるのである．

lac リプレッサーのさまざまな型での立体構造がすでに決定されている．単量体は DNA に結合する小さなアミノ末端ドメインと，DNA 結合の単位となる二量体および四量体の形成に関わる大きいドメインとでできている（図 31・8）．1 組のアミノ末端ドメインが合わさって，DNA 結合部位を形成する．そして，各単量体にはヘリックス・ターン・ヘリックス単位が 1 個含まれ，DNA の主溝と相互作用する．

リガンドの結合が調節タンパク質の構造変化をひき起こす

前項で説明したのは，グルコースは存在するがラクトースは存在せず，*lac* オペロンが抑制されている状態である．では，ラクトースが存在すると，どのようなしくみでこの抑制が解除され，*lac* オペロン発現の引き金が引かれるのだろうか．おもしろいことに，ラクトース自体には引き金を引く力はなく，この作用は，ガラクトースとグルコースが，α-1,4 結合ではなく α-1,6 結合で結ばれた**アロラクトース**（allolactose）によるものである．このことから，アロラクトースは *lac* オペロンの**誘導物質**（inducer，**インデューサー**）とよばれる．アロラクトースは β-ガラクトシダーゼ反応の副産物で，誘導が生じる前に存在するわずか数分子の β-ガラクトシダーゼによって少量生産されている．**イソプロピル 1-チオ-β-D-ガラクトシド**（isopropyl 1-thio-β-D-galactoside，IPTG）など，他の β-ガラクトシドのいくつかは β-ガラクトシダーゼの基質ではないものの，β-ガラクトシダーゼの発現の強力な誘導物質となる．そのため，IPTG は実験室で，遺伝子操作した細菌株の遺伝子発現を誘導するための試薬としてよく使われている．

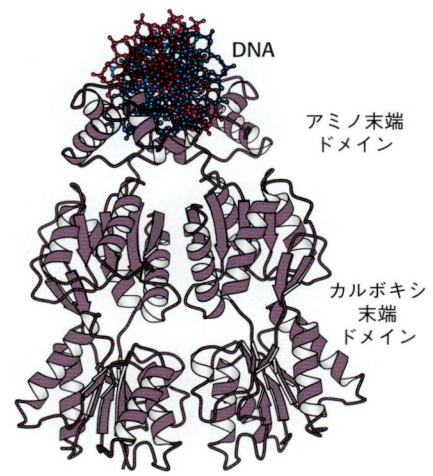

図 31・8　*lac* リプレッサーの構造． DNA に結合した *lac* リプレッサー二量体を示す．アミノ末端ドメインが DNA に結合し，カルボキシ末端ドメインは別の構造を形成していることに注意．*lac* リプレッサー四量体の形成に関わる部分は省いてある〔1EFA.pdb より〕．

1,6-アロラクトース

イソプロピル 1-チオ-β-D-ガラクトシド（IPTG）

図 31・9 lac リプレッサーの構造に IPTG が及ぼす影響. 誘導物質であるイソプロピル 1-チオ-β-D-ガラクトシド（IPTG）と結合した lac リプレッサーの構造（—）を，DNA に結合した lac リプレッサーの構造（—）に重ね合わせて示す．IPTG の結合によって構造変化がひき起こされると 2 個の DNA 結合ドメインの関係が変化し，DNA と効率よく相互作用できなくなることに注意．IPTG と結合した lac リプレッサーの DNA 結合ドメインの構造は図には示していない．調べた結晶ではこのドメインは秩序ある構造をとっていなかった．

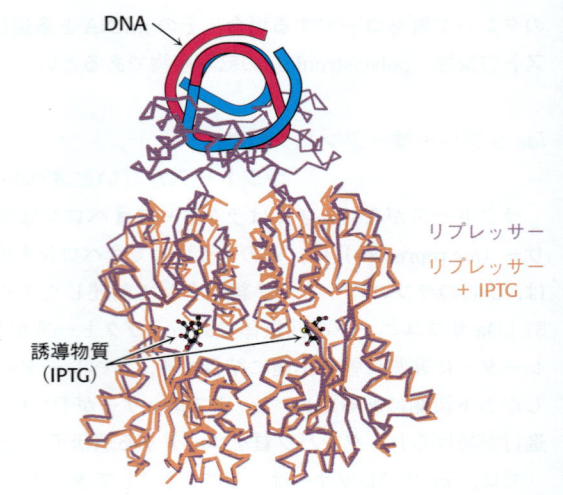

DNA

リプレッサー
リプレッサー
＋ IPTG

誘導物質
（IPTG）

誘導物質は lac リプレッサーに結合してオペレーターDNA に対する親和性を大幅に低下させ，その結合を妨げることにより遺伝子発現の引き金を引く．誘導物質 1 分子が各単量体の大きいドメインの中央部に結合すると，この結合によって立体構造変化が起こり，2 個の小さい DNA 結合ドメイン同士の関係が変化する（図 31・9）．その結果，これらのドメインが DNA に同時に接触しにくくなって，DNA に対する結合親和性が著しく低下する．

ラクトースオペロンにおける遺伝子発現調節のしくみをもう一度まとめてみよう（図 31・10）．誘導物質がないときには，lac リプレッサーは RNA ポリメラーゼによる z, y, a 遺伝子の転写を妨げるように DNA に結合する．そのため，β-ガラクトシダーゼ，ガラクトシドパーミアーゼ，ガラクトシド O-アセチルトランスフェラーゼはほとんど産生されない．環境にラクトースが入ってくるとアロラクトースが産生され，この誘導物質が lac リプレッサーに結合することにより立体構造変化が生じ，lac リプレッサーが DNA から解離する．その結果，オペレーター部位が空いて RNA ポリメラーゼが他の lac 遺伝子を転写できるようになり，E. coli はラクトースを効率よく利用するために必要なタンパク質を生産するようになる．

lac リプレッサーの大きいドメインの構造は，E. coli やその他の細菌に存在する，ある一群のタンパク質に似ている．このファミリーに属する相同なタンパク質は，中央部に糖やアミノ酸などのリガンドが結合するもので，そのドメインは，第 33 章で述べるように真核生物の味覚感知タンパク質や，神経伝達物質受容体などに特によくみられる．

オペロンは原核生物に広く存在する調節単位である

ほかにも lac オペロンによく似たしくみで働く遺伝子調節ネットワークは数多い．たと

図 31・10 lac オペロンの誘導. (A) ラクトースがないときには，lac リプレッサーが DNA に結合し，lac オペロンからの転写を抑制する．(B) アロラクトースなどの誘導物質が lac リプレッサーに結合すると，リプレッサーが DNA から解離し，lac mRNA がつくられる．

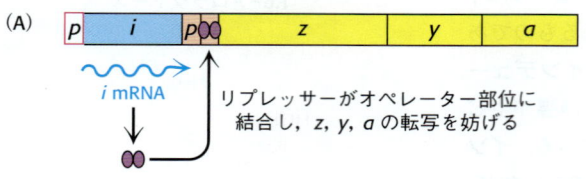

(A)

p i p z y a

i mRNA

リプレッサーがオペレーター部位に
結合し，z, y, a の転写を妨げる

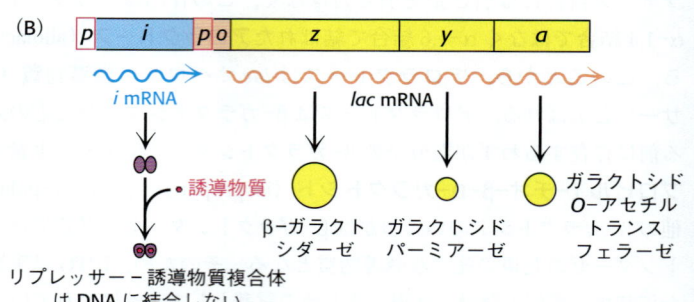

(B)

p i p o z y a

i mRNA   lac mRNA

誘導物質

β-ガラクト
シダーゼ

ガラクトシド
パーミアーゼ

ガラクトシド
O-アセチル
トランス
フェラーゼ

リプレッサー－誘導物質複合体
は DNA に結合しない

えば，プリン生合成に関与し，ピリミジン生合成にも多少の関わりをもつ遺伝子群は，***pur* リプレッサー**（*pur* repressor）によって抑制される．この *pur* リプレッサーは二量体タンパク質で，配列の 31% が *lac* リプレッサーと同じで立体構造も似ている．しかし *pur* リプレッサーの働き方は *lac* リプレッサーとは逆で，*lac* リプレッサーは小分子が結合すると DNA から離れるのに対して，*pur* リプレッサーは小分子が結合したときだけ DNA と特異的に結合して転写を阻害する．このような小分子は**コリプレッサー**（corepressor）とよばれ，*pur* リプレッサーのコリプレッサーはグアニンまたはヒポキサンチンである．*pur* リプレッサー二量体は 5′-ANGCAANCGNTTNCNT-3′ という逆向き反復 DNA 配列に結合し，その結合には下線を付けた塩基が特に重要である．*E. coli* ゲノム配列の分析によって，このような部位がゲノム中に 20 箇所以上あって，25 個以上の遺伝子を含む 19 のオペロンを調節することが明らかになっている（図 31・11）．

このような調節タンパク質の DNA 結合部位は，長さが比較的短いことから考えて，互いに独立に進化してきたものであり，一つの祖先遺伝子から分岐進化したものではない可能性が高い．いったん，リガンドの制御を受ける DNA 結合タンパク質が細胞内に存在するようになると，突然変異によって別の遺伝子に隣接する領域にも結合部位が生じるのかもしれない．ヌクレオチド生合成に関わるさまざまな遺伝子の調節領域における *pur* リプレッサーの結合部位は，このような進化によって生じてきたものだろう．結果として，そうした遺伝子はすべて共通した調節を受けることになる．

原核生物の遺伝子がオペロンを構成していることは，解読されたゲノム塩基配列の分析においても便利である．というのは，機能がわからない遺伝子が，よく性質のわかった遺伝子を含むオペロンの一部であることが判明し，このような関連が，機能が不明であった遺伝子の生化学的および生理的機能の重要な手掛かりになることがあるからだ．

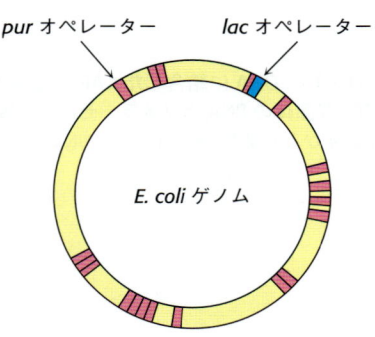

図 31・11　結合部位の分布． *E. coli* ゲノムには *lac* オペレーターの配列とほぼ一致する領域は 1 箇所しかない（■）．これに対して *pur* オペレーターの配列に一致する部位は 20 箇所存在する（■）．つまり，*pur* リプレッサーは *lac* リプレッサーに比べてはるかに多くの遺伝子の発現を調節している．

転写は RNA ポリメラーゼに接触するタンパク質によって促進されることがある

これまで述べてきた DNA 結合タンパク質はすべて，ラクトースの存在などといった環境条件が整うまでは転写を抑える働きをしている．一方，転写を促進する DNA 結合タンパク質もある．その一つで特によく研究されているのが異化酵素の発現を促進する *E. coli* のあるタンパク質である．

望ましいエネルギー源であるグルコースの存在下で成長した *E. coli* には，他の糖を代謝する異化酵素はごく少量しか存在しない．グルコースが豊富にあるときには，このような酵素を合成するのは確かに無駄である．グルコースは，これらの酵素をコードする遺伝子を阻害する**カタボライト抑制**（catabolite repression）とよばれる作用をもっており，この作用は，グルコースが *E. coli* 内の cAMP 濃度を低下させるために生じる．逆に，cAMP の濃度が高くなると，**カタボライト活性化タンパク質**（catabolite activator protein, CAP）とよばれるタンパク質を介して，多くの異化酵素の転写が一括して促進される．このような作用から，CAP は **cAMP 受容タンパク質**（cyclic AMP receptor protein, CRP）ともよばれている．

CAP は cAMP に結合すると，ラクトースやアラビノースの代謝に関わる遺伝子の転写を促進する．CAP は塩基配列特異的な DNA 結合タンパク質で，*lac* オペロンの転写開始部位から数えて −61 付近に中心がある逆向き反復配列に結合する（図 31・12）．この配列はオペレーター部位からは約 70 塩基離れていて，結合部位の対称性から想像される通り，CAP は同一のサブユニットからなる二量体を形成して作用する．

CAP-cAMP 複合体は転写の開始を約 50 倍も促進する．CAP と RNA ポリメラーゼの相互作用がエネルギー的に有利なため，CAP-cAMP 複合体が結合した部位から転写が開始される可能性が高くなる（図 31・13）．したがって，*lac* オペロンは，アロラクトースの結合によって *lac* リプレッサーによる阻害が解除され，CAP-cAMP 複合体によって RNA ポリメラーゼの結合が促進されたときに，遺伝子発現が最大になる．

E. coli ゲノムには，RNA ポリメラーゼと相互作用するのに適した位置に，数多くの

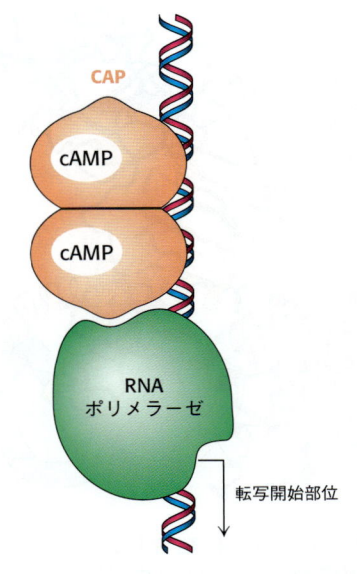

図 31・12　カタボライト活性化タンパク質（CAP）の結合部位． CAP は二量体をつくり，転写開始部位に対して −61 の位置にある逆向き反復配列に結合する．DNA の CAP 結合部位に隣接して RNA ポリメラーゼの結合部位がある．

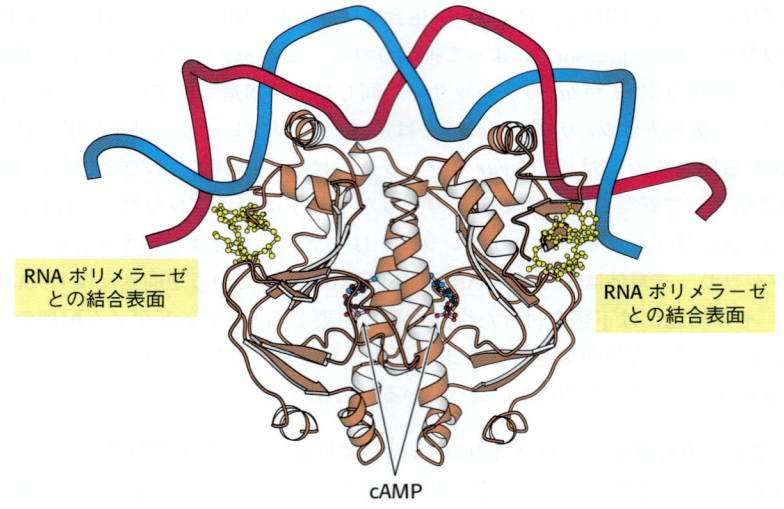

図 31・13　DNA に結合した CAP 二量体の構造. 各 CAP 単量体の RNA ポリメラーゼとの直接相互作用にあずかる残基を ∽ で示す〔1RUN.pdb より〕.

CAP 結合部位が存在する. つまり, *E. coli* の細胞内 cAMP レベルが上昇すると CAP–cAMP 複合体が形成され, 多くのプロモーターに結合することにより, さまざまな異化酵素をコードする遺伝子の転写を促進するのである.

31・3　調節回路の働きによって遺伝子発現のパターンが切替わる

　細菌に感染するウイルス（バクテリオファージ）の研究によって, 遺伝子発現の調節過程についての理解が大きく進んだ. ここでも, 塩基配列特異的 DNA 結合タンパク質が重要な役割を担っている. 中でも, バクテリオファージ λ の研究から特に多くのことが明らかになった. λ ファージの 2 種類の感染様式については第 5 章で説明したが, そのうちの溶菌経路では, ウイルスゲノムのほとんどの遺伝子が転写されて多数のウイルス粒子がつくられ, 最後には細菌が破壊されておよそ 100 個ものウイルス粒子が放出される. もう一つの感染様式である溶原化経路では, ウイルスゲノムは細菌 DNA に組込まれるが, 組込まれたウイルス遺伝子の大半は発現されることなく, 細菌の複製に伴ってそのまま維持される. これら二つの経路のどちらをたどるかを決めるスイッチの働きをするのは, 二つの重要なタンパク質とウイルスゲノム中の一群の調節配列である.

λ リプレッサーは, 自身の発現を調節する

　まず最初にみていくのは, λCI タンパク質ともよばれる **λ リプレッサー**（λ repressor）である. このタンパク質が重要なのは, ウイルスがコードする遺伝子ほぼすべての転写を直接的, 間接的に阻害するからである. ただし, 唯一例外となる遺伝子があって, それは λ リプレッサー自身をコードする遺伝子である. λ リプレッサーは, アミノ末端の DNA 結合ドメインと, タンパク質のオリゴマー形成に関わるカルボキシ末端ドメインとで構成され（図31・14）, λ ファージゲノムのいくつもの重要な部位に結合する. ここでの議論で特に注目したい部位は, いわゆる右向きオペレーターとよばれる領域である（図31・15）. この領域には, 約 80 塩基対の配列の中に, λ リプレッサー二量体の結合部位が 3 箇所とプロモーターが二つ含まれており, 一方のプロモーターは λ リプレッサー自身の遺伝子を発現させるプロモーターで, もう一方は他のいくつかのウイルス遺伝子を担当するプロモーターである.

　3 箇所の結合部位に対する λ リプレッサーの親和性には違いがあり, 最も強く結合するのは部位 O_R1 である. また, 隣接する部位への結合は協調的なので, 1 個の λ リプレッサー二量体が O_R1 に結合すると, 隣接する部位 O_R2 にリプレッサーが結合する率はおよそ 25 倍に上昇する. したがって, 細胞内に中程度の濃度で λ リプレッサーが存在すると

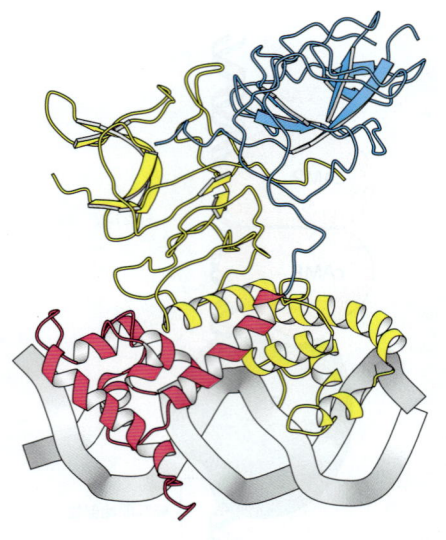

図 31・14　DNA に結合した λ リプレッサーの構造.　λ リプレッサーは二量体として DNA に結合する. 1 個のサブユニットのアミノ末端ドメインを ■ で, カルボキシ末端ドメインを ■ で示す. もう一方のサブユニットは, どちらのドメインも ■ で示す. アミノ末端ドメインの α ヘリックスが, DNA の主溝の内部にはまっていることに注意〔3DBN.pdb より〕

```
                                                                                              Cro
                                                                                             mRNA
                           •                        •         −35               •         −10
...TACGTTAAATC TATCACCGCAAGGGATA AAATATC TAACACCGTGCGTGTTG ACTATTT TACCTCTGGCGGTGATA ATGGTTGCA...
...ATGCAATTTAG ATAGTGGCGTTCCCTAT TTATAG ATTGTGGCACGCACAAC TGATAAAATGGAGACCGCCACTAT TACCAACGT...
       −10                                   −35
λリプレッサー             O_R3             O_R2               O_R1
のmRNA
```

図 31・15　λ の右向きオペレーターの塩基配列．　オペレーターの三つの部位（O_R1, O_R2, O_R3）は ■ で表し，中心の位置も示した．λ リプレッサーの mRNA の開始部位と Cro の mRNA の開始部位は，その −10 配列，−35 配列とともに示した．

きには，O_R1 と O_R2 に λ リプレッサーが結合し，O_R3 には結合していないという状態になる可能性が高い．このような状態では，O_R1 に結合した λ リプレッサー二量体がオペレーター部位の右側にあるプロモーターへの接近を阻害するため，隣接する **Cro**（controller of repressor and others）とよばれるタンパク質をコードする遺伝子の転写が妨げられる．一方，O_R2 に結合したリプレッサー二量体は RNA ポリメラーゼと接触して，λ リプレッサー遺伝子自身の転写を担当する左側のプロモーターからの転写を促進する．

つまり λ リプレッサーが，それ自体の生産を促進するのである．さらに λ リプレッサー濃度が上昇すると，もう 1 個のリプレッサー二量体が O_R3 部位に結合して，左側のプロモーターを阻害し，それ以上のリプレッサー生産を抑制する．このようにして，右向きオペレーターは，λ リプレッサーの濃度を狭い範囲に安定的に保つ働きをしている（図 31・16）．λ リプレッサーは λ ファージゲノムの他のプロモーターも阻害するので，生産されるファージタンパク質はリプレッサーだけとなる．これが溶原化した状態である．

λ リプレッサーと Cro を基盤とする回路が遺伝的スイッチとなる

では，溶菌経路への切替えは何が刺激となって起こるのだろうか．DNA 損傷のような変化は，λ リプレッサーの DNA 結合ドメインとオリゴマー形成ドメイン間の特異的結合の切断をひき起こす．これに関わるのが *E. coli* の RecA タンパク質であり（§28・5），切断が起こってしまうと，λ リプレッサーの DNA に対する親和性が低下する．O_R1 部位に λ リプレッサーが結合しなくなると，Cro 遺伝子が転写されるようになる．Cro は小型のタンパク質で λ リプレッサーと同じ部位に結合するが，右向きオペレーター内の 3 箇所に対する親和性の順序が λ リプレッサーとは異なっており，O_R3 に対する親和性が最も高い．Cro が O_R3 に結合すると新しいリプレッサーの生産が阻害される．リプレッサーがない状態では，リプレッサー以外のファージ遺伝子産物が生産され，ウイルス粒子がつくられて，最終的には宿主細胞が溶解する．つまり，この遺伝的回路は二つの安定な状態，1）リプレッサーが多く，Cro が少ない溶原化状態と，2）Cro が多く，リプレッサーが少ない溶菌状態とを切替えるスイッチとして働くのである（図 31・17）．異なった DNA 結合タンパク質が互いに相手の遺伝子の発現を調節するというこのような制御回路は，遺伝子の発現を制御する一般的な用式となっている．

多くの原核細胞は，他の細胞の遺伝子発現を調節する化学シグナルを放出する

原核細胞は従来，孤立した単独の細胞と考えられてきた．しかし，多くの場合において，原核細胞は同種の細胞や別種の細胞と相互作用しながら複雑な社会の中で生きていることがわかってきている．そして，このような社会的相互作用は細胞内の遺伝子発現パターンを変化させる．

重要な相互作用の一つに**クオラムセンシング**（quorum sensing，定足数感知）*がある．この現象は，細菌 *Vibrio fischeri* で発見された．この細菌はダンゴイカの特殊な発光器官の内部に共生し，ルシフェラーゼをつくって発光する．この発光により，月の光で影になるのを防いでイカを捕食者から守る代わりに，*V. fischeri* は生息と繁殖のための安全な場を得ている．この細菌は低密度で培養しても発光しないが，細菌の密度が一定レベルに達するとルシフェラーゼ遺伝子が発現され，発光するようになる．クオラムセンシング発

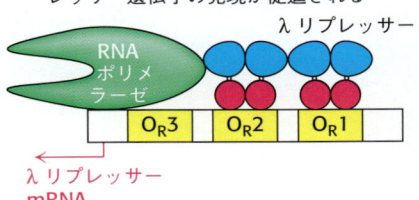

(A) λ リプレッサーレベルが低いとき：λ リプレッサー遺伝子の発現が促進される

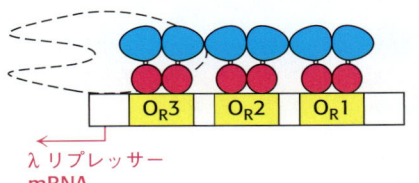

(B) λ リプレッサーレベルが高いとき：λ リプレッサー遺伝子の発現が阻害される

図 31・16　λ リプレッサーは，自身の合成を制御する．　(A) λ リプレッサーレベルが比較的低いときには，リプレッサーは O_R1 と O_R2 部位に結合し，λ リプレッサー自身をコードする遺伝子の転写を促進する．(B) λ リプレッサーレベルが高くなると，リプレッサーは O_R3 にも結合し，この遺伝子のプロモーターへのポリメラーゼの接近を妨げ，遺伝子からの転写を阻害する．

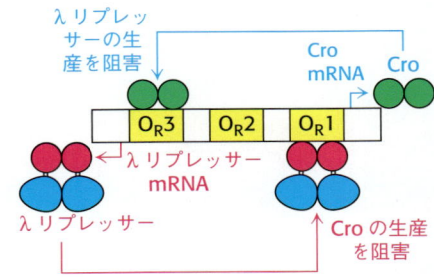

図 31・17　λ リプレッサーと Cro が遺伝的回路を構成する．　λ リプレッサーは O_R1 部位に最も強く結合し，それにより Cro の生産を阻害する．一方 Cro は，O_R3 部位に最も強く結合し，それにより λ リプレッサーの生産を阻害する．この回路がスイッチとなって，溶原化経路をたどるか，溶菌経路をたどるかが決定される．

＊　訳注：quorum は議会における定足数（議決に必要な最小限の出席者数）の意で，細胞数が一定数に達したときに感知されて特定の物質が産生されることをなぞらえている．

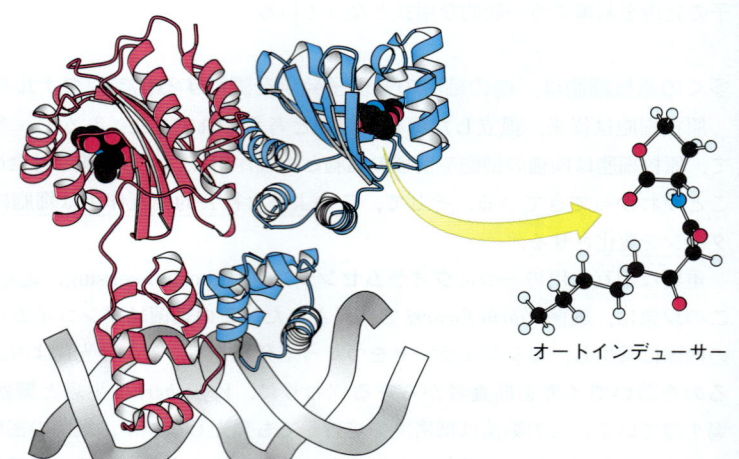

アシルホモセリンラクトン（AHL）

図 31・18 オートインデューサーの構造. アシルホモセリンラクトンの一種で *V. fischeri* のオートインデューサーである *N*–(3–オキソヘキサノイル)ホモセリンラクトンの構造. 他の細菌由来のオートインデューサーは, アシル基（赤色）が異なる場合がある.

見の鍵となったのは, まず *V. fischeri* を高密度になるまで増殖させ, その後に滅菌した培地で別の *V. fischeri* を培養すると, 菌体密度が低くても発光するようになるという観察結果であった. この実験から, 培地に放出された化学物質が生物発光の引き金となることが明らかになり, その化学物質は *N*–(3–オキソヘキサノイル)ホモセリンラクトン（これ以降はアシルホモセリンラクトンの意味で AHL と略す）であることが後に判明した（図31・18）. この化合物を含め, 類似した役割を果たす化合物を**オートインデューサー**（autoinducer, 自己誘導物質）とよぶ.

V. fischeri の細胞からはオートインデューサーが環境中に放出され, 他の *V. fischeri* がこれを取込む. *V. fischeri* は DNA 結合タンパク質 LuxR を発現しており, これがオートインデューサーの受容体として働く. LuxR は 2 個のドメインからなり, 一方は AHL に, もう一方はヘリックス・ターン・ヘリックスモチーフを介して DNA に結合する（図31・19）. 細胞内の AHL 濃度がある程度のレベルにまで高まると, LuxR 分子のうち AHL に結合するものがかなりの割合に達する. AHL に結合した LuxR 二量体は DNA の特異的部位に結合し, 標的遺伝子の転写開始速度を上昇させる. これら標的遺伝子の中には, 合わせて 1 個のルシフェラーゼ酵素をコードする遺伝子 *luxA*, *luxB* と, さらなる AHL 生産を触媒する酵素の遺伝子 *luxI* を含むオペロンが含まれる.

各細胞は少量のオートインデューサーをつくるだけなので, *V. fischeri* は, この調節系のおかげで周囲の環境中における *V. fischeri* の菌体密度を知ることができる. そのために, この現象は**クオラムセンシング**とよばれる. また, 他の原核細胞の研究によって, 種々のオートインデューサーによる巧みな化学的対話が明らかになってきている（同様に, 特定の遺伝子を抑制するオートリプレッサーもある）. この対話における"言葉"としては, アシル鎖の長さや官能基がさまざまに異なる他のアシルホモセリンラクトン分子や, まったく違った種類の分子も使われている.

バイオフィルムは原核生物が形成する複雑な共同体である

原核生物の多くの種は, 物体表面に生じる**バイオフィルム**（biofilm, 生物膜, 菌膜）とよばれる特殊な構造内に存在することがある. バイオフィルム内に存在する細菌は, 宿主の免疫応答にも抗生物質にも強い抵抗性を示すことが多いので, バイオフィルムは医学的に大きな意味がある. バイオフィルムの形成では, 細菌が環境中の周囲の細菌を感知し, 特定の構成からなる共同体の形成を促進することから考えて, クオラムセンシングが重要な役割を果たしているようだ. 実際に, クオラムセンシング機構によって制御される遺伝子の中には, バイオフィルムの土台となる特異的分子の形成を促進するものがある. 最近の興味深い知見によれば, われわれの体の表面や内部のバイオフィルムに存在する細菌の多く（おそらく 95% 以上）は, 培養条件下においても増殖しない. 次世代シークエ

オートインデューサー

図 31・19 クオラムセンシングの遺伝子調節因子. LuxR の相同体（細菌 *Agrobacterium tumefaciens* の TraR）の構造を示す. このタンパク質は二量体で, αヘリックスドメインを介して DNA に結合するが, オートインデューサーは別のドメインに結合することに注意

ンサーを用いた，われわれの体に棲むミクロビオーム（微生物群ゲノム）についてのより優れた研究法が開発され，この複雑な共同体を支える遺伝子調節機構の解明に向けた研究が進められている．

31・4　遺伝子発現は転写より後の段階でも調節できる

　転写開始速度の調節は，遺伝子調節の最も普遍的な機構であるが，転写の他の段階を標的にして調節が行われる場合もある．さらに，翻訳過程が，細胞内で生産されるタンパク質の量的調節に介入する場合もある．第29章で説明したような，転写の終結を調節するリボスイッチ（§29・1）の他にも，翻訳を妨げるような構造を形成するといったしくみで遺伝子発現を調節するリボスイッチもある．さまざまな遺伝子の転写後調節の機構が知られているが，そのうちの一つをつぎにみていこう．

アテニュエーション（転写減衰）は，新生 RNA 鎖の二次構造を変えることによって転写を調節する原核生物の機構である

　Charles Yanofsky らによるトリプトファンオペロンの研究の結果，新たな細菌の転写調節法が発見された．このオペロンは，コリスミ酸をトリプトファンに変換するための五つの酵素をコードしている．*trp* mRNA の 5′ 末端の分析によって，一つめの酵素の開始コドンの前に，162 ヌクレオチドの**リーダー配列**（leader sequence）があることが判明した．驚いたことには，トリプトファンレベルが高いときには最初の 130 ヌクレオチドだけからなる転写産物がつくられるが，トリプトファンが乏しいときにはリーダー配列全体を含めた 7000 ヌクレオチドの *trp* mRNA がつくられるという実験結果が得られた．つまり，トリプトファンが豊富にあって生合成酵素が必要でないときには，酵素をコードする mRNA がつくられる前に，転写が突然に終わってしまうのである．この終結部位は**アテニュエーター**（attenuator），このような調節様式は**アテニュエーション**（attenuation）とよばれる．

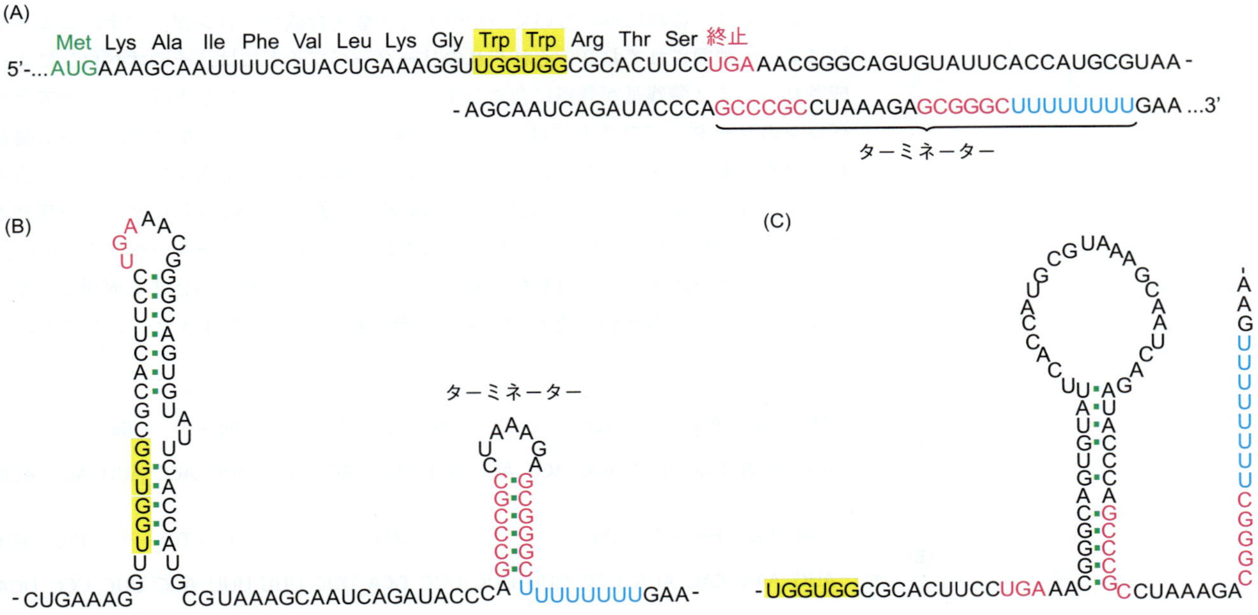

図 31・20　*trp* mRNA のリーダー領域.
(A) *trp* mRNA の 5′ 末端のヌクレオチド配列には 14 アミノ酸からなるペプチドをコードする短い領域が含まれている．このリーダー領域にはトリプトファン残基 2 個がコードされている．その下流に翻訳されないアテニュエーター領域があり，その一部がターミネーター構造（青色と赤色）をつくる．(B), (C) アテニュエーター領域は 2 種類の異なったステムループ構造をとることができる．

(A)

```
      Met Lys Ala Ile Phe Val Leu Lys Gly Trp Trp Arg Thr Ser 終止
5'-...AUGAAAGCAAUUUUCGUACUGAAAGGUUGGUGGCGCACUUCCUGAAACGGGCAGUGUAUUCACCAUGCGUAA -
      - AGCAAUCAGAUACCCAGCCCGCCUAAAGAGCGGGCUUUUUUUUGAA ...3'
                      ターミネーター
```

(B)

```
- CUGAAAG    G    CGUAAAGCAAUCAGAUACCCA UUUUUUUUGAA -
                  ターミネーター
```

(C)

```
UGGUGGCGCACUUCCUGAAACGCCUAAAGA
```

　アテニュエーションは，mRNA 産物の 5′ 末端の性質を利用している（図 31・20）．リーダー配列の最初の部分は 14 アミノ酸からなるリーダーペプチドをコードしており，このオープンリーディングフレーム*のつぎにくるのがアテニュエーター RNA に相当する領域で，いくつかの異なった構造を形づくることができる．細菌では転写と翻訳が密接

＊　訳注: 終止コドンの出てこないある程度の長さの配列で，タンパク質をコードしている可能性が高い．

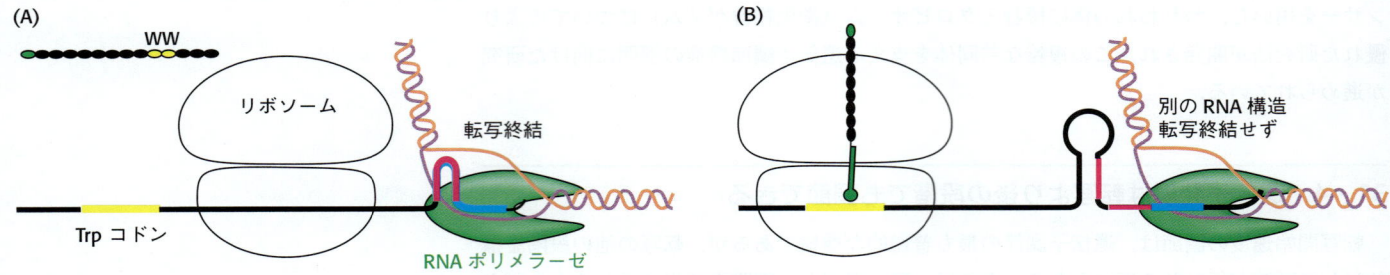

図 31・21　アテニュエーション．　（A）十分な濃度のトリプトファン（したがって Trp-tRNA）が存在するときには翻訳が速やかに進行し，ターミネーターとなる RNA 構造が形成されて転写が終結する．（B）トリプトファン濃度が低いと Trp-tRNA を待って翻訳が停止する．その間に別の RNA 構造が形成され，この構造がターミネーターの形成を防ぎ転写はそのまま進行する．

に連携しているので，*trp* mRNA の翻訳は，リボソーム結合部位がつくられた直後に開始されることになる．

　では，どのようにしてトリプトファンの濃度が *trp* オペロンの転写を変化させるのだろう．重要な手掛かりは，14 アミノ酸のリーダーペプチド中に 2 個並んだトリプトファン残基があることの発見であった．リボソームは，適切な濃度のトリプトファンが存在するときに限って mRNA 産物のリーダー領域を翻訳できる．なぜなら，トリプトファンが十分にあると，アテニュエーター領域に転写終結シグナルとなるステムループ構造（図31・20B）が形成され，その結果 RNA ポリメラーゼが DNA から遊離するからである（図31・21）．一方，トリプトファンが微量しかないときには，転写終結の頻度が低くなる．というのは，トリプトファンが乏しいとトリプトファニル tRNA がほとんど存在しないので，トリプトファンをコードする UGG コドンが連続するところでリボソームが立ち往生してしまう．この翻訳の遅れのため，転写が進むにつれて隣接した mRNA 領域が露出していき，前述のステムループとは別のステムループ構造（図31・20C）が形成される．しかし，この構造はターミネーターとしては機能しない．結果として，転写が継続され，酵素がコードされている領域にまで進んでいくのである．このようにアテニュエーションは，タンパク質合成に必要なトリプトファンの供給を感知する巧妙な手段になっている．

　E. coli では，これ以外にもいくつかのアミノ酸生合成オペロンが，アテニュエーター領域によって調節されており，それぞれのリーダーペプチドには，そのオペロンによって合成されるアミノ酸残基が豊富に含まれている（図31・22）．たとえばフェニルアラニンオペロンのリーダーペプチドには，15 アミノ酸残基のうちフェニルアラニンが 7 個も含まれている．また，トレオニンとイソロイシンの合成に必要な酵素をコードしているトレオニンオペロンでは，リーダーペプチドの 16 アミノ酸には 8 個のトレオニン残基と 4 個のイソロイシン残基が含まれているし，ヒスチジンオペロンのリーダーペプチドには，一列に並んだ 7 個のヒスチジン残基が含まれている．どの場合も，対応する充填 tRNA の量が少ないとリボソームがいったん停止する．その結果，RNA ポリメラーゼがアテニュエー

(A)
Met - Lys - Arg - Ile - Ser - Thr - Thr - Ile - Thr - Thr - Thr - Ile - Thr - Ile - Thr - Thr -
5′ AUG AAA CGC AUU AGC ACC ACC AUU ACC ACC ACC AUC ACC AUU ACC ACA 3′

(B)
Met - Lys - His - Ile - Pro - Phe - Phe - Phe - Ala - Phe - Phe - Phe - Thr - Phe - Pro - 終止
5′ AUG AAA CAC AUA CCG UUU UUC UUC GCA UUC UUU UUU ACC UUC CCC UGA 3′

(C)
Met - Thr - Arg - Val - Gln - Phe - Lys - His - His - His - His - His - His - His - Pro - Asp -
5′ AUG ACA CGC GUU CAA UUU AAA CAC CAC CAU CAU CAC CAU CAU CCU GAC 3′

図 31・22　リーダーペプチド配列．　（A）トレオニンオペロン，（B）フェニルアラニンオペロン，（C）ヒスチジンオペロンのアミノ酸配列と対応する mRNA の塩基配列．どの場合も，リーダーペプチド配列中の 1 種類のアミノ酸が豊富にあるとアテニュエーションが起こる．

ター領域を通り過ぎても，新生 mRNA が転写を続けられるような構造をとれる状態になるのである．アミノ酸生合成を調節する機構としてこの戦略を利用するよう，繰返し，収斂進化が起こったようだ．

これまでみてきた原核生物の遺伝子調節は，アーキアではなく細菌の例で，アーキアのもつ転写装置は多くの特徴が真核生物と共通である．これは，細菌がアーキアによって貪食され，細胞融合が生じたことによって真核生物が進化したためであると解釈されることが多い．とはいうものの，オペロンの存在や，DNA 結合タンパクが RNA ポリメラーゼの働きを直接的に阻害あるいは促進するといった遺伝子調節の重要な原理は，細菌とアーキアで同じである．このことは，おそらく両者のゲノムサイズが同程度であったからだろう．次章でみていくように，真核細胞はゲノムサイズが大きく，さまざまに異なった種類の細胞をもつ場合が多いので，きわめて多様な調節方法が利用されている．

ま　と　め

31・1　多くの DNA 結合タンパク質は特異的な DNA 塩基配列を認識する

　遺伝子発現の調節は，ゲノム中の特定の塩基配列と，そこに特異的に結合するタンパク質の相互作用によって行われる．特異的 DNA 結合タンパク質が認識する調節部位は，通常，転写調節の対象となる遺伝子に隣接して存在する．このようなタンパク質のファミリーで最も数が多いのは，ヘリックス・ターン・ヘリックスモチーフを含むもので，一つめのヘリックスが DNA の主溝に入り込み，特異的な水素結合などによって塩基対の端と相互作用する．

31・2　原核生物の DNA 結合タンパク質はオペロンの調節部位に特異的に結合する

　オペロンとは，同調した発現をする遺伝子群の単位で，原核生物では，多数の遺伝子が集まってオペロンを形成している．また，オペロンは，調節部位（オペレーターとプロモーター）と一群の構造遺伝子からできている．このほかに調節遺伝子があって，これは，オペレーター部位やプロモーター部位と結合して転写を促進したり抑制したりするタンパク質をコードする．*E. coli* にラクトースを与えると，ラクトースオペロンにコードされた β-ガラクトシダーゼと 2 種類のタンパク質の生産が増加する．一方，ラクトースやラクトースに似たガラクトシド誘導物質が存在しない場合は，*lac* リプレッサータンパク質が DNA のオペレーター部位に結合し，転写を阻害する．また，ラクトース誘導体であるアロラクトースが *lac* リプレッサーに結合すると，高次構造変化が起こってリプレッサーは DNA から解離し，RNA ポリメラーゼがオペレーターを通過できるようになって，*lac* オペロンが転写される．

　一部のタンパク質は，直接 RNA ポリメラーゼと接触して転写を活性化する．たとえば，サイクリック AMP は，カタボライト活性化タンパク質に結合することによって多くの異化系オペロンの転写を促進する．この場合，cAMP-CAP 複合体が誘導性異化系オペロンのプロモーター領域中にある特異的部位に結合し，RNA ポリメラーゼの結合と転写の開始が促進される．

31・3　調節回路の働きによって遺伝子発現のパターンが切替わる

　細菌ウイルス，特にバクテリオファージ λ の研究によって，遺伝子調節ネットワークの重要な特性が明らかになった．バクテリオファージ λ は溶菌経路と溶原化経路のどちらかをたどる．この鍵となる調節タンパク質が λ リプレッサーで，リプレッサー濃度が低いときには自身をコードする遺伝子の転写を促進し，濃度が高いときには阻害する，というように自身の発現を調節する．このような作用は，λ リプレッサー二量体が結合できる部位が 3 箇所ある λ 右向きオペレーターの働きによる．λ リプレッサー二量体がこのうちの 2 箇所に協調的に結合すると，その状態が安定化される．一方，Cro タンパク質は

λリプレッサーと同じ部位に結合するが，結合の親和性はリプレッサーと逆になっている．すなわち，Cro が十分量存在すると，λリプレッサー遺伝子の転写が阻害され，Cro 自身の遺伝子が転写されるようになる．つまり，これら二つのタンパク質とオペレーターは，二つのうちどちらか一方の状態でしか存在できず，遺伝子スイッチとなっている．

原核生物の中には，クオラムセンシングを行うものがあり，この過程では，オートインデューサーとよばれる化合物が細胞の周囲へと放出される．オートインデューサーは，必ずではないが，多くの場合はアシルホモセリンラクトンで，周囲の細胞に取込まれる．このオートインデューサーがある程度の濃度に達すると受容体タンパク質に結合し，オートインデューサーの合成を促進する遺伝子を含む，種々の遺伝子の発現を活性化する．このような化学物質を介した社会的相互作用のおかげで，原核生物は，周辺環境中に存在する細菌の数に応じて遺伝子発現パターンを変えることができる．また，バイオフィルムは，クオラムセンシング機構の利用によって生じる原核生物の複雑な共同体である．

31・4　遺伝子発現は転写より後の段階でも調節できる

遺伝子発現は翻訳の段階でも調節できる．原核生物では，アミノ酸生成に重要な役割を果たす多くのオペロンがアテニュエーションによって調節されている．アテニュエーションとは mRNA が形成しうる構造が複数存在する（そのうちの一つは転写の終結を起こしやすい構造である）ことを利用した調節で，mRNA のリーダー領域の翻訳が関わっている．リーダー mRNA の翻訳に必要なアミノアシル tRNA が存在しない場合にはリボソームが停止する．その結果，mRNA の構造が変化して，RNA ポリメラーゼがアテニュエーター領域を通り越してオペロンを転写できるようになる．

重 要 語 句

ヘリックス・ターン・ヘリックスモチーフ
　　　　　（helix-turn-helix motif）（p. 875）
β−ガラクトシダーゼ（β−galactosidase）
　　　　　　　　　　　　　　　　（p. 875）
オペロンモデル（operon model）（p. 876）
オペレーター部位（operator site）（p. 876）
リプレッサー（repressor）（p. 876）
lac リプレッサー（*lac* repressor）（p. 877）
lac オペレーター（*lac* operator）（p. 877）
誘導物質（inducer，インデューサー）（p. 877）

イソプロピル 1−チオ−β−D−ガラクトシド
　　　（isopropyl 1−thio−β−D−galactoside, IPTG）
　　　　　　　　　　　　　　　　（p. 877）
pur リプレッサー（*pur* repressor）（p. 879）
コリプレッサー（corepressor）（p. 879）
カタボライト抑制（catabolite repression）
　　　　　　　　　　　　　　　　（p. 879）
カタボライト活性化タンパク質
　　　　（catabolite activator protein, CAP）
　　　　　　　　　　　　　　　　（p. 879）

λリプレッサー（λ repressor）（p. 880）
Cro（controller of repressor and others）
　　　　　　　　　　　　　　　　（p. 881）
クオラムセンシング（quorum sensing,
　　　　　　　　　　　　定足数感知）（p. 881）
オートインデューサー（autoinducer,
　　　　　　　　　　自己誘導物質）（p. 882）
バイオフィルム（biofilm，生体膜，菌膜）
　　　　　　　　　　　　　　　　（p. 882）
アテニュエーション（attenuation）（p. 883）

問　　題

1. 失われた遺伝子　つぎに示す DNA 領域を欠失させるとどのような影響があるか．
　（a）*lac* リプレッサーをコードする遺伝子
　（b）*lac* オペレーター
　（c）CAP をコードする遺伝子

2. 最小濃度　細胞 1 個当たり 1 分子の *lac* リプレッサーが存在すると仮定して，その濃度を計算せよ．各 *E. coli* 細胞の体積は 10^{-12} cm^3 とする．この 1 個だけの分子は DNA に結合しているか，それとも遊離した状態にあるか，推測せよ．

3. 部位を数える　ある 8 塩基対の DNA 部位が，*E. coli* ゲノム中にいくつ存在するか，期待値を計算せよ．四つの塩基の現れる確率はすべて等しいと仮定する．10 塩基対の部位，12 塩基対の部位についても計算せよ．

4. 同じだけれど同じでない　*lac* リプレッサーと *pur* リプレッサーは，非常によく似た立体構造をもつ相同タンパク質だが，遺伝子発現に対して異なった作用を示す．この二つのタンパク質の遺伝子調節機能がどのように異なるか，重要な点を二つあげよ．

5. 逆方向　抗誘導物質とよばれる化合物は，*lac* リプレッサーのようなリプレッサーに結合して，誘導物質の作用を阻害する．すなわち転写が抑制され，転写を誘導するためには高濃度の誘導物質が必要になる．抗誘導物質の作用機構を考えよ．

6. 逆方向反復配列　20 塩基対ほどの DNA 配列が，ほぼ完全な逆向き反復配列になっているとする．これからどのようなことが予測されるか，二つあげよ．

7. 壊れたオペレーター　$O_R 2$ に，λリプレッサーと Cro の結合を両方とも妨げるような変異が生じたとする．この変異によって，バク

テリオファージ λ が溶菌経路をたどる確率はどのように変化するか.

8. プロモーター　　右向きオペレーターの λ リプレッサー遺伝子と Cro 遺伝子の −10 配列, −35 配列を比較せよ. これらの配列にはいくつ違いがあるか.

9. 正と負のフィードバック　　Cro 濃度の上昇は, λ リプレッサー遺伝子の発現にどのように影響するか. λ リプレッサー濃度の上昇は, Cro 遺伝子の発現にどう影響するか. λ リプレッサー濃度の上昇は, λ リプレッサー遺伝子の発現にどう影響するか.

10. リーダー不在　　λ リプレッサーの mRNA は, タンパク質の最初のアミノ酸残基メチオニンをコードする 5′–AUG–3′ で始まる. この始まり方の特殊な点は何か. それによって mRNA の翻訳の効率はよくなるか, ならないか.

11. 定足数の計算　　*Vibrio fischeri* で, 一連の化合物のオートインデューサー活性を調べたいとする. *V. fischeri* を低密度で培養できるとして, 簡単なアッセイ法を考案せよ.

12. コドンの利用　　トレオニンをコードするコドンは 4 種類ある. 図 31・22A のリーダー配列では, どのコドンがどのような頻度で使われているか.

機 構 の 問 題

13. 立体化学を追跡　　β–ガラクトシダーゼはラクトースの加水分解を触媒する.

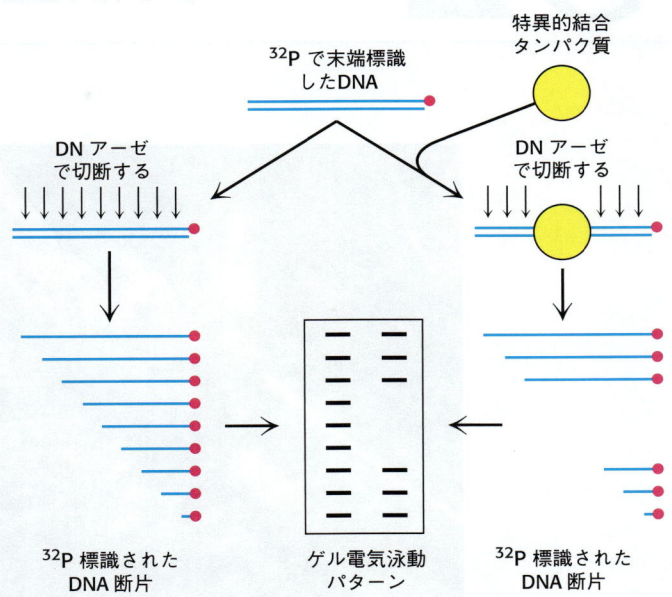

反応全体では, 立体配置は保持されているか, それとも反転するか. 各段階では, 立体配置が反転しながら進行する可能性が高いとすると, 反応全体の立体化学の変化から, 反応機構について何がわかるか. また, この反応の鍵となる残基は, Glu 537 であることが判明している. ラクトースの加水分解全体の反応機構を考察せよ.

データ解釈の問題

14. 足跡を残す　　タンパク質–DNA 相互作用を調べる強力な手法の一つが, DNA フットプリント法とよばれる方法である. この方法では, 結合部位を含む可能性のある DNA 断片の一端を放射性標識した後, これを DN アーゼ I のような DNA 切断酵素で, 各 DNA 分子が 1 箇所だけ切れる程度に処理する. つぎに, DNA 結合タンパク質の存在下でも, 同じように切断処理を行う. この場合, 結合したタンパク質は, DNA の一部を切断されないよう保護する働きをする. 最後に, 切断処理した DNA 分子群の DNA 断片パターンを電気泳動とそれに続くオートラジオグラフィーによって調べる.

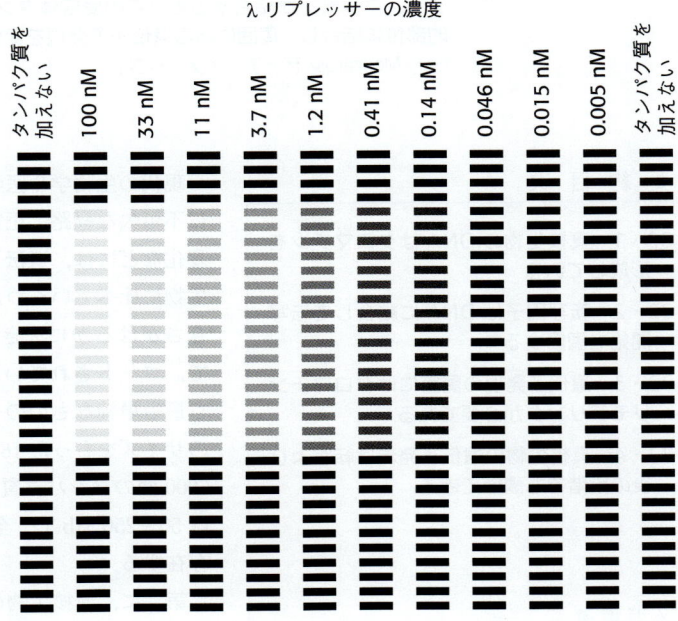

λ リプレッサーの結合部位を 1 箇所含む DNA 断片に対して, 加える λ リプレッサーの濃度をさまざまに変えて, この実験を行った. 結果をつぎに示す.

λ リプレッサー–DNA 複合体の解離定数と結合の標準ギブズエネルギーを計算せよ.

32

真核生物の遺伝子発現の調節

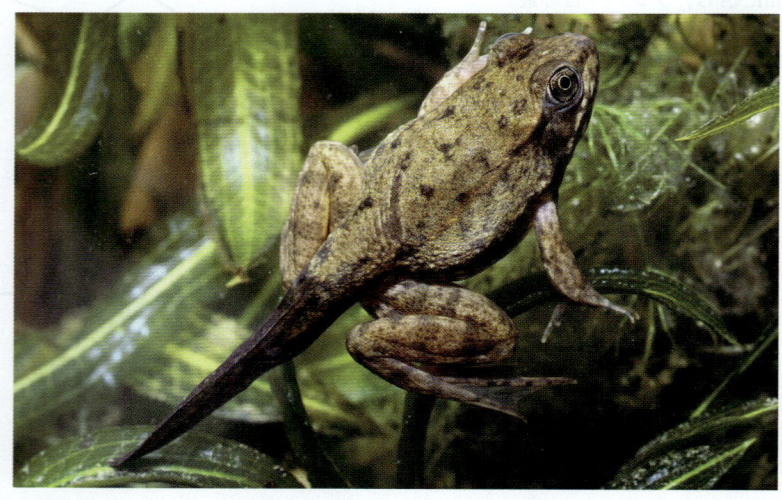

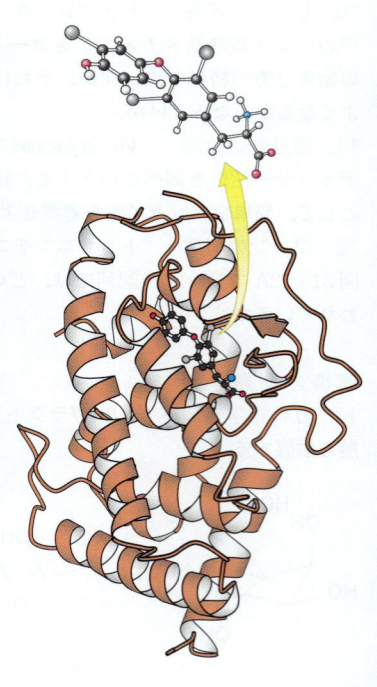

複雑な生命現象の過程においては，多数の遺伝子の発現を協調させながら調節する必要のあることが多い．オタマジャクシが変態してカエルになる過程は，おもに甲状腺ホルモンによって制御されているが，このホルモンは，右図に示す甲状腺ホルモン受容体に結合することによって遺伝子発現を調節する．ホルモンが結合すると，この受容体タンパク質がゲノム DNA の特異的部位に結合し，周囲にある遺伝子の発現を変化させるのである〔写真提供：Gary Meszaros/ ゲッティイメージズ〕．

メガ塩基

DNA や RNA の長さを表す単位で，10^6 塩基対（二本鎖の場合）または 10^6 塩基（一本鎖の場合）のことをそれぞれ 1 Mbp（メガベースペア，メガ塩基対），1 Mb（メガベース，メガ塩基）と表現する．

$$1 \text{ Mb} = 10^3 \text{ kb} = 10^6 \text{ 塩基}$$

現代の生物学や医学の最も重要で興味深いテーマの多く，たとえば，多細胞生物の発生に不可欠な経路，正常細胞とがん細胞との間の差異，新しい種の誕生につながる進化上の変化などには，遺伝子調節のネットワークが重要である．真核生物の遺伝子調節は，原核生物に比べていくつかの点ではるかに複雑である．まず第一に，調節を受けるゲノムの大きさがはるかに大きい．*E. coli* ゲノムは 4.6 メガ塩基（Mb）からなる 1 個の環状染色体で，コードされているタンパク質は約 2000 個にすぎない．これに対して真核生物の中でも最も単純なものの一つである *Saccharomyces cerevisiae*（パン酵母）でさえ，0.2〜2.2 Mb のサイズをもった 16 本の染色体が存在し（図 32・1），全体で 12 Mb からなるゲノムに約 6000 個のタンパク質がコードされている．ヒト細胞には 23 対の染色体があり，それぞれは 50〜250 Mb で，全体として 3000 Mb からなるゲノム DNA には約 21 000 個の遺伝子が存在する．

第二に，原核生物のゲノム DNA は比較的アクセスされやすい状態にあるのに対し，真核生物の DNA は小さくまとめられて，特殊なタンパク質群との複合体であるクロマチンになっている（図 32・2）．クロマチン構築の原理は比較的単純だが，ゲノム全体のクロマチン構造は非常に複雑である．重要なのは，ある真核細胞の中において，いくつかの遺伝子とそれに関係する調節領域は，転写や調節という面で比較的アクセスされやすい状態にあるが，他の遺伝子は堅固にパッケージされていて，不活性になっていることである．また，真核生物の遺伝子調節では，クロマチン構造の変化を必要とすることが多い．

この複雑さが，ほとんどの真核生物にみられる多種多様な**細胞の種類**（cell type）の存在につながっている．たとえば肝臓の細胞，膵臓の細胞，胚性幹細胞（ES 細胞）はどれ

もまったく同じ DNA 配列をもっているが，消化酵素を分泌する膵臓と脂質輸送とエネルギー変換の場である肝臓とでは，活発に発現する遺伝子群が大幅に異なっている．また，ES 細胞では活発に発現する遺伝子群はなくて，最も高いレベルで発現しているのは，細胞骨格や翻訳などの過程に関係する“ハウスキーピング”遺伝子である（表32・1）．安定した細胞型の存在は，DNA の塩基配列自体の違いによるのではなく，**エピゲノム**（epigenome）の違い，すなわちクロマチン構造の違いや DNA の共有結合修飾の違いが原因である．つまり，違う種類の細胞であっても同一のゲノム（DNA 配列）をもっているけれども，エピゲノム（ゲノムのパッケージングと修飾のされ方）が異なっているのである．

さらに，通常，真核生物の遺伝子はオペロンを形成しておらず，ある一つの経路に関わるタンパク質をコードする遺伝子がゲノム全体に散らばっていることが多い．そのため，遺伝子を協調的に調節するためには，オペロンとは異なった分子機構が機能する必要がある．

このような違いはあるものの，真核生物の遺伝子調節には，原核生物の遺伝子調節に非常によく似た点もある．特に，特異的 DNA 配列を認識するアクチベータータンパク質とリプレッサータンパク質は，多くの遺伝子調節過程において中心的役割を果たしている．本章では，まずクロマチン構造に目を向け，つぎに，転写因子，すなわち前章で取上げた原核生物のタンパク質にさまざまな点でよく似た DNA 結合タンパク質，に話を進めよう．真核生物の転写因子は，転写装置と相互作用することによって直接的に作用する場合と，クロマチン構造に影響を及ぼして間接的に作用する場合がある．最後に，最近発見されたマイクロ RNA など，転写後に働く遺伝子調節機構をいくつか選んで説明する．

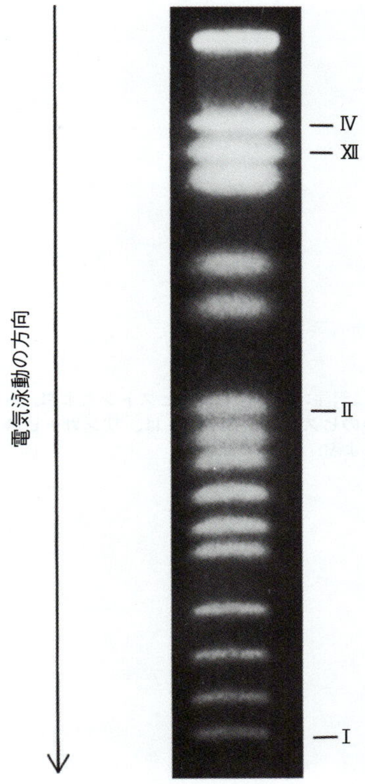

電気泳動の方向

— Ⅳ
— Ⅻ

— Ⅱ

— Ⅰ

図 32・1　酵母の染色体．　パルスフィールド電気泳動によって酵母の 16 本の染色体を分離することができる（染色体Ⅰ，Ⅱ，Ⅳ，Ⅻ の大きさは，0.20, 0.95, 1.6 および 2.2 Mb）〔出典: G. Chu, D. Vollrath, R.W. Davis, *Science*, **234**, 1582～1585（1986）〕．

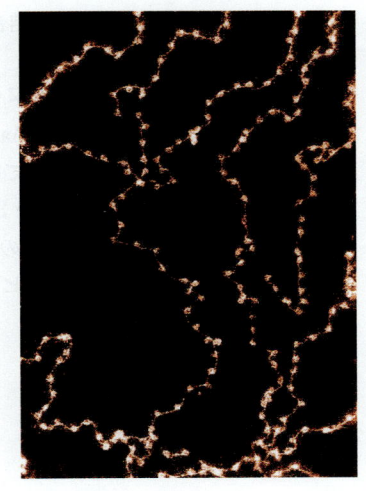

図 32・2　クロマチンの構造．　“糸に通したビーズ”のようなクロマチンの特徴がよくわかる電子顕微鏡写真．ビーズは，特異的タンパク質と DNA の複合体に相当する〔写真: © Don W. Fawcett/Science Source/amanaimages〕．

表 32・1　膵臓と肝臓と胚性幹細胞でさかんに発現されているタンパク質コード遺伝子（全 mRNA 中に占める割合）[†]

順 位	膵臓で発現されるタンパク質	%	肝臓で発現されるタンパク質	%	幹細胞で発現されるタンパク質	%
1	プロカルボキシペプチダーゼ A1	7.6	アルブミン	3.5	グリセルアルデヒド-3-リン酸デヒドロゲナーゼ	0.7
2	膵トリプシノーゲン 2	5.5	アポリポタンパク質 A-Ⅰ	2.8	翻訳の伸長因子 EF-1α1	0.6
3	キモトリプシノーゲン	4.4	アポリポタンパク質 C-Ⅰ	2.5	αチューブリン	0.5
4	膵トリプシン 1	3.7	アポリポタンパク質 C-Ⅲ	2.1	翻訳により制御される腫瘍タンパク質	0.5
5	エラスターゼ ⅢB	2.4	ATP アーゼ 6/8	1.5	シクロフィリン A	0.4
6	プロテアーゼ E	1.9	シトクロムオキシダーゼ 3	1.1	コフィリン	0.4
7	膵リパーゼ	1.9	シトクロムオキシダーゼ 2	1.1	ヌクレオホスミン	0.3
8	プロカルボキシペプチダーゼ B	1.7	α1-アンチトリプシン	1.0	コネキシン 43	0.3
9	膵アミラーゼ	1.7	シトクロムオキシダーゼ 1	0.9	ホスホグリセリン酸ムターゼ	0.2
10	胆汁酸塩促進性リパーゼ	1.4	アポリポタンパク質 E	0.9	翻訳の伸長因子 EF-1β2	0.2

†　出典: 膵臓についてのデータは V.E. Velculescu, L. Zhang, B. Vogelstein, K.W. Kinzler, *Science*, **270**, 484～487（1995）．肝臓についてのデータは T. Yamashita, S. Hashimoto, S. Kaneko, S. Nagai, N. Toyoda, T. Suzuki, K. Kobayashi, K. Matsushima, *Biochem. Biophys. Res. Commun.*, **269**, 110～116（2000）．幹細胞についてのデータは M. Richards, S.P. Tan, J.H. Tan, W.K. Chan, A. Bongso, *Stem Cells*, **22**, 51～64（2004）．

32・1　真核生物の DNA はクロマチンを形成している

　真核生物の DNA は，**ヒストン**（histone）とよばれる一群の小さな塩基性タンパク質に強く結合している．実際，真核生物の染色体の質量のうち約半分はヒストンの質量である．細胞 DNA と結合タンパク質の複合体全体は，**クロマチン**（chromatin）とよばれる．クロマチンは真核生物 DNA を小さくまとめて整頓する役割を担い，その存在が遺伝子調節に大きな影響を及ぼす．

ヌクレオソームは DNA とヒストンの複合体である

　クロマチンは単位構造の繰返しからできており，各単位構造には 200 bp の DNA と，ヒストン H2A, H2B, H3, H4[*1] が各 2 分子ずつ含まれている．ヒストンは，正電荷をもつアルギニンかリシンがアミノ酸残基の 1/4 を占めており，そのため非常に塩基性が強く，負電荷をもつ DNA に強く結合する．このタンパク質のつくる複合体は**ヒストン八量体**（histone octamer，ヒストンオクタマー），その八量体とそれに結合した DNA からなる繰返し単位は**ヌクレオソーム**（nucleosome）とよばれる．電子顕微鏡で観察すると，クロマチンは糸に通したビーズのように見え（図 32・2），ビーズの直径は約 100 Å である．クロマチンをデオキシリボヌクレアーゼ（DN アーゼ）で部分分解すると，長さ約 200 bp の DNA 断片とそれに結合したヒストン八量体からなるビーズ粒子を単離できる．さらに酵素分解を進めると，ヒストン八量体に巻き付いた 145 bp の DNA 断片となる．ヒストン八量体とこの短い 145 bp の DNA 断片とでできた小さい複合体が**ヌクレオソームコア粒子**（nucleosome core particle）である．酵素分解していないクロマチンでコア粒子同士を結びつけている DNA は**リンカー DNA**（linker DNA）とよばれており，このリンカー DNA の一部にはヒストン H1 が結合している[*2]．

DNA がヒストンに巻き付いてヌクレオソームを形成する

　ヌクレオソーム全体の構造は Aaron Klug らが先駆者として開始した電子顕微鏡による研究と X 線結晶構造解析によって明らかになった．さらに最近では，再構成したヌクレオソームコアの立体構造（図 32・3）が X 線回折法によってかなり高い分解能で決定されている．コアを構成する 4 種類のヒストンは相同性が高く，構造もよく似ている（図 32・4）．コアに含まれる 8 個のヒストンは組合わされて，$(H3)_2(H4)_2$ の四量体 1 個と

*1　訳注: これらをコアヒストンとよぶ．もう一つのヒストン H1（後述）は，リンカーヒストンとよぶ．

*2　訳注: H1 はコアヒストンに比べて進化的多様性が大きい．たとえば，鳥類の有核赤血球では H1 でなく H5 が結合している．

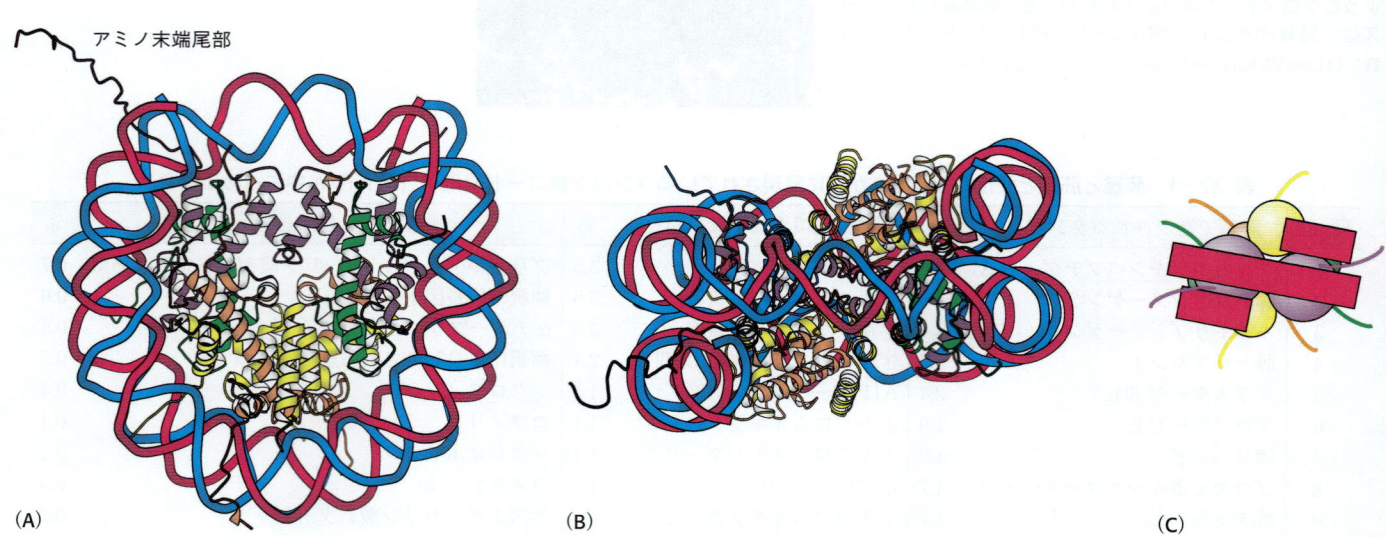

アミノ末端尾部

(A)　　　　　　　　　　　　　　(B)　　　　　　　　　　　　　　(C)

図 32・3　ヌクレオソームコア粒子.　8 個のヒストンタンパク質の周りに DNA が巻き付いたコアからできている．(A) ヒストンのコアを取巻く DNA を示す．(B) A を 90° 回転させたもの．コアに巻き付いた DNA が<u>左巻き超らせん</u>を形成していることに注意．(C) 模式図〔1AOI.pdb より〕

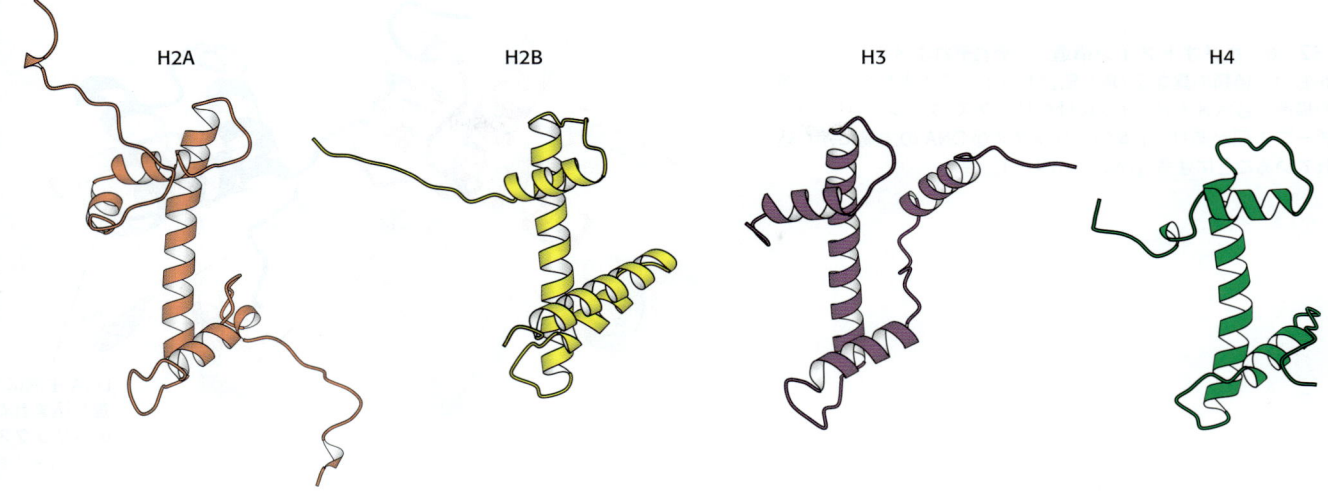

H2A　　　　H2B　　　　H3　　　　H4

図 32・4　類似したヒストン.　ヒストン H2A, H2B, H3, H4 は共通の祖先をもつためによく似た立体構造をとる. タンパク質末端にある尾部（テール）の一部は図示していない〔1AOI.pdb より〕.

H2A–H2B の二量体 2 個になる. さらにこの四量体と二量体がいっしょになって土台をつくり, そこに DNA が巻き付いて左巻きの超らせんを形成している. また, 各ヒストンがもつアミノ末端尾部（ヒストン尾部）はコア構造から外に突き出しており, 可動性で, 多数のリシン残基とアルギニン残基が含まれている. 後で説明するように, 共有結合によるヒストン尾部の修飾が, 遺伝子発現の調節に重要な役割を果たしている.

　ヒストン八量体の周りに巻き付くことにより, DNA は左巻き超らせんを形成することになる. タンパク質コアは, DNA 超らせんの内側表面, 特にリン酸ジエステル骨格や副溝に沿った部分と多数の点で接している. ヌクレオソームは DNA のほぼあらゆる部位に形成されるが, ヒストンコアの周りに折れ曲がって巻き付きやすいような間隔でヌクレオチドが配置されているような塩基配列の部位では, ヌクレオソームができやすい. ヒストン H1 は他のヒストンとは異なった構造をもっており, リンカー DNA のヌクレオソームへの出入り口にあたる部分に封をするように結合している. ヒストンのアミノ酸配列は, アミノ末端尾部も含めて, 酵母からヒトまできわめてよく保存されている.

　DNA はヌクレオソームコアの周りに巻き付くことで長さが縮まって, 小さくまとまる. 200 bp の伸びた DNA の長さは約 680 Å になるが, この DNA をヒストン八量体に巻き付けると, 長さはヌクレオソームの長軸方向で約 100 Å になる. つまり DNA は 7 倍も縮まって小さくまとまったことになる. しかし, 有糸分裂中期のヒト染色体はさらに高度に凝縮されていて, 凝縮度は 10^4 倍にもなる. 明らかに, ヌクレオソームは DNA を小さくまとめる DNA 凝縮の第一段階に過ぎないのである. つぎの段階では, ヌクレオソーム自体が直径約 360 Å のらせん状に並んで, 積み重なったらせんの各段は約 110 Å になる（図32・5）. このようなヌクレオソーム繊維がさらにループ状に折りたたまれることによって, DNA はさらに凝縮されて小さくまとまるのである.

　ヒストン八量体に左巻きのらせんとして巻き付いた DNA も, 負の超らせん構造を保っている. そのため, DNA をヌクレオソームからほどいて伸ばすと, 巻き方過少の状態になる. この過少状態こそが, 複製や転写の際に DNA 二本鎖を分離するのに必要なのである.

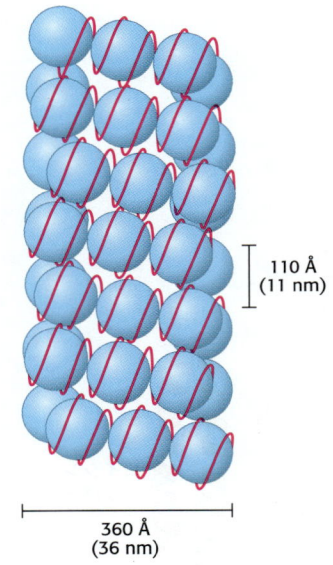

110 Å
(11 nm)

360 Å
(36 nm)

図 32・5　クロマチンの高次構造.　らせん状のクロマチン構造モデルで, ヌクレオソームがらせん 1 巻き当たり 6 個並んでいる. DNA 二重らせん（─）が各ヒストン八量体（●）の周りに巻き付いている. 細胞内での実際の構造は, このモデルよりも不均一で, 動的に変化するらしい〔出典: J.T. Finch, A. Klug, *Proc. Natl. Acad. Sci. U.S.A.*, **73**, 1897～1901(1976)〕.

32・2　転写因子は DNA に結合して転写開始を調節する

　真核生物も原核生物の場合と同様, DNA に結合する**転写因子**（transcription factor）が遺伝子調節の鍵であるが, 真核生物における転写因子の役割は, いくつかの点で異なっている. 第一に, 遺伝子発現の調節に不可欠な DNA 結合部位が, 原核生物では通常はプ

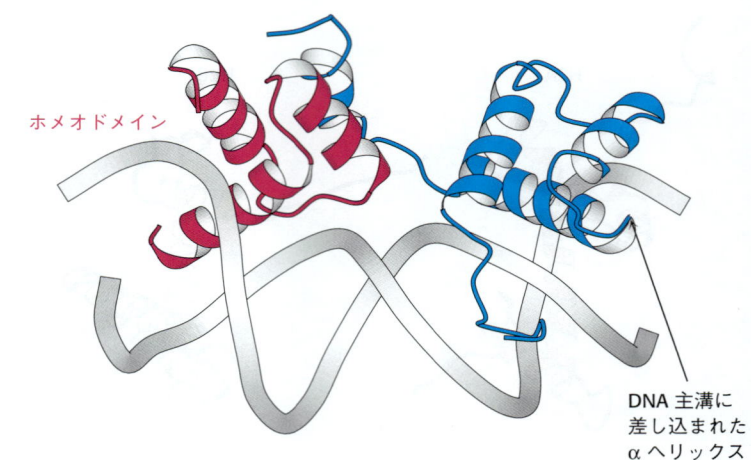

図 32・6 ホメオドメイン構造. それぞれホメオドメイン1個をもつ2種類の異なる DNA 結合ドメインでできたヘテロ二量体の構造. 各ホメオドメインにはヘリックス・ターン・ヘリックスモチーフ1個があり, 1本のヘリックスが DNA の主溝に差し込まれていることに注意〔1AKH.pdb より〕

ホメオドメイン

DNA 主溝に差し込まれたα ヘリックス

ロモーターのすぐ近傍にあるのに対し, 真核生物の場合は離れている場合もあって, 遠くからでも作用を及ぼすことができる. 第二に, 原核生物の遺伝子のほとんどは1個の転写因子によって調節されていて, 多くの場合, ポリシストロン性の mRNA として転写されることにより, 一つの経路に関わる複数の遺伝子が協調して発現される. しかし, 真核生物では, 個々の遺伝子の発現は複数の転写因子によって制御されることがほとんどで, いくつもの異なった遺伝子の協調した発現は, 類似の転写因子結合部位のセットが存在することによってもたらされる. 第三に, 原核生物の場合, 転写因子は通常 RNA ポリメラーゼと直接相互作用する. それに対して, 真核生物では, 一部の転写因子は同じように RNA ポリメラーゼと直接的に相互作用するが, 多くは, 他のタンパク質を介して RNA ポリメラーゼと相互作用したり, クロマチン構造を変化させたりすることによって間接的に作用する. ここからは, 真核生物の転写因子をもっと詳しくみていこう.

　真核生物の転写因子は, 通常はいくつかのドメインでできている. DNA 結合ドメインは調節配列に結合するが, この調節配列はプロモーターのすぐ近くにある場合も, 離れている場合もある. また, ほとんどの転写因子には, DNA 結合ドメイン以外に転写の活性化を助けるドメインが含まれている. 転写因子が DNA に結合すると, その活性化ドメインが RNA ポリメラーゼⅡと相互作用したり, 他の関連タンパク質と相互作用したり, あるいはクロマチンの局所的な構造を変化させたりすることによって, 転写が促進される.

真核生物の DNA 結合タンパク質には, さまざまな DNA 結合構造がみられる

　真核生物の多くの DNA 結合タンパク質は構造が解明されており, さまざまな構造モチーフが知られている. ここでは, DNA 結合モチーフに共通する性質と多様性をわかりやすく説明するため, 3種類に的を絞ってみていこう. まず最初に説明する真核生物の DNA 結合の分類は, **ホメオドメイン** (homeodomain) である (図 32・6). このドメインの構造とその DNA 認識様式は, 原核生物のヘリックス・ターン・ヘリックスタンパク質に非常によく似ている. 真核生物では, 多くのホメオドメインタンパク質は, 他のホメオドメインタンパク質などとヘテロ二量体構造をとり, 非対称的な DNA 配列を認識する.

　第二は, **bZip** すなわち**塩基性ロイシンジッパー** (basic-leucine zipper) タンパク質で (図 32・7), 1対の長い α ヘリックスでできている. 各 α ヘリックスの一部に塩基性領域があり, DNA の主溝にはまって塩基配列を認識して結合する. 各 α ヘリックスのもう一つの領域は, 互いに相手とコイルドコイル構造を形成する. この構成単位は, 多くの場合適切な間隔で存在するロイシン残基によって安定化されているため, **ロイシンジッパー** (leucine zipper) とよばれる.

　ここで説明する最後の一つが, **Cys$_2$His$_2$ ジンク (Zn) フィンガードメイン** (Cys$_2$His$_2$ zinc finger domain) である (図 32・8). この DNA 結合単位は小さなドメインが縦に並んでできている. それぞれのドメインには, よく保存された2個のシステイン残基と2個の

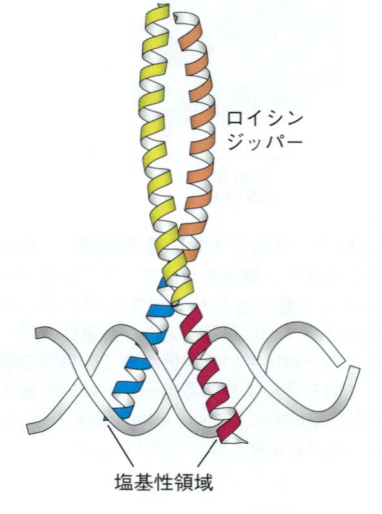

ロイシンジッパー

塩基性領域

図 32・7 塩基性ロイシンジッパー. このヘテロ二量体は2個の塩基性ロイシンジッパータンパク質からなっている. 塩基性領域が DNA の主溝内部にあることに注意. ロイシンジッパー部分が二量体を安定化している〔1FOS.pdb より〕.

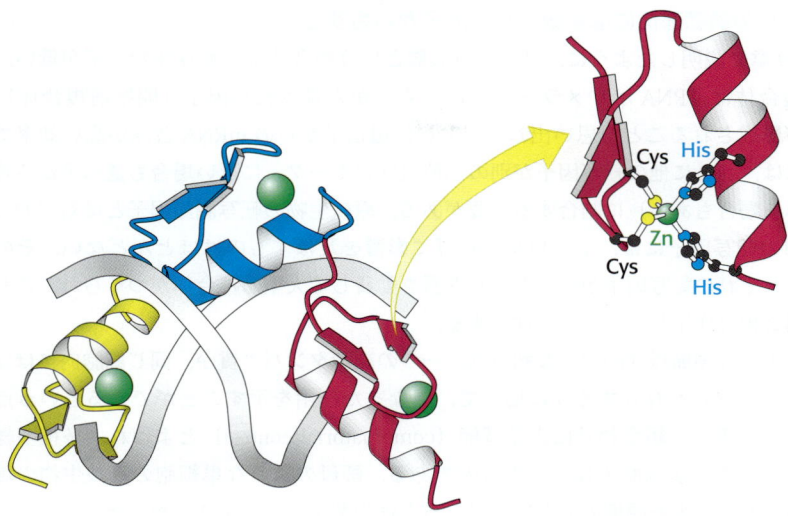

図 32・8 ジンクフィンガードメイン. Cys₂His₂ ジンクフィンガードメイン 3 個（■, ■, ■ で示す）からなる DNA 結合ドメインが, DNA と複合体を形成する. 各ジンクフィンガードメインを安定化しているのは, 2 個のシステイン残基, 2 個のヒスチジン残基との相互作用によって結合した亜鉛イオン（●）である. 各タンパク質が DNA の主溝に沿って巻き付いている様子に注意〔1AAY.pdb より〕

ヒスチジン残基があり, それらを介して亜鉛イオンが 1 個結合している. これらは**ジンクフィンガードメイン**（zinc finger domain）とよばれることが多く, DNA の主溝に沿って 1 列に並び, 各ドメインの α ヘリックスのうちの 1 本が主溝内の塩基対の端と特異的に結合する. これらのタンパク質の中にはジンクフィンガードメインが 10 個以上も含まれるものがあり, そのおかげで DNA の長い領域と結合できる. ヒトゲノムにはこのようなジンクフィンガードメインをもつタンパク質が数百もコードされている. また, §32・3 では核内ホルモン受容体について説明するが, そこでも, 亜鉛を利用した別の種類の DNA 結合ドメインが登場する.

活性化ドメインは他のタンパク質と相互作用する

転写因子の活性化ドメインは通常, 転写を促進させる他のタンパク質を動員する. このような活性化ドメインのいくつかは, RNA ポリメラーゼⅡやそれに強く結合したタンパク質と直接的に相互作用する. また, 活性化ドメインは, 転写因子とポリメラーゼの橋渡しをする介在タンパク質を介して作用することもある. アクチベーターの重要な標的の一つが, 酵母からヒトまで広く保存されている**転写メディエーター**（transcriptional mediator）という 25〜30 個のサブユニットからなる複合体で, プロモーターに結合した RNA ポリメラーゼⅡと転写因子との橋渡しをする（図 32・9）.

活性化ドメインは DNA 結合ドメインに比べると, それほどよく保存されていない. 実際に, 配列の類似性はほとんど認められず, 酸性のものもあれば, 疎水性のもの, グルタミンが多いものや, プロリンが多いものもある. しかし, 共通した性質もある. 第一に, 冗長な部分が存在することで, 活性化ドメインの一部を欠失させても機能は失われない. 第二に, 前述したように活性化ドメインは**モジュール**（module）であり, さまざまな DNA 結合ドメインと組合わせることによって転写を活性化させることができる. 第三は, 相乗的に機能することで, 二つの活性化ドメインが一緒に作用すると, それぞれが単独で作用するときよりも効果が高くなる.

ここまで, 遺伝子調節によって遺伝子の発現レベルが上がる例を取上げてきたが, 遺伝子の転写を止めることによって遺伝子の発現を停止させる必要がある場合も多い. こういった場合に作用するのが転写リプレッサーである. アクチベーターと同様に, 転写リプレッサーはクロマチン構造を変化させることによって作用することが多い.

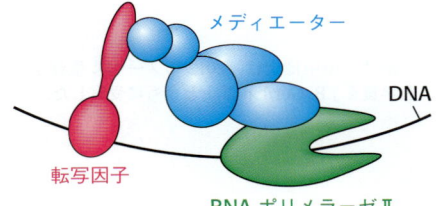

図 32・9 転写メディエーター. メディエーターはタンパク質サブユニットからなる大型の複合体で, 活性化ドメインをもつ転写因子と RNA ポリメラーゼⅡとを橋渡しする. この相互作用の助けによって RNA ポリメラーゼⅡが特定の遺伝子の近くに引き寄せられて安定になり, それらの遺伝子を転写する.

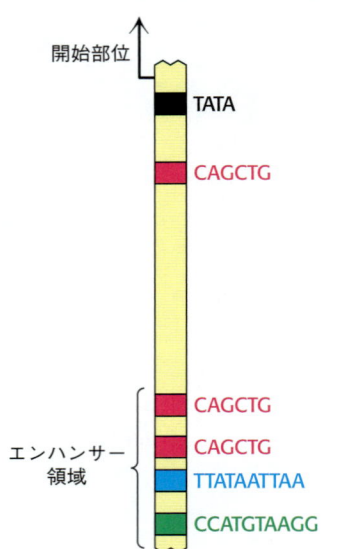

開始部位

TATA

CAGCTG

CAGCTG
CAGCTG
TTATAATTAA
CCATGTAAGG

エンハンサー
領域

図 32・10　エンハンサー結合部位.　筋クレアチンキナーゼ遺伝子の転写開始部位の上流1 kb の模式構造. TATA ボックスの近くに 5′-CAGCTG-3′ という結合部位が1箇所存在する. さらに上流のエンハンサー領域には, これと同じタンパク質の結合部位が2箇所あり, 別のタンパク質の結合部位も2箇所ある.

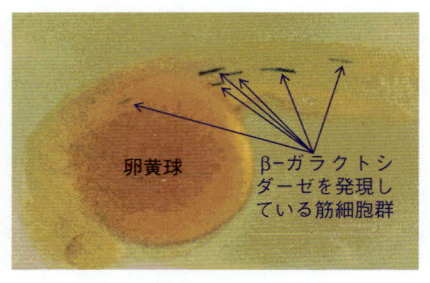

卵黄球

β-ガラクトシダーゼを発現している筋細胞群

図 32・11　実験で見るエンハンサーの機能.　筋クレアチンキナーゼのプロモーターによって, ゼブラフィッシュの胚で β-ガラクトシダーゼの転写を人為的に行わせる. すると特定の筋細胞群でだけ β-ガラクトシダーゼが産生される. 胚を X-Gal で処理すると, 青色の産物が形成されるのを見ることができる〔出典: F. Müller, D.W. Williamson, J. Kobolák, L. Gauvry, G. Goldspink, L. Orbán, N. MacLean, *Mol. Reprod. Dev.*, **47**, 404～412(1997)〕.

＊　訳注: 山中博士は, 2012年ノーベル生理学・医学賞を J.B. Gurdon 博士とともに受賞した.

真核生物の調節部位には複数の転写因子が結合する

　第29章で説明したように, 基本転写装置という複合体は, 転写開始効率が低い. 基本転写複合体は, RNA ポリメラーゼ II にいくつかの基本転写因子（開始前複合体）が加わって形成されることを思い出してほしい. 遺伝子からの mRNA 合成が高い効率で行われるには, さらに他の転写因子が別の部位（プロモーターに近い場合も遺伝子から遠く離れている場合もある）に結合する必要がある. 原核生物の転写調節因子とは対照的に, 真核生物の転写因子には, それ自身が転写に影響を及ぼすものはほとんどない. その代わり, それぞれの転写因子が他のタンパク質を動員して大型の複合体がつくられ, これが転写機構と相互作用して転写を活性化する.

　このような調節様式のおもな利点は, 一つの調節タンパク質が, 同じ細胞内にほかにどんなタンパク質が存在するかに応じて, 異なった作用を示すことができるという点である. この現象は, **組合わせによる調節**（combinatorial control）とよばれ, 多種多様な細胞の種類をもつ多細胞生物には不可欠である. 酵母のような単細胞の真核生物の場合でも, 組合わせによる調節のおかげで異なった細胞型を産み出すことができる.

エンハンサーは特定の型の細胞で転写を促進する

　転写因子は, 結合部位がプロモーターからかなり離れた位置にあっても, 機能を発揮できることが多い. このように, 遠く離れた場所から働く制御部位を**エンハンサー**（enhancer）とよぶ（第29章）. エンハンサーは特異的な転写因子の結合部位として機能するため, 適切な調節タンパク質が発現されている特定の細胞の中においてのみ効果を示す. 多くの場合, これらの DNA 結合タンパク質は RNA ポリメラーゼと直接は相互作用せず, クロマチン構造を局所的に乱して遺伝子や調節部位を露出させることにより転写の開始を変化させる. エンハンサーが遠く離れていても活性をもつ理由は, この機構によって説明されている.

　エンハンサーの性質は, 筋肉中にみられるクレアチンキナーゼアイソフォームのエンハンサーによる調節の研究においても示されている（図 32・10）. 変異を誘導する実験などの結果から, このアイソフォーム酵素遺伝子の開始部位の上流 1350～1050 塩基対の間に, エンハンサーが1個存在することがわかった. 筋細胞において, 通常は発現していない遺伝子の近傍にこのエンハンサーを組込むと, その遺伝子は高いレベルで発現されるようになる. しかし, そのような操作をしても, 筋細胞以外の細胞では発現は上昇しないのである（図 32・11）.

分化した細胞に4個の転写因子を導入して, iPS 細胞をつくることができる

　転写因子の威力を示す重要な応用例が, **人工多能性幹細胞**（induced pluripotent stem cell）すなわち **iPS 細胞**（iPS cell）の開発である. 多能性幹細胞とは, 適切な処理によって多くの異なった細胞型に分化できる能力をもつ細胞である. これまでに単離された胚由来の細胞は, 非常に高度な多能性をもっており, その後の研究により, ES 細胞の多能性に寄与する遺伝子が何十個も同定された. 山中伸弥＊は, 2006年にマウス細胞で, 2007年にヒト細胞で, これらの遺伝子群のうちわずか4個により, すでに分化した皮膚の細胞に多能性を誘導できるという驚くべき研究成果を報告した. 転写因子をコードする4種類の遺伝子を繊維芽細胞とよばれる皮膚細胞に導入したところ, 細胞が脱分化して, 胚性幹細胞とほぼ同じ特性を示す細胞に変化したのである（図 32・12）.

　この iPS 細胞は新しい強力な研究手法であり, 新規の治療手段になる可能性がある. 考えられる治療の進め方としては, まず患者の繊維芽細胞を採取し, iPS 細胞に変換する. ついで, これを処理して目的の細胞型へと分化させれば, 患者に移植することができる可能性がある. たとえば, 神経変性疾患で消失した特定の種類の神経細胞を回復させるために, このような方法を利用できるかもしれない. iPS 細胞研究の分野は, まだ進化の途上にあるが, 治療の難しいありふれた病気の治療法となる大きな可能性を秘めている.

32・3　遺伝子発現の調節にはクロマチンリモデリングが必要である

　クロマチンの構造が遺伝子発現の調節に重要な役割を果たしていることを示す観察結果は早くから得られていた．クロマチンとして凝縮されている DNA は，非特異的な DNA 分解酵素である DN アーゼ I による分解を受けにくい．しかし，転写されている遺伝子に隣接する領域はゲノムの他の部分よりも分解を受けやすい．この結果から，後者の領域の DNA は他の領域ほど凝集していないために，タンパク質が近づきやすくなっていると考えられる．また，転写されている遺伝子の開始部位から 1 kb 以内にあるような領域は，DN アーゼ I を始めとするヌクレアーゼにきわめて感受性が高い場合があり，これらの**高感受性部位** (hyper-sensitive site) は，ヌクレオソームが少ししかない領域やヌクレオソームの高次構造が変化している領域に相当する．このような高感受性部位は細胞の種類によって異なっており，発生段階に応じて調節されている．たとえば 20 時間齢のニワトリ胚の赤芽球前駆細胞では，グロビン遺伝子は DN アーゼ I に感受性を示さない．しかし，35 時間齢になってヘモグロビン合成が開始されると，この遺伝子に隣接した領域が非常に分解されやすくなる．一方，ヘモグロビンを産生しない脳などの組織では，グロビン遺伝子は発生過程においても成体になってからも DN アーゼ I に対する抵抗性を保っている．これらの研究結果は，クロマチン構造が弛緩することが遺伝子発現の必要条件の一つであることを示している．

　最近の実験により，クロマチン構造が，タンパク質などの DNA 結合部位への接近を調節する役割をもっていることが，さらに詳しく明らかになっている．酵母のガラクトース代謝に必要な遺伝子は GAL4 という DNA 結合タンパク質によって活性化される．GAL4 は 11 塩基対の間隔をおいて互いに相補鎖上にある二つの 5′-CGG-3′ という DNA 配列を認識して結合する（図 32・13）．酵母のゲノムには，GAL4 の結合部位になりうる 5′-CGG(N)₁₁-CCG-3′ という配列が約 4000 個も存在するが，ガラクトース代謝に必要な遺伝子を調節しているのはそのうちの 10 個だけである．GAL4 はどのようなしくみで，結合部位になりうる配列のごく一部だけを標的にできるのだろう．この問題は，**クロマチン免疫沈降** (chromatin immunoprecipitation, ChIP) という方法を利用して解明することができる（図 32・14）．まず，GAL4 とそれが結合しているクロマチン DNA とを架橋し，この DNA を小さい断片へと分解し，GAL4 に対する抗体を利用して GAL4 を含むクロマチン断片を単離する．つぎに，架橋を切断して DNA を分離し，詳しく解析する．このような研究の結果，細胞がガラクトースを利用して増殖しているときに GAL4 が結合しているのは，GAL4 結合部位となりうる配列 4000 箇所のうちわずか 10 箇所程度ということがわかった．これらの配列の 99 % 以上は，おそらく局所的なクロマチン構造によって，近づけないようにブロックされているらしい．原核生物では，接近しやすさという点では DNA のあらゆる部位が同程度だが，真核生物では結合部位になりうる部位の多くがクロマチン構造によって覆い隠されている．そのために，GAL4 は，ガラクトース代謝にとっ

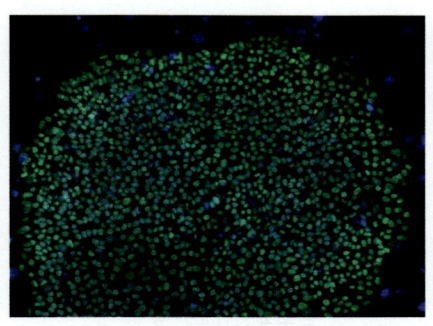

図 32・12　人工多能性幹細胞．　ヒト人工多能性幹細胞の顕微鏡写真．多能性細胞の特徴である転写因子を緑色で染色してある〔出典：K. Takahashi et al., *Cell*, **131**, 861～872(2007)；山中伸弥博士（京都大学）のご厚意による〕．

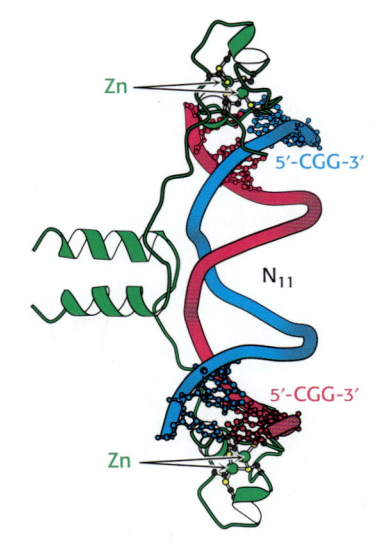

図 32・13　GAL4 結合部位．　酵母の転写因子 GAL4 は 5′-CGG(N)₁₁CCG-3′ という DNA 配列に結合する．このタンパク質の DNA 結合領域には，亜鉛イオンを中心にした 2 個のドメインが存在する．この 2 個のドメインは 5′-CGG-3′ 配列に結合するが，中央部分は接触していないことに注意〔1D66.pdb より〕

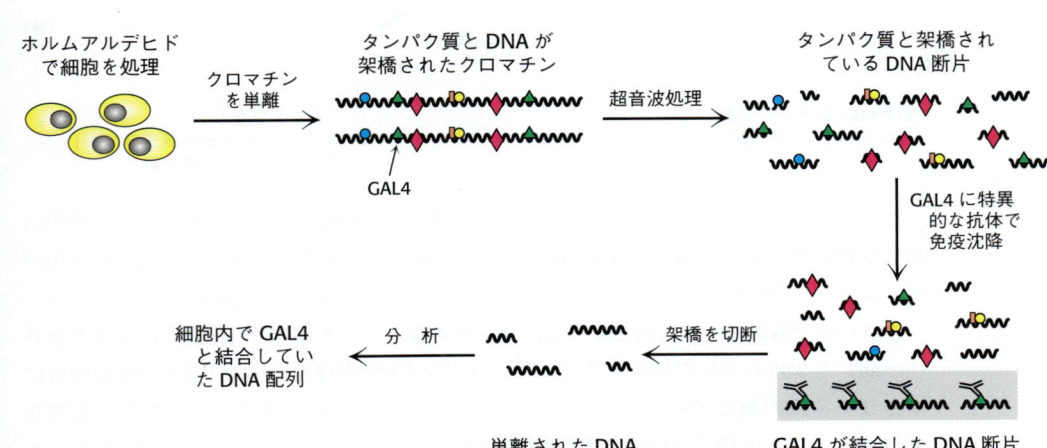

図 32・14　クロマチン免疫沈降．　細胞または単離した核をホルムアルデヒドで処理してタンパク質と DNA を架橋する．つぎに細胞を溶解し，超音波処理して DNA を断片化する．特定のタンパク質に特異的な抗体を使って，このタンパク質に結合している DNA 断片を単離する．架橋を外して，DNA 断片を詳しく調べる．

て重要でない部位には結合できないのである. このような一連の証拠などから, 活性な遺伝子と不活性な遺伝子とでは, クロマチン構造が変化していることが明らかになった.

DNAのメチル化によって遺伝子発現パターンが変化することもある

特定の細胞型にとって不要な遺伝子発現を阻害するしくみには, ヒストンによるもののほかに, DNAのメチル化の程度によるものもある. シトシンの5位の炭素は, 特異的なメチル基転移酵素によってメチル化されうる. 哺乳類のゲノムでは, 5′-CpG-3′ 配列 ("p" はDNA骨格のリン酸基を表す) の約70% がメチル化されているが, このメチル化シトシンの分布は細胞の種類によって異なっている. β-グロビン遺伝子を例にとってみると, 転写開始部位の上流約1kbから開始部位の下流約100bpの間が, ヘモグロビンを活発に発現している細胞では, 発現していない細胞ほどメチル化されていない. 開始部位付近に認められるこのような周辺部に比べて5-メチルシトシンが少ない状態を, **低メチル化** (hypomethylation) 状態とよぶ. 5-メチルシトシンのメチル基は主溝内に突き出しているため, 転写を促進するタンパク質の結合を容易に妨げるのだろう.

哺乳類のゲノムにおけるCpG配列の分布は均一ではない. 多くのCpG配列は, 脱アミノによる5-メチルシトシンのチミンへの変異によって, TpG配列へと変わってしまった. しかし, 遺伝子の5′末端付近のCpG配列は, 遺伝子発現に一役買っているためにそのまま残ってきたのである. そのため, ほとんどの遺伝子は, ゲノムの他の領域に比べてCpG配列が約4倍も多く含まれる **CpGアイランド** (CpG island) とよばれる領域で見つかる.

ステロイドや類似の疎水性分子は膜を通過してDNA結合受容体に結合する

つぎに取上げるのは, 転写因子が, 転写に影響を与えるようなクロマチン構造の変化をどのように促すかをわかりやすく示す例である. エストロゲンを認識して応答する機構を少し詳しく説明しよう. エストラジオールなどの **エストロゲン** (estrogen) は, 卵巣でコレステロールから合成, 分泌されるステロイドホルモンで (§26・4), 雌の二次性徴の発現に必要であり, プロゲステロンとともに卵巣周期に関わっている.

エストロゲン類は疎水性分子なので, 拡散によって容易に細胞膜を通過する. エストロゲンは細胞内に入るときわめて高い特異性をもって, 可溶性の受容体タンパク質に結合する. そのエストロゲン受容体は, ステロイドホルモン, 甲状腺ホルモン, レチノイドなど, 種々さまざまな疎水性分子の受容体多数から構成されるタンパク質ファミリーに属している.

デオキシリボース
5-メチルシトシン

エストラジオール
(エストロゲンの一種)

全 *trans*-レチノイン酸
(レチノイドの一種)

チロキシン
(L-3,5,3′,5′-テトラヨードチロニン)
(甲状腺ホルモンの一種)

ヒトゲノムにはこのファミリーに属する受容体が約50種類コードされており, **核内ホルモン受容体** (nuclear hormone receptor) とよばれることが多い. 他の多細胞真核生物のゲノムでも50種程度の核内ホルモン受容体がコードされているが, 酵母には存在しない.

これらの受容体はすべて同じような働き方をする. シグナル分子〔一般的には **リガンド** (ligand) とよばれる〕が結合すると, このリガンド-受容体複合体がDNAの制御配列に結合して特定の遺伝子の発現を変化させる. エストロゲン受容体が結合する特異的なDNA部位〔**エストロゲン受容体応答配列** (estrogen receptor response element, ERE) と

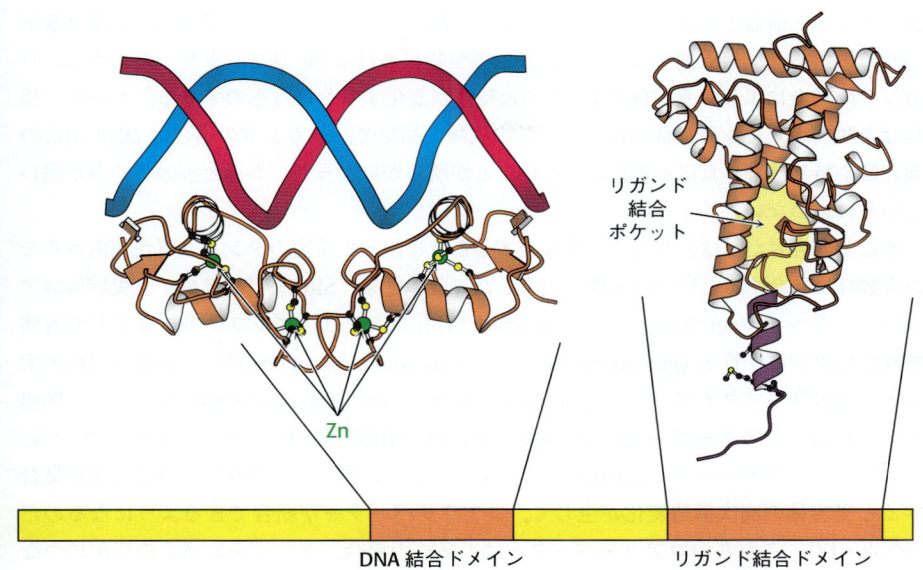

図 32・15　核内ホルモン受容体がもつ 2 個のドメインの構造.　核内ホルモン受容体には，保存された非常に重要なドメインが 2 個存在する: 1) 配列の中央付近にある DNA 結合ドメイン; 2) カルボキシ末端にかけてのリガンド結合ドメイン.ここに示すのは，DNA に結合した DNA 結合ドメイン二量体の構造と，通常は二量体を形成しているリガンド結合ドメインの単量体の構造である〔1HCQ.pdb, 1LBD.pdb より〕.

リガンド結合ポケット

DNA 結合ドメイン　　リガンド結合ドメイン

よばれる〕には，5′-AGGTCANNNTGACCT-3′ というコンセンサス配列が含まれている.この配列の対称性から予想される通り，エストロゲン受容体はこれらの部位に二量体として結合する.

このファミリーに属するタンパク質のアミノ酸配列の比較から，2 種類のドメインがよく保存されていることがわかった.一つは DNA 結合ドメインであり，もう一つはリガンド結合ドメインである（図 32・15）.DNA 結合ドメインは分子の中央部位にあり，§32・2 で紹介した Cys_2His_2 ジンクフィンガードメインとは異なるが，亜鉛を含んだ一連のドメインでできている.この亜鉛を含有したドメインが特異的 DNA 配列と結合するのは 1 本の α ヘリックスの働きによるもので，この α ヘリックスが主溝中にはまり込み，エストロゲン受容体と特異的 DNA の複合体が形成されることによる.

核内ホルモン受容体は，コアクチベーターを転写複合体へ参加させることによって転写を調節する

核内受容体タンパク質でよく保存されている 2 番目のドメインは，カルボキシ末端近くにあるリガンド結合部位で，このドメインはほぼ全体が α ヘリックスだけで構成されている.α ヘリックスは 3 層に並んでおり，リガンドは，このヘリックス群の中央にある疎水性ポケットに結合する（図 32・16）.このドメインはリガンドであるエストロゲンが結

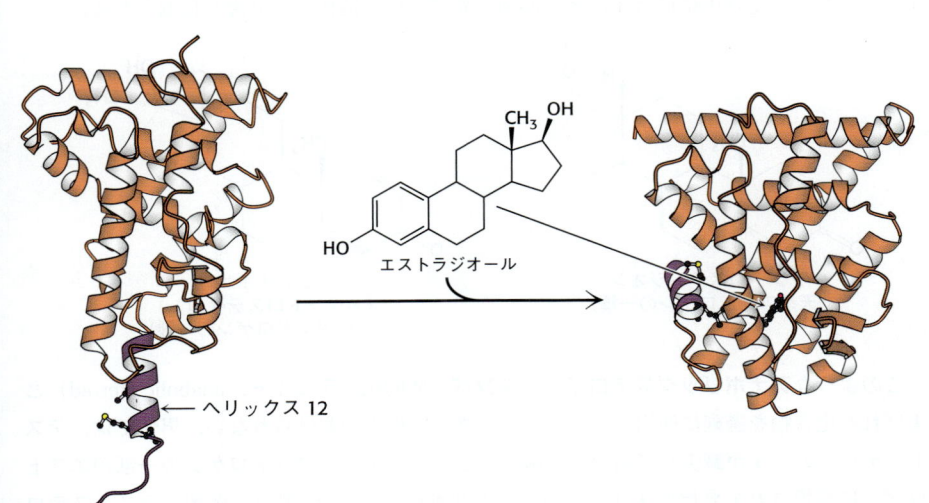

エストラジオール

← ヘリックス 12

図 32・16　核内ホルモン受容体へのリガンドの結合.　リガンドはリガンド結合ドメインのポケット状の部分に完全に入り込んでいる.最後尾にある α ヘリックス（ヘリックス 12, ■）は，リガンドが結合するとたたまれて，側面にある溝に入る〔1LDB.pdb, 1ERE.pdb より〕.

合すると高次構造が変化する．ではリガンドの結合は，どのようにして遺伝子発現を変化させるのだろう．最も簡単なモデルは，原核生物における *lac* リプレッサーのように，リガンドの結合によって受容体のDNA結合特性が変化するというものである．しかし，精製した核内ホルモン受容体を使った複数の実験の結果で，リガンドの結合はDNA結合の親和性や特異性をそれほど変化させ<u>ない</u>ことが明らかになった．もっと別のしくみが働いているに違いない．

　そこで研究者たちは，リガンドが存在するときに限って特定のタンパク質が核内ホルモン受容体に結合するという可能性を追究した．その結果，SRC-1〔ステロイド受容体コアクチベーター1（steroid <u>r</u>eceptor <u>c</u>oactivator-1）〕，GRIP-1〔グルココルチコイド受容体相互作用タンパク質1（glucocorticoid <u>r</u>eceptor <u>i</u>nteracting protein-1）〕，NcoA-1〔核内ホルモン受容体コアクチベーター1（nuclear hormone receptor <u>c</u>oactivator-1）〕など，関連性の高い**コアクチベーター**（coactivator）タンパク質が複数発見され，そのサイズから，これらのコアクチベーターはp160ファミリーとよばれている．リガンドが受容体に結合すると受容体の高次構造変化が生じて，コアクチベーターが結合できるようになるのだ（図32・17）．これらのコアクチベーターは，多くの場合，クロマチン構造の変化につながる反応を触媒する酵素である．

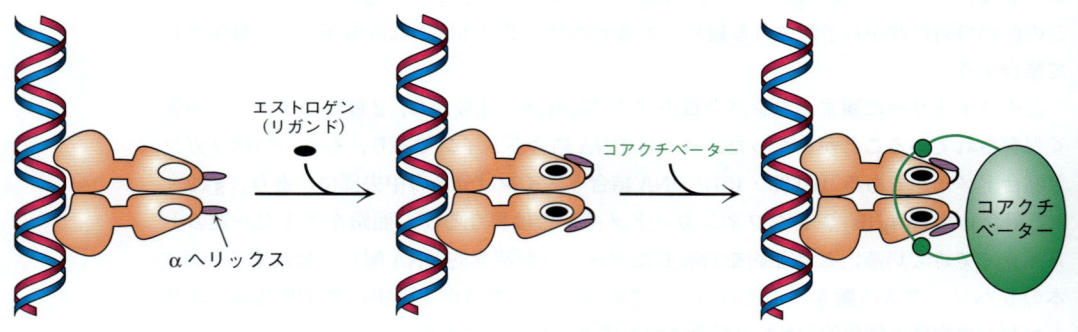

図 32・17　コアクチベーターの動員．　リガンドが核内ホルモン受容体に結合すると，リガンド結合ドメインの高次構造が変化し，コアクチベーターの結合に適した部位が生じる．

ステロイドホルモン受容体は薬剤の標的となる

　エストラジオールなどのように，受容体に結合してシグナル伝達系の引き金となる分子は，**アゴニスト**（agonist，作動薬）とよばれる．残念なことに，スポーツ選手が天然や合成のアンドロゲン受容体アゴニストを違法なドーピング剤として使用することがある．アンドロゲン受容体は核内ホルモン受容体ファミリーの一員で，アゴニストがアンドロゲン受容体に結合すると，筋肉の発達を促す遺伝子の発現が促進される．

アンドロステンジオン
（天然アンドロゲンの一種）

ジアナボル
（メタンドロステノロン）
（合成アンドロゲンの一種）

　このような**アナボリックステロイド**（タンパク質同化ステロイド，anabolic steroid）とよばれる化合物を過剰に使用すると，さまざまな副作用が避けられない．男性では，テストステロンの分泌が減少して精巣が萎縮し，ときには過剰なアンドロゲンの一部がエストロゲンに変換されて乳房が大きくなる（女性化乳房）．女性の場合，過剰なテストステロ

ンが原因で排卵とエストロゲンの分泌が減少し，乳房が小さくなり，顔の毛が濃くなる．

　一方，核内ホルモン受容体に結合するがうまくシグナル伝達系の引き金にはならない分子がある．このような化合物は**アンタゴニスト**（antagonist，拮抗薬）とよばれ，多くの点で酵素の競合阻害剤と類似している．**タモキシフェン**（tamoxifen）や**ラロキシフェン**（raloxifen）など，エストロゲン受容体を標的とするアンタゴニストには重要な薬剤もある．一部の乳癌は成長するためにエストロゲンが関わる経路を必要とするので，これらの薬剤は，乳癌の治療や予防に使うことができるのである．このような化合物の中には，種類の違うエストロゲン受容体に対して異なった作用を及ぼすものがあり，**選択的エストロゲン受容体調節物質**（selective estrogen receptor modulator，SERM）とよばれる．

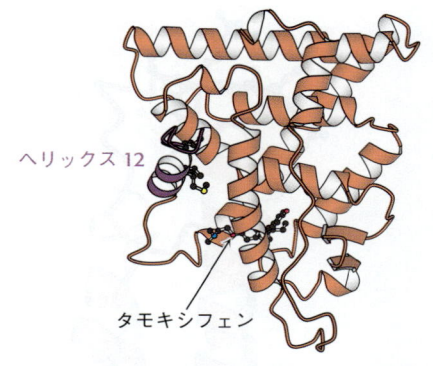

図 32・18　エストロゲン受容体−タモキシフェン複合体．　タモキシフェンは，正常ならエストロゲンが入るポケットに結合する．タモキシフェンの一部の構造がポケットからはみ出し，そのためヘリックス 12 を正常な位置にたためなくなることに注意．代わりにヘリックス 12 はコアクチベーター結合部位を覆ってしまう〔3ERT.pdb より〕．

タモキシフェン　　　ラロキシフェン

　エストロゲン受容体とこれらの薬剤がつくる複合体の構造決定によって，アンタゴニスト作用の基盤が明らかになっている（図32・18）．タモキシフェンはエストラジオールと同じ部位に結合するが，他のアンタゴニストと同じく，正常なリガンド結合ポケットの外にはみ出す基がある．この基が妨害するために，エストロゲンによる高次構造の変化が生じない．このように，タモキシフェンはコアクチベーターの結合をブロックすることにより遺伝子発現の活性化を阻害するのである．

クロマチン構造はヒストン尾部の共有結合修飾によって調節される

　ここまでに，核内受容体がシグナル分子に応答してコアクチベーターをクロマチンへと引き寄せることは説明してきた．ではコアクチベーターはどのようにして転写活性を変化させるのかというと，これらのタンパク質が作用することにより，ヒストン複合体と DNA の結合が緩み，露出する DNA 領域が広がって転写装置が接近しやすくなるのである．

　コアクチベーターの作用の多くは，ヒストンや他のタンパク質のアミノ末端尾部を共有結合によって修飾することによると考えられている．p160 ファミリーに属する一部のコアクチベーターやそれによって動員されるタンパク質は，これらのアミノ末端尾部の特定のリシン残基へアセチル CoA からアセチル基を転移させる反応を触媒する．

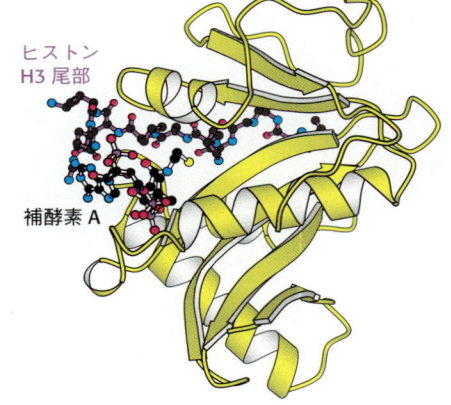

図 32・19　ヒストンアセチルトランスフェラーゼの構造．　ヒストン H3 のアミノ末端尾部がポケットの中に入り込み，その中で，隣接部位に結合したアセチル CoA から，リシン側鎖にアセチル基が移される〔1QSN.pdb より〕．

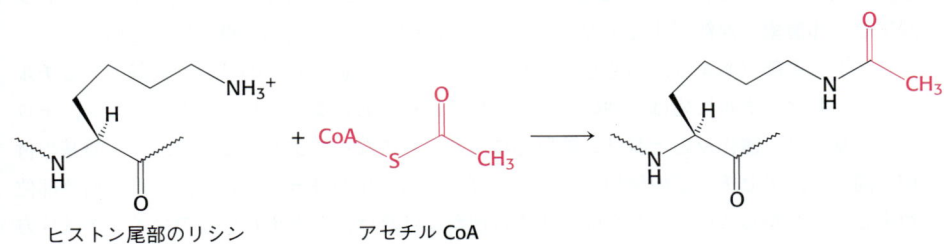

ヒストン尾部のリシン　　　アセチル CoA

　このような反応を触媒する酵素は，**ヒストンアセチルトランスフェラーゼ**（histone acetyltransferase，HAT，**ヒストンアセチル基転移酵素**）とよばれる．ヒストン尾部は伸展しやすいので，HAT の活性部位にうまく入り込んでアセチル化される（図32・19）．

　ヒストンがアセチル化された結果，何が起こるのだろう．pH 中性域では，リシンのアンモニウム基は正電荷を帯びているが，アセチル基が付加されるとアミド基となって電荷を帯びなくなる．この変化によって，ヒストン尾部の DNA に対する親和性は著しく低下

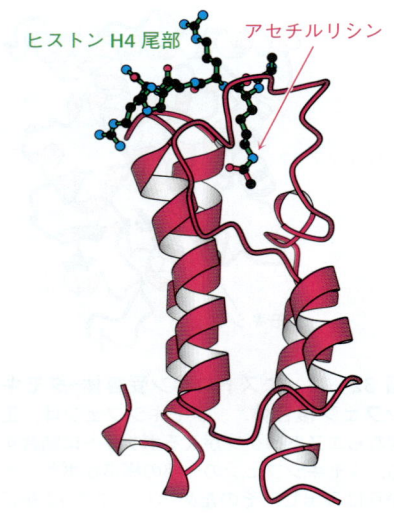

ヒストン H4 尾部　　**アセチルリシン**

図 32・20　ブロモドメインの構造. このドメインは 4 本からなるヘリックスバンドルを形成し, アセチルリシンを含むペプチドに結合する. この図は, ヒストン H4 のアセチル化ペプチドが結合した構造であることに注意〔1EGI.pdb より〕

し, ヒストン複合体全体の DNA 親和性もある程度低下して, DNA とヒストン複合体の結合が緩んだ状態になる.

また, アセチル化リシン残基は, 真核生物の転写調節タンパク質の多くに存在する特異的な**アセチルリシン結合性ドメイン**（acetyllysine-binding domain）と結合する. この約 110 アミノ酸のドメインは**ブロモドメイン**（bromodomain）とよばれ, 4 本からなるヘリックスバンドルを形成しており, その一端にペプチド結合部位をもっている（図 32・20）.

転写に必須な 2 種類の大きな複合体には, ブロモドメインをもつタンパク質が含まれている. 一つは 10 種類以上のポリペプチドからなる複合体で, **TATA ボックス結合タンパク質**（TATA-box-binding protein）に結合する. TATA ボックス結合タンパク質は多くの遺伝子にとって必要不可欠な転写因子であることを思い出してほしい（§29・2）. TATA ボックス結合タンパク質に結合するタンパク質は, **TAF**（TATA-box-binding protein associated factor）と名付けられている. そのうちの一つである TAF1 は, カルボキシ末端近くに 1 対のブロモドメインをもっており, この 2 個のドメインそれぞれは, ヒストン H4 のアミノ末端側, 5 位と 12 位にある 2 個のアセチルリシン残基に結合できるような位置関係にある. このように, ヒストン尾部のアセチル化が, 転写装置の他の成分を引き寄せる役割を果たしている.

ブロモドメインは, **クロマチンリモデリング複合体**（chromatin-remodeling complex）または**ヌクレオソームリモデリング因子**（nucleosome-remodeling factor）とよばれる大きな複合体中のいくつかのタンパク質にも存在する. これらの複合体にはヘリカーゼに相同なドメインも含まれており, ATP 加水分解のギブズエネルギーを使ってヌクレオソームの位置を DNA 鎖に沿ってずらすことにより, クロマチンの高次構造を変化させる（図 32・21）. ヒストンのアセチル化は, 他の因子の結合部位を露出させるようなクロマチン構造の再編成をひき起こせるのである. このように, ヒストンのアセチル化は, ヒストンの DNA に対する親和性を低下させる, 転写装置の他の成分を引き寄せる, クロマチン構造の活発なリモデリングをひき起こす, という 3 通りの機構の組合わせによって転写を活性化する.

核内ホルモン受容体には, 転写メディエーター複合体のタンパク質と相互作用する部位もある. なので, ヒストン修飾とクロマチンリモデリングによってクロマチンの構造が緩む, そして, そこへタンパク質−タンパク質相互作用を介して転写複合体が動員される, というように, 遺伝子調節の二つのしくみが協調しながら作用する.

ヒストン脱アセチル酵素は転写の抑制に寄与する

原核生物での場合と同様に, 細胞の環境の変化に応じて, それまで活性だった遺伝子が抑制されることがある. ここでもヒストン尾部の修飾が重要な役割を果たしている. ただし, 抑制の場合には, 特異的な**ヒストンデアセチラーゼ**（histone deacetylase, **ヒストン脱アセチル酵素**）が触媒するアセチル化リシンの脱アセチル反応が鍵を握っている.

ヒストン尾部（および, おそらくそれ以外のタンパク質でも）のリシン残基のアセチル化反応と脱アセチル反応は, 他のシグナル伝達過程における, セリン, トレオニン, チロシン残基のリン酸化反応と脱リン酸反応に, さまざまな点でよく似ている. リン酸基の付加と同じく, アセチル基の付加によっても高次構造変化がひき起こされ, 新たな結合部位が生じる. しかしこれらの基を除去する方法がなければ, シグナル伝達のスイッチは片方の位置で固定されてしまい, その有効性を失ってしまう. 脱アセチル酵素はホスファターゼと同様, スイッチをもとの状態に戻すのに役立つのである.

遺伝子調節の過程で生じるヒストンや他のタンパク質の修飾は, アセチル化だけではない. 特定のリシン残基, アルギニン残基のメチル化も重要な役割をもっている. 一般的にみられる修飾の一部を, 表 32・2 に示す.

これらの修飾が果たす役割の解明は, 現在非常に活発な研究分野になっており, さまざまなヒストン修飾とそれが遺伝子発現の調節に果たす役割との関係は, "ヒストンコード"

表 32・2　ヒストン修飾の例

修　飾	関連する効果
H4 K8 アセチル化	活性化
H3 K14 アセチル化	活性化
H3 K27 モノメチル化	活性化
H3 K27 トリメチル化	抑　制
H3 R17 メチル化	活性化
H2B S14 リン酸化	DNA 修復
H2B K120 ユビキチン化	活性化

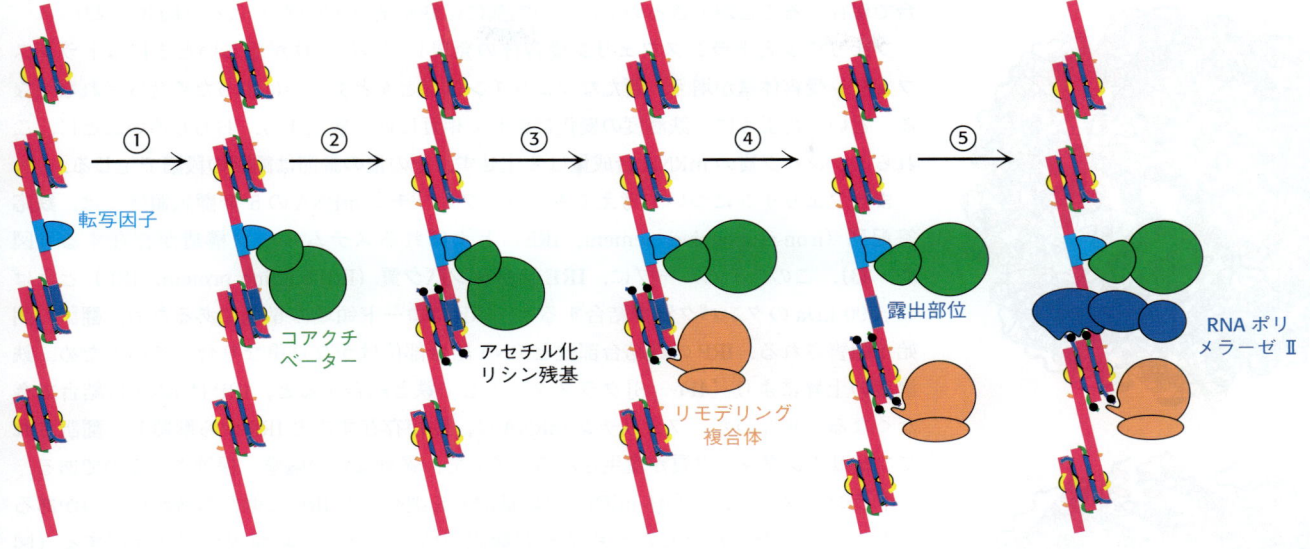

図 32・21 クロマチンリモデリング. 真核生物の遺伝子調節は，活性化された転写因子が DNA の特異的部位に結合することで始まる．RNA ポリメラーゼⅡによる転写の開始には，5 段階が必要である．① コアクチベーターの結合，② ヒストン尾部のリシン残基のアセチル化，③ このアセチル化されたリシン残基へのリモデリング因子複合体の結合，④ ATP に依存したクロマチン構造リモデリングによって RNA ポリメラーゼⅡやその他の因子類の結合部位が露出，⑤ RNA ポリメラーゼⅡの参加．各複合体はサブユニット 2 個ずつで示したが，実際の複合体はこれよりもはるかに大きい．これ以外にも転写開始のしくみは考えられる．

とよばれることがある．ただ，重要な一般則が見つかってはいるのだが，このコードは例外を許さないような厳格なものではなく，微妙で複雑なものであることは間違いない．ヒストンの修飾をゲノム規模で調べる方法が開発されており，さまざまな細胞において用いられることにより，種々のモデルの検証や精緻化に役立つ大量のデータが得られつつある．

32・4 真核生物の遺伝子発現は転写より後の段階でも調節できる

原核生物の場合と同じく，真核生物の遺伝子発現も，転写より後の段階で調節される場合もある．これから二つの例をみていこう．一つめは鉄代謝に関わる遺伝子の調節で，RNA の二次構造の特性を利用したものであり，多くの点で原核生物の転写後調節と類似している（§31・4）．もう一つは，RNA 干渉（RNAi, p. 154）の発見が契機となって見つかったまったく新しい機構を必要とするものである．小分子の調節 RNA 分子が，さまざまな mRNA 分子との相互作用を介して遺伝子発現の調節を行う．この機構の発見はごく最近のことだが，驚いたことに，ヒトの全遺伝子の約 60 % の発現に影響を及ぼしている．

動物の鉄代謝に関わる遺伝子は翻訳段階で調節される

真核生物の鉄代謝の調節には，RNA の二次構造が一役買っている．鉄は必須栄養素で，ヘモグロビン，シトクロムをはじめ，多くのタンパク質の合成に必要である．しかし，鉄は，そういう役目をもったタンパク質のもとで管理されていないと，タンパク質や脂質，核酸に損傷を与えるさまざまなラジカル反応をひき起こす．つまり，過剰に鉄が存在すると大きな害を及ぼす恐れがあるのだ．そこで動物は，鉄が乏しいときには蓄え，過剰にある鉄を後の利用に備えて安全に保存する巧妙なしくみを進化させてきた．このしくみの中心となるタンパク質には，血清中の鉄を運搬する輸送タンパク質**トランスフェリン**（transferrin），鉄をもったトランスフェリンに結合して細胞内へ誘導する膜タンパク質**トランスフェリン受容体**（transferrin receptor），そして，主として肝臓と腎臓に存在し，非常に効率よく鉄を保存するタンパク質である**フェリチン**（ferritin）などがある．フェリチンの 24 本のポリペプチドはほぼ球形の殻を形成し，アミノ酸 1 個に対し鉄原子 1 個の割

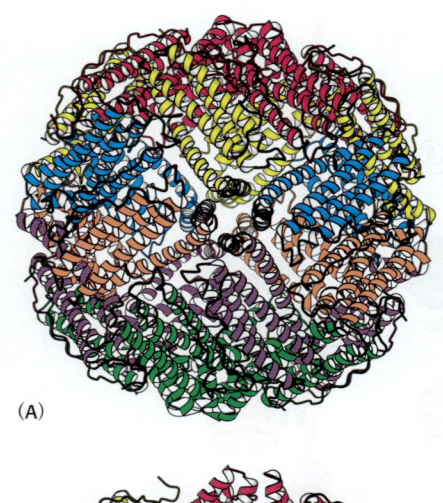

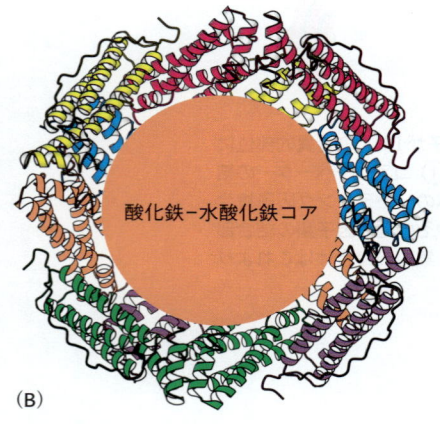

図 32・22　フェリチンの構造.　(A) フェリチンの 24 本のポリペプチドはほぼ球状の殻を形成する.（B）断面図では, 中心のコア部分に酸化鉄‒水酸化鉄複合体の形で鉄が貯蔵されていることがわかる〔1IES.pdb より〕.

合で保存することができるので, その内部には鉄原子が 2400 個も入る（図 32・22）.

　フェリチンとトランスフェリン受容体の発現レベルは, 鉄が乏しいときにはトランスフェリン受容体量が増え, 新たなフェリチンはほとんどあるいはまったく合成されなくなる, といったように, 鉄濃度の変化に応じて相互に逆に変化する. おもしろいことに, これらのタンパク質の mRNA 合成量は変化せず, その量の調節は翻訳の段階で生じる.

　まずフェリチンについて考えてみよう. フェリチン mRNA の 5′ 非翻訳領域には, **鉄応答配列**（iron-responsive element, IRE）とよばれるステムループ構造が存在する（図 32・23）. このステムループに, **IRE 結合タンパク質**（IRE-binding protein, IRP）とよばれる 90 kDa のタンパク質が結合すると, IRE はコード領域の 5′ 側にあるため, 翻訳の開始が阻害される. IRP の鉄結合部位と RNA 結合部位はかなり重なり合っているため, 鉄濃度の上昇により〔4Fe‒4S〕クラスターとして鉄と結合すると, IRP は RNA に結合できなくなる. すなわち, フェリチン mRNA は, 鉄が存在すると IRP から解離し, 翻訳されてフェリチンタンパク質が産生される. そして, 過剰な鉄が隔離, 保管されるのである.

　トランスフェリン受容体 mRNA の塩基配列を調べると IRE に似た領域がいくつかあることがわかった. ただしこれらは 5′ 非翻訳領域ではなく 3′ 非翻訳領域に存在する（図 32・24）. 鉄の量が少ないときには IRP がこれらの IRE に結合しているが, IRE の位置から考えるとわかるように, その状態でもトランスフェリン受容体 mRNA は翻訳される. しかし, 鉄濃度が上昇して IRP がトランスフェリン受容体の mRNA に結合しなくなると, その mRNA は急激に分解される. このようにして, 細胞内における鉄濃度の上昇はトランスフェリン受容体 mRNA の破壊をもたらし, その結果, トランスフェリン受容体タンパク質の生産が減少するのである.

　IRP の精製とその cDNA のクローン化によって, 進化についての驚くべき事実が浮かび上がった. IRP は, クエン酸回路に関わるミトコンドリアの酵素アコニット酸ヒドラターゼと, アミノ酸配列にして約 30 % が同一であることがわかったのである. さらに調べたところ, 実は IRP が活性をもつアコニット酸ヒドラターゼであることが明らかになった. すなわち, IRP は昔から知られていたものの, その働きがよくわかっ

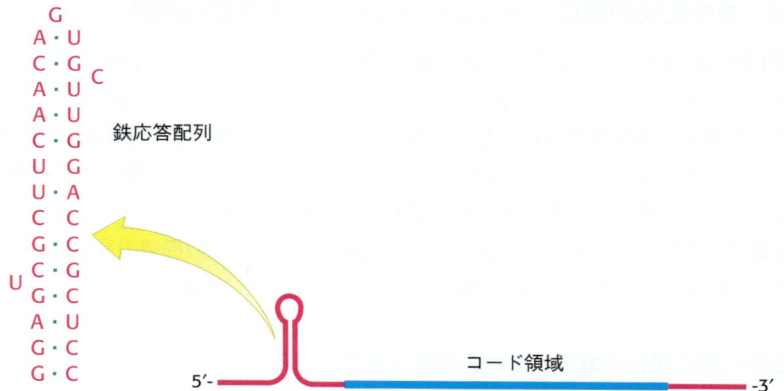

図 32・23　鉄応答配列.　フェリチンの mRNA の 5′ 非翻訳領域にはステムループ構造が含まれ, 鉄応答配列（IRE）とよばれている. この IRE に特異的に結合するタンパク質は, 鉄が少ない状態においてフェリチン mRNA の翻訳を阻害する.

図 32・24　トランスフェリン受容体 mRNA. この mRNA には 3′ 非翻訳領域に鉄応答配列（IRE）が複数個含まれる. この配列に IRE 結合タンパク質が結合すると mRNA は安定化され, 翻訳は妨げられない.

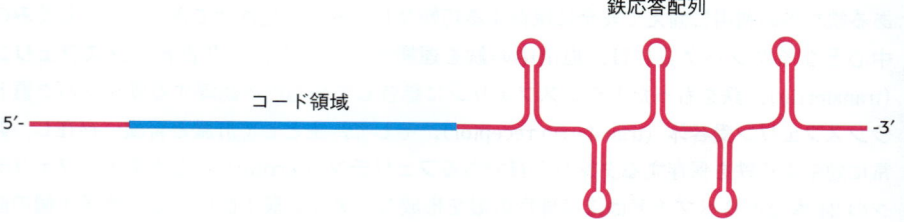

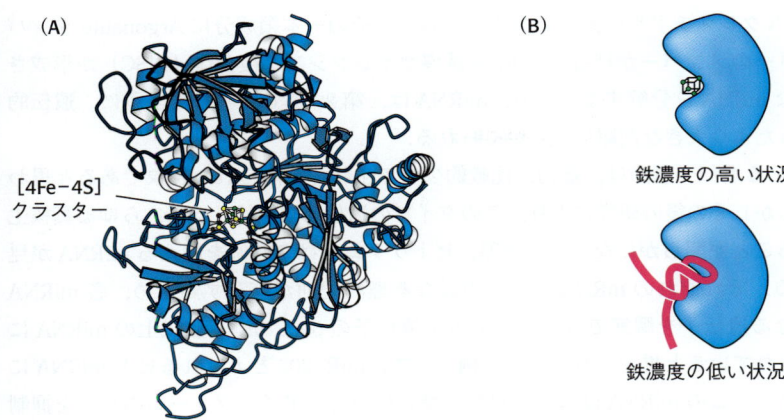

図 32・25 IRP はアコニット酸ヒドラターゼである. （A）アコニット酸ヒドラターゼの中心部には，不安定な [4Fe-4S] クラスターが含まれている. （B）鉄濃度が低いときには，この [4Fe-4S] クラスターが解離し，代わりに適切な RNA 分子が結合できるようになる [1C96.pdb より].

ていなかった細胞質アコニット酸ヒドラターゼだったのである（図 32・25）. IRP の活性部位にある鉄-硫黄中心はやや不安定で，鉄が失われると，それが引き金となってタンパク質の立体構造に著しい変化が起こる. そのためこのタンパク質は，鉄の感知因子として機能することができるのである.

　これ以外にもヘム合成に関わる mRNA などで IRE が見つかっている. つまり，鉄代謝に必要なタンパク質をコードする遺伝子は，転写されたときに鉄を感知するタンパク質の結合部位となるような配列を獲得してきたということだ. 鉄濃度という環境からのシグナルが，鉄代謝に必要なタンパク質の翻訳を調節する. このように，鉄濃度に応じて有利な調節ができるように，mRNA の非翻訳領域に生じた変異が，進化における選択を受けてきたのである.

多くの真核生物遺伝子の発現は，小さな RNA によって調節される

　C. elegans の発生の遺伝学的研究により，*lin-4* という遺伝子がコードする長さ 61 ヌクレオチドの RNA 分子が，特定の遺伝子の発現を調節することが明らかになった. この 61 ヌクレオチド長の *lin-4* RNA はタンパク質をコードしていないが，これが分解されて生じた 22 ヌクレオチド長の RNA 分子が調節作用をもっている. この発見ではじめて垣間見えたのが，今では**マイクロ RNA**（microRNA）あるいは **miRNA** とよばれるようになった制御性 RNA 分子の姿である. マイクロ RNA の活性とある特定の遺伝子に対する特異性の鍵となるのは，その遺伝子の mRNA とワトソン・クリック型塩基対によって安定な複合体を形成する能力である.

　これらの miRNA は単独で機能するのではない. miRNA は，**Argonaute ファミリータンパク質**（Argonaute family protein）のメンバーと結合する（図 32・26）. この Argonaute-miRNA 複合体は，この miRNA とかなりの相補性をもつ配列の mRNA に結合できるようになる. mRNA に結合した Argonaute-miRNA 複合体は，マグネシウムを利用した活性部位の働きで，この mRNA を分解する. つまり，miRNA は Argonaute 複合体の特異性を決定するガイド RNA として働くのだ（図 32・27）. Argonaute-miRNA 複合体による mRNA の分解は，RNA 干渉（RNAi, p. 154）のしくみによく似ている. しかし，RNAi において機能する小分子 RNA の由来は，miRNA の場合と異なっており，二本鎖 RNA が切断され

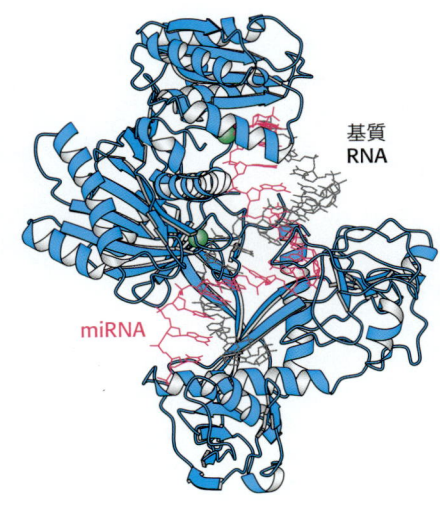

図 32・26 マイクロ RNA–Argonaute 複合体. miRNA（赤色で示す）に Argonaute タンパク質が結合している. miRNA が誘導役となって二重らせんを形成することにより，基質 RNA（灰色で示す）が結合することに注意. 2 個のマグネシウムイオンは ● で示す [3HK2.pdb より].

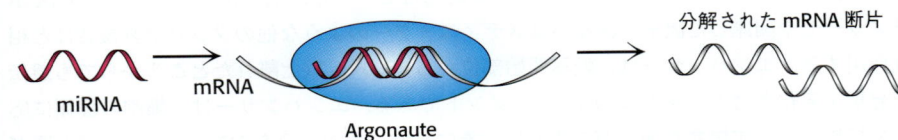

図 32・27 マイクロ RNA の作用. マイクロ RNA は Argonaute ファミリーのタンパク質と結合し，そこで，特異的 mRNA 分子を分解する.

てできた 21 ヌクレオチド長の断片である．そして，その一本鎖成分に Argonaute タンパク質ファミリーのメンバーが結合して RNA 誘導サイレンシング複合体（RISC）が形成され，相補的な mRNA を分解する．一方，miRNA は，第 29 章で説明したように，遺伝的にコードされたより大きな前駆体からつくられる．

　miRNA による遺伝子調節は，最初，比較的少数の生物種に限られた現象であると思われていた．しかしその後の研究により，このタイプの遺伝子調節は，ほぼあらゆる真核生物にみられることが明らかになった．実際，ヒトゲノムでは 700 個を超える miRNA が見つかっている．それぞれの mRNA に多くの異なる標的配列が存在するため，各 miRNA が多数の異なる遺伝子を調節できる．ヒトの全遺伝子の 60 ％ が，1 個以上の miRNA によって調節されていると推定されている．例として，miR-206 とよばれるヒト miRNA について考えよう．この miRNA はエストロゲン受容体のあるアイソフォームの発現を抑制する．さらにこの miRNA は，このエストロゲン受容体と相互作用する数種類のコアクチベーターの発現も抑制するらしい．つまり，この miRNA は，エストロゲンから始まる情報伝達経路をいくつかの段階で妨げることにより，エストロゲンの影響を弱めているのである．

　マイクロ RNA 経路は遺伝子調節経路の進化に大きな意味あいをもつ．miRNA の標的部位のほとんどは，mRNA の 3′ 非翻訳領域に存在する．この部分の配列は，タンパク質をコードせず，折りたたまれて特定の構造をとる必要もないため，変異してもほとんど問題はない．原理的には，一連の miRNA が発現している状況において，ある遺伝子の 3′ 非翻訳領域に変異が生じれば，いずれかの miRNA に対する親和性が上昇あるいは低下し，その遺伝子の調節に変化をもたらしうるのである．

ま　と　め

32・1　真核生物の DNA はクロマチンを形成している

　真核生物の DNA はヒストンという塩基性タンパク質に固く結合しており，DNA とヒストンをあわせてクロマチンとよぶ．DNA は中心となるヒストン八量体の周りに 2 回巻き付いてヌクレオソームを形成する．八量体を形成する 4 種類のコアヒストンはよく似ており，折りたたまれて類似した構造をとる．各コアヒストンにはリシン，アルギニン残基の多いアミノ末端の尾部（テール）がある．ヌクレオソームは，真核生物の DNA を小さくまとめる凝縮の第一段階である．クロマチンになることで，DNA 結合部位になりうる部位の多くが，他から接近できない状態になる．また，遺伝子発現の調節ではクロマチン構造の変化が重要な役割を果たしている．

32・2　転写因子は DNA に結合して転写開始を調節する

　真核生物のほとんどの遺伝子は，転写因子とよばれる特異的なタンパク質の DNA への結合によって活性化されない限り発現されない．このような特異的 DNA 結合タンパク質は，RNA ポリメラーゼや関連タンパク質と直接的あるいは間接的に相互作用する．真核生物の転写因子はモジュールからなり，DNA 結合ドメインと活性化ドメインとに分かれている．重要な DNA 結合タンパク質として，ホメオドメイン，塩基性ロイシンジッパータンパク質，Cys_2His_2 ジンクフィンガードメインなどがあり，これらのタンパク質はそれぞれ，α ヘリックスによって DNA と特異的結合をつくる．活性化ドメインは，RNA ポリメラーゼや関連した因子，あるいはメディエーターのような他のタンパク質複合体と相互作用する．エンハンサーは，転写開始部位から 1000 bp 以上離れたところからでも遺伝子発現を変化させる力をもつ DNA エレメントである．エンハンサーは，細胞の種類に応じて特異性を示す場合が多いが，これは，その細胞にどのような DNA 結合タンパク質が存在するかに左右されるためである．特定の 4 種類の転写因子の遺伝子を繊維芽細胞に導入することにより，脱分化させて人工多能性幹細胞にすることができる．

32・3　遺伝子発現の調節にはクロマチンリモデリングが必要である

　遺伝子発現の制御にはクロマチンの構造がきわめて重要である．活発に転写されている遺伝子の転写開始部位近くでは，クロマチンは，接近しやすい開いた構造をとっている．エストロゲンなどのステロイド類は，真核生物の転写因子である核内ホルモン受容体に結合する．これらの転写因子は，リガンドが結合していてもいなくても DNA に結合できるが，リガンドが結合すると高次構造変化が生じて，コアクチベーターとよばれる別のタンパク質と結合できるようになる．コアクチベーターの最も重要な機能の一つは，ヒストン尾部のリシン残基にアセチル基を付加する反応を触媒することである．ヒストンがアセチル化されるとヒストンの DNA 親和性が低下し，接近して転写できる遺伝子が増える．また，アセチル化されたヒストンは，ブロモドメインとよばれる特異的な結合ユニットをもつタンパク質の結合標的となる．ブロモドメインが成分となっている大きな複合体が2種類あって，一つはクロマチンリモデリング因子，もう一つは RNA ポリメラーゼ II とそれに結合する因子類からなる複合体である．そして，これらの複合体がクロマチンを開かせて，転写を開始する．

32・4　真核生物の遺伝子発現は転写より後の段階でも調節できる

　鉄の輸送と貯蔵を行うタンパク質をコードする遺伝子は，翻訳の段階で調節されている．特定の mRNA に鉄応答配列（IRE）が存在し，IRE 結合タンパク質は鉄と結合していない場合にのみ，この配列に結合する．細胞内の鉄の量が変化したときに，ある遺伝子の発現がそれに応じて促進されるか阻害されるかは，mRNA 内における IRE の位置によって決まっている．IRE 結合タンパク質は細胞質アコニット酸ヒドラターゼで，その鉄−硫黄中心は，鉄が少ない状況では消失してしまう．マイクロ RNA は大きな RNA 前駆体の一部にコードされる特殊な RNA 分子で，Argonaute ファミリーのタンパク質と結合する．この複合体は，結合した miRNA が誘導役として機能することにより，配列特異的 mRNA 分子に結合し，これを分解する．

重 要 語 句

細胞の種類（cell type）（p. 888）
ヒストン（histone）（p. 890）
クロマチン（chromatin）（p. 890）
ヌクレオソーム（nucleosome）（p. 890）
ヌクレオソームコア粒子
　　　（nucleosome core particle）（p. 890）
転写因子（transcription factor）（p. 891）
ホメオドメイン（homeodomain）（p. 892）
塩基性ロイシンジッパー
　　　（basic-leucine zipper，bZip）（p. 892）
Cys_2His_2 ジンクフィンガードメイン
　　　（Cys_2His_2 zinc finger domain）（p. 892）
転写メディエーター
　　　（transcriptional mediator）（p. 893）
組合わせによる調節
　　　（combinatorial control）（p. 894）
エンハンサー（enhancer）（p. 894）
人工多能性幹細胞
　　　（induced pluripotent stem cell）（p. 894）
iPS 細胞（iPS cell）（p. 894）
高感受性部位（hypersensitive site）（p. 895）

クロマチン免疫沈降（chromatin
　　　immunoprecipitation, ChIP）（p. 895）
低メチル化（hypomethylation）（p. 896）
CpG アイランド（CpG island）（p. 896）
核内ホルモン受容体
　　　（nuclear hormone receptor）（p. 896）
エストロゲン受容体応答配列（estrogen
　　　receptor response element, ERE）（p. 896）
コアクチベーター（coactivator）（p. 898）
アゴニスト（agonist, 作動薬）（p. 898）
アナボリックステロイド（anabolic steroid,
　　　タンパク質同化ステロイド）（p. 898）
アンタゴニスト（antagonist, 拮抗薬）（p. 899）
選択的エストロゲン受容体調節物質
　　　（selective estrogen receptor modulator,
　　　　　　　　　　SERM）（p. 899）
ヒストンアセチルトランスフェラーゼ
　　　（ヒストンアセチル基転移酵素，histone
　　　acetyltransferase, HAT）（p. 899）
アセチルリシン結合性ドメイン
　　　（acetyllysine-binding domain）（p. 900）

ブロモドメイン（bromodomain）（p. 900）
TATA ボックス結合タンパク質
　　　（TATA-box-binding protein）（p. 900）
TAF（TATA-box-binding protein
　　　associated factor）（p. 900）
クロマチンリモデリング複合体
　　　（chromatin-remodeling complex）（p. 900）
ヒストンデアセチラーゼ（ヒストン脱アセチ
　　　ル酵素，histone deacetylase）（p. 900）
トランスフェリン（transferrin）（p. 901）
トランスフェリン受容体
　　　（transferrin receptor）（p. 901）
フェリチン（ferritin）（p. 902）
鉄応答配列
　　　（iron-responsive element, IRE）（p. 902）
IRE 結合タンパク質
　　　（IRE-binding protein, IRP）（p. 902）
マイクロ RNA
　　　（microRNA, miRNA）（p. 903）
Argonaute ファミリータンパク質
　　　（Argonaute family protein）（p. 903）

問　題

1. 電荷の中和　　ヒストンのアミノ酸配列がつぎに示した通りであるとして，pH 7 におけるヒストン八量体の電荷を計算せよ．ただし，ヒスチジン残基はこの pH では電荷を帯びないものとする．この電荷は 150 塩基対の DNA のもつ電荷と比較するとどうか．

ヒストン H2A
MSGRGKQGGKARAKAKTRSSRAGLQFPVGRVHRLLRKGNYSERVGAGAPVYLAAVLEYLTAEILELAGNA
ARDNKKTRIIPRHLQLAIRNDEELNKLLGRVTIAQGGVLPNIQAVLLPKKTESHHKAKGK

ヒストン H2B
MPEPAKSAPAPKKGSKKAVTKAQKKDGKKRKRSRKESYSVYVYKVLKQVHPDTGISSKAMGIMNSFVNDI
FERIAGEASRLAHYNKRSTITSREIQTAVRLLLPGELAKHAVSEGTKAVTKYTSSK

ヒストン H3
MARTKQTARKSTGGKAPRKQLATKAARKSAPSTGGVKKPHRYRPGTVALREIRRYQKSTELLIRKLPFQR
LVREIAQDFKTDLRFQSAAIGALQEASEAYLVGLFEDTNLCAIHAKRVTIMPKDIQLARRIRGERA

ヒストン H4
MSGRGKGGKGLGKGGAKRHRKVLRDNIQGITKPAIRRLARRGGVKRISGLIYEETRGVLKVFLENVIRDA
VTYTEHAKRKTVTAMDVVYALKRQGRTLYGFGG

2. クロマチン免疫沈降法　　クロマチン免疫沈降法を用いて，目的の DNA 結合タンパク質を含む DNA 断片を単離した．単離した試料中に，ある既知の DNA 断片が存在するかどうかを知りたいとする．どのようにすれば調べられるか．

3. ぐるりと回る　　ヒストン八量体に 145 塩基対の DNA が 1.75 回巻き付くとすると，ヒストン八量体の半径はどのくらいか．塩基対当たりの長さは 3.4 Å とし，計算を簡単にするために，巻き付き方は三次元ではなく二次元で考え，DNA の太さは無視せよ．

4. 窒素の置換　　5-アザシチジンの存在下で哺乳類細胞を増殖させると，通常は不活性なはずの遺伝子が一部活性化される．その理由を説明せよ．

5-アザシチジン

5. 新しいドメイン　　二本鎖 DNA 中の 5-メチルシトシンを認識するタンパク質ドメインが見つかった．このようなドメインをもつタンパク質が遺伝子発現の調節に関与しているとすればどのような役割か．このドメインは二本鎖 DNA 分子のどこに結合すると考えられるか．

6. ハイブリッド受容体　　組換え DNA 手法を利用して，エストロゲン受容体のリガンド結合ドメインをプロゲステロン受容体のリガンド結合ドメインに置き換え，改変ステロイドホルモン受容体を作成した．このような受容体をもつ細胞をエストロゲンあるいはプロゲステロンで処理すると，遺伝子発現がどのように反応するか予測せよ．

7. 異なった修飾　　リシン残基のアセチル化はヒストンタンパク質の電荷にどう影響するか．リシン残基のメチル化の場合はどうか．

8. 変身装置　　iPS 細胞の作成に利用した 4 種類の転写因子の一つにはつぎのようなアミノ酸配列がある．

HTCDYAGCGKTYTKSSHLKAHLRTHTGEKPYHCDWDGCGWKF
ARSDELTRHYRKHTGHRPFQCQKCDRAFSRSDHLALHMKRHF

この転写因子は，§32・2 で説明した 3 種類の DNA 結合構造のどれをもつか．

9. 被覆率　　酵母の DNA 部位のうち接近可能な部位の割合は，GAL4 の結合部位の例を典型的とするならば，何パーセントくらいか．酵母ゲノムの 12 Mb のうち，この接近可能な部分は塩基対にしてどのくらいか．

10. メチル基を数える　　ある遺伝子のヒストン修飾を調べたところ，27 番目のリシン残基にメチル基 1 個が付加されたヒストン H3 が多いことがわかった．このことから考えて，この遺伝子は活性化されているのだろうか，抑制されているのだろうか．多くのリシン 27 にメチル基が 3 個ずつ付加されている場合はどうか．

11. 鉄の制御　　通常は鉄の濃度によって調節されていない遺伝子の 5′ 末端に IRE を付加すると，どのような影響が出ると考えられるか．3′ 末端に付加した場合はどうか．

12. miRNA 調節の予測　　5′-GCCUAGCCUUAGCAUUGAUUGG-3′ という塩基配列をもつ miRNA を同定したとする．ヒトゲノムにコードされるすべての mRNA の配列がわかるとして，この miRNA によって調節される mRNA を同定する方法を考えよ．

機構の問題

13. アセチルトランスフェラーゼ　　アセチル CoA からリシンのアミノ基へのアセチル基転移反応の機構を考えよ．

データ解釈の問題

14. 制限された"制限酵素"　　制限酵素 *Hpa* II は DNA メチル化を調べるのに大いに力を発揮する．この酵素は 5′-CCGG-3′ という配列を切断するが，この部位のシトシン残基のどれかがメチル化されていると切断しない．さまざまな生物から得たゲノム DNA を *Hpa* II 処理し，ゲル電気泳動で分析した（下に示したパターンを参照）．このパターンについて説明せよ．

ショウジョウバエ
マウス（*Drosophila*）　*E. coli*

> 50 kb

100 bp

IV 環境変化への対応

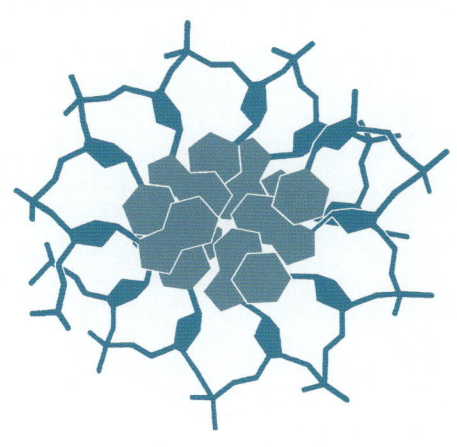

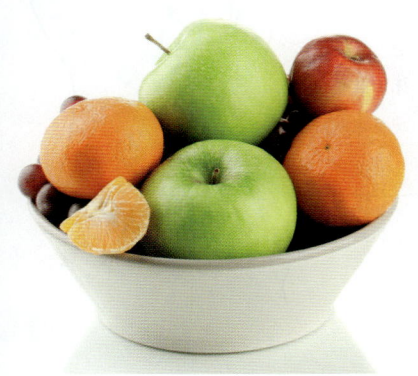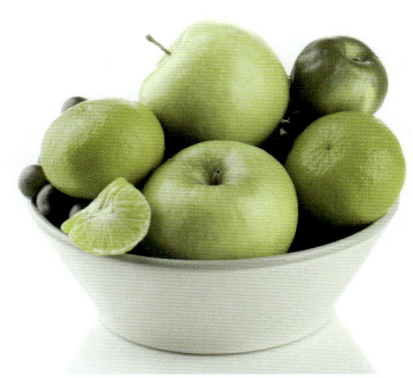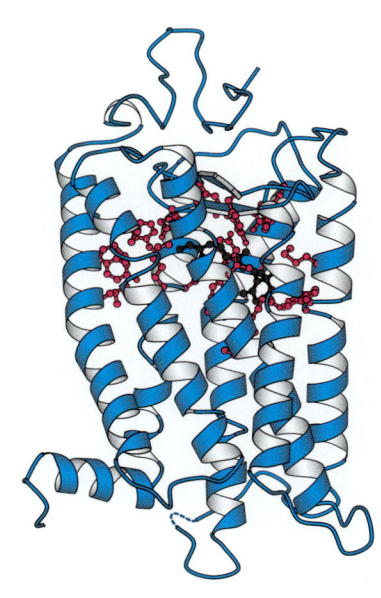

色の知覚には特異的な光受容体が必要である．視覚の過程で光を吸収する光受容体のロドプシン（右）は，タンパク質オプシンとこれに結合するビタミンA誘導体レチナールからなる．レチナールを取囲むアミノ酸（●）が，最も効率的に吸収する光の色を決定する．緑色の光受容体が欠損しているヒトは，上の容器いっぱいの果物が色とりどりの色（左）でなく，すべて薄暗い黄緑色（中）に見えてしまうだろう〔出典：（左）© Africa Studio/Shutterstock.com.（中）modified by Jeremy Berg using Coblis (www.color-blindness.com/coblis-color-blindness-simulator/)〕.

　ヒトは感覚という，外界からの多種類のシグナルを検出する手段をもっており，それは通常，驚くほど鋭敏で特異的である．たとえば暗室に順応すると眼は非常に弱い光でも感じることができるようになり，10個未満の光子という光の限界まで感じることが可能になる．もっと明るいときは数百万種の色を識別できる．嗅覚や味覚を通して，ヒトは周囲の環境にある数千種の化学物質を検出でき，それをいくつかのカテゴリー —— たとえば快・不快，無毒・有毒など —— に分類することができる．最終的にはヒトは聴覚や触覚を通して空気中や周囲の機械的刺激を知覚することができる．

　どのようにしてヒトの感覚系は働くのか．どのようにして最初の刺激は検出されるのか．これら最初の生化学的事象はどのようにして知覚や経験に変換されるのか．すでに，化学的シグナルを感じて応答する系 —— すなわち，増殖因子やホルモンに結合する受容体 —— については学んだ．これら受容体やそれに関連するシグナル伝達経路に関する知識は，感覚系の働きのいくつかを明確にする概念や手段を提供する．たとえば7TM受容体（7回膜貫通受容体；§14・1）は嗅覚，味覚，視覚に重要な役割を果たす．聴覚や触覚には機械的刺激感受性のイオンチャネルが必要不可欠である．

　本章ではヒトや他の哺乳類にみられる五つの主要な感覚に焦点を当てる．すなわち，嗅覚（においの感覚，空気中の低分子の検出），味覚（舌による特定の有機化合物やイオンの検出），視覚（光の検出），聴覚（音すなわち空気中の圧力波の検出），触覚（皮膚による圧力変化，温度変化，その他の因子の変化の検出）である．それぞれの一次感覚系は中枢神経系に神経インパルスを伝える特殊化した感覚ニューロンを含んでいる（図33・1）．中枢神経系において，これらのシグナルは処理され，他の情報と組合わされ，行動の変化をひき起こすような知覚を生み出す．これらの手段によって，感覚により環境変化を検出し，適切に行動できるようになる．

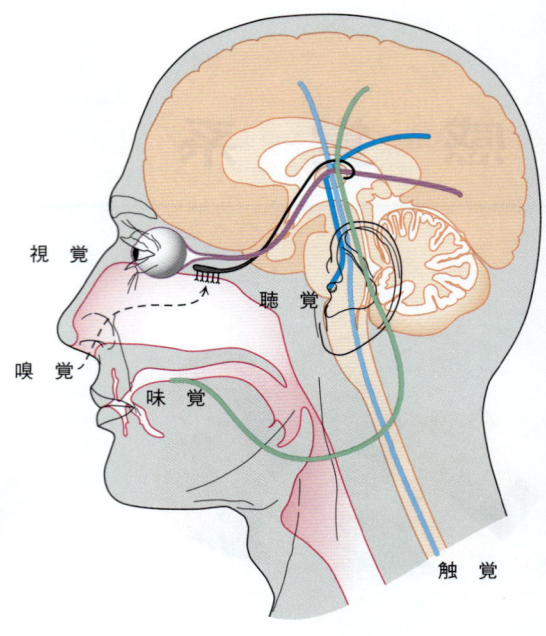

図 33・1　脳への感覚経路.
感覚神経は感覚器から脳および脊髄に連絡している.

視　覚

聴　覚

嗅　覚

味　覚

触　覚

33・1　嗅覚によって広範な有機化合物が検出される

　ヒトはにおいによって数千もの異なった化合物の検出，識別が可能であり，この識別はかなりの鋭敏さと特異性をもつことも多い．たいていのにおい物質は，鼻へ蒸気として運ばれるのに十分な揮発性をもった比較的低分子の有機化合物である．たとえばアーモンドのにおいの主成分は単純な芳香族化合物のベンズアルデヒドであり，スカンクのにおいの主成分は SH 基の付いた化合物の 3-メチルブタン-1-チオールである．

ベンズアルデヒド
（アーモンド臭）

3-メチルブタン-1-チオール
（スカンク臭）

ゲラニオール
（バラ臭）

ジンジベレン
（ショウガ臭）

（**R**）-カルボン
（スペアミント）

（**S**）-カルボン
（キャラウエイ）

　これらの分子のどのような性質がそのにおいに関与するのだろうか．第一に，分子の形が，他のどのような物理的性質よりも決定的に重要である．分子の形状の重要性は，スペアミントとキャラウエイのにおい物質の分子を比較することで非常によくわかるだろう．
　これらの化合物は互いに鏡像異性体（エナンチオマー）の分子なので，疎水性のような物理的性質は本質的にすべて同一である．したがって，におい物質によってつくりだされる"におい"は，物理的性質には依存せず，たいていはタンパク質性の受容体である特異的な結合表面とその化合物との相互作用に依存する．第二に，一部のヒト（および他の動物）で**特異的嗅覚脱失症**（specific anosmia，嗅盲ともいう）という症状がみられる．すなわちそれ以外の嗅覚系は正常であったとしても，ある特定の化合物のにおいだけは感ずることができないのである．このような嗅覚脱失はしばしば遺伝する．以上の知見から，個々の受容体遺伝子の突然変異が特定のグループの化合物を検出する能力の喪失をひき起こす，ということが示唆される．

嗅覚は 7 回膜貫通ヘリックス受容体の巨大ファミリーによって伝達される

　におい物質は鼻腔先端に位置する**主嗅上皮**（main olfactory epithelium）とよばれる鼻の特定の領域で検出される（図 33・2）．およそ 100 万の感覚ニューロンがこの領域の表層に沿って配列する．におい物質を結合するタンパク質受容体を含む繊毛が，これらのニューロンから鼻腔を裏打ちする粘液層へ投射する．

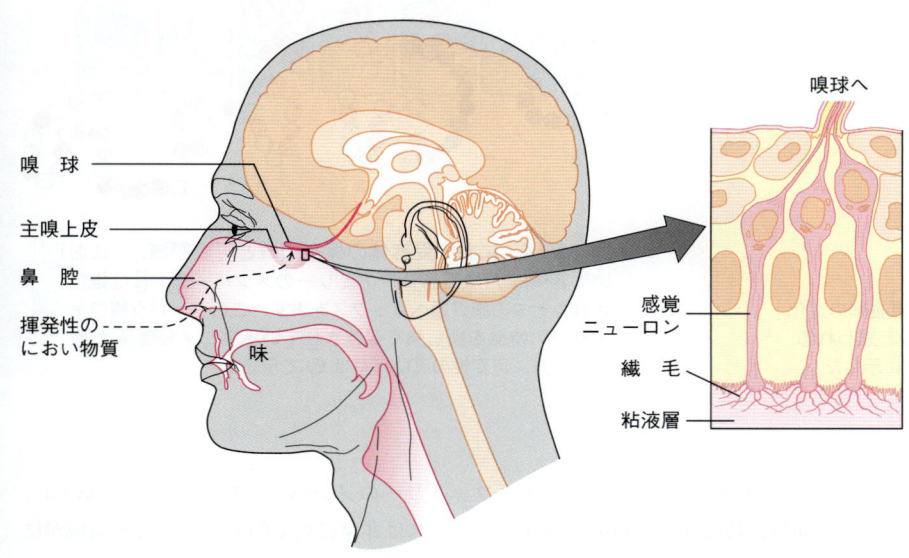

図 33・2　主嗅上皮．鼻の主嗅上皮は鼻腔の先端に位置し，およそ 100 万の感覚ニューロンを含んでいる．におい分子が繊毛上の受容体と結合することによって生ずる神経のインパルスは感覚ニューロンから嗅球へ伝播する．

　1980 年代後半，におい物質で処理したラット嗅上皮から繊毛を単離して調べる生化学的研究が行われた．におい物質に触れると細胞内 cAMP 濃度が上昇するが，この上昇は GTP 存在下でのみ観察された．シグナル伝達系に関する知見に基づくと，cAMP と GTP が関係するということは G タンパク質の関与，すなわち，7 回膜貫通（7TM）受容体の関与を強く示唆するものであった．実際，Randall Reed は嗅上皮の繊毛のみに発現する G タンパク質の α サブユニットを精製，クローニングして，G_{olf} と名付けた．7TM 受容体の関与は嗅受容器それ自体の同定のための戦略を示唆するものであった．1) 鼻の上皮層に沿って並ぶ感覚ニューロンに主として発現して，2) 7TM 受容体ファミリーのメンバーをコードし，3) におい物質の広範さの理由となりうる，大きくかつ多様なファミリーとして存在する分子という条件で，cDNA の探索がなされた．この条件を用いることにより Richard Axel と Linda Buck によって 1991 年に，ラット由来の嗅覚受容体について cDNA が同定された．

　におい受容体（odorant receptor；以降 OR と略す）ファミリーは予想されたよりもさらに大きい．すなわちヒトゲノムは 380 の OR をコードしているのに対し，マウスやラットでは 1000 を超える OR 遺伝子が存在する．加えて，ヒトゲノムにはおよそ 500 の OR 偽遺伝子があり，これらが含む突然変異は完全長の，きちんとした構造のにおい受容体をつくることができない．OR ファミリーはこのようにヒトにおいて最も大きな遺伝子ファミリーの一つである．霊長類 OR 遺伝子をさらに解析した結果，偽遺伝子の比率はヒトに近縁な種ほどより大きくなっていることがわかった（図 33・3）．そのようなわけで高等哺乳類ほど，おそらく生存のための嗅覚への依存度が少なくなったため，その鋭敏さが進化の過程で失われたことがおぼろげながらわかるであろう．嗅覚への依存が非常に高いげっ歯類に関していえば，すべての OR 遺伝子が，基本的には完全な機能をもつことになる．

　典型的な OR タンパク質はアミノ酸配列上，β アドレナリン受容体（§ 14・1）とは 20 % 程度，互い同士では 30〜60 % の同一性をもつ．いくつかの特異的なアミノ酸配列上

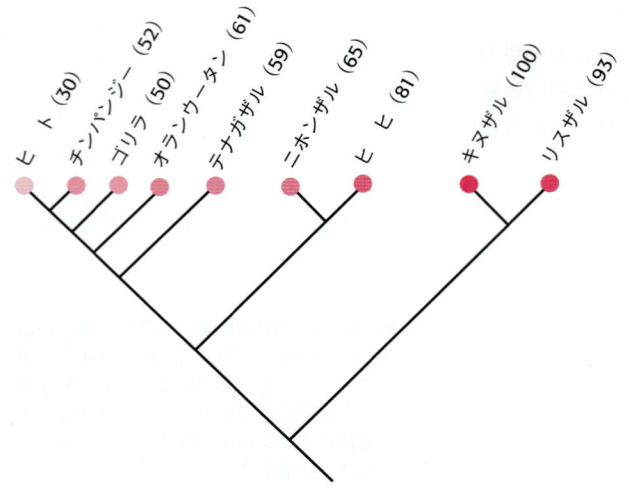

図 33・3　におい受容体の進化．　におい受容体は霊長類の進化過程において偽遺伝子への変換によって機能を失ったと思われる．個々の種で機能をもつ OR 遺伝子の割合（％）を括弧内に示した．

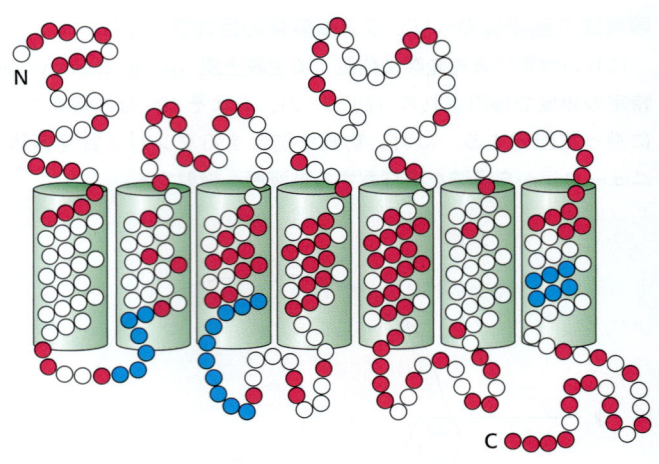

図 33・4　におい受容体の保存領域と可変領域．　におい受容体は 7TM 受容体ファミリーのメンバーで，▭は推定される七つの膜貫通ヘリックスを表す．このタンパク質ファミリーの特徴を表し強く保存されているアミノ酸残基は ● で，一方，可変性の高い残基は ● で示した．

の特徴が，大部分のあるいはすべての OR ファミリーのメンバーに存在する（図 33・4）．分子中央の領域，特に 4,5 番目の膜貫通ヘリックスは非常に可変的であり，この領域がにおい物質の結合部位であることが示唆される．そのような部位は，別個のにおい分子の結合するにおい受容体では，異なっていなければならないからである．

　OR 遺伝子発現と個々のニューロンとの関係はどのようになっているだろう．興味深いことに，それぞれの嗅覚ニューロンは数百にも上る OR 遺伝子のうち，たった一つのみを発現する．厳密に発現されている OR 遺伝子は一見，ほとんどランダムに決定されているように見える．1 種類の OR 遺伝子が発現されて機能をもった一つの OR タンパク質がつくられると，その後はフィードバック機能により，他のすべての OR 遺伝子発現は抑制されるが，そのメカニズムはまだ完全には解明されていない．

　におい物質がニューロン表面の OR に結合すると，シグナル伝達カスケードが開始され，結果として活動電位が発生する（図 33・5）．リガンドが結合した OR は上述の特異的 G タンパク質 G_{olf} を活性化する．G_{olf} は最初 GDP 結合型で存在するが，活性化されると GDP を遊離し GTP を結合して G_{olf} に付随する βγ サブユニットを遊離する．ついで α サブユニットは特異的なアデニル酸シクラーゼを活性化し cAMP の細胞内濃度が増加する．cAMP の細胞内濃度の上昇により，非特異的（イオン選択性の低い）陽イオンチャネルが活性化され，Ca^{2+} やその他の陽イオンが細胞内へ流入する．チャネルを通してのこの陽イオンの流れが，ニューロンの膜を脱分極して活動電位が発生する．この活動電位は，他の嗅覚ニューロンからの活動電位と合わさって，特定のにおいが知覚される．

図 33・5　嗅覚のシグナル伝達カスケード．におい物質のにおい受容体への結合により，ある種のホルモンが受容体に結合する際に起こるのと同様のシグナル伝達経路が活性化される．最終的には cAMP 依存性イオンチャネルが開いて活動電位が発生する．

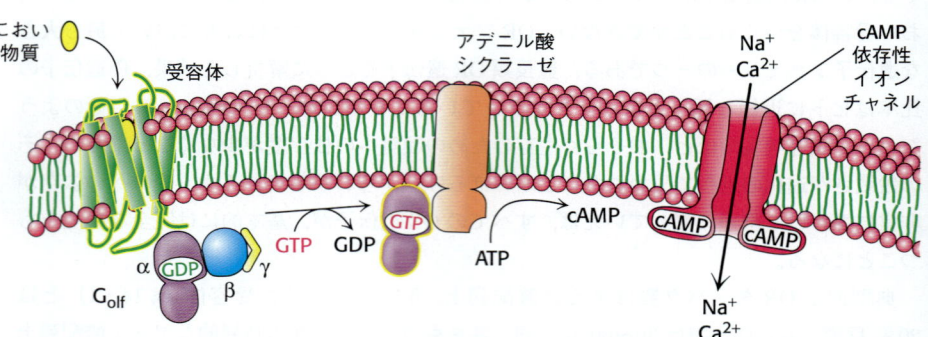

におい物質は組合わせの機構によって解読される

　OR ファミリーの大きさが非常に大きいことで，研究者に与えられた挑戦すべき課題が，個々の OR とこれに結合する一つ以上のにおい分子を対応させることであるのは明白である．この点に関して興奮を禁じえない大きな進歩がみられた．最初にある単一の特異的なラット OR 遺伝子を過剰発現させることによって，この OR を種々のにおい物質と照合させた．この OR は直鎖アルデヒド，中でも n-オクタナールに最も強く応答し，n-ヘプタナールや n-ヘキサナールにはより弱く応答した．OR のシグナル伝達経路に関するわれわれの知識とポリメラーゼ連鎖反応（PCR）の威力を利用することによって，さらに劇的な進歩がもたらされた．この実験では，マウスの嗅上皮の切片に Ca^{2+} 感受性色素 Fura 2（フラ2）を負荷した（§14・1）．ついで組織を，異なるにおい物質を用いて，一度に1種類ずつ特異的な濃度で処理した．もしある一つの OR ににおい物質が結合してこれを活性化したら，そのような OR をもつニューロンは，シグナル伝達過程の一部として起こる Ca^{2+} 流入が原因となって蛍光強度が変化するため，顕微鏡下に捉えることができるはずである．どの OR がこの応答に関与するかを決めるために，単一の同定されたニューロンから mRNA を単離して，それにより cDNA が作製された．つぎに大部分の，またはすべての OR 遺伝子の増幅に有効なプライマーを使って，この cDNA の PCR を行い，個々のニューロンからの PCR 産物の塩基配列を決定し解析した．

　このアプローチを用いて，鎖長と分子末端の官能基をさまざまに変えて，一連の化合物に対するニューロンの応答を解析した（図33・6）．これらの実験の結果は一見して驚くべきものであった（図33・7）．重要なことは，におい物質と受容体の関係は単純な1:1対応ではない，という点である．ほとんどどのにおい物質も多数の受容体を活性化し（通常，活性化の程度は違っているが），またほとんどどの受容体も複数のにおい物質で活性化されるのである．しかしながら注目すべきは，それぞれのにおい物質が活性化する受容体は固有の組合わせをもつ，という点である．この組合わせの機構を用いることで，原理的には比較的少数の受容体でもきわめて多数のにおい物質の識別が可能になる．

　どの受容体が活性化されたのかという情報は，どのように脳に伝えられるのだろうか．個々のニューロンがただ1種類の OR を発現し，発現パターンはほとんどランダムに見えるということを思い出してほしい．特定の OR 遺伝子と連鎖した，検出しやすい体色マーカー遺伝子を発現するマウスを作成することにより，受容体と脳の間の神経結合に関する

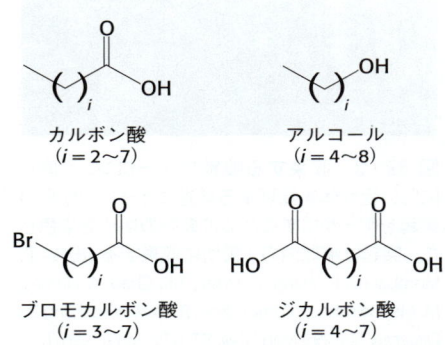

カルボン酸
（$i=2\sim7$）

アルコール
（$i=4\sim8$）

ブロモカルボン酸
（$i=3\sim7$）

ジカルボン酸
（$i=4\sim7$）

図 33・6　におい受容体活性化試験に用いた4種類のにおい物質.

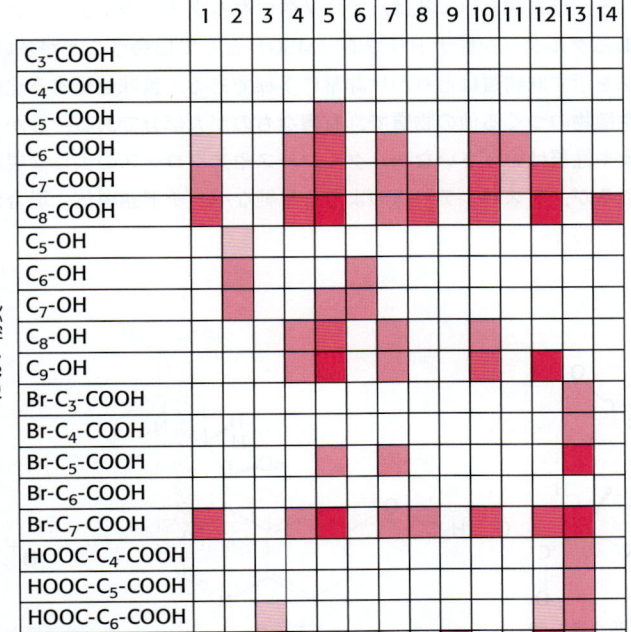

図 33・7　におい受容体活性化のパターン.　14種類の異なる受容体について，図33・6に示した物質に対する応答性試験を行った．赤色で示した部分は上に示す番号の受容体が左側の物質に応答したことを表し，濃い色ほど，受容体がより低濃度のにおい物質で活性化されたことを表す.

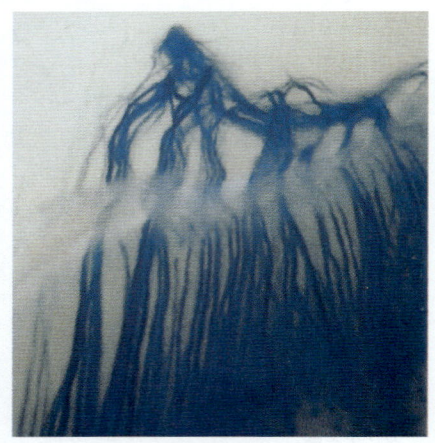

図 33・8　収束する嗅覚ニューロン.　同じ
におい受容体を発現する感覚ニューロンからの
突起を明らかにするために鼻腔の切片を染色し
た. 突起は嗅球内の1箇所に収束する〔出典: P.
Mombaerts, F. Wang, C. Dulac, S.K. Chao, A. Nemes,
M. Mendelsohn, J. Edmondson, R. Axel, 'Visualizing an
Olfactory Sensory Map,' *Cell*, **87**, 675~689(1996)〕.

重大な手掛かりが得られた. その OR-マーカータンパク質の組合わせを発現する嗅覚
ニューロンは, 脳への到達点, すなわち嗅球とよばれる構造体まで追跡された (図33・
8). 同一の OR 遺伝子を発現しているニューロンから出る軸索は嗅球内の同じ場所に停止
することが見いだされた. さらに神経結合のこのパターンは調べたすべてのマウスで同一
であることがわかった. そのようなわけで特定の OR を発現するニューロンは脳内の特定
の部位と連絡しているのである. この性質を用いて, におい物質に応答するニューロンの
活動性の嗅球内での空間的マップをつくることができる.

　そのような組合わせ機構によって本当に多数の異なるにおい物質が識別できるのだろう
か. 同じ原理により機能する"電子鼻"から得られた証拠からは, そう考えざるをえない
(図33・9). "電子鼻"のにおい受容体はある範囲の低分子に結合する高分子である.
個々の高分子はどのにおい物質にも結合するが程度はさまざまである. 重要なのは, これ
ら高分子の電気的性質は, におい物質が結合すると変化するという点である. においに対
する応答のパターンが評価できるよう互いを連結した32個のポリマーセンサーのセット
によって, n-ペンタンと n-ヘキサンといった個々の化合物の識別のほか, 新鮮な果物と
腐った果物のにおい, といった複雑なにおい物質の混合体をも識別可能になった.

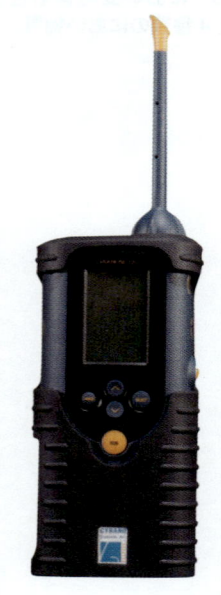

図 33・9　Cyranose 320.　　電子鼻
は食品製造業, 畜産学, 法律施行, 医
学などに用途が見込まれる〔写真:
Smiths Medical のご厚意による〕.

33・2　味覚は異なる機構によって機能する感覚の複合体である

　食物の味がわからないというのは, 鼻閉によって嗅覚が低下した際によくある訴えであ
る. したがってにおいは味覚 (gustation) をおおいに高めるし, また味覚は多くの意味で
嗅覚の兄弟ともいえる. にもかかわらず, 両者にはいくつかの重要な違いがある. 第一
に, においでは検出できないいくつかの種類の化合物を, 味覚によって感じることができ
る. たとえば塩と砂糖は味覚系の主たる刺激物であるが, においはほとんどない. 第二
に, 数千ものにおい物質の識別が可能であるのに, 味覚で識別できるものはもっとずっと
少なく, 知覚されるのは主として五つの味, すなわち苦味, 甘味, 酸味, 鹹味 (塩味),
うま味 (グルタミン酸の味) である. これら五つの味は, 潜在的に栄養があって有益なも
の (甘味, 塩味, うま味) と, 潜在的に有害または有毒なもの (苦味, 酸味) とに化合物
を分けるのに役立っている. 味物質 (味覚により感じられる分子) は, 異なる味を呈する
グループではまったく違った構造になっている (図33・10).

　最も単純な味物質であるプロトンは酸味として知覚される. 別の単純なイオン, 特に
Na+ は塩味として知覚される. うま味という味は, アミノ酸のグルタミン酸によってひき
起こされ, 風味増強剤であるグルタミン酸ナトリウム (MSG) として出会うことが多い.
一方, 甘味はもちろん苦味を示す味物質はとりわけ非常に多様である. 苦味を呈する化合
物の多くはアルカロイドや植物のつくる他の物質で, 有毒なものが大部分である. しかし
ながら共通する構造的要素や性質はいっさいない. グルコースやスクロースのような炭水
化物は甘味として知覚されるが, アスパルテームのような単純なペプチド誘導体, 場合に

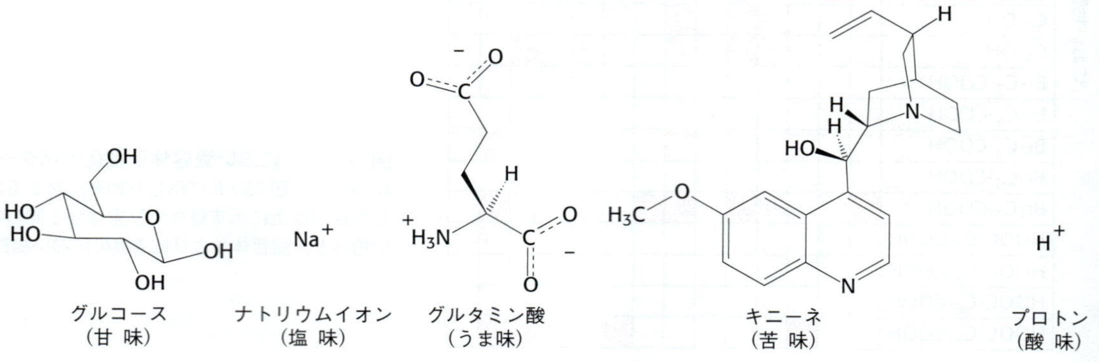

図 33・10　味物質の
例.　味物質は甘味, 塩
味, うま味, 苦味, 酸
味の五つに分けられる.

グルコース　　　　ナトリウムイオン　　グルタミン酸　　　　　　　　　　　　キニーネ　　　　　　　　　プロトン
（甘 味）　　　　　　（塩 味）　　　　　（うま味）　　　　　　　　　　　　（苦 味）　　　　　　　　（酸 味）

よってある種のタンパク質でさえも甘味物質として知覚される．5種類の味覚の間の特徴的な違いは，それぞれの生化学的な機構に基づく違いのために起こる．事実，味覚は，その発現のために舌という同じ器官を使ってはいるが，多数の独立した感覚なのである．

味物質の検出は，感覚ニューロンなどの約150個の細胞からなる**味蕾**（taste bud）とよばれる特殊構造によってなされる（図33・11）．味覚受容体に富んだ**微絨毛**（microvillus）とよばれる指状の突起は，個々の感覚ニューロンの一端から舌表面へ投射する．個々のニューロンの反対端にある神経繊維は，味物質による刺激に応答して脳へ電気インパルスを伝播する．**味覚乳頭**（taste papilla）とよばれる構造は多数の味蕾を含んでいる．

ヒトゲノムの塩基配列決定は大きな7TM苦味受容体ファミリーの発見につながった

嗅覚とまったく同様に，苦味や甘味の検出にはGタンパク質の関与，したがってこれと共役する7TM受容体の関与が多くの手掛かりにより指摘された．その証拠の一つは特異的なGタンパク質のαサブユニットの単離であり，それは主として味蕾に発現しており**ガストデューシン**（gustducin）と命名された（図33・12）．ではどのようにして7TM受容体を同定することができたのだろうか．ヒトでもマウスでも，ある化合物を検出できる能力は特定の遺伝子座に依存する．たとえば，6-n-プロピル-2-チオウラシル（PROP）という苦味化合物を感じる能力は，この化合物に感受性の違う個人のDNAマーカーを比較することにより，ヒトの第5染色体のある領域にマッピングされた．

この知見は，そこがPROPに応答する7TM受容体をコードする領域らしいということを示唆した．この領域にある約450 kbの塩基配列がヒトゲノム計画の初期に決定された．この配列が7TM受容体をコードしうる遺伝子かがコンピューターにより調べられ，実際，そのうちの一つが検出されて*T2R1*と命名された．さらにヒトゲノム配列の中でこれと類似のおよそ30の配列についてデータベース検索を行った．コードされたタンパク質はT2R1と30～70％の相同性を示した（図33・13）．

これらのタンパク質は実際に苦味受容体だろうか．いくつかの証拠から，確かにこれは苦味受容体と考えられる．第一に，これらの遺伝子は味感受性細胞に発現されており，事実，その多くが同一の細胞でガストデューシンを発現している．第二に，このファミリーの個々のメンバーを発現する細胞は，苦味を呈する特定の化合物に応答する．たとえばマウスの特定の受容体（mT2R5）を発現する細胞はシクロヘキシミドに特異的にさらすと応答した．第三に，シクロヘキシミドに応答しなかったマウスはmT2R5をコードする遺伝子に点突然変異をもっていることがわかった．最後に，シクロヘキシミドはmT2R5タンパク質存在下にガストデューシンへのGTP類似体の結合を特異的に促進した（図33・14）．

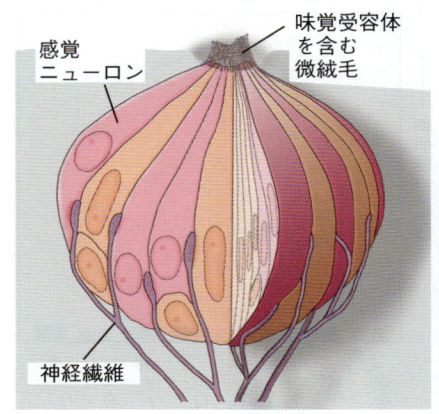

図33・11　味蕾．　それぞれの味蕾は舌表面へ微絨毛を伸展する感覚ニューロンを含んでおり，微絨毛は舌表面で味物質と相互作用する．

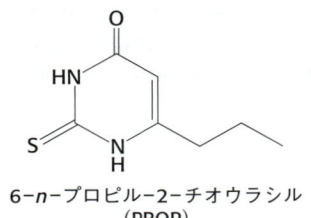

6-n-プロピル-2-チオウラシル
（PROP）

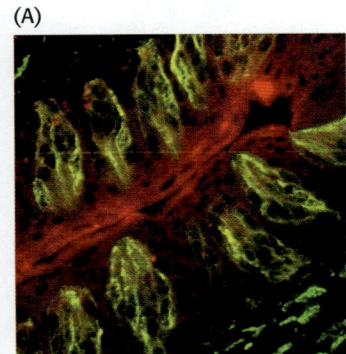

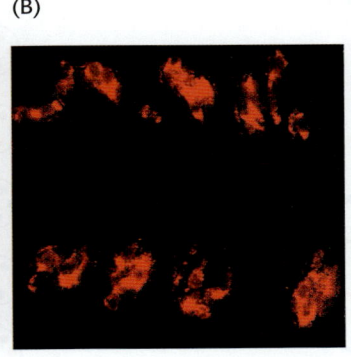

図33・12　舌でのガストデューシン発現．　（A）舌の切片を蛍光抗体で染色して，味蕾の位置を明らかにした．（B）同じ領域をガストデューシンに対する抗体で染色して，このGタンパク質が味蕾に発現していることを明らかにした〔写真: Dr. Charles S. Zuker のご厚意による〕．

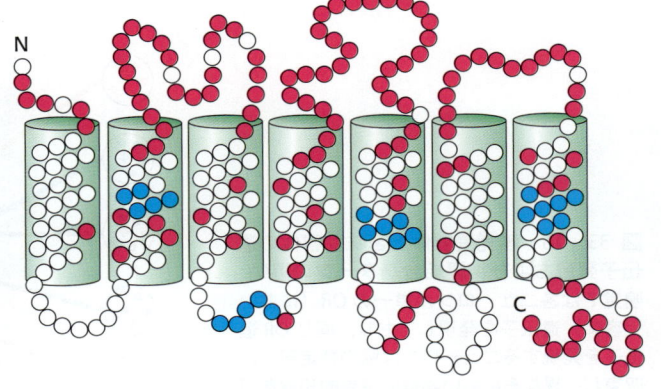

図33・13　苦味受容体の保存領域と可変領域．　苦味受容体は7TM受容体ファミリーのメンバーである．このタンパク質ファミリーに特徴的で強く保存されているアミノ酸残基は●で，可変性の高い残基は●で示した．

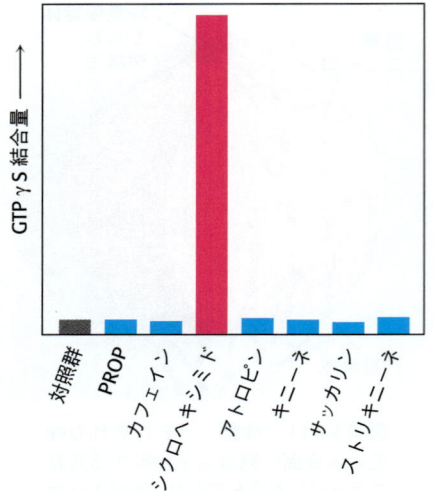

図 33・14　T2R タンパク質が苦味受容体である証拠. mT2R タンパク質存在下でシクロヘキシミドのみが, GTP アナログである GTPγS のガストデューシンへの結合を促進する〔出典: J. Chandrashekar et al., *Cell*, **100**, 703〜711 (2000)〕.

重要な点は, 各味覚受容体細胞は数多くの異なる T2R ファミリーメンバーを発現していることである. この発現パターンは, 嗅覚系の特徴である, 細胞当たり 1 種類の受容体のみが発現しているパターンとははっきり異なっている（図 33・15). この発現パターンの違いは, 味覚と比較してにおいの知覚がずっと大きな特異性をもっていることの説明となる. それぞれのにおい物質は, ほかにはない独特のパターンのニューロン群を刺激するので, 微妙に違ったにおい同士を互いに識別できる. 対照的に, 多数の味物質が同じニューロンを刺激している. したがってシクロヘキシミドとキニーネを識別することはできず, ただ"苦味"としてのみ知覚することになる.

ヘテロ二量体型 7TM 受容体が甘味化合物に応答する

大部分の甘味化合物は炭水化物で, エネルギーに富み消化しやすい. サッカリンやアスパルテームのように非炭水化物で, 甘味を呈するものもある. 7TM 受容体の第二ファミリーのメンバーは, 甘味感受性の味覚受容細胞に発現している. T1R1, T1R2, T1R3 として知られるこのファミリーの 3 種類のメンバーは, 大きな細胞外ドメインをもつことで, 苦味受容体とは区別される. ノックアウトマウスにおける研究から, 正常のマウスでは, 糖を味わうことのできる T1R2, T1R3 が同時に発現していることが明らかとなった（図 33・16). したがって, T1R2, T1R3 は, 糖への反応の伝達に関与する特異的なヘテロ二量体型受容体を形成すると考えられる. このヘテロ二量体型受容体は, 人工甘味料や甘味を呈するタンパク質にも応答するので, すべての甘味物質への応答を担う受容体であると思われる. T1R2, T1R3 はたしかに個々の甘味物質に応答するものの, それは各物質が非常に高濃度であるときに限られることを知っておこう.

"甘味物質に対して完全に機能的な反応が起こるためには, 7TM 受容体のオリゴマーが必要である"という結果は, 7TM 受容体に関するそれ以前の理解を考慮すると, 驚くべき内容である. この発見に対しては, 少なくとも二つの解釈が可能である. すなわち第一の考えは, "甘味受容体はオリゴマーの形で初めて十分に機能を発揮する, 7TM 受容体の中では特別なグループの一員である"というものである. もう一つの解釈としては, "多くの 7TM 受容体は, 本来はオリゴマー化して働きうる"という考えであるが, この意義はまだ明らかでない. というのは今のところ, これらのオリゴマーには, 7TM 受容体サブユニットのたった一つのタイプのものしか含まれていないからである. これらの解釈のいずれが正しいのかを決定するためには, さらなる研究が必要である.

うま味（グルタミン酸とアスパラギン酸の味）は, 甘味受容体に関与する
ヘテロ二量体型受容体によって伝達される

甘味の検知に関与する受容体ファミリーは, アミノ酸の味の検知にも関与する. ヒトで

図 33・15　嗅覚受容体と苦味受容体の遺伝子発現および神経結合パターンの違い. 嗅覚では各ニューロンが単一の OR（におい受容体）遺伝子を発現しており, 同じ OR 遺伝子を発現するニューロンは脳の特定部位に収束し, 異なるにおい物質の特異的知覚を可能にする. 味覚では各ニューロンが多くの苦味受容体遺伝子を発現するので, 味物質が同じかどうかの識別は伝達時に失われる.

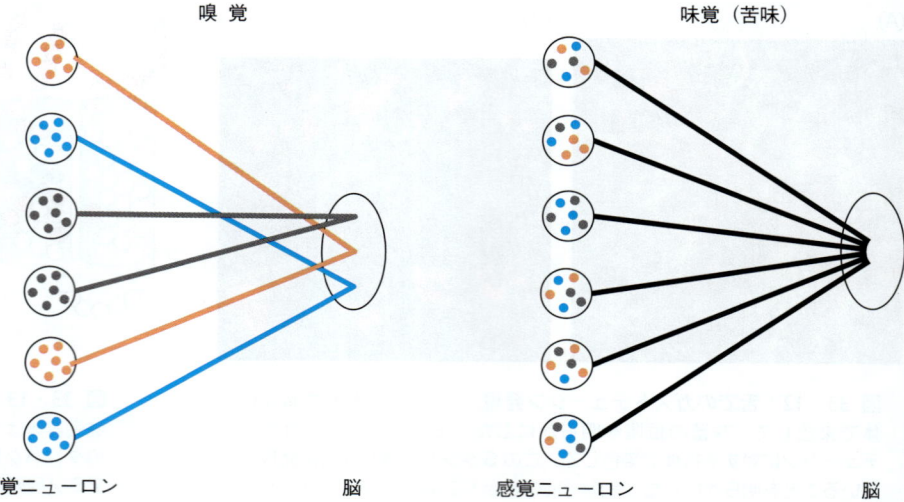

嗅覚　　　　　　　　　　　　味覚（苦味）

感覚ニューロン　　　脳　　　感覚ニューロン　　　脳

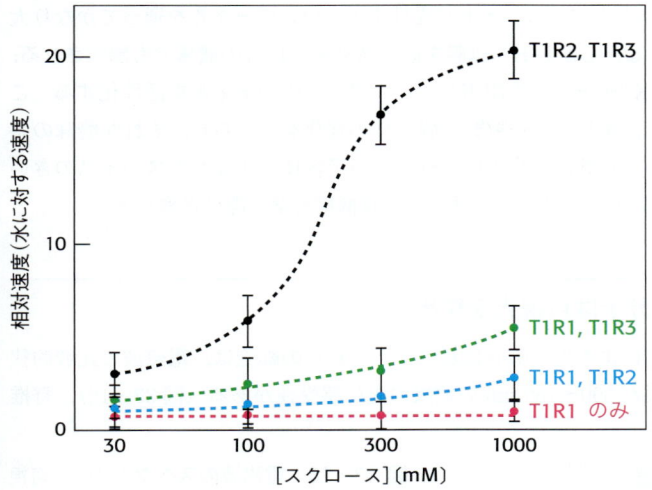

図 33・16　ヘテロ二量体型甘味受容体の証拠.　T1R1, T1R2, T1R3 に対する遺伝子のいずれか，あるいは T1R2 と T1R3 に対する遺伝子の双方が破壊されたマウスの甘味感受性は，さまざまなスクロース量の溶液をマウスがなめるときの，相対速度を観察して決定された．これらの研究から，スクロースに対する完全な応答には T1R2, T1R3 の双方が必要であることが明らかとなった．T1R1 に対する遺伝子を破壊されたマウスは，このアッセイ法では，野生型マウスと区別できなかった（結果は省略）〔出典: G.Q. Zhao et al., *Cell*, **115**, 255～266(2003)〕.

はアミノ酸のうち，グルタミン酸とアスパラギン酸の 2 種類のみが味覚反応をひきだす．甘味受容体と同様の研究から，うま味受容体は T1R1, T1R3 という 2 種類のサブユニットから構成されることが明らかとなった．すなわちうま味受容体は，甘味受容体と共通のサブユニット 1 個 (T1R3) と，甘味受容体には関係しないもう一つのサブユニット (T1R1) から構成される．T1R1 を発現する遺伝子が破壊されたマウスは，アスパラギン酸には反応しないが，甘味物質には正常に反応する．一方，T1R1, T1R3 の双方に対する遺伝子を破壊されたマウスは，うま味物質にも甘味物質にも，ともに低い応答性しか示さない．これらの観察から，上述の結果は支持される.

塩味の検出は主としてナトリウムイオンがチャネルを透過することによりなされる

塩味物質は 7TM 受容体によって検出されるのではなく，舌の細胞表面に発現されているイオンチャネルを物質が透過することで直接検出される．これらイオンチャネルの役割は，ナトリウムチャネルの既知の性質（他の生物学的現象で特徴づけられる）を調べることで証明された．塩分の再吸収という性質で特徴づけられていたある種のチャネルは，塩味の検出にも重要であると考えられている．というのは，それらチャネルが**アミロライド** (amiloride) という化合物に感受性で，アミロライドが塩味を感じなくさせ，ナトリウムに対する応答による感覚ニューロンの活性化をかなり低下させるからである.

アミロライド感受性ナトリウムチャネル (amiloride-sensitive sodium channel) は同一か，あるいは異なるが相同性の高い四つのサブユニットからなっている．個々のサブユニットは 500～1000 個のアミノ酸からなり，膜貫通型と推定される二つのヘリックスとその間の長い細胞外ドメインとを含んでいる（図 33・17）．細胞外ドメインには，二つの（場合により三つの）システイン残基（おそらく S−S 結合）に富んだ異なる領域を含んでいる．第二の膜貫通ヘリックスの直前の領域は，カリウムチャネルの構造的特徴をもつ領域と類似する形で，孔の一部を形成しているようである．アミロライド感受性ナトリウムチャネルのメンバーは数が多く，また生化学的役割も多様である．この分子については触覚のところで再びふれることにしよう.

これらのチャネルを透過する Na^+ はかなり大きな膜透過性電流を生じ，アミロライドはこの電流を阻害するから，味覚に及ぼすこの分子の効果が説明できることになる．しかし，アミロライド存在下でも Na^+ に対する応答の約 20 % が残っており，他のイオンチャネルも塩味の検出に寄与していることが示唆される.

酸味はプロトン（酸）のチャネルへの効果によって生ずる

塩味と同様，酸味もイオンチャネルとの直接的な相互作用によって検出されるが，流入するイオンは Na^+ でなく高濃度のプロトン (H^+) である．たとえば高濃度のナトリウムが

アミロライド

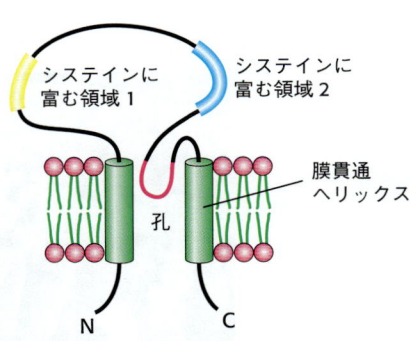

図 33・17　アミロライド感受性ナトリウムチャネルの構造の模式図.　機能的なチャネルを構成する四つのサブユニットのうち一つだけを描いた．アミロライド感受性ナトリウムチャネルは，二つの疎水性膜貫通領域，細胞内に存在する N 末端と C 末端，システインに富んだ保存されたドメインを含む大きな細胞外領域を共通の構造上の特徴としてもつスーパーファミリーに属する.

存在しないときは，H⁺の流れがアミロライド感受性ナトリウムチャネルを通ってかなり大きな膜透過性電流を誘起する．しかし H⁺ は膜を直接透過する以外の機構でも感知される．H⁺による結合はある種の K⁺チャネルを阻害し，別のタイプのチャネルを活性化する．これらの機構は一緒になって，感覚ニューロンの膜分極の変化をもたらし，それが酸味の感覚をつくり出すことになる．味覚に関してはもう一つの受容体，すなわちスパイスのきいた食物の "ぴりぴりと辛い" 味に関する受容体を，触覚機構を学ぶ際に考察しよう．

33・3　眼の光受容体分子は可視光を検出する

　視覚は眼の光受容器細胞による光の吸収に基づく．これらの細胞は，電磁波の比較的狭い範囲の光，すなわち波長が 390〜750 nm の領域の光に感受性がある（図33・18）．脊椎

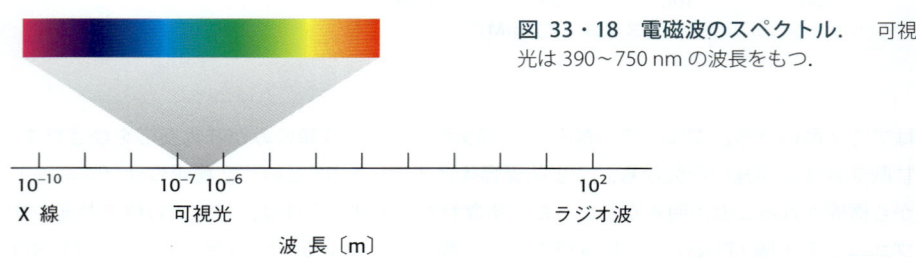

図 33・18　電磁波のスペクトル.　可視光は 390〜750 nm の波長をもつ.

動物は 2 種類の光受容器細胞をもっており，形態的特徴から**桿体**（rod）と**錐体**（cone）とよばれる．錐体細胞は明るい光の中で機能して色覚を担い，桿体は薄暗い光のもとで機能して色の識別はしない．ヒトの網膜は錐体をほぼ 300 万個，桿体を 1 億個程度含んでいる．驚くべきことに桿体は 1 個の光子にも応答でき，脳が一瞬の光を感じとって記録するためには，そのような応答は 10 回未満でよい．

特殊な 7TM 受容体であるロドプシンは可視光を吸収する

　桿体は細く長い構造をしており，その外節は光受容に特化している（図33・19）．外節には，膜で囲われた袋状の円板が約 1000 枚積み重なっていて，袋の中には光受容体分子が袋に収められている．光感受性分子は光を吸収できるように濃く色付いており，**視物質**（visual pigment）とよばれることが多い．桿体の光受容体分子は**ロドプシン**（rhodopsin）

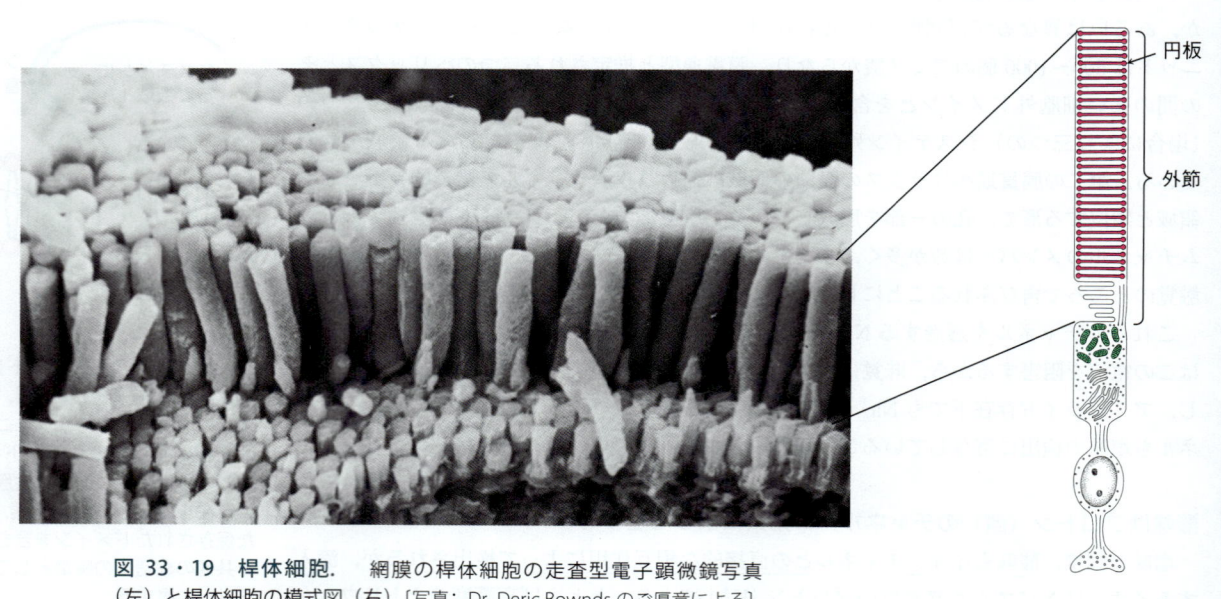

図 33・19　桿体細胞.　網膜の桿体細胞の走査型電子顕微鏡写真（左）と桿体細胞の模式図（右）〔写真: Dr. Deric Bownds のご厚意による〕

であって（§14・1），これはタンパク質の**オプシン**（opsin）とそれに結合している補欠分子族の **11-*cis*-レチナール**（11-*cis*-retinal）からなる．

　ロドプシンは 500 nm をピークとする吸収帯をもっており，可視スペクトルの中央で非常に効率よく光を吸収する．このことは太陽光のスペクトルとうまく一致している（図33・20）．500 nm で 40 000 M^{-1} cm^{-1} というモル吸光係数からわかるように，1 個のロドプシン分子はそれを刺激するのに適切な波長の光子を高率に吸収する．ロドプシンのモル吸光係数は，補欠分子族をもたないタンパク質中で最も効率よい光吸収物質であるトリプトファンのそれに比べて 1 桁以上大きい．

　オプシンはロドプシンのタンパク質成分で，7TM 受容体ファミリーの一員である．実際，ロドプシンはこのファミリーの中で最初に精製され，遺伝子も最初にクローニングされて塩基配列決定がなされ，立体構造も最初に決定された分子である．ロドプシンの色と光に対するその応答性は，11-*cis*-レチナールという光吸収性の基〔**発色団**（chromophore）〕の存在によっている．11-*cis*-レチナールはポリエンなので，強力な光吸収物質である．この化合物は単結合と二重結合各 6 個が交互に連結して長い不飽和の電子ネットワークを形成している．単結合と二重結合が交互に存在することによって，クロロフィルの発色団としての性質が説明できることを思い出してほしい（§19・2）．11-*cis*-レチナールのアルデヒド基は 7 番目の膜貫通ヘリックスの中心に位置する Lys 296 の ε-アミノ基に結合してシッフ塩基を形成する（図33・21）．遊離のレチナールの吸収極大は 370 nm にあり，プロトン化シッフ塩基と結合したレチナールでは 440 nm 以上の長波長側にあるのに対し，プロトンを失ったシッフ塩基の場合には吸収極大は 380 nm 付近である．したがって，ロドプシンの吸収極大が 500 nm であることからシッフ塩基がプロトン化されていることが強く示唆され，さらにオプシンとの相互作用のために吸収極大が赤色側にずれていることがわかる．プロトン化されたシッフ塩基の正電荷は，2 番目のヘリックスの Glu 113 の負電荷によって打ち消される．ロドプシンの立体構造上，このグルタミン酸残基はリシン-レチナール結合に非常に近接している．

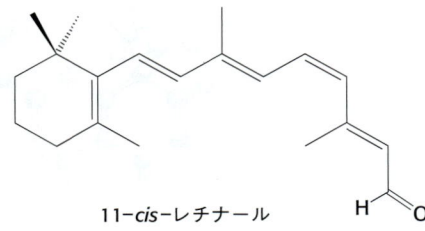

11-*cis*-レチナール

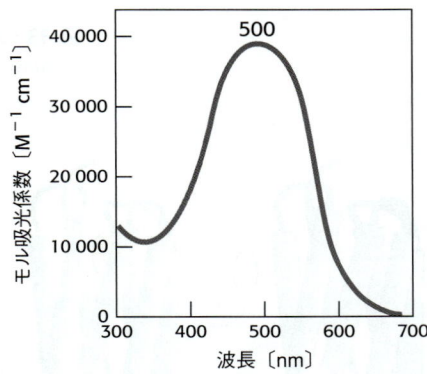

図 33・20　**ロドプシンの吸収スペクトル.**ロドプシンを刺激するのに最適な 500 nm 付近の波長をもつ光子は，ほとんどすべてロドプシンに吸収される．

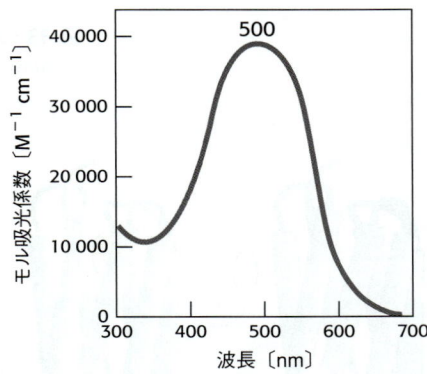

シッフ塩基　　　　　　　　　　　　　　　　　　　　　　　　プロトン化シッフ塩基

（11-*cis*-レチナール）　　　　リシン

図 33・21　**レチナールとリシンの結合.**　レチナールはオプシンの Lys 296 とシッフ塩基結合している．ロドプシンの非活性時には，シッフ塩基はプロトン化されている．

光吸収は結合型 11-*cis*-レチナールの特異的な異性化をひき起こす

　レチナールのシッフ塩基による光の吸収はいかにしてシグナルを発生するのだろう．George Wald らは，ロドプシンの 11-*cis*-レチナール基が光吸収の結果，全 *trans*-レチナールに異性化されることを発見した（図33・22）．レチナール基のシクロヘキサン環が固定されたままだとすると，この異性化反応によりそのシッフ塩基の窒素原子は約 5 Å 程度移動する．つまり光子のもつ光エネルギーが原子の移動に変換されたのである．他の 7TM 受容体へのリガンドの結合と同様，原子の位置の変化がイオンチャネルを閉じた状態にし，神経インパルスの発生をひき起こす一連の現象をお膳立てする．

　レチナールのシッフ塩基の異性化は光子を吸収してから数ピコ秒内に起こる．**バソロドプシン**（bathorhodopsin）とよばれる最初の産物は，ひずんだ全 *trans*-レチナール基になっている．1 ミリ秒程度でこの中間体は，いくつかの中間体をさらに経て**メタロドプシ**

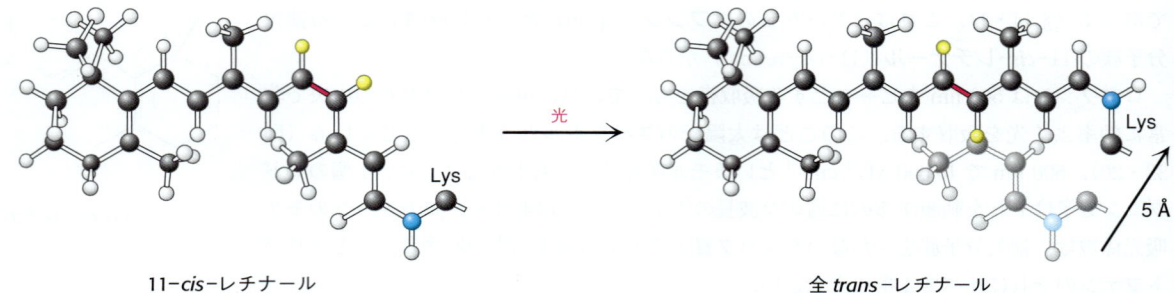

11-*cis*-レチナール　　　　　　　　　　　　　　　全 *trans*-レチナール

図 33・22　レチナールの原子の移動.　結合（━）周りの回転によって，11-*cis*-レチナールの全 *trans*-レチナールへの光誘起性異性化反応が生じた結果，シッフ塩基の窒素原子は 5 Å 移動する.

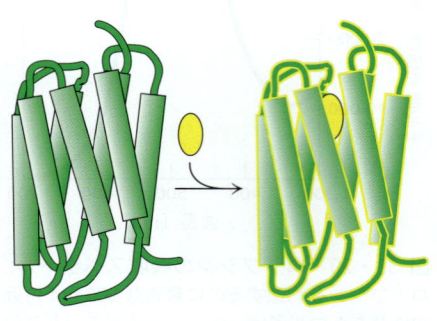

リガンドが結合した
7TM 受容体

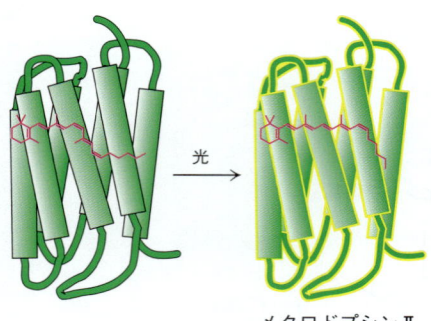

メタロドプシンⅡ

図 33・23　7TM 受容体との類似性.　ロドプシンからメタロドプシンⅡへの変換は，他の 7TM 受容体が適当なリガンドと結合することによって生ずる活性化とよく似た形で，シグナル伝達経路を活性化する.

ンⅡ（metarhodopsin Ⅱ）に変換される.　メタロドプシンⅡでは，シッフ塩基はプロトンを失い，タンパク質であるオプシンは重大な構造の再編成を受ける.

メタロドプシンⅡ（R*と表す）は，β_2 アドレナリン受容体（§14・1）や，これまで述べてきたにおい受容体や味覚の受容体のような，リガンドが結合した状態の 7TM 受容体とよく似ている（図 33・23）.　これらの受容体同様，この形のロドプシンはシグナルを伝播するヘテロ三量体 G タンパク質を活性化する.　ロドプシンに共役する G タンパク質は**トランスデューシン**（transducin）とよばれている.　メタロドプシンⅡは，トランスデューシンの α サブユニットに結合している GDP を GTP と交換する反応の引き金を引く（図 33・24）.　GTP が結合するや否や，トランスデューシンの $\beta\gamma$ サブユニットは解離して，α サブユニットが **cGMP ホスホジエステラーゼ**（cGMP phosphodiesterase）に結合して抑制性サブユニットを外し，この酵素活性のスイッチを入れた状態にする.　活性型 cGMP ホスホジエステラーゼは cGMP を GMP へと素早く加水分解する強力な酵素である.　cGMP の濃度の低下は **cGMP 依存性イオンチャネル**（cGMP-gated ion channel）の閉鎖をひき起こし，膜の過分極とニューロンのシグナル伝達をもたらす.　この過程の各段階で，最初のシグナル —— たった 1 個の光子の吸収 —— が増幅され，その結果，膜の過分極はシグナル伝達をひき起こすのに十分なほどになる.

光が誘起する Ca^{2+} 濃度の低下が回復を調整する

すでに見てきたように，視覚系は光と色の変化に数ミリ秒以内に応答するが，これは 1 秒間に 1000 コマに近い連続的な運動を知覚できるほどの十分に速い応答である.　素早い応答を達成するためには，シグナルもまた素早く終了して視覚系が最初の状態に戻らなければならない.　まず第一に，活性型ロドプシンがトランスデューシンを活性化し続けるのを妨げる必要がある.　**ロドプシンキナーゼ**（rhodopsin kinase）は R*のカルボキシ末端にある複数のセリンとトレオニン残基のリン酸化を触媒している.　**アレスチン**（arrestin）は阻害タンパク質の一種で，リン酸化された R*に結合して R*がさらにトランスデューシンと相互作用するのを妨げる.

第二に，トランスデューシンの α サブユニットがさらなるシグナル伝達を行わないよ

図 33・24　視覚のシグナル伝達.　ロドプシンの光誘起性の活性化により cGMP の加水分解が生じ，これが今度はイオンチャネルの閉鎖と活動電位の発生をひき起こす.

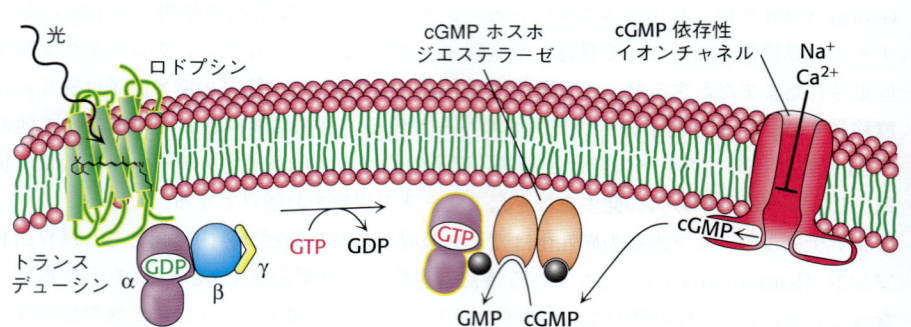

うに，不活性状態に戻さなければならない．他の G タンパク質と同様，α サブユニット
は結合している GTP を加水分解して GDP にする GTP アーゼ活性が組込まれている．ト
ランスデューシンが cGMP ホスホジエステラーゼに結合すると，GTP は 1 秒未満で加水
分解される．ついで，GDP 型トランスデューシンは cGMP ホスホジエステラーゼを解離
して，βγ サブユニットと再会合し，cGMP ホスホジエステラーゼは不活性状態に戻る．
第三に，cGMP 濃度を上昇させて，cGMP 依存性イオンチャネルが再び開かねばならな
い．この第三のステップは，**グアニル酸シクラーゼ**（guanylate cyclase）による GTP か
らの cGMP 合成によって達成される．

　Ca^{2+} はグアニル酸シクラーゼの活性を著しく阻害するので，この酵素の制御に不可欠
な役割を果たしている．Na^+ と同様に Ca^{2+} も，暗所では cGMP 依存性チャネルを通っ
て桿体外節に流れ込む．Ca^{2+} の流入は，交換体による Ca^{2+} の流出によってバランスが
保たれている．交換体は，4 個の Na^+ の細胞内流入と 1 個の K^+ の細胞外流出を用いて 1
個の Ca^{2+} を押し出すという熱力学的に有利な輸送系である．光照射後，cGMP 依存性
チャネルを通る Ca^{2+} の流入は停止するが，交換体による汲み出しは続いている．その結
果，光照射後に細胞質ゾル内の Ca^{2+} 濃度は 500 nM から 50 nM へと低下する．この低下
はグアニル酸シクラーゼ活性を著明に亢進させ，cGMP 濃度を急速にもとの状態に戻し，
cGMP 依存性チャネルが再び開くことになる．

活性化　　　　　　　　　　　　　回　復

[cGMP]↓ ⟶ イオン ⟶ [Ca²⁺]↓ ⟶ グアニル酸 ⟶ [cGMP]↑
　　　　　チャネル閉鎖　　　　　　　シクラーゼ活性増大

$$[cGMP]\downarrow \longrightarrow \text{イオンチャネル閉鎖} \longrightarrow [Ca^{2+}]\downarrow \longrightarrow \text{グアニル酸シクラーゼ活性増大} \longrightarrow [cGMP]\uparrow$$

システムが最初の状態に回復する際の速度は，cGMP 合成の速度を調節することによっ
て Ca^{2+} レベルが支配している．

色覚はロドプシンと相同な 3 種の錐体光受容体によって生じる

　錐体細胞も桿体細胞と同様，視物質（視色素）を含んでいる．ロドプシンと同様，錐体
細胞の光受容体タンパク質も 7TM 受容体ファミリーに属していて，発色団としての 11-
cis-レチナールを利用している．ヒト錐体細胞には，吸収極大がそれぞれ 426 nm, 530
nm，約 560 nm である，異なる 3 種類の光受容体タンパク質が存在する（図 33・25）．こ
れらの吸光度は青，緑，黄緑色のスペクトル領域に対応する．ロドプシンの吸収極大は
500 nm にあったことを思い出してほしい．赤色光（波長が 620 nm 以上の光）は吸収極大
が 560 nm 付近の錐体の光受容体に吸収され，他の二つの光受容体では吸収されない．話
を簡単にするため，これらの三つの光受容体を青，緑，赤色の光受容体として述べること
にしよう．

　錐体の光受容体のアミノ酸配列を互いに，またロドプシンと比較したところ驚くべき結
果が得られた．それぞれの錐体光受容体は約 40 % がロドプシンの配列と同一であった．
同様に，青色光受容体と緑色光受容体，青色光受容体と赤色光受容体は，それぞれ 40 %
同一であった．一方，緑色光受容体と赤色光受容体は互いに 95 % 以上が同一で，364 残
基中わずか 15 残基しか違わなかった（図 33・26）．

　これらの知見をもとにして光受容体の進化を考察してみる．第一に，緑色光受容
体と赤色光受容体は明らかに進化上，最近起こったできごとの産物である（図
33・27）．緑色光受容体と赤色光受容体は，約 3500 万年前に霊長類の系列中で分岐したと
思われる．イヌやマウスのような，霊長類から初期の段階で分岐した哺乳類は，青色と緑
色の二つの錐体光受容体しかもっていない．それらの動物は，ヒトのように赤外領域側の
光にまで感受性をもつということはなく，色の識別もヒトほどうまくはできない．これに
対してニワトリのような鳥類は全部で 6 種類もの光受容体——ロドプシン，四つの錐体
光受容体，**ピノプシン**（pinopsin）とよばれる松果体の光受容体——をもっている．鳥類
は非常に正確な色覚をもっているのである．

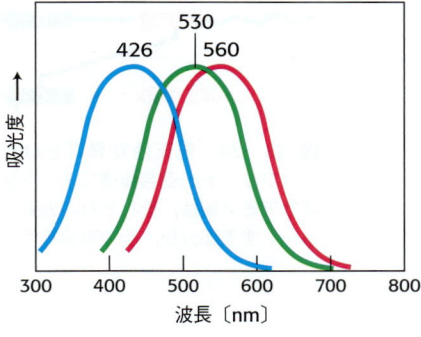

図 33・25　錐体色素の吸収スペクトル.
色覚に関与する錐体色素の吸収スペクトル

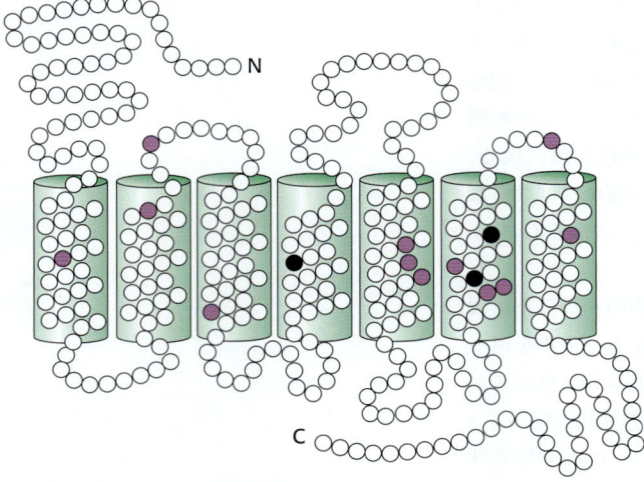

図 33・26　緑色光受容体と赤色光受容体の
アミノ酸配列の比較.　○ は2種の受容体で
共通の残基を示し, ● は異なっている残基であ
る. 吸収スペクトルの差のほとんどは三つの ●
の違いが原因である.

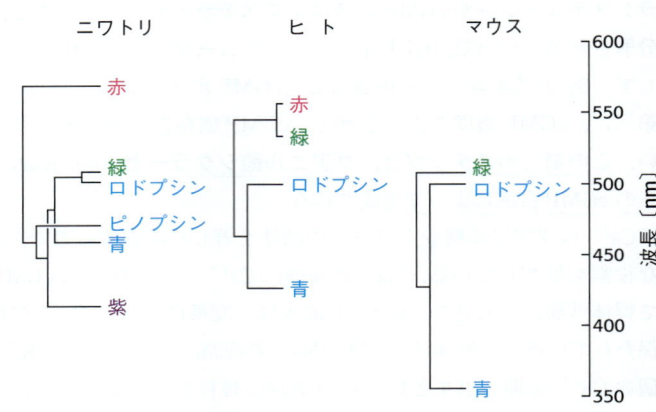

図 33・27　視物質同士の進化的関係.　視物質は
動物の系統樹の異なる分岐に沿う遺伝子重複によっ
て進化してきた. 分岐の長さはアミノ酸変異の割合
（%）に対応している〔出典: J. Nathans, *Neuron*, **24**,
299～312(1999)〕.

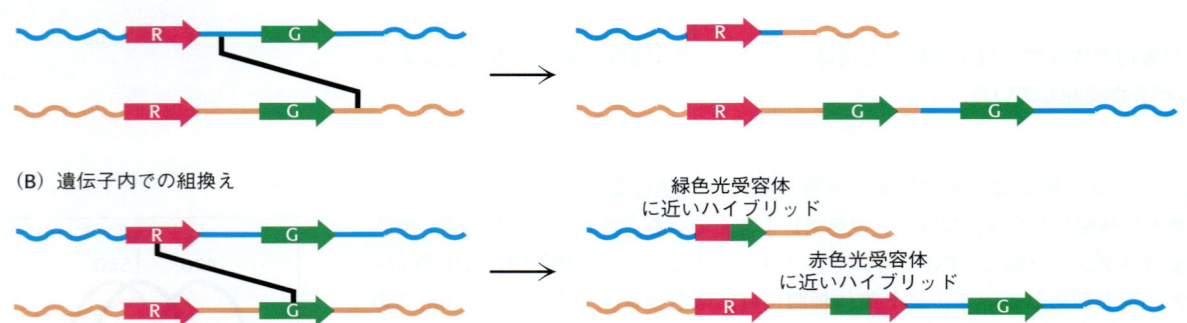

(A) 遺伝子間の組換え

(B) 遺伝子内での組換え

緑色光受容体
に近いハイブリッド

赤色光受容体
に近いハイブリッド

図 33・28　先天色覚異常をひき起こす組換え経路.　DNA複製の過程での組換えにより,（A）視物質遺伝子の欠損や（B）
ハイブリッド光受容体遺伝子の形成（異常な吸収極大をもった光受容体をコードする）が起こる. 吸収スペクトルの決定に最も重
要なアミノ酸は, それぞれの光受容体タンパク質のC末端側半分に存在するので, ハイブリッド光受容体遺伝子の中でこの領域を
コードする部分が, その吸収特性に最も強く影響する〔出典: J. Nathans, *Neuron*, **24**, 299～312(1999)〕.

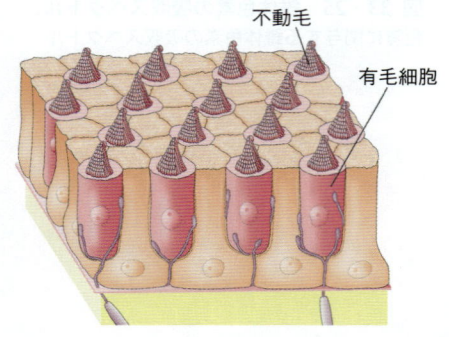

図 33・29　聴覚に必須の感覚ニューロ
ンである有毛細胞.　これらの特殊化した
ニューロンは不動毛とよばれる毛髪状の突
起をもち, かすかな振動を検出することが
できる〔出典: A.J. Hudspeth, *Nature*, **341**,
397～404(1989)〕.

　第二に, 緑色光受容体と赤色光受容体の高い相同性は, スペクトルの同調に関与する特
定のアミノ酸残基の同定を可能にした. 緑色光受容体と赤色光受容体の違いの大部分は三
つの残基（180, 277, 285番目のアミノ酸）に起因する. 緑色光受容体ではこれらの残基が
それぞれアラニン, フェニルアラニン, アラニンであるのに対して, 赤色光受容体ではセ
リン, チロシン, トレオニンであり, 赤色光受容体では各アミノ酸にヒドロキシ基が付加
されている. ヒドロキシ基が光励起状態のレチナールと相互作用してエネルギーを低下さ
せるので, その結果スペクトルが低エネルギー側（赤色）領域へシフトすることになる.

緑色光受容体と赤色光受容体の遺伝子再配列は"先天色覚異常（色盲）"をひき起こす

　緑色光受容体と赤色光受容体の遺伝子は, ヒトX染色体上の互いに近接する位置
に存在する. これらの遺伝子は, タンパク質コード領域だけでなく, イントロン
や非翻訳領域でもヌクレオチド配列の98%以上が同一である. このように高い類似性を
もつ領域では不均等な相同組換えが非常に起こりやすい.

　組換えは遺伝子の転写領域間や領域内で起こりうる（図33・28）. 組換えが転写領域の
間で起こると, できた染色体はもっている光受容体遺伝子の数が違ってくる. 1本の染色

体が遺伝子を失うと，もう1本の染色体はその遺伝子を獲得するが，それが緑色光受容体遺伝子である場合がある．この考えに合致するように，ヒトX染色体はその約2%が色感受性光受容体遺伝子をたった1個しかもっておらず，約20%が2個，50%が3個，20%が4個，5%が5個以上もっている．緑色光受容体遺伝子が欠損しているヒトは赤色と緑色の識別が困難となるが，これは最も頻度の高い典型的な先天色覚異常の特徴である．約5%の男子がこのタイプの先天色覚異常である．組換えは転写単位内でも起こり，その結果，緑色光受容体と赤色光受容体のハイブリッドをコードした遺伝子を生ずる．このハイブリッドの吸収極大は赤色光受容体と緑色光受容体の極大の中間に存在する．このようなハイブリッド遺伝子をもち，機能性赤色光受容体や緑色光受容体のいずれかを欠損しているヒトは，色をうまく識別できない．

相同組換え
　配列がかなり類似しているDNAのセグメントが染色体間の相同の位置で交換されること．

33・4 聴覚は機械刺激の迅速な検出に依存する

　聴覚と触覚は機械刺激の検出に依存する．聴覚と触覚に関与するタンパク質は，既述の他の感覚に関与するタンパク質ほどよく性質がわかっていないが，解剖学，生理学，生物物理学的研究によってその基本的な過程は解明されている．聴覚のメカニズムの主要な手掛かりはその速さである．ヒトは200～20 000 Hz（サイクル/s）の範囲の周波数の音を聞くことができ，これは5～0.05 msの時間に相当する．さらに，聴覚の最も重要な機能の一つである音源の位置を特定する能力は，片方の耳ともう片方の耳に音が到達する時間差を検出する能力に依存する．両耳の隔たりと音の速さが与えられれば0.7 msの時差を正確に感知できるはずである．事実，ヒトは0.02 msの短い瞬間的な時間差に付随する音源の位置が特定できる．この高い時間分解能は，聴覚がセカンドメッセンジャーに依存しない，直接的な伝達機構を採用していることを意味する．視覚においても速さは同様に重要であるが，そのシグナル伝達過程が数ミリ秒で起こっていることを思い出してほしい．

有毛細胞は連結した不動毛束を使って小さな運動を検出している

　音波は内耳の蝸牛の中で検知される．蝸牛（うずまき管，cochlea）は液体で満たされた膜性の囊で，カタツムリ殻のようならせん状である．一次知覚は**有毛細胞**（hair cell）とよばれる蝸牛内部にある特殊化したニューロンによってなされる（図33・29）．各蝸牛は約16 000個の有毛細胞を含み，各有毛細胞は**不動毛**（stereocilium）とよばれる毛髪状投射の20～300個からなる六角形の束をもつ（図33・30）．不動毛は束の外から中心に向かって縦方向の長さが段階的に並び，音波が耳に到達すると生ずる毛髪状の束の機械刺激は有毛細胞の膜電位変化を形成する．

　顕微操作実験により，機械刺激と膜電位との関係が直接確認でき，毛髪状束の最高部方向への変位により有毛細胞の脱分極が生じ，一方，反対方向への変位は過分極を生ずる（図33・31）．不動毛の長さの勾配に垂直な運動は静止電位のいかなる変化ももたらさない．驚くべきことに，毛髪状束の3 Å（0.3 nm）という小さい変位は，測定可能（かつ機能的に重要な）膜電位変化をもたらす．この0.001°に相当する運動は，エンパイアステートビルのてっぺんでの0.3インチ（1 cm）の動きに対応している．

　どのようにして毛髪状束の運動は膜電位変化を生ずるのか．このマイクロ秒内の急速な応答は，毛髪状束の運動がイオンチャネル上に直接作用していることを示唆する．重要な知見は近くにある不動毛同士が**チップリンク**（tip link）というフィラメントによる結合でそれぞれつながっているということである（図33・32）．

　これらチップリンクの存在によって，有毛細胞による伝達は，単純な機械的モデルで説明できる（図33・33）．チップリンクは機械刺激（ストレス）によってゲートの開く不動毛の膜のイオンチャネルと共役する．刺激なしでもチャネルの約15%は開いている．毛髪状束が最も高い部分へ向かって変位すると，不動毛は互いに横方向にすべり，チップリンク上の張力は増加して，さらに多くのチャネルが開くことになる．新しく開いたチャネルを通るイオンの流れは膜を脱分極する．逆に反対方向へ変位すると，チップリンクの張

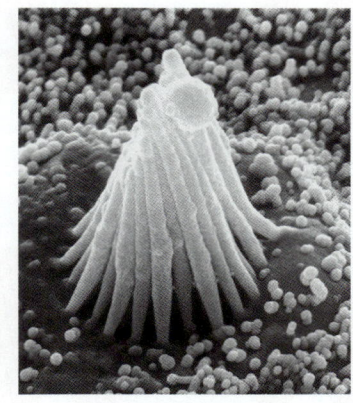

図 33・30　有毛細胞の毛髪状束の電子顕微鏡写真．〔写真：Dr. A. Jacobs, Dr. A.J. Hudspeth のご厚意による〕

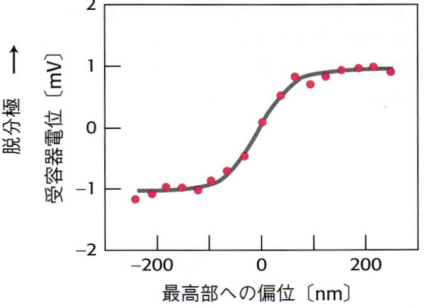

図 33・31　有毛細胞の顕微操作．微小電極による測定で毛髪状束の最高部方向への運動は細胞を脱分極させる．最短部方向への運動は細胞を過分極させる．側方運動は影響を及ぼさない〔出典：A.J. Hudspeth, *Nature*, **341**, 397～404（1989）〕.

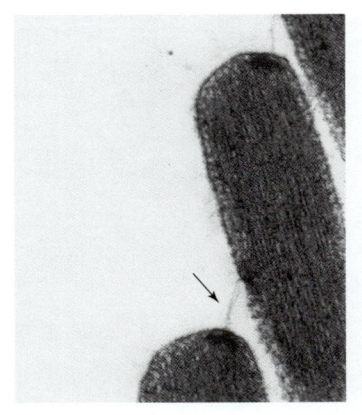

図 33・32　チップリンクの電子顕微鏡写真．二つの毛髪状繊維間のチップリンクを ─→ で示す〔写真：Dr. A. Jacobs, Dr. A. J. Hudspeth のご厚意による〕.

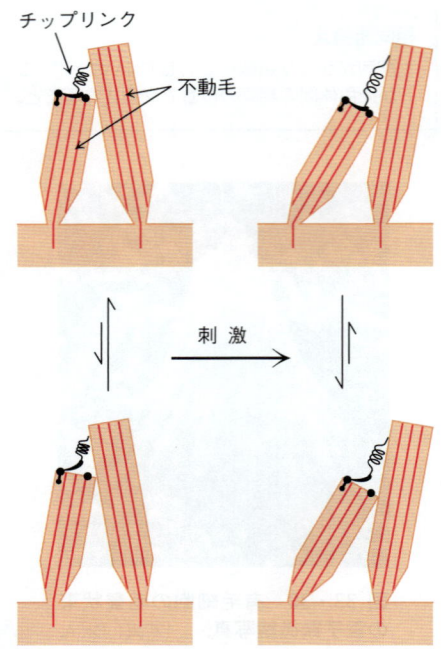

チップリンク

不動毛

刺激

図 33・33　有毛細胞間のシグナル伝達の
モデル．　毛髪状束が最高部方向へ傾くと，
チップリンクはイオンチャネルを引っ張っ
て，それを開く．反対方向への運動はチップ
リンクの張力を緩め，開いたどのチャネルも
閉じる確率が高まる〔出典: A.J. Hudspeth,
Nature, **341**, 397～404(1989)〕．

力は弱まり，開いたチャネルが閉じて膜は過分極となる．したがって，毛髪状束の機械的
運動は有毛細胞の膜を横切る電流へ直接変換される．

機械刺激知覚チャネルがショウジョウバエや脊椎動物で同定された

　機械刺激に応答するイオンチャネルについては，さまざまな生物で研究がなされてき
た．ショウジョウバエ（*Drosophila*）は小さな空気の流れの検知に用いる感覚毛をもって
いる．この剛毛は有毛細胞と同様なやり方で機械的変位に応答する．一方向への変位によ
り，かなり大きな膜透過電流を生ずる．非協調的運動と不器用さを呈するショウジョウバ
エ変異体の系統で，感覚毛の変位に対する電気生理学的応答が調べられた．そのうち一つ
の系統では，膜透過電流が著しく減少していた．この系統の変異遺伝子は，機械受容器に
電位を生じないという意味で NompC（<u>no</u> <u>m</u>echanoreceptor <u>p</u>otential）と名付けられ，
1619 個のアミノ酸からなるタンパク質をコードすることがわかった．

　NompC のカルボキシ末端側の 469 個のアミノ酸は TRP（一過性受容器電位，<u>t</u>ransient
<u>r</u>eceptor <u>p</u>otential）チャネルとよばれる，ある種のイオンチャネルタンパク質と似てい
る．この領域は予想では六つの膜貫通ヘリックスを含み，5 番目と 6 番目のヘリックスの
間に孔のような領域をもつと考えられている．アミノ末端側の 1150 個のアミノ酸はほと
んど 29 個の**アンキリンリピート**（ankyrin repeat）だけからなる（図 33・34）．アンキリ
ンリピートは，ヘアピンループとそれに続くヘリックス・ターン・ヘリックスからなる構造
モチーフである．重要なことに，他のタンパク質ではこのモチーフが直列に並んでいる領
域はタンパク質-タンパク質相互作用に関与しているが，このことから，NompC チャネ
ルの活動と他のタンパク質の動きがこれら配列によって共役していることが示唆される．

　聴覚に関与する機械刺激知覚チャネルの少なくとも 1 成分に関して，候補分子が最近に
なって同定された．このタンパク質 TRPA1 は，TRP チャネルファミリーに属し，17 回の
アンキリンリピートを含んでいる．TRPA1 は有毛細胞に発現し，特にチップ部分に局在
する．"TRPA1 が捜し求めていたイオンチャネルの成分である" という魅力的な仮説を検
証し，発展させる研究が進行中である．

図 33・34　アンキリンリピート構造．　四つのアンキリン
リピート構造のうち一つを ■ で示してある．この 1 回のリ
ピート単位においては，ヘアピンループの後にヘリックス・
ターン・ヘリックスモチーフが続いていることに注意．アンキ
リンドメインは主としてこのループ構造を介して他のタンパ
ク質と相互作用する〔1AWC.pdb より〕．

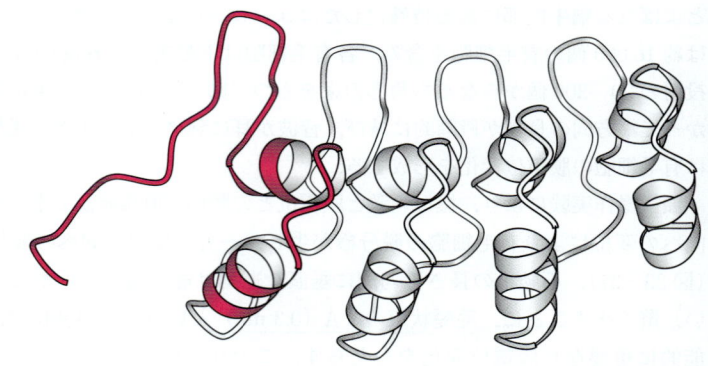

33・5　触覚は圧覚，温度覚，その他の因子からなる

　触覚は味覚と同様，共通の器官（この場合は皮膚）に発現される感覚系の複合体であ
る．圧力の検出と温度の検出が，二つの重要な成分である．アミロライド感受性 Na⁺
チャネルは，味覚におけるものと相同性が高く，何かの役割を果たしているように思われ
る．高温や酸やある種の化学物質のような有痛性刺激の検出に関与する系もある．これら
の感覚系の理解は他の感覚系ほどは進んでいないが，最近の研究によって，痛覚と味覚の
感じ方の間には非常に魅力的な関係があることがわかり，それは "香辛料のきいた" 食物
を食べたときに誰もが感じるおなじみの関係なのである．

カプサイシンの研究により，
高温を感じる受容体と他の有痛性刺激を感じる受容体とが明らかになった

触覚は痛覚と密接に関係している．**侵害受容器**（nociceptor）という特定のニューロンが，組織の損傷の始まりに応答して，皮膚から脊髄と脳の痛覚処理中枢にシグナルを送る．痛覚の分子的基盤はどのようなものだろうか．興味深い手掛かりは，香辛料の“ぴりぴり辛い”味のもととなっている**カプサイシン**（capsaicin）という化学物質が侵害受容器を活性化するという実感から得られたのである．

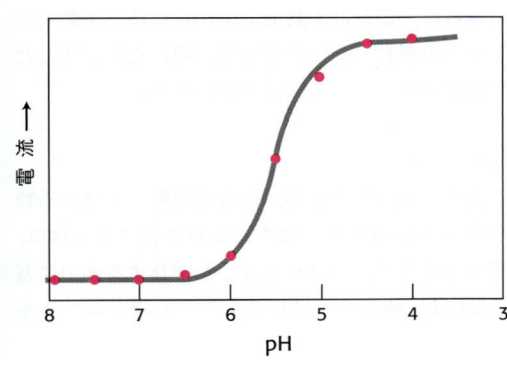

初期の研究から，カプサイシンは侵害受容器に発現するイオンチャネルを開くことによって作用するだろうと示唆されていた．したがって，**カプサイシン受容体**（capsaicin receptor）を発現する細胞はこの分子による処理で Ca^{2+} を取込むはずである．この推察が，カプサイシン受容体発現細胞からの cDNA を使ってのカプサイシン受容体単離につながった．そのような細胞は，カルシウム感受性色素の Fura 2 を導入して，それがカプサイシンなどの類縁物質で処理されたときに発する蛍光によって検出された．**VR1**（<u>v</u>anilloid <u>r</u>eceptor 1，バニロイド受容体1）とよばれるカプサイシン受容体を発現する細胞は，1 μM 未満のカプサイシン濃度に応答する．推定された VR1 の 838 個のアミノ酸残基の配列から，この分子が TRP チャネルファミリーの一員であることがわかった（図 33・35）．VR1 のアミノ末端領域は三つのアンキリンリピートを含んでいる．

温度が 40 ℃ を超えたり，希酸にさらされ，pH 5.4 という活性化の中点に到達すると（図 33・36），VR1 を通る電流が誘起される．この範囲の温度と酸性度は，感染と細胞損傷に伴うものである．カプサイシン，温度，酸性度に対する応答は互いに独立ではない．たとえば熱に対する応答は pH が低いときに増強される．したがって，<u>VR1 はいくつかの侵害刺激を統合するように働く</u>．この応答は痛みとして感じられ，不快感をもたらす，破壊的な恐れのある状況を避けるように行動することになる．VR1 受容体を発現していないマウスの研究から，これが真実であることが示唆される．そのようなマウスは高濃度のカプサイシンを含んだ食物でも気にしないし，また実際，通常なら害になる熱に対して対照群のマウスに比べて応答が鈍い．トウガラシのような植物は多分，カプサイシンや他の“ぴりぴり辛い”化合物を合成する能力を獲得して，哺乳動物に食べ尽くされるのを防いでいる．鳥類は新しい勢力範囲に種をまき散らすという，トウガラシにとって有益な役割を果たしており，カプサイシンに応答しないものと思われる．

 VR1 を刺激する能力をもつため，カプサイシンは関節炎や神経痛やその他の神経障害の疼痛管理に使われる．どのようにして，痛みをひき起こす物質がその軽減

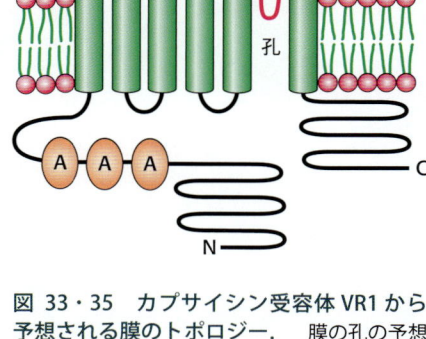

図 33・35 **カプサイシン受容体 VR1 から予想される膜のトポロジー**．膜の孔の予想される部位は **U** で示し，三つのアンキリン（A）リピートは ○ で示す．活性をもつ受容体はこのサブユニットの四量体である〔出典: M. J. Caterina et al., *Nature*, **389**, 816〜824（1997）〕.

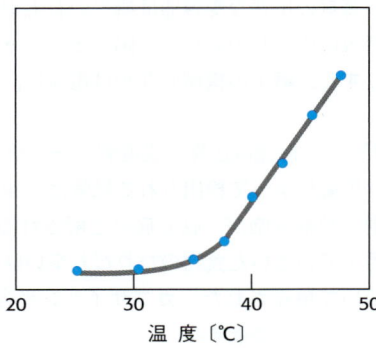

図 33・36 **カプサイシン受容体の pH と温度に対する応答**．酸や温度上昇に対するこの受容体の応答能力は，有害な恐れのある状況を検出するのに役立つ〔出典: M. Tominaga et al., *Neuron*, **21**, 531〜543（1998）〕.

を手助けするのだろうか．慢性的にカプサイシンにさらされることで痛覚伝達ニューロンが刺激過度となって，脱感作が生ずるためである．

ま　と　め

　嗅覚・味覚・視覚・聴覚・触覚は，環境からのシグナルによって活性化されるシグナル伝達経路に基づく．これらの感覚系は多くのホルモンのシグナル伝達経路と同様に働く．これらの細胞内シグナル伝達経路は環境情報を処理するために，流用され，修飾されてきたと思われる．

33・1　嗅覚によって広範な有機化合物が検出される

　においの感覚，すなわち嗅覚はその特異性において際立っている．たとえば，異なる香りをもつような低分子有機化合物の立体異性体を識別できる．これらのにおい物質を検出する7TM受容体は，G_{olf}というcAMPカスケードを活性化するGタンパク質と連動して作用し，イオンチャネルを開き，神経インパルスの発生をもたらす．嗅覚系の特筆すべき特徴は，広範なにおい物質を識別できることである．個々の嗅覚ニューロンは1種類の受容体のみを発現していて，嗅球の特定の部位に結合する．におい物質は組合わせの機構によって解読される．すなわちそれぞれのにおい物質は多数の受容体をそれぞれ異なる程度に活性化し，大部分の受容体は二つ以上のにおい物質によって活性化される．

33・2　味覚は異なる機構によって機能する感覚の複合体である

　われわれは苦味，甘味，塩味，酸味，うま味の5種類の味のみを検出できる．しかし，味を検出する伝達経路は多様である．苦味と甘味とうま味を呈する物質は7TM受容体により感知され，ガストデューシンという特異的Gタンパク質を介してシグナルが伝達される．塩味と酸味を呈する物質は膜イオンチャネルを直接介して作動する．塩味物質はNa^+チャネルの透過によって検出され，一方，酸味は多種のチャネルに対するH^+の作用の結果として生ずる．どの場合も膜分極による神経インパルスの伝播という，終点は同じである．

33・3　眼の光受容体分子は可視光を検出する

　視覚はおそらく最もよく理解されている感覚である．2種類の光受容器細胞が存在する．錐体は昼間視と色覚に応答し，桿体は薄明視のみに応答する．桿体の光受容体はロドプシンで，タンパク質のオプシンと発色団の11-cis-レチナールの複合体からなる7TM受容体である．11-cis-レチナールは光の吸収により，全trans-レチナールへ構造が変化し，これによってcGMPの分解，膜の過分極，それに続く神経インパルスの発生に至るシグナル伝達経路が活動する．色覚は11-cis-レチナールを色素とし，青，緑，赤のスペクトルの光を吸収する，三つの異なる7TM受容体によって仲介される．

33・4　聴覚は機械刺激の迅速な検出に依存する

　聴覚の迅速な受容器は蝸牛の有毛細胞にみられ，これは不動毛の束からなる．不動毛が音波に応答して動くと，陽イオンチャネルが毛の運動方向に依存して，開いたり，閉じたりする．繊毛の機械的運動は電流に，さらには神経インパルスに変換される．

33・5　触覚は圧覚，温度覚，その他の因子からなる

　皮膚によって検出される触覚は，圧力，温度，痛みを感ずる．侵害受容器とよばれる特別な神経細胞が，脳で痛みと解されるシグナルを伝達する．痛みの知覚を担う受容体は，香辛料のきいた食物のぴりぴり辛い味に関与する分子，カプサイシンと結合する能力に基づいて単離された．カプサイシン受容体VR1は，神経インパルスを生じる陽イオンチャネルとして機能する．

重 要 語 句

主嗅上皮（main olfactory epithelium）(p. 911)
G_{olf} (p. 911)
におい受容体（odorant receptor, OR）(p. 911)
ガストデューシン（gustducin）(p. 915)
アミロライド感受性ナトリウムチャネル
　　　　（amiloride-sensitive sodium channel）
　　　　　　　　　　　　　　　　　(p. 917)
桿　体（rod）(p. 918)
錐　体（cone）(p. 918)
ロドプシン（rhodopsin）(p. 918)
オプシン（opsin）(p. 919)

11-*cis*-レチナール（11-*cis*-retinal）
　　　　　　　　　　　　　　　　(p. 919)
発色団（chromophore）(p. 919)
トランスデューシン（transducin）(p. 920)
cGMP ホスホジエステラーゼ
　　　　（cGMP phosphodiesterase）(p. 920)
cGMP 依存性イオンチャネル
　　　　（cGMP-gated ion channel）(p. 920)
ロドプシンキナーゼ
　　　　　　（rhodopsin kinase）(p. 920)
アレスチン（arrestin）(p. 920)

グアニル酸シクラーゼ
　　　　　　（guanylate cyclase）(p. 921)
有毛細胞（hair cell）(p. 923)
不動毛（stereocilium）(p. 923)
チップリンク（tip link）(p. 923)
侵害受容器（nociceptor）(p. 925)
カプサイシン受容体
　　　　　　（capsaicin receptor）(p. 925)
VR1（vanilloid receptor 1,
　　　　　バニロイド受容体1）(p. 925)

問　題

1. 線虫の嗅覚　これまで考察してきた哺乳類の嗅覚ニューロンとは異なり，線虫（*C. elegans*）の嗅覚ニューロンは複数のにおい受容体を発現している．特にあるニューロン（AWA）は線虫を誘引する物質の受容体を発現し，別のニューロン（AWB）は線虫が忌避する物質の受容体を発現する．AWAでなくAWBに誘引物質受容体の一つを発現させたトランスジェニック線虫を作製したと仮定しよう．対応する誘引物質の存在下で，この線虫ではどのような行動が予想されるだろうか．

2. におい物質の同定　図33・6に示された物質のうち二つの混合物をつくり嗅上皮に投与する．図33・7によれば，受容体3, 5, 9, 12, 13のみが活性化された．この混合物の中で最も可能性の高い物質を同定せよ．

3. 味覚についての時間測定　味覚（苦味，甘味，塩味，酸味）を迅速な時間分解能の能力の点から比較せよ．

4. 二つの耳　音源の方向を決定する能力の一部は，二つの耳が検出する音の時間差に基づいている．音速（350 m s^{-1}）と両耳の間隔（0.15 m）を仮定して，両耳に到達する音の時間差はどれくらいと期待されるか．ヒトの聴覚系の時間分解能と比べると差はどのくらいか．7TM 受容体と G タンパク質を利用する感覚系は十分な時間分解能を示せるだろうか．

5. 苦い方がよい理由　有毒でない植物の中で，その味がわれわれにとって非常に苦いものがある．その説明を一つ以上示せ．

6. マウスとヒト　ヒトではうま味という味覚は，グルタミン酸およびアスパラギン酸のみによってひき起こされる．これに対して，マウスはずっと数多くのアミノ酸に味覚応答する．サブユニット T1R1 または T1R3 のどちらがこの応答の特異性を決定しているかを検証する実験を考案せよ．必要なあらゆるマウスの系統が，容易に産生されると仮定してよい．

7. 緑色に見えるのは容易ではない　緑色光に相当する 530 nm の波長は緑色光受容体でのみ吸収されることを期待できるか．

8. 色の識別　先天色覚異常の男の子をもつ母親の中には，他人に簡単には識別できない色同士を区別できる人がいることが証明されている．その説明を提案せよ．

9. 組合わせの力　もし個々のにおい物質が単一の嗅覚受容体に結

合し，個々の嗅覚受容体がたった一つのにおい物質のみを結合するとしたら，ヒトはいったい何種類の異なったにおい物質を識別しうるだろうか．もし単一のにおい物質が二つの嗅覚受容体と結合できるとしたら何種類のにおい物質を識別できるだろうか．三つの嗅覚受容体と結合したらどうだろうか．

10. 光の作用　ロドプシン内に結合している 11-*cis*-レチナールに対する，光吸収の効果を記述せよ．

11. 鏡よ，鏡　下の化合物 A, B は通常，異なったにおい感覚を誘発する．すなわち，化合物 A はトロピカルフルーツのにおい，化合物 B はタマネギ臭をもつ．

このような，二つの似た構造の物質がこれほど異なるにおいとして感じられることを説明せよ．

12. チャネリング　視覚，味覚，聴覚におけるイオンチャネルの例をそれぞれあげよ．

章のまとめの問題

13. エネルギーと情報　感覚情報の伝達はギブズエネルギーの取込みを必要とする．個々の感覚系（嗅覚，味覚，視覚，聴覚，触覚）について，感覚情報の伝達を可能にするギブズエネルギーの取込みの機構を同定せよ．

機 構 の 問 題

14. シッフ塩基の形成　オプシンと 11-*cis*-レチナールの反応機構を提案せよ．

34

免疫系

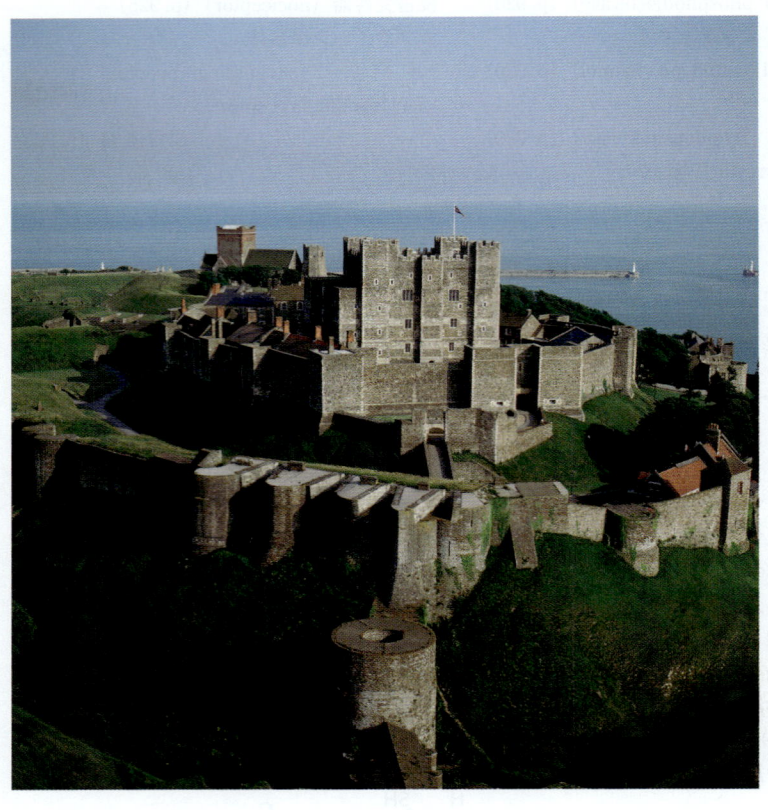

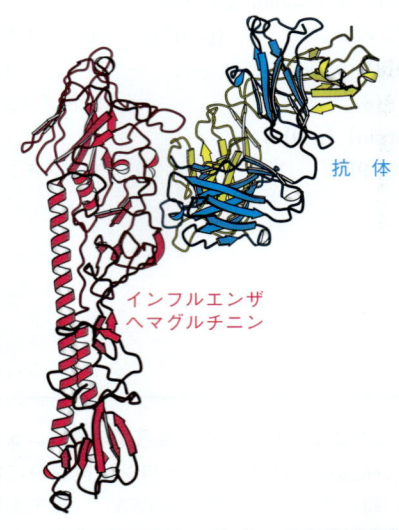

抗体

インフルエンザ
ヘマグルチニン

ドーバー城のような中世の要塞が城壁や防御設備を利用して領地を守ったように，免疫系はウイルスや細菌，寄生虫など，外界からの侵入者とたえず戦って，生物を守っている．抗体分子は免疫系に備わる重要な防御用の武器である．たとえば特異的な抗体はウイルスの表面にある分子に結合し，ウイルスが細胞に感染するのを妨げる．上右図は，インフルエンザウイルスの表面にあるヘマグルチニン（赤血球凝集素）のサブユニットに結合する抗体〔写真提供：Skyscan Photolibrary/Alamy Stock Photo〕

　われわれは信じられないほど多様な細菌，ウイルス，寄生虫などにたえず出会っている．もしも免疫系がないとしたら，その多くがわれわれの細胞の内部や細胞外液でさかんに増殖するだろう．免疫系はどのようにしてわれわれを守るのだろう．ヒトの身体には2種類の防衛線が備わっている．一つは多くの病原体がもつ特徴に対して迅速に応答する**自然免疫（先天免疫）系**（innate immune system）であり，もう一つは，その病原体だけがもつ特異的な特徴に応答する**獲得免疫（適応免疫）系**（adaptive immune system）である．自然免疫も獲得免疫も，まず最初に病原性生物の特徴を見つけだし，これを除去，無毒化するよう働く．免疫系について完全に説明しようとすると明らかに本書の範囲を超えるので，本章では，タンパク質の構造，受容体とリガンドの相互作用，シグナル伝達などの生化学的性質が，病原体を同定するのにどのように活用されているかに的を絞ってみていこう．

　免疫系が病原体を同定するには，二つの非常に難しい問題に挑戦しなければならない：1) 侵入する可能性のあるさまざまな病原体をもれなく認識できるよう，多様な受容体系を備えること，2) 侵入者やそれがつくる病原性物質と自分の身体やその生産物とを識別すること（すなわち，自己と非自己の識別）である．これらの課題を克服するために自然免疫系が進化させてきたのは，特定の糖脂質や核酸の形状など，宿主生物には存在しないが病原体ではよく保存されている構造要素を認識する能力である．しかし，このような要素の種類や数は限られているため，病原体の中には検出を逃れる戦略をもつものもある．獲得免疫系は，さまざまな外来分子を認識する異なるタンパク質を 10^8 種類以上もつく

り，免疫細胞上に10^{12}種類を超える受容体をつくる驚異的な能力を備えている．前者は抗体，後者はT細胞受容体（TCR）とよばれ，その一つ一つが異なった表面をもち，この表面でそれぞれが外来生物由来の1種類の構造に特異的に結合する能力をもっている．しかし，獲得免疫系がこのような多彩な防御分子をつくる際には，われわれの体に通常存在する細胞や分子を認識，攻撃する抗体やT細胞をつくってしまう危険性があり，自己免疫疾患という状態になりうる．

本章ではこれらの問題についてみていくが，まず最初は外来生物を認識するタンパク質の構造に焦点を合わせて説明し，つぎに，認識した特定の病原体から身を守るしくみに話を進めよう．免疫系のタンパク質に見られるモジュール構成を詳しく論じ，構造モチーフを明らかにし，このモジュール構成のおかげで目を見張るほどの多様性が生じるしくみを説明する．

自然免疫は進化的に古い防御機構である

自然免疫は，進化上の早い時期からみられる防御機構で，あらゆる多細胞の動植物に少なくとも何らかの形で存在する．自然免疫系は外来の病原体に対する防御の第一線であり，侵入生物に共通する特徴を目安に，これを発見し撃退する．自然免疫系を構成するのは，宿主細胞を囲む上皮細胞層や，獲得免疫系の力を借りずに病原体を取込んで破壊する**食細胞**（phagocyte）とよばれるその役割のためにある細胞などである．

自然免疫系には，大多数の病原体に存在する特定の形を認識するが宿主に通常存在する物質には応答しない受容体ファミリーも存在する．このような受容体での中で最も解明が進んでいるのが，**Toll様受容体**（Toll-like receptor, TLR）である．"Toll様"という名は，ショウジョウバエゲノムにコードされているToll受容体に由来する．Tollは，はじめはショウジョウバエの発生に重要な遺伝子のスクリーニングの際に見いだされ，その後，自然免疫系に重要な役割を果たしていることがわかった．TLRには共通した構造がある（図34・1）．どの受容体にも，主としてロイシンリッチリピート（高ロイシン反復配列，LRR）とよばれるアミノ酸反復配列でできた，大きな細胞外ドメインが1個含まれる．LRRは通常20〜30アミノ酸残基からなり，そのうちの6個が通常はロイシンである．ヒトTLRではLRRが18〜27個続いた後にシステインの多いドメインがあり，そのつぎに1本の膜貫通ヘリックスと1個の細胞内シグナル伝達ドメインを形成する配列がある．このシグナル伝達ドメインはプロテインキナーゼではないが，他のタンパク質の連結部位として働く．ほとんどのTLRは，菌類や細菌などの細胞外病原体を検出するために細胞膜で発現される．他のTLRは，ウイルスや一部の細菌のような細胞内病原体を検出できるよう，細胞の内部区画の膜に配置されている．

各TLRが標的とするのは，おもに侵入してきた生物だけに見られる特徴的な分子パターンで**病原体関連分子パターン**（pathogen-associated molecular pattern, PAMP）とよばれることが多い（表34・1）．PAMPは通常，病原体の活動に不可欠な成分で，この標

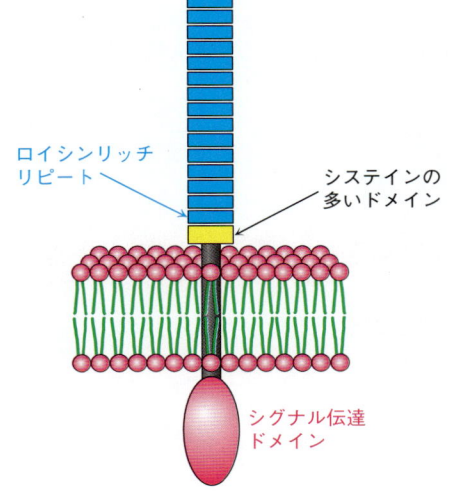

ロイシンリッチ
リピート

システインの
多いドメイン

シグナル伝達
ドメイン

図 34・1 Toll様受容体. 各受容体は18個以上のロイシンリッチリピートをもち，そのつぎにはシステインの多いドメインが続き，さらに1本の膜貫通ヘリックス，シグナル伝達機能をもつ細胞内ドメインがある．

表 34・1 ヒトTLRが認識する病原体関連分子パターン（PAMP）[†]

受容体	PAMP	PAMPの由来
TLR1（TLR2と会合）	トリアシルリポタンパク質	細菌
TLR2	リポタンパク質	細菌，ウイルス，寄生虫
TLR3	二本鎖RNA（dsRNA）	ウイルス
TLR4	リポ多糖（LPS）	細菌，ウイルス
TLR5	フラジェリン	細菌
TLR6（TLR2と会合）	ジアシルリポタンパク質	細菌，ウイルス
TLR7	一本鎖RNA（ssRNA）	ウイルス，細菌
TLR8	一本鎖RNA（ssRNA）	ウイルス，細菌
TLR9	CpG-DNAモチーフ	ウイルス，細菌，原虫
TLR10	不 明	不 明

[†] 出典: O. Takeuchi, S. Akira, *Cell*, **140**, 805〜820 (2010).

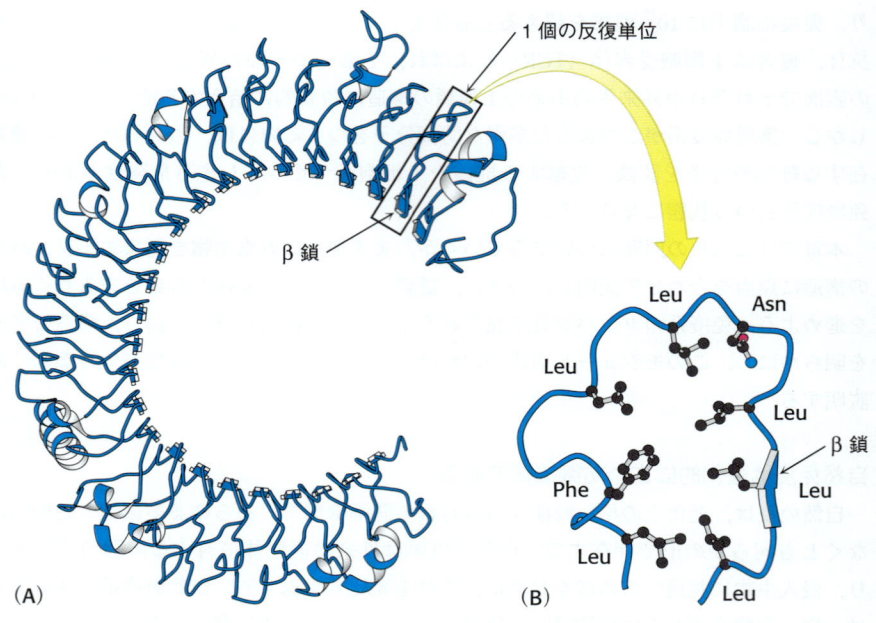

図 34・2　Toll 様受容体の細胞外ドメイン.
(A) ヒト TLR3 のロイシンリッチリピート（LRR）
ドメインの構造. LRR 単位が集まって中央に平行
型 β シートが形成され，これが湾曲して凹型構
造をつくっていることに注意.（B）1 個の LRR
の構造. ほとんどの LRR におおよそ保存されて
いる残基の位置を示す. ロイシン残基が集まって
疎水性のコアを形成し，1 本の β 鎖がその片側に
あることに注意〔1ZIW.pdb より〕

的に変異を起こして TLR による認識を逃れようとしても，病原体の活動力が低下してし
まうので簡単にはできない. 特に重要な PAMP の一つが，*E. coli* などのグラム陰性菌の
細胞壁に見られるリポ多糖（lipopolysaccharide, LPS）という特殊な糖脂質で，**内毒素**
（endotoxin, **エンドトキシン**）ともよばれ，TLR4 が認識する. 自然免疫系の LPS に対す
る応答は簡単に確かめられる. ヒトに 1 mg 足らずの LPS を注射すると，生きた生物を体
内に入れたわけではないのに，発熱や他の炎症の兆候が生じる.

　TLR はどのようにして PAMP を認識するのだろう. ヒト TLR3 由来の細胞外ドメイン
は他の多くの TLR を代表する驚くべき構造をもつ（図 34・2）. LRR 1 個ずつが 1 本の β
鎖を提供し，これが 1 枚の大きな平行する β シートをつくって並んで釣り針様構造の内
側のくぼみとなる. ほとんどの場合，PAMP は，2 個の受容体が形成する一つの面によっ
て認識される. TLR3 が認識する PAMP は二本鎖 RNA で，図 34・3 のように，青色と黄
色で示す 2 個の単量体間の溝にぴったりはまる. リガンドが誘発するこの受容体の二量体
化により，細胞内で情報伝達カスケードが開始する. これと同様に受容体の二量体化に
よって膜を通して情報が伝達される例は，第 14 章でも取上げた.

　TLR や他の自然免疫系の構成成分はいつでも発現されているので，宿主生物が病原体
の攻撃に速やかに抵抗するための応答システムとなっている. しかし多くの病原体が，自
然免疫系による認識を逃れる能力を進化させてきている. そういった病原体から身を守る

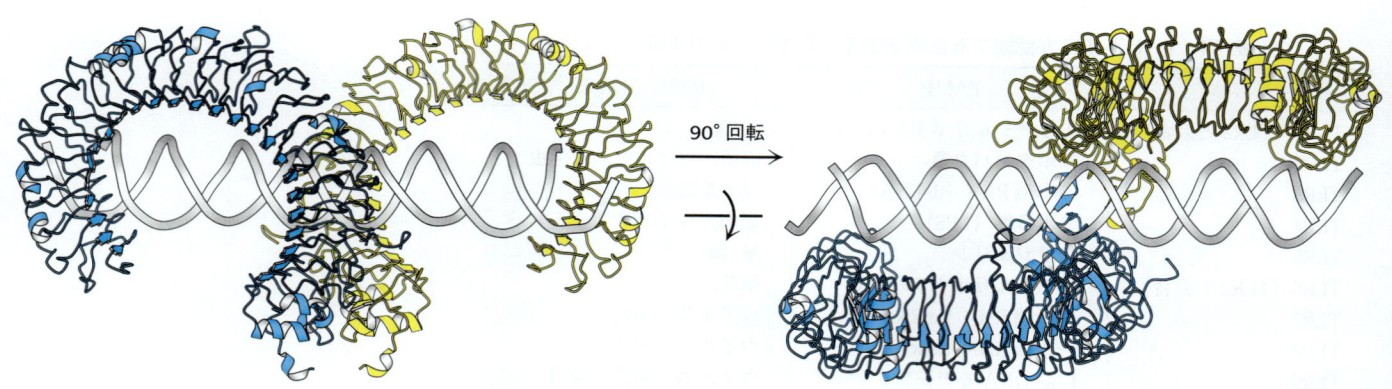

図 34・3　Toll 様受容体による PAMP の認識.　PAMP（二本鎖 RNA 断片）に結合した TLR3 の構造を，横から見た図（左）と上から
見た図（右）. PAMP が各細胞外ドメインの側面に結合することによって，受容体の二量体化が起こることに注意〔3CIY.pdb より〕

ため，宿主が頼りにするのが獲得免疫系である．この系は，進化の過程で一度も出会ったことのない病原体までも，特異的に攻撃する能力を備えている．

獲得免疫系は，進化の原理を利用して応答する

　獲得免疫系は，別々だが互いに関連しあう，体液性免疫応答と細胞性免疫応答という二つの系からなっている．**体液性免疫応答**（humoral immune response）では，**抗体**（antibody）すなわち**免疫グロブリン**（immunoglobulin）とよばれる可溶性タンパク質が，外部から入った分子を認識して結合し，外部からの侵入を知らせるシグナルとして働く．抗体を分泌するのは**形質細胞**（plasma cell）で，これは**B リンパ球**（B lymphocyte）〔**B 細胞**（B cell）〕から生じる（図 34・4）．抗体に選択的に結合する外来の巨大分子は**抗原**（antigen）とよばれる．生理学的な見方をすれば，外来分子の結合が免疫応答を刺激するときには，この分子を**免疫原**（immunogen）とよぶ．抗体が示す特異的親和性は巨大分子抗原全体に向けられたものではなく抗原の特定の部位に対するものであり，この部分は**エピトープ**（epitope）あるいは**抗原決定基**（antigenic determinant）とよばれる．B 細胞はそれぞれ，一つのエピトープを認識する抗体を 1 種類だけ産生する．

　細胞性免疫応答（cellular immune response）では，**細胞傷害性 T リンパ球**（cytotoxic T lymphocyte）〔**キラー T 細胞**（killer T cell）とよばれることも多い〕が，病原体の侵入を受けた細胞を破壊する．細胞内の病原体は感染した細胞の外側には目印を残さない．そこで脊椎動物は，細胞の中身の見本を，自己由来か外来かを問わず細胞の外側に提示するしくみを進化させてきた．細胞内のタンパク質の一部は分解されてペプチドになり，主要組織適合遺伝子複合体（MHC）がコードする膜内在性タンパク質に結合する．T 細胞はこの MHC に結合したペプチドをたえず調べて回り，表面に外来ペプチドを提示している細胞を発見し，破壊する．もう 1 種類の T 細胞である**ヘルパー T 細胞**〔helper T cell，**ヘルパー T リンパ球**（helper T lymphocyte）ともいう〕は，適切な B 細胞とキラーT 細胞を刺激して分化，増殖させることによって，体液性免疫応答，細胞性免疫応答の両方に貢献する．細胞性免疫応答には T 細胞の表面に発現される特異的受容体が介在している．

　免疫系には，病原体になる可能性のある無数ともいえる物質に適応できる目覚ましい能力がある．それには，免疫系に存在する免疫細胞や免疫分子を病原体の存在に応じて変化させる効果的なしくみが必要である．この適応システムは，変異を伴う再生産が起こった後に，集団の中で最もうまく適応する変異体が選択されるという，進化の原理に従って機能する．

　ヒトのゲノムに含まれる遺伝子が，最新の推定値の通りわずか 21 000 個に過ぎないとすると，免疫系はどのようにして 10^8 種類を超える抗体タンパク質，10^{12} 種類もの T 細胞受容体をつくりだせるのだろうか．その答えは，限られた数の遺伝的な構成要素からきわめて多様な遺伝子群をつくりだすまったく新しい機構にある．異なった DNA 領域を組合わせてつなぐという方法をとることで，ゲノムには存在しない多数の異なったタンパク質コード遺伝子が生み出せるのである．そして厳密な選択過程によって，免疫応答に有効だと決定されたタンパク質を合成する細胞だけが，増殖の方向に進まされる．その後はこれらの細胞がそれ以上組換えを起こさずに増殖するため，ある特定のタンパク質を発現する細胞の割合がその集団内で増加する．

　免疫応答の進展に不可欠なのはこの選択過程で，どの細胞が増殖するかはこの選択によって決まる．この過程はいくつかの段階からなっている．免疫応答の発達の初期段階では，自己由来の分子に強く結合する分子を発現する細胞は破壊あるいは抑制され，一方自己分子には強く結合せずに外来分子に強く結合する能力をもつ分子を発現する細胞だけが維持される．後に，免疫原性をもつ侵入者が現れると，それが刺激となって，この病原体の成分に特異的に結合する抗体や T 細胞受容体を発現する細胞が増殖する．進化の言葉でいえば，そういう細胞が正の選択を受けるのである．つまり免疫応答の基本となるのは，特定の侵入者に対して特異的に作用する分子を発現する細胞の選択である．免疫応答は，幅広い特異性をもつ集団による応答から，特定の攻撃に出会ったときに宿主を守るの

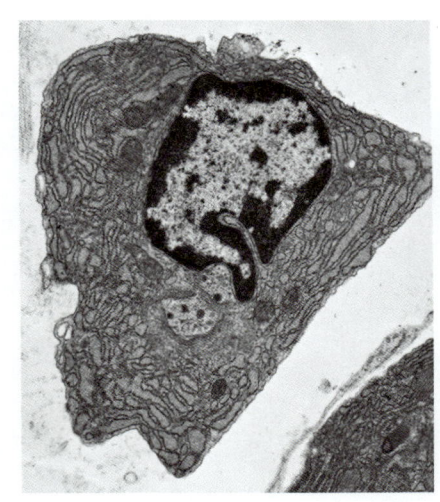

図 34・4　免疫グロブリンの産生.　形質細胞の電子顕微鏡写真．抗体の分泌に必要な粗面小胞体が非常に発達しているのがわかる〔写真: Lynne Mercer のご厚意による〕．

に適した細胞や分子を集めた，より焦点の定まった応答へと進化するのである．

　抗体とT細胞受容体は遺伝的多様性と組換えの産物であるが，それだけでなく，抗体はきわめて多様な構造ももつ．それぞれ違った形をもつ多数のさまざまな抗原に結合できるよう，抗体には数多くの異なった構造が求められるのである．これに対してT細胞受容体は，MHCと共進化してきたため，構造的には多様ではない．MHCに結合したペプチドにT細胞受容体が結合する様式は，どの構造の場合でもほとんど同じである．このような共進化の結果，どのT細胞受容体にも，すべてのMHCに対する反応性が備わっている．共進化のおかげで，あらゆるT細胞受容体が，あらゆる組織のあらゆるペプチド–MHC複合体を確実に調べることができるのである．10^{12}種類の異なったT細胞受容体の遺伝的多様性は，MHCの溝の中央にある非常に多様性の高い残基群へと集中している．このように多様性が局所的に存在しているおかげで，T細胞受容体はMHCに結合している数多くの異なった外来ペプチドを認識できる．T細胞受容体は，多数の異なったMHC–ペプチド複合体をつぎつぎと迅速に調べて回らなくてはならない．したがって，T細胞受容体とMHCとの結合親和性は，抗体と抗原の結合親和性よりも弱い．

34・1　抗体は抗原結合部位とエフェクター部位をもっている

　抗体は免疫応答の主役となる分子である．第3章では，抗体がタンパク質研究の手法として利用できることを説明した．ここでは，この注目すべき分子の本来の構造と機能を見ていこう．1959年Rodney Porterは，血清中の主要な抗体である**免疫グロブリンG**（immunoglobulin G, IgG）が，パパインによるタンパク質限定分解によって50 kDaフラグメント3個に分けられることを明らかにした．そのうち2個は抗原を結合するので**抗原結合フラグメント**（antigen-binding fragment），**Fab**とよばれる．残るもう一つのフラグメントは容易に結晶化することから**結晶化可能フラグメント**（crystallizable fragment），**Fc**とよばれ，抗原とは結合しないが，**エフェクター機能**（effector function）とよばれる応答に関与するなど生物学的に重要な活性をもっている．標的細胞の溶解をひき起こす**補体系カスケード**（complement cascade）を開始させることも，エフェクター機能の一つである．免疫系が機能するうえでこのようなエフェクター機能は非常に重要だが，ここではこれ以上詳しくはふれない．

　これらのフラグメントはIgG分子全体の立体構造とどのような関係にあるのだろうか．免疫グロブリンGは25 kDaの**L鎖**（light chain, **軽鎖**）と，50 kDaの**H鎖**（heavy chain, **重鎖**）という2種類のポリペプチド鎖でできている（図34・5）．サブユニット組成はL_2H_2である．L鎖はそれぞれが1本のH鎖とジスルフィド結合で結ばれており，こ

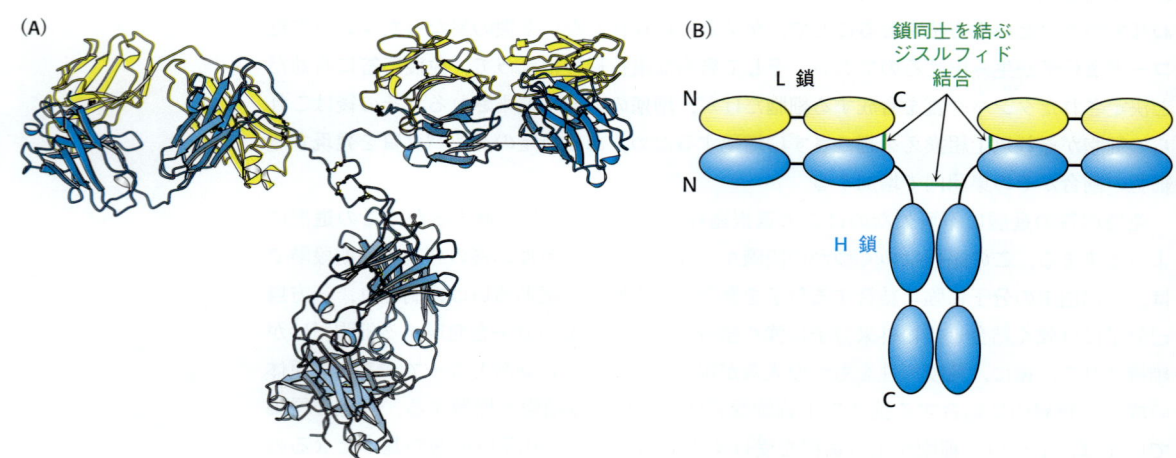

図 34・5　免疫グロブリン G の構造.　（A）IgG 分子の立体構造. L 鎖は ■ で，H 鎖は ■ で示す.（B）鎖を結ぶジスルフィド結合の位置を示す IgG 分子の模式図. N はアミノ末端，C はカルボキシ末端〔1IGT.pdb より〕

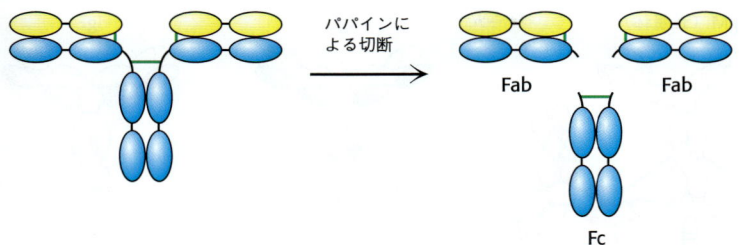

パパインによる切断

Fab　Fab

Fc

図 34・6　免疫グロブリン G の分解.　もとのままの IgG 分子をプロテアーゼのパパインで処理すると，3 個の大きなフラグメントが得られる. 2 個の Fab フラグメントは抗原結合能力をもつが Fc フラグメントはもたない.

の 2 本の H 鎖が互いに，1 本あるいはそれ以上のジスルフィド結合で結ばれている. IgG 分子のアミノ酸配列と立体構造を調べると，各 L 鎖は 2 個のよく似たドメインからなることがわかった. このドメインは免疫グロブリンドメイン (immunoglobulin domain) とよばれるが，詳しいことは§34・2で説明する. 各 H 鎖は 4 個の免疫グロブリンドメインをもつ. 全体として分子は Y 字形で，幹の部分はパパイン分解によって得られる Fc フラグメントに相当し，各 H 鎖のカルボキシ末端側の 2 個ずつの免疫グロブリンドメインでできている. Y 字の 2 本の腕は 2 個の Fab フラグメントに相当し，各 H 鎖のアミノ末端側の 2 個のドメインと各 L 鎖の 2 個のドメインからなっている. 幹と 2 本の腕をつなぐリンカー部分は H 鎖に含まれる伸びた形のポリペプチド領域からなり，非常に柔軟性が高い.

　パパインは L 鎖と H 鎖とを結ぶジスルフィド結合のカルボキシ末端側で H 鎖を切断する (図 34・6). つまり各 Fab は L 鎖全体と H 鎖のアミノ末端側半分からなっており，Fc は 2 本の H 鎖のカルボキシ末端側半分でできている. Fab それぞれに 1 個の抗原結合部位が含まれる. もとのままの IgG 分子には 2 個の Fab が含まれ，したがって抗原結合部位も 2 個含まれることになるので，IgG 分子は複数の抗原を架橋することができる (図 34・7). さらにもとのままの IgG 分子の Fc と 2 個の Fab は柔軟性のあるポリペプチド鎖で結ばれているために，Fab 同士の角度を簡単に幅広く変えられるようになっている (図 34・8). この種の可動性は分節構造の柔軟性 (segmental flexibility) とよばれる. この柔軟性のおかげで，同一単量体の繰返しでできたウイルス外皮のように複数の結合部位をもつ抗原に対し，1 個の抗体がもつ 2 個の認識部位がうまく結合できるようになり，抗原抗体複合体の形成が促進される. Fab 単位の先端にある結合部位が，抗原上にある複数の特異性決定基間の距離に合うように動くだけでよいのである.

　免疫グロブリン G は血清中に最も高い濃度で存在する抗体だが，それ以外のクラスの免疫グロブリンも存在する (表 34・2). どのクラスの抗体も L 鎖 (κ 鎖または λ 鎖) と

抗　原

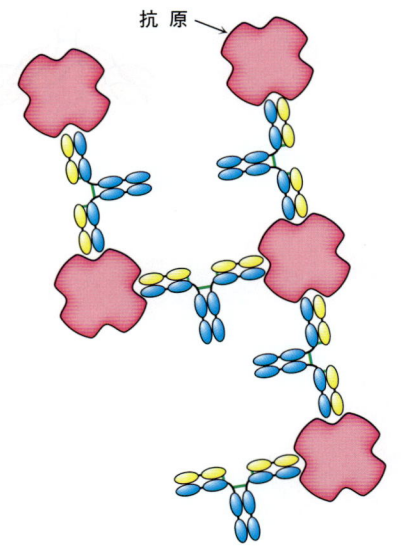

図 34・7　抗原架橋.　IgG 分子には抗原結合部位が 2 個含まれるため，ウイルス表面のような多価抗原に結合して架橋できる.

抗原結合部位

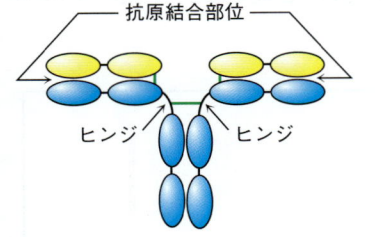

ヒンジ　ヒンジ

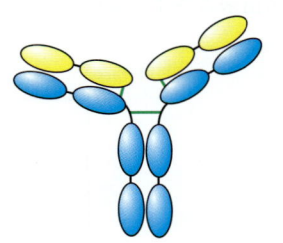

図 34・8　分割構造の柔軟性.　IgG 分子の Fab と Fc とをつなぐ結合は柔軟性があり，二つの抗原結合部位は互いにさまざまな向きをとることができる. この柔軟性のおかげで多価抗原上のエピトープ間の距離が厳密に同じでなくても，多価抗原と効率よく相互作用できる.

表 34・2　免疫グロブリンの各クラスの性質[†]

クラス	血清中の濃度 [mg mL^{-1}]	質量 [kDa]	L 鎖	H 鎖	鎖の構成
IgG	12	150	κ または λ	γ	$\kappa_2\gamma_2$ または $\lambda_2\gamma_2$
IgA	3	180～500	κ または λ	α	$(\kappa_2\alpha_2)_n$ または $(\lambda_2\alpha_2)_n$
IgM	1	950	κ または λ	μ	$(\kappa_2\mu_2)_5$ または $(\lambda_2\mu_2)_5$
IgD	0.1	175	κ または λ	δ	$\kappa_2\delta_2$ または $\lambda_2\delta_2$
IgE	0.001	200	κ または λ	ε	$\kappa_2\varepsilon_2$ または $\lambda_2\varepsilon_2$

†　注: $n=1,2,3$. IgM および IgA オリゴマーには免疫グロブリン分子同士を連結する J 鎖も含まれる. 分泌液中の IgA にはもう 1 種類の分泌成分が含まれる.

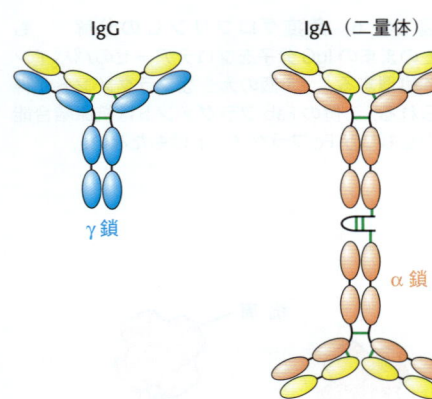

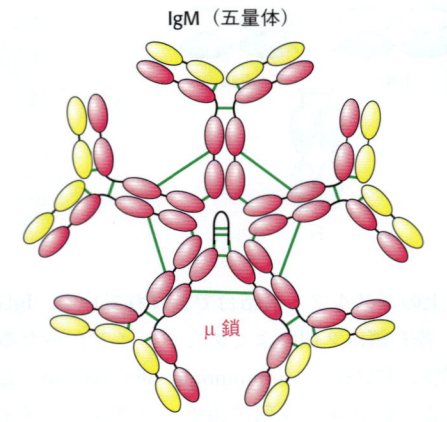

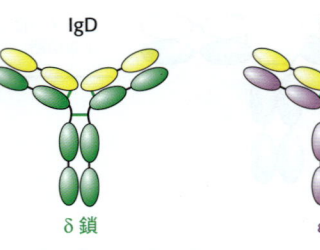

図 34・9　免疫グロブリンの各クラス.　　免疫グロブリンの五つのクラスは，同一の L 鎖（■）が種々の H 鎖（γ, α, μ, δ, ε）と結合したものである．ジスルフィド結合は ― で示す．IgA 二量体と IgM 五量体は，L 鎖，H 鎖のほかに短いポリペプチド鎖をもつ.

クラス固有の H 鎖をもつ（図 34・9）．IgG の H 鎖は γ 鎖とよばれ，免疫グロブリン A, M, D, E の H 鎖はそれぞれ α, μ, δ, ε 鎖とよばれる．**免疫グロブリン M**（immunoglobulin M, IgM）は，抗原に出会った後で最初に血清中に現れる抗体である．IgM は結合部位が 10 個あるため，同一エピトープを複数もつ抗原には特に強く結合できる．1 個の結合部位による結合の強さは親和性（アフィニティー）というが，抗原と複数の独立した結合をつくる場合には，この結合全体の強さは，アフィニティーと区別して**アビディティー**（avidity）とよぶ.

　免疫グロブリン A（immunoglobulin A, IgA）は，唾液や涙，気管支粘液，腸粘液などの外分泌液中の主要な抗体クラスである．したがって IgA は細菌やウイルス抗原に対する防御の最前線となる．**免疫グロブリン D**（immunoglobulin D, IgD）の役割は長い間謎だったが，最近の研究により，白血球の一種で抗寄生虫作用をもつ好塩基球を活性化する役割を担うことがわかった．**免疫グロブリン E**（immunoglobulin E, IgE）は寄生虫に対する防御を担うという点で重要であるが，アレルギー反応にも関わっている．すなわち，IgE–抗原複合体が肥満細胞の表面にある受容体を架橋することがカスケードの引き金となり，薬理作用をもつ活性分子を含んだ顆粒の放出が起こる．放出される物質の一つヒスタミンは，平滑筋の収縮をひき起こし，粘液分泌を増進させる.

34・2　抗体は超可変ループを介して特定の分子に結合する

　ヒトやマウス由来のさまざまな IgG 抗体のアミノ酸配列を比較すると，L 鎖のカルボキ

図 34・10　免疫グロブリンの配列の多様性.　ヒト IgG 分子の H 鎖のアミノ末端免疫グロブリンドメインについて，配列の可変性を位置の関数として表したグラフ．非常に高い多様性を示す領域が 3 箇所ある（■）．これらの超可変部は免疫グロブリンドメイン構造の三つのループに相当する〔出典: R.A. Goldsby, T.J. Kindt, B.A. Osborne, "Kuby Immunology, 4th Ed.," p.91, W.H. Freeman and Company(2000)〕.

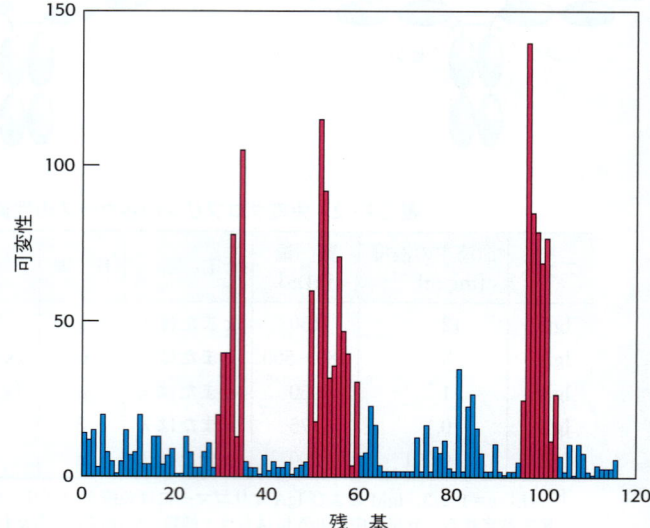

シ末端側の半分と H 鎖のカルボキシ末端側の 3/4 は，どの抗体も非常によく似ていることがわかる．重要なのは，それに比べると各鎖のアミノ末端ドメインが多様なことで，各鎖ともこのドメインには約 7〜12 アミノ酸からなる極端に多様性の高い領域が 3 箇所含まれる．H 鎖の場合を図 34・10 に示す．この各鎖のアミノ末端の免疫グロブリンドメインは，**可変部**（variable region，可変領域）とよばれる．一方，それ以外の免疫グロブリンドメインは，どの抗体でもはるかに類似性が高く，**定常部**（constant region，定常領域）とよばれる（図 34・11）．

免疫グロブリンフォールドは超可変ループと β サンドイッチ構造からなる

　1 個の IgG 分子は全部で 12 個の免疫グロブリンドメインからなる．これらのドメインの配列には共通した特徴が多数あり，**免疫グロブリンフォールド**（immunoglobulin fold）という共通した構造をつくっている（図 34・12）．注目すべきなのは，この構造ドメインが免疫およびそれ以外の機能に重要な役割を果たす多くのタンパク質にみられることである．

　免疫グロブリンフォールドは，それぞれが逆平行 β 鎖でできた 1 対の β シートからなっており，β シートで囲まれた中央が疎水性のコアになっていて，1 本のジスルフィド結合が 2 枚のシートをつないでいる．この構造には，機能するうえで特に重要な点が二つある．第一に構造の一方の端に三つのループ構造があり，これらがつくる構造が結合表面になりうる．これらのループには，抗体と T 細胞受容体中に見られる可変性のきわめて高い配列が含まれている．このループのアミノ酸配列が変化に富んでいることが，免疫系によって発現される抗体と T 細胞受容体のとてつもない多様性を生み出すおもなしくみである．これらのループは**超可変ループ**（hypervariable loop）あるいは**相補性決定領域**（complementarity-determining region，CDR）とよばれる．第二に，アミノ末端とカルボキシ末端とが構造の両端にあるため，抗体の L 鎖と H 鎖に見られるように，この構造ドメインがつながって鎖を形成できるという点である．このような鎖は，ほかにもいくつかの重要な免疫系分子に存在する．

 免疫グロブリンフォールドは，ヒトゲノムにコードされるドメインの中で最も広く見られるものの一つで，アミノ酸配列レベルでそれとわかる免疫グロブリン

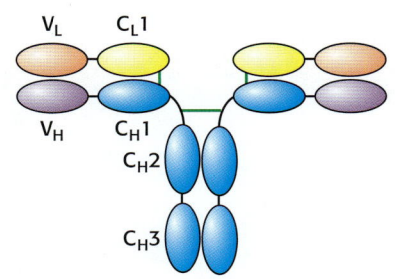

図 34・11　**可変部と定常部**．　各 L 鎖と各 H 鎖のアミノ末端側には，抗体ごとに非常に違いの大きい免疫グロブリンドメインが 1 個ずつ含まれている．これらのドメインは V_L，V_H とよばれる．それ以外のドメインはどの抗体をとっても比較的一定で，定常部とよばれる（C_L1，C_H1，C_H2，C_H3）．

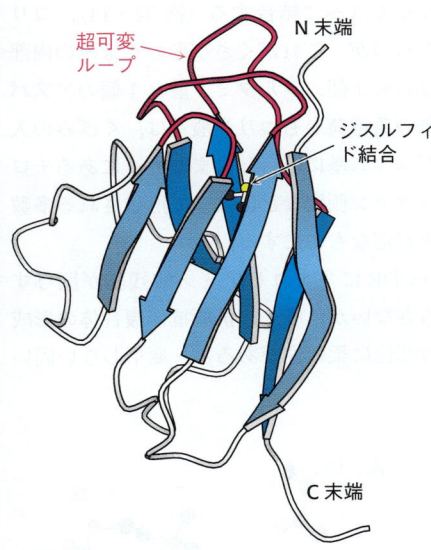

図 34・12　**免疫グロブリンフォールド**．1 個の免疫グロブリンドメインは 1 本のジスルフィド結合と複数の疎水性相互作用で結ばれた 1 対の β シートでできている．この構造では，一方の端に三つの超可変ループが集まっていることに注意〔1DQJ.pdb より〕

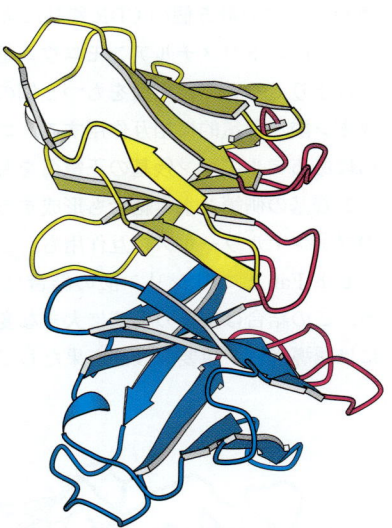

図 34・13　**可変ドメイン**．　L 鎖（■）と H 鎖（■）の可変ドメインを側面から見た図．相補性決定領域（CDR）は━で示す．6 個の CDR が集まって結合表面を形成していることに注意．この表面の特異性は CDR の配列と構造によって決まる〔1DQJ.pdb より〕．

フォールドを1個以上もつタンパク質の遺伝子は750種類を超える．この種のドメインはハエや線虫など他の多細胞生物にも広く存在するが，アミノ酸配列だけで調べると，酵母や植物には免疫グロブリンフォールドドメインは見られない．ただ，酵母や植物にも構造的に似たドメインが存在し，植物の光合成電子伝達タンパク質として重要なプラストシアニンもその一つである（§19・3）．このように免疫グロブリンフォールドをもつファミリーは，動物，特に脊椎動物につながる進化系統で大きく広がったらしい．

X線解析によって抗体がどのように抗原と結合するかが明らかになった

どのクラスの抗体でも，L鎖とH鎖のアミノ末端の免疫グロブリンドメイン（V_LおよびV_Hとよぶ）が集まって結合表面をつくる．CDRの位置は非常に印象的である．この超可変配列は各ドメインの三つのループ中に存在するが，全部で6本のループが各腕の末端に集まって一つの表面を形成する（図34・13）．どのV_Lも事実上あらゆるV_Hと結合できるので，V_LとV_Hの組合わせによって，きわめて多数の異なった結合部位がつくりだせることになる．

Fab分子と結合した数百種類の大小さまざまな抗原についてX線結晶解析が行われ，抗体の特異性の基礎について構造面から多くの洞察が得られている．抗原と抗体との結合を支配する原理は，酵素と基質の結合の場合と同じである．両分子の相補的な形の結合面が相互作用することにより，面のアミノ酸同士の間に接点が数多くできる．多数の水素結合，静電的相互作用，ファンデルワールス相互作用，さらに疎水性相互作用も加わって，強力な特異的結合が生まれる．

抗体結合のいくつかの側面は，免疫グロブリンの構造に直接関係するため特に注目に値する．抗体の抗原結合部位には可変ドメインのCDRの一部あるいは全部が含まれている．小さな抗原分子の場合は接触するCDRは比較的少数で，結合の相互作用におそらく15残基程度が関わる．巨大分子の接触は多くの場合もっと広範囲で，ときには6個のCDRすべてと相互作用することもあり，関わる抗体残基は20を超える．小さな分子は抗原結合領域の溝の中に結合することが多い．球状タンパク質などの巨大分子は，自身と相補的な凹凸のある広くて平らな表面部分にまたがって相互作用することが多い．

小さな分子で結合の様子が詳しく研究されているのが，Fabに結合したコリンリン酸の例である．結晶解析によって明らかになったのだが，コリンリン酸は，L鎖から二つ，H鎖から三つの計5個のCDR残基によって囲まれたくぼみに結合する（図34・14）．コリンリン酸のトリメチルアンモニウム基は正電荷をもつが，これがくさび形のくぼみの内部にはまり，そこで負電荷をもつ2個の残基，すなわち1個のグルタミン酸と1個のアスパラギン酸と静電的に相互作用する．コリンリン酸の負電荷をもつリン酸基は，くぼみの入口にあるアルギニン残基の正電荷をもつグアニジニウム基に結合し，また近くにあるチロシン残基の側鎖と水素結合も形成する．トリプトファン側鎖などによって形成される多数のファンデルワールス相互作用も，この複合体を安定なものにする．

ヒトFabとコリンリン酸の結合には，五つのCDRに含まれるアミノ酸残基が関与する．この結合は抗体の構造に大きな変化はもたらさないが，多くの抗原抗体複合体の形成には誘導適合が重要な役割を果たしている．結合部位に柔軟性があると，変形しない固い

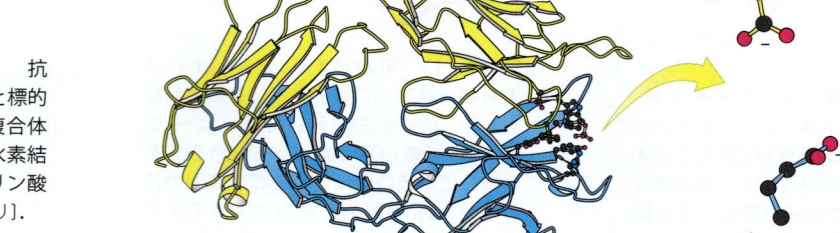

図 34・14　小さな抗原の結合．抗体のFabフラグメント（■, ■）と標的（この図ではコリンリン酸）との複合体の構造．抗体のアミノ酸残基は，水素結合，静電相互作用によってコリンリン酸と相互作用している〔2MCP.pdbより〕．

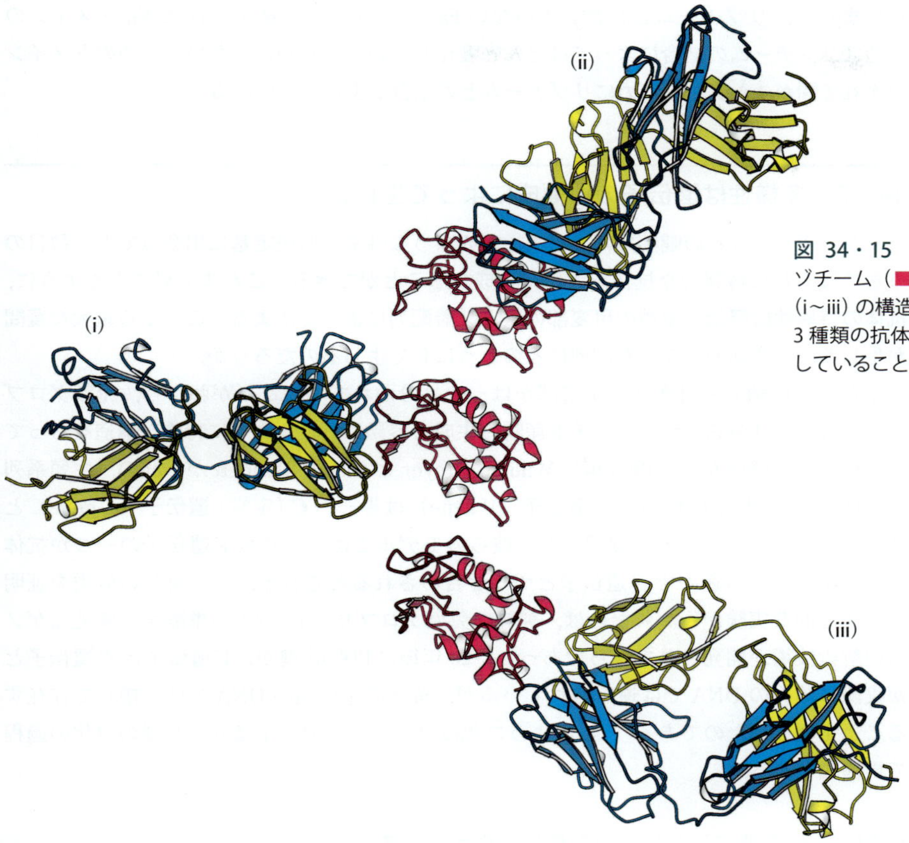

図 34・15　リゾチームに対する抗体．　（A）ニワトリ卵白リゾチーム（■）と Fab フラグメント（■，■）との複合体 3 種類（i〜iii）の構造を，リゾチームが同じ向きになるように表したもの．3 種類の抗体がリゾチームのまったく異なったエピトープを認識していることに注意〔3HFL,1DQJ,1FDL.pdb より〕

部位の場合に比べてはるかに多くの種類のリガンドと結合できる．つまり誘導適合によって，抗体の特異性の幅が大きくなるのである．

大きな抗原は抗体と多数の相互作用によって結合する

　大きな抗原はどのようにして抗体と相互作用するのだろう．ニワトリの卵白リゾチームに対しては多数の抗体が作製され，構造が非常に詳しく解明されている（図 34・15）．異なった抗体はそれぞれリゾチームの異なった表面に結合する．その一つ（図 34・15 の複合体 ii）について相互作用の様子を詳しく見てみよう．この抗体はリゾチームのポリペプチド鎖の 2 箇所と結合するが，この二つの領域は一次構造上では遠く離れている（図 34・16）．

　抗体の 6 個の CDR すべてがこのエピトープと接触する．接触面は非常に広く（約 30×20 Å），比較的平らである．唯一の例外がリゾチームの Glu 121 の側鎖で，抗体の結合部位の奥深くまで入り込み，そこで主鎖のカルボニル酸素原子と水素結合を形成しており，その周りを三つの芳香族側鎖が取巻いている．12 本の水素結合と多数のファンデルワールス相互作用ができることによって，この抗原抗体相互作用の高い親和性（K_d＝20 nM）

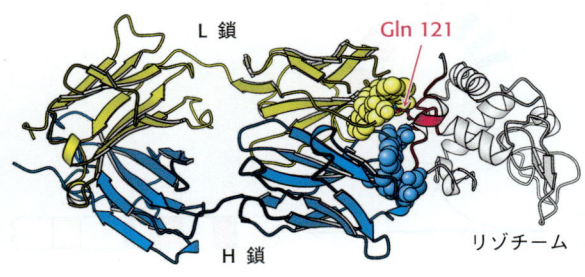

図 34・16　抗体-タンパク質相互作用．リゾチームの残基の一つ Gln 121 が抗体の結合部位の奥深くに入り込んでいることに注意〔1FDL.pdb より〕

が生まれる．リゾチームと結合していない Fab 分子を調べた結果，V_L と V_H ドメインの構造はリゾチームの結合によってほとんど変化しないことがわかったが，二つのドメインがずれて間が 1 Å 広がるためにリゾチームとの結合がより緊密になる．

34・3　多様性は遺伝子の再編成によって生じる

　マウスやヒトなどの哺乳類は，事実上どのような外来抗原決定基に出会っても，数日のうちにはそれに特異的な抗体を大量に合成することができる．これまで見てきたように，抗体の特異性は軽鎖と重鎖の可変部のアミノ酸配列によって決まる．ここから重大な疑問が生じる．可変部の異なった配列はどのようにして生じるのだろうか．

　L鎖でもH鎖でも可変部と定常部がはっきり分かれていることがわかり，免疫グロブリンの遺伝子は多彩なポリペプチド産物の生成を容易に行えるように特殊な構造をもっている可能性が浮かんだ．1965 年に William Dreyer と Claude Bennett が，胚の（生殖系列の）DNA では複数の **V**（可変）**遺伝子**（*V* gene）は単一の **C**（定常）**遺伝子**（*C* gene）と別々に分かれて存在すると提唱した．彼らのモデルでは，これら *V* 遺伝子の一つが抗体産生細胞の分化の途中で *C* 遺伝子とつなぎ合わされるとされる．この新しい仮説を証明する決定的な実験が行われたのは，純粋な免疫グロブリン mRNA が単離され哺乳類ゲノムの解析技術が開発されてからであった．20 年後に利根川 進が，*V* 遺伝子と *C* 遺伝子とが実際に胎児の DNA では遠く離れているが，抗体産生細胞の DNA では近接して存在することを発見したのである*．このように免疫グロブリン遺伝子はリンパ球の分化の過程で再編成される．

＊　訳注：利根川 進は“抗体の多様性を遺伝学的に解明”したことで 1987 年ノーベル生理学・医学賞を受賞した．

J 遺伝子と *D* 遺伝子が抗体の多様性を増大させる

　利根川 進，Philip Leder，Leroy Hood が行った塩基配列の研究によって，胚細胞の *V* 遺伝子は L 鎖や H 鎖の可変部全体をコードしているわけではないことが明らかになった．例として L 鎖の κ 鎖ファミリーをコード領域について考えてみよう．ヒトの第 2 染色体には L 鎖の可変ドメインの最初の約 97 残基をコードする遺伝子セグメントが 40 個縦につながって存在している（図 34・17）．

　しかし L 鎖の可変部は 110 番目の残基まである．では V 領域の最後の 13 残基をコードする DNA はどこにあるのだろう．未分化細胞の L 鎖では，この DNA は思いがけない位置，すなわち *C* 遺伝子の近くに存在する．分化した細胞ではこの部分が *V* 遺伝子と *C* 遺伝子とを連結（joining）しているため，これを *J* 遺伝子とよぶ．実際に胚細胞では *C* 遺伝子の近くに 5 個の *J* 遺伝子が縦に並んで存在する．抗体産生細胞が分化する間に 1 個の *V* 遺伝子が 1 個の *J* 遺伝子に連結されて，可変領域の完全な遺伝子が 1 個できあがる（図

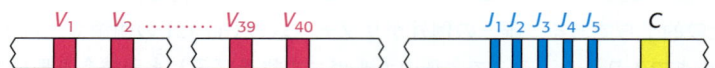

図 34・17　κ鎖遺伝子座． ヒト第 2 染色体のこの領域には L 鎖の可変部（残基 1~97 付近に相当）をコードするセグメント（V）40 個，連結部（残基 98~110）をコードするセグメント（J）5 個，定常部をコードする遺伝子（C）1 個がそれぞれ並んで含まれている．

図 34・18　*VJ* の再編成． 1 個の *V* 遺伝子（ここでは V_2）が 1 個の *J* 遺伝子（ここでは J_4）と連結されて，完全な *VJ* 領域が 1 個できる．余分な DNA は環状になって遊離する．*V* 遺伝子と *J* 遺伝子はランダムに選択され，しかも必ずしも同じところで連結されるわけではないので，この組換え過程によって *VJ* には多数の組合わせが生じる．

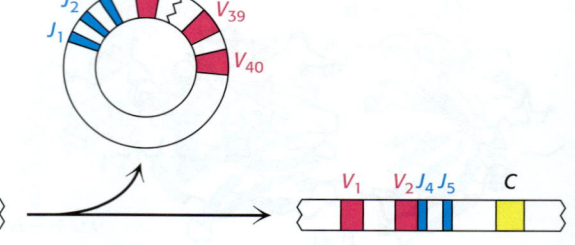

34・18）．RNA スプライシング（§29・3）によって，再編成されてできたこの *V–J* 部分のコード領域が *C* 部分のコード領域と連結され，完全な L 鎖の mRNA 分子ができあがる（図 34・19）．

　J 遺伝子は一番最後の超可変部（CDR3）の一部をコードしているので，抗体の多様性に大きく寄与している．連続した可変部遺伝子が形成されるときには，40 個の *V* 遺伝子と 5 個の *J* 遺伝子とはどのような組合わせでつなぐこともできる．したがって，これらの遺伝子セグメントの体細胞組換えによって，生殖系列中にすでに存在していた多様性がさらに増幅される．*V* と *J* の結合は正確に調節されているわけではない．これらの遺伝子組換えが起こるのは 95 番目のアミノ酸残基のコドン付近だが，数塩基のうちのどこかは決まっていないので，それによってさらに多様性が生じる．L 鎖の λ 鎖をコードする *V* 遺伝子と *J* 遺伝子は，ヒト第 22 染色体上でこれと同様に並んでいる．この領域に含まれるのは 30 個の V_λ 遺伝子セグメントと 4 個の J_λ 遺伝子セグメントである．またこの領域には 4 種類の異なった *C* 遺伝子が含まれ，κ 遺伝子座には 1 個の *C* 遺伝子しかないのとは対照的である．

　ヒトでは H 鎖をコードする遺伝子は第 14 染色体上に存在する．この H 鎖の可変ドメインで特に目立つのは，二つのセグメントではなく三つのセグメントが連結されることである．染色体のこの領域には，1〜94 番目のアミノ酸残基をコードする V_H 遺伝子と 98〜113 番目の残基をコードする J_H 遺伝子のほかに，95〜97 番目のアミノ酸残基をコードする別の一群のセグメントが含まれている（図 34・20）．この遺伝子セグメントは多様性（diversity）の意味で *D* 遺伝子とよばれる．51 個の V_H セグメントと 6 個の J_H セグメントの間に，約 27 個の *D* セグメントが存在する．組換えの際にはまず，1 個の *D* セグメントが 1 個の J_H セグメントに連結され，つぎに 1 個の V_H セグメントが DJ_H に連結される．H 鎖がつくる抗原結合平面や溝が L 鎖に比べて多彩なのは，H 鎖が二つではなく三つの遺伝子セグメントでコードされているからである．そのうえ H 鎖の CDR3 は，鋳型を必要としない特殊な DNA ポリメラーゼである末端デオキシリボヌクレオチジルトランスフェラーゼの作用によっても多様性を増している．この酵素は V_H と *D* との間に余分なヌクレオチドを挿入する．L 鎖と H 鎖の ***V(D)J* 組換え**〔*V(D)J* recombination〕は免疫細胞に存在する特異的な酵素によって行われる．これらのタンパク質は RAG-1，RAG-2 とよばれ，*V*，*D*，*J* セグメントに隣接する**組換えシグナル配列**（recombination signal sequence, RSS）とよばれる特別な DNA 配列を認識し，これら DNA セグメントの切断と再結合を促す．

遺伝子の連結の組合わせと体細胞突然変異とによって，10^8 種類を超える多様な抗体ができる

　抗体の多様性がどこから生じるかをまとめてみよう．生殖系列には，かなり多種類の可変部遺伝子が含まれている．κ 鎖の場合には，約 40 個の *V* セグメント遺伝子と 5 個の *J* セグメント遺伝子とが存在する．したがって，*V* と *J* との組合わせによって，合計 40×5＝

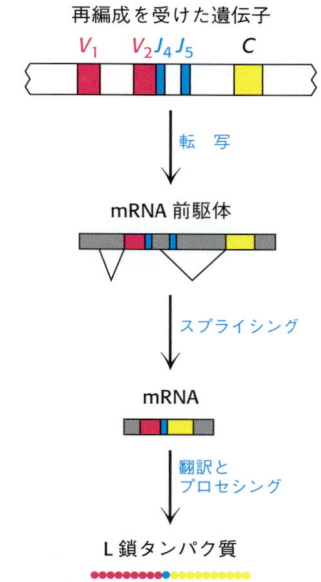

図 34・19　L 鎖の発現． L 鎖タンパク質の発現では，再編成を受けた遺伝子が転写されて *VJ* 領域と *C* 領域とが離れた RNA 前駆体が形成される．RNA スプライシングによってイントロンが除去され，*VJ* 領域と *C* 領域とがつながった mRNA 分子ができる．この mRNA が翻訳され，生じたタンパク質産物がプロセシングを受けて，L 鎖ができあがる．

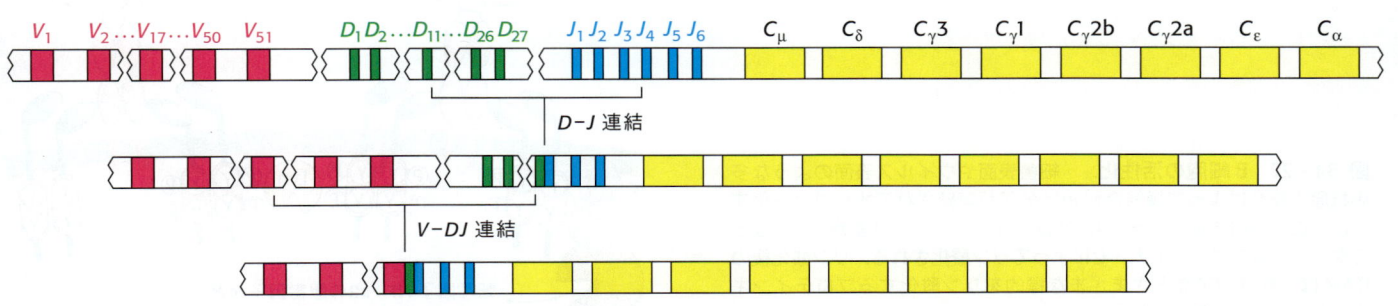

図 34・20　*V(D)J* 再編成． H 鎖遺伝子座には *V* セグメント 51 個，*D* セグメント 27 個，*J* セグメント 6 個が含まれる．遺伝子の再編成はまず *D–J* の連結から始まり，さらに再編成されて *V* セグメントと *DJ* セグメントとが連結される．

200 種類の V_κ 遺伝子がつくりだせる. 同様に考えると, 少なくとも 120 種類の λ 鎖をつくれることになる. 重鎖では D セグメントの働きでさらに多くの遺伝子をつくることができる. 51 個の V, 27 個の D, 6 個の J という遺伝子セグメントの場合, 形成される V_H 遺伝子の数は 8262 個となる. 320 種類の L 鎖と 8262 種類の H 鎖を組合わせれば, 2.6×10^6 通りもの異なった抗体ができることになる. セグメントの連結が起こる位置の多様性やそれ以外の機構によって, この値はさらに 2 桁以上大きくなる.

　抗体の鎖の多様性をさらに増大させるのが**体細胞突然変異**（somatic mutation）, すなわち組換えられた遺伝子への突然変異導入である. 実際, 典型的な体液性免疫応答の過程では抗体の結合親和性に 1000 倍もの上昇が見られるが, これは体細胞変異によるもので**親和性成熟**（affinity maturation）とよばれる. つくりだせる抗体の種類が広がることで, 抗原によりぴったりと適合する抗体が選択されるようになるのである. このように自然は多様性を生み出す三つのしくみ —— 生殖系列に用意された多数の遺伝子レパートリー, 体細胞組換え, 体細胞変異 —— を利用して, 外界からの侵略から生物を守る非常に多様な抗体をつくりだすのである.

未熟 B 細胞の表面に発現された抗体がオリゴマーになることが, 抗体分泌の引き金となる

　これまで述べてきた過程によって, きわめて多様な抗体分子群が生じるが, これが免疫応答が形づくられるための鍵となる最初の段階である. つぎの段階は特定の侵入者に対して作用する特定の抗体群の選択である. この選択はどのように行われるのだろう. 骨髄で生産される未熟な B 細胞は, それぞれが細胞表面に IgM 分子の単量体を発現している（図 34・21）. 各細胞はおよそ 10^5 個の IgM 分子を発現するが, これらの分子はすべてアミノ酸配列が同一で, したがって抗原結合の特異性も同一である. したがって, 特定の未熟 B 細胞を選択して増殖させることは, ある 1 種類の特異性をもつ抗体を増幅することになる. この選択過程は膜に結合した抗体に抗原が結合することで始まる.

　各膜結合型 IgM 分子には Igα–Igβ とよばれるヘテロ二量体膜タンパク質が 2 分子結合している（図 34・21）. Igα と Igβ のアミノ酸配列を見ると多くのことがわかる. 各タンパク質のアミノ末端は細胞の外側にあり, 1 個の免疫グロブリンフォールドに相当する. カルボキシ末端は細胞内にあり, **ITAM**（immunoreceptor tyrosine-based activation motif, 免疫受容体チロシン依存性活性化モチーフ）とよばれるアミノ酸 18 個からなる配列を含んでいる（図 34・21）. 名前が示す通り, 各 ITAM には鍵となるチロシン残基があり, これが免疫系細胞に存在するプロテインキナーゼによるリン酸化の対象となる.

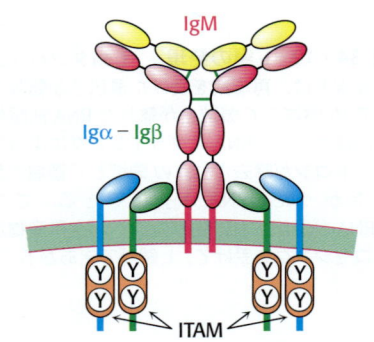

図 34・21　B 細胞受容体.　この複合体は, 膜結合型 IgM 分子とそれに非共有結合で結合した 2 個の Igα–Igβ ヘテロ二量体でできている. Igα と Igβ の各鎖の細胞内ドメインには ITAM が含まれる.

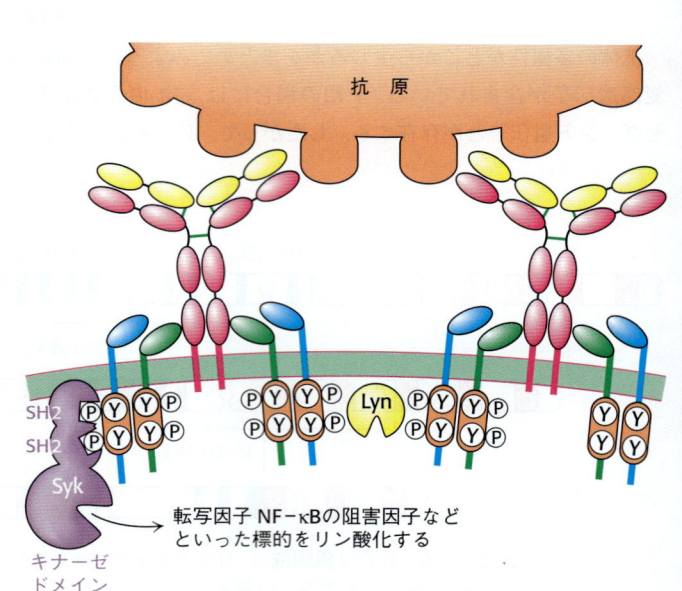

図 34・22　B 細胞の活性化.　細菌表面やウイルス表面のような多価抗原の結合によって膜結合型 IgM 分子が連結されてオリゴマー化すると, これが引き金となって ITAM 配列中のチロシン残基が, Lyn などのタンパク質チロシンキナーゼによってリン酸化される. リン酸化後の ITAM は, 転写因子などさまざまな標的をリン酸化するプロテインキナーゼ Syk の結合部位となる.

　膜結合抗体への抗原の結合とこれにつづいて起こる免疫応答の開始を結びつけることと
して基本的にみえているのは抗体分子のオリゴマー化またはクラスター形成が必要なこと
である（図34・22）．オリゴマー化が必要というのは，§14・3で説明した上皮細胞増殖
因子やインスリンがひき起こす受容体の二量体形成を連想させる．実際に，関連するシグ
ナル伝達機構は非常によく似ているようである．膜結合型抗体がオリゴマー化すると，
Src（§14・5）のホモログである Lyn などのチロシンキナーゼによって，ITAM 中のチロ
シン残基がリン酸化される．リン酸化された ITAM は，Syk（spleen tyrosine kinase，脾
臓チロシンキナーゼ）というプロテインキナーゼの結合部位となる．このキナーゼは2個
の SH2 ドメインをもち，これが各 ITAM の2個のリン酸化チロシンと相互作用をもつ．
はまり込んだ Syk は活性型の立体構造になり，転写因子 NF-κB（nuclear factor κB）の阻
害性サブユニットやホスホリパーゼ C のアイソフォームなどの他のシグナル伝達タンパ
ク質をさらにリン酸化する．このようなシグナル伝達が下流で遺伝子発現を活性化し，細
胞増殖を促進し，B 細胞のさらなる分化をひき起こす．

　　免疫系を変化させる薬物は免疫系のシグナル伝達経路を解明する手掛かりとなっ
　　てきた．たとえば，強力な免疫抑制剤シクロスポリン（cyclosporin）は，カルシ
ニューリン（calcineurin）を阻害する．カルシニューリンは NF-AT（nuclear factor of
activated T cell）とよばれる転写因子を脱リン酸して活性化するホスファターゼである．

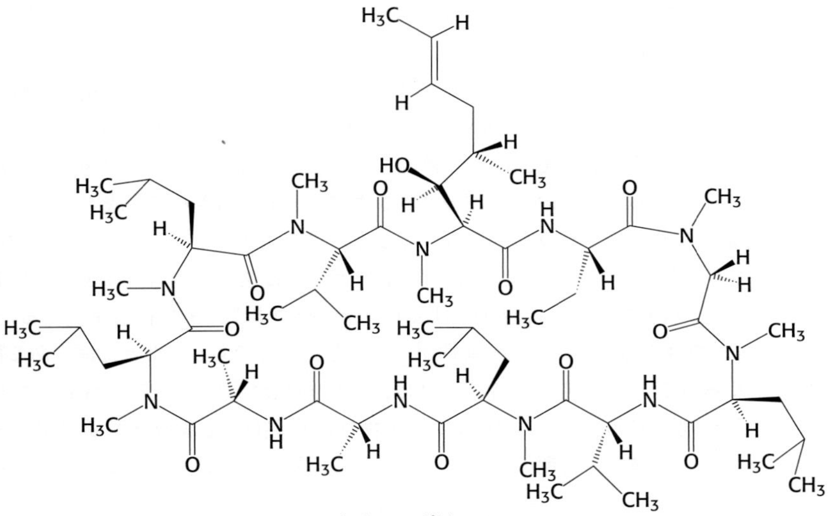

シクロスポリン A

シクロスポリンによって免疫系の強い阻害，すなわち免疫抑制（immunosuppression）が
起こることから，NF-AT の活性が免疫応答の発生に非常に重要な働きをすることがわか
る．シクロスポリンなどの薬物がなければ，臓器移植はきわめて困難だっただろう．なぜ
なら，移植された組織はさまざまな外来抗原を発現しているため，免疫系によって移植組
織が拒絶されてしまうからである．
　B 細胞シグナル伝達経路におけるオリゴマー化の役割は，病原体が表出する多くの抗原
の性質を考えるとはっきりする．多くのウイルス，細菌，寄生虫の表面の特徴は，まった
く同一の膜タンパク質や膜結合性の糖が多数並んでいることである．つまり，ほとんどの
病原体は複数の結合表面を表出していることになり，そのため膜結合型抗体は，隣接した
エピトープに結合すると自然にオリゴマー化することになる．また，多くの小さな分子が
免疫応答をひき起こさない理由もこのオリゴマー化のしくみで説明できる．分子量が百万
Da を超えることもあるキーホールリンペット（スカシ貝）ヘモシアニン（KLH）のよう
な大きなオリゴマー構造をもつタンパク質に小分子を多数結合させると，抗体のオリゴ
マー化が促進され，小分子エピトープに対する抗体が生産されるようになる．このような
大きなタンパク質はキャリヤー（carrier）とよばれ，結合させた化学基の方はハプテン決
定基（haptenic determinant）とよばれる．この外来小分子そのものはハプテン（hapten）

図 34・23　クラススイッチ.　H 鎖の遺伝子座でさらなる再編成が起こり IgM 以外のクラスの抗体遺伝子が産生されるようになる.　ここに示した例では $V(D)J$ 領域が $C_\gamma1$ の隣につながれたため IgG1 が生産される.　$V(D)J$ 領域自体にはさらなる再編成は起こらないため抗体の特異性は変化しない.

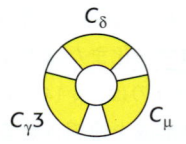

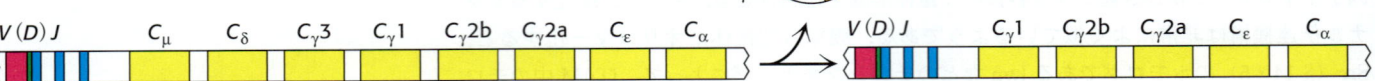

とよばれる.　担体に結合させたハプテンによって誘導された抗体は，結合していないハプテンにも同様に結合する.

異なったクラスの抗体は V_H 遺伝子の飛び越しによってつくられる

　抗体を基盤とする免疫応答が効果的に起こるかどうかは，適切なエフェクター機能を備えた抗体が血液中に分泌されるかによる.　効果的な免疫応答では，最初に選択的 mRNA スプライシング経路が活性化され，膜結合型 IgM に代わって分泌型 IgM が合成されるようになる.　§34・1 で述べたように，分泌型 IgM は五量体で同一のエピトープを多数含む抗原とのアビディティーが高い.　その後，抗体産生細胞は，最初に分泌した IgM と同じ特異性をもつ IgG，IgA，IgD，IgE のいずれかをつくる.　この切替えでは，抗体の L 鎖は変化せず H 鎖の可変部も変化しないが，H 鎖の定常部だけが変化する.　抗体産生細胞の分化の過程で起こるこの切替えは**クラススイッチ**（class switching）とよばれる（図 34・23）.　未分化細胞では H 鎖の各クラスの定常部遺伝子は C_μ，C_δ，C_γ，C_ε，C_α とよばれ，隣り合って並んでいる.　定常部遺伝子は γ 鎖の 4 個を含めて全部で 8 個ある.　IgM 抗体の H 鎖の完成した転写産物は，ゲノム DNA 内で V_H 遺伝子セグメントが DJ_H 遺伝子セグメントのところへ位置を変えて形成される（図 34・20）.　つぎに図 34・19 と同様に $V_H(D)J_H$ セグメントと C_μ セグメントが RNA スプライシングによって連結されて完成する.

　他の H 鎖はどのようにしてつくられるのだろう.　クラススイッチは，1 個の $V(D)J$ 遺伝子が，ある C 遺伝子の近くから別の C 遺伝子の近くへと遺伝子再編成によって移動することで起こる.　重要なのは，<u>$V_H(D)J_H$ 遺伝子全体がそのままの形で位置を変えるため，クラススイッチを経ても抗原結合の特異性が変わらないことである.</u>　たとえば，ある特定の細胞でつくられる IgA の抗原結合特異性は，その細胞が分化の初期に合成していた IgM とまったく同じである.　C_H の切替えの生物学的意義は，1 個の抗原認識ドメイン（可変部ドメイン）全体が，初期の定常部（C_μ）から，異なったエフェクター機能を担う他のいくつかの定常部のうちの一つへとそのまま移されることにある.

34・4　主要組織適合遺伝子複合体タンパク質は T 細胞受容体が認識できるように細胞表面にペプチド抗原を提示する

　可溶性抗体は細胞外の病原体に対しては非常に有効だが，ウイルスやマイコバクテリア

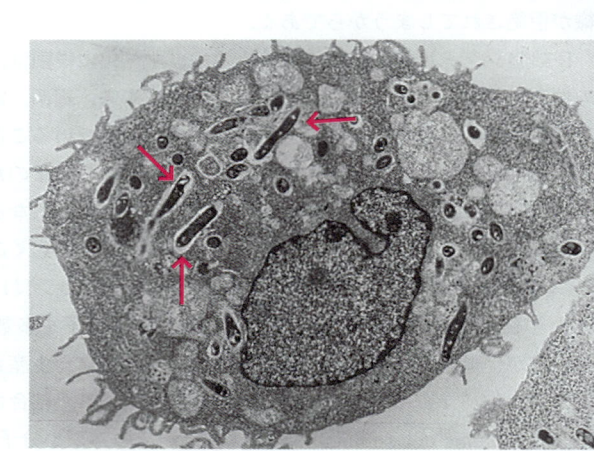

図 34・24　細胞内病原体. 感染を受けたマクロファージ中のマイコバクテリア（→）の電子顕微鏡写真〔写真: Dr. Stanley Falkow のご厚意による〕

（結核やハンセン病の病原菌）のようにおもに細胞内に存在する微生物に対してはほとんど防御作用を示さない．これらの病原体は宿主自身の細胞膜によって抗体から守られているのである（図34・24）．そこで細胞内のウイルス性病原体に対処できるよう，抗体系とは別の**細胞性免疫**（cell-mediated immunity）とよばれるもっと微妙な戦略が進化した．**T細胞**（T cell）があらゆる細胞の表面をたえず検査して，外来物の目印の付いた細胞を殺すのである．しかしこの任務は簡単ではない．細胞内の微生物は宿主表面にわざと手掛かりを残してくれるほど親切ではない．それどころか反対に，うまく感染する病原体というのは変装の達人なのである．そこで脊椎動物は，こっそり忍び込んだ侵入者の存在を暴くために，分解して目印にするという巧妙な機構を進化させた．ほとんどすべての脊椎動物細胞は，細胞質中に存在するタンパク質の分解によって生じたペプチドの見本を細胞表面に提示する．これらのペプチドを提示するのが，**主要組織適合遺伝子複合体**（major histocompatibility complex, MHC）によってコードされる膜内在性タンパク質である．具体的には，細胞質タンパク質由来のペプチドには，**MHC クラス I タンパク質**（MHC class I protein）が結合して提示する．自然免疫系の樹状細胞は病原体を食作用によって取込み，リンパ組織へと移動して，そこで MHC 様のしくみを用いて外来のペプチドや脂質成分を T 細胞に提示する．つまり，樹状細胞は病原体に対する自然免疫応答と獲得免疫応答とを結びつけている．

　これらのペプチドはどのようにしてつくられ，どのようにして細胞膜へ運ばれるのだろうか．この過程は，細胞質中でのタンパク質の分解から始まる．病原体タンパク質だけでなく宿主の正常なタンパク質も分解される（図34・25）．分解はプロテアソームによって行われる（§23・2）．生じたペプチド断片は，**TAP タンパク質**〔TAP protein；TAP は transporter associated with antigen processing（抗原プロセシングに関わる輸送体）〕によって，細胞質中から小胞体内腔へと運ばれる．この輸送体は ATP 駆動ポンプの ABC 輸送体ファミリーの一員である．小胞体では，新たにつくられた MHC クラス I タンパク質にペプチドが結合し，つぎにこの複合体が細胞膜へと運ばれる．

　細胞膜に埋込まれた MHC タンパク質は結合したペプチドが離れないようにしっかりとつなぎ止め，キラー T 細胞表面の T 細胞受容体がこのペプチドに触って詳しく調べることができるようにする．MHC クラス I タンパク質に結合した外来ペプチドは細胞が感染を受けたことを示しており，細胞傷害性 T 細胞による破壊を受けることができるように目印となる．外来ペプチド–MHC 複合体と T 細胞受容体，多数の付随タンパク質が集合すると，それがきっかけとなって感染した細胞にアポトーシスをひき起こすようなカスケードの引き金が引かれる．厳密にいうと感染細胞は殺されるわけではなく，宿主の利益のために自殺するように仕向けられるのである．

MHC タンパク質が提示するペプチドは α ヘリックスに挟まれた深い溝にはまり込む

　ヒト MHC クラス I タンパク質である**ヒト白血球抗原 A2**（human leukocyte antigen A2, HLA–A2）の大きな細胞外断片の立体構造は Don Wiley と Pamela Bjorkman によって 1987 年に解明された．MHC クラス I タンパク質は 44 kDa の α 鎖とそれに非共有結合で結合した **β₂ ミクログロブリン**（β₂–microglobulin）とよばれる 12 kDa のポリペプチドからできている．α 鎖には 3 個の細胞外ドメイン（α₁, α₂, α₃），膜貫通部分，細胞質側に伸びた尾部がある（図 34・26）．β₂ ミクログロブリンと α₃ ドメインは免疫グロブリンフォールドをもつが，この二つのドメインの結合の仕方は抗体の場合とは異なっている．α₁ ドメインと α₂ ドメインはまったく新しい特徴的な構造をとっている．この二つは固く結合して深い溝をつくり，これがペプチド結合部位となっている（図 34・27）．溝の底は長さ約 25 Å，幅約 10 Å で，各ドメインから 4 本ずつ計 8 本の β 鎖でできている．α₁ ドメインからの長いヘリックスが溝の片側，α₂ ドメインからのヘリックスがもう一方の側をつくっており，この溝がペプチドを提示する結合部位となっている．

　この溝には伸びた高次構造をとった 8〜10 残基のペプチドがはまり込む．後で述べるが（p. 950），MHC タンパク質は人類全体で非常に多様性に富んでいる．各人が最多では 6

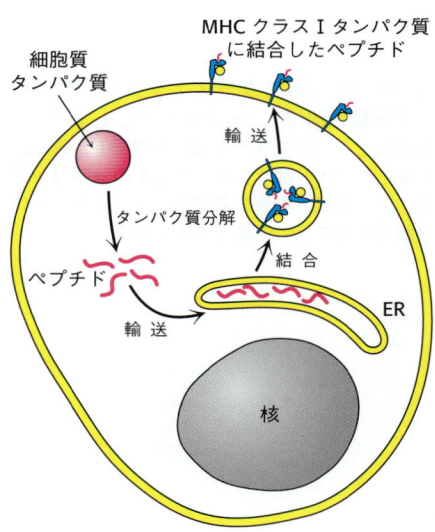

図 34・25　細胞質タンパク質由来のペプチドの提示．　ほとんどの細胞の表面に存在する MHC クラス I タンパク質は，細胞質中のタンパク質の分解によって生じたペプチドを提示する．

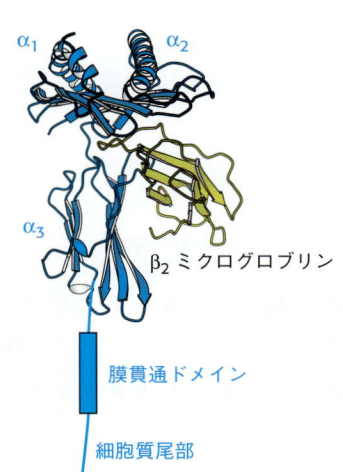

図 34・26　MHC クラス I タンパク質． MHC クラス I タンパク質は 2 本の鎖からなる．α 鎖は α ヘリックスを含む 2 個のドメイン（α₁, α₂），免疫グロブリンドメイン（α₃），膜貫通ドメイン，細胞質尾部からなることに注目．二つめの鎖は β₂ ミクログロブリンで，免疫グロブリンフォールドを形成する〔1HHK.pdb より〕．

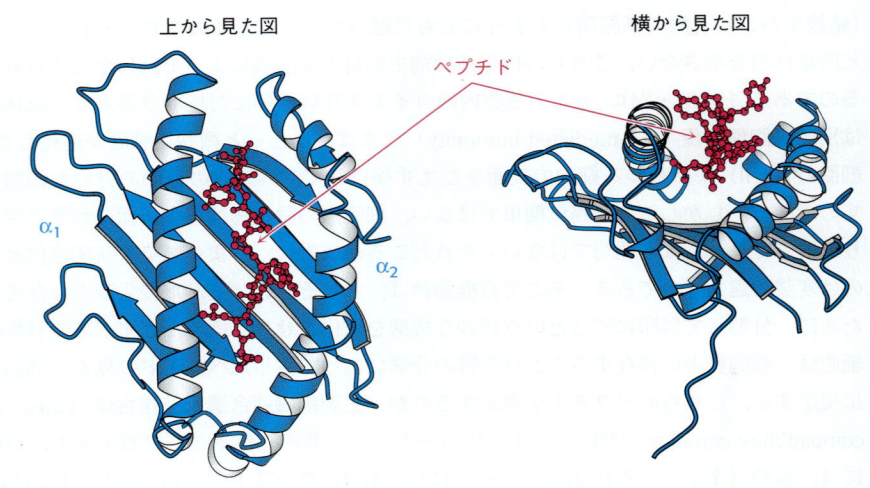

上から見た図　　　横から見た図

ペプチド

図 34・27　MHC クラス I タンパク質のペプチド結合部位.　α₁ ドメインと α₂ ドメインが合わさって形成される溝にペプチドが提示される. ペプチドは β シートと 2 本の α ヘリックスによって三方を囲まれているが，上方からは接触できることに注意〔1HHK.pdb より〕

種類の異なった MHC クラス I タンパク質を発現し，しかも非常に多数の異なった型があって個体によって発現している型が違う. はじめて構造が決定された HLA-A2 が結合するペプチドは，ほとんど必ず 2 番目の位置にロイシン，最後にバリンをもつ（図 34・28）. MHC 分子の側鎖が，ペプチドのアミノ末端やカルボキシ末端，それにこの重要な 2 箇所のアミノ酸の側鎖と相互作用する. これらの残基は**アンカー残基**（anchor residue）とよばれることが多い. それ以外の残基はきわめて多様である. つまりこの特定の MHC クラス I タンパク質が非常に多くの異なったペプチドを提示できるのである. 結合するうえで問題になるのは 9 個の残基のうち 2 個だけだからである. MHC 分子は種類によってそれぞれ必要とするアンカー残基が独特である. したがってこれらの MHC 分子によって膨大な種類のペプチドが提示できることになる. 注意してほしいのは，<u>結合したペプチドの片面は溶液側に露出しており，他の分子，特に T 細胞受容体がこの面を調べることができる</u>ことである. MHC-ペプチド複合体のもう一つの目立った特徴は速度論的に安定なことで，ペプチドはいったん結合すると数日経っても離れない.

T 細胞受容体は抗体によく似たタンパク質で，可変部と定常部をもつ

さて，いよいよ今度は標的細胞上の MHC タンパク質が提示するペプチドを認識する受容体について考えよう. **T 細胞受容体**（T-cell receptor）は，ジスルフィド結合でつながった 43 kDa の α 鎖と 43 kDa の β 鎖（図 34・29）でできている. どちらの鎖も細胞膜

(A)

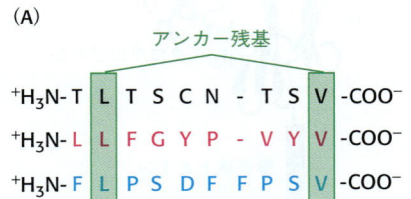

アンカー残基

^+H_3N-T L T S C N - T S V -COO$^-$

^+H_3N-L L F G Y P - V Y V -COO$^-$

^+H_3N-F L P S D F F P S V -COO$^-$

図 34・28　アンカー残基.　（A）MHC クラス I タンパク質 HLA-A2 に結合する 3 種類のペプチドのアミノ酸配列を示す. どのペプチドも 2 番目にロイシンがありカルボキシ末端にはバリンがある.（B）これらのペプチドの構造を比較すると，どのペプチドの場合もロイシン残基とバリン残基の側鎖だけでなくアミノ末端とカルボキシ末端も本質的に同じ位置にあることがわかる. 一方，それ以外の構造は非常に異なっている.

(B)

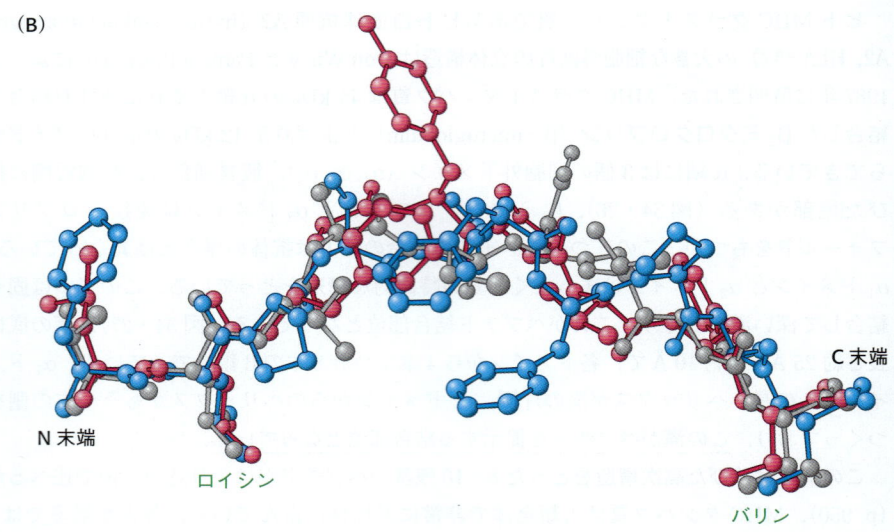

N 末端

C 末端

ロイシン

バリン

を貫通し，カルボキシ末端領域の一部が細胞質側に入っている．T細胞の中には，α鎖とβ鎖の代わりにγ鎖とδ鎖でできている受容体をもつものも少数存在する．T細胞受容体のα鎖とβ鎖は免疫グロブリンのL鎖，H鎖と同様に，可変部と定常部でできている．実際，T細胞受容体のこれらのドメインは免疫グロブリンのVドメイン，Cドメインによく似ている．そのうえこのα鎖とβ鎖の可変部には超可変配列が存在し，エピトープとの結合部位を形成している．

　これらのタンパク質の遺伝子構成も免疫グロブリンの場合に似ている．ただし，抗体の遺伝的多様性はCDRループすべてにわたって見られたが，T細胞受容体の遺伝的多様性はCDR3ループに集中しており，このループがMHCに結合したペプチドと相互作用する．T細胞受容体のα鎖の可変部は約50個のV遺伝子セグメントと約70個のJ遺伝子セグメントによってコードされている．β鎖は57個のVセグメント，13個のJセグメントに加えて2個のDセグメントによってコードされている．今度の場合も，遺伝子セグメントが多様なこととそれらのつなぎ方が少し不正確なことによって，形成されるタンパク質の種類が非常に増大する．多数備わるこれらの遺伝子セグメントの組合わせによって，少なくとも10^{12}種類もの異なった特異性が生み出される．このようにT細胞受容体は，免疫グロブリン同様，きわめて多数の異なったエピトープを認識できる．ある1個のT細胞上にある受容体はすべて同一の特異性をもつ．

　T細胞受容体はどのようにして標的を認識するのだろう．T細胞受容体のα鎖とβ鎖の可変部が結合部位を形成し，これがMHCタンパク質に結合した外来ペプチドという複合エピトープを認識する（図34・30）．外来ペプチド単独やMHCタンパク質単独ではT細胞受容体と複合体を形成しない．つまり，細胞内に入った病原体の一断片が検出されうるような形で提示されると，適切な応答が誘導されるのである．

キラーT細胞（細胞傷害性T細胞）上のCD8はT細胞受容体と協調して働く

　標的細胞を認識してその運命を変化させる際に，T細胞受容体は単独で働くわけではな

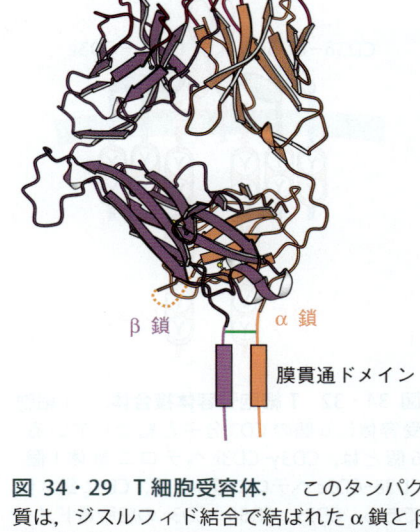

図 34・29　T細胞受容体．　このタンパク質は，ジスルフィド結合で結ばれたα鎖とβ鎖1本ずつからできている．各鎖は，細胞表面にある免疫グロブリンドメイン2個，膜貫通ドメイン，短い細胞質尾部からできていることに注意〔1BD2.pdbより〕

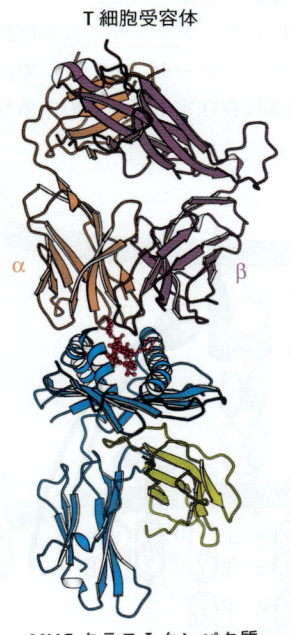

図 34・30　T細胞受容体–MHCクラスⅠタンパク質複合体．　ペプチド（●）を結合したMHCクラスⅠタンパク質に結合したT細胞受容体．T細胞受容体がMHCタンパク質とペプチドの両方に接触していることに注意〔1BD2.pdbより〕

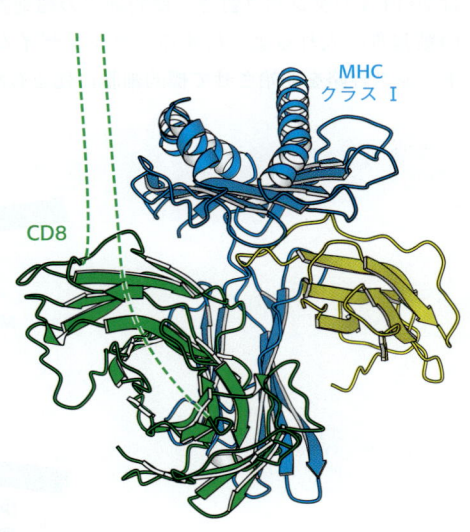

図 34・31　共受容体CD8.　この二量体タンパク質はキラーT細胞の表面から突き出していて，このT細胞に結合した細胞の表面に発現されているMHCクラスⅠ分子に結合する．--- はCD8の免疫グロブリンドメインを膜に結び付けている伸びた形のポリペプチド鎖を示す．共受容体は，おもにMHCクラスⅠ分子のα_3定常ドメインに結合していることに注意〔1AKJ.pdbより〕

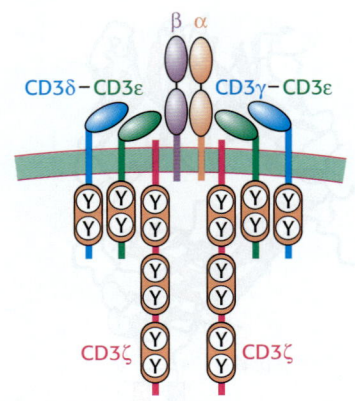

図 34・32 T細胞受容体複合体. T細胞受容体は6個のCD3分子と結合している. 6個とは, CD3γ-CD3ε ヘテロ二量体1個, CD3δ-CD3ε ヘテロ二量体1個, CD3ζ鎖2個である. CD3γ, CD3δ, CD3ε の細胞質ドメインには ITAM 配列が1個あり, CD3ζ鎖にはそれぞれ ITAM 配列が3個ある.

い. キラーT細胞（細胞傷害性T細胞）は表面に **CD8** とよばれるタンパク質を発現しており, MHC クラスI タンパク質–ペプチド複合体の認識にはこれが不可欠である. CD (cluster of differentiation の略) とは, 細胞の系譜や分化段階を示すのに使われる表面マーカーである. 特定の CD タンパク質に特異的な抗体は, 白血球の分化の系譜をたどったり, 特定の細胞タイプ同士の新しい相互作用を探したりするのに必須である.

CD8 二量体の各鎖には免疫グロブリンの可変ドメインに似たドメインが1個ずつ含まれる（図 34・31）. CD8 は, MHC クラスI タンパク質の変化の少ない α₃ ドメインとおもに相互作用する. この相互作用が T細胞と標的との相互作用をさらに安定化する. CD8 の細胞質尾部には, Src によく似た細胞質チロシンキナーゼ Lck の結合部位が含まれる. T細胞受容体自体には6本のポリペプチド鎖が結合していて, それが CD3 複合体を形成している（図 34・32）. CD3 の γ, δ, ε 鎖は B細胞受容体に結合している Igα と Igβ（図 34・21）によく似ており, どれも1個の細胞外免疫グロブリンドメインと1個の細胞内 ITAM 領域でできている. これらの鎖は結合して, CD3γ-CD3ε ヘテロ二量体と CD3δ-CD3ε ヘテロ二量体を形成している. もう一つの成分が CD3ζ 鎖で, 細胞外ドメインは小さく, 3個の ITAM 配列を含んだ大きい細胞内ドメインをもつ.

これらの成分を基本として B細胞活性化経路（§34・3）によく似た T細胞活性化のモデルを考えることができる（図 34・33）. MHC クラスI タンパク質–ペプチド複合体に T細胞受容体が結合し, 同時に T細胞の CD8 が MHC 分子に結合すると, キナーゼ Lck が CD3 複合体を構成する ITAM 基質に結合する. すると ITAM 配列のチロシン残基がリン酸化され, ZAP-70 とよばれるプロテインキナーゼの結合部位ができる. ZAP-70 とは 70 kDa の ζ鎖結合タンパク質（zeta-associated protein）の意味で, B細胞の Syk に類似している. 2個の SH2 ドメインを介して ITAM に結合した ZAP-70 は, シグナル伝達カスケードの下流に位置する標的をリン酸化する. また CD45 とよばれる膜結合性プロテインホスファターゼ（チロシンホスファターゼ）や CD28 とよばれる細胞表面タンパク質などの分子も, この過程に補助的な役割を果たす.

T細胞活性化は二つの重要な結果に結びつく. まず, キラーT細胞の活性化によって**パーフォリン**（perforin）と**グランザイム**（granzyme）などが分泌される. パーフォリンは 70 kDa のタンパク質で, 標的細胞の細胞膜を不安定にして, グランザイムが標的細胞の細胞質に入れるようにする. グランザイムはセリンプロテアーゼ（§9・1）で, アポトーシス経路を開始させて標的細胞に死をもたらし, 内部に存在する可能性のあるウイル

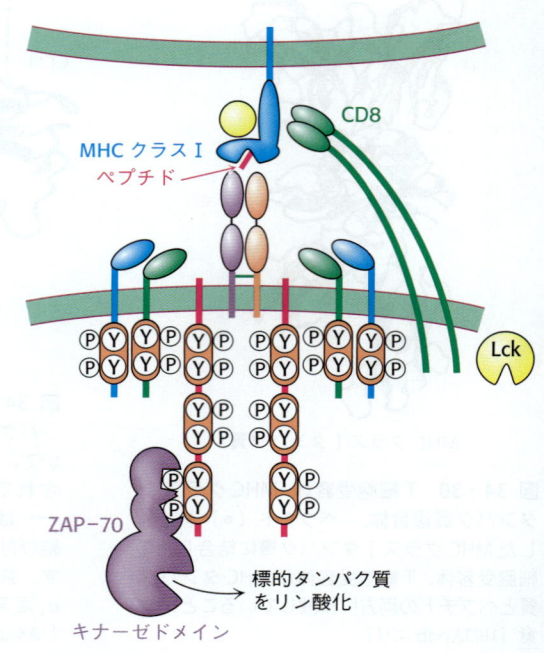

図 34・33 T細胞の活性化. T細胞受容体と MHC クラスI 分子–ペプチド複合体が相互作用すると, CD8 が MHC タンパク質に結合し, プロテインチロシンキナーゼ Lck が引き寄せられ, CD3 鎖の ITAM 配列のチロシン残基がリン酸化される. リン酸化された ITAM 領域はプロテインキナーゼ ZAP-70 の結合部位として働く. この ZAP-70 が標的タンパク質をリン酸化してシグナルを伝える.

ス DNA を含めて標的細胞 DNA を断片化する．第二に活性化 T 細胞は標的細胞に自殺を促した後で遊離し，刺激を受けて再び増殖する．つまり，この T 細胞が侵入者に対する適切な武器になることが判明した後は，同じ T 細胞受容体を発現する T 細胞がさらにつくられて侵入者と戦い続けるのである．

ヘルパー T 細胞は，外来ペプチドを MHC クラス II タンパク質上に提示する細胞を刺激する

　T 細胞すべてが細胞傷害性なのではない．ヘルパー T 細胞（helper T cell）は特異的な B 細胞とキラー T 細胞の増殖を刺激して，どのような免疫応答が起こるかを決める手助けをする．ヘルパー T 細胞の重要性は，これを破壊する後天性免疫不全症候群（AIDS，エイズ）がどのように悲惨な状態をもたらすかを見れば明らかである．ヘルパー T 細胞はキラー T 細胞と同様に，MHC タンパク質によって細胞表面に提示された外来ペプチドを認識する．しかし，ペプチドがどこからくるか，ペプチドに結合する MHC タンパク質の種類，その輸送経路は，異なっている．

　ヘルパー T 細胞はクラス II とよばれる MHC 分子に結合したペプチドを認識する．ヘルパー T 細胞が作用を助ける相手は主として B 細胞，マクロファージ，樹状細胞である．ほとんどすべての細胞で発現されている MHC クラス I タンパク質とは異なり，**MHC クラス II タンパク質**（MHC class II protein）はこれらの抗原提示細胞だけが発現する．MHC クラス II タンパク質によって提示されるペプチドは細胞質由来ではなく，エンドサイトーシスによって細胞内に取込まれたタンパク質の分解によって生じる．たとえば B 細胞表面の膜結合型免疫グロブリンによって捕捉されたウイルス粒子の場合を考えてみよう（図 34・34）．この複合体は膜で囲まれたエンドソームという酸性の区画に運ばれ，そこで分解される．生じたペプチドは，MHC クラス II タンパク質と結合し細胞表面へと移動する．細胞質由来のペプチドは MHC クラス II タンパク質には接触できず，エンドソーム区画中のペプチドはクラス I タンパク質には接触できない．提示されるペプチドがこのようにはっきりと分かれることは生物学的に非常に重要である．MHC クラス II タンパク質に外来ペプチドが結合しているということは，ある細胞が病原体に出会って救助を求めていることを示す．これに対して MHC クラス I タンパク質との結合の場合は，細胞が病原体に屈服し破壊を求めていることを示す．

ヘルパー T 細胞は T 細胞受容体と CD4 を利用して抗原提示細胞上の外来ペプチドを認識する

　MHC クラス II 分子の全体としての構造はクラス I 分子に驚くほどよく似ている．クラス

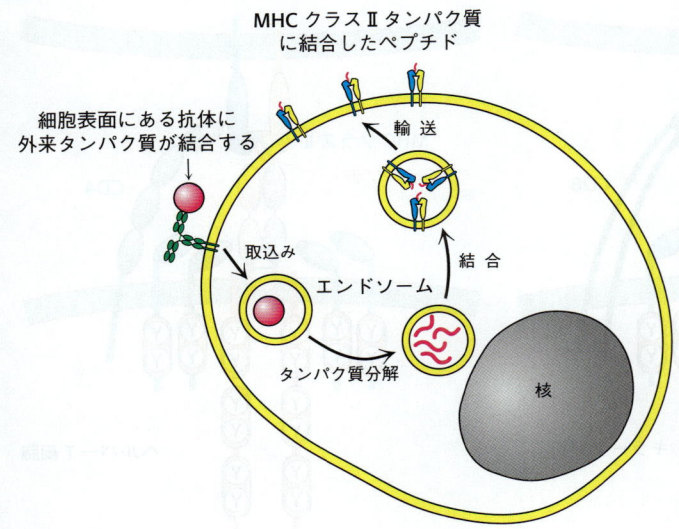

図 34・34　細胞内に取込んだタンパク質から生じたペプチドの提示．　抗原提示細胞は外来タンパク質に結合して細胞内に取込み，これを分解して生じたペプチドを MHC クラス II タンパク質を使って提示する．

図 34・35　MHC クラス II タンパク質.
MHC クラス II タンパク質はよく似た α 鎖と β 鎖でできている. α, β 鎖ともにアミノ末端ドメインがあってペプチド結合構造の半分ずつに相当する. また両鎖ともカルボキシ末端には免疫グロブリンドメインがある. 溝状のペプチド結合部位は MHC クラス I タンパク質のペプチド結合部位によく似ているが, 両端が開いており, そのため MHC クラス II タンパク質はクラス I の場合よりも長いペプチドを結合できることに注意〔1DLH.pdb より〕

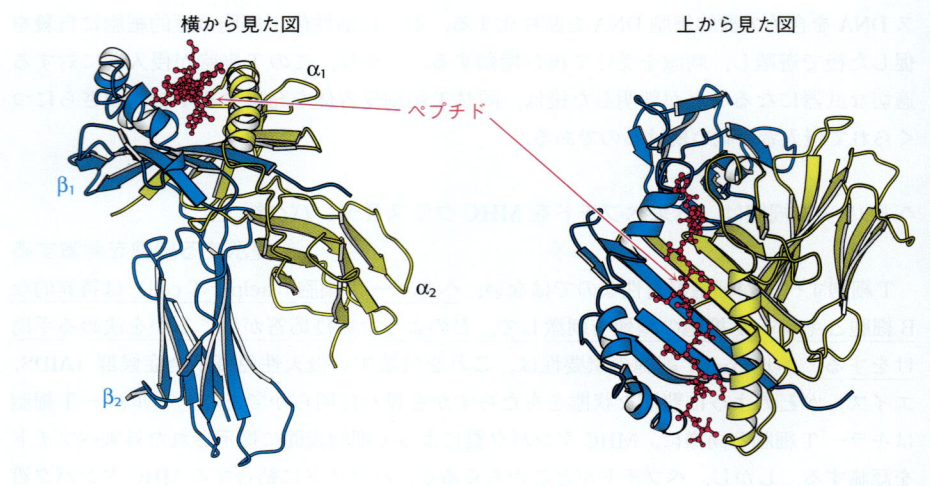

横から見た図　　　　上から見た図

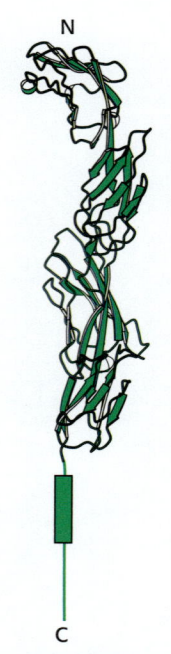

図 34・36　共受容体 CD4. このタンパク質は 4 個の免疫グロブリンドメインが縦に並んでできており, ヘルパー T 細胞の表面から長く伸びている〔1WIO.pdb より〕.

II 分子は, 非共有結合で結合した 33 kDa の α 鎖と 30 kDa の β 鎖でできている（図 34・35）. 各鎖には 2 個の細胞外ドメイン, 1 個の膜貫通部分, 短い細胞質尾部が含まれる. ペプチド結合部位は α₁ ドメインと β₁ ドメインそれぞれから 1 本ずつの長いヘリックスと両ドメインの β シートの一部で構成される. すなわち MHC クラス I 分子と MHC クラス II 分子には共通の構造要素が存在するが, それらの要素が異なった組合わさり方をしてポリペプチド鎖ができている. MHC クラス II 分子のペプチド結合部位は両端が開いているため, 溝にはクラス I 分子の場合より長いペプチドが結合できる. 通常は 13〜18 残基のペプチドが結合する. MHC クラス II 分子のペプチド結合の特異性は, 配列上の特定の位置にある特定のアミノ酸（やはり, アンカー残基とよばれる）を認識する結合ポケットによって決まる.

　ヘルパー T 細胞は T 細胞受容体を発現しており, これはキラー T 細胞の場合と同じ遺伝子からつくられる. これらの T 細胞受容体と MHC クラス II 分子との相互作用の仕方は, T 細胞受容体と MHC クラス I 分子の相互作用とよく似ている. しかしヘルパー T 細胞とキラー T 細胞は, 表面に発現している他のタンパク質によって区別される. 特にヘルパー T 細胞は CD8 ではなく CD4 とよばれるタンパク質を発現する. **CD4** は T 細胞表面から突き出した 4 個の免疫グロブリンドメインと, 短い細胞質領域からなる（図 34・36）. CD4 のアミノ末端の免疫グロブリンドメインは, MHC クラス II 分子の基部と相互作用する. つまりヘルパー T 細胞は CD4 との相互作用があるので, MHC クラス II 分子を特異的に発現する細胞に結合する（図 34・37）.

図 34・37　キラー T 細胞とヘルパー T 細胞の違い.（A）キラー T 細胞は MHC クラス I タンパク質に提示された外来ペプチドを共受容体 CD8 の助けを借りて認識する.（B）ヘルパー T 細胞は, 特殊な抗原提示細胞によって MHC クラス II タンパク質に提示されたペプチドを, 共受容体 CD4 の助けを借りて認識する.

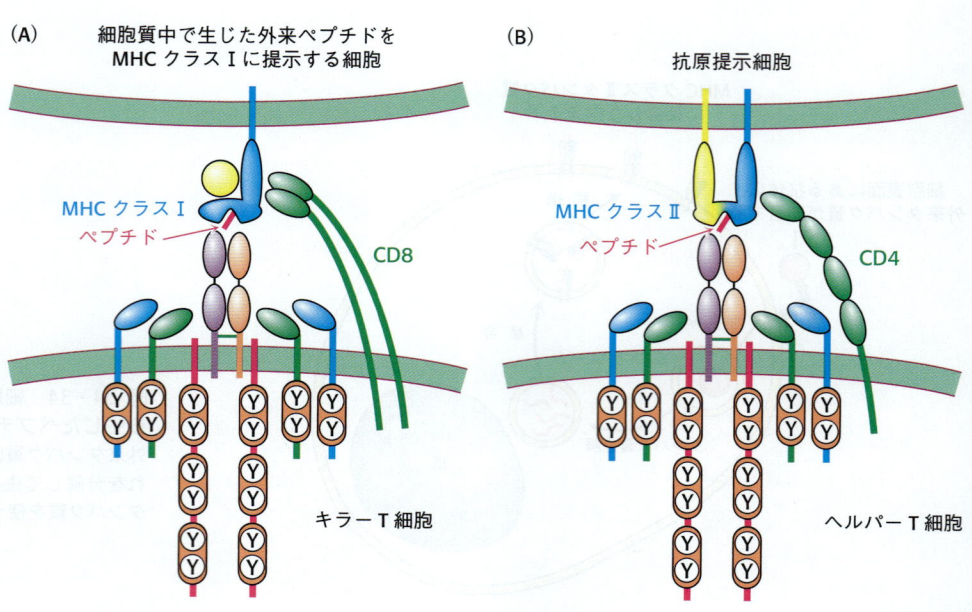

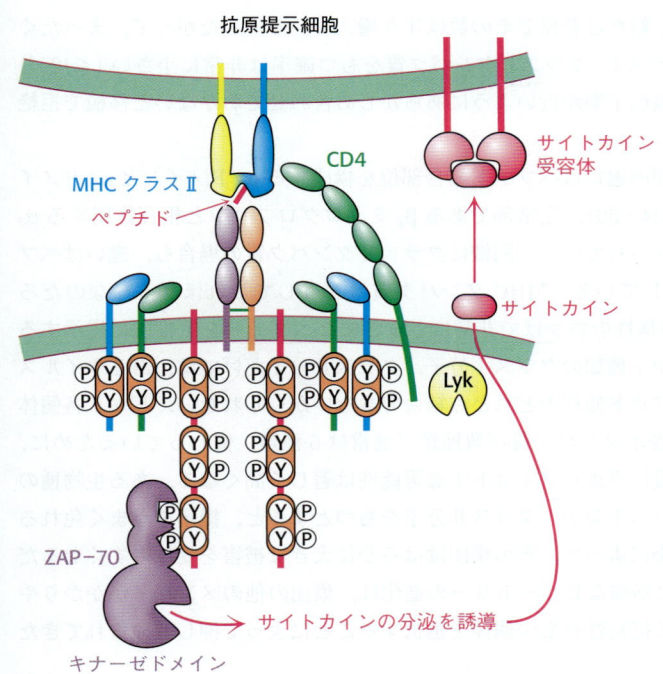

図 34・38　ヘルパー T 細胞の作用．　ヘルパー T 細胞の T 細胞受容体にペプチドが結合すると，サイトカインが分泌される．このサイトカインが，抗原提示細胞の表面に発現されたサイトカイン受容体に結合し，細胞増殖，分化を促進し，相手が B 細胞の場合には抗体の分泌を促す．

　ヘルパー T 細胞が適切な MHC クラス II 分子–ペプチド複合体を発現する抗原提示細胞に結合すると，T 細胞受容体に結合している CD3 分子中の ITAM にキナーゼ Lck が作用して，キラー T 細胞の場合と同様なシグナル伝達系を起動する．しかしこのシグナル伝達系では，結合している細胞の死に結びつく反応がひき起こされるのではなく，ヘルパー細胞からのサイトカインの分泌がひき起こされる．サイトカインはインターロイキン 2 やインターフェロン γ などを含む分子ファミリーで，抗原提示細胞上の特異的受容体に結合し，成長と分化を刺激する（図 34・38）．たとえばこれらのサイトカインは B 細胞の大量の抗体産生を行うことに特化した形質細胞（plasma cell）への分化を刺激する．つまり，外来病原体を取込み，一部を提示することがヘルパー T 細胞の働きを介して，この病原体がはびこることに対抗する防御に複数の細胞が参加するような局所環境を形成することを助けるのである．

MHC タンパク質はきわめて多様である

　T 細胞にペプチドを提示する MHC クラス I およびクラス II タンパク質が発見されたのは，それらが移植の拒絶反応に関わるためであった．あるヒトから別のヒトへ，あるいはあるマウスから別のマウスへと移植された組織は，通常は免疫系によって拒絶される．これに対して，一卵性双生児間や近交系マウス間で移植された組織は受容される．遺伝的解析の結果，主要組織適合遺伝子複合体（MHC）の遺伝子が異なる個体間で移植を行った場合に，拒絶反応がひき起こされることがわかった．MHC は免疫に重要な役割を果たす 75 個以上の遺伝子の集合体であり，その 3500 kb の範囲は *E. coli* の全染色体の長さに匹敵する．MHC はクラス I タンパク質（キラー T 細胞への抗原提示を行う）とクラス II タンパク質（ヘルパー T 細胞への抗原提示を行う）だけでなく，クラス III タンパク質（補体カスケードの成分）や免疫系で重要な役割を果たすその他のタンパク質をも多数コードしている．

　ヒトは 6 種類のクラス I 遺伝子（両親それぞれから 3 種類ずつ）と 6 種類のクラス II 遺伝子を発現する．クラス I 遺伝子の三つの遺伝子座は HLA-A，HLA-B，HLA-C とよばれ，クラス II 遺伝子の遺伝子座は HLA-DP，HLA-DQ，HLA-DR とよばれる．これらの遺伝子座は高度に多型（polymorphism）であり，ある遺伝子座に関して集団内に対立遺伝子が多数存在する．たとえば HLA-A，HLA-B，HLA-C にはそれぞれ 50 種類以上もの対

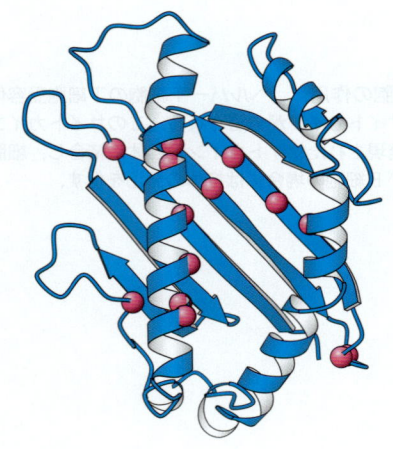

図 34・39　MHC クラス I タンパク質の多型.　MHC クラス I タンパク質のアミノ末端部分に，ヒト集団で高い頻度で多型の見られる位置（●で示す）があることに注意〔1HHK.pdb より〕

立遺伝子が知られており，新たな発見でその数は年々増えている．したがって，まったく無関係な個体が同一のクラス I，クラス II タンパク質をもつ確率は非常に小さい（$<10^{-4}$）ので，提供者と受容者の遺伝子型が近いようにあらかじめ合わせておかないと移植で拒絶反応が起こる．

クラス I タンパク質の間の違いはペプチド結合部位を構成する α_1 ドメインと α_2 ドメインにあることが多い（図 34・39）．定常部である β_2 ミクログロブリンと相互作用する α_3 ドメインはほとんどが保存されている．同様にクラス II タンパク質の場合も，違いはペプチド結合溝の付近に集中している．MHC タンパク質はどうしてこれほど多様なのだろう．MHC タンパク質の多様性のおかげで非常にさまざまなペプチドを T 細胞に提示することが可能になる．どれか1種類のクラス I 分子，クラス II 分子だけでは，あるウイルスタンパク質から生じるペプチド断片のどれとも結合できないかもしれない．しかし各個体にクラス I，クラス II の提示タンパク質が数種類（通常は6種類）備わっているために，ペプチドが提示タンパク質にうまくフィットする可能性は著しく高くなる．ある生物種の全個体がまったく同じクラス I 分子，クラス II 分子をもつとすると，提示をうまく免れるよう変異した病原体の感染によって，その集団ははるかに大きな被害を受けやすくなるだろう．ヒト MHC の非常に多様なレパートリーの進化は，集団の他のメンバーがかかりやすいかもしれない感染症に抵抗性をもつ個体を選択することによって押し進められてきたのである．

ヒト免疫不全ウイルスはヘルパー T 細胞を破壊することによって免疫系全体を崩壊させる

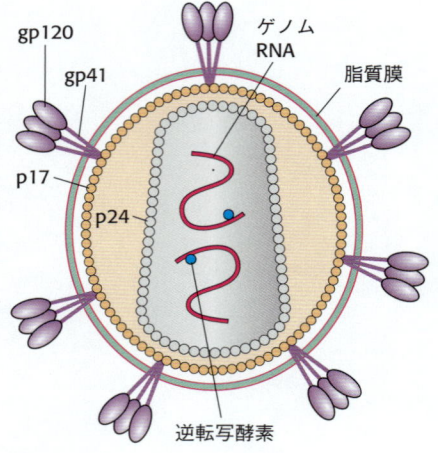

図 34・40　ヒト免疫不全ウイルス.　HIV のタンパク質，核酸成分を示す模式図〔出典: G.B. Karlsson Hedestam et al., *Nat. Rev. Microbiol.*, **6**, 143～155, Fig. 2a (2008)〕

1981 年に今は**後天性免疫不全症候群**（acquired immune deficiency syndrome, AIDS, エイズ）とよばれる新しい病気の最初の症例が見つかった．患者は免疫系が機能しなくなったために非常にまれな感染症で死亡した．その原因は2年後に Luc Montagnier らによって同定された．AIDS をひき起こすのは**ヒト免疫不全ウイルス**（human immunodeficiency virus, HIV）で，大別して2種類が見つかっている．HIV-1 とはるかに少ないが HIV-2 である．**レトロウイルス**（retrovirus）の例にもれず HIV も一本鎖 RNA ゲノムをもち，これが二本鎖 DNA 中間体を経て複製される．このウイルス DNA 中間体が宿主細胞のゲノムに組込まれる．実はウイルス遺伝子が転写されるのは宿主 DNA に組込まれたときだけである．

HIV ウイルス粒子は2種類の糖タンパク質 gp41 と gp120 を含んだ脂質二重膜のエンベロープによって覆われている．gp41 は膜を貫通し，膜の外側に位置する gp120 と結合している（図 34・40）．ウイルスのコアには RNA ゲノムが2分子とこれに付随した転移 RNA，さらに数分子の逆転写酵素が含まれる．その周りを p17，p24 とよばれる2種類のタンパク質分子多数が取巻いている．HIV が標的とする宿主細胞はヘルパー T 細胞である．HIV の膜上にある gp120 分子が，ヘルパー T 細胞の表面にある CD4 分子に結合する（図 34・41）．するとこの相互作用によって，gp120 に結合したウイルスの gp41 のアミノ末端の頭部が宿主細胞の膜に挿入される．ウイルス膜とヘルパー T 細胞の膜とが融合し，

図 34・41　HIV 受容体.　HIV エンベロープの糖タンパク質 gp120 を変形したものと，ヘルパー T 細胞の CD4 タンパク質のアミノ末端ドメイン2個に相当するペプチドとの複合体で，ヘルパー T 細胞へのウイルス感染がどのように始まるかがよくわかる〔1GC1.pdb より〕．

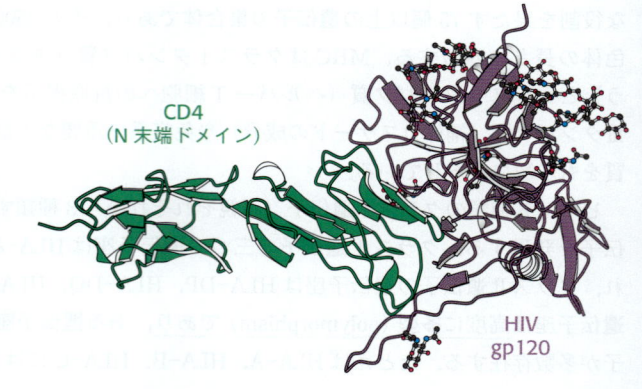

ウイルス中心部が宿主の細胞質内部に直接放出される．HIV の感染によってヘルパー T 細胞の破壊が起こる．それは，ウイルスの糖タンパク質が挿入されたりウイルス粒子が出芽したりするために，宿主の細胞膜の透過性が大幅に上昇するからである．イオンと水の流入によって細胞内のイオンのバランスが崩れ，浸透圧による細胞溶解の原因となる．

34・5　免疫系はヒトの病気の予防と発症に寄与する

　免疫系のおもな機能は宿主を外来生物の侵入から守ることである．それでは免疫系はどのようなしくみで宿主自身に対して攻撃を仕掛ける危険を避けているのだろう．言い換えると，免疫系はどのようにして自己と非自己を区別するのだろうか．明らかなことは，その生物自体のタンパク質に正体を示す特殊な目印が付いているわけではないことである．その代わりに免疫細胞の発生の初期に選択過程が働いて，自己抗原と強く反応する免疫細胞が殺されるか，または抑制されるのである．進化の基本原理がここにも適用されている．すなわち，自己抗原を認識する免疫細胞は発生するのだが，発生の途上でこのような細胞を取除く選択機構が働くのである．

T 細胞は胸腺で正の選択と負の選択を受ける

　T 細胞の名前は，心臓のすぐ上にある胸腺（thymus）という小さな臓器でつくられることに由来する．成熟キラー T 細胞や成熟ヘルパー T 細胞の生成に至る発生経路を詳しく検証すると，自己と非自己とを区別するために必要な選択機構が明らかになる．この選択の基準はきわめて厳しいもので，T 細胞前駆体である胸腺細胞の約 98 % は，成熟過程の最後まで到達しないうちに死んでしまう．

　骨髄で生じた胸腺細胞は T 細胞受容体複合体，CD4，CD8 を発現していない．この未成熟な胸腺細胞が胸腺に移動して T 細胞受容体遺伝子の再編成が起こると，T 細胞受容体複合体，CD4，CD8 が発現されるようになる．これらの細胞は最初に，**正の選択**（positive selection）を受ける（図 34・42）．この選択では，MHC クラス I あるいはクラス II 分子のどちらかと適度の親和性で結合する T 細胞受容体をもつ細胞だけが生き残り，そのような結合をつくらない T 細胞受容体をもつ細胞がアポトーシスを起こして死ぬ．正の選択の役割は，ペプチドが結合しているか否かにかかわらず，その環境に存在する MHC 複合体とまったく結合しない T 細胞が生じるのを防ぐことにある．

　正の選択を生き残った細胞集団は，つぎに第二段階として**負の選択**（negative selection）を受ける．胸腺中の抗原提示細胞の表面には自己ペプチドと結合した MHC 複合体も発現されているが，負の選択では，このような MHC 複合体に高い親和性を示す T 細胞がアポトーシスを起こしたり，それ以外の方法で抑制されたりする．このような MHC 複合体に対してそれほど強く結合しない細胞だけが発生過程を最後までたどり，成熟キラー T 細胞（CD8 だけを発現する）や成熟ヘルパー T 細胞（CD4 だけを発現する）になる．負の選択

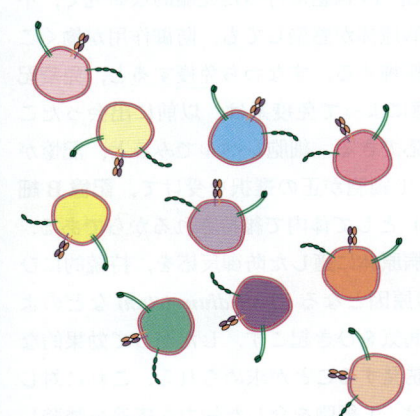
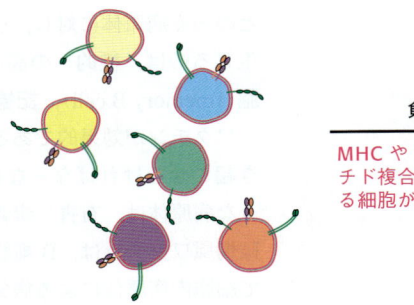
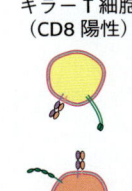

図 34・42　T 細胞の選択．　胸腺細胞集団は，まず最初に正の選択を受けて，その個体が発現する MHC タンパク質に結合しない T 細胞受容体を発現する細胞が排除される．生き残った細胞はつぎに負の選択を受けて，自己ペプチドを結合した MHC 複合体に強く結合する細胞が排除される．

正の選択

MHC 分子のどれかと結合できる細胞だけが生き残る

負の選択

MHC や MHC-自己ペプチド複合体に強く結合する細胞が取除かれる

キラー T 細胞（CD8 陽性）

ヘルパー T 細胞（CD4 陽性）

(A)

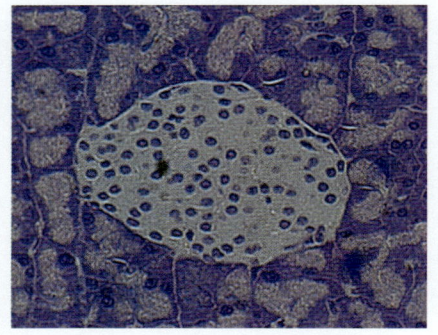

(B)

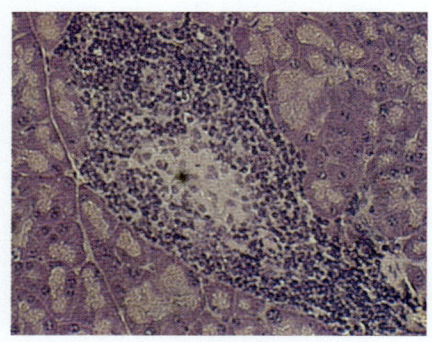

図 34・43　自己免疫の結果.　(A) 正常マウスと,（B）膵臓 β 細胞に対し免疫応答を起こすマウスの膵臓ランゲルハンス島の光学顕微鏡写真.（B）のマウスはこの免疫応答によって,ヒトのインスリン依存性糖尿病に似た病気になる.（A）の中央の色が薄く見える細胞領域に,（B）では炎症細胞の濃色の核が集まっていることに**注意**〔出典: M.A. Atkinson, N.K. Maclaren, "What causes diabetes?," Scientific American (1990)；Mark Atkinson のご厚意による〕

によって,**自己寛容**（self-tolerance）すなわち MHC–自己ペプチド複合体に結合する T 細胞が集団から取除かれた状態になる.同様な機構は B 細胞の発生でも働き,自己抗原と強く相互作用する抗体を発現する B 細胞は抑制される.

自己免疫疾患は自己抗原に対する免疫応答が生じた結果である

胸腺での選択は自己抗原に対する免疫応答を抑制するために驚くほど効率的だが,それでも失敗は起こる.失敗の結果が**自己免疫疾患**（autoimmune disease）である.このような疾患には,インスリン依存性糖尿病,多発性硬化症,関節リウマチなど,比較的よくみられるものも多い.これらの疾患では,自己抗原に対する免疫応答の結果,その抗原を発現している組織が選択的に損傷を受ける（図 34・43）.

多くの場合,自己反応性抗体や自己反応性 T 細胞が生じる原因ははっきりしない.しかし,細菌やウイルスなどの感染性生物が何らかの役割を果たしている場合もある.感染がきっかけとなって,感染した生物のもつ多数の異なったエピトープに対して反応する抗体や T 細胞が産生される.このような抗原の一つが自己抗原に非常によく似ているときには自己免疫応答が起こる可能性がある.たとえば連鎖球菌（Streptococcus）が感染すると,連鎖球菌抗原に対してつくられる抗体の中に心筋の表面に露出したエピトープにも交差反応するものがあるために,リウマチ熱が起こることがある.

免疫系はがんの予防にも一役買っている

自分自身のゲノムにコードされたタンパク質に対する免疫応答が,状況によっては有利に働くことがある.がん細胞は明らかな変化を起こしていて,その結果,正常なら発現されないタンパク質が発現されることが多い.たとえば遺伝子に起こった突然変異によって,正常タンパク質のどれともアミノ酸配列の一致しないタンパク質が生じることがある.このようなタンパク質は外来分子と認識され,そのがん細胞に対する特異的な免疫応答がひき起こされる.またがん細胞は,胚発生の際には発現されるものの誕生後はまったく発現されないかごく少量しか発現されないはずのタンパク質を発現することも多い.たとえば**がん胎児性抗原**（carcinoembryonic antigen, CEA）とよばれる膜糖タンパク質は,発生中の胎児の消化管細胞にみられるが,正常なら出生後はほとんど発現されない.しかし大腸癌患者では半数以上に CEA の血清濃度の上昇がみられる.このようなタンパク質のエピトープを認識する免疫細胞は負の選択は受けないので,成人の免疫系レパートリー中に存在するはずである.このような免疫細胞ががんを監視する役割を果たし,CEA のような抗原を過剰に発現する細胞を殺し,遺伝子に損傷を受けた細胞が腫瘍を形成するのを防いでいるのかもしれない.

ワクチンは,病気の予防や根絶に役立つ強力な方法である

ワクチン（vaccine）とは特定の病原体や病気に対する免疫を刺激する生物学的に調製されたもので,その発見と利用は,近代医学史に残るきわめて重要な一里塚である.Edward Jenner と Louis Pasteur が 18 世紀,19 世紀に行った先駆的な研究で,不活性化した病原体を接種すると,その後に活性な病原体が感染しても,防御作用が働くことが明らかになったのである.ヒトにワクチンを接種する,すなわち**免疫**すると,**免疫記憶**（immunological memory）が生じる.免疫記憶によって免疫系は,以前に出会ったことのある病原体に対し,前より素早く効果的に反応できる.細胞レベルでみると,記憶が生じるのは,標的への高い親和性をもつ B 細胞,T 細胞が正の選択を受けて,**記憶 B 細胞**（memory B cell）,**記憶 T 細胞**（memory T cell）として体内で維持されるからである.

ワクチンが効果的であるためには,標的となる病原体に適した防御反応を,持続的にひき起こせなければならない.たとえば,破傷風の原因となる Clostridium tetani などのような病原体は,有害な毒素タンパク質を放出して病気をひき起こす.したがって効果的な破傷風ワクチンは,B 細胞を介した強力な応答を誘発することが求められる.これに対して細胞内病原体による病気を防ぐためのワクチンは,T 細胞を介した強力な応答を誘発し

なくてはならない．免疫応答を誘発する役割を担うワクチンの活性成分には，さまざまな
種類がある．

死菌または不活化ワクチン（killed or inactivated vaccine）は，化学物質処理や高温処理
　　によって無毒化した病原体を含んでいる．

弱毒生ワクチン（live-attenuated vaccine）には生きた病原体が含まれているが，変異が
　　蓄積しているため，ヒト細胞にとって有害ではなくなっている．この種のワクチンを
　　つくるには，病原体を培養細胞に感染させ，毒性を失うまでこれを繰返すのが最も一
　　般的である．

サブユニットワクチン（subunit vaccine）は，病原体の精製した構成タンパク質を含
　　む．このタンパク質は，感染物質（慢性感染患者の血液など）から単離する場合も，
　　組換え手法によってつくる場合もある．

トキシオイドワクチン（toxoid vaccine）は，細胞外毒素によって病気をひき起こす病原
　　体に対して用いられる．このワクチンには，化学物質処理や高温処理によって不活性
　　化した毒素が含まれる．

ワクチン接種の努力の効果は特定の病気を世界から根絶することを可能にした．1966
年には，天然痘の症例数は世界で2000万にも上っていたが，流行地域で組織的にワクチ
ン接種が実施されたおかげで，わずか14年後には，世界保健機関（WHO）総会が天然痘
は根絶されたと宣言するに至った．ただ，多くの深刻な病気でワクチンによる予防が功を
奏しているが，中にはワクチン開発に大きな困難が伴う病原体もある．たとえば，HIV
に効果を示すワクチンの開発は，HIV株の抗原が多様なため，一筋縄ではいかない．HIV
は複製機構が誤りを犯しやすいため，HIV集団中には多数のエンベロープタンパク質が
絶え間なく変化しながら存在することになる．実際，HIVの変異速度はインフルエンザ
ウイルスの65倍以上にもなる．それでも，HIVに抵抗性をもつ個体から防御抗体が見つ
かり，ワクチン設計も進歩していることから，有効なHIVワクチンが実現する可能性は
残っている．

ま　と　め

病原体に対する二段構えの防衛線が，自然免疫系と獲得免疫系である．自然免疫系は多
くの異なった病原体が共有する特徴を標的にするが，この特徴をもたない病原体は見逃し
てしまう．獲得免疫系はもっと特異性が高く，しかも対象範囲が広い．ありとあらゆる病
原体に効率よく対応するには，獲得免疫系はとてつもない順応性を備えていなければなら
ない．この免疫系は進化の原理にのっとっている．すなわち，役に立つ可能性のある多様
なタンパク質が非常に多数つくられ，つぎにこれらのタンパク質が厳しく選択され，役に
立つタンパク質を発現している細胞だけが盛んに増殖して発生を続け，最後には特定の侵
入者に対する効率のよい免疫応答が起こる．

34・1　抗体は抗原結合部位とエフェクター部位をもっている

血清中のおもな免疫グロブリンは免疫グロブリンGである．IgGタンパク質はヘテロ
四量体で2本のH鎖と2本のL鎖でできている．IgG分子をパパインのようなプロテ
アーゼで処理すると三つのフラグメントが生成する．そのうち二つはFabフラグメント
で抗原結合活性を保持しており，もう一つはFcフラグメントで，補体系カスケードをひ
き起こすなどのエフェクター機能を活性化する能力を保持している．Fabフラグメントに
はL鎖全体とH鎖のアミノ末端側半分が含まれている．Fcドメインは2本のH鎖のカル
ボキシ末端側半分からなる二量体である．抗体にはIgG，IgM，IgA，IgD，IgEという五
つのクラスがあって，それぞれH鎖が異なっており，したがってエフェクター機能も異
なっている．

34・2　抗体は超可変ループを介して特定の分子に結合する

　免疫系の重要なタンパク質の多くには，ある特定のタンパク質フォールド（折りたたみ構造）が存在する．これが免疫グロブリンフォールドで1対のβシートが1本のジスルフィド結合で結ばれて背中合わせになっている．この構造の一端からループが突き出して結合表面を形づくっている．この結合表面は，ループ内のアミノ酸配列を変えることによってさまざまに変化させられる．免疫グロブリンフォールドをもつドメインがつながって，抗体や免疫系に関わるその他のタンパク質が形成される．T細胞受容体もその一つである．抗原の結合表面は2本の鎖が合わさって形成される．各ドメインには相補性決定領域とよばれるループが3本ずつあり，これが一つにまとまって連続した表面を形成する．この面は形状，電荷，その他の性質がきわめて多様であり，そのおかげで特定の抗体が小さな分子から巨大なタンパク質表面にわたるさまざまな分子に結合できるのである．

34・3　多様性は遺伝子の再編成によって生じる

　抗体のきわめて多様なアミノ酸配列は遺伝子セグメントの再編成によって生じる．抗体のκ鎖の場合，40個あるV遺伝子の1個が5個のJ遺伝子の1個と連結され，生じたVJ単位がつぎに定常部の遺伝子と連結される．このようなやり方で何千もの異なった遺伝子がつくられる．H鎖についても同じように並んだ遺伝子セグメントが再編成されて遺伝子が形成されるが，VとJの間にDとよばれる領域が余分にある．それぞれこのような再編成を経てつくられたL鎖とH鎖の組合わせによって，10^8種類を超える抗体がつくりだせる．抗体のさまざまなクラスも遺伝子の再編成によってクラススイッチが起こるために生じる．膜結合型抗体分子のオリゴマー化によって，B細胞内部でシグナル伝達カスケードが開始する．このシグナル伝達系の重要な反応の一つは，膜結合型抗体に結合したタンパク質中に存在するITAMとよばれる配列中の特異的チロシン残基のリン酸化である．

34・4　主要組織適合遺伝子複合体タンパク質はT細胞受容体が認識できるように細胞表面にペプチド抗原を提示する

　ウイルスやマイコバクテリアなど細胞内に入った病原体は簡単には見つけだせない．細胞内タンパク質は，プロテアソームによってたえず分解されて小さなペプチドとなり，細胞表面にあるMHC（主要組織適合遺伝子複合体）クラスⅠタンパク質分子に提示される．このようなペプチドはMHCクラスⅠタンパク質の2本のヘリックスに挟まれた溝にはまり込む．MHCタンパク質とペプチドの複合体には，適切なT細胞受容体が結合する．T細胞受容体は抗体の抗原結合ドメインに構造が似ており，T細胞受容体配列の多様性は$V(D)J$遺伝子再編成によって生じる．T細胞受容体は，ペプチドとそれを提示しているMHC分子の両方を認識する．

　キラーT細胞は，T細胞受容体とMHCクラスⅠ分子–ペプチドとの相互作用や，それを助ける共受容体分子CD8による相互作用を介して細胞に結合し，その細胞のアポトーシスをひき起こす．ヘルパーT細胞はMHCクラスⅡという別のMHCタンパク質が提示するペプチドを認識する．MHCクラスⅡタンパク質は，B細胞やマクロファージなどの抗原提示細胞だけが発現する．ヘルパーT細胞は共受容体としてCD8ではなくCD4を発現する．CD4は抗原提示細胞上に存在するMHCクラスⅡタンパク質と相互作用する．MHC分子–ペプチド複合体とT細胞受容体，それに共受容体CD8やCD4が相互作用すると，B細胞の場合と同様なシグナル伝達経路が働く．HIVはヘルパーT細胞などのCD4を発現する発現細胞に感染して殺すことにより，免疫系にダメージを与える．

34・5　免疫系はヒトの病気の予防と発症に寄与する

　原理的には免疫系は，自己分子（健康で感染を受けていない個体に存在する分子）に対しても，それに結合する抗体やT細胞受容体をつくることができる．しかし選択機構が働いて，自己分子に反応するこのような分子が高濃度に発現されるのを防いでいる．選択過程には，適切な状況のもとで外来抗原に結合する能力を備えた分子を発現する細胞を増やす正の選択と，自己抗原に対する親和性が高すぎる分子を発現する細胞を取除く負の選択とがある．インスリン依存性糖尿病のような自己免疫疾患は，自己抗原に対する免疫応

答の増幅によって起こる可能性がある．ワクチンは免疫記憶を増強して病気を予防し，根絶させることもある．

重 要 語 句

問　　題

1. **大事なことが優先**　　自然免疫系と獲得免疫系の違いを述べよ．

2. **抗体の多様性**　　B 細胞はどのようなしくみを使って抗体の多様性を生み出しているか．

3. **そこにつかまれ**　　アフィニティーとアビディティーの違いを説明せよ．抗原認識にアビディティーが特に重要なのは，免疫グロブリンのどのクラスか．

4. **先天的能力**　　LPS に応答しないマウスの系統が見つかった．応答がないのは，マウス TLR4 の細胞内ドメインのアミノ酸 1 個が変化しているためである．応答のない理由を説明せよ．

5. **TLR のリガンド**　　TLR3 が認識する PAMP は，二本鎖 RNA（dsRNA）である．TLR3 はどのような病原体に対する効果的な免疫受容体といえるか．

6. **エネルギー学と反応速度論**　　Fab-ハプテン複合体の解離定数が

25 ℃ で 3×10^{-7} M だとする．

　(a) 結合の標準ギブズエネルギー変化はどのくらいか．

　(b) 免疫学者は，抗体を比較する際に解離定数の逆数でアフィニティーを表す（K_a）ことが多い．この Fab のアフィニティーはどのくらいか．

　(c) この複合体からのハプテン遊離の速度定数は $120~s^{-1}$ である．結合の速度定数はいくつか．この値の大きさから，ハプテンに結合したときの抗体の構造変化の程度について，どのようなことがわかるか．

7. **光輝く発光体**　　ダンシル基のようなある種のナフタレン誘導体は，極性の非常に高い環境中（水中など）にあるときには黄色の弱い蛍光を発し，極性のきわめて低い環境中（ヘキサン中など）にあるときには青色の強い蛍光を発する．ε-ダンシルリシンを特異的抗体に

結合させると蛍光強度が著しく上昇し，蛍光の色も黄色から青色に変化する．このことから，ハプテン–抗体複合体についてどのようなことがわかるか．

8. ミニ抗体　抗体分子の Fab フラグメントは 1 価のハプテンに対しては本質的にもとの IgG とまったく同じ親和性をもつことになる．

（a）抗体タンパク質全体と同じ特異性と結合親和性を保持する，抗体の最小単位とは何か．

（b）高い親和性で抗原と特異的に結合しうる一本鎖の小型タンパク質を設計せよ．

9. B 細胞を点灯する　形質細胞の前駆体である B 細胞は，細胞表面にある受容体に多価抗原が結合すると増殖を開始する．細胞表面にあるこの受容体は膜貫通型の免疫グロブリンである．これとは対照的に 1 価の抗原は B 細胞を活性化しない．

（a）これらのことから B 細胞の活性化機構について何がわかるか．

（b）どのようにすれば B 細胞の活性化に抗体を利用できるか．

10. 巧妙なクローン化戦略　T 細胞受容体の α 鎖遺伝子をクローン化する際に，T 細胞の cDNA と B 細胞の mRNA とでハイブリッド形成を行った．その目的は何か．この原理は一般的に応用できるか．

11. 病原体感受性　TLR4 タンパク質の遺伝子に特定の変異をもつ患者は，グラム陰性細菌に感染しやすい．このような患者がこの特定のタイプの病原体に弱い理由を説明せよ．

12. お仲人さん　臓器移植のドナーとレシピエントの間で HLA 対立遺伝子が適合することが重要なのはなぜか．

13. 指令説　抗体の多様性を生み出す機構が確立される前に，抗原周辺でのタンパク質折りたたみに基づく機構がおもに Linus Pauling によって提案された．彼のモデルによれば異なった特異性をもつ抗体でも同じアミノ酸配列をもち，異なるのは折りたたまれ方ということになる．このモデルを検証する方法を考えよ．

14. ナンセンスの処理　免疫細胞を始めとして，細胞は長いオープンリーディングフレームをもたない mRNA 分子を分解する．この過程は，ナンセンス介在性の mRNA 崩壊とよばれる．免疫細胞でこの過程が果たす役割について示唆せよ．

15. 弱っているが，無くなってはいない　病原性をもつ細菌株の増殖と感染に関わる遺伝子を解明するために，この細菌を培養して，化学変異実験を行った．生じた変異体の性質を調べていくうちに，生存能力はあるものの毒性が著しく減少した一群の変異細菌が見つかった．これらの変異体は，ワクチン開発にどのように役立つだろうか．

16. 提 示　ある小さなタンパク質のアミノ酸配列は下の通りである．

MSRLASKNLIRSDHAGGLLQATYSAVSS-
IKNTMSFGAWSNAALNDSRDA

MHC クラス I 分子 HLA–A2 によって提示される可能性が最も高いペプチドを推定せよ．

機構の問題

17. 触媒抗体　次式に示すエステルの加水分解の遷移状態に対する抗体を作製する．このような抗体の中にはエステルの加水分解を触媒するものがある．この抗体の結合部位にはどのようなアミノ酸残基があると期待されるか．

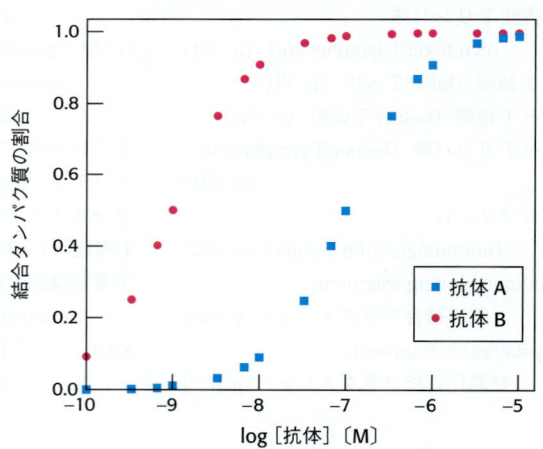

エステル

遷移状態類似体

章のまとめの問題

18. シグナル伝達　B 細胞と T 細胞両方で発現されている CD45 分子のようなプロテインホスファターゼ（チロシンホスファターゼ）は，Src に非常によく似た Fyn や Lck などのプロテインチロシンキナーゼの活性化に重要な役割を果たしている．このようなプロテインキナーゼが，リン酸化チロシン残基からリン酸が除去されることによって活性化される機構を考えよ．

データ解釈問題

19. 親和性の成熟　ヒトのオリゴマータンパク質によってマウスを免疫する．免疫直後に 1 種類の抗体分子（抗体 A）を発現する細胞株を作製した．このヒトタンパク質に対する抗体 A の結合力を調べたところつぎのグラフに示す結果になった．

さらに同じタンパク質で免疫を繰返した後に，別の種類の抗体（抗体 B）を発現する別の細胞株を作製した．このタンパク質に対する抗体 B の結合力も調べてグラフに示した．これらのデータをもとにつぎの値を見積もれ．

（a）このタンパク質と抗体 A との複合体の解離定数（K_d）．

（b）このタンパク質と抗体 B との複合体の解離定数（K_d）．

抗体 A と抗体 B のアミノ酸配列の比較から，アミノ酸は 1 個を除いてまったく同一と判明した．抗体 B をコードする遺伝子が生成した機構について，どのようなことが示唆されるか．

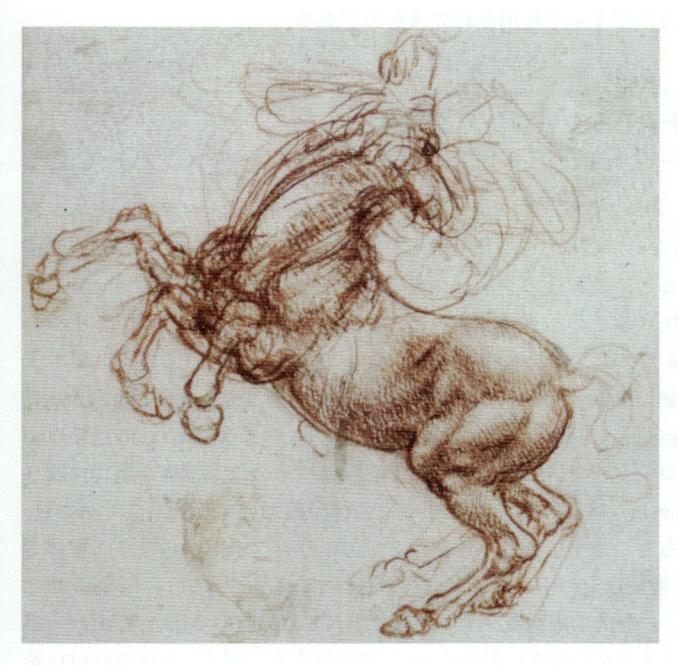

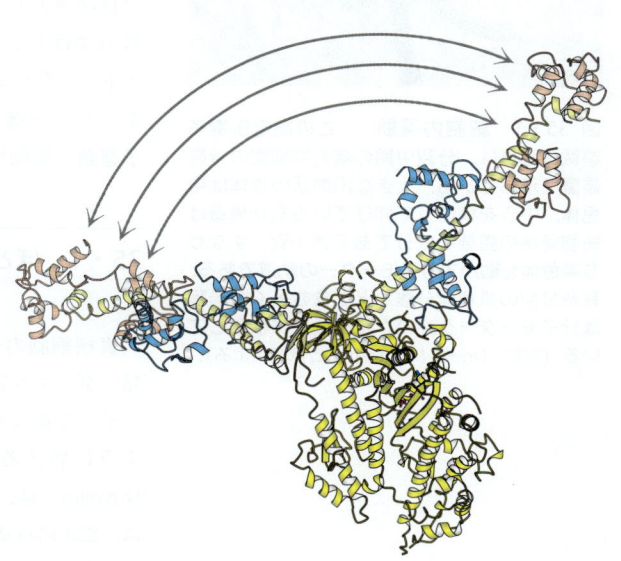

馬の力強い筋肉は他のすべての動物の筋肉と同様，分子モータータンパク質ミオシンによって動いている．ミオシンの一部が ATP 結合，加水分解，生成物の遊離に応答して（上に示すように）急激に動き，アクチンフィラメントに沿ってミオシンを押し進める．この分子運動が動物の全身運動に変わっていくが，この様子がダ・ヴィンチの "後ろ足で立つ馬" の絵に生き生きと描かれている〔（左）提供: The Royal Collection © 2014 Her Majesty Queen Elizabeth Ⅱ/Bridgeman Images〕．

　生物はヒトから細菌に至るまで，食物へ向かったり危険から遠ざかったり，環境の変化に適応するよう運動する．細胞それ自身は決して静止しておらず，運動しているタンパク質，核酸，細胞小器官の組立てを慌ただしく行っている．この運動は，分子モータータンパク質と，フィラメントからなるタンパク質の複雑なネットワーク〔細胞骨格（cytoskeleton）とよばれる〕という二つの要素によって可能となる（図 35・1）．細胞の形と動きを決定する動的なネットワークは現代細胞生物学の最も活発に研究がなされている領域の一つである．特筆すべき点は，筋肉の収縮を生み出す基本的な生化学的機構は，細胞骨格に沿って細胞小器官を運んでいく機構と同一のものであることだ．実際，化学エネルギーを運動エネルギーに変換する際に重要な役割を果たすタンパク質の多くが，P ループ NTP アーゼという同じタンパク質ファミリーのメンバーである．この非常に重要な一群のタンパク質については，第 9 章で学んだ．これらの分子モーターは，タンパク質合成，シグナル伝達，その他の過程に関与する G タンパク質を含む，他章で学んだタンパク質とよく似たところもある．既存のタンパク質を適応させて新しい機能を果たすという，進化の経済性をここで再び学ぶことになる．

　分子モーターは，タンパク質の立体構造変化を少しずつ増加させながら，方向性をもった運動へ変換していく．一定の距離を移動する秩序立った運動には，モータータンパク質の会合運動のかじ取りをする軌道が必要である．実際，われわれは本章で学ぶ機構を用いたある種の分子モーターにはすでに出会っている．たとえば，DNA 複製の間に，DNA 軌

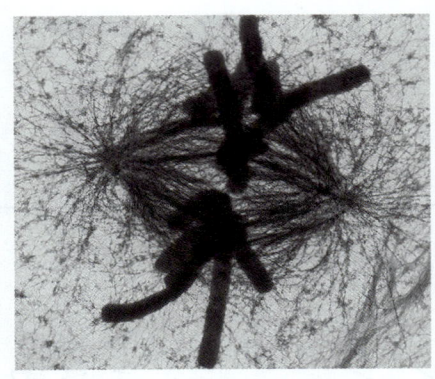

図 35・1　細胞内運動.　この高電圧電子顕微鏡写真は，分裂中期の哺乳類細胞の分裂装置を示している．大きな円筒状の物体は染色体，中心を横切って伸びている糸状構造は細胞骨格の重要な成分である微小管，すなわち染色体を動かす分子モーターの軌道である．有糸分裂の染色体分離などを含む多くの過程は分子モータータンパク質の働きに依存している〔写真: Dr. J.R. McIntosh のご厚意による〕.

道に沿って移動するヘリカーゼである（§28・1）．本章で着目するタンパク質は，アクチンと微小管という同一のサブユニットの繰返しからなるタンパク質のフィラメントに沿って移動する．モータータンパク質は ATP の結合と加水分解に応答して，フィラメントの軌道に対する親和性の高い型と低い型の間を遷移しており，これによって軌道に対する結合，牽引，軌道からの遊離の機構が可能となり，運動が発生する．

E. coli のような細菌で使われている，運動発生のための，真核生物とはまったく異なる戦略についても考えていこう．一組の鞭毛は細菌細胞膜にあるモーターによって回転するプロペラとして働く．この回転性モーターを駆動するのは ATP の加水分解でなく，膜内外のプロトン勾配である．プロトン勾配を回転運動と共役させる機構は，ATP 合成酵素の F_o サブユニットで用いられている機構と類似している．このようにして，生化学的エネルギーを蓄える二つの主要な様式——ATP とイオン濃度勾配——が，秩序立った分子運動を駆動するために進化によって利用されてきたのである．

35・1　ほとんどの分子モータータンパク質は，P ループ NTP アーゼスーパーファミリーのメンバーである

真核細胞のモータータンパク質は三つの大きなファミリー——ミオシン類，キネシン類，ダイニン類——からなる．これらファミリーそれぞれのメンバーはいずれも細胞骨格に沿って動くが，一見すると，これらのタンパク質ファミリーは互いに大きく違っているように思える．筋肉におけるその役割に基づいて最初に性質が解明された**ミオシン**（myosin）は，タンパク質アクチンのフィラメントに沿って動く．筋肉のミオシン単分子は，220 kDa の**重鎖**（H 鎖，heavy chain），**必須軽鎖**（必須 L 鎖，essential light chain），**調節軽鎖**（調節 L 鎖，regulatory light chain）の組を二つもつ．ヒトゲノムは 40 種類以上もの異なるミオシン類をコードしていると考えられ，筋収縮やそのほか多様な過程に関与している．**キネシン**（kinesin）は紡錘体の組立てや染色体分離だけでなく，タンパク質，mRNA，小胞輸送の役割ももつ分子であり，通常は 2 本のポリペプチドからなる二量体である．ヒトゲノムには 40 種類以上のキネシンがコードされている．**ダイニン**（dynein）は繊毛や鞭毛運動を駆動し，一般的な細胞質ダイニンは，すべての細胞の多様な運動——小胞輸送や有糸分裂の際のさまざまな輸送における——に寄与する．ダイニンは 500 kDa を超える分子質量の重鎖をもつ巨大分子で，ヒトゲノムには約 10 種類のダイニンがコードされていると思われる．

はじめはミオシン，キネシン，ダイニンのアミノ酸配列を比較しても，これらタンパク質ファミリー間の有意な関連性は明らかにならなかったが，立体構造が決定された後，ミオシンおよびキネシンファミリーのメンバーは著しい類似性をもつことが見いだされた．特に，ミオシンとキネシンは，G タンパク質に見いだされたものと相同な P ループ NTP アーゼの中核を含んでいる．ダイニン重鎖のアミノ酸配列解析により，この分子は P ループ NTP アーゼの AAA サブファミリーのメンバーであることが明らかとなった．この話はすでに 19S プロテアソームのところで述べた（§23・2）．ダイニンは P ループ NTP アーゼドメインをコードする六つの配列を縦につなぐような形でもっているが，そのうち四つの配列だけがヌクレオチドを結合するように思われる．よって，これらのモーター分子の作用機構を解析する際に，運動機構の類似性を期待して，一般に他の P ループ NTP アーゼに関する知識を利用することができる．

分子モーターは一般に ATP アーゼの中核と長く伸びた構造をもつオリゴマータンパク質である

第 9 章で簡単に学んだが，最初にミオシンの構造を考えよう．電子顕微鏡での研究の結果，骨格筋ミオシンは双頭構造が長い柄の部分と結合した形をとっていることが示された（図 9・42）．トリプシン，パパイン処理により，ミオシンは四つのフラグメント——二つの S1 フラグメント，S1 フラグメントおよび S2 とよばれる付加された領域からなるヘ

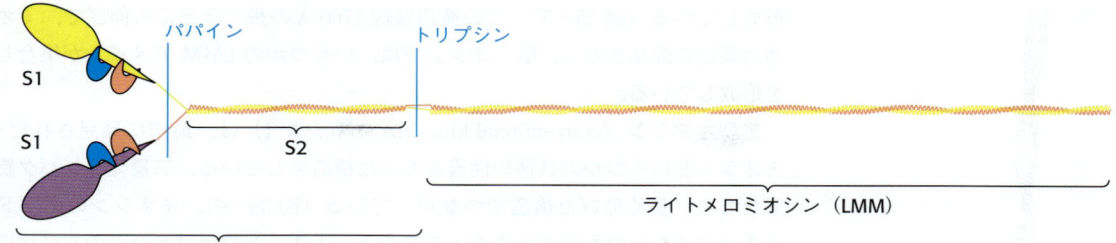

S1

S1

パパイン　　トリプシン

S2

ライトメロミオシン（LMM）

ヘビーメロミオシン（HMM）

図 35・2　ミオシンの構造.　筋ミオシンをプロテアーゼで処理すると，サブフラグメント S1, S2, ライトメロミオシンを含む安定なフラグメントが生成する．各 S1 フラグメントは重鎖由来の頭部（ー　または　ー）と軽鎖（🂠と🂠）1 本ずつを含んでいる．

ビーメロミオシン（HMM），ライトメロミオシン（LMM,図 35・2）とよばれるフラグメント──が生成する．**S1 フラグメント**（S1 fragment）はもともとの構造の二つある頭部の一方に対応しており，二つの重鎖の一方からの N 末端側 850 アミノ酸残基と，軽鎖の 1 本ずつを含んでいる．高分解能での S1 フラグメント構造の検討により，P ループ NTP アーゼドメインの中核が存在し，それが ATP 結合と加水分解に当たる部位であることが明らかになった（図 35・3）．このモータードメインの構造と作用機序は，第 9 章で検証済みである．

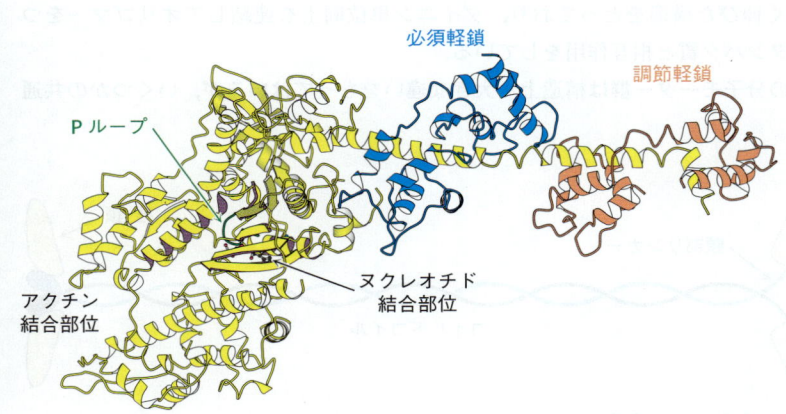

必須軽鎖

調節軽鎖

P ループ

アクチン結合部位

ヌクレオチド結合部位

図 35・3　高分解能のミオシン構造.　筋ミオシン由来の S1 フラグメントの構造は P ループ NTP アーゼドメイン（🂠）の存在を明らかにした．このドメインから長く伸びる α ヘリックスは 2 本の軽鎖の結合部位であることに注意〔1DFL.pdb より〕

　この構造から伸びているのが重鎖からなる 1 本の長い α ヘリックスで，このヘリックスが二つの軽鎖との結合部位になっている．軽鎖は EF ハンドファミリーのメンバーであり，カルモジュリンと類似しているが（図 14・17 参照），軽鎖の EF ハンドの大部分は金属イオンと結合していない（図 35・4）．カルモジュリン同様，これらのタンパク質は α ヘリックスの周りを包んで，厚みを増加させ，ヘリックスを硬直させる．ミオシンの残りのフラグメント──S2 フラグメントとライトメロミオシン──は大部分が α ヘリックスからなり，2 本の重鎖の残りの部分が互いの周りを包んで，二本鎖のコイルドコイルを

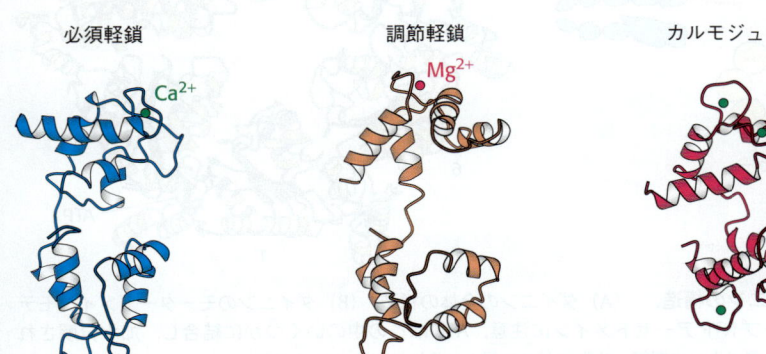

必須軽鎖

調節軽鎖

カルモジュリン

Ca^{2+}

Mg^{2+}

図 35・4　ミオシン軽鎖.　筋ミオシン由来の必須軽鎖および調節軽鎖の構造をカルモジュリンの構造と比較した．構造が類似しているため，これら相同タンパク質のそれぞれは，その周りを取囲む α ヘリックス（図示していない）と結合できることに注意〔1DFL.pdb, 1CM1.pdb より〕

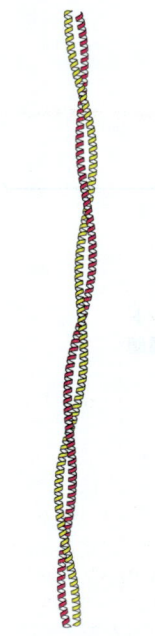

**図 35・5　ミオシンの二本鎖コイルド
コイル.**　二つの α ヘリックスは互いの周り
をらせん状に巻き，左回りスーパーコイル
構造となる．このような構造は 2 本のらせ
ん間の接点にある疎水性残基で安定化され
る〔2TMA.pdb より〕.

形成している（図 35・5）．この構造は約 1700 Å の長さほどにも伸びて，ミオシン頭部を
他の構造に連結させる．筋ミオシンでは，いくつかの LMM ドメインが集合して高次の束
を形成している．

　定型キネシン（conventional kinesin，キネシン 1）は，最初に発見されたキネシンで，
ミオシンといくつかの共通の性質をもった構造をしている．二量体タンパク質は二つの頭
部をもち，長く伸びた構造でつながっている（図 35・6）．キネシンの頭部ドメインの大
きさはミオシンのもののおよそ 1/3 である．キネシンフラグメントの立体構造決定によっ
て，この頭部ドメインも P ループ NTP アーゼの中核の周囲につくられていることがわ
かった（図 35・7）．ミオシンドメインにはアクチンフィラメントと結合する二つの大き
な挿入部位があるため，キネシンドメインよりもかなり大きい．定型キネシンに関して
は，約 500 アミノ酸残基の領域が頭部ドメインの後に続く．ミオシンの対応する領域と同
様，キネシンの長く伸びた部分は α ヘリックスのコイルドコイルを形成する．通常のキ
ネシンも軽鎖をもっているが，ミオシンとは異なり，軽鎖は重鎖の C 末端付近に結合し，
細胞内での運搬に関係していると思われる．

　ダイニンはミオシンやキネシンとは相当違った構造をとる．前述したように，ダイニン
重鎖は ATP アーゼドメインの AAA サブファミリーに相同な 6 個の領域を含んでいる．他
の既知 AAA ATP アーゼの構造に基づいて，ダイニンのモータードメインモデルの基本的
な構成ができあがった．このモデルはダイニン自体の，より最近の構造決定で確認され，
拡張された（図 35・8）．頭部ドメインは約 1300 アミノ酸残基の領域にくっついており，
その領域は長く伸びた構造をとっており，ダイニン単位同士を連結してオリゴマーをつ
くったり他のタンパク質と相互作用をしている．

　これら三つの分子モーター群は構造上，大きな違いをもってはいるが，いくつかの共通

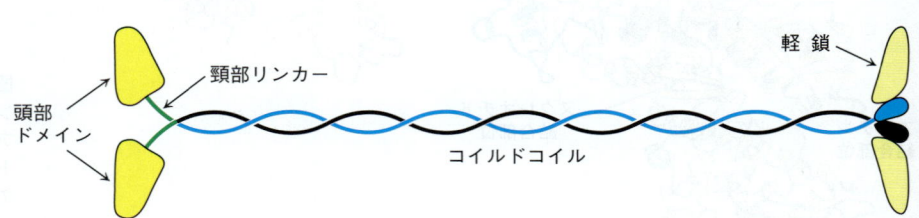

図 35・6　キネシンの構造.　長く伸びた構造は一端に頭部ドメインを，もう一端に
は積荷を結合するドメインをもち，長いコイルドコイルドメインで連結されている.

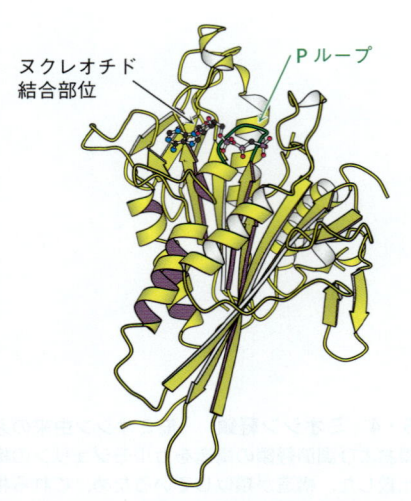

**図 35・7　高分解能で見たキネシン頭部
ドメインの構造.**　キネシンの頭部ドメイ
ンは P ループ NTP アーゼの中核の構造（ᐱ）
をもっていることに注意〔1l6l.pdb より〕

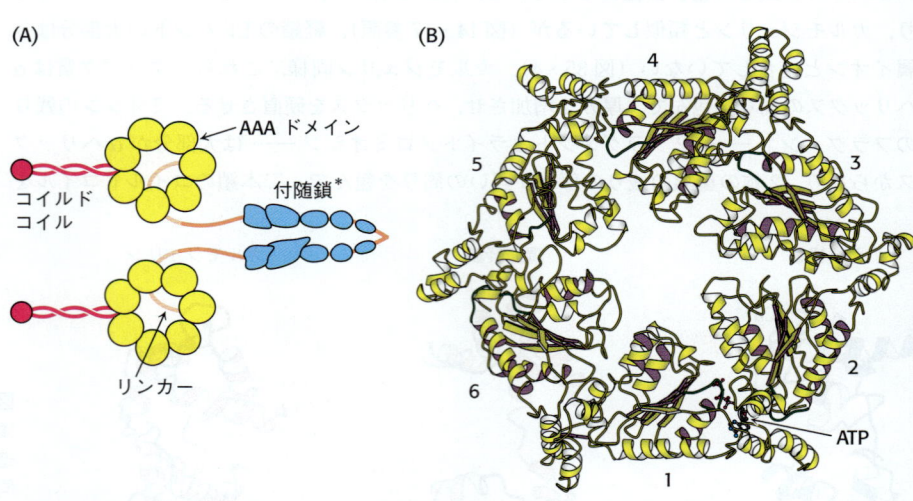

図 35・8　ダイニンの構造.　（A）ダイニンの全体の構造.（B）ダイニンのモータードメインモデ
ル．6 個の P ループ NTP アーゼドメインに注意．ATP はこの中のいくつかに結合し，加水分解され
る〔* 訳注: 分子量により中間鎖，軽鎖などに分類される〕〔1HN5.pdb より〕.

(A) ミオシン−ADP−VO₄³⁻ 複合体　　　　　　　　　　(B) ヌクレオチド非結合型

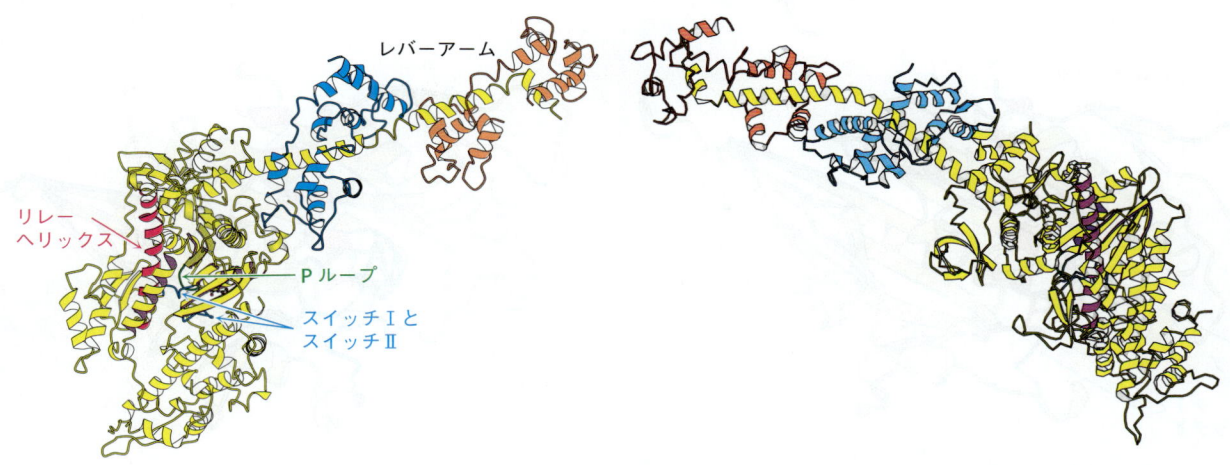

図 35・9　レバーアームの動き．　ホタテ筋ミオシンの S1 フラグメントの二つの型．結合しているヌクレオチド
自体が ADP−VO₄³⁻ 複合体（A）から，ヌクレオチド非結合型（B）へ，またはその逆に変化すると，劇的な高次構造
変化が観察され，レバーアームの約 90°の方向転換などが起こることに注意［1DFL.pdb, 1SR6.pdb より］

の特徴も現れている．ほとんどすべての構造は二つの頭部ドメインをもった二量体構造
で，長く伸びているが非常に堅固な構造の領域と，他のタンパク質と相互作用する領域を
もつ．すぐ後でみるように，これらの構造は，手を交互に上に動かしてロープをよじ登る
運動に似た動作を行うのに適している．すなわち，他のタンパク質と相互作用を行う部位
はロープを握っている手の役割を表し，長く伸びた構造はより広範囲にわたる運動を推し
進めてことして働く腕の役割を表し，頭部ドメインは必要な機械的エネルギーを供給す
るエンジン部分と考えられる．

ATP の結合と加水分解はモータータンパク質の高次構造変化および結合親和性の変化をひき起こす

　第 9 章で，粘菌 *Dictyostelium* 由来のミオシン ATP アーゼドメインで起こる高次構造変
化を検証した．他の生物に由来するミオシン ATP 結合ドメインの構造も，同様に多様な
形態が解明された．ホタテの筋由来のミオシンの S1 フラグメントでは，驚くべき構造の
変化が観察された（図 35・9）．S1 フラグメントの構造は，ATP 加水分解の遷移状態類似
体（第 9 章）である ADP−バナジン酸イオン（VO₄³⁻）複合体と結合したものや，結合し

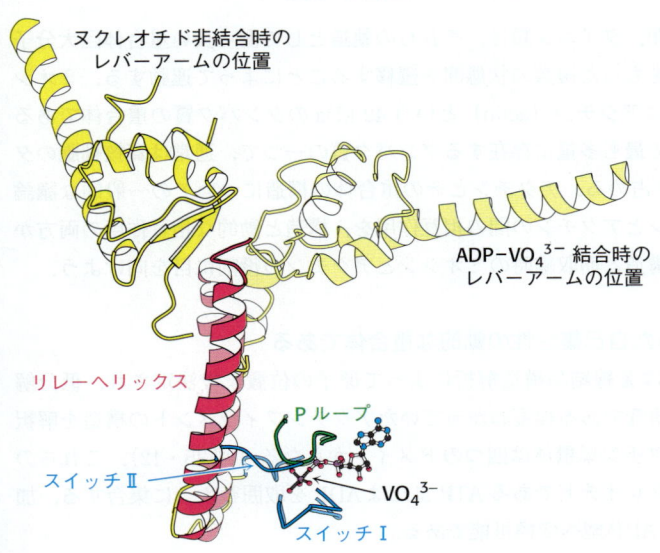

図 35・10　リレーヘリックス．　ホタテ筋ミオシンの
二つの型での重要な成分の超構造．レバーアームの基部
へ，スイッチ I, II 両ループから，リレーヘリックスに
よって構造変化が伝達されるのがわかる．スイッチ I, II
ループは ATP の γ-リン酸基が占めていると思われる位置
で VO₄³⁻ と相互作用することに注意．ミオシン−ADP−
VO₄³⁻ 複合体の構造は □（より薄い黄色）で示す［1DFL.
pdb, 1SR6.pdb より］．

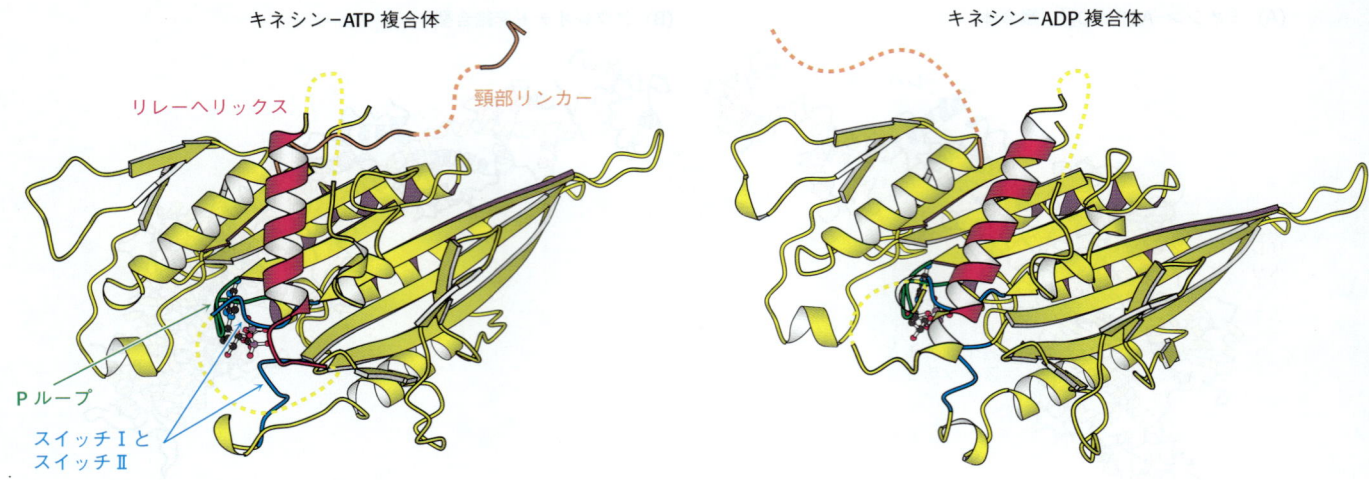

キネシン-ATP 複合体 　　　　　　　　　　　　　　　　キネシン-ADP 複合体

リレーヘリックス　　頸部リンカー

P ループ

スイッチ I と
スイッチ II

図 35・11　頸部リンカー.　　ADP 結合型および ATP 類似体結合型のキネシン構造の比較. キネシン分子の頭部ドメインを残りのドメインと連結する頸部リンカー（●●●）は，ATP 類似体存在下で頭部ドメインと結合するが，ADP のみの存在下では固定されていない状態になることに注意 [1I6I.pdb, 1I5S.pdb より]

たヌクレオチドを含まないものなど，多くの形に対して決定された．L 鎖を結合する長いヘリックス［これ以後**レバーアーム**（lever arm）とよぶ］は，頭部ドメインから外側に突き出している．構造の比較から，ヌクレオチドがない場合，レバーアームは ADP-VO_4^{3-} 複合体のときの位置から約 90° 回転したことがわかった．ヌクレオチド結合部位で分子種は，どのようにしてこの劇的な位置の変化を起こすのだろうか．ヌクレオチド結合部位周囲二つの部位（**スイッチ I, II** と命名）が，ATP 類似体の γ-リン酸基の形状にぴったり一致した形になり，γ-リン酸基が結合していない場合にはより緩い高次構造をとっている（図 35・10）．この高次構造変化によって，長い α ヘリックス［**リレーヘリックス**（relay helix）という］がその位置を調整することが可能になる．リレーヘリックスの C 末端はレバーアームの基部で種々の構造と相互作用し，そのためリレーヘリックスの位置の変化がレバーアームの方向転換をひき起こす.

　同様の立体構造変化はキネシンでも起こっている．キネシン類もまたリレーヘリックスをもち，異なるヌクレオチドをキネシンが結合するときに，異なる立体配置に適応することができる．キネシンは α ヘリックスからなるレバーアームをもたないが，代わりに**頸部リンカー**（neck linker，ネックリンカー）といい比較的短い部分がヌクレオチド結合に反応して高次構造を変化させる（図 35・11）．ATP 結合時には頸部リンカーはキネシンの頭部ドメインと結合するが，ヌクレオチド結合部位が空のときや ADP で占められているときは頭部と解離する.

35・2　ミオシンはアクチンフィラメントに沿って動く

　ミオシン類，キネシン類，ダイニン類は，それらの軌道として働く長い重合体巨大分子に対して異なった親和性をもった複数の状態間を遷移することによって運動する．ミオシンに関しては，軌道分子は**アクチン**（actin）という 42 kDa のタンパク質の重合体であるが，このアクチンは細胞で最も多量に存在するタンパク質の一つで，通常は真核細胞のタンパク質の 10 % もの量を占める．アクチンとその重合体の構造についての一般的な議論から始め，つぎにミオシンとアクチンの間の相互作用を，構造と動的な相互作用の両方から調べ，最後に，筋肉の構造と筋収縮時のミオシンとアクチンの役割に目を向けよう.

アクチンは，極性をもった自己集合性の動的な重合体である

　アクチン単量体の構造は X 線結晶構造解析によって原子の位置まで決定され，低分解能ながら電子顕微鏡での研究である程度わかっていたアクチンフィラメントの構造を解釈するのに使われた．各アクチン単量体は四つのドメインからなる（図 35・12）．これらのドメインは，結合するヌクレオチドである ATP または ADP を取囲むように集合する．加水分解によって ATP 型は ADP 型へ変換可能である.

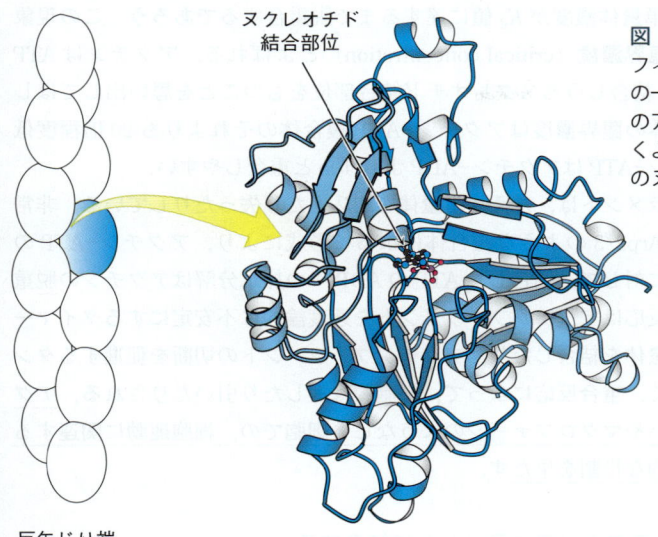

矢じり端

ヌクレオチド
結合部位

反矢じり端

図 35・12　アクチンの構造.　（左）アクチンフィラメントを構成するアクチン単量体（そのうちの一つを青色で示している）の模式図.（右）1分子のアクチン単量体の四つのドメイン構造を区別が付くように，青色の濃さを変えて示した.構造の中央のヌクレオチド結合部位に注意〔1J6Z.pdb より〕

　アクチン単量体〔球状（globular）であることから **G アクチン**（G-actin）とよばれることが多い〕は集合してアクチンフィラメント〔**F アクチン**（F-actin）とよばれることが多い，図 35・12 参照〕を形成する. F アクチンはらせん構造をとり，各単量体がらせん軸の周りを 166° 回転し 27.5 Å ずれて互いに連結している. その回転がほぼ 180° であるため，F アクチンは 2 本のひもからなるように見える. 個々のアクチン単量体が F アクチンのフィラメントに沿って同じ方向に配列していることに注目したい. それゆえ，その構造は極性をもっており，見分けのつく，異なった両端をもっている. 一端は反矢じり端（プラス端），反対側は矢じり端（マイナス端）とよばれる. "反矢じり"，"矢じり"という名前は，ミオシン S1 フラグメントが結合した際の，アクチンフィラメントの外見に基づいている.

　アクチンフィラメントはどのように形成されるのだろうか. 多くの生物学的構造と同様にアクチンフィラメントは自己集合する. すなわち適当な条件下でアクチン単量体は集合して整然とした極性をもつフィラメントを形成する. フィラメントを形成するために，最初の 2, 3 個の単量体が会合することはきわめて起こりにくい. よって細胞内では，たとえば Arp2/3 とよばれるタンパク質群を含む複合体が形成され，アクチン重合の核として働くのである. ひとたびそのようなフィラメント核ができるや否や，サブユニットが付加することはきわめて起こりやすくなる. もう少し詳しく重合反応を考えてみよう. 今，n 個のサブユニットからなる 1 本のアクチンフィラメントを A_n と表すことにする. このフィラメントはさらに 1 個のアクチン単量体 A を結合して A_{n+1} を形成しうる.

$$K_d = \frac{[A_n][A]}{[A_{n+1}]}$$

A_n　　　　　　　　　　A　　　　　　　　　　　A_{n+1}

　この反応の解離定数 K_d は重合反応が起こる際のアクチン単量体の濃度と定義される. というのは，長さが $n+1$ 個のアクチンポリマーの濃度は，長さが n 個のポリマーの濃度とほとんど同じだからである. よって

$$[A_n] \approx [A_{n+1}] \quad \text{それゆえ} \quad K_d = \frac{[A_n][A]}{[A_{n+1}]} \approx [A]$$

言い換えれば，重合反応は単量体濃度が K_d 値に減少するまで進行することになる. 単量

体濃度が K_d 値より低くなると重合反応はまったく進まなくなるはずである。実際、存在しているフィラメントは単量体濃度が K_d 値に達するまで脱重合するであろう。この現象のため K_d 値は重合体の**臨界濃度**（critical concentration）とよばれる。アクチンは ATP または ADP のいずれかと結合しうるヌクレオチド結合部位をもつことを思い出してほしい。アクチン–ATP 複合体の臨界濃度はアクチン–ADP 複合体のそれよりも 20 倍程度低い。したがって、アクチン–ATP はアクチン–ADP よりずっと重合しやすい。

細胞内のアクチンフィラメントは、たえず単量体を取込んだり失ったりしている、非常に動的な構造体である。Arp2/3 のような複合体による核形成により、アクチン–ATP の重合が開始できる。それに対して、結合した ATP の ADP への加水分解はアクチンの脱重合に好都合である。この反応はアクチンフィラメントを速度論的に不安定にするタイマーとして働く。アクチン単量体を結合したり、アクチンフィラメントの切断を促進するタンパク質がここでもまた働く。重合反応によって、細胞膜は押したり引いたりされる。アクチン重合調節は、アメーバやマクロファージのようなヒト細胞での、細胞運動に関連する細胞の形態変化に、中心的な役割を果たす。

ミオシン頭部ドメインはアクチンフィラメントに結合する

生体内で、アクチンとミオシンの複合体の構造を、分子の詳細な部分を識別するのに十分な高分解能で決定することはできなかった。しかしながら、ATP のない状態でミオシンの S1 フラグメントでアクチンフィラメントを処理すると修飾アクチンとよばれる複合体になり、その構造は低温電子顕微鏡で 13 Å の分解能で決定された。この分解能の構造だけでは分子の詳細には十分ではないけれども、修飾アクチンの構造の上にアクチン単量体とミオシン S1 フラグメントの高分解能構造をスーパーインポーズ法で重ねることで、詳細な構造に対する洞察を得ることができる（図 35・13）。ミオシン頭部ドメインはヌクレオチドの結合していない形で見られるのに近い高次構造の状態にある。この構造はまた、ミオシンとアクチンの間の相互作用表面を表す。モデルをつくることで、ミオシン頭部ドメインの高次構造がアクチンフィラメントと相互作用を増やすために幾分変化することが示唆される。これらの高次構造変化の結果、ミオシンのヌクレオチド結合部位の開口部がわずかに開くことになり、この観察結果は、ミオシンがアクチンフィラメントに沿って動く機構に対して関与している。

1 分子のモータータンパク質の運動が直接観察できる

ミオシンの作用の背後にあった高次構造変化を理解したからには、どのようにミオシンがアクチンの軌道に沿って"歩いている"のかを探索することができる。アクチンフィラメントと相関して動いていくミオシン 1 分子の研究が、筋収縮や他の複雑な過程の根底にある機構を、深く洞察するための情報源となってきた。このような研究にとって最も強力な手段は**光トラップ**（optical trap）とよばれる方法で、非常に狭く焦点を絞ったレーザービームを使う（図 35・14）。この装置（光ピンセット）で小さな球体を捕捉して、溶液中で適切な位置に固定することができる。

球体の位置は nm の精度でモニターできる。James Spudich らは、各端に球体を一つ付

図 35・13 アクチンに結合するミオシンの構造. （A）灰色の面は、低温電子顕微鏡で観察された構造を表し、アクチンサブユニット 1 個を表す緑色の空間充填モデルとともに示している。リボンモデルは低温電子顕微鏡の構造に連結されたミオシンの S1 フラグメント構造を示す。ミオシン構造の一部は、灰色の面の外側に存在することに注意。（B）ミオシン S1 フラグメントの後ろにある構造は、低温電子顕微鏡で観察された構造と合致するように調節することが許されている。この調節を行うとミオシン構造はいっそう灰色の面に合致することに注意〔出典: M. Lorenz, K.C. Holmes, *PNAS*, **107**, 12529〜12534(2010). Copyright 2010 National Academy of Sciences, U.S.A.〕

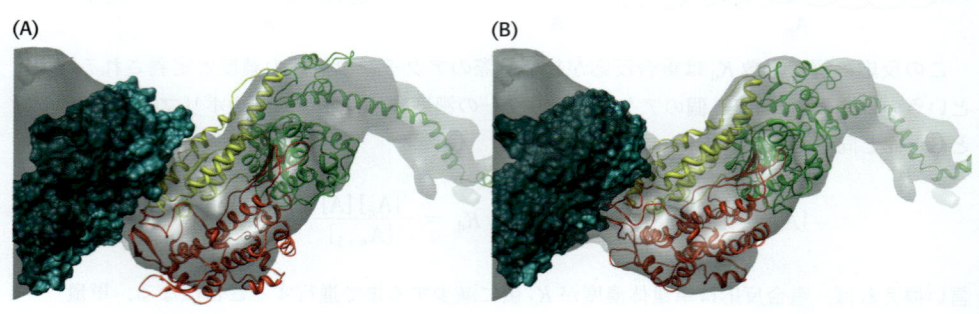
(A)　　　　　　(B)

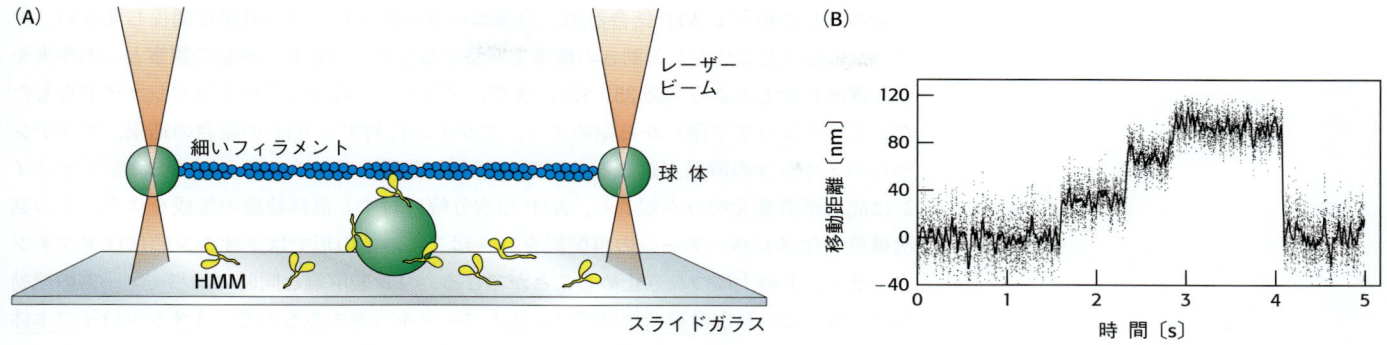

図 35・14　単一のモータータンパク質の活動中の観察.　（A）スライドガラス上にある球体から出ているヘビーメロミオシン（HMM）フラグメント（🐛）上に，アクチンフィラメント（●●●●●）を置く．アクチンフィラメントの両端に接着した球体の位置は，強力な赤外レーザー光線（橙色で図示）に焦点を結ばせた光トラップ装置により固定され，nm の精度で測定できる．（B）ATP 添加によって影響を受け，球体に接着したミオシン誘導体が起こすアクチンフィラメントの位置のずれの記録．観察されるステップの大きさは，おおよそ一様であることに注意〔出典：（A）J.T. Finer, R.M. Simmons, J.A. Spudich, *Nature*, **368**, 113～119(1994)；（B）R.S. Rock, M. Rief, A.D. Metra, J.A. Spudich, *Methods*, **22**, 378～381(2000)〕

けたアクチンフィラメントからなる実験的な配置を考案した．個々の球体は光トラップ（フィラメントのそれぞれの端にある）に捕捉され，ヘビーメロミオシンフラグメントのようなミオシンフラグメントで覆われた別の球体を含むスライドガラスの上で，アクチンフィラメントはぴんと張った状態になった（図 35・14 参照）．ATP が添加されるや否や，一過性のアクチンフィラメントの位置のずれが長軸方向に沿って観察された．この位置のずれの大きさの平均幅は 11 nm（110 Å）でかなり一定であった．

　これらの研究を ATP 濃度をさまざまに変えて行った結果は，個々のミオシン頭部がアクチンフィラメントと結合してアクチンフィラメントを引っ張るような高次構造変化を受け〔**パワーストローク**（power stroke）〕，その結果球体の位置のずれを起こすことを示していると解釈された．1 周期後に，ミオシン頭部はアクチンを解離し，アクチンは素早くもとの位置に戻る．

リン酸の解離がミオシンのパワーストロークをひき起こす

　どのようにして ATP の加水分解がパワーストロークをひき起こすのか．手掛かりとなる観察結果は，ミオシン-アクチン複合体に ATP を加えると複合体の解離が起こること

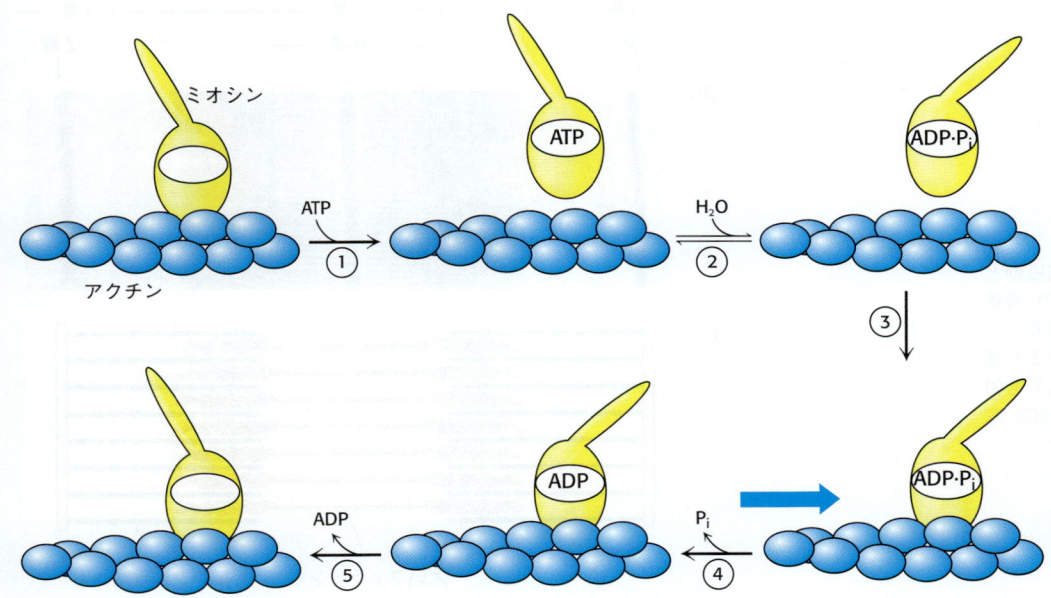

図 35・15　アクチンに沿ったミオシンの運動．　アポ型のミオシン頭部（🐛）は，アクチンフィラメント（●●●●●）に結合している．ATP が結合すると（①），アクチンからミオシンが解離する．ミオシンに結合した ATP の可逆的な加水分解（②）は，レバーアームの大きな方向転換をひき起こす．ATP が加水分解されても ADP・P_i が結合したままだと，ミオシンはアクチンと結合できる（③）．P_i の放出（④）の結果，レバーアームの再配置が起こり，ミオシンに対するアクチンの付随する移動が同時に起こる．ADP の解離（⑤）でこのサイクルは完了する．

である．したがって ATP 結合と加水分解はパワーストロークに直接は関係しえない．アクチンに沿ったミオシンの動きの機構を構築するため，前述した構造の観察とこの事実をつなぎあわせてみよう（図 35・15）．まず，アクチンと結合していてヌクレオチドをもたないミオシン（アポ型）から始めよう．アクチンに対する ATP の結合の結果，アクチンからのミオシンの解離が起こる．ATP の結合と遊離のアクチンによってミオシンドメインは高次構造変化をひき起こし，ATP 加水分解に対する遷移状態の生成を伴う．この高次構造変化はレバーアームの再配置をひき起こす．この形ではミオシン頭部はアクチンフィラメントの上につなぎ止めることができる．リン酸解離と同時にレバーアームの運動が起こる．この高次構造変化はパワーストロークを代表するもので，ミオシン分子の本体はアクチンフィラメントに対しておよそ 110 Å の関係をもって移動する．ADP の放出をもってサイクルは完了する．

筋肉はミオシンとアクチンの複合体である

　ミオシン 1 分子がアクチンフィラメントに対して移動する機構から筋収縮の起こり方が説明できる．随意筋である脊椎動物の筋肉，たとえば上腕の二頭筋や三頭筋は，光学顕微鏡で観察すると横縞が見える．この構造は，電気的興奮性をもつ細胞膜で包まれた多核細胞が集まったものである．1 個の筋細胞中には，直径 1 μm 程度の**筋原繊維**（myofibril）

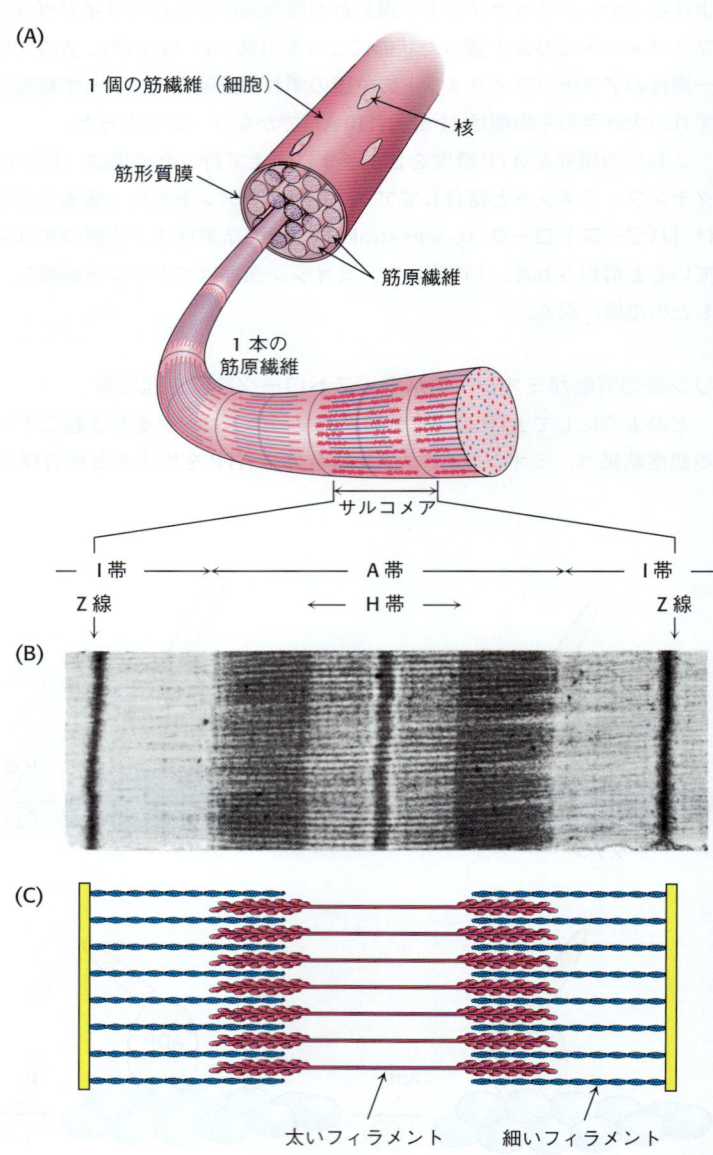

(A)

1 個の筋繊維（細胞）

核

筋形質膜

筋原繊維

1 本の
筋原繊維

サルコメア

— I 帯 —　　—　　A 帯　　—　　— I 帯 —
Z 線　　　　　—　H 帯　—　　　　Z 線

(B)

(C)

太いフィラメント　　細いフィラメント

図 35・16　サルコメア．（A）筋細胞とサルコメアを含む筋原繊維の構造．（B）骨格筋の筋原繊維の縦断面の電子顕微鏡写真．一つのサルコメアを示す．（C）サルコメアの横断面の模式図．上の電子顕微鏡写真の各領域に対応する断面を下に示してある〔(B) 写真：Dr. Hugh Huxley のご厚意による〕．

が多数並行している．弛緩した筋では，**サルコメア**（sarcomere）とよばれる機能単位が繊維の軸に沿って 2.3 μm（23 000 Å）ごとに繰返されており（図 35・16），暗く見える **A 帯**（A band）と明るく見える **I 帯**（I band）が規則正しく交互に現れる．A 帯の中央部は **H 帯**（H band）とよばれ，A 帯の他の部分より明るく見える．I 帯はきわめて濃く狭い **Z 線**（Z line）により二つに分けられている．

サルコメアのこのような構造をつくる分子の配列は，筋原繊維の断面を見るとわかる．そこには互いに作用しあっているタンパク質のフィラメントが 2 種類存在している．**太いフィラメント**（thick filament）の直径はほぼ 15 nm（150 Å）で主としてミオシンからなり，**細いフィラメント**（thin filament）はほぼ 8 nm（80 Å）の直径でアクチン，**トロポミオシン**（tropomyosin），**トロポニン複合体**（troponin complex）からなる．筋収縮は ATP の加水分解を使って，細いフィラメントが太いフィラメントの長軸に沿って滑り込むことによってなされる（図 35・17）．

太いフィラメントを形成するために，ミオシン分子は自己集合して，中央の裸の領域の両端にミオシン頭部が突き出した太い双極性構造を形成し（図 35・18A），およそ 500 個の頭部ドメインが，太いフィラメントそれぞれの表面に並んでいる．多数のミオシン頭部が存在する領域はそれぞれ，ミオシン分子の両側にある 2 本のアクチンフィラメントと会合している（図 35・18B）．個々のミオシン頭部と結合しているアクチン単位との相互作用によって，筋収縮を生じさせる滑り力が発生する．

神経インパルスに応答して，トロポミオシンとトロポニン複合体がこの滑り込みを調節する．静止状態では，トロポミオシンはミオシンとアクチンの緊密な相互作用を阻害している．神経インパルスは筋細胞内の Ca^{2+} 濃度を増加させる．トロポニン複合体は Ca^{2+} の増大を感知して，ミオシン–アクチン相互作用におけるトロポミオシンによる抑制を解除する．

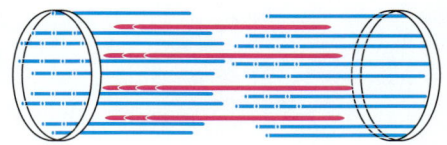
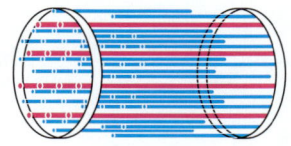

図 35・17　フィラメント滑り込みモデル. 筋収縮は太いフィラメント（—）に対する細いフィラメント（—）の相対的な運動に依存する〔出典: H.E. Huxley, "The mechanism of muscular contraction," Copyright © 1965 by Scientific American, Inc. All rights reserved〕.

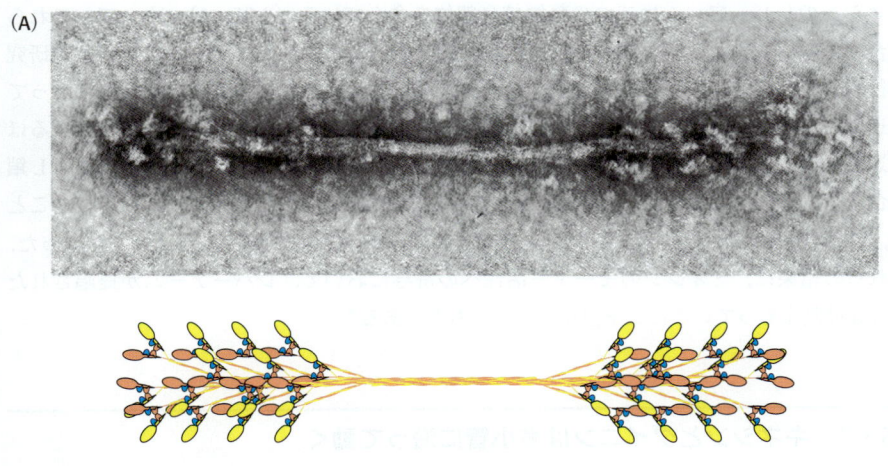

(A)

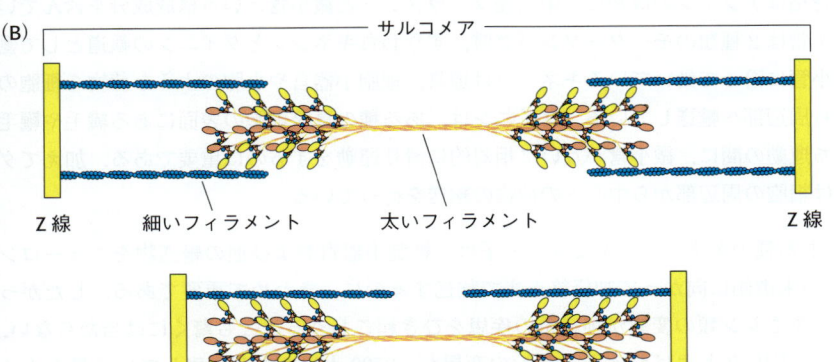

(B)

サルコメア

Z 線　　細いフィラメント　　太いフィラメント　　Z 線

図 35・18　太いフィラメント.（A）再構成された太いフィラメントの電子顕微鏡写真から，それぞれの端にミオシン頭部ドメインが存在し，中央部が相対的に狭くなっていることが明らかとなった．下の模式図は，ミオシン分子が集合して太いフィラメントをどのように形成するかを示している．（B）骨格筋収縮における，太いフィラメントと細いフィラメントの相互作用を示す模式図〔(A) 写真: Dr. Hugh Huxley のご厚意による〕

ミオシン反応のサイクルはどのように筋収縮に適合しているのであろうか．数百個の頭部ドメインがそれぞれの太いフィラメントの両端から突き出ていることを思い出そう．これらのドメインはミオシン二量体の形で対になっているが，二量体の中で2個の頭部は独立に作用する．アクチンフィラメントは，頭部に富んだ個々の領域とアクチンの反矢じり端でZ線に向かって連結している．正常なATP濃度の下では，大部分のミオシン頭部はアクチンから解離している．個々の頭部は独立にATPを加水分解し，アクチンと結合し，P_iを解離して，パワーストロークを起こす．他のほとんどの頭部が結合していないので，アクチンフィラメントはかなり自由に滑り運動できる．個々の頭部は1サイクル当たり11 nmの移動を伴うサイクルを1秒間に約5回繰返す．しかし，何百個もの頭部が同じ1本のアクチンフィラメントに相互作用するときに，アクチンフィラメントに対する相対的なミオシン運動の全体の速さは8000 nm s^{-1}にも達し，サルコメアが完全に弛緩した状態から完全に収縮しきった状態に急速に収縮することが可能になる．多数のミオシン頭部を素早くかつ独立に1本のアクチンフィラメントに結合させ，そのアクチンフィラメントを動かすことで，1分子のモータータンパク質が行えるよりはるかに大きな速度で，収縮ができる．

レバーアームの長さがモーターの速度を決定する

ミオシンモーターの重要な特徴は，増幅器としてのレバーアームの役割である．レバーアームはヌクレオチド結合部位での小さな構造変化を増幅して，1回のATP加水分解サイクルにおいて生ずる，アクチンフィラメントに沿った11 nmの運動を達成する．アクチンに沿ったミオシンの運動を説明する機構に対しての有力な予測というのは，1サイクルごとに移動する距離はこのレバーアームの長さに依存するはずだ，というものである．したがってレバーアームの長さは，ミオシン頭部集合体に対して相対的にアクチンが動く全体の速度に影響するはずである．

この予測は，異なる長さのレバーアームをもつミオシン変異体を用いて検証された．筋ミオシンのレバーアームは二つの軽鎖結合部位を含んでいる（§35・1）．よって，これら結合部位の片方または両方に対応する配列を除去することでレバーアームを短くする研究が行われ，ついで，アクチンフィラメントがこれらの変異したミオシンの集合体に沿って輸送される速度が調べられた（図35・19）．予想通り，レバーアームが短くなればなるほど速度は減少した．異常に長いレバーアームをもつミオシン変異体が，一つ分の調節L鎖結合部位に対応する23残基のアミノ酸を挿入することによって作成され，注目すべきことに，この変異体は野生型タンパク質よりも速いアクチン運動を維持することがわかった．これらの結果は，ミオシンのモーター活性への寄与において，レバーアームが提唱されたような役割をもっていることを強く支持するものである*．

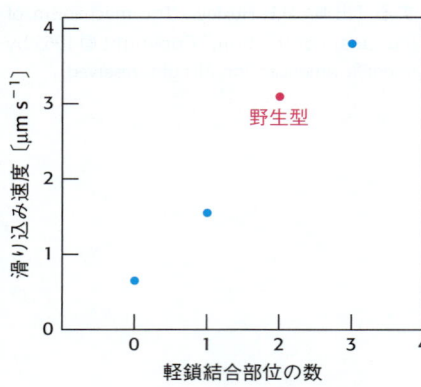

図35・19　ミオシンのレバーアームの長さ. 一組のミオシン変異体によって維持されるアクチンの運動速度を軽鎖結合部位の数をさまざまに変えて調べたところ，直線関係が明らかとなった．すなわち，軽鎖結合の数が多くなる（ゆえにより長いレバーアームをもつ）と，滑り込み速度はより速くなる〔出典: T.Q.P. Uyeda, P.D. Abramson, J.A. Spudich, *Proc. Natl. Acad. Sci. U.S.A.*, **93**, 4459~4464(1996)〕.

（グラフ内ラベル）
縦軸: 滑り込み速度〔μm s^{-1}〕
横軸: 軽鎖結合部位の数
野生型

*　訳注: 非定型ミオシン（ミオシンⅡ以外のミオシンファミリー分子）において，レバーアーム説が単純に成り立たない例も見つかっている．

35・3　キネシンとダイニンは微小管に沿って動く

細胞骨格はアクチンのほかに，中間径フィラメントと微小管という構成成分を含んでいる．微小管は2種類のモータータンパク質，すなわちキネシンとダイニンの軌道として働く．微小管に沿って動いているキネシンは通常，細胞小器官や小胞のような荷物を細胞の中心から周辺部へ輸送している．ダイニンは，ある種の真核細胞の表面にある繊毛や鞭毛の波打ち運動の間に，微小管が互いに相対的に滑り運動をするのに重要である．加えてダイニンは細胞の周辺部から中心への荷物の輸送を行っている．

ある種のキネシンファミリー分子は，細胞小器官および他の輸送物をニューロンの末梢側に向かって神経終末まで輸送するのに，きわめて重要である．したがってこれらキネシン類の変異が神経系の疾患をひき起こしうることも驚くには当たらない．たとえば，KIF1βとよばれるキネシンの変異が，2500人に1人が罹患している最もよくみられる末梢神経障害（ニューロパチー，手足の筋力低下と疼痛を症状とする）のシャル

コー・マリー・トゥース病をひき起こすことがある．ある患者でこのキネシンのモータードメインのPループ中のグルタミンがロイシンに変異しているのが発見され，これに対応するオルソログ遺伝子を破壊したノックアウトマウスが作製された．この遺伝子破壊のヘテロ接合体マウスはヒトでの観察と同様の症候を示し，ホモ接合体は生後まもなく死亡した．キネシン遺伝子の変異の中には，統合失調症の発症しやすさとの連鎖が仮説として提唱されているものがある．これらの障害においては，キネシン依存性輸送の欠損が神経機能を直接障害する場合もあり，また特定のニューロンの活動性の減少が他の変性過程をもたらす場合もあるだろう．

微小管は中空の円筒状重合体である

微小管（microtubule）は細胞骨格の主要な成分であり，αおよびβチューブリンとよばれる50 kDaの相同なサブユニット2種類から構成され，両チューブリンサブユニットがらせん状に交互に並んで中空の円筒状の壁を形成する（図35・20）．あるいは微小管はまた，13本のプロトフィラメントがその長軸に平行に束ねられているとみなすこともできる．微小管の外径は30 nmで，アクチン（8 nm）よりずっと太いが，アクチン同様，微小管も極性をもった構造体である．微小管のマイナス端が細胞の中心付近に固定され，一方，プラス端は細胞表面に向かって伸びている．

微小管は真核細胞の繊毛や鞭毛の主成分でもある．たとえば，精子は，微小管からなる鞭毛の運動で前進する．これらの構造の中で微小管は共通の構造をとって存在しており（図35・21），軸糸（axoneme）とよばれる微小管束が，形質膜に続いている膜で囲まれている．軸糸の構造は，2本のシングレット微小管を周辺微小管とよばれる9組のダブレット微小管が取巻いており，このよくみられるモチーフは**9+2構造**（9+2 array）とよばれることが多い．ダイニンは他のものより相対的に，周辺にある各組の一方が運動するのを駆動するため，全体の構造の屈曲をもたらすことになる．

微小管は細胞の形態の決定と，有糸分裂時の娘染色体の分離に重要である．微小管は非常に動的な構造で，現存している構造の両端にαおよびβチューブリンが付加することによって伸長する．アクチンと同様，**チューブリン**（tubulin）もヌクレオシド三リン酸を結合して加水分解するが，そのヌクレオチドがチューブリンではATPでなく，GTPである．GTP結合型チューブリンの重合の臨界濃度は，GDP結合型より低い．したがって新たに形成された微小管は主としてGTP結合型チューブリンからなり，時間をかけてGTP結合型がGDP結合型に加水分解されていく．微小管の内側の長軸に沿って存在するGDP結合型チューブリンサブユニットは安定に重合したままで存在するが，一端に露出したGDP結合型サブユニットは強い脱重合傾向にある．Marc KirschnerとTim Mitchisonは，一つの母集団中で，長く伸びる微小管もあれば，一方同時に短くなるものもあることを発見した．この**動的不安定性**（dynamic instability）とよばれる性質は，重合体のプラス端にある，GTP結合型あるいはGDP結合型チューブリンサブユニットの数がランダムに変動することから生じている．微小管の動的な性質は，紡錘糸のような微小管由来の精巧な構造体の会合と解離を必要とする有糸分裂などの過程で，非常に重要である．

チューブリン二量体の構造は電子線結晶構造解析によって高分解能で決定された（図35・22）．配列が40％もの同一性をもつことから期待されたように，αおよびβチューブリンは非常に似た立体構造である．さらなる解析により，チューブリンはPループNTPアーゼファミリーの一員であり，Pループの近傍にヌクレオチド結合部位をもつことが明らかとなった．チューブリンは真核生物のみに存在するが，原核生物にも相同な構造体が存在する．配列解析から，FtsZ（filamentous temperature-sensitive mutant Z）とよばれる原核生物のタンパク質がチューブリンに非常に類似していることがわかった．その構造がX線結晶解析で決定されたとき，チューブリンとの相同性がさらに確認された．興味深いことに，このタンパク質は細菌の細胞分裂に関与し，細胞が分裂する際に生

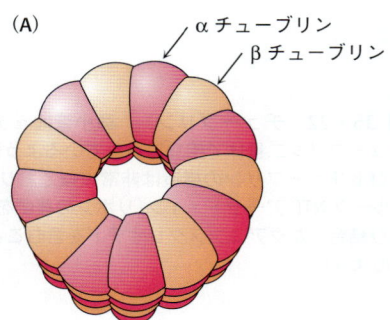

(A)
αチューブリン
βチューブリン

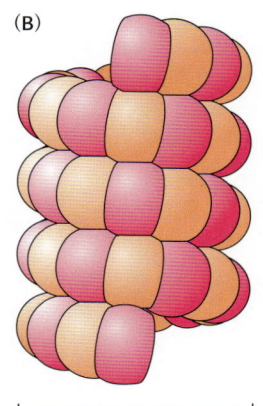

(B)

300 Å (30 nm)

図 35・20 微小管の構造. 微小管のらせん状構造の模式図．αチューブリンは■で，βチューブリンは■で示す．（A）上から見た図．（B）横から見た図

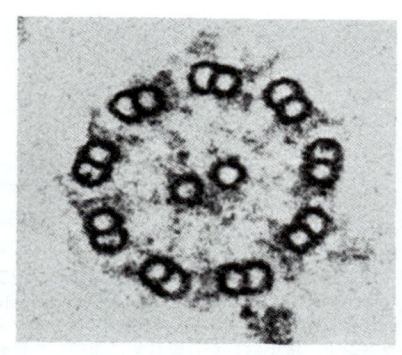

図 35・21 微小管の配置. 鞭毛軸糸の横断面の電子顕微鏡写真．外側にある9個のダブレット微小管が2個のシングレット微小管を取囲んでいる〔写真：Dr. Joel Rosenbaum のご厚意による〕．

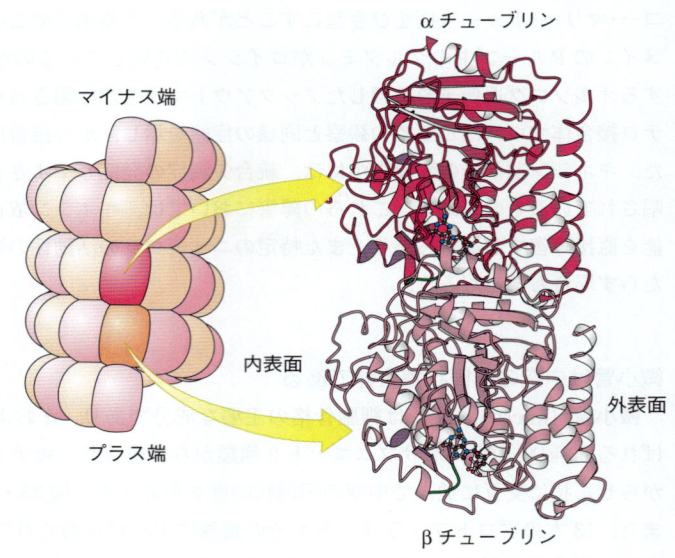

図 35・22 **チューブリン.** 微小管は α チューブリン–β チューブリン二量体で組立てられているように見える. α および β チューブリンの構造は非常に似ており, それぞれが, P ループ NTP アーゼドメイン(リボンの裏側を紫色に示す)および結合したグアニンヌクレオチドを含むことに注意 〔1JFF.pdb より〕

ずるくびれにおいて環状構造を形成する. これらの観察から, チューブリンは太古の細胞分裂タンパク質から進化した可能性が示唆される.

断続的な微小管の伸長と短縮は細胞分裂時の役割に必須である. タイヘイヨウイチイの樹皮から単離された物質の**タキソール**(taxol)は, 細胞の増殖を阻害する能力をもつことから発見された.

タキソール

タキソールは微小管と結合して重合型を安定化する. タキソールとその誘導体は, 腫瘍細胞のような, 急速に分裂する細胞に選択的に作用するために, 抗がん剤として発展を遂げた.

キネシンの運動は非常にプロセッシブ性が高い

キネシンは微小管に沿って移動するモータータンパク質である. すでに学んだように, 1 回のサイクルでアクチンが解離する過程によって筋ミオシンはアクチンフィラメントに沿って動き, 独立に働くミオシン頭部はパワーストロークのたびにアクチンから解離する. これに対して, キネシン分子が微小管に沿って動くとき, その二つの頭部が縦に並んで動く. すなわち, 一つが結合するともう片方がつぎに結合する. キネシン分子は, 双方の頭部が同時に離れる前に何十歩も進むようである. 言い換えると, キネシンの運動は非常にプロセッシブ*性が高い. 1 分子計測により, プロセッシブな運動が観察できる(図

---

* 訳注: 分子モーターにおいて, **プロセッシブ**(processive)または**プロセッシブ性**(processivity)とは, 軌道となる細胞骨格(アクチンフィラメント, 微小管)から離れずに連続して移動できる性質をいう. 第 28 章でみた通り, DNA, RNA の代謝に関わるある種の酵素(例: DNA ヘリカーゼ)も, 核酸から離れずにその上を移動しながら長時間連続して触媒する活性をもつため, この性質も同様にプロセッシブまたはプロセッシブ性とよぶ(§28・3 も参照).

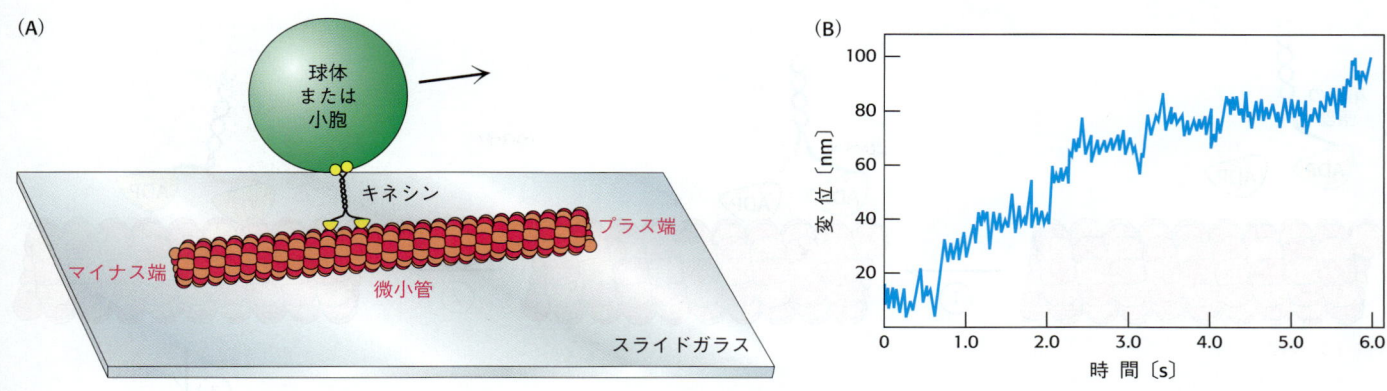

図 35・23　**キネシンによってなされる運動のモニター**.　（A）個々のキネシン二量体によって微小管に沿って運ばれる球体や小胞の運動が直接観察できる.　（B）キネシン 1 分子によって運ばれる球体の変位を示す軌跡.　6 秒間の間に多くの歩みが測定された.　平均の歩幅の大きさはおよそ 8 nm（80 Å）である〔（B）出典: K. Svoboda et al., *Nature*, **365**, 721～727 (1993)〕.

35・23）.　キネシン 1 分子は典型的な場合，微小管から離れる前の数秒間の間に，微小管のプラス端の方向へ 100 歩以上も進んで移動する.　これらの測定により，1 歩の平均の幅が約 8 nm（80 Å）であることも明らかにされたが，これは個々のプロトフィラメントに沿って連続する α および β チューブリンサブユニットの間の距離に相当する値である.

　さらに今一つの事実が，キネシン運動の機構を明らかにするうえで重要である.　それはすなわち，ATP の添加が微小管へのキネシンの親和性を強く増大させるということである.　この挙動はミオシンのそれとは対照的である.　すなわち，ミオシンは ATP 結合により，アクチンからの解離が促進される.　このような違いは，キネシンとミオシンが完全に異なった機構で動くことを意味するのだろうか.　実際にはそうではない.　キネシンによって生ずる運動は，ミオシンで用いられているのときわめてよく似た機構で起こると思われる（図 35・24）.　まず微小管から解離している，ADP 結合型の双頭のキネシン分子から考え始めよう.　ATP が結合しているときは，頭部ドメインに頸部リンカーが結合し，ADP 結合時には離れていることを思い出そう.　微小管上のチューブリン二量体と頭部ドメインの一方との最初の相互作用によって，頭部ドメインからの ADP の解離とひき続いて起こる ATP 結合が促進される.　ATP 結合は頭部ドメインの高次構造変化をひき起こし，二つの重要な事象が起こる.　第一に，頭部ドメインの微小管への親和性が増大し，この頭部ドメインを適切な位置に固定する.　第二に頸部リンカーが頭部ドメインに結合する.　この変化は，二つのキネシン単量体とつながっているコイルドコイルドメインを介して作用し，もう一方の頭部ドメインの位置を変化させる.　この新しい位置で，第二の頭部ドメインは別のチューブリン二量体に，微小管に沿ってプラス端方向に 8 nm だけ接近する.　その間に，第一の頭部ドメインの内因性 ATP アーゼ活性により，ATP が加水分解されて ADP と P_i となる.　第二の頭部ドメインが微小管に結合すると，第一の頭部が ADP を解離して ATP と結合する.　再び ATP 結合により，第一の頭部を前に引っ張るのに適した高次構造変化がとりやすくなる.　この過程は，偶然に両方の頭部ドメインが同時に ADP 結合型となってキネシンが微小管から解離するまで，何サイクルも続きうる.　サイクルを構成する素反応の相対的な速度により，同時解離は約 100 サイクルごとに起こる.　このようにしてキネシンは，微小管に沿って手を交互に動かして，両方の "手" が同時に離れるまでの，およそ 100 歩の間 "歩行" する.　ダイニンがストロークを駆動する構造のモデルが最近の研究によりわかったが，その機構はまだわかっておらず，興味のもたれる研究の最前線である.

　キネシンは ATP を約 80 分子 s^{-1} の速度で加水分解する.　したがって，ATP 1 分子当たり約 8 nm の歩幅とすれば，キネシンは微小管上を 640 nm s^{-1} の速さで動く.　この速度は，アクチンに対して 8000 nm s^{-1} で動くミオシンの最大速度よりはかなり遅い.　しかし，ミオシンの運動が同じアクチンフィラメントの上で働く，数百もの異なった頭部ドメ

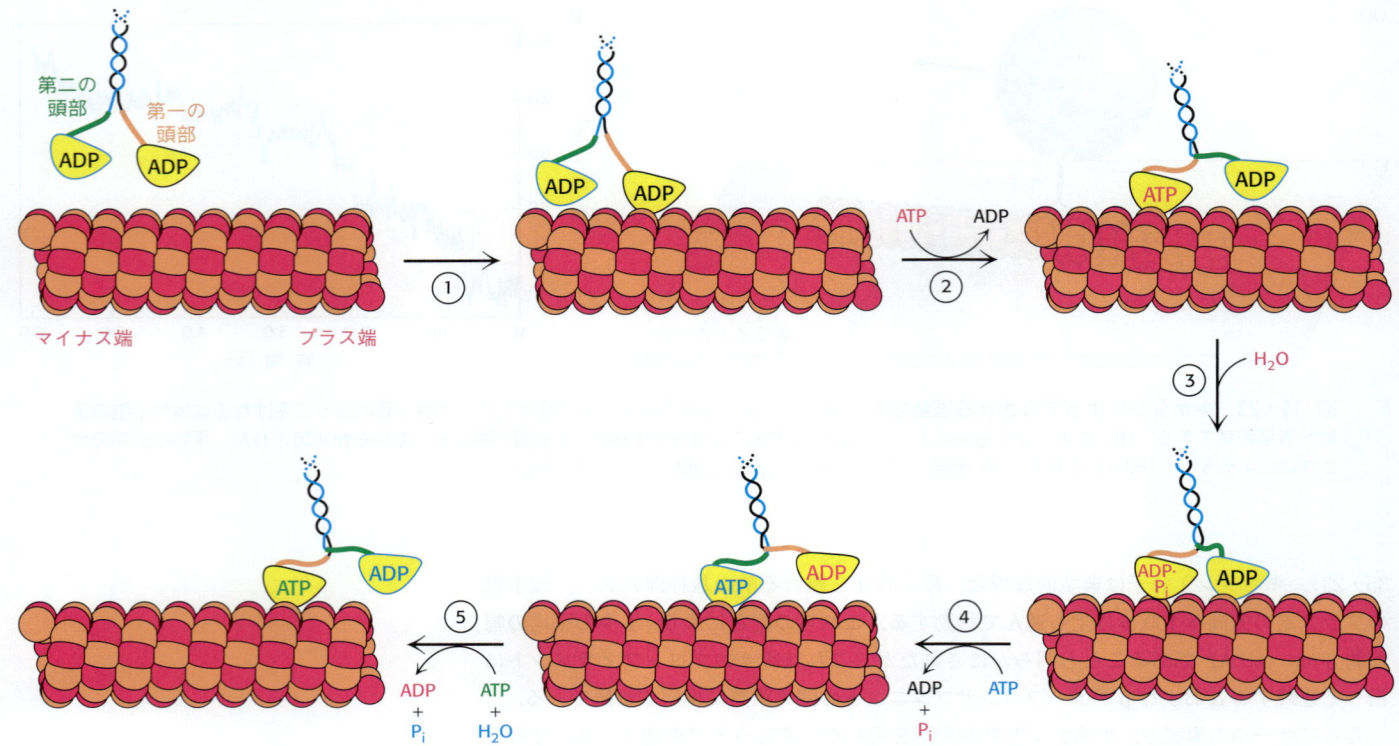

図 35・24　微小管に沿ったキネシンの動き.　① はじめはともに ADP 結合型である双頭のキネシン分子の, 一方の頭部が微小管に結合する, ② ADP が解離し ATP が結合して, 頭部が微小管に固定され, 頸部リンカー（━━）を頭部ドメイン側へ引っ張るような高次構造変化が起こり, 第二の頭部は微小管のプラス端に向かって移動する. ③ 第一の頭部で ATP の加水分解が起こり, 一方第二の頭部が微小管と相互作用する, ④ 第二の頭部において ADP が ATP に変換され, これが第一の頭部を微小管から引き離し P_i を放出させ, 第一の頭部を微小管に沿って移動させる. ⑤ サイクルが繰返し, キネシン二量体は微小管をさらに移動していく.

インの独立な作用に依存するのに対して, キネシンの運動は対になって働くキネシン頭部のプロセッシブな作用によって営まれる. 筋ミオシンが運動の速さを最大にするよう進化したのに対し, キネシンはフィラメントに沿った一方向への輸送をゆっくりと, しかし確実に行うように機能する.

35・4　回転性モーターが細菌の運動を駆動する

　細菌の移動速度はほぼ $25\ \mu m\ s^{-1}$ で, 1秒間に菌体の長さのほぼ10倍の距離を移動できる. ヒトでこれに相当する速度を計算してみると, 100 m を5秒をわずかに超える速さというすばらしい新記録が生まれることになる. この印象的な運動を駆動するモーターはここまでみてきた真核生物のモーターとは驚くほど異なっている. 細菌のモーターでは, 重合体の軌道に沿っての移動ではなく, 中心軸の周りを一つの要素が高速回転している. 回転方向は素早く変えることが可能であり, 走化性の中心をなす特徴となっている. すなわち, ある種の有用な化合物の濃度が増大する方向へ選択的に移動し, 有害な可能性のある物質からは遠ざかるという過程である. ある種の鞭毛モーターは Na^+ 勾配で駆動され, 1分間に20万回の速度で回転する.

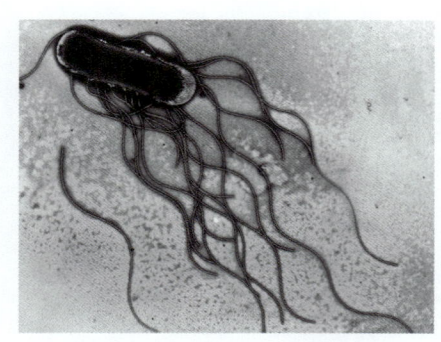

図 35・25　細菌の鞭毛.　ネズミチフス菌（*Salmonella typhimurium*）の電子顕微鏡像は後ろ向きに運動する鞭毛を表す. 適切な環境下でこれらの鞭毛は束を形成する〔写真: © Science Source/amanaimages〕.

細菌は鞭毛を回転させて泳ぐ

　Escherichia coli（大腸菌）や *Salmonella typhimurium*（ネズミチフス菌）のような細菌は表面に存在する鞭毛を回転させて泳ぐ（図 35・25）. 鞭毛は反時計回り（細菌の外側から見て）に回転しているときは, 分かれている鞭毛が一束になって溶液中の細菌を非常に効果的に前進させる.

　細菌の鞭毛は直径約 15 nm，長さ 15 μm 前後で，53 kDa の**フラジェリン**（flagellin）とよばれるタンパク質のサブユニットからなる重合体である（図35・26）．これらのサブユニットはまとまってらせん構造をなし，1巻き当たり5.5サブユニットからなるそのらせん構造は11個のプロトフィラメントにみえる．個々の鞭毛は中空の芯をもつ．特筆すべきことには，鞭毛は細胞体近傍の基部で伸長するのではなく，新たなサブユニットが中空の芯の部分を通り抜けて遊離端で付加されることによって伸長する．個々の鞭毛は本来左回りにねじれており，基部に回転性モーターをもっている．

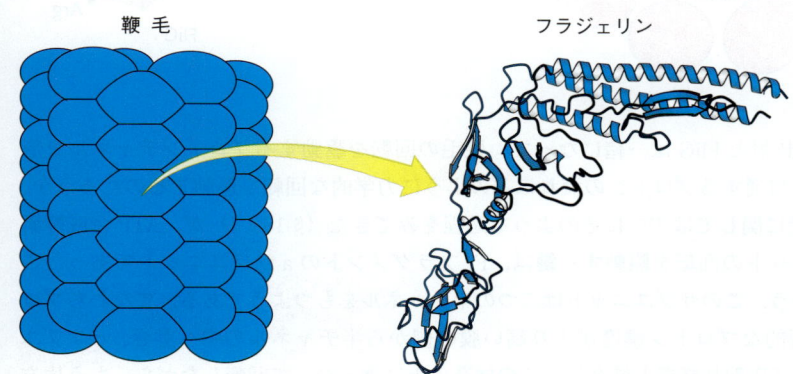

図 35・26　フラジェリンの構造．　細菌の鞭毛はタンパク質であるフラジェリンのらせん状重合体である．各サブユニットは鞭毛の中空の芯に比較的平らな面が向くように折れ曲がった構造になっていることに注意〔1IO1.pdb より〕．

プロトンの流れをエネルギー源として細菌の鞭毛は回転する

　Julius Adler による初期の実験で，鞭毛運動には ATP は必要ないことがわかっていた．それでは何がこの回転性モーターを動かすのか．必要なギブズエネルギーは細胞膜を介してつくられるプロトン濃度勾配に由来するである．鞭毛モーターはきわめて複雑で 40 個もの異なるタンパク質からなっている（図35・27）．遺伝学的研究によって，特にモーター機能に必須である五つの成分が同定された．MotA は四つの膜貫通ヘリックスと一つの細胞質ドメインをもつと思われる膜タンパク質であり，MotB は単一の膜貫通ヘリックスと大きなペリプラズムドメインをもった別の膜タンパク質である．約 11 対の **MotA–MotB 対**（MotA–MotB pair）が鞭毛基部を取囲むリングを形成する．**FliG, FliM, FliN** といったタンパク質が MS〔膜（membrane）と膜上（supramembrane）〕リングとよばれる円盤状構造の一部をなし，約 30 個の FliG サブユニットとともにリングを形成する．FliG の C 末端の半分の立体構造から，多くの種で保存されている電荷をもったアミノ酸からなるくさび形ドメインがあって，くさびの厚い縁に沿って位置することがわかった（図35・28）．

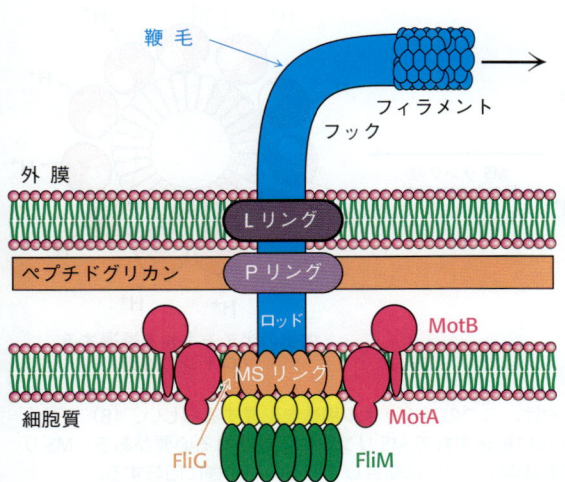

図 35・27　鞭毛モーター．　鞭毛モーターの模式図．40 種もの異なった種類のタンパク質を含む複雑な構造である．タンパク質 MotA と MotB（■），FliG（■），FliN（■），FliM（■）のおよその位置を示す．

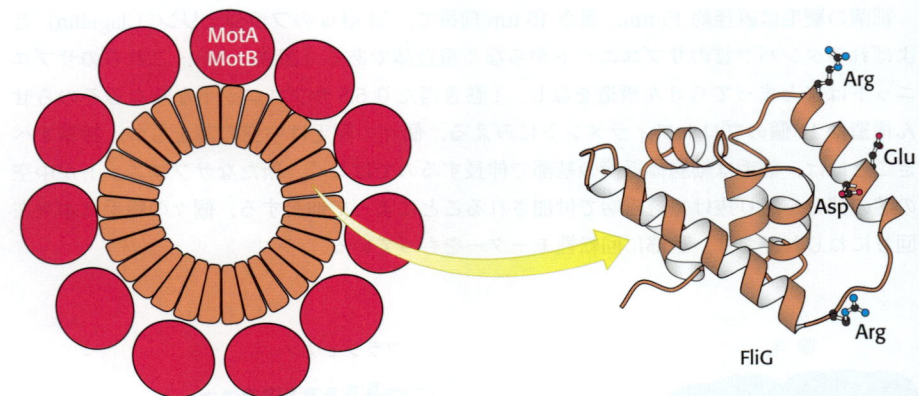

図 35・28 鞭毛モーターの成分. FliG のサブユニットが約 30 個集まって MS リングの部分を形成する. このリングの周りを約 11 個の MotA–MotB 対からなる構造が取囲んでいる. FliG の C 末端ドメインはプロトン輸送に関与しうる電荷アミノ酸残基が並んでくさび形になっていることに<u>注意</u>〔1QC7.pdb より〕.

　MotA–MotB 対と FliG は一緒になって，鞭毛の回転を駆動するプロトンチャネルを形成する. 膜を貫通するプロトンの流れはどのように力学的な回転を駆動するのだろうか. ATP 合成酵素に関してはすでにそのような過程をみてきた（§ 18・4）が，ATP 合成酵素の γ サブユニットの回転を駆動する鍵は，F_o フラグメントの a サブユニットであったことを思い出そう. このサブユニットは二つの半チャネルをもつようである. すなわちプロトンは，局所的なプロトン濃度がより高い膜の側から半チャネルの中へ動き，c サブユニットからなる円盤状構造と結合し，この構造の上に乗っかって回転しながら，もう片方の半チャネルの開口部まできたら局所プロトン濃度の低い側へ出ていくことによってのみ膜を透過することができる. 同様の機構が鞭毛回転にも適用できるだろうか. 事実，そのような機構は Howard Berg によって ATP 合成酵素の回転機構の解明以前に，鞭毛回転を説明するために最初に提唱されていたのだった. 個々の MotA–MotB 対は二つの半チャネルをもつ構造をつくると推測されている. 一方，FliG は回転性プロトン輸送体として働くが，これにはおそらく結晶構造解析研究で同定される，電荷をもったアミノ酸残基がいくつか関与しているだろう（図 35・29）. この考えでは，プロトンがペリプラズム空間から外側の半チャネルの中に入り，FliG サブユニットへ転移され，MS リングは回転し，リングとともに鞭毛が回転し，内側の半チャネルの中へ，さらに細胞内へプロトンを透過させることになる. 現在進行中の構造的研究や変異導入による研究によって，この仮説は検証され，さらに改良されている.

細菌の走化性は鞭毛の回転方向の反転に依存する

　多くの細菌種は，泳ぐという行動を調節することによって，環境変化に応答する. 細菌がとる経路の検索は非常に有益である（図 35・30）. 細菌が一方向にしばらくの時間（典

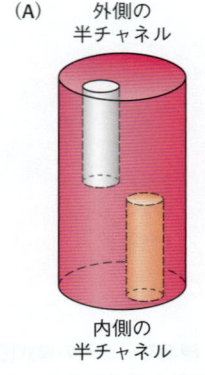

（A）　外側の半チャネル

内側の半チャネル

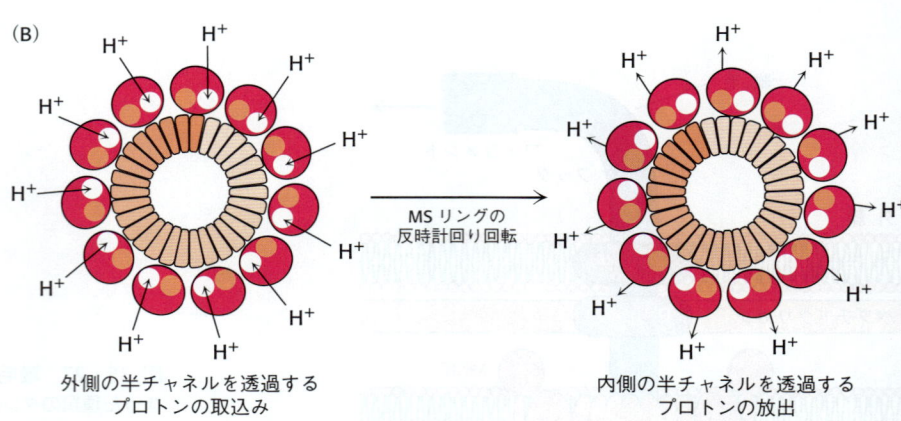

（B）

外側の半チャネルを透過するプロトンの取込み

MS リングの反時計回り回転

内側の半チャネルを透過するプロトンの放出

図 35・29 プロトン輸送と共役した鞭毛の回転. （A）MotA–MotB 対は，二つの半チャネル構造を形成するらしい. （B）プロトン勾配と共役する回転の機構の一つのモデル. プロトンは外側の半チャネルに取込まれて MS リングに伝達される必要がある. MS リングが反時計回りに回転し，プロトンは内側の半チャネルに放出され，鞭毛は MS リングに結合しているので同様に回転する.

型的な場合は約1秒）泳いで，急にとんぼ返りして新しい方向に転換する．鞭毛モーターの方向が短時間で反転することで，このとんぼ返り現象は起こる．鞭毛が反時計回りに回転すると，らせん状フィラメントは個々のフィラメント固有の形状によって，互いに密着した束状の構造を形成しやすくなり，細菌は円滑に泳ぐ．回転方向が逆転すると，らせん状鞭毛のひねり方向が回転方向と一致しなくなるので，鞭毛はばらける．その際，個々の鞭毛は異なる方向へ引かれ，細胞はとんぼ返りする．

　グルコースのような，ある特定物質の勾配の存在下で，細菌は物質の濃度がより高い方向に向かって選択的に泳いでいく．このような物質は**化学誘引物質**（chemoattractant）とよばれる．細菌はまた，フェノールのような**化学忌避物質**（chemorepellant）とよばれる，細菌にとっては有害な可能性のある物質からは選択的に遠ざかって泳ぐ．環境因子に応答して特定の方向に動く過程を**走化性**（chemotaxis）とよぶ．化学誘引物質の濃度勾配が存在するとき，化学誘引物質がより高濃度の方に向かって細菌が動いているときは，長い時間とんぼ返りすることなく泳ぐ．一方，化学誘引物質の濃度がより低い方向に動くときは，頻繁にとんぼ返りする．この挙動は化学忌避物質に関しては逆になる．これらの活動の結果をみると，細菌に好適な条件に向かって，正味の運動が促進される，**偏った酔歩**（biased random walk）の形となる．

　走化性は鞭毛モーターで終結するシグナル伝達経路に依存するが，そのシグナル伝達経路は形質膜中の受容体への分子の結合で始まる（図35・31）．受容体が物質と<u>結合していないとき</u>には，受容体から始まる経路は，最終的に **CheY** という可溶性タンパク質の特定のアスパラギン酸残基のリン酸化をひき起こす．リン酸化されると CheY は鞭毛モーターの基部と結合し，リン酸化 CheY が結合した鞭毛モーターは反時計回りでなく時計回りに回転し，とんぼ返りをひき起こす．

　化学誘引物質が表在性の受容体と結合すると，CheY のリン酸化をひき起こすシグナル伝達経路が阻害される．リン酸化された CheY は別のタンパク質である CheZ によって促進される過程で自発的に加水分解し，リン酸基を解離する．よって，リン酸化 CheY の濃度が低下し，鞭毛は時計回りに回転しなくなっていく．このような事例では，細菌はとんぼ返りせず，スムーズに泳ぐ．したがって逆回転性の鞭毛モーターとリン酸化依存性シグナル伝達経路はともに，環境条件に応答する効果的な手段をつくり出す．

　細菌は化学誘引物質の空間的勾配を，時間を区切った測定を行って検知している．一個体の細菌はランダムな方向に向かって出発し，もし一定時間泳ぎ続けた後に化学誘引物質濃度が増加していれば，とんぼ返りの可能性は減少して大体同じ方向に泳ぎ続ける．もし濃度が減少していれば，とんぼ返りの頻度は増大して細菌は他のランダムな方向を試す．

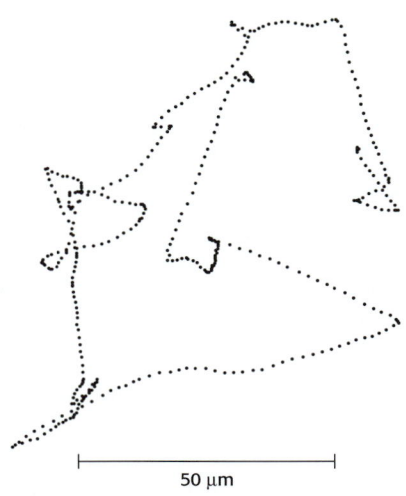

図 35・30　細菌がとる経路のチャート. 三次元運動を自動的に追跡できる顕微鏡で観察された *E. coli* の軌跡の射影．点は 80 ms 間隔で観察された細菌の位置を示す〔出典: H.C. Berg. *Nature*, **254**, 389〜392(1975)〕．

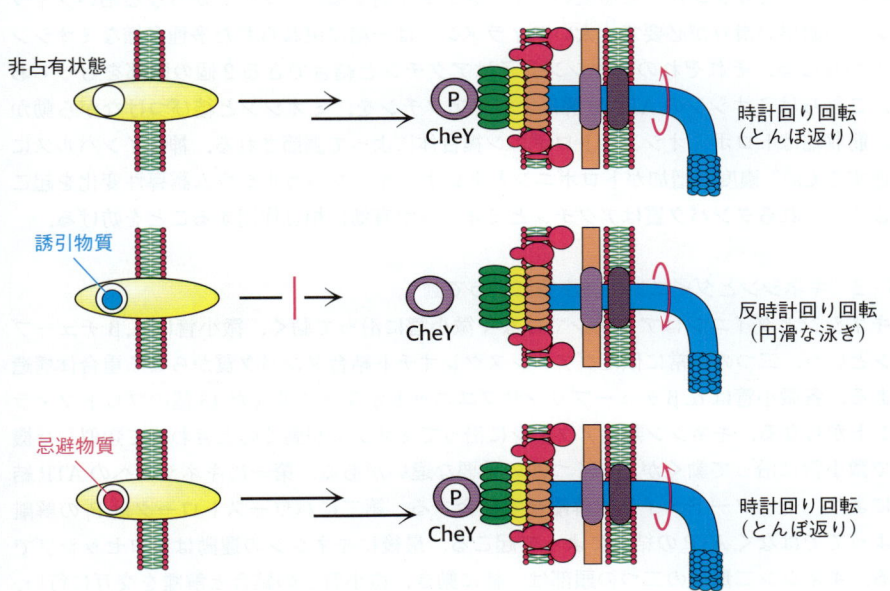

非占有状態

P CheY 時計回り回転（とんぼ返り）

誘引物質 CheY 反時計回り回転（円滑な泳ぎ）

忌避物質 P CheY 時計回り回転（とんぼ返り）

図 35・31　走化性のシグナル伝達経路. CheY タンパク質のリン酸化をひき起こすシグナル伝達経路は，形質膜の受容体から始まる．リン酸化型 CheY は鞭毛モーターと結合し，時計回り回転をとる．誘引物質が受容体と結合すると，この経路は抑制され，結果として反時計回りの鞭毛の回転と円滑な泳ぎが起こる．忌避物質が結合すると，この経路は刺激され，リン酸化型 CheY の濃度が増加し，それゆえ時計回りの回転の頻度が多くなりとんぼ返りが起こる．

この機構の成功は，進化による問題解決の能力 ―― すなわち数多くの可能性のある解決法がランダムに試されて有益なものが選択されて利用される ―― を再び示している．

ま と め

35・1　ほとんどの分子モータータンパク質は，
Ｐループ NTP アーゼスーパーファミリーのメンバーである

　真核細胞は分子モータータンパク質ファミリーを三つもっており，それらはミオシン類，キネシン類，ダイニン類である．これらのタンパク質は真核細胞のアクチンや微小管という細胞骨格によって規定される軌道に沿って動き，細胞と生物体の運動およびタンパク質や小胞や細胞小器官の細胞内輸送に寄与している．大きさはかなり違い，アミノ酸配列レベルで検出できる類似性はないにもかかわらず，これらのタンパク質はＰループ NTP アーゼファミリーからなる中核の構造をもっており相同である．これらの中核となる構造がヌクレオシド三リン酸の結合と加水分解に応答して高次構造を変化できる能力が，分子モーターの機能にとって重要である．モータータンパク質はモータードメインとそれに結合した長く伸びた構造からなる．長く伸びた構造は，中核となるドメインでの高次構造変化の増幅や，中核となるドメイン同士や中核ドメインと他の構造との連結に働いている．

35・2　ミオシンはアクチンフィラメントに沿って動く

　筋肉における運動性の構造は，ミオシン，アクチンと，付随するタンパク質の複合体からなる．アクチンは非常に多量に存在する 42 kDa のタンパク質で，重合して長いフィラメントを形成する．個々のアクチン単量体は ATP か ADP のどちらかと結合しうる．ミオシンのモータードメインはアクチンフィラメントに沿って以下のサイクルを繰返して運動する：アクチンに結合し，ヌクレオチドと結合していないミオシンで始まり；1) ATP がミオシンに結合しミオシンはアクチンから解離する；2) ミオシンに結合したまま ATP の加水分解に関与する可逆的な高次構造変化によってモータードメインから伸びるレバーアームが大きく動き；3) ADP と P_i を結合したミオシンがアクチンに結合し；4) P_i はミオシンから解離し，レバーアームの位置を再設定しミオシンに対してアクチンを動かすことになり；5) ADP の解離によりモータードメインはもとの位置に戻る．レバーアームの長さは各サイクルでのアクチンに沿った歩幅を決めている．分子モータータンパク質 1 分子を計測することが可能になり，モーター機能に関する仮説の鍵となる検証が得られた．筋収縮には，ミオシンからなる太いフィラメントに対する，アクチンからなる細いフィラメントの素早い滑りが必要で，太いフィラメントは一緒に束ねられた多種多様なミオシン分子からなる．それぞれのミオシン分子はアクチンと結合できる 2 個の頭部をもっており，これらはミオシンの ATP 分解によってアクチンを，ミオシンと結びつけながら動かす．筋収縮はトロポミオシンとトロポニン複合体によって調節される．神経インパルスに関連する Ca^{2+} 濃度の増加がトロポニンとトロポミオシンのカルシウム誘導性変化を起こすまで，これらタンパク質はアクチンとミオシンが有効に相互作用することを妨げる．

35・3　キネシンとダイニンは微小管に沿って動く

　キネシンとダイニンはアクチンではなく微小管に沿って動く．微小管は α, β チューブリンという，二つの非常に似たグアニンヌクレオチド結合タンパク質からなる重合体構造である．各微小管は α, β チューブリンサブユニットが交互に並んだ 13 個のプロトフィラメントからなる．キネシン類はアクチンに沿ってミオシンが動くのときわめて類似した機構で微小管に沿って動くが，いくつかの重要な違いがある．第一にキネシンへの ATP 結合により，モータードメインは解離せず結合する．第二にパワーストロークは P_i の解離によってではなく ATP の結合によって起こる．最後にキネシンの運動はプロセッシブである．キネシン二量体の二つの頭部は一緒に動き，微小管との結合と解離を交互に行い，

微小管に沿って多数の歩みを進めた後，双方の頭部は解離する．大部分のキネシンが微小管のプラス端へ向かって動く．

35・4　回転性モーターが細菌の運動を駆動する

　多くの運動性細菌は鞭毛を回転して，自分自身を前進させる．反時計回りの回転は，細菌表面に存在する多数の鞭毛を一緒にして束形成し，溶液中での効果的な細胞の前進を起こす．ATP 加水分解ではなく細胞膜を横切るプロトン勾配が鞭毛モーターを動かす．膜を横切るプロトン輸送を巨大分子の回転に共役させる機構が，ATP 合成酵素で用いられているのと同様の機構と思われる．時計回りの回転では，鞭毛がばらけて細胞はとんぼ返りする．細菌は走化性とよばれる過程で化学誘引物質に向かって選択的に泳ぐ．細菌が誘引物質の濃度が増加する方向に泳いでいるとき，時計回り方向の鞭毛の動きととんぼ返りは抑制されており，誘引物質濃度が増加する方向に偏った酔歩をもたらす．

重 要 語 句

細胞骨格（cytoskeleton）（p. 957）
ミオシン（myosin）（p. 958）
キネシン（kinesin）（p. 958）
ダイニン（dynein）（p. 958）
S1 フラグメント（S1 fragment）（p. 959）
定型キネシン（conventional kinesin, キネシン 1）（p. 960）
レバーアーム（lever arm）（p. 962）
リレーヘリックス（relay helix）（p. 962）
頸部リンカー（neck linker, ネックリンカー）（p. 962）
アクチン（actin）（p. 962）

G アクチン（G-actin）（p. 963）
F アクチン（F-actin）（p. 963）
臨界濃度（critical concentration）（p. 964）
光トラップ（optical trap）（p. 964）
パワーストローク（power stroke）（p. 965）
筋原繊維（myofibril）（p. 966）
サルコメア（sarcomere）（p. 967）
太いフィラメント（thick filament）（p. 967）
細いフィラメント（thin filament）（p. 967）
トロポミオシン（tropomyosin）（p. 967）
トロポニン複合体（troponin complex）（p. 967）

微小管（microtubule）（p. 969）
軸　糸（axoneme）（p. 969）
チューブリン（tubulin）（p. 969）
動的不安定性（dynamic instability）（p. 969）
フラジェリン（flagellin）（p. 973）
MotA–MotB 対（MotA–MotB pair）（p. 973）
FliG，FliM，FliN（p. 973）
化学誘引物質（chemoattractant）（p. 975）
化学忌避物質（chemorepellant）（p. 975）
走化性（chemotaxis）（p. 975）
CheY（p. 975）

問　　　題

1. さまざまなモーター　骨格筋，真核細胞の繊毛，細菌の鞭毛では，ギブズエネルギーを協調運動に変換するのに異なった戦略を用いている．これらの運動系を比較対照して，(a) ギブズエネルギーの供給源，(b) 必要な構成要素の数とそれらの名称について答えよ．

2. これを遅いとよべるだろうか　キネシン分子は最大速度 640 nm s^{-1} で動く．キネシン二量体のモーター領域の寸法を約 8 nm として，1 秒当たりの“体長”を単位として速さを計算せよ．この“体長速さ”は長さ 10 フィート（約 3 m）の自動車に対応させるとどのくらいの速さとなるか．

3. 重荷を背負うこと　1 個のミオシンモータードメインは約 4 pN の力を発生できる．この“体重”では，1 個のミオシンモータードメインを何回持ち上げることができるか．1 N は 0.22 ポンド（100 g）に相当とする．モータードメインの分子の質量を 100 kDa と仮定すること．

4. 比較・対比　アクチンフィラメントと微小管の類似性と相違を記述せよ．

5. 軽鎖に注目　ミオシン軽鎖の主要な役割は何か．キネシン軽鎖ではどうか．

6. 死後硬直　死体に硬直が起こるのはどういう理由によるものか，説明せよ．

7. 見えたと思ったら見えなくなる　ある安定な条件下で，ATP 結合型のアクチン単量体は重合してフィラメントを形成し，時間が経つと再び遊離のアクチン単量体に解離する．これに説明を与えよ．

8. モーターとしてのヘリカーゼ　ヘリカーゼは一本鎖 DNA を軌道として使うことができる．各サイクルで 3′→5′ 方向へ 1 塩基を動かすヘリカーゼを考える．このヘリカーゼが，一本鎖 DNA 鋳型の存在下，50 分子 s^{-1} の速度で ATP を加水分解すると仮定すると，ヘリカーゼの速度は何 μm s^{-1} か，計算せよ．これはキネシンの速度と比較してどうだろうか．

9. 新しい動き　*E. coli* のような細菌は，非常に悪い栄養状態に陥ったときは動かなくなる．しかしそのような細菌を酸性溶液に置くと再び泳ぐようになる．これを説明せよ．

10. 直　進　大腸菌の 1 個の菌体が方向変換する前に，真っ直ぐな通路に沿って運動する平均距離を測定すると仮定する．化学誘引物質の濃度勾配の存在下でこの距離は変わると期待されるか．その場合には長くなるか，それとも短くなるか．

11. 荷物の牽引　1 個のキネシン分子が小胞を微小管に沿って動かす場合の動きについて考える．半径 a の球状の粒子を速度 v で，粘性率が η の溶液中で引っ張るときに必要な力 F は次式で表される．

$$F = 6\pi\eta av$$

直径 2 μm の球体を速度 0.6 μm s^{-1} で，水中〔η＝0.01 ポアズ（poise, P）＝0.01 g cm^{-1} s^{-1}〕を輸送するものとしよう．

　(a) キネシン分子の発生する力の大きさはどのくらいになるか．ダ

イン（dyn）を単位として計算せよ（1 dyn＝1 g cm s^{-2}）.

（b）1秒間になされる仕事の大きさはどのくらいか. エルグ（erg）を単位として計算せよ（1 erg＝1 dyn cm）.

（c）キネシンモーターは1秒間に約80個のATP分子を加水分解する. この多量のATPの加水分解で発生するエネルギーはerg単位でどのくらいか. この値と，実際になされる仕事の大きさを比較せよ.

12. 異常な歩幅　ある論文に，微小管上を6 nmの歩幅で一つのキネシン分子が動くと主張されているが，これは疑わしい. なぜか.

13. 片手で手を叩く音　KIF1Aは，<u>単量体として</u>微小管のプラス端方向へ移動するモータータンパク質である. KIF1Aはモータードメインをただ一つしかもたない. KIF1Aにはほかにどのような構造上の要素が見いだされると期待されるか.

14. ブロックを積むこと　アクチンフィラメント，微小管，細菌の鞭毛は，いずれも小さなサブユニットから構成される. 単一の長いタンパク質からでなく，サブユニットから長いフィラメント状の構造を会合させてつくる利点を三つ記述せよ.

機構の問題

15. 後ろ向きの回転　図35・29で細菌鞭毛モーターに対して提唱された構造をもとに，鞭毛モーターが反時計回りでなく時計回りで回転しているときの膜透過性のプロトンの流れの経路を示せ.

章のまとめの問題

16. 平滑筋　平滑筋は骨格筋と違って，トロポミオシン-トロポニン機構での調節を受けていない. その代わり，脊椎動物の平滑筋収縮はL鎖のリン酸化の程度で制御されている. リン酸化は収縮をひき起こし，脱リン酸反応は弛緩を起こす. 骨格筋収縮と同様，平滑筋収縮は細胞質Ca^{2+}濃度の増大によって起こる. 他のシグナル伝達機構の知識に基づいて，このCa^{2+}の作用に対する機構を提唱せよ.

データ解釈問題

17. ミオシンV　ミオシンVはミオシンファミリーのメンバーの中では量が多く，脳から単離される. このミオシンはいくつもの特別な性質をもっている. 第一に，アミノ酸配列に基づくと，個々の重鎖は6個の連続する軽鎖結合部位をもつ[*1]. 第二に，ミオシンVは二量体を形成するが，高次のオリゴマーはつくらない. 最後に，他のミオシンファミリーメンバーの大多数とは異なり，ミオシンVはきわめてプロセッシブ性が高い[*2]分子である.

---

*1　訳注: ミオシンVは軽鎖結合部位に，おもにカルモジュリンを結合している.

ミオシンVによるATP加水分解速度は，ATP濃度の関数としてグラフAのように調べられた.

（a）ATPに対するk_{cat}とK_Mの値を推定せよ.

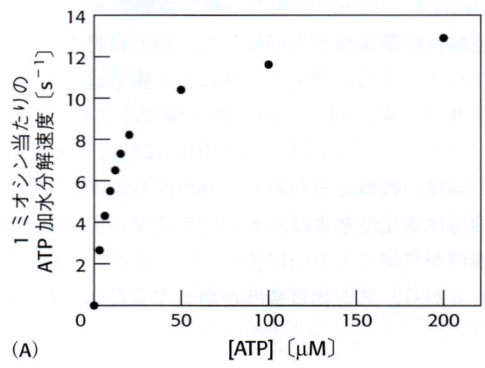

（A）

光トラップ法で，ミオシンV二量体1個の運動がグラフBのように追跡された.

（b）ミオシンVの歩幅の大きさを見積もれ.

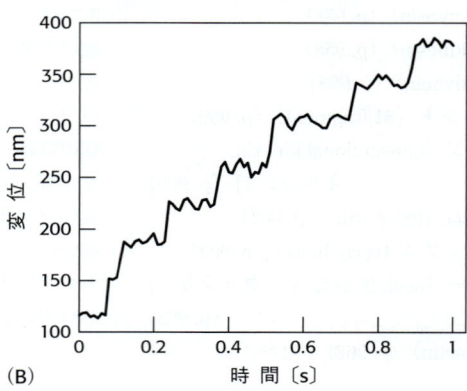

（B）

［出典: M. Rief et al., *Proc. Natl. Acad. Sci. U.S.A.*, **97**, 9482〜9486（2000）］

ミオシンVからADPが解離する速度は約13分子 s^{-1}であることがわかっている.

（c）ミオシンVのアミノ酸配列の結果と，観測された歩幅の大きさと，反応速度論の結果とを結び付けて，ミオシンVのプロセッシブ性運動の機構を提唱せよ.

---

*2　訳注: "プロセッシブ性が高い（highly processive）"とは，分子モーターにおいては，より長時間，細胞骨格の軌道を離れずに連続して運動できる性質をいう（p. 970の欄外訳注参照）.

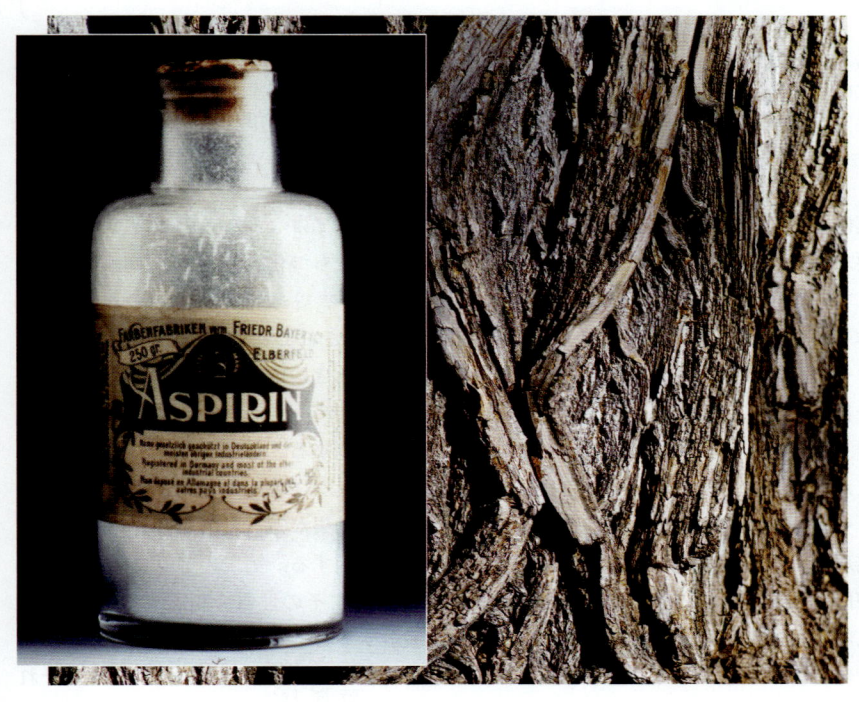

多くの薬は天然物に基づいている．アスピリン（上式）はヤナギの樹皮（写真右）から単離された化合物の化学的誘導体である．ヤナギの樹皮の抽出物が薬として利用できることは長い間知られていた．活性をもつ化合物が単離，修飾され，1899年に商品として売り出された（写真左）〔写真提供：（左）AP Images/Bayer；（右）H. Mark Weidman Photography/Alamy Stock Photo〕．

薬の開発は生化学と医学の境界領域として最も重要なものの一つである．本書のこれまでの章を通して，多くのタイプのタンパク質と出会ってきた——酵素，受容体および輸送体など，それらのタンパク質は臨床的に使われている薬の大多数の標的として役立っている（図36・1）．ほとんどの場合，薬はこれらのタンパク質に結合し，これらの活性を阻害または調節することによって効果を現す．したがってこれらの分子およびこれらの分子が関与する経路に関する知識は，薬の開発にぜひとも必要である．しかし，効果的な薬であるためには，標的に対して強力な調節作用をもっているだけでは十分でない．効果的な薬は患者に経口投与できるような小さな錠剤であることが望ましい．さらに，標的に届くまで十分に長い間体内に留まる必要がある．しかも，望ましくない生理作用を防ぐた

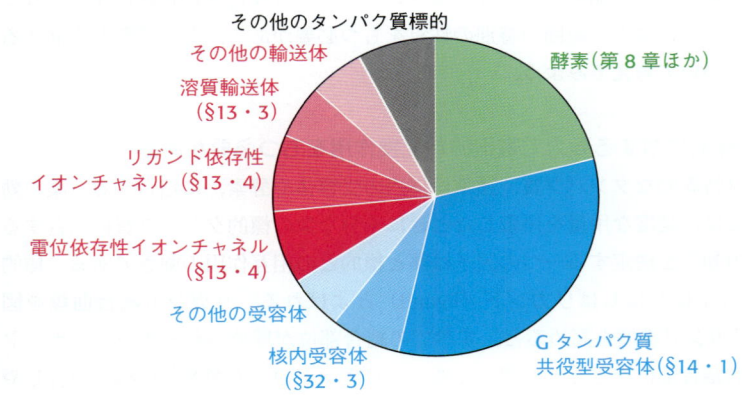

その他のタンパク質標的
その他の輸送体
溶質輸送体（§13・3）
リガンド依存性イオンチャネル（§13・4）
電位依存性イオンチャネル（§13・4）
その他の受容体
核内受容体（§32・3）
Gタンパク質共役型受容体（§14・1）
酵素（第8章ほか）

図 36・1　現在使われている薬の標的．現在使われている，ヒトのタンパク質を調節する薬を標的別に分類した円グラフ．酵素は緑色，受容体は青色，輸送体は赤色，その他は灰色で示した〔出典：M. Rask-Andersen et al., *Nat. Rev. Drug Discov.*, **10**, 579〜590（2011）〕．

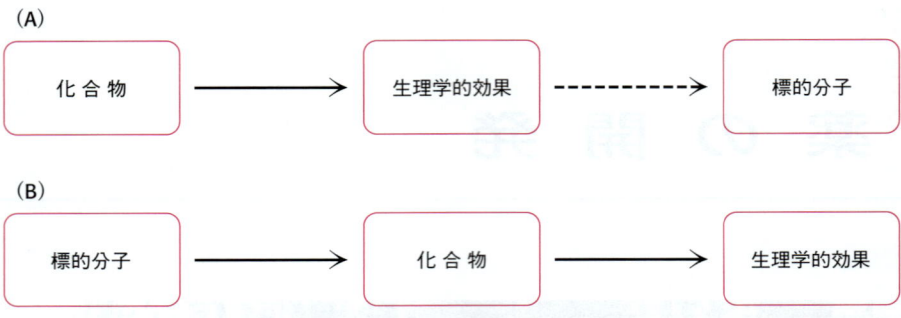

(A)

化合物　⟶　生理学的効果　----▶　標的分子

(B)

標的分子　⟶　化合物　⟶　生理学的効果

図 36・2　薬の発見への二つの道筋.　（A）望まれる生理学的効果をもつ化合物が発見される.必要に応じて行われる別の段階の研究で標的分子が同定される.（B）まずはじめに標的分子が選ばれる.つぎに,この標的に結合する薬の候補が見いだされ,生理学的な効果の有無が検証される.

め,薬はその標的分子以外の生体分子の性質に影響を与えてはならないのである.このような要求があるために,臨床的に有用な薬となる可能性をもつ化合物の数は極端なまでに限られている.

薬は基本的に相反する二つのアプローチによって発見されてきた（図36・2）.第一のアプローチは,ヒトや適切な動物または細胞に投与したときに望ましい生理的効果をもつ物質を同定することである.このような物質は,セレンディピティー（偶然の観察）によって,薬としての効果をもつ植物やその他の物質を分画することによって,あるいは天然物または他の化合物の"ライブラリー"のスクリーニングによって発見されうる.このアプローチでは,標的分子が同定される前に生物学的な効果が知られており,その物質の活性発現のしくみは多くの追加的な作業の後に初めて判明する.第二のアプローチは標的分子が既知であるところから始まる.標的分子に結合してその性質を制御する化合物は,望まれる性質をもつ分子をスクリーニングしたり設計することによって探索される.このような化合物がいくつか見つかった後には,科学者たちは適切な細胞や個体に対するそれらの効果を調べることができる.この過程で,多くの予想外の結果が得られ,生物システムの複雑さが正体を現すこともある.

本章では,薬理学という科学を探究する.薬の開発を説明したいくつもの歴史的記録（多くの概念,方法論,挑戦などを含んでいる）を調査する.その後,ゲノムサイエンスの概念と手技が薬の発見に至るアプローチにどのように影響しているかをみる.本章の最後には,薬の開発に必要な臨床治験の相についてまとめる.

薬理学
薬の発見,化学,組成,同定,生物学的および生理学的効果,使用,および製造に関する科学.

36・1　薬の開発は壮大な挑戦である

多くの化合物は体内に取込まれると重大な影響をもたらすが,薬として利用される可能性のあるものはそのうちのほんのわずかなものだけである.外来物質は細胞内で役割を果たすために長期の進化の中で順応したわけではないので,重大な害をひき起こすことなく効果的に機能するためにはある範囲の特別の性質をもつ必要がある.薬の開発が直面する難問のいくつかについて考えてみよう.

薬の候補はその標的に対する強力で選択的な変換作用をもつ必要がある

ほとんどの薬は特異的なタンパク質,通常は体内の受容体や酵素,に結合する.薬が効果的であるためには,適度な用量を摂取したときに十分な数の標的タンパク質に結合する必要がある.薬の効果を決定する一つの因子は薬と標的との相互作用の強さである.標的分子に結合する分子はしばしば**リガンド**（ligand）とよばれる.リガンド結合曲線を図36・3に示す.リガンド濃度を高めると,すべての結合部位が埋められるまで,リガンドがより多くの標的結合部位をどんどん埋めてゆく.リガンドのその標的部位への結合しや

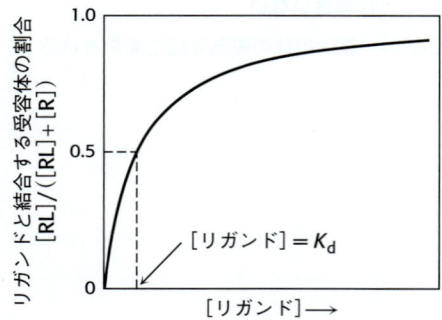

図 36・3　リガンド結合.　受容体（R）とリガンド（L）との比率を変えて混合すると,それらの複合体（RL）の形成がみられる.複雑なことが起こらない場合は,結合反応は単純な飽和曲線を描く.受容体の半数がリガンドと結合した状態になるのは,リガンド濃度がRL複合体の解離定数（K_d）と等しいときである.

すさは**解離定数**（dissociation constant）K_d によって表され，下式によって定義される．

$$K_d = \frac{[R][L]}{[RL]}$$

ここで，[R] は遊離受容体濃度，[L] は遊離リガンド濃度，[RL] は受容体-リガンド複合体濃度である．解離定数は薬の候補と標的との相互作用の強さを計る基準となる．値が低いほど相互作用は強い．結合部位の濃度が解離定数よりも十分に低い限り，結合部位の半分が埋められたときの遊離リガンド濃度は解離定数と一致する．

　多くの場合，生きている細胞や組織という位置づけでの生物学的な測定が（直接の酵素または結合量の測定よりも），薬の候補の可能性を試験するために用いられる．たとえば，薬物によって殺された細菌の割合は抗生物質の効果の可能性を示す．この場合，EC_{50} という値が使われる．EC_{50} はある薬の候補が最大の生物学的応答の 50% の効果を示すのに必要な濃度である（図 36・4）．同様に，最大の応答の 90% に達するために必要な濃度が EC_{90} である．抗生物質を例にとると，EC_{90} は細菌の 90% を殺すのに必要な濃度である．その薬が阻害剤候補である場合は，阻害剤のない状態での応答をそれぞれ 50% または90% に低下させる濃度が IC_{50} および IC_{90} である．

　IC_{50} や EC_{50} のような値は，薬の候補が効果を与えたい生物学的標的分子の活性を調整する能力をどのくらいもっているかの指標となる．しばしば**副作用**（side effect）とよばれる望ましくない効果を避けるためには，理想的な薬の候補は標的分子以外の生体分子には意味をもつ以上には結合しないことが要求される．このような薬を開発することは，特にその標的が進化的に相互関係のある大きなファミリー分子の一員である場合にはきわめて困難な課題である．特異性はある薬の候補と標的分子との K_d と，他のあらゆる分子との K_d の比で表すことができる．

　生理的な条件下において，薬による標的部位への十分な結合を達成するのはかなり難しいことである．多くの薬の標的となる分子は組織に通常存在するリガンドとも結合し，これらの内在性リガンドと薬とは標的分子の結合部位を巡って競合することになる．このような状況は，第 8 章で競合阻害剤を考慮したときに出てきた．薬の標的が酵素であり，薬の候補が競合阻害剤であると考えてみよう．その酵素を阻害するのに必要な薬の候補の濃度は正常な酵素基質の生理的な濃度によって変わってくる（図 36・5）．生化学者である Yung-Chi Cheng と William Prusoff は，酵素阻害剤の IC_{50} とその**阻害定数**（inhibition constant）K_i（リガンドの解離定数 K_d と同様である）の関係を次式で示した．

$$IC_{50} = K_i\left(1 + \frac{[S]}{K_M}\right)$$

この関係式は**チェン・プルソフ式**（Cheng–Prusoff equation）とよばれ，競合阻害剤の IC_{50} が基質（S）の濃度とミカエリス定数（K_M）に依存することを示している．本来の基質の濃度が高ければ，酵素を阻害するのに必要な薬の濃度は高くなる．

薬は標的部位に到達するために必要な性質をもたねばならない

　ここまで，分子が特異的な標的分子と相互作用をもつ能力についてみてきた．しかし効果的な薬であるためには他の特徴も必要である．容易に投与でき，効果を示すのに十分な濃度で標的に届かなければならない．薬は体内に入った後，複数の過程によって影響を受ける．それらは**吸収**（absorption），**分布**（distribution），**代謝**（metabolism），および**排泄**（excretion）であり，時間を経過した後にこの分子が効果をもつ濃度を決める（図 36・6）．これらは相互に関係している．これらの過程への薬の応答性は **ADME** 特性とよばれ，"アッドミー(add–me)"と発音される*．

　投 与 と 吸 収　　薬は小さな錠剤として飲むことができれば理想的である．経口的に投与された活性化合物は胃内の酸性条件下で変化せずに腸管上皮から吸収されなければならない．したがって，その化合物は細胞膜を適切な速度で通過できなくてはならない．タンパク質のような大きな分子が経口的に投与できないのは，胃内の酸性条件下でそのまま変

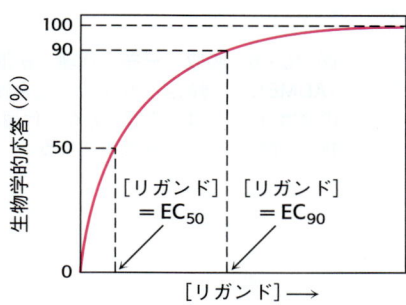

図 36・4　効果的な濃度.　　生物学的な応答を引き出すのに必要なリガンドの濃度は，最大効果の 50% が得られる濃度 EC_{50} および最大効果の 90% が得られる濃度 EC_{90} として定量できる．

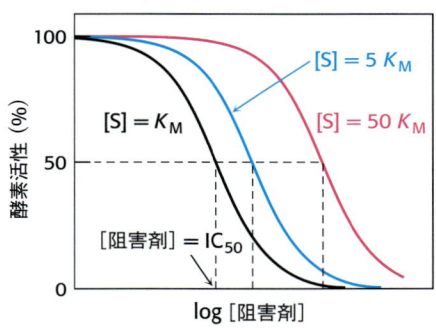

図 36・5　阻害剤が酵素活性部位を巡って基質と競合する.　　標的酵素に対する競合阻害剤の IC_{50}（測定値）は存在する基質濃度に依存する．

*　訳注: わが国では"アドメ"と発音することもある．

図 36・6 吸収, 分布, 代謝, 排泄 (ADME). 標的部位における化合物の濃度 (🟡) は, 吸収, 分布, 代謝, 排泄の度合いと速さに影響される.

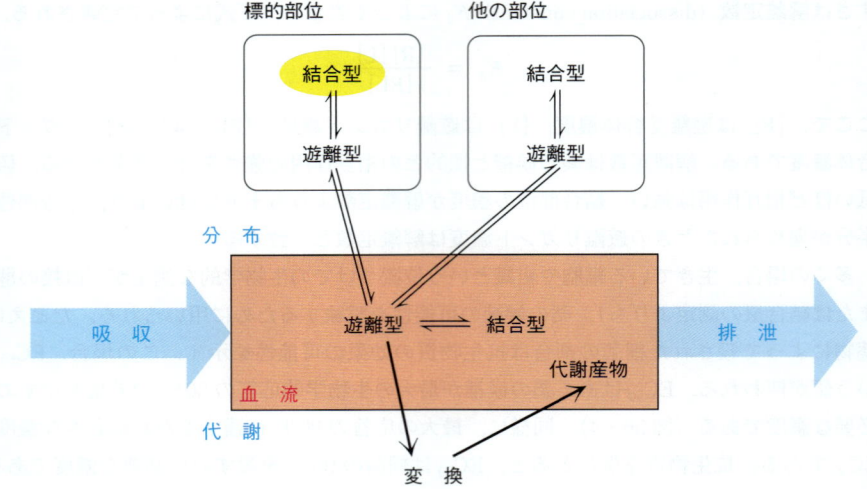

性せずにいることができないこと, および, ここを通り抜けてもそのまま吸収されないことによる. 小さな分子でさえ吸収が十分でないものが多いが, これはたとえば, 極性が強すぎて細胞膜を容易に通過しないからかもしれない. 吸収されやすさはしばしば**経口バイオアベイラビリティー** (oral bioavailability) として定量的に表される. これは, 経口投与されて得られる化合物の最高濃度と, 血液中に直接投与された際に得られる最高濃度との比として定義される. バイオアベイラビリティー (生物学的利用能) は動物種によって異なることがあり, 動物実験の結果をヒトに適用するのは難しいかもしれない. このような多様性にもかかわらず, いくつかの有用な一般則が導かれている. 強力なものの一つは**リピンスキーの法則** (Lipinski's rule) からなるものである.

リピンスキーの法則では, 以下のような場合に吸収が起こりにくいと述べている.

1. 分子量が 500 以上である.
2. 水素結合供与部位の数が 5 以上である.
3. 水素結合受容部位の数が 10 以上である.
4. 分配係数 ($\log P$ として計測した) が 5 以上である.

分配係数は, 分子が膜に溶け込む傾向を計る方法であり, 有機溶媒への溶解性と相関する. この値は, 化合物を水と有機溶媒相 (1-オクタノール) の間で平衡にさせることによって決定する. その $\log P$ 値は化合物の 1-オクタノール中の濃度と水中の濃度の比の常用対数によって定義される. たとえば, 1-オクタノール相における化合物の濃度が水相における濃度の 100 倍だと, $\log P$ は 2 である. 薬の有機溶媒相への分配が理想的で

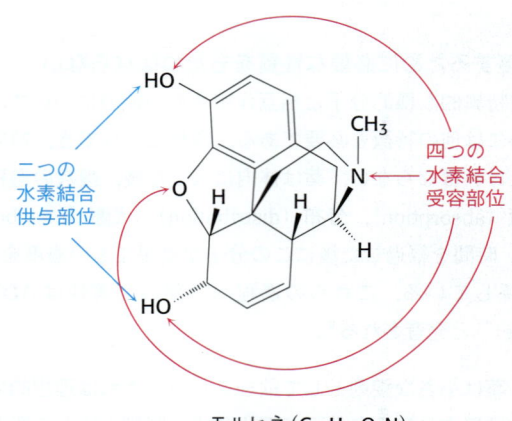

図 36・7 リピンスキーの法則のモルヒネへの適用. モルヒネはリピンスキーの法則をすべて満たし, ヒトにおける経口バイオアベイラビリティーは 33 % である.

モルヒネ ($C_{17}H_{19}O_3N$)

分子量 = 285
$\log P = 1.27$

あっても，そのことはその薬が膜に取込まれやすいことを意味するので，高すぎる log *P* 値は水溶液の環境では溶けにくいことを示唆する.

　たとえばモルヒネはリピンスキーの法則のすべてを満足させ，中程度のバイオアベイラビリティーをもっている（図 36・7）．これらの法則の一つ以上を満たさない薬が，十分なバイオアベイラビリティーをもつこともある．とはいえ，これらの法則は，新しい薬の候補の価値を判断するための原理として役に立つ.

　分　布　　腸管上皮細胞により取込まれた化合物は血流へと移行する．しかし，疎水性化合物や多くの他の化合物は，血流中に簡単に溶解するわけではない．これらの化合物は血清中に豊富に存在するアルブミン（図 36・8）のようなタンパク質に結合することによって循環系のすみずみまで運ばれる.

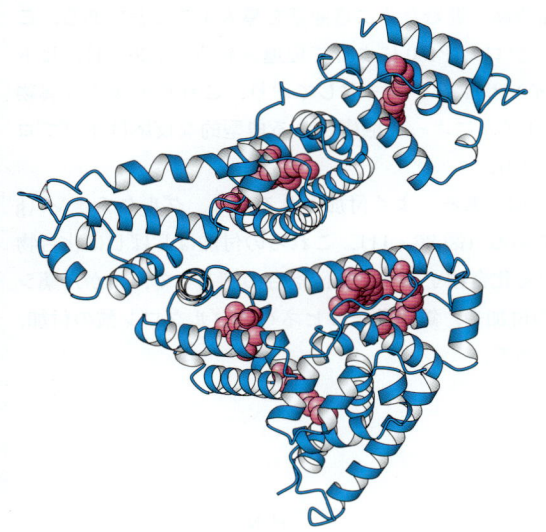

図 36・8　薬の担体としてのヒト血清アルブミンの構造.　七つの疎水性分子（🔴）が 1 分子に結合している様子が示されている〔1BKE.pdb より〕.

　化合物は血流に達したとき，異なる体液または組織に分配される．これらはしばしば**コンパートメント**（compartment）と称される．化合物によっては，標的分子との結合またはその他のメカニズムにより標的となるコンパートメントにおいて高度に濃縮されるが，化合物によってはより広い分布を示す（図 36・9）．効果的な薬は十分な量で標的となるコンパートメントに達するが，化合物が他のコンパートメントにも分布する場合は，標的となるコンパートメントにおける濃度は低下する.

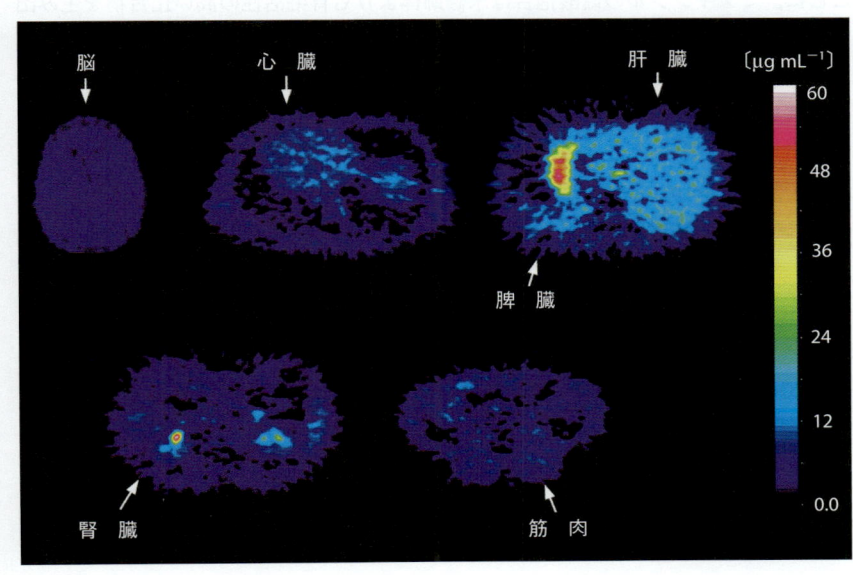

フルコナゾール

図 36・9　薬剤フルコナゾールの分布.　化合物は体内に取込まれた後さまざまな器官に分布する．この図は抗真菌薬フルコナゾールの分布を陽電子放射断層撮影法（PET）を用いて観察，記録した．これらの画像は陽電子放出核種 ^{18}F で標識されたフルコナゾールを微量に含んだフルコナゾールを 5 mg kg^{-1} 注射してから 90 分後の健常者から得られたものである〔出典: M. Rudin, R. Weissleder, 'Molecular imaging in drug discovery and development,' *Nature Reviews Drug Discovery*, **2**(2), 123～131(2003)〕.

標的となるコンパートメントには，到達するのが困難なものもある．多くの化合物は**血液脳関門**（blood-brain barrier），すなわち脳や脊髄内の血管を取巻く内皮細胞間のタイトジャンクション（密着結合）によって中枢神経系から排除される．

代 謝　薬の候補となる化合物にとっての最後の難関は，外来物質に対する個体の防御機構を回避することである．このような多くの外来化合物〔**生体異物（ゼノバイオティクス**，xenobiotics）とよばれる〕は，しばしば排泄を助けるように代謝を受けた後に，尿や便とともに体外に排泄される．この**薬物代謝**（drug metabolism）が薬の効果にとって重大な脅威であるのは，代謝によって必要な化合物の濃度が低下するからである．つまり，急速に代謝される化合物はより頻繁に高い用量で投与する必要があることになる．

最も繁用される生体異物の代謝経路は，**酸化**（oxidation）と**抱合**（conjugation）の二つである．酸化反応は少なくとも二つの方法で排泄を助ける．水溶性を高めることによって輸送を容易にすること，つぎの代謝段階に進むために官能基を導入することである．これらの反応はしばしば肝臓の酵素シトクロム P450 によって促進される（§ 26・4）．ヒトゲノムは 50 以上の異なる P450 のアイソザイムをコードしており，これらの多くは異物代謝に関与している．P450 のアイソザイムによって触媒される典型的な反応はイブプロフェンのヒドロキシ化である（図 36・10）．

抱合は異物化合物への特定の基の付加である．よく付加される基は，グルタチオン（§ 20・5），グルクロン酸，および硫酸である（図 36・11）．これらの付加はしばしば化合物の水溶性を増大させ，排泄の標的となる化合物を標識する．抱合の例として，抗がん薬シクロホスファミドへのグルタチオンの付加や，鎮痛薬モルヒネへのグルクロン酸の付加，育毛薬ミノキシジルへの硫酸の付加がある．

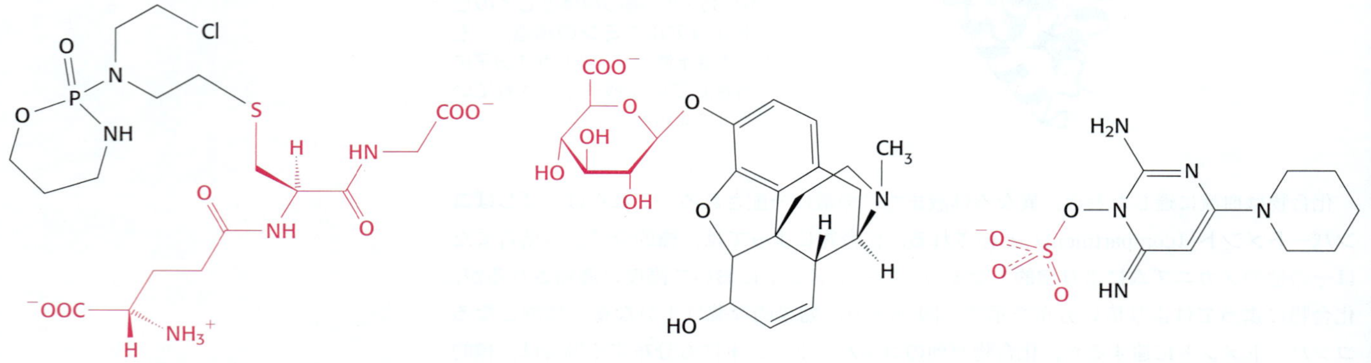

シクロホスファミドのグルタチオン抱合体　　モルヒネのグルクロン酸抱合体　　ミノキシジルの硫酸抱合体

面白いことに，ミノキシジルの硫酸抱合は未修飾体よりも育毛活性の高い化合物を生み出す．つまり，通常は代謝産物の方が薬よりも活性が低いが，ときには薬よりも強い活性をもつことがありえるのである．

酸化はしばしば抱合反応を促進するが，それはグルクロン酸などが付加しうるヒドロキシ基を生み出すからだということに注意してほしい．しばしば外来化合物の酸化は**第Ⅰ相変換**（phase Ⅰ transformation），抱合反応は**第Ⅱ相変換**（phase Ⅱ transformation）とよばれる．これらの反応はおもに肝臓で起こる．血液は腸管から直接肝臓に門脈を通って流

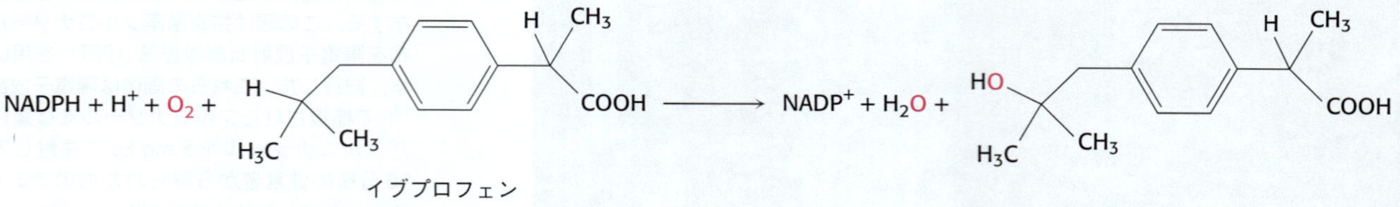

図 36・10　**P450 によるイブプロフェンの変換**．　シトクロム P450 のアイソザイムは，おもに肝臓に存在し，ヒドロキシ化のような異物代謝反応を触媒する．この反応で，分子状酸素由来の酸素原子が化合物に導入される．

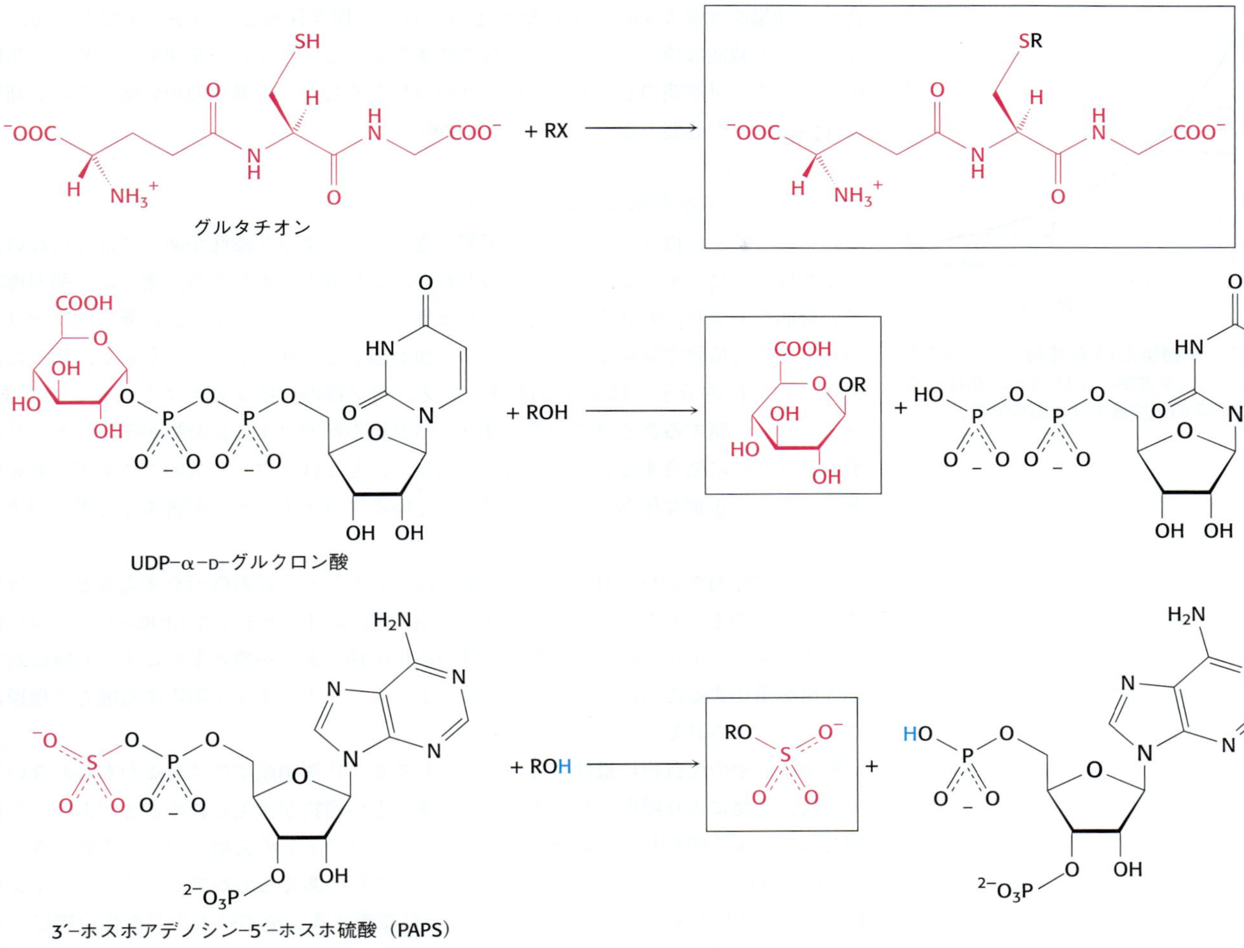

グルタチオン

UDP−α−D−グルクロン酸

3′−ホスホアデノシン−5′−ホスホ硫酸（PAPS）

図 36・11　抱合反応.　　抱合される官能基を分子内にもつ化合物は，抱合反応によって修飾される．これらの反応にはグルタチオン（上），グルクロン酸（中），または硫酸（下）の付加がある．抱合反応の産物は枠で囲んで示している．

れるので，代謝による薬の変化はこれが循環系に行き渡る前に起こる．この**初回通過における薬物代謝**（first-pass metabolism）は，経口的に投与された化合物のアベイラビリティー（有効性）を大幅に制限している．

排泄　血流に入った化合物は，二つの主要な経路で循環から除かれ，体外に排泄される．まず，それらは腎臓で吸収され尿中に排泄される．この過程で血液は腎臓でフィルターとして働く毛細血管のネットワークからなる**糸球体**（glomerulus）を通り抜ける．分子量約 60 000 以下の化合物は糸球体を通過する．糸球体を通過した水分子，グルコース分子，ヌクレオチドおよびその他の低分子は基質特異性の低いトランスポーターまたは疎水性分子の膜を通した受動拡散によって血液内に再吸収される．薬とその代謝産物などは最初の沪過の段階でいったん通り抜けると，再吸収されることはなく排泄される．

第二に，化合物は能動的に胆汁へと輸送されうる．これは肝臓において起こる過程である．胆嚢で濃縮された胆汁は胆管へと流れ込む．腸管からは薬と代謝産物は便とともに排泄されるか，血液中に再吸収されるか，または消化酵素によってさらに分解されるかである．ときには，化合物は血液から腸管に入り，再び血液に戻る．この過程は**腸肝循環**（enterohepatic cycling）（図 36・12）とよばれる．この過程が，化合物によって排泄の速度を有意に減少させうるのは，排泄の経路から避難させ循環中に戻すからである．

化合物の排泄の機構はしばしば複雑である．ある場合には，残っている化合物が一定の割合で排泄され続ける（図 36・13）．排泄がこのパターンに従うと，血流中からの化合物の消失は指数関数的となり，半減期（$t_{1/2}$）によって特徴づけられることになる．半減期とは残っている化合物の 50 % を消失させるのに必要な時間である．半減期は投与後に化

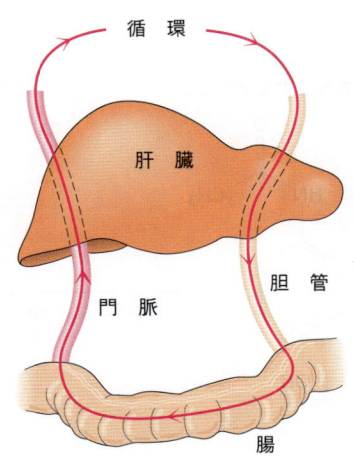

図 36・12　**腸肝循環.**　薬によっては，血流から肝臓に移動し，胆汁となり，腸管内に分泌され，吸収されて肝臓に戻り，血流に戻る．この循環は薬の排泄を遅らせる．

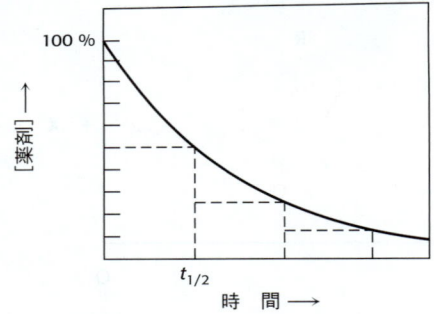

図 36・13　薬物排泄の半減期.　この図の場合には，$t_{1/2}$（半減期とよばれる）が経過すると血流中の薬の濃度は 1/2 に減少する.

合物が効果を示すために必要な量がどのくらいの期間保持されるかの指標となる. したがって，半減期は薬をどのような頻度で飲まなくてはいけないかを決めるための，主要な因子となる. 半減期の長い薬は 1 日 1 回の投与ですむが，半減期の短い薬は 1 日 3 回または 4 回の投与が必要となる.

毒性が薬の効果を制限することがある

効果的な薬には投与されたヒトに深刻な害を与えるような毒性があってはならない. しかし薬は以下に示すいくつかの理由のどれかにより毒性をもちうる. 第一に，薬が標的分子の機能をあまりにも効果的に変えてしまうことがある. たとえば，抗凝固剤クマリンが過剰にあると危険で制御できないほどの出血を起こして死に至ることがある. 第二に，その化合物が標的分子とは異なる関連したタンパク質の機能を変えてしまうことがある. ファミリーに属するある酵素や受容体タンパク質を標的とする化合物がそのファミリーの別のメンバーに結合することがしばしばある. たとえば，ウイルスのプロテアーゼを標的とする薬が，正常な体内で血圧の調節をしているプロテアーゼを阻害すると毒性が生じる.

化合物が標的タンパク質とまったく関係のないタンパク質の機能を変えると，やはり毒性が生じるかもしれない. たとえば多くの化合物は，K^+ チャネル hERG（§ 13・4）のようなイオンチャネルを阻害し，生死に関わる可能性のある不整脈を起こす. 心臓に対する副作用を阻止するために，多くの化合物がこのようなチャネルを阻害する能力を指標にスクリーニングされている.

最後に，その化合物に毒性がなかったとしても，代謝副産物にはあるかもしれない. 第 I 相代謝経路により障害を与える反応性の基をもつ産物が産生されることがある. 重要な例として，よく使われる鎮痛薬であるアセトアミノフェンの大量投与による肝毒性がある（図 36・14）. シトクロム P450 アイソザイムのうちのあるものがアセトアミノフェンを酸化して N-アセチル-p-ベンゾキノンイミンに変換する. その結果生じた化合物はグルタチオンに抱合する. しかし，大量投与だと肝臓におけるグルタチオンの濃度が劇的に下がってしまい，肝臓はこの反応性化合物や他の毒性物質からそれ自身を保護できなくなってしまうのである. アセトアミノフェン過剰投与の最初の症状は吐き気と嘔吐である. 24〜48 時間以内に肝臓の機能不全が現れる. アセトアミノフェン中毒は米国における重篤な肝不全の 35 % を占める. 肝移植がしばしば唯一の効果的な治療法となる.

薬の候補の毒性は**治療係数**（therapeutic index）という言葉で表現される. この毒性の指

アセトアミノフェン　　　　　　　　　N-アセチル-p-ベンゾキノンイミン

シトクロム P450

グルタチオン
グルタチオン
S-トランスフェラーゼ

図 36・14　アセトアミノフェンの毒性.　アセトアミノフェンの代謝における副産物の一つは N-アセチル-p-ベンゾキノンイミンである. この代謝産物はグルタチオンと抱合する. アセトアミノフェンの大量投与によって肝臓に貯蔵されているグルタチオンが底をつくことになる.

標はマウスやラットなどを用いた動物実験により決定される．つまり，治療係数とは化合物の致死量と比較の対象となる指標である有効量つまり EC_{50} の比によって定義される．ここで“致死量”とは通常 1/2 の動物を死に至らしめる用量であり，LD_{50} と表現される．もし治療係数が 1000 であれば，有効量の 1000 倍が投与されたときに致死性が重大な問題となる．同様な係数は致死性よりは軽微な毒性の指標を与えるためにも使用できる．

　多くの化合物が試験管内では好ましい性質をもっているにもかかわらず，生物に投与したときに ADME と毒性に伴う障害が生じて薬にならない．費用と時間のかかる動物実験は薬の候補に毒性がないことを確かめるために必要であるが，動物種の違いによる反応性の違いがその化合物をヒトで研究することを決定するうえで問題となる．これらの過程の生化学的理解が深まることによって，科学者がコンピューターに基づくモデルを開発して動物実験に換える，または実験結果を的確化できるようになることが望ましい．このようなモデルにおいては，分子構造や動物実験を行わずに研究室で測定できる分子の特徴から，生物の体内における化合物の運命を正確に予測する必要がある．

36・2　薬の候補はセレンディピティー，スクリーニング，または設計によって発見される

　伝統的に多くの薬がセレンディピティー，つまり偶然の観察によって発見された．より最近では，薬は天然物または他の化合物の集団からある医学的性質をもつものをスクリーニングして得られるようになった．さらに別の道筋として，あらかじめ選んだ標的分子に関する知識に基づいて薬の候補をデザインすることもあった．これらの経路を経て得られたいくつかの例を検討することにより，共通の原理が示される．

セレンディピティーに基づく観察が薬の開発を促す

　おそらく最もよく知られた薬の開発の歴史に残る観察結果は，1928 年，Alexander Fleming による，黄色ブドウ球菌（*Staphylococcus aureus*）がアオカビ（*Penicillium notatum*）のコロニーの固まりに接しているところで死んでいた，という偶然のものである．カビの胞子がたまたま細菌を培養しているプレートに落ちたのであった．Fleming はまもなくカビが病原細菌を殺すことのできる物質を産生したことに気づいた．この発見によって，細菌感染症の治療法が根本的に変わることになった．Howard Florey と Ernest Chain がペニシリンとよばれるこの物質の粉末を開発し，1940 年代に広く使われる抗生物質となった．この抗生物質の構造が 1945 年に解明されたとき，β-ラクタムの四員環を含むことがわかった．この奇妙な特徴がペニシリンの抗菌作用の鍵であることは先に述べた（§8・5）．

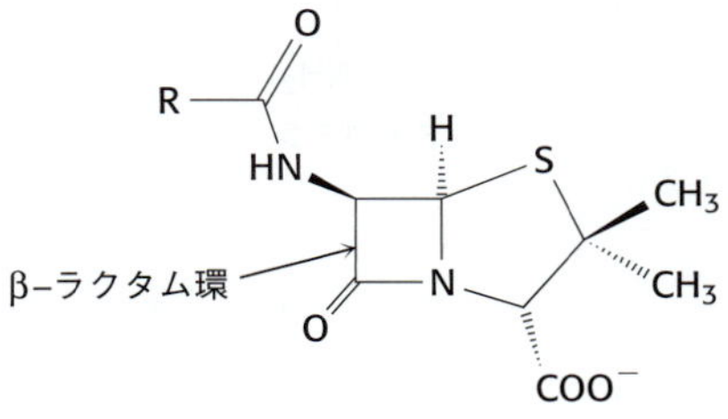

　Fleming の発見が薬として開発されるにあたっては，三つのステップがきわめて重要であった．第一に，アオカビからペニシリンを大量に生産する工業的な方法が開発されたことである．第二にペニシリンとペニシリン誘導体が化学的に合成されたことである．合成ペニシリン誘導体が使用できるようになったことにより，科学者は構造と機能の相関を解析することができるようになった．これらのペニシリン誘導体の多くは医療に広く使われるようになった．最終的に Jack Strominger と James Park が 1965 年，独立に，ペニシリンの抗生物質としての活性は細菌細胞壁の生合成において必須なペプチド転移酵素の反応を阻害することによると決定した（図 36・15）．これについても §8・5 に述べた．

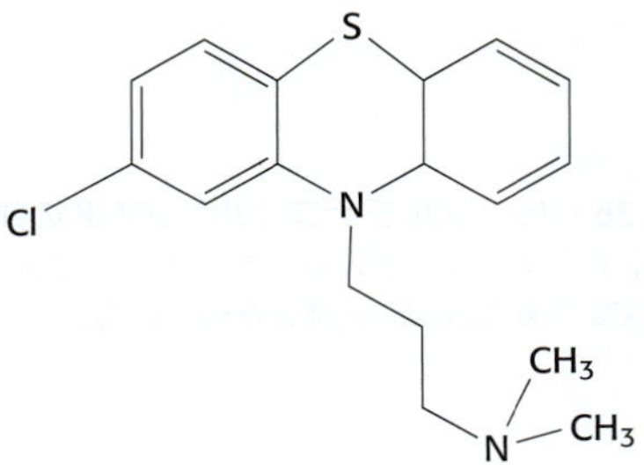

　ほかにも多くの薬が偶然の観察によって発見された．向精神薬のクロルプロマジン（商品名 ソラジン）は外科手術後の患者のショックの治療を目指した研究の途上に発見された．1952 年にフランスの外科医 Henri Laborit はこの化合物を投与されると患者が驚くほど冷静になることに気づいた．この観察結果はクロルプロマジンが精神科の患者の役に立つことを示しており，事実この薬は何年間も統合失調症および双極性障害の患者の治療に使われてきた．しかしこの薬には重篤な副作用があるため，最近開発された薬にほとんど取って代わられている．

ペニシリン

クロルプロマジン

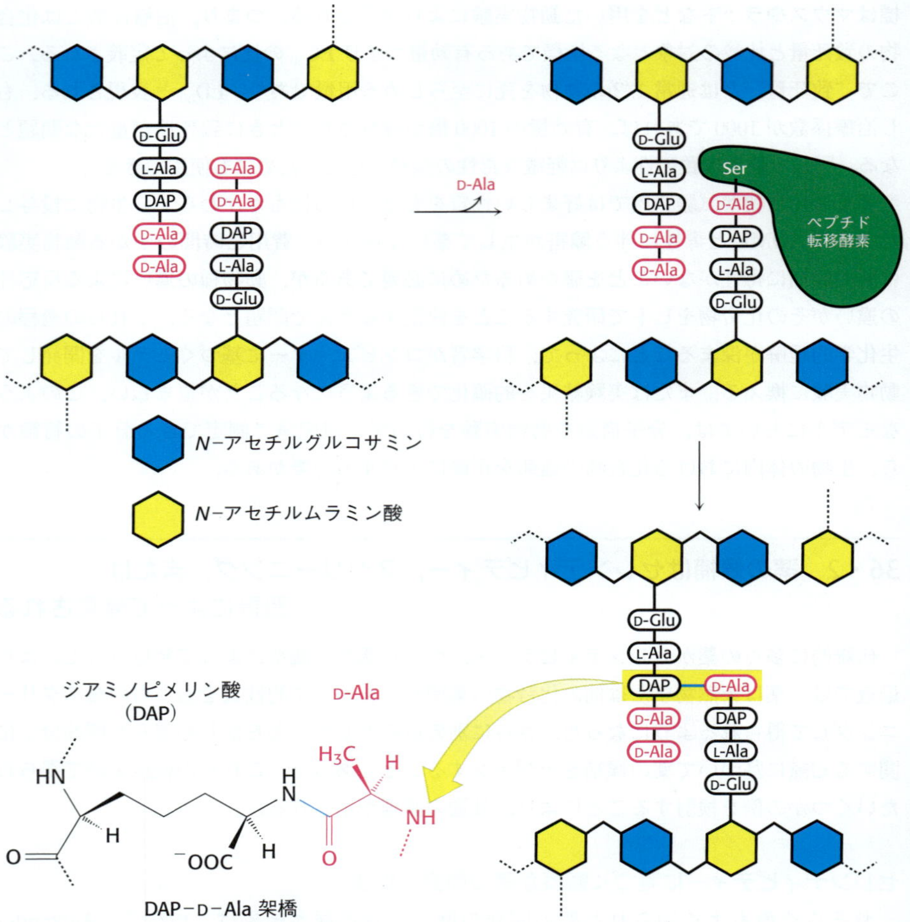

図 36・15 ペニシリンによって細胞壁合成が阻害されるしくみ. ペプチド転移酵素はペプチドグリカン鎖間の架橋形成を触媒する酵素である. 本図の場合, 一方のペプチド鎖の末端の D-アラニンともう一方のペプチド鎖のジアミノピメリン酸 (DAP) がペプチド転移酵素の触媒作用によって架橋されている. ジアミノピメリン酸結合 (下左) は *E. coli* などのグラム陰性菌にみられる. グリシンに富むペプチドの結合はグラム陽性菌にみられる. ペニシリンはペプチド転移酵素の作用を阻害するので, ペニシリンに触れた細菌は細胞壁が軟弱になり, 破裂しやすくなる.

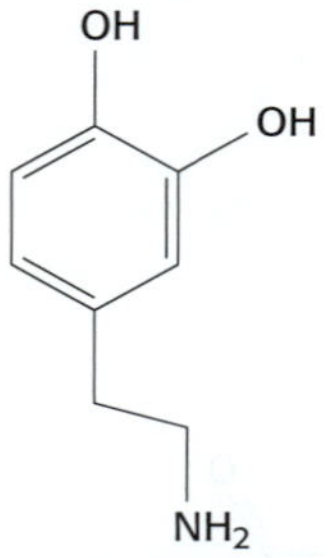

クロルプロマジンは神経伝達物質ドーパミンの受容体に結合してその結合を阻害することによって作用を現す. ドーパミン D_2 受容体は他の多くの精神疾患に有用な薬の標的分子である. より副作用の少ない薬の探索において, 薬の効果と解離定数や結合および解離の速度定数などの生化学的なパラメーターとの関係を求める研究が行われている.

偶然の観察による薬の発見に関する最近の例として, シルデナフィル (商品名 バイアグラ) をあげることができる. この化合物はホスホジエステラーゼ 5 (PDE5) の阻害物質として開発された. この酵素は cGMP の GMP への加水分解を触媒する (図 36・16). cGMP が血管平滑筋の弛緩に中心的な役割を果たしていることから, シルデナフィルは高血圧と狭心症の治療を目的として開発されていた (図 36・17). ホスホジエステラーゼ 5 を阻害すると cGMP 分解経路が阻害されるので cGMP の濃度が上がると期待された. 英国ウェールズにおける初期の臨床治験の途中で, 何人かの男性が異常な陰茎の勃起を報

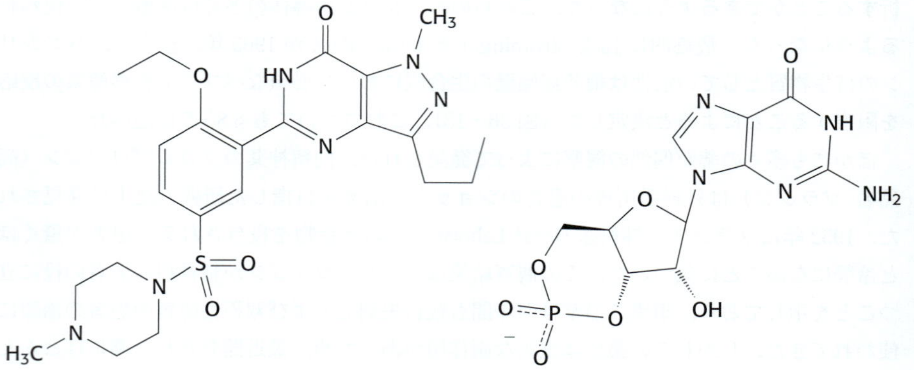

図 36・16 シルデナフィル: cGMP の類似体. シルデナフィルはホスホジエステラーゼ 5 (PDE5) の基質である cGMP と構造が似ている.

告した．この偶然の観察結果がこの化合物によるのか他の効果によるのかは不明であった．しかし，その観察結果に生化学的な意味があったのは，cGMP濃度の上昇による平滑筋の弛緩が陰茎の勃起に役割を果たしていることがすでに発見されていたからである．そこで，シルデナフィルで勃起不能の治療に用いる治験を行ったところ成功した．この事例は，臨床治験の参加者から広範囲な情報を収集することが重要であることを証言している．この場合には付随的な観察結果が勃起不能の新たな治療薬の開発に導き，年間数十億円の市場を開拓した．

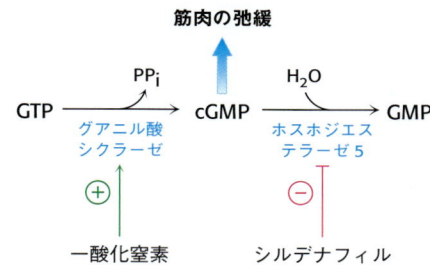

図 36・17　筋弛緩経路. 一酸化窒素濃度の上昇がグアニル酸シクラーゼを刺激し，cGMPの産生を促す．cGMPの上昇により平滑筋の弛緩が促進される．ホスホジエステラーゼ5がcGMPを加水分解し，その濃度を下げる．シルデナフィルによってホスホジエステラーゼ5が阻害されるとcGMP濃度は上昇したままとなる.

天然物は薬と薬のリード化合物としての価値が高い

　アスピリンほど広く使われている薬はない．Hippocrates の時代（紀元前約 400 年）に，すでにヤナギの樹皮や葉の抽出物が鎮痛薬として利用されることが記録されている．1829年にサリシンとよばれる混合物がヤナギの樹皮から単離された．つづいて行われた分析によりこの混合物中の活性成分がサリチル酸と同定された．サリチル酸は以前痛み止めとして使用されたが，この化合物は胃に有害であった．数人の研究者がサリチル酸を中和する方法を見つけようとした．ドイツのバイエル社で働く化学者であった Felix Hoffmann はサリチル酸を塩基と塩化アセチルで処理することによって胃に害の少ない誘導体を開発した．この誘導体，アセチルサリチル酸は**アスピリン**（aspirin）と命名された．"a"は塩化アセチル（acetyl chloride）に，"spir"は *Spiraea ulmaria*（シモツケ，ヤナギと同様にサリチル酸を含む花の咲く植物）に，"in"は薬によく付ける接尾辞に由来する名前である．毎年世界中で約 35 000 トンのアスピリンが消費される．この重さはタイタニック号に匹敵する．

　第 12 章で述べたように，アスピリンのアセチル基はプロスタグランジンエンドペルオキシドシンターゼのシクロオキシゲナーゼ部分の活性部位に沿って存在するセリンの側鎖に転移される（図 12・24）．この部位において，アセチル基は活性部位への接近を阻害する．そこで，アスピリンはこの酵素上でサリチル酸と同じポケットに結合するにもかかわらず，アスピリンのアセチル基は劇的なまでに効果を増強している．以上の記述は，植物や他の薬効があると信じられているものの抽出物を活性化合物の探索のためにスクリーニングすることの価値の大きさを明確に示している．多くの薬草や民間伝承薬は新たな薬のリード化合物を見つけるための宝の山である．

　血管系の疾患をもつ人々の臨床管理に重大な影響を及ぼしたもう一つの例をみてみよう．100 年以上前に，血管の病気で亡くなった患者の動脈壁に黄色い脂のような物質があるのが見つかった．この物質は，ギリシャ語の粥を意味する**アテローム**（粥腫，atheroma）と名付けられたが，後にコレステロールであることがわかった．1948 年に米国マサチューセッツ州フラミンガムで開始されたフラミンガム心臓研究によって，血中のコレステロール濃度と心臓病による死亡率の相関関係が明らかになった．この観察結果から，コレステロールの合成を阻害すれば血中コレステロール濃度が下がり，心臓病の危険を低減できるかもしれないと考えられるようになった．だが，コレステロール合成後期の段階を阻害するという薬剤開発の最初の試みは，中止せざるを得なかった．それは，阻害された酵素の基質となる不溶性の物質の蓄積が原因で白内障などの副作用が生じたからであった．研究が重ねられ，ついにもっと好ましい標的，すなわち HMG–CoA レダクターゼが見つかった（§26・2）．この酵素は，他の経路でも利用可能でしかも水溶性の基質 HMG–CoA（3–ヒドロキシ–3–メチルグルタリル CoA）に作用する．

　アオカビの一種 *Penicillium citrinum* の抗生物質探索用の発酵培地に含まれる化合物のスクリーニングによって，有望な天然化合物コンパクチンが発見された．動物実験が行われ，すべてではないが一部の実験で，コンパクチンが HMG–CoA レダクターゼを阻害し，血清コレステロール濃度を下げることがわかった．1982 年にコウジカビの一種 *Aspergillus terreus* の発酵培地から新しい HMG–CoA レダクターゼ阻害物質が発見された．この化合物は現在ではロバスタチンとよばれ，コンパクチンと構造的に非常によく似ているが，メチル基が 1 個多いことがわかっている．

サリチル酸

アスピリン（アセチルサリチル酸）

アセチル基

コンパクチン

ロバスタチン

　臨床治験ではロバスタチンは血清コレステロール濃度を有意に下げ，副作用はほとんどなかった．副作用のほとんどはメバロン酸（HMG–CoA レダクターゼの産物）を投与することで防げることから，副作用が生じるのは HMG–CoA レダクターゼが非常に効果的に阻害されるためであると考えられる．目立った副作用の一つは筋肉が痛んだり弱ること〔**ミオパシー**（myopathy）とよばれる〕であるが，その原因はまだ完全に解明されてはいない．多くの研究の後，米国食品医薬品局（FDA）はロバスタチンを血清コレステロールレベル上昇に対する治療薬として認可した．

　後に，構造の類似した HMG–CoA レダクターゼ阻害剤が，冠状動脈性の心臓病による死亡を統計的に有意に減少させることが明らかになった．この結果により，血清コレステロールレベルを下げることが有益であることが立証された．さらに作用機序を調べてみると，この HMG–CoA レダクターゼ阻害剤が作用を示すのは，コレステロール生合成の速度を下げるからだけでなく，低密度リポタンパク質（LDL）受容体（§26・3）の発現を誘導するからでもあることが判明した．このような受容体をもつ細胞が血中から LDL 粒子を取除くため，LDL 粒子はアテローム形成に関われなくなる．

合成した化合物のライブラリーのスクリーニングは薬のリード化合物を同定する機会を拡大する

　ロバスタチンと類縁化合物は，天然物や天然物から簡単に得られる誘導体である．つぎの段階は，もっと強力な HMG–CoA レダクターゼ阻害作用をもつ完全な合成分子を開発することであった（図36・18）．このような化合物は，より低用量で効果を示し，副作用が軽減できることが判明した．もともとの HMG–CoA レダクターゼ阻害剤やその前駆体は，天然物のライブラリーをスクリーニングすることによって発見された．さらに最近では，さまざまな薬剤開発プログラムの過程で得られた膨大な数の天然化合物や完全合成化合物ライブラリーのスクリーニングが試みられている．適切な条件のもとでは，このような**ハイスループットスクリーニング**（high-throughput screening）とよばれる方法で，数十万あるいは数百万に上る化合物でも調べることができる．これらのライブラリーの化合物は，調べるときに１個ずつ合成することもできるが，よく似た構造をもち，１箇所あるいは2,3箇所だけが異なる多数の化合物を一斉にまとめて合成する方法もある．このようなやり方は，**コンビナトリアルケミストリー**（combinatorial chemistry）とよばれる．この方法では，ひと揃いのさまざまに異なる反応物質を用いて同じ化学反応を行って，化合物を合成する．反応部位が２箇所ある骨組み分子を一つつくり，一つめの反応部位には20種類の，二つめの反応部位には40種類の反応物質を用いることができるとしよう．すると，全部で20×40＝800種類の化合物を合成できる可能性がある．

　コンビナトリアルケミストリーの鍵となる手法の一つが，**スプリット・プール合成**

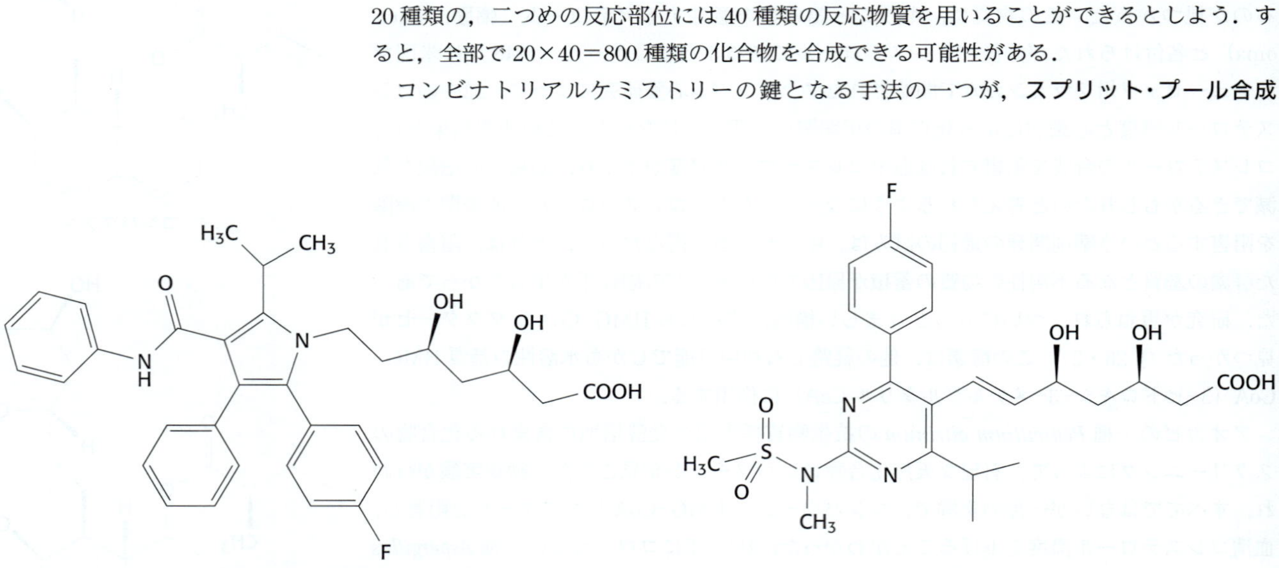

図 36・18　合成スタチン．　アトルバスタチン（商品名 リピトール）とロスバスタチン（商品名 クレストール）は HMG–CoA レダクターゼを阻害する完全合成薬である．

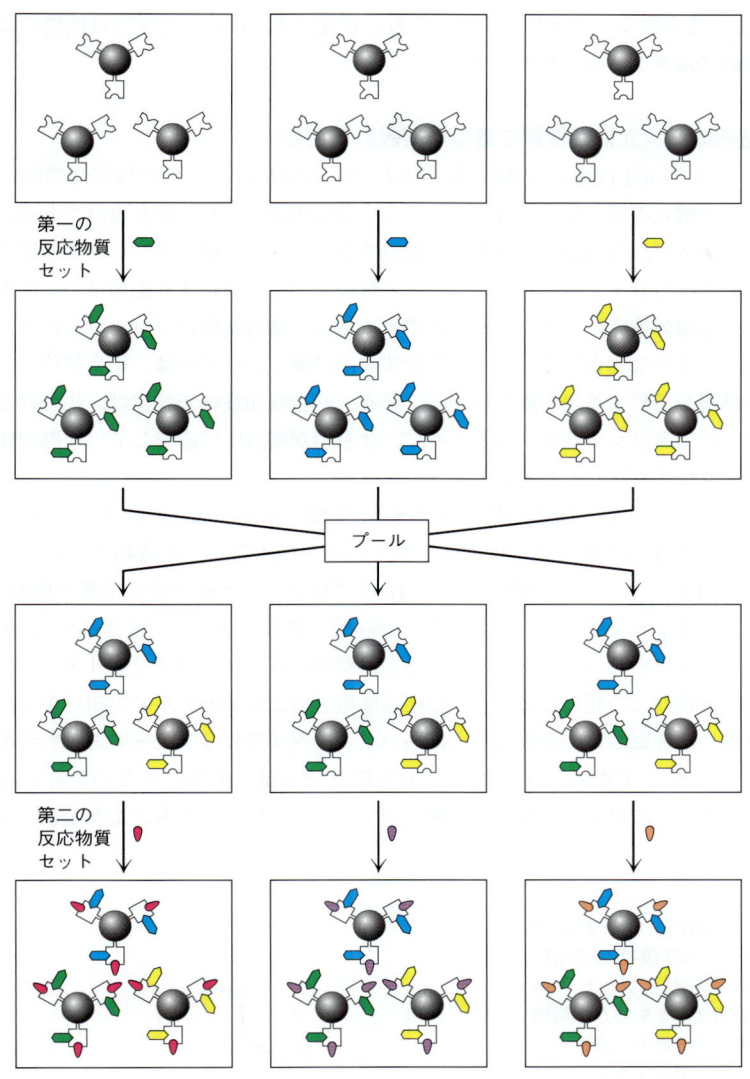

図 36・19　スプリット・プール合成.　反応はビーズ上で行う．最初の反応物質セットとの反応は，それぞれ別々のビーズ群を用いて行う．つぎにこれらのビーズを集めて混ぜ，いくつかに分ける．その後，第二の反応物質セットを加える．多くの異なった化合物が生じるが，1 個のビーズ上の化合物はすべて同一である.

（split-pool synthesis）である（図 36・19）．この方法は固相合成法を利用し，最初はペプチド合成のために開発された（§3・4）．化合物の合成は小さいビーズ上で行われる．まず，出発物質となる適切な 1 種類の**骨組み**（scaffold）分子が結合したビーズをつくり，これを n 組に分ける（スプリット）．n は，1 箇所の反応部位に作用させる反応物質（ビルディングブロック）の数に相当する．一つめの反応部位に作用する反応物質を加えて反応を行い，沪過によってビーズを単離する．つぎにこの n 組のビーズをまとめて（プール）混ぜ，今度は二つめの反応部位に用いる反応物質の数に合わせて m 組に分ける．この m 種類の反応物質を加えて反応を行い，再びビーズを単離する．この結果で重要なのは，ビーズのライブラリー全体には多数の化合物が含まれるのに，それぞれのビーズには 1 種類の化合物だけが結合していることである．しかも $n+m$ 通りの反応を行っただけなのに，$n \times m$ 種類の化合物が合成される．前述の n, m の値を当てはめると，$20+40=60$ 通りの反応によって $20 \times 40=800$ 種類の化合物がつくられる．場合によっては，目的の性質をもった化合物を見つけるための検査を，化合物がまだビーズに結合したままの状態でそのまま行うこともできる（図 36・20）．あるいは各ビーズを単離して化合物をビーズから切り離して遊離させ，分析するという方法もとれる．興味深い化合物が見つかった後は，$n \times m$ 種類の化合物のうちのどれがそのビーズ上にあるのか，さまざまな分析方法を駆使して同定しなければならない．

　知っておいてほしいが，薬になりそうな化合物は"星の数ほど"多い．分子量が 750 以下の考えうる化合物の数は，10^{40} 種類を超えると推定される．つまり，数百万種類もの

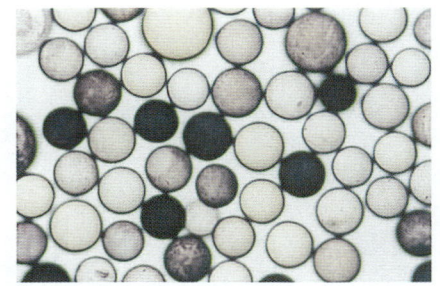

図 36・20　合成された糖のライブラリーのスクリーニング.　130 μm ビーズの表面上で合成された小規模なコンビナトリアルライブラリーを用いて，ピーナッツ由来のレクチンと強く結合する糖のスクリーニングを行う．強く結合する糖をもつビーズは，レクチンに結合させた酵素の作用によって濃い色に染まって見える〔出典: R. Liang et al., *Proc. Natl. Acad. Sci. U. S.A.*, **94**, 10554～10559(1997); © 2004 National Academy of Science, U.S.A.〕.

"大規模な"化合物ライブラリーを使っても，研究できるのは，化学的可能性のごくわずかな一部分に過ぎないのである.

薬は，標的の三次元構造情報に基づいて設計できる

多くの薬は，Emil Fischer の鍵と鍵穴のたとえ（図8・8）に似た様式で標的に結合する．それゆえ鍵穴の形や化学組成についての十分な知識があれば鍵を設計できるはずである．理想をいえば，標的部位に効率よく結合できるように，標的タンパク質と形や電子構造が相補的な小型分子を設計したい．三次元構造を迅速に決定する能力はあるにもかかわらず，この目標の達成はまだこれからのことである．結合部位にぴったりと合う正確な形や性質をもつ安定な化合物を，一から設計するのは難しい．それは，結合部位に最もよく適合する構造を予測するのが難しいからである．結合親和性の予測には，化合物と結合相手との相互作用を詳しく理解するとともに，化合物が溶液中に遊離している際の化合物と溶媒との相互作用も詳しく知る必要がある.

それにもかかわらず，**構造に基づいた医薬品設計**（structure-based drug design）が新薬開発の強力な手法であることは実証されている．最も目立った成功を収めた例の一つが，ヒト免疫不全ウイルス（HIV; §34・4）のプロテアーゼを阻害する薬の開発である．プロテアーゼインヒビター インジナビル（商品名 クリキシバン，図9・19）の開発について考えてみよう．高い活性をもっているが溶解度とバイオアベイラビリティーは低い有望な阻害物質群が二つ見つかった．X線結晶構造解析と分子モデルでの知見から，融合分子ならば高い活性ともとの物質よりも高いバイオアベイラビリティーを併せもつのではないかと考えられた（図36・21）．合成された融合分子は，実際にもとの物質よりも良くなったが，さらに改良が必要だった．構造データから，修飾しても大丈夫と思われる場所

図 36・21　HIV プロテアーゼインヒビターの最初の設計. HIV プロテアーゼインヒビターは，強い阻害活性をもつが溶解度の低い化合物の一部分（赤色で示す）と高い溶解度を示す別の化合物の一部分（青色で示す）とを組合わせて設計された.

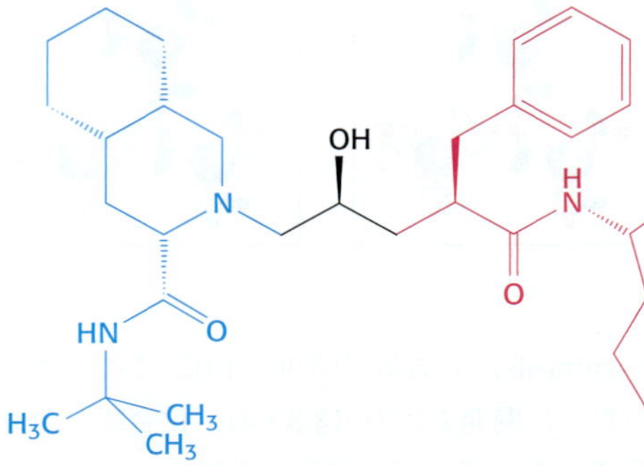

が1箇所見つかった．一連の化合物が合成され，分析が行われた（図36・22）．これらのデータは**構造活性相関**（structure-activity relationship, SAR）の一つの実例であり，機能と構造を関係づける機会をもたらし，さらなる分子の設計を先導する．最も活性の高い化合物はバイオアベイラビリティーが非常に低かったが，それ以外の化合物の中に高いバイオアベイラビリティーと満足できる程度の活性を示すものが一つあった（図36・22に ■ で示す）．経口投与で得られる最大血清濃度は，ウイルスの複製を抑制するのに必要な濃度よりもはるかに高かった．この薬は，ほぼ同時期に開発された他のプロテアーゼインヒビターと同様に他の薬と組合わせて AIDS の治療に利用され，これまでよりもはるかに**優れた結果が得られている**（図36・23）.

アスピリンは，前述したようにプロスタグランジンエンドペルオキシドシンターゼのシクロオキシゲナーゼ部位を標的とする．動物実験から，哺乳類には1種類ではなく2種類の異なったシクロオキシゲナーゼ酵素があり，両方がアスピリンの標的になることがわかった．新しく発見された方の酵素シクロオキシゲナーゼ2（COX2）はおもに炎症反応の一環として発現され，シクロオキシゲナーゼ1（COX1）の方が，より普通に発現されている．この観察結果から，COX2 に特異的に作用するシクロオキシゲナーゼ阻害剤な

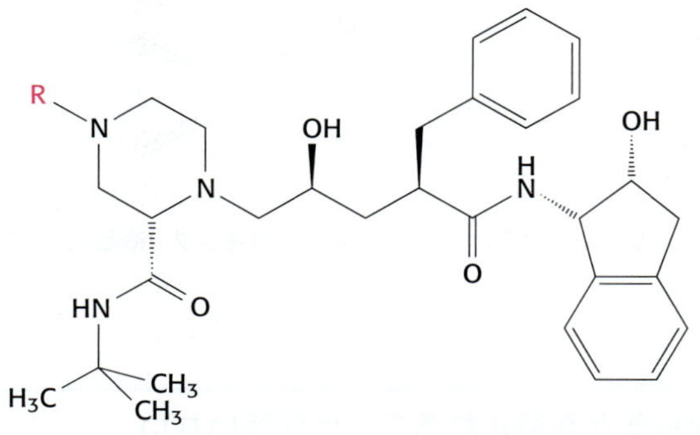

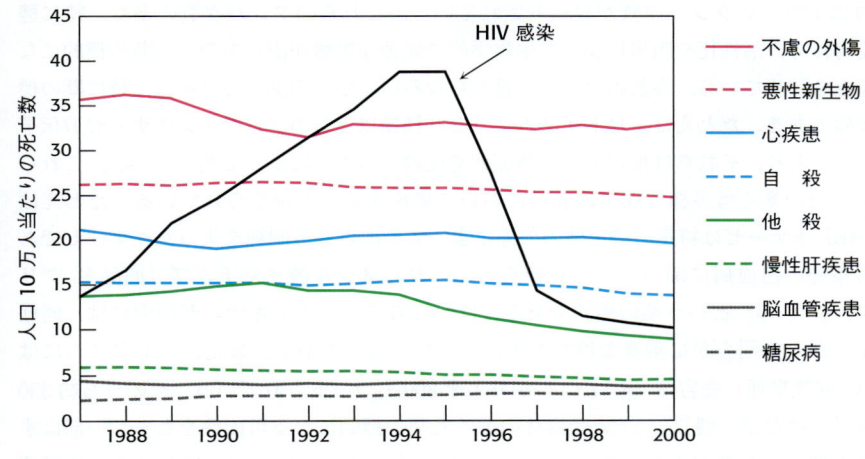

R =	IC_{50}〔nmol〕	$\log P$	c_{max}〔μM〕
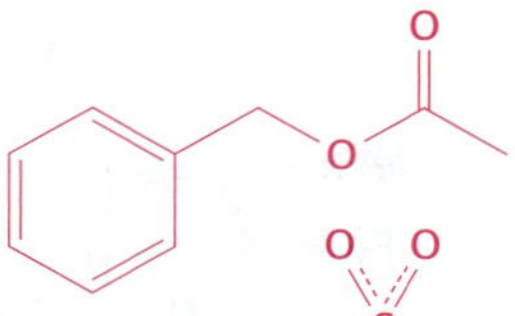	0.4	4.67	< 0.1
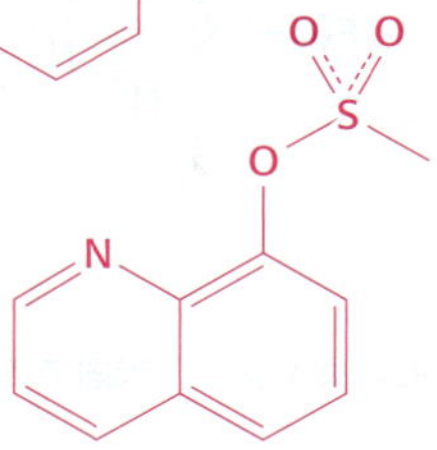	0.01	3.70	< 0.1
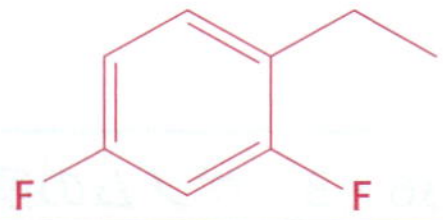	0.3	3.69	0.7
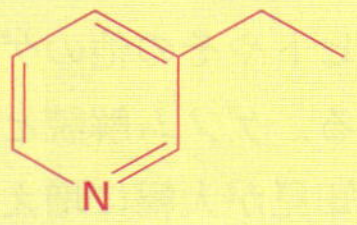	0.6	2.92	11

図 36・22 化合物の最適化. 四つの化合物について，IC_{50}，$\log P$，イヌの血清で測定した c_{max}（存在する化合物の最大濃度）などの性質に基づいて評価する．一番下に示した化合物は阻害活性（IC_{50} でみる）は最も弱いが，バイオアベイラビリティー（c_{max} でみる）はずば抜けて高い．この化合物が選ばれてさらに開発が進められ，インジナビル（商品名 クリキシバン）という薬が生まれた．

図 36・23 抗 HIV 薬開発の効果. HIV 感染（AIDS）の死亡率から，HIV プロテアーゼインヒビターを HIV 逆転写酵素阻害剤と併用した場合の驚異的な効果がわかる．グラフに示す死亡率は，米国の 24〜44 歳の死亡の主因を示す〔出典: 米国疾病予防管理センター〕．

ら，アスピリンにつきものの胃腸などへの副作用がなく，関節炎などの炎症を軽減できるかもしれないと考えられた．

COX1 と COX2 のアミノ酸配列が，cDNA クローニング研究によって推定された．アミノ酸配列は 60 % 以上同一で，酵素の全体構造が同じであることをはっきりと示している．それでも，アスピリン結合部位周辺のアミノ酸残基に少し違いがある．X 線結晶構造解析によって，COX2 のアスピリン結合ポケットには広がった部分があるが，COX1 にはないことが明らかになった．この構造の違いから COX2 特異的阻害剤作成の戦略が浮かんだ．すなわち COX2 の結合ポケットにはまり込む，突起をもった化合物を合成するというものである．実際にこのような化合物が設計，合成され，さらに改良が加えられて，商品名がセレブレックス*，ビオックスとして知られる効果的な薬が誕生した（図 36・24）．ビオックスは後に，一部の患者に有害事象が発生したため販売が中止された．この副作用は，意図した標的である COX2 の阻害によるものらしい．つまりこの薬の開発自体は構造に基づいた医薬品設計の成功例ではあるが，その後の経緯から，重要な酵素の阻害は複雑な生理反応をひき起こす可能性があるという事実が浮き彫りになった．

* 訳注: 日本での商品名はセレコックスである．

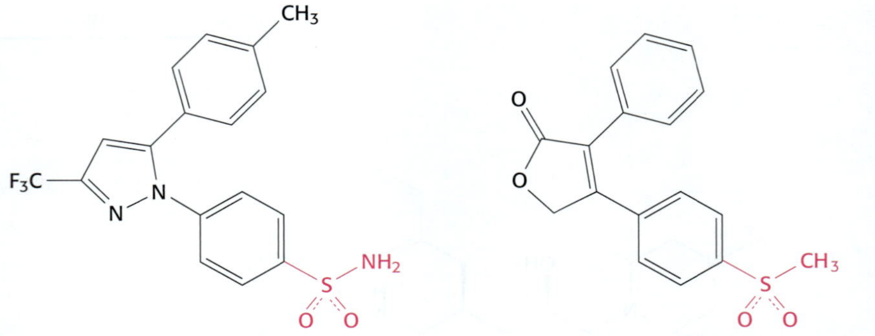

図 36・24 **COX2 特異的阻害剤.** これら
の化合物には突起（赤色で示す）があり，この
ために COX2 アイソザイムの結合ポケットには
うまく入るが，COX1 アイソザイムのポケット
には立体的にぶつかって入れない.

セレコキシブ（米国での商品名 セレブレックス）   ロフェコキシブ（商品名 ビオックス）

36・3 ゲノムの解析から薬が発見されることは間違いない

ヒトやその他のゲノムの全塩基配列の解読は，新薬開発の強力な原動力になる可能性がある．ゲノム解読とその解析研究によって，ヒトゲノムがコードするタンパク質についての知見が大幅に増えた．この新しい情報源のおかげで，薬の開発の初期過程は大いに加速されるだろう．また，患者個人に合わせた薬がつくれるかもしれない.

ヒトプロテオームを探せば，薬の標的が見つかる可能性がある

ヒトゲノムには，mRNA の選択的スプライシングや翻訳後修飾で生じるものを除いても，約 21 000 ものタンパク質がコードされている．これらのタンパク質の多く，特に酵素や受容体で，活性化や阻害によって生物学的に顕著な影響が出るものは，薬の標的になる可能性を秘めている．多数のタンパク質からなるいくつかのファミリーは，特に薬の標的の宝庫である．たとえば，ヒトゲノムには 500 種類以上ものプロテインキナーゼ遺伝子が含まれており，それらは推定アミノ酸配列を比較することによって判別できる．これらのキナーゼの多くは多様な疾患の進行において機能することが知られている．たとえば BCR–ABL キナーゼは特定の染色体の欠陥によって形成される制御を失ったキナーゼであり，ある種の白血病に関わることが知られており，メシル酸イマチニブ（商品名 グリベック；§ 14・5）という薬の標的である．ほかにもプロテインキナーゼの中には，同様に特定のがんで明らかに重要な役割を果たしているものがある．また，ヒトゲノムには 7TM（7 回膜貫通）受容体（§ 14・1）がおよそ 800 もコードされている．そのうち約 350 は嗅覚受容体だが，残りの 7TM 受容体の多くも薬の標的になる可能性をもち，一部はすでに薬の標的として利用されている．たとえば，高血圧の治療に広く使われる β 遮断薬は β_1 アドレナリン受容体を標的とし，抗潰瘍薬ラニチジン（商品名 ザンタック）は，ヒスタミン H_2 受容体（胃酸分泌の制御に関わる 7TM 受容体）を標的とする.

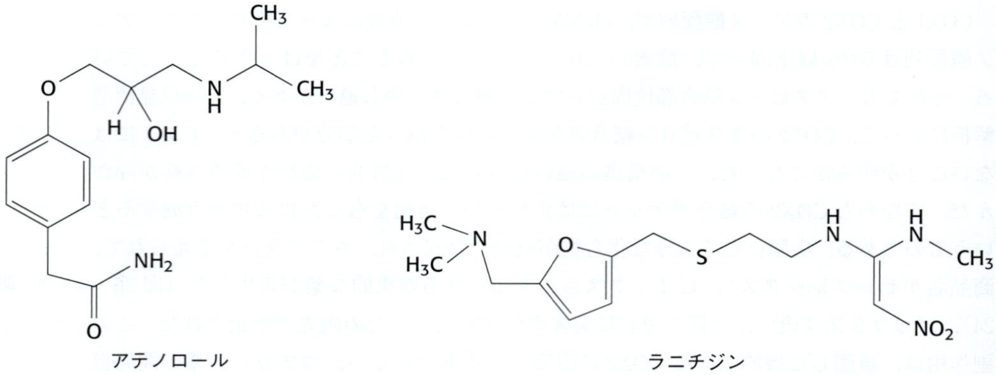

アテノロール   ラニチジン

すでに薬の標的になったタンパク質を含む大きなファミリーに属さない新しいタンパク

質が，ゲノム情報の利用によって同定されやすくなった．薬の開発の標的になりうるタンパク質を見つける方法はいくつもある．一つは，病気にかかった生物由来の細胞を調べて，発現パターン，タンパク質の位置，翻訳後修飾などの変化を探すという方法である．またほかに，特定の遺伝子が発現されている組織や細胞型を研究するという方法もある．このようなヒトゲノムの解析が，積極的に追求できる薬の標的の数を増やすに違いない．

薬の標的として有効かどうかは，動物モデルを開発して調べることができる

今では，多くのモデル生物のゲノムが解読されている．中でも薬の開発のために最も重要なのはマウスのゲノムである．驚いたことに，マウスとヒトのゲノムは塩基配列の約85 % が同一で，ヒトの全遺伝子の98 % 以上は，マウスにそれとわかる対応遺伝子が存在する．マウスの研究は，薬の開発に一つの強力な手法をもたらした．マウスで特定の遺伝子を破壊（"ノックアウト"）するという方法である（§5・4）．ある遺伝子の破壊によって望ましい影響が生じたときには，この遺伝子の産物が有望な薬の標的となる．この方法の有用性は，逆の方向で実証されている．たとえば，胃酸分泌の鍵となるタンパク質 H^+,K^+-ATP アーゼの α サブユニットの遺伝子を破壊すると，胃酸の少ないマウスが生じる．これらのマウスの胃の pH は，野生型マウスの胃の pH が3.2になるような条件のもとでも，6.9にしかならない．このタンパク質は，胃食道逆流症の治療に使われるオメプラゾール（商品名 プリロセックなど）とランソプラゾール（商品名 プレバシド，タケプロン）の標的である．

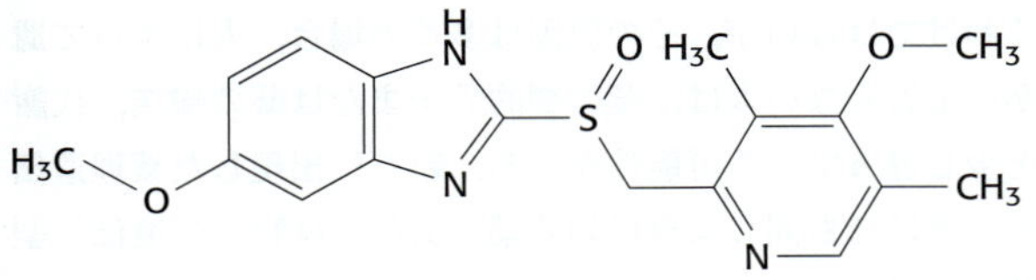

オメプラゾール 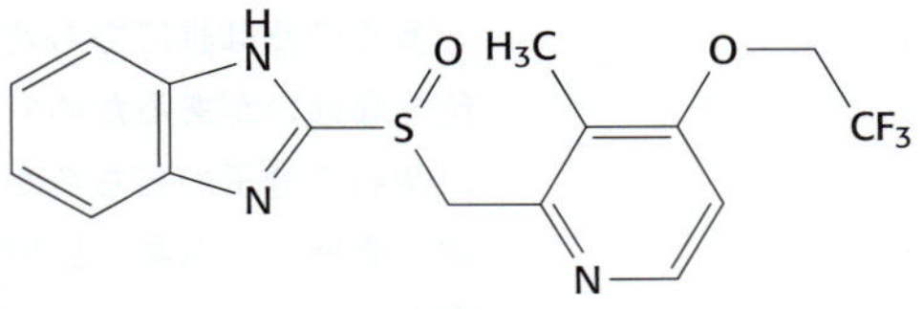 ランソプラゾール

現在，それぞれ異なる遺伝子を破壊した何十万系統ものマウスを作製しようという大規模な試みがいくつか進行中である．これらのマウスの表現型は，破壊した遺伝子がコードするタンパク質が薬の標的として有望かを判断するよい手掛かりになる．新薬開発の際にはこの方法のおかげで，生理的機能があらかじめ知られていなくても，標的になる可能性のあるタンパク質を評価できる．

病原体のゲノムから薬の標的を見つけ出すこともできる

ヒトタンパク質だけが薬の重要な標的になるわけではない．ペニシリンや HIV プロテアーゼインヒビターのような薬剤は，病原体のもつタンパク質を標的として作用する．現在では何百種類もの病原体ゲノムが解読されていて，そこには薬剤の標的になる可能性のあるものが隠されている．

既存の多くの抗生物質に耐性を示す細菌と闘うには，新しい抗生物質が必要である．細胞の生存に不可欠でさまざまな細菌によく保存されているタンパク質を探すのも，一つの方法である．こういったタンパク質を不活性化する薬は，広い抗菌スペクトルをもち，種々の細菌のいずれが感染しても治療に役立つことが期待できる．このようなタンパク質の一つがペプチドデホルミラーゼで，細菌タンパク質のアミノ末端に存在するホルミル基を翻訳後すぐに除去する働きをする（図30・19）．

これとは別に，特定の1種類の病原体に対する薬が必要になる可能性もある．こういった病原体の最近の例が，重症急性呼吸器症候群（SARS）の原因ウイルスである．この新興感染症が見つかってから1カ月も経たずに原因となるウイルスが単離され，数週間で29 751 塩基のゲノムが完全に解読された．このゲノム塩基配列から，あるウイルスプロテ

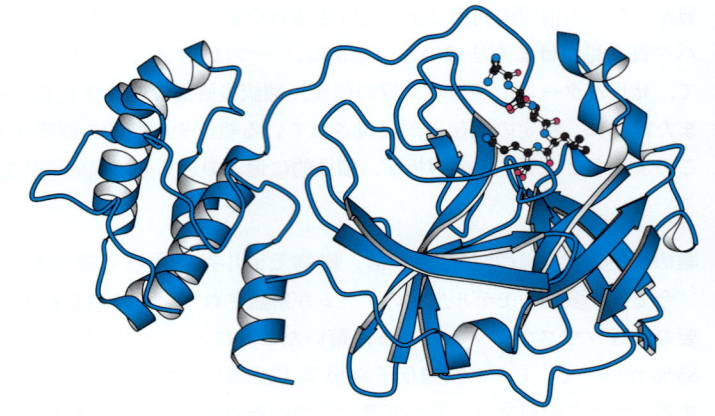

図 36・25　新たに生まれた薬の標的.　SARS（重症急性呼吸器症候群）の原因となるコロナウイルス由来のプロテアーゼに阻害剤が結合した構造を示す．この構造は，ウイルスの同定後 1 年も経たずに決定された〔1P9S.pdb より〕.

アーゼをコードする遺伝子の存在が明らかになった．SARS ウイルスはコロナウイルスファミリーに属するが，他のコロナウイルスの研究から，このプロテアーゼがウイルス複製に不可欠なことがわかっている．これにより，このウイルスおよび関連するウイルスに対する特異的な治療の可能性が開かれた（図 36・25）.

薬に対する個体の反応には，遺伝的な差異が影響する

　多くの薬は誰にでも効果があるわけではないが，その原因は多くの場合，人によって遺伝的な違いがあるためである．薬に応答しない人は，薬の標的分子または薬の輸送，代謝に関わる分子のどちらかが普通と少し違っている可能性がある．新たに出現した薬理遺伝学，薬理ゲノム学の目標は，もっと誰にでも同じように効く薬，あるいは特定の遺伝子型をもつ個人に合うよう調整した薬を設計することである.

　メトプロロールのように β_1 アドレナリン受容体を標的とする薬は高血圧の治療に広く用いられる．これらの薬は "β 遮断薬" とよばれることが多い.

メトプロロール

しかしうまく薬に反応しない人もいる．米国人の間では，β_1 アドレナリン受容体をコードする遺伝子は二つのタイプが一般的である．最も多い対立遺伝子（アレル）は 49 位がセリンで 389 位がアルギニンであるが，一部の人では，そのどちらか一方がグリシンに置き換わっている．調査では，最も多い対立遺伝子を 2 コピーもつ被験者はメトプロロールによく反応し，日中の拡張期血圧（最低血圧）が平均 14.7 ± 2.9 mmHg 低下した．これに対して変異型対立遺伝子を 1 個もつ被験者は血圧の低下幅が小さく，変異型対立遺伝子を 2 個もつ被験者の場合は薬の明らかな効果は認められなかった（図 36・26）．これらの観察結果から考えて，この位置について個別患者の遺伝子型を調べれば役に立つ可能性がある．その場合にはメトプロロールや他の β 受容体遮断薬による治療の効果を，予測できるかもしれない.

　薬効を決める要因として ADME と毒性が重要であることを考えると，薬の輸送と代謝に関わるタンパク質の違いによって，薬の効果が変わるのは当然である．その重要な例の一つが，白血病，免疫疾患，炎症性腸疾患などの治療に使われる 6-チオグアニン，6-メルカプトプリン，アザチオプリンなどのチオプリン系の薬である.

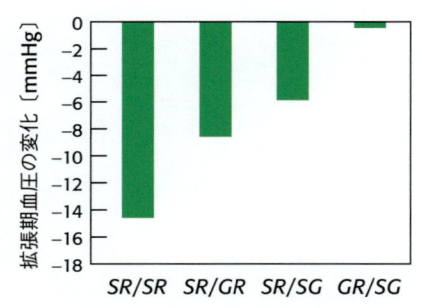

図 36・26　表現型と遺伝子型の関係．メトプロロール治療による拡張期血圧の平均変化．最も多い対立遺伝子（$S_{49}R_{389}$）を 2 コピーもつ人では，血圧は大きく低下する．変異型対立遺伝子（GR または SG）を 1 個もつ人では低下幅が小さくなり，変異型対立遺伝子を 2 個もつ人（GR/SG）では，血圧の低下はみられない〔出典: J.A. Johnson et al., *Clin. Pharmacol. Ther.*, **74**, 44～52 (2003)〕.

6-チオグアニン　　　6-メルカプトプリン　　　アザチオプリン

これらの薬を投与された患者の少数に，大半の患者なら問題にならない投与量で毒性の兆候がみられた．この患者による違いは，硫黄原子にメチル基を付加する異物代謝酵素チオプリン S-メチルトランスフェラーゼの遺伝子の珍しい変異が原因である．

6-メルカプトプリン　　+ S-アデノシルメチオニン　⇌（チオプリン S-メチルトランスフェラーゼ）　+ S-アデノシルホモシステイン + H^+

変異型酵素は安定性が低く，この酵素をもつ患者は適切な処置をとらないと薬剤が毒性量に達してしまう．このように薬の代謝に関わる酵素の遺伝子の差異は，特定の薬の濃度に対する忍容性の個人差を決めるうえで大きな役割を果たしている．ほかにも多くの薬物代謝酵素，薬物輸送タンパク質が，特定の薬に対する個人の反応を支配することがわかっている．遺伝的要因の同定によって，ある薬が一部の人にはよく効くのに他の人には効かないのはなぜか，理解が深まるだろう．将来は，医師が患者の遺伝子を調べて，薬による治療計画作成に役立てるようになるかもしれない．

36・4　薬は複数の段階を経て開発される

　米国では米国食品医薬品局（FDA）が，薬になる可能性のある候補物質は効果と安全性を立証してから初めて大規模なヒトへの投与を行うよう求めている．この条件が特に当てはまるのは，比較的健康な人が利用することになる薬の候補の場合である．非常に具合の悪い患者，たとえば重篤ながんで，効果的な治療法がなければ明らかに良くない結果が待っているような患者の治療に使う薬剤候補の場合には，より多くの副作用が許容される．

臨床治験には時間と費用がかかる
　臨床治験では，薬の候補が一般的な利用に関して FDA による認可を得る前に，有効性

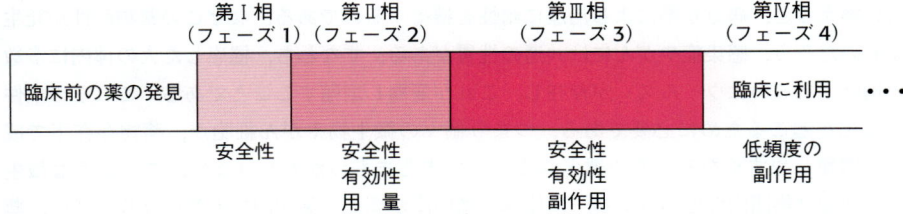

図 36・27　臨床治験の段階（フェーズ）．　臨床治験は段階的に進められ，被験者群の人数をしだいに増やしながら安全性と有効性を検証する．

や副作用の可能性を調べる．この臨床治験は，少なくとも 3 段階にわたって行われる（図 36・27）．第 I 相（フェーズ I）では，まず安全性を検証するために，少数（通常は 10〜100 人）の健康な自発的志願者に薬の候補を投与する．被験者にはさまざまな用量を投与し，毒性の兆候が出ないかを観察する．薬の候補の有効性の評価は特に行わない．

第 II 相（フェーズ II）では，その薬の候補の恩恵を受ける可能性のある少数の被験者を対象にして，有効性を検証する．また安全性についても，さらにデータを集める．このような治験では，対照をおき，二重盲検法をとることが多い．対照臨床治験では被験者を無作為に二つのグループに分け，投与群の被験者には試験中の薬の候補を投与する．対照群の被験者には，**プラセボ**（placebo，**偽薬**，すなわち薬効がないことがわかっている砂糖の錠剤など）を投与するか，あるいは，治療をすべて止めてしまうのは倫理的に問題がある場合には既存の最良の標準的な薬を投与する．二重盲検法では，被験者と研究者は両方とも，どの被験者が投与群でどの被験者が対照群なのかを知らされない．二重盲検試験は試験実施過程でのバイアス*（偏り）を防ぐためで，試験が終了した後で，被験者が投与群なのか対照群なのかが明かされ，両群の結果の比較が行われる．第 II 相では，どの程度の用量なら深刻な副作用が出ないか，どの程度の用量で効果が現れるかを調べるため，さまざまな用量の投与が行われることが多い．

* 訳注：バイアスとは治療の真の効果と臨床治験から推定される効果とに差を生じさせる原因になる，治験の設計，実施，解析，解釈上の要因．プラセボのもつ意味については後に説明があるが，どちらがプラセボであるかを研究者が知っていると態度に現れたり，解析，解釈に影響する恐れがあるため，二重盲検法が使われる．被験者には知らせないが研究者には知らせる方法は，単盲検法という．

プラセボ効果（placebo effect）の威力 —— 自分は効果のある治療を受けていると信じた被験者に改善が感じられる傾向 —— は軽視できない．たとえば膝の痛みの関節鏡視下手術についての研究では，ビデオ映像などを利用して患者に自分が手術を受けたと信じさせると，実際に手術を受けた患者と平均で同程度の改善がみられたのである．

第 III 相（フェーズ III）では，より大きく多様性をもつ集団で同様の治験を行う．この第 III 相は，薬の候補の有効性をさらに確実に示し，投与を受けた被験者のごく一部に生じる副作用も検出しようという意図で行われる．一般的な第 III 相治験で，被験者が数千人規模になることもある．

臨床治験には，非常に多額の費用がかかる．数百人，数千人の患者を集め，試験期間中ずっと経過を観察しなければならない．臨床治験の計画，実施には，医師，看護師，臨床薬理学者，統計学者など数多くの人が関わる．費用は数千万から数億ドルに上ることもある．副作用はどのようなものでもすべて記載し，詳細に記録しておかなければならない．これらのデータはまとめて FDA に提出される．現在では，一つの薬の開発にかかる総費用は 8 億ドル以上に上ると考えられている．

薬が認可され，使用されるようになってからも，難しい問題が生じることがある．薬が市場に出回ったのちに行われる臨床治験は第 IV 相研究ともよばれ，広い範囲でまたは長期間使用された場合のみに顕在化する低頻度の副作用を見つけるためのものである．たとえばロフェコキシブ（米国での商品名 ビオックス）は前述したように，第 IV 相の臨床治験で心臓への明らかな副作用が見つかったために販売が中止された．このような事例からはっきりわかるように，どのような薬でも，使用する際には薬効と潜在的リスクとをはかりにかける必要がある．

薬剤耐性の進化が，感染性病原体やがんに対する薬の有用性を狭める恐れがある

多くの薬は，長期にわたって使用しても効果はまったく失われない．しかし，場合により，特に感染症やがんの治療では，初めのうち有効だった薬の効果が下がることがある．言い換えると，病気が薬による治療に耐性を獲得するのである．なぜこの薬物耐性が発生するのだろう．感染症やがんには共通の性質がある．すなわち，罹患した人の体内に多数の細胞（あるいはウイルス）が存在し，これが変異し増殖することである．これらの条件は進化が起こるために必要である．つまり個々の微生物やがん細胞が，薬物存在下で成長，増殖しやすくなるような遺伝的変異をたまたまもつかもしれない．このような微生物，細胞は集団内の他のメンバーに比べて適応度が高く，集団内で優勢になりやすい．薬による選択圧が継続的にかかると，この微生物集団，がん細胞集団はその薬に対してより強い耐性を示すようになる．ただし，耐性が生じるしくみはいくつもあることに注意して

ほしい.

　前述した HIV プロテアーゼインヒビターは薬に対する耐性の進化の重要な例の一つである. レトロウイルスは, このような進化に非常に適している. それは, 逆転写酵素が校正機能なしに複製を行うからである. ゲノムは約 9750 塩基だが, 一つのウイルス粒子に単一点突然変異が生じる可能性は, 感染者 1 人当たり毎日 1000 回以上と考えられている. 多重変異も数多く生じる. これらの変異のほとんどは, ウイルスにとってまったく影響がないか有害かのどちらかである. しかし, 変異したウイルス粒子のごく少数は, 薬による阻害を受けにくいプロテアーゼをコードするようになる. HIV プロテアーゼインヒビターが存在する環境では, これらのウイルス粒子が集団の大多数よりも効率よく複製するようになる. 時間の経過に伴い, この薬物感受性の低いウイルスが集団内で優勢になり, そのウイルス集団はその薬に対して耐性になる.

　これとはまったく異なる機構によって病原体が抗生物質耐性をもつようになることもある. 病原体の中には, 特定の抗生物質を不活性化したり分解したりする酵素をもつものがある. たとえば多くの微生物がペニシリンなどの β-ラクタム系薬剤に耐性を示すが, それは β-ラクタマーゼという酵素をもっているからである. この酵素は β-ラクタム環を加水分解して, 薬を不活性化する.

ペニシリン

　これらの酵素の多くは, 細菌に多くみられるプラスミドとよばれる小型の環状 DNA にコードされている. 多くのプラスミドは簡単にある細菌細胞から別の細菌細胞へと受け渡され, 抗生物質耐性も伝わる. このようにプラスミドの伝達は, 重要な医療問題である抗生物質耐性の蔓延の一因となっている. 一方でプラスミドは, 組換え DNA 技術にも活用されている (§5・2).

　がんの治療の過程でも薬に対する耐性が生じることは多い. がん細胞の特徴は, 正常細胞が従ういろいろな制約に縛られずに急速に増殖する能力をもつことである. がんの化学療法に使われる薬の多くは, この急激な細胞増殖に必要な過程を阻害する. しかし, 個々のがん細胞に遺伝的変化が蓄積され, これらの薬の効果が下がることがある. このように変化したがん細胞は他のがん細胞よりもさらに速く増殖するようになり, がん細胞集団内で優勢になる. がん細胞のこの急速な変異能力は, 特定の白血病に見られるがん細胞に特異的なタンパク質の阻害物質の開発という, がん治療における画期的な発見に対する挑戦である (§14・5). たとえば, BCR-ABL プロテインキナーゼに作用するメシル酸イマチニブを投与した患者では腫瘍が検出不能にまでなるが, 残念なことに, 治療を受けた患者の多くは何年か経った後に腫瘍が再発する. これらの症例の多くでは変異によって BCR-ABL タンパク質が変化し, 治療に使われる濃度のメシル酸イマチニブでは阻害されなくなるのである.

　がん患者の多くは化学療法の過程で同時に複数の薬の投与を受けるが, 多くの場合がん細胞は, これらの薬の多く, あるいはすべてに対して同時に耐性を獲得する. この多剤耐性の原因として, 薬を細胞外へと運び出すいくつかの ABC 輸送体タンパク質 (§13・2) を過剰に発現するがん細胞が増えることがあげられる. このようにがん細胞の薬の耐性の進化は, 正常なヒトタンパク質を過剰に発現することによる場合もあれば, がんの表現型の原因となるタンパク質を変化させることによる場合もある.

ま と め

36・1　薬の開発は壮大な挑戦である

　ほとんどの薬は，酵素や受容体に結合してその活性を調節することによって効果を表す．効果的な薬であるためには，標的に対する結合の親和性と特異性が高くなくてはならないが，望ましい親和性と特異性を備えた化合物であっても，大半は良い薬にはなるとは限らない．ほとんどの化合物は，少ししか吸収されなかったり，すぐに体外へ排出されたり，外来化合物を代謝する経路によって修飾されたりするために，経口投与してもねらった標的に適切な濃度で十分な期間届くことはない．薬剤の吸収，分布，代謝，排泄に関わる性質は ADME 特性とよばれる．経口バイオアベイラビリティーは薬の吸収されやすさの指標の一つで，化合物を経口投与した場合の最高濃度と，同じ量を直接注入した場合の最高濃度の比で表される．化合物の構造がバイオアベイラビリティーに及ぼす影響は複雑だが，リピンスキーの法則とよばれる一般則は手掛かりとして役に立つ．薬物の代謝経路には，シトクロム P450 酵素による酸化（第 I 相変換）と，グルタチオン，グルクロン酸，硫酸の付加（抱合，第 II 相変換）がある．化合物は，毒性があるために有効な薬にならないこともある．毒性は，標的分子を調節する作用が強すぎるための場合もあれば，標的以外のタンパク質に結合するための場合もある．薬物の代謝と排泄には，肝臓と腎臓が中心的な役割を果たす．

36・2　薬の候補はセレンディピティー，スクリーニング，または設計によって発見される

　多くの薬がセレンディピティー，つまり偶然の観察によって発見されてきた．たまたま細菌の培養プレートに混入したカビがつくり，周辺の細菌を殺した物質が，抗生物質のペニシリンである．クロルプロマジンやシルデナフィルなどは，ヒトの生理機能に当初期待されたのとはまったく違う有益な作用を及ぼすことが判明してできた薬である．コレステロールを低下させるスタチン系の薬は，膨大な数の化合物から興味深い活性をもつもののスクリーニングを行って開発された薬である．化学的に類似しているが少しずつ異なる多数の化合物群をスクリーニング用に合成するために，コンビナトリアルケミストリー手法が開発された．ときには薬の標的の三次元構造がわかり，それを強力で特異的な阻害剤を設計する手掛かりに使えることもある．このようにして設計された薬の例に，HIV プロテアーゼインヒビターのインジナビルや，シクロオキシゲナーゼ 2 の阻害剤のセレコキシブなどがある．

36・3　ゲノムの解析から薬が発見されることは間違いない

　ヒトゲノムには約 21 000 のタンパク質がコードされており，選択的 mRNA スプライシングや翻訳後修飾による誘導体まで含めれば，その数はさらに増える．このゲノムの塩基配列から，薬の標的になる可能性のあるものを探すことができる．プロテインキナーゼや 7TM 受容体のように重要な生理過程に関わることが知られているタンパク質の大きなファミリーからそれぞれいくつか標的が見つかっており，薬が開発されている．モデル生物のゲノムも，薬の開発研究には非常に役立つ．特定の遺伝子が破壊されたマウス系統は，特定の薬の標的を評価するのに活用されてきた．細菌，ウイルス，病原体のゲノムには，重要な機能を果たしているためや，ヒトタンパク質と違いがあって副作用が出る恐れが少ないために，薬の標的としてうまく利用できそうな候補が多数コードされている．個人の遺伝的な差異を調べて，薬に対する反応の個人差との関連を明らかにすれば，薬の臨床投与や開発の助けになる．

36・4　薬は複数の段階を経て開発される

　化合物を薬としてヒトに投与するには，その前に安全性と有効性を詳しく検証しなくてはならない．臨床治験は，いくつかの段階に分けて行われる．最初は安全性の試験，つぎは少人数での安全性と有効性の試験，最後はめったに生じない副作用も見つけられるよう大きな集団で安全性と有効性を調べる．新薬を一つ開発するのにかかる費用は，おもに臨

床治験の費用のために8億ドルにも上るとされる．薬としての認可が下りて使用されていても，問題が生じる可能性はある．感染症やがんの場合には，薬がある程度の期間投与された後は，患者はその薬に耐性を示すようになることが多い．その薬の作用を受けにくい変異病原体が生じ，増殖するからである．

重 要 語 句

リガンド（ligand）（p. 980）

解離定数（dissociation constant, K_d）（p. 981）

副作用（side effect）（p. 981）

阻害定数（inhibition constant, K_i）（p. 981）

チェン・プルソフ式（Cheng–Prusoff equation）（p. 981）

ADME（p. 981）

経口バイオアベイラビリティー（oral bioavailability）（p. 982）

リピンスキーの法則（Lipinski's rule）（p. 982）

コンパートメント（compartment）（p. 983）

血液脳関門（blood–brain barrier）（p. 984）

生体異物（ゼノバイオティクス，xenobiotics）（p. 984）

薬物代謝（drug metabolism）（p. 984）

酸　化（oxidation）（p. 984）

抱　合（conjugation）（p. 984）

第Ⅰ相変換（phase Ⅰ transformation）（p. 984）

第Ⅱ相変換（phase Ⅱ transformation）（p. 984）

初回通過における薬物代謝（first-pass metabolism）（p. 985）

糸球体（glomerulus）（p. 985）

腸肝循環（enterohepatic cycling）（p. 985）

治療係数（therapeutic index）（p. 986）

アテローム（粥腫，atheroma）（p. 989）

ミオパシー（myopathy）（p. 990）

ハイスループットスクリーニング（high-throughput screening）（p. 990）

コンビナトリアルケミストリー（combinatorial chemistry）（p. 990）

スプリット・プール合成（split-pool synthesis）（p. 990）

構造に基づいた医薬品設計（structure-based drug design）（p. 992）

構造活性相関（structure-activity relationship, SAR）（p. 992）

プラセボ（偽薬，placebo）（p. 998）

プラセボ効果（placebo effect）（p. 998）

問 題

1. 発見への道筋　つぎにあげる薬の生理的効果が判明したのは，薬の標的が判明する前か後か．

  (a) ペニシリン

  (b) シルデナフィル（商品名　バイアグラ）

  (c) ロフェコキシブ（商品名　ビオックス）

  (d) アトロバスタチン（商品名　リピトール）

  (e) アスピリン

  (f) インジナビル（商品名　クリキシバン）

2. リピンスキーの法則　つぎの化合物は，リピンスキーの法則をすべて満たすか．（log P 値を括弧内に示す．）

  (a) アテノロール（0.23）

  (b) シルデナフィル（3.18）

  (c) インジナビル（2.78）

3. 対数表の計算　完全に化学構造に基づいて log P 値を推定できるコンピュータープログラムを開発しようと，かなりの努力が費やされている．このようなプログラムができたら便利なのはどうしてか．

4. 1オンスの予防薬　アセトアミノフェン錠には N–アセチルシステインも添加することを求める法律が提案されている．この添加物の役割を考えよ．

5. 臨床治験の設計　第Ⅰ相と第Ⅱ相の治験について，被験者数，健康状態，治験の目標について違いを述べよ．

6. 薬の相互作用　本章で述べたように，ワルファリン（米国での商品名　クマディン）は多く投与しすぎると出血が起こって抑制できなくなることがあるため，非常に危険な薬でもある．ワルファリンを服用するときには，他の薬，特にアルブミンに結合する薬の併用には注意する必要がある．この薬剤同士の相互作用の機構を考えよ．

7. 悪い組合わせ　なぜP450を阻害する薬を他の投薬と組合わせると危険かを説明せよ．

8. メカニズムをいうと　非競合阻害剤が競合阻害剤よりも薬の候補として勝っている点を一つ述べよ．

9. 助けの手　ABCトランスポーターであるMDRを阻害できる薬を開発できたとしよう．この薬のがん化学療法への応用の可能性を考えよ．

10. 標的を探せ　トリパノソーマは睡眠病の原因となる単細胞の寄生生物である．トリパノソーマは生活環の一段階を血液中で過ごし，その間の全エネルギーは解糖によって賄う．この解糖は，トリパノソーマ内部にあるグリコソームとよばれる特殊な小器官で行われる．睡眠病の治療標的になる可能性のあるものをあげよ．この治療法では，どのような問題が生じる可能性があるか．

11. 知識は力　メシル酸イマチニブ（商品名　グリベック）のがん化学療法における効果的な使用にゲノム情報はいかに役立ちうるであろうか．

12. 複数の標的・同じ目標　シルデナフィルは細胞内の cGMP 濃度を上げるという生理的効果により筋弛緩をもたらす．図36・17に示す図式に基づいて，小分子により cGMP 濃度を上げるための別のアプローチを見つけよ．

機 構 の 問 題

13. テーマの変奏　酵素シトクロム P450 によるアンフェタミンの代謝によって，以下に示すような変換が起こる．この機構を考え，生

じる他の産物を示せ.

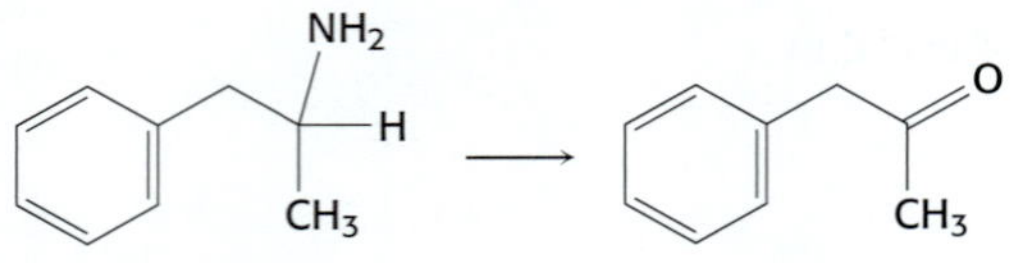

アンフェタミン

データ解釈の問題

14. HIV プロテアーゼインヒビターの設計

HIV プロテアーゼの強力な阻害剤になるよう設計された一連の化合物の一つが化合物 A である.

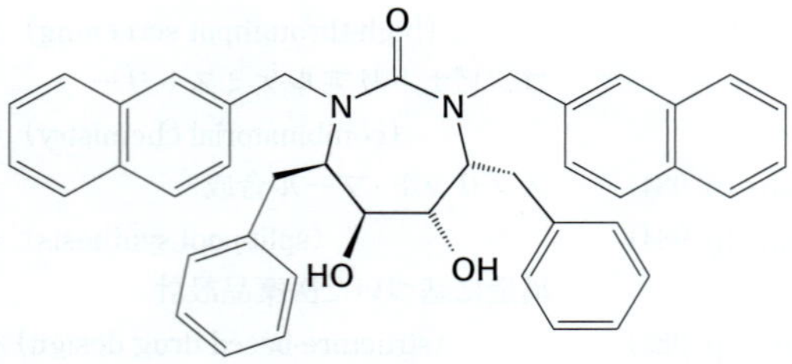

化合物 A

化合物 A を二つの方法を用いて調べた: (1) 試験管内での HIV プロテアーゼの直接阻害と, (2) ウイルス複製の指標となる HIV 感染細胞中でのウイルス RNA 生成の阻害の二つである. その結果を次表に示す. HIV プロテアーゼ活性の測定は, K_M 値と同じ濃度で存在する基質ペプチドで行った.

(1) の表

化合物 A〔nM〕	HIV プロテアーゼ活性〔任意の単位〕
0	11.2
0.2	9.9
0.4	7.4
0.6	5.6
0.8	4.8
1	4.0
2	2.2
10	0.9
100	0.2

(2) の表

化合物 A〔nM〕	ウイルス RNA の生成〔任意の単位〕
0	760
1.0	740
2.0	380
3.0	280
4.0	180
5.0	100
10	30
50	20

プロテアーゼ活性アッセイにおける化合物 A の K_I 値と, ウイルス RNA 生成アッセイにおける化合物 A の IC_{50} 値を推定せよ.

ラットに 20 mg kg^{-1} という比較的高用量の経口投与を行うと, 化合物 A の最大濃度は 0.4 µM になった. この値に基づいて考えると, 化合物 A には経口投与で HIV の複製を防ぐ効果はあるか.

問 題 の 解 答

第 1 章

1. 水素結合供与体は NH と NH$_2$ である．水素結合受容体はカルボニル酸素原子と，環の窒素原子で水素やデオキシリボースに結合していないものである．

2. 六員環の単結合と二重結合の位置を交換する．

3. (a) イオン相互作用；(b) ファンデルワールス相互作用

4. 反応 a と b

5. $\Delta S_{系} = -661\,\mathrm{J\,mol^{-1}\,K^{-1}}$（$-158\,\mathrm{cal\,mol^{-1}\,K^{-1}}$）
$\Delta S_{外界} = +842\,\mathrm{J\,mol^{-1}\,K^{-1}}$（$+201\,\mathrm{cal\,mol^{-1}\,K^{-1}}$）

6. (a) 1.0；(b) 13.0；(c) 1.3；(d) 12.7

7. 2.88

8. 1.96

9. 55.5 M

10. 11.83

11. 447；0.000 50

12. 0.000 66 M

13. 6.0

14. 5.53

15. 6.48

16. 7.8

17. 100

18. (a) 1.6；(b) 0.51；(c) 0.16

19.

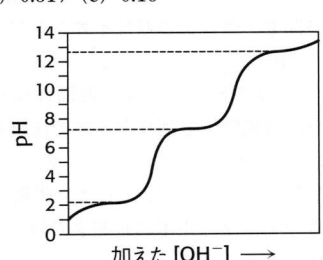

20. 0.1 M 酢酸ナトリウム溶液：6.34；6.03；5.70；4.75
0.01 M 酢酸ナトリウム溶液：5.90；4.75；3.38；1.40

21. 90 mM 酢酸と 160 mM 酢酸ナトリウム，0.18 mol の酢酸と 0.32 mol の酢酸ナトリウム，10.81 g の酢酸と 26.25 g の酢酸ナトリウム

22. 酢酸 0.50 mol；NaOH 0.32 mol；酢酸 30.03 g；NaOH 12.80 g

23. 250 mM；pH は 5.0 になる；問題 19 の緩衝液ではない；90 mM の NaCl も含んでいる

24. Na$_2$HPO$_4$ 8.63 g；NaH$_2$PO$_4$ 4.71 g

25. 7.0；この緩衝液は，pH が pK_a 値と大きく違うため，あまり有用ではない．

26. 1.45 kJ mol^{-1}（0.35 kcal mol^{-1}）；
57.9 kJ mol^{-1}（13.8 kcal mol^{-1}）

27. 約 1500 万の違いがある．

28. $(20!)/(10! \times 10!) = 184\,756$

29. 7.9 %

第 2 章

1. (A) プロリン，Pro，P；　(B) チロシン，Tyr，Y；
(C) ロイシン，Leu，L；　(D) リシン，Lys，K

2. (a) C, B, A；(b) D；(c) D, B；(d) B, D；(e) B

3. (a) 6；(b) 2；(c) 3；(d) 1；(e) 4；(f) 5

4. (a) Ala；(b) Tyr；(c) Ser；(d) His

5. Ser, Glu, Tyr, Thr

6. (a) アラニン-グリシン-セリン

(b) アラニン

(c および d)

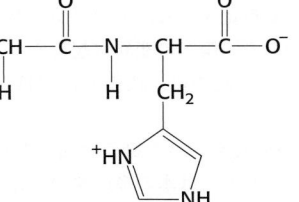

7.

$$\overset{+}{\mathrm{H_3N}}-\mathrm{CH}-\mathrm{C}\cdots\mathrm{N}-\mathrm{CH}-\mathrm{C}-\mathrm{O}^-$$

pH 5.5 において正味の電荷は +1 である．

pH 7.5 において正味の電荷は 0 である．

8. 50 個のアミノ酸それぞれに対して 20 種類の選択肢があるので，20^{50}，すなわち約 10^{65} 種類．非常に大きな数となる．

9.

pH 7 におけるアスパルテーム

10. 窒素-α 炭素-カルボニル炭素，の繰返し単位．

11. 側鎖はアミノ酸の α 炭素原子に結合する官能基である．

12. アミノ酸組成は単にタンパク質を構成するアミノ酸を指す．順序は特定されない．アミノ酸配列は一次構造と同様に，タンパク質のアミノ末端からカルボキシ末端までのアミノ酸の並び順である．多くの異なるタンパク質は同じアミノ酸組成を共有することがあるが，ア

ミノ酸配列はそれぞれのタンパク質に固有のものである.

13. (a) 各鎖は 35 kDa であり, ゆえに 1 残基当たりの平均分子量が 110 Da であるとして, およそ 318 残基である. αヘリックスにおいてアミノ酸はらせん軸方向に 1 残基当たり 1.5 Å ずつ進むので, 鎖長は 477 Å になる. より正確にいうと, αヘリックスがコイルドコイルを形成する場合, 1 個のアミノ酸がらせん軸方向に進む距離は 1.46 Å である. ゆえに, 鎖長は 464 Å となる.

(b) それぞれ 18 アミノ酸残基 [(40−4)/2] の二本鎖が β シート構造をとっている. β ストランドではアミノ酸 1 残基当たり 3.5 Å ずつ進むので, 長さは 63 Å になる.

14. イソロイシンの β 炭素原子に結合するメチル基は立体障害により αヘリックスの形成を妨げる. ロイシンでは, このメチル基は γ 炭素原子に結合し, 主鎖から離れた位置にあるため, 立体障害を起こさない.

15. プロリンとグリシン
窒素原子と α 炭素原子に連結するプロリンの環状側鎖は φ 角を非常に狭い範囲 (−60°前後) に限定する. 一方, グリシンでは, 側鎖の水素原子により生じた立体障害の消失がこのアミノ酸が, ラマチャンドラン図の中でより広い範囲をとりうることを可能にする.

16. 最初の変異が活性を破壊するのは, バリンがアラニンよりも多くの空間を占め, このバリン残基が非常に密に詰まったタンパク質の内部に位置すると仮定すると, そのタンパク質が異なる形状をとるようになるためである. 第二の変異が起こると, イソロイシンよりもグリシンの方が小さいために, 代償的に容積が減って, 活性が回復する.

17. ループはいつもタンパク質の表面に存在し, 外の環境にさらされる. 多くのタンパク質は水の多い環境に存在し, むき出しのループは親水性であり, 水と相互作用する.

18. インスリンの天然型の立体配置は, 2 本の分かれたペプチド鎖がジスルフィド結合で結合されているため, 熱力学的に最も安定な形態ではない. インスリンは, 単一鎖からなる前駆体であるプロインスリンから形成されるが, 51 残基分の分子が切断されてインスリンがつくられるのは, ジスルフィド結合が形成された後である.

19. プロテアーゼの主鎖のうち, ある部分が標的タンパク質の主鎖と水素結合し, それによって, 引き伸ばされた並行型 β ストランドまたは逆平行型 β ストランドの組合わせが形成される.

20. グリシンはアミノ酸の中で最も側鎖が小さい. 小さいがゆえに, ポリペプチド鎖が鋭く曲がったり, 他のポリペプチド鎖に接近したりする際にグリシン側鎖の小ささがきわめて重要になることが多い.

21. グルタミン酸, アスパラギン酸, 末端カルボン酸はアルギニンのグアニジニウム基との間に塩橋を形成できる. 加えて, グアニジニウム基はグルタミン, アスパラギン, セリン, トレオニン, アスパラギン酸, チロシン, グルタミン酸の側鎖, および主鎖のカルボニル基への水素結合供与体となりうる. ヒスチジンは, pH 7 においてアルギニンと水素結合を形成しうる.

22. チオールを含む試薬を加え穏やかに加熱することによって, 毛髪のジスルフィド結合が切断される. 髪をカールさせてから酸化剤を添加すると, ジスルフィド結合が再形成されて望み通りの髪型を安定に保つことができる.

23. 生体膜を貫通するタンパク質には, 疎水性アミノ酸と親水性アミノ酸の配置が逆転しているため, "法則を実証する例外" となるものがある. たとえば, 多くの細菌の外膜にみられるタンパク質であるポーリン (porin) をみてみよう. 外膜はおもに疎水性のアルカン鎖で構成されている. そのため, ポーリンの表面は, 隣接するアルカン鎖と相互作用する疎水性残基によって主として構成されている. 反対に, ポーリンの中心部分は, タンパク質の中央を貫通する, 水分子で満たされたチャネルを取囲むように, 多数の荷電した極性アミノ酸で構成される. このように, ポーリンは疎水性環境で機能するために, 水溶液中で機能するタンパク質と比べると "あべこべ" になっている.

24. アミノ酸は元来疎水性の性質をもつ. αヘリックスが膜を貫通するのに特に適しているのは, ペプチド骨格のすべてのアミド基の水素原子とカルボニル基の酸素原子がペプチド鎖内で水素結合を形成し, それによってこれらの極性原子が疎水性環境において安定に保たれているためである.

25. この例は, pK_a 値が周囲の環境に影響されることを示している. すなわち, 同じアミノ酸でも, タンパク質内部の化学的環境によってさまざまな pK_a 値をとりうる.

26. ヘモグロビンは四量体として存在する一方, ミオグロビンは単量体であることを思い出そう. したがって, ヘモグロビンサブユニットの表面にある疎水性残基はおそらく他のサブユニットの同じような領域の間のファンデルワールス力に関与し, この相互作用により水の多い環境から保護されているだろう.

27. 症状の重症度が構造異常の程度と相関するためと考えられる. したがって, グリシンがアラニンに置換された場合は症状が軽微にとどまるが, もっと大きなトリプトファンに置換された場合はコラーゲンの三重らせん構造がほとんどあるいはまったく形成されないということが起こりうる.

28. たとえその反応が熱力学的に有利であっても, 重合体の状態から加水分解された状態に移行するのに越えなければならないエネルギー障壁が大きいためである.

29. ヘンダーソン・ハッセルバルヒの式を用いると, pH 7 におけるアラニン−COOH のアラニン−COO$^-$ に対する濃度比は 10^{-4} である. 同様に, アラニン−NH$_2$ のアラニン−NH$_3^+$ に対する濃度比は 10^{-1} である. したがって, 中性型アラニンの双性イオン型アラニンに対する濃度比は, $10^{-4} \times 10^{-1} = 10^{-5}$.

30. 絶対配置が S か R かの割り振りは, 四面体炭素に結合する四つの原子団にどのように優先順位を割り振るかで決まる. システイン以外のアミノ酸では, 優先順位は (1) アミノ基, (2) カルボニル基, (3) 側鎖, (4) 水素である. システインでは, 側鎖に含まれる硫黄原子のため, 側鎖の優先順位がカルボニル基より高くなり, S 絶対配置ではなく R 絶対配置となる.

31. ELVISISLIVINGINLASVEGAS.

32. 否. Pro-X 結合は他のペプチド結合と同様の一般的性質をもつ. X-Pro において立体障害が起こるのは, Pro の R 基がアミノ基に結合しているためである. したがって, X-Pro においてはプロリンの R 基は X の R 基の近くにくる. Pro-X 結合ではこのような位置関係は起こらない.

33. A, c; B, e; C, d; D, a; E, b.

34. 理由は, 尿素中で間違ったジスルフィド結合が形成されるためである. 8 個のシステイン分子から 4 個のジスルフィド結合を形成する組合わせを選ぶには 105 通りある; この組合わせの中でたった一つが酵素活性をもつ. 104 通りの間違った組合わせは, "スクランブル" リボヌクレアーゼと, こじゃれて称される.

第 3 章

1. (a) フェニルイソチオシアネート; (b) 尿素. S-S 結合の還元にはメルカプトエタノール; (c) キモトリプシン; (d) 臭化シアン; (e) トリプシン

2. 一つの生物の個々の細胞においてゲノムは固定した資産である.

しかしながら，プロテオームは異なる環境状況や外部刺激に応じて変化する．2種類の細胞はゲノム内にコードされるタンパク質を異なる部分集合体として発現する．

3．S-アミノエチルシステイン側鎖はリシン側鎖に似ている．違いはメチレン基が硫黄原子になっていることだけである．

4．ミオグロビン（17.8 kDa，表3・2）の1 mg mL^{-1}溶液は，5.62×10^{-5} Mに相当する．光路長1 cmでの吸収は0.84で，これはI_0/I比6.96に当たる．したがって，入射光の14.4 % が透過することになる．

5．試料は1000倍に希釈された．透析後の濃度は，0.001 Mすなわち1 mMとなる．1 mMの試料をさらに硫安を含まない緩衝液を用いて透析することで塩濃度を下げることができる．

6．もし塩濃度が高すぎると，塩イオンが水分子と相互作用する．結局，タンパク質と相互作用するための十分な水分子がなくなり，タンパク質が沈殿する．タンパク質溶液に塩が欠乏していたら，あるタンパク質の正電荷が別のタンパク質あるいはいくつかの他のタンパク質の負電荷と互いに相互作用できるようになる．このように水だけに溶けていると凝集体はとても大きくなる．塩を添加すれば，塩がタンパク質の電荷を中和することで，タンパク質-タンパク質間の相互作用を防止する．

7．トロポミオシンは短い棒状だが，ヘモグロビンはほぼ球状．

8．沈降係数sは摩擦係数fと質量mによって決まる．特にfはrに比例する［p.70の式(2)参照］．つまりfは$m^{1/3}$に比例し，沈降係数sは$m^{2/3}$に比例する（p.74の式参照）．80 kDaの球状タンパク質は40 kDaの球状タンパク質に比べて1.59倍速く沈降する．

9．SDS分子の長い疎水性尾部（p.71）がタンパク質内部の疎水性相互作用を壊す．タンパク質の疎水性の側鎖が他の側鎖と相互作用するよりもSDSと相互作用することでタンパク質がほどける．

10．50 kDa

11．タンパク質が修飾されている可能性がある．たとえばセリン，トレオニン，チロシンにリン酸基が付加されているかもしれない．

12．細菌の分解産物（たとえばホルミルメチオニルペプチド）を蛍光標識した誘導体なら，目的とする受容体をもつ細胞と結合するだろう．

13．(a) トリプシンはアルギニン（R）とリシン（K）のカルボキシ側を切断して，AVGWR，VK，Sを生成する．これらの生成物は大きさが異なるため，分子ふるいクロマトグラフィーで分けることができる．
(b) キモトリプシンは大きな脂肪族あるいは芳香族側鎖（R）をもつアミノ酸のカルボキシ側を切断する酵素なので，この場合には同じ大きさの二つのペプチド（AVGW）と（RVKS）ができる．大きさに基づく分離は効果的でない．ペプチドRVKSは2個の正電荷を側鎖にもつアミノ酸（RとK）を含むのに対して，AVGWは電荷をもたない．したがって，イオン交換クロマトグラフィーで二つのペプチドを分離できる．

14．固体の支持体に結合した抗体分子は，リガンド分子が不明あるいは手に入らないタンパク質を親和性に基づいて精製するのに利用することができる．

15．その酵素の触媒反応による生成物が高い抗原性を示す場合，こ

の特定の物質に対する抗体を得ることが可能かもしれない．その抗体をELISAによる生成物の存在を検出するために用いることで，この酵素の精製に適したアッセイ方法が供される．

16．精製している酵素の阻害物質が存在し，精製の段階で取除かれたと考えられる．このため存在する酵素の全体量がみかけ上増大した．

17．多くのタンパク質はよく似た分子量を示すが，配列は異なり，トリプシンで切断した際には異なるパターンを示す．トリプシン分解ペプチドの分子量の一組は，タンパク質の詳細な“指紋”となり，それはサイズにかかわらず他のタンパク質にランダムに現れることはきわめて低い．（わかりやすくたとえれば，指の長さは同じでも個々人の指紋が異なるのと同様に，タンパク質の場合もサイズが同じでもトリプシン消化のパターンは個別である．）

18．イソロイシンとロイシンは異性体であり，同じ分子量を示す．本章に記述されている質量分析法によるペプチドの配列解析では，この二つのアミノ酸を区別することはできない．これらの残基を分けるためには別の分析法が必要である．

19．下表を見よ．

20．(a) イオン変換クロマトグラフィーを用いて，かなり低い等電点を示すタンパク質AとDを除く．次に低分子量であるタンパク質Cをゲル沪過クロマトグラフィーを用いて除く．
(b) もしタンパク質がHisタグをもっていたら，目的とするタンパク質を他のタンパク質から単離するのに固定化したニッケル(II)カラムを用いた1段階のアフィニティークロマトグラフィーで十分であろう．

21．タンパク質の結晶化にはまったく同じく配置された分子の整列化した配置が要求される．柔軟なリンカーをもつタンパク質はこの整列化に無秩序性を導入し，解析に適した結晶の形成を妨げる．リガンドや結合相手はこのリンカーに秩序だった構造をもたらし，溶液中での結晶の成長を促す可能性がある．あるいは，リンカーにより分離されている個々のドメインを組換え実験により発現させ，それぞれの結晶構造を別々に解析することも考えられる．

22．尿素処理で非共有結合が壊される．したがって，もとの60 kDaタンパク質が2個の30 kDaのサブユニットからなっていると考えられる．これらのサブユニットが尿素と2-メルカプトエタノール処理で1種類の15 kDaの分子になることから，30 kDaサブユニットは15 kDaの分子がジスルフィド結合でつながってできていたと思われる．

23．(a) pH 7では正に電荷したε-アミノ基同士の静電的反発がαヘリックス形成を妨げる．pH 10では，その側鎖が脱プロトンしてαヘリックスが形成される．
(b) ポリ-L-グルタミン酸はpH 7ではランダムコイルをとるが，pH 4.5以下ではγ-カルボン酸がプロトン化され電荷をもたなくなるためαヘリックス構造をとる．

24．この断片の計算上と実際の分子量の違いは28.0であり，まさにホルミル化ペプチドで予測される分子量に一致する．このペプチドはN末端がホルミル化されたもののようであり，原核生物のタンパク質のほとんどのN末断片と一致する．

19の表：

精 製 段 階	総タンパク質量 [mg]	総活性 [U]	比活性 [U mg^{-1}]	精製度	収率（%）
粗抽出液	20 000	4 000 000	200	1	100
(NH$_4$)$_2$SO$_4$ 沈殿	5000	3 000 000	600	3	75
DEAE-セルロースクロマトグラフィー	1500	1 000 000	667	3.3	25
ゲル沪過クロマトグラフィー	500	750 000	1500	7.5	19
アフィニティークロマトグラフィー	45	675 000	15 000	75	17

25. 光を利用してこれらのペプチドの合成を進めたとする．固体の支持体に加えたアミノ酸は α-アミノ基に t-Boc 保護基の代わりに光に不安定な保護基をもつ．固体の支持体の選択したある領域に光を照射して保護基を外し，その場所のアミノ基が反応するようにする．光を使った保護のパターンと反応物の順序により最終産物とその位置が決まる．

26. 質量分析法は高感度で，タンパク質とジュウテリウム置換されたタンパク質との質量の違いを検出できる．断片化の方法は，同位体標識されたアミノ酸の同定に利用可能である．あるいは，NMR 分光法も，ジュウテリウムとプロトンが非常に異なる核-スピン特性をもつことから，同位体標識した原子の検出に使用することができる．

27. 最初のアミノ酸: A

最後のアミノ酸: R（カルボキシペプチダーゼでは切断されない）

N 末端のトリプシン切断ペプチドの配列: AVR（トリプシン切断ペプチドの C 末端は K か R）

N 末端のキモトリプシン切断ペプチドの配列: AVRY（キモトリプシン切断ペプチドの C 末端は Y）

配列: AVRYSR

28. 最初のアミノ酸: S

最後のアミノ酸: L

臭化シアンによる切断: 10 番目のアミノ酸 M

C 末側の 4 アミノ酸: 臭化シアン切断ペプチド（2S, L, W）

N 末側の 4 アミノ酸: トリプシン切断ペプチド（G, K, S, Y），その C 末端は K

N 末端の配列: SYGK

キモトリプシン切断ペプチドの順序: (S, Y), (G, K, L), (F, I, S), (M, T), (S, W), (S, L)

配列: SYGKLSIFTMSWSL

29. タンパク質がジスルフィド結合をもっていない場合，トリプシン切断物の電気泳動上の移動度は過ギ酸処理の前後で同じになる．すなわちすべての断片は沪紙の上で対角線上に並ぶ．ジスルフィド結合が一つあった場合，一次元目の泳動でジスルフィドでつながったトリプシン切断物は一つのスポットとなり，過ギ酸処理後は二つのスポットとなる．結果として対角線から離れたところに二つのスポットが現れる．

ジスルフィド結合がない場合
一次元目の泳動 →

ジスルフィド結合が一つある場合
一次元目の泳動 →

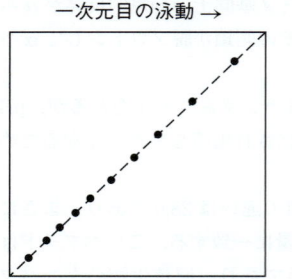
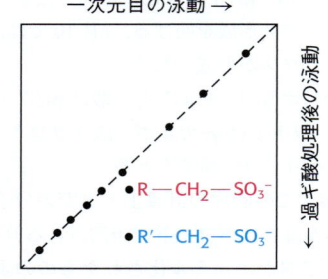

R—CH₂—SO₃⁻
R′—CH₂—SO₃⁻

過ギ酸処理後の泳動 ↓

これらの断片をクロマトグラフィーの沪紙から単離して，アミノ酸の組成を決定し，ジスルフィド結合に関与するシステインを同定するために質量分析法による解析を行う．

第 4 章

1. ヌクレオシドは，糖であるリボースに塩基が結合したもの．ヌクレオチドは，ヌクレオシドのリボースに 1 個以上のリン酸基が結合したもの．

2. DNA 中の塩基 A と T が，あるいは G と C が水素結合で対を形成

したもの．

3. T は常に A と等しいので，この二つの塩基を合わせると 40 ％ になる．G は常に C と等しいので，残る 60 ％ は，G が 30 ％，C が 30 ％ である．

4. 何もわからない．一本鎖の核酸には，塩基対に基づく法則は当てはまらない．

5. (a) TTGATC；(b) GTTCGA；(c) ACGCGT；(d) ATGGTA

6. (a) $[T] + [C] = 0.46$.

(b) $[T] = 0.30$，$[C] = 0.24$，$[A] + [G] = 0.46$

7. 安定な水素結合が形成されるのは，GC あるいは AT 塩基対の場合だけである．プリン 2 個の塩基対では大きすぎて二重らせんの内部に収まらず，2 個のピリミジンでは小さすぎて対を形成できない．

8. 熱エネルギーによって DNA の鎖が小刻みに振動し，塩基対の水素結合が切れ，塩基同士の積み重なりによる力も弱まるため，鎖が分離する．

9. 長さが n 塩基の場合，考えられる塩基配列の数は 4^n 通りである（4 は塩基の種類の数）．したがって，ある 15 塩基長の配列が現れる確率は $(1/4)^{15}$，すなわち $1/(1\,073\,741\,824)$ である．つまり 15 塩基長の配列なら，ゲノム中に 3 回出現する可能性が高い（30 億×出現確率）．16 塩基長の配列なら出現確率は $(1/4)^{16}$，すなわち $1/(4\,294\,967\,296)$ である．このような配列が 2 回以上現れる可能性は低い．

10. 核酸重合体の一方の末端は遊離の 5′-ヒドロキシ基（またはヒドロキシ基にリン酸基がエステル結合したもの）であり，もう一方の末端は遊離の 3′-ヒドロキシ基になっている．つまり両端が異なっている．2 本の DNA 鎖が二重らせんを形成できるのは，異なった方向をもつように並んだとき，すなわち逆向きのときだけである．

11. 個々の結合は弱いが，このような結合が何十億も集まるため安定性が高くなる．数は力なり，である．

12. リン酸基の負電荷による反発力が大きくなりすぎるため，陽イオンを加えて中和する必要がある．

13. 3 種類とは A 形，B 形，Z 形で，B 形が最も一般的である．違いは数多くある（表 4・2 参照）が，おもな相違点は，A 形，B 形 DNA は右巻きだが Z 形は左巻きであること，A 形の方が B 形よりも水分の少ない場合に形成されること，A 形の方が B 形よりも短くて太いことである．

14. 5.88×10^3 塩基対

15. DNA の直径は $20\,\text{Å}$，$1\,\text{Å} = 0.1\,\text{nm}$ なので，直径は $2\,\text{nm}$ である．$1\,\mu\text{m} = 10^3\,\text{nm}$ なので，この DNA の長さは $2 \times 10^4\,\text{nm}$．したがって，軸率は 1×10^4 である．

16. 鋳型とは，自身と相補的な塩基配列をもつ鎖の合成の指示書となる DNA あるいは RNA 鎖をいう．プライマーとは重合体の合成し始めの部分で，ここから DNA を伸長していく．

17. 保存的複製では，1 世代後には分子の半数が ¹⁵N–¹⁵N，残る半数は ¹⁴N–¹⁴N になる．2 世代後には，分子の 1/4 が ¹⁵N–¹⁵N，残り 3/4 が ¹⁴N–¹⁴N になる．保存的複製では ¹⁴N–¹⁵N という混成分子はみられない．

18. DNA 合成に利用されるヌクレオチドでは，5′-ヒドロキシ基に三リン酸が結合し，3′ の位置には遊離のヒドロキシ基がある．このようなヌクレオチドは，5′→3′ 方向の DNA 合成にしか使えない．

19. (a) トリチウム化したチミンまたはチミジン

(b) 最も内側(α)のリン原子を ³²P で標識した dATP，dGTP，dCTP，dTTP

20. (a) と (b) の分子は，3′-OH 基（プライマー）をもたないため，DNA は合成されない．(d) は各鎖の一端に遊離の 3′-OH 基をもつが，その後に鋳型鎖がない．(c) の場合だけ DNA 合成が起こる．

21. レトロウイルスとは，遺伝物質として RNA をもつウイルスであ

る．しかし，この情報が発現されるには，これがまず DNA に変換される必要がある．この反応は逆転写酵素が触媒する．したがって，少なくとも最初の段階では，情報の流れが通常の細胞とは逆向き，すなわち DNA → RNA ではなく，RNA → DNA になる．

22．チミジル酸のオリゴヌクレオチドをプライマーにすればよい．ポリ (A) 鋳型は T の取込みを指示するので，検出のためには放射性 TTP（α-リン酸を標識したもの）を用いればよい．

23．リボヌクレアーゼ活性は，RNA-DNA 混成分子から二本鎖 DNA を形成するのに必要な，RNA 鎖の分解を行うためにある．

24．試料から少量を取り，一つはリボヌクレアーゼで，もう一つはデオキシリボヌクレアーゼで処理する．このヌクレアーゼ処理した試料で感染性を調べればよい．

25．脱アミノ反応でもとの G・C 塩基対が G・U 塩基対に変わる．1 回の複製後には，1 本の娘二重らせんには G・C 塩基対が，もう 1 本の二重らせんには A・U 塩基対が含まれる．2 回の複製後には，G・C 塩基対をもつものが 2 本，A・U 塩基対をもつものが 1 本，A・T 塩基対をもつものが 1 本となる．

26．(a) $4^8 = 65\,536$．コンピューター用語では，"8 塩基長 DNA が 64 K ある"ということになる．
(b) 1 ビットは 2 塩基を指定し（たとえば A と C），つぎの 1 ビットでもう二つ（G と T）を指定する．したがって，DNA の 1 個のヌクレオチド（塩基対）を指定するには 2 ビット必要である．たとえば 00，01，10，11 で，それぞれ A, C, G, T が指定できる．したがって 8 塩基長の DNA には 16 ビット（$2^{16} = 65\,536$）の情報が蓄えられる．大腸菌のゲノム（4.6×10^6 bp）には 9.2×10^6 ビット，ヒトゲノム（3.0×10^9 塩基）には 6.0×10^9 ビットの遺伝情報が蓄えられる．
(c) 1 枚のフロッピーディスクの容量は約 700 メガバイト，すなわち 5.6×10^9 ビットに当たる．8 塩基長の配列なら 1 枚のディスクに膨大な数が保存できる．大腸菌の DNA 配列なら 1 枚のディスクに書き込めさらにたくさんの音楽が入れられる余裕があるが，ヒトの DNA 配列を記録するには 1 枚では足りない．

27．(a) デオキシリボヌクレオシド三リン酸とリボヌクレオシド三リン酸

(b) ともに 5′→3′ 方向
(c) DNA ポリメラーゼ I の場合は半保存的，RNA ポリメラーゼの場合は保存的
(d) DNA ポリメラーゼ I はプライマーを必要とするが，RNA ポリメラーゼは必要としない．

28．鋳型鎖は，転写産物 RNA の塩基配列と相補的な塩基配列をもつ．コード鎖は，RNA 転写産物と同じ塩基配列をもつ．ただし，ウラシル (U) の位置はチミン (T) になっている．

29．メッセンジャー RNA に書かれた情報は，翻訳によってタンパク質をつくる指示になる．リボソーム RNA は，タンパク質合成を行う複合体であるリボソームの触媒成分である．転移 RNA はアダプター分子で，特定のアミノ酸に結合する能力，それに相当するコドンを認識する能力をもつ．アミノ酸と結合した転移 RNA は，リボソームの基質となる．

30．3 個のヌクレオチドが 1 個のアミノ酸を指定する．遺伝暗号は重なり合っていない．暗号には句読点はない．暗号には方向性がある．暗号は縮重している．

31．(a) 5′-UAACGGUACGAU-3′
(b) Leu-Pro-Ser-Asp-Trp-Met
(c) ポリ (Leu-Leu-Thr-Tyr)

32．RNA の 2′-OH 基は分子内求核試薬として働く．RNA のアルカリ加水分解では 2′-3′ 環状中間体が生じる．

33．下式を見よ．

34．遺伝子発現とは遺伝子のもつ情報が，機能をもつ分子の形に変換される過程である．多くの遺伝子の場合，機能する形の情報とはタンパク質分子のことである．したがって遺伝子発現とは，転写と翻訳のことである．

35．コンセンサス配列とは，その位置にくる最も多い（ただし，必ずそれとは限らない）塩基を示す．類似した多数の配列を平均した配列と考えてよい．

36．コルジセピンは RNA 合成を終結させる．コルジセピンを取込んだ RNA 鎖には，3′-OH 基が無くなるからである．

37．タンパク質合成の鋳型になるのは，一本鎖 RNA だけだから．

33 の式:

38. 遺伝暗号の縮重とは，ほとんどのアミノ酸が 2 個以上のコドンによって指定されていることをいう．

39. もしも 64 通りあるコドンのうち，アミノ酸をコードするのは 20 通りだけだとしたら，変異によってコドンがナンセンスコドン（アミノ酸を指定しないコドン）に変わる可能性が高くなり，タンパク質合成が終了してしまう．縮重のおかげで，ヌクレオチド 1 個が変化しても同義コドンか化学的性質の似たアミノ酸のコドンになる可能性が出てくる．

40. (a) 2, 4, 8；(b) 1, 6, 10；(c) 3, 5, 7, 9

41. (a) 3；(b) 6；(c) 2；(d) 5；(e) 7；(f) 1；(g) 4

42. RNA ポリメラーゼと UTP，ATP，CTP だけを反応させると，ポリ(UAC) だけが合成される．CTP の代わりに GTP を用いると，ポリ(GUA) だけが合成される．

43. Lys で終わるペプチド（UGA は終止コドン）と，-Asn-Glu- および -Met-Arg- の三つ．

44. Phe-Cys-His-Val-Ala-Ala

45. エキソンシャッフリングという過程では，遺伝子内でのエキソンの並べ替えによって新しいタンパク質を生み出せる可能性がある．エキソンはタンパク質の機能ドメインをコードしていることが多いので，エキソンシャッフリングは新しい遺伝子を迅速に効率よく生み出すしくみになる．

46. 選択的スプライシングのおかげで，1 個の遺伝子によって，類似しているが異なる複数のタンパク質をコードできる．

47. この事実は，遺伝暗号とそれを読み取る生化学機構が，非常にかけ離れた生物でも共通なことを示している．また，生命の同一性，すなわちあらゆる生物が一つの共通の祖先から生じたことも示している．

48. (a) リシンのコドンは，ヌクレオチド 1 個の変異だけではアスパラギン酸のコドンに変化しない．

(b) Arg, Asn, Gln, Glu, Ile, Met, Thr

49. 遺伝暗号は縮重している．20 種のアミノ酸のうち 18 種は複数のコドンで指定されている．したがって，ヌクレオチド（特にコドンの 3 番目の塩基）の変化の多くは，指定されるアミノ酸を変化させない．アミノ酸変化につながる変異は，アミノ酸を変化させない変異よりも有害な場合が多いので，それだけ厳しい選択を受けることになる．

50. GC 塩基対は水素結合を 3 本もつが，AT 塩基対は 2 本である．したがって，GC 含量が高いと水素結合の数が多いことになり，二重らせんの安定性も高くなる．

51. $C_0 \cdot t$ 値は基本的には DNA の塩基配列の複雑さを表す．言い換えれば，ある DNA 塩基配列が相補的な鎖を見つけて二重らせんを形成するまでに，どのくらいの時間がかかるかを示す．DNA が複雑なほど，再び会合して二重らせんを形成するのは遅くなる．

52. 塩濃度が上昇すると，融解温度も上昇する．DNA 骨格は負電荷をもつので，電荷同士の反発によってらせんが不安定になり，融解しやすい．塩を加えると電荷同士の反発が中和され，二重らせんが安定化される．この結果からみて，実験で用いた濃度の範囲では，塩を加えるほど安定化の度合いが上がり，融解温度も高くなる．

第 5 章

1. Taq ポリメラーゼは温泉に生息する好熱菌由来の DNA ポリメラーゼである．そのため熱安定性が高く，PCR に必要な高温にも耐えて変性しない．

2. オボアルブミンの cDNA を使うべきである．大腸菌にはゲノム DNA からつくられる転写一次産物をスプライシングする機構がないからである．

3. 平たい構造の芳香族化合物にふさわしく臭化エチジウムは DNA インターカレーターであり，DNA 二重らせんの塩基対間に入り込む．

4. DNA のある位置にある塩基がくる確率は 1/4 であり，Alu I 配列は 4 塩基なので，出現する確率は平均して $(1/4)^4$ すなわち 1/256 になるだろう．同じ理由で，Not I 配列の出現確率は $(1/4)^8$ すなわち 1/65 536 になるだろう．したがって Alu I 消化による生成物の平均の長さは 250 bp（0.25 kb），Not I 消化による生成物の平均は 66 000 塩基対（66 kb）になるだろう．

5. 適さない．大多数のヒト遺伝子は 4 kb よりもはるかに長いからである．つまり，断片に含まれるのは，完全な遺伝子のごく一部だけになるだろう．

6. Mst II で切断した DNA をサザンブロット法で調べれば，正常遺伝子と変異遺伝子が区別できる．制限酵素の認識部位が無くなると，サザンブロット上では，2 個の断片だったものが 1 個の長い断片に置き換わることになる．ただし，これだけでは GAG が GTG に変わったとは証明できない．制限部位で他の塩基配列変化が起こっても，同じ結果になるからである．

7. 二つの酵素が切断する認識部位はまったく同じだが，6 bp 配列中のどの結合を切断するかは異なる．Kpn I による切断では 3′ 鎖が突き出すが，Acc65 I による切断では 5′ 鎖が突き出す．この二つの付着末端は，うまく重なり合わない．

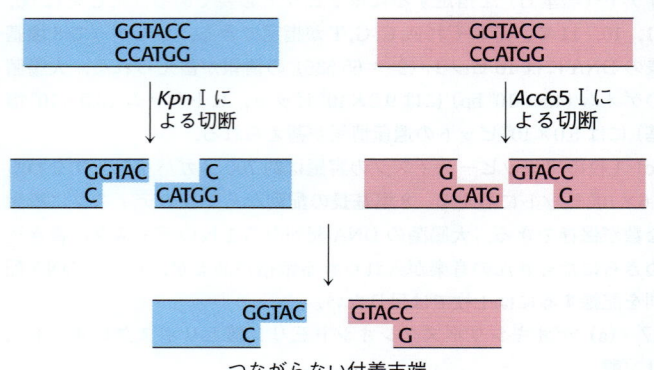

つながらない付着末端

8. 多数の変異体をつくる簡単な方法は，オリゴヌクレオチド合成の特定のサイクルで活性型ヌクレオシドを混合して用いることによって，何種類もの配列のカセットを一挙に合成してしまうというやり方である．30 bp のコード領域が，バリンをコードする GTT で始まっているとする．合成の第 1 段階と第 2 段階で 4 種類のヌクレオチドの混合物を使うと，合成されるオリゴヌクレオチドは，XYT（X と Y は A, C, G, T のどれかを表す）という配列で始まることになる．したがって，この 16 通りの異なったカセットがコードするタンパク質は，最初のアミノ酸が Phe, Leu, Ile, Val, Ser, Pro, Thr, Ala, Tyr, His, Asn, Asp, Cys, Arg, Gly のどれかになる．同様にして，2 個以上のコドンを同時に変化させた混合カセットもつくることができる．

9. PCR はわずか 1 分子の DNA でも増幅が可能なので，古代の DNA を単離したという主張に対しては，疑ってかかるべきであろう．とにかく，その DNA の塩基配列を決定する必要がある．ヒトや細菌，真菌の DNA に似ているだろうか．もしそうなら，増幅された DNA は混入によるものである可能性が高い．鳥類やワニの DNA に似ているだろうか．これらは進化上，恐竜に近い種なので，これらとの類似性がみられれば，問題の DNA が恐竜のものである可能性が強まる．

10. 鋳型に G・G の多い領域があると，PCR 増幅を著しく妨げる．融解温度が高いため，鋳型鎖が分離しにくく，増幅サイクルの開始が妨げられる．さらに，強固な二次構造が生じるため，DNA ポリメラー

ゼが伸長の際に鋳型鎖に沿って動きにくくなる.

11. 高温でハイブリッド形成を行う場合，プライマーと標的配列との二重らせんを安定化するには（ほとんど）すべての塩基に対合相手が見つからなければならないので，プライマーと標的配列とが非常にぴったりと対応するときにだけハイブリッドが安定に形成される．温度を下げるにつれ，誤対合が許容されるようになるので，配列の類似性の低い遺伝子も増幅されるようになる．酵母の遺伝子についてだが，この遺伝子の両末端に対応するプライマーを合成し，標的となるヒト DNA とこのプライマーとを用いて PCR を行う．54 ℃ で行って何も増幅されない場合，ヒト遺伝子は酵母遺伝子とは異なっていることになる．ただ，対応する遺伝子が存在する可能性は残っている．もう一度，ハイブリッド形成の温度を下げて，PCR 実験を繰返し行ってみるとよい.

12. ゲノム DNA を制限酵素で切断し，この既知配列を含む断片を選び出す．つぎにこの断片を環状にする．既知の配列から外側方向に DNA 合成のプライマーとして役立つ 1 対のプライマーを使って，PCR 反応を行えばよい.

13. この DNA がコードするタンパク質には，特定の配列が 4 回繰返して含まれている.

14. 化学合成またはポリメラーゼ連鎖反応によって，既知の（最初に単離した）DNA 断片の両末端に相補的なハイブリッド形成用プローブを作製する．このプローブを両方使って DNA 断片ライブラリーを構成するクローンを調べ，一方のプローブとハイブリッド形成するがもう一方とはしないクローンを選び出す．このようなクローンがもっている DNA 断片は，既知断片の一方の末端を含み，それに隣接する染色体領域をも含む可能性が高い.

15. 各アミノ酸のコドン数に応じて，それぞれのペプチド配列をコードする可能性のあるヌクレオチド配列の数が決まる（表 4・5 参照）.
Ala-Met-Ser-Leu-Pro-Trp：$4 \times 1 \times 6 \times 6 \times 4 \times 1 = 576$ 通り
Gly-Trp-Asp-Met-His-Lys：$4 \times 1 \times 2 \times 1 \times 2 \times 2 = 32$ 通り
Cys-Val-Trp-Asn-Lys-Ile：$2 \times 4 \times 1 \times 2 \times 2 \times 3 = 96$ 通り
Arg-Ser-Met-Leu-Gln-Asn：$6 \times 6 \times 1 \times 6 \times 2 \times 2 = 864$ 通り
ペプチド Gly-Trp-Asp-Met-His-Lys をコードする DNA 配列なら，含まれるオリゴヌクレオチドが全部で 32 通りですので，プローブの設計には，この配列が最適であろう.

16. イヌは一つの生物種であるが，犬種によって体の大きさも非常に違い，他の身体的特徴にもかなりの多様性がある．したがって，個々のイヌのゲノムを解析すれば，種内での多様性を生み出す遺伝子について，貴重な手掛かりが得られるだろう.

17. 図 5・28 に示したゲノム比較地図に基づいて考えると，ヒトの第 20 染色体と最もよく重なり合う領域は，マウスの第 2 染色体上にある可能性が高い.

18. T_m は二本鎖核酸の融解温度である．プライマーの融解温度が違いすぎると，アニーリング過程での標的 DNA とのハイブリッド形成率が異なってしまう．そのため，DNA 鎖が異なった効率で増幅されることになる.

19. 二つのプライマーの塩基配列を注意深く比較すると，3′ 末端に 7 bp の相補的な領域があることがわかる.

```
5'-GGATCGATGCTCGCGA-3'
          ||||||||
       3'-GAGCGCTGGGCTAGGA-5'
```

PCR 実験では，このプライマー同士がアニーリングしてしまい，鋳型 DNA との結合が妨げられる．DNA ポリメラーゼによる DNA 合成の際には，これらのプライマーが互いの鋳型となり，二本鎖になった

プライマーに相当する 25 bp の配列が増幅されてしまう.

20. 被験者 B の変異は，X 遺伝子の一方の対立遺伝子を変化させたが，もう一方は正常なままである．変異遺伝子が正常遺伝子よりも小さいことから，遺伝子の一方のコピーに欠失が生じたことがわかる．機能を保った一方のコピーが転写，翻訳され，十分な量のタンパク質がつくられるため，症状が現れないですむ.

　C は，この短くなったタイプの遺伝子しかもたない．この遺伝子は転写されず（ノーザンブロット法でバンドが検出されない），翻訳もされない（ウェスタンブロット法でバンドが検出されない）.

　D は正常な大きさの遺伝子をもつが，それに相当する RNA もタンパク質もみられない．おそらくプロモーター領域に変異が起こり，転写が行われないのであろう.

　E は正常な大きさの遺伝子をもち，転写も起こるが，タンパク質がつくられないので，翻訳を妨げる変異と考えられる．mRNA の正常な終止コドンよりも前の位置に終止コドンができるなど，いくつもの可能性が考えられる.

　F は正常な量のタンパク質をつくるが，代謝異常がみられる．つまり，変異がタンパク質の活性に影響を及ぼしていることになる．たとえば酵素 Y の活性部位を変化させる変異が考えられる.

21. 重慶：残基 2，L → R，CTG → CGG
カラチ：残基 5，A → P，GCC → CCC
スワン川：残基 6，D → G，GAC → GGC

22. このヒトは，この変異に関してヘテロ接合である．すなわち一方の対立遺伝子は野生型で，もう一方の対立遺伝子はこの位置に点突然変異がある．この実験では両方の対立遺伝子が PCR により増幅されたため，クロマトグラム上に"二つのピーク"が生じた.

第 6 章

1. 26 箇所でアミノ酸残基が一致し，2 箇所にギャップがあるため，スコアは 210. 2 配列間では，約 26 % が同一のアミノ酸残基．このレベルの相同性は，統計学的に有意であろう.

2. 配列よりも立体構造の方が保存されやすい．よって，これら二つのタンパク質は分岐進化による進化的関連性があるだろう.

3. (a) 配列間の一致スコア＝−25；Blosum スコア＝14
(b) 配列間の一致スコア＝15；Blosum スコア＝3.

4. U. 一つの考えられる構造：

5. ヌクレオチドの平均分子量は，1 mol 当たり 330 g であることから，40 塩基長の RNA 1 mol の平均分子量は，330 g mol^{-1}×40. 1 mol には，6.02×10^{23} 分子が含まれるため，RNA 1 分子の質量は，$(330 \text{ g mol}^{-1} \times 40)/(6.02 \times 10^{23}) = 2.2 \times 10^{-20}$. 40 塩基長で考えられる RNA は，塩基が 4 種類あることから，4^{40}（$= 1.2 \times 10^{24}$）種類．よって，40 塩基長で考えられる全種類の RNA がそれぞれ最低 1 分子ずつ含まれると，RNA は 26.4 kg（$2.2 \times 10^{-20} \times 1.2 \times 10^{24} = 26\,400$ g）となる.

6. 立体構造は，配列よりも機能に密接に関わっているため，立体構造は配列よりも進化的に保存される．言い換えると，タンパク質の最も重要な特徴であるタンパク質の機能は，構造によって決まる．よっ

て，機能を失わないために立体構造は保存されなければならないが，特定のアミノ酸配列が必ずしも保存される必要はない．

7. 配列(1)と(2)のアミノ酸残基の一致度に基づくスコアは $6 \times 10 = 60$．シャッフルされた配列によって解答が変わってくるため，多くの解答が考えられるが，一例を以下に示す．

シャッフルした配列：(2) TKADKAGEYL
整　列：　　　　　(1) ASNFLDKAGK
　　　　　　　　　(2) TKADKAGEYL

整列スコアは，$4 \times 10 = 40$

8. (a) ほぼ確実に共通祖先から分岐した．

(b) ほぼ確実に共通祖先から分岐した．

(c) 共通祖先から分岐したかもしれないが，アミノ酸配列の整列はこれを支持しない可能性がある．

(d) 共通祖先から分岐したかもしれないが，アミノ酸配列の整列はこれを支持しないだろう．

9. システイン，グリシン，プロリンの置換は，正のスコアをとらない．これらのアミノ酸は，それぞれ他の 19 種類のアミノ酸にはない性質をもつ：システインはジスルフィド結合を形成することができる唯一のアミノ酸；グリシンは側鎖をもたず，高い柔軟性をもつ唯一のアミノ酸；プロリンは自身がもつ側鎖とアミンの窒素とが結合し，構造が制約されている唯一のアミノ酸．

10. タンパク質 A はタンパク質 B と 65 % の配列間の一致度で，明らかに相同である．そのため A と B は，非常に類似した立体構造をとると予想される．同様に，タンパク質 B と C は 55 % の配列間の一致度で，明らかに相同であり，B と C は非常に類似した立体構造をとることが予想される．以上のことから，タンパク質 A と C は，たった 15 % の配列間の一致度であるが，類似した立体構造をとると考えられる．

11. 可能性がある二次構造は，下記の通りである．

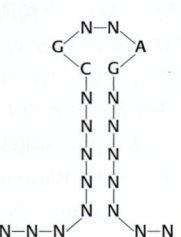

12. 二次構造を保存したまま塩基対が変異していくものを見つける際，近縁種の RNA 配列の整列を用いると，変異が少なすぎて見つけることができない．したがって，多様な生物種由来の RNA 配列が必要である．

13. RNA 分子が選択されて DNA に逆転写された後，PCR が行われて，その際，変異が付加される．新たに見つけた変異型の耐熱性 DNA ポリメラーゼは，PCR の増幅過程において，野生型のものよりも多くの変異を付加するため，より効果的にランダムに変異を入れることができる．

14. 分子進化の実験で使われる最初の RNA 分子のプールは，可能性ある全種類の RNA 分子が網羅されているわけではなく，それよりも非常に少数の RNA 分子しか存在していない．したがって，この最初のプールには，求める性質をもった最良の RNA は含まれていないだろう．しかし，最初のプールから選択された RNA 分子に変異を入れ，それを繰返すことで，求める性質をもつ RNA へ向上させることができる．

15. 107 箇所か 108 箇所で 2 配列間のアミノ酸が一致している（どの配列を使うかによって答えは変わる）．

第 7 章

1. クジラは息継ぎの間に長距離泳ぐ．クジラの筋肉に含まれる高濃度ミオグロビンは，つぎの息をするまでの間の筋肉にすぐに使える酸素を供給し続ける．

2. (a) 2.96×10^{-11} g；(b) 2.74×10^8 分子

(c) 否．もし立方体の結晶をとって並ぶならば，赤血球には 3.17×10^8 分子のヘモグロビンが詰められることになり，実際に詰められている密度は詰めうる最大の 84 % に相当する．

3. 鉄量は 2.65 g（すなわち 4.75×10^{-2} mol）

4. (a) ヒトでは筋肉 1 kg 当たり酸素 1.44×10^{-2} g（4.49×10^{-4} mol），マッコウクジラでは筋肉 1 kg 当たり酸素 0.144 g（4.49×10^{-3} mol）；(b) 128

5. pK_a は，(a) 低下；(b) 上昇；(c) 上昇

6. デオキシ Hb A には相補的な部位があり，デオキシ Hb S に繊維状になって結合していくことができる．結合したデオキシ Hb A は逆の端に相補的な部分がないので途絶え，繊維はそれ以上延びない．

7. 62.7 % 酸素運搬能

8. ミオグロビンはボーア効果を示さない．ヘモグロビンでボーア効果を媒介するのに必要な相互作用は四量体構造がないと存在しない．ミオグロビンは単量体である．

9. 高濃度 BPG は，酸素結合曲線を右にずらす．その結果，P_{50} を増加させる．P_{50} の増加は，組織での酸素解離を促進し，そのため組織への酸素供給を増加させる．

10. (a) 輸血は赤血球の数を増やし，血液の酸素運搬能力を上げることにより，持久力を向上させる．

(b) BPG はヘモグロビンの T 状態を安定化し，酸素を効率よく解離させる．もし BPG の濃度が低ければ，赤血球がより多くの酸素を運搬しても，酸素は解離しないだろう．

11. 酸素結合は，銅イオンとそれに結合しているヒスチジン残基を互いに近づけさせる．そのためヒスチジンが結合するヘリックスを動かす（ヘモグロビンのコンホメーション変化と同様の方法）．

12. 修飾ヘモグロビンは，協同性を示すはずはない．溶液のイミダゾールは，ヘム鉄（ヒスチジンの部位）に結合するだろうし，酸素を結合するだろう．しかし，コンホメーション変化を伝えるために動かなければならない特別な α ヘリックスとの重要な結合が欠けている．

13. (c) に示すイノシトールペンタキスリン酸；2,3-BPG と同様に高い負電荷をもつ．

14.

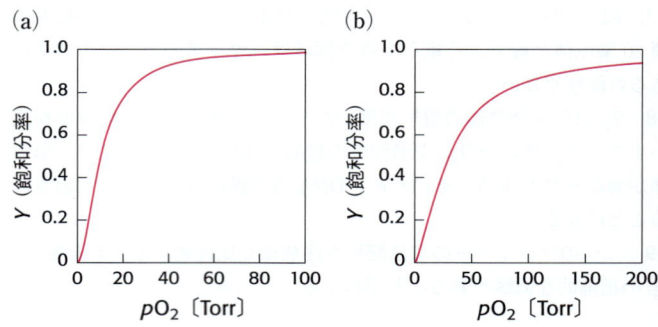

15. 酸の放出は，pH を下げる．pH の低下は，組織における酸素解離を促進する．しかし，組織での酸素解離が増えることは，デオキシ Hb の濃度を増加させる．そのため細胞は鎌状になりやすくなる．

16. (a) $pO_2 = 10$ Torr のとき $Y = 0.5$．pO_2 に対して Y をプロットすると，少ししか，またはまったく協同性を示さないようにみえる．

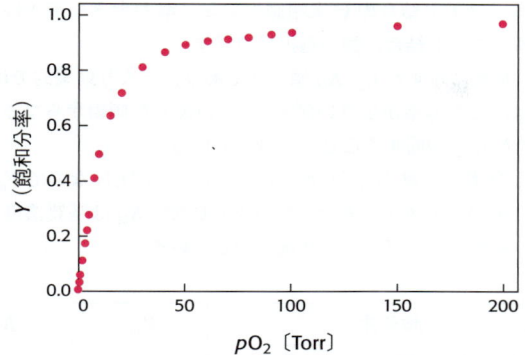

（b）ヒルプロットは，中央部分に $n=1.3$ でわずかな協同性を示す．

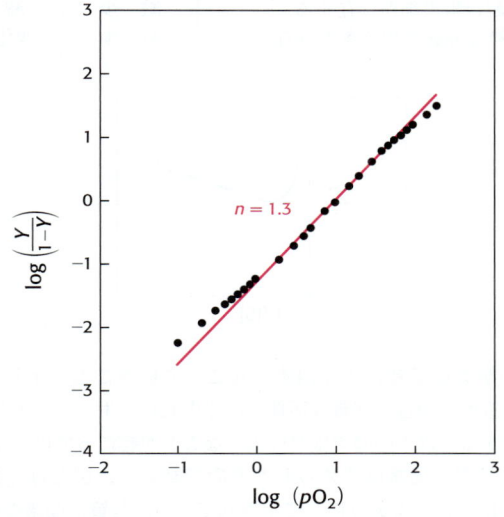

（c）ヤツメウナギのヘモグロビンのデオキシ二量体は，単量体よりも酸素親和性は低い可能性がある．二量体にはじめの 1 個の酸素原子が結合すれば，二量体は 2 個の単量体へと解離を起こす．そのためプロセスは協同的である．このメカニズムでは，個々の単量体への酸素結合は，デオキシ二量体へのはじめの 1 個の酸素原子の結合より容易であると考えられる．

17．（a）2；（b）4；（c）2；（d）1

18．BPG とヘモグロビンとの静電的相互作用は，水分子との競合により弱まり，T 状態は安定化しない．

19．胎児型ヘモグロビンは二つの α 鎖と二つの γ 鎖からなる．γ 鎖が増えると，鎌状赤血球貧血の変異型 β 鎖の代わりになりうる．したがって，胎児型ヘモグロビンの発現量を増加させることにより，ヒドロキシ尿素が不溶性のヘモグロビン凝集体の形成の可能性を下げることになる．

第 8 章

1．反応速度の増大と基質特異性

2．補因子

3．補酵素と金属原子

4．ビタミンは補酵素へと変換される．

5．酵素は遷移状態の形成を促進する．

6．タンパク質の複雑な立体構造が，特異的な基質だけを認識する活性部位の形成を可能にしている．

7．遷移状態に達するのに必要なエネルギー（活性化エネルギー）は，遷移状態から生成物へと進むときにもとに戻る．

8．（a）$K=[P]/[S]=k_F/k_R=10^{-4}/10^{-6}=100$．本文中の式（5）を用いて，$\Delta G^{\circ\prime}=-11.42\ \mathrm{kJ\ mol^{-1}}$（$-2.73\ \mathrm{kcal\ mol^{-1}}$）

（b）$k_F=10^{-2}\ \mathrm{s^{-1}}$ かつ $k_R=10^{-4}\ \mathrm{s^{-1}}$ である．平衡定数および $\Delta G^{\circ\prime}$ の値は非触媒反応と触媒反応で同じである．

9．タンパク質の加水分解は大きな活性化エネルギーをもっている．タンパク質合成はその進行に大きなエネルギーを必要とする．

10．リゾチームが細菌の感染を防ぐことにより，目を覆う液体を保護することに働いている．

11．結合エネルギーは二つの分子が互いに結合するとき，たとえば酵素が基質と相互作用するとき放出されるギブズエネルギーである．

12．結合エネルギーは，酵素が遷移状態と相互作用をするとき最大になり，それにより遷移状態の形成を促進し，反応速度を上げる．

13．触媒活性はないであろう．もし，酵素−基質複合体が酵素−遷移状態複合体より安定であれば，遷移状態は形成されず触媒反応は起こらないであろう．

14．遷移状態は非常に不安定である．したがって，遷移状態に類似した分子はそれ自体不安定である可能性が高く，合成するのは難しい．

15．（a）0；（b）+28.53；（c）−22.84；（d）−11.42；（e）+5.69

16．（a）
$$\begin{aligned}\Delta G^{\circ\prime} &= -RT\ln K'_{eq}\\ +1.8 &= -(1.98\times10^{-3}\ \mathrm{kcal^{-1}\ K^{-1}\ mol^{-1}})(298\ \mathrm{K})\\ &\qquad(\ln[\mathrm{G1P}]/[\mathrm{G6P}])\\ -3.05 &= \ln[\mathrm{G1P}]/[\mathrm{G6P}]\\ +3.05 &= \ln[\mathrm{G6P}]/[\mathrm{G1P}]\\ K'^{-1}_{eq} &= 21 \quad\text{または}\quad K'_{eq}=4.8\times10^{-2}\end{aligned}$$

$[\mathrm{G6P}]/[\mathrm{G1P}]=21$ なので，G1P が 1 分子につき 21 分子の G6P が存在する．初濃度は 0.1 M であったので，$[\mathrm{G1P}]=(1/22)(0.1\ \mathrm{M})=0.0045\ \mathrm{M}$，$[\mathrm{G6P}]=(21/22)(0.1\ \mathrm{M})=0.096\ \mathrm{M}$ である．結果としてその反応は書かれているほど大きな程度では進まない．

（b）G6P を高濃度で添加し，G1P を他の反応により速い速度で除去する．言い換えると，$[\mathrm{G6P}]/[\mathrm{G1P}]$ を高い値に維持するのである．

17．$K_{eq}=19$，$\Delta G^{\circ\prime}=-7.3\ \mathrm{kJ\ mol^{-1}}$（$-1.77\ \mathrm{kcal\ mol^{-1}}$）

18．酵素の立体構造は基質や反応中間体，生成物と相互作用することで安定化する．この安定化によって熱変性が最小限に抑えられる．

19．K_M に近い基質濃度では，酵素は大きな触媒作用を示すが，基質濃度の変化に鋭敏である．

20．尺度とならない．K_M はその分子部分に k_2（酵素−基質複合体から酵素＋生成物への変換に関わる速度定数）も含まれるため，解離定数と等しくはない．しかし，もし k_2 が k_{-1} によりずっと小さければ，$K_M\approx K_d$．

21．
$$V_0=\frac{V_{max}[\mathrm{S}]}{K_M+[\mathrm{S}]}\qquad\qquad\frac{V_0}{V_{max}}=\frac{[\mathrm{S}]}{K_M+[\mathrm{S}]}$$

$[\mathrm{S}]=10\,K_M$ のとき，$V_0/V_{max}=0.91$ となり，$[\mathrm{S}]=20\,K_M$ のとき，$V_0/V_{max}=0.95$ となる．したがって，酵素が V_{max} に達することを示したミカエリス・メンテン曲線はすべて，とんでもない偽物である．

22．（a）31.1 μmol；（b）0.05 μmol

（c）622 $\mathrm{s^{-1}}$，酵素のなかでは中程度の値（表 8・5 参照）

23．（a）示す；$K_M=5.2\times10^{-6}\ \mathrm{M}$

（b）$V_{max}=6.8\times10^{-10}\ \mathrm{mol\ min^{-1}}$

（c）337 $\mathrm{s^{-1}}$

24．ペニシリナーゼは，糖ペプチドペプチド転移酵素のように，基質とアシル酵素中間体を形成する．しかし，5 個のグリシンによる架橋の最後のグリシンに対してよりは，むしろ水に対して中間体を転移する．

25. (a) V_{max} は 9.5 μmol min^{-1}．K_M は 1.1×10^{-5} M で，阻害剤がない場合と同じ．

(b) 非競合阻害剤

(c) 2.5×10^{-5} M

(d) この非競合阻害剤の有無にかかわらず，$f_{ES}=0.73$ となる．

26. (a) $V_0=V_{max}-(V_0/[S])K_M$

(b) 勾配$=-K_M$，y 切片$=V_{max}$，x 切片$=V_{max}/K_M$

(c) イーディー・ホフステープロットは，つぎの図のようになる．

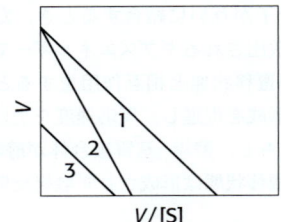

1　阻害剤なし
2　競合阻害剤あり
3　非競合阻害剤あり

27. 逐次反応の特徴は酵素と二つの基質からなる三重複合体の形成である．複置換反応では，一時的に置換された酵素の反応中間体の生成が，常に要求される．

28. 基質 A と B を用いた場合の反応速度は次式で与えられる．

$$V_A = \left(\frac{k_{cat}}{K_M}\right)_A [E][A]$$

$$V_B = \left(\frac{k_{cat}}{K_M}\right)_B [E][B]$$

したがって，これらの速度の比は，

$$\frac{V_A}{V_B} = \left\{\left(\frac{k_{cat}}{K_M}\right)_A[A]\right\} \Big/ \left\{\left(\frac{k_{cat}}{K_M}\right)_B[B]\right\}$$

ゆえに，この酵素は K_M 値だけよりも，むしろ k_{cat}/K_M の値に基づいて競合する基質を区別する．

29. 活性化ギブズエネルギーが$+11.42$ kJ mol^{-1}（$+2.73$ kcal mol^{-1}）増加するため，変異により反応は 100 倍遅くなる．遷移状態に比べて基質との強い結合は触媒反応を遅くする．

30. 11 μmol min^{-1}

31. (a) この情報は，スクシニルコリンの適正な投与量を決めるのに必要である．

(b) 麻痺の持続時間は薬を分解する血清コリンエステラーゼの能力に依存する．もし酵素の活性が 1/8 であれば持続時間は 8 倍にも延びる．

(c) K_M とは酵素が V_{max} の半分の活性を得るのに必要な基質濃度である．したがって，低い K_M をもつ酵素では基質濃度が同じであれば，より反応は速くなる．K_M が高い変異をもつ患者では薬の分解は遅くなる．

32. (a) K_M は k_2 が律速である場合にのみ親和性の尺度になるが，これがそのケースである．すなわち，より低い K_M はより高い親和性を意味する．変異酵素が高い親和性をもつ．

(b) 50 μmol min^{-1}．10 mM は K_M と一致しており，K_M は 1/2 V_{max} を与える．V_{max} は 100 μmol min^{-1} なので．

(c) 酵素は反応の平衡状態を変えることはない．

33. アスパラギナーゼ 2．アスパラギナーゼ 1 の方がアスパラギナーゼ 2 より高い V_{max} をもつにもかかわらず，アスパラギナーゼ 2 が環境中の基質濃度において高い活性を示す．アスパラギナーゼ 2 はこの基質に対し，より低い K_M をもつためである．

34. (a) どんな酵素−基質複合体の効率を測定する場合でも，最も有効な方法は k_{cat}/K_M 値を求めることである．問題中の三つの基質の k_{cat}/K_M 値は，それぞれ 6，20，36 である．すなわち，この酵素は切断されるペプチド結合の C 末端側のアミノ酸が大きな疎水性アミノ酸であるペプチド結合に強い選択性を示す．

(b) この基質に対する k_{cat}/K_M 値は 2 であり，あまり効果的ではない．この値は，この酵素が小さい側鎖−大きい疎水性側鎖からなるペプチド結合を好んで切断することを示唆している．

35. もし酵素の総量（E_T）が増えたら，$V_{max}=k_2[E]_T$ なので V_{max} は増加するだろう．しかし，$K_M=(k_{-1}+k_2)/k_1$ で，K_M は基質濃度に依存しない．中央のグラフがこの状況を表している．

36.

実験条件	V_{max}	K_M
a. 2 倍の酵素を用いる	2 倍	変化なし
b. 半分量の酵素を用いる	半 分	変化なし
c. 競合阻害剤が存在する	変化なし	増 加
d. 不競合阻害剤が存在する	減 少	減 少
e. 純粋な非競合阻害剤が存在する	減 少	変化なし

37. (a)

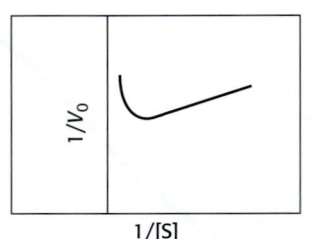

(b) この挙動は基質による阻害が起こっていることを示している．基質が高濃度の場合，基質は活性部位で生成物を生じないような複合体を形成する．以下の図ではどのようなことが起こっているかを示している．基質は通常は決められた方向で結合し，図では 🔴 は •，🔵 は • に結合するようにして示されている．基質が高濃度の場合，基質分子の端はそれぞれ正しい方向を向くような形で活性部位に結合するが，二つの別々の基質分子が結合するということが起こりうる．

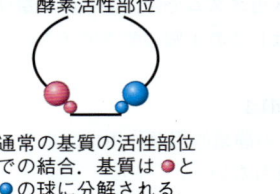
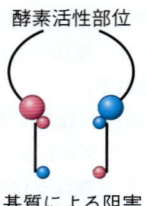

酵素活性部位　　　　酵素活性部位

通常の基質の活性部位での結合．基質は🔴と🔵の球に分解される．

基質による阻害

38. 最初の段階が律速段階であろう．酵素 E_B と E_C は $(1/2)V_{max}$ の速度で働いているが，一方，酵素 E_A の K_M は基質濃度よりも高い値である．E_A はおよそ $10^{-2}V_{max}$ の速度で働いているだろう．

39. 蛍光分光法によって酵素−セリン複合体と酵素−セリン−インドール複合体の存在が明らかとなった．

40. (a) $[S^+]$ が K_M の値よりもずっと大きいとき，酵素に対する pH の影響は無視できるであろう．なぜなら酵素があるとすぐに S^+ は E^- と相互作用するからである．

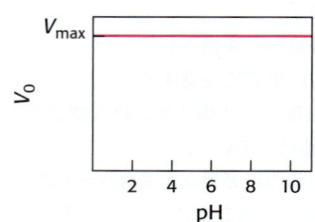

(b) [S⁺] が K_M の値よりもずっと小さいとき，pH に対する V_0 のプロットは，基本的には酵素活性が滴定のマーカーであるような，イオン性残基の滴定曲線になる．pH が低いと高濃度の H^+ は酵素を不活性な EH 形に保つ．pH が上昇するにつれてより多くの酵素が活性な E^- の形になる．pH が高い（H^+ 濃度が低い）とすべての酵素が E^- の形にある．

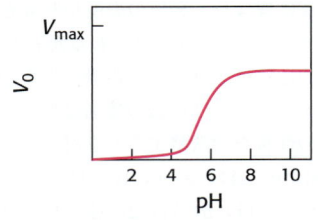

(c) この曲線の中点はイオン性残基の pK_a に等しく，pH 6 である．

41．(a) 37 ℃ でインキュベートすると酵素は変性，失活する．このため，触媒作用が活性でなくなったら，ほとんどの酵素は低温下で保存されなければならない．

(b) PLP を欠損した細胞から得られた酵素はより速く変性するので，この補酵素は明らかに酵素の構造の安定化に寄与している．補因子は多くの場合酵素の構造を安定化するのを助けている．

42．ゆっくりした二次反応は，二つの異なる分子上の相補的配列が互いに結合するときに起こる．一度最初の配列が整列すると，残りはこの核生成サイトから素早く相補的配列を探し出し，再びアニーリングする．これが一次反応である．

第 9 章

1．アミド基質の場合，アシル酵素中間体の生成は加水分解より遅い．そのため，バーストが観察されない．エステル基質の場合は，アシル酵素中間体の生成の方が加水分解より速く，バーストが観測されるようになる．

2．変異酵素の触媒三残基要素のヒスチジン残基が欠損するのに対し，基質のヒスチジン残基が，ある程度触媒三残基の代わりになる．

3．正しくない．触媒三残基は一つの単位として働き，ヒスチジンがアラニンに変異して，触媒三残基単位が無効になってしまった後では，セリンがアラニンになるさらなる変異を導入してもわずかな影響しかないはずである．

4．この変換は，トリプシンとキモトリプシンの間の重要な違いに対応するので，トリプシン様の特異性（Lys と Arg の間で切断）になることが予想される．実際はこの特異性の変更を起こすには追加の変更が必要である．

5．イミダゾールは十分に小さいため，カルボニックアンヒドラーゼの活性部位に入ることができる．巨大分子化合物を含む緩衝液ではそうはならない．したがって，変異の影響は明らかである．

6．有効ではない．そのような配列が存在する可能性はおよそ $1/4^{10}$（$=1/1\,048\,576$）である．典型的なウイルスゲノムは，たった 50 000 bp であるので，標的配列が存在しない可能性が高い．

7．否．防御策としてのメチル化を講じる前に，酵素が宿主 DNA を壊してしまう．

8．否．酵素を獲得した細菌は，メチラーゼを欠くため適切な部位をメチル化によって防御できないので，自分自身の DNA が破壊されてしまう．

9．EDTA は Zn^{2+} に結合してイオンを奪うため，酵素から活性を奪ってしまう．

10．(a) そのアルデヒドは，活性部位のセリンと反応して，(b) へ

ミアセタールを形成する．

11．トリプシン

12．反応速度は亜鉛に結合した水の pK_a によるので，反応は 10 分の 1 ほどに遅くなると思われる．$k_{cat}=60\,000\ s^{-1}$．

13．EDTA は反応に必須な金属（Mg）と結合する．

14．ATP の加水分解は活性部位に結合した状態では可逆的．活性部位では ATP の加水分解が起こり，^{18}O が取込まれる．また ATP が再生され，溶液中に放出される．

15．もしアスパラギン酸が変異されると，プロテアーゼは活性を失い，ウイルスは生きられない．

16．Ser 236 のヒドロキシ基の代わりに置換した水が，攻撃する水と γ-リン酸基の間のプロトン転移を行う．

17．ズブチリシンでは，触媒能力は約 $30\ s^{-1}/10^{-8}\ s^{-1}=3\times10^9$．カルボニックアンヒドラーゼ（pH 7）では約 $500\,000\ s^{-1}/0.15\ s^{-1}=3.3\times10^6$．ズブチリシンはこの指標ではより強力な酵素である．

18．三重変異体になっても，非触媒条件での反応に比べて，約 1000 倍もの速度で反応を触媒する．この酵素は基質を結合して水の攻撃を受けやすいコンホメーションに保つことができるためである．

19．(a) システインプロテアーゼ：図 9・8 と同様に，ただし，活性部位にあるセリンがシステインへ置換していることは除く．アスパラギン酸は存在しない．

(b) アスパラギン酸プロテアーゼ：

(c) メタロプロテアーゼ

第 10 章

1．酵素はピリミジン合成の最初の段階を触媒する．カルバモイルリン酸とアスパラギン酸を結合させて N-カルバモイルアスパラギン酸と無機リン酸を生成する．

2．遷移状態において，ヒスチジンのプロトン化型は，負に荷電したカルボニル酸素原子の切れやすい結合をおそらく安定化する．脱プロトンされると活性が無くなるであろう．それゆえ約 pH 6.5（タンパ

ク質のヒスチジン側鎖の pK が変わらなければ) で最大速度の半分に
なり，その後，pH が上がるにつれて減少する.

3.　代謝経路の最終産物によりアロステリックに酵素を阻害し，代謝
経路を調節している. 最終産物がそれ以上必要でないときに最終産物
の合成を抑え，基質の消費を抑える.

4.　高濃度の ATP は，2 種類の重複した状況を知らせることになる.
一つは，高濃度の ATP はある種のヌクレオチドが核酸合成のために
十分あるということを意味し，結果として，UTP と CTP が合成され
る. もう一つは，高濃度の ATP があると，核酸合成のためのエネル
ギーがあるということを示し，そのため UTP と CTP がつくられる.

5.　すべての酵素はいつも R 型になる. 協同性は無くなり，反応速度
論的にはミカエリス・メンテン型となる.

6.　酵素は本質的に常に R 状態にあるので，単なるミカエリス・メン
テン型速度論を示す.

7.　CTP は UTP にアミノ基を加えるとつくられる. UTP はまた CTP
の存在下で ATC アーゼを阻害することが知られている.

8.　ホモトロピック効果物質はアロステリック酵素の基質である. ヘ
テロトロピック効果物質はアロステリック酵素の調節因子である. ホ
モトロピック効果はアロステリック酵素の基質濃度と反応速度の関係
が S 字形であることの理由であり，一方，ヘテロトロピック効果物
質は S 字形曲線の K_M を変える. 結局のところ両方の効果物質とも
[T]/[R] 比を変える.

9.　再構築が示すことは複合体の四次構造と触媒および調節機能の性
質は，結局のところそれぞれの構成因子の一次構造に基づくというこ
とである.

10.　もし基質を用いれば，酵素は触媒反応をするであろう. 反応中
間体は酵素には蓄積されない. したがって結晶化した酵素には基質も
生成物も結合していないだろう.

11.　(a) 100. 1 基質分子の結合における [R]/[T] 比の変化は，二
つの型での基質親和性の比と同じでなければならない.

(b) 10. 4 個の基質分子の結合は $100^4 = 10^8$ の割合で [R]/[T] 比を
変化させる. 基質の非存在下での比は 10^{-7} である. したがって，基
質飽和した際の比は，$10^8 \times 10^{-7} = 10$ である.

12.　結合するリガンドが 0, 1, 2, 3 そして 4 個であるとき，R 型の分
子の割合はそれぞれ，10^{-5}, 0.004, 0.615, 0.998 そして 1 である.

13.　逐次モデルは負の協同性を説明できるが，協奏モデルでは説明
できない.

14.

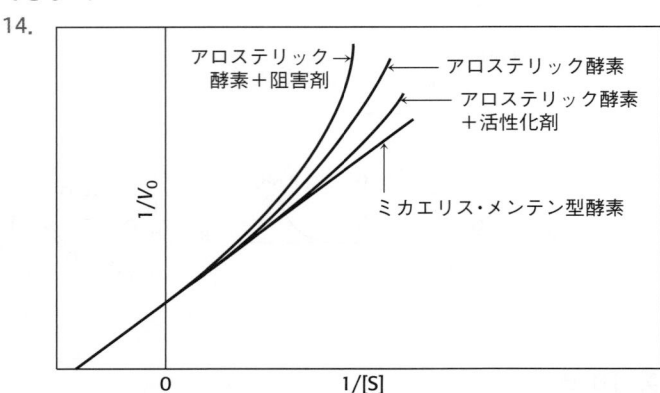

15.　PALA は基質類似体として働くため，PALA の結合は ATC アー
ゼを T 状態から R 状態へと切替える. 結合した PALA をもつ酵素分
子は，PALA を結合していない酵素分子よりも，空の触媒部位が少な
い. しかし，PALA を結合する酵素は R 状態になるため，基質との親
和性がさらに高くなる. PALA 濃度で活性化の程度が変化するのは，
アロステリック定数 L_0 と，基質と類似物質に対する R 状態と T 状態
の結合親和性の複合体的な影響による.

16.　二つの反応の正味の生成物は，ATP の加水分解による ADP と P_i
であり，細胞内では $\Delta G = -50\ \text{kJ mol}^{-1}$ ($-12\ \text{kcal mol}^{-1}$) である.

17.　アイソザイムは同じ反応を触媒する同一性の酵素であるが，反
応速度論的性質や調節機能が異なる (訳者注：アイソザイムは同一酵
素反応を触媒するものの異なる遺伝子の産物である. したがってタン
パク質の化学的性質は異なり，発現の場所や時間も同一ではない).

18.　異なる組織で同一の反応が必要であるかもしれないが，それぞ
れの組織の生化学的性質はそれぞれの組織の生物学的機能によって異
なるであろう. アイソザイムは組織の特別なニーズに合わせて触媒作
用および調節作用の性質を微調整するのを可能にしている.

19.　(a) 7; (b) 8; (c) 11; (d) 6; (e) 1;
(f) 12; (g) 3; (h) 4; (i) 5; (j) 2; (k) 10; (l) 9

20.　リン酸化反応が ATP の消費によって起これば，タンパク質の構
造およびそれによる活性変化を劇的に変えるに十分なエネルギーを賄
える. さらに，ATP は細胞内のエネルギー通貨であり，タンパク質
の修飾が細胞のエネルギー状態と連関することになる.

21.　共有結合修飾は可逆的であるが，タンパク質の切断は不可逆的
である.

22.　反応が分子内で起こるため，活性化はチモーゲン濃度に依存し
ない.

23.　非常にまれではあるが，エンテロペプチダーゼ欠損症が報告さ
れている. 患者は下痢に悩まされ，消化が不良なため発育できない.
特にタンパク質の消化は悪い.

24.　入院患者の血を少年から採血した血に加える. 混合血液が凝固
したら，少年は入院患者と異なる欠損をもつ. この種の反応測定を相
補試験とよぶ.

25.　活性化した血液凝固因子 X は，血液にある血小板の膜に結合し
たままになる. これがプロトロンビンの活性化を促進する.

26.　アンチトロンビンⅢは非常にゆっくりではあるがトロンビンの
基質になり加水分解される. したがって，トロンビンと相互作用する
には，トロンビンの活性部位を完成させておく必要がある.

27.　メチオニンをロイシンに置換するのがよい選択である. ロイシ
ンはメチオニンよりも酸化に対してずっと安定で，ほぼ同じ体積であ
り，同程度に疎水性である.

28.　不適切な血餅形成は動脈の血流を妨げ，脳では卒中を，心臓で
は心臓発作を起こす.

29.　トロンビンはフィブリノーゲンを加水分解して活性型のフィブ
リンを形成する. しかし，トロンビンは同時に，プロテイン C (他の
血液凝固酵素である V_a と VIII_a を分解するプロテアーゼ) を活性化する
ことにより，そのカスケードを止める役割もある.

30.　組織プラスミノーゲンアクチベーター (t-PA) は，セリンプロ
テアーゼであり，血餅を溶かす作用がある. t-PA はフィブリンク
ロットに接着しているプラスミノーゲンを活性化して活性型プラスミ
ンにし，血餅のフィブリンを加水分解する.

31.　成熟した血餅はリシンおよびグルタミンの側鎖間のアミド結合
によって安定化しているが，柔らかな血餅にはそれがない. アミド結
合はトランスグルタミナーゼにより形成される.

32.　R 状態の触媒鎖の割合 (f_R) は基質を結合したものの割合 (Y)
と同じであることが，単純な逐次モデルから予測される. 逆に，協奏
モデルからは，基質濃度が増加するにつれて，f_R が Y よりも急激に増
加することが予測される. 協奏モデルから予測されるように，基質の
添加で f_R の変化が Y を変化させる.

33.　ハイブリッド酵素では，修飾されていない天然型の c_3 の機能を
もつ触媒部位にコハク酸が結合すると，もう一方の c_3 のニトロチロ

シン残基の可視吸収スペクトルが変化する．このように，基質類似物質が片方の三量体の活性部位に結合すると，もう片方の三量体の構造が変化する．

34. 協奏モデルによれば，アロステリック活性化因子はすべてのサブユニットの構造的な平衡をR状態へ移動させ，一方アロステリック阻害剤はそれをT状態へ移動させる．つまり，ATP（アロステリック活性化因子）は平衡をR型に移動させる．その結果，基質が結合したときにみられるのと同様な吸光度の変化がみられる．CTPはATPと異なる効果をもつ．このように，協奏モデルはATCアーゼの基質誘導性（ホモトロピック）のアロステリック効果とともにATP誘導性と，CTP誘導性のアロステリック相互作用（ヘテロトロピック）を説明できる．

35. (a) 集団になると，対照群は群生相の行動をとるようになる．
(b) PKAの阻害は群居行動を妨げるが，PKGの阻害は行動に影響を与えない．
(c) PKGの阻害実験は，PKAの阻害でみられた影響が特異的なものであり，単に一般的なキナーゼの阻害によるものではないことを明らかにするために行われた．
(d) PKAは昆虫の行動を変える役割がある．
(e) 常に群生行動をとるバッタの群生行動は，PKAの阻害による影響は受けない．このことから，PKAは行動様式を変える役割はあるが，その様式を確立する役割はないことがわかる．

36. 残基aとdは，超らせんの軸付近でコイルを巻いているαヘリックスコイルドコイルの内部にみられる．これらの側鎖の間に生じる疎水性の相互作用は，巻いているコイルを安定にさせる．

37. R状態ではATCアーゼは膨張し，密度が減少する．これにより沈降係数が減少する（p.74の式を参照）．

38. トリプシンとトリプシンインヒビターの相互作用は非常に安定であり，遷移状態はほとんど形成されない．遷移状態に酵素が結合するときに結合エネルギーの放出が最大となることを思い出してほしい．酵素と基質の相互作用が安定すぎると，遷移状態は形成しにくい．

39. ジクマロールはγ-グルタミルカルボキシラーゼの競争阻害剤である．その結果，プロトロンビンからトロンビンへの変換に必要な4-カルボキシグルタミン酸は形成されない．アミノ酸組成は，高温かつ強酸の存在下でタンパク質を加水分解することにより測定する．このような条件では，4-カルボキシグルタミン酸のカルボキシ基は通常のプロトロンビンから外れてしまい，単なるグルタミン酸になってしまう．

40. 下式

41. 下式

第11章

1. 糖質はもともと炭素の水和物とみなされていた．というのは多くの糖質の化学式が経験的に $(CH_2O)_n$ と表されるからである．

2. 3個のアミノ酸が結合してできるペプチドの種類は6種類である．しかし，3種類の異なる単糖は，さまざまな結合の仕方で結合できる．直鎖状あるいは分岐をもつ構造の両方になりうるし，またαとβの結合，さらにC-1とC-3，C-1とC-4，C-1とC-6などの間での結合も可能である．結果として，これらがとりうる構造は，12 288種類にもなる．

3. (a) 10; (b) 6; (c) 8; (d) 9; (e) 2;
(f) 4; (g) 1; (h) 5; (i) 7; (j) 3

4. (a) アルドース-ケトース；(b) エピマー；(c) アルドース-ケトース；(d) アノマー；(e) アルドース-ケトース；(f) エピマー

5. エリトロース：四炭糖アルドース；リボース：五炭糖アルドース；グリセルアルデヒド：三炭糖アルドース；ジヒドロキシアセトン：三炭糖ケトース；エリトルロース：四炭糖ケトース；リブロース：五炭糖ケトース；フルクトース：六炭糖ケトース

6.

7.

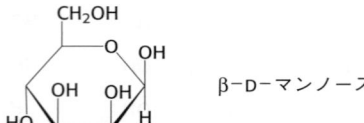

α-グルコシル-(1→6)-ガラクトース

8.　α-アノマーの比率は 0.36，β-アノマーの比率は 0.64

9.　グルコースは，開いた鎖状構造にアルデヒド基があるので反応性がある．アルデヒド基は，ゆっくりとアミノ基と縮合しシッフ塩基付加物（アルジミン）を形成する．

10.　1分子のピラノシドは，2分子の過ヨウ素酸と反応し，生成物の一つはギ酸である．一方，1分子のフラノシドは，1分子の過ヨウ素酸と反応し，ギ酸は生成しない．

11.　(a) β-D-マンノース；(b) β-D-ガラクトース；

(c) β-D-フルクトース；(d) β-D-グルコサミン

12.　もし，この糖タンパク質の三糖が相互作用に重要であるならば，三糖自身が細胞接着の競合阻害薬となる可能性が高い．

13.　還元末端からは，1,2,3,6-テトラメチルグルコースが生じるであろう．分岐点からは 2,3-ジメチルグルコースが生成し，それ以外からは 2,3,6-トリメチルグルコースが生成するであろう．

14.　(a) 還元糖ではない．開いた鎖状構造をとることは不可能である．

(b) D-ガラクトース，D-グルコース，D-フルクトース

(c) D-ガラクトースとスクロース（グルコース＋フルクトース）

15.

CH2OH

OH

OH　OH

HO　　H

β-D-マンノース

α-アノマーのヘミアセタール結合が切断され開いた鎖状構造となる．C-1 および C-2 の結合で回転が起こり β-アノマーができる．そして，結果として両異性体の混合物となる．

16.　とても甘いピラノースは，加熱によって構造はより安定だがあまり甘くないフラノースに変わる．したがって，調理品の甘さを微妙に調整することは難しい．これが，時間が経つとハチミツの甘さが失なわれていく原因ともなっている．構造は，図 11・5 を参照のこと．

17.　(a) 1分子のグリコーゲンは，還元末端は一つであるが，非還元末端はたくさんあり，その数は分岐の数，つまり α-1,6-結合の数によって決まる．

(b) グリコーゲン分子の非還元末端の数は，還元末端の数よりもはるかに多い．グリコーゲンの分解および合成の反応は，すべて非還元末端で起こり，そのため分解および合成の速度をきわめて大きくすることができる．

18.　スクロースは還元糖ではない．グルコースおよびフルクトースのアノマー炭素原子は還元剤として働く．しかし，スクロースでは，フルクトースとグルコースのアノマー炭素原子が共有結合によって結びつけられているため，反応に利用できない．

19.　グリコーゲンは α-1,4-グリコシド結合で結合したグルコースのポリマーで，約 10 個のグルコース単位ごとに α-1,6-グリコシド結合による分岐を形成している．デンプンは2種類のグルコースポリマーからなる．アミロースは，α-1,4-グリコシド結合で形成された直鎖状のポリマーである．アミロペクチンはグリコーゲンと類似しているが，分岐が少なく約 30 個のグルコースに一つの割合で分岐がある．

20.　セルロースは，β-1,4-結合で結合したグルコースの直鎖状のポリマーである．グリコーゲンは分岐のあるポリマーで，主鎖は α-1,4-グリコシド結合によって形成されている．β-1,4-結合は直鎖状ポリマーをつくり，構造的役割に適している．グリコーゲンの α-1,4-結合はらせん構造を形成し，小さな空間に多くのグルコースの貯蔵を可能にしている．

21.　普通の糖タンパク質は，しばしば分泌タンパク質にみられ，さまざまな役割をもっている．たとえばホルモンである EPO も糖タンパク質である．通常，タンパク質成分が，糖タンパク質の重量の大部分を占めている．対照的に，プロテオグリカンとムコタンパク質（ムチン）は大部分が糖質である．プロテオグリカンはグリコサミノグリカンを結合し，軟骨や細胞外マトリックスにおいて構造的役割を担っている．ムコタンパク質は，潤滑剤として働き，多彩な糖質が N-アセチルガラクトサミンを介して結合している．

22.　EPO に糖鎖が結合することによって，循環血中の滞留時間が長くなる．そのため，糖鎖をもたない EPO に比べ，長期間にわたり機能し続けることができる．

23.　グリコサミノグリカンは，高度にイオン化しているため，たくさんの水分子を結合することができる．たとえば，かかとが地面に当たったときに軟骨が圧迫を受けると，水が遊離し衝撃を和らげる．そして，かかとを持ち上げると再び水が結合する．

24.　マンノース 6-リン酸に結合するレクチン（マンノース 6-リン酸受容体）が欠損しているとしたら，宛名書きされたタンパク質は正しく認識されない．

25.　アスパラギン，セリンおよびトレオニン

26.　糖タンパク質に結合している糖質の量や結合部位あるいはその両方が異なる分子形．

27.　ある特定の時期に，ある環境下で細胞が合成する糖質をすべて寄せ集めたもの．

28.　ゲノムは，生物に存在するすべての遺伝子を含む．プロテオームは，ある特定の環境で細胞が発現するすべてのタンパク質および修飾タンパク質を含む．グリコームは，ある特定の環境で細胞が合成するすべての糖質からなる．ゲノムは変化しないが，タンパク質はさまざまに発現が変わり修飾されるので，プロテオームはゲノムに比べてより複雑である．グリコームは，タンパク質のグリコフォームだけではなく，多様な糖鎖構造を含むので，さらに複雑であるに違いない．

29.　Asn-X-Ser あるいは Asn-X-Thr 配列（X はプロリン以外の任意のアミノ酸残基）中のアスパラギン残基には糖鎖付加が起こりうる．しかし，このような部位のすべてに糖鎖付加が起こるわけではないので，ルームメートの曖昧な表現となった．

30.　糖質がすべての生物の細胞表面に存在することから，他の生物や環境による認識機構に関わることが示唆される．

31.　糖タンパク質は，糖質によって装飾を施されているタンパク質である．レクチンは，特異的に糖を認識するタンパク質である．レクチンも糖タンパク質であることが多い．

32.　それぞれの部位に糖が結合するかしないかであるので，$2^6 = 64$ のタンパク質ができる可能性がある．

33.　タンパク質の 20 種類のアミノ酸成分や核酸の 4 種類のヌクレオチド成分は，それぞれ同じタイプの結合により結びつけられている．すなわち，タンパク質ではペプチド結合，核酸では糖の 5′ と 3′ の間のリン酸ジエステル結合である．一方，糖質の場合にはさまざまな修飾や結合の仕方がある．またオリゴ糖は分岐が可能である．さらに多

くの糖は，同一または類似の分子式をもち類似の化学的性状をもつので，特異的な同定や結合の解析が難しい．

34. 第9章で論じたように，多くの酵素は立体特異性を示す．スクロースの合成酵素は，明らかに基質の異性体を識別して，ただ一つのペアを結合させる．

35. もしレクチンの糖結合特異性がわかっていたら，適当な糖を結合させたアフィニティーカラムをつくることができる．興味のあるレクチンを含むタンパク質溶液をカラムに通す．この方法を利用することによって，グルコース結合レクチンであるコンカナバリンAが精製された．

36. (a) アグリカンはグリコサミノグリカンにより高度に装飾されている．もし，グリコサミノグリカンが培養液中に遊離したとしたら，アグリカンの分解が進んだことを示している．
(b) アグリカンを分解せずにアグリカンからグリコサミノグリカンを切出す別の酵素が存在する可能性がある．ここでは示されていない実験によって，グリコサミノグリカンの遊離を測ることでアグリカンの分解が正確に測定されることが確かめられている．
(c) 対照実験によって，この測定法に固有の"バックグラウンド"であるベースラインがわかる．
(d) アグリカンの分解が顕著に増強された．
(e) アグリカンの分解がバックグラウンドにまで低下した．
(f) この実験は *in vitro* の系なので，*in vivo* において軟骨の安定化に寄与する因子がすべて含まれていないことが考えられる．

第 12 章

1. 2.86×10^6 分子．二重層のおのおのは 1.43×10^6 の分子を含む．
2. 基本的に"裏返し (inside-out)"の膜となる．親水基は溶媒から離れて内側にまとまり，炭化水素鎖が溶媒と接することになる．
3. 2×10^{-7} cm，6×10^{-6} cm，2×10^{-4} cm
4. この分子の半径は 3.1×10^{-7} cm であり，その拡散係数は 7.4×10^{-9} cm^2 s^{-1} である．1 μs 当たりの平均横断移動距離は 1.7×10^{-7} cm であり，1 ms では 5.4×10^{-6} cm，1 s では 1.7×10^{-4} cm となる．
5. 温度低下によって膜は相転移し，流動性の高い状態からほとんど凍った状態に移行する．二重層が非常に流動的なときだけ，輸送体は膜を横切ってイオンを横断させることができる．対照的に，二重層が非常に固いときでもチャネル形成型ではイオンがその細孔を横切ることができる．
6. シスの二重結合の存在は脂肪酸鎖に曲がりを生じるので，密に充填されることを防ぎファンデルワールス結合に関与する原子の数を減らす．この曲がりの結果，飽和脂肪酸に比べて融点が低くなる．トランス脂肪酸はこの曲がりをもたないため，融点はより高くなり，飽和脂肪酸の融点に近づく．構造的な融点低下効果がないため，トランス脂肪酸はまれにしか存在しない．
7. パルミチン酸はステアリン酸より短い．脂肪酸鎖が充填されたときのファンデルワールス結合の機会が減るため，鎖長の長いステアリン酸に比べて融点が下がる．
8. 冬眠動物は低い融点をもつ多価不飽和脂肪酸を多く含む植物を選択的に食べる．
9. 1回目の亜ジチオン酸ナトリウムの追加による蛍光の減少は，二重層の膜の外側にあるNBD-PS分子の消光（クエンチング）による．この実験条件下では，亜ジチオン酸ナトリウムは膜を横断しないので，内側の標識リン脂質にはクエンチングは起こらない．2回目の亜ジチオン酸ナトリウムの追加が効果を示さなかったのは，外側にあるNBD-PS分子が消光したままだったからである．しかし，6.5時間後

には半分のNBD-PSが二重層の膜の外側に反転してきていたため，亜ジチオン酸ナトリウムの追加によって蛍光が半分になってしまったのである．

10. 親水性の糖鎖部分が疎水性環境中を動く必要が生じるので，糖の添加はフリップ・フロップに対する重大なエネルギー障壁を導入することになる．このエネルギー障壁が膜非対称性を増強する．

11. C_{16} のアルキル鎖がエーテル結合している．グリセロールの2位の炭素原子にエステル結合しているのは，大部分のリン脂質では脂肪酸であるが，その代わりに単にアセチル基が結合しているに過ぎない．

12. 疎水性環境においては鎖内で水素結合を形成してポリペプチド鎖のアミド水素原子とカルボニル酸素原子を安定化し，その結果 α ヘリックスが形成される．水溶液の環境ではこれらの基は水との相互作用によって安定しているので，α ヘリックスをつくり上げるエネルギー上の理由がない．このように α ヘリックスは疎水性環境で形成されやすい．

13. おそらくそのタンパク質は，中心に疎水性のコアを貫通する α ヘリックスをもっていたのだろう．このようなヘリックスは，膜貫通ヘリックスと似た一連の疎水性アミノ酸をもつ特徴がある．

14. 温度が低下するとファンデルワールス相互作用によって疎水鎖の充填密度が増加し流動性が減少する．これを防ぐために，新しくつくられるリン脂質はより短い炭化水素鎖と多くのシス二重結合をもっている．短い炭化水素鎖はファンデルワールス相互作用の数を減らす．シス二重結合は構造上の曲がりをもたらしてリン脂質中の脂肪酸尾部が詰め込まれるのを防ぐ．

15. 21個のv-SNAREがおのおの7個のt-SNAREと相互作用できる．掛け算すれば相互作用のペアの数が求まる．v-SNARE-t-SNAREのペアの総数は $7 \times 21 = 147$ 通りとなる．

16. (a) 温度が増加するとリン脂質二重層がより流動的になることがグラフからわかる．T_m とは流動性が小さいところから大きいところへと大きく移行するときの温度である．コレステロールは流動性の移行の幅を広げる．つまり，コレステロールは膜流動性の温度変化に対する感受性を下げる．
(b) コレステロールの存在は急な転移を防ぐことによって膜の流動性を安定させることにつながるので，この効果は重要である．タンパク質の機能は膜の適切な流動性に依存するので，コレステロールは膜タンパク質が機能するための適切な環境を維持する．

17. タンパク質C は *C. elegans* の膜貫通タンパク質である．ヒドロパシープロットにおいて4個の疎水性ピークとして表現される四つの α ヘリックスが膜を貫通する．おもしろいことにタンパク質Aもポーリンという膜タンパク質である．このタンパク質はおもに β ストランドでできており，明らかな膜貫通ヘリックスを示す疎水性ウインドウがない．ヒドロパシープロットは有用であるが，この例はそれが絶対確実ではないことを示している．

18. (a) プロスタグランジンエンドペルオキシドシンターゼはイブプロフェンを除去した直後に活性を回復しているので，この阻害剤（イブプロフェン）は酵素から急速に解離すると考えられる．一方，インドメタシンは，除去後30分でも酵素活性は明らかに阻害されたままなので，この阻害剤（インドメタシン）の酵素の活性部位からの解離はゆっくり起こると考えられる．
(b) アスピリンは共有結合によってプロスタグランジンエンドペルオキシドシンターゼを修飾してしまうので，その解離はきわめてゆっくりか，もしくはまったく起こらないと考えられる．したがって，阻害剤が加えられたすべての条件下（カラム2, 3, 4）で，酵素活性がきわめて低いことが想定される．

19. どんなタンパク質でも精製のためにはまず可溶化されなければならない．通常，膜タンパク質の可溶化には界面活性剤（疎水性分子）が必要で，タンパク質に結合して膜の脂質環境と置き換わる．界面活性剤が取除かれればタンパク質は凝集し沈殿する．イオン交換クロマトグラフィーのような精製過程はタンパク質を可溶化する界面活性剤の存在下ではしばしば困難である．適切なタンパク質–界面活性剤複合体から結晶が形成される必要がある．

第 13 章

1. 単純拡散では，物質は濃度勾配によって細胞膜を通過する．促進拡散では物質は脂溶性ではなく直接細胞膜を通過できない．濃度勾配に沿って促進移動するためにはチャネルや輸送体を必要とする．

2. 1) ATP の加水分解；2) 濃度勾配に従うある分子の移動が，濃度勾配に逆らう他の分子の移動と共役すること．

3. 共輸送体，対向輸送体，単輸送体の三つである．共輸送体と対向輸送体は二次性能動輸送を仲介することができる．

4. 必要なギブズエネルギーは $32\ kJ\ mol^{-1}$（$7.6\ kcal\ mol^{-1}$）である．化学的仕事に対しては $20.4\ kJ\ mol^{-1}$（$4.9\ kcal\ mol^{-1}$），電気的仕事に対して $11.5\ kJ\ mol^{-1}$（$2.8\ kcal\ mol^{-1}$）．

5. Cl^- は $z=-1$，Ca^{2+} は $z=+2$．与えられた濃度では，Cl^- の平衡電位は $-97\ mV$，Ca^{2+} の平衡電位は $+122\ mV$．

6. ギブズエネルギーの入力が $10.8\ kJ\ mol^{-1}$（$2.6\ kcal\ mol^{-1}$）のとき，細胞内グルコース濃度は細胞外の 66 倍（$c_2/c_1=66$）である．

7. Ca^{2+}–ATP アーゼとのアナロジーから，細胞内の三つの Na^+ が E_1 構造に結合し，細胞外から二つの K^+ が E_2 構造に結合する．ありうる機構は以下の通りである．

(i) 酵素活性サイクルは三つの Na^+ が結合した非リン酸化状態（E_1）から始まる．

(ii) E_1 構造に ATP が結合する．構造変化が起こり，Na^+ を酵素内部に取込む．

(iii) ホスホリル基が ATP からアスパルチル残基に転移する．

(iv) ADP 放出により，酵素が膜領域を含めて全体の構造変化を起こす．この新たな構造（E_2）は，Na^+ を，その入ってきた膜の反対側へと放出し，Na^+ の放出された側から二つの K^+ を結合する．

(v) ホスホリルアスパラギン残基は加水分解を受け，無機リン酸を放出する．リン酸放出により，E_2 構造を安定化していた相互作用が失われ，酵素は E_1 構造に戻る．K^+ は膜の細胞質側へ放出される．膜の細胞質側から三つの Na^+ が結合し，サイクルが完了する．

8. 適切に配位されたラクトース輸送体を含む膜小胞に対してラクトースの濃度勾配を確立せよ．まずはじめに，pH 値が膜の両側で同じでなければならず，またラクトース濃度はラクトース輸送体の"排出"側の方が高くなければならない．ラクトースが濃度勾配に従って輸送体"内部を逆向きに"通って流れる際に，ラクトース勾配の消失に伴って pH 勾配が確立されるかどうか検査することができる．

9. リガンド依存性チャネルはリガンド分子がチャネルに結合すると開き，電位依存性チャネルは膜電位の変化に応じて開く．

10. イオンチャネルはどちらの方向にも同一速度でイオンを輸送しなければならない．正味のイオンの流れは，膜の両側の溶液の組成によってのみ決定される．

11. 単輸送体は酵素のように働く．その輸送サイクルには大きな形態変化が伴い，1 回のサイクルでは数個の分子のみが単輸送体と相互作用する．一方，チャネルは，開口した後は細胞膜に穴を形成し，その穴を通して多くのイオンが通過しうる．このようにチャネルは単輸送体と比較して非常に高率に輸送を仲介する．

12. FCCP は大腸菌の細胞膜に効率的に穴をつくり，それを通ってプロトンは細胞膜を速やかに通過することができる．大腸菌から汲み出されるプロトンは，H^+–ラクトース共輸送体を通るよりも，"最も抵抗の少ない通路"である細胞膜の穴の方を通って出て行くだろう．

13. 心筋は血液を効率的に送り出すために，高度に協調的に収縮しなければならない．ギャップ結合は，おのおのの拍動の間に，心臓全体に整然とした細胞–細胞間の活動電位の伝播を媒介する．

14. 正電荷をもったグアニジウム基は，Na^+ に似ており，チャネル開口部の負電荷をもったカルボキシ基に結合する．

15. P 型 ATP アーゼである SERCA は，アスパラギン酸残基で共有結合性のリン酸化中間体を形成する機構を用いる．定常状態では SERCA 分子のサブセットは E_2–P 状態に固定され，その結果として放射性標識される．MDR タンパク質は ABC 輸送体であり，その制御にリン酸化中間体を用いない．ゆえに，MDR の放射性標識されたバンドは観察されない．

16. イオンチャネルの阻害は活動電位を抑制し，それにより神経機能を喪失させる．テトロドトキシンと同様に，これらの毒素分子は特定のイオンチャネルを単離し，特異的に抑制するのに有用である．

17. 再分極後，イオンチャネルの球状ドメインはチャネル孔と結合し，短期間の間チャネルを不活性化する．この間，チャネルは球状ドメインが離れて，チャネルが"閉"状態に戻るまで応答することができない．

18. Na^+ は電荷を帯びており，また Na^+ チャネルは Na^+ のみを輸送し，陰イオンは輸送しないので，膜の片側の過剰な正電荷の集積が化学勾配の主要な原因となる．

19. Na^+ チャネルの不活性化機能の障害となるような変異は，ナトリウム電流の脱分極に伴うナトリウム電流の持続時間を延長し，心筋の活動電位を遷延させる．

20. 増加しない．チャネルは外部刺激に応じて開いたり閉じたりするが，開口したチャネルの単一コンダクタンスはほとんど影響されない．

21. 閉じた状態のチャネルの，開いた状態のチャネルに対する比率は，リガンドが 0，1，2，3，4 個結合したとき，それぞれ 10^5，5000，250，12.5，0.625 である．したがって，開いているチャネルの割合は，1.0×10^{-5}，2.0×10^{-4}，4.0×10^{-3}，7.4×10^{-2}，0.62 となる．

22. これらの有機リン酸は，アセチルコリンエステラーゼの活性部位にあるセリン残基と反応して安定なリン酸化誘導体をつくり，この酵素を阻害する．これらはコリン作動性シナプスの神経伝達を阻害することで呼吸筋麻痺を起こす．

23. (a) 1 番目のアセチルコリンが結合すると開いた状態の閉じた状態に対する比は 240 倍に増える．2 番目が結合すると 11 700 倍になる．

(b) ギブズエネルギーの寄与はそれぞれ $14\ kJ\ mol^{-1}$（$3.3\ kcal\ mol^{-1}$），$23\ kJ\ mol^{-1}$（$5.6\ kcal\ mol^{-1}$）．

(c) できない．MWC モデルではおのおのリガンドの結合が，開口/閉鎖の比に対して同じ効果をもつと予測される．

24. バトラコトキシンはチャネルが開口状態から閉鎖状態へ遷移するのを阻害する．

25. (a) Cl^- は細胞内部へと流れる．

(b) Cl^- の流入は膜を過分極させるので，抑制性である．

(c) チャネルは五つのサブユニットで構成される．

26. ATP とカルシウムを加えた後，SERCA は小胞内に Ca^{2+} を汲み入れる．しかし，小胞内部の Ca^{2+} の集積により，ATP 加水分解によって越えることができない電気勾配が速やかに形成される．カルシマイシンの添加により，汲み出された Ca^{2+} は小胞の外へ流出し，蓄

積した電荷を消失させ、ポンプが持続的に働くことを可能にする.

27. アセチルコリンエステラーゼの強力な触媒活性により、神経刺激の持続時間が短く保たれる.

28. 下の反応式を見よ.

29. (a) ASIC1a のみがこの毒素で阻害される.

(b) 可逆的である. 毒素が取除かれると酸感受性チャネルは回復し始める.

(c) 0.9 nM

30. この変異は開口延長症候群（slow channel syndrome, SCS）をひき起こす変異の一つである. 示された結果からは、チャネルの閉鎖欠損が示唆される. すなわち、チャネルの開口状態が延長している、あるいはこの変異チャネルは、正常なチャネルよりアセチルコリンに対する親和性が高い可能性がある.

31. この変異は受容体のアセチルコリンに対する親和性を減少させる. 電気記録はチャネルの開口がまれにしか起こらないことを示すだろう.

32. グルコースの輸送曲線は輸送担体の存在を示唆する. なぜならば、初期の輸送率は高いが、担体が飽和するような高濃度になると輸送率が落ちる. これはミカエリス・メンテン酵素を思わせる（§8・4）. インドールはこのような飽和現象を示さず、この分子が脂溶性で膜を単純拡散により通過することを暗示する. ウワバインは Na^+-K^+ ポンプの特異的阻害剤である. もしウワバインがグルコース輸送を阻害したならば、Na^+-グルコース共輸送体がグルコース輸送を補助している可能性がある.

第 14 章

1. 負電荷をもつグルタミン酸残基は、負電荷をもつホスホセリンやホスホトレオニン残基を模倣し、酵素が活性化型として安定に存在することを可能にする.

2. ホスホセリンやホスホトレオニンの側鎖はホスホチロシンと比較してかなり短いため、高親和性ではない.

3. GTP アーゼ活性はシグナルを終結させる. そのような活性がないと、一度活性化された経路は活性化され続け、初期シグナルの変化に応答できない. GTP アーゼ活性がより効果的であった場合には、GTP 結合型 G_α サブユニットの寿命があまりにも短くなり、下流へシグナルを伝達することができない.

4. 二つの同一受容体が、同じシグナル分子の異なる部位を認識する必要があるためである.

5. 増殖因子受容体は二量体化によって活性化する. 抗体が受容体を二量体化させるとすれば、細胞のシグナル伝達経路が活性化されるであろう.

6. この α サブユニットは常に活性型である GTP 結合型をとるため、シグナル伝達経路を活性化し続ける.

7. G タンパク質はシグナル伝達経路の構成成分である. GTPγS は G_α サブユニットにより加水分解されず活性化が長びく.

8. Ca^{2+} は細胞内に存在するさまざまなタンパク質の表面に結合しうるため、動きが妨げられて、その拡散速度は小さくなる. cAMP はそれほど結合しないので拡散速度は大きい.

9. Fura 2 は、五つのカルボキシ基をもち、負電荷に富む分子である. この負電荷によって、Fura 2 は細胞膜の疎水性部位を効果的に通過できない.

10. $G_{\alpha s}$ はアデニル酸シクラーゼを活性化し、cAMP の産生を促すことでグルコースを動員する（第 21 章）. cAMP ホスホジエステラーゼが阻害されると、アドレナリンによるシグナル伝達が終わっても cAMP 濃度が高く保たれ、その結果グルコースの動員が続くことになる.

11. もし二つのキナーゼドメインが互いに近接して向き合っていると、不活性なコンホメーションにある一方のキナーゼの活性化ループが、近傍のキナーゼの活性化ループによって置き換えられて、リン酸化の基質として作用してしまう.

12. インスリンによって始動する経路のネットワーク全体は、非常に多くのタンパク質を含み、図 14・26 に示したものよりかなり精巧につくられている. さらに、他の多くのタンパク質がインスリンのシグナル伝達の終結に関与している. インスリンのシグナル伝達やその後にインスリンの応答を終結させる経路に関わるタンパク質の欠陥は、障害をひき起こす可能性を秘めている. したがって、多くの異なる遺伝子の欠陥が 2 型糖尿病の原因となることに驚きはない.

13. 成長ホルモンの場合は、単量体受容体の二量体化をひき起こす. そして二量体化した受容体は、この受容体に結合した別のチロシンキナーゼを活性化できる. その後のシグナル伝達経路は、インスリン受容体や他の哺乳動物 EGF 受容体によって活性化される経路と類似したものになるだろう.

14. 変異型受容体は、EGF が結合すると、全長からなる単量体と二量体化するであろう. しかし変異型受容体は、近接するキナーゼドメインに対する基質がなく、またもう一方の単量体の C 末端部位をリン酸化する自己キナーゼドメインもないので、交差リン酸化反応が起こらない. したがって、この変異型受容体は、正常な EGF のシグナル伝達を遮断するであろう.

15. インスリンは、EGF によってひき起こされる通常の応答をひき出すだろう. インスリンの結合は、キメラ受容体の二量体化とリン酸化を活性化し、EGF の結合によって通常ひき起こされるように下流の経路にシグナルを伝えるであろう. この細胞を EGF で処理しても、効果はないであろう.

16. 10^5

17. ジアシルグリセロールの産生はホスホリパーゼ C の関与を示唆する. NGF 受容体は交差リン酸化されることによって活性化され、

ホスホリパーゼ C の SH2 ドメインを介して結合する．ホスホリパーゼ C が関与することから IP_3 が産生されると考えられ，したがってカルシウム濃度が上昇する．

18．EGF のシグナル伝達経路内にあって他に有効な薬物標的としては，これらがすべてではないが，EGF 受容体，Raf，MEK，ERK のキナーゼ活性部位が含まれる．

19．アデニル酸シクラーゼによって触媒される反応では，3′-OH が 5′-OH に隣接する α 位のリン原子を求核的に攻撃して二リン酸を遊離させる．DNA ポリメラーゼによる反応は，攻撃する 3′-OH が自己分子ではなく他分子のヌクレオチドであるという点を除いては，基本的に類似している．

20．すべてのキナーゼドメインには ATP 結合部位が存在するので，ATP 競合型阻害薬は多くのキナーゼに作用しそうである．したがって，目的の標的キナーゼに対するこの薬物の選択性はないかもしれない．

21．(a) $X \approx 10^{-7}$ M；$Y \approx 5 \times 10^{-6}$ M；$Z \approx 10^{-3}$ M

(b) X が最大結合の半分を占めるのに要する濃度が最も低いので，X が最も高親和性である．

(c) 結合親和性がアデニル酸シクラーゼの活性化能にほとんど完全に反映されているので，ホルモン-受容体複合体はアデニル酸シクラーゼを活性化すると考えられる．

(d) $G_{\alpha s}$ に対する抗体の存在下で実験を行ってみるとよい．

22．(a) 総結合量は，受容体への特異的な結合のほかに，他の受容体への結合や細胞膜への非特異的な結合も含んでいる．

(b) 受容体はリガンドに対して高い親和性をもっているため，過剰量の非標識リガンド存在下では，標識リガンドよりも非標識リガンドが確率的に結合しやすい．したがって，標識リガンドの結合は非特異的なものであると考えられる．

(c) プラトー域（飽和域）は，細胞膜上の受容体結合部位に限界があるということを示している．

23.

$$細胞1個当たりの受容体数 = \frac{10^4\ \text{cpm}}{細胞膜タンパク質〔mg〕} \times$$

$$\frac{細胞膜タンパク質〔mg〕}{10^{10}\ 細胞} \times \frac{\text{mmol}}{10^{12}\ \text{cpm}} \times \frac{6.023 \times 10^{20}\ 分子}{\text{mmol}}$$

$$= 600$$

第 15 章

1．細胞内で起こる高度に統合化された生化学的反応．

2．同化は，エネルギーを消費しつつ新たな分子あるいは最終的には細胞を組立てる生化学反応のまとまりである．異化は，燃料源や生体分子を分解してエネルギーを抽出する生化学反応のまとまりである．

3．公共物の汚損は無礼であるし高くつくと答えた．汚損を除去するのに経費がかかることに加え，ギブズエネルギーは系が平衡のときに最小となることを無礼者は知るべきである．

4．細胞運動と力学的仕事；能動輸送；生合成反応

5．1. f；2. h；3. i；4. a；5. g；6. b；7. c；8. e；9. j；10. d

6．これらのイオンは ATP の電荷を中和し，ATP と結合する高分子物質との相互作用を容易にする．

7．静電的反発，共鳴による安定化，エントロピーの増大，水和による安定化

8．いたずらの質問である．解答はわからない．生命起源より以前にアデニンが容易に生成し，早い時期に ATP が優勢となってしまった

のかもしれない．

9．一つのヌクレオチドが利用可能なエネルギーを代表することにより，細胞のエネルギー状態のモニターが容易となる．

10．ATP 濃度の増加，もしくは細胞の ADP あるいは P_i 濃度の減少（たとえば，他の反応による急速な除去）が，反応をよりエキサゴニックにするであろう．同様に，Mg^{2+} 濃度の変化が反応の ΔG を増減させるであろう．

11．経路に含まれる個々のステップのギブズエネルギー変化の和が経路全体のギブズエネルギー変化を決める．したがって，正のギブズエネルギー変化をもつ反応があっても十分なエキサゴニック反応と共役すれば反応は推し進められる．

12．(a)と(c)は左向き．(b)と(d)は右向き．

13．何もわからない．

14．(a) $\Delta G^{\circ\prime} = +31.4$ kJ mol^{-1}（$+7.5$ kcal mol^{-1}），$K'_{eq} = 3.06 \times 10^{-6}$

(b) 3.28×10^4

15．$\Delta G^{\circ\prime} = 7.1$ kJ mol^{-1}（1.7 kcal mol^{-1}）．平衡比は 17.5．

16．(a) 酢酸＋CoA＋H^+ → アセチル CoA＋H_2O，$\Delta G^{\circ\prime} = +31.4$ kJ mol^{-1}（$+7.5$ kcal mol^{-1}）．

ATP の AMP＋PP_i への加水分解，$\Delta G^{\circ\prime} = -45.6$ kJ mol^{-1}（-10.9 kcal mol^{-1}）．

全体の反応，$\Delta G^{\circ\prime} = -14.2$ kJ mol^{-1}（-3.4 kcal mol^{-1}）．

(b) PP_i の加水分解により，$\Delta G^{\circ\prime} = -33.4$ kJ mol^{-1}（-7.98 kcal mol^{-1}）となる．二リン酸の加水分解により全体の反応はよりエキサゴニックになる．

17．(a) 酸を AH とすると，AH $\rightleftharpoons$ A$^-$＋H^+，$K_a = [A^-][H^+]/[AH]$ である．$pK_a = -\log_{10} K_a$ と定義される．$\Delta G^{\circ\prime}$ は pH 7 における標準ギブズエネルギー変化である．したがって，$\Delta G^{\circ\prime} = -RT \ln K_a = -2.303 RT \log_{10} K_a = +2.303 RT pK_a$ となる．

(b) $\Delta G^{\circ\prime} = +27.32$ kJ mol^{-1}（$+6.53$ kcal mol^{-1}）

18．無脊椎動物の筋肉のホスホアルギニンは，脊椎動物の筋肉のホスホクレアチンと同じく高いポテンシャルをもつリン酸基の貯蔵体として働いている．筋肉の活動時においても，ホスホアルギニンによって高い ATP レベルが維持されている．

19．ADP 部分である．

20．(a) 補助食品としてのクレアチンの背景にある理論的根拠は，クレアチンがホスホクレアチンに変換され，筋収縮後の速やかな ATP の補充に役立つということであろう．

(b) もしクレアチンが有益であるならば，短時間の急激な運動に対して作用があるだろう．持続した運動には，図 15・7 で示したように，燃料の代謝による ATP 生成が必要である．このためには，もっと時間を要する．

21．標準状態の下では，$\Delta G^{\circ\prime} = -RT \ln \{[生成物]/[反応物]\}$ である．$\Delta G^{\circ\prime}$ に $+23.8$ kJ mol^{-1}（$+5.7$ kcal mol^{-1}）を代入し，[生成物]/[反応物] を求めると，9.9×10^{-5} が得られる．すなわち，右向きの反応がほとんど起こらない．細胞内の条件では，ΔG は -1.3 kJ mol^{-1}（-0.3 kcal mol^{-1}）である．$\Delta G = \Delta G^{\circ\prime} + RT \ln \{[生成物]/[反応物]\}$ の式を用いて，[生成物]/[反応物] を求めると，5.96×10^{-5} となる．したがって，標準状態の下ではエンダーゴニックな反応を，[生成物]/[反応物] の比率を平衡の値より小さく維持することによって，エキサゴニックな反応に転換することができる．通常，このような転換は，生成物が生じたらすぐにつぎの共役反応で利用することにより達成される．

22．標準状態では，

$$K'_{eq} = \frac{[B]_{eq}}{[A]_{eq}} \times \frac{[ADP]_{eq}[P_i]_{eq}}{[ATP]_{eq}} = e^{13.8/2.47} = 2.67 \times 10^2$$

平衡における [B] の [A] に対する比率は

$$\frac{[B]_{eq}}{[A]_{eq}} = K'_{eq}\frac{[ATP]_{eq}}{[ADP]_{eq}[P_i]_{eq}}$$

で与えられる．細胞の ATP 生成系は $[ATP]/[ADP][P_i]$ の比率を約 $500\,M^{-1}$ という高いレベルに維持している．この比率より

$$\frac{[B]_{eq}}{[A]_{eq}} = 2.67 \times 10^2 \times 500 = 1.34 \times 10^5$$

が求まる．この平衡比は ATP の加水分解がないときの反応 A→B の値（1.15×10^{-3}）と著しく異なっている．言い換えれば，ATP の加水分解を A から B への変換に共役させることによって A に対する B の平衡比を約 10^8 倍に変化させるのである．

23. 肝臓：$-45.2\,kJ\,mol^{-1}$（$-10.8\,kcal\,mol^{-1}$）；筋肉：$-48.1\,kJ\,mol^{-1}$（$-11.5\,kcal\,mol^{-1}$）；脳：$-48.5\,kJ\,mol^{-1}$（$-11.6\,kcal\,mol^{-1}$）．ΔG は脳において最も負の値が大きい．

24. (a) エタノール；(b) 乳酸；(c) コハク酸；(d) イソクエン酸；(e) リンゴ酸

25. $\Delta G = \Delta G^{\circ\prime} + RT\ln\{[生成物]/[反応物]\}$ の式を思い出してみよう．生成物の反応物に対する比率を変えることにより，ΔG が変化する．解糖系においては，経路の成分の濃度によって，ΔG の値が $\Delta G^{\circ\prime}$ の値よりも大きくなる．

26. 高等生物はビタミンをつくることができないので，他の生物からのビタミン取得に依存している．

27. 摂取された食物が小腸から吸収されるような分子に変換されないと，生体はエネルギーを抽出することができない．

28. NADH および $FADH_2$ が異化における電子伝達体；NADPH は同化における伝達体

29. C＝O 結合の電子が C－O 結合とつくるような安定な共鳴構造を C－S 結合とはつくりにくいためである．結果として，チオエステルは，酸素エステルと同程度にまでは共鳴によって安定化されない．

30. 酸化還元反応，連結（ライゲーション）反応，異性化反応，官能基転移反応，加水分解反応，加水分解または酸化以外による炭素原子間の結合の開裂

31. 酵素量の調節，酵素活性の調節，基質利用の調節

32. 反応は熱力学的に有利であるが，活性化エネルギーが大きいため，速度論的には安定である．細胞が必要とするときに，酵素の作用により活性化エネルギーが低下し反応が進む．

33. ほとんどの生物での活性型硫酸は，3′-ホスホアデノシン 5′-ホスホ硫酸（3′-ホスホアデニリル硫酸）である．

34. (a) Mg^{2+} の濃度が低下すると加水分解の ΔG（の絶対値）は大きくなる．pMg が対数のプロットであることに注意せよ．したがって，x 軸のそれぞれの数は $[Mg^{2+}]$ が 10 倍ずつ異なることを表す．
(b) Mg^{2+} は，ATP のリン酸に結合し，電荷による反発を軽減している．$[Mg^{2+}]$ が低下するに従って，ATP の電荷による安定性は悪くなり反発が強まる．そして加水分解の ΔG が増大することになる．

第 16 章

1. グリセルアルデヒド 3-リン酸（GAP）1 分子当たり 2 分子の ATP が生成され，グルコース 1 分子当たり 2 分子の GAP が生成するので，ATP の総量は 4 分子になる．しかし，グルコースをフルクトース 1,6-ビスリン酸に変換する際に 2 分子の ATP が必要とされる．したがって，正味の収量はわずか 2 分子の ATP になる．

2. (a) 4；(b) 3；(c) 1；(d) 6；(e) 8；

(f) 2；(g) 10；(h) 9；(i) 7；(j) 5

3. 両者ともに電子供与体はグリセルアルデヒド 3-リン酸である．乳酸発酵において電子受容体になるのはピルビン酸であり，乳酸に変換される．アルコール発酵ではアセトアルデヒドが電子受容体となり，エタノールを生成する．

4. (a) 3 ATP；(b) 2 ATP；(c) 2 ATP；(d) 2 ATP；(e) 4 ATP

5. ヘキソキナーゼが飽和しているときに，グルコキナーゼは肝での血中からのグルコースの除去を可能にしており，後に必要になったときのためにグルコースを捕捉して確保している．

6. 生成した GAP はひき続く反応で直ちに除去されるので，この酵素によって DHAP から GAP への転換の結果となる．

7. チオエステルは，グリセルアルデヒド 3-リン酸から 3-ホスホグリセリン酸への酸化を，1,3-ビスホスホグリセリン酸の生成と共役させている．したがって，1,3-ビスホスホグリセリン酸は ATP 生成を駆動できる．

8. 解糖はアルコール発酵の構成成分であり，ビールとワインのアルコールを生産する経路である．アルコール発酵の生化学的基礎を理解することは，より効果的なビールの生産に資するという考えからである．

9. グリセルアルデヒド 3-リン酸から 1,3-ビスホスホグリセリン酸への変換が損なわれ，解糖の効率が低下するであろう．

10. グルコース 6-リン酸は他の運命をもっているに違いない．事実，グルコース 6-リン酸はグリコーゲンに変換される（第 21 章）か，生合成のための還元力を生む（第 20 章）のに使われれる．

11. 筋肉細胞のエネルギー要求性は休養時から激しい運動時まで広く変化する．したがって，エネルギー充足率による 6-ホスホフルクトキナーゼの調節はきわめて重要である．肝のような他の組織では ATP 濃度の変動が起こりにくく，6-ホスホフルクトキナーゼの重要な調節因子とはならないであろう．

12. (a) 6；(b) 1；(c) 7；(d) 3；(e) 2；(f) 5；(g) 4

13. 解糖の逆反応の $\Delta G^{\circ\prime}$ は $+90\,kJ\,mol^{-1}$（$+22\,kcal\,mol^{-1}$）で，非常にエンダーゴニックなため起こらない．

14. ヘキソキナーゼによるグルコースからグルコース 6-リン酸への変換，6-ホスホフルクトキナーゼによるフルクトース 6-リン酸からフルクトース 1,6-ビスリン酸への変換，ピルビン酸キナーゼによるホスホエノールピルビン酸からピルビン酸への変換．

15. 乳酸は強い酸である．乳酸が細胞内に残ると細胞の pH が低下し，筋肉タンパク質が変性して筋肉が障害を受ける．

16. GLUT2 は血糖値が高いときのみグルコースを輸送するが，これはまさに膵臓 β 細胞がインスリンを分泌する状態である．

17.
　フルクトース ＋ ATP ⟶
　　　フルクトース 1-リン酸 ＋ ADP：　　　フルクトキナーゼ
　フルクトース 1-リン酸 ⟶
　　　ジヒドロキシアセトンリン酸 ＋ グリセルアルデヒド：
　　　　　　フルクトース-1-リン酸アルドラーゼ
　グリセルアルデヒド ＋ ATP ⟶
　　　グリセルアルデヒド 3-リン酸＋ ADP：　トリオキナーゼ
6-ホスホフルクトキナーゼによって触媒される解糖の最初の調節段階は，上の反応によって迂回され，解糖は調節されずに進行してしまうだろう．

18. (a) A, B；(b) C, D；(c) D；(d) A；(e) B；(f) C；(g) A；(h) D；(i) なし；(j) A；(k) A

19. (a) 4；(b) 10；(c) 1；(d) 5；(e) 7；(f) 8；(g) 9；(h) 2；(i) 3；(j) 6

20. トリオースリン酸イソメラーゼを欠損すると，アルドラーゼによって生成した二つの3炭素分子のうちATP産生に利用できるのは一つだけになる．グルコース1分子の代謝から，わずか2分子のATPが産生するであろう．しかし，2分子のATPはひき続くフルクトース1,6-ビスリン酸の生成に必要である．正味のATP収量は0となり，生存が不可能になる．

21. グルコースは開環型がアルデヒド基を含むため，反応性がある．

22. (a) 標識はピルビン酸のメチル炭素に付いている．

(b) 5 mCi mM^{-1}．生成物（ピルビン酸）のモル数は，標識された基質（グルコース）のモル数の2倍になるため，比活性は半分になる．

23. (a) グルコース + 2 P$_i$ + 2 ADP → 2 乳酸 + 2 ATP

(b) $\Delta G = -114$ kJ mol^{-1} $(-27.2$ kcal mol$^{-1})$

24. 3.06×10^{-5}

25. 平衡濃度はそれぞれ，フルクトース1,6-ビスリン酸：7.8×10^{-4} M；ジヒドロキシアセトンリン酸：2.2×10^{-4} M；グリセルアルデヒド3-リン酸：2.2×10^{-4} M

26. 2,3-BPGの3個の炭素原子すべてが^{14}Cで標識される．C-2のヒドロキシ基に結合したリン原子が^{32}P標識される．

27. 糖欠乏時にはヘキソキナーゼは不活性な高次構造をとっているため，そのATPアーゼ活性は低い．キシロースの添加により，酵素の二つのローブの間の溝が閉じる．しかし，キシロースにはヒドロキシメチル基がないのでリン酸化されない．その代わりに，通常はC-6ヒドロキシメチル基のある部位にある水分子が，ATPからのリン酸基受容体として働く．

28. (a) フルクトース1-リン酸経路によりグリセルアルデヒド3-リン酸が生成するから．

(b) 解糖系の重要な調節酵素である6-ホスホフルクトキナーゼが迂回されるから．

29. 解糖系の逆反応は，細胞内条件下で非常にエンダーゴニックである．糖新生系でのヌクレオチド三リン酸（NTP）6分子の消費が，糖新生系をエキサゴニックにしている．

30. (a) 2, 3, 6, 9；(b) 1, 4, 5, 7, 8

31. 乳酸はさらに酸化を受けることができ，有用なエネルギーとなる．乳酸からグルコースへ変換することで，将来燃焼される炭素原子を節約できる．

32. 解糖では，ピルビン酸キナーゼによるピルビン酸とATPの生成が非可逆的である．この段階は糖新生で二つの反応で迂回される．(1) ピルビン酸カルボキシラーゼによるピルビン酸とCO$_2$からのオキサロ酢酸の生成と，(2) ホスホエノールピルビン酸カルボキシキナーゼによるオキサロ酢酸とGTPからのホスホエノールピルビン酸の生成である．6-ホスホフルクトキナーゼによるフルクトース1,6-ビスリン酸の生成は，糖新生ではフルクトース-1,6-ビスホスファターゼによって迂回され，この酵素はフルクトース1,6-ビスリン酸をフルクトース6-リン酸に変換する．解糖で最後にヘキソキナーゼによって触媒されるグルコース6-リン酸の生成は，グルコース-6-ホスファターゼで迂回されるが，これは肝でのみ起こる．

33. この二つの経路で鍵となるアロステリック酵素における相互調節．たとえば，6-ホスホフルクトキナーゼ（PFK）はフルクトース2,6-ビスリン酸とAMPによって活性化されるが，これらの活性化因子の効果は，フルクトース-1,6-ビスホスファターゼに対しては逆になる．もし両方の経路が同時に進行してしまうと，無益回路の結果になってしまう．無益回路ではATPの加水分解によって熱産生のみが起こる．

34. 筋肉は収縮の間に乳酸を産生しやすい．乳酸は強い酸で，筋肉や血中に蓄積できない．肝は血中から乳酸を取込んでグルコースに変換し，そのグルコースは血中に放出されたり，後で利用できるようグリコーゲンとして貯蔵できる．

35. 肝で生成されたグルコースを血中に放出できない．エネルギー源としてグルコースに依存している組織は，食事からグルコースが供給されない限り，十分に機能できない．

36. 両組織にとってグルコースは重要なエネルギー源であり，本質的には脳では唯一のエネルギー源となる．したがって，これらの組織ではグルコースを一切放出しない．グルコース-6-ホスファターゼがないことがグルコースの放出を妨げている．

37. 6 NTP（4 ATPと2 GTP）；2 NADH

38. (a) なし；(b) なし；(c) 4（2 ATPと2 GTP）；(d) なし

39. アラニンとアスパラギン酸からアミノ基が除去されると，ケト酸のピルビン酸とオキサロ酢酸が生成する．これら両方の分子は糖新生経路を構成する成分である．

40. (a) 増大する；(b) 増大する；(c) 増大する；(d) 減少する

41. グルコースが豊富なときに高濃度で存在するフルクトース2,6-ビスリン酸は，通常はフルクトース-1,6-ビスホスファターゼを阻害することによって糖新生を抑制している．この遺伝疾患では，グルコース量に関係なく，フルクトース-1,6-ビスホスファターゼが活性化する．したがって基質回路が増加する．フルクトース1,6-ビスリン酸の量が結果的に正常よりも低くなり，ピルビン酸の生成量が減る．その結果としてATPの生成も少なくなる．

42. 反応 (b) と (e) が阻害される．

43. どの炭素も標識されない．オキサロ酢酸を生成するために（乳酸からできた）ピルビン酸に加えられたCO$_2$はオキサロ酢酸がホスホエノールピルビン酸に変換するときに失われる．

44. ヒ酸存在下での最終的反応は，以下の通りである．

グリセルアルデヒド3-リン酸 + NAD$^+$ + H$_2$O ⟶
3-ホスホグリセリン酸 + NADH + 2 H$^+$

ヒ酸があると解糖は進むが，通常は1,3-ビスホスホグリセリン酸が3-ホスホグリセリン酸になるときに生成されるATPは失われる．よって，ヒ酸は非常に不安定なアシルヒ酸塩を生成することによって，酸化とリン酸化を脱共役する．

45. この例は分子の化学量論的利用と触媒的利用の違いを表している．もし細胞がNAD$^+$を化学量論的に消費するなら，乳酸ができるたびに新しいNAD$^+$が必要となる．先に見たように，NAD$^+$の合成にはATPが必要である．一方，これは細胞内での場合であるが，NADHに変換されるNAD$^+$がリサイクルされて再利用可能としたら，少数の分子で大量の乳酸分子を再生できることになる．NAD$^+$はNADHの酸化により再生されて再利用される．NAD$^+$はこのように触媒的に利用されている．

46. アデニル酸キナーゼの平衡定数は下式で表される．

$$K_{eq} = \frac{[ATP][AMP]}{[ADP]^2} \tag{1}$$

すなわち

$$[AMP] = \frac{K_{eq}[ADP]^2}{[ATP]} \tag{2}$$

となる．細胞内では，$[ATP] > [ADP] > [AMP]$であるのを思い出そう．ATP濃度はADP濃度よりも大きいため，ATPが利用されるとその濃度のわずかな減少は，$[ADP]$においてはより大きな比率での増加となる．$[ADP]$のより大きな比率での増加は，$[AMP]$においてはさらにずっと大きな比率での増加となる．というのは，$[AMP]$は

[ADP] の 2 乗と相関するからである．本質的には，式(2) は，AMP でエネルギー状態をモニターすることで，[ATP] におけるわずかな変化を増幅し，より厳密な制御へつながるということを示している．

47．激しい運動時の糖新生は，高等生物における臓器間の協力のよい事例である．筋肉が活発に収縮すると，解糖によってグルコースから乳酸ができる．乳酸は血中に放出され，肝臓に吸収される．そこで乳酸は糖新生によってグルコースに変換される．新しく生成したグルコースは放出され，筋肉によってエネルギー産生に利用される．

48．糖新生ではリン酸基転移ポテンシャルの高い分子が四つ投入され，平衡定数を 10^{32} 倍に変化させる．これによりピルビン酸からグルコースへの変換は熱力学的に可能となる．このエネルギーの投入がないと，糖新生は起こらない．

49．この機構（ケトース↔アルドース）は，トリオースリン酸イソメラーゼ（TPI）の機構と類似している（図 16・5）．この機構はエンジオール中間体を介して進行する．活性部位には，（TPI における Glu 165 と同じように）一般塩基と（TPI における His 95 のように）一般酸があると予想される．

50．ガラクトースは糖タンパク質の構成要素の一つである．おそらく，ガラクトースがないと，中枢神経系で必要とされる糖タンパク質の機能や形成が不適切な状態になるかもしれない．より一般的には，ガラクトースがないときにこの症状が起こるので，ガラクトースは何らかの機構に必要であると考えられる．

51．ミカエリス・メンテンの式に，$K_M = 50\ \mu M$ で $V_0 = 0.9\ V_{max}$ の条件を入れると，最大反応速度の 90% を与える基質濃度は 0.45 mM となる．正常な条件下（3.6〜6.1 mM）において，この酵素はほとんど最大反応速度で作用している．

52．フルクトース 2,6-ビスリン酸は酵素を R 状態に安定化させる．

53．(a) 奇妙なことに，この酵素はリン酸基供与体として ATP よりもむしろ ADP を用いている．

(b) 通常は AMP，ATP の両方がリン酸基供与体である ADP の競合阻害剤として挙動する．*P. furiosus* の酵素は，明らかに ATP によるアロステリック阻害を受けていない．

54．(a) 両方の酵素が同時に作用すると，以下の反応が進行する．

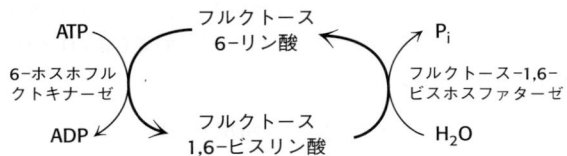

正味の結果は単純化される:

$$ATP + H_2O \longrightarrow ADP + P_i$$

ATP 加水分解のエネルギーは，熱として放出されるであろう．

(b) 支持していない．熱産生のサイクルとして，両方の酵素が同時に同じ細胞で機能する必要がある．

(c) *B. terrestris* と *B. rufocinctus* の種は，両方の酵素がかなり活性があるので，ある程度無益回路を示すであろう．

(d) 否．これらの結果は，6-ホスホフルクトキナーゼとフルクトース-1,6-ビスホスファターゼの同時に作用する活性が，示された種において熱産生に利用されそうもないことを，単に示したに過ぎない．

55．ATP は，基質として予想されるように，はじめは PFK 活性を促進する．高濃度の ATP は酵素を抑制する．基質としてのこの効果は直感に反するように思われるけれども，筋肉における解糖の機能は ATP 産生にあることを思い出そう．したがって，ATP が高濃度にあることは，ATP の需要が満たされていて解糖を停止すべきであると

いうシグナルを発する．ATP は基質であることに加えて，PFK のアロステリック阻害因子である．

第 17 章

1．ピルビン酸デヒドロゲナーゼ複合体がつぎの反応を触媒し，解糖とクエン酸回路を結ぶ．

ピルビン酸 + CoA + $NAD^+ \longrightarrow$ アセチル CoA + NADH + H^+ + CO_2

2．ピルビン酸デヒドロゲナーゼはピルビン酸の脱炭酸とアセチルリポアミドの形成を触媒する．ジヒドロリポアミド S-アセチルトランスフェラーゼはアセチル CoA の形成を，ジヒドロリポアミドデヒドロゲナーゼは酸化型リポアミドの再生を触媒する．複合体に結合したキナーゼは複合体をリン酸化して不活性にする．ホスファターゼは複合体を脱リン酸して活性化する．

3．チアミン二リン酸はピルビン酸の脱炭酸の際に働く．リポ酸は（リポアミドの形で）アセチル基を転移させる．補酵素 A はリポ酸からアセチル基を受け取ってアセチル CoA を形成する．FAD は，酸化型リポ酸を再生するときに，電子と水素イオンを受け取る．NAD^+ は $FADH_2$ から電子を受け取る．

4．触媒として働く補酵素（TPP，リポ酸，FAD）は，いったん変化するが 1 回の反応サイクルの間にもとに戻る．つまり，多数のピルビン酸分子を処理する間，ずっと補酵素として役割を果たせる．反応式に現れる補酵素（補酵素 A と NAD^+）は生成物の一部になってしまうため，1 回反応すると使えなくなってしまう．

5．他の段階では，つぎの反応サイクルを始めるのに必要な酸化型リポアミドが再生する．さらにその結果，NADH の形で高エネルギー電子が生成する．

6．つぎのような利点がある．
- 活性部位同士が近くにあるため，反応が進みやすい．
- 反応物が酵素から離れないまま反応が進んで，最終産物が生成する．
- 反応物が保持されているため，拡散による損失が抑えられ，副反応も最小限になる．
- すべての酵素が適量存在することになる．
- 調節酵素（キナーゼ，ホスファターゼ）も複合体の一部分なので，調節が効率よく行える．

7．(a) クエン酸回路一巡後に，標識はオキサロ酢酸の C-2 と C-3 に現れる．

(b) ピルビン酸からアセチル CoA が生成するときに，標識は CO_2 に現れる．

(c) クエン酸回路一巡後に，標識はオキサロ酢酸の C-1 と C-4 に現れる．

(d,e) (a) と同じ結果である．

8．(a) クエン酸回路の酵素に加え，イソクエン酸リアーゼとリンゴ酸シンターゼが必要である．

(b) 2 アセチル CoA + 2 NAD^+ + FAD + 3 $H_2O \longrightarrow$
　　　　　オキサロ酢酸 + 2 CoA + 2 NADH + $FADH_2$ + 3 H^+

(c) 含まない．したがって哺乳類はアセチル CoA からオキサロ酢酸を合成することはできない．

9．$-41.0\ \mathrm{kJ\ mol^{-1}}$（$-9.8\ \mathrm{kcal\ mol^{-1}}$）

10．酵素や酵素複合体は生物学的触媒である．触媒とは，化学反応を進行しやすくする物質であるが，それ自体は最終的に変化したままになることはない．オキサロ酢酸は触媒と考えられる．なぜなら，これがアセチル基と結合すると，その結果 2 個の炭素原子の酸化的脱炭

酸が起こるが，オキサロ酢酸自体は回路が一巡すると再生されるからである．つまり突き詰めていうと，オキサロ酢酸（と回路の中間体どれでも）は触媒として働いている．

11.　チアミン二リン酸のチアゾロン誘導体は遷移状態類似体である．この類似体の含硫チアゾール環は電荷を帯びていないため，チアミン触媒反応における正常な遷移状態のチアミン（たとえばヒドロキシエチル TPP のイオン化していない共鳴型）に非常によく似ている．

12.　(a) 6；(b) 10；(c) 1；(d) 7；(e) 2；
(f) 8；(g) 3；(h) 4；(i) 5；(j) 9

13.　O_2 量が低下すると，エネルギー生産のために嫌気的な解糖の亢進が必要になり，大量の乳酸が生成する．ショック状態では，ピルビン酸デヒドロゲナーゼを最大限に稼働させるためにキナーゼ阻害剤を投与する．

14.　(a) 前問で述べたように，DCA はピルビン酸デヒドロゲナーゼキナーゼを阻害する．
(b) ピルビン酸デヒドロゲナーゼキナーゼの阻害によってデヒドロゲナーゼ活性が上昇することから，ある程度はデヒドロゲナーゼ活性をもつが，それがこのキナーゼによって阻害されていることがわかる．

15.　アセチルリポアミドとアセチル CoA

16.　筋肉では，複合体によって生成するアセチル CoA はエネルギーをつくるために使われる．したがって，エネルギーの充足度合いが高い（ATP/ADP 比と NADH/NAD^+ 比が高い）ことを示すシグナルによって複合体が阻害され，逆に充足度合いが低い状態では複合体は活性化される．筋収縮のシグナル（つまりエネルギーの必要性を示す）であるカルシウムも，複合体を活性化する．肝臓では，ピルビン酸から生じたアセチル CoA は脂肪酸合成など，生合成のために使われる．食物を摂取した状態を示すホルモンのインスリンが，複合体を活性化する．

17.　(a) キナーゼ活性が亢進すると，キナーゼによるリン酸化が促進されるため，ピルビン酸デヒドロゲナーゼの活性は低下する．(b) ホスファターゼはリン酸基を除去して複合体を活性化する．ホスファターゼ活性が弱まると，ピルビン酸デヒドロゲナーゼ複合体の活性も低下する．

18.　何らかの形で，剥がれたペンキか壁紙の亜ヒ酸塩が体内に取込まれた可能性がある．また，壁紙からのアルシン（ヒ化水素）ガスを吸い込み，それが体内で酸化されて亜ヒ酸塩になった可能性がある．いずれの場合にも，この亜ヒ酸塩がリポ酸を必要とする酵素，特にピルビン酸デヒドロゲナーゼ複合体を阻害する．

19.　(a) 5；(b) 7；(c) 1；(d) 10；(e) 2；
(f) 4；(g) 9；(h) 3；(i) 8；(j) 6

20.　クエン酸回路には，酸化剤となる NAD^+ の安定した供給が必要であり，NADH が生成する．回路で O_2 が直接使われることはないが，NADH が電子伝達系を介して電子を O_2 に渡すことによって，NAD^+ が再生する．そのため，O_2 がないと NAD^+ が足りなくなり，最終的に回路が止まってしまう．

21.　コハク酸デヒドロゲナーゼは，クエン酸回路の酵素のなかでミトコンドリア膜に埋め込まれている唯一の酵素で，電子伝達系に直接つながっている．

22.　(a) 定常状態での産物の濃度が基質濃度に比べて低いから．
(b) オキサロ酢酸が生じるためには，オキサロ酢酸に対するリンゴ酸の比が 1.57×10^4 より大きくなければならない．

23.

$$ピルビン酸 + CoA + NAD^+ \xrightarrow{ピルビン酸デヒドロゲナーゼ複合体} アセチル CoA + CO_2 + NADH$$

$$ピルビン酸 + CO_2 + ATP + H_2O \xrightarrow{ピルビン酸カルボキシラーゼ} オキサロ酢酸 + ADP + P_i + H^+$$

$$オキサロ酢酸 + アセチル CoA + H_2O \xrightarrow{クエン酸シンターゼ} クエン酸 + CoA + H^+$$

$$クエン酸 \xrightarrow{アコニット酸ヒドラターゼ} イソクエン酸$$

$$イソクエン酸 + NAD^+ \xrightarrow{イソクエン酸デヒドロゲナーゼ} 2\text{-}オキソグルタル酸 + CO_2 + NADH$$

全体：　2 ピルビン酸 $+ 2\,NAD^+ + ATP + 2\,H_2O \longrightarrow$ 2-オキソグルタル酸 $+ CO_2 + ADP + P_i + 2\,NADH + 2\,H^+$

24.　まずコハク酸濃度が上昇し，その後 2-オキソグルタル酸をはじめ，阻害部位の"上流"にある中間体濃度が上昇する．コハク酸には脱水素に必要な 2 個のメチレン基があるが，マロン酸にはメチレン基が 1 個しかない．

25.　ピルビン酸カルボキシラーゼは，アセチル CoA 濃度が高いときにだけ活性でなければならない．オキサロ酢酸が欠乏して，細胞のエネルギー需要が満たされなくなりつつある場合には，アセチル CoA が蓄積する．このような場合，ピルビン酸カルボキシラーゼはアナプレロティック反応を触媒する．これとは別に，細胞のエネルギー需要が満たされている場合にも，アセチル CoA が蓄積する．このような場合には，ピルビン酸は逆にグルコースへと変換されるが，この変換の第一段階がオキサロ酢酸の形成である．

26.　コハク酸が酸化されてフマル酸になるときに放出されるエネルギーが，NADH の合成には不十分だが，FAD の還元には十分だからである．

27.　クエン酸は第三級アルコールなので酸化されない．なぜなら酸化には，OH から引き抜かれる水素原子と，OH が結合した炭素原子から引き抜かれる水素原子が必要だからである．クエン酸には後者の水素原子がない．異性化によってイソクエン酸になると，第二級アルコールなので酸化が可能になる．

28.　酵素のヌクレオシド二リン酸キナーゼによる次式の可逆反応によって，GTP（またはどのヌクレオシド三リン酸でもよい）のリン酸基が ADP へと移されるから．

$$GTP + ADP \rightleftharpoons GDP + ATP$$

29.　この反応の原動力はチオエステルの加水分解である．アセチル CoA がチオエステルを供給し，これがシトリル CoA へと変換される．このチオエステルが加水分解される不可逆反応で，クエン酸が生成する．

30.　グリオキシル酸回路のおかげで，植物や細菌などは脂肪をアセチル CoA を経てグルコースに変換できる．

31.　脂肪をグルコースへと最終的に変換することはできないのである．なぜなら，脂肪の炭素原子をグルコース前駆体であるオキサロ酢酸に入れる唯一の手段は，クエン酸回路を通すことだからである．クエン酸回路へは 2 個の炭素原子がアセチル CoA として入るが，オキサロ酢酸が生成する前に 2 個の炭素原子が CO_2 として失われる．つまり，脂肪由来の一部の炭素原子はグルコース中の炭素原子になるかもしれないが，脂肪からグルコースの正味の合成はできないのである．

32.　アセチル CoA は，ピルビン酸デヒドロゲナーゼ複合体を阻害する．アセチル CoA が別の燃料から供給されるので，グルコースからピルビン酸までの代謝は遅くなる．

33. アセチル CoA のエノール中間体がグリオキシル酸のカルボニル炭素原子を攻撃して，C−C 結合をつくる．この反応は，クエン酸シンターゼが触媒してアセチル CoA のエノール中間体とオキサロ酢酸を縮合する反応に似ている．グリオキシル酸では，オキサロ酢酸の −CH_2COO^− 基に当たるところに水素原子があるが，この二つの反応は，それ以外についてはほぼ同一である．

34. クエン酸は対称な分子である．したがって，クエン酸の二つの −CH_2COO^− 基はまったく同じように反応すると研究者たちは予測した．つまり，一つのクエン酸分子が経路 1 のように反応するたびに，もう一つのクエン酸分子が経路 2 のように反応するものと考えられた．その通りなら，標識の<u>半数</u>だけが CO_2 に現れるはずだった．

経路 1

経路 2（実際は起こらない）

35. 1 個の水素を A，もう 1 個を B とする．基質の三つの基（X，Y，H）に，酵素の 3 箇所の相補的部位が結合すると仮定しよう．下の模式図は，酵素の 3 箇所に X, Y, H_A が結合している様子を示している．これに対して X, Y, H_B はこの活性部位には結合できない（三つのうち二つは結合できるが，三つ全部は結合できない）．つまり H_A と H_B がたどる運命は異なってくる．

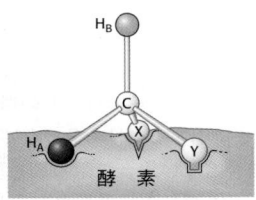

H_A と H_B のように立体配置が同等でない基は，酵素反応ではほぼ確実に区別される．これらの基の区別がつくのは，酵素が基質を特定の向きに保つからである．模式図に示した 3 点で結合するやり方は，基質の向きを定めるわかりやすい方法であるが，これが唯一の方法ではない．

36. クエン酸の完全な酸化には，クエン酸 1 μmol 当たり 4.5 μmol の O_2 が必要である．

$$C_6H_8O_7 + 4.5\,O_2 \longrightarrow 6\,CO_2 + 4\,H_2O$$

したがって，3 μmol のクエン酸によって消費される O_2 は 13.5 μmol となる．
(b) クエン酸の添加によって，単なるクエン酸の酸化では説明できない，はるかに多量の O_2 が消費される．つまりクエン酸は，O_2 の消費を促すのである．

37. (a) 亜ヒ酸がないときには，クエン酸量は一定で，亜ヒ酸が存在するとクエン酸量は減少する．これからクエン酸が代謝されていることがわかる．
(b) 亜ヒ酸の作用は変化しない．クエン酸は消失し続ける．
(c) 亜ヒ酸は，クエン酸の再生を妨げている．前に述べたように（p. 479），亜ヒ酸はピルビン酸デヒドロゲナーゼ複合体を阻害する．

38. (a) イソクエン酸リアーゼがなくても，最初の感染は影響を受けないが，その後の潜伏期は阻害される．
(b) 整合する．
(c) イソクエン酸リアーゼ遺伝子を欠失させる過程で別の遺伝子が損傷された可能性があり，潜伏感染を阻害しているのはこの遺伝子の欠損であるとの批判を受ける可能性がある．欠失させたイソクエン酸リアーゼ遺伝子をその菌に再挿入することで，批判の根拠が弱くなる．
(d) 結核菌はイソクエン酸リアーゼの働きにより，細胞膜の糖成分をはじめとして，生存に必要な糖類を合成することが可能になる．

第 18 章

1. 発酵においては，有機化合物は電子供与体でもあり，電子受容体でもある．呼吸においては電子供与体は通常有機化合物であるが，電子受容体は酸素のような無機分子である．
2. 生化学者は pH 7 における E_0' を使うが，化学者は 1 M H^+ における E_0 を用いる．′ は pH 7 が標準状態であることを示す．
3. FADH_2 の還元電位（−0.22 V）は NADH（−0.32 V）よりマイナスの値が小さい（表 18・1 参照）．結果として，電子が酸素まで到達するときに，放出されるエネルギーは，より少ない．この違いの結果として，FADH_2 から O_2 への電子の流れは，NADH からの電子の流れが行うよりも少ない量のプロトンしか汲み上げられない．
4. FADH_2 による酸素の還元における $\Delta G^{\circ\prime}$ は −200 kJ mol^{−1}（−48 kcal mol^{−1}）．
5. $\Delta G^{\circ\prime}$ は NAD^+ による酸化の場合は +67 kJ mol^{−1}（+16.1 kcal mol^{−1}）であり，FAD による酸化の場合は −3.8 kJ mol^{−1}（−0.92 kcal mol^{−1}）である．NAD^+ によるコハク酸の酸化は熱力学的には起こらない．
6. 酸化剤は酸化還元反応で電子を受け取り，還元剤は電子を供与する．
7. ピルビン酸は電子を受け取るので酸化剤である．NADH は電子を放出するので還元剤である．
8. $\Delta G^{\circ\prime} = -nF\,\Delta E_0'$
9. 鉄の $\Delta E_0'$ 値は鉄の環境を変えることで変化させることができる．
10. c, e, b, a, d
11. (a) 4; (b) 5; (c) 2; (d) 10; (e) 3; (f) 8; (g) 9; (h) 7; (i) 1; (j) 6
12. (a) 4; (b) 3; (c) 1; (d) 5; (e) 2
13. 10 のイソプレン単位をもつ場合，補酵素 Q は，ミトコンドリア内膜の疎水性の環境に溶けることができるようになる．Q がキノン形とキノール形の間を行き来するとき，二つの酵素原子が可逆的に二

つの電子と二つのプロトンに結合できる.

14. ロテノン: NADH, NADH-Q レダクターゼが還元され, 残りは酸化される.

アンチマイシン A: NADH, NADH-Q レダクターゼと補酵素 Q は還元され, 残りは酸化される.

シアン化物: すべて還元される.

15. 複合体 I は還元されるだろうが, 複合体 II, III, IV は酸化されるだろう. クエン酸回路は還元されるかもしれない. なぜなら NADH を酸化することはできないからである.

16. レスピラソームは, 生化学における巨大分子複合体の使用例の一つである. 互いに相互作用してプロトンを排出する三つの複合体があれば, 複合体間の電子の流れを効率化し, その結果より効率的なプロトンの汲み上げができるだろう.

17. コハク酸デヒドロゲナーゼは, 複合体 II の構成員である.

18. ヒドロキシルラジカル (OH・), 過酸化水素 (H_2O_2), スーパーオキシドアニオン ($O_2^{-\cdot}$), と過酸化物 (O_2^{2-}). これらの低分子はタンパク質, ヌクレオチド, 膜などの多数の巨大分子と反応し, 細胞の構造や機能を破壊する.

19. ATP は ATP 再生系によりリサイクルされるが, 多くは酸化的リン酸化によることに注意.

20. (a) 12.5; (b) 14; (c) 32; (d) 13.5; (e) 30; (f) 16

21. (a) 複合体 IV における電子伝達とプロトンポンプ機能を阻害する.
(b) ミトコンドリア内膜を横切る ADP/ATP 交換を阻害することで電子伝達と ATP 合成を阻害する.
(c) 複合体 I における電子伝達とプロトンポンプ機能を阻害する.
(d) プロトン勾配を解消することにより電子伝達を阻害することなく ATP 合成を阻害する.
(e) 複合体 IV における電子伝達とプロトンポンプ機能を阻害する.
(f) 複合体 III における電子伝達とプロトンポンプ機能を阻害する.

22. ATP 合成に伴いミトコンドリアの中へプロトンが流入することによりプロトン勾配が解消しなければ, 結局ミトコンドリアの外側で大きな正の荷電が発生し電子伝達系はもはやプロトン勾配に逆らってプロトンを排出できなくなる.

23. サブユニットは, バックグラウンドとなる熱エネルギー (ブラウン運動) により, 激しくぶつかり合っている. プロトン勾配は, 右回りの回転をおそらく起こす. これは, プロトンが濃度勾配を下るとき右回り回転になるからである.

24. ジシクロヘキシルカルボジイミドは容易にカルボキシ基に反応する. よって, 標的として最も可能性のあるのは, アスパラギン酸またはグルタミン酸の側鎖である. 事実, 大腸菌の F_0 の c サブユニットの Asp 61 はジシクロヘキシルカルボジイミドにより特異的に修飾される. 部位特異的に Asp 61 をアスパラギンに変異させれば, プロトン輸送は無くなる.

25. あまり機能していないミトコンドリアが存在する状態では, ATP を生み出す唯一の方策は嫌気的解糖によるので, その結果血液中に乳酸が蓄積することになる.

26. ADP がもしミトコンドリア内に入っていくことができなければ, エネルギーの受け手がもはや無くなるので電子伝達系は機能しなくなるだろう. NADH は, マトリックス中で形成される. NADH はいくつかのクエン酸回路の酵素を阻害し, NAD^+ はいくつかのクエン酸回路酵素に必要となることを思い出そう. 解糖系は好気的な機能が停止し嫌気的な解糖系へ切替わり, NADH は乳酸デヒドロゲナーゼによって再酸化され NAD^+ となる.

27. (a) 効果なし; ミトコンドリアはグルコースを代謝できない.
(b) 効果なし; ATP 合成の原動力となる燃料が存在しない.

(c) 酸素濃度は低下する; クエン酸が燃料であり, ATP は ADP と P_i から合成されるので.
(d) 酸素消費は停止する; 電子伝達系の働きに共役した ATP 合成をオリゴマイシンが阻害するので.
(e) 効果なし; (d)と同じ理由で.
(f) 酸素濃度は急速に低下する; システムが脱共役しており, プロトン駆動力を低下させるのに ATP 合成は必要としないので.
(g) 酸素濃度は遅い速度で低下するが, 依然低下し続ける; ロテノンは複合体 I を阻害するが, コハク酸が存在するので, 電子は複合体 II へ侵入するから.
(h) 酸素消費は止まる; 複合体 IV が阻害され, 電子伝達系全体が滞るので.

28. (a) P:O 比は ($H^+/2\,e^-$) と (P/H^+) の積に等しい. P:O 比は P:$2\,e^-$ 比と同じであることに注意.
(b) 2.5 と 1.5 である.

29. シアン化物はシトクロム c オキシダーゼの酸化型の鉄(III)に結合し, 酸化的リン酸化を阻害するので致死毒である. 亜硝酸塩は, 還元型ヘモグロビンを酸化型ヘモグロビンに変換する. 酸化型ヘモグロビンはまたシアン化物に結合する. このように, 酸化型ヘモグロビンはシトクロム c オキシダーゼとシアン化物との結合において競合する. この競合は治療の際に効果がある. というのは, 酸化型ヘモグロビンは酸素の輸送を損なうことなく形成され, その量はシトクロム c オキシダーゼよりはるかに多量だからである.

30. 長いこと肉体的な仕事を続けることができない 38 歳の女性でルフト病とよばれる病気が見つかった. 彼女の基礎代謝の速度は健常者の 2 倍であるが, 彼女の甲状腺機能は正常である. 筋肉のバイオプシー (生検) の結果から彼女のミトコンドリアが非常に不揃いであり, 構造が異常であることがわかった. 生化学的研究から, ミトコンドリアにおける酸化とリン酸化の共役が緊密ではないことがわかった. この患者では, 燃料分子のエネルギーの多くは ATP 合成ではなく, 熱に変換されていた.

31. トリオースリン酸イソメラーゼは, ジヒドロキシアセトンリン酸 (代謝の終末物質と考えられる) をグリセルアルデヒド 3-リン酸 (解糖系の主経路にある中間体) へ変換する.

32. (アンチマイシン A のように) この阻害剤は, クロスオーバーポイントである QH_2 によるシトクロム c_1 の還元を阻害する.

33. もし酸化的リン酸化が脱共役すると ATP は合成されない. ATP を合成する試みは無駄に終わり多くの燃料が消費されるであろう. 危険な点は投与量にある. あまりに脱共役が起こると好気的な器官である脳や心臓の組織が傷害され, 個体全体にひどい結末を起こすことになる. 正常では ATP へ転換されるエネルギーは熱として放出されるかもしれない. 体温を維持するために, 発汗が増すであろう. しかし発汗自体もまさしく ATP に依存している.

34. ATP と ADP がミトコンドリアとマトリックスの間を行き来できなければ, 酵素の基質である ADP がないので ATP 合成酵素は働かなくなる. プロトン勾配は最終的にかなり大きくなる. そのため, 電子伝達系により放出されるエネルギーでは, その通常より大きな濃度勾配に対抗してプロトンを排出するには十分でなくなる.

35. 脱共役剤がある場合とない場合で阻害剤を加え, O_2 消費の速度をモニターせよ. もし阻害剤と脱共役剤の存在下で, O_2 消費が再び増加したら阻害剤は ATP 合成酵素を阻害している. もし脱共役剤が阻害に影響を与えなかったら, 阻害剤は電子伝達系を阻害している.

36. おそらく, 特に運動の間は筋ではよりエネルギーが必要なので ATP をより必要とするだろう. このことは酸化的リン酸化部位がより多く必要とされていることを意味し, この部位はクリステ量の増加

によってつくることができるだろう.

37. アルギニン残基は正電荷をもち,負電荷をもつアスパラギン酸イオンを安定化するので,アスパラギン酸からのプロトンの放出を促進する.

38. 4;4.7

39. ATP 合成酵素は ATP の加水分解によってプロトンを排出し,プロトン勾配を維持するだろう.ATP 合成酵素は ATP アーゼとして機能するだろう.傷害を受けたミトコンドリアがこのような方法で少なくともしばらくの間プロトン駆動力を維持するといういくつかの証拠がある.

40. ミトコンドリアがうまく働かないことが,パーキンソン病の進行に一役買うらしい.特にこれは複合体Ⅰについてである.

41. ATP の負電荷が ADP に比べて大きいために,ATP はミトコンドリアマトリックスから素早く転移することを思い出してほしい.Mg^{2+} との結合によって ATP と ADP の電荷の差が小さくなると,ADP は ATP の細胞質への移動に競合しやすくなるであろう.

42. 利用可能な ADP がすべて ATP に変われば,ATP 合成酵素はもはや機能できなくなる.プロトン勾配は大きくなり,電子伝達系のエネルギーではプロトン勾配に対抗してプロトンを汲み上げることはできず,結局,電子伝達と酸素の消費は低下する.

43. プロトン勾配に及ぼす影響はどの場合も同じであるから.

44. ATP をマトリックスから外へ輸送する.リン酸はマトリックス内へ輸送する.

45. 酵素触媒反応の議論から,その反応の方向性は基質と生成物の間の ΔG の差によって決まるということを思い出してほしい.酵素は正反応と逆反応の両方の反応速度を増大しうる.ATP の加水分解はエキサゴニックであるから,ATP 合成酵素は加水分解反応を促進するだろう.

46. 細胞質キナーゼはこの結合によって,運び出された ATP に優先的に接近できる.

47. 血液中の有機酸は,ネズミが嫌気的解糖によって必要とするエネルギーの大部分を得ていることの現れとなる.乳酸は嫌気的解糖の最終産物である.アラニンはピルビン酸のアミノ化された輸送型であり,ピルビン酸は乳酸からつくられる.アラニンの産生はコハク酸の産生で重要な役割を果たしミトコンドリアの還元状態によってひき起こされる(次式).

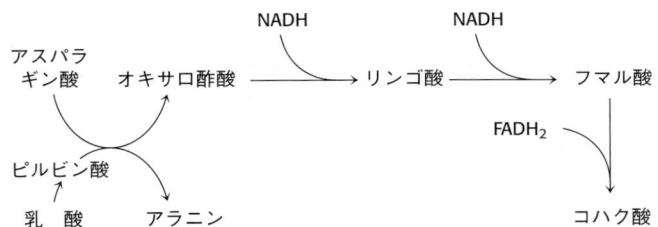

ミトコンドリア内膜が過分極するので,電子伝達は遅くなる.H^+ 駆動力を ADP なしで受け入れると,プロトンはもはや排出されなくなるほどに膜は分極する.過剰の H_2O_2 はスーパーオキシドラジカルが高濃度で存在するという事実によっている.この理由は,酸素はもはや効率的に還元されないからである.

$$O_2^{-\cdot} + O_2^{-\cdot} + 2\,H^+ \longrightarrow O_2 + H_2O_2$$

実際こうしたマウスはこのような酸素による傷害を示す.

48. (a) ビタミン C,E

(b) 運動によってスーパーオキシドジスムターゼが誘導され,ROS を過酸化水素と酸素に変える.

(c) この問題に対する解答は完全には確立されていない.二つの可能性がある:1)ビタミンによる ROS の抑制でスーパーオキシドジスムターゼのさらなる発現が阻害される;2)ROS のいくつかがインスリン感受性経路を刺激するのに必要なシグナル分子であるのかもしれない.

49. (a) DNP は ATP 合成に必要なプロトン駆動力の形成を阻害する脱共役剤である.したがって,酸素消費(電子伝達の効率を反映している)を増大させ ATP 合成が無駄にできなくなる.ミトコンドリアにおける ATP 合成が阻害されているので,ECAR で測定されるように,細胞は ATP 需要に合わせようとして解糖系の速度を増大させる.

(b) 解糖系の機能はもう阻害されているので,乳酸が合成されず,細胞外の酸性化も低下するであろう.DNP が依然として存在するので,酸素消費は高い速度で依然として起こるであろう.

(c) 解糖系の鍵となるステップはグルコース 6-リン酸のフルクトース 6-リン酸への異性化である.2-デオキシグルコースは異性化を促進させることができない.

(d) ロテノンは複合体Ⅰにおける電子の移動を阻害するので,電子伝達は阻害され,酸素消費は止まる.

50. (a) コハク酸は複合体Ⅱによって酸化される.また電子は,ATP 合成のエネルギー源となるプロトン駆動力を確立するのに使われる.

(b) ATP を合成する能力は大きく減ずる.

(c) ゴールは ATP 加水分解を計測することであるからである.もしコハク酸が,ATP 存在下に添加されても,呼吸調節があるから反応は何も起こらないだろう.

(d) 変異は ATP 加水分解を触媒する酵素の能力にはほとんど影響しない.

(e) それらは二つのことを示唆する:1)ATP 合成酵素は逆反応を依然として触媒しうるため,突然変異は酵素の触媒部位には影響しない;2)対照群と患者が同じような活性を示したとして,突然変異は酵素量には影響しなかった.

51. チオリン酸の絶対配置は,ATP 合成酵素が触媒する反応ではリンのところで反転が起こることを示している.この結果は,直線上のリンの転移が一段階の反応で起こることと矛盾しない.Ca^{2+}-ATP アーゼ反応における立体配置の保持は,二つのリン酸基転移反応を示している.最初の反応による反転と,つぎの反応によるもとの配置への復帰である.Ca^{2+}-ATP アーゼ反応はリン酸化酵素中間体によって反応が進む.

第 19 章

1. 単に糖質だけでなく,われわれの体をつくる炭素原子はすべて,結局は光合成過程を介して生物圏に入ったものである.そのうえ,われわれにとって必要な酸素も光合成によってつくられる.

2.
$$2\,NADP^+ + 3\,ADP^{3-} + 3\,P_i^{2-} + H^+ \longrightarrow$$
$$O_2 + 2\,NADPH + 3\,ATP^{4-} + H_2O$$

3. (a) 7; (b) 5; (c) 4; (d) 10; (e) 1;
(f) 2; (g) 9; (h) 3; (i) 8; (j) 6

4. 光化学系Ⅱが水分解複合体と共同して酸素の放出をひき起こす.光化学系Ⅱの反応中心の吸収極大は 680nm である.

5. 光化学系Ⅰと光化学系Ⅱが共同で働いたときに酸素の発生量が最大になる.700nm の光を浴びた光化学系Ⅰの反応中心から電子が失われてできた穴を,光化学系Ⅱからの電子が埋めると,効率よく酸素が発生する.

6. 光化学系Ⅰはフェレドキシンをつくる.これが $NADP^+$ を還元す

ると，生合成のための還元力である NADPH が生成する．光化学系 II は水分解複合体を活性化し，光合成のための電子をつくる．またプロトンを発生させて，プロトン勾配を形成し，フェレドキシンと O_2 を還元する．

7．明反応はチラコイド膜で起こる．膜の表面を増やせば，ATP や NADPH の発生場所も増える．

8．複合体のおかげで，反応中心だけの場合より多くの光が吸収できる．集光性複合体は吸収した光を反応中心へと集める．

9．$NADP^+$ が受容体で，H_2O が供与体．原動力は光のエネルギー．

10．ミトコンドリアではプロトン駆動力の成分である電荷勾配が大きいが，チラコイド膜の場合は内腔からの Mg^{2+} 流出によって中和されてしまうから．

11．チラコイド膜内部は疎水性なので，クロロフィルも疎水性の方が入りやすいから．

12．水の酸化により放出されるプロトン，シトクロム bf 複合体によってチラコイド内腔へと汲み込まれるプロトン，$NADP^+$ とプラストキノンの還元によってストロマから除去されるプロトン．

13．700 nm の光子のエネルギー含量は 172 kJ mol^{-1} である．光化学系 I が光を吸収すると $\Delta E_0'$ は -1.0 V である．前述のように，$\Delta G_0' = -nF\Delta E_0'$ であり，$F = 96.48$ kJ mol^{-1} V^{-1} である．標準状態では，電子のエネルギー変化は 96.5 kJ となる．したがって効率は 96.5/172 ＝ 56 ％ である．

14．光化学系 II から光化学系 I への電子の流れが，エンダーゴニック（吸エルゴン）すなわち自発的に起こらない "上り坂" になっている．これを流れるためには ATP の消費が必要であり，光合成の目的にそぐわない．

15．$\Delta E_0' = 10.11$ V，$\Delta G^{0'} = -21.3$ kJ mol^{-1} （-5.1 kcal mol^{-1}）

16．(a) あらゆる生態系は，そのままでは化学エネルギー源に限度があるため，必ず系外にエネルギー源を必要とする．光合成による太陽光エネルギーの変換は，その一例である．

(b) まったく断定できない．スポック船長なら，水以外の化学物質が電子とプロトンの供給源になっている可能性があると，指摘するだろう．

17．DCMU は光化学系 II と I を結ぶ電子伝達を阻害する．フェリシアン化物などの人為的電子受容体があって Q から電子を受け取れるならば，DCMU が存在しても O_2 は発生しうる．

18．DCMU は，光リン酸化にはまったく影響を及ぼさないだろう．DCMU は光化学系 II を阻害するが，循環的光リン酸化で利用されるのは，光化学系 I とシトクロム bf 複合体だからである．

19．(a) 120 kJ $einstein^{-1}$ （28.7 kcal $einstein^{-1}$）

(b) 1.24 V

(c) 波長 1000 nm の光子は ATP 2.4 分子に相当するギブズエネルギーをもつので，1 分子の ATP を合成するには最少で 0.42 個の光子が必要である．

20．この距離では，電子の伝達速度は 1 秒間に 1 個と考えられる．

21．距離が 2 倍になったので，伝達速度は 64 分の 1，かかる時間は 640 ps になる．

22．クリステ

23．真核生物では，どちらの過程も特定の細胞小器官で起こる．どちらも高エネルギー電子を利用して ATP を合成する．酸化的リン酸化では高エネルギー電子は燃料由来で，還元力は NADH の形で抽出される．光合成では高エネルギー電子は光によって生成し，還元力は NADPH の形で捕捉される．どちらの過程でも酸化還元反応によってプロトン勾配が生成し，この勾配を ATP に変換する酵素も両過程で非常によく似ている．どちらの過程でも，細胞小器官内部の膜で電子

伝達が行われる．

24．NADPH もエネルギーを多くもつ分子なので，これを考慮に入れる必要がある．第 18 章で述べたように，NADH を電子伝達系で酸化すると，ATP 2.5 分子に相当した．12 NADPH は 30 ATP に相当する．18 ATP が直接使われるので，グルコースの合成に必要なのは ATP 分子に換算すると 48 分子ということになる．

25．光合成と細胞呼吸の原動力はどちらも，高エネルギー電子のより安定な状態への流れである．細胞呼吸では，高エネルギー電子は炭素燃料の酸化によって，NADH，$FADH_2$ の形で供給され，これらが酸素を還元するときにエネルギーが放出される．光合成では，高エネルギー電子は光エネルギーの吸収によって生成し，光化学系 I とフェレドキシンのところで安定を得る．

26．電子は光化学系 II を介して直接フェリシアン化物へと流れる．それ以外の反応は必要ない．

27．(a) チオレドキシン

(b) 対照酵素は影響を受けないが，葉緑体 γ サブユニットの一部をもつミトコンドリア酵素は，DTT 濃度の上昇に伴って活性が上昇する．

(c) チオレドキシンがあると，活性の上昇幅が大きくなる．チオレドキシンは葉緑体酵素の天然の還元剤であり，おそらく DTT よりは効果が高い．DTT は，チオレドキシンを還元型に保つ働きをしているのだろう．

(d) 成功したといってよいだろう．

(e) この酵素は酸化還元状態による調節を受けやすい．植物細胞では，光化学系 I によって還元型チオレドキシンがつくられる．したがって，この酵素は光合成が起こっているときには活性になる．

(f) システイン

(g) 特定の基の改変か，部位特異的突然変異導入を行う．

第 20 章

1．カルビン回路は気体状の CO_2 を有機物（生体分子）に変換する主要な方法である．本質的に生物の体の炭素原子はどれも，過去のどこかの時点で RuBisCO とカルビン回路を経て取込まれたものである．

2．独立栄養生物は，日光のエネルギーと二酸化炭素と水を使って炭水化物を合成し，さらにこれを分解あるいは合成の目的に利用する．従属栄養生物は化学燃料を必要としており，結局は独立栄養生物に依存している．

3．これらの反応は不気味でも秘密でもない．暗反応とよばれることがあるのは，光を直接必要としないからである．

4．

カルビン回路	クエン酸回路
ストロマ	マトリックス
光合成のため	酸化的リン酸化のため
CO_2 の固定	CO_2 を放出
高エネルギー電子（NADPH）を必要とする	高エネルギー電子（NADH）を生成する
最初の化合物（リブロース 1,5-ビスリン酸）が再生	最初の化合物（オキサロ酢酸）が再生
ATP を必要とする	ATP を生成
化学量論的に複雑	化学量論的に単純

5．(a) 3-ホスホグリセリン酸

(b) カルビン回路を構成する他の化合物

6．第一段階では，リブロース 1,5-ビスリン酸によって CO_2 が固定され，つぎに 3-ホスホグリセリン酸が形成される．第二段階では 3-ホスホグリセリン酸の一部がヘキソースへ変換される．第三段階ではリ

ブロース 1,5-ビスリン酸が再生される.

7. RuBisCO は非常に重要な反応を触媒するが，非常に効率の悪い酵素なので，触媒作用の遅さを埋め合わせるためには大量に必要となる.

8. RuBisCO がカルバミン酸をつくるのは CO_2 が存在するときだけなので，CO_2 がないと，オキシゲナーゼ反応は起こらない.

9. 葉緑体では明反応によって NADPH がつくられているから.

10. 3-ホスホグリセリン酸の濃度は上昇するが，リブロース 1,5-ビスリン酸の濃度は低下する.

11. 3-ホスホグリセリン酸の濃度は低下するが，リブロース 1,5-ビスリン酸の濃度は上昇する.

12. アスパラギン酸 + グリオキシル酸 ⟶ オキサロ酢酸 + グリシン

13. RuBisCO のオキシゲナーゼ活性は，温度とともに上昇する. メヒシバは C_4 植物だが，芝はほとんどが C_4 経路をもたない. C_4 経路によって CO_2 が十分に供給されるため，真夏の最も暑い時期にはメヒシバが繁茂する.

14. C_4 ジカルボン酸回路のおかげで，炭酸固定の行われる場所での CO_2 濃度が上昇する. CO_2 濃度が高いと，RuBisCO のオキシゲナーゼ反応が阻害される. この阻害が熱帯植物にとって重要なのは，温度上昇に伴って，RuBisCO のオキシゲナーゼ活性がカルボキシラーゼ活性に比べて急激に上昇するからである.

15. ピルビン酸からホスホエノールピルビン酸 (PEP) をつくるのに ATP が必要だからである. この PEP が CO_2 と結合してオキサロ酢酸となり，つぎにリンゴ酸になる. AMP をリン酸化して ADP にするために，ATP がもう 1 分子使われるので，CO_2 1 分子の輸送には ATP 2 分子が必要である.

16. 光呼吸とは植物が酸素を消費して CO_2 を生産する過程だが，エネルギーは得られない. 光呼吸は RuBisCO のオキシゲナーゼ活性によって起こる. 無駄なのは，CO_2 を固定して六炭糖に変換する代わりに RuBisCO が CO_2 をつくってしまうからである.

17. 地球温暖化が進むと，C_4 植物が高緯度へと進出し，逆に C_3 植物はより寒冷な地域へと後退するだろう.

18. 明反応によって，ストロマの NADPH，還元型フェレドキシン，Mg^{2+} 濃度が増加するとともに，pH が上昇し，カルビン回路を活性化する.

19. (a) 5; (b) 1; (c) 7; (d) 2; (e) 10;
(f) 3; (g) 6; (h) 4; (i) 8; (j) 9

20. これらの酵素は，ペントースリン酸回路の酸化的段階で生成した五炭糖を，解糖（と糖新生）の中間体であるフルクトース 6-リン酸とグリセルアルデヒド 3-リン酸へ変換する反応を触媒する.

21. (a) C; (b) B と F; (c) G; (d) F; (e) E;
(f) H; (g) I; (h) D; (i) A; (j) F; (k) B

22. 標識はリブロース 5-リン酸の C-5 に現れる.

23. イソクエン酸の 2-オキソグルタル酸への脱炭酸. 3-オキソ酸中間体が両方の反応で生成する.

24. (a) 5×グルコース 6-リン酸 + ATP ⟶
6×リボース 5-リン酸 + ADP + H^+
(b) グルコース 6-リン酸 + 12 $NADP^+$ + 7 H_2O ⟶
6 CO_2 + 12 NADPH + 12 H^+ + P_i

25. ペントースリン酸回路の非酸化的段階を利用すれば，3 分子のリボース 5-リン酸をフルクトース 6-リン酸 2 分子とグリセルアルデヒド 3-リン酸 1 分子に変換できる. これらの分子は解糖の中間体である.

26. 6-ホスホフルクトキナーゼがフルクトース 6-リン酸をフルクトース 1,6-ビスリン酸に変換する際に，ATP が必要となる.

27. NADPH が大量に必要なときである. ペントースリン酸回路の酸化的段階の後に非酸化的段階が続いて起こり，生じたフルクトース

6-リン酸とグリセルアルデヒド 3-リン酸を使って，糖新生経路によりグルコース 6-リン酸がつくられる. 回路が繰返し働くことにより（6 回），グルコース 1 分子相当が CO_2 にまで酸化される.

28. ソラマメにはプリン配糖体ビシンが含まれていて，それが過酸化物（活性酸素種）の生成をひき起こし，膜や他の生体分子に損傷をひき起こすことがある. 活性酸素種の解毒にはグルタチオンが使われる. このグルタチオンの再生には適量の NADPH が必要で，これはペントースリン酸回路の酸化的段階によって供給される. グルコース-6-リン酸デヒドロゲナーゼを少量しかもたない人は，特にビシンの毒性の影響を受けやすい.

29. 赤血球にはミトコンドリアがないので，NADPH を得る唯一の手段はペントースリン酸回路である. ミトコンドリアがあれば，その NADH を細胞質の NADPH に変える生化学的経路が存在する.

30. 活性酸素種の一種に，反応性の高い過酸化物がある. グルタチオンペルオキシダーゼは還元型グルタチオンを使って過酸化物をアルコールに変えて中和し，酸化型グルタチオンを生成させる. グルタチオンレダクターゼが，ペントースリン酸回路の酸化的段階でつくられた NADPH を利用して，還元型グルタチオンを再生する.

31. NADPH によるグルタチオン還元の $\Delta E_0'$ は +0.09 V である. したがって $\Delta G^{\circ\prime}$ は -17.4 kJ mol^{-1} $(-4.2$ kcal $mol^{-1})$ であり，これは平衡定数 1126 に相当する. 必要な $[NADPH]/[NADP^+]$ は，8.9×10^{-5} である.

32.

ジヒドロキシアセトンリン酸

グリセルアルデヒド 3-リン酸

フルクトース 1,6-ビスリン酸

33.

リボース 5-リン酸　　エンジオール中間体

リブロース 5-リン酸

34. 組織ホモジネートを少量ずつ取り, 一つは ^{14}C で C-1 を標識したグルコースとともに, もう一つは ^{14}C で C-6 を標識したグルコースとともに保温する. 両方の試料について, 生じた CO_2 の放射能を比較する. この実験は, ペントースリン酸回路ではグルコースの C-1 だけが脱炭酸されるのに対し, 解糖系, ピルビン酸デヒドロゲナーゼ複合体, クエン酸回路によって代謝される場合には C-1 と C-6 が同等に脱炭酸されることを利用している. 後者の場合に C-1 と C-6 が等しくなる理由は, グリセルアルデヒド 3-リン酸とジヒドロキシアセトンリン酸がトリオースリン酸イソメラーゼによって迅速に相互変換されるからである.

35. ミトコンドリアがないため, 赤血球はグルコースを乳酸へと代謝して, ATP の形でエネルギーを得る. CO_2 は, ペントースリン酸回路と糖新生とを組合わせた結果として生成する. この組合わせにより, ペントースリン酸回路の酸化的段階でグルコースを完全に酸化するとともに, 大量の NADPH が得られる.

36. (a) $k_{cat}^{CO_2}/K_M^{CO_2} = 3 \times 10^6 \, s^{-1} \, M^{-1}$;
$k_{cat}^{O_2}/K_M^{O_2} = 4 \times 10^3 \, s^{-1} \, M^{-1}$

(b) 基質が O_2 の場合の特異性定数よりも CO_2 の場合の方がはるかに大きいのだが, 大気中の O_2 濃度が CO_2 濃度よりも高いため, オキシゲナーゼ反応が起こる.

37. 1モルの CO_2 を六炭糖にまで還元するごとに, 2モルの NADPH が必要になる. $NADP^+$ の還元は2電子過程なので, 2モルの NADPH の生成には, 光化学系 I によって4モルの電子を取込む必要がある. 電子を手放した光化学系 I に電子を補充するのは光化学系 II で, それには同じく光子4個を吸収する必要がある. したがって, 必要数の NADPH を生産するには8モルの光子が必要ということになる. 光子8モルによるエネルギー入力は 1594 kJ (381 kcal) であり, 光合成の全体としての効率は, 標準状態では少なくとも 477/1594, すなわち 30 % になる.

38. 法則違反でも, 奇跡でもない. p. 553 の式では 18 分子の ATP だけではなく, 12 分子の NADPH も必要となる. これらの電子がもしも NAD^+ に伝達されれば, 電子伝達系を利用して ATP 30 分子が生成する. つまりグルコースの合成に必要な ATP は 48 分子ということになる.

39. (a) グラフ A の右側の曲線が C_4 植物のものである. RuBisCO のオキシゲナーゼ活性は, カルボキシラーゼ活性に比べると, 温度上昇に伴って急激に上昇する. そのため温度が高いと, C_3 植物の方が炭素固定量が少ない. C_4 植物は CO_2 濃度を高く保てるため, 温度上昇がそれほど害にならない.

(b) オキシゲナーゼ活性が優勢になる. また, 温度上昇がきわめて大きいときには, 水の蒸発も問題になる可能性がある. 高温でタンパク質の構造が壊れ始めることもありうる.

(c) C_4 経路は, 環境中の CO_2 濃度が非常に低い場合でも CO_2 を濃縮できる, 非常に効率の高い能動輸送系である.

(d) 植物の CO_2 固定能がほとんど同じだとすれば, C_4 植物では明らかに C_4 経路が律速段階になる.

第 21 章

1. 段階 1 はグリコーゲンからのグルコース 1-リン酸の遊離で, グリコーゲンホスホリラーゼが働く. 段階 2 はグルコース 1-リン酸からグルコース 6-リン酸が形成される反応で, ホスホグルコムターゼが触媒する. 段階 3 はグリコーゲンの再編成で, 4-α-グルカノトランスフェラーゼとアミロ-α-1,6-グルコシダーゼの働きによる.

2. (a) 8; (b) 3; (c) 6; (d) 5; (e) 9;

(f) 2; (g) 10; (h) 1; (i) 4; (j) 7

3. グリコーゲンが燃料の貯蔵形態として重要な理由はいくつかある. グリコーゲンの分解とグルコース放出を制御しながら行うと, 食事と食事の間に利用できるグルコース量が多くなる. つまりグリコーゲンは血糖値を維持するための緩衝液の働きをする. 血糖値維持のためにグリコーゲンが果たす役割が特に重要な理由は, 飢餓が長く続いているときを除くと, 脳が実質的に利用できる燃料はグルコースだけだからである. また, グリコーゲン由来のグルコースは動員しやすいので, 突然の激しい活動のエネルギー源として優れている. また, 脂肪酸とは違って放出されたグルコースからは酸素がなくてもエネルギーを得られるので, 嫌気的活動にもエネルギーを供給できる.

4. α-アミロースは枝分かれのない多量体なので, 非還元末端は 1 個しかない. そのため, わずか 1 分子のグリコーゲンホスホリラーゼが, 1 分子の α-アミロース分子を分解することになる. グリコーゲンは多数の枝分かれがあるので, 1 分子当たり多数の非還元末端をもつ. したがって, 多くのホスホリラーゼ分子が同時に作用して, 1 分子のグリコーゲンから多数のグルコース分子を切離せる.

5. 患者は 1,4-α-グルカン分枝酵素が欠損している.

6. 筋肉ではホスホリラーゼ b が AMP によって活性化される. 肝臓ではホスホリラーゼ a がグルコースによって阻害される. この違いは, 筋肉と肝臓におけるグリコーゲン代謝の役割の違いに対応している. 筋肉は収縮のためにグリコーゲンを利用するが, 肝臓は血糖値の維持のために利用する.

7. 細胞内では, $[P_i]/[$グルコース 1-リン酸$]$ 比が 100 以上に保たれているため, 加リン酸分解が大幅に有利になる. 基質と生成物の比を変えることによって, 反応が有利に進むようにギブズエネルギー変化を変えるという細胞のやり方の例を, ここにみることができる.

8. フォンギールケ病においては, グルコース-6-ホスファターゼまたはグルコース 6-リン酸輸送体がないために, グルコース 6-リン酸値が高い. そのためリン酸化されたグリコーゲンシンターゼのアロステリック平衡が, 活性型へとずれる.

9. リン酸基供与体はグルコース 1,6-ビスリン酸で, ホスホグルコキナーゼが触媒する反応でグルコース 1-リン酸と ATP から形成される.

10. 症状の違いは, 肝臓と筋肉の役割の違いから生じる. 肝臓のグリコーゲンホスホリラーゼは血糖値の維持に重要な役割を果たす. 脳の主要な燃料はグルコースである. 筋肉のグリコーゲンホスホリラーゼがグルコースを供給するのは筋肉それ自身に限られ, それも, 運動中のように筋肉でのエネルギー需要が大きいときだけである. 2 種類の異なった病気が存在するという事実は, グリコーゲンホスホリラーゼに 2 種類のアイソザイム (肝臓特異的なアイソザイムと筋肉特異的なアイソザイム) があることを示している.

11. 活性部位から水が排除されているのは, 加水分解を防ぐためである. 水分子が入ると, グルコース 1-リン酸ではなく, グルコースが生成する. 部位特異的変異導入実験により, この点が明らかになった. ホスホリラーゼでは, Tyr 573 がグルコース残基の 2'-OH と水素結合をつくる. グルコース 1-リン酸対グルコースの比は, 野生型酵素では 9000:1 だが, Phe 573 変異体では 500:1 となる. モデル作成によって, 本来チロシンのフェノール性 OH が占める空間に水分子 1 個が入り, ときおりオキソカルボニウムイオン中間体を攻撃してグルコースが形成されることが示された.

12. アミラーゼ活性はグリコゲニンからグリコーゲンをすべて取除くために必要である. グリコゲニンは, 約 8 個のグルコース単位からなるオリゴ糖を合成し, そこで活動が止まることを思い出そう. ということは, アミラーゼ処理を十分行ってグルコース残基を取除かない

と，グリコゲニンは機能しないのである．

13. 基質は転移酵素部位から脱分枝部位へと，直接受け渡されうる．

14. 運動の間，[ATP] は低下し，[AMP] は上昇する．前に述べたように，AMP はグリコーゲンホスホリラーゼ b のアロステリックな活性化因子であることを思い出そう．つまりホスホリラーゼキナーゼによる共有結合修飾がなくても，グリコーゲンは分解される．

15. ホスホリラーゼ反応の実際の生成物はグルコース 1-リン酸だが，代謝という意味では，グルコース 6-リン酸の方が使い道が多い．ほかにも行き先があるが，特にエネルギー産生のために，あるいは合成用の構成要素として利用できる．肝臓では，グルコース 6-リン酸をグルコースに変えて，血液中に放出できる．

16. アドレナリンは G タンパク質共役型受容体に結合する．すると構造変化が起こって G_α タンパク質が活性化され，これがアデニル酸シクラーゼを活性化する．アデニル酸シクラーゼは cAMP を合成し，これがプロテインキナーゼ A を活性化する．プロテインキナーゼ A はホスホリラーゼキナーゼを部分活性化し，これがグリコーゲンホスホリラーゼをリン酸化して活性化する．筋収縮の際に放出されるカルシウムがホスホリラーゼキナーゼをさらに活性化すると，グリコーゲンホスホリラーゼがさらに活性化される．

17. 第一に，シグナル伝達経路の引き金となったホルモンがなくなると，経路が遮断される．第二に，G タンパク質に備わる GTP アーゼ活性が，結合していた GTP を不活性な GDP へと変換する．第三に，ホスホジエステラーゼが cAMP を AMP に変換する．第四に，PP1 がグリコーゲンホスホリラーゼからリン酸基を除去し，通常は不活性なホスホリラーゼ b へと変える．

18. 合成と分解が同時に起こり，エネルギーが無駄に消費されることになるのを防ぐ．

19. このような症状はすべて，中枢神経系に問題があることを意味している．運動の強度が強すぎるときや選手の備えが十分でないとき，あるいはその両方が重なったときには肝臓のグリコーゲンまで使い果たされてしまうことがある．脳の活動は肝臓のグリコーゲンからのグルコースに頼っているが，これらの症状は，脳に十分な燃料が供給できていないことを示している（低血糖）．

20. 肝臓のホスホリラーゼ a はグルコースによって阻害され RT 変換を促進する．これによって PP1 が遊離し，グリコーゲンの分解を不活性化し，グリコーゲン合成を促進する．筋肉のホスホリラーゼはグルコースには感受性を示さない．

21. (a) 4；(b) 1；(c) 5；(d) 10；(e) 7；
(f) 2；(g) 8；(h) 9；(i) 6；(j) 3

22. ホスホグルコムターゼ，UDP グルコースピロホスホリラーゼ，ピロホスファターゼ，グリコゲニン，グリコーゲンシンターゼ，1,4-α-グルカン分枝酵素

23. 無機ピロホスファターゼが二リン酸を 2 分子の無機リン酸に変換する．この変換が，反応全体を不可逆にする働きをする．

$$\text{グルコース 1-リン酸} + \text{UTP} \rightleftharpoons \text{UDP グルコース} + \text{PP}_i$$
$$\text{PP}_i + \text{H}_2\text{O} \longrightarrow 2\,\text{P}_i$$
$$\overline{\text{グルコース 1-リン酸} + \text{UTP} \longrightarrow \text{UDP グルコース} + 2\,\text{P}_i}$$

24. 高濃度のグルコース 6-リン酸の存在は，グルコースが豊富にあり，しかも解糖に使われていないことを意味する．そこで，この貴重な資源をグリコーゲンに取込むことにより貯蔵するのである．

25. 遊離のグルコースは，ATP 1 分子を使ってリン酸化しなければならない．グリコーゲン由来のグルコース 6-リン酸は，加リン酸分解によって生じるので，この ATP 1 分子が節約できる．つまり，グリコーゲン由来のグルコースをピルビン酸にまで変換するときの正味

の ATP 生成量は 3 分子なのに対し，遊離のグルコースからの場合は 2 分子なのである．

26. 分解：ホスホグルコムターゼはグリコーゲンの分解で生じたグルコース 1-リン酸をグルコース 6-リン酸に変える．このグルコース 6-リン酸を利用して，遊離のグルコースの放出（肝臓）や解糖（筋肉と肝臓）が行われる．合成：この酵素がグルコース 6-リン酸をグルコース 1-リン酸に変える．これが UTP と反応して，グリコーゲン合成の基質となる UDP グルコースが生じる．

27.

$$\text{グリコーゲン}_n + \text{P}_i \longrightarrow \text{グリコーゲン}_{n-1} + \text{グルコース 6-リン酸}$$
$$\text{グルコース 6-リン酸} \longrightarrow \text{グルコース 1-リン酸}$$
$$\text{UTP} + \text{グルコース 1-リン酸} \longrightarrow \text{UDP グルコース} + 2\,\text{P}_i$$
$$\text{グリコーゲン}_{n-1} + \text{UDP グルコース} \longrightarrow \text{グリコーゲン}_n + \text{UDP}$$
$$\overline{\text{合計:}\quad \text{グリコーゲン}_n + \text{UTP} \longrightarrow \text{グリコーゲン}_n + \text{UDP} + \text{P}_i}$$

28. 原理的には，グリコーゲンの合成のプライマーとしてグリコーゲンだけを使う方法もうまくいくはずである．しかし，グリコーゲン顆粒が娘細胞に均等に分配されないと，その後の世代のグリコーゲン貯蔵がうまく行かなくなる恐れがある．グリコゲニンが，グリコーゲンシンターゼのためのプライマーを合成するのである．

29. インスリンは受容体に結合して，そのチロシンキナーゼ活性を活性化する．これが引き金となってプロテインキナーゼが活性化される．このキナーゼが，グリコーゲンシンターゼキナーゼをリン酸化して不活性化する．すると，プロテインホスファターゼ 1 がグリコーゲンシンターゼのリン酸基を除去して，これを活性化する．

30.

4-α-グルカノトランスフェラーゼ反応

アミロ-α-1,6-グルコシダーゼ反応

31. 肝臓では，グルカゴンは cAMP に依存した経路を活性化し，その結果プロテインキナーゼ A を活性化する．アドレナリンは，肝臓

の細胞膜にある7回膜貫通αアドレナリン受容体に結合し，これがホスホリパーゼCとホスファチジルイノシトールカスケードを活性化する．それによって小胞体からCa^{2+}が放出されてカルモジュリンに結合すると，ホスホリラーゼキナーゼがさらに活性化され，グリコーゲン分解が促進される．

32. ガラクトース ＋ ATP ＋ UTP ＋ H_2O ＋ グリコーゲン$_n$ $\longrightarrow$
　　　　グリコーゲン$_{n+1}$ ＋ ADP ＋ UDP ＋ $2P_i$ ＋ H^+

33. ホスホリラーゼ，4-α-グルカノトランスフェラーゼ，アミロ-α-1,6-グルコシダーゼ，ホスホグルコムターゼ，グルコース-6-ホスファターゼ

34. グルコースはホスホリラーゼaのアロステリック阻害物質である．したがって，グルコース存在下で成長させた結晶はT状態にある．基質であるグルコース1-リン酸を加えると，$R \rightleftharpoons T$平衡がR側にずれる．これらの状態の高次構造の違いは，化学的な架橋によって安定させない限り結晶が崩れてしまうほど大きい．

35. ガラクトースがUDPガラクトースへと変換され，最終的にグルコース6-リン酸がつくられる．

36. フォンギールケ病は，グルコース6-リン酸輸送体の遺伝子の変異によっても生じる．グルコース6-リン酸がホスファターゼによる加水分解を受けるには，小胞体内腔に運ばれなければならないことを思い出してほしい．したがって，この輸送系に不可欠な他の三つのタンパク質に変異があっても，同様にフォンギールケ病につながる．

37. (a) グルタミン酸は，負電荷を帯びた側鎖があり，セリン上のリン酸基に似た効果をある程度もつようにみえる．ただ，カルボキシ基はリン酸基よりも小さく，負電荷も少ないため，活性化の程度がリン酸基ほどではないのも当然である．
(b) アスパラギン酸で置換してもある程度は活性化されるだろうが，グルタミン酸よりも小さいため，活性化の程度はさらに小さくなるだろう．

38. (a) グリコーゲンはゲルに入るには大きすぎるうえに，分析はウェスタンブロット法でグリコゲニンに特異的な抗体を用いて行ったので，背景にあるタンパク質は見ることができない．
(b) α-アミラーゼはグリコーゲンを分解し，グリコゲニンを遊離させるので，ウェスタンブロット法で検出できるようになる．
(c) グリコーゲンホスホリラーゼ，グリコーゲンシンターゼおよびプロテインホスファターゼ1．これらのタンパク質は，ゲルをタンパク質検出のための方法で染色すれば見えるかもしれないが，ウェスタンブロット法による分析ではグリコゲニンの存在しか検出されない．

39. (a) スメアは，グリコゲニン分子に少しずつ大きさの違うグリコーゲンが結合したものによって生じる．
(b) 培地にグルコースがないと，グリコーゲンが代謝されるため，高分子量の分子が無くなる．
(c) 細胞に再びグルコースを与えると，グリコーゲンが再合成され，グリコゲニンに結合する．
(d) レーン3とレーン4で違いがないことは，この細胞株では1時間以内にグリコーゲンの大きさが最大に達したことを示している．培養時間を長くしても，グリコーゲンの量は目に見えるほどは増加しない．
(e) α-アミラーゼはグリコーゲンを基本的にすべて取除いてしまうので，グリコゲニンだけが残る．

第 22 章

1. (a) 5；(b) 11；(c) 1；(d) 10；(e) 2；
(f) 6；(g) 9；(h) 3；(i) 4；(j) 7；(k) 8

2. グリセロール ＋ $2NAD^+$ ＋ P_i ＋ ADP $\longrightarrow$
　　　ピルビン酸 ＋ ATP ＋ H_2O ＋ 2NADH ＋ H^+
グリセロールキナーゼとグリセロールリン酸デヒドロゲナーゼ

3. アシルCoA分子中のチオエステル結合が高エネルギーをもつため，反応は可逆的となる．

4. AMPを酸化的リン酸化においてリン酸化されうる形，つまり基質レベルのリン酸化状態に戻すために，下記の反応でもう1分子のATPを消費するから．

$$ATP + AMP \rightleftharpoons 2ADP$$

5. b, c, a, g, h, d, e, f

6. クエン酸回路．コハク酸をオキサロ酢酸に変換する反応，およびその逆反応は脂肪酸代謝と類似している（§17・2）．

7. 最後から2番目の分解産物であるアセトアセチルCoAは，CoA1分子を使ったチオール開裂によって2分子のアセチルCoAを生成するから．

8. パルミチン酸からは，106分子のATPが産生される．パルミトレイン酸はC-9とC-10の間に二重結合をもつ．この二重結合があるために，β酸化過程における酸化（加水の前に二重結合をつくる）が起こらない．したがって，$FADH_2$が生成されず，パルミトレイン酸から産生されるATPはパルミチン酸の場合よりも1.5分子少なくなり，104.5分子となる．

9.

アシルCoAの活性化	-2 ATP
7サイクルの反応で；	
7アセチルCoA（アセチルCoA1分子当たり10分子ATP）	＋70 ATP
7 NADH（NADH1分子当たり2.5分子ATP）	＋17.5 ATP
7 $FADH_2$（$FADH_2$1分子当たり1.5分子ATP）	＋10.5 ATP
プロピオニルCoAからスクシニルCoAへの変換に必要なATP	-1 ATP
スクシニルCoA → コハク酸	＋1 ATP（GTP）
コハク酸 → フマル酸 ＋ $FADH_2$	
1 $FADH_2$（$FADH_2$1分子当たり1.5分子ATP）	＋1.5 ATP
フマル酸 → リンゴ酸	
リンゴ酸 → オキサロ酢酸 ＋ NADH	
1 NADH（NADH1分子当たり2.5分子ATP）	＋2.5 ATP
合　計	100 ATP

10. 翌朝，自分自身に嫌気がさしたかもしれないが，少なくともエネルギー的には心配する必要はない．ステアロイルCoAの生成に2分子当量のATPを必要とする．

ステアロイルCoA ＋ 8FAD ＋ $8NAD^+$ ＋ 8CoA ＋ $8H_2O$ $\longrightarrow$
　　　9アセチルCoA ＋ $8FADH_2$ ＋ 8NADH ＋ $8H^+$

9アセチルCoA（アセチルCoA1分子当たり10分子ATP）	＋90 ATP
8 NADH（NADH1分子当たり2.5分子ATP）	＋20 ATP
8 $FADH_2$（$FADH_2$1分子当たり1.5分子ATP）	＋12 ATP
活性化に必要なATP	-2.0 ATP
合　計	120 ATP

11. クエン酸回路において，1分子の$FADH_2$当たり1.5分子のATP，1分子のNADH当たり2.5分子のATP，1分子のアセチルCoA当たり10分子のATPが産生されることを覚えておこう．グルコースが2分子のピルビン酸にまで分解されると，2分子のATPができる．NADHも2分子産生されるが，電子は$FADH_2$に渡され，ミトコンド

リアへと入り，それぞれの $FADH_2$ からは 1.5 分子の ATP が産生される．1 分子のピルビン酸から NADH が 1 分子できる．1 分子のアセチル CoA から NADH が 3 分子と $FADH_2$ が 1 分子と ATP が 1 分子できる．つまり 1 分子のアセチル CoA 当たり 10 分子の ATP，2 分子のアセチル CoA からは 20 分子の ATP が産生されることになる．よって，グルコースからは 30 分子の ATP が得られる．ヘキサン酸の場合は，カプロン酸をカプロイック CoA へ活性化するのに 2 分子の ATP が消費され失われる．β 酸化の 1 サイクル目で $FADH_2$，NADH，アセチル CoA が 1 分子ずつ産生される．アセチル CoA がクエン酸回路を 1 周し終えると，合計 14 分子の ATP が産生される．β 酸化の 2 サイクル目では $FADH_2$，NADH が 1 分子ずつ，アセチル CoA は 2 分子産生される．アセチル CoA がクエン酸回路で生み出す分を加えて，合計 24 分子の ATP ができる．合計は 36 分子．したがって，ヤギの臭いのもとであるカプロン酸からは正味 36 分子の ATP が産生される．炭素分子当たりの ATP 収量はグルコースの場合よりも 20 ％ 高いことになり，脂肪が糖質と比較してより還元された状態であることを示している．

12. ステアリン酸 + ATP + 13.5 H_2O + 8 FAD + 8 NAD^+ ⟶

　　4.5 アセト酢酸 + 14.5 H^+ + 8 $FADH_2$ + 8 NADH + AMP + 2 P_i

13. パルミチン酸は下記の反応により β 酸化で活性化され，代謝される．

パルチミン酸 + CoA + ATP ⟶ パルミトイル CoA + AMP + 2 P_i

パルミトイル CoA + 7 FAD + 7 NAD^+ + 7 CoASH + H_2O ⟶

　　8 アセチル CoA + 7 $FADH_2$ + 7 NADH + 7 H^+

8 分子のアセチル CoA から 4 分子のアセト酢酸が合成され，血中へ放出される．したがってアセト酢酸は肝臓でのエネルギー産生に寄与しない．しかし，アセチル CoA の生成過程で産生された $FADH_2$ と NADH が酸化的リン酸化により処理され，ATP を生み出す．

1.5 ATP/$FADH_2$ × 7 = 10.5 ATP

2.5 ATP/NADH × 7 = 17.5 ATP

パルミトイル CoA の形成に 2 分子の ATP が消費されるので，残りの 26 分子の ATP が肝臓で利用される．

14. アセト酢酸への酸化に伴ってできる NADH からは 2.5 分子の ATP が産生される．アセト酢酸はアセトアセチル CoA に変換される．アセトアセチル CoA の加水分解により 2 分子のアセチル CoA が産生され，それぞれのアセチル CoA からはクエン酸回路で 10 分子の ATP ができる．合計の ATP 収量は 22.5 分子．

15. スクシニル CoA がアセトアセチル CoA の生成に使われるからである．スクシニル CoA からは 1 分子の ATP（GTP）が産生されうるので，収量は 1 分子減って 21.5 であると考えたと思われる．

16. 脂肪が燃焼するためには，アセチル CoA に変換され，さらにクエン酸回路で代謝されなければならない．アセチル CoA がクエン酸回路に入るためには，オキサロ酢酸の供給が必要である．オキサロ酢酸はグルコースがピルビン酸にまで代謝され，さらにカルボキシ化されて生成される．

17. (a)

フィタン酸

フィタン酸の問題点は，それが β 酸化を受ける過程で 5 価の炭素原子ができることである．5 価の炭素は存在しないので，β 酸化が起こらなくなりフィタン酸が蓄積する．

5 価の炭素原子

(b) メチル基を除去すればよいが，これは理論的には可能であるものの，時間がかかるしエレガントな方法ではない．ではメチル基にどう対処するか．実は肝臓はこの問題を α 酸化という方法で解決している．

α 酸化を 1 回経ることによって，フィタン酸は β 酸化の基質に変換される．

18. 最初の酸化で二つのトリチウム原子が除かれる．加水により非放射性の H と OH が導入される．2 回目の酸化で β 炭素原子からもう一つのトリチウムが除かれる．チオール開裂でトリチウムを一つだけ含むアセチル CoA が除かれる．したがって，トリチウム：炭素比は 1：2 となる．この比は 2 分子の酢酸でも同じであるが，最後にできる酢酸は酸化を受けないのですべてのトリチウムが残っている．この酢酸における比は 3：2 となる．したがって全体としては 5：6 となる．

19. インスリンがない場合，脂質の動員が起こり，肝臓が脂質をケトン体に変換できる能力を越えてしまう．

20. (a) 10; (b) 1; (c) 5; (d) 8; (e) 3;

(f) 9; (g) 6; (h) 7; (i) 4; (j) 2

21. (a) 酸化はミトコンドリアで，合成は細胞質で起こる．

(b) 酸化には CoA，合成にはアシルキャリヤータンパク質が用いられる．

(c) 酸化では FAD と NAD^+，合成では NADPH が用いられる．

(d) 酸化では 3-ヒドロキシアシル CoA の L 異性体，合成では D 異性体

(e) 酸化ではカルボキシ側からメチル側へ，合成ではメチル側からカルボキシ側へ．

(f) 酸化に関与する酵素群とは異なり，脂肪酸合成酵素は酵素複合体を形成する．

22. アセチル CoA カルボキシラーゼが触媒する反応によってアセチル CoA からマロニル CoA が生成される際に，重炭酸が必要だから．

23. 7 アセチル CoA + 6 ATP + 12 NADPH + 12 H^+ ⟶

　　ミリスチン酸 + 7 CoA + 6 ADP + 6 P_i + 12 $NADP^+$ + 5 H_2O

24. 6 単位のアセチル CoA が必要となる．アセチル CoA のうち 1 単位は，酸性末端から最も遠い二つの炭素原子として直接使われる．残りの 5 単位はマロニル CoA に変換される．マロニル CoA を 1 分子合成するのに 1 分子の ATP が必要なので，5 分子の ATP が必要なことになる．伸長反応，カルボニル基からアルコールへの還元，二重結合の還元それぞれ 1 回につき 2 分子，1 分子，1 分子ずつの NADPH が必要であるので，合計 10 分子の NADPH が必要．したがって，ラウ

リン酸の合成には5分子のATPと10分子のNADPHが必要である.

25．e, b, d, a, c

26．ATPリアーゼは細胞質のクエン酸を分解して脂肪酸合成に必要なアセチルCoAを産生する酵素であるので，この変異により脂肪酸の合成が阻害される.

27．（a）誤り．ビオチンはアセチルCoAカルボキシラーゼの活性に必要.

（b）正しい.

（c）誤り．マロニルCoAの合成にはATPが必要.

（d）正しい.

（e）正しい.

（f）誤り．脂肪酸合成酵素は二量体.

（g）正しい.

（h）誤り．アセチルCoAカルボキシラーゼはクエン酸で活性化される．クエン酸が切断されてできるアセチルCoAはその基質となる.

28．奇数個の炭素原子をもつ脂肪酸はプロピオニルACP（アセチルACPではなく）から合成が開始される．プロピオニルACPはプロピオニルCoAからアシルキャリヤータンパク質S-アセチルトランスフェラーゼにより生成される.

29．すべての標識炭素原子がパルミチン酸分子に残る．アセチルCoA分子内のアセチル基の炭素だけが標識されているので，八つとも残るのである．直接使われるアセチルCoAだけが三つすべてのトリチウム原子をもつことになるが，7分子のアセチルCoAはマロニルCoAの生成に使われ，CO_2の付加ならびに脱水反応で一つずつトリチウム原子を失う．つまりこれら七つのマロニルCoAにはトリチウムが一つだけ残っている．したがって，残っているトリチウム原子は合計で10個となる．トリチウム：炭素比は1.25.

30．生卵を多く摂取すると，アセチルCoAカルボキシラーゼの活性に必要なビオチンがアビジンとの結合により減少し，脂肪酸合成が阻害される．加熱によりアビジンは変性してビオチンと結合しなくなるので，上記のような阻害は起こらない.

31．マロニルCoAに変換されることなく直接使われるアセチルCoAだけが，二つの炭素原子を供給し，それは脂肪酸のω末端に位置する．パルミチン酸はC_{16}脂肪酸であるので，アセチルCoA由来の炭素は15と16である.

32．HCO_3^-はアセチルCoAと結合してマロニルCoAを生じる．マロニルCoAがアセチルCoAと縮合して4炭素のオキソアシルCoAを形成するとき，HCO_3^-はCO_2として失われる.

33．6-ホスホフルクトキナーゼは解糖系の下流へ向かう反応を調節している．解糖系は組織によってはATPを産生したり，生合成の材料を産生したりしている．細胞質にクエン酸があることは，ATPや生合成の材料が足りていることを示し，グルコースを代謝する必要がないことを表す.

34．C-1炭素の方が放射能が高い.

35．変異酵素はリン酸化による阻害を受けないため，常に活性化された状態になる．その結果，脂肪酸合成は異常に活性化する．このような変異は肥満につながる.

36．（a）パルミトレイン酸；（b）リノール酸；（c）リノール酸；（d）オレイン酸；（e）オレイン酸；（f）リノレン酸

37．脱炭酸はマロニルACPとアセチルACPの縮合を駆動する．アセチルACP2分子の縮合はエネルギー的に不利である．糖新生において，脱炭酸はオキサロ酢酸からのホスホエノールピルビン酸の生成を駆動する.

38．脂肪細胞の脂肪動員はリン酸化によって活性化される．したがって，cAMP依存性キナーゼの過剰産生は，トリアシルグリセロール分解の亢進と貯蔵脂肪の減少をひき起こす.

39．カルニチントランスロカーゼ欠損とグルコース6-リン酸輸送体欠損

40．β酸化の5サイクル目において生成されるcis-Δ^2-エノイルCoAは，古典的な加水酵素（ヒドラターゼ）によって脱水されD-3-ヒドロキシアシルCoAを生じるが，これはβ酸化のつぎの反応を触媒する酵素の基質としてはふさわしくない異性体である．この行き止まり状態を解消するのが2番目の加水酵素による脱水で，その結果$trans$-Δ^2-エノイルCoAを生ずる．その後，古典的脱水素酵素によって加水され，つぎの反応の基質としてふさわしい異性体であるL-3-ヒドロキシアシルCoAとなる．このように，相対する立体構造特異性をもつ加水酵素が，アシルCoA中間体の3-ヒドロキシ基をエピマー化する（立体配置を転換する）のに役立っている.

41．有利な点は，さまざまな酵素が協調して合成に当たれることである．さらに，中間体は酵素の集合体から離れることなく，効率よくつぎつぎに活性部位を移動することができる．また，共有結合された酵素の複合体の方が非共有結合による集合体よりも安定である．複合体を構成するそれぞれの酵素は，対応する細菌の酵素とかなり似ている.

42．ポリペプチド鎖が長くなればなるほど，読み間違うことなく合成できる確率は減少する．一つのミスがポリペプチド全体を駄目にしてしまう可能性がある．これに対して，非共有結合性の多酵素複合体においては，欠陥酵素サブユニットは複合体形成段階ではじかれ，正常サブユニットを巻き添えにすることはない.

43．ケトーシスが認められないのは，血中ケトン体の供給源である肝臓が，脂肪酸を酸化してアセチルCoAを産生できないことに起因する．脂肪酸酸化障害の結果，肝臓はエネルギー源としてグルコースにますます依存するようになる．これにより糖新生の減少と血糖値の低下をきたし，これはさらに筋肉における，脂肪酸酸化の欠如とそれにひき続く血中グルコースの取込み増加により悪化する.

44．ペルオキシソームは非常に長鎖の脂肪酸の分解を促進する．したがってペルオキシソームの活性が高まると，血中トリアシルグリセロール値を下げるのに一役買うことになる．しかし深刻な副作用をもつため，実際にはほとんど使われていない.

45．クエン酸はMIG12と協調して，不活性型の単量体（酵素）からの，活性型フィラメントの形成を促進することによって作用を発揮している．言ってみれば，利用可能な活性部位の数，つまり酵素の濃度を増やしていることになる．したがって，クエン酸の効果はV_{max}値の増加として現れてくる．調節因子に反応してV_{max}値が変化するアロステリック酵素はVクラス酵素とよばれることもある．K_m値が変化する，より一般的なタイプのアロステリック酵素はKクラス酵素とよばれる．パルミトイルCoAはフィラメントの脱重合を起こし，酵素を不活性にする.

46．CoAのチオール酸アニオンは，3-オキソ基を攻撃し，四面体中間体を生成する．この中間体は崩壊してアシルCoAとアセチルCoAのエノラートアニオンとなり，エノラートアニオンは水素化されてアセチルCoAとなる.

47．

マロニルACP

アセチルACP

（次ページにつづく）

47 の式つづき:

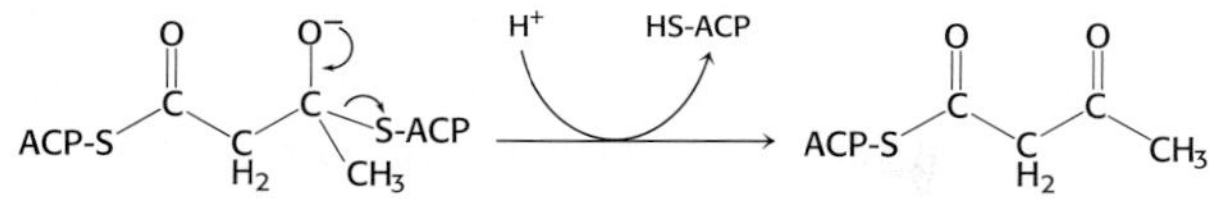

48.　(a) 脂肪は糖質の炎で燃える. 糖質抜きではクエン酸回路の構成要素を補填するための反応が起こらない. 脂肪のみの食事では, 脂肪酸の分解により生じたアセチル CoA が蓄積すると考えられる.

(b) ケトン体由来のアセトン臭

(c) 思っている. 炭素を奇数個もつ脂肪酸からはプロピオニル CoA が合成され, さらにクエン酸回路の構成要素であるスクシニル CoA へと変換される. これでクエン酸回路は補充され口臭も和らぐ.

49.　標識された脂肪はアセチル CoA としてクエン酸回路に入り, CO_2 の形で炭素原子二つを失ってはじめて標識オキサロ酢酸となりうる. それゆえオキサロ酢酸は標識されるかもしれないが, オキサロ酢酸の正味の合成は起こらず, したがってグルコースあるいはグリコーゲンの正味の合成も起こらない.

50.　(a) グルコースは脳の主要なエネルギー源である. ピルビン酸デヒドロゲナーゼがないと, グルコース由来のピルビン酸を細胞内呼吸により完全に酸化できなくなる.

(b) 好気的に ATP を産生することができないので, 少しでも ATP を産生できるようグルコースは乳酸に代謝される.

(c) 低炭水化物/高脂肪食はケトン体産生につながり, ケトン体は脳でエネルギーとして使われる.

51.　I 細胞病 (§11・3) は, 本来リソソームへ運ばれるべき酵素が細胞外に分泌されることによって起こる.

52.　(a) V_{max} 値は小さくなり, K_m 値は大きくなる. V_{max}(野生型)=13 nmol min^{-1} mg^{-1}; K_m(野生型)=45 μM; V_{max}(変異型)=8.3 nmol min^{-1} mg^{-1}; K_m(変異型)=74 μM である.

(b) V_{max} 値, K_m 値ともに小さくなる. V_{max}(野生型)=41 nmol min^{-1} mg^{-1}; K_m(野生型)=104 μM; V_{max}(変異型)=23 nmol min^{-1} mg^{-1}; K_m(変異型)=69 μM である.

(c) 野生型酵素の方が, 有意にマロニル CoA 感受性である.

(d) カルニチンを考えてみると変異型の活性は野生型の約 65 % を示し, パルミトイル CoA では約 50 % である. 一方マロニル CoA 10 μM で野生型の約 80 % を阻害するが, 変異酵素に及ぼす影響は本質的にない.

(e) グルタミン酸は触媒作用よりマロニル CoA による調節に重要な役割を果たしていると思われる.

53.　(a) ロイシンがアラニンに変化している.

(b) 正常対照と変わらない.

(c) チロシンがアラニンに変化している.

(d) 正常と比べて大きく結合が減少した.

(e) リパーゼ活性は低下した.

(f) リパーゼの結合と活性化とは独立していると考えられる. L16A 変異体はリパーゼを結合させたが活性化はしなかった.

(g) Y55A 変異は結合も活性も低下させた. チロシンは両方に関与していると考えられる.

54.　(a) ソラフェン A は濃度依存的に脂肪酸合成を阻害した.

(b) ソラフェン A によって脂肪酸酸化は増加した.

(c) アセチル CoA カルボキシラーゼ 2 によって産生されたマロニル CoA はミトコンドリアマトリックスへの脂肪酸の輸送を阻害し, 脂肪酸の酸化は抑制される. ソラフェン A は両方のアイソザイムを阻害すると考えられる.

(d) リン脂質の合成は濃度依存的に抑制された.

(e) リン脂質は細胞膜の合成に必要である.

(f) ソラフェン A は, 特に高濃度において細胞の増殖を阻害した.

第 23 章

1.　タンパク質が変性すると, すべてのペプチド結合にタンパク質分解酵素が作用することが可能になる. タンパク質の立体構造が保たれていると, 多くのペプチド結合は, タンパク質分解酵素の作用を受けない.

2.　はじめに, ユビキチン活性化酵素 (E1) がユビキチンを E1 自身の SH 基に結合させる. つぎに, 活性型ユビキチンは, ユビキチン結合酵素 (E2) により E2 上のシステインに転移させられる. ユビキチン-タンパク質リガーゼ (E3) は, ユビキチン化された E2 を基質として用いて, ユビキチンを標的タンパク質に転移する.

3.　(a) 7; (b) 4; (c) 2; (d) 10; (e) 5; (f) 3; (g) 9; (h) 1; (i) 6; (j) 8

4.　(a) 26S プロテアソームの ATP アーゼ活性は, 19S サブユニットにある. ATP の加水分解エネルギーは, 大きすぎて触媒作用をもつ円筒に入れない基質の立体構造を解くのに使われる. ATP は, また, 基質の円筒への移行に必要なのかもしれない.

(b) (a) の答えを実証している. ペプチドは小さいので, 立体構造を解く必要がない. そのうえ, おそらく小さいペプチドはすべてすぐに円筒に入ることができるので, 移行にエネルギーを必要としない.

5.　(a) ピルビン酸; (b) オキサロ酢酸; (c) 2-オキソグルタル酸; (d) 2-オキソイソカプロン酸; (e) フェニルピルビン酸; (f) ヒドロキシフェニルピルビン酸

6.　(a) アスパラギン酸 + 2-オキソグルタル酸 + GTP + ATP + 2 H_2O + NADH + H^+ $\longrightarrow$ $\frac{1}{2}$ グルコース + グルタミン酸 + CO_2 + ADP + GDP + NAD^+ + 2 P_i

アミノ基転移反応に必要な補酵素はピリドキサールリン酸であり, 酸化還元反応に必要なものは, NAD^+/NADH である.

(b) アスパラギン酸 + CO_2 + NH_4^+ + 3 ATP + NAD^+ + 4 H_2O $\longrightarrow$ オキサロ酢酸 + 尿素 + 2 ADP + 4 P_i + AMP + NADH + H^+

7.　真核生物のプロテアソームでは, 異なる β サブユニットが異なる基質特異性をもち, タンパク質がより完全に分解できるようになっている.

8.　6 個のサブユニットは, おそらくヘテロ六量体として存在している. 架橋実験をすることにより, モデルの検証や, 相互のサブユニット間の関連を決定することができる.

9.　チアミン二リン酸

10.　アミノトランスフェラーゼ (アミノ基転移酵素) は, α-アミノ基を 2-オキソグルタル酸へ転移し, グルタミン酸をつくる. グルタミン酸は, 酸化的脱アミノ反応で, アンモニウムイオンに変換される.

11.　アスパラギン酸 (オキサロ酢酸), グルタミン酸 (2-オキソグルタル酸), アラニン (ピルビン酸)

12.　セリンとトレオニン

13.　それらは, クエン酸回路の燃料, クエン酸回路の構成員, あるいは, 1 段階でクエン酸回路の燃料に変換される分子である.

14.　電子の受け手として働いている.

15.　カルバモイルリン酸とアスパラギン酸

16.　(a) 4; (b) 5; (c) 1; (d) 6; (e) 7; (f) 3; (g) 2

17.　A: アルギニン; B: シトルリン; C: オルニチン; D: アルギノコハク酸. 現れる順番: C, B, D, E

18.　CO_2 + NH_4^+ + 3 ATP + NAD^+ + アスパラギン酸 + 3 H_2O $\longrightarrow$ 尿素 + 2 ADP + 2 P_i + AMP + PP$_i$ + NADH + H^+ + オキサロ酢酸

4 個の転移ポテンシャルの高いリン酸基が消費される．NADH はフマル酸がオキサロ酢酸に変換されるとき生成することに注意．NADH からは電子伝達系で 2.5 ATP が生成する．この ATP を考慮するとリン酸基の消費はわずか 1.5 分子になる．

19．フマル酸は，尿素回路とクエン酸回路をつなぐので，尿素回路によるフマル酸の合成は重要である．フマル酸は水付加を受けてリンゴ酸となり，つぎにこれが酸化されてオキサロ酢酸になる．オキサロ酢酸は，以下のいくつかの運命をたどる: 1) アスパラギン酸へのアミノ基転移; 2) 糖新生経路によるグルコースへの変換; 3) アセチル CoA と縮合してクエン酸を形成; 4) ピルビン酸への変換．あなたは，掛け金を徴収することができる．

20．オルニチンカルバモイルトランスフェラーゼ（PALA に類似: 第 10 章）

21．アンモニアは 2-オキソグルタル酸のアミノ化をひき起こし，無調節にグルタミン酸濃度を上げる．グルタミン酸の合成に使われる 2-オキソグルタル酸は，クエン酸回路で排除される．このため，細胞の呼吸容量は減少している．

22．質量分析計による解析から，ピルビン酸デヒドロゲナーゼ，2-オキソグルタル酸デヒドロゲナーゼ，分枝 2-オキソ酸デヒドロゲナーゼの 3 種類の酵素の欠損が強く示唆される．最も考えられることは，これらの酵素に共通している E_3 成分が欠如しているか，欠損しているかである．この考えは，これらの 3 種の酵素を精製し，リポアミドの再生を触媒する能力を検定することによって，確かめられる．

23．安息香酸，フェニル酢酸，アルギニンをタンパク質を制限した食事とともに与える．窒素は，馬尿酸，フェニルアセチルグルタミン，シトルリンに取込まれる．

24．肝臓は，窒素を尿素として捕まえることができる最初の臓器である．もし肝臓が傷害を受けると（たとえば，肝炎やアルコールの飲み過ぎにより），遊離のアンモニアが血中に放出される．

25．この欠損症は，食事中にアルギニンを余分に入れたり，総タンパク質摂取量を制限したりすることによって，一部回避できる．肝臓ではアルギニンは尿素とオルニチンに分かれ，オルニチンはカルバモイルリン酸と反応してシトルリンを生成する．この尿素回路中間体はアスパラギン酸と縮合してアルギニノコハク酸を生成し，これが排出される．食事で摂取したアルギニン 1 分子当たり 2 個の窒素が，1 個はカルバモイルリン酸を通して，もう 1 個はアスパラギン酸を通して，体外に放出されることに注目されたい．つまりアルギニノコハク酸は尿素の代わりとなって窒素を体外へ放出するのである．アルギニノコハク酸の形成により窒素が除かれ，タンパク質の摂取制限により酸性尿症が回避される．

26．アスパルテームはジペプチドエステル（L-アスパルチル-L-フェニルアラニンメチルエステル）であり，L-アスパラギン酸と L-フェニルアラニンに分解される．フェニルケトン尿症では，高濃度のフェニルアラニンは有害である．

27．N-アセチルグルタミン酸は，アセチル CoA とグルタミン酸から合成される．アセチル CoA は，もう一度，活性型アセチル供与体として働く．この反応は，N-アセチルグルタミン酸シンターゼによって触媒される．

28．あるタンパク質が他のタンパク質より重要であるなど，すべてのタンパク質が同様につくられるのではないことに注意せよ．いくつかのタンパク質が分解されて，不足しているアミノ酸を供給する．その他のアミノ酸の窒素は尿素として排出される．その結果，摂取されたものより，多くの窒素が排出される．

29．ケト原性アミノ酸の炭素骨格は，ケトン体や脂肪酸に変換される．ロイシンとリシンのみがケト原性だけを示す．糖原性アミノ酸はその炭素骨格がグルコースに変換されうるものである．

30．アラニンは糖原性のアミノ酸であり，図 23・28 で示したように，トリプトファンから，アセチル CoA とアセトアセチル CoA への代謝で放出される．

31．分枝をもつアミノ酸であるロイシン，イソロイシン，バリンである．必要な酵素は，分枝 2-オキソ酸デヒドロゲナーゼ複合体である．

32．ピルビン酸（解糖系と糖新生），アセチル CoA（クエン酸回路と脂肪酸合成），アセトアセチル CoA（ケトン体形成），2-オキソグルタル酸（クエン酸回路），スクシニル CoA（クエン酸回路），フマル酸（クエン酸回路），オキサロ酢酸（クエン酸回路と糖新生）

33．下式

33 の式:

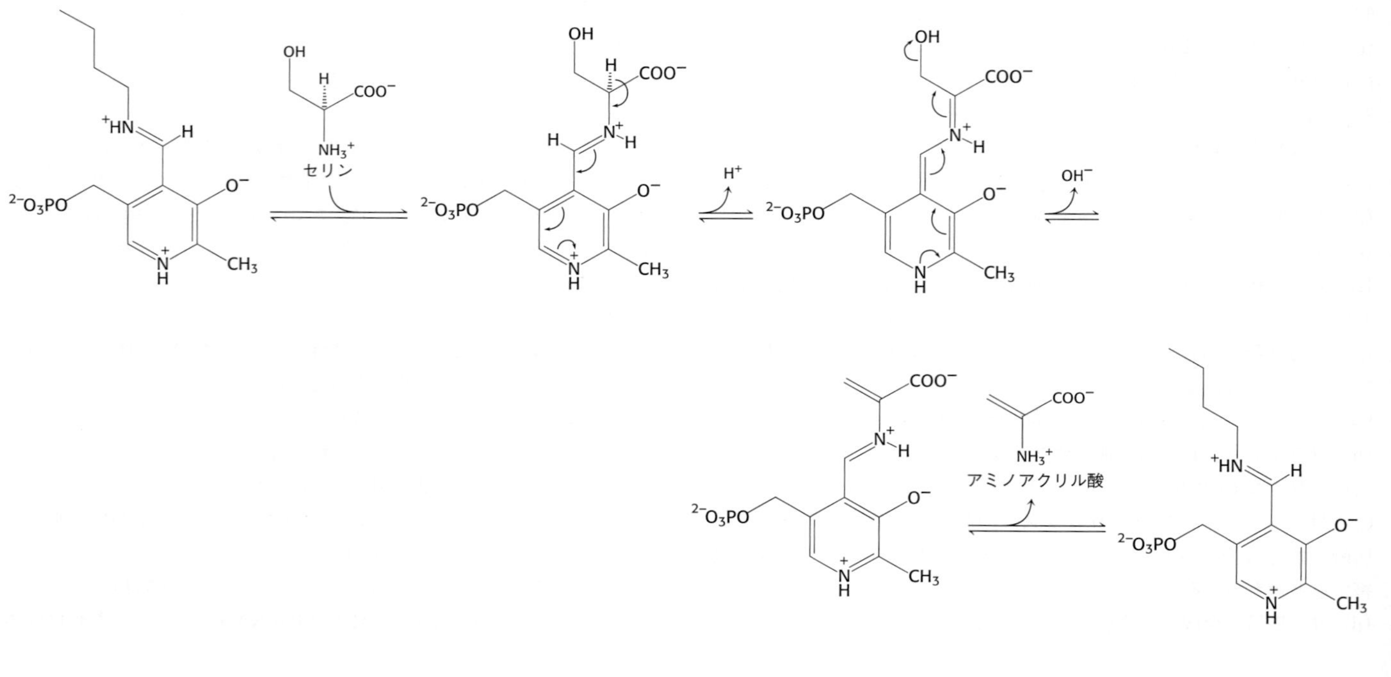

34の式:

34. 上式. L-セリンとD-セリンの相互変換の平衡定数は, 正確に1
である.

35. 二重置換: 置換した酵素の中間体が形成される.

36. そのようなドメインが露出することは, 多タンパク質複合体の
成分が適切に形成されていないか, 一つの成分が過剰に合成されてい
ることを示しているであろう. このため, 急速な分解と適切な化学量
比に基づいた修復が行われる.

37. (a) グリコーゲンの貯蔵の枯渇. グリコーゲンが無くなったと
き, タンパク質は脳の活動に必要なグルコースを供給するために分解
される. こうしてできたアミノ酸は脱アミノされ, 窒素原子は尿素と
して排出される.
(b) 脳は, 脂肪酸の異化反応により誘導されるケトン体を利用する
ことに適応した. つまり, 脳は脂肪酸の分解によりエネルギーを得て
いる.
(c) グリコーゲンと脂肪の蓄積が無くなると, 唯一のエネルギー源が
タンパク質になる.

38. すべての症状での正確な理由は確実にわかっているわけではない
が, 原因はオキサロ酢酸の代謝によるだろう. ピルビン酸カルボキシ
ラーゼの欠損は, オキサロ酢酸の量を減少させる. オキサロ酢酸の欠
乏は, クエン酸回路の活性を低下させ, ATPは乳酸形成によってつく
られるようになるだろう. オキサロ酢酸の濃度が低いと, アスパラギ
ン酸は合成されず, 尿素回路は損なわれるだろう. オキサロ酢酸は,
アセチルCoAを脂肪酸合成のために細胞質へ輸送する, クエン酸の合
成にも必要である. 最終的にオキサロ酢酸は糖新生に必要である.

39. 脱アミノして2-オキソ-3-メチル吉草酸になる; 酸化的に脱炭
酸してα-メチルブチリルCoAになる; 酸化してチグリルCoAにな
る; 水和, 酸化, チオール開裂してアセチルCoAとプロピオニル
CoAができる; プロピオニルCoAがスクシニルCoAになる.

40. グリコーゲンホスホリラーゼ. 補酵素が, 酸塩基触媒として働く.

41. コリ回路では, 炭素原子は乳酸として筋肉から肝臓へ移される.
乳酸を利用するためには, ピルビン酸に還元されなければならない.
この還元には, NADHの形をとった高エネルギーの電子が必要であ
る. 炭素原子はアラニンへ変換され, アミノ基転移反応によりピルビ
ン酸が直接つくられる.

42. (a) 実質的に, ヌクレオチド非存在下では分解は起こらない.
(b) タンパク質の分解は, ATPの存在によって大いに増強される.
(c) 加水分解不可能なATP類似体であるAMP-PNPはADPと同様
に有効ではない.
(d) プロテアソームは, 短い基質の分解にATPもPANも必要としな
い.
(e) PANとATPの加水分解は, ペプチドの立体構造を解くためと,
それをプロテアソーム内に移すために必要なのかもしれない.
(f) Thermoplasma由来のPANは, 他種のプロテアソームに対して
それほど有効ではないにもかかわらず, 分解を3~4倍増強する.
(g) アーキアと真核生物が数十億年前に分岐したことを考えると,
Thermoplasma由来のPANがウサギの筋肉由来のプロテアソームを
増強できたことは, プロテアソームの類似性を示すのみでなく,
PANと哺乳類26Sプロテアソームの19Sサブユニット (おそらく
ATPアーゼであろうが) との間の類似性も示している.

第 24 章

1. 窒素固定とは, 空気中の窒素をNH$_4^+$に変換することである. 窒
素固定微生物は窒素を固定できる.

2. (a) 4; (b) 8; (c) 10; (d) 6; (e) 7;
(f) 9; (g) 3; (h) 5; (i) 2; (j) 1

3. 還元酵素は高い還元力で電子を供給し, 一方, ATPの加水分解を
必要とするニトロゲナーゼは, その電子を使ってN$_2$をNH$_3$に還元す
る.

4. 違っている. 窒素固定は熱力学的に有利な反応である. その過程
が, 速度論的に不利なのでニトロゲナーゼによるATPの消費が必要
になる.

5. 根粒菌などの細菌は, 空気中の窒素を還元してNH$_3$として, 植物
に供給する. この還元は, エネルギー的には高価であり, 細菌は植物
からのATPを使用する.

6. オキサロ酢酸, ピルビン酸, リボース5-リン酸, ホスホエノール
ピルビン酸, エリトロース4-リン酸, 2-オキソグルタル酸, 3-ホス
ホグリセリン酸

7. ヒトは, 簡単な前駆体から特定のアミノ酸を合成する経路をもっ
ていない. 結果として, これら特定のアミノ酸は"必須"であり, 食

物から摂取せねばならない.

8. グルコース + 2 ADP + 2 P$_i$ + 2 NAD$^+$ + 2×グルタミン酸 ⟶
2×アラニン + 2×2-オキソグルタル酸 + 2 ATP +
2 NADH + 2 H$_2$O + 2 H$^+$

9. N$_2$ → NH$_4^+$ → グルタミン酸 → セリン → グリシン → δ-アミノレ
ブリン酸 → ポルホビリノーゲン → ヘム

10. ピリドキサールリン酸（PLP）

11. S-アデノシルメチオニン, テトラヒドロ葉酸, メチルコバラミン

12. (a) 5,10-メチレンテトラヒドロ葉酸

(b) 5-メチルテトラヒドロ葉酸

13. γ-グルタミルリン酸が反応中間体らしい.

14. アスパラギン酸からのアスパラギンの生成は, アシルアデニル
酸中間体を通る. 反応の生成物の一つは, ^{18}O 標識された AMP であ
る.

15. グリシンの投与は, イソバレリルグリシンの形成をひき起こす.
この抱合体はイソ吉草酸と違って水溶性なので, 腎臓から非常に急速
に排出される.

16. 赤丸を付した窒素原子はグルタミン由来であり, 青丸を付した
窒素原子はセリン由来である.

17. 異質細胞は窒素固定を行う. 光化学系 II がないので, O$_2$ が生産
されない環境がつくられる. ニトロゲナーゼは, O$_2$ によって急速に
不活性化されることを思い起こせ.

18. 細胞質は還元的環境だが, 細胞外環境は酸化的環境だから.

19. (a) なし

(b) D-グルタミンとオキサロ酢酸

20. クエン酸回路の一部としてスクシニル CoA がミトコンドリアの
マトリックスで形成されるから.

21. アラニンがピルビン酸から, アスパラギン酸がオキサロ酢酸か
ら, グルタミン酸が 2-オキソグルタル酸から合成される.

22. L-リシンシクロデアミナーゼは, L-リシンをプロリンの六員環
アナログに変換する. この物質は, L-ホモプロリンや L-ピペコリン
酸とよばれている.

ピペコリン酸

23. Y は C → D の段階を阻害することができ, Z は C → F の段階を
阻害することができ, さらに, C は A → B の段階を阻害することが
できる. この模式図は逐次的フィードバック阻害の例である. あるい
は, Y は C → D の段階を阻害することができ, Z は C → F の段階を
阻害することができ, さらに, Y と Z の両方が存在するときにのみ,
A → B の段階を阻害することができる. この模式図は協奏的フィー
ドバック阻害とよばれている.

24. 高濃度の Y と Z が存在するとき, A → B への段階の反応速度が
24 s^{-1}（0.6×0.4×100 s^{-1}）になる.

25. 258 番目のリシン残基は, アスパラギン酸アミノトランスフェ
ラーゼの活性に必須である. ピリドキサールリン酸補酵素と内部のア
ルジミンの形成, およびケチミン中間体とキノノイド中間体間のプロ
トン転移の両方に必要であるためである. システインはリシンと同じ
空間配置をとれず異なる pK$_a$ を示すため, リシン残基がシステイン残
基に変異すると劇的に触媒活性が損なわれると思われる. しかし,
2-ブロモエチルアミンで処理すると, 結果としてチオエーテルが形
成され, もとのリシン側鎖に類似した形と pK$_a$ をとるようになる. この

ため酵素活性はいくらか回復する.

26. SAM により外部のアルジミンが形成され, 脱プロトンしてキノ
ノイド中間体を形成する. 脱プロトンした炭素原子は硫黄に隣接する
炭素原子を攻撃してシクロプロパン環を形成し, メチルチオアデノシ
ンを放出する.

27. L-セリンにより外部のアルジミンが形成され, 脱プロトンして
キノノイド中間体を形成する. この中間体の逆側が再度プロトン化さ
れ, D-セリンからのアルジミンが形成される. この化合物が開裂し
て D-セリンを放出する. 反応物と生成物が互いに鏡像異性であるた
め, ラセミ化反応の平衡定数は 1 である.

28. (a) はじめの段階で, ヒスチジン残基は, （通常のメチル置換と
いうよりはむしろ）SAM のメチオニンサブグループのメチレン基を
攻撃し, アミノカルボキシプロピル基を転移する. ひき続き三つの
SAM が介在する通常の第一級アミンのメチル化が起こり, ジフチン
が合成される.

(b) 本章で, カルボン酸の ATP 依存的なアミドへの変換（アシルリ
ン酸中間体を用いるグルタミンシンテターゼと, アシルアデニル酸中
間体を用いるアスパラギンシンテターゼ）の二つの例を観察した. ど
ちらの機構も, ジフチンからジフタミドの形成が可能である.

29. ビオチン

30. オキサロ酢酸と 2-オキソグルタル酸からの合成は，クエン酸回路を枯渇させ，ATP の合成を減少させるであろう．クエン酸回路を補う補充反応が必要となるだろう．

31. SAM は，細菌自身の制限酵素による DNA の消化を防ぐための DNA メチル化反応の供与体となる．SAM の欠損により，細菌の DNA は自身の制限酵素による消化を受けやすくなる．

32. 酢酸 → アセチル CoA → クエン酸 → イソクエン酸 → 2-オキソグルタル酸 → スクシニル CoA

33. グルタミン酸デヒドロゲナーゼの NH_4^+ に対する K_M 値は高い（$\gg 1\,\mathrm{mM}$）．そのため，NH_4^+ の量に制限があるとき，この酵素は飽和しない．対照的に，グルタミンシンテターゼは，NH_4^+ に非常に高い親和性をもつ．そのためアンモニアが不足しているときは，アンモニアを捕まえるために，ATP の加水分解が必要となる．

34. (a) 暗さに適応したものでは，アスパラギンが非常に大量になる．明るさに適応したものでは，グルタミンがより多くなる．これらのアミノ酸が最も顕著に影響を受けるものである．グリシンもまた，明るさに適応したもので多くなる．

(b) グルタミンは，多くの他の化合物の合成に用いられる代謝的に活性のより高いアミノ酸である．結果として，光のエネルギーが使用可能になると，グルタミンがよく合成されるようになるのであろう．アスパラギンは，炭素当たりの窒素の割合が多く，エネルギーが足りないときにより有効に窒素を貯蔵する．このため，暗さに適応したもので多く合成される．光呼吸のため，グリシンは明るさに適応したものでよく合成される．

(c) ホワイトアスパラガスは，特に高濃度のアスパラギンを多く含む．これが，強い味の原因となる．また，すべてのアスパラガスも，アスパラギンを多く含む．実際，その名が示すようにアスパラギンはアスパラガスからはじめて精製された．

第 25 章

1. de novo 合成では，単純な前駆物質から，つまり一からヌクレオチドが合成される．再利用経路では，既存の塩基を回収してリボースに結合させる．

2. 炭素 2 と窒素 3 はカルバモイルリン酸に由来する．窒素 1 と炭素 4,5,6 はアスパラギン酸に由来する．

3. 窒素 1: アスパラギン酸; 炭素 2: 10-ホルミルテトラヒドロ葉酸; 窒素 3: グルタミン; 炭素 4,5, 窒素 7: グリシン; 炭素 6: CO_2; 炭素 8: 10-ホルミルテトラヒドロ葉酸; 窒素 9: グルタミン

4. エネルギーの通貨: ATP; シグナル伝達: ATP と GTP; RNA 合成: ATP, GTP, CTP, UTP; DNA 合成: dATP, dCTP, dGTP, TTP; 補酵素成分: CoA, FAD, NAD(P)$^+$ に含まれる ATP; 糖質合成: UDP グルコース．これらは生化学的利用のごく一部である．

5. ヌクレオシドはリボースに塩基 1 個が結合したもの．ヌクレオチドはヌクレオシドのリボースにリン酸基が 1 個以上結合したもの．

6. (a) 9; (b) 7; (c) 6; (d) 10; (e) 2;
(f) 4; (g) 1; (h) 11; (i) 8; (j) 3; (k) 5

7. 基質チャネリングとは，一つの活性部位の生成物が，酵素から離れることなく別の活性部位へと移動してその基質となることで，複数の活性部位が 1 本の通路で結ばれている．基質チャネリングによって酵素の効率は大幅に上昇し，活性部位への基質の拡散による移動は最小限で済む．

8. グルコース $+ 2\,\mathrm{ATP} + 2\,\mathrm{NADP}^+ + H_2O \longrightarrow$
$\mathrm{PRPP} + CO_2 + \mathrm{ADP} + \mathrm{AMP} + 2\,\mathrm{NADPH} + 3\,\mathrm{H}^+$

9. グルタミン $+$ アスパラギン酸 $+ CO_2 + 2\,\mathrm{ATP} + \mathrm{NAD}^+ \longrightarrow$
オロト酸 $+ 2\,\mathrm{ADP} + 2\,\mathrm{P_i} +$ グルタミン酸 $+ \mathrm{NADH} + \mathrm{H}^+$

10. (a,c,d) PRPP; (b) カルバモイルリン酸

11. PRPP とホルミルグリシンアミドリボヌクレオチド

12. dUMP $+$ セリン $+ \mathrm{NADPH} + \mathrm{H}^+ \longrightarrow$
$\mathrm{TMP} + \mathrm{NADP}^+ +$ グリシン

13. 10-ホルミルテトラヒドロ葉酸が欠乏する．スルファニルアミドは，葉酸の前駆体の一つである p-アミノ安息香酸の類似体として働き，葉酸の合成を阻害する．

14. (a) 細胞 A はチミジンからも dUMP からも TMP を合成できないため，HAT 培地では生育できない．細胞 B は，de novo 経路でも再利用経路でもプリンを合成できないため，やはり HAT 培地では生育できない．細胞 C は，細胞 B からのチミジンキナーゼ（チミジンをリン酸化して TMP をつくる）と，細胞 A からのヒポキサンチンホスホリボシルトランスフェラーゼ（ヒポキサンチンから再利用経路によってプリンを合成する）をもつため，HAT 培地で生育できる．

(b) 細胞 A を，目的の外来遺伝子とチミジンキナーゼ遺伝子をもったプラスミドで形質転換する．HAT 培地で生育できるのは，チミジンキナーゼ遺伝子を獲得した細胞だけである．このような形質転換細胞のほとんどには，プラスミドに含まれたもう一つの遺伝子（目的遺伝子）も含まれる．

15. チミジル酸シンターゼが dUMP にメチル基を付加して TMP をつくるには，葉酸誘導体 5,10-メチレンテトラヒドロ葉酸が必要である．葉酸が不十分だと二分脊椎になる恐れがある．

16. 相互基質関係とは，AMP 合成は GTP を必要とし，GMP 合成は ATP を必要とすることをいう．このように互いが必要としあうため，ATP 合成と GTP 合成のバランスがとれることになる．

17. シトシンでは，ピリミジン環の炭素 6 が標識される．グアニンでは，炭素 5 だけが ^{13}C で標識される．

18. UTP がまず UDP に変換され，つぎにリボヌクレオチドレダクターゼがこれを dUDP にする．dUDP は dUMP に変換され，チミジル酸シンターゼがこれから TMP をつくる．ヌクレオシド一リン酸キナーゼ，二リン酸キナーゼが働いて TTP が生成する．

19. このような患者は，核酸が分解されるため尿酸塩濃度が高くなる．アロプリノールは，尿酸塩の形成を抑えることによって，腎臓結石ができるのを防ぎ，高尿酸血症の有害な症状が出るのを抑える．

20. 結合のギブズエネルギーは，-57.7（野生型），-49.8（Asn 27），-38.1（Ser 27）kJ mol^{-1}（それぞれ，-13.8，-11.9，-9.1 kcal mol^{-1}）である．結合エネルギーの低下は，それぞれ 7.9 kJ mol^{-1}（1.9 kcal mol^{-1}）と 19.7 kJ mol^{-1}（4.7 kcal mol^{-1}）である．

21. がん細胞はとにかく分裂が速いので，DNA を頻繁に合成する必要がある．TMP 合成阻害剤は，DNA 合成を阻害してがんの成長を妨げる．

22. オロト酸尿症では，欠損した酵素活性を迂回できるよう，ウリジンやシチジンを投与する．

23. イノシンまたはヒポキサンチンを投与する．

24. どちらも N-1 が標識され，ATP ではさらに C-6 に結合したアミノ基も標識される．

25. プリン環の窒素原子 3 と 9

26. ヒポキサンチン類似体であるアロプリノールは，キサンチンオキシダーゼの自殺阻害剤である．

27. アロプリノールに酸素原子が付加されて，アロキサンチンが形成される．

アロキサンチン

28.

カルバモイルリン酸の合成に ATP 2 分子が必要	2 ATP
リボース 5-リン酸からの PRPP 合成によって AMP† が生成	2 ATP
UMP から UTP への変換には ATP 2 分子が必要	2 ATP
UTP から CTP への変換には ATP 1 分子が必要	1 ATP
計	7 ATP

† AMP は 2 ATP に相当することを思い出してほしい．ATP 合成の基質となる ADP をつくるのにも，ATP 1 分子が消費されるからである．

29. (a) カルボキシアミノイミダゾールリボヌクレオチド
(b) グリシンアミドリボヌクレオチド
(c) ホスホリボシルアミン
(d) ホルミルグリシンアミドリボヌクレオチド

30. 第一の反応では，グリシンがリン酸化されてアシルリン酸が形成され，ついでホスホリボシルアミンのアミンによる求核攻撃によって正リン酸が置換される．第二の反応では，キサンチル酸のカルボニル基がアデニリル化され，つぎにアンモニアの求核攻撃によって AMP が置換される．

31. −NH₂ 基がカルボニル炭素原子を求核攻撃し，四面体形中間体が形成される．プロトンが除かれると，水が離れ，イノシン酸が形成される．

32. アンモニアを使う酵素カルバモイルリン酸シンターゼ I は，尿素回路の第一段階でオルニチンと反応するカルバモイルリン酸を合成する．グルタミンを使う酵素カルバモイルリン酸シンターゼ II は，ピリミジン生合成の第一段階で使われるカルバモイルリン酸を合成する．

33. PRPP は，つぎのような反応の活性型中間体である．プリン形成の de novo 経路におけるホスホリボシルアミン合成，再利用経路による遊離塩基からのプリンヌクレオチド合成，ピリミジン形成におけるオロチジル酸合成，ニコチン酸リボヌクレオチドの合成，ヒスチジン生成につながるホスホリボシル ATP の合成，トリプトファン合成経路におけるホスホリボシルアントラニル酸合成である．

34. (a) cAMP；(b) ATP；(c) UDP グルコース；(d) アセチル CoA；(e) NAD⁺, FAD；(f) ジデオキシヌクレオチド；(g) フルオロウラシル；(h) ATC アーゼを阻害する CTP

35. ビタミン B₁₂ が欠乏すると，メチルテトラヒドロ葉酸がメチル基をホモシステインに提供するメチオニン再生反応ができなくなる．メチルテトラヒドロ葉酸の合成反応は不可逆なので，細胞のテトラヒドロ葉酸は変換されて最終的にはこの形になってしまう．そのため，ヌクレオチド合成に使えるホルミルテトラヒドロ葉酸とメチレンテトラヒドロ葉酸が残らない．ビタミン B₁₂ は，奇数鎖脂肪酸の酸化やメチオニン分解で生じるプロピオニル CoA の代謝にも必要である．

36. 葉酸はヌクレオチド合成に必要なので，盛んに分裂している細胞が最も影響されやすいだろう．このような細胞には，たえず交換が起こっている腸の細胞や，血液前駆細胞などがある．腸細胞や血液細胞が無くなると，よくみられる症状（下痢，貧血）の原因になるだろう．

37. グルコース-6-ホスファターゼ欠損症患者では，グリコーゲン分解が亢進するため，肝臓の細胞質の ATP 濃度が低下する．問題にあるこれら三つの状態ではどれも，AMP 濃度が正常値よりも上がり，過剰な AMP が分解されて尿酸塩が生じる．

38. クエン酸回路によってコハク酸→リンゴ酸→オキサロ酢酸に変わり，アミノ基転移によってオキサロ酢酸→アスパラギン酸となって，ピリミジン合成に使われる．炭素 4, 5, 6 が標識される．

39. グルコースは 2 分子のピルビン酸に変換される確率が最も高い．この 2 分子の一方では 2 位の炭素が標識される（ C で示す）．

さて，ピルビン酸がたどる運命はおもに二つ，アセチル CoA へと変換されてクエン酸回路で代謝されるか，ピルビン酸カルボキシラーゼによってカルボキシ化されてオキサロ酢酸になるかである．標識されたピルビン酸とオキサロ酢酸が縮合してクエン酸が形成されると，標識クエン酸となる．

標識炭素はクエン酸回路が 1 回転する間保持されるが，対称性分子であるコハク酸の形成によって，標識は二つの異なった位置に現れることになる．したがって，コハク酸が代謝されてオキサロ酢酸になり，これがアミノ化されてアスパラギン酸になると，二つの炭素が標識されることになる．

このアスパラギン酸がウラシルの形成に使われると，α炭素に結合した標識 COO⁻ が失われ，もう一方の COO⁻ がウラシルに炭素 4 として取込まれる．

さて，標識された 2-[¹⁴C]ピルビン酸がカルボキシ化されてオキサロ酢酸となり，変換されてアスパラギン酸になった場合を考えよう．このときには，アスパラギン酸のα炭素が標識炭素になる．

このアスパラギン酸がウラシル合成に利用されると，炭素 6 に標識が現れる．

40. 6-メルカプトプリンリボース-リン酸の形成には HGPRT が必要だが，レッシュ・ナイハン症候群患者では HGPRT が機能しないため，プリンの de novo 合成が継続してしまう．

41. (a) 生成する ADP の一部が ATP として再利用できる.
(b) 等式の両側に, 高いリン酸基転移ポテンシャルをもった基が同数存在する.
(c) アデニル酸キナーゼの反応は平衡状態にあるので, AMP の除去によってさらに ATP 形成が起こる.
(d) この回路は本質的には, クエン酸回路の中間体であるフマル酸を生成するアナプレロティック (補充) 反応として働く.

42. (i) IMP 合成における, 5-アミノイミダゾール-4-(N-スクシニルカルボキサミド)リボヌクレオチドから 5-アミノイミダゾール-4-カルボキサミドリボヌクレオチドが生成する反応
(ii) アデニロコハク酸から AMP が生成する反応
(iii) 尿素回路におけるアルギニノコハク酸からアルギニンが生成する反応

43. アロプリノールは, 尿酸塩の合成経路で働くキサンチンオキシダーゼの阻害剤である. アヒルでは, 尿酸塩合成経路が過剰な窒素を排出する方法になっている. もしキサンチンオキシダーゼを阻害したとすると, アヒルは窒素を排出できなくなり, 深刻な事態 (死んでしまうなど) が生じる.

44. (a) LND2 患者由来の酵素は正常酵素よりはるかに活性が低く, 酵素の異常により触媒活性が失われていると考えられる. LND1 の結果は不思議で, 酵素は正常細胞株由来の正常酵素と同等な活性をもつのに, 患者はレッシュ・ナイハン症候群を発症している.
(b) 考えられる説明としては, 細胞内に酵素が体内で働くのを妨げる阻害因子が存在するが酵素の精製過程で除かれてしまった, あるいは LND1 酵素の体内での分解速度が正常酵素に比べて速い, LND1 酵素の安定性が正常酵素に比べてもともと低い, などがある.
(c) LND1 由来の酵素の活性が正常酵素に比べてはるかに速く失われることから, この酵素は構造的に不安定で, 細胞内では酵素活性を失い, 病気の発症の原因になると考えられる.

第 26 章

1. グリセロール 3-リン酸は, トリアシルグリセロール合成ならびにリン脂質合成の両方の原料となる. グリセロール 3-リン酸が 2 回アシル化されるとホスファチジン酸になり, ホスホリル基が除かれるとジアシルグリセロールになり, これがアシル化されてトリアシルグリセロールとなる. リン脂質合成において, ホスファチジン酸は一般的に CTP と反応して CDP ジアシルグリセロールとなり, これがさらにアルコールと反応してリン脂質となる. あるいは, ジアシルグリセロールが CDP アルコールと反応した場合もリン脂質が生成される.

2. グリセロール 3-リン酸はおもに, 解糖系の中間体であるジヒドロキシアセトンリン酸の還元によって生成される. グリセロールのリン酸化によってもいくらかはつくられる.

3. グリセロール + 4 ATP + 3 脂肪酸 + 4 H$_2$O ⟶
　　トリアシルグリセロール + ADP + 3 AMP + 7 P$_i$ + 4 H$^+$

4. グリセロール + 3 ATP + 2 脂肪酸 + 2 H$_2$O + CTP +
　　エタノールアミン ⟶ ホスファチジルエタノールアミン +
　　　　CMP + ADP + 2 AMP + 6 P$_i$ + 3 H$^+$

5. 3 分子. エタノールアミンリン酸のリン酸化に ATP が 1 分子, CMP から CTP を再生するのに ATP が 2 分子必要である.

6. これらはすべてセラミドから合成される. スフィンゴミエリンの場合はセラミドの末端ヒドロキシ基がコリンリン酸で修飾され, セレブロシドの場合はグルコースあるいはガラクトースが付加し, ガングリオシドの場合はオリゴ糖鎖が付加されている.

7. (i) ジアシルグリセロールを活性化して CDP-DAG にする.
(ii) アルコールを活性化して CDP アルコールにする.
(iii) 塩基交換反応を用いる.

8. (a) CDP ジアシルグリセロール; (b) CDP エタノールアミン; (c) アシル CoA; (d) ホスファチジルコリン; (e) UDP グルコースまたは UDP ガラクトース; (f) UDP ガラクトース; (g) ゲラニル二リン酸

9. マウスでこのような変異がみられる. ジアシルグリセロールが生成されないので, 脂肪組織が激減する. 通常, ジアシルグリセロールがアシル化されてトリアシルグリセロールが生じるので, ホスファチジン酸ホスファターゼ活性が欠損するとトリアシルグリセロールが生成されない.

10. (a) 8; (b) 4; (c) 1; (d) 9; (e) 3; (f) 10; (g) 5; (h) 2; (i) 6; (j) 7

11. (i) 活性型イソプレン単位 (イソペンテニル二リン酸) の合成
(ii) 六つの活性型イソプレン単位の縮合によるスクアレンの生成
(iii) スクアレンの環化によるコレステロールの生成

12. HMG-CoA レダクターゼの量と活性がコレステロール生合成を調節している. 転写制御は SREBP によって行われる. HMG-CoA レダクターゼ mRNA の翻訳も制御されている. HMG-CoA レダクターゼ自体の量もタンパク質分解によって調節される. 最終的に, ATP レベルが低いとき, HMG-CoA レダクターゼの活性は AMP 依存性プロテインキナーゼによるリン酸化の結果, 阻害される.

13. (a), (b)ともに標識されない. ^{14}C は CO$_2$ として放出される.

14. この遺伝性疾患の特徴は, 若齢から認められる血中コレステロールレベルの上昇である. 過剰なコレステロールはマクロファージに取込まれ, 徐々にコレステロール斑形成と心疾患へと進行していく. 原因となる遺伝子変異はたくさんあるが, いずれも LDL 受容体の機能異常をきたすものである.

15. 以下の(i)~(iv)の変異が考えられる: (i) 受容体が合成されない; (ii) 受容体は合成されるが, 細胞内輸送に必要なシグナルを欠く, または正しい立体構造を形成できないため, 細胞膜に到達できない; (iii) 受容体は細胞表面に到達するが, LDL 結合ドメインに欠陥があるため, LDL に正常に結合することができない; (iv) 受容体は細胞表面に到達して LDL に結合するが, カルボキシ末端領域に欠陥があるため, 被覆小孔内に集まることができない.

16. "知ったことか", "朝食中に生化学の話はしたくないね" というのが正直なところであろうが, 失礼かつ相手の役に立たない答えである. "たしかにコレステロールがステロイドホルモンの前駆体ではあるけど, その他の点は捉え方が単純すぎるね. コレステロールは膜の構成成分で, 膜はたしかに細胞を形づくっていて, 細胞が集まって組織を形成している. でも, コレステロールが細胞や組織を'つくる'っていう表現は間違いだね" と言ってあげよう.

17. スタチンは HMG-CoA レダクターゼの競合阻害剤である. コレステロール合成を抑制する目的で, 高コレステロール血症の患者に使用される.

18. 有用ではない. コレステロールは膜の機能のため, また胆汁酸塩やステロイドホルモンの前駆体として必須である. したがってコレステロールが皆無な状態は致死的である.

19. シチジンが脱アミノされてウリジンになり, CAA (Gln) が UAA (停止) に変化する.

20. LDL に含まれるアポリポタンパク質 B-100 が, 細胞表面の被覆小孔とよばれる領域にある LDL 受容体に結合する. その後, LDL 受容体-LDL 複合体はエンドサイトーシスにより細胞内小胞に取込まれる. 小胞は二つに分かれ, 受容体を含む小胞は細胞表面へ戻り細胞膜と融合し, 受容体は再利用される. もう一方の LDL を含む小胞は細

胞内でリソームと融合する。コレステロールエステルは加水分解され，生じた遊離コレステロールは細胞に利用される。LDL の構成タンパク質は遊離アミノ酸にまで加水分解される。

21. 良性前立腺肥大は 5α-レダクターゼを阻害することにより治療が可能である。ジヒドロテストステロンの 4-アザステロイド類似体であるフィナステリドは 5α-レダクターゼを競合阻害するが，アンドロゲン受容体には作用しない。フィナステリドを投与された患者は血漿中のジヒドロテストステロン濃度が著しく低下し，テストステロン濃度はほぼ正常となる。前立腺はしだいに小さくなるが，一方，生殖能力，性的衝動，筋力などのテストステロン依存性の過程はほとんど影響されない。

フィナステリド

22. デブリソキンに最も感受性の高い患者は，*CYP2* サブファミリーの一つにコードされる肝臓の P450 酵素を欠いている。この性質は常染色体劣性として遺伝する。1 種類の P450 酵素は普通，広い範囲の基質に働くため，デブリソキンをゆっくりとヒドロキシ化するヒトでは，他の薬剤を分解する能力も低下する。

23. 多くの疎水性臭気物はヒドロキシ化によって不活性になる。酸素分子はシトクロム P450（モノオキシゲナーゼ）によって活性化される。NADPH は還元剤として働く。O_2 の酸素原子 1 個は臭気物基質に入り，もう 1 個は還元されて水になる。

24. ジヒドロテストステロンは胎児の男性特徴の発現に必須なことを思い出そう。もし妊婦がプロペシアに触れると，男性胎児の 5α-レダクターゼが阻害され，重大な発生異常が起こると考えられる。

25. シトクロム P450 ファミリーによって触媒される酸化反応は生合成において適応性が広い。植物は動くことができないため，自身を守るために棘のような物理的防御や毒性アルカロイドなどの化学的防衛をしなければならない。数多くの P450 をもつことは，より多種類の生合成を可能にしていると考えられる。

26. この知見により，患者の薬に対する副作用や病気をひき起こす化学物質に対しての感受性を知ることができる可能性がある。また，がんなどの病気に対して各個人に応じて効果的な薬剤投与を可能にする。

27. ミツバチは，殺虫剤のような環境中の毒物に特に感受性が高いと思われる。P450 遺伝子が少ないことにより，これらの薬物は容易には解毒されないからである。

28. ヒドロキシラーゼ欠損の結果，プロゲステロンが蓄積するが，プロゲステロンはエストラジオールやテストステロンに変換されるため

29. ステロイド核は縮合した四つの環，すなわち三つのシクロヘキサン環と一つのシクロペンタン環からなるが，ビタミン D では B 環が紫外線の作用により開裂している。

30. 負に帯電したホスホセリン残基は正に帯電しているプロトン化したヒスチジン残基と相互作用し，チオール酸へのプロトンの転移を減少させる。

His

31. メチル基がはじめにヒドロキシ化される。ヒドロキシメチルアミンはメチルアミン形成に必要なホルムアルデヒドを除去する。

32. ホスホグリセリド合成に果たすシチジンヌクレオチドの役割は，ウリジンヌクレオチドがグリコーゲン合成に果たす役割（§21・4）と同じであることに注意すること。これらの生合成過程では活性型中間体（UDP グルコース，CDP ジアシルグリセロール，CDP アルコール）が，リン酸化基質（グルコース 1-リン酸，ホスファチジン酸，ホスホリルアルコール）とヌクレオシド三リン酸（UTP あるいは CTP）から形成される。活性型中間体はヒドロキシ基（グリコーゲンの末端，セリン残基の側鎖，ジアシルグリセロール）と反応する。

33. イソプレノイドの側鎖が付加されることによって，疎水性が備わる。このような修飾を受けたタンパク質は膜へと運ばれる。

34. 3-ヒドロキシ-3-メチルグルタリル CoA はケトン体合成の前駆体でもある。絶食時のように体のどこかで燃料を必要としている場合，3-ヒドロキシ-3-メチルグルタリル CoA はケトン体であるアセト酢酸に変換される。エネルギー需要が満たされている場合は，肝臓はコレステロールを合成する。コレステロール合成は細胞質で起こり，ケトン体合成はミトコンドリアで起こることを思い出そう。

35. ホスファチジルコリン合成の一つの経路では，ホスファチジルエタノールアミンにメチル基が三つ付加される。メチル基供与体は修飾されたメチオニンである *S*-アデノシルメチオニン（SAM）である（§24・2）。

36. Na^+ チャネル遺伝子に変異が起こり，DDT が作用できなくなる。あるいは，P450 酵素の合成が増加し，殺虫剤を不活性物質に代謝する速度が速くなる。実際，いずれの型の耐性獲得も確認されている。

37. クエン酸は高濃度に存在する場合，ミトコンドリア外へ輸送される。ATP-クエン酸リアーゼはクエン酸からアセチル CoA とオキサロ酢酸を生成する。生じたアセチル CoA はコレステロール合成に利用される。

38. (a) 効果なし

(b) アクチンはコレステロールによって調節されているのではないため，単離された量はどのグループでも同じはずである。量に差があった場合 RNA 単離に問題があると考えられる。

(c) 食事中にコレステロールが存在すると HMG-CoA レダクターゼの量が劇的に減少する。

(d) 一般的にタンパク質の発現量は転写を調節することで制御される。しかし，この場合には当てはまらない。

(e) mRNA の翻訳が阻害されている。タンパク質が急速に分解されている。

39. (a) ゴーシェ病の人（GD）の酵素活性が対照と同じであった。この結果は GD の原因は酵素活性を低下させるような変異によるものではないことを示す。

(b) GD では GC アーゼが著しく減少していた。同数の細胞を用いたので（アクチン量が同じことからも確認できる），GC アーゼの量の違いが用いた細胞数の違いではないことがわかる。GD では転写が障害されているか，あるいは GD 患者の酵素は対照よりとても早く分解されているか，の可能性がある。

(c) 酵素は合成されるが，その後分解されていると考えられる。

(d) GD 患者における酵素の異常は，酵素がプロテアソームによる分解を非常に受けやすくなっていると考えられる。対照においてプロテアソーム阻害剤によって GC アーゼの量が増加したことから，GC アーゼは正常な状態においても速く代謝回転していると予想される。

第 27 章

1. 今考えている 40 年の間にこの人が摂取するカロリーは，

40 年 × 365 日/年 × 8400 kJ（または 2000 kcal）/日
= 1.2 × 10⁸ kJ（または 2.9 × 10⁷ kcal）

となる．つまり，40 年間に彼女が食べた食物は

1.2 × 10⁸ kJ（または 2.9 × 10⁷ kcal）/38 kJ（または 9 kcal）g⁻¹
= 3.2 × 10⁶ g = 3200 kg

これは，糖質やタンパク質も含む普通の食物なら 6 トン以上に相当する！

2.
体重増加分 = 25 kg = 25 000 g
40 年 × 365 日/年 = 14 600 日
25 000 g/14 600 日 = 1.7 g/日

これは 1 日当たりバターほんのひとかけらに等しい．彼女の BMI は 26.5 で，過体重ではあるが肥満ではない*．

3. 脂肪組織は現在では，アディポサイトカイン（アディポカイン）とよばれるシグナル分子を分泌する活発な内分泌器官であることがわかっている．

4. カロリー摂取の恒常性とは，生物のエネルギー消費とエネルギー摂取が釣り合った状況を意味する．

5. レプチンとインスリン

6. CCK は満腹感を生じさせ，膵臓からの消化酵素の分泌と胆嚢からの胆汁酸塩の分泌を促進する．GLP-1 も満腹感をひき起こすが，その他に膵臓 β 細胞からのグルコース誘発性のインスリン分泌を促進する．

7. 明らかに何か欠陥がある．その答えはまだ判明していないが，レプチン情報伝達経路はサイトカイン情報伝達を抑制する調節タンパク質によって阻害されているらしい．

8. 1: a,b；　2: f；　3: c,d,f；　4: c,d；　5: c；　6: f；
7: e；　8: e；　9: e

9. 食物中のグルコースが肝臓に入ってリン酸化される；糖新生；グリコーゲン分解

10. 1 型糖尿病は，膵臓のインスリン産生細胞の自己免疫による破壊が原因で，患者が生きていくためにはインスリンが必要なため，インスリン依存性糖尿病ともよばれる．2 型糖尿病の特徴はインスリン抵抗性である．インスリンは生産されるのだが，インスリンに応答するはずの筋肉などの組織が応答しなくなる．

11. レプチンは糖尿病で障害されている過程を促進する．たとえば，レプチンは脂肪酸酸化を促進し，トリアシルグリセロール合成を阻害し，筋肉と肝臓のインスリン感受性を高める．

12. (a) 1 ワット（W）は 1 ジュール（J）毎秒（0.239 カロリー毎秒）である．したがって 70 W は 0.07 kJ s⁻¹（0.017 kcal s⁻¹）に等しい．

(b) 1 ボルト（V）の電位差で 1 アンペア（A）の電流が流れると 1 ワット（W）である．簡単にするために，すべての電子は NADH から O₂ へ流れるものとする（電位差 1.14 V）．したがって電流は 61.4 A で，これは毎秒 3.86 × 10²⁰ 個の電子の流れに相当する（1 A＝1 クーロン s⁻¹＝6.28×10¹⁸ 素電荷 s⁻¹）．

(c) 1 分子の NADH の酸化（電子は 2 個）で約 2.5 分子の ATP が形成される．したがって，流れる電子 0.8 個当たり 1 分子の ATP が形成される．毎秒 3.86 × 10²⁰ 個の電子が流れると，毎秒 4.83×10²⁰ 分子の ATP が形成される（0.80 mmol s⁻¹）．

(d) ATP の分子量は 507 なので，体内の全 ATP 含量 50 g は 0.099

---

*　訳注：日本肥満学会の判断基準（2016 年）では，肥満（1 度）〔出典：日本肥満学会，"肥満症診療ガイドライン 2016"，巻頭図表 A（http://www.jasso.or.jp/data/magazine/pdf/chart_A.pdf）〕．

mol である．したがって安静時の体内では，ATP は 125 秒に約 1 回の速度で入れ換わる．

13. (a) グルコースの完全酸化の反応式は，

C₆H₁₂O₆ + 6 O₂ ⟶ 6 CO₂ + 6 H₂O

トリパルミトイルグリセロールの反応式は

C₅₁H₉₈O₂ + 72.5 O₂ ⟶ 51 CO₂ + 49 H₂O

したがって，RQ 値はそれぞれ 1.0 と 0.703 である．

(b) RQ 値からは，燃料として利用された糖質と脂質の割合がわかる．マラソン走者の RQ 値は通常，競技中に 0.97 から 0.77 へと下がる．RQ 値の低下は，燃料が糖質から脂肪に切替わったことを示している．

14. グルコース（分子量 180.2）1 g は 5.55 mmol，トリパルミトイルグリセロール（分子量 807.3）1 g は 1.24 mmol に相当する．化学反応式（問題 13 参照）が示すように，グルコース 1 mol の酸化では 6 mol，トリパルミトイルグリセロール 1 mol の酸化では 49 mol の H₂O が生成する．したがって，燃料 1 g 当たり，グルコースの場合は 33.3 mmol（0.6 g），トリパルミトイルグリセロールの場合 60.8 mmol（1.09 g）の H₂O が得られる．つまりこの脂質の完全酸化では，グルコースの完全酸化の 1.82 倍の H₂O が生成する．もう一つトリアシルグリセロールが有利なのは，本質的に無水物の形で貯蔵が可能なことである．一方グルコースは，高度に水和された多量体のグリコーゲンとして貯蔵される．ラクダのこぶの主成分がグリコーゲンだとしたら，どうにも耐えられない重荷になるだろう．

15. 飢餓-摂食サイクルとは，ヒトが毎日寝たり食べたりの間に経験するホルモンサイクルで，これが血糖値を適正に保っている．飢餓の状態（睡眠）の特徴は，グルカゴン分泌の増加とインスリン分泌の減少である．食後にはグルカゴン濃度が低下し，インスリン濃度が上昇する．

16. エタノールはアルコールデヒドロゲナーゼによって酸化されてアセトアルデヒドになり，それがさらに酸化されて酢酸になる．またエタノールは，P450 酵素によっても代謝されてアセトアルデヒドになるが，それに伴って NADPH が枯渇する．

17. 第一に，NADH 量が増加して脂肪酸酸化を阻害し，脂肪酸合成を促進するため，脂肪肝になる．第二に，酸化的損傷と過剰なアルデヒドによる損傷のために細胞死が起こり，アルコール性肝炎を発症する．最後に，繊維組織が形成され，瘢痕が生じ，血流と生化学機能が損なわれる．アンモニアが尿素に変換できなくなり，その毒性が昏睡や死をひき起こす．

18. マカダミアナッツ 1 粒の標準重量は約 2 g で，ほとんどが脂肪（約 37 kJ g⁻¹，約 9 kcal g⁻¹）でできているので，1 粒当たり約 75 kJ（18 kcal）である．10 粒食べると，約 753 kJ（180 kcal）摂取したことになる．問題 12 で述べたように，1 W の消費は 1 J s⁻¹（0.239 cal s⁻¹）に相当するので，400 W のジョギングのエネルギー消費は，0.4 kJ s⁻¹（0.0956 kcal s⁻¹）となる．したがって，ナッツ 10 粒分の熱量を消費するには 1882 秒，つまり約 31 分間走らなければならない．

19. 高血糖値はインスリン分泌の引き金となり，グリコーゲンとトリアシルグリセロールの合成を促進する．インスリン濃度が高いと，マラソンに際しての貯蔵燃料の動員が妨げられる．

20. 脂肪組織がないと，筋肉に脂肪が蓄積してインスリン抵抗性が生じる．実験によって，脂肪組織から分泌されるアディポカイン（この場合はレプチン）が筋肉におけるインスリンの作用を何らかの方法で改善することがわかる．

21. このような変異が起こると，筋肉のインスリン受容体と IRS の

リン酸化が亢進し，インスリン感受性が改善するだろう．実際に PTP1B は 2 型糖尿病の有望な治療標的の一つである．

22．脂質の動員が急激に起こるため，肝臓がもつ脂質酸化能力や脂質をケトン体へ変換する能力を超えてしまう．この過剰分が再びエステル化され，VLDL の形で血中に放出される．

23．肝臓には他の組織へのグルコース供給という役割がある．肝臓では，解糖はエネルギー生産のためでなく，生合成のために行われる．したがってグルカゴンが存在するときには，グルコースを血中に放出できるよう，肝臓での解糖は停止する．

24．尿素回路と糖新生

25．(a) インスリンは脂質の利用を阻害する．

(b) インスリンはタンパク質合成を促進するが，食事中にはアミノ酸が含まれない．またインスリンはタンパク質の分解を阻害する．そのため，筋タンパク質を分解して必須タンパク質の合成に使うこともできない．

(c) タンパク質が合成できないために，血液浸透圧が低下し過ぎて，血液から水分が漏れ出してしまう．血液浸透圧を維持するために特に重要なタンパク質は，アルブミンである．

26．激しい運動時には，筋肉は解糖によってグルコースをピルビン酸に変換する．ピルビン酸の一部は細胞呼吸に利用されるが，一部は乳酸に変換され，血液中に放出される．肝臓は乳酸を取込んで，糖新生によってこれをグルコースに変換する．筋肉で分枝アミノ酸の炭素骨格が好気的に代謝されることがある．その窒素がピルビン酸に移されてアラニンが形成され，血液中に放出され，これを肝臓が取込む．このアミノ基はアミノ基転移反応によって 2-オキソグルタル酸へとアミノ基転移された後，生じたピルビン酸はグルコースへと変換される．最後に，肝臓のグリコーゲンが動員されることがあり，放出されたグルコースは筋肉が利用することができる．

27．この変換によって，筋肉は嫌気的に活動できる．ピルビン酸が乳酸に還元されるときに NAD^+ が再生され，激しい運動時にもグルコースからエネルギーを取出し続けられる．この乳酸は，肝臓によってグルコースに変換される．

28．安静時は脂肪酸，活動時はグルコースである．

29．この方法はカーボローディングとよばれる．貯蔵グリコーゲンを枯渇させると，食事によって糖質が供給されたときに，筋肉はまず大量のグリコーゲンを合成するようになり，貯蔵グリコーゲンの"超回復"へと導く．

30．運動終了時に消費される酸素は，ATP やホスホクレアチンの補充と，生成した乳酸の酸化に使われる．

31．酸素は，ATP とホスホクレアチンを再合成するために酸化的リン酸化に使われる．肝臓は筋肉から放出された乳酸をグルコースに変換する．心臓は体温を正常に下げるために血液を循環させなければならず，そのためすぐには安静状態に復帰できない．運動時に使われた酸素の分だけ，ヘモグロビンに再び酸素を結合させなければならない．呼吸を担う筋肉は，運動した筋肉が安静状態に戻るまでの間，働き続けなければならない．要するに，激しい運動時に活性化された生化学系はすべて，安静状態に戻るために酸素必要量が増加するのである．

32．エタノールは，タンパク質や膜表面に水素結合している水分子と置き換わるかもしれない．このタンパク質の水和状態の変化は，その高次構造やそれに伴って機能を変化させるのだろう．またエタノールは，膜のリン脂質の詰まり方も変化させるかもしれない．この二つの効果から，膜内在性タンパク質が最もエタノールに感受性が高いと考えられ，本当にそのようである．

33．Ⅰ型繊維の細胞はミトコンドリアを多数含み，Ⅱb 型繊維の細胞はほとんど含まないはずである．

34．(a) この競技の間に消費する ATP の量は，約 8380 kg となる．

(b) 完走するには，約 1 260 000 000 ドルが必要になる．

35．運動は筋細胞の ATP 需要を大幅に増大させる．この需要を効率よく賄うため，より多くのミトコンドリアが合成される．

36．ATP が筋収縮に使われるので，AMPK の活性が高まる．AMPK はアセチル CoA カルボキシラーゼを不活性化する．アセチル CoA カルボキシラーゼの産物であるマロニル CoA は脂肪酸のミトコンドリアへの輸送を阻害することを思い出してほしい．筋肉のマロニル CoA が減少するため，脂肪酸酸化が行えるようになる．

37．飢餓の最初の数日が過ぎると，ほとんどの組織は脂肪酸を利用し，脳ではエネルギーの大半はケトン体で賄われるようになり，グルコースの需要は低下する．低インスリン/高グルカゴン比は脂肪分解と糖新生を刺激する．脂肪酸酸化の増加によってアセチル CoA と NADH が増加するため，糖新生は起こらない．また高濃度の NADH は糖新生だけでなく TCA 回路も阻害する．アセチル CoA からケトン体が生じる．

38．(a) これらの比率の上昇はすべて，アルコール代謝によって NADH が過剰になったためである．

(b) 乳酸と D-3-ヒドロキシ酪酸が増えて血中に放出されることが，アシドーシスの原因である．

(c) 空腹時の飲酒では，貯蔵グリコーゲンが少ない．NADH が過剰なため糖新生が起こらず，その結果，低血糖になる．しっかり食べて飲酒すると，食物中からのグルコースが血中にあるため，低血糖にはならない．

39．グルコースがたとえ少量であっても常に供給されると，脳は燃料としてグルコースを使い続け，ケトン体を使うよう適応しない．すると絶食中に脳が必要とするグルコースを賄うため，筋タンパク質が分解される．そのため，脳がケトン体の利用に適応した場合よりもタンパク質の分解によって臓器不全に至るのが早くなる．

40．筋肉のミトコンドリアが，過剰栄養によって生じた脂肪酸を全部は処理できないと，筋細胞の細胞質のジアシルグリセロールとセラミドが過剰になる．これらのセカンドメッセンジャー分子は，インスリンのシグナル伝達を阻害する酵素を活性化する．

41．どちらもチアミン（ビタミン B_1）の欠乏によって起こる．チアミンはアノイリンともよばれ，ピルビン酸デヒドロゲナーゼが正常に機能するのに必要であることで最もよく知られている．

42．(a) 赤血球は常に乳酸を生成し，速く収縮するⅡ型の筋繊維（問題 33 参照）も大量の乳酸を生成する．

(b) この時点から嫌気的な運動が始まり，エネルギーの大半が嫌気的な解糖によって生産される．

(c) 乳酸閾値とは要するに，好気的運動（長時間続けられる）から嫌気的運動（基本的には全力疾走で，短時間しか行えない）へと切替わる点である．好気的運動能力の限界で競走し続け，ゴールが見届けられるようになったところで嫌気的運動に切替えるのである．

(d) トレーニングによって血管の総量が増え，筋肉のミトコンドリア数も増える．二つが合わさって，グルコースの好気的処理能力が上昇する．結果として嫌気的にエネルギー生産へのスイッチ切替えまでにより大きな労力をつぎ込める．

43．問題 42 に示した乳酸の生成と運動強度の関係のグラフで考える．乳酸閾値か，その少し下で走っている選手では，RQ 値が 1 になる．ゴールが近づくとペースを上げて，グルコースの好気的代謝に加えて乳酸への代謝も行うようになる．つまり，乳酸閾値を超えて走り始めるのである．血中に放出される乳酸はイオン化する．

$$CH_3CH(OH)COOH \Longrightarrow CH_3CH(OH)COO^- + H^+$$
乳酸

H^+ の増加によって血液の緩衝系が変化し，炭酸が生成する．

$$H^+ + HCO_3^- \rightleftharpoons H_2CO_3$$
炭 酸

炭酸は水と二酸化炭素に解離する．

$$H_2CO_3 \rightleftharpoons CO_2 + H_2O$$

この二酸化炭素が，グルコースの好気的燃焼によって生じた二酸化炭素に積み重なるので，RQ 値は 1 よりも大きくなる．

44. β細胞でのグルコース代謝の結果，ATP が増加するため K^+ チャネルが閉じる．K^+ チャネルが閉じると細胞膜を挟んだ膜電位が変化し，Ca^{2+} チャネルが開く．Ca^{2+} が流入すると，インスリンを含んだ分泌顆粒が細胞膜に融合し，インスリンが放出される．

第 28 章

1. DNA ポリメラーゼ I はデオキシリボヌクレオシド三リン酸を用い，二リン酸が遊離する．DNA リガーゼは DNA–アデニル酸複合体（DNA の 5′-リン酸基に AMP が結合したもの）を利用し，AMP が遊離する．I 型 DNA トポイソメラーゼは DNA–チロシン中間体（DNA の 5′-リン酸基がチロシンのフェノール性 OH 基に結合したもの）を用い，酵素のチロシン残基が遊離する．

2. 正の超らせん DNA はほどけにくい．DNA の融解温度は，負の超らせんから弛緩 DNA，正の超らせん DNA へと移るに従って上昇する．正の超らせん化は，おそらく高温環境への適応なのだろう．

3. DNA 合成に利用されるヌクレオチドは，遊離の 3′-ヒドロキシ基をもち，5′-ヒドロキシ基に三リン酸が結合している．このようなヌクレオチドを利用できるのは，合成が 5′→3′ 方向のときだけである．

4. DNA 複製には RNA プライマーが必要である．適切なリボヌクレオチドがないと，プライマーが合成できない．

5. この密接な接触が，2′-デオキシリボヌクレオチドの代わりにリボヌクレオチドが取込まれるのを防いでいる．

6. (a) 毎秒 96.2 回転（毎秒 1000 ヌクレオチドを，B 形 DNA 1 回転当たりのヌクレオチド数 10.4 で割ると 96.2 rps になる）．

(b) 0.34 μm s^{-1}（B 形 DNA ではヌクレオチド間の距離が垂直方向で 3.4 Å なので，毎秒 1000 ヌクレオチドは毎秒 3400 Å に当たる）．

7. 最終的に DNA が強く巻きすぎの状態になり，複製複合体の移動がエネルギー的に不可能になるからだろう．

8. リンキング数 $Lk = Tw + Wr = 48 + 3 = 51$．$Tw = 50$ になると，$Wr = 1$ になる．

9. 多くのがん細胞の特徴は何度も細胞分裂することで，それには DNA 複製が欠かせない．テロメラーゼが活性化されていないと，染色体はしだいに短くなっていき，機能できないほどになって細胞死に至る．

10. ない

11. DNA の各鎖にところどころ切れ目が入るよう，DNA をエンドヌクレアーゼで短時間処理する．ポリメラーゼと放射性 dNTP を加える．するとポリメラーゼが，鎖の切れ目すなわちニックのところで 5′→3′ エキソヌクレアーゼ活性によって既存の鎖を消化し，その代わりにポリメラーゼ活性によって放射性の鎖をつくっていく．この方法は，ニックが決してつながれることなく DNA 分子に沿って動いていくことから，“ニックトランスレーション” とよばれる．

12. 複製が一方向に進むとすると，得られるオートラジオグラムではスポットの密度が一方の端で高く，もう一端では低い．対照的に，複製が両方向に進むとすると，つぎに示す図のように中央部のスポット密度が低くなる．大腸菌では，両端のスポット密度が中央部より高

く，複製が両方向に進むことを示している．

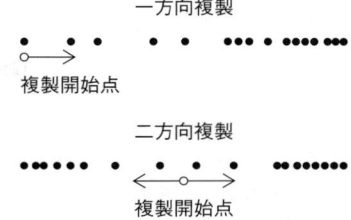

一方向複製
複製開始点
二方向複製
複製開始点

13. (a) Pro(CCC)，Ser(UCC)，Leu(CUC)，Phe(UUC)．あるいは，これらのコドンの最後にくる塩基が U の場合も考えられる．

(b) 亜硝酸

14. 有害な副反応が起こる可能性を避けられる．ピリミジン二量体をもつ DNA が結合していないのに光によって活性化されるとすると，酵素自体が光で損傷を受ける可能性がある．

15. テロメラーゼがないと遊離の DNA 末端ができて，DNA 融合によって修復される．

16. 標準状態での ATP 加水分解のギブズエネルギーは，-30.5 kJ mol^{-1}（-7.3 kcal mol^{-1}）である．これを利用して，原理的には 3 個の塩基対を壊すことができる．

17. グアニンの酸化によって DNA 修復が起こる．DNA 鎖が切断されるため，三塩基反復配列領域の一部がループをつくって飛び出し，三塩基配列が伸長する．

18. II 型 DNA トポイソメラーゼが作用後に DNA 基質から離れるには，ATP の加水分解が必要である．負の超らせん形成には，ATP の結合が必要なだけで，その加水分解は必要ない．

19. (a) 大きさ；上部にあるのは弛緩した DNA で，下部にあるのは超らせん DNA．

(b) トポ異性体

(c) DNA がしだいにほどけ，すなわち弛緩していき，それにしたがって移動もゆっくりになる．

20. (a) 自然発生した復帰株の数，つまりバックグラウンド変異の率を知るために行った．

(b) 実験系がきちんと機能することを確かめるため．既知の変異誘発物質で復帰株が生じなければ，実験系に何か問題があることがわかる．

(c) 化合物それ自体はそれほど変異誘発性がないが，肝ホモジェネートによって活性化されて変異誘発物質となるらしい．

(d) シトクロム P450 系

第 29 章

1. コード鎖（＋鎖，センス鎖）の配列は

5′-ATGGGGAACAGCAAGAGTGGGGCCCTGTCCAAGGAG-3′

である．鋳型鎖（－鎖，アンチセンス鎖）の配列は

3′-TACCCCTTGTCGTTCTCACCCCGGGACAGGTTCCTC-5′

である．

2. 誤りが 1 回生じても，一つの遺伝子からつくられる多数の mRNA のうち，影響を受けるのは 1 分子だけである．しかも，その誤りは遺伝情報として永久に維持されるわけではない．

3. どの時点をとってみても，転写されているのはゲノム（全 DNA）の一部だけである．したがって，RNA 合成は速くなくても構わない．

4. 活性部位が似ているのは，収斂進化によるのだろう．

5. ヘパリンはグリコサミノグリカンで，陰イオン性が非常に強い．その負電荷が鋳型 DNA 鎖のリン酸ジエステル結合と同じように働いて，RNA ポリメラーゼのリシン残基，アルギニン残基に強く結合する．

6. この変異 σ は，ホロ酵素の結合を競合的に阻害し，プロモーター部位での特異的な RNA 鎖合成の開始を妨げる．

7. σ をもたないコア酵素は，DNA 鋳型にホロ酵素よりも強く結合する．合成開始後も σ が離れないと，変異 RNA ポリメラーゼは速度が遅くなる．またこの変異 RNA ポリメラーゼは，別の σ 因子には結合しなくなるだろう．

8. 100 kDa のタンパク質には約 910 個のアミノ酸残基が含まれるので，コードする mRNA は 2730 ヌクレオチドになる．転写の最高速度は 1 秒間に 50 ヌクレオチドなので，mRNA 合成には 55 秒かかる．

9. RNA ポリメラーゼが，単に拡散して三次元空間を探し回るのではなく，DNA 鎖に沿って高速で滑って動きながら探すから．

10. 転写開始部位を █ で示す．

5'-GCCGTTGACACCGTTCGGCGATCGA

　　　　　　　　TCCGCTATAATGTGTGGATCCGCTT-3'

11. 強力なプロモーターによる転写開始は 2 秒ごとに起こる．この間に 100 ヌクレオチドが転写されるので，転写バブル構造の中心同士の距離は 34 nm（340 Å）になる．

12. (a) ゲルの最も低い位置にバンドが出るのは鎖 3 だけの場合(i)である．この RNA は，鋳型鎖でない鎖とは相補的でないため，バンド(ii)はバンド(i)と同じ位置にくる．一方，バンド(iii)は，RNA と鋳型鎖が複合体をつくるため，それより高い位置になる．バンド(iv)は，鎖 1 が鎖 2 と，さらに鎖 2 が鎖 3 と複合体をつくるため，ほかよりも高い位置に出る．バンド(v)は，ポリメラーゼコア酵素が 3 本の鎖と結合するため，最も高い位置にくる．

(b) 影響はない．リファンピシンが作用するのは，開いた複合体が形成される前だからである．

(c) RNA ポリメラーゼは連続反応性酵素である．したがって，ひとたび鋳型と結合すると，ヘパリンは DNA 結合部位に入り込めない．

(d) GTP がないと，転写バブルよりも下流で鋳型鎖の最初のシトシン残基に出会ったところで合成が止まる．これに対し，4 種類のヌクレオシド三リン酸がすべて存在すると，合成は鋳型鎖の最後まで進む．

13. 切断の前に後戻りが起こらなくてはならず，そのためジヌクレオチドが生じる．

14. 転写のごく初期に形成される DNA-RNA 混成ジヌクレオチドやトリヌクレオチドの塩基対形成エネルギーが，鎖の分離と産物の遊離を防ぐのに十分ではないためである．

15. (a) コルジセピンには 3'-OH 基がないため，3'→5' の結合形成が起こらない．

(b) ポリ(A) 尾部はアデノシンヌクレオチドが長く連続したものなので，ほとんどの RNA に比べて，コルジセピン分子が取込まれる確率が高くなる．

(c) その通り．コルジセピン 5'-三リン酸に変換される必要がある．

16. 生じる可能性がある産物は，$2^8 = 256$ 通り

17. ねじれのひずみによって，－10 配列と －35 配列の関係が影響される可能性がある．Ⅱ型 DNA トポイソメラーゼは DNA に負の超らせんを導入するので，この抑制のおかげで，Ⅱ型 DNA トポイソメラーゼが自身の遺伝子発現を過剰に促進するのを防ぐ．

18. Ser-Ile-Phe-His-Pro-終止

19. エンドヌクレアーゼが認識する正常な AAUAAA が破壊される変異なら，このような結果が説明できる．実際，あるサラセミア患者ではこの配列中の U から C への変化が，このような異常の原因となっていた．この変異 AACAAA 部位から 900 ヌクレオチド下流にある AAUAAA 部位で切断が起こったのである．

20. 一つの可能性としては，供与鎖のポリ(U) の 3' 末端が挿入部位の 5' 側のリン酸ジエステル結合を切断したと考えられる．つぎに新たに形成された受容鎖の 3' 末端が，最初に攻撃を開始したヌクレオチドの 5' 側のポリ(U) 鎖を切断する．言い換えると，ウリジン残基 1 個が，2 回のエステル転移反応で付加される．この仮説的な機構は，RNA スプライシングとよく似ている．

21. 選択的スプライシング，RNA 編集．合成後のタンパク質の共有結合修飾．

22. 反応性のない支持体にオリゴ(dT) またはオリゴ(U) を結合させて，アフィニティーカラムをつくる．RNA をこのカラムに通すと，ポリ(A) 尾部をもつ RNA だけがカラムに残る．

23. (a) 遺伝子によって，異なった量の RNA が存在する．

(b) あらゆる組織は同じ遺伝子をもっているが，組織によって遺伝子が発現される程度は異なっている．

(c) これらの遺伝子はハウスキーピング遺伝子とよばれ，ほとんどの組織で発現している．解糖系の遺伝子やクエン酸回路の酵素の遺伝子などが含まれるだろう．

(d) この実験のねらいは，生体内でどの遺伝子の転写が開始されているかを調べることにある．転写開始の阻害剤を加えたのは，核を単離している間に活性化された開始部位での転写を阻害するためである．

24. ツリーの幹に当たる 1 本の鎖が DNA である．ツリーの枝に当たる，少しずつ長くなる鎖が RNA 分子で，それが最も短い部分，つまりツリーの頂点が転写の開始点であり，ツリーの一番下の枝が出ているのが転写の終止点である．1 個の遺伝子を，多数の酵素が同時に転写している．

第 30 章

1. オックスフォード英語辞典によれば，翻訳とは一つの言語を別の言語に変換する行為や作業のことをいう．タンパク質合成は，核酸の塩基配列の情報をアミノ酸配列の情報へと変換するからである．

2. 誤りの頻度が，アミノ酸 10^4 個当たり正しくないものを 1 個取込む程度なら，アミノ酸 1000 個程度の大きさのタンパク質は迅速に正確に合成できる．誤りの頻度がもっと高いと，欠陥タンパク質が多くなりすぎる．頻度がもっと低いと，正確さにそれほど違いはないのに，タンパク質合成速度が遅くなってしまうだろう．

3. (i) どれも一本鎖である；(ii) 特殊な塩基を含む；(iii) 塩基の約半数が塩基対をつくって二重らせんを形成している；(iv) 5' 末端はリン酸化されていて，通常は pG である；(v) アミノ酸は，tRNA の 3' 末端にある CCA の A 残基のヒドロキシ基に連結される；(vi) アンチコドンは，tRNA 配列の中央付近のループ構造中にある；(vii) 分子は L 字形である．

4. 一つ目はアミノアシルアデニル酸の形成で，つぎにこれが tRNA と反応してアミノアシル tRNA が形成される．どちらの段階もアミノアシル tRNA 合成酵素が触媒する．

5. 独自性が必要なのは，アミノアシル tRNA 合成酵素が tRNA を識別し，正しいアミノ酸を適切な tRNA に連結できるようにするためである．共通点が必要なのは，すべての tRNA が同じタンパク質合成装置と相互作用しなくてはならないからである．

6. 活性型アミノ酸とは，適切な tRNA に連結されたアミノ酸をいう．

7. (a) 形成されない．(b) 形成されない．(c) 形成される．

8.　ATP は AMP と PP$_i$ に分解される．そのため，この AMP を酸化的リン酸化の基質である ADP に変換するために，2 個目の ATP が必要になる．

9.　トレオニル tRNA の場合でいうと，正しいアミノ酸より大きいアミノ酸はアミノアシル tRNA 合成酵素の活性部位に入らない．正しいアミノ酸より小さいアミノ酸が tRNA に誤って連結されたときには，編集部位にうまく入り込み，tRNA から切取られる．

10.　20 種類もの異なった tRNA を一意的に識別できるようにするには，tRNA の両側に認識部位が必要なのだろう．

11.　コドンの最初の二つの塩基はワトソン・クリック型塩基対をつくり，それが正しいかどうかを 16S rRNA の塩基が確認する．3 番目の塩基は正確かどうかを検査されないため，少し違っていても許容される．

12.　4 本のバンドが見える．軽いリボソーム，重いリボソーム，軽い 30S と重い 50S の混成体，重い 30S と軽い 50S の混成体である．

13.　200 個のアミノ酸を活性化するために，200 個の ATP 分子が 200 AMP + 400 P$_i$ に変換される．これは ATP 400 分子に相当する．合成開始に 1 分子の GTP が必要で，さらに 199 本のペプチド結合を形成するのに 398 分子の GTP が必要である．

14.　読み枠とは，連続した重なり合わない 3 ヌクレオチドずつのコドンの連なったもので，最初に開始コドン，最後に終止コドンがある．

15.　1 塩基の挿入によって生じたフレームシフト変異は，アンチコドンに四つ目の塩基をもつ変異 tRNA によって抑制される．たとえば，アンチコドンに 3′-AAAG-5′ をもつ tRNA は，UUU ではなく UUUC をフェニルアラニンのコドンと読み取る．

16.　一つのやり方は，反応性のアミノ酸類似体を用いてアシル化した tRNA を合成するという方法である．たとえば，ブロモアセチルフェニルアラニル tRNA は，大腸菌リボソームの P 部位に対する親和性標識試薬になる．

17.　GAGGU という配列は，16S rRNA の 3′ 末端にある 5 個の塩基と相補的で，AUG コドンから 5′ 側に数塩基の位置にある．したがって，この領域はタンパク質合成の開始シグナルである．G が A に変わると，この mRNA と 16S rRNA の結合が弱くなり，開始シグナルとしての効率が下がると考えられる．実際にこの変異の結果，この mRNA が指定するタンパク質の合成速度は 1/10 に低下する．

18.　ペプチドは Phe-Cys-His-Val-Ala-Ala．コドン UGC と UGU はシステインをコードするが，システインがアラニンに変換されているので，システインの位置にアラニンが取込まれる．

19.　リボソームではタンパク質はアミノ末端からカルボキシ末端方向に合成されるが，固相法では合成は逆方向である．活性型中間体は，リボソームでの合成ではアミノアシル tRNA であり，固相法ではアミノ酸にジシクロヘキシルカルボジイミドが付加した化合物である．

20.　アミノアシル tRNA がリボソームの A 部位に運ばれるまでは，GTP は加水分解されない．GTP がもっと前に加水分解されると，EF-Tu-GDP はアミノアシル tRNA に対する親和性が小さいので，無駄である．

21.　mRNA 分子の翻訳は，相補的な配列をもつアンチセンス RNA によって阻害できる．アンチセンス-センス RNA 二本鎖は，翻訳の鋳型にはならない．翻訳には一本鎖 RNA が必要なのである．またアンチセンス-センス二本鎖は，ヌクレアーゼによる分解を受ける．培養液に加えたアンチセンス RNA は，自然に多数の細胞に取込まれる．微量注入を行えば，正確な量を取込ませることもできる．また，アンチセンス RNA をコードするプラスミドを標的細胞に導入するという方法もある．

22.　(a) A$_5$；(b) A$_5$ > A$_4$ > A$_3$ > A$_2$；(c) 合成はアミノ末端からカルボキシ末端方向に進行する

23.　この酵素が tRNA を判定して適切なアミノ酸を連結することによって，核酸の情報がタンパク質の情報へと変換される．

24.　伸長過程では，つぎの伸長が起こる前に GTP の加水分解が必要なので，タンパク質合成速度は低下する．

25.　タンパク質因子はタンパク質合成の開始を調整する．IF1 と IF3 の役割は，リボソームの 30S サブユニットと 50S サブユニットが不用意に結合するのを防ぐことにある．IF2 は Met-tRNA$_f$ をリボソームへと誘導する．タンパク質因子は，伸長にも（EF-G と EF-Tu），終結にも（終結因子 RF），リボソームの解離にも（リボソーム解離因子 RRF）必要である．

26.　シグナル配列，シグナル認識粒子（SRP），SRP 受容体，トランスロコン

27.　ペプチド結合の形成．そのエネルギー源はアミノアシル tRNA の加水分解である．

28.　mRNA のシャイン・ダルガーノ配列が，30S サブユニットの 16S rRNA の一部と塩基対形成する．それによって 30S サブユニットの位置が決まり，開始 AUG を認識できる．

29.

	細　菌	真核生物
リボソームの大きさ	70S	80S
mRNA	ポリシストロン性	ポリシストロン性でない
開　始	シャイン・ダルガーノ配列が必要	最初の AUG が使われる
タンパク質因子	必　要	さらに多数が必要
転写との関係	転写が完了する前に翻訳を開始できる	転写と翻訳は空間的に分かれている
最初のアミノ酸	fMet	Met

30.　SRP はシグナル配列に結合して，それ以降の翻訳を阻害する．SRP は翻訳停止したリボソームを ER へと誘導し，そこで SRP 受容体（SR）に結合する．この SRP-SR 複合体はトランスロコンに結合し，同時に GTP を加水分解する．GTP を加水分解した SRP と SR は解離し，リボソームからも離れる．タンパク質合成が再開され，新生タンパク質はトランスロコンを通って中へ入っていく．

31.　ポリソームでないとすると，1 個のリボソームが 1 個の mRNA 分子を翻訳することになる．ポリソーム方式にすることで，一定の時間内に 1 個の mRNA 分子当たり行えるタンパク質合成の回数が増え，タンパク質の生産量が増える．

32.　(a) 1, 2, 3, 5, 6, 10；(b) 1, 2, 7, 8；(c) 1, 4, 8, 9

33.　転移 RNA 分子は，認識過程でいくつかの役割を担っている．tRNA 分子は適切なアミノアシル tRNA 合成酵素によって認識されなければならない．またリボソームと結合し，特にペプチジルトランスフェラーゼと相互作用しなければならない．

34.　このアミノアシル tRNA は，はじめは合成できているのかもしれないが，側鎖のアミノ基がエステル結合を攻撃して六員環アミドが形成され，tRNA が遊離してしまう．

35.　(a, d, e) タイプ 2．(b, c, f) タイプ 1．

36.　DNA，RNA，タンパク質合成の誤りの頻度はそれぞれ，取込まれるヌクレオチド（またはアミノ酸）1 個当たり 10^{-10}，10^{-5}，10^{-4} 程度である．これら 3 種類の合成の精度はどれも，鋳型となる DNA，mRNA との塩基対形成の正確さによって決まる．RNA 合成では誤りの校正はほとんど行われない．これに対して DNA 合成の精度は，3′

→5′ヌクレアーゼ校正活性と複製後の修復作業によって著しく高くなっている．タンパク質合成では，アミノアシルtRNA合成酵素の加水分解作用によって，tRNAへの間違ったアミノ酸の結合が修正される場合もある．また，アミノアシルtRNAがリボソームのA部位に結合したときにも，校正が行われる．EF-TuのGTPアーゼ活性によって，この最終段階での校正の程度が決まる．

37．EF-TsはEF-Tuに結合したGTPのGDPへの変換を触媒する．Gタンパク質カスケードでは，活性化された7TM（7回膜貫通）受容体が，Gタンパク質のGTP-GDP変換を触媒する．

38．コレラと百日咳でも，Gタンパク質のαサブユニットがこれと同じような阻害を受ける（§14・5）．

39．誤ったアシル化によって，Glu-tRNA^{Gln}が形成され，このグルタミン酸がアミド化されてGln-tRNA^{Gln}となる．グルタミン酸からグルタミンが形成される反応については§24・2で説明した．*H. pylori*の場合，特異的な酵素Glu-tRNA^{Gln}アミドトランスフェラーゼがつぎのような反応を触媒する．

$$Gln + Glu\text{-}tRNA^{Gln} + ATP \longrightarrow Gln\text{-}tRNA^{Gln} + Glu + ADP + P_i$$

Glu-tRNA^{Glu}はこの酵素の基質にはならない．つまり，このトランスフェラーゼはtRNA^{Gln}の構造の複数の特徴を認識しているに違いない．

40．タンパク質の一次構造が，立体構造を決定する．つまり，DNAからRNAを経てタンパク質合成という情報の移動の最終段階は，タンパク質の折りたたみである．

41．(a) eIF-4Hには二つの作用がある：(1) ほどける程度が上昇することと；(2) 反応初期の立ち上がりの速さが示すように，ほどける速度が速くなることである．

(b) eIF-4Hの作用が，それ自体のヘリカーゼ活性によるものでないことを確かめるためである．

(c) 活性が最大値の半分に達するのは，eIF-4Hが0.11 μMのときである．したがって，活性が最も促進されるのは，比率が1:1のときであろう．

(d) eIF-4Hはあらゆるらせんのほどかれる速度を上昇させるが，らせんの安定性が高いほどその作用も大きくなる．

(e) グラフCの結果から，連続反応性の増加が考えられる．

42．(a) 三つのピークは，左から順にリボソームの40Sサブユニット，60Sサブユニット，80Sリボソーム．

(b) 40Sサブユニット，60Sサブユニット，80Sリボソームだけでなく，さまざまな長さのポリソームが見えている．ポリソーム領域の個々のピークは，異なった長さのポリソームに相当する．

(c) 低酸素濃度処理によって，ポリソーム数が著しく減少し，遊離のリボソームサブユニット数が増加した．このような影響は，タンパク質合成の開始が阻害されたか，転写が阻害されたかしたためだろう．

第 31 章

1．(a) 細胞は，ラクトースがなくてもβ-ガラクトシダーゼ，ガラクトシドパーミアーゼ，ガラクトシドO-アセチルトランスフェラーゼを発現する．

(b) 細胞は，ラクトースがなくてもβ-ガラクトシダーゼ，ガラクトシドパーミアーゼ，ガラクトシドO-アセチルトランスフェラーゼを発現する．

(c) グルコース濃度が下がっても，β-ガラクトシダーゼやアラビノースイソメラーゼなどといった異化系酵素の量が少ないままになる．

2．濃度は1/[(6×10²³) mol/10⁻¹⁵ L]＝1.7×10⁻⁹ Mである．K_d＝10⁻¹³ Mなので，この1個だけの分子は特異的結合部位に結合しているはずである．

3．8 bp部位は4⁸＝65 536通り考えられる．4.6×10⁶塩基対のゲノム中には，平均的な8 bp部位は (4.6×10⁶)/65 536＝70 回出現するはずである．10 bp部位は4回，12 bp部位は0.27回出現することになる（考えられる12 bp部位の多くは，まったくゲノム中に出現しないことになる）．

4．*lac*リプレッサーは，小さな分子（誘導物質）が結合しているときにはDNAに結合しない．一方*pur*リプレッサーは，小さな分子（コリプレッサー）が結合しているときにだけDNAに結合する．*E. coli*ゲノムには*lac*リプレッサー結合領域は1箇所しかないが，*pur*リプレッサーの結合部位は多数存在する．

5．抗誘導物質は，*lac*リプレッサーなどのリプレッサーがDNAに結合できる構造をとっていると結合する．その結合部位が，誘導物質の結合部位と重なり合っているため，リプレッサーへの結合に関して誘導物質と競合する．

6．この逆向き反復配列は，二量体性DNA結合タンパク質の結合部位の可能性がある．また，これがコードするRNAがステムループ構造をとるのかもしれない．

7．λリプレッサーのO_R2とO_R1への協調的な結合が溶原化を促進するが，それが起こらなくなるため，バクテリオファージλが溶菌をひき起こす可能性は高くなる．

8．λリプレッサー遺伝子   −10配列: GATTTA，−35配列:
TAGATA

Cro遺伝子   −10配列: TAATGG，−35配列:
TTGACT

−10配列には四つ，−35配列には三つの違いがある．

9．Cro濃度の上昇は，λリプレッサー遺伝子の発現を抑制する．λリプレッサー濃度の上昇はCro遺伝子の発現を抑制する．λリプレッサー濃度が低いときにはλリプレッサー濃度が上昇するとλリプレッサー遺伝子の発現が亢進する．λリプレッサー濃度が高いときには，λリプレッサー濃度の上昇はλリプレッサー遺伝子の発現を抑制する．

10．通常，細菌のmRNAには，開始コドンAUGの上流にシャイン・ダルガーノ配列を含むリーダー配列が存在する．リーダー配列がないと，翻訳効率が悪くなると予想される．

11．低密度で培養した*V. fischeri*に各化合物を加え，発光するようになるかを見ればよい．

12．ACC, 7; ACA, 1; ACU, 0; ACG, 0

13．保持されている．反応は二つの段階から成り立っている可能性が高い：ラクトースのガラクトース部分の炭素に対する，Glu 537による攻撃（反転を伴う）の後に，この炭素に対する水の攻撃（二度目の反転が起こる）が起こり，酵素からガラクトースが遊離する．

14．このDNAフットプリントでは，濃度3.7 nM附近で強度が約50 %になるようにみえる．したがって，解離定数は約3.7 nMであり，結合の標準ギブズエネルギーは，$T＝298$ Kのとき−48 kJ mol⁻¹（−11 kcal mol⁻¹）である．

第 32 章

1．電荷を帯びるアミノ酸の分布は，H2A (13K, 13R, 2D, 7Eで，電荷は +17)，H2B (20K, 8R, 3D, 7Eで，電荷は +18)，H3 (13K, 18R, 4D, 7Eで，電荷は +20)，H4 (11K, 14R, 3D, 4Eで，電荷は +18) である．ヒストン八量体の電荷の総和は，2×(17+18+20+

18)＝146 と推定される．150 塩基対の DNA の全電荷は −300 なので，ヒストン八量体は約 1/2 の電荷を中和することになる．

2. 特定の DNA 断片が存在するかどうかは，ハイブリッド形成や PCR によって，すなわち直接配列決定法によって知ることができる．

3. DNA の全長は 145 bp×3.4 Å/bp＝493 Å で，これが 1.75 巻き，すなわち 1.75×2πr＝11.0r に相当する．したがって，半径 r＝493 Å/11.0＝44.8 Å と考えられる．

4. 5-アザシチジンはメチル化できない．一部の遺伝子は，通常メチル化によって抑制されているので，これが活性化される．また 5-アザシチジンは DNA メチルトランスフェラーゼの阻害剤でもあるので，メチル化のレベルが抑えられ，遺伝子の抑制の程度が弱くなる．

5. このようなドメインをもつタンパク質は，抑制されたプロモーター領域にあるメチル化 DNA のところへ移動する．結合するのは，メチル基が存在する主溝である可能性が高い．

6. 本来この遺伝子発現はプロゲステロンには反応しないと考えられる．しかし，もともとはエストロゲンに反応した遺伝子であるが，代わりにプロゲステロンの存在に反応するようになる．

7. リシンのアセチル化により電荷は +1 から 0 に減少する．リシンのメチル化では電荷は減少しない．

8. システイン残基とヒスチジン残基のパターンから考えて，この領域には 3 個のジンクフィンガードメインが含まれるらしい．

9. 10/4000＝0.25％．12 Mb の 0.25％＝30 kbp．

10. モノメチル化の場合は活性化されている．トリメチル化の場合は抑制されている．

11. mRNA の 5′ 末端に IRE が付加されると，鉄がない場合には翻訳が阻害される．3′ 末端に IRE を付加した場合は，翻訳は阻害されないが，mRNA の安定性に影響が出る可能性が考えられる．

12. 全 mRNA の塩基配列から，この miRNA の配列と完全に相補的か，ほぼ相補的な mRNA を探せばよい．これらが，この miRNA によって調節されている mRNA の候補となる．

13. 塩基によって脱プロトンされたリシンのアミノ基はアセチル CoA のカルボニル基を攻撃して四面体形中間体が生じる．この中間体が壊れてアミド結合が形成され，CoA が遊離する．

14. マウス DNA では HpaII 部位の大半がメチル化されているため，酵素で切断されず，大きな断片が生じる．メチル化されていない CpG 島から，小さい断片も少し生成する．ショウジョウバエと大腸菌の DNA では，メチル化がまったくないためにすべての部位が切断される．

第 33 章

1. トランスジェニック線虫はこの物質を忌避するであろう．リガンドの同定は受容体によって決定され，行動の応答は受容体を発現するニューロンによって指令される．

2. C_5-COOH，HOOC-C_7-COOH 化合物の混合物のみが，このパターンをもたらすと予測される．

3. 苦味，甘味の感知は 7TM 受容体と共役する G タンパク質を介するので，時間分解能はミリ秒単位となる．塩味，酸味の感知は直接イオンチャネルを介して起こるので，より速い時間分解能を示すだろう．

4. 音は 428 マイクロ秒の間に 0.15 m 進む．ヒトの聴覚系はミリ秒近くの時間差を感知できるので，両耳への到着時間の差はきわめて重大である．G タンパク質に基づく系が，両耳に到着するシグナルに対する信頼性の高い識別を行うことはありえない．というのは，典型的な G タンパク質は応答に数ミリ秒かかるからである．

5. もし，ある植物が苦い味を呈するなら，無毒であっても動物は食べるのを避けるであろうが，そのことは，その植物にはたぶん(生存に)選択的に有利となるのだろう．

6. T1R1 または T1R3 遺伝子のどちらかが破壊されたマウスを用いて，グルタミン酸，アスパラギン酸，あるいはその他のアミノ酸に対するこれらのマウスの味覚の応答を調べよ．

7. 530 nm の光は緑色光受容体で，最大吸収が生ずるものの，3 種類の色覚受容体すべてである程度吸収される．

8. これらの女性は青色，赤色，緑色を識別する通常の受容体に加えて，赤色と緑色の中間の波長を識別する，4 種類の機能的な色覚受容体をもっている．このような第四の色覚受容体によって，ほとんどの人にとっては見かけ上同一に見えるいくつかの色を識別できる．

9. 1 種類の受容体が一つのにおい物質のみを結合する場合：380 種類；2 種類の受容体の組合わせ：(380×379)/2!＝72 010 種類；3 種類の受容体の組合わせ：(380×379×378)/3!＝9 073 260 種類

10. 11-cis-レチナールから全 trans-レチナールに変換される．

11. これらの化合物は鏡像異性体(エナンチオマー)の関係にあり，におい物質を識別する複数の受容体タンパク質に結合するはずである．これらのわずかの構造的差異が関連する受容体への結合親和性に影響しうるので，におい感覚が識別されうる．

12. 視覚：cGMP 依存性チャネル；味覚：アミロライド感受性 Na^+ チャネル；聴覚：チップリンクチャネル

13. すべての感覚において，ATP の加水分解はイオン濃度勾配と膜電位をつくり出し，それらを維持するのに必要である．嗅覚：ATP は cAMP の合成に必要である．味覚：ATP は環状ヌクレオチドの合成に，GTP は苦味と甘味の検知におけるガストデューシンの作用に必要である．視覚：GTP は cGMP の合成と，トランスデューシンの作用に必要である．聴覚と触覚：ATP の加水分解はイオン濃度勾配と膜電位をつくり出し，それらを維持するのに必要であるほか，同様に他の役割もあるかもしれない．

14.

第 34 章

1. 自然免疫系は多くの病原体が共有する特徴に素早く応答する．自然免疫系の鍵となる分子の遺伝子は，ほとんど修飾を受けることなく発現する．これに対して獲得免疫系は，その病原体だけに存在する特異的な特徴に対して応答する．その遺伝子は大幅な再編成と変異を経て，結合表面の無数の可能性のいずれをも特異的に認識できる．

2. VJ 組換えと V(D)J 組換え；末端デオキシリボヌクレオチジルトランスフェラーゼの作用による遺伝子セグメント連結部位の変動；体細胞突然変異

3. アフィニティーは，一つの結合の強さをいう．アビディティーは複数の独立した結合の強さの総和をいう．アビディティーが特に重要な役割を果たすのは IgM と抗原の結合の場合で，このクラスの免疫グロブリンには結合部位が 10 個もあるからである．

4. 各 TLR が共通してもつ細胞内シグナル伝達ドメインは，他のタンパク質と結合して，病原体に多くみられる LPS などの分子パターン（PAMP）が検出されたことを知らせる役割をする．このドメイン中の 1 個の変異によって細胞内での結合とシグナル伝達が阻害されると，TLR4 は LPS に応答しなくなる．

5. TLR3 を介した免疫応答を刺激するのは，dsRNA ゲノムをもつウイルスと考えられる．

6. (a) $\Delta G^{\circ\prime} = -37\,\mathrm{kJ\,mol^{-1}}$（$-8.9\,\mathrm{kcal\,mol^{-1}}$）

(b) $K_a = 3.3 \times 10^6\,\mathrm{M^{-1}}$

(c) $k_{on} = 4 \times 10^8\,\mathrm{M^{-1}\,s^{-1}}$. この値は，小分子とタンパク質の結合が拡散によって制限されている場合の限界値に近い（p. 214）．つまり，構造変化の程度は小さそうである．大規模な立体構造の変化には，時間がかかる．

7. 蛍光強度の上昇と青色への変化から，ハプテン結合時に結合部位から水が排除されることがわかる．抗原−抗体複合体の形成には，ほとんどの場合，疎水性相互作用が大きく寄与する．

8. (a) 抗体の抗原結合部位は，H 鎖と L 鎖両方の CDR で形成されている．V_H ドメインと V_L ドメインは不可欠である．Fab フラグメントのごく一部をさらに消化して，これら二つのドメインだけを含む Fv フラグメントをつくることは可能である．C_H1 と C_L は Fab の安定性には寄与するが，抗原との結合には関与しない．

(b) 248 アミノ酸残基からなる合成 Fv 類似体が V_H 遺伝子と V_L 遺伝子をリンカーで連結した合成遺伝子を発現させることによって作製されている〔J.S. Huston et al., *Proc. Natl. Acad. Sci. U.S.A.*, **85**, 5879〜5883(1988)〕．

9. (a) 多価抗原は，膜貫通型の免疫グロブリンを 2 個あるいはもっと多数連結する（二量体化，オリゴマー化）．これが活性化に不可欠な過程である．このような活性化は，受容体チロシンキナーゼの活性化機構（§14・2）によく似ている．

(b) 膜貫通型免疫グロブリンに特異的な抗体なら，これらの受容体を架橋して B 細胞を活性化する．たとえばマウス B 細胞の受容体を架橋するヤギ抗体を使えば，これが実験できる．

10. B 細胞は T 細胞受容体を発現していない．T 細胞の cDNA を B 細胞の mRNA とハイブリッド形成させると，両方の細胞で発現している cDNA を取除くことができる．したがって，このハイブリッド形成を行った後の cDNA 混合物中では，T 細胞受容体をコードする cDNA の割合が増えている．この方法は差し引きハイブリッド形成法とよばれ，含有量の少ない cDNA を単離する際に有効な一般性のある方法である．ハイブリッド形成は，目的の遺伝子を発現していない類似細胞からとった mRNA を用いて行う〔この方法を用いた T 細胞受容体遺伝子の単離の興味深い解説については，S.M. Hedrick, D.I. Cohen, E.A. Nielsen, M.M. Davis, *Nature*, **308**, 149〜153(1984) を参照〕．

11. TLR4 は LPS に対する受容体だが，この LPS はグラム陰性菌の細胞壁に特異的にみられる毒素である．したがって，TLR4 の機能を損なう変異があると，この種の細菌に対する防御反応が起こらなくなる．

12. HLA 対立遺伝子が適合しないと，レシピエントの T 細胞受容体が移植組織の MHC タンパク質を非自己と認識し，移植片拒絶反応が起こる可能性が高い．

13. 1 種類の抗原に対して特異性をもつ抗体を精製する．この抗体の折りたたみをほどき，抗原が存在する状態と存在しない状態で再び折りたたませてから，再生した抗体の抗原結合能力を調べる．

14. V(D)J の再編成の結果，ときには V, D, J セグメントが読み枠からずれてしまう場合がある．このような再編成された遺伝子から生じた mRNA 分子は，翻訳されると短く切れた形の分子がつくられてしまう．その mRNA を分解することで，その可能性を無くせる．

15. その変異体は，病気はひき起こさずに免疫応答だけを誘発する可能性がある．つまりこの菌は，もとの病原菌の弱毒生ワクチンを設計するための出発点として役立つ可能性がある．

16. 提示されるのは，ペプチド LLQATYSAV である（L が 2 番目，V が最後にある）．

17. 触媒作用には，水分子からプロトンを引き抜く塩基が必要らしい．したがって，ヒスチジン，グルタミン酸，アスパラギン酸残基であろう．さらに水素結合供与体があるかもしれない．これは遷移状態で生じる負電荷をもつ酸素原子と相互作用するであろう．

18. Src や関連するプロテインチロシンキナーゼのカルボキシ末端にあるホスホチロシン残基は，自身の SH2 ドメインに結合して，不活性型の Src を生じる（§14・5）．この残基からリン酸を除去すると，キナーゼが活性化される．

19. (a) $K_d = 10^{-7}\,\mathrm{M}$; (b) $K_d = 10^{-9}\,\mathrm{M}$. この遺伝子はおそらく，まったく新規な再編成が起こったのではなくて，抗体 A の遺伝子に点突然変異が起こって生じたのだろう．

第 35 章

1. (a) 骨格筋と真核生物の繊毛は ATP 加水分解でギブズエネルギーを得ている．一方，細菌の鞭毛はプロトンの移動に伴う力を用いている．

(b) 骨格筋はミオシンとアクチンを必要とする．真核生物の繊毛は微小管とダイニンを要する．細菌の鞭毛は MotA，MotB，FliG を数多くの鞭毛成分と同様に必要とする．

2. 6400 Å/80 Å = 80（体長/秒）．10 フィートの自動車では，この体長の速さは，80×3 = 240（m/秒），すなわち時速にして約 870 km hr^{-1} に相当する．

3. 4 pN = 4×10^{-12} N = 8.8×10^{-13} ポンド．100 000 g mol^{-1}/(6.023×10^{23} 分子 mol^{-1}) = 1.7×10^{-19} g = 3.7×10^{-22} ポンド．したがって，モータードメインは (8.8×10^{-13})/(3.7×10^{-22}) = 2.4×10^9 回持ち上げることができる．

4. アクチンフィラメントも微小管もともにサブユニットから構築され，これらサブユニットはヌクレオシド三リン酸と結合し，これを加水分解する．アクチンフィラメントは，ATP を結合するただ 1 種類のサブユニットからなる．微小管は GTP 結合性の，2 種類の異なるサブユニットからなる．

5. ミオシン軽鎖はレバーアームを固定する．キネシン軽鎖は輸送される積荷と結合する．

6. 死後に，ADP/ATP の比率は急激に上昇する．ADP 型のミオシンモータードメインはアクチンと強固に結合する．また ATP 濃度の急激な低下によっても Ca^{2+} 濃度の上昇が起こるので，トロポミオシン複合体の作用を介した，トロポミオシンによるアクチンの抑制が解除されるため，ミオシン−アクチンの相互作用は可能となる．

7. 臨界濃度で，ATP−アクチンは重合する．ATP は時間とともに加水分解を受けて ADP−アクチンになり，臨界濃度は上昇する．したがって，もし最初のサブユニット濃度が ATP−アクチンと ADP−アクチンの臨界濃度の中間に存在すると，フィラメントははじめのうちは伸長して，後に ATP の加水分解が起こるや否や，消失する．

8. 基本の 1 歩は約 3.4 Å = 3.4×10^{-4} μm である．もし 1 歩当たり ATP 1 分子の化学量論が保証されると，この距離は 0.017 μm s^{-1} の速度に対応する．キネシンは毎秒 6400 Å，すなわち 0.64 μm s^{-1} の速度で動く．

9. 形質膜を横切るプロトンの移動に伴う力が，鞭毛モーターの駆動

には必要である．栄養分が欠乏した状態では，このプロトンの移動に伴う力が枯渇している．酸性溶液中では，形質膜を横切る pH の差が，モーターを動かすのに十分となる．

10．細菌が化学誘引物質の濃度勾配をさかのぼって動いているとき，方向転換する間の平均距離は長くなるであろう．

11．(a) $1.13×10^{-9}$ dyne

(b) $6.8×10^{14}$ erg

(c) 1 秒間で 80 分子の ATP が加水分解され，これは $6.6×10^{-11}$ erg に相当する．したがって 1 個のキネシンモーターは μm サイズの荷物を毎秒 1 μm の速度で輸送するのに十分過ぎるギブズエネルギーを供給できる．

12．微小管の同じサブユニット間の距離は 8 nm である．したがって，8 nm の整数倍でない歩みの幅をもつキネシンは，微小管表面の二つ以上の異なったタイプの部位に結合しうるということでなければならないはずである．

13．KIF1A は，モータードメインが解離しているとき，残って微小管に結合している，もう一つの微小管結合部位につなぎとめられているに違いない．

14．サブユニットでフィラメントを構成する場合は，任意の長さにすることができ，動的に会合と解離が可能であり，必要な遺伝情報はわずかで済む．

15．プロトンは細胞の外側から内側へまだ流れている．個々のプロトンは一つの MotA-MotB 対からなる外側の半チャネルの中を透過して，MS リングに結合し，時計回りに回転して，隣接する MotA-MotB 対の内側の半チャネルを透過する．

16．Ca^{2+} 濃度が高いとき，Ca^{2+} はカルモジュリンと結合する．ついで，カルモジュリンはミオシン軽鎖をリン酸化するプロテインキナーゼと結合してこれを活性化する．低い Ca^{2+} 濃度のときは，ミオシン軽鎖は Ca^{2+} 依存性ホスファターゼによって脱リン酸される．

17．(a) k_{cat} の値は約 13 分子 s^{-1} で，ATP に対する K_M は約 12 μM である．

(b) 歩幅のサイズは $(380-120)/7＝$約 37 nm となる．

(c) 歩幅の大きさは非常に大きく，これは 6 個の L 鎖結合部位という，非常に長いレバーアームの存在に対応している．ADP 解離の速度は全体の k_{cat} とおよそ同じである．したがって，ADP 解離が律速であり，二つのモータードメインは 37 nm 離れた部位に同時に結合する．一番後ろのドメインの ADP 解離によって ATP が結合でき，アクチンが解離してレバーアームが運動できるようにする．

第 36 章

1．(a) 前，(b) 後，(c) 後，(d) 後，(e) 前，(f) 後

2．(a) 満たす，(b) 満たす，(c) 満たさない（MW＞600）

3．もしも化学構造に基づいて log P 値を推定できるコンピュータープログラムがあれば，薬の開発に必要な研究期間が短縮できる可能性がある．薬の候補となる各化合物を水相と有機溶媒相の間で平衡状態に保つことによってこれら化合物の比溶解度を決定していたが，その必要がなくなるだろう．

4．アセトアミノフェンの代謝によって生じる N-アセチル-p-ベンゾキノンイミンの一部がおそらく N-アセチルシステインにより抱合さ

れ，肝臓でのグルタチオン供給の枯渇が避けられるだろう．

5．第 I 相臨床治験では安全性を評価するためにデザインされた研究に普通は約 10〜100 人の健常者のボランティアが典型的には参加する．これに対して，典型的な第 II 相治験にはより多くの被験者が参加する．さらにこれらの参加者は投与された薬の恩恵を受けるかもしれない．第 II 相治験では，効果，使用量，安全性が評価される．

6．他の薬がアルブミンに結合すると，これが原因で過剰なワルファリン（クマディン）の遊離が起こる可能性がある（アルブミンは疎水性分子を運ぶ一般的な輸送体である）．

7．P450 酵素を阻害する薬は，同じ酵素によって代謝を受けるもう一つの薬の行方に大きく影響する．もしこの代謝の阻害が投与量を決めるときに考慮されないと，第二の薬の血中レベルが非常に高くなり，毒性を示す可能性がある．

8．競合阻害と異なり，非競合阻害は基質を加えることによっては克服されない．したがって，非競合的な機構によって働く薬は，生理的に基質の濃度が変わることによって影響を受けない．

9．MDR の阻害物質はがん細胞からの化学療法剤の吐き出しを防ぐことができる．したがって，このタイプの阻害剤は化学療法剤に対する耐性の解除に有用である．

10．解糖系の酵素を阻害する薬剤は，トリパノソーマのエネルギーを欠乏させる働きをするので，睡眠病に効く可能性がある．難しい問題は，宿主細胞の解糖も阻害されてしまうことである．

11．イマチニブは第 9 染色体と第 22 染色体に転座を起こしたがん細胞のみに存在する変異した Bcr-Abl キナーゼの阻害物質である（図 14・34 参照）．したがって，イマチニブによる治療を開始する前に，がん細胞の DNA 配列を解析し，(a) この転座が起こっているか，(b) bcr-abl の配列が，キナーゼをイマチニブに耐性にする変異をもっているかどうかを決定することができる．もし転座が起こっていない，または耐性になる変異をもつ場合には，イマチニブはこの特定の腫瘍をもつ患者の処置には効果的ではないと予想される．

12．シルデナフィルはホスホジエステラーゼによる cGMP から GMP への分解を阻害することで cGMP 濃度を上昇させる．細胞内 cGMP 濃度はまたその生合成を活性化すると上昇する．この活性化は，NO 供与体（ニトロプルシドナトリウムおよびニトログリセリンのような）を使用することで，またはグアニル酸シクラーゼを活性化する物質を使用することで達成できる．後者の機構による薬が現在臨床治験中である．

13．合理的な機構として考えられるのは酸化的脱アミノ反応で，全体としての機構は図 36・10 とよく似ており，アンモニアが遊離する．

14．$K_I≈0.3$ nM，$IC_{50}≈2.0$ nM．効果はある．400 nM という値は K_I と IC_{50} の推定値よりもはるかに大きいので，化合物 A は経口投与で有効と考えられる．

参 考 文 献

第 2 章

手 始 め に

Service, R. F. 2008. Problem solved* (* sort of) (a brief review of protein folding). *Science* 321:784–786.

Doolittle, R. F. 1985. Proteins. *Sci. Am.* 253(4):88–99.

Richards, F. M. 1991. The protein folding problem. *Sci. Am.* 264(1):54–57.

Weber, A. L., and Miller, S. L. 1981. Reasons for the occurrence of the twenty coded protein amino acids. *J. Mol. Evol.* 17:273–284.

書 籍

Petsko, G. A., and Ringe, D. 2004. *Protein Structure and Function*. New Science Press.

Tanford, C., and Reynolds, J. 2004. *Nature's Robots: A History of Proteins*. Oxford.

Branden, C., and Tooze, J. 1999. *Introduction to Protein Structure* (2d ed.). Garland.

Creighton, T. E. 1992. *Proteins: Structures and Molecular Principles* (2d ed.). W. H. Freeman and Company.

タンパク質の高次構造

Smock, R. G., and Gierasch, L. M. 2009. Sending signals dynamically. *Science* 324:198–203.

Tokuriki, N., and Tawfik, D. S. 2009. Protein dynamism and evolvability. *Science* 324:203–207.

Pace, C. N., Grimsley, G. R., and Scholtz, J. M. 2009. Protein ionizable groups: pK values and their contribution to protein stability and solubility. *J. Biol. Chem.* 284:13285–13289.

Breslow, R., and Cheng, Z.-L. 2009. On the origin of terrestrial homochirality for nucleosides and amino acids. *Proc. Natl. Acad. Sci. U.S.A.* 106:9144–9146.

二 次 構 造

Shoulders, M. D., and Raines, R. T. 2009. Collagen structure and stability. *Annu. Rev. Biochem.* 78:929–958.

O'Neil, K. T., and DeGrado, W. F. 1990. A thermodynamic scale for the helix-forming tendencies of the commonly occurring amino acids. *Science* 250:646–651.

Zhang, C., and Kim, S. H. 2000. The anatomy of protein beta-sheet topology. *J. Mol. Biol.* 299:1075–1089.

Regan, L. 1994. Protein structure: Born to be beta. *Curr. Biol.* 4:656–658.

Srinivasan, R., and Rose, G. D. 1999. A physical basis for protein secondary structure. *Proc. Natl. Acad. Sci. U.S.A.* 96:14258–14263.

天然変性タンパク質

Galea, C. A., Wang, Y., Sivakolundu, S. G., and Kriwacki, R. W. 2008. Regulation of cell division by intrinsically unstructured proteins: Intrinsic flexibility, modularity, and signaling conduits. *Biochemistry* 47:7598–7609.

Raychaudhuri, S., Dey, S., Bhattacharyya, N. P., and Mukhopadhyay, D. 2009. The role of intrinsically unstructured proteins in neurodegenerative diseases. *PLoS One* 4:e5566.

Tompa, P., and Fuxreiter, M. 2008. Fuzzy complexes: Polymorphism and structural disorder in protein–protein interactions. *Trends Biochem. Sci.* 33:2–8.

Tuinstra, R. L., Peterson, F. C., Kutlesa, E. S., Elgin, S., Kron, M. A., and Volkman, B. F. 2008. Interconversion between two unrelated protein folds in the lymphotactin native state. *Proc. Natl. Acad. Sci. U.S.A.* 105:5057–5062.

ド メ イ ン

Jin, J., Xie, X., Chen, C., Park, J. G., Stark, C., James, D. A., Olhovsky, M., Lindinger, R., Mao, Y., and Pawson, T. 2009. Eukaryotic protein domains as functional units of cellular evolution. *Sci. Signal.* 2:ra76.

Bennett, M. J., Choe, S., and Eisenberg, D. 1994. Domain swapping: Entangling alliances between proteins. *Proc. Natl. Acad. Sci. U.S.A.*

91:3127–3131.

Bergdoll, M., Eltis, L. D., Cameron, A. D., Dumas, P., and Bolin, J. T. 1998. All in the family: Structural and evolutionary relationships among three modular proteins with diverse functions and variable assembly. *Protein Sci.* 7:1661–1670.

Hopfner, K. P., Kopetzki, E., Kresse, G. B., Bode, W., Huber, R., and Engh, R. A. 1998. New enzyme lineages by subdomain shuffling. *Proc. Natl. Acad. Sci. U.S.A.* 95:9813–9818.

Ponting, C. P., Schultz, J., Copley, R. R., Andrade, M. A., and Bork, P. 2000. Evolution of domain families. *Adv. Protein Chem.* 54:185–244.

タンパク質の折りたたみ

Caughey, B., Baron, G. S., Chesebro, B., and Jeffrey, M. 2009. Getting a grip on prions: Oligomers, amyloids, and pathological membrane interactions. *Annu. Rev. Biochem.* 78:177–204.

Cobb, N. J., and Surewicz, W. K. 2009. Prion diseases and their biochemical mechanisms. *Biochemistry* 48:2574–2585.

Soto, C. 2011. Prion diseases: The end of the controversy? *Trends Biochem. Sci.* 36:151–158.

Daggett, V., and Fersht, A. R. 2003. Is there a unifying mechanism for protein folding? *Trends Biochem. Sci.* 28:18–25.

Selkoe, D. J. 2003. Folding proteins in fatal ways. *Nature* 426:900–904.

Anfinsen, C. B. 1973. Principles that govern the folding of protein chains. *Science* 181:223–230.

Baldwin, R. L., and Rose, G. D. 1999. Is protein folding hierarchic? I. Local structure and peptide folding. *Trends Biochem. Sci.* 24:26–33.

Baldwin, R. L., and Rose, G. D. 1999. Is protein folding hierarchic? II. Folding intermediates and transition states. *Trends Biochem. Sci.* 24:77–83.

Kuhlman, B., Dantas, G., Ireton, G. C., Varani, G., Stoddard, B. L., and Baker, D. 2003. Design of a novel globular protein with atomic-level accuracy. *Science* 302:1364–1368.

Staley, J. P., and Kim, P. S. 1990. Role of a subdomain in the folding of bovine pancreatic trypsin inhibitor. *Nature* 344:685–688.

タンパク質の共有結合による修飾

Tarrant, M. K., and Cole, P. A. 2009. The chemical biology of protein phosphorylation. *Annu. Rev. Biochem.* 78:797–825.

Krishna, R. G., and Wold, F. 1993. Post-translational modification of proteins. *Adv. Enzymol. Relat. Areas. Mol. Biol.* 67:265–298.

Aletta, J. M., Cimato, T. R., and Ettinger, M. J. 1998. Protein methylation: A signal event in post-translational modification. *Trends Biochem. Sci.* 23:89–91.

Tsien, R. Y. 1998. The green fluorescent protein. *Annu. Rev. Biochem.* 67:509–544.

第 3 章

手 始 め に

Sanger, F. 1988. Sequences, sequences, sequences. *Annu. Rev. Biochem.* 57:1–28.

Merrifield, B. 1986. Solid phase synthesis. *Science* 232:341–347.

Hunkapiller, M. W., and Hood, L. E. 1983. Protein sequence analysis: Automated microsequencing. *Science* 219:650–659.

Milstein, C. 1980. Monoclonal antibodies. *Sci. Am.* 243(4):66–74.

Moore, S., and Stein, W. H. 1973. Chemical structures of pancreatic ribonuclease and deoxyribonuclease. *Science* 180:458–464.

書 籍

Methods in Enzymology. Academic Press.

Wilson, K., and Walker, J. (Eds.). 2010. *Principles and Techniques of Practical Biochemistry* (7th ed.). Cambridge University Press.

Van Holde, K. E., Johnson, W. C., and Ho, P.-S. 1998. *Principles of Physical Biochemistry*. Prentice Hall.

Wilkins, M. R., Williams, K. L., Appel, R. D., and Hochstrasser, D. F. 1997.

Proteome Research: New Frontiers in Functional Genomics (Principles and Practice). Springer Verlag.

Johnstone, R. A. W. 1996. *Mass Spectroscopy for Chemists and Biochemists* (2d ed.). Cambridge University Press.

Kyte, J. 1994. *Structure in Protein Chemistry*. Garland.

Creighton, T. E. 1993. *Proteins: Structure and Molecular Properties* (2d ed.). W. H. Freeman and Company.

Cantor, C. R., and Schimmel, P. R. 1980. *Biophysical Chemistry*. W. H. Freeman and Company.

タンパク質の精製と分析

Blackstock, W. P., and Weir, M. P. 1999. Proteomics: Quantitative and physical mapping of cellular proteins. *Trends Biotechnol.* 17:121–127.

Deutscher, M. (Ed.). 1997. *Guide to Protein Purification*. Academic Press.

Dunn, M. J. 1997. Quantitative two-dimensional gel electrophoresis: From proteins to proteomes. *Biochem. Soc. Trans.* 25:248–254.

Scopes, R. K., and Cantor, C. 1994. *Protein Purification: Principles and Practice* (3d ed.). Springer Verlag.

Aebersold, R., Pipes, G. D., Wettenhall, R. E., Nika, H., and Hood, L. E. 1990. Covalent attachment of peptides for high sensitivity solid-phase sequence analysis. *Anal. Biochem.* 187:56–65.

超遠心と質量分析

Steen, H., and Mann, M. 2004. The ABC's (and XYZ's) of peptide sequencing. *Nat. Rev. Mol. Cell Biol.* 5:699–711.

Glish, G. L., and Vachet, R. W. 2003. The basics of mass spectrometry in the twenty-first century. *Nat. Rev. Drug Discov.* 2:140–150.

Li, L., Garden, R. W., and Sweedler, J. V. 2000. Single-cell MALDI: A new tool for direct peptide profiling. *Trends Biotechnol.* 18:151–160.

Yates, J. R., 3d. 1998. Mass spectrometry and the age of the proteome. *J. Mass Spectrom.* 33:1–19.

Pappin, D. J. 1997. Peptide mass fingerprinting using MALDI-TOF mass spectrometry. *Methods Mol. Biol.* 64:165–173.

Schuster, T. M., and Laue, T. M. 1994. *Modern Analytical Ultracentrifugation*. Springer Verlag.

Arnott, D., Shabanowitz, J., and Hunt, D. F. 1993. Mass spectrometry of proteins and peptides: Sensitive and accurate mass measurement and sequence analysis. *Clin. Chem.* 39:2005–2010.

Chait, B. T., and Kent, S. B. H. 1992. Weighing naked proteins: Practical, high-accuracy mass measurement of peptides and proteins. *Science* 257:1885–1894.

Edmonds, C. G., Loo, J. A., Loo, R. R., Udseth, H. R., Barinaga, C. J., and Smith, R. D. 1991. Application of electrospray ionization mass spectrometry and tandem mass spectrometry in combination with capillary electrophoresis for biochemical investigations. *Biochem. Soc. Trans.* 19:943–947.

Jardine, I. 1990. Molecular weight analysis of proteins. *Methods Enzymol.* 193:441–455.

プロテオミクス

Yates, J. R., 3rd. 2004. Mass spectral analysis in proteomics. *Annu. Rev. Biophys. Biomol. Struct.* 33:297–316.

Weston, A. D., and Hood, L. 2004. Systems biology, proteomics, and the future of health care: Toward predictive, preventative, and personalized medicine. *J. Proteome Res.* 3:179–196.

Pandey, A., and Mann, M. 2000. Proteomics to study genes and genomes. *Nature* 405:837–846.

Dutt, M. J., and Lee, K. H. 2000. Proteomic analysis. *Curr. Opin. Biotechnol.* 11:176–179.

Rout, M. P., Aitchison, J. D., Suprapto, A., Hjertaas, K., Zhao, Y., and Chait, B. T. 2000. The yeast nuclear pore complex: Composition, architecture, and transport mechanism. *J. Cell Biol.* 148:635–651.

X 線結晶構造解析と NMR 分光法

Rhodes, G. 2006. *Crystallography Made Crystal Clear*. Elsevier/Academic Press.

Moffat, K. 2003. The frontiers of time-resolved macromolecular crystallography: Movies and chirped X-ray pulses. *Faraday Discuss.* 122:65–88.

Bax, A. 2003. Weak alignment offers new NMR opportunities to study protein structure and dynamics. *Protein Sci.* 12:1–16.

Wery, J. P., and Schevitz, R. W. 1997. New trends in macromolecular x-ray crystallography. *Curr. Opin. Chem. Biol.* 1:365–369.

Glusker, J. P. 1994. X-ray crystallography of proteins. *Methods Biochem. Anal.* 37:1–72.

Clore, G. M., and Gronenborn, A. M. 1991. Structures of larger proteins in solution: Three- and four-dimensional heteronuclear NMR spectroscopy. *Science* 252:1390–1399.

Wüthrich, K. 1989. Protein structure determination in solution by nuclear magnetic resonance spectroscopy. *Science* 243:45–50.

Wüthrich, K. 1986. *NMR of Proteins and Nucleic Acids*. Wiley-Interscience.

モノクローナル抗体と蛍光分子

Immunology Today. 2000. Volume 21, issue 8.

Tsien, R. Y. 1998. The green fluorescent protein. *Annu. Rev. Biochem.* 67:509–544.

Kendall, J. M., and Badminton, M. N. 1998. *Aequorea victoria* bioluminescence moves into an exciting era. *Trends Biotechnol.* 16:216–234.

Goding, J. W. 1996. *Monoclonal Antibodies: Principles and Practice*. Academic Press.

Köhler, G., and Milstein, C. 1975. Continuous cultures of fused cells secreting antibody of predefined specificity. *Nature* 256:495–497.

タンパク質の化学合成

Bang, D., Chopra, N., and Kent, S. B. 2004. Total chemical synthesis of crambin. *J. Am. Chem. Soc.* 126:1377–1383.

Dawson, P. E., and Kent, S. B. 2000. Synthesis of native proteins by chemical ligation. *Annu. Rev. Biochem.* 69:923–960.

Mayo, K. H. 2000. Recent advances in the design and construction of synthetic peptides: For the love of basics or just for the technology of it. *Trends Biotechnol.* 18:212–217.

第 4 章

手 始 め に

Felsenfeld, G. 1985. DNA. *Sci. Am.* 253(4):58–67.

Darnell, J. E., Jr. 1985. RNA. *Sci. Am.* 253(4):68–78.

Dickerson, R. E. 1983. The DNA helix and how it is read. *Sci. Am.* 249(6):94–111.

Crick, F. H. C. 1954. The structure of the hereditary material. *Sci. Am.* 191(4):54–61.

Chambon, P. 1981. Split genes. *Sci. Am.* 244(5):60–71.

Watson, J. D., and Crick, F. H. C. 1953. Molecular structure of nucleic acids: A structure for deoxyribose nucleic acid. *Nature* 171:737–738.

Watson, J. D., and Crick, F. H. C. 1953. Genetic implications of the structure of deoxyribonucleic acid. *Nature* 171:964–967.

Meselson, M., and Stahl, F. W. 1958. The replication of DNA in *Escherichia coli. Proc. Natl. Acad. Sci. U.S.A.* 44:671–682.

書　籍

Bloomfield, V. A., Crothers, D. M., Tinoco, I., and Hearst, J. 2000. *Nucleic Acids: Structures, Properties, and Functions*. University Science Books.

Singer, M., and Berg, P. 1991. *Genes and Genomes: A Changing Perspective*. University Science Books. 〔邦訳："遺伝子とゲノム", 新井賢一, 正井久雄監訳, 東京化学同人（1991）〕

Lodish, H., Berk, A., Kaiser, C. A., Krieger, M. Bretscher, A., Ploegh, H., Amon, A., and Scott, M. P. 2012. *Molecular Cell Biology* (7th ed.). W. H. Freeman and Company. 〔邦訳："分子細胞生物学（第 7 版）", 石浦章一ほか訳, 東京化学同人（2016）〕

Krebs, J. E, Goldstein, E. S. and Kilpatrick, S. T. 2012. *Lewin's Genes XI.* (11th ed.). Jones and Bartlett. 〔旧版邦訳："遺伝子（第 8 版）", 菊池韶彦ほか訳, 東京化学同人（2006）〕

Watson, J. D., Baker, T. A., Bell, S. P., Gann, A., Levine, M., and Losick, R. 2013. *Molecular Biology of the Gene* (7th ed.). Benjamin Cummings.

DNA の 構 造

Neidle, S. 2007. *Principles of Nucleic Acid Structure*. Academic Press.

Dickerson, R. E., Drew, H. R., Conner, B. N., Wing, R. M., Fratini, A. V., and Kopka, M. L. 1982. The anatomy of A-, B-, and Z-DNA. *Science* 216:475–485.

Sinden, R. R. 1994. *DNA Structure and Function*. Academic Press.

DNA の複製

Lehman, I. R. 2003. Discovery of DNA polymerase. *J. Biol. Chem.* 278:34733–34738.

Hübscher, U., Maga, G., and Spardari, S. 2002. Eukaryotic DNA polymerases. *Annu. Rev. Biochem.* 71:133–163.

Hübscher, U., Nasheuer, H.-P., and Syväoja, J. E. 2000. Eukaryotic DNA polymerases: A growing family. *Trends Biochem. Sci.* 25:143–147.

Brautigam, C. A., and Steitz, T. A. 1998. Structural and functional insights provided by crystal structures of DNA polymerases and their substrate complexes. *Curr. Opin. Struct. Biol.* 8:54–63.

Kornberg, A. 2005. *DNA Replication* (2d ed.). University Science Books.

mRNA の発見

Jacob, F., and Monod, J. 1961. Genetic regulatory mechanisms in the synthesis of proteins. *J. Mol. Biol.* 3:318–356.

Brenner, S., Jacob, F., and Meselson, M. 1961. An unstable intermediate carrying information from genes to ribosomes for protein synthesis. *Nature* 190:576–581.

Hall, B. D., and Spiegelman, S. 1961. Sequence complementarity of T2-DNA and T2-specific RNA. *Proc. Natl. Acad. Sci. U.S.A.* 47:137–146.

遺伝暗号

Novoa, E. M., and Ribas de Pouplana, L. 2012. Speeding with control: Codon usage, tRNAs, and ribosomes. *Trends Genet.* 28:574–581.

Koonin, E. V., and Novozhilov, A. S. 2009. Origin and evolution of the genetic code: The universal enigma. *IUBMB Life* 61:99–111.

Yarus, M., Caporaso, J. G., and Knight, R. 2005. Origins of the genetic code: The escaped triplet theory. *Annu. Rev. Biochem.* 74:179–198.

Freeland, S. J., and Hurst, L. D. 2004. Evolution encoded. *Sci. Am.* 290(4):84–91.

Crick, F. H. C., Barnett, L., Brenner, S., and Watts-Tobin, R. J. 1961. General nature of the genetic code for proteins. *Nature* 192:1227–1232.

Knight, R. D., Freeland, S. J., and Landweber L. F. 1999. Selection, history and chemistry: The three faces of the genetic code. *Trends Biochem. Sci.* 24(6):241–247.

イントロン，エキソン，分断された遺伝子

Liu, M., and Grigoriev, A. 2004. Protein domains correlate strongly with exons in multiple eukaryotic genomes—evidence of exon shuffling? *Trends Genet.* 20:399–403.

Dorit, R. L., Schoenbach, L., and Gilbert, W. 1990. How big is the universe of exons? *Science* 250:1377–1382.

Cochet, M., Gannon, F., Hen, R., Maroteaux, L., Perrin, F., and Chambon, P. 1979. Organization and sequence studies of the 17-piece chicken conalbumin gene. *Nature* 282:567–574.

Tilghman, S. M., Tiemeier, D. C., Seidman, J. G., Peterlin, B. M., Sullivan, M., Maizel, J. V., and Leder, P. 1978. Intervening sequence of DNA identified in the structural portion of a mouse β-globin gene. *Proc. Natl. Acad. Sci. U.S.A.* 75:725–729.

回想録および歴史的説明

Watson, J. D., Gann, A., and Witkowski, J. (Eds.). 2012. *The Annotated and Illustrated Double Helix.* Simon and Shuster.

Nirenberg, M. 2004. Deciphering the genetic code—a personal account. *Trends Biochem. Sci.* 29:46–54.

Clayton, J., and Dennis, C. (Eds.). 2003. *50 Years of DNA.* Palgrave Macmillan.

Watson, J. D. 1968. *The Double Helix.* Atheneum.

McCarty, M. 1985. *The Transforming Principle: Discovering That Genes Are Made of DNA.* Norton.

Cairns, J., Stent, G. S., and Watson, J. D. 2000. *Phage and the Origins of Molecular Biology.* Cold Spring Harbor Laboratory.

Olby, R. 1974. *The Path to the Double Helix.* University of Washington Press.

Judson, H. F. 1996. *The Eighth Day of Creation.* Cold Spring Harbor Laboratory.

Sayre, A. 2000. *Rosalind Franklin and DNA.* Norton.

第 5 章

手始めに

Berg, P. 1981. Dissections and reconstructions of genes and chromosomes. *Science* 213:296–303.

Gilbert, W. 1981. DNA sequencing and gene structure. *Science* 214:1305–1312.

Sanger, F. 1981. Determination of nucleotide sequences in DNA. *Science* 214:1205–1210.

Mullis, K. B. 1990. The unusual origin of the polymerase chain reaction. *Sci. Am.* 262(4):56–65.

書籍（組換え DNA 技術）

Watson, J. D., Myers, R. M., Caudy, A. A., and Witkowski, J. 2007. *Recombinant DNA: Genes and Genomes* (3d ed.). W. H. Freeman and Company.

Grierson, D. (Ed.). 1991. *Plant Genetic Engineering.* Chapman and Hall.

Mullis, K. B., Ferré, F., and Gibbs, R. A. (Eds.). 1994. *The Polymerase Chain Reaction.* Birkhäuser.

Green, M. R., and Sambrook, S. 2014. *Molecular Cloning: A Laboratory Manual* (4th ed.). Cold Spring Harbor Laboratory Press.

Ausubel, F. M., Brent, R., Kingston, R. E., and Moore, D. D. (Eds.). 2002. *Short Protocols in Molecular Biology: A Compendium of Methods from Current Protocols in Molecular Biology.* Wiley.

Birren, B., Green, E. D., Klapholz, S., Myers, R. M., Roskams, J., Riethamn, H., and Hieter, P. (Eds.). 1999. *Genome Analysis* (vols. 1–4). Cold Spring Harbor Laboratory Press.

Methods in Enzymology. Academic Press.〔組換え DNA 技術を取扱った双書中の多くの巻〕

DNA 塩基配列決定と DNA 合成

Hunkapiller, T., Kaiser, R. J., Koop, B. F., and Hood, L. 1991. Large-scale and automated DNA sequence determination. *Science* 254:59–67.

Sanger, F., Nicklen, S., and Coulson, A. R. 1977. DNA sequencing with chain-terminating inhibitors. *Proc. Natl. Acad. Sci. U.S.A.* 74:5463–5467.

Maxam, A. M., and Gilbert, W. 1977. A new method for sequencing DNA. *Proc. Natl. Acad. Sci. U.S.A.* 74:560–564.

Smith, L. M., Sanders, J. Z., Kaiser, R. J., Hughes, P., Dodd, C., Connell, C. R., Heiner, C., Kent, S. B. H., and Hood, L. E. 1986. Fluorescence detection in automated DNA sequence analysis. *Nature* 321:674–679.

Pease, A. C., Solas, D., Sullivan, E. J., Cronin, M. T., Holmes, C. P., and Fodor, S. P. A. 1994. Light-generated oligonucleotide arrays for rapid DNA sequence analysis. *Proc. Natl. Acad. Sci. U.S.A.* 91:5022–5026.

Venter, J. C., Adams, M. D., Sutton, G. G., Kerlavage, A. R., Smith, H. O., and Hunkapiller, M. 1998. Shotgun sequencing of the human genome. *Science* 280:1540–1542.

Mardis, E. R. 2008. Next-generation DNA sequencing methods. *Annu. Rev. Genomics Hum. Genet.* 9:387–402.

Metzker, M. L. 2010. Sequencing technologies—the next generation. *Nature Rev. Genet.* 11:31–46.

Rothberg, J. M., Hinz, W., Rearick, T. M., Schultz, J., Mileski, W., Davey, M., Leamon, J. H., Johnson, K., Milgrew, M. J., Edwards, M., et al. 2011. An integrated semi-conductor device enabling non-optical genome sequencing. *Nature.* 475:348–352.

ポリメラーゼ連鎖反応（PCR）

Arnheim, N., and Erlich, H. 1992. Polymerase chain reaction strategy. *Annu. Rev. Biochem.* 61:131–156.

Kirby, L. T. (Ed.). 1997. *DNA Fingerprinting: An Introduction.* Stockton Press.

Eisenstein, B. I. 1990. The polymerase chain reaction: A new method for using molecular genetics for medical diagnosis. *New Engl. J. Med.* 322:178–183.

Foley, K. P., Leonard, M. W., and Engel, J. D. 1993. Quantitation of RNA using the polymerase chain reaction. *Trends Genet.* 9:380–386.

Pääbo, S. 1993. Ancient DNA. *Sci. Am.* 269(5):86–92.

Hagelberg, E., Gray, I. C., and Jeffreys, A. J. 1991. Identification of the skeletal remains of a murder victim by DNA analysis. *Nature* 352:427–429.

Lawlor, D. A., Dickel, C. D., Hauswirth, W. W., and Parham, P. 1991. Ancient HLA genes from 7500-year-old archaeological remains. *Nature* 349:785–788.

Krings, M., Geisert, H., Schmitz, R. W., Krainitzki, H., and Pääbo, S. 1999. DNA sequence of the mitochondrial hypervariable region II for the Neanderthal type specimen. *Proc. Natl. Acad. Sci. U.S.A.* 96:5581–5585.

Ovchinnikov, I. V., Götherström, A., Romanova, G. P., Kharitonov, V. M., Lidén, K., and Goodwin, W. 2000. Molecular analysis of Neanderthal DNA from the northern Caucasus. *Nature* 404:490–493.

ゲノムの配列決定

International Human Genome Sequencing Consortium. 2004. Finishing the euchromatic sequence of the human genome. *Nature* 431:931–945.

Lander, E. S., Linton, L. M., Birren, B., Nusbaum, C., Zody, M. C., Baldwin, J., Devon, K., Dewar, K., Doyle, M., FitzHugh, W., et al. 2001. Initial sequencing and analysis of the human genome. *Nature* 409:860–921.

Venter, J. C., Adams, M. D., Myers, E. W., Li, P. W., Mural, R. J., Sutton, G. G., Smith, H. O., Yandell, M., Evans, C. A., Holt, R. A., et al. 2001. The sequence of the human genome. *Science* 291:1304–1351.

Waterston, R. H., Lindblad-Toh, K., Birney, E., Rogers, J., Abril, J. F., Agarwal, P., Agarwala, R., Ainscough, R., Alexandersson, M., An, P., et al. 2002. Initial sequencing and comparative analysis of the mouse genome. *Nature* 420:520–562.

Koonin, E. V. 2003. Comparative genomics, minimal gene-sets and the last universal common ancestor. *Nat. Rev. Microbiol.* 1:127–236.

Gilligan, P., Brenner, S., and Venkatesh, B. 2002. Fugu and human sequence comparison identifies novel human genes and conserved non-coding sequences. *Gene* 294:35–44.

Enard, W., and Pääbo, S. 2004. Comparative primate genomics. *Annu. Rev. Genomics Hum. Genet.* 5:351–378.

定量リアルタイム PCR と DNA マイクロアレイ

Duggan, D. J., Bittner, J. M., Chen, Y., Meltzer, P., and Trent, J. M. 1999. Expression profiling using cDNA microarrays. *Nat. Genet.* 21:10–14.

Golub, T. R., Slonim, D. K., Tamayo, P., Huard, C., Gaasenbeek, M., Mesirov, J. P., Coller, H., Loh, M. L., Downing, J. R., Caligiuri, M. A., et al. 1999. Molecular classification of cancer: Class discovery and class prediction by gene expression monitoring. *Science* 286:531–537.

Perou, C. M., Sørlie, T., Eisen, M. B., van de Rijn, M., Jeffery, S. S., Rees, C. A., Pollack, J. R., Ross, D. T., Johnsen, H., Akslen, L. A., et al. 2000. Molecular portraits of human breast tumours. *Nature* 406:747–752.

Walker, N. J. 2002. A technique whose time has come. *Science* 296:557–559.

動物細胞への遺伝子導入

Anderson, W. F. 1992. Human gene therapy. *Science* 256:808–813.

Friedmann, T. 1997. Overcoming the obstacles to gene therapy. *Sci. Am.* 277(6):96–101.

Blaese, R. M. 1997. Gene therapy for cancer. *Sci. Am.* 277(6):111–115.

Brinster, R. L., and Palmiter, R. D. 1986. Introduction of genes into the germ lines of animals. *Harvey Lect.* 80:1–38.

Capecchi, M. R. 1989. Altering the genome by homologous recombination. *Science* 244:1288–1292.

Hasty, P., Bradley, A., Morris, J. H., Edmondson, D. G., Venuti, J. M., Olson, E. N., and Klein, W. H. 1993. Muscle deficiency and neonatal death in mice with a targeted mutation in the myogenin gene. *Nature* 364:501–506.

Parkmann, R., Weinberg, K., Crooks, G., Nolta, J., Kapoor, N., and Kohn, D. 2000. Gene therapy for adenosine deaminase deficiency. *Annu. Rev. Med.* 51:33–47.

Gaj, T., Gersbach, C. A., and Barbas III, C. F. 2013. ZFN, TALEN, and CRISPR/Cas-based methods for genome engineering. *Trends Biotechnol.* 31:397–405.

RNA 干渉

Rana, T. M. 2007. Illuminating the silence: Understanding the structure and function of small RNAs. *Nat. Rev. Mol. Cell Biol.* 8:23–36.

Novina, C. D., and Sharp, P. A. 2004. The RNAi revolution. *Nature* 430:161–164.

Hannon, G. J., and Rossi, J. J. 2004. Unlocking the potential of the human genome with RNA interference. *Nature* 431:371–378.

Meister, G., and Tuschl, T. 2004. Mechanisms of gene silencing by double-stranded RNA. *Nature* 431:343–349.

Elbashir, S. M., Harborth, J., Lendeckel, W., Yalcin, A., Weber, K., and Tuschl, T. 2001. Duplexes of 21-nucleotide RNAs mediate RNA interference in cultured mammalian cells. *Nature* 411:494–498.

Fire, A., Xu, S., Montgomery, M. K., Kostas, S. A., Driver, S. E., and Mello, C. C. 1998. Potent and specific genetic interference by double-stranded RNA in *Caenorhabditis elegans*. *Nature* 391:806–811.

植物の遺伝子工学

Gasser, C. S., and Fraley, R. T. 1992. Transgenic crops. *Sci. Am.* 266(6):62–69.

Gasser, C. S., and Fraley, R. T. 1989. Genetically engineering plants for crop improvement. *Science* 244:1293–1299.

Shimamoto, K., Terada, R., Izawa, T., and Fujimoto, H. 1989. Fertile transgenic rice plants regenerated from transformed protoplasts. *Nature* 338:274–276.

Chilton, M.-D. 1983. A vector for introducing new genes into plants. *Sci. Am.* 248(6):50–59.

Hansen, G., and Wright, M. S. 1999. Recent advances in the transformation of plants. *Trends Plant Sci.* 4:226–231.

Hammond, J. 1999. Overview: The many uses of transgenic plants. *Curr. Top. Microbiol. Immunol.* 240:1–20.

Finer, J. J., Finer, K. R., and Ponappa, T. 1999. Particle bombardment mediated transformation. *Curr. Top. Microbiol. Immunol.* 240:60–80.

筋萎縮性側索硬化症（ALS）

Siddique, T., Figlewicz, D. A., Pericak-Vance, M. A., Haines, J. L., Rouleau, G., Jeffers, A. J., Sapp, P., Hung, W.-Y., Bebout, J., McKenna-Yasek, D., et al. 1991. Linkage of a gene causing familial amyotrophic lateral sclerosis to chromosome 21 and evidence of genetic-locus heterogeneity. *New Engl. J. Med.* 324:1381–1384.

Rosen, D. R., Siddique, T., Patterson, D., Figlewicz, D. A., Sapp, P., Hentati, A., Donaldson, D., Goto, J., O'Regan, J. P., Deng, H.-X., et al. 1993. Mutations in Cu/Zn superoxide dismutase gene are associated with familial amyotrophic lateral sclerosis. *Nature* 362:59–62.

Gurney, M. E., Pu, H., Chiu, A. Y., Dal Canto, M. C., Polchow, C. Y., Alexander, D. D., Caliendo, J., Hentati, A., Kwon, Y. W., Deng, H.-X., et al. 1994. Motor neuron degeneration in mice that express a human Cu, Zn superoxide dismutase mutation. *Science* 264:1772–1774.

Borchelt, D. R., Lee, M. K., Slunt, H. S., Guarnieri, M., Xu, Z.-S., Wong, P. C., Brown, R. H., Jr., Price, D. L., Sisodia, S. S., and Cleveland, D. W. 1994. Superoxide dismutase 1 with mutations linked to familial amyotrophic lateral sclerosis possesses significant activity. *Proc. Natl. Acad. Sci. U.S.A.* 91:8292–8296.

第 6 章

手 始 め に

Hogewer, P. 2011. The roots of bioinformatics in theoretical biology. *PLoS Comp. Biol.* 7:e1002021.

Searls, D. B. 2010. The roots of bioinformatics. *PLoS Comp. Biol.* 6: e1000809.

書　籍

Claverie, J.-M., and Notredame, C. 2003. *Bioinformatics for Dummies*. Wiley.

Pevsner, J. 2003. *Bioinformatics and Functional Genomics*. Wiley-Liss.

Doolittle, R. F. 1987. *Of URFS and ORFS*. University Science Books.

配列の整列

Schaffer, A. A., Aravind, L., Madden, T. L., Shavirin, S., Spouge, J. L., Wolf, Y. I., Koonin, E. V., and Altschul, S. F. 2001. Improving the accuracy of PSI-BLAST protein database searches with composition-based statistics and other refinements. *Nucleic Acids Res.* 29:2994–3005.

Henikoff, S., and Henikoff, J. G. 1992. Amino acid substitution matrices from protein blocks. *Proc. Natl. Acad. Sci. U.S.A.* 89:10915–10919.

Johnson, M. S., and Overington, J. P. 1993. A structural basis for sequence comparisons: An evaluation of scoring methodologies. *J. Mol. Biol.* 233:716–738.

Eddy, S. R. 2004. Where did the BLOSUM62 alignment score matrix come from? *Nat. Biotechnol.* 22:1035–1036.

Aravind, L., and Koonin, E. V. 1999. Gleaning non-trivial structural, functional and evolutionary information about proteins by iterative database searches. *J. Mol. Biol.* 287:1023–1040.

Altschul, S. F., Madden, T. L., Schaffer, A. A., Zhang, J., Zhang, Z., Miller, W., and Lipman, D. J. 1997. Gapped BLAST and PSI-BLAST: A new generation of protein database search programs. *Nucleic Acids Res.* 25:3389–3402.

構 造 比 較

Orengo, C. A., Bray, J. E., Buchan, D. W., Harrison, A., Lee, D., Pearl, F. M., Sillitoe, I., Todd, A. E., and Thornton, J. M. 2002. The CATH protein family database: A resource for structural and functional annotation of genomes. *Proteomics* 2:11–21.

Bashford, D., Chothia, C., and Lesk, A. M. 1987. Determinants of a protein fold: Unique features of the globin amino acid sequences. *J. Mol. Biol.* 196:199–216.

Harutyunyan, E. H., Safonova, T. N., Kuranova, I. P., Popov, A. N., Teplyakov, A. V., Obmolova, G. V., Rusakov, A. A., Vainshtein, B. K., Dodson, G. G., Wilson, J. C., et al. 1995. The structure of deoxy- and oxy-leghaemoglobin from lupin. *J. Mol. Biol.* 251:104–115.

Flaherty, K. M., McKay, D. B., Kabsch, W., and Holmes, K. C. 1991. Similarity of the three-dimensional structures of actin and the ATPase fragment of a 70-kDa heat shock cognate protein. *Proc. Natl. Acad. Sci. U.S.A.* 88:5041–5045.

Murzin, A. G., Brenner, S. E., Hubbard, T., and Chothia, C. 1995. SCOP: A structural classification of proteins database for the investigation of sequences and structures. *J. Mol. Biol.* 247:536–540.

Hadley, C., and Jones, D. T. 1999. A systematic comparison of protein structure classification: SCOP, CATH and FSSP. *Struct. Fold. Des.* 7:1099–1112.

ド メ イ ン 検 出

Marchler-Bauer, A., Anderson, J. B., DeWeese-Scott, C., Fedorova, N. D., Geer, L. Y., He, S., Hurwitz, D. I., Jackson, J. D., Jacobs, A. R., Lanczycki, C. J., et al. 2003. CDD: A curated Entrez database of conserved domain alignments. *Nucleic Acids Res.* 31:383–387.

Ploegman, J. H., Drent, G., Kalk, K. H., and Hol, W. G. 1978. Structure of bovine liver rhodanese I: Structure determination at 2.5 Å resolution and a comparison of the conformation and sequence of its two domains. *J. Mol. Biol.* 123:557–594.

Nikolov, D. B., Hu, S. H., Lin, J., Gasch, A., Hoffmann, A., Horikoshi, M., Chua, N. H., Roeder, R. G., and Burley, S. K. 1992. Crystal structure of TFIID TATA-box binding protein. *Nature* 360:40–46.

Doolittle, R. F. 1995. The multiplicity of domains in proteins. *Annu. Rev. Biochem.* 64:287–314.

Heger, A., and Holm, L. 2000. Rapid automatic detection and alignment of repeats in protein sequences. *Proteins* 41:224–237.

進 化 系 統 樹

Wolf, Y. I., Rogozin, I. B., Grishin, N. V., and Koonin, E. V. 2002. Genome trees and the tree of life. *Trends Genet.* 18:472–479.

Doolittle, R. F. 1992. Stein and Moore Award address. Reconstructing history with amino acid sequences. *Protein Sci.* 1:191–200.

Zuckerkandl, E., and Pauling, L. 1965. Molecules as documents of evolutionary history. *J. Theor. Biol.* 8:357–366.

Schönknecht, G., Chen, W.-H., Ternes, C. M., Barbier, G. G., Shrestha, R. P., Stanke, M., Bräutigam, A., Baker, B. J., Banfield, J. F., Garavito, R. M., et al. 2013. Gene transfer from bacteria and archaea facilitated evolution of an extremophilic eukaryote. *Science* 339:1207–1210.

古 代 DNA

Prüfer, K., Racimo, F., Patterson, N., Jay, F., Sankararaman, S., Sawyer, S., Heinze, A., Renaud, G., Sudmant, P. H., de Filippo C., et al. 2014. The complete genome sequence of a Neanderthal from the Altai Mountains. *Nature* 505:43–49.

Meyer, M., Kircher, M., Gansauge, M. T., Li, H., Racimo, F., Mallick, S., Schraiber, J. G., Jay, F., Prüfer, K., de Filippo, C., et al. 2012. A high-coverage genome sequence from an archaic Denisovan individual. *Science* 338:222–226.

Green, R. E., Malaspinas, A.-S., Krause, J., Briggs, A. W., Johnson, P. L. F., Uhler, C., Meyer, M., Good, J. M., Maricic, T., Stenzel, U., et al. 2008. A complete Neandertal mitochondrial genome sequence determined by high-throughput sequencing. *Cell* 134:416–426.

Pääbo, S., Poinar, H., Serre, D., Jaenicke-Despres, V., Hebler, J., Rohland, N., Kuch, M., Krause, J., Vigilant, L., and Hofreiter, M. 2004. Genetic analyses from ancient DNA. *Annu. Rev. Genet.* 38:645–679.

実 験 室 で の 進 化

Sassanfar, M., and Szostak, J. W. 1993. An RNA motif that binds ATP. *Nature* 364:550–553.

Gold, L., Polisky, B., Uhlenbeck, O., and Yarus, M. 1995. Diversity of oligonucleotide functions. *Annu. Rev. Biochem.* 64:763–797.

Wilson, D. S., and Szostak, J. W. 1999. In vitro selection of functional nucleic acids. *Annu. Rev. Biochem.* 68:611–647.

Hermann, T., and Patel, D. J. 2000. Adaptive recognition by nucleic acid

aptamers. *Science* 287:820–825.

Keefe, A. D., Pai, S., and Ellington, A. 2010. Aptamers as therapeutics. *Nat. Rev. Drug Discov.* 9:537–550.

Radom, F., Jurek, P. M., Mazurek, M. P., Otlewski, J., and Jeleń, F. 2013. Aptamers: Molecules of great potential. *Biotechnol. Adv.* 31:1260–1274.

ウ ェ ブ サ イ ト

The Protein Data Bank（PDB）（プロテインデータバンク）のサイトには三次元巨大分子構造のデータが多数保存されており，その数は現在 100 000 以上である（http://www.pdb.org）.

NCBI（National Center for Biotechnology Information，米国国立生物工学情報センター）のサイトには解析のための分子生物学的データベースやソフトウェアがある（http://www.ncbi.nlm.nih.gov/）.

第 7 章

手 始 め に

Changeux, J.-P. 2011. 50th anniversary of the word "Allosteric." *Protein Sci.* 20:1119–1124.

Perutz, M. F. 1978. Hemoglobin structure and respiratory transport. *Sci. Am.* 239(6):92–125.

Perutz, M. F. 1980. Stereochemical mechanism of oxygen transport by haemoglobin. *Proc. R. Soc. Lond. Biol. Sci.* 208:135–162.

Kilmartin, J. V. 1976. Interaction of haemoglobin with protons, CO_2, and 2,3-diphosphoglycerate. *Brit. Med. Bull.* 32:209–222.

構　　造

Kendrew, J. C., Bodo, G., Dintzis, H. M., Parrish, R. G., Wyckoff, H., and Phillips, D. C. 1958. A three-dimensional model of the myoglobin molecule obtained by x-ray analysis. *Nature* 181:662–666.

Shaanan, B. 1983. Structure of human oxyhaemoglobin at 2.1 Å resolution. *J. Mol. Biol.* 171:31–59.

Frier, J. A., and Perutz, M. F. 1977. Structure of human foetal deoxy-haemoglobin. *J. Mol. Biol.* 112:97–112.

Perutz, M. F. 1969. Structure and function of hemoglobin. *Harvey Lect.* 63:213–261.

Perutz, M. F. 1962. Relation between structure and sequence of haemo-globin. *Nature* 194:914–917.

Harrington, D. J., Adachi, K., and Royer, W. E., Jr. 1997. The high resolution crystal structure of deoxyhemoglobin S. *J. Mol. Biol.* 272:398–407.

ア ロ ス テ リ ッ ク エ フ ェ ク タ ー と ヘ モ グ ロ ビ ン の 相 互 作 用

Benesch, R., and Beesch, R. E. 1969. Intracellular organic phosphates as regulators of oxygen release by haemoglobin. *Nature* 221:618–622.

Fang, T. Y., Zou, M., Simplaceanu, V., Ho, N. T., and Ho, C. 1999. Assessment of roles of surface histidyl residues in the molecular basis of the Bohr effect and of β 143 histidine in the binding of 2,3-bis-phosphoglycerate in human normal adult hemoglobin. *Biochemistry* 38:13423–13432.

Arnone, A. 1992. X-ray diffraction study of binding of 2,3-diphosphoglycerate to human deoxyhaemoglobin. *Nature* 237:146–149.

協 同 性 モ デ ル

Changeux, J.-P. 2012. Allostery and the Monod-Wyman-Changeux model after 50 years. *Annu. Rev. Biophys.* 41:103–133.

Monod, J., Wyman, J., and Changeux, J.-P. 1965. On the nature of allosteric interactions: A plausible model. *J. Mol. Biol.* 12:88–118.

Koshland, D. L., Jr., Nemethy, G., and Filmer, D. 1966. Comparison of experimental binding data and theoretical models in proteins containing subunits. *Biochemistry* 5:365–385.

Ackers, G. K., Doyle, M. L., Myers, D., and Daugherty, M. A. 1992. Molecular code for cooperativity in hemoglobin. *Science* 255:54–63.

鎌 状 赤 血 球 貧 血 と サ ラ セ ミ ア（地 中 海 貧 血）

Herrick, J. B. 1910. Peculiar elongated and sickle-shaped red blood corpuscles in a case of severe anemia. *Arch. Intern. Med.* 6:517–521.

Pauling, L., Itano, H. A., Singer, S. J., and Wells, L. C. 1949. Sickle cell anemia: A molecular disease. *Science* 110:543–548.

Ingram, V. M. 1957. Gene mutation in human hemoglobin: The chemical difference between normal and sickle cell haemoglobin. *Nature* 180:326–328.

Eaton, W. A., and Hofrichter, J. 1990. Sickle cell hemoglobin polymerization. *Adv. Prot. Chem.* 40:63–279.

Weatherall, D. J. 2001. Phenotype genotype relationships in monogenic disease: Lessons from the thalassemias. *Nat. Rev. Genet.* 2:245–255.

Tsaras, G., Owusu-Ansah, A., Boateng, F. O., and Amoateng-Adjepong, Y. 2009. Complications associated with sickle cell trait: A brief narrative review. *Am. J. Med.* 122:507–512.

グロビン結合タンパク質と他のグロビン

Helbo, S., Weber, R. E., and Fago, A. 2013. Expression patterns and adaptive functional diversity of vertebrate myoglobins. *Biochim. Biophys. Acta* 1834:1832–1839.

Kihm, A. J., Kong, Y., Hong, W., Russell, J. E., Rouda, S., Adachi, K., Simon, M. C., Blobel, G. A., and Weiss, M. J. 2002. An abundant erythroid protein that stabilizes free α-haemoglobin. *Nature* 417:758–763.

Feng, L., Zhou, S., Gu, L., Gell, D. A., Mackay, J. P., Weiss, M. J., Gow, A. J., and Shi, Y. 2005. Structure of oxidized α-haemoglobin bound to AHSP reveals a protective mechanism for haem. *Nature* 435:697–701.

Yu, X., Kong, Y., Dore, L. C., Abdulmalik, O., Katein, A. M., Zhou, S., Choi, J. K., Gell, D., Mackay, J. P., Gow, A. J., et al. 2007. An erythroid chaperone that facilitates folding of α-globin subunits for hemoglobin synthesis. *J. Clin. Invest.* 117:1856–1865.

Burmester, T., Haberkamp, M., Mitz, S., Roesner, A., Schmidt, M., Ebner, B., Gerlach, F., Fuchs, C., and Hankeln, T. 2004. Neuroglobin and cytoglobin: Genes, proteins and evolution. *IUBMB Life* 56:703–707.

Hankeln, T., Ebner, B., Fuchs, C., Gerlach, F., Haberkamp, M., Laufs, T. L., Roesner, A., Schmidt, M., Weich, B., Wystub, S., et al. 2005. Neuroglobin and cytoglobin in search of their role in the vertebrate globin family. *J. Inorg. Biochem.* 99:110–119.

Burmester, T., Ebner, B., Weich, B., and Hankeln, T. 2002. Cytoglobin: A novel globin type ubiquitously expressed in vertebrate tissues. *Mol. Biol. Evol.* 19:416–421.

Zhang, C., Wang, C., Deng, M., Li, L., Wang, H., Fan, M., Xu, W., Meng, F., Qian, L., and He, F. 2002. Full-length cDNA cloning of human neuroglobin and tissue expression of rat neuroglobin. *Biochem. Biophys. Res. Commun.* 290:1411–1419.

第 8 章

手 始 め に

Zalatan, J. G., and Herschlag, D. 2009. The far reaches of enzymology. *Nat. Chem. Biol.* 5:516–520.

Hammes, G. G. 2008. How do enzymes really work? *J. Biol. Chem.* 283:22337–22346.

Koshland, D. E., Jr. 1987. Evolution of catalytic function. *Cold Spring Harbor Symp. Quant. Biol.* 52:1–7.

Jencks, W. P. 1987. Economics of enzyme catalysis. *Cold Spring Harbor Symp. Quant. Biol.* 52:65–73.

Lerner, R. A., and Tramontano, A. 1988. Catalytic antibodies. *Sci. Am.* 258(3):58–70.

書 　 籍

Cook, P. F., and Cleland, W. W. 2007. *Enzyme Kinetics and Mechanism.* Garland Press.

Fersht, A. 1999. *Structure and Mechanism in Protein Science: A Guide to Enzyme Catalysis and Protein Folding.* W. H. Freeman and Company.

Walsh, C. 1979. *Enzymatic Reaction Mechanisms.* W. H. Freeman and Company.

Bender, M. L., Bergeron, R. J., and Komiyama, M. 1984. *The Bioorganic Chemistry of Enzymatic Catalysis.* Wiley-Interscience.

Abelson, J. N., and Simon, M. I. (Eds.). 1992. *Methods in Enzymology.* Academic Press.

Friedmann, H. C. (Ed.). 1981. *Benchmark Papers in Biochemistry,* vol. 1, *Enzymes.* Hutchinson Ross.

遷移状態の安定化，遷移状態類似体，その他の酵素阻害剤

Schramm, V. L. 2007. Enzymatic transition state theory and transition state analog design. *J. Biol. Chem.* 282:28297–28300.

Pauling, L. 1948. Nature of forces between large molecules of biological interest. *Nature* 161:707–709.

Leinhard, G. E. 1973. Enzymatic catalysis and transition-state theory. *Science*

180:149–154.

Kraut, J. 1988. How do enzymes work? *Science* 242:533–540.

Waxman, D. J., and Strominger, J. L. 1983. Penicillin-binding proteins and the mechanism of action of β-lactam antibiotics. *Annu. Rev. Biochem.* 52:825–869.

Abraham, E. P. 1981. The β-lactam antibiotics. *Sci. Am.* 244(6):76–86.

Walsh, C. T. 1984. Suicide substrates, mechanism-based enzyme inactivators: Recent developments. *Annu. Rev. Biochem.* 53:493–535.

触媒機能をもつ抗体

Hilvert, D. 2000. Critical analysis of antibody catalysis. *Annu. Rev. Biochem.* 69:751–794.

Wade, H., and Scanlan, T. S. 1997. The structural and functional basis of antibody catalysis. *Annu. Rev. Biophys. Biomol. Struct.* 26:461–493.

Lerner, R. A., Benkovic, S. J., and Schultz, P. G. 1991. At the crossroads of chemistry and immunology: Catalytic antibodies. *Science* 252:659–667.

Cochran, A. G., and Schultz, P. G. 1990. Antibody-catalyzed porphyrin metallation. *Science* 249:781–783.

酵素反応速度論と反応機構

Hammes, G. G., Benkovic, S. J., and Hammes-Schiffer, S. 2011. Flexibility, Diversity, and Cooperativity: Pillars of Enzyme Catalysis. *Biochemistry* 50:10422–10430.

Johnson, K. A., and Goody, R. S. 2011. The Original Michaelis Constant: Translation of the 1913 Michaelis−Menten Paper. *Biochemistry* 50:8264–8269.

Hammes-Schiller, S., and Benkovic, S. J. 2006. Relating protein motion to catalysis. *Annu. Rev. Biochem.* 75:519–541.

Benkovic, S. J., and Hammes-Schiller, S. 2003. A perspective on enzyme catalysis. *Science* 301:1196–1202.

Hur, S., and Bruice, T. C. 2003. The near attack conformation approach to the study of the chorismate to prephenate reaction. *Proc. Natl. Acad. Sci. U. S.A.* 100:12015–12020.

Miles, E. W., Rhee, S., and Davies, D. R. 1999. The molecular basis of substrate channeling. *J. Biol. Chem.* 274:12193–12196.

Warshel, A. 1998. Electrostatic origin of the catalytic power of enzymes and the role of preorganized active sites. *J. Biol. Chem.* 273:27035–27038.

Cannon, W. R., and Benkovic, S. J. 1999. Solvation, reorganization energy, and biological catalysis. *J. Biol. Chem.* 273:26257–26260.

Cleland, W. W., Frey, P. A., and Gerlt, J. A. 1998. The low barrier hydrogen bond in enzymatic catalysis. *J. Biol. Chem.* 273:25529–25532.

Romesberg, F. E., Santarsiero, B. D., Spiller, B., Yin, J., Barnes, D., Schultz, P. G., and Stevens, R. C. 1998. Structural and kinetic evidence for strain in biological catalysis. *Biochemistry* 37:14404–14409.

Fersht, A. R., Leatherbarrow, R. J., and Wells, T. N. C. 1986. Binding energy and catalysis: A lesson from protein engineering of the tyrosyl-tRNA synthetase. *Trends Biochem. Sci.* 11:321–325.

Jencks, W. P. 1975. Binding energy, specificity, and enzymic catalysis: The Circe effect. *Adv. Enzymol.* 43:219–410.

Knowles, J. R., and Albery, W. J. 1976. Evolution of enzyme function and the development of catalytic efficiency. *Biochemistry* 15:5631–5640.

1 分子の研究

Allewell, N. M. 2010. Thematic Minireview Series: Single-molecule Measurements in Biochemistry and Molecular Biology. *J. Biol. Chem.* 285:18959–18983. A series of reviews on single-molecule studies.

Min, W., English, B. P., Lou, G., Cherayil, B. J., Kou, S. C., and Xie, X. S. 2005. Fluctuating Enzymes: Lessons from Single-Molecule Studies. *Acc. Chem. Res.* 38: 923–931.

Xie, X. S., and Lu, H. P. 1999. Single-molecule enzymology. *J. Biol. Chem.* 274:15967–15970.

Lu, H. P., Xun, L., and Xie, X. S. 1998. Single-molecule enzymatic dynamics. *Science* 282:1877–1882.

第 9 章

手 始 め に

Stroud, R. M. 1974. A family of protein-cutting proteins. *Sci. Am.* 231(1):74–88.

Kraut, J. 1977. Serine proteases: Structure and mechanism of catalysis. *Annu. Rev. Biochem.* 46:331–358.

Lindskog, S. 1997. Structure and mechanism of carbonic anhydrase. *Pharmacol. Ther.* 74:1–20.

Jeltsch, A., Alves, J., Maass, G., and Pingoud, A. 1992. On the catalytic mechanism of EcoRI and EcoRV: A detailed proposal based on biochemical results, structural data and molecular modelling. *FEBS Lett.* 304:4–8.

Bauer, C. B., Holden, H. M., Thoden, J. B., Smith, R., and Rayment, I. 2000. X-ray structures of the apo and MgATP-bound states of *Dictyostelium discoideum* myosin motor domain. *J. Biol. Chem.* 275:38494–38499.

Lolis, E., and Petsko, G. A. 1990. Transition-state analogues in protein crystallography: Probes of the structural source of enzyme catalysis. *Annu. Rev. Biochem.* 59:597–630.

書 籍

Fersht, A. 1999. *Structure and Mechanism in Protein Science: A Guide to Enzyme Catalysis and Protein Folding.* W. H. Freeman and Company.

Silverman, R. B. 2000. *The Organic Chemistry of Enzyme-Catalyzed Reactions.* Academic Press.

Page, M., and Williams, A. 1997. *Organic and Bio-organic Mechanisms.* Addison Wesley Longman.

キモトリプシンと他のセリンプロテアーゼ

Fastrez, J., and Fersht, A. R. 1973. Demonstration of the acyl-enzyme mechanism for the hydrolysis of peptides and anilides by chymotrypsin. *Biochemistry* 12:2025–2034.

Sigler, P. B., Blow, D. M., Matthews, B. W., and Henderson, R. 1968. Structure of crystalline-chymotrypsin II: A preliminary report including a hypothesis for the activation mechanism. *J. Mol. Biol.* 35:143–164.

Kossiakoff, A. A., and Spencer, S. A. 1981. Direct determination of the protonation states of aspartic acid-102 and histidine-57 in the tetrahedral intermediate of the serine proteases: Neutron structure of trypsin. *Biochemistry* 20:6462–6474.

Carter, P., and Wells, J. A. 1988. Dissecting the catalytic triad of a serine protease. *Nature* 332:564–568.

Carter, P., and Wells, J. A. 1990. Functional interaction among catalytic residues in subtilisin BPN'. *Proteins* 7:335–342.

Koepke, J., Ermler, U., Warkentin, E., Wenzl, G., and Flecker, P. 2000. Crystal structure of cancer chemopreventive Bowman-Birk inhibitor in ternary complex with bovine trypsin at 2.3 Å resolution: Structural basis of Janus-faced serine protease inhibitor specificity. *J. Mol. Biol.* 298:477–491.

Gaboriaud, C., Rossi, V., Bally, I., Arlaud, G. J., and Fontecilla-Camps, J. C. 2000. Crystal structure of the catalytic domain of human complement C1s: A serine protease with a handle. *EMBO J.* 19:1755–1765.

Bachovchin D. A., and Cravatt B. F. 2012. The pharmacological landscape and therapeutic potential of serine hydrolases. *Nature Reviews Drug Discovery.* 11:52–68.

その他のプロテアーゼ

Vega, S., Kang, L. W., Velazquez-Campoy, A., Kiso, Y., Amzel, L. M., and Freire, E. 2004. A structural and thermodynamic escape mechanism from a drug resistant mutation of the HIV-1 protease. *Proteins* 55:594–602.

Kamphuis, I. G., Kalk, K. H., Swarte, M. B., and Drenth, J. 1984. Structure of papain refined at 1.65 Å resolution. *J. Mol. Biol.* 179:233–256.

Kamphuis, I. G., Drenth, J., and Baker, E. N. 1985. Thiol proteases: Comparative studies based on the high-resolution structures of papain and actinidin, and on amino acid sequence information for cathepsins B and H, and stem bromelain. *J. Mol. Biol.* 182:317–329.

Sivaraman, J., Nagler, D. K., Zhang, R., Menard, R., and Cygler, M. 2000. Crystal structure of human procathepsin X: A cysteine protease with the proregion covalently linked to the active site cysteine. *J. Mol. Biol.* 295:939–951.

Davies, D. R. 1990. The structure and function of the aspartic proteinases. *Annu. Rev. Biophys. Biophys. Chem.* 19:189–215.

Dorsey, B. D., Levin, R. B., McDaniel, S. L., Vacca, J. P., Guare, J. P., Darke, P. L., Zugay, J. A., Emini, E. A., Schleif, W. A., Quintero, J. C., et al. 1994. L-735,524: The design of a potent and orally bio-available HIV protease inhibitor. *J. Med. Chem.* 37:3443–3451.

Chen, Z., Li, Y., Chen, E., Hall, D. L., Darke, P. L., Culberson, C., Shafer, J. A., and Kuo, L. C. 1994. Crystal structure at 1.9-Å resolution of human immunodeficiency virus (HIV) II protease complexed with L-735,524, an orally bioavailable inhibitor of the HIV proteases. *J. Biol. Chem.* 269:26344–26348.

Ollis, D. L., Cheah, E., Cygler, M., Dijkstra, B., Frolow, F., Franken, S. M., Harel, M., Remington, S. J., Silman, I., Schrag, J., et al. 1992. The α/β hydrolase fold. *Protein Eng.* 5:197–211.

カルボニックアンヒドラーゼ

Lindskog, S., and Coleman, J. E. 1973. The catalytic mechanism of carbonic anhydrase. *Proc. Natl. Acad. Sci. U.S.A.* 70:2505–2508.

Kannan, K. K., Notstrand, B., Fridborg, K., Lovgren, S., Ohlsson, A., and Petef, M. 1975. Crystal structure of human erythrocyte carbonic anhydrase B: Three-dimensional structure at a nominal 2.2-Å resolution. *Proc. Natl. Acad. Sci. U.S.A.* 72:51–55.

Boriack-Sjodin, P. A., Zeitlin, S., Chen, H. H., Crenshaw, L., Gross, S., Dantanarayana, A., Delgado, P., May, J. A., Dean, T., and Christianson, D. W. 1998. Structural analysis of inhibitor binding to human carbonic anhydrase II. *Protein Sci.* 7:2483–2489.

Wooley, P. 1975. Models for metal ion function in carbonic anhydrase. *Nature* 258:677–682.

Jonsson, B. H., Steiner, H., and Lindskog, S. 1976. Participation of buffer in the catalytic mechanism of carbonic anhydrase. *FEBS Lett.* 64:310–314.

Sly, W. S., and Hu, P. Y. 1995. Human carbonic anhydrases and carbonic anhydrase deficiencies. *Annu. Rev. Biochem.* 64:375–401.

Maren, T. H. 1988. The kinetics of HCO_3^- synthesis related to fluid secretion, pH control, and CO_2 elimination. *Annu. Rev. Physiol.* 50:695–717.

Roy, A., and Taraphder, S. 2010. Role of protein motions on proton transfer pathways in human carbonic anhydrase II. *Biochim. Biophys. Acta* 1804:352–361.

制 限 酵 素

Selvaraj, S., Kono, H., and Sarai, A. 2002. Specificity of protein-DNA recognition revealed by structure-based potentials: Symmetric/asymmetric and cognate/non-cognate binding. *J. Mol. Biol.* 322:907–915.

Winkler, F. K., Banner, D. W., Oefner, C., Tsernoglou, D., Brown, R. S., Heathman, S. P., Bryan, R. K., Martin, P. D., Petratos, K., and Wilson, K. S. 1993. The crystal structure of EcoRV endonuclease and of its complexes with cognate and non-cognate DNA fragments. *EMBO J.* 12:1781–1795.

Kostrewa, D., and Winkler, F. K. 1995. Mg^{2+} binding to the active site of EcoRV endonuclease: A crystallographic study of complexes with substrate and product DNA at 2 Å resolution. *Biochemistry* 34:683–696.

Athanasiadis, A., Vlassi, M., Kotsifaki, D., Tucker, P. A., Wilson, K. S., and Kokkinidis, M. 1994. Crystal structure of PvuII endonuclease reveals extensive structural homologies to EcoRV. *Nat. Struct. Biol.* 1:469–475.

Sam, M. D., and Perona, J. J. 1999. Catalytic roles of divalent metal ions in phosphoryl transfer by EcoRV endonuclease. *Biochemistry* 38:6576–6586.

Jeltsch, A., and Pingoud, A. 1996. Horizontal gene transfer contributes to the wide distribution and evolution of type II restriction-modification systems. *J. Mol. Evol.* 42:91–96.

Advani S., Mishra P., Dubey S., and Thakur S. 2010. Categoric prediction of metal ion mechanisms in the active sites of 17 select type II restriction endonucleases. *Biochem. Biophys. Res. Commun.* 402:177–179.

ミオシン

Grigorenko, B. L., Rogov, A. V., Topol, I. A., Burt, S. K., Martinez, H. M., and Nemukhin, A. V. 2007. Mechanism of the myosin catalyzed hydrolysis of ATP as rationalized by molecular modeling. *Proc. Natl. Acad. Sci. U.S.A.* 104:7057–7061.

Gulick, A. M., Bauer, C. B., Thoden, J. B., and Rayment, I. 1997. X-ray structures of the MgADP, MgATPγ S, and MgAMPPNP complexes of the *Dictyostelium discoideum* myosin motor domain. *Biochemistry* 36:11619–11628.

Kovacs, M., Malnasi-Csizmadia, A., Woolley, R. J., and Bagshaw, C. R. 2002. Analysis of nucleotide binding to *Dictyostelium* myosin II motor domains containing a single tryptophan near the active site. *J. Biol. Chem.* 277:28459–28467.

Kuhlman, P. A., and Bagshaw, C. R. 1998. ATPase kinetics of the *Dictyostelium discoideum* myosin II motor domain. *J. Muscle Res. Cell Motil.* 19:491–504.

Smith, C. A., and Rayment, I. 1996. X-ray structure of the magnesium(II) ADP vanadate complex of the *Dictyostelium discoideum* myosin motor domain to 1.9 Å resolution. *Biochemistry* 35:5404–5417.

Yildiz A., Forkey J. N., McKinney S. A., Ha T., Goldman Y. E., and Selvin P. R. 2003. Myosin V walks hand-over-hand: Single fluorophore imaging with 1.5-nm localization. *Science.* 300:2061–2065.

第 10 章

手始めに

Kyriakis, J. M. 2014. In the beginning, there was protein phosphorylation. *J. Biol. Chem.* 289:9460—9462.

Changeux, J.-P. 2011. 50th anniversary of the word "Allosteric." *Protein Sci.* 20:1119–1124.

Kantrowitz, E. R., and Lipscomb, W. N. 1990. *Escherichia coli* aspartate transcarbamoylase: The molecular basis for a concerted allosteric transition. *Trends Biochem. Sci.* 15:53–59.

Schachman, H. K. 1988. Can a simple model account for the allosteric transition of aspartate transcarbamoylase? *J. Biol. Chem.* 263:18583–18586.

Neurath, H. 1989. Proteolytic processing and physiological regulation. *Trends Biochem. Sci.* 14:268–271.

Bode, W., and Huber, R. 1992. Natural protein proteinase inhibitors and their interaction with proteinases. *Eur. J. Biochem.* 204:433–451.

アスパラギン酸カルバモイルトランスフェラーゼ およびアロステリック相互作用

Changeux, J.-P. 2012. Allostery and the Monod-Wyman-Changeux Model After 50 Years. *Annu. Rev. Biophys.* 41:103–133.

Peterson, A. W., Cockrell, G. M., and Kantrowitz, E. R. 2012. A second allosteric site in *Escherichia coli* aspartate transcarbamoylase. *Biochemistry* 51:4776–4778.

Rabinowitz, J. D., Hsiao, J. J., Gryncel, K. R., Kantrowitz, E. R., Feng, X.-J., Li, G., and Rabitz H. 2008. Dissecting enzyme regulation by multiple allosteric effectors: Nucleotide regulation of aspartate transcarbamoylase. *Biochemistry* 47:5881–5888.

West, J. M., Tsuruta, H., and Kantrowitz, E. R. 2004. A fluorescent probe-labeled *Escherichia coli* aspartate transcarbamoylase that monitors the allosteric conformation state. *J. Biol. Chem.* 279:945–951.

Endrizzi, J. A., Beernink, P. T., Alber, T., and Schachman, H. K. 2000. Binding of bisubstrate analog promotes large structural changes in the unregulated catalytic trimer of aspartate transcarbamoylase: Implications for allosteric regulation. *Proc. Natl. Acad. Sci. U.S.A.* 97:5077–5082.

Beernink, P. T., Endrizzi, J. A., Alber, T., and Schachman, H. K. 1999. Assessment of the allosteric mechanism of aspartate transcarbamoylase based on the crystalline structure of the unregulated catalytic subunit. *Proc. Natl. Acad. Sci. U.S.A.* 96:5388–5393.

Wales, M. E., Madison, L. L., Glaser, S. S., and Wild, J. R. 1999. Divergent allosteric patterns verify the regulatory paradigm for aspartate transcarbamoylase. *J. Mol. Biol.* 294:1387–1400.

Newell, J. O., Markby, D. W., and Schachman, H. K. 1989. Cooperative binding of the bisubstrate analog *N*-(phosphonacetyl)-L-aspartate to aspartate transcarbamoylase and the heterotropic effects of ATP and CTP. *J. Biol. Chem.* 264:2476–2481.

Stevens, R. C., Gouaux, J. E., and Lipscomb, W. N. 1990. Structural consequences of effector binding to the T state of aspartate carbamoyl-transferase: Crystal structures of the unligated and ATP- and CTP-complexed enzymes at 2.6-Å resolution. *Biochemistry* 29:7691–7701.

Gouaux, J. E., and Lipscomb, W. N. 1990. Crystal structures of phosphonoacetamide ligated T and phosphonoacetamide and malonate ligated R states of aspartate carbamoyltransferase at 2.8-Å resolution and neutral pH. *Biochemistry* 29:389–402.

Labedan, B., Boyen, A., Baetens, M., Charlier, D., Chen, P., Cunin, R., Durbeco, V., Glansdorff, N., Herve, G., Legrain, C., et al. 1999. The evolutionary history of carbamoyltransferases: A complex set of paralogous genes was already present in the last universal common ancestor. *J. Mol. Evol.* 49:461–473.

共有結合修飾

Endicott, J. A., Noble, M. E. M., and Johnson, L. N. 2012. The structural basis for control of eukaryotic protein kinases. *Annu. Rev. Biochem.* 81:587–613.

Tarrant, M. K., and Cole, P. A. 2009. The chemical biology of protein phosphorylation *Annu. Rev. Biochem.* 78:797–825.

Guarente, L. 2011.The logic linking protein acetylation and metabolism. *Cell Metab.* 14:151–153.

Guan, K-L., and Xiong, Y. 2011. Regulation of intermediary metabolism by protein acetylation. *Trends Biochem. Sci.* 36:108–116.

Johnson, L. N., and Barford, D. 1993. The effects of phosphorylation on the structure and function of proteins. *Annu. Rev. Biophys. Biomol. Struct.* 22:199–232.

Barford, D., Das, A. K., and Egloff, M. P. 1998. The structure and mechanism of protein phosphatases: Insights into catalysis and regulation. *Annu. Rev. Biophys. Biomol. Struct.* 27:133–164.

プロテインキナーゼ A

Taylor, S. S., Ilouz, R., Zhang, P., and Kornev, A. P. 2012. Assembly of allosteric macromolecular switches: Lessons from PKA. *Nature Rev. Mol. Cell Biol.* 13:646–658.

Zhang, P., Smith-Nguyen, E. V., Keshwani, M. M., Deal, M. S., Kornev, A. P., and Taylor, S. S. 2012. Structure and allostery of the PKA RIIb tetrameric holoenzyme. *Science* 334:712–716.

Taylor, S. S., and Kornev, A. P. 2011. Protein kinases: evolution of dynamic regulatory proteins. *Trends Biochem. Sci.* 36:65–77.

Pearlman, S. M., Serber, Z., and Ferrell Jr., J. E. 2011. A mechanism for the evolution of phosphorylation sites. *Cell* 147:934–946.

Knighton, D. R., Zheng, J. H., TenEyck, L., Xuong, N. H., Taylor, S. S., and Sowadski, J. M. 1991. Structure of a peptide inhibitor bound to the catalytic subunit of cyclic adenosine monophosphate-dependent protein kinase. *Science* 253:414–420.

チモーゲン活性化

Artenstein, A. W., and Opal, S. M. 2011. Proprotein convertases in health and disease. *New Engl. J. Med.* 65:2507–2518.

Neurath, H. 1986. The versatility of proteolytic enzymes. *J. Cell. Biochem.* 32:35–49.

Bode, W., and Huber, R. 1986. Crystal structure of pancreatic serine endopeptidases. In *Molecular and Cellular Basis of Digestion* (pp. 213–234), edited by P. Desnuelle, H. Sjostrom, and O. Noren. Elsevier.

James, M. N. 1991. Refined structure of porcine pepsinogen at 1.8 Å resolution. *J. Mol. Biol.* 219:671–692.

プロテアーゼインヒビター

Gooptu, B., and Lomas, D. A. 2009. Conformational Pathology of the Serpins: Themes, Variations, and Therapeutic Strategies. *Annu. Rev. Biochem.* 78:147–167.

Carrell, R., and Travis, J. 1985. α_1-Antitrypsin and the serpins: Variation and countervariation. *Trends Biochem. Sci.* 10:20–24.

Carp, H., Miller, F., Hoidal, J. R., and Janoff, A. 1982. Potential mechanism of emphysema: α_1-Proteinase inhibitor recovered from lungs of cigarette smokers contains oxidized methionine and has decreased elastase inhibitory capacity. *Proc. Natl. Acad. Sci. U.S.A.* 79:2041–2045.

Owen, M. C., Brennan, S. O., Lewis, J. H., and Carrell, R. W. 1983. Mutation of antitrypsin to antithrombin. *New Engl. J. Med.* 309:694–698.

Travis, J., and Salvesen, G. S. 1983. Human plasma proteinase inhibitors. *Annu. Rev. Biochem.* 52:655–709.

血液凝固カスケード

Kollman, J. M., Pandi, L., Sawaya, M. R., Riley, M., and Doolittle, R. F. 2009. Crystal structure of human fibrinogen. *Biochemistry* 48:3877–3886.

Furie, B., and Furie, B. C. 2008. Mechanisms of thrombus formation. *New Engl. J. Med.* 359:938–949.

Orfeo, T., Brufatto, N., Nesheim, M. E., Xu, H., Butenas, S., and Mann, K. G. 2004. The factor V activation paradox. *J. Biol. Chem.* 279:19580–19591.

Mann, K. G. 2003. Thrombin formation. *Chest* 124:4S–10S.

Rose, T., and Di Cera, E. 2002. Three-dimensional modeling of thrombin–fibrinogen interaction. *J. Biol. Chem.* 277:18875–18880.

Krem, M. M., and Di Cera, E. 2002. Evolution of cascades from embryonic development to blood coagulation. *Trends Biochem. Sci.* 27:67–74.

Fuentes-Prior, P., Iwanaga, Y., Huber, R., Pagila, R., Rumennik, G., Seto, M., Morser, J., Light, D. R., and Bode, W. 2000. Structural basis for the anticoagulant activity of the thrombin–thrombomodulin complex. *Nature* 404:518–525.

Lawn, R. M., and Vehar, G. A. 1986. The molecular genetics of hemophilia. *Sci. Am.* 254(3):48–65.

第 11 章

手始めに

Glycochemistry and glycobiology. A series of review articles. 2007. *Nature* 446:999–1051.

Maeder, T. 2002. Sweet medicines. *Sci. Am.* 287(1):40–47.

Freeze, H. H. 2013. Understanding human glycosylation disorders. *J. Biol. Chem.* 288:6936–6945.

Coutinho, M. F., Prata M., J., and Alves, S. 2012. Mannose-6-phosphate pathway: A review on its role in lysosomal function and dysfunction. *Mol. Gen. Metab.* 105:542–550.

書 籍

Varki, A., Cummings, R., Esko, J., Freeze, H., Stanley, P., Bertozzi, C., Hart, G., and Etzler, M. E. 2009. *Essentials of Glycobiology* (2d ed.). Cold Spring Harbor Laboratory Press.

Stick, R. V., and Williams, S. 2008. *Carbohydrates: The Essential Molecules of Life* (2d ed.). Elsevier Science.

Sansome, C., and Markman, O. 2007. *Glycobiology.* Scion.

Lindhorst, T. K. 2007. *Essentials of Carbohydrate Chemistry and Biochemistry* (3d ed.). Wiley-VCH.

Taylor, M. E. 2006. *Introduction to Glycobiology* (2d ed.). Oxford University Press.

糖 タ ン パ ク 質

Tran, D. T., and Hagen, K. G. T. 2013. Mucin-type O-glycosylation during development. *J. Biol. Chem.* 288:6921–6929.

Gill, D. J., Clausen H., and Bard, F. 2011. Location, location, location: New insights into O-GalNAc protein glycosylation. *Trends Cell Biol.* 21:149–158.

Foley, R. N. 2008. Erythropoietin: Physiology and molecular mechanisms. *Heart Failure Rev.* 13:404–414.

Fisher, J. W. 2003. Erythropoietin: Physiology and pharmacology update. *Exp. Biol. Med.* 228:1–14.

Cheetham, J. C., Smith, D. M., Aoki, K. H., Stevenson, J. L., Hoeffel, T. J., Syed, R. S., Egrie, J., and Harvey, T. S. 1998. NMR structure of human erythropoietin and a comparison with its receptor bound conformation. *Nat. Struct. Biol.* 5:861–866.

Hattrup, C. L., and Gendler, S. J. 2008. Structure and function of the cell surface (tethered) mucins. *Annu. Rev. Physiol.* 70:431–457.

Thorton, D. J., Rousseau, K., and McGuckin, M. A. 2008. Structure and function of mucins in airways mucus. *Annu. Rev. Physiol.* 70:459–486.

Rose, M. C., and Voynow, J. A. 2007. Respiratory tract mucin genes and mucin glycoproteins in health and disease. *Physiol. Rev.* 86:245–278.

Lamoureux, F., Baud'huin, M., Duplomb, L., Heymann, D., and Rédini, F. 2007. Proteoglycans: Key partners in bone cell biology. *Bioessays* 29:758–771.

Carraway, K. L., Funes, M., Workman, H. C., and Sweeney, C. 2007. Contribution of membrane mucins to tumor progression through modulation of cellular growth signaling pathways. *Curr. Top. Dev. Biol.* 78:1–22.

Yan, A., and Lennarz, W. J. 2005. Unraveling the mechanism of protein N-glycosylation. *J. Biol. Chem.* 280:3121–3124.

Pratta, M. A., Yao, W., Decicco, C., Tortorella, M., Liu, R.-Q., Copeland, R. A., Magolda, R., Newton, R. C., Trzaskos, J. M., and Arner, E. C. 2003. Aggrecan protects cartilage collagen from proteolytic cleavage. *J. Biol. Chem.* 278:45539–45545.

グリコシルトランスフェラーゼ

Wells, L. 2013. The O-mannosylation pathway: Glycosyltransferases and proteins implicated in congenital muscular dystrophy. *J. Biol. Chem.* 288:6930–6935.

Vocadlo, D. J. 2012. O-GlcNAc processing enzymes: Catalytic mechanisms, substrate specificity, and enzyme regulation. *Curr. Opin. Chem. Biol.* 16:488–497.

Hurtado-Guerrero, R., and Davies, G. J. 2012. Recent structural and mechanistic insights into post-translational enzymatic glycosylation. *Curr. Opin. Chem. Biol.* 16:479–487.

Hart, G. W., Slawson, C., Ramirez-Correa, G., and Lagerlof, O. 2011. Cross talk between O-GlcNAcylation and phosphorylation: Roles in signaling, transcription, and chronic disease. *Annu. Rev. Biochem.* 80:825–858.

Lazarus, M. B., Nam, Y., Jiang, J., Sliz, P., and Walker, S. 2011. Structure of human O-GlcNAc transferase and its complex with a peptide substrate. *Nature* 469:564–569.

Lee, W.-S., Kang, C., Drayna, D., and Kornfeld, S. 2011. Analysis of mannose 6-phosphate uncovering enzyme mutations associated with persistent stuttering. *J. Biol. Chem.* 286:39786–39793.

Lairson, L. L., Henrissat, B., Davies, G. J., and Withers, S. G. 2008. Glycosyltransferases: Structures, functions and mechanisms. *Annu. Rev.*

Biochem. 77:521–555.

Qasba, P. K., Ramakrishnan, B., and Boeggeman, E. 2005. Substrate-induced conformational changes in glycosyltransferases. *Trends Biochem. Sci.* 30:53–62.

糖結合タンパク質

Gabius, H.-J., André, S., Jiménez-Barbero, J., Romero, A., and Solís, D. 2011. From lectin structure to functional glycomics: Principles of the sugar code. *Trends Biochem. Sci.* 36:298–313.

Wasserman, P. M. 2008. Zona pellucida glycoproteins. *J. Biol. Chem.* 283:24285–24289.

Sharon, N. 2008. Lectins: Past, present and future. *Biochem. Soc. Trans.* 36:1457–1460.

Balzarini, J. 2007. Targeting the glycans of glycoproteins: A novel paradigm for antiviral therapy. *Nat. Rev. Microbiol.* 5:583–597.

Sharon, N. 2007. Lectins: Carbohydrate-specific reagents and biological recognition molecules. *J. Biol. Chem.* 282:2753–2764.

Stevens, J., Blixt, O., Tumpey, T. M., Taubenberger, J. K., Paulson, J. C., and Wilson, I. A. 2006. Structure and receptor specificity of hemagglutinin from an H5N1 influenza virus. *Science* 312:404–409.

Cambi, A., Koopman, M., and Figdor, C. G. 2005. How C-type lectins detect pathogens. *Cell. Microbiol.* 7:481–488.

Clothia, C., and Jones, E. V. 1997. The molecular structure of cell adhesion molecules. *Annu. Rev. Biochem.* 66:823–862.

Bouckaert, J., Hamelryck, T., Wyns, L., and Loris, R. 1999. Novel structures of plant lectins and their complexes with carbohydrates. *Curr. Opin. Struct. Biol.* 9:572–577.

Weis, W. I., and Drickamer, K. 1996. Structural basis of lectin–carbohydrate recognition. *Annu. Rev. Biochem.* 65:441–473.

糖 配 列 決 定

Venkataraman, G., Shriver, Z., Raman, R., and Sasisekharan, R. 1999. Sequencing complex polysaccharides. *Science* 286:537–542.

Zhao, Y., Kent, S. B. H., and Chait, B. T. 1997. Rapid, sensitive structure analysis of oligosaccharides. *Proc. Natl. Acad. Sci. U.S.A.* 94:1629–1633.

Rudd, P. M., Guile, G. R., Küster, B., Harvey, D. J., Opdenakker, G., and Dwek, R. A. 1997. Oligosaccharide sequencing technology. *Nature* 388:205–207.

第 12 章

手 始 め に

De Weer, P. 2000. A century of thinking about cell membranes. *Annu. Rev. Physiol.* 62:919–926.

Bretscher, M. S. 1985. The molecules of the cell membrane. *Sci. Am.* 253(4):100–108.

Unwin, N., and Henderson, R. 1984. The structure of proteins in biological membranes. *Sci. Am.* 250(2):78–94.

Deisenhofer, J., and Michel, H. 1989. The photosynthetic reaction centre from the purple bacterium *Rhodopseudomonas viridis. EMBO J.* 8:2149–2170.

Singer, S. J., and Nicolson, G. L. 1972. The fluid mosaic model of the structure of cell membranes. *Science* 175:720–731.

Jacobson, K., Sheets, E. D., and Simson, R., 1995. Revisiting the fluid mosaic model of membranes. *Science* 268:1441–1442.

書 籍

Gennis, R. B. 1989. *Biomembranes: Molecular Structure and Function.* Springer Verlag.

Vance, D. E., and Vance, J. E. (Eds.). 2008. *Biochemistry of Lipids, Lipoproteins, and Membranes* (5th ed.). Elsevier.

Lipowsky, R., and Sackmann, E. 1995. *The Structure and Dynamics of Membranes.* Elsevier.

Racker, E. 1985. *Reconstitutions of Transporters, Receptors, and Pathological States.* Academic Press.

Tanford, C. 1980. *The Hydrophobic Effect: Formation of Micelles and Biological Membranes* (2d ed.). Wiley-Interscience.

膜脂質とダイナミックス（動力学）

Lingwood, D., and Simons, K. 2010. Lipid rafts as a membrane-organizing principle. *Science.* 327:46–50.

Pike, L. J. 2009. The challenge of lipid rafts. *J. Lipid Res.* 50:S323–S328.

Simons, K., and Vaz, W. L. 2004. Model systems, lipid rafts, and cell membranes. *Annu. Rev. Biophys. Biomol. Struct.* 33:269–295.

Anderson, T. G., and McConnell, H. M. 2002. A thermodynamic model for extended complexes of cholesterol and phospholipid. *Biophys. J.* 83:2039–2052.

Saxton, M. J., and Jacobson, K. 1997. Single-particle tracking: Applications to membrane dynamics. *Annu. Rev. Biophys. Biomol. Struct.* 26:373–399.

Bloom, M., Evans, E., and Mouritsen, O. G. 1991. Physical properties of the fluid-bilayer component of cell membranes: A perspective. *Q. Rev. Biophys.* 24:293–397.

Elson, E. L. 1986. Membrane dynamics studied by fluorescence correlation spectroscopy and photobleaching recovery. *Soc. Gen. Physiol. Ser.* 40:367–383.

Zachowski, A., and Devaux, P. F. 1990. Transmembrane movements of lipids. *Experientia* 46:644–656.

Devaux, P. F. 1992. Protein involvement in transmembrane lipid asymmetry. *Annu. Rev. Biophys. Biomol. Struct.* 21:417–439.

Silvius, J. R. 1992. Solubilization and functional reconstitution of biomembrane components. *Annu. Rev. Biophys. Biomol. Struct.* 21:323–348.

Yeagle, P. L., Albert, A. D., Boesze-Battaglia, K., Young, J., and Frye, J. 1990. Cholesterol dynamics in membranes. *Biophys. J.* 57:413–424.

Nagle, J. F., and Tristram-Nagle, S. 2000. Lipid bilayer structure. *Curr. Opin. Struct. Biol.* 10:474–480.

Dowhan, W. 1997. Molecular basis for membrane phospholipid diversity: Why are there so many lipids? *Annu. Rev. Biochem.* 66:199–232.

Huijbregts, R. P. H., de Kroon, A. I. P. M., and de Kruijff, B. 1998. Rapid transmembrane movement of newly synthesized phosphatidylethanolamine across the inner membrane of *Escherichia coli. J. Biol. Chem.* 273:18936–18942.

膜タンパク質の構造

Walian, P., Cross, T. A., and Jap, B. K. 2004. Structural genomics of membrane proteins. *Genome Biol.* 5:215.

Werten, P. J., Remigy, H. W., de Groot, B. L., Fotiadis, D., Philippsen, A., Stahlberg, H., Grubmuller, H., and Engel, A. 2002. Progress in the analysis of membrane protein structure and function. *FEBS Lett.* 529:65–72.

Popot, J.-L., and Engleman, D. M. 2000. Helical membrane protein folding, stability and evolution. *Annu. Rev. Biochem.* 69:881–922.

White, S. H., and Wimley, W. C. 1999. Membrane protein folding and stability: Physical principles. *Annu. Rev. Biophys. Biomol. Struct.* 28:319–365.

Marassi, F. M., and Opella, S. J. 1998. NMR structural studies of membrane proteins. *Curr. Opin. Struct. Biol.* 8:640–648.

Lipowsky, R. 1991. The conformation of membranes. *Nature* 349:475–481.

Altenbach, C., Marti, T., Khorana, H. G., and Hubbell, W. L. 1990. Transmembrane protein structure: Spin labeling of bacteriorhodopsin mutants. *Science* 248:1088–1092.

Fasman, G. D., and Gilbert, W. A. 1990. The prediction of transmembrane protein sequences and their conformation: An evaluation. *Trends Biochem. Sci.* 15:89–92.

Jennings, M. L. 1989. Topography of membrane proteins. *Annu. Rev. Biochem.* 58:999–1027.

Engelman, D. M., Steitz, T. A., and Goldman, A. 1986. Identifying non-polar transbilayer helices in amino acid sequences of membrane proteins. *Annu. Rev. Biophys. Biophys. Chem.* 15:321–353.

Udenfriend, S., and Kodukola, K. 1995. How glycosylphosphatidylinositol-anchored membrane proteins are made. *Annu. Rev. Biochem.* 64:563–591.

細胞内膜

Skehel, J. J., and Wiley, D. C. 2000. Receptor binding and membrane fusion in virus entry: The influenza hemagglutinin. *Annu. Rev. Biochem.* 69:531–569.

Roth, M. G. 1999. Lipid regulators of membrane traffic through the Golgi complex. *Trends Cell Biol.* 9:174–179.

Jahn, R., and Sudhof, T. C. 1999. Membrane fusion and exocytosis. *Annu. Rev. Biochem.* 68:863–911.

Stroud, R. M., and Walter, P. 1999. Signal sequence recognition and protein targeting. *Curr. Opin. Struct. Biol.* 9:754–759.

Teter, S. A., and Klionsky, D. J. 1999. How to get a folded protein across a membrane. *Trends Cell Biol.* 9:428–431.

Hettema, E. H., Distel, B., and Tabak, H. F. 1999. Import of proteins into peroxisomes. *Biochim. Biophys. Acta* 1451:17–34.

膜 融 合

Sollner, T. H., and Rothman, J. E. 1996. Molecular machinery mediating vesicle budding, docking and fusion. *Experientia* 52:1021–1025.

Ungar, D., and Hughson, F. M. 2003. SNARE protein structure and function. *Annu. Rev. Cell Dev. Biol.* 19:493–517.

Martens, S., and McMahon, H. T. 2008. Mechanisms of membrane fusion: Disparate players and common principles. *Nat. Rev. Mol. Cell Biol.* 9:543–556.

第 13 章

手 始 め に

Lancaster, C. R. 2004. Structural biology: Ion pump in the movies. *Nature* 432:286–287.

Unwin, N. 2003. Structure and action of the nicotinic acetylcholine receptor explored by electron microscopy. *FEBS Lett.* 555:91–95.

Abramson, J., Smirnova, I., Kasho, V., Verner, G., Iwata, S., and Kaback, H. R. 2003. The lactose permease of *Escherichia coli:* Overall structure, the sugar-binding site and the alternating access model for transport. *FEBS Lett.* 555:96–101.

Lienhard, G. E., Slot, J. W., James, D. E., and Mueckler, M. M. 1992. How cells absorb glucose. *Sci. Am.* 266(1):86–91.

King, L. S., Kozono, D., and Agre, P. 2004. From structure to disease: The evolving tale of aquaporin biology. *Nat. Rev. Mol. Cell Biol.* 5:687–698.

Neher, E., and Sakmann, B. 1992. The patch clamp technique. *Sci. Am.* 266(3):28–35.

Sakmann, B. 1992. Elementary steps in synaptic transmission revealed by currents through single ion channels. *Science* 256:503–512.

書 籍

Ashcroft, F. M. 2000. *Ion Channels and Disease.* Academic Press.

Conn, P. M. (Ed.). 1998. *Ion Channels,* vol. 293, *Methods in Enzymology.* Academic Press.

Aidley, D. J., and Stanfield, P. R. 1996. *Ion Channels: Molecules in Action.* Cambridge University Press.

Hille, B. 2001. *Ionic Channels of Excitable Membranes* (3d ed.). Sinauer.

Läuger, P. 1991. *Electrogenic Ion Pumps.* Sinauer.

Stein, W. D. 1990. *Channels, Carriers, and Pumps: An Introduction to Membrane Transport.* Academic Press.

Hodgkin, A. 1992. *Chance and Design: Reminiscences of Science in Peace and War.* Cambridge University Press.

P型ATPアーゼ

Sorensen, T. L., Moller, J. V., and Nissen, P. 2004. Phosphoryl transfer and calcium ion occlusion in the calcium pump. *Science* 304:1672–1675.

Sweadner, K. J., and Donnet, C. 2001. Structural similarities of Na, K-ATPase and SERCA, the Ca^{2+}-ATPase of the sarcoplasmic reticulum. *Biochem. J.* 356:685–704.

Toyoshima, C., and Mizutani, T. 2004. Crystal structure of the calcium pump with a bound ATP analogue. *Nature* 430:529–535.

Toyoshima, C., Nakasako, M., Nomura, H., and Ogawa, H. 2000. Crystal structure of the calcium pump of sarcoplasmic reticulum at 2.6 Å resolution. *Nature* 405:647–655.

Auer, M., Scarborough, G. A., and Kuhlbrandt, W. 1998. Three-dimensional map of the plasma membrane H^+-ATPase in the open conformation. *Nature* 392:840–843.

Axelsen, K. B., and Palmgren, M. G. 1998. Evolution of substrate specificities in the P-type ATPase superfamily. *J. Mol. Evol.* 46:84–101.

Pedersen, P. A., Jorgensen, J. R., and Jorgensen, P. L. 2000. Importance of conserved α-subunit segment [709]GDGVND for Mg^{2+} binding, phosphorylation, energy transduction in Na, K-ATPase. *J. Biol. Chem.* 275:37588–37595.

Blanco, G., and Mercer, R. W. 1998. Isozymes of the Na-K-ATPase: Heterogeneity in structure, diversity in function. *Am. J. Physiol.* 275:F633–F650.

Estes, J. W., and White, P. D. 1965. William Withering and the purple foxglove. *Sci. Am.* 212(6):110–117.

ABC（ATP 結合領域）タンパク質

Locher, K. P. 2009. Structure and mechanism of ATP-binding cassette transporters. *Phil. Trans. R. Soc. B* 364:239–245.

Rees, D. C., Johnson, E., and Lewinson, O. 2009. ABC transporters: The power to change. *Nat. Rev. Mol. Cell Biol.* 10:218–227.

Ward, A., Reyes, C. L., Yu, J., Roth, C. B., and Chang, G. 2007. Flexibility in the ABC transporter MsbA: Alternating access with a twist. *Proc. Natl. Acad. Sci. U.S.A.* 104:19005–19010.

Locher, K. P., Lee, A. T., and Rees, D. C. 2002. The *E. coli* BtuCD structure: A framework for ABC transporter architecture and mechanism. *Science* 296:1091–1098.

Borths, E. L., Locher, K. P., Lee, A. T., and Rees, D. C. 2002. The structure of *Escherichia coli* BtuF and binding to its cognate ATP binding cassette transporter. *Proc. Natl. Acad. Sci. U.S.A.* 99:16642–16647.

Dong, J., Yang, G., and McHaourab, H. S. 2005. Structural basis of energy transduction in the transport cycle of MsbA. *Science* 308:1023–1028.

Akabas, M. H. 2000. Cystic fibrosis transmembrane conductance regulator: Structure and function of an epithelial chloride channel. *J. Biol. Chem.* 275:3729–3732.

Chen, J., Sharma, S., Quiocho, F. A., and Davidson, A. L. 2001. Trapping the transition state of an ATP-binding cassette transporter: Evidence for a concerted mechanism of maltose transport. *Proc. Natl. Acad. Sci. U.S.A.* 98:1525–1530.

Sheppard, D. N., and Welsh, M. J. 1999. Structure and function of the CFTR chloride channel. *Physiol. Rev.* 79:S23–S45.

Chen, Y., and Simon, S. M. 2000. In situ biochemical demonstration that P-glycoprotein is a drug efflux pump with broad specificity. *J. Cell Biol.* 148:863–870.

Saier, M. H., Jr., Paulsen, I. T., Sliwinski, M. K., Pao, S. S., Skurray, R. A., and Nikaido, H. 1998. Evolutionary origins of multidrug and drug-specific efflux pumps in bacteria. *FASEB J.* 12:265–274.

共輸送体と対向輸送体

Abramson, J., Smirnova, I., Kasho, V., Verner, G., Kaback, H. R., and Iwata, S. 2003. Structure and mechanism of the lactose permease of *Escherichia coli. Science* 301:610–615.

Philipson, K. D., and Nicoll, D. A. 2000. Sodium-calcium exchange: A molecular perspective. *Annu. Rev. Physiol.* 62:111–133.

Pao, S. S., Paulsen, I. T., and Saier, M. H., Jr. 1998. Major facilitator superfamily. *Microbiol. Mol. Biol. Rev.* 62:1–34.

Wright, E. M., Hirsch, J. R., Loo, D. D., and Zampighi, G. A. 1997. Regulation of Na$^+$/glucose cotransporters. *J. Exp. Biol.* 200:287–293.

Kaback, H. R., Bibi, E., and Roepe, P. D. 1990. β-Galactoside transport in *E. coli*: A functional dissection of lac permease. *Trends Biochem. Sci.* 8:309–314.

Hilgemann, D. W., Nicoll, D. A., and Philipson, K. D. 1991. Charge movement during Na$^+$ translocation by native and cloned cardiac Na$^+$/Ca^{2+} exchanger. *Nature* 352:715–718.

Hediger, M. A., Turk, E., and Wright, E. M. 1989. Homology of the human intestinal Na$^+$/glucose and *Escherichia coli* Na$^+$/proline cotransporters. *Proc. Natl. Acad. Sci. U.S.A.* 86:5748–5752.

イオンチャネル

Zhou, Y., and MacKinnon, R. 2003. The occupancy of ions in the K1 selectivity filter: Charge balance and coupling of ion binding to a protein conformational change underlie high conduction rates. *J. Mol. Biol.* 333:965–975.

Zhou, Y., Morais-Cabral, J. H., Kaufman, A., and MacKinnon, R. 2001. Chemistry of ion coordination and hydration revealed by a K$^+$ channel-Fab complex at 2.0 Å resolution. *Nature* 414:43–48.

Jiang, Y., Lee, A., Chen, J., Cadene, M., Chait, B. T., and MacKinnon, R. 2002. The open pore conformation of potassium channels. *Nature* 417:523–526.

Jiang, Y., Lee, A., Chen, J., Ruta, V., Cadene, M., Chait, B. T., and MacKinnon, R. 2003. X-ray structure of a voltage-dependent K$^+$ channel. *Nature* 423:33–41.

Jiang, Y., Ruta, V., Chen, J., Lee, A., and MacKinnon, R. 2003. The principle of gating charge movement in a voltage-dependent K$^+$ channel. *Nature* 423:42–48.

Mackinnon, R. 2004. Structural biology: Voltage sensor meets lipid membrane. *Science* 306:1304–1305.

Noskov, S. Y., Bernèche, S., and Roux, B. 2004. Control of ion selectivity in potassium channels by electrostatic and dynamic properties of carbonyl ligands. *Nature* 431:830–834.

Bezanilla, F. 2000. The voltage sensor in voltage-dependent ion channels. *Physiol. Rev.* 80:555–592.

Shieh, C.-C., Coghlan, M., Sullivan, J. P., and Gopalakrishnan, M. 2000. Potassium channels: Molecular defects, diseases, and therapeutic opportunities. *Pharmacol. Rev.* 52:557–594.

Horn, R. 2000. Conversation between voltage sensors and gates of ion channels. *Biochemistry* 39:15653–15658.

Perozo, E., Cortes, D. M., and Cuello, L. G. 1999. Structural rearrangements underlying K$^+$-channel activation gating. *Science* 285:73–78.

Doyle, D. A., Morais Cabral, J., Pfuetzner, R. A., Kuo, A., Gulbis, J. M., Cohen, S. L., Chait, B. T., and MacKinnon R. 1998. The structure of the potassium channel: Molecular basis of K$^+$ conduction and selectivity. *Science* 280:69–77.

Marban, E., Yamagishi, T., and Tomaselli, G. F. 1998. Structure and function of the voltage-gated Na$^+$ channel. *J. Physiol.* 508:647–657.

Miller, R. J. 1992. Voltage-sensitive Ca^{2+} channels. *J. Biol. Chem.* 267:1403–1406.

Catterall, W. A. 1991. Excitation-contraction coupling in vertebrate skeletal muscle: A tale of two calcium channels. *Cell* 64:871–874.

リガンド依存性イオンチャネル

Unwin, N. 2005. Refined structure of the nicotinic acetylcholine receptor at 4 Å resolution. *J. Mol. Biol.* 346:967–989.

Miyazawa, A., Fujiyoshi, Y., Stowell, M., and Unwin, N. 1999. Nicotinic acetylcholine receptor at 4.6 Å resolution: Transverse tunnels in the channel wall. *J. Mol. Biol.* 288:765–786.

Jiang, Y., Lee, A., Chen, J., Cadene, M., Chait, B. T., and MacKinnon, R. 2002. Crystal structure and mechanism of a calcium-gated potassium channel. *Nature* 417:515–522.

Barrantes, F. J., Antollini, S. S., Blanton, M. P., and Prieto, M. 2000. Topography of the nicotinic acetylcholine receptor membrane-embedded domains. *J. Biol. Chem.* 275:37333–37339.

Cordero-Erausquin, M., Marubio, L. M., Klink, R., and Changeux, J. P. 2000. Nicotinic receptor function: New perspectives from knockout mice. *Trends Pharmacol. Sci.* 21:211–217.

Le Novère, N., and Changeux, J. P. 1995. Molecular evolution of the nicotinic acetylcholine receptor: An example of multigene family in excitable cells. *J. Mol. Evol.* 40:155–172.

Kunishima, N., Shimada, Y., Tsuji, Y., Sato, T., Yamamoto, M., Kumasaka, T., Nakanishi, S., Jingami, H., and Morikawa, K. 2000. Structural basis of glutamate recognition by dimeric metabotropic glutamate receptor. *Nature* 407:971–978.

Betz, H., Kuhse, J., Schmieden, V., Laube, B., Kirsch, J., and Harvey, R. J. 1999. Structure and functions of inhibitory and excitatory glycine receptors. *Ann. N. Y. Acad. Sci.* 868:667–676.

Unwin, N. 1995. Acetylcholine receptor channel imaged in the open state. *Nature* 373:37–43.

Colquhoun, D., and Sakmann, B. 1981. Fluctuations in the microsecond time range of the current through single acetylcholine receptor ion channels. *Nature* 294:464–466.

QT 延長症候群と hERG

Saenen, J. B., and Vrints, C. J. 2008. Molecular aspects of the congenital and acquired Long QT Syndrome: Clinical implications. *J. Mol. Cell. Cardiol.* 44:633–646.

Zaręba, W. 2007. Drug induced QT prolongation. *Cardiol. J.* 14:523–533.

Fernandez, D., Ghanta, A., Kauffman, G. W., and Sanguinetti, M. C. 2004. Physicochemical features of the hERG channel drug binding site. *J. Biol. Chem.* 279:10120–10127.

Mitcheson, J. S., Chen, J., Lin, M., Culberson, C., and Sanguinetti, M. C. 2000. A structural basis for drug-induced long QT syndrome. *Proc. Natl. Acad. Sci. U.S.A.* 97:12329–12333.

ギャップ結合

Maeda, S., Nakagawa, S., Suga, M., Yamashita, E., Oshima, A., Fujiyoshi, Y., and Tsukihara, T. 2009. Structure of the connexin 26 gap junction channel at 3.5 Å resolution. *Nature* 458:597–604.

Saez, J. C., Berthoud, V. M., Branes, M. C., Martinez, A. D., and Beyer, E. C. 2003. Plasma membrane channels formed by connexins: Their regulation and functions. *Physiol. Rev.* 83:1359–1400.

Revilla, A., Bennett, M. V. L., and Barrio, L. C. 2000. Molecular determinants of membrane potential dependence in vertebrate gap junction channels. *Proc. Natl. Acad. Sci. U.S.A.* 97:14760–14765.

Unger, V. M., Kumar, N. M., Gilula, N. B., and Yeager, M. 1999. Three-dimensional structure of a recombinant gap junction membrane channel. *Science* 283:1176–1180.

Simon, A. M. 1999. Gap junctions: More roles and new structural data. *Trends Cell Biol.* 9:169–170.

Beltramello, M., Piazza, V., Bukauskas, F. F., Pozzan, T., and Mammano, F. 2005. Impaired permeability to Ins(1,4,5)P3 in a mutant connexin underlies recessive hereditary deafness. *Nat. Cell Biol.* 7:63–69.

White, T. W., and Paul, D. L. 1999. Genetic diseases and gene knockouts reveal diverse connexin functions. *Annu. Rev. Physiol.* 61:283–310.

水チャネル

Agre, P., King, L. S., Yasui, M., Guggino, W. B., Ottersen, O. P., Fujiyoshi, Y., Engel, A., and Nielsen, S. 2002. Aquaporin water channels: From atomic structure to clinical medicine. *J. Physiol.* 542:3–16.

Agre, P., and Kozono, D. 2003. Aquaporin water channels: Molecular mechanisms for human diseases. *FEBS Lett.* 555:72–78.

de Groot, B. L., Engel, A., and Grubmuller, H. 2003. The structure of the aquaporin-1 water channel: A comparison between cryo-electron microscopy and X-ray crystallography. *J. Mol. Biol.* 325:485–493.

第 14 章

手始めに

Scott, J. D., and Pawson, T. 2000. Cell communication: The inside story. *Sci. Am.* 282(6):7279.

Pawson, T. 1995. Protein modules and signalling networks. *Nature* 373:573–580.

Okada, T., Ernst, O. P., Palczewski, K., and Hofmann, K. P. 2001. Activation of rhodopsin: New insights from structural and biochemical studies. *Trends Biochem. Sci.* 26:318–324.

Tsien, R. Y. 1992. Intracellular signal transduction in four dimensions: From molecular design to physiology. *Am. J. Physiol.* 263:C723–C728.

Loewenstein, W. R. 1999. *Touchstone of Life: Molecular Information, Cell Communication, and the Foundations of Life.* Oxford University Press.

G タンパク質と 7TM 受容体

Palczewski, K., Kumasaka, T., Hori, T., Behnke, C. A., Motoshima, H., Fox, B. A., Le Trong, I., Teller, D. C., Okada, T., Stenkamp, R. E., et al. 2000. Crystal structure of rhodopsin: A G protein-coupled receptor. *Science* 289:739–745.

Rasmussen, S. G. F., Choi, H.-J., Rosenbaum, D. M., Kobilka, T. S., Thian, F. S., Edwards, P. C., Burghammer, M., Ratnala, V. R. P., Sanishvili, R., Fischetti, R. F., et al. 2007. Crystal structure of the human β2 adrenergic G-protein-coupled receptor. *Nature* 450:383–387.

Rosenbaum, D. M., Cherezov, V., Hanson, M. A., Rasmussen, S. G. F., Thian, F. S., Kobilka, T. S., Choi, H.-J., Yao, X.-J., Weis, W. I., Stevens, R. C., et al. 2007. GPCR engineering yields high-resolution structural insights into β2-adrenergic receptor function. *Science* 318:1266–1273.

Rasmussen, S. G. F., DeVree, B. T., Zou, Y., Kruse, A. C., Chung, K. Y., Kobilka, T. S., Thian, F. S., Chae, P. S., Pardon, E., Calinski, D., et al. 2011. Crystal structure of the β2 adrenergic receptor–Gs protein complex. *Nature* 477:549–555.

Lefkowitz, R. J. 2000. The superfamily of heptahelical receptors. *Nat. Cell Biol.* 2:E133–E136.

Audet, M., and Bouvier, M. 2012. Restructuring G-protein-coupled receptor activation. *Cell* 151:14–22.

Bourne, H. R., Sanders, D. A., and McCormick, F. 1991. The GTPase superfamily: Conserved structure and molecular mechanism. *Nature* 349:117–127.

Lambright, D. G., Noel, J. P., Hamm, H. E., and Sigler, P. B. 1994. Structural determinants for activation of the α-subunit of a heterotrimeric G protein. *Nature* 369:621–628.

Noel, J. P., Hamm, H. E., and Sigler, P. B. 1993. The 2.2 Å crystal structure of transducin-α complexed with GTPγS. *Nature* 366:654–663.

Sondek, J., Lambright, D. G., Noel, J. P., Hamm, H. E., and Sigler, P. B. 1994. GTPase mechanism of G proteins from the 1.7-Å crystal structure of transducin α-GDP-AlF₄⁻. *Nature* 372:276–279.

Sondek, J., Bohm, A., Lambright, D. G., Hamm, H. E., and Sigler, P. B. 1996. Crystal structure of a G-protein βγ dimer at 2.1 Å resolution. *Nature* 379:369–374.

Wedegaertner, P. B., Wilson, P. T., and Bourne, H. R. 1995. Lipid modifications of trimeric G proteins. *J. Biol. Chem.* 270:503–506.

Farfel, Z., Bourne, H. R., and Iiri, T. 1999. The expanding spectrum of G protein diseases. *New Engl. J. Med.* 340:1012–1020.

Bockaert, J., and Pin, J. P. 1999. Molecular tinkering of G protein-coupled receptors: An evolutionary success. *EMBO J.* 18:1723–1729.

cAMP カスケード

Hurley, J. H. 1999. Structure, mechanism, and regulation of mammalian adenylyl cyclase. *J. Biol. Chem.* 274:7599–7602.

Kim, C., Xuong, N. H., and Taylor, S. S. 2005. Crystal structure of a complex between the catalytic and regulatory (RI) subunits of PKA. *Science* 307:690–696.

Tesmer, J. J., Sunahara, R. K., Gilman, A. G., and Sprang, S. R. 1997. Crystal structure of the catalytic domains of adenylyl cyclase in a complex with Gsα-GTPγS. *Science* 278:1907–1916.

Smith, C. M., Radzio-Andzelm, E., Madhusudan, Akamine, P., and Taylor, S. S. 1999. The catalytic subunit of cAMP-dependent protein kinase: Prototype for an extended network of communication. *Prog. Biophys. Mol. Biol.* 71:313–341.

Taylor, S. S., Buechler, J. A., and Yonemoto, W. 1990. cAMP-dependent protein kinase: Framework for a diverse family of regulatory enzymes. *Annu. Rev. Biochem.* 59:971–1005.

ホスファチジルイノシトールカスケード

Berridge, M. J., and Irvine, R. F. 1989. Inositol phosphates and cell signalling. *Nature* 341:197–205.

Berridge, M. J. 1993. Inositol trisphosphate and calcium signalling. *Nature* 361:315–325.

Essen, L. O., Perisic, O., Cheung, R., Katan, M., and Williams, R. L. 1996. Crystal structure of a mammalian phosphoinositide-specific phospholipase C δ. *Nature* 380:595–602.

Ferguson, K. M., Lemmon, M. A., Schlessinger, J., and Sigler, P. B. 1995. Structure of the high affinity complex of inositol trisphosphate with a phospholipase C pleckstrin homology domain. *Cell* 83:1037–1046.

Baraldi, E., Carugo, K. D., Hyvonen, M., Surdo, P. L., Riley, A. M., Potter, B. V., O'Brien, R., Ladbury, J. E., and Saraste, M. 1999. Structure of the PH domain from Bruton's tyrosine kinase in complex with inositol 1,3,4,5-tetrakisphosphate. *Struct. Fold. Design* 7:449–460.

Waldo, G. L., Ricks, T. K., Hicks, S. N., Cheever, M. L., Kawano, T., Tsuboi, K., Wang, X., Montell, C., Kozasa, T., Sondek, J., et al. 2010. Kinetic scaffolding mediated by a phospholipase C-β and Gq signaling complex. *Science* 330:974–980.

カルシウム

Ikura, M., Clore, G. M., Gronenborn, A. M., Zhu, G., Klee, C. B., and Bax, A. 1992. Solution structure of a calmodulin-target peptide complex by multidimensional NMR. *Science* 256:632–638.

Kuboniwa, H., Tjandra, N., Grzesiek, S., Ren, H., Klee, C. B., and Bax, A. 1995. Solution structure of calcium-free calmodulin. *Nat. Struct. Biol.* 2:768–776.

Grynkiewicz, G., Poenie, M., and Tsien, R. Y. 1985. A new generation of Ca²⁺ indicators with greatly improved fluorescence properties. *J. Biol. Chem.* 260:3440–3450.

Kerr, R., Lev-Ram, V., Baird, G., Vincent, P., Tsien, R. Y., and Schafer, W. R. 2000. Optical imaging of calcium transients in neurons and pharyngeal muscle of C. elegans. *Neuron* 26:583–594.

Chin, D., and Means, A. R. 2000. Calmodulin: A prototypical calcium sensor. *Trends Cell Biol.* 10:322–328.

Dawson, A. P. 1997. Calcium signalling: How do IP3 receptors work? *Curr. Biol.* 7:R544–R547.

受容体型チロシンキナーゼなどのプロテインキナーゼ

Riedel, H., Dull, T. J., Honegger, A. M., Schlessinger, J., and Ullrich, A. 1989. Cytoplasmic domains determine signal specificity, cellular routing characteristics and influence ligand binding of epidermal growth factor and insulin receptors. *EMBO J.* 8:2943–2954.

Taylor, S. S., Knighton, D. R., Zheng, J., Sowadski, J. M., Gibbs, C. S., and Zoller, M. J. 1993. A template for the protein kinase family. *Trends*

Biochem. Sci. 18:84–89.

Sicheri, F., Moarefi, I., and Kuriyan, J. 1997. Crystal structure of the Src family tyrosine kinase Hck. *Nature* 385:602–609.

Waksman, G., Shoelson, S. E., Pant, N., Cowburn, D., and Kuriyan, J. 1993. Binding of a high affinity phosphotyrosyl peptide to the Src SH2 domain: Crystal structures of the complexed and peptide-free forms. *Cell* 72:779–790.

Schlessinger, J. 2000. Cell signaling by receptor tyrosine kinases. *Cell* 103:211–225.

Simon, M. A. 2000. Receptor tyrosine kinases: Specific outcomes from general signals. *Cell* 103:13–15.

Robinson, D. R., Wu, Y. M., and Lin, S. F. 2000. The protein tyrosine kinase family of the human genome. *Oncogene* 19:5548–5557.

Hubbard, S. R. 1999. Structural analysis of receptor tyrosine kinases. *Prog. Biophys. Mol. Biol.* 71:343–358.

Carter-Su, C., and Smit, L. S. 1998. Signaling via JAK tyrosine kinases: Growth hormone receptor as a model system. *Recent Prog. Horm. Res.* 53:61–82.

インスリンのシグナル伝達経路

Khan, A. H., and Pessin, J. E. 2002. Insulin regulation of glucose uptake: A complex interplay of intracellular signalling pathways. *Diabetologia* 45:1475–1483.

Bevan, P. 2001. Insulin signalling. *J. Cell Sci.* 114:1429–1430.

De Meyts, P., and Whittaker, J. 2002. Structural biology of insulin and IGF1 receptors: Implications for drug design. *Nat. Rev. Drug Discov.* 1:769–783.

Dhe-Paganon, S., Ottinger, E. A., Nolte, R. T., Eck, M. J., and Shoelson, S. E. 1999. Crystal structure of the pleckstrin homology-phosphotyrosine binding (PH-PTB) targeting region of insulin receptor substrate 1. *Proc. Natl. Acad. Sci. U.S.A.* 96:8378–8383.

Domin, J., and Waterfield, M. D. 1997. Using structure to define the function of phosphoinositide 3-kinase family members. *FEBS Lett.* 410:91–95.

Hubbard, S. R. 1997. Crystal structure of the activated insulin receptor tyrosine kinase in complex with peptide substrate and ATP analog. *EMBO J.* 16:5572–5581.

Hubbard, S. R., Wei, L., Ellis, L., and Hendrickson, W. A. 1994. Crystal structure of the tyrosine kinase domain of the human insulin receptor. *Nature* 372:746–754.

EGF のシグナル伝達経路

Burgess, A. W., Cho, H. S., Eigenbrot, C., Ferguson, K. M., Garrett, T. P., Leahy, D. J., Lemmon, M. A., Sliwkowski, M. X., Ward, C. W., and Yokoyama, S. 2003. An open-and-shut case? Recent insights into the activation of EGF/ErbB receptors. *Mol. Cell* 12:541–552.

Cho, H. S., Mason, K., Ramyar, K. X., Stanley, A. M., Gabelli, S. B., Denney, D. W., Jr., and Leahy, D. J. 2003. Structure of the extracellular region of HER2 alone and in complex with the Herceptin Fab. *Nature* 421:756–760.

Chong, H., Vikis, H. G., and Guan, K. L. 2003. Mechanisms of regulating the Raf kinase family. *Cell. Signal.* 15:463–469.

Stamos, J., Sliwkowski, M. X., and Eigenbrot, C. 2002. Structure of the epidermal growth factor receptor kinase domain alone and in complex with a 4-anilinoquinazoline inhibitor. *J. Biol. Chem.* 277:46265–46272.

Ras

Milburn, M. V., Tong, L., deVos, A. M., Brunger, A., Yamaizumi, Z., Nishimura, S., and Kim, S. H. 1990. Molecular switch for signal transduction: Structural differences between active and inactive forms of protooncogenic Ras proteins. *Science* 247:939–945.

Boriack-Sjodin, P. A., Margarit, S. M., Bar-Sagi, D., and Kuriyan, J. 1998. The structural basis of the activation of Ras by Sos. *Nature* 394:337–343.

Maignan, S., Guilloteau, J. P., Fromage, N., Arnoux, B., Becquart, J., and Ducruix, A. 1995. Crystal structure of the mammalian Grb2 adaptor. *Science* 268:291–293.

Takai, Y., Sasaki, T., and Matozaki, T. 2001. Small GTP-binding proteins. *Physiol. Rev.* 81:153–208.

が ん

Druker, B. J., Sawyers, C. L., Kantarjian, H., Resta, D. J., Reese, S. F., Ford, J. M., Capdeville, R., and Talpaz, M. 2001. Activity of a specific inhibitor of the BCR-ABL tyrosine kinase in the blast crisis of chronic myeloid leukemia and acute lymphoblastic leukemia with the Philadelphia chromosome. *New Engl. J. Med.* 344:1038–1042.

Vogelstein, B., and Kinzler, K. W. 1993. The multistep nature of cancer. *Trends Genet.* 9:138–141.

Ellis, C. A., and Clark, G. 2000. The importance of being K-Ras. *Cell. Signal.* 12:425–434.

Hanahan, D., and Weinberg, R. A. 2000. The hallmarks of cancer. *Cell* 100:57–70.

McCormick, F. 1999. Signalling networks that cause cancer. *Trends Cell Biol.* 9:M53–M56.

第 15 章

手 始 め に

Stipanuk, M. H. (Ed.). 2006. *Biochemical, Physiological, Molecular Aspects of Human Nutrition.* Saunders-Elsevier.

McGrane, M. M., Yun, J. S., Patel, Y. M., and Hanson, R. W. 1992. Metabolic control of gene expression: In vivo studies with transgenic mice. *Trends Biochem. Sci.* 17:40–44.

Westheimer, F. H. 1987. Why nature chose phosphates. *Science* 235:1173–1178.

Kamerlin, S. C. L., Sharma, P. K., Prasad, R. B., and Warshel, A. 2013. Why nature really chose phosphate. *Q. Rev. Biophys.* 46:1–132.

書 籍

Atkins, P., and de Paula, J. 2011. *Physical Chemistry for the Life Sciences* (2d ed.). W. H. Freeman and Company. ［邦訳："アトキンス生命科学のための物理化学（第 2 版）"，稲葉 章，中川敦史訳，東京化学同人（2014）］

Harold, F. M. 1986. *The Vital Force: A Study of Bioenergetics.* W. H. Freeman and Company.

Krebs, H. A., and Kornberg, H. L. 1957. *Energy Transformations in Living Matter.* Springer Verlag.

Nicholls, D. G., and Ferguson, S. J. 2013. *Bioenergetics* (4th ed.). Academic Press.

Frayn, K. N. 2010. *Metabolic Regulation: A Human Perspective* (3d ed.). Wiley-Blackwell.

Fell, D. 1997. *Understanding the Control of Metabolism.* Portland Press.

Harris, D. A. 1995. *Bioenergetics at a Glance.* Blackwell Scientific.

Von Baeyer, H. C. 1999. *Warmth Disperses and Time Passes: A History of Heat.* Modern Library.

熱 力 学

Alberty, R. A. 1993. Levels of thermodynamic treatment of biochemical reaction systems. *Biophys. J.* 65:1243–1254.

Alberty, R. A., and Goldberg, R. N. 1992. Standard thermodynamic formation properties for the adenosine 5′-triphosphate series. *Biochemistry* 31:10610–10615.

Alberty, R. A. 1968. Effect of pH and metal ion concentration on the equilibrium hydrolysis of adenosine triphosphate to adenosine diphosphate. *J. Biol. Chem.* 243:1337–1343.

Goldberg, R. N. 1984. *Compiled Thermodynamic Data Sources for Aqueous and Biochemical Systems: An Annotated Bibliography (1930–1983).* National Bureau of Standards Special Publication 685, U.S. Government Printing Office.

Frey, P. A., and Arabshahi, A. 1995. Standard free energy change for the hydrolysis of the α,β-phosphoanhydride bridge in ATP. *Biochemistry* 34:11307–11310.

生体エネルギー論と代謝

Schilling, C. H., Letscher, D., and Palsson, B. O. 2000. Theory for the systemic definition of metabolic pathways and their use in interpreting metabolic function from a pathway-oriented perspective. *J. Theor. Biol.* 203:229–248.

DeCoursey, T. E., and Cherny, V. V. 2000. Common themes and problems of bioenergetics and voltage-gated proton channels. *Biochim. Biophys. Acta* 1458:104–119.

Giersch, C. 2000. Mathematical modelling of metabolism. *Curr. Opin. Plant Biol.* 3:249–253.

Rees, D. C., and Howard, J. B. 1999. Structural bioenergetics and energy transduction mechanisms. *J. Mol. Biol.* 293:343–350.

代 謝 制 御

Kemp, G. J. 2000. Studying metabolic regulation in human muscle. *Biochem.*

Soc. Trans. 28:100–103.

Towle, H. C., Kaytor, E. N., and Shih, H. M. 1996. Metabolic regulation of hepatic gene expression. *Biochem. Soc. Trans.* 24:364–368.

Hofmeyr, J. H. 1995. Metabolic regulation: A control analytic perspective. *J. Bioenerg. Biomembr.* 27:479–490.

歴 史 的 側 面

Kalckar, H. M. 1991. 50 years of biological research: From oxidative phosphorylation to energy requiring transport regulation. *Annu. Rev. Biochem.* 60:1–37.

Kalckar, H. M. (Ed.). 1969. *Biological Phosphorylations.* Prentice Hall.

Fruton, J. S. 1972. *Molecules and Life.* Wiley-Interscience.

Lipmann, F. 1971. *Wanderings of a Biochemist.* Wiley-Interscience.

第 16 章

手 始 め に

McCracken, A. N., and Edinger, A. L. 2013. Nutrient transporters: The Achilles' heel of anabolism. *Trends Endocrin. Met.* 24:200–208.

Curry, A. 2013. The milk revolution. *Nature* 500:20–22.

Bar-Even, A., Flamholz, A., Noor, E., and Milo, R. 2012. Rethinking glycolysis: On the biochemical logic of metabolic pathways. *Nature Chem. Biol.* 8:509–517.

Ward, P. S., and Thompson, C. B. 2012. Metabolic reprogramming: A cancer hallmark even Warburg did not anticipate. *Cancer Cell* 21:297–308.

Herling, A., König, M., Bulik, S., and Holzhütter, H.-G. 2011. Enzymatic features of the glucose metabolism in tumor cells. *FEBS J.* 278:2436–2459.

Lin, H. V., and Accili, D. 2011. Hormonal regulation of hepatic glucose production in health and disease. *Cell Metab.* 14:9–19.

Hirabayashi, J. 1996. On the origin of elementary hexoses. *Quart. Rev. Biol.* 71:365–380.

書　籍

Tong, L. 2013. Structure and function of biotin-dependent carboxylases. *Cell. Mol. Life Sci.* 70:863–891.

Frayn, K. N. 2010. *Metabolic Regulation: A Human Perspective* (3d ed.). Wiley-Blackwell.

Fell, D. 1997. *Understanding the Control of Metabolism.* Portland.

Fersht, A. 1999. *Structure and Mechanism in Protein Science: A Guide to Enzyme Catalysis and Protein Folding.* W. H. Freeman and Company.

Poortmans, J. R. (Ed.). 2004. *Principles of Exercise Biochemistry.* Krager.

解糖酵素と糖新生酵素の構造

Lietzan, A. D., and St. Maurice, M. 2013. A substrate-induced biotin binding pocket in the carboxyltransferase domain of pyruvate carboxylase. *J. Biol. Chem.* 288:19915–19925.

Banaszak, L., Mechin, I., Obmolova, G., Oldham, M., Chang, S. H., Ruiz, T., Radermacher, M., Kopperschläger, G., and Rypniewski, W. 2011. The crystal structures of eukaryotic phosphofructokinases from baker's yeast and rabbit skeletal muscle. *J. Mol. Biol.* 407:284–297.

Lasso, G., Yu, L. P. C., Gil, D., Xiang, S., Tong, L., and Valle, M. 2010. Cryo-EM analysis reveals new insights into the mechanism of action of pyruvate carboxylase. *Structure* 18:1300–1310.

Ferreras, C., Hernández, E. D., Martínez-Costa, O. H., and Aragón, J. J. 2009. Subunit interactions and composition of the fructose 6-phosphate catalytic site and the fructose 2,6-bisphosphate allosteric site of mammalian phosphofructokinase. *J. Biol. Chem.* 284:9124–9131.

Hines, J. K., Chen, X., Nix, J. C., Fromm, H. J., and Honzatko. R. B. 2007. Structures of mammalian and bacterial fructose-1,6-bisphosphate reveal the basis for synergism in AMP/fructose-2,6-bisphosphate inhibition. *J. Biol. Chem.* 282:36121–36131.

Ferreira-da-Silva, F., Pereira, P. J., Gales, L., Roessle, M., Svergun, D. I., Moradas-Ferreira, P., and Damas, A. M. 2006. The crystal and solution structures of glyceraldehyde-3-phosphate dehydrogenase reveal different quaternary structures. *J. Biol. Chem.* 281:33433–33440.

Kim, S.-G., Manes, N. P., El-Maghrabi, M. R., and Lee, Y.-H. 2006. Crystal structure of the hypoxia-inducible form of 6-phosphofructo-2-kinase/fructose-2,6-phosphatase (PFKFB3): A possible target for cancer therapy. *J. Biol. Chem.* 281:2939–2944.

Aleshin, A. E., Kirby, C., Liu, X., Bourenkov, G. P., Bartunik, H. D., Fromm, H. J., and Honzatko, R. B. 2000. Crystal structures of mutant monomeric

hexokinase I reveal multiple ADP binding sites and conformational changes relevant to allosteric regulation. *J. Mol. Biol.* 296:1001–1015.

Jeffery, C. J., Bahnson, B. J., Chien, W., Ringe, D., and Petsko, G. A. 2000. Crystal structure of rabbit phosphoglucose isomerase, a glycolytic enzyme that moonlights as neuroleukin, autocrine motility factor, and differentiation mediator. *Biochemistry* 39:955–964.

Bernstein, B. E., and Hol, W. G. 1998. Crystal structures of substrates and products bound to the phosphoglycerate kinase active site reveal the catalytic mechanism. *Biochemistry* 37:4429–4436.

Rigden, D. J., Alexeev, D., Phillips, S. E. V., and Fothergill-Gilmore, L. A. 1998. The 2.3 Å X-ray crystal structure of *S. cerevisiae* phosphoglycerate mutase. *J. Mol. Biol.* 276:449–459.

Zhang, E., Brewer, J. M., Minor, W., Carreira, L. A., and Lebioda, L. 1997. Mechanism of enolase: The crystal structure of asymmetric dimer enolase-2-phospho-D-glycerate/enolase-phosphoenolpyruvate at 2.0 Å resolution. *Biochemistry* 36:12526–12534.

Hasemann, C. A., Istvan E. S., Uyeda, K., and Deisenhofer, J. 1996. The crystal structure of the bifunctional enzyme 6-phosphofructo-2-kinase/fructose-2,6-biphosphatase reveals distinct domain homologies. *Structure* 4:1017–1029.

Tari, L. W., Matte, A., Pugazhenthi, U., Goldie, H., and Delbaere, L. T. J. 1996. Snapshot of an enzyme reaction intermediate in the structure of the ATP-Mg^{2+}-oxalate ternary complex of *Escherichia coli* PEP carboxykinase. *Nat. Struct. Biol.* 3:355–363.

触 媒 機 構

Soukri, A., Mougin, A., Corbier, C., Wonacott, A., Branlant, C., and Branlant, G. 1989. Role of the histidine 176 residue in glyceraldehyde-3-phosphate dehydrogenase as probed by site-directed mutagenesis. *Biochemistry* 28:2586–2592.

Bash, P. A., Field, M. J., Davenport, R. C., Petsko, G. A., Ringe, D., and Karplus, M. 1991. Computer simulation and analysis of the reaction pathway of triosephosphate isomerase. *Biochemistry* 30:5826–5832.

Knowles, J. R., and Albery, W. J. 1977. Perfection in enzyme catalysis: The energetics of triosephosphate isomerase. *Acc. Chem. Res.* 10:105–111.

調　節

Liu, S., Ammirati, M. J., Song, X., Knafels, J. D., Zhang, J., Greasley, S. E., Pfefferkorn, J. A., and Qiu, X. 2012. Insights into mechanism of glucokinase activation: Observation of multiple distinct protein conformations. *J. Biol. Chem.* 287:13598–13610.

Brüser, A., Kirchberger, J., Kloos, M., Sträter, N., and Schöneberg, T. 2012. Functional linkage of adenine nucleotide binding sites in mammalian muscle 6-phosphofructokinase. *J. Biol. Chem.* 287:17546–17553.

Anderka, O., Boyken, J., Aschenbach, U., Batzer, A., Boscheinen, O., and Schmoll, D. 2008. Biophysical characterization of the interaction between hepatic glucokinase and its regulatory protein: Impact of physiological and pharmacological effectors. *J. Biol. Chem.* 283:31333–31340.

Iancu, C. V., Mukund, S., Fromm, H. J., and Honzatko, R. B. 2005. R-state AMP complex reveals initial steps of the quaternary transition of fructose-l,6-bisphosphatase. *J. Biol. Chem.* 280:19737–19745.

Lee, Y. H., Li, Y., Uyeda, K., and Hasemann, C. A. 2003. Tissue-specific structure/function differentiation of the five isoforms of 6-phosphofructo-2-kinase/fructose-2,6-bisphosphatase. *J. Biol. Chem.* 278:523–530.

Gleeson, T. T. 1996. Post-exercise lactate metabolism: A comparative review of sites, pathways, and regulation. *Annu. Rev. Physiol.* 58:556–581.

Jitrapakdee, S., and Wallace, J. C. 1999. Structure, function and regulation of pyruvate carboxylase. *Biochem. J.* 340:1–16.

van de Werve, G., Lange, A., Newgard, C., Mechin, M. C., Li, Y., and Berteloot, A. 2000. New lessons in the regulation of glucose metabolism taught by the glucose 6-phosphatase system. *Eur. J. Biochem.* 267:1533–1549.

糖 輸 送 体

Blodgett, D. M., Graybill, C. and Carruthers, A. 2008. Analysis of glucose transporter topology and structural dynamics. *J. Biol. Chem.* 283:36416–36424.

Huang, S., and Czech, M. P. 2007. The GLUT4 glucose transporter. *Cell Metab.* 5:237–252.

Czech, M. P., and Corvera, S. 1999. Signaling mechanisms that regulate glucose transport. *J Biol. Chem.* 274:1865–1868.

Silverman, M. 1991. Structure and function of hexose transporters. *Annu.*

Rev. Biochem. 60:757–794.

Thorens, B., Charron, M. J., and Lodish, H. F. 1990. Molecular physiology of glucose transporters. *Diabetes Care* 13:209–218.

解糖とがん

Morgan, H. P., O'Reilly, F. J., Wear, M. A., O'Neill, J. R., Fothergill-Gilmore, L. A., Hupp, T., and Walkinshaw, M. D. 2013. M2 pyruvate kinase provides a mechanism for nutrient sensing and regulation of cell proliferation. *Proc. Natl. Acad. Sci. U.S.A.* 110:5881–5886.

Schulze, A., and Harris, A. L. 2012. How cancer metabolism is tuned for proliferation and vulnerable to disruption. *Nature* 491:364–373.

Lunt, S. Y., and Vander Heiden, M. G. 2011. Aerobic glycolysis: Meeting the metabolic requirements of cell proliferation. *Annu. Rev. Cell Dev. Biol.* 27:441–64.

Vander Heiden, M. G., Cantley, L. C., and Thompson, C. B. 2009. Understanding the Warburg effect: The metabolic requirements of cell proliferation. *Science* 324:1029–1033.

Mathupala, S. P., Ko, Y. H., and Pedersen, P. L. 2009. Hexokinase-2 bound to mitochondria: Cancer's stygian link to the "Warburg effect" and a pivotal target for effective therapy. *Sem. Cancer Biol.* 19:17–24.

Kroemer, G. K., and Pouyssegur, J. 2008. Tumor cell metabolism: Cancer's Achilles' heel. *Cancer Cell* 12:472–482.

Hsu, P. P., and Sabatini, D. M. 2008. Cancer cell metabolism: Warburg and beyond. *Cell* 134:703–707.

遺 伝 病

Orosz, F., Oláh, J., and Ovádi, J. 2009. Triosephosphate isomerase deficiency: New insights into an enigmatic disease. *Biochim. Biophys. Acta* 1792:1168–1174.

Scriver, C. R., Beaudet, A. L., Valle, D., Sly, W. S., Childs, B., Kinzler, K., and Vogelstein, B. (Eds.). 2001. *The Metabolic and Molecular Basis of Inherited Disease* (8th ed.). McGraw-Hill.

進 化

Dandekar, T., Schuster, S., Snel, B., Huynen, M., and Bork, P. 1999. Pathway alignment: Application to the comparative analysis of glycolytic enzymes. *Biochem. J.* 343:115–124.

Heinrich, R., Melendez-Hevia, E., Montero, F., Nuno, J. C., Stephani, A., and Waddell, T. G. 1999. The structural design of glycolysis: An evolutionary approach. *Biochem. Soc. Trans.* 27:294–298.

Walmsley, A. R., Barrett, M. P., Bringaud, F., and Gould, G. W. 1998. Sugar transporters from bacteria, parasites and mammals: Structure-activity relationships. *Trends Biochem. Sci.* 23:476–480.

Maes, D., Zeelen, J. P., Thanki, N., Beaucamp, N., Alvarez, M., Thi, M. H., Backmann, J., Martial, J. A., Wyns, L., Jaenicke, R., et al. 1999. The crystal structure of triosephosphate isomerase (TIM) from *Thermotoga maritima*: A comparative thermostability structural analysis of ten different TIM structures. *Proteins* 37:441–453.

歴 史 的 側 面

Friedmann, H. C. 2004. From *Butyribacterium* to *E. coli:* An essay on unity in biochemistry. *Perspect. Biol. Med.* 47:47–66.

Fruton, J. S. 1999. *Proteins, Enzymes, Genes: The Interplay of Chemistry and Biology.* Yale University Press.

Kalckar, H. M. (Ed.). 1969. *Biological Phosphorylations: Development of Concepts.* Prentice Hall.

第 17 章

手 始 め に

Sugden, M. C., and Holness, M. J. 2003. Recent advances in mechanisms regulating glucose oxidation at the level of the pyruvate dehydrogenase complex by PDKs. *Am. J. Physiol. Endocrinol. Metab.* 284:E855–E862.

Owen, O. E., Kalhan, S. C., and Hanson, R. W. 2002. The key role of anaplerosis and cataplerosis for citric acid function. *J. Biol. Chem.* 277:30409–30412.

ピルビン酸デヒドロゲナーゼ複合体

Patel, K. P., O'Brien, T. W., Subramony, S. H., Shuster, J., and Stacpoole, P. W. 2012. The spectrum of pyruvate dehydrogenase complex deficiency:

Clinical, biochemical and genetic features in 371 patients. *Mol. Genet. Metab.* 105:34–43.

Vijayakrishnan, S., Callow, P., Nutley, M. A., Mcgow, D. P., Gilbert, D., Kropholler, P., Cooper, A., Byron, O., And Lindsay, J. G. 2011. Variation in the organization and subunit composition of the mammalian pyruvate dehydrogenase complex E2/E3BP core assembly. *Biochem. J.* 437:565–574.

Vijayakrishnan, S., Kelly, S. M., Gilbert, R. J., Callow, P., Bhella, D., Forsyth, T., Lindsay, J. G., and Byron, O. 2010. Solution structure and characterization of the human pyruvate dehydrogenase complex core assembly. *J. Mol. Biol.* 399:71–93.

Brautigam, C. A., Wynn, R. M., Chuang, J. L., and Chuang, D. T. 2009. Subunit and catalytic component stoichiometries of an in vitro reconstituted human pyruvate dehydrogenase complex. *J. Biol. Chem.* 284:13086–13098.

Hiromasa, Y., Fujisawa, T., Aso, Y., and Roche, T. E. 2004. Organization of the cores of the mammalian pyruvate dehydrogenase complex formed by E2 and E2 plus the E3-binding proteins and their capacities to bind the E1 and E3 components. *J. Biol Chem.* 279:6921–6933.

Domingo, G. J., Chauhan, H. J., Lessard, I. A., Fuller, C., and Perham, R. N. 1999. Self-assembly and catalytic activity of the pyruvate dehydrogenase multienzyme complex from *Bacillus stearothermophilus. Eur. J. Biochem.* 266:1136–1146.

クエン酸回路の酵素の構造

Fraser, M. E., Hayakawa, K., Hume, M. S., Ryan, D. G., and Brownie, E. R. 2006. Interactions of GTP with the ATP-grasp domain of GTP-specific succinyl-CoA synthetase. *J. Biol. Chem.* 281:11058–11065.

Yankovskaya, V., Horsefield, R., Törnroth, S., Luna-Chavez, C., Miyoshi, H., Léger, C., Byrne, B., Cecchini, G., and Iowata, S. 2003. Architecture of succinate dehydrogenase and reactive oxygen species generation. *Science* 299:700–704.

Fraser, M. E., James, M. N., Bridger, W. A., and Wolodko, W. T. 1999. A detailed structural description of *Escherichia coli* succinyl-CoA synthetase. *J. Mol. Biol.* 285:1633–1653. [Erratum: *J. Mol. Biol.* 1999 May 7; 288(3):501.]

Lloyd, S. J., Lauble, H., Prasad, G. S., and Stout, C. D. 1999. The mechanism of aconitase: 1.8 Å resolution crystal structure of the S642A:citrate complex. *Protein Sci.* 8:2655–2662.

Rose, I. A. 1998. How fumarase recycles after the malate S fumarate reaction: Insights into the reaction mechanism. *Biochemistry* 37:17651–17658.

クエン酸回路の構成

Lambeth, D. O., Tews, K. N., Adkins, S., Frohlich, D., and Milavetz, B. I. 2004. Expression of two succinyl-CoA specificities in mammalian tissues. *J. Biol. Chem.* 279:36621–36624.

Velot, C., Mixon, M. B., Teige, M., and Srere, P. A. 1997. Model of a quinary structure between Krebs TCA cycle enzymes: A model for the metabolon. *Biochemistry* 36:14271–14276.

Haggie, P. M., and Brindle, K. M. 1999. Mitochondrial citrate synthase is immobilized in vivo. *J. Biol. Chem.* 274:3941–3945.

Morgunov, I., and Srere, P. A. 1998. Interaction between citrate synthase and malate dehydrogenase: Substrate channeling of oxaloacetate. *J. Biol. Chem.* 273:29540–29544.

調 節

Shi, Q., Xu, H., Yu, H., Zhang, N., Ye, Y., Estevez, A. G., Deng, H., and Gibson, G. E. 2011. Inactivation and reactivation of the mitochondrial α-ketoglutarate dehydrogenase complex. *J. Biol. Chem.* 286:17640–17648.

Phillips, D., Aponte, A. M., French, S. A., Chess, D. J., and Balaban, R. S. 2009. Succinyl-CoA synthetase is a phosphate target for the activation of mitochondrial metabolism. *Biochemistry* 48:7140–7149.

Taylor, A. B., Hu, G., Hart, P. J., and McAlister-Henn, L. 2008. Allosteric motions in structures of yeast NAD$^+$-specific isocitrate dehydrogenase. *J. Biol. Chem.* 283:10872–10880.

Green, T., Grigorian, A., Klyuyeva, A., Tuganova, A., Luo, M., and Popov, K. M. 2008. Structural and functional insights into the molecular mechanisms responsible for the regulation of pyruvate dehydrogenase kinase. *J. Biol. Chem.* 283:15789–15798.

Hiromasa, Y., and Roche, T. E. 2003. Facilitated interaction between the pyruvate dehydrogenase kinase isoform 2 and the dihydrolipoyl acetyltransferases. *J. Biol. Chem.* 278:33681–33693.

Jitrapakdee, S., and Wallace, J. C. 1999. Structure, function and regulation of pyruvate carboxylase. *Biochem. J.* 340:1–16.

クエン酸回路とがん

Wang, F., Travins, J., DeLaBarre, B., Penard-Lacronique, V., Schalm, S., Hansen, E., Straley, K., Kernytsky, A., Liu, W., Gliser, C., et al. 2013. Targeted inhibition of mutant IDH2 in leukemia cells induces cellular differentiation. *Science* 340:622–626.

Rohle, D., Popovici-Muller, J., Palaskas, N., Turcan, S., Grommes, C., Campos, C., Tsoi, J., Clark, O., Oldrini, B., Komisopoulou, E., et al. 2013. An inhibitor of mutant IDH1 delays growth and promotes differentiation of glioma cells. *Science* 340:626–630.

Losman, J.-A., Koivunen, P., Lee, S., Schneider, R. K., McMahon, C., Cowley, G. S., Root, D. E., Ebert, B. L., Kaelin, W. G. Jr., et al. 2013. *(R)*-2-Hydroxyglutarate is sufficient to promote leukemogenesis and its effects are reversible. *Science* 339:1621–1625.

Sakai, C., Tomitsuka, T., Esumi, H., Harada, S., and Kita, K. 2012. Mitochondrial fumarate reductase as a target of chemotherapy: From parasites to cancer cells. *Biochim. Biophys. Acta* 1820:643–651.

Xekouki P., and Stratakis, C. A. 2012. Succinate dehydrogenase (SDHx) mutations in pituitary tumors: Could this be a new role for mitochondrial complex II and/or Krebs cycle defects? *Endocr.-Relat. Cancer* 19:C33–C40.

Thompson, C. B. 2009. Metabolic enzymes as oncogenes or tumor suppressors. *New Engl. J. Med.* 360:813–815.

McFate, T., Mohyeldin, A., Lu, H., Thakar, J., Henriques, J., Halim, N. D., Wu, H., Schell, M. J., Tsang, T. M., Teahan, O., Zhou, S., Califano, J. A., Jeoung, M. N., Harris, R. A., and Verma, A. 2008. Pyruvate dehydrogenase complex activity controls metabolic and malignant phenotype in cancer cells. *J. Biol. Chem.* 283:22700–22708.

Gogvadze, V., Orrenius, S., and Zhivotovsky, B. 2008. Mitochondria in cancer cells: What is so special about them? *Trends Cell Biol.* 18:165–173.

進化的側面

Meléndez-Hevia, E., Waddell, T. G., and Cascante, M. 1996. The puzzle of the Krebs citric acid cycle: Assembling the pieces of chemically feasible reactions, and opportunism in the design of metabolic pathways in evolution. *J. Mol. Evol.* 43:293–303.

Baldwin, J. E., and Krebs, H. 1981. The evolution of metabolic cycles. *Nature* 291:381–382.

Gest, H. 1987. Evolutionary roots of the citric acid cycle in prokaryotes. *Biochem. Soc. Symp.* 54:3–16.

Weitzman, P. D. J. 1981. Unity and diversity in some bacterial citric acid cycle enzymes. *Adv. Microbiol. Physiol.* 22:185–244.

クエン酸回路の発見

Kornberg, H. 2000. Krebs and his trinity of cycles. *Nat. Rev. Mol. Cell. Biol.* 1:225–228.

Krebs, H. A., and Johnson, W. A. 1937. The role of citric acid in intermediate metabolism in animal tissues. *Enzymologia* 4:148–156.

Krebs, H. A. 1970. The history of the tricarboxylic acid cycle. *Perspect. Biol. Med.* 14:154–170.

Krebs, H. A., and Martin, A. 1981. *Reminiscences and Reflections*. Clarendon Press.

第 18 章

手始めに

Guarente, L. 2008. Mitochondria: A nexus for aging, calorie restriction, and sirtuins? *Cell* 132:171–176.

Wallace, D. C. 2007. Why do we still have a maternally inherited mitochondrial DNA? Insights from evolutionary medicine. *Annu. Rev. Biochem.* 76:781–821.

Hosler, J. P., Ferguson-Miller, S., and Mills, D. A. 2006. Energy transduction: Proton transfer through the respiratory complexes. *Annu. Rev. Biochem.* 75:165–187.

Gray, M. W., Burger, G., and Lang, B. F. 1999. Mitochondrial evolution. *Science* 283:1476–1481.

Shultz, B. E., and Chan, S. I. 2001. Structures and proton-pumping strategies of mitochondrial respiratory enzymes. *Annu. Rev. Biophys. Biomol. Struct.* 30:23–65.

書　籍

Scheffler, I. E. 2007. *Mitochondria*. Wiley.

Lane, N. 2005. *Power, Sex, Suicide: Mitochondria and the Meaning of Life.* Oxford.

Nicholls, D. G., and Ferguson, S. J. 2013. *Bioenergetics* (4th ed.). Academic Press.

電子伝達系

Baradaran, R., Berrisford, J. M., Minhas, G. S., and Sazanov, L. A. 2013. Crystal structure of the entire respiratory complex I. *Nature* 494:443–448.

Lapuente-Brun, E., Moreno-Loshuertos, R., Acín-Pérez, R., Latorre-Pellicer, A., Colás, C., Balsa, E., Perales-Clemente, E., Quirós, P. M., Calvo, E., Rodríguez-Hernández, M. A., et al. 2013. Supercomplex assembly determines electron flux in the mitochondrial electron transport chain. *Science* 340:1567–1570.

Cammack, R. 2012. Iron-sulfur proteins. *The Biochemist* 35:14–17.

Yoshikawa, S., Muramoto, K., and Shinzawa-Itoh, K. 2011. Proton-pumping mechanism of cytochrome *c* oxidase. *Annu. Rev. Biophys.* 40:205–23.

Qin, L., Liu, J., Mills, D. A., Proshlyakov, D. A., Hiser, C., and Ferguson-Miller, S. 2009. Redox-dependent conformational changes in cytochrome *c* oxidase suggest a gating mechanism for proton uptake. *Biochemistry* 48:5121–5130.

Lill, R. 2009. Function and biogenesis of iron–sulphur proteins. *Nature* 460:831–838.

Cooley, C. W., Lee, D.-W., and Daldal, F. 2009. Across membrane communication between the Q_o and Q_i active sites of cytochrome bc_1. *Biochemistry* 48:1888–1899.

Verkhovskaya, M. L., Belevich, N., Euro, L., Wikström, M., and. Verkhovsky, M. I. 2008. Real-time electron transfer in respiratory complex I. *Proc. Natl. Acad. Sci. U.S.A.* 105:3763–3767.

Acín-Pérez, R., Fernández-Silva, P., Peleato, M. L., Pérez-Martos, A., and Enriquez, J. A. 2008. Respiratory active mitochondrial super-complexes. *Mol. Cell* 32:529–539.

Kruse, S. E., Watt, W. C., Marcinek, D. J., Kapur, R. P., Schenkman, K. A., and Palmiter, R. D. 2008. Mice with mitochondrial Complex I deficiency develop a fatal encephalomyopathy. *Cell Metab.* 7:312–320.

Sun, F., Huo, X., Zhai, Y., Wang, A., Xu, J., Su, D., Bartlam, M., and Ral, Z. 2005. Crystal structure of mitochondrial respiratory membrane protein complex II. *Cell* 121:1043–1057.

Crofts, A. R. 2004. The cytochrome bc_1 complex: Function in the context of structure. *Annu. Rev. Physiol.* 66:689–733.

Bianchi, C., Genova, M. L., Castelli, G. P., and Lenaz, G. 2004. The mitochondrial respiratory chain is partially organized in a supramolecular complex. *J. Biol. Chem.* 279:36562–36569.

Cecchini, G. 2003. Function and structure of Complex II of the respiratory chain. *Annu. Rev. Biochem.* 72:77–109.

Lange, C., and Hunte, C. 2002. Crystal structure of the yeast cytochrome bc_1 complex with its bound substrate cytochrome *c*. *Proc. Natl. Acad. Sci. U.S.A.* 99:2800–2805.

ATP 合成酵素

Toei, M., and Noji, H. 2013. Single-molecule analysis of F_oF_1-ATP synthase inhibited by N, N-dicyclohexylcarbodiimide. *J. Biol. Chem.* 288:25717–25726.

Watt, I. N., Montgomery, M. G., Runswick, M. J., Leslie, A. G. W., and Walker, J. E. 2010. Bioenergetic cost of making an adenosine triphosphate molecule in animal mitochondria. *Proc. Natl. Acad. Sci. U.S.A.* 107:16823–16827.

Wittig, I., and Hermann, S. 2009. Supramolecular organization of ATP synthase and respiratory chain in mitochondrial membranes. *Biochim. Biophys. Acta* 1787:672–680.

Junge, W., Sielaff, H., and Engelbrecht S. 2009. Torque generation and elastic power transmission in the rotary F_oF_1-ATPase. *Nature* 459:364–370.

von Ballmoos, C., Cook, G. M., and Dimroth, P. 2008. Unique rotary ATP synthase and its biological diversity. *Annu. Rev. Biophys.* 37:43–64.

Adachi, K., Oiwa, K., Nishizaka, T., Furuike, S., Noji, H., Itoh, H., Yoshida, M., and Kinosita, K., Jr. 2007. Coupling of rotation and catalysis in F_1-ATPase revealed by single-molecule imaging and manipulation. *Cell* 130:309–321.

Chen, C., Ko, Y., Delannoy, M., Ludtke, S. J., Chiu, W., and Pedersen, P. L. 2004. Mitochondrial ATP synthasome: Three-dimensional structure by electron microscopy of the ATP synthase in complex formation with the carriers for P_i and ADP/ATP. *J. Biol. Chem.* 279:31761–31768.

Noji, H., and Yoshida, M. 2001. The rotary machine in the cell: ATP synthase. *J. Biol. Chem.* 276:1665–1668.

Yasuda, R., Noji, H., Kinosita, K., Jr., and Yoshida, M. 1998. F_1-ATPase is a highly efficient molecular motor that rotates with discrete 120 degree steps. *Cell* 93:1117–1124.

Noji, H., Yasuda, R., Yoshida, M., and Kinosita, K., Jr., 1997. Direct observation of the rotation of F_1-ATPase. *Nature* 386:299–302.

Tsunoda, S. P., Aggeler, R., Yoshida, M., and Capaldi, R. A. 2001. Rotation of the *c* subunit oligomer in fully functional F_1 F_0 ATP synthase. *Proc. Natl. Acad. Sci. U.S.A.* 987:898–902.

Gibbons, C., Montgomery, M. G., Leslie, A. G. W., and Walker, J. 2000. The structure of the central stalk in F_1-ATPase at 2.4 Å resolution. *Nat. Struct. Biol.* 7:1055–1061.

Sambongi, Y., Iko, Y., Tanabe, M., Omote, H., Iwamoto-Kihara, A., Ueda, I., Yanagida, T., Wada, Y., and Futai, M. 1999. Mechanical rotation of the *c* subunit oligomer in ATP synthase (F_0F_1): Direct observation. *Science* 286:1722–1724.

輸 送 体

Villarroya, F., and Vidal-Puig, A. 2013. Beyond the sympathetic tone: The new brown fat activators. *Cell Metab.* 17:638–643.

Rey, M., Forest, E., and Pelosi, L. 2012. Exploring the conformational dynamics of the bovine ADP/ATP carrier in mitochondria. *Biochemistry* 51:9727–9735.

Divakaruni, A. S., Humphrey, D. M., and Brand, M. D. 2012. Fatty acids change the conformation of uncoupling protein 1 (UCP1). *J. Biol. Chem.* 44:36845–36853.

Fedorenko, A., Lishko, P. V., and Kirichok, Y. 2012. Mechanism of fatty-acid-dependent UCP1 uncoupling in brown fat mitochondria. *Cell* 151:400–413.

van Marken Lichtenbelt, W. D., Vanhommerig, J. W., Smulders, N. M., Drossaerts, J. M., Kemerink, G. J., Bouvy, N. D., Schrauwen, P., and Teule, G. J. 2009. Cold-activated brown adipose tissue in healthy men. *New Engl. J. Med.* 360:1500–1508.

Cypess, A. M., Sanaz Lehman, S., Gethin Williams, G., Tal, I., Rodman, D., Goldfine, A. B., Kuo, F. C., Palmer, E. L., Tseng, Y.-H., Doria, A., et al. 2009. Identification and importance of brown adipose tissue in adult humans. *New Engl. J. Med.* 360:1509–1517.

Virtanen, K. A., Lidell, M. E., Orava, J., Heglind, M., Westergren, R., Niemi, T., Taittonen, M., Laine, J., Savisto, N.-J., Enerbäck, S., et al. 2009. Functional brown adipose tissue in healthy adults. *New Engl. J. Med.* 360:1518–1525.

Bayrhuber, M., Meins, T., Habeck, M., Becker, S., Giller, K., Villinger, S., Vonrhein, C., Griesinger, C., Zweckstetter, M., and Zeth, K. 2008. Structure of the human voltage-dependent anion channel. *Proc. Natl. Acad. Sci. U.S.A.* 105:15370–15375.

Bamber, L., Harding, M., Monné, M., Slotboom, D.-J., and Kunji, E. R. 2007. The yeast mitochondrial ADP/ATP carrier functions as a monomer in mitochondrial membranes. *Proc. Natl. Acad. Sci. U.S.A.* 10:10830–10843.

Pebay-Peyroula, E., Dahout, C., Kahn, R., Trézéguet, V., Lauquin, G. J.-M., and Brandolin, G. 2003. Structure of mitochondrial ADP/ATP carrier in complex with carboxyatractyloside. *Nature* 246:39–44.

活性酸素種，スーパーオキシドジスムターゼ，カタラーゼ

Sena, L. A., and Chandel, N. S. 2012. Physiological roles of mitochondrial reactive oxygen species. *Mol. Cell* 48:158–167.

Forman, H. J., Maiorino, M., and Ursini, F. 2010. Signaling functions of reactive oxygen species. *Biochemistry* 49:835–842.

Murphy, M. P. 2009. How mitochondria produce reactive oxygen species. *Biochem. J.* 417:1–13.

Leitch, J. M., Yick, P. J., and Culotta, V. V. 2009. The right to choose: Multiple pathways for activating copper, zinc superoxide dismutase. *J. Biol. Chem.* 284:24679–24683.

Winterbourn, C. C. 2008. Reconciling the chemistry and biology of reactive oxygen species. *Nat. Chem. Biol.* 4:278–286.

Veal, E. A., Day, A. M., and Morgan, B. A. 2007. Hydrogen peroxide sensing and signaling. *Mol. Cell* 26:1–14.

Stone, J. R., and Yang, S. 2006. Hydrogen peroxide: A signaling messenger. *Antioxid. Redox Signal.* 8:243–270.

Valentine, J. S., Doucette, P. A., and Potter S. Z. 2005. Copper-zinc superoxide dismutase and amyotrophic lateral sclerosis. *Annu. Rev. Biochem.* 74:563–593.

ミトコンドリア病

Papa, S., and De Rasmo, D. 2013. Complex I deficiencies in neurological disorders. *Trends Mol. Med.* 19:61–69.

Koopman, W. J. H., Willems, P. H. G. M., and Smeitink, J. A. M. 2012. Monogenic mitochondrial disorders. *New Engl. J. Med.* 366:1132–41.

Lina, C. S., Sharpley, M. S., Fan W., Waymire, K. G., Sadun, A. A., Carelli, V., Ross-Cisneros, F. N., Baciu, P., Sung, E., McManus, M. J., et al. 2012. Mouse mtDNA mutant model of Leber hereditary optic neuropathy. *Proc. Natl. Acad. Sci. U.S.A.* 109:20065–20070.

Mitochondria Disease. 2009. A compendium of nine articles on mitochondrial diseases. *Biochem. Biophys. Acta Mol. Basis Disease* 1792:1095–1167.

Cicchetti, F., Drouin-Ouellet, J., and Gross, R. E. 2009. Environmental toxins and Parkinson's disease: What have we learned from pesticide-induced animal models? *Trends Pharm. Sci.* 30:475–483.

DiMauro, S., and Schon, E. A. 2003. Mitochondrial respiratory-chain disease. *New Engl. J. Med.* 348:2656–2668.

Smeitink, J., van den Heuvel, L., and DiMauro, S. 2001. The genetics and pathology of oxidative phosphorylation. *Nat. Rev. Genet.* 2:342–352.

アポトーシス

Qi, S., Pang, Y., Hu, Q., Liu, Q., Li, H., Zhou, Y., He, T., Liang, Q., Liu, Y., Yuan, X., et al. 2010. Crystal structure of the *Caenorhabditis elegans* apoptosome reveals an octameric assembly of CED-4. *Cell* 141:446–457.

Chan, D. C. 2006. Mitochondria: Dynamic organelles in disease, aging, and development. *Cell* 125:1241–1252.

Green, D. R. 2005. Apoptotic pathways: Ten minutes to dead. *Cell* 121:671–674.

歴 史 的 側 面

Prebble, J., and Weber, B. 2003. *Wandering in the Gardens of the Mind: Peter Mitchell and the Making of Glynn.* Oxford.

Mitchell, P. 1979. Keilin's respiratory chain concept and its chemiosmotic consequences. *Science* 206:1148–1159.

Preeble, J. 2002. Peter Mitchell and the ox phos wars. *Trends Biochem. Sci.* 27:209–212.

Mitchell, P. 1976. Vectorial chemistry and the molecular mechanics of chemiosmotic coupling: Power transmission by proticity. *Biochem. Soc. Trans.* 4:399–430.

Racker, E. 1980. From Pasteur to Mitchell: A hundred years of bioenergetics. *Fed. Proc.* 39:210–215.

Kalckar, H. M. 1991. Fifty years of biological research: From oxidative phosphorylation to energy requiring transport and regulation. *Annu. Rev. Biochem.* 60:1–37.

第 19 章

手 始 め に

Huber, R. 1989. A structural basis of light energy and electron transfer in biology. *EMBO J.* 8:2125–2147.

Deisenhofer, J., and Michel, H. 1989. The photosynthetic reaction centre from the purple bacterium *Rhodopseudomonas viridis. EMBO J.* 8:2149–2170.

Barber, J., and Andersson, B. 1994. Revealing the blueprint of photosynthesis. *Nature* 370:31–34.

書 籍 と 総 説

Nelson, N., and Yocum, C. 2006. Structure and functions of photosystems I and II. *Annu. Rev. Plant Biol.* 57:521–565.

Merchant, S., and Sawaya, M. R. 2005. The light reactions: A guide to recent acquisitions for the picture gallery. *Plant Cell* 17:648–663.

Blankenship, R. E. 2009. *Molecular Mechanisms of Photosynthesis.* Wiley-Blackwell.

Nicholls, D. G., and Ferguson, S. J. 2013. *Bioenergetics* (4th ed.). Academic Press.

電 子 伝 達 機 構

Beratan, D., and Skourtis, S. 1998. Electron transfer mechanisms. *Curr. Opin. Chem. Biol.* 2:235–243.

Moser, C. C., Keske, J. M., Warncke, K., Farid, R. S., and Dutton, P. L. 1992. Nature of biological electron transfer. *Nature* 355:796–802.

Boxer, S. G. 1990. Mechanisms of long-distance electron transfer in proteins: Lessons from photosynthetic reaction centers. *Annu. Rev. Biophys. Biophys. Chem.* 19:267–299.

光 化 学 系 II

Vinyard, D. J., Ananyev, G. M., and Dismukes, G. C. 2013. Photosystem II: The reaction center of oxygenic photosynthesis. *Annu. Rev. Biochem.* 82:577–606.

Kirchhoff, H., Tremmel, I., Haase, W., and Kubitscheck, U. 2004. Supramolecular photosystem II organization in grana of thylakoid membranes: Evidence for a structured arrangement. *Biochemistry* 43:9204–9213.

Diner, B. A., and Rappaport, F. 2002. Structure, dynamics, and energetics of the primary photochemistry of photosystem II of oxygenic photosynthesis. *Annu. Rev. Plant Biol.* 54:551–580.

Zouni, A., Witt, H. T., Kern, J., Fromme, P., Krauss, N., Saenger, W., and Orth, P. 2001. Crystal structure of photosystem II from *Synechococcus elongatus* at 3.8 Å resolution. *Nature* 409:739–743.

Deisenhofer, J., and Michel, H. 1991. High-resolution structures of photosynthetic reaction centers. *Annu. Rev. Biophys. Biophys. Chem.* 20:247–266.

酸 素 発 生

Umena, Y., Kawakami, K., Shen, J.-R. and Kamiya, N. 2011. Crystal structure of oxygen-evolving photosystem II at a resolution of 1.9Å. *Nature* 473:55–60.

Barber, J. 2008. Crystal structure of the oxygen-evolving complex of photosystem II. *Inorg. Chem.* 47:1700–1710.

Pushkar, Y., Yano, J., Sauer, K., Boussac, A., and Yachandra, V. K. 2008. Structural changes in the Mn_4Ca cluster and the mechanism of photosynthetic water splitting. *Proc. Natl. Acad. Sci. U.S.A.* 105:1879–1884.

Renger, G. 2007. Oxidative photosynthetic water splitting: Energetics, kinetics and mechanism. *Photosynth. Res.* 92:407–425.

Renger, G., and Kühn, P. 2007. Reaction pattern and mechanism of light induced oxidative water splitting in photosynthesis. *Biochim. Biophys. Acta* 1767:458–471.

光 化 学 系 I と シ ト ク ロ ム *bf*

Schöttler, M. A., Albus, C. A., and Bock, R. 2011. Photosystem I: Its biogenesis and function in higher plants. *J. Plant Physiol.* 168:1452–1461.

Iwai, M., Takizawa, K., Tokutsu, R., Okamuro, A., Takahashi, Y., and Minagawa, J. 2010. Isolation of the elusive supercomplex that drives cyclic electron flow in photosynthesis. *Nature* 464:1210–1214.

Amunts, A., Drory, O., and Nelson, N. 2007. The structure of a plant photosystem I supercomplex at 3.4 Å resolution. *Nature* 447:58–63.

Cramer, W. A., Zhang, H., Yan, J., Kurisu, G., and Smith, J. L. 2004. Evolution of photosynthesis: Time-independent structure of the cytochrome b_6f complex. *Biochemistry* 43:5921–5929.

Kargul, J., Nield, J., and Barber, J. 2003. Three-dimensional reconstruction of a light-harvesting complex I-photosystem I (LHCI-PSI) supercomplex from the green alga *Chlamydomonas reinhardtii. J. Biol. Chem.* 278:16135–16141.

Schubert, W. D., Klukas, O., Saenger, W., Witt, H. T., Fromme, P., and Krauss, N. 1998. A common ancestor for oxygenic and anoxygenic photosynthetic systems: A comparison based on the structural model of photosystem I. *J. Mol. Biol.* 280:297–314.

ATP 合 成

Kohzuma, K., Dal Bosco, C., Meurer, J., and Kramer, D. M. 2013. Light- and metabolism-related regulation of the chloroplast ATP synthase has distinct mechanisms and functions. *J. Biol. Chem.* 288:13156–13163.

Vollmar, M., Schlieper, D., Winn, D., Büchner, C., and Groth, G. 2009. Structure of the c14 rotor ring of the proton translocating chloroplast ATP synthase. *J. Biol. Chem.* 284:18228–18235.

Varco-Merth, B., Fromme, R., Wang, M., and Fromme, P. 2008. Crystallization of the c14-rotor of the chloroplast ATP synthase reveals that it contains pigments. *Biochim. Biophys. Acta* 1777:605–612.

Oster, G., and Wang, H. 1999. ATP synthase: Two motors, two fuels. *Structure* 7:R67–R72.

Weber, J., and Senior, A. E. 2000. ATP synthase: What we know about ATP hydrolysis and what we do not know about ATP synthesis. *Biochim. Biophys. Acta* 1458:300–309.

集 光 性 複 合 体

Collins, A. M., Qian, P., Tang, Q., Bocian, D. F., Hunter, C. N., Blankenship, R. E. 2010. Light-harvesting antenna system from the phototrophic bacterium *Roseiflexus castenholzii. Biochemistry* 49:7524–7531.

Melkozernov, A. N., Barber, J., and Blankenship, R. E. 2006. Light harvesting in photosystem I supercomplexes. *Biochemistry* 45:331–345.

Conroy, M. J., Westerhuis, W. H., Parkes-Loach, P. S., Loach, P. A., Hunter, C. N., and Williamson, M. P. 2000. The solution structure of *Rhodobacter sphaeroides* LH1b reveals two helical domains separated by a more flexible region: Structural consequences for the LH1 complex. *J. Mol. Biol.* 298:83–94.

Koepke, J., Hu, X., Muenke, C., Schulten, K., and Michel, H. 1996. The crystal structure of the light-harvesting complex II (B800–850) from *Rhodospirillum molischianum. Structure* 4:581–597.

Grossman, A. R., Bhaya, D., Apt, K. E., and Kehoe, D. M. 1995. Light-harvesting complexes in oxygenic photosynthesis: Diversity, control, and evolution. *Annu. Rev. Genet.* 29:231–288.

進 化

Hohmann-Marriott, M. F., and Blankenship, R. E. 2011. Evolution of photosynthesis. *Annu. Rev. Plant Biol.* 62:515–48.

Chen, M., and Zhang, Y. 2008. Tracking the molecular evolution of photosynthesis through characterization of atomic contents of the photosynthetic units. *Photosynth. Res.* 97:255–261.

Iverson, T. M. 2006. Evolution and unique bioenergetic mechanisms in oxygenic photosynthesis. *Curr. Opin. Chem. Biol.* 10:91–100.

Cavalier-Smith, T. 2002. Chloroplast evolution: Secondary symbiogenesis and multiple losses. *Curr. Biol.* 12:R62–64.

Nelson, N., and Ben-Shem, A. 2005. The structure of photosystem I and evolution of photosynthesis. *BioEssays* 27:914–922.

Green, B. R. 2001. Was "molecular opportunism" a factor in the evolution of different photosynthetic light-harvesting pigment systems? *Proc. Natl. Acad. Sci. U.S.A.* 98:2119–2121.

Dismukes, G. C., Klimov, V. V., Baranov, S. V., Nozlov, Y. N., Das Gupta, J., and Tyryshkin, A. 2001. The origin of atmospheric oxygen on Earth: The innovation of oxygenic photosynthesis. *Proc. Natl. Acad. Sci. U.S.A.* 98:2170–2175.

Moreira, D., Le Guyader, H., and Phillippe, H. 2000. The origin of red algae and the evolution of chloroplasts. *Nature* 405:69–72.

Cavalier-Smith, T. 2000. Membrane heredity and early chloroplast evolution. *Trends Plant Sci.* 5:174–182.

第 20 章

手 始 め に

Buchanan, B. B., and Wong, J. H. 2013. A conversation with Andrew Benson: reflections on the discovery of the Calvin–Benson cycle. *Photosynth. Res.* 114:207–214.

Ellis, R. J. 2010. Tackling unintelligent design. *Nature* 463:164–165.

Gutteridge, S., and Pierce, J. 2006. A unified theory for the basis of the limitations of the primary reaction of photosynthetic CO_2 fixation: Was Dr. Pangloss right? *Proc. Natl. Acad. Sci. U.S.A.* 103:7203–7204.

Horecker, B. L. 1976. Unravelling the pentose phosphate pathway. In *Reflections on Biochemistry* (pp. 65–72), edited by A. Kornberg, L. Cornudella, B. L. Horecker, and J. Oro. Pergamon.

Levi, P. 1984. Carbon. In *The Periodic Table*. Random House.

書 籍 と 総 説

Parry, M. A. J., Andralojc, P. J., Mitchell, R. A. C., Madgwick, P. J., and Keys, A. J. 2003. Manipulation of rubisco: The amount, activity, function and regulation. *J. Exp. Bot.* 54:1321–1333.

Spreitzer, R. J., and Salvucci, M. E. 2002. Rubisco: Structure, regulatory interactions, and possibilities for a better enzyme. *Annu. Rev. Plant Biol.* 53:449–475.

Wood, T. 1985. *The Pentose Phosphate Pathway*. Academic Press.

Buchanan, B. B., Gruissem, W., and Jones, R. L. 2000. *Biochemistry and Molecular Biology of Plants*. American Society of Plant Physiologists.

酵素と反応機構

Harrison, D. H., Runquist, J. A., Holub, A., and Miziorko, H. M. 1998. The crystal structure of phosphoribulokinase from *Rhodobacter sphaeroides* reveals a fold similar to that of adenylate kinase. *Biochemistry* 37:5074–5085.

Miziorko, H. M. 2000. Phosphoribulokinase: Current perspectives on the structure/function basis for regulation and catalysis. *Adv. Enzymol. Relat. Areas Mol. Biol.* 74:95–127.

Thorell, S., Gergely, P., Jr., Banki, K., Perl, A., and Schneider, G. 2000. The three-dimensional structure of human transaldolase. *FEBS Lett.* 475:205–208.

炭酸固定と RuBisCo

Satagopan, S., Scott, S. S., Smith, T. G., and Tabita, F. R. 2009. A rubisco mutant that confers growth under a normally "inhibitory" oxygen concentration. *Biochemistry* 48:9076–9083.

Tcherkez, G. G. B., Farquhar, G. D., and Andrews, J. T. 2006. Despite slow catalysis and confused substrate specificity, all ribulose bisphosphate carboxylases may be nearly perfectly optimized. *Proc. Natl. Acad. Sci. U.S.A.* 103:7246–7251.

Sugawara, H., Yamamoto, H., Shibata, N., Inoue, T., Okada, S., Miyake, C., Yokota, A., and Kai, Y. 1999. Crystal structure of carboxylase reaction-oriented ribulose 1,5-bisphosphate carboxylase/oxygenase from a thermophilic red alga, *Galdieria partita. J. Biol. Chem.* 274:15655–15661.

Hansen, S., Vollan, V. B., Hough, E., and Andersen, K. 1999. The crystal structure of rubisco from *Alcaligenes eutrophus* reveals a novel central eight-stranded β-barrel formed by β-strands from four subunits. *J. Mol. Biol.* 288:609–621.

Knight, S., Andersson, I., and Branden, C. I. 1990. Crystallographic analysis of ribulose 1,5-bisphosphate carboxylase from spinach at 2.4 Å resolution: Subunit interactions and active site. *J. Mol. Biol.* 215:113–160.

Taylor, T. C., and Andersson, I. 1997. The structure of the complex between rubisco and its natural substrate ribulose 1,5-bisphosphate. *J. Mol. Biol.* 265:432–444.

Cleland, W. W., Andrews, T. J., Gutteridge, S., Hartman, F. C., and Lorimer, G. H. 1998. Mechanism of rubisco: The carbamate as general base. *Chem. Rev.* 98:549–561.

Buchanan, B. B. 1992. Carbon dioxide assimilation in oxygenic and anoxygenic photosynthesis. *Photosynth. Res.* 33:147–162.

Hatch, M. D. 1987. C_4 photosynthesis: A unique blend of modified biochemistry, anatomy, and ultrastructure. *Biochim. Biophys. Acta* 895:81–106.

調　節

Keown, J. R., Griffin, M. D. W., Mertens, H. D. T., and Pearce, F. G. 2013. Small oligomers of ribulose-bisphosphate carboxylase/oxygenase (rubisco) activase are required for biological activity. *J. Biol. Chem.* 288:20607–20615.

Carmo-Silva, A. E., and Salvucci, M. E. 2013. The regulatory properties of rubisco activase differ among species and affect photosynthetic induction during light transitions. *Plant Physiol.* 161:1645–1655.

Gontero, B., and Maberly, S. C. 2012. An intrinsically disordered protein, CP12: Jack of all trades and master of the Calvin cycle. *Biochem. Soc. Trans.* 40:995–999.

Stotz, M., Mueller-Cajar, O., Ciniawsky, S., Wendler, P., Hartl, F.-U., Bracher, A., Hayer-Hartl, M. 2011. Structure of green-type Rubisco activase from tobacco. *Nature Struct. Mol. Biol.* 18:1366–1370.

Lebreton, S., Andreescu, S., Graciet, E., and Gontero, B. 2006. Mapping of the interaction site of CP12 with glyceraldehyde-3-phosphate dehydrogenase from *Chlamydomonas reinhardtii*. Functional consequences for glyceraldehyde-3-phosphate dehydrogenase. *FEBS J.* 273:3358–3369.

Graciet, E., Lebreton, S., and Gontero, B. 2004. The emergence of new regulatory mechanisms in the Benson-Calvin pathway via protein-protein interactions: A glyceraldehyde-3-phosphate dehydrogenase/CP12/phosphoribulokinase complex. *J. Exp. Bot.* 55:1245–1254.

Balmer, Y., Koller, A., del Val, G., Manieri, W., Schürmann, P., and Buchanan, B. B. 2003. Proteomics gives insight into the regulatory function of chloroplast thioredoxins. *Proc. Natl. Acad. Sci. U.S.A.* 100:370–375.

Wedel, N., Soll, J., and Paap, B. K. 1997. CP12 provides a new mode of light regulation of Calvin cycle activity in higher plants. *Proc. Natl. Acad. Sci.*

U.S.A. 94:10479–10484.

Avilan, L., Lebreton, S., and Gontero, B. 2000. Thioredoxin activation of phosphoribulokinase in a bi-enzyme complex from *Chlamydomonas reinhardtii* chloroplasts. *J. Biol. Chem.* 275:9447–9451.

Irihimovitch, V., and Shapira, M. 2000. Glutathione redox potential modulated by reactive oxygen species regulates translation of rubisco large subunit in the chloroplast. *J. Biol. Chem.* 275:16289–16295.

グルコース–6–リン酸デヒドロゲナーゼ

Howes, R. E., Piel, F. B., Patil, A. P., Nyangiri, O. A., Gething, P. W., Dewi, M., Hogg, M. M., Battle, K. E., Padilla, C. D., Baird, et al. 2012. G6PD deficiency prevalence and estimates of affected populations in malaria endemic countries: A geostatistical model-based map. *PLoS Med.* 9:e1001339.

Wang, X.-T., and Engel, P. C. 2009. Clinical mutants of human glucose 6-phosphate dehydrogenase: Impairment of $NADP^+$ binding affects both folding and stability. *Biochim. Biophys. Acta* 1792:804–809.

Au, S. W., Gover, S., Lam, V. M., and Adams, M. J. 2000. Human glucose-6-phosphate dehydrogenase: The crystal structure reveals a structural NADP(+) molecule and provides insights into enzyme deficiency. *Struct. Fold. Des.* 8:293–303.

Salvemini, F., Franze, A., Iervolino, A., Filosa, S., Salzano, S., and Ursini, M. V. 1999. Enhanced glutathione levels and oxidoresistance mediated by increased glucose-6-phosphate dehydrogenase expression. *J. Biol. Chem.* 274:2750–2757.

Tian, W. N., Braunstein, L. D., Apse, K., Pang, J., Rose, M., Tian, X., and Stanton, R. C. 1999. Importance of glucose-6-phosphate dehydrogenase activity in cell death. *Am. J. Physiol.* 276:C1121–C1131.

Tian, W. N., Braunstein, L. D., Pang, J., Stuhlmeier, K. M., Xi, Q. C., Tian, X., and Stanton, R. C. 1998. Importance of glucose-6-phosphate dehydrogenase activity for cell growth. *J. Biol. Chem.* 273:10609–10617.

Ursini, M. V., Parrella, A., Rosa, G., Salzano, S., and Martini, G. 1997. Enhanced expression of glucose-6-phosphate dehydrogenase in human cells sustaining oxidative stress. *Biochem. J.* 323:801–806.

進　化

Williams, B. P., Aubry S., and Hibberd, J. M. 2012. Molecular evolution of genes recruited into C_4 photosynthesis. *Trends Plant Sci.* 4:213–220.

Sage, R. F., Sage, T. L., and Kocacinar, F. 2012. Photorespiration and the evolution of C_4 photosynthesis. *Annu. Rev. Plant Biol.* 63:19–47.

Deschamps, P., Haferkamp, I., d'Hulst, C., Neuhaus, H. E., and Ball, S. G. 2008. The relocation of starch metabolism to chloroplasts: When, why and how. *Trends Plant Sci.* 13:574–582.

Coy, J. F., Dubel, S., Kioschis, P., Thomas, K., Micklem, G., Delius, H., and Poustka, A. 1996. Molecular cloning of tissue-specific transcripts of a transketolase-related gene: Implications for the evolution of new vertebrate genes. *Genomics* 32:309–316.

Schenk, G., Layfield, R., Candy, J. M., Duggleby, R. G., and Nixon, P. F. 1997. Molecular evolutionary analysis of the thiamine-diphosphate-dependent enzyme, transketolase. *J. Mol. Evol.* 44:552–572.

Notaro, R., Afolayan, A., and Luzzatto, L. 2000. Human mutations in glucose 6-phosphate dehydrogenase reflect evolutionary history. *FASEB J.* 14:485–494.

Wedel, N., and Soll, J. 1998. Evolutionary conserved light regulation of Calvin cycle activity by NADPH-mediated reversible phosphoribulokinase/CP12/glyceraldehyde-3-phosphate dehydrogenase complex dissociation. *Proc. Natl. Acad. Sci. U.S.A.* 95:9699–9704.

Martin, W., and Schnarrenberger, C. 1997. The evolution of the Calvin cycle from prokaryotic to eukaryotic chromosomes: A case study of functional redundancy in ancient pathways through endosymbiosis. *Curr. Genet.* 32:1–18.

Ku, M. S., Kano-Murakami, Y., and Matsuoka, M. 1996. Evolution and expression of C4 photosynthesis genes. *Plant Physiol.* 111:949–957.

Pereto, J. G., Velasco, A. M., Becerra, A., and Lazcano, A. 1999. Comparative biochemistry of CO_2 fixation and the evolution of autotrophy. *Int. Microbiol.* 2:3–10.

第 21 章

手始めに

Fisher, E. H. 2013. Cellular regulation by protein phosphorylation. *Biochem.*

Biophys. Res. Commun. 430:865–867.

Greenberg, C. C., Jurczak, M. J., Danos, A. M., and Brady, M. J. 2006. Glycogen branches out: New perspectives on the role of glycogen metabolism in the integration of metabolic pathways. *Am. J. Physiol. Endocrinol. Metab.* 291:E1–E8.

書籍と総説

Roach, P. J, Depaoli-Roach, A. A., Hurley, T. D., and Tagliabracci, V. S. 2012. Glycogen and its metabolism: Some new developments and old themes. *Biochem. J.* 441:763–787.

Palm, D. C., Rohwer J. M., and Hofmeyr, J.-H. S. 2013. Regulation of glycogen synthase from mammalian skeletal muscle: A unifying view of allosteric and covalent regulation. *FEBS J.* 280:2–27.

Agius, L. 2008. Glucokinase and molecular aspects of liver glycogen metabolism. *Biochem. J.* 414:1–18.

構造の研究

Nadeau, O. W., Lane, L. A., Xu, D., Sage, J., Priddy, T. S., Artigues, A., Villar, M. T., Yang, Q., Robinson, C. V., Zhang, Y. et al. 2012. Structure and location of the regulatory β subunits in the (αβγδ)₄ phosphorylase kinase complex. *J. Biol. Chem.* 287:36651–36661.

Horcajada, C., Guinovart, J. J., Fita, I., and Ferrer, J. C. 2006. Crystal structure of an archaeal glycogen synthase: Insights into oligomerization and substrate binding of eukaryotic glycogen synthases. *J. Biol. Chem.* 281:2923–2931.

Buschiazzo, A., Ugalde, J. E., Guerin, M. E., Shepard, W., Ugalde, R. A., and Alzari, P. M. 2004. Crystal structure of glycogen synthase: Homologous enzymes catalyze glycogen synthesis and degradation. *EMBO J.* 23:3196–3205.

Gibbons, B. J., Roach, P. J., and Hurley, T. D. 2002. Crystal structure of the autocatalytic initiator of glycogen biosynthesis, glycogenin. *J. Mol. Biol.* 319:463–477.

グリコーゲン合成の開始

Lomako, J., Lomako, W. M., and Whelan, W. J. 2004. Glycogenin: The primer for mammalian and yeast glycogen synthesis. *Biochim. Biophys. Acta* 1673:45–55.

Lin, A., Mu, J., Yang, J., and Roach, P. J. 1999. Self-glucosylation of glycogenin, the initiator of glycogen biosynthesis, involves an inter-subunit reaction. *Arch. Biochem. Biophys.* 363:163–170.

Roach, P. J., and Skurat, A. V. 1997. Self-glucosylating initiator proteins and their role in glycogen biosynthesis. *Prog. Nucleic Acid Res. Mol. Biol.* 57:289–316.

触媒機構

Skamnaki, V. T., Owen, D. J., Noble, M. E., Lowe, E. D., Lowe, G., Oikonomakos, N. G., and Johnson, L. N. 1999. Catalytic mechanism of phosphorylase kinase probed by mutational studies. *Biochemistry* 38:14718–14730.

Buchbinder, J. L., and Fletterick, R. J. 1996. Role of the active site gate of glycogen phosphorylase in allosteric inhibition and substrate binding. *J. Biol. Chem.* 271:22305–22309.

グリコーゲン代謝の調節

Zhang, T., Wang, S., Lin, Y., Xu, W., Ye, D., Xiong, Y., Zhao, S., and Guan, K.-L. 2012. Acetylation negatively regulates glycogen phosphorylase by recruiting protein phosphatase 1. *Cell Metab.* 15:75–87.

Díaz, A., Martínez-Pons, C., Fita, I., Ferrer, J. C., Guinovart, J. J. 2011. Processivity and subcellular localization of glycogen synthase depend on a non-catalytic high affinity glycogen-binding site. *J. Biol. Chem.* 286:18505–18514.

Bouskila, M., Hunter, R. W., Ibrahim, A. D. F., Delattre, L., Peggie, M., van Diepen, J. A., Voshol, P. J., Jensen, J., Sakamoto, K. 2010. Allosteric regulation of glycogen synthase controls glycogen synthesis in muscle. *Cell Metab.* 12:456–466.

Ros, S., García-Rocha, M., Domínguez, J., Ferrer, J. C., Guinovart, J. J. 2009. Control of liver glycogen synthase activity and intracellular distribution by phosphorylation. *J. Biol. Chem.* 284:6370–6378.

Danos, A. M., Osmanovic, S., and Brady, M. J. 2009. Differential regulation of glycogenolysis by mutant protein phosphatase-1 glycogen-targeting subunits. *J. Biol. Chem.* 284:19544–19553.

Pautsch, A., Stadler, N., Wissdorf, O., Langkopf, E., Moreth, W., Streicher, R.

2008. Molecular recognition of the protein phosphatase 1 glycogen targeting subunit by glycogen phosphorylase. *J. Biol. Chem.* 283:8913–8918.

Boulatnikov, I. G., Peters, J. L., Nadeau, O. W., Sage, J. M., Daniels, P. J., Kumar, P., Walsh, D. A., and Carlson, G. M. 2009. Expressed phosphorylase *b* kinase and its αγδ subcomplex as regulatory models for the rabbit skeletal muscle holoenzyme. *Biochemistry* 48:10183–10191.

Ros, S., García-Rocha, M., Domínguez, J., Ferrer, J. C., and Guinovart, J. J. 2009. Control of liver glycogen synthase activity and intracellular distribution by phosphorylation. *J. Biol. Chem.* 284:6370–6378.

Danos, A. M., Osmanovic, S., and Brady, M. J. 2009. Differential regulation of glycogenolysis by mutant protein phosphatase-1 glycogen-targeting subunits. *J. Biol. Chem.* 284:19544–19553.

Pautsch, A., Stadler, N., Wissdorf, O., Langkopf, E., Moreth, M., and Streicher, R. 2008. Molecular recognition of the protein phosphatase 1 glycogen targeting subunit by glycogen phosphorylase. *J. Biol. Chem.* 283:8913–8918.

Jope, R. S., and Johnson, G. V. W. 2004. The glamour and gloom of glycogen synthase kinase-3. *Trends Biochem. Sci.* 29:95–102.

Doble, B. W., and Woodgett, J. R. 2003. GSK-3: Tricks of the trade for a multi-tasking kinase. *J. Cell Sci.* 116:1175–1186.

Pederson, B. A., Cheng, C., Wilson, W. A., and Roach, P. J. 2000. Regulation of glycogen synthase: Identification of residues involved in regulation by the allosteric ligand glucose-6-P and by phosphorylation. *J. Biol. Chem.* 275:27753–27761.

Melendez, R., Melendez-Hevia, E., and Canela, E. I. 1999. The fractal structure of glycogen: A clever solution to optimize cell metabolism. *Biophys. J.* 77:1327–1332.

Franch, J., Aslesen, R., and Jensen, J. 1999. Regulation of glycogen synthesis in rat skeletal muscle after glycogen-depleting contractile activity: Effects of adrenaline on glycogen synthesis and activation of glycogen synthase and glycogen phosphorylase. *Biochem. J.* 344:231–235.

Aggen, J. B., Nairn, A. C., and Chamberlin, R. 2000. Regulation of protein phosphatase-1. *Chem. Biol.* 7:R13–R23.

Egloff, M. P., Johnson, D. F., Moorhead, G., Cohen, P. T., Cohen, P., and Barford, D. 1997. Structural basis for the recognition of regulatory subunits by the catalytic subunit of protein phosphatase 1. *EMBO J.* 16:1876–1887.

Wu, J., Liu, J., Thompson, I., Oliver, C. J., Shenolikar, S., and Brautigan, D. L. 1998. A conserved domain for glycogen binding in protein phosphatase-1 targeting subunits. *FEBS Lett.* 439:185–191.

遺伝病

Nyhan, W. L., Barshop, B. A., and Ozand, P. T. 2005. *Atlas of Metabolic Diseases.* (2d ed., pp. 373–408). Hodder Arnold.

Chen, Y.-T. 2001. Glycogen storage diseases. In *The Metabolic and Molecular Bases of Inherited Diseases* (8th ed., pp. 1521–1552), edited by C. R. Scriver., W. S. Sly, B. Childs, A. L. Beaudet, D. Valle, K. W. Kinzler, and B. Vogelstein. McGraw-Hill.

Burchell, A., and Waddell, I. D. 1991. The molecular basis of the hepatic microsomal glucose-6-phosphatase system. *Biochim. Biophys. Acta* 1092:129–137.

Lei, K. J., Shelley, L. L., Pan, C. J., Sidbury, J. B., and Chou, J. Y. 1993. Mutations in the glucose-6-phosphatase gene that cause glycogen storage disease type Ia. *Science* 262:580–583.

Ross, B. D., Radda, G. K., Gadian, D. G., Rocker, G., Esiri, M., and Falconer-Smith, J. 1981. Examination of a case of suspected McArdle's syndrome by ³¹P NMR. *New Engl. J. Med.* 304:1338–1342.

進化

Holm, L., and Sander, C. 1995. Evolutionary link between glycogen phosphorylase and a DNA modifying enzyme. *EMBO J.* 14:1287–1293.

Hudson, J. W., Golding, G. B., and Crerar, M. M. 1993. Evolution of allosteric control in glycogen phosphorylase. *J. Mol. Biol.* 234:700–721.

Rath, V. L., and Fletterick, R. J. 1994. Parallel evolution in two homologues of phosphorylase. *Nat. Struct. Biol.* 1:681–690.

Melendez, R., Melendez-Hevia, E., and Cascante, M. 1997. How did glycogen structure evolve to satisfy the requirement for rapid mobilization of glucose? A problem of physical constraints in structure building. *J. Mol. Evol.* 45:446–455.

Rath, V. L., Lin, K., Hwang, P. K., and Fletterick, R. J. 1996. The evolution of an allosteric site in phosphorylase. *Structure* 4:463–473.

第 22 章

手 始 め に

Walther, T. C., and Farese Jr., R. V. 2012. Lipid droplets and cellular lipid metabolism. *Annu. Rev. Biochem.* 81:687–714.

Granneman, J. G., and Moore, H.-P. 2008. Location, location: Protein trafficking and lipolysis in adipocytes. *Trends Endocrinol. Metab.* 19:3–9.

Yang, L., Ding, Y., Chen, Y., Zhang, S., Huo, C., Wang, Y., Yu, J., Zhang, P., Na, H., Zhang, H., et al. 2012. The proteomics of lipid droplets: Structure, dynamics, and functions of the organelle conserved from bacteria to humans. *J. Lipid Res.* 53:1245–1253.

Rinaldo, P., Matern, D., and Bennet, M. J. 2002. Fatty acid oxidation disorders. *Annu. Rev. Physiol.* 64:477–502.

Rasmussen, B. B., and Wolfe, R. R. 1999. Regulation of fatty acid oxidation in skeletal muscle. *Annu. Rev. Nutr.* 19:463–484.

Semenkovich, C. F. 1997. Regulation of fatty acid synthase (FAS). *Prog. Lipid Res.* 36:43–53.

Wolf, G. 1996. Nutritional and hormonal regulation of fatty acid synthase. *Nutr. Rev.* 54:122–123.

書 籍

Lawrence, G. D. 2010. *The Fats of Life: Essential Fatty Acids in Health and Disease.* Rutgers University Press.

Vance, D. E., and Vance, J. E. (Eds.). 2008. *Biochemistry of Lipids, Lipoproteins, and Membranes.* Elsevier.

Stipanuk, M. H. (Ed.). 2006. *Biochemical and Physiological Aspects of Human Nutrition.* Saunders.

脂 肪 酸 酸 化

Ross, L. E., Xiao, X., and Lowe, M. E. 2013. Identification of amino acids in human colipase that mediate adsorption to lipid emulsions and mixed micelles. *Biochim. Biophys. Acta* 1831:1052–1059.

Badin, P. M., Loubière, C., Coonen, M., Louche, K., Tavernier, G., Bourlier, V., Mairal, A., Rustan, A. C., Smith, S. R., Langin, D., et al. 2012. Regulation of skeletal muscle lipolysis and oxidative metabolism by the co-lipase CGI-58. *J. Lipid Res.* 53:839–848.

Yang, X., Lu, X., Lombès, M., Rha, G. B., Chi, Y. I., Guerin, T. M., Smart, E. J., Liu, J. 2010. The G_0/G_1 switch gene 2 regulates adipose lipolysis through association with adipose triglyceride lipase. *Cell Metab.* 11:194–205.

Wang, Y., Mohsen, A.-W., Mihalik, S. J., Goetzman, E. S., Vockley, J. 2010. Evidence for physical association of mitochondrial fatty acid oxidation and oxidative phosphorylation complexes. *J. Biol.Chem.* 285:29834–29841.

Ahmadian, M., Duncan, R. E., and Sul, H. S. 2009. The skinny on fat: Lipolysis and fatty acid utilization in adipocytes. *Trends Endocrinol. Metab.* 20:424–428.

Farese, R. V., Jr., and Walther, T. C. 2009. Lipid droplets finally get a little R-E-S-P-E-C-T. *Cell* 139:855–860.

Goodman, J. L. 2008. The gregarious lipid droplet. *J. Biol. Chem.* 283:28005–28009.

Saha, P. K., Kojima, H., Marinez-Botas, J., Sunehag, A. L., and Chan, L. 2004. Metabolic adaptations in absence of perilipin. *J. Biol. Chem.* 279:35150–35158.

Barycki, J. J., O'Brien, L. K., Strauss, A. W., and Banaszak, L. J. 2000. Sequestration of the active site by interdomain shifting: Crystallographic and spectroscopic evidence for distinct conformations of L-3-hydroxyacyl-CoA dehydrogenase. *J. Biol. Chem.* 275:27186–27196.

Ramsay, R. R. 2000. The carnitine acyltransferases: Modulators of acyl-CoA-dependent reactions. *Biochem. Soc. Trans.* 28:182–186.

脂 肪 酸 合 成

Sun, T., Hayakawa, K., Bateman, K. S., and Fraser, M. E. 2010. Identification of the citrate-binding site of human ATP-citrate lyase using x-ray crystallography. *J. Biol. Chem.* 285:27418–27428.

Fan, F., Williams, H. J., Boyer, J. G., Graham, T. L., Zhao, H., Lehr, R., Qi, H., Schwartz, B., Raushel, F. M., and Meek, T. D. 2012. On the catalytic mechanism of human ATP citrate lyase. *Biochemistry* 51:5198–5211.

Chypre, M., Zaidi, N., and Smans, K. 2012. ATP-citrate lyase: A mini-review. *Biochem. Biophys. Res. Commun.* 422:1–4.

Maier, T., Leibundgut, M., and Ban, N. 2008. The crystal structure of a mammalian fatty acid synthase. *Science* 321:1315–1322.

Ming, D., Kong, Y., Wakil, S. J., Brink, J., and Ma, J. 2002. Domain movements in human fatty acid synthase by quantized elastic deformational model. *Proc. Natl. Acad. Sci. U.S.A.* 99:7895–7899.

Zhang, Y.-M., Rao, M. S., Heath, R. J., Price, A. C., Olson, A. J., Rock, C. O., and White, S. W. 2001. Identification and analysis of the acyl carrier protein (ACP) docking site on β-ketoacyl-ACP synthase III. *J. Biol. Chem.* 276:8231–8238.

Davies, C., Heath, R. J., White, S. W., and Rock, C. O. 2000. The 1.8 Å crystal structure and active-site architecture of β-ketoacyl-acyl carrier protein synthase III (FabH) from *Escherichia coli*. *Struct. Fold. Design* 8:185–195.

Loftus, T. M., Jaworsky, D. E., Frehywot, G. L., Townsend, C. A., Ronnett, G. V., Lane, M. D., and Kuhajda, F. P. 2000. Reduced food intake and body weight in mice treated with fatty acid synthase inhibitors. *Science* 288:2379–2381.

アセチル CoA カルボキシラーゼ

Kim, C.-W., Moon, Y.-A., Park, S. W., Cheng, D., Kwon, H. J., and Horton, J. D. 2010. Induced polymerization of mammalian acetyl-CoA carboxylase by MIG12 provides a tertiary level of regulation of fatty acid synthesis. *Proc. Natl. Acad. Sci. U.S.A.* 107:9626–9631.

Brownsey, R. W., Boone, A. N., Elliott, J. E., Kulpa, J. E., and Lee, W. M. 2006. Regulation of acetyl-CoA carboxylase. *Biochem. Soc. Trans.* 34:223–227.

Hardie, D. G., Ross, F. A., and Hawley, S. A. 2013. AMP-activated protein kinase: A target for drugs both ancient and modern. *Chem. Biol.* 19:1222–1236.

Munday, M. R. 2002. Regulation of acetyl CoA carboxylase. *Biochem. Soc. Trans.* 30:1059–1064.

Thoden, J. B., Blanchard, C. Z., Holden, H. M., and Waldrop, G. L. 2000. Movement of the biotin carboxylase B-domain as a result of ATP binding. *J. Biol. Chem.* 275:16183–16190.

エイコサノイド

De Caterina, R. 2011. n–3 Fatty acids in cardiovascular disease. *New Engl. J. Med.* 364:2439–2450.

Harizi, H., Corcuff, J.-B., and Gualde, N. 2008. Arachidonic-acid-derived eicosanoids: Roles in biology and immunopathology. *Trends Mol. Med.* 14:461–469.

Nakamura, M. T., and Nara, T. Y. 2004. Structure, function, and dietary regulation of Δ6, Δ5, and Δ9 desaturases. *Annu. Rev. Nutr.* 24:345–376.

Malkowski, M. G., Ginell, S. L., Smith, W. L., and Garavito, R. M. 2000. The productive conformation of arachidonic acid bound to prostaglandin synthase. *Science* 289:1933–1937.

Smith, T., McCracken, J., Shin, Y.-K., and DeWitt, D. 2000. Arachidonic acid and nonsteroidal anti-inflammatory drugs induce conformational changes in the human prostaglandin endoperoxide H2 synthase-2 (cyclooxygenase-2). *J. Biol. Chem.* 275:40407–40415.

Kalgutkar, A. S., Crews, B. C., Rowlinson, S. W., Garner, C., Seibert, K., and Marnett L. J. 1998. Aspirin-like molecules that covalently inactivate cyclooxygenase-2. *Science* 280:1268–1270.

Lands, W. E. 1991. Biosynthesis of prostaglandins. *Annu. Rev. Nutr.* 11:41–60.

Sigal, E. 1991. The molecular biology of mammalian arachidonic acid metabolism. *Am. J. Physiol.* 260:L13–L28.

Weissmann, G. 1991. Aspirin. *Sci. Am.* 264(1):84–90.

Vane, J. R., Flower, R. J., and Botting, R. M. 1990. History of aspirin and its mechanism of action. *Stroke* (12 suppl.):IV12–IV23.

遺 伝 病 と が ん

Celestino-Soper, P. B. S., Violante, S., Crawford, E. L., Luo, R., Lionel, A. C., Delaby, E., Cai, G., Sadikovic, B., Lee, K., Lo, C., et al. 2012. A common X-linked inborn error of carnitine biosynthesis may be a risk factor for nondysmorphic autism. *Proc. Natl. Acad. Sci. U.S.A.* 109:7947–7981.

Currie, E., Schulze, A., Zechner, R., Walther, T. C., and Farese, Jr. R. V. 2013. Cellular fatty acid metabolism and cancer. *Cell. Metab.* 18:153–161.

Lutas, A. and Yellen, G. 2013. The ketogenic diet: Metabolic influences on brain excitability and epilepsy. *Trends Neurosci.* 36:32–40.

Beckers, A., Organe, S., Timmermans, L., Scheys, K., Peeters, A., Brusselmans, K., Verhoeven, G., and Swinnen, J. V. 2007. Chemical inhibition of acetyl-CoA carboxylase induces growth arrest and cytotoxicity selectively in cancer cells. *Cancer Res.* 67:8180–8187.

Kuhajda, F. P. 2006. Fatty acid synthase and cancer: New application of an old pathway. *Cancer Res.* 66:5977–5980.

Nyhan, W. L., Barshop, B. A., and Ozand, P. T. 2005. *Atlas of Metabolic Diseases* (2d ed., pp. 339–300). Hodder Arnold.

Roe, C. R., and Coates, P. M. 2001. Mitochondrial fatty acid oxidation disorders. In *The Metabolic and Molecular Bases of Inherited Diseases* (8th ed., pp. 2297–2326), edited by C. R. Scriver., W. S. Sly, B. Childs, A. L. Beaudet, D. Valle, K. W. Kinzler, and B. Vogelstein. McGraw-Hill.

Brivet, M., Boutron, A., Slama, A., Costa, C., Thuillier, L., Demaugre, F., Rabier, D., Saudubray, J. M., and Bonnefont, J. P. 1999. Defects in activation and transport of fatty acids. *J. Inherit. Metab. Dis.* 22:428–441.

Wanders, R. J., van Grunsven, E. G., and Jansen, G. A. 2000. Lipid metabolism in peroxisomes: Enzymology, functions and dysfunctions of the fatty acid α-and β-oxidation systems in humans. *Biochem. Soc. Trans.* 28:141–149.

Wanders, R. J., Vreken, P., den Boer, M. E., Wijburg, F. A., van Gennip, A. H., and Ijist, L. 1999. Disorders of mitochondrial fatty acyl-CoA β-oxidation. *J. Inherit. Metab. Dis.* 22:442–487.

Kerner, J., and Hoppel, C. 1998. Genetic disorders of carnitine metabolism and their nutritional management. *Annu. Rev. Nutr.* 18:179–206.

Bartlett, K., and Pourfarzam, M. 1998. Recent developments in the detection of inherited disorders of mitochondrial β-oxidation. *Biochem. Soc. Trans.* 26:145–152.

Pollitt, R. J. 1995. Disorders of mitochondrial long-chain fatty acid oxidation. *J. Inherit. Metab. Dis.* 18:473–490.

第 23 章

手始めに

Varshavsky, A. 2012. The Ubiquitin System, an Immense Realm. *Annu. Rev. Biochem.* 81:167–76.

Ubiquitin-Mediated Protein Regulation. 2009. *Annu. Rev. Biochem.* 78:〔ユビキチンの種々の役割についての総説をまとめた双書〕

Torchinsky, Y. M. 1989. Transamination: Its discovery, biological and chemical aspects. *Trends Biochem. Sci.* 12:115–117.

Watford, M. 2003. The urea cycle. *Biochem. Mol. Biol. Ed.* 31:289–297.

書　籍

Magnusson, S. 2010. *Life of Pee: The Story of How Urine Got Everywhere.* Aurum.

Bender, D. A. 2012. *Amino Acid Metabolism* (3rd ed.). Wiley-Blackwell.

Lippard, S. J., and Berg, J. M. 1994. *Principles of Bioinorganic Chemistry.* University Science Books.

Walsh, C. 1979. *Enzymatic Reaction Mechanisms.* W. H. Freeman and Company.

Christen, P., and Metzler, D. E. 1985. *Transaminases.* Wiley.

ユビキチンとプロテアソーム

Shemorry, A., Hwang, C.-S., and Varshavsky, A. 2013. Control of protein quality and stoichiometries by N-terminal acetylation and the N-end rule pathway. *Mol. Cell* 50:540–551.

Liu, C.-W., and Jacobson, A. D. 2013. Functions of the 19S complex in proteasomal degradation. *Trends Biochem. Sci.* 38:103–110.

Ehlinger, A., and Walters, K. J. 2013. Structural insights into proteasome activation by the 19S regulatory particle. *Biochemistry* 52:3618–3628.

Peth, A. Nathan, J. A. and Goldberg, A. L. 2013. The ATP costs and time required to degrade ubiquitinated proteins by the 26 S proteasome. *J. Biol. Chem.* 288:29215–29222.

Tomko, Jr., R. J., and Hochstrasser, M. 2013. Molecular architecture and assembly of the eukaryotic proteasome. *Annu. Rev. Biochem.* 82:415–445.

Komander, D., and Rape, M. 2012. The ubiquitin code. *Annu. Rev. Biochem.* 81:203–229.

Greer, P. L., Hanayama, R., Bloodgood, B. L., Mardinly, A. R., Lipton, D. M., Flavell, S. W., Kim, T.-K., Griffith, E. C., Waldon, Z., Maehr, R., et al. 2010. The Angelman syndrome protein Ube3A regulates synapse development by ubiquitinating Arc. *Cell* 140:704–716.

Peth, A., Besche, H. C., and Goldberg A. L. 2009. Ubiquitinated proteins activate the proteasome by binding to Usp14/Ubp6, which causes 20S gate opening. *Mol. Cell* 36:794–804.

Lin, G., Li, D., Carvalho, L. P. S., Deng, H., Tao, H., Vogt, G., Wu, K., Schneider, J., Chidawanyika, T., Warren, J. D., et al. 2009. Inhibitors selective for mycobacterial versus human proteasomes. *Nature* 461:621–626.

Giasson, B. I., and Lee, V. M.-Y. 2003. Are ubiquitination pathways central to Parkinson's disease? *Cell* 114:1–8.

Pagano, M., and Benmaamar, R. 2003. When protein destruction runs amok, malignancy is on the loose. *Cancer Cell* 4:251–256.

Hochstrasser, M. 2000. Evolution and function of ubiquitin-like protein-conjugation systems. *Nat. Cell Biol.* 2:E153–E157.

ピリドキサールリン酸依存性酵素

Eliot, A. C., and Kirsch, J. F. 2004. Pyridoxal phosphate enzymes: Mechanistic, structural, and evolutionary considerations. *Annu. Rev. Biochem.* 73:383–415.

Mehta, P. K., and Christen, P. 2000. The molecular evolution of pyridoxal-5′-phosphate-dependent enzymes. *Adv. Enzymol. Relat. Areas Mol. Biol.* 74:129–184.

Schneider, G., Kack, H., and Lindqvist, Y. 2000. The manifold of vitamin B$_6$ dependent enzymes. *Structure Fold Des.* 8:R1–R6.

尿素回路の酵素

Haeussinger, D., and Sies, H. 2013. Hepatic encephalopathy: Clinical aspects and pathogenetic concept. *Arch. Biochem. Biophys.* 536:97–100.

Li, M., Li, C., Allen, A., Stanley, C. A., and Smith, T. J. 2012. The structure and allosteric regulation of mammalian glutamate dehydrogenase. *Arch. Biochem. Biophys.* 519:69–80.

Nakagawa, T., Lomb, D. J., Haigis, M. C., and Guarente, L. 2009. SIRT5 deacetylates carbamoyl phosphate synthetase 1 and regulates the urea cycle. *Cell* 137:560–570.

Lawson, F. S., Charlebois, R. L., and Dillon, J. A. 1996. Phylogenetic analysis of carbamoylphosphate synthetase genes: Complex evolutionary history includes an internal duplication within a gene which can root the tree of life. *Mol. Biol. Evol.* 13:970–977.

McCudden, C. R., and Powers-Lee, S. G. 1996. Required allosteric effector site for N-acetylglutamate on carbamoyl-phosphate synthetase I. *J. Biol. Chem.* 271:18285–18294.

アミノ酸の分解

Li, M., Smith, C. J., Walker, M. T., and Smith, T. J. 2009. Novel inhibitors complexed with glutamate dehydrogenase: Allosteric regulation by control of protein dynamics. *J. Biol. Chem.* 284:22988–23000.

Smith, T. J., and Stanley, C. A. 2008. Untangling the glutamate dehydrogenase allosteric nightmare. *Trends Biochem. Sci.* 33:557–564.

Fusetti, F., Erlandsen, H., Flatmark, T., and Stevens, R. C. 1998. Structure of tetrameric human phenylalanine hydroxylase and its implications for phenylketonuria. *J. Biol. Chem.* 273:16962–16967.

Titus, G. P., Mueller, H. A., Burgner, J., Rodriguez De Cordoba, S., Penalva, M. A., and Timm, D. E. 2000. Crystal structure of human homogentisate dioxygenase. *Nat. Struct. Biol.* 7:542–546.

Erlandsen, H., and Stevens, R. C. 1999. The structural basis of phenylketonuria. *Mol. Genet. Metab.* 68:103–125.

遺 伝 病

Jayakumar, A. R., Liu, M., Moriyama, M. Ramakrishnan, R., Forbush III, B., Reddy, P. V. V., and Norenberg, M. D. 2008. Na-K-Cl cotransporter-1 in the mechanism of ammonia-induced astrocyte swelling. *J. Biol. Chem.* 283:33874–33882.

Scriver, C. R., and Sly, W. S. (Eds.), Childs, B., Beaudet, A. L.,Valle, D., Kinzler, K. W., and Vogelstein, B. 2001. *The Metabolic Basis of Inherited Disease* (8th ed.). McGraw-Hill.

歴史的側面と発見の過程

Cooper, A. J. L., and Meister, A. 1989. An appreciation of Professor Alexander E. Braunstein: The discovery and scope of enzymatic transamination. *Biochimie* 71:387–404.

Garrod, A. E. 1909. *Inborn Errors in Metabolism.* Oxford University Press. 〔H. Harris（1963）による増補版〕

Childs, B. 1970. Sir Archibald Garrod's conception of chemical individuality: A modern appreciation. *New Engl. J. Med.* 282:71–78.

Holmes, F. L. 1980. Hans Krebs and the discovery of the ornithine cycle. *Fed. Proc.* 39:216–225.

第 24 章

手始めに

Brewin, N. J. 2013. Legume root nodule symbiosis. *The Biochemist* 35:14–18.

Christen, P., Jaussi, R., Juretic, N., Mehta, P. K., Hale, T. I., and Ziak, M.

1990. Evolutionary and biosynthetic aspects of aspartate aminotransferase isoenzymes and other aminotransferases. *Ann. N. Y. Acad. Sci.* 585:331–338.

Schneider, G., Kack, H., and Lindqvist, Y. 2000. The manifold of vitamin B6 dependent enzymes. *Structure Fold Des.* 8:R1–R6.

Rhee, S. G., Chock, P. B., and Stadtman, E. R. 1989. Regulation of *Escherichia coli* glutamine synthetase. *Adv. Enzymol. Mol. Biol.* 62:37–92.

Shemin, D. 1989. An illustration of the use of isotopes: The biosynthesis of porphyrins. *Bioessays* 10:30–35.

書　籍

Wu, G. 2013. *Amino Acids: Biochemistry and Nutrition.* CRC Press.

Bender, D. A. 2012. *Amino Acid Metabolism* (3rd ed.). Wiley-Blackwell.

Jordan, P. M. (Ed.). 1991. *Biosynthesis of Tetrapyrroles.* Elsevier.

Scriver, C. R. (Ed.), Sly, W. S. (Ed.), Childs, B., Beaudet, A. L., Valle, D., Kinzler, K. W., and Vogelstein, B. 2001. *The Metabolic Basis of Inherited Disease* (8th ed.). McGraw-Hill.

McMurry, J. E., and Begley, T. P. 2005. *The Organic Chemistry of Biological Pathways.* Roberts and Company.

Blakley, R. L., and Benkovic, S. J. 1989. *Folates and Pterins* (vol. 2). Wiley.

Walsh, C. 1979. *Enzymatic Reaction Mechanisms.* W. H. Freeman and Company.

窒 素 固 定

Spatzal, T., Aksoyoglu, M., Zhang, L., Andrade, S. L. A., Schleicher, E., Weber, S., Rees, D. C., Einsle, O. 2011. Evidence for interstitial carbon in nitrogenase FeMo Cofactor. *Science* 334:940.

Lancaster, K. M., Roemelt, M., Ettenhuber, P., Hu, Y., Ribbe, M. W., Neese, F., Bergmann, U., DeBeer, S. 2011. X-ray emission spectroscopy evidences a central carbon in the nitrogenase iron-molybdenum cofactor. *Science* 334:974–977.

Seefeldt, L. C., Hoffman, B. M., and Dean, D. R. 2009. Mechanism of Mo-dependent nitrogenase. *Annu. Rev. Biochem.* 79:701–722.

Halbleib, C. M., and Ludden, P. W. 2000. Regulation of biological nitrogen fixation. *J. Nutr.* 130:1081–1084.

Einsle, O., Tezcan, F. A., Andrade, S. L., Schmid, B., Yoshida, M., Howard, J. B., and Rees, D. C. 2002. Nitrogenase MoFe-protein at 1.16 Å resolution: A central ligand in the FeMo-cofactor. *Science* 297:1696–1700.

Benton, P. M., Laryukhin, M., Mayer, S. M., Hoffman, B. M., Dean, D. R., and Seefeldt, L. C. 2003. Localization of a substrate binding site on the FeMo-cofactor in nitrogenase: Trapping propargyl alcohol with an α-70-substituted MoFe protein. *Biochemistry* 42:9102–9109.

アミノ酸生合成の調節

Li, Y., Zhang, H., Jiang, C., Xu, M., Pang, Y., Feng, J., Xiang, X., Kong, W., Xu, G., Li, Y., et al. 2013. Hyperhomocysteinemia promotes insulin resistance by inducing endoplasmic reticulum stress in adipose tissue. *J. Biol. Chem.* 288:9583–9592.

Eisenberg, D., Gill, H. S., Pfluegl, G. M., and Rotstein, S. H. 2000. Structure-function relationships of glutamine synthetases. *Biochim. Biophys. Acta* 1477:122–145.

Purich, D. L. 1998. Advances in the enzymology of glutamine synthesis. *Adv. Enzymol. Relat. Areas Mol. Biol.* 72:9–42.

Yamashita, M. M., Almassy, R. J., Janson, C. A., Cascio, D., and Eisenberg, D. 1989. Refined atomic model of glutamine synthetase at 3.5 Å resolution. *J. Biol. Chem.* 264:17681–17690.

Schuller, D. J., Grant, G. A., and Banaszak, L. J. 1995. The allosteric ligand site in the V_{max}-type cooperative enzyme phosphoglycerate dehydrogenase. *Nat. Struct. Biol.* 2:69–76.

Rhee, S. G., Park, R., Chock, P. B., and Stadtman, E. R. 1978. Allosteric regulation of monocyclic interconvertible enzyme cascade systems: Use of *Escherichia coli* glutamine synthetase as an experimental model. *Proc. Natl. Acad. Sci. U.S.A.* 75:3138–3142.

Wessel, P. M., Graciet, E., Douce, R., and Dumas, R. 2000. Evidence for two distinct effector-binding sites in threonine deaminase by site-directed mutagenesis, kinetic, and binding experiments. *Biochemistry* 39:15136–15143.

James, C. L., and Viola, R. E. 2002. Production and characterization of bifunctional enzymes: Domain swapping to produce new bifunctional enzymes in the aspartate pathway. *Biochemistry* 41:3720–3725.

Xu, Y., Carr, P. D., Huber, T., Vasudevan, S. G., and Ollis, D. L. 2001. The structure of the PII-ATP complex. *Eur. J. Biochem.* 268:2028–2037.

Krappmann, S., Lipscomb, W. N., and Braus, G. H. 2000. Coevolution of transcriptional and allosteric regulation at the chorismate metabolic branch point of *Saccharomyces cerevisiae. Proc. Natl. Acad. Sci. U.S.A.* 97:13585–13590.

芳香族アミノ酸の生合成

Brown, K. A., Carpenter, E. P., Watson, K. A., Coggins, J. R., Hawkins, A. R., Koch, M. H., and Svergun, D. I. 2003. Twists and turns: A tale of two shikimate-pathway enzymes. *Biochem. Soc. Trans.* 31:543–547.

Pan, P., Woehl, E., and Dunn, M. F. 1997. Protein architecture, dynamics and allostery in tryptophan synthase channeling. *Trends Biochem. Sci.* 22:22–27.

Sachpatzidis, A., Dealwis, C., Lubetsky, J. B., Liang, P. H., Anderson, K. S., and Lolis, E. 1999. Crystallographic studies of phosphonate-based α-reaction transition-state analogues complexed to tryptophan synthase. *Biochemistry* 38:12665–12674.

Weyand, M., and Schlichting, I. 1999. Crystal structure of wild-type tryptophan synthase complexed with the natural substrate indole-3-glycerol phosphate. *Biochemistry* 38:16469–16480.

Crawford, I. P. 1989. Evolution of a biosynthetic pathway: The tryptophan paradigm. *Annu. Rev. Microbiol.* 43:567–600.

Carpenter, E. P., Hawkins, A. R., Frost, J. W., and Brown, K. A. 1998. Structure of dehydroquinate synthase reveals an active site capable of multistep catalysis. *Nature* 394:299–302.

Schlichting, I., Yang, X. J., Miles, E. W., Kim, A. Y., and Anderson, K. S. 1994. Structural and kinetic analysis of a channel-impaired mutant of tryptophan synthase. *J. Biol. Chem.* 269:26591–26593.

グルタチオン

Edwards, R., Dixon, D. P., and Walbot, V. 2000. Plant glutathione S-transferases: Enzymes with multiple functions in sickness and in health. *Trends Plant Sci.* 5:193–198.

Lu, S. C. 2000. Regulation of glutathione synthesis. *Curr. Top. Cell Regul.* 36:95–116.

Schulz, J. B., Lindenau, J., Seyfried, J., and Dichgans, J. 2000. Glutathione, oxidative stress and neurodegeneration. *Eur. J. Biochem.* 267:4904–4911.

Lu, S. C. 1999. Regulation of hepatic glutathione synthesis: Current concepts and controversies. *FASEB J.* 13:1169–1183.

エチレンと一酸化窒素

Hill, B. G., Dranka, B. P., Baily, S. M., Lancaster, Jr., J. R., and Darley-Usmar, V. M. 2010. What part of NO don't you understand? Some answers to the cardinal questions in nitric oxide biology. *J. Biol. Chem.* 285:19699–19704.

Nisoli, E., Falcone, S., Tonello, C., Cozzi, V., Palomba, L., Fiorani, M., Pisconti, A., Brunelli, S., Cardile, A., Francolini, M., et al. 2004. Mitochondrial biogenesis by NO yields functionally active mitochondria in mammals. *Proc. Natl. Acad. Sci U.S.A.* 101:16507–16512.

Bretscher, L. E., Li, H., Poulos, T. L. and Griffith, O. W. 2003. Structural characterization and kinetics of nitric oxide synthase inhibition by novel N_5-(iminoalkyl)- and N_5-(iminoalkenyl)-ornithines. *J. Biol. Chem.* 278:46789–46797.

Haendeler, J., Zeiher, A. M., and Dimmeler, S. 1999. Nitric oxide and apoptosis. *Vitam. Horm.* 57:49–77.

Capitani, G., Hohenester, E., Feng, L., Storici, P., Kirsch, J. F., and Jansonius, J. N. 1999. Structure of 1-aminocyclopropane-1-carboxylate synthase, a key enzyme in the biosynthesis of the plant hormone ethylene. *J. Mol. Biol.* 294:745–756.

Hobbs, A. J., Higgs, A., and Moncada, S. 1999. Inhibition of nitric oxide synthase as a potential therapeutic target. *Annu. Rev. Pharmacol. Toxicol.* 39:191–220.

Stuehr, D. J. 1999. Mammalian nitric oxide synthases. *Biochim. Biophys. Acta* 1411:217–230.

Chang, C., and Shockey, J. A. 1999. The ethylene-response pathway: Signal perception to gene regulation. *Curr. Opin. Plant Biol.* 2:352–358.

Theologis, A. 1992. One rotten apple spoils the whole bushel: The role of ethylene in fruit ripening. *Cell* 70:181–184.

ポルフィリンの生合成

Kaasik, K., and Lee, C. C. 2004. Reciprocal regulation of haem biosynthesis and the circadian clock in mammals. *Nature* 430:467–471.

Leeper, F. J. 1989. The biosynthesis of porphyrins, chlorophylls, and vitamin B12. *Nat. Prod. Rep.* 6:171–199.

Porra, R. J., and Meisch, H.-U. 1984. The biosynthesis of chlorophyll. *Trends Biochem. Sci.* 9:99–104.

第 25 章

手始めに

Sutherland, J. D. 2010. Ribonucleotides. *Cold Spring Harb. Perspect. Biol.* 2:a005439.

Ipata, P. L. 2011. Origin, utilization, and recycling of nucleosides in the central nervous system. *Adv. Physiol. Educ.* 35:342–346.

Ordi, J., Alonso, P. L., de Zulueta, J., Esteban, J., Velasco, M., Mas, E., Campo, E., and Fernández, P. L. 2006. The severe gout of Holy Roman Emperor Charles V. *New Eng. J. Med.* 355:516–520.

Kappock, T. J., Ealick, S. E., and Stubbe, J. 2000. Modular evolution of the purine biosynthetic pathway. *Curr. Opin. Chem. Biol.* 4:567–572.

Jordan, A., and Reichard, P. 1998. Ribonucleotide reductases. *Annu. Rev. Biochem.* 67:71–98.

ピリミジン生合成

Raushel, F. M., Thoden, J. B., Reinhart, G. D., and Holden, H. M. 1998. Carbamoyl phosphate synthetase: A crooked path from substrates to products. *Curr. Opin. Chem. Biol.* 2:624–632.

Huang, X., Holden, H. M., and Raushel, F. M. 2001. Channeling of substrates and intermediates in enzyme-catalyzed reactions. *Annu. Rev. Biochem.* 70:149–180.

Begley, T. P., Appleby, T. C., and Ealick, S. E. 2000. The structural basis for the remarkable proficiency of orotidine 5′-monophosphate decarboxylase. *Curr. Opin. Struct. Biol.* 10:711–718.

Traut, T. W., and Temple, B. R. 2000. The chemistry of the reaction determines the invariant amino acids during the evolution and divergence of orotidine 5′-monophosphate decarboxylase. *J. Biol. Chem.* 275:28675–28681.

プリン生合成

Zhao, H., French, J. B., Fang, Y., and Benkovic, S. J. 2013. The purinosome, a multi-protein complex involved in the de novo biosynthesis of purines in humans. *Chem. Commun.* 49:4444–4452.

Verrier, F., An, S., Ferrie, A. M., Sun, H., Kyoung, M., Deng, H., Fang, Y., and Benkovic, S. J. 2011. GPCRs regulate the assembly of a multienzyme complex for purine biosynthesis. *Nat. Chem. Biol.* 7:909–915.

Mastrangelo, L., Kim, J.-E., Miyanohara, A., Kang, T. H., and Friedmann, T. 2012. Purinergic signaling in human pluripotent stem cells is regulated by the housekeeping gene encoding hypoxanthine guanine phosphoribosyltransferase. *Proc. Natl. Acad. Sci. U.S.A.* 109:3377–3382.

An, S., Kyoung, M., Allen, J. J., Shokat, K. M., and Benkovic, S. J. 2010. Dynamic regulation of a metabolic multi-enzyme complex by protein kinase CK2. *J. Biol. Chem.* 285:11093–11099.

Thoden, J. B., Firestine, S., Nixon, A., Benkovic, S. J., and Holden, H. M. 2000. Molecular structure of *Escherichia coli* PurT-encoded glycinamide ribonucleotide transformylase. *Biochemistry* 39:8791–8802.

McMillan, F. M., Cahoon, M., White, A., Hedstrom, L., Petsko, G. A., and Ringe, D. 2000. Crystal structure at 2.4 Å resolution of *Borrelia burgdorferi* inosine 5′-monophosphate dehydrogenase: Evidence of a substrate-induced hinged-lid motion by loop 6. *Biochemistry* 39:4533–4542.

Levdikov, V. M., Barynin, V. V., Grebenko, A. I., Melik-Adamyan, W. R., Lamzin, V. S., and Wilson, K. S. 1998. The structure of SAICAR synthase: An enzyme in the de novo pathway of purine nucleotide biosynthesis. *Structure* 6:363–376.

リボヌクレオチドレダクターゼ

Ahmad, M. F., and Dealwis, C. G. 2013. The structural basis for the allosteric regulation of ribonucleotide reductase. *Prog. Mol. Biol. Transl. Sci.* 117:389–410.

Minnihan, E. C., Nocera, D. G., and Stubbe, J. 2013. Reversible, long-range radical transfer in *E. coli* class Ia ribonucleotide reductase. *Acc. Chem. Res.* 46:2524 − 2535.

Reichard, P. 2010. Ribonucleotide reductases: Substrate specificity by allostery. *Biochem. Biophys. Res. Commun.* 396:19–23

Avval, F. Z., and Holmgren, A. 2009. Molecular mechanisms of thioredoxin and glutaredoxin as hydrogen donors for mammalian S phase ribonucleotide reductase. *J. Biol. Chem.* 284:8233–8240.

Rofougaran, R., Crona M., Vodnala, M., Sjöberg, B. M., and Hofer, A. 2008. Oligomerization status directs overall activity regulation of the *Escherichia coli* class Ia ribonucleotide reductase. *J. Biol. Chem.* 283:35310–35318.

Nordlund, P., and Reichard, P. 2006. Ribonucleotide reductases. *Annu. Rev. Biochem.* 75:681–706.

Eklund, H., Uhlin, U., Farnegardh, M., Logan, D. T., and Nordlund, P. 2001. Structure and function of the radical enzyme ribonucleotide reductase. *Prog. Biophys. Mol. Biol.* 77:177–268.

Reichard, P. 1997. The evolution of ribonucleotide reduction. *Trends Biochem. Sci.* 22:81–85.

Stubbe, J. 2000. Ribonucleotide reductases: The link between an RNA and a DNA world? *Curr. Opin. Struct. Biol.* 10:731–736.

Logan, D. T., Andersson, J., Sjoberg, B. M., and Nordlund, P. 1999. A glycyl radical site in the crystal structure of a class III ribonucleotide reductase. *Science* 283:1499–1504.

Tauer, A., and Benner, S. A. 1997. The B₁₂-dependent ribonucleotide reductase from the archaebacterium *Thermoplasma acidophila:* An evolutionary solution to the ribonucleotide reductase conundrum. *Proc. Natl. Acad. Sci. U.S.A.* 94:53–58.

Stubbe, J., Nocera, D. G., Yee, C. S. and Chang, M. C. 2003. Radical initiation in the class I ribonucleotide reductase: Long-range proton-coupled electron transfer? *Chem. Rev.* 103:2167–2201.

Stubbe, J., and Riggs-Gelasco, P. 1998. Harnessing free radicals: Formation and function of the tyrosyl radical in ribonucleotide reductase. *Trends Biochem. Sci.* 23:438–443.

チミジル酸シンターゼとジヒドロ葉酸レダクターゼ

Liu, C. T., Hanoian, P., French, J. B., Pringle, T. H., Hammes-Schiffer, S., and Benkovic, S. J. 2013. Functional significance of evolving protein sequence in dihydrofolate reductase from bacteria to humans. *Proc. Natl. Acad. Sci. U.S.A.* 110:10159–10164.

Abali, E. E., Skacel, N. E., Celikkaya, H., and Hsieh, Y.-C. 2008. Regulation of human dihydrofolate reductase activity and expression. *Vitam. Horm.* 79:267–292.

Schnell, J. R., Dyson, H. J., and Wright, P. E. 2004. Structure, dynamics, and catalytic function of dihydrofolate reductase. *Annu. Rev. Biophys. Biomol. Struct.* 33:119–140.

Li, R., Sirawaraporn, R., Chitnumsub, P., Sirawaraporn, W., Wooden, J., Athappilly, F., Turley, S., and Hol, W. G. 2000. Three-dimensional structure of *M. tuberculosis* dihydrofolate reductase reveals opportunities for the design of novel tuberculosis drugs. *J. Mol. Biol.* 295:307–323.

Liang, P. H., and Anderson, K. S. 1998. Substrate channeling and domain-domain interactions in bifunctional thymidylate synthase-dihydrofolate reductase. *Biochemistry* 37:12195–12205.

Miller, G. P., and Benkovic, S. J. 1998. Stretching exercises: Flexibility in dihydrofolate reductase catalysis. *Chem. Biol.* 5:R105–R113.

Carreras, C. W., and Santi, D. V. 1995. The catalytic mechanism and structure of thymidylate synthase. *Annu. Rev. Biochem.* 64:721–762.

ヌクレオチド生合成の欠損

Grunebaum, E., Cohen, A., and Roifman, C. M. 2013. Recent advances in understanding and managing adenosine deaminase and purine nucleoside phosphorylase deficiencies. *Curr. Opin. Allergy Clin. Immunol.* 13:630–638.

Fu, R., and Jinnah, H. A. 2012. Genotype-phenotype correlations in Lesch-Nyhan Disease: Moving beyond the gene. *J. Biol. Chem.* 287:2997–3008.

Richette, P. and Bardin, T. 2010. Gout. *Lancet* 375:318–328.

Aiuti, A., Cattaneo, F., Galimberti, S., Benninghoff, U., Cassani, B., Callegaro, L., Scaramuzza, S., Andolfi, G., Mirolo, M., Brigida, I., et al. 2009. Gene therapy for immunodeficiency due to adenosine deaminase deficiency. *New Engl. J. Med.* 360:447–458.

Jurecka, A. 2009. Inborn errors of purine and pyrimidine metabolism. *J. Inherit. Metab. Dis.* 32:247–263.

Nyhan, W. L., Barshop, B. A., and Ozand, P. T. 2005. *Atlas of Metabolic Diseases.* (2d ed., pp. 429–462). Hodder Arnold.

Scriver, C. R., Sly, W. S., Childs, B., Beaudet, A. L., Valle, D., Kinzler, K. W., and Vogelstein, B. (Eds.). 2001. *The Metabolic and Molecular Bases of Inherited Diseases* (8th ed., pp. 2513–2704). McGraw-Hill.

Nyhan, W. L. 1997. The recognition of Lesch-Nyhan syndrome as an inborn error of purine metabolism. *J. Inherited Metab. Dis.* 20:171–178.

Wong, D. F., Harris, J. C., Naidu, S., Yokoi, F., Marenco, S., Dannals, R. F., Ravert, H. T., Yaster, M., Evans, A., Rousset, O., et al. 1996. Dopamine transporters are markedly reduced in Lesch-Nyhan disease in vivo. *Proc. Natl. Acad. Sci. U.S.A.* 93:5539–5543.

Neychev, V. K., and Mitev, V. I. 2004. The biochemical basis of the neurobehavioral abnormalities in the Lesch-Nyhan syndrome: A hypothesis. *Med. Hypotheses* 63:131–134.

第 26 章

手 始 め に

Vickers, K. C., and Remaley, A. T. 2014. HDL and cholesterol: Life after the divorce? *J. Lipid Res.* 55:4–12.

Lambert, G., Sjouke, B., Choque, B., Kastelein, J. J. P., and Hovingh, G. K. 2012. The PCSK9 decade. *J. Lipid Res.* 53:2515–2524.

Brown, M. S., and Goldstein, J. L. 2009. Cholesterol feedback: From Schoenheimer's bottle to Scap's MELADL. *J. Lipid Res.* 50:S15–S27.

Gimpl, G., Burger, K., and Fahrenholz, F. 2002. A closer look at the cholesterol sensor. *Trends Biochem. Sci.* 27:595–599.

Oram, J. F. 2002. Molecular basis of cholesterol homeostasis: Lessons from Tangier disease and ABCA1. *Trends Mol. Med.* 8:168–173.

Endo, A. 1992. The discovery and development of HMG-CoA reductase inhibitors. *J. Lipid Res.* 33:1569–1582.

書 籍

Vance, J. E., and Vance, D. E. (Eds.). 2008. *Biochemistry of Lipids, Lipoproteins and Membranes.* Elsevier.

Nyhan, W. L., Barshop, B. A., and Al-Aqeel, A. I. 2011. *Atlas of Metabolic Diseases.* (3d ed., pp. 659–780). Hodder Arnold.

Scriver, C. R., Sly, W. S., Childs, B., Beaudet, A. L., Valle, D., Kinzler, K. W., and Vogelstein, B. (Eds.). 2001. *The Metabolic and Molecular Bases of Inherited Diseases* (8th ed., pp. 2707–2960). McGraw-Hill.

リン脂質とスフィンゴ脂質

Lee, J., Taneva, S. G., Holland, B. W., Tieleman, D. P., and Cornell, R. B. 2014. Structural basis for autoinhibition of CTP: phosphocholine cytidylyltransferase (CCT), the regulatory enzyme in phosphatidylcholine synthesis, by its membrane-binding amphipathic helix. *J. Biol. Chem.* 289:1742–1755.

Tang, W. H. W., Wang, Z., Levison, B. S., Koeth, R. A., Britt, E. B., Fu, F., Wu, Y., and Hazen, S. L. 2013. Intestinal microbial metabolism of phosphatidylcholine and cardiovascular risk. *New Engl. J. Med.* 368:1575–1584.

Pascual, F., and Carman, G. M. 2013. Phosphatidate phosphatase, a key regulator of lipid homeostasis. *Biochim. Biophys. Acta* 1831:514–522.

Bennett, B. J., de Aguiar Vallim, T. Q., Wang, Z., Shih, D. M., Meng, Y., Gregory, J., Allayee, H., Lee, R., Graham, M., Crooke, R., et al. 2013. Trimethylamine-N-oxide, a metabolite associated with atherosclerosis, exhibits complex genetic and dietary regulation. *Cell Metab.* 17:49–60.

Claypool, S. M., and Koehler C. M. 2012. The complexity of cardiolipin in health and disease. *Trends Biochem. Sci.* 37:32–41.

Carman, G. M., and Han, G.-S. 2009. Phosphatidic acid phosphatase, a key enzyme in the regulation of lipid synthesis. *J. Biol. Chem.* 284:2593–2597.

Bartke, N., and Hannun, Y. A. 2009. Bioactive sphingolipids: Metabolism and function. *J. Lipid Res.* 50:S91–S96.

Lee, J., Johnson, J., Ding, Z., Paetzel, M., and Cornell, R. B. 2009. Crystal structure of a mammalian CTP: Phosphocholine cytidylyl-transferase catalytic domain reveals novel active site residues within a highly conserved nucleotidyltransferase fold. *J. Biol. Chem.* 284:33535–33548.

Nye, C. K., Hanson, R. W., and Kalhan, S. C. 2008. Glyceroneogenesis is the dominant pathway for triglyceride glycerol synthesis *in vivo* in the rat. *J. Biol. Chem.* 283:27565–27574.

コレステロールとステロイドの生合成

Radhakrishnan, A., Goldstein, J. L., McDonald, J. G., and Brown, M. S. 2008. Switch-like control of SREBP-2 transport triggered by small changes in ER cholesterol: A delicate balance. *Cell Metab.* 8:512–521.

DeBose-Boyd, R. A. 2008. Feedback regulation of cholesterol synthesis: Sterol-accelerated ubiquitination and degradation of HMG CoA reductase. *Cell Res.* 18:609–621.

Hampton, R. Y. 2002. Proteolysis and sterol regulation. *Annu. Rev. Cell Dev. Biol.* 18:345–378.

Kelley, R. I., and Herman, G. E. 2001. Inborn errors of sterol biosynthesis. *Annu. Rev. Genom. Hum. Genet.* 2:299–341.

Istvan, E. S., and Deisenhofer, J. 2001. Structural mechanism for statin inhibition of HMG-CoA reductase. *Science* 292:1160–1164.

リポタンパク質とその受容体

Gustafsen, C., Kjolby, M., Nyegaard, M., Mattheisen, M., Lundhede, J., Buttenschøn, H., Mors, O., Bentzon, J. F., Madsen, P., Nykjaer, A., et al. 2014. The hypercholesterolemia-risk gene SORT1 facilitates PCSK9 secretion. *Cell Metab.* 19:310–318.

Rye, K.-A., Bursill, C. A., Lambert, G., Tabet, F., and Barter, P. J. 2009. The metabolism and anti-atherogenic properties of HDL. *J. Lipid Res.* 50:S195–S200.

Rader, D. J., Alexander, E. T., Weibel, G. L., Billheimer, J., and Rothblat, G. H. 2009. The role of reverse cholesterol transport in animals and humans and relationship to atherosclerosis. *J. Lipid Res.* 50:S189–S194.

Tall, A. R., Yvan-Charvet, L., Terasaka, N., Pagler, T., and Wang, N. 2008. HDL, ABC transporters, and cholesterol efflux: Implications for the treatment of atherosclerosis. *Cell Metab.* 7:365–375.

Jeon, H., and Blacklow, S. C. 2005. Structure and physiologic function of the low-density lipoprotein receptor. *Annu. Rev. Biochem.* 74:535–562.

Beglova, N., and Blacklow, S. C. 2005. The LDL receptor: How acid pulls the trigger. *Trends Biochem. Sci.* 30:309–316.

酸素の活性化と P450 触媒

Stiles, A. R., McDonald, J. G., Bauman, D. R., and Russell, D. W. 2009. CYP7B1: One cytochrome P450, two human genetic diseases, and multiple physiological functions. *J. Biol. Chem.* 284:28485–28489.

Zhou, S.-F., Liu, J.-P., and Chowbay, B. 2009. Polymorphism of human cytochrome P450 enzymes and its clinical impact. *Drug Metab. Rev.* 4:89–295.

Williams, P. A., Cosme, J., Vinkovic, D. M., Ward, A., Angove, H. C., Day, P. J., Vonrhein, C., Tickle, I. J., and Jhoti, H. 2004. Crystal structure of human cytochrome P450 3A4 bound to metyrapone and progesterone. *Science* 305:683–686.

第 27 章

手 始 め に

Cahill, Jr. G. F. 2006. Fuel metabolism in starvation. *Annu. Rev. Nutr.* 26:1–22.

Dunn, R. 2013. Everything you know about calories is wrong. *Sci. Am.* (3) 309:57–59.

Kenny, P. J. 2013. The food addiction. *Sci. Am.* (3) 309:44–49.

Taubes, G. 2013. Which one will make you fat? *Sci. Am.* (3) 309:60–65.

Hardie, D. G. 2012. Organismal carbohydrate and lipid homeostasis. *Cold Spring Harb. Perspect. Biol.* 4:a006031.

書 籍

Kessler, D. A. 2010. The End of Overeating: Taking Control of the Insatiable American Appetite. Rodale.

Wrangham, R. 2009. *Catching Fire: How Cooking Made Us Human.* Basic Books.

Stipanuk, M. H. (Ed.). 2006. *Biochemical, Physiological, & Molecular Aspects of Human Nutrition.* Saunders-Elsevier.

Fell, D. 1997. *Understanding the Control of Metabolism.* Portland Press.

Frayn, K. N. 1996. *Metabolic Regulation: A Human Perspective.* Portland Press.

Poortmans, J. R. (Ed.). 2004. *Principles of Exercise Biochemistry.* Karger.

Harris, R. A., and Crabb, D. W. 2011. Metabolic interrelationships. In *Textbook of Biochemistry with Clinical Correlations* (pp. 839–882), edited by T. M. Devlin. Wiley-Liss.

カロリー摂取の恒常性

Woods, S. C. 2009. The control of food intake: Behavioral versus molecular perspectives. *Cell Metab.* 9:489–498.

Figlewicz, D. P., and Benoit, S. C. 2009. Insulin, leptin, and food reward: Update 2008. *Am. J. Physiol. Integr. Comp. Physiol.* 296:R9–R19.

Israel, D., and Chua, S. Jr. 2009. Leptin receptor modulation of adiposity and fertility. *Trends Endocrinol. Metab.* 21:10–16.

Meyers, M. G., Cowley, M. A., and Münzberg, H. 2008. Mechanisms of leptin action and leptin resistance. *Annu. Rev. Physiol.* 70:537–556.

Sowers, J. R. 2008. Endocrine functions of adipose tissue: Focus on adiponectin. *Clin. Cornerstone* 9:32–38.

Brehma, B. J., and D'Alessio, D. A. 2008. Benefits of high-protein weight loss diets: Enough evidence for practice? *Curr. Opin. Endocrinol., Diabetes, Obesity* 15:416–421.

Coll, A. P., Farooqi, I. S., and O'Rahillt, S. O. 2007. The hormonal control of food intake. *Cell* 129:251–262.

Muoio, D. M., and Newgard, C. B. 2006. Obesity-related derangements in metabolic regulation. *Annu. Rev. Biochem.* 75:367–401.

糖尿病

Lee, J., and Ozcan, U. 2014. Unfolded protein response signaling and metabolic diseases. *J. Biol. Chem.* 289:1203–1211.

Yamauchi, T., and Kadowaki, T. 2013. Adiponectin receptor as a key player in healthy longevity and obesity-related diseases. *Cell Metab.* 17:185–196.

Könner, A. C., and Brüning, J. C. 2012. Selective insulin and leptin resistance in metabolic disorders. *Cell Metab.* 16:144–152.

Zhang, B. B., Zhou, G., and Li, C. 2009. AMPK: An emerging drug target for diabetes and the metabolic syndrome. *Cell Metab.* 9:407–416.

Magkos, F., Yannakoulia, M., Chan, J. L., and Mantzoros, C. S. 2009. Management of the metabolic syndrome and type 2 diabetes through lifestyle modification. *Annu. Rev. Nutr.* 29:8.1–8.34.

Muoio, D. M., and Newgard, C. B. 2008. Molecular and metabolic mechanisms of insulin resistance and β-cell failure in type 2 diabetes. *Nat. Rev. Mol. Cell. Biol.* 9:193–205.

Leibiger, I. B., Leibiger, B., and Berggren, P.-O. 2008. Insulin signaling in the pancreatic β-cell. *Annu. Rev. Nutr.* 28:233–251.

Doria, A., Patti, M. E., and Kahn, C. R. 2008. The emerging architecture of type 2 diabetes. *Cell Metab.* 8:186–200.

Croker, B. A., Kiu, H., and Nicholson, S. E. 2008. SOCS regulation of the JAK/STAT signalling pathway. *Semin. Cell Dev. Biol.* 19:414–422.

Eizirik, D. L., Cardozo, A. K., and Cnop, M. 2008. The role of endoplasmic reticulum stress in diabetes mellitus. *Endocrinol. Rev.* 29:42–61.

Howard, J. K., and Flier, J. S. 2006. Attenuation of leptin and insulin signaling by SOCS proteins. *Trends Endocrinol. Metab.* 9:365–371.

Lowel, B. B., and Shulman, G. 2005. Mitochondrial dysfunction and type 2 diabetes. *Science* 307:384–387.

Taylor, S. I. 2001. Diabetes mellitus. In *The Metabolic Basis of Inherited Diseases* (8th ed., pp. 1433–1469), edited by C. R. Scriver, W. S. Sly, B. Childs, A. L. Beaudet, D. Valle, K. W. Kinzler, and B. Vogelstein. McGraw-Hill.

運動代謝

Egan, B., and Zierath, J. R. 2013. Exercise metabolism and the molecular regulation of skeletal muscle adaptation. *Cell Metab.* 17:162–184.

Hood, D. A. 2001. Contractile activity-induced mitochondrial biogenesis in skeletal muscle. *J. Appl. Physiol.* 90:1137–1157.

Shulman, R. G., and Rothman, D. L. 2001. The "glycogen shunt" in exercising muscle: A role for glycogen in muscle energetics and fatigue. *Proc. Natl. Acad. Sci. U.S.A.* 98:457–461.

Gleason, T. 1996. Post-exercise lactate metabolism: A comparative review of sites, pathways, and regulation. *Annu. Rev. Physiol.* 58:556–581.

Holloszy, J. O., and Kohrt, W. M. 1996. Regulation of carbohydrate and fat metabolism during and after exercise. *Annu. Rev. Nutr.* 16:121–138.

Hochachka, P. W., and McClelland, G. B. 1997. Cellular metabolic homeostasis during large-scale change in ATP turnover rates in muscles. *J. Exp. Biol.* 200:381–386.

Horowitz, J. F., and Klein, S. 2000. Lipid metabolism during endurance exercise. *Am. J. Clin. Nutr.* 72:558S–563S.

Wagenmakers, A. J. 1999. Muscle amino acid metabolism at rest and during exercise. *Diabetes Nutr. Metab.* 12:316–322.

飢餓時における代謝の適応

Baverel, G., Ferrier, B., and Martin, M. 1995. Fuel selection by the kidney: Adaptation to starvation. *Proc. Nutr. Soc.* 54:197–212.

MacDonald, I. A., and Webber, J. 1995. Feeding, fasting and starvation: Factors affecting fuel utilization. *Proc. Nutr. Soc.* 54:267–274.

Cahill, G. F., Jr. 1976. Starvation in man. *Clin. Endocrinol. Metab.* 5:397–415.

Sugden, M. C., Holness, M. J., and Palmer, T. N. 1989. Fuel selection and carbon flux during the starved-to-fed transition. *Biochem. J.* 263:313–323.

エタノール代謝

Nagy, L. E. 2004. Molecular aspects of alcohol metabolism: Transcription factors involved in early-induced liver injury. *Annu. Rev. Nutr.* 24:55–78.

Molotkov, A., and Duester, G. 2002. Retinol/ethanol drug interaction during acute alcohol intoxication involves inhibition of retinol metabolism to retinoic acid by alcohol dehydrogenase. *J. Biol. Chem.* 277:22553–22557.

Stewart, S., Jones, D., and Day, C. P. 2001. Alcoholic liver disease: New insights into mechanisms and preventive strategies. *Trends Mol. Med.* 7:408–413.

Lieber, C. S. 2000. Alcohol: Its metabolism and interaction with nutrients. *Annu. Rev. Nutr.* 20:395–430.

Niemela, O. 1999. Aldehyde-protein adducts in the liver as a result of ethanol-induced oxidative stress. *Front. Biosci.* 1:D506–D513.

Riveros-Rosas, H., Julian-Sanchez, A., and Pina, E. 1997. Enzymology of ethanol and acetaldehyde metabolism in mammals. *Arch. Med. Res.* 28:453–471.

第 28 章

手始めに

O'Donnell, M., Langston, L. and Stillman, B. 2013. Principles and concepts of DNA replication in bacteria, archaea, and eukarya. *Cold Spring Harb. Perspect. Biol.* 5:1–13.

Johnson, A., and O'Donnell, M. 2005. Cellular DNA replicases: Components and dynamics at the replication fork. *Annu. Rev. Biochem.* 74:283–315.

Kornberg, A. 1988. DNA replication. *J. Biol. Chem.* 263:1–4.

Wang, J. C. 1982. DNA topoisomerases. *Sci. Am.* 247(1):94–109.

Lindahl, T. 1993. Instability and decay of the primary structure of DNA. *Nature* 362:709–715.

Greider, C. W., and Blackburn, E. H. 1996. Telomeres, telomerase, and cancer. *Sci. Am.* 274(2):92–97.

書籍

Kornberg, A., and Baker, T. A. 1992. *DNA Replication* (2d ed.). W. H. Freeman and Company.

Bloomfield, V. A., Crothers, D., Tinoco, I., and Hearst, J. 2000. *Nucleic Acids: Structures, Properties and Functions.* University Science Books.

Friedberg, E. C., Walker, G. C., and Siede, W. 1995. *DNA Repair and Mutagenesis.* American Society for Microbiology.

Cozzarelli, N. R., and Wang, J. C. (Eds.). 1990. *DNA Topology and Its Biological Effects.* Cold Spring Harbor Laboratory Press.

DNAのトポロジーとトポイソメラーゼ

Graille, M., Cladiere, L., Durand, D., Lecointe, F., Gadelle, D., Quevillon-Cheruel, S., Vachette, P., Forterre, P., and van Tilbeurgh, H. 2008. Crystal structure of an intact type II DNA topoisomerase: Insights into DNA transfer mechanisms. *Structure* 16:360–370.

Charvin, G., Strick, T. R., Bensimon, D., and Croquette, V. 2005. Tracking topoisomerase activity at the single-molecule level. *Annu. Rev. Biophys. Biomol. Struct.* 34:201–219.

Sikder, D., Unniraman, S., Bhaduri, T., and Nagaraja, V. 2001. Functional cooperation between topoisomerase I and single strand DNA-binding protein. *J. Mol. Biol.* 306:669–679.

Fortune, J. M., and Osheroff, N. 2000. Topoisomerase II as a target for anticancer drugs: When enzymes stop being nice. *Prog. Nucleic Acid Res. Mol. Biol.* 64:221–253.

Isaacs, R. J., Davies, S. L., Sandri, M. I., Redwood, C., Wells, N. J., and Hickson, I. D. 1998. Physiological regulation of eukaryotic topoisomerase II. *Biochim. Biophys. Acta* 1400:121–137.

Wang, J. C. 1998. Moving one DNA double helix through another by a type II DNA topoisomerase: The story of a simple molecular machine. *Q. Rev. Biophys.* 31:107–144.

Baird, C. L., Harkins, T. T., Morris, S. K., and Lindsley, J. E. 1999. Topoisomerase II drives DNA transport by hydrolyzing one ATP. *Proc. Natl. Acad. Sci. U.S.A.* 96:13685–13690.

Vologodskii, A. V., Levene, S. D., Klenin, K. V., Frank, K. M., and Cozzarelli, N. R. 1992. Conformational and thermodynamic properties of supercoiled DNA. *J. Mol. Biol.* 227:1224–1243.

Fisher, L. M., Austin, C. A., Hopewell, R., Margerrison, M., Oram, M., Patel, S., Wigley, D. B., Davies, G. J., Dodson, E. J., Maxwell, A., et al. 1991. Crystal structure of an N-terminal fragment of the DNA gyrase B protein.

Nature 351:624–629.

複製機構

Davey, M. J., and O'Donnell, M. 2000. Mechanisms of DNA replication. *Curr. Opin. Chem. Biol.* 4:581–586.

Keck, J. L., and Berger, J. M. 2000. DNA replication at high resolution. *Chem. Biol.* 7:R63–R71.

Kunkel, T. A., and Bebenek, K. 2000. DNA replication fidelity. *Annu. Rev. Biochem.* 69:497–529.

Waga, S., and Stillman, B. 1998. The DNA replication fork in eukaryotic cells. *Annu. Rev. Biochem.* 67:721–751.

Marians, K. J. 1992. Prokaryotic DNA replication. *Annu. Rev. Biochem.* 61:673–719.

DNA ポリメラーゼと他の複製酵素

Kurth, I., and O'Donnell, M. 2013. New insights into replisome fluidity during chromosome replication. *Trends Biochem. Sci.* 38:195–203.

Nandakumar, J., and Cech, T. R. 2013. Finding the end: Recruitment of telomerase to telomeres. *Nat. Rev. Mol. Cell. Biol.* 14:69–82.

Singleton, M. R., Sawaya, M. R., Ellenberger, T., and Wigley, D. B. 2000. Crystal structure of T7 gene 4 ring helicase indicates a mechanism for sequential hydrolysis of nucleotides. *Cell* 101:589–600.

Donmez, I., and Patel, S. S. 2006. Mechanisms of a ring shaped helicase. *Nucleic Acids Res.* 34:4216–4224.

Johnson, D. S., Bai, L., Smith, B. Y., Patel, S. S., and Wang, M. D. 2007. Single-molecule studies reveal dynamics of DNA unwinding by the ring-shaped T7 helicase. *Cell* 129:1299–1309.

Lee, S. J., Qimron, U., and Richardson, C. C. 2008. Communication between subunits critical to DNA binding by hexameric helicase of bacteriophage T7. *Proc. Natl. Acad. Sci. U.S.A.* 105:8908–8913.

Toth, E. A., Li, Y., Sawaya, M. R., Cheng, Y., and Ellenberger, T. 2003. The crystal structure of the bifunctional primase-helicase of bacteriophage T7. *Mol. Cell* 12:1113–1123.

Hubscher, U., Maga, G., and Spadari, S. 2002. Eukaryotic DNA polymerases. *Annu. Rev. Biochem.* 71:133–163.

Doublié, S., Tabor, S., Long, A. M., Richardson, C. C., and Ellenberger, T. 1998. Crystal structure of a bacteriophage T7 DNA replication complex at 2.2 Å resolution. *Nature* 391:251–258.

Arezi, B., and Kuchta, R. D. 2000. Eukaryotic DNA primase. *Trends Biochem. Sci.* 25:572–576.

Jager, J., and Pata, J. D. 1999. Getting a grip: Polymerases and their substrate complexes. *Curr. Opin. Struct. Biol.* 9:21–28.

Steitz, T. A. 1999. DNA polymerases: Structural diversity and common mechanisms. *J. Biol. Chem.* 274:17395–17398.

Beese, L. S., Derbyshire, V., and Steitz, T. A. 1993. Structure of DNA polymerase I Klenow fragment bound to duplex DNA. *Science* 260:352–355.

McHenry, C. S. 1991. DNA polymerase III holoenzyme: Components, structure, and mechanism of a true replicative complex. *J. Biol. Chem.* 266:19127–19130.

Kong, X. P., Onrust, R., O'Donnell, M., and Kuriyan, J. 1992. Three-dimensional structure of the β subunit of *E. coli* DNA polymerase III holoenzyme: A sliding DNA clamp. *Cell* 69:425–437.

Polesky, A. H., Steitz, T. A., Grindley, N. D., and Joyce, C. M. 1990. Identification of residues critical for the polymerase activity of the Klenow fragment of DNA polymerase I from *Escherichia coli*. *J. Biol. Chem.* 265:14579–14591.

Lee, J. Y., Chang, C., Song, H. K., Moon, J., Yang, J. K., Kim, H. K., Kwon, S. T., and Suh, S. W. 2000. Crystal structure of NAD⁺ dependent DNA ligase: Modular architecture and functional implications. *EMBO J.* 19:1119–1129.

Timson, D. J., and Wigley, D. B. 1999. Functional domains of an NAD⁺-dependent DNA ligase. *J. Mol. Biol.* 285:73–83.

Doherty, A. J., and Wigley, D. B. 1999. Functional domains of an ATP-dependent DNA ligase. *J. Mol. Biol.* 285:63–71.

von Hippel, P. H., and Delagoutte, E. 2001. A general model for nucleic acid helicases and their "coupling" within macromolecular machines. *Cell* 104:177–190.

Tye, B. K., and Sawyer, S. 2000. The hexameric eukaryotic MCM helicase: Building symmetry from nonidentical parts. *J. Biol. Chem.* 275:34833–34836.

Marians, K. J. 2000. Crawling and wiggling on DNA: Structural insights to the mechanism of DNA unwinding by helicases. *Struct. Fold. Des.* 5:R227–R235.

Soultanas, P., and Wigley, D. B. 2000. DNA helicases: "Inching forward." *Curr. Opin. Struct. Biol.* 10:124–128.

de Lange, T. 2009. How telomeres solve the end-protection problem. *Science* 326:948–952.

Bachand, F., and Autexier, C. 2001. Functional regions of human telomerase reverse transcriptase and human telomerase RNA required for telomerase activity and RNA-protein interactions. *Mol. Cell Biol.* 21:1888–1897.

Griffith, J. D., Comeau, L., Rosenfield, S., Stansel, R. M., Bianchi, A., Moss, H., and de Lange, T. 1999. Mammalian telomeres end in a large duplex loop. *Cell* 97:503–514.

McEachern, M. J., Krauskopf, A., and Blackburn, E. H. 2000. Telomeres and their control. *Annu. Rev. Genet.* 34:331–358.

突然変異と DNA 修復

Yang, W. 2003. Damage repair DNA polymerases Y. *Curr. Opin. Struct. Biol.* 13:23–30.

Wood, R. D., Mitchell, M., Sgouros, J., and Lindahl, T. 2001. Human DNA repair genes. *Science* 291:1284–1289.

Shin, D. S., Chahwan, C., Huffman, J. L., and Tainer, J. A. 2004. Structure and function of the double-strand break repair machinery. *DNA Repair (Amst.)* 3:863–873.

Michelson, R. J., and Weinert, T. 2000. Closing the gaps among a web of DNA repair disorders. *BioEssays* 22:966–969.

Aravind, L., Walker, D. R., and Koonin, E. V. 1999. Conserved domains in DNA repair proteins and evolution of repair systems. *Nucleic Acids Res.* 27:1223–1242.

Mol, C. D., Parikh, S. S., Putnam, C. D., Lo, T. P., and Tainer, J. A. 1999. DNA repair mechanisms for the recognition and removal of damaged DNA bases. *Annu. Rev. Biophys. Biomol. Struct.* 28:101–128.

Parikh, S. S., Mol, C. D., and Tainer, J. A. 1997. Base excision repair enzyme family portrait: Integrating the structure and chemistry of an entire DNA repair pathway. *Structure* 5:1543–1550.

Vassylyev, D. G., and Morikawa, K. 1997. DNA-repair enzymes. *Curr. Opin. Struct. Biol.* 7:103–109.

Verdine, G. L., and Bruner, S. D. 1997. How do DNA repair proteins locate damaged bases in the genome? *Chem. Biol.* 4:329–334.

Bowater, R. P., and Wells, R. D. 2000. The intrinsically unstable life of DNA triplet repeats associated with human hereditary disorders. *Prog. Nucleic Acid Res. Mol. Biol.* 66:159–202.

Cummings, C. J., and Zoghbi, H. Y. 2000. Fourteen and counting: Unraveling trinucleotide repeat diseases. *Hum. Mol. Genet.* 9:909–916.

DNA 修復の欠陥とがん

Dever, S. M., White, E. R., Hartman, M. C., and Valerie, K. 2012. BRCA1-directed, enhanced and aberrant homologous recombination: Mechanism and potential treatment strategies. *Cell Cycle* 11:687–94.

Berneburg, M., and Lehmann, A. R. 2001. Xeroderma pigmentosum and related disorders: Defects in DNA repair and transcription. *Adv. Genet.* 43:71–102.

Lambert, M. W., and Lambert, W. C. 1999. DNA repair and chromatin structure in genetic diseases. *Prog. Nucleic Acid Res. Mol. Biol.* 63:257–310.

Buys, C. H. 2000. Telomeres, telomerase, and cancer. *New Engl. J. Med.* 342:1282–1283.

Urquidi, V., Tarin, D., and Goodison, S. 2000. Role of telomerase in cell senescence and oncogenesis. *Annu. Rev. Med.* 51:65–79.

Lynch, H. T., Smyrk, T. C., Watson, P., Lanspa, S. J., Lynch, J. F., Lynch, P. M., Cavalieri, R. J., and Boland, C. R. 1993. Genetics, natural history, tumor spectrum, and pathology of hereditary non-polyposis colorectal cancer: An updated review. *Gastroenterology* 104:1535–1549.

Fishel, R., Lescoe, M. K., Rao, M. R. S., Copeland, N. G., Jenkins, N. A., Garber, J., Kane, M., and Kolodner, R. 1993. The human mutator gene homolog *MSH2* and its association with hereditary nonpolyposis colon cancer. *Cell* 75:1027–1038.

Ames, B. N., and Gold, L. S. 1991. Endogenous mutagens and the causes of aging and cancer. *Mutat. Res.* 250:3–16.

Ames, B. N. 1979. Identifying environmental chemicals causing mutations and cancer. *Science* 204:587–593.

組換えとリコンビナーゼ

Singleton, M. R., Dillingham, M. S., Gaudier, M., Kowalczykowski, S. C., and Wigley, D. B. 2004. Crystal structure of RecBCD enzyme reveals a machine for processing DNA breaks. *Nature* 432:187–193.

Spies, M., Bianco, P. R., Dillingham, M. S., Handa, N., Baskin, R. J., and Kowalczykowski, S. C. 2003. A molecular throttle: The recombination hotspot chi controls DNA translocation by the RecBCD helicase. *Cell* 114:647–654.

Kowalczykowski, S. C. 2000. Initiation of genetic recombination and recombination-dependent replication. *Trends Biochem. Sci.* 25:1562165.

Prevost, C., and Takahashi, M. 2003. Geometry of the DNA strands within the RecA nucleofilament: Role in homologous recombination. *Q. Rev. Biophys.* 36:429–453.

Van Duyne, G. D. 2001. A structural view of Cre-loxP site-specific recombination. *Annu. Rev. Biophys. Biomol. Struct.* 30:87–104.

Chen, Y., Narendra, U., Iype, L. E., Cox, M. M., and Rice, P. A. 2000. Crystal structure of a Flp recombinase-Holliday junction complex: Assembly of an active oligomer by helix swapping. *Mol. Cell* 6:885–897.

Craig, N. L. 1997. Target site selection in transposition. *Annu. Rev. Biochem.* 66:437–474.

Gopaul, D. N., Guo, F., and Van Duyne, G. D. 1998. Structure of the Holliday junction intermediate in Cre-loxP site-specific recombination. *EMBO J.* 17:4175–4187.

Gopaul, D. N., and Van Duyne, G. D. 1999. Structure and mechanism in site-specific recombination. *Curr. Opin. Struct. Biol.* 9:14–20.

第 29 章

手 始 め に

Liu, X., Bushnell, D. A., and Kornberg, R. D. 2013. RNA polymerase II transcription: Structure and mechanism. *Biochim. Biophys. Acta* 1829:2–8.

Kornberg, R. D. 2007. The molecular basis of eukaryotic transcription. *Proc. Natl. Acad. Sci. U.S.A.* 104:12955–12961.

Woychik, N. A. 1998. Fractions to functions: RNA polymerase II thirty years later. *Cold Spring Harbor Symp. Quant. Biol.* 63:311–317.

Losick, R. 1998. Summary: Three decades after sigma. *Cold Spring Harbor Symp. Quant. Biol.* 63:653–666.

Sharp, P. A. 1994. Split genes and RNA splicing (Nobel Lecture). *Angew. Chem. Int. Ed. Engl.* 33:1229–1240.

Cech, T. R. 1990. Nobel lecture: Self-splicing and enzymatic activity of an intervening sequence RNA from *Tetrahymena. Biosci. Rep.* 10:239–261.

Villa, T., Pleiss, J. A., and Guthrie, C. 2002. Spliceosomal snRNAs: Mg^{2+} dependent chemistry at the catalytic core? *Cell* 109:149–152.

書　籍

Krebs, J. E., and Goldstein, E. S. 2012. *Lewin's Genes XI* (11th ed.). Jones and Bartlett.〔旧版邦訳："遺伝子（第 8 版）"，菊池韶彦ほか訳，東京化学同人（2006）〕

Kornberg, A., and Baker, T. A. 1992. *DNA Replication* (2d ed.). W. H. Freeman and Company.

Lodish, H., Berk, A., Kaiser, C. A., Krieger, M., Bretscher, A., Ploegh, H., Amon, A., and Scott, M. P. 2012. *Molecular Cell Biology* (7th ed.). W. H. Freeman and Company.〔邦訳："分子細胞生物学（第 7 版）"，石浦章一ほか訳，東京化学同人（2016）〕.

Watson, J. D., Baker, T. A., Bell, S. P., Gann, A., Levine, M., and Losick, R. 2013. *Molecular Biology of the Gene* (7th ed.). Benjamin Cummings.

Gesteland, R. F., Cech, T., and Atkins, J. F. 2006. *The RNA World: The Nature of Modern RNA Suggests a Prebiotic RNA* (3d ed.). Cold Spring Harbor Laboratory Press.

RNA ポリメラーゼ

Liu, X., Bushnell, D. A., Wang, D., Calero, G., and Kornberg, R. D. 2010. Structure of an RNA polymerase II-TFIIB complex and the transcription initiation mechanism. *Science* 327:206–209.

Wang, D., Bushnell, D. A., Huang, X., Westover, K. D., Levitt, M., and Kornberg, R. D. 2009. Structural basis of transcription: Backtracked RNA polymerase II at 3.4 Å resolution. *Science* 324:1203–1206.

Darst, S. A. 2001. Bacterial RNA polymerase. *Curr. Opin. Struct. Biol.* 11:155–162.

Ross, W., Gosink, K. K., Salomon, J., Igarashi, K., Zou, C., Ishihama, A., Severinov, K., and Gourse, R. L. 1993. A third recognition element in bacterial promoters: DNA binding by the alpha subunit of RNA polymerase. *Science* 262:1407–1413.

Cramer, P., Bushnell, D. A., and Kornberg, R. D. 2001. Structural basis of

transcription: RNA polymerase II at 2.8 Å resolution. *Science* 292:1863–1875.

Gnatt, A. L., Cramer, P., Fu, J., Bushnell, D. A., and Kornberg, R. D. 2001. Structural basis of transcription: An RNA polymerase II elongation complex at 3.3 Å resolution. *Science* 292:1876–1882.

Zhang, G., Campbell, E. A., Minakhin, L., Richter, C., Severinov, K., and Darst, S. A. 1999. Crystal structure of *Thermus aquaticus* core RNA polymerase at 3.3 Å resolution. *Cell* 98:811–824.

Campbell, E. A., Korzheva, N., Mustaev, A., Murakami, K., Nair, S., Goldfarb, A., and Darst, S. A. 2001. Structural mechanism for rifampicin inhibition of bacterial RNA polymerase. *Cell* 104:901–912.

Darst, S. A. 2004. New inhibitors targeting bacterial RNA polymerase. *Trends Biochem. Sci.* 29:159–160.

Cheetham, G. M., and Steitz, T. A. 1999. Structure of a transcribing T7 RNA polymerase initiation complex. *Science* 286:2305–2309.

Ebright, R. H. 2000. RNA polymerase: Structural similarities between bacterial RNA polymerase and eukaryotic RNA polymerase II. *J. Mol. Biol.* 304:687–698.

Paule, M. R., and White, R. J. 2000. Survey and summary: Transcription by RNA polymerases I and III. *Nucleic Acids Res.* 28:1283–1298.

開 始 と 伸 長

Murakami, K. S., and Darst, S. A. 2003. Bacterial RNA polymerases: The whole story. *Curr. Opin. Struct. Biol.* 13:31–39.

Buratowski, S. 2000. Snapshots of RNA polymerase II transcription initiation. *Curr. Opin. Cell Biol.* 12:320–325.

Conaway, J. W., and Conaway, R. C. 1999. Transcription elongation and human disease. *Annu. Rev. Biochem.* 68:301–319.

Conaway, J. W., Shilatifard, A., Dvir, A., and Conaway, R. C. 2000. Control of elongation by RNA polymerase II. *Trends Biochem. Sci.* 25:375–380.

Korzheva, N., Mustaev, A., Kozlov, M., Malhotra, A., Nikiforov, V., Goldfarb, A., and Darst, S. A. 2000. A structural model of transcription elongation. *Science* 289:619–625.

Reines, D., Conaway, R. C., and Conaway, J. W. 1999. Mechanism and regulation of transcriptional elongation by RNA polymerase II. *Curr. Opin. Cell Biol.* 11:342–346.

プロモーター，エンハンサー，転写因子

Merika, M., and Thanos, D. 2001. Enhanceosomes. *Curr. Opin. Genet. Dev.* 11:205–208.

Park, J. M., Gim, B. S., Kim, J. M., Yoon, J. H., Kim, H. S., Kang, J. G., and Kim, Y. J. 2001. *Drosophila* mediator complex is broadly utilized by diverse gene-specific transcription factors at different types of core promoters. *Mol. Cell. Biol.* 21:2312–2323.

Smale, S. T., and Kadonaga, J. T. 2003. The RNA polymerase II core promoter. *Annu. Rev. Biochem.* 72:449–479.

Gourse, R. L., Ross, W., and Gaal, T. 2000. Ups and downs in bacterial transcription initiation: The role of the alpha subunit of RNA polymerase in promoter recognition. *Mol. Microbiol.* 37:687–695.

Fiering, S., Whitelaw, E., and Martin, D. I. 2000. To be or not to be active: The stochastic nature of enhancer action. *BioEssays* 22:381–387.

Hampsey, M., and Reinberg, D. 1999. RNA polymerase II as a control panel for multiple coactivator complexes. *Curr. Opin. Genet. Dev.* 9:132–139.

Chen, L. 1999. Combinatorial gene regulation by eukaryotic transcription factors. *Curr. Opin. Struct. Biol.* 9:48–55.

Muller, C. W. 2001. Transcription factors: Global and detailed views. *Curr. Opin. Struct. Biol.* 11:26–32.

Reese, J. C. 2003. Basal transcription factors. *Curr. Opin. Genet. Dev.* 13:114–118.

Kadonaga, J. T. 2004. Regulation of RNA polymerase II transcription by sequence-specific DNA binding factors. *Cell* 116:247–257.

Harrison, S. C. 1991. A structural taxonomy of DNA-binding domains. *Nature* 353:715–719.

Sakurai, H., and Fukasawa, T. 2000. Functional connections between mediator components and general transcription factors of *Saccharomyces cerevisiae. J. Biol. Chem.* 275:37251–37256.

Droge, P., and Muller-Hill, B. 2001. High local protein concentrations at promoters: Strategies in prokaryotic and eukaryotic cells. *Bioessays* 23:179–183.

Smale, S. T., Jain, A., Kaufmann, J., Emami, K. H., Lo, K., and Garraway, I. P. 1998. The initiator element: A paradigm for core promoter heterogeneity within metazoan protein-coding genes. *Cold Spring Harbor Symp. Quant.*

Biol. 63:21–31.

Kim, Y., Geiger, J. H., Hahn, S., and Sigler, P. B., 1993. Crystal structure of a yeast TBP/TATA-box complex. *Nature* 365:512–520.

Kim, J. L., Nikolov, D. B., and Burley, S. K., 1993. Co-crystal structure of TBP recognizing the minor groove of a TATA element. *Nature* 365:520–527.

White, R. J., and Jackson, S. P., 1992. The TATA-binding protein: A central role in transcription by RNA polymerases I, II and III. *Trends Genet.* 8:284–288.

Martinez, E. 2002. Multi-protein complexes in eukaryotic gene transcription. *Plant Mol. Biol.* 50:925–947.

Meinhart, A., Kamenski, T., Hoeppner, S., Baumli, S., and Cramer, P. 2005. A structural perspective of CTD function. *Genes Dev.* 19:1401–1415.

Palancade, B., and Bensaude, O. 2003. Investigating RNA polymerase II carboxyl-terminal domain (CTD) phosphorylation. *Eur. J. Biochem.* 270:3859–3870.

終　結

Burgess, B. R., and Richardson, J. P. 2001. RNA passes through the hole of the protein hexamer in the complex with *Escherichia coli* Rho factor. *J. Biol. Chem.* 276:4182–4189.

Yu, X., Horiguchi, T., Shigesada, K., and Egelman, E. H. 2000. Three-dimensional reconstruction of transcription termination factor rho: Orientation of the N-terminal domain and visualization of an RNA-binding site. *J. Mol. Biol.* 299:1279–1287.

Stitt, B. L. 2001. *Escherichia coli* transcription termination factor Rho binds and hydrolyzes ATP using a single class of three sites. *Biochemistry* 40:2276–2281.

Henkin, T. M. 2000. Transcription termination control in bacteria. *Curr. Opin. Microbiol.* 3:149–153.

Gusarov, I., and Nudler, E. 1999. The mechanism of intrinsic transcription termination. *Mol. Cell* 3:495–504.

リボスイッチ

Barrick, J. E., and Breaker, R. R. 2007. The distributions, mechanisms, and structures of metabolite-binding riboswitches. *Genome Biol.* 8:R239.

Cheah, M. T., Wachter, A., Sudarsan, N., and Breaker, R. R. 2007. Control of alternative RNA splicing and gene expression by eukaryotic riboswitches. *Nature* 447:497–500.

Serganov, A., Huang, L., and Patel, D. J. 2009. Coenzyme recognition and gene regulation by a flavin mononucleotide riboswitch. *Nature* 458:233–237.

非コードRNA

Cech, T. R. and Steitz, J. A. 2014. The noncoding RNA revolution-trashing old rules to forge new ones. *Cell* 157:77–94.

Peculis, B. A. 2002. Ribosome biogenesis: Ribosomal RNA synthesis as a package deal. *Curr. Biol.* 12:R623–R624.

Decatur, W. A., and Fournier, M. J. 2002. rRNA modifications and ribosome function. *Trends Biochem. Sci.* 27:344–351.

Hopper, A. K., and Phizicky, E. M. 2003. tRNA transfers to the limelight. *Genes Dev.* 17:162–180.

Weiner, A. M. 2004. tRNA maturation: RNA polymerization without a nucleic acid template. *Curr. Biol.* 14:R883–R885.

5′-キャップ形成とポリアデニル化

Shatkin, A. J., and Manley, J. L. 2000. The ends of the affair: Capping and polyadenylation. *Nat. Struct. Biol.* 7:838–842.

Bentley, D. L. 2005. Rules of engagement: Co-transcriptional recruitment of pre-mRNA processing factors. *Curr. Opin. Cell Biol.* 17:251–256.

Aguilera, A. 2005. Cotranscriptional mRNP assembly: From the DNA to the nuclear pore. *Curr. Opin. Cell Biol.* 17:242–250.

Ro-Choi, T. S. 1999. Nuclear snRNA and nuclear function (discovery of 5′ cap structures in RNA). *Crit. Rev. Eukaryotic Gene Expr.* 9:107–158.

Bard, J., Zhelkovsky, A. M., Helmling, S., Earnest, T. N., Moore, C. L., and Bohm, A. 2000. Structure of yeast poly(A) polymerase alone and in complex with 3′-dATP. *Science* 289:1346–1349.

Martin, G., Keller, W., and Doublie, S. 2000. Crystal structure of mammalian poly(A) polymerase in complex with an analog of ATP. *EMBO J.* 19:4193–4203.

Zhao, J., Hyman, L., and Moore, C. 1999. Formation of mRNA 3′ ends in eukaryotes: Mechanism, regulation, and interrelationships with other steps in mRNA synthesis. *Microbiol. Mol. Biol. Rev.* 63:405–445.

Minvielle-Sebastia, L., and Keller, W. 1999. mRNA polyadenylation and its coupling to other RNA processing reactions and to transcription. *Curr. Opin. Cell Biol.* 11:352–357.

調節の働きをする低分子RNA

Winter, J., Jung, S., Keller, S., Gregory, R. I., and Diederichs, S. 2009. Many roads to maturity: MicroRNA biogenesis pathways and their regulation. *Nat. Cell Biol.* 11:228–234.

Ruvkun, G., Wightman, B., and Ha, I. 2004. The 20 years it took to recognize the importance of tiny RNAs. *Cell* 116:S93–S96.

RNA編集

Gott, J. M., and Emeson, R. B. 2000. Functions and mechanisms of RNA editing. *Annu. Rev. Genet.* 34:499–531.

Simpson, L., Thiemann, O. H., Savill, N. J., Alfonzo, J. D., and Maslov, D. A. 2000. Evolution of RNA editing in trypanosome mitochondria. *Proc. Natl. Acad. Sci. U.S.A.* 97:6986–6993.

Chester, A., Scott, J., Anant, S., and Navaratnam, N. 2000. RNA editing: Cytidine to uridine conversion in apolipoprotein B mRNA. *Biochim. Biophys. Acta* 1494:1–3.

Maas, S., and Rich, A. 2000. Changing genetic information through RNA editing. *BioEssays* 22:790–802.

mRNA前駆体のスプライシング

Caceres, J. F., and Kornblihtt, A. R. 2002. Alternative splicing: Multiple control mechanisms and involvement in human disease. *Trends Genet.* 18:186–193.

Faustino, N. A., and Cooper, T. A. 2003. Pre-mRNA splicing and human disease. *Genes Dev.* 17:419–437.

Lou, H., and Gagel, R. F. 1998. Alternative RNA processing: Its role in regulating expression of calcitonin/calcitonin gene-related peptide. *J. Endocrinol.* 156:401–405.

Matlin, A. J., Clark, F., and Smith, C. W. 2005. Understanding alternative splicing: Towards a cellular code. *Nat. Rev. Mol. Cell Biol.* 6:386–398.

McKie, A. B., McHale, J. C., Keen, T. J., Tarttelin, E. E., Goliath, R., van Lith-Verhoeven, J. J., Greenberg, J., Ramesar, R. S., Hoyng, C. B., Cremers, F. P., et al. 2001. Mutations in the pre-mRNA splicing factor gene PRPC8 in autosomal dominant retinitis pigmentosa (RP13). *Hum. Mol. Genet.* 10:1555–1562.

Nilsen, T. W. 2003. The spliceosome: The most complex macromolecular machine in the cell? *BioEssays* 25:1147–1149.

Rund, D., and Rachmilewitz, E. 2005. β-Thalassemia. *New Engl. J. Med.* 353:1135–1146.

Patel, A. A., and Steitz, J. A. 2003. Splicing double: Insights from the second spliceosome. *Nat. Rev. Mol. Cell Biol.* 4:960–970.

Sharp, P. A. 2005. The discovery of split genes and RNA splicing. *Trends Biochem. Sci.* 30:279–281.

Valadkhan, S., and Manley, J. L. 2001. Splicing-related catalysis by protein-free snRNAs. *Nature* 413:701–707.

Zhou, Z., Licklider, L. J., Gygi, S. P., and Reed, R. 2002. Comprehensive proteomic analysis of the human spliceosome. *Nature* 419:182–185.

Stark, H., Dube, P., Luhrmann, R., and Kastner, B. 2001. Arrangement of RNA and proteins in the spliceosomal U1 small nuclear ribonucleoprotein particle. *Nature* 409:539–542.

Strehler, E. E., and Zacharias, D. A. 2001. Role of alternative splicing in generating isoform diversity among plasma membrane calcium pumps. *Physiol. Rev.* 81:21–50.

Graveley, B. R. 2001. Alternative splicing: Increasing diversity in the proteomic world. *Trends Genet.* 17:100–107.

Newman, A. 1998. RNA splicing. *Curr. Biol.* 8:R903–R905.

Reed, R. 2000. Mechanisms of fidelity in pre-mRNA splicing. *Curr. Opin. Cell Biol.* 12:340–345.

Sleeman, J. E., and Lamond, A. I. 1999. Nuclear organization of pre-mRNA splicing factors. *Curr. Opin. Cell Biol.* 11:372–377.

Black, D. L. 2000. Protein diversity from alternative splicing: A challenge for bioinformatics and post-genome biology. *Cell* 103:367–370.

Collins, C. A., and Guthrie, C. 2000. The question remains: Is the spliceosome a ribozyme? *Nat. Struct. Biol.* 7:850–854.

自己スプライシングとRNA触媒作用

Adams, P. L., Stanley, M. R., Kosek, A. B., Wang, J., and Strobel, S. A. 2004. Crystal structure of a self-splicing group I intron with both exons. *Nature*

430:45–50.

Adams, P. L., Stanley, M. R., Gill, M. L., Kosek, A. B., Wang, J., and Strobel, S. A. 2004. Crystal structure of a group I intron splicing intermediate. *RNA* 10:1867–1887.

Stahley, M. R., and Strobel, S. A. 2005. Structural evidence for a two-metal-ion mechanism of group I intron splicing. *Science* 309:1587–1590.

Carola, C., and Eckstein, F. 1999. Nucleic acid enzymes. *Curr. Opin. Chem. Biol.* 3:274–283.

Doherty, E. A., and Doudna, J. A. 2000. Ribozyme structures and mechanisms. *Annu. Rev. Biochem.* 69:597–615.

Fedor, M. J. 2000. Structure and function of the hairpin ribozyme. *J. Mol. Biol.* 297:269–291.

Hanna, R., and Doudna, J. A. 2000. Metal ions in ribozyme folding and catalysis. *Curr. Opin. Chem. Biol.* 4:166–170.

Scott, W. G. 1998. RNA catalysis. *Curr. Opin. Struct. Biol.* 8:720–726.

第 30 章

手 始 め に

Yusupova, G., and Yusupov, M. 2014. High-resolution structure of the eukaryotic 80S ribosome. *Annu. Rev. Biochem.* 83:467–486.

Anger, A. M., Armache, J.-P., Berninghausen, O., Habeck, M., Subklewe, M., Wilson. D. N., and Beckmann, R. 2013. Structures of the human and Drosophila 80S ribosome. *Nature* 497:80–87.

Novoa, E. M., and Ribas de Pouplana, L. 2012. Speeding with control: Codon usage, tRNAs, and ribosomes. *Trends Genet.* 28:574–581.

Ibba, M., Curnow, A. W., and Söll, D. 1997. Aminoacyl-tRNA synthesis: Divergent routes to a common goal. *Trends Biochem. Sci.* 22:39–42.

Koonin, E. V., and Novozhilov, A. S. 2009. Origin and evolution of the genetic code: The universal enigma. *IUBMB Life* 61:99–111.

Schimmel, P., and Ribas de Pouplana, L. 2000. Footprints of aminoacyl-tRNA synthetases are everywhere. *Trends Biochem. Sci.* 25:207–209.

書　籍

Rodnina, M. V., Wintermeyer, W., and Green, R. 2011 (Eds.). *Ribosome Structure, Function and Dynamics.* Springer.

Cold Spring Harbor Symposia on Quantitative Biology. 2001. Volume 66. *The Ribosome.* Cold Spring Harbor Laboratory Press.

Gesteland, R. F., Atkins, J. F., and Cech, T. (Eds.). 2005. *The RNA World* (3d ed.). Cold Spring Harbor Laboratory Press.

Garrett, R., Douthwaite, S. R., Liljas, A., Matheson, A. T., Moore, P. B., and Noller, H. F. 2000. *The Ribosome: Structure, Function, Antibiotics, and Cellular Interactions.* The American Society for Microbiology.

アミノアシル tRNA 合成酵素

Kaminska, M., Havrylenko, S., Decottignies, P., Le Maréchal, P., Negrutskii, B., and Mirande, M. 2009. Dynamic organization of aminoacyl-tRNA synthetase complexes in the cytoplasm of human cells. *J. Biol. Chem.* 284:13746–13754.

Park, S. G., Schimmel, P., and Kim, S. 2008. Aminoacyl tRNA synthetases and their connections to disease. *Proc. Natl. Acad. Sci. U.S.A.* 105:11043–11049.

Ibba, M., and Söll, D. 2000. Aminoacyl-tRNA synthesis. *Annu. Rev. Biochem.* 69:617–650.

Sankaranarayanan, R., Dock-Bregeon, A. C., Rees, B., Bovee, M., Caillet, J., Romby, P., Francklyn, C. S., and Moras, D. 2000. Zinc ion mediated amino acid discrimination by threonyl-tRNA synthetase. *Nat. Struct. Biol.* 7:461–465.

Sankaranarayanan, R., Dock-Bregeon, A. C., Romby, P., Caillet, J., Springer, M., Rees, B., Ehresmann, C., Ehresmann, B., and Moras, D. 1999. The structure of threonyl-tRNA synthetase-tRNA^Thr complex enlightens its repressor activity and reveals an essential zinc ion in the active site. *Cell* 97:371–381.

Dock-Bregeon, A., Sankaranarayanan, R., Romby, P., Caillet, J., Springer, M., Rees, B., Francklyn, C. S., Ehresmann, C., and Moras, D. 2000. Transfer RNA-mediated editing in threonyl-tRNA synthetase: The class II solution to the double discrimination problem. *Cell* 103:877–884.

de Pouplana, L. R., and Schimmel, P. 2000. A view into the origin of life: Aminoacyl-tRNA synthetases. *Cell. Mol. Life Sci.* 57:865–870.

転 移 RNA

Ibba, M., Becker, H. D., Stathopoulos, C., Tumbula, D. L., and Söll, D. 2000. The adaptor hypothesis revisited. *Trends Biochem. Sci.* 25:311–316.

Weisblum, B. 1999. Back to Camelot: Defining the specific role of tRNA in protein synthesis. *Trends Biochem. Sci.* 24:247–250.

リボソームとリボソーム RNA

Klinge, S., Voigts-Hoffmann, F., Leibundgut, M., and Ban, N. 2012. Atomic structures of the eukaryotic ribosome. *Trends Biochem. Sci.* 37:189–198.

Jin, H., Kelley, A. C., Loakes, D., and Ramakrishnan, V. 2010. Structure of the 70S ribosome bound to release factor 2 and a substrate analog provides insights into catalysis of peptide release. *Proc. Natl. Acad. Sci. U.S.A.* 107:8593–8598.

Rodnina, M. V., and Wintermeyer, W. 2009. Recent mechanistic insights into eukaryotic ribosomes. *Curr. Opin. Cell Biol.* 21:435–443.

Dinman, J. D. 2008. The eukaryotic ribosome: Current status and challenges. *J. Biol. Chem.* 284:11761–11765.

Wen, J.-D., Lancaster, L., Hodges, C., Zeri, A.-C., Yoshimura, S. H., Noller, H. F., Bustamante, C., and Tinoco, I., Jr. 2008. Following translation by single ribosomes one codon at a time. *Nature* 452:598–603.

Korostelev, A., and Noller, H. F. 2007. The ribosome in focus: New structures bring insights. *Trends Biochem. Sci.* 32:434–441.

Brandt, F., Etchells, S. A., Ortiz, J. O., Elcock, A. H., Hartl, F. U., and Baumeister, W. 2009. The native 3D organization of bacterial polysomes. *Cell* 136:261–271.

開 始 因 子

Søgaard, B., Sørensen, H. P., Mortensen, K. K., and Sperling-Petersen, H. U. 2005. Initiation of protein synthesis in bacteria. *Microbiol. Mol. Biol. Rev.* 69:101–123.

Carter, A. P., Clemons, W. M., Jr., Brodersen, D. E., Morgan-Warren, R. J., Hartsch, T., Wimberly, B. T., and Ramakrishnan, V. 2001. Crystal structure of an initiation factor bound to the 30S ribosomal subunit. *Science* 291:498–501.

Guenneugues, M., Caserta, E., Brandi, L., Spurio, R., Meunier, S., Pon, C. L., Boelens, R., and Gualerzi, C. O. 2000. Mapping the fMet-tRNA^Met binding site of initiation factor IF2. *EMBO J.* 19:5233–5240.

Meunier, S., Spurio, R., Czisch, M., Wechselberger, R., Guenneugues, M., Gualerzi, C. O., and Boelens, R. 2000. Structure of the fMet-tRNA^Met-binding domain of *B. stearothermophilus* initiation factor IF2. *EMBO J.* 19:1918–1926.

伸 長 因 子

Voorhees R. M., and Ramakrishnan, V. 2013. Structural basis of the translational elongation cycle. *Annu. Rev. Biochem.* 82:203–236.

Liu, S., Bachran, C., Gupta, P., Miller-Randolph, S., Wang, H., Crown, D., Zhang, Y., Kavaliauskas, D., Nissen, P., and Knudsen, C. R. 2012. The busiest of all ribosomal assistants: Elongation factor Tu. *Biochemistry* 51:2642–2651.

Schuette, J.-C., Murphy, F. V., Kelley, A. C., Weir, J. R., Giesebrecht, J., Connell, S. R., Loerke, J., Mielke, T., Zhang, W., Penczek, P. A., et al. 2009. GTPase activation of elongation factor EF-Tu by the ribosome during decoding. *EMBO J.* 28:755–765.

Stark, H., Rodnina, M. V., Wieden, H. J., van Heel, M., and Wintermeyer, W. 2000. Large-scale movement of elongation factor G and extensive conformational change of the ribosome during translocation. *Cell* 100:301–309.

Baensch, M., Frank, R., and Kohl, J. 1998. Conservation of the amino-terminal epitope of elongation factor Tu in Eubacteria and Archaea. *Microbiology* 144:2241–2246.

Krasny, L., Mesters, J. R., Tieleman, L. N., Kraal, B., Fucik, V., Hilgenfeld, R., and Jonak, J. 1998. Structure and expression of elongation factor Tu from *Bacillus stearothermophilus. J. Mol. Biol.* 283:371–381.

Pape, T., Wintermeyer, W., and Rodnina, M. V. 1998. Complete kinetic mechanism of elongation factor Tu-dependent binding of aminoacyl-tRNA to the A site of the *E. coli* ribosome. *EMBO J.* 17:7490–7497.

Piepenburg, O., Pape, T., Pleiss, J. A., Wintermeyer, W., Uhlenbeck, O. C., and Rodnina, M. V. 2000. Intact aminoacyl-tRNA is required to trigger GTP hydrolysis by elongation factor Tu on the ribosome. *Biochemistry* 39:1734–1738.

ペプチド結合形成とトランスロケーション

Rodnina, M. V. 2013. The ribosome as a versatile catalyst: Reactions at the peptidyl transferase center. *Curr. Opin. Struct. Biol.* 23:595–602.

Uemura, S., Aitken, C. E., Korlach, J., Flusberg, B. A., Turner, S. W., and Puglisi, J. D. 2010. Real-time tRNA transit on single translating ribosomes at codon resolution. *Nature* 464:1012–1018.

Beringer, M., and. Rodnina, M. V. 2007. The ribosomal peptidyl transferase. *Mol. Cell* 26:311–321.

Yarus, M., and Welch, M. 2000. Peptidyl transferase: Ancient and exiguous. *Chem. Biol.* 7:R187–R190.

Vladimirov, S. N., Druzina, Z., Wang, R., and Cooperman, B. S. 2000. Identification of 50S components neighboring 23S rRNA nucleotides A2448 and U2604 within the peptidyl transferase center of *Escherichia coli* ribosomes. *Biochemistry* 39:183–193.

Frank, J., and Agrawal, R. K. 2000. A ratchet-like inter-subunit reorganization of the ribosome during translocation. *Nature* 406:318–322.

終　結

Weixlbaumer, A., Jin, H., Neubauer, C., Voorhees, R. M., Petry, S., Kelley, A. C., and Ramakrishnan, V. 2008. Insights into translational termination from the structure of RF2 bound to the ribosome. *Science* 322:953–956.

Trobro, S., and Åqvist, S. 2007. A model for how ribosomal release factors induce peptidyl-tRNA cleavage in termination of protein synthesis. *Mol. Cell* 27:758–766.

Korostelev, A., Asahara, H., Lancaster, L., Laurberg, M., Hirschi, A., Zhu, J., Trakhanov, S., Scott, W. G., and Noller, H. F. 2008. Crystal structure of a translation termination complex formed with release factor RF2. *Proc. Natl. Acad. Sci. U.S.A.* 105:19684–19689.

Wilson, D. N., Schluenzen, F., Harms, J. M., Yoshida, T., Ohkubo, T., Albrecht, A., Buerger, J., Kobayashi, Y., and Fucini, P. 2005. X-ray crystallography study on ribosome recycling: The mechanism of binding and action of RRF on the 50S ribosomal subunit. *EMBO J.* 24:251–260.

Kisselev, L. L., and Buckingham, R. H. 2000. Translational termination comes of age. *Trends Biochem. Sci.* 25:561–566.

忠 実 度 と 校 正

Zaher, H. S., and Green, R. 2009. Quality control by the ribosome following peptide bond formation. *Nature* 457:161–166.

Zaher, H. S., and Green, R. 2009. Fidelity at the molecular level: Lessons from protein synthesis. *Cell* 136:746–762.

Ogle, J. M., and Ramakrishnan, V. 2005. Structural insights into translational fidelity. *Annu. Rev. Biochem.* 74:129–177.

真核生物のタンパク質合成

Hinnebusch, A. G. 2014. The scanning mechanism of eukaryotic translation initiation. *Annu. Rev. Biochem.* 83:779–812.

Wein, A. N., Singh, R., Fattah, R., and Leppla, S. H. 2012. Diphthamide modification on eukaryotic elongation factor 2 is needed to assure fidelity of mRNA translation and mouse development. *Proc. Natl. Acad. Sci. U.S.A.* 109:13817–13822.

Rhoads, R. E. 2009. eIF4E: New family members, new binding partners, new roles. *J. Biol. Chem.* 284:16711–16715.

Marintchev, A., Edmonds, K. A., Marintcheva, B., Hendrickson, E., Oberer, M., Suzuki, C., Herdy, B., Sonenberg, N., and Wagner, G. 2009. Topology and regulation of the human eIF4A/4G/4H helicase complex in translation initiation. *Cell* 136:447–460.

Fitzgerald, K. D., and Semler, B. L. 2009. Bridging IRES elements in mRNAs to the eukaryotic translation apparatus. *Biochim. Biophys. Acta* 1789:518–528.

Mitchell, S. F., and Lorsch, J. R. 2008. Should I stay or should I go? Eukaryotic translation initiation factors 1 and 1A control start codon recognition. *J. Biol. Chem.* 283:27345–27349.

Amrani, A., Ghosh, S., Mangus, D. A., and Jacobson, A. 2008. Translation factors promote the formation of two states of the closed-loop mRNP. *Nature* 453:1276–1280.

Sachs, A. B., and Varani, G. 2000. Eukaryotic translation initiation: There are (at least) two sides to every story. *Nat. Struct. Biol.* 7:356–361.

Kozak, M. 1999. Initiation of translation in prokaryotes and eukaryotes. *Gene* 234:187–208.

Bushell, M., Wood, W., Clemens, M. J., and Morley, S. J. 2000. Changes in integrity and association of eukaryotic protein synthesis initiation factors during apoptosis. *Eur. J. Biochem.* 267:1083–1091.

Das, S., Ghosh, R., and Maitra, U. 2001. Eukaryotic translation initiation factor 5 functions as a GTPase-activating protein. *J. Biol. Chem.* 276:6720–6726.

Lee, J. H., Choi, S. K., Roll-Mecak, A., Burley, S. K., and Dever, T. E. 1999. Universal conservation in translation initiation revealed by human and archaeal homologs of bacterial translation initiation factor IF2. *Proc. Natl. Acad. Sci. U.S.A.* 96:4342–4347.

Pestova, T. V., and Hellen, C. U. 2000. The structure and function of initiation factors in eukaryotic protein synthesis. *Cell. Mol. Life Sci.* 57:651–674.

抗 生 物 質 と 毒 素

Belova, L., Tenson, T., Xiong, L., McNicholas, P. M., and Mankin, A. S. 2001. A novel site of antibiotic action in the ribosome: Interaction of evernimicin with the large ribosomal subunit. *Proc. Natl. Acad. Sci. U.S.A.* 98:3726–3731.

Brodersen, D. E., Clemons, W. M., Jr., Carter, A. P., Morgan-Warren, R. J., Wimberly, B. T., and Ramakrishnan, V. 2000. The structural basis for the action of the antibiotics tetracycline, pactamycin, and hygromycin B on the 30S ribosomal subunit. *Cell* 103:1143–1154.

Porse, B. T., and Garrett, R. A. 1999. Ribosomal mechanics, antibiotics, and GTP hydrolysis. *Cell* 97:423–426.

Lord, M. J., Jolliffe, N. A., Marsden, C. J., Pateman, C. S., Smith, D. S., Spooner, R. A., Watson, P. D., and Roberts, L. M. 2003. Ricin: Mechanisms of toxicity. *Toxicol. Rev.* 22:53–64.

タンパク質の膜輸送

Akopian, D., Shen, K., Zhang, X., and Shan, S. 2013. Signal recognition particle: An essential protein-targeting machine. *Annu. Rev. Biochem.* 82:693–721.

Nyathi, Y., Wilkinson, B. M., and Pool, M. R. 2013. Co-translational targeting and translocation of proteins to the endoplasmic reticulum. *Biochim. Biophys. Acta* 1833:2392–2402.

Janda, C. Y., Li, J., Oubridge, C., Hernández, H., Robinson, C. V., and Nagai, K. 2010. Recognition of a signal peptide by the signal recognition particle. *Nature* 465:507–510.

Cross, B. C. S., Sinning, I., Luirink, J., and High, S. 2009. Delivering proteins for export from the cytosol. *Nat. Rev. Mol. Cell. Biol.* 10:255–264.

Shan, S., Schmid, S. L., and Zhang, X. 2009. Signal recognition particle (SRP) and SRP receptor: A new paradigm for multistate regulatory GTPases. *Biochemistry* 48:6696–6704.

Johnson, A. E. 2009. The structural and functional coupling of two molecular machines, the ribosome and the translocon. *J. Cell Biol.* 185:765–767.

Pool, R. P. 2009. A trans-membrane segment inside the ribosome exit tunnel triggers RAMP4 recruitment to the Sec61p translocase. *J. Cell Biol.* 185:889–902.

Egea, P. F., Stroud, R. M., and Walter, P. 2005. Targeting proteins to membranes: Structure of the signal recognition particle. *Curr. Opin. Struct. Biol.* 15:213–220.

Halic, M., and Beckmann, R. 2005. The signal recognition particle and its interactions during protein targeting. *Curr. Opin. Struct. Biol.* 15:116–125.

Doudna, J. A., and Batey, R. T. 2004. Structural insights into the signal recognition particle. *Annu. Rev. Biochem.* 73:539–557.

Schnell, D. J., and Hebert, D. N. 2003. Protein translocons: Multifunctional mediators of protein translocation across membranes. *Cell* 112:491–505.

第 31 章

手 始 め に

Ptashne, M. 2014. The chemistry of regulation of genes and other things. *J. Biol. Chem.* 289:5417–5435.

Pabo, C. O., and Sauer, R. T. 1984. Protein–DNA recognition. *Annu. Rev. Biochem.* 53:293–321.

Ptashne, M., Johnson, A. D., and Pabo, C. O. 1982. A genetic switch in a bacterial virus. *Sci. Am.* 247:128–140.

Ptashne, M., Jeffrey, A., Johnson, A. D., Maurer, R., Meyer, B. J., Pabo, C. O., Roberts, T. M., and Sauer, R. T. 1980. How the lambda repressor and Cro work. *Cell* 19:1–11.

書 籍

Ptashne, M. 2004. *A Genetic Switch: Phage 3 Revisited* (3d ed.). Cold Spring Harbor Laboratory Press.

McKnight, S. L., and Yamamoto, K. R. (Eds.). 1992. *Transcriptional Regulation* (vols. 1 and 2). Cold Spring Harbor Laboratory Press.

Lodish, H., Berk, A., Kaiser, C. A., Krieger, M., Bretscher, A., Pleogh, H., Amon, A., and Scott, M. P. 2012. *Molecular Cell Biology* (7th ed.). W. H. Freeman and Company.〔邦訳："分子細胞生物学（第 7 版）"，石浦章一ほか訳，東京化学同人（2016）〕．

DNA 結合タンパク質

Balaeff, A., Mahadevan, L., and Schulten, K. 2004. Structural basis for cooperative DNA binding by CAP and *lac* repressor. *Structure* 12:123–132.

Bell, C. E., and Lewis, M. 2001. The Lac repressor: A second generation of structural and functional studies. *Curr. Opin. Struct. Biol.* 11:19–25.

Lewis, M., Chang, G., Horton, N. C., Kercher, M. A., Pace, H. C., Schumacher, M. A., Brennan, R. G., and Lu, P. 1996. Crystal structure of the lactose operon repressor and its complexes with DNA and inducer. *Science* 271:1247–1254.

Niu, W., Kim, Y., Tau, G., Heyduk, T., and Ebright, R. H. 1996. Transcription activation at class II CAP-dependent promoters: Two interactions between CAP and RNA polymerase. *Cell* 87:1123–1134.

Schultz, S. C., Shields, G. C., and Steitz, T. A. 1991. Crystal structure of a CAP-DNA complex: The DNA is bent by 90 degrees. *Science* 253:1001–1007.

Parkinson, G., Wilson, C., Gunasekera, A., Ebright, Y. W., Ebright, R. E., and Berman, H. M. 1996. Structure of the CAP-DNA complex at 2.5 Å resolution: A complete picture of the protein–DNA interface. *J. Mol. Biol.* 260:395–408.

Busby, S., and Ebright, R. H. 1999. Transcription activation by catabolite activator protein (CAP). *J. Mol. Biol.* 293:199–213.

Somers, W. S., and Phillips, S. E. 1992. Crystal structure of the met repressor-operator complex at 2.8 Å resolution reveals DNA recognition by β-strands. *Nature* 359:387–393.

遺伝子調節回路

Johnson, A. D., Poteete, A. R., Lauer, G., Sauer, R. T., Ackers, G. K., and Ptashne, M. 1981. Lambda repressor and Cro: Components of an efficient molecular switch. *Nature* 294:217–223.

Stayrook, S., Jaru-Ampornpan, P., Ni, J., Hochschild, A., and Lewis, M. 2008. Crystal structure of the lambda repressor and a model for pairwise cooperative operator binding. *Nature* 452:1022–1025.

Arkin, A., Ross, J., and McAdams, H. H. 1998. Stochastic kinetic analysis of developmental pathway bifurcation in phage lambda-infected *Escherichia coli* cells. *Genetics* 149:1633–1648.

転写後調節

Kolter, R., and Yanofsky, C. 1982. Attenuation in amino acid biosynthetic operons. *Annu. Rev. Genet.* 16:113–134.

Yanofsky, C. 1981. Attenuation in the control of expression of bacterial operons. *Nature* 289:751–758.

Miller, M. B., and Bassler, B. L. 2001. Quorum sensing in bacteria. *Annu. Rev. Microbiol.* 55:165–199.

Zhang, R. G., Pappas, T., Brace, J. L., Miller, P. C., Oulmassov, T., Molyneaux, J. M., Anderson, J. C., Bashkin, J. K., Winans, S. C., and Joachimiak, A. 2002. Structure of a bacterial quorum-sensing transcription factor complexed with pheromone and DNA. *Nature* 417:971–974.

Soberon-Chavez, G., Aguirre-Ramirez, M., and Ordonez, L. 2005. Is *Pseudomonas aeruginosa* only "sensing quorum"? *Crit. Rev. Microbiol.* 31:171–182.

歴史的側面

Lewis, M. 2005. The lac repressor. *C. R. Biol.* 328:521–548.

Jacob, F., and Monod, J. 1961. Genetic regulatory mechanisms in the synthesis of proteins. *J. Mol. Biol.* 3:318–356.

Ptashne, M., and Gilbert, W. 1970. Genetic repressors. *Sci. Am.* 222(6):36–44.

Lwoff, A., and Ullmann, A. (Eds.). 1979. *Origins of Molecular Biology: A Tribute to Jacques Monod*. Academic Press.

Judson, H. 1996. *The Eighth Day of Creation: Makers of the Revolution in Biology*. Cold Spring Harbor Laboratory Press.

第 32 章

手始めに

Liu, X., Bushnell, D. A., and Kornberg, R. D. 2013. RNA polymerase

II transcription: Structure and mechanism. *Biochim. Biophys. Acta* 1829:2–8.

Kornberg, R. D. 2007. The molecular basis of eukaryotic transcription. *Proc. Natl. Acad. Sci. U.S.A.* 104:12955–12961.

Pabo, C. O., and Sauer, R. T. 1984. Protein–DNA recognition. *Annu. Rev. Biochem.* 53:293–321.

Struhl, K. 1989. Helix-turn-helix, zinc-finger, and leucine-zipper motifs for eukaryotic transcriptional regulatory proteins. *Trends Biochem. Sci.* 14:137–140.

Struhl, K. 1999. Fundamentally different logic of gene regulation in eukaryotes and prokaryotes. *Cell* 98:1–4.

Korzus, E., Torchia, J., Rose, D. W., Xu, L., Kurokawa, R., McInerney, E. M., Mullen, T. M., Glass, C. K., and Rosenfeld, M. G. 1998. Transcription factor-specific requirements for coactivators and their acetyltransferase functions. *Science* 279:703–707.

Aalfs, J. D., and Kingston, R. E. 2000. What does "chromatin remodeling" mean? *Trends Biochem. Sci.* 25:548–555.

書　籍

McKnight, S. L., and Yamamoto, K. R. (Eds.). 1992. *Transcriptional Regulation* (vols. 1 and 2). Cold Spring Harbor Laboratory Press.

Latchman, D. S. 2004. *Eukaryotic Transcription Factors* (4th ed.). Academic Press.

Wolffe, A. 1992. *Chromatin Structure and Function*. Academic Press.

Lodish, H., Berk, A., Kaiser, C. A., Krieger, M., Bretscher, A., Pleogh, H., Amon, A., and Scott, M. P. 2012. *Molecular Cell Biology* (7th ed.). W. H. Freeman and Company.〔邦訳："分子細胞生物学（第 7 版）"，石浦章一ほか訳，東京化学同人（2016）〕．

クロマチンとクロマチンリモデリング

Sadeh, R. and Allis, C. D. 2011. Genome-wide "re"-modeling of nucleosome positions. *Cell* 147:263–266.

Lorch, Y., Maier-Davis, B., and Kornberg, R. D. 2010. Mechanism of chromatin remodeling. *Proc. Natl. Acad. Sci. U.S.A.* 107:3458–3462.

Tang, L., Nogales, E., and Ciferri, C. 2010. Structure and function of SWI/SNF chromatin remodeling complexes and mechanistic implications for transcription. *Prog. Biophys. Mol. Biol.* 102:122–128.

Jenuwein, T., and Allis, C. D. 2001. Translating the histone code. *Science* 293:1074–1080.

Jiang, C., and Pugh, B. F. 2009. Nucleosome positioning and gene regulation: Advances through genomics. *Nat. Rev. Genet.* 10:161–172.

Barski, A., Cuddapah, S., Cui, K., Roh, T. Y., Schones, D. E., Wang, Z., Wei, G., Chepelev, I., and Zhao, K. 2007. High-resolution profiling of histone methylations in the human genome. *Cell* 129:823–837.

Weintraub, H., Larsen, A., and Groudine, M. 1981. β-Globin-gene switching during the development of chicken embryos: Expression and chromosome structure. *Cell* 24:333–344.

Ren, B., Robert, F., Wyrick, J. J., Aparicio, O., Jennings, E. G., Simon, I., Zeitlinger, J., Schreiber, J., Hannett, N., Kanin, E., et al. 2000. Genome-wide location and function of DNA-binding proteins. *Science* 290:2306–2309.

Goodrich, J. A., and Tjian, R. 1994. TBP-TAF complexes: Selectivity factors for eukaryotic transcription. *Curr. Opin. Cell. Biol.* 6:403–409.

Bird, A. P., and Wolffe, A. P. 1999. Methylation-induced repression: Belts, braces, and chromatin. *Cell* 99:451–454.

Cairns, B. R. 1998. Chromatin remodeling machines: Similar motors, ulterior motives. *Trends Biochem. Sci.* 23:20–25.

Albright, S. R., and Tjian, R. 2000. TAFs revisited: More data reveal new twists and confirm old ideas. *Gene* 242:1–13.

Urnov, F. D., and Wolffe, A. P. 2001. Chromatin remodeling and transcriptional activation: The cast (in order of appearance). *Oncogene* 20:2991–3006.

Luger, K., Mader, A. W., Richmond, R. K., Sargent, D. F., and Richmond, T. J. 1997. Crystal structure of the nucleosome core particle at 2.8 Å resolution. *Nature* 389:251–260.

Arents, G., and Moudrianakis, E. N. 1995. The histone fold: A ubiquitous architectural motif utilized in DNA compaction and protein dimerization. *Proc. Natl. Acad. Sci. U.S.A.* 92:11170–11174.

Baxevanis, A. D., Arents, G., Moudrianakis, E. N., and Landsman, D. 1995. A variety of DNA-binding and multimeric proteins contain the histone fold motif. *Nucleic Acids Res.* 23:2685–2691.

転写因子

Green, M. R. 2005. Eukaryotic transcription activation: Right on target. *Mol. Cell* 18:399–402.

Kornberg, R. D. 2005. Mediator and the mechanism of transcriptional activation. *Trends Biochem. Sci.* 30:235–239.

Clements, A., Rojas, J. R., Trievel, R. C., Wang, L., Berger, S. L., and Marmorstein, R. 1999. Crystal structure of the histone acetyltransferase domain of the human PCAF transcriptional regulator bound to coenzyme A. *EMBO J.* 18:3521–3532.

Deckert, J., and Struhl, K. 2001. Histone acetylation at promoters is differentially affected by specific activators and repressors. *Mol. Cell. Biol.* 21:2726–2735.

Dutnall, R. N., Tafrov, S. T., Sternglanz, R., and Ramakrishnan, V. 1998. Structure of the histone acetyltransferase Hat1: A paradigm for the GCN5-related *N*-acetyltransferase superfamily. *Cell* 94:427–438.

Finnin, M. S., Donigian, J. R., Cohen, A., Richon, V. M., Rifkind, R. A., Marks, P. A., Breslow, R., and Pavletich, N. P. 1999. Structures of a histone deacetylase homologue bound to the TSA and SAHA inhibitors. *Nature* 401:188–193.

Finnin, M. S., Donigian, J. R., and Pavletich, N. P. 2001. Structure of the histone deacetylase SIR2. *Nat. Struct. Biol.* 8:621–625.

Jacobson, R. H., Ladurner, A. G., King, D. S., and Tjian, R. 2000. Structure and function of a human TAFII250 double bromodomain module. *Science* 288:1422–1425.

Rojas, J. R., Trievel, R. C., Zhou, J., Mo, Y., Li, X., Berger, S. L., Allis, C. D., and Marmorstein, R. 1999. Structure of *Tetrahymena* GCN5 bound to coenzyme A and a histone H3 peptide. *Nature* 401:93–98.

人工多能性幹細胞

Takahashi, K., Tanabe, K., Ohnuki, M., Narita, M., Ichisaka, T., Tomoda, K., and Yamanaka, S. 2007. Induction of pluripotent stem cells from adult human fibroblasts by defined factors. *Cell* 131:861–872.

Takahashi, K., and Yamanaka, S. 2006. Induction of pluripotent stem cells from mouse embryonic and adult fibroblast cultures by defined factors. *Cell* 126:663–676.

Park, I. H., Arora, N., Huo, H., Maherali, N., Ahfeldt, T., Shimamura, A., Lensch, M. W., Cowan, C., Hochedlinger, K., and Daley, G. Q. 2008. Disease-specific induced pluripotent stem cells. *Cell* 134:877–886.

Yamanaka, S. 2009. A fresh look at iPS cells. *Cell* 137:13–17.

Yu, J., Hu, K., Smuga-Otto, K., Tian, S., Stewart, R., Slukvin, I. I., and Thomson, J. A. 2009. Human induced pluripotent stem cells free of vector and transgene sequences. *Science* 324:797–801.

核のホルモン受容体

Downes, M., Verdecia, M. A., Roecker, A. J., Hughes, R., Hogenesch, J. B., Kast-Woelbern, H. R., Bowman, M. E., Ferrer, J. L., Anisfeld, A. M., Edwards, et al. 2003. A chemical, genetic, and structural analysis of the nuclear bile acid receptor FXR. *Mol. Cell* 11:1079–1092.

Evans, R. M. 2005. The nuclear receptor superfamily: A Rosetta stone for physiology. *Mol. Endocrinol.* 19:1429–1438.

Xu, W., Cho, H., Kadam, S., Banayo, E. M., Anderson, S., Yates, J. R., III, Emerson, B. M., and Evans, R. M. 2004. A methylation-mediator complex in hormone signaling. *Genes Dev.* 18:144–156.

Evans, R. M. 1988. The steroid and thyroid hormone receptor superfamily. *Science* 240:889–895.

Yamamoto, K. R. 1985. Steroid receptor regulated transcription of specific genes and gene networks. *Annu. Rev. Genet.* 19:209–252.

Tanenbaum, D. M., Wang, Y., Williams, S. P., and Sigler, P. B. 1998. Crystallographic comparison of the estrogen and progesterone receptor's ligand binding domains. *Proc. Natl. Acad. Sci. U.S.A.* 95:5998–6003.

Schwabe, J. W., Chapman, L., Finch, J. T., and Rhodes, D. 1993. The crystal structure of the estrogen receptor DNA-binding domain bound to DNA: How receptors discriminate between their response elements. *Cell* 75:567–578.

Shiau, A. K., Barstad, D., Loria, P. M., Cheng, L., Kushner, P. J., Agard, D. A., and Greene, G. L. 1998. The structural basis of estrogen receptor/coactivator recognition and the antagonism of this interaction by tamoxifen. *Cell* 95:927–937.

Collingwood, T. N., Urnov, F. D., and Wolffe, A. P. 1999. Nuclear receptors: Coactivators, corepressors and chromatin remodeling in the control of transcription. *J. Mol. Endocrinol.* 23:255–275.

転写後調節

Rouault, T. A., Stout, C. D., Kaptain, S., Harford, J. B., and Klausner, R. D. 1991. Structural relationship between an iron-regulated RNA-binding protein (IRE-BP) and aconitase: Functional implications. *Cell* 64:881–883.

Klausner, R. D., Rouault, T. A., and Harford, J. B. 1993. Regulating the fate of mRNA: The control of cellular iron metabolism. *Cell* 72:19–28.

Gruer, M. J., Artymiuk, P. J., and Guest, J. R. 1997. The aconitase family: Three structural variations on a common theme. *Trends Biochem. Sci.* 22:3–6.

Theil, E. C. 1994. Iron regulatory elements (IREs): A family of mRNA non-coding sequences. *Biochem. J.* 304:1–11.

マイクロ RNA

Ruvkun, G. 2008. The perfect storm of tiny RNAs. *Nat. Med.* 14:1041–1045.

Sethupathy, P., and Collins, F. S. 2008. MicroRNA target site polymorphisms and human disease. *Trends Genet.* 24:489–497.

Adams, B. D., Cowee, D. M., and White, B. A. 2009. The role of miR-206 in the epidermal growth factor (EGF) induced repression of estrogen receptor-α (ERα) signaling and a luminal phenotype in MCF-7 breast cancer cells. *Mol. Endocrinol.* 23:1215–1230.

Jegga, A. G., Chen, J., Gowrisankar, S., Deshmukh, M. A., Gudivada, R., Kong, S., Kaimal, V., and Aronow, B. J. 2007. GenomeTrafac: A whole genome resource for the detection of transcription factor binding site clusters associated with conventional and microRNA encoding genes conserved between mouse and human gene orthologs. *Nucleic Acids Res.* 35:D116–D121.

第 33 章

手始めに

Axel, R. 1995. The molecular logic of smell. *Sci. Am.* 273(4):154–159.

Dulac, C. 2000. The physiology of taste, vintage 2000. *Cell* 100:607–610.

Yarmolinsky, D. A., Zuker, C. S., and Ryba, N. J. (2009) Common sense about taste: From mammals to insects. *Cell* 139:234–244.

Stryer, L. 1996. Vision: From photon to perception. *Proc. Natl. Acad. Sci. U.S.A.* 93:557–559.

Hudspeth, A. J. 1989. How the ear's works work. *Nature* 341:397–404.

嗅 覚

Buck, L., and Axel, R. 1991. A novel multigene family may encode odorant receptors: A molecular basis for odor recognition. *Cell* 65:175–187.

Saito, H., Chi, Q., Zhuang, H., Matsunami, H., and Mainland, J. D. 2009. Odor coding by a mammalian receptor repertoire. *Sci. Signal.* 2:ra9.

Malnic, B., Hirono, J., Sato, T., and Buck, L. B. 1999. Combinatorial receptor codes for odors. *Cell* 96:713–723.

Zou, D. J., Chesler, A., and Firestein, S. 2009. How the olfactory bulb got its glomeruli: A just so story? *Nat. Rev. Neurosci.* 10:611–618.

De la Cruz, O., Blekhman, R., Zhang, X., Nicolae, D., Firestein, S., and Gilad, Y. 2009. A signature of evolutionary constraint on a subset of ectopically expressed olfactory receptor genes. *Mol. Biol. Evol.* 26:491–494.

Mombaerts, P., Wang, F., Dulac, C., Chao, S. K., Nemes, A., Mendelsohn, M., Edmondson, J., and Axel, R. 1996. Visualizing an olfactory sensory map. *Cell* 87:675–686.

Buck, L. 2005. Unraveling the sense of smell (Nobel lecture). *Angew. Chem. Int. Ed. Engl.* 44:6128–6140.

Belluscio, L., Gold, G. H., Nemes, A., and Axel, R. 1998. Mice deficient in G(olf) are anosmic. *Neuron* 20:69–81.

Vosshall, L. B., Wong, A. M., and Axel, R. 2000. An olfactory sensory map in the fly brain. *Cell* 102:147–159.

Lewcock, J. W., and Reed, R. R. 2003. A feedback mechanism regulates monoallelic odorant receptor expression. *Proc. Natl. Acad. Sci. U.S.A.* 101:1069–1074.

Reed, R. R. 2004. After the holy grail: Establishing a molecular mechanism for mammalian olfaction. *Cell* 116:329–336.

味 覚

Chandrashekar, J., Yarmolinsky, D., von Buchholtz, L., Oka, Y., Sly, W., Ryba, N. J., and Zuker, C. S. 2009. The taste of carbonation. *Science* 326:443–445.

Chandrashekar, J., Hoon, M. A., Ryba, N. J., and Zuker, C. S. 2006. The receptors and cells for mammalian taste. *Nature* 444:288–294.

Huang, A. L., Chen, X., Hoon, M. A., Chandrashekar, J., Guo, W., Tranker, D., Ryba, N. J., and Zuker, C. S. 2006. The cells and logic for mammalian sour taste detection. *Nature* 442:934–938.

Zhao, G. Q., Zhang, Y., Hoon, M. A., Chandrashekar, J., Erlenbach, I., Ryba, N. J. P., and Zuker, C. S. 2003. The receptors for mammalian sweet and umami taste. *Cell* 115:255–266.

Herness, M. S., and Gilbertson, T. A. 1999. Cellular mechanisms of taste transduction. *Annu. Rev. Physiol.* 61:873–900.

Adler, E., Hoon, M. A., Mueller, K. L., Chandrashekar, J., Ryba, N. J., and Zuker, C. S. 2000. A novel family of mammalian taste receptors. *Cell* 100:693–702.

Chandrashekar, J., Mueller, K. L., Hoon, M. A., Adler, E., Feng, L., Guo, W., Zuker, C. S., and Ryba, N. J. 2000. T2Rs function as bitter taste receptors. *Cell* 100:703–711.

Mano, I., and Driscoll, M. 1999. DEG/ENaC channels: A touchy superfamily that watches its salt. *BioEssays* 21:568–578.

Benos, D. J., and Stanton, B. A. 1999. Functional domains within the degenerin/epithelial sodium channel (Deg/ENaC) superfamily of ion channels. *J. Physiol. (Lond.)* 520(part 3):631–644.

McLaughlin, S. K., McKinnon, P. J., and Margolskee, R. F. 1992. Gustducin is a taste-cell-specific G protein closely related to the transducins. *Nature* 357:563–569.

Nelson, G., Hoon, M. A., Chandrashekar, J., Zhang, Y., Ryba, N. J., and Zuker, C. S. 2001. Mammalian sweet taste receptors. *Cell* 106:381–390.

視 覚

Stryer, L. 1988. Molecular basis of visual excitation. *Cold Spring Harbor Symp. Quant. Biol.* 53:283–294.

Jastrzebska, B., Tsybovsky, Y., and Palczewski, K. 2010. Complexes between photoactivated rhodopsin and transducin: Progress and questions. *Biochem. J.* 428:1–10.

Wald, G. 1968. The molecular basis of visual excitation. *Nature* 219:800–807.

Ames, J. B., Dizhoor, A. M., Ikura, M., Palczewski, K., and Stryer, L. 1999. Three-dimensional structure of guanylyl cyclase activating protein-2, a calcium-sensitive modulator of photoreceptor guanylyl cyclases. *J. Biol. Chem.* 274:19329–19337.

Nathans, J. 1994. In the eye of the beholder: Visual pigments and inherited variation in human vision. *Cell* 78:357–360.

Nathans, J. 1999. The evolution and physiology of human color vision: Insights from molecular genetic studies of visual pigments. *Neuron* 24:299–312.

Palczewski, K., Kumasaka, T., Hori, T., Behnke, C. A., Motoshima, H., Fox, B. A., LeTrong, I., Teller, D. C., Okada, T., Stenkamp, R. E., et al. 2000. Crystal structure of rhodopsin: A G protein-coupled receptor. *Science* 289:739–745.

Filipek, S, Teller, D. C., Palczewski, K., and Stemkamp, R. 2003. The crystallographic model of rhodopsin and its use in studies of other G protein-coupled receptors. *Annu. Rev. Biophys. Biomol. Struct.* 32:375–397.

聴 覚

Furness, D. N., Hackney, C. M., and Evans, M. G. 2010. Localisation of the mechanotransducer channels in mammalian cochlear hair cells provides clues to their gating. *J. Physiol.* 588:765–772.

Lim, K., and Park, S. 2009. A mechanical model of the gating spring mechanism of stereocilia. *J. Biomech.* 42:2158–2164.

Siemens, J., Lillo, C., Dumont, R. A., Reynolds, A., Williams, D. S., Gillespie, P. G., and Muller, U. 2004. Cadherin 23 is a component of the tip link in hair-cell stereocilia. *Nature* 428:950–955.

Spinelli, K. J., and Gillespie, P. G. 2009. Bottoms up: Transduction channels at tip link bases. *Nat. Neurosci.* 12:529–530.

Hudspeth, A. J. 1997. How hearing happens. *Neuron* 19:947–950.

Pickles, J. O., and Corey, D. P. 1992. Mechanoelectrical transduction by hair cells. *Trends Neurosci.* 15:254–259.

Walker, R. G., Willingham, A. T., and Zuker, C. S. 2000. A *Drosophila* mechanosensory transduction channel. *Science* 287:2229–2234.

Hudspeth, A. J., Choe, Y., Mehta, A. D., and Martin, P. 2000. Putting ion channels to work: Mechanoelectrical transduction, adaptation, and amplification by hair cells. *Proc. Natl. Acad. Sci. U.S.A.* 97:11765–11772.

触覚と痛覚

Myers, B. R., Bohlen, C. J., and Julius, D. 2008. A yeast genetic screen reveals a critical role for the pore helix domain in TRP channel gating.

Neuron 58:362–373.

Lishko, P. V., Procko, E., Jin, X., Phelps, C. B., and Gaudet, R. 2007. The ankyrin repeats of TRPV1 bind multiple ligands and modulate channel sensitivity. *Neuron* 54:905–918.

Franco-Obregon, A., and Clapham, D. E. 1998. Touch channels sense blood pressure. *Neuron* 21:1224–1226.

Caterina, M. J., Schumacher, M. A., Tominaga, M., Rosen, T. A., Levine, J. D., and Julius, D. 1997. The capsaicin receptor: A heat-activated ion channel in the pain pathway. *Nature* 389:816–824.

Tominaga, M., Caterina, M. J., Malmberg, A. B., Rosen, T. A., Gilbert, H., Skinner, K., Raumann, B. E., Basbaum, A. I., and Julius, D. 1998. The cloned capsaicin receptor integrates multiple pain-producing stimuli. *Neuron* 21:531–543.

Caterina, M. J., and Julius, D. 1999. Sense and specificity: A molecular identity for nociceptors. *Curr. Opin. Neurobiol.* 9:525–530.

Clapham, D. E. 2003. TRP channels as cellular sensors. *Nature* 426:517–524.

第 34 章

手始めに

Nossal, G. J. V. 1993. Life, death, and the immune system. *Sci. Am.* 269(3):53–62.

Tonegawa, S. 1985. The molecules of the immune system. *Sci. Am.* 253(4):122–131.

Leder, P. 1982. The genetics of antibody diversity. *Sci. Am.* 246(5):102–115.

Bromley, S. K., Burack, W. R., Johnson, K. G., Somersalo, K., Sims, T. N., Sumen, C., Davis, M. M., Shaw, A. S., Allen, P. M., and Dustin, M. L. 2001. The immunological synapse. *Annu. Rev. Immunol.* 19:375–396.

書 籍

Owen, J. A., Punt, J., and Stranford, S. A. 2013. *Kuby Immunology* (7th ed.). W. H. Freeman and Company.

Abbas, A. K., Lichtman, A. H. H., and Pillai, S. 2014. *Cellular and Molecular Immunology* (8th ed.). Saunders.

Cold Spring Harbor Symposia on Quantitative Biology. 1989. Volume 54. *Immunological Recognition.* Cold Spring Harbor Laboratory Press.

Weir, D. M. (Ed.). 1996. *Handbook of Experimental Immunology* (5th ed.). Oxford University Press.

Murphy, K. 2011. *Janeway's Immunobiology* (8th ed.). Garland Science.

自然免疫

Janeway, C. A., Jr., and Medzhitov, R. 2002. Innate immune recognition. *Annu. Rev. Immunol.* 20:197–216.

Khalturin, K., Panzer, Z., Cooper, M. D., and Bosch, T. C. 2004. Recognition strategies in the innate immune system of ancestral chordates. *Mol. Immunol.* 41:1077–1087.

Beutler, B., and Rietschel, E. T. 2003. Innate immune sensing and its roots: The story of endotoxin. *Nat. Rev. Immunol.* 3:169–176.

Xu, Y., Tao, X., Shen, B., Horng, T., Medzhitov, R., Manley, J. L., and Tong, L. 2000. Structural basis for signal transduction by the Toll/interleukin-1 receptor domains. *Nature* 408:111–115.

Botos, I., Segal, D. M., and Davies, D. R. 2011. The structural biology of the Toll-like receptors. *Structure* 19:447–459.

抗体の構造と抗原抗体複合体

Davies, D. R., Padlan, E. A., and Sheriff, S. 1990. Antibody-antigen complexes. *Annu. Rev. Biochem.* 59:439–473.

Poljak, R. J. 1991. Structure of antibodies and their complexes with antigens. *Mol. Immunol.* 28:1341–1345.

Davies, D. R., and Cohen, G. H. 1996. Interactions of protein antigens with antibodies. *Proc. Natl. Acad. Sci. U.S.A.* 93:7–12.

Marquart, M., Deisenhofer, J., Huber, R., and Palm, W. 1980. Crystallographic refinement and atomic models of the intact immunoglobulin molecule Kol and its antigen-binding fragment at 3.0 Å and 1.9 Å resolution. *J. Mol. Biol.* 141:369–391.

Silverton, E. W., Navia, M. A., and Davies, D. R. 1977. Three-dimensional structure of an intact human immunoglobulin. *Proc. Natl. Acad. Sci. U.S.A.* 74:5140–5144.

Padlan, E. A., Silverton, E. W., Sheriff, S., Cohen, G. H., Smith, G. S., and Davies, D. R. 1989. Structure of an antibody-antigen complex: Crystal structure of the HyHEL-10 Fab lysozyme complex. *Proc. Natl. Acad. Sci.*

U.S.A. 86:5938–5942.

Rini, J., Schultze-Gahmen, U., and Wilson, I. A. 1992. Structural evidence for induced fit as a mechanism for antibody-antigen recognition. *Science* 255:959–965.

Fischmann, T. O., Bentley, G. A., Bhat, T. N., Boulot, G., Mariuzza, R. A., Phillips, S. E., Tello, D., and Poljak, R. J. 1991. Crystallographic refinement of the three-dimensional structure of the FabD1.3-lysozyme complex at 2.5-Å resolution. *J. Biol. Chem.* 266:12915–12920.

Burton, D. R. 1990. Antibody: The flexible adaptor molecule. *Trends Biochem. Sci.* 15:64–69.

Saphire, E. O., Parren P. W., Pantophlet, R., Zwick, M. B., Morris, G. M., Rudd, P. M., Dwek, R. A., Stanfield, R. L., Burton, D. R., and Wilson, I. A. 2001. Crystal structure of a neutralizing human IgG against HIV-1: A template for vaccine design. *Science* 293:1155–1159.

Calarese, D. A., Scanlan, C. N., Zwick, M. B., Deechongkit, S., Mimura, Y., Kunert R., Zhu, P., Wormald, M. R., Stanfield, R. L., Roux, K. H., et al. 2003. Antibody domain exchange is an immunological solution to carbohydrate cluster recognition. *Science* 300:2065–2071.

抗体の多様性の形成

Tonegawa, S. 1988. Somatic generation of immune diversity. *Biosci. Rep.* 8:3–26.

Honjo, T., and Habu, S. 1985. Origin of immune diversity: Genetic variation and selection. *Annu. Rev. Biochem.* 54:803–830.

Gellert, M., and McBlane, J. F. 1995. Steps along the pathway of VDJ recombination. *Philos. Trans. R. Soc. Lond. B Biol. Sci.* 347:43–47.

Harris, R. S., Kong, Q., and Maizels, N. 1999. Somatic hypermutation and the three R's: Repair, replication and recombination. *Mutat. Res.* 436:157–178.

Lewis, S. M., and Wu, G. E. 1997. The origins of V(D)J recombination. *Cell* 88:159–162.

Ramsden, D. A., van Gent, D. C., and Gellert, M. 1997. Specificity in V(D)J recombination: New lessons from biochemistry and genetics. *Curr. Opin. Immunol.* 9:114–120.

Roth, D. B., and Craig, N. L. 1998. VDJ recombination: A transposase goes to work. *Cell* 94:411–414.

Sadofsky, M. J. 2001. The RAG proteins in V(D)J recombination: More than just a nuclease. *Nucleic Acids Res.* 29:1399–1409.

MHC タンパク質と抗原のプロセシング

Bjorkman, P. J., and Parham, P. 1990. Structure, function, and diversity of class I major histocompatibility complex molecules. *Annu. Rev. Biochem.* 59:253–288.

Goldberg, A. L., and Rock, K. L. 1992. Proteolysis, proteasomes, and antigen presentation. *Nature* 357:375–379.

Madden, D. R., Gorga, J. C., Strominger, J. L., and Wiley, D. C. 1992. The three-dimensional structure of HLA-B27 at 2.1 Å resolution suggests a general mechanism for tight binding to MHC. *Cell* 70:1035–1048.

Fremont, D. H., Matsumura, M., Stura, E. A., Peterson, P. A., and Wilson, I. A. 1992. Crystal structures of two viral peptides in complex with murine MHC class I H-2Kb. *Science* 257:880–881.

Matsumura, M., Fremont, D. H., Peterson, P. A., and Wilson, I. A. 1992. Emerging principles for the recognition of peptide antigens by MHC class I. *Science* 257:927–934.

Brown, J. H., Jardetzky, T. S., Gorga, J. C., Stern, L. J., Urban, R. G., Strominger, J. L., and Wiley, D. C. 1993. Three-dimensional structure of the human class II histocompatibility antigen HLA-DR1. *Nature* 364:33–39.

Saper, M. A., Bjorkman, P. J., and Wiley, D. C. 1991. Refined structure of the human histocompatibility antigen HLA-A2 at 2.6 Å resolution. *J. Mol. Biol.* 219:277–319.

Madden, D. R., Gorga, J. C., Strominger, J. L., and Wiley, D. C. 1991. The structure of HLA-B27 reveals nonamer self-peptides bound in an extended conformation. *Nature* 353:321–325.

Cresswell, P., Bangia, N., Dick, T., and Diedrich, G. 1999. The nature of the MHC class I peptide loading complex. *Immunol. Rev.* 172:21–28.

Madden, D. R., Garboczi, D. N., and Wiley, D. C. 1993. The antigenic identity of peptide-MHC complexes: A comparison of the conformations of five viral peptides presented by HLA-A2. *Cell* 75:693–708.

T 細胞受容体とシグナル伝達複合体

Hennecke, J., and Wiley, D. C. 2001. T-cell receptor-MHC interactions up close. *Cell* 104:1–4.

Ding, Y. H., Smith, K. J., Garboczi, D. N., Utz, U., Biddison, W. E., and Wiley,

D. C. 1998. Two human T cell receptors bind in a similar diagonal mode to the HLA-A2/Tax peptide complex using different TCR amino acids. *Immunity* 8:403–411.

Reinherz, E. L., Tan, K., Tang, L., Kern, P., Liu, J., Xiong, Y., Hussey, R. E., Smolyar, A., Hare, B., Zhang, R., et al. 1999. The crystal structure of a T-cell receptor in complex with peptide and MHC class II. *Science* 286:1913–1921.

Davis, M. M., and Bjorkman, P. J. 1988. T-cell antigen receptor genes and T-cell recognition. *Nature* 334:395–402.

Cochran, J. R., Cameron, T. O., and Stern, L. J. 2000. The relationship of MHC-peptide binding and T cell activation probed using chemically defined MHC class II oligomers. *Immunity* 12:241–250.

Garcia, K. C., Teyton, L., and Wilson, I. A. 1999. Structural basis of T cell recognition. *Annu. Rev. Immunol.* 17:369–397.

Garcia, K. C., Degano, M., Stanfield, R. L., Brunmark, A., Jackson, M. R., Peterson, P. A., Teyton, L. A., and Wilson, I. A. 1996. An αβ T-cell receptor structure at 2.5 Å and its orientation in the TCR-MHC complex. *Science* 274:209–219.

Garboczi, D. N., Ghosh, P., Utz, U., Fan, Q. R., Biddison, W. E., Wiley, D. C. 1996. Structure of the complex between human T-cell receptor, viral peptide and HLA-A2. *Nature* 384:134–141.

Gaul, B. S., Harrison, M. L., Geahlen, R. L., Burton, R. A., and Post, C. B. 2000. Substrate recognition by the Lyn protein-tyrosine kinase: NMR structure of the immunoreceptor tyrosine-based activation motif signaling region of the B cell antigen receptor. *J. Biol. Chem.* 275:16174–16182.

Kern, P. S., Teng, M. K., Smolyar, A., Liu, J. H., Liu, J., Hussey, R. E., Spoerl, R., Chang, H. C., Reinherz, E. L., and Wang, J. H. 1998. Structural basis of CD8 coreceptor function revealed by crystallographic analysis of a murine CD8 αβ ectodomain fragment in complex with H-2Kb. *Immunity* 9:519–530.

Konig, R., Fleury, S., and Germain, R. N. 1996. The structural basis of CD4-MHC class II interactions: Coreceptor contributions to T cell receptor antigen recognition and oligomerization-dependent signal transduction. *Curr. Top. Microbiol. Immunol.* 205:19–46.

Davis, M. M., Boniface, J. J., Reich, Z., Lyons, D., Hampl, J., Arden, B., and Chien, Y. 1998. Ligand recognition by αβ T-cell receptors. *Annu. Rev. Immunol.* 16:523–544.

Janeway, C. J. 1992. The T cell receptor as a multicomponent signalling machine: CD4/CD8 coreceptors and CD45 in T cell activation. *Annu. Rev. Immunol.* 10:645–674.

Podack, E. R., and Kupfer, A. 1991. T-cell effector functions: Mechanisms for delivery of cytotoxicity and help. *Annu. Rev. Cell Biol.* 7:479–504.

Davis, M. M. 1990. T cell receptor gene diversity and selection. *Annu. Rev. Biochem.* 59:475–496.

Leahy, D. J., Axel, R., and Hendrickson, W. A. 1992. Crystal structure of a soluble form of the human T cell coreceptor CD8 at 2.6 Å resolution. *Cell* 68:1145–1162.

Bots, M., and Medema, J. P. 2006. Granzymes at a glance. *J. Cell. Sci.* 119:5011–5014.

Lowin, B., Hahne, M., Mattmann, C., and Tschopp, J. 1994. Cytolytic T-cell cytotoxicity is mediated through perforin and Fas lytic pathways. *Nature* 370:650–652.

Rudolph, M. G., and Wilson, I. A. 2002. The specificity of TCR/pMHC interaction. *Curr. Opin. Immunol.* 14:52–65.

ヒト免疫不全ウイルスと後天性免疫不全症候群

Fauci, A. S. 1988. The human immunodeficiency virus: Infectivity and mechanisms of pathogenesis. *Science* 239:617–622.

Gallo, R. C., and Montagnier, L. 1988. AIDS in 1988. *Sci. Am.* 259(4):41–48.

Kwong, P. D., Wyatt, R., Robinson, J., Sweet, R. W., Sodroski, J., and Hendrickson, W. A. 1998. Structure of an HIV gp120 envelope glycoprotein in complex with the CD4 receptor and a neutralizing human antibody. *Nature* 393:648–659.

ワクチン

Johnston, M. I. and Fauci, A. S. 2007. An HIV vaccine—evolving concepts. *New Engl. J. Med.* 356:2073–2081.

Burton, D. R., Desrosiers, R. C., Doms, R. W., Koff, W. C., Kwong, P. D., Moore, J. P., Nabel, G. J., Sodroski, J., Wilson, I. A., and Wyatt, R. T. 2004. HIV vaccine design and the neutralizing antibody problem. *Nature Immunol.* 5:233–236.

Ada, G. 2001. Vaccines and vaccination. *New Engl. J. Med.* 345:1042–1053.

Behbehani, A. M. 1983. The smallpox story: Life and death of an old disease. *Microbiol. Rev.* 47:455–509.

重要な概念の発見

Ada, G. L., and Nossal, G. 1987. The clonal selection theory. *Sci. Am.* 257(2):62–69.

Porter, R. R. 1973. Structural studies of immunoglobulins. *Science* 180:713–716.

Edelman, G. M. 1973. Antibody structure and molecular immunology. *Science* 180:830–840.

Kohler, G. 1986. Derivation and diversification of monoclonal antibodies. *Science* 233:1281–1286.

Milstein, C. 1986. From antibody structure to immunological diversification of immune response. *Science* 231:1261–1268.

Janeway, C. A., Jr. 1989. Approaching the asymptote? Evolution and revolution in immunology. *Cold Spring Harbor Symp. Quant. Biol.* 54:1–13.

Jerne, N. K. 1971. Somatic generation of immune recognition. *Eur. J. Immunol.* 1:1–9.

第 35 章

手始めに

Gennerich, A., and Vale, R. D. 2009. Walking the walk: How kinesin and dynein coordinate their steps. *Curr. Opin. Cell Biol.* 21:59–67.

Vale, R. D. 2003. The molecular motor toolbox for intracellular transport. *Cell* 112:467–480.

Vale, R. D., and Milligan, R. A. 2000. The way things move: Looking under the hood of molecular motor proteins. *Science* 288:88–95.

Vale, R. D. 1996. Switches, latches, and amplifiers: Common themes of G proteins and molecular motors. *J. Cell Biol.* 135:291–302.

Mehta, A. D., Rief, M., Spudich, J. A., Smith, D. A., and Simmons, R. M. 1999. Single-molecule biomechanics with optical methods. *Science* 283:1689–1695.

Schuster, S. C., and Khan, S. 1994. The bacterial flagellar motor. *Annu. Rev. Biophys. Biomol. Struct.* 23:509–539.

書　籍

Howard, J. 2001. *Mechanics of Motor Proteins and the Cytoskeleton.* Sinauer.

Squire, J. M. 1986. *Muscle Design, Diversity, and Disease.* Benjamin Cummings.

Pollack, G. H., and Sugi, H. (Eds.). 1984. *Contractile Mechanisms in Muscle.* Plenum.

ミオシンとアクチン

Lorenz, M., and Holmes, K. C. 2010. The actin-myosin interface. *Proc. Natl. Acad. Sci. U.S.A.* 107:12529–12534.

Yang, Y., Gourinath, S., Kovacs, M., Nyitray, L., Reutzel, R., Himmel, D. M., O'Neall-Hennessey, E., Reshetnikova, L., Szent-Györgyi, A. G., Brown, J. H., et al. 2007. Rigor-like structures from muscle myosins reveal key mechanical elements in the transduction pathways of this allosteric motor. *Structure* 15:553–564.

Himmel, D. M., Mui, S., O'Neall-Hennessey, E., Szent-Györgyi, A. G., and Cohen, C. 2009. The on-off switch in regulated myosins: Different triggers but related mechanisms. *J. Mol. Biol.* 394:496–505.

Houdusse, A., Gaucher, J. F., Krementsova, E., Mui, S., Trybus, K. M., and Cohen, C. 2006. Crystal structure of apo-calmodulin bound to the first two IQ motifs of myosin V reveals essential recognition features. *Proc. Natl. Acad. Sci. U.S.A.* 103:19326–19331.

Li, X. E., Holmes, K. C., Lehman, W., Jung, H., and Fischer, S. 2010. The shape and flexibility of tropomyosin coiled coils: Implications for actin filament assembly and regulation. *J. Mol. Biol.* 395:327–339.

Fischer, S., Windshugel, B., Horak, D., Holmes, K. C., and Smith, J. C. 2005. Structural mechanism of the recovery stroke in the myosin molecular motor. *Proc. Natl. Acad. Sci. U.S.A.* 102:6873–6878.

Holmes, K. C., Angert, I., Kull, F. J., Jahn, W., and Schroder, R. R. 2003. Electron cryo-microscopy shows how strong binding of myosin to actin releases nucleotide. *Nature* 425:423–427.

Holmes, K. C., Schroder, R. R., Sweeney, H. L., and Houdusse, A. 2004. The structure of the rigor complex and its implications for the power stroke. *Philos. Trans. R. Soc. Lond. B Biol. Sci.* 359:1819–1828.

Purcell, T. J., Morris, C., Spudich, J. A., and Sweeney, H. L. 2002. Role of the lever arm in the processive stepping of myosin V. *Proc. Natl. Acad. Sci. U.S.A.* 99:14159–14164.

Purcell, T. J., Sweeney, H. L., and Spudich, J. A. 2005. A force-dependent state controls the coordination of processive myosin V. *Proc. Natl. Acad. Sci. U.S.A.* 102:13873–13878.

Holmes, K. C. 1997. The swinging lever-arm hypothesis of muscle contraction. *Curr. Biol.* 7:R112–R118.

Berg, J. S., Powell, B. C., and Cheney, R. E. 2001. A millennial myosin census. *Mol. Biol. Cell* 12:780–794.

Houdusse, A., Kalabokis, V. N., Himmel, D., Szent-Györgyi, A. G., and Cohen, C. 1999. Atomic structure of scallop myosin subfragment S1 complexed with MgADP: A novel conformation of the myosin head. *Cell* 97:459–470.

Houdusse, A., Szent-Györgyi, A. G., and Cohen, C. 2000. Three conformational states of scallop myosin S1. *Proc. Natl. Acad. Sci. U.S.A.* 97:11238–11243.

Uyeda, T. Q., Abramson, P. D., and Spudich, J. A. 1996. The neck region of the myosin motor domain acts as a lever arm to generate movement. *Proc. Natl. Acad. Sci. U.S.A.* 93:4459–4464.

Mehta, A. D., Rock, R. S., Rief, M., Spudich, J. A., Mooseker, M. S., and Cheney, R. E. 1999. Myosin-V is a processive actin-based motor. *Nature* 400:590–593.

Otterbein, L. R., Graceffa, P., and Dominguez, R. 2001. The crystal structure of uncomplexed actin in the ADP state. *Science* 293:708–711.

Holmes, K. C., Popp, D., Gebhard, W., and Kabsch, W. 1990. Atomic model of the actin filament. *Nature* 347:44–49.

Schutt, C. E., Myslik, J. C., Rozycki, M. D., Goonesekere, N. C., and Lindberg, U. 1993. The structure of crystalline profilin-β-actin. *Nature* 365:810–816.

van den Ent, F., Amos, L. A., and Lowe, J. 2001. Prokaryotic origin of the actin cytoskeleton. *Nature* 413:39–44.

Schutt, C. E., and Lindberg, U. 1998. Muscle contraction as a Markov process I: Energetics of the process. *Acta Physiol. Scand.* 163:307–323.

Rief, M., Rock, R. S., Mehta, A. D., Mooseker, M. S., Cheney, R. E., and Spudich, J. A. 2000. Myosin-V stepping kinetics: A molecular model for processivity. *Proc. Natl. Acad. Sci. U.S.A.* 97:9482–9486.

Friedman, T. B., Sellers, J. R., and Avraham, K. B. 1999. Unconventional myosins and the genetics of hearing loss. *Am. J. Med. Genet.* 89:147–157.

キネシン，ダイニン，微小管

Cho, C. and Vale, R. D. 2012. The mechanism of dynein motility: Insight from crystal structures of the motor domain. *Biochim. Biophys. Acta* 1823:182–191.

Yildiz, A., Tomishige, M., Gennerich, A., and Vale, R. D. 2008. Intramolecular strain coordinates kinesin stepping behavior along microtubules. *Cell* 134:1030–1041.

Yildiz, A., Tomishige, M., Vale, R. D., and Selvin, P. R. 2004. Kinesin walks hand-over-hand. *Science* 303:676–678.

Rogers, G. C., Rogers, S. L., Schwimmer, T. A., Ems-McClung, S. C., Walczak, C. E., Vale, R. D., Scholey, J. M., and Sharp, D. J. 2004. Two mitotic kinesins cooperate to drive sister chromatid separation during anaphase. *Nature* 427:364–370.

Vale, R. D., and Fletterick, R. J. 1997. The design plan of kinesin motors. *Annu. Rev. Cell. Dev. Biol.* 13:745–777.

Kull, F. J., Sablin, E. P., Lau, R., Fletterick, R. J., and Vale, R. D. 1996. Crystal structure of the kinesin motor domain reveals a structural similarity to myosin. *Nature* 380:550–555.

Kikkawa, M., Sablin, E. P., Okada, Y., Yajima, H., Fletterick, R. J., and Hirokawa, N. 2001. Switch-based mechanism of kinesin motors. *Nature* 411:439–445.

Wade, R. H., and Kozielski, F. 2000. Structural links to kinesin directionality and movement. *Nat. Struct. Biol.* 7:456–460.

Yun, M., Zhang, X., Park, C. G., Park, H. W., and Endow, S. A. 2001. A structural pathway for activation of the kinesin motor ATPase. *EMBO J.* 20:2611–2618.

Kozielski, F., De Bonis, S., Burmeister, W. P., Cohen-Addad, C., and Wade, R. H. 1999. The crystal structure of the minus-end-directed microtubule motor protein ncd reveals variable dimer conformations. *Struct. Fold. Des.* 7:1407–1416.

Lowe, J., Li, H., Downing, K. H., and Nogales, E. 2001. Refined structure of αβ-tubulin at 3.5 Å resolution. *J. Mol. Biol.* 313:1045–1057.

Nogales, E., Downing, K. H., Amos, L. A., and Lowe, J. 1998. Tubulin and

FtsZ form a distinct family of GTPases. *Nat. Struct. Biol.* 5:451–458.

Zhao, C., Takita, J., Tanaka, Y., Setou, M., Nakagawa, T., Takeda, S., Yang, H. W., Terada, S., Nakata, T., Takei, Y., et al. 2001. Charcot-Marie-Tooth disease type 2A caused by mutation in a microtubule motor KIF1Bb. *Cell* 105:587–597.

Asai, D. J., and Koonce, M. P. 2001. The dynein heavy chain: Structure, mechanics and evolution. *Trends Cell Biol.* 11:196–202.

Mocz, G., and Gibbons, I. R. 2001. Model for the motor component of dynein heavy chain based on homology to the AAA family of oligo-meric ATPases. *Structure* 9:93–103.

細菌の運動と走化性

Baker, M. D., Wolanin, P. M., and Stock, J. B. 2006. Systems biology of bacterial chemotaxis. *Curr. Opin. Microbiol.* 9:187–192.

Wolanin, P. M., Baker, M. D., Francis, N. R., Thomas, D. R., DeRosier, D. J., and Stock, J. B. 2006. Self-assembly of receptor/signaling complexes in bacterial chemotaxis. *Proc. Natl. Acad. Sci. U.S.A.* 103:14313–14318.

Sowa, Y., Rowe, A. D., Leake, M. C., Yakushi, T., Homma, M., Ishijima, A., and Berry, R. M. 2005. Direct observation of steps in rotation of the bacterial flagellar motor. *Nature* 437:916–919.

Berg, H. C. 2000. Constraints on models for the flagellar rotary motor. *Philos. Trans. R. Soc. Lond. B Biol. Sci.* 355:491–501.

DeRosier, D. J. 1998. The turn of the screw: The bacterial flagellar motor. *Cell* 93:17–20.

Ryu, W. S., Berry, R. M., and Berg, H. C. 2000. Torque-generating units of the flagellar motor of *Escherichia coli* have a high duty ratio. *Nature* 403:444–447.

Lloyd, S. A., Whitby, F. G., Blair, D. F., and Hill, C. P. 1999. Structure of the C-terminal domain of FliG, a component of the rotor in the bacterial flagellar motor. *Nature* 400:472–475.

Purcell, E. M. 1977. Life at low Reynolds number. *Am. J. Physiol.* 45:3–11.

Macnab, R. M., and Parkinson, J. S. 1991. Genetic analysis of the bacterial flagellum. *Trends Genet.* 7:196–200.

歴 史 的 側 面

Huxley, H. E. 1965. The mechanism of muscular contraction. *Sci. Am.* 213(6):18–27.

Summers, K. E., and Gibbons, I. R. 1971. ATP-induced sliding of tubules in trypsin-treated flagella of sea-urchin sperm. *Proc. Natl. Acad. Sci. U.S.A.* 68:3092–3096.

Macnab, R. M., and Koshland, D. E., Jr. 1972. The gradient-sensing mechanism in bacterial chemotaxis. *Proc. Natl. Acad. Sci. U.S.A.* 69:2509–2512.

Taylor, E. W. 2001. 1999 E. B. Wilson lecture: The cell as molecular machine. *Mol. Biol. Cell* 12:251–254.

第 36 章

手 始 め に

Gilman, A. G. 2012. Silver spoons and other personal reflections. *Annu. Rev. Pharmacol. Toxicol.* 52:1–19.

Zhang, H.-Y., Chen, L.-L., Xue-Juan Li, X.-J. and Zhang, J. 2010. Evolutionary inspirations for drug discovery. *Trends Pharmacol. Sci.* 31:443–448.

書 籍

Kenakin, T. P. 2014. *A Pharmacology Primer: Techniques for More Effective and Strategic Drug Discovery* (4th ed.). Academic Press.

Brunton, L., Chabner, B., and Knollman, B. 2011. *Goodman and Gilman's The Pharmacological Basis of Therapeutics* (12th ed.). McGraw-Hill Professional.

Walsh, C. T., and Schwartz-Bloom, R. D. 2004. *Levine's Pharmacology: Drug Actions and Reactions* (7th ed.). Taylor and Francis Group.

Silverman, R. B., and Holladay, M. W. 2014. *Organic Chemistry of Drug Design and Drug Action* (3d ed.). Academic Press.

Walsh, C. 2003. *Antibiotics: Actions, Origins, Resistance.* ASM Press.

ADME と毒性

Caldwell, J., Gardner, I., and Swales, N. 1995. An introduction to drug disposition: The basic principles of absorption, distribution, metabolism, and excretion. *Toxicol. Pathol.* 23:102–114.

Lee, W., and Kim, R. B. 2004. Transporters and renal drug elimination. *Annu. Rev. Pharmacol. Toxicol.* 44:137–166.

Lin, J., Sahakian, D. C., de Morais, S. M., Xu, J. J., Polzer, R. J., and Winter, S. M. 2003. The role of absorption, distribution, metabolism, excretion and toxicity in drug discovery. *Curr. Top. Med. Chem.* 3:1125–1154.

Poggesi, I. 2004. Predicting human pharmacokinetics from preclinical data. *Curr. Opin. Drug Discov. Devel.* 7:100–111.

歴 史 上 の 事 例

Flower, R. J. 2003. The development of COX2 inhibitors. *Nat. Rev. Drug Discov.* 2:179–191.

Tobert, J. A. 2003. Lovastatin and beyond: The history of the HMG-CoA reductase inhibitors. *Nat. Rev. Drug Discov.* 2:517–526.

Vacca, J. P., Dorsey, B. D., Schleif, W. A., Levin, R. B., McDaniel, S. L., Darke, P. L., Zugay, J., Quintero, J. C., Blahy, O. M., Roth, E., et al. 1994. L-735,524: An orally bioavailable human immunodeficiency virus type 1 protease inhibitor. *Proc. Natl. Acad. Sci. U.S.A.* 91:4096–4100.

Wong, S., and Witte, O. N. 2004. The BCR-ABL story: Bench to bedside and back. *Annu. Rev. Immunol.* 22:247–306.

構造に基づく薬の設計

Kuntz, I. D. 1992. Structure-based strategies for drug design and discovery. *Science* 257:1078–1082.

Dorsey, B. D., Levin, R. B., McDaniel, S. L., Vacca, J. P., Guare, J. P., Darke, P. L., Zugay, J. A., Emini, E. A., Schleif, W. A., Quintero, J. C., et al. 1994. L-735,524: The design of a potent and orally bioavailable HIV protease inhibitor. *J. Med. Chem.* 37:3443–3451.

Chen, Z., Li, Y., Chen, E., Hall, D. L., Darke, P. L., Culberson, C., Shafer, J. A., and Kuo, L. C. 1994. Crystal structure at 1.9-Å resolution of human immunodeficiency virus (HIV) II protease complexed with L-735,524, an orally bioavailable inhibitor of the HIV proteases. *J. Biol. Chem.* 269:26344–26348.

コンビナトリアルケミストリー

Baldwin, J. J. 1996. Design, synthesis and use of binary encoded synthetic chemical libraries. *Mol. Divers.* 2:81–88.

Burke, M. D., Berger, E. M., and Schreiber, S. L. 2003. Generating diverse skeletons of small molecules combinatorially. *Science* 302:613–618.

Edwards, P. J., and Morrell, A. I. 2002. Solid-phase compound library synthesis in drug design and development. *Curr. Opin. Drug Discov. Devel.* 5:594–605.

ゲ ノ ミ ク ス

Zambrowicz, B. P., and Sands, A. T. 2003. Knockouts model the 100 best-selling drugs: Will they model the next 100? *Nat. Rev. Drug Discov.* 2:38–51.

Salemme, F. R. 2003. Chemical genomics as an emerging paradigm for postgenomic drug discovery. *Pharmacogenomics* 4:257–267.

Michelson, S., and Joho, K. 2000. Drug discovery, drug development and the emerging world of pharmacogenomics: Prospecting for information in a data-rich landscape. *Curr. Opin. Mol. Ther.* 2:651–654.

Weinshilboum, R., and Wang, L. 2004. Pharmacogenomics: Bench to bedside. *Nat. Rev. Drug Discov.* 3:739–748.

入 村 達 郎
1949 年 神奈川に生まれる
1971 年 東京大学薬学部 卒
現 順天堂大学大学院医学研究科 特任教授
東京大学名誉教授
専攻 生化学, 免疫学
薬 学 博 士

岡 山 博 人
1948 年 熊本に生まれる
1973 年 熊本大学医学部 卒
1977 年 京都大学大学院医学研究科博士課程 修了
東京大学名誉教授
専攻 分子生物学
医 学 博 士

清 水 孝 雄
1947 年 東京に生まれる
1973 年 東京大学医学部 卒
現 国立国際医療研究センター
　　　脂質シグナリングプロジェクト長
東京大学名誉教授
専攻 生化学, 脂質生物学
医 学 博 士

仲 野 徹
1957 年 大阪に生まれる
1981 年 大阪大学医学部 卒
現 大阪大学大学院生命機能研究科 教授
専攻 分子生物学, 病理学
医 学 博 士

ストライヤー 生 化 学 （第 8 版）

第 1 版 第 1 刷 1977 年 3 月 22 日 発 行
第 4 版 第 1 刷 1996 年 11 月 25 日 発 行
第 5 版 第 1 刷 2004 年 1 月 30 日 発 行
第 6 版 第 1 刷 2008 年 12 月 15 日 発 行
第 7 版 第 1 刷 2013 年 2 月 22 日 発 行
第 8 版 第 1 刷 2018 年 8 月 28 日 発 行
　　　　 第 2 刷 2021 年 6 月 10 日 発 行

© 2 0 1 8

監 訳 者　　入 村 達 郎
　　　　　　岡 山 博 人
　　　　　　清 水 孝 雄
　　　　　　仲 野 徹

発 行 者　　住 田 六 連
発 　 行　　株式会社 東京化学同人
東京都文京区千石 3 丁目 36-7 （〒 112-0011）
電 話 （03）3946-5311 ・ FAX （03）3946-5317
URL　http://www.tkd-pbl.com/

印 刷　新日本印刷株式会社
製 本　株式会社 松 岳 社

ISBN978-4-8079-0929-2
Printed in Japan

酸 解 離 定 数

代 表 的 な 酸 の pK$_a$ の 値

酸		pK$_a$ (25 ℃)	酸		pK$_a$ (25 ℃)
酢 酸		4.76	フマル酸	pK$_{a1}$	3.03
アセト酢酸		3.58		pK$_{a2}$	4.44
アンモニウムイオン		9.25	リンゴ酸	pK$_{a1}$	3.40
アスコルビン酸	pK$_{a1}$	4.10		pK$_{a2}$	5.11
	pK$_{a2}$	11.79	フェノール		9.89
安息香酸		4.20	リン 酸	pK$_{a1}$	2.12
酪 酸		4.81		pK$_{a2}$	7.21
カコジル酸		6.19		pK$_{a3}$	12.67
クエン酸	pK$_{a1}$	3.14	ピリジニウムイオン		5.25
	pK$_{a2}$	4.77	二リン酸	pK$_{a1}$	0.85
	pK$_{a3}$	6.39		pK$_{a2}$	1.49
エチルアンモニウムイオン		10.81		pK$_{a3}$	5.77
ギ 酸		3.75		pK$_{a4}$	8.22
グリシン	pK$_{a1}$	2.35	コハク酸	pK$_{a1}$	4.21
	pK$_{a2}$	9.78		pK$_{a2}$	5.64
イミダゾリウムイオン		6.95	トリメチルアンモニウムイオン		9.79
乳 酸		3.86	トリス(ヒドロキシメチル)アミノメタン		8.08
			水[†]		15.74

† [H$^+$][OH$^-$] = 10^{-14}；[H$_2$O] = 55.5 M.

タンパク質中の解離基の典型的な pK$_a$ の値[†]

基	酸 ⇌ 塩 基	典型的 pK$_a$	基	酸 ⇌ 塩 基	典型的 pK$_a$
末端 α-カルボキシ基		3.1	システイン		8.3
アスパラギン酸 グルタミン酸		4.1	チロシン		10.4
ヒスチジン		6.0	リシン		10.0
末端 α- アミノ基		8.0	アルギニン		12.5

† pK$_a$ の値は温度，イオン強度，解離基の微小環境に依存する.